新版医保用药指导

主编　白秋江　黄正明　李　庚　杨新波　王旭平

中国医药教育协会组织编写

科学出版社

北京

内 容 简 介

本书配合国家最新颁布的医保目录，介绍了临床常用药物的类别、作用机制、适应证、给药途径和剂量、不良反应、相互作用、配伍禁忌、用药宣教等内容。本书介绍的药物按系统划分，条理清晰，叙述简洁，言简意赅，旨在进一步提高临床规范用药、安全用药。

本书可供临床医师、药师阅读与借鉴。

图书在版编目（CIP）数据

新版医保用药指导/白秋江等主编；中国医药教育协会组织编写. —北京：科学出版社，2022.8

ISBN 978-7-03-072215-7

Ⅰ. ①新… Ⅱ. ①白… ②中… Ⅲ. ①临床药学 Ⅳ. ①R97

中国版本图书馆 CIP 数据核字（2022）第 075002 号

责任编辑：李 玫 / 责任校对：张 娟

责任印制：赵 博 / 封面设计：龙 岩

科学出版社 出版

北京东黄城根北街 16 号

邮政编码：100717

http://www.sciencep.com

中国科学院印刷厂印刷

科学出版社发行 各地新华书店经销

*

2022 年 8 月第 一 版 开本：889×1194 1/16

2022 年 8 月第一次印刷 印张：74 3/4

字数：2 300 000

定价：598.00 元

（如有印装质量问题，我社负责调换）

编 著 者 名 单

主　编　白秋江　黄正明　李　庚　杨新波　王旭平

副主编　许辰辰　李振兴　祁从川　朱慧东　李蓉蓉
丁小英　朱文婷　张海欧　夏文捷　李素君
李　健　杨孟雅　张松松

编著者（按姓氏笔画排序）
王子洋　王玉飞　王倩倩　白皎皎　朱　杨
孙　杰　孙　耀　孙钰珊　杨　蔚　杨姗姗
张　丽　赵婕青　洪　烨　袁　莉　徐晓婷
蒋京京　谢智勇　蔡姗姗　颜佩文　潘艳琼

前　言

随着医疗改革的深入，国家医保目录也在持续更新，特别是近几年国家谈判的力度空前，越来越多的新药、罕见病用药进入医保目录，为患者提供了更多的药物治疗方法，随着新药进入临床，用药的安全性也越来越重要。

本书由中国医药教育协会组织编写，对药理作用和药动学内容只进行简单介绍，重点介绍使用过程中需注意的问题，如药物相互作用、配伍禁忌、观察指标、用药宣教。三级医院评审和 JCI（国际联合委员会）评审中都强调观察患者用药反应。用药宣教是患者在用药过程中应该得到的用药指导，目前很少有书籍介绍，本书旨在为医务人员提供上述方面的知识，以便更好地安全用药。

本书依据国家基本医疗保险和工伤保险目录 2021 年版按药理作用分类，共分 14 章，章节顺序与之相符。本书可为医生、药师、护士提供国家医保目录收录药品的用药信息，以供临床参考。

白秋江
南京大学医学院附属泰康仙林鼓楼医院
2022 年 1 月

目　　录

第一章　消化系统和代谢用药

第一节　口腔科制剂

复方硼砂

【类别】口腔科制剂。

【作用机制】本品主要成分硼砂有消毒防腐作用，液化酚在低浓度时也有消毒防腐作用，甘油对口腔黏膜具有保护作用。复方制剂配制过程中，硼砂遇甘油，生成酸性较强的甘油硼酸，再与碳酸氢钠发生反应，生成甘油硼酸钠，甘油硼酸钠有较好的水溶性，有利于主药作用的发挥。

【适应证】用于扁桃体炎、口腔炎、牙龈炎、喉炎等，作含漱用。

【禁用与慎用】

1. 对本品过敏者、＜3 岁幼儿禁用。
2. ＞3 岁儿童、老年人、孕妇及哺乳期妇女慎用。

【给药途径和剂量】每次取少量（约 10ml）加 5 倍量的温开水稀释后含漱，每次含漱 5 分钟后吐出，每日 3～4 次。

【配伍禁忌】本品与生物碱、氯化汞、硫酸锌及其他金属盐有配伍禁忌。

【不良反应】尚不明确。

【相互作用】使用本品期间，若欲使用其他口腔含漱液，应至少间隔 2 小时。

【用药宣教】

1. 本品不可内服，含漱后吐出，不可咽下。本品误服后可引起局部组织腐蚀，吸收后可发生急性中毒，早期可出现呕吐、腹泻、皮疹及中枢神经系统先兴奋后抑制等症状。一旦发生应立即就医。
2. 本品为外用消毒剂，在漱口或含漱时，慎勿咽下，且不宜用冷水稀释，因为冷漱口液会使血管收缩，减少黏液分泌，降低疗效。
3. 用药时应避免接触眼睛。

糠甾醇

【类别】口腔科制剂。

【作用机制】本品为米糠油未皂化物，含本品未皂化物总量不少于 90%，其中固醇量不少于 60%，另含有烃、高级脂肪酸、三萜烯醇及维生素等。本品中固醇可防氧化及抑制牙周细菌生长，从而起到改善牙齿的病理性松动、抗牙龈出血作用。

【适应证】用于牙周病引起的牙龈出血、牙周脓肿等病症。

【禁用与慎用】对本品过敏者禁用。

【给药途径和剂量】口服，初期治疗剂量每次 240～320mg，每日 3 次；维持剂量：每次 160～180mg，每日 3 次。

【不良反应】尚未见有关不良反应报道。

【相互作用】尚不明确。

【用药宣教】

1. 牙周炎症状控制后需继续服用一定时期的维持量以巩固疗效。
2. 本品虽有治疗牙周病的作用，但须与牙周病局部治疗同时进行，方能根治牙周病。
3. 当药品性状发生改变时禁止使用。

克霉唑

【类别】抗感染药。

【妊娠安全等级】B（局部用药）；C（口服）。

【作用机制】本品具有光谱杀菌活性，通过改变真菌细胞膜的通透性，使磷酸化合物、钾和其他必要的细胞内成分丢失，从而丧失复制能力。

【抗菌谱】对红色毛癣菌、毛发癣菌、絮状表皮癣菌、大小孢子菌、毛皮马拉色菌和念珠菌（包括白念珠菌）均有活性。天然或获得的真菌对克霉唑的耐药性是罕见的。

【适应证】本品口服制剂用于预防和治疗免疫抑制患者的口腔和食管念珠菌感染（现已少用）。阴道用制剂用于念珠菌性外阴阴道病。外用制剂用于体癣、股癣、手癣、足癣、花斑癣、头癣及念珠菌性甲沟炎。

【超说明书用药】用于儿童白念珠菌引起的急性感染性腹泻的替代治疗。用于念珠菌性毛囊炎的替代治疗。用于治疗念珠菌性阴茎头炎。用于阴道滴虫病的治疗。

【禁用与慎用】

1. 对本品过敏者。粒细胞减少、肾上腺皮质功能减退者禁用本品口服制剂。禁用于眼部、系统性真菌感染。小于3岁儿童使用本品的安全性尚未确定。

2. 肝功能不全患者，妊娠期、哺乳期妇女慎用。

【给药途径和剂量】

1. 剂量

（1）皮肤感染：成年人，局部少量涂抹于患处，每日2次。

（2）念珠菌性外阴阴道病：成年人，栓剂、阴道膨胀栓，置于阴道深处，每次0.15g，每晚1次，7日为1疗程。阴道片、阴道泡腾片，①规格为0.1g、0.15g，置于阴道深处，每次1片，每日1次，睡前给药，10日为1疗程。②规格为0.5g，置于阴道深处，单次0.5g，睡前给药。必要时可在4日后进行第2次治疗。

（3）口腔和食管念珠菌感染：成年人，口服，每次0.25～1g，每日0.75～3g。儿童，口服，每日20～60mg/kg，分3次服用。

2. 给药途径

（1）外用制剂应避免接触眼部或其他黏膜（如口、鼻）。

（2）指导患者服用口服含片，应让药片在口中慢慢溶解15～30分钟，以获得最大效果。

【不良反应】

1. 泌尿生殖系统　阴道给药可见局部刺激，如瘙痒、烧灼感。

2. 免疫系统　过敏反应（包括红斑、呼吸短促、低血压、短暂感觉减损、恶心、腹泻）。

3. 神经系统　口服给药可见定向力障碍。

4. 精神　口服给药可见抑郁、幻觉。

5. 消化系统　口服给药可见食欲缺乏、恶心、呕吐、腹痛、腹泻。胆红素升高、碱性磷酸酶升高、氨基转移酶升高。

6. 皮肤　局部给药可见一过性刺激，如瘙痒、刺痛、红斑、水肿。

【相互作用】本品不得与其他抗真菌药（如制霉菌素）合用。阴道内制剂可灭活杀精剂。

【药动学】本品口服后吸收较少。成年人口服3g，2小时达血药峰浓度1.29mg/L，6小时的血药浓度为0.78mg/L。连续给药时，因肝酶诱导作用，血药浓度降低。在体内分布广泛，肝、脂肪组织中浓度高，不能透过正常血脑屏障。血清蛋白结合率为50%。大部分在肝脏代谢，随胆汁排出，仅少量（少于给药量的1%）以原形随尿液排出。消除半衰期为4.5～6小时。

【观察指标】评估治疗效果。报告任何皮肤刺激的迹象。

【用药宣教】

1. 在治疗第一周临床改善是显著的。如果病情恶化，或出现刺激、过敏症状，或治疗4周后没有好转，请向医生报告。

2. 在阴道给药期间避免性行为，月经期间请不要用药。

3. 哺乳期妇女使用时应暂停哺乳。

氯己定

【类别】口腔科制剂。

【作用机制】本品为阳离子型表面活性防腐药，具有抗菌谱广、抗菌作用较强及可止血的特点。吸附于细菌细胞膜的渗透屏障，使细胞内容物漏出而发挥抗菌作用。低浓度有抑菌作用，高浓度则有杀菌作用。

【抗菌谱】某些葡萄球菌、变异链球菌、唾液链球菌、白念珠菌、大肠埃希菌和厌氧丙酸菌对本品高度敏感；嗜血链球菌对本品中度敏感；变形杆菌属、假单胞菌属、克雷伯菌属和某些革兰氏阴性球菌（如韦球菌属）对本品低度敏感。本品对芽孢、病毒及耐酸菌无效。

【适应证】本品葡萄糖酸盐溶液、含漱液用于牙龈炎、口腔溃疡、咽炎等口腔疾病。

【禁用与慎用】对本品过敏者，牙周炎患者，切牙填补者禁用本品溶液漱口。

【给药途径和剂量】

1. 口腔给药，本品葡萄糖酸盐溶液、含漱液仅供含漱用，不可吞咽。

2. 在餐后含漱药物。先刷牙、清洁牙齿，然后含漱本品2～5分钟，最后吐掉药物，千万不要吞咽药物。

3. 如使用的是葡萄糖酸氯己定溶液或稀葡萄糖酸氯己定溶液，含漱前需要将药液浓度稀释为0.02%，即每1ml葡萄糖酸氯己定溶液（250ml∶50g）加水1000ml，每1ml稀葡萄糖酸氯己定溶液（250ml∶12.5g）加水250ml。请不要直接使用原液漱口。

【不良反应】

1. 免疫系统　过敏反应（如皮疹、瘙痒）。

2. 消化系统　使用本品含漱可见口腔黏膜浅

表脱屑。长期使用本品含漱可见口腔黏膜表面着色、牙齿着色、舌苔发黑、味觉改变。

3. 皮肤　接触性皮炎、烧灼感。

4. 眼　高浓度溶液对眼结膜刺激性强。

5. 其他　局部刺激。

【相互作用】尚不明确。

【药动学】本品口腔含漱时吸附于带阴性电荷的齿、斑块和口腔黏膜表面，随后从这些部位弥散，逐渐释出。胃肠道吸收极少。绝大部分随粪便排出。

【用药宣教】

1. 避免药物接触眼睛等黏膜。

2. 用药期间请做好牙齿的保健工作，定期看牙医。

3. 为保证药效，用药后30分钟内，不要进食、饮水，也不要刷牙或漱口。

4. 不要用软木塞容器盛放药液，以免药液失效。

5. 与碳酸盐（小苏打）、碘化钾（如碘酒）、硼砂（如冰硼散）、枸橼酸盐、磷酸盐和硫酸盐等药物一起使用，可产生沉淀，影响药效。

替硝唑

【类别】抗原虫和抗菌药。

【妊娠安全等级】妊娠早期（D），妊娠中期和晚期（C）。

【作用机制】厌氧菌的硝基还原酶在敏感菌株的能量代谢中起重要作用。本品的硝基可被还原形成一种细胞毒，从而作用于细菌的DNA代谢过程，促使细菌死亡。本品的硝基可被毛滴虫的细胞提取物还原，还原产生的自由硝基具有抗原虫活性。本品可抑制阿米巴原虫的氧化还原反应，使原虫氮链断裂，从而杀死原虫。

【抗菌谱】对脆弱拟杆菌等拟杆菌属、梭杆菌属、梭菌属、消化球菌、消化链球菌、韦荣球菌属及加德纳菌等具有抗菌活性；微需氧菌、幽门螺杆菌也对本品敏感。此外，对阴道毛滴虫、贾第虫（亦称梨形鞭毛虫）、阿米巴原虫具有抗原虫活性。

【适应证】

1. 用于治疗厌氧菌感染，如腹腔内感染（腹膜炎、脓肿）、妇科感染（子宫内膜炎、子宫肌内膜炎、输卵管-卵巢脓肿）、败血症、术后伤口感染、皮肤软组织感染、肺炎、肺部脓肿、胸腔积脓、骨髓炎、鼻窦炎、口腔感染（如牙龈炎、冠周炎、牙周炎）。

2. 用于预防由厌氧菌引起的术后感染，如胃肠道和泌尿生殖系统术后感染。

3. 用于治疗滴虫病、贾第鞭毛虫病、阿米巴病、细菌性阴道炎。

4. 与抗菌药物和抗酸药联用可根治幽门螺杆菌相关的十二指肠溃疡。

【禁用与慎用】

1. 对本品或吡咯类药物过敏者、器质性中枢神经系统疾病患者、血液病或有恶病质史者、妊娠早期妇女禁用。

2. 肝功能不全，酒精中毒患者慎用。

【给药途径和剂量】

1. 剂量

（1）厌氧菌感染：成年人，口服，第1日给药2g，之后每次1g、每日1次，或每次0.5g、每日2次。静脉滴注，每次0.8g，每日1次。通常疗程为5～6日或依据病情确定。

（2）口腔感染

1）成年人，含服，每次2.5mg，每日4次，连用3日。口腔滞留时间一次20～30分钟。口腔给药，将口腔贴片贴于患处，轻按数秒。每次一牙位1片，每日2次，总日剂量不超过20片。含漱，50ml温开水中加药液2ml，含漱1分钟，每日3次。

2）儿童，含服，用法用量同成年人。含漱，50ml温开水中加药液1ml，含漱1分钟，每日3次。

（3）预防术后感染：成年人，口服，单次2g，术前12小时服用。静脉滴注，总量为1.6g，分1～2次给药，第1次于术前2～4小时，第2次于术中或术后12～24小时给药。

（4）阴道滴虫病：成年人，口服，单次2g。性伴侣应以相同剂量同时治疗。阴道给药：①栓剂，置于阴道穹后部。0.2g规格的栓剂，每次0.2g，每日2次；0.25g规格的栓剂，每次0.25g，每日1次，连用5日；1g规格的栓剂，每次1g，隔日1次，连用2次为1个疗程。②阴道泡腾片，置于阴道穹后部。每次0.2g，每晚1次，连用7日为1个疗程。

（5）贾第鞭毛虫病

1）成年人，口服，单次2g。

2）3岁以上儿童，口服，单次0.05g/kg，最大剂量为2g。

（6）阿米巴肠病

1）成年人，口服，每日2g，连用3日。

2）3岁以上儿童，口服，每日0.05g/kg，连用3日，最大日剂量为2g。

（7）阿米巴肝脓肿

1）成年人，口服，每日 2g，连用 3～5 日。

2）3 岁以上儿童，口服，每日 0.05g/kg，连用 3～5 日，最大日剂量为 2g。

（8）细菌性阴道炎：成年人，口服，每日 2g，连用 2 日；或每日 1g，连用 5 日。阴道给药，栓剂：参见“阴道滴虫病”。

（9）幽门螺杆菌导致的十二指肠溃疡：成年人，口服，一次 0.5g，每日 2 次，连用 7 日，与奥美拉唑（一次 20mg，每日 2 次）和克拉霉素（一次 250mg，每日 2 次）联用。

2. 给药途径

（1）口服给药：本品片剂和胶囊应与食物同服，以尽量减少胃肠道不良反应（如上腹部不适）。对于不能吞咽的患者，可将本品片剂压碎后混悬于果汁中服用。

（2）静脉滴注：本品应缓慢滴注，药液浓度为 2mg/ml 时，每次滴注时间不少于 1 小时；浓度大于 2mg/ml 时，滴注时间宜延长 1～2 倍。本品注射液不应与含铝的针头或套管接触。本品粉针剂先以 0.9%氯化钠注射液或 5%葡萄糖注射液溶解，再以相同溶媒稀释。本品粉针剂 0.4g、0.8g 分别需使用 100ml、250ml 的溶媒。

【配伍禁忌】不可与哌拉西林钠他唑巴坦、头孢地嗪、头孢呋辛、头孢拉定、亚胺培南西司他丁等配伍。

【不良反应】

1. 心血管系统　心悸。

2. 呼吸系统　支气管痉挛、呼吸困难、咽炎、上呼吸道感染。

3. 肌肉骨骼系统　关节痛、肌痛、关节炎、骨盆疼痛。

4. 泌尿生殖系统　尿路感染、尿痛、尿液异常（包括黑色尿）、阴道分泌物增多、外阴阴道不适、阴道异味、月经过多、念珠菌性阴道炎。阴道给药还可见给药局部灼痛、疼痛、刺激、瘙痒、灼热感。

5. 免疫系统　过敏反应（荨麻疹、瘙痒、皮疹）、面部潮红、多汗、口腔干燥、发热、烧灼感、口渴、流涎、血管神经性水肿。

6. 神经系统　眩晕、头痛、惊厥、周围神经病（包括麻木、感觉异常）、共济失调、头晕、失眠、嗜睡、昏迷、意识模糊。大剂量时可见癫痫发作。

7. 精神　抑郁。

8. 消化系统　肝功能异常（包括氨基转移酶升高）。恶心、厌食、消化不良、胃肠痉挛、上腹不适、呕吐、便秘、舌变色、口炎、腹泻、口腔念珠菌病、舌苔、味觉改变（包括口腔金属味、口苦）、食欲减退、腹痛、胃肠胀气。

9. 血液　短暂性白细胞减少、短暂性中性粒细胞减少、可逆性血小板减少。

10. 其他　无力、疲乏、念珠菌过度生长、不适、双硫仑样反应、滴注部位静脉炎。

【相互作用】

1. 与 CYP3A4 抑制剂（如西咪替丁、酮康唑）合用可升高本品的血药浓度，延长本品的半衰期。

2. 与香豆素类口服抗凝药（如华法林）合用可增强香豆素类口服抗凝药的作用，导致凝血酶原时间延长。使用本品期间及停药后 8 日内合用华法林，应密切监测凝血酶原时间，必要时调整华法林的剂量。

3. 与 CYP3A4 诱导剂（如苯巴比妥、利福平、苯妥英、磷苯妥英）合用可能降低本品的血药浓度。

4. 本品可能增加锂、氟尿嘧啶、环孢素、他克莫司的水平和不良反应，与考来烯胺合用可减少本品的吸收。

【药动学】本品口服 2 小时血药浓度达峰值，可穿过血脑屏障及胎盘屏障，随乳汁分泌，在肝脏中由 CYP3A4 代谢。经肝脏和肾脏排出，以原形随尿液排泄（占给药量的 20%～25%），约 12%的药物随粪便排泄。血浆半衰期为 12～14 小时。

【观察指标】

1. 用药前应进行细菌培养和敏感性测试。

2. 若有重复用药的必要性，推荐监测白细胞计数和白细胞分类计数。

3. 肝功能不全者对本品的代谢减慢，药物及其代谢物易在体内蓄积，应注意监测血药浓度。

4. 长期用药时，应监测全血细胞计数和肝功能。

5. 如出现中枢神经系统功能障碍（如癫痫、麻木或四肢感觉异常），需通知医生并停药。

【用药宣教】

1. 服药期间如出现抽搐、短暂的周围神经病变（可表现为麻木和感觉异常）、急性过敏反应（可表现为荨麻疹、瘙痒、水肿、红斑等）等症状或其他神经/精神症状，请尽快就诊。

2. 服药期间可能出现尿液颜色改变，为正常反应。

3. 服药期间停止母乳喂养，在停用至少 3 天后再进行哺乳。

4. 使用本品期间及治疗结束后至少 7 天应避免饮酒。

西吡氯铵

【类别】口腔科用药。

【作用机制】本品为阳离子季铵化合物，作为表面活性剂，主要通过降低表面张力而抑制和杀灭细菌。体外试验结果表明，本品对多种致病和非致病菌有抑制和杀灭作用。此外，本品可减少或抑制牙菌斑的形成，具有保持口腔清洁、清除口腔异味的作用。

【适应证】本品含片和含漱液用于口腔疾病的辅助治疗，含漱液也用于日常口腔护理及口腔清洁。

【禁用与慎用】对本品过敏者，妊娠期、哺乳期妇女禁用本品含片。

【给药途径和剂量】含漱液：刷牙前后或需要使用时，每次 15ml，强力漱口 1 分钟，至少每日 2 次。含片：每次 1 片，每日 3～4 次，含于口中使其徐徐溶化。

【不良反应】

1. 免疫系统　过敏反应（如皮疹）。

2. 消化系统　含服可见口腔、喉头刺激感等症状。

【相互作用】尚不明确。

【观察指标】如出现皮疹等过敏反应，应停药。

【用药宣教】含漱液应在刷牙前后或需要时使用。将含漱液含在口中强力漱口 1 分钟后吐出，注意不要吞咽药液。

第二节　治疗胃酸相关类疾病的药物

一、抗酸药

复方氢氧化铝

【类别】抗酸药。

【妊娠安全等级】C。

【作用机制】氢氧化铝、三硅酸镁为抗酸药，可中和过多的胃酸；颠茄流浸膏为解痉药，既能抑制胃液分泌，解除胃平滑肌痉挛，又可使胃排空延缓。

【适应证】用于缓解胃酸过多引起的胃痛、胃灼热、反酸。也可用于慢性胃炎。

【超说明书用药】用于治疗儿童的消化性溃疡，儿童功能性消化不良。

【禁用与慎用】

1. 对本品过敏者，阑尾炎患者，急腹症患者禁用。

2. 肾功能不全者，长期便秘者，低磷血症（如吸收不良综合征）患者，前列腺增生患者，青光眼患者，高血压患者，心脏病患者，胃肠道阻塞性疾病患者，溃疡性结肠炎患者，甲状腺功能亢进患者，妊娠早期妇女慎用。

【给药途径和剂量】口服给药，每次 2～4 片，每日 3 次。餐前 30 分钟或胃痛发作时嚼碎后服用。

【不良反应】

1. 代谢/内分泌系统：肾功能不全者用药后，可能引起血铝升高。

2. 肌肉骨骼系统：老年人长期服用本品，可致骨质疏松。

3. 胃肠道：长期大剂量用药，可致严重便秘、粪结块而引起肠梗阻。

【相互作用】

1. 服药后 1 小时内应避免服用其他药物，因氢氧化铝可与其他药物结合而降低吸收，影响疗效。

2. 本品与肠溶片同服，可使肠溶片加快溶解，不应同用。

【用药宣教】

1. 复方氢氧化铝可影响磷的吸收，不要长期大量用药。连续用药不要超过 7 天，如果未见症状改善，应及时就诊。

2. 复方氢氧化铝可能会影响以下药物的吸收和药效，需间隔一定的时间服用。

（1）需间隔至少 1 小时的药物：抗胆碱药（如苯海索、阿托品）、西咪替丁、胆酸类药（如熊去氧胆酸）、吡咯类抗真菌药（如酮康唑、酮康他索）、阿扎那韦、伊班膦酸、阿奇霉素、异烟肼及含异烟肼的药物（如异福、异福酰胺）、头孢菌素类药（如头孢呋辛、头孢泊肟酯）。

（2）需间隔至少 2 小时的药物：四环素类药（如多西环素、米诺环素）、吲哚美辛及其衍生物类药（如吲哚美辛、美辛唑酮）、他汀类药（如瑞舒伐他汀）、非甾体抗炎药（如萘普生）、喹诺酮类药（如药名中含有“沙星”的药物、萘啶酸、吡哌酸）、吩噻嗪类药（如氯丙嗪、硫利达嗪）、磺酰脲类药（如格列本脲）、普利类药（如福辛普利、卡托普利）、加巴喷丁、脂溶性维生素（如维生素 A、维生素 D）、青霉胺、非索非那定。

（3）需间隔至少 3 小时的药物：别嘌醇。

（4）需间隔至少 4 小时的药物：抗疟药（如奎宁、氯喹）。

（5）需在服用复方氢氧化铝 1 小时后服用的药物：兰索拉唑。

（6）需在服用复方氢氧化铝至少 2 小时前服用的药物：舒必利、雷奈酸锶、洋地黄类药（如地高辛、甲地高辛）、双膦酸盐类药（如氯膦酸、利塞膦酸）。

（7）需在服用复方氢氧化铝 3 小时前服用的药物：雷尼替丁。

枸橼酸铋钾

【类别】抗酸药。

【作用机制】本品为胃黏膜保护剂，不中和胃酸，也不抑制胃酸分泌，通过以下几个方面起作用：①在胃酸性环境中形成弥散性保护层覆盖于溃疡面上，阻止胃酸、酶及食物对溃疡的侵袭。②降低胃蛋白酶活性，增加黏蛋白分泌，促进黏膜释放前列腺素，从而保护胃黏膜。③杀灭幽门螺杆菌，促进胃炎愈合。

【适应证】

1. 用于慢性胃炎及缓解胃酸过多引起的胃痛、胃灼热和反酸。

2. 用于胃和十二指肠溃疡、慢性浅表性胃炎及伴幽门螺杆菌感染者。

【禁用与慎用】对本品过敏者、严重肾病患者、孕妇禁用。

【给药途径和剂量】

1. 剂量

（1）慢性胃炎及胃酸过多引起的胃痛、胃灼热和反酸：成年人，口服，片剂、咀嚼片、胶囊、颗粒：每次 110mg（以铋计），每日 4 次，前 3 次于三餐前 30 分钟服用，第 4 次于晚餐后 2 小时服用；或每日 2 次，早、晚各 220mg（以铋计）。连续使用不得超过 7 日。口服溶液：每次 110mg（以铋计），每日 3 次。

（2）胃和十二指肠溃疡、慢性浅表性胃炎及伴幽门螺杆菌感染：成年人，口服。①胶囊：每次 110mg（以铋计），每日 4 次，于餐前 30 分钟与睡前服用。4～8 周为 1 个疗程，随后停用 4～8 周，如有必要可再服用 4～8 周。②颗粒、口服溶液：一次 110mg（以铋计），每日 4 次，于餐前 30 分钟与睡前服用；或每日 2 次，早、晚各 220mg（以铋计）。2～4 周为 1 个疗程。

2. 给药途径

（1）本品颗粒以 30～50ml 温水冲服。

（2）本品 5ml 规格的口服溶液须以温水稀释 3 倍后服用，15ml 规格的口服溶液可直接服用。

【不良反应】口腔有氨味、舌苔及大便呈灰黑色、恶心、便秘。

【相互作用】

1. 本品与抗酸药、其他碱性药物合用可干扰本品的作用，使用本品前后 30 分钟内不宜使用抗酸药、其他碱性药物。

2. 与四环素合用可影响四环素的吸收。

3. 与高蛋白饮食（如牛奶）合用可干扰本品的作用。使用本品前后 30 分钟内不宜进食高蛋白饮食。

【药动学】本品在胃中可形成不溶性胶体沉淀，极难被消化道吸收，痕量的铋吸收后主要分布在肝、肾及其他组织，以肾脏分布居多，主要经肾脏排泄。

【观察指标】本品不宜长期大剂量使用，当血铋浓度超过 0.1μg/ml 时，可能导致铋性脑病。

【用药宣教】

1. 服用后大便呈黑色为正常现象。

2. 服药只能用水送服，不要用碳酸饮料、啤酒等送服。

碳酸氢钠

【类别】抗酸药。

【妊娠安全等级】C。

【作用机制】本品的药理作用如下。①治疗代谢性酸中毒：本品可使血浆内碳酸根浓度升高，中和氢离子，纠正酸中毒。②碱化尿液：由于尿液中碳酸根浓度增加后 pH 升高，使尿酸、磺胺类药与血红蛋白等不易在尿中形成结晶或聚集。③抗酸作用：本品口服后可迅速中和或缓冲胃酸，缓解胃酸过多引起的症状。

【适应证】用于治疗代谢性酸中毒、碱化尿液、胃酸过多引起的症状、某些药物（如巴比妥类药、水杨酸类药、甲醇）中毒。

【禁用与慎用】

1. 代谢性或呼吸性碱中毒患者，因呕吐或持续胃肠负压吸引导致大量氯丢失的患者，低钙血症患者，钠摄入量受限的患者禁用。

2. 少尿或无尿患者，钠潴留伴水肿（如肝硬化、充血性心力衰竭、肾功能不全者）的患者，高血压患者，肝、肾、心脏、肺功能不全者，严重消化性溃疡患者，电解质异常患者，孕妇慎用。

【给药途径和剂量】

1. 剂量

（1）中和胃酸：成年人，口服，每次 0.3～2g，每日 1～4 次。

（2）碱化尿液

1）成年人，口服，首剂 4g，以后每 4 小时 1～2g。

2）儿童，口服，84～840mg/（kg·d），分次服用。

（3）心肺复苏抢救

1）成年人，静脉给药 7.5%或 8.4%溶液，首剂 1mmol/kg，以后根据血气分析结果调整剂量。

2）儿童，静脉给药 4.2%溶液，0.5～1mmol/kg，每 10 分钟一次（视动脉血气测定结果而定）。

（4）代谢性酸中毒

1）成年人，静脉滴注 2～5mmol/kg，持续 4～8 小时。

2）儿童，静脉滴注 2～3mmol/（kg·d）的 4.2%溶液，持续 4～8 小时。

2. 给药途径

（1）治疗轻度至中度代谢性酸中毒，宜口服给药；治疗重度代谢性酸中毒（如严重肾脏疾病、循环衰竭、心肺复苏、体外循环及严重原发性乳酸酸中毒、糖尿病酮症酸中毒），应静脉给药。

（2）静脉滴注时的浓度范围为 1.5%（等渗）～8.4%，且应从小剂量开始滴注，根据血中 pH、碳酸氢根离子的浓度变化决定追加剂量。

（3）当滴速超过每分钟 10ml 高渗溶液时，可致高钠血症、脑脊液压力下降甚至颅内出血，且新生儿及小于 2 岁的幼儿更易发生。当以 5%溶液滴注时，速度不可超过每分钟 8mmol 钠。但心肺复苏时，因存在致命的酸中毒，应快速静脉滴注。

【配伍禁忌】与乳酸林格液、阿莫西林、维生素 C、布比卡因、卡铂、卡莫司汀、顺铂、可待因、促肾上腺皮质激素、多巴酚丁胺、多巴胺、肾上腺素、依替卡因、格隆溴铵、氢吗啡酮、亚胺培南西司他丁、胰岛素、异丙肾上腺素、拉贝洛尔、左啡诺、利多卡因、硫酸镁、哌替啶、美罗培南、美沙酮、甲氧氯普胺、吗啡、去甲肾上腺素、土霉素、戊巴比妥、苯巴比妥、普鲁卡因、艾司巴比妥、链霉素、琥珀胆碱、四环素、硫喷妥钠、万古霉素、维生素 B 等存在配伍禁忌。通过 Y 型管给药与别嘌醇、胺碘酮、两性霉素 B 胆固醇复合物、氯化钙、地尔硫䓬、阿奇霉素脂质体、柔红霉素、亚叶酸钙、咪达唑仑、昂丹司琼、苯唑西林、维拉帕米、长春新碱、长春瑞滨等存在配伍禁忌。

【不良反应】

1. 代谢/内分泌系统

（1）大剂量注射可出现心律失常、肌肉痉挛、疼痛、异常疲倦、虚弱等，主要由代谢性碱中毒引起的低钾血症所致。

（2）剂量偏大或存在肾功能不全时，可出现水肿、精神症状、肌肉疼痛或抽搐、呼吸减慢、口内异味、异常疲倦、虚弱等，主要由代谢性碱中毒所致。

（3）钠积聚导致的水肿、血压升高。

2. 肌肉骨骼系统　长期用药可引起肌无力、肌痉挛。

3. 泌尿生殖系统　长期用药可引起尿频、尿急。

4. 神经系统　长期用药可引起持续性头痛。

5. 消化系统　口服给药可引起嗳气、继发性胃酸分泌增加、胃痛、胃胀、胃痉挛、口渴。长期用药可引起食欲减退、恶心、呕吐。

6. 其他　长期用药可引起异常疲倦、虚弱。

【相互作用】本品可减少酮康唑的吸收，减少右旋安非他明、麻黄碱、伪麻黄碱、奎尼丁的消除。合用可增加氯丙胺、锂、水杨酸盐、四环素的消除。

【药动学】血液中的碳酸氢钠经肾小球滤过，随尿液排出。部分碳酸氢根离子与尿液中氢离子结合生成碳酸，再分解为二氧化碳和水。前者可弥散进入肾小管细胞，与细胞内的水结合，生成碳酸，解离后的碳酸氢根离子被重吸收进入血液循环。血液中的碳酸氢根离子与氢离子结合生成碳酸，进而分解为二氧化碳和水，前者经肺呼出。 口服易从胃肠道吸收，15 分钟起效，持续 1～2 小时，3～4 小时后随尿液排出。

【观察指标】

1. 本品对胃酸分泌试验及血、尿 pH 测定结果有明显影响。

2. 用药期间应监测：动脉血气分析、血清碳酸氢根离子浓度、肾功能、尿 pH。

【用药宣教】

1. 用药期间食用乳制品可能引起乳碱综合征（表现为恶心、呕吐、无力、多尿、肌肉疼痛等）。避免饮用牛奶或食用其他乳制品。

2. 除非在医生的建议和监督下，否则不要服用抗酸药超过 2 周，自行服用常规剂量的本品可能会引起钠潴留和碱中毒，尤其是肾功能受损时。

胶体果胶铋

【类别】抗酸药。

【作用机制】本品为胃肠黏膜保护药。口服后可在胃内形成与溃疡面及炎症表面有极强亲和力的保护膜，隔离胃酸，保护受损的黏膜，并刺激胃肠黏膜上皮细胞分泌黏液，促进上皮细胞自身修复。本品对受损黏膜的黏附性较强。此外，本品还能杀灭幽门螺杆菌。

【适应证】用于治疗消化性溃疡，特别是幽门螺杆菌相关性溃疡、慢性胃炎、缓解胃酸过多引起的胃痛、胃灼热感、反酸。

【禁用与慎用】对本品过敏者，肾功能不全者，孕妇禁用。

【给药途径和剂量】口服，每次 150mg，每日 4 次，分别于三餐前 1 小时及临睡时服用。4 周为 1 个疗程。

【不良反应】胃肠道：恶心、便秘。

【相互作用】

1. 与抗酸药、H_2 受体阻断药合用可减弱本品药效，不宜合用。

2. 与牛奶同服可减弱本品疗效，不宜合用。

【药动学】本品口服后在肠道内吸收甚微，血药浓度和尿药浓度极低，大部分药物随粪便排出体外。痕量的铋吸收后主要分布于肝、肾等组织中，以肾脏居多，主要经肾排泄。

【观察指标】长期大剂量用药，可出现铋中毒，表现为皮肤变为黑褐色。若皮肤变为黑褐色，应立即停药并做适当处理。

【用药宣教】

1. 本品不得与其他铋制剂同服，且不宜大剂量长期用药。

2. 用药期间，可见大便呈无光泽的黑褐色，如无其他不适，属正常现象，停药后 1～2 日粪便色泽可转为正常。

3. 散剂或干混悬剂，应将药物加入 100ml 温水中搅拌均匀后服用。

4. 颗粒剂可以直接吞服，也可用水冲服。

5. 用于治疗消化道出血时，可以打开胶囊，将胶囊内的药粉或颗粒用水溶解均匀后服用。

复方铝酸铋

【类别】抗酸药。

【妊娠安全等级】C。

【作用机制】 铝酸铋在胃及十二指肠黏膜上形成保护膜，碳酸氢钠、重质碳酸镁均有明显抗酸作用，与甘草浸膏、弗朗鼠李皮、茴香配成复方，可调节胃酸过多、胃肠胀气，消除大便秘结，增强胃及十二指肠黏膜屏障，使黏膜再生，促进溃疡面愈合。

【适应证】用于胃及十二指肠溃疡，慢性胃炎、十二指肠球炎，缓解胃酸过多引起的胃痛、胃灼热感、反酸。

【禁用与慎用】对本品过敏者、肾功能不全者、孕妇禁用。

【给药途径和剂量】口服给药，每次 200～400mg（以铝酸铋计），每日 3 次，餐后 30 分钟左右服用。

【不良反应】

1. 神经系统　失眠。

2. 消化系统　便秘、稀便、口干、恶心、腹泻。

【相互作用】本品可干扰四环素类药物的吸收。

【观察指标】若皮肤变为黑褐色，应立即停药并做适当处理。

【用药宣教】

1. 本品疗程为 1～2 个月，用药不可间断。如用药约 10 日后症状减轻或消失，仍应继续用药至疗程结束。愈后可减量至每日 200～400mg（以铝酸铋计），以避免复发。

2. 本品不能与牛奶同服。

3. 用药期间粪便呈黑色为正常现象，如出现稀便应告知医生，可减量服用。

铝碳酸镁

【类别】抗酸药。

【作用机制】本品为抗酸药，直接作用于病变部位，不吸收入血液。本品可迅速、持久地中和胃酸，可逆性、选择性地结合胆酸，还可持续阻止胃蛋白酶对胃的损伤，并可增强胃黏膜保护因子的作用。

【适应证】用于急、慢性胃炎，胆汁反流性胃炎，食管炎（包括反流性食管炎），胃、十二指肠溃疡，与胃酸有关的胃部不适，如胃痛、胃灼热、酸性嗳气、饱胀，非溃疡性消化不良，预防非甾体类药引起的胃黏膜损伤。

【禁用与慎用】

1. 对本品过敏者，重度肾功能不全者（肌酐清除率＜30ml/min），低磷血症患者，重症肌无力患者禁用。

2. 严重心功能不全者，肾功能不全者（肌酐清除率为 30～80ml/min），高钙血症者，高镁血症者，妊娠早期妇女慎用。

【给药途径和剂量】

1. 剂量　口服给药。片剂、咀嚼片、颗粒：每次0.5～1g，每日3～4次。用于治疗胃、十二指肠溃疡时，每次1g，每日4次，且症状缓解后应再维持治疗至少4周。混悬液：每次10ml，每日4次。本品日剂量不应超过6g。

2. 给药途径　本品应于餐后1～2小时、睡前或胃部不适时服用。片剂应嚼服。

【不良反应】

1. 代谢/内分泌系统　长期使用可导致血清电解质变化。

2. 免疫系统　过敏反应。

3. 消化系统　便秘、稀便、口干、食欲缺乏。大剂量使用可导致胃肠道不适、软糊状大便、大便次数增多、腹泻、呕吐。

【相互作用】

1. 与左旋多巴合用可能增加左旋多巴的吸收。

2. 铝在胃肠道中可能与四环素、地高辛、铁剂、去氧胆酸、香豆素衍生物、法莫替丁、雷尼替丁、西咪替丁结合，影响吸收，以上药物与本品的使用时间应间隔1～2小时。

3. 与异烟肼类药合用可能延迟或降低异烟肼类药的吸收。

4. 本品可吸附胆盐，与脂溶性维生素（特别是维生素A）合用可减少脂溶性维生素的吸收。

5. 与苯二氮䓬类药合用可降低苯二氮䓬类药的吸收率。

【药动学】本品口服不被胃肠道吸收。临床研究表明，连续服用本品28日后，血清中铝、镁、钙仍处于正常水平。

【用药宣教】

1. 如果连续用药7天症状没有缓解应及时就诊。

2. 铝碳酸镁可与其他药物结合而降低其他药物的吸收，影响疗效。服用铝碳酸镁后1～2小时请避免服用其他药物。此外，用药前后1～2小时也请不要进食酸性食物，如葡萄酒、果汁等，以免增加铝的吸收。

二、治疗消化性溃疡病和胃食管反流病的药物

法莫替丁

【类别】H_2受体拮抗药。

【妊娠安全等级】B。

【作用机制】噻唑衍生物，结构与组胺相似，药理与西咪替丁相似。作用于胃壁细胞的组胺H_2受体，是一种强有力的竞争性组胺抑制剂。抑制基础的、夜间的、饮食刺激的和五味子素刺激的胃酸分泌；也能抑制胃蛋白酶的分泌。比西咪替丁强20～160倍，比雷尼替丁强3～20倍。不影响胃排空或胰腺外分泌功能。

【适应证】用于十二指肠溃疡的短期治疗、十二指肠溃疡愈合后低剂量的维持治疗、病理性高分泌症（如佐林格-埃利森综合征）、良性胃溃疡、胃食管反流病、胃炎。

【超说明书用药】预防应激性胃溃疡。

【禁用与慎用】

1. 妊娠期及哺乳期妇女禁用。

2. 肝、肾功能不全患者，心脏疾病患者慎用。

【给药途径和剂量】

1. 剂量

（1）十二指肠溃疡

1）成年人，口服，40mg，每晚睡前服用，或20mg，每日2次。维持治疗，20mg，每晚睡前服用。静脉给药，20mg，每12小时1次。

2）儿童，口服或静脉给药，0.4mg/kg，每8～12小时1次（最大剂量40mg/d）。

（2）病理性高胃泌素血症综合征：成年人，口服，20～160mg，每6小时1次。

（3）胃食管反流病，胃炎

1）成年人，口服，10mg，每日2次。

2）小儿，口服1mg/（kg·d），分2次给药（最大40mg，每日1次）。

（4）肾功能不全患者：肌酐清除率（Ccr）＜50ml/min，所有适应证为用量减半，或正常给药剂量，给药频次延长为每36～48小时1次。

2. 给药途径

（1）口服：随餐同服。如果患者也在进行抗酸治疗，可以给予抗酸药。

（2）静脉注射：与医生确认静脉滴注的浓度和速度，尤其是新生儿、婴儿和老年人。将2ml法莫替丁溶液（含量为10mg/ml）用0.9%氯化钠注射液、5%葡萄糖注射液或其他兼容的稀释液稀释至5ml或10ml，给药时间不少于2分钟。

（3）静脉滴注：用100ml 0.9%氯化钠注射液、5%葡萄糖注射液或其他兼容的稀释液稀释2ml法莫替丁溶液（含量为10mg/ml），给药15～30分钟。

【配伍禁忌】通过Y型管给药时与两性霉素

B、阿奇霉素、胆固醇复合物、头孢吡肟存在配伍禁忌。

【不良反应】

1. 中枢神经系统　头晕、头痛、神志不清、抑郁。

2. 消化系统　便秘、腹泻。

3. 皮肤　皮疹，痤疮，瘙痒，皮肤干燥，潮红。

4. 血液系统　血小板减少症。

5. 泌尿生殖系统　尿素氮和血清肌酐升高。

【相互作用】

1. 丙磺舒可抑制本品从肾小管的排泄。

2. 本品为一种弱效 CYP1A2 抑制剂，可能大幅升高替扎尼定的血药浓度。应避免合用。如必须合用，应监测患者有无低血压、心动过缓、过度嗜睡。

3. 与抗酸药（如氢氧化镁、氢氧化铝）合用可降低本品的血药浓度，从而降低其生物利用度。

4. 本品的胃酸分泌抑制作用可使唑类抗真菌药（如伊曲康唑）的口服吸收减少，降低其血药浓度。

5. 本品对茶碱、硝苯地平、华法林、地西泮的药动学有轻度影响。

6. 不推荐本品与达沙替尼、甲磺酸地拉韦啶、头孢托仑、福沙那韦合用。

【药动学】口服不完全从胃肠道吸收（30%～40%到达体循环）。用药后 1 小时起效，口服 1～3 小时，静脉给药 0.5～3 小时血药浓度达峰值。由肝脏代谢，代谢物随尿排出，半衰期为 2.5～4 小时。

【观察指标】监测肾功能。

【用药宣教】

1. 治疗的前几天可能暂时无法缓解胃肠道疼痛情况。哺乳期妇女服药前应咨询医生。

2. 吸烟会降低法莫替丁的治疗效果，用药期间避免吸烟。

3. 连续用药不宜超过 7 天，如未见症状缓解，应就医。

雷尼替丁

【类别】H_2 受体拮抗药。

【妊娠安全等级】B。

【作用机制】强效抑酸药，可竞争性地、可逆地抑制组胺在胃壁细胞上 H_2 受体位点的作用，从而阻断胃酸的分泌。间接减少胃蛋白酶的分泌，但对空腹和餐后血清胃泌素浓度、胃固有因子或黏液的分泌影响甚微。阻断白天和夜间组胺刺激的胃酸分泌，减少胃酸对食物、五味子素和胰岛素的反应。抑制 50%的刺激胃酸分泌。

【适应证】用于活动性十二指肠溃疡的短期治疗，急性溃疡愈合后十二指肠溃疡患者的维持治疗，胃食管反流病，短期治疗活动性、良性胃溃疡，治疗病理性胃肠道高分泌征（如佐林格-埃利森综合征、全身肥大细胞增多症、术后高分泌），胃灼热。

【禁用与慎用】

1. 对本品过敏、严重的卟啉病患者禁用。

2. 对 H_2 受体拮抗药过敏、肝功能不全、肾衰竭、苯丙酮尿症、未满月婴儿、哺乳期妇女慎用。

【给药途径和剂量】

1. 剂量

（1）十二指肠溃疡、胃溃疡、胃食管反流

1）成年人，口服，每次 150mg，每日 2 次或睡前服用 300mg。静脉给药，50mg，每 6～8 小时 1 次，持续输注 150～300mg/24h。

2）儿童：口服，4～5mg/（kg • d），每 8～12 小时 1 次（日剂量不超过 6mg/kg 或 300mg）。静脉给药或肌内注射 2～4mg/（kg • d），每 6～8 小时 1 次，持续静脉滴注每小时 0.1～0.125mg/kg。

3）婴儿：口服不超过 2 周，1mg/kg，每 12 小时 1 次。静脉给药，每天 0.75 mg/kg，每 12 小时 1 次或每小时 0.04mg/kg 持续静脉滴注。

（2）十二指肠溃疡维持治疗：成年人，每晚睡前口服 150mg。

（3）病理性胃肠道高分泌征：成年人，口服，每次 150mg，每日 2 次。静脉给药，50mg，每 6～8 小时 1 次。

（4）胃灼热：成年人，口服，每次 75～150mg，每日 2 次。

2. 给药途径

（1）口服：与食物同服不会降低药物吸收或血药浓度，在用药前或用药后 2 小时给予辅助抗酸治疗。

（2）肌内注射：不需要稀释。

（3）静脉给药：与医生确认静脉滴注的浓度和速度，尤其是婴儿。须由 0.9%氯化钠注射液、5%葡萄糖注射液、乳酸林格液等溶媒稀释后给药。①静脉注射，本品 50mg 稀释至 20ml，注射速率为 4ml/min 以上。②静脉滴注：本品 50mg 稀释后静脉滴注 15～30 分钟以上。③持续给药：每日稀释后给药总剂量为 250ml，药物浓度为 2.5mg/ml，持续静脉滴注。

【配伍禁忌】本品与两性霉素 B、阿曲库铵、头孢孟多、头孢唑林、头孢西丁、头孢他啶、头孢呋辛、克林霉素、氯丙嗪、地西泮、乙基丙烯酸、羟嗪、左美丙嗪、咪达唑仑、纳布啡、戊巴比妥、苯巴比妥、维生素 K_1、阿片生物碱类等存在配伍禁忌。通过 Y 型管给药与两性霉素 B 胆固醇复合物、咪达唑仑、阿片生物碱类、苯巴比妥存在配伍禁忌。

【不良反应】

1. 中枢神经系统　老年人易出现头痛、头晕、嗜睡、失眠、眩晕、精神错乱、躁动、抑郁、幻觉。

2. 心血管系统　心动过缓（快速静脉推注易发生）。

3. 消化系统　便秘、恶心、腹痛、腹泻。

4. 皮肤　皮疹。

5. 血液系统　白细胞计数可逆性下降，血小板减少。

6. 全身性　过敏反应。

【相互作用】本品可减少头孢泊肟酯、头孢呋辛、地拉夫定、酮康唑、伊曲康唑的吸收。

【药动学】口服吸收不完全，生物利用度为50%，2～3 小时血药浓度达峰值，作用可维持 8～12 小时。可由乳汁分泌。在肝脏中代谢，随尿排出，部分随粪便排出，半衰期为 2～3 小时。

【观察指标】定期监测肝功能、肌酐清除率，如果肾功能不全，当肌酐清除率＜50ml/min 时，建议剂量减少到 150mg，每 12 小时 1 次。警惕肝毒性的早期症状：黄疸（深色尿、瘙痒、巩膜和皮肤发黄），氨基转移酶（尤其是 ALT）和乳酸脱氢酶（LDH）升高。长期治疗可能导致维生素 B_{12} 缺乏。

【用药宣教】

1. 疑为癌性溃疡患者，使用前应先明确诊断，以免延误治疗。

2. 12 岁以下儿童需在医师指导下使用。

3. 在没有医生建议的情况下，不要用非处方药物对胃痛进行补充治疗。

4. 研究表明，吸烟会降低本品的疗效，并对溃疡愈合产生不利影响。

5. 哺乳期妇女使用时应暂停哺乳。

6. 长期服用时，应补充维生素 B_{12}。

奥美拉唑

【类别】质子泵抑制剂。

【妊娠安全等级】C。

【作用机制】本品可通过特异性抑制细胞表面的 H^+-K^+-ATP 酶系统来抑制胃酸分泌，该酶系统被认为是胃黏膜内的酸（质子）泵。该作用与剂量有关，可同时抑制基础和刺激性酸分泌，缓解肠胃不适，促进溃疡愈合。动物研究表明，血浆中奥美拉唑代谢后 24 小时或更久，仍可在胃黏膜中发现奥美拉唑。

【适应证】用于治疗十二指肠溃疡和胃溃疡，胃食管反流病，严重糜烂性食管炎（治疗 4～8 周），长期治疗病理性胃肠道高分泌征（如佐林格-埃利森综合征、全身肥大细胞增多症、术后高分泌），联合克拉霉素治疗幽门螺杆菌引起的十二指肠溃疡，治疗或预防非甾体抗炎药（NSAID）相关溃疡。

【禁用与慎用】

对本品过敏者、严重肾功能不全者、婴幼儿禁用。

【给药途径和剂量】

1. 剂量

（1）胃食管反流，腐蚀性食管炎，十二指肠溃疡：成年人，口服，每日 20mg，疗程 4～8 周。

（2）胃溃疡：成年人，口服，每次 20mg，每日 2 次，疗程 4～8 周。

（3）病理性胃肠道高分泌征：成年人，口服，每次 60mg，每日 1 次，随后剂量应个体化，并根据临床表现确定疗程。90%以上患者使用每日 20～120mg 可控制症状，日剂量高于 80mg 时应分两次给药。

（4）十二指肠溃疡合并幽门螺杆菌感染：成年人，口服，每次 40mg，每日 1 次，持续 14 天，然后改为 20mg/d，持续 14 天，联合克拉霉素，每次 500mg，每日 3 次，持续 14 天。

2. 给药途径

（1）口服，餐前给药，最好是早餐前，胶囊必须整个吞下（不要打开、咀嚼或压碎）。抗酸药可与奥美拉唑合用。

（2）静脉滴注，每次滴注时间至少为 20 分钟。

【配伍禁忌】与下列药物存在配伍禁忌：50%葡萄糖、阿柔比星、阿米卡星、阿奇霉素、阿替普酶、氨甲苯酸、氨溴索、昂丹司琼、奥硝唑、川芎嗪、丹参多酚酸盐、灯盏花素、地西泮、多巴胺、二乙酰氨乙酸乙二胺、酚磺乙胺、复方氨基酸、复方甘草酸苷、复方三维 B、桂哌齐特、果糖、果糖二磷酸钠、环丙沙星、甲砜霉素、甲氯芬酯、精氨酸、门冬氨酸钾镁、钠钾钙镁葡萄糖、奈替米星、葡萄糖酸钙、舒血宁、替硝唑、头孢孟多、头孢米诺、头孢哌酮舒巴坦、头孢他啶、万古霉素、维生素 B_6、维生素 C、亚胺培南西司他丁、银杏叶提取物、长春西汀、转化糖、转化糖电解质、左奥硝唑。

【不良反应】

1. 中枢神经系统　头痛，头晕，疲劳。

2. 消化系统　腹泻，腹痛，恶心，肝功能检测氨基转移酶轻度短暂性升高。

3. 泌尿生殖系统　血尿，蛋白尿。

4. 皮肤　皮疹。

【相互作用】本品和地西泮同时使用可增加地西泮的血药浓度，联用苯妥英钠可使苯妥英钠血药浓度升高，联用华法林可使华法林血药浓度升高。

【药动学】本品经胃肠道吸收不完全，生物利用度为30%～40%。0.5～3.5 小时起效，5 天抑制胃酸分泌作用达峰值，在肝脏代谢，80%随尿排出，20%随粪便排出。半衰期 0.5～1.5 小时。

【观察指标】定期监测尿常规。长期用药需定期检查肝功能。

【用药宣教】

1. 注意排尿方面的变化，如排尿引起的疼痛、不适或尿中带血。

2. 严重腹泻可能需要停药。

3. 哺乳期妇女使用时应暂停哺乳。

埃索美拉唑

【类别】质子泵抑制剂。

【妊娠安全等级】B。

【作用机制】本品为奥美拉唑异构体，在胃壁细胞表面的高酸性环境中转化为有活性的弱碱形式。抑制 H^+-K^+-ATP 酶（质子泵），显著减少了基础和刺激性的胃酸分泌。

【适应证】糜烂性食管炎，胃肠反流疾病，与抗菌药物联合使用治疗幽门螺杆菌引起的十二指肠溃疡。

【禁用与慎用】

1. 对本品、奥美拉唑或其他质子泵抑制剂过敏者，胃恶性肿瘤患者，哺乳期妇女禁用。

2. 严重肝、肾功能不全患者，治疗一年以上胃溃疡患者，孕妇慎用。儿童的安全性和有效性尚未确定。

【给药途径和剂量】

1. 剂量

（1）糜烂性食管炎：成年人，口服或静脉给药，每日 20～40mg，至少餐前 1 小时服药，疗程 4～8 周。

（2）胃食管反流性疾病，糜烂性食管炎的维持治疗：成年人，口服，20mg，每日 1 次。

（3）十二指肠溃疡：成年人，口服，40mg，每日 1 次，疗程为 10 天。

2. 给药途径

（1）口服：餐前至少 1 小时服用，不要挤压或咀嚼胶囊，必须吞服。如果患者不能吞下胶囊，打开胶囊，将胶囊内颗粒与苹果酱混合（置于冷处或室温），不要压碎颗粒，混合后应立即咽下，不要咀嚼。可以加服抗酸药。

（2）静脉给药：加 5ml 的 0.9%氯化钠溶液至本品安瓿配制注射液，供静脉注射使用，注射时间应至少为 3 分钟。静脉滴注：再用 50ml 的 0.9%氯化钠注射液或 5%葡萄糖注射液或乳酸林格液稀释后，静脉滴注 10～30 分钟。

配制的溶液不应与其他药物混合或在同一输液装置中合用，使用其他药物前需冲管。

用 0.9%氯化钠注射液或乳酸林格液配制的注射液在室温可稳定 12 小时，用 5%葡萄糖注射液配制可稳定 6 小时。

【配伍禁忌】与下列药物存在配伍禁忌：氨溴索、白眉蛇毒血凝酶、复方氨基酸、果糖二磷酸钠、门冬氨酸钾镁、门冬氨酸鸟氨酸、钠钾钙镁葡萄糖、帕瑞昔布、生长抑素、万古霉素、维生素 B_6、长春西汀。

【不良反应】

1. 中枢神经系统　头痛。

2. 消化系统　恶心，呕吐，腹泻，便秘，腹痛，胀气，口干。

【相互作用】本品可升高地西泮、苯妥英钠、华法林的血药浓度。与食物同服可以减少高达 35%的吸收。

【药动学】本品在酸性环境中易分解，因此可制成肠溶制剂。口服生物利用度为 70%。在肝脏中被 CYP2C19 代谢。非活性代谢物从尿液和粪便中排泄。血浆半衰期为 1.5 小时。

【观察指标】

1. 监测中枢神经系统的不良反应（眩晕、躁动、抑郁），特别是重症患者。

2. 与苯妥英钠联用需监测苯妥英钠的血药浓度。

3. 与华法林联用需监测 INR/PT 值。

4. 定期检查肝功能、全血细胞计数、血细胞比容、血红蛋白及尿常规。

【用药宣教】

1. 向医生报告排尿过程中的任何变化，如排尿引起的疼痛或不适。

2. 严重腹泻可能需要停药。

艾普拉唑

【类别】质子泵抑制剂。

【作用机制】本品属苯并咪唑类不可逆质子泵抑制剂，可选择性进入胃壁细胞，转化为次磺酰胺活性代谢物，与 H^+-K^+-ATP 酶上的巯基作用，形成二硫键的共价结合，不可逆地抑制 H^+-K^+-ATP 酶，从而抑制胃酸分泌。

【适应证】本品口服制剂用于治疗十二指肠溃疡、反流性食管炎。

【超说明书用药】用于根除幽门螺杆菌，治疗伴黏膜糜烂或以胃灼热、反酸、上腹痛等症状为主的慢性胃炎，治疗非甾体抗炎药相关胃肠病变，治疗胃溃疡、胃食管反流病、手术吻合口溃疡和佐森格-埃利森综合征等酸相关性疾病。

【禁用与慎用】

1. 对本品或其他苯并咪唑类化合物过敏者、婴幼儿禁用。

2. 肝、肾功能不全者，老年人慎用。

【给药途径和剂量】

1. 剂量

（1）十二指肠溃疡：口服，每次 5～10mg，每日 1 次，疗程为 4 周。

（2）反流性食管炎：口服，每次 10mg，每日 1 次，连用 4 周。如未治愈，建议再使用 4 周；如已治愈但持续有症状，可每日 5mg，再使用 4 周。

2. 给药途径　本品肠溶片应晨起空腹整片吞服，不得咀嚼或压碎。

【不良反应】

1. 心血管系统　心悸、心电图异常（室性期前收缩、一度房室传导阻滞）。

2. 呼吸系统　过敏性鼻炎。

3. 肌肉骨骼系统　腰痛、肌肉关节不适。

4. 泌尿生殖系统　蛋白尿、血尿素氮升高、经期延长。

5. 神经系统　头晕、头痛、嗜睡。

6. 消化系统　丙氨酸氨基转移酶（ALT）升高、天冬氨酸氨基转移酶（AST）升高、碱性磷酸酶（ALP）升高、γ-谷氨酰转肽酶（GTP）升高、总胆红素升高。腹泻、腹胀、口干、口苦、恶心、呕吐、便秘。

7. 血液系统　白细胞减少。

8. 皮肤　皮疹、荨麻疹。

9. 其他　胸闷、乏力。

【相互作用】

1. 与依赖胃内 pH 吸收的药物（如酮康唑、伊曲康唑）合用可影响以上药物的生物利用度，合用时注意调整剂量或避免合用。

2. 阿扎那韦、奈非那韦与质子泵抑制剂合用，可能大幅度降低上述药物的血药浓度，减弱其疗效，并产生耐药性，不推荐合用。

3. 本品抑制胃酸分泌作用强、时间长，不宜与其他抗酸药或抑酸药合用。

【药动学】　本品在 5～20mg 剂量范围内呈线性药动学特征。晨起空腹单次口服本品肠溶片 5mg、10mg、20mg，C_{max}、AUC 随剂量增加而增加。连续用药 4 日以上，血药浓度达稳态。尿中未检测到原形药物。口服本品每日 10mg，连用 7 日，与单次用药相比，药动学参数无明显改变，体内无蓄积。

【观察指标】

1. 本品抑制胃酸分泌作用强，对普通消化性溃疡等疾病，不宜长期大剂量使用。

2. 用药前应先排除胃与食管的恶性病变，以免因症状缓解而延误诊断。

3. 长期使用质子泵抑制剂的患者应注意防止骨折的发生，尤其是老年患者。用药期间为防止出现低镁血症，请定期监测血清镁水平。

4. 用于消化性溃疡出血时，对喷血、渗血、血管裸露等高危患者，应首先进行内镜止血。

【用药宣教】

1. 早晨空腹服药，以免食物影响药物的吸收。

2. 不建议孕妇用药。哺乳期妇女如需用药，请停止哺乳。

3. 完整吞服肠溶片，不要咀嚼或压碎。

4. 本品抑制胃酸分泌的作用较强，对于一般的消化性溃疡等疾病，最好不要长期大剂量用药。

兰索拉唑

【类别】质子泵抑制剂。

【妊娠安全等级】B。

【作用机制】本品在胃壁细胞表面抑制 H^+-K^+-ATP 酶（质子泵）来抑制胃酸的分泌，没有抗胆碱能或组胺的拮抗作用。

【适应证】用于治疗十二指肠溃疡（疗程 4 周）、糜烂性食管炎（疗程 8 周）、病理性胃肠道高分泌征，胃溃疡的短期治疗，联合克拉霉素、阿莫西林治疗幽门螺杆菌及胃食管反流疾病。

【禁用与慎用】

1. 对质子泵抑制剂过敏患者、中度肝功能不全、婴儿禁用。

2. 肝功能不全患者、孕妇慎用。

【给药途径和剂量】

1. 剂量

（1）十二指肠溃疡：口服，30mg，每日 1 次，疗程为 4 周。

（2）糜烂性食管炎：口服，30mg，每日 1 次，疗程为 8 周，然后减少到 15mg，每日 1 次。静脉滴注：30mg，每日 1 次，疗程为 7 天。

（3）胃食管反流病：成年人，口服，15mg，每日 1 次，疗程为 8 周；儿童口服，1～11 岁儿童用量 1.5mg/（kg·d）（不超过 30mg/d）。

（4）病理性胃肠道高分泌征：口服，60mg，每日 1 次（最高为 120mg/d，分次给药），肝功能不全患者需调整剂量。

（5）幽门螺杆菌：口服，30mg，每日 1 次，同时联合 2 种抗菌药物，疗程 2 周。

2. 给药途径

（1）口服：早餐前 30 分钟服用。不可压碎或咀嚼胶囊。胶囊可以打开，将颗粒撒在食物上，或与 40ml 苹果汁混合，通过鼻饲管给药，不要压碎或咀嚼颗粒。服药至少 30 分钟后可联合使用硫糖铝。

注意：崩解片中含有苯丙氨酸，不宜用于苯丙酮尿症患者。胶囊和糖浆制剂不含苯丙氨酸。

（2）静脉滴注：30mg 药品中加入 5 ml 灭菌注射用水溶解，再用 50ml 0.9%氯化钠注射液、5%葡萄糖注射液或乳酸林格稀释。如果稀释液为氯化钠注射液或乳酸钠林格，可保存 24 小时；如果稀释液为 5%葡萄糖注射液，可保存 12 小时。通过精密输液器滴注至少 30 分钟，用药前后需冲管。如果出现沉淀或变色，立即停止输液。

【配伍禁忌】注射用兰索拉唑避免与其他药物混合静脉滴注。

【不良反应】

1. 中枢神经系统　疲劳、头晕、头痛。

2. 消化系统　恶心、腹泻、便秘、厌食、食欲增加、口渴、血清氨基转移酶升高（AST、ALT）。

3. 皮肤　皮疹。

【相互作用】本品可降低茶碱血药浓度，可能干扰酮康唑、地高辛、氨苄西林或铁盐的吸收。硫糖铝可降低本品的生物利用度。与食物同服兰索拉唑生物利用度减少 50%。

【药动学】口服本品经胃排出后在肠道吸收迅速，在酸性环境中不稳定。服药后 2 小时内减少胃酸分泌，1 周内溃疡面好转。血药浓度 1.5～3 小时达峰值，药效维持 24 小时。97%与血浆蛋白结合。在肝脏内由 CYP 代谢。14%～25%作为代谢物随尿排出，部分以原形在胆汁和粪便中消除。血浆半衰期 1.5 小时。

【观察指标】

1. 定期监测 CBC（全血细胞计数）、肝肾功能、血清胃泌素水平。

2. 因本品抑制胃酸分泌，如同时服用需要酸性环境吸收的药物（如地高辛、氨苄西林、酮康唑），需监测后者的疗效。

【用药宣教】

1. 服药后发生严重腹泻应告知医生。

2. 哺乳期妇女服用此药应停止哺乳。

雷贝拉唑

【类别】质子泵抑制剂。

【妊娠安全等级】B。

【作用机制】质子泵抑制剂，通过抑制胃壁细胞 H^+-K^+-ATP 酶，特异性抑制胃酸分泌。

【适应证】用于治疗糜烂性或溃疡性胃食管反流病，十二指肠溃疡，病理性胃肠道高分泌征。

【禁用与慎用】

1. 质子泵抑制剂过敏者及哺乳期妇女禁用。

2. 妊娠、重度肝功能不全、轻微至中度肝病患者慎用。18 岁以下儿童使用本品的安全性和有效性尚未确定。

【给药途径和剂量】

1. 剂量

（1）糜烂性胃食管反流病：口服，20mg，每日 1 次，疗程 4～8 周，对于治疗 8 周后仍未好转的患者，疗程可延长至 16 周。

（2）胃食管反流病的维持治疗：口服，20mg，每日 2 次。

（3）十二指肠溃疡：口服，20mg，每日 1 次，疗程 4 周。

（4）病理性胃肠道高分泌征：口服，每日 60mg，分 1～2 次给药（最大日剂量 100mg，每日 1 次或 60mg，每日 2 次）。

2. 给药途径

（1）口服，缓释片勿咀嚼、压碎或分裂药片。治疗十二指肠溃疡，可饭后服用。根除幽门螺杆菌，本品应与食物一起服用。

（2）静脉滴注，本品先以 0.9%氯化钠注射液 5ml 溶解，随后以 0.9%氯化钠注射液 100ml 稀释。溶解和稀释后的药液应于 2 小时内使用。

【配伍禁忌】本品避免与 0.9%氯化钠注射液以外的液体和其他药物混合静脉滴注。

【不良反应】

1. 中枢神经系统　头痛。

2. 皮肤　（罕见）史-约综合征，中毒性表皮坏死松解症，多形性红斑。

【相互作用】本品可降低酮康唑的吸收，升高地高辛血药浓度。

【药动学】本品口服生物利用度为 52%，96%与血浆蛋白结合。在肝脏中被 CYP3A 和 CYP2C19 代谢。主要以尿排出。半衰期 1～2 小时。

【观察指标】

1. 定期监测血常规，长期用药需监测血清胃泌素。

2. 联合用药时监测地高辛血药浓度的变化。

【用药宣教】

1. 出现腹泻、皮疹和其他不良反应时应告知医生。

2. 哺乳期妇女使用时应暂停哺乳。

泮托拉唑

【类别】质子泵抑制剂。

【妊娠安全等级】B。

【作用机制】本品可通过特异性抑制细胞表面的 H^+-K^+-ATP 酶系统来抑制胃酸分泌，该酶系统被认为是胃黏膜内的酸（质子）泵。该作用与剂量有关，可同时抑制基础和刺激性酸分泌，缓解肠胃不适，促进溃疡愈合。

【适应证】用于胃、十二指肠溃疡、反流性食管炎、卓-艾综合征、应激性消化道出血，与抗生素合用根除 HP 感染。

【超说明书用药】

1. 用于与胃食管反流病相关的糜烂性食管炎的短期治疗和愈后维持。

2. 用于防治药物引起的消化道损伤。

3. 用于进展期乳腺癌的化疗方案。

4. 用于具有消化道出血风险因素（消化性溃疡、吸烟、术后使用非甾体抗炎药、O 型血）进行髋骨骨折及髋关节置换的患者，以降低消化道出血的风险。

5. 用于消化不良的经验性治疗。

6. 用于有文献支持需预防性使用质子泵抑制剂的手术（喉头切除术中预防咽皮肤瘘、正颌手术并伴机械通气或接受非甾体抗炎药时预防术后消化道出血）。

7. 用于预防应激性溃疡。

8. 用于治疗胰腺炎。

9. 用于治疗咽喉反流性疾病。

【禁用与慎用】

1. 对泮托拉唑或其他质子泵抑制剂（PPI）过敏、重度肝功能不全、肝硬化患者禁用。

2. 轻度至中度肝功能不全、孕妇、哺乳期妇女慎用。18 岁以下儿童使用本品的安全性和有效性尚未确定。

【给药途径和剂量】

1. 剂量　治疗糜烂性食管炎，成年人，口服，40mg，每日 1 次，疗程 8～16 周。静脉给药，40 mg，每日 1 次，疗程 7～10 天。

2. 给药途径

（1）口服：不可压碎或掰成两半，必须整个吞服。疗程不建议超过 16 周。

（2）静脉注射：本品 40mg 用 10ml 0.9%氯化钠注射液配制，静脉注射不少于 2 分钟。也可用 100ml 0.9%氯化钠注射液、5%葡萄糖注射液或乳酸林格液稀释，浓度为 0.4mg/ml，以 6mg/min（7ml/min）的速度输注 15 分钟以上。

本品应通过专用输液管给药，或在用药前后冲管。如包装内有在线过滤器，必须与提供的过滤器一起使用。

配制的 10ml 溶液可在 15～30℃条件下保存 2 小时，然后进一步稀释。稀释后的 100ml 溶液可贮存 22 小时。

【配伍禁忌】与含锌的溶液存在配伍禁忌。通过 Y 型管给药与咪达唑仑存在配伍禁忌。

【不良反应】

1. 消化系统　腹泻、胀气、腹痛。

2. 中枢神经系统　头痛、失眠。

3. 皮肤　皮疹。

【相互作用】与本品联用可减少氨苄西林、铁盐、伊曲康唑、酮康唑的吸收，与华法林联用可增加 INR。

【药动学】本品口服生物利用度 77%，吸收良好。98%与血浆蛋白结合。在肝脏中主要由CYP2C19代谢。71%随尿排出，18%随粪便排出。血浆半衰期1小时。

【观察指标】监测血管神经性水肿或严重的皮肤反应。

【用药宣教】

1. 出现以下情况，应及时联系医生：皮肤脱皮、起疱或松弛；皮疹、荨麻疹或瘙痒；面部、舌头或嘴唇肿胀；呼吸困难或吞咽困难。

2. 哺乳期妇女使用时应暂停哺乳。

伏诺拉生

【类别】抑制胃酸分泌药。

【适应证】

1. 用于治疗胃溃疡、十二指肠溃疡、反流性食管炎、服用低剂量阿司匹林防治胃溃疡或十二指肠溃疡、防治非甾体抗炎药导致的胃溃疡或十二指肠溃疡。

2. 与其他药物合用用于治疗幽门螺杆菌感染。

【作用机制】本品不必通过酸活性即可可逆性地与K^+竞争的方式抑制H^+-K^+-ATP酶的活性。本品碱性强，可长时间残留在胃壁细胞的酸生成部位，抑制胃酸生成。本品可强效抑制消化道上部的黏膜损伤形成。

【禁用与慎用】

1. 对本品过敏者禁用。

2. 肝、肾功能不全患者慎用。

3. 孕妇及可能妊娠的妇女只有在治疗的益处大于对胎儿伤害的风险时方可使用。

4. 动物实验显示本品可随乳汁分泌，哺乳期妇女使用时应暂停哺乳。

5. 儿童用药的安全性及有效性尚未确定。

【给药途径和剂量】

1. 胃溃疡、十二指肠溃疡：口服每次20mg，每日1次，疗程6～8周。

2. 反流性食管炎：口服每次20mg，每日1次，疗程4～8周，维持剂量为每次10mg，每日1次。

3. 防治阿司匹林、非甾体抗炎药导致的胃溃疡或十二指肠溃疡：口服每次10mg，每日1次。

4. 与其他药物合用治疗幽门螺杆菌感染：口服每次20mg，每日1次。

【不良反应】

1. 严重不良反应包括中毒性表皮坏死松解症、史-约综合征、多形性红斑。

2. 少见不良反应有便秘、腹泻、腹胀、恶心、皮疹，AST、ALT、ALP、LDH、γ-GTP升高，水肿、嗜酸性粒细胞升高、味觉异常、口炎、腹部不适。

【相互作用】本品主要由CYP3A4代谢，一部分由CYP2B6、CYP2C19及CYP2D6代谢。

1. 本品有胃酸分泌抑制作用，可使胃中的pH升高，从而降低阿扎那韦的溶解度，其血药浓度会降低，因而禁止合用。

2. 本品有胃酸分泌抑制作用，可使胃中的pH升高，从而降低利巴韦林的吸收，其血药浓度会降低，因而禁止合用。

3. 克拉霉素等强效CYP3A4可升高本品的血药浓度，应谨慎合用。

4. 本品可升高地高辛的血药浓度。

5. 本品可降低吉非替尼、厄洛替尼、尼罗替尼等酪氨酸激酶抑制剂的血药浓度，因而会减弱其药效。

【药动学】健康成年男性空腹单次服用本品20mg，T_{max}为1.5小时，半衰期为（7.7±1.0）小时。健康成年男性口服10mg/d或20mg/d，连续服用7天，$AUC_{0\text{-}tau}$和C_{max}均随剂量的增加而增加，增加的幅度略高于剂量增加的比例。服用至第3天时本品的血药浓度可达稳态。重复服用本品无蓄积。肝肾功能不全患者的暴露量会升高。在浓度为0.1～10μg/ml时，本品的蛋白结合率为85.2%～88.0%。本品主要由CYP3A4代谢，一部分由CYP2B6、CYP2C19及CYP2D6代谢。另外，硫酸转移酶SULT2A1也参与本品的代谢。健康成年人男性单次口服放射性标记的本品15mg，在168小时内，98.5%的放射性物质会随尿及粪便排泄。其中，尿中排出67.4%，粪便中排出31.1%。

【观察指标】使用前应先排除胃与食管的恶性病变，以免因症状缓解而延误诊断。

【用药宣教】

1. 使用前应先排除胃与食管的恶性病变，以免因症状缓解而延误诊断。

2. 本品可导致伴随骨质疏松症的股关节骨折、手关节骨折、脊椎骨折的风险增加。特别是大剂量及长期（1年以上）治疗的患者，骨折的风险增加。

三、其他治疗消化性溃疡病和胃食管反流病的药物

吉法酯

【类别】其他胃肠黏膜保护药。

【作用机制】本品具有促进溃疡愈合、调节胃肠功能和胃酸分泌、保护胃肠黏膜等作用。

【适应证】用于胃及十二指肠溃疡。

【超说明书用药】用于治疗慢性胃炎。

【禁用与慎用】

1. 对本品过敏者禁用。

2. 有前列腺素类药禁忌者(如青光眼患者)慎用。

【给药途径和剂量】口服，每次 50～100mg，每日 2～3 次。在饭后 30 分钟服用。

【不良反应】

1. 肝脏　血清 AST、ALT 升高。

2. 消化系统　口干、恶心、便秘、上腹不适、口内炎、腹泻、舌炎。

3. 皮肤　荨麻疹。

【相互作用】尚不明确。

【药动学】50mg/kg 经口一次给药动物实验表明：其吸收率达 60%～70%。在口服 6 小时后血液浓度达到最高峰，24 小时后尿中排泄 12.4%，呼气排出 19.5%，粪便中排泄 30%～40%。

【用药宣教】因缺乏临床资料，建议孕妇及哺乳期妇女慎用。

硫糖铝

【类别】其他胃肠黏膜保护药。

【妊娠安全等级】B。

【作用机制】本品为蔗糖硫酸酯的碱式铝盐。口服给药后，在酸性环境下，本品解离出硫酸蔗糖复合离子，复合离子聚合成不溶性的带负电荷的胶体，能与溃疡面带正电荷的蛋白质渗出物相结合，形成一层保护膜覆盖于溃疡面，促进溃疡愈合。本品还具有吸收胆汁，抑制胃蛋白酶，阻断 H^+反向扩散的作用，使受损的黏膜免受溃疡性分泌物和药物的进一步破坏。

【适应证】十二指肠溃疡的短期（不超过 8 周）治疗。

【超说明书用药】短期治疗胃溃疡，口服阿司匹林引起的糜烂，化疗引起的黏膜炎。

【禁用与慎用】

1. 孕妇禁用。儿童用药的安全性和有效性尚未确定。

2. 慢性肾衰竭、由于铝摄入过多需透析的患者，哺乳期妇女慎用。

【给药途径和剂量】

1. 剂量　十二指肠溃疡。成年人，口服 1g，每日 4 次，饭前 1 小时及睡前服药。维持治疗剂量 1g，每日 3 次。

2. 给药途径　本品通过鼻饲管给药时，应适当稀释。如与缓解疼痛的抗酸药同服，应间隔 30 分钟以上。与喹诺酮类、地高辛、苯妥英钠、四环素同服，应间隔 2 小时以上，防止蔗糖素在肠道中与这些化合物结合，降低其生物利用度。

【不良反应】消化系统：恶心，胃不舒服，便秘，腹泻。

【相互作用】本品可减少喹诺酮类药物（如环丙沙星、诺氟沙星）、地高辛、苯妥英钠、四环素的吸收。

【药动学】胃肠道吸收少（<5%）。药效维持时间最多 6 小时（与本品和溃疡面接触的时间相关）。90%随粪便排出。

【用药宣教】

1. 在治疗 2 周后部分溃疡面即可愈合，疗程通常持续 4～8 周。

2. 本品可能引起便秘。除非有禁忌证，否则可遵循以下措施：每天增加 8～10 杯水的摄入量，增加体育锻炼，增加纤维素摄入量，可适量使用泻药。

瑞巴派特

【类别】其他胃肠黏膜保护药。

【作用机制】本品为胃黏膜保护药，具有保护胃黏膜及促进溃疡愈合的作用。其主要药理作用如下：①本品不直接抑制幽门螺杆菌（Hp），但可通过阻止 Hp 黏附至胃上皮细胞、减少氧化应激、降低 Hp 产生的细胞因子浓度等减少 Hp 感染。②通过降低脂质过氧化等作用保护因自由基所致的胃黏膜损伤。③抑制炎性细胞浸润。④动物实验显示本品可增加大鼠的胃黏液量、胃黏膜血流量及胃黏膜前列腺素含量，并可促进大鼠胃黏膜细胞再生、使胃碱性物质分泌增多，但对基础胃液分泌几乎不起作用，对刺激引起的胃酸分泌亦未显示出抑制作用。

【适应证】用于胃溃疡，改善急性胃炎及慢性胃炎急性加重期的胃黏膜病变，如糜烂、出血、充血、水肿。

【禁用与慎用】对本品有过敏史者禁用。

【给药途径和剂量】

（1）胃溃疡：口服，每次 0.1g，每日 3 次，早、晚及睡前服用。

（2）急性胃炎及慢性胃炎急性加重期胃黏膜病变：口服，每次 0.1g，每日 3 次。

【不良反应】

1. 心血管系统　心悸。

2. 代谢/内分泌系统　乳腺肿胀、乳房疼痛、男子乳腺发育、泌乳。

3. 呼吸系统　咽喉部异物感、咳嗽、呼吸困难。

4. 泌尿生殖系统　月经异常、血尿素氮升高。

5. 免疫系统　过敏反应（如瘙痒、皮疹、药疹样湿疹、荨麻疹）。

6. 神经系统　麻木（包括舌麻木）、眩晕、嗜睡。

7. 消化系统　肝功能障碍（ALT、AST、γ-GTP、ALP 升高）、黄疸。便秘、腹胀、腹泻、恶心、呕吐、胃灼热、腹痛、嗳气、味觉异常、口渴。

8. 血液　白细胞减少、血小板减少、粒细胞减少。

9. 皮肤　面部潮红、脱发。

10. 其他　休克、水肿、发热。

【相互作用】尚不明确。

【药动学】健康成年男性受试者空腹口服本品片剂 0.1g，T_{max} 为（2.4±1.2）小时，C_{max} 为（216±79）μg/L，AUC_{24h} 为（874±209）（μg·h）/L。在体外，当本品的血药浓度为 0.05～5μg/ml 时，蛋白结合率为 98.4%～98.6%。可经 CYP3A4 代谢为 8 位羟基取代物，其量极少，仅约相当于给药量的 0.03%。健康成年男性受试者口服本品 0.6g，尿中排泄的大部分为原形药物。健康成年男性受试者口服本品 0.1g，随尿液的排泄量约为给药量的 10%。健康成年男性受试者空腹口服本品片剂 0.1g，半衰期为（1.9±0.7）小时。

【观察指标】用药期间定期检测全血细胞计数及肝功能。

【用药宣教】

1. 用药后主要引起便秘、味觉异常、咽喉部异物感、皮疹、瘙痒感、湿疹、月经异常、水肿等。

2. 瑞巴派特还可能导致严重的不良反应，如过敏性休克、肝功能障碍（表现为乏力、右上腹不适等）、黄疸。如果出现以上不良反应，应尽快就诊。

替普瑞酮

【类别】其他胃肠黏膜保护药。

【作用机制】本品具有抗溃疡、增加胃黏液、诱导热休克蛋白（HSP）生成从而保护细胞、增加胃黏膜前列腺素、增加及改善胃黏膜血流、保护胃黏膜、维持胃黏膜细胞增生区的稳定性、抑制脂质过氧化的作用。

【适应证】

1. 用于改善急性胃炎、慢性胃炎急性加重期的胃黏膜病变（糜烂、出血、潮红、水肿）。

2. 用于胃溃疡。

【超说明书用药】用于治疗老年人功能性消化不良。

【禁用与慎用】对本品过敏者禁用。

【给药途径和剂量】急性胃炎及慢性胃炎急性加重期的胃黏膜病变、胃溃疡：口服，每次 50mg，每日 3 次，餐后服用。

【不良反应】

1. 代谢/内分泌系统　总胆固醇升高。

2. 免疫系统　过敏反应（皮疹、瘙痒）。上市后还有过敏性紫癜的报道。

3. 神经系统　头痛、头晕。

4. 消化系统　ALT、AST、γ-GTP、ALP 升高，黄疸。便秘、腹泻、恶心、口渴、腹痛、腹胀。

5. 血液　血小板减少、白细胞减少。

6. 眼　眼部不适（如眼睑发红或热感）。

【相互作用】

1. 与奥美拉唑合用可使奥美拉唑的 AUC 和 C_{max} 升高。奥美拉唑经 CYP2C19 代谢，而本品可能有 CYP2C19 抑制作用。

2. 与咪达唑仑合用可使咪达唑仑的平均 AUC 和平均 C_{max} 降低。咪达唑仑经 CYP3A 代谢，而本品可能有 CYP3A 诱导作用。

【药动学】单次和连续多次口服本品 50mg 的药动学研究表明，连续多次口服本品，体内无蓄积。

【观察指标】

1. 如出现 ALT、AST、γ-GTP、ALP 升高等肝功能障碍或黄疸，应立即停药并采取适当处理措施。

2. 如出现皮疹、瘙痒等过敏反应，应停止用药。

【用药宣教】饭后服药可延长本品的疗效维持时间，达到更好的治疗效果。

第三节　改善胃肠道功能的药物

一、治疗功能性肠道疾病的药物

匹维溴铵

【类别】钙通道阻滞剂类。

【作用机制】本品为作用于胃肠道的解痉药，为一种钙拮抗药。通过抑制钙离子流入肠道平滑肌细胞发挥作用。

【适应证】用于与肠道功能紊乱相关疼痛、排便异常和胃肠不适的对症治疗，与胆道功能紊乱相关疼痛的对症治疗，钡剂灌肠前准备。

【超说明书用药】用于改善腹泻型肠易激综合征引起的腹痛和总体症状。

【禁用与慎用】对本品过敏者、孕妇禁用。

【给药途径和剂量】

1. 剂量

（1）肠道功能紊乱相关的症状（疼痛、排便异常、胃肠不适）、胆道功能紊乱相关的疼痛：口服，常用推荐剂量为每日 150～200mg，必要时可增至每日 300mg。

（2）钡剂灌肠前准备：口服，每日 200mg，于检查前 3 日开始用药。

2. 给药途径　本品片剂宜进餐时饮水吞服，不得咀嚼或掰碎，且不得于卧位时或临睡前使用。若不按推荐方法服药有导致吞咽困难、食管炎或消化性溃疡（包括食管溃疡）的风险，尤其是对食管损伤和（或）食管裂孔疝的患者。

【不良反应】

1. 免疫系统　上市后有超敏反应的报道。

2. 消化系统　上市后有胃肠道紊乱（如腹痛、腹泻、恶心、呕吐、吞咽困难）的报道。

3. 皮肤　上市后有皮疹、瘙痒、荨麻疹、红斑的报道。

【相互作用】与抗胆碱能药（如阿托品）合用可增强解痉作用。

【药动学】本品口服后不足 10%的剂量经胃肠道吸收，1 小时后达血药峰浓度。血浆蛋白结合率为 97%。几乎全部在肝脏代谢，消除半衰期为 1.5 小时。

【用药宣教】

1.本品片剂中含有乳糖成分。如果对乳糖不耐受或缺乏乳糖酶，最好不要使用。

2. 儿童用药的安全性和有效性暂不清楚。不推荐给儿童用药。

3. 妊娠 6 个月后使用本品可能影响新生儿的神经系统。孕妇禁用。

4. 哺乳期妇女最好避免使用。

二甲硅油

【类别】治疗功能性肠道疾病的药物。

【妊娠安全等级】C。

【作用机制】本品表面张力小，可改变气泡表面张力，使之破裂，消除胃肠道中的泡沫，使被泡沫潴留的气体得以排出，从而缓解胀气，亦可提高胃镜检查和放射检查的清晰度。

【适应证】作为胃镜检查及放射检查的辅助用药。用于治疗胃肠胀气。

【禁用与慎用】对本品过敏者禁用。

【给药途径和剂量】

1. 胃镜检查　①散剂。在喷射麻醉剂前，口服或灌注本品 0.5%～1%水混悬液 30～50ml，半小时内完成镜检。②乳剂。于检查前 15～40 分钟，取 40～80mg 加水 10ml 混合后服用，可根据年龄、症状进行适量增减。

2. X 线腹部检查　口服，乳剂，于检查前 3～4 日开始服用，每日 120～240mg，分 3 次于餐后或两餐间服用，可根据年龄、症状进行适量增减。

3. 胃肠气钡双重对比检查　口服，散剂。服用产气粉后，服用含本品 0.2%～0.4%的硫酸钡混悬液，服后 2～5 分钟完成摄片。

4. 结肠气钡双对比灌肠　口服，散剂。在硫酸钡混悬液中按 0.2%～0.4%的比例加入本品，当气钡充盈全结肠后摄片。

5. 胃肠胀气　口服。①片剂：每次 50mg，每日 3～4 次，餐前和睡前服用。②乳剂：每日 120～240mg，分 3 次于餐后或两餐间服用，可根据年龄、症状进行适量增减。

【不良反应】尚不明确。

【相互作用】尚不明确。

【药动学】本品进入人体后不被吸收，以原形排出。

【用药宣教】孕妇、哺乳期妇女可使用。

西甲硅油

【类别】治疗功能性肠道疾病的药物。

【作用机制】本品为一种稳定的表面活性剂，可改变消化道中存在于食糜和黏液内的气泡的表面张力，并使之分解，释放出的气体可被肠壁吸收，并通过肠蠕动而排出。

【适应证】用于治疗由胃肠道中聚集过多气体而引起的不适症状（如腹胀），术后也可使用。作为腹部影像学检查（如 X 线、超声胃镜）的辅助用药及双重对比显示的造影剂悬液的添加剂。

【禁用与慎用】对本品过敏者禁用。

【给药途径和剂量】

1. 胃肠道不适

（1）成年人：口服，每次 2ml，每日 3～5 次。

（2）婴儿：将 1ml 本品混合到瓶装食物中，

喂乳前或喂乳后喂服。

（3）1～6岁儿童，每次1ml，每日3～5次。

（4）6～14岁儿童，每次1～2ml，每日3～5次。

2. 影像学检查　成年人，口服，检查前每次2ml，每日3次。检查当日早晨服用2ml。

3. 造影剂混悬液添加剂　成年人，口服，1L造影剂内加入4～8ml本品，用于双重对比显示。

【不良反应】未见与本品有关的不良反应。

【相互作用】尚不明确。

【药动学】本品口服后不吸收，经胃肠道转运后以原形排出。

【用药宣教】孕妇及哺乳期妇女可使用。

间苯三酚

【类别】治疗功能性肠道疾病的药物。

【作用机制】本品直接作用于胃肠道和泌尿生殖道平滑肌，为亲肌性非阿托品非罂粟碱类纯平滑肌解痉药。

【适应证】用于消化系统和胆道功能障碍引起的急性痉挛性疼痛，急性痉挛性尿道、膀胱、肾绞痛，妇科痉挛性疼痛。

【禁用与慎用】对本品过敏者禁用。

【给药途径和剂量】

1. 剂量

（1）肌内注射或静脉注射，每次40～80mg，每日40～120mg。

（2）静脉滴注，每日200mg。

2. 给药方法　本品注射剂用5%或10%葡萄糖注射液稀释。

【配伍禁忌】尚不明确。

【不良反应】免疫系统：过敏反应（如皮疹、荨麻疹）。

【相互作用】避免本品与吗啡及其衍生物类药合用，因其有致痉挛作用。

【药动学】静脉注射本品后，血药浓度半衰期约为15分钟，给药后4小时内血药浓度较快降低，之后缓慢降低。给药15分钟后，在肝、肾和小肠组织分布浓度最高，脑组织内极低；48小时后体内仅残留少量药物。

【用药宣教】如出现皮疹和荨麻疹，应立即联系医生。

曲美布汀

【类别】治疗功能性肠道疾病的药物。

【作用机制】本品对消化道运动的作用：①胃运动调节作用；②对消化系统推进性运动的诱发作用；③对胃排空功能的改善；④肠运动调节作用；⑤食管下端括约肌压力（LESP）的调节作用；⑥对消化道平滑肌的直接作用。本品还有末梢性镇吐作用。

【适应证】用于胃肠道功能紊乱引起的食欲缺乏、恶心、呕吐、嗳气、腹胀、腹鸣、腹痛、腹泻、便秘等症状的改善。用于治疗肠易激综合征。

【禁用与慎用】

1. 对本品过敏者禁用。

2. 器质性、占位性消化道疾病患者及儿童、孕妇、哺乳期妇女慎用。

【给药途径和剂量】口服，片剂、分散片、胶囊、干混悬剂：每次0.1～0.2g，每日3次，可根据年龄、症状适当增减剂量。餐前30～60分钟服药。

【不良反应】

1. 心血管系统　心动过速、心悸。

2. 代谢/内分泌系统　乳房胀痛。

3. 泌尿生殖系统　排尿困难、无尿、月经紊乱。

4. 神经系统　困倦、眩晕、嗜睡、头痛。

5. 精神　焦虑。

6. 消化系统　肝功能损伤（AST、ALT、ALP、LDH、γ-GTP升高）、黄疸。口渴、口内麻木、口腔异味、呕吐、恶心、上腹痛、腹泻、肠鸣、便秘、消化不良。

7. 皮肤　皮疹、皮肤冷热感、荨麻疹、瘙痒。

8. 耳　轻度失聪。

9. 其他　疲乏、发热、恶寒。

【相互作用】

1. 与普鲁卡因胺合用可对窦房结传导产生协同的抗迷走作用，合用时应监测心率和心电图。

2. 本品可增强筒箭毒碱的作用。

3. 与西沙必利合用可发生药理拮抗作用，减弱西沙必利的促胃肠蠕动作用。

【药动学】健康成年人口服本品200mg，达峰时间为（0.67±0.31）小时，血药峰浓度为（64.65±33.57）ng/ml，半衰期为（2.73±0.78）小时。本品在脏器和组织中浓度的高低顺序为肝脏、消化道管壁、肾、肺、肾上腺、脾、胰、血液、骨骼肌、脑。在体内水解，形成N位脱甲基代谢物后随尿液排泄。24小时尿中原形药物的排泄率小于0.01%。

【观察指标】用药期间监测肝功能。

【用药宣教】

1. 如出现皮疹，应停药。

2. 如出现恶心呕吐、厌食、黄疸、小便及眼睛发黄，应及时停药并就诊。

罂粟碱

【类别】治疗功能性肠道疾病的药物。

【妊娠安全等级】C。

【作用机制】本品对平滑肌产生非特异性直接解痉作用。直接作用于心肌，抑制传导和刺激，延长不应期。通过对颈动脉窦和主动脉体化学感受器的作用来刺激呼吸。肌肉存在痉挛时，这种解痉作用更明显。该作用无关肌肉的神经支配，对中枢神经系统几乎没有影响。本品对冠状动脉、大脑动脉、肺动脉和外周动脉的解痉作用尤为明显。

【适应证】主要用于缓解动脉痉挛和心肌梗死并发的心律失常相关的脑和外周缺血。还有内脏痉挛，如输尿管、胆道和胃肠道绞痛。

【超说明书用药】男性勃起功能障碍、心脏旁路移植手术。

【禁用与慎用】

1. 完全性房室传导阻滞禁用。

2. 青光眼、心功能不全、新近心肌梗死或卒中患者、妊娠期及哺乳期妇女慎用。

【给药途径和剂量】

1. 剂量

（1）脑及周围缺血：①成年人，口服，每日100～300mg，分3～5次给药；肌内注射或静脉给药，30～120mg，每3小时1次。②儿童，肌内注射或静脉给药，6mg/（kg·24h），分4次给药。

（2）男性勃起功能障碍：成年人，需要勃起时注射0.5～37.5mg到阴茎海绵体。

2. 给药途径

（1）口服：随餐或餐后服用，喝牛奶或服用抗酸药可减少服药的恶心感。确保缓释制剂不被咀嚼或压碎，必须整个吞服。

（2）肌内注射：注射前请仔细抽吸，避免不慎进入血管，并缓慢使用。注射液可不经稀释直接给药，或于等量的无菌水中稀释后注射。缓慢给药1～2分钟，避免快速注射。

【配伍禁忌】与下列药物存在配伍禁忌：呋塞米、氟氯西林、复方丹参、复方甘草酸苷、肝素、兰索拉唑、美洛西林、门冬氨酸钾镁、脑蛋白水解物、尿激酶、帕瑞昔布、头孢哌酮舒巴坦、头孢曲松、头孢曲松舒巴坦、头孢曲松他唑巴坦、香丹注射液。

【不良反应】

1. 全身反应　全身不适、面部潮红、出汗、无力、昏迷。

2. 中枢神经系统　头晕、嗜睡、头痛、镇静。

3. 心血管系统　血压轻度升高，阵发性心动过速，短暂室性异位节律，房室传导阻滞，心律失常。

4. 消化系统　快速静脉给药较容易出现恶心、厌食、便秘、腹泻、腹痛、口舌干燥、肝毒性（黄疸、嗜酸性粒细胞增多、肝功能异常）。

5. 呼吸系统　呼吸深度增加，呼吸抑制，致命的呼吸暂停。

6. 皮肤　瘙痒，皮疹。

7. 特殊感觉　复视、眼球震颤。

8. 泌尿生殖系统　阴茎异常勃起。

【相互作用】合用可能降低左旋多巴的疗效，吗啡可能拮抗罂粟碱的平滑肌松弛作用。

【药动学】本品较易从胃肠道吸收。1～2小时达血药浓度峰值，药效可持续6小时，缓释制剂可维持12小时。在肝脏中代谢。主要以代谢物的形式随尿排出。血浆半衰期为90分钟。

【观察指标】

1. 监测静脉给药患者的脉搏、呼吸和血压。如果发现明显的变化，立即停止用药并向医生报告。

2. 实验室检查：定期检查肝功能和血常规。肝毒性（超敏反应）是可逆的，应立即停药。

【用药宣教】

1. 如果不良反应持续存在，或出现胃肠道症状、黄疸或皮疹，应通知医生。可能需要进行肝功能检查。

2. 在知道对药物的反应之前，不要开车或从事有潜在危险的活动。酒精会增加嗜睡和头晕的概率。

3. 服用此药时暂停哺乳。

二、单方颠茄及其衍生物

阿托品

【类别】单方颠茄及其衍生物。

【妊娠安全等级】C。

【作用机制】本品选择性阻断乙酰胆碱（ACh）的所有毒蕈碱反应，无论是兴奋性的还是抑制性的。选择性抑制中枢神经系统，可减轻帕金森综合征的强直和震颤。抗分泌作用（抗迷走神经作用）抑制出汗，流泪，流涎，鼻、口、咽、支气管分泌物。阻断迷走神经冲动，导致房室传导时间缩短，心率、心排血量增加，PR 间隔缩短。当拟副交感神经药引起支气管收缩时，阿托品是一种有效的支气管扩张剂。通过阻断虹膜括约肌和晶状体睫状肌对胆碱能刺激的反应，产生瞳孔扩张和睫状肌麻痹。

【适应证】

1. 辅助治疗胃肠道疾病（如消化性溃疡、幽门痉挛、胃肠道运动亢进、肠易激综合征）和胆道痉挛。在低张造影时松弛上消化道和结肠。

2. 眼科用途：在屈光前形成肌肉松弛和眼肌麻痹，治疗前葡萄膜炎和虹膜炎。

3. 术前使用：抑制唾液分泌、排汗、呼吸道分泌物；减少全身麻醉期间喉痉挛、反射性心动过缓、心律失常和低血压的发生。

4. 心血管用途：用于 CPR 期间窦性心动过缓或停搏，或由药物、有毒物质（如毛果芸香碱、β受体阻滞剂、有机磷农药和毒蘑菇中毒）引起的窦性心动过缓或停搏；治疗有症状的窦性心动过缓及相关的低血压和心室激惹状态；用于窦房结功能障碍的诊断及心房起搏时冠状动脉病变的评估；治疗慢性症状性窦房结功能障碍。

5. 其他用途：吸入短期治疗和预防与哮喘、支气管炎及慢性阻塞性肺疾病有关的支气管痉挛，上呼吸道感染时可减少呼吸道腺体分泌。

【禁用与慎用】

1. 对颠茄生物碱过敏，虹膜粘连，闭角型青光眼，腮腺炎，泌尿系统梗阻（如前列腺增生引起的膀胱颈梗阻），肠蠕动弛缓、麻痹性肠梗阻、胃肠道梗阻性疾病、重症溃疡性结肠炎、中毒性巨结肠，由心功能不全或甲状腺功能亢进（甲亢）引起的心动过速，急性出血，重症肌无力患者禁用。妊娠期或哺乳期用药的安全性尚不确定。

2. 心肌梗死，高血压，低血压，冠心病，充血性心力衰竭，快速心律失常，胃溃疡，胃肠道感染，食管反流性食管炎合并食管裂孔疝，甲亢，慢性肺部疾病，肝肾功能不全，老年人，抵抗力低下患者，6 岁以下儿童，唐氏综合征，儿童自主神经病变、痉挛性麻痹、脑损伤、中暑、发热患者慎用。

【给药途径和剂量】

1. 剂量

（1）麻醉辅助用药

1）成年人，术前 30～60 分钟，静脉注射/肌内注射/皮下注射 0.2～1mg。

2）儿童，术前 30～60 分钟，静脉注射/肌内注射/皮下注射，体重＜5kg，用量 0.02mg/kg；体重＞5kg，用量 0.01～0.02mg/kg。

（2）心律失常

1）成年人，静脉注射或肌内注射 0.5～1mg，必要时可 1～2 小时重复用药（最大 2mg）。

2）儿童，静脉注射或肌内注射 0.01～0.03mg/kg，分 1～2 次给药。

（3）有机磷中毒

1）成年人，静脉注射或肌内注射 1～2mg，根据病情每 5～60 分钟重复给药，直到中毒症状和体征消退（可能需要 50mg）。

2）儿童，静脉注射或肌内注射 0.05mg/kg，根据病情每 10～30 分钟重复给药，直至中毒症状消失。

（4）慢性阻塞性肺疾病

1）成年人，0.025mg/kg，用 3～5ml 0.9%氯化钠注射液稀释后用雾化器吸入，每日 3～4 次（最大 2.5mg/d）。

2）儿童，0.03～0.05mg/kg，用 3～5ml 0.9%氯化钠注射液稀释后用雾化器吸入，每日 3～4 次。

（5）葡萄膜炎：成年人/儿童，眼部给药，滴 1～2 滴眼药水或将少量眼膏涂入眼睑内，每日 3 次。

（6）睫状肌麻痹

1）成年人，术前 1 小时滴 1 滴眼药水或将少量眼药膏涂入眼睑内。

2）儿童，术前 1～3 天开始用药，滴眼药水 1～2 滴，每日 2 次，或在结膜囊内涂少量眼膏，每日 3 次，最后一次用药时间为术前数小时。

2. 给药途径　静脉注射或肌内注射，注射液直接给药或用无菌注射用水稀释至 10ml 后给药。

【配伍禁忌】与氨苄西林、氨苄西林氯唑西林、氨苄西林舒巴坦、肌苷、硫喷妥钠、香丹注射液存在配伍禁忌。

【不良反应】

1. 中枢神经系统　头痛、共济失调、头晕、兴奋、易怒、抽搐、嗜睡、疲劳、无力、精神抑郁、困惑、迷失方向、幻觉。

2. 心血管系统　高血压或低血压、室性心动过速、心悸、反常性心动过缓、房室分离、心房颤动或心室颤动。

3. 消化系统　口干舌燥、口渴、吞咽困难、味觉丧失、恶心、呕吐、便秘、胃排空延迟、胃窦淤血、麻痹性肠梗阻。

4. 泌尿生殖系统　排尿迟滞、尿潴留、排尿困难、阳痿。

5. 皮肤　发红、干燥、无汗症、皮疹、荨麻疹、接触性皮炎、过敏性结膜炎、固定药疹。

6. 特殊感觉　瞳孔散大、视物模糊、畏光、眼压增高、眼肌麻痹、眼干、局部发红。

【相互作用】与金刚烷胺、抗组胺药、三环类抗抑郁药、奎尼丁、丙吡胺、普鲁卡因胺等合用增加抗胆碱能作用。与左旋多巴合用降低疗效。与左美丙嗪合用可能产生锥体外系不良反应。与吩噻嗪类药物合用，由于吸收减少，其抗精神病作用降低。

【药动学】本品吸收良好。血药浓度达峰时间：肌内注射 30 分钟，静脉注射 2～4 分钟，皮下注射 1～2 小时，吸入给药 1.5～4 小时，局部给药 30～40 分钟。单次给药抑制唾液分泌效果可维持 4 小时。本品可分布于人体大部分组织，可穿过血脑屏障和胎盘屏障。在肝脏中代谢。24 小时内 77%～94%随尿排出。血浆半衰期 2～3 小时。

【观察指标】

1. 监测生命体征，心率是患者对阿托品反应的敏感指标。注意心率和呼吸的质量、速度和节奏的变化，注意血压和体温的变化。

2. 阿托品静脉注射后最初的反常性心动过缓通常仅持续 1～2 分钟，当静脉注射缓慢（超过 1 分钟）或使用小剂量（少于 0.5mg）时最有可能发生。直立性低血压经常在患者非肠道给药后过早下床时发生。

3. 在使用眼用制剂治疗前和治疗期间应检查眼压和前房深度，以避免青光眼发作（不同强度的眼液和药膏都有）。

4. 频繁和持续使用眼部制剂，以及过量使用，可能会产生系统性不良反应。有婴幼儿眼部给药后全身吸收导致死亡的案例。

5. 监测患者的出入量，特别是老年人和做过手术的患者（药物可能导致尿潴留）。触诊下腹部，检查是否有胀气。给予阿托品前先排空大小便。

6. 注意中枢神经系统状态。在正常剂量下使用阿托品或者其他颠茄生物碱，老年人和身体虚弱的患者有时表现出嗜睡或中枢神经系统刺激（兴奋、激动、混乱）。除剂量调整外，还需做好床边和移动监护。

【用药宣教】

1. 缓解口干，应充分补水，经常用少量温水漱口。注意口腔卫生，嚼口香糖或吸吮无糖的酸味水果糖。

2. 药物会导致嗜睡、对光敏感、近视眼模糊，并暂时损害判断距离的能力。避免驾驶和其他需要视觉敏锐度和精神警觉性的活动。

3. 如果出现眼部疼痛、结膜炎、心悸、脉搏加快或头晕，应停止眼部用药，并通知医生。

4. 在服用此药时，应停止哺乳。

颠茄

【类别】单方颠茄及其衍生物。

【妊娠安全等级】C。

【作用机制】本品可逆性地阻断副交感神经效应部位的乙酰胆碱作用，抑制平滑肌收缩，抑制分泌腺的分泌。

【适应证】用于治疗消化性溃疡、肠易激综合征和神经性肠紊乱。也用于痛经、遗尿、尿路痉挛、妊娠恶心呕吐、眩晕和帕金森病的症状缓解。

【禁用与慎用】

1. 对抗胆碱能药过敏，梗阻性尿路病、膀胱收缩无力，胃食管反流、胃肠道梗阻性疾病、肠蠕动迟缓、麻痹性肠梗阻、重症溃疡性结肠炎、中毒性巨结肠，重症肌无力，闭角型青光眼，急性出血时心血管状态不稳定患者禁用。妊娠期、哺乳期妇女及儿童用药的安全性尚未确定。

2. 自主神经病变，心脏病，高血压，年龄大于 40 岁患者（青光眼发生率较高）慎用。

【给药途径和剂量】

1. 剂量　解除平滑肌痉挛。①成年人，口服酊剂，0.6～1ml，每日 3 次或 4 次。口服片剂，每次 10～30mg，每日 30～90mg，极量为每次 50mg，每日 150mg。②儿童，口服酊剂，0.1ml/（kg·d），分 3～4 次给药（最大 3.5ml/d）。

2. 给药途径　口服，饭前及睡前 30～60 分钟给药。抗酸药和颠茄制剂至少相隔 2 小时服药。

【不良反应】全身不良反应呈剂量相关性。

1. 中枢神经系统　兴奋（幼儿和老年人）、困惑、谵妄。

2. 心血管系统　心跳加速、心动过速、心悸。

3. 特殊感觉　视物模糊、肌肉萎缩、畏光。

4. 消化系统　口干、便秘。

5. 泌尿生殖系统　尿潴留、尿急。

【相互作用】与金刚烷胺、抗组胺药、三环类抗抑郁药、奎尼丁、丙吡胺、普鲁卡因胺合用均可增加本品抗胆碱能作用；合用使左旋多巴疗效下降，左美丙嗪可产生锥体外系效应，吩噻嗪类药物的抗精神病作用降低（吸收降低）。

【药动学】本品易从胃肠道吸收。口服后 1～2

小时起效。在体内分布良好，可穿透血脑屏障。以原形随尿排出。

【观察指标】

1. 本品可能会引起嗜睡和困惑，老年人或身体虚弱的患者走动时应做好监护。

2. 进行尿路检查和尿潴留评估。

【用药宣教】

1. 饮食中增加液体摄入可预防或缓解便秘。如果便秘持续，应联系医生。

2. 在湿热的天气里，避免热水浴、桑拿浴、高强度的工作或锻炼。

3. 在了解药物的不良反应之前，不要开车或从事有潜在危险的活动。

4. 注意口腔卫生。无糖口香糖、柠檬汁和经常喝水可以缓解口腔干燥。

5. 服用此药时，应暂停哺乳。

山莨菪碱

【类别】抗胆碱药。

【妊娠安全等级】C。

【作用机制】本品为作用于 M 胆碱受体的抗胆碱药，有明显外周抗胆碱作用。其作用与阿托品相似或稍弱，可松弛平滑肌，解除微血管痉挛，从而具有解痉镇痛和改善微循环的作用。扩瞳和抑制腺体分泌的作用为阿托品的 1/20～1/10。

【适应证】用于感染中毒性休克，解救有机磷农药中毒，缓解平滑肌痉挛，眩晕症。

【禁用与慎用】

1. 颅内压升高患者，脑出血急性期患者，青光眼患者，前列腺增生的老年患者禁用。

2. 严重肺功能不全者慎用。

【给药途径和剂量】

1. 剂量

（1）缓解平滑肌痉挛：成年人，口服，每次 5mg，每日 3 次，疼痛时服用。肌内注射，每次 5～10mg，每日 1～2 次。

（2）感染中毒性休克

1）成年人，静脉注射或静脉滴注，根据病情决定剂量。每次 10～40mg，每隔 10～30 分钟重复给药，随病情好转逐渐延长给药间隔时间，直至停药。如病情无好转可加量。

2）儿童，静脉注射或静脉滴注，每次 0.3～2mg/kg，其余参见成年人的用法与用量。

2. 给药途径　静脉滴注，本品注射液每 5～10mg 以 5%葡萄糖注射液 200ml 稀释。

【配伍禁忌】本品与地西泮注射液存在配伍禁忌。

【不良反应】

1. 心血管系统　心率加快。

2. 泌尿生殖系统　排尿困难。

3. 消化系统　口干。

4. 皮肤　面红。

5. 眼　视近物模糊、轻度扩瞳。

【相互作用】同见“颠茄”。

【药动学】本品的人体药动学参数尚不明确。在动物实验中，静脉注射给予大鼠后，15 分钟时以肾脏的含量最高，30 分钟时以胰腺的含量最高。38.8%的药量随尿液排泄。消除半衰期为 40 分钟。长期使用无蓄积作用。

【观察指标】药物过量可出现阿托品样中毒症状，药物过量中毒时，可皮下注射 1%毛果芸香碱 0.25～0.5ml，每隔 15～20 分钟 1 次。

【用药宣教】

1. 在湿热的天气里，避免热水浴、桑拿浴、高强度的工作或锻炼。

2. 在了解药物的不良反应之前，不要开车或从事有潜在危险的活动。

3. 注意口腔卫生。无糖口香糖、柠檬汁和经常喝水可以缓解口腔干燥。

丁溴东莨菪碱/东莨菪碱

【类别】单方颠茄及其衍生物。

【妊娠安全等级】C。

【作用机制】本品为颠茄类生物碱，其外周作用类似于阿托品。与阿托品不同，它产生中枢神经系统抑制，具有明显的镇定和镇静作用，在麻醉过程中对防止反射性心动过缓的效果较差。

【适应证】在产科作为麻醉前药物与吗啡合用产生半麻醉状态。控制脑炎后引起的帕金森综合征、震颤性麻痹和其他痉挛性状态的痉挛（及流涎），作为晕车药，在眼科用作扩瞳和调节麻痹药。碱贴剂用来预防恶心和呕吐相关的晕动病。

【禁用与慎用】

1. 哮喘、肝炎、妊娠毒血症、抗胆碱能药物过敏、对颠茄或巴比妥酸盐过敏、闭角型青光眼、胃肠道或泌尿生殖系统阻塞性疾病、重症肌无力、孕妇、哺乳期妇女禁用。

2. 冠心病、充血性心力衰竭、心律失常、心动过速、高血压、幽门梗阻、膀胱颈梗阻、闭角型青光眼、甲状腺功能亢进、麻痹性肠梗阻、食管裂孔疝、溃疡性结肠炎、胃溃疡、老年人、震颤麻痹、慢性阻塞性肺疾病、脑损伤、痉挛性麻痹，酒石酸或亚硫酸盐过敏者慎用。

【给药途径和剂量】

1. 剂量

（1）麻醉前给药

1）成年人，口服，0.5～1mg。肌内注射/皮下注射/静脉注射，0.3～0.6mg。

2）儿童，口服/肌内注射/皮下注射/静脉注射，0.006mg/kg。

（2）晕动病

1）成年人，出行前1小时口服0.25～0.6mg。或出行前12小时局部贴1块贴剂，每72小时一次。

2）儿童，出行前1小时口服0.006mg/kg。

2. 给药途径

（1）皮下注射或肌内注射，注射液无须稀释直接给药。

（2）静脉注射，用10ml无菌注射用水稀释注射所需剂量，每次给药1分钟以上。

【配伍禁忌】与肌苷、碳酸氢钠、乳酸钠、氟哌啶醇、氨茶碱存在配伍禁忌。

【不良反应】

1. 全身性 乏力、头晕、嗜睡、定向障碍、烦躁不安、幻觉、中毒性精神病。

2. 消化系统 口干舌燥，便秘。

3. 泌尿生殖系统 尿潴留。

4. 心血管系统 心率加快。

5. 特殊感觉 瞳孔扩大，畏光，视物模糊，局部刺激，滤泡性结膜炎。

6. 呼吸系统 呼吸抑制。

7. 皮肤 贴片胶局部刺激，皮疹。

【相互作用】与阿托品类似。

【药动学】本品易从胃肠道和经皮吸收。血药浓度20～60分钟可达峰值，单次给药作用维持5～7天。易通过血脑屏障和胎盘屏障。在肝脏中代谢，随尿排出。

【观察指标】

1. 密切监护患者，有些患者在用药后产生镇静作用前会表现出兴奋、谵妄和定向障碍。

2. 建议在床旁使用侧栏，以防跌倒，特别是老年人。

3. 患者疼痛情况下使用东莨菪碱可能引起谵妄、躁动和兴奋，应使用镇痛药。

4. 长期使用本品可能会产生耐受性。

5. 如果出现局部刺激、水肿或结膜炎，应停止使用眼用制剂。

【用药宣教】

1. 本品眼科制剂会引起视物模糊，在视力恢复之前，不要开车或从事有潜在危险的活动。

2. 为了达到最佳的治疗效果，出行或运动前一晚将防晕贴贴在皮肤上。

3. 接触东莨菪碱后要小心洗手。用沾有本品的手指揉眼睛会导致视物模糊。

三、胃肠动力药

多潘立酮

【类别】胃肠动力药。

【作用机制】本品为外周性多巴胺受体拮抗药，可促进上消化道的蠕动和张力恢复，促进胃排空，增加胃窦和十二指肠运动，协调幽门收缩，同时亦可增强食管的蠕动和食管下端括约肌的张力。

【适应证】

1. 用于由胃排空延缓、胃食管反流、食管炎引起的消化不良症状，包括上腹胀闷感、腹胀、上腹疼痛、嗳气、胃肠胀气、恶心、呕吐、反流引起的口腔和胃烧灼感。

2. 用于多种原因引起的恶心、呕吐，如功能性、器质性、感染性、饮食性、放射性治疗或化疗、使用多巴胺受体激动药（如左旋多巴、溴隐亭）治疗帕金森病时引起的恶心和呕吐。

【超说明书用药】

1. 用于帕金森病引起的自主神经功能障碍（便秘、直立性低血压）。

2. 用于治疗儿童急慢性胃炎。

3. 用于治疗急性偏头痛发作。

【禁用与慎用】

1. 对本品过敏者、机械性消化道梗阻、消化道出血或穿孔、泌乳素瘤、嗜铬细胞瘤、乳腺癌，中、重度肝功能不全者禁用。

2. 心脏病、电解质紊乱、轻度肝功能不全、接受化疗的肿瘤患者，1岁以下婴幼儿、老年人、孕妇慎用。

【给药途径和剂量】

1. 成年人，口服，每次10mg，每日3次，日剂量不得超过40mg。

2. 儿童，口服，35kg以下儿童，每次0.25mg/kg，每日用药次数不得超过3次；35kg以上儿童，每次10mg，每日用药次数不得超过3次。

【不良反应】

1. *心血管系统* 心悸、心源性猝死、室性心律失常、QT 间期延长、尖端扭转型室性心动过速。

2. *代谢/内分泌系统* 溢乳、男子乳腺发育、乳房疼痛、血清催乳素水平升高、胆固醇升高、乳房压痛、乳腺肿胀。

3. *肌肉骨骼系统* 小腿痉挛、四肢乏力。

4. *泌尿生殖系统* 尿频、排尿困难、月经不调、性欲降低、性欲丧失、闭经。

5. *免疫系统* 过敏反应（如皮疹、皮肤发红、呼吸困难、面部水肿、口唇水肿、血管神经性水肿、过敏性休克）。

6. *神经系统* 头痛（包括偏头痛）、失眠、头晕、饥渴感、嗜睡、锥体外系反应、静坐不能、意识障碍。有神经阻滞剂恶性综合征的个案报道。

7. *精神* 神经过敏、易怒、抑郁、焦虑。上市后还有激动、紧张不安的报道。

8. *消化系统* ALT、AST 升高。口干、腹部痉挛、腹泻、反流、食欲改变、恶心、胃灼热感、便秘、口腔炎、腹痛、腹部压迫感、口渴、呕吐、腹胀。

9. *皮肤* 面部潮红、皮疹、瘙痒、荨麻疹。

10. *眼* 结膜炎。

11. *其他* 倦怠、水肿、乏力、胸痛。

【相互作用】

1. 与 CYP3A4 抑制剂（如咪唑类抗真菌药、大环内酯类抗生素、HIV 蛋白酶抑制剂、萘法唑酮）合用可升高本品的血药浓度。禁止本品与酮康唑口服制剂、红霉素或其他可能延长 QT 间期的强效 CYP3A4 抑制剂（如氟康唑、伏立康唑、克拉霉素、胺碘酮、泰利霉素、伊曲康唑、泊沙康唑、利托那韦、沙奎那韦、替拉瑞韦）合用。

2. 本品可增加对乙酰氨基酚、氨苄西林、四环素的吸收率。

3. 与吩噻嗪类药、丁酰苯类药、萝芙藤生物碱类药合用易出现内分泌功能调节异常或锥体外系反应。

4. 与抗胆碱药（如痛痉平、溴丙胺太林、颠茄、山莨菪碱）合用可减弱本品的作用。

5. 与抗酸药、抑制胃酸分泌药合用可降低本品的生物利用度，本品应于餐前服用，抗酸药或抑制胃酸分泌药应于餐后服用。

6. 本品可能影响其他口服药物的吸收。

7. 与地高辛合用可减少地高辛的吸收。

8. 与拟多巴胺药（如溴隐亭、左旋多巴）合用可减少拟多巴胺药的外周不良反应（如恶心、呕吐等消化道症状），但不拮抗其中枢作用，合用还可增加左旋多巴的吸收率。

9. 与洋地黄、氨茶碱合用时应谨慎。

10. 不宜与单胺氧化酶抑制剂合用。

11. 禁止与可延长 QT 间期的药物合用。

【药动学】本品口服后吸收迅速，15～30 分钟达血药峰浓度，生物利用度较低（存在肝首过代谢和肠壁代谢）。除中枢神经系统外，在体内其他部位均分布广泛。本品的血浆蛋白结合率为 91%～93%。在肝脏迅速、广泛代谢，CYP3A4 为本品 *N*-去烃化代谢的主要酶，CYP3A4、CYP1A2、CYP2E1 参与本品的芳香族羟基化。随尿液排泄的总量为 31%，原形药占 1%；随粪便排泄的总量为 66%，原形药占 10%。半衰期为 7～9 小时。在重度肾功能不全者中，本品的半衰期延长。

【观察指标】如出现可能与心律失常相关的体征或症状，应停药。

【用药宣教】

1. 食物可延迟本品的吸收，本品应于餐前 15～30 分钟服用。

2. 用药后如果出现头晕和嗜睡症状，应避免驾驶、操作机器或进行其他需要意识清醒和协调的活动。

3. 连续用药 3 天，仍未见症状缓解时及时就诊。持续用药通常不要超过 1 周。

4. 用药期间如果出现心律失常等症状，立即停药就诊。

甲氧氯普胺

【类别】胃肠动力药。

【妊娠安全等级】B。

【作用机制】本品为强效中枢多巴胺受体拮抗剂。结构上与普鲁卡因胺有关，但无抗心律失常或麻醉作用。其确切的作用机制尚不清楚，可能通过直接作用使胃肠道平滑肌对乙酰胆碱的敏感性增强。

【适应证】用于糖尿病性胃瘀血（胃轻瘫）的治疗，预防因药物化疗引起的恶心和呕吐（如顺铂、达卡巴嗪），用于小肠插管辅助用药、胃食管反流的对症治疗。

【禁用与慎用】

1. 对甲氧氯普胺敏感或不耐受、对亚硫酸盐类过敏、癫痫病史、同时使用可能导致锥体外系症状的药物、嗜铬细胞瘤、机械性肠梗阻或穿孔、肠梗阻、乳腺癌病史、孕妇、哺乳期妇女、2 岁以下幼儿禁用。

2. 充血性心力衰竭、心血管疾病、哮喘、低钾血症、高血压、抑郁症、肝脏疾病、不孕不育、高铁血红蛋白还原酶缺乏、帕金森病、肾功能不全、胃肠道出血、葡萄糖-6-磷酸脱氢酶缺乏症、普鲁卡因胺过敏、癫痫、惊厥、迟发性运动障碍、儿童、间歇性卟啉症患者慎用。

【给药途径和剂量】

1. 剂量

（1）胃食管反流

1）成年人，口服，10～15mg，每日 4 次，饭前及睡前服用。

2）儿童，口服/静脉注射/肌内注射，0.4～0.8mg/（kg·d），分 4 次给药。

（2）糖尿病性胃轻瘫

1）成年人，口服，10mg，每日 4 次，饭前及睡前服用，疗程 2～8 周。

2）老年，口服，5mg，饭前及睡前服用。

（3）小肠插管，影像学检查

1）成年人，肌内注射/静脉注射，10mg，注射时间至少 1～2 分钟。

2）儿童，肌内注射/静脉注射。年龄小于 6 岁，用量 0.1mg/kg；年龄 6～14 岁，用量 2.5～5mg。注射时间至少 1～2 分钟。

（4）化疗所致呕吐：成年人/儿童，口服，2mg/kg，于化疗前 1 小时给药，如有需要，可每隔 2 小时再次给药，不超过 3 次。肌内注射/静脉注射，2mg/kg，可于化疗前 30 分钟给药，可每隔 2 小时再次给药 2 次，如症状仍未缓解可继续重复 3 次，每 3 小时 1 次。

2. 给药途径

（1）口服：饭前和睡前 30 分钟服用。

（2）静脉注射：与医生确认婴儿及儿童静脉给药的浓度和速度。剂量小于 10mg 无须稀释，可直接静脉给药。剂量大于 10mg 应至少由 50ml 的 0.9%氯化钠注射液、5%葡萄糖注射液、葡萄糖氯化钠注射液或乳酸林格液等溶剂稀释后给药，给药时间 1～2 分钟，超过 15 分钟静脉滴注时应注意输液袋避光。

【配伍禁忌】本品与氨苄西林、葡萄糖酸钙、头孢菌素、氯霉素、顺铂、红霉素、氟氯西林、氟尿嘧啶、呋塞米、甲氨蝶呤、青霉素 G 钾、碳酸氢钠、四环素存在配伍禁忌。通过 Y 型管给药时，与别嘌醇、两性霉素 B 胆固醇复合物、安吖啶、头孢吡肟、多柔比星脂质体、呋塞米、丙泊酚存在配伍禁忌。

【不良反应】

1. 中枢神经系统　轻度镇静、疲劳、躁动、头痛、失眠、定向障碍、锥体外系症状（急性肌张力障碍型）、神经阻滞剂恶性综合征。

2. 消化系统　恶心，便秘，腹泻，口干，药物吸收改变。

3. 皮肤　荨麻疹或斑丘疹。

4. 全身性　舌头或眶周水肿。

5. 血液系统　高铁血红蛋白症。

6. 内分泌　溢乳、男性乳腺发育、闭经、阳痿。

7. 心血管系统　高血压危象（罕见）。

【相互作用】本品与酒精或其他中枢神经系统抑制剂合用会增加镇静作用。抗胆碱能药、阿片类镇痛药可能拮抗胃肠蠕动。与吩噻嗪合用可能增强锥体外系症状。本品可减少对乙酰氨基酚、阿司匹林、阿托伐醌、地西泮、地高辛、锂、四环素的吸收，可能拮抗金刚烷胺、溴隐亭、左旋多巴、培高利特、罗匹尼罗、普拉克索，可能导致与吩噻嗪类、硫杂蒽类、氟哌啶醇、氟哌利多、洛沙平、甲酪氨酸的锥体外系不良反应增加，可延长琥珀胆碱的神经肌肉阻断作用。

【药动学】本品易从胃肠道吸收。口服后 30～60 分钟起效，肌内注射 10～15 分钟起效，静脉注射 1～3 分钟起效，单次给药药效维持 1～3 小时。可穿过胎盘屏障，也可分泌至母乳中。少量在肝脏内代谢，95%随尿排出，5%随粪便排出。血浆半衰期 2.5～6 小时。

【观察指标】

1. 如患者出现不安、不自主的运动、面部扭曲、僵硬或颤抖等症状需立刻上报。锥体外系症状最可能发生在儿童、年轻人和老年人中，并伴有与癌症化疗相关的高剂量止吐治疗。症状可能需要几个月才能消退。

2. 在早期治疗期间，血清醛固酮可能升高，多次给药后，可恢复到用药前水平。

3. 定期检查血清电解质。监测可能的高钠血症和低钾血症，特别是如果患者有充血性心力衰竭或肝硬化时。

4. 与血清催乳素浓度升高相关的不良反应（泌乳、月经紊乱、男性乳房发育）通常在停药后几周或几个月内消失。

【用药宣教】

1. 在服药后的几个小时内，避免开车和其他有潜在危险的活动。

2. 避免饮酒或服用其他中枢神经抑制剂。

3. 出现急性肌张力障碍，如双手颤抖和面部扭曲应立即告知医生。

4. 服用此药时，应暂停哺乳。

莫沙必利

【类别】胃肠动力药。

【作用机制】本品为选择性 5-羟色胺 4($5\text{-}HT_4$)受体激动药，通过兴奋胃肠道胆碱能中间神经元及肌间神经丛的 $5\text{-}HT_4$ 受体，促进乙酰胆碱释放，从而增强上消化道（胃和小肠）运动，改善功能性消化不良患者的胃肠道症状，但不影响胃酸分泌。

【适应证】

1. 用于改善因胃肠动力减弱（如功能性消化不良、慢性胃炎）引起的消化系统症状，包括胃灼热、嗳气、恶心、呕吐、上腹胀、上腹痛。

2. 用于胃食管反流病、糖尿病性胃轻瘫及胃部分切除患者的胃功能障碍。

【超说明书用药】

1. 用于治疗腹胀、胀气和便秘型肠易激综合征。

2. 用于治疗老年慢传输型便秘。

3. 用于治疗咽喉反流性疾病。

【禁用与慎用】

1. 对本品过敏者，胃肠道出血、肠梗阻或穿孔患者禁用。

2. 老年人慎用。

【给药途径和剂量】

1. 剂量

（1）一般用法：口服，每次 5mg，每日 3 次。

（2）腹胀、胀气和便秘型肠易激综合征：口服，每次 5～10mg，每日 3 次。

2. 给药方法　本品可于餐前或餐后服用。

【不良反应】

1. 心血管系统　心悸、心电图异常。

2. 代谢/内分泌系统　三酰甘油升高。

3. 免疫系统　过敏反应（如水肿、荨麻疹、皮疹）。

4. 神经系统　头晕、震颤、眩晕、头痛。

5. 消化系统　急性重型肝炎、黄疸、ALT、AST、ALP、γ-GTP 升高、胆红素升高。腹泻、稀便、口渴、腹痛、呕吐、味觉异常、腹胀、口内麻木感（包括舌、唇）、口干。

6. 血液　嗜酸性粒细胞增多、白细胞减少。

7. 其他　不适、倦怠。

【相互作用】

1. 与单用本品时相比，红霉素（每日 1200mg）与本品（每日 15mg）合用可使本品的血药峰浓度升高、半衰期延长、药时曲线下面积增加。

2. 与抗胆碱药（如硫酸阿托品、丁溴东莨菪碱）合用可能减弱本品的作用，本品的消化道促进作用取决于胆碱能神经的兴奋，合用时两者的使用时间应有一定的间隔。

【药动学】本品主要经胃肠道吸收，空腹口服吸收迅速。健康成年人受试者单次口服本品 10mg，达峰时间为 0.5 小时，血药峰浓度为 67.3ng/ml。血浆蛋白结合率为 99%。本品在胃肠道及肝、肾局部组织中浓度较高，血浆中次之，脑内几乎无分布。在肝脏经 CYP3A4 代谢，代谢产物主要为脱-4-氟苄基莫沙必利，主要随尿液和粪便排泄。健康成年人受试者单次口服本品 10mg，半衰期为 2 小时。

【观察指标】

1. 持续用药一段时间（通常为 2 周）后，应评估消化系统症状的改善情况，以决定是否继续用药。

2. 如出现急性重型肝炎、严重肝功能障碍、黄疸，应立即停药并采取相应措施。

【用药宣教】

1. 持续用药 2 周后，如果未见症状缓解，请停药就诊。

2. 用药后乳汁中可能含有莫沙必利。哺乳期妇女如果用药，请停止哺乳。

溴米那普鲁卡因

【类别】胃肠动力药。

【妊娠安全等级】C。

【作用机制】本品具有镇静催眠作用。盐酸普鲁卡因常量抑制中枢神经系统，过量兴奋；可抑制突触前膜乙酰胆碱释放，产生一定的神经肌肉阻断，增强非去极化肌松药的作用，并直接抑制平滑肌，解除平滑肌痉挛。

【适应证】用于神经性呕吐和妊娠呕吐，也用于晕车、胃痉挛等呕吐。

【禁用与慎用】

1. 对溴米那、盐酸普鲁卡因、苯酚有过敏史者禁用。

2. 小儿、老年人、孕妇、哺乳期妇女慎用。

【给药途径和剂量】皮下注射或肌内注射，每次 2ml，对顽固呕吐可酌情适当增加注射次数。

【配伍禁忌】本品与碳酸氢钠、氨茶碱、吗啡、乳酸钠、谷氨酸钠等存在配伍禁忌。

【不良反应】

1. 神经系统 短暂兴奋、知觉丧失、中枢神经系统抑制。

2. 消化系统 恶心、呕吐、腹泻。

3. 血液 正铁血红蛋白血症，导致缺氧。

4. 皮肤 多汗。

【相互作用】尚不明确。

【观察指标】用药期间偶有危重和特殊情况，应监测呼吸与循环系统。

【用药宣教】本品短期使用主要用于止吐，不可盲目使用。

伊托必利

【类别】胃肠动力药。

【作用机制】本品通过拮抗多巴胺 D_2 受体而增加乙酰胆碱的释放，同时通过抑制乙酰胆碱酶而抑制已释放的乙酰胆碱分解，从而增加胃、十二指肠动力。

【适应证】用于因胃肠动力减慢（如功能性消化不良、慢性胃炎所致）引起的消化不良症状，包括上腹部饱胀感、上腹痛、食欲缺乏、恶心和呕吐。

【禁用与慎用】

1. 对本品过敏者，胃肠道出血、机械梗阻或穿孔患者禁用。

2. 严重肝、肾功能不全者慎用。

【给药途径和剂量】

1. 剂量 用于功能性消化不良时，口服，每次50mg，每日3次。可根据年龄和症状调整剂量。

2. 给药方法 本品应于餐前15～30分钟服用。若使用本品2周后症状改善不明显，宜停药。

【不良反应】

1. 代谢/内分泌系统 催乳素升高（在正常范围内）、男子乳腺发育。

2.泌尿生殖系统 血尿素氮（BUN）升高、肌酐升高。

3. 免疫系统 过敏反应（皮疹、发热、瘙痒）。

4. 神经系统 头痛、刺痛、睡眠障碍、眩晕、手指发麻、锥体外系综合征（如震颤）。

5. 精神 激动。

6. 消化系统 肝功能异常（如AST、ALT、ALP、γ-GTP升高）、黄疸。腹泻、腹痛、便秘、唾液增加、恶心。

7. 血液 血小板减少、白细胞减少。

8. 其他 疲乏、胸背部疼痛、休克。

【相互作用】与抗胆碱药（如替喹溴铵、丁溴东莨菪碱、噻哌溴铵）合用可能使本品促进胃肠道运动的作用减弱，应避免合用。

【药动学】本品口服后在胃肠道吸收迅速且完全。经肝脏首过代谢，其相对生物利用度约为60%。口服本品50mg后，约30分钟达血药峰浓度，为0.73μg/ml。血清蛋白结合率为96%。在肝脏主要经黄素单氧化酶途径转化形成代谢物M1、M2和M3，代谢物之一有较弱的多巴胺 D_2 受体阻滞作用。4%～5%的原形药物和约75%的代谢物随尿液排泄。半衰期约为6小时。

【观察指标】

1. 如出现白细胞减少，应停药。

2. 如出现心电图QT间期延长，应停药。

3. 如出现休克、过敏反应、肝功能异常、黄疸，应停药，并采取适当的治疗措施。

【用药宣教】不可长期使用，老年人更易出现不良反应。

第四节 止吐药和止恶心药

昂丹司琼

【类别】止吐药和止恶心药。

【妊娠安全等级】B。

【作用机制】本品为选择性血清素（5-HT_3）受体拮抗剂。血清素受体位于化学感受器触发区（延髓催吐化学感受区）的中央，在迷走神经末梢的外围。血清素从小肠壁释放，通过血清素受体刺激迷走神经传出，引发呕吐反射。

【适应证】用于预防初始和重复疗程的癌症化疗导致的恶心、呕吐，包括高剂量顺铂。也可用于术后恶心、呕吐。

【超说明书用药】用于治疗妊娠剧吐。

【禁用与慎用】

1. 对本品过敏者禁用。

2. 妊娠期及哺乳期妇女慎用。

【给药途径和剂量】

1. 剂量

（1）恶心和呕吐

1）成年人，口服，8mg，化疗前30分钟给药，之后每隔8小时口服8mg，共2次。

2）成年人，静脉滴注，化疗前30分钟用药，0.15mg/kg或32mg，滴注时间不低于15分钟。首次用药后 4 小时和 8 小时分别再给药 0.15mg/kg，或者 8mg，然后持续静脉滴注 1mg/h（最大剂量不超过 32mg/d），或者直接单剂量给药 32mg。

3）儿童，口服，年龄大于 4 岁者，化疗前 30 分钟给予 4mg，然后每 8 小时给药 1 次，一共 2 次。

（2）化疗导致的严重恶心呕吐：成年人，口服，用高致吐化疗药前 30 分钟单次给药 24mg。

（3）术后恶心呕吐

1）成年人，术前 1 小时口服 8～16mg，麻醉诱导前立即肌内注射 4mg。如果患者在术后很快出现恶心、呕吐，缓慢静脉注射 4mg，可按需要每隔 8 小时重复给药。

2）儿童，1 月龄至 12 岁，静脉注射 0.1mg/kg。

（4）妊娠剧吐：成年人，口服/静脉注射，每日 2～3 次，每次 4～8mg。

（5）肝功能不全：根据 Child-Pugh 分级标准，重度肝功能不全患者最大剂量为 8mg/d，口服或静脉注射给药。

2. 给药途径

（1）口服：化疗前 30 分钟给药，放疗前 1～2 小时给药。

（2）静脉注射：无须稀释，直接注射至少 30 秒，给药时间 2～5 分钟最合适。静脉滴注用 50ml 0.9%氯化钠注射液、5%葡萄糖注射液或药品说明书指定的溶剂中稀释后给药，滴注 15 分钟以上。

【配伍禁忌】与美罗培南存在配伍禁忌。通过 Y 型管给药与阿昔洛韦、别嘌醇、氨茶碱、两性霉素 B、氨苄西林、氨苄西林/舒巴坦、氨苄西林、头孢吡肟、头孢哌酮、氟尿嘧啶、呋塞米、更昔洛韦、氯西泮、美罗培南、甲泼尼龙、哌拉西林、沙格司亭、碳酸氢钠存在配伍禁忌。

【不良反应】

1. 中枢神经系统　头晕目眩，头痛，镇静。

2. 消化系统　腹泻，便秘，口干，氨基转移酶和胆红素短暂升高。

3. 全身反应　超敏反应。

【相互作用】利福平可能降低本品血药浓度水平。

【药动学】用药后 1～1.5 小时血药浓度达峰值。在肝脏代谢。44%～60%在 24 小时随尿排出，约 25%以粪便形式排出。血浆半衰期 3 小时。

【观察指标】

1. 监测体液和电解质状况。腹泻可引起体液和电解质失衡，是本品的潜在不良反应。

2. 监测心血管状况，特别是有冠状动脉病史的患者。已经有报道罕见的心动过速和心绞痛。

【用药宣教】服药后常见头痛，可通过镇痛药缓解。

多拉司琼

【类别】止吐药和止恶心药。

【妊娠安全等级】B。

【作用机制】多拉司琼是一种选择性血清素 5-HT_3 受体拮抗剂，用于控制与癌症化疗相关的恶心和呕吐。作用机制同昂丹司琼。多拉司琼可引起患者心电图变化，持续 6～24 小时。

【适应证】用于预防和治疗化疗或者手术引起的恶心、呕吐。

【禁用与慎用】

1. 对本品过敏者禁用。

2. 有或可能出现心脏传导间隔延长的患者，特别是 QTc 间期（即低钾血症、低镁血症、服用利尿剂、先天性长 QT 间期综合征患者，患者服用抗心律失常药物及大剂量蒽环类药物治疗等），孕妇、哺乳期妇女慎用。2 岁以下儿童用药的安全性和有效性尚未确定。

【给药途径和剂量】

1. 剂量

（1）预防化疗引起的恶心和呕吐

1）成年人，静脉注射，化疗前 30 分钟给药 1.8mg/ kg 或 100mg，给药时间 30 秒以上。口服，化疗前 1 小时口服 100mg。

2）儿童（年龄>2 岁）：静脉注射，化疗前 30 分钟给药 1.8mg/kg 或 100mg，给药时间 30 秒以上。口服，化疗前 1 小时给药 1.8mg/kg，不超过 100mg。

（2）术后恶心呕吐

1）成年人，静脉注射 12.5mg，在麻醉完成前 15 分钟或发生术后恶心和呕吐时给药。口服，术前 2 小时给药 100mg。

2）儿童（年龄>2 岁）：静脉注射，剂量 0.35mg/kg，最大不超过 12.5mg，在麻醉完成前 15 分钟或发生术后恶心和呕吐时给药。口服，剂量 1.2mg/kg，最大不超过 100mg，手术前 2 小时给药。

2. 给药途径

（1）静脉注射：无须稀释注射液，注射时间不少于 30 秒。

（2）静脉滴注：给药剂量用 50ml 0.9%氯化钠注射液、5%葡萄糖注射液、葡萄糖氯化钠注射液或者乳酸钠林格液稀释后给药，滴注时间不少于 15

分钟。稀释后的注射液可冷藏 48 小时。

（3）口服给药：本品注射液与苹果汁或苹果-葡萄汁混合后用于儿童口服，稀释后可于室温下保存 2 小时。

【配伍禁忌】尚不明确。

【不良反应】

1. 全身性　发热、疲劳、疼痛、发冷或发抖。
2. 中枢神经系统　头痛、头晕、嗜睡。
3. 心血管系统　高血压。
4. 消化系统　腹泻、腹痛。
5. 泌尿生殖系统　尿潴留。

【相互作用】本品与西咪替丁合用 7 天后，氢多拉司琼的血药浓度增加 24%，而与利福平并用则降低 28%。

【药动学】本品口服迅速从胃肠道吸收，转化为活性代谢物氢多拉司琼。后者血药浓度达峰时间：静脉注射 0.6 小时，口服 1 小时。可穿过胎盘屏障，分布于母乳中。由羰基还原酶代谢为氢多拉司琼。氢多拉司琼在肝脏中由 CYP2D6 代谢。主要以氢多拉司琼形式随尿排出。血浆半衰期：多拉司琼为 10 分钟，氢多拉司琼为 7.3 小时。

【观察指标】

1. 开始用药前测定血清电解质，纠正低钾血症和低镁血症。
2. 密切监测心血管状况，特别是在呕吐、过度利尿或其他可能导致电解质失衡的情况下。
3. 监测心电图，特别是那些同时服用抗心律失常药物或其他可能导致 QT 间期延长的药物。
4. 监测并报告出血症状（如血尿、鼻出血、紫癜、血肿）。
5. 实验室检查：长期用药需定期监测肝功能、凝血活酶时间（PTT）、血小板计数、碱性磷酸酶。

【用药宣教】

1. 服药后常见头痛，可通过镇痛药缓解。
2. 服用此药时，应暂停哺乳。

格拉司琼

【类别】止吐药和止恶心药。

【妊娠安全等级】B。

【作用机制】本品是一种选择性血清素 5-HT_3 受体拮抗剂，作用机制同昂丹司琼。用于预防由癌症化疗引起的恶心和呕吐。

【适应证】用于预防初始和重复疗程的癌症化疗导致的恶心、呕吐，包括高剂量顺铂。

【禁用与慎用】

1. 对本品过敏者禁用。
2. 肝功能不全患者、妊娠期妇女、哺乳期妇女、2 岁以下儿童慎用。

【给药途径和剂量】

1. 剂量　成年人/儿童（年龄＞2 岁），静脉注射，10μg/kg，注射时间 30 秒至 5 分钟，化疗前至少 30 分钟开始给药（最大剂量 40μg/kg）。口服，1mg，每日 2 次，化疗前 1 小时开始服用 1mg，第二剂于化疗后 12 小时给药，或 2mg，每日 1 次。
2. 给药途径

（1）口服，只在化疗当天使用。

（2）静脉注射，注射液无须稀释，直接注射 30 秒以上。

（3）静脉滴注，用 0.9%氯化钠注射液、5%葡萄糖注射液稀释至 20～50ml，静脉滴注 5 分钟以上，不要与其他药物混合使用。在正常光照条件下稀释后，可置于 15～30℃下保存 24 小时。

【配伍禁忌】与阿扑吗啡、苄星青霉素、二氮嗪、两性霉素 B、氯氮䓬、肾康注射液存在配伍禁忌。

【不良反应】

1. 中枢神经系统　头痛、头晕、嗜睡、失眠、情绪不稳、焦虑、疲劳。
2. 消化系统　便秘、腹泻、肝功能异常。

【相互作用】与血清素能药物（选择性 5-羟色胺再摄取抑制剂、5-HT 和去甲肾上腺素再摄取抑制剂、单胺氧化酶抑制剂、米氮平、芬太尼、锂、曲马多、亚甲蓝）合用可增加 5-羟色胺综合征的发生风险。

【药动学】用药后几分钟即可起效。本品广泛分布于人体组织。在肝脏中代谢。以代谢物的形式随尿排出。半衰期：癌症患者为 10～11 小时，健康志愿者为 4～5 小时。

【观察指标】

1. 监测恶心、呕吐的频率和严重程度。
2. 实验室检查：监测肝功能，AST 和 ALT 值升高通常在停止用药后 2 周内恢复正常。
3. 评估头痛，非麻醉性镇痛药有效。

【用药宣教】

1. 头痛可用镇痛药来缓解。
2. 便秘可对症治疗。

帕洛诺司琼

【类别】止吐药和止恶心药。

【妊娠安全等级】B。

【作用机制】本品是一种选择性血清素 5-HT_3 受体拮抗剂，作用机制同昂丹司琼。预防急性化疗引起的恶心和呕吐。

【适应证】预防与高致吐性癌症化疗相关的急性和迟发性恶心、呕吐。

【禁用与慎用】

1. 对本品过敏者禁用。2 岁以下儿童及 65 岁以上老年人使用本品的安全性未知。

2. 妊娠期及哺乳期妇女慎用。

【给药途径和剂量】

1. 剂量　成年人静脉注射 0.25mg，化疗前 30 分钟用药，7 天内不可重复用药。

2. 给药途径　静脉注射 30 秒以上，不需要稀释，也不可与其他药物混合后给药。给药前后用 0.9%氯化钠注射液冲洗静脉管道。

【配伍禁忌】禁止与其他药物混合。

【不良反应】

1. 中枢神经系统　头痛、焦虑、头晕。

2. 消化系统　便秘、腹泻、腹痛。

【相互作用】与可延长 QTc 间期的药物应谨慎合用，如胺碘酮、阿莫沙平、溴苄胺、多非利特、二吡胺、肾上腺素、马普替林、依布利特、普鲁卡因胺、奎尼丁、索他洛尔、三环类抗抑郁药、吩噻嗪、氟哌啶醇、利培酮、塞替多尔、齐拉西酮、三氧化二砷、苄普地尔、克拉霉素、环苯扎林、多拉司琼、氟哌利多、红霉素、氟卡尼、卤泛群、喷丁胺、普罗布考、特罗利霉素。

【药动学】本品在肝脏中由 CYP2D6 代谢。主要随尿排出。血浆半衰期为 40 小时。

【观察指标】密切监测心脏状态，特别是那些服用利尿剂或有低钾血症或低镁血症风险、有先天性长 QT 间期综合征、服用抗心律失常药或其他导致 QT 间期延长的药物的患者。

【用药宣教】出现以下症状应就医或告知医生：呼吸困难、气喘或呼吸短促；心悸或胸闷；皮疹或瘙痒；脸、舌、喉咙、手或足肿胀。

托烷司琼

【类别】止吐药。

【作用机制】本品为一种强效、高选择性 5-HT_3 受体拮抗药，可选择性阻断周围神经元突触前膜 5-HT_3 受体而抑制呕吐反射，还可直接阻断中枢 5-HT_3 受体而抑制迷走神经刺激。

【适应证】用于预防和治疗癌症化疗引起的恶心和呕吐，治疗术后的恶心和呕吐。

【超说明书用药】用于治疗纤维肌痛综合征，用于预防术后恶心呕吐。

【禁用与慎用】

1. 对本品或其他 5-HT_3 受体拮抗药（如昂丹司琼、格拉司琼）过敏者、孕妇、哺乳期妇女禁用。

2. 高血压患者，心率或传导异常疾病患者慎用。

【给药途径和剂量】

1. 剂量

（1）癌症化疗引起的恶心和呕吐

1）成年人，疗程第 1 日，于化疗前快速静脉滴注（15 分钟以上）或缓慢静脉注射（速度为 2mg/min）本品 5mg。疗程第 2～6 日改为口服给药，每次 5mg，每日 1 次，于早餐前至少 1 小时服用。

2）2 岁以上儿童，推荐剂量为每日 0.1mg/kg（最高可达每日 5mg）。疗程第 1 日，于化疗前快速静脉滴注或缓慢静脉注射。疗程第 2～6 日改为口服给药，将本品稀释于橘子汁或可乐中，于早餐前至少 1 小时服用。

（2）术后的恶心和呕吐

1）成年人，静脉给药，推荐剂量为每次 2mg，静脉滴注或缓慢静脉注射（30 秒以上）。

2）肾功能不全时剂量：肾功能不全者的血药浓度较正常代谢的健康志愿者高约 50%，在静脉给药时减量 50%。

3）肝功能不全时剂量：肝硬化患者的血药浓度较正常代谢的健康志愿者约高 50%，但急性肝炎或脂肪肝患者使用本品的药动学无改变。在静脉给药时减量 50%。

（3）其他疾病时剂量

1）司巴丁/异喹胍慢代谢者：此类患者使用本品的消除半衰期较正常代谢者延长 4～5 倍，但未见使用推荐剂量的本品引起毒性反应的报道，故此类患者无须减量。

2）高血压患者：此类患者用药最大日剂量为 10mg。

2. 给药途径　静脉滴注，将本品粉针剂或小容量注射液溶于 100ml 常用注射液（0.9%氯化钠注射液、林格液或 5%葡萄糖溶液）或缓慢加入已有的静脉输液中。在任何化疗周期中，本品最多使用 6 日。

【配伍禁忌】与阿扑吗啡、地塞米松、夫西地酸、泮托拉唑、痰热清存在配伍禁忌。

【不良反应】

1. 心血管系统　一过性血压改变。

2. 免疫系统　有出现Ⅰ型超敏反应（表现为面部潮红、全身风疹、胸部压迫感、呼吸困难、急性支气管痉挛、低血压）的个案报道。上市后还有过敏反应（皮疹、红斑、过敏性休克）的报道。

3. 神经系统　头痛、头晕、眩晕。有出现晕厥的个案报道。

4. 消化系统　便秘、腹痛、腹泻。

5. 其他　疲乏。

【相互作用】

1. 与 CYP 诱导剂（如利福平、苯巴比妥）合用可使本品的血药浓度降低。

2. 与 CYP 抑制剂（如西咪替丁）合用对本品的血药浓度影响极微。

【药动学】口服本品 5mg，绝对生物利用度约为 60%，C_{max} 为（9.2±6.8）ng/ml，T_{max} 为（1.71±0.58）小时。正常代谢（司巴丁/异喹胍）者口服本品每次 5mg，每日 1 次，连用 1 周后，未发现药物蓄积；慢代谢者药物的血药浓度为正常者的 2.5 倍，但并不比同一患者静脉给予本品 5mg 的浓度高。血浆蛋白结合率为 71%（主要为α1 糖蛋白），为非特异性。成年人分布容积为 400～600L，3～6 岁儿童约为 145L，7～15 岁约为 265L。

【观察指标】多次大剂量使用本品可出现幻视。静脉高剂量（80mg）使用本品还可出现临床无意义的 QT 间期延长。如用药过量，应给予对症治疗，严密监测患者生命体征。

【用药宣教】

1. 本品可引起头晕、疲乏，驾驶或操纵机械时须谨慎。

2. 正使用抗心律失常药、β受体阻滞剂的患者慎用本品。

第五节　胆和肝治疗药

一、胆治疗药

熊去氧胆酸

【类别】利胆药。

【妊娠安全等级】B。

【作用机制】熊去氧胆酸为由胆固醇衍生而来的天然亲水性胆汁酸，在人体总胆汁酸中含量较低。口服熊去氧胆酸后，可通过抑制胆固醇在肠道内的重吸收和降低胆固醇向胆汁中的分泌，降低胆汁中胆固醇的饱和度，进而使胆固醇结石逐渐溶解（可能是由于胆固醇的分散和液体晶体的形成）。口服熊去氧胆酸后，还可剂量依赖性地增加总胆汁酸中熊去氧胆酸的含量，使其成为主要的胆汁酸成分，替代倾向聚集的、有毒害作用的内源性疏水性胆汁酸。此外，熊去氧胆酸还具有以下作用：保护受损的胆管上皮细胞，使其免受胆汁酸的毒害作用；抑制肝细胞凋亡；免疫调节作用；通过肝细胞和胆管细胞刺激胆汁分泌。

【适应证】用于胆囊收缩功能正常且 X 线能穿透的胆囊胆固醇性结石，胆汁淤积性肝病（如原发性胆汁性肝硬化），胆汁反流性胃炎，胆汁缺乏性脂肪泻，治疗回肠切除术后脂肪泻，预防药物性结石。

【超说明书用药】用于预防结直肠癌，儿童胆道闭锁的术后治疗，治疗非酒精性脂肪性肝病，治疗肝硬化腹水，治疗抗结核药所致药物性肝损伤，治疗慢性肝炎，治疗原发性硬化性胆管炎。

【禁用与慎用】

1. 对本品或胆汁酸过敏者，对本品不耐受者，胆道（包括胆总管、胆囊管）阻塞患者，急性重型肝炎患者，急性胆囊炎或胆管炎患者，经常性胆绞痛患者，胆囊功能受损者，胆囊不能在 X 线下被看到者，严重肝病患者禁用。

2. 消化性溃疡患者，严重胰腺疾病患者，胆道结石患者，老年人，妊娠中晚期妇女，哺乳期妇女慎用。

【给药途径和剂量】

剂量

（1）胆固醇性结石：成年人，口服。

1）片剂、胶囊：每日 10mg/kg（如体重 60kg 者，每日 500mg；体重 80kg 者，每日 750mg；体重 100kg 者，每日 1000mg），晚上服用，按时以少量水送服，疗程通常为 6～24 个月，服用 12 个月后结石未变小者，停止服用。每 6 个月进行一次超声波或 X 线检查以判断治疗结果。

2）软胶囊：每日 10mg/kg（如体重 60kg 者，每日 500mg；体重 80kg 者，每日 700mg；体重 100kg 者，每日 1000mg），晚上服用，按时以少量水送服，疗程通常为 6～24 个月，服用 12 个月后结石未变小者，停止服用。每 6 个月进行一次超声波或 X 线检查以判断治疗结果。

（2）胆汁淤积性肝病：成年人，口服。

1）片剂、胶囊：每日 10mg/kg（如体重 60kg 者，每日 500mg，早、晚各服 250mg；体重 80kg

者，每日 750mg，早、中、晚各服 250mg；体重 100kg 者，每日 1000mg，早、中、晚分别服用 250mg、250mg、500mg），按时以少量水送服。

2）软胶囊：每日 10mg/kg（如体重 60kg 者，每日 500mg，早、晚分别服用 200mg、300mg；体重 80kg 者，每日 700mg，早、中、晚分别服用 200mg、200mg、300mg；体重 100kg 者，每日 1000mg，早、中、晚分别服用 300mg、300mg、400mg），按时以少量水送服。

（3）胆汁反流性胃炎：成年人，口服。

1）片剂、胶囊：每次 250mg，每日 1 次，睡前以水吞服，须定期服用，疗程通常为 10～14 日。

2）软胶囊：每次 200mg，每日 1 次，睡前以水吞服，须定期服用，疗程通常为 10～14 日。

（4）脂肪泻、预防药物性结石：成年人，口服。片剂：每日 8～10mg/kg，早、晚进餐时服用。

【不良反应】

1. 心血管系统　心动过速。
2. 代谢/内分泌系统　血糖升高。
3. 呼吸系统　咳嗽、呼吸困难、间质性肺炎。
4. 肌肉骨骼系统　肌痛。
5. 泌尿生殖系统　肌酐升高。
6. 免疫系统　过敏反应（如荨麻疹、面部水肿、血管神经性水肿、喉部水肿）。
7. 神经系统　头痛、头晕。
8. 消化系统　ALT、AST、碱性磷酸酶、胆红素、γ-GTP 升高，肝硬化失代偿，胆结石钙化，黄疸（或黄疸恶化）。腹泻、稀便、恶心、食欲缺乏、便秘、胃灼热、腹部不适、腹痛、腹胀、呕吐、消化性溃疡、食管炎、消化不良、胰腺炎。
9. 血液系统　血小板减少、白细胞减少。长期使用可使外周血小板增多。
10. 皮肤　瘙痒、皮疹、红斑（如多形渗出性红斑）、脱发。
11. 其他　疲劳、不适、外周水肿、发热。

【相互作用】

1. 本品可增加环孢素的吸收，合用时应监测环孢素血清浓度，必要时调整其剂量。
2. 本品（每日 500mg）与瑞舒伐他汀（每日 20mg）合用，后者血药浓度轻微升高。
3. 与磺酰脲类口服降糖药（如甲苯磺丁脲）合用可能增强降血糖作用，本品可抑制血清白蛋白与甲苯磺丁脲的结合。
4. 与含铝的抗酸药、胆汁酸螯合药（如考来烯胺、考来替泊）合用可减少本品的吸收。不应合用。如必须合用，应在服用以上药物前 2 小时或服用后 2 小时服用本品。
5. 与影响脂质代谢的药物[如雌激素、口服避孕药、降脂药（如氯贝丁酯）]合用可能抵消本品的作用。

【药动学】本品口服后可迅速在空肠和回肠前部通过被动转运吸收、在回肠末端通过主动转运吸收，通常可吸收给药量的 60%～80%。口服后 1 小时、3 小时分别出现两个 C_{max}。本品吸收后肝脏摄取可达 50%（无肝病患者），在肝脏与甘氨酸或牛磺酸结合，随后随胆汁分泌，通过小肠主动转运和被动转运吸收。已结合部分亦可在回肠通过肠酶水解为游离态被肝脏重吸收；未被吸收部分则在结肠主要经 7-脱羟化为石胆酸，部分还可异构为鹅去氧胆酸（CDCA）后经 7-脱羟化为石胆酸（仅少部分石胆酸被重吸收并在肝脏与甘氨酸或牛磺酸结合，随后在 3 个部位硫酸化后随胆汁分泌，最终随粪便排泄），以上代谢物几乎不溶，随粪便排泄。本品作用不取决于血药浓度，而与胆汁中药物浓度有关。半衰期为 3.5～5.8 天。

【观察指标】

1. 用药开始后前 3 个月须每 4 周检查 1 次肝功能（如 AST、ALT 和γ-GTP），随后每 3 个月检查 1 次。
2. 用于溶解胆固醇结石时，根据结石大小，于用药开始后 6～10 个月进行胆囊 X 线检查（口服胆囊造影）。

【用药宣教】

1. 不同适应证服药时间不同，可按照以下方法服药或遵医嘱。

（1）胆固醇性结石：每天用药 1 次时请在晚上用少量水送服；每天用药 2 次时可在早晚餐时服药。

（2）胆汁淤积性肝病：每天用药 2 次时请在早、晚服药；每天用药 3 次时，可在晚上服用 1 次较大的剂量。

（3）胆汁反流性胃炎：请在睡前服药，必须定期服用。

（4）脂肪泻、预防药物性结石：请在早晚餐时服药。

2. 为保证疗效，溶石治疗一般需要持续 6～24 个月，按疗程用药。用药 12 个月后未见结石变小的患者，用药方案可能需要调整。

去氢胆酸

【类别】利胆药。

【妊娠安全等级】B。

【作用机制】本品为利胆药，可促进胆汁分泌，增加胆汁容量，使胆道畅通，对消化脂肪也有一定的促进作用。

【适应证】用于慢性胆囊炎的辅助治疗。

【禁用与慎用】

1. 对本品过敏者，重度肝功能不全（包括重症肝炎）者，充血性心力衰竭患者，原因不明的直肠出血患者，胆道完全阻塞患者，重度肾功能不全者禁用。

2. 妊娠早期妇女慎用。

【给药途径和剂量】口服，每次 0.25～0.5g，每日 3 次，餐后服用。

【不良反应】

1. 肌肉骨骼系统　肌痉挛。

2. 消化系统　嗳气、呃逆、腹泻、恶心。

3. 皮肤　直肠区周围皮肤刺激。

【相互作用】尚不明确。

【观察指标】用药期间定期监测电解质。

【用药宣教】长期滥用或用量过多，可导致电解质失衡，甚至出现呼吸困难、心搏骤停、心律失常、肌痉挛、极度疲乏无力。

二、肝病治疗药，抗脂肪肝药

联苯双酯

【类别】肝病辅助用药。

【作用机制】本品为合成五味子丙素时的中间体。小鼠口服本品 150～200mg/kg，可减轻因四氯化碳所致的肝脏损害和 ALT 升高。本品对四氯化碳所致的肝脏微粒体脂质过氧化、四氯化碳代谢转化为一氧化碳有抑制作用，并可降低四氯化碳代谢过程中还原型辅酶Ⅱ及氧的消耗，从而保护肝细胞生物膜的结构和功能。

【适应证】用于慢性迁延性肝炎伴 ALT 升高，以及化学毒物、药物引起的 ALT 升高。

【超说明书用药】用于治疗新生儿高结合胆红素血症。

【禁用与慎用】

1. 对本品过敏者、肝硬化患者、孕妇、哺乳期妇女禁用。

2. 老年人慎用。

【给药途径和剂量】慢性迁延性肝炎伴 ALT 升高、ALT 升高（化学毒物、药物引起）。

1. 成年人　口服。①片剂、胶囊：每次 25～50mg，每日 3 次。②滴丸：每次 7.5mg，每日 3 次。必要时每次 9～15mg，每日 3 次，连用 3 个月，待 ALT 正常后改为每次 7.5mg，每日 2 次，连用 3 个月。

2. 儿童　口服。①片剂、胶囊：较成年人用药剂量酌减。②滴丸：0.5mg/kg，每日 3 次，连用 3～6 个月。

【不良反应】

1. 消化系统　口干、轻度恶心。

2. 皮肤　皮疹。

【相互作用】肌苷可减少本品的降酶反跳现象。

【药动学】本品口服吸收约 30%，在肝脏首过作用下迅速被代谢转化。24 小时内约 70%随粪便排出。滴丸的生物利用度为片剂的 1.25～2.37 倍。

【观察指标】

1. 少数患者在用药期间 ALT 回升，加大剂量可使之降低。停药后部分患者 ALT 反跳，但继续服药仍有效。

2. 个别患者在用药期间可出现黄疸或病情恶化，应停药。

【用药宣教】用药后如果出现黄疸或病情加重，应及时就诊。

促肝细胞生长素

【类别】肝病辅助用药。

【作用机制】本品是从新鲜乳猪肝脏中提取纯化制备的带正电荷的小分子量多肽类活性物质，具有以下生物效应：①可明显刺激新生肝细胞 DNA 合成，促进损伤的肝细胞线粒体、粗面内质网恢复，促进肝细胞再生，加速肝脏组织的修复，恢复肝功能。②可改善肝脏库普弗细胞的吞噬功能，防止来自肠道的毒素对肝细胞的进一步损害，抑制肿瘤坏死因子（TNF）的活性和 Na^+-K^+-ATP 酶活性抑制因子的活性，从而促进肝坏死后的修复。同时还具有缩短凝血酶原时间和减少氨基转移酶、血清胆红素的作用。③对四氯化碳诱导的肝细胞损伤有较好的保护作用。④可明显提高 D-氨基半乳糖诱导的肝衰竭患者的存活力。

【适应证】本品注射剂用于重型病毒性肝炎（急性、亚急性、慢性重症肝炎的早期或中期）的辅助治疗。

【禁用与慎用】对本品过敏者禁用。

【给药途径和剂量】

1. 剂量　重型病毒性肝炎的辅助治疗，静脉滴注。粉针剂：每次 80～120mg，每日 1 次。极量为每次 160mg。疗程一般为 4～6 周，慢性重型肝炎疗程为 8～12 周。注射液：每日 120μg，单次或分 2 次给药，疗程一般为 4～8 周。

2. 给药途径　本品粉针剂以 10%葡萄糖注射液 250ml 或 500ml 溶解。本品注射液以 10%葡萄糖注射液稀释。

【配伍禁忌】本品与前列地尔存在配伍禁忌。

【不良反应】

1. 心血管系统　心悸、心慌、潮红、发绀、低血压。

2. 呼吸系统　胸闷、呼吸困难、呼吸短促、憋气。

3. 免疫系统　过敏性休克、过敏样反应。

4. 神经系统　头晕、头痛、抽搐。

5. 消化系统　恶心、呕吐、腹痛、口干。

6. 皮肤　多汗、皮疹（包括斑丘疹、荨麻疹、红斑疹）、瘙痒。

7. 其他　发热（包括高热）、寒战、畏寒、疼痛、乏力、注射部位疼痛、注射部位局部麻木、注射部位静脉炎。

【相互作用】尚不明确。

【药动学】本品口服后，集中分布于全身多种组织器官，肝和胃中含量最高，体内分布容积较小，为（1.4±0.33）L。本品在体内前 40 分钟衰减较快，基本呈快慢两个时相，α半衰期为（19.7±2.9）分钟，β半衰期为（260±57）分钟，提示本品排泄迅速，在体内不易蓄积，且不会在体内进行再分布。

【观察指标】用药期间应监测肝功能和甲胎蛋白（AFP）。

【用药宣教】本品可能会导致过敏反应，一旦出现过敏反应的症状，应立即联系医生。

多烯磷脂酰胆碱

【类别】肝病辅助用药。

【作用机制】本品在化学结构上与内源性磷脂一致，主要进入肝细胞，并以完整的分子与肝细胞膜及细胞器膜相结合。本品具有以下生理功能：①通过直接影响膜结构使受损的肝功能和酶活力恢复正常。②调节肝脏的能量平衡。③促进肝组织再生。④将三酰甘油和胆固醇转化成容易代谢的形式。⑤分泌入胆汁，稳定胆汁。

【适应证】

1. 用于多种类型的肝病，如肝炎、肝坏死、肝硬化、肝性脑病（包括前驱肝性脑病）、脂肪肝（也见于糖尿病患者）、中毒性肝损伤（如药物、毒物、化学物质和酒精引起的肝损伤）。

2. 用于胆汁阻塞、预防胆结石复发。

3. 用于手术（尤其是肝胆手术）前后的治疗。

4. 用于妊娠中毒，包括呕吐。

5. 用于银屑病、神经性皮炎、放射综合征。

【超说明书用药】

1. 用于老年多器官功能障碍综合征的保肝治疗。

2. 用于预防药物性肝损伤。

【禁用与慎用】

1. 对本品、大豆制剂或磷脂酰胆碱过敏者，3 岁以下儿童禁用本品注射液。

2. 12 岁以下儿童慎用本品注射液。

【给药途径和剂量】

1. 剂量

（1）肝病

1）口服，开始时每次 456mg，每日 3 次；每日最大剂量为 1368mg。一段时间后剂量可减至每次 228mg，每日 3 次。

2）静脉注射，每日 232.5～465mg。严重患者每日可注射 465～930mg。每次可同时注射 465mg。

3）静脉滴注，严重患者每日 465～930mg。必要时每日剂量可增加至 1395～1860mg。

（2）胆汁阻塞、预防胆结石复发、手术前后的治疗、妊娠中毒、银屑病、神经性皮炎、放射综合征。

1）静脉注射：每日 232.5～465mg。严重患者每日可注射 465～930mg。每次可同时注射 465mg。

2）静脉滴注：严重患者每日 465～930mg。必要时每日剂量可增加至 1395～1860mg。

2. 给药途径　口服本品胶囊应随餐服用，不得咀嚼。静脉注射或静脉滴注时应缓慢。

【配伍禁忌】本品注射液严禁用含电解质的注射液（如 0.9%氯化钠注射液、林格液）稀释，仅可用不含电解质的葡萄糖注射液（如 5%葡萄糖注射液、10%葡萄糖注射液、5%木糖醇注射液）稀释。若用其他输液配制，混合液 pH 不得低于 7.5，且配制好的注射液在滴注过程中应保持澄清。

【不良反应】

1. 心血管系统　上市后有心悸、血压升高、心律失常、静脉炎、潮红、静脉痛的报道。

2. 呼吸系统　上市后有呼吸急促、呼吸困难、咳嗽、哮喘的报道。

3. 免疫系统　上市后有过敏反应（如血管神经性水肿、过敏性休克）、过敏样反应的报道。

4. 神经系统　上市后有头晕、头痛、局部麻木的报道。

5. 消化系统　大剂量服用可见胃肠道紊乱（如胃部不适、软便、腹泻）。上市后还有恶心、呕吐、腹痛、腹泻、腹胀的报道。

6. 皮肤　上市后有皮疹、瘙痒、荨麻疹、皮肤发红、皮肤肿胀、多汗的报道。

7. 其他　上市后有寒战、胸闷、发热（包括高热）、畏寒、乏力、疼痛、注射部位反应（如疼痛、红肿、瘙痒）的报道。

【相互作用】与抗凝药合用可能有相互作用，合用时需调整抗凝药的剂量。

【观察指标】慢性肝炎患者口服本品治疗后如不能明显改善临床症状，应停药。

【用药宣教】

1. 进餐时用足量的液体送服药物。

2. 完整吞服胶囊，不要打开或咀嚼。

复方甘草甜素（复方甘草酸苷）

【类别】肝病辅助用药。

【作用机制】甘草酸苷具有以下药理作用。

1. 抗炎　①抗过敏。甘草酸苷具有抑制兔局部过敏坏死反应、抑制施瓦茨曼反应等抗过敏作用；可增强皮质激素抑制应激反应，拮抗皮质激素抗肉芽形成和胸腺萎缩；对激素的渗出作用无影响。②阻碍花生四烯酸代谢酶：甘草酸苷可直接与磷脂酶A2（花生四烯酸代谢途径的启动酶）、脂氧合酶（可作用于花生四烯酸使其产生炎性介质）结合，选择性地阻碍这些酶的磷酸化而抑制其活化。

2. 免疫调节　在体外试验中，甘草酸苷可调节T细胞活化、诱导γ干扰素、活化NK细胞、促进胸腺外T淋巴细胞分化。

3. 抑制试验性肝细胞损伤　对体外初代培养的大鼠肝细胞系，甘草酸苷可抑制由四氯化碳所致的肝细胞损伤。

4. 促进肝细胞增殖　体外试验表明甘草酸苷和甘草次酸对Wistar大鼠初代培养肝细胞有促进增殖的作用。

5. 抑制病毒增殖和灭活病毒　甘草酸苷对肝炎病毒、牛痘病毒、疱疹病毒均有抑制及灭活作用。

【适应证】用于治疗慢性肝病，改善肝功能异常。用于治疗湿疹、皮炎、斑秃。

【超说明书用药】用于老年多器官功能障碍综合征患者的肝功能支持治疗。治疗泛发性脓疱型银屑病。治疗寻常性银屑病。

【禁用与慎用】

1. 肌病患者、醛固酮症患者、低钾血症患者、有血氨升高倾向的晚期肝硬化患者（甲硫氨酸的代谢物可抑制尿素合成，从而降低对氨的处理能力）禁用。

2. 老年患者慎用。

【给药途径和剂量】

1. 一般用法

（1）成年人，口服，每次50～75mg（以甘草酸苷计），每日3次，餐后服用。可根据年龄、症状适当增减剂量。

（2）儿童，口服，每次25mg（以甘草酸苷计），每日3次，餐后服用。可根据年龄、症状适当增减剂量。

2. 老年多器官功能障碍综合征患者的肝功能支持治疗　成年人，静脉注射，每次5～20ml，每日1次。

【配伍禁忌】与加贝酯、人免疫球蛋白、吉西他滨、果糖二磷酸钠、多种微量元素（Ⅱ）、罂粟碱、氨溴索、法莫替丁、奥美拉唑、腺苷蛋氨酸。

【不良反应】

1. 心血管系统　血压升高。

2. 代谢/内分泌系统　血钾降低、假性醛固酮增多症。

3. 肌肉骨骼系统　横纹肌溶解症。

4. 神经系统　头痛。

5. 消化系统　腹痛。

【相互作用】

1. 与袢利尿药（如依他尼酸、呋塞米）、噻嗪类利尿药（如三氯噻嗪）、降压利尿药（如氯噻酮）合用可能出现低钾血症，以上药物可增强本品中甘草酸苷的排钾作用，导致血钾进一步降低。合用时需充分监测血钾。

2. 与莫西沙星合用可能引起室性心动过速（包括尖端扭转型室性心动过速）、QT间期延长。

3. 与其他含甘草的药物合用易出现假性醛固酮增多症。

【药动学】健康成年人口服本品100mg（以甘草酸苷计）后，血中甘草酸苷浓度尚未获得准确的误差范围，但有资料表明，甘草酸苷分解物甘草次酸在血中的浓度可出现两次峰值，出现时间分别为用药后1～4小时、10～24小时。口服后10小时内尿中均未检出甘草酸苷及甘草次酸。

【观察指标】

1. 如出现假性醛固酮增多症，应停药。

2. 如出现肌酸激酶（CK）升高、血或尿中肌红蛋白升高，应停药，并给予适当处理。

3. 用药期间应监测血钾。

【用药宣教】餐后服药，用药期间监测血压、血钾。

甘草酸二铵

【类别】肝病辅助用药。

【作用机制】本品为中药甘草有效成分的提取物，具有较强的抗炎、保护肝细胞膜及改善肝功能的作用，对多种肝毒剂所致肝脏损伤有防治作用，并呈剂量依赖性。

【适应证】用于治疗伴 ALT 升高的急、慢性肝炎。

【超说明书用药】用于治疗原发性肝癌引起的肝功能异常、泛发性脓疱型银屑病、肝切除术围手术期过度炎症反应、酒精性肝病、药物性肝损伤。

【禁用与慎用】对本品过敏者、严重低钾血症患者、高钠血症患者、高血压患者、心力衰竭患者、肾衰竭患者禁用。

【给药途径和剂量】

1. *剂量*　用于伴 ALT 升高的急、慢性肝炎。①口服给药，每次 150mg，每日 3 次。②静脉滴注，每次 150mg，每日 1 次。如需增量，日剂量不得超过 300mg。

2. *给药途径*　本品粉针剂先以注射用水溶解，再以 10%葡萄糖注射液 250ml 稀释。本品小容量注射液以 10%葡萄糖注射液 250ml 稀释。

【配伍禁忌】本品与舒洛地特存在配伍禁忌。

【不良反应】

1. *心血管系统*　心悸、血压升高。

2. *神经系统*　头痛、头晕。

3. *消化系统*　食欲缺乏、恶心、呕吐、腹胀、口干。

4. *皮肤*　皮肤瘙痒、荨麻疹。

5. *其他*　胸闷、水肿。

【相互作用】与利尿药（如依他尼酸、呋塞米、乙噻嗪、三氯噻嗪）合用可导致血钾降低。利尿药的利尿作用可增强本品的排钾作用，合用时应监测血钾。

【药动学】本品口服后经肠道吸收。具有肠肝循环，体内过程复杂，给药后 8～12 小时达血药峰浓度。本品及其代谢产物与血浆蛋白结合力强，且结合率与血浆蛋白浓度有关。本品静脉给药后的平均滞留时间为 8 小时。在体内以肺、肝、肾分布最高，其他组织分布量极少。约 70%经胆汁随粪便排泄，20%经呼吸道以二氧化碳形式排出，尿液中原形药物排出量约为 2%。

【观察指标】用药期间应定期监测血压、血钾、血钠。

【用药宣教】

1. 食物不影响甘草酸二铵的吸收，餐前餐后用药都可以。

2. 为避免产生毒副作用，肠溶剂完整吞服，不要掰开、咀嚼或碾碎后服用。

谷胱甘肽/还原型谷胱甘肽

【类别】肝病辅助用药。

【作用机制】谷胱甘肽为含巯基（—SH）的三肽，由谷氨酸、半胱氨酸和甘氨酸组成，主要存在于细胞质中，在多种细胞生化功能中起作用。谷胱甘肽为甘油醛磷酸脱氢酶的辅基，亦为乙二醛酶及磷酸丙糖脱氢酶的辅酶，参与体内三羧酸循环及糖代谢。可激活体内的 SH 酶等，促进糖类、脂肪及蛋白质的代谢。还可通过巯基与体内的自由基结合，促进易代谢的低毒化合物的形成，因此对部分外源性毒性物质具有减毒作用。此外，还可改善角膜损伤（如过敏性角膜炎、农药引起的眼损伤、放射性角膜炎），防止白内障（如二硝基酚性白内障、辐射性白内障）进展。

【适应证】

1. 用于肝病，包括病毒性、药物毒性、酒精毒性（如酒精性脂肪肝、酒精性肝纤维化、酒精性肝硬化、急性酒精性肝炎）及其他化学物质引起的肝脏损害。

2. 用作放疗、化疗[包括用顺铂、环磷酰胺（CTX）、多柔比星、柔红霉素、博来霉素化疗，尤其是大剂量化疗时]的辅助用药。

3. 用于低氧血症，如急性贫血、成年人呼吸窘迫综合征、败血症。

4. 用于有机磷、氨基或硝基化合物中毒的辅助治疗。

5. 用于解药物毒性，如抗结核药、精神神经科药物、抗抑郁药、对乙酰氨基酚。

【超说明书用药】用于肝衰竭的辅助治疗，治疗肝癌相关的肝功能异常，老年多器官功能障碍综合征的肝功能支持治疗，治疗脑功能损害的神经保护与修复治疗，肾综合征出血热发热期的抗渗出治疗，治疗肝硬化腹水，治疗黄褐斑。

【禁用与慎用】

1. 对本品过敏者禁用。

2. 苯丙酮尿症患者，有哮喘发作史者，儿童慎用本品粉针剂。

【给药途径和剂量】

1. 剂量

（1）肝病

1）成年人，口服，慢性乙肝的保肝治疗：每次0.4g，每日3次。12周为1个疗程。含服，慢性肝病的辅助治疗，每次0.3g，每日3次。30日为1个疗程。

2）静脉滴注。①病毒性肝炎：一次1.2g，每日1次。30日为1个疗程。②重症肝炎：每次1.2～2.4g，每日1次。30日为1个疗程。③活动性肝硬化：每次1.2g，每日1次。30日为1个疗程。④脂肪肝：一次1.8g，每日1次。30日为1个疗程。⑤药物性肝炎：每次1.2～1.8g，每日1次。14～30日为1个疗程。⑥酒精性肝炎：每次1.8g，每日1次。14～30日为1个疗程。

（2）放疗：成年人，静脉滴注，每次1.5g/m^2，于放疗后给予。

（3）化疗：成年人，静脉滴注/肌内注射。①首次给药1.5g/m^2，溶于100ml 0.9%氯化钠注射液或5%葡萄糖注射液中静脉滴注，于化疗药物给予前15分钟内滴完。第2～5日肌内注射本品，每日0.6g。②使用CTX化疗时：为预防泌尿系统损害，建议在CTX注射完后立即静脉滴注本品，并于15分钟内滴完。③使用顺铂化疗时：建议本品用量与顺铂用量之比不宜超过35∶1，以免影响化疗效果。

（4）低氧血症成年人，静脉滴注/肌内注射，将1.5g/m^{2}本品溶解于100ml 0.9%氯化钠注射液中静脉滴注，病情好转后以肌内注射进行维持，每日0.3～0.6g。

（5）老年多器官功能障碍综合征的肝功能支持治疗:成年人，静脉滴注，每次1.5g，加入5%葡萄糖注射液250ml中静脉滴注，每日1次。

2. 给药途径　将本品含片置于颊黏膜与齿龈间含服。肌内注射应避免同一部位反复注射。静脉滴注液：本品粉针剂以注射用水溶解后，加入100ml、250～500ml 0.9%氯化钠注射液或5%葡萄糖注射液中。

【配伍禁忌】与维生素B_{12}、腺苷钴胺、苯海拉明、氯苯那敏、异丙嗪、组胺丙种球蛋白、昂丹司琼存在配伍禁忌。

【不良反应】

1. 心血管系统　上市后有心悸的报道。

2. 呼吸系统　上市后有呼吸困难、呼吸急促、咳嗽、哮喘的报道。

3. 免疫系统　过敏反应（如皮疹，上市后还有过敏性休克的报道）。

4. 神经系统　上市后有头晕、头痛的报道。

5. 消化系统　①食欲缺乏、恶心、呕吐、上腹痛。②含服还可见口腔黏膜白斑、溃疡、舌苔剥脱、疼痛等口腔不适。

6. 皮肤　上市后有皮疹、瘙痒、多汗、荨麻疹、斑丘疹、潮红的报道。

7. 眼　经眼给药可见刺激感、瘙痒感、结膜充血、一过性视物模糊。

8. 其他　上市后有注射部位疼痛、注射部位静脉炎、胸痛、寒战、发热、高热的报道。

【相互作用】尚不明确。

【药动学】健康受试者单次口服本品0.6g，达峰时间为（1.35±0.20）小时，血药峰浓度为（23.79±7.15）μmol/L，AUC为（74.49±16.49）（μmol·h）/L。

【观察指标】

1. 如出现皮疹、面色苍白、血压下降、脉搏异常、口腔不良反应、眼部刺激感、瘙痒感、结膜充血、一过性视物模糊，应停药。

2. 如出现哮喘、胸闷、气促、呼吸困难、心悸、多汗、血压下降等过敏性休克的症状和体征，应立即停药并及时治疗。

【用药宣教】用药后可能出现过敏反应（如皮疹）、恶心、呕吐、食欲缺乏、腹痛等不良反应。使用含片还可能出现轻度口腔黏膜白斑、溃疡、舌苔剥脱和疼痛等口腔不适。出现过敏反应或口腔不良反应时应就诊。

硫普罗宁

【类别】肝病治疗药。

【妊娠安全等级】C。

【作用机制】本品是一种活性还原剂，与胱氨酸进行硫醇-二硫键交换，形成硫普罗宁-半胱氨酸的混合二硫键。通过该反应，形成水溶性的混合二硫化物，并且减少了难溶的胱氨酸的量，可以预防和治疗泌尿系统胱氨酸结石。本品是与青霉胺性质相似的含巯基药物，具有保护肝脏组织及细胞的作用。

【适应证】可用于改善慢性乙型肝炎患者的肝功能。预防成年人和体重＞20kg 重度纯合性半胱氨酸尿症的儿科患者中胱氨酸结石的形成。

【禁用与慎用】

1. 对本品成分过敏的患者，重症肝炎并伴有高度黄疸、顽固性腹水、消化道出血等并发症的肝病患者，肾功能不全合并糖尿病者，孕妇及哺乳期妇女，急性重症铅、汞中毒患者，既往使用本品时发生过粒细胞缺乏症、再生障碍性贫血、血小板减少者禁用。

2. 儿童，老年患者，有哮喘病史的患者，既往曾使用过青霉胺或使用青霉胺时发生过严重不良反应的患者慎用。对于曾出现过青霉胺毒性的患者，使用本品应从较小的剂量开始。

【给药途径和剂量】

1. 剂量　口服，每次 0.1～0.2g，每日 3 次，疗程 2～3 个月。静脉滴注，0.2g，每日 1 次，连续 4 周。

2. 给药途径　静脉滴注，临用前溶于 5%～10%的葡萄糖注射液或 0.9%氯化钠注射液 250～500ml 中，按常规静脉滴注。

【配伍禁忌】与阿洛西林、氨溴索、灯盏花素、多烯磷脂酰胆碱、利福霉素、亮菌甲素、美洛西林、门冬胰岛素、痰热清、头孢地嗪、头孢哌酮、头孢哌酮舒巴坦、头孢匹胺、头孢替唑、炎琥宁、重组人胰岛素存在配伍禁忌。

【不良反应】

1. 本品可能引起青霉胺所具有的所有不良反应，但其不良反应的发生率较青霉胺低。

2. 血液系统：少见粒细胞缺乏症，偶见血小板减少。如果外周白细胞计数降到 3.5×10^6/ml 以下，或者血小板降到 10×10^6/ml 以下，建议停药。

3. 消化系统：可出现味觉减退、味觉异常、恶心、呕吐、腹痛、腹泻、食欲减退、胃胀气、口腔溃疡等。另有报道可出现胆汁淤积、肝功能检测指标（如 ALT、AST、总胆红素、碱性磷酸酶等）上升，如出现异常应停服本品，或进行相应治疗。

4. 泌尿系统：可出现蛋白尿，发生率约为 10%，停药后通常很快可完全恢复。另有个案报道本品可引起尿液变色。

5. 皮肤：皮肤反应是本品最常见的不良反应，发生率为 10%～32%，表现为皮疹、皮肤瘙痒、皮肤发红、荨麻疹、皮肤皱纹、天疱疮、皮肤眼睛黄染等，其中皮肤皱纹通常仅在长期治疗后发生。

6. 呼吸系统：据报道，本品可引起肺炎、肺出血和支气管痉挛。另有个案报道可出现呼吸困难或呼吸窘迫，以及闭塞性细支气管炎。

7. 肌肉骨骼：有个案报道使用本品治疗可引起肌无力。

8. 长期、大量服用罕见蛋白尿或肾病综合征、疲劳感和肢体麻木，若有应停服本品。

9. 其他：罕见胰岛素性自体免疫综合征。

【相互作用】本品不应与具有氧化作用的药物合用。服药前 2 小时或服药后 3 小时内应避免饮酒。

【药动学】硫普罗宁口服后在肠道易吸收，生物利用度为 85%～90%，单剂给药 500mg 后，其 T_{max} 为 5 小时，C_{max} 为 3.6μg/ml，$AUC_{0\sim24h}$ 为 29（μg·h）/ml。本品在体内呈二室分布，$t_{1/2\alpha}$为 2.4 小时，$t_{1/2\beta}$为 18.7 小时，血浆蛋白结合率约为 49%。本品在肝脏代谢，大部分代谢为无活性代谢产物并由尿排出，服药后 4 小时约排出 48%，72 小时可排出 78%。

【观察指标】用药前后及用药时应定期进行下列检查以监测本品的毒性作用：外周血细胞计数、血小板计数、血红蛋白量、血浆白蛋白量、肝功能、24 小时尿蛋白。此外，治疗中每 3 个月或每 6 个月应检查一次尿常规。

【用药宣教】

1. 哺乳期妇女建议暂停哺乳。

2. 出现胃肠道反应、蛋白尿时应减量或停药，出现疲劳感和肢体麻木应停服。

门冬氨酸鸟氨酸

【类别】肝病治疗药。

【作用机制】本品可提供尿素和谷氨酰胺合成的底物。谷氨酰胺是氨的解毒产物，同时也是氨的储存及运输形式；在生理和病理条件下，尿素的合成及谷氨酰胺的合成会受到鸟氨酸、门冬氨酸和其他二羧基化合物的影响。鸟氨酸几乎涉及尿素循环的活化和氨的解毒的全过程。在此过程中形成精氨酸，继而分裂出尿素形成鸟氨酸。门冬氨酸参与肝细胞内核酸的合成，以利于修复被损坏的肝细胞。另外，由于门冬氨酸对肝细胞内三羧酸循环代谢过程的间接促进作用，促进肝细胞内的能量生成，使得被损伤的肝细胞的各项功能得以恢复。

【适应证】因急、慢性肝病（如各型肝炎、肝硬化，脂肪肝、肝炎后综合征）引发的血氨升高及治疗肝性脑病，如伴发或继发于肝脏解毒功能受损

（如肝硬化）的潜在性或发作期肝性脑病，尤其适用于治疗肝性脑病早期或肝性脑病期的意识模糊状态。

【超说明书用药】治疗儿童血氨增高及肝性脑病早期。

【禁用与慎用】

1. 对氨基酸类药物过敏者、重度肾功能不全的患者（诊断标准是血清中肌酐水平超过3mg/100ml）、乳酸中毒、甲醛中毒的患者禁用。

2. 果糖-山梨醇不耐受和果糖-1，6-二磷酸酶缺乏者禁用本品咀嚼片。

【给药途径和剂量】

1. 剂量

（1）急性肝炎：静脉滴注，每天5～10g；口服，每次3g，每天1～3次。

（2）慢性肝炎或肝硬化：每天10～20g，静脉滴注（病情严重者可酌量增加，但根据目前的临床经验，每天不超过100g为宜）。对于其他情况除非医嘱特殊说明，每天用量为至少20g。口服，每次3g，每天1～3次。

（3）对于肝性脑病早期或肝性脑病期出现意识模糊状态的患者，应该根据病情的严重程度，在24小时内给予至少40g该药物。

2. 给药途径　在使用前应该用注射用溶液稀释，然后经静脉输入。本品可以和常用的各种注射用溶液混合而不发生任何问题。由于静脉耐受方面的原因，每500ml溶液中不要溶解超过30g该药物。输入速度最大不要超过每小时5g门冬氨酸鸟氨酸。如果患者的肝功能已经完全受损，输液速度必须根据患者的个体情况来调整，以免引起恶心和呕吐。

【配伍禁忌】与阿昔洛韦、兰索拉唑存在配伍禁忌。

【不良反应】偶尔会有恶心，少数病例出现呕吐。总的来说，上述症状都是一过性的，不需要停止治疗。减少药物使用剂量或减慢输液速度，这些不良反应就可以消失。

【药动学】门冬氨酸鸟氨酸的清除速率快，半衰期为0.3～0.4小时。部分门冬氨酸盐以原形的形式从尿中排出。

【观察指标】当使用大剂量的本品时，应该监测患者血清和尿中的尿素氮水平。

【用药宣教】大剂量静脉注射时（>40g/L）可能出现轻、中度消化道反应，减量后症状减轻。

葡醛内酯

【类别】肝病治疗药。

【作用机制】本品进入机体后可与含有羟基或羧基的毒物结合，形成低毒或无毒结合物由尿排出，有保护肝脏及解毒作用。另外，葡萄糖醛酸可使肝糖原含量增加，脂肪储量减少。

【适应证】用于急、慢性肝炎的辅助治疗。

【禁用与慎用】对本品过敏者禁用。

【给药途径和剂量】口服。成年人每次100～200mg，每日3次。5岁以下小儿每次50mg；5岁以上儿童每次100mg，每日3次。

【不良反应】偶有面红、轻度胃肠不适，减量或停药后即消失。

【用药宣教】

1. 治疗期间应定期到医院检查。

2. 如服用过量或出现严重不良反应，应立即就医。

双环醇

【类别】肝病治疗药。

【作用机制】双环醇对四氯化碳、D-氨基半乳糖、对乙酰氨基酚引起的小鼠急性肝损伤的氨基转移酶升高、小鼠免疫性肝炎的氨基转移酶升高有降低作用，肝脏组织病理形态学损害有不同程度的减轻。体外试验结果显示双环醇对肝癌细胞转染人乙肝病毒的2.2.15细胞株具有抑制HBeAg、HBV DNA、HBsAg分泌的作用。

【适应证】用于治疗慢性肝炎所致的氨基转移酶升高。

【禁用与慎用】

1. 对本品和本品中其他成分过敏者禁用。

2. 有肝功能失代偿者如胆红素明显升高、低白蛋白血症、肝硬化腹水、食管静脉曲张出血、肝性脑病及肝肾综合征慎用或遵医嘱。

【给药途径和剂量】口服，成年人常用剂量每次25mg，必要时可增至50mg，每日3次，最少服用6个月或遵医嘱，应逐渐减量。

【不良反应】偶见头晕、皮疹、腹胀、恶心，极个别患者出现头痛、血清氨基转移酶升高、睡眠障碍、胃部不适、血小板下降、一过性血糖及血肌酐升高等。

【药动学】口服本品25mg，T_{max}为1.8小时，峰浓度C_{max}为50ng/ml，吸收半衰期为0.84小时，消除半衰期为6.26小时，C_{max}和AUC与剂量成正比。多次重复给药，体内药物无蓄积现象。餐后口

服本品可使本品 C_{max} 升高。

【观察指标】在用药期间密切观察患者临床症状、体征和肝功能变化，疗程结束后也应加强随访。

【用药宣教】个别患者可能出现的不良反应均为轻度或中度，不必停药或短暂停药、对症治疗即可缓解。

水飞蓟宾

【类别】肝病治疗药。

【作用机制】水飞蓟宾能够稳定肝细胞膜，保护肝细胞的酶系统，清除肝细胞内的活性氧自由基，从而提高肝脏的解毒能力，避免肝细胞在长期接触毒物、服用肝毒性药物、吸烟、饮酒等情况下受到损伤。

【适应证】用于急、慢性肝炎，脂肪肝的肝功能异常的恢复。

【禁用与慎用】

1. 对本品过敏者禁用。

2. 妊娠期、哺乳期妇女用药的安全性尚未确定。

【给药途径和剂量】口服，成年人每日 3 次，每次 70～140mg。

【不良反应】主要表现为轻微的胃肠道症状（恶心、呃逆）和胸闷等。

【药动学】据文献报道，健康人口服水飞蓟宾卵磷脂复合物 360mg（以水飞蓟宾计）后，游离血药浓度峰值为（298±96）ng/ml，峰时间为（1.6±0.3）小时，血中的平均残留时间为（3.6±0.4）小时，$AUC_{(0\sim12h)}$ 为（881±207）（ng·h）/ml。

【观察指标】在用药期间密切观察患者临床症状、体征和肝功能变化，疗程结束后也应加强随访。

【用药宣教】定期复查肝功能，避免接触肝毒性药品和毒物，戒酒。

水飞蓟宾葡甲胺

【类别】肝病治疗药。

【作用机制】本品可增高肝细胞的微粒体酶活性，加速肝的解毒能力；也可降低四氯化碳引起的大鼠血清丙氨酸转氨酶增高作用；还可稳定四氯化碳、鬼笔碱、硫化乙酰胺、猪屎豆碱等肝脏毒物引起的各种类型的肝损伤的细胞膜，从而达到明显的肝脏保护作用。

【适应证】用于急、慢性肝炎，初期肝硬化，中毒性肝损害的辅助治疗。

【禁用与慎用】孕妇、哺乳期妇女、儿童、老年人用药的安全性尚未确定，需慎用。

【给药途径和剂量】口服，每日 3 次，每次 100～200mg。

【不良反应】偶见有头晕、上腹部不适等反应。

【观察指标】在用药期间密切观察患者临床症状、体征和肝功能变化，疗程结束后也应加强随访。

【用药宣教】定期复查肝功能，避免接触肝毒性药品和毒物，戒酒。

异甘草酸镁

【类别】肝病治疗药。

【作用机制】异甘草酸镁是一种肝细胞保护剂，具有抗炎、保护肝细胞膜及改善肝功能的作用。异甘草酸镁对 D-氨基半乳糖引起大鼠急性肝损伤具有防治作用，能阻止动物血清氨基转移酶升高，减轻肝细胞变性、坏死及炎症细胞浸润；对四氯化碳引起大鼠慢性肝损伤具有治疗效果，改善四氯化碳引起慢性肝损伤大鼠的肝功能，降低 NO 水平，减轻肝组织炎症活动度及纤维化程度；对 Gal/FCA 诱发的小鼠免疫性肝损害也有保护作用，降低血清氨基转移酶及血浆 NO 水平，减轻肝组织损害，提高小鼠存活率。

【适应证】用于慢性病毒性肝炎和急性药物性肝损伤，改善肝功能异常。

【超说明书用药】预防化疗时的肝损伤。

【禁用与慎用】

1. 严重低钾血症、高钠血症、高血压、心力衰竭、肾衰竭的患者禁用。

2. 孕妇、哺乳期妇女、儿童尚未有这方面的用药经验，不推荐使用。老年患者应注意观察患者病情，慎重用药。

【给药途径和剂量】

1. 剂量

（1）慢性病毒性肝炎：每日 1 次，每次 0.1～0.2g，4 周为 1 个疗程。

（2）急性药物性肝损伤：每日 1 次，每次 0.2g，2 周为 1 个疗程。

2. 给药途径　静脉滴注，用 10%葡萄糖注射液或 5%葡萄糖注射液或 0.9%氯化钠注射液 100ml 或 250ml 稀释后静脉滴注。

【配伍禁忌】与下列药物存在配伍禁忌：灯盏细辛、多西环素、氟罗沙星、葛根素、四环素、洛美沙星、诺氟沙星、环丙沙星、培氟沙星、左氧氟沙星、头孢孟多、磷霉素、氯膦酸二钠、吗啡、依诺沙星、替加氟、乙酰半胱氨酸、氨溴索、昂丹司琼、腺苷蛋氨酸、阿魏酸钠、卡泊芬净、帕珠沙星、加替沙星。

【不良反应】假性醛固酮症、心悸、眼睑水肿、头晕、皮疹、呕吐、血钾降低。

【相互作用】与依他尼酸、呋塞米等噻嗪类及三氯甲噻嗪、氯噻酮等降压利尿剂并用时，其利尿作用可增强本品的排钾作用，易导致血钾下降，应注意监测血钾。

【药动学】动物实验表明，本品吸收后主要分布在肝，给药1小时后肝组织药物浓度与血浆药物浓度几乎相同，其次为肠和肺，睾丸、肾及胃中分布极低，脑、心、脂肪、骨骼肌、脾及卵巢中药物浓度均低于检测限。肝组织中异甘草酸镁浓度下降缓慢，其他各主要组织脏器中异甘草酸镁浓度均极低，基本无法测出。大鼠静脉注射异甘草酸镁（60mg/kg）后，主要经胆汁排泄，24小时内累计排出量占给药量的90.3%；经尿及粪便的72小时累计排泄量占给药量的4.9%。

【观察指标】

1. 治疗过程中，应定期测血压和血钾、血钠水平。

2. 本品可能引起假性醛固酮增多症，在治疗过程中如出现发热、皮疹、高血压、血钠潴留、低血钾等情况应停药。

【用药宣教】

1. 本品可能会导致血压升高，用药期间监测血压。

2. 如出现低钾血症的症状，应立即报告医生处理。

甘草酸单铵半胱氨酸

【类别】肝病治疗药。

【作用机制】

1. *保护肝细胞膜作用*　甘草酸可以直接与花生四烯酸代谢途径的启动酶-磷脂酶A2结合，抑制膜磷脂分解，起到保护肝细胞膜的作用。

2. *解毒、抗氧化作用*　自由基损伤是自由基产生和清除失衡的结果，体内的硫基氧化还原是维持细胞的氧化还原稳态、抗过氧化损伤的重要机制。半胱氨酸可能通过硫基的直接抗过氧化发挥其药理作用。此外，半胱氨酸是组成谷胱甘肽的重要成分，能够提高体内谷胱甘肽含量，谷胱甘肽具有解毒、抗氧化等多种重功能。

3. *抗炎作用*　①类皮质激素作用，甘草酸结构与糖皮质激素类似，能够与靶细胞的糖皮质激素受体结合，从而减缓糖皮质激素在体内的代谢，产生皮质激素样作用，而半胱氨酸可以部分抵消甘草酸潜在的醛固酮样副作用。②对花生四烯酸代谢酶的阻碍作用，通过与脂酶A2结合，以及与作用于花生四烯酸使其产生炎性介质的脂氧化酶结合，选择性地阻碍这些酶的磷酸化而抑制其活化。

4. *免疫调节作用*　包括对T细胞活化的调节作用，对γ干扰素的诱导作用，活化NK细胞作用，促进胸腺外T淋巴细胞分化作用。

5. *抗肝纤维化*　甘草酸可以显著抑制Ⅰ、Ⅱ型前胶mNRA的表达，减轻肝细胞的炎症反应，同时甘草酸的糖皮质激素样作用可以降低谷氨酸羟化酶活性，促进胶原降解，从而缓解肝纤维化。

6. *抑制病毒增殖和对病毒的灭活作用*　甘草酸能够抑制乙肝病毒感染细胞的外分泌，抑制肝细胞内的病毒，保护肝细胞的进一步损伤。

【适应证】本品具有抗肝中毒、降低丙氨酸氨基转移酶活性、恢复肝细胞功能的作用，主要用于慢性迁延性肝炎、慢性活动性肝炎、急性肝炎、肝中毒、初期肝硬化。亦可用于过敏性疾病。

【禁用与慎用】严重低钾血症、高钠血症、高血压、心力衰竭、肾衰竭患者禁用，对本品过敏者禁用。

【给药途径和剂量】静脉滴注，每次100～250ml，每日1次。

【配伍禁忌】尚不明确。

【不良反应】个别患者可见食欲缺乏、恶心、呕吐、腹胀，皮肤瘙痒、荨麻疹、口干、水肿，以及头痛、头晕、心悸及血压增高，以上症状一般较轻，不影响治疗。

【相互作用】利尿剂可增强本品所含的甘草酸的排钾作用，因此，本品与袢利尿剂、噻嗪类利尿剂及降压利尿剂三氯甲噻嗪、氯噻酮等合用，可能出现低钾血症（乏力感、肌力低下），需观测血清钾含量。

【药动学】未找到本品可靠参考文献。以下为复方甘草酸单铵注射液家兔体内药动学研究。家兔静脉注射50 mg/kg后甘草酸单铵在体内血药峰值为（470.3±85.9）mg/L、达峰时间为（30.1±16.2）分钟，药时曲线下面积为（95 752.4±5781.5）mg/（L·min），清除率为（0.8±0.2）ml/（min·kg），表观分布容积为（0.9±0.03）L/kg，半衰期为（145.3±35.3）分钟。

【观察指标】治疗过程中应定期监测血压，血清钾、钠浓度，如出现高血压、水钠潴留、低血钾等情况应停药或适当减量。

【用药宣教】本品可能会影响血压，高血压患者须监测血压，并调整降压药的剂量。

精氨酸谷氨酸

【类别】氨基酸类。

【妊娠安全等级】C。

【作用机制】本品在体内离解为精氨酸和谷氨酸，具有降低血氨作用及增加肝脏精氨酸酶活性的作用。

【适应证】用于慢性肝病引起的高氨血症的辅助治疗。

【禁用与慎用】

1. 对本品中任何成分过敏者禁用。

2. 暴发性肝衰竭患者因体内缺乏精氨酸酶不宜使用本品。

3. 重度肾功能不全患者慎用。

【给药途径和剂量】

1. 剂量　成年人每日推荐剂量 20g（以精氨酸谷氨酸计），缓慢静脉滴注。通常老年患者的生理功能低下，应减少剂量。

2. 给药途径　200ml 本品滴注时间在 2 小时以上。可根据患者年龄、症状等酌情调整剂量。

【配伍禁忌】尚不明确。

【不良反应】

1. 精神神经系统　感觉麻木、面部紧绷、发热、头晕、头痛等。

2. 消化系统　恶心、呕吐等。

3. 循环系统　心悸、胸部不适、气短等。

4. 其他　潮红、四肢关节疼痛或不适。

【相互作用】

1. 与全身麻醉剂、巴比妥类合用可抑制氨在肝脏的代谢。

2. 与异烟肼合用可增加血氨浓度。

3. 与离子交换树脂合用可能增强氨中毒。

4. 与利尿药、噻嗪类利尿药合用，血钾水平降低导致氨代偿性增加。

【药动学】本品静脉给药后，在体内离解为精氨酸和谷氨酸。有研究显示，10 名受试者静脉滴注谷氨酸精氨酸注射液（10g）后 1～1.5 小时体内精氨酸、谷氨酸浓度均达峰值，精氨酸被肝脏内精氨酸酶分解为尿素和鸟氨酸，鸟氨酸参与鸟氨酸循环在肝脏代谢，经肾小球滤过后几乎被肾小管完全重吸收，其消除半衰期约为 2 小时。谷氨酸与血中过多的氨结合成为无害的谷氨酰胺，由尿排出。

【观察指标】监测血氨。

【用药宣教】本品滴注时间较长，不可随意调节滴注速度，以免出现不良反应。

第六节　治疗便秘药物

聚乙二醇

【类别】治疗便秘药物。

【妊娠安全等级】B。

【作用机制】聚乙二醇是线性长链聚合物，通过氢键固定水分子，使水分保留在结肠内，使粪便含水并软化粪便，恢复粪便体积和重量至正常，促进排便的最终完成，从而改变便秘症状。

【适应证】用于成年人及 8 岁以上儿童（包括 8 岁）便秘的症状治疗。儿童应为短期治疗，最长疗程不应超过 3 个月。

【禁用与慎用】小肠或者结肠疾病患者如炎性肠病（如溃疡性结肠炎、克罗恩病）、肠梗阻、肠穿孔、消化道出血、中毒性肠炎、中毒性巨结肠或肠扭转患者，未诊断明确的腹痛患者，已知对聚乙二醇或本品的其他成分过敏患者，果糖不耐受患者（本品含有山梨糖醇）禁用。

【给药途径和剂量】

1. 剂量　每次 10g，每天 1～2 次；或每天 20g，顿服。

2. 给药途径　本品散剂溶于 100～200ml 水中后服用。服用后 24～48 小时显效。

【不良反应】

1. 当大剂量服用时，有出现腹泻的可能，停药后 24～48 小时即可消失，随后可减少剂量继续治疗。

2. 肠功能紊乱患者有出现腹痛的可能。

3. 据报道，偶有腹胀和恶心。

4. 罕有过敏性反应，如皮疹、荨麻疹和水肿。

【相互作用】本品可加快排泄，可能影响其他药物的吸收。如需同时服用其他药物，请至少间隔 2 小时。

【药动学】本品口服后既不被消化道吸收，亦不参与生物转化。

【观察指标】用药后如果出现腹泻，建议监测电解质，以免出现电解质紊乱。

【用药宣教】用药期间应多饮水，多吃富含膳食纤维的食物，并加强身体锻炼和排便反射恢复训练，以增强疗效。

开塞露

【类别】治疗便秘药物。

【妊娠安全等级】C。

【作用机制】本品为润滑性泻药。注入直肠后不被吸收，能润滑、刺激肠壁，软化大便使其易于排出。泻下作用温和。外用具有保湿作用，可保持局部皮肤柔韧、湿润，防止干燥。

【适应证】用于清洁灌肠或便秘。

【禁用与慎用】

1. 对本品过敏者禁用。肠道穿孔患者，恶心、呕吐、剧烈腹痛患者，痔疮伴出血患者禁用本品灌肠制剂。

2. 婴儿慎用。

【给药途径和剂量】

1. 剂量

（1）开塞露：成年人每次20ml，儿童每次10ml，婴儿酌情减量。

（2）灌肠剂：每次60ml。

2. 给药途径　将容器顶端刺破或剪开，涂以少许油脂，缓慢插入肛门，然后将药液挤入直肠内。灌肠剂，使少量药液流出滋润管口，取侧卧位插入肛门内6～10cm，将药液缓慢注入直肠内，然后用棉球按住肛门1～2分钟。

【用药宣教】刺破或剪开后的注药导管的开口应光滑，以免擦伤肛门或直肠。

硫酸镁

【类别】治疗便秘药物，矿物质补充剂，抗惊厥药。

【妊娠安全等级】A/B。

【作用机制】本品口服可作为泻药，通过渗透滞留液体，使结肠膨胀，增加粪便含水量，并引起肠道活动的机械刺激。非肠道给药可作为中枢神经抑制剂，也可作为平滑肌、骨骼和心肌功能的抑制剂。抗惊厥作用被认为是由中枢神经系统抑制产生的，主要是通过减少运动神经末梢释放的乙酰胆碱，从而产生周围神经肌肉阻滞。同时对血管平滑肌有舒张作用，使痉挛的外周血管扩张，降低血压，因而对子痫有预防和治疗作用，对子宫平滑肌收缩也有抑制作用，可用于治疗早产。

【适应证】口服缓解急性便秘，排便，为肠镜检查做准备。非肠道给药用于控制妊娠毒血症、癫痫和急性肾炎的癫痫发作，预防和治疗低镁血症。局部减少水肿、炎症和瘙痒。常用于妊娠高血压，降低血压，治疗先兆子痫和子痫，也用于治疗早产。

【超说明书用药】可用于治疗三叉神经痛，咯血，腹泻，偏头痛，心律失常，病毒性心肌炎，支气管哮喘，肺心病，心力衰竭，重症肺炎，急性水肿性胰腺炎，胆道蛔虫病，尖端扭转型室性心动过速。

【禁用与慎用】

1. 禁用于心肌损伤，心肌梗死，心搏骤停（某些心律失常除外）。分娩前2小时禁止静脉给药。口服禁用于腹痛、恶心、呕吐、粪便嵌塞，或肠道刺激、梗阻、穿孔的患者。

2. 肾脏功能不全患者，服用洋地黄类药品的患者，同时使用其他中枢神经系统抑制剂、神经肌肉阻滞剂或强心苷的患者，哺乳期妇女、儿童慎用。

【给药途径和剂量】

1. 剂量

（1）导泻：成年人，口服10～15g，每日1次。

（2）子痫前期、惊厥：成年人，肌内或静脉给药，4g本品用250ml 5%葡萄糖注射液稀释后缓慢滴注，然后每4小时臀部肌肉轮流注射4～5g。

（3）低镁血症

1）成年人，肌内或静脉给药。轻度低镁血症，1g，每6小时一次；严重低镁血症，0.25g/kg，持续给药超过4小时。

2）儿童，静脉注射20～100mg/kg，每4～6小时一次，必要时给药。

（4）全静脉营养：成年人，静脉注射0.5～3g/d。

2. 给药途径

（1）口服：在早上或下午温水冲服，可用柠檬汁或橙汁来掩饰苦味和咸味。

（2）肌内注射：成年人使用50%的浓度，儿童使用20%的浓度。

（3）静脉给药：与医生确认静脉滴注的浓度和速度，尤其是婴儿和儿童。可给予浓度为20%的未稀释溶液直接静脉注射，0.15g本品至少注射1分钟。静脉输液：滴注时间超过4小时，滴注速度不可超过静脉注射速度。

【配伍禁忌】与10%的脂肪乳剂、两性霉素B、葡萄糖酸钙、克林霉素、环孢素、多巴酚丁胺、硫酸多黏菌素B、普鲁卡因、碳酸氢钠存在配伍禁忌。通过Y型管给药与胺碘酮、两性霉素B、胆固醇、头孢吡肟存在配伍禁忌。

【不良反应】

1. 静脉注射硫酸镁常引起潮红、出汗、口干等症状，快速静脉注射时可引起恶心、呕吐、心慌、头晕，个别出现眼球震颤，减慢注射速度症状可消失。

2. 肾功能不全者用药剂量大时可发生血镁积聚，血镁浓度达 5mmol/L 时，可出现肌肉兴奋性受抑制，感觉反应迟钝，膝腱反射消失，呼吸开始受抑制，血镁浓度达 6mmol/L 时可发生呼吸停止、心律失常、心脏传导阻滞，浓度进一步升高，可使心搏停止。

3. 连续使用硫酸镁可引起便秘，部分患者可出现麻痹性肠梗阻，停药后好转。

4. 极少数血钙降低，再现低钙血症。

5. 镁离子可自由透过胎盘，造成新生儿高镁血症，表现为肌张力低、吸吮力差、不活跃、哭声不响亮等，少数有呼吸抑制现象。

6. 少数孕妇出现肺水肿。

【相互作用】与神经肌肉阻滞剂合用可能加重呼吸抑制和呼吸暂停。

【药动学】肌内注射后 20 分钟起效，口服 1～2 小时起效。静脉注射几乎立即起作用，作用持续 30 分钟，治疗先兆子痫和子痫有效血镁浓度为 2～3.5mmol/L，治疗早产的有效血镁浓度为 2.1～2.9mmol/L，个体差异较大。肌内注射和静脉注射，药物均由肾脏排出，排出的速度与血镁浓度和肾小球滤过率相关。

【观察指标】

1. 静脉注射时要持续观察。如需要，每 10～15 分钟检查一次血压和脉搏。

2. 实验室检测：监测肠外用药患者的血浆镁水平。血浆中镁含量超过 4mmol/L 会引起深部腱反射减弱和镁中毒的其他症状。超过 10～15mmol/L 时发生心搏骤停。同时监测钙和磷的水平。

3. 镁毒性（高镁血症）的早期指标包括泻药作用、极度口渴、温暖感、镇静、精神错乱、深腱反射减弱和肌肉无力。

4. 密切监测呼吸频率。如果频率低于 12 次/分，请立即报告。

5. 每次重复给药前检查髌骨反射。情绪低落或缺乏反射是早期镁中毒的有用指标。

6. 检查排尿量，特别是肾功能受损患者。如果每次用药前 4 小时尿排出量小于 100ml，则需停止治疗。

7. 观察母亲在分娩前几小时内注射硫酸镁的新生儿是否有呼吸和神经肌肉抑制等毒性症状。

8. 观察接受低镁血症药物治疗的患者以下症状的改善情况：易怒、舞蹈性动作、震颤、抽搐、肌肉痉挛、心动过速、高血压、精神病样行为。

9. 准备好葡萄糖酸钙以防硫酸镁中毒。

【用药宣教】

1. 服用口服药物时要喝足量的水，以防止体内水分的流失。

2. 用药时，哺乳期妇女应停止哺乳。

多库酯钠

【类别】治疗便秘药物。

【妊娠安全等级】C。

【作用机制】本品是具有乳化、润湿作用的阴离子表面活性剂，通过降低表面张力，促进水、脂肪渗透和粪便软化，使粪便更容易排出。

【适应证】用于应避免排便时用力过猛（如肛门直肠手术后）的患者，以及治疗便秘伴硬、干大便。

【禁用与慎用】

1. 弛缓性便秘、恶心、呕吐、腹痛、粪便嵌塞、结肠和直肠结构异常、肠梗阻或穿孔患者，限制钠摄入患者，孕妇禁用。

2. 有心力衰竭、水肿、糖尿病及混合性贫血病史患者慎用。

【给药途径和剂量】

1. 剂量

（1）成年人，口服，50～500mg/d。灌肠，50～100mg 加入灌肠液。

（2）儿童，口服，年龄＜3 岁者，10～40mg/d；年龄 3～6 岁者，20～60mg/d；年龄 6～12 岁患者，40～120mg/d。

2. 给药途径　口服，用适量温水送服。

【不良反应】偶有轻度腹部绞痛、腹泻、恶心、苦味。喉咙刺激（液体制剂），皮疹。

【相互作用】本品会增加矿物油的全身吸收。可能增强其他药物的肝毒性，故不宜与其他具有肝毒性的药物同时使用。

【药动学】本品口服后经胃肠道吸收，经胆汁排泄。

【观察指标】

1. 如果出现腹泻，停止用药并通知医生。

2. 一般在第一次给药后 1～3 天起效。

【用药宣教】

1. 每次服用应充分补充液体。口服液（非糖浆）可以和牛奶、果汁或婴儿配方奶粉一起服用以掩盖苦味。

2. 不要与矿物油同时服用。

3. 不要长期服用，辅以适当的饮食管理或治疗便秘的潜在原因。

复方聚乙二醇电解质（Ⅰ、Ⅱ、Ⅲ、Ⅳ）

【类别】治疗便秘药物，术前肠道清洁准备药物。

【妊娠安全等级】B。

【作用机制】本品为复方制剂，其组分为聚乙二醇 4000、无水硫酸钠、氯化钠、氯化钾、碳酸氢钠。本品通常在 4 小时内导致腹泻，快速清洁肠道。聚乙二醇 4000 的渗透活性和电解质的浓度不影响离子或水的吸收或排出。大量应用对液体或电解质平衡无明显改变。

【适应证】用于治疗功能性便秘，大肠内镜检查和大肠手术前处置时的肠道内容物的清除。

【禁用与慎用】

1. 肠道梗阻、肠穿孔、胃潴留、消化道出血、中毒性肠炎、中毒性巨结肠患者禁用。对本品各组分过敏者禁用。

2. 严重溃疡性结肠炎患者、冠心病、陈旧性心肌梗死或肾功能不全的患者慎用；有肠道狭窄或便秘等肠内容物潴留的患者，应在确认给药前一日或给药当日排便后谨慎给药，以免引起肠内压升高；有肠管憩室的患者，由于肠道内压升高，有引起肠穿孔的报告，应慎用。

【给药途径和剂量】

1. 剂量　将本品全部溶解于水，搅拌均匀。配制成 1L 的溶液。成年人 1 次量 2～4L，以每 1 小时约 1L 的速度口服，在排出液变为透明液体时可结束给药；总给药量不能超过 4L。

2. 给药途径

（1）大肠手术前处置：手术前一日午餐后禁食（可以饮水），午餐 3 小时后开始给药。

（2）大肠内镜检查前的处置

1）检查当日给药：当日早餐禁食（可以饮水），预定检查时间约 4 小时前给药。

2）检查前一日给药：前一日晚餐后禁食（可以饮水），晚餐后 1 小时给药。前一日的早餐、午餐应该吃残渣少的食物，晚餐应该吃不含固形食物的流食。

【不良反应】常见恶心、饱胀感，少见腹痛、呕吐、肛门不适等一过性消化道反应。另个别病例可能出现与过敏性反应有关的荨麻疹，以及贲门撕裂出血、食管穿孔、心搏骤停、肺水肿引起的呼吸困难、呕吐和误吸引起胸部 X 线蝴蝶样浸润等。

【相互作用】服用本品前 1 小时口服的其他药物可能经消化道排出，从而影响人体对该药物的吸收。

【药动学】聚乙二醇电解质散口服，聚乙二醇总的吸收量甚微，仅 0.06%，且其 90%以原形从尿中排出。

【观察指标】

1. 当服用约 1L 后仍未排便时，在确认没有呕吐、腹痛之后才可以重新给药，并密切观察，直至排便。

2. 开始服药 1 小时后，肠道运动加快，排便前患者可能感到腹胀。如有严重腹胀或不适，可放慢服用速度或暂停服用，待症状消除后再继续服用直至排出水样清便。

【用药宣教】

1. 服药时间：于术前或检查前 4 小时服用，其中服药时间约为 3 小时，排空时间约为 1 小时。

2. 服药前 3～4 小时至手术或检查完毕，患者不得进食固体食物。

3. 服药后约 1 小时开始排便。

4. 按服用方法及用量服药，每次服药时应尽可能快速服完。

甘油

【类别】治疗便秘药物。

【妊娠安全等级】C。

【作用机制】润滑性泻药。本品注入直肠后，不被吸收，能润滑、刺激肠壁，软化大便使其易于排出。泄下作用温和。

【适应证】用于清洁灌肠或便秘。

【禁用与慎用】

1. 肠道穿孔、恶心呕吐、剧烈腹痛、痔疮伴有出血等患者禁用灌肠剂。

2. 严重心力衰竭患者慎用。

【给药途径和剂量】

1. 剂量　栓剂，每次 1 粒塞入肛门（成年人用大号栓，小儿用小儿栓），对小儿及年老体弱者较为适宜。灌肠液，肛门注入。便秘，每次 60ml，小儿用量酌减。清洁灌肠一次 110ml，重复 2～3 次。

2. 给药途径　取下本品包装帽盖，让少量药液流出滋润管口，患者侧卧位插入肛门内（小儿插入 3～7cm，成年人插入 6～10cm ）。用力挤压容器，将药液缓慢注入直肠内，注完后，将注入管缓缓拔出，然后用清洁棉球按住肛门 1～2 分钟，通常 5～15 分钟可以排便。

【用药宣教】刺破或剪开后的注药导管的开口应光滑，以免擦伤肛门或直肠。

聚卡波非钙

【类别】治疗便秘药物。

【妊娠安全等级】C。

【作用机制】聚卡波非为亲水的聚丙烯酸树脂，为肠道吸水剂，对水具有显著的结合能力，能吸收自身重量 60 倍的水。用于治疗腹泻时可吸收排泄物中的游离水分，使之形成胶冻状，产生成形大便。作为容积性泻药时，能保留肠道内的游离水分，使肠道内压力增加，肠蠕动增强，产生成形大便。

【适应证】用于伴有憩室炎或肠易激综合征的便秘或腹泻，急性非特异性腹泻。

【禁用与慎用】

1. 急性腹部疾病（阑尾炎、肠出血、溃疡性结肠炎）的患者，手术后有可能发生肠梗阻的患者，高钙血症患者，肾结石患者，肾功能不全（轻度肾功能不全和透析中的患者除外）的患者，对本品的有效成分有既往过敏史的患者禁用。

2. 妊娠期及哺乳期妇女慎用。

【给药途径和剂量】

1. 剂量

（1）成年人，口服，1g，每日 3 次（最大日剂量：6g）。

（2）儿童，口服，年龄 6～12 岁，每次 0.5g，每日 1～3 次（最大日剂量：3g）。年龄＜6 岁，每次 0.5g，每日 1～2 次（最大日剂量：1.5g）

2. 给药途径　治疗便秘时，至少用 180～240ml 的水或患者选择的其他液体送服。治疗腹泻时，至少用 60～90ml 液体送服。咀嚼过的药片不能干吞。如果腹泻严重，剂量可以每 30 分钟重复，直至每日最大剂量。

【不良反应】消化系统偶见胀气、肠梗阻，泻药依赖（长期使用）。

【相互作用】

1. 活性维生素 D 制剂（如阿尔法骨化醇、骨化醇）会促进肠道钙吸收，与本品合用易发生高钙血症。

2. 钙制剂（如 L-天冬氨酸钙、乳酸钙等）与本品合用会导致钙摄取过量，并导致本品脱钙状态下与钙离子发生再结合，减弱本品的药效。

3. 本品可增强地高辛等强心苷的作用，导致心律失常。

4. 本品可与四环素类抗生素（四环素、米诺环素等）、喹诺酮类抗菌药物（诺氟沙星、培氟沙星、妥舒沙星等）形成螯合物，影响抗菌药物的吸收，降低疗效。

5. 质子泵抑制剂（奥美拉唑、兰索拉唑等）、H_2受体拮抗药（法莫替丁、雷尼替丁等）、制酸剂（氢氧化铝、氢氧化镁等）可导致胃内 pH 上升，抑制本品脱钙从而降低药效。

【药动学】聚卡波非口服后在体内不被吸收，12～72 小时可起效排便，药物在体内不被代谢，随粪便排出。

【观察指标】

1. 评估药物的有效性。如止泻药无效，应向医生报告。

2. 若有直肠出血、大便颜色很深或腹痛，及时报告。

【用药宣教】

1. 服药后可能会在 12～72 小时排便。

2. 按医嘱服药。如果反应不充分，不要增加剂量。不要同时使用其他泻药。

普芦卡必利

【类别】治疗便秘药物。

【作用机制】普芦卡必利是一种二氢苯并呋喃甲酰胺类化合物，为选择性、高亲和力的 5-羟色胺受体激动剂，具有促肠动力活性。体内外研究结果显示，普芦卡必利可通过 5-HT_4受体激活作用来增强胃肠道中蠕动反射和推进运动模式。

【适应证】用于治疗成年女性患者中通过轻泻剂难以充分缓解的慢性便秘症状。

【超说明书用药】男性便秘。

【禁用与慎用】

1. 对本品活性成分或任何辅料过敏的患者，肾功能不全需要透析的患者，由于肠壁结构性或功能性异常引起的肠穿孔或梗阻、机械性肠梗阻、严重肠道炎性疾病，如克罗恩病、溃疡性结肠炎和中毒性巨结肠/巨直肠的患者，近期接受过肠部手术的患者禁用。

2. 未对本品在严重及临床不稳定的伴随疾病的患者（如肝脏、心血管或肺脏疾病、神经或精神疾病、癌症或 AIDS 及其他内分泌疾病）中进行研究。当向这些患者开具本品时，应该谨慎。应特别慎用于有心律失常或缺血性心血管病病史的患者。正在服用已知可引起 QTc 间期延长的药物治疗的患者应慎用。

3. 不建议儿童、小于 18 岁的青少年、孕妇、哺乳期妇女使用本品。

【给药途径和剂量】

1. 剂量　成年人，每日 1 次，每次 2mg。老年患者（>65 岁），起始剂量为每日 1 次，每次 1mg，如有需要，可增加至每日 1 次，每次 2mg。建议严重肝、肾功能不全患者的给药剂量降为 1mg。>65 岁的老年患者起始剂量为 1mg，如有需要，可增加至 2mg。

2. 给药途径　口服，餐前餐后均可服用。

【不良反应】

1. 营养及代谢　少见食欲减退。

2. 神经系统　很常见头痛，常见头晕，少见震颤。

3. 心血管系统　少见心悸。

4. 消化系统　很常见恶心、腹泻、腹痛，常见呕吐、消化不良、直肠出血、胃肠胀气、肠鸣音异常。

5. 肾脏及泌尿系统　常见尿频。

6. 全身及给药部位情况　常见疲劳，少见发热、全身乏力。

【相互作用】体外数据表明，普芦卡必利发生药物相互作用的可能性低，治疗浓度的普芦卡必利预计不会影响经 CYP 介导的合并用药的代谢。

【药动学】2mg 的普芦卡必利在单次口服给药后被迅速吸收，在 2～3 小时达到血药浓度峰值。绝对口服生物利用度>90%。同时摄入食物不影响本品的口服生物利用度。本品分布广泛，稳态分布容积为 567L。血浆蛋白结合率约为 30%。代谢不是本品清除的主要途径。在体外，通过人类肝脏代谢非常缓慢，仅有少量代谢产物。

【用药宣教】

1. 如果患者用药期间出现心悸，应咨询医生。

2. 使用本品时，如发生严重腹泻，口服避孕药的效果可能会降低，建议采取其他避孕方法，以预防可能发生的口服避孕失败。

乳果糖

【类别】治疗便秘药物。

【妊娠安全等级】C。

【作用机制】乳果糖在结肠中被消化道菌丛转化成有机酸，导致肠道内 pH 下降，并通过保留水分增加粪便体积。上述作用刺激结肠蠕动，保持大便通畅，缓解便秘，同时恢复结肠的生理节律。在肝性脑病、肝性脑病前期，上述作用促进肠道嗜酸菌（如乳酸杆菌）的生长，抑制蛋白分解菌，使氮转化为离子状态，通过降低结肠 pH，发挥渗透效应。并改善细菌氮代谢，从而发挥导泻作用。

【适应证】慢性或习惯性便秘，调节结肠的生理节律。对于肝性脑病，用于治疗和预防肝性脑病或昏迷前状态。

【超说明书用药】痔切除术后恢复正常排便习惯，用于经钡剂检查有严重便秘的老年患者进行排便，用于治疗儿童慢性便秘。

【禁用与慎用】

1. 半乳糖血症患者，肠梗阻、急腹痛患者，同时服用其他导泻药者，对乳糖及其组分过敏者禁用。

2. 糖尿病，做电灼手术（直肠镜、结肠镜）时，老年人和虚弱的患者、儿童慎用。

【给药途径和剂量】

1. 剂量

（1）门静脉系统性脑病的防治

1）成年人，口服，30～45ml，每日 2 次或 3 次，调整至每天 2～3 次软大便。

2）青少年/儿童，口服，每日 40～90ml，分次使用，调整至每天 2～3 次软大便。

3）婴儿：口服，每日 2.5～10ml，分 3～4 次服用，调整至每天 2～3 次软大便。

（2）治疗急性门静脉系统性脑病：成年人，口服，30～45ml，每 1～2 小时 1 次，直到患者排便，调整至每天 2～3 次软大便。

（3）慢性便秘

1）成年人，起始剂量 30～45ml/d，维持剂量 1～25ml/d。

2）7～14 岁儿童，起始剂量 15ml/d，维持剂量 10ml/d。

3）3～6 岁儿童，起始剂量 5～10ml/d，维持剂量 5～10ml/d。

4）婴儿：起始剂量 5ml/d，维持剂量 5ml/d。

2. 给药途径　可与果汁、水或牛奶一起食用，以增加适口性。与大量的液体同时服用可增强通便效果。治疗几天后，可根据患者情况酌减剂量。宜在早餐时 1 次服用。

【不良反应】治疗起始几天可能会有腹胀，通常继续治疗即可消失，当剂量高于推荐治疗剂量时，可能会出现腹痛和腹泻，此时应减少使用剂量。

【药动学】乳果糖口服后几乎不被吸收，可以原形到达结肠，继而被肠道菌群分解代谢。在 25～

50g（40～75ml）剂量下，可完全代谢；超过该剂量时，则部分以原形排出。

【观察指标】

1. 对于儿童，如果初始剂量引起腹泻，需立即减量。如果腹泻持续，需停药。

2. 促进便秘药物治疗期间，建议患者增加液体摄入（1500～2000ml/d）；老年人通常需限制自己的饮酒量。乳果糖引起的肠内渗透变化可能引起肠道水分流失和潜在的高钠血症。

【用药宣教】

1. 药物到达结肠时才开始起效，需要 24～48 小时。由于药物作用缓慢，不要自行服用另一种泻药。

2. 如果腹泻（腹泻是服用过量的一种症状）。可能需要调整剂量。

利那洛肽

【类别】治疗便秘用药。

【妊娠安全等级】C。

【适应证】用于伴便秘的肠易激综合征、慢性特发性便秘。

【作用机制】本品为鸟粪便嘌呤环化酶-C（GC-C）激动剂，本品及其活性代谢产物均与GC-C结合，作用于肠上皮细胞表面，使 GC-C 活化，GC-C 活化可导致细胞内和细胞外环磷酸鸟苷的浓度升高，细胞内环磷酸鸟苷浓度升高，刺激氯化物和碳酸氢盐分泌进入肠腔，主要通过囊性纤维化跨膜传导调节因子离子通道，使肠道内液体增多，肠道运输加速。

【禁用与慎用】

1. 对孕妇尚无足够良好对照的临床研究，只有当本品收益大于对胎儿的风险时才使用。

2. 本品是否分泌至乳汁未知，推荐剂量下本品及其代谢产物血药浓度低于检测限，哺乳期妇女慎用。

3. 本品禁用于 6 岁以下儿童，避免用于 6～17 岁儿童。

【给药途径和剂量】

1. 伴便秘的肠易激综合征，推荐剂量为 290μg，每日 1 次，于早餐前至少 30 分钟空腹服用。

2. 慢性特发性便秘，推荐剂量为 145μg，每日 1 次，于早餐前至少 30 分钟空腹服用。

【不良反应】

1. 治疗肠易激综合征常见（≥2%）胃肠道反应，包括腹泻、腹痛、胃肠胀气、腹胀、病毒性肠炎、头痛。少见胃食管反流性疾病、呕吐、疲乏、便血、过敏反应、荨麻疹。

2. 治疗慢性特发性便秘常见（≥2%）腹泻、腹痛、胃肠胀气、腹胀、上呼吸道感染、鼻窦炎，少见消化不良、大便失禁、病毒性胃肠炎、直肠出血、便血、黑便、过敏反应、荨麻疹。

【相互作用】尚不明确。

【药动学】口服极少吸收，给予 145μg 或 290μg 后，血药浓度均低于检测限。本品主要在胃肠道内被代谢，活性代谢产物为终端酪氨酸缺失。本品及其代谢产物主要在肠道内降解为小分子肽和氨基酸。以 290μg 连服 7 天，粪便中回收的活性多肽，空腹服用时为 5%，餐后服用时为 3%。

【观察指标】观察大便的次数。

【用药宣教】本品最常见不良反应为腹泻，如发生严重腹泻，应停用本品，并与医护人员联系。

第七节　止泻药、肠道抗炎药、肠道抗感染药等

一、肠道抗感染药

小檗碱

【类别】肠道抗感染药。

【作用机制】本品为毛茛科植物黄连根茎中所含的一种主要生物碱，可由黄连、黄柏或三棵针中提取，也可人工合成。

【抗菌谱】本品对细菌只有微弱的抑菌作用，但对志贺菌属、大肠埃希菌引起的肠道感染有效。

【适应证】用于肠道感染，如胃肠炎。

【超说明书用药】本品可用于小儿腮腺炎、心力衰竭、心律失常、高血压、高脂血症、消化性溃疡、肠易激综合征、糖尿病、血小板聚集、胆囊炎、辅助治疗癌症、脓疱疮、痱子、多囊卵巢综合征。

【禁用与慎用】

1. 溶血性贫血患者及葡萄糖-6-磷酸脱氢酶缺乏患者禁用。

2. 妊娠期前 3 个月慎用。

【给药途径和剂量】

1. 剂量

（1）成年人，口服，每次 0.1～0.3g，每日 3 次。

（2）儿童，口服。年龄 1～3 岁，体重 10～15kg，每次 0.05～0.1g。年龄 4～6 岁，体重 16～21kg，每次 0.1～0.15g。年龄 7～9 岁，体重 22～27kg，每次 0.15～0.2g。年龄 10～12 岁，体重 28～32kg，每次 0.2～0.25g。频次均为每日 3 次。

2. 给药途径　口服。

【不良反应】口服不良反应较少，偶有恶心、呕吐、皮疹和药热，停药后消失。

【相互作用】含鞣质的中药与本品合用后，由于鞣质是生物碱沉淀剂，二者结合，生成难溶性鞣酸盐沉淀，降低疗效。

【用药宣教】本品味苦，服用时尽量吞服，不应含服或咀嚼后服用。

利福昔明

【类别】利福霉素类抗生素。

【妊娠安全等级】C。

【作用机制】本品是广谱肠道抗生素，是利福霉素 SV 的半合成衍生物。利福昔明和其他利福霉素类抗生素一样，通过与细菌 DNA-依赖 RNA 聚合酶的β亚单位不可逆地结合而抑制细菌 RNA 的合成，最终抑制细菌蛋白质的合成。

【抗菌谱】本品与利福霉素具有同样广泛的抗菌谱，对多数革兰阳性菌和革兰阴性菌，包括需氧菌和厌氧菌的感染具有杀菌作用。对革兰阳性球菌的覆盖优于对肠杆菌的覆盖。

【适应证】适用于对利福昔明敏感的病原菌引起的肠道感染，包括急性和慢性肠道感染、腹泻综合征、夏季腹泻、旅行性腹泻和小肠结膜炎等。

【禁用与慎用】

1. 对本品或利福霉素类药过敏者，肠梗阻者，严重的肠道溃疡性病变者，痢疾，年龄＜12 岁的儿童禁用。

2. 妊娠期及哺乳期妇女、肾功能不全、严重肝功能不全者慎用。

【给药途径和剂量】成年人及 12 岁以上儿童，口服。每次 0.2g，每日 3～4 次。

【不良反应】

1. 全身不良反应　发热。

2. 中枢神经系统　头痛。

3. 消化系统　肠胃气胀、腹痛、直肠里急症、排便急、恶心、便秘、呕吐。

【相互作用】口服利福昔明只有少于 1%的剂量经肠胃吸收，所以不会引起药物的相互作用而导致全身问题。

【药动学】口服吸收不到 0.4%，达峰时间 1.21 小时。主要随粪便排出。

【观察指标】

1. 如症状加重或持续用药 48 小时仍未好转，应及时通知医生，考虑其他治疗方法。

2. 如大便内有血，应立即报告。

【用药宣教】如有下列情况，应及时报告：发热，呼吸困难，皮疹、瘙痒或荨麻疹，治疗期间或之后腹泻加重或大便中有血。

新霉素

【类别】氨基糖苷类抗生素。

【妊娠安全等级】D。

【作用机制】本品是从链霉菌中提取的氨基糖苷类抗生素，它对神经肌肉的阻滞作用最强，毒性最强。铜绿假单胞菌、厌氧菌等对本品耐药。细菌对链霉素、新霉素、卡那霉素、庆大霉素有部分或完全交叉耐药。本品全身用药有显著肾毒性和耳毒性，故目前仅限于口服或局部应用。

【抗菌谱】本品对各种革兰阴性菌，包括柠檬酸杆菌属、大肠埃希菌、肠杆菌属、克雷伯菌、变形杆菌、铜绿假单胞菌、沙雷菌属。也对某些革兰氏阳性微生物有效，特别是对青霉素敏感的和一些耐甲氧西林金黄色葡萄球菌（MRSA）菌株。

【适应证】肠道致病性大肠埃希菌引起的严重腹泻，结肠手术前肠道准备，抑制肝硬化、肝性脑病患者及易感生物引起的尿路感染的胃肠道氮形成细菌。也用于眼、耳和皮肤感染的短期局部治疗。

【禁用与慎用】

1. 以下情况禁用：肠梗阻患者禁止口服本品，溃疡性肠道病变，局部应用于大面积皮肤，肾脏疾病或听力受损患者的肠外用药，帕金森病，重症肌无力，妊娠期、哺乳期妇女。

2. 儿童慎用，鼓膜穿孔患者局部用药时慎用。

【给药途径和剂量】

1. 剂量

（1）结肠术前肠道准备

1）成年人，口服，0.5g，每小时 1 次，连续服用 4 剂，然后 1g，每 4 小时 1 次连续服用 5 剂。

2）儿童，口服，10.3mg/kg，每 4～6 小时 1 次，连用 3 天。

（2）肝性脑病

1）成年人，口服，4～12g/d，分 4 次服药，疗程为 5～6 天。

2）儿童，口服，437.5～1225mg/m^2，每 6 小时 1 次，疗程为 5～6 天。

（3）腹泻

1）成年人，口服，50mg/kg，分 4 次服药，疗程为 2～3 天。

2）儿童，口服，8.75mg/kg，每6小时1次，疗程为2～3天。

（4）皮肤感染：成年人，局部涂抹，每日1～3次。

2. 给药途径　术前肠道准备，一般在新霉素治疗开始前给予0.9%氯化钠注射液。外耳局部治疗前，需确保耳道清洁干燥。

【不良反应】

1. 全身不良反应　神经肌肉阻滞伴肌呼吸麻痹，过敏反应。

2. 消化系统　腹泻、恶心、呕吐。长期用药可能导致吸收不良样综合征，包括氰钴胺（维生素B_{12}）缺乏、低血清胆固醇。

3. 泌尿生殖系统　肾毒性。

4. 耳鼻喉　耳毒性。

5. 皮肤　发红、结垢、瘙痒、皮炎。

【相互作用】

1. 与口服避孕药（含雌激素）长期合用可能导致避孕失败，并增加出血的发生率。

2. 口服新霉素可影响洋地黄苷类、氟尿嘧啶、甲氨蝶呤、青霉素V、维生素A或维生素B_{12}的吸收，使疗效降低；因此应严密观察患者服用洋地黄类药物的疗效是否发生改变。口服新霉素的患者合用秋水仙碱及维生素A时，其维生素B_{12}的需要量可能增加。

3. 本品不宜与其他肾毒性药物及耳毒性药物合用。

4. 与神经肌肉阻滞药合用时，可能增加神经肌肉阻滞作用，导致骨骼肌无力等。

【药动学】新霉素口服很少吸收（成年人约3%，新生儿高达10%），但长期口服较大剂量，肠黏膜有溃疡或炎症时仍可吸收相当量，特别是在肾功能不全时，血药浓度可显著增高。口服后1～4小时血药浓度达峰，97%随粪便排出，半衰期为3小时。

【观察指标】

1. 对接受长期口服治疗的肝肾功能不全患者每周进行两次听力检查。

2. 实验室检测：获取基线和每日尿白蛋白、管型和细胞分析；每隔一天吃一次面包。此外，血清药物水平（据报道毒性水平为8～30μg/ml，尽管存在个体差异）。

3. 监测接受口服或肠外治疗的患者的出入量（I&O）。报告少尿或I&O比率变化。新霉素排泄降低将导致高血清药物水平及增加肾毒性和耳毒性的风险。

【用药宣教】

1. 如果使用外用新霉素时出现刺激，停止治疗并咨询医生。过敏性皮炎很常见。

2. 报告任何与耳朵或听力有关的异常症状（如耳鸣、吼声、听力丧失、头晕）。

3. 不要超处方剂量或疗程用药。

4. 服用此药时暂停母乳喂养。

二、肠道吸附剂

蒙脱石

【类别】肠道吸附剂。

【作用机制】本品具有层纹状结构及非均匀性电荷分布，对消化道内的病毒、病菌及其产生的毒素有固定、吸附作用；对消化道黏膜有覆盖能力，并通过与黏液糖蛋白相互结合，从质和量两方面修复、提高黏膜屏障对攻击因子的防御功能。

【适应证】

1. 成年人及儿童急、慢性腹泻。

2. 用于食管、胃、十二指肠疾病引起的相关疼痛症状的辅助治疗，但本品不作为解痉剂使用。

【超说明书用药】

1. 用于口腔溃疡治疗，将蒙脱石散粉末直接涂抹于溃疡表面。

2. 用于母乳性黄疸的治疗。

【禁用与慎用】对本品过敏者禁用。

【给药途径和剂量】

1. 剂量

（1）成年人，口服，每次3g，每日3次。

（2）儿童，1岁以下每日3g，1～2岁每日3～6g，2岁以上每日6～9g，均分3次服用。

2. 给药途径　服用散剂或颗粒剂时，将本品倒入半杯温开水（约50ml）中混匀快速服完。治疗急性腹泻时，首次剂量应加倍。本品服药时间：①胃炎、结肠炎、肠易激综合征需餐前服药；②腹泻应于两餐间服用；③胃食管反流、食管炎应餐后服药。

【不良反应】少数人可能产生轻度便秘。

【相互作用】如需服用其他药物，建议与本品间隔一段时间。

【药动学】本品不进入血液循环系统，并连同所固定的攻击因子随消化道自身蠕动排出体外。本品不影响X线检查，不改变大便颜色，不改变正常的肠蠕动。

【用药宣教】

1. 为避免本品影响其他药物的吸收，应在服用本品前 1 小时服用其他药物。

2. 治疗急性腹泻时，应注意纠正脱水。

3. 妊娠期及哺乳期妇女可安全服用本品。

4. 儿童可安全服用本品，但过量服用易引起便秘。

药用炭

【类别】肠道吸附剂。

【妊娠安全等级】C。

【作用机制】药用炭是一种化学惰性、无臭、无味的黑色细粉末，具有广泛的吸附活性。通过结合（吸附）有毒物质，抑制其在胃肠道的吸收、肠肝循环，从而使其从肠道中排出体外。

【适应证】通用紧急解毒剂，用于治疗大多数药物和化学药品中毒，如对乙酰氨基酚、阿司匹林、阿托品、巴比妥酸盐、洋地黄苷、苯妥英钠、士的宁、三环类抗抑郁药等。尿毒症患者胃透析（重复剂量）从胃肠道吸收各种废物；严重急性中毒。可用于吸收肠内气体，治疗消化不良、胃肠胀气。有时用作局部恶臭伤口和溃疡的除臭剂。

【超说明书用药】高脂血症。

【禁用与慎用】本品可影响小儿营养，禁止长期用于 3 岁以下小儿。

【给药途径和剂量】

1. 剂量

（1）成年人，口服，每次 0.9～3g，每日 3 次。

（2）儿童，口服，每次 0.3～0.6g，每日 3 次。

2. 给药途径　药用炭片剂或胶囊的吸附性较差，效果不如粉剂或液体形式，因此不推荐用于急性中毒的治疗。急性中毒后尽快给药（最好在 30 分钟内给药）最有效。

在紧急情况下，剂量可通过在水中搅拌足够的药用炭使浆液达到汤的稠度（在至少 240ml 水中放 20～30g）。药用炭可以吞下或通过鼻胃管给予。如果用药过快，患者可能会呕吐。如有必要，可通过向浆料中加入少量浓缩果汁或巧克力粉来改善其口感，不会明显改变其吸附活性。

【不良反应】呕吐（快速摄取大剂量引起），便秘。

【相互作用】可减少所有其他口服药物的吸收，至少间隔 2 小时给药。

【药动学】本品在胃肠道不被吸收，全部由肠道排出。

【观察指标】记录大便的外观、颜色、浓度、频率和相对数量。告知患者药用炭会将粪便染成黑色。

【用药宣教】服药期间若出现便秘，可用中药大黄饮片或番泻叶 2～6g，浸泡代茶饮即可缓解。

三、含碳水化合物的电解质

补液盐Ⅰ、补液盐Ⅱ、补液盐Ⅲ

【类别】含碳水化合物的电解质。

【妊娠安全等级】B。

【作用机制】钠离子、钾离子是维持体内恒定的渗透压所必需，而恒定的渗透压为维持生命所必需，体内的钠和钾如丢失过多，则会出现低钠综合征或低钾综合征。急性腹泻、暑天高温、劳动大量出汗均可导致上述症候，本品可以补充钠、钾及体液，调节水及电解质的平衡。

【适应证】

1. 补液盐Ⅰ、补液盐Ⅱ可用于治疗和预防急、慢性腹泻造成的轻度脱水。

2. 补液盐Ⅲ用于治疗腹泻引起的轻、中度脱水，并可用于补充钠、钾、氯。

【禁用与慎用】

1. 少尿或无尿、严重腹泻或呕吐、葡萄糖吸收障碍、肠梗阻、肠麻痹及肠穿孔、酸碱平衡紊乱伴代谢性碱中毒患者禁用。一般不用于早产儿。

2. 脑、肾、心功能不全及高钾血症患者慎用。

【给药途径和剂量】

1. 补液盐Ⅰ　临用前，将一袋 14.75g（大、小各一包）溶于 500ml 温水中，一般每日服用 3000ml，直至腹泻停止。

2. 补液盐Ⅱ　将本品 1 包 13.95g 溶于 500ml 温水中，一般每日服用 3000ml，直至腹泻停止。

3. 补液盐Ⅲ　临用前，将一袋量 5.125g 溶解于 250ml 温开水中，随时口服。成年人开始时 50ml/kg，4～6 小时服完，以后根据患者脱水程度调整剂量直至腹泻停止。儿童开始时 50ml/kg，4 小时内服用，以后根据患者脱水程度调整剂量直至腹泻停止。婴幼儿应用本品时需少量多次给予。

【不良反应】胃肠道不良反应可见恶心、刺激感，多因未按规定溶解本品，浓度过高而引起。常发生于开始服用时，此时可分次少量服用。

【药动学】作用达峰时间为 8～12 小时。

【观察指标】随访检查：血压、体重、血电解质（主要为 Na^+和 K^+）、脱水体征、粪便量。

【用药宣教】严重失水或应用本品后失水无明显纠正者需改为静脉补液。婴幼儿应用本品时需少量多次给予。腹泻停止后应立即停用。

四、胃肠动力减低药

洛哌丁胺

【类别】胃肠动力减低药。

【妊娠安全等级】B。

【作用机制】本品作用于肠壁的阿片受体，阻止乙酰胆碱和前列腺素的释放，从而抑制肠蠕动，延长肠内容物的滞留时间。可增加肛门括约肌的张力，因此可抑制大便失禁和便急，也可用于肛门直肠手术的患者。与肠壁的高亲和力和明显的首过代谢使其几乎不进入全身血液循环。

【适应证】用于成年人及5岁以上儿童各种原因引起的非感染性急、慢性腹泻的对症治疗。用于回肠造瘘术患者可减少排便体积及次数，增加粪便稠度。也可用于肛门直肠手术后的患者，以抑制排便失禁。

【禁用与慎用】

1. 本品不应作为以下疾病的主要治疗方法：①主要症状为高热和脓血便的急性痢疾；②急性溃疡性结肠炎；③沙门菌属、志贺菌属或弯曲杆菌属等侵入性病原体引起的细菌性小肠结肠炎；④使用广谱抗生素引起的假膜性肠炎。一般情况下，由于抑制肠蠕动可能导致肠梗阻、巨结肠和中毒性巨结肠时，不应使用本品。如发生便秘、腹胀和肠梗阻，应立即停用本品。2岁以下儿童禁用。

2. 脱水、肝功能不全、前列腺增生、麻醉药品成瘾史患者慎用。

【给药途径和剂量】

1. 急性腹泻

（1）成年人，口服，起始剂量4mg，以后每次不成形便后服用2mg（最大日剂量16mg）。

（2）儿童，口服，6～8岁，2mg，每日3次；8～12岁，2mg，每日3次。

2. 慢性腹泻

（1）成年人，口服，起始剂量4mg，以后每次不成形便后服用2mg，直到腹泻得到控制（最大日剂量16mg）。

（2）儿童，口服，每次大便未成形后0.1mg/kg（通常为2mg）。

【不良反应】过敏（皮疹）、发热。中枢神经系统：嗜睡、疲劳、头晕、中枢神经系统抑制（服用过量）。消化系统：腹部不适或疼痛、腹胀、便秘、恶心、呕吐、厌食、口干、中毒性巨结肠（溃疡性结肠炎患者）。

【相互作用】本品与口服去氨加压素合用可导致去氨加压素的血药浓度增加3倍。

【药动学】本品大部分被肠壁吸收，口服30～60分钟起效，溶液剂口服后血药浓度2.5小时达峰，胶囊剂4～5小时达峰。药效维持4～5小时。在肝脏中代谢，主要随粪便排出，尿液排出量＜2%，半衰期为11小时。

【观察指标】

1. 监测治疗效果，慢性腹泻通常在服药10天内就起效。如果在这段时间内没有好转，就不太可能通过进一步给药来控制症状。

2. 急性腹泻治疗48小时后如无好转，停止治疗。

3. 监测液体和电解质平衡。

4. 如果溃疡性结肠炎患者出现腹胀或其他胃肠道症状（潜在致命毒性巨结肠的可能体征），应立即通知医生。

【用药宣教】

1. 如果腹泻在几天内没有停止，或出现腹痛、腹胀或发热，立即通知医生。

2. 记录粪便的数量和一致性。

3. 在了解药物的不良反应之前，不要开车或从事其他有潜在危险的活动。

4. 不要同时服用酒精和其他中枢神经系统抑制剂，可能增加嗜睡的不良反应。

5. 缓解口干，经常用水漱口，吸吮硬糖。

6. 虽然本品无致畸作用及胚胎毒性，但妊娠期及哺乳期妇女仍应权衡利弊，谨慎用药。

五、肠道抗炎药

柳氮磺吡啶

【类别】肠道抗炎药。

【妊娠安全等级】B（D，临分娩）。

【作用机制】本品可被肠道菌群转化为磺胺吡啶（具有抗菌作用）和5-氨基水杨酸（5-ASA）或美沙拉胺，可发挥抗炎作用。其他被提出的作用机制包括抑制前列腺素（已知可导致腹泻和影响黏膜运输），以及干扰结肠对液体和电解质的吸收。抑制粪便中的梭状芽孢杆菌和大肠埃希菌。抗炎和免疫调节作用对控制溃疡性结肠炎和类风湿关节炎有效。

【适应证】

1. 溃疡性结肠炎　治疗轻度至中度的溃疡性

结肠炎；在重度溃疡性结肠炎中可作为辅助疗法。亦可用于溃疡性结肠炎缓解期的维持治疗。

2. 克罗恩病　用于治疗活动期的克罗恩病，特别是累及结肠的患者。

3. 类风湿关节炎　对水杨酸类或其他非甾体抗炎药疗效不显著的类风湿关节炎和幼年类风湿关节炎（多关节型）。

【超说明书用药】用于强直性脊柱炎治疗。

【禁用与慎用】

1. 对本品及其代谢物、磺胺类药物和水杨酸盐过敏者，粒细胞缺乏症，肠梗阻或泌尿系统梗阻患者、孕妇、2 岁以下儿童、卟啉症患者禁用。

2. 对呋塞米、噻嗪类利尿药、砜类药、碳酸酐酶抑制剂过敏者，严重过敏或支气管哮喘患者，葡萄糖-6-磷酸脱氢酶缺乏患者，血液恶病质患者，肝或肾损害患者，老年人，哺乳期妇女，6 岁以下儿童慎用。

【给药途径和剂量】

1. 剂量

（1）溃疡性结肠炎、克罗恩病

1）成年人

① 口服：每日 3～4g，分次口服。为降低胃肠道不耐受性，建议初始治疗从较低剂量每日 1～2g 开始，若剂量超过每日 4g，应警惕毒性增加。轻度至中度发作，每次 1g，每日 3～4 次。严重发作，每次 1～2g，每日 3～4 次，可与类固醇联用，组成强化治疗方案。缓解期，建议给予维持剂量以防症状重现，一般每次 1g，每日 2～3 次。

②直肠给药：轻度至中度患者每次 0.5g，早、晚排便后各 1 次。重症患者每次 0.5g，早、中、晚排便后各 1 次。症状明显改善后，改用维持量，即每晚或隔日睡前用 0.5g。最大日剂量为 1.5g。

2）儿童，口服，每日 0.04～0.06mg/kg，分 3～6 次服用。防止复发时，每日 0.02～0.03mg/kg，分 3～6 次服用。

（2）类风湿关节炎

1）成年人，口服：每次 1g（初始剂量为 0.5g），每日 2 次，若治疗 2 个月后未见效，可将剂量增至每日 3g。日剂量超过 2g 时，应进行监测。

2）儿童，不主张青少年慢性关节炎患者使用本品肠溶片。如必须使用，参照以下用法用量：6 岁以上儿童，每日 0.03～0.05mg/kg，分 2 次服用，最大日剂量为 2g。

（3）强直性脊柱炎：成年人，每日 2g，分 2～3 次口服。

2. 给药途径　口服勿碾碎或咀嚼缓释片，必须整片吞下。在每 24 小时内均匀地使用剂量，剂量间隔不要超过 8 小时。如果在最初几剂后出现胃肠不耐受，请咨询医生。症状可能是由于胃黏膜受到刺激，可通过将每日总剂量间隔更均匀地超过 24 小时或口服肠溶剂片来缓解。有些患者使用栓剂后会发现大便中有黄色颗粒状物排出，这些物质是药物在肠道内的分解产物及未完全吸收的药物，属正常现象。若用药不久即排便并发现有大量黄色药物颗粒排出，则应补用药栓一粒。如果患者用药数小时后排便时药栓仍以原形整粒排出则属异常现象。这种现象若重复发生数次，则停用栓剂治疗。

【不良反应】包括恶心、呕吐、血性腹泻、厌食症、关节痛、皮疹、贫血、少精子症（可逆）、恶病质、肝损伤、感染性单核细胞样反应、过敏反应。

【相互作用】

1. 与尿碱化药合用可增强磺胺药在碱性尿中的溶解度，使排泄增多。

2. 对氨基苯甲酸可代替磺胺被细菌摄取，对磺胺药的抑菌作用发生拮抗，因而两者不宜合用。

3. 下列药物与磺胺药合用时，后者可取代这些药物的蛋白结合部位，或抑制其代谢，以致药物作用时间延长或毒性发生，因此当这些药物与磺胺药合用，或在应用磺胺药之后使用时需调整其剂量。此类药物包括口服抗凝药、口服降血糖药、甲氨蝶呤、苯妥英钠和硫喷妥钠。

4. 骨髓抑制剂与磺胺药合用时可能增强此类药物对造血系统的不良反应。如有指征需两类药物合用时，应严密观察可能发生的毒性反应。

5. 避孕药（雌激素类），长时间与磺胺药合用可导致避孕的可靠性减少，并增加经期外出血的机会。

6. 溶栓药物与磺胺药合用时，可能增大其潜在的毒性作用。

7. 肝毒性药物与磺胺药合用，可能引起肝毒性发生率的增高。对此类患者尤其是用药时间较长及以往有肝病史者，应监测肝功能。

8. 光敏药物与磺胺药合用可能发生光敏的相加作用。

9. 接受磺胺药治疗者对维生素 K 的需要量增加。

10. 乌洛托品在酸性尿中可分解产生甲醛，后者可与磺胺形成不溶性沉淀物。使发生结晶尿的危险性增加，因此不宜与本品合用。

11. 磺胺药可取代保泰松的血浆蛋白结合部位，当两者合用时可增强保泰松的作用。

12. 磺吡酮与磺胺类药物同用时可减少后者自肾小管的分泌，其血药浓度升高且持久，从而产生毒性，因此在应用磺吡酮期间或在应用其治疗后可能需要调整磺胺药的剂量。当磺吡酮疗程较长时，对磺胺药的血药浓度宜进行监测，有助于剂量的调整，保证安全用药。

13. 与洋地黄类或叶酸合用时，后者吸收减少，血药浓度降低，因此须随时观察洋地黄类的作用和疗效。

14. 与丙磺舒合用，会降低肾小管磺胺排泌量，导致本品的血药浓度上升，作用延长，容易中毒。

15. 与新霉素合用，新霉素抑制肠道菌群，影响本品在肠道内的分解，使其作用降低。

【药动学】本品从胃肠道吸收10%～15%，剩余的药物在结肠中水解为磺胺吡啶（大部分被吸收）和5-氨基水杨酸（30%被吸收）。大部分以原形自粪便排出，但5-氨基水杨酸的*N*-乙酰衍生物可见于尿内，磺胺吡啶可被吸收入血，最后由尿排出，尿中可测知其乙酰化代谢产物。磺胺吡啶及其代谢产物可穿过胎盘屏障，也可出现于母乳中。

【观察指标】

1. 监测胃肠道窘迫。治疗几天后出现的胃肠道症状可能表明需要调整剂量。如果症状持续，可能须停药5～7天，然后以较低的剂量重新开始用药。

2. 不良反应通常在开始治疗后几天至12周内发生，最可能发生在接受高剂量（4g或更多）的患者。

3. 实验室检测：测量大剂量（＞2g/d）患者的红细胞、叶酸，可以补充叶酸。

【用药宣教】

1. 检查大便，如果肠溶片随粪便完整排出，请向医生报告。有些患者体内缺乏能溶解涂层的酶。

2. 药物可能使碱性尿液和皮肤呈橙黄色。

3. 继续接受严密的医疗监督，在最初满意的疗效后，约40%的患者出现复发。对治疗的反应和治疗时间由内镜检查决定。

4. 哺乳期妇女用药时，应暂停哺乳。

美沙拉秦

【类别】肠道抗炎药。

【妊娠安全等级】B。

【作用机制】本品可以通过阻断环氧合酶和抑制结肠中前列腺素的合成来减轻炎症。口服给药和直肠给药均主要作用于直肠肠黏膜和黏膜下层组织。

【适应证】

1. 本品口服制剂用于溃疡性结肠炎的急性发作和维持治疗、克罗恩病急性发作的预防和治疗。

2. 本品栓剂用于治疗溃疡性结肠炎。

3. 本品灌肠液用于直肠乙状结肠型溃疡性结肠炎急性发作的治疗。

【禁用与慎用】

1. 对美沙拉秦、水杨酸及其衍生物或本品中任一辅料过敏者；肾功能不全和严重的肝功能不全者；胃或十二指肠溃疡患者；有出血倾向体质者（易引起出血）禁用。

2. 肝功能不全者，妊娠期、哺乳期妇女，老年患者慎用。

【给药途径和剂量】

1. 剂量

（1）溃疡性结肠炎：口服。

1）急性期治疗：肠溶片每次0.5～1g，每日3次；缓释片每次1g，每日4次；缓释颗粒剂每日4g，分3～4次服用。

2）维持治疗：肠溶片每次0.5g，每日3次；缓释片一次0.5g，每日4次；缓释颗粒剂每日1.5g，分3～4次服用。

（2）克罗恩病：口服。

1）急性发作的预防：缓释片每次1g，每日4次；缓释颗粒剂每日2g，分3～4次服用。

2）急性发作的治疗：肠溶片每次0.5～1.5g，每日3次；缓释片每次1g，每日4次。

（3）溃疡性直肠炎：直肠给药。

1）急性期治疗：规格为0.25g或0.5g的栓剂，每次0.5g，每日3次；规格为1g的栓剂，每次1g，每日1次。

2）维持治疗：每次0.25g，每日3次。

（4）直肠乙状结肠型溃疡性结肠炎：直肠给药。急性发作的治疗：灌肠液，每次4g（60g混悬液），每日1次。

2. 给药途径　口服缓控释制剂不可咀嚼或粉碎，混悬液使用前应充分摇匀。

【不良反应】

1. 中枢神经系统　头痛、疲劳、虚弱、乏力、头晕。

2. 消化系统　腹痛或不适、胃胀、恶心、腹泻、便秘、痔疮、直肠痛、肝炎（罕见）。

3. 皮肤　过敏反应、皮疹、瘙痒、脱发。

4. 血液系统　血小板减少（罕见）、嗜酸性粒细胞增多。

5. 泌尿生殖系统　间质性肾炎。

6. 其他　发热。

【相互作用】

1. 本品可能加强抗凝血药的作用（增加胃肠道的出血倾向）。

2. 与糖皮质激素合用可能增加胃肠道的不良反应。

3. 与磺酰脲类药物合用可能加剧低血糖效应。

4. 本品可能增加甲氨蝶呤的毒性。

5. 与丙磺舒和磺吡酮合用可能降低排尿酸作用。

6. 本品可能减弱螺内酯和呋塞米的利尿作用。

7. 本品可能减弱利福平的抗结核作用。

8. 与硫唑嘌呤或6-巯基嘌呤合用，可能增加骨髓抑制作用。

【药动学】直肠给药，5%～35%从结肠吸收，取决于保留灌肠或栓剂的时间。口服缓释剂型约28%被吸收，80%的药物在摄入12小时后在结肠释放。口服肠控释剂型，50%的药物在pH<6时在结肠释放。达峰时间3～6小时。直肠给药可达升结肠。口服缓释剂型在回肠和结肠释放，口服肠控释剂型在空肠、回肠和结肠释放。低浓度的美沙拉胺及其较高浓度的代谢物在母乳中排泄。本品在肝和肠壁迅速乙酰化，主要随粪便排出，吸收的药物随尿液排出，半衰期为2～15小时（取决于剂型）。

【观察指标】

1. 实验室检查：仔细监测尿检、尿素氮和肌酐，特别是对已有肾脏疾病的患者。肾是毒性的主要靶器官。

2. 评估过敏型反应的症状和体征（如荨麻疹、瘙痒、喘息、过敏反应）。悬浮液中含有亚硫酸盐，可引起哮喘患者和一些非哮喘患者的反应。

3. 预期3～21天对治疗有反应；然而，通常的治疗过程是3～6周，取决于症状和乙状结肠镜检查。

【用药宣教】

1. 出现痉挛、腹痛或血便应告知医生，这是立即停药的指征。

2. 即使症状减轻，也要继续进行全程药物治疗。

3. 服用此药时应暂停哺乳。

六、止泻微生物

地衣芽孢杆菌活菌

【类别】止泻微生物。

【作用机制】本品以活菌进入肠道后，对葡萄球菌、酵母样菌等致病菌有拮抗作用，而对双歧杆菌、乳酸杆菌、拟杆菌、消化链球菌有促进生长作用，从而可调整菌群失调，达到治疗目的。

【适应证】用于细菌或真菌引起的急、慢性肠炎、腹泻。也可用于防治其他原因引起的胃肠道菌群失调。

【超说明书用药】用于消化不良、肠易激综合征、新生儿黄疸的治疗，预防和治疗肝性脑病及抗生素相关性腹泻。

【禁用与慎用】对本品过敏者禁用，过敏体质者慎用。

【给药途径和剂量】

1. 剂量

（1）成年人，每次0.5g，每日3次。

（2）儿童，每次0.25g，每日3次。

2. 给药途径　口服。对吞咽困难者，服用时可打开胶囊，将药粉加入少量温开水或奶液中，混合后服用。

【不良反应】超剂量服用可见便秘。

【相互作用】

1. 抗菌药与本品合用时可减低其疗效，如需合用，两者的给药时间应间隔3小时。

2. 铋剂、鞣酸、药用炭、酊剂等能抑制、吸附活菌，不能合用。

【用药宣教】高温会杀灭活菌，导致药效下降，溶解时水温不要超过40℃。

枯草杆菌、肠球菌二联活菌

【类别】止泻微生物。

【作用机制】本品含有两种活菌——屎肠球菌和枯草杆菌，这两种菌是健康人肠道中的正常菌群成员。服用本品可直接补充正常生理活菌，抑制肠道内有害细菌过度繁殖，调整肠道菌群。

【适应证】治疗肠道菌群失调（抗生素、化疗药物等）引起的腹泻、便秘、肠炎、腹胀、消化不良、食欲缺乏等。

【禁用与慎用】对微生态制剂过敏史者禁用。

【给药途径和剂量】

1. 剂量　12岁以上儿童及成年人，口服，每次250～500mg，每日2～3次。

2. 给药途径　口服。

【不良反应】偶可见恶心、头痛、头晕、心慌。

【相互作用】

1. 抗菌药与本品合用时可减低其疗效，如需合用，两者的给药时间应间隔 3 小时。

2. 铋剂、鞣酸、药用炭、酊剂等能抑制、吸附活菌，不能并用。

【用药宣教】

1. 高温会杀灭活菌，导致药效下降，口服时水温不要超过 40℃。

2. 12 岁以下儿童可服用枯草杆菌肠球菌二联活菌多维颗粒。

3. 治疗 1 个月，症状仍无改善时应停止用药。

枯草杆菌二联活菌

【类别】止泻微生物。

【作用机制】本品含有两种活菌——枯草杆菌和肠球菌，可直接补充正常生理菌丛，抑制致病菌，促进营养物质的消化、吸收，抑制肠源性毒素的产生和吸收，达到调整肠道内菌群失调的目的。本品还有婴幼儿生长发育所必需的多种维生素、微量元素及矿物质钙，可补充因消化不良或腹泻所致的缺乏。

【适应证】适用于因肠道菌群失调引起的腹泻、便秘、胀气、消化不良等。

【禁用与慎用】对本品过敏者禁用。

【给药途径和剂量】

1. 剂量　口服，2 岁以下儿童，每次 1g，每日 1～2 次。2 岁以上儿童，每次 1～2g，每日 1～2 次。

2. 给药途径　用 40℃以下温开水或牛奶冲服，也可直接服用。

【不良反应】推荐剂量未见明显不良反应，罕见腹泻次数增加，停药后可恢复。

【相互作用】同枯草杆菌、肠球菌二联活菌。

【用药宣教】高温会杀灭活菌，导致药效下降，口服时水温不要超过 40℃。

双歧杆菌活菌

【类别】止泻微生物。

【作用机制】本品为双歧杆菌活菌制剂。双歧杆菌与其他厌氧菌一起共同占据肠黏膜的表面，形成一个生物屏障，阻止病菌的定植与入侵，产生乳酸与乙酸，降低肠道内 pH，抑制致病菌的生长。人体患病或长期服用抗菌药物后，常引起菌群失调，有害细菌大量繁殖而引起腹泻，本品能重建人体肠道内正常微生态系统，从而调整肠道菌群以止泻。

【适应证】用于肠道菌群失调引起的肠功能紊乱，如急慢性腹泻、便秘等。

【禁用与慎用】对本品过敏者禁用。

【给药途径和剂量】

1. 剂量　胶囊剂，每次 0.35～0.7g，早晚各一次。散剂，每次 1g，早、晚各 1 次。

2. 给药途径　口服，应于餐后服用。散剂应用凉开水调服，婴幼儿服用胶囊时，可将胶囊打开，内容物用凉开水调服。

【不良反应】未见不良反应。

【相互作用】

1. 抗酸药、抗菌药与本品合用时可减弱其疗效，应分开服用。

2. 铋剂、鞣酸、药用炭、酊剂等能抑制、吸附或杀灭活菌，故不能合用。

【用药宣教】高温会杀灭活菌，导致药效下降，口服时水温不要超过 40℃。

双歧杆菌乳杆菌三联活菌

【类别】止泻微生物。

【作用机制】本品可直接补充人体正常生理细菌，调整肠道菌群平衡，抑制并清除肠道中对人具有潜在危害的细菌。

【适应证】用于治疗肠道菌群失调引起的腹泻、慢性腹泻、抗生素治疗无效的腹泻及便秘。

【禁用与慎用】尚无资料报道。

【给药途径和剂量】

1. 剂量

（1）成年人，口服，每次 2g，每日 2～3 次。

（2）儿童，6 个月以下儿童，每次 0.5g；6 个月至 3 岁儿童，每次 1g；3～12 岁儿童，每次 1.5g。每日分 2～3 次服用。

2. 给药途径　本品片剂应用温开水或温牛奶送服，对于婴幼儿，可碾碎后溶于温牛奶中冲服。

【不良反应】未见不良反应。

【相互作用】本品对青霉素、氨苄西林、克林霉素、先锋霉素等敏感，如同时使用错开用药时间。

【药动学】本品所含三种菌——长型双歧杆菌、保加利亚乳杆菌和嗜热链球菌——皆为健康人肠道正常菌群，可在人体肠道中生长、繁殖。

【用药宣教】高温会杀灭活菌，导致药效下降，口服时水温不要超过 40℃。

双歧杆菌三联活菌

【类别】止泻微生物。

【作用机制】本品可直接补充人体正常生理细菌，调整肠道菌群平衡，抑制并清除肠道中致病菌，减少肠源性毒素的产生，促进机体对营养物的消化，合成机体所需的维生素，激发机体免疫力。

【适应证】主治因肠道菌群失调引起的急慢性腹泻、便秘，也可用于治疗轻中型急性腹泻，慢性腹泻及消化不良、腹胀，以及辅助治疗因肠道菌群失调引起的内毒素血症。

【超说明书用药】用于新生儿黄疸的治疗。

【禁用与慎用】对本品过敏者禁用。

【给药途径和剂量】

1. 剂量

（1）成年人，口服。胶囊剂，每次420～840mg，每日2次，重症加倍。散剂，每次2g，每日3次。

（2）儿童，口服。散剂，小于1岁，每次0.5g。1～5岁，每次1g。6岁以上，每次2g。每日3次。

2. 给药途径　餐后30分钟以温水送服，婴幼儿服用可将胶囊内药粉用温开水或温牛奶冲服。散剂溶解时水温不宜超过40℃。

【不良反应】未发现明显不良反应。

【相互作用】同“双歧杆菌活菌”。

【药动学】本品服用后，所含三种有益菌可迅速到达肠道，能在其中定植。第2天，可从服用者粪便中检查出目的菌。第3～4天菌量达到高峰，第8天维持正常。

【用药宣教】散剂开袋后应尽快服用。高温会杀灭活菌，导致药效下降，口服时水温不要超过40℃。

双歧杆菌四联活菌

【类别】止泻微生物。

【作用机制】本品中婴儿双歧杆菌、嗜酸乳杆菌、粪肠球菌为健康人体肠道正常菌群，直接补充可抑制肠道中的某些致病菌，维持正常肠道蠕动，调整肠道菌群平衡。蜡样芽孢杆菌在肠道中定植，消耗氧气，为双歧杆菌等厌氧菌营造厌氧环境，促进双歧杆菌等厌氧菌的生长和繁殖。

【适应证】用于治疗与肠道菌群失调相关的腹泻、便秘、功能性消化不良。

【禁用与慎用】尚不明确。

【给药途径和剂量】

1. 剂量　口服，每次1.5g，每日3次。重症时剂量可加倍。

2. 给药途径　餐后用温水或温牛奶送服。

【不良反应】未见明显不良反应。

【相互作用】

1. 抗菌药（如氯霉素、头孢菌素、红霉素、青霉素）对本品中的活菌有抑制作用。

2. 铋剂、鞣酸、药用炭、酊剂等能抑制、吸附或杀灭活菌，不应合用。

【药动学】本品经口服进入肠道后，会在肠道内生长、繁殖、定植。其中蜡样芽孢杆菌不属于人体肠道正常菌群成员，在肠道中定植48小时后随粪便排出体外；而其余三种菌均属于人体肠道中的正常菌群，一般定植10天以上达到平衡。

【用药宣教】高温会杀灭活菌，导致药效下降，口服时水温不要超过40℃。

七、其他止泻药

消旋卡多曲

【类别】止泻药。

【作用机制】脑啡肽酶可降解脑啡肽，本品可选择性、可逆性地抑制脑啡肽酶，从而保护内源性脑啡肽免受降解，延长消化道内源性脑啡肽生理活性，减少水和电解质的过度分泌。

【适应证】用于1月龄以上婴儿和儿童的急性腹泻。

【禁用与慎用】

1. 肝肾功能不全者，不能摄入果糖，对葡萄糖或半乳糖吸收不良，缺少蔗糖酶、麦芽糖酶的患者，对消旋卡多曲过敏的患者禁用。

2. 功能性肠道疾病患者、孕妇慎用。

【给药途径和剂量】

1. 剂量

（1）成年人，每次100mg，每日3次，餐前服用，连续用药不超过7日。

（2）儿童，每次1.5mg/kg，每日3次，日剂量不超过6mg/kg，连续用药不超过7日。

2. 给药途径　本品可与食物、水或母乳同服，不能一次服用双倍剂量。

【不良反应】偶见嗜睡、皮疹、便秘、恶心和腹痛等。

【相互作用】

1. 与CYP3A4抑制剂，如红霉素、酮康唑（可能降低消旋卡多曲的代谢），谨慎合用。

2. 与CYP3A4诱导剂，如利福平（可能降低消旋卡多曲的抗腹泻作用），谨慎合用。

【药动学】本品口服后能迅速吸收，起效时间为30小时。对酶抑制作用的强度与用药剂量相关。半衰期约为3小时。本品仅有1%的药物分布到组织中。血浆蛋白结合率达90%（主要与白蛋白结合）。代谢产物经肾、肠道及肺排泄。

【观察指标】连续用药5日后，腹泻症状仍持续者应重新诊断或采用其他药物治疗方案。

【用药宣教】儿童用药，必要时可与口服补液或静脉补液合用。若成年人出现脱水，应合用口服补液盐。

第八节　消化药（包括酶类）

乳酶生

【类别】消化道微生态药物。

【作用机制】本品为活肠球菌的干燥制剂，在肠内分解糖类生成乳酸，使肠内酸度增高，从而抑制腐败菌的生长繁殖，并防止肠内发酵，减少产气，因而有促进消化和止泻作用。

【适应证】用于消化不良、腹胀及小儿饮食失调所引起的腹泻、绿便等。

【禁用与慎用】对乳酶生片过敏者禁用，过敏体质者慎用。

【给药途径和剂量】

1. 剂量

（1）12岁以上儿童及成年人，口服，每次0.3～0.9g，每日3次。

（2）儿童，1～3岁，体重10～15kg，每次0.15～0.3g；4～6岁，体重16～21kg，每次0.3～0.45g；7～9岁，体重22～27kg，每次0.3～0.6g；10～12岁，体重28～32kg，每次0.45～0.6g，每日3次。

2. 给药途径　口服，本品宜餐前服用。

【不良反应】尚不明确。

【相互作用】

1. 抗酸药、磺胺类或抗生素与乳酶生片合用时，可减弱其疗效，故应分开服用（间隔3小时）。

2. 铋剂、鞣酸、药用炭、酊剂等能抑制、吸附或杀灭活肠球菌，故不能合用。

【用药宣教】本品为活菌制剂，不应置于高温处。

复方阿嗪米特

【类别】利胆药。

【作用机制】本品为复方制剂，阿嗪米特为一种促进胆汁分泌药物，它可以增加胆汁的液体量，增加胆汁中固体成分的分泌。胰酶内含淀粉酶、蛋白酶和脂肪酶，可以用于改善碳水化合物、脂肪、蛋白质的消化与吸收，恢复机体的正常消化功能。纤维素酶4000具有解聚和溶解或切断细胞壁的作用，使植物营养物质变为可利用的细胞能量。它还具有改善胀气和肠道中菌丛混乱而引起的酶失调的作用。二甲硅油有减少气体的作用，可使胃肠道的气体减少到最低。从而消除因胃肠道中胀气引起的胃痛，也可以消除消化道中其他器官引起的胀气。

【适应证】用于因胆汁分泌不足或消化酶缺乏而引起的症状。

【禁用与慎用】肝功能不全患者，因胆石症引起胆绞痛的患者，胆管阻塞患者，急性肝炎患者等禁用本品。

【给药途径和剂量】口服，每次1～2片，每日3次，餐后服用。

【不良反应】尚未见严重的不良反应。

【相互作用】尚不明确。

【用药宣教】本品应在餐后服用，肠溶片不可压碎、掰开后服用。

干酵母

【类别】助消化药。

【作用机制】本品是啤酒酵母菌的干燥菌体，富含B族维生素，对消化不良有辅助治疗作用。

【适应证】用于营养不良、消化不良、食欲缺乏及B族维生素缺乏症。

【禁用与慎用】对本品过敏者禁用，过敏体质者慎用。

【给药途径和剂量】

1. 剂量

（1）成年人，口服，每次0.9～1.8g，每日3次。

（2）儿童，口服，每次0.3～0.9g，每日3次。

2. 给药途径　本品应餐后嚼碎服用。

【不良反应】过量服用可致腹泻。

【相互作用】本品不能与碱性药物合用，否则会破坏维生素。

米曲菌胰酶

【类别】助消化药。

【作用机制】本品为米曲菌霉提取物和胰酶的复方制剂，可以补充人体所需的消化酶。本品中米曲苗纤维素酶在胃中先分解难以消化的植物细胞壁和骨架；淀粉酶将食物中的碳水化合物分解，并使得蛋白质的消化在小肠内可以继续进行。

【适应证】本品用于消化酶减少引起的消化不良。

【禁用与慎用】对本品中某一活性成分或其他成分过敏者、急性胰腺炎及慢性胰腺炎活动期急性发作的患者、罕见遗传性果糖不耐症的患者、葡萄糖-半乳糖吸收障碍的患者或者蔗糖酶-异麦芽糖酶不足的患者，禁用本品。

【给药途径和剂量】

1. 剂量 口服，成年人和 12 岁以上的儿童每次 1 片。

2. 给药途径 本品宜餐中或餐后整片吞服，不可咀嚼。

【不良反应】

1. 极少数人服用本品可能出现过敏性呼吸道反应和皮肤反应。

2. 服用本品可能出现胃肠道过敏反应；胰纤维性囊肿病的患者服用高剂量的胰酶制剂后，可能在回盲区和升结肠处形成狭窄。

【相互作用】尚不明确。

【药动学】体外研究显示，米曲菌霉提取物在胃部被迅速释放并局部起效（15 分钟内）。胰酶中的各种酶只有在药物通过胃部之后才被释出，在肠道部位起作用，45 分钟内达到最大的胰酶活性。本品酶发挥自然消化的作用，因而不被人体吸收。

【观察指标】肠梗阻是胰纤维性囊肿病患者的常见并发症，服用本品一旦观察到有类似肠梗阻的症状，应考虑肠道狭窄的可能性。本品禁用于急性胰腺炎及慢性胰腺炎活动期急性发作的患者。但对于胰酶缺乏的患者，饮食恢复期服用本品有时会有帮助。

【用药宣教】服用本品如症状加重，应及时就医。

胰酶

【类别】助消化药。

【作用机制】本品为多种酶的混合物，主要含胰蛋白酶、胰淀粉酶和胰脂肪酶等，在十二指肠中起效，其中的脂肪酶将脂肪水解为甘油和脂肪酸；蛋白酶将蛋白质水解为蛋白胨；淀粉酶将淀粉水解为糊精和糖类，从而促进消化、增进食欲。

【适应证】

1. 用于治疗儿童和成年人的胰腺外分泌不足。胰腺外分泌功能不足常见于囊性纤维化、慢性胰腺炎、胰腺切除术后、胃切除术后、胰腺癌、胃肠道旁路重建术后、胰管或胆总管阻塞、西蒙-席汉综合征。

2. 用于消化不良。

【禁用与慎用】

1. 胰酶替代治疗禁用于急性胰腺炎早期及有胆道梗阻时，禁用于已知对猪肉蛋白或本品中任何成分过敏者。

2. 孕妇慎用。

【给药途径和剂量】

1. 剂量

（1）囊性纤维化患者

1）成年人，口服，每次 0.007 5g/kg，每日 3 次。应根据疾病严重程度、脂肪痢控制情况和维持良好营养状况的需要做相应剂量调整。最大日剂量为 0.15g/kg。

2）儿童，4 岁以下儿童，每次 0.015g/kg，每日 3 次；4 岁以上儿童，用法用量同成年人。

（2）其他胰腺外分泌不足的疾病：具体剂量应因人而异，并根据消化功能减退程度和饮食中的脂肪含量而确定。通常起始剂量为每次 0.15～0.3g，每日 3 次。所用剂量应使脂肪痢减至最轻并能维持良好的营养状况。临床上常用剂量为每次 0.3～0.6g，每日 3 次。

（3）消化不良：口服，每次 0.3～0.9g，每日 3 次。

2. 给药途径 口服，建议在开始进餐时口服每次总量的 1/2 或 1/3，剩余剂量在进食期间服完。用于消化不良时，应在餐前服用。胶囊剂如整粒吞服有困难（如小孩或老年人），可小心打开胶囊，将胰酶微粒与流质（如果汁）混合后同饮，但该混合液应立即服用，不能保存。

【不良反应】

1. 有儿童长期大量使用本品后出现高尿酸血症、高尿酸尿、泌尿系统结石的报道。

2. 可能发生超敏反应。

3. 胃部不适、腹痛、恶心、呕吐、便秘、腹泻、腹胀、回盲肠和大肠狭窄（结肠纤维样病变）。有患囊性纤维化的儿童使用高剂量本品后出现结肠炎的报道。

4. 皮疹、瘙痒、荨麻疹。

【相互作用】本品与等量碳酸氢钠同服可增强疗效。不宜与酸性药物合用。

【药动学】胰酶制剂未经吸收即在胃肠道内发

挥全部疗效。此外，由于胰酶本身是蛋白质，其被蛋白水解酶分解后，最终以肽和氨基酸的形式被吸收。

【观察指标】用药期间监测血尿酸水平。

【用药宣教】本品片剂或胶囊必须完整吞服，不得碾碎或溶解后服用。

第九节　糖尿病用药

一、胰岛素及其类似药物

重组人胰岛素

【类别】胰岛素及其类似物，短效。

【妊娠安全等级】B。

【作用机制】本品是利用重组 DNA 技术生产的人胰岛素，结构和功能与天然胰岛素相同。可调节糖代谢，促进肝脏、骨骼和脂肪组织摄取和利用葡萄糖，促进葡萄糖转变为肌糖原和肝糖原，并抑制糖原异生，从而降低血糖。

【适应证】1 型或 2 型糖尿病。

【禁用与慎用】

1. 对胰岛素有过敏史者、低血糖患者禁用。

2. 运动员慎用。

【给药途径和剂量】

1. 剂量　需由医生根据每位患者的病情决定注射剂量和适宜的注射时间。

2. 给药途径　本品可皮下注射或静脉注射。给自己注射的患者，皮下注射更为合适。可在大腿或腹壁做皮下注射，如果方便的话，也可在臀部或上臂外侧做皮下注射。为避免组织损伤，注射部位应在注射区域内轮换。皮下注射时，将皮肤捏起注射会减少误做肌内注射的危险。注射后针头在皮下停留至少 10 秒（使用笔式胰岛素注射器注射时）或者 6 秒（使用注射器注射时），然后将针头从皮肤拔出。轻压注射部位数秒，不要揉。本品通常餐前 15～30 分钟给药。

【配伍禁忌】在本品中加入其他药物可能导致胰岛素的降解（如含有巯基或亚硫酸盐的药物）。胰岛素制剂中只能加入已知的与其相容的药物。

【不良反应】

1. 内分泌系统　低血糖。

2. 免疫系统　过敏反应（如全身皮疹、呼吸短促、气喘、血压下降、脉搏加快、多汗、注射局部红肿或瘙痒）、抗胰岛素抗体生成。

3. 其他　注射局部皮下脂质萎缩或脂质增生。

【相互作用】

1. 与口服降血糖药、单胺氧化酶抑制剂、非选择性β受体阻滞剂、血管紧张素转化酶抑制剂、水杨酸盐、酒精、合成类固醇和磺胺类药物合用可减少胰岛素的剂量。

2. 与口服避孕药、噻嗪类、糖皮质激素类、甲状腺激素、β拟交感神经类药物、生长激素和达那唑合用可增加胰岛素的剂量。

【药动学】本品皮下注射的起效和持续时间存在较大个体差异，一般给药后 0.5 小时之内起效，1～3 小时达到最大效应，全部的作用持续时间为 4～8 小时。胰岛素在血液中的半衰期只有几分钟。

【观察指标】

1. 实验室检查　定期监测餐后血糖和糖化血红蛋白。在新的、不稳定的 1 型糖尿病患者的尿液中检测酮类；如患者体重减轻、剧烈运动或生病，以及血糖大幅度升高时也需检测尿液中酮类。如尿液中含有丙酮和糖，应立即通知医生，可能提示酮症酸中毒。尿中无糖丙酮通常表示碳水化合物摄入不足。

2. 监测胰岛素峰值时的血糖

（1）对于轻度低血糖反应，可采取口服葡萄糖或含糖食物的治疗方式。

（2）对于严重的低血糖，在患者已丧失意识的情况下，可由受过专业训练的人员给患者肌内注射或皮下注射高血糖素（0.5～1mg），或由医务人员给予葡萄糖静脉注射。如果患者在 10～15 分钟对高血糖素无反应，则必须立即给予葡萄糖静脉注射。

（3）患者神志恢复之后，建议口服碳水化合物以免复发。

【用药宣教】

1. 食物摄入不足、呕吐、腹泻、进行不习惯的运动、感染、疾病、神经或情绪紧张、酗酒等都可能导致低血糖。

2. 随时携带一些速效碳水化合物（如方糖或其他糖果）来治疗低血糖。

生物合成人胰岛素

【类别】胰岛素及其类似物，短效。

【妊娠安全等级】B。

【作用机制】本品是通过基因重组技术，利用酵母产生的。1IU 相当于 0.035mg 无水人胰岛素。作用机制与天然胰岛素一样。

【适应证】1 型或 2 型糖尿病。

【禁用与慎用】对胰岛素有过敏史者、低血糖患者禁用。

【给药途径和剂量】

1. 剂量　剂量应根据患者的病情个体化。个体胰岛素需要量通常平均每日在 0.5～1.0U/kg。当患者存在胰岛素抵抗时（如处于青春期或肥胖状态），每日的胰岛素需要量将会大量增加。伴发其他疾病时（特别是感染和发热），通常患者的胰岛素需要量会增加。患肾脏、肝脏疾病或者影响肾上腺、垂体或甲状腺功能的疾病时，以及患者的体力活动量或进食量发生改变时，其所用的胰岛素的剂量要做相应的调整。

2. 给药途径　皮下注射或静脉注射。通常在腹壁做本品的皮下注射，也可在大腿、臀部或三角肌部位做皮下注射。经腹壁皮下给药比从其他注射部位给药吸收更快。将皮肤捏起注射会减少误做肌内注射的风险。注射后针头应在皮下停留至少 6 秒，以确保胰岛素被完全注射入体内。为降低发生脂代谢障碍的风险，应在同一注射区域内轮换注射部位。在医务人员的指导下，本品也可用于肌内注射。

本品可用于静脉注射，但必须由医务人员操作。用于静脉注射时，可从注射笔或笔芯中将药液抽出，注入注射器中，但应注意将空气排除干净。输注系统中本品浓度为 0.05～1.0IU/ml，输注液为 0.9%氯化钠溶液、5%葡萄糖溶液或含 40mmol/L 氯化钾的 10%葡萄糖溶液。上述输注液应置于聚丙烯输液袋中，在室温下 24 小时内可保持稳定。

【配伍禁忌】在本品中加入其他药物可能导致胰岛素的降解（如含有巯基或亚硫酸盐的药物）。胰岛素制剂中只能加入已知的与其相容的药物。

【不良反应】

1. 免疫系统　偶见风疹、皮疹。全身性过敏反应（包括全身性皮疹、瘙痒、出汗、胃肠道不适、血管神经性水肿、呼吸困难、心悸、血压下降，以及晕厥或丧失知觉）十分罕见，但有可能危及生命。

2. 代谢与营养异常　低血糖十分常见。低血糖症状通常会突然发生，包括出冷汗、皮肤苍白发凉、乏力、神经紧张或发抖、焦虑、异常疲倦或虚弱、意识模糊、注意力不集中、嗜睡、饥饿感、视觉异常、头痛、恶心和心悸。严重的低血糖可导致意识丧失和（或）惊厥，以及暂时性或永久性脑损伤甚至死亡。

3. 神经系统　偶见周围神经病变（神经痛）。

4. 视觉异常　偶见屈光异常，十分罕见糖尿病视网膜病变。

5. 皮肤和皮下组织　偶见脂肪代谢障碍。

6. 全身不适和注射部位异常　偶见水肿、注射部位反应。

【相互作用】同“重组人胰岛素”。

【药动学】胰岛素在血液中的半衰期只有几分钟。所以，胰岛素制剂的时效特征完全由其吸收特点所决定。此药物代谢过程受多种因素（如注射的胰岛素剂量、注射途径和部位、皮下脂肪的厚度、糖尿病的类型）的影响。吸收经皮下注射后，在 1.5～2.5 小时达到最大血药浓度，临床试验表明本品吸收阶段的半衰期为 2～5 小时。

【观察指标】【用药宣教】同“重组人胰岛素”。

胰岛素

【类别】胰岛素及其类似物，短效。

【妊娠安全等级】B。

【作用机制】本品为从猪胰腺细胞中提取或重组 DNA 技术合成的外源性未修饰胰岛素。

【适应证】

1. 1 型糖尿病。

2. 2 型糖尿病有严重感染、外伤、大手术等严重应激情况，以及合并心、脑血管并发症、肾脏或视网膜病变等。

3. 糖尿病酮症酸中毒，高血糖非酮症性高渗性昏迷。

4. 长病程 2 型糖尿病血浆胰岛素水平较低，经合理饮食、体力活动和口服降糖药治疗控制不满意者，2 型糖尿病具有口服降血糖药禁忌时，如妊娠、哺乳等。

5. 成年或老年糖尿病患者发病急、体重显著减轻伴明显消瘦。

6. 妊娠糖尿病。

7. 继发于严重胰腺疾病的糖尿病。

8. 对严重营养不良、消瘦、顽固性妊娠呕吐、肝硬化初期可同时静脉滴注葡萄糖和小剂量胰岛素，以促进组织利用葡萄糖。

【超说明书用药】用于纠正高钾血症。

【禁用与慎用】

1. 对胰岛素过敏患者禁用。

2. 妊娠（B 类）、哺乳期、肾功能不全、肝功能不全和老年人谨慎使用。对 2 岁以下儿童的安全性和有效性尚不确定。

【给药途径和剂量】

1. 剂量

（1）1 型糖尿病：皮下注射，患者每日胰岛素需用总量多为 0.5～1U/kg，根据血糖监测结果调整。

（2）2 型糖尿病：皮下注射，患者每日需用总量变化较大，在无急性并发症情况下，敏感者每日仅需 5～10U，一般约 20U，肥胖、对胰岛素敏感性较差者需要量可明显增加。

（3）在有急性并发症（感染、创伤、手术等）的情况下，对 1 型及 2 型糖尿病患者，应每 4～6 小时皮下注射一次，剂量根据病情变化及血糖监测结果调整。

（4）糖尿病酮症酸中毒、高血糖高渗性昏迷：可静脉持续滴入每小时成年人 4～6U，小儿按 0.1U/（kg・h），根据血糖变化调整剂量；也可首次静脉注射 10U 加肌内注射 4～6U，根据血糖变化调整。病情较重者，可先静脉注射 10U，继之以静脉滴注，当血糖下降到 13.9mmol/L（250mg/ml）以下时，胰岛素剂量及注射频率随之减少。在用胰岛素的同时，还应补液纠正电解质紊乱及酸中毒并注意机体对热量的需要。不能进食的糖尿病患者，在静脉输含葡萄糖液的同时应滴注胰岛素。

2. 给药途径　皮下注射一般每日 3 次，餐前 15～30 分钟注射，必要时睡前加注一次（少量）。剂量根据病情、血糖、尿糖由小剂量（视体重等因素每次 2～4U）开始，逐步调整。除非医生处方，否则不能混合使用胰岛素。避免注射冷胰岛素，可能会导致脂肪营养不良，降低吸收速率和局部反应。

常见注射部位：上臂、大腿、腹部（避免在膀胱上方和肚脐周围 5cm）、臀部和上背部（如果脂肪足够松的话）。

【配伍禁忌】本品与氨茶碱、氯噻嗪、阿糖胞苷、多巴酚丁胺、戊巴比妥、苯巴比妥、苯妥英钠、副巴比妥、碳酸氢钠、硫喷妥钠等药物存在配伍禁忌。

【不良反应】

1. 免疫系统：过敏反应、注射部位红肿、瘙痒、荨麻疹、血管神经性水肿。

2. 内分泌系统：低血糖反应，出汗、心悸、乏力，重者出现意识障碍、共济失调、心动过速甚至昏迷，胰岛素抵抗（日剂量需超过 200U）。

3. 注射部位脂肪萎缩、脂肪增生。

4. 眼屈光失调。

【相互作用】同“重组人胰岛素”。

【药动学】皮下给药吸收迅速，皮下注射后 0.5～1 小时开始生效，2～4 小时作用达高峰，维持时间 5～7 小时；静脉注射 10～30 分钟起效，15～30 分钟达高峰，持续时间 0.5～1 小时。静脉注射的胰岛素在血液循环中半衰期为 5～10 分钟，皮下注射后半衰期为 2 小时。皮下注射后吸收很不规则，不同注射部位胰岛素的吸收可有差别，腹壁吸收最快，上臂外侧比股前外侧吸收快；不同患者吸收差异很大，即使同一患者，不同时间也可能不同。胰岛素吸收到血液循环后，只有 5%与血浆蛋白结合，但可与胰岛素抗体相结合，后者使胰岛素作用时间延长。主要在肾与肝中代谢，少量随尿排出。

【观察指标】【用药宣教】同“重组人胰岛素”。

重组赖脯胰岛素

【类别】胰岛素及其类似物，短效。

【妊娠安全等级】B。

【作用机制】本品是经 DNA 重组的一种人类胰岛素，是一种快速作用的降糖剂。研究发现等摩尔的赖脯胰岛素与胰岛素具有同等的药效。与普通胰岛素相比，赖脯胰岛素快速起效、作用时间较短的特点在肝功能和肾功能不全的患者中仍然存在。

【适应证】用于需要胰岛素治疗的糖尿病患者。

【禁用与慎用】

1. 低血糖患者、对赖脯胰岛素及其他组分过敏的患者禁用。

2. 易发生低血糖的患者、有发生低血钾风险的患者慎用。

【给药途径和剂量】

1. 剂量　皮下注射，餐前 15 分钟注射 5～10U。使用剂量须由医生根据患者病情而定。在肝、肾功能不全的情况下，胰岛素的需要量可能会减小。

2. 给药途径　赖脯胰岛素注射液必须皮下注射给药，注射部位的选择应交替进行，一般应选择皮肤较松的部位，如腹壁、大腿外侧、上臂三角肌和臀肌区域，使同一注射部位每月注射不能超过一次。当对赖脯胰岛素进行皮下给药时，小心不要损伤血管，必须引导患者使用正确的注射技术。用手指捏起注射部位的皮肤，将针头刺入，待推进器推到底后，在皮下停留数秒，保证注射正确的剂量，然后再拔出针头，用消毒棉球轻压注射部位数秒，但不要按摩注射部位，以免损伤皮下组织或造成赖脯胰岛素的渗出。

【配伍禁忌】本品禁止与其他药物混合。

【不良反应】【相互作用】同“重组胰岛素”。

【药动学】皮下注射部位迅速吸收。15 分钟内起效，30～70 分钟达峰，作用持续时间 2～5 小时，分布于细胞外液。在肝脏中代谢，少量在肾脏中有代谢。不到 2%的药物以尿液排出。半衰期可达 13 小时。

【观察指标】

1. 评估注射后 1～3 小时发生低血糖的风险。

2. 评估高胰岛素依赖患者是否需要增加中效/长效胰岛素。

【用药宣教】

1. 注射后 1～3 小时发生低血糖的风险最大。

2. 食物摄入不足、呕吐、腹泻、进行不习惯的运动、感染、疾病、神经或情绪紧张、酗酒等都可能导致低血糖。

谷赖胰岛素

【类别】胰岛素及其类似物，短效。

【妊娠安全等级】C。

【作用机制】 本品为一种重组人胰岛素类似物。胰岛素和胰岛素类似物（包括本品）的主要作用为调节葡萄糖代谢。胰岛素可刺激外周组织（尤其是骨骼肌和脂肪）对葡萄糖的摄取及抑制肝葡萄糖生成，从而降低血糖。胰岛素还可抑制脂肪分解和蛋白质水解，并增加蛋白质的合成。

【适应证】用于治疗糖尿病。

【禁用与慎用】

1. 对本品过敏者，低血糖患者禁用。

2. 无症状的低血糖患者或有低血糖倾向的患者（如儿童、禁食或食物摄入不规律的患者），有低血钾风险的患者、老年人、孕妇、哺乳期妇女慎用。

【给药途径和剂量】

1. 剂量　皮下注射或皮下滴注，每日胰岛素总量通常为 0.5～1U/kg。本品剂量需个体化，应于餐前 15 分钟内或餐后立即给药，可与中效或长效胰岛素、口服降血糖药联用。

2. 给药途径

（1）皮下注射：注射部位包括腹壁、大腿、上臂。应在同一区域内轮换注射点，以减少脂肪代谢障碍的发生风险。经腹壁注射比经其他部位注射吸收更快。注射后不应按摩注射部位。若与中效胰岛素混合注射，应首先将本品吸入注射器，混合后立即注射。

（2）皮下滴注：经腹壁给药。应在同一区域内轮换注射点，以减少脂肪代谢障碍的发生风险。输液袋中的药物应至少每 48 小时更换一次，且不应暴露于 37℃以上环境。不应稀释或与其他胰岛素混合后给予。

（3）静脉滴注：不应与其他胰岛素混合后给予。

【配伍禁忌】本品注射液仅可用 0.9%氯化钠注射液稀释。

【不良反应】

1. 心血管系统　高血压。

2. 代谢/内分泌系统　低血糖、体重增加、钠潴留、低钾血症。

3. 呼吸系统　鼻咽炎、上呼吸道感染。

4. 肌肉骨骼系统　关节痛。

5. 免疫系统　过敏反应（包括皮疹、瘙痒、胸闷气短、呼吸困难、血压下降、脉搏加快、多汗）、抗胰岛素抗体产生。

6. 神经系统　急性周围神经痛（由葡萄糖控制的强化或迅速改善引起，但长期血糖控制可降低发生神经病变的风险）、头痛、低血糖性癫痫发作。

7. 眼　糖尿病性视网膜病加重和一过性、可逆性眼球屈光障碍（由葡萄糖控制的强化或迅速改善引起，但长期血糖控制可降低发生糖尿病性视网膜病变的风险）。

8. 其他　注射部位反应（如发红、疼痛、皮疹、肿胀、瘙痒，同一部位频繁注射可致脂肪营养不良）、流行性感冒、外周水肿、感染。

【相互作用】同“重组胰岛素”。

【药动学】本品静脉给药时与常规人胰岛素等效，皮下给药时较常规人胰岛素起效快，但作用持续时间更短。本品起效时间存在个体差异或因给药时间不同而不同，如注射部位、局部血液供应或局部温度。健康受试者和糖尿病（1 型或 2 型）患者的药动学表明，本品的吸收速度快于常规人胰岛素，皮下给药的绝对生物利用度约为 70%。本品与常规人胰岛素静脉给药后的分布和消除相似，分布容积分别为 13L 和 21L，半衰期分别为 13 分钟和 17 分钟。皮下给药时，本品消除速度快于常规人胰岛素，半衰期分别为 42 分钟和 86 分钟。

【观察指标】接受胰岛素治疗的患者，应进行血糖及糖化血红蛋白监测。静脉滴注给药时，还应密切监测血钾。

【用药宣教】

1. 餐前 0～15 分钟或餐后立即用药。用药前先检查药液是否清澈、无色、无可见固体颗粒。

2. 在腹壁、大腿、三角肌等部位皮下注射或持续地腹壁输注给药。注射部位应轮流交替，否则可能引起皮下组织收缩或增厚。不要在有增厚、凹坑、肿块、刺激、触痛、瘀青、发红、起鳞屑、发硬、有瘢痕或有膨胀纹的皮肤处用药。

3. 注射时注意不要注射入血管，注射后不要按摩注射部位。

4. 如果注射装置或药物是冷藏的，使用前室温放置1～2小时，注射冷的胰岛素会增加疼痛。

5. 如果使用预填充注射笔，每次注射前要安装一支新针头，并进行安全测试（目的是排除空气并保证剂量准确）。

6. 用药期间建议进行血糖监测。如果出现无症状或有轻中度症状的低血糖，可以服用葡萄糖、含糖饮料、牛奶、糖果等食物。如果症状严重无法进食时，可能需要经肌内注射或皮下注射胰高血糖素或静脉注射葡萄糖。

赖脯胰岛素

【类别】胰岛素及其类似物，短效。

【妊娠安全等级】B。

【作用机制】本品为胰岛素类似物，主要作用为调节葡萄糖代谢。

【适应证】 用于需胰岛素治疗的糖尿病。

【禁用与慎用】

1. 对本品过敏者，低血糖患者禁用。

2. 易发生低血糖的患者，有发生低钾血症风险的患者慎用。

【给药途径和剂量】

1. 剂量　皮下注射，于腹壁、大腿外侧、上臂三角肌和臀肌进行皮下注射。餐前15分钟内或餐后立即使用。具体剂量根据病情决定。

2. 给药途径

（1）皮下注射：不可将本品注入血管中。注射完毕后，不可按摩注射部位。应轮换注射部位。对不同个体或同一个体的不同时间，本品的作用时间随注射剂量、注射部位、血供情况、体温及运动可有所改变。

（2）必要时，本品可静脉给药，如用于控制酮症酸中毒、急性疾病期间、手术中和手术后的血糖水平。

【配伍禁忌】可与长效胰岛素在同一注射器给予，但吸收可能会延迟。

【不良反应】

1. 代谢/内分泌系统　低血糖、低钾血症、体重增加、钠潴留。

2. 呼吸系统　咽炎、鼻炎、咳嗽增多、支气管炎。

3. 肌肉骨骼系统　肌痛。

4. 泌尿生殖系统　痛经、尿路感染。

5. 免疫系统　过敏反应（包括全身皮疹、瘙痒、呼吸困难、哮鸣、低血压、心动过速、多汗）、抗胰岛素抗体生成。

6. 神经系统　头痛、急性痛性周围神经病变。

7. 消化系统　恶心、腹痛、腹泻。

8. 眼　屈光障碍、糖尿病视网膜病变加重。

9. 其他　流感综合征、疼痛、感染、意外伤害、发热、衰弱、水肿、导管闭塞、注射部位反应[包括发红、肿胀、瘙痒、脂肪组织营养不良（包括脂肪萎缩或增生）]。

【相互作用】同“重组胰岛素”。

【药动学】本品起效迅速，约15分钟起效，作用持续时间为2～5小时。皮下注射后吸收迅速，30～70分钟达血药峰浓度。

【观察指标】

1. 注射后1～3小时评估可能存在的低血糖。

2. 评估高胰岛素依赖患者是否需要增加中长效胰岛素。

【用药宣教】

1. 如果出现无症状或有轻中度症状的低血糖，可以服用葡萄糖、含糖饮料、牛奶、糖果等食物。如果症状严重无法进食时，可能需要经肌内或皮下注射胰高血糖素或静脉注射葡萄糖。

2. 在应激情况下（如发热、感染、受伤或手术）或处于疾病期、情绪烦躁不安时，可能出现血糖控制困难。运动或饮食的改变也可能影响血糖。

门冬胰岛素

【类别】胰岛素及其类似物，短效。

【妊娠安全等级】C。

【作用机制】本品为一种速效人胰岛素类似物。

【适应证】用于治疗糖尿病。

【禁用与慎用】对本品过敏者，低血糖发作患者禁用。

【给药途径和剂量】

1. 剂量　皮下注射、皮下滴注或静脉滴注，剂量应个体化，通常为每日0.5～1U/kg。一般应与至少每日1次的中效胰岛素或长效胰岛素联用，50%～70%的胰岛素需求量由本品提供，其他部分由中效胰岛素或长效胰岛素提供。若患者增加体力活动、改变日常饮食，可能需调整剂量。由其他胰岛素转为本品治疗时，可能需调整本品和基础胰岛素的剂量。

2. 给药途径

（1）皮下注射：注射部位可选择腹壁、大腿、上臂三角肌或臀部，经腹壁皮下注射比经其他部位注射吸收更快。在同一注射区域内应轮换注射位点，以减少脂肪代谢障碍的发生风险。

（2）皮下滴注：本品可经胰岛素泵给药，进行连续皮下胰岛素输注治疗，此治疗应选择腹壁作为注射部位，并轮换输注位点。

（3）其他：本品较可溶性人胰岛素起效快，作用持续时间更短，故一般须紧临餐前注射，必要时可于餐后立即给药。

【配伍禁忌】静脉滴注时本品注射液用 0.9% 氯化钠注射液、5%葡萄糖注射液或含 40mmol/L 氯化钾的 10%葡萄糖注射液稀释，终浓度为 0.05～1U/ml。配制后可于室温保存 24 小时。

【不良反应】

1. 代谢/内分泌系统　低血糖、钠潴留、体重增加、低钾血症。

2. 呼吸系统　鼻窦炎。

3. 泌尿生殖系统　尿路感染。

4. 免疫系统　过敏反应（荨麻疹、皮疹、瘙痒、多汗、胃肠道不适、血管神经性水肿、呼吸困难、心悸、血压下降；注射部位红斑、局部水肿、瘙痒）、产生抗胰岛素抗体（AIA）、产生抗门冬胰岛素抗体。

5. 神经系统　头痛、反射减退、感觉障碍。

6. 消化系统　恶心、腹泻、腹痛。

7. 皮肤　甲癣、皮肤病。

8. 其他　意外损伤、胸痛、皮下注射或连续皮下输注部位脂肪萎缩（皮肤凹陷）或脂肪增生（组织增大或增厚）、水肿。

【相互作用】同“重组胰岛素”。

【药动学】人胰岛素 B 链第 28 位的脯氨酸由天冬氨酸代替制成本品，故本品形成六聚体的倾向比可溶性人胰岛素低，皮下注射后吸收更快。本品的 T_{max} 为可溶性人胰岛素 T_{max} 的 50%。1 型糖尿病患者皮下注射本品 0.15U/kg，T_{max} 为 40 分钟，C_{max} 为 492pmol/L，注射后 4～6 小时药物浓度降至用药前水平。2 型糖尿病患者使用本品，吸收速率较慢，C_{max} 较低[（352±240）pmol/L]，T_{max} 较晚（60 分钟）。本品皮下注射后，10～20 分钟起效，最大作用时间为注射后 1～3 小时，作用持续时间为 3～5 小时。

【观察指标】

1. 监测血糖、肝肾功能。

2. 对有低钾血症发生风险的患者，监测血钾水平。

【用药宣教】

1. 不能将药物注射入肌肉内。不要在有病损的皮肤处用药。

2. 同“赖脯胰岛素”。

甘精胰岛素

【类别】胰岛素类似物。

【作用机制】本品为人胰岛素类似物，为长效胰岛素。

【适应证】需用胰岛素治疗的成年人 1 型和 2 型糖尿病，6 岁及以上儿童和青少年的 1 型糖尿病。

【禁用与慎用】对本品过敏者、低血糖患者禁用。

【给药途径和剂量】皮下注射，本品应于每日同一时间注射。通常注射于皮肤较松的部位，如腹壁、大腿外侧、上臂三角肌和臀肌区域。注射部位应轮换使用，以减少发生脂肪营养不良的风险。注射后不应按摩注射部位，以免损伤皮下组织或造成药物渗出。

【配伍禁忌】本品禁止与其他药物混合。

【不良反应】

1. 心血管系统　高血压。

2. 代谢/内分泌系统　低血糖、钠潴留、体重增加、低钾血症、糖尿病酮症酸中毒。

3. 呼吸系统　上呼吸道感染、鼻窦炎、支气管炎、咳嗽、咽炎、鼻炎、鼻咽炎、口咽疼痛。

4. 肌肉骨骼系统　关节痛、四肢疼痛、背痛、肌痛。

5. 泌尿生殖系统　尿路感染。

6. 免疫系统　注射局部过敏反应（包括发红、疼痛、瘙痒、荨麻疹、水肿、炎症）、全身性过敏反应（包括泛发性皮肤反应、血管神经性水肿、支气管痉挛、低血压、休克）、产生抗胰岛素抗体。

7. 神经系统　头痛。

8. 精神　抑郁。

9. 消化系统　腹泻、味觉障碍。

10. 眼　视网膜血管疾病、白内障、视力障碍。

11. 其他　感染、意外损伤、外周水肿、流行性感冒、注射部位脂肪萎缩（皮肤凹陷）或脂肪增生（组织增大或增厚）。

【相互作用】同“胰岛素”。

【药动学】健康志愿者和糖尿病患者皮下注射本品后，血清胰岛素浓度显示本品缓慢且持续时间较长的吸收，注射后 24 小时内具有相对恒定的浓度-时间曲线，不伴有明显的浓度峰。本品在体内部分代谢，β链的羧基端被代谢形成 M1（21A-甘氨酸-胰岛素）和 M2（21A-甘氨酸-脱-30B-苏氨酸-胰岛素）两种活性代谢产物，M1 和 M2 的体外活性与人胰岛素相似。原形药物和降解产物均参与循环。

【观察指标】

1. 监测血糖，对低血糖可能引发临床风险的患者应加强监测，如冠状动脉或供应脑部的血管狭窄、增生性视网膜病变（尤其是未接受光凝固治疗时）患者。

2. 对有低钾血症发生风险的患者，有指征时（如正使用可降低血钾的药物、正使用对血清钾浓度敏感的药物）监测血钾水平。

【用药宣教】

1. 本品为长效胰岛素，每天只需用药 1 次。请在每天固定的时间皮下注射药物，通常在睡前或早餐前注射。

2. 对于低血糖频繁发作或对低血糖症状觉察力低的患者，用药期间尽量避免驾驶或操作机器。

地特胰岛素

【类别】胰岛素类似物。

【妊娠安全等级】B。

【作用机制】本品为可溶性的基础胰岛素类似物，主要作用为调节糖代谢。

【适应证】用于治疗糖尿病。

【禁用与慎用】对本品过敏者、低血糖患者禁用。

【给药途径和剂量】皮下注射，与口服降血糖药联合治疗时，起始剂量为每次 10U 或 0.1～0.2U/kg，每日 1 次。用量可根据患者病情进行调整。用于基础-餐时治疗方案时，每日 1～2 次。

【配伍禁忌】本品禁止与其他药物混合。

【不良反应】

1. 代谢/内分泌系统　低血糖。

2. 免疫系统　过敏反应（包括荨麻疹、皮疹、瘙痒、多汗、胃肠道不适、血管神经性水肿、呼吸困难、心悸、血压下降）。

3. 神经系统　周围神经系统病变（痛性神经病变）。

4. 眼　屈光不正、糖尿病视网膜病变暂时恶化。

5. 其他　水肿、注射部位反应[如疼痛、发红、荨麻疹、炎症、瘀斑、肿胀、瘙痒、脂肪代谢障碍（包括脂肪萎缩、增生）]。

【相互作用】同“胰岛素”。

【药动学】治疗剂量范围内，本品剂量与血药浓度（最大浓度、吸收程度）成正比。皮下注射后，6～8 小时达血药峰浓度，作用持续时间可达 24 小时。每日注射 2 次，注射 2～3 次后达稳态。主要分布于血液中，表观分布容积约为 0.1L/kg。代谢与人胰岛素相似，所有代谢物均无活性。半衰期为 5～7 小时。

【观察指标】

1. 在转用本品期间和在本品开始治疗的数周内，建议密切监测血糖水平。

2. 肝肾功能不全者、老年人应密切监测血糖。

【用药宣教】

1. 如果每天用药 1 次，请在晚餐时或睡前用药；如果每天用药 2 次，请在晚餐时或睡前或距离早上给药 12 小时后使用。最好每天在同一时间用药。

2. 皮下注射给药，经静脉给药后可能出现严重低血糖。避免将药物注射入肌肉内。

德谷胰岛素

【类别】胰岛素类似物。

【作用机制】本品为胰岛素类似物。本品经皮下注射后在注射部位形成多六聚体，进而形成储存库。本品可发挥长效作用的原因主要为从皮下组织吸收缓慢，其次为与循环中的白蛋白结合。

【适应证】用于治疗成年人 2 型糖尿病。

【禁用与慎用】对本品过敏者、低血糖发作患者禁用。

【给药途径和剂量】皮下注射，未接受过胰岛素治疗的患者推荐初始剂量为每日 10U。已接受胰岛素治疗的患者：本品初始日剂量与正使用的基础胰岛素日剂量相同。

【配伍禁忌】本品禁止与其他药物混合。

【不良反应】

1. 代谢/内分泌系统　低血糖、低钾血症、体重增加、钠潴留。

2. 呼吸系统　鼻窦炎、鼻咽炎、上呼吸道感染。

3. 免疫系统　超敏反应（表现为唇舌肿胀、腹泻、恶心、疲劳、瘙痒）、抗胰岛素抗体（包括抗本品抗体、抗人胰岛素抗体）产生。

4. 神经系统　头痛。

5. 消化系统　胃肠炎、腹泻。

6. 皮肤　荨麻疹。

7. 其他　注射部位反应[如血肿、疼痛、出血、红斑、结节、肿胀、变色、瘙痒、发热、肿块、脂肪营养不良（包括脂肪增生、脂肪萎缩）]、外周水肿。

【相互作用】同“胰岛素”。

【药动学】剂量为0.4～0.8U/kg时，本品的总浓度（暴露量）以与剂量成正比的方式增加。1型糖尿病患者每次0.4U/kg、每日1次皮下注射本品，连用8日，血药峰浓度为4472pmol/L，达峰时间中位数为9小时。连续给药3～4日可达稳态血药浓度。蛋白结合率大于99%（与白蛋白结合）。本品的降解与人胰岛素相似，代谢产物均无活性。单剂皮下注射本品0.4U/kg，平均表观清除率为0.03L/kg。稳态时平均半衰期约为25小时，半衰期与剂量无关。

【观察指标】

1. 为预防及控制低血糖，应自我监测血糖，且推荐有较高低血糖风险因素者及难以意识到低血糖症状的患者增加血糖监测频率。妊娠糖尿病患者每日监测4次血糖（1次空腹，3次餐后），直至血糖控制良好，随后酌情监测。

2. 监测电解质、糖化血红蛋白（血糖控制稳定且达治疗目标的患者至少每年2次，未达治疗目标或改变疗法的患者每季度1次）、血脂、肝肾功能、体重。

【用药宣教】

1. 皮下注射给药。最好固定在每天相同的时间给药。如果不能固定时间给药，请确保相邻两次注射之间至少间隔8小时。

2. 用药期间尽量避免驾驶或操作机器，尤其是低血糖频繁发作或对低血糖症状觉察力低的患者。

德谷门冬双胰岛素

【类别】胰岛素类似物。

【适应证】用于治疗成年人2型糖尿病。

【作用机制】本品为德谷胰岛素与门冬胰岛素的复方制剂。

【禁用与慎用】对本品成分过敏者禁用。

【给药途径和剂量】皮下注射，推荐的每日总起始剂量为10U，餐时给药，随后进行个体化剂量调整。

【配伍禁忌】本品不能与其他药物混合，禁止加入到输液中使用。

【不良反应】常见低血糖，罕见过敏反应、荨麻疹、注射部位反应、外周水肿。

【相互作用】与其他降糖药合用，低血糖的风险增加。

【药动学】在皮下注射后，形成稳定的可溶性德谷胰岛素多六聚体，在皮下组织中形成多六聚体的储库，而同时并不干扰门冬胰岛素单体被迅速释放于循环中。德谷胰岛素单体逐渐从多六聚体中分离出来，从而缓慢和持续地将德谷胰岛素释放到循环中。本品每日一次给药2～3天后可达到基础成分（德谷胰岛素）的稳态血清浓度。其余药动学相关内容分别参见“德谷胰岛素”和“门冬胰岛素”。

【用药宣教】

1. 使用本品时，应向患者充分说明低血糖症状及其处理方法。

2. 漏餐或剧烈运动可能引发低血糖。

3. 避免在驾驶时发生低血糖。

二、胰岛素及其类似物，中效

低精蛋白锌胰岛素/精蛋白锌重组人胰岛素/精蛋白重组人胰岛素/精蛋白生物合成人胰岛素

【类别】胰岛素及其类似物，中效。

【妊娠安全等级】B。

【作用机制】本品为中效胰岛素。药理作用与胰岛素相同。

【适应证】用于中、轻度糖尿病，重症须与胰岛素合用。

【禁用与慎用】

1. 低血糖患者，胰岛细胞瘤患者禁用。

2. 老年人慎用。

【给药途径和剂量】

1. 剂量

（1）成年人，皮下注射，剂量根据病情而定。每日1次，早餐前30～60分钟皮下注射，有时需于晚餐前再注射1次，必要时可与胰岛素混合使用。

（2）儿童，皮下注射，青春期前儿童对胰岛素的敏感性较青春期少年高，因此较易发生低血糖，须适当减少胰岛素用量；青春期少年须适当增加胰岛素用量（20%～50%），青春期过后再逐渐减少。

2. 给药途径　本品不能用于静脉注射。

【配伍禁忌】本品禁止与其他药物混合。

【不良反应】

1. 代谢/内分泌系统　低血糖。

2. 免疫系统　过敏反应，可致休克。

3. 其他　注射部位反应，包括红斑、硬结、疼痛。

【相互作用】同“重组胰岛素”。

【药动学】本品皮下注射后吸收缓慢而均匀，2～4 小时起效，8～12 小时作用达高峰，作用可持续 18～24 小时。

【观察指标】用药期间检测血糖、糖化血红蛋白。如出现疲劳、虚弱、出汗、震颤或神经紧张，应考虑低血糖。

【用药宣教】如果在早餐前注射本品，低血糖可能发生在午后至晚餐，这段时间胰岛素作用达到顶峰，建议在下午 3 时左右吃点心或随身携带糖果对症治疗低血糖反应，睡前吃点心可以预防夜间低血糖。

三、胰岛素及其类似物，预混

精蛋白锌胰岛素（30R）

【类别】胰岛素及其类似物，预混。

【作用机制】本品是短效和中效胰岛素（猪）混合物的无菌混悬液，含有 30%中效胰岛素（猪）和 70%低精蛋白锌胰岛素（猪）。

【适应证】用于治疗糖尿病。

【禁用与慎用】低血糖症、胰岛细胞瘤及对胰岛素过敏患者禁用。

【给药途径和剂量】本品应由皮下注射，因每位糖尿病患者的具体情况不同，使用胰岛素的剂型、剂量、注射时间也不同，另外胰岛素的用量也受食物、从事的工作或运动量的影响，所以必须在医生的指导下用药，按病情需要由医生决定使用剂量和使用时间。

【配伍禁忌】本品禁止与其他药物混合。

【不良反应】

1. 低血糖反应　为胰岛素使用不当所致，胰岛素过量、注射胰岛素后未及时进餐或进行较剧烈的体力活动（肌肉摄取葡萄糖增加）时，易发生低血糖反应。

2. 过敏反应　可为全身性及局部性的过敏。

3. 注射部位脂肪萎缩　多见于年轻妇女，多为胰岛素制剂不纯所引起的脂肪溶解反应。

4. 注射部位的脂肪增生　为胰岛素所致的脂肪生成反应，于不同部位轮流注射可减少此种反应。

【相互作用】同“重组胰岛素”。

【药动学】本品皮下注射因个体差异，药物的起效和持续时间差异较大。一般注射后 30 分钟起效，2～8 小时达高峰，持续约 24 小时。

【观察指标】用药期间检测血糖、糖化血红蛋白。

【用药宣教】同“重组胰岛素”。

30/70 混合重组人胰岛素/精蛋白生物合成人胰岛素（预混 30R）

【类别】胰岛素及其类似物，预混。

【妊娠安全等级】B。

【作用机制】本品为利用重组 DNA 技术生产的人胰岛素，结构和功能与天然胰岛素相同。

【适应证】用于治疗糖尿病。

【禁用与慎用】对本品任一成分过敏者，低血糖患者禁用。

【给药途径和剂量】

1. 剂量

（1）成年人，皮下注射，剂量应根据患者病情个体化。需快速起效并延长效应时，通常每日 1 次或每日 2 次给药。注射后 30 分钟内须进食含碳水化合物的正餐或加餐。

（2）儿童，皮下注射，青春期前儿童，通常剂量为每日 0.7～1.0U/kg，症状得到部分缓解期间可使用更小剂量。

2. 给药途径　本品应于大腿、腹壁、臀部或上臂外侧进行皮下注射，经腹壁皮下注射较经其他部位注射吸收更快。为降低发生脂肪代谢障碍的风险，应在同一注射区域内持续轮换注射部位。本品禁止静脉注射。

【配伍禁忌】本品禁止与其他药物混合。

【不良反应】

1. 代谢/内分泌系统　低血糖、胰岛素抵抗。

2. 免疫系统　过敏反应，包括全身性皮疹、瘙痒、多汗、胃肠道不适、血管神经性水肿、呼吸困难、心悸、血压下降、丧失知觉。

3. 神经系统　周围神经病变。

4. 皮肤　风疹、皮疹。

5. 眼　屈光异常、糖尿病视网膜病变暂时性恶化。

6. 其他　水肿、注射局部反应[如红肿、瘙痒、脂肪代谢障碍（脂肪组织萎缩、脂肪组织增生肥大）。

【相互作用】【药动学】同“重组胰岛素”。

【观察指标】应定期检查血糖、尿糖。

【用药宣教】同“重组胰岛素”。

50/50 混合重组人胰岛素/精蛋白生物合成年人胰岛素（预混 50R）

【类别】胰岛素及其类似物，预混。

【妊娠安全等级】B。

【作用机制】本品主要成分为低精蛋白锌胰岛素（50%）、中性胰岛素（50%）。为利用重组 DNA 技术生产的人胰岛素，与天然胰岛素有相同的结构和功能。可调节糖代谢，促进肝脏、骨骼和脂肪组织对葡萄糖的摄取和利用，促进葡萄糖转变为糖原储存于肌肉和肝脏内，并抑制糖原异生，从而降低血糖。

【适应证】用于 1 型或 2 型糖尿病。

【禁用与慎用】

1. 对本品过敏者，低血糖发作患者禁用。

2. 老年人慎用。

【给药途径和剂量】

1. 剂量　成年人，皮下注射，本品为双时相组分（含短效胰岛素和中效胰岛素），通常给予每日 1～2 次。根据患者病情调整剂量，通常胰岛素每日剂量为 0.3～1.0U/kg。

2. 给药途径　皮下注射，最佳注射部位为腹部、臀部、大腿、上臂，腹部注射起效更迅速。应在同一注射区域内轮换注射部位，以降低发生肿块或皮肤凹陷的风险。注射后 30 分钟内须进餐。本品不得用于静脉注射、肌内注射、胰岛素输注泵。

【配伍禁忌】本品禁止与其他药物混合。

【不良反应】

1. 代谢/内分泌系统　低血糖。

2. 免疫系统　过敏反应，包括全身性皮疹、瘙痒、多汗、胃肠道不适、血管神经性水肿、呼吸困难、心悸、血压下降、晕厥、丧失知觉、呼吸短促、气喘、脉搏加快。

3. 神经系统　可逆性急性神经痛。

4. 皮肤　风疹。

5. 眼　糖尿病视网膜病变暂时恶化、一过性屈光不正。

6. 其他　一过性水肿、注射局部反应[包括疼痛、皮肤发红、皮疹、炎症、瘀青、肿胀、瘙痒、脂肪代谢障碍（脂肪萎缩或增生）]。

【相互作用】同“重组胰岛素”。

【药动学】本药口服易被胃肠道消化酶破坏，皮下注射吸收迅速，但吸收极不规则，不同患者或同一患者的不同注射部位吸收量均有差别，以腹壁吸收最快，上臂外侧吸收较股前外侧快，皮下注射 0.5～1 小时后开始生效，2～4 小时作用达高峰，持续时间 5～7 小时，半衰期 2 小时，静脉注射 10～30 分钟起效并达峰值，持续时间 0.5～1 小时，在血液循环中半衰期 5～10 分钟，胰岛素吸收入血后，仅 5%与血浆蛋白结合，但可与胰岛素抗体相结合（结合后胰岛素作用时间延长）主要在肝脏、肾脏代谢，少量随尿排出。

【观察指标】应定期监测血糖、尿糖。

【用药宣教】同“重组胰岛素”。

四、降血糖药物，不含胰岛素

二甲双胍

【类别】双胍类。

【妊娠安全等级】B。

【作用机制】二甲双胍可促进组织中糖的无氧酵解，增加肌肉等组织对葡萄糖的摄取和利用，抑制肝内糖异生，降低肝糖的输出，抑制或延缓葡萄糖在胃肠道的吸收，提高或改善外周细胞对胰岛素的敏感性，促进胰岛素与胰岛素受体的结合，增加胰岛素对血糖的清除作用。二甲双胍还能抑制餐后高胰岛素症。具有轻度降低血胆固醇和其他脂质，增加纤维溶解蛋白活性，降低血小板凝集，降低血管的通透性，对抗动脉粥样硬化的作用。

【适应证】用于成年型糖尿病（尤其是肥胖者）无酮尿患者，经严格限制饮食后体重无法减轻，血糖未能降低至正常值的糖尿病患者。对磺酰脲类药物治疗失败者，可与二甲双胍合并使用。对胰岛素疗效不显著的肥胖症者，二甲双胍可作辅助治疗。

【超说明书用药】多囊卵巢综合征。

【禁用与慎用】

1. 禁用于

（1）对本品过敏者。

（2）严重肾衰竭[eGFR＜45ml/（min·1.73m^2）]患者。

（3）可能影响肾功能的急性疾病（如脱水、休克）患者。

（4）可造成组织缺氧的疾病（如失代偿性心力衰竭、呼吸衰竭、近期发作的心肌梗死）患者。

（5）严重感染、外伤、外科大手术、低血压患者。

（6）急性代谢性酸中毒（包括乳酸酸中毒、糖尿病酮症酸中毒）患者。

（7）糖尿病昏迷前驱期患者。

（8）肝功能不全者。

（9）急性酒精中毒、酗酒者。

（10）维生素 B_{12}、叶酸缺乏未纠正者。

2. 慎用于 65 岁以上老人。

【给药途径和剂量】口服初始剂量每次 0.25～1g，每天 2 次，进餐中服用，1 周后如血糖控制不良，加至每次 0.25～1g，每天 3 次，以后根据病情调整剂量，每天总量不宜超过 30g。通常盐酸二甲双胍缓释片的起始剂量为 500mg，1 次/日，随晚餐服用。每周剂量增加 500mg，最大剂量至 2000mg，1 次/日，随晚餐服用。如果用至 2000mg，1 次/日，血糖仍没控制满意，可以考虑改用 1000mg，2 次/日试验性治疗。如果还需要更大量的二甲双胍，应当使用盐酸二甲双胍片 2550mg/d 的最大剂量，分次服用。

【不良反应】常见的不良反应有食欲不佳、厌食、呕吐、口苦、金属味、恶心、腹泻等消化道症状，减量或停药后即消失。偶尔产生过敏性皮疹。

【观察指标】

1. 开始用药和调整剂量期间应检查空腹血糖，以确定本品治疗效果并确定最小有效剂量。此后，应每 3 个月检查一次糖化血红蛋白。

2. 开始用药前应检查肾功能，之后至少每年检查一次。

3. 维生素 B_{12} 和钙摄入或吸收不足的患者易出现维生素 B_{12} 水平降低，应每 2～3 年检查一次血清维生素 B_{12} 水平。

4. 先前使用本品控制良好的 2 型糖尿病患者若出现实验室检查异常或临床异常（尤其是乏力或难于言表的不适），应立即检查酮症酸中毒或乳酸酸中毒的证据，检查项目包括血清电解质、酮体、血糖、血酸碱度、乳酸盐、丙酮酸盐和本品水平。若确诊为酸中毒，应立即停用本品，并开始其他适当的治疗。

【用药宣教】

1. 普通和缓释制剂在进餐时或餐后立即服用。

2. 肠溶制剂在餐前服用。

3. 缓释和肠溶制剂完整吞服。

格列本脲

【类别】磺酰脲类衍生物。

【妊娠安全等级】B。

【作用机制】

1. 刺激胰腺胰岛 B 细胞分泌胰岛素，先决条件是胰岛 B 细胞还有一定的合成和分泌胰岛素的功能。

2. 通过增加门静脉胰岛素水平或对肝脏直接作用，抑制肝糖原分解和糖原异生作用，肝生成和输出葡萄糖减少。

3. 也可能增加胰外组织对胰岛素的敏感性和糖的利用（可能主要通过受体后作用），因此，总的作用是降低空腹血糖和餐后血糖。

【适应证】用于单用饮食控制疗效不满意的轻、中度 2 型糖尿病，患者胰岛 B 细胞有一定的分泌胰岛素功能，并且无严重的并发症。

【禁用与慎用】

1. 禁用于

（1）对本品或磺胺类药过敏者。

（2）1 型糖尿病患者。

（3）伴酮症酸中毒、昏迷、严重烧伤、感染、外伤或重大手术等应激情况的患者。

（4）肝、肾功能不全者。

（5）白细胞减少患者。

2. 慎用于

（1）体质虚弱、营养不良的患者。

（2）高热、恶心、呕吐患者。

（3）甲状腺功能亢进患者。

（4）葡萄糖-6-磷酸脱氢酶（G6PD）缺乏症患者（国外资料）。

【给药途径和剂量】口服，开始 2.5mg，早餐前或早餐及午餐前各一次，轻症者 1.25mg，每日 3 次，三餐前服，7 日后递增每日 2.5mg。一般用量为每日 5～10mg，最大用量每日不超过 15mg。

【不良反应】

1. 可有腹泻、恶心、呕吐、头痛、胃痛或不适。

2. 较少见的有皮疹。

3. 少见而严重的有黄疸、肝功能损害、骨髓抑制、粒细胞减少（表现为咽痛、发热、感染）、血小板减少症（表现为出血、紫癜）等。

【相互作用】

1. 与酒精同服时，可以引起腹部绞痛、恶心、呕吐、头痛、面部潮红和低血糖。

2. 与β受体阻滞剂合用，可增加低血糖的危险，而且可掩盖低血糖的症状，如脉率增快、血压升高；小量用选择性β受体阻滞剂如阿替洛尔和美托洛尔造成此种情况的可能性较小。

3. 氯霉素、胍乙啶、胰岛素、单胺氧化酶抑制剂、保泰松、羟布宗、丙磺舒、水杨酸盐、磺胺类与本品同时用，可加强降血糖作用。

4. 肾上腺皮质激素、肾上腺素、苯妥英钠、噻嗪类利尿剂、甲状腺素可增加血糖水平，与本药合用时，可能需增加本药的用量。

5. 香豆素类抗凝剂与本药合用时，最初两者血药浓度皆升高，但之后两者血药浓度皆降低，故需要调整两者的用量。

【药动学】口服吸收迅速完全，血浆药物浓度达峰时间为 2～6 小时，吸收不受食物影响，作用时间维持 16 小时以上，血浆蛋白结合率约为 99%，表观分布容积为 0.3L/kg，血浆半衰期为 6～12 小时。48 小时内粪便中可回收给药剂量的 40%，其后排泄减慢，5 天后排泄可达 95%。

【观察指标】用药期间定期监测血糖、尿糖、尿酮体、尿蛋白和肝肾功能，并进行眼科检查。

【用药宣教】

1. 完整吞服片剂和滴丸。

2. 每天给药 1 次时，建议在每天早餐前服药。

3. 避免饮酒，尽量避免驾驶等危险行为做好防晒措施，控制饮食并适当锻炼。

格列吡嗪

【类别】磺酰脲类衍生物。

【妊娠安全等级】C。

【作用机制】本品为第二代磺酰脲类口服降血糖药。能促进胰岛 B 细胞分泌胰岛素，又能增强胰岛素对靶组织的作用。

【适应证】非胰岛素依赖型糖尿病。仅用于单用饮食控制无满意效果的轻、中度非胰岛素依赖型糖尿病（2 型），并且无严重糖尿病并发症的患者。

【禁用与慎用】

1. 禁用于

（1）对本品或磺胺类药过敏者。

（2）1 型糖尿病患者。

（3）伴酮症酸中毒、昏迷、严重烧伤、感染、外伤或重大手术等应激情况的患者（因可能出现血糖失控）。

（4）肝、肾功能不全者。

（5）白细胞减少患者。

（6）肾上腺功能不全者。

（7）孕妇。

2. 慎用于

（1）体质虚弱者。

（2）高热、恶心、呕吐者。

（3）垂体前叶功能减退者。

（4）葡萄糖-6-磷酸脱氢酶缺乏症患者。

【给药途径和剂量】口服剂量因人而异，餐前 30 分钟服用。单用饮食疗法失败者：起始剂量每日 2.5～5.0mg，以后根据血糖和尿糖情况增减剂量，每次增减 2.5～5.0mg，每日最大剂量不超过 20～30mg，分 2～3 次餐前服用。已使用过口服磺酰脲类降血糖药治疗者：停用其他磺酰脲药 3 天，复查血糖后开始服用本品。从 5mg 起，逐渐加大剂量，直至产生理想的疗效。最大日剂量不超过 30mg。格列吡嗪缓释片：需整片吞服。剂量因人而异，一般推荐起始剂量 5mg/d，每日 1 次，早餐前 30 分钟服用。以后根据血糖情况调整剂量及服药时间。

【不良反应】较常见的为胃肠道症状（如上腹胀满感）、头痛等，减少剂量即可缓解。个别患者可出现皮肤过敏、皮疹。使用本品偶见能引起低血糖。此外亦偶见造血系统可逆性变化的报道，如粒细胞、血小板减少等。

【相互作用】同“格列本脲”。

【观察指标】用药期间应定期监测血糖、尿糖、尿酮体、尿蛋白、肾功能、肝功能、血常规，并进行眼科检查。

【用药宣教】

1. 建议控释片与早餐或与当天第一顿正餐同服，其他制剂在餐前 30 分钟服药，如果每天只需用药 1 次应在餐前用药。

2. 完整吞服缓控释剂，控制饮食并进行锻炼，避免饮酒，避免驾驶等危险行为。

格列美脲

【类别】磺酰脲类衍生物。

【妊娠安全等级】C。

【作用机制】格列美脲主要通过刺激胰岛 B 细胞释放胰岛素发挥作用。

【适应证】用于食物、运动疗法及减轻体重均不能满意控制血糖的非胰岛素依赖型糖尿病。

【禁用与慎用】

1. 禁用于

（1）对本品、其他磺酰脲类或磺胺类药过敏者。

（2）1 型糖尿病患者。

（3）有酮症酸中毒病史、糖尿病酮症酸中毒、糖尿病昏迷前期或糖尿病昏迷患者。

（4）重度肝功能不全者（尚无使用本品的经验，应改用胰岛素）。

（5）透析患者（尚无使用本品的经验）。

（6）孕妇。

2. 慎用于葡萄糖-6-磷酸脱氢酶（G6PD）缺乏症患者。

【给药途径和剂量】起始剂量为每日 1mg。如果血糖得到满意控制，应以该剂量维持治疗。如果不能满意，应根据血糖控制情况增加剂量。每隔 1～2 周，逐步增加剂量至每日 2mg、3mg 甚至 4mg。

【不良反应】

1. 可能引起低血糖症，尤其是老年患者，或者发生于在治疗初期、不规则进食、饮酒，以及肝、肾功能不全患者。

2. 在使用本品初期，由于血糖水平改变、可能对视力产生暂时性影响。

3. 少见恶心、呕吐、腹痛、腹泻，偶有上腹压迫感或胀满感。

4. 个别报道氨基转移酶升高，并可能导致肝衰竭。

5. 罕见血小板减少，极个别发生白细胞减少、溶血性贫血、粒细胞缺乏和全血细胞减少。

6. 少见瘙痒、红斑、荨麻疹等过敏反应，严重时可导致呼吸困难、血压下降，甚至发生休克。

【相互作用】同“格列本脲”。

【观察指标】

1. 须定期监测血糖、尿糖水平，建议定期监测糖化血红蛋白。

2. 监测肾功能。

【用药宣教】

1. 完整吞服片剂和滴丸，一天给药 1 次时，建议在每天早餐前服药。

2. 避免饮酒，避免驾驶等危险行为，做好防晒措施。控制饮食并适当锻炼。

3. 哺乳期妇女使用时，应暂停哺乳。

格列喹酮

【类别】磺酰脲类衍生物。

【妊娠安全等级】C。

【作用机制】本品为第二代口服磺酰脲类降血糖药，为高活性亲胰岛 B 细胞剂，与胰岛 B 细胞膜上的特异性受体结合，可诱导产生胰岛素，以降低血糖水平。

【适应证】2 型糖尿病（即非胰岛素依赖型糖尿病）。

【禁用与慎用】禁用于以下情况。

1. 对磺胺类药过敏者。

2. 1 型糖尿病患者。

3. 糖尿病酮症酸中毒、糖尿病昏迷或昏迷前期患者。

4. 晚期尿毒症患者。

5. 孕妇。

【给药途径和剂量】口服，应在餐前 30 分钟服用。一般日剂量为 15～120mg（0.5～4 片），据个体情况及遵医嘱可适当调节剂量。通常日剂量为 30mg（1 片）以内者可于早餐前一次服用，更大剂量应分 3 次，分别于餐前服用。日最大剂量不得超过 180mg（6 片）。

【不良反应】极少数人有皮肤过敏反应、胃肠道反应、轻度低血糖反应及血液系统方面改变的报道。

【相互作用】与水杨酸类、磺胺类、保泰松类、抗结核病药、四环素类、单胺氧化酶抑制剂，β受体阻滞剂、氯霉素、双香豆素类和环磷酰胺等合用可增强本品作用。氯丙嗪、拟交感神经药、皮质激素类、甲状腺激素、口服避孕药和烟酸制剂等可降低本品的降血糖作用，本品可以减弱患者对酒精的耐受力，而酒精亦可能加强药物的降血糖作用。

【观察指标】为维持安全、达标的血糖，请根据医生的建议进行血糖自我监测，或者按照以下方法监测。

1. 在剂量调整期间每日检测 1～2 次。

2. 达到稳定剂量和目标血糖后，您可能只需要一周检测几次，通常可在清晨或餐前测。

3. 如果您正在生病、需要长时间开车或坐车、饮食和运动习惯发生了改变，您可能需要更频繁地监测血糖。

【用药宣教】

1. 餐前用药，避免饮酒。

2. 哺乳期妇女使用时，应暂停哺乳。

格列齐特

【类别】磺酰脲类衍生物。

【妊娠安全等级】C。

【作用机制】第二代口服磺酰脲类降血糖药作用较强，其机制是选择性地作用于胰岛 B 细胞，促进胰岛素分泌。

【适应证】用于 2 型糖尿病患者控制血糖。

【禁用与慎用】

1. 禁用于以下情况

（1）对本品或其他磺酰脲类、磺胺类药过敏者。

（2）严重肝、肾功能不全者。

（3）1 型糖尿病患者。

（4）糖尿病酮症酸中毒、糖尿病前驱昏迷或昏迷患者。

2. 慎用于葡萄糖-6-磷酸脱氢酶缺乏症患者（使用磺酰脲类药可导致溶血性贫血）。

【给药途径和剂量】缓释片：口服，仅用于成年人。每日 1 次，剂量为 30～120mg。建议于早餐时服用。如某日忘记服用药物，第二日服药剂量不得增加。与所有降血糖药一样，应根据患者的代谢反应（血糖，糖化血红蛋白）来调整剂量。首次建议剂量为每日 30mg。

【不良反应】偶有轻度恶心、头晕、皮疹等。

【相互作用】同“格列本脲”。

【观察指标】应定期检测血糖、尿糖。

【用药宣教】

1. 进餐时服药，完整吞服缓释制剂。

2. 避免饮酒，避免驾驶等危险行为。

3. 哺乳期妇女使用时，应暂停哺乳。

阿卡波糖

【类别】α-葡萄糖苷酶抑制剂。

【妊娠安全等级】B。

【作用机制】在肠道内竞争性抑制葡萄糖苷酶，降低多糖和蔗糖分解生成葡萄糖，减少并延缓吸收，具有降低饭后高血糖和血浆胰岛素的作用。

【适应证】用于配合饮食控制治疗糖尿病。

【禁用与慎用】禁用于以下情况。

1. 对本品过敏者。

2. 伴明显消化和吸收障碍的慢性胃肠功能紊乱（尤其是炎性肠病）患者。

3. 因肠胀气而可能恶化的疾病（如 Roemheld 综合征、严重的疝气、肠梗阻或有肠梗阻倾向、肠溃疡）患者。

4. 严重肾功能损害（肌酐清除率＜25ml/min）者。

5. 严重肝病或肝硬化患者。

6. 糖尿病酮症酸中毒患者。

【给药途径和剂量】用餐前即刻整片吞服或与前几口食物一起咀嚼服用，剂量需个体化。一般推荐剂量：起始剂量为每次 50mg，每日 3 次；以后逐渐增加至每次 0.1g，每日 3 次。个别情况下，可增加至每次 0.2g，每日 3 次。如果患者在服药 4～8 周后疗效不明显，可以增加剂量。如果患者坚持严格的糖尿病饮食仍无法控制血糖，就不能再增加剂量，有时还需适当减少剂量，平均剂量为每次 0.1g，每日 3 次。

【不良反应】常见胀气（胃胀 50%，腹胀 30%）、腹痛、肠鸣响，偶见腹泻（15%）、肠绞痛（约 8%）和肠梗阻。这些胃肠反应可通过缓慢增加剂量和控制饮食而减轻，多在继续用药中消失。如果遵守饮食规定还有严重不适，须请医师诊断暂时或长期减少剂量。

【相互作用】与抗酸药、考来烯胺、肠道吸附剂和消化酶制品同时服用，可能会降低阿卡波糖的作用。同时服用新霉素可使餐后血糖更为降低，并使阿卡波糖胃肠反应加剧。

【观察指标】

1. 用药第 1 年，每 3 个月监测一次氨基转移酶，之后定期监测。

2. 应定期监测血糖（初始治疗阶段和剂量调整阶段测定餐后 1 小时血糖有助于确定最低有效剂量；约每 3 个月监测一次糖化血红蛋白）。

3. 应监测血清肌酐。

【用药宣教】

1. 片剂可在整片吞服后立即用餐，或在进餐时伴着前几口食物咀嚼服用。

2. 胶囊整粒吞服，不要咀嚼，服药后立即用餐。

3. 咀嚼片与食物一起咀嚼服用。

伏格列波糖

【类别】α-葡萄糖苷酶抑制剂。

【妊娠安全等级】B。

【作用机制】伏格列波糖能抑制各种α-葡萄糖苷酶如麦芽糖酶、异麦芽糖酶、葡萄糖淀粉酶及蔗糖酶的活性，延缓糖分的消化与吸收，使淀粉分解成寡糖如麦芽糖（双糖）、麦芽三糖及糊精（低聚糖），蔗糖分解成葡萄糖和果糖的速度减慢，造成肠道对葡萄糖的吸收减缓，从而缓解餐后高血糖。

【适应证】改善糖尿病餐后高血糖。

【禁用与慎用】

1. 禁用于以下情况

（1）对本品有过敏史者。

（2）严重酮症酸中毒、糖尿病昏迷（或昏迷前）患者（须通过输液和给予胰岛素迅速调节血糖）。

（3）严重感染、手术前后或严重创伤的患者（有必要通过给予胰岛素调节血糖）。

2. 慎用于以下情况

（1）严重肝、肾功能不全者（因代谢状态的变化，可能诱发血糖控制的显著变化；此外，严重肝硬化患者可能出现高氨血症恶化伴意识障碍）。

（2）Roemheld综合征、重度疝、大肠狭窄或溃疡患者（本品可能增加肠内气体，可能使病情恶化）。

（3）有腹部手术史或肠道梗阻史者（本品可能增加肠内气体，从而易出现肠梗阻样症状）。

（4）伴消化、吸收障碍的慢性肠道疾病患者（本品可能引起消化道不良反应，可能使病情恶化）。

【给药途径和剂量】通常成年人每次0.2mg，每日3次，餐前口服，服药后即刻进餐，疗效不明显时，经充分观察可以将每次用量增至0.3mg。

【不良反应】常见胀气（胃胀50%，腹胀30%）、腹痛、肠鸣响，偶见腹泻（15%）、肠绞痛（约8%）、肠梗阻，以及黄疸、AST和ALT升高等严重肝功能障碍。

【相互作用】与胰岛素及磺酰脲类药物合用，应考虑发生低血糖的可能。慎重地以低剂量开始给药。服用本品期间，应注意β受体阻滞剂、水杨酸制剂、单胺氧化酶制剂、贝特类血脂调节药、华法林等会增加本品的降血糖作用。

【观察指标】用药期间须定期监测血糖。

【用药宣教】

1. 咀嚼片咀嚼后咽下。

2. 分散片可直接吞服，也可加入适量水搅拌均匀后服用。

3. 餐前口服，服药后请立刻进餐。

米格列醇

【类别】α-葡萄糖苷酶抑制剂。

【妊娠安全等级】B。

【作用机制】米格列醇为第二代糖苷酶抑制剂，可延缓葡萄糖的生成及吸收，从而缓解糖尿病患者餐后高血糖及其后血糖的急剧变化。

【适应证】配合饮食控制和运动，用于改善2型糖尿病患者的血糖。在本品单药治疗或者磺酰脲类药物无法达到满意血糖控制时，可与磺酰脲类药物合用。

【禁用与慎用】禁用于以下患者。

1. 对本品过敏者。

2. 糖尿病酮症酸中毒患者。

3. 炎性肠病、结肠溃疡、不全性肠梗阻、有肠梗阻倾向的患者。

4. 慢性肠道疾病伴明显胃肠功能紊乱或伴可能进一步加重肠胀气情况的患者。

【给药途径和剂量】口服给药，用于2型糖尿病，可单用或与磺酰脲类降血糖药合用。起始剂量为每次25mg，每天3次，个别患者起始时需从每天1次逐渐增加至每天3次。4～8周后可增量至每次50mg，每天3次，服用3个月。在此期间，应测定糖化血红蛋白（HbA1c）以确定是否需加量至每次100mg，每天3次（最大推荐量）。

【不良反应】

1. 空腹用药过量可能发生低血糖。

2. 常见胃肠道反应，腹痛、腹泻、胃肠胀气的发生率可能与剂量呈正相关，继续治疗时，腹痛、腹泻多可缓解。

3. 有血清铁浓度降低、贫血的报道。

4. 皮疹多为一过性。

【相互作用】

1. 与药用炭等肠道吸附剂合用，本品疗效降低，两者应避免合用。

2. 与含淀粉酶、胰酶等可分解糖类的助消化酶剂合用，本品疗效降低，应避免合用。

3. 本品可能使地高辛的血药浓度降低，两者合用时应注意监测地高辛血药浓度。

4. 本品可使格列本脲的血药浓度峰值及药时曲线下面积轻微降低，但该变化无显著临床意义。此外，本品与磺酰脲类降血糖药合用，发生低血糖的风险增加，应引起注意。

5. 本品可使雷尼替丁的生物利用度降低约60%，两者合用时应注意观察雷尼替丁的疗效。

【药动学】本品较阿卡波糖更易在小肠吸收，口服给药的吸收程度随剂量增加而降低。口服25mg药物的生物利用度为100%，口服100mg药物的生物利用度为50%～70%，在更高剂量时吸收可达饱和。其蛋白结合率<4%，分布容积为0.18L/kg。较少在体内代谢，超过95%以原形自尿液排泄，剂量超过25mg时，由于吸收不完全，可有少量药物经尿液重吸收。本品半衰期为2小时。

【观察指标】

1. 定期检查血糖以监测本品的治疗效应。

2. 定期进行HbA1c水平测定，以作为长期控制高血糖症状的指标。

【用药宣教】

1. 在正餐开始时服药。

2. 血糖偏低时避免驾驶等危险行为。

3. 本品不能代替饮食疗法。用药期间控制饮食适当锻炼。

吡格列酮

【类别】噻唑烷二酮类。

【妊娠安全等级】C。

【作用机制】本品为噻唑烷二酮类口服抗糖尿病药物，为高选择性过氧化物酶增殖体激活受体γ（PPARγ）的激动剂，属胰岛素增敏剂。作用机制与胰岛素的存在有关，可减少外周组织和肝脏的胰岛素抵抗，增加依赖胰岛素的葡萄糖的处理，并减少肝糖原的输出。

【适应证】用于 2 型糖尿病控制血糖。

【禁用与慎用】

1. 禁用于以下情况

（1）对本品过敏者。

（2）心力衰竭患者。

（3）膀胱癌或有膀胱癌史者或存在不明原因的肉眼血尿的患者。

2. 慎用于以下情况

（1）水肿患者。

（2）肝酶轻度升高（ALT 为 1～2.5 倍正常值上限）的患者。

（3）有充血性心力衰竭发生风险的患者。

【给药途径和剂量】起始剂量 15mg 或 30mg，最大剂量为 45mg，每日 1 次。在早餐前服用。

【不良反应】低血糖、贫血、ALT 升高，偶有肌酸激酶水平短暂升高。

【相互作用】

1. 与 CYP2C8 抑制剂（如吉非贝齐）合用，可能升高本品的血药浓度。故合用时需要降低本品的剂量。

2. 与 CYP2C8 诱导剂（如利福平）合用，可能降低本品的血药浓度。合用时应密切监测血糖变化，调整糖尿病的治疗方案。

【药动学】每天一次给药，血药浓度在 24 小时内保持较高水平，7 天内达稳态。空腹服用，2 小时达到峰浓度，食物轻微延迟达峰时间至 3～4 小时，但不改变吸收度，在体内与血清蛋白结合率为 99%。通过羟基化和氧化作用代谢，大部分以原形或代谢物形式经胆汁及粪便排出。吡格列酮及其活性代谢产物的平均血清半衰期为 16～24 小时。

【观察指标】

1. 定期监测血糖。

2. 用药前应监测肝功能，用药开始的第一年每 2 个月监测一次，以后定期监测。若出现肝酶轻度升高（ALT 为 1～2.5 倍正常值上限），继续使用本品时应谨慎，需进行适当的临床随访，包括更频繁的肝酶监测；若血清氨基转移酶再升高（ALT 超过 2.5 倍正常值上限），应更频繁地监测肝功能，直至肝酶恢复正常或达用药前水平；若 ALT 超过 3 倍正常值上限，应尽快重复监测，若 ALT 仍超过 3 倍正常值上限，应停药。

3. 定期进行常规眼科检查。若出现视物模糊，应立即接受眼科检查。

4. 治疗期间应根据当前的治疗标准评估和维持骨健康。

【用药宣教】

1. 固定在每天同一时间服药。

2. 本品可能导致口服避孕药失效。如需避孕采取其他避孕措施，如避孕套。

3. 本品可能增加发生膀胱癌的风险，用药期间密切观察是否出现尿中带血或尿液颜色发红、尿急、尿痛等症状。

罗格列酮

【类别】噻唑烷二酮类。

【妊娠安全等级】C。

【作用机制】罗格列酮为噻唑烷二酮类胰岛素增效剂。可增加肝脏、脂肪、肌肉等组织对胰岛素的敏感性，其影响胰岛素受体激酶的活性，使胰岛素受体磷酸化，影响肝脏糖代谢，减少全身和局部脂肪组织代谢。罗格列酮在降低血糖和三酰甘油的同时，还可减轻或预防糖尿病肾病及胰岛细胞的退化。

【适应证】2 型糖尿病。

【禁用与慎用】

1 .对本品有过敏史者禁用。

2. NYHA 分级为Ⅲ级或Ⅳ级的心力衰竭、1 型糖尿病或糖尿病酮症酸中毒、既往曾有应用曲格列酮导致黄疸者、ALT 高于正常上限 2.5 倍的患者禁用。

3. NYHA 分级为Ⅰ级或Ⅱ级的心力衰竭患者（发生心血管事件的危险增加）、出现急性冠状动脉事件的患者不推荐使用（可能发生心力衰竭）。

4. 水肿患者、肝功能不全患者慎用。

5. 目前尚缺乏 18 岁以下患者用药的安全性和有效性资料，故不推荐本品用于儿童。

6. 本品可通过胎盘屏障，且可在胎儿组织中测出。孕妇禁用。

【给药途径和剂量】

1. 单药治疗通常起始用量为 4mg/次，1 次/日。

经 8～12 周治疗后，如空腹血糖控制不理想，可加量至 8mg/d 或与二甲双胍合用。临床试验表明，4mg/次，2 次/日可更明显降低患者的空腹血糖和 HbA1c 水平。

2. 如在现有的治疗中加用本品，则应维持原磺酰脲类药或二甲双胍的用量并加用本品。①与磺酰脲类药物合用，本品起始用量为 4mg/次，1 次/日。如患者出现低血糖，需减少磺酰脲类药物用量；②与二甲双胍合用，本品起始用量为 4mg/次，1 次/日。在联合用药期间，不会发生因低血糖而须调整二甲双胍用量的情况。

【不良反应】常见的不良反应有上呼吸道感染、皮炎、体重增加、恶心、呕吐、便秘、腹泻、水肿、贫血等症状，偶见低血糖、低密度脂蛋白和高密度脂蛋白上升。

【相互作用】

1. 与 CYP2C8 抑制剂（如吉非贝齐）合用，可能升高本品的血药浓度。故合用时需要减少本品的剂量。

2. 与 CYP2C8 诱导剂（如利福平）合用，可能降低本品的血药浓度。合用时，应密切监测血糖变化，调整糖尿病的治疗方案。

【药动学】口服吸收良好，食物不影响其吸收，血浆药物浓度达峰时间为 1 小时，血浆半衰期为 3～4 小时。在肝脏代谢，代谢产物以结合型排出体外，60%由尿液中排出，33%由粪便中排出。肝脏功能不良者血浆药物浓度可升高数倍。

【观察指标】

1. 定期监测空腹血糖和 HbA1c，以评估疗效。

2. 用药前和用药期间定期监测肝功能。

3. 定期进行眼科检查。

4. 监测体重。

【用药宣教】

1. 片剂和胶囊完整吞服。

2. 罗格列酮具有促排卵作用，可能使未绝经却没有排卵的女性重新排卵。用药期间应采取避孕措施。

3. 为保证疗效应控制饮食、体重和增加运动量。

阿格列汀

【类别】二肽基肽酶-4（DDP-4）抑制剂。

【妊娠安全等级】B。

【作用机制】本品可高度选择性地显著抑制 DPP-4，延缓胰高血糖素样肽-1（glucagon like peptide-1，GLP-1）的灭活。GLP-1 有助于改善胰岛 B 细胞功能，增加胰岛素分泌。

【适应证】治疗 2 型糖尿病。

【禁用与慎用】

1. 对本品有严重过敏反应（如血管神经性水肿、严重皮肤不良反应）史者禁用。

2. 有使用其他 DPP-4 抑制剂后出现血管神经性水肿史者、肝功能不全患者慎用。

【给药途径和剂量】推荐剂量 25mg，1 次/日。是否和食物同服均可。重度肾功能不全患者降低剂量至 12.5mg/d，重度肾功能不全患者降低剂量至 6.25mg/d。

【不良反应】胰腺炎、低血糖、超敏反应包括过敏症、血管性神经水肿、皮疹、荨麻疹和严重皮肤不良反应（包括史-约综合征）、肝酶升高、暴发性肝衰竭和急性胰腺炎。

【相互作用】与其他已知可能引起低血糖的药物合并应用胰岛素和胰岛素促泌剂（如磺酰脲类）可引起低血糖。因此，当与本品合用时，可能需要降低胰岛素或胰岛素促泌剂的剂量，以使低血糖的发生风险最小化。

【观察指标】

1. 用药前及用药期间应定期监测肾功能。

2. 用药前应监测肝功能，随后根据临床需要监测。

3. 监测血糖，对血糖控制稳定且达到治疗目标的患者至少每年检测 2 次糖化血红蛋白，对未达到治疗目标或治疗方案改变的患者每年检测 4 次糖化血红蛋白。

【药动学】本品口服的生物利用度接近 100%。进食对本品的吸收无影响，分布容积为 417L，提示本品广泛分布于组织内。蛋白结合率为 20%。本品在体内代谢不广泛，60%～70%的给药剂量随尿液和粪便排泄。

【用药宣教】

1. 用药期间应控制饮食，并进行适量运动，以便更好地控制血糖。

2. 用药剂量需根据肾功能调整，用药期间建议定期检查肾功能。

3. 用药期间如果出现肝损伤症状如疲劳、食欲差、右上腹不适、尿色加深、皮肤或眼睛发黄，应及时就诊，进行肝功能检查。

4. 用药后如出现水疱或糜烂，可能是大疱性类天疱疮，应立即停药就诊。

利格列汀

【类别】DDP-4 抑制剂。

【妊娠安全等级】B。

【作用机制】本品是一种口服有效的 DPP-4 酶抑制剂，通过抑制 DPP-4 酶可增加具有活性的、肠降糖激素的浓度，并以葡萄糖依赖方式刺激胰岛素释放并降低循环中胰高血糖素的水平。

【适应证】本品适用于治疗 2 型糖尿病。

【禁用与慎用】

1. 对本品过敏患者禁用。

2. 尚未明确是否会通过乳汁分泌，哺乳期妇女慎用。

3. 1 型糖尿病患者或糖尿病酮症酸中毒者不应使用。

4. 本品在儿童患者中的安全性与有效性尚未确定。

【给药途径和剂量】成年人推荐剂量为 5mg，每日 1 次。本品可在每天的任意时间服用，餐时或非餐时均可服用。肝、肾功能不全患者不需要调整剂量。

【不良反应】

1. 少见泌尿系感染、高三酰甘油血症、体重增加、便秘、低血糖、胰腺炎。

2. 其他不良反应包括超敏性，如荨麻疹、血管神经性水肿、局部皮肤脱落，或支气管超敏性和肌痛。

【相互作用】与 P 糖蛋白/CYP3A4 诱导剂联合给药（如与利福平）可能降低本品的疗效。强烈建议变更治疗。

【观察指标】监测血糖，对血糖控制稳定且达到治疗目标的患者至少每年检测 2 次糖化血红蛋白，对未达到治疗目标或治疗方案改变的患者每年检测 4 次糖化血红蛋白。

【药动学】口服推荐剂量 1.5 小时后可达血药峰值，多次给药 5mg，有效半衰期约为 12 小时。口服本品的绝对生物利用度接近 30%，单次静脉注射本品 5mg，其表观分布容积约为 1110L，显示本品广泛分布于各种组织中。大多数（约 90%）的原药被排泄，表明代谢是次要消除途径。小部分本品被代谢为无活性的产物。

【用药宣教】

1. 用药期间控制饮食，并进行适量运动，以便更好地控制血糖。

2. 如果出现低血糖症状，可能会影响驾驶安全，在与磺酰脲类药（如格列吡嗪、格列齐特）合用时更易出现低血糖。

沙格列汀

【类别】DDP-4 抑制剂。

【作用机制】本品是 DPP-4 竞争性抑制剂，可降低肠促胰岛激素的失活速率，增高其血液浓度，从而以葡萄糖依赖性的方式减少 2 型糖尿病患者空腹和餐后的血糖浓度。

【妊娠安全等级】B。

【适应证】2 型糖尿病。

【禁用与慎用】

1. 1 型糖尿病或糖尿病酮症酸中毒的患者禁用。

2. 中重度肾功能不全患者的临床试验数据有限，不推荐用于这类人群。

3. 中度肝功能不全患者需谨慎，不推荐用于重度肝功能不全的患者。

4. 动物实验显示本品可经乳汁分泌，哺乳期妇女使用时应暂停哺乳。

5. 儿童用药的安全性及有效性尚未确定。

【给药途径和剂量】口服，推荐剂量 5mg，每日 1 次，服药时间不受进餐影响。沙格列汀片不得切开或掰开服用。

【不良反应】

1. 常见鼻咽炎、头痛、腹痛、胃肠炎、呕吐。

2. 其他不良反应包括过敏反应和低血糖。

【相互作用】酮康唑显著提高本品的暴露量。应用其他 CYP3A4/5 强效抑制剂（如阿扎那韦、克拉霉素、茚地那韦、伊曲康唑、萘法唑酮、奈非那韦、利托那韦、沙奎那韦和泰利霉素）也如预期所料可提高本品的血药浓度。与 CYP3A4/5 强效抑制剂合用时，应将本品的剂量限制在 2.5mg/d 以下。

【观察指标】

1. 用药前及用药期间应定期评估肾功能。

2. 临床需要（如出现异常感染或持续感染）时应测定淋巴细胞计数。

3. 监测血糖，对血糖控制稳定且达到治疗目标的患者至少每年检测 2 次糖化血红蛋白，对未达到治疗目标或治疗方案改变的患者每年检测 4 次糖化血红蛋白。

【用药宣教】

1. 为避免毒副作用，应完整吞服药片，不要咀嚼、掰破或碾碎。

2. 肾功能对本品的排泄有影响，建议定期监测肾功能，以便根据肾功能变化调整剂量。此外，出现感染症状时，建议测定淋巴细胞计数。

维格列汀

【类别】 DDP-4 抑制剂。

【妊娠安全等级】 B。

【作用机制】 本品是 DPP-4 选择性的可逆抑制剂，通过增加内源性肠降血糖素的水平，增加 B 细胞对葡萄糖的敏感性，导致葡萄糖依赖性分泌改善。通过升高内源性 GLP-1 水平，本品还可增加α细胞对葡萄糖的敏感性，增加胰高血糖素的分泌。

【适应证】 2 型糖尿病。

【禁用与慎用】 对本品过敏者禁用，中度至重度肾功能不全者、需血液透析的终末期肾病患者慎用。

【给药途径和剂量】 当维格列汀单药治疗或与二甲双胍合用时，维格列汀的每日推荐给药剂量为 100mg，早、晚各给药一次，每次 50mg。不推荐使用 100mg 以上的剂量。本品可以餐时服用，也可以非餐时服用。

【不良反应】 包括头晕、头痛、外周水肿、便秘、鼻咽炎、上呼吸道感染和关节痛。

【相互作用】 本品降血糖作用可能会受到某些特定药物的影响而减弱，这些药物包括噻嗪类利尿剂、皮质激素、甲状腺激素和拟交感神经药物。

【观察指标】 用药前和用药期间应监测肝功能（第 1 年每 3 个月监测一次，以后定期监测）；氨基转移酶升高的患者应复查肝功能，以后增加监测频率，直至氨基转移酶水平恢复正常。

【药动学】 本品空腹口服后，其中位 T_{max} 约为 1.5 小时，平均绝对口服生物利用度为 85%。本品与人血浆蛋白结合率较低（9.3%）。稳态分布容积（V_{ss}）为（70.7±16.1）L，主要通过代谢作用和随后从泌尿系统排泄而被消除。本品的半衰期为 2～3 小时。

【用药宣教】

1. 用药后如果出现眩晕等副作用，避免驾驶或操作机械。

2. 有用药后出现肝功能障碍（包括肝炎）的报道。建议在用药的第 1 年每 3 个月检查 1 次肝功能，以后定期检查。如果出现黄疸或其他提示肝功能障碍的症状，应停药接受相关检查。

西格列汀

【类别】 DDP-4 抑制剂。

【妊娠安全等级】 B。

【作用机制】 本品为 DPP-4 抑制剂，可通过增加活性肠促胰岛激素的水平而改善血糖控制。

【适应证】 2 型糖尿病。

【禁用与慎用】

1. 对本品任一成分过敏者禁用，1 型糖尿病、糖尿病酮症酸中毒者禁用。

2. 晚期肾病患者、中度至重度肾功能不全者慎用。

【给药途径和剂量】 本品单药治疗的推荐剂量为 100mg，每日 1 次。本品可与或不与食物同服。

【不良反应】

1. 单用本品可引起鼻咽炎、鼻漏、鼻塞、胃部不适、腹泻。

2. 合用二甲双胍时，可引起头痛、上呼吸道感染。

【相互作用】 当单独使用盐酸二甲双胍血糖控制不佳时，可与盐酸二甲双胍联合使用，在饮食和运动基础上改善 2 型糖尿病患者的血糖控制。本品配合饮食控制和运动，用于改善经一种磺酰脲类药物单药治疗或经一种磺酰脲类药物联合二甲双胍治疗后血糖控制不佳的 2 型糖尿病患者的血糖控制。

【观察指标】

1. 用药前及用药期间定期监测肾功能，且老年人应增加监测频率。

2. 监测血糖，对血糖控制稳定且达到治疗目标的患者至少每年检测 2 次糖化血红蛋白，对未达到治疗目标或治疗方案改变的患者每年检测 4 次糖化血红蛋白。

【药动学】 口服本品 100mg 后迅速被吸收。给药后 1～4 小时可达 C_{max}。本品的绝对生物利用度接近 87%。健康志愿者静脉注射单剂量本品 100mg 后，其稳态时的平均分布容积接近 198L。本品与血浆蛋白可逆结合的比例很低（38%）。本品随尿液排出的原药接近 79%，代谢物接近 16%。

【用药宣教】

1. 用药期间控制饮食和适当运动。

2. 定期进行肾功能检查，以便调整剂量和了解药物的影响。

米格列奈钙

【类别】 非磺酰脲类降血糖药。

【妊娠安全等级】 B。

【作用机制】 本品与胰岛 B 细胞膜上磺酰脲受体结合，抑制胰岛 B 细胞膜上 ATP 敏感的 K^+通道，造成细胞去极化，细胞内 Ca^{2+}浓度升高，从而促进胰岛素分泌，降低血糖。

【适应证】改善 2 型糖尿病患者餐后高血糖（仅限用于经饮食、运动疗法不能有效控制血糖的患者或在饮食、运动疗法的基础上加用α-葡萄糖苷酶抑制剂后仍不能有效控制血糖的患者）。

【给药途径和剂量】餐前 5 分钟内口服。通常成年人每次 10mg，每日 3 次。可根据患者的治疗效果酌情调整剂量。

【不良反应】

1. 主要为低血糖症状（5.8%），其他包括腹胀、便秘、腹泻等消化道症状，以及头痛等。

2. 实验室检查异常主要包括丙酮酸升高、γ-GTP、乳酸升高、ALT 升高、游离脂肪酸升高等。

【相互作用】

1. CYP2C9 和 CYP3A4 诱导剂和抑制剂可能和本品产生相互作用，影响药物代谢。

2. 可能增加降血糖作用的药物有单胺氧化酶抑制剂（MAOI）、非选择性β受体阻滞剂、NSAID、水杨酸盐。

3. 可能降低降血糖作用的药物有皮质激素、拟交感药、格列本脲、二甲双胍、华法林。

【禁用与慎用】

1. 严重酮症、糖尿病性昏迷或昏迷前期、1 型糖尿病患者（因必须输液及使用胰岛素迅速降低高血糖，所以不适于使用本品）禁用。

2. 严重感染、围手术期、重度外伤患者（因必须使用胰岛素迅速控制血糖，所以不适于使用本品）禁用。

3. 对本品成分有过敏史的患者禁用。

4. 孕妇或有妊娠可能的妇女禁用。

5. 肝功能不全患者（肝脏是本品的主要代谢器官之一，因此有诱发低血糖的可能。此外，有使肝功能不全患者的肝功能进一步恶化的可能）慎用。

6. 肾功能不全患者（慢性肾功能不全患者，有血浆中药物原形消除半衰期延长的报道，有诱发低血糖的可能）慎用。

7. 缺血性心脏病患者（有报告发生心肌梗死）、脑垂体功能不全或肾上腺功能不全患者（有诱发低血糖的可能）、腹泻及呕吐等胃肠功能不全患者（有诱发低血糖的可能）、营养不良、饥饿及食物摄入量不足或身体虚弱（有诱发低血糖的可能）、剧烈运动（有诱发低血糖的可能）者、过度饮酒者（有诱发低血糖的可能）、老年患者（老年患者通常生理功能低下）慎用。

8. 本品可通过乳汁分泌，哺乳期妇女使用本品时应停止哺乳。

9. 在儿童患者中使用的安全性尚未确立。

【观察指标】用药期间应定期监测血糖。

【药动学】健康成年男性餐前即刻口服单剂量本品 5mg、10mg 及 20mg，给药后 0.23～0.28 小时达 C_{max}，$t_{1/2}$ 约 1.2 小时。24 小时后给药量的 54%～74%随尿中排泄，原药不到 1%。

【用药宣教】

1. 餐前 5 分钟内服药。

2. 避免过度饮酒，避免驾驶等危险行为。

那格列奈

【类别】非磺酰脲类降血糖药。

【妊娠安全等级】B。

【作用机制】本品是由美格列奈衍生的抗糖尿病药。其结构与磺酰脲类无关。和口服磺酰脲类一样，本品必须要在胰岛内存在有功能的 B 细胞时才起作用。

【适应证】本品可以单独用于经饮食和运动不能有效控制高血糖的 2 型糖尿病患者。也可用于使用二甲双胍不能有效控制高血糖的 2 型糖尿病患者，与二甲双胍联合应用，但不能替代二甲双胍。那格列奈不适用于对磺酰脲类降血糖药治疗不理想的 2 型糖尿病患者。

【禁用与慎用】

1. 对本品过敏者儿童禁用。

2. 1 型糖尿病或酮症酸中毒患者禁用。

3. 中重度肝功能不全慎用或禁用。

4. 哺乳期妇女使用时，应暂停哺乳。

【给药途径和剂量】

1. 成年人开始口服 120mg，每天 3 次，餐前 30 分钟服。维持量视疗效而定。

2. 如测知患者的 HbA1c 接近目标值，仅给予 50mg，每天 3 次。

【不良反应】上呼吸道感染、腰痛、流感样综合征、眩晕、关节痛、腹泻、意外创伤、支气管炎、咳嗽及低血糖。

【相互作用】参见“米格列奈钙”。

【观察指标】用药期间应定期监测血糖。

【药动学】餐前服用本品后迅速吸收，血药峰值通常出现在服药 1 小时内。口服的绝对生物利用度约为 72%。稳态分布容积约是 10L。血浆蛋白结合率为 97%～99%，本品主要通过 CYP2C9 代谢

（70%），部分由 CYP3A4 代谢（30%）。本品及其代谢产物的清除迅速彻底。清除半衰期平均为 1.5 小时。

【用药宣教】

1. 餐前 1～15 分钟服药，以促进胰岛素分泌，发挥降血糖作用。餐前 30 分钟以上服用可能会诱发低血糖，餐后服药可能因吸收慢而降低疗效。不进食不要服用。

2. 用药期间饮酒可能增加发生低血糖的风险，避免饮酒或含酒精饮料。

3. 本品可能对胎儿产生影响。用药期间采取有效的避孕措施。

瑞格列奈

【类别】非磺酰脲类降血糖药。

【妊娠安全等级】B。

【作用机制】本品为短效的促胰岛素分泌的降血糖药，可刺激胰岛释放胰岛素，使血糖水平快速下降。

【适应证】用于饮食控制、减轻体重及运动锻炼不能有效控制其高血糖的成年 2 型糖尿病患者。当单独使用二甲双胍不能有效控制其高血糖时，瑞格列奈片可与二甲双胍合用。治疗应从饮食控制和运动锻炼、降低餐时血糖的辅助治疗开始。

【禁用与慎用】

1. 对本品过敏的儿童禁用。

2. 1 型糖尿病患者禁用。

3. 伴或不伴昏迷的酮症酸中毒患者禁用。

4. 哺乳期妇女使用时，应暂停哺乳。

【给药途径和剂量】在每次进餐前 15～30 分钟，口服 0.5mg，如有必要，1～2 周后可以加大用量，最大剂量为每次 4mg，16mg/d。

【不良反应】

1. 可引起低血糖、腹痛、腹泻、恶心、呕吐和便秘。

2. 可见氨基转移酶升高，多数较轻且为一过性。

3. 过敏反应可见皮肤发红、瘙痒、荨麻疹。

【相互作用】

1. 合用二甲双胍可发挥协同作用，但应防止低血糖。如仍不能降低血糖水平，应考虑换用胰岛素。

2. 下列药物可增强本品的降血糖作用：MAOI、非选择性β受体阻滞剂、ACEI、NSAID、水杨酸盐、奥曲肽、乙醇及促合成代谢的激素。此外，β受体阻滞剂还可能掩盖低血糖症的症状，乙醇会加重或延长低血糖症状。

3. 口服避孕药、噻嗪类利尿药、皮质激素、达那唑、甲状腺素和拟交感药可减弱本品的降血糖作用。

4. CYP3A4 抑制剂如酮康唑、伊曲康唑、氟康唑、红霉素等可升高本品的血药浓度。

5. CYP3A4 诱导剂如利福平、苯妥英钠等会降低本品的血药浓度。

【药动学】据国外文献报道：本品经胃肠道快速吸收、血浆药物浓度迅速升高。服药后 1 小时内血浆药物浓度达峰值。然后血药浓度迅速下降，4～6 小时被清除。血浆半衰期约为 1 小时。本品的血浆蛋白结合率＞98%，本品几乎全部被代谢，代谢物未见有任何临床意义的降血糖作用。本品及其代谢产物主要自胆汁排泄，很小部分（小于 8%）代谢产物自尿排出。粪便中的原形药物＜1%。

【观察指标】用药期间定期监测血糖以确定本品的最低有效剂量，定期监测糖化血红蛋白以监测疗效，并判断是否存在原发性失效（推荐最大剂量时不能充分控制血糖）和继发性失效（初始有效，以后丧失充分的降血糖应答）。

【用药宣教】

1. 通常在餐前 15 分钟服药，也可在餐前 30 分钟内服用。餐前服药能促进进餐时胰岛素的分泌，较好地发挥降血糖作用。

2. 避免驾驶等危险行为，避免饮酒。

3. 用药期间如出现发热、外伤、感染等，可能导致血糖控制失败，可能需停用本品，暂时改用胰岛素治疗。

达格列净

【类别】抗糖尿病药。

【妊娠安全等级】C。

【作用机制】本品为 SGLT2 抑制药，通过抑制 SGLT2 减少葡萄糖的重吸收并降低肾糖阈，从而增加尿糖的排泄。

【适应证】

1. 单用或联用于治疗 2 型糖尿病，在饮食和运动基础上改善血糖控制。

2. 降低成年人 2 型糖尿病合并心血管疾病或多种心血管危险因素患者因心力衰竭住院的风险。

3. 降低射血分数降低的成年人心力衰竭（NYHA Ⅱ～Ⅳ级）患者心血管死亡和因心力衰竭住院的风险。

4. 降低有进展风险的成年慢性肾病患者 eGFR 持续下降、终末期肾病、心血管死亡和因心力衰竭住院的风险。

【禁用与慎用】

1. 对本品过敏者禁用。

2. 重度肾功能不全［肾小球滤过率（GFR）＜30ml/min］、终末期肾病或透析患者禁用。

3. 孕妇慎用，只有对母体潜在的益处超过对胎儿的潜在风险时才可考虑使用。

4. 18 岁以下儿童安全性和有效性尚未建立。

5. 本品是否通过乳汁排泌未知，哺乳期妇女应权衡本品对母亲的重要性，选择停止哺乳或停药。

【给药途径和剂量】

1. *控制血糖* 口服给药，推荐初始剂量为每次 5mg，每日 1 次。如可耐受且血糖控制欠佳，可将剂量增至每次 10mg，每日 1 次。当单用二甲双胍血糖控制欠佳时，可与二甲双胍联用；当单用胰岛素或胰岛素联合口服降糖药血糖控制欠佳时，可与胰岛素联用。估计肾小球滤过率（eGFR）≥45ml/min 者无须调整剂量；不推荐 eGFR 为 30～45ml/min 者使用。

2. *心力衰竭及其他适应证* 口服给药，推荐剂量为每次 10mg，每日 1 次。eGFR≥25ml/min 者无须调整剂量；eGFR＜25ml/min 者尚无推荐剂量。

【不良反应】

1. *心血管系统* 血容量不足[包括脱水、低血容量、低血压（包括直立性低血压）]。

2. *代谢/内分泌系统* 血脂异常、酮症酸中毒、低密度脂蛋白胆固醇（LDL-C）升高、血清碳酸氢盐降低、血清磷升高、高磷血症。与其他降血糖药联用可引起低血糖。

3. *呼吸系统* 鼻咽炎。

4. *肌肉骨骼系统* 背痛、肢体疼痛。

5. *泌尿生殖系统* 血清肌酐升高、eGFR 降低、排尿不适、女性生殖器真菌感染（包括阴道感染、外阴阴道念珠菌病、外阴阴道炎、外阴炎、外阴脓肿）、男性生殖器真菌感染（包括阴茎头炎、阴茎感染、阴茎头包皮炎、包皮炎）、尿路感染（包括膀胱炎、埃希菌尿路感染、肾盂肾炎、膀胱三角炎、尿道炎、肾感染、前列腺炎）、排尿增加（包括尿频、多尿、尿量增加）。上市后还有尿源性脓毒症、急性肾功能损害、会阴坏死性筋膜炎（Fournier 坏疽）的报道。

6. *免疫系统* 超敏反应（如血管神经性水肿、荨麻疹）。

7. *消化系统* 恶心、便秘。

8. *血液系统* 血细胞比容升高。

9. *皮肤* 上市后有皮疹的报道。

10. *其他* 流行性感冒。

【相互作用】

1. 与髓袢利尿药合用可能增加发生血容量不足和低血压的风险。合用前应评估并纠正患者血容量。

2. 与胰岛素、胰岛素促分泌药合用可能增加发生低血糖的风险。合用时应使用较低剂量的胰岛素或胰岛素促分泌药。

【药动学】空腹口服本品后，2 小时内达 C_{max}。在治疗剂量范围内，C_{max} 及 AUC 与剂量成正比增加。口服本品 10mg，绝对生物利用度为 78%。蛋白结合率约为 91%。主要经尿苷二磷酸葡萄糖醛酸转移酶（UGT）1A9 代谢。本品及其代谢物主要经肾脏排泄，单次给予 ^{14}C 标记的本品 50mg，75%随尿液排泄，21%随粪便排泄。尿液中原形药物不足 2%，粪便中原形药物约占 15%。单次口服本品 10mg，平均血浆消除半衰期约为 12.9 小时。与肾功能正常的 2 型糖尿病患者相比，轻度、中度、重度肾功能不全的 2 型糖尿病患者用药达稳态时（每次 20mg，每日 1 次，连用 7 日），本品的几何平均系统暴露量分别增加 0.45 倍、2.04 倍和 3.03 倍，24 小时尿糖排泄率分别降低 42%、80%和 90%。

【观察指标】

1. 用药前及用药期间应监测肾功能。

2. 用药期间应监测血糖[包括糖化血红蛋白（HbA1c）]、血容量状态（如血压、血细胞比容、电解质）。

【用药宣教】

1. 合理饮食和适当的体育锻炼。

2. 用药期间如果坐或躺后迅速起身，可能出现头晕或晕倒。坐或躺后缓慢起身，上下楼梯时应小心。

3. 本品可能导致血容量不足，进而引起低血压和肾功能改变，用药期间需监测血压和肾功能。本品还可能引起低密度脂蛋白胆固醇（LDL-C）升高，用药期间需监测 LDL-C。

4. 如果出现发热、感染、受伤或需要手术，饮食、锻炼习惯发生了改变，血糖水平可能出现波动，应密切监测血糖。

艾托格列净

【类别】口服降血糖药。

【妊娠安全等级】C。

【适应证】辅助饮食控制、锻炼，用于控制 2 型糖尿病患者的血糖。

【作用机制】钠-葡萄糖共转运蛋白 2（SGLT2）表达于肾小管近端，主要管制滤入管腔内的葡萄糖重吸收。本品是 SGLT2 抑制剂，可减少从肾小管滤过葡萄糖的重吸收，以降低肾糖阈，从而增加葡萄糖随尿的排出。

【禁用与慎用】

1. 对本品过敏者禁用。

2. 酮症酸中毒、高渗性昏迷、严重感染、严重外伤、外科大手术患者禁用。

3. 中、重度肾功能不全、终末期肾病禁用。

4. 哺乳期妇女使用时，应暂停哺乳。

5. 孕妇不推荐使用，尤其是妊娠中期和妊娠后期。

6. 18 岁以下儿童使用本品的安全性及有效性尚未确定。

7. 以下患者慎用（容易引起低血糖）：①脑垂体功能不全、肾上腺素功能不全的患者；②营养不良状态、饥饿状态、不规则饮食习惯、食物摄取量不足或虚弱状态患者；③从事激烈运动的患者；④酗酒者。

8. 容易出现脱水症状的患者慎用（血糖控制极度不好的患者、老年人、合用利尿药患者）。

9. 严重肝功能不全的患者慎用（临床经验少，尚未确立安全性）。

【给药途径和剂量】早晨口服，是否与食物同服均可，成年人每次服 5mg，如果效果不明显，可提高至每次 15mg。

【不良反应】

1. 常见尿频、口渴、头痛、阴道瘙痒、尿量增加、鼻咽炎、腰痛、体重降低、尿路感染、生殖器念珠菌感染。

2. 少见酮症酸中毒、肾功能受损、低血糖、低密度脂蛋白升高、血红蛋白升高、血磷升高。

【相互作用】

1. 与利尿药合用可增加液体耗竭的风险。

2. 与胰岛素或胰岛素促泌剂合用可增加低血糖的发生率。

【药动学】空腹口服本品 5mg 或 15mg，1 小时后可达 C_{max}，剂量在 0.5～300mg 时，AUC 和 C_{max} 与给药剂量成正比。多次给药的蓄积率为 10%～40%。高脂肪餐可降低 C_{max} 29%，延迟 T_{max} 1 小时，但不影响 AUC。本品 25mg 单次静脉注射后的分布容积为 85.5L，蛋白结合率为 93.6%。血液浓度与血浆浓度的比值为 0.66。本品主要经 UGT1A9 和 UGT2B7 介导的葡萄糖醛酸化代谢形成两种无效的代谢产物。CYP 介导的代谢仅占很少部分（约 12%）。单次静脉给予本品 100μg，清除率为 11.2L/h。肾功能正常的 2 型糖尿病患者的消除半衰期为 16.6 小时。给予放射性标记的本品，在粪便和尿液中分别回收 40.9%和 50.2%的放射性物质。尿液中原药的排泄率约为 1.5%，粪便中原药的排泄率约为 33.8%。

【观察指标】

1. 本品可导致血管内容积减少，故可导致直立性低血压，尤其是肾功能不全的患者、同时服用利尿药的患者。在开始本品治疗前，应评估患者容量状态，治疗过程中应监测患者的血压。

2. 在本品治疗过程中，如出现代谢性酸中毒的症状和体征，应停用本品，并立即采取积极治疗措施。

3. 本品可能会导致急性肾损伤或肾功能损伤，用药前、用药过程中应定期检查肾功能，治疗期间对肾功能不全患者要密切观察。

4. 用药过程中会出现尿路感染、肾盂肾炎、败血病、生殖器感染症等。监测生殖器念珠菌感染、尿道感染等症状，注意观察并及时停药。应向患者说明尿路感染和生殖器感染的症状及其处理方法。

【用药宣教】

1. 向患者充分说明低血糖症状及处理方法。使用胰岛素或胰岛素促分泌素时，应考虑降低药物的剂量以降低低血糖风险。

2. 本品有利尿作用，出现尿频、尿量增多及体液减少，应指导患者进行补液。对于特别容易出现体液耗竭的患者（如老年人、合用利尿药患者等），注意脱水和糖尿病酮症酸中毒、高渗高血糖综合征、脑梗死等。

3. 服用本品会出现低血糖症状，用药期间不宜驾车或者高空作业。

度拉糖肽

【类别】抗糖尿病药。

【妊娠安全等级】C。

【适应证】用于饮食控制及锻炼不能满意控制血糖的成年 2 型糖尿病患者。

【作用机制】本品与人血糖素样肽-1（GLP-1）相似，能激活 GLP-1 受体，增加 B 细胞内环磷腺苷水平，从而促进 B 细胞葡萄糖依赖性分泌胰岛素，并降低胰高血糖素的分泌，延缓胃排空。

【禁用与慎用】

1. 对本品过敏者禁用。

2. 有甲状腺髓样癌既往史或家族史患者及 2 型多发性内分泌肿瘤综合征患者禁用。

【给药途径和剂量】

1. 推荐起始剂量为 0.75mg，每周 1 次，皮下注射于大腿、腹部或上臂，如血糖控制不理想可增加剂量（每周 1.5mg）。禁止静脉注射或肌内注射。

2. 每周应在同一天注射，如要改变注射日期，距下次注射至少 4 天时，可以进行更改；如果忘记注射，距下次注射 3 天以上，应立即补充注射，如距下次注射仅剩不足 3 天，则应跳过这次剂量，按原定时间注射。

【配伍禁忌】本品禁止与其他药物混合。

【不良反应】

1. 临床试验中常见的不良反应有恶心、呕吐、腹泻、食欲降低、消化不良、低血糖、腹泻、注射部位反应、一度房室传导阻滞、淀粉酶及脂肪酶升高。

2. 严重不良反包括甲状腺 C 细胞肿瘤的风险、低血糖、急性胰腺炎、过敏反应、肾损伤。

【相互作用】

1. 本品有延迟胃排空的作用，可降低口服药物的吸收度，治疗窗窄的药物与本品合用时，应密切监测，特别是在本品治疗开始时应密切随访。如这些药物须与食物同服，若有可能，应在不注射本品的进餐时服用。

2. 本品与胰岛素促泌剂或胰岛素合用，低血糖的风险增加。

【药动学】皮下注射 0.75mg 和 1.5mg，绝对生物利用度分别为65%和47%，分布容积分别为19.2L（范围 14.3～26.4L）和 17.4L（范围 9.3～33L），在体内被蛋白水解酶水解为多肽、氨基酸。皮下注射 0.75mg 和 1.5mg，清除率分别为 0.111L/h 和 0.107L/h，消除半衰期约 5 天。

【观察指标】监测胰腺炎的症状、体征和实验室指标。

【用药宣教】本品可能会导致严重的胃肠道反应。

贝那鲁肽

【类别】抗糖尿病药。

【妊娠安全等级】C。

【适应证】适用于成年 2 型糖尿病患者控制血糖；适于单用二甲双胍或磺酰脲类药物最大可耐受剂量治疗后血糖仍控制不佳的患者，与二甲双胍或磺酰脲类药物联合应用。

【作用机制】本品是一种 GLP-1 类似物，能促进胰岛 B 细胞葡萄糖依赖性分泌胰岛素，抑制胰高血糖素的释放，延缓胃排空，抑制食欲。

【禁用与慎用】

1. 对本品活性成分及辅料过敏者禁用。

2. 禁用于有甲状腺髓样癌既往史或家族史的患者、2 型多发性内分泌肿瘤综合征的患者。

3. 有胰腺炎病史的患者慎用。

4. 暂无本品在充血性心力衰竭患者中的治疗经验。

5. 炎性肠病和糖尿病胃轻瘫患者的使用经验有限，不推荐使用。

6. 尚无孕妇使用的足够数据，故本品禁用于孕妇，可用胰岛素替代。若使用过程中妊娠，应停用本品。

7. 本品是否经人乳汁排泌尚未明确，哺乳期妇女使用时应暂停哺乳。

8. 儿童使用的安全性和有效性尚未确定。

【给药途径和剂量】起始剂量为 0.1mg，每日 3 次。餐前 5 分钟皮下注射。注射部位可选择腹部、大腿或者上臂。2 周后，剂量应增至 0.2mg，每日 3 次。

【配伍禁忌】本品禁止与其他药物混合。

【不良反应】

1. 消化系统　恶心、呕吐、腹泻。

2. 神经系统　头晕、头痛。

3. 代谢及营养　低血糖、食欲下降、厌食、胆固醇升高、三酰甘油升高、尿酸升高。

4. 全身性反应　乏力。

5. 肝胆　肝功能异常。

6. 心脏　心悸。

7. 免疫系统　过敏反应。

8. 感染　上呼吸道感染、泌尿系统感染。

【相互作用】参见度拉糖肽。

【药动学】健康志愿者皮下注射本品 0.2mg，19 分钟后可达 C_{max}，表观分布容积为 379L。半衰期为 11 分钟，体内消除迅速，无蓄积，本品不易透过血脑屏障，本品降解后主要随尿液排泄。

【观察指标】监测胰腺炎的症状、体征和实验室指标。

【用药宣教】本品可能会导致严重的胃肠道反应。

聚乙二醇洛塞那肽

【类别】长效 GLP-1 受体激动剂。

【适应证】配合饮食控制和运动，单药或与二甲双胍联合，用于改善成年 2 型糖尿病患者的血糖控制。

【作用机制】本品为聚乙二醇化的 GLP-1 受体激动剂。GLP-1 是内源性肠促胰岛素激素，本品特异性作用于 GLP-1 受体，促进胰岛 B 细胞葡萄糖依赖性胰岛素分泌，减少胰高血糖素分泌，延缓胃排空。

【禁用与慎用】

1. 禁用于甲状腺髓样癌、甲状腺髓样癌家族史或有多发性内分泌肿瘤综合征 2 型（MEN- 2）的患者。

2. 对本品或注射液中成分过敏者禁用。

3. 尚无肝功能不全患者、严重肾功能不全患者的安全性资料，应避免使用。

4. ＜18 岁儿童使用本品的安全性和有效性尚不明确。

【给药途径和剂量】本品推荐起始剂量为 0.1mg，每周（7 天）一次腹部皮下注射，如血糖控制效果不满意，可增加到 0.2mg，每周一次。联合治疗:对于二甲双胍基础用药血糖控制不佳的患者，本品推荐剂量为 0.1mg，每周一次。应每周（7 天）给药一次，可以在一天中任何时间（进餐前或进餐后）使用。忘记注射时，如果与下次计划注射时间的间隔超过 3 天，可以立即给予补充注射；如果与下次计划注射时间的间隔少于或等于 3 天，则无须补充注射。两针之间应至少间隔 3 天。改变给药计划后应重新调整注射时间表。

【配伍禁忌】本品禁止与其他药物混合。

【不良反应】主要不良反应为胃肠道反应、低血糖、注射部位反应。

【相互作用】对于接受需经胃肠道快速吸收的口服药物的患者，建议谨慎合用本品。对于一些控缓释制剂、由胃部停留时间延长所致的释放增加可能会略增加药物暴露。

【药动学】健康受试者单次上臂皮下注射本品 0.1～0.3mg 后，平均达峰时间约为 118 小时，暴露量与剂量成比例增加。与腹部皮下注射相比，上臂皮下注射暴露量较低，相对生物利用度约为 70%，两种给药方式达峰时间无显著差异。2 型糖尿病患者上臂皮下多次注射本品 0.05～0.3mg 后，平均达峰时间约为 67 小时。暴露量（以 AUC 和 C_{max} 计）随剂量增大而增加，但增加幅度低于剂量增加比例。多次给药后平均表观分布容积为 2.72～5.43L。本品在大鼠体内主要以原形通过肾脏清除。健康受试者单次皮下注射 0.1～0.3mg 后平均药物清除率为 13.37～14.73ml/h，平均半衰期为 144～155 小时。2 型糖尿病患者清除率为 14.55～19.54ml/h，平均半衰期为 104～121 小时。

【观察指标】监测胰腺炎的症状、体征和实验室指标。

【用药宣教】本品可能会导致严重的胃肠道反应。

司美格鲁肽

【类别】抗糖尿病药。

【妊娠安全等级】C。

【作用机制】本品为一种 GLP-1 类似物，其作用与 GLP-1 受体激动药相同，可选择性地结合并激活天然 GLP-1 受体。GLP-1 为一种由 GLP-1 受体介导的对血糖具有多重作用的生理性激素。本品通过葡萄糖依赖的方式刺激胰岛素的分泌和降低胰高血糖素的分泌，以实现降血糖作用。当血糖升高，即刺激胰岛素分泌并抑制胰高血糖素分泌。此外，在餐后早期阶段本品还可轻微延迟胃排空。

【适应证】

1. 作为饮食疗法和运动疗法的辅助用药，以改善 2 型糖尿病患者的血糖控制。

2. 降低成年 2 型糖尿病和既往心血管疾病患者发生主要不良心血管事件（心血管死亡、非致命性心肌梗死或非致命性卒中）的风险。

【禁用与慎用】

1. 对本品过敏者，有甲状腺髓样癌（MTC）病史或家族史者，多发性内分泌腺瘤病 2 型（MEN2）患者禁用。

2. 曾使用其他胰高血糖素样肽-1（GLP-1）受体激动药发生血管神经性水肿或过敏的患者慎用。

【给药途径和剂量】

1. 剂量　皮下注射，起始剂量为每次 0.25mg，每周 1 次，连用 4 周。之后改为每次 0.5mg，每周 1 次，若 4 周后需额外的血糖控制，可进一步增量至每次 1mg，每周 1 次。推荐最大剂量为每次 1mg，每周 1 次。

2. 给药途径

（1）皮下注射部位为腹部、大腿或上臂。若注射于同一部位，应每周改变注射位点。

（2）本品可于日间任意时间注射（注射时间与进食无关），但应维持每周注射时间恒定，若需改变注射时间，两次注射至少间隔 2 日（＞48 小时）。

（3）若漏用一次，应于 5 日内尽早注射，随后仍按原注射计划给药；若 5 日内未能注射，则无须额外给予，待下次注射日按原计划给药。

【配伍禁忌】本品禁止与其他药物混合。

【不良反应】

1. 心血管系统　心率加快。

2. 代谢/内分泌系统　低血糖。

3. 泌尿生殖系统　上市后有 GLP-1 受体激动药引起急性肾衰竭和慢性肾衰竭加重（部分需血液透析）的报道。

4. 免疫系统　产生本品抗体。

5. 神经系统　头晕。

6. 消化系统　恶心、呕吐、腹泻、腹痛、便秘、消化不良、嗳气、胃肠胀气、胃食管反流病、胃炎、淀粉酶升高、脂肪酶升高、味觉障碍、胆石症、急性胰腺炎、慢性胰腺炎。

7. 眼　糖尿病性视网膜病变并发症。

8. 其他　注射部位反应（如不适、红斑）、疲乏。

【相互作用】

1. 与促胰岛素分泌药（如磺酰脲类药）、胰岛素合用可增加发生低血糖的风险。

2. 本品能延缓胃排空，可能影响同时使用的口服药的吸收速率。

【药动学】本品皮下注射的绝对生物利用度为89%。给药后1～3日达血药峰浓度。于腹部、大腿或上臂皮下注射的暴露量相似。按每周1次给药，4～5周后达稳态暴露量。2型糖尿病患者按每次0.5mg或1mg、每周1次皮下注射，暴露量以与剂量成正比的方式增加，稳态血药浓度分别约为65ng/ml和123ng/ml。2型糖尿病患者皮下注射，平均表观分布容积约为12.5L。本品可广泛地与血浆蛋白结合，结合率大于99%。2型糖尿病患者用药后的表观清除率约为0.05L/h。本品的主要代谢消除途径为肽骨架的溶蛋白性裂解和脂肪酸侧链的连续β氧化。本品相关物质主要随尿和粪便排泄。约3%的原形药物随尿液排泄。消除半衰期约为1周，停药后约5周内仍存在于循环中。

【观察指标】

1. 监测血糖。对血糖控制稳定且达到治疗目标的患者，至少每年监测2次；对未达到治疗目标或治疗方案改变的患者，至少每年监测4次。

2. 对出现严重胃肠道不良反应的患者，开始使用本品或本品剂量增加时，应监测肾功能。

【用药宣教】

1. 本品非胰岛素的替代药物，不适用于治疗1型糖尿病或糖尿病酮症酸中毒。

2. 不推荐用于血糖经饮食和运动控制不佳患者的一线治疗。

3. 本品的清除期较长，女性应于计划妊娠前至少2个月停用本品。

4. 血清降钙素升高或颈部影像学发现有甲状腺结节时，应进一步评估是否为MTC，使用本品的患者常规监测血清降钙素或甲状腺。

5. 用药期间应谨慎监测胰腺炎的体征和症状（包括持续性严重腹痛，有时蔓延至背部且伴或不伴呕吐）。

二甲双胍恩格列净

【类别】复方降糖药。

【作用机制】本品为恩格列净、盐酸二甲双胍组成的复方制剂。

【适应证】本品配合饮食控制和运动，用于适合接受恩格列净和盐酸二甲双胍治疗的2型糖尿病成年患者，用于改善这些患者的血糖控制。本品不建议用于1型糖尿病患者或用于治疗糖尿病酮症酸中毒。

【禁用与慎用】

1. 本品禁用于下列患者：中度至重度肾功能不全（eGFR＜45ml/min），终末期肾病或透析，急性或慢性代谢性酸中毒包括糖尿病酮症酸中毒，对恩格列净、二甲双胍或者本品的任何辅料成分有严重过敏史。

2. 慎用于血容量不足的患者。

3. 不推荐用于孕妇。

4. 哺乳期妇女使用时应暂停哺乳。

5. ＜18岁儿童用药的安全性及有效性尚不明确。

【给药途径和剂量】应该根据患者现在使用的治疗方案个体化决定本品起始剂量，如果患者是从盐酸二甲双胍更换为本品，起始剂量为含恩格列净5mg的本品，同时盐酸二甲双胍的每日总剂量与原治疗方案近似，分为每日2次随餐服用。如果患者是从恩格列净更换为本品，起始剂量为含盐酸二甲双胍500mg的本品同时恩格列净的每日总剂量与原治疗方案近似，分为每日2次随餐服用。如果患者是从恩格列净与二甲双胍的联合用药更换为本品，则应保持恩格列净和二甲双胍每日总剂量与原治疗方案一致，每日2次随餐服用，逐渐递增剂量，以减轻二甲双胍的胃肠道不良反应。应该根据治疗的有效性及耐受性调整剂量，但是不可以超出每日推荐的最大剂量（盐酸二甲双胍 2000mg 和恩格列净 25mg）。

【不良反应】

1. 严重不良反应包括乳酸酸中毒、酮酸中毒、低血糖、急性肾损伤、尿脓毒病和肾盂肾炎、会阴部坏死性筋膜炎、过敏反应、LDL-C 升高、维生素 B_{12} 缺乏、生殖器真菌的感染。

2. 临床试验中常见尿路感染、鼻咽炎、低血糖，上市后有血管神经性水肿的报道。

【相互作用】

1. 恩格列净与利尿剂联合给药可导致尿量增加和尿频，从而可能增加血容量不足的风险。

2. 恩格列净与胰岛素或胰岛素促泌剂联合给药可增加低血糖风险。

3. 与干扰盐酸二甲双胍肾排泄所涉及的常见肾小管转运系统的药物（如雷诺嗪、凡他尼布、多替拉韦和西咪替丁等有机阳离子转运蛋白-2 及毒素外排转运蛋白抑制剂）合并用药可能会增加二甲双胍的全身暴露量，而且可能会增加乳酸酸中毒风险。应该考虑合并用药的获益和风险。

4. 托吡酯或其他碳酸酐酶抑制剂（如唑尼沙胺、乙酰唑胺或双氯非那胺）常常会降低血清碳酸氢盐，并且引起非阴离子间隙、高氯代谢性酸中毒。这些药物与本品合并用药可能会增加乳酸酸中毒风险。

5. 某些药物趋于引起高血糖，而且可能会导致血糖失去控制。这些药物包括噻嗪类药物和其他利尿剂、皮质激素、吩噻嗪类、甲状腺制剂、雌激素类、口服避孕药、苯妥英钠、烟酸、拟交感神经药、钙通道阻滞药和异烟肼。当对接受本品的患者给予此类药物时，应该密切观察患者，以保持适当的血糖控制。当对接受本品的患者停用此类药物时，应该密切监测患者是否出现低血糖。

6. 酒精会增强二甲双胍对乳酸盐代谢的影响。

【药动学】本品复方制剂（二甲双胍恩格列净片）与相应剂量的恩格列净和盐酸二甲双胍片单方制剂联合使用具有生物等效性。参见“恩格列净”“二甲双胍”。

【观察指标】

1. 用药前监测肾功能，之后定期监测，至少每年监测一次 eGFR。肾功能损害发生风险增加的患者（如老年人）、eGFR＜60ml/min 的患者应增加监测频率。

2. 二甲双胍可降低血清维生素 B_{12} 浓度，且无临床症状，故建议用药期间每年监测一次血液学参数。维生素 B_{12}、钙摄入或吸收不足的患者可能易发生维生素 B_{12} 浓度降低，可每 2～3 年监测一次血清维生素 B_{12} 水平。如疑似出现巨幼细胞贫血，监测叶酸。

3. 监测 LDL-C。

4. 监测血糖，对血糖控制稳定且达到治疗目标的患者至少每年监测 2 次糖化血红蛋白，对未达到治疗目标或治疗方案改变的患者每季度监测一次糖化血红蛋白。

5. 监测容积状态（如血压、电解质）。

【用药宣教】

1. 如果怀疑发生二甲双胍相关乳酸酸中毒，应立即到医院开始一般支持性措施，立即停用本品。在确诊或强烈怀疑乳酸酸中毒的本品治疗患者中，建议立即进行血液透析，以纠正酸中毒和去除蓄积的二甲双胍（盐酸二甲双胍是可透析的，在良好的血流动力学条件下，清除率高达 170ml/min）。血液透析通常能逆转乳酸酸中毒症状，并且恢复。

2. 乳酸酸中毒的初期症状伴有肌痛、腹痛、呼吸窘迫或嗜睡等非特异性症状，重度酸中毒有低体温、低血压和顽固性缓慢型心律失常，出现这些症状时停用本品，立即就医。

3. 服用本品的患者，至少每年评估一次 eGFR。肾功能损害风险增加的患者（如老年人），应频繁地评估肾功能。

4. 在患者禁食禁水时，应暂时停用本品。

5. 酒精可能会增强二甲双胍对乳酸代谢的影响，可能增加二甲双胍相关乳酸酸中毒风险。

6. 开始使用本品前，应评估血容量，如有血容量下降，应纠正血容量。开始治疗后，应监测低血压的体征和症状。

7. 接受本品治疗的患者，如出现伴随发热或不适的生殖器或会阴部的疼痛或压痛、红斑、肿胀，应进行坏死性筋膜炎评估。如果怀疑为坏死性筋膜炎，应立即使用广谱抗生素治疗，必要时进行外科清创。同时停止服用本品，密切监测血糖水平，并采用适当的替代疗法控制血糖。

8. 如需接受含碘造影剂检查，应在检查前 48 小时停用本品，检查结束后如肾功能正常，可继续服用。

五、其他的糖尿病用药

依帕司他

【类别】其他抗糖尿病药。

【妊娠安全等级】B。

【作用机制】本品为醛糖还原酶非竞争性抑制剂，能抑制糖尿病性周围神经病变患者红细胞中山梨醇的积累，显著改善患者的自觉症状和神经功能障碍。

【适应证】糖尿病神经性病变。

【禁用与慎用】对本品过敏者禁用。

【给药途径和剂量】成年人通常剂量每次50mg，每日3次，于饭前口服。

【不良反应】

1. 过敏：偶见红斑、水疱、皮疹、瘙痒。

2. 消化系统：偶见腹泻、恶心、呕吐、腹痛、食欲缺乏、腹部胀满感、胃部不适。胆红素、AST、ALT、γ-GTP升高。

【药动学】健康成年人口服本品50mg，1小时后达血药浓度峰值（3.9μg/ml）。动物实验证实本品主要分布在消化道、肝脏及肾脏，24小时后约有8%经尿道排除，80%左右随粪便排出体外。

【观察指标】使用本品后尿液可能呈褐红色，可能对某些检测项目（如酮体）有影响。

【用药宣教】

1. 餐前服用。

2. 用药后尿液可能变成褐红色，这是正常现象。如果连续用药12周后未见效果，应及时就诊。

乙酰左卡尼汀

【类别】其他抗糖尿病药。

【适应证】用于缓解糖尿病周围神经病变引起的感觉异常。

【作用机制】本品可促进肝脏脂肪酸β氧化，防止运动神经传导速度的减缓，有助于神经细胞修复和再生。

【不良反应】少见体重减轻、兴奋、肝功能异常、头晕、恶心、呃逆、腹胀。

【相互作用】本品为酸性药物，不能与碱性药物配伍使用。

【药动学】少见体重减轻、兴奋、肝功能异常、头晕、饿心、呃逆、腹胀。

【用药宣教】本品无降血糖作用，治疗和预防糖尿病并发症的最好方法是控制血糖。

艾塞那肽

【类别】胰高血糖素样肽-1（GLP-1）类似物。

【妊娠安全等级】C。

【作用机制】本品促进胰岛B细胞葡萄糖依赖性地分泌胰岛素、抑制胰高血糖素过量分泌并且能够延缓胃排空,降低了胰高血糖素对肝脏葡萄糖输出的刺激，降低了胰岛素需求。通过降低2型糖尿病患者空腹和餐后血糖浓度来改善血糖控制。

【适应证】本品用于改善2型糖尿病患者的血糖控制，适用于单用二甲双胍、磺酰脲类，以及二甲双胍合用磺酰脲类，血糖仍控制不佳的患者。

【禁用与慎用】

1. 本品禁用于已知对艾塞那肽或本品其他成分过敏的患者。

2. 有甲状腺髓样癌（MTC）个人病史或家族史患者或多发性内分泌腺瘤病2型（MEN2）患者禁用。

3. 不推荐终末期肾脏疾病或严重肾功能不全（肌酐清除率<30ml/min）的患者、严重胃肠道疾病患者使用本品。

【给药途径和剂量】本品的起始剂量为每次5μg，每日2次，在早餐和晚餐前60分钟内（或每天的2顿主餐前，给药间隔至少6小时）皮下注射。不应在餐后注射本品。根据临床应答，在治疗1个月后剂量可增加至每次10μg，每日2次。每次给药应在大腿、腹部或上臂皮下注射。

【配伍禁忌】本品禁止与其他药物混合。

【不良反应】

1. 中枢神经系统　乏力、头晕、烦躁、神经紧张。

2. 消化系统　恶心、呕吐、腹泻、消化不良、厌食、胃食管反流。

3. 代谢　低血糖、多汗（多汗症或发汗）。

【相互作用】本品延缓胃排空作用可减少口服药物的吸收程度和速度。对正在口服需快速通过胃肠道吸收药物的患者，使用本品时应该谨慎。对疗效依赖于阈浓度的口服药物，如抗菌药物，建议患者在注射本品前至少1小时服用这些药物。如果这些药物需要与食物同服，应建议患者在本品注射的间隔与膳食或点心同时服用。

【药动学】患者皮下注射艾塞那肽后达峰时间约2小时，经蛋白水解酶降解后，主要通过肾小球滤过清除，在人体的平均表观清除率为9.1L/h，平均终末半衰期为2.4小时。

【观察指标】

1. 监测和报告严重肠胃不适的发生情况，包括恶心、呕吐。

2. 当与磺酰脲类药物联合使用时，监测低血糖的发生情况。

3. 定期监测空腹和餐后血糖、糖化血红蛋白，定期进行肾功能检查。

【用药宣教】

1. 剧烈的腹痛并可能伴有呕吐是急性胰腺炎的典型症状。一旦疑似胰腺炎，应停止使用本品及其他可疑的药物，同时进行确诊检查及适当的治疗。对确诊为胰腺炎但并未确定由其他原因引起的胰腺炎，不推荐使用本品。

2. 如漏用本品 1 剂，不应补充注射，应按常规计划注射下一剂。

3. 注射笔从首次使用至 30 天后，即使注射笔内尚余药液，也应丢弃。如果注射笔被冻结，不要使用。

4. 药液是无色澄明液体，如出现颗粒、浑浊或变色，不得使用。

5. 可用干净、潮湿的布擦拭注射笔的表面。如果笔芯顶部外侧出现白色颗粒，可用酒精纱布或酒精棉签擦去。

利拉鲁肽

【类别】胰高血糖素样肽-1（GLP-1）类似物。

【妊娠安全等级】C。

【作用机制】本品是一种酰化 GLP-1 受体激动剂，其 97%的氨基酸序列与内源性人 GLP-1（7-37）同源。GLP-1（7-37）占血液中所有内源性 GLP-1 的 20%以下。与 GLP-1（7-37）相似，利拉鲁肽可活化 GLP-1 受体，GLP-1 受体是一类膜结合细胞表面受体，在胰岛 B 细胞中通过刺激性 G 蛋白 Gs，与腺苷酸环化酶偶联。当葡萄糖浓度升高时，拉鲁肽可以增加细胞内环磷腺苷（cAMP），从而导致胰岛素释放。当血糖浓度下降并趋于正常时，胰岛素分泌减少。本品还可以葡萄糖依赖性地减少胰高血糖素分泌。血糖水平降低的机制还涉及胃排空延迟。

【适应证】本品适用于成年 2 型糖尿病患者控制血糖，用于单用二甲双胍或磺酰脲类药物最大可耐受剂量治疗后血糖仍控制不佳的患者,与二甲双胍或磺酰脲类药物联合应用。

【超说明书用药】

1. 用于初始体重指数（BMI）≥30kg/m^2 的肥胖患者、BMI≥27kg/m^2 且至少伴有 1 种与体重相关的疾病（如高血压、2 型糖尿病、异常血脂症）的超重患者，作为长期减重方案（热量控制、运动）的辅助用药。

2. 用于降低 2 型糖尿病合并心血管疾病患者发生主要不良心血管事件（心血管死亡、非致命性心肌梗死、非致命性脑卒中）的风险。

【禁用与慎用】

1. 对本品过敏者、有甲状腺髓样癌（MTC）个人史或家族史患者、多发性内分泌腺瘤病 2 型（MEN2）患者、妊娠期妇女禁用。

2. 有甲状腺病史者、曾使用其他 GLP-1 受体激动药发生过敏反应或血管神经性水肿的患者、脱水患者、心功能分级为Ⅳ级的充血性心力衰竭患者、炎性肠病和糖尿病性胃轻瘫患者慎用。

【给药途径和剂量】

1. *剂量*　为了改善胃肠道耐受性，利拉鲁肽的起始剂量为每天 0.6mg。至少 1 周后，剂量应增加至 1.2mg。预计一些患者在将剂量从 1.2mg 增加至 1.8mg 时可以获益，根据临床应答情况，为了进一步改善降糖效果，在至少 1 周后可将剂量增加至 1.8mg，推荐每日剂量不超过 1.8mg。本品可用于与二甲双胍联合治疗，而无须改变二甲双胍的剂量。当本品与磺酰脲类药物联用时，应当考虑减少磺酰脲类药物的剂量以降低低血糖的风险。

2. *给药途径*　本品每日注射一次，可在任意时间注射，无须根据进餐时间给药。本品经皮下注射给药，注射部位可选择腹部、大腿或者上臂。在改变注射部位和时间时无须进行剂量调整。推荐于每天同一时间注射，应该选择每天最为方便的时间。本品不可静脉或肌内注射。

【配伍禁忌】本品不得与其他药品混合。

【不良反应】不良反应发生的频率定义如下：十分常见（≥10%），常见（≥1%且＜10%），偶见（≥0.1%且＜1%），罕见（≥0.01%且＜0.1%），十分罕见（＜0.01%）。

1. *感染与侵染*　常见鼻咽炎、支气管炎。

2. *免疫系统*　常见皮疹，偶见荨麻疹、瘙痒，罕见过敏反应。

3. *代谢与营养疾病*　常见低血糖、厌食、食欲下降，偶见脱水。

4. *神经系统*　常见头痛、头晕。

5. *心血管系统*　常见心率增快。

6. *消化系统*　十分常见恶心、腹泻，常见呕吐、消化不良、上腹痛、便秘、胃炎、胃肠胀气、腹胀、胃食管反流、腹部不适、牙痛，偶见胆石症、胆囊炎，罕见肠梗阻，十分罕见胰腺炎（包括坏死性胰腺炎）。

7. *泌尿系统*　偶见肾功能受损、急性肾衰竭。

8. 全身和给药部位反应 常见疲劳、注射部位反应。

9. 临床检查 常见脂肪酶升高、淀粉酶升高。

【相互作用】利拉鲁肽对胃排空的轻度延迟可能会影响同时口服的其他药物的吸收。接受华法林或其他香豆素衍生物治疗的患者开始接受本品治疗后，推荐进行更为频繁的INR监测。

【药动学】在治疗剂量范围内（0.6～3mg），单次皮下注射本品后，C_{max}和AUC以与剂量成正比的方式增加。皮下注射后8～12小时达C_{max}。单次皮下注射0.6mg后，C_{max}和AUC分别为35ng/ml和960（ng·h）/ml。皮下注射的绝对生物利用度为55%，且于上臂、腹部或大腿皮下注射引起的暴露量相似。皮下注射本药0.6mg后的平均表观分布容积约为13L，静脉给药后的平均分布容积为0.07L/kg。广泛与血浆蛋白结合（结合率＞98%）。单次皮下注射后的平均清除率约为1.2L/h,消除半衰期约为13小时。

【观察指标】

1. 用药期间需定期监测血糖、心率、肾功能。

2. 若疑似出现胰腺炎，应立即停药，并进行适当治疗；若确诊为胰腺炎，不得再使用本品。

3. 若出现过敏反应，应停药，立即给予标准护理，监测患者直至症状或体征消失。

【用药宣教】

1. 若漏用一剂，应按原注射计划给予下一剂，不得额外给予或增加剂量。若漏用超过3日，应重新按一日0.6mg的起始剂量给予。

2. 经皮下注射给药，不能经静脉或肌肉给药。注射部位可选择大腿、上臂或腹壁。应轮换注射部位，不能每次在同一处注射。

利司那肽

【类别】胰高血糖素样肽-1（GLP-1）类似物。

【妊娠安全等级】C。

【作用机制】本品为GLP-1受体激动剂，通过与GLP-1受体的特异性相互作用，促进胰岛B细胞葡萄糖依赖性的胰岛素分泌，减少胰高血糖素的分泌，延缓胃排空。

【适应证】用于在饮食控制和运动基础上接受二甲双胍单药或联合磺酰脲类药物和（或）基础胰岛素治疗血糖控制不佳的成年2型糖尿病患者，以达到血糖的控制目标。

【禁用与慎用】

1. 对本品过敏者禁用。

2. 有胰腺炎病史者、有重度胃肠道疾病（包括重度胃轻瘫）的患者、在重度肾功能不全（肌酐清除率＜30ml/min）或终末期肾病患者慎用。

【给药途径和剂量】

1. 剂量 本品起始剂量为10μg，每日1次，应用14天，从第15天开始20μg为固定维持剂量，每日1次。

2. 给药途径 本品经皮下注射给药，注射部位可选择腹部、大腿或上臂。不可静脉或肌内注射。本品每日1次给药，给药时间在每日任何一餐前1小时内。当选择了最方便的一餐后，最好在同一餐前注射。如果遗漏了一次给药，应在下一餐前1小时内注射。

【配伍禁忌】本品不能与其他药物混合。

【不良反应】

1. 感染与侵染 常见流行性感冒、上呼吸道感染、膀胱炎、病毒感染。

2. 免疫系统 偶见速发过敏反应。

3. 代谢和营养类 常见低血糖[与磺酰脲类药物和（或）基础胰岛素联合治疗时]，常见低血糖（与二甲双胍单药联合治疗时）、食欲减退。

4. 神经系统 常见头痛、头晕、嗜睡。

5. 心血管系统 常见心悸。

6. 呼吸系统 常见口咽疼痛。

7. 消化系统 常见恶心、呕吐、腹泻，常见腹胀、消化不良、胃食管反流。

8. 皮肤 偶见荨麻疹。

9. 其他 常见视物模糊、背痛、注射部位瘙痒。

【相互作用】

1. 当在二甲双胍治疗的基础上加用本品时，二甲双胍的剂量可保持不变。

2. 当在磺酰脲类药物或基础胰岛素治疗的基础上加用本品时，可考虑减少磺酰脲类药物或基础胰岛素的剂量，以降低低血糖的风险。

3. 本品对胃排空的延迟可能会影响口服药物（如对乙酰氨基酚）的吸收。接受治疗窗窄的药物或需要密切临床监测的药物治疗时，应严密观察，尤其是在开始治疗时。

4. 对于疗效部分依赖于峰浓度的口服药物，如抗菌药物，应建议患者在注射本品前至少1小时或注射后至少4小时服用这些药物。

5. 对含有胃降解敏感成分的抗胃溶作用的制剂，应在注射本品前1小时或注射后4小时使用。

6. 与口服避孕药合用时，口服避孕药应于本品注射前至少 1 小时或本品注射后至少 11 小时服用。

【药动学】 2 型糖尿病患者皮下给药后，利司那肽的吸收率迅速，且不受给药剂量的影响。不论剂量大小和是否单次或多次给药，2 型糖尿病患者中的中位 T_{max} 均为 1～3.5 小时。利司那肽在腹部、大腿或上臂皮下给药的吸收率之间无临床相关差异。皮下给药后的表观分布容积为约 100L，与人血浆蛋白有中等水平的结合（55%）。通过肾小球滤过清除，然后经过肾小管重吸收及后续的代谢降解，产生更小的肽和氨基酸，它们再次进入蛋白质代谢过程。在 2 型糖尿病患者中多次给药后，平均终末半衰期为约 3 小时，平均表观清除率约 35L/h。

【观察指标】

1. 使用本品时通常无须监测血糖，但本品与磺酰脲类药或基础胰岛素联用时，可能需监测血糖，以调整磺酰脲类药或基础胰岛素的剂量。

2. 对肾功能不全或出现严重胃肠道不良反应的患者，开始使用本药或增加剂量时应监测肾功能。

【用药宣教】

1. 如出现严重胃肠道不良反应有导致脱水的风险，应采取预防措施以避免体液耗竭。

2. 若疑似出现胰腺炎，应立即停药；若确诊为胰腺炎，不得再使用本品。

3. 育龄期女性未采取避孕措施时，不宜使用本品。

第十节　维生素类

维生素 B_1

【类别】 维生素类。

【妊娠安全等级】 A。

【作用机制】 本品在体内与 ATP 反应生成焦磷酸酯，为α酮酸氧化脱羧酶系中的一种辅酶，参与糖代谢的中间产物丙酮酸氧化脱羧和酮基转移生成乙酰辅酶 A 的过程。

【适应证】 适用于维生素 B_1 缺乏所致的脚气病或韦尼克脑病的治疗。亦可用于维生素 B_1 缺乏引起的周围神经炎、消化不良等的辅助治疗。

【禁用与慎用】 禁用于对本品过敏者。

【给药途径和剂量】 肌内注射。成年人重型脚气病，每次 50～100mg，每天 3 次，症状改善后改口服；小儿重型脚气病，每日 10～25mg，症状改善后改口服。

【配伍禁忌】 与下列药物存在配伍禁忌：阿洛西林、阿莫西林、氨苄西林、氨茶碱、苯唑西林、丹参注射液、呋塞米、枸橼酸钠、谷氨酸钠、磺苄西林、氯唑西林、美洛西林、米卡芬净、萘夫西林、脑蛋白水解物、哌拉西林他唑巴坦、青霉素、清开灵注射液、乳酸钠、双氯芬酸钠、羧苄西林、碳酸氢钠、头孢吡肟、头孢地嗪、头孢呋辛、头孢磺啶、头孢甲肟、头孢拉定、头孢硫脒、头孢美唑、头孢孟多、头孢米诺、头孢尼西、头孢哌酮、头孢匹胺、头孢匹林、头孢匹罗、头孢曲松、头孢噻啶、头孢噻吩、头孢噻利、头孢噻肟、头孢他啶、头孢替安、头孢替唑、头孢西丁、头孢西酮、头孢乙腈、头孢唑林、香丹注射液。

【不良反应】 肌内注射时，需注意过敏反应，表现为吞咽困难，皮肤瘙痒，面、唇、眼睑水肿，喘鸣等。

【相互作用】 本品在碱性溶液中易分解，与碱性药物如碳酸氢钠、枸橼酸钠配伍易引起变质。

【药动学】 肌内注射吸收迅速，在体内广泛分布于各组织中，体内无蓄积，肝内代谢，经肾排泄，半衰期为 0.35 小时。

【观察指标】 大剂量使用本品可导致血清茶碱浓度的测定受干扰、尿酸浓度的测定结果呈假性升高、尿胆原的测定结果呈假阳性。

【用药宣教】

1.口服，严格按处方或说明书剂量使用，不可超量。

2. 酒精可减少维生素 B_1 的吸收。用药期间请避免饮酒或含酒精的饮料。

3. 用药前后不要吃含鞣质的食物（如柿子、槟榔）。鞣质可与维生素 B_1 产生沉淀，降低维生素 B_1 的疗效。

维生素 B_2

【类别】 维生素类。

【妊娠安全等级】 A。

【作用机制】 本品在体内与 ATP 反应生成黄素单核苷酸和黄素腺嘌呤二核苷酸，为黄素酶类的两种辅酶，在生物氧化的呼吸链中起递氢作用，参与机体糖、蛋白质、脂肪的代谢。

【适应证】

1. 防治维生素 B_2 缺乏症，如眼结膜炎、口角炎、唇炎、舌炎、阴囊炎等。

2. 防治本品缺乏引起的色觉障碍。

3. 治疗难治性低血红蛋白性贫血。

【给药途径和剂量】

1. 口服，5～10mg，每天 2～3 次。

2. 皮下或肌内注射，5～10mg/d。

【禁用与慎用】儿童患者禁止肌内注射（本品注射剂里含苯甲醇）。

【配伍禁忌】与下列药物存在配伍禁忌：阿洛西林、阿莫西林、氨苄西林、苯唑西林、磺苄西林、肌苷、氯唑西林、美洛西林、萘夫西林、脑蛋白水解物、青霉素、清开灵注射液、羧苄西林、头孢吡肟、头孢地嗪、头孢呋辛、头孢磺啶、头孢甲肟、头孢拉定、头孢硫脒、头孢美唑、头孢孟多、头孢米诺、头孢尼西、头孢哌酮、头孢匹胺、头孢匹林、头孢匹罗、头孢曲松、头孢噻啶、头孢噻吩、头孢噻利、头孢噻肟、头孢他啶、头孢替安、头孢乙腈、头孢唑林、头孢唑南、头孢唑肟、叶酸。

【不良反应】推荐剂量未见不良反应，反复肌内注射本品可引起臀肌挛缩症。

【药动学】本品在体内分布于各组织，血浆蛋白结合率中等。在肝内代谢。经肾排泄。

【观察指标】本品可使荧光法测定尿中儿茶酚胺浓度的结果呈假性升高，尿胆原测定结果呈假阳性。

【用药宣教】

1. 进食时或进食后立即服用。

2. 不宜与甲氧氯普胺合用。

3. 服后尿呈黄绿色。

4. 治疗缺铁性贫血时，可与铁剂合用。

5. 维生素 B_2 缺乏时常伴有其他 B 族维生素不足，需同时给予其他 B 族维生素。

维生素 B_6

【类别】维生素类。

【妊娠安全等级】A。

【作用机制】本品在体内与 ATP 经酶作用生成具有活性的磷酸吡哆醛和磷酸吡哆胺。两者是氨基转移酶和氨基酸脱羧酶的辅酶。它们经过互相转变的方式起氨基传递体的作用，参与氨基酸和脂肪的代谢，其中包括一些神经递质的形成，如γ-氨基丁酸、儿茶酚胺和 5-羟色胺。

【适应证】

1. 防治大量或长期服用异烟肼、肼屈嗪、青霉胺等药物引起的中枢神经兴奋症状和周围神经炎。

2. 减轻放疗、化疗及其他药物引起的呕吐及妊娠呕吐等。

3. 治疗贫血和白细胞减少症。

4. 防治婴儿惊厥。

5. 辅助治疗脂溢性皮炎、肝炎、动脉粥样硬化等。

【给药途径和剂量】皮下注射、肌内注射或静脉注射，每次 50～100mg，每日 1 次。用于环丝氨酸中毒的解毒时，每日 300mg 或 300mg 以上。用于异烟肼中毒解毒时，每 1g 异烟肼给 1g 维生素 B_6 静脉注射。

【配伍禁忌】与下列药物存在配伍禁忌：阿洛西林、阿莫西林、阿昔洛韦、埃索美拉唑、氨苄西林、氨苄西林氯唑西林、氨苄西林舒巴坦、奥美拉唑、苯巴比妥、苯唑西林、丹参注射液、多烯磷脂胆碱、多种微量元素注射液（Ⅱ）、夫西地酸、呋塞米、磺苄西林、甲泼尼龙、兰索拉唑、氯唑西林、美洛西林、米卡芬净、脑蛋白水解物、帕瑞昔布、帕珠沙星、泮托拉唑、青霉素、氢化可的松琥珀酸钠、清开灵注射液、双氯芬酸钠、羧苄西林、痰热清、头孢吡肟、头孢地嗪、头孢呋辛、头孢磺啶、头孢甲肟、头孢拉定、头孢硫脒、头孢美唑、头孢孟多、头孢米诺、头孢尼西、头孢哌酮、头孢哌酮舒巴坦、头孢哌酮他唑巴坦、头孢匹胺、头孢匹林、头孢匹罗、头孢曲松、头孢曲松舒巴坦、头孢曲松他唑巴坦、头孢噻啶、头孢噻吩、头孢噻利、头孢噻肟、头孢噻肟舒巴坦、头孢他啶、头孢他啶他唑巴坦、头孢替安、头孢替唑、头孢西丁、头孢西酮、头孢乙腈、头孢唑林、头孢唑南、头孢唑肟、喜炎平、香丹注射液、炎琥宁。

【不良反应】罕见过敏反应。若每天应用 200mg，持续 30 天以上，可致依赖综合征。

【相互作用】

1. 氯霉素、环丝氨酸、乙硫异烟胺、盐酸肼屈嗪、免疫抑制剂包括肾上腺皮质激素、环磷酰胺、环孢素、异烟肼、青霉胺等药物可拮抗本品或增加本品经肾排泄，可引起贫血或周围神经炎。

2. 服用雌激素时应增加本品用量。

3. 左旋多巴与小剂量本品（每日 5mg）合用，即可拮抗左旋多巴的抗震颤麻痹作用。

【药动学】口服易吸收，主要存于肝内，大部分代谢为吡哆酸，代谢物和少量原药随尿排泄。

【观察指标】本品可干扰尿胆原试验，使结果呈假阳性。

【用药宣教】

1. 必须按推荐剂量服用，不能超量，用药 3 周后最好停药。

2. 食物可减少本品的吸收，建议空腹服药。

维生素 C

【类别】维生素类。

【妊娠安全等级】A。

【作用机制】本品具有广泛的生理功能，主要参与体内许多物质的合成和分解，如细胞间质的形成、皮质激素和其他固醇化合物的合成和分解；各种有机药物或毒物生物转化等需要经过羟化反应，而该反应需要维生素 C 的参与。它还为血细胞发育成熟所需，维生素 C 能促进叶酸还原成四氢叶酸而参与叶酸的合成，促进消化道中的 Fe^{3+}还原成 Fe^{2+}而有利于其吸收，故对血细胞的成熟有影响，其中以血小板和红细胞较显著。此外，维生素 C 还能促进抗体形成，抑制色素在皮肤沉着，以及增强皮质激素和甲状腺素的作用。

维生素 C 可降低毛细血管的通透性，加速血液的凝固，刺激凝血功能。且其具有抗组胺的作用及阻止致癌物质（亚硝胺）生成的作用。

【适应证】

1. 防治坏血病。
2. 防治感染性疾病。
3. 治疗克山病急性发作。
4. 治疗肝脏疾病。
5. 可用于各种贫血、过敏性皮肤病、促进伤口愈合。

【给药途径和剂量】

1. *一般应用* 口服（饭后）0.05～0.1g，每天2～3 次；亦可静脉注射或肌内注射，0.25～0.5g/d（小儿 0.05～0.3g），必要时可酌情增量。

2. *治疗克山病* 首次剂量 5～10g，加入 25%～50%葡萄糖注射液中静脉注射。

3. *治疗口疮* 将本品 0.1g 压碎，撒于溃疡面上，2 次/日。

【配伍禁忌】与下列药物存在配伍禁忌：阿洛西林、阿莫西林、氨苄西林、氨溴索、苯唑西林、吡硫醇、博来霉素、茶碱、穿琥宁、丹参注射液、灯盏细辛、低分子右旋糖酐、多沙普仑、夫西地酸、红霉素、华法林、磺胺嘧啶、磺苄西林、甲萘醌、甲氧西林、硫喷妥钠、氯唑西林、美洛西林、萘夫西林、脑蛋白水解物、尿激酶、青霉素、清开灵注射液、庆大霉素、柔红霉素、山梨醇铁、丝裂霉素、羧苄西林、碳酸氢钠、替加氟、头孢呋辛、头孢美唑、头孢匹林、头孢曲松、头孢噻吩、头孢他啶、头孢替唑、头孢唑林、维生素 B_{12}、维生素 K_1、腺苷钴胺、亚硫酸氢钠甲萘醌、炎琥宁、异帕米星、右旋糖酐、蔗糖铁。

【禁用与慎用】半胱氨酸尿症、痛风、高草酸盐尿症、草酸盐沉积症、尿酸盐性肾结石、糖尿病（因维生素 C 可能干扰血糖定量）、葡萄糖-6-磷酸脱氢酶缺乏症（可引起溶血性贫血）、血色病、铁粒幼细胞性贫血或地中海贫血、镰状细胞贫血（可致溶血危象）患者慎用。

【不良反应】

1. 长期应用每日 2～3g 可引起停药后坏血病。
2. 长期应用大量维生素 C 偶可引起尿酸盐、半胱氨酸盐或草酸盐结石。
3. 快速静脉注射可引起头晕、晕厥。

【相互作用】

1. 大剂量维生素 C 可干扰抗凝药的抗凝效果。
2. 与巴比妥或扑米酮等合用，可使维生素 C 的排泄增加。
3. 纤维素磷酸钠可促使维生素 C 代谢为草酸盐。
4. 长期或大量应用维生素 C 时，能干扰双硫仑对乙醇的作用。
5. 水杨酸类能增加维生素 C 的排泄。
6. 不宜与碱性药物（如氨茶碱、碳酸氢钠、谷氨酸钠等）、维生素 B_2、三氯叔丁醇、铜离子、铁离子（微量）的溶液配伍，以免影响疗效。
7. 与维生素 K_1 配伍，因后者有氧化性，可产生氧化还原反应，使两者疗效减弱或消失。

【药动学】蛋白结合率低。少量贮藏于血浆和细胞，以腺体组织内的浓度为最高。肝内代谢。极少数以原形物或代谢物经肾排泄，当血药浓度大于14mg/ml 时，尿内排出量增多。可经血液透析清除。

【观察指标】大量使用本品可影响下述项目的实验室检验结果：①大便隐血、尿糖（硫酸铜法）、葡萄糖（氧化酶法）均呈假阳性。②干扰血清乳酸脱氢酶和血清氨基转移酶浓度的自动分析结果。③尿液 pH 下降。

【用药宣教】

1. 咀嚼片应充分咀嚼后服用。
2. 泡腾制剂用水溶解后服用。
3. 长期大量用药后不要突然停药。

维生素 D_2

【类别】维生素类。

【妊娠安全等级】A。

【作用机制】本品可促进小肠黏膜对钙、磷的吸收，促进肾小管对钙、磷的吸收，促进骨的代谢，维持血钙、血磷的平衡。

【适应证】防治佝偻病、骨软化、老年性骨质疏松症。也用于甲状旁腺功能减退症和老年骨折的辅助治疗。

【给药途径和剂量】肌内注射：每次 7.5～15mg（30 万～60 万 U），病情严重者可于 2～4 周后重复注射 1 次。

【配伍禁忌】与巴比妥、苯妥英钠、脑蛋白水解物、扑米酮、洋地黄等存在配伍禁忌。

【禁用与慎用】

1. 对本品过敏者、吸收障碍综合征和维生素 D 中毒者禁用。

2. 肾结石、肾衰竭、心脏病和动脉粥样硬化症患者慎用。

【不良反应】

1. 便秘、腹泻、持续性头痛、食欲减退、口内有金属味、恶心呕吐、口渴、疲乏、无力。

2. 骨痛、尿浑浊、惊厥、高血压、眼对光刺激敏感度增加、心律失常、偶有精神异常、皮肤瘙痒、肌痛、严重腹痛（有时误诊为胰腺炎）、夜间多尿、体重下降。

【相互作用】

1. 含镁的制酸药与本品同用，特别是在慢性肾衰竭患者，可引起高镁血症。

2. 巴比妥、苯妥英钠、抗惊厥药、扑米酮等可降低本品的效应，因此长期服用抗惊厥药时应补给维生素 D，以防止骨软化症。

3. 降钙素与本品同用可抵消前者对高钙血症的疗效。

4. 大量钙剂或利尿药与常用量本品并用，有发生高钙血症的危险。

5. 洋地黄与本品同用时应谨慎，因本品可引起高钙血症，容易诱发心律失常。

6. 大量的含磷药与本品同用，可诱发高磷血症。

【药动学】本品的代谢、活化，首先通过肝脏，其次为肾脏。本品的半衰期为 19～48 小时，在脂肪组织内可长期储存，治疗效应持续 10～14 天。

【观察指标】用药期间应监测血清尿素氮、肌酐、肌酐清除率、血清碱性磷酸酶、血磷、24 小时尿钙、尿钙与肌酐的比值、血钙（使用治疗剂量的本品时应定期监测，维持血钙浓度在 2.00～2.50mmol/L），并做骨 X 线检查。

【用药宣教】

1. 和食物一起服用有助吸收。

2. 避免同时服用含有钙、磷和维生素 D 的药物或保健品，以免用药过量。

3. 奥利司他可减少本品的吸收，降低其疗效。奥利司他治疗期间通常需要补充本品，但应间隔至少 2 小时或于临睡时服用。

维生素 D_3

【类别】维生素类。

【妊娠安全等级】A。

【作用机制】本品可促进小肠黏膜对钙、磷的吸收，促进肾小管对钙、磷的吸收，促进骨的代谢，维持血钙、血磷的平衡。

【适应证】防治佝偻病、骨软化、老年性骨质疏松症。也用于甲状旁腺功能减退症和老年骨折的辅助治疗。

【禁用与慎用】

1. 对本品过敏者、吸收障碍综合征和维生素 D 中毒者禁用。

2. 肾结石、肾衰竭、心脏病和动脉粥样硬化症患者慎用。

【给药途径和剂量】肌内注射，每次 7.5～15mg（30 万～60 万 U），病情严重者可于 2～4 周后重复注射 1 次。

【配伍禁忌】与卡那霉素、脑蛋白水解物、碳酸氢钠等存在配伍禁忌。

【不良反应】【相互作用】同“维生素 D_2”。

【药动学】维生素 D_3 的代谢、活化首先通过肝脏，其次为肾脏。半衰期为 19～48 小时，在脂肪组织内可长期储存。

【观察指标】

1. 监测血清尿素氮、肌酐和肌酐清除率、血清碱性磷酸酶、血磷、24 小时尿钙、尿钙与肌酐的比值、血钙（维持血钙浓度在 2.00～2.50mmol/L）。

2. 进行骨 X 线检查。

【用药宣教】

1. 将软胶囊的尖端放在热水中浸泡 30 秒使胶皮融化，或直接剪开尖端，然后将胶囊内药物滴入口中；也可以直接嚼服。

2. 胆汁酸螯合药（如考来烯胺）可干扰本品的吸收，影响其疗效。如需合用应间隔至少 4 小时。

3. 奥利司他可降低本品的吸收，减弱其作用。如需合用应间隔至少 2 小时或在临睡时服用维生素 D_3。

复合维生素 B

【类别】维生素类。

【妊娠安全等级】A。

【作用机制】维生素 B_1 是糖代谢所需辅酶的重要组成成分。维生素 B_2 为组织呼吸所需的重要辅酶组成成分，烟酰胺为辅酶Ⅰ及Ⅱ的组分，是脂质代谢、组织呼吸的氧化作用所必需。维生素 B_6 为多种酶的辅基，参与氨基酸及脂肪的代谢。泛酸钙为辅酶 A 的组分，参与糖、脂肪、蛋白质的代谢。

【适应证】预防和治疗 B 族维生素缺乏所致的营养不良、厌食、脚气病及糙皮病等。

【给药途径和剂量】口服，成年人每次 1～3 片，儿童每次 1～2 片；每日 3 次。

【不良反应】大剂量服用可出现烦躁、疲倦、食欲减退等。偶见皮肤潮红、瘙痒。尿液可能呈黄色。

【用药宣教】服药时严格按推荐剂量服用，不要过量。

阿法骨化醇

【类别】维生素类。

【妊娠安全等级】A。

【作用机制】本品为维生素 D_3 经肝脏和肾脏羟化醇代谢为抗佝偻病活性最强的 1,25-双羟代谢物（即维生素 D 的活化型）。

【适应证】

1. 治疗慢性肾衰竭合并骨质疏松症。
2. 治疗甲状旁腺功能减退。
3. 治疗抗维生素 D 的佝偻病。

【禁用与慎用】

1. 对维生素 D 或其类似物过敏者、高钙血症、高磷酸盐血症（伴有甲状旁腺功能减退者除外）、高镁血症、维生素 D 中毒的患者禁用。
2. 肺部钙化、肉芽肿疾病（如结节病）患者慎用。

【给药途径和剂量】口服：用于慢性肾功能不全、骨质疏松，成年人每次 0.5～1μg，每天 1 次。用于甲状腺功能减退及维生素 D 代谢异常，一般成年人 1～4μg，每天 1 次。具体用量视患者年龄、疾病性质、病情适当调整，最好监测血浆钙浓度以调整用量。

【不良反应】

1. 偶见有食欲缺乏、恶心、呕吐、腹痛、腹胀、便秘、消化不良等胃肠道反应。
2. 也可见头痛、头重、失眠、乏力、老年性耳聋、耳鸣、急躁、记忆力下降、血压升高、ALT 及 AST 升高、BUN 升高、肌酐升高。罕见口渴、困倦、胸背痛、心悸。
3. 有时还见有皮疹、瘙痒、眼结膜充血、关节周围钙化、肾结石、声音嘶哑等。

【相互作用】避免同时服用维生素 D 及其类似物。

【药动学】口服易吸收，健康人口服 4μg 后，血浆药物浓度达峰时间为 8～24 小时，在肝脏迅速代谢为 1α, 25-二羟基 D_3，血浆半衰期为 2～4 天，体内滞留时间为 2～3 周，最后经肾脏代谢由尿液排出。

【观察指标】

1. 用药期间应定期监测血清钙、磷。血清钙应每周或每月监测一次，在治疗早期（尤其是血清钙偏高患者）和后期已出现骨愈合证据时，需增加监测次数。
2. 用药期间至少每 3 个月监测一次尿（24 小时收集）钙水平。
3. 小儿服用时应充分监测血钙值、尿中钙/铬比值。
4. 必要时应监测甲状旁腺素、碱性磷酸酶。

【用药宣教】进食前、后服用均可，在每天同一时间服药。

骨化三醇

【类别】维生素类。

【妊娠安全等级】A。

【作用机制】本品为维生素 D_3 经肝脏和肾脏羟化醇代谢为抗佝偻病活性最强的 1, 25-双羟代谢物（即维生素 D 的活化型）。

【适应证】

1. 绝经后骨质疏松。
2. 慢性肾衰竭尤其是接受血液透析患者之肾性骨营养不良症。
3. 术后甲状旁腺功能低下。
4. 特发性甲状旁腺功能低下。
5. 假性甲状旁腺功能低下。
6. 维生素 D 依赖性佝偻病。
7. 低血磷性维生素 D 抵抗性佝偻病等。

【禁用与慎用】对本品、维生素 D 或其类似物及衍生物过敏、维生素 D 中毒、高钙血症或与高血钙相关的疾病患者禁用。

【给药途径和剂量】

1. 血液透析患者的肾性营养不良　如果患者血钙浓度正常或略低，口服 0.25μg/d。如 2～4 周生化指标及病情无明显改变，可加量至 0.5μg。每周应测两次血钙浓度，随时调整剂量。大多数血透患者用量为0.5～1μg/d。

2. 甲状旁腺功能低下　1～5岁的儿童，0.25～0.75μg/d；＞6岁的儿童及成年人，0.5～2μg/d（用量须个体化）。

【不良反应】一般无不良反应。用药过量可引起高钙血症，表现有眩晕、恶心、呕吐、腹痛、肌无力、精神紊乱、烦躁、多尿、骨痛、肾结石、肾钙质沉着，严重者可致心律失常等。

【相互作用】

1. 本品是维生素 D_3 的重要代谢产物之一，因此不能同时给予维生素D制剂及其衍生物（如二氢速甾醇）。

2. 如同时有巴比妥类药物或抗惊厥剂，会加速本品代谢，需要根据血钙、血磷浓度调整增加剂量。

3. 在服用本品时，不应同时服用含镁的制剂，以免引起高镁血症。

【药动学】口服吸收迅速，血浆药物浓度达峰时间为3～6小时，7小时后尿钙水平会增加，药效与剂量有关，血浆半衰期为3.5～6小时。经代谢后由胆汁及尿液中排出。

【观察指标】

1. 用药早期调整剂量期间应至少每周测定血钙和血磷2次；维持治疗期间，定期测定血清钙、血清磷、血清镁、碱性磷酸酶、24小时尿钙和尿磷排泄量。血钙升高期间，须每日测定血钙及血磷。

2. 定期进行眼科检查和可疑解剖学部位的放射检查，以便早期发现异位钙沉积。

3. 建议老年人监测血肌酐浓度。

【用药宣教】

1. 用于甲状旁腺功能低下和佝偻病时，应在早晨服药。

2. 应固定在每天同一时间服药。

3. 肾功能正常的患者在用药期间要避免脱水，必须保证适量的饮水。

水溶性维生素

【类别】维生素类。

【妊娠安全等级】A。

【作用机制】本品是肠外营养的一部分，用以补充每日各种水溶性维生素的生理需要，使机体各有关生化反应能正常进行。

【适应证】本品为肠外营养不可缺少的组成部分之一，用以满足成年人和儿童每日对水溶性维生素的生理需要。

【禁用与慎用】对本品过敏者禁用。

【给药途径和剂量】

1. 剂量　成年人和体重≥10kg的儿童，每日一瓶；新生儿及体重＜10kg的儿童，按体重一日每千克0.1瓶。

2. 用法　无菌条件下，在可配伍性得到保证时本品可用下列溶液10ml溶解：①脂溶性维生素注射液；②脂肪乳注射液；③无电解质的葡萄糖注射液；④注射用水；用上述方法①②配制的混合液须加入脂肪乳注射液后再经静脉滴注，而用方法③或④配制的混合液可加入脂肪乳注射液中也可加入葡萄糖注射液中再经静脉滴注。本品溶解后应在无菌条件下立即加入输液中，并在24小时内用完。

【配伍禁忌】与下列药物存在配伍禁忌：阿洛西林、阿莫西林、氨苄西林、氨溴索、苯唑西林、吡硫醇、博来霉素、茶碱、穿琥宁、丹参注射液、灯盏细辛注射剂、低分子右旋糖酐、多沙普仑、夫西地酸、红霉素、磺苄西林、甲萘醌、甲氧西林、硫喷妥钠、氯唑西林、美洛西林、萘夫西林、脑蛋白水解物、尿激酶、青霉素、清开灵注射液、庆大霉素、柔红霉素、山梨醇铁、丝裂霉素、羧苄西林、碳酸氢钠、替加氟、头孢呋辛、头孢美唑、头孢匹林、头孢曲松、头孢噻吩、头孢他啶、头孢他啶他唑巴坦、头孢替唑、头孢唑林、维生素 B_{12}、维生素 K_1、腺苷钴胺、亚硫酸氢钠甲萘醌、炎琥宁、异帕米星、右旋糖酐、蔗糖铁。

【不良反应】对本品中任何一种成分过敏的患者，使用时均可能发生过敏反应。

【相互作用】

1. 本品所含维生素 B_6 能降低左旋多巴的作用。

2. 本品所含叶酸可降低苯妥英钠的血药浓度和掩盖恶性贫血的临床表现。

3. 本品所含维生素 B_{12} 对大剂量羟钴铵治疗某些视神经疾病有不利影响。

【用药宣教】

1. 经静脉滴注给药。

2. 本品加入葡萄糖注射液中进行输注时应注意避光。

3. 使用水溶性维生素一般不会发生过多症，即使过量摄取，多余的部分也可被迅速排泄。

碳酸钙 D_3

【类别】维生素类。

【妊娠安全等级】A。

【作用机制】钙是维持人体神经、肌肉、骨骼系统、细胞膜和毛细血管通透性正常功能所必需。维生素 D 能参与钙和磷的代谢，促进其吸收并对骨质形成有重要作用。

【适应证】用于儿童、妊娠期和哺乳期妇女、更年期妇女、老年人等的钙补充剂，并帮助防治骨质疏松症。

【禁用与慎用】对本品过敏、高钙血症、高尿酸血症、含钙肾结石或有肾结石病史者禁用。心、肾功能不全者慎用。

【给药途径和剂量】口服，吞咽困难者等可以咀嚼后咽下。成年人，每次 1 片，每日 1～2 次，每日最大量不超过 3 片；儿童，每次半片，每日 1～2 次。

【不良反应】嗳气、便秘。过量服用可发生高钙血症，偶可发生奶碱综合征，表现为高血钙、碱中毒及肾功能不全（因服用牛奶及碳酸钙或单用碳酸钙引起）。

【相互作用】

1. 本品不宜与洋地黄类药物合用。

2. 大量饮用含酒精和咖啡因的饮料，以及大量吸烟，均会抑制钙剂的吸收。

3. 大量进食富含纤维素的食物能抑制钙的吸收，因钙与纤维素结合成不易吸收的化合物。

4. 本品与喹诺酮类及四环素类合用，后二者吸收减少。

5. 维生素 D、避孕药、雌激素能增加钙的吸收。

6. 含铝的抗酸药与本品同服时，铝的吸收增多。

7. 本品与噻嗪类利尿药合用时，因增加肾小管对钙的重吸收而易发生高钙血症。

8. 本品与含钾药物合用时，应注意心律失常。

【观察指标】监测高血钙和肾功能。

【用药宣教】

1. 泡腾制剂用一杯温水（水温不高于 50℃）溶解后服用，不要直接吞服，以免药物迅速释放大量气体刺激黏膜，造成意外。

2. 本品可降低食物中铁、锌和镁的吸收，且多种食物（如含纤维素、草酸、植酸的食物）可影响钙的吸收。因此，建议睡前服药，以减少与食物的相互作用。

3. 咀嚼片应咀嚼后咽下。

4. 用药期间避免大量饮酒、吸烟或饮用含咖啡因的饮料，以免影响钙的吸收。

硒酵母

【类别】维生素类。

【妊娠安全等级】A。

【作用机制】硒是人体必需的微量元素，适量摄入硒能够提高体内硒水平，使体内谷胱甘肽过氧化酶（GSH-Px）活性增加，GSH-Px 在体内有保护细胞膜完整性、消除自由基、增强体内免疫功能等作用，因而可起到防病治病的作用。

【适应证】用于防治硒缺乏引起的疾病。

【禁用与慎用】对本品过敏者禁用，过敏体质者慎用。

【给药途径和剂量】口服，每次 100～200μg，每日 1～2 次或遵医嘱。

【不良反应】长期过量服用可致肝损害及指甲变形、毛发脱落。

【相互作用】尚不明确。

【用药宣教】

1. 片剂应充分咀嚼后服用。

2. 混悬液摇匀后服用。开启后低温保存，并在 5 天内服用完。

烟酰胺

【类别】维生素类。

【妊娠安全等级】A。

【作用机制】本品为维生素类药。与烟酸相似，为辅酶 I 和辅酶 II 的组成部分。参与体内的代谢过程，为脂类代谢、组织呼吸的氧化作用和糖原分解所必需。

【适应证】用于防治烟酸缺乏的糙皮病、冠心病、病毒性心肌炎、风湿性心肌炎及少数洋地黄中毒等伴发的心律失常。

【禁用与慎用】对本品过敏者禁用。

【给药途径和剂量】

1. 口服　推荐膳食每日摄入量，初生儿至 3 岁为 5～9mg，4～6 岁为 12mg，7～10 岁为 13mg，男性青少年及成年人为 15～20mg，女性青少年及成年人为 13～15mg，孕妇为 17mg，哺乳期妇女为 20mg。口服：防治糙皮病，每次 50～200mg，每日 500mg。

2. 静脉滴注　每次 300～400mg，每日 1 次。加入 10%葡萄糖溶液 250ml 静脉滴注。30 日为 1 个疗程。

【配伍禁忌】与脑蛋白水解物、清开灵注射液存在配伍禁忌。

【不良反应】个别有头晕、恶心、上腹不适、食欲缺乏等，可自行消失。

【相互作用】烟酰胺与异烟肼有拮抗作用，长期服用异烟肼时，应适当补充烟酰胺。

【观察指标】注意监测血糖、血尿酸。

【药动学】胃肠易吸收，肌内注射吸收更快。吸收后在体内转变成辅酶分布到全身组织，半衰期为45分钟。

【用药宣教】

1. 进食时服用。

2. 用药期间过量饮酒可能增加发生肝病的风险，还可能加重脸潮红症状。

3. 服药前后请避免摄入热饮或辛辣的食物（包括葱、姜、蒜、辣椒、芥末等调味料）。

脂溶性维生素Ⅰ（Ⅱ）

【类别】维生素类。

【妊娠安全等级】A。

【作用机制】本品可提供人体每日生理需要的脂溶性维生素，包括维生素A、维生素D_2、维生素E、维生素K_1。

【适应证】本品为肠外营养不可缺少的组成部分之一，用以满足成年人每日对脂溶性维生素的生理需要。

【给药途径和剂量】

1. 剂量　成年人和11岁以上儿童每日使用1支。

2. 用法　使用前在无菌条件下，用注射器取2ml注射用水注入瓶中，缓慢振摇至冻干粉溶解，然后加入到0.9%氯化钠或5%葡萄糖注射液内，轻轻摇匀后即可输注，并在8小时内用完。亦可与注射用水溶性维生素联合使用。

【配伍禁忌】与低分子右旋糖酐、复方电解质（含硫酸镁）、脑蛋白水解物、清开灵注射液、人血白蛋白存在配伍禁忌。

【相互作用】本品含维生素K_1，可与香豆素类抗凝血药发生相互作用，不宜合用。

【用药宣教】本品较高剂量长期给药时，可能出现维生素A和维生素D过多的症状。

第十一节　矿物质补充剂

氯化钾

【类别】矿物质补充剂。

【妊娠安全等级】A。

【作用机制】钾为细胞内主要阳离子，是维持细胞内渗透压的重要成分。钾通过与细胞外的氢离子交换调节体内的酸碱平衡。钾还参与糖、蛋白质的合成及将二磷酸腺苷转化为三磷酸腺苷的能量代谢。钾也参与神经冲动传导和神经末梢递质乙酰胆碱的合成。缺钾时心肌兴奋性增高，钾过多时则抑制心肌的自律性、传导性和兴奋性。因此，钾浓度的变化影响着洋地黄对心脏的作用。

【适应证】

1. 用于钾摄入量不足，排出增多（如严重吐泻不能进食、长期应用排钾利尿剂），体内分布异常（如家族性周期性麻痹）。

2. 亦可用于强心苷中毒引起的各种类型的心律失常。

【禁用与慎用】

1. 肾上腺皮质功能不全、心脏病、急性脱水、广泛组织破坏、接受保钾利尿药的患者慎用。

2. 重度肾功能不全尿少者慎用，无尿或血钾过高时禁用。

3. 老年人肾脏清除K^+的能力下降，易致高钾血症，故应慎用。

【给药途径和剂量】

1. 成年人

（1）口服，每次1g，每天3次。

（2）低钾血症：①静脉滴注10%的氯化钾注射液10ml，用0.9%氯化钠注射液（或5%～10%葡萄糖注射液）500ml稀释或根据机体缺钾程度酌定用量；②体内缺钾引起的严重快速室性心律失常，补钾浓度要高一点，应以1.5g/h（20mmol/h）输注，补钾量可达10g/d或更高。如病情危急，补钾浓度和速度可超过上述规定，但必须严密动态观察血钾及心电图等，防止高钾血症的发生。

2. 儿童

（1）口服，宜用本品口服液，1～3g/（m^2·d），分次服用。

（2）静脉滴注，一日0.22g/kg（3mmol/kg）或3g/m^2。

【配伍禁忌】氯化钾不能与氟罗沙星、多烯磷脂酰胆碱、醋酸氯己定、甘露醇、奥沙利铂等配伍。

【不良反应】

1. 输注过量时可出现疲乏、肌张力减低、反射消失、周围循环衰竭、心率减慢甚至心脏停搏。

2. 口服对胃肠道有较强的刺激性，部分患者难以耐受。

3. 当患者服后出现腹部不适、疼痛等症状时，应予警惕，因服用氯化钾片等制剂时，有造成胃肠溃疡、坏死或狭窄等并发症的可能性。

【相互作用】

1. 肾上腺糖皮质激素类药（尤其是具有较明显盐皮质激素作用的）、肾上腺盐皮质激素和促肾上腺皮质激素，因能促进尿钾排泄，与本品合用时可降低本品疗效。

2. 抗胆碱药物能加重口服钾盐尤其是氯化钾的胃肠道刺激作用。

3. 非甾体抗炎镇痛药可加重口服钾盐的胃肠道反应。

4. 与库存血（库存10日以下含钾30mmol/L，库存10日以上含钾65mmol/L）、含钾药物和保钾利尿药合用时，发生高钾血症的机会增多，尤其是有肾功能不全者。

5. 血管紧张素转换酶抑制剂和环孢素能抑制醛固酮分泌，尿钾排泄减少，故合用时易发生高钾血症。

6. 肝素能抑制醛固酮的合成，尿钾排泄减少，合用时易发生高钾血症。另外，肝素可增加胃肠道出血的风险。

【药动学】本品口服后可迅速被胃肠道吸收。钾90%从肾脏排泄，10%随粪便排出。

【观察指标】用药期间应监测血钾（肝硬化患者应频繁监测）、血镁、血钠、血钙、血氯、血磷酸盐、心电图、酸碱平衡指标、肾功能和尿量。

【用药宣教】

1. 片剂对胃肠道有刺激作用，不能空腹用药。

2. 为避免毒副作用，完整吞服缓释剂，不要掰开、咀嚼、碾碎后服用。

3. 如果服用普通片剂时出现强烈的胃肠道刺激症状（如恶心、呕吐、腹痛、腹泻），可以将药片加入水中溶解成溶液后服用。

4. 颗粒用温开水溶解后服用。溶解时增加水量可减少胃肠道刺激。

葡萄糖酸钙

【类别】矿物质补充剂。

【妊娠安全等级】C。

【作用机制】本品为钙补充剂。钙可以维持神经肌肉的正常兴奋性，促进神经末梢分泌乙酰胆碱。血清钙降低时可出现神经肌肉兴奋性升高，发生抽搐，血钙过高则兴奋性降低，出现软弱无力等。钙离子能改善细胞膜的通透性，增加毛细血管的致密性，使渗出减少，起抗过敏作用。钙离子能促进骨骼与牙齿的钙化形成，高浓度钙离子与镁离子之间存在竞争性拮抗作用，可用于镁中毒的解救；钙离子可与氟化物生成不溶性氟化钙，用于氟中毒的解救。

【适应证】

1. 治疗钙缺乏，以及急性血钙过低、碱中毒及甲状旁腺功能低下所致的手足搐搦症。

2. 用于治疗过敏性疾病。

3. 用于镁中毒时的解救。

4. 用于氟中毒时的解救。

5. 用于心脏复苏时（如高血钾或低血钙，或钙通道阻滞引起的心功能异常的解救）。

【禁用与慎用】高钙血症、高钙尿症患者禁用。含钙肾结石或有肾结石病史者、心功能不全者慎用。

【给药途径和剂量】

1. 口服　成年人0.5～2g，每天3次；儿童0.5～1g，每天3次。

2. 静脉注射　1～2g，1次/日，加等量5%～25%葡萄糖注射液稀释后缓慢静脉注射，速度不超过2ml/min。

【配伍禁忌】葡萄糖酸钙不宜与转化糖电解质注射液、地高辛、硫酸镁、复合磷酸氢钾注射液、左氧氟沙星注射液配伍。

【不良反应】静脉注射可有全身发热，静脉注射过快可产生心律失常甚至心脏停搏、呕吐、恶心。可致高钙血症，早期可表现为便秘、嗜睡、持续头痛、食欲缺乏、口中有金属味、异常口干等，晚期征象表现为精神错乱、高血压、眼和皮肤对光敏感、恶心、呕吐、心律失常等。

【相互作用】

1. 本品不宜与洋地黄类药物合用。

2. 大量饮用含酒精和咖啡因的饮料及大量吸烟，均会抑制钙剂的吸收。

3. 大量进食富含纤维素的食物能抑制钙的吸收，因钙与纤维素结合成不易吸收的化合物。

4. 本品与喹诺酮类及四环素类合用，二者吸收减少。

5. 维生素D、避孕药、雌激素能增加钙的吸收。

6. 含铝的抗酸药与本品同服时，铝的吸收增多。

7. 本品与噻嗪类利尿药合用时，易发生高钙血症（因增加肾小管对钙的重吸收）。

8. 本品与含钾药物合用时，应注意心律失常的发生。

【药动学】血浆中约 45%的钙与血浆蛋白结合，正常人血清钙浓度 2.25～2.50mmol/L，甲状旁腺素、降钙素、维生素 D 的活性代谢物维持血钙含量的稳定性。钙主要自粪便排出（约 80%），部分（20%～30%）自尿排出。

【观察指标】

1. 肾功能不全者使用本品注射液时，应每 4 小时监测一次血清钙。

2. 推荐于注射期间监测心电图。

【用药宣教】

1. 含片可含化或咀嚼后服用。

2. 餐后 1～2 小时或遵医嘱服用。

3. 用药期间不要吸烟、饮酒或饮用含咖啡因的饮料，以免影响钙的吸收。

4. 经静脉注射或滴注给药。静脉注射速度应缓慢，不超过 5ml/min。

5. 如果药液漏出血管外，可能导致注射部位皮肤发红、皮疹、疼痛、脱皮和组织坏死。

6. 发生药液外漏时请立即停止注射，并用 0.9%氯化钠注射液进行局部冲洗注射，局部给予氢化可的松、1%利多卡因和透明质酸，抬高局部肢体并热敷。

醋酸钙

【类别】矿物质补充剂。

【妊娠安全等级】C。

【作用机制】本品为补钙剂，主要有促进骨骼和牙齿的钙化，维持神经与肌肉正常兴奋性及毛细血管渗透性等作用。

【适应证】本品主要用于纠正高磷血症，也可用于钙的补充。

【禁用与慎用】高钙血症、高钙尿症患者禁用，含钙肾结石或有肾结石病史者、心功能不全、肾功能不全者慎用。

【给药途径和剂量】口服，在餐前或餐中服用，每次 2～4 片，每日 3 次或遵医嘱。

【不良反应】可见嗳气、便秘、腹部不适，大剂量服用可见高钙血症，表现为厌食、恶心、呕吐、便秘、腹痛、肌无力、心律失常及骨石灰沉着等。

【相互作用】同“碳酸钙”。

【药动学】本品由肠道吸收，经肾脏排泄，未吸收部分可与磷结合后随粪便排泄。

【观察指标】

1. 用于降低终末期肾病患者的血清磷水平时，用药初期的剂量调整期间，需每周监测 2 次血清钙水平。如出现高钙血症，应根据高钙血症的严重程度减少本品的剂量或停药。

2. 应监测血磷水平、血钙磷乘积、全段甲状旁腺素。

【用药宣教】

1. 用于补钙时，为避免食物影响钙的吸收，请在清晨或临睡前（空腹）服药。

2. 用于高磷血症时，在进餐时服药。醋酸钙可以与食物中的磷结合，从而减少磷的吸收。

3. 颗粒剂用温开水冲服。某些厂家的颗粒剂含有甘露醇，浓度过高可能导致婴幼儿出现轻度腹泻（停药后可自行消失），溶解时每包（含醋酸钙 0.2g）药物至少需 50ml 温开水，以减少腹泻的发生。

4. 用于补钙时，用药期间避免饮酒、吸烟或饮用含有咖啡因的饮料，也不要大量食用富含纤维素的食物（如玉米、燕麦、糙米），以免影响钙的吸收。服药时避免饮用碳酸饮料。

复合磷酸氢钾

【类别】矿物质补充剂。

【妊娠安全等级】D。

【作用机制】磷参与糖代谢中的糖磷酸化，构成膜成分中的磷脂质，是组成细胞内 RNA、DNA 及许多辅酶的重要成分之一。磷还参与能量的贮藏转换、输送及体液缓冲功能的调节。

【适应证】主要在完全胃肠外营养疗法中作为磷的补充剂，如作为中等以上手术或其他创伤需禁食 5 天以上患者的磷的补充剂。本品亦可用于某些疾病所致低磷血症，本品仅限于不能进食的患者使用。

【禁用与慎用】尚不明确。

【给药途径和剂量】对长期不能进食的患者，根据病情、检测结果由医生决定用量。将本品稀释 200 倍以上，供静脉滴注输注。一般在完全胃肠外营养疗法中，每 1000 大卡（1 大卡=4186.8J）热量加入本品 2.5ml，并控制滴注速度。

【配伍禁忌】复合磷酸氢钾不宜与复方醋酸钠注射液、乳酸钠林格液、含钙的药物等配伍。

【不良反应】如过量使用本品可出现高磷血症、低钙血症、肌肉颤搐、痉挛、胃肠道不适等，出现中毒症状，应立即停药。

【相互作用】尚不明确。

【观察指标】监测钙、钾水平和肾功能。

【用药宣教】

1. 本品严禁直接注射，必须在医师指导下稀释 200 倍以上，方可经静脉滴注，并注意控制滴注速度。

2. 本品仅限于不能进食的患者使用。

3. 对肾衰竭患者不宜应用。

枸橼酸钾

【类别】矿物质补充剂。

【妊娠安全等级】A。

【作用机制】

1. 口服本品后，吸收的枸橼酸盐经过代谢会产生碱负荷，从而使枸橼酸盐的清除率增加，尿枸橼酸盐浓度、尿 pH 升高，但不会显著改变血枸橼酸浓度。本品可碱化尿液，使钙盐（草酸钙、磷酸钙和尿酸钙）的结晶不易析出，从而抑制尿结石的形成；尿中升高的枸橼酸与钙离子络合，从而降低钙离子活性，减少草酸钙饱和度。枸橼酸还能抑制草酸钙、磷酸钙自发成核。同时尿 pH 的升高还可增加尿酸离子化，成为更易溶解的尿酸盐离子。

2. 本品含钾离子，可升高血钾。

【适应证】

1. 用于防治各种原因引起的低钾血症。

2. 用于尿酸结石，低枸橼酸钙结石症和肾小管中毒症引起的钙结石症。

3. 用于碱化尿液，促进尿酸的排泄，预防痛风发作。

【禁用与慎用】

1. 高钾血症患者禁用。

2. 心力衰竭或严重心肌损害患者禁用。

3. 消化性溃疡患者禁用。

4. 可阻止或延迟片剂通过消化道的疾病（如胃排空延迟、食管压迫、肠梗阻或狭窄）患者禁用本品缓释片。

5. 尿路感染活动期患者禁用本品缓释片。

6. 急性脱水患者、急慢性肾功能不全、慢性或严重腹泻、传导阻滞性心律失常、大面积烧伤、肌肉创伤、严重感染、大手术后 24 小时内或严重溶血患者、肾上腺性征综合征伴盐皮质激素分泌不足患者慎用。

【给药途径和剂量】颗粒剂用温开水溶解餐后服用，每次 1.46～2.92g，每日 3 次。

【不良反应】可有异味感及胃肠道刺激症状，如恶心、呕吐、腹痛、腹泻。

【相互作用】同 “氯化钾”。

【药动学】钾 90%由肾脏排泄，10%由肠道排泄。

【观察指标】

1. 用药期间监测血钾、血清镁、血清钠、血清钙、心电图、酸碱平衡指标、肾功能、尿量。

2. 用于治疗结石时应监测 24 小时尿枸橼酸和尿 pH，用药期间每 4 个月监测一次。

【用药宣教】

1. 为减轻药物对胃肠道的刺激，应在进餐时或餐后 30 分钟内服用药物。

2. 为避免引起毒副作用，完整吞服缓释片，不要压碎、咀嚼或吸吮。若吞咽困难或药片粘在咽喉处，应及时就诊。

3. 治疗尿路结石时，应限制盐的摄取（避免高盐饮食）。同时多喝水，每天至少饮水 1500ml，最好保证每天的尿量在 2L 以上。

硫酸锌

【类别】矿物质补充剂。

【妊娠安全等级】C。

【作用机制】锌为体内多种酶的重要组成成分，具有促进生长发育、改善味觉等作用。

【适应证】用于锌缺乏引起的食欲缺乏、异食癖、贫血、生长发育迟缓、营养性侏儒及肠病性肢端皮炎；也可用于类风湿关节炎、间歇性跛行、肝豆状核变性（适用于不能用青霉胺者）、痤疮、慢性溃疡、结膜炎、口疮等的辅助治疗。

【禁用与慎用】消化性溃疡患者禁用。

【给药途径和剂量】成年人常用量，治疗量：口服每日 300mg（含锌量 68mg），分 3 次服；长期服用剂量可根据血浆锌浓度不高于 30.6μmol/L 调整。中国营养学会（1981）制定锌生理需要量如下：1～6 月龄小儿每日锌 3mg；7～12 月龄小儿每日锌 5mg；1～10 岁小儿每日锌 10mg；＞10 岁～成年人每日锌 15mg；孕妇每日锌 20mg；哺乳期妇女每日锌 25mg。可以作为参考制订儿童给药剂量。

【不良反应】本品有胃肠道刺激性，口服可有轻度恶心、呕吐、便秘；超量服用中毒反应表现如急性胃肠炎、恶心、呕吐、腹痛、腹泻。偶见皮疹、胃肠道出血，罕见肠穿孔。

【相互作用】锌盐与青霉胺共用可使后者作用减弱。

【用药宣教】

1. 宜餐后服用，以减少胃肠道刺激。

2. 不要将药物与牛奶同时服用。

氯化钙

【类别】矿物质补充剂。

【妊娠安全等级】C。

【作用机制】本品为钙补充剂。

【适应证】

1. 治疗钙缺乏，急性血钙过低、碱中毒及甲状旁腺功能低下所致的手足搐搦症，维生素 D 缺乏症等。

2. 过敏性疾病。

3. 镁中毒时的解救。

4. 氟中毒时的解救。

5. 心脏复苏时应用，如高血钾、低血钙，或钙通道阻滞引起的心功能异常的解救。

【禁用与慎用】尚不明确。

【给药途径和剂量】

1. 用于低钙或电解质补充，每次 0.5～1g（136～273mg 元素钙）稀释后缓慢静脉注射（每分钟不超过 0.5ml，即 13.6mg 钙），根据患者情况、血钙浓度，1～3 天重复给药。

2. 甲状旁腺功能亢进术后的“骨饥饿综合征”患者的低钙，可用本品稀释于 0.9%氯化钠注射液或右旋糖酐内，每分钟滴注 0.5～1mg（最高每分钟滴注 2mg）。

3. 用作强心剂时，用量 0.5～1g，稀释后静脉滴注，每分钟不超过 1ml；心室内注射，0.2～0.8g（54.4～217.6mg 钙），单剂使用。

4. 治疗高血钾时，根据心电图决定剂量。

5. 抗高血镁，首次 0.5g（含钙量为 136mg），缓慢静脉注射（每分钟不超过 5ml）。根据患者反应决定是否重复使用。

6. 小儿用量：低钙时治疗量为 25mg/kg（6.8mg 钙），静脉缓慢滴注。

【配伍禁忌】氯化钙不宜与转化糖电解质注射液、地高辛、硫酸镁、复合磷酸氢钾注射液、左氧氟沙星注射液、磷霉素、头孢曲松配伍。

【不良反应】静脉注射可有全身发热，静脉注射过快可产生恶心、呕吐、心律失常甚至心搏停止。高钙血症早期可表现为便秘、嗜睡、持续头痛、食欲缺乏、口中有金属味、异常口干等，晚期征象表现为精神错乱、高血压、眼和皮肤对光敏感、恶心、呕吐、心律失常等。

【相互作用】

1. 与雌激素同用，可增加对钙的吸收。

2. 与噻嗪类利尿药同用，增加肾脏对钙的重吸收，可致高钙血症。

【药动学】血浆中约 45%的钙与血浆蛋白结合，正常人血清钙浓度 2.25～2.50mmol/L（9～11mg/dl），甲状旁腺素、降钙素、维生素 D 的活性代谢物维持血钙含量的稳定性。钙主要自粪便排出（约 80%），部分（约 20%）自尿排出。

【用药宣教】

1. 氯化钙有强烈的刺激性，不宜皮下或肌内注射；静脉注射时如漏出血管外，可引起组织坏死；一般情况下，本品不适用于小儿。

2. 可使血清淀粉酶增高，血清羟基皮质甾醇浓度短暂升高。长期或大量应用本品，血清磷酸盐浓度降低。

3. 应用强心苷期间禁止静脉注射本品。

门冬氨酸钾镁

【类别】矿物质补充剂。

【妊娠安全等级】C。

【作用机制】门冬氨酸钾镁是门冬氨酸钾盐和镁盐的混合物。门冬氨酸是体内草酰乙酸的前体，在三羧酸循环中起重要作用。门冬氨酸钾镁还参与鸟氨酸循环，促进氨与二氧化碳的代谢，使之生成尿素，降低血中氨和二氧化碳的含量。门冬氨酸与细胞有很强的亲和力，可作为钾离子的载体，使钾离子进入细胞内，促进细胞去极化和细胞代谢，维持其正常功能。镁离子是生成糖原及高能磷酸酯不可缺少的物质，可增强门冬氨酸钾盐的疗效。镁离子和钾离子是细胞内重要的阳离子，它们对许多酶的功能起着重要的作用，能结合大分子到亚细胞结构上，并与肌肉收缩的机制有关。心肌细胞的收缩性受细胞内外钾、钙、钠浓度比的影响。门冬氨酸钾镁可维持心肌收缩力，改善心肌收缩功能，降低耗氧量，促进纤维蛋白溶解，降低血液黏稠度。

【适应证】电解质补充药。用于低钾血症、洋地黄中毒引起的心律失常（主要是室性心律失常），以及心肌炎后遗症、充血性心力衰竭、心肌梗死的辅助治疗。

【禁用与慎用】

1. 高镁血症、高钾血症、急慢性肾衰竭、艾迪生病、三度房室传导阻滞、心源性休克［收缩压<90mmHg（1mmHg=0.133kPa）］患者禁用。

2. 胰岛素诱发的低血糖患者禁用本品木糖醇注射液。

3. 活动性消化性溃疡患者禁用本品片剂。

4. 慎用于肾功能不全、房室传导阻滞患者。

【给药途径和剂量】

1. 口服　餐后服用，常规用量为每次1～2片，每日3次；根据具体情况剂量可增加至每次3片，每日3次。

2. 静脉滴注　每次10～20ml，加入5%葡萄糖注射液250ml或500ml中缓慢滴注。如有需要可在4～6小时后重复此剂量，或遵医嘱。

【配伍禁忌】本品不宜与甘露醇、盐酸多西环素、丹参酮ⅡA磺酸钠注射液、盐酸吗啡、氟罗沙星、盐酸多西环素等药物配伍。

【不良反应】大剂量可能导致腹泻。

【相互作用】

1. 本品能够抑制四环素、铁盐、氟化钠的吸收。

2. 本品与保钾利尿药和（或）血管紧张素转换酶抑制剂（ACEI）配伍使用时，可能会发生高钾血症。

【药动学】门冬氨酸钾镁给药后在体内分布较广泛，1小时后以肝中浓度最高，其次为血、肾、肌肉等。代谢缓慢，主要经肾排泄。

【观察指标】电解质紊乱患者应常规性检查血钾、血镁浓度。

【用药宣教】

1. 有电解质紊乱的患者应常规性检测血钾、血镁浓度。

2. 胃酸能影响疗效，因此本品应餐后服用。

3. 本品能抑制四环素、铁盐和氟化钠的吸收，与上述药物时，应间隔3小时以上。

碳酸钙

【类别】矿物质补充剂。

【妊娠安全等级】C。

【作用机制】本品参与骨骼的形成与骨折后骨组织的再建、肌肉收缩、神经传递、凝血的过程并降低毛细血管的渗透性等。

【适应证】用于预防和治疗钙缺乏症，如骨质疏松、手足搐搦症、骨发育不全、佝偻病，以及儿童、妊娠期和哺乳期妇女、绝经期妇女、老年人钙的补充。

【禁用与慎用】高钙血症、高钙尿症患者禁用；含钙肾结石或有肾结石病史者、心功能不全、肾功能不全患者慎用。

【给药途径和剂量】

1. 用于补钙　口服，0.5～3g/d，分次饭后服用。

2. 用于中和胃酸　饭后1小时或需要时按体重或年龄给药，2～5岁，每次给予混悬液5ml，6～11岁，每次给予混悬液10ml；成年人每次10～20ml，不超过每天3次，连续服用最大推荐剂量不超过14天。

【不良反应】嗳气、便秘。偶可发生奶碱综合征，表现为高血钙、碱中毒及肾功能不全（因服用牛奶及碳酸钙，或单用碳酸钙引起）。过量长期服用可引起胃酸分泌反跳性增高，并可发生高钙血症。

【相互作用】同“碳酸钙D_3”。

【用药宣教】

1. 泡腾颗粒、泡腾片用100ml左右的温开水或冷开水将药物溶解后再服用。泡腾制剂不能直接吞服，以免药物迅速释放大量气体刺激黏膜，造成意外。

2. 用于补钙时在进食时或餐后30分钟左右服药。用于胃酸过多时在餐后1小时服用。

3. 用于补钙时，勿饮酒、吸烟、食用含有咖啡因的食物（包括可乐、巧克力），避免抑制钙的吸收。

4. 碳酸钙与牛奶同服可能出现奶碱综合征，可表现为高血钙、碱中毒及肾功能不全。

第十二节　全身用蛋白同化药

苯丙酸诺龙

【类别】全身用蛋白同化药。

【妊娠安全等级】X。

【作用机制】本品为蛋白同化激素。既能增加由氨基酸合成蛋白质，又能抑制氨基酸分解生成尿素，纠正负氮平衡。同化作用较甲睾酮强大而持久，雄激素作用较弱。可使钙、磷、钾、硫和肌酸蓄积，促进骨骼肌发育、躯体骨骼生长，增加体重。

【适应证】女性晚期乳腺癌的姑息性治疗，伴有蛋白分解的消耗性疾病的治疗。

【禁用与慎用】

1. 禁用于高血压、前列腺癌患者、儿童、孕妇。

2. 哺乳期妇女使用时，应暂停哺乳。

3. 心脏病、肝病、肾病患者、癌症骨转移患者、糖尿病患者、前列腺增生患者、老年人慎用。

【给药途径和剂量】

1. 女性转移性乳腺癌姑息性治疗：每周25～100mg，肌内注射。一般须持续12周，如有必要，治疗结束4周后，可进行第2个疗程。

2. 蛋白大量分解的严重消耗性疾病，如严重烧伤、慢性腹泻、大手术后等。每周 25～50mg，肌内注射，同时须摄入充足的热量和蛋白质。

【配伍禁忌】本品不宜与木糖醇、脑蛋白水解物等药物配伍。

【不良反应】

1. 本品有轻微男性化作用，妇女使用后，可能会有长胡须、粉刺增多、多毛、声音变粗、阴蒂肥大、闭经或月经紊乱等反应。

2. 男性长期使用可能会有痤疮、精子减少、精液减少。

3. 消化系统：恶心、呕吐、消化不良、腹泻、AST 及 ALT 升高。

4. 电解质：水钠潴留。

5. 皮肤：皮疹、颜面潮红。

【相互作用】可增强抗凝血药香豆素、华法林等的抗凝作用；与皮质激素合用，可使血糖升高。

【药动学】本品肌内注射 100mg 后，1～2 天血药浓度达峰值，作用可维持 1～2 周。

【观察指标】定期检测肝功能。

【用药宣教】

1. 若出现黄疸，应立即停药。

2. 用于消耗性疾病时补充热量和蛋白质。

司坦唑醇

【类别】全身用蛋白同化药。

【妊娠安全等级】X。

【作用机制】本品为蛋白同化类固醇类药，具有促进蛋白质合成、抑制蛋白质异生、降低血胆固醇和三酰甘油、促使钙磷沉积和减轻骨髓抑制等作用，能增强体力、增进食欲、增加体重。

【适应证】遗传性血管神经性水肿的预防和治疗；严重创伤、慢性感染、营养不良等消耗性疾病。

【禁用与慎用】

1. 严重肝肾疾病、心脏病、高血压、前列腺癌患者、孕妇禁用。

2. 卟啉病、前列腺肥大、糖尿病患者、儿童及老年人慎用。

【给药途径和剂量】

1. 预防和治疗遗传性血管神经性水肿　口服，开始每次 2mg，每日 3 次。应根据患者的反应个体化给药。如治疗效果明显，可每间隔 1～3 个月减量，直至每日 2mg 维持量。但减量过程中，须密切观察病情。6 岁以下，每日口服 1mg，仅在发作时应用；6～12 岁，每日口服 2mg，仅在发作时应用。

2. 用于慢性消耗性疾病、手术后体弱、创伤经久不愈等治疗　口服，每日 3 次，每次 2～4mg，女性酌减。

【不良反应】

1. 女性长期使用可能会有痤疮、多毛、阴蒂肥大、闭经或月经紊乱等表现。男性可能会有痤疮、精子减少、精液减少。

2. 还可出现 AST 升高、ALT 升高、黄疸、水钠潴留、水肿、恶心、呕吐、消化不良、腹泻、皮疹、颜面潮红。

【相互作用】

1. 本品与环孢素合用可减少后者的代谢速率，使其血药浓度升高，产生毒性。

2. 与羟基保泰松合用，可减缓后者的代谢速率，使其血药浓度升高。

3. 与茴香二酮、双香豆素等抗凝药合用可增加出血的危险。

4. 与格列本脲合用，可能降低后者的血药浓度。

【观察指标】长期服用需观察性特征的改变和肝功能。

【用药宣教】本品可使儿童早熟，影响生长，用于治疗儿童的遗传性血管神经性水肿时，仅在发作时用药。

第十三节　其他消化道及代谢用药

茴三硫

【类别】其他消化道及代谢用药。

【妊娠安全等级】D。

【作用机制】本品能增强肝脏谷胱甘肽（GSH）水平，明显增强谷氨酰半胱氨酸合成酶（GCS）、谷胱甘肽还原酶和谷胱甘肽硫转移酶活性，降低谷胱甘肽过氧化 GSH-Px 活性，从而增强肝细胞活力，使胆汁分泌增多，有利胆作用。

【适应证】

1. 治疗干燥（Sjögren）综合征（口、眼、鼻干燥综合征）的干燥症状，纠正因服用某些药品（如镇静催眠药、抗抑郁药、抗帕金森病药等）引起的药源性及口咽区接受放射治疗后引起的口干症。

2. 用于胆囊炎、胆结石，并用于伴有胆汁分泌障碍的慢性肝炎的辅助治疗。

【禁用与慎用】胆道完全梗阻者禁用，孕妇禁用。甲状腺功能亢进患者慎用。

【给药途径和剂量】口服，每日 3 次，每次 1

片，或遵医嘱。

【不良反应】偶有发生荨麻疹样红斑。

【相互作用】尚不明确。

【药动学】本品经口服后，吸收迅速，生物利用度高，服用后 15～30 分钟起效，1 小时后达血浆峰值。本品在体内主要代谢为对羟基苯基三硫酮与葡萄糖醛酸的结合物及无毒的硫酸盐，通过肾排泄。

【观察指标】长期用药可能导致甲状腺功能亢进，用药期间定期监测甲状腺功能。

【用药宣教】用药后尿液可能会变成深黄色。但需注意肝胆疾病本身也会加深尿液颜色。如同时出现其他不适症状，立即就诊。

加贝酯

【类别】其他消化道及代谢用药。

【妊娠安全等级】X。

【作用机制】本品为非肽类的蛋白酶抑制剂，可抑制胰蛋白酶、激肽释放酶、纤维蛋白溶酶、凝血酶等蛋白酶的活性，从而制止这些酶所造成的病理生理变化。

【适应证】用于急性轻型（水肿型）胰腺炎的治疗，也可用于急性出血坏死性胰腺炎的辅助治疗。

【禁用与慎用】对本品有过敏史者禁用；孕妇及儿童禁用。

【给药途径和剂量】本品仅供静脉滴注用，每次 100mg，治疗开始 3 天每日用量 300mg，症状减轻后改为 100mg/d，疗程为 6～10 天。先以 5ml 注射用水注入盛有本品的冻干粉针瓶内，待溶解后即移注于 5%葡萄糖液或林格液 500ml 中，供静脉滴注用。滴注速度不宜过快，应控制在 1mg/（kg·h）以内，不宜超过 2.5mg/（kg·h）。

【配伍禁忌】本品不宜与氨溴索、丹参酮ⅡA 磺酸钠、多烯磷脂胆碱、复方甘草酸苷、米卡芬净、哌拉西林舒巴坦、哌拉西林他唑巴坦、替考拉宁、头孢地嗪、头孢哌酮、头孢哌酮舒巴坦、头孢匹胺、头孢噻利、乌司他丁、腺苷蛋氨酸等药物配伍。

【不良反应】少数患者滴注本品后可能出现注射血管局部疼痛、皮肤发红等刺激症状及轻度浅表静脉炎，偶有皮疹、颜面潮红及过敏症状，极个别患者可能发生胸闷、呼吸困难和血压下降等过敏性休克现象。

【相互作用】尚不明确。

【药动学】大鼠静脉注射加贝酯标记化合物 30 分钟后，肝脏、肾脏内含放射度分别为给药放射度的 27.3%及 17.3%。尿中代谢产物主要为胍基己酸。在人体内的半衰期为（66.8±3.0）秒，分解产物为对羟基苯甲酸乙酯。

【观察指标】用药期间应注意观察，如出现过敏反应，应立即停药或抢救。

【用药宣教】经静脉滴注给药。滴注速度不宜过快，最好控制在每小时给药 1mg/kg 以内，不宜超过每小时 2.5mg/kg。多次使用最好更换注射部位，药液不能滴注到血管外。

硫辛酸

【类别】其他消化道及代谢用药。

【妊娠安全等级】X。

【作用机制】本品是丙酮酸脱氢酶复合物、酮戊二酸和氨基酸氢化酶复合物的辅助因子，可抑制神经组织的脂质氧化，阻止蛋白质的糖基化，抑制醛糖还原酶，阻止葡萄糖或半乳糖转化为山梨醇。动物实验显示本品可阻止糖尿病的发展，促进葡萄糖的利用，防止高血糖造成的神经病变。硫辛酸进入人体后易被还原为双氢硫辛酸，两者均能促使维生素 C、维生素 E 的再生，发挥抗氧化作用。硫辛酸还可增加细胞内谷胱甘肽及辅酶 Q10 并可螯合某些金属离子。

【适应证】糖尿病周围神经病变引起的感觉异常。

【禁用与慎用】对本品过敏者禁用。

【给药途径和剂量】

1. 口服，每次 0.2g，每日 3 次；或每次 0.6g，每日 1 次，早餐前 30 分钟服用。对于较严重的症状，建议起始先采用注射治疗。

2. 静脉注射应缓慢，最大速度为 50mg/min。本品也可加入 0.9%氯化钠注射液静脉滴注，如将 250～500mg 加入 100～250ml 0.9%氯化钠注射液中，静脉滴注时间约 30 分钟。

【配伍禁忌】与氨溴索、长春西丁、丹参川芎嗪、果糖二磷酸钠、泮托拉唑、葡萄糖、葡萄糖酸钙、溴己新、左氧氟沙星等存在配伍禁忌。

【不良反应】静脉滴注过快偶可出现头胀和呼吸困难，但可自行缓解。极个别患者使用本品后，出现抽搐、复视、紫癜，以及由血小板功能异常引起的出血倾向。

【相互作用】本品可能抑制顺铂的疗效。

【药动学】口服后 T_{max} 为 2～4 小时，口服生物利用度为 87%，食物可减少本品的吸收。药物在肝脏代谢，有首过效应。经肾排泄，原形药清除半衰期为10～20分钟。

【观察指标】本品可降低血糖，用药时应监测血糖。

【用药宣教】

1. 本品可螯合金属离子，不得与金属成分[如铁制剂、镁制剂、牛奶（含钙）]同服。

2. 本品注射液含苯甲醇，可能引起过敏。

3. 本品对光敏感，应在即将使用前从盒内取出。配好的输液用铝箔包裹避光，可保持稳定6小时。

4. 食物可减少药物吸收，不要与食物同时服用。如果每天只服一次，应在早餐前30分钟服用。

5. 长期饮酒可能加重病情，影响药物疗效，避免饮酒或饮用含有酒精的饮料。

6. 本品可影响血糖水平，为避免出现低血糖（表现为心悸、出汗、饥饿等），建议密切监测血糖。一旦出现低血糖症状，应及时进食。

乌司他丁

【类别】其他消化道及代谢用药。

【妊娠安全等级】C。

【作用机制】本品是从人尿提取精制的糖蛋白，属蛋白酶抑制剂。具有抑制胰蛋白酶等各种胰酶活性的作用，常用于胰腺炎的治疗。此外，本品尚有稳定溶酶体膜、抑制溶酶体酶的释放和抑制心肌抑制因子产生等作用，故而可用于急性循环衰竭的抢救治疗。

【适应证】急性胰腺炎；慢性复发性胰腺炎；急性循环衰竭的抢救辅助用药。

【禁用与慎用】对本品过敏者禁用。

【给药途径和剂量】急性胰腺炎、慢性复发性胰腺炎：初期每次100 000U溶于500ml 5%葡萄糖注射液或0.9%氯化钠注射液中静脉滴注，每次静滴1～2小时，每日1～3次，以后随症状消退而减量。急性循环衰竭：每次100 000U溶于500ml 5%葡萄糖注射液或0.9%氯化钠注射液中静脉滴注，每次静脉滴注1～2小时，每日1～3次；或每次100 000U溶于5～10ml 0.9%氯化钠注射液中，每日缓慢静脉注射1～3次。并可根据年龄、症状适当增减。

【配伍禁忌】乌司他丁不宜与球蛋白制剂、加贝酯等药物配伍。

【不良反应】

1. 血液系统：偶见白细胞减少或嗜酸性粒细胞增多。

2. 消化系统：偶见恶心、呕吐、腹泻，偶有AST、ALT上升。

3. 注射部位：偶见血管痛、发红、瘙痒感、皮疹等。

4. 偶见过敏，出现过敏症状应立即停药，并适当处理。

【相互作用】尚不明确。

【药动学】健康正常男性静脉注射30万U/10ml后，3小时内血药浓度直线下降，清除半衰期为40分钟；给药后6小时给药量的24%随尿排泄。

【观察指标】监测血压、白细胞计数。

【用药宣教】

1. 本品用于急性循环衰竭时，不能代替一般的休克疗法（输液、输血、吸氧、外科处理、抗生素等），休克症状改善后立即停止给药。

2. 经静脉缓慢注射或静脉滴注给药。滴注时间为1～2小时。

腺苷蛋氨酸

【类别】其他消化道及代谢用药。

【妊娠安全等级】B。

【作用机制】

1. 促进腺苷蛋氨酸-依赖性细胞膜磷脂的合成（降低胆固醇/磷脂的比例），从而恢复细胞膜的流动性。

2. 克服转硫基反应障碍，促进内源性解毒过程中硫基的合成。

【适应证】用于肝硬化前和肝硬化所致肝内胆汁淤积。适用于妊娠期肝内胆汁淤积。

【禁用与慎用】

1. 对本品过敏者禁用。

2. 有蛋氨酸循环障碍和（或）引起高胱氨酸尿症和（或）高同型半胱氨酸血症的遗传缺陷（如胱硫醚β合酶缺陷、维生素B_{12}代谢缺陷）的患者禁用。

3. 肾功能不全者慎用。

【给药途径和剂量】

1. *初始治疗*　使用注射剂，每天500～1000mg，肌内或静脉注射，共2周。静脉注射必须非常缓慢。

2. *维持治疗*　口服丁二磺酸腺苷蛋氨酸肠溶片，每天1000～2000mg。

【配伍禁忌】本品不宜与碱性溶液（氨茶碱、碳酸氢钠、乳酸钠、乳酸氢钠）、含钙药物（亚叶酸钙、依地酸钙钠、溴化钙）等药物配伍。

【不良反应】少见胃灼热和上腹痛，偶可引起昼夜节律紊乱，睡前服用催眠药可减轻此症状。其他轻微和短暂的不良反应还有浅表性静脉炎、恶心、腹泻、出汗和头痛等。

【相互作用】有服用腺苷蛋氨酸和氯米帕明的患者出现 5-羟色胺综合征的报道。在同时给予腺苷蛋氨酸和选择性 5-羟色胺再摄取抑制剂（SSRI）、三环类抗抑郁剂（包括氯米帕明）、含有色氨酸基团的药品及植物源性营养补充剂时，应谨慎。

【药动学】口服糖衣片后的血药峰浓度与剂量有关，单剂口服 400～1000mg 后 3～5 小时达血药峰值，血浆峰浓度为 0.5～1mg/L。本品半衰期为 20～80 分钟，慢性肝病患者半衰期为 121 分钟。口服 200mg 后 48 小时，给药量的 15.5%随尿排出，72 小时后 23.5%随粪便排出，其余部分可能结合于细胞储存。腺苷蛋氨酸肌内注射的生物利用度为 95%，45 分钟达血药峰值。腺苷蛋氨酸静脉注射后，在组织中快速分布，单剂静脉注射 100mg 和 500mg，分布容积分别为 0.14L/kg 和 0.44L/kg，血浆蛋白结合率小于 5%。健康志愿者静脉注射 100mg 和 500mg，24 小时后 34%和 40%的原药随尿排出。

【观察指标】

1. 伴血氨增高的肝硬化前及肝硬化患者，用药时应监测血氨水平。

2. 维生素 B_{12} 和叶酸缺乏可能降低本品浓度，因此应定期监测高危患者[包括贫血患者、肝病患者、孕妇、由其他疾病或饮食习惯引起的潜在维生素缺乏的患者（如素食者）]的维生素 B_{12} 和叶酸的血药浓度，如显示维生素 B_{12} 和叶酸缺乏，建议使用本品前或用药期间同时给予维生素 B_{12} 和叶酸治疗。

【用药宣教】

1. 为维持药片活性成分的稳定，确保有效性，应完整吞服药片，不要掰开、碾碎或咀嚼。

2. 用药后可能出现头晕，用药期间避免驾驶或操作机械。

3. 如果患有肝硬化，且有血氨增高的情况，用药期间可能还需要定期监测血氨水平。

4. 推荐睡前服用，以免影响昼夜节律。

特利加压素

【类别】其他消化道及代谢用药。

【妊娠安全等级】X。

【作用机制】本品是人工合成的多肽，为垂体后叶分泌激素的类似物。注射给药后，其三甘氨酰基会被体内酶切断而缓慢释放出活性物质加压素，对平滑肌产生收缩作用，可持续 10 小时。加压素主要有两个方面的作用：一是明显的收缩血管作用，因而减少静脉血流流向肝门静脉系统，以致降低门静脉血压，具有止血作用；二是能作用于肾脏上的某些受体，防止尿液中水分的过度流失，具有抗利尿功能。

【适应证】用于食管、胃肠道等消化道疾病引起的急性大出血的辅助治疗。

【禁用与慎用】

1. 败血性休克患者禁用。

2. 对本品过敏者禁用。

3. 本品对平滑肌有收缩作用，孕妇禁用。

4. 慎用于高血压、晚期动脉粥样硬化、心律失常或冠脉功能不全患者。

5. 尚未明确本品是否可经乳汁分泌，哺乳期妇女慎用。

6. 儿童用药的安全性及有效性尚未确定。

【给药途径和剂量】静脉注射，每次 2mg，起始注射用量为 2mg。每 1mg 注射粉针剂用 5 ml 0.9%氯化钠注射液溶解，缓慢进行静脉注射（超过 1 分钟），同时观测血压及心率。维持剂量为每 4 小时静脉给药 1～2mg，延续 24～36 小时，直至出血得到控制。

【配伍禁忌】本品不宜与头孢曲松、脑蛋白水解物等药物配伍。

【不良反应】常见不良反应有面色苍白、高血压、腹痛、肠蠕动加快或腹部绞痛、恶心、腹泻、头痛等；少见不良反应有心动过缓。

【相互作用】

1. 与缩宫素和甲基麦角新碱合用会增强血管收缩和子宫紧张的效应。

2. 与非选择性β受体阻滞剂合用会加强对门静脉的降压作用。

3. 应用含有静脉镇痛麻醉成分的药物（如异丙酚、舒芬太尼）可降低心率和心排血量，同时使用本品可能导致严重的心动过缓。

【药动学】静脉给药后 25～40 分钟起效，持续 2～10 小时，分布容积 0.6～0.9L/kg。主要在肝脏和肾脏代谢，其代谢产物为具活性的赖氨酸加压素。其清除半衰期为 51～66 分钟。

【观察指标】用药期间应频繁监测血压、血钠、血钾。

【用药宣教】本品可能会升高血压，原有高血压的患者可能会更明显。

阿加糖酶α

【类别】生物制品。

【妊娠安全等级】B。

【作用机制】本品可取代典型 Fabry 病中缺乏的酶（α-半乳糖苷酶 A），通过取代酶溶酶体水解而减少鞘糖酯的累积，校正异常的鞘糖酯代谢，从而改善相关临床症状。

【适应证】本品用于确诊为 Fabry 病（α-半乳糖苷酶 A 缺乏症）患者的长期酶替代治疗。

【禁用与慎用】

1. 对本品过敏者禁用。

2. 发热、心功能不全、肾功能不全患者慎用。

3. 儿童用药的安全性和有效性尚未确立。

4. 本品是否经乳汁分泌尚不明确，哺乳期妇女应权衡利弊，选择停药或停止哺乳。

【给药途径和剂量】

1. 剂量　给药剂量为 0.2mg/kg，每隔一周（每 2 周）给药一次，＞40 分钟静脉滴注。

2. 给药途径　将本品从冰箱中取出，放置至室温，每 35mg 的本品注射剂用 7.2ml 注射用水溶解，抽取溶液稀释于 500ml 0.9%氯化钠注射液中静脉滴注。

【配伍禁忌】禁止将本品与其他药物通过相同的静脉输液管同时进行静脉滴注。

【不良反应】

1. 代谢及营养类　外周水肿。

2. 各类神经系统　头痛、头晕、味觉障碍、神经性疼痛、震颤、睡眠过度、感觉减退、感觉异常、嗅觉异常。

3. 眼、耳　角膜反射降低、流泪增加、耳及迷路类疾病、耳鸣、恶化性耳鸣。

4. 心脏　心动过速、心悸、心律失常（心房颤动、室性期前收缩、快速性心律失常）、心肌缺血、心力衰竭。

5. 血管与淋巴管　潮红、高血压、低血压。

6. 呼吸系统　胸及纵隔疾病、咳嗽、声嘶、咽喉缩紧感、呼吸困难、鼻咽炎、咽炎、咽分泌增多、鼻漏、血氧饱和度降低。

7. 消化系统　恶心、腹泻、呕吐、腹痛/腹部不适。

8. 皮肤及皮下组织　痤疮、红斑、瘙痒、皮疹、网状青斑、血管神经性水肿、荨麻疹、多汗。

【相互作用】因为氯喹、胺碘酮、对苄氯酚或庆大霉素可抑制细胞内α-半乳糖苷酶活性，所以本品不应与以上药物联合给药。

【药动学】静脉输注本品 1mg/kg 和 3mg/kg 后，在输注结束时可达血药峰值，分别约为 6μg/ml 和 12μg/ml。给予 0.3mg/kg、1mg/kg 和 3mg/kg 后，AUC 的平均值分别为 80（μg·min）/ml、500（μg·min）/ml 和 4000（μg·min）/ml。本品的分布容积为 80～330ml/kg，总体清除率为 1～4ml/（kg·min），消除半衰期为 45～120 分钟。

【观察指标】

1. 有患者使用本品后出现心动过速、心悸、心律失常（心房颤动、室性期前收缩、快速性心律失常）、心肌缺血、心脏衰竭不良反应报道，需加强心电监测。

2. 有患者使用本品后出现潮红、高血压、低血压的报道，需加强血压监测。

【用药宣教】用药前先给予苯海拉明 25～50mg 和对乙酰氨基酚 1g，可减少输液反应发生。

麦格司他

【类别】代谢及内分泌系统用药。

【妊娠安全等级】C。

【作用机制】本品为神经酰胺合成酶的可逆性竞争性抑制剂，能降低鞘糖脂的生物合成，从而降低鞘糖脂底物至很低的水平，使葡糖脑苷脂酶酶的残余活性更有效。

【适应证】用于治疗 C 型尼曼-皮克病。

【禁用与慎用】

1. 胃肠道疾病，如感染性腹泻的患者慎用。

2. 尚不明确本品是否经乳汁分泌，哺乳期妇女应权衡利弊选择停药或停止哺乳。

3. 儿童的有效性及有效性尚未确定。

4. 尚未对中、重度肾功能不全者进行评价，不推荐使用。

【给药途径和剂量】

1. 推荐剂量为 100mg，每日 3 次，出现震颤或腹泻的患者可降低至 100mg，每日 1～2 次。

2. 轻度肾功能不全者（Ccr 为 50～70ml/min），推荐剂量为 100mg，每日 2 次；中度肾功能不全者（Ccr 为 30～49ml/min），推荐剂量为 100mg，每日 1 次。

【不良反应】

1. 代谢/内分泌系统　体重减轻。

2. 肌肉骨骼系统　痛性痉挛（如腿部痛性痉挛）、背痛、四肢沉重、肌无力。

3. 泌尿生殖系统　月经紊乱、性欲减退。

4. 神经系统　周围神经病变、震颤新发或恶化、头痛（如偏头痛）、头晕、感觉异常、步态不稳、记忆丧失、共济失调、健忘、神经传导检查异常、失眠、感觉迟钝。

5. 精神　抑郁。

6. 消化系统　腹泻、胃肠胀气、腹痛、恶心、呕吐、厌食、消化不良、便秘、口干、腹胀、腹部不适、食欲减退。

7. 血液　血小板减少。

8. 眼　视力障碍。

9. 其他　疼痛、虚弱、疲乏、无力、不适、畏寒、流感样症状。

【相互作用】本品可降低伊米苷酶的清除率（70%）。

【药动学】口服 100mg，T_{max} 为 2～2.5 小时。血药浓度成双指数下降，表现为短的分布半衰期伴较长的清除半衰期，有效半衰期为 6～7 小时。1.5～2 日达稳态。进食可导致 C_{max} 降低 36%，T_{max} 延迟 2 小时，AUC 降低 14%。空腹状态下服用本品胶囊剂的相对生物利用度为 97%（相对口服液），本品与人血浆蛋白不结合。本品的分布容积为 83～105L，脑脊液中的浓度为血药浓度的 31%～67.2%，提示本品可透过血脑屏障。在给予 ^{14}C 标记的本品 100mg 后，给药剂量大部分随尿液排泄（83%）和粪便（12%）排泄，72 小时内随尿液排泄 67%的给药剂量，尿中的代谢产物主要为本品的葡糖酸苷，约占给药剂量的 5%，轻、中度肾功能不全可使本品的表观清除率（CL/F）分别降低约 40%和 60%。

【观察指标】

1. 监测血小板计数、肾功能。

2. 用药前应进行神经学评价，用药期间约每 6 个月评价一次。

3. 儿童应监测生长发育。

【用药宣教】

1. 如漏服 1 剂，不必补服，按预定时间服下一剂。本品可能减缓儿童生长发育，儿童用药期间需定期监测生长发育情况。

2. 本品可通过胎盘，孕妇使用需权衡利弊。

3. 用药后乳汁中可能含有本品，哺乳期妇女使用时应暂停哺乳。

第二章　血液和造血器官药

第一节　抗血栓形成药

一、维生素K拮抗剂

华法林

【类别】维生素K拮抗剂。

【妊娠安全等级】X。

【作用机制】本品为双香豆素类中效抗凝剂。其作用机制为竞争性对抗维生素K的作用，抑制肝细胞中凝血因子的合成，还具有降低凝血酶诱导的血小板聚集反应的作用，因而具有抗凝和抗血小板聚集功能。

【适应证】用于需长期持续抗凝的患者：能防止血栓的形成及发展，用于治疗血栓栓塞性疾病；治疗手术后或创伤后的静脉血栓形成，并可作为心肌梗死的辅助用药；对曾有血栓栓塞病患者及有术后血栓并发症危险者，可予以预防性用药。

【禁用与慎用】

1. 肝、肾功能不全患者，有先兆流产的孕妇禁用。

2. 充血性心力衰竭、重度高血压、溃疡病、亚急性细菌性心内膜炎、各种血液病、恶病质、重度营养不良、维生素C或维生素K缺乏、高脂血症、严重糖尿病、甲状腺功能低下、新近进行眼和中枢神经系统手术者慎用。

【给药途径和剂量】

1. 口服前如果不知道患者CYP2C9和VKORC1的基因型，推荐的起始剂量为2～5mg/d，密切监测INR，根据INR值调整剂量，通常维持剂量为2～10mg/d。如果漏服一剂，在同一天内应该尽快补服，但不能在同一天服用双倍剂量。

2. 静脉注射。与口服剂量相同，本品通过外周静脉，经1～2分钟静脉注射，本品注射剂不可肌内注射。用2.7ml注射用水溶解本品5mg，使其成为浓度为2mg/ml的溶液后使用。溶解后的本品注射液可在室温下保存4小时。

【配伍禁忌】华法林不宜与阿米卡星、万古霉素、肾上腺素、缩宫素、间羟胺等药物配伍。

【不良反应】过量易致各种出血。早期表现有瘀斑、紫癜、牙龈出血、鼻出血、伤口出血经久不愈、月经量过多等。

【相互作用】

1. 增强本品抗凝作用的药物：阿司匹林、水杨酸钠、胰高血糖素、奎尼丁、吲哚美辛、保泰松、奎宁、依他尼酸、甲苯磺丁脲、甲硝唑、别嘌醇、红霉素、氯霉素、某些氨基糖苷类抗生素、头孢菌素类、苯碘达隆、西咪替丁、氯贝丁酯、右旋甲状腺素、对乙酰氨基酚等。

2. 降低本品抗凝作用的药物：苯妥英钠、巴比妥类、口服避孕药、雌激素、考来烯胺、利福平、维生素K类、氯噻酮、螺内酯、扑米酮、皮质激素等。

3. 不能与链激酶、尿激酶合用，否则易导致危重出血。

【药动学】口服胃肠道吸收迅速而完全，生物利用度高达100%。吸收后与血浆蛋白结合率达98%～99%，能透过胎盘，母乳中极少。主要在肺、肝、脾和肾中储积。由肝脏代谢，代谢产物由肾脏排泄。服药后12～18小时起效，36～48小时达抗凝高峰，维持3～6天，$t_{1/2}$约37小时。

【观察指标】

1. 监测凝血酶原时间、血细胞比容。

2. 给予初始剂量后，须每日测定INR，直到INR稳定在目标范围内。INR稳定后，应定期（通常间隔1～4周）监测INR，维持剂量在治疗范围内。有出血高风险者、肾损伤患者、开始使用或停用其他药物或改变其他药物剂量时应更频繁地监测INR。

3. 中度至重度肝功能不全患者用药时应更频繁地监测出血征象。

4. 育龄期妇女用药前应确认妊娠状态。

【用药宣教】

1. 固定在每天同一时间服用，服药时间浮动最好不超过2小时。

2. 晚上用药易养成习惯，不易漏服。且晚上活动较少，血流速度相对缓慢，用药更安全。服药后尽量避免摄入食物、水或其他药物。

3. 华法林的药效可维持 24 小时以上。如果漏服，在 4 小时内尽快补服，超过 4 小时则不必再补服，在第二天服用正常剂量即可。

4. 用药期间食用葡萄柚可能影响华法林药效。避免食用葡萄柚及其制品。

5. 华法林可能导致胎儿畸形。有生育能力的妇女在用药期间及停药后至少 1 个月内，采取有效避孕措施（如避孕套）。

6. 华法林有抗凝血功能，用药期间避免受伤、避免过度劳累。

7. 用药前，如有可能，进行个体化用药基因检测，以便精准控制剂量，降低不良反应。

二、肝素类

肝素

【类别】肝素类。

【妊娠安全等级】C。

【作用机制】主要通过与抗凝血酶Ⅲ（AT-Ⅲ）结合，而增强后者对活化的Ⅱ、Ⅸ、Ⅹ、Ⅺ和Ⅻ凝血因子的抑制作用。其后果涉及阻止血小板凝集和破坏，妨碍凝血激活酶的形成；阻止凝血酶原变为凝血酶；抑制凝血酶，从而妨碍纤维蛋白原变成纤维蛋白。

【适应证】

1. 用于防治血栓形成或栓塞性疾病（如心肌梗死、血栓性静脉炎、肺栓塞等）；各种原因引起的弥散性血管内凝血（DIC）；也用于血液透析、体外循环、导管术、微血管手术等操作中及某些血液标本或器械的抗凝处理。

2. 外用软膏用于治疗适早期冻疮、皲裂、溃疡、湿疹、浅表性静脉炎和软组织损伤。

【禁用与慎用】

1. 对本品过敏、有自发出血倾向者、血液凝固迟缓（如血友病、血小板减少、紫癜）者、创伤者、溃疡病患者、严重肝功能不全者、严重高血压、颅内出血患者、产后出血者、先兆流产者禁用。

2. 妊娠晚期妇女慎用。

3. 哺乳期妇女使用时应暂停哺乳。

【给药途径和剂量】

1. 预防血栓形成　皮下注射，手术前 2 小时注射 5000U，然后每 12 小时一次。

2. 抑制血栓蔓延　静脉注射，开始给予 5000U，然后 4～6 小时再用 5000～10 000U。

3.用于弥散性血管内凝血　成年人，50U/kg，儿童，25 U/kg，每 6 小时一次，静脉注射，亦可静脉滴注，每次 5000～6000U，以 5%葡萄糖注射液或 0.9%氯化钠注射液稀释。开始每分钟 0.5U/kg，然后以凝血时间或部分凝血活酶时间（APTT）为指标，控制输注速度及用药量，使凝血时间为正常的 2～3 倍，或 APTT 为正常的 1～1.5 倍。每天可用 20 000～30 000U。

4. 输血　每 100ml 血用 5000U，应立即进行输血。

5. 体外循环　375U/kg 或 12 500U/m^2 体表面积，每隔 1～2 小时加 1/2 的剂量。

6. 软膏剂　外用，每天 2～3 次，涂于患处。

【配伍禁忌】与下列药物存在配伍禁忌：阿法罗定、阿芬太尼、阿米卡星、阿片全碱、阿糖胞苷、阿昔洛韦、表柔比星、布桂嗪、布托啡诺、地佐辛、丁丙诺啡、多柔比星、多黏菌素 B、二氢埃托啡、法舒地尔、芬太尼、呋塞米、氟哌利多、红霉素、环丙沙星、甲氯芬酯、卡那霉素、抗人 T 细胞兔免疫球蛋白、可待因、罗哌卡因、氯胺酮、氯喹、氯霉素、吗啡、吗啡阿托品、美沙酮、纳布啡、纳美芬、尼卡地平、哌替啶、泮库溴铵、喷他佐辛、普鲁卡因、羟考酮、羟吗啡酮、氢化可的松、氢吗啡酮、庆大霉素、曲马多、柔红霉素、瑞芬太尼、瑞替普酶、舒芬太尼、替尼泊苷、头孢孟多、头孢哌酮、头孢噻啶、头孢噻吩、妥布霉素、万古霉素、烯丙吗啡、伊达比星、依诺沙星、依他佐辛、异丙嗪、抑肽酶、罂粟碱、右吗拉胺、重组人脑利钠肽、左氧氟沙星。

【不良反应】主要不良反应是用药过多可致自发性出血，故每次注射前应测定凝血时间。如注射后引起严重出血，可静脉注射硫酸鱼精蛋白进行急救（1mg 硫酸鱼精蛋白可中和 100U 肝素）。偶可引起过敏反应及血小板减少，常发生在用药初 5～9 天，故开始治疗 1 个月内应定期监测血小板计数。偶见一次性脱发和腹泻。尚可引起骨质疏松和自发性骨折。肝功能不良者长期使用可引起抗凝血酶Ⅲ耗竭而形成血栓倾向。

【相互作用】

1. 香豆素及其衍生物与本品合用时，可导致严重的因子Ⅸ缺乏而致出血。

2. 阿司匹林及非甾体抗炎镇痛药（包括甲芬那酸、水杨酸等）有抑制血小板功能，并诱发胃肠道溃疡出血，与本品合用时会增加出血的危险。

3. 双嘧达莫、右旋糖酐有抑制血小板功能，与本品合用时，增加出血的危险。

4. 肾上腺皮质激素、促肾上腺皮质激素易诱发胃肠道溃疡出血，与本品合用时，增加出血的危险。

5. 依他尼酸、组织纤溶酶原激活物（t-PA）、尿激酶、链激酶与本品合用时，增加出血的危险。

6. 甲巯咪唑（他巴唑）、丙硫氧嘧啶与本品有协同作用。

【药动学】本品口服不吸收，皮下、肌内或静脉注射吸收良好。但80%的肝素与血浆白蛋白相结合，部分被血细胞吸附，部分可弥散到血管外组织间隙。由于分子量较大，不能通过胸膜、腹膜和胎盘组织。本品主要在网状内皮系统代谢，通过肾脏排泄，其中少量以原形排出。静脉注射后其排泄取决于给药剂量。当1次给予100U/kg、400U/kg或800U/kg时，半衰期分别为1小时、2.5小时和5小时。慢性肝肾功能不全及过度肥胖者，代谢排泄延迟，有蓄积可能；本品起效时间与给药方式有关，静脉注射即刻发挥最大抗凝效应，但个体差异较大，皮下注射因吸收个体差异较大，故总体持续时间明显延长。血浆内肝素浓度不受透析的影响。

【观察指标】

1. 每次用药前和用药期间定期监测凝血时间。

2. 用于维持静脉内注射装置的通畅时，在封管前应监测APTT。

3. 监测活化凝血时间。

4. 开始治疗的1个月内应定期监测血小板计数。

5. 定期监测血细胞比容，进行大便隐血试验。

【用药宣教】用药期间更容易出血，避免受伤，如使用软毛牙刷或电动剃须刀。

达肝素钠

【类别】肝素类。

【妊娠安全等级】B。

【作用机制】本品抗Ⅹa活性强且持久，而延长APTT的作用微弱，因而表现出抗栓作用强、出血危险性小的特点。另外，本品还能促进纤溶作用，通过与血管内皮细胞结合，保护内皮细胞，增强抗栓作用，对血小板功能及脂质代谢影响也较普通肝素小。

【适应证】治疗急性深静脉血栓。预防急性肾衰竭或慢性肾功能不全者进行血液透析和血液滤过期间体外循环系统中的凝血。治疗不稳定型冠状动脉疾病，如不稳定型心绞痛和非Q波型心肌梗死。预防与手术有关的血栓形成。

【禁用与慎用】

1. 对本品、其他肝素或猪肉产品过敏者，已知或疑似有肝素诱导的免疫介导型血小板减少史者，急性胃、十二指肠溃疡患者，脓毒性心内膜炎患者，中枢神经系统、眼部、耳部损伤或手术者，严重凝血系统疾病患者，脑出血或其他活动性出血患者禁用。

2. 严重肝、肾功能不全者，血小板减少、血小板功能障碍患者，未控制的高血压患者，高血压性或糖尿病性视网膜病变患者，近期接受手术者及疑似可增加出血风险的其他疾病患者慎用。

【给药途径和剂量】

1. *预防手术期间的静脉血栓栓塞* 术前1～2小时皮下注射2500AXaIU。对中度危险的患者，继后每天1次2500AXaIU，连用5～7天，直到患者可以下床活动。对高度危险的患者，术后1～2小时和术后8～12小时，皮下注射2500AXaIU，接着每天给予5000AXaIU。或者手术当晚给予5000AXaIU，接着每晚给予5000IU。在髋关节置换期间，此种用量可持续5周。

2. *治疗静脉血栓栓塞* 注射200AXaIU/（kg·d），建议的最大剂量为18 000AXaIU/d，分2次用。

3. *防止透析期间发生体外循环中的血块* 本品30～40AXaIU/kg；接着以15IU/h的速度进行输注。透析不足4小时者，单剂量给予5000AXaIU。有出血并发症或肾功能不全患者，剂量应减小。这类患者可静脉注射5～10AXaIU/kg，继而每小时输注4～5AXaIU/kg。

4. *治疗不稳定型心绞痛* 2小时内给予静脉注射120AXaIU/kg，最大推荐剂量为每12小时给予10 000IU。连用5～8天，并合用阿司匹林。

【配伍禁忌】达肝素不宜与表柔比星、柔红霉素、重组人脑利钠肽、盐酸去甲万古霉素、阿糖胞苷、替尼泊苷等药物配伍。

【不良反应】【相互作用】同“肝素”。

【药动学】本品皮下注射后几乎可完全被吸收，生物利用度约为87%。4小时可达血药峰值。静脉注射和皮下注射后的 $t_{1/2}$ 分别为2小时和3～5小时，本品经肾排泄，肾功能不全患者的 $t_{1/2}$ 可见延长。

【观察指标】

1. 用药期间可测定抗因子Ⅹa水平以监测本品活性：①长期血液透析者调整剂量次数较少，故监测抗因子Ⅹa水平的次数亦较少，给予的剂量通常使抗因子Ⅹa 水平保持在 0.5～1.0U/ml。进行急性血液透析的患者治疗间歇较短，应对抗因子Ⅹa 水平全面监测，抗因子Ⅹa 水平应保持在 0.2～0.4U/ml。②用于治疗儿童症状性 VTE 时，应于第 4 剂给药前测定抗因子Ⅹa 水平，维持治疗期间定期测定，均应于给药后 4 小时抽样。目标抗因子Ⅹa 水平为 0.5～1U/ml。③对肾衰竭、极瘦或重度肥胖、孕妇、出血或血栓再形成风险增高的患者，应考虑监测抗因子Ⅹa 水平。

2. 用药前应监测血小板计数，治疗期间定期监测。如因严重血小板减少而停药，仅在体外试验显示普通肝素不会引起血小板聚合反应时方可重新用药，以后每周至少监测 2 次，尤其是开始用药后的第 1～3 周。

3. 用药期间定期监测全血细胞计数、血生化、粪便隐血试验。

4. 用药前和用药期间监测血肌酐。

5. 对有高钾血症风险（尤其是糖尿病、慢性肾衰竭、代谢性酸中毒、血钾升高或正使用保钾药物）的患者用药前应监测血钾，治疗期间定期监测，尤其是治疗持续时间超过 7 日时。

【用药宣教】

1. 可以经皮下注射、静脉滴注或静脉注射给药。禁止肌内注射药物。

2. 皮下注射部位可选择脐周、大腿上部外侧、臀部外上区，每天需更换注射部位。

3. 用药后更容易出血，避免受伤（如使用软毛牙刷和电动剃须刀）。

4. 用药后可能出现血小板减少、高钾血症，用药期间建议定期检查血小板计数。用药期间还可能需要定期检查血浆抗Ⅹa 浓度，以评估疗效和出血风险。

低分子量肝素

【类别】肝素类。

【妊娠安全等级】C。

【作用机制】低分子量肝素是通过离子交换法从肝素中制备的，药理作用与肝素相似，主要用于血栓栓塞性疾病的防治，尤其适合需快速抗凝的病症。

【适应证】本品主要用于预防和治疗深部静脉血栓形成，也可用于血液透析时预防血凝块形成。

【禁用与慎用】对本品过敏者（过敏反应症状与普通肝素钠相同）、急性细菌性心内膜炎、血小板减少症禁用。

【给药途径和剂量】

1. 成年人

（1）静脉滴注：①先以 5000U 作为初始剂量，以后每天 20 000～40 000U，加至 0.9%氯化钠注射液 1000ml 中 24 小时持续滴注。②心血管外科手术，首次剂量不低于 150U/kg，手术持续时间在 60 分钟以内者常需 300U/kg，而持续 60 分钟以上者则需 400U/kg。术后剂量视凝血监测结果而定。③弥散性血管内凝血，每次 50～100U/kg，每 4 小时 1 次，持续给药，若 4～8 小时后病情无改善则停用或谨慎继续应用。

（2）静脉注射：①一般用量，用前先以 0.9%氯化钠注射液 50～100ml 稀释，首次用 5000～10 000U，以后按体重每 4 小时 100U/kg，或根据凝血试验监测结果确定剂量。②弥散性血管内凝血，用量同静脉滴注。

（3）深部皮下注射：①首次给药 5000～10 000U，以后每 8 小时用 8000～10 000U 或每 12 小时 15 000～20 000U，或根据凝血试验监测结果调整剂量。②预防性应用时，可于术前 2 小时给药 5000U，随后每 8～12 小时重复上述剂量，持续 7 天。

2. 儿童

（1）静脉注射：首次剂量按体重 50U/kg 给药，随后每 4 小时 50～100U/kg 或根据凝血试验结果调整剂量。

（2）静脉滴注：①首次按体重 50U/kg 给药，随后 100U/kg，每 4 小时 1 次，或按体表面积 20 000U/ m^2，持续 24 小时滴注，亦可根据部分凝血活酶时间（APTT 或 KPTT）试验结果确定剂量。②血管外科手术，首次剂量及持续 60 分钟以内的手术用量同成年人。③弥散性血管内凝血：每 4 小时给药 25～50U/kg，持续滴注，若 4～8 小时后病情无好转则停用。

【配伍禁忌】低分子量肝素注射液不能与其他制剂混合。

【不良反应】出血倾向低，但用药后仍有出血的危险，本品偶可发生过敏反应（如皮疹、荨麻疹）；罕见中度血小板减少症和注射部位轻度血肿和坏死。

【相互作用】参见“肝素”。

【药动学】本品口服不吸收，必须注射给药。静脉注射后其活性成分肝素 80%与血浆蛋白（包括低密度脂蛋白、球蛋白、纤维蛋白原）相结合，其他则被血细胞膜所吸附，并很快进入组织。肝素的血药浓度水平与疗效有很大的个体差异。本品不通过胎盘，不分泌到乳汁，不能被透析。本品在正常人中的半衰期为1～2小时，并随剂量增加而延长。本品的清除主要是与血浆蛋白、细胞膜结合，部分代谢为一种去硫酸的肝素，部分以原形经肾脏排出。肝炎患者使用本品的半衰期降低，但肝硬化者则延长。

【用药宣教】同“达肝素钠”。

那屈肝素钙

【类别】肝素类。

【妊娠安全等级】C。

【作用机制】那屈肝素钙为低分子量肝素制剂，可使抗凝血因子Ⅹa与Ⅱa活力的比值>4，从而发挥很强的抗血栓形成功能和一定的溶血栓作用。

【适应证】在外科手术中，用于静脉血栓形成中度或高度危险的情况，预防静脉血栓栓塞性疾病。治疗已形成的深静脉血栓。联合阿司匹林用于不稳定型心绞痛和非Q波性心肌梗死急性期的治疗。在血液透析中预防体外循环中的血凝块形成。

【禁用与慎用】

1. 对本品过敏者、有本品引起血小板减少病史者、有与止血异常相关的活动性出血或出血风险增加（除肝素引起的弥散性血管内凝血外）者、可能引起出血的器质性损伤（如活动性消化性溃疡）患者、急性感染性心内膜炎患者、出血性脑血管意外患者、重度肾功能不全（肌酐清除率<30ml/min）者（用于治疗血栓栓塞性疾病、不稳定型心绞痛及非Q波性心肌梗死时）禁用。

2. 严重动脉性高血压患者、轻度至中度肾功能不全者、肝衰竭患者、绒毛膜-视网膜血管疾病患者、脑部、脊髓或眼外科手术的术后期患者慎用。

【给药途径和剂量】

1. 每次1mg/kg，每天2次。静脉注射：必要时可予负荷剂量30mg静脉注射。

2. 动脉注射：按体重1mg/kg给药，于动脉导管中注入，可防止体外循环凝血。如患者有严重出血危险（特别是在手术前后透析）或有进行性出血症状时，每次透析可按0.5mg/kg或0.75mg/kg给药。

【配伍禁忌】那曲肝素钙注射液不能与其他制剂混合。

【不良反应】

1. 那屈肝素钙可能引起血小板减少，偶见氨基转移酶及碱性磷酸酶异常，罕见注射局部瘀斑、肝功能异常。

2. 有报道使用鞘内硬膜外麻醉或术后留置硬膜外导管的同时注射那屈肝素钙，可发生脊柱内出血，后者会引起不同程度的神经损伤，包括长期或永久性的麻痹。

【相互作用】参见“达肝素钠”。

【药动学】那屈肝素钙皮下注射的最大效应时间为3～5小时，持续时间为24小时，生物利用度为92%，这取决于抗凝血因子Ⅹa的活性。动物研究显示那屈肝素钙在肾、肝和脾选择性聚集，分布容积（V_d）为6～7L/kg。其半衰期平均为4.5小时（3～6小时），老年人为6～7小时，肾衰竭患者平均延长1.7倍。肾脏是那屈肝素钙排泄的基本途径，主要通过肾小球滤过。

【观察指标】

1. 用药期间监测血小板计数。无肝素相关的血小板减少病史者用药前应监测血小板计数，随后一周监测两次，持续21日。此后，如需延长本品治疗，应每周监测一次，直至治疗结束。有肝素相关的血小板减少病史者使用本品时，应至少每日监测一次，必要时立即给予维生素K治疗。

2. 有高钾血症风险者应监测血钾水平。

【用药宣教】

1. 注射的理想部位是患者卧床时前侧或背侧腹壁中央的皮下组织，注射应左右两侧交替进行。注射前不可推或拉注射活塞，以免剂量不准或注射部位出现血肿。

2. 过量注射可引起出血。

3. 鉴于不同的低分子量肝素并不等效，在同一疗程中不使用不同的产品。

4. 本品开瓶后使用时间不宜超过24小时。

依诺肝素钠

【类别】肝素类。

【妊娠安全等级】C。

【作用机制】本品为低分子量肝素制剂，可使抗凝血因子Ⅹa与Ⅱa活力的比值>4，从而发挥很强的抗血栓形成功能和一定的溶血栓作用。

【适应证】预防静脉血栓栓塞性疾病（预防静脉内血栓形成），特别是与骨科或普外手术有关的血栓形成。治疗已形成的深静脉栓塞，伴或不伴有肺栓塞。治疗不稳定型心绞痛及非Q波心肌梗死，与阿司匹林同用。用于血液透析体外循环中，防止血栓形成。

【禁用与慎用】

1. 对本品、肝素或其衍生物（包括其他低分子量肝素）过敏者禁用。

2. 出血或严重凝血障碍相关的出血（与肝素治疗无关的弥散性血管内凝血除外）患者禁用。

3. 近 100 日内有免疫介导性肝素诱导的血小板减少症（HIT）史、存在循环抗体（可持续数年）的患者禁用。

4. 临床显著的活动性出血或出血风险高的疾病（包括近期发生出血性卒中、胃肠道溃疡、出血风险高的恶性肿瘤，近期接受脑、脊柱或眼科手术，已知或疑似食管静脉曲张，动静脉畸形，血管瘤，重大的椎管内或脑内血管异常）、伴出血倾向的器官损伤患者禁用。

5. 近 24 小时内接受过脊椎或硬膜外麻醉、局部麻醉的患者禁用。

6. 有免疫介导性 HIT 史（＞100 日）且无循环抗体的患者[须考虑非肝素替代治疗（如水蛭素）后方可使用本品]慎用。

7. 出血风险可能增加（如凝血功能障碍、有消化性溃疡史、近期发生缺血性卒中、严重动脉高血压、近期有糖尿病性视网膜病变、接受神经或眼科手术、肾功能不全、肝功能不全、有伴出血倾向的器官损伤史）的患者慎用。

【给药途径和剂量】

1. 静脉注射　每次 1mg/kg，每天 2 次。必要时可予负荷剂量 30mg 静脉注射。

2. 动脉注射　按体重 1mg/kg 给药，于动脉导管中注入，可防止体外循环凝血。如患者有严重出血危险（特别是在手术前后透析）或有进行性出血症状时，每次透析可按 0.5mg/kg 或 0.75mg/kg 给药。

【配伍禁忌】不宜与表柔比星、柔红霉素、重组人脑利钠肽、盐酸去甲万古霉素、阿糖胞苷、替尼泊苷等药物配伍。

【不良反应】常见出血和偶有过敏反应，罕见注射部位血肿、坏死。

【相互作用】参见“达肝素钠”。

【药动学】皮下注射后 3 小时达血药峰值，生物利用度接近 100%，表观分布容积为 3～7L/kg。静脉注射或皮下给药后血浆抗Ⅹa 因子活性消除半衰期为 2.2～3.6 小时。通过一种非渗透性肾机制清除，血浆清除率为每小时 1.17L/h，肾功能不全患者比健康人的血浆清除明显减少 0.6～0.8L/h。

【观察指标】

1. 用药前应评估肾功能，尤其是 75 岁及 75 岁以上的老年人。

2. 用药前及用药期间定期监测血小板计数。

3. 在某些存在用药过量风险的情况下（老年人、肾功能不全、体重过高或过低），监测抗凝血因子Ⅹa 活性可能对管理出血风险有益。不推荐肝硬化患者监测抗凝血因子Ⅹa 活性，因为据此进行剂量调整不可靠。

4. 肝功能不全、有消化性溃疡史或伴出血倾向的器官损伤史、脉络视网膜血管疾病、大脑或脊髓手术后、腰椎穿刺、合用影响凝血的药物的患者，应监测 APTT、活化凝血时间（ACT）。

5. 糖尿病、慢性肾衰竭、代谢性酸中毒、合用可升高血钾的药物的患者应定期监测血钾。

6. 进行隐血试验。

【用药宣教】同“达肝素钠”。

三、血小板凝聚抑制剂，肝素除外

阿司匹林

【类别】血小板凝聚抑制剂。

【妊娠安全等级】D。

【作用机制】

1. 镇痛作用　主要是通过抑制前列腺素（PG）及其他能使痛觉对机械性或化学性刺激敏感的物质（如缓激肽、组胺）的合成而产生的，属于外周性镇痛药。但不能排除中枢镇痛（可能作用于下视丘）的可能性。

2. 抗炎作用　确切机制尚不清楚，可能是由于本品作用于炎症组织。通过抑制 PG 或其他能引起炎性反应的物质（如组胺）的合成而起作用，抑制溶酶体酶的释放及白细胞活力等也可能与其有关。

3. 解热作用　可能通过作用于下视丘体温调节中枢引起外周血管扩张，皮肤血流加速，出汗，使散热加快而起解热作用，此种中枢性作用可能与 PG 在下视丘的合成受到抑制有关。

4. 抗风湿作用　其作用机制除解热、镇痛作用外，主要为抗炎作用。

5. 抗血小板聚集作用（小剂量）　低浓度本品不可逆地抑制血小板前列腺素环氧合酶，减少血小板中血栓素 A_2 的生成，影响血小板的聚集及抗血栓形成，达到抗凝作用。

【适应证】

1. 镇痛、解热：可缓解轻、中度疼痛，如头痛、牙痛、神经痛、肌肉痛及月经痛，也用于感冒、流感等的退热。

2. 抗炎、抗风湿：为治疗风湿热的首选药物。本品不能去除风湿的基本病理改变，也不能预防心脏损害及其他并发症。如已有明显心肌炎，一般都主张先用肾上腺皮质激素，在风湿症状控制之后，停用激素之前，加用本品治疗，以减少停用激素后引起的反跳现象。

3. 关节炎：除风湿性关节炎外，本品也用于治疗类风湿关节炎、骨关节炎、强直性脊柱炎、幼年型关节炎，以及其他非风湿性炎症的骨骼肌肉疼痛。

4. 抗血栓：由于具有抗血小板聚集作用，可用于预防短暂性脑缺血发作、心肌梗死、心房颤动、人工心脏瓣膜或动静脉瘘及其他手术后的血栓形成。也可用于治疗不稳定型心绞痛。

5. 儿科用于皮肤黏膜淋巴结综合征（川崎病）的治疗。

【禁用与慎用】

1. 对本品过敏者禁用。

2. 有溃疡病或其他活动性出血的患者禁用。

3. 血友病或血小板减少症患者禁用。

4. 有哮喘及其他过敏性反应时慎用。

5. G6PD 缺陷者（本品偶见引起溶血性贫血）慎用。

6. 痛风患者慎用，因本品可影响其他排尿酸药的作用。

7. 肝功能不全和肝硬化患者易出现不良反应，应慎用。

8. 心功能不全或高血压患者慎用。

9. 肾衰竭时慎用。

10. 12 岁以下儿童病毒感染时，不推荐使用本品或其他水杨酸盐。

11. 哺乳期妇女使用时应暂停哺乳。

【给药途径和剂量】

1. 成年人用于解热、镇痛　口服 0.3～0.6g，每天 3 次，必要时每 4 小时服药 1 次；抗风湿，3～5g/d，分 4 次服用；抑制血小板聚集则应用小剂量，如 75～150mg，1 次/日。建议每日服用 100mg（相当于 1 片阿司匹林肠溶片）。

2. 儿童解热、镇痛　每日按体表面积 1.5g/m^2，分 4～6 次口服，或每次按体重 5～10mg/kg，或每次 60mg，必要时 4～6 小时服药 1 次。用于抗风湿，每日按体重 80～100mg/kg，分 3～4 次服用，如 1～2 周未获疗效，可根据血药浓度调整用量。有些病例需增至每日 130mg/kg。

3. 用于小儿皮肤黏膜淋巴结综合征　开始每日按体重 80～100mg/kg，分 3～4 次服用，热退 2～3 天后改为每日 30mg/kg，分 3～4 次服用，连服 2 个月或更久，血小板增多、血液呈高凝状态期间，每日 5～10mg/kg，顿服。

【不良反应】

1. 胃肠道反应（发生率 39%）：较常见的有恶心、呕吐、上腹部不适或疼痛。较少见或很少见的有胃肠道出血或溃疡发作。有溃疡形成者或服药量大者，出血量可能更多。

2. 支气管痉挛性过敏反应：表现为呼吸短促、呼吸困难或哮喘、胸闷。

3. 皮肤过敏反应：皮疹、荨麻疹、皮肤瘙痒等。

4. 肝、肾功能损害：与剂量大小有关，尤其在剂量过大时更易发生。损害均是可逆性的，停药后可恢复。

5. 超量或中毒表现

（1）轻度：表现为头痛、头晕、耳鸣、耳聋、恶心、呕吐、腹泻、嗜睡、精神紊乱、多汗、呼吸深快、烦渴、手足不自主运动（多见于老年人）、视力障碍等。

（2）重度：可出现血尿、抽搐、幻觉、重症精神紊乱、呼吸困难、无名热等，儿童精神及呼吸障碍更明显，过量时实验室检查可有脑电图异常、酸碱平衡改变（呼吸性碱中毒或代谢性酸中毒）、低血糖或高血糖、酮尿、低钠血症、低钾血症及蛋白尿。

6. 12 岁以下儿童在病毒感染时服用本品或其他水杨酸盐可能引起瑞氏（Reye syndrome）综合征。

【相互作用】

1. 与其他 NSAID 合用时胃肠道不良反应增加，还可增加其他部位出血的危险。本品与对乙酰氨基酚长期大量合用有引起肾脏病变的可能。

2. 与任何可引起低凝血酶原血症、血小板减少、血小板聚集功能降低或胃肠道溃疡出血的药物合用时，均可加重凝血障碍，引起出血的危险性。

3. 与抗凝药、溶栓药合用，可增加出血的危险。

4. 尿碱化药、抗酸药可增加本品自尿中排泄，使血药浓度下降。但当本品血药浓度已达稳定状态而停用碱性药物时，又可使本品血药浓度升高到毒性水平。

5. 尿酸化药可减少本品的排泄，使其血药浓度升高。本品血药浓度已达稳定状态的患者加用尿酸化药后，可能导致本品血药浓度升高，毒性反应增加。

6. 糖皮质激素可增加水杨酸盐的排泄，本品与激素长期合用，当激素减量或停药时可出现水杨酸反应，甚至有增加胃肠溃疡和出血的危险性。

7. 胰岛素或口服降血糖药的降血糖效果可因合用大量本品而加强。

8. 与甲氨蝶呤合用时，可减少甲氨蝶呤与血浆蛋白的结合，减少其随尿的排泄，使血药浓度升高，毒性反应加重。

9. 本品可降低丙磺舒或磺吡酮的排尿酸作用，此外，丙磺舒可降低水杨酸盐自肾脏的清除率，从而使后者的血药浓度升高。

【药动学】本品在小肠上部可被吸收大部分。但肠溶片剂吸收慢。阿司匹林的蛋白结合率低，但水解后的水杨酸盐蛋白结合率为65%～90%。血药浓度高时结合率相应地降低。肾功能不全及妊娠时结合率也低。本品半衰期为15～20分钟；水杨酸盐的半衰期长短取决于剂量的大小和尿pH，一次服小剂量时为2～3小时；大剂量时可达20小时以上，反复用药时可达5～18小时。本品在胃肠道、肝及血液内大部分很快水解为水杨酸盐，然后在肝脏代谢。一次服药后1～2小时达血药峰值。镇痛、解热时血药浓度为25～50mg/ml；抗风湿、抗炎时为150～300mg/ml。血药浓度达稳定状态所需的时间随每日剂量而增加，在大剂量用药（如抗风湿）时一般需7天，但需2～3周或更长时间以达到最佳疗效。本品以结合的代谢物和游离的水杨酸形式从肾脏排泄。尿的pH对排泄速度有影响，在碱性尿中排泄速度加快，而且游离的水杨酸量增多，在酸性尿中则相反。

【观察指标】

1. 长期大量用药时应定期监测血细胞比容、肝功能及血清水杨酸含量。

2. 开始治疗和治疗期间应密切监测血压。

【用药宣教】

1. 肠溶、缓释剂型完整吞服，不要掰开、碾碎或咀嚼。

2. 泡腾片用温水将药片溶解后再服用。不要直接吞服，以免药片在口腔和胃肠道内迅速释放大量气体，刺激黏膜，造成意外。

3. 对胃肠道有刺激，除肠溶片以外，其他剂型在餐后服药，以减少胃肠道不适。进食会升高胃内pH，使肠溶片在胃内提前溶解产生刺激，故肠溶片在餐前至少30分钟空腹服用。

4. 用药期间饮酒可能增加胃肠道溃疡和胃出血的风险。避免饮酒或饮用含有酒精的饮料。

5. 用药期间更容易出血应避免受伤，如使用软毛牙刷或电动剃须刀。

6. 阿司匹林可能诱发或加重高血压，用药期间建议密切监测血压。

7. 直肠给药，将阿司匹林栓剂塞入肛门内，阿司匹林不能长期使用，用于解热时连续使用不超过3天，用于镇痛时连续使用不超过5天。

8. 建议长期服用本品抗血小板聚集的患者进行个体化基因检测。

铝镁匹林片（Ⅱ）

【类别】抗血小板药。

【适应证】用于不稳定型心绞痛、急性心肌梗死、局部缺血性脑血管障碍等需使用阿司匹林抑制血小板黏附和聚集，但患者不能耐受阿司匹林的胃肠道反应者。

【作用机制】本品为阿司匹林的复方制剂，小剂量的阿司匹林能抑制血栓素 A_2 的形成，从而不可逆地抑制正常血小板聚集过程，防止血栓形成。本品与制酸药甘羟铝和重质碳酸镁合用能保护胃肠黏膜。

【禁用与慎用】同“阿司匹林”。

【给药途径和剂量】口服，成年人每日1次，每次1片；依据病情每次最多服用4片。

【不良反应】【相互作用】同“阿司匹林”。

【药动学】本品口服后阿司匹林大部分在小肠上部吸收，吸收后迅速分布到各组织。阿司匹林在胃肠道、肝及血液内大部分很快水解为水杨酸，在肝脏代谢。代谢物主要为水杨尿酸及葡萄糖醛酸结合物，小部分为龙胆酸。本品大部分以结合的代谢产物，小部分以游离的水杨酸经肾脏排出。

【观察指标】长期给药时应进行定期的临床检查（血压、尿常规、血常规、肝功能检查等）。出现异常症状时，应采取减量、停药等适当措施。

【用药宣教】阿司匹林代谢产物能少量进入母乳，哺乳期妇女应慎用，服药期间应避免哺乳。

双嘧达莫

【类别】血小板凝聚抑制剂。

【妊娠安全等级】B。

【作用机制】本品可抑制血小板聚集，高浓度（50mg/ml）可抑制血小板释放。作用机制可能为①抑制血小板、上皮细胞和红细胞摄取腺苷，治疗浓度（0.5～1.9mg/dl）时该抑制作用呈剂量依赖性。

②抑制各种组织中的磷酸二酯酶（PDE）。治疗浓度下可抑制环磷酸鸟苷磷酸二酯酶（cGMP-PDE），对 cAMP-PDE 的抑制作用弱，因而可强化内皮舒张因子（EDRF）引起的 cGMP 浓度增高。③抑制血栓素 A2（TXA2）形成，TXA2 是血小板活性的强力激动剂。④增强内源性 PGI_2 的作用。

【适应证】主要用于抗血小板聚集，用于预防血栓形成。

【禁用与慎用】对本品过敏者禁用。低血压患者、有出血倾向者、哺乳期妇女慎用。

【给药途径和剂量】

1. 口服　每次 25～50mg，每日 3 次，饭前服用或遵医嘱。

2. 静脉滴注　用 5%或 10%葡萄糖注射液稀释后静脉滴注。给药速度为 0.142mg/（kg · min）。

【配伍禁忌】双嘧达莫只能用葡萄糖溶解，不能与肌苷、含氯化钠的注射剂配伍。

【不良反应】常见的不良反应有头晕、头痛、呕吐、腹泻、面红、皮疹和瘙痒，罕见心绞痛和肝功能不全。不良反应持续或不能耐受者少见，停药后可消除。

【相互作用】

1. 与阿司匹林有协同作用。与阿司匹林合用时，剂量应减至每日 100～200mg。

2. 本品如与肝素、香豆素类药物、头孢孟多、头孢替坦、普卡霉素或丙戊酸等合用，可加重低凝血酶原血症或进一步抑制血小板聚集，有引起出血的风险，需加强观察。

【药动学】口服吸收迅速，平均达峰浓度时间约 75 分钟，血浆半衰期为 2～3 小时。与血浆蛋白结合率高。在肝内代谢，与葡萄糖醛酸结合，从胆汁排泌。

【观察指标】本品与抗凝药、溶栓药或其他抗血小板聚集药合用时应注意出血倾向。

【用药宣教】

1. 口服剂型　在餐前 30～60 分钟服用。

2. 分散片　可直接吞服，也可将药物放入 100ml 温水中溶解后服用。

3. 注射剂型　经静脉滴注给药，共静滴 4 分钟。

贝前列素

【类别】血小板凝聚抑制剂。

【妊娠安全等级】C。

【作用机制】本品可抑制多种致聚剂引起的血小板聚集，也可抑制血小板黏附，故能防止血栓形成，还可改善末梢循环障碍患者的红细胞变形功能。

【适应证】用于治疗慢性动脉闭塞症引起的溃疡、疼痛及冷感等。

【禁用与慎用】

1. 禁用于出血（包括血友病、毛细血管脆弱症、上消化道出血、尿路出血、咯血、眼底出血）患者（本品可能导致出血加重）、孕妇或可能妊娠的妇女。

2. 慎用于有出血倾向者（本品可增加出血倾向）、严重肾功能不全者、月经期妇女（本品可增加出血倾向）。

【给药途径和剂量】通常情况下，成年人饭后口服，每次 40μg，每日 3 次。

【不良反应】用药后偶有头痛、恶心、腹泻、食欲缺乏、颜面潮红、心悸、过敏反应、肝酶升高等不良反应。

【相互作用】

1. 与抗凝药、其他抗血小板药及溶栓药合用，出血的风险性增加。

2. 与前列腺素 I_2 合用，可发生低血压。

【药动学】本品口服后，糖尿病性自主性神经病患者在 1～3 个月起效，间歇性跛行患者 1 周起效，肺性高血压患者则在 15～30 分钟起效。健康受试者服用 100mg 后，平均血药峰浓度为 0.4ng/ml，达峰时间为 1.4 小时，半衰期为 1 小时，其 15%以原形排出，70%以代谢物排出。

【用药宣教】

1. 餐后 30 分钟左右服用。

2. 用药后可能出现意识障碍，避免驾驶、操作机械。

氯吡格雷

【类别】血小板凝聚抑制剂。

【妊娠安全等级】B。

【作用机制】本品是 ADP 诱导的血小板聚集的抑制剂，通过直接抑制二磷酸腺苷与其结合，以及继发 ADP 介导的糖尿病 GPⅡb/Ⅲa 复合物活化而起作用。

【适应证】预防和治疗因血小板高聚集状态引起的心、脑及其他动脉的循环障碍疾病，如近期发作的脑卒中、心肌梗死和确诊的外周动脉疾病。可减少动脉粥样硬化性疾病发生（心肌梗死、卒中和血管疾病所致死亡）。

【禁用与慎用】

1. 禁用于对本品过敏者、严重肝功能不全者、活动性病理性出血（如消化性溃疡、颅内出血）患者。

2. 慎用于出血风险增加（如创伤、手术）的患者、有出血倾向的中度肝病患者、肾功能不全者。

【给药途径和剂量】每次 50mg 或 75mg，每天 1 次，可与食物同服，也可单独服用。

【不良反应】

1. 常见出血，包括胃肠道出血、紫癜、血肿、鼻出血、血尿和眼部出血（主要是结膜出血）。偶见颅内出血，严重血小板减少。罕见严重中性粒细胞减少、血栓性血小板减少性紫癜。有引起再生障碍性贫血的报道。

2. 消化系统：常见腹痛、消化不良、恶心、胃炎、腹泻和便秘等，偶见胃及十二指肠溃疡。

3. 皮肤：常见皮疹、斑丘疹、红斑疹、荨麻疹及皮肤瘙痒。

4. 中枢和周围神经系统：常见头痛、眩晕和感觉异常等。

5. 其他：偶见支气管痉挛、血管神经性水肿或类过敏性反应。

【相互作用】

1. 避免合用奥美拉唑和埃索美拉唑，因可使本品的活性降低。奥美拉唑和埃索美拉唑可抑制 CYP2C19，而本品在体内转换成有抗血小板活性的代谢产物正是依赖于该酶的作用。泮托拉唑和兰索拉唑对本品活性影响小，可替代使用。

2. SSRI 和 SNRI 增加本品的出血性风险。

3. 华法林增加本品的出血性风险。

【药动学】 多次口服本品 75mg 以后，本品吸收迅速，T_{max} 为 30～60 分钟，原药的血浆浓度很低，一般在用药 2 小时后低于定量检测限（0.000 25mg/L）。根据尿液中代谢物排泄量计算，至少有 50%的药物被吸收。剂量从 75mg 增加至 300mg，活性代谢产物的 C_{max} 和 AUC 分别增加 2.0 倍和 2.7 倍。本品主要经两条途径代谢。其一是经酯酶水解形成无活性羧基代谢产物（占循环中代谢产物的 85%）；其二是经多重 CYP 酶代谢，首先氧化成 2-*O*-氯吡格雷，接着被氧化成活性代谢产物，即本品的醇衍生物。此途径主要由 CYP2C19、CYP3A、CYP2B6、CYP1A2 催化。醇衍生物快速不可逆地与血小板受体结合，从而抑制血小板的聚集。给予 ^{14}C 标记的本品后，在 5 天内约 50%的给药剂量随尿液排出，约 46%随粪便排出，给予本品 75mg 后，半衰期为 6 小时，活性代谢产物的半衰期为 30 分钟。

【观察指标】定期监测血红蛋白、血细胞比容。

【用药宣教】

1. 如果忘记了服药，在 12 小时内尽快补服。如果超过了 12 小时，则不要再补服药物，在下次服药时间服用正常剂量即可。

2. 过早停药可能增加发生心血管问题的风险，在医生指导下按疗程用药，千万不要擅自停药。

3. 用药期间止血时间可能比往常要长，且更容易出血，应避免受伤。

沙格雷酯

【类别】血小板凝聚抑制剂。

【妊娠安全等级】X。

【作用机制】本品与 5-HT 受体结合，选择性拮抗 5-HT，发挥抑制血小板凝集（尤其是抑制 5-HT 增强的血小板凝集作用）和抑制血管收缩的作用。

【适应证】用于改善慢性动脉闭塞症引起的溃疡、疼痛及冷感等缺血症状。

【禁用与慎用】

1. 禁用于出血性疾病（如血友病、毛细血管脆弱症、消化性溃疡、尿道出血、咯血、玻璃体积血）患者、孕妇或可能妊娠的妇女。

2. 慎用于有出血倾向者（使用本品可能加重出血）、严重肾功能不全者（可能影响本品的排泄）、月经期妇女（使用本品可能加重出血）。

【给药途径和剂量】成年人每次 100mg，每天 3 次，饭后口服。剂量应随年龄及症状适当增减。

【不良反应】

1. *严重不良反应*　脑出血（0.1%以下）、消化道出血、血小板减少、肝功能受损。

2. *常见的不良反应*　恶心、胃灼热、腹痛。

【相互作用】与抗凝药（如华法林等）或抑制血小板凝集药合用时，会引起出血或延长出血的时间。

【药动学】健康人单次口服 100mg 沙格雷酯 1 小时后，其最大血药浓度为 0.54μg/ml，最大效应时间为 0.9 小时，半衰期为 0.69 小时，24 小时内尿液及粪便的排泄率分别为 44.5%及 4.2%，其中无沙格雷酯原形成分。

【观察指标】白细胞分类计数、白细胞计数、红细胞计数、网织红细胞计数、血小板计数、血红蛋白、血细胞比容。

【用药宣教】饭后 30 分钟服药。

替罗非班

【类别】血小板凝聚抑制剂。

【妊娠安全等级】B。

【作用机制】本品为一高效可逆性非肽类血小板表面糖蛋白（GP）Ⅱb/Ⅲa 受体拮抗剂。纤维蛋白原和血小板 GPⅡb/Ⅲa 受体结合是血小板聚集的最终共同通路，血小板活化可诱导 GPⅡb/Ⅲa 受体发生构象变化，导致受体与纤维蛋白原的亲和力明显增加，结合的纤维蛋白原可使血小板发生交联，引起血小板聚集。

【适应证】与肝素联用，适用于不稳定型心绞痛或非 Q 波心肌梗死患者，预防心肌缺血事件，同时也适用于冠脉缺血综合征患者进行冠脉血管成形术或冠脉内斑块切除术，以预防与经治冠脉突然闭塞有关的心脏缺血并发症。

【禁用与慎用】

1. 对本品过敏者禁用。

2. 曾因使用本品出现血小板减少的患者禁用。

3. 过去 30 日内有卒中史或出血性卒中史者禁用。

4. 有颅内疾病（如肿瘤、动静脉畸形、动脉瘤）史者禁用。

5. 活动性出血或治疗前 30 日内有出血（如胃肠道出血）史者禁用。

6. 恶性高血压患者禁用。

7. 过去 6 周内有创伤或接受过重大外科手术的患者禁用。

8. 血小板减少（血小板计数＜100 000/mm^3）、血小板功能障碍、凝血障碍（凝血酶原时间大于正常值的 1.3 倍或 INR＞1.5）患者禁用。

9. 重度肝衰竭患者禁用。

10. 24 小时内接受过不可压迫性血管穿刺的患者、近期接受过硬膜外手术（包括腰椎穿刺、脊椎麻醉）的患者、重度急性或慢性心力衰竭患者、心源性休克患者、轻度至中度肝功能不全者、血小板计数≥100 000/mm^3 且＜150 000/mm^3、有血小板减少病史者，血红蛋白＜11g/dl 或血细胞比容小于 34%的患者慎用。

【给药途径和剂量】

1. 不稳定型心绞痛或非 Q 波心肌梗死：本品与肝素联用由静脉滴注，起始 30 分钟输注速率为 0.4μg/（kg·min），以后，继续以 0.1μg/（kg·min）的速率维持输注。

2. 血管成形术/动脉内斑块切除术：本品应与肝素联用静脉滴注，起始推注剂量为 10μg/kg，在 3 分钟内推注完毕，而后以 0.15μg/（kg·min）的速率维持输注。本品维持量输注应持续 36 小时。以后，停用肝素。如果患者激活凝血时间＜180 秒应撤掉动脉鞘管。

3. 重度肾功能不全患者应降低剂量 50%。

4. 本品可用 5%葡萄糖注射液稀释，浓度为 50μg/ml。

【配伍禁忌】盐酸替罗非班与地西泮不可在同一条静脉输液管路中使用。

【不良反应】常见不良反应有出血，如颅内出血、腹膜后出血和心包积血，其他不良反应尚有恶心、发热、头痛、皮疹或荨麻疹，血红蛋白降低、血细胞比容降低、血小板计数减少，尿粪隐血发生率增加。

【相互作用】与肝素和阿司匹林联用时，比单独使用肝素或阿司匹林时出血的发生率增加。与其他影响止血的药物（如华法林）合用时应谨慎。

【药动学】静脉给药后 5 分钟起效，作用持续 3～8 小时。稳态分布容积范围为 22～42L。在 0.01～25μg/ml 的浓度范围内，血浆蛋白结合率为 65%，与药物浓度无关。多以原形经胆道和尿液排出。正常人单次静脉给药后，从尿液、粪便中可分别测到给药量的 66%、23%。在正常人及冠心病患者中，药物血浆清除率分别为 213～314ml/min、152～267ml/min，肾脏清除率分别占血浆清除率的 39%～69%、39%，半衰期分别为 1.4～1.8 小时、1.9～2.2 小时。65 岁以上老年冠心病患者与年龄不超过 65 岁的患者相比，其血浆清除率下降 19%～26%。严重肾功能不全者（肌酐清除率＜30ml/min，包括需血液透析的患者）血浆清除率下降大于 50%。轻中度肝功能不全者血浆清除率与正常人相比，无明显差异。药物可经血液透析清除。

【观察指标】活化部分凝血活酶时间、血小板计数、血红蛋白测定、血细胞比容测定。

【用药宣教】

1. 建议经静脉给药，注射用浓溶液使用前必须稀释。

2. 用药期间如需要进行紧急冠脉旁路移植术或主动脉内球囊反搏术，要提前告知医生。

西洛他唑

【类别】血小板凝聚抑制剂。

【妊娠安全等级】C。

【作用机制】本品在人和动物血中能明显抑制

各种聚集诱导剂引起的血小板聚集，且可使聚集块解离，不引起二次聚集，使血浆β-血栓球蛋白（β-TG，血小板特异蛋白）、血小板第四因子（PF-4）的浓度显著降低，主要代谢产物环氧化物的活性为原药的3～4倍。

【适应证】改善由慢性动脉闭塞症引起的溃疡、肢痛、冷感及间歇性跛行等缺血性症状。预防脑梗死复发（心源性脑梗死除外）。

【禁用与慎用】

1. 对本品有过敏史者禁用。

2. 出血患者（如血友病、毛细血管脆弱症、消化道出血、咯血、颅内出血、尿路出血、玻璃体积血）禁用。

3. 充血性心力衰竭患者禁用。

4. 孕妇或可能妊娠的妇女禁用。

5. 有出血倾向者、冠状动脉狭窄患者、糖尿病或糖耐量异常患者、重度肝肾功能不全者、血压持续升高的高血压（如恶性高血压）患者、月经期妇女慎用。

【给药途径和剂量】通常，成年人每次0.1g，每天2次。另外，可根据年龄、症状适当增减。

【不良反应】

1. 常见血管扩张引起的头痛、头晕及心悸等，个别患者可出现血压偏高，其次为恶心、呕吐、胃不适、腹胀、腹痛等消化道症状，少数患者有尿频及肝功能、尿素氮、肌酐、尿酸值异常。

2. 过敏症（如皮疹、瘙痒）。

3. 偶有白细胞减少、皮下出血、消化道出血、鼻出血、血尿、眼底出血等报道。

【相互作用】

1. 抗血小板药（如阿司匹林）、抗凝药（如华法林）均与本品产生药理学相互作用。

2. 凡抑制CYP3A4的药物（如地尔硫䓬、红霉素等）都可能使本品的血药浓度升高。

3. 凡抑制CYP2C19的药物（奥美拉唑等）都可能使本品的血药浓度升高。

4. 葡萄柚汁可升高本品血药浓度。

5. 本品合用洛伐他汀可使后者血药浓度上升，前者下降。

【药动学】口服后在肠道内吸收，血浆蛋白结合率超过95%，主要分布于胃、肝脏、肾脏，但在中枢神经系统分布很低，主要代谢产物为环氧化物和环羟化物。健康成年男子单次口服100mg，约3小时后血药浓度达到峰值736.9μg/L，血清半衰期呈二相性，α相为2.2小时，β相为18.0小时。72小时后，给药量的42.7%经尿液、其余经粪便排出。

【观察指标】急性过量可能出现严重头痛、腹泻、低血压、心动过速、心律不齐。

【用药宣教】

1. 食物可能影响本品的吸收，在餐前至少30分钟或餐后2小时服药。

2. 脑梗死患者需在脑梗死症状稳定后开始用药。

3. 本品可影响凝血功能，用药期间更容易出血，应避免受伤，如使用软毛牙刷或电动剃须刀。

4. 冠状动脉狭窄的患者用药期间如果出现严重心动过速，可能诱发心绞痛。应立即就诊，可能需要减量或停药。

依替巴肽

【类别】血小板凝聚抑制剂。

【妊娠安全等级】C。

【作用机制】本品为糖蛋白（GP）Ⅱb/Ⅲa受体（血小板凝血因子Ⅰ受体）拮抗药。通过选择性、可逆性抑制血小板聚集的最终共同通路（血浆凝血是因凝血因子Ⅰ与GPⅡb/Ⅲa结合），可逆转因血栓形成而导致的缺血状态。

【适应证】用于急性冠脉综合征及经皮冠状动脉介入治疗。

【禁用与慎用】对本品过敏者、近30日内有异常活动性出血或有出血倾向史者、未能良好控制的严重高血压（收缩压＞200mmHg或舒张压＞110mmHg）患者、用药前6周内曾接受过较大的外科手术者、有出血性脑卒中史或用药前30日内有脑卒中史者、肾功能不全透析患者禁用。哺乳期妇女慎用。

【给药途径和剂量】

1. 对于肾功能正常的急性冠状动脉综合征患者，推荐的剂量是在诊断后及早快速静脉推注180μg/kg，继之持续静脉滴注每分钟2.0μg/kg，直至出院或开始行冠状动脉旁路移植术（CABG），治疗总时程可达72小时。如患者在用本品时准备接受经皮冠状动脉介入术（PCI），则静脉滴注应持续至出院或PCI术后18～24小时（以短者为准），治疗总时程可达96小时。

2. 肌酐清除率＜50ml/min但不依赖透析的肾功能不全的急性冠状动脉综合征患者，推荐的剂量是诊断后及早快速静脉注射180μg/kg，继之立即持续静脉滴注每分钟1.0μg/kg。

3. 与肝素合用以维持急性冠状动脉综合征患者治疗期间 APTT 值 50～70 秒，PCI 期间目标 ACT 值 200～300 秒。PCI 术后不建议使用肝素。肝素的推荐剂量为体重≥70kg 者，5000U，快速静脉注射，以后 1000U/h 静脉滴注；体重＜70kg 者，60U/kg，快速静脉注射，继后 12U/（h·kg）静脉滴注。

【配伍禁忌】与呋塞米存在配伍禁忌。

【不良反应】

1. 可出现血压降低。

2. 血液：可见瘀斑、血肿、血尿、血小板减少。有报道，可出现股动脉穿刺部位的大出血、胃肠道出血、泌尿生殖道出血、颅内出血。

3. 中枢神经系统：可出现脑卒中，多为非出血性（脑梗死），尤其是心率过快、年龄偏大、曾患前壁心肌梗死、暂时性脑缺血或脑卒中、有糖尿病病史者。

【相互作用】

1. 抗血小板药、溶栓药、肝素、阿司匹林及长期使用其他 NSAID 增加本品出血的风险。

2. 禁与血小板受体 GPⅡb/Ⅲa 抑制剂合用。

【药动学】静脉注射本品后 5 分钟可达血药浓度峰值。静脉给药后 1 小时，可显著抑制血小板功能，作用可持续 2～4 小时。分布容积约为 185ml/kg，总蛋白结合率为 25%。代谢产物脱氨基依替巴肽和极性代谢物均无活性。本品肾脏清除率为 3.79L/h，总体清除率为 55～58L/（kg·h）。肾脏排泄率为 71.4%，经呼吸排泄不到 1%，经粪便排泄不到 1.5%。消除半衰期为 1.13～2.5 小时，本品可经血液透析清除。

【观察指标】血细胞比容、血红蛋白、血小板计数、血清肌酐、凝血酶原时间、活化部分凝血活酶时间，密切监测患者是否出现过度出血或异常出血。

【用药宣教】

1. 接受 PCI 的患者使用本品时应及早移除动脉鞘管，建议在移除动脉鞘管前停用肝素 3～4 小时且达到 APTT 小于 45 秒或 ACT 小于 150 秒的目标值。

2. 尽量减少动静脉穿刺、肌内注射，尽量减少使用导尿管、气管插管和鼻饲管。建立静脉通路时避免选择不可压迫部位，如锁骨下静脉或颈静脉。

3. 如发生不能控制的出血、急性重度血小板减少或血小板计数减少至＜100×10^9/L，应立即停用本品和肝素。

吲哚布芬

【类别】血小板凝聚抑制剂。

【妊娠安全等级】D。

【作用机制】本品抑制 ADP、5-羟色胺、血小板因子 4、β-凝血球蛋白等血小板因子的释放而起抗血小板聚集的作用。吲哚布芬不影响血凝固的血浆参数，只延长出血时间，因而在达到治疗目的后停药可迅速恢复，使异常的血小板功能恢复正常。

【适应证】动脉硬化引起的缺血性心血管病变、缺血性脑血管病变、静脉血栓形成。也可用于血液透析时预防血栓形成。

【禁用与慎用】

1. 对本品过敏者、出血性疾病患者、孕妇禁用。

2. 胃肠道活动性病变患者慎用。

3. 哺乳期妇女使用时应暂停哺乳。

【给药途径和剂量】口服，每日 2 次，每次 100～200mg，饭后口服，65 岁以上老年患者及肾功能不全患者每天以 100～200mg 为宜。

【不良反应】常见消化不良、腹痛、便秘、恶心、呕吐、头痛、头晕、皮肤过敏反应、齿龈出血及鼻出血；少数病例可出现胃溃疡、胃肠道出血及血尿。

【相互作用】应避免与其他抗凝血药或阿司匹林等同时服用。

【药动学】口服吸收迅速。健康成年人口服本品 200mg，约 2 小时后血药浓度达峰值。静脉或肌内注射 200mg，药物迅速分布至全身各组织，5～30 分钟发挥作用。本品血浆蛋白结合率大于 99%，主要在肝脏代谢，75%的药物以葡萄糖醛酸苷形式随尿排泄，部分以原形排出，半衰期为 6～8 小时。

【用药宣教】

1. 餐后服用。

2. 如出现荨麻疹样皮肤过敏反应应立即停药。

四、酶类

尿激酶

【类别】酶类。

【妊娠安全等级】B。

【作用机制】本品为酶类溶血栓药，本身不和纤维蛋白结合，而是直接作用于血块表面的纤溶酶原，使纤溶酶原分子中的精氨酸 560-缬氨酸 561 键断裂，产生纤溶酶，从而使纤维蛋白凝块、纤维蛋白原及前凝血因子Ⅴ和Ⅷ降解，并分解与凝血有关的纤维蛋白堆积物而起作用。

【适应证】本品主要用于血栓栓塞性疾病的溶栓治疗。包括急性广泛性肺栓塞、胸痛6～12小时的冠状动脉栓塞和心肌梗死、症状短于3～6小时的急性期脑血管栓塞、视网膜动脉栓塞和其他外周动脉栓塞症状严重的髂-股静脉血栓形成者。也用于人工心脏瓣膜手术后预防血栓形成，保持血管插管和胸腔及心包腔引流管的通畅等。溶栓的疗效均需后继的肝素抗凝加以维持。

【禁用与慎用】

1. 急性内脏或颅内出血患者、陈旧性脑梗死患者、颅内肿瘤、动静脉畸形、动脉瘤患者、近2个月内接受过颅内或脊髓手术患者、血液凝固异常患者、严重难控制的高血压患者禁用。

2. 接受过组织活检、静脉穿刺、大手术的患者，脑血管病患者、严重胃肠道出血患者、可能出现左心血栓（如二尖瓣狭窄伴心房颤动）的患者、亚急性细菌性心内膜炎患者、继发于肝肾疾病而有出血倾向或凝血障碍的患者、糖尿病性出血性视网膜病变患者、70岁以上老年人、孕妇（尤其近10日内分娩的妇女）、哺乳期妇女慎用。

【给药途径和剂量】

1. 急性脑血栓和脑栓塞、外周动静脉血栓　每天2万～4万U，溶于5%葡萄糖氯化钠注射液或低分子右旋糖酐注射液500ml中静脉滴注，分1～2次给药。疗程为7～10天，剂量可根据病情增减。

2. 急性心肌梗死　每天50万～150万U，溶于0.9%氯化钠注射液或5%葡萄糖注射液50～100ml中，于30～60分钟静脉滴注滴入，剂量可依患者体重及体质情况做调整。冠状动脉输注：急性心肌梗死，20万～100万U，溶于0.9%氯化钠注射液或5%葡萄糖注射液20～60ml中，按每分钟1万～2万U的速度静脉滴入，剂量可依患者体重、体质情况及溶栓效果等情况做调整。导管插入动脉血栓：先以每分钟4000U剂量给药，直到出现顺行性血流后再减量为每分钟2000U，1小时后再减至每分钟1000U，直到动脉内腔血流正常。

3. 肺栓塞　首剂4000U/kg，于30～45分钟滴注完，继以每小时4000U/kg（也有使用100万～150万U的用法）。静脉泵入，持续24～48小时。近年来对大块肺栓塞伴血流动力学紊乱的患者主张大剂量滴注60～120分钟，以迅速改善血流动力学指标，之后维持溶栓24～36小时。重症肺栓塞在血管造影后通过导管溶栓也有成功的报道。

4. 深静脉血栓　急性大块血栓无溶栓禁忌证者，应尽早应用尿激酶溶栓治疗。首剂4000U/kg，于30～45分钟静脉输入，继以每小时4000U/kg（也有使用80万～120万U的用法，剂量还可酌减为60万～80万U）。维持溶栓48～72小时。患者若能耐受，必要时可滴注5～7天。若血栓仍不能溶解，可开始用肝素抗凝治疗。

5. 眼科　每天5000～2万U，疗程为7～10天，剂量可根据病情增减。

【配伍禁忌】本品不宜与羟乙基淀粉、甘露醇、氨甲苯酸、氨甲环酸、柔红霉素、庆大霉素等药物配伍。

【不良反应】

1. 使用较大剂量时，少数患者可有出血现象。轻度出血有皮肤、黏膜、肉眼及显微镜下血尿、血痰、小量咯血、呕血等，严重出血有大量咯血、消化道大出血、腹膜后出血及颅内、脊髓、纵隔内、心包出血等。

2. 过敏反应：少见且表现较轻，如支气管痉挛、皮疹等。偶可见过敏性休克。

3. 发热：尿激酶无抗原性，故发热较少见。

4. 栓子脱落：未完全溶解的栓子脱落并不常见。

5. 再栓塞：溶栓后，由于最初触发血栓的内皮暴露，未完全溶解的血栓残核可再致栓，溶栓药促发血小板活化、溶栓酶促进FVa活化，以及导管促使血管痉挛、血管受损加重等因素，可使溶栓已成功的部位再发生血栓。

6. 冠状动脉血栓在快速溶栓时可产生再灌注综合征或室性心律失常，需紧急处理。

7. 其他：尚可见恶心、呕吐、食欲缺乏、疲倦等表现。

【相互作用】本品与肝素合用时，本品的活性受抑制，可采取每隔2～3小时交替给药的办法以避免。

【药动学】静脉注射尿激酶后，纤溶酶的活性迅速上升，15分钟达高峰，6小时后仍在升高；纤维蛋白原约降至1000mg/L，24小时后方缓慢回升至正常。尿激酶在肝脏中代谢，其体内半衰期约为20分钟，肝功能不全患者的半衰期有所延长。少量药物随胆汁和尿液排出体外。

【观察指标】活化部分凝血活酶时间、凝血酶原时间、凝血酶时间、血小板计数、血细胞比容、优球蛋白溶解时间。

【用药宣教】

1. 用药后容易出血，应避免受伤（如使用软毛牙刷和电动剃须刀）。

2. 动脉穿刺给药结束后，在穿刺局部加压至少30分钟，并用无菌绷带和敷料加压包扎，以免出血。

重组链激酶

【类别】酶类。

【妊娠安全等级】X。

【作用机制】重组链激酶与纤溶酶原以1∶1的分子比结合成复合物，然后把纤溶酶原激活成纤溶酶，纤溶酶催化血栓主要基质纤维蛋白水解，从而使血栓溶解，血管再通；同时重组链激酶的溶栓作用因纤维蛋白的存在而增强，因此重组链激酶能有效特异地溶解血栓或血块，能治疗以血栓形成为主要病理变化的疾病。

【适应证】急性心肌梗死等血栓性疾病。

【禁用与慎用】

1. 对本品过敏者禁用。

2. 2周内有出血、手术、外伤史、心肺复苏或不能实施压迫止血的血管穿刺患者禁用。

3. 近期有溃疡病史、食管静脉曲张、溃疡性结肠炎者禁用。

4. 出血性视网膜病变患者、未控制的高血压（血压≥180/110mmHg以上）或疑为主动脉夹层者、凝血障碍及出血性疾病患者禁用。

5. 重度肝肾功能不全的患者、近期链球菌感染者禁用。

6. 二尖瓣狭窄合并心房颤动伴左心房血栓者、感染性心内膜炎患者禁用。

7. 10天内曾做手术或有外伤（包括创伤性活检、胸腔穿刺、心脏按压、动脉穿刺等）者慎用。

8. 有溃疡性结肠炎病史或憩室炎者慎用。

9. 凝血障碍（如凝血因子缺乏、严重血小板减少等）者慎用。

10. 有心房颤动或心内血栓者慎用。

11. 严重高血压（舒张压≥110mmHg）慎用。

12. 产后10天内慎用。

13. 对其他溶栓药过敏者慎用。

【给药途径和剂量】急性心肌梗死静脉溶栓治疗：一般推荐本品150万U溶解于5%葡萄糖溶液100ml，静脉滴注1小时。急性心肌梗死溶栓治疗应尽早开始，争取发病12小时内开始治疗。对于特殊患者（如体重过低或明显超重），医生可根据具体情况适当增减剂量（按2万U/kg体重计）。

【配伍禁忌】链激酶不宜与氨甲环酸、比伐卢定等药物配伍。

【不良反应】发热、寒战、恶心呕吐、肩背痛、过敏性皮疹；本品静脉滴注时可发生低血压，如血压下降应减慢滴注速度；过敏性休克罕见。

【相互作用】与阿司匹林同时使用治疗急性心肌梗死具有良好的效果。同时事先使用抗凝剂或右旋糖酐，可增加出血危险。

【药动学】静脉给药，本品进入体内后迅速分布于全身，15分钟后分布在肝（34%）、肾（12%）和胃肠（7.3%），在血浆中的浓度呈指数衰减。从血浆中的消除有快慢两个时相，半衰期分别为5～30分钟和83分钟，主要从肝脏经胆道排出，仍保留生物活性。

【观察指标】用药前须监测链激酶抗体值。

【用药宣教】同“尿激酶”。

阿替普酶

【类别】酶类。

【妊娠安全等级】X。

【作用机制】本品可通过其赖氨酸残基与纤维蛋白结合，并激活与纤维蛋白结合的纤溶酶原转变为纤溶酶，这一作用比阿替普酶激活循环中的纤溶酶原显著增强。由于阿替普酶选择性地激活纤溶酶原，因而不产生应用链激酶时常见的出血并发症。对于急性心肌梗死，静脉使用阿替普酶可使阻塞的冠状动脉再通。

【适应证】

1. 用于急性心肌梗死和肺栓塞。

2. 用于急性缺血性脑卒中、深静脉血栓及其他血管疾病。用于动静脉瘘血栓形成。

【禁用与慎用】

1. 禁用于以下患者

（1）对本品、庆大霉素（生产中痕量残留）过敏者。

（2）有高危出血倾向者。包括目前或近6个月内有明显的出血疾病、已知出血体质、接受有效口服抗凝治疗（如INR＞1.3）、显著的或近期严重的出血、有颅内出血史或疑似颅内出血、疑似蛛网膜下腔出血或因动脉瘤导致的蛛网膜下腔出血、有中枢神经系统病变史或创伤史、近10日内曾进行有创心外按压、近10日内分娩、近10日内曾进行非压力性血管穿刺、严重未控制的高血压、细菌性心内膜炎或心包炎、急性胰腺炎、近3个月内有胃肠溃疡史、食管静脉曲张、动脉瘤或有动静脉畸形史、出血倾向的肿瘤、严重肝病、近3个月内有严重创伤或大手术者。

2. 用于治疗急性心肌梗死、急性大面积肺栓塞时的补充禁忌：①有出血性脑卒中或不明原因的脑卒中病史者。②近 6 个月内有缺血性脑卒中或短暂性脑缺血发作病史（4.5 小时内发生的缺血性脑卒中除外）者。

3. 用于治疗急性缺血性脑卒中时的补充禁忌：①缺血性脑卒中症状发作已超过 4.5 小时且尚未开始静脉滴注治疗或无法确知症状发作时间者。②开始治疗前神经功能缺陷轻微或症状迅速改善者。③经临床或影像学检查评定为严重脑卒中者。④脑卒中发作时伴癫痫发作者。⑤CT 扫描显示有颅内出血迹象者。⑥CT 扫描显示无异常，但疑似有蛛网膜下腔出血者。⑦48 小时内曾使用肝素且凝血酶原时间高于正常值上限者。⑧有脑卒中史并伴有糖尿病者。⑨近 3 个月内有脑卒中发作者。⑩血小板计数低于 100×10^9/L 者。⑪收缩压高于 185mmHg 或舒张压高于 110mmHg，或需静脉给药控制血压者。⑫血糖低于 50mg/dl 或高于 400mg/dl 者。⑬18 岁以下儿童。⑭80 岁以上老年人。

4. 较小的近期损伤（如活组织检查、主要血管穿刺、肌内注射）、复苏心脏按压患者、收缩压高于 160mmHg 的患者慎用。

【给药途径和剂量】

1. 将 50mg 的阿替普酶溶解为 1mg/ml 的浓度，注射给药。

2. 静脉滴注：将阿替普酶 100mg 溶于 0.9%氯化钠注射液 500ml 中，在 3 小时内按以下方式滴完，即前 2 分钟先注入阿替普酶 10mg，以后 60 分钟内滴入 50mg，最后 120 分钟内滴完余下的 40mg。

3 负荷给药法（front loading）：总剂量为 100mg，先弹丸（bolus）注射 15mg，然后 30 分钟内再静脉滴注 50mg，接着 1 小时内静脉滴注剩余 35mg。

4. 按体重法：先静脉弹丸注射 15mg，接着 30 分钟静脉滴注 0.75mg/kg，然后 1 小时内静脉滴注 0.5mg/kg。

5. 二次弹丸法（two bolus）：总量 100mg，分 2 次静脉弹丸注射，间隔 30 分钟，此方法可有 88% 的再通率。

【配伍禁忌】阿替普酶不宜与 10%葡萄糖、5%葡萄糖、氨甲苯酸、氨甲环酸、肝素、硝酸甘油、利多卡因等药物配伍。

【不良反应】

1. 出血最常见　与溶栓治疗相关的出血类型有胃肠道、泌尿生殖道、腹膜后或颅内的出血，浅层的或表面的出血主要出现在侵入性操作的部位（如静脉切口、动脉穿刺、近期做了外科手术的部位）。

2. 心血管系统

（1）心律失常：使用阿替普酶治疗急性心肌梗死时，血管再通期间可出现再灌注心律失常，如加速性室性自主心律、心动过缓或室性期前收缩等。这些反应通常为良性，通过标准的抗心律失常治疗可以控制，但有可能引起再次心肌梗死和梗死面积扩大。心律失常的发生率和静脉滴注链激酶时相似。

（2）血管再闭塞：血管开通后，需继续用肝素抗凝，否则可能再次形成血栓，造成血管再闭塞。有报道用阿替普酶进行溶栓治疗后发生了胆固醇结晶栓塞。

3. 中枢神经系统　可出现颅内出血、癫痫发作。

4. 泌尿生殖系统　有报道用药后立即出现肾血管肌脂瘤引起的腹膜后出血。

5. 骨骼肌肉系统　可出现膝部出血性滑膜囊炎。

6. 其他　过敏反应。

【相互作用】

1. 与其他影响凝血功能的药物（包括醋硝香豆素、茴茚二酮、双香豆素、苯茚二酮、华法林、肝素）同用时，会显著增加出血的危险性。

2. 与依替巴肽合用时，由于附加的抗凝作用，使出血的危险性增加。

3. 硝酸甘油可增加肝脏的血流量，从而增加阿替普酶的清除率，使阿替普酶的血药浓度降低、冠状动脉的再灌注减少、再灌注时间延长、再闭塞增多。

【药动学】本品经静脉注射后迅速自血中消除，用药 5 分钟后，总药量的 50%自血中消除；用药 10 分钟后，体内剩余药量仅占总给药量的 20%；用药 20 分钟后，则剩余 10%。阿替普酶主要在肝脏代谢。

【观察指标】用于治疗急性缺血性脑卒中时，治疗过程中应监测血压且需延长至 24 小时。

【用药宣教】

1. 用药后容易出血，应避免受伤（如使用软毛牙刷和电动剃须刀）。

2. 用药期间如果出现严重过敏反应（如血管神经性水肿）、潜在的出血（尤其是脑出血），需及时停药，并采取适当的治疗。

3. 治疗缺血性脑卒中时，给药期间及停药后 24 小时内需监测血压，如果收缩压高于 180mmHg 或舒张压高于 105mmHg，建议静脉给予抗高血压药。

重组人 TNK 组织型纤溶酶原激活剂

【类别】溶栓药。

【适应证】用于发病 6 小时以内的急性心肌梗死患者的溶栓治疗。

【作用机制】本品可直接激活纤溶酶原转化为纤溶酶。当静脉给药时，其在循环系统中表现出相对非活性状态，与纤维蛋白结合后被激活，诱导纤溶酶原转化为纤溶酶，导致纤维蛋白降解和血块溶解。

【禁用与慎用】

1. 禁用于对本品任何成分有过敏史的患者。

2. 以下情况禁用本品：活动性内出血、脑血管意外病史，2 个月内颅内、椎管内手术或创伤；近期头部创伤、颅内肿瘤、动静脉畸形或动脉瘤、出血体质、严重的未得到控制的高血压、目前或过去 6 个月中有明显的出血性疾病，过去 2 个月内有大手术、实质器官活检或严重创伤（包括与本次急性心肌梗死相关的任何创伤），最近（2 周内）曾进行较长时间（＞2 分钟）的心肺复苏、急性胰腺炎、活动性消化性溃疡、出血性卒中病史或不明原因的卒中病史、过去 6 个月内缺血性卒中或短暂性脑缺血发作（TIA）病史、动脉瘤性蛛网膜下腔出血或疑有蛛网膜下腔出血。

3. 以下情况慎用本品：近期进行过大手术（如冠状动脉旁路移植手术）、分娩、活组织检查、无法压迫部位的血管穿刺、肌内注射及复苏的心脏按压；脑血管疾病；近期有胃肠道或泌尿生殖器官出血（10 天内）；近期有创伤；肌内注射（2 天内）；收缩压≥180mmHg 和（或）舒张压≥110mmHg；左心腔有血栓的可能性高，如心房颤动引发的二尖瓣狭窄；急性心包炎；亚急性细菌性心内膜炎；凝血障碍，包括由严重肝病或肾病引起的凝血障碍；严重肝功能障碍，包括肝衰竭、肝硬化、门静脉高压（食管静脉曲张）及活动性肝炎；动脉瘤或已知的动脉/静脉畸形；具有高出血风险的肿瘤、糖尿病出血性视网膜病或其他出血性眼病；严重感染部位的感染性血栓性静脉炎或动静脉套管闭塞；老年患者（＞75 岁）；体重＜50kg；近期或正在口服抗凝药，如华法林；近期使用过 GP Ⅱb/Ⅲa 拮抗剂；任何其他有严重危害的出血或因部位特别而难以处理的出血；可能导致出血的其他疾病；痴呆。

【给药途径和剂量】单次给药 16mg。将本品用 3ml 无菌注射用水溶解后，弹丸式静脉注射给药，在 5～10 秒完成注射。本品粉针剂加入无菌注射用水后轻轻摇动至完全溶解，不可剧烈摇荡，以免溶液产生泡沫，降低疗效。本品溶解后应马上使用。

【配伍禁忌】本品禁止与其他药物混合。

【不良反应】主要不良反应为出血。

【相互作用】

1. 同时使用肝素、抗血小板药物可能会增加本品的出血风险。当发生严重出血时，应立即停用肝素和抗血小板药物。可用鱼精蛋白逆转肝素的影响。

2. 在本品的临床研究中，没有同时使用本品和华法林或 GP Ⅱb/Ⅲa 拮抗剂的经验。在应用本品治疗前、治疗同时或治疗后使用抗凝药（如维生素 K 拮抗剂）和血小板聚集抑制剂（如 GP Ⅱb/Ⅲa 拮抗剂）很可能增加出血风险。

【药动学】健康受试者单剂量静脉注射本品后 C_{max}、血药浓度和 AUC 与给药剂量之间存在明显的线性关系，消除半衰期为 147～224 分钟，表观分布容积为 3000～4000ml，提示本品只分布在血液中。本品主要由肝脏代谢。

【观察指标】用药期间监测患者血压、心电图、出血的症状和体征。

【用药宣教】使用本品后应避免受伤、出血。

降纤酶

【类别】酶类。

【作用机制】降纤酶是从长白山白眉蝮蛇（agkistrodon halys）或尖吻蝮蛇（agkistrodon acutus）蛇毒中提取的丝氨酸蛋白酶（serine protease）单成分制剂。其有降低血浆纤维蛋白原、降低血液黏度和抗血小板聚集的作用。降纤酶作用于纤维蛋白原的α链，使之释放出 A 肽（这与血液中的凝血酶相似），但不作用于β链，对凝血因子Ⅷ无作用，不会使纤维蛋白交联成不溶性凝块。这种纤维蛋白不稳定，极易被血管内皮细胞释放的蛋白水解酶-纤溶酶降解，从循环系统中清除。所以，降纤酶极其重要的特点是不会像凝血酶那样引起凝血，而是降低血浆中纤维蛋白原的浓度，起到抗凝作用。用药后，血浆纤维蛋白原浓度随剂量的增加而减少（但对血小板计数和功能、出血时间几乎无影响）。降纤酶还促使阿替普酶（t-PA）由内皮细胞释放，并加强其活性；减少纤溶酶原激活剂抑制因子（PAI）的数量，并降低其活性；使纤溶酶原转化为活性的纤溶酶；降低全血黏度，抑制红细胞凝集，使血管阻力下降，改善微循环，使红细胞通过时间缩短，达到疏通血管、溶解血栓的作用。

【适应证】急性脑梗死，包括脑血栓、脑栓塞，短暂性脑缺血发作，以及脑梗死再复发的预防。心肌梗死、不稳定型心绞痛及心肌梗死再复发的预防。四肢血管病，包括股动脉栓塞、血栓闭塞性脉管炎、雷诺病。血液呈高黏状态、高凝状态、血栓前状态。突发性耳聋。肺栓塞。

【禁用与慎用】

1. 对本品有过敏史者禁用。
2. 有出血倾向或出血疾病史者禁用。
3. 近期接受过手术的患者禁用。
4. 严重肝、肾功能不全者禁用。
5. 乳头肌断裂、心室中隔穿孔、心源性休克、多器官功能衰竭患者禁用。
6. 有药物过敏史者、有消化性溃疡史者、脑血栓后遗症患者、70岁以上老年人、孕妇、哺乳期妇女慎用。

【给药途径和剂量】

1. *急性发作期*　每次10U，持续滴注1小时以上，每天1次，连用2～3天。
2. *非急性发作期*　每次5～10U，持续滴注1小时以上，每天或隔日1次。2周为1个疗程。

【配伍禁忌】降纤酶不宜与氨甲苯酸、氨甲环酸等药物配伍。

【不良反应】个别患者用药后可能出现少量瘀斑、鼻出血或牙龈出血，或有一过性GOT或GPT轻度上升，停药后自行消失。

【相互作用】使用本品应避免与水杨酸类药物（如阿司匹林）合用。抗凝血药可加强本品作用，引起意外出血；抗纤溶药可抵消本品作用，禁止联用。

【药动学】尚不明确。

【观察指标】纤维蛋白原、出血时间、凝血时间、凝血酶原时间、凝血酶时间。

活化部分凝血活酶时间凝血因子Ⅱ、Ⅴ、Ⅶ、Ⅹ、Ⅷ、Ⅸ、Ⅺ、Ⅻ的活性。

【用药宣教】

1. 经静脉滴注给药，滴注时间通常在1小时以上。滴注速度过快可能出现胸痛、心悸等反应。
2. 用药后可能有出血或止血延缓现象。用药期间需进行出血及凝血功能检查，一旦出现出血或疑似出血，立即告知医生。
3. 用药后避免进行星状神经节封闭、动脉或深部静脉穿刺检查或治疗，以免引起血肿。浅表静脉穿刺部位有止血延缓现象发生时，可以采用压迫止血法。

纤溶酶

【类别】酶类。

【妊娠安全等级】D。

【作用机制】本品酶可使纤维蛋白分解成纤维蛋白降解物，而使纤维蛋白溶解。

【适应证】用作血栓性疾病和抗凝疗法的辅助剂。

【禁用与慎用】

1. 皮试阳性反应者禁用。
2. 有凝血机制障碍、出血倾向者禁用。
3. 严重肝、肾功能不全者禁用。
4. 活动性肺结核空洞患者禁用。
5. 消化性溃疡患者禁用。
6. 孕妇禁用。
7. 哺乳期妇女使用时应暂停哺乳。

【给药途径和剂量】

1. *预防用*　治疗高凝血状态时，每次100单位，加到250ml 0.9%氯化钠注射液或5%葡萄糖注射液中，以每分钟45～50滴的速度进行静脉滴注，每日1次。14天为1个疗程。
2. *治疗用*　若患者一般状况较好，除第一次使用100单位外，以后可每日使用1次，每次用200～300单位，加到500ml 0.9%氯化钠注射液或5%葡萄糖注射液中稀释进行静脉滴注，7～10天为1个疗程。若患者一般状况较差，除第一次使用100单位外，以后可隔日用200单位进行静脉滴注，一个疗程仍为7～10天。

【配伍禁忌】本品不宜与氨甲苯酸、氨甲环酸、硫喷妥钠等药物配伍。

【不良反应】发热、出血、恶心、呕吐、心动过速、低血压、眩晕、头痛、肌痛、黄疸、过敏反应等。

【相互作用】尚不明确。

【药动学】尚不明确。

【观察指标】

1. 如出现血尿或皮下出血点，应立即停药，并对症治疗。
2. 如血小板低于80×10^9/L，应停药观察。
3. 本品静脉给药不宜超过一次300U，过量使用易引起凝血系统的代谢紊乱，造成出血风险。

【用药宣教】

1. 儿童慎用。

2. 老年人用药的安全性尚不明确，用药时须严密观察。

蚓激酶

【类别】酶类。

【妊娠安全等级】D。

【作用机制】本品能在生理条件下将血液中的纤维蛋白直接降解并将纤溶酶原激活为纤溶酶，加速血栓的溶解。动物实验表明，其还具有抑制血小板黏附，降解纤维蛋白原、凝血酶原及FⅧ的作用。蚓激酶可降低纤维蛋白原含量、缩短优球蛋白溶解时间、降低全血黏度及血浆黏度、增加t-PA（组织型纤溶酶原激活物）活性、降低纤维蛋白溶血酶原激活物抑制活性、增加纤维蛋白降解产物等。

【适应证】用于血栓性疾病，尤其是伴纤维蛋白原增高及血小板聚集率增高的患者。用于缺血性心脑血管疾病，可改善症状、防止病情发展。

【禁用与慎用】有出血倾向者慎用。

【给药途径和剂量】口服，饭前30分钟服用，一次2片，每日3次，或遵医嘱。

【不良反应】个别患者出现头痛、皮疹、皮肤瘙痒，嗜酸性粒细胞增高，消化道反应（如恶心、呕吐、胃部不适、稀便次数增多、便秘等）。

【相互作用】尚不明确。

【药动学】静脉注射 ^{125}I 标记的本品后，体内血药浓度6小时后接近于零，瞬时尿排出测定18小时后趋于零，即使大剂量在体内停留时间也不会超过24小时。表明长期服用不会在体内蓄积。蚓激酶口服易吸收，服药后40～80分钟即可发挥药理作用，其半衰期为1.5～2.5小时。

【用药宣教】餐前30分钟用药。服药时完整吞服，不要咀嚼。

尤瑞克林

【类别】抗血栓形成药。

【作用机制】本品自人尿液中提取得到的蛋白水解酶，能将激肽原转化为激肽和血管舒张素，体外研究显示尤瑞克林对离体动脉具有舒张作用，并可抑制血小板聚集、增强红细胞变形能力和氧解离能力。

【适应证】主要用于轻、中度急性血栓性脑梗死的治疗。

【禁用与慎用】

1. 对本品及本品中任一成分过敏者禁用。

2. 脑出血及其他出血性疾病的急性期患者禁用。

3. 过敏体质或有药物过敏史者慎用。

【给药途径和剂量】本品应在起病48小时内开始用药。每次0.15PNA单位，溶于50ml或100ml 0.9%氯化钠注射液中，静脉滴注时间不少于50分钟，可根据患者情况增加溶媒和（或）减慢滴速，每日1次，3周为1个疗程。

【配伍禁忌】本品禁止与其他药物混合。

【不良反应】

1. 心血管系统　胸闷、伴发心绞痛、心悸（包括心慌）、皮肤潮红、血压下降。

2. 神经系统　头痛、出汗、头晕、乏力。

3. 消化系统　恶心、呕吐、腹泻、上消化道出血。

4. 全身性　发热。

5. 注射局部　注射部位红、痒、痛。

6. 其他　结膜充血、剧烈咳嗽、皮疹。

【相互作用】本品与血管紧张素转换酶抑制剂（ACEI）类药物有协同降血压作用，合并用药可能导致血压急剧下降。

【药动学】健康成年人30分钟静脉滴注后血药浓度迅速下降，C_{30min}、$AUC_{0\sim180min}$ 与给药剂量呈正相关性，半衰期为156～197分钟；间隔24小时多次给药，体内药动学参数无变化。

【观察指标】使用期间需定期监测血压。

【用药宣教】

1. 本品溶解后应立即使用。

2. 开始滴注时速度不宜过快，在前15分钟内应缓慢滴注，并密切观察患者的血压及生命体征。如使用过程中出现血压明显下降，应立即停止输注本品，并做升压处理。

3. 滴注时间不少于50分钟。

五、直接凝血酶抑制剂

阿加曲班

【类别】直接凝血酶抑制剂。

【妊娠安全等级】C。

【作用机制】本品具有高选择性，能可逆性直接抑制凝血酶的活性，能迅速和循环中游离的及血凝块中的凝血酶结合，产生抗凝作用。

【适应证】用于发病48小时内的缺血性脑梗死急性期患者的神经症状（运动麻痹）、日常活动（步行、起立、坐位、饮食）的改善。

【禁用与慎用】

1. 对本品有过敏史者禁用。

2. 出血患者（有难以止血的风险）禁用。

3. 脑栓塞或有脑栓塞风险的患者（有引起出血性脑梗死的风险）禁用。

4. 伴严重意识障碍的心源性脑梗死患者（有引起出血性脑梗死的风险）禁用。

5. 有出血风险（包括消化性溃疡、内脏肿瘤、消化道憩室炎、大肠炎、亚急性细菌性心内膜炎、有脑出血史、血小板减少、严重高血压、严重糖尿病、术后）的患者（有引起出血的风险）、严重肝功能不全者（有血药浓度升高的风险）慎用。

【给药途径和剂量】

1. 本品供持续输注。给药前，先将注射剂配制成1mg/ml的溶液，稀释液采用0.9%氯化钠注射剂、5%右旋糖酐注射剂或乳酸林格液均可。配制时，要反复倒转瓶子数分钟，使本品充分溶化。配制好的溶液室温下可保持稳定 24 小时，置冰箱中可保持48小时。

2. 防治HIT患者的血栓形成，开始给予每分钟2μg/kg，静脉滴注，同时监测APTT。在治疗后1～3 小时，常可达较稳定的抗凝效果。在开始输入阿加曲班和（或）调整剂量后2小时，应当测定APTT，并证实其达到靶值（1.5～3倍的基础值，但不要超过100秒）。根据临床调整速度时，不要大于每分钟100μg/kg。

3. 在使用治疗后，可继续接用华法林。

4. 对出现肝素诱发血小板减少的患者，应先停用肝素治疗，并测基础的APTT值，推荐剂量为首先以阿加曲班每分钟 2μg/kg 静脉滴注，此后根据APTT值调整剂量，最大不超过每分钟10μg/kg。对于中度肝功能不全患者，首先以每分钟0.5μg/kg静脉滴注，此后根据APTT值调整剂量。

【配伍禁忌】阿加曲班可以用0.9%氯化钠、5%葡萄糖等注射液配伍。

【不良反应】常见的有各种不同的出血、呼吸困难、低血压、发热、腹泻、脓毒症、房室传导阻滞、恶心、室性心动过速、疼痛、尿路感染和呕吐。过敏反应的发生率为14%。以阿加曲班治疗不稳定型心绞痛患者停药后可出现心绞痛，及时给予阿司匹林可避免。

【相互作用】

1. 与华法林合用可能发生药动学相互作用，使凝血酶原时间延长。

2. 合用其他抗凝药均可增加出血的危险性。

【药动学】在静脉滴注阿加曲班每分钟40μg/kg以内时，剂量与血药浓度呈线性关系。作用出现迅速，约30分钟即出现。在给药2小时后血药浓度达峰值。持续静脉滴注在1～3小时血药浓度达稳态。阿加曲班在体内分布容积是174ml/kg，主要是在细胞外分布，它的血浆蛋白结合率为54%。阿加曲班主要是在肝脏代谢，约65%被代谢为4个代谢产物。原药比主要代谢产物的抗凝活性强3～5倍，其他3个代谢产物在尿中含量甚低，在血浆和粪中未检测出。阿加曲班主要是通过胆汁从粪便中排出，健康志愿者的清除半衰期为40～50分钟。

【观察指标】

1. 用于缺血性脑梗死时，应进行计算机断层扫描监测是否出血。

2. 监测血红蛋白、血细胞比容。

【用药宣教】停用本品 2～4 小时抗凝血参数可恢复至用药前水平；肝功能损害可延长抗凝血作用的反转（长于4小时）。

达比加群酯

【类别】直接凝血酶抑制剂。

【妊娠安全等级】C。

【作用机制】达比加群酯作为小分子前体药物，未显示任何药理学活性。口服给药后，达比加群酯可被迅速吸收，并在血浆和肝脏经由酯酶催化水解转化为达比加群。达比加群是强效、竞争性、可逆性、直接凝血酶抑制剂，也是血浆中的主要活性成分。

【适应证】预防存在以下一个或多个危险因素的成年人非瓣膜性房颤患者的卒中和全身性栓塞（SEE）。

1. 先前曾有卒中、短暂性脑缺血发作或全身性栓塞。

2. 左室射血分数＜40%。

3. 伴有症状的心力衰竭，纽约心脏病协会（NYHA）心功能分级≥2级。

4. 年龄≥75岁。

5. 年龄≥65岁，且伴有以下任一疾病：糖尿病、冠心病或高血压。

【禁用与慎用】

1. 对本品过敏者禁用。

2. 重度肾功能不全（Ccr＜30ml/min）者禁用。

3. 显著的活动性出血患者禁用。

4. 植有人工心脏瓣膜者禁用。

5. 可能影响存活时间的肝功能不全或肝病患者禁用。

6. 有显著大出血风险的病变或状况（如当前或近期消化性溃疡，高出血风险的恶性赘生物，近期脑或脊髓损伤，近期脑、脊髓或眼部手术，近期颅内出血，已知或疑似食管静脉曲张，动静脉畸形，血管动脉瘤，脊柱内或脑内血管异常）的患者禁用。

7. 出血风险增加的患者慎用。

8. 有手术高死亡风险和存在血栓栓塞事件的内在风险因素的患者慎用。

【给药途径和剂量】口服，应用水整粒吞服，餐时或餐后服用均可。请勿打开胶囊。成年人的推荐剂量为每日口服 300mg，即每次 1 粒 150mg 的胶囊，每日两次。应维持长期的治疗。

【不良反应】

1. 常见的不良反应为出血，包括颅内出血、胃肠道出血和胃肠道不良反应，少见过敏反应。

2. 胃肠道不良反应包括消化不良（包括腹部上层痛、腹痛、腹部不适、上腹不适）和类胃炎综合征（包括胃食管反流、食管炎、糜烂性胃炎、胃出血、出血性胃炎、消化道出血、消化性溃疡）。过敏反应包括荨麻疹、皮疹和皮肤瘙痒。

3. 上市后不良反应为血管神经性水肿。

【相互作用】

1. 本品和强效的 P 糖蛋白诱导剂（如利福平）同时使用，导致本品系统暴露量减少。

2. 本品与 P 糖蛋白抑制剂合用，达峰时间、终末 $t_{1/2}$ 与平均滞留时间不受影响。与决奈达隆、酮康唑、维拉帕米、胺碘酮、奎尼丁合用，本品全身暴露量增加；与克林霉素合用对本品的暴露量无影响。

3. 本品与半衰期＞12 小时的 NSAID 同时使用时建议密切监测出血情况。

4. 不建议本品与以下药物（如静脉用普通肝素和肝素衍生物、低分子量肝素、磺达肝癸钠、地西卢定、血栓溶解剂、血小板糖蛋白Ⅱb/Ⅲa 受体拮抗剂、氯吡格雷、噻氯匹定、右旋糖酐、磺吡酮、维生素 K 拮抗剂）合用。

【药动学】口服给药后，本品迅速且完全转化为达比加群。前体药物达比加群酯通过酯酶催化水解形成有效成分达比加群是主要代谢反应。本品口服给药后达比加群的绝对生物利用度约为 6.5%。健康志愿者口服本品后，达比加群在血浆中的药动学特点表现为血药浓度迅速增高，给药后 0.5～2.0 小时达到峰浓度。

【观察指标】

1. 监测全血细胞计数。

2. 用药前及用药期间根据临床指征定期监测肾功能，如疑似出现肾功能下降，应增加监测频率。

3. 必要时可监测活化部分凝血活酶时间、Ecarin 凝血时间（ECT）或凝血酶时间（TT），以评估抗凝活性。

【用药宣教】

1. 食物不影响达比加群酯的疗效，进餐时或餐后服药都可以。如果出现胃肠道不良反应，建议在进餐时服药。

2. 如果漏服药物，应尽快补服；如距离下一次给药时间不足 6 小时，则无须再补服。

3. 用水送服完整药物。咀嚼、弄碎或打开胶囊可能增加药物暴露量，引起毒副作用。

4. 过早停用达比加群酯，可能增加发生血栓的风险，不要擅自停药。

5. 有生育能力的妇女用药期间采取避孕措施。

6. 用药期间会更容易出血，应避免受伤。如果不小心跌倒、受伤或撞到头部，即使感觉良好，也应及时就诊。

六、直接Ⅹa 因子抑制剂

阿哌沙班

【类别】直接Ⅹa 因子抑制剂。

【妊娠安全等级】C。

【作用机制】本品为一种口服的选择性活化Ⅹ因子抑制剂，能预防血栓，但出血的不良反应低于老药华法林，用于接受过臀部或膝部置换手术患者的血栓预防。

【适应证】用于髋关节或膝关节择期置换术的成年患者，预防静脉血栓栓塞事件（VTE）。

【禁用与慎用】

1. 对本品过敏者禁用。

2. 临床明显活动性出血患者禁用。

3. 伴凝血异常和临床相关出血风险的肝病患者禁用。

4. 轻、中度肝功能损害（Child Pugh 分级为 A 级或 B 级）者（包括 ALT/ AST＞2×ULN 或总胆红素≥1.5×ULN）慎用。

5. 重度肾功能损害（肌酐清除率为 15～29ml/min）者慎用。

6. 有以下出血风险的患者慎用：先天性或获得

性出血疾病、活动性胃肠道溃疡疾病、细菌性心内膜炎、血小板减少、血小板功能异常、有出血性卒中史、未控制的重度高血压、近期接受脑或脊柱或眼科手术。

【给药途径和剂量】

1. 用于非瓣膜性心房颤动患者降低卒中和血栓的风险：口服，每次 5mg，每天 2 次。年龄≥80 岁、体重≤60kg 或肌酐≥1.5mg/dl 者降低至每次 2.5mg，每天 2 次。原服用 5mg 剂量者，如同时服用 CYP3A4 和 P 糖蛋白强效抑制剂（如酮康唑、伊曲康唑、利托那韦、克拉霉素），降低剂量至每次 2.5mg，每天 2 次。服用 2.5mg 剂量者避免服用 CYP3A4 和 P 糖蛋白强效抑制剂。

2. 用于预防接受全膝关节置换术、全髋关节置换术的患者并发静脉血栓栓塞：口服，每次 2.5mg，每天 2 次，术后 12～24 小时开始服用，全膝关节置换术者疗程 21 天，全髋关节置换术者疗程 35 天。

【不良反应】在一项Ⅱ期临床试验和三项Ⅲ期临床试验中评价了阿哌沙班的安全性，这些试验中共有 5924 例接受下肢骨科大手术（择期髋关节置换术或膝关节置换术）的患者，服用阿哌沙班 2.5mg，每日 2 次，最长接受 38 天的治疗。接受每日两次阿哌沙班 2.5mg 治疗的患者中，共计有 11% 发生了不良反应。与其他抗凝药物一样，当存在相关的危险因素，如易导致出血的器官损伤时，阿哌沙班治疗过程中可能出现出血。常见的不良反应包括贫血、出血、瘀青及恶心。应结合手术背景对不良反应做出解释。与其他抗凝药物一样，阿哌沙班可能会引起一些组织或器官隐性或显性出血风险升高，从而可能导致出血后贫血。由于出血部位、程度或范围不同，出血的体征、症状和严重程度将有所差异。

【相互作用】

1. 强效 CYP3A4 与 P 糖蛋白双重抑制剂，可明显升高本品的血药浓度。

2. 强效 CYP3A4 诱导剂，可明显降低本品的血药浓度。

3. 与阿司匹林、抗血小板药、溶栓药、肝素合用，长期使用 NSAID，可使出血的风险升高。

【观察指标】用药前应监测肾功能、肝功能，以后至少每年监测 1 次。

【用药宣教】

1. 第一次服药建议在手术后 12～24 小时。如果不小心漏服，尽快补服，如果第 2 天才想起，则不要再补服。

2. 如果有吞咽困难，可以将药片压碎与水或 5%葡萄糖溶液、苹果汁、苹果酱等混合后及时服用，或与 60ml 水、5%葡萄糖溶液混合后经鼻饲管给药。药物与水、5%葡萄糖溶液、苹果汁和苹果酱混合后在 4 小时内稳定，尽快服用。

3. 过早停药可能增加发生血栓的风险。严格遵医嘱用药，不要擅自停用。

磺达肝癸钠

【类别】直接Ⅹa 因子抑制剂。

【妊娠安全等级】B。

【作用机制】本品为人工合成的、活化因子Ⅹ选择性抑制剂。

【适应证】

1. 本品用于进行下肢重大骨科手术如髋关节骨折、重大膝关节手术或者髋关节置换术等患者，预防静脉血栓栓塞事件的发生。

2. 用于无指征进行紧急（＜120 分钟）侵入性治疗（PCI）的不稳定型心绞痛或非 ST 段抬高心肌梗死（UA/NSTEMI）患者的治疗。

3. 用于使用溶栓或初始不接受其他形式再灌注治疗的 ST 段抬高心肌梗死患者的治疗。

【禁用与慎用】对本品过敏、具有临床意义的活动性出血、急性细菌性心内膜炎、肌酐清除率＜20ml/min 的严重肾功能不全患者禁用。

【给药途径和剂量】

1. 本品推荐剂量为 2.5mg，1 次/日，术后皮下注射。初始剂量应在手术结束后 6 小时给予，并且需在确认已止血的情况下。治疗应持续到静脉血栓栓塞风险消失以后，通常到患者可以下床活动，至少在手术后 5～9 天。临床经验显示，进行髋关节骨折手术的患者，发生静脉血栓栓塞的危险将持续至手术后 9 天以上。对于这些患者，应考虑将本品的使用时间再延长 24 天。

2. 在进行重大骨科手术的患者中，对于那些年龄＞75 岁和（或）体重＜50kg 和（或）Ccr 为 20～50ml/min 的肾功能不全患者，应严格遵循本品的首次注射时间。本品首次给予应不早于手术结束后 6 小时。除非术后已经止血，否则不应注射本品。

3. Ccr＜20ml/min 的患者不应使用本品。Ccr 在 20～30ml/min 的肾功能不全患者，本品推荐剂量为 1.5mg。对于 Ccr 在 30～50ml/min 的肾功能不全患者，根据药动学模拟结果可以考虑使用本品 1.5mg 剂量进行短期预防。对于长期预防，应使用

1mg 的剂量。

4. 肝功能不全患者不必调节剂量。在重度肝功能不全的患者中，本品应谨慎使用。

5. 本品通过皮下深层注射给予，患者取卧位。注射部位应该在前侧和后侧腹壁之间左右交替。为了避免药物的丢失，当使用预灌封式注射器时，注射前不要排除注射器中的气泡。注射针的全长应垂直插入拇指和示指之间的皮肤皱褶内；整个注射过程中应始终保持有皮肤皱褶。

【配伍禁忌】尚不明确。

【不良反应】

1. 感染：罕见手术后伤口感染。

2. 血液和淋巴系统：常见手术后出血、贫血；少见出血（鼻出血、胃肠道出血、咯血、血尿、血肿）、血小板减少、紫癜、血小板增生症、血小板异常、凝血异常。

3. 免疫系统：罕见过敏反应。

4. 代谢和营养：罕见低钾血症。

5. 神经系统：罕见焦虑、嗜睡、眩晕、头晕、头痛和谵妄。

6. 脉管系统：罕见低血压。

7. 呼吸、胸腔及纵隔：罕见呼吸困难、咳嗽。

8. 消化系统：少见恶心、呕吐，罕见腹痛、消化不良、胃炎、便秘、腹泻。少见肝酶升高、肝功能异常，罕见胆红素血症。

9. 皮肤和皮下组织：少见皮疹、瘙痒。

10. 全身异常及给药部位情况：少见水肿、外周水肿、发热、伤口溢液，罕见胸痛、疲倦、潮红、腿痛、生殖器水肿、潮热、晕厥。

11. 在其他研究或上市后临床经验中，罕有颅内出血和腹膜后出血的病例报道。

【相互作用】

1. 本品与可增加出血危险性的药物联合使用时，出血的风险会增加。

2. 使用另一种抗凝药物治疗的后续治疗：如果后续治疗将使用肝素或低分子量肝素，首次注射通常应在末次注射本品 1 天后给予。如果需要使用维生素 K 拮抗剂进行后续治疗，应继续使用本品治疗直至达到 INR 目标值。

【观察指标】治疗期间监测 INR 值、血小板计数、APTT。

【药动学】皮下给药后，本品完全快速地被吸收（绝对生物利用度为 100%）。年轻健康受试者单次皮下注射本品 2.5mg 后，2 小时达血药峰值（平均 C_{max} 为 0.34mg/L）。分布容积为 7～11L。体外，本品以剂量依赖性的形式高度特异地结合于抗凝血酶蛋白（在 0.5～2mg/L 的浓度范围内结合率为 98.6%～97.0%）。本品与其他血浆蛋白结合不明显。无本品代谢的资料。本品在年轻和老年的健康受试者中的消除半衰期大约分别为 17 小时和 21 小时。64%～77%被肾脏以原药形式排泄。

【用药宣教】过早停药可能增加发生血栓的风险。严格遵医嘱用药，不要擅自停用。

利伐沙班

【类别】直接Ⅹa 因子抑制剂。

【妊娠安全等级】X。

【作用机制】本品为口服有效度的Ⅹa 因子抑制剂，其选择性地阻断Ⅹa 因子的活性位点，且不需要辅因子（如抗凝血酶Ⅲ）以发挥活性。通过内源性及外源性途径活化Ⅹ因子为Ⅹa 因子（FⅩa），在凝血级联反应中发挥重要作用。

【适应证】

1. 用于择期髋关节或膝关节置换手术成年患者，以预防静脉血栓形成。

2. 用于治疗成年人深静脉血栓形成（DVT）和肺栓塞（PE），降低初始治疗 6 个月后深静脉血栓形成和肺栓塞复发的风险。用于具有一种或多种危险因素（如充血性心力衰竭、高血压、年龄≥75 岁、糖尿病、卒中或短暂性脑缺血发作病史）的非瓣膜性心房颤动成年患者，以降低脑卒中和全身性栓塞的风险。

【禁用与慎用】

1. 对本品过敏者禁用。

2. 临床明显的活动性出血患者禁用。

3. 有大出血显著风险的病灶或疾病（如目前或近期患有胃肠道溃疡、存在出血风险较高的恶性肿瘤、近期发生脑部或脊椎损伤、近期接受脑部或脊椎或眼科手术、近期发生颅内出血、已知或疑似的食管静脉曲张、动静脉畸形、血管动脉瘤、重大脊椎内或脑内血管畸形）患者。

4. 有凝血异常和出血风险的肝病（包括 Child Pugh 分级为 B 级和 C 级的肝硬化）患者。

5. 孕妇禁用。

6. 哺乳期妇女使用时应暂停哺乳。

7. 肌酐清除率为 15～29ml/min 的患者（用于降低非瓣膜性心房颤动患者发生脑卒中和体循环

栓塞的风险时）慎用。

【给药途径和剂量】

口服。利伐沙班 10mg 可与食物同服，也可以单独服用。利伐沙班 15mg 或 20mg 片剂应与食物同服。

预防择期髋关节或膝关节置换手术成年患者的静脉血栓形成：推荐剂量为口服利伐沙班 10mg，每日 1 次。如伤口已止血，首次用药时间应在手术后 6～10 小时。

接受髋关节大手术的患者，推荐治疗疗程为 35 天。

接受膝关节大手术的患者，推荐治疗疗程为 12 天。

如果发生漏服，患者应立即服用利伐沙班，并于次日继续每日服药一次。

【不良反应】

1. 实验室检查　常见γ-GTP 升高，氨基转移酶升高（包括 AST 升高、ALT 升高）；少见脂肪酶升高、淀粉酶升高、胆红素升高、乳酸脱氢酶升高、碱性磷酸酶升高；罕见结合胆红素升高（伴或不伴 ALT 升高）。

2. 心脏　少见心动过速。

3. 神经系统　少见晕厥（包括意识丧失）、头晕、头痛。

4. 消化系统　常见恶心；少见便秘、腹泻、腹部和胃肠疼痛（包括上腹痛、胃部不适）、消化不良（包括上腹部不适）、口干、呕吐。

5. 肾脏和泌尿系统　少见肾损害（包括血肌酐升高、血尿素氮升高）。

6. 皮肤和皮下组织　少见瘙痒（包括罕见的全身瘙痒）、皮疹、荨麻疹（包括罕见的全身荨麻疹）、挫伤。

7. 肌肉骨骼系统　少见肢端疼痛。

8. 手术的并发症　少见伤口分泌物。

9. 血液系统　常见术后出血（包括术后贫血和伤口出血）；少见出血（包括血肿和罕见的肌肉出血）、胃肠道出血（包括牙龈出血、直肠出血、呕血）、血尿症（包括出现血尿）、生殖道出血（包括月经过多）、低血压（包括血压下降、手术引起的低血压）、鼻出血；未知关键器官（如脑）内出血、肾上腺出血、结膜出血、咯血，少见血小板增多。

10. 全身和给药部位　少见局部水肿、外周水肿、感觉不适（包括疲乏、无力）、发热。

11. 免疫系统　罕见过敏性皮炎、超敏反应。

12. 肝胆　罕见肝功能异常、黄疸。

【相互作用】

1. 如果患者同时接受任何其他抗凝治疗，由于出血风险升高，应该特别谨慎。

2. 本品与强效 CYP3A4 诱导剂利福平合用，本品的平均 AUC 下降约 50%，同时药效也平行降低。其他强效 CYP3A4 诱导剂（如苯妥英钠、卡马西平、苯巴比妥或贯叶连翘）也可能使本品血药浓度降低。合用强效 CYP3A4 诱导剂时，应谨慎。

【观察指标】

1. 监测肝功能。

2. 用药前应监测肾功能、全血细胞计数，以后至少每年监测一次。

【用药宣教】

1. 片剂规格为 10mg 时，食物对药效无明显影响，可与或不与食物同服。规格为 15mg 和 20mg 时，食物可增加药物疗效，可与食物同服。

2. 如果有吞咽困难，可将药物压碎，与苹果酱等混合后立即服用。片剂规格为 15mg 和 20mg 时，在用药后立即进食。

3. 如果经胃管给药，将压碎的药片与 50ml 水混合。片剂规格为 15mg 和 20mg 时，在给药后立即给予食物。

4. 一天给药 1 次时，如有漏服，尽快补服，并在第 2 天服用正常剂量。

5. 过早停用本品可能导致血栓栓塞。不要擅自停药。除因出血或治疗完成需停药外，其他情况在停用利伐沙班的同时可能需要使用其他抗凝血药物。

6. 用药后可能出现头晕、晕厥。尽量避免驾驶或操作机械。

7. 用药后更容易出血，应避免受伤。

8. 本品可能导致胎儿畸形，育龄妇女在用药期间采取有效避孕措施。

艾多沙班

【类别】其他促凝血药。

【适应证】用于预防和治疗接受全膝关节置换术、全髋关节置换术、髋关节骨折手术患者并发静脉血栓栓塞。

【作用机制】本品通过选择性、可逆性且直接抑制因子Ⅹa 起抑制血栓形成的作用，其对因子Ⅹa 的选择性比因子Ⅱa 高 104 倍。凝血过程中的最终产物纤维蛋白和红细胞是构成静脉血栓的主体。因子Ⅹa 的作用是将凝血酶原激活成凝血酶，凝血酶将纤维蛋白原转变成纤维蛋白。

【禁用与慎用】

1. 禁用于对其任何成分过敏的患者。
2. 活动性出血者禁用。
3. 重度肾功能不全患者禁用。
4. 细菌性心内膜炎禁用。
5. 出血风险高的患者慎用。
6. 重度肝功能不全患者慎用。
7. 高龄者及体重不足 40kg 者慎用。
8. 孕妇只有在益处大于对胎儿伤害的风险时方可使用。
9. 尚未明确本品是否经乳汁分泌，哺乳期妇女慎用。
10. 儿童使用本品的有效性及安全性尚未确定。

【给药途径和剂量】推荐在有创操作或手术前 10～13 天开始服用，连续服用 5 天，每天 1 次，进餐时服用。血小板计数＜40×10^9/L 的患者，推荐剂量为每次 60mg，血小板计数≥40×10^9/L 的患者，推荐剂量为每次 40mg。如果漏服，在记起时立即补服。

【不良反应】

1. 主要不良反应为出血（尿隐血阳性、皮下出血、伤口出血等）、γ-GTP 升高、ALT 升高。
2. 其他不良反应有头痛、腹泻、皮疹、瘙痒、水肿、发热等。

【相互作用】与阿司匹林合用，可见出血时间延长。

【药动学】本品吸收迅速，T_{max} 约为 1 小时，半衰期约为 4.9 小时，蛋白结合率为 40%～58.9%。主要随尿液排泄。肾功能不全患者可见半衰期延长。

【观察指标】用药期间监测患者出血的症状和体征。

【用药宣教】本品可导致出血，甚至严重的大出血，甚至死亡。

舒洛地特

【类别】直接Ⅹa 因子抑制剂。

【妊娠安全等级】C。

【作用机制】本品属于血管壁糖胺聚糖，为血管内皮合成并释放，可维持血液、血管的生化、生理协调，有效地清除血栓及防止血栓形成。文献报道该药可激活抗凝血酶原Ⅲ（ATⅢ）、激活肝素辅因子Ⅱ（HCⅡ）、激活组织型纤溶酶原激活剂（t-PA）、减低纤溶酶原抑制剂（PAI）、减低血液黏度、减少血液纤维蛋白及极低密度脂蛋白（VLDL）的含量、抗动脉壁平滑肌细胞增殖、维持血管膜通透性。

【适应证】有血栓形成危险的血管疾病。

【禁用与慎用】对本品、肝素或肝素样药物过敏者，有出血倾向或患出血性疾病者禁用。

【给药途径和剂量】

1. 软胶囊：每次 1 粒，每天 2 次，距用餐时间要长，如在早上 10 时和晚上 10 时服用。
2. 通常用注射剂开始治疗，维持 15～20 天，然后服用胶囊 30～40 天，即 45～60 天为 1 个疗程。一年应至少使用 2 个疗程。

【配伍禁忌】本品不易与碱性物质（如氨茶碱）、阿曲库铵、季铵盐（如苯扎氯铵）、链霉素、氯霉素等药物配伍。

【不良反应】注射部位疼痛、烧灼感及血肿，较罕见的是在注射位点或其他位点出现皮肤过敏。

【相互作用】可增加肝素或其他口服抗凝剂的抗凝作用。

【药动学】口服或静脉给药后，90%存在于血管内皮，其浓度比其他器官中的浓度高 20～30 倍。口服后 2 小时血浆药物浓度出现第一高峰，第 4～6 小时出现第二高峰。约 55%经肾排出，23%经粪便排出。

【观察指标】定期监测患者出、凝血时间。

【用药宣教】服药时间与进餐时间应间隔长，如早上 10：00 和晚上 10：00 服用。

七、其他抗血栓形成药

阿魏酸哌嗪

【类别】其他抗血栓形成药。

【妊娠安全等级】C。

【作用机制】本品为非肽类内皮素受体拮抗药，能清除自由基，防治脂质过氧化损伤，拮抗内皮素引起的血管收缩、升压和血管平滑肌细胞增殖，从而减轻血管内皮损伤。增加一氧化氮的合成，松弛血管平滑肌。抑制血小板聚集，抗凝血，改善血液流变学。抑制胆固醇的合成，降血脂，强化补体，增加机体的免疫功能。

【适应证】用于各类伴有镜下血尿和高凝状态的肾小球疾病，如肾炎、慢性肾炎、肾病综合征早期尿毒症，以及冠心病、脑梗死、脉管炎等的辅助治疗。

【禁用与慎用】对阿魏酸哌嗪类药物过敏者禁用。

【给药途径和剂量】

1. 口服

（1）用于脑血管病、冠心病、脉管炎等血管性疾病，每次20～100mg，每天3次。

（2）偏头痛、血管性头痛，每次50～100mg，每天3次。

（3）白细胞和血小板减少，每次20～40mg，每天3次。

2. 静脉滴注　每次100～300mg，每天1次，先用注射用水将药物溶解，然后加入0.9%氯化钠注射液或5%葡萄糖注射液100～500ml中缓慢输注，10天为1个疗程。

3. 静脉注射　每次100mg，每天1次，以少许注射用水溶解药物后加入10%葡萄糖注射液20～40ml，缓慢推注。

4. 肌内注射　每次50～100mg，每天1～2次，以0.9%氯化钠注射液2～4ml溶解药物后肌内注射，10天为1个疗程。

【配伍禁忌】不宜与琥珀酰明胶配伍。

【不良反应】长期服用，个别患者可有头痛、胃部不适。停药后可自行消失。

【相互作用】

1. 本品与阿司匹林合用，对抑制血小板聚集有协同作用。

2. 本品可减轻氨基糖苷类药物的肾毒性。

【药动学】本品口服吸收，血药的达峰时间为29分钟，分布相半衰期为27分钟，消除相半衰期为5.5小时。本品在体内分布较广，除肝、肾血液中分布较多外，在胃、小肠脂肪中分布也较多，主要从尿、粪便中排出。能透过胎盘屏障。

【观察指标】定期监测患者出、凝血时间。

【用药宣教】分散片含服或吞服，也可以将药片加入适量水中溶解后服用。

奥扎格雷

【类别】其他抗血栓形成药。

【妊娠安全等级】C。

【作用机制】本品选择性地抑制血栓烷合成酶，从而抑制血栓素A2的产生和促进PGI_2的产生，改善二者间的平衡，最终抑制血小板聚集和减轻血管痉挛，改善大脑局部缺血时的微循环和能量代谢障碍。

【适应证】用于治疗急性血栓性脑梗死和脑梗死所伴随的运动障碍。

【禁用与慎用】

1. 对本品过敏者禁用。

2. 脑出血、脑梗死并发出血、大面积脑梗死伴深度昏迷患者禁用。

3. 严重肺、肝、肾、心（如严重心律不齐、心肌梗死）功能不全者禁用。

4. 血液病或有出血倾向者禁用。

5. 严重高血压（收缩压＞200mmHg）患者禁用。

6. 限糖者慎用本品葡萄糖注射液。

7. 儿童和老年人慎用。

8. 孕妇或可能妊娠的妇女慎用。

【给药途径和剂量】成年人每次80mg，每天2次，溶于500ml 0.9%氯化钠注射液或5%葡萄糖注射液中，静脉滴注，2周为1个疗程。

【配伍禁忌】奥扎格雷钠不宜与含钙输液（如乳酸钠林格、阿托伐他汀钙、醋酸钙）配伍。

【不良反应】

1. 血液系统　由于有出血倾向，要仔细观察，出现异常立即停止给药。

2. 肾　BUN升高。

3. 消化系统　偶有恶心、呕吐、腹泻、食欲缺乏、胀满感。

4. 过敏反应　偶见荨麻疹、皮疹等，发生时停止给药。

5. 循环系统　偶有室上性心律失常、血压下降，发现时减量或终止给药。

6. 其他　偶有头痛、发热、注射部位疼痛、休克及血小板减少等。

7. 严重不良反应　可出现出血性脑梗死、硬膜外血肿、颅内出血、消化道出血、皮下出血等。

【相互作用】本品与抗血小板聚集剂、血栓溶解剂及其他抗凝药合用，可增强出血倾向，应慎重合用，必要时适当减量。

【药动学】单次静脉注射后，在血中的清除较快；本品在血中的主要成分除其游离形式外，还有其β氧化体和还原体。本品大部分在24小时内排泄，其代谢物几乎没有药理活性。

【观察指标】定期监测患者出、凝血时间。

【用药宣教】一旦出现出血的症状，应尽快停药。

巴曲酶

【类别】其他抗血栓形成药。

【妊娠安全等级】X。

【作用机制】本品可分解纤维蛋白原，抑制血栓形成；诱使 t-PA 的释放，减弱纤维蛋白溶解酶激活剂的抑制物（PAI）的活性，促使纤维蛋白溶解；由于流变学方面的改善，血液流动性得到加强，从而遏阻血栓的形成；同时，由于血液流动加速，可改善微循环。

【适应证】

1. 用于闭塞性动脉硬化症引起的缺血性脑病、闭塞性血栓脉管炎。

2. 用于改善微循环障碍产生的诸多症状，治疗突发性耳聋、振动病。

【禁用与慎用】

1. 对本品有过敏史者、新近手术患者、乳头肌断裂、心室中隔穿孔患者、心源性休克患者、多器官功能衰竭患者、重度肝肾功能不全者、用药前凝血因子Ⅰ浓度低于 100mg/dl 者禁用。

2. 出血（如出凝血障碍性疾病、血管障碍所致出血倾向、活动性消化性溃疡、疑似颅内出血、血小板减少性紫癜、血友病、月经期间、手术时、尿路出血、咯血，伴有性器官出血的早产、流产、刚分娩后的妇女和产褥期妇女）或有出血倾向（如内脏肿瘤、消化道憩室炎、大肠炎、亚急性细菌性心内膜炎、重症高血压、重症糖尿病）者禁用。

3. 有药物过敏史者、有消化性溃疡史者、脑血管后遗症患者、70 岁以上高龄患者慎用。

【给药途径和剂量】

1. 成年人首次剂量通常为 10BU，维持量可视患者情况酌情给予，一般为 5BU，隔日 1 次，药液使用前用 100ml 以上的 0.9%氯化钠注射液稀释，静脉滴注 1 小时以上。

2. 下列情况首次使用量应为 20BU，以后维持量可减为 5BU：给药前血纤维蛋白原浓度达 400mg/dl 以上时。

3. 突发性耳聋的重症患者、急性脑梗死患者：首次剂量为 10BU，另 2 次各为 5BU，隔日 1 次，共 3 次。使用前用 250ml 0.9%氯化钠注射液稀释，静脉滴注 1 小时以上。此后应用其他治疗脑梗死的药物继续治疗。通常疗程为 1 周，必要时可增至 3 周；慢性治疗可增至 6 周，但在延长期间内每次用量减至 5BU，隔日静脉滴注。

【配伍禁忌】本品不宜与氨甲苯酸、氨甲环酸、水杨酸类药物（如赖氨酸阿司匹林、卫矛醇）、阿咖酚等药物配伍。

【不良反应】可见头痛、头晕、恶心、腹泻，可有注射部位或创面出血，偶有心绞痛、荨麻疹或全身性皮疹。

【相互作用】与抗凝剂及血小板抑制剂（如阿司匹林等）合用可能会增加出血倾向或使止血时间延长。

【药动学】隔天输注 10BU，共 3 次。3 次的半衰期分别为 5.9 小时、3.0 小时和 2.8 小时。健康人给药后，大部分代谢物随尿排出。

【观察指标】用药前及用药期间应监测纤维蛋白原、血小板聚集功能。

【用药宣教】

1. 用药后可能出现出血或止血延迟，建议定期监测纤维蛋白原、血小板聚集情况。如果出现出血或疑似出血时，应立即告知医生。

2. 用药期间避免受伤、出血，手术或拔牙前提前告知医生所服药物。

3. 如果有动脉或深部静脉损伤，用药后可能引起血肿，用药期间需避免进行穿刺检查或治疗。如果浅表穿刺部位有止血延缓现象发生，采用压迫止血法。

第二节　抗出血药

一、抗纤维蛋白溶解药

氨甲苯酸

【类别】抗纤维蛋白溶解药。

【妊娠安全等级】C。

【作用机制】本品可抑制纤维蛋白溶酶原的激活因子（组织激活因子、尿激酶等），使纤维蛋白溶酶原不能转变为纤维蛋白溶酶，从而抑制纤维蛋白溶解，产生止血作用。

【适应证】主要用于因原发性纤维蛋白溶解过度所引起的出血，包括急性和慢性、局限性或全身性的纤溶亢进性出血，后者常见于癌肿、白血病、妇产科意外、严重肝病出血等。

【禁用与慎用】

1. 对本品过敏者禁用。

2. 有血栓形成倾向（如急性心肌梗死）者、血友病或肾盂实质病变出现大量血尿的患者慎用。

【给药途径和剂量】

1. 口服　每次 0.25～0.5g，每日 2～3 次，每日总量为 2g。

2. 静脉注射或滴注　一次 0.1～0.3g，每日不超过 0.6g。

【配伍禁忌】氨甲苯酸不宜与溶栓剂（阿替普酶、巴曲酶、降纤酶、尿激酶、链激酶）配伍。

【不良反应】长期应用有可能促进血栓形成。偶有头晕、头痛、腹部不适。

【相互作用】口服避孕药或雌激素与本品合用，有增加血栓形成的危险。

【药动学】本品口服后胃肠道吸收率为 69%±2%，体内分布浓度从高到低依次为肾、肝、心、脾、肺、血液等。服药后 3 小时血药浓度即达高峰值，按 7.5mg/kg 口服，峰值一般为 4～5μg/ml。口服 8 小时血药浓度已降到很低水平；静脉注射后有效血药浓度可维持 3～5 小时。口服 24 小时后，给药总量的 36%±5%以原形随尿液排出，静脉注射则排出 63%±17%，其余为乙酰化衍生物。氨甲苯酸不易通过血脑屏障，但能通过胎盘。

【观察指标】观察患者的出、凝血时间。

【用药宣教】在给予凝血因子 8 小时后再使用本品，不要同时合用。

氨甲环酸

【类别】抗纤维蛋白溶解药。

【妊娠安全等级】C。

【作用机制】本品化学结构与赖氨酸相似，因此能竞争性阻抑纤溶酶原在纤维蛋白上吸附，从而防止其激活，保护纤维蛋白不被纤溶酶所降解和溶解，最终达到止血效果。氨甲环酸注射液尚能直接抑制纤溶酶活力，减少纤溶酶激活补体（CI）的作用，从而防止遗传性血管神经性水肿的发生。

【适应证】用于治疗急性或慢性，局限性或全身性原发性纤维蛋白溶解亢进所致的各种出血，氨甲环酸注射液尚适用于以下情况。

1. 前列腺、尿道、肺、脑、子宫、肾上腺、甲状腺等富有纤溶酶原激活物脏器的外伤或手术出血。

2. 用作组织型纤溶酶原激活物（t-PA）、链激酶及尿激酶的拮抗物。

3. 人工流产、胎盘早期剥落、死胎和羊水栓塞引起的纤溶性出血，以及病理性宫腔内局部纤溶性增高的月经过多症。

4. 用于防止或减轻因子Ⅴ或因子Ⅸ缺乏的血友病患者拔牙或口腔手术后的出血。

5. 中枢神经病变轻症出血，如蛛网膜下腔出血和颅内动脉瘤出血，应用氨甲环酸注射液止血优于其他抗纤溶药，但必须注意并发脑水肿或脑梗死的危险性，至于重症有手术指征的患者，氨甲环酸注射液仅可作为辅助用药。

6. 用于治疗遗传性血管神经性水肿，可减少其发作次数和严重度。

7. 血友病患者发生活动性出血，可联合应用本品。

【禁用与慎用】

1. 对本品过敏者、后天色觉障碍患者、活动性血管内凝血患者、有抽搐病史者、严重肾功能不全者禁用。

2. 肾盂实质病变出现大量血尿的患者、血栓患者（如脑血栓、心肌梗死、血栓性静脉炎）或有血栓形成倾向者、术后处于卧床状态或正接受压迫止血的患者、肾功能不全者、哺乳期妇女慎用。

【给药途径和剂量】静脉注射或滴注，每次 0.25～0.5g，每日 0.75～2g。为防止手术前后出血，可参考上述剂量，为治疗原发性纤维蛋白溶解所致出血，剂量可酌情加大。

【配伍禁忌】不宜与溶栓剂（阿替普酶、巴曲酶、降纤酶、尿激酶、链激酶）配伍。

【不良反应】偶有药物过量所致颅内血栓形成和出血。尚有腹泻、恶心及呕吐，较少见的有经期不适，注射后可有视物模糊、头痛、头晕、疲乏等中枢神经系统症状。

【相互作用】口服避孕药、雌激素或凝血酶原复合物浓缩剂与本品合用，有增加血栓形成的危险。

【观察指标】长期持续使用本品时，应做眼科检查（如视力、视觉、视野和眼底检查）。

【用药宣教】

1. 用药期间服用口服避孕药会增加血栓风险，应采用其他避孕措施（如避孕套）。

2. 用药后可能出现头晕。如果出现，避免驾驶或操作机器。

氨基己酸

【类别】抗纤维蛋白溶解药。

【妊娠安全等级】C。

【作用机制】本品是一种单氨基羧酸，为赖氨酸类似物，是特异性的抗纤维蛋白溶解药，能抑制纤溶酶原的激活因子，使纤溶酶原不能激活为纤溶酶，从而抑制纤维蛋白的溶解，产生止血作用。高浓度时，对纤溶酶还有直接抑制作用，对于纤溶酶活性增高所致的出血有良好疗效。

【适应证】用于预防及治疗血纤维蛋白溶解亢进引起的各种出血。

【禁用与慎用】

1. 有血栓形成倾向或有血管栓塞性疾病史者禁用。

2. 心、肝、肾功能不全者，泌尿系术后出血的患者、孕妇慎用。

【给药途径和剂量】

1. 口服 成年人常用 2g，儿童可给予 0.1g/kg，3～4 次/日，连用 7～10 日，或更长。

2. 静脉滴注 成年人开始给予 4～6g，加入 5%或 10%葡萄糖注射液，或 0.9%氯化钠注射液 100ml 中，于 15～30 分钟输完，维持量为 1g/h，直至出血停止。24 小时内总用量以不超过 20g 为宜。

3. 局部给药 术后膀胱出血可用 0.5%本品溶液冲洗膀胱。拔牙后可用 10%本品溶液漱口，或用棉球蘸药液填塞伤口。

【配伍禁忌】本品不宜与酚磺乙胺等药物配伍。

【不良反应】

1. 常见的不良反应为恶心、呕吐和腹泻，其次为眩晕、瘙痒、头晕、耳鸣、全身不适、鼻塞、皮疹、红斑、不泄精等。当每日剂量超过 16g 时，尤易发生。

2. 可因血管扩张而发生直立性低血压、结膜和鼻黏膜充血等。

3. 本品从尿排泄快，尿中浓度高，能抑制尿激酶的纤溶作用，可形成血凝块，阻塞尿路。因此，泌尿科术后有血尿的患者应慎用。

【相互作用】与雌激素合用，可增加血栓形成风险。

【药动学】本品口服后迅速被吸收而且完全，1～2 小时可达血药峰值。生物利用度为 80%。本品可分布于血管内外间隙，迅速透入细胞，透过胎盘。本品在血中呈游离状态，不与血浆蛋白结合。本品在体内停留时间短，不被代谢，半衰期为 61～102 分钟。在给药后 12 小时内有 40%～60%以原药形式随尿排出。

【观察指标】观察患者的出、凝血时间。

【用药宣教】正在服用避孕药或雌激素的妇女使用本品可增加血栓形成的风险。

二、维生素 K 和其他止血药

甲萘氢醌

【类别】维生素 K 类。

【妊娠安全等级】C。

【作用机制】维生素 K 是位于肝细胞内浆网的羧化酶辅因子，能促进因子Ⅱ、Ⅶ、Ⅸ、Ⅹ的无活性前体蛋白（PIVKA）氨基末端谷氨酸的羧基化。羧基化的凝血因子才具有活性，通过与 Ca^{2+}的桥连，云集在血小板膜磷脂表面，启动凝血过程，产生止血功能。维生素 K 缺乏时上述凝血因子虽然免疫学测定 PIVKA 的抗原量仍可正常，但未羧基化的因子Ⅱ、Ⅶ、Ⅸ、Ⅹ无凝血活性而致凝血障碍，产生出血倾向。足量维生素 K 能逆转双香豆素类口服抗凝药（如华法林）对肝脏合成活性凝血因子的抑制作用。甲萘氢醌尚具镇痛作用，其作用机制可能与阿片受体和内源性阿片样物质介导有关。维生素 K 不能拮抗肝素的抗凝作用。

【适应证】主要适用于维生素 K 缺乏所致的凝血障碍性疾病。

【禁用与慎用】

1. 葡萄糖-6-磷酸脱氢酶缺陷症患者慎用。

2. 严重肝病患者慎用。

【给药途径和剂量】口服，每次 2～4mg，每日 3 次。

【不良反应】口服后可引起恶心、呕吐等胃肠道反应。

【相互作用】口服抗凝剂如双香豆素类可干扰维生素 K 的代谢。两药同用，作用相互抵消。水杨酸类、磺胺类、奎尼丁等均可影响维生素 K 的效应。

【药动学】口服均良好吸收，并且可被直接吸收入血循环，随β脂蛋白转运，在肝内迅速代谢，经肾脏及胆道排泄，不在体内蓄积。

【观察指标】用药期间应定期监测 PT（凝血酶原时间），以调整本品的用量及给药次数。

【用药宣教】胆汁酸螯合药（如考来烯胺）可干扰本品的吸收，影响其疗效。如需合用，应间隔至少 4 小时。

凝血酶

【类别】其他止血药。

【妊娠安全等级】C。

【作用机制】凝血酶是一种速效的局部止血药，由牛、猪、兔血提取凝血酶原，加入凝血活酶及钙激活而成，能凝固全血、血浆及不加其他物质的纤维蛋白原溶液；也可与吸收性明胶海绵联合用于局部止血，但不用于润湿微纤维胶原止血药。凝血酶是凝血机制中的关键酶，能直接作用于血液凝固过程的最后一步，促使血浆中的可溶性纤维蛋白原转变成不溶的纤维蛋白。局部给药后作用于伤口表面，使血液很快形成稳定的凝血块，可用于控制毛细血管、静脉出血。凝血酶单独应用不能控制动脉出血。凝血酶对血液系统的其他作用尚包括诱发血小板聚集及继发释放反应等；还能促进上皮细胞的有丝分裂，加速创伤愈合，作为皮肤、组织移植物的黏合、固定剂。

【适应证】用于手术中不易结扎的小血管止血、消化道出血及外伤出血等。

【禁用与慎用】对本品有过敏史者禁用。

【给药途径和剂量】用灭菌氯化钠注射液溶解成 50～200 单位/ml 的溶液喷雾或用本品干粉喷洒于创面。消化道止血用 0.9%氯化钠注射液或温开水（不超 37℃）溶解成 10～100 单位/ml 的溶液，口服或局部灌注，也可根据出血部位及程度增减浓度、次数。

【不良反应】偶可致过敏反应，应及时停药。外科止血中应用本品曾有致低热反应的报道。

【相互作用】

1. 本品遇酸、碱、重金属发生反应而降效。

2. 为提高上消化道出血的止血效果，宜先服一定量制酸剂中和胃酸后口服本品，或同时静脉给予抑酸剂。

3. 本品还可用磷酸盐缓冲液（pH7.6）或冷牛奶溶解。如用阿拉伯胶、明胶、果糖胶、蜂蜜等配制成乳胶状溶液，可提高凝血酶的止血效果，并可适当减少本品用量。

【药动学】尚不明确。

【观察指标】观察患者的出、凝血时间。

【用药宣教】

1. 用于局部止血时，用 0.9%氯化钠注射液将药物溶解后（每 1ml 中含 50～200 单位药物）喷在创面，或将药物干粉洒在创面。

2. 用于消化道止血时，用 0.9%氯化钠注射液或温开水（＜37℃）将药物溶解后（每 1ml 中含 10～100 单位药物）口服或局部灌注。为了提高止血效果，最好先服用抗酸药或与抗酸药同服。凝血酶还可以用磷酸盐缓冲液（pH7.6）或冷牛奶溶解。如果用阿拉伯胶、明胶、果糖胶、蜂蜜等配制成乳胶状溶液，可提高凝血酶的止血效果。

3. 药物溶解后请立即使用，不要放置。

4. 避免药物接触酸、碱、重金属，以免疗效降低。

人凝血因子Ⅷ

【类别】凝血因子类。

【妊娠安全等级】C。

【作用机制】静脉每输注 1U/kg，能升高血浆凝血因子Ⅷ活性 2%。人凝血因子Ⅷ进入体内后不易产生抗凝血因子Ⅷ的抗体。

【适应证】本品对缺乏人凝血因子Ⅷ所致的凝血功能障碍具有纠正作用，主要用于防治甲型血友病和获得性凝血因子Ⅷ缺乏而致的出血症状及这类患者的手术出血治疗。

【禁用与慎用】对本品过敏者禁用。心脏病患者和儿童慎用。

【给药途径和剂量】

1. 给药剂量必须参照体重、是否存在抑制物、出血的严重程度等因素。下列公式可用于计算剂量。

所需因子Ⅷ单位（IU）/次＝0.5×患者体重（kg）×需提升的因子Ⅷ活性水平（正常的百分比）

例如，所需因子Ⅷ单位（IU）/次，0.5×50 （kg）×30（%）＝750IU。

2. 轻度至中度出血：10～15IU/kg，将因子Ⅷ水平提高到正常水平的 20%～30%。

3. 较严重出血或小手术：需将因子Ⅷ水平提高到正常水平的 30%～50%，通常首次剂量为 15～25IU/kg。如需要，每隔 8～12 小时给予维持剂量 10～15IU/kg。

4. 大出血：危及生命的出血（如口腔、泌尿系统及中枢神经系统出血）或重要器官（如颈、喉）、腹膜后、髂腰肌附近的出血，首次剂量 40IU/kg，然后每隔 8～12 小时给予维持剂量 20～25IU/kg。疗程须由医生决定。

5. 手术：只有当凝血因子Ⅷ抑制物水平无异常增高时，方可考虑在择期手术中使用本品。手术开始时血液中因子Ⅷ浓度需达到正常水平的 60%～120%。通常在术前按 30～40IU/kg 给药。术后 4 天内因子Ⅷ最低应保持在正常人水平的 60%，接下去的 4 天减至 40%。

6. 获得性因子Ⅷ抑制物增多症：应给予大剂量的凝血因子Ⅷ，一般超过治疗血友病患者所需剂量 1 倍。

【配伍禁忌】人凝血因子Ⅷ不宜与阿莫西林克拉维酸钾、氨苄西林钠舒巴坦钠、哌拉西林他唑巴坦、抗人 T 淋巴细胞兔免疫球蛋白、替卡西林克拉维酸等药物配伍。

【不良反应】包括寒战、恶心、头晕或头痛，这些症状通常是暂时的。有可能发生过敏反应。

【相互作用】尚不明确。

【药动学】人凝血因子Ⅷ静脉输入后的半衰期为 4～24 小时，平均约 12 小时，呈二相清除曲线，第一相反映血管内外的平衡，第二相反映凝血因子Ⅷ被实际利用的情况。凝血因子Ⅷ不能通过胎盘。

【观察指标】观察患者的出、凝血时间，凝血因子Ⅷ水平。

【用药宣教】

1. 经静脉滴注给药，输液器必须带有滤网装置。滴注速度最好控制在每分钟约 60 滴。使用前请先检查药液是否浑浊、有异物。

2. 滴注速度过快或给药剂量较大时，建议滴注过程中密切观察患者的体温、呼吸、脉搏和血压等变化，尤其是有心脏病的患者。

3. 多次用药后可能出现抗体，建议定期测定抗体。大量或多次给药后，建议监测血细胞比容变化。

维生素 K_1

【类别】维生素 K 类。

【妊娠安全等级】C。

【作用机制】维生素 K 是肝脏合成凝血酶原不可缺少的物质，其作用是促使凝血酶原前体转变为凝血酶原。缺乏时会引起低凝血酶原血症，出现凝血障碍。

【适应证】用于维生素 K 缺乏引起的出血（如梗阻性黄疸、胆瘘、慢性腹泻等所致出血），香豆素类、水杨酸钠等所致的低凝血酶原血症，新生儿出血及长期应用广谱抗生素所致的体内维生素 K 缺乏。

【禁用与慎用】

1. 严重肝脏疾病或肝功能不良者、小肠吸收不良所致的腹泻患者禁用。

2. 慎用情况尚不明确。

【给药途径和剂量】

1. 预防新生儿出血，可于分娩前 12～24 小时给母亲肌内注射或缓慢静脉注射 2～5mg。也可在新生儿出生后肌内或皮下注射 0.5～1mg，8 小时后可重复。

2. 成年人，每次 10mg，每天 1～2 次。

3. 手术前给药，25～50mg。

4. 本品用于重症患者静脉注射时，给药速度不应超过 1mg/min。

5. 可用于香豆素类鼠药引起的慢性中毒。具体用法如下。

（1）静脉注射 5mg/kg，如需要时重复 2～3 次，每次间隔 8～12 小时。

（2）口服 5mg/kg，共 10～15 天。

（3）输 200ml 的枸橼酸酸化血液。

【配伍禁忌】本品不宜与苯妥英钠、维生素 C、维生素 B_{12}、右旋糖酐、脑蛋白水解物等药物配伍。

【不良反应】偶见过敏反应。静脉注射过快，超过 5mg/min，可引起面部潮红、出汗、支气管痉挛、心动过速、低血压等，曾有快速静脉注射致死的报道。肌内注射可引起局部红肿和疼痛。新生儿应用本品后可能出现高胆红素血症、黄疸和溶血性贫血。

【相互作用】

1. 口服抗凝剂如双香豆素类可干扰维生素 K 的代谢。两药同用，作用相互抵消。

2. 较大剂量水杨酸类、磺胺类药、奎宁、奎尼丁等也可影响维生素 K 的效应。

【药动学】口服应从胃肠道吸收，必须有胆汁存在。一般采用注射给药，肌内注射后 3～6 小时可显效。在体内代谢和排出较快，储存最少。

【观察指标】监测肝功能。

【用药宣教】本品可引起过敏反应，如出现过敏反应的症状，应立即呼叫医生。

亚硫酸氢钠甲萘醌

【类别】维生素 K 类。

【妊娠安全等级】C。

【作用机制】本品为人工合成的化合物，作用与维生素 K_1 相似。虽作用较弱，显效较慢，但容易合成，且口服吸收不依靠胆汁的存在。

【适应证】用于维生素 K 缺乏所引起的出血性疾病，如新生儿出血、肠道吸收不良所致维生素 K 缺乏及低凝血酶原血症等。

【禁用与慎用】尚不明确。

【给药途径和剂量】

1. 肌内注射　止血每次 2～4mg，每日 4～8mg；防止新生儿出血可在产前 1 周给孕妇肌内注射，每日 2～4mg。解痉镇痛，每次 8～16mg。

2. 口服　每次 2～4mg，每日 6～12mg。

【配伍禁忌】不宜与还原型谷胱甘肽、维生素 C 注射液、地特胰岛素、生物合成人胰岛素注射液等药物配伍。

【不良反应】较大剂量可致新生儿、早产儿溶血性贫血、高胆红素血症及黄疸。在红细胞葡萄糖-6-磷酸脱氢酶缺乏症患者可诱发急性溶血性贫血。

【相互作用】

1. 口服抗凝剂如双香豆素类可干扰维生素 K 代谢，两药同用，作用相互抵消。

2. 较大剂量水杨酸类、磺胺类药、奎宁、奎尼丁等也可影响维生素K效应。

【药动学】肌内注射吸收后，随β脂蛋白转运，8～24小时作用才开始明显，并在肝内被利用，需数日才能使凝血酶原恢复至正常水平。以葡萄糖醛酸和硫酸结合物形式经肾及胆道排泄。

【观察指标】监测肝功能和溶血性贫血的症状。

【用药宣教】新生儿（尤其是早产儿）使用较大剂量可能引起溶血性贫血、高胆红素血症及核黄疸，严格遵医嘱用药。

白眉蛇毒血凝酶

【类别】其他止血药。

【妊娠安全等级】C。

【作用机制】本品可促进出血部位的血小板聚集，释放一系列凝血因子，主要为血小板因子III（PF3），PF3激活凝血激酶，促进凝血酶的形成；在出血部位促进纤维蛋白原降解为纤维蛋白，使血栓形成和止血。

【适应证】本品可用于需减少出血或止血的各种医疗情况，如外科、内科、妇产科、眼科、耳鼻喉科、口腔科等临床科室的出血及出血性疾病；也可用来预防出血，如手术前用药，可避免或减少手术部位及手术后出血。

【禁用与慎用】有血栓病史者、对本品或同类药品过敏者禁用。

【给药途径和剂量】静脉注射、肌内注射或皮下注射，也可局部用药。

1. 一般出血　成年人1～2单位；儿童0.3～0.5单位。

2. 紧急出血　立即静脉注射0.25～0.5单位，同时肌内注射1单位。

3. 各类外科手术　手术前一天晚上肌内注射1单位，术前1小时肌内注射1单位，术前15分钟静脉注射1单位，术后3天，每天肌内注射1单位。

4. 咯血　每12小时皮下注射1单位，必要时，开始时再加静脉注射1单位，最好是加入10ml的0.9%氯化钠注射液中，混合注射。

5. 异常出血　剂量加倍，间隔6小时肌内注射1单位，至出血完全停止。

【配伍禁忌】本品不宜与丹参注射液、人血白蛋白等药物配伍。

【不良反应】过敏性休克、过敏反应、寒战、发热、呼吸困难、胸闷、头晕、头痛、恶心、呕吐、心悸、皮疹、瘙痒、潮红等。

【相互作用】目前尚无与其他药物相互作用的报道，但为防止药效降低，不宜与其他药物混合静脉注射。

【药动学】经静脉、肌内、皮下及腹腔给药后均能吸收。给药5分钟即可产生止血作用，作用可持续48～72小时。

【观察指标】注意观察患者的出血、凝血时间。

【用药宣教】用药期间注意观察出血、凝血时间。如果动脉、大静脉受损出血，必须及时进行外科手术处理。

酚磺乙胺

【类别】其他止血药。

【妊娠安全等级】C。

【作用机制】本品可降低毛细血管通透性，使血管收缩，出血时间缩短，还能增强血小板的聚集性和黏附性，促进血小板释放凝血活性物质，缩短凝血时间。

【适应证】

1. 用于防止各种手术前后的出血。

2. 用于血小板减少或血小板功能不全、血管脆弱引起的出血，如脑出血、眼底出血、咯血、血尿、经血过多、胃肠道出血、胆道出血等。

3. 用于低体重的新生儿心、脑室出血的预防和治疗。

【禁用与慎用】

1. 对本品过敏者、急性卟啉病患者禁用。

2. 血栓栓塞性疾病（如缺血性卒中、肺栓塞、深静脉血栓形成）或有血栓栓塞性疾病病史者、肾功能不全者慎用。

【给药途径和剂量】

1. 治疗用药　肌内注射或静脉注射，每次0.25～0.5g，每日0.5～1.5g。静脉滴注：每次0.25～0.75g，每日2～3次，用0.9%氯化钠注射液或5%葡萄糖注射液稀释后滴注。

2. 预防手术后出血　术前15～30分钟静脉滴注或肌内注射0.25～0.5g，必要时2小时后再注射0.25g。

【配伍禁忌】本品不宜与氨基己酸、10%果糖、氨基酸（3AA、6AA、9AA、15AA、17AA、18AA、20AA）、丙氨酰谷氨酰胺等配伍。

【不良反应】本品毒性低，可有恶心、头痛、皮疹、暂时性低血压等，偶有静脉注射后发生过敏性休克的报道。

【相互作用】右旋糖酐抑制血小板聚集，延长出血及凝血时间，理论上与本品呈拮抗作用。

【药动学】静脉给药1小时后作用达高峰，作用持续 4～6 小时。酚磺乙胺易从胃肠道吸收，口服后 1 小时起效。其大部分以原形从肾脏排泄，小部分从胆汁、粪便排出。

【观察指标】注意观察患者的出、凝血时间。

【用药宣教】用药过程中可能会出现一过性低血压。

尖吻蝮蛇血凝酶

【类别】其他止血药。

【妊娠安全等级】C。

【作用机制】本品通过水解纤维蛋白原使其变为纤维蛋白而增强机体凝血功能。

【适应证】用于外科手术浅表创面渗血的止血，是否使用需要根据外科医生对伤口出血情况的判断。

【禁用与慎用】对本品任何成分过敏者、有血栓病史者禁用。

【给药途径和剂量】本品为单次静脉注射给药。每次 2 单位，每瓶用 1ml 注射用水溶解，静脉注射。用于手术预防性止血，术前 15～20 分钟给药。

【配伍禁忌】不宜与丹参注射液、人血白蛋白等药物配伍。

【不良反应】偶见过敏样反应。

【相互作用】尚无与其他药物相互作用的报道。为防止药效降低，不宜与其他药物混合静脉注射。

【药动学】静脉、肌内、皮下及腹腔给药均能吸收。给药后 5～30 分钟即可产生止血作用，作用可持续 48～72 小时。本品能与血浆蛋白结合，逐渐成为无活性的复合物，其代谢产物由肾脏缓慢排泄，需 3～4 天才能全部消除。

【观察指标】注意观察患者的出、凝血时间。

【用药宣教】如出现过敏反应，可按一般抗过敏处理方法，给予抗组胺药和（或）糖皮质激素及对症治疗。

聚桂醇

【类别】其他止血药。

【妊娠安全等级】C。

【作用机制】在曲张静脉旁注射本品后能使曲张静脉周围纤维化，压迫曲张静脉，达到止血目的；静脉内注射聚桂醇后，可损伤血管内皮、促进血栓形成、阻塞血管，从而起到止血作用。

【适应证】用于内镜下食管曲张静脉出血的急诊止血及曲张静脉的硬化治疗。

【禁用与慎用】对本品过敏者、休克状态患者、妊娠早期或妊娠 36 周后妇女禁用。

【给药途径和剂量】

1. 食管曲张静脉活动出血时，采用“环绕出血点+出血点处”直接注射技术止血，一个出血点局部用量 10ml 左右，最大剂量不超过 15ml。

2. 曲张静脉硬化治疗，采用单纯静脉内注射技术时，每次注射 2～4 个点，每点注射剂量 3～15ml。

3. 采用静脉旁-静脉内联合注射技术时，以静脉旁注射为主，从距食管齿状线 1～2cm 处开始逆行性硬化治疗，静脉旁黏膜下多点注射，每点注射量以注射局部出现灰白色隆起为标准，通常用量不超过 1ml，静脉内注射每点 1～2ml；一次硬化治疗总剂量不超过 35ml。

【配伍禁忌】尚不明确。

【不良反应】可出现暂时胸痛、心功能降低、吞咽困难、胃灼热、反酸、便秘；也可出现局部组织坏死和食管溃疡（有时伴出血，个别有穿孔）、食管狭窄、胸腔积液等；偶见暂时性虚脱、头晕、呼吸困难、胸闷、恶心、视力障碍、局部感觉损害和金属味觉。

【相互作用】由于本品也是一种局部麻醉药，有局部镇痛作用，当与麻醉剂合用时有增加心脏麻醉的危险（抗心律失常作用）。

【药动学】尚不明确。

【用药宣教】可能会出现胃肠道反应，一般会很快缓解。

卡络磺钠

【类别】其他止血药。

【妊娠安全等级】C。

【作用机制】本品为肾上腺素的氧化衍生物，无拟肾上腺素作用，但能增强毛细血管对损伤的抵抗力，稳定血管及其周围组织中的酸性黏多糖，降低毛细血管的通透性，增强受损毛细血管端的回缩作用，从而缩短止血时间。

【适应证】用于泌尿系统、上消化道、呼吸道和妇产科疾病出血。亦可用于外伤和手术出血。

【禁用与慎用】对本品过敏者禁用。

【给药途径和剂量】

1. 口服　成年人，每日 30～90mg，每日 3 次。小儿，5 岁以上同成年人用量；5 岁以下用量减半。

2. 肌内注射　每次 20mg，每日 2 次。

3. 静脉滴注　临用前加入 0.9%氯化钠注射液中静脉滴注，每次 60～80mg。

【配伍禁忌】本品不宜与泮托拉唑、盐酸尼卡地平、含钙输液（如乳酸钠林格、复方氯化钠）等药物配伍。

【不良反应】个别患者出现恶心、眩晕及注射部位红、痛，未见严重不良反应。

【相互作用】

1. 大剂量本品可降低抗精神病药物的疗效。

2. 本品可能会拮抗抗癫痫药的疗效。

3. 抗胆碱药、抗组胺药有拮抗本品对毛细血管断端的收缩作用，可降低其止血效能，故不宜合用。

【药动学】尚不明确。

【观察指标】注意观察患者的出、凝血时间。

【用药宣教】口服用药后主要引起食欲减退、胃部不适、恶心和呕吐。

矛头蝮蛇血凝酶

【类别】其他止血药。

【妊娠安全等级】C。

【作用机制】注射1单位的注射用血凝酶后20分钟，健康正常成年人的出血时间测定会缩短至1/2或1/3，这种止血效果能保存2～3天。

【适应证】本品可用于需减少流血或止血的各种医疗情况，如外科、内科、妇产科、眼科、耳鼻喉科、口腔科等临床科室的出血及出血性疾病；也可用来预防出血，如手术前用药，可避免或减少手术部位及手术后出血。

【禁用与慎用】虽无关于血栓的报道，但为安全考虑，有血栓病史者禁用。对本品或同类药品过敏者禁用。

【给药途径和剂量】静脉注射、肌内注射或皮下注射，也可局部用药。

1. 一般出血　成年人1～2单位；儿童0.3～0.5单位。

2. 紧急出血　立即静脉注射0.25～0.5单位，同时肌内注射1单位。

3. 各类外科手术　手术前一天晚上肌内注射1单位，术前1小时肌内注射1单位，术前15分钟静脉注射1单位，术后3天，每天肌内注射1单位。

4. 咯血　每12小时皮下注射1单位，若有必要，开始时再加静脉注射1单位，最好是加入10ml的0.9%氯化钠注射液中，混合注射。

5. 异常出血　剂量加倍，间隔6小时肌内注射1单位，至出血完全停止。

【配伍禁忌】本品不宜与人血白蛋白、丹参注射液、左氧氟沙星等药物配伍。

【不良反应】不良反应发生率低，偶见过敏样反应。

【相互作用】同“尖吻蝮蛇凝血酶”。

【药动学】同“尖吻蝮蛇凝血酶”。

【观察指标】用药期间应监测出、凝血时间。

【用药宣教】如出现过敏反应，可按一般抗过敏处理方法，给予抗组胺药和（或）糖皮质激素及对症治疗。

人凝血酶原复合物

【类别】其他止血药。

【妊娠安全等级】C。

【作用机制】人凝血酶原复合物含有因子Ⅱ、Ⅶ、Ⅸ和Ⅹ。人凝血酶原复合物从健康人新鲜血浆分离而得，能补充血浆凝血因子，促进凝血。

【适应证】本品主要用于治疗先天性和获得性凝血因子Ⅱ、Ⅶ、Ⅸ、Ⅹ缺乏症（单独或联合缺乏）。

1. 凝血因子Ⅸ缺乏症（血友病B），以及Ⅱ、Ⅶ、Ⅹ凝血因子缺乏症。

2. 抗凝剂过量、维生素K缺乏症。

3. 肝病导致的出血患者需要纠正凝血功能障碍。

4. 发生弥散性血管内凝血时，凝血因子Ⅱ、Ⅶ、Ⅸ、Ⅹ被大量消耗，可在肝素化后应用。

5. 各种原因所致的凝血酶原时间延长而拟做外科手术患者，但对凝血因子Ⅴ缺乏者可能无效。

6. 治疗已产生因子Ⅷ抑制物的血友病A患者的出血症状。

7. 逆转香豆素类抗凝剂诱导的出血。

【禁用与慎用】

1. 对本品过敏者禁用。

2. 冠心病、心肌梗死、严重肝病、外科手术等患者如有血栓形成或弥散性血管内凝血倾向时慎用。

3. 有血栓形成史者接受外科手术时、老年人、孕妇、哺乳期妇女慎用。

【给药途径和剂量】

1. 本品专供静脉滴注，应在临床医师的严格监督下使用。

2. 用前应先将本品及其溶解液预温至20～25℃，按瓶签标示量注入预温的溶解液，轻轻转动直至本品完全溶解（注意勿使产生很多泡沫）。

3. 溶解后用带有滤网装置的输血器进行静脉滴注（可用0.9%氯化钠注射液或5%葡萄糖注射液稀释成50～100ml）。输注速度开始要缓慢，约15滴/分，15分钟后稍加快输注速度（40～60滴/分），一般在30～60分钟输完。

4. 输注时，医师要随时注意使用情况，若发现弥散性血管内凝血或血栓的临床症状和体征，要立即终止使用，并用肝素拮抗。

5. 剂量随因子缺乏程度而异，一般输注 10～20 血浆当量单位（PE）/kg，以后凝血因子Ⅸ缺乏者每隔 24 小时输注 1 次，凝血因子Ⅱ和凝血因子Ⅹ缺乏者每隔 24～48 小时输注 1 次，凝血因子Ⅶ缺乏者每隔 6～8 小时输注 1 次，可减少或酌情减少剂量输用，一般历时 2～3 天。在出血量较大或大手术时可根据病情适当增加剂量。凝血酶原时间延长的患者如拟做脾切除，要先于手术前用药，术中和术后使用情况根据病情决定。

【配伍禁忌】本品不宜与阿莫西林克拉维酸钾、抗人 T 细胞猪免疫球蛋白、齐多夫定注射液、盐酸瑞芬太尼、脂肪乳氨基酸葡萄糖注射液等药物配伍。

【不良反应】一般无不良反应，快速滴注时可引起发热、潮红、头痛等。

【相互作用】尚不明确。

【药动学】尚不明确。

【观察指标】定期监测活化部分凝血活酶时间、纤维蛋白原、血小板及凝血酶原时间，以及时发现血管内凝血。

【用药宣教】滴注速度开始时须缓慢（约每分钟 15 滴），15 分钟后稍加快速度（每分钟 40～60 滴），通常在 30～60 分钟滴完。

人纤维蛋白原

【类别】其他止血药。

【妊娠安全等级】C。

【作用机制】在凝血过程中，纤维蛋白原经凝血酶酶解变成纤维蛋白，在纤维蛋白稳定因子（FXIII）作用下，形成坚实纤维蛋白，发挥有效的止血作用。

【适应证】用于治疗产后大出血及因大手术、外伤致内出血等引起的纤维蛋白原缺乏而造成的凝血障碍。

【禁用与慎用】在严格控制适应证的情况下，无已知禁忌证。

【给药途径和剂量】使用前先将本品及灭菌注射用水预温至 30～37℃，然后按瓶签标示量注入预温的灭菌注射用水，置 30～37℃水浴中，轻轻摇动使制品全部溶解（切忌剧烈振摇使蛋白变性）。用带有滤网装置的输血器进行静脉滴注。滴注速度一般以每分钟 40～60 滴为宜。

应根据病情及临床检验结果决定，一般首次给 1～6g，如需要可遵照医嘱继续给药。

【配伍禁忌】本品不宜与阿莫西林克拉维酸钾、氨苄西林钠舒巴坦钠、哌拉西林钠他唑巴坦钠、抗人 T 淋巴细胞兔免疫球蛋白、盐酸瑞芬太尼、替卡西林钠克拉维酸钾、脂肪乳氨基酸葡萄糖注射液等药物配伍。

【不良反应】一般无不良反应。少见畏寒、发热，少数过敏体质患者会出现过敏反应。

【相互作用】尚不明确。

【观察指标】用药期间应监测凝血指标和纤维蛋白原水平。

【用药宣教】

1.本品粉针剂含不超过 3%的盐酸精氨酸，作为复溶后的稳定剂，大剂量使用可能存在代谢性酸中毒的风险，建议用药前及用药期间进行电解质监测，根据结果调整剂量或停药。已存在代谢紊乱的患者慎用本品。

2.由于体外酶活性检测方法的局限性，不同厂家生产的纤维蛋白原可能活性不完全相同，相互替换时需注意用量的调整。

蛇毒血凝酶

【类别】其他止血药。

【妊娠安全等级】C。

【作用机制】蛇毒血凝酶是从巴西矛头蝮蛇（Brothrops atrox）的毒液中分离、精制而得的一种酶类止血剂，不含神经毒素及其他毒素。蛇毒血凝酶具有类凝血酶样作用，能促进血管破损部位的血小板聚集，并释放一系列凝血因子及血小板因子 3（PF3），使凝血因子Ⅰ降解生成纤维蛋白Ⅰ单体，进而交联聚合成难溶性纤维蛋白，促使出血部位的血栓形成和止血。蛇毒血凝酶在完整无损的血管内无促进血小板聚集的作用，也不激活血管内凝血因子XIII，因此，它促进的由纤维蛋白Ⅰ单体形成的复合物，易在体内被降解而不致引起弥散性血管内凝血。

【适应证】【禁用与慎用】同“矛头腹蛇血凝酶”。

【给药途径和剂量】静脉注射、肌内或皮下注射，也可局部用药。

1. 一般出血　成年人 1～2 单位；儿童 0.3～0.5 单位。

2. 紧急出血　立即静脉注射 0.25～0.5 单位，同时肌内注射 1 单位。

3. 各类外科手术　手术前一天晚上肌内注射 1 单位，术前 1 小时肌内注射 1 单位，术前 15 分钟静脉注射 1 单位，术后 3 天，每天肌内注射 1 单位。

4. 咯血　每 12 小时皮下注射 1 单位，若有必要，开始时再加静脉注射 1 单位，最好是加入 10ml 的 0.9%氯化钠注射液中，混合注射。

5. 异常出血　剂量加倍，间隔 6 小时肌内注射 1 单位，至出血完全停止。

【配伍禁忌】本品不宜与人血白蛋白、左氧氟沙星、丹参注射液等药物配伍。

【不良反应】偶见过敏样反应，呼吸困难、胸闷、头晕、头痛、恶心、呕吐、心悸、皮疹、瘙痒、潮红。

【相互作用】尚不明确。

【药动学】静脉注射、肌内注射、皮下及腹腔给药也可吸收。静脉注射后 5～10 分钟起效，止血效应持续 24 小时；肌内或皮下注射后 20 分钟起效，药效持续 48 小时。进入体内的酶被逐步代谢，降解产物随尿排出体外。

【观察指标】【用药宣教】同"矛头腹蛇血凝酶"。

重组人凝血因子Ⅷ

【类别】凝血因子类。

【妊娠安全等级】C。

【作用机制】本品采用重组 DNA 技术生产，其生物学活性与从血浆中提纯的 FⅧ相同。

【适应证】用于血友病 A 的成年人和儿童患者（0～16 岁）出血症状的控制和预防。

【禁用与慎用】对本品或其同类药物过敏者。

【给药途径和剂量】

1. 给药剂量必须参照体重、是否存在抑制物、出血的严重程度等因素。下列公式可用于计算剂量。

所需因子Ⅷ单位（IU）/次 = 0.5×患者体重（kg）×需提升的因子Ⅷ活性水平（正常的百分比）

例如，所需因子Ⅷ单位（IU）/次，0.5×50（kg）×30（%）= 750IU。

2. 轻度至中度出血：10～15IU/kg，将因子Ⅷ水平提高到正常水平的 20%～30%。

3. 较严重出血或小手术：需将因子Ⅷ水平提高到正常水平的 30%～50%，通常首次剂量 15～25IU/kg。如需要，每隔 8～12 小时给予维持剂量 10～15IU/kg。

4. 大出血：危及生命的出血（如口腔、泌尿系统及中枢神经系统出血）或重要器官（如颈、喉）、腹膜后、髂腰肌附近的出血，首次剂量 40IU/kg，然后每隔 8～12 小时给予维持剂量 20～25IU/kg。疗程须由医生决定。

5. 手术：只有当凝血因子Ⅷ抑制物水平无异常增高时，方可考虑在择期手术中使用本品。手术开始时血液中因子Ⅷ浓度需达到正常水平的 60%～120%。通常在术前按 30～40IU/kg 给药。术后 4 天内因子Ⅷ最低应保持在正常人水平的 60%，接下去的 4 天减至 40%。

6. 获得性因子Ⅷ抑制物增多症：应给予大剂量的凝血因子Ⅷ，一般超过治疗血友病患者所需剂量 1 倍。

【配伍禁忌】本品不宜与人血白蛋白、左氧氟沙星、丹参注射液等药物配伍。

【不良反应】最严重的不良反应为全身性超敏反应，包括支气管痉挛反应和（或）低血压、过敏反应，以及高滴度抑制物的产生，此时应选择其他抗血友病因子治疗方法。

【相互作用】尚不明确。

【观察指标】用药期间应监测出、凝血时间及因子Ⅷ水平。

【用药宣教】本品只能缓解病情，不能治愈血友病。

重组人凝血因子Ⅸ

【类别】凝血因子类。

【妊娠安全等级】C。

【作用机制】本品增加血浆中因子Ⅸ水平，并能暂时性纠正血友病 B 患者的凝血缺陷。

【适应证】用于治疗和预防因子Ⅸ缺乏患者的出血。

【禁用与慎用】

1. 对本品或中国仓鼠卵巢细胞蛋白过敏者禁用。

2. 肝病患者、有血栓栓塞或弥散性血管内凝血风险的患者、术后患者、新生儿慎用。

【给药途径和剂量】

1. 用药剂量　替代治疗的剂量和持续时间取决于患者因子Ⅸ活性水平、出血部位和程度，以及患者的临床状况。基于现行世界卫生组织（WHO）因子Ⅸ的产品标准，给予的因子Ⅸ单位采用国际单位（IU）表示。因子Ⅸ在血浆中的活性用百分比（相对于正常人血浆）或国际单位（相对于血浆中因子Ⅸ的国际标准）表示。

（1）按需治疗：所需本品的剂量是根据每千克体重给予 1 单位的因子Ⅸ，预期可以使体内因子

Ⅸ水平增加多少来计算的，在≥12 岁的患者中平均可以增加 0.8IU/dl（范围从 0.4～1.4IU/dl），在 2～12 岁的患者中平均可以增加 0.7IU/dl（范围 0.2～1.5 IU/dl）个国际单位（IU）的因子Ⅸ活性相当于 1ml 正常人血浆中的因子Ⅸ的量。

（2）预防性治疗：本品可用于长期预防重度血友病 B 患者出血。在一项关于常规二级预防的临床研究中，对于经治患者（PTP）的平均剂量是 40IU/kg（范围 13～78IU/kg），间隔 3～4 天。在某些病例中，特别是在较小年龄患者中，所需的给药间隔可能更短，剂量可能更大。本品给药剂量与血源性凝血因子Ⅸ产品可能存在差异。如果患者因子Ⅸ活性回收率低，可考虑增加本品剂量，甚至需用 2 倍于根据最初经验计算得出的剂量，才可使体内的因子Ⅸ活性达到预计值。为确保达到所需因子Ⅸ的活性水平，建议用凝血因子Ⅸ活性检测方法精确地监测凝血因子Ⅸ的活性。剂量调整时应考虑因子Ⅸ活性、药动学参数（如半衰期和因子Ⅸ活性回收率）及临床情况等因素。

2. 给药途径　采用 0.234%的氯化钠溶液将本品溶解后，通过静脉注射给药。给药前，无论稀释液和容器的情况如何，均应检查本品中有无颗粒物及是否变色。应采用药品包装中附带的静脉输液针、预装稀释液注射器或一次性无菌注射器（如大容量的路厄旋扣注射器）给药。

本品不能与其他药品共用同一导管或容器。本品应缓慢注射给予。一般情况下，注射速率不宜超过每分钟 4ml，给药速度可依据患者舒适度调整。

【配伍禁忌】本品不宜与哌拉西林钠他唑巴坦钠等药物配伍。

【不良反应】已观察到的超敏反应或过敏反应，包括血管神经性水肿、输注部位烧灼感和刺痛感、寒战、潮红、全身性荨麻疹、头痛、荨麻疹、低血压、嗜睡、恶心、躁动、心动过速、胸闷、刺痛感、呕吐、喘息。

【相互作用】尚不明确。

【观察指标】

1. 监测 FⅨ活性水平。

2. 如FⅨ未达到预期水平或给予预期剂量后出血未控制，应监测是否存在 FⅨ抑制物（中和抗体）。

【用药宣教】如出现过敏反应，需抗过敏治疗。

重组人血小板生成素

【类别】其他止血药。

【妊娠安全等级】C。

【作用机制】本品是刺激巨核细胞生长及分化的内源性细胞因子，对巨核细胞生成的各阶段均有刺激作用，包括前体细胞的增殖和多倍体巨核细胞的发育及成熟，从而升高血小板数目。重组人血小板生成素（rhTPO）是利用基因重组技术由中国仓鼠卵巢细胞表达，经提纯制成的全长糖基化血小板生成素，与内源性血小板生成素具有相似的升高血小板的药理作用。

【适应证】

1. 用于治疗实体瘤化疗后所致的血小板减少症，适用对象为血小板低于 50×10^9/L 且医生认为有必要升高血小板治疗的患者。

2. 用于特发性血小板减少性紫癜（ITP）的辅助治疗，适用对象为血小板低于 20×10^9/L 的糖皮质激素治疗无效（包括初始治疗无效或有效后复发而再度治疗无效）的未接受脾切除治疗的患者。本品仅用于血小板减少及临床状态具有增加出血风险的患者，不应用于试图使血小板计数升至正常数值的目的。

【禁用与慎用】对本品过敏者、严重心脑血管疾病患者、血液高凝状态疾病患者、近期发生过血栓病者、严重感染者禁用。

【给药途径和剂量】

1. 恶性实体肿瘤化疗时　预计药物剂量可能引起血小板减少及诱发出血且需要升高血小板时，可于给药结束后 6～24 小时皮下注射本品，剂量为每日 300U/kg，每日 1 次，连续应用 14 天；用药过程中待血小板计数恢复至 100×10^9/L 以上，或血小板计数绝对值升高≥50×10^9/L 时即应停用。当化疗中伴发白细胞严重减少或出现贫血时，本品可分别与重组人粒细胞集落刺激因子（rhG-CSF）或重组人红细胞生成素（rhEPO）合并使用。

2. 糖皮质激素治疗无效的特发性血小板减少性紫癜　糖皮质激素治疗无效时，可皮下注射本品，剂量为每日 300U/kg，每日 1 次，连续应用 14 天；若不足 14 天血小板计数已经升至≥100×10^9/L 时则停止使用本品。若出现口、鼻或内脏等部位出血时，可给予输注血小板、抗纤溶止血药等应急处理。

【配伍禁忌】本品禁止与其他药物混合。

【不良反应】较少发生不良反应，偶有发热、肌肉酸痛、头晕等。

【相互作用】尚不明确。

【观察指标】用药前和用药期间定期监测血常规，通常隔日 1 次，密切监测外周血小板计数。停药后定期监测至少2周。

【用药宣教】

1. 经皮下注射给药。

2. 用于化疗引起的血小板减少症时，可在化疗结束后6～24小时开始使用。

阿伐曲泊帕

【类别】促血小板增生药。

【适应证】用于成年人慢性肝病相关性血小板减少，用于有创操作或手术前，以防止出血。

【作用机制】本品是口服有效的小分子血小板生成素受体激动剂，刺激骨髓巨核细胞增殖和分化，从而增加血小板的生成。

【禁用与慎用】

1. 孕妇禁用。

2. 哺乳期妇女使用本品时，应暂停哺乳。

3. 儿童用药的安全性和有效性尚未确定。

【给药途径和剂量】推荐在有创检查或手术前10～13天开始服用，连续服用5天，每天1次，进餐时服用。血小板计数＜40×10⁹/L的患者，推荐剂量为每次60mg，血小板计数≥40×10⁹/L的患者，推荐剂量为每次40mg。

【不良反应】

1. *心血管系统*　动静脉血栓栓塞事件（包括门静脉血栓形成）。

2. *代谢/内分泌系统*　低钠血症。

3. *呼吸系统*　鼻出血、上呼吸道感染、鼻咽炎。

4. *肌肉骨骼系统*　肌痛、关节痛。

5. *免疫系统*　瘙痒、皮疹、窒息感、红斑、咽部水肿、斑疹、面部肿胀、舌肿胀。

6. *神经系统*　头痛。

7. *消化系统*　腹痛、恶心、牙龈出血。

8. *血液系统*　贫血、瘀点。

9. *其他*　发热、疲劳、外周水肿、挫伤。

【相互作用】尚不明确。

【药动学】慢性肝病患者中本品的药动学与健康受试者相似。单次给予本品10～80mg，药动学参数与剂量成比例。口服后T_{max}中值为5～6小时。给予健康受试者本品40mg，几何平均C_{max}为166ng/ml，几何平均$AUC_{0-\infty}$为4198(ng·h)/ml。估计平均分布容积为180L。血浆蛋白结合率＞96%。主要经CYP2C9和CYP3A4代谢。给药量的88%随粪便排泄，其中34%为原形；仅6%随尿液排泄。估计平均清除率为6.9L/h，平均血浆消除半衰期约为19小时。

【观察指标】开始本品治疗前及手术或操作前应监测血小板计数。

【用药宣教】

1. 可能对胎儿造成伤害。

2. 哺乳期妇女慎用。

海曲泊帕乙醇胺

【类别】促凝血药。

【作用机制】本品为口服可吸收的、小分子人血小板生成素（TPO）受体激动剂。在体外试验中，本品可促进TPO受体依赖性的32D-MPL细胞株的增殖，促进人脐带血CD34+细胞的增殖和分化。

【适应证】

1. 本品适用于既往对糖皮质激素、免疫球蛋白等治疗反应不佳的慢性原发免疫性血小板减少症（ITP）成年患者。

2. 本品适用于对免疫抑制治疗（IST）疗效不佳的重型再生障碍性贫血（SAA）成年患者。

【禁用与慎用】对本品过敏患者禁用。

【给药途径和剂量】

1. 成年人ITP　初始剂量为2.5mg，每日1次。用药期间，根据血小板计数情况，使用能使血小板计数达到并维持≥50×10⁹/L的最低剂量，最高剂量不可超过每日7.5mg。具体参照表2-1所列的血小板计数情况进行剂量调整。

本品在ITP患者中，无论增量还是减量，请参照表2-2的剂量调整级别依次增减。

表2-1　ITP患者剂量调整方法

血小板计数	剂量调整方法
＜50×10⁹/L（给药至少2周后）	根据当前给药级别，上调一个剂量级别。至少每周监测1次血小板计数，评价增加剂量后的效果。若增加至7.5mg，每日1次，治疗4周仍未见疗效，应停止本品治疗
≥50×10⁹/L至≤150×10⁹/L（治疗期间任一时间点）	维持当前给药级别，定期监测血小板计数
＞150×10⁹/L至＜250×10⁹/L（治疗期间任一时间点）	根据当前给药级别，下调一个剂量级别。至少每周监测1次血小板计数，评价减量后的效果
≥250×10⁹/L（治疗期间任一时间点）	暂停使用本品。每周监测2次血小板计数直至≤100×10⁹/L，以较停药前下调一个剂量级别重新开始给药

表 2-2 ITP 患者剂量级别

级别	剂量	给药频率
1	2.5mg	隔日 1 次
2	2.5mg	每日 1 次
3	3.75mg	每日 1 次
4	5mg	每日 1 次
5	7.5mg	每日 1 次

2. SAA 患者 初始剂量为 7.5mg，每日 1 次。在治疗过程中，应定期监测血小板计数，根据血小板计数情况，每 2 周调整一次剂量，直至达到维持血小板应答的最低剂量。最高剂量不可超过每日 15mg。具体参照表 2-3 所列的血小板计数情况进行剂量调整。

对于 IST 疗效不佳的 SAA 患者，本品治疗 24 周后，如未发生血液学应答，建议停止本品治疗。如果观察到新的细胞遗传学异常，请考虑停用本品。如出现血小板过度升高或严重肝功能检测异常，则需停止本品治疗（表 2-3）。

表 2-3 IST 疗效不佳的 SAA 患者的剂量调整方法

血小板计数	剂量调整方法
＜50×10^9/L（给药至少 2 周后）	以 2.5mg 为单位，增加日剂量。每 2 周评价增量后的效果，并考虑是否需要进一步调整剂量。最高剂量 15mg，每日 1 次
≥50×10^9/L 至≤200×10^9/L（给药至少 2 周后）	维持原给药剂量。定期监测血小板水平
＞200×10^9/L 至≤400×10^9/L（治疗期间任一时间点）	以 2.5mg 为单位，减少日剂量。2 周后评价减量后的效果，并考虑是否需要进一步调整剂量
＞400×10^9/L（治疗期间任一时间点）	暂停使用本品。密切监测血小板水平（如每周 2 次）。一旦血小板计数≤200×10^9/L，可重新开始治疗。原日剂量减少 2.5mg 重新给药
最低剂量给药 2 周后仍＞400×10^9/L	停止给药，密切监测血小板水平（如每周 2 次）

【不良反应】常见不良反应（发生率≥3%）包括 AST 升高、ALT 升高、血小板计数升高、血乳酸脱氢酶升高、血胆红素升高、γ-谷氨酰转肽酶升高、头痛和血碱性磷酸酶升高（3.0%）。同类药物中有报道导致 QT 间期延长的情况，停药可能导致发生出血风险。

【相互作用】

1. 本品是乳腺癌耐药蛋白（BCRP）的抑制剂，本品可能会增加 BCRP 底物的暴露量。他汀类药物如瑞舒伐他汀、阿托伐他汀、氟伐他汀和辛伐他汀均为 BCRP 底物，合用时应仔细监测他汀类药物的不良反应，如有必要，可考虑减少他汀的用量。

2. 与空腹给药相比，单次口服 7.5mg 本品后 1 小时进食高脂肪高热量饮食，本品的 C_{max} 和 $AUC_{0\text{-}\infty}$ 分别降低约 56%和 75%；单次口服 7.5mg 本品后 2 小时进食高脂肪高热量饮食，本品的 C_{max} 和 $AUC_{0\text{-}\infty}$ 分别降低约 44%和 61%。因此建议本品空腹服用，服用 2 小时后方可进餐。

【药动学】本品口服给药后 7～8 小时达到血药峰浓度。健康人单次给药和多次给药后血药浓度-时间曲线均呈现双峰现象，即给药后 1～2 小时血药浓度首次达峰，在给药后 7～8 小时血药浓度第二次达峰。本品与人血浆蛋白结合率较高（＞99%），与血细胞无显著结合。体外试验显示，本品是 BCRP 的底物。本品的代谢主要通过肼键裂解、葡萄糖醛酸结合、乙酰化和丙酰化进行。本品主要随粪便排出（89.05%），其中原药物约占给药剂量的 49.20%；其次是随尿排出（8.62%）。本品的消除半衰期为 11.9～40.1 小时。

【观察指标】治疗期间密切监测血小板计数及血清 ALT、AST 和胆红素水平。

【用药宣教】

1. 有生育能力的女性在使用本品治疗期间、停用本品治疗至少 7 天内应使用有效的避孕措施。

2. 24 小时内使用本品的次数不应超过 1 次。

3. 若患者使用本品时合用其他治疗 ITP 药物，经医生判断后，可以调整合用的药物剂量，避免本品治疗期间血小板计数过高。

4. 在本品的首次给药及任何剂量调整过后，应监测血小板计数，至少每周 1 次，监测 2～3 周，观察患者血小板计数的变化情况，考虑是否进一步调整剂量。若患者达到剂量稳定（剂量维持 3 周不变），可适当降低血小板监测频率（如 2～4 周 1 次）。

第三节 抗贫血药

一、铁制剂

硫酸亚铁

【类别】抗贫血药。

【妊娠安全等级】B。

【作用机制】铁是红细胞中血红蛋白的组成元

素。缺铁时，红细胞合成血红蛋白量减少，致使红细胞体积变小，携氧能力下降，形成缺铁性贫血，口服本品可补充铁元素，纠正缺铁性贫血。

【适应证】用于缺铁性贫血。

【禁用与慎用】

1. 对本品过敏者禁用。

2. 非缺铁性贫血（如地中海贫血）患者禁用。

3. 严重肝、肾功能不全（尤其是伴有未经治疗的尿路感染）者禁用。

4. 铁负荷过高、血色病、含铁血黄素沉着症患者禁用。

5. 肝炎患者、急性感染患者、肠道炎症（包括溃疡性肠炎）患者、胰腺炎患者禁用。

6. 胃、十二指肠溃疡患者、酒精中毒者慎用。

【给药途径和剂量】

1. 成年人　口服糖衣片 0.3～0.6g，每日 3 次；缓释片，0.45g，每日 2 次。

2. 儿童　口服，每次 0.1～0.3g，每日 3 次。

【不良反应】

1. 可见胃肠道不良反应，如恶心、呕吐、上腹疼痛、便秘。

2. 本品可减少肠蠕动，引起便秘，并排黑便。

【相互作用】

1. 维生素 C 与本品同服，有利于吸收。

2. 本品与磷酸盐类、四环素类及鞣酸等同服，可妨碍铁的吸收。

3. 本品可减少左旋多巴、卡比多巴、甲基多巴及喹诺酮类药物的吸收。

4. 如与其他药物同时使用可能会发生药物相互作用，详情请咨询医师或药师。

【药动学】本品口服后主要以亚铁离子形式于十二指肠和空肠近端吸收。在血液循环中被氧化成 Fe^{3+}后沉积于肝、脾和骨髓等组织中，供造血之用，未吸收部分则随粪便排出。

【观察指标】用药期间定期监测血常规、血清铁。

【用药宣教】

1. 用餐时或餐后服药，以减轻对胃部的刺激。避免与鸡蛋、全谷面包、麦片、奶制品、豆类、坚果等食物同服，以免影响药物疗效。

2. 完整吞服缓释片，不要咀嚼、掰开或碾碎。

3. 糖浆可以用吸管服用，以免牙齿变黑。服用后漱口。

右旋糖酐铁

【类别】抗贫血药。

【妊娠安全等级】B。

【作用机制】参见“硫酸亚铁”。

【适应证】用于治疗缺铁性贫血。

【禁用与慎用】

1. 对本品或其他铁剂过敏者禁用。

2. 非缺铁性贫血（如地中海贫血）患者禁用。

3. 铁超负荷或铁利用障碍（如血色病、含铁血黄素沉着症）患者禁用。

4. 严重肝、肾功能不全（尤其是伴有未经治疗的尿路感染）者禁用。

5. 肝炎患者禁用本品注射液。

6. 急、慢性感染患者禁用本品注射液。

7. 十二指肠溃疡、溃疡性结肠炎患者禁用本品口服制剂。

8. 酒精中毒患者、胰腺炎患者、急性感染、肝炎患者慎用本品口服制剂。

【给药途径和剂量】

1. 静脉注射　首次给予 30mg，以 0.9%氯化钠或 5%葡萄糖注射液稀释后缓慢静脉注射，如无变反应发生，可逐渐加量至 100mg/d。

2. 静脉滴注　每日 100mg，用 0.9%氯化钠注射液 500ml 稀释。

3. 深部肌内注射　开始 25～50mg，1 次/日，逐渐加大至 100mg，两侧臀部交替注射。

4. 口服　成年人 50～100mg/次，1～3 次/日，饭后服。

【配伍禁忌】本品不宜与盐酸吗啡注射液、阿莫西林钠克拉维酸钾、氨力农、丹参酮ⅡA 磺酸钠注射液、甲磺酸酚妥拉明、氟罗沙星、乙酰半胱氨酸等药物配伍。

【不良反应】本品注射后，可产生局部疼痛及色素沉着。

【相互作用】同“硫酸亚铁”。

【药动学】本品分子较大，须由淋巴管吸收再入血液，所以注射后血浓度提高较慢，24～48 小时才能达峰。铁吸收后与转铁蛋白结合，在血中循环，供造红细胞用。也可以铁蛋白或含铁血黄素形式累积在肝、脾、骨髓及其他网状内皮组织中。铁在人体中每天的排泄极微，主要经肠道、皮肤排出，少量亦可由胆汁、尿、汗中排出。

【观察指标】用药期间应定期监测血常规和血清铁水平。

【用药宣教】

1. 为减轻服药后出现的胃肠道不适，最好在进餐时或餐后服药。

2. 茶水中含有鞣质可影响铁的吸收。用药期间避免饮浓茶。

3. 用药后的大便可能变成黑色，这是正常的。

4. 经肌内注射时，必须深部肌内注射，以减少皮下着色的风险。只能注射到臀部外上 1/4 处，不能在臂部或其他区域注射。为减少漏液，注射后不要揉搓注射部位。

琥珀酸亚铁

【类别】抗贫血药。

【妊娠安全等级】B。

【作用机制】同“硫酸亚铁”。

【适应证】用于治疗缺铁性贫血。

【禁用与慎用】同“硫酸亚铁”。

【给药途径和剂量】饭后口服。

1. 预防量　成年人 0.1g，每日 1 次，妊娠妇女 0.2g，每日 1 次，小儿 30～60mg/d，分 2～3 次于饭后服用。缓释片，0.2g，隔日 1 次服用。

2. 治疗量　成年人 0.4～0.6g，小儿 0.1～0.3g，分 2～3 次饭后服。缓释片，0.2～0.4g，每日 1 次。

【不良反应】可能出现食欲减退、恶心、呕吐、腹泻等。可适当减少服用量或停药。

【相互作用】本品与西咪替丁、去铁胺、二巯丙醇、胰酶、胰脂肪酶等同用，可影响铁的吸收；本品可影响四环素类、氟喹诺酮类、青霉胺及锌制剂的吸收。

【药动学】尚不明确。

【观察指标】用药期间定期监测血常规、血清铁水平。

【用药宣教】

1. 为减轻药物对胃部的刺激作用，最好在进餐时或餐后服药。

2. 完整吞服药物，不要掰开、咀嚼或碾碎。

3. 茶水中含有的鞣质会影响铁的吸收，使用琥珀酸亚铁的同时最好不要饮浓茶。

4. 用药后可能出现黑色大便，这是正常现象。

多糖铁复合物

【类别】抗贫血药。

【妊娠安全等级】B。

【作用机制】多糖铁复合物含铁元素（多糖铁复合物形式）150mg，对造血功能有很好的效果，可迅速提高血红素水平，无其他铁剂的不良反应和金属异味。

【适应证】用于治疗单纯性缺铁性贫血。

【禁用与慎用】同“硫酸亚铁”。

【给药途径和剂量】成年人每日 1 次，每次口服 1～2 粒；儿童需在医生的指导下使用。

【不良反应】极少出现胃刺激或便秘。

【相互作用】制酸剂及四环素类药物抑制本品吸收。

【药动学】以分子形式被吸收，吸收率高于硫酸亚铁，不受胃酸减少、食物成分的影响，有极高的生物利用度，口服后 0.5～1 小时起效，T_{max} 为 2 小时，活性成分在血浆中的存留时间为 3～7 小时，多糖铁复合物主要经粪便排泄，一次服药后几小时内粪便中能检出活性成分，停药后 2～3 周则检测不到活性成分。

【观察指标】用药期间定期监测血常规、血清铁水平。

【用药宣教】同“琥珀酸亚铁”。

富马酸亚铁

【类别】抗贫血药。

【妊娠安全等级】B。

【作用机制】同“硫酸亚铁”。

【适应证】用于缺铁性贫血。

【禁用与慎用】同“硫酸亚铁”。

【给药途径和剂量】

1. 成年人　0.2～0.4g，每日 3 次。

2. 儿童　<1 岁儿童：35mg，每日 3 次；1～5 岁：70mg，每日 3 次；6～12 岁：140mg，每日 3 次。

【不良反应】可见胃肠道不良反应，如恶心、呕吐、上腹疼痛、便秘。

【相互作用】同 “硫酸亚铁”。

【药动学】尚不明确。

【观察指标】用药期间应定期监测血常规和血清铁水平。

【用药宣教】同“琥珀酸亚铁”。

葡萄糖酸亚铁

【类别】抗贫血药。

【妊娠安全等级】B。

【作用机制】同“硫酸亚铁”。

【适应证】用于治疗各种原因引起的缺铁性贫血。

【禁用与慎用】同“硫酸亚铁”。

【给药途径和剂量】口服，成年人 0.3～0.6g，每日 3 次。

【不良反应】

1. 可见胃肠道不良反应，如恶心、呕吐、上腹疼痛、便秘。

2. 本品可减少肠蠕动，引起便秘，并排黑便。

【相互作用】同“硫酸亚铁”。

【药动学】葡萄糖酸亚铁的胃肠道刺激症状较硫酸亚铁轻，且作用温和、起效快、铁利用率高。

【观察指标】用药期间应定期监测血常规和血清铁水平。

【用药宣教】同“琥珀酸亚铁”。

山梨醇铁

【类别】铁剂类抗贫血药。

【妊娠安全等级】A。

【作用机制】参见“硫酸亚铁”。

【适应证】通常不作为首选铁剂。用于预防和治疗多种不宜口服铁剂者的缺铁性贫血，如溃疡性结肠炎、口服治疗无效的缺铁性贫血、需迅速纠正贫血状况者。

【禁用与慎用】对铁过敏者，溶血性贫血患者，血色病患者，含铁血黄素沉着症患者，肝、肾功能不全者禁用。慎用人群尚不明确。

【给药途径和剂量】

1. 剂量

（1）成年人，肌内注射，每次 25～50 mg，每 1～3 日 1 次。

（2）儿童，肌内注射，体重＞6kg，每次 25mg，每日 1 次；体重＜6kg，一次 12.5mg，每日 1 次。

2. 给药途径　本品仅供深部肌内注射，不可静脉注射。

【配伍禁忌】尚不明确。

【不良反应】

1. 心血管系统　少数患者可见心动过速。有个别患者出现心脏毒性的报道。

2. 骨骼肌系统　少数患者可见关节痛。

3. 过敏反应　有个别患者出现过敏性休克的报道。

4. 其他　注射后有金属味、注射局部疼痛及药物外渗。少数患者可见发热。

【相互作用】与口服铁盐合用如给予铁量过大，吸收量超过血液的铁结合力，血浆中游离铁将对机体产生毒性作用。

【药动学】本品为三价铁，肌内注射后吸收迅速，2 小时后达血药峰浓度，24 小时内随尿排出给药量的 20%～30%。

【观察指标】用药后，如血红蛋白未见逐渐升高应立即停药。

【用药宣教】贫血纠正后应继续使用一段时间以补充储存铁。

蔗糖铁

【类别】铁剂类抗贫血药。

【妊娠安全等级】B。

【作用机制】本品为多核氢氧化铁（Ⅲ）-蔗糖复合物溶液。多核氢氧化铁（Ⅲ）核心表面被大量非共价结合的蔗糖分子包围，从而形成一个平均分子质量为 43kDa 的复合物。这种大分子结构可避免经肾脏消除。这种复合物结构稳定，在生理条件下不释放铁离子。多核核心的铁被环绕的结构与生理状态下的铁蛋白结构相似。本品可引起人体生理的改变，其中包括对铁的摄入。

【适应证】用于口服铁剂效果欠佳而需静脉铁剂治疗的缺铁性贫血，包括口服铁剂无法耐受和口服铁剂吸收不良的患者。

【禁用与慎用】

1. 对单糖或二糖铁复合物过敏者，非缺铁性贫血患者，铁过量或铁利用障碍患者禁用。

2. 严重肝功能不全患者，急、慢性感染患者，妊娠中晚期妇女慎用。

【给药途径和剂量】

1. 注意事项

（1）本品只能与 0.9%氯化钠注射液混合使用。本品不能与其他药品混合使用。

（2）使用前肉眼检查一下安瓿是否有破损，药液是否有沉淀。

（3）本品的容器被打开后应立即使用。

（4）如果在日光 4～25℃的温度下储存，用 0.9%氯化钠注射液稀释后的本品应在 12 小时内使用。

（5）本品应以静脉滴注或缓慢注射的方式静脉给药，或直接注射到透析器的静脉端，本品不适合肌内注射或按照患者需要铁的总量一次全剂量给药。

（6）在患者第一次治疗前，应按照推荐的方法先给予一个小剂量进行测试，成年人用 1～2.5ml（20～50mg 铁），体重≥14kg 的儿童用 1ml（20mg 铁），体重＜14kg 的儿童用日剂量的一半（1.5mg/kg）。应备有心肺复苏设备。如果在给药 15 分钟后未出现不良反应，继续给予余下的药液。

2. 给药途径

（1）本品的首选给药方式是静脉滴注（为了减少低血压发生和静脉外的注射危险）。1ml 本品最多只能稀释到 0.9%氯化钠注射液 20ml 中，稀释液配好后应立即使用。100mg 铁至少输注 15 分钟；200mg 至少输注 1.5 小时；400mg 至少输注 2.5 小时；500mg 至少输注 3.5 小时。

如果临床需要，本品的 0.9%氯化钠注射液的稀释液体积可以小于特定的数量，配成较高浓度的本品药液。然而，输注的速度必须根据每分钟给予铁的剂量来确定（如 10ml 本品=200mg 铁，应至少 30 分钟滴完；25ml 本品=500mg 铁，应至少 3.5 小时滴完）。为保证药液的稳定，不允许将药液配成浓度更低的溶液。

（2）静脉注射：本品可不经稀释缓慢静脉注射，推荐速度为 1ml/min（5ml 本品至少注射 5 分钟），每次的最大注射剂量是 10ml 本品（200mg 铁）。静脉注射后，应伸展患者的手臂。

（3）往透析器里注射：本品可直接注射到透析器的静脉端，方法同前面的静脉注射。

3. 剂量

（1）成年人和老年人：根据血红蛋白水平每周用药 2～3 次，每次 5～10ml（100～200mg 铁），给药频率应不超过每周 3 次。

（2）儿童：根据血红蛋白水平每周用药 2～3 次，每次 0.15ml/kg（=3mg 铁/kg）。

【配伍禁忌】不要与其他药物或肠外营养溶液混合。

【不良反应】

1. 心血管系统　低血压、虚脱、心动过速、心悸。

2. 呼吸系统　呼吸困难、肺炎、咳嗽、支气管痉挛。

3. 肌肉骨骼系统　肌肉痛、四肢肿胀、肌肉痉挛、关节痛。有关节肿胀的个案报道。

4. 免疫系统　过敏反应、过敏样反应。

5. 神经系统　头痛、嗜睡、副交感神经兴奋、头晕、感觉异常。有意识水平降低、眩晕、意识混乱的个案报道。

6. 胃肠道　口腔金属味、恶心、呕吐、腹泻、胃肠功能障碍、腹痛。肝酶升高。

7. 皮肤　瘙痒、风疹、面部潮红、荨麻疹、皮疹、红斑、潮热。有血管神经性水肿的个案报道。

8. 其他　胸痛、发热、输液部位反应（静脉曲张、静脉痉挛）、寒战、胸痛和胸部压迫感、注射部位刺激（如浅表性静脉炎、灼烧感、水肿）、外周水肿、疲乏、无力、不适。

【相互作用】与口服铁剂合用可减少口服铁剂的吸收，应在停用本品 5 日后再开始口服铁剂治疗。

【药动学】本品静脉注射后被单核吞噬细胞系统解离为蔗糖和铁。单剂静脉注射给予健康志愿者含 100mg 铁的本品，10 分钟后铁的水平达最高，平均为 538μmol/L。中央室分布容积与血浆容积相等（约 3L）。稳态分布容积约为 8L，表明铁在体液中的分布量少。由于本品比转铁蛋白稳定性低，故铁与转铁蛋白发生竞争性交换，铁的转运速率为 31mg 铁/24h。注射之后前 4 小时的铁肾清除量不足全部清除量的 5%。注射的铁在血浆中快速清除，24 小时后血浆中铁水平降至注射前铁水平，约 75%的蔗糖被排泄。本品半衰期约为 6 小时。

【观察指标】

1. 用药前应监测血清铁、血清铁蛋白、血红蛋白、红细胞计数、红细胞平均容积（MCV）、红细胞平均血红蛋白含量（MCH）、红细胞平均血红蛋白浓度（MCHC）等。用药 4 周后，监测血清铁和血清铁蛋白是否升高，总铁结合力是否降低；末次剂量后 48 小时监测血清铁。

2. 严密监测血压。

【用药宣教】如发生以下任一情况请立即告知医生：瘙痒、皮疹、胸痛、头痛、头晕、恶心、呕吐、腹痛、关节或肌肉疼痛、麻木和刺痛。

二、维生素 B_{12} 和叶酸

维生素 B_{12}

【类别】维生素类抗贫血药。

【妊娠安全等级】A。

【作用机制】维生素 B_{12} 是细胞合成核酸的重要辅酶，在体内参与核酸合成；参与蛋白质和脂肪的代谢；能维持中枢及周围有髓鞘神经纤维功能的完整性。包括形成神经纤维外的一层髓鞘髓磷脂蛋白。它通过使 5-甲基四氢叶酸转换成四氢叶酸而增加四氢叶酸在体内的利用，同时使同型半胱氨酸转化成甲硫氨酸。它还促进甲基丙二酸转变成琥珀酸而参与三羧酸循环。缺乏时出现恶性贫血。

【适应证】

1. 本品片剂用于巨幼细胞贫血。

2. 本品注射液用于因内因子缺乏所致的巨幼细胞贫血、亚急性联合变性神经系统病变（如神经

炎的辅助治疗）。

3. 本品滴眼液用于眼疲劳所致眼部不适症状。

4. 本品溶液用于治疗放射性皮肤损伤（一期～二期）。

【禁用与慎用】

1. 对本品过敏者禁用。曾因使用眼药而引起过敏症状（如眼充血、瘙痒、肿胀、出疹）的患者禁用本品滴眼液。

2. 青光眼患者慎用本品滴眼液。

【给药途径和剂量】

1. 剂量

（1）巨幼细胞贫血

1）成年人，口服给药，每日 25～100μg 或隔日 50～200μg，分次服用；肌内注射，每日 25～100μg 注射液或隔日 50～200μg。

2）儿童，肌内注射，每次 25～100μg 注射液，每日 1 次或隔日 1 次。

（2）亚急性联合变性神经系统病变

1）成年人，肌内注射，每日 25～100μg 注射液或隔日 50～200μg，可酌情增量。

2）儿童，肌内注射，一次 25～100μg 注射液，每日 1 次或隔日 1 次。

2. 给药途径

（1）肌内注射：应避免同一部位反复注射，尤其对新生儿、婴幼儿需谨慎。

（2）经眼给药：本品滴眼液仅用于滴眼，不可用作软角膜接触镜的安装液或于安装角膜接触镜时使用。

【配伍禁忌】与下列药物存在配伍禁忌：12 种复合维生素、阿洛西林、阿莫西林、氨苄西林、氨苄西林氯唑西林、氨苄西林舒巴坦钠、苯唑西林、低分子右旋糖酐、复方水溶性维生素、还原型谷胱甘肽、华法林、磺苄西林、肌苷、氯唑西林、美洛西林、萘夫西林、脑蛋白水解物、青霉素、清开灵注射液、羧苄西林、头孢吡肟、头孢地嗪、头孢呋辛、头孢磺啶、头孢甲肟、头孢拉定、头孢硫脒、头孢美唑、头孢孟多、头孢米诺、头孢尼西、头孢哌酮、头孢哌酮舒巴坦、头孢哌酮他唑巴坦、头孢匹胺、头孢匹林、头孢匹罗、头孢曲松、头孢曲松舒巴坦、头孢曲松他唑巴坦、头孢噻啶、头孢噻吩、头孢噻利、头孢噻肟、头孢噻肟舒巴坦、头孢他啶、头孢替安、头孢替唑、头孢西丁、头孢西酮、头孢乙腈、头孢唑林、头孢唑南、头孢唑肟、维生素 C、维生素 K_1、右旋糖酐。

【不良反应】

1. 有本品片剂引起低钾血症、高尿酸血症的报道。

2. 肌内注射本品可引起皮疹、瘙痒、腹泻及过敏性哮喘，个别患者可出现过敏性休克。

3. 本品滴眼液可引起过敏反应。

【相互作用】

1. 与考来烯胺合用可减少本品的吸收。

2. 与氯霉素合用可抑制本品的造血功能。

3. 与氨基糖苷类抗生素、对氨基水杨酸类药、抗惊厥药（如苯巴比妥、苯妥英钠、扑米酮）、秋水仙碱合用，可减少本品的肠道吸收。

4. 体外试验表明，维生素 C 可破坏维生素 B_{12}。两者合用或长期大量摄入维生素 C 时，可使维生素 B_{12} 浓度降低。

【药动学】本品口服后在胃中与胃黏膜壁细胞分泌的内因子形成维生素 B_{12}-内因子复合物，当此复合物与回肠黏膜细胞微绒毛上的受体结合后，可通过胞饮作用进入肠黏膜细胞，吸收入血液。口服后 8～12 小时达血药峰浓度。肌内注射后吸收迅速而完全，约 1 小时达血药峰浓度。体内分布较广，主要储存于肝脏。除机体需求量外，本品几乎均以原形随尿液排泄。

【观察指标】

1. 治疗巨幼细胞贫血的起始 48 小时内宜监测血钾，以防止低钾血症的发生。

2. 用药过程中应监测血中维生素 B_{12} 的浓度。

【用药宣教】

1. 诊断未明的神经系统损害者不宜使用本品，以免掩盖亚急性联合变性的临床表现。

2. 维生素 B_{12} 缺乏者可伴叶酸缺乏，单用本品治疗可能掩盖叶酸缺乏的临床表现，此类患者宜同时补充叶酸。

3. 抗生素可影响本品血药浓度的测定，尤其是使用微生物学检查方法时可出现假性低值，测定时应考虑抗生素对结果的影响。

叶酸

【类别】抗贫血药。

【妊娠安全等级】A。

【作用机制】叶酸为一种水溶性 B 族维生素，为人体细胞生长和繁殖的必需物质。本品经二氢叶酸还原酶及维生素 B_{12} 的作用，形成四氢叶酸（THFA），后者与多种一碳单位（包括 CH_3、CH_2、CHO）结合形成四氢叶酸类辅酶，传递一碳单位，参与体内多种重要反应及核酸和氨基酸的合成。THFA 在丝氨酸转羟基酶的作用下，形成 N_5, N_{10}-甲烯基四氢叶酸，可促使尿嘧啶核苷酸（dUMP）形成胸腺嘧啶核苷酸（dTMP），后者可参与细胞的 DNA 合成，促进细胞的分裂与成熟。在 DNA 合成过程中，脱氧尿苷酸转变为脱氧胸苷酸，其间所需的甲基由亚甲基四氢叶酸提供。叶酸缺乏时，DNA 合成减慢，但 RNA 合成不受影响，从而骨髓中生成细胞体积较大而细胞核发育较幼稚的血细胞，尤以红细胞最为明显，及时补充本品可有治疗效应。

【适应证】

1. 用于多种原因（包括慢性溶血性贫血）引起的叶酸缺乏。

2. 用于叶酸缺乏引起的巨幼细胞贫血。

3. 用于妊娠期、哺乳期妇女预防给药。

【禁用与慎用】

1. 单独叶酸治疗恶性贫血或其他维生素 B_{12} 缺乏状态时，正常细胞性、难治性、再生障碍性或未确诊贫血患者禁用。

2. 哺乳期妇女慎用。

【给药途径和剂量】

1. 剂量

（1）叶酸缺乏及其引起的巨幼细胞贫血

1）成年人，口服给药，每次 5～10mg，每日 15～30mg，直至血常规恢复正常；肌内注射每日 5～10mg，通常使用 3～4 周即可纠正贫血。

2）儿童，口服给药，每次 5mg，每日 3 次；或每日 5～15mg，分 3 次服用。

（2）妊娠期、哺乳期妇女预防给药：口服给药每次 0.4mg，每日 1 次。

2. 给药途径　口服给药；肌内注射。

【配伍禁忌】本品与下列药物存在配伍禁忌：阿洛西林、阿莫西林、氨苄西林、氨苄西林氯唑西林、氨苄西林舒巴坦、苯唑西林、多沙普仑、磺苄西林、氯唑西林、美洛西林、青霉素、羧苄西林、头孢吡肟、头孢地嗪、头孢呋辛、头孢甲肟、头孢克肟、头孢拉定、头孢硫脒、头孢美唑、头孢孟多、头孢米诺、头孢尼西、头孢哌酮、头孢哌酮舒巴坦、头孢哌酮他唑巴坦、头孢匹胺、头孢匹林、头孢匹罗、头孢曲松、头孢曲松舒巴坦、头孢曲松他唑巴坦、头孢噻啶、头孢噻吩、头孢噻利、头孢噻肟、头孢噻肟舒巴坦、头孢他啶、头孢他啶他唑巴坦、头孢替安、头孢替唑、头孢西丁、头孢西酮、头孢乙腈、头孢唑林、头孢唑南、头孢唑肟、维生素 B_2。

【不良反应】

1. 泌尿生殖系统　大剂量用药时可见尿液呈黄色。

2. 免疫系统　过敏反应。

3. 消化系统　长期用药可见厌食、恶心、腹胀等胃肠道症状。

【相互作用】大剂量使用本品可拮抗苯巴比妥、苯妥英钠、扑米酮的抗癫痫作用，使癫痫发作的临界值明显降低，并使敏感患者的发作次数增加。

【药动学】本品口服后主要以还原型在空肠近端被吸收，5～20 分钟即可出现于血中，1 小时后达血药峰浓度。分布半衰期为 0.7 小时。贫血患者吸收速度较正常人快。本品由门静脉进入肝脏，以 N_5-甲基四氢叶酸的形式储存于肝脏中和分布于其他组织器官，在肝脏中的储存量占全身总量的 1/3～1/2。约 90%的治疗量随尿液排泄，大剂量注射后 2 小时，给药量的 20%～30%随尿液排出。

【观察指标】在开始治疗之前，仔细记录饮食摄入、药物和酒精的使用情况；监测服用苯妥英钠患者的亚治疗血浆水平。

【用药宣教】

1. 叶酸用于治疗疾病时，需明确诊断后才能使用。

2. 叶酸缺乏可能导致胎儿出现神经管畸形。如果计划妊娠，可从妊娠前开始补充叶酸。

3. 母乳中叶酸缺乏可能会造成乳儿出现相应的营养素缺乏。哺乳期妇女可以预防性用药。

4. 巨幼细胞贫血常合并缺铁，应同时补铁，并补充蛋白质及其他 B 族维生素。

5. 口服大剂量叶酸，可影响微量元素锌的吸收。

6. 长期服用叶酸主要引起惧怕进食、恶心、腹胀等胃肠道症状。偶见过敏反应。大量服用时的尿液会变成黄色。

7. 在接受叶酸治疗时，要保持密切的医疗监督。如果有复发的危险，应调整维持剂量。

甲钴胺

【类别】抗贫血药。

【作用机制】本品为内源性的辅酶 B_{12}，参与一碳单位循环，在由同型半胱氨酸合成甲硫氨酸的转甲基反应过程中起重要作用。动物实验发现，本品比氰钴胺易于进入神经元细胞器，参与脑细胞与脊髓神经元胸腺嘧啶核苷的合成，促进叶酸的利用与代谢；能促进轴突运输功能和轴突再生，使链脲霉素诱导的糖尿病大鼠坐骨神经轴突骨架蛋白的运输正常化，对药物引起的神经退变具有抑制作用；能促进卵磷脂合成和神经元髓鞘形成；能使延迟的神经突触传递和神经递质减少恢复正常，通过提高神经元纤维兴奋性恢复终板电位诱导，使饲以胆碱缺乏饲料的大鼠脑内乙酰胆碱恢复到正常水平。

【适应证】

1. 用于周围神经病。

2. 用于维生素 B_{12} 缺乏所致的巨幼细胞贫血。

【禁用与慎用】对本品过敏者禁用。

【给药途径和剂量】

1. 剂量

（1）周围神经病：口服给药，每次 500μg，每日 3 次。可根据年龄、临床症状酌情增减剂量；肌内注射，每次 500μg，每周 3 次。可根据年龄、临床症状酌情增减剂量；静脉注射同“肌内注射”项。

（2）巨幼细胞贫血：肌内注射，每次 500μg，每周 3 次。给药约 2 个月后，可改为维持治疗，每次 500μg，每 1～3 个月 1 次；静脉注射同“肌内注射”项。

2. 给药途径　口服给药、肌内注射、静脉注射。注意：肌内注射时注意避开神经分布密集的部位，并避免在同一部位反复注射。

【配伍禁忌】氟罗沙星、左氧氟沙星、万古霉素与甲钴胺在体外配伍时，可产生沉淀或药物理化性质发生改变，禁止配伍。

【不良反应】

1. 免疫系统　过敏反应（如皮疹、血压下降、呼吸困难）。

2. 神经系统　头痛。

3. 消化系统　口腔或舌面疱疹、双唇结痂、食欲缺乏、恶心、呕吐、腹泻。

4. 皮肤　多汗。

5. 眼　眼睑膜充血。

6. 其他　发热感、肌内注射部位疼痛或硬结。

【相互作用】尚不明确。

【药动学】健康人分别单次口服本品 120μg、1500μg，3 小时后均达血药峰浓度，吸收呈剂量依赖性。服药 8 小时后，尿中总辅酶 B_{12} 的排泄量为用药后 24 小时排泄量的 40%～80%。

健康人连续口服本品，每日 1500μg，连服 12 周。给药 4 周后血清中总辅酶 B_{12} 的浓度约为给药前的 2 倍，12 周后约为 2.8 倍，而停止给药 4 周后仍约为给药前的 1.8 倍。

健康人单次肌内注射或静脉注射本品 500μg，血清中辅酶 B_{12} 的达峰时间分别为（0.9±0.1）小时、给药后即刻至 3 分钟，血清辅酶中 B_{12} 浓度的最大增加值（除去内源性血清辅酶 B_{12}）分别为 22.4ng/ml、85.0ng/ml；给药后 144 小时，血清中辅酶 B_{12} 的曲线下面积分别为 204.1（ng·h）/ml、358.6（ng·h）/ml。

健康人连续静脉注射本品，每日 500μg，连续 10 日，血清中总辅酶 B_{12} 浓度随给药日数增加而上升。初次给药后 24 小时的浓度为（3.9±1.2）ng/ml，给药 2 日后的浓度为（5.3±1.8）ng/ml，给药 3 日后的浓度为（6.8±1.5）ng/ml，此浓度一直维持至给药的最后。

【观察指标】过敏反应的症状和体征。

【用药宣教】

1. 从事与汞及其化合物相关工作者不能长期大量服用甲钴胺。

2. 如果连续用药 1 个月以上仍未见效果，不要继续用药，并及时复诊。

3. 用药后可能出现恶心、呕吐、腹泻、食欲减退、皮疹等不良反应。如果出现严重过敏反应（如血压下降、呼吸困难），请立即停药。

利可君

【类别】促血小板增生药。

【作用机制】本品为半胱氨酸的衍生物，可增强造血系统的功能。

【适应证】用于防治白细胞减少、血小板减少。

【禁用与慎用】

1. 对本品过敏者禁用。

2. 急、慢性髓细胞白血病患者慎用。

【给药途径和剂量】口服给药，每次 20mg，每日 3 次。

【不良反应】尚无本品不良反应的报道。

【相互作用】尚不明确。

【药动学】本品口服后在十二指肠碱性条件下与蛋白结合形成可溶的物质迅速被肠吸收。

【用药宣教】患有骨髓恶性肿瘤（急、慢性髓细胞白血病），是不能使用利可君的，将所有已确诊的疾病及正在接受的治疗方案告诉医生。

腺苷钴胺

【类别】神经系统用药。

【作用机制】本品为氰钴型维生素 B_{12} 的同类

物（即其氰基被腺嘌呤核苷取代），为体内维生素 B_{12} 的两种活性辅酶形式之一。本品为细胞合成核苷酸的重要辅酶，参与体内甲基转换及叶酸代谢，促进甲基叶酸还原为四氢叶酸；亦参与三羧酸循环，对神经髓鞘中脂蛋白的形成极为重要，可使巯基酶处于活性状态，从而参与广泛的蛋白质及脂肪代谢；还可促进红细胞的发育与成熟，为完整形成神经鞘脊髓纤维和保持消化系统上皮细胞功能的必需物质。

【适应证】

1. 用于巨幼细胞贫血、营养不良性贫血、妊娠期贫血。

2. 用于多发性神经炎、神经根炎、三叉神经痛、坐骨神经痛、神经麻痹。

3. 用于营养性神经疾病、放射线或药物所致白细胞减少。

【禁用与慎用】对本品过敏者禁用。

【给药途径和剂量】

1. 剂量　一般用法为口服给药每次 0.5～1.5mg，每日 3 次；肌内注射每次 0.5～1.5mg，每日 1 次。

2. 给药途径　口服给药、肌内注射。

注意：肌内注射液临用前将本品粉针剂以适量灭菌注射用水溶解，溶解后应尽快使用（因遇光易分解）。

【配伍禁忌】本品不得与对氨基水杨酸钠合用。

【不良反应】尚未见相关的不良反应报道。

【相互作用】

1. 与氯霉素合用可使本品吸收减少。

2. 与考来烯胺合用可结合维生素 B_{12}，使本品吸收减少。

【药动学】本品口服后可直接吸收利用，活性强，与组织细胞亲和力强，排泄较慢。本品肌内注射后，吸收迅速而完全，给药后 1 小时达血药峰浓度。药物储存于肝脏，主要经肾脏排泄，大部分在最初 8 小时排出。

【观察指标】定期检查全血细胞计数及血红蛋白。

【用药宣教】

1. 用药期间最好定期去医院检查。

2. 治疗后期可能出现缺铁性贫血，需适当补充铁剂。

3. 胆汁酸螯合药（如考来烯胺、考来替泊）可干扰腺苷钴胺的吸收，影响其疗效。合用时，请至少间隔 4～6 小时给药。

4. 用药可能引起过敏反应。

重组人促红素（CHO 细胞）

【类别】抗贫血药。

【作用机制】促红细胞生成素（EPO）是由肾脏分泌的一种活性糖蛋白，作用于骨髓中红系造血祖细胞，可促进其增殖、分化。本品为重组人促红素（rhEPO），与天然产品相比，生物学作用在体内、外基本一致。药效学试验表明，本品可增加红系造血祖细胞的集落生成率，并对慢性肾衰竭性贫血有明显的治疗作用。

【适应证】

1. 用于肾功能不全所致的贫血，包括透析及非透析患者。

2. 用于外科围手术期的红细胞动员，以减轻术中及术后贫血，减少对异体输血的需求，加快术后贫血倾向的恢复。

3. 用于治疗非骨髓恶性肿瘤化疗引起的贫血。

【禁用与慎用】

1. 对本品或其他哺乳动物细胞衍生物过敏者、对人血清白蛋白过敏者、未控制的重度高血压患者、感染患者禁用。

2. 有药物过敏史或过敏倾向者、心肌梗死、肺梗死、脑梗死、高血压、血卟啉病患者慎用。

【给药途径和剂量】

1. 剂量

（1）肾性贫血

皮下注射静脉注射：每周分 2～3 次给药，亦可每周单次给药。给药剂量和次数需依据患者贫血程度、年龄及其他相关因素调整。

1）治疗期：①每周分次给药。推荐起始剂量为血液透析患者一周 100～150U/kg，非血液透析患者一周 75～100U/kg。如血细胞比容每周增加少于 0.5%，可于 4 周后按 15～30U/kg 增加剂量，但最高增加剂量不可超过每周 30U/kg。血细胞比容应增加至 30%～33%，但不宜超过 36%。②每周单次给药：推荐剂量为血液透析或腹膜透析患者一周 10 000U。

2）维持期：①每周分次给药后，如血细胞比容达 30%～33%或血红蛋白达 100～110g/L，则进入维持治疗阶段。推荐将剂量调整至治疗期剂量的 2/3。之后每 2～4 周监测血细胞比容以调整剂量，维持血细胞比容和血红蛋白在适当水平。②每周单次给药后如血细胞比容或血红蛋白达上述标准，推荐将每周单次给药时间延长（如每 2 周 1 次），并依据患者贫血情况调整使用剂量。

（2）外科围手术期的红细胞动员：皮下注射用于术前血红蛋白为100～130g/L的择期外科手术患者（心脏血管手术除外），每次150U/kg，一周3次，于术前10日至术后4日给予。

（3）肿瘤化疗引起的贫血：皮下注射。

1）每周分次给药：起始剂量每次150U/kg，每周3次。如治疗8周未能有效减少输血需求或增加血细胞比容，可增加剂量至每次200U/kg，每周3次。如血细胞比容大于40%，应减少本品的剂量直至血细胞比容降至36%。当治疗再次开始时或调整剂量维持需要的血细胞比容时，本品应以25%的剂量减量。如起始剂量即获得较快的血细胞比容增加（如任何2周内增加4%），本品亦应减量。

2）每周单次给药：当外周血红蛋白男性＜110g/L、女性＜100g/L时，每次36 000U，每周1次，疗程为8周。如治疗期间疗程未达8周，血红蛋白升高达120g/L，应停药，直至血红蛋白男性降至110g/L以下、女性降至100g/L以下时方可重新开始给药。如治疗后2周内血红蛋白升高过快，绝对值超过13g/L，应酌情减量。

2. *给药途径*　皮下注射、静脉注射。注射给药初次使用本品或重新使用本品时，建议先使用少量，确定无异常反应后，再注射全量；如发生异常，应立即停药并妥善处理。

【配伍禁忌】无。

【不良反应】

1. *心血管系统*　血压升高、高血压恶化、心悸、心肌梗死。

2. *代谢/内分泌系统*　血钾升高、尿酸升高。

3. *呼吸系统*　鼻出血、肺梗死。

4. *肌肉骨骼系统*　肌痛、关节痛。

5. *泌尿生殖系统*　血肌酐升高、血尿素氮（BUN）升高。

6. *免疫系统*　脾大。

7. *神经系统*　头痛、高血压脑病（头痛、意识障碍、痉挛）、脑出血、脑梗死、头晕、失眠。

8. *消化系统*　AST升高、ALT升高、总胆红素升高、乳酸脱氢酶（LDH）升高、碱性磷酸酶（ALP）升高、γ-谷氨酰转肽酶（γ-GTP）升高、黄疸。恶心、呕吐、食欲缺乏、腹泻、口苦、腹痛。

9. *血液*　血液黏度明显增加、白细胞增多、嗜酸性粒细胞增多、单纯红细胞再生障碍性贫血（PRCA）。

10. *皮肤*　皮肤瘙痒、痤疮。

11. *眼*　眼底出血（视网膜动、静脉血栓症）。

12. *过敏反应*　皮疹、荨麻疹、过敏性休克、呼吸困难、口唇水肿、喉头水肿。

13. *其他*　低热、乏力、热感、全身倦怠感、水肿。

【相互作用】尚不明确。

【药动学】皮下注射给药吸收缓慢，2小时后可见血清促红素浓度升高，血药浓度达峰时间为18小时，骨髓为特异性摄取器官，药物主要被肝脏和肾脏摄取。促红素给药后大部分在体内代谢；大鼠试验表明，除肝脏外，还有少部分药物经肾、骨髓和脾脏降解。肾脏并非促红素的主要排泄器官，使用促红素的贫血患者，以原形经肾脏排泄的药量少于10%。

【观察指标】

1. 用药期间应定期监测血细胞比容（用药初期一周1次，维持期每2周1次）、血压。

2. 用药前和用药期间监测转铁蛋白饱和度、血清铁蛋白。

【用药宣教】

1. 本品不用于治疗肿瘤患者由其他因素（如铁或叶酸盐缺乏、溶血或胃肠道出血）引起的贫血。

2. 治疗早期，当血细胞比容升高时，约25%的透析患者需开始或加强抗高血压治疗。

3. 用药期间应避免驾驶或操作重型机械。

4. 血液透析期间使用本品的患者需加强肝素抗凝治疗，以预防人工肾脏凝血栓塞。

5. 临床研究表明，围手术期未进行预防性抗凝的患者，使用本品可增加发生深静脉血栓的风险，故用药时应注意预防。

6. 叶酸或维生素B_{12}缺乏可降低本品疗效，严重铝过多亦可影响疗效。

重组人促红素-β（CHO细胞）

【类别】抗贫血药。

【作用机制】促红细胞生成素为一种糖蛋白，通过刺激干细胞前体来促进红细胞生成，作为一种有丝分裂刺激因子和分化激素起作用。在多种载体动物模型（正常及尿毒症大鼠，红细胞增多症小鼠、犬）中给予本品后，总铁结合率、红细胞数目、血红蛋白水平及网织红细胞计数均增多。在鼠脾细胞培养载体试验中，与本品孵育后，脾中有核红细胞的^{3}H-胸苷结合率升高。人类骨髓细胞培养研究显示，本品仅刺激红细胞生成而不影响白细胞。

【适应证】

1. 用于慢性肾衰竭（包括血液透析、腹膜透析和非透析者）引起的贫血。

2. 用于成年人非髓性恶性肿瘤化疗引起的症状性贫血。

【禁用与慎用】

1. 对本品过敏者、未控制的高血压患者禁用。

2. 癫痫患者、血小板增多者、慢性肝衰竭患者、转化型芽细胞增多者、孕妇慎用。

【给药途径和剂量】

1. 剂量

（1）慢性肾衰竭引起的贫血

1）成年人

A. 皮下注射：①治疗期。开始每次 20U/kg，一周 3 次。如血红蛋白升高不理想（一周＜0.25g/dl），可每 4 周将每次剂量增加 20U/kg。同时也可将一周剂量分成每日剂量。最大周剂量不可超过 720U/kg。如治疗 4 周后血红蛋白升高超过 2g/dl 或血红蛋白水平正在升高并接近 12g/dl，剂量应减少 25%；如血红蛋白水平持续升高，应停止治疗直至血红蛋白水平开始降低，随后以低于前次给药剂量 25%的剂量重新开始治疗。②维持期。如血红蛋白水平维持在 10～12g/dl，则进入维持期。剂量为治疗期的一半，随后每周或每 2 周调整剂量。周剂量可采用每周 1 次，或分成等份剂量每周 3 次或 7 次。每周 1 次病情稳定的患者可改为每 2 周 1 次，但可能需要增加每次剂量。

B. 静脉注射：①治疗期。开始一次 20U/kg，每周 3 次。4 周后剂量可增至每次 80U/kg，每周 3 次。如需要，可每 4 周将每次剂量增加 20U/kg。最大周剂量不可超过 720U/kg。如 4 周后血红蛋白升高超过 2g/dl 或血红蛋白水平正在升高并接近 12g/dl，剂量应减少 25%；如血红蛋白水平持续升高，应停止治疗直至血红蛋白水平开始降低，随后以低于前次给药剂量 25%的剂量重新开始治疗。②维持期。如血红蛋白水平维持在 10～12g/dl，则进入维持期。剂量为治疗期的一半，随后每周或每 2 周调整剂量。

2）儿童：皮下注射同成年人用法用量。静脉注射同成年人用法用量。

（2）肿瘤化疗引起的症状性贫血：成年人。皮下注射：①治疗期。血红蛋白水平小于或等于 10g/dl 时，开始每周 30 000U（相当于中等体重患者，每周约 450U/kg）。最大周剂量不应超过 60 000U。周剂量可采用一周 1 次，或分成等份剂量每周 3 次或 7 次。如治疗 4 周后血红蛋白已至少升高 1g/dl，应继续使用当前剂量；如血红蛋白水平未能升高 1g/dl，则可将周剂量加倍；如血红蛋白水平升高超过 2g/dl 或达到 12g/dl，剂量应减少 25%～50%。如 8 周后血红蛋白水平未能升高 1g/dl，则不可能出现治疗反应，应停止治疗。②维持期。当达到治疗目标后，剂量应减少 25%～50%，并使血红蛋白维持在此水平。如血红蛋白水平超过 12g/dl，剂量应减少 25%～50%；如血红蛋白水平超过 13g/dl，应暂时停止治疗；如血红蛋白水平降低至 12g/dl 或更低时，可以低于前次给药剂量 25%的剂量重新开始治疗。治疗应持续至化疗结束后 4 周。

2. 给药途径　皮下注射、静脉注射。

注射给药。①本品静脉注射应在约 2 分钟内完成（如在透析结束时经动静脉瘘管注入）。②非血液透析者宜采用皮下注射，以免刺伤外周静脉。

【配伍禁忌】禁止与其他药物混合使用。

【不良反应】

1. 心血管系统　最常见血压升高或高血压加重。正常血压或低血压的个别患者可能出现伴有类似脑病症状（如头痛、精神错乱、感觉运动障碍、阵挛性发作）的高血压危象。罕见旁路血栓症，尤其是有低血压趋势或动静脉瘘出现并发症（如狭窄、动脉瘤）的患者。

2. 代谢/内分泌系统　个别患者出现血钾、磷酸盐水平一过性升高。

3. 神经系统　常见头痛。

4. 血液　可同时出现血清铁蛋白降低及血细胞比容升高。极罕见血小板增多。个别患者出现单纯红细胞再生障碍性贫血。

5. 皮肤　罕见皮疹、瘙痒、荨麻疹。

6. 其他　罕见注射部位反应。个别患者出现过敏反应、流感样症状[如发热、寒战、头痛、肢体疼痛、不适和（或）骨痛]。

【相互作用】尚不明确。

【药动学】健康志愿者及尿毒症患者静脉给予本品后，分布容积相当于 1～2 倍血浆容积，消除半衰期为 4～12 小时。皮下注射本品的生物利用度为 23%～42%。尿毒症患者皮下注射本品后，因血清血小板浓缩而延缓吸收，平均 12～28 小时达血药峰浓度，消除半衰期平均为 13～28 小时。

【观察指标】血红蛋白、血清铁蛋白及血细胞比容。

【用药宣教】

1. 本品仅在出现贫血症状时方可使用，且应采用最低有效剂量。

2. 本品一般用于长期治疗，但如需要，可随时终止治疗。

3. 若出现心血管、脑血管、外周血管疾病，应按患者的个体状况确定血红蛋白每周升高的幅度和治疗靶浓度。

4. 叶酸或维生素 B_{12} 缺乏及治疗肾衰竭所致的严重铝负荷可减弱本品的疗效。

5. 本品加速肾衰竭进展的可能性不能排除，故对未经透析的肾硬化患者应进行个体化治疗。

6. 慢性肾衰竭患者因血细胞比容升高，治疗期间常需增加血液透析期间的肝素剂量，如肝素化治疗未达最佳状态，可能堵塞透析系统。对有旁路血栓形成风险者，应进行早期旁路修正和预防血栓形成（如服用阿司匹林）。

7. 肿瘤患者使用促红细胞生成素类药（ESA）后，当血红蛋白靶浓度大于 12g/dl 时，可促进疾病进展并缩短患者的存活期，增加死亡风险。

8. 慢性肾衰竭患者使用 ESA 后，当血红蛋白靶浓度高于 12g/dl 时，可增加发生死亡和严重心血管事件的风险。

9. 当出现突发性刺痛性偏头痛样头痛时，应注意可能发生脑病样症状的高血压危象。

10. 正常人如误用本品，可能导致血细胞比容过高，从而引起致命的心血管系统并发症。

第四节　血液代用品和灌注液

一、血液和相关制品

右旋糖酐 20 氯化钠

【类别】抗凝血药。

【妊娠安全等级】C。

【作用机制】本品为血液容量扩充药，可提高血浆胶体渗透压，使血管外液体进入血管内，增加有效血容量，升高并维持血压。其改善微循环的作用比右旋糖酐 70 强，但扩容作用比右旋糖酐 70 短暂且弱。本品可使已聚集的血小板和红细胞解聚，降低血液黏滞性，从而改善微循环状态，防止血栓形成。此外，本品还有渗透利尿作用。

【适应证】

1. 用于创伤、失血、烧伤、中毒等多种原因引起的休克。

2. 用于脑供血不足、脑血栓形成、心绞痛、血栓闭塞性脉管炎等血管栓塞性疾病。

3. 用于体外循环时，代替部分血液，预充人工心肺机。

4. 用于预防肢体再植和血管外科手术等术后血栓形成。

【禁用与慎用】

1. 充血性心力衰竭患者，血容量过多者，出血（如严重血小板减少、凝血障碍）患者，少尿者，无尿者禁用。

2. 有过敏史者，心、肝、肾功能不全者，活动性肺结核患者慎用。

【给药途径和剂量】

1. 剂量

（1）一般用法

1）成年人，静脉滴注，用量根据病情而定，每次 250～500ml，24 小时内不超过 1000～1500ml。

2）儿童，静脉滴注，婴儿每次 5ml/kg，儿童每次 10ml/kg。

（2）休克：成年人，静脉滴注，用量可较大，速度可快，速度为 20～40ml/min，首日最大剂量可用至 20ml/kg。

（3）血管栓塞性疾病：成年人，静脉滴注，每次 250～500ml，缓慢滴注，每日或隔日 1 次，7～10 次为 1 个疗程。

（4）预防术后血栓形成：成年人，静脉滴注，术中或术后给予本品 500ml，术后第 1、2 日分别给予 500ml，滴注时间为 2～4 小时；高危患者，疗程可用至 10 日。

2. 给药途径　静脉滴注。

（1）本品用量不宜超过每日 1500ml，否则易引起出血倾向和低蛋白血症。

（2）首次静脉滴注本品，开始应缓慢，并严密观察 5～10 分钟。

【配伍禁忌】与 12 种复合维生素、氨力农、复方水溶性维生素、卡泊芬净、前列地尔、维生素 C、维生素 K_1、脂溶性维生素Ⅱ存在配伍禁忌。

【不良反应】

1. 肌肉骨骼系统　偶见关节炎。

2. 免疫系统　偶见淋巴结肿大。

3. 血液　可见凝血障碍、出血时间延长，与剂量有关。

4. 过敏反应　本品具有强抗原性。人体正常肠道中有产生本品的细菌，即使初次注射本品，少数患者也可发生过敏反应（0.03%～4.7%），表现为皮肤瘙痒、荨麻疹、恶心、呕吐、哮喘，重者出现口唇发绀、虚脱、血压剧降、支气管痉挛，个别患者甚至出现过敏性休克。

5. 其他　偶见寒战、发热。

【相互作用】

1. 与肝素合用有协同作用，可能增加出血风险。

2. 与巴龙霉素、庆大霉素合用可增加肾毒性。

【药动学】本品体内停留时间较短，静脉滴注后立即开始经肾脏排出体外，用药1小时内经肾脏排出50%，24小时排出70%。少部分经胃肠道随粪便排出。存留体内的药物经缓慢氧化代谢，半衰期约为3小时。

【观察指标】观察过敏反应的症状和体征。

【用药宣教】本品对交叉配血和血型鉴定结果有一定干扰，故输血患者的血型检查、交叉配血试验应在用药前进行，以确保输血安全。

右旋糖酐40氯化钠

【类别】抗凝血药。

【妊娠安全等级】C。

【作用机制】本品为血容量扩充药，具有以下药理作用：①提高血浆胶体渗透压，吸收血管外的水分而增加血容量，从而升高和维持血压。②使已聚集的红细胞和血小板解聚，降低血液黏滞性，从而改善微循环，防止血栓形成。③尚具渗透性利尿作用。本品扩充血容量的作用较右旋糖酐70弱且短暂，但改善微循环的作用较右旋糖酐70强。

【适应证】

1. 用于失血、创伤、烧伤等多种原因引起的休克（包括中毒性休克）。

2. 用于预防手术（如肢体再植手术、血管外科手术）后静脉血栓形成。

3. 用于血管栓塞性疾病，如心绞痛、脑血栓形成、脑供血不足、血栓闭塞性脉管炎。

4. 用于体外循环时代替部分血液，预充人工心肺机。

【禁用与慎用】

1. 充血性心力衰竭或其他血容量过多者，出血性疾病（如严重血小板减少、凝血障碍）患者，少尿或无尿者禁用。

2. 有过敏史者，心、肝、肾功能不全者，活动性肺结核患者慎用。

【给药途径和剂量】

1. 剂量

（1）休克：成年人，静脉滴注，用量可较大，可快速滴注（滴速为20～40ml/min），第1日最大剂量为20ml/kg。用药前须纠正脱水。

（2）预防术后静脉血栓形成：成年人，静脉滴注，术中或术后给予500ml。通常每日500ml，于术后第1、2日给予，静脉滴注2～4小时。高危患者可连用10日。

（3）血管栓塞性疾病：成年人，静脉滴注，通常每次250～500ml，缓慢滴注，每日或隔日1次，7～10次为1个疗程。

（4）一般用法：儿童，静脉滴注，婴儿每次5ml/kg，儿童每次10ml/kg。

2. 给药途径　静脉滴注。首次使用本品时，初始滴注速度宜慢，且在滴注开始后应严密观察5～10分钟。

【配伍禁忌】与12种复合维生素、氨力农、复方水溶性维生素、卡泊芬净、前列地尔、维生素C、维生素K_1、脂溶性维生素Ⅱ存在配伍禁忌。

【不良反应】

1. 肌肉骨骼系统　关节炎。

2. 免疫系统　过敏反应（表现为皮肤瘙痒、荨麻疹、恶心、呕吐、哮喘、口唇发绀、虚脱、血压剧降、支气管痉挛、过敏性休克）、淋巴结肿大。

3. 血液　凝血障碍。

4. 其他　发热、寒战。

【相互作用】

1. 与肝素合用可增加出血的风险。

2. 与庆大霉素、巴龙霉素合用可增加肾毒性。

【药动学】本品在体内停留时间较短，静脉滴注后立即从血流中清除。用药后1小时经肾脏排泄50%，24小时排泄70%。少部分随粪便排泄。体内存留部分经缓慢氧化代谢。半衰期约为3小时。

【观察指标】观察过敏反应的症状和体征。

【用药宣教】本品可干扰血型鉴定，故输血患者应在使用本品前检查血型和进行交叉配血试验，以确保输血安全。

右旋糖酐70氯化钠

【类别】抗凝血药。

【妊娠安全等级】C。

【作用机制】本品注射液为中分子量（平均分子量为70 000）的血容量扩充药，具有以下药理作用。

1. 提高血浆胶体渗透压，吸收血管外的水分以补充血容量，从而升高和维持血压。

2. 可使血小板及部分凝血因子的活性降低，起到抗血栓作用。本品注射液几乎无改善微循环和渗透性利尿作用，但其扩充血容量、维持血压、抗血栓的作用较右旋糖酐 40 强。

【适应证】

1. 用于防治多种失血性休克（如出血性休克、手术中休克、烧伤性休克）。

2. 用于预防手术后的血栓形成和血栓性静脉炎。

【禁用与慎用】

1. 对本品滴眼液过敏者禁用于滴眼，出血性疾病（如血小板减少、凝血障碍）患者，充血性心力衰竭及其他血容量过多者，严重肝、肾功能不全者禁用。

2. 对本品有过敏史者，心、肝、肾功能不全者慎用。

3. 滴眼液用于睛眼干涩。

【给药途径和剂量】

1. 剂量

（1）防治失血性休克：成年人，静脉滴注用量视病情而定，常用剂量为一次 500ml。通常快速扩容的剂量为 500～1000ml，滴注速度为每分钟 20～40ml，推荐的最大日剂量为20ml/kg或1500ml。

（2）预防术后发生静脉栓塞：成年人，静脉滴注用量视病情而定，可在术中或术后给予 500ml，第 2 日继续给予 500ml。高危患者疗程可达 10 日。

2. 给药途径　静脉滴注。首次使用本品时，初始滴注速度宜慢，并且应严密观察 5～10 分钟。

3. 滴眼液用于眼睛干涩。

【配伍禁忌】与 12 种复合维生素、氨力农、复方水溶性维生素、卡泊芬净、前列地尔、维生素 C、维生素 K_1、脂溶性维生素Ⅱ存在配伍禁忌。

【不良反应】

1. 肌肉骨骼系统　偶见关节炎。

2. 代谢/内分泌系统　偶见淋巴结肿大。

3. 血液　可引起凝血障碍，使出血时间延长，出现出血倾向，常与剂量相关。用量过大可致出血，如鼻出血、牙龈出血、皮肤黏膜出血、创面渗血、血尿、经血增多。由于本品抗血栓作用强，故较右旋糖酐 40 更易致出血。

4. 过敏反应　少数患者用药后可出现过敏反应，轻者可见皮肤瘙痒、荨麻疹、红色丘疹、恶心、呕吐、哮喘，重者可见口唇发绀、虚脱、血压剧降、支气管痉挛，甚至过敏性休克（多在首次输入本品数滴至数毫升时出现，表现为胸闷、面色苍白等）。

5. 其他　偶见发热、寒战。一类为热原反应，多于用药 1～2 次时发生，可见寒战高热；另一类为多次用药或长期用药停药后，可出现周期性高热或持续性低热。

【相互作用】

1. 与血浆制品、抗血小板药合用可增强本品作用。

2. 与肝素合用有增加出血的风险。

3. 与卡那霉素、庆大霉素、巴龙霉素合用可增加以上药物的肾毒性。

【药动学】本品静脉给药后，血药浓度在最初 3～4 小时下降较迅速，随后则下降缓慢，并在血液中存留时间较长，部分暂时储存于单核吞噬细胞系统而被逐渐代谢。本品经肾脏排泄，1 小时内排泄 30%，24 小时排泄 60%。

【观察指标】观察过敏反应的症状和体征。

【用药宣教】本品可干扰血型鉴定，故输血患者在用药前最好先检查血型或进行交叉配血试验，以确保输血安全。

琥珀酰明胶

【类别】血液成分及血浆代用品。

【作用机制】本品静脉给药可增加血浆容量，使静脉回流量、心排血量、动脉血压和外周灌注增加。本品的容量效应相当于所滴注量，即不会产生内源性扩容效应。本品所产生的渗透性利尿作用有助于维持休克患者的肾功能。

本品的以下作用有助于改善对组织的供氧。

1. 本品的相对黏稠度与血浆相似，所产生的血液稀释作用可降低血液相对黏稠度，改善微循环，增加心排血量，加快血液流速。

2. 滴注本品可减少血细胞比容，影响血液携氧能力，但由于血液黏稠度降低，微循环改善，减少心脏负荷，使心排血量增加，心肌耗氧量不增加。因此滴注本品产生的总体效果为增加了氧的运输（若年轻患者血细胞比容≥25%，老年患者血细胞比容≥30%）。

3. 本品的胶体渗透压可防止和减少组织水肿，而后者限制组织的氧气利用。外周组织缺氧时，血红蛋白对氧的释放增加，有利于对组织供氧。

【适应证】

1. 用作低血容量时的胶体性容量补充剂。

2. 用于血液稀释。

3. 用于体外循环（心肺机、人工肾）。

4. 用于预防脊椎或硬膜外麻醉后可能出现的低血压。

【禁用与慎用】

1. 对本品过敏者，循环超负荷、水潴留患者，严重肾衰竭患者，有出血倾向者，肺水肿患者，严重凝血功能障碍患者禁用。

2. 处于过敏状态（如哮喘）者，肾衰竭患者，钠或钾缺乏者，老年人慎用。

【给药途径和剂量】

1. 剂量

（1）血液或血浆丢失不严重、术前或术中预防性治疗：成年人，静脉滴注，于 1～3 小时滴注本品 500～1000ml。

（2）低血容量性休克：成年人，静脉滴注，于 24 小时内滴注本品 10～15L。但血细胞比容不应低于 25%，同时避免血液稀释引起的凝血异常。

（3）严重的急性失血致生命垂危：成年人，静脉滴注于 5～10 分钟加压滴注本品 500ml，进一步滴注量视血容量的缺乏程度而定。

2. 给药途径　静脉滴注。给药剂量和滴速取决于患者的实际情况（如脉搏、血压、外周组织灌注量、尿量），必要时可加压滴注。快速滴注时应将液体加温，但不可超过 37℃。

【配伍禁忌】与表柔比星、前列地尔、去甲万古霉素脂肪乳、万古霉素存在配伍禁忌。

【不良反应】

1. 免疫系统　过敏反应（如荨麻疹）。

2. 消化系统　恶心、腹痛。

3. 其他　一过性体温升高。

【相互作用】尚不明确。

【药动学】本品在血液循环的消除呈现多项消除曲线，半衰期为 4 小时，琥珀酰明胶分子 90%经肾排泄，5%随粪便排泄。动物实验显示，本品在单核吞噬细胞系统的滞留时间为 24～48 小时，未排出的部分通过蛋白水解作用被破坏，此种破坏作用极有效，即使是肾衰竭也不会产生蓄积。

【观察指标】

1. 监测血清电解质和液体平衡，特别是高钠血症、低钾血症、脱水或肾功能不全者。

2. 由于本品不能补充丢失的血浆蛋白，故应监测血浆蛋白的浓度。

3. 在严重失血时滴注大量本品期间，须随时监测血细胞比容。

4. 由于本品对凝血因子的稀释效应，应监测凝血因子，特别是凝血障碍患者。

【用药宣教】滴注期间，血糖、红细胞沉降率、尿液比重、蛋白、双缩脲、脂肪酸、胆固醇、果糖、山梨醇脱氢酶等指标可能不稳定。

羟乙基淀粉 20 氯化钠

【类别】血液成分及血浆代用品。

【妊娠安全等级】C。

【作用机制】本品为血容量补充药。本品静脉滴注后，较长时间停留于血液中，提高血浆渗透压，使组织液回流增多，迅速增加血容量，稀释血液，并增加细胞膜负电荷，使已聚集的细胞解聚，降低全身血黏度，改善微循环。

【适应证】

1. 用于低血容量性休克（如失血性、烧伤性及手术中休克）。

2. 用于血栓闭塞性疾病。

【禁用与慎用】心功能不全者，肾脏清除率降低者，有出血性疾病史或接受预防颅内出血的神经外科手术患者慎用。

【给药途径和剂量】成年人，静脉滴注，每日 250～500ml。

【配伍禁忌】与泮托拉唑、前列地尔存在配伍禁忌。

【不良反应】

1. 免疫系统　过敏反应（如眼睑水肿、荨麻疹、哮喘）。

2. 肝脏　有多次滴注本品导致间接胆红素升高的报道。

3. 消化系统　呕吐、颌下腺肿大、腮腺肿大。

4. 血液　一过性凝血酶原时间、活化部分凝血活酶时间、凝血时间延长。大剂量滴注本品可引起一过性出血时间延长。

5. 其他　发热、寒战、流感样症状、下肢水肿。

【相互作用】尚不明确。

【药动学】本品静脉滴注后，由于分子量大，主要停留于血循环内，主要分布于肝脏，仅微量被分解代谢，大部分经肾脏排泄，小部分随粪便排泄。一次静脉滴注后，24 小时内 63%随尿液排泄，16.5%随粪便排泄。

【观察指标】有肝病史者使用本品时，应监测肝功能。

【用药宣教】本品可能会导致过敏反应，如眼睑水肿、荨麻疹、哮喘。

羟乙基淀粉 40 氯化钠

【类别】血液成分及血浆代用品。

【妊娠安全等级】C。

【作用机制】本品为血容量补充药。本品静脉滴注后，较长时间停留于血液中，提高血浆渗透压，使组织液回流增多，迅速增加血容量，稀释血液，并增加细胞膜负电荷，使已聚集的细胞解聚，降低全身血黏度，改善微循环。

【适应证】

1. 用于低血容量性休克（如失血性、烧伤性及手术中休克）。

2. 用于血栓闭塞性疾病。

【禁用与慎用】

1. 对本品过敏者，出血性疾病或有出血性疾病史者，严重心脏病、高血压患者，严重神经系统疾病患者，严重肝、肾功能不全者，严重血液病患者，月经期妇女，孕妇（异位妊娠破裂者除外），儿童禁用。

2. 肝、肾功能不全者，疑似大出血未止住者，有出血倾向者，心力衰竭患者，老年人慎用。

【给药途径和剂量】

1. 剂量

（1）低血容量性休克：成年人，静脉滴注。①普通制剂：每日 250～500ml。②高渗制剂：每次 100～500ml，最大剂量不超过 750ml。

（2）血栓闭塞性疾病：成年人，静脉滴注普通制剂，每日 250～500ml。

2. 给药途径　静脉滴注。

（1）本品一次用量不能过大，以免发生自发性出血。

（2）本品高渗制剂的滴注速度不可过快（每 250ml 在 10～30 分钟滴入，通常 15～25 分钟为佳），还应及时停药和控制给药总量。在停药后应给予含钠量少的液体（如林格液），并反复监测电解质，以便及时纠正电解质紊乱。

【配伍禁忌】与泮托拉唑、前列地尔存在配伍禁忌。

【不良反应】

1. 代谢/内分泌系统　本品高渗制剂可引起高钠血症、高氯血症。大剂量滴注本品可引起钾排泄增多。

2. 免疫系统　过敏反应（如皮肤潮红、红斑、荨麻疹）。

3. 其他　输液反应。

【相互作用】尚不明确。

【药动学】本品静脉滴注后，由于分子量大，主要停留于血循环内，主要分布于肝脏，仅微量被分解代谢，大部分经肾脏排泄，小部分随粪便排泄。一次静脉滴注本品后，24 小时内 63%随尿液排泄，16.5%随粪便排泄。

【观察指标】用药期间应监测凝血因子，防止出血。

【用药宣教】

1. 大剂量滴注本品可引起钾排泄增多，应适当补钾。

2. 使用本品约 10 分钟收缩压即可明显升高，如在治疗过程中血压持续降低，提示有大出血未止住或有多发伤存在的可能，应及时手术或用其他方法止血。

3. 在治疗过程中血压逐步升高者，可继续使用，如连续 2 次收缩压达 100mmHg 以上，即可停用。

羟乙基淀粉（200/0.5）氯化钠

【类别】血液成分及血浆代用品。

【妊娠安全等级】C。

【作用机制】本品为血容量扩充药，血容量扩充效应和血液稀释效应取决于羟乙基淀粉的分子量大小、取代度、取代方式和药物浓度，以及给药剂量和速度。快速滴注本品后，血容量扩充效应为输注量的 100%，并维持 3～4 小时。随后，血容量持续下降。

给药后 3～4 小时，血液容量、血流动力学及组织氧供得以改善。同时，由于红细胞聚集减少、血细胞比容和血液黏稠度下降，血液流变学指标得以改善，从而改善循环及微循环系统。

【适应证】

1. 用于防治与下列情况相关的循环血容量不足或休克：手术（失血性休克）、创伤（创伤性休克）、感染（感染性休克）、烧伤（烧伤性休克）。

2. 用于治疗性血液稀释。

3. 用于减少手术中供血量[如急性等容血液稀释（ANH）]。

【禁用与慎用】

1. 对本品过敏者，危重症（包括脓毒症）患者，烧伤患者，肾功能不全或肾脏替代治疗（如接受透析治疗）的患者，颅内出血患者，体液超负荷（如肺水肿、充血性心力衰竭）患者，脱水患者，严重高钠血症或高氯血症患者，严重低钠血症或低氯血症患者，严重肝功能不全者，出凝血障碍或出血性疾病患者，器官移植者，高渗透压者禁用本品高渗制剂，妊娠晚期妇女（包括分娩时）禁用。

2. 有出血性疾病史者，曾接受预防颅内出血的神经外科手术患者，肝功能不全者，高钾血症、高钠血症、高镁血症、高氯血症患者，哺乳期妇女慎用。

【给药途径和剂量】

1. 剂量

（1）防治循环血容量不足或休克（容量替代治疗）：成年人，静脉滴注。

1）高渗制剂：一次 4ml/kg，仅用于单次滴注，不推荐重复使用。可快速滴注或加压滴注，推荐于 2～5 分钟滴完。用药后应立即给予标准容量治疗（如电解质溶液、胶体溶液），如标准容量治疗中含羟乙基淀粉，计算总量时，应将本品所含的羟乙基淀粉 200/0.5 计算在内。

2）普通制剂：推荐最大日剂量为 33ml/kg，最大滴注速度为 20ml/kg。开始的 10～20ml 应缓慢滴注，密切观察患者反应（因可能发生过敏样反应）。随后日剂量和滴注速度取决于失血量、血液浓缩程度及血液稀释效应。

（2）治疗性血液稀释：成年人，静脉滴注普通制剂。治疗性血液稀释的目的是降低血细胞比容，可分为等容血液稀释（放血）和高容血液稀释（不放血），按给药剂量可分为低（250ml）、中（500ml）、高（2×500ml）三种。建议治疗 10 日。按表 2-4 给药。

表 2-4　治疗性血液稀释剂量表

日剂量（ml）	滴注时间（小时）
250	0.5～2
500	4～6
1000	8～24

（3）减少手术中供血量（如 ANH）：成年人，静脉滴注普通制剂。

1）在手术之前即刻开展 ANH，按 1∶1 的比例以本品替换自体血液。ANH 后，血细胞比容应不低于 30%。ANH 通常在手术前进行 1 次，若血细胞比容正常，可重复使用。

2）日剂量为 1000～1500ml，采血量 1000～1500ml，滴注速度为每 15～30 分钟 1000ml，采血速度也为每 15～30 分钟 1000ml。

（4）老年人剂量：通常老年人生理功能减退，应减量。

（5）其他疾病时剂量：肺和心脏循环系统疾病患者、心功能不全者应调整剂量。

2. 给药途径　静脉滴注。

（1）应避免滴注过快或用量过大导致的循环超负荷。

（2）本品高渗制剂渗透压较高，但仍可经外周静脉滴注，推荐优先考虑中心静脉滴注。

【配伍禁忌】与前列地尔、万古霉素存在配伍禁忌。

【不良反应】

1. 心血管系统　心动过速（伴或不伴血压下降、眩晕、恶心、呕吐）、心动过缓、低血压伴心脏停搏。无明显失血性休克患者使用本品高渗制剂可出现低血压、左心衰竭、心律失常、肺动脉高压。

2. 代谢/内分泌系统　高钠血症、高氯血症。

3. 呼吸系统　非心源性肺水肿、支气管痉挛、呼吸骤停。

4. 泌尿生殖系统　肾脏损伤、肾区疼痛。

5. 神经系统　滴注本品高渗注射液有发生脑桥中央髓鞘溶解症（脱水导致）、脑出血（组织萎缩导致脑脊膜连接静脉破裂）的风险。

6. 消化系统　血淀粉酶升高、颌下腺及腮腺肿大。肝脏损伤。

7. 血液　凝血功能异常（包括一过性凝血酶原时间延长、活化部分凝血活酶时间延长、凝血时间延长）。大剂量滴注本品后可引起一过性出血时间延长。

8. 皮肤　瘙痒。

9. 过敏反应　皮疹、循环异常、休克、支气管痉挛、心脏停搏、眼睑水肿、荨麻疹、哮喘、呕吐。

10. 其他　发热、寒战、流感样症状、下肢水肿、休克。滴注本品高渗注射液有发生局部不可耐受反应（外周静脉滴注后发生的血栓性静脉炎、静脉血栓）的风险。

【相互作用】

1. 与肝素合用可延长出血时间。

2. 与肾毒性药物（如氨基糖苷类药）合用可能增强肾毒性。

【药动学】本品中的羟乙基淀粉通过α-淀粉酶降解为不同分子量大小的低聚糖和多聚糖。滴注本品后即刻、1 小时、3 小时、6 小时、12 小时后，血液中的含量分别为给药量的 94%、68%、42%、27%及 16%。主要经肾脏排泄。给药 24 小时后，尿中的排泄量为给药量的 47%，血清中的药量为给药量的 10%。本品可通过滤析消除，但透析不可消除。

消除半衰期约为4小时。血管内半衰期及存留时间与肾功能不全的严重程度相关。

【观察指标】

1. 监测肝功能。

2. 严密监测血清电解质、渗透压、体液平衡、肾功能。

3. 重复给药时，应密切监测凝血功能。

4. 监测血细胞比容，以防血液过度稀释。

【用药宣教】使用本品高渗制剂时，应注意血渗透压的升高，尤其是糖尿病患者。

羟乙基淀粉（130/0.4）氯化钠

【类别】血液成分及血浆代用品。

【妊娠安全等级】C。

【作用机制】本品为中分子量（平均分子量为13 0000）的羟乙基淀粉，为血容量扩充药，可较长时间停留于血液中，产生渗透压作用，维持并扩张血浆容量。本品较低分子羟乙基淀粉有较强的容量扩充效应和较长的维持时间；与中分子羟乙基淀粉200/0.5相比，本品分子量分布更集中（对血液流变学和凝血有不利影响的大分子比例减少，对分子量低于肾阈值而快速排出小分子的比例亦减少），故其安全性、耐受性及提高胶体渗透压的作用均有所增加。羟乙基淀粉的容量扩充效应及血液稀释效果取决于其分子量大小、取代度、取代方式、药物浓度，以及给药剂量和速度。

【适应证】

1. 用于治疗和预防血容量不足。

2. 用于急性等容血液稀释。

【禁用与慎用】

1. 对本品过敏者，体液负荷过重（包括肺水肿）患者，少尿或无尿的肾衰竭患者，接受透析治疗的患者，颅内出血患者，严重高钠血症或高氯血症患者，烧伤、脱水患者，器官移植患者禁用。

2. 严重脓毒血症患者，肾功能不全者，严重肝脏疾病患者，严重凝血功能紊乱（如血管性血友病）患者，哺乳期妇女慎用。

【给药途径和剂量】

1. 剂量

（1）血容量不足、急性等容血液稀释：成年人，静脉滴注，最大日剂量为33ml/kg，可根据患者需要在数日内持续使用本品。对于长时间每日给予最大剂量的治疗方法，目前临床用药经验有限。

（2）肾功能不全时剂量：成年人，严重肾功能不全者使用本品可增加发生液体负荷过量的风险，应调整剂量。

（3）老年人剂量：肾功能不全的老年人使用本品应减量。

（4）其他疾病时剂量：心功能不全者使用本品可增加发生液体负荷过量的风险，应调整剂量。

2. 给药途径　静脉滴注。

（1）每日剂量、给药速度、持续时间取决于低血容量持续的时间和程度、血流动力学参数的维持或恢复及稀释效果。

（2）初始给药的10～20ml应缓慢滴注，并密切观察患者反应（因可能发生过敏样反应）。

（3）急性休克患者的给药速率可达每小时20ml/kg。在危及生命的情况下，可将本品通过人工加压给药。

【配伍禁忌】与前列地尔、万古霉素存在配伍禁忌。

【不良反应】

1. 呼吸系统　呼吸功能不全。

2. 泌尿生殖系统　肾功能损害。

3. 免疫系统　过敏或过敏样反应（如中度流感样症状、心动过速、支气管痉挛、非心源性肺水肿）。

4. 消化系统　肝功能损害；胃肠道血淀粉酶升高。

5. 血液系统　贫血、红细胞减少、处置后出血、创伤出血、与剂量相关的凝血异常。大剂量用药时，由于稀释效应，可引起血液成分改变（如凝血因子、血浆蛋白稀释和血细胞比容下降）。

6. 皮肤　长期大剂量用药可见皮肤瘙痒。

【相互作用】与肾毒性药物（如氨基糖苷类药）合用可能增加肾毒性。

【药动学】本品的药动学为非线性特征。给予本品30分钟后，血药浓度为最大血药浓度的75%，6小时后降至14%。单次给予本品500ml，在24小时后血药浓度几乎降至基线水平。在30分钟内给健康志愿者滴注本品500ml后，其容量扩充效应为本品滴注量的100%，该100%容量效应可稳定维持4～6小时；用本品进行等容血液置换，可维持血容量至少6小时。本品分布容积为5.9L。单次给药500ml，曲线下面积为14.3mg/（ml · h），血浆清除率为31.4ml/min，分布半衰期（$t_{1/2\alpha}$）为1.4小时，消除半衰期（$t_{1/2\beta}$）为12.1小时。本品在体内无蓄积。

肾功能不全时不影响药物的消除半衰期和血药峰浓度。当肌酐清除率≥30ml/min时，59%的药物随尿液排泄；当肌酐清除率＜30ml/min时，51%的药物随尿液排泄。尚无透析时对本品药动学影响的研究。

【观察指标】

1. 定期监测肾功能和液体平衡，密切监测血清电解质水平。

2. 监测肝功能。

3. 重复给药时，应密切监测凝血功能。

【用药宣教】使用本品后，可能更会导致受伤后出血。

人血白蛋白

【类别】血浆蛋白类。

【妊娠安全等级】C。

【作用机制】本品的药理作用如下。

1. 增加血容量和维持血浆胶体渗透压　主要调节组织与血管间水分的动态平衡。由于白蛋白分子量较高，与盐类及水分相比，其透过膜内的速度较慢，使白蛋白的胶体渗透压与毛细管的静力压抗衡，以此维持正常与恒定的血容量；同时，在血液循环中，1g白蛋白可保留18ml水，每5g白蛋白保留循环内水分的能力约相当于100ml血浆或200ml全血的功能，从而起到增加循环血容量和维持血浆胶体渗透压的作用。

2. 运输、解毒　白蛋白能结合阴离子，亦可结合阳离子，可输送不同的物质，亦可将有毒物质输送至解毒器官。

3. 营养供给　组织蛋白和血浆蛋白可互相转化，在氮代谢障碍时，白蛋白可作为氮源，为组织提供营养。

【适应证】

1. 用于失血性创伤、烧伤引起的失血性休克，以扩充危急状况下的血容量。

2. 用于脑水肿及损伤引起的颅内压升高。

3. 用于肾病[接受类固醇和（或）利尿药治疗]及肝硬化引起的水肿或腹水。

4. 用于低蛋白血症（白蛋白＜3g/100ml）的辅助治疗。

5. 用于新生儿高胆红素血症。

6. 用于心肺分流术、烧伤的辅助治疗、血液透析的辅助治疗和成人呼吸窘迫综合征。

【禁用与慎用】

1. 对白蛋白严重过敏者，高血压、急性心脏病、正常血容量或高血容量的心力衰竭患者，严重贫血患者，肾功能不全者禁用。

2. 心脏储备力低的患者，孕妇或可能妊娠的妇女慎用。

【给药途径和剂量】

1. 剂量

（1）失血创伤、烧伤引起的休克：成年人，静脉给药，每次5～10g，每4～6小时重复一次。

（2）肾病及肝硬化引起的慢性白蛋白缺乏症：成年人，静脉给药每日5～10g，直至水肿消失，血清白蛋白含量恢复正常。

2. 给药途径　静脉滴注。

（1）开始给药的15分钟内，应缓慢滴注，随后逐渐加速。最大静脉滴注速度为2ml/min。

（2）宜用备有滤网装置的输血器进行滴注。

注意：静脉滴注时，本品注射液可以5%葡萄糖注射液或0.9%氯化钠注射液适量稀释。不可使用注射用水稀释，因可能引起溶血。

【配伍禁忌】与下列药物存在配伍禁忌：阿莫西林克拉维酸钾、氨苄西林舒巴坦、蛋白酶、锝[^{99m}Tc]聚合白蛋白、精蛋白锌胰岛素、聚明胶肽、抗人T淋巴细胞免疫球蛋白、抗人T细胞兔免疫球蛋白、抗人淋巴细胞免疫球蛋白、狂犬病人免疫球蛋白、罗哌卡因、麻黄碱、脑蛋白水解物、哌拉西林、哌拉西林他唑巴坦、破伤风人免疫球蛋白、人免疫球蛋白、人胎盘血白蛋白、人纤维蛋白原、瑞芬太尼、水解蛋白、替卡西林克拉维酸钾、天花粉蛋白、头孢哌酮、头孢哌酮他唑巴坦、纤维蛋白原、乙醇、乙型肝炎人免疫球蛋白、鱼精蛋白、脂肪乳氨基酸葡萄糖、重组人Ⅱ型肿瘤坏死因子受体-抗体融合蛋白、组胺人免疫球蛋白。

【不良反应】

1. 心血管系统　心动过速、心动过缓、低血压、高血压。

2. 呼吸系统　呼吸困难。快速滴注本品可引起血管超负荷而致肺水肿。

3. 免疫系统　过敏反应。

4. 神经系统　头痛。

5. 精神　精神错乱。

6. 消化系统　恶心、呕吐。

7. 皮肤　颜面潮红、皮疹、皮肤潮红、荨麻疹、血管神经性水肿、红疹、多汗。

8. 其他　寒战、发热、休克。

【相互作用】尚不明确。

【药动学】在正常情况下，人体内的白蛋白总量按体重计，为4～5g/kg，其中血管内占40%～

45%，55%～60%在血管外分布。毛细血管通透性的增高可改变白蛋白的动力学特性，并导致其异常分布，严重烧伤和败血症休克时可引起此分布异常。白蛋白合成和代谢的平衡主要靠反馈调节机制实现，最主要的白蛋白代谢依靠细胞内作用，主要是由溶酶体蛋白酶完成。在健康条件下，滴注白蛋白2小时内离开血管内的白蛋白量少于10%。滴注白蛋白对血容量的影响个体差异极大。某些患者血容量可在此后数小时保持上升，但对严重患者，相当数量的白蛋白可能以某种不可预知的速率漏出血管外。在正常情况下白蛋白的平均半衰期为19天。

【观察指标】用药期间定期监测血流动力学情况，包括动脉血压、脉搏、中心静脉血压、肺动脉楔压、尿量、电解质、血细胞比容、血红蛋白。

【用药宣教】本品浓度过高时必须确保水合适当，以避免出现超负荷循环和过度水合现象。

二、胃肠外营养液

复方氨基酸注射液（14AA-SF）

【类别】氨基酸类。

【适应证】用于改善手术前后患者营养状态；亦用于蛋白质消化和吸收障碍，蛋白质摄取量不足或消耗过多等所致的轻度营养不良。

【作用机制】本品由8种人体必需氨基酸和6种非必需氨基酸组成，含有人体合成蛋白时可利用的各种氨基酸。经静脉给药后可防止氮的丢失，纠正负氮平衡及减少蛋白质的消耗。

【禁用与慎用】严重酸中毒和充血性心力衰竭患者慎用；尿毒症、肝性脑病和代谢障碍患者禁用。

【给药途径和剂量】静脉滴注，每日250～500ml，严重消耗性疾病可增至1000ml。与高渗葡萄糖注射液混匀后经中心静脉插管滴注，或与5%～10%葡萄糖注射液混匀后经外周静脉缓慢滴注。滴速以每分钟15～20滴为宜。新生儿每日20ml，滴速每分钟15滴（婴儿滴管）或2小时滴完。婴幼儿每日50～100ml，滴速为每分钟10～12滴。

【配伍禁忌】尚不明确。

【不良反应】滴注速度过快易产生心悸、胸闷、胃肠道反应、发热、头痛等。

【相互作用】尚不明确。

【药动学】本品从皮下注射的部位缓慢吸收，在单次剂量后约48小时可达血药峰值。绝对生物利用度为76%。在每周两次剂量情况下，预期稳态浓度约为单次剂量的2倍。单次皮下注射25mg本品后，在健康志愿者中测得的平均血药峰值为（1.65±0.66）μg/ml，AUC为（235±96.6）（μg·h）/ml。未正式对剂量反应比例进行测定，但在观察的剂量范围内，未发现明显的清除率饱和现象。本品的浓度-时间曲线为双指数曲线。V_d中间值为7.6L，而稳态V_d为10.4L。本品从体内清除缓慢。半衰期长，约为70小时。类风湿关节炎患者的Cl约为0.066L/h，比健康志愿者的观察值（0.11L/h）略低。此外，本品的药动学在类风湿关节炎、强直性脊柱炎患者中类似。

【观察指标】使用时应监测电解质、pH及肝功能，及时纠正代谢性酸中毒和肝功能异常。

【用药宣教】严格控制滴速，不可随意调节。

复方氨基酸18AA

【类别】氨基酸类电解质、酸碱平衡及营养药。

【作用机制】在能量供给充足的情况下，氨基酸可进入组织细胞，参与蛋白质的合成代谢，获得正氮平衡，并生成酶类、激素、抗体、结构蛋白，促进组织愈合，恢复正常生理功能。山梨醇与氨基酸联用可改善氨基酸的代谢，提供蛋白质合成的能量，抑制氨基酸异生糖原的浪费，促进氨基酸充分利用。因此，本品比单独的氨基酸注射液更为合理，对糖尿病患者（尤其是2型）和胰岛素抵抗所致应激性高血糖患者更适宜。

【适应证】

1. 用于蛋白质摄入不足、吸收障碍等氨基酸不能满足机体代谢需要的患者。

2. 用于改善手术后患者的营养状况。

【禁用与慎用】

1. 严重肝、肾功能不全者，肝性脑病患者，严重氮质血症患者，严重尿毒症患者，氨基酸代谢障碍患者禁用。

2. 严重酸中毒患者，充血性心力衰竭患者慎用。

【给药途径和剂量】

1. 剂量

（1）成年人，静脉滴注：①5%注射液，每次250～500ml。②12%注射液，每次250ml，滴速为每分钟20～30滴。

（2）儿童，静脉滴注：5%注射液：每次35～50ml/kg。

2. 给药途径　静脉滴注，本品静脉滴注应严格控制滴速。

【配伍禁忌】与下列药物存在配伍禁忌：阿昔

洛韦、埃索美拉唑、奥美拉唑、胞磷胆碱、多烯磷脂胆碱、多种微量元素、长春西丁、酚磺乙胺、夫西地酸、呋塞米、伏立康唑、氟氯西林、复方骨肽、康艾注射液、兰索拉唑、咪达唑仑、莫西沙星、脑蛋白水解物、帕瑞昔布、帕珠沙星、泮托拉唑、曲克芦丁脑蛋白水解物、头孢哌酮舒巴坦、头孢匹胺、乌司他丁、亚胺培南西司他丁、依达拉奉、抑肽酶。

【不良反应】

1. 心血管系统：心悸。
2. 呼吸系统：胸闷、呼吸困难。
3. 神经系统：头晕、头痛。
4. 消化系统：恶心、呕吐。
5. 皮肤：面部潮红、多汗。
6. 其他：①寒战、发冷、发热。②经周围静脉滴注或滴注速度过快可能引起血栓性静脉炎、滴注部位疼痛；滴注速度过快还可能引起代谢性酸中毒，影响肝、肾功能。
7. 亚硫酸氢钠注射液含抗氧化剂亚硫酸氢钠，可能诱发过敏反应（尤其是哮喘患者），表现为皮疹、瘙痒等，严重者可出现过敏性休克。如出现过敏反应，应立即停药。

【相互作用】尚不明确。

【药动学】氨基酸代谢，其主要有三种途径：①直接合成组织蛋白、酶和激素；②通过氨基转换作用形成年人体的必需氨基酸；③通过脱氨基作用形成含氮部分和不含氮部分，其中含氮部分在肝脏中转化成尿素排出体外。不含氮部分又有两条代谢途径，一是氧化分解成二氧化碳和水，释放能量。二是转化成糖和脂肪，储存能量。

【观察指标】本品含盐酸盐，大量使用或与电解质合用时，应注意电解质与酸碱平衡。

【用药宣教】

1. 本品注射液遇冷可析出结晶，可将药液加热至60℃，缓慢摇动使结晶完全溶解后再用。
2. 本品注射液开启后应一次用完，剩余药液不宜储存再用。

复方氨基酸 18AA-Ⅰ

【类别】氨基酸类电解质、酸碱平衡及营养药。

【作用机制】在能量供给充足的情况下，氨基酸可进入组织细胞，参与蛋白质的合成代谢，获得正氮平衡，并生成酶类、激素、抗体、结构蛋白，促进组织愈合，恢复正常生理功能。

【适应证】用于改善手术前后患者的营养状况及低蛋白血症。

【禁用与慎用】严重肝功能不全者，严重肾功能不全者，尿毒症患者，氨基酸代谢障碍患者禁用。

【给药途径和剂量】

1. 剂量

（1）成年人：周围静脉滴注，每日250～750ml，缓慢静脉滴注，滴注速度约为100ml/h（每分钟约25滴），重症患者需减慢滴注速度。从氨基酸的利用角度考虑，本品应与葡萄糖或脂肪乳联用。中心静脉滴注每日500～750ml，应根据年龄、症状、体重适当增减剂量。按一般胃肠外营养支持的方法，与葡萄糖、脂肪乳及其他营养制剂混合后连续滴注（滴注16～24小时）。

（2）老年人：周围静脉滴注，老年人需减慢滴注速度。

2. 给药途径　静脉滴注。

【配伍禁忌】【不良反应】同“复方氨基酸18AA”。

【相互作用】尚不明确。

【药动学】同“复方氨基酸18AA”。

【观察指标】用药过程中检测肝肾功能及血液pH。

【用药宣教】同“复方氨基酸18AA”。

复方氨基酸 18AA-Ⅱ

【类别】氨基酸类电解质、酸碱平衡及营养药。

【作用机制】本品可提供必需和非必需氨基酸，以满足机体合成蛋白质的需要，改善氮平衡。

【适应证】用于不能口服或经肠道补给营养及营养不能满足需要的患者，以满足其机体合成蛋白质的需要。

【禁用与慎用】

1. 对本品过敏者，肝性脑病患者，未透析的尿毒症患者禁用。
2. 肝、肾功能不全者慎用。

【给药途径和剂量】

1. 剂量　成年人，静脉滴注，每24小时给予500～2000ml。通常日剂量为每千克体重0.15～0.2g氮，最大日剂量约为每千克体重0.4g氮。

2. 给药途径　静脉滴注。

（1）本品5%与8.5%注射液可经中心静脉或周围静脉滴注；11.4%注射液单独使用须经中心静脉滴注，与其他营养制剂混合使用也可经周围静脉滴注。滴速应缓慢。通常5%注射液1000ml的滴注时间为5～7小时，每分钟35～50滴；8.5%或11.4%注射液1000ml的滴注时间至少为8小时，每分钟

30～40 滴。

（2）本品与脂肪乳注射液可通过 Y 型管混合，当两种静脉滴注液通过同一输液管时，可降低本品的渗透压，从而降低经周围静脉滴注引起血栓性静脉炎的风险，同时应根据需要调整两者的滴速。

（3）为使氨基酸在体内被充分利用并合成蛋白质，给予本品注射液的同时应给予足够的能量（如脂肪乳、葡萄糖注射液）、适量的电解质、微量元素及维生素。通常推荐的非蛋白热卡和氮之比为 150∶1。

【配伍禁忌】【不良反应】同“复方氨基酸 18AA”。

【相互作用】尚不明确。

【药动学】同“复方氨基酸 18AA”。

【观察指标】用药过程中检测肝肾功能及血液 pH。

【用药宣教】同“复方氨基酸 18AA”。

复方氨基酸 18AA-Ⅲ

【类别】氨基酸类电解质、酸碱平衡及营养药。

【作用机制】本品为氨基酸类静脉营养药。在能量供给充足的情况下，氨基酸可进入组织细胞，参与蛋白质的合成代谢，获得正氮平衡，并生成酶类、激素、抗体、结构蛋白，促进组织愈合，恢复正常生理功能。

【适应证】用于营养支持。

【禁用与慎用】肝性脑病或有肝性脑病倾向的患者，严重肾衰竭或尿毒症患者，氨基酸代谢障碍患者禁用。

【给药途径和剂量】

1. 剂量

（1）成年人：营养支持，周围静脉滴注，每日 250～750ml，滴速约为 100ml/h（每分钟 25 滴），重症患者需减慢滴注速度。为提高氨基酸的利用率，应与葡萄糖或脂肪乳联用。中心静脉滴注，每日 750～1000ml，应根据年龄、症状、体重等适当增减剂量。按完全胃肠外营养支持的方法，与葡萄糖、脂肪乳及其他营养制剂混合后，24 小时连续滴注。

（2）老年人：周围静脉滴注，老年人需减慢滴注速度。

2. 给药途径　静脉滴注。

【配伍禁忌】【不良反应】同“复方氨基酸 18AA”。

【相互作用】尚不明确。

【药动学】同“复方氨基酸 18AA”。

【观察指标】本品含 60mmol/L 醋酸根离子，大量使用或与电解质合用时，应注意电解质和酸碱平衡。60mmol/L 醋酸根离子浓度是 60mEq/L。

【用药宣教】同“复方氨基酸 18AA”。

复方氨基酸 18AA-Ⅴ

【类别】氨基酸类电解质、酸碱平衡及营养药。

【作用机制】本品所含必需氨基酸符合“Vuj-N”配方比例，非必需氨基酸符合人体血清蛋白模式，必需氨基酸与非必需氨基酸之比为 1.04∶1，每种氨基酸均易被有效地用于合成人体蛋白质，其生物利用度高。在能量供给充足的情况下，氨基酸可进入组织细胞，参与蛋白质的合成代谢，获得正氮平衡，并生成酶类、激素、抗体、结构蛋白，促进组织愈合，恢复正常生理功能。

木糖醇能进入无胰岛素的细胞内，具有抑制酮体生成、节约蛋白质、提高氨基酸利用率及促进肝糖原蓄积的作用，对糖代谢无不良影响，未见引起代谢性并发症。

【适应证】用于营养不良、低蛋白血症及外科手术前后。

【禁用与慎用】

1. 对木糖醇过敏者，胰岛素诱发的低血糖症患者，低渗性脱水患者（使用本品可能导致水量增加，症状恶化），肝性脑病或有肝性脑病倾向的患者，严重肾功能不全者，血氮过多者，氨基酸代谢异常患者禁用。

2. 肝、肾功能不全者，尿崩症患者，严重酸中毒患者，充血性心力衰竭患者慎用。

【给药途径和剂量】

1. 剂量

（1）营养不良、低蛋白血症：成年人，静脉滴注每次 500ml。缓慢滴注，滴速为每分钟 30～40 滴。

（2）外科手术前后：成年人，静脉滴注每次 1500ml。缓慢滴注，滴速为每分钟 30～40 滴。

（3）老年人剂量：老年人应根据年龄、症状、体重调整剂量，并减慢滴速。

（4）儿童剂量：静脉滴注应根据儿童年龄、症状、体重调整剂量，并减慢滴速。

2. 给药途径　静脉滴注。木糖醇的输入量每日不得高于 100g（相当于本品注射液 2000ml）。以木糖醇计，滴速不应超过 0.3g/（kg · h）。

【配伍禁忌】【不良反应】同“复方氨基酸

18AA”。

【相互作用】尚不明确。

【药动学】同“复方氨基酸 18AA”。

【观察指标】本品注射液约含 38mmol/L 的钠离子及 46mmol/L 的氯离子，大量使用或与电解质联用时，应注意监测血清电解质。

【用药宣教】突然中止给药可能有诱发低血糖的风险。

小儿复方氨基酸 18AA-Ⅰ

【类别】氨基酸类电解质、酸碱平衡及营养药。

【作用机制】氨基酸是构成人体蛋白和酶类的基本单位，为合成激素的原料，参与人体新陈代谢和多种生理功能。

【适应证】

1. 用于消化系统疾病及不能经胃肠道摄取食物的小儿。

2. 用于由多种疾病所引起的低蛋白血症的小儿。

3. 用于严重创伤、烧伤、败血症等所致体内氮平衡失调的小儿。

4. 用于难治性腹泻、吸收不良综合征。

5. 用于早产儿、低体重儿的肠外营养。

【禁用与慎用】肝、肾功能不全者，氨基酸代谢障碍患者禁用。

【给药途径和剂量】

1. 剂量　儿童，静脉滴注，应根据小儿的年龄、体重、病情调整剂量。通常，开始时每日 15ml/kg（相当于氨基酸约 1g/kg），随后递增至每日 30ml/kg（相当于氨基酸约 2g/kg）。疗程结束时，应逐渐减量，以防止发生低血糖。

2. 给药途径　静脉滴注。经周围静脉全营养滴注时，药液稀释后，全日用量的给药时间不少于 16 小时，均匀滴注。经中心静脉长时间给药时，应与高渗葡萄糖（或葡萄糖和脂肪乳）、电解质、维生素、微量元素合用，以达到营养支持的目的。

静脉滴注液经周围静脉给药时，可用 10%葡萄糖注射液稀释。

【配伍禁忌】【不良反应】同“复方氨基酸 18AA”。

【相互作用】尚不明确。

【药动学】不同的氨基酸具有相似的代谢过程，可通过脱氨基作用生成氨和α-酮酸。氨与二氧化碳生成尿素，经肾脏排泄；α-酮酸可提供能量，并生成水和二氧化碳排出体外，亦可转变为糖或脂肪。

【观察指标】血浆白蛋白水平、血糖。

【用药宣教】本品遇冷可能析出结晶，可置于 40～50℃水浴中使其溶解后，冷至体温后再用。

小儿复方氨基酸 18AA-Ⅱ

【类别】氨基酸类电解质、酸碱平衡及营养药。

【作用机制】氨基酸为维持人类生命的基本物质：可为人体合成蛋白质及其他组织提供氮源；部分经氧化分解后可提供能量；少量可转化成生理活性物质，从而维持某些组织及器官的功能。氨基酸可通过血液在各组织之间转运，以保证组织中氨基酸的代谢。正常成年人血浆氨基酸总浓度约 2mmol/L，小儿可能因生长发育快、氨基酸摄入组织较多而含量更低，故小儿对氨基酸的摄取量应高于成年人。

【适应证】

1. 用于早产儿、低体重儿及多种原因所致不能经口摄入蛋白质或摄入量不足的新生儿。

2. 用于因多种创伤（如烧伤、外伤及手术后）所致的高代谢状态的小儿。

3. 用于因不能经口摄取食物或摄取不足（如坏死性小肠结肠炎、急性坏死性胰腺炎、化疗药物反应）所致的急、慢性营养不良的小儿。

【禁用与慎用】

1. 氨基酸代谢障碍者，氮质血症患者禁用。

2. 严重肝、肾功能不全者慎用。

【给药途径和剂量】

1. 剂量　儿童，静脉滴注，每日 20～35ml/kg。

2. 给药途径　静脉滴注。

（1）可经中心静脉插管或经周围静脉缓慢滴注，20kg 儿童滴注速度不宜超过 20 滴/分。

（2）输入 1g 氮的同时应给予 150～200kcal 非蛋白质热量（葡萄糖、脂肪乳），另加维生素、微量元素等。

【配伍禁忌】【不良反应】同“复方氨基酸 18AA”。

【相互作用】尚不明确。

【药动学】同 “复方氨基酸 18AA”。

【观察指标】用药期间应定期监测代谢、电解质、酸碱平衡。

【用药宣教】

1. 本品遇冷可能析出结晶，可置于 50～60℃水浴中使其溶解后，冷至 37℃再用。

2. 药液限单次使用。

复方氨基酸 15AA

【类别】氨基酸类电解质、酸碱平衡及营养药。

【作用机制】本品属氨基酸类药，具有促进人体蛋白质代谢正常、纠正负氮平衡、补充蛋白质、加快伤口愈合、促进肝功能恢复的作用。

【适应证】用于肝硬化、亚急性或慢性重症肝炎、肝性脑病的治疗及慢性肝炎的支持治疗。

【禁用与慎用】

1. 禁用人群尚不明确。

2. 严重酸中毒患者，充血性心力衰竭患者，肾衰竭患者慎用。

【给药途径和剂量】静脉滴注，每日 250～500ml。本品宜与适量 5%～10%葡萄糖注射液混合后缓慢滴注。滴注速度不宜超过每分钟 20 滴。

【配伍禁忌】【不良反应】同“复方氨基酸 18AA”。

【相互作用】尚不明确。

【药动学】同“复方氨基酸 18AA”。

【观察指标】用药期间应定期监测代谢情况、电解质、酸碱平衡。

【用药宣教】

1. 本品遇冷可能析出结晶，应微温使其溶解，待药液降至 37℃并澄明后方可使用。

2. 本品滴注后剩余药液不可保存再用。

复方氨基酸 18AA-Ⅶ

【类别】氨基酸类电解质、酸碱平衡及营养药。

【作用机制】本品作为氨基酸补充药，可调节氮平衡，促进机体蛋白合成和创伤的愈合。

【适应证】用于低蛋白血症、低营养状态、手术前后等的氨基酸补充。

【禁用与慎用】

1. 肝性脑病患者，严重肾功能不全者，高氨血症患者，氨基酸代谢异常患者禁用。

2. 严重酸中毒患者，充血性心功能不全者，低钠血症患者慎用。

【给药途径和剂量】

1. 剂量

（1）成年人，周围静脉滴注，每次 200～400ml，缓慢滴注，200ml 滴注时间不应少于 120 分钟（每分钟 25 滴）。可根据年龄、症状、体重适当增减剂量，危重患者应减慢滴速。本品宜与糖类注射剂联用，以提高氨基酸的利用率。中心静脉滴注，每日 400～800ml，可与糖类注射剂混合由中心静脉持续滴注 24 小时。根据年龄、症状、体重适当增减剂量。

（2）老年人：应减少剂量，减慢滴速。

2. 给药途径　静脉滴注。

【配伍禁忌】【不良反应】同“复方氨基酸 18AA”。

【相互作用】尚不明确。

【药动学】同“复方氨基酸 18AA”。

【观察指标】本品注射液含 80mmol/L 醋酸根离子，大量使用或与电解质合用时，应注意电解质平衡。

【用药宣教】同“复方氨基酸 18AA”。

复方氨基酸 20AA

【类别】氨基酸类电解质、酸碱平衡及营养药。

【作用机制】肝硬化患者可出现氨基酸失调，表现为支链氨基酸浓度低、芳香氨基酸浓度升高和甲硫氨酸浓度升高。这种失调被认为是肝硬化患者蛋白质耐受降低和肝性脑病发展的原因之一。本品成分中支链氨基酸含量相对较高，适合于肝硬化患者的氨基酸和蛋白质代谢机制，可调节病理状态下的氨基酸谱构成。

【适应证】用于严重肝功能不全、即将或已发展为肝性脑病患者的肠外营养，以提供氨基酸。

【禁用与慎用】对本品任一成分过敏者，非肝源性氨基酸代谢紊乱者，伴重要功能受损的血流动力学不稳定状态（如衰竭、休克状态）者，组织缺氧患者，代谢性酸中毒患者，无法进行血液滤过或血液透析的严重肾功能不全者，体液潴留患者，急性肺水肿患者，心功能不全失代偿期的患者禁用。

【给药途径和剂量】经中心静脉滴注，标准剂量为每日 7～10ml/kg（相当于氨基酸每日 0.7～1g/kg），最大剂量为每日 15ml/kg（相当于氨基酸每日 1.5g/kg）。肝性脑病患者最初数小时治疗滴速可加快（如一位 70kg 患者：第 1～2 小时滴速为 150ml/h；第 3～4 小时为 75ml/h；从第 5 小时开始为 45ml/h）。维持治疗滴速为 45～75ml/h 或 0.6～1ml/（kg·h）。肾功能不全者使用氨基酸时应根据血清尿素和肌酐水平调整剂量。

【配伍禁忌】【不良反应】同“复方氨基酸 18AA”。

【相互作用】尚不明确。

【药动学】同“复方氨基酸 18AA”。

【观察指标】滴注期间应监测体液和电解质平衡、血浆渗透压、酸碱平衡、血糖和肝功能，并根据病情和临床状况决定监测的类型和频率。

【用药宣教】

1. 全肠外营养治疗中，为促进氨基酸的有效利用和合成代谢，宜同时补充非蛋白质能量物质（碳水化合物、脂肪乳）、电解质、维生素及微量元素。

2. 氨基酸治疗不能代替目前已经确定的肝性脑病治疗方法，如灌肠、乳果糖治疗、肠道抗菌治疗。

3. 应每日检查滴注部位是否出现炎症或感染的体征。

复方氨基酸 3AA

【类别】氨基酸类电解质、酸碱平衡及营养药。

【作用机制】缬氨酸、亮氨酸、异亮氨酸均为支链氨基酸，可纠正血浆中支链氨基酸与芳香族氨基酸的失衡，防止因脑内芳香族氨基酸浓度过高引起的肝性脑病；也可促进蛋白质合成，减少蛋白质分解，有利于肝细胞再生和修复，并改善低蛋白血症。此外，以上氨基酸还可直接在肌肉、脂肪、心、脑等组织代谢，产生能量供机体利用。

【适应证】用于多种原因引起的肝性脑病、重症肝炎、肝硬化、慢性活动性肝炎。亦可用于肝胆外科手术前后。

【禁用与慎用】尚不明确。

【给药途径和剂量】

1. 剂量　成年人，静脉滴注，每日 250～500ml，可与适量 5%～10%葡萄糖注射液混合后缓慢滴注。

2. 给药途径　静脉滴注。滴速不宜过快，每分钟不超过 40 滴。

【配伍禁忌】【不良反应】同“复方氨基酸 18AA”。

【相互作用】尚不明确。

【药动学】同“复方氨基酸 18AA”。

【观察指标】滴注期间应监测体液和电解质平衡、血浆渗透压、酸碱平衡、血糖和肝功能，并根据病情和临床状况决定监测的类型和频率。

【用药宣教】同“复方氨基酸 18AA”。

复方氨基酸 6AA

【类别】氨基酸类电解质、酸碱平衡及营养药。

【作用机制】本品中的缬氨酸、亮氨酸、异亮氨酸为支链氨基酸，进入体内后能纠正血浆中支链氨基酸和芳香氨基酸的失衡，防止因脑内芳香氨基酸浓度过高引起的肝性脑病。本品中的精氨酸、谷氨酸、门冬氨酸能增强去氨作用。本品能直接在肌肉、脂肪、心、脑等组织代谢，产生能量供机体利用。此外，肝功能不全时，补充本类氨基酸有助于肝组织修复、肝细胞再生，还能降低血浆非蛋白氮、尿素氮的含量，从而保持氮的正平衡。

【适应证】用于慢性肝性脑病、慢性迁延性肝炎、慢性活动性肝炎、亚急性与慢性重症肝炎引起的氨基酸代谢紊乱。

【禁用与慎用】

1. 对本品过敏者禁用。

2. 老年患者慎用。

【给药途径和剂量】

1. 剂量

（1）成年人，静脉滴注。紧急或危重患者：每次 250ml，每日 2 次；病情改善后，每日 250ml；连用 1 周为 1 个疗程；滴速不超过 40 滴/分。其他患者：一次 250ml，每日 1 次。

（2）儿童，静脉滴注，儿童可减量使用。

2. 给药途径　静脉滴注。本品注射液用等量 10%葡萄糖注射液稀释。

【配伍禁忌】【不良反应】同“复方氨基酸 18AA”。

【相互作用】尚不明确。

【药动学】同“复方氨基酸 18AA”。

【观察指标】滴注期间应监测体液和电解质平衡、血浆渗透压、酸碱平衡、血糖和肝功能，并根据病情和临床状况决定监测的类型和频率。

【用药宣教】

1. 伴高度食管和胃底静脉曲张时，静脉滴注量不宜过多，滴速应保持在 40 滴/分以下，以免静脉压力过高而致破裂出血。

2. 使用本品注射液时，应注意水和电解质平衡；尤其是伴高度腹水、胸腔积液时，应注意水的平衡，应避免静脉滴注量过多。

3. 本品注射液遇冷易析出结晶，可微温溶解后再使用。

复方氨基酸 9AA

【类别】氨基酸类电解质、酸碱平衡及营养药。

【作用机制】本品为氨基酸类药，可补充体内必需氨基酸，使蛋白质合成显著增加而改善营养状况。慢性肾衰竭时，体内大多数必需氨基酸血药浓度下降，而非必需氨基酸血药浓度正常或升高。本品可恢复下降的必需氨基酸血药浓度。如给予本品的同时供给足够能量，可加强同化作用，使蛋白质无须作为能源被分解利用，不产生或极少产生氮的终末代谢产物，有利于减轻尿毒症症状。此外，本品还可降低血磷，纠正钙磷代谢紊乱。

【适应证】

1. 用于急、慢性肾功能不全患者的肠道外营养支持。

2. 用于大手术、外伤或脓毒血症引起的严重肾衰竭及急、慢性肾衰竭。

【禁用与慎用】氨基酸代谢紊乱患者，严重肝功能不全者，心功能不全者，水肿患者，低钾血症患者，低钠血症患者禁用。

【给药途径和剂量】

1. 剂量

（1）一般用法：成年人，静脉滴注，每日 250～500ml，缓慢滴注。

（2）透析时剂量：成年人，进行透析的急、慢性肾衰竭患者每日 1000ml，最大剂量为 1500ml。

2. 给药途径　静脉滴注。应严格控制滴速，每分钟不超过 15 滴。

【配伍禁忌】【不良反应】同“复方氨基酸 18AA”。

【相互作用】尚不明确。

【药动学】同“复方氨基酸 18AA”。

【观察指标】用药期间应监测血糖、血清蛋白、肾功能、肝功能、电解质、二氧化碳结合力、水平衡，必要时监测血氨。

【用药宣教】

1. 用药期间应采用低蛋白、高热量饮食。每日摄入的热量应在 2000kcal 以上，如饮食摄入量达不到此值，应给予葡萄糖等补充，否则本品进入体内转变为热量，而不能合成蛋白。

2. 尿毒症性心包炎、尿毒症脑病、无尿、高钾血症等应首先采用透析治疗。

3. 尿毒症患者宜在补充葡萄糖的同时给予少量胰岛素，糖尿病患者应给予适量胰岛素，以防出现高血糖。

4. 本品注射液遇冷可析出结晶，应置于 50℃温水中溶解后再使用。滴注后剩余药液切勿保存再用。

小儿复方氨基酸 19AA-Ⅰ

【类别】氨基酸类电解质、酸碱平衡及营养药。

【作用机制】氨基酸为维持人类生命的基本物质：可为人体合成蛋白质及其他组织提供氮源；部分经氧化分解后可提供能量；少量可转化成生理活性物质，从而维持某些组织及器官的功能。氨基酸可通过血液在各组织之间转运，以保证组织中氨基酸的代谢。正常成年人血浆氨基酸总浓度约 2mmol/L，小儿可能因生长发育快、氨基酸摄入组织较多而含量更低，故小儿对氨基酸的摄取量应高于成年人。

【适应证】

1. 用于早产儿、低体重儿及多种原因所致不能经口摄入蛋白质或摄入量不足的新生儿。

2. 用于因多种创伤（如烧伤、外伤及手术后）所致的高代谢状态的小儿。

3. 用于因不能经口摄取食物或摄取不足（如坏死性小肠结肠炎、急性坏死性胰腺炎、化疗药物反应）所致的急、慢性营养不良的小儿。

【禁用与慎用】

1. 氮质血症患者，氨基酸代谢障碍者禁用。

2. 严重肝、肾功能不全者慎用。

【给药途径和剂量】

1. 剂量　儿童，静脉滴注，每日 20～35ml/kg。

2. 给药途径　静脉滴注。

（1）经中心静脉插管或周围静脉给药，均需缓慢滴注，体重 20kg 儿童的滴注速度不宜超过每分钟 20 滴。

（2）滴注时每克氮应同时供给 150～200kcal 非蛋白热量（葡萄糖、脂肪乳），另加维生素、微量元素等。

【配伍禁忌】【不良反应】同“复方氨基酸 18AA”。

【相互作用】尚不明确。

【药动学】同“复方氨基酸 18AA”。

【观察指标】用药期间定期监测代谢、电解质、酸碱平衡。

【用药宣教】

1. 本品遇冷可能析出结晶，可置于 50～60℃水浴中使其溶解后，冷至 37℃再用。

2. 药液限单次使用。

脂肪乳

【类别】脂肪乳电解质、酸碱平衡及营养药。

【作用机制】本品为静脉用营养药，含有注射用大豆油和注射用卵磷脂，其中约 60%的脂肪酸为必需脂肪酸，其颗粒直径大小和生物特性与天然乳糜微粒相似。可提供机体所需的热量和必需脂肪酸。

【适应证】

1. 用于胃肠外营养补充能量及必需脂肪酸，预防和治疗人体必需脂肪酸缺乏症（EFAD）。

2. 本品含卵磷脂，可辅助治疗动脉粥样硬化、脂肪肝、神经衰弱症和小儿湿疹。

3. 作为制药辅料，可用作增溶剂、乳化剂和油脂类的抗氧化剂。

【禁用与慎用】

1. 严重脂肪代谢紊乱（如严重高脂血症）患者，休克患者禁用。

2. 对大豆蛋白过敏者，脂肪代谢功能减退（如肝肾功能不全、糖尿病酮症酸中毒、胰腺炎、甲状腺功能低下伴高脂血症、败血症）患者，伴高胆红素血症或可疑肺动脉高压的新生儿（尤其是早产儿）慎用。

【给药途径和剂量】

1. 剂量

（1）成年人，静脉滴注推荐最大日剂量为 3g（以三酰甘油计）/kg。本品提供的能量可占总能量的 70%。10%、20%注射液 500ml 的滴注时间不少于 5 小时，30%注射液 250ml 的滴注时间不少于 4 小时。

（2）儿童，静脉滴注

1）新生儿和婴儿：10%、20%注射液日剂量为 0.5～4g（以三酰甘油计）/kg，滴注速度不超过 0.17g（以三酰甘油计）/（kg·h），最大日剂量为 4g（以三酰甘油计）/kg。在密切监测血清三酰甘油、肝功能、氧饱和度等指标的情况下，可逐渐增加滴注量至每日 4g（以三酰甘油计）/kg。

2）早产儿和低体重新生儿：起始日剂量为 0.5～1g（以三酰甘油计）/kg，以后可逐渐增加滴注量至每日 2g（以三酰甘油计）/kg，宜 24 小时连续滴注。

2. 给药途径　静脉滴注。

（1）本品可单独滴注或配制成“全合一”（含葡萄糖、脂肪、氨基酸、电解质、维生素和微量元素等）营养混合液滴注。

（2）静脉滴注时，可通过 Y 型管与葡萄糖注射液或氨基酸注射液混合后从同一中心静脉或外周静脉输入本品。

【配伍禁忌】与下列药物存在配伍禁忌：多柔比星、阿莫西林克拉维酸钾、阿昔洛韦、氨苄西林、氨茶碱、昂丹司琼、苯巴比妥、苯妥英钠、多西环素、伏立康唑、氟哌啶醇、复合维生素 B、肝素、含电解质的注射剂、环孢素、甲氧西林、抗人 T 细胞兔免疫球蛋白、劳拉西泮、雷尼替丁、两性霉素 B、磷酸钾、磷酸钠、氯化钙、氯化镁、咪达唑仑、米诺环素、纳布啡、葡萄糖酸钙、羟乙基淀粉、青霉素、氢吗啡酮、庆大霉素、四环素、替卡西林克拉维酸钾、戊巴比妥、左啡诺。

【不良反应】

1. 即刻和早期不良反应：超敏反应（如皮疹、荨麻疹）、呼吸影响（如呼吸急促）、循环影响（如高血压、低血压）、溶血、网织红细胞增多、腹痛、头痛、疲倦、阴茎异常勃起。

2. 迟发不良反应：静脉炎、血管痛或出血倾向。长期滴注本品，婴儿可发生血小板减少。

3. 可见体温升高、发冷、畏寒、恶心、呕吐。脂肪廓清能力减退、肾功能不全或感染患者可出现脂肪超载综合征，表现为高脂血症、脂肪浸润、脏器功能紊乱、发热。

【相互作用】尚不明确。

【药动学】静脉输入脂肪乳剂在血液中分解成三酰甘油，形成暂时的血脂浓度升高。在毛细血管内皮细胞释出的脂蛋白酯酶作用下，三酰甘油被水解成甘油、脂肪酸及其他的甘油酯供组织利用。

【观察指标】

1. 脂肪代谢功能减退患者滴注本品时应密切监测血清三酰甘油浓度，用药 1 周以上须进行脂肪廓清试验。

2. 新生儿（尤其是早产儿）长期使用本品须监测血小板计数、肝功能和血清三酰甘油浓度。

【用药宣教】本品可导致过敏反应，还可出现发热、发冷、畏寒、恶心、呕吐等症状。

ω-3 鱼油脂肪乳

【类别】脂肪乳电解质、酸碱平衡及营养药。

【作用机制】长链 ω-3 脂肪酸可作为血浆与组织脂质的组成部分。其中 DHA 为膜磷脂结构的重要组成成分；EPA 为二十烷类（如前列腺素、血栓烷、白细胞介素及其他脂类介质）合成的前体物质，其介质类衍生物合成的增加能促进抗凝和抗炎作用、调节免疫功能。此外，本品注射液所含卵磷脂为细胞膜的重要组成成分；所含甘油可在体内经代谢后进入糖酵解而供能，亦可与游离脂肪酸结合，重新酯化，生成三酰甘油。

【适应证】用于肠外营养补充长链 ω-3 脂肪酸（尤其是 EPA 与 DHA）。

【禁用与慎用】对鱼或鸡蛋蛋白过敏者，脂质代谢受损患者，严重出血性疾病患者，未控制的糖尿病患者，虚脱、休克、近期心肌梗死、脑卒中、栓塞或不明原因昏迷等急症或危及生命的疾病患者，低钾血症患者，水分过多者，低渗性脱水患者，代谢不稳定或酸中毒患者，严重肝、肾功能不全者，儿童，孕妇，哺乳期妇女禁用。

【给药途径和剂量】

1. 剂量　成年人，静脉滴注：①通过中心静脉或外周静脉滴注。每日1～2ml/kg（相当于鱼油0.1～0.2g/kg），最大滴注速度为0.5ml/（kg·h）[相当于鱼油0.05g/（kg·h）]。连续用药不应超过4周。②本品应与其他脂肪乳同时使用。脂肪滴注总剂量为每日1～2g/kg，本品所提供的鱼油应占每日脂肪输入量的10%～20%。

2. 给药途径　静脉滴注。

（1）应严格控制滴注剂量和滴注速度，避免出现代谢超负荷，尤其是与棉籽油脂肪乳合用时。

（2）药液开启后应立即在无菌条件下与脂肪乳或含脂溶性维生素的脂肪乳混合，并尽早使用（配制后的混合液应在24小时内完成滴注）。本品混合其他脂肪乳后，可与其他具有相容性的溶液（如氨基酸溶液、碳水化合物溶液）同时滴注。

【配伍禁忌】同"脂肪乳"。

【不良反应】

1. 可能出现出血时间延长、血小板凝集抑制。极少数患者可能感觉有鱼腥味。

2. 滴注脂肪乳可能出现的不良反应：体温轻度升高、热和（或）冷感、寒战、潮红或发绀、食欲缺乏、恶心、呕吐、呼吸困难、头痛、胸痛、腰背痛、骨痛、阴茎异常勃起、血压升高或降低、过敏反应（如红斑）。

3. 代谢超负荷时，可能出现肝大（伴或不伴黄疸）、凝血指标（如出血时间、凝血时间、凝血酶原时间）改变、脾大、贫血、白细胞减少、血小板减少、出血及出血倾向、病理性肝功能改变、发热、高血脂、头痛、胃痛、疲劳、高血糖。

【相互作用】使用本品有可能导致出血时间延长与血小板的凝集出现抑制，因此同时接受抗凝治疗的患者，可以考虑减少抗凝剂的使用量。

【药动学】本品的乳粒大小、体内分布和清除均与生理性乳糜微粒相似。男性健康受试者用药后，本品所含三酰甘油的半衰期为54分钟。

【观察指标】

1. 用药期间应每日检查血清三酰甘油水平，并定期检查血糖、酸碱平衡、体液平衡、血清电解质、血细胞计数。

2. 接受抗凝治疗的患者应定期检查出血时间。

【用药宣教】本品可导致过敏反应，还可出现发热、发冷、畏寒、恶心、呕吐等症状。

中/长链脂肪乳（$C_{8\sim24}$）

【类别】脂肪乳电解质、酸碱平衡及营养药。

【作用机制】本品可提供多不饱和脂肪酸，预防因必需脂肪酸缺乏所致的生化紊乱，纠正必需脂肪酸缺乏。卵磷脂中含有磷，为生物膜的组成成分，可保证膜的流动性和生物学功能。甘油可参与体内能量代谢、合成糖原和脂肪。

【适应证】用于补充能量和必需脂肪酸。

【禁用与慎用】

1. 对本品任一成分过敏者，严重高脂血症患者，严重肝、肾功能不全者，严重凝血功能异常患者，急性休克患者，处于不稳定状态（如严重创伤后状态、失代偿性糖尿病、急性心肌梗死、脑卒中、栓塞、代谢性酸中毒、严重脓毒症、低渗性脱水）患者，存在输液禁忌（急性肺水肿、水潴留、失代偿性心功能不全）患者禁用。

2. 肺部疾病患者，脓毒症患者，单核吞噬细胞系统疾病患者，贫血或凝血功能障碍患者，有脂肪栓塞倾向者，婴儿，哺乳期妇女慎用。

【给药途径和剂量】

1. 剂量

（1）成年人，静脉滴注。①10%注射液：每日10～20ml/kg。最初30分钟内滴注速度不应超过0.5～1.0ml/（kg·h），若无不良反应，可增速至1.5～2.0ml/（kg·h）。②20%注射液：每日5～10ml/kg。最初30分钟内滴注速度不应超过0.25～0.5ml/（kg·h），若无不良反应，可增速至0.75～1.0ml/（kg·h）。

（2）儿童，静脉滴注。新生儿：①10%注射液，可递增至每日30ml/kg。②20%注射液，可递增至每日15ml/kg。

2. 给药途径　静脉滴注。

（1）每日脂肪乳滴注时间不少于16小时，最好连续给药24小时。

（2）使用本品时应同时使用糖类输液，且糖类输液提供的能量不少于40%。

（3）患者第1日的治疗剂量不宜超过250ml（20%规格）和500ml（10%规格），如无不良反应，随后可增加剂量。

【配伍禁忌】同"脂肪乳"。

【不良反应】

1. 速发型反应　呼吸困难、发绀、超敏反应、高脂血症、血液凝固性过高、恶心、呕吐、头痛、潮红、发热、多汗、寒战、嗜睡及胸骨痛。

2. 迟发型反应　肝大、中央小叶胆汁淤积性黄疸、脾大、血小板减少、白细胞减少、短暂性肝功能改变及脂肪超载综合征。有单核吞噬细胞系统褐色素沉着（也称静脉性脂肪色素）的报道，原因未明。

3. 脂肪乳滴注过快　可引起液体或脂肪负荷过重，从而导致血浆中电解质浓度稀释、水潴留、肺水肿、肺弥散能力受损。

【相互作用】尚不明确。

【药动学】同“脂肪乳”。

【观察指标】较长时间使用脂肪乳应监测血常规、凝血情况、肝功能。

【用药宣教】本品可导致过敏反应，还可出现发热、发冷、畏寒、恶心、呕吐等症状。

结构脂肪乳（$C_{6\sim24}$）

【类别】脂肪乳电解质、酸碱平衡及营养药。

【作用机制】本品注射液的乳粒粒径及生物学特性类似于人体内源性乳糜微粒。与乳糜微粒的不同之处在于，本品的乳粒表面不含胆固醇酯及载脂蛋白，且大部分三酰甘油结构中同时含有长链脂肪酸（LCFA）和中链脂肪酸（MCFA）。本品注射液通过 LCFA 提供亚油酸和亚麻酸，防止必需脂肪酸缺乏；通过 LCFA 和 MCFA 作为代谢底物，提供能量。

【适应证】作为肠外营养的组成部分，用于提供能量和必需脂肪酸。

【禁用与慎用】

1. 对鸡蛋蛋白、大豆蛋白、花生蛋白或本品过敏者，严重高脂血症患者，严重肝功能不全者，噬红细胞综合征患者，严重凝血障碍患者，急性休克患者，胃肠外营养的一般禁忌：急性肺水肿、水中毒、失代偿性心功能不全者禁用。

2. 脂质代谢受损（如肾功能不全、未控制的糖尿病、胰腺炎、肝功能损害、甲状腺功能减退伴高脂血症、败血症）患者慎用。

【给药途径和剂量】静脉滴注。根据患者状况及其清除本品的能力决定给药剂量和滴速。推荐剂量为每日 5～7.5ml/kg（相当于结构三酰甘油 1～1.5g/kg），通常于 10～24 小时滴完，滴速不超过每小时 0.75ml/kg（相当于结构三酰甘油 0.15g/kg）。

【配伍禁忌】同“脂肪乳”。

【不良反应】

1. 心血管系统　血压升高、心动过速。

2. 代谢/内分泌系统　脂肪超载综合征（表现为高脂血症、发热、脂肪浸润、肝大、脾大、贫血、白细胞减少、血小板减少、凝血障碍、昏迷）、血清三酰甘油升高、血清酮体升高。

3. 呼吸系统　咳嗽、咳痰、咯血、呼吸困难、胸痛等症状。

4. 肌肉骨骼系统　滴速过快可见背部疼痛。

5. 免疫系统　本品含大豆油（以精制结构三酰甘油的形式），可引起过敏反应。

6. 神经系统　头痛、头晕。

7. 消化系统　恶心、腹泻、呕吐。肝功能检测指标可能升高，但与肠外营养中是否含脂肪无关。

8. 皮肤　斑疹。

9. 其他　体温升高、寒战。

【相互作用】尚不明确。

【药动学】同“脂肪乳”。

【观察指标】

1. 用药期间应监测血清三酰甘油，若疑有脂质代谢紊乱，应每日监测。

2. 应定期监测血糖、血电解质、肝功能、体液平衡、血常规。疑似或出现酸中毒时，还应监测酸碱平衡。

【用药宣教】本品可导致过敏反应，还可出现发热、发冷、畏寒、恶心、呕吐等症状。

脂肪乳氨基酸葡萄糖

【类别】电解质、酸碱平衡及营养药。

【作用机制】本品为脂肪乳、氨基酸、葡萄糖的复方制剂。

【适应证】用于不能或禁止经口（或肠道）摄取营养者。

【禁用与慎用】

1. 对鸡蛋、大豆蛋白或本品任一成分过敏者，重度高脂血症患者，严重肝功能不全者，严重凝血机制障碍患者，先天性氨基酸代谢异常患者，严重肾功能不全且无法进行腹膜透析与血液透析者，急性休克患者，高血糖症（使用胰岛素治疗每小时超过 6U）患者，血电解质（为本品所含）水平异常升高者，急性肺水肿患者，水潴留患者，失代偿性心功能不全者，低渗性脱水患者，噬血细胞综合征患者，疾病状态处于非稳定期（如严重创伤后期、失代偿性糖尿病、急性心肌梗死、代谢性酸中毒、严重败血症、高渗性昏迷）的患者禁用。

2. 脂质代谢受损（如肾功能不全、胰腺炎、肝功能损害、甲状腺功能低下伴高脂血症、败血症）患者，乳酸性酸中毒患者，细胞供氧不足的患者，血浆渗透压升高患者，电解质潴留患者慎用。

【给药途径和剂量】

1. 剂量

（1）成年人，维持机体氮平衡所需的氮量应根据患者营养状况、代谢应激等实际情况决定。一般营养状况或轻度应激，需氮量为每日 0.1～0.15g/kg；中度或重度代谢应激（无论有无营养不良），需氮量为每日 0.15～0.3g/kg（相当于氨基酸量每日 1～2g/kg）。葡萄糖一般推荐量为每日 2～6g/kg。脂肪一般推荐量为每日 1～2g/kg。患者总的能量需要量应根据实际临床情况决定，通常情况下为每日 20～30kcal/kg，肥胖患者则应根据理想体重决定。

（2）老年人：老年人对蛋白质与能量的单位体重需要量可能小于成年人的需要量。

（3）儿童：儿童对蛋白质与能量的单位体重需要量可能大于成年人的需要量。

2. 给药途径　静脉滴注。

（1）本品滴速：葡萄糖最大滴速为 0.25g/（kg • h），氨基酸不宜超过 0.1g/（kg • h），脂肪不超过 0.15g/（kg •h）。使用含 11%葡萄糖的制剂，可经周围静脉或中心静脉滴注，滴速不宜超过 3.7ml/（kg • h）[相当于葡萄糖 0.25g/（kg • h）、氨基酸 0.09g/（kg • h）、脂肪 0.13g/（kg • h）]；使用含 19%葡萄糖的制剂，仅推荐经中心静脉滴注，滴速不宜超过 2.6ml/（kg • h）[相当于葡萄糖 0.25g/（kg • h）、氨基酸 0.09g/（kg • h）、脂肪 0.1g/（kg • h）]。推荐滴注时间为 12～24 小时。

（2）本品注射液分别装有葡萄糖注射液、氨基酸注射液及脂肪乳注射液，使用前须将三种液体混合均匀，混合液可在 25℃下放置 24 小时。如在混合液中加入其他药物，宜立即使用，如需存放，2～8℃下放置时间不宜超过 24 小时。

（3）建议每日更换滴注时针刺入的部位，且已进行营养支持的静脉不再供其他注射使用，以避免出现静脉炎。

【配伍禁忌】本品与下列药物存在配伍禁忌：阿莫西林克拉维酸钾、氨苄西林钠、氨力农、丹参酮ⅡA 磺酸钠、夫西地酸钠、伏立康唑、枸橼酸四环素、骨肽、抗人淋巴细胞免疫球蛋白、克拉屈滨、狂犬病人免疫球蛋白、磷酸四环素、奈达铂、脑蛋白水解物、凝血酶、人血白蛋白、头孢曲松、盐酸左氧氟沙星、依达拉奉、长春西汀、纤维蛋白原。

【不良反应】

1. 滴注脂肪乳注射液可能引起体温升高、寒战、恶心或呕吐。另有肝酶一过性升高、超敏反应（如过敏反应、皮疹、荨麻疹）、呼吸症状（如呼吸急促）、高血压、低血压、溶血、网织红细胞增多、腹痛、头痛、疲倦、阴茎异常勃起的报道。

2. 脂肪廓清受损后可出现脂肪超载综合征（表现为高脂血症、发热、脂肪浸润、肝脾大、贫血、白细胞减少、血小板减少、凝血障碍、昏迷）。虽以推荐剂量及滴速滴注，但因临床情况突然发生改变的患者（如肾功能损伤与感染）也可出现脂肪超载综合征。

3. 对营养不良者开始进行营养支持时，因体液的变化，可能诱发肺水肿、充血性心力衰竭，还可能在 24～48 小时出现血钾、血磷、血镁及血中水溶性维生素浓度的降低。

4. 采用周围静脉滴注可能出现静脉炎。

【相互作用】尚不明确。

【药动学】同“葡萄糖”“复方氨基酸”和“脂肪乳”。

【观察指标】

1. 监测血糖、血电解质、血浆渗透压、水电解质平衡、酸碱平衡、肝酶（如碱性磷酸酶、ALT、AST）。

2. 长期输注脂肪者应监测血细胞计数与凝血情况。

3. 脂质代谢受损者应密切监测血清三酰甘油浓度。

4. 肾功能不全者应密切监测磷、钾的摄入量，以避免出现高磷血症、高钾血症。

5. 须常检测脂肪廓清能力，推荐在滴注结束 5～6 小时后检测。

【用药宣教】本品可导致过敏反应，还可出现发热、发冷、畏寒、恶心、呕吐等症状。

三、影响电解质平衡的溶液

复方氯化钠

【类别】电解质、酸碱平衡及营养药。

【作用机制】本品为补充体液和调节水、电解质平衡的药物。钠离子和氯离子为机体重要电解质，主要存在于细胞外液，对维持人体血液和细胞外液的容量和渗透压起重要作用。正常血钠离子浓度为 135～145mmol/L，占血浆阳离子的 92%，总渗透压的 90%，故血浆钠离子对渗透压起决定性作用。人体主要通过下丘脑、垂体后叶和肾脏调节、维持体液容量和渗透压的稳定。本品除上述作用外，还可补充少量钾离子和钙离子。

【适应证】

1. 用于多种原因导致的失水，包括低渗性、等渗性和高渗性失水。

2. 用于高渗性非酮症糖尿病昏迷。

3. 用于低氯性代谢性碱中毒。

【禁用与慎用】

1. 心力衰竭患者，肺水肿患者，脑水肿、颅内压增高患者，肝硬化腹水患者，急性肾衰竭少尿期、慢性肾衰竭用利尿药疗效不佳患者，高钠血症患者禁用。

2. 水肿性疾病患者，高血压患者，低钾血症患者慎用。

【给药途径和剂量】

1. 高渗性失水　成年人，静脉滴注，初始治疗48小时内，血浆钠浓度每小时下降率不超过0.5mmol/L。如存在休克，应首先给予氯化钠注射液，并适当补充胶体，休克纠正后，如血钠浓度大于155mmol/L，血浆渗透浓度大于350mOsm/L，可给予0.6%低渗氯化钠注射液；如血浆渗透浓度小于330mOsm/L，给予0.9%氯化钠注射液。补液总量根据下列公式计算：所需补液量（L）＝{[血钠浓度（mmol/L）−142]/血钠浓度（mmol/L）}×0.6×体重（kg）。一般第1日给予一半的剂量，余量根据心肺肾功能于2～3日给予。

2. 等渗性失水　成年人，静脉滴注，原则上给予等渗溶液（如0.9%氯化钠注射液或复方氯化钠注射液），但上述溶液氯离子浓度显著高于血浆，单独大量使用可导致高氯血症，故可将0.9%氯化钠注射液与1.25%碳酸氢钠或1.86%乳酸钠以7∶3的比例配制后使用。后者氯离子浓度为107mmol/L，还可纠正代谢性酸中毒。补液量可按体重或血细胞比容计算：①按体重计算，补液量（L）＝[体重下降（kg）×142]/154。②按血细胞比容计算，补液量（L）＝（实际血细胞比容－正常血细胞比容）×体重（kg）×0.2]/正常血细胞比容。

3. 低渗性失水　成年人，静脉滴注。严重低渗性失水时，脑细胞内溶质减少以维持细胞容积，如果补液使血浆和细胞外液钠浓度和渗透浓度回升过快，可致脑细胞损伤。如血钠浓度低于120mmol/L，治疗使血钠上升速度为0.5mmol/（L·h），不应超过1.5mmol/（L·h）；如血钠浓度低于120mmol/L或出现中枢神经系统症状，可缓慢滴注3%～5%氯化钠注射液，且需于6小时内将血钠浓度升高至120mmol/L以上。补钠量（mmol/L）＝[142−实际血钠浓度（mmol/L）]×体重（kg）×0.2。如血钠浓度超过120～125mmol/L，可改用等渗溶液或在等渗溶液中适当加入高渗葡萄糖注射液或10%氯化钠注射液。

4. 低氯性代谢性碱中毒　成年人，静脉滴注给予0.9%氯化钠注射液或本品500～1000ml，随后根据碱中毒程度调整剂量。

【配伍禁忌】与头孢噻吩、头孢拉定、头孢孟多、头孢曲松、培氟沙星、氟罗沙星、多黏菌素B、地高辛、去乙酰毛花苷、利血平、泮托拉唑、多烯磷脂酰胆碱、奥扎格雷、氯膦酸二钠、帕米磷酸、安吖啶、替加氟、复方磷酸氢钾存在配伍禁忌。

【不良反应】本品滴注过多、过快可致水钠潴留，引起水肿、血压升高、心率加快、胸闷、呼吸困难，甚至急性左心衰竭。此外，过多、过快给予低渗氯化钠还可致溶血、脑水肿。

【相互作用】尚不明确。

【药动学】本品静脉注射后，钠离子和氯离子主要经肾脏排泄。

【观察指标】应检查血清钠、钾、氯浓度，酸碱平衡，心肺肾功能，血压。

【用药宣教】使用本品可能导致血压变化，必要时调整降压药的剂量。

葡萄糖

【类别】电解质、酸碱平衡及营养药。

【妊娠安全等级】A。

【作用机制】本品为人体主要的热量来源之一。每克本品可产生4kcal（16.7kJ）热能，可用于补充热量，治疗低血糖症。当本品与胰岛素同时静脉滴注时，因糖原的合成需要钾离子参与，血中钾离子进入细胞内，使血钾浓度下降，可用于治疗高钾血症。本品高渗注射液快速静脉注射有组织脱水作用，可用作组织脱水剂。此外，本品为维持和调节腹膜透析液渗透压的主要物质。

【适应证】

1. 用于补充能量和体液：多种原因引起的进食不足或大量体液丢失（如呕吐、腹泻）、全静脉内营养、饥饿性酮症。

2. 用于低血糖症。

3. 用于高钾血症。

4. 本品高渗溶液可用于组织脱水。

5. 用于配制腹膜透析液、极化液（GIK液）。

6. 用作药物稀释剂。

7. 用于葡萄糖耐量试验。

【禁用与慎用】

1. 糖尿病酮症酸中毒未控制患者，高血糖非酮症性高渗状态患者禁用。

2. 周期性麻痹患者，低钾血症患者，应激状态或使用糖皮质激素者（易诱发高血糖），水肿患者慎用本品注射液，严重心、肾功能不全者慎用本品注射液，肝硬化腹水患者慎用本品注射液。

【给药途径和剂量】

1. 补充热能　口服给药。每次 8～16g，每日 3 次；静脉注射进食减少或无法进食的患者，静脉注射 25%本品注射液，同时补充体液。根据所需热能计算本品用量。

2. 失水　静脉滴注。等渗性失水患者，静脉滴注 5%本品注射液。

3. 全静脉营养疗法　静脉滴注。本品为全静脉营养疗法最重要的能量供给物。在非蛋白质热能中，本品与脂肪供给热量的比例为 2∶1。根据所需热能计算本品用量。根据补液量的需要，静脉滴注 25%～50%本品注射液（必要时加入胰岛素，每 5～10g 本品加入胰岛素 1U）。应用高渗溶液对静脉刺激较大，且需同时使用脂肪乳剂，故应选用大静脉给药。

4. 饥饿性酮症　静脉滴注，重症者静脉滴注 5%～25%本品注射液，每日 100g。

5. 低血糖症　重症者静脉注射 50%本品注射液 20～40ml。

6. 高钾血症　成年人，静脉滴注 10%～25%本品注射液（每 2～4g 本品加胰岛素 1U）。此疗法仅使细胞外钾离子进入细胞内，体内总钾含量不变，应采取排钾措施以防止再次出现高钾血症。

7. 组织脱水　快速静脉注射。本品高渗溶液（一般使用 50%注射液）20～50ml。应注意防止高血糖。

8. 调节腹膜透析液渗透压　静脉注射。每 50%本品注射液 20ml（即 10g 本品）可使 1L 透析液渗透压提高 55mOsm（kg · H_2O）。

9. 葡萄糖耐量试验　口服给药，空腹口服本品散剂 1.75g/kg，于服后 0.5 小时、1 小时、2 小时、3 小时检测血糖。

【配伍禁忌】与氨茶碱、巴比妥类、卡那霉素、新生霉素存在配伍禁忌。

【不良反应】

1. 代谢/内分泌系统

（1）长期单纯补给本品可引起电解质紊乱（如低钠血症、低钾血症、低磷血症）。

（2）1 型糖尿病患者使用本品高渗溶液可引起高钾血症。

（3）合用胰岛素过量、原有低血糖倾向或全静脉营养疗法突然停止，可引起反应性低血糖。

（4）糖尿病、使用大剂量糖皮质激素、应激状态或尿毒症腹膜透析患者，腹腔内给予本品高渗溶液和进行全静脉营养疗法时，可引起高血糖非酮症昏迷。

2. 消化系统　长期过量使用本品口服制剂可引起胃酸过多。口服浓度过高、过快时可引起恶心、呕吐等胃肠道反应。

3. 其他　本品高渗注射液可引起静脉炎。本品高浓度注射液外渗可引起局部肿痛。

【相互作用】尚不明确。

【药动学】本品可在体内完全氧化生成 CO_2 和水，经肺和肾排出体外，同时产生能量；也可转化成糖原和脂肪储存。正常人体利用本品的能力为每分钟 6mg/kg。

【观察指标】血糖、电解质。

【用药宣教】补液过快、过多，可致心悸、心律失常，甚至急性左心衰竭，不得自行调节静脉滴注速度。

葡萄糖氯化钠

【类别】电解质、酸碱平衡及营养药。

【作用机制】钠和氯为细胞外液的重要组成成分，适量的氯化钠可维持正常的血液及细胞外液容量和渗透压。人体血清中钠浓度保持恒定，一般在 135～145mmol/L，氯化钠的丧失常伴有水分丧失，丧失的比例不同可造成血液高渗或低渗状态。葡萄糖为人体的重要营养成分，每克葡萄糖可产生 4kcal 热量，可用于补充热量。葡萄糖氯化钠注射液可补充水分、热量、电解质，维持体液容量和渗透压的稳定。

【适应证】用于多种原因引起的进食不足或大量体液丢失，以补充热能和体液。

【禁用与慎用】

1. 心力衰竭患者，肺水肿患者，脑水肿、颅内压升高患者，急性肾衰竭少尿期、慢性肾衰竭对利尿药反应不佳者，高钠血症患者，糖尿病及酮症酸中毒未控制患者，血浆蛋白过低患者，高渗性脱水患者，高血糖非酮症高渗状态患者禁用。

2. 高血压患者，水肿或有水肿倾向（尤其是高度水肿伴低钠血症）患者，心、肾功能不全者，低钾血症患者慎用。

【给药途径和剂量】【配伍禁忌】【不良反应】 同“葡萄糖”和“氯化钠”。

【相互作用】 尚不明确。

【药动学】 同“葡萄糖”和“氯化钠”。

【观察指标】 血清钠、钾、氯浓度，血液酸碱平衡、肾功能、心肺功能、血压。

【用药宣教】 同“复方氯化钠”。

乳酸钠

【类别】 电解质、酸碱平衡及营养药。

【作用机制】 正常情况下，人体血液中含少量乳酸，主要由肌肉、皮肤、脑及细胞等组织中的葡萄糖或糖原酵解生成。乳酸生成后进一步转化为糖原或丙酮酸，或进入三羧酸循环被分解为水及二氧化碳。本品的终末代谢产物为碳酸氢钠，可用于纠正代谢性酸中毒。高钾血症伴酸中毒时，本品可纠正酸中毒，并使钾离子自血及细胞外液进入细胞内。乳酸降解的主要脏器为肝脏、肾脏，当体内乳酸代谢失常时，本品疗效减弱。

【适应证】

1. 用于纠正代谢性酸中毒。
2. 用作腹膜透析液中的缓冲剂。
3. 用于伴严重心律失常、QRS 波增宽的高钾血症。

【禁用与慎用】

1. 心力衰竭、急性肺水肿患者，脑水肿患者，严重乳酸性酸中毒患者，严重肝功能不全者，严重肾衰竭（少尿或无尿时）患者禁用。

2. 伴钠潴留倾向的水肿患者，高血压患者（本品可升高血压），心功能不全者，肝功能不全者（可使乳酸降解速度减慢），缺氧、休克患者，糖尿病酮症酸中毒患者，肾功能不全者（易出现水、钠潴留，增加心脏负担），患妊娠高血压综合征的孕妇，老年人慎用。

【给药途径和剂量】

1. 剂量

（1）代谢性酸中毒

1）成年人，静脉滴注。应根据患者碱缺失情况计算给药量，所需乳酸钠（1mol/L）的体积（ml）＝碱缺失（mmol/L）×0.3×体重（kg）。目前已不常采用本品纠正代谢性酸中毒。

2）儿童，静脉滴注。儿童用量应酌减。

（2）高钾血症

1）成年人，静脉滴注。首次可静脉滴注本品11.2%注射液 40～60ml，以后酌情给药。严重高钾血症患者应在心电图监护下给药，有时用量需高达200ml 方可显效，此时应注意监测，以防出现血钠过高及心力衰竭。

2）儿童，静脉滴注。儿童用量应酌减。

2. 给药途径　静脉滴注。本品滴注速度不宜过快，以免发生碱中毒、低钾血症及低钙血症。

注意：本品 11.2%注射液为高渗溶液，可根据需要配制成不同渗透压浓度；等渗溶液浓度为1.86%。

【配伍禁忌】 与下列药物存在配伍禁忌：阿扎司琼、奥沙利铂、布比卡因、长春瑞滨、川芎嗪、穿琥宁、碘解磷定、丁卡因、丁溴东莨菪碱、多巴胺、酚妥拉明、呋喃硫胺、复合维生素 B、骨肽、环丙沙星、磺胺嘧啶、甲砜霉素、罗库溴铵、洛美沙星、吗啡、咪达唑仑、纳洛酮、普鲁卡因、去甲肾上腺素、四环素、头孢地嗪、头孢哌酮舒巴坦、维生素 B_1、腺苷蛋氨酸、新生霉素钠、亚胺培南西司他丁、炎琥宁、荧光素、鱼精蛋白。

【不良反应】

1. 心血管系统　心力衰竭、血压升高。

2. 代谢/内分泌系统

（1）体重增加、水肿、血钾降低。

（2）低钙血症患者使用本品纠正酸中毒后，常因血清钙离子浓度降低，出现手足发麻、疼痛、搐搦、呼吸困难等。

3. 呼吸系统　肺水肿。

【相互作用】 尚不明确。

【药动学】 本品静脉滴注后直接进入血循环。在肝脏氧化生成二氧化碳和水，两者经碳酸酐酶催化生成碳酸，再解离成碳酸氢根离子而发挥药效。

【观察指标】 用药期间应根据需要检查以下项目。①血气分析或血二氧化碳结合力；②血清钠、钾、钙、氯浓度；③肾功能；④血压；⑤心肺功能状态（如水肿、气急、发绀、肺部啰音、颈静脉充盈、肝-颈静脉反流），并根据需要监测静脉压或中心静脉压；⑥肝功能。

【用药宣教】 双胍类药（尤其是苯乙双胍）可阻碍肝脏对乳酸的利用，易引起乳酸中毒，故正使用双胍类药的糖尿病患者慎用本品。

乳酸钠林格

【类别】 电解质、酸碱平衡及营养药。

【作用机制】 本品为调节体液、电解质及酸碱平衡药。乳酸钠的终末代谢产物为碳酸氢钠，可纠正代谢性酸中毒。高钾血症伴酸中毒时，乳酸钠可纠正酸中毒并使钾离子自血及细胞外液进入细胞内。当体内乳酸代谢失常或发生障碍时，本品疗效不佳。

【适应证】用于代谢性酸中毒或有代谢性酸中毒的脱水。

【禁用与慎用】

1. 对乳酸钠过敏者，心力衰竭或急性肺水肿患者，脑水肿患者，显著乳酸性酸中毒患者，重度肝功能不全者，严重肾衰竭少尿或无尿患者禁用。

2. 水肿伴有钠潴留倾向患者，高血压患者，心功能不全者，轻度至中度肝功能不全者，缺氧或休克患者，心脏疾病患者，糖尿病酮症酸中毒患者，肾功能不全者，高钾血症或可能引起高钾血症的疾病患者，碱中毒或存在发生碱中毒风险的患者，高钙血症或存在发生高钙血症风险的患者，肾脏钙性肾结石或有此类结石病史者，血容量过高或体内水分过多的患者，小于6个月的婴儿，老年人慎用。

【给药途径和剂量】静脉滴注，每次 500～1000ml，按年龄、体重及症状不同可适当增减。给药速度为每小时 300～500ml。

【配伍禁忌】与下列药物存在配伍禁忌：氨苄西林、丙泊酚、地西泮、多柔比星、多烯磷脂酰胆碱、复合磷酸氢钾、甘油磷酸钠、枸橼酸钠、果糖二磷酸钠、磷酸盐缓冲液、培美曲塞、顺阿曲库铵、头孢拉定、头孢孟多、头孢哌酮舒巴坦、头孢曲松、新生霉素、亚胺培南西司他丁、唑来膦酸。

【不良反应】

1. 心血管系统　心力衰竭、血压升高。

2. 代谢/内分泌系统　血钾浓度降低、低钾血症、高钾血症、体重增加。

3. 呼吸系统　肺水肿。

4. 免疫系统　过敏反应、类过敏反应。

5. 其他　水肿、输液部位反应（包括静脉炎、肿胀、皮疹、红斑、疼痛、烧灼感）。低钙血症（如尿毒症）患者在纠正酸中毒后易出现手足发麻、疼痛、搐搦、呼吸困难等，常因血清钙离子浓度降低所致。

【相互作用】

1. 与含钾制剂合用可能导致重度和潜在致死的高钾血症，尤其是肾功能不全者。

2. 与噻嗪类利尿药、维生素 D 合用可能增加发生高钙血症的风险。

3. 与碱性药物（如拟交感神经药物、右苯丙胺、芬氟拉明）合用可能减少以上药物的肾脏清除。

4. 与洋地黄类药合用可能增强此类药物的作用，并可导致严重和致死性的心律失常。

5. 与酸性药物（如水杨酸）、巴比妥类药、锂剂合用可能增加以上药物的肾脏清除。

6. 与肾脏清除及 pH 相关的药物合用可能干扰此类药物的清除。

【药动学】乳酸钠的 pH 为 6.5～7.5，口服后吸收迅速，于 1～2 小时经肝脏氧化为碳酸氢钠。

【观察指标】

1. 用药期间应检查以下项目。①血 pH 和（或）二氧化碳结合力；②血清钠离子、钾离子、钙离子、氯离子浓度；③肾功能；④血压；⑤心肺功能状态，如水肿、气急、发绀、肺部啰音、颈静脉充盈、肝-颈静脉反流，按需做静脉压或中心静脉压测定。

2. 用药前、用药期间、用药后应检查肝功能。

3. 长期用药应监测体液平衡、电解质平衡、酸碱平衡。

【用药宣教】

1. 尽管本品的钾浓度和血浆类似，但在重度钾缺乏的情况下，还不足以产生有效作用，故本品不得用于重度钾缺乏的纠正治疗。

2. 糖尿病患者服用双胍类药（尤其是苯乙双胍），可阻碍肝脏对乳酸的利用，易引起乳酸中毒，故此类患者慎用本品。

3. 使用可能引起水钠潴留的药物（如皮质激素、甘珀酸）的患者慎用本品。

4. 使用可能引起高钾血症的药物的患者慎用本品。

复方乳酸钠葡萄糖

【类别】电解质、酸碱平衡及营养药。

【作用机制】本品为调节体液、电解质及酸碱平衡药，通过调节体液容量、渗透压，补充钾离子、钠离子、钙离子及氯离子并供给热量。乳酸钠在体内可代谢转化为碳酸氢根离子，能纠正代谢性酸中毒，使钾离子自细胞外进入细胞内；钠为细胞外液最重要的阳离子，是维持恒定的体液渗透压和细胞外容量的主要物质；钾为细胞内主要的阳离子，对保持正常的神经肌肉兴奋性有重要作用；钙离子在细胞内作为第二信使与机体许多功能密切相关；葡萄糖可供给热量。

【适应证】用于代谢性酸中毒或有代谢性酸中毒倾向并需要补充热量的脱水。

【禁用与慎用】

1. 乳酸血症患者，高钾血症患者，少尿患者，艾迪生病患者，重症烧伤患者，高氮质血症患者，糖尿病患者禁用。

2. 水肿性疾病（如肾病综合征、肝硬化腹水、充血性心力衰竭、急性左心衰竭、脑水肿及特发性水肿）患者，急性肾衰竭少尿期、慢性肾衰竭尿量减少而利尿药疗效不佳者，高血压患者，老年人慎用。

【给药途径和剂量】静脉滴注，每次 500～1000ml，按年龄、体重及症状不同可适当增减用量，给药速度为每小时 300～500ml。

【配伍禁忌】本品与下列药物存在配伍禁忌：1，6-二磷酸果糖、氨力农、碳酸氢钠注射液、多烯磷脂酰胆碱、复合磷酸氢钾、泼尼松磷酸钠、甘油磷酸钠、枸橼酸钠、碳酸氢钙、亚胺培南西司他丁钠。

【不良反应】快速大量给药时，可能出现水钠潴留，引起水肿、血压升高、心率加快、胸闷、呼吸困难、甚至急性左心衰竭。

【相互作用】尚不明确。

【观察指标】

1. 血气分析或血二氧化碳结合力。

2. 血清钠、钾、钙、氯浓度。

3. 肾功能（如血尿素氮、肌酐）。

4. 血压。

5. 心肺功能状态（如水肿、气急、发绀、肺部啰音、颈静脉充盈、肝-颈静脉反流），并根据需要监测静脉压或中心静脉压。

【用药宣教】

1. 严格按需用药，防止体液形成新的不平衡，且给药速度不能过快。

2. 用药期间应根据需要监测肝功能不全的表现，如黄疸、神志改变、腹水。

果糖氯化钠

【类别】电解质、酸碱平衡及营养药。

【作用机制】本品为一种能量和体液补充剂，较葡萄糖更易形成糖原，主要在肝脏通过果糖激酶代谢，易代谢为乳酸，迅速转化为能量。

【适应证】

1. 用作注射剂的稀释剂。

2. 用于烧创伤、术后及感染等胰岛素抵抗状态下或不适宜使用葡萄糖时补充水分或能源的补液治疗。

【禁用与慎用】

1. 遗传性果糖不耐受症患者，痛风患者，高尿酸血症患者禁用。

2. 肾功能不全者，有酸中毒倾向者慎用。

【给药途径和剂量】

1. 剂量　静脉滴注 5%～10%本品，每日 500～1000ml，根据年龄、体重和临床症状调整剂量。

2. 给药途径　静脉滴注。

本品应缓慢静脉滴注，滴速不超过 0.5g/（kg·h）为宜。

【配伍禁忌】与奥美拉唑、灯盏花素、伏立康唑、骨肽、硫辛酸、萘夫西林、泮托拉唑、生长抑素、长链脂肪乳存在配伍禁忌。

【不良反应】

1. 代谢/内分泌系统　稀释性低钾血症。滴速过快[≥1g/（kg·h）]还可引起乳酸性酸中毒、高尿酸血症及脂代谢异常。

2. 消化系统　上腹部不适、上腹部疼痛或痉挛性疼痛。

3. 皮肤　荨麻疹。

4. 其他　发热、局部不良反应（包括注射部位感染、血栓性静脉炎）。

【相互作用】尚不明确。

【药动学】健康志愿者以 0.1g/（kg·h）速度输注 10%本品 30 分钟，停药后血药浓度呈一级动力学形式迅速下降，清除速率常数为 3.5，清除率为 750ml/min，平均半衰期（$t_{1/2}$）为 18.4 分钟，约 2 小时完全从血浆中清除，平均尿排泄量小于输入量的 4%。本品和葡萄糖同为糖原性能量物质，利于维持血糖水平，减少肝糖原分解及节约蛋白质，与葡萄糖的不同之处为果糖磷酸化和转化为葡萄糖不需胰岛素参与，口服和静脉滴注与葡萄糖等剂量的本品血清葡萄糖波动小、尿糖少。本品主要在肝脏、小肠壁、肾脏和脂肪组织通过胰岛素非依赖途径代谢，比葡萄糖更为快速地转化为糖原，过量的本品以原形经肾脏排出。

【观察指标】用药期间应监测体液平衡、电解质浓度、酸碱平衡。

【用药宣教】

1. 不推荐本品在肠外营养中替代葡萄糖。

2. 本品不用于纠正高钾血症，慎用于预防水过多和电解质紊乱。

3. 本品可加剧甲醇氧化成甲醛，故不得用于治疗甲醇中毒。

4. 大量输注本品可引起乳酸性酸中毒、高尿酸血症。

灭菌注射用水

【类别】电解质调节药。

【适应证】用作注射用灭菌粉末的溶剂或注射液的稀释剂或各科内腔镜手术冲洗剂。

【禁用与慎用】

1. 禁用尚不明确。

2. 本品冲洗可能发生大量吸收（如经尿道前列腺切除术）的患者慎用。

【给药途径和剂量】临用前，在无菌操作条件下，按需要量用无菌注射器吸取加入或量取加入或直接冲洗，并根据操作的类型和冲洗组织的容量或表面积确定冲洗的用量和（或）速度。本品不得直接静脉注射或通过其他常规胃肠外途径给予。

【不良反应】

1. *心血管系统*　冲洗吸收可能引起心搏骤停、心力衰竭、心动过缓、心电图异常、高血压、术后低血压。

2. *代谢/内分泌系统*　上市后有低钠血症、液体潴留、电解质紊乱的报道。冲洗吸收还可能引起低渗压、高钾血症、酸碱平衡紊乱。

3. *呼吸系统*　冲洗吸收可能引起呼吸骤停、呼吸衰竭、肺水肿。

4. *肌肉骨骼系统*　上市后有横纹肌溶解症的报道。

5. *泌尿生殖系统*　上市后有肾衰竭的报道。

6. *神经系统*　上市后有脑水肿的报道。冲洗吸收还可能引起脑病（惊厥、视力丧失、昏睡、定向障碍、易激惹、呕吐、恶心、头痛）。

7. *血液系统*　冲洗吸收可能引起溶血、血容量过多。

8. *其他*　上市后有烧灼感（冲洗眼部和皮肤伤口时）的报道。

【相互作用】尚不明确。

【用药宣教】本品不得作为脂溶性药物的溶剂。

四、产生渗透性利尿的溶液

甘露醇

【类别】利尿药与脱水药。

【妊娠安全等级】C。

【作用机制】本品为单糖，在体内不被代谢，可产生以下作用。

1. *组织脱水作用*　通过提高血浆渗透压，使组织内（包括眼、脑、脑脊液等）水分进入血液，从而减轻组织水肿，降低眼内压、颅内压、脑脊液容量及其压力。1g 本品产生的渗透浓度为 5.5mOsm/L，注射 100g 可使 2000ml 细胞内水分转移至细胞外，尿钠排泄 50g。

2. *利尿作用*　通过增加血容量，促进前列腺素 I_2 分泌，从而扩张肾血管、增加肾血流量（包括肾髓质血流量），使肾小球入球小动脉扩张，肾小球毛细血管压升高，皮质肾小球滤过率升高；此外，本品自肾小球滤过后极少（小于 10%）由肾小管重吸收，故可升高肾小管内液渗透浓度，减少肾小管对水、Na^+、Cl^-、K^+、Ca^{2+}、Mg^{2+}及其他溶质的重吸收。动物穿刺实验发现，大剂量使用本品后，通过近端小管的水、Na^+仅分别增多 10%～20%和 4%～5%，而到达远端小管的水、Na^+则分别增加 40%和 25%（可能因肾髓质血流量增加，使髓质内尿素和 Na^+流失增多，从而破坏了髓质渗透压梯度差），提示亨氏袢减少对水、Na^+的重吸收在本品利尿作用中占重要地位。因注射本品后肾小管液流量增加，当某些药物和毒物中毒时，可使这些物质在肾小管内的浓度下降，对肾脏毒性减小，且经肾脏排泄加快。

【适应证】

1. 用于治疗多种原因引起的脑水肿，可降低颅内压，防止脑疝。

2. 用于降低眼内压，应用于其他降眼内压药无效时或眼内手术前准备。

3. 用于渗透性利尿，预防多种原因引起的急性肾小管坏死，以及鉴别肾前性因素或急性肾衰竭引起的少尿。

4. 作为辅助利尿措施治疗肾病综合征、肝硬化腹水，尤其是伴有低蛋白血症时。

5. 用于某些药物过量或毒物中毒（如巴比妥类药、锂剂、水杨酸盐和溴化物），本品可促进上述物质的排泄，并防止肾毒性。

6. 用于手术前肠道准备。

7. 作为冲洗剂，用于经尿道内做前列腺切除术。

【禁用与慎用】

1. 已确诊为急性肾小管坏死的无尿患者，包括试用本品无反应者（因本品积聚可引起血容量增多，加重心脏负担），严重脱水患者，颅内活动性出血患者（但颅内手术时除外），急性肺水肿或严重肺淤血患者禁用。

2. 明显心肺功能损害者（因本品所致的血容量

突然增多可引起充血性心力衰竭），高钾血症或低钠血症患者，低血容量患者（可因利尿而加重病情，或使原来低血容量情况被暂时性扩容所掩盖），严重肾衰竭者（因排泄减少使本品在体内积聚，引起血容量明显增加，加重心脏负荷，诱发或加重心力衰竭），对本品不耐受者慎用。

【给药途径和剂量】

1. 剂量

（1）脑水肿、颅内高压、青光眼

1）成年人，静脉滴注。每次 0.25～2g/kg，以15%～25%注射液于 30～60 分钟滴完。衰弱者剂量应减至 0.5g/kg。

2）儿童，静脉滴注。每次 1～2g/kg 或 30～60g/m^2，以 15%～20%注射液于 30～60 分钟滴完。衰弱者剂量减至 0.5g/kg。

（2）利尿

1）成年人，静脉滴注。每次 1～2g/kg，一般用 20%注射液 250ml，并调整剂量使尿量维持在每小时 30～50ml。

2)儿童,静脉滴注。每次 0.25～2g/kg 或 60g/m^2，以 15%～20%注射液 2～6 小时滴完。

（3）预防急性肾小管坏死：成年人，静脉滴注。先给药 12.5～25g，10 分钟内滴完，如无特殊情况，再给药 50g，于 1 小时内滴完，如尿量能维持在每小时 50ml 以上，则可继续使用 5%注射液，如无效则立即停药。

（4）鉴别肾前性少尿和肾性少尿

1）成年人，静脉滴注。每次 0.2g/kg，以 20%注射液于 3～5 分钟滴完，如用药 2～3 小时后每小时尿量仍低于 30～50ml，最多再试用 1 次，如仍无反应则应停药。

2）儿童，静脉滴注。每次 0.2g/kg 或 6g/m^2，以 15%～25%注射液滴注 3～5 分钟，如用药后 2～3 小时尿量无明显增多，可再试用 1 次，如仍无反应则停药。

（5）药物、毒物中毒

1）成年人，静脉滴注。以 20%注射液 50g 静脉滴注，调整剂量使尿量维持在每小时 100～500ml。

2）儿童，静脉滴注。每次 2g/kg 或 60g/m^2，以 5%～10%注射液滴注。

（6）手术前肠道准备：成年人，口服给药，手术前 4～8 小时，以 10%注射液 1000ml 溶解并于 30 分钟内服完。

（7）手术冲洗：成年人，手术冲洗。5%注射液（冲洗用），用量可视手术需要而定。

2. 给药途径　静脉滴注；口服；外用冲洗。

注意：①本品冲洗剂禁用于静脉注射，也不可口服。②根据病情选择合适的浓度和剂量，避免不必要的高浓度和大剂量用药。

【配伍禁忌】与亚胺培南西司他丁、头孢吡肟、多柔比星脂质体存在配伍禁忌。

【不良反应】

1. 心血管系统　血栓性静脉炎。

2. 代谢/内分泌系统　水、电解质紊乱。

（1）快速大量静脉注射可使血容量迅速增多（尤其是急、慢性肾衰竭时），导致心力衰竭（尤其有心功能损害时）、稀释性低钠血症、高钾血症。

（2）过度利尿可导致血容量减少、加重少尿。

（3）大量细胞内液转移至细胞外可致组织脱水，并可引起中枢神经系统症状。

3. 泌尿生殖系统　排尿困难。快速大量静脉滴注可致渗透性肾病，作用机制可能与肾小管液渗透压上升过高，导致肾小管上皮细胞损伤有关。

4. 免疫系统　过敏反应，如皮疹、荨麻疹、呼吸困难、过敏性休克。

5. 神经系统　头晕。

6. 消化系统　高渗状态可致口渴。

7. 眼　视物模糊。

8. 其他　寒战、发热。本品外渗可致组织水肿、皮肤坏死。

【相互作用】

1. 与利尿药、碳酸酐酶抑制剂合用可增强以上药物的利尿和降眼内压作用。

2. 与洋地黄类药合用可增强此类药物的毒性作用（与低钾血症有关）。

【药动学】本品口服后吸收较少，静脉注射后迅速进入细胞外液而不进入细胞内。静脉注射后 15 分钟内出现降低眼内压和颅内压作用，达峰时间为 30～60 分钟，维持 3～8 小时。静脉注射后 1 小时出现利尿作用，维持 3 小时。当浓度较高或存在酸中毒时，可通过血脑屏障，并引起颅内压反跳。可由肝脏生成糖原，但由于静脉注射后迅速经肾脏排泄，故一般情况下经肝脏代谢的量较少。肾功能正常时，静脉注射本品 100g，80%于 3 小时内经肾脏排出。半衰期为 100 分钟，急性肾衰竭者可延长至 6 小时。

【观察指标】用药期间应监测血压、肾功能、电解质（尤其是 Na^+和 K^+）、尿量。

【用药宣教】大剂量给予本品不出现利尿反应，但可使血浆渗透浓度显著升高，故应警惕血高渗状态的发生。

甘油果糖

【类别】利尿药与脱水药。

【作用机制】本品为高渗性脱水药，能使脑水分含量减少，降低颅内压。

【适应证】用于脑血管病、脑外伤、脑肿瘤、颅内炎症或其他原因引起的急慢性颅内压增高、脑水肿等。

【禁用与慎用】

1. 对本品任一成分过敏者，遗传性果糖不耐受症患者，无尿患者，严重脱水者，高钠血症患者禁用。

2. 无手术条件的严重活动性颅内出血患者，严重循环系统功能障碍者，肾功能不全者，尿崩症患者，糖尿病患者，溶血性贫血患者，水、电解质水平异常的老年患者慎用。

【给药途径和剂量】静脉滴注，每次 250～500ml，每日 1～2 次，250ml 需滴注 1～1.5 小时，500ml 需滴注 2～3 小时。用量可根据年龄、症状适当增减。

【配伍禁忌】本品与参麦注射液禁止配伍。

【不良反应】

1. 心血管系统　血压升高。

2. 代谢/内分泌系统　低钾血症、高钠血症、糖尿病高渗性非酮症昏迷、高血糖、乳酸性酸中毒。

3. 泌尿生殖系统　尿隐血、血红蛋白尿、血尿、尿频。

4. 神经系统　头痛。

5. 消化系统　恶心、呕吐、口渴。

6. 血液　溶血。

7. 皮肤　瘙痒、皮疹。

8. 其他　臂痛、不适。

【相互作用】尚不明确。

【药动学】本品经血液进入全身组织，2～3 小时分布达平衡。进入脑脊液及脑组织较慢，消除也较慢。大部分代谢为 CO_2 及水排出。

【观察指标】血压、电解质、酸碱平衡。

【用药宣教】如外界温度较低，应将本品加热至体温再用。

复方甘油

【类别】制药用品及医疗用具。

【妊娠安全等级】C。

【作用机制】甘油可缓解细胞在冷冻过程中电解质浓度的减少，防止细胞膜脂蛋白复合物的变性及类脂质的丢失，从而避免溶血的发生；甘油的存在还可避免红细胞冷冻时冰晶对细胞膜及细胞结构的机械损伤。乳酸钠可调节溶液酸碱平衡，改善细胞呼吸功能，增强解冻后红细胞的活性。磷酸氢二钠、氯化钾可分别为红细胞提供适量的钠、钾离子。

【适应证】用于红细胞低温保护。

【禁用与慎用】尚不明确。

【给药途径和剂量】

1. 全血，200ml　离心分离所得的红细胞加本品 160ml，混匀后置-80℃环境中保存。

2. 全血，400ml　离心分离所得的红细胞加本品 320ml，混匀后置-80℃环境中保存。

五、腹膜透析液

腹膜透析液

【类别】透析药。

【作用机制】腹膜透析是用以清除正常情况下经肾脏排泄的有毒物质和代谢废物的一种治疗方法，并可帮助调节体液和电解质平衡。治疗时将透析液通过腹透管灌入腹腔中，存在于血液中的较高浓度的有毒物质和代谢废物即可通过腹膜进入透析液中，葡萄糖用于产生比血浆渗透压稍高的渗透压，利用此渗透梯度，促进脱水作用的发生，保留一段时间后，在重力作用下将腹膜透析液从腹腔中引流出来。

本腹膜透析液不含钾，故可用于矫正高钾血症。谨慎评估血钾及全身钾浓度后，可加入氯化钾。临床研究发现，本透析液会引起血清 CO_2 增高和血清镁浓度降低，但由此引起的血清镁浓度的降低不会导致明显的临床低镁血症症状。

【适应证】用于腹膜透析，适用于非透析治疗无效而需连续不卧床腹膜透析（CAPD）治疗的慢性肾衰竭患者。

【禁用与慎用】

1. 对本品过敏者，严重乳酸酸中毒患者，有无法纠正的机械性缺陷而妨碍腹膜透析有效进行或感染风险增加的患者，有丧失腹膜功能病史或因广泛粘连而影响腹膜功能的患者禁用。

2. 腹部疾病（包括手术、先天异常或创伤引起的未愈合的腹膜与膈膜破裂、腹部肿瘤、腹壁感染、疝、肠瘘、结肠造口术或回肠造口术，频繁发作的憩室炎，炎症性或局部缺血性肠疾病，巨大多囊肾或其他损坏腹壁、腹部表面或腹内腔室完整性的疾病）患者，有主动脉植入物的患者，严重肺部疾病患者，哺乳期妇女慎用。

【给药途径和剂量】腹腔给药 CAPD 时，将 2L 本透析液灌入腹腔并关闭连接短管上的管夹；透析液在腹腔内停留一段时间，日间为 4～8 小时，夜间为 8～12 小时。每次留腹结束时，打开连接短管上的管夹，排出液体再灌入新鲜的透析液，此过程每日重复 3～5 次，一周进行 6～7 日，液体交换的频率因人而异，以获得理想的生化及液体的控制。大部分的液体交换使用含 1.5%或 2.5%葡萄糖的透析液；若需清除更多的液体，可使用含 4.25%葡萄糖的透析液。定期测量患者的体重可用于指导脱水量的设定。当患者体重越来越接近理想干重，建议降低本透析液葡萄糖的含量。含 4.25%葡萄糖的透析液为一种高渗透压溶液，所有交换均使用可能导致脱水。

【不良反应】

1. 心血管系统 低血压、高血压。

2. 代谢/内分泌系统 血容量过低、血容量过高、液体潴留、低钾血症、低钠血症、脱水、低氯血症。

3. 呼吸系统 呼吸困难。

4. 肌肉骨骼系统 肌痛、肌痉挛、肌肉骨骼痛。

5. 消化系统 呕吐、腹泻、恶心、便秘、腹痛、腹胀、腹部不适。

6. 皮肤 史-约综合征、荨麻疹、皮疹（包括瘙痒性皮疹、红斑性皮疹、全身性皮疹）、瘙痒。

7. 其他 腹膜炎（包括硬化包裹性腹膜炎、真菌性腹膜炎、细菌性腹膜炎）、腹膜流出液浑浊、全身水肿、发热、不适、灌注部位疼痛、导管相关并发症（包括感染）、包裹性腹膜硬化症（EPS）。

【相互作用】尚不明确。

【药动学】消除速率可反映透析液的不同成分在腹腔中的吸收情况。小分子溶质的吸收主要通过扩散作用，并取决于溶质的分子量，溶质分子量越小，吸收越快。葡萄糖的吸收取决于患者腹膜的通透性，因存在个体差异，葡萄糖在体内滞留 4 小时后的吸收率为 40%～88%。乳酸盐留腹 4 小时后的吸收量为注入量的 82%。使用含 4.25%葡萄糖的透析液进行透析时，注入 45～90 分钟后，血糖将升至最高点，甚至为初始血糖的 2 倍。该变化与口服葡萄糖后的血糖波动情况相似，其代谢过程亦与口服葡萄糖一致，提供的能量约占 CAPD 患者全部能量来源的 20%。透析时吸收的乳酸盐通过三羧酸循环进行代谢并产生碳酸氢钠，可协助人体维持酸碱平衡。

【观察指标】

1. 定期监测血清电解质浓度（尤其是碳酸氢盐、钾、镁、钙和磷酸盐）、血液化学物质（包括甲状旁腺激素和脂质参数）及血液学指标。对同时接受强心苷治疗的患者，须密切监测血钾、血钙、血镁水平。

2. 对糖尿病患者，使用本透析液透析时和透析后应密切监测血糖，并根据需要调整胰岛素或其他降血糖药的剂量。

3. 记录准确的体液平衡指标，监测体重，以免补液过多或脱水。

4. 对进行维持性腹膜透析的患者，应定期监测血生化及凝血因子。

【用药宣教】

1. 为避免发生严重脱水和血容量过低，并减少蛋白质的丢失，建议每次腹膜透析时尽量选择满足水分清除要求的渗透性最低的透析液。

2. 对于可透析药物，腹膜透析可能会降低其血药浓度。

3. 本透析液应一次性使用，严禁储存后再次使用。

4. 若腹膜流出液含有纤维蛋白或浑浊，可能提示发生腹膜炎。

5. 腹膜透析期间可能发生蛋白质、氨基酸、水溶性维生素或其他药物丢失的现象，必要时应予补充。

6. 透析治疗期间应考虑透析对患者其他疾病的潜在影响。如快速地钾清除会诱发正使用洋地黄或类似药物的心血管疾病患者的心律失常。洋地黄中毒症状会被高钾血症、高镁血症和高钙血症掩盖。通过透析来调整电解质平衡时需注意洋地黄过量的症状和体征。相反，小剂量的洋地黄治疗在患者有低钾血症和高钙血症的情况下，亦可能引起中毒。

7. 为避免发生高钾血症，腹膜透析液均不含钾。谨慎评估血钾及全身钾水平后，在血钾水平正常或低钾血症的情况下加入氯化钾（最大浓度为 4mEq/L）可防止出现严重的低钾血症。

8. 不适当的夹紧和预冲顺序可能导致空气进入腹腔，从而可能引起腹痛和（或）腹膜炎。

9. 接受腹膜透析的终末期肾病（ESRD）患者可能会出现影响驾驶或操作机械的不良反应。

10. 整个腹膜透析液交换过程应使用无菌技术，以降低感染的发生风险。

11. 本透析液在低于0℃的环境下会发生冻结，冻结时不得弯曲及摇动该容器。使用前应使其自然解冻并充分摇匀。

六、静脉注射液添加剂

精氨酸

【类别】肝病辅助用药。

【作用机制】本品为氨基酸类药，参与鸟氨酸循环，促进尿素的形成，使体内产生的氨经鸟氨酸循环转变成无毒的尿素，并随尿排出，从而降低血氨浓度。

【适应证】用于肝性脑病。适用于忌钠患者，也适用于其他原因引起的血氨升高所致的精神症状。

【禁用与慎用】高氯性酸中毒患者、肾功能不全者、无尿患者禁用。

【给药途径和剂量】成年人，①口服给药，每次0.75～1.5g，每日3次。②静脉滴注，每次15～20g，于4小时内滴注完。静脉滴注液配制：本品小容量注射液或粉针剂以5%葡萄糖注射液1000ml稀释。

【配伍禁忌】与下列药物存在配伍禁忌：多种微量元素、青霉素、氟氯西林、氨苄西林舒巴坦、甲硝唑、夫西地酸、异烟肼、伏立康唑、脑蛋白水解物、脑苷肌肽、长春西汀、依达拉奉、曲克芦丁脑蛋白水解物、奥美拉唑、兰索拉唑、多烯磷脂酰胆碱、抑肽酶、酚磺乙胺、柔红霉素。

【不良反应】

1. *代谢/内分泌系统*　高氯性酸中毒、肌酸升高。

2. *泌尿生殖系统*　血尿素氮升高、血肌酐升高。

3. *其他*　静脉滴注速度过快可引起呕吐、流涎、皮肤潮红等。

【相互作用】

1. 雌激素类、含有雌激素和黄体酮的复方口服避孕药可使本品的生长激素样反应增强，刺激胰高血糖素和胰岛素分泌的反应降低。也有报道称醋酸甲羟孕酮可降低本品的生长激素样反应，炔诺酮可降低本品的胰岛素刺激反应。

2. 精氨酸刺激后，噻嗪类利尿剂、木糖醇和氨茶碱可使血浆中胰岛素浓度进一步升高。木糖醇和氨茶碱还可使本品的胰高血糖素刺激反应下降。

3. 长期使用磺酰脲类口服降血糖药可抑制本品的胰高血糖素刺激反应。一项研究表明，苯妥英钠可减弱本品的胰岛素刺激反应。

4. 近期用过螺内酯的几例严重肝病患者使用本品治疗代谢性碱中毒，发生了严重的甚至致死的高钾血症。本品与保钾利尿剂合用发生高钾血症的风险升高，因此应避免合用。

【药动学】成年人静脉滴注30g本品，开始注射后20～30分钟血浆中精氨酸浓度达到峰值，约为8μmol/ml，血浆浓度维持在4μmol/ml以上约1小时。成年人静脉滴注30g本品，诱导的达峰时间分别如下：血清胃泌素10～20分钟，血糖20分钟，血浆胰岛素20～30分钟，血浆中胰高血糖素30～45分钟，血浆中生长激素1～2分钟。本品口服吸收良好，达峰时间约2小时。本品参与多种生化途径，在肝脏代谢，通过精氨酸酶水解胍基将其分解为鸟氨酸和尿素。鸟氨酸可进入三羧酸循环等许多合成和代谢途径，最终可能通过磷酸烯醇丙酮酸系统产生葡萄糖。精氨酸在肾小球滤过，几乎完全由肾小管重吸收。

【观察指标】用药期间宜进行血气分析，监测酸碱平衡。

【用药宣教】本品可能导致严重的过敏反应。

氯化钠

【类别】电解质、酸碱平衡及营养药。

【妊娠安全等级】A。

【作用机制】本品为一种电解质补充药物。钠和氯为机体重要的电解质，主要存在于细胞外液，对维持正常的血液和细胞外液的容量和渗透压起着极为重要的作用。正常血清钠浓度为135～145mmol/L，占血浆阳离子的92%，总渗透压的90%，故血浆钠量对渗透压起着决定性作用。正常血清氯浓度为98～106mmol/L。人体中钠、氯离子主要通过下丘脑、垂体后叶和肾脏进行调节，维持体液容量和渗透压的稳定。

【适应证】

1. 本品0.9%注射液用于多种原因所致的失水，包括低渗性、等渗性和高渗性失水；糖尿病非酮症高渗性昏迷；低氯性代谢性碱中毒；产科的水囊引产；也可外用冲洗眼部、洗涤伤口等。

2. 本品10%的注射液用于多种原因所致的水中毒及严重低钠血症。

3. 本品 9%的溶液用于冷冻红细胞中甘油的洗脱。

【禁用与慎用】

1. 妊娠高血压综合征患者禁用本品注射液。

2. 水肿性疾病（如肾病综合征、肝硬化、腹水、充血性心力衰竭、急性左心衰竭、脑水肿及特发性水肿）患者慎用本品注射液，严重肾功能不全（急性肾衰竭少尿期、慢性肾衰竭尿量减少而对利尿药反应不佳）者慎用本品注射液，高血压患者慎用本品注射液，低钾血症患者慎用本品注射液，高钠血症患者慎用本品注射液，高氯血症患者慎用本品注射液，代谢性酸中毒患者慎用本品注射液，血容量过多者慎用本品注射液，可能引起钠潴留、液体过剩或水肿（中枢性水肿和外周水肿）的疾病患者慎用本品注射液。

【给药途径和剂量】

1. 口服，用于轻度急性胃肠患者恶心、呕吐者。

2. 决定静脉注射用氯化钠溶液浓度和剂量的因素包括年龄、体重及患者的临床表现情况，特别是患者的补液状态。应当仔细监控血浆电解质浓度。在严重的低钠症病例中，可以连续 2～3 小时给予 2～3L 0.9%氯化钠注射液，之后放缓速度。缺水和低钠症同时发生，可使用 1∶1 的 0.9%氯化钠和 5%葡萄糖混合液治疗。尽管高渗氯化钠溶液可被用于某些严重急性稀释性低钠血症的患者，但纠正过速却又可能引发严重的神经不良反应。

3. 在伴有血容量不足的高钠血症中，可以使用 0.9%氯化钠溶液维持血浆钠浓度，并扩大血容量。0.9%（或极少地、在高钠血症中使用 0.45%）氯化钠溶液被用于糖尿病酮症酸中毒的补液。

4. 在氯盐流失病例中，氯化钠的常规口服剂量为每日 2.4～4.8g（为 40～80mmol 钠）缓释制剂，与适量液体同服；在严重的病例中最高剂量可能要达到 12g/d。口服补充剂也被用于在常规血透析中预防肌肉痛性痉挛的发生；推荐剂量为每个透析疗程使用 6～10g 缓释制剂。葡萄糖能促进胃肠道对钠的吸收，因此，含有氯化钠和葡萄糖及其他电解质的溶液可用于治疗急性腹泻时的口服补液。

5. 0.9%氯化钠溶液是等渗的，因此，其是一种有效的无菌灌洗液，如对眼部或膀胱，以及全身皮肤或伤口的清洁。0.9%的氯化钠溶液在其他药物的胃肠外给药中，被广泛用作载体或稀释剂。0.9%氯化钠滴鼻剂被用于缓冲鼻充血。含有氯化钠的漱口剂也可用于口腔卫生。

6. 根据不同类型血细胞分离机的需要，在进行血液成分单采时与机器配套使用，可直接静脉滴注或与血液成分混合后输注，用量根据需要调整。

7. 用于洗涤红细胞或其他血液细胞成分，用量根据需要调整。

【配伍禁忌】本品与下列药物存在配伍禁忌：促皮质素、氟罗沙星、利托君、利血平、两性霉素 B、安吖啶、奥沙利铂、多烯磷脂酰胆碱、二巯丁二钠、复方脂溶性维生素、培氟沙星、两性霉素 B 脂质体、硫酸黏菌素、普拉睾酮、双嘧达莫、头孢噻吩、依沙吖啶、吲哚菁绿、紫杉醇酯质体、依诺沙星、黏菌素。

【不良反应】

1.心血管系统　过多、过快滴注本品注射液可见血压升高、心率加快、急性左心衰竭。

2. 代谢/内分泌系统　过多、过快滴注本品注射液可见水钠潴留、电解质紊乱、酸碱平衡紊乱。

3. 呼吸系统　过多、过快滴注本品注射液可见呼吸困难。

4. 免疫系统　过敏/输液反应（低血压、发热、震颤、寒冷、皮疹、瘙痒）。

5. 其他　注射部位反应（红斑、划痕、烧灼感、荨麻疹）。过多、过快滴注本品注射液可见水肿、胸闷。

【相互作用】尚不明确。

【药动学】本品静脉注射后直接进入血液循环，在体内广泛分布，但主要存在于细胞外液。钠离子、氯离子均可被肾小球滤过，并部分被肾小管重吸收。经肾脏排泄，仅少部分随汗排出。

【观察指标】使用本品注射液时应监测血清中钠离子、钾离子、氯离子浓度；血液中酸碱平衡指标；肾功能；血压；心肺功能。

【用药宣教】口服给予本品时，应当确保摄入足量的水。

丙氨酰谷氨酰胺

【类别】氨基酸类电解质、酸碱平衡及营养药。

【作用机制】本品在体内可分解为谷氨酰胺和丙氨酸，从而补充谷氨酰胺。分解释放的氨基酸可作为营养物质储存在身体的相应部位，并随机体的需要进行代谢。对可能出现体内谷氨酰胺耗减的患者，可用本品进行肠外营养支持。

【适应证】用于补充谷氨酰胺患者的肠外营养，包括处于分解代谢和高代谢状况的患者。

【禁用与慎用】对本品过敏者，严重肾功能不全者（肌酐清除率＜25ml/min），严重肝功能不全者，严重代谢性酸中毒患者禁用。

【给药途径和剂量】

1. 剂量（成年人）

（1）每日 0.3～0.4g/kg，最大日剂量为 0.4g/kg。

（2）剂量应根据分解代谢的程度和氨基酸的需要量而定。肠外营养时，供给氨基酸的最大日剂量为 2g/kg（包括本品供给的丙氨酸和谷氨酰胺量），经本品供给的氨基酸量不应超过全部氨基酸供给量的 20%。

（3）加入载体溶液时的用量调整：当氨基酸需要量为每日 1.5g/kg 时，其中 0.3g 氨基酸由本品提供，1.2g 氨基酸由载体溶液提供；当氨基酸需要量为每日 2g/kg 时，其中 0.4g 氨基酸由本品提供，1.6g 氨基酸由载体溶液提供。滴速根据载体溶液而定，但不应超过 0.1g/（kg • h）（以总氨基酸计）。

2. 给药途径　静脉滴注。

注意：①本品连续使用时间不应超过 3 周。②本品注射液 1 体积以载体溶液（氨基酸溶液或含氨基酸的溶液）5 体积稀释。本品粉针剂每克先以注射用水 5ml 溶解，再以 5 倍体积的载体溶液稀释。本品在混合液中的浓度不应超过 3.5%。

【配伍禁忌】依诺沙星、氟罗沙星、多黏菌素 B、安吖啶、奥沙利铂、吡柔比星、甘露醇、洛铂、多烯磷脂酰胆碱、丙泊酚脂肪乳、培氟沙星、去甲肾上腺素、人免疫球蛋白、依沙吖啶、多种微量元素。

【不良反应】滴注速度过快，可出现寒战、恶心、呕吐。

【相互作用】尚不明确。

【药动学】静脉给药后，本品在体内迅速分解为谷氨酰胺和丙氨酸，这一水解过程可能仅在细胞外发生。当输液量恒定不变时，低于 5%的药物以原形随尿液排泄。本品的血浆清除率为 1.6～2.7L/min，半衰期为 2.4～3.8 分钟，晚期肾功能不全者的半衰期延长至 4.2 分钟。

【观察指标】

1. 用药期间应监测 ALP、ALT、AST 和酸碱平衡。

2. 对代偿性肝功能不全的患者，建议定期监测肝功能。

【用药宣教】不能随意调节滴速，滴注速度过快，可出现寒战、恶心、呕吐。

甘油磷酸钠

【类别】微量元素与矿物质补充药。

【作用机制】本品为肠外营养的磷补充剂，用以满足人体每日对磷的需求。磷参与骨质的形成，以磷脂形式参与细胞膜的组成，同时与许多代谢中的酶活性有关，在能量代谢中的作用至关重要。

【适应证】

1. 用作成年人静脉营养的磷补充剂。

2. 用于磷缺乏患者。

【禁用与慎用】

1. 对本品过敏者、休克患者、脱水患者、严重肾功能不全者禁用。

2. 肾功能不全者慎用。

【给药途径和剂量】

1. 剂量　成年人，静脉滴注，通常每日 2.16g，对接受静脉营养治疗者应根据实际需要酌情增减。

2. 给药途径　静脉滴注。

注意：①本品为高渗溶液，未经稀释不能静脉滴注。②周围静脉给药时，将本品 2.16g 加入复方氨基酸注射液或 5%、10%葡萄糖注射液 500ml 中，4～6 小时缓慢滴注。

【配伍禁忌】与昂丹司琼、复方乳酸钠、复方右旋糖酐 40、咪达唑仑、钠钾镁钙葡萄糖、葡萄糖酸钙、乳酸钠林格存在配伍禁忌。

【不良反应】尚不明确。

【相互作用】尚不明确。

【药动学】约 90%的磷经肾排泄，10%随粪便排泄。

【观察指标】长期用药时应监测血磷、血钙浓度。

【用药宣教】不能随意调节滴速。

第五节　其他血液系统用药

糜蛋白酶

【类别】酶及辅酶类。

【作用机制】本品为牛或猪胰脏中提取的一种蛋白分解酶，具有肽链内切酶作用，可切断蛋白质大分子的肽链，使其成为分子量较小的肽，或作用于蛋白分子肽链端，使氨基酸分离；还具有脂酶作用，可水解某些脂类。本品通过以上作用可消化脓液、积血、坏死组织，以净化创面、消炎、消肿。此外，本品还可松弛睫状韧带及溶解眼内某些组织的蛋白结构。

【适应证】

1. 用于眼科手术，以松弛睫状韧带，减轻创伤性虹膜睫状体炎。

2. 用于创口或局部炎症，以减少局部分泌和减轻水肿。

【禁用与慎用】眼内压高或伴有角膜变性的白内障患者，玻璃体有液化倾向者，严重肝病患者，严重凝血功能异常患者，20 岁以下患者（因晶状体囊膜玻璃体韧带相连牢固，眼球较小，巩膜弹性强，使用本品可致玻璃体脱出）禁用。慎用人群尚不明确。

【给药途径和剂量】

1. 剂量

（1）眼科手术：成年人，经眼给药每次 800U，注入后房，3 分钟后以 0.9%氯化钠注射液冲洗前后房。

（2）创口或局部炎症：成年人，肌内注射每次 4000U。

2. 给药途径

（1）经眼给药：本品对视网膜有较强的毒性，可造成晶状体损坏，使用时勿使药液透入玻璃体。

（2）肌内注射：本品禁止静脉注射。

注意：本品粉针剂临用前以 0.9%氯化钠注射液溶解。

【配伍禁忌】与青霉素、肾上腺素、乙酰半胱氨酸存在配伍禁忌。

【不良反应】

1. 眼　眼科局部用药可引起短期眼压增高，导致眼痛和角膜水肿；还可导致角膜线状混浊、玻璃体疝、虹膜色素脱落、葡萄膜炎、创口裂开或愈合延迟等。

2. 过敏反应

（1）肌内注射可引起过敏性休克。

（2）可引起组胺释放，导致注射部位疼痛、肿胀。

【相互作用】对本品引起的青光眼症状，于术后滴入β受体阻滞剂（如噻吗洛尔），或口服碳酸酐酶抑制剂（如乙酰唑胺），可望得到减轻。

【药动学】尚不明确。

【观察指标】如引起过敏反应，应立即停止使用，并用抗组胺类药物治疗。

【用药宣教】本品遇血液迅速失活，故用药部位不得有未凝固的血液。

胰蛋白酶

【类别】酶及辅酶类药。

【作用机制】本品具有肽链内切酶作用，选择性地作用于变性蛋白，使之水解成多肽或氨基酸，从而增加组织通透性，抑制水肿和血栓周围的炎症反应，溶解血凝块、渗出液、坏死组织，分解痰液、脓液等黏性分泌物，促使局部药液迅速扩散吸收。

【适应证】

1. 用于坏死性创伤、溃疡、血肿、脓肿及炎症等的辅助治疗。

2. 用于治疗多种眼部炎症、出血性眼病、眼外伤、视网膜震荡等。

3. 用于毒蛇咬伤，使毒素分解破坏。

【禁用与慎用】急性炎症部位，出血空腔，肺出血 1 周以内的患者，肝、肾功能不全者，凝血机制异常或出血患者禁用。慎用人群尚不明确。

【给药途径和剂量】

1. 坏死性创伤、溃疡、血肿、脓肿、炎症等的辅助治疗　成年人，肌内注射，一次 1.25 万～5 万 U，每日 1 次。

2. 眼部炎症、出血性眼病、眼外伤、视网膜震荡　成年人。①滴眼：使用 250U/ml 的本品，每日 4～6 次；②泪道冲洗：使用 250U/ml 的本品，结膜下注射一次 1250～5000U，每日或隔日 1 次。

3. 毒蛇咬伤　成年人，浸润注射，以 0.25%～0.5%盐酸普鲁卡因注射液溶解成浓度为 5000U/ml 的溶液，以牙痕为中心，在伤口周围做浸润注射或在肿胀部位上方做环状封闭，一次 5 万～10 万 U。

注意：本品在水溶液中不稳定，溶解后效价下降较快，故应在临用前配制。

【配伍禁忌】本品与乙酰半胱氨酸在大输液中存在配伍禁忌。

【不良反应】

1. 免疫系统　过敏性休克。使用本品还可引起组胺释放，产生全身症状，包括寒战、发热、头痛、头晕、胸痛、腹痛、皮疹、血管神经性水肿、呼吸困难、眼压升高、白细胞减少等。

2. 其他　注射局部反应（疼痛、硬结）。

【相互作用】尚不明确。

【药动学】尚不明确。

【观察指标】严重过敏反应的症状。

【用药宣教】用药前先用针头蘸本品溶液做皮肤划痕试验。显示阴性反应，方可注射。

血液滤过置换基础液

【类别】血液系统用药。

【作用机制】本品加入氯化钾后与碳酸盐合用于连续性血液净化。在连续性血液净化中，置换液提供与患者血浆几乎相同的基础晶体液环境，该晶体液中应包括钠离子、氯离子、钙离子、镁离子、钾离子、葡萄糖及碳酸盐等。连续性血液净化依靠血液净化仪配套的超滤滤器过滤和净化血液，置换液仅用于补充因净化过程造成的体液减少，以及维持体液适当的离子浓度（包括 pH），因此置换液本身不具备任何药效学作用。

【适应证】本品为连续性血液净化专用药物，用于血液滤过治疗时置换体内的水分和电解质，替代肾脏部分功能。

【禁用与慎用】尚不明确。

【给药途径和剂量】本品中不含钾离子，有利于清除体内过多的钾离子，维持正常血钾浓度，但临床治疗有需要时，应根据患者的血液电解质分析结果加入钾盐。本品每袋（4000ml）加入 10%的氯化钾注射液 1ml，其钾离子浓度增加 0.335mmol/L。本品加入钾盐后作为 A 液部分，配合碳酸氢钠注射液（B 液部分）联合用于连续性血液净化。一般情况下，本品每袋（4000ml）配合 5%的碳酸氢钠注射液 250ml，并通过血液净化装置输入体内，其用量根据连续性血液净化的时间而定，一般为 3～4L/h。

【不良反应】本品可能因连续性血液净化清除血清物质而导致营养不良、低磷血症等，应注意进行连续性血液净化，同时严密监测患者血液检查的各项指标。

【相互作用】本品用于连续性血液净化，可导致血浆中药物，特别是血浆结合率低的药物清除显著加快。

【观察指标】血糖、电解质。

【用药宣教】

1. 用前挤压检查内袋，如有渗漏、颗粒物质、絮状物及变色、浑浊等，请勿使用。

2. 本品不含钾盐，临用时应根据患者的血液电解质分析结果加入氯化钾注射液。

3. 药液应一次用完，开启后切勿贮藏再次使用。

4. 血液净化装置的管道仪器不洁、破损或重复使用及温度过低易引起使用本品后发冷、发热等输液反应表现。本品每次均为大量使用，请医生使用时充分注意此点。

5. 本品葡萄糖含量较高，糖尿病患者应慎用。

血液滤过置换液

【类别】血液系统用药。

【作用机制】血液滤过是采用具有高效低阻力滤过膜的滤器，尿毒症患者血液通过滤器时在跨膜压作用下水分被清除到体外。随着水分清除，尿毒症患者体液中毒性溶质也随之被清除；由于每次清除出体外超滤量常达 10L 以上，故需同时补充平衡液（血液滤过置换液），以达到体内体液平衡。该方法属于等张脱水，故对血流动力学影响较少。对中分子尿毒症毒素的清除效果较好。

【适应证】血液滤过的专用置换药，用于血液滤过疗法时置换体内的水分和电解质，替代肾脏的部分功能。

【禁用与慎用】乳酸不耐受、乳酸性酸中毒等人群禁用。

【给药途径和剂量】仅作为血液滤过治疗时静脉补液用，使用前加热至 37℃左右。

1. *治疗慢性肾衰竭*　每周 1～3 次，每次 4～5 小时，每次超滤量为 18～25L，每次补充置换液量 18～25L。主要视体内有无体液潴留和尿量决定补充置换液量。

2. *治疗急性肾衰竭*　根据每日超滤量决定每日输入置换液量。

【不良反应】

1. 输液反应：发热和寒战。

2. 其他：蛋白质、氨基酸丢失；体内生物活性物质如生长激素、胰岛素丢失引起激素丢失综合征；微量元素丢失。

3. 由于补液过快或过慢、因超滤量与输液量置换不平衡引起容量过多、容量不足、低血压等。

【相互作用】尚不明确。

【药动学】未进行该项实验且无可靠参考文献。

【观察指标】随访检查：①尿量；②血压；③电解质 K^+、Na^+、Cl^-、Ca^{2+}、Mg^{2+}；④血氧分析；⑤血肌酐、尿素氮、尿酸；⑥血清蛋白；⑦血糖。

【用药宣教】长期用药注意补充微量元素。

艾替班特

【类别】缓激肽拮抗药。

【作用机制】本品为选择性缓激肽 β_2 受体拮抗药，其和缓激肽 β_2 受体的亲和力与缓激肽和缓激肽 β_2 受体的亲和力相似。遗传性血管神经性水肿（HAE）是由 C1 酯酶抑制因子的缺乏或功能失调所致，C1 酯酶抑制因子是调节缓激肽/激肽释放酶蛋白水解级联反应产生缓激肽级联反应的关键因子。缓激肽为血管扩张剂，可致急性 HAE 的典型症状（局部肿胀、炎症和疼痛）。本品通过与缓激肽 β_2 受体结合而抑制缓激肽的释放，从而治疗 HAE 急性发作的临床症状。

【适应证】用于治疗 18 岁及以上患者的急性 HAE。

【禁用与慎用】

1. 动物实验显示本品可随乳汁分泌，哺乳期妇女慎用。

2. 18 岁以下儿童用药的安全性及有效性尚不明确。

【给药途径和剂量】推荐剂量为每次 30mg，于腹部区域皮下注射，历时至少 30 秒。如对药物反应不明显或症状复发，可间隔至少 6 小时重复给药。在 24 小时内不可超过 3 剂。肝功能不全、肾功能不全者无须调整用药剂量。

【配伍禁忌】尚不明确。

【不良反应】

1. 免疫系统　抗本品抗体阳性。

2. 神经系统　眩晕、头痛。

3. 消化系统　氨基转移酶升高（4%）、恶心。

4. 其他　注射部位反应（97%）（包括注射部位瘀伤、血肿、烧灼感、红斑、感觉迟钝、麻木、水肿、疼痛、压力感、瘙痒、肿胀、荨麻疹）、发热（4%）、皮疹。

【相互作用】与血管紧张素转换酶抑制剂合用，可导致后者作用降低。

【药动学】皮下注射本品 30mg 后，绝对生物利用度约为 97%。健康受试者单次皮下注射本品 30mg 后，平均 C_{max} 为（974±280）ng/ml，达峰时间约为 0.75 小时，AUC 为（2165±568）（ng·h）/ml，稳态分布容积为（29.0±8.7）L。以 6 小时间隔给药 3 次后本品无蓄积。本品被蛋白水解酶广泛代谢为无活性代谢物，不经氧化代谢，主要随尿排泄，其中＜10%以药物原形排泄。本品血浆清除率为（245±58）ml/min，平均消除半衰期为（1.4±0.4）小时。

【观察指标】患者症状是否缓解。

【用药宣教】

1. 急性喉 HAE 发作期间可能出现气道阻塞，除了使用本品治疗外，还应建议患者立即到适当的医疗机构寻求医疗救助。

2. 不良反应：包括发热、氨基转移酶升高、头晕和皮疹。

3. 使用本品后可出现疲倦、嗜睡和头晕。

第三章　心血管系统药

第一节　心脏治疗药

一、强心苷

地高辛

【类别】洋地黄类强心苷。

【妊娠安全等级】A。

【作用机制】本品为由毛花洋地黄中提纯制得的强心苷，治疗剂量时可见以下作用。

（1）正性肌力作用：本品可选择性与心肌细胞膜 Na^+-K^+-ATP 酶结合并抑制该酶活性，使心肌细胞膜内外 Na^+-K^+主动偶联转运受损，心肌细胞内 Na^+浓度升高，从而使肌膜上 Na^+-Ca^{2+}交换趋于活跃，使细胞质内 Ca^{2+}增多，肌质网内 Ca^{2+}储量亦增多，心肌兴奋时，有较多的 Ca^{2+}释放；心肌细胞内 Ca^{2+}浓度增高，激动心肌收缩蛋白，从而增加心肌收缩力。

（2）负性频率作用：本品的正性肌力作用使衰竭心脏心排血量增加，血流动力学状态改善，消除交感神经张力的反射性增高，并增强迷走神经张力，从而减慢心率。此外，小剂量时提高窦房结对迷走神经冲动的敏感性，可增强其减慢心率的作用；大剂量（通常接近中毒量）则可直接抑制窦房结、房室结和房室束而呈现窦性心动过缓和不同程度的房室传导阻滞。

（3）心脏电生理作用：通过对心肌电活动的直接作用和对迷走神经的间接作用，降低窦房结自律性；提高浦肯野纤维自律性；减慢房室结传导速度，延长其有效不应期，导致房室结隐匿性传导增加，可减慢心房颤动或心房扑动的心室率；由于本品能缩短心房有效不应期，当用于房性心动过速和心房扑动时，可能导致心房率的加速和心房扑动转为心房颤动；缩短浦肯野纤维有效不应期。

【适应证】

1. 用于高血压、瓣膜性心脏病、先天性心脏病等急、慢性心功能不全，尤其适用于伴有快速心室率的心房颤动；对于肺源性心脏病、心肌严重缺血、活动性心肌炎及心外因素（如严重贫血、甲状腺功能减退、维生素 B_1 缺乏症）所致的心功能不全疗效差。

2. 用于控制快速性心房颤动、心房扑动患者的心室率及室上性心动过速。

【禁用与慎用】

1. 对本品或其他洋地黄类药过敏者（国外资料），洋地黄制剂中毒者，室性心动过速、心室颤动患者，梗阻性肥厚型心肌病患者（若伴心力衰竭或心房颤动仍可考虑使用本品），伴心房颤动或心房扑动的预激综合征患者禁用。

2. 不完全性房室传导阻滞患者，缺血性心脏病（如心肌梗死）患者，心肌炎患者，甲状腺功能减退者，低钾血症患者，高钙血症患者，肾功能不全者慎用。

【给药途径和剂量】

1. 剂量

（1）成年人，口服给药。常用剂量为每次 0.125～0.5mg，每日 1 次，连用 7 日可达稳态血药浓度。若需快速洋地黄化，每次 0.25mg，每 6～8 小时 1 次，总剂量 0.75～1.25mg。维持剂量为每次 0.125～0.5mg，每日 1 次。

（2）儿童，口服给药。本品总量，早产儿 0.02～0.03mg/kg；1 月龄以下新生儿 0.03～0.04mg/kg；1 月龄～2 岁，0.05～0.06mg/kg；2～5 岁，0.03～0.04mg/kg；5～10 岁，0.02～0.035mg/kg；10 岁或 10 岁以上，按照成年人常用量；本品总量分 3 次或每 6～8 小时给予一次。维持量为总量的 1/5～1/3，分 2 次，每 12 小时 1 次或每日 1 次。在婴幼儿（尤其是早产儿）需仔细滴定剂量，并密切监测血药浓度和心电图。

2. 给药途径　静脉注射；肌内注射；口服给药。

注意：

（1）本品注射液宜静脉注射，因肌内注射可致注射部位严重疼痛；如必须经肌内注射，应于深部肌内注射，随后对注射部位进行按摩，单个注射部位的剂量不应超过 0.5mg（成年人）和 0.2mg（儿童）。

（2）注射时间应为 5 分钟或更长，避免快速注射，以防止出现全身和冠脉的血管收缩。

（3）给药时可先给予负荷剂量，随后给予维持剂量，或直接给予维持剂量。

（4）仅于急需快速洋地黄化或无法经口服给药时，方可经肠胃外给药。

（5）本品注射液可直接注射，或经 4 倍或 4 倍以上体积稀释剂（无菌注射用水、0.9%氯化钠注射液、5%葡萄糖注射液）稀释后注射。

【配伍禁忌】与下列药物存在配伍禁忌：多巴酚丁胺、多沙普仑、二丁酰环磷腺苷钙、复方氯化钠、肝素钙、华蟾素、氯化钙、氯化钙溴化钠、门冬氨酸钙、钠钾镁钙葡萄糖、脑蛋白水解物、脑蛋白水解物氯化钠溶液、尼卡地平、葡萄糖酸钙、乳酸林格、溴化钙、亚锡葡萄糖酸钙、亚叶酸钙、依地酸钙钠、左西孟旦、左亚叶酸钙。

【不良反应】

1. 心血管系统　心律失常。

2. 代谢/内分泌系统　男子乳腺发育（长期用药）、低钾血症、低镁血症。

3. 免疫系统　过敏反应。

4. 神经系统　头痛、头晕、意识模糊、嗜睡、脑病。有三叉神经痛的个案报道。

5. 精神　情感淡漠、焦虑、抑郁、谵妄、幻觉。

6. 消化系统　恶心、呕吐、腹痛、肠缺血、出血性肠坏死、腹泻。有吞咽困难的个案报道。

7. 血液系统　血小板减少。

8. 皮肤　皮疹、荨麻疹。

9. 其他　无力。

【相互作用】

1. 与奎尼丁合用可升高本品的血药浓度至中毒水平。停用本品后血药浓度仍继续升高。

2. 与血管紧张素转换酶抑制剂、血管紧张素受体拮抗药、非甾体抗炎药合用可影响本品的排泄。

3. 与红霉素合用可增加本品在胃肠道的吸收。

4. 与溴丙胺太林合用可使本品的生物利用度增加约 25%。

5. 与螺内酯合用可延长本品的半衰期。

6. 与两性霉素 B、皮质激素、失钾利尿药（如布美他尼、依他尼酸）合用可导致低钾血症，从而导致洋地黄中毒。

7. 与抗心律失常药、钙盐注射剂、可卡因、泮库溴铵、萝芙木碱、琥珀胆碱、拟肾上腺素药合用可致心律失常。

8. 与β受体阻滞剂合用可能导致房室传导阻滞、严重心动过缓。

9. 与维拉帕米、地尔硫䓬、胺碘酮合用可升高本品的血药浓度，导致严重心动过缓。

10. 与依酚氯铵合用可致明显心动过缓。

11. 与伊伐布雷定合用可增加发生心动过缓的风险。

12. 与硫酸镁合用可出现心脏传导阻滞。

13. 与甲氧氯普胺合用可使本品的生物利用度减少约 25%。

14. 与制酸药（尤其是三硅酸镁）、止泻吸附药（如白陶土、果胶）、阴离子交换树脂（如考来烯胺）、柳氮磺吡啶、新霉素、对氨基水杨酸合用可使强心苷作用减弱。

15. 与肝素合用可能使肝素的抗凝作用减弱。

16. 与 P 糖蛋白诱导剂或抑制剂合用可能改变本品的药动学。

17. 与铝盐类药（如白陶土、复方尿囊素、硫糖铝）、多司马酯、镁盐类药（如氢氧化镁、三硅酸镁）合用可降低地高辛的疗效。

18. 与钙剂（如枸橼酸钙、碳酸钙）合用，可能导致心脏不良反应。

19. 与胆汁酸螯合药（如考来烯胺）合用可降低地高辛的疗效。

20. 与韦内托克合用，可导致地高辛血药浓度升高。

【药动学】本品口服后主要经小肠上部吸收，吸收不完全且不规则，吸收率约为 75%，片剂的生物利用度为 60%～80%，口服起效时间为 0.5～2 小时，血药浓度达峰时间为 2～3 小时，获最大效应时间为 4～6 小时。吸收后广泛分布至各组织，部分经胆道吸收入血，形成肠肝循环。血浆蛋白结合率为 20%～25%，表观分布容积为 6～10L/kg。体内转化代谢较少，主要以原形药物经肾脏排泄，给药量的 50%～70%随尿液排泄。本品排泄较快而蓄积性较小。消除半衰期平均为 36 小时。

【观察指标】

1. 用药期间应监测血压、心功能（包括心率、心律、心电图）、电解质（尤其是血钾、钙和镁）、肾功能。

2. 用药期间应注意监测本品血药浓度。

【用药宣教】

1. 食物（尤其是富含纤维的食物）可能干扰地高辛的胃肠吸收。最好在餐前 30～60 分钟服用。

2. 固定在每天同一时间服药，以便维持稳定的血药浓度，更好地发挥药效。

3. 突然停药可能引起严重的心功能改变。

4. 严格遵医嘱用药，不要擅自调整药物剂量。

5. 建议您定期监测血压、心率、心电图、电解质（尤其是钾、钙、镁）及肾功能。

6. 用药后可能出现心律失常、食欲缺乏、恶心、呕吐、下腹痛、无力等不良反应。还可能出现视物模糊、色视（如黄视、绿视）、腹泻、精神抑郁或错乱、瞌睡、头痛、皮疹、荨麻疹等不良反应。

7. 地高辛过量时容易引起中毒，常表现为心律失常。低体重、高龄、肾功能损害、低钾血症、低镁血症和高钙血症的患者尤其需注意。

毒毛花苷K

【类别】洋地黄类强心苷。

【作用机制】本品是从绿毒毛旋花种子中提取的强心苷，其化学极性高，脂溶性低，为常用的速效、短效强心苷。治疗剂量时可见以下作用。

（1）正性肌力作用：本品可选择性与心肌细胞膜 Na^+-K^+-ATP 酶结合并抑制该酶活性，使心肌细胞膜内外 Na^+-K^+主动偶联转运受损，心肌细胞内 Na^+浓度升高，从而使肌膜上 Na^+、Ca^{2+}交换趋于活跃，使细胞质内 Ca^{2+}增多，肌质网内 Ca^{2+}储量亦增多，心肌兴奋时，有较多的 Ca^{2+}释放；心肌细胞内 Ca^{2+}浓度升高，激动心肌收缩蛋白，从而增加心肌收缩力。

（2）负性频率作用：由于本品的正性肌力作用，使衰竭心脏血流动力学状态改善，消除交感神经张力的反射性增高，并增强迷走神经张力，从而减慢心率、延缓房室传导。

（3）心脏电生理作用：降低窦房结自律性；提高浦肯野纤维自律性；减慢房室结传导速度，延长其有效不应期，导致房室结隐匿性传导增加，可减慢心房颤动或心房扑动的心室率；由于本品能缩短心房有效不应期，当用于房性心动过速和心房扑动时，可能导致心房率的加速和心房扑动转为心房颤动；缩短浦肯野纤维的有效不应期。

【适应证】

1. 用于急性充血性心力衰竭，尤其适用于洋地黄无效的患者。

2. 用于心率正常或心率缓慢的急性心力衰竭合并心房颤动的患者。

【禁用与慎用】

1. 强心苷制剂中毒者，室性心动过速、心室颤动患者，梗阻性肥厚型心肌病患者（若伴收缩功能不全或心房颤动时仍可考虑用药），预激综合征伴心房颤动或心房扑动患者，二度以上房室传导阻滞患者，急性心肌炎患者，感染性心内膜炎患者，晚期心肌硬化患者禁用。

2. 低钾血症患者，高钙血症患者，不完全性房室传导阻滞患者，房性、室性期前收缩患者，缺血性心脏病患者，急性心肌梗死早期患者，心肌炎活动期患者，甲状腺功能低下患者，肾功能不全者，体弱者，老年人慎用。

【给药途径和剂量】

1. 剂量

（1）成年人：静脉注射，首剂为0.125～0.25mg，以5%葡萄糖注射液20～40ml稀释后缓慢注射（≥5分钟），2 小时后可按需重复一次。总量为每日0.25～0.5mg。极量为每次0.5mg，每日1mg。病情控制后，可改用洋地黄口服制剂。

（2）儿童：静脉注射。①总量为 0.007～0.01mg/kg 或 0.3mg/m^2，首剂给予总量的 1/2，其余均分，间隔 0.5～2 小时给予。②婴幼儿（尤其早产儿）应在血药浓度及心电监测下调整剂量。早产儿对本品敏感，应按其不成熟程度适当减量。按体重或体表面积计，1 月龄以上婴儿比成年人用量略大。

（3）老年人：肝肾功能不全、表观分布容积减少或电解质平衡失调的老年人对本品耐受性低，应减量。

2. 给药途径　静脉注射。

注意：本品宜静脉注射，皮下注射或肌内注射可引起局部炎症反应，且肌内注射作用慢、生物利用度低。

【配伍禁忌】尚不明确。

【不良反应】

1. 心血管系统　新发心律失常。

2. 免疫系统　过敏反应（荨麻疹、皮疹）。

3. 神经系统　嗜睡、头痛。

4. 精神　抑郁、精神错乱。

5. 消化系统　食欲缺乏、恶心、呕吐（刺激延髓中枢）、下腹痛、腹泻。

6. 眼　视物模糊或黄视（中毒症状）。

7. 其他　无力、虚弱。

【相互作用】

1. 与奎尼丁合用可使本品的血药浓度升高1倍，甚至达中毒浓度（升高程度与奎尼丁用量相关）。

2. 与血管紧张素转换酶抑制剂、血管紧张素受体拮抗药合用可使本品的血药浓度升高。

3. 与维拉帕米、地尔硫䓬、胺碘酮合用可使本品的血药浓度升高，引起严重心动过缓。

4. 与螺内酯合用可延长本品的半衰期。

5. 与两性霉素B、皮质激素、排钾利尿药（如布美他尼、依他尼酸）合用可引起低血钾而致洋地黄中毒。

6. 与吲哚美辛合用有引起洋地黄中毒的风险。

7. 与依酚氯铵合用可引起明显的心动过缓。

8. 与抗心律失常药、拟肾上腺素类药、钙盐（注射给药）、可卡因、泮库溴铵、萝芙木碱、琥珀胆碱合用可引起心律失常。

9. 与β受体阻滞剂合用有引起房室传导阻滞而发生严重心动过缓的风险。

10. 与硫酸镁合用可引起心脏传导阻滞。

11. 与肝素合用可部分抵消肝素的抗凝作用。

【药动学】本品静脉注射后5～15分钟起效，1～2小时达最大效应，作用维持1～4日。可分布于心、肝、肾等组织，血浆蛋白结合率为5%。以原形经肾排泄，消除半衰期约为21小时，蓄积性较低。

【观察指标】用药期间监测：①血压、心率及心律、心电图、心功能。②电解质（尤其钾、钙、镁）。③肾功能。④疑似洋地黄中毒时应测定血药浓度。

【用药宣教】本品仅供紧急使用。

毛花苷丙

【类别】洋地黄类强心苷。

【作用机制】本品为由毛花洋地黄中提取的速效强心苷，为去乙酰毛花苷和地高辛的前体。起效较洋地黄毒苷、地高辛迅速，但较毒毛花苷K稍慢。因口服制剂吸收较少，不如地高辛，注射剂起效亦不及去乙酰毛花苷快速，故逐渐被地高辛和去乙酰毛花苷所取代。

【适应证】

1. 用于心力衰竭。

2. 用于控制伴快速心室率的心房颤动、心房扑动；也可用于室上性心动过速，但起效慢。

【禁用与慎用】

1. 任何强心苷制剂中毒者，室性心动过速、心室颤动患者，梗阻性肥厚型心肌病患者，预激综合征伴心房颤动或心房扑动者禁用。

2. 低钾血症患者，高钙血症患者，甲状腺功能低下者，不完全性房室传导阻滞患者，缺血性心脏病患者，急性心肌梗死早期患者，心肌炎活动期患者，肾功能不全者慎用。

【给药途径和剂量】

1. *心力衰竭*　成年人，口服给药，缓慢全效量为每次0.5mg，每日4次，维持量为每日1mg，分2次服。静脉注射首次剂量为0.4～0.8mg，视需要2～4小时后再给予0.2mg；维持量为每日0.2～0.4mg，每日1次或分2次（间隔12小时）使用。用5%或25%葡萄糖注射液稀释后缓慢注射。

2. *心房颤动、心房扑动、室上性心动过速*　儿童，静脉注射，全效量，2岁以下35μg/kg，2岁以上25μg/kg。首剂量可用全效量的2/3，2～4小时后依病情酌加1/3。维持治疗改用口服洋地黄制剂。

【配伍禁忌】尚不明确。

【不良反应】【相互作用】同“地高辛”。

【药动学】本品口服吸收较少，仅吸收10%～40%。口服后2小时起效，作用维持3～6日。与去乙酰毛花苷相似，通常采用静脉注射，注射后5～30分钟起效，作用维持2～4日。本品代谢物为地高辛和异羟洋地黄毒苷元的衍生物。大鼠静脉注射后，大部分随胆汁排泄（其中约70%为原形），仅少量在最初24小时内随尿液排泄。治疗量和中毒量差距较其他洋地黄苷类大，致死量可能为其维持量的20～50倍。

【观察指标】

1. 心电图、血压、心率、心律、心功能。

2. 电解质（尤其是血钾、钙、镁）。

3. 肾功能。

4. 疑有洋地黄中毒时应进行血药浓度测定。

【用药宣教】同“地高辛”。

去乙酰毛花苷

【类别】洋地黄类强心苷。

【作用机制】本品为天然存在于毛花洋地黄中的强心苷，为一种速效强心苷，其作用较洋地黄、地高辛快，但比毒毛花苷K稍慢。治疗剂量时可见以下作用。

（1）正性肌力作用：本品可选择性与心肌细胞膜Na^+-K^+-ATP酶结合并抑制该酶活性，使心肌细胞膜内外Na^+-K^+主动偶联转运受损，心肌细胞内Na^+浓度升高，从而使肌膜上Na^+、Ca^{2+}交换趋于活跃，使细胞质内Ca^{2+}增多，肌质网内Ca^{2+}储量亦增多，心肌兴奋时，有较多的Ca^{2+}释放；心肌细胞内Ca^{2+}浓度升高，激动心肌收缩蛋白，从而增加心肌收缩力。

（2）负性频率作用：由于本品的正性肌力作用使衰竭心脏心排血量增加，血流动力学状态得到改善，消除交感神经张力的反射性增高，并增强迷走神经张力，从而减慢心率、延缓房室传导。此外，小剂量时提高窦房结对迷走神经冲动的敏感性，可增强其减慢心率作用；大剂量（通常接近中毒量）则可直接抑制窦房结、房室结和房室束而呈现窦性心动过缓及不同程度的房室传导阻滞。

（3）心脏电生理作用：通过对心肌电活动的直接作用和对迷走神经的间接作用，降低窦房结自律性；提高浦肯野纤维自律性；减慢房室结传导速度，延长其有效不应期，导致房室结隐匿性传导增加，可减慢心房颤动或心房扑动的心室率；由于本品能缩短心房有效不应期，当用于房性心动过速和心房扑动时，可能导致心房率的加速和心房扑动转为心房颤动；缩短浦肯野纤维有效不应期。

【适应证】

1. 用于心力衰竭。因其作用较快，适用于急性心功能不全或慢性心功能不全急性加重患者。

2. 用于控制伴快速心室率的心房颤动、心房扑动患者的心室率。

3. 用于终止室上性心动过速。

【禁用与慎用】

1. 强心苷制剂中毒者，室性心动过速、心室颤动患者，梗阻性肥厚型心肌病患者（若伴收缩功能不全或心房颤动时仍可考虑用药），预激综合征伴心房颤动或心房扑动患者禁用。

2. 低钾血症患者，高钙血症患者，不完全性房室传导阻滞患者，缺血性心脏病患者，急性心肌梗死早期患者，心肌炎活动期患者，甲状腺功能低下患者，肾功能不全者慎用。

【给药途径和剂量】

1. 剂量

（1）一般用法

1）成年人，静脉注射。首剂 0.4～0.6mg，以后每 2～4 小时 0.2～0.4mg，总量 1～1.6mg。以 5% 葡萄糖注射液稀释后缓慢静脉注射。

2）儿童，静脉注射。早产儿、足月新生儿：用量为 0.022mg/kg，分 2～3 次给予，每 2 次间隔 3～4 小时。2～3 岁儿童，用量为 0.025mg/kg，分 2～3 次给予，每 2 次间隔 3～4 小时。肌内注射参见“静脉注射”。

3）老年人：肝肾功能不全、表观分布容积减少或电解质平衡失调的老年人对本品耐受性低，应减量。

（2）肾功能不全时剂量：肾功能不全儿童用量为 0.022mg/kg，分 2～3 次给予，每 2 次间隔 3～4 小时。

（3）其他疾病时剂量：心肌炎儿童用量为 0.022mg/kg，分 2～3 次给予，每 2 次间隔 3～4 小时。

2. 给药途径　静脉注射；肌内注射。

注意：本品宜静脉给药，因肌内注射可引起明显局部反应，且作用慢、生物利用度低。

【配伍禁忌】与下列药物存在配伍禁忌：二丁酰环磷腺苷钙、复方氯化钠、肝素钙、谷氨酸钙、林格、氯化钙、氯化钙溴化钠、门冬氨酸钙、钠钾镁钙葡萄糖、脑蛋白水解物、葡萄糖酸钙、乳酸林格、头孢曲松、溴化钙、亚锡葡萄糖酸钙、亚叶酸钙、依地酸钙钠、左亚叶酸钙。

【不良反应】【相互作用】同“毒毛花苷 K”。

【药动学】本品静脉注射后 10～30 分钟起效，1～3 小时作用达高峰，作用持续 2～5 小时。可迅速分布至各组织，蛋白结合率为 25%。本品在体内转化为地高辛，经肾脏排泄，半衰期为 33～36 小时。3～6 日作用完全消失。排泄较快，蓄积性较小。

【观察指标】用药期间监测：①血压、心率及心律、心电图、心功能。②电解质（尤其是钾、钙、镁）。③肾功能。④疑似洋地黄中毒时应测定血药浓度。

【用药宣教】本品静脉注射获得满意疗效后，可改用地高辛常用维持剂量以保持疗效。

二、Ⅰ类和Ⅲ类抗心律失常药

胺碘酮

【类别】延长动作电位时程药（Ⅲ类）抗心律失常药。

【妊娠安全等级】D。

【作用机制】本品属于Ⅲ类抗心律失常药，主要电生理效应为延长心肌组织的动作电位及有效不应期，有利于消除折返激动；兼具轻度非竞争性的α、β受体阻滞作用及轻度Ⅰ类、Ⅳ类抗心律失常药特性；可降低窦房结自律性，对静息膜电位及动作电位高度无影响，对房室旁路前向传导的抑制大于逆向。由于复极过度延长，可使 QT 间期延长及 T 波改变，使心率减慢 15%～20%、PR 和 QT 间期延长约 10%。此外，本品对冠状动脉及周围血管有直接扩张作用，还可影响甲状腺素代谢。

【适应证】

1. 本品口服制剂用于下述心律失常：①房性心律失常（心房扑动、心房颤动转律、转律后窦性心律的维持）。②结性心律失常。③室性心律失常（治疗危及生命的室性期前收缩、室性心动过速；预防室性心动过速、心室颤动）。④伴预激综合征（WPW综合征）的心律失常。

2. 本品注射剂用于不宜口服的严重心律失常，尤其适用于①房性心律失常伴快速室性心律。②WPW 综合征的心动过速。③严重室性心律失常。④体外电除颤无效的心室颤动相关心脏停搏的心肺复苏。

【超说明书用药】非劳力性心绞痛的治疗，心房颤动转正常窦性心律，阵发性室上性心动过速，预激性房性心律失常、除颤后副传导引起的心室率控制。

【禁用与慎用】

1. 对本品或碘过敏者，未安置人工起搏器的窦性心动过缓、窦房传导阻滞患者，未安置人工起搏器的窦房结疾病患者（存在窦性停搏的风险），未安置人工起搏器的高度房室传导阻滞患者，未安置永久人工起搏器的双分支或三分支传导阻滞患者，心动过缓引起晕厥者，严重低血压患者，循环衰竭患者，甲状腺功能异常者，多种原因引起的弥漫性肺间质纤维化患者，心源性休克者（国外资料），低血压、严重呼吸衰竭、心肌病、心力衰竭（可能导致病情恶化）患者禁止静脉注射本品，孕妇、哺乳期妇女禁用。

2. 窦性心动过缓者，严重充血性心力衰竭者，长 QT 间期综合征患者，低血压患者，肝功能不全者，肺功能不全者慎用。

【给药途径和剂量】

1. 剂量

（1）成年人

1）口服给药：负荷剂量每日 600mg，连用 8～10 日。维持剂量宜使用最低有效剂量，根据个体反应，可每日 100～400mg。因本品的治疗作用持续时间较长，可隔日 200mg 或每日 100mg。已有推荐每周停药 2 日的间歇性治疗方案。

2）静脉注射：初始剂量为 300mg（或 5mg/kg），若心室颤动持续存在，可追加 150mg（或 2.5mg/kg）。

3）静脉滴注：第一个 24 小时的剂量可根据患者情况进行个体化给药，但初始滴注速度不得超过 30mg/min。通常第一个 24 小时内给予本品 1000mg，且可按以下方式给药：①负荷滴注。开始 10 分钟给药 150mg（滴速为 15mg/min，滴注液浓度为 1.5mg/ml），随后 6 小时给药 360mg（滴速为 1mg/min，滴注液浓度为 1.8mg/ml）。②维持滴注。第 1 日剩余的 18 小时给药 540mg（滴速为 0.5mg/min，滴注液浓度为 1.8mg/ml）。之后每 24 小时给药 720mg（滴速为 0.5mg/min，滴注液浓度为 1～6mg/ml），可连用 2～3 周。若发生心室颤动或血流动力学不稳定的室性心动过速，可追加 150mg（滴注液浓度为 1.5mg/ml），持续滴注 10 分钟。可增加维持滴注速率以抑制心律失常。

（2）老年人：应慎重选择用药剂量，通常以最低剂量开始用药。

2. 给药途径

（1）静脉注射

1）因存在血流动力学风险（严重低血压、循环衰竭），不推荐静脉注射，优先采用静脉滴注。

2）用于“体外电除颤无效的心室颤动相关心脏停搏的心肺复苏”时应快速注射，并应在持续监护（心电图、血压）下进行，推荐在重症监护室中使用。用于其他适应证时应至少注射 3 分钟。首次注射后 15 分钟内不得重复注射。

（2）静脉滴注

1）本品应尽可能通过中心静脉导管给药，以避免注射部位反应。若静脉滴注超过 1 小时、浓度大于 2mg/ml，必须采用中心静脉导管给药，以降低外周静脉炎的发生率。

2）本品应临用前配制，不应使用含邻苯二甲酸二（2-乙基己基）酯（DEHP）的聚氯乙烯（PVC）或玻璃器具配制或滴注本品。

3）连续滴注本品超过 3 周的经验有限。

注意：本品仅可用 5%葡萄糖注射液配制。

【配伍禁忌】与下列药物存在配伍禁忌：氨苄西林舒巴坦、氨茶碱、奥扎格雷、地高辛、肝素、各种浓度氯化钠注射液、磷酸肌酸钠、磷酸钾、磷酸钠、硫酸镁、吗啡、吗啡阿托品、美罗培南、门冬氨酸钾镁、脑蛋白水解物、哌拉西林、哌替啶、碳酸氢钠、头孢呋辛、头孢孟多、头孢哌酮、头孢哌酮舒巴坦、头孢曲松、头孢他啶、头孢唑林、头孢唑肟、维生素 C、硝普钠、硝酸甘油、亚胺培南西司他丁。

【不良反应】

1. 心血管系统　心律失常、心脏停搏、血管炎、热潮红、低血压、充血性心力衰竭、心动过缓、窦房结功能障碍、心脏传导异常、休克、QT 间期延长、窦性停搏、心悸、心动过速（包括室性心动过速、尖端扭转型室性心动过速）、房室传导阻滞、一过性血压下降、循环衰竭。

2. 代谢/内分泌系统　三碘甲状腺原氨酸（T_3）轻微降低、血清甲状腺素（T_4）升高、甲状腺功能减退、甲状腺功能亢进、抗利尿激素分泌失调综合征、血钙降低、甲状腺毒症。上市后还有甲状腺结节、甲状腺癌的报道。

3. 呼吸系统　弥漫性间质性肺病、闭塞性细支气管炎伴机化性肺炎（BOOP）、胸膜炎、支气管痉挛、急性呼吸窘迫综合征、肺出血、呼吸暂停、呼吸困难、呼吸急促、憋气、咳嗽、气短、一过性哮喘、肺水肿、过敏性肺炎、肺泡性肺炎、肺纤维化、肺浸润、嗅觉异常。上市后还有嗜酸细胞性肺炎、咯血、喘鸣、缺氧、肺部肿块、肺泡出血、胸腔积液的报道。

4. 肌肉骨骼系统　肌病、背痛、肌无力、腰痛、肌痛。有 Charcot 足的个案报道。上市后还有肌痉挛、横纹肌溶解的报道。

5. 泌尿生殖系统　肌酐升高、性欲缺乏、性欲降低。上市后还有急性肾衰竭、附睾炎、阳痿的报道。

6. 免疫系统　过敏样反应、过敏性休克。有红斑狼疮的个案报道。

7. 神经系统　震颤、睡眠障碍、周围神经病（包括感觉、运动或混合性周围神经病）、共济失调、良性颅内高压（假性脑瘤）、头痛、意识丧失、意识模糊、抽搐、麻木、谵妄、不自主运动、步态异常、感觉异常、头晕。上市后还有帕金森症状（如运动不能、运动迟缓）、脱髓鞘性多发性神经病、定向力障碍的报道。

8. 精神　幻觉。

9. 消化系统　氨基转移酶升高、黄疸、肝炎、肝脂肪浸润、慢性肝功能异常、肝衰竭。上市后还有肝硬化、碱性磷酸酶升高、血乳酸脱氢酶升高的报道。恶心、呕吐、味觉障碍、便秘、食欲下降、腹泻、腹痛、唾液分泌异常、胰腺炎（包括急性胰腺炎）。上市后还有口干的报道。

10. 血液系统　血小板减少、溶血性贫血、再生障碍性贫血、白细胞减少、粒细胞缺乏、凝血异常。上市后还有全血细胞减少、中性粒细胞减少、粒细胞增多的报道。

11. 皮肤　光敏反应、色素沉着、皮疹、脱发、风疹、血管神经性水肿、多汗、荨麻疹、面部潮红、自发性瘀斑、史-约综合征、中毒性表皮坏死松解症、大疱性皮炎、药疹伴嗜酸性粒细胞增多和系统症状。上市后还有多形性红斑、剥脱性皮炎、湿疹、皮肤癌、皮肤瘙痒的报道。

12. 眼　角膜微沉淀、视神经病变、视神经炎、视力障碍。上市后还有视野缺损、视物模糊的报道。

13. 其他　注射部位反应（包括瘙痒、皮疹、疼痛、红斑、水肿、坏死、渗出、浸润、炎症、硬化、静脉炎、血栓性静脉炎、感染、色素沉着、蜂窝织炎）、不适、疲乏、水肿、发热。上市后还有肉芽肿的报道。

【相互作用】

1. 与Ⅰa类抗心律失常药（如奎尼丁、双氢奎尼丁、丙吡胺）、Ⅲ类抗心律失常药（如多非利特、依布利特、索他洛尔）、精神抑制剂、喷他脒（注射给药）、苄普地尔、西沙必利、二苯马尼、红霉素（静脉注射）、螺旋霉素（静脉注射）、长春胺（静脉注射）、咪唑斯汀、莫西沙星、舒托必利、砷化合物、西酞普兰、艾司西酞普兰、多拉司琼（静脉给药）、左氧氟沙星、美喹他嗪、普芦卡必利、托瑞米芬、多潘立酮、决奈达隆合用可增加发生室性心律失常（尤其是尖端扭转型室性心动过速）的风险。

2. 与钙通道阻滞药（如地尔硫䓬、维拉帕米）合用有导致心动过缓、房室传导阻滞的风险。

3. 与卤泛群、本芴醇合用可增加发生室性心律失常（尤其是尖端扭转型室性心动过速）的风险。

4. 与吩噻嗪类药（如氯丙嗪、氰美马嗪、左美丙嗪、硫利达嗪、氟奋乃静、哌泊噻嗪）、苯酰胺类药（如氨磺必利、舒必利、硫必利、维拉必利）、丁酰苯类药（如氟哌利多、氟哌啶醇、氯哌噻吨、匹莫齐特、匹泮哌隆）、其他神经镇静药（如舍吲哚）合用可增加发生室性心律失常（尤其是尖端扭转型室性心动过速）的风险。

5. 与β受体阻滞剂（如比索洛尔、卡维地洛、美托洛尔）合用对自律性紊乱、心脏传导障碍有协同作用，并伴有过度心动过缓的风险。

6. 与低钾制剂[低钾利尿药、刺激性通便药、抗菌霉素 B（静脉途径）、糖皮质激素（系统途径）、促皮质素]合用可导致低钾血症，从而增加发生室性心律失常（尤其是尖端扭转型室性心动过速）的风险。

7. 与经CYP3A4代谢的他汀类药物（如辛伐他汀、阿托伐他汀、洛伐他汀）合用可增加发生横纹肌溶解的风险。

8. 与光敏性药物合用可增强光敏性药物的作用。

9. 与芬太尼合用可导致低血压、心动过缓、心排血量降低。

10. 与达卡他韦/索磷布韦、雷迪帕韦/索磷布韦、索磷布韦、其他直接作用于丙肝病毒的抗病毒药（如西美瑞韦）合用可出现严重甚至致命的心动过缓。

11. 与美沙酮合用可增加发生室性心律失常（尤其是尖端扭转型室性心动过速）的风险。

12. 与芬戈莫德合用可诱导心动过缓，并可能致命。

13. 与CYP3A4抑制剂、CYP2C8抑制剂合用可增加本品的暴露水平。

14. 与特拉瑞韦合用可增加发生心脏自律性和传导障碍伴过度心动过缓的风险。

15. 与可比司他合用可增加发生本品相关不良反应的风险。

16. 与艾司洛尔合用可导致传导性、自律性和收缩性紊乱。

17. 与伏立康唑合用可增加发生室性心律失常（尤其是尖端扭转型室性心动过速）的风险。

18. 与可乐定、甲氟喹、抗胆碱类药（多奈哌齐、加兰他敏、利斯的明、他克林、安贝氯铵、吡斯的明、新斯的明）、毛果芸香碱合用可增加发生心动过缓的风险。

19. 与右美沙芬长期（>2周）合用可影响右美沙芬的代谢，升高其血药浓度。

20. 与环孢素合用可升高环孢素的血药浓度，增加发生肾毒性的风险。

21. 与利多卡因合用可能升高利多卡因的血药浓度，引起神经系统和心脏的不良反应。

22. 与苯妥英钠、磷苯妥英合用可升高以上药物的血药浓度，会出现用药过量征象，尤其是神经系统征象。

23. 与口服抗凝药合用可升高抗凝药的血药浓度，增加出血风险。

24. 与洋地黄类药物（如地高辛）合用可抑制自律性（如心动过缓），导致房室传导阻滞。若合用地高辛，可升高地高辛的血药浓度。

25. 与氟卡尼合用可升高氟卡尼的血药浓度。

26. 与非达霉素合用可升高非达霉素的血药浓度。

27. 与达比加群合用可升高达比加群的血药浓度，增加发生出血的风险。

28. 与CYP 1A1、CYP 1A2、CYP 3A4、CYP 2C9、CYP 2D6和P糖蛋白底物合用可增加以上底物的暴露水平。

29. 与他克莫司合用可升高他克莫司的血药浓度。

30. 与坦洛新合用可增加发生坦洛新相关不良反应的风险。

31. 与奥利司他合用可能降低本品及本品活性代谢物的血药浓度。

32. 与碘[^{123}I]、碘[^{133}I]、锝[^{99m}Tc]合用可抑制甲状腺对以上放射性核素的摄取。

33. 食物可增加本品的吸收率和程度，升高血药峰浓度、曲线下面积，缩短达峰时间。

34. 与葡萄柚汁合用可导致本品口服制剂的血药浓度升高。

【药动学】口服本品后吸收迟缓且不规则，生物利用度约为50%。口服后3～7小时达血药峰浓度，负荷量给药通常1周（数日至2周）后发挥作用，给药后1个月至数月达稳态血药浓度。注射本品后约15分钟达最大效应，并在4小时内消失。62.1%的本品与白蛋白结合，33.5%可能与β脂蛋白结合。表观分布容积约为60L/kg，主要分布于脂肪组织及富含脂肪的器官，其次为心、肾、肺、肝及淋巴结，脑、甲状腺、肌肉最低。本品主要在肝脏代谢为去乙基胺碘酮。经肾脏排泄量极少（部分碘从分子中移出并随尿液排泄，口服每日200mg，则可排泄出相当于6mg碘），大部分碘通过肠肝循环随粪便排出。血液透析不能清除本品。本品的半衰期长且有明显个体差异（20～100日）。

【观察指标】

1. 用药初期及用药期间应定期监测肝功能。

2. 用药前及用药期间应监测心电图。

3. 用药前应进行胸部X线、肺功能（包括扩散容量）检查，之后每3～6个月复检一次。

4. 用药期间应定期进行眼科检查（包括眼底镜检查、裂隙灯检查）。

5. 用药前及用药期间应定期监测甲状腺功能，尤其是老年患者及有甲状腺结节、甲状腺肿或其他甲状腺功能不全史者。

6. 用药期间应监测血压。

7. 监测血清电解质，尤其是钾和镁。

【用药宣教】

1. 患者对本品反应的个体差异大，调整剂量时应注意密切监测。

2. 本品诱导的甲状腺功能亢进可能导致心律失常暴发或恶化，若出现新的心律失常症状，应考虑与甲状腺功能亢进相关。

3. 本品与其他可延长QT间期的药物合用时应权衡利弊。

4. 用药期间建议患者避免暴露于阳光或紫外光下。

5. 胺碘酮可能导致肺毒性、肝毒性和心脏毒性。用药期间需进行相关监测，发现不适请及时就诊。

6. 饭前或饭后服药都可以，但因食物会影响胺碘酮的吸收和代谢，所以要保持一致，如选择饭前服药，则始终饭前服用。

奎尼丁

【类别】钠通道阻滞药（Ⅰ类）抗心律失常药。

【妊娠安全等级】C。

【作用机制】本品为金鸡纳皮所含的一种生物碱，是奎宁的异构体，属Ⅰa 类抗心律失常药，对细胞膜有直接作用。能直接抑制心肌细胞钠通道，减少 Na^+内流，对钙通道和钾通道也有一定作用；此外，还可间接作用于自主神经，阻滞胆碱M受体，其效应取决于迷走神经张力及所用剂量。本品的间接抗胆碱作用较直接心脏作用强，故在用药早期血药浓度低时，主要表现为抗胆碱效应；当血药浓度达稳态时，直接作用才占优势，表现出抗心律失常效应。

（1）电生理作用

1）对自律性的影响：治疗浓度能抑制浦肯野纤维的自律性。对窦房结自律性一般无明显影响，但对病态窦房结综合征患者可产生明显抑制作用。

2）对传导性的影响：可降低心房、心室和浦肯野纤维的0相动作电位上升速率和振幅，减慢传导速度，并延长旁路的传导。

3）对不应期的影响：可延长心房、心室肌细胞和浦肯野纤维的动作电位时间（APD）和有效不应期（ERP），对心房不应期的延长较心室明显。还能缩短房室交界区的不应期，延长旁道有效不应期，有助于消除折返。此外，本品还可抑制心肌应激性，提高致颤阈值。

（2）心电图：治疗浓度下能缩短PP及PR间期，延长QRS波及QT间期。

（3）血流动力学：可减少心肌细胞 Ca^{2+}内流，表现出负性肌力作用；大剂量可阻断α受体，产生扩血管及降血压作用。

（4）由于本品结构与奎宁相似，因此还具有奎宁的药理学作用，包括抗疟、退热和催产作用。

【适应证】

1. 用于心房颤动或心房扑动经电转复律后的维持治疗。

2. 用于致命性室性心律失常（FDA 批准适应证）。

3. 用于阵发性室上性心动过速、阵发性房室交界性心律、有症状的房性期前收缩或室性期前收缩。

4. 用于短QT间期综合征。

5. 用于Brugada综合征。

【超说明书用药】葡萄糖酸奎尼丁治疗严重疟疾。

【禁用与慎用】

1. 对本品或金鸡纳生物碱过敏者，二度或三度房室传导阻滞者（已安装起搏器者除外），病态窦房结综合征患者，心源性休克者，严重心肌损害者，严重肝或肾功能不全者，使用本品曾引起血小板减少性紫癜者，室内传导阻滞者（国外资料），重症肌无力患者（国外资料）禁用。

2. 轻度至中度肝或肾功能不全者，未经治疗的心力衰竭者，一度房室传导阻滞者，严重心动过缓者，低血压患者（心律失常所致者除外），电解质紊乱（如低血钾、低血镁）者（国外资料），急性风湿热患者（国外资料），急性甲状腺毒症患者（国外资料），亚急性细菌性心内膜炎患者（国外资料），晕厥患者（国外资料）慎用。

【给药途径和剂量】

1. 剂量

（1）成年人，口服给药。先试服 0.2g，观察有无过敏及特异质反应。第1日每次0.2g，每2小时1次，连续5次；如无效而又无不良反应，第2日增至每次0.3g，每2小时1次，连续5次；如仍无效而又无不良反应，第3日增至每次0.4g，每2小时1次，连续5次，每日总量不宜超过2.4g。若连服 3～4 日无效或出现毒性反应，则应停药。恢复窦性心律后改为维持量（常用量），每次 0.2～0.3g，每日 3～4 次。极量为每日 3g（一般每日量不宜超过2.4g），分次给药。

（2）儿童，口服给药。每次 6mg/kg 或 180mg/m^2，每日 3～5 次。

2. 给药途径

（1）口服给药：餐后 2 小时或餐前 1 小时服药并多次饮水可加快本品吸收。与食物或牛奶同服可减少药物对胃肠道的刺激，而不影响生物利用度。

（2）其他：应避免在夜间给药。白天给药量较大时，夜间应注意心率及血压。

【配伍禁忌】与胺碘酮、阿曲库铵、呋塞米存在配伍禁忌。

【不良反应】

1. 心血管系统　有致心律失常作用，可出现心脏停搏及传导阻滞，较多见于原有器质性心脏病患者。也可出现室性期前收缩、室性心动过速，甚至心室颤动。

2. 肌肉骨骼系统　可使重症肌无力加重，肌酸激酶增高。

3. 消化系统　常见小叶性肝炎。常见恶心、呕吐、痛性痉挛、腹泻、食欲减退、食管炎。

4. 血液　可出现急性溶血性贫血、血小板减少、粒细胞减少、白细胞分类出现核左移。

5. 过敏反应　可出现与剂量无关的过敏反应，如各种皮疹，尤以荨麻疹、瘙痒多见。也可出现发热、哮喘或虚脱。

6. 其他

（1）金鸡纳反应：表现为耳鸣、胃肠功能障碍、心悸、惊厥、头痛、面红、视力障碍（如视物模糊、畏光、复视、色觉障碍、瞳孔散大、暗点及夜盲）、听力障碍、发热、荨麻疹、局部水肿、眩晕、震颤、兴奋、昏迷、忧虑，一般与剂量有关。

（2）特异质反应：可出现与剂量无关的特异质反应，表现为头晕、恶心、呕吐、冷汗、休克、发绀、呼吸抑制或停止。

（3）在预防心房扑动和心房颤动病例的综合分析中，本品引起的死亡率较对照组高 3 倍。在非致命室性心动过速患者中，本品引起的死亡率亦高于其他抗心律失常药。

【相互作用】

1. 与其他抗心律失常药（如维拉帕米、胺碘酮）合用可使作用相加。维拉帕米、胺碘酮还可使本品血药浓度上升。

2. 与尿液碱化药（如乙酰唑胺）、抗酸药、碳酸氢盐合用时在常用剂量即出现毒性反应。

3. 与西咪替丁合用可使本品代谢减少而引起血药浓度升高。

4. 与大剂量抗组胺药合用可增强本品的作用。

5. 与异丙肾上腺素合用可能加重本品过量所致的心律失常，但对 QT 间期延长所诱发的多形性室性心动过速有利。

6. 与吩噻嗪类药（如氯丙嗪）合用可加重传导系统阻滞。

7. 与血管扩张药、β受体阻滞剂及其他降压药合用可加强血管扩张药及其他降压药的作用，与β受体阻滞剂合用还可加重对窦房结及房室结的抑制作用。

8. 与地高辛、洋地黄、洋地黄毒苷合用可增加地高辛血药浓度以致达到中毒水平，也可使洋地黄毒苷血药浓度升高。在洋地黄过量时本品可加重心律失常。

9. 与抗胆碱药合用可增强抗胆碱能效应。

10. 与神经肌肉阻滞药（尤其是筒箭毒碱、琥珀胆碱及泮库溴铵）合用可使以上药物的呼吸抑制作用增强并延长抑制时间。

11. 与口服抗凝药合用可使凝血因子Ⅱ进一步减少，同时本品与蛋白的结合也减少。

12. 与肝药酶诱导剂（如苯巴比妥、苯妥英钠、利福平）合用可降低本品血药浓度。

13. 与拟胆碱药、抗胆碱酯酶药合用可减弱以上药物的效应。

14. 与柠檬汁合用时，常用剂量即出现毒性反应。

【药动学】本品口服吸收快而完全，生物利用度个体差异大，为 44%～98%。蛋白结合率为 80%～88%，广泛分布于全身，正常人表观分布容积为 2～3L/kg，心力衰竭时降低。口服后 30 分钟起效，1～3 小时达最大作用，持续约 6 小时，多次口服 48～72 小时累积血药浓度达高峰。主要经肝脏代谢，部分代谢物具药理活性。主要由肾脏排泄，以原形随尿液排出量约 18.4%（10%～20%），在酸性尿液中排泄量增加。粪便可排出约 5%，乳汁及唾液也有少量排泄。本品及代谢物可由血液透析清除。半衰期为 6～8 小时，小儿为 2.5～6.7 小时，肝功能不全者半衰期延长。

【观察指标】血压、心电图（尤其是在增加用量时）、白细胞及血小板计数、心功能、血钾。每日剂量大于 1.5g 时应监测血药浓度，长期用药者应检查肝及肾功能。

【用药宣教】

1. 心房颤动的患者当心律转至正常时，可能诱发心房内血栓脱落，产生栓塞性病变，如脑栓塞、肠系膜动脉栓塞等，应严密观察。

2. 腹泻通常发生在早期治疗期间，当症状变得严重时，评估血清电解质、酸碱和液体平衡；可能需要调整剂量。

3. “奎尼丁晕厥”是由奎尼丁引起的心室节律改变导致的心排血量减少和晕厥。

4. 过敏反应通常在用药后 3～20 天出现。发热通常发生，可能伴有或不伴有其他症状。

5. 均衡饮食，不要过量摄入水果、果汁、牛奶或素食。高碱性食物（蔬菜、柑橘类水果、牛奶）的饮食可以缩短奎尼丁的半衰期，减少其排泄并增加毒性的危险。

6. 未经医生同意，不得增加、减少、跳过或中断剂量。

利多卡因

【类别】钠通道阻滞药（Ⅰ类）抗心律失常药；麻醉用药。

【妊娠安全等级】B。

【作用机制】本品为酰胺类局部麻醉药和抗心律失常药。

（1）局部麻醉作用：局部给药血液吸收后或静脉给药对中枢神经系统有明显的兴奋和抑制双相作用，且可无先驱的兴奋。血药浓度较低时，出现镇痛和嗜睡、痛阈提高；随剂量增加，作用或毒性增强，亚中毒血药浓度时有抗惊厥作用；当血药浓度超过 5μg/ml，可发生惊厥。

（2）抗心律失常作用：在低剂量时，可促进心肌细胞内 K^+外流，降低心肌的自律性，而具有抗室性心律失常作用；在治疗剂量时，对心肌细胞的电活动、房室传导和心肌的收缩无明显影响；血药浓度进一步升高可引起心脏传导速度减慢、房室传导阻滞，抑制心肌收缩力和使心排血量降低。

【适应证】

1. 用于浸润麻醉、硬膜外麻醉、表面麻醉（包括在胸腔镜检查、上消化道内镜检查、经尿道施行检查或腹腔手术时做黏膜麻醉用）及神经传导阻滞。

2. 本品注射液亦可用于急性心肌梗死后室性期前收缩和室性心动过速，以及洋地黄中毒、心脏外科手术及心导管引起的室性心律失常。但对室上性心律失常通常无效。

3. 本品注射液（溶剂用）和 0.9%氯化钠注射液可作为肌内注射用青霉素溶媒，以减轻注射部位疼痛。

【超说明书用药】难治性癫痫持续状态。

【禁用与慎用】

1. 对局部麻醉药过敏者，阿-斯综合征（急性心源性脑缺血综合征）患者，预激综合征患者，严重心脏传导阻滞（包括窦房、房室及心室内传导阻滞）患者，严重高血压患者，未控制的癫痫患者，卟啉病患者禁用。

2. 充血性心力衰竭患者，严重心肌受损者，低血容量或休克患者，肝血流量减少患者，肝肾功能不全者，新生儿和早产儿，年老体弱者慎用。

【给药途径和剂量】

1. *局部麻醉*

（1）表面麻醉：咽喉区可用 2%～4%溶液喷雾，一次用量不得超过 100mg。尿道灌注可用 1%～2%溶液，一次不得超过 200mg。

（2）浸润麻醉：可用本品 0.25%～0.5%溶液（可加入肾上腺素），一次用量不超过 0.4g。

（3）神经传导阻滞与硬膜外麻醉：可用本品 1%～2%溶液（可加入肾上腺素）。

（4）为了把毒性反应的可能性限制在最低程度，儿童使用浓度以 0.5%～1%为宜；在施行静脉区域麻醉时，可用不含肾上腺素的 0.5%溶液，剂量应为 50～300mg（10～60ml）。美国建议成年人最大剂量为 4mg/kg，儿童为 3mg/kg。

（5）贴剂：贴于患处 12 小时后去除，每 24 小时 1 次，最多可同时使用 3 贴。

（6）凝胶剂：用于经尿道检查的麻醉，先将少量凝胶涂于尿道外口，约 1 分钟后，将管头插入尿道外口，按需要剂量缓缓注入尿道。男性患者同时按摩尿道球部 3～5 分钟后再次注入。使用剂量：膀胱镜检查术，膀胱镜下的活检、插管、取异物，激光、电灼及碎石治疗术等为 20ml。男性尿道扩张术、留置导尿管术及拔除导尿管术等一般用量为 10～15ml。

（7）胶浆剂：成年人常用来涂抹于食管、咽喉气管或尿道等导管的外壁；妇女做阴道检查时可用棉签蘸 5～7ml 涂于局部；尿道扩张术或膀胱镜检查时用量 200～400mg。

（8）气雾剂：口、鼻腔、咽喉部小手术，局部喷雾 2 次，间隔 1～2 分钟，每次 3 揿，每揿 4.5mg，总量 27mg。喷后 1～2 分钟后手术；胃镜、喉镜镜检插管，咽喉部喷雾 2 次，间隔 3 分钟，每次 2 揿，总量 18mg；气管镜检查，咽喉部喷雾 2 次，间隔 1～2 分钟，每次 2 揿，总量 27mg。成年人一次用量不得超过 100mg（22 揿）。

（9）眼用凝胶剂：眼科检查前，滴眼，每次 2 滴，如操作时间长，可重复使用。

（10）漱口剂：用于口腔麻醉，漱口后吐出，或徐徐咽下。用于咽部麻醉，漱口后咽下。

2. 用于黏膜疼痛　成年人，推荐剂量为 5～10ml，6 次/日，日最大剂量不超过 60ml；用于插管前麻醉，插管前 10～15ml；上消化道病症，每次 5～15ml，一口吞服，6 次/日。12 岁以下儿童，用于黏膜疼痛不超过 4mg/kg，不超过 4 次/日；3 岁以下儿童可用棉签蘸取本品涂于患处，每日不超过 4 次。

3. 抗心律失常

（1）静脉注射、输注：先以每次 50～100mg 或 1～2mg/kg 静脉注射，见效后再给 1～4mg/min 静脉滴注，以 2mg/min 最为适宜，持续输注一般不超过 24 小时。静脉注射时可快速（30 秒内）注入，注射后无效时，再每隔 5～10 分钟注射 1 次，至效应出现为止，但 1 小时内总量不可超过 200～300mg。

（2）肌内注射：可对心肌梗死患者入院前进行急救，于上臂三角肌注射 4mg/kg。

【配伍禁忌】与两性霉素 B、磺胺嘧啶钠、美索比妥钠、头孢唑林钠或苯妥英钠存在配伍禁忌。

【不良反应】

1. 心血管系统　血压升高、脉搏加快、低血压、心动过缓。血药浓度过高可引起心房传导速度减慢、房室传导阻滞、心室颤动、心搏骤停。

2. 呼吸系统　呼吸抑制、支气管痉挛。

3. 免疫系统　超敏反应。

4. 神经系统　嗜睡、感觉异常、肌肉震颤、惊厥、昏迷。

【相互作用】

1. 与西咪替丁、β受体阻滞剂（如普萘洛尔、美托洛尔、纳多洛尔）合用可引起心脏和神经系统不良反应。

2. 与巴比妥类药合用可引起心动过缓、窦性停搏。

3. 与普鲁卡因胺合用可引起一过性谵妄、幻觉，但不影响本品的血药浓度。

4. 与去甲肾上腺素合用可使本品的总清除率降低。

5. 与异丙肾上腺素合用可使本品的总清除率升高。

【药动学】本品给药后，组织分布迅速而广泛，可透过血脑屏障和胎盘屏障。大部分药物先经肝微粒酶降解为仍有局部麻醉作用的脱乙基中间代谢物单乙基甘氨酰胺二甲苯，毒性增强，再经酰胺酶水解。主要随尿液排泄，少量随胆汁排泄。药物从局部消除约需 2 小时，加肾上腺素可延长其作用时间。

【观察指标】用药期间应监测血压、心电图、电解质、血药浓度。

【用药宣教】

1. 使用利多卡因溶液缓解口腔不适时，应漱口并吐出；咽用漱口液可吞咽（按规定）。

2. 口服局部麻醉剂（如利多卡因黏液）可能会干扰吞咽反射。用药后 60 分钟内不要进食；尤其是儿童、老年人或虚弱的患者。当口腔和喉咙膜麻醉时，不要嚼口香糖，以防止咬伤。

美西律

【类别】钠通道阻滞药（Ⅰ类）抗心律失常药。

【妊娠安全等级】C。

【作用机制】本品属Ⅰb 类抗心律失常药，可抑制心肌细胞钠内流，降低动作电位 0 相去极化速度，缩短浦肯野纤维的有效不应期。在心脏传导系统正常患者中，本品对心脏冲动的产生和传导作用较小，临床试验中未发现本品引起二度或三度房室传导阻滞。本品不延长心室去极化和复极时程，故可用于 QT 间期延长的室性心律失常。本品具有抗心律失常、抗惊厥及局部麻醉作用，对心肌的抑制作用较小。

【适应证】用于慢性室性心律失常（如室性期前收缩、室性心动过速）。

【超说明书用药】帕金森-怀特综合征与室上性心律失常。

【禁用与慎用】

1. 二度或三度房室传导阻滞患者（已安装起搏器的患者除外），心源性休克患者，病态窦房结综合征患者，哺乳期妇女禁用。

2. 室内传导阻滞患者，一度房室传导阻滞患者，严重窦性心动过缓患者，低血压患者，严重充血性心力衰竭患者，肝功能异常者慎用。

【给药途径和剂量】口服给药，首次 200～300mg，必要时 2 小时后再服 100～200mg。通常维持量为每日400～800mg，分2～3次服用。极量为每日1200mg，分次服用。

【不良反应】

1. 心血管系统　窦性心动过缓、窦性停搏、胸痛、室性心动过速、低血压、心力衰竭加重。

2. 免疫系统　过敏反应（皮疹）。

3. 神经系统　头晕、震颤（最先出现手震颤）、眼球震颤、共济失调、昏迷、惊厥、嗜睡、失眠。

4. 精神　精神失常。

5. 肝脏　肝功能异常（包括天冬氨酸氨基转移酶升高）。

6. 消化系统　恶心、呕吐。

7. 血液　白细胞减少、血小板减少。

8. 眼　复视、视物模糊。

【相互作用】

1. 与其他抗心律失常药（胺碘酮、奎尼丁、普萘洛尔）合用可能有协同作用。

2. 与制酸药合用可降低本品口服时的血药浓度，但亦可因尿pH增高，使血药浓度升高。

3. 与肝药酶诱导剂（如苯妥英钠、苯巴比妥、利福平）合用可降低本品的血药浓度。

4. 与吗啡合用，在急性心肌梗死早期可使本品吸收延迟并减少。

【药动学】本品口服后在胃肠道吸收良好。生物利用度为80%～90%，急性心肌梗死者吸收较低。口服后30分钟起效，约持续8小时，2～3小时达血药峰浓度。口服本品200mg的血药峰浓度为0.3μg/ml，口服本品400mg的血药峰浓度约为1.0μg/ml。在体内分布广泛，表观分布容积为5～7L/kg，有或无心力衰竭者相似。血液红细胞内的浓度比血浆中高15%。血浆蛋白结合率为50%～60%。在肝脏代谢为多种产物。约10%的药物经肾排泄。尿pH显著异常可影响药物的清除速度，酸性尿加快其清除速度，碱性尿减慢其清除速度。正常人血浆消除半衰期为10～12小时。长期服药者消除半衰期为13小时，急性心肌梗死者为17小时。肝功能不全者半衰期亦可延长。

【观察指标】用药期间应监测血压、心电图、血药浓度。

【用药宣教】

1. 用药后乳汁中含有美西律，哺乳期妇女如需用药，应停止哺乳。

2. 为避免引起食管溃疡，在吃饭时服药，并用大量水送服。

3. 本品可能引起头晕、警觉性降低。

4. 用药期间定期监测血药浓度、血压和心电图。

普鲁卡因胺

【类别】钠通道阻滞药（Ⅰ类）；抗心律失常药。

【妊娠安全等级】C。

【作用机制】本品属Ⅰa类抗心律失常药。其电生理效应与奎尼丁相似，能减慢传导速度、延长不应期、抑制舒张期去极化及降低自律性。对心肌收缩力的抑制作用较弱。本品也具有间接抗胆碱作用，但较奎尼丁弱，小剂量可使房室传导加速，用量偏大则直接抑制房室传导。本品尚有直接扩血管作用，但不阻断α受体。

【适应证】本品曾用于各种心律失常的治疗，但因其促心律失常作用及其他不良反应，现仅推荐用于危及生命的室性心律失常。

【超说明书用药】恶性高热。

【禁用与慎用】

1. 对本品、普鲁卡因或其他酯类局部麻醉药过敏者，红斑狼疮患者（包括有既往史），病态窦房结综合征患者（已安置起搏器者除外），二度或三度房室传导阻滞者（已安置起搏器者除外），低钾血症患者，重症肌无力患者，地高辛中毒者，尖端扭转型室性心动过速者（国外资料）禁用。

2. 支气管哮喘患者，低血压患者，心脏收缩功能明显降低者，其他洋地黄中毒者，肝或肾功能不全者，心肌病患者（国外资料），充血性心力衰竭患者（国外资料），一度房室传导阻滞者（国外资料），老年人（国外资料）慎用。

【给药途径和剂量】

（1）成年人

1）口服给药：每次0.25～0.5g，每4小时1次。

2）肌内注射：每次0.5g，每6小时1次。

3）静脉给药：每次0.1g，静脉注射，注射时间为5分钟，必要时每隔5～10分钟重复1次，总量不得超过10～15mg/kg。也可按10～15mg/kg静脉滴注1小时，然后以1.5～2mg/（kg·h）维持。

（2）老年人：老年患者应酌情减量。

（3）儿童

1）口服给药：每次10～15mg/kg，每6小时1次。

2）静脉给药：剂量尚未确定，可参考以下资料。每次3～6mg/kg，注射时间为5分钟。

3）静脉滴注：维持剂量为每分钟 0.025～0.05mg/kg。

【配伍禁忌】与艾司洛尔、乙酰乙酸、米力农存在配伍禁忌。

【不良反应】

1. *心血管系统*　可出现心脏停搏、传导阻滞及室性心律失常。心电图可出现 PR 间期及 QT 间期延长、QRS 波增宽、“R on T”、多形性室性心动过速（尖端扭转型室性心动过速）或心室颤动。快速静脉注射可使血管扩张，从而导致低血压。

2. *肌肉骨骼系统*　偶见进行性肌病、干燥综合征。

3. *泌尿生殖系统*　偶见肾病综合征。

4. *免疫系统*　约 50%的患者用药数周至数月可出现抗核抗体阳性（为红斑狼疮样综合征的早期征象），停药后通常可以消失。长期用药者较多发生，但也有仅用药数次即出现者。

5. *神经系统*　少见头晕。

6. *精神*　少见精神抑郁或伴有幻觉的精神失常。

7. *消化系统*　大剂量较易引起肝大，碱性磷酸酶、胆红素、乳酸脱氢酶及天冬氨酸氨基转移酶升高等。偶见肉芽肿性肝炎。大剂量较易引起口苦、畏食、恶心、呕吐、腹泻。

8. *血液*　可出现溶血性或再生障碍性贫血、粒细胞减少、血小板减少、中性粒细胞减少、骨髓抑制及骨髓肉芽肿。血浆凝血酶原时间及部分凝血活酶时间可延长。

9. *过敏反应*　少见荨麻疹、斑丘疹、瘙痒、血管神经性水肿。

【相互作用】

1. 与其他抗心律失常药合用可使抗心律失常效应相加。

2. 与抗胆碱药合用可使两者抗胆碱效应相加。

3. 与降压药合用（尤其是本品静脉注射时）可使降压作用增强。

4. 与西咪替丁合用可抑制本品的排泄，延长其半衰期。

5. 与雷尼替丁合用可影响本品在肾脏的清除。

6. 与胺碘酮合用可以改变本品静脉给药的药动学特性，降低其清除率，延长其半衰期。

7. 与甲氧苄啶合用可降低普鲁卡因胺及其代谢物 NAPA 的肾清除率。

8. 与神经肌肉阻滞药（包括去极化型和非去极化型）合用可使此类药物神经肌肉接头的阻滞作用增强，作用时间延长。

9. 与拟胆碱药合用可抑制拟胆碱药对横纹肌的效应。

10. 与抗酸药合用可降低本品生物利用度。

【药动学】本品口服后吸收较快而完全，静脉注射后即刻起效，广泛分布于全身，75%集中在血液丰富的组织内，表观分布容积为 1.75～2.5L/kg，蛋白结合率为 15%～20%。约 25%经肝脏代谢为有药理活性的代谢产物 NAPA。乙酰化速度受遗传因素影响，大多数中国人为快乙酰化型，乙酰化快者血中乙酰化型代谢物的浓度可较原形药高 2～3 倍。但如乙酰化已达饱和状态，则原药与 NAPA 的比值会升高，有可能误诊为慢乙酰化型。饮酒可加快乙酰化速度，使原药的总清除增加。原药半衰期为 2～3 小时，因乙酰化速度而异。心力衰竭、肾衰竭者半衰期延长。肾衰竭者可长达 9～16 小时，因肾功能受损程度而异。代谢物 NAPA 的半衰期约为 6 小时。本品血浆清除率为 400～600ml/min，肾脏清除率为 200～400ml/min。30%～60%以原形从肾脏清除，6%～52%以乙酰化形式排出。肾功能不全者 NAPA 体内蓄积量可超过原药。血液透析可清除原药及 NAPA。

有报道，本品在儿童体内半衰期为 1.7 小时，血浆清除率略高于成年人；新生儿静脉用药的总血浆清除率与成年人相似，平均半衰期为 5.3 小时。

【观察指标】

1. 有无过敏反应。

2. 抗核抗体试验。

3. 血压（胃肠道外给药时）。

4. 心电图，尤其在胃肠道外给药或增加剂量时。如出现 QRS 增宽 25%、QT 间期明显延长应考虑药物过量。

5. 肝功能测定，包括碱性磷酸酶、乳酸脱氢酶、天冬氨酸氨基转移酶及胆红素。

6. 在用药的前 3 个月，每周进行 1 次血小板计数、全血细胞计数及分类计数检查，此后定期检查。

【用药宣教】

1. 在开始治疗前和整个治疗过程中应纠正电解质紊乱（尤其低钾血症和低镁血症）。

2. 用药 3 日后，如仍未恢复窦性心律或心动过速无改善，应考虑换药。

3. 用药期间一旦心室率明显减低，应立即停药。

4. 记录每周的体重。如果体重增加 1kg（2 磅）

或更多，并伴有局部水肿，应通知医生。

5. 记录并报告服用维持剂量时纤颤发作的日期、时间和持续时间；报告头晕、虚弱或晕厥等情况。

6.减少普鲁卡因胺的迹象：虚弱，不规则的脉搏，无法解释的疲劳性，焦虑。

普罗帕酮

【类别】钠通道阻滞药（Ⅰ类抗心律失常药）。

【妊娠安全等级】C。

【作用机制】本品为具有膜稳定性及钠通道阻断作用的Ⅰc 类抗心律失常药，还具有Ⅱ类抗心律失常药的β受体阻滞作用。

【适应证】

1. 用于治疗阵发性室性心动过速、阵发性室上性心动过速、期前收缩。

2. 用于预防预激综合征伴室上性心动过速、心房扑动、心房颤动。

【超说明书用药】房性快速心律失常，折返性心律失常，帕金森-怀特综合征。

【禁用与慎用】

1. 对本品过敏者，未安置人工心脏起搏器的病态窦房结综合征患者，严重传导异常（二度或三度房室传导阻滞、束支传导阻滞）且未安置人工心脏起搏器者，明显的心力衰竭患者，心源性休克患者（心律失常引起者除外），有症状的重度心动过缓患者，3 个月内的心肌梗死或心排血量受损（左心室排血量＜35%，存在危及生命的室性心律失常情况下除外）患者，严重低血压患者，明显的电解质紊乱患者，严重气道阻塞性疾病患者，重症肌无力患者，Brugada 综合征患者禁用。

2. 肝、肾功能不全者，心肌严重损害者，老年患者慎用。

【给药途径和剂量】

1. 剂量

（1）成年人，口服给药治疗量为每日 300～900mg，分 4～6 次服用。维持量为每日 300～600mg，分 2～4 次服用。根据需要可增加至一次 900mg，每日 3 次。

静脉给药常用量为 1～1.5mg/kg 或 70mg，于 10 分钟内缓慢静脉注射，必要时 10～20 分钟重复 1 次，总量不超过 210mg。静脉注射起效后改为静脉滴注（滴速为 0.5～1mg/min）或口服维持。

（2）老年人：老年人的有效剂量较年轻人低。

2. 给药途径

（1）口服给药：本品有局部麻醉作用，口服制剂宜与饮料或食物同服，不得嚼碎。

（2）静脉给药：加入 5%葡萄糖注射液中稀释。

【配伍禁忌】与丹参多酚酸盐、脑蛋白水解物、头孢哌酮、头孢曲松存在配伍禁忌。

【不良反应】

1. 心血管系统　心脏传导异常（包括窦房传导阻滞、房室传导阻滞、室内传导阻滞）、心悸、窦性心动过缓、心动过缓、心动过速、心房扑动、室性心动过速、心律失常、心室颤动、心力衰竭、心功能不全恶化、心率减慢、低血压（包括直立性低血压）、QT 间期延长、PR 间期轻度延长、QRS 时间延长。

2. 呼吸系统　呼吸困难。

3. 泌尿生殖系统　勃起功能障碍、精子数量减少。

4. 免疫系统　超敏反应、狼疮样综合征。

5. 神经系统　睡眠障碍、意识模糊、头痛、头晕、晕厥、共济失调、感觉异常、惊厥、锥体外系症状、多动、眩晕。

6. 精神　焦虑、梦魇。

7. 消化系统　肝功能异常（包括 AST 升高、ALT 升高、γ-谷氨酰转肽酶升高、血碱性磷酸酶升高）、肝细胞损伤、胆汁淤积、肝炎、黄疸。食欲减退、味觉障碍、腹痛、呕吐、恶心、腹泻、便秘、口干、腹胀、干呕、胃肠道紊乱、舌唇麻木（可能由局部麻醉作用所致）。

8. 血液系统　白细胞减少、粒细胞减少、粒细胞缺乏、血小板减少。

9. 皮肤　红斑、瘙痒、皮疹、荨麻疹。

10. 眼　视物模糊。

11. 其他　胸痛、虚弱、疲乏、发热。

【相互作用】

1. 与胺碘酮合用可导致心脏节律紊乱，触发心律失常。

2. 与利托那韦合用可升高本品的血药浓度。

3. 与选择性 5-羟色胺再摄取抑制剂（如氟西汀、帕罗西汀）合用可升高本品的血药浓度。

4. 与 CYP2D6、CYP1A2 和 CYP3A4 抑制剂（如西咪替丁、奎尼丁、酮康唑、红霉素）、三环类抗抑郁药合用可升高本品的血药浓度，增强其作用。

5. 与利多卡因（静脉给药）合用可增加利多卡因对神经系统的不良反应。

6. 与普萘洛尔、美托洛尔、地昔帕明、环孢素、地高辛、经 CYP 2D6 代谢的药物（如文拉法辛）、茶碱合用可升高以上药物的血药浓度，可能增强其作用。

7. 与口服抗凝血药（如华法林、双香豆素）合用可升高此类药物的血药浓度、延长凝血酶原时间。

8. 与苯巴比妥、利福平合用可降低本品的血药浓度，减弱其抗心律失常作用。

9. 单次剂量给药研究中，食物可增加本品的血药峰浓度和生物利用度，但健康受试者多次给药期间，食物未显著改变本品的生物利用度。

10. 与葡萄柚汁合用可升高本品的血药浓度，增强其作用。

【药动学】本品口服 2～3 小时后达血药峰浓度，有肝脏首过代谢。在快代谢型中，饱和羟基化途径（CYP 2D6）呈非线性药动学；在慢代谢型中，本品的药动学呈线性。绝对生物利用度取决于剂量和给药途径。本品分布迅速，分布容积为 1.1～3.6L/kg，稳态分布容积为 1.9～3.0L/kg。血浆蛋白结合率为 85%～95%。主要代谢产物 5-羟普罗帕酮具有与原形药物相当的抗心律失常活性。本品主要以代谢产物的形式经肾脏排泄。仅 1%以原形药物经肾脏排泄。清除率为 0.67～0.81L/（kg•h）。代谢能力强者消除半衰期为 2～10 小时，代谢能力弱者消除半衰期为 10～32 小时。静脉给药的半衰期为 3.5～4 小时。本品无法经透析排出。

【观察指标】

1. 用药前应密切监测心电图，用药期间定期监测（如每个月监测一次标准心电图，每 3 个月监测动态心电图，需要时监测运动心电图）。

2. 用药期间频繁监测血压，以制订个体化剂量。

3. 安置人工心脏起搏器的患者应检查起搏器功能，必要时可重新设定起搏器程序。

4. 老年患者、心肌严重损害、肝或肾功能不全者可能需监测本品的血药浓度。

【用药宣教】

1. 治疗初期加量须谨慎，且小剂量增加，首次加量应选在初始用药后的 3～4 日。

2. 本品可能影响驾驶或操作机械的能力。

3. 用药后乳汁中含有本品，建议哺乳期妇女使用时应暂停哺乳。

4. 食物可能提高本品的疗效，在餐后 30 分钟左右服药。

5. 本品有局部麻醉作用而且味道苦，可能导致口舌发麻。完整吞服药物，不要咀嚼。

6. 葡萄柚可能升高普罗帕酮的血药浓度。用药期间请您避免食用葡萄柚及其相关制品。

7. 长期用药（如连续几周）后不能突然停药。停药前最好在医生指导下逐渐降低剂量。

8. 普罗帕酮可能减少男性患者的精子数，进而影响生育力。

9. 注意头晕的可能性，特别是老年人或虚弱的患者，防止跌倒。

丙吡胺

【类别】钠通道阻滞药（Ⅰ类抗心律失常药）。

【妊娠安全等级】C。

【作用机制】本品属Ⅰa 类抗心律失常药，其电生理及血流动力学类似奎尼丁。可抑制快钠离子内流，延长动作电位及有效不应期，减低心房和附加束的传导速度，降低心肌传导纤维的自律性，抑制心房及心室肌的兴奋性，减低心肌收缩力。此外，本品有较明显的抗胆碱作用，可使窦房结频率及房室交界区传导速度加快，但原有病态窦房结综合征或房室传导障碍者仍可出现病情加重。

【适应证】用于其他药物无效的危及生命的室性心律失常。

【禁用与慎用】

1. 二度或三度房室传导阻滞及双束支阻滞患者（已安置起搏器者除外），病态窦房结综合征患者，心源性休克患者，青光眼患者，尿潴留（多由前列腺增生引起）患者，重症肌无力患者禁用。

2. 对本品过敏者，一度房室或室内传导阻滞患者，肾衰竭患者，未控制的充血性心力衰竭或有心力衰竭史者，广泛心肌损害（如心肌病）患者，低血压患者，肝功能不全者，低钾血症患者慎用。

【给药途径和剂量】

1. 成年人

（1）口服给药首剂 200mg，以后每次 100～150mg，每 6 小时 1 次。应根据需要及耐受程度调整剂量，且体重轻者应适当减量。

（2）肾功能不全时剂量：肾功能不全者应适当减量。

（3）肝功能不全时剂量：肝功能不全者应适当减量。

（4）透析时剂量：血液透析可清除本品，透析后可能需加用一剂。

2. 儿童　口服给药剂量尚未确定，需根据血药浓度逐渐增量。参考剂量如下：1 岁以下儿童，每日 10～30mg/kg；1～4 岁儿童，每日 10～20mg/kg；4～12 岁儿童，每日 10～15mg/kg；12～18 岁儿童，每日 6～15mg/kg。分 3～4 次服用。

【不良反应】

1. 心血管系统　诱发心力衰竭或心力衰竭加重（出现低血压，甚至休克）、QRS 波增宽、PR 间期及 QT 间期延长。

2. 代谢/内分泌系统　低血糖、水潴留。

3. 泌尿生殖系统　尿潴留、尿频、尿急、阳痿。

4. 免疫系统　过敏性皮疹。

5. 神经系统　失眠。

6. 精神　抑郁、精神失常。

7. 消化系统　胆汁淤积、肝功能异常。口干、便秘、恶心、呕吐、厌食、腹泻。

8. 血液系统　粒细胞减少。

9. 皮肤　光敏性皮炎、皮肤潮红、紫癜。

10. 眼　视物模糊、青光眼加重。

【相互作用】

1. 与其他抗心律失常药合用可进一步延长传导时间，并抑制心功能。

2. 与华法林合用可增强华法林的抗凝作用。

3. 与肝酶诱导剂（如苯巴比妥、苯妥英钠、利福平）合用可能减弱本品的疗效。

4. 与乙醇合用有协同作用，可致低血糖和低血压的发生风险增加。

【药动学】本品口服吸收良好，吸收率可达 90%。单次口服 300mg，0.5～3 小时起效，1～3 小时达血药峰浓度，持续 2～3 小时。口服 5mg/kg，血药峰浓度为 2.5～3.5μg/ml。本品广泛分布于全身，表观分布容积为 3.0～5.7L/kg。蛋白结合率为 35%～95%，具浓度依赖性。口服后 80%给药量在 12～14 小时排出，尿液 pH 不影响其清除。8%～45%给药量随粪便排出。半衰期为 4～10 小时，肌酐清除率低于 40ml/min 时延长至 10～18 小时。

【观察指标】

1. 用药期间监测血压、心电图、心功能、肝功能、肾功能、眼压。

2. 用药前及用药期间定期监测血钾。

【用药宣教】使用本品期间应严密监测血压及心功能情况。

莫雷西嗪

【类别】钠通道阻滞药（Ⅰ类抗心律失常药）。

【作用机制】本品为Ⅰ类抗心律失常药，可抑制 Na^+快速内流，缩短 2 相和 3 相复极及动作电位时间，缩短有效不应期，对窦房结自律性影响极小，但可延长房室及希浦系统的传导。本品具有膜稳定作用。

【适应证】用于治疗室性心律失常（包括室性期前收缩、室性心动过速）。

【禁用与慎用】

1. 对本品过敏者，心源性休克患者，未安置心脏起搏器的二度或三度房室传导阻滞、双束支传导阻滞患者禁用。

2. 心肌梗死后无症状的非致命性室性心律失常患者，一度房室传导阻滞或室内传导阻滞患者，严重心力衰竭患者，肝、肾功能不全者慎用。

【给药途径和剂量】口服给药本品剂量应个体化。每次 150～300mg，每 8 小时 1 次。日极量为 900mg。

【不良反应】

1. 心血管系统　心律失常。

2. 神经系统　头晕、头痛、嗜睡、感觉异常。

3. 消化系统　恶心、腹痛、消化不良、呕吐、口干。

4. 皮肤　多汗。

5. 眼　复视。

6. 其他　乏力。

【相互作用】

1. 与西咪替丁合用可使本品的血药浓度升高 1.4 倍。

2. 与茶碱类合用可缩短此类药物的半衰期。

3. 与华法林合用可改变华法林对凝血酶原时间的作用。

4. 餐后 30 分钟服用，可影响本品的吸收速度，使血药峰浓度下降，但不影响吸收量。

【药动学】本品口服后，达峰时间为 0.5～2 小时，抗心律失常作用与血药浓度的高低和时程无关。本品的生物利用度为 38%。蛋白结合率约为 95%，表观分布容积大于 300L/kg。约 60%经肝脏生物转化，至少有 2 种代谢产物具药理活性。56%的药物随粪便排泄。半衰期为 1.5～3.5 小时。

【观察指标】用药期间应监测血压、心电图及肝功能。

【用药宣教】

1. 应停用其他抗心律失常药 1～2 个半衰期后再使用本品。

2. 用药时，应注意本品的致心律失常作用与原有心律失常加重的鉴别，用药早期宜进行监测。

3. 本品只能用于严重的、致命的心律失常。

4. 老年人用药后可能增加不良反应的发生风险。

5. 用药后乳汁中含有本品，哺乳期妇女使用时应暂停哺乳。

托西溴苄铵

【类别】延长动作电位时程（Ⅲ类抗心律失常药）。

【妊娠安全等级】C。

【作用机制】本品属于Ⅲa 类抗心律失常药，为抗肾上腺素药，可提高心室致颤阈，并可直接增强心肌收缩力，改善房室传导。

【适应证】

1. 用于增加电转复室性心动过速或心室颤动的成功概率。

2. 用于常规抗心律失常药及电转复治疗无效的复发性室性心动过速，可防止或终止其发作。

3. 用于治疗锑剂所引起的阿-斯综合征。

【禁用与慎用】

1. 对本品过敏者、洋地黄导致的心律失常患者、低血压患者禁用。

2. 肾功能不全者，主动脉狭窄、肺动脉高压及其他心排血量减低的患者，高热患者慎用。

【给药途径和剂量】

1. 剂量

（1）一般用法

1）成年人，静脉滴注：本品稀释后以 0.5～1mg/min 的速度滴入或每次 5～10mg/kg，每 6～8 小时 1 次，缓慢静脉滴注。

2）肌内注射：每次 5～10mg/kg，必要时 1～2 小时后重复 1 次，然后以每 6～8 小时给药 1 次维持治疗。

（2）心室颤动：成年人，静脉给药。紧急情况下可不必稀释，按 5mg/kg 快速静脉注射，如心室颤动仍持续，可每 15～30 分钟注射 10mg/kg。为减少不良反应，宜用氯化钠注射液或 5%葡萄糖注射液稀释至 40～50ml，静脉注射时间为 10～20 分钟。每日总量不超过 30mg/kg。

（3）室性心动过速：成年人，静脉注射。本品 500mg 加入氯化钠注射液或 5%葡萄糖注射液 50ml 稀释后，静脉注射 10～30 分钟。

（4）锑剂所引起的阿-斯综合征：成年人，口服给药每次 0.1g，每日 3 次，以后递增至有效量后，即以该剂量维持。每日最高剂量不得超过 1.5g。

2. 给药途径

（1）肌内注射：有局部刺激，可产生组织坏死，每次肌内注射不宜超过 5ml，并应变换注射部位。

（2）静脉注射：患者应取卧位。快速静脉内给药可引起严重的恶心、呕吐或直立性低血压（老年患者），其稀释液的静脉滴注不应少于 8 分钟。当用于治疗心室颤动时，本品可在不稀释的情况下尽快注射。

【配伍禁忌】尚不明确。

【不良反应】

1. 心血管系统

（1）少见心动过缓、心律失常、心绞痛发作。

（2）由于本品可阻断交感神经节后纤维，50%～70%的患者用药后可产生直立性低血压。用药开始可产生一过性血压升高。

（3）用药早期，肾上腺素能神经末梢儿茶酚胺释放可造成短暂的高血压、心律失常加重或出现其他类型心律失常、心绞痛发作等。

2. 呼吸系统 少见鼻充血。

3. 神经系统 少见头晕、头痛。

4. 消化系统 少见腹泻、腹痛。

5. 皮肤 少见潮红、多汗、过敏性皮疹。

6. 眼 少见轻度结膜炎。

7. 其他 少见发热。肌内注射可产生局部坏死和肌萎缩，静脉注射过快时可发生恶心、呕吐。

【相互作用】

1. 与洋地黄合用可增加洋地黄毒性，加重后者造成的心律失常。

2. 与肾上腺素、去甲肾上腺素、多巴胺合用可使血压明显升高。

3. 与三环类抗抑郁药合用可对抗连续使用本品产生的血管扩张及血压下降作用。

4. 与类似奎尼丁样抗心律失常作用的药物（奎尼丁、普鲁卡因胺、利多卡因）合用有相互拮抗作用。但实践证明，用利多卡因维持量无效者，静脉注射本品仍可有效控制严重的室性心律失常。

5. 与钙离子合用可能与本品有拮抗作用。

【药动学】本品口服吸收虽快但不完全，也不规则，口服吸收率为 50%。皮下和肌内注射吸收快，一般用于肌内注射或静脉注射。吸收后选择性地集中在交感神经末梢、心脏、肝脏及脾脏。心肌内的药物浓度较血浆高 30 倍。对于心室颤动的作用，在肌内注射后 20～60 分钟开始起效；对于室性心动过速的作用，在肌内注射及静脉注射后起效时间均为 20～120 分钟。作用持续时间为 6～9 小时（静脉注射后可立即引起儿茶酚胺的释放，1～2 小时后儿茶酚胺下降）。治疗血药浓度通常为 4～6μg/ml。体内代谢不明显，90%以原形经肾排出，24 小时排出 72%的原形药物，3 日内几乎全部排完。半衰期约 9.8 小时（4～17 小时）。血液透析可清除血浆中药物。

【观察指标】用药期间应严密监测患者的血压、心电图。

【用药宣教】

1. 对于治疗危及生命的室性心律失常，使用本品时应进行持续心电图监护。因本品抗心律失常作用起效可能有延迟，故不应替代快速起效的抗心律失常药物。本品仅推荐作为短期用药。

2. 因本品达作用高峰较慢，故宜尽早用药。

伊布利特

【类别】延长动作电位时程 （Ⅲ类抗心律失常药）。

【妊娠安全等级】C。

【作用机制】静脉注射本品可延长离体或在体心肌细胞的动作电位，延长心房和心室的不应期，发挥Ⅲ类抗心律失常药的作用。电压钳研究表明，本品主要通过激活缓慢内向电流（主要为钠电流）使复极延迟，与其他Ⅲ类抗心律失常药阻断外向钾电流的作用有所不同。故本品通过延长心房和心室肌细胞的动作电位时程和不应期，而起抗心律失常作用。

【适应证】用于逆转近期发作的心房颤动或心房扑动至窦性心律。

【禁用与慎用】对本品有过敏史者禁用。

【给药途径和剂量】

1. *剂量*　成年人，静脉给药。体重＜60kg 者，首次注射 0.01mg/kg；体重≥60kg 者，首次注射 1mg；注射持续时间超过 10 分钟。首次注射结束后 10 分钟，如心律失常未消失，可再次注射等量本品，注射时间持续 10 分钟。如心律失常消失，应立即停药。

2. *给药途径*　静脉给药。本品注射液可未经稀释直接给药，也可用 0.9%氯化钠注射液或 5%葡萄糖注射液 50ml 稀释后给药。

【配伍禁忌】与脑蛋白水解物存在配伍禁忌。

【不良反应】

1. *心血管系统*

（1）连续性多形性室性心动过速、间歇性多形性室性心动过速。

（2）连续性单形性室性心动过速、间歇性单形性室性心动过速、房室传导阻滞、束支传导阻滞、室性期前收缩、室上性期前收缩、低血压（包括直立性低血压）、心动过缓（包括窦性心动过缓）、结性心律不齐、充血性心力衰竭、心动过速（包括窦性心动过速、室上性心动过速）、室性心律、心悸、高血压、QT 间期延长，与本品的因果关系尚不明确。

2. *泌尿生殖系统*　肾衰竭，与本品的因果关系尚不明确。

3. *神经系统*　晕厥、头痛，与本品的因果关系尚不明确。

4. *消化系统*　恶心。

【相互作用】

1. 与Ⅰa 类抗心律失常药（如丙吡胺、奎尼丁、普鲁卡因胺）、Ⅲ类抗心律失常药（如胺碘酮、索他洛尔）合用可延长不应期。

2. 与延长 QT 间期的药物[如吩噻嗪、三环类抗抑郁药、四环类抗抑郁药、某些抗组胺类药（H_1 受体拮抗药）]合用可能增加尖端扭转型室性心动过速的发生率。

【药动学】本品静脉注射后，血药浓度呈多指数式快速增加。本品的血流动力学在不同受试者间呈高度变异性。在剂量 0.01～0.10mg/kg 的范围内，药动学呈线性特征。健康志愿者中，本品的蛋白结合率约为 40%，分布容量较大，约为 11L/kg。心房颤动、心房扑动患者中，本品也可广泛分布于组织中。健康男性志愿者中，使用剂量 0.01mg/kg 后，约 82%的本品随尿排泄（其中约 7%为原形药），19%随粪便排泄。本品具有较高的全身血浆清除率，约为 29ml/（kg·min），平均消除半衰期约为 6 小时（2～12 小时）。本品的对映体与本品具有相同的药动学特点，且药动学特点不受心律失常的类型（心房颤动、心房扑动）、年龄、性别，以及是否同时使用地高辛、钙通道阻滞药或β受体阻滞剂等的影响。

【观察指标】注射完本品后，应连续监测心电图至少 4 小时或至 QTc 间期恢复至用药前水平。如出现任何不规则的心脏活动，应延长监控时间。

【用药宣教】

1. 用药期间及之后的监测过程中须配备合适的设备（包括心脏监护装备、心内起搏装备、复律器、电击除颤器）和治疗连续性室性心动过速（包括多形性室性心动过速）的药物。

2. 本品可能诱发或加重室性心律失常，导致潜在的致命性后果。

3. 用药前应纠正低钾血症、低镁血症，从而降低发生心律失常前兆的风险。

4. 服用本品时停止哺乳。

三、强心苷类除外的心脏兴奋药

多巴胺

【类别】抗休克血管活性药。

【妊娠安全等级】C。

【作用机制】本品可激动交感神经系统肾上腺素能受体和位于肾、肠系膜、冠状动脉、脑动脉的多巴胺受体，其效应为剂量依赖性。

（1）小剂量时（每分钟 0.5～2μg/kg），主要作用于多巴胺受体，扩张肾及肠系膜血管，从而使肾血流量及肾小球滤过率增加，尿量及钠排泄量增加。

（2）中等剂量时（每分钟 2～10μg/kg），可直接激动β_1受体并间接促使去甲肾上腺素自贮藏部位释放，对心肌产生正性应力作用，使心肌收缩力及心搏量增加，从而使心排血量加大、收缩压升高、脉压增大、舒张压无变化或有轻度升高。此时，周围血管阻力常无改变，冠脉血流及心肌氧耗得以改善。

（3）大剂量时（每分钟＞10μg/kg），可激动α受体，导致周围血管阻力增加，肾血管收缩，肾血流量及尿量反而减少。由于心排血量及周围血管阻力增加，收缩压及舒张压均升高。

【适应证】

1. 用于心肌梗死、创伤、内毒素败血症、心脏手术、肾衰竭、充血性心力衰竭等引起的休克综合征。

2. 用于补充血容量后仍无法纠正的休克，尤其是少尿及周围血管阻力正常或较低的休克。

3. 本品可增加心排血量，可用于洋地黄及利尿药无效的心功能不全。

【超说明书用药】急性肾衰竭、肝硬化、肝肾综合征、巴比妥酸中毒。

【禁用与慎用】

1. 对本品过敏者禁用。

2. 肢端循环不良患者，频繁的室性心律失常患者，闭塞性血管病[包括动脉栓塞、动脉粥样硬化、血栓闭塞性脉管炎、糖尿病性动脉内膜炎、雷诺病、冻伤（如冻疮）]或有其病史者慎用。

【给药途径和剂量】

1. 剂量

（1）一般用法：成年人，静脉滴注。①开始剂量为 1～5μg/（kg • min），10 分钟内以 1～4μg/（kg • min）的速度递增，直至达最大疗效。②危重患者可先按 5μg/（kg • min）静脉滴注，随后以 5～10μg/（kg • min）的速度递增至 20～50μg/（kg • min），以达到满意效应；或本品 20mg 加入 5%葡萄糖注射液 200～300ml 中静脉滴注，开始剂量为 75～100μg/min，随后根据血压情况加快速度或加大浓度，但最大剂量为 500μg/min。

（2）慢性顽固性心力衰竭：成年人，静脉滴注开始剂量为 0.5～2μg/（kg • min），随后逐渐递增，多数患者给予 1～3μg/（kg • min）即可起效。

（3）其他疾病时剂量：成年人，闭塞性血管病变患者开始剂量为 1μg/（kg • min），递增至 5～10μg/（kg • min），直至 20μg/（kg • min），以达到最满意效应。

2. 给药途径　静脉滴注。

（1）静脉滴注时应选用粗大的静脉，以防药液外渗而导致局部组织坏死；如确已发生外渗，可用酚妥拉明 5～10mg 稀释溶液于注射部位做浸润。

（2）静脉滴注时，应根据血压、心率、尿量、外周血管灌注及异位搏动出现与否等控制滴速和时间。当休克纠正后即应减慢滴速；若外周血管过度收缩而引起舒张压不成比例升高以致脉压减小或出现尿量减少、心率增快或心律失常，必须减慢滴速或暂停滴注。

静脉滴注本品前必须稀释，稀释液的浓度取决于剂量及个体需要的液体量。若无须扩容，可用 0.8mg/ml 溶液；若有液体潴留，则可用 1.6～3.2mg/ml 溶液。中、小剂量的本品对外周血管阻力无作用，用于处理低心排血量引起的低血压；较大剂量则用于提高外周血管阻力以纠正低血压。

【配伍禁忌】与碳酸氢钠、氨茶碱、两性霉素 B、氨苄西林、头孢菌素、青霉素 G 存在配伍禁忌。

【不良反应】

1. 心血管系统　心悸、心律失常（尤其是大剂量时）、心搏快而有力、心率减慢。

2. 呼吸系统　呼吸困难。

3. 神经系统　头痛。

4. 消化系统　恶心、呕吐。

5. 其他　胸痛、全身软弱无力。长期用于周围血管病患者，可出现手足疼痛或手足发冷，周围血管长期收缩可能导致局部组织坏死或坏疽。

【相互作用】

1. 与单胺氧化酶抑制剂合用可增强本品的作用并延长作用时间。

2. 与三环类抗抑郁药合用可引起心律失常、心动过速、高血压。

3. 与利尿药合用可增强利尿作用。

4. 与全身麻醉药（尤其是环丙烷或卤代碳氢化合物）合用可引起室性心律失常。

5. 与苯妥英钠合用可引起低血压、心动过缓。

6. 与胍乙啶合用可增强本品的升压作用，减弱胍乙啶的降压作用，可能导致高血压及心律失常。

7. 与硝酸酯类药合用可减弱本品的升压作用及硝酸酯的抗心绞痛作用。

8. 与β受体阻滞剂合用可拮抗本品对心脏β_1受体的作用。

9. 与α受体阻滞剂（如酚苄明、酚妥拉明、妥拉唑林）可拮抗上述药物的扩血管效应。

10. 与硝普钠、异丙肾上腺素、多巴酚丁胺合用可能引起心排血量的改变。

【药动学】本品口服无效，静脉注射 5 分钟内起效，并持续 5～10 分钟，作用时间的长短与用量无关。静脉滴注后在体内分布广泛，但不易通过血脑屏障。在体内较快通过单胺氧化酶、儿茶酚-*O*-甲基转移酶（COMT）的作用，在肝、肾及血浆中降解为无活性的化合物，约 25%的单次剂量在肾上腺素神经末梢代谢为去甲肾上腺素。本品经肾排泄，约 80%的药物于 24 小时内随尿液排出，其中以代谢物为主，极少部分为原形药物。本品半衰期约为 2 分钟。

【观察指标】监测血压、心电图、心排血量、尿量。

【用药宣教】

1. 突然停药可发生严重低血压，故停药时应逐渐递减。

2. 按医生规定的间隔监测血压、脉搏、外周脉搏和尿量。精确的测量是精确滴定剂量的必要条件。

多巴酚丁胺

【类别】拟肾上腺素药。

【妊娠安全等级】C。

【作用机制】本品属儿茶酚胺类药，为心脏选择性β_1受体激动药。具有以下作用特点。

（1）对心肌产生正性肌力作用，主要作用于β_1受体，对β_2受体及α受体作用相对较小。

（2）可直接激动心脏β_1受体以增强心肌收缩和增加搏出量，使心排血量增加，进而使冠状动脉血流、心肌耗氧量、肾血流量及尿量增加。

（3）可降低外周血管阻力（后负荷减少），但收缩压和脉压通常保持不变，或仅因心排血量增加而有所增加。

（4）可降低心室充盈压，促进房室结传导。

（5）与多巴胺不同，本品直接作用于心脏，并非间接通过内源性去甲肾上腺素的释放发挥作用。

【适应证】作为短期支持治疗，用于器质性心脏病患者因心肌收缩力下降引起的心力衰竭，包括心脏直视手术后所致的低排血量综合征。

【超说明书用药】为增强心导管术后儿童的心血管功能而用药，应力铊试验。

【禁用与慎用】

1. 对本品有过敏史者，特发性肥厚性主动脉下狭窄患者禁用。

2. 心房颤动患者，室性心律失常患者，心肌梗死患者（大量使用本品可能使心肌需氧量增加而加重缺血），高血压患者（本品可加重高血压），严重的机械性梗阻患者（如重度主动脉瓣狭窄，本品可能无效），低血容量者（用药前须加以纠正）慎用。

【给药途径和剂量】

1. 剂量　成年人，静脉滴注。滴注速度为 2.5～10μg/（kg · min）。具体治疗时间和给药速度根据患者反应（如心率、血压、尿量及是否出现异位搏动，可能的情况下还包括中心静脉压、肺楔压和心排血量）决定。剂量低于 15μg/（kg · min）时，心率和外周血管阻力基本无变化；剂量偶可高于 15μg/（kg · min），但需注意，剂量过大可能加快心率，并引起心律失常。

2. 给药途径　由于本品的半衰期短，故必须以连续静脉滴注的方式给药。继开始常速滴注或继改变滴注速度后，约在 10 分钟之内本品的血药浓度可达稳态。因此，无须且不推荐给予负荷剂量或大剂量快速注射。

注意：①本品粉针剂 250mg 可用注射用灭菌

水、注射用抑菌水或5%葡萄糖注射液10ml或20ml进行复溶（先以10ml进行复溶，如不能完全溶解，再加入10ml）。不得使用0.9%氯化钠注射液进行复溶，因氯离子可能通过离子作用影响本品的最初溶解。滴注前还需将复溶液以5%的葡萄糖注射液、0.9%氯化钠注射液或乳酸钠注射液稀释至5mg/ml或更低。复溶后的溶液在冰箱中可储存96小时，在室温下可储存24小时；稀释后的静脉滴注液必须在24小时内使用。②本品小容量注射液以5%葡萄糖注射液或0.9%氯化钠注射液稀释后滴注。药液浓度根据用量和患者所需液体量决定。

【配伍禁忌】与碳酸氢钠、氨茶碱、氯化钙、葡萄糖酸钙、地西泮、地高辛、肾上腺素、呋塞米、肝素、胰岛素、硫酸镁、硝普钠、苯妥英钠、氯化钾、磷酸钾、阿昔洛韦存在配伍禁忌。

【不良反应】

1. 心血管系统　心悸、血压升高、低血压、心率加快、心室异位搏动、心绞痛。

2. 代谢/内分泌系统　血钾轻度降低。

3. 呼吸系统　呼吸短促。

4. 免疫系统　超敏反应（包括皮疹、发热、嗜酸性粒细胞增多、支气管痉挛）。

5. 神经系统　头痛。

6. 消化系统　恶心。

7. 血液系统　血小板减少。

8. 其他　①胸痛、滴注部位反应（如静脉炎、皮肤坏死）。②连续滴注72小时或更长时间可发生部分耐受性。

【相互作用】

1. 与硝普钠合用可致心排血量微增，肺楔压略降。

2. 与全身麻醉药（尤其是环丙烷、氟烷）合用可增加发生室性心律失常的风险。

3. 与β受体阻滞剂合用可增加外周血管总阻力。

4. 与α受体阻滞剂合用可导致心悸和血管舒张。

【药动学】本品口服无效。静脉滴注后1～2分钟起效，约10分钟达最大疗效。表观分布容积为0.2L/kg。本品主要的代谢途径为邻苯二酚甲基化和结合作用，尿液中主要的药物形式为药物原形与3-*O*-甲基多巴酚丁胺（无药理活性）的结合物。本品清除率为244L/h，半衰期约为2分钟。

【观察指标】

1. 用药期间应定期或持续监测心电图、血压、心排血量，必要或可能时监测肺楔压。

2. 应监测血钾。

【用药宣教】

1. 停用本品时应逐渐减少剂量。

2. 及时向医生报告心绞痛的症状。

间羟胺

【类别】拟肾上腺素药。

【作用机制】本品主要作用于α受体，直接兴奋α受体，较去甲肾上腺素作用弱但较持久，对心血管的作用与去甲肾上腺素相似。本品可收缩血管，持续地升高收缩压和舒张压，亦可增强心肌收缩力。正常人用药后心排血量变化不大，但可使休克患者的心排血量增加。对心率的兴奋不显著，极少引起心律失常，无中枢神经兴奋作用。其升压作用可靠，维持时间较长，较少引起心悸或尿量减少等反应。

【适应证】

1. 用于防治椎管内阻滞麻醉时发生的急性低血压。

2. 用于因出血、药物过敏、手术并发症及脑外伤或脑肿瘤合并休克而发生的低血压的辅助性对症治疗。

3. 用于心源性休克或败血症所致的低血压。

【禁用与慎用】有疟疾病史者，甲状腺功能亢进者，充血性心力衰竭患者，高血压患者，冠心病患者，糖尿病患者慎用。禁用尚不明确。

【给药途径和剂量】

1. 剂量

（1）多种原因所致低血压

1）成年人

①皮下注射：每次2～10mg。由于最大效应并非立即显现，在重复用药前对初量效应至少观察10分钟。

②肌内注射：参见“皮下注射”项。

③静脉滴注：本品15～100mg，以0.9%氯化钠注射液或5%葡萄糖注射液500ml稀释后静脉滴注，调整滴速以维持理想的血压。极量为每次100mg（0.3～0.4mg/min）。

2）儿童：静脉滴注。本品0.4mg/kg或12mg/m^2，以0.9%氯化钠注射液稀释至0.04mg/ml的溶液后静脉滴注，调整滴速以维持理想的血压。

（2）严重休克

1）成年人：静脉注射。初量为0.5～5mg，继而改为静脉滴注。

2）儿童：①皮下注射，一次0.1mg/kg。②肌内注射，参见“皮下注射”项。

2. 给药途径　静脉给药。应选用较粗大静脉注射，并避免药液外溢。

【配伍禁忌】与下列药物存在配伍禁忌：阿洛西林、阿莫西林、氨苄西林、氨苄西林氯唑西林、氨苄西林舒巴坦、氨茶碱、苯唑西林、多烯磷胆碱、呋塞米、华法林、磺苄西林、硫喷妥钠、氯唑西林、美洛西林、萘夫西林、脑蛋白水解物、青霉素、清开灵注射液、乳酸钠、羧苄西林、碳酸氢钠、头孢吡肟、头孢地嗪、头孢呋辛、头孢磺啶、头孢甲肟、头孢拉定、头孢硫脒、头孢美唑、头孢孟多、头孢米诺、头孢尼西、头孢哌酮、头孢哌酮舒巴坦、头孢哌酮他唑巴坦、头孢匹胺、头孢匹林、头孢匹罗、头孢曲松、头孢曲松舒巴坦、头孢曲松他唑巴坦、头孢噻啶、头孢噻吩、头孢噻利、头孢噻肟、头孢噻肟舒巴坦、头孢他啶、头孢他啶他唑巴坦、头孢替安、头孢替唑、头孢西丁、头孢西酮、头孢乙腈、头孢唑林、头孢唑南、头孢唑肟。

【不良反应】

1. 心血管系统　心律失常。升压反应过快过猛还可致心搏骤停。长期用药骤然停药可见低血压。

2. 呼吸系统　升压反应过快过猛可致肺水肿。

3. 其他　静脉给药时药液外溢可引起局部血管严重收缩，导致组织坏死糜烂或红肿硬结形成脓肿。

【相互作用】

1. 与单胺氧化酶抑制剂合用可增强本品的升压作用，引起严重高血压。

2. 与环丙烷、氯烷、其他卤代烃类麻醉药合用易致心律失常。

3. 与洋地黄、其他拟肾上腺素药合用可致异位心律。

【药动学】本品肌内注射约 10 分钟或皮下注射 5～20 分钟后血压升高，作用持续约 1 小时；静脉注射 1～2 分钟起效，作用持续约 20 分钟。不被单胺氧化酶破坏，作用较持久。主要经肝脏代谢，代谢物多数随胆汁和尿液排泄。

【观察指标】血压、心电图。

【用药宣教】连续给药时，因本品间接在肾上腺素神经囊泡中取代递质，可使递质减少，内在效应减弱，故不得突然停药，以免发生低血压反跳。

麻黄碱

【类别】拟肾上腺素药。

【妊娠安全等级】C。

【作用机制】本品可直接激动肾上腺素能受体，也可通过促使肾上腺素能神经末梢释放去甲肾上腺素而间接激动肾上腺素能受体，对α和β受体均有激动作用。可舒张支气管并收缩局部血管，其作用时间较长；加强心肌收缩力，增加心排血量，使静脉回心血量充分；有较肾上腺素更强的兴奋中枢神经作用；有选择性收缩上呼吸道毛细血管作用，能消除鼻咽部黏膜充血、肿胀，减轻鼻塞症状。

【适应证】

1. 用于蛛网膜下腔麻醉或硬膜外麻醉引起的低血压症及慢性低血压症。

2. 用于缓解荨麻疹和血管神经性水肿等过敏反应。

3. 用于缓解支气管哮喘的发作。

4. 本品滴鼻液用于缓解鼻黏膜充血肿胀引起的鼻塞。

【禁用与慎用】

1. 对本品过敏者，心绞痛患者，甲状腺功能亢进患者，高血压患者，动脉硬化患者，鼻腔干燥、萎缩性鼻炎患者禁用本品滴鼻液，哺乳期妇女禁用。

2. 老年人、儿童、孕妇慎用本品滴鼻液。

【给药途径和剂量】

1. 剂量

（1）低血压

1）口服给药：成年人每次 25～50mg，每日 2～3 次。极量为每次 60mg，每日 150mg。

2）皮下注射：成年人每次 15～30mg，每日 3 次。极量为每次 60mg，每日 150mg。

3）肌内注射：参见“皮下注射”项。

（2）支气管哮喘：成年人，口服给药每次 15～30mg，每日 3 次。极量为每次 60mg，每日 150mg。

（3）鼻塞：成年人，经鼻给药每侧一次 2～4 滴，每日 3～4 次。

（4）一般用法：儿童，口服给药，每次 0.5～1mg/kg，每日 3 次。

2. 给药途径　口服给药；皮下注射；肌内注射；经鼻给药。

本品滴鼻液仅供滴鼻，不得口服。滴鼻时应采取立式或坐式。连续使用不得超过 3 日，否则可发生“反跳”现象，出现更严重的鼻塞。

【配伍禁忌】与氢化可的松、戊巴比妥、苯巴比妥、塞巴比妥、硫喷妥钠存在配伍禁忌。

【不良反应】

1. 心血管系统　血压升高。大剂量或长期使用可引起心痛、心悸、心动过速。

2. *呼吸系统* 本品滴鼻液可引起鼻刺痛感、鼻烧灼感等局部刺激症状；高浓度、频繁或长期使用可损害鼻黏膜。

3. *泌尿生殖系统* 前列腺增生者可引起排尿困难。

4. *神经系统* 大剂量或长期使用可引起震颤、失眠。

5. *精神* 大剂量或长期使用可引起精神兴奋、焦虑。

【相互作用】

1. 与多沙普仑合用可使两者的加压作用均增强。

2. 与尿碱化药（如制酸药、钙或镁的碳酸盐、枸橼酸盐、碳酸氢钠）合用可出现麻黄碱中毒。

3. 与全身麻醉药（如氯仿、氟烷、异氟烷）合用可使心肌对拟交感胺类药反应更敏感，有发生室性心律失常的风险。

4. 与洋地黄苷类合用可致心律失常。

5. 与麦角新碱、麦角胺、缩宫素合用可加剧血管收缩，导致严重高血压或外围组织缺血。

6. 与α受体阻滞剂（如酚妥拉明、哌唑嗪、妥拉唑林、吩噻嗪类药）合用可对抗本品的加压作用。

7. 与三环类抗抑郁药合用可减弱本品的加压作用。

8. 与肾上腺皮质激素合用可增加肾上腺皮质激素的代谢清除率。

【药动学】本品口服、肌内注射或皮下注射后均吸收迅速。口服后15～60分钟起效，作用持续3～5小时。肌内注射后10～20分钟起效。可通过血脑屏障进入脑脊液。仅有少量经脱胺氧化，大部分以原形随尿排出。当尿pH为5时，半衰期约为3小时；尿pH为6.3时，半衰期约为6小时。

【观察指标】持续监测接受麻黄碱静脉注射的患者。记录基线血压和其他生命体征。在最初的5分钟内反复检查血压，然后间隔3～5分钟检查血压，直到血压稳定。

【用药宣教】

1. 短期内反复用药，作用可逐渐减弱（快速耐受现象），停药数小时后可恢复。若每日用药不超过3次，则耐受现象不明显。

2. 除非医生批准，否则不要服用非处方药治疗咳嗽、感冒、过敏或哮喘。麻黄碱是这些制剂中的一种常见成分。

3. 服用本品时应暂停哺乳。

去甲肾上腺素

【类别】拟肾上腺素药。

【妊娠安全等级】D。

【作用机制】本品为肾上腺素能受体激动药，为强效α受体激动药，同时亦激动β受体。通过激动α受体，可引起血管极度收缩，使血压升高，冠状动脉血流增加；通过激动β受体，使心肌收缩加强，心排血量增加。按每分钟0.4μg/kg用药时，以β受体激动为主；较大剂量用药时，以α受体激动为主。

【适应证】

1. 用于治疗急性心肌梗死、体外循环等引起的低血压。

2. 用于血容量不足所致的休克、低血压，或嗜铬细胞瘤切除术后的低血压，本品作为急救时补充血容量的辅助治疗，以使血压回升，暂时维持脑与冠状动脉灌注，直至补充血容量的治疗起效。

3. 用于椎管内阻滞时的低血压及心脏停搏复苏后的血压维持。

【禁用与慎用】

1. 可卡因中毒者，心动过速者禁用。

2. 缺氧者，动脉硬化患者，糖尿病患者，闭塞性血管炎患者，血栓患者，甲状腺功能亢进者，高血压患者慎用。

【给药途径和剂量】

1. *剂量*

（1）成年人，静脉滴注。开始以每分钟8～12μg的速度滴注，并调整滴速以使血压升至理想水平；维持量为每分钟2～4μg。必要时可增加剂量，且须保持或补足血容量。

（2）儿童，静脉滴注。开始以每分钟0.02～0.1μg/kg的速度滴注，并按需调整滴速。

2. *给药方法* 静脉滴注。儿童应选粗大静脉给药，并须更换给药部位。

注意：本品注射液应以5%葡萄糖注射液或葡萄糖氯化钠注射液稀释。

【配伍禁忌】与氨茶碱、阿莫西林、全血、头孢哌啶、氯噻嗪、氯苯那敏、戊巴比妥、苯巴比妥、苯妥英钠、碳酸氢钠、碘化钠、链霉素、硫喷妥钠、胰岛素存在配伍禁忌。

【不良反应】

1. *心血管系统* 心悸、缺氧和酸中毒、心排血量减少、心律失常、反射性心率减慢。

2. *免疫系统* 过敏反应（皮疹、面部水肿）。

3. 神经系统　头痛、眩晕、失眠。

4. 精神　焦虑不安。

5. 皮肤　皮肤苍白。静脉滴注本品时沿静脉路径皮肤变白、注射局部皮肤破溃、皮肤发绀或发红。

6. 其他　药液外漏可引起局部组织坏死。

【相互作用】

1. 与甲基多巴合用可使本品升压作用增强。

2. 与其他拟交感胺类药（如儿茶酚胺类药）合用可增强心血管作用。

3. 与三环类抗抑郁药合用可引起心律失常、心动过速、高血压、高热。

4. 与麦角制剂（如麦角胺、麦角新碱）、缩宫素合用可引起严重高血压、心动过缓。

5. 与甲状腺激素合用可使两者作用均增强。

6. 与全身麻醉药（如氯仿、环丙烷、氟烷）合用易引起室性心律失常。

7. 与洋地黄类药合用易引起心律失常。

8. 与β受体阻滞剂合用可使两者疗效均降低，且可引起高血压、心动过缓。

9. 与妥拉唑林合用可引起血压下降，继以血压过度反跳上升。

10. 与降压药合用可抵消或减弱降压药的作用。

【药动学】皮下注射本品后吸收差，且易发生局部组织坏死。静脉给药后迅速起效，停止滴注后作用时效维持 1～2 分钟，主要在肝内代谢为无活性的代谢产物。经肾脏排泄，仅微量以原形排泄。

【观察指标】用药期间应监测动脉压、中心静脉压、尿量、心电图。

【用药宣教】

1. 在患者接受去甲肾上腺素治疗时持续监测。在开始治疗前，测量基线血压和脉搏，然后在给药期间每 5 分钟测量一次。

2. 停止治疗后，继续监测生命体征，密切观察患者循环功能不全的临床症状。

肾上腺素

【类别】α、β受体阻滞剂降血压药。

【妊娠安全等级】C。

【作用机制】本品兼有α、β受体激动作用，激动α受体可引起皮肤、黏膜、内脏血管收缩，激动β受体可引起心肌兴奋、心率加快、冠状血管扩张，以及骨骼肌、支气管平滑肌、胃肠道平滑肌松弛。本品对血压的影响与剂量有关，常用剂量使收缩压上升而舒张压不变或略降，大剂量使收缩压、舒张压均升高。本品升高血压有三重机制。

（1）直接刺激心肌，增强心室收缩能力（正性肌力作用）。

（2）增加心率（正性变时作用）。

（3）收缩末梢血管。

【适应证】

1. 用于因支气管痉挛所致的严重呼吸困难（如支气管哮喘）。

2. 用于缓解药物等引起的过敏性休克（如青霉素引起的过敏性休克）。

3. 用于延长浸润麻醉用药的作用时间。

4. 用于抢救多种原因（如麻醉和手术中的意外、药物中毒、心脏传导阻滞）引起的心搏骤停（对电击引起的心搏骤停，可用本品配合电除颤仪或利多卡因等进行抢救）。

5. 用于治疗荨麻疹、花粉症、血清反应。

6. 用于制止鼻黏膜出血和齿龈出血。

【禁用与慎用】

1. 器质性心脏病患者，高血压患者，冠状动脉疾病患者，心源性哮喘患者，糖尿病患者，甲状腺功能亢进者，外伤性或出血性休克患者，洋地黄中毒者禁用。

2. 心血管疾病（器质性心脏病除外）患者，精神神经疾病患者，青光眼患者，帕金森患者，器质性脑病患者，嗜铬细胞瘤患者（国外资料），儿童，老年人，孕妇，分娩期妇女（国外资料），哺乳期妇女慎用。

【给药途径和剂量】

1. 剂量

（1）支气管哮喘：成年人，皮下注射。本品每次 0.25～0.5mg，3～5 分钟见效，但仅能维持 1 小时。必要时可每 4 小时重复注射 1 次。极量为一次 1mg。

（2）过敏性休克（成年人）

1）皮下注射：本品每次 0.5～1mg，极量为每次 1mg。

2）肌内注射：本品每次 0.5～1mg。

3）静脉给药：本品 0.1～0.5mg 缓慢静脉注射（以 0.9%氯化钠注射液稀释至 10ml）。如疗效不佳，可改用 4～8mg 静脉滴注（以 5%葡萄糖注射液 500～1000ml 稀释）。

（3）延长浸润麻醉用药的作用时间：成年人，局部给药少量本品（1∶50 万～1∶20 万）加于局部麻醉药中（如普鲁卡因），该混合药液中本品浓度为 2～5μg/ml，总量不超过 0.3mg。

2. 肺源性心脏病患者，有眼压升高风险的患者慎用。

【给药途径和剂量】

1. 低血压

（1）成年人，口服给药。初始剂量为每次2.5mg，每日2次，必要时可每日3次。可根据应答和耐受性，增量至每次5mg，每日2～3次。应于白天起立进行日常活动时服用。建议2次给药间隔时间为3～4小时。第1剂应于晨起前或晨起后给予；第2剂应于午间给予；第3剂应于下午晚些时候给予，但为防止出现卧位高血压，不应于晚餐后或就寝前4小时内给予。

（2）儿童，口服给药。12岁以上儿童，用法用量同成年人。

2. 女性压力性尿失禁　口服给药每次2.5～5mg，每日2～3次。根据具体情况调整剂量。

【不良反应】

1. 心血管系统　心律不齐、心率减慢、高血压。

2. 泌尿生殖系统　剂量较大时可能引起排尿不尽感。

3. 皮肤　皮疹，剂量较大时可能引起头、颈部皮肤竖毛反应。

4. 其他　寒战。

【相互作用】

1. 与血管收缩药、三环类抗抑郁药、抗组胺药、甲状腺激素、单胺氧化酶抑制剂合用可能引起血压显著升高。

2. 与洋地黄类药合用可加重心动过缓，或引起心脏传导障碍、心律失常。

3. 与其他可直接或间接引起心率减慢的药物（如β受体阻滞剂、抗精神病药）合用可能加重心动过缓。

4. 与阿托品、可的松类药合用可引起血压升高（包括过度升高）。

5. 与盐皮质激素类药、氟氢可的松类药合用可能引起眼压升高。

6. 与α受体阻滞药（如哌唑嗪、酚妥拉明）合用可能拮抗本品的作用。

【药动学】本品口服后吸收迅速而完全。口服本品2.5mg后30分钟内达血药峰浓度，为10μg/L。在各组织（包括肝脏）中经酶促水解代谢为活性产物脱甘氨酸米多君，其绝对生物利用度为93%。健康受试者和直立性低血压患者口服本品后约1小时，脱甘氨酸米多君达血药峰浓度。原形药物不易透过血脑屏障。原形药物及其代谢产物在24小时内几乎完全随尿液排泄；40%～60%以活性代谢产物的形式排泄，2%～5%以原形药物的形式排泄，其余部分以非活性物质的形式排泄。原形药物的血浆半衰期为0.49小时，脱甘氨酸米多君的半衰期为2～4小时。

【观察指标】

1. 开始治疗前应评估出现卧位或坐位高血压的风险。治疗期间应定期监测卧位、坐位和立位血压。

2. 对长期治疗者，建议监测肾功能。

【用药宣教】

1. 睡前4小时服用最后一次每日剂量。

2. 立即向医生报告与仰卧位高血压相关的感觉（如耳鸣、头痛、视物模糊、意识到心跳）。

3. 如果出现心动过缓（如头晕、脉搏减慢、晕厥），停止用药并向医生报告。

4. 未经医生同意，不要服用过敏药、感冒药或减肥药。

5. 哺乳期妇女如果用药应停止哺乳。

6. 如每日服药3次，分别在早晨起床前后、午间及下午晚些时候服药，服药间隔最好在3～4小时。为防止卧位高血压，不要在晚餐后或睡觉前4小时内服药。

7. 为预防出现卧位高血压，用药期间不要完全平躺，睡觉时请垫高头部。如果出现心脏搏击感、耳边冲击感、头痛、视物模糊等高血压症状及时就诊。

8. 用药期间建议定期监测血压，包括卧位、坐位和立位血压。长期用药时还需监测肾功能。

9. 用药后可能出现心律不齐、寒战、皮疹、头皮感觉异常、瘙痒、皮肤竖毛反应（鸡皮疙瘩）、尿失禁、尿潴留、尿频、胃灼热、口炎、心动过缓等不良反应。

米力农

【类别】非洋地黄类强心药。

【妊娠安全等级】C。

【作用机制】本品为正性肌力药和血管扩张药，几乎无变时性作用，其结构和作用方式与洋地黄毒苷和儿茶酚胺类药不同。在产生正性肌力作用和扩血管作用的浓度下，本品为心肌和血管平滑肌cAMP磷酸二酯酶第三峰同工酶的选择性抑制剂。抑制作用与cAMP介导的心肌细胞内钙离子浓度升高和心肌收缩力的增强相一致，亦与cAMP依赖的收缩蛋白磷酸化和导致血管平滑肌松弛相一致。另有试验证实，本品并非β受体激动药，对 Na^{+}-K^{+}-ATP 酶活性无抑制作用。

【适应证】用于急性失代偿性心力衰竭的短期治疗。

【超说明书用药】短期应用提高低心排血量患者术后心脏指数。增加心脏移植前的心功能。

【禁用与慎用】

1. 对本品过敏者禁用。
2. 哺乳期妇女慎用。

【给药途径和剂量】

1. 剂量

（1）急性失代偿性心力衰竭：成年人，静脉给药负荷剂量（小容积本品）为 50μg/kg，10 分钟内缓慢静脉注射，随后给予维持剂量持续静脉滴注（建议使用经校正的电子自动输液装置），具体参见表 3-1。

表 3-1　维持剂量表

维持剂量	滴注速度[μg/（kg · min）]	日剂量（mg/kg）
最小	0.375	0.59
标准	0.50	0.77
最大	0.75	1.13

（2）肾功能不全时剂量：成年人肾功能不全者剂量应调整至最大血流动力学效应，需减慢输液速度，最大日剂量为 1.13mg/kg，具体见表 3-2。

表 3-2　肾功能不全者滴注速度调整表

肌酐清除率[ml/（min · 1.73m²）]	滴注速度[μg/（kg · min）]
5	0.20
10	0.23
20	0.28
30	0.33
40	0.38
50	0.43

（3）老年人剂量：老年人无须调整剂量。

2. 给药　静脉给药。

注意：

（1）本品的用药时间取决于患者的反应，尚无使用本品超过 48 小时的临床试验经验。

（2）静脉滴注液：给予负荷剂量时不可稀释药液；给予维持剂量时，本品小容积注射液可用 0.45%氯化钠注射液、0.9%氯化钠注射液或 5%葡萄糖注射液稀释，具体参见表 3-3。

表 3-3　稀释至输液所需浓度 200μg/ml 所需的稀释液量及最终体积表

所需输液浓度（μg/ml）	初始浓度 1mg/ml（ml）	稀释液量（ml）	总体积（ml）
200	10	40	50
200	20	80	100

【配伍禁忌】与呋塞米、普鲁卡因胺、亚胺培南西司他丁、普鲁卡因胺存在配伍禁忌。

【不良反应】

1. 心血管系统　室性心律失常（包括室性异位搏动、非持续性室性心动过速、持续性室性心动过速、心室颤动）、室上性心律失常、低血压、心绞痛、胸痛。
2. 代谢/内分泌系统　低钾血症。
3. 呼吸系统　有支气管痉挛的个案报道。
4. 神经系统　头痛、震颤。
5. 血液系统　血小板减少。

【相互作用】

1. 与丙吡胺同用可导致血压过低。
2. 与硝酸酯类合用有相加效应。
3. 本品有加强洋地黄的正性肌力作用，故应用期间不必停用洋地黄。
4. 与呋塞米混合立即产生沉淀。
5. 与地高辛合用，有协同的强心作用。
6. 与多巴胺、多巴酚丁胺合用有协同作用。

【药动学】充血性心力衰竭患者静脉注射本品 12.5～125μg/kg 后，分布容积为 0.38L/kg，清除率为 0.13L/（kg · h），平均消除半衰期为 2.3 小时。充血性心力衰竭患者以 0.20～0.70μg/（min · kg）的速度静脉滴注，分布容积为 0.45L/kg，清除率为 0.14L/（kg · h），平均消除半衰期为 2.4 小时。

【观察指标】

1. 用药期间应监测血压、心率、肾功能、体液和电解质变化。
2. 用药期间密切进行心电监护，以及时发现和处理室性心律失常。

【用药宣教】注意药物可能会引起头痛，可以用镇痛药治疗。

奥普力农

【类别】强心药。

【适应证】用于急性心功能不全。

【作用机制】本品主要作用机制是对 cAMP 特异性的磷酸二酯酶 III的选择性抑制作用，导致细胞内 cAMP 增加、Ca^{2+}峰浓度升高及 Ca^{2+}水平降低，从而显示出增强心肌收缩力和血管扩张作用。

【禁用与慎用】

1. 梗阻性肥厚型心肌病患者禁用。

2. 严重快速心律失常患者慎用。

3. 严重冠状动脉疾病患者慎用。

4. 肾功能不全患者慎用。

5. 明显低血压患者慎用。

6. 遗传性果糖不耐受患者慎用（本品注射剂的添加剂 D-山梨糖醇在体内代谢生成的果糖不能正常代谢，有诱发低血糖、肝衰竭、肾衰竭的危险）。

7. 孕妇及可能妊娠的妇女禁用。

8. 动物实验显示本品可随乳汁分泌，哺乳期妇女使用时应暂停哺乳。

9. 儿童用药的安全性及有效性尚未明确。

【给药途径和剂量】通常成年人经 5 分钟缓慢静脉注射 10μg/kg，之后持续静脉输注[0.1～0.3μg/（kg·min）]。剂量可根据患者的病情适当调整，必要时可增加至每分钟 0.4μg/kg。

【配伍禁忌】尚不明确。

【不良反应】

1. 严重不良反包括心室颤动、室性心动过速、低血压、肾功能损伤。

2. 少见心动过速、室上性或室性期前收缩、呕吐、头痛、头重、血小板减少、贫血、白细胞减少、白细胞升高、尿量减少、皮疹、低氧血症、热感。

【相互作用】

1. 多巴胺、多巴酚丁胺、达普酸考福新等与本品合用增加心律失常的风险。

2. 本品与丙吡胺合用有导致低血压的报道。

【药动学】健康成年男子经 5 分钟静脉注射 1.25～50μg/kg 后，本品的血药浓度、AUC 与给药剂量成正比。本品的消除呈 2 相，$t_{1/2\alpha}$为 7.0 分钟，$t_{1/2\beta}$为 57 分钟。48 小时内 70%～80%的给药剂量以原药形式随尿排泄。

【观察指标】

1. 使用本品时，应观察患者的情况，如血压、心率、心电图、尿量、体液及电解质、肺动脉楔压、心排血量及血气分析等。

2. 急性心力衰竭患者可能会出现心律失常，本品可能会增加心律失常的可能性，对此类患者应密切监测。

【用药宣教】本品仅供短期使用。

去氧肾上腺素

【类别】拟肾上腺素药抗休克血管活性药。

【妊娠安全等级】C。

【作用机制】本品为α受体激动药，直接作用于受体的拟交感胺类药，但有时亦间接通过促进去甲肾上腺素自储存部位释放而生效。本品作用于α受体（尤其是皮肤、黏膜、内脏等），引起血管收缩，外周阻力增加，使收缩压及舒张压均升高。随血压升高可激发迷走神经反射，使心率减慢，由此可治疗室上性心动过速。本品收缩血管的作用时间比肾上腺素或麻黄碱长，治疗剂量极少引起中枢神经系统兴奋作用。本品使肾、内脏、皮肤及肢体血流减少，但冠状动脉血流增加。其作为血管收缩药，加入局部麻醉药液可减慢后者的吸收，从而局限麻醉的范围并延长其时效。

【适应证】

1. 用于治疗休克及麻醉时维持血压。

2. 用于控制阵发性室上性心动过速的发作。

【禁用与慎用】

1. 高血压患者，冠状动脉硬化患者，甲状腺功能亢进患者，糖尿病患者，心肌梗死患者禁用。

2. 严重动脉粥样硬化患者，心动过缓者，室性心动过速者，心肌病患者，心脏传导阻滞者，周围或肠系膜动脉血栓形成患者，老年人慎用。

【给药途径和剂量】

1. 剂量

（1）严重低血压、休克：成年人，静脉滴注。每 10mg 本品用 0.9%氯化钠注射液或 5%葡萄糖注射液 500ml 稀释（1∶50 000 浓度）。开始时滴速为每分钟 100～180 滴，待血压稳定后减至每分钟 40～60 滴。必要时浓度可加倍，滴速则根据血压调节。

（2）轻度或中度低血压

1）肌内注射：成年人，每次 2～5mg，按需每隔 10～15 分钟给药一次。

2）静脉注射：成年人，每次 0.2mg，按需每隔 10～15 分钟给药一次。

（3）预防蛛网膜下腔阻滞期间低血压：成年人，肌内注射。于阻滞前 3～4 分钟肌内注射本品 2～3mg。

（4）蛛网膜下腔阻滞：成年人，注射给药。每 2～3ml 麻醉药液中可加本品 2～3mg，达到 1∶1000 的浓度。

（5）局部麻醉：成年人，注射给药。每 20ml

局部麻醉药液中可加本品 1mg，达到 1∶20 000 的浓度。

（6）阵发性室上性心动过速：成年人，静脉注射。初始剂量为 0.5mg，20～30 秒注入，以后用量递增，每次增量不超过 0.1～0.2mg。最大剂量为一次 1mg。

（7）老年人剂量：老年人应适当减量。

2. 给药途径

（1）麻醉注射：本品加入局部麻醉药液中不宜用于指（趾）末端，以免末梢血管极度收缩而引起组织坏死、溃烂。

（2）静脉给药：静脉给药时应防止外漏，以免引起缺血性坏死。

【配伍禁忌】与硫喷妥钠、脑蛋白水解物、羧苄西林、头孢曲松、头孢曲松舒巴坦、头孢曲松他唑巴坦存在配伍禁忌。

【不良反应】

1. 呼吸系统　呼吸困难。

2. 神经系统　眩晕、震颤。

3. 精神　易激惹。

4. 其他　胸部不适或疼痛、虚弱。

【相互作用】

1. 与三环类抗抑郁药合用可增强本品的升压作用。

2. 与胍乙啶合用可增强本品的升压作用，并减弱胍乙啶的作用。

3. 与甲状腺素合用可增强两者的作用。

4. 与单胺氧化酶抑制剂合用可增强本品的升压作用。

5. 与全身麻醉药（尤其是环丙烷或卤代碳氢化合物）合用时易引起室性心律失常。

6. 与催产药合用可引起严重的高血压。

7. 与其他拟交感神经药合用可加重拟交感神经药的不良反应。

8. 与硝酸盐类药合用可减弱本品的升压作用和硝酸盐类药的抗心绞痛作用。

9. 与降压药合用可减弱降压药的作用。

【药动学】本品在胃肠道和肝脏内可被单胺氧化酶降解，故不宜口服。肌内注射后通常 10～15 分钟起效，持续 30～120 分钟；静脉注射后立即起效，持续 15～20 分钟。

【观察指标】用药期间应频繁监测血压，同时根据不同情况进行其他必要的检查和监测。

【用药宣教】

1. 如果出现不良反应，停止用药并向医生报告。

2. 在强光下戴太阳镜，因为滴入眼药水后，瞳孔会变大，眼睛可能比平时对光更敏感。如果停药后 12 小时仍有过敏反应，停止用药并通知医生。

左西孟旦

【类别】非洋地黄类强心药。

【作用机制】本品通过钙离子依赖方式与心肌肌钙蛋白C结合，以增强收缩蛋白的钙离子敏感性，且增强心肌收缩力的同时并不影响心室舒张。此外，本品通过开放血管平滑肌的 ATP 敏感性钾离子通道，诱导冠状动脉阻力血管及全身静脉容量血管舒张。在体外，本品为一种选择性磷酸二酯酶III抑制剂，但各治疗浓度与其相关性尚不明确。对心力衰竭患者，本品的正性肌力和扩血管作用可使收缩力增强，降低前负荷和后负荷，但对舒张功能无负面影响。本品亦可改善经皮冠状动脉腔内成形术（PTCA）后或溶栓后患者的心肌顿抑。

【适应证】用于传统治疗（如利尿药、血管紧张素转换酶抑制剂、洋地黄类药）疗效不佳，且需增加心肌收缩力的急性失代偿性心力衰竭（ADHF）的短期治疗。

【禁用与慎用】

1. 对本品过敏者，有尖端扭转型室性心动过速病史者，显著影响心室充盈和（或）射血功能的机械阻塞性疾病患者，严重低血压患者，严重心动过速患者，重度肾功能不全（肌酐清除率＜30ml/min）者，重度肝功能不全者禁用。

2. 基础收缩压或舒张压较低或存在低血压风险的患者，心动过速、心房颤动、致命性心律失常患者，冠状动脉缺血发病期、QT 间期延长（包括合用可延长 QT 间期的药物）的患者，轻度至中度肾功能不全者，轻度至中度肝功能不全者慎用。

【给药途径和剂量】

1. 剂量

（1）ADHF：成年人，静脉滴注用药剂量和持续时间应根据患者情况和临床表现进行调整。初始负荷剂量为 6～12μg/kg[合用血管扩张药或（和）正性肌力药者，推荐负荷剂量为 6μg/kg]，滴注时间应大于 10 分钟，随后给予维持剂量持续用药，一般为 0.1μg/（kg · min）。给予负荷剂量时及持续用药的起始 30～60 分钟，若出现反应过度（如低血压、心动过速），可将滴速减至 0.05μg/（kg · min）或停药；如对初始负荷剂量耐受性良好且须增强血流动力学效应，可将滴速增至 0.2μg/（kg · min）。对处于急性失代偿期的严重慢性心力衰竭患者，持续用药时间通常为 24 小时。

（2）肝功能不全时剂量：成年人，轻度至中度肝功能不全者无须调整剂量。

（3）老年人剂量：老年人无须调整剂量。

（4）其他疾病时剂量：成年人，基础收缩压或舒张压较低或存在低血压风险的患者，推荐使用较保守的剂量范围，根据身体状况和应答调整剂量与持续用药时间。

2. 给药途径　静脉滴注，可通过外周或中央静脉滴注。

注：（1）0.025mg/ml 静脉滴注液：12.5mg 本品以 5%葡萄糖注射液 500ml 稀释。

（2）0.05mg/ml 静脉滴注液：25mg 本品以 5%葡萄糖注射液 500ml 稀释。

【配伍禁忌】与地高辛、呋塞米、脑蛋白水解物、硝酸甘油存在配伍禁忌。

【不良反应】

1. 心血管系统　低血压、心动过速（包括室性心动过速）、期前收缩（包括室性期前收缩）、心力衰竭、心肌缺血、心房颤动。

2. 代谢/内分泌系统　低钾血症。

3. 神经系统　头痛、失眠、头晕。

4. 消化系统　恶心、便秘、腹泻、呕吐。

5. 血液系统　血红蛋白减少。

【相互作用】

1. 与其他治疗心力衰竭药合用可引起血红蛋白减少、血细胞比容降低。

2. 与单硝酸异山梨酯合用可加重直立性低血压。

【药动学】在 0.05～0.2μg/（kg · min）剂量范围，本品的药动学呈线性。本品滴注结束后约 2 日达血药峰浓度。分布容积约为 0.2L/kg，血浆蛋白结合率为 97%～98%，主要为白蛋白；其活性代谢物 OR-1896 的蛋白结合率为 40%。本品可完全代谢，以原形随尿液和粪便排泄的药量可忽略不计。主要通过与环化或 *N*-乙酰化的半胱氨酰甘氨酸和半胱氨酸结合而代谢。约 5%的药量在肠道通过还原形成氨基哒嗪酮（OR-1855），OR-1855 再吸收后通过 *N*-乙酰基转移酶代谢形成活性代谢物 OR-1896。快乙酰化者的活性代谢物 OR-1896 的浓度稍高于慢乙酰化者，但对推荐剂量范围的临床疗效无影响。54%的药量随尿液排泄，44%随粪便排泄，超过 95%的药量在 1 周内排出。

【观察指标】

1. 治疗期间应监测心电图[尤其冠状动脉缺血发病期、QT 间期延长（包括合用可延长 QT 间期的药物）的患者]、血压、心率、尿量，监测应持续至用药结束后至少 3 日或患者临床症状稳定；对轻度至中度肾功能不全或轻度至中度肝功能不全者，建议至少监测 5 日。滴注结束后无创监测至少应持续 4～5 日，直至血压降至最低值并开始升高，若出现血压持续下降的迹象，则需监测 5 日以上。

2. 对用药前血钾浓度异常的患者，治疗期间应监测血钾浓度。

【用药宣教】

1. 用药前应纠正血钾浓度异常、严重血容量不足。

2. 本品可引起低血压，与其他血管活性药物合用时应谨慎。

四、用于心脏疾患的血管扩张药

硝酸甘油

【类别】硝酸酯类心血管系统用药。

【妊娠安全等级】C。

【作用机制】本品为有机硝酸酯类抗心绞痛药，主要通过释放一氧化氮刺激鸟苷酸环化酶，使环磷酸鸟苷（cGMP）增加而使血管扩张。其作用特点如下：①可扩张静脉，使静脉血管床血液积聚，静脉回流血量减少，并降低左心室舒张期容积和压力（降低前负荷）。②可扩张小动脉，使周围血管阻力和收缩期左心室压力降低（降低后负荷）。③可扩张冠状动脉，改善缺血区域局部冠状动脉血流和心肌氧供。④肛管局部使用本品，可松弛肛管括约肌，缓解痉挛；还可松弛血管平滑肌，舒张血管，增加血管局部的血供，促进溃疡的愈合。

【适应证】

1. 用于预防和迅速缓解因冠状动脉疾病引起的心绞痛发作。

2. 用于治疗充血性心力衰竭。

3. 用于降低血压。

4. 用于治疗肛裂并缓解肛裂引起的疼痛。

【超说明书用药】

1. 舌下和外用减少急性心肌梗死和心力衰竭患者的心脏负荷。

2. 雷诺病辅助治疗。

【禁用与慎用】

1. 对本品、其他硝酸酯类药或亚硝酸酯类药过敏者，严重贫血患者，青光眼患者，颅内压升高患者，脑出血或颅外伤患者，早期心肌梗死患者，急性循环衰竭患者，心脏压塞、梗阻性肥厚型心肌病、缩窄性心包炎患者，严重低血压（收缩压＜90mmHg）患者禁用。

2. 血容量不足或轻中度低血压患者，主动脉瓣或左房室瓣狭窄患者，哺乳期妇女慎用。

【给药途径和剂量】

1. 剂量

（1）心绞痛

1）成年人，口腔给药。

A. 舌下片：①0.5mg 规格。一次 0.25～0.5mg，舌下含服，每 5 分钟可重复给予 0.5mg，直至疼痛缓解。于活动或大便前 5～10 分钟使用可避免诱发心绞痛。②0.6mg 规格。心绞痛急性发作时于舌下或口腔颊黏膜处含服本品 1 片。可每 5 分钟重复一次直至症状缓解。如 15 分钟内给药 3 片胸痛仍不缓解或疼痛加剧，应立即采取其他医疗措施。于进行可能导致心绞痛发作的活动前 5～10 分钟使用可避免诱发心绞痛。

B. 气雾剂：于心绞痛发作时或出现心绞痛前兆时，经舌下喷入本品 0.5～1mg。

C. 喷雾剂：于心绞痛发作时或出现胸压迫感等心绞痛前兆时，根据症状严重程度经舌下喷入本品 0.4～0.8mg。根据需要可每 3～5 分钟重复一次，如最初给药剂量为 0.8mg，则 5 分钟后仅可给予 0.4mg，不推荐 15 分钟内超过 1.2mg。于进行可能导致心绞痛发作的活动前 5～10 分钟使用可避免诱发心绞痛。

2）静脉滴注：初始剂量为 5μg/min。

3）经皮给药贴片：用于预防慢性心绞痛，一次 25mg，贴敷于左前胸皮肤，每日 1 次。

（2）充血性心力衰竭、降低血压：成年人，静脉滴注初始剂量为 5μg/min，可每 3～5 分钟增加 5μg/min，如以 20μg/min 速率滴注时无效可以 10μg/min 的速率递增，以后可以 20μg/min 的速率递增。具体剂量应根据血压、心率和其他血流动力学参数调整。

（3）肛裂及肛裂引起的疼痛：成年人，肛门内给药软膏。将少许软膏（长度为 1～1.5cm）涂于肛门内约 1cm 处，每日 3 次。

（4）肾功能不全时剂量：成年人，肾功能不全者无须调整剂量。

2. 给药途径

（1）口腔给药。

（2）静脉滴注：本品小容量注射液以 5%葡萄糖注射液或氯化钠注射液稀释。

（3）外用给药。

【配伍禁忌】与阿替普酶、胺碘酮、苯妥英钠、复合磷酸氢钾、甘露醇、肼屈嗪、氯化钾、门冬氨酸钾镁、脑蛋白水解物、曲马多、生脉注射液、头孢米诺、左西孟旦、左氧氟沙星存在配伍禁忌。

【不良反应】

1. 心血管系统　低血压（包括直立性低血压）、心悸、心动过缓、心绞痛加重、反射性心动过速、一过性冠状动脉闭塞。

2. 代谢/内分泌系统　静脉给药可能引起乳酸酸中毒、高渗透压和昏迷。

3. 呼吸系统　一过性低氧血症。

4. 肌肉骨骼系统　肌肉震颤。

5. 神经系统　头痛、眩晕、晕厥、头晕、感觉异常、脑脊液增多、颅内压升高。有短暂性脑缺血发作、展神经麻痹的个案报道。

6. 精神　烦躁、焦虑。

7. 消化系统　恶心、呕吐、干呕、腹痛、口干。有味觉丧失的个案报道。本品口腔喷雾给药后还可引起口腔黏膜发麻、舌肿胀。本品肛门内给药还可引起直肠出血、肛管瘙痒或灼热感、肠蠕动减慢。

8. 血液系统　出血时间延长。有血小板减少的个案报道。

9. 皮肤　颈部潮红、面部潮红、药疹、剥脱性皮炎、多汗、苍白。本品贴片可引起轻微的局部皮肤刺激。上市后还有皮肤血管扩张的报道。

10. 眼　视物模糊。

11. 其他　疼痛、虚脱、虚弱、胸骨后不适。

【相互作用】

1. 与其他降压药、血管扩张药合用可增强本品致直立性低血压的作用。

2. 与磷酸二酯酶Ⅴ型（PDE5）抑制剂（如西地那非、伐地那非、他达那非）合用可增强降压作用。

3. 与精神药物、沙丙蝶呤合用可增强降压作用。

4. 与阿司匹林合用可使本品的血药峰浓度增加 67%，曲线下面积增加 73%，可能增强本品的血流动力学效应和血管舒张作用。

5. 与三环类抗抑郁药（如阿米替林、地昔帕明、多塞平）、抗胆碱药合用可能导致口干和唾液分泌减少，可能使本品舌下片溶解困难。此外，本品与三环类抗抑郁药合用还可增强降压作用。

6. 与可溶性鸟苷酸环化酶（sGC）激动药（利奥西呱）合用可能引起低血压、晕厥或心肌缺血。

7. 与麦角胺合用可显著降低双氢麦角胺的首过代谢，进而增加其口服生物利用度。

8. 与乙酰胆碱、组胺、拟交感胺类药合用可能减弱本品疗效。

9. 与肝素合用可减弱肝素的抗凝作用。

10. 与组织纤溶酶原激活药（t-PA）（如阿替普酶）合用可降低 t-PA 的血药浓度，减弱 t-PA 的溶栓作用。

11. 与酒精合用可增强致低血压的作用。

【药动学】本品经舌下给药后 2～3 分钟起效，5 分钟达最大效应，血药峰浓度为 2～3ng/ml，作用持续 10～30 分钟，生物利用度为 80%（口服因肝脏首过效应，生物利用度仅为 8%）。相对于舌下给药途径，肛周涂布给药达峰时间长（2.92∶1）、血药峰浓度低（0.1∶1）、体内吸收量少（0.48∶1）、体内滞留时间长（4.1∶1）、消除半衰期长（8.7∶1）。静脉滴注即刻起效。贴片 30 分钟内起效，作用持续时间可达 4 小时，生物利用度为 80%。本品血浆蛋白结合率约为 60%。主要经肝脏代谢，中间产物为二硝酸盐和单硝酸盐，终产物为丙三醇。本品代谢后经肾脏排出。原形药物半衰期为 1～4 分钟。

【观察指标】监测血压、心率。

【用药宣教】

1. 用药时患者应尽可能取坐位，以免因头晕而跌倒。

2. 本品过量使用可能产生耐受性，应使用最低有效剂量。

3. 本品可引起头晕、头痛、视物模糊，驾驶员或机械操作人员慎用。

4. 硝酸甘油不能用于原发性肺动脉高压，这类患者用药容易出现低氧血症。

5. 如果有以下情况，可能不能使用硝酸甘油：严重贫血；青光眼；颅内压升高；脑出血或颅外伤；急性循环衰竭（如脑卒中、休克）；某些心脏病，如心脏压塞、梗阻性肥厚型心肌病、缩窄性心包炎、心肌梗死；严重低血压（收缩压＜90mmHg）；严重肝肾功能不全。

6. 如果在 24 小时内服用了治疗勃起功能障碍的药物（如伐地那非、他达拉非），即使出现心绞痛症状也不能服用硝酸甘油。二者合用可能引起严重的低血压。

7. 老年人用药更容易出现头晕等反应。

8. 尚缺乏儿童用药的资料，不推荐儿童使用。

9. 硝酸甘油可通过胎盘。

10. 哺乳期妇女应咨询医生。

11. 舌下片或片剂：应在舌下或口腔颊黏膜处含化，不要咀嚼、吸吮或直接吞服。

12. 用药后避免驾驶或操作机器。

13. 用药期间饮酒可能会加重低血压。

14.用药期间如果坐或躺后迅速起身，可能出现头晕或晕倒。

15. 用药初期可能出现头痛，但持续用药症状通常会缓解。首次用药或增加剂量时，可能出现低血压、心搏过快、嗜睡、头晕眼花和全身无力。用药还可能引起恶心、呕吐、短暂的面红等不良反应。

16. 舌下含化药片时可能出现灼烧和刺痛感。

硝酸异山梨酯

【类别】硝酸酯类抗心绞痛药。

【妊娠安全等级】C。

【作用机制】本品主要药理作用为松弛血管平滑肌，使外周动脉和静脉扩张，对静脉的扩张作用更强。静脉扩张可使血液潴留在外周，回心血量减少，从而使心室末端舒张压和肺毛细血管楔压（前负荷）降低；松弛小动脉平滑肌，可使外周血管阻力、动脉收缩压和平均动脉压（后负荷）降低。此外，本品还可扩张冠状动脉，使冠脉灌注量增加。总的效应是使心肌耗氧量减少，供氧量增多，心绞痛得以缓解。

【适应证】

1. 用于治疗心绞痛（包括严重或不稳定型心绞痛、心肌梗死后持续心绞痛）。

2. 用于预防心绞痛。

3. 用于治疗充血性心力衰竭。

4. 用于左心衰竭（包括急性心肌梗死后继发的左心衰竭）。

5. 用于急性心肌梗死，预防及缓解由心导管引起的冠状动脉痉挛，延长经皮腔内冠状动脉成形术（PTCA）期间对心肌缺血的耐受性。

6. 用于治疗肺动脉高压。

【超说明书用药】单独或与强心苷或其他血管扩张剂（如肼屈嗪、哌唑嗪，治疗难治性充血性心力衰竭；无胃食管反流和心力衰竭的弥漫性食管痉挛）联合应用。

【禁用与慎用】

1. 对硝酸盐类药过敏者，青光眼患者，循环衰竭或严重低血压患者，心源性休克患者（除非采取措施以维持适当的舒张压，如合用增强心肌收缩力的药物），低血容量患者，梗阻性肥厚型心肌病患者，缩窄性心包炎或心脏压塞患者，明显贫血患者，脑出血或头颅外伤患者禁用。

2. 主动脉或左房室瓣狭窄患者，直立性低血压患者，近期发生过心肌梗死患者，甲状腺功能低下患者，营养不良或体重过低者，低体温者，严重肾病患者，严重肝病患者，哺乳期妇女慎用。

【给药途径和剂量】

1. 舌下给药　含服，每次 5mg。

2. 口服给药　由于个体反应不同，剂量需个体化。

（1）片剂：预防心绞痛时每次 5～10mg，每日 2～3 次。

（2）缓释片：每次 20mg，每 8～12 小时 1 次。

（3）缓释胶囊：每次 20～40mg，每日 2 次。

3. 静脉滴注　剂量需根据病情和临床反应进行调整。

（1）常规剂量为每小时 2～7mg，必要时可增至每小时 10mg。初始剂量为 30μg/min，观察 0.5～1 小时，如无不良反应可将剂量加倍。每日 1 次，10 日为一疗程。

（2）初始剂量亦可为每小时 1～2mg，最大剂量为每小时 8～10mg。当患者伴有心力衰竭时，剂量需达每小时 10mg，个别病例可达每小时 50mg。

4. 喷雾给药

（1）喷雾剂，向口腔内喷入本品 1～3 喷，每隔 30 秒喷药 1 次。在心绞痛发作时，一次喷入超过 3 喷时，必须谨慎。

（2）气雾剂：向口腔内按压 4 揿（2.5mg）。

5. 给药方法

（1）口服给药：本品缓释片应于餐后整片吞服，不可咀嚼。

（2）舌下给药：最好采用坐位，将含片置于舌下。

（3）静脉滴注：①本品小容量注射液可不经稀释在持续心电监护下直接经输液泵给药；亦可经稀释后静脉滴注（稀释液可为 0.9%氯化钠注射液或 5%葡萄糖注射液，稀释后浓度可为 50μg/ml、100μg/ml、200μg/ml）。②本品粉针剂 50mg 可用适当的稀释液（如 0.9%氯化钠注射液或 5%葡萄糖注射液）稀释至 500ml，浓度为 100μg/ml；如因减少液体摄入量而需较高浓度时，可用本品 100mg 加稀释液混合至 500ml，浓度为 200μg/ml。

（4）喷雾给药：本品喷雾给药时只能喷入口腔中，不能吸入。

【配伍禁忌】与脑蛋白水解物存在配伍禁忌。

【不良反应】

1. 心血管系统　心动过速（包括反射性心动过速）、脑供血不足、低血压、心绞痛加重、心动过缓、高血压反跳。

2. 呼吸系统　低氧血症（冠状动脉疾病患者可表现为心肌缺氧）。

3. 神经系统　头痛、头晕（如直立性头晕）、嗜睡、晕厥、眩晕。

4. 消化系统　恶心、呕吐。

5. 血液系统　葡萄糖-6-磷酸脱氢酶缺乏性贫血。

6. 皮肤　面部潮红、皮肤过敏（如皮疹）、剥脱性皮炎。

7. 其他　乏力、虚脱、外周水肿。

【相互作用】

1. 与其他血管扩张药合用可使血管扩张作用增强。

2. 与其他降压药（如钙通道阻滞药、β受体阻滞剂）、精神抑制剂、三环类抗抑郁药合用可使降压作用增强。

3. 与磷酸二酯酶抑制剂（包括勃起功能障碍药：西地那非、他达那非、伐地那非）合用可致严重低血压、晕厥、心肌缺血。

4. 与利奥西呱（可溶性鸟苷酸环化酶激动药）合用可致低血压。

5. 与双氢麦角胺合用可使双氢麦角胺的血药浓度升高、升压作用增强。

6. 与类固醇类抗炎药合用可降低本品疗效。

7. 与乙醇合用可使血管扩张作用增强。

【药动学】本品口服吸收完全，平均生物利用度（F）约 25%，肝脏首过效应明显，达峰时间为 1 小时，作用持续 2～4 小时。经喷入给药后迅速被黏膜吸收进入循环系统，生物利用度可达 60%～100%，给药后 1～3 分钟起效，3～6 分钟达峰浓度。本品经静脉给药后，迅速分布至全身，在心脏、脑组织和胰腺中含量较高，脂肪组织、皮肤、大肠、肾上腺和肝脏含量较低，血浆蛋白结合率低。口服吸收后的分布容积为 2～4L/kg。主要经肝脏代谢为有生物活性的5-单硝酸异山梨酯（75%～85%）和2-单硝酸异山梨酯（15%～25%）。5-单硝酸异山梨酯在血清中可进一步代谢为异山梨酯（约37%）和右旋山梨酯（约7%）。代谢产物主要经肾脏排泄。本品在体内的半衰期约为1小时，5-单硝酸异山梨酯的半衰期约为5小时，2-单硝酸异山梨酯的半衰期约为2小时。

【观察指标】

1. 用药期间应密切监测血压和脉搏，以便及时调整剂量。

2. 根据病种和病情的严重程度，需通过无创性血流动力学检测手段进行常规检查（症状、血压、心率、尿量）。

【用药宣教】

1. 用药期间宜保持卧位，站立时应缓慢，以防突发直立性低血压。

2. 长期连续用药可产生耐受性。长期使用本品乳膏的患者，临时静脉注射本品的疗效会明显下降。

3. 不应突然停用本品，以避免出现反跳现象。

4. 头痛在持续治疗的情况下强度和频率会降低，但可能需要镇痛药和减少剂量。

5. 长期大剂量给药可能产生耐受性，从而降低硝酸盐制剂的有效性。

6. 慢慢地改变姿势，特别是从平卧到直立的姿势，在走路前摆动足和足踝。一有头晕或晕厥的迹象立即躺下。

7. 记录心绞痛发作和缓解所需的舌下药片数量。

8. 不要喝酒，因为可能会增加头晕和晕厥的可能性。

9. 哺乳期妇女服用本品时，应暂停哺乳。

10. 老年人对硝酸异山梨酯更敏感，用药后更容易出现头晕。

11. 缓释剂在餐后30分钟左右完整吞服，不能掰开、碾碎或咀嚼。

12. 定期检查血压。

13. 用药期间服用西地那非或其同类药物可能会引起严重的低血压。

14. 用药后可能出现头痛、面红、眩晕和心搏过快等症状。

单硝酸异山梨酯

【类别】硝酸酯类抗心绞痛药。

【作用机制】本品为硝酸异山梨酯的主要活性代谢产物，其释放出一氧化氮，一氧化氮通过激活鸟苷酸环化酶，使cGMP增多，激活cGMP依赖性蛋白激酶，改变平滑肌细胞中各种蛋白的环磷化作用，从而松弛血管平滑肌，扩张外周动脉和静脉。通过扩张静脉使静脉容量增加，减少回心血量，从而降低心室舒张末压力和体积（前负荷）；通过扩张动脉和小动脉降低系统血管阻力（后负荷），心肌做功减少；心脏前后负荷降低，从而减少心肌耗氧量。当动脉硬化部分阻塞冠状动脉时，本品可选择性扩张大冠状动脉，促进心肌血流的重新分布，使冠脉灌注量增加，还可扩张冠脉狭窄部位，缓解冠脉痉挛。通过上述作用达到抗心肌缺血作用。

【适应证】

1. 用于冠心病的长期治疗。

2. 用于心绞痛（包括心肌梗死后）的长期治疗和预防。

3. 与洋地黄和（或）利尿药联用于治疗慢性充血性心力衰竭。

【禁用与慎用】

1. 对本品或硝基化合物过敏者，急性循环衰竭（休克、循环性虚脱）患者，严重低血压患者（收缩压＜90mmHg），左心功能不全伴低充盈压或急性心肌梗死伴低充盈压患者（有持续血流动力学监测的情况除外），梗阻性肥厚型心肌病患者，限制型心肌病患者，心脏压塞或缩窄性心包炎患者，颅内压升高患者，脑出血或头部创伤患者，青光眼患者，严重贫血患者，血容量不足患者，妊娠早期妇女禁用。

2. 主动脉和（或）二尖瓣狭窄患者，体位性循环调节障碍（直立性低血压）患者，甲状腺功能减退、营养不良及体重过低患者，严重肾功能不全患者，严重肝病患者，严重多发性硬化患者，哺乳期妇女慎用。

【给药途径和剂量】

1. 剂量　冠心病、心绞痛、慢性充血性心力衰竭。

（1）口服给药：①普通片剂：每次20mg，每日2次；或每次10～20mg，每日3次。②分散片、胶囊、胶丸：每次10～20mg，每日2次。③缓释片或胶囊：每次30～60mg，每日1次，必要时可增至每次120mg，每日1次。为避免出现头痛，于最初2～4日，每次30mg，每日1次。④滴丸：每次20mg，每日2次。

（2）静脉滴注：根据患者的反应调整剂量，

通常有效剂量为 2～7mg/h。初始滴注速度为60μg/min，通常滴注速度为60～120μg/min。每日1次，10日为1个疗程。

（3）舌下喷雾治疗心绞痛时，每次 5mg；预防心绞痛时，每次5mg，每日3次。

2. 给药途径

（1）口服给药：①本品分散片可含服或吞服，亦可用水分散后口服。②本品缓释制剂应于清晨服用。③本品缓释片可整片或沿刻槽掰开服用0.5片，但不可咀嚼或碾碎。④本品缓释胶囊应整粒吞服，不可咀嚼。

（2）静脉滴注：本品小容积注射液和粉针剂应以5%葡萄糖注射液或0.9%氯化钠注射液稀释后静脉滴注。

（3）舌下给药：最好采用坐位，将含片置于舌下。

【配伍禁忌】尚不明确。

【不良反应】

1. 心血管系统　低血压（包括直立性低血压）、心动过缓、晕厥、反射性心动过速、心绞痛加重、脉搏加快、心悸、急性心肌梗死、心律失常、高血压、面色苍白、心房颤动、束支传导阻滞、心力衰竭、期前收缩、心音异常（包括心脏杂音）、Q波异常、间歇性跛行、下肢血管性溃疡、静脉曲张。

2. 代谢/内分泌系统　体重降低、高尿酸血症、低钾血症。

3. 呼吸系统　低氧血症（冠心病患者可出现心肌缺氧）、上呼吸道感染、咳嗽增加、哮喘、呼吸困难、鼻窦炎、支气管炎、支气管痉挛、痰液增加、鼻塞、咽炎、肺炎、肺浸润、肺部啰音、鼻炎。

4. 肌肉骨骼系统　肌痛、背痛、肌肉痉挛、颈痛、关节痛、肩周炎、肌无力、肌肉骨骼疼痛、肌炎、腱病、斜颈。

5. 泌尿生殖系统　前列腺疾病、性欲降低、阳痿、萎缩性阴道炎、多尿、肾结石、尿路感染。

6. 神经系统　头痛、头晕、嗜睡、头涨、眩晕、感觉异常、失眠、震颤、脑卒中、神经炎、轻度瘫痪、上睑下垂、意识模糊。还有垂体脑卒中的个案报道。

7. 精神　情绪不稳、焦虑、注意力不集中、抑郁、神经质、噩梦、坐立不安。

8. 消化系统　AST升高、ALT升高。恶心、呕吐、腹泻、腹痛、厌食、口干、口渴、口苦、消化不良、胃肠胀气、胃溃疡（包括出血性胃溃疡）、胃炎、舌炎、痔疮、稀便、黑便。还有硝酸盐诱导的括约肌松弛引起的心口灼热的报道。

9. 血液系统　紫癜、血小板减少、低色素性贫血、变性血红蛋白增加（因血中硝酸盐增多）。

10. 皮肤　潮红、皮肤过敏反应（如红斑）、剥脱性皮炎、皮疹、瘙痒、皮肤瞬间发红发热、多汗、痤疮、毛发质地异常、皮肤结节。

11. 眼　弱视、结膜炎、畏光。

12. 耳　耳鸣、耳痛、鼓膜穿孔。

13. 其他　虚脱、乏力、胸痛、水肿、流感样症状、不适、寒战、细菌感染、真菌感染（如念珠菌病）。

【相互作用】同“硝酸异山梨酯”。

【药动学】本品口服后吸收迅速，无肝脏首过效应。单次服用普通片剂20mg的 C_{max} 为360μg/L，生物利用度为90%～100%，达峰时间为1小时，血浆蛋白结合率小于4%，消除半衰期为4～5小时。胶丸达峰时间为30～60分钟，生物利用度约为100%，血浆蛋白结合率小于5%，作用时间6小时。本品在心脏、脑组织和胰腺中含量较高，脂肪组织、皮肤、结肠、肾上腺和肝脏中含量较低。在肝脏几乎完全被代谢，脱硝基后主要以代谢产物异山梨醇（约37%）和右旋山梨醇（约7%）的形式经肾脏随尿液排泄，其次为5-单硝酸异山梨酯-葡萄糖醛酸结合物（占27%），原形药物仅占6%。胆汁排泄的主要形式亦为5-单硝酸异山梨酯-葡萄糖醛酸结合物，且随胆汁进入肠腔后被水解，释放出的5-单硝酸异山梨酯大部分又重新吸收至血液。随粪便排泄的药量小于1%。本品可经血液透析清除。

【观察指标】用药期间应监测血压和心功能。

【用药宣教】同“硝酸异山梨酯”。

尼可地尔

【类别】硝酸酯类抗心绞痛药。

【作用机制】本品为抗心绞痛药，属硝酸酯类化合物，可阻止细胞内钙离子游离，增加细胞膜对钾离子的通透性，扩张冠状血管，持续性增加冠状动脉血流量，抑制冠状动脉痉挛。在扩张冠状血管时，不影响血压、心率、心肌收缩力、心肌耗氧量。本品还具有抑制血小板聚集、防止血栓形成的作用。

【适应证】用于治疗冠心病、心绞痛。

【禁用与慎用】

1. 对本品过敏者，对硝酸盐及其亚硝酸酯类药有过敏史者，严重肝、肾功能不全者，青光眼患者，严重脑功能障碍者，严重低血压患者，心源性休克患者，艾森门格综合征患者，原发性肺动脉高压患者，右心室心肌梗死者，脱水患者，神经性循环衰弱患者禁用。

2. 低血压患者，肝、肾功能不全者，急性心功能不全伴左室流出道狭窄、梗阻性肥厚型心肌病或大动脉狭窄症患者、老年人、孕妇及哺乳期妇女慎用。

【给药途径和剂量】

1. 剂量　口服给药每次 5～10mg，每日 3 次。通常日剂量不宜超过 60mg。静脉滴注用于不稳定型心绞痛：以 2mg/h 为起始剂量，根据症状和血流动力学逐渐调整用量，最大剂量为 6mg/h。

2. 给药途径　将本品粉针剂以 0.9%氯化钠注射液或 5%葡萄糖注射液稀释为 0.01%～0.03%溶液后静脉滴注。配制后的溶液应于 24 小时内使用。

【配伍禁忌】尚不明确。

【不良反应】

1. 心血管系统　心悸、反射性心率加快、低血压、肌酸激酶升高、室性心动过速。

2. 代谢/内分泌系统　血清总蛋白减少、血钾升高、高密度脂蛋白（HDL）胆固醇降低。

3. 泌尿生殖系统　血肌酐升高、尿蛋白阳性。

4. 神经系统　头痛、头晕、失眠、肢体麻木。

5. 消化系统　AST 升高、ALT 升高、ALP 升高、总胆红素升高、LDH 升高、GTP 升高、黄疸。腹痛、腹泻、食欲缺乏、消化不良、恶心、呕吐、便秘、口角炎、上腹不适。

6. 血液系统　血小板减少、贫血、白细胞增多。

7. 皮肤　颜面潮红。

8. 耳　耳鸣。

9. 过敏反应　皮疹。

10. 其他　乏力、下肢水肿。

【相互作用】与磷酸二酯酶Ⅴ型抑制剂（如西地那非、伐地那非、他达拉非）合用可加重低血压。

【药动学】本品片剂口服吸收迅速而完全，生物利用度为 75%，服药后 0.5～1 小时达血药峰浓度。主要分布于肝、心、肾、肾上腺、血液。在体内经水解脱去硝基，代谢产物药理活性极小，主要随尿液排泄，半衰期约为 1 小时。

【观察指标】用药期间监测血压、血流动力学。

【用药宣教】

1. 与治疗勃起功能障碍的药物（如西地那非、伐地那非）合同，可能增加发生低血压的风险。

2. 老年人生理功能减退，用药容易出现不良反应。用药期间请密切监测血压。

3. 用药期间坐或躺后迅速起身，可能出现头晕或晕倒。

4. 用药期间避免饮酒或饮用含有酒精的饮料。

5. 用药后可能出现头痛、头晕、耳鸣、失眠等不良反应。服用阿司匹林可减轻症状，如果未缓解请及时就诊。此外，还可能引起腹痛、腹泻、食欲减退、消化不良、恶心、呕吐、便秘、心悸、乏力、面红、下肢水肿、口角炎等。

6. 本品还可能引起严重的皮肤、黏膜或眼部溃疡，包括胃肠道溃疡。溃疡可进展为穿孔、出血、瘘或脓肿。

五、其他心脏疾病用药

丹参酮ⅡA

【类别】心血管系统用药。

【作用机制】本品可增加冠状动脉血流量，改善缺血区心肌的侧支循环及局部供血；改善缺氧引起的心肌代谢紊乱，提高心肌的耐缺氧能力，抑制血小板聚集及抗血栓形成；在一定剂量下亦可增强心肌收缩力；还有显著的红细胞膜保护作用。动物实验中，本品可缩小动物心肌梗死的面积。

【适应证】用于冠心病、心绞痛、心肌梗死的辅助治疗。

【禁用与慎用】对本品过敏者禁用。使用尚不明确。

【给药途径和剂量】

1. 肌内注射　每次 40～80mg，每日 1 次。

2. 静脉注射　每次 40～80mg，每日 1 次，以 25%葡萄糖注射液 20ml 稀释后注射。

3. 静脉滴注　每次 40～80mg，每日 1 次，以 5%葡萄糖注射液或 0.9%氯化钠注射液 250～500ml 稀释后滴注。

【配伍禁忌】与下列药物存在配伍禁忌：阿贝卡星、阿米卡星、氨溴索、大观霉素、地贝卡星、法莫替丁、氟罗沙星、核糖霉素、环丙沙星、加替沙星、甲氯芬酯、卡那霉素、卡那霉素 B、克林霉素、链霉素、硫酸镁、洛美沙星、氯化镁、莫西沙星、奈替米星、脑蛋白水解物、诺氟沙星、帕珠沙星、培氟沙星、庆大霉素、庆大霉素甲氧苄啶、葡萄糖酸镁、妥布霉素、西咪替丁、西索米星、小诺米星、新霉素、氧氟沙星、依诺沙星、依替米星、异帕米星、紫霉素、左氧氟沙星。

【不良反应】

1. 心血管系统　低血压性休克、静脉炎。

2. 免疫系统　过敏性休克。

3. 消化系统　恶心、腹痛。

4. 皮肤　皮疹、斑丘疹、皮炎。

5. 其他　寒战、发热、疼痛（包括注射部位疼痛）。

【相互作用】尚不明确。

【药动学】尚无资料。

【观察指标】过敏反应的症状和体征。

【用药宣教】出现过敏反应的症状和体征，应立即停药。

葛根素

【类别】周围血管扩张药。

【作用机制】本品为血管扩张药，是从豆科植物野葛或甘葛藤根中提取的一种黄酮苷。可扩张冠状动脉和脑血管、降低心肌耗氧量、改善微循环、抗血小板聚集。此外，本品具有广泛而显著的β受体阻滞作用，可降低眼内压。

【适应证】

1. 本品注射剂用于治疗冠心病、心绞痛、心肌梗死、突发性耳聋及视网膜动静脉阻塞。

2. 本品滴眼液用于治疗原发性开角型青光眼、原发性闭角型青光眼、继发性青光眼、高眼压症。

【禁用与慎用】

1. 对本品过敏者，严重肝、肾功能不全者，心力衰竭或其他严重器质性疾病患者禁用。

2. 有出血倾向者、心动过缓者、儿童、孕妇慎用。

【给药途径和剂量】

1. 剂量

（1）冠心病、心绞痛、心肌梗死：静脉滴注，每次200mg，每日2次，10～15日为1个疗程。

（2）突发性耳聋及视网膜动、静脉阻塞：静脉滴注，每次200～400mg，每日1次，10～20日为1个疗程，可连续使用2～3个疗程。

（3）原发性开角型青光眼、原发性闭角型青光眼、继发性青光眼、高眼压症：经眼给药滴入眼睑内，一次1～2滴，闭目3～5分钟。首日3次，以后每日2次，早晚各1次。

2. 给药途径　静脉滴注，本品粉针剂或小容量注射液临用前以5%葡萄糖注射液或0.9%氯化钠注射液250～500ml溶解或稀释。

【配伍禁忌】与下列药物存在配伍禁忌：苯海拉明、吡硫醇、丙二醇、二丁酰环磷腺苷钙、肝素钙、硫酸镁、氯化钙、氯化钙溴化钠、氯化锶[^{89}Sr]、氯化铊、门冬氨酸钾镁、萘普生、脑蛋白水解物、葡萄糖酸钙、葡萄糖酸锑钠、三磷酸腺苷二钠-氯化镁、山梨醇铁、铁羧葡胺、头孢曲松、头孢曲松舒巴坦、头孢曲松他唑巴坦、溴化钙、溴己新、亚锡甲氧异腈、亚锡喷替酸、亚锡葡庚糖酸钠、亚锡葡萄糖酸钙、亚锡双半胱氨酸、亚锡替曲膦、亚锡亚甲基二膦酸、亚锡右旋糖酐、亚叶酸钙、依降钙素、异甘草酸镁、右旋糖酐铁、蔗糖铁、左亚叶酸钙。

【不良反应】

1. 呼吸系统　哮喘。

2. 泌尿生殖系统　肾绞痛。

3. 神经系统　头痛。

4. 消化系统　暂时性腹胀、暂时性恶心。

5. 血液系统　急性血管内溶血（表现为寒战、发热、黄疸、腰痛、尿色加深等）。

6. 皮肤　皮疹。

7. 眼　经眼给药可见一过性异物感或刺激感。

8. 其他　发热。

【相互作用】尚不明确。

【药动学】健康志愿者静脉注射本品5mg/kg，蛋白结合率为24.6%，稳态表观分布容积为0.298L/kg，主要分布于肝、肾、心脏和血浆，其次为睾丸、肌肉和脾脏，还可透过血脑屏障进入脑内（但含量较低）；分布半衰期、消除半衰期、平均滞留时间分别为10.3分钟、74分钟、1.28小时，其清除较快，在体内不易蓄积。动物实验表明，本品的消除半衰期随给药量的增加而明显缩短。

【观察指标】用药期间定期监测胆红素、网织红细胞、血红蛋白及尿常规。

【用药宣教】出现寒战、发热、黄疸、腰痛、尿色加深等症状者，须立即停药，及时治疗。

果糖二磷酸钠

【类别】心血管系统用药。

【作用机制】右旋1, 6-二磷酸果糖（FDP）为糖酵解的中间产物，在细胞中通过激活磷酸果糖激酶、丙酮酸激酶和乳酸脱氢酶来调节酶促反应。体内外生化学研究显示，药理剂量的FDP可作用于细胞膜，促进细胞对循环中钾的摄取并刺激细胞内高能磷酸和2, 3-二磷酸甘油的产生。此外，FDP可减少机械创伤引起的红细胞溶血和抑制化学刺激引起的氧自由基的产生。

【适应证】用于急性情况（如输血、体外循环下手术、胃肠外营养）或慢性疾病（如慢性酒精中毒、长期营养不良、慢性呼吸衰竭）中出现的低磷酸血症。

【禁用与慎用】对果糖过敏者、高磷酸血症患者、肾衰竭患者禁用。

【给药途径和剂量】

1. 剂量

（1）低磷酸血症

1）成年人，静脉滴注。根据磷酸缺乏程度调整剂量，推荐剂量为每日 70～160mg/kg，较大剂量时建议每日分 2 次给药。

2）儿童，静脉滴注。用法用量同成年人，不得超过推荐剂量。

（2）肾功能不全时剂量：成年人，肌酐清除率＜50ml/min 的患者，必要时可适当减量。

2. 给药途径 静脉滴注，滴速约为 1g/min（10ml/min）。

注：静脉滴注液每 5g 粉针剂以 50ml 溶剂溶解。

【配伍禁忌】与下列药物存在配伍禁忌：阿洛西林、埃索美拉唑、昂丹司琼、奥美拉唑、棓丙酯、苯巴比妥、表柔比星、穿琥宁、丹参酮ⅡA 磺酸钠、多烯磷脂胆碱、夫西地酸、呋塞米、氟罗沙星、复方甘草酸苷、复方乳酸钠、复方右旋糖酐 40、更昔洛韦、甲泼尼龙琥珀酸钠、兰索拉唑、硫辛酸、美洛西林、门冬氨酸钾镁、咪达唑仑、萘夫西林、脑蛋白水解物、哌拉西林舒巴坦、清开灵、乳酸钠林格、痰热清、碳酸氢钠、头孢地嗪、头孢哌酮舒巴坦、头孢哌酮他唑巴坦、头孢匹胺、头孢曲松、头孢唑肟、炎琥宁、异帕米星。

【不良反应】

1. 免疫系统 过敏反应（包括过敏性休克）。

2. 其他 ①滴速超过 10ml/min 可引起面红、心悸、手足蚁走感。②药液外渗可引起局部疼痛和刺激。

【相互作用】尚不明确。

【药动学】静脉给予健康志愿者本品 250mg/kg，5 分钟后血药浓度为 770mg/L，80 分钟后无法测得浓度。血浆中 FDP 的消除途径包括组织分布，以及被红细胞膜和血浆中激活的磷酸酶水解为无机磷和果糖。血浆半衰期为 10～15 分钟。

【观察指标】肌酐清除率低于 50ml/min 的患者，应监测血磷酸盐浓度。

【用药宣教】滴速过快可引起面红、心悸、手足蚁走感，不能随意调节滴注速度。

前列地尔

【类别】周围血管扩张药。

【妊娠安全等级】C。

【作用机制】本品为外源性前列腺素 E_1（PGE_1），为一种血管扩张药及抑制血小板聚集药。PGE_1 通过激活细胞内腺苷酸环化酶，使血小板和血管平滑肌内的 cAMP 水平成倍增加，致使产生惰性血小板及血管扩张。本品还具有稳定肝细胞膜、改善肝功能的作用。体外试验表明，PGE_1 可剂量依赖性地松弛离体阴茎海绵体和尿道海绵体的平滑肌，亦可对抗去甲肾上腺素或前列腺素 $F_2\alpha$ 引起的离体阴茎动脉条收缩；给予猪尾猴阴茎海绵体内注射本品，可剂量依赖性地增加阴茎动脉血流。

【适应证】

1. 用于治疗慢性动脉闭塞症（如血栓闭塞性脉管炎、闭塞性动脉硬化症）引起的四肢溃疡及微血管循环障碍引起的四肢静息疼痛。

2. 用于脏器移植术后的抗栓治疗，可抑制移植后血管内的血栓形成。

3. 用于动脉导管依赖性先天性心脏病，可缓解低氧血症，保持导管血流以等待手术治疗时机。

4. 用于慢性肝炎的辅助治疗。

5. 用于治疗心肌梗死、视网膜中央静脉血栓。

6. 用于治疗勃起功能障碍。

【禁用与慎用】

1. 禁用群体 对本品过敏者，严重心功能不全者，急性肺水肿或有肺水肿病史的心力衰竭患者，严重慢性阻塞性肺疾病（COPD）或肺静脉闭塞症（PVOD）患者，弥散性肺浸润患者，有出血倾向的患者，近 6 个月内有脑血管意外病史者，严重低血压患者，少尿患者，严重肝功能不全或有急性肝功能损害症状（氨基转移酶或γ-谷氨酰转肽酶升高）的患者，有异常勃起倾向（如镰状细胞贫血、镰状细胞性状、白血病、血小板增多、红细胞增多、多发性骨髓瘤）的患者禁用本品治疗勃起功能障碍，阴茎异常、尿道狭窄、阴茎头炎、急慢性尿道炎患者禁用本品治疗勃起功能障碍，有静脉血栓倾向或高黏滞血症患者禁用本品治疗勃起功能障碍（可能导致阴茎异常勃起），不适合性交或配偶为孕妇或计划妊娠的男性患者禁用本品治疗勃起功能障碍，阴茎纤维化（如解剖学变形、异常弯曲、海绵体内纤维化、Peyronie 病）患者禁用本品治疗勃起功能障碍（国外资料），阴茎假体植入患者禁用本品治疗勃起功能障碍，孕妇或可能妊娠的妇女，哺乳期妇女。

2. 慎用群体　心功能不全者（本品可能加重心功能不全）、青光眼或眼压升高者（本品可能升高眼压）、活动性胃溃疡或有胃溃疡并发症史者（本品可能导致胃出血）、间质性肺炎患者（本品可能使其恶化）、儿童、老年人。

【给药途径和剂量】

1. 普通注射剂

（1）对动脉导管未闭的新生儿持续静脉滴注，开始每分钟给予本品 50～100ng/kg，尽快将用量下降到能够维持效应的最低用量。也可以通过脐动脉进行输注。

（2）成年人静脉给药，将 40μg 本品溶于 0.9%氯化钠注射液 50～250ml 中，于 2 小时内静脉滴注完毕，每日 2 次。或将 60μg 本品溶于 0.9%氯化钠注射液 50～250ml 中，于 3 小时内静脉滴注完毕，每日 1 次。对于肾功能不全的患者（肌酐值>1.5mg/dl），静脉滴注治疗应从 20μg 开始，输注时间为 2 小时，每日 2 次。根据临床具体情况，在 2～3 天将剂量增加到上述推荐的正常剂量。肾功能不全或有心脏病的患者，其输注液体量应限制在 20～100ml/d，并且宜用输液泵输注。

（3）成年人动脉给药，20μg 本品溶于 0.9%氯化钠注射液 50ml 中，除非另有说明，将 10μg 本品用输液泵于 60～120 分钟经动脉输注完。如有必要，特别是如果存在坏死，只要达到满意的耐受性，剂量可增加到 20μg，通常每天输注 1 次。如果动脉内输注是通过留置导管给予，根据患者的耐受性和症状的严重程度，建议剂量为 0.1～0.6ng/（kg · min），用输液泵输注 12 小时。在本品治疗 3 周后，应决定患者是否已不可能再从本品的治疗中得到更好的效果，如患者已不再对治疗有所反应，应该停止使用，所以治疗期均不得超过 4 周。

2. 注射用脂微球及注射用干乳剂　成年人每日 1 次，5～10μg 加入 10ml 0.9%氯化钠注射液（或5%的葡萄糖注射液）中缓慢静脉注射，或直接入壶缓慢静脉滴注。

3. 尿道栓

（1）用药前先排尿并轻轻抖动阴茎排除剩余尿液，湿润的尿道使前列地尔尿道栓更易于吸收。

（2）打开铝箔包装，拿掉给药器杆上的保护盖，以最适宜的方式握住给药器，插入尿道内，轻巧并完全地压下给药器的柄直到停止，以确保药栓被完全释放，在此状态下握住给药器 5 秒。

（3）轻微地向两边晃动给药器，这将使药栓与给药器顶部分离，不要用太大的压力，以免擦破尿道内皮，而引起出血。

（4）保持阴茎竖直，去除给药器。

（5）观察给药器顶部，药栓应不再存在，不要触摸杆部，如果你看到给药器杆部仍残留药栓，轻巧地再次塞进尿道。

（6）用双手握住阴茎，使之竖直并展长，用力搓阴茎至少 10 秒，这使得药物足以分布在尿道内壁，如果有烧灼感，可以再继续搓阴茎达 30～60 秒或直到烧灼感下降。本品每天应用不宜多于 1 次。每支药品只能使用一次。

【配伍禁忌】与下列药物存在配伍禁忌：促肝细胞生长素、琥珀酰明胶、聚明胶肽、明胶、脑蛋白水解物、羟乙基淀粉、肾康、舒血宁、替考拉宁、头孢曲松、胰岛素、银杏黄酮苷、右旋糖酐。

【不良反应】

1. 心血管系统　心力衰竭加重、血压降低、心悸、心律不齐（包括心动过速）、心绞痛、双室心力衰竭、心肌梗死、血压升高、低血压、血管舒张、血管迷走神经性反应。

2. 代谢/内分泌系统　低氯血症（新生儿）、低钙血症（新生儿）、高脂血症（新生儿）。

3. 呼吸系统　肺水肿、呼吸困难、鼻出血、咳嗽、气喘、喉部水肿、呼吸暂停（新生儿）。

4. 肌肉骨骼系统　四肢疼痛、肌痛。

5. 泌尿生殖系统

（1）尿道给药可见一过性阴茎、尿道或睾丸微痛，尿道烧灼感、出血或其他轻微损伤。

（2）阴茎海绵体内注射可见阴茎疼痛、勃起时间延长、阴茎纤维化、注射部位反应（血肿、瘀斑、出血、炎症、瘙痒、肿胀、水肿、红斑）、阴茎麻木、刺激感、阴茎敏感、阴茎瘙痒、阴茎红斑、阴茎皮肤撕裂、阴茎变色、阴茎温热感、阴茎皮疹、阴茎水肿、尿道出血、勃起疼痛、异常射精、异常勃起、睾丸疼痛、阴囊水肿、血尿、盆腔痛、血精。

6. 免疫系统　过敏反应（皮疹、关节不适、发热反应、多汗、寒战）、过敏样反应。

7. 神经系统　头晕、头痛、发麻、脑源性惊厥、脑血管意外、晕厥。

8. 精神　精神错乱状态、不愉快感。

9. 消化系统　肝酶异常（包括氨基转移酶升高）。腹泻、腹胀、腹痛、食欲减退、呕吐、便秘、口腔肿胀感、恶心。

10. 血液系统　嗜酸性粒细胞增多、白细胞减少、白细胞增多、血小板减少、粒细胞缺乏。

11. 皮肤　脱发、荨麻疹、皮肤发红、潮红、皮疹、瘙痒、多汗。

12. 眼　视力下降。

13. 其他　休克、静脉给药部位反应（血管痛、血管炎、发红、发硬、瘙痒、温暖感、肿胀感、局部水肿、感觉异常、静脉炎、导管尖端部位血栓形成、局部出血）、胸部发紧、发热、疲乏、水肿、疼痛、动脉给药部位反应（温暖感、肿胀感、局部水肿、感觉异常、导管尖端部位血栓形成、局部出血）、寒战、胸痛。

【相互作用】

1. 与磷酸二酯酶抑制剂合用有协同作用，可增强两者疗效，使细胞内环磷酸腺苷（cAMP）倍增。

2. 与可延迟血液凝固的药物（抗凝药、血小板聚集抑制剂）合用可增加出血倾向。

3. 与降压药、血管扩张药、治疗冠心病药合用可增强以上药物的作用。

【药动学】本品主要分布于肾、肝、肺组织中。主要（80%～90%）经肺代谢，初级代谢产物为15-酮基-PGE_1、PGE_0（13，14-二氢-PGE_1）和15-酮基-PGE_0。上述代谢产物主要经β氧化和ω氧化进一步代谢。88%的代谢产物随尿液排泄，12%则随粪便排泄。72小时后完全消除。

经尿道给予本品尿道栓，10分钟内约80%的药量经尿道黏膜吸收，部分药物通过侧支血管进入海绵窦，剩余药物经海绵体引流入盆腔静脉循环。进入中央静脉循环的药物几乎全部经肺清除。

【观察指标】

1. 为避免冠心病、外周水肿、肾功能损害（血清肌酐＞1.5mg/dl）、与年龄相关的心力衰竭倾向者出现水潴留症状，应频繁监测心血管功能（如血压、心率），必要时还应监测体重、体液平衡、中央静脉压和进行超声心动图检查。

2. 对勃起功能障碍患者，应定期检查阴茎，以确定是否出现阴茎纤维化。

【用药宣教】

1. 本品用于治疗慢性动脉闭塞症、微血管循环障碍时仅为对症治疗，停药后有复发的风险。

2. 本品可致收缩压降低，用药患者驾驶或操作机械时应谨慎。

3. 未经医生同意不得改变剂量。

4. 使用海绵体内注射的次数不要超过每周3次；每次使用间隔至少24小时。

5. 24小时内不要使用超过2个尿道栓剂。

6. 尽早向医生报告以下情况：阴茎结节或硬组织；阴茎疼痛、红肿、压痛；勃起的阴茎弯曲。

7. 如果勃起持续时间超过6小时应立即就医。

曲美他嗪

【类别】抗心绞痛药。

【作用机制】本品通过保护细胞在缺氧或缺血情况下的能量代谢，阻止细胞内ATP水平的下降，从而保证离子泵的正常功能和透膜钠-钾流的正常运转，维持细胞内环境的稳定。本品可阻断长链3-酮酯酰辅酶A硫解酶抑制脂肪酸的β氧化，从而促进葡萄糖氧化。在缺血细胞中，相比于β氧化过程，通过葡萄糖氧化获得能量所需的耗氧量较低。增强葡萄糖氧化可优化细胞的能量过程，从而维持缺血过程中适当的能量代谢。

【适应证】作为附加疗法，用于对一线抗心绞痛治疗控制欠佳或无法耐受的稳定型心绞痛的对症治疗。

【禁用与慎用】

1. 对本品过敏者，帕金森病、帕金森综合征、震颤、不宁腿综合征及其他相关的运动障碍患者，重度肾功能不全（肌酐清除率＜30ml/min）者禁用。

2. 中度肾功能不全者、75岁以上老年人慎用。

【给药途径和剂量】

1. 稳定型心绞痛　口服给药。①片剂、胶囊：每次20mg，每日3次，进餐时服用。②缓释片：每次35mg，每日2次，早、晚餐时服用。

2. 肾功能不全时剂量　中度肾功能不全（肌酐清除率为30～60ml/min）者片剂、胶囊每次20mg，每日2次，早、晚餐时服用；缓释片每次35mg，每日1次，早餐时服用。

【不良反应】

1. 心血管系统　心悸、期前收缩、心动过速、低动脉压、直立性低血压、潮红。

2. 神经系统　眩晕、头痛、帕金森综合征（如震颤、张力亢进、运动不能）、步态不稳、不宁腿综合征及其他相关的运动障碍、睡眠障碍（如失眠、嗜睡）。上市后还有头晕的报道。

3. 消化系统　腹痛、腹泻、消化不良、恶心、呕吐、便秘。肝炎。

4. 血液系统　粒细胞缺乏、血小板减少、血小板减少性紫癜。

5. 皮肤　皮疹、瘙痒、荨麻疹、急性全身发疹性脓疱病（AGEP）。

6. 过敏反应　血管神经性水肿。

7. 其他　虚弱。

【相互作用】尚不明确。

【药动学】本品片剂、胶囊口服吸收迅速而完全，2 小时内达血药峰浓度。单次口服 20mg 后，血药峰浓度约为 55ng/ml。重复给药后，24～36 小时达稳态血药浓度。单次给药最高达 100mg 时，本品的药动学参数与剂量呈线性关系；多次给药后，药动学参数与时间呈线性关系。本品表观分布容积为 4.8L/kg，蛋白结合率为 16%。主要以原形随尿液排泄，平均消除半衰期为 6 小时。

本品缓释片口服后平均达峰时间为 5 小时，24 小时后血药浓度可保持在高于或相当于 75%峰浓度的水平，并可维持 11 小时。最迟在约 60 小时后达稳态血药浓度。食物不影响其药动学。健康成年人的平均消除半衰期为 7 小时，65 岁以上患者为 12 小时。

与肾功能正常者相比，中度肾功能不全者用药可使本品的暴露量增加至 1.7 倍，重度肾功能不全者用药可使本品的暴露量增加至 3.1 倍。

【观察指标】是否对运动功能有影响。

【用药宣教】

1. 本品不用于心绞痛发作时的对症治疗，亦不适用于不稳定型心绞痛或心肌梗死的初始治疗。

2. 用药 3 个月后评价治疗效果，若无治疗作用可停药。

3. 本品可引起头晕、嗜睡，可能会影响驾驶或操作机械的能力。

4. 为避免引起毒副作用应完整吞服缓释片，不要掰开、咀嚼、碾碎后服用。

5. 曲美他嗪可能引起或加重帕金森症状（如震颤、肌张力亢进、运动不能）。如果出现以上症状应停药就诊。如果停药后症状仍持续 4 个月以上应复诊。

6. 用药 3 个月后需要进行药效评估。如果未见效果，可能需要调整治疗方案。

腺苷

【类别】抗心律失常药。

【妊娠安全等级】C。

【作用机制】本品为一种嘌呤核苷，存在于机体的所有细胞中。动物药理学研究表明，腺苷对房室结具有负性传导作用。快速静脉注射本品可减慢房室结传导，阻断包括房室结在内的折返环，从而终止心动过速，重新建立正常的窦性心律，使阵发性室上性心动过速恢复为正常的窦性心律。一次快速中断折返环通常足以终止心动过速。

本品亦为一种强血管扩张药，通过激活嘌呤受体松弛平滑肌和调节交感神经传递减少血管张力而产生药理作用。本品可明显增加正常冠状动脉血流，而使狭窄动脉血流增加极小或不增加，造成心肌供血重新分布，与核素显像或超声心动图等方法相结合，可用于诊断冠心病。

【适应证】

1. 用于治疗阵发性室上性心动过速。

2. 用于超声心动图药物负荷试验，辅助诊断冠心病。

【超说明书用药】低输出状态下的后负荷降低剂；防止主动脉旁路移植术后移植物闭塞；在脑动脉瘤手术中产生控制性低血压。

【禁用与慎用】

1. 对本品过敏者，未安置心脏起搏器的二度或三度房室传导阻滞患者，未安置心脏起搏器的病态窦房结综合征患者，已知或疑似有支气管狭窄或支气管痉挛的肺部疾病（如哮喘）患者禁用。

2. QT 间期延长患者，一度房室传导阻滞或房室束传导分支阻滞患者，自主性神经功能障碍患者，瓣膜狭窄性心脏病患者，心包炎或心包积液患者，狭窄性颈动脉病患者，未校正的血容量减少的患者，与支气管狭窄无关的阻塞性肺部疾病（如肺气肿）患者，儿童，孕妇，哺乳期妇女慎用。

【给药途径和剂量】

1. 阵发性室上性心动过速　静脉注射，初始剂量为 3mg，第 2 次给药剂量为 6mg，第 3 次给药剂量为 12mg，快速静脉注射（1～2 秒完成），给药间隔时间为 1～2 分钟。若出现重度房室传导阻滞，不得再增加剂量。

2. 辅助诊断冠心病　静脉滴注，滴速为 0.14mg/（kg·min），滴注时间为 6 分钟，总剂量为 0.8mg/kg。

【配伍禁忌】尚不明确。

【不良反应】

1. 心血管系统　心悸、心动过缓（包括窦性心动过缓）、心脏停搏（包括窦性停搏）、室性期前收缩、房性期前收缩、窦性心动过速、漏跳、房室传导阻滞、心室应激性异常（包括心室颤动、扭转型室性心动过速）、ST 段压低、低血压、心律失常、非致命性心肌梗死、窦房传导阻滞、T 波改变、高血压、持续性室性心动过速。

2. 呼吸系统　呼吸困难、支气管痉挛、过度换气、咳嗽、鼻充血。

3. 肌肉骨骼系统　手臂疼痛、背痛、颈部疼痛。

4. 泌尿生殖系统　阴道压迫感、尿急。

5. 神经系统　头晕、头部压迫感、头痛、眩晕、颅内压升高恶化、感觉异常、神经过敏、嗜睡。

6. 精神　焦虑、情绪不稳。

7. 消化系统　恶心、口腔金属味、口干。

8. 皮肤　面部潮红、多汗、灼烧感。

9. 眼　视物模糊、盲点。

10. 其他　胸部紧压感、不适（包括胸部不适、咽喉不适、颈部不适、颌部不适、胃肠道不适、上肢不适、背部不适、下肢不适、耳不适、舌不适）、胸痛、手臂沉重感、无力、寒战。

【相互作用】与β受体阻滞剂、强心苷、钙通道阻滞药、腺苷受体拮抗药（如咖啡因、茶碱）、腺苷作用增强药（如双嘧达莫）合用可能影响本品的药效。有报道，双嘧达莫可使本品的作用增强 4 倍。

【药动学】本品静脉注射后，迅速进入血液循环，并被清除细胞摄取（主要由红细胞和血管内皮细胞摄取）。细胞内的腺苷被迅速代谢，经腺苷激酶磷酸化为单磷酸腺苷，或经细胞内的腺苷脱氨酶脱氨形成肌苷；细胞外的腺苷半衰期小于 10 秒，主要由细胞摄取而清除，其余部分可通过腺苷脱氨的形式进行脱氨。由于本品的激活与灭活均不经肝脏和肾脏，因此肝、肾功能不全不改变本品的药效和耐受性。

【观察指标】给药期间使用血流动力学监测系统；给药后几分钟连续监测血压、心率和心律。

【用药宣教】

1. 在室上性心动过速转复为窦性心律时可出现暂时的电生理现象，故须在心电监护下使用本品。

2. 监测哮喘患者支气管痉挛的症状和体征，若有应立即通知医生。

3. 注射药物时，潮红可能伴随温暖的感觉。

伊伐布雷定

【类别】抗心力衰竭药。

【作用机制】本品为一种单纯降低心率的药物，通过选择性和特异性抑制心脏起搏 I_f 电流（I_f 电流控制窦房结中自发的舒张期去极化并调节心率）而降低心率。本品仅特异性对窦房结起作用，未见对心房、房室或心室传导时间有明显影响，亦未见对心肌收缩性或心室复极化有明显影响。

【适应证】用于窦性心律、心率大于或等于 75 次/分且伴有心脏收缩功能障碍的慢性心力衰竭（NYHA 心功能分级为Ⅱ～Ⅳ级），与标准治疗（包括β受体阻滞剂）联用，或用于对β受体阻滞剂禁忌或无法耐受时。

【禁用与慎用】

1. 对本品过敏者，用药前静息心率低于 70 次/分的患者，心源性休克患者，急性心肌梗死患者，重度低血压（＜90/50mmHg）患者，重度肝功能不全者，病态窦房结综合征患者，窦房传导阻滞患者，不稳定或急性心力衰竭患者，心脏起搏器依赖（心率完全由起搏器控制）者，不稳定型心绞痛患者，三度房室传导阻滞患者，孕妇或未采取适当避孕措施的育龄期妇女，哺乳期妇女禁用。

2. 肌酐清除率＜15ml/min 者，中度肝功能不全者，色素性视网膜炎患者，轻度至中度低血压患者慎用。

【给药途径和剂量】慢性稳定型心力衰竭：口服给药初始剂量为每次 5mg，每日 2 次。用药 2 周后，如静息心率＞60 次/分，将剂量增至每次 7.5mg，每日 2 次；如静息心率为 50～60 次/分，无须调整剂量；如静息心率＜50 次/分或出现心动过缓的症状，将剂量减至每次 2.5mg，每日 2 次。剂量调整：用药期间如静息心率持续＞60 次/分，应将每次 2.5mg 或 5mg、每日 2 次的剂量上调至上一个较高的剂量；如静息心率持续＜50 次/分或出现心动过缓的症状，应将每次 7.5mg 或 5mg、每日 2 次的剂量下调至下一个较低的剂量，如减量后心率仍然持续＜50 次/分或心动过缓的症状持续存在，应停药。75 岁及 75 岁以上老年人的初始剂量为一次 2.5mg，每日 2 次。必要时调整剂量。

【不良反应】

1. 心血管系统　心动过缓、房室传导阻滞、室性期前收缩、心房颤动、心悸、室上性期前收缩、病态窦房结综合征、血压控制欠佳、低血压、QT 间期延长、血压升高（包括高血压）、窦性停搏。上市后还有心室颤动、室性心动过速（包括尖端扭转型室性心动过速）的报道。

2. 代谢/内分泌系统　高尿酸血症。

3. 呼吸系统　呼吸困难。

4. 肌肉骨骼系统　肌肉痉挛。

5. 泌尿生殖系统　血肌酐升高。

6. 神经系统　头晕、头痛、晕厥、眩晕。

7. 消化系统　恶心、便秘、腹泻、腹痛。

8. 血液系统　嗜酸性粒细胞增多。

9. 皮肤　血管神经性水肿、皮疹、红斑、瘙痒、荨麻疹。

10. 眼　光幻视、视物模糊、复视、视力障碍。

11. 其他　无力、疲乏、不适。

【相互作用】

1. 与强效 CYP3A4 抑制剂[如酮康唑、伊曲康唑、克拉霉素、红霉素（口服给药）、交沙霉素、泰利霉素、奈非那韦、利托那韦、萘法唑酮]、中效 CYP3A4 抑制剂（如维拉帕米、地尔硫䓬）合用可升高本品的血药浓度，进而增强致心动过缓和传导紊乱的作用。

2. 与其他负性变时性药（如地高辛、胺碘酮、β受体阻滞剂）合用可增加发生心动过缓的风险。

3. 与可延长 QT 间期的药物[如奎尼丁、丙吡胺、苄普地尔、索他洛尔、伊布利特、匹莫齐特、齐拉西酮、舍吲哚、甲氟喹、卤泛群、喷他脒、西沙必利、红霉素（注射给药）]合用可加重 QT 间期延长，继而引起严重心律失常（尤其是尖端扭转型室性心动过速）。

4. 与 CYP3A4 诱导剂（如圣约翰草、利福平、巴比妥类药、苯妥英钠）合用可降低本品的血药浓度。

5. 与葡萄柚汁合用可升高本品的血药浓度，进而增强致心动过缓和传导紊乱的作用。

6. 食物可使本品的吸收时间延迟约 1 小时，血浆暴露量增加 20%～40%。

【药动学】本品口服剂量为 0.5～24mg 时，药动学呈线性。给予推荐剂量每次 5mg、每日 2 次，长期用药后的血药峰浓度为 22ng/ml，平均稳态血药浓度为 10ng/ml。空腹口服本品后达峰时间约为 1 小时，绝对生物利用度约为 40%（因存在首过效应）。血浆蛋白结合率约为 70%，稳态分布容积约为 100L。本品在肝脏和肠道内经 CYP3A4 的氧化作用广泛代谢，主要活性代谢物为 *N*-去甲基化衍生物（此代谢物的暴露量约为原形药物的 40%），代谢物亦经 CYP3A4 代谢。本品总清除率约为 400ml/min，肾脏清除率约为 70ml/min，代谢物随粪便和尿液的排泄量相当，约 4%的口服剂量以原形药物随尿液排泄。本品消除半衰期为 11 小时。

【观察指标】

1. 用药前和调整剂量时均应连续监测心率、心电图或进行 24 小时动态心电图监测。

2. 定期监测心律。

3. 监测血压。

【用药宣教】

1. 建议有生育能力的妇女用药期间采取有效的避孕措施。

2. 不推荐脑卒中后立刻使用本品。

3. 本品可引起光幻视，用药期间在光强度可能突然发生变化的情况下驾驶或操作机械应谨慎。

安立生坦

【类别】其他心脏用药。

【妊娠安全等级】X。

【作用机制】内皮素-1（ET-1）是一种强效的自分泌和旁分泌肽，有两种受体亚型——ETA 和 ETB，在血管平滑肌和内皮细胞产生 ET-1 调节作用。ETA 的主要作用是血管收缩和细胞增殖，而 ETB 的主要作用是血管扩张、抗内皮增生和清除 ET-1。ET-1 在肺动脉高压的病理形成和进展中起着关键作用。本品是 ETA 受体高度亲和性（Ki=0.011mol/L）的拮抗剂，且对 ETA 受体的亲和性是对 ETB 受体的 4000 倍以上。

【适应证】用于治疗肺动脉高血压（PAH），提高患者的运动能力，延迟临床症状的恶化。

【禁用与慎用】

1. 本品可造成血红蛋白和红细胞下降，故贫血患者禁用。

2. 孕妇禁用。

3. 本品是否通过乳汁排泌尚不清楚，不推荐哺乳期妇女使用。

4. 中、重度肝功能不全患者不推荐使用。对轻度肝功能不全患者无研究资料，但本品的暴露量可能升高。

5. 育龄期女性只有在排除妊娠后才能使用。

6. 本品在儿童中的安全性和有效性尚未确定。

【给药途径和剂量】初始剂量为 5mg，每日 1 次。若患者能够耐受，可增加剂量至 10mg，每日 1 次。本品应整片吞服，不应被分割、压碎或咀嚼。

【不良反应】

1. 发生率高于 3%的不良反应有外周水肿、鼻塞、鼻窦炎、面部潮红，这些反应均为轻度、中度，仅鼻塞呈剂量依赖性。

2. 上市后报告的不良反应有氨基转移酶升高、贫血、液体潴留、心力衰竭（液体潴留引起）、过敏（如血管神经性水肿、皮疹）、恶心、呕吐等。

【相互作用】与环孢素多剂量合用时，可使本品血药浓度增加 2 倍，故本品与环孢素合用时剂量应控制在 5mg，每日 1 次。

【药动学】健康受试者和 PAH 患者在口服本品 2 小时后达血药峰值,生物利用度不受食物影响。本品与血浆蛋白高度结合（99%），主要经非肾途径清除。在健康受试者和 PAH 患者中，其平均口服清除率分别为 38ml/min 和 19ml/min。本品的半衰期为 15 小时，稳态时，其平均谷值约为平均峰值的 15%。长期每日 1 次给药的蓄积率为 1.2。

【观察指标】定期检测血红蛋白、红细胞、肝功能。

【用药宣教】

1. 本品可减少精子数量。

2. 本品可降低血红蛋白和血细胞比容，在治疗开始前、开始后 1 个月及以后定期监测血红蛋白。存在贫血的患者不推荐使用本品。如出现明显的血红蛋白降低，且可排除其他原因，考虑停用本品。

3. 患者出现潜在的肝损害症状（如厌食、恶心、呕吐、发热、全身不适、乏力、右上腹部不适、黄疸、尿色深或瘙痒）时应及时就医。

4. 老年人发生周围水肿的概率更高。

波生坦

【类别】内皮素受体拮抗剂。

【妊娠安全等级】X。

【作用机制】本品为双重内皮素受体拮抗剂，具有对 ET_A 和 ET_B 受体的亲和作用，与 ET_B 受体的亲和力比与 ETA 受体的亲和力稍高。本品可降低肺和全身血管阻力，从而在不增加心率的情况下增加心排血量。

【适应证】用于治疗 WHO 功能分级Ⅱ级至Ⅳ级肺动脉高压的患者。

【禁用与慎用】

1. 对本品过敏者、贫血患者禁用。

2. 中、重度肝功能不全，肝氨基转移酶值高于正常上限 3 倍者禁用。

3. 哺乳期妇女使用时，应停止哺乳。

4. 12 岁以下儿童的有效性和安全性尚未建立。

5. 收缩压低于 85mmHg 的患者慎用。

【给药途径和剂量】本品初始剂量为每次 62.5mg，每日 2 次，持续 4 周，随后增加至维持剂量 125mg，每日 2 次。可在进食前或后，早、晚服用本品。

【不良反应】常见不良反应有头痛、潮红、肝功能异常、贫血和腿水肿。动物实验中报道有胎儿畸形。

【相互作用】

1. CYP3A4 抑制剂（如酮康唑、利托那韦等）、CYP2C9 及 CYP3A4 抑制剂（如氟伐他汀和伊曲康唑等）都可升高本品血清浓度。

2. 本品可诱导 CYP2C9 和 CYP3A4，从而降低华法林及由这些酶代谢的其他药物的血浆浓度，包括口服避孕药。

3. 环孢素可显著升高本品的血药浓度。

4. 格列本脲可加重本品的肝损害。

【药动学】本品口服不受食物影响，其生物利用度为 50%，分布容积达 18L，血浆蛋白（主要是清蛋白）结合率＞98%。血药浓度经 3～5 小时达峰值，半衰期为 5.4 小时，3～5 日达稳态，本品在肝内通过 CYP2C9 和 CYP3A4 进行代谢，90%以上的药物通过胆汁消除，少于 3%的原药随尿液排出。

【观察指标】治疗开始后 3 天及之后的 2 周内监测肝功能（ALT、AST、胆红素）。用药前须监测血清氨基转移酶水平，用药期间每个月监测一次。用药前氨基转移酶＞5×ULN 的患者禁用本品。

【用药宣教】

1. 服用本品时，除了口服、注射或置入避孕药外，还应使用屏障形式的避孕措施。

2. 哺乳期妇女使用时应暂停哺乳。

3. 如出现以下情况应立即通知医生：深色尿液、苍白大便、恶心和呕吐、食欲缺乏、胃痛、皮肤或眼睛发黄、心搏加快或剧烈跳动、足踝或足部肿胀。

利奥西呱

【类别】鸟苷酸环化酶激动剂。

【妊娠安全等级】X。

【作用机制】本品是一种可溶性鸟苷酸环化酶（sGC）激动剂，sGC 是存在于心肺系统的酶，也是一氧化氮的受体。一氧化氮与 sGC 结合后，后者催化合成信使分子环磷酸鸟苷（cGMP）的合成，细胞内 cGMP 在调节血管紧张度、增殖、纤维化和炎症中起重要作用。肺动脉高压（PAH）与内皮功能失调、一氧化氮合成受损及 NO-sGC-cGMP 路径刺激不足有关。本品有双重作用方式，可使 sGC 对内源性 NO 敏感，还可不依赖于 NO 直接刺激 sGC。本品刺激 NO-sGC-cGMP 通路，导致 cGMP 生成增加，血管舒张。本品的活性代谢产物（M1）药效为原药的 1/10～1/3。

【适应证】

1. 用于治疗成年人手术治疗后持续或复发的，或不能手术的慢性血栓栓塞性肺动脉高压（WHO分组 4），提高其运动能力和 WHO 功能分级。

2. 用于成年人肺动脉高压（PAH）（WHO 分组 1），提高运动能力和 WHO 功能分级并延缓临床恶化。单用或与内皮素及前列腺素类合用有效，包括对 WHO 分级为Ⅱ～Ⅲ级的自发或遗传性 PAH 或结缔组织病相关的 PAH 有效。

【禁用与慎用】

1. 本品可导致胎儿损害，孕妇禁用。

2. 禁止与硝酸盐或能产生一氧化氮的药物（如亚硝酸异戊酯）合用。

3. 禁止与磷酸二酯酶（PDE）抑制剂合用，包括特异性的 PDE-5 抑制剂（如西地那非、他达拉非、伐地那非）及非特异性 PDE 抑制剂（双嘧达莫或茶碱）。

4. 本品是否排泌至乳汁中尚不知道，哺乳期妇女慎用。

5. 儿童的有效性及安全性未知。

6. Ccr＜15ml/min 或透析患者的有效性及安全性未定。

7. 重度肝功能不全患者的有效性及安全性未定。

【给药途径和剂量】

1. 起始剂量是每次 1mg，每日 3 次，治疗 2 周。片剂应每隔 6～8 小时服用 1 次，每日 3 次。最大每日总剂量为 7.5mg，即每次 2.5mg，每日 3 次。如果漏服一次药物，应按照计划继续治疗，进行下一次给药。如果治疗已经中断 3 日或更长时间（治疗停止），按每次 1mg，每日 3 次，为期 2 周的剂量水平重新开始治疗，并按照上述剂量滴定方案继续进行治疗。

2. 如漏服 1 剂，无须补服，按服用时间服用下次剂量。如停用≥3 日，应重新滴定本品剂量。

3. 吸烟患者如能耐受，可考虑滴定至＞2.5mg、每日 3 次的剂量。但戒烟后应考虑降低剂量。

4. 正在使用强效 CYP、P 糖蛋白或乳腺癌耐药蛋白抑制剂（如酮康唑、伊曲康唑）或 HIV 蛋白酶抑制剂（如利托那韦）的患者，本品的起始剂量为 0.5mg，每日 3 次，同时监测患者低血压的症状和体征。

【不良反应】

1. 常见头痛、头晕、消化不良、胃炎、恶心、腹泻、低血压、呕吐、贫血、胃食管反流及便秘。

2. 可能与本品有关的不良反应有心悸、鼻塞、鼻出血、吞咽困难、腹胀、外周水肿。

【相互作用】

1. 与硝酸盐或能产生一氧化氮的药物（如亚硝酸异戊酯）合用可导致低血压，禁止合用。

2. 与磷酸二酯酶（PDE）抑制剂合用，可导致低血压，禁止合用。

3. 与非吸烟者相比，吸烟者血药浓度降低 50%～60%，吸烟者禁烟后应降低剂量。

4. 与强效 CYP、P 糖蛋白或乳腺癌耐药蛋白抑制剂（如酮康唑和伊曲康唑）及 HIV 蛋白酶抑制剂（如利托那韦）合用会增加本品的暴露量，可导致低血压。对不能耐受者应降低剂量。

5. 强效 CYP3A 诱导剂（如利福平、苯妥英钠、卡马西平、苯巴比妥或贯叶连翘）可明显降低本品暴露量。尚无合用时的推荐剂量。

6. 抗酸药如氢氧化铝、氢氧化镁降低本品的吸收，服用本品 1 小时内禁止服用抗酸药。

【药动学】本品的绝对生物利用度较高（94%）。口服吸收迅速，1～1.5 小时达到峰浓度。与食物同服会轻微降低 AUC，而峰浓度下降 35%。血浆蛋白结合率较高，达 95%左右。稳态下分布容积约为 30L。在肝脏和肺中被 CYP1A1 催化形成其主要代谢产物 M-1（药理学活性为利奥西呱的 1/10～1/3），其进一步代谢形成无药理学活性的 *N*-葡萄糖苷酸。通过肾脏（33%～45%）和胆汁/粪便途径（48%～59%）排泄。在健康受试者中，本品的消除半衰期约为 7 小时，在患者中，其消除半衰期约为 12 小时。

【观察指标】

1. 有生育能力的妇女用药前、用药期间每个月及停药后 1 个月须进行妊娠试验。

2. 监测血压。

【用药宣教】

1. 本品可能导致胎儿严重畸形，孕妇禁用。育龄期女性在用药期间及停药后 1 个月内采取有效避孕措施，并定期进行妊娠检查，以排除妊娠。

2. 本品可能会引起头晕等症状。用药期间避免驾驶或操作机器。

3. 用药期间如果坐或躺后迅速起身，可能出现头晕或晕倒。

4. 用药期间吸烟可能会降低药效。

马昔腾坦

【类别】内皮素受体拮抗剂。

【妊娠安全等级】X。

【作用机制】本品为内皮素受体拮抗剂（ERA），可阻碍内皮素（ET）-1 与其受体（ETA 和 ETB）结合，调节多种有害影响，如血管收缩、纤维化、增生、肥大和炎症。本品与人类肺动脉平滑肌细胞内的 ET 受体具有较高的亲和力和持续结合能力。

【适应证】用于治疗肺动脉高压（PAH，WHO 分组 1），以延缓疾病进程和降低入院率。

【禁用与慎用】

1. 妊娠期妇女禁用。

2. 重度肾功能不全（Ccr 为 15～29ml/min）者、75 岁以上老年人慎用。

【给药途径和剂量】口服给药，每次 10mg，每日 1 次。可随餐或空腹服用。

【不良反应】不良反应包括胚胎-胎儿毒性、肝毒性、体液潴留、血红蛋白降低。

【相互作用】

1. CYP3A4 强效诱导剂，如利福平可显著降低本品的暴露量，本品应避免与 CYP3A4 强效诱导剂（如利福平、圣约翰草、卡马西平、苯妥英钠）合用。

2. 与 CYP3A4 强效抑制剂，如酮康唑合用几乎使本品的暴露量加倍。本品应避免与 CYP3A4 强效抑制剂（如伊曲康唑、酮康唑、伏立康唑、克拉霉素、泰利霉素、萘法唑酮、利托那韦和沙奎那韦）合用。当 HIV 治疗必须使用 CYP3A4 强效抑制剂时，需选择其他肺动脉高压治疗药物。

【药动学】本品剂量为每次 1～30mg，每日 1 次时，其药动学与剂量成正比。口服给药后约 8 小时达血药峰浓度。本品及其活性代谢产物与血浆蛋白（主要为血浆白蛋白，其次为α1 酸性糖蛋白）的结合率＞99%。在健康受试者体内，本品及其活性代谢产物的表观分布容积分别约为 50L 和 40L。本品主要经 CYP 系统（主要为 CYP3A4，其次为 CYP2C19）将磺酰胺基团氧化去丙基后形成其活性代谢产物（活性约为本品的 20%）。PAH 患者用药达稳态时，活性代谢产物的系统暴露量为原药暴露量的 3 倍，可提供总药理学活性的 40%。约 50%的给药剂量以非原药及非活性代谢产物的形式随尿液排泄，约 24%的给药剂量随粪便排泄。口服本品后，原药及其活性代谢产物的表观消除半衰期分别约为 16 小时和 48 小时。

【观察指标】

1. 用药前应监测血细胞比容、肝酶、血红蛋白，用药期间根据临床指征进行监测。

2. 有生育能力的妇女用药前应排除妊娠，用药期间及停药后 1 个月内应每月进行妊娠试验。

3. 对肾功能不全者，考虑监测血压。

【用药宣教】

1. 本品可能对胎儿造成损害。育龄期女性在用药期间和停药后 1 个月内，需每月进行 1 次妊娠试验，并采取可靠的避孕措施（如宫内节育器；皮下埋植或输卵管绝育术；激素避孕药+避孕套）。

2. 本品可能影响精子生成。

3. 本品可能会影响肝功能、降低血红蛋白。用药期间建议定期监测肝酶和血红蛋白。

司来帕格

【类别】肺动脉高压治疗药。

【作用机制】本品为前列环素受体激动剂。本品被羧酸酯酶-1 水解成活性代谢产物，此代谢产物的活性为原药的 37 倍。

【适应证】用于治疗肺动脉高压，以延缓疾病进展，并降低住院风险。

【禁用与慎用】

1. 透析的患者，以及 eGFR<15ml/min 的患者尚无资料，不推荐使用。

2. 重度肝功能不全的患者不推荐使用。

3. 动物实验本品及活性代谢产物可经乳汁分泌，哺乳期妇女使用时应停止哺乳。

4. 儿童用药的安全性及有效性尚未确定。

【给药途径和剂量】

1. 推荐起始剂量为每次 200μg，每日 2 次，根据患者的耐受性，每周可逐渐提高剂量，最高剂量为每次 1600μg，每日 2 次。与食物同服可提高耐受性。本品片剂不可掰开或压碎服用。漏服时，如距下次服药还有 6 小时以上，应尽快补服。如停止服用 3 天以上，应重新以 200μg，每日 2 次开始服用。

2. 重度肝功能不全的患者，推荐起始剂量为 100μg，每日 2 次，如能耐受，每周可增加剂量 200μg。

【不良反应】

1. 心血管系统 窦性心动过速、低血压。

2. 呼吸系统 鼻咽炎、鼻充血。

3. 代谢/内分泌系统 甲状腺功能亢进、促甲状腺素水平降低、体重减轻。

4. 肌肉骨骼系统 下颌痛、肌痛、肢体疼痛、关节痛。

5. 神经系统　头痛。

6. 消化系统　腹泻、恶心、呕吐、食欲减退、腹痛。

7. 血液系统　贫血、血红蛋白减少。

8. 皮肤　面部潮红、皮疹、荨麻疹、红斑。

9. 其他　疼痛。

【相互作用】强效 CYP2C8 抑制剂（吉非贝齐）可明显升高本品及活性代谢产物的血药浓度，禁止两者合用。

【药动学】口服后本品的 T_{max} 为 1～3 小时，活性代谢产物的 T_{max} 为 3～4 小时。进餐后服用可延迟本品的 T_{max}，C_{max} 降低约 30%。但本品及其代谢产物的 AUC 不受影响。单剂量服用本品 800μg 及 1800μg，多剂量服用，本品及其代谢产物的药动学与剂量成正比。活性代谢产物的稳态暴露量为原药的 3～4 倍。本品及其活性代谢产物的蛋白结合率高（＞99%），与白蛋白及α酸性糖蛋白结合的程度相似。在肝脏，本品的酰磺胺基团被羧酸酯酶-1 水解，形成活性代谢产物。CYP3A4 和 CYP2C8 介导的氧化代谢分别形成羟基化和脱烷基代谢产物。UGT1A3 和 UGT2B7 参与活性代谢产物的葡萄糖醛酸化。除活性代谢产物外，其他代谢产物在循环中的量均很低。本品的半衰期为 0.8～2.5 小时。代谢产物的终末半衰期为 6.2～13.5 小时，原药的清除率为 35L/h。本品主要随粪便排泄。

【观察指标】

1. 监测肝功能、甲状腺功能。

2. 监测肺水肿的症状，一旦出现立即停药。

【用药宣教】

1. 如果正在使用吉非贝齐，不能使用本品。

2. 如出现呼吸困难、咳痰等症状，且伴有胸闷、咳嗽和面部发白等，应立即停药就医。

氯苯唑酸

【类别】心血管系统药物。

【作用机制】本品为 TTR 的选择性稳定药，在甲状腺素结合位点与 TTR 结合，稳定四聚体并减缓其解离为单体（其为淀粉样蛋白形成过程的限速步骤）。

【适应证】本品用于治疗成年人野生型或遗传型甲状腺素蛋白淀粉样变性心肌病，以降低心血管疾病死亡率和减少心血管相关住院治疗。

【禁用与慎用】

1. 对本品及本品中任一成分过敏者禁用。

2. 哺乳期妇女使用时应暂停哺乳。

3. 重度肝功能不全者慎用。

【给药途径和剂量】口服，每次 61mg，每日 1 次。

【不良反应】

1. 泌尿生殖系统　尿路感染、阴道感染。

2. 消化系统　腹泻、上腹痛。

【相互作用】与乳腺癌耐药蛋白（BCRP）底物（如甲氨蝶呤、瑞舒伐他汀、伊马替尼）合用，可能增加此类药物的暴露量。

【药动学】单剂量（最多为 480mg）或每日 1 次多剂量给药，本品的暴露量与剂量成比例增加，给药 4 小时内达到峰浓度，其表观稳态分布容积约为 18.5L，体外血浆蛋白结合率＞99%，主要与 TTR 结合。氯本品的平均半衰期约为 49 小时，口服清除率为 0.263L/h。每日重复给药后，稳态下的药物蓄积程度约是单剂量给药后的 2.5 倍。目前，尚未充分了解本品的代谢过程。然而，已经观察到葡萄糖醛酸化代谢产物。氯苯唑酸葡胺 20mg 单剂量口服给药后，可在粪便中回收约 59%的剂量（大多数为原形药物），在尿液中回收约 22%的剂量（大多数为葡萄糖醛酸化代谢物）。

【用药宣教】

1. 有生育能力的妇女使用本品期间和用药结束后 1 个月内应采取有效的避孕措施。

2. 服用本品期间，如漏服一次剂量，应服药，或跳过漏服剂量，并按照常规用药时间服用下一剂药物，切勿服用双倍剂量。

3. 本品与氯苯唑酸葡胺软胶囊不可替换使用。

4. 完整吞服药物，不可压碎或切碎。

第二节　抗高血压药

一、中枢作用的抗肾上腺素能药

利血平

【类别】去甲肾上腺素能神经末梢阻滞药。

【妊娠安全等级】D。

【作用机制】本品为国产萝芙木及印度萝芙木根中的一种生物碱，是肾上腺素能神经元阻断性降血压药。一方面通过耗竭周围交感神经末端去甲肾上腺素，使交感神经冲动的传导受阻，从而扩张血管、降低周围血管阻力发挥降压作用。另一方面也使心、脑和其他器官组织中的儿茶酚胺和 5-羟色胺储存耗竭，而使心率减慢、心排血量减少产生降压作用。此外，本品还可作用于下丘脑部位产生镇静作用，可缓解高血压患者焦虑、紧张和头痛等症状，且对精神躁狂症状有一定疗效。

【适应证】用于高血压，注射液可用于高血压危象，但不推荐本品作为高血压治疗的一线药物。

【超说明书用药】减少雷诺现象和其他外周血管疾病中的血管痉挛发作，并用于甲状腺毒症的短期对症治疗。

【禁用与慎用】

1. 对本品或萝芙木制剂过敏者（国外资料），活动性胃溃疡患者，溃疡性结肠炎患者，抑郁症（尤其是有自杀倾向的抑郁症）患者，孕妇禁用。

2. 心律失常、心肌梗死患者，癫痫患者，胆石症患者（本品可促使胆绞痛发作），帕金森病患者，有抑郁症史者，嗜铬细胞瘤患者，肾功能不全者，有胃溃疡、溃疡性结肠炎、胃肠功能失调等病史者，呼吸功能差的患者，年老体弱者，哺乳期妇女慎用。

【给药途径和剂量】

1. 高血压

（1）成年人，口服给药。初始剂量为每次 0.1～0.25mg，每日 1 次，经过 7～14 日的剂量调整期，以最小有效剂量确定维持量。极量为每次 0.5mg。

（2）儿童，口服给药。每日 0.005～0.02mg/kg 或 0.15～0.6mg/m^2，分 1～2 次服用。

2. 高血压危象　肌内注射。初始剂量每次 0.5～1mg，以后按需要每 4～6 小时肌内注射 0.4～0.6mg。

【配伍禁忌】与丹参注射液、复方氯化钠、肌苷、林格液、氯化钠、乳酸林格液、脑蛋白水解物、青霉素存在配伍禁忌。

【不良反应】

1. 心血管系统　常见晕厥。较少见心律失常、室性期前收缩、心动过缓、心绞痛。可导致低血压，包括直立性低血压。偶见充血性心力衰竭。

2. 代谢/内分泌系统　可见乳房充血、非产褥期泌乳。偶见体重增加。

3. 呼吸系统　大剂量时可见鼻塞。较少见支气管痉挛。偶见鼻充血、鼻出血。

4. 肌肉骨骼系统　偶见肌肉疼痛。

5. 泌尿生殖系统　常见性欲减退、阳痿。

6. 神经系统　常见头痛、多梦、梦呓、清晨失眠。较少见手指强硬颤动。停药后可出现眩晕。还可见头晕、噩梦。

7. 精神　常见精神抑郁、紧张、焦虑、注意力不集中。精神抑郁的发生较隐匿，可致自杀，可出现于停药之后，并持续数月。

8. 消化系统　可见口干、食欲减退、恶心、呕吐、腹泻、唾液分泌增加。大剂量时可见胃酸分泌增加。较少见腹痛、呕血、柏油样大便。可促发胆石症患者胆绞痛。有肝损害及无菌性胆囊炎的个案报道。

9. 血液系统　偶见血栓性血小板减少性紫癜。

10. 皮肤　偶见瘙痒、皮疹、皮肤潮红。

11. 眼　偶见瞳孔缩小、视神经萎缩、葡萄膜炎、青光眼、视物模糊。

12. 耳　偶见耳聋。

13. 其他　常见倦怠。停药后可出现乏力。偶见体液潴留、水肿、冷敏感、前列腺术后出血过多。

【相互作用】

1. 与利尿药或其他降压药合用可使降压作用增强。

2. 与中枢神经抑制剂合用可使中枢抑制作用增强。

3. 与β受体阻滞剂合用可使β受体阻滞剂作用增强。

4. 与胍乙啶及其同类药合用可增加直立性低血压、心动过缓及精神抑郁等不良反应。

5. 与洋地黄毒苷、奎尼丁合用可引起心律失常。

6. 与直接性拟肾上腺素药（如肾上腺素、异丙肾上腺素、去甲肾上腺素、间羟胺、去氧肾上腺素）合用可使以上药物的作用时间延长。

7. 与左旋多巴合用可引起帕金森病发作。

8. 与间接性拟肾上腺素药（如麻黄碱、苯丙胺）合用可使以上药物的作用受抑制。

9. 与三环类抗抑郁药合用可使本品的降压作用减弱，抗抑郁药作用也受干扰。

10. 与美芬丁胺合用可使美芬丁胺无效。

11. 与育亨宾合用可使本品的降压作用减弱。

12. 与乙醇合用可使中枢抑制作用增强。

【药动学】本品口服后迅速自胃肠道吸收，口服后 2～4 小时血药浓度达峰值，生物利用度为 30%～50%。药物起效缓慢，数日至 3 周起降压效果，3～6 周达高峰，停药后作用可持续 1～6 周。本品口服后迅速分布到主要脏器（包括脑组织）。肌内注射 4 小时降压作用达高峰，持续 10 小时。静脉注射后 1 小时起降压作用。主要在肝内代谢，血浆蛋白结合率约 96%。半衰期α相与β相分别为 4.5 小时和 45～168 小时，无尿时消除半衰期为 87～

323 小时。单剂服药 4 日后约有 60%的药物以原形随粪便排出，8%随尿液排出，尿中原形药不足 1%。

【观察指标】应定期检查血电解质，以避免电解质失衡。

【用药宣教】

1. 如用药久不见效，宜与其他降压药（如氯噻嗪类、肼屈嗪等）合用，而不应增加本品的剂量。

2. 正在服用本品的患者不能进行电休克治疗，因小的惊厥性电休克剂量即可引起严重的甚至是致命的反应。应在停用本品至少 7 日后才可开始电休克治疗。

3. 有抑郁、消化性溃疡、胆石症史者用药时应严密监测。

4. 每天同一时间服药，不得漏服或双倍剂量，未经医生建议不得停止治疗。

5. 使体位变化缓慢，特别是从卧位到直立位，如果患者感到虚弱，则躺下或坐下（头低位）。不要洗热水澡或浴缸，也不要长时间站立不动。向医生报告头晕或头晕症状。

6. 每天检查水肿并记录体重，以帮助区分水肿和食欲增加引起的体重增加。

7. 哺乳期妇女服用本品时暂停哺乳。

地巴唑

【类别】周围血管扩张药。

【作用机制】本品片剂口服后对血管平滑肌有直接松弛作用，使外周阻力降低而使血压下降；对胃肠平滑肌有解痉作用。本品滴眼液可直接松弛平滑肌，并扩张睫状前动、静脉，有利于向睫状肌供血，使睫状肌营养状况改善，故可恢复睫状肌正常调节功能。本品无散瞳作用。

【适应证】

1. 用于轻度高血压，也可用于妊娠高血压综合征。

2. 用于脑血管痉挛、胃肠平滑肌痉挛。

3. 用于脊髓灰质炎后遗症、外周颜面神经麻痹等神经疾病。

4. 本品滴眼液用于青少年假性近视。

【禁用与慎用】单纯疱疹病毒感染者禁用本品滴眼液。慎用尚不明确。

【给药途径和剂量】

1. 高血压、胃肠痉挛　口服给药。每次 10～20mg，每日 3 次。

2. 神经疾患　口服给药。每次 5～10mg，每日 3 次。

3. 青少年假性近视　经眼给药。滴眼液首次使用时，每小时 4 次（每隔 15 分钟 1 次，每侧一次 1 滴，滴后闭目 5～10 分钟），以后每日 4～6 次，每侧一次 1 滴，连用 7～14 日以巩固疗效。

【不良反应】

1. 心血管系统　大剂量用药可见血压降低。

2. 神经系统　大剂量用药可见轻度头痛、头晕。

3. 消化系统　大剂量用药可见恶心。

4. 皮肤　大剂量用药可见多汗、面部潮红。

5. 眼　使用本品滴眼液可见眼部一过性刺激。

【相互作用】尚不明确。

【药动学】本品滴眼液滴入结膜囊后，通过球结膜、睑结膜、巩膜、睫状肌、网状前动脉及静脉吸收，分布在球结膜、睑结膜、角膜缘血管体系网、角膜上皮、睫状前动静脉及其在眼球前部的三组血管。滴眼液通过鼻泪管、唾液腺排泄，进入全身循环的药物经汗腺、肾脏排泄。

【观察指标】使用本品滴眼液时定期检查视力，根据矫正情况调整用药。

【用药宣教】

1. 使用本品滴眼液前，应明确假性近视的诊断。

2. 大剂量用药主要引起多汗、面部潮红、头痛、头晕、恶心、血压下降。

甲基多巴

【类别】交感神经抑制剂。

【妊娠安全等级】C。

【作用机制】本品为芳香氨基酸脱羧酶抑制剂，仅左旋异构体对人有抗高血压活性，消旋体（D，L-α-甲基多巴）需 2 倍剂量方可达到相同的降压作用。其抗高血压作用可能是通过其活性代谢产物甲基去甲肾上腺素刺激中枢的抑制性α受体和作为伪神经递质，降低血浆肾素活性，从而降低动脉血压。

【适应证】用于治疗高血压。

【禁用与慎用】

1. 活动性肝病（如急性肝炎、活动性肝硬化）患者，直接抗球蛋白（Coombs）试验阳性者禁用。

2. 嗜铬细胞瘤患者，肾功能不全者，肝脏疾病患者、肝功能不全者，哺乳期妇女慎用。

【给药途径和剂量】

1. 成年人，口服给药。每次 250mg，每日 2～3 次，每 2 日调整一次剂量至达到疗效。宜在晚间加量，以减少过度镇静作用。与噻嗪类利尿药合用时需减量，起始剂量控制在每日 500mg，利尿药剂量可不变。维持量为每日 500～2000mg，分 2～4 次服用，日剂量不宜超过 3000mg。

2. 儿童，口服给药。每日 10mg/kg 或 300mg/m^2，分 2～4 次服用。每 2 日调整一次剂量至达到疗效。日剂量不超过 65mg/kg 或 3000mg。

【不良反应】

1. 心血管系统　心绞痛加重、心力衰竭加重、颈动脉窦敏感性升高、直立性低血压时间延长、窦性心动过缓、心肌炎、心包炎、血管炎。

2. 代谢/内分泌系统　水钠潴留引起的下肢水肿、乳房增大、体重增加、高泌乳素血症、男子乳房女性化、泌乳。

3. 呼吸系统　鼻塞。

4. 肌肉骨骼系统　关节痛（可伴关节肿胀）、肌肉痛。

5. 泌尿生殖系统　性功能降低、尿素氮升高、闭经。

6. 免疫系统　抗核抗体阳性、LE 细胞阳性、类风湿因子阳性、狼疮样综合征。

7. 神经系统　镇静、头痛、梦呓、失眠、晕倒、帕金森病、反应迟钝、不自主性舞蹈症、脑血管供血不足症状、感觉异常。

8. 精神　抑郁、焦虑、精神错乱（如多梦）。

9. 消化系统　口干、腹泻、恶心、呕吐、胰腺炎、结肠炎、唾液腺炎、舌痛、舌黑、便秘、腹胀、排气。肝功能变化（包括免疫性变化、过敏性变化）、肝功能损害、致命性肝细胞坏死。

10. 血液系统　嗜酸性粒细胞增多、骨髓抑制、血小板减少、溶血性贫血、白细胞减少、Coombs 试验阳性、粒细胞减少。

11. 皮肤　表皮坏死、皮疹。

12. 其他　乏力、药物热、衰弱。

【相互作用】

1. 与其他降压药合用有协同作用。

2. 与口服抗凝药、中枢神经抑制剂合用可增强以上药物的作用。

3. 与左旋多巴合用可增强中枢神经毒性作用。

4. 与三环类抗抑郁药、拟交感胺类药、非甾体抗炎药合用可减弱本品的降压作用。

5. 与溴隐亭合用可干扰溴隐亭的作用。

6. 与铁盐类药物（如氢氧化铁、乳酸亚铁）合用可能减少甲基多巴的吸收，降低其疗效。

【药动学】本品口服吸收率不定，约为 50%。单次口服后，4～6 小时降压作用达高峰，作用持续 12～24 小时；多次口服后，2～3 日降压作用达高峰，作用持续至停药后 24～48 小时。本品的血浆蛋白结合率低于 20%。主要在肝脏代谢，代谢产物为甲基去甲肾上腺素等。近 70%以原形和少量代谢物的形式随尿液排泄。健康人的肾清除率约为 130ml/min，肾功能不全时下降，口服 36 小时后体内基本完全清除。血浆半衰期约为 1.7 小时，无尿者为 3.6 小时。

【观察指标】

1. 用药前和用药期间（尤其在用药的最初 2～3 个月）应定期检查血常规、肝功能，并进行 Coombs 试验。

2. 监测体液电解质平衡和 I&O。报告少尿和 I&O 比率的变化。每天称患者体重，检查水肿，因为甲基多巴有利于钠和水的保留。

【用药宣教】

1. 用药后乳汁中含有甲基多巴。

2. 用药期间如果坐或躺后迅速起身，可能出现头晕或晕倒。

3. 本品可能引起直接抗球蛋白试验阳性、溶血性贫血和肝功能异常。用药期间建议您定期监测血常规、肝功能和进行 Coombs 试验。开始用药的 2～3 个月尤其需要监测肝功能。如果用药后出现溶血性贫血和肝功能异常，需停药且不能再次用药。

4. 铁盐类药物（如氢氧化铁、乳酸亚铁）可能减少甲基多巴的吸收，降低其疗效。如需合用，请在服用甲基多巴前至少 3 小时或服用后至少 2 小时服用铁盐类药物。

5. 用药后可能出现镇静、头痛、乏力、下肢水肿、口干、发热、精神改变（抑郁、焦虑、梦呓、失眠）、性功能降低、腹泻、乳房增大、恶心、呕吐、晕倒等不良反应。

6. 注意并报告精神抑郁症状（如厌食、失眠、不注意个人卫生、戒断）。药物引起的抑郁可能在药物停药后持续存在。

7. 注意在治疗的第 2 周或第 3 周，血压升高可能表明药物耐受性。

8. 注意热水澡和淋浴、长时间站在一个位置、剧烈运动可能会增强直立性低血压。要慢慢地改变姿势，特别是从躺下到直立时；在站立前几分钟摆动腿。

9. 避免进行危险工作，如驾驶，药物可能会影响需要集中精神的工作能力，特别是在治疗的最初几天或当剂量增加时。

可乐定

【类别】交感神经抑制降压药。

【妊娠安全等级】C。

【作用机制】本品为α_2受体激动药，作用机制如下。

（1）直接激活下丘脑及延脑的中枢突触后膜α_2受体，使抑制性神经元激动，减少中枢交感神经冲动传出，从而抑制外周交感神经活动。本品还可激动外周交感神经突触前膜α_2受体，增强其负反馈作用，减少末梢神经释放去甲肾上腺素，降低外周血管和肾血管阻力，减慢心率，降低血压。肾血流和肾小球滤过率通常保持不变。

（2）可使卧位心排血量中度（15%～20%）减少，而不改变周围血管阻力；45°倾斜时，轻度减少心排血量和周围血管阻力。长期治疗后心排血量趋于正常，但周围血管阻力持续降低。使用本品的患者大部分有心率减慢，但对血流动力学无影响。

（3）降低血浆肾素活性、减少醛固酮及儿茶酚胺分泌，但与抗高血压作用的确切关系尚不明确。

（4）可刺激生长激素释放，但长期使用不引起生长激素水平持续升高。

（5）治疗偏头痛、痛经及绝经期潮热的机制不明，可能通过稳定周围血管发挥作用；可能通过抑制脑内α受体活性而戒断阿片毒瘾。

（6）激活α_2受体，通过负反馈机制，抑制交感神经，并减少房水生成，增加房水流出，产生降眼压效果，对瞳孔大小、视力及眼调节功能均无影响。

（7）治疗抽动秽语综合征的作用机制尚不明确，可能是由于抑制蓝斑区突触前去甲肾上腺素的释放或通过刺激γ-氨基丁酸（GABA）释放而使抽动症状减轻。

【适应证】

1. 用于高血压（不作为一线用药）。

2. 用于高血压急症、偏头痛、绝经期潮热、痛经，以及戒断阿片瘾毒症状。

3. 本品滴眼液用于原发性开角型青光眼及闭角型青光眼，尤其适用于不能耐受缩瞳药的青光眼患者。

4. 用于抽动秽语综合征（发声和多种运动联合抽动障碍）。

【超说明书用药】预防偏头痛；治疗痛经、绝经后冲洗、腹泻，乙醇、吸烟、阿片和苯二氮䓬类戒断；在可乐定抑制试验中诊断嗜铬细胞瘤；抽动秽语综合征；注意缺陷障碍伴多动（ADHD）的儿童。

【禁用与慎用】

1. 对本品过敏者、抑郁症患者、低血压患者禁用本品，低压性青光眼患者禁用本品滴眼液。

2. 脑血管病患者，冠状动脉供血不足患者，近期心肌梗死患者，窦房结或房室结功能低下患者，雷诺病患者，血栓闭塞性脉管炎患者，有精神抑郁史者，慢性肾功能不全者，肝功能不全者慎用。

【给药途径和剂量】

1. 治疗高血压，开始口服 50～100μg，3 次/日（也可 100μg，每日 2 次），根据病情及效应，每 2～3 日增加用量，常用维持量 300～1200μg/d，有时也可用到 1800μg/d。也可口服缓释片或外贴透皮释放制剂（100～300μg/d）。

还可缓慢静脉注射（10～15 分钟）本品治疗高血压危象，一般剂量为 150～300μg，作用一般在 10 分钟内出现，但如注射太快，则在降压之前可能短暂出现高血压。30～60 分钟可达最大效应，间隔时间为 3～7 小时。24 小时内用量可达 750μg。

2. 用于血管性头痛和绝经期冲动，可口服 50μg，每日 2 次，2 周后如无效，可加量至 75μg，每日 2 次。

3. 治疗严重癌痛可与类阿片联合行硬膜外持续输注，开始时 30μg/h，根据效应调整用量。

4. 用于阿片类戒断综合征，成年人每日用量为 850～1000μg，分 3 次口服。10 日为 1 个疗程。

5. 诊断嗜铬细胞瘤，口服本品 4.3μg/kg 后 3 小时，高血压患者的血浆去甲肾上腺素水平在正常范围，而嗜铬细胞瘤患者去甲肾上腺素水平将明显升高，可据此进行鉴别，临床应用时可结合诊断嗜铬细胞瘤的药理学试验。

6. 开角型青光眼，用 0.125%～0.5%溶液点眼，每日 3 次。

7. 用于抽动秽语综合征，起始剂量为 25～50μg，睡前服，每日 1 次。每 3 日增加 50μg，直至增至 200～400μg，分 2～3 次口服。不能耐受者可选择贴剂。透皮贴剂，成年人 2500μg，贴于背部肩胛骨下（首选）、上胸部、耳后乳突或上臂外侧等无毛完好皮肤处。青少年患者用药应从每片 1000μg 的小剂量开始，按体重逐渐增加给药剂量，最大剂量不得超过每片 2000μg×3 片。20kg＜体重≤40kg 者，用每片 1000μg；40kg＜体重≤60kg 者，用

1500μg/片；体重＞60kg 者，用每片 2000μg，均为每 5～7 日更换 1 次。

【配伍禁忌】与脑蛋白水解物、羧苄西林存在配伍禁忌。

【不良反应】

1. *心血管系统*　直立性症状（如直立性低血压）、心悸、心律失常（包括心动过速、心动过缓）、雷诺现象、心力衰竭、心电图异常（如传导紊乱）。上市后还有血压升高的报道。

2. *代谢/内分泌系统*　短暂性血糖升高、血清肌酸激酶升高、体重增加、男子乳腺发育。长期用药可见钠潴留。上市后还有乳房增大的报道。

3. *呼吸系统*　鼻黏膜干燥、咽干、窒息。

4. *肌肉骨骼系统*　肌肉关节疼痛、下肢痉挛。

5. *泌尿生殖系统*　夜尿、性功能障碍（包括阴茎勃起功能障碍）、排尿困难、尿潴留、性功能减退、性活动减少、性欲减退。

6. *神经系统*　镇静、谵妄、脑血管意外、局部麻木、行为改变、梦魇、昏睡、头晕、失眠、头痛、眩晕、嗜睡、晕厥、感觉异常、睡眠障碍。上市后还有脑血管意外、局部麻木的报道。

7. *精神*　抑郁、紧张、焦躁、多梦、夜游症、烦躁不安、兴奋、幻视、幻听、激越状态、焦虑、知觉妄想、神经质、行为改变、躁动、梦魇。上市后还有易激惹的报道。

8. *消化系统*　口干、便秘、恶心、呕吐、厌食、腮腺炎、假性肠梗阻、腹痛、唾液腺疼痛、味觉改变。短暂性肝功能异常、肝炎。

9. *血液系统*　血小板减少、白细胞减少。

10. *皮肤*　瘙痒、荨麻疹、血管神经性水肿、风疹、脱发、皮疹、皮肤苍白。经皮给药还可引起红斑、局部起疱、色素沉着、水肿、脱皮、烧灼感、丘疹、跳痛、黄斑疹。上市后还有接触性皮炎、局部色素减退的报道。

11. *眼*　视调节障碍、视物模糊、眼灼痛、流泪减少、眼干。

12. *其他*　疲乏、不适、乏力、戒断综合征、发热、倦怠、胸痛。

【相互作用】

1. 与中枢神经系统抑制剂（如巴比妥类、镇静药）合用可增强中枢神经抑制作用。

2. 与影响窦房结功能或房室传导的药物（如地高辛、钙通道阻滞药、β受体阻滞剂）合用可能产生相加作用（如心动过缓、房室传导阻滞）。与β受体阻滞剂合用后停药，可增加本品撤药综合征危象的发生率。

3. 与哌甲酯合用有发生严重不良反应的报道，但因果关系尚不明确。尚未对两药合用的安全性进行系统评价。

4. 与三环类抗抑郁药合用可减弱本品的降压作用。

5. 与非甾体抗炎药合用可减弱本品的降压作用。

6. 与乙醇合用可增强中枢神经抑制作用。本品亦可增加对乙醇的敏感度。

【药动学】本品口服吸收率为 70%～80%，口服后 30～60 分钟即产生降压作用，3～5 小时达血药峰浓度，通常为 1.35ng/ml，可持续 6～8 小时。吸收后迅速分布至各器官，组织内药物浓度比血药浓度高，能透过血脑屏障并蓄积于脑组织。蛋白结合率为 20%～40%，表观分布容积为（2.1±0.4）L/kg。经肝脏代谢，吸收量中约 50%在肝内经生物转化。40%～60%的药物以原形于 24 小时内经肾排出，20%经肠肝循环随胆汁排出。肌酐清除率为（3.1±1.2）ml/（min·kg）。肾功能正常时消除半衰期为 12.7 小时（6～23 小时），肾功能不全时延长。

本品贴片通常于上肢和胸部的皮肤吸收较好，而于大腿的皮肤吸收较差。首次贴用本品 2～3 日后达治疗浓度，并稳定释放 7 日，每周更换贴片即可不间断保持血药浓度稳定在治疗浓度范围内。除去贴片，皮肤内储存的药物仍可维持治疗浓度 24 小时以上，血药浓度在数日内逐渐降低。40%～60%的药物以原形经肾脏排出。半衰期为 12.7 小时（6～23 小时）。

本品滴眼液用药后被吸收入血液循环，可使对侧眼的眼压下降。滴眼后 30 分钟眼压下降，1～2 小时达血药峰浓度，并持续 4～8 小时。本品全身吸收后，蛋白结合率低，少部分在肝内代谢，约 80%的药物随尿液排泄，约 20%随胆汁排泄，半衰期为 12.7 小时。

【观察指标】

1. 长期使用本品滴眼液的患者应定期检查眼底。

2. 监测立位及卧位血压、心率。

【用药宣教】

1. 密切监测血压。

2. 每天测定体重。由于明显的水钠潴留，没有同时服用利尿药的患者可能会增加体重，特别是在治疗的前 3 天或前 4 天。

3. 密切监督有精神抑郁病史的患者。

4. 预防直立性低血压发生，体位变化缓慢，分阶段进行，特别是从卧位到直立位时，并在站立前几分钟摆动和移动双腿。如果出现晕厥或头晕立即躺下。

5. 用药期间请勿饮酒或服用其他中枢神经系统抑制剂。

6. 当取下透皮贴片时，检查部位，如果出现红斑、皮疹、刺激或色素沉着应向医生报告。

7. 本品有镇静作用，从事危险性工作（如驾驶、操作机械）时应谨慎。

8. 如使用其他抗高血压药物的患者改为本品经皮给药时，不可立即停用原药，原药物剂量应逐步减小，本品经皮给药3日后方可停用原药。

9. 使用本品滴眼液时，应用手压迫泪囊部位，以减少药物全身吸收。用药 15 分钟内须避免佩戴角膜接触镜。

10. 为避免本品所致的反跳性血压升高，停药时须在 1～2 周逐渐减量，并同时考虑其他降压治疗。

11. 用药后乳汁中含有可乐定，哺乳期妇女使用时，应暂停哺乳。

12. 用于治疗高血压时，为保证控制夜间血压，每天最后一次服药在睡前服用。

13. 用药期间，如果天气炎热或运动导致出汗过多，应多喝水，以防脱水引起低血压。建议每天喝水 1500～1700ml（如 500ml 瓶装矿泉水 3～4 瓶）。

14. 本品可能影响血糖水平，糖尿病患者应在用药期间严密监测血糖。

15. 本品贴片可能含有导电金属（如铝），进行磁共振等检查时将药物取下。

二、外周作用的抗肾上腺素能药

哌唑嗪

【类别】α受体阻滞药。

【妊娠安全等级】C。

【作用机制】本品为选择性突触后α_1受体阻滞药，为喹唑啉衍生物。作用机制如下。

（1）可松弛血管平滑肌，扩张周围血管，降低周围血管阻力，从而降低血压。

（2）扩张动脉和静脉，降低心脏前负荷与后负荷，使左心室舒张末期压下降，改善心功能，治疗心力衰竭起效快，1 小时达高峰，持续 6 小时。

（3）对肾血流量与肾小球滤过率影响小，可通过阻滞膀胱颈、前列腺包膜和腺体、尿道的α_1受体，减轻前列腺增生引起的排尿困难。

【适应证】用于轻、中度高血压。

【超说明书用药】严重顽固性充血性心力衰竭，雷诺病或雷诺现象，麦角胺引起的外周缺血，嗜铬细胞瘤，良性前列腺增生。

【禁用与慎用】老年人慎用。

【给药途径和剂量】

1. 成年人，口服给药，每次 0.5～1mg，每日 2～3 次（首剂为 0.5mg，睡前服用），按疗效逐渐调整为每日 6～15mg，分 2～3 次服用。日剂量超过 20mg 未见疗效增强。肾功能不全时应减量，起始剂量以一次 1mg，每日 2 次为宜。

2. 儿童，口服给药，7 岁以下儿童，每次 0.25mg，每日 2～3 次；7～12 岁儿童，每次 0.5mg，每日 2～3 次。应按疗效调整剂量。

【不良反应】

1. *心血管系统*　心悸、心动过速、直立性低血压。

2. *呼吸系统*　鼻塞、鼻出血。

3. *肌肉骨骼系统*　关节炎。

4. *泌尿生殖系统*　尿频、阳痿、阴茎持续勃起。

5. *免疫系统*　抗核抗体阳性。

6. *神经系统*　晕厥、眩晕、嗜睡、头痛、头晕、感觉异常、大小便失禁。

7. *精神*　精神差、抑郁、易激动、幻觉。

8. *消化系统*　恶心、呕吐、腹泻、便秘、腹部不适、腹痛、胰腺炎。肝功能异常。

9. *皮肤*　皮疹、瘙痒、脱发、扁平苔藓、多汗。

10. *眼*　视物模糊、巩膜充血。

11. *耳*　耳鸣。

12. *其他*　水肿、发热。

【相互作用】

1. 与β受体阻滞剂、噻嗪类利尿药合用可使降压作用增强而水钠潴留减轻。

2. 与钙通道阻滞药及其他降压药合用可使降压作用增强。

3. 与拟交感胺类药、非甾体解热镇痛药（尤其是吲哚美辛）合用可使本品的降压作用减弱。

【药动学】口服本品吸收完全，口服后 2 小时起效，1～3 小时达血药峰浓度，作用可持续 10 小时，生物利用度为 50%～85%，血浆蛋白结合率高达 97%。动物实验显示，大部分药物与α_1酸性糖蛋白相结合，仅 5%的药物以游离型存在于血液中，肺、心脏、血管等部位的浓度较高，而在脑中较低。主要通过去甲基化和共价键结合形式在肝内代谢，随胆汁与粪便排泄，尿中仅占 6%～10%。5%～11%以原形排出，其余以代谢产物排出。心力衰竭时清除率降低。半衰期为 2～3 小时，心力衰竭时可长达 6～8 小时。本品不能被透析清除。

【观察指标】监测血压。

【用药宣教】

1. 体位改变、饮酒、长时间站立、运动或天气较热时可出现眩晕。

2. 本品可引起眩晕和嗜睡，首次给药或加量后首日应避免驾驶或从事危险工作。

3. 如果感到头晕、意识丧失或视物模糊，请立即躺下，试图站立或行走可能导致跌倒。

4. 在确定对药物的反应之前，不要驾驶或从事其他有潜在危险的活动。

5. 每天同一时间服药。每天记录血压和服药时间、使用哪只手臂、姿势（即站立、坐着）和一天中测量血压的时间。将记录交给医生，以供就医时参考。

6. 报告勃起或阳痿。药物治疗方案的改变通常会逆转这些困难。镰状细胞性贫血患者会自发出现勃起后阳痿的急性发作，因此应选择另一种抗高血压药物。在这些患者中，药物引起的阴茎异常勃起往往是不可逆转的。

7. 哺乳期妇女使用时，应暂停哺乳。

川芎嗪

【类别】干扰 ADP 介导血小板活化药物。

【作用机制】本品对腺苷二磷酸（ADP）、花生四烯酸及血小板活化因子（PAF）诱导的人血小板聚集有抑制作用，并对已聚集的血小板有解聚作用。此外，还可扩张小动脉、改善微循环、增加脑血流量。

【适应证】用于治疗缺血性脑血管病（如脑供血不足、脑血栓形成、脑栓塞）及其他缺血性血管病（如冠心病、脉管炎）。

【禁用与慎用】

1. 对本品过敏者，脑出血或有出血倾向者，脑水肿患者禁用。

2. 血压偏低者，孕妇，哺乳期妇女慎用。

【给药途径和剂量】

1. 剂量

（1）缺血性血管病：成年人，口服给药，每次 50～100mg，每日 3 次，1 个月为 1 个疗程。静脉滴注，每次 50～100mg，每日 1 次，10～15 日为 1 个疗程。

（2）缺血性脑血管病恢复期及后遗症：穴位注射盐酸川芎嗪注射液，每次选 3～4 个穴位，每穴注射 10～20mg，隔日 1 次，15 次为 1 个疗程，一般使用 1～2 个疗程。给药间隔日可配合头皮针治疗。

2. 给药途径

（1）口服给药：本品口服制剂宜餐后服用，以避免或减轻胃部不适、口干、嗜睡症状。

（2）静脉滴注：本品注射剂滴注速度不宜过快，一般不超过每分钟 30～40 滴，宜于 3～4 小时滴完。

（3）其他：本品不适于肌内大量注射。

注：本品小容量注射液或粉针剂用 5%～10%葡萄糖注射液或 0.9%氯化钠注射液 250～500ml 稀释。

【配伍禁忌】与下列药物存在配伍禁忌：阿洛西林、阿昔洛韦、奥美拉唑、丹参注射液、灯盏花素、灯盏细辛、多烯磷脂胆碱、夫西地酸、呋塞米、复方丹参注射液、还原型谷胱甘肽、磺胺嘧啶、甲泼尼龙琥珀酸钠、硫辛酸、美洛西林、门冬氨酸钾镁、泮托拉唑、清开灵注射液、乳酸钠、疏血通、碳酸氢钠、头孢哌酮舒巴坦、香丹注射液、炎琥宁。

【不良反应】

1. 神经系统　嗜睡。

2. 免疫系统　过敏反应。

3. 消化系统　口干、胃部不适。

4. 其他　穴位注射可引起刺激性。

【相互作用】尚不明确。

【药动学】本品吸收及排泄迅速，可通过血脑屏障。

【观察指标】冠心病患者静脉滴注本品时应注意监测心率和血压的变化。

【用药宣教】脑水肿或少量出血者与缺血性脑血管病鉴别困难时应慎用本品。

多沙唑嗪

【类别】α受体阻滞药。

【妊娠安全等级】B。

【作用机制】本品为选择性α_1受体阻滞药，可通过选择性、竞争性地阻断神经节后α_1受体，从而降低外周血管阻力，降低血压。此外，还可选择性阻断位于基质、被膜和膀胱颈部平滑肌中的α_1受体，从而松弛基质、被膜和膀胱颈部平滑肌，改善良性前列腺增生的症状。

【适应证】

1. 高血压。

2. 良性前列腺增生的对症治疗。

【禁用与慎用】

1. 对本品或其他喹唑啉类药过敏者，近期心肌梗死者，有胃肠道梗阻、食管梗阻或任何程度胃肠道腔径缩窄病史者禁用。

2. 肝功能不全者慎用。

【给药途径和剂量】

1. 高血压　口服给药。普通片剂、胶囊，初始剂量每次 1mg，每日 1 次。根据患者的立位血压反应（基于服药后 2～6 小时和 24 小时的测定值），可增至每次 2mg，每日 1 次。此后可根据需要增至每次 4mg，每日 1 次，然后每次 6mg，每日 1 次，以获得理想的降压效果。剂量超过 4mg 易引起过度体位性反应（包括晕厥、直立性头晕或眩晕、直立性低血压）。建议以 1～2 周的时间间隔调整剂量。此外，如停药数日，应按初始治疗方案重新开始用药。控释片、缓释片：每次 4mg，每日 1 次。

2. 良性前列腺增生　口服给药。普通片剂、胶囊：初始剂量每次 1mg，每日 1 次。根据患者的尿动力学和症状，可增至每次 2mg，每日 1 次。此后可根据需要增至每次 4mg，每日 1 次。建议以 1～2 周的时间间隔调整剂量。此外，如停药数日，应按初始治疗方案重新开始用药。控释片、缓释片：同“高血压”。

【不良反应】

1. 心血管系统　低血压（如直立性低血压）、心悸、心动过速、外周局部缺血。还有心动过缓、心绞痛、心肌梗死、心律失常、脑血管意外的报道。

2. 代谢/内分泌系统　痛风、低血钾、脂质异常（血清胆固醇、低密度脂蛋白胆固醇及三酰甘油水平显著降低，高密度脂蛋白胆固醇升高）。还有男子乳腺发育的报道。

3. 呼吸系统　呼吸道感染、支气管炎、呼吸困难、鼻炎、咳嗽、鼻窦炎、咽炎。还有支气管痉挛加重、鼻出血的报道。

4. 肌肉骨骼系统　背痛、肌痛、关节炎。还有关节痛、肌肉痉挛、肌无力的报道。

5. 泌尿生殖系统　尿路感染、膀胱炎、尿失禁、肾结石。还有排尿困难、血尿、排尿异常、尿频、夜尿、多尿、阳痿、阴茎异常勃起、逆向射精的报道。

6. 免疫系统　过敏反应、淋巴疾病。

7. 神经系统　眩晕、头晕、头痛、嗜睡、运动障碍、共济失调、张力亢进、感觉迟钝、局部麻痹、抽搐、偏头痛、注意力不集中、嗅觉异常、味觉异常、思维混乱。还有感觉减退、感觉异常、晕厥、震颤的报道。

8. 精神　兴奋、健忘、梦魇、易怒、人格分裂。有急性精神病的个案报道。还有激越、焦虑、抑郁、神经质、失眠的报道。

9. 消化系统　腹痛、消化不良、恶心、口干、食欲增加、大便失禁、胃肠炎。还有胃肠道梗阻、食欲减退、便秘、腹泻、胃肠胀气、呕吐的报道。有胆汁淤积、肝炎（包括胆汁淤积性肝炎）、黄疸、肝功能异常的报道。

10. 血液系统　紫癜。还有白细胞减少、血小板减少的报道。

11. 皮肤　瘙痒、面红、面色苍白、面部水肿、多汗、皮肤干燥、湿疹。还有脱发、紫癜、皮疹、荨麻疹的报道。

12. 眼　视力异常、结膜炎、眼痛、畏光、流泪。还有视物模糊、术中虹膜松弛综合征的报道。

13. 耳　耳鸣、耳痛。

14. 其他　乏力、外周水肿、类流感样症状、胸痛、体重减轻、水肿。还有不适、疼痛、体重增加、潮热的报道。

【相互作用】与 PDE5 抑制剂合用可使降压作用增强，引起症状性低血压。

【药动学】本品普通片剂、胶囊剂口服吸收良好，达峰时间为 2～3 小时，生物利用度约为 65%。本品控释片、缓释片血药浓度参数较普通片更平稳，达峰时间为 8～9 小时，峰浓度约为同剂量普通片的 1/3。给药 24 小时后控释片、缓释片的谷浓度水平与普通片相当。控释片、缓释片峰/谷浓度比值低于普通片峰/谷浓度比值的 1/2。稳态时，与普通片剂相比，本品缓释片或控释片 4mg 的相对生物利用度为 54%，8mg 的相对生物利用度为 59%。本品血浆蛋白结合率约为 98%。经肝脏广泛代谢，主要代谢途径为 *O*-脱甲基化和羟基化，存在肝脏首过代谢。口服本品普通片剂或胶囊 2mg，约 63%的药物随粪便排泄（原形药物随粪便的排泄量约为 4.8%），9%的药物随尿液排泄（原形药物随尿液排泄量极少）。本品控释片、缓释片代谢完全，以原形药物排出体外的不超过 5%。本品血浆清除呈双相性，终末半衰期为 22 小时。

【观察指标】首次给药及每次增加剂量时应监测血压。

【用药宣教】

1. 治疗良性前列腺增生时，应在开始治疗前及治疗过程中定期检查以排除前列腺癌。

2. 因本品可能引起晕厥和直立性症状，尤其是在治疗开始时、增加剂量后或中断治疗后重新开始时，故在给药后 24 小时内患者应避免驾驶或从事危险工作。本品还可能引起嗜睡，此时患者从事驾驶或机械操作应谨慎。

3. 虽然α_1受体阻滞剂（包括本品）引起的阴茎异常勃起（持续数小时，性生活和自慰均不能解决）极少见，但处理不及时可导致永久性阳痿，须特别注意。

4. 本品缓释片应与早餐同服。本品控释片、缓释片应以水整片吞服，不得咀嚼、掰开或碾碎。

5. 用药后乳汁中可能含有多沙唑嗪。哺乳期妇女如需用药，应暂停哺乳。

6. 餐前餐后服药都可以。刚开始用药时最好在睡前服用，以免站立状态下可能出现的低血压引起跌倒。

7. 用药期间饮酒可能引起血压过度下降，甚至休克，应避免饮酒或含有酒精的饮料。

8. 用药期间如果坐或躺后迅速起身，可能出现头晕或晕倒。请您缓慢起身，爬楼梯时也请小心。

9. 如有头晕或心悸，应及时报告医生，可能需要调整剂量。

萘哌地尔

【类别】抗肾上腺素药。

【作用机制】本品为选择性α_1受体阻滞剂，通过阻断α_1受体，缓解该受体兴奋所致的前列腺和尿道交感神经性紧张，降低尿道内压，从而改善良性前列腺增生症引起的排尿障碍等症状。

【适应证】用于缓解良性前列腺增生症引起的尿路梗阻症状，如尿频、尿急、夜尿频繁、排尿不完全、排尿延迟、排尿间断、尿失禁、尿痛。

【禁用与慎用】

1. 对本品有过敏史者，低血压患者禁用。

2. 肝功能不全者、初次使用本品的严重心脑血管疾病患者、血压偏低者、老年人、孕妇、哺乳期妇女慎用。

【给药途径和剂量】口服给药。初始剂量为每次 25mg，每日 1 次，睡前服用。剂量可随疗效适当调整，最大日剂量为 75mg。

【不良反应】

1. 神经系统　头晕、直立性眩晕、头重、头痛。

2. 消化系统　便秘、胃部不适。AST 升高、ALT 升高。

3. 耳　耳鸣。

4. 其他　水肿、寒战。

【相互作用】与利尿药、降压药合用有协同降压作用。

【药动学】健康成年人空腹单次服用本品 25mg、50mg、100mg 后，达峰时间分别为（0.45±0.21）小时、（0.75±0.71）小时、（0.65±0.22）小时，血药峰浓度分别为（39.3±10.3）ng/ml、（70.1±32.9）ng/ml、（134.8± 55.8）ng/ml。每次 50mg，每日 2 次，用药 4 次后可达稳态血药浓度。健康成年人单次服用 100mg，血清蛋白结合率为 98.5%。药物在肝脏主要代谢为葡萄糖醛酸结合物及苯羟基化物。健康成年人单次服用 25mg、50mg、100mg 后，24 小时内的肾排泄率均小于 0.01%，半衰期分别为（15.2±4.7）小时、（10.3±4.1）小时、（20.1±13.7）小时。

【观察指标】用药期间应监测血压。

【用药宣教】

1. 本品使用初期及用量剧增时可引起直立性低血压，故从事高空作业、驾驶的患者慎用本品。

2. 用药后可能出现直立性低血压症状，在睡前 15～30 分钟服药为宜。

3. 用药后可能出现头晕、起立时眩晕、头重、头痛、耳鸣、便秘、胃部不适、水肿、寒战等不良反应。

乌拉地尔

【类别】α受体阻滞药。

【作用机制】本品为α受体阻滞药，具有外周和中枢双重降压作用，降压幅度与剂量相关，无耐受性。①外周作用：主要阻断突触后α_1受体，使血管扩张，显著降低外周阻力；同时也有弱的突触前α_2受体阻断作用，可阻断儿茶酚胺的缩血管作用而发挥降压作用。②中枢作用：主要通过激动 5-HT_{1a}受体，降低延髓心血管中枢的交感反馈调节而降压。

【适应证】

1. 本品口服制剂用于原发性高血压、肾性高血压及嗜铬细胞瘤引发的高血压，也可用于伴前列腺增大症的排尿障碍。

2. 本品注射剂用于治疗高血压危象、重度和极重度高血压、难治性高血压，以及控制围手术期高血压。

【禁用与慎用】

1. 对本品过敏者，主动脉峡部狭窄、动静脉分流患者（肾透析时的分流除外），哺乳期妇女禁用。

2. 机械功能障碍引起的心力衰竭（如大动脉或者左房室瓣狭窄、肺栓塞或由心包疾病引起的心功能损害）患者，肝功能不全者，中度至重度肾功能不全者，头部创伤者，颅内压升高者，儿童，老年人慎用。

【给药途径和剂量】

1. 原发性高血压、肾性高血压、嗜铬细胞瘤引发的高血压　口服给药开始每日 30mg，如效果不明显，可在 1～2 周逐渐增加至每日 60mg 或 120mg，分 2 次口服，早晚各 1 次。可根据年龄、症状做适当增减，如血压下降，改为每次 30mg。维持量为每日 30～180mg。

2. 伴前列腺增生症的排尿障碍　口服给药开始每日 30mg，如效果不明显，可在 1～2 周逐渐增加至每日 60～90mg，分 2 次口服。可根据年龄、症状做适当增减，每日最大剂量为 90mg。

3. 高血压危象、重度和极重度高血压及难治性高血压

（1）静脉注射：每次 10～50mg，缓慢注射，监测血压变化，降压效果通常在 5 分钟内显示。若效果不明显，可重复用药。

（2）静脉滴注：将本品 250mg 加入到静脉输液中，如 0.9%氯化钠注射液、5%或 10%的葡萄糖注射液、5%的果糖或含右旋糖酐 40 的 0.9%氯化钠注射液。如使用输液泵维持剂量，可加入本品 100mg，再用上述液体稀释至 50ml。静脉滴注的最大药物浓度为 4mg/ml。滴注速度根据患者的血压酌情调整。推荐初始速度为 2mg/min，维持速度为 9mg/h（若将本品 250mg 溶解于 500ml 液体中，则 1mg 相当于 44 滴或 2.2ml 输入液）。静脉滴注或用输液泵输入应当在静脉注射后使用，以维持血压稳定。血压下降的程度由前 15 分钟内输入的药物剂量决定，然后用低剂量维持。

4. 围手术期高血压　静脉注射/静脉滴注先注射 25mg，2 分钟后如血压下降则以静脉滴注维持血压，如血压无变化则再注射 25mg，如 2 分钟后血压还无变化则再缓慢静脉注射 50mg。

【配伍禁忌】与脑蛋白水解物、呋塞米、泮托拉唑存在配伍禁忌。

【不良反应】

1. 心血管系统　可见血压降低引起的暂时症状（如头痛、头晕、出汗、烦躁、恶心、乏力、呕吐、心悸、心律失常、心动过速或过缓、上胸部压迫感、呼吸困难等），均可在数分钟内消失，不必停药。

2. 代谢/内分泌系统　有引起血钾水平轻度升高的报道。

3. 肌肉骨骼系统　偶见肌酸激酶升高。

4. 泌尿生殖系统　有引起老年患者遗尿的个案报道。

5. 神经系统　可见失眠。有引起颅内压增高的个案报道。

6. 精神　可见神经质。

7. 消化系统　偶见食欲缺乏、胃部不适、腹泻。还可见胃胀。持续治疗这些不良反应可消失，与食物同服可减少胃肠道不良反应。偶见 AST、ALT 升高。

8. 血液系统　极个别患者可出现血小板减少，但血液免疫学研究未证实其因果关系。此外，本品口服治疗期间有嗜酸性粒细胞增多的报道。

9. 过敏反应　少见瘙痒、皮肤发红、皮疹等。

10. 其他　偶见水肿。

【相互作用】

1. 与降压药合用或患者存在血容量不足的情况时，降压效应增强。

2. 与促尿钠排泄药、β受体阻滞剂、肌源性血管舒张药、钙通道阻滞药合用可增强本品的降血压作用。

3. 与西咪替丁合用可使本品血药浓度升高，最高升高 15%。

4. 与乙醇合用可增强本品的降压作用。用药期间应避免饮用含乙醇的饮料。

【药动学】口服吸收较快，口服后 4～6 小时血药浓度达峰值，生物利用度为 72%～84%，血浆蛋白结合率 80%～94%。静脉注射体内分布呈二室模型，分布半衰期为 35 分钟，分布容积为 0.8L/kg（0.6～1.2L/kg）。在肝脏内广泛代谢，主要代谢产物为乌拉地尔的羟基体、邻去甲基化合物、尿嘧啶环 *N*-去甲基化合物等，部分代谢物（如邻去甲基化合物和尿嘧啶环 *N*-去甲基化合物）仍有降压活性。50%～70%通过肾脏排泄，其余的通过粪便排出。

排泄物中约 10%为药物原形，其余为代谢产物。口服半衰期为 4.7 小时，口服缓释制剂半衰期约为 5 小时。静脉注射半衰期为 2.7 小时。

【观察指标】监测卧位、立位及坐位血压。

【用药宣教】

1. 本品可影响驾驶或操纵能力，故驾驶或操纵机器者应谨慎。

2. 哺乳期妇女如需用药，应暂停哺乳。

3. 每天服药 2 次，应在早晚用药。为避免血液中药物的含量突然升高，引起不良反应。应完整吞服药物，不要咀嚼或碾碎。

4. 用药期间饮酒可能导致血压过度下降，甚至出现休克。避免饮酒或含有乙醇的饮料。

5. 如果用药后排尿困难的症状没有好转，及时复诊。

6. 用药后您可能因体位改变而出现低血压，表现为突然起立时感觉头晕。建议您定期监测血压（包括站位、坐位或仰卧位血压）。如果出现头晕症状，应及时躺下或放慢起身的速度。如果症状仍未缓解，应及时复诊。

7. 用药后可能出现头晕、头痛、恶心、呕吐、出汗、烦躁、乏力、心悸、上胸部压迫感或呼吸困难等不良反应。主要原因是血压降得太快，通常几分钟内症状可消失。

三、作用于小动脉平滑肌的药物

硝普钠

【类别】血管扩张药。

【妊娠安全等级】C。

【作用机制】本品为速效、短时的血管扩张药。

1. 对动、静脉平滑肌均有直接扩张作用，通过扩张血管使周围血管阻力减低，产生降压作用。

2. 其扩张血管作用还能减低心脏前、后负荷，改善心排血量，以及减轻瓣膜关闭不全时的血液反流，从而缓解心力衰竭症状。

【适应证】

1. 用于高血压急症，如恶性高血压、高血压危象、高血压脑病、嗜铬细胞瘤手术前后阵发性高血压等的紧急降压。

2. 用于麻醉期间控制性降压。

3. 用于急性心力衰竭，如急性心肌梗死或瓣膜（左房室瓣或主动脉瓣）关闭不全时的急性心力衰竭。

【超说明书用药】难治性心力衰竭或急性心肌梗死。

【禁用与慎用】

1. 对本品过敏者、代偿性高血压（如伴动静脉分流或主动脉缩窄的高血压）患者、外周血管阻力降低引起的充血性心力衰竭患者、症状性低血压患者、视神经萎缩者（国外资料）、烟草中毒性弱视患者、孕妇禁用。

2. 脑血管或冠状动脉供血不足者（对低血压的耐受性减低），颅内压增高者（扩张脑血管可进一步增加颅内压），肝功能不全者，甲状腺功能减退者（本品代谢产物硫氰酸盐可抑制碘的摄取和结合），肺功能不全者（本品可能加重低氧血症），维生素 B_{12} 缺乏者，肾功能不全者慎用。

【给药途径和剂量】

1. 剂量

（1）成年人，静脉滴注。起始剂量为 0.5μg/（kg·min），根据疗效逐渐以 0.5μg/（kg·min）递增，常用维持剂量为 3μg/（kg·min），极量为 10μg/（kg·min），总量为 3500μg/kg。本品用于心力衰竭时开始剂量宜小（一般是 25μg/min），逐渐增量。停药时应逐渐减量，并加用口服血管扩张药，以免出现病状“反跳”。

（2）儿童，静脉滴注。常用剂量为 1.4μg/（kg·min），按疗效逐渐调整用量。

2. 给药途径　静脉滴注。

（1）本品只宜静脉滴注，不可直接推注，长期使用者应置于重病监护室内。

（2）为达合理降压，最好使用输液泵，以便精确调节滴速。抬高床头可增强降压效果。药液有局部刺激性，应谨防外渗，推荐做中心静脉滴注。

（3）本品常规给药速率为 0.5～10μg/（kg·min），如滴速已达 10μg/（kg·min），经 10 分钟而降压效果仍不理想，应考虑停药，改用或加用其他降压药。

（4）静脉滴注前，先将本品 50mg 用 5%葡萄糖注射液 5ml 溶解，再以 5%葡萄糖注射液 250ml、500ml 或 1000ml 稀释至所需浓度。

【配伍禁忌】与下列药物存在配伍禁忌：肌苷、利多卡因、脑蛋白水解物、普鲁卡因、普鲁卡因肾上腺素、头孢曲松、头孢曲松舒巴坦、头孢曲松他唑巴坦、胺碘酮、多巴酚丁胺、普罗帕酮、顺阿曲库铵、氟哌啶醇。

【不良反应】

1. 心血管系统

（1）血压下降过快过剧，可出现眩晕、大汗、头痛、肌肉抽搐、神经紧张或焦虑、烦躁、胃痛、反射性心动过速、心律不齐，症状与给药速度有关，与总量关系不大。

（2）麻醉期间控制性降压时突然停用本品，尤其是血药浓度较高而突然停药时，可能发生反跳性血压升高。

（3）有本品引起体循环血流量减少、肺-体循环血流量比率增加的报道。

2. 代谢/内分泌系统　可引起甲状腺功能减退。还可能导致代谢性酸中毒，可作为氰化物中毒最早和最可靠的指征。

3. 呼吸系统　可能引起血二氧化碳分压（$PaCO_2$）、pH、碳酸氢盐浓度降低。有本品损害心力衰竭患者的肺换气功能的报道。

4. 泌尿生殖系统　有本品导致尿量减少、氮质血症（肾功能不全）的报道。

5. 神经系统　可见头痛、头晕、嗜睡、谵妄。也有本品引起颅内压增高的个案报道。

6. 精神　可见精神亢奋、幻觉。

7. 消化系统　可引起恶心、呕吐、腹部痉挛。

8. 血液系统　有引起高铁血红蛋白血症的报道。

9. 皮肤　可能引起光敏感反应[与疗程及剂量有关，表现为皮肤石板蓝样色素沉着，停药后经较长时间（1～2 年）才渐退]、过敏性皮疹（停药后消退较快）。

10. 其他

（1）本品毒性反应主要由其代谢产物（氰化物和硫氰酸盐）引起：①硫氰酸盐中毒，可出现视物模糊、眩晕、运动失调、头痛、谵妄、意识丧失、恶心、呕吐、气短及血浆硫氰酸盐浓度增高。②氰化物中毒，可出现皮肤粉红色、呼吸浅快、昏迷、低血压、脉搏消失、反射消失、瞳孔散大、心音遥远，以及血浆氰化物浓度增高。

（2）有产生耐受性的报道。

【相互作用】

1. 与其他降压药（如甲基多巴、可乐定）合用可使血压急剧下降。

2. 与多巴酚丁胺合用可使心排血量增加而肺毛细血管楔压降低。

3. 与西地那非合用可加重本品的降压反应。

4. 与磷酸二酯酶Ⅴ抑制剂合用可增强本品的降压作用。

5. 与维生素 B_{12} 合用可预防本品所致的氰化物中毒反应及维生素 B_{12} 缺乏症。

6. 与拟交感胺类药合用可使本品的降压作用减弱。

【药动学】本品静脉滴注后立即达血药峰浓度（其水平随剂量而定），给药后几乎立即起效并达到作用高峰，静脉滴注停止后作用可维持 1～10 分钟。由红细胞代谢为氰化物（后者可参与维生素 B_{12} 的代谢过程），后者在肝脏内代谢为无扩血管活性的硫氰酸盐。药物经肾随尿排出。半衰期为 7 日（由硫氰酸盐测定），肾功能不全或血钠过低时延长。

【观察指标】

1. 应监测血压、心率。

2. 肾功能不全者应用本品超过 48～72 小时，须每日监测血浆氰化物或硫氰酸盐浓度，保持硫氰酸盐不超过 100μg/ml，氰化物不超过 3μmol/ml。

3. 急性心肌梗死患者应用本品时须测定肺动脉舒张压或楔压。

【用药宣教】停用本品后应给予口服降压药巩固疗效。

肼屈嗪

【类别】血管扩张药。

【妊娠安全等级】C。

【作用机制】本品主要通过激活鸟苷酸环化酶使血管内环鸟苷酸（cGMP）含量增加，直接松弛平滑肌，扩张外周血管（主要扩张小动脉，对静脉作用小），降低周围血管阻力使血压下降。其特点是对舒张压的影响更显著，并能增加肾血流量。此外，本品在降压的同时可使心率增快，并使每搏量和心排血量增加。长期应用可引起肾素及醛固酮分泌增加，导致水钠潴留而降低疗效。本品增加心排血量、降低血管阻力与心脏后负荷的作用可用于治疗心力衰竭。

【适应证】

1. 高血压。

2. 心力衰竭。

【超说明书用药】联合应用强心苷和其他血管扩张剂治疗急性心力衰竭；原因不明的肺动脉高压。

【禁用与慎用】

1. 对本品过敏者，脑卒中患者，严重肾功能不全者，主动脉瘤患者禁用。

2. 脑动脉硬化者，冠心病患者（可致心肌缺血），心动过速者，心功能不全者，肺动脉高压患者（国外资料），老年人慎用。

【给药途径和剂量】

高血压、心力衰竭

（1）成年人

1）口服给药。每次 10mg，每日 4 次，餐后服用。2～4 日后逐渐加量：第 1 周每次 25mg，每日 4 次；第 2 周及之后每次 50mg，每日 4 次。最大日剂量为 300mg。

2）肌内注射。小剂量开始，每次 10mg，每日 3～4 次，2～4 日后逐渐加量。维持剂量为每日 30～200mg，分次注射。静脉注射重度妊娠高血压综合征等急需控制血压者：开始先缓慢注射 1mg 试验剂量，1 分钟后如无不良反应，可在 4 分钟内缓慢注射 4mg。以后根据血压情况每 20 分钟用药 1 次，每次 5～10mg。一般应使舒张压维持在 12～13.33kPa（90～100mmHg）。

（2）儿童，口服给药。每日 0.75mg/kg 或 25mg/m^2，分 2～4 次服用，1～4 周渐增至最大剂量（每日 7.5mg/kg 或 300mg）。

【配伍禁忌】与氨苄西林、氨苄西林舒巴坦、果糖氯化钠、奈西立肽、重组人脑利钠肽存在配伍禁忌。

【不良反应】

1. *心血管系统*　常见心悸、心动过速、心绞痛。少见低血压。

2. *呼吸系统*　少见鼻塞。

3. *泌尿生殖系统*　偶见尿潴留。

4. *免疫系统*　罕见超敏反应，长期大量应用（日剂量 400mg 以上）可引起皮疹、瘙痒、胸痛、淋巴结肿大、周围神经炎、水肿、系统性红斑狼疮、类风湿关节炎。

5. *神经系统*　常见头痛、眩晕、震颤。

6. *精神*　常见抑郁、焦虑。

7. *消化系统*　常见恶心、呕吐、腹泻。少见便秘。偶见肝炎。

8. *血液系统*　偶见骨髓造血功能抑制。

9. *皮肤*　少见面部潮红。

10. *眼*　少见流泪。偶见结膜炎。

【相互作用】

1. 与二氮嗪及其他降压药合用可增强本品的降压作用。

2. 与拟交感胺类药、非甾体抗炎药合用可使本品的降压作用减弱。

3. 食物可增加本品的生物利用度。

【药动学】口服吸收达 90%以上。口服后 45 分钟起效，1～2 小时达血药峰浓度，作用可持续 3～8 小时。生物利用度为 30%～50%。血浆蛋白结合率为 87%。本品在肝内经乙酰化为有活性的代谢产物。经肾排出，其中 2%～4%为原形。半衰期为 3～7 小时，肾衰竭时延长。

【观察指标】

1. 用药期间应随访检查抗核抗体、血常规。

2. 监测立位、坐位、卧位血压及心率。

3. 治疗过程中应定期监测是否出现低血压、体液潴留。

4. 监测体重，检查水肿，并向医生报告体重增加。

【用药宣教】

1. 单独使用本品疗效欠佳，且易引起不良反应，故常与利血平、氢氯噻嗪及胍乙啶合用以增加疗效。

2. 停用本品时须缓慢减量，以免血压突然升高。

3. 部分患者在首次服用后 2～4 小时出现头痛和心悸；症状通常会自行消退。

4. 慢慢改变姿势，避免站立不动、热水澡/淋浴、剧烈运动和过量饮酒。

5. 哺乳期妇女使用时，应暂停哺乳。

米诺地尔

【类别】皮肤及皮下用药。

【妊娠安全等级】C。

【作用机制】本品主要直接扩张小动脉，降低周围阻力，所产生的心血管系统作用类似肼屈嗪。局部应用可刺激毛发生长。

【适应证】

1. 治疗其他降压药无效的重症高血压。

2. 局部应用治疗脱发。

【禁用与慎用】

1. 对本品过敏者禁用。

2. 儿童，65 岁以上老年人慎用。

【给药途径和剂量】

1. 开始口服 2.5mg，每日 2 次，至少 3 天后逐渐加量至 40～50mg/d，2～3 次分服。在极特殊的情况下，可加量至 100mg/d。

2. 12 岁和 12 岁以下的儿童，开始时可给予 200μg/（kg·d），至少间隔 3 天，分阶段加量 100～200μg/kg，直至血压已被满意地控制。

3. 局部使用 2%或 5%溶液 1ml，每天分 2 次用于头皮。

【不良反应】

1. 常见反射性心动过速、液体潴留、伴水肿、体重增加，使原有心力衰竭加重，心电图改变。

2. 用药 3～6 周，有 80%的患者可发生多毛症，以面部、颈部、上肢和腿部较明显，停药后可缓慢逆转。

3. 3%的用药者发生心包积液，心脏受压。也可发生心包炎，加重心绞痛。

4. 其他不良反应还有头痛、恶心、男性乳腺发育、乳房触痛、月经频发、过敏性皮疹、史-约综合征和血小板减少。

5. 局部应用可致接触性皮炎、瘙痒、灼热、面红，吸收过多，也会引起全身反应。

【相互作用】与外周血管扩张药合用可能出现直立性低血压。

【药动学】一次口服本品可吸收约 90%。血浆、$t_{1/2}$ 约为 4.2 小时，但已有报道可达到 75 小时，推测这可能是由在其作用部位的药物积累所致。本品在肝内广泛代谢。它被硫酸化后才具有活性，而主要代谢物则是葡萄糖醛酸化的结合物。本品可分泌进入乳汁中。主要以代谢物随尿排出。原药和代谢物均可经透析排出。在局部应用后，其总用量的 0.3%～4.5%可从接触的头皮吸收。

【观察指标】用药过程中监测血压。

【用药宣教】

1. 本品可能灼伤和刺激眼部，如药物接触敏感表面（如眼部、擦伤的皮肤、黏膜），应用大量的冷水冲洗该区域。

2. 米诺地尔搽剂、酊和喷雾只适用于男性，凝胶男女均可使用。

3. 孕妇禁用。

4. 哺乳期妇女如需用药，应暂停哺乳。

5. 不要将搽剂用在头皮以外的部位。

6. 头发再生所需时间较长，见效需至少用药 4 个月，请坚持用药。

7. 用药后如果出现胸痛、心搏加快、眩晕、突然且原因不明的体重增加、手足肿胀、头皮刺激或发红等症状，以及没有用药的部位出现毛发过度生长，或 4 个月内未见头发再生等情况，请及时停药就诊。

8. 出现以下情况立即通知医生：静息脉搏增加每分钟 20 次或更多；呼吸困难；头晕；晕厥；水肿（鞋或指环紧绷感、凹陷）；体重增加、胸痛、手臂或肩膀疼痛；容易淤伤或出血。

四、抗高血压药与利尿药的复方制剂

复方利血平

【类别】去甲肾上腺素能神经末梢阻滞药。

【作用机制】利血平为肾上腺素能神经抑制剂，可阻止肾上腺素能神经末梢内介质的储存，使囊泡中具有升压作用的介质耗竭；硫酸双肼屈嗪为血管扩张类降压药，可松弛小动脉平滑肌，降低外周阻力；氢氯噻嗪为利尿性降压药。以上 3 种药物联合应用有显著的协同作用，可促进血压下降、提高疗效、降低各药的剂量及不良反应。同时，氢氯噻嗪可增强利血平及硫酸双肼屈嗪的降压作用，亦可减弱两者水钠潴留的不良反应。

【适应证】用于治疗早、中期高血压。

【禁用与慎用】对本品过敏者，胃及十二指肠溃疡患者禁用。慎用尚不明确。

【给药途径和剂量】口服给药每次 1～2 片，每日 3 次。

【不良反应】

1. 呼吸系统　鼻塞。

2. 代谢/内分泌系统　体重增加。

3. 消化系统　胃酸分泌增多、大便次数增多。

4. 其他　乏力。

【相互作用】与洋地黄合用可能突发心律失常或心脏停搏。

【药动学】参见复方中的各药。

【观察指标】监测血压、电解质。

【用药宣教】用药期间饮酒可引起血管扩张，进而造成血压过低甚至休克。避免饮酒或含有乙醇的饮料。

复方利血平氨苯蝶啶

【类别】去甲肾上腺素能神经末梢阻滞药。

【作用机制】硫酸双肼屈嗪及利血平均为降压药，可通过扩张细小动脉而降低血压，合用对降压有协同作用。此外，利血平还可减少甚至耗竭交感神经节后纤维末梢储存的传导介质去甲肾上腺素，产生抑制去甲肾上腺素能神经的作用，从而降低血压。氢氯噻嗪为利尿药，作用于远曲小管及髓袢升支皮质部，可抑制钠离子的重吸收，使大量钠离子到达远曲肾小管和集合管，从而起利尿作用。氨苯蝶啶为保钾利尿药，有较弱的利尿作用，可缓解氢氯噻嗪引起的低钾血症。

【适应证】用于治疗轻、中度高血压，可与其他降压药联用于治疗重度高血压。

【禁用与慎用】

1. 对本品过敏者、严重肾功能不全者、溃疡性结肠炎患者、活动性溃疡患者、抑郁症患者、孕妇禁用。

2. 胃、十二指肠溃疡患者、高尿酸血症或有痛风病史者、心律失常或有心肌梗死病史者慎用。

【给药途径和剂量】口服给药常用量为每次 1 片，每日 1 次；维持量为每次 1 片，每 2～3 日 1 次。

【不良反应】

1. 呼吸系统　鼻塞。

2. 神经系统　头胀、嗜睡。

3. 消化系统　恶心。

4. 其他　乏力。

【相互作用】尚不明确。

【药动学】参见复方中的各药。

【观察指标】监测血压、电解质。

【用药宣教】

1. 用药后乳汁中含有利血平，可能导致乳儿出现呼吸道分泌物增多、发绀、体温降低等症状。哺乳期妇女如需用药，应暂停哺乳。

2. 用药期间饮酒可引起血管扩张，进而造成血压过度下降甚至休克，避免饮酒或含有乙醇的饮料。

3. 用药后偶见引起恶心、头涨、乏力、鼻塞、嗜睡等，减少用量或停药后即可消失。

第三节　利尿药

一、低效利尿药

氢氯噻嗪

【类别】噻嗪类利尿药。

【妊娠安全等级】B。

【作用机制】

1. 对水、电解质排泄的影响　本品可增加尿钠、钾、氯、磷和镁等离子的排泄，减少尿钙的排泄。本品主要抑制远曲小管前段和近曲小管（作用较轻）对氯化钠的重吸收，从而增加远曲小管和集合管的 Na^+-K^+交换，使 K^+分泌增多。本品对近曲小管的作用可能与抑制碳酸酐酶的活性有关。本品还能抑制磷酸二酯酶活性，减少肾小管对脂肪酸的摄取和线粒体氧耗，从而抑制肾小管对 Na^+、Cl^-的主动重吸收。除利尿排钠作用外，本品可能还有肾外作用机制参与降压，可能会增加胃肠道对 Na^+的排泄。

2. 对肾血流动力学和肾小球滤过功能的影响　由于肾小管对水、Na^+的重吸收减少，肾小管内压力升高，以及流经远曲小管的水和 Na^+增多，刺激致密斑通过管-球反馈，使肾内肾素、血管紧张素分泌增加，引起肾血管收缩，肾血流量下降，肾小球入球小动脉和出球小动脉收缩，肾小球滤过率随之下降。由于本品使肾血流量和肾小球滤过率下降，且对亨氏袢无作用，故利尿作用远不如袢利尿药。

【适应证】

1. 用于水肿性疾病（如充血性心力衰竭、肝硬化腹水、肾病综合征、急慢性肾炎水肿、慢性肾衰竭早期、肾上腺皮质激素和雌激素治疗所致的水钠潴留），可排泄体内过多的钠和水，减少细胞外液容量，消除水肿。

2. 用于高血压，主要为原发性高血压。

3. 用于中枢性或肾性尿崩症。

4. 用于肾结石，主要是预防钙盐形成的结石。

【超说明书用药】肾源性尿崩症、高钙尿症和肾小管酸中毒相关电解质紊乱的治疗。

【禁用与慎用】

1. 对本品或磺胺类药物过敏者。

2. 无尿或严重肾功能不全者（大剂量时可致药物蓄积、毒性增加），糖尿病患者，高尿酸血症或有痛风病史者，严重肝功能不全者（可致水、电解质紊乱，从而诱发肝性脑病），高钙血症患者，低钠血症患者，红斑狼疮患者（可加重病情或诱发狼疮活动），胰腺炎患者，交感神经切除者（可致降压作用增强），患黄疸的婴儿，孕妇慎用。

【给药途径和剂量】

1. 成年人

（1）水肿性疾病：口服给药，每次 25～50mg，每日 1～2 次。或隔日治疗，或每周连用 3～5 日。

（2）高血压：口服给药，每日 25～100mg，分 1～2 次服用，并按降压效果调整剂量。

2. 儿童　口服给药。每日 1～2mg/kg 或 30～60mg/m²，分 1～2 次服用，并按疗效调整剂量。<6 个月的婴儿剂量可达每日 3mg/kg。

【不良反应】

1. 代谢/内分泌系统

（1）水、电解质紊乱，表现为口干、烦渴、肌肉痉挛、恶心、呕吐、极度疲乏无力。①低钾血症：长期缺钾可损伤肾小管，严重失钾可引起肾小管上皮空泡变化、严重快速性心律失常等异位心律。②低氯性碱中毒或低氯、低钾性碱中毒。③低钠血症：可导致中枢神经系统症状及加重肾损害。④脱水：可导致血容量减少、肾血流量减少、肾小球滤过率降低。⑤其他：血钙升高、血镁降低、血钾降低、血钠降低、尿钙降低。

（2）糖耐量降低、血糖升高、尿糖升高，可能与抑制胰岛素释放有关。

（3）可干扰肾小管排泄尿酸，导致血尿酸升高、高尿酸血症、痛风发作。

（4）血胆固醇、三酰甘油、低密度脂蛋白升高。

2. 泌尿生殖系统　性功能减退。

3. 免疫系统　过敏反应（如皮疹、荨麻疹）。

4. 消化系统　胰腺炎。胆囊炎、血胆红素升高。

5. 血液系统　白细胞减少、白细胞缺乏、血小板减少性紫癜。

6. 皮肤　光敏反应。

7. 眼　色觉障碍。

【相互作用】

1. 与降压药合用可使利尿、降压作用均增强。

2. 与多巴胺合用可使利尿作用增强。

3. 与非去极化肌肉松弛药合用可增强此类药物的作用。

4. 与锂制剂合用可增加锂的肾毒性。

5. 与碳酸氢钠合用可增加发生低氯性碱中毒的风险。

6. 与肾上腺皮质激素、促皮质素、雌激素、两性霉素B（静脉用药）合用可减弱本品的利尿作用，增加发生电解质紊乱（尤其是低钾血症）的风险。

7. 与非甾体类解热镇痛药（尤其是吲哚美辛）合用能减弱本品的利尿作用。

8. 与考来烯胺合用能减少胃肠道对本品的吸收。

9. 与拟交感胺类药合用可使利尿作用减弱。

10. 与抗凝药合用可减弱抗凝药的抗凝作用。

11. 与降血糖药合用可减弱降血糖药的药效。

12. 与乌洛托品合用可使乌洛托品疗效减弱。

13. 食物能增加本品的吸收量。

【药动学】本品口服后吸收迅速但不完全，2小时后产生作用，达峰时间为4小时，作用持续6～12小时。部分与血浆蛋白结合，另一部分进入红细胞内。消除相开始阶段血药浓度下降较快，随后明显减慢，可能与后阶段药物进入红细胞内有关。主要以原形随尿排出。半衰期为15小时，肾功能不全者半衰期延长。

【观察指标】用药期间应随访检查血电解质、血糖、血尿酸、血肌酐、血尿素氮、血压、体重。

【用药宣教】

1. 应从最小有效剂量开始用药，以减少不良反应，减少反射性肾素和醛固酮分泌。

2. 老年人用药更容易发生低血压、电解质紊乱和肾功能损害。

3. 用药后乳汁中含有少量的氢氯噻嗪。不推荐哺乳期妇女用药。如需用药，应暂停哺乳。

4. 食物可增加氢氯噻嗪的吸收，可以在餐后立即服用。

5. 本品可能导致尿频。为防止影响睡眠，下午6点前服药为宜。

6. 用药期间，在坐或躺后迅速起身，可能出现头晕或晕倒。

7. 因用药期间钾的流失有所增加，建议您多喝水，并食用富含钾的食物（如香蕉、蔬菜、坚果）。

8. 用药期间饮酒容易出现直立性低血压，建议避免饮酒或含乙醇的饮料。

9. 用药后可能出现头晕，避免驾驶或操作机器。

10. 咸食可能降低氢氯噻嗪的降压利尿作用，用药期间请避免摄入咸食。

11. 糖尿病患者需要密切监测血糖。

12. 初次暴晒后10～14天可能发生光敏反应。

吲达帕胺

【类别】降血压药。

【妊娠安全等级】B。

【作用机制】本品为一种磺胺衍生物，具有吲哚环结构，药理学与噻嗪类利尿药相关，通过抑制肾皮质稀释段对钠的重吸收达利尿作用。本品增加尿钠和尿氯的排出，并在较小程度上增加钾和镁的排出，从而导致尿量增加，发挥抗高血压作用。

【适应证】用于治疗原发性高血压。

【超说明书用药】伴有充血性心力衰竭的水肿。

【禁用与慎用】对本品或其他磺胺类药过敏者，严重肾衰竭（肌酐清除率＜30ml/min）患者，肝性脑病患者，严重肝功能不全者，低钾血症患者禁用。

【给药途径和剂量】

1. 原发性高血压　口服给药。常释剂型每次2.5mg，每日1次，日剂量不应超过2.5mg。缓释剂每次1.5mg，每日1次。

2. 其他疾病时剂量　高尿酸血症患者用药后，痛风发作可能增加，应根据血尿酸含量调整剂量。

【不良反应】

1. 心血管系统　心律失常、尖端扭转型室性心动过速、低血压、QT 间期延长。

2. 代谢/内分泌系统　高钙血症、低钾血症、低钠血症、血糖升高、血尿酸升高、低氯性碱中毒。

3. 泌尿生殖系统　肾衰竭。

4. 免疫系统　超敏反应、急性系统性红斑狼疮加重、过敏反应（如皮疹、瘙痒）。

5. 神经系统　头晕、头痛、感觉异常、晕厥、失眠、眩晕。

6. 消化系统　呕吐、恶心、便秘、口干、胰腺炎、食欲减退。肝功能损害、肝性脑病、肝炎、肝酶升高。

7. 血液系统　粒细胞缺乏、再生障碍性贫血、溶血性贫血、白细胞减少、血小板减少、骨髓发育不全。

8. 皮肤　斑丘疹、紫癜、血管神经性水肿、荨麻疹、中毒性表皮坏死松解症、史-约综合征、光敏反应。

9. 眼　近视、视物模糊、视力障碍。

10. 其他　疲乏。

【相互作用】

1. 与多巴胺合用可使利尿作用增强。

2. 与其他类降压药合用可使降压作用增强。

3. 与巴氯芬合用可使降压作用增强。

4. 与血管紧张素转换酶抑制剂（ACEI）合用时，先前存在缺钠（特别是肾动脉狭窄）的患者有发生突发性低血压和（或）急性肾衰竭的风险。

5. 与碘造影剂合用时，在利尿药导致的脱水情况下，碘造影剂可增加发生急性肾衰竭的风险，尤其是高剂量时。

6. 与保钾利尿药（阿米洛利、螺内酯、氨苯蝶啶）合用可能导致低钾血症或高钾血症，尤其是肾衰竭和糖尿病患者。

7. 与三环类抗抑郁药（如丙米嗪）、精神镇静药合用具有抗高血压作用，并可增加发生直立性低血压的风险。

8. 与Ⅰa 类抗心律失常药（奎尼丁、双氢奎尼丁、丙吡胺）、Ⅲ类抗心律失常药（胺碘酮、索他洛尔、多非利特、伊布利特）、吩噻嗪类药（氯丙嗪、左美丙嗪、硫利达嗪、三氟拉嗪）、苯甲酰胺类药（氨磺必利、舒必利、舒托必利、硫必利）、丁酰苯类药（氟哌利多、氟哌啶醇）、苄普地尔、西沙必利、二苯马尼、红霉素（静脉给药）、卤泛群、咪唑斯汀、喷他脒、司帕沙星、莫西沙星、长春胺（静脉给药）合用可增加发生室性心律失常的风险，尤其是尖端扭转型室性心动过速。

9. 与钙盐合用可使尿中排钙减少，增加发生高钙血症的风险。

10. 在不增加循环中环孢素水平，甚至无水钠缺失的情况下，与环孢素、他克莫司合用仍存在发生血肌酐升高的风险。

11. 与洋地黄类药合用易诱发洋地黄类药的毒性作用。

12. 与二甲双胍合用，利尿药（尤其是髓袢利尿药）可能诱发肾功能不全，从而增加二甲双胍引起的乳酸性酸中毒的发生风险。

13. 无钠饮食期间与锂剂合用可升高血锂浓度，并导致锂过量。

14. 与其他可引起低钾血症的化合物[（如两性霉素 B（静脉注射）、肾上腺糖皮质激素（全身给药）、肾上腺盐皮质激素（全身给药）、替可克肽、刺激性泻药]合用可增加发生低钾血症的风险。此外，由于皮质激素造成的水钠潴留，使本品的抗高血压疗效降低。

15. 与拟交感药合用可使降压作用减弱。

16. 与非甾体抗炎药[包括选择性环氧合酶（COX）-2 抑制剂、高剂量的水杨酸盐（每日＞3g）]合用可能使本品的抗高血压作用减弱。高剂量水杨酸盐可导致脱水患者存在急性肾衰竭的风险（肾小球滤过率降低）。

17. 与口服抗凝药合用可使抗凝血作用减弱。

18. 与胆汁酸螯合药（如考来烯胺）合用可能减少吲达帕胺的吸收，降低其疗效。用药期间如需服用考来烯胺，请间隔至少 4 小时。

19. 进食可轻度加快本品的吸收，但对药物的吸收量无影响，亦不影响本品的生物利用度。

【药动学】本品口服吸收迅速而完全，速释剂血药浓度达峰时间为 1～2 小时。单剂口服后约 24 小时达最大降压效应；重复给药后 8～12 周达最大降压效应，作用维持 8 周。本品缓释剂血药浓度达峰时间为 12 小时，给药 7 日后血药浓度达稳态。本品生物利用度为 93%。血浆蛋白结合率为 71%～79%，亦可与血管平滑肌的弹性蛋白结合。本品在肝内代谢，产生 19 种代谢产物。70%经肾排泄（其中 7%为原形），23%经胃肠道排出。消除半衰期为 14～24 小时（平均为 18 小时）。重复给药无药物蓄积性。肾衰竭患者的药动学参数无变化。

【观察指标】

1. 用药前应监测血钠，以后定期监测[高风险（如老年人和肝硬化）患者应更频繁]。

2. 用药期间应频繁监测血钾（尤其是高危患者），于治疗开始的1周内首次监测。

3. 用药前应监测甲状旁腺功能（因本品所致明显的高钙血症可能是由前期未被发现的甲状旁腺功能亢进所致）。

4. 糖尿病患者应监测血糖。

5. 用药期间定期监测尿酸。

【用药宣教】

1. 用药期间须做手术时，无须停药，但须告知麻醉医师用药情况。

2. 缓释片和片剂中可能含有乳糖成分。如果患有半乳糖不耐症、乳糖酶缺乏症或葡萄糖-半乳糖吸收不良，最好不要使用含乳糖的制剂。

3. 用药后乳汁中含有吲达帕胺，哺乳期妇女最好不要用药。如需用药，应暂停哺乳。

4. 最好在早晨服药，以避免夜尿过多影响睡眠和休息。

5. 为避免引起毒副作用，应完整吞服缓释制剂，不要掰开、咀嚼或碾碎后服用。

6. 本品可能影响驾驶或操作机器的能力。用药期间避免驾驶或操作机械。

7. 用药期间可能发生光敏反应（如光照后皮肤出现瘙痒、红斑、水肿）。注意防晒，避免阳光或紫外线直接照射。如果出现光敏反应停药。

8. 用药期间如果在坐或躺后迅速起身，可能出现头晕或晕倒，坐或躺后缓慢起身，爬楼梯时也请小心。

二、高效利尿药

呋塞米

【类别】利尿药。

【妊娠安全等级】C。

【作用机制】本品的主要作用机制为抑制近曲小管、远曲小管和髓袢对钠离子和氯离子的吸收。本品具有高效利尿作用主要是因其作用部位独特。本品对远曲小管的作用不依赖于任何对碳酸酐酶和醛固酮的抑制作用。

【适应证】

1. 用于水肿性疾病，包括充血性心力衰竭、肝硬化、肾脏疾病（肾炎、肾病及多种原因所致的急慢性肾衰竭），尤其是在其他利尿药效果不佳时，使用本品可能有效。本品亦可与其他药物联用于急性肺水肿和急性脑水肿等。

2. 用于高血压。本品不作为治疗原发性高血压的首选药物，但当噻嗪类药疗效不佳，尤其是当伴肾功能不全或出现高血压危象时，本品尤为适用。

3. 用于预防急性肾衰竭。用于失水、休克、中毒、麻醉意外及循环功能不全等导致的肾血流灌注不足，在纠正血容量不足的同时及时使用本品，可降低发生急性肾小管坏死的风险。

4. 用于高钾血症、高钙血症。

5. 用于稀释性低钠血症，尤其是当血钠浓度低于120mmol/L时。

6. 用于抗利尿激素分泌异常综合征（SIADH）。

7. 用于急性药物、毒物中毒，如巴比妥类药中毒。

【禁用与慎用】

1. 对本品有过敏史者禁用。

2. 无尿或严重肾功能不全者，糖尿病患者，高尿酸血症或有痛风病史者，严重肝功能不全者（因水、电解质紊乱可诱发肝性脑病），急性心肌梗死者（过度利尿可诱发休克），胰腺炎或有胰腺炎病史者，有低钾血症倾向者（尤其是使用洋地黄类药或室性心律失常患者），红斑狼疮患者（因本品可加重病情或诱发红斑狼疮），前列腺增生者，哺乳期妇女，老年人慎用。

【给药途径和剂量】

1. 水肿性疾病

（1）口服给药：起始剂量为每次20～40mg，每日1次，必要时6～8小时后追加20～40mg，直至获得期望的利尿效果。最大日剂量可达600mg，但一般应控制在100mg以内，分2～3次服用。部分患者可减量至每次20～40mg，隔日1次（或每日20～40mg，每周连续服药2～4日）。

（2）静脉注射：①一般剂量。起始剂量为20～40mg，必要时每2小时追加剂量，直至获得期望的利尿效果。维持用药阶段可分次给药。②急性左心衰竭。起始剂量为40mg，必要时每1小时追加80mg，直至获得期望的利尿效果。③慢性肾功能不全。剂量通常为每日40～120mg。

（3）静脉滴注：急性肾衰竭，将本品200～400mg加入0.9%氯化钠注射液（100ml）中，滴注速度不超过4mg/min。有效者可按原剂量重复给药或酌情调整剂量，每日总剂量不超过1g。利尿效果差时不宜再增加剂量，以免出现肾毒性，不利于急性肾衰竭的恢复。

（4）儿童：①口服给药，起始剂量为 2mg/kg，必要时每 4～6 小时追加 1～2mg/kg。②静脉注射，起始剂量为 1mg/kg，必要时每 2 小时追加 1mg/kg。最大日剂量可达 6mg/kg。

2. 高血压　口服给药，起始剂量为每日 40～80mg，分 2 次服用，并酌情调整剂量。高血压危象：静脉注射，起始剂量为 40～80mg，伴急性左心衰竭或急性肾衰竭时，可酌情增加剂量。

3. 高钙血症　口服给药，每日 80～120mg，分 1～3 次服用。静脉注射，一次 20～80mg。

注：①在紧急情况下或患者不能口服时，可静脉注射（不主张肌内注射）。常规剂量静脉注射时间应超过 1～2 分钟，大剂量静脉注射时不超过 4mg/min。②本品注射液为碱性较强的钠盐注射液，静脉注射时宜用 0.9%氯化钠注射液稀释，而不宜用葡萄糖注射液稀释。③本品粉针剂用氯化钠注射液复溶。

【配伍禁忌】与下列药物存在配伍禁忌：阿奇霉素、艾司洛尔、安吖啶、氨力农、氨溴索、胺碘酮、昂丹司琼、奥硝唑、苯海拉明、丙氯嗪、长春碱、长春瑞滨、长春西汀、长春新碱、川芎嗪、丹参川芎嗪、地尔硫䓬、地西泮、地佐辛、丁丙诺啡、多巴胺、多巴酚丁胺、多柔比星、多沙普仑、多烯磷脂胆碱、莪术油、法莫替丁、非格司亭、酚妥拉明、氟康唑、氟罗沙星、氟哌利多、复方氨基酸、果糖、果糖二磷酸钠、汉防己甲素、红霉素、环丙沙星、肌苷、吉西他滨、加替沙星、甲氧苄啶、甲氧氯普胺、间羟胺、肼屈嗪、奎尼丁、拉贝洛尔、兰索拉唑、硫喷妥钠、硫普罗宁、罗库溴铵、洛贝林、吗啡、美索巴莫、咪达唑仑、米力农、莫西沙星、奈替米星、奈西立肽、尼卡地平、帕珠沙星、哌替啶、泮库溴铵、葡萄糖、庆大霉素、去甲万古霉素、妥布霉素、万古霉素、维库溴铵、维生素 B_1、乌拉地尔、西咪替丁、腺苷蛋氨酸、硫酸小诺霉素、溴己新、伊达比星、依诺沙星、依替巴肽、异丙嗪、异丙肾上腺素、银杏叶提取物、罂粟碱、重组人脑利钠肽、转化糖电解质、左西孟旦、左氧氟沙星。

【不良反应】

1. 心血管系统　直立性低血压、血栓性静脉炎、心律失常。

2. 代谢/内分泌系统　血清胆固醇升高、血清三酰甘油升高、高血糖、糖尿病、高尿酸血症、低钾血症、低氯血症、低氯性碱中毒、低钠血症、低钙血症、糖尿病加重、低镁血症、脱水。有早产儿长期使用本品出现甲状旁腺功能亢进的个案报道。

3. 肌肉骨骼系统　肌肉痉挛、肌肉酸痛、肌肉强直。

4. 泌尿生殖系统　膀胱痉挛、肾结石、一过性尿素氮升高。

5. 免疫系统　过敏反应（如休克、系统性血管炎、间质性肾炎、坏死性脉管炎、皮疹、心搏骤停）、过敏样反应。

6. 神经系统　感觉异常、眩晕、头晕、头痛。

7. 精神　躁动。

8. 消化系统　胰腺炎、厌食、口腔和胃刺激、绞痛、腹泻、便秘、恶心、呕吐、口渴、食欲缺乏、腹痛。肝性脑病（肝细胞功能不全患者）、黄疸（肝内胆汁淤积性黄疸）、肝酶升高、肝功能损害。

9. 血液系统　贫血（包括再生障碍性贫血、溶血性贫血）、血小板减少、粒细胞缺乏、白细胞减少、嗜酸性粒细胞增多。

10. 皮肤　中毒性表皮坏死松解症、史-约综合征、多形性红斑、药疹伴嗜酸性粒细胞增多和系统症状、急性泛发性发疹性脓疱病、剥脱性皮炎、大疱性类天疱疮、紫癜、光敏感性、皮疹、瘙痒、荨麻疹。

11. 眼　视物模糊、黄视症。

12. 耳　耳鸣、听力丧失。

13. 其他　无力、发热、休克、特发性水肿加重。

【相互作用】

1. 与氯贝丁酯合用可增强两药的作用，并可出现肌肉酸痛、强直。

2. 与多巴胺合用可增强利尿作用。

3. 与可引起血压下降的药物合用可增强本品的利尿和降压作用。

4 与巴比妥类药、麻醉药合用易引起直立性低血压。

5. 与碳酸氢钠合用可增加发生低氯性碱中毒的风险。

6. 与血管紧张素转换酶抑制剂、血管紧张素Ⅱ受体阻断药合用可能引起严重低血压和肾功能恶化（包括肾衰竭）。

7. 与氨基糖苷类抗生素合用可能增强氨基糖苷类抗生素的耳毒性，尤其是在存在肾功能不全的情况下。

8. 与依他尼酸合用可能增强耳毒性。

9. 与水杨酸类药合用可能引起水杨酸毒性。

10. 与顺铂合用有发生耳毒性的风险。若使用顺铂治疗时为达强效利尿作用，而未减少本品剂量和未维持体液正平衡，则可能增强肾毒性药（如顺铂）的肾毒性。

11. 与琥珀胆碱合用可增强琥珀胆碱的作用。

12. 与锂剂合用可增加发生锂中毒的风险。

13. 与主要经肾小管分泌的药物（包括甲氨蝶呤）合用可减弱本品的作用，降低其他经肾小管分泌的药物的肾脏清除率。大剂量合用可能升高经肾小管分泌的药物的血药浓度，增强两者的毒性。

14. 即使在轻度或一过性肾功能损害的情况下，与头孢菌素合用可增加发生头孢菌素诱导的肾毒性的风险。

15. 与甲状腺激素合用可导致游离甲状腺激素一过性升高，进而整体降低总甲状腺激素的水平。

16. 与两性霉素合用可增强肾毒性和耳毒性，尤其是在存在肾功能不全的情况下。

17. 与抗组胺药合用可增强耳毒性，易出现耳鸣、头晕、眩晕。

18 与非去极化肌肉松弛药合用可增强非去极化肌肉松弛药的作用。

19. 使用水合氯醛后 24 小时内静脉给予本品可能出现潮红、多汗、躁动、恶心、呕吐、血压升高、心动过速。

20. 与环孢素合用可增加发生痛风性关节炎的风险。

21. 与阿司匹林合用可暂时降低慢性肾功能不全者的肌酐清除率。

22. 与非甾体抗炎药合用可减弱本品的利尿作用，并增加发生肾功能损害的风险。

23. 与肾上腺糖皮质激素、肾上腺盐皮质激素、促肾上腺皮质激素、雌激素合用可减弱本品的利尿作用，并增加发生电解质紊乱（尤其是低钾血症）的风险。

24. 与拟交感神经药、抗惊厥药合用可减弱本品的利尿作用。

25. 与硫糖铝合用可减少尿钠排泄和减弱本品的抗高血压作用。

26. 与苯妥英钠合用可减少肠道对本品的吸收，从而降低本品的血药峰浓度，直接干扰本品对肾脏的作用。

27. 文献报道表明部分患者与吲哚美辛合用可能减少尿钠排泄和减弱本品的抗高血压作用。

28. 与筒箭毒碱合用有对抗筒箭毒碱松弛骨骼肌作用的倾向。

29. 与去甲肾上腺素合用可能降低动脉对去甲肾上腺素的反应性，但去甲肾上腺素仍有效。

30. 磷酸铝可减少或延迟呋塞米的吸收，如果您服用呋塞米期间需要服用这个药品，请间隔 2 小时。

31. 胆汁酸螯合药（如考来烯胺、考来替泊）可减少呋塞米的吸收，降低疗效，如果您服用呋塞米期间需要服用这类药品，请至少间隔 4 小时。

32. 与降血糖药合用可减弱降血糖药的疗效。

33. 与抗凝药、抗纤溶药合用可减弱以上药物的作用。

34. 与抗痛风药合用可减少尿酸排泄，升高血尿酸。

35. 饮酒及使用含乙醇的制剂可增强本品的利尿和降压作用。

36. 食物可减慢本品的吸收，但不影响本品的吸收率及疗效。

【药动学】本品口服吸收率为 60%～70%。终末期肾病患者的口服吸收率降至 43%～46%；充血性心力衰竭和肾病综合征等水肿性疾病患者，由于肠壁水肿，口服吸收率亦降低，故上述患者应经胃肠外途径给药。口服和静脉给药后起效时间分别为 30～60 分钟和 5 分钟，达峰时间分别为 1～2 小时和 0.33～1 小时，作用持续时间分别为 6～8 小时和 2 小时。血浆蛋白结合率为 91%～97%，几乎均与白蛋白结合。88%的药物以原形经肾脏排泄，12%在肝脏代谢后随胆汁排泄（肾功能受损者药物在肝脏代谢增多）。半衰期存在较大个体差异，正常人为 30～60 分钟；无尿患者延长至 75～155 分钟；肝肾功能同时严重受损者延长至 11～20 小时；由于新生儿肝肾廓清能力较差，半衰期延长至 4～8 小时。本品不能被透析清除。

【观察指标】

1. 用药期间监测血电解质、血压、肾功能、肝功能、血糖、血尿酸、酸碱平衡情况、听力。

2. 每日监测体重和出入量。

【用药宣教】

1. 少尿或无尿患者使用最大剂量本品后 24 小时仍无效，应停药。

2. 呋塞米可通过胎盘，有引起流产、胎儿肾盂积水的风险。妊娠 3 个月以内的孕妇禁用，3 个月以上尽量避免使用。如用药请密切监测胎儿生长。

3. 用药后乳汁中含有呋塞米，且呋塞米可抑制乳汁分泌。哺乳期妇女如需用药，应暂停哺乳。

4. 如果每天只需用药 1 次，可以选择在早晨服药，以免晚上服药后排尿次数增多，影响睡眠。

5. 用药可引起直立性低血压，表现为坐或躺后迅速起身出现头晕或晕倒，缓慢起身，爬楼梯时也请注意这种反应。

6. 用药期间采取防晒措施。

7. 本品可诱使狼疮发作或恶化。

8. 每天摄入富含钾的食物（如香蕉、橘子、桃子、干枣），以减少或防止钾的消耗。

布美他尼

【类别】利尿药。

【妊娠安全等级】C。

【作用机制】本品对水和电解质排泄的作用与呋塞米基本相同，主要抑制肾小管髓袢升支厚壁段对 NaCl 的主动重吸收，亦可抑制近曲小管对 Na^+ 的重吸收，但对远曲小管无作用，故排钾作用小于呋塞米。本品能抑制前列腺素的分解，使前列腺素 E_2 含量升高，从而扩张肾血管、降低肾血管阻力、增加肾血流量，但对肾小球的滤过率无影响；还能扩张肺部容量静脉，降低肺毛细血管通透性，加上其利尿作用，可使回心血量减少，左心室舒张末期压力下降，有助于急性左心衰竭的治疗。

【适应证】

1. 用于治疗水肿性疾病，包括充血性心力衰竭、肝硬化、肾脏疾病（肾炎、肾病及多种原因所致的急、慢性肾衰竭），尤其是使用其他利尿药效果不佳时，使用本品仍可能有效。也可与其他药合用治疗急性肺水肿和急性脑水肿等。

2. 用于高血压。在使用利尿药治疗高血压时，本品不作为治疗原发性高血压的首选药，但当噻嗪类药疗效不佳，尤其是伴有肾功能不全或出现高血压危象时，本品尤为适用。

3. 用于预防急性肾衰竭。多种原因（如休克、中毒、麻醉意外及循环功能不全）导致肾血流灌注不足时，在纠正血容量不足的同时及时使用本品，可减少发生急性肾小管坏死的风险。

4. 用于高钾血症及高钙血症。

5. 用于稀释性低钠血症，尤其是血钠浓度低于 120mmol/L 时。

6. 用于抗利尿激素分泌失调综合征。

7. 用于急性药物、毒物中毒，如巴比妥类药中毒。

【禁用与慎用】

1. 对本品或磺胺类药、噻嗪类利尿药过敏者，妊娠早期妇女禁用。

2. 无尿或严重肾功能不全者，糖尿病患者，高尿酸血症或有痛风病史者，严重肝功能不全者（因水、电解质紊乱可诱发肝性脑病），急性心肌梗死患者（因过度利尿可促发休克），胰腺炎或有胰腺炎病史者，有低钾血症倾向者（尤其是使用洋地黄类药或室性心律失常者），前列腺增生患者，哺乳期妇女慎用。

【给药途径和剂量】

1. 剂量

（1）水肿性疾病、高血压：①口服给药，起始剂量为每日 0.5～2mg，必要时每 4～5 小时重复 1 次；也可间隔用药，即每隔 1～2 日用药 1 日。每日最大剂量可达 10～20mg。②静脉注射，起始剂量为 0.5～1mg，必要时每 2～3 小时重复 1 次。每日最大剂量为 10mg。③肌内注射，同“静脉注射”。④儿童，口服给药，每次 0.01～0.02mg/kg，必要时每 4～6 小时给药 1 次；静脉注射一次 0.01～0.02mg/kg，必要时每 4～6 小时给药 1 次。

（2）急性肺水肿：静脉注射，起始剂量为一次 1～2mg，必要时可 20 分钟后重复给药。静脉滴注将本品 2～5mg 稀释后缓慢静脉滴注，滴注时间，不少于 30～60 分钟。

（3）严重肾功能不全者如需加大剂量，应延长给药间隔，以免出现耳毒性等不良反应。

2. 给药途径

（1）静脉注射。①浓度为 0.1mg/ml。②本品粉针剂以适量注射用水溶解。

（2）肌内注射：浓度为 0.25～0.5mg/ml。

【配伍禁忌】与多巴酚丁胺、雷莫司琼、奈西立肽、重组人脑利钠肽存在配伍禁忌。

【不良反应】

1. 心血管系统　直立性低血压、心律失常、心搏骤停。

2. 代谢/内分泌系统　低钾血症、低氯血症、低氯性碱中毒、低钠血症、低钙血症、高血糖症、原有糖尿病加重、高尿酸血症、血尿酸暂时性升高、血糖升高、血钠降低、血氯降低、血钾降低、血钙降低、血镁降低。

3. 肌肉骨骼系统　肌肉酸痛、肌肉强直。

4. 泌尿生殖系统　肾结石（有高钙血症时）、尿糖阳性、血尿素氮暂时性升高、未婚男性遗精或阴茎勃起困难。

5. 免疫系统　过敏反应（包括皮疹）。

6. 神经系统　头晕、头痛、指（趾）感觉异常。

7. 消化系统　口渴、食欲缺乏、恶心、呕吐、腹痛、腹泻、胰腺炎。肝功能损害。

8. 血液系统　骨髓抑制、粒细胞减少、血小板减少性紫癜、再生障碍性贫血。

9. 眼　视物模糊。

10. 耳　耳鸣、听力障碍。

11. 其他　休克、乏力、特发性水肿加重、胸痛。

【相互作用】

1. 与引起血压下降的药物合用可增强本品的利尿和降压作用。

2. 与多巴胺合用可使本品的利尿作用增强。

3. 与氯贝丁酯合用可使两药的作用均增强，并可出现肌肉酸痛、强直。

4. 与抗生素（如两性霉素、头孢菌素、氨基糖苷类）合用可使肾毒性和耳毒性增加，尤其是原有肾功能不全时。

5. 与抗组胺药合用可使耳毒性增加，易出现耳鸣、头晕、眩晕。

6. 与碳酸氢钠合用可使发生低氯性碱中毒的风险增加。

7. 与巴比妥类药、麻醉药合用易引起直立性低血压。

8. 与锂剂合用可使肾毒性明显增加。

9. 使用水合氯醛后静脉注射本品，可致多汗、面色潮红和血压升高。

10. 与非去极化肌肉松弛药合用可增强此类药物的作用。

11. 与肾上腺皮质激素、促肾上腺皮质激素、雌激素合用能减弱本品的利尿作用，并增加电解质紊乱（尤其是低钾血症）的发生率。

12. 与非甾体类解热镇痛药合用能减弱本品的利尿作用，增加发生肾损害的风险。

13. 与拟交感神经药、抗惊厥药合用可使本品的利尿作用减弱。

14. 与降血糖药合用可减弱此类药物的疗效。

15. 与抗凝药、抗纤溶药合用可减弱以上药物的作用。

16. 饮酒及使用含乙醇制剂能增强本品的利尿和降压作用。

【药动学】本品口服后几乎全部被迅速吸收；充血性心力衰竭、肾病综合征等水肿性疾病患者因肠道黏膜水肿，口服吸收率下降。口服后 30～60分钟起效，作用达峰时间为 1～2 小时，口服 1～2mg时作用持续时间为 4 小时，大剂量时作用持续时间为 4～6 小时；静脉注射后数分钟起效，作用达峰时间为 15～30 分钟，作用持续时间为 3.5～4 小时。血浆蛋白结合率为 94%～96%。少量在肝脏代谢。77%～85%随尿液排泄（其中 45%为原形），15%～23%随胆汁和粪便排泄。消除半衰期为 60～90 分钟，肝肾功能受损时半衰期延长。本品不能经透析清除。

【观察指标】用药期间应随访检查以下指标：电解质、血压、肾功能、肝功能、血糖、血尿酸、酸碱平衡情况、听力。

【用药宣教】

1. 本品可使尿酸排泄减少、血尿酸升高，故与抗痛风药合用时应适当调整抗痛风药的剂量。

2. 老年人用药后发生低血压、电解质紊乱、血栓和肾功能损害的风险增加。

3. 本品可以通过胎盘。妊娠 3 个月内的孕妇禁用。3 个月以上最好避免用药。

4. 用药后乳汁中含有布美他尼。哺乳期妇女如需用药，应暂停哺乳。

5. 本品可导致尿频，为避免影响睡眠，在下午6 点前服药。

6. 用药期间饮酒可增强本品的利尿、降压作用，避免饮酒或饮用含有乙醇的饮料。

7. 用药期间坐或躺后迅速起身，可能出现头晕或晕倒。应缓慢起身，爬楼梯时也请小心。

8. 肾功能不全的患者大剂量服用本品可能出现皮肤、黏膜及肌肉疼痛，但多数较轻微，1～3 小时后可自行缓解。如果持续时间过久，停药就诊。

9. 立即向医生报告电解质失衡的症状（如虚弱、头晕、疲劳、晕厥、精神错乱、肌肉痉挛、头痛、感觉异常）。

托拉塞米

【类别】利尿药。

【作用机制】本品为磺酰脲吡啶类利尿药，作用于髓袢升支粗段，抑制 Na^+-K^+-$2Cl^-$ 载体系统，增加 Na^+、K^+、Cl^- 和水随尿液的排泄量，但对肾小球滤过率、肾血浆流量或体内酸碱平衡无显著影响。

【适应证】

1. 用于充血性心力衰竭、肝硬化、肾脏疾病所致的水肿。

2. 用于原发性高血压。

【禁用与慎用】对本品或磺酰脲类药过敏者，肾衰竭无尿患者，肝性脑病前期或肝性脑病患者，低血压患者，低血容量患者，低钾或低钠血症患者，严重排尿困难（如前列腺增生）患者（用药后尿量增多可导致尿潴留和膀胱扩张）禁用。慎用人群尚不明确。

【给药途径和剂量】

1. 剂量

（1）充血性心力衰竭所致的水肿（成年人）

1）口服给药：初始剂量为每次 10mg，每日 1 次，早晨服用。随后根据病情调整剂量，最大日剂量为 200mg。

2）静脉注射：初始剂量为每次 5mg 或 10mg，每日 1 次。如疗效不满意剂量可增至每次 20mg，每日 1 次，最大日剂量为 40mg。疗程不超过 1 周。

3）静脉滴注：剂量同“静脉注射”项。

（2）肝硬化腹水（成年人）

1）口服给药：初始剂量为每次 10mg，每日 1 次，早晨服用，与醛固酮拮抗药或保钾利尿药同时服用。

2）静脉注射：初始剂量为每次 5mg 或 10mg，每日 1 次。如疗效不满意，剂量可增至每次 20mg，每日 1 次，最大日剂量为 40mg。疗程不超过 1 周。

3）静脉滴注：剂量同“静脉注射”项。

（3）肾衰竭或肾脏疾病所致的水肿（成年人）

1）口服给药：初始剂量为每次 10mg，每日 1 次，早晨服用。随后根据病情调整剂量，最大日剂量为 200mg。

2）静脉注射：初始剂量为每次 20mg，每日 1 次，随后根据需要可逐渐增至最大剂量每日 100mg。疗程不超过 1 周。

3）静脉滴注：剂量同“静脉注射”项。

（4）原发性高血压：口服给药初始剂量为每次 5mg，每日 1 次。若用药 4～6 周降压作用不理想，剂量可增至每次 10mg，每日 1 次。若每日 10mg 的剂量仍未获得足够的降压效果，可考虑联用其他降压药。

2. 给药途径

（1）本品静脉注射时应缓慢。

（2）其他：如需长期用药，建议尽早从静脉给药转为口服给药，静脉给药疗程不超过 1 周。

（3）本品静脉注射液无须稀释；本品粉针剂以 5%葡萄糖注射液或 0.9%氯化钠注射液溶解。

【配伍禁忌】与下列药物存在配伍禁忌：氨溴索、长春西汀、丹参多酚酸盐、多巴胺、多巴酚丁胺、红花黄色素、脑蛋白水解物、帕珠沙星、青霉素、参芎葡萄糖、溴己新。

【不良反应】

1. 心血管系统　心电图异常、心房颤动、心动过速。因血液浓缩而出现低血压、血栓性并发症。因心或脑缺血而出现心律失常、心绞痛、急性心肌梗死或晕厥。

2. 代谢/内分泌系统

（1）血钾降低、血清尿酸升高、血糖升高、总胆固醇升高、三酰甘油升高。上市后还有维生素 B_1 缺乏的报道。

（2）长期大量使用可能出现水和电解质平衡失调。

3. 呼吸系统　鼻炎、咳嗽、咽喉痛。

4. 肌肉骨骼系统　肌肉痉挛、关节痛、肌痛。

5. 泌尿生殖系统　排尿过度、阳痿、血尿素氮升高、血清肌酐升高。还有急性尿潴留的报道。

6. 神经系统　头晕、失眠、头痛、眩晕。上市后还有感觉异常、意识模糊的报道。

7. 精神　神经过敏。因血液浓缩而出现精神紊乱。

8. 消化系统　口渴、食管出血、消化不良、胃肠出血、食欲减退、恶心、呕吐、便秘、腹泻、口干。还有胰腺炎、腹痛、食欲丧失的报道。有氨基转移酶升高、γ-谷氨酰转肽酶升高的报道。

9. 血液系统　低血容量。还有白细胞减少、血小板减少、贫血的报道。

10. 皮肤　皮肤过敏、瘙痒、皮疹、光敏反应。还有史-约综合征、中毒性表皮坏死松解症的报道。

11. 眼　有视力障碍的报道。

12. 耳　耳鸣、听力丧失，通常均可逆。

13. 其他　疲乏、虚弱、胸痛、水肿。

【相互作用】

1. 与 CYP2C9 抑制剂（如胺碘酮、氟康唑、咪康唑、氧雄龙）合用可减少本品的清除率，升高本品的血药浓度。

2. 与肾素-血管紧张素抑制剂（如血管紧张素转换酶抑制剂、血管紧张素受体阻滞药）合用可增加发生低血压和肾功能损害的风险。

3. 与其他降压药合用可增强降压作用。

4. 与具有耳毒性的药物（如氨基糖苷类抗生

素、依他尼酸）合用可增加发生耳毒性的风险。

5. 与皮质激素、促肾上腺皮质激素（ACTH）合用可能增加发生低钾血症的风险。

6. 与强心苷类药（如地高辛）合用

（1）本品引起的低钾血症可加重强心苷类药的不良反应。

（2）本品与地高辛合用可使本品的 AUC 增加 50%，但对地高辛的药动学无影响。

7. 与锂剂合用可降低锂剂的肾清除率，增加发生锂中毒的风险。

8. 与放射性造影剂合用可增加发生和放射性造影剂相关的肾毒性的风险。

9. 与轻泻药合用可增强轻泻药消耗钾的作用。

10. 与箭毒类肌肉松弛药、茶碱类药合用可增强以上药物的疗效。

11. 与螺内酯合用可使螺内酯的肾清除率降低，AUC 增加，但对本品的药动学及利尿作用无影响。

12. 与醛固酮拮抗药、保钾药物合用可防止低钾血症和代谢性碱中毒。

13. 与 NSAID（如水杨酸盐类药、吲哚美辛）合用。

（1）本品与 NSAID 合用可引起急性肾衰竭，且可减弱本品的降压作用和利尿作用。

（2）本品与水杨酸盐类药可相互竞争经肾小管的分泌，如合用，接受高剂量水杨酸盐类药的患者可能出现水杨酸中毒。

（3）在限制钠摄入（每日 50mEq）的条件下，本品与吲哚美辛合用可部分抑制本品促尿钠排泄的作用。在钠摄入正常（每日 150mEq）的条件下，未观察到此作用。

14. 与 CYP2C9 诱导剂（如利福平）合用可增加本品的清除率，降低本品的血药浓度。

15. 动物实验表明，与考来烯胺合用可减少本品的口服吸收量，但尚无人类合用的相关资料。

16. 与大量经肾小管分泌的有机阴离子药物（如丙磺舒）合用可能减少本品分泌入近端小管的量，进而可减弱本品的利尿作用。

17. 与抗糖尿病药合用

（1）可减弱抗糖尿病药的疗效。

（2）对格列本脲的血浆蛋白结合率无影响。

18. 与肾上腺素、去甲肾上腺素合用可减弱以上药物的疗效。

19. 与敏感型 CYP2C9 底物（如塞来昔布）、治疗窗窄的 CYP2C9 底物（如华法林、苯妥英钠）合用。

（1）可能影响以上药物的安全性和有效性。

（2）对华法林的血浆蛋白结合率无影响。

20. 本品与食物同服可使达峰时间延迟 30 分钟，但对 AUC 和利尿效果无影响。

21. 与胆汁酸螯合药（如考来烯胺）合用可减少托拉塞米的吸收，降低其疗效。如需合用，请至少间隔 4 小时服用。

【药动学】本品的口服生物利用度约为 80%，达峰时间为 1 小时，吸收后首过效应不明显。口服剂量在 2.5～200mg，血药峰浓度（C_{max}）和 AUC 与剂量成比例。健康受试者静脉滴注本品 20mg，滴注时间为 1 小时，滴注结束后血药浓度为 3.18mg/L。在健康成年人、轻中度肾脏和心功能不全者体内，本品的血浆分布容积为 12～15L；在肝功能不全者体内，本品的血浆分布容积加倍。血浆蛋白结合率高于 99%。本品从血浆中消除的主要方式为经肝脏代谢（约为总清除率的 80%）和随尿液排泄（肾功能正常的情况下，约为 20%）。主要代谢产物为无生物活性的羧酸衍生物，另有两种有一定利尿活性的代谢产物。本品经肾小球滤过进入原尿中的量极少，主要经近曲小管主动分泌入尿液。在健康成年人体内，本品的血浆消除半衰期为 3.5 小时。

【观察指标】定期监测血容量、肾功能、血清电解质、血糖、尿酸、血脂。

【用药宣教】

1. 开始使用本品前必须纠正排尿障碍，尤其是老年患者。

2. 肝硬化腹水患者使用本品进行利尿时，应住院治疗。此类患者如利尿过快，可造成严重的电解质紊乱和肝性脑病。

3. 使用本品初期：由其他药物转为使用本品或开始一种新的辅助药物治疗时，可影响个别患者的警觉性（如驾驶或操作机械时的警觉性）。

4. 用药前应评估患者是否对磺酰脲类药过敏。

5. 老年人刚开始用药时，应定期监测血压、电解质及是否出现排尿困难。

6. 不推荐哺乳期妇女使用。哺乳期妇女如需用药，应暂停哺乳。

7. 服药后可能会频繁排尿。为避免影响睡眠，早晨服药为宜。

8. 用药期间如果坐或躺后迅速起身，可能出现头晕或晕倒，缓慢起身，爬楼梯时也请小心。

9. 本品可能影响反应能力。尽量避免驾驶或操作机械。

三、保钾利尿药

氨苯蝶啶

【类别】保钾利尿药。

【妊娠安全等级】B。

【作用机制】本品可直接抑制肾脏远端小管和集合管的Na^+-K^+交换，从而使Na^+、Cl^-、水排泄增多，而K^+排泄减少。

【适应证】用于治疗水肿性疾病，包括充血性心力衰竭、肝硬化腹水、肾病综合征等，以及肾上腺皮质激素治疗过程中发生的水钠潴留。主要目的在于纠正上述情况时的继发性醛固酮分泌增多，并拮抗其他利尿药的排钾作用。也可用于治疗特发性水肿。

【禁用与慎用】

1. 高钾血症患者禁用。

2. 无尿者，肾功能不全者，糖尿病患者，肝功能不全者，低钠血症患者，酸中毒患者，高尿酸血症或有痛风病史者，肾结石或有肾结石病史者慎用。

【给药途径和剂量】

1. 剂量

（1）成年人：口服给药。开始时，每日25～100mg，分2次服。与其他利尿药合用时剂量应减少。维持阶段可改为隔日疗法。每日最大剂量为300mg。

（2）儿童：口服给药。开始时，每日2.5mg/kg或125mg/m^2，分2次服，每日或隔日服用。以后酌情调整剂量。每日最大剂量为5mg/kg或300mg/m^2。

2. 给药途径

（1）如每日给药1次，应于早晨给药，以免夜间排尿次数增多。

（2）应于进餐时或餐后服药，以减少胃肠道反应，并可能提高本品的生物利用度。

【不良反应】

1. 代谢/内分泌系统　高钾血症、低钠血症、血糖升高（尤其是糖尿病患者）、血钾升高、血镁升高、血尿酸升高、尿酸排泄增多、血钠降低。

2. 泌尿生殖系统　肾结石、血肌酐或尿素氮升高（尤其是肾功能不全者）、血浆肾素升高。

3. 免疫系统　过敏反应（如皮疹、呼吸困难）。

4. 神经系统　头晕、头痛。

5. 消化系统　恶心、呕吐、腹泻、胃痉挛。

6. 血液系统　粒细胞减少、粒细胞缺乏、血小板减少性紫癜、巨幼细胞贫血（干扰叶酸代谢）。

7. 皮肤　光敏反应。

【相互作用】

1. 与引起血压下降的药物合用可使利尿和降压效果均增强。

2. 与含钾药物、库存血、血管紧张素转换酶抑制剂、血管紧张素Ⅱ受体阻滞剂、环孢素合用可使高钾血症的发生风险增加。

3. 与多巴胺合用可增强本品的利尿作用。

4. 与噻嗪类、袢利尿药合用可使血尿酸进一步升高。

5. 与氯化铵合用易致代谢性酸中毒。

6. 与肾毒性药物合用可使肾毒性增加。

7. 与地高辛合用可使地高辛半衰期延长。

8. 与雌激素合用可减弱本品的利尿作用。

9. 与拟交感神经药合用可减弱本品的降压作用。

10. 与甘珀酸钠、甘草类制剂合用可减弱本品的利尿作用。

11. 与非甾体抗炎药（尤其是吲哚美辛）合用可减弱本品的利尿作用，还可增加肾毒性。

12. 与肾上腺皮质激素（尤其是具有较强盐皮质激素作用者）、促肾上腺皮质激素合用可减弱本品的利尿作用，而拮抗本品的潴钾作用。

13. 与葡萄糖胰岛素液、碱剂、钠型降钾交换树脂合用可使高钾血症的发生风险降低。

【药动学】本品口服后30%～70%迅速吸收。单剂口服后2～4小时起效，达峰时间为6小时，作用持续7～9小时。血浆蛋白结合率为40%～70%。大部分迅速在肝脏代谢，经肾脏排泄，少量随胆汁排泄。半衰期为1.5～2小时，无尿者每日给药1～2次时半衰期延长至10小时，每日给药4次时延长至9～16小时（平均12.5小时）。

【观察指标】用药前应检测血钾浓度（但在某些情况下血钾浓度并不能真正反映体内钾潴留，如酸中毒时钾从细胞内转移至细胞外而易出现高钾血症，酸中毒纠正后血钾浓度即可下降）。

【用药宣教】

1. 本品可使血糖升高，与降血糖药合用时，后者剂量应适当增大。

2. 用药后乳汁中可能含有氨苯蝶啶，哺乳期妇女如需用药，应暂停哺乳。

3. 食物可以提高本品的疗效，并减少胃肠道刺激，吃饭时或饭后 30 分钟服药。

4. 为避免用药后排尿增多，影响睡眠，如每天服药 1 次，应在早晨服用。如每天服药 2 次，应在下午 6 点前服用第 2 次药物。

5. 突然停药可能导致反跳性血钾丢失，出现低钾（表现为肌无力）。在医生指导下逐渐减量，千万不要擅自停药。

6. 服用本品期间，如果坐或躺后迅速起身，可能出现头晕或晕倒，缓慢起身，爬楼梯时也请注意这种反应。

7. 用药期间请避免食用含钾丰富的食物（如番茄、蘑菇、香蕉、西瓜、玉米），以免体内钾的含量过高，引起毒副作用。

8. 向医生报告过度疲劳或虚弱、不适、发热、喉咙痛或口腔出现的粒细胞减少症症状和异常出血或淤伤（血小板减少症）。

9. 注意药物可能引起光敏性；避免暴露在阳光和日光灯下。

10. 本品可使尿液产生无害的淡蓝色荧光。

螺内酯

【类别】保钾利尿药。

【妊娠安全等级】D。

【作用机制】本品结构与醛固酮相似，为醛固酮的竞争性抑制剂。作用于远曲小管和集合管，阻断 Na^+-K^+和 Na^+-H^+交换，使 Na^+、Cl^-和水排泄增多，K^+、Mg^{2+}和 H^+排泄减少，但对 Ca^{2+}和 P^{3+}的作用不定。由于本品仅作用于远曲小管和集合管，对肾小管其他各段无作用，故利尿作用较弱。此外，本品对肾小管以外的醛固酮靶器官也有作用。

【适应证】

1. 与其他利尿药合用，治疗充血性水肿、肝硬化腹水、肾性水肿等水肿性疾病（其目的在于纠正上述疾病伴发的继发性醛固酮分泌增多，并对抗其他利尿药的排钾作用）；也用于特发性水肿的治疗。

2. 用于高血压的辅助治疗。

3. 用于原发性醛固酮增多症的诊断和治疗。

4. 与噻嗪类利尿药合用，增强利尿效应，预防低钾血症。

【超说明书用药】多囊卵巢综合征或特发性多毛症的多毛症状；辅助治疗重症肌无力和家族性周期性麻痹。

【禁用与慎用】

1. 高钾血症患者禁用。

2. 无尿或肾功能不全者，肝功能不全者（因本品引起电解质紊乱，可诱发肝性脑病），低钠血症患者，酸中毒者（酸中毒可加重或促发本品所致的高钾血症，且本品可加重酸中毒），乳房增大或月经失调者慎用。

【给药途径和剂量】

1. 剂量

（1）水肿性疾病

1）成年人，口服给药。开始时，每日 40～120mg，分 2～4 次服用，至少连服 5 日，之后酌情调整剂量。

2）儿童，口服给药。开始时，每日 1～3mg/kg 或 30～90mg/m^2，单次或分 2～4 次服用，连用 5 日后酌情调整剂量。每日最大剂量为 3～9mg/kg 或 90～270mg/m^2。

（2）高血压：成年人，口服给药。开始时，每日 40～80mg，分次服用，至少用药 2 周，以后酌情调整剂量。不宜与血管紧张素转换酶抑制剂合用，以免增加高钾血症的发生率。

（3）原发性醛固酮增多症：成年人，口服给药。手术前患者，每日 100～400mg，分 2～4 次服用。不宜手术的患者，则选用较小剂量维持。

（4）诊断原发性醛固酮增多症

1）成年人，口服给药长期试验，每日 400mg，分 2～4 次服用，连用 3～4 周。短期试验，每日 400mg，分 2～4 次服用，连用 4 日。

2）老年人对本品较敏感，开始用量宜偏小。

2. 给药途径

（1）如每日服药 1 次，应于早晨服药，以免夜间排尿次数增多。

（2）应进餐时或餐后服药，以减少胃肠道反应，并可能提高本品的生物利用度。

【不良反应】

1. 代谢/内分泌系统　高钾血症[尤其是单独用药、进食高钾饮食、与钾剂或含钾药物（如青霉素钾）合用、存在肾功能不全、少尿、无尿时]、低钠血症（与其他利尿药合用时发生率增加）、高氯性酸中毒、血镁升高、血钾升高。长期服用本品可引起男子乳腺发育、阳痿、性功能低下；女性乳房胀痛、声音变粗、毛发增多、月经失调、性功能下降。

2. 泌尿生殖系统　血浆肾素升高、尿钙排泄增多、尿钠排泄减少、暂时性血肌酐或尿素氮升高（主要与过度利尿、有效血容量不足、肾小球滤过率下降有关）。

3. 免疫系统　过敏反应（包括皮疹、呼吸困难）。

4. 神经系统　长期或大剂量服用本品可引起行走不协调、头痛。

5. 消化系统　恶心、呕吐、胃痉挛、腹泻、消化性溃疡。

6. 其他　肿瘤（有长期服用本品和氢氯噻嗪后发生乳腺癌的报道）。

【相互作用】

1. 与多巴胺合用可增强本品的利尿作用。

2. 与地高辛合用可使地高辛半衰期延长。

3. 与引起血压下降的药物合用可增强利尿和降压作用。

4. 与含钾药物、库存血（含钾 30mmol/L，如库存 10 日以上含钾可达 65mmol/L）、血管紧张素转换酶抑制剂、血管紧张素Ⅱ受体阻滞剂、环孢素合用可使高钾血症的发生率增加。

5. 与氯化铵合用易发生代谢性酸中毒。

6. 与非甾体类解热镇痛药（尤其是吲哚美辛）合用可减弱本品的利尿作用，且可使肾毒性增加。

7. 与肾毒性药物合用可使肾毒性增加。

8. 与拟交感神经药合用可减弱本品的降压作用。

9. 与雌激素合用可减弱本品的利尿作用。

10. 与甘珀酸钠、甘草类制剂合用可减弱本品的利尿作用。

11. 与肾上腺皮质激素（尤其是具有较强盐皮质激素作用者）、促肾上腺皮质激素合用可减弱本品的利尿作用，而拮抗本品的潴钾作用。

12. 与葡萄糖胰岛素液、碱剂、钠型降钾交换树脂合用可减少高钾血症的发生。

【药动学】本品口服后吸收较好，生物利用度大于 90%。约 1 日起效，2～3 日作用达高峰，停药后作用仍可维持 2～3 日。血浆蛋白结合率在 90%以上。80%在肝脏迅速代谢为有活性的坎利酮。约 10%以原形经肾脏排泄，无活性代谢产物经肾脏和胆道排泄。服药方式不同，其半衰期有所差异，每日服药 1～2 次时半衰期平均为 19 小时（13～24 小时），每日服药 4 次时半衰期缩短为 12.5 小时（9～16 小时）。

【观察指标】

1. 用药前应检测血钾浓度（但在某些情况下血钾浓度并不能代表机体内钾含量，如酸中毒时钾从细胞内转移至细胞外而易出现高钾血症，酸中毒纠正后血钾即可下降）。

2. 用药期间也必须密切监测血钾浓度和心电图。

【用药宣教】

1. 老年人用药后更容易发生高钾血症和利尿过度。

2. 用药后乳汁中含有少量活性物质。哺乳期妇女如需用药，应暂停哺乳。

3. 食物可增强本品的疗效，并减少对胃肠道的刺激。进餐时或餐后服药。

4. 用药后您会出现排尿增多的情况。如每天只需服药 1 次，在早晨服用，以免因夜尿过多而影响睡眠。

5. 避免过量摄入高钾食品和钾盐替代品。

阿米洛利

【类别】保钾利尿药。

【妊娠安全等级】B。

【作用机制】本品作用于肾脏远端小管，阻断钠-钾离子交换机制，促使钠离子、氯离子排泄而减少钾离子和氢离子分泌，其作用不依赖于醛固酮。本品的促尿钠排泄和抗高血压活性较弱，与噻嗪类或髓袢类利尿药联用有协同作用。

【适应证】

1. 用于治疗水肿性疾病。

2. 用于难治性低钾血症的辅助治疗。

【超说明书用药】配合氢氯噻嗪治疗复发性钙肾结石、锂致多尿。

【禁用与慎用】

1. 严重肾功能不全者，高钾血症患者禁用。

2. 少尿患者，肾功能不全者，糖尿病患者，酸中毒或低钠血症患者慎用。

【给药途径和剂量】

1. 剂量　口服给药，每次 2.5mg，每日 1 次，必要时可每日 2 次（早、晚各 2.5mg）。

2. 给药途径

（1）如每日给药 1 次，应于早晨给药，以免夜间排尿次数增多。

（2）应于进食时或餐后服用本品，以减少胃肠道反应。

【不良反应】

1. 代谢/内分泌系统　高钾血症、低钠血症、高钙血症、代谢性酸中毒、血糖升高（尤其是糖尿病患者）、尿酸升高（尤其是老年人和肾功能不全者）、血镁升高、血浆肾素升高。

2. 泌尿生殖系统　性功能下降、血肌酐升高、血尿素氮升高（尤其是老年人和肾功能不全者）。

3. 免疫系统　过敏反应（如皮疹、呼吸困难）。

4. 神经系统　头痛、头晕。

5. 消化系统　口干、恶心、呕吐、腹胀。

6. 其他　胸闷。

【相互作用】

1. 与多巴胺合用可增强本品的利尿作用。

2. 与引起血压下降的药物合用可增强利尿和降压作用。

3. 与含钾药物、库存血（含钾 20mmol/L，如库存 10 日以上含钾可达 65mmol/L）、血管紧张素转换酶抑制剂、血管紧张素Ⅱ受体阻滞剂、环孢素合用可增加高钾血症的发生率。

4. 与氯化铵合用易发生代谢性酸中毒。

5. 与肾毒性药物合用可使肾毒性增加。

6. 与地高辛合用可使地高辛的半衰期延长。

7. 与葡萄糖胰岛素液、碱剂、钠型降钾交换树脂合用可减少高钾血症的发生率。

8. 与拟交感神经药合用可减弱本品的降压作用。

9. 与雌激素合用可减弱本品的利尿作用。

10. 与甘珀酸钠、甘草类制剂合用可减弱本品的利尿作用。

11. 与肾上腺皮质激素（尤其是具有较强盐皮质激素作用者）、促肾上腺皮质激素合用可减弱本品的利尿作用，而拮抗本品的潴钾作用。

12. 与非甾体抗炎药（尤其是吲哚美辛）合用可减弱本品的利尿作用，且可使肾毒性增加。

【药动学】本品口服后经胃肠道吸收。单次口服起效时间为 2 小时，达峰时间为 3～4 小时，有效持续时间为 6～10 小时。约 50%以原形随尿液排泄，40%在 72 小时内随粪便排泄。半衰期为 6～9 小时。

【观察指标】

1. 用药前应监测血钾水平，但在某些情况下血钾浓度并不能真正反映体内钾储量，如酸中毒时钾从细胞内转移至细胞外而易出现高钾血症，酸中毒纠正后血钾浓度即可下降。

2. 长期使用本品的患者应定期检查血钾、血钠、血氯水平。

【用药宣教】

1. 哺乳期妇女如需用药，应暂停哺乳。

2. 吃饭时或饭后用药，以减少胃肠道反应。

3. 如每天服药 1 次，在早晨用药，以免夜间排尿次数增多，影响睡眠。如每天用药 2 次，早晚用药。

4. 在确定药物的反应之前，不要驾驶或从事有潜在危险的活动。

第四节　周围血管扩张药

酚妥拉明

【类别】α受体阻滞剂。

【妊娠安全等级】C。

【作用机制】本品为α受体阻滞药，对α_1与α_2受体均有作用，对α_1受体的阻滞作用为α_2受体的 3～5 倍，由于α_2受体的阻滞和反射性加快心率可部分对抗本品的降压作用。其作用特点如下：①拮抗血液循环中肾上腺素和去甲肾上腺素的作用，使血管扩张而降低周围血管阻力。②拮抗儿茶酚胺效应，用于诊治嗜铬细胞瘤，但对正常人或原发性高血压患者的血压影响甚少。③通过降低外周血管阻力，使心脏后负荷降低，左心室舒张末压与肺动脉压下降，心排血量增加，可用于治疗心力衰竭。④本品治疗男性勃起功能障碍的作用机制可能是通过扩张阴茎动脉血管，松弛阴茎海绵体平滑肌，使其海绵体的血流量增加，从而改善阴茎勃起功能，使阴茎硬度增强、勃起持续时间延长。本品维持勃起功能不受性激素、情绪及神经的影响。

【适应证】

1. 用于治疗嗜铬细胞瘤所致的高血压发作，包括手术切除时出现的阵发性高血压，也可用于协助诊断嗜铬细胞瘤（酚妥拉明试验）。

2. 用于心力衰竭（如左心衰竭）时减轻心脏负荷。

3. 用于预防和治疗静脉注射去甲肾上腺素外溢引起的皮肤坏死。

4. 用于治疗男性勃起功能障碍。

【超说明书用药】预防静脉注射或去甲肾上腺素外渗后皮肤坏死和脱落。

【禁用与慎用】

1. 对本品过敏者，严重动脉硬化者，严重肾功能不全者，肝功能不全者，胃炎或胃溃疡患者（因本品有拟胆碱及组胺样作用，可使胃肠平滑肌兴奋，胃酸分泌增加），低血压患者，冠心病、心绞痛、心肌梗死及其他心脏器质性损害患者禁用。

2. 冠状动脉供血不足者，精神病患者，糖尿病患者，心动过速或有心律失常史者（国外资料），老年人慎用。

【给药途径和剂量】

1. 嗜铬细胞瘤手术

（1）成年人，静脉给药。术前1～2小时静脉注射5mg，术时静脉注射5mg或静脉滴注0.5～1mg/min，以防手术时肾上腺素大量释出。

（2）儿童，肌内注射/静脉注射。术前1～2小时静脉或肌内注射1mg，亦可0.1mg/kg或3mg/m^2，必要时可重复。术时静脉注射1mg，亦可0.1mg/kg或3mg/m^2。

2. 酚妥拉明试验

（1）成年人，静脉注射。每次5mg。也可先注入2.5mg，若反应阴性，再给5mg，如此则出现假阳性的机会可减少，也减少血压剧降的危险性。

（2）儿童，肌内注射。每次3mg。静脉注射每次1mg，亦可0.1mg/kg或3mg/m^2。

3. 心力衰竭　静脉滴注，0.17～0.4mg/min。

4. 防止皮肤坏死　静脉滴注。在含有去甲肾上腺素的溶液（每1000ml）中加入本品10mg静脉滴注，可作预防用。局部浸润已发生去甲肾上腺素外溢时，用本品5～10mg加入0.9%氯化钠注射液10ml中做局部浸润，此法在外溢后12小时内有效。

5. 男性勃起功能障碍

（1）口服给药：每次40mg，在性生活前30分钟服用。每日最多服用1次，根据需要及耐受程度，剂量可调整至60mg，最大推荐剂量为80mg。

（2）阴茎海绵体内注射：每次1mg。

6. 室性期前收缩　口服给药。开始2日，每次50mg，每日4次；如无效，可在接下来的2日，剂量增至每次75mg，每日4次；如仍无效，可增至每日400mg，如还无效即应停药。不论何种剂量，一旦有效则按该剂量继续服用7日。

7. 血管痉挛性疾病　肌内注射。每次5～10mg，20～30分钟后可按需要重复给药。静脉注射剂量同肌内注射。

8. 抗休克　静脉滴注，0.3mg/min。

【配伍禁忌】与右旋糖酐铁、山梨醇铁、蔗糖铁、碳酸氢钠、乳酸钠、青霉素、夫西地酸、利福霉素钠、脑蛋白水解物、氨茶碱、兰索拉唑、呋塞米存在配伍禁忌。

【不良反应】

1. 心血管系统　少见心悸、心动过速（注射剂则较常见）、低血压。极少见直立性低血压（注射剂则较常见）、突发性胸痛（心肌梗死）。

2. 呼吸系统　常见鼻塞。可见鼻充血。有引起原发性肺动脉高压加重的个案报道。

3. 泌尿生殖系统　常见尿道感染。本品和罂粟碱联合于海绵体内注射，可引起阴茎异常勃起、海绵体纤维化。

4. 神经系统　常见头痛（注射剂则极少见）、头晕。少见乏力。注射剂还极少引起言语含糊、共济失调。还可引起虚弱、眩晕。

5. 精神　常见一次性轻微幻觉。注射剂还极少引起意识模糊。

6. 消化系统　常见消化不良、腹泻。少见恶心、呕吐（注射剂则较常见）。

7. 皮肤　常见面色潮红、皮疹。可见瘙痒。

8. 其他　可见胸闷、耐药性。牙科治疗时还可见注射部位疼痛。

【相互作用】

1. 与纳洛酮合用可及时改善呼吸衰竭导致的心脑功能低下，减少并发症，提高治愈率。

2. 与多巴胺合用于治疗伴有强烈血管收缩的休克患者，可以提高疗效。

3. 与抗高血压药（如利舍平、降压灵）、镇静催眠药（如苯巴比妥、格鲁米特、甲喹酮）合用可增强本品的降压作用。

4. 抗组胺药与本品有协同作用。

5. 东莨菪碱与本品有协同作用，合用时可增强α受体阻断作用。

6. 与胍乙啶合用可使直立性低血压或心动过缓的发生率升高。

7. 与强心苷合用可使强心苷毒性反应增强。

8. 与普萘洛尔合用可阻滞本品降压和增加心率的效应。

9. 与二氮嗪合用可减弱二氮嗪抑制胰岛素释放的作用。

10. 与拟交感胺类药合用可抵消或减弱拟交感胺类药的周围血管收缩作用。

【药动学】口服本品40mg，30分钟后达血药峰浓度（C_{max}），C_{max}为33ng/ml，持续3～6小时，血清蛋白结合率为54%。肌内注射20分钟血药浓度达峰值，持续30～45分钟；静脉注射2分钟血药浓度达峰值，作用持续15～30分钟。静脉注射的半衰期约19分钟。药物主要由肝脏代谢，约有13%的药物以原形随尿液排出。血液透析不能加速本品代谢产物的清除。

【观察指标】严密监测血压、心率，监测患者是否出现直立性低血压。

【用药宣教】

1. 本品禁止与硝酸甘油类药物、铁剂合用。

2. 用药期间不得驾驶或操作危险的机械。

3. 避免姿势的突然变化，特别是从斜倚到直立姿势，摆动腿，在站立行走前锻炼足踝和足趾几分钟。

4. 如果头晕，立即躺下或低头坐下。

阿魏酸钠

【类别】脑血管病用药及促智药。

【作用机制】本品可抑制丙二醛及血栓素 B_2 的产生，减轻心肌水肿及乳酸脱氢酶的释放，并可促进6-酮-前列腺素 $F_1\alpha$ 的产生，具有抗血小板聚集、舒张血管及保护心肌作用。

【适应证】用于缺血性心脑血管病的辅助治疗。

【禁用与慎用】

1. 对本品过敏者禁用。

2. 哺乳期妇女慎用。

【给药途径和剂量】

1. 剂量　①口服给药，每次 50～100mg，每日 3 次。②静脉滴注，每次 100～300mg，每日 1 次。③肌内注射，每次 100mg，每日 1～2 次。建议 1 个疗程为 10 日。

2. 给药途径

（1）静脉滴注液：本品粉针剂溶解后或小容量注射液用葡萄糖注射液、0.9%氯化钠注射液或葡萄糖氯化钠注射液 100～500ml 稀释。

（2）肌内注射液：本品粉针剂临用前用 0.9%氯化钠注射液 2～4ml 溶解。

（3）本品粉针剂用 0.9%氯化钠注射液溶解时可有少许沉淀，但不影响药效，摇匀即可使用。

【配伍禁忌】与奥硝唑、脑蛋白水解物、异甘草酸镁存在配伍禁忌。

【不良反应】皮肤过敏性皮疹。

【相互作用】尚不明确。

【药动学】本品口服后吸收迅速且完全。吸收后在体内分布迅速，可透过血脑屏障。血浆蛋白结合率为 20.6%。主要经肾脏排泄，体内不易蓄积。口服消除半衰期为（11.46±3.2）分钟。

【观察指标】是否出现过敏反应。

【用药宣教】服药后可能出现过敏性皮疹，停药后即可消失。

双氢麦角碱

【类别】血管扩张类降压药。

【作用机制】本品为麦角类生物碱，其作用如下。

（1）改善神经元的代谢：本品能抑制 ATP 酶和腺苷酸环化酶的活性，减少 ATP 的分解，改善脑细胞的能量平衡，使葡萄糖的无氧酵解变为有氧氧化，从而改善葡萄糖的利用，增加神经元的能量，改善电位活力和微循环。

（2）本品能直接作用于中枢神经系统多巴胺和 5-羟色胺受体，增强突触前神经末梢释放递质和突触后受体的刺激作用，改善神经传递功能。

（3）本品能阻断α受体，缓解血管痉挛，降低血管阻力，从而增加脑组织的血液供应和对氧的利用。

（4）本品能使脑电图的α波频率加快，振幅加大，从而改善老年患者的脑电图异常。

【适应证】

1. 用于急性缺血性脑卒中。

2. 用于脑卒中后状态或脑外伤后遗症。

3. 用于外周血管病（如血管栓塞性脉管炎、雷诺病、动脉硬化、糖尿病引起的功能紊乱）。

4. 用于老年患者轻度血管性痴呆。

【禁用与慎用】

1. 对本品过敏者，严重心动过缓者，严重低血压患者，儿童禁用。

2. 轻度心动过缓者，中度至重度肝功能障碍者，进行性局部缺血患者，严重外周血管病患者慎用。

【给药途径和剂量】

1. 口服给药　片剂、分散片，每次 1～2mg，每日 3～6mg，餐前服用；缓释片每次 2.5mg，每日 2 次，早晚进餐后服用。

2. 肌内注射　每次 0.3mg，每日 2 次。粉针剂需用灭菌注射用水 2ml 溶解后使用。

3. 静脉注射　每次 0.3mg，每日 1～2 次。粉针剂需用灭菌注射用水 2ml 溶解后使用。

4. 静脉滴注　每次 0.3mg，每日 1～2 次，注射液或粉针剂需用 0.9%氯化钠注射液或 5%葡萄糖注射液稀释后静脉滴注。

【配伍禁忌】与脑蛋白水解物、头孢曲松存在配伍禁忌。

【不良反应】

1. 心血管系统　心动过缓、直立性低血压、血压下降、心悸、心前区疼痛。

2. 呼吸系统　鼻充血、鼻塞。

3. 免疫系统 过敏反应（如瘙痒）。

4. 神经系统 头晕、脑贫血样症状、头痛、头重、眩晕、失眠、嗜睡、麻木。

5. 消化系统 恶心、呕吐、腹胀、厌食、便秘、食欲缺乏、口渴、胃部不适、腹泻、腹痛、口腔炎、舌运动不灵活。ALT 升高、AST 升高、ALP 升高。

6. 皮肤 皮疹、面部潮红、多汗。

7. 眼 视物模糊。

8. 耳 耳鸣。

9. 其他 后腹膜纤维症、潮热、乏力、易倦怠、胸部不适。

【相互作用】

1. 与大环内酯类抗生素（如克拉霉素、红霉素）、HIV 蛋白酶抑制剂（如利托那韦、茚地那韦、奈非那韦）、逆转录酶抑制剂（如地拉韦啶）、氮杂茂系类抗真菌药（如伊曲康唑、伏立康唑）合用可升高本品的血药浓度，还可能增强多巴胺的激动效果。

2. 与多巴胺类药合用可诱导周围血管痉挛，特别是导致肢体远端血管收缩。

3. 与抗凝血药合用可能增强本品的活性。

4. 与降压药合用可能增强本品的活性，并可能增强降压作用。

5. 与环孢素合用可改变环孢素的药动学。

6. 与唑类抗真菌药（如伊曲康唑、酮康唑、伏立康唑）合用可能引起麦角中毒。

7. 与曲坦类药物（如阿莫曲坦、舒马普坦）同时服用，可能引起高血压等不良反应。

【药动学】口服本品普通制剂后，吸收量为 25%，0.5～1.5 小时达血药峰浓度；口服本品缓释制剂后，6 小时达血药峰浓度，峰值维持一段时间后逐渐下降。由于肝脏的首过效应，生物利用度为 5%～12%。分布容积为 1100L（约 16L/kg）。血浆蛋白结合率为 31%。主要随粪便排出。2%随尿液以原形（不足 1%）及其代谢物形式排出。总清除率约为 1800ml/min。短半衰期（α相）为 1.5～2.5 小时，长半衰期（β相）为 13～15 小时。

【观察指标】用药期间应注意监测血压。

【用药宣教】

1. 不得将大剂量的本品与其他麦角生物碱、舒马普坦合用。

2. 本品可能减少乳汁分泌，哺乳期妇女最好不要使用。

3. 早晚进餐时或餐后完整吞服缓释制剂，不要掰开、咀嚼或碾碎，以免产生毒不良反应。

4. 分散片或片剂，在餐前 30 分钟服药。

5. 用药期间食用葡萄柚可能增加发生恶心、呕吐等中毒症状的风险。避免食用葡萄柚及其制品。

6. 本品与曲坦类药物（如阿莫曲坦、舒马普坦）同时服用，可能引起高血压等不良反应。两种药物的服用时间请间隔至少 24 小时。

7. 用药后可能出现鼻塞、短暂的恶心和胃不适等不良反应，通常可自行消失。

法舒地尔

【类别】周围血管扩张药。

【作用机制】本品为血管扩张药，可缓解及预防脑血管痉挛、改善脑血流、改善脑葡萄糖利用率、抑制脑神经细胞损伤。体外试验显示，本品可使离体脑血管松弛；抑制细胞内钙离子导致的血管收缩而不降低细胞内钙离子浓度；抑制多种脑血管收缩药引起的收缩作用；抑制平滑肌收缩最终阶段的肌球蛋白轻链磷酸化，使血管扩张。

【适应证】用于改善和预防蛛网膜下腔出血患者术后的脑血管痉挛和脑缺血症状。

【禁用与慎用】

1. 对本品过敏者，颅内出血或可能发生颅内出血（如术中对出血的动脉瘤未进行充分止血）的患者，低血压患者禁用。

2. 术前合并糖尿病的患者，脑主干动脉硬化患者，严重意识障碍患者，蛛网膜下腔出血合并重症脑血管障碍（如烟雾病、巨大脑动脉瘤）患者，肾功能不全者，肝功能障碍者，70 岁以上老年人慎用。

【给药途径和剂量】

1. 剂量

（1）蛛网膜下腔出血患者术后的脑血管痉挛、脑缺血症状：成年人，静脉滴注。每次 30mg（盐酸盐）或 35mg（甲磺酸盐），每日 2～3 次。于蛛网膜下腔出血术后早期开始用药，连用 2 周。

（2）肾功能不全：肾功能不全者应适当减量，如一次 10mg。

2. 给药途径 本品仅可静脉滴注，每次滴注时间为 30 分钟。本品粉针剂或小容量注射液以 50～100ml 0.9%氯化钠注射液或葡萄糖注射液溶解或稀释。

【配伍禁忌】与长春西汀、丹参多酚酸盐、肝素、脑蛋白水解物、头孢曲松、头孢曲松舒巴坦、头孢曲松他唑巴坦存在配伍禁忌。

【不良反应】

1. 心血管系统　低血压。

2. 呼吸系统　呼吸抑制。

3. 泌尿生殖系统　肾功能异常[如血尿素氮（BUN）升高、肌酐升高]、多尿、排尿困难。

4. 免疫系统　过敏反应（如皮疹）。

5. 神经系统　头痛、意识水平降低。

6. 消化系统　恶心、呕吐、腹胀、麻痹性肠梗阻。肝功能异常、黄疸。

7. 血液系统　出血（如颅内出血、消化道出血、肺出血、鼻出血、皮下出血）、贫血、白细胞减少、血小板减少。

8. 皮肤　颜面潮红。

9. 其他　发热、休克。

【相互作用】尚不明确。

【药动学】健康成年人单次 30 分钟内静脉持续给予本品 0.4mg/kg，给药结束时达血药峰浓度，其后迅速衰减。蛛网膜下腔出血术后的患者反复静脉滴注本品一次 30mg、每日 3 次，连用 14 日，其血药浓度变化与健康成年人相似。本品主要在肝脏代谢为羟基异喹啉及其络合体。67%的药物于给药后 24 小时内以原形及代谢产物的形式随尿排泄，消除半衰期约为 16 分钟。

【观察指标】

1. 用药期间应密切观察临床症状并进行 CT 检查。

2. 用药期间应监测血压。

【用药宣教】本品疗程为 2 周，不可长期使用。

酚苄明

【类别】周围血管扩张药。

【妊娠安全等级】C。

【作用机制】本品为长效α受体阻滞剂（α_1、α_2）。可作用于节后α受体，防止或逆转内源性或外源性儿茶酚胺作用，使周围血管扩张、血流量增加。卧位时血压稍下降，直立时可显著下降，血压下降可反射性引起心率加快。本品可选择性阻断前列腺中α受体，使收缩的前列腺体纤维肌肉组织松弛，尿道梗阻症状得到缓解和减轻。

【适应证】

1. 用于嗜铬细胞瘤的治疗和术前准备。

2. 用于周围血管痉挛性疾病。

3. 用于前列腺增生引起的尿潴留。

【超说明书用药】

1. 改善周围血管痉挛状态如雷诺肢端发绀和冻伤后遗症的循环。

2. 辅助治疗休克、高血压危象。

【禁用与慎用】

1. 对本品过敏者、低血压患者、心绞痛、心肌梗死患者禁用。

2. 老年人慎用。

【给药途径和剂量】

1. 成年人，口服给药。用药应个体化，根据临床反应和尿中儿茶酚胺及其代谢物含量调整剂量。初始剂量为每次 10mg，每日 2 次，以后隔日增加 10mg，直至获得预期临床疗效或出现轻微的α受体阻断效应。维持剂量为每次 20～40mg，每日 2 次。

2. 儿童，口服给药。初始剂量为每次 0.2mg/kg，每日 2 次；或每次 6～10mg/m^2，每日 1 次。以后每 4 日增加一次剂量，直至获得疗效。维持剂量为每日 0.4～1.4mg/kg 或 12～36mg/m^2，分 3～4 次服用。

【配伍禁忌】与头孢曲松、脑蛋白水解物存在配伍禁忌。

【不良反应】

1. 心血管系统　直立性低血压、反射性心率加快、心绞痛、心肌梗死。

2. 呼吸系统　鼻塞。

3. 泌尿生殖系统　阳痿。

4. 神经系统　神志模糊、倦怠、头痛、嗜睡。

5. 消化系统　口干、胃肠道刺激。

6. 眼　瞳孔缩小。

【相互作用】

1. 与胍乙啶合用易发生直立性低血压。

2. 与拟交感胺类药合用可致拟交感胺类药升压效应减弱或消失。

3. 与二氮嗪合用可拮抗二氮嗪抑制胰岛素释放的作用。

4. 与左旋去甲肾上腺素合用可阻断左旋去甲肾上腺素引起的体温过高。

5. 与利血平合用可阻断利血平引起的体温过低。

【药动学】口服后约 30%的本品在胃肠道吸收，作用可持续 3～4 日。在肝内代谢，多数药物 24 小时内经肾及胆汁排出，少量在体内保留数日。半衰期约为 24 小时。

【观察指标】

1. 用药期间应监测血压。

2. 用于嗜铬细胞瘤时，建议定时监测尿儿茶酚胺及其代谢物以决定用药量。

【用药宣教】

1. 用药后乳汁中可能含有酚苄明。哺乳期妇女如需用药，应暂停哺乳。

2. 为减少药物对胃肠道的刺激，您可以用牛奶送服药物，也可与食物一起服用。最好固定在同一时间服药。

3. 用于排尿困难时，一般用药 12～72 小时可看到症状改善。

4. 本品可能引起直立性低血压，表现为坐或躺后迅速起身会出现头晕，缓慢起身。

5. 未经医师同意，不得服用非处方药治疗咳嗽、感冒或过敏，因为其中含有导致血压升高的药物。

桂哌齐特

【类别】脑血管病用药及促智药。

【妊娠安全等级】D。

【作用机制】本品为钙通道阻滞药，通过阻止钙离子跨膜进入血管平滑肌细胞内，使血管平滑肌松弛，脑血管、冠状血管和外周血管扩张，从而缓解血管痉挛、降低血管阻力、增加血流量。通过增加脑血管的血流量，改善脑代谢。本品能增强腺苷和环磷酸腺苷（cAMP）的作用，降低氧耗；能抑制 cAMP 磷酸二酯酶，使 cAMP 数量增加；还能提高红细胞的柔韧性和变形性，提高其通过细小血管的能力，降低血液的黏性，改善微循环。

【适应证】

1. 用于脑血管疾病，如脑动脉硬化、短暂性脑缺血发作、脑血栓形成、脑栓塞、脑出血后遗症、脑外伤后遗症。

2. 用于心血管疾病，如冠心病、心绞痛。可与其他药物联用于治疗心肌梗死。

3. 用于周围血管疾病，如雷诺综合征、血栓闭塞性脉管炎、动脉炎、下肢动脉粥样硬化病。

【禁用与慎用】

1. 对本品过敏者禁用。

2. 白细胞减少或有本品引起的白细胞减少史者禁用。

3. 颅内出血后止血不完全（止血困难）者禁用。

4. 孕妇、哺乳期妇女慎用。

【给药途径和剂量】

1. 肌内注射　成年人每次 80mg，每日 1～2 次。

2. 静脉注射　成年人每次 160mg，每日 1～2 次，用 0.9%氯化钠注射液稀释后缓慢注射，一般 10～45 天 1 个疗程。

3. 静脉滴注　每次 160～320mg，每日 1 次，用 0.9%氯化钠注射液或 10%葡萄糖注射液 250～500ml 稀释后缓慢输注，滴速约为 100ml/h，14～28 天 1 个疗程。

【配伍禁忌】本品与奥美拉唑、丹参多酚酸盐、夫西地酸、脑蛋白水解物、头孢曲松等存在配伍禁忌。

【不良反应】

1. 心血管系统　心悸。

2. 泌尿生殖系统　血尿素氮升高。

3. 神经系统　头痛、头晕、失眠、神经衰弱、嗜睡。

4. 消化系统　ALT 升高、AST 升高、ALP 升高。腹泻、腹痛、便秘、胃痛、胃胀、恶心。

5. 血液系统　粒细胞缺乏、白细胞减少、血小板减少。

6. 皮肤　皮疹、瘙痒。

【药动学】本品吸收迅速，健康者口服 200mg 后，30～45 分钟达血药峰浓度 3.6～8.3mg/ml。动物研究表明，经口给药后，药物体内分布广泛，在肾脏、肝脏、甲状腺、肾上腺中浓度较高，还可随乳汁排泄，少量可通过胎盘屏障。药物在体内可转化为不同程度的去甲基代谢产物。本品主要以原形随尿液排泄，健康者口服 200mg 或 400mg，24 小时尿液排泄率为 50%～70%。健康者口服、肌内注射、静脉给药后的血浆半衰期分别为 75 分钟、60 分钟、30 分钟。

【观察指标】用药期间，应定期做血液学检查。

【用药宣教】服用本品期间，考虑临床效果及不良反应的程度再慎重决定，给药 1～2 周后，若未见效果可停止服用。

己酮可可碱

【类别】脑血管病用药及促智药。

【妊娠安全等级】C。

【作用机制】本品为黄嘌呤类衍生物，其代谢产物可改善微循环，增强外周血管微循环，同时能恢复和增强红细胞的变形能力，增加纤维蛋白溶解酶的活性，降低血液黏滞度，抑制血小板聚集，从而增加动脉和毛细血管血流量，改善脑和四肢的血液循环。此外，本品还能改善缺氧组织的氧化能力，对支气管平滑肌亦有舒张作用。

【适应证】

1. 用于脑部血循环障碍，如短暂性脑缺血发作、脑卒中后遗症、脑缺血引起的脑功能障碍。

2. 用于外周血循环障碍性疾病，如血栓栓塞性脉管炎、腹部动脉阻塞、间歇性跛行或静息痛。

3. 用于内耳循环障碍，如突发性耳聋、老年性耳鸣或耳聋。

4. 用于眼部循环障碍，如糖尿病性视网膜动脉栓塞。

【禁用与慎用】

1. 对本品及其他甲基黄嘌呤药过敏者禁用。

2. 脑出血患者及广泛视网膜出血者禁用。

3. 急性心肌梗死者禁用。

4. 严重冠状动脉硬化及脑血管硬化伴高血压者禁用。

5. 严重心律失常者禁用。

6. 低血压或循环状态不稳者、肝功能不全者、肾功能不全者、凝血障碍者、新近手术患者慎用。

【给药途径和剂量】

1. 口服给药　①肠溶片、肠溶胶囊，每次200～400mg，每日2～3次。②缓释片，每次400mg，每日1～2次。③缓释胶囊，每次400mg，每日3次，建议至少服用8周。出现胃肠道及神经系统不良反应时可改为每次400mg，每日2次。

2. 静脉滴注　初次剂量为100mg，于2～3小时内滴入，最大滴速不可超过每小时100mg。根据患者耐受性可每次增加50mg，但一次用药量不可超过200mg，每日1～2次。每日最大剂量不应超过400mg。

3. 动脉滴注　每次100～300mg，用0.9%氯化钠注射液20～50ml稀释后于10～30分钟滴完。

本品注射液可加入5%或10%葡萄糖注射液、0.9%氯化钠注射液、林格液或乳酸林格液中给药。其中静脉滴注为将100mg药物加入250～500ml溶液中，静脉注射为将50～100mg药物溶于0.9%氯化钠注射液5ml中。配制好的溶液应在24小时内用完。

【配伍禁忌】与脑蛋白水解物、头孢曲松、头孢曲松舒巴坦、头孢曲松他唑巴坦存在配伍禁忌。

【不良反应】

1. 心血管系统　少见心绞痛、心动过速、血压下降、水肿。偶见心律不齐。还可见胸痛。

2. 代谢/内分泌系统　少见体重改变。使用本品可影响糖耐量。

3. 呼吸系统　少见呼吸不规则。还可见鼻出血、鼻黏膜充血、喉炎及呼吸困难。

4. 肌肉骨骼系统　少见肌肉酸痛。有出现肌阵挛的报道。

5. 神经系统　常见头晕、头痛。少见抽搐、睡眠障碍。还可见震颤。也有发生癫痫的报道。免疫抑制的患者静脉应用本品可发生感觉迟钝。神经系统的不良反应与剂量相关，因此减量可降低某些不良反应的发生。

6. 精神　少见焦虑、抑郁、烦躁不安、精神错乱。

7. 消化系统　可见上腹部压迫感或饱胀感、恶心、呕吐、胃痛、腹泻、畏食、腹胀。少见口干或唾液增多、味觉减退、便秘。还可见消化不良、消化道出血、味觉丧失、嗳气、食欲减退。偶见黄疸、肝炎、肝功能异常。还可见胆囊炎。

8. 血液系统　少见血小板减少、白细胞减少。偶见血浆凝血因子Ⅰ减少、再生障碍性贫血、白血病。还可见全血细胞减少、紫癜。

9. 皮肤　少见指甲发亮、潮红。罕见皮肤过敏反应，如瘙痒、皮疹、血管神经性水肿。

10. 眼　少见视物模糊、结膜炎、中央盲点扩大。有视网膜出血的报道。

11. 过敏反应　罕见全身过敏反应。有过敏性休克的报道。

12. 其他　少见颈部腺体肿大。有流感样症状的报道。

【药物相互作用】

1. 与茶碱类药有协同作用，可增加茶碱类药的药效与毒性反应。

2. 糖尿病患者大剂量注射本品可增强胰岛素、口服降血糖药的作用。

3. 西咪替丁可使本品毒性作用增强。本品的AUC及血药浓度升高。

4. 与抗血小板药、抗凝药（如华法林）合用可使凝血时间延长。

5. 与β受体阻滞剂、洋地黄、利尿药、抗心律失常药合用无明显的相互作用发生，但可引起轻度血压下降。

6. 食物可影响本品的吸收速度，降低本品的血药峰浓度。

【药动学】本品口服后迅速而完全地从肠道吸收，达峰时间在1小时之内。饱餐后服药可影响药物的吸收速度，但不改变本品可完全吸收的特性。口服本品100mg和400mg后，血浆中原药和代谢产物Ⅰ的浓度与药物剂量相关，但不呈线性相关；半衰期和AUC随剂量增加而增加。而代谢产物Ⅴ为非剂量依赖性。本品的半衰期为0.4～0.8小时，其代谢产物的半衰期为1～1.6小时。本品口服后，几乎完全以代谢产物Ⅴ的形式随尿排出，极少以原形随尿排出。

【用药宣教】

1. 口服给药时，为避免胃肠道不良反应，本品应在餐后服用，也可与抗酸药一起服用。

2. 有出血倾向或新近有过出血史的患者不宜使用本品，以免诱发出血。

3. 驾驶及操作机械者应慎用本品。如果出现胃肠道或神经系统不良反应，应当减量或停药。出现超敏反应时必须立即停药。

4. 静脉给药时患者应取平卧位，以避免出现低血压或直立性低血压。低血压患者加用本品治疗时，必须从小剂量开始，并逐渐增加剂量。

尼麦角林

【类别】脑血管病用药及促智药。

【作用机制】本品为半合成的麦角碱衍生物。有α受体阻滞作用和血管扩张作用。可促进脑细胞能量的新陈代谢，增加氧和葡萄糖的利用；可促进神经递质多巴胺的转换而增加神经传导，促进脑部蛋白质生物合成，改善脑功能。

【适应证】

1. 用于改善脑梗死后遗症引起的意欲低下和情感障碍如感觉迟钝、注意力不集中、记忆力衰退、意念缺乏、忧郁、不安等。

2. 用于急、慢性周围循环障碍，如肢体血管闭塞性疾病、其他末梢循环不良症状。

3. 用于血管性痴呆，尤其在早期治疗时对认知、记忆等有改善，并能减轻疾病的严重程度。

【禁用与慎用】

1. 对本品过敏者禁用。

2. 急性出血或有出血倾向者禁用。

3. 直立性低血压或直立性调节功能障碍者禁用。

4. 严重心动过缓者禁用。

5. 近期发生心肌梗死者禁用。

6. 孕妇禁用。

7. 高尿酸血症或有痛风病史者、有纤维化风险的患者、哺乳期妇女慎用。

【给药途径和剂量】

1. 口服给药　①片剂，每日20～60mg，分2～3次服用。②胶囊，每日15～30mg；使用每日30mg时，可早晨1次服用，也可早晚各服用15mg。③至少需连用6个月。

2. 肌内注射　每次2～4mg，每日2次。

3. 静脉滴注　每次4～8mg，每日1～2次。

4. 动脉注射　每次4mg，缓慢注射（约2分钟）。

【配伍禁忌】与头孢曲松、脑蛋白水解物存在配伍禁忌。

【不良反应】

1. 心血管系统　低血压。

2. 代谢/内分泌系统　血尿酸升高。

3. 神经系统　头晕、嗜睡、困倦、失眠、意识模糊、头痛、激越。

4. 消化系统　胃部不适、便秘、腹泻、恶心。

5. 皮肤　潮红、瘙痒、皮疹。

6. 其他　燥热、潮热、纤维化反应（如肺间质、心肌、心脏瓣膜、腹膜后纤维化）。

【相互作用】本品可增强降压药的降压作用。

【药动学】本品口服后吸收迅速。口服60mg片剂后达峰时间为（2.7±1.2）小时，峰浓度为（101.8±23.0）ng/ml。大部分（>90%）与血浆蛋白结合，对血α酸性糖蛋白的亲和力高于血清蛋白。消除半衰期为1.5～2小时。

【观察指标】出现血压下降时一般不需治疗，平卧休息数分钟即可。若出现大脑或心脏供血不足，建议在持续血压监测下，给予拟交感神经药。

【用药宣教】

1. 在餐前30分钟服用。如出现胃部不适，也可随食物一起服用。

2. 服用片剂时，完整吞服药物，不要咀嚼。用药需持续足够时间（至少6个月）。

3. 驾驶或操作机器者慎用本品。

4. 本品与可能影响尿酸代谢的药物、拟交感神经激动药（α受体或β受体）合用时应慎重。

5. 使用本品期间禁止饮酒。

6. 本品在治疗剂量时对血压无影响，但对敏感患者可能会逐渐降低血压。

7. 尼麦角林与5-HT受体激动药（如舒马曲普坦）同时服用可能引起长时间的血管痉挛。如需服用此类药物，停用尼麦角林至少24小时后再用药。

妥拉唑啉

【类别】周围血管扩张药。

【妊娠安全等级】C。

【作用机制】本品为短效α受体阻断药，与酚妥拉明作用相似，但对α受体阻断作用较弱，而组胺样作用和拟胆碱作用较强。其作用特点如下。

（1）血管：静脉注射能使血管扩张，血压下降（但降压作用不稳定），肺动脉压和外周阻力降低。本品通过阻断α受体及直接舒张血管而起血管扩张作用。

（2）心脏：对心脏有兴奋作用，可使心肌收缩力加强，心率加快，心排血量增加。对心脏的兴奋作用主要是由于血管舒张，血压下降，反射性地引起儿茶酚胺释放。有时可致心律失常。此外，本品尚能阻断突触前α_2受体，促进去甲肾上腺素释放，这也可能与其兴奋心肌作用有关。

（3）其他：本品有拟胆碱作用，可使胃肠道平滑肌兴奋，促进唾液和胆汁分泌；也有组胺样作用，可引起胃酸分泌增加、皮肤潮红等。

【适应证】用于治疗经给氧和（或）机械呼吸而系统动脉血氧浓度仍达不到理想水平的新生儿持续性肺动脉高压。

【超说明书用药】

1. 用于外周血管痉挛性疾病（如雷诺病），也可用于血栓栓塞性脉管炎。

2. 用于肾上腺嗜铬细胞瘤的诊断及此病骤发高血压危象的治疗，可使嗜铬细胞瘤所致的高血压明显下降。

3. 用于治疗感染性休克和心源性休克，在补充血容量的基础上使用本品能解除微循环障碍。

4. 眼科常用于治疗视网膜中央动脉痉挛或栓塞、视网膜色素变性、黄斑变性、视网膜脉络膜炎、视神经炎等，亦用于青光眼的激发试验。

5. 局部浸润注射用于因静脉滴注去甲肾上腺素发生的血管外漏，以拮抗其收缩血管作用，防止组织坏死。

【禁用与慎用】

1. 对本品过敏者、缺血性心脏病或冠状动脉疾病患者、低血压患者、脑血管意外患者禁用。

2. 左房室瓣狭窄患者、酸中毒患者、消化性溃疡患者、肾功能不全者慎用。

【给药途径和剂量】

1. *口服给药*　每次25mg，每日3～4次。

2. *肌内注射*　每次25mg。

3. *皮下注射*　每次25mg。用于因静脉滴注去甲肾上腺素发生的血管外漏。本品5mg溶于10～20ml 0.9%氯化钠注射液中皮下浸润注射。

4. *结膜下注射*　每次10mg，每1～2日1次。

5. *球后注射*　每次10～25mg，每1～2日1次。

6. *静脉注射*

（1）用于诊断肾上腺嗜铬细胞瘤：静脉注射5mg，每半分钟测血压1次，2～4分钟血压下降4.67/3.33kPa（35/25mmHg）以上者为阳性。做此诊断试验时曾有致死的报道，故应特别谨慎。

（2）用于新生儿持续性肺动脉高压：初始剂量1～2mg/kg静脉注射，于10分钟内注射完。可通过头皮静脉或回流至上腔静脉的其他静脉注射，以使本品最大量地到达肺动脉。维持剂量为0.2mg/（kg·h），静脉滴注。动脉血气稳定后逐渐减量，必要时在维持输注中可重复初始剂量。负荷量为1mg/kg。

【配伍禁忌】本品与脑蛋白水解物、利福霉素钠等存在配伍禁忌。

【不良反应】

1. *心血管系统*　①常见心动过速、直立性低血压（新生儿较常见）。②较少见反射性心动过速，有心律失常和心肌梗死的报道。③口服给药还可见心悸。新生儿胃肠外给予本品，有引起高血压的报道。④有个案报道，成年患者动脉给药后，出现期前收缩并伴随明显的血压升高。

2. *代谢/内分泌系统*　常见低氯性碱中毒。

3. *呼吸系统*　有个案报道，静脉给药治疗新生儿低氧血症时引起致死性肺出血；另有成年人肺动脉内给药治疗继发于左房室瓣狭窄的肺动脉高压时，出现肺动脉压升高、肺血管阻力增加的报道，引起严重的呼吸困难。

4. *泌尿生殖系统*　①常见急性肾功能不全。②在治疗新生儿缺氧、肺血管痉挛、肺动脉高压时，有引起肾衰竭的报道。本品还可降低肾小球滤过率和肾血流量，这种效应可使已存在的低氧血症恶化。

5. *神经系统*　可出现头痛；在一项研究中，口服本品治疗冻疮的患者中有5%出现眩晕。

6. *消化系统*　①常见胃肠道出血。②较少见恶心、呕吐、上腹痛、腹泻。③还可使消化性溃疡恶化，也有腹胀的报道。④可致肝炎。

7. *血液系统*　常见血小板减少。还可见白细胞减少。

8. *皮肤*　较少见多汗、周围血管扩张、皮肤潮红、竖毛活动增加，引起鸡皮现象（Gooseflesh现象）。

9. *眼*　罕见瞳孔扩大。有个案报道，2例早产儿用本品后出现瞳孔放大时间延长及对光反应迟钝。

10. *其他*　较少见麻刺感、寒冷、发抖，动脉内注射可引起注射肢体有烧灼感。还可见水肿。

【药动学】本品口服或注射均易吸收。用于肺部血管舒张时，肌内注射后 30～60 分钟起效。口服 45～100 分钟、肌内注射 30～60 分钟后达最大效应，生物利用度为 90%～100%，分布半衰期为 0.15 小时，分布容积为 1.61L/kg。主要以原形经肾脏排泄。本品的消除半衰期为 3～10 小时；新生儿半衰期为 4.43 小时（1.47～41.25 小时），且与其尿量成反比。本品口服吸收速度较慢而排泄迅速，因而口服给药效果弱于注射给药。

【观察指标】用药过程中观察血压、肝功能。

【用药宣教】本品应在婴幼儿监护病房中使用，监护病房应具备受过婴幼儿重症监护专门培训的医护人员及完善的抢救设施。

烟酸

【类别】周围血管扩张药及血脂调节药。

【妊娠安全等级】A。

【作用机制】本品具有扩张血管、降低血脂、减少胆固醇合成的作用。还可溶解纤维蛋白，防止血栓形成。

【适应证】

1. 用于防治烟酸缺乏症（如糙皮病）。

2. 用于扩张小血管，缓解血管痉挛症状，改善局部供血。

3. 原发性高胆固醇血症和混合性血脂紊乱（Ⅱa 和Ⅱb 型）的患者仅控制饮食不足以降低总胆固醇（TC）、三酰甘油（TG）、低密度脂蛋白胆固醇（LDL-C）、载脂蛋白 B-100 的水平和升高高密度脂蛋白胆固醇（HDL-C）水平时，本品可作为辅助用药。

4. 与胆汁酸螯合物联用，作为原发性高胆固醇血症（Ⅱa 型）患者仅控制饮食或控制饮食加单一疗法不足以降低 TC、LDL-C 水平的辅助用药。

5. 作为有胰腺炎风险的患者（Ⅳ型和Ⅴ型高脂血症）仅控制饮食不足以降低 TG 水平的辅助用药。

6. 用于降低有心肌梗死和高胆固醇血症病史者非致命性心肌梗死复发的风险。

7. 与胆汁酸螯合物联用，延缓有冠心病和高胆固醇血症病史者动脉粥样硬化的病变进展或促进病变消退。

【禁用与慎用】

1. 对本品过敏者、肝病或原因不明的氨基转移酶升高患者、活动性消化性溃疡患者、动脉出血患者禁用。

2. 不稳定型心绞痛或急性心肌梗死（特别是接受硝酸盐、钙通道阻滞药或肾上腺素受体阻滞药治疗）患者慎用本品缓释制剂；低血压患者、高尿酸血症患者、痛风或有痛风倾向的患者、糖尿病患者、青光眼患者、肾病患者、有肝病史者、饮酒者、溃疡病患者慎用。

【给药途径和剂量】

1. 烟酸缺乏症

（1）口服给药：成年人每次 50～100mg，每日 500mg，儿童每次 25～50mg，每日 2～3 次，通常联用维生素 B_1、维生素 B_2、维生素 B_6 各 5mg。

（2）肌内注射：每次 50～100mg，每日 5 次。

（3）静脉注射：每次 25～100mg，每日 2 次或多次，缓慢注射。

2. 扩张小血管

（1）肌内注射：每次 50～100mg，每日 5 次。

（2）静脉注射：每次 25～100mg，每日 2 次或多次，缓慢注射。

3. 血脂异常、心肌梗死、动脉粥样硬化

（1）口服给药：①片剂。用于血脂异常，初始剂量为每次 100mg，每日 3 次；4～7 日后可增至每次 1000～2000mg，每日 3 次。②缓释胶囊、缓释片：第 1～4 周，每次 500mg，每日 1 次；第 5～8 周，每次 1000mg，每日 1 次；8 周后，根据疗效和耐受性调整剂量，每日 1000mg 无效时可增至每日 1500mg，随后可增至每日 2000mg，4 周内增加的日剂量不应超过 500mg。维持剂量为每日 1000～2000mg，不推荐日剂量超过 2000mg，且女性患者的剂量应低于男性患者。

（2）肌内注射：每次 50～100mg，每日 5 次。

（3）静脉注射：每次 25～100mg，每日 2 次或多次，缓慢注射。

4. 缓释制剂用法

（1）本品缓释制剂应于睡前进食低脂饮食后服用，且应整片或整粒吞服，不可压碎、掰开。

（2）先前服用过其他烟酸制剂的患者改用本品缓释制剂时，应按推荐的起始剂量开始治疗，并根据患者个体情况不断调整。如停用缓释制剂，重新用药时应从起始剂量开始。

（3）本品缓释制剂不可用同等剂量的烟酸速释制剂替代，否则可能发生严重肝毒性（包括暴发性肝衰竭）。

【配伍禁忌】与异烟肼、氟哌啶醇、脑蛋白水解物存在配伍禁忌。

【不良反应】

1. 心血管系统　心律失常（包括心动过速、心悸、心房颤动）、低血压。

2. 代谢/内分泌系统　糖耐量降低、痛风、LDL升高、空腹血糖升高、血尿酸升高、血磷降低。

3. 呼吸系统　呼吸短促。

4. 肌肉骨骼系统　肌痛。

5. 神经系统　眩晕、晕厥、失眠、偏头痛、头痛。大剂量用药可出现头晕。

6. 消化系统　黄疸、血清氨基转移酶升高、总胆红素升高。活动性胃溃疡、恶心、呕吐、腹泻、溃疡加重、大剂量用药可出现胃痛。

7. 血液系统　血小板减少、凝血酶原时间延长。

8. 皮肤　皮肤潮红、皮肤温热、瘙痒（如蚁走样瘙痒）、皮肤麻刺感、多汗、色素沉着过度、斑丘疹、黑棘皮病、风疹、皮肤干燥、荨麻疹。

9. 眼　中毒性弱视、眼内囊肿。大剂量用药可出现眼干。

10. 其他　寒战、水肿、无力。

【相互作用】

1. 与降压药（如神经节阻断药、作用于血管的药物）合用可引起直立性低血压。烟酸可能影响此类药物的作用。

2. 与羟甲基戊二酰辅酶 A（HMG-CoA）还原酶抑制剂（如洛伐他汀、辛伐他汀）合用可增加发生横纹肌溶解的风险。合用时应谨慎，并严密监测患者是否出现肌肉疼痛、压痛、虚弱，尤其是在合用初期和增加任一药物剂量时。

3. 与贝特类药合用有导致骨骼肌肉事件增加的报道。

4. 阿司匹林可降低本品的代谢清除。

5. 本品可使吩噻嗪衍生物的作用增强。

6. 用药时饮酒可能增加皮肤潮红和瘙痒的发生率。

7. 用药时摄入热饮可能增加皮肤潮红和瘙痒的发生率。用药期间避免摄入热饮。

【药动学】本品口服后吸收迅速而完全，缓释制剂吸收率可达 60%～76%，片剂口服后 30～60 分钟达血药峰浓度。缓释制剂用药剂量和血药浓度呈非线性关系[给予日剂量 1000mg 时，5 小时达血药峰浓度（0.6μg/ml）；给予日剂量 1500mg 时，4 小时达血药峰浓度（4.9μg/ml）；给予日剂量 2000mg 时，5 小时达血药峰浓度（15.5μg/ml）]。本品及其代谢物主要分布于肝、肾、脂肪组织。本品及其代谢物迅速经肾脏排泄，单剂量和多剂量口服缓释制剂后，60%～76%的药物以原形及其代谢物的形式随尿液排泄，多剂量时，12%以上的药物以原形排泄，原形药物代谢率取决于服药剂量。半衰期约为 45 分钟。

【观察指标】

1. 用药前监测 HDL-C、TC、TG。

2. 用药前、用药第 1 年每 6～12 周监测血清氨基转移酶，随后定期（约每 6 个月）监测。对氨基转移酶升高的患者应增加监测频率。

3. 与 HMG-CoA 还原酶抑制剂联用时定期监测血清肌酸激酶和血钾水平。

4. 进行手术或与抗凝药合用时监测凝血酶原时间、血小板计数。

5. 有低磷血症风险的患者应定期监测血磷水平。

6. 糖尿病或潜在糖尿病患者用药期间密切监测血糖。

【用药宣教】

1. 本品与胆汁酸螯合物（如考来替泊、考来烯胺）合用时，给药时间应尽可能间隔 4～6 小时。

2. 在进食脂肪含量较低的食物后服用本品，或者用牛奶送服，以免出现胃部不适。

3. 肝脏合成胆固醇的高峰期在夜间，为提高降低胆固醇的效果，用于血脂异常或血管疾病时请在睡前服药。

4. 为避免产生不良反应，完整吞服缓释剂，不要压碎或掰开。

5. 服药时饮酒或喝热饮可能更易引起皮肤发红和瘙痒，避免饮酒或喝热饮。

6. 本品可能升高血糖水平，糖尿病或糖尿病前期患者用药期间密切监测血糖值。

肌醇烟酸酯

【类别】周围血管扩张药及血脂调节药。

【作用机制】本品为温和的周围血管扩张药，可在体内逐渐水解为烟酸和肌醇，从而具有烟酸和肌醇的药理作用。其血管扩张作用较烟酸缓和而持久，但无烟酸引起的皮肤潮红和胃部不适等不良反应。本品可选择性地使病变部位和受寒冷刺激敏感部位的血管扩张（对正常血管的扩张作用较弱），解除血管痉挛，改善末梢血液循环。此外，本品还具有降血脂、溶解血栓、抗凝血、抗脂肪肝、降低毛细血管脆性等作用。

【适应证】

1. 用于末梢血管障碍性疾病（如闭塞性动脉硬化症、肢体动脉痉挛症、冻伤、血管性偏头痛）的辅助治疗。

2. 用于高脂血症、动脉粥样硬化的辅助治疗。

3. 本品软膏用于防治冻疮。

【给药途径和剂量】

1. 口服给药　每次 0.2～0.6g，每日 3 次，连用 1～3 个月。

2. 外用　①局部涂擦，每日 1～2 次。②包敷患处，每 1～2 日换药 1 次。

【禁用与慎用】

1. 对本品或其他烟酸类药物过敏者、肝功能异常（包括活动性肝病、不明原因的氨基转移酶升高）者、活动性溃疡病患者、有出血倾向者禁用。

2. 老年人、肾功能不全者慎用。

【不良反应】可引起恶心、多汗、瘙痒等。

【相互作用】本品与他汀类药、贝特类药物合用有导致骨骼肌肉事件（如肌病、横纹肌溶解症）增加的报道。

【药动学】参见“烟酸”的“药动学”项。

【观察指标】老年患者应监测肝、肾功能。

【用药宣教】

1. 若患有胃酸缺乏，用药时可以服用柠檬汁，以便减少胃部不适。

2. 用药后可有轻度恶心、发汗、瘙痒感等不良反应。

3. 用药后乳汁中含有肌醇烟酸酯，可能导致乳儿不适，哺乳期妇女使用时，应暂停哺乳。

胰激肽原酶

【类别】周围血管扩张药。

【作用机制】本品可扩张血管，改善微循环，激活纤溶酶，降低血黏度；激活磷脂酶 A2，防止血小板聚集和血栓形成。

【适应证】

1. 用于微循环障碍性疾病，如糖尿病引起的肾病、周围神经病、视网膜病、眼底病、缺血性脑血管病。

2. 用于高血压的辅助治疗。

【禁用与慎用】对本品过敏者、出血性疾病（包括脑出血）急性期患者禁用。

【给药途径和剂量】

1. 口服给药　每次 120～240U，每日 3 次，空腹服用。

2. 肌内注射　每日 10～40U，每日 1 次或隔日 1 次。临用前以灭菌注射用水或 0.9%氯化钠注射液 1.5ml 溶解。

【配伍禁忌】与脑蛋白水解物存在配伍禁忌。

【不良反应】过敏反应（如皮疹、皮肤瘙痒）、胃部不适、倦怠。

【相互作用】与血管紧张素转换酶抑制剂（ACEI）合用有协同作用。

【药动学】本品口服后 4 小时达血药峰浓度，主要经肾排泄，半衰期为 7 小时。

【观察指标】用药过程中观察血流动力学指标。

【用药宣教】

1. 空腹服用，完整吞服，不要掰开、咀嚼或碾碎后服用，以免造成无效。

2. 偶可引起皮疹、皮肤瘙痒、胃部不适、倦怠，停药后可自行消失。

第五节　血管保护剂

草木犀流浸液

【类别】其他心血管系统药。

【妊娠安全等级】D。

【作用机制】本品中含有的香豆素不同于具有强力抗凝血作用的羟基香豆素，其主要成分为香豆素酸，不造成血液凝血因子及凝血过程的异常变化。本品药理作用如下：①本品可降低由多种原因（创伤、骨折、劳损、组织缺氧、手术等）造成的血管壁通透性增大，增强毛细血管强度，抑制血清蛋白丧失，维持正常胶体渗透压，减少渗出，从而起到抗水肿的作用。②本品可增强血管强度和弹性，改善动脉、静脉血流量，促进血液循环并增加血液流量，从而预防和治疗静脉曲张、静脉炎等静脉功能不全。③本品可扩张淋巴管，增加淋巴液流量，促进淋巴循环，从而减轻淋巴循环障碍引起的软组织水肿。④本品可预防和治疗血栓及栓塞的形成（如骨科、妇产科等外科手术后）。⑤本品可有效抑制炎症介质合成和释放，缓解炎症反应程度，有明显的消炎镇痛作用。⑥本品可通过赋活单核吞噬细胞系统和改善末梢循环的作用，增加新生肉芽细胞生成，促进创面修复。⑦本品可通过抑制肾小管钠和氯的重吸收，起到利尿的作用。

【适应证】

1. 用于治疗因创伤、外科手术等（如扭挫伤、骨折、慢性劳损、烧烫伤、整形手术、静脉曲张、静脉炎、淋巴回流障碍）引起的软组织损伤肿胀。

2. 用于治疗各期内痔、混合痔、炎性外痔、血栓性外痔等多种类型痔引起的出血、脱出、疼痛、肿胀、瘙痒等，以及痔手术后的肿胀、疼痛。

【禁用与慎用】对本品过敏者禁用，妊娠早期妇女慎用。

【给药途径和剂量】

1. 创伤、骨折、慢性劳损、烧烫伤、静脉曲张、静脉炎、淋巴回流障碍　口服给药，每次 50～100mg，每日 3 次。

2. 手术　术前 1～3 日开始服用，每次 100mg，每日 3 次，术后连服 7 日。如病情需要，可继续服用。

3. 痔疮急性发作　每次 100mg，每日 3 次；病情稳定后，每次 50mg，每日 3 次。

【不良反应】尚未见明显不良反应。

【观察指标】观察症状是否减轻，肿胀是否消退。

【用药宣教】本品只减轻症状，不能根治痔疮。

复方地奥司明

【类别】其他心血管系统药及痔疮用药。

【作用机制】本品对微循环、水肿形成、淋巴功能及毛细血管滤过性、脆性和通透性具有调节作用，可降低毛细血管通透性和增加毛细血管阻力。作用机制主要如下：①通过延长去甲肾上腺素诱导的静脉收缩时间而增强静脉张力（在发热、酸中毒状态下仍有此作用）。②降低白细胞与血管内皮细胞的黏附与移行，减少崩解后炎性物质（如组胺、缓激肽、补体、白三烯、前列腺素、过多的自由基等）的释放，从而使毛细血管通透性降低。③降低血液黏滞度，加快血液流速，从而改善微循环淤滞。④改善淋巴循环，加快组织液回流，减轻水肿。

【适应证】

1. 用于治疗静脉、淋巴功能不全相关的多种症状，如静脉性水肿、血栓性静脉炎、深静脉血栓形成综合征、软组织肿胀、晨起酸胀不适感，以及四肢沉重、麻木、疼痛。

2. 用于治疗内、外痔疮急性发作的多种症状，如痔疮静脉曲张引起的肛门潮湿、瘙痒、便血、疼痛。用于痔疮，既可减轻痔疮的急性症状，也可降低其发作频率和持续时间。

【超说明书用药】用于治疗经前期综合征、糖尿病患者的微血管病变和继发性上肢淋巴水肿。

【禁用与慎用】对本品过敏者禁用。

【给药途径和剂量】

1. 静脉功能不全、淋巴功能不全　口服给药每次 0.5g，每日 2 次，于午餐和晚餐时服用。

2. 痔疮急性发作　口服给药，前 4 日每次 1.5g，每日 2 次；后 3 日每次 1g，每日 2 次。于午餐和晚餐时服用。随后以每日 1g 维持至症状消失。用于妊娠晚期痔疮，疗程应至产后 30 日。

3. 继发于乳腺癌常规治疗后的上肢淋巴水肿　口服给药，每次 0.5g，每日 2 次，疗程为 6 个月。

4. 糖尿病患者的微血管病变和血流动力学异常　口服给药，每次 0.5g，每日 2 次，疗程为 30～42 日。

5. 预防术后血栓栓塞　口服给药，术前 1 日每 8 小时 1g，术前 6 小时再服 1g，术后 4～15 日每日服用 1g，同时使用低分子量肝素。

【不良反应】

1. 神经系统　少见头晕、头痛、失眠、嗜睡。还有眩晕、疲劳的报道。少见焦虑。

2. 消化系统　少见恶心、呕吐、腹痛、消化不良、腹泻。

3. 皮肤　有引起湿疹及玫瑰糠疹的报道，停药后可恢复。

【相互作用】尚不明确。

【药动学】本品口服吸收良好，其微粒化制剂与小肠的接触面积较非微粒化制剂增加 20 倍，吸收能力增加 4 倍，临床疗效增加 30%以上。单剂口服本品微粒化制剂 1g 后 1 小时起效，治疗 1 周后静脉张力的增加可维持 24 小时。吸收后分布在各组织中，无蓄积的风险。其代谢产物为酚酸和马尿酸。经一次肠肝循环后，约 80%随粪便排出，多在 24～48 小时排出体外。半衰期为 11 小时。

【观察指标】观察症状是否减轻，肿胀是否消退。

【用药宣教】

1. 在午饭和晚饭时服用。

2. 用于痔疮时只能是短期的治疗。

复方角菜酸酯

【类别】痔疮用药。

【妊娠安全等级】C。

【作用机制】本品主要成分为角菜酸酯、二氧化钛、氧化锌。角菜酸酯为海藻提取物，可在肛门直肠黏膜表面形成一层膜状结构，并长时间覆盖于黏膜表面，对有炎症或受损的黏膜起保护作用，其产生的润滑作用可使粪便易于排出。二氧化钛和氧化锌可止痒、减轻肛门和直肠黏膜充血，从而保护黏膜。

【适应证】

1. 用于痔疮及其他肛门疾病引起的疼痛、瘙痒、肿胀、出血的对症治疗。

2. 用于缓解肛门局部手术后的不适。

【禁用与慎用】对本品过敏者。

【给药途径和剂量】直肠给药塞入肛门内，每次 3.4g，每日 1～2 次。侧躺并弯曲单膝，将栓剂尖端朝前推入直肠内距离肛门 2～4cm 处。

【不良反应】皮肤用药部位皮肤不适。

【相互作用】尚不明确。

【药动学】尚不明确。

【用药宣教】

1. 本品栓剂在高温环境可能出现轻微熔化现象，放入阴凉环境或冰箱冷藏室中恢复原状后即可使用，对药效无影响。

2. 请先洗净肛门，用药前洗净双手，也可戴指套或手套，将药栓推入肛门内。侧躺并弯曲单膝，将栓剂尖端朝前推入直肠内距离肛门 2～4cm 处，不按照医嘱或说明书用药可能影响疗效且会增加不良反应。

3. 用药期间请保持良好的饮食习惯，可以多喝水、多吃富含纤维的食物（如玉米、糙米、大豆、燕麦、荞麦、芹菜、苦瓜、水果），有助于痔疮病情改善。

4. 痔疮的皮皱可能很难清洁，导致肛门附近的皮肤接触排泄物的时间延长并引起肛门瘙痒。

肝素钠

【类别】抗凝血药。

【妊娠安全等级】C。

【作用机制】由于本品具有带强负电荷的理化特性，能干扰血凝过程的诸多环节，在体内外均有抗凝血作用。作用机制较复杂，主要通过与抗凝血酶Ⅲ（AT-Ⅲ）结合，增强后者对活化的凝血因子Ⅱ、Ⅸ、Ⅹ、Ⅺ和Ⅻ的抑制作用，从而阻止血小板凝集和破坏、妨碍凝血激活酶的形成；阻止凝血酶原变为凝血酶；抑制凝血酶，从而妨碍纤维蛋白原变成纤维蛋白。

本品乳膏外用可改善皮肤血液循环，促进其新陈代谢。

【适应证】

1. 用于防治血栓形成或栓塞性疾病（如心肌梗死、血栓性静脉炎、肺栓塞）。

2. 用于多种原因引起的弥散性血管内凝血（DIC）。

3. 用于血液透析、体外循环、导管术、微血管手术等操作中及血液标本或器械的抗凝处理。

4. 本品乳膏外用于早期冻疮、皲裂、溃疡、湿疹及浅表性静脉炎和软组织损伤。

【禁用与慎用】

1. 对本品过敏者、有自发出血倾向者、血液凝固迟缓（如血友病、血小板减少）、紫癜者、创伤者、溃疡病患者、严重肝功能不全者、严重高血压、颅内出血患者、产后出血者、先兆流产者禁用。

2. 妊娠晚期妇女、哺乳期妇女慎用。

【给药途径和剂量】

1. 防治血栓形成或栓塞性疾病、DIC

（1）深部皮下注射：首次 5000～10 000U，以后每 8 小时注射 8000～10 000U 或每 12 小时注射 15 000～ 20 000U，每日总量 30 000～40 000U。

（2）静脉注射：首次 5000～10 000U，以后每 4 小时注射 100U/kg，用 0.9%氯化钠注射液稀释。儿童静脉注射首次 50U/kg，以后每 4 小时注射 50～100U。

（3）静脉滴注：每日 20 000～40 000U，加入 1000ml 0.9%氯化钠注射液中持续滴注，但滴注前应先静脉注射 5000U 作为首次剂量。儿童静脉滴注首次 50U/kg，以后每日 20 000U/m^2。

2. 预防高危患者血栓形成（多为防止腹部手术后的深部静脉血栓） 皮下注射。手术前 2 小时先给予 5000U，应避免硬膜外麻醉，以后每 8～12 小时注射 5000U，共 7 日。

3. 早期冻疮、皲裂、溃疡、湿疹及浅表性静脉炎和软组织损伤　局部给药。将本品乳膏适量涂于患处，每日 2～3 次。

4. 体外抗凝

（1）用于实验室采血试验的每次抽血后，给予本品 5ml 或 10ml 规格注射液。

（2）保持静脉内注射装置的通畅：用于预防静脉用留置针、中心静脉导管内血栓形成时，给予本品 5ml 或 10ml 规格注射液，使用时应注入足够量，以充满整个血管通路装置器械。通常在器械中可保持抗凝作用 4 小时以上。

【配伍禁忌】本品与下列药物存在配伍禁忌：阿法罗定、阿芬太尼、阿米卡星、阿片全碱、阿糖胞苷、阿昔洛韦、表柔比星、布桂嗪、布托啡诺、地佐辛、丁丙诺啡、多柔比星、多黏菌素 B、二氢埃托啡、法舒地尔、芬太尼、呋塞米、氟哌利多、红霉素、环丙沙星、甲氯芬酯、卡那霉素、抗人T细胞兔免疫球蛋白、可待因、罗哌卡因、氯胺酮、氯喹、氯霉素、吗啡、吗啡阿托品、美沙酮、纳布啡、纳美芬、尼卡地平、哌替啶、泮库溴铵、喷他佐辛、普鲁卡因、羟考酮、羟吗啡酮、氢化可的松、氢吗啡酮、庆大霉素、曲马多、柔红霉素、瑞芬太尼、瑞替普酶、舒芬太尼、替尼泊苷、头孢孟多、头孢哌酮、头孢噻啶、头孢噻吩、妥布霉素、万古霉素、烯丙吗啡、伊达比星、依诺沙星、依他佐辛、异丙嗪、抑肽酶、罂粟碱、右吗拉胺、重组人脑利钠肽、左氧氟沙星。

【不良反应】

1. 代谢/内分泌系统　低血糖。

2. 肌肉骨骼系统　骨质疏松、自发性骨折。

3. 免疫系统　过敏反应，包括过敏性血管痉挛（如四肢疼痛、缺血、四肢发绀）。

4. 消化系统　腹泻。

5. 血液系统

（1）出血、血小板减少：包括肝素诱导的血小板减少症（HIT，一种严重的抗体介导反应，可导致不可逆的血小板聚集），可进一步发展为肝素诱导血小板减少性血栓（HITT），可能形成静脉及动脉血栓（包括深部静脉血栓、肺栓塞、脑血栓、肢体缺血、脑卒中、心肌梗死、肠系膜动脉血栓、肾动脉血栓、皮肤坏死、可能导致截肢的肢端坏疽）。HIT、HITT亦可能发生在停用本品后数周。

（2）肝功能不全者长期使用本品可引起抗凝血酶Ⅲ耗竭，从而引起血栓形成倾向。

6. 皮肤　一过性脱发。局部使用本品乳膏可引起皮肤刺激（如烧灼感）、皮疹、瘙痒。

7. 其他　注射局部刺激、皮疹。

【相互作用】

1. 甲巯咪唑、丙硫氧嘧啶与本品有协同作用。

2. 纠正酸中毒的药物（如碳酸氢钠、乳酸钠）可促进本品的抗凝作用。

3. 与香豆素及其衍生物合用可引起严重的因子Ⅸ缺乏，增加发生出血的风险。

4. 非甾体抗炎药（如阿司匹林、甲芬那酸、水杨酸等）可抑制血小板功能，并可诱发胃肠道溃疡出血。

5. 双嘧达莫、右旋糖酐可能抑制血小板功能，合用增加发生出血的风险。

6. 与肾上腺皮质激素、促肾上腺皮质激素合用，易诱发胃肠道溃疡出血。

7. 与依他尼酸、组织型纤溶酶原激活物（t-PA）、尿激酶、链激酶合用可增加发生出血的风险。

8. 本品可与胰岛素受体作用，从而改变胰岛素的结合和作用。

【药动学】本品口服不吸收，皮下或静脉注射吸收良好。起效时间与给药方式相关，静脉注射即刻发挥最大抗凝效应；皮下注射总体持续时间明显延长。80%的肝素与血浆白蛋白相结合，部分被血细胞吸附，部分弥散至血管外组织间隙。由于分子量较大，无法通过胸膜、腹膜和胎盘组织。本品主要在单核吞噬细胞系统代谢，经肾脏排泄，其中少量为原形。静脉注射后其排泄量取决于给药剂量。血浆内肝素浓度不受透析的影响。给予一次100U/kg、400U/kg或800U/kg时，半衰期分别为1小时、2.5小时和5小时。慢性肝肾功能不全或过度肥胖者，代谢排泄延迟，可能引起药物蓄积。

【观察指标】

1. 每次用药前和用药期间定期监测凝血时间。

2. 用于维持静脉内注射装置的通畅时，在封管前应监测APTT。

3. 监测ACT。

4. 开始治疗的1个月内应定期监测血小板计数。

5. 定期监测血细胞比容，进行大便隐血试验。

【用药宣教】

1. 不要将肝素钠直接涂在溃烂的伤口和黏膜（如口、鼻）上。同时避免药物接触眼睛。不要长期、大面积使用本品软膏剂。

2. 外用引起皮肤刺激，如烧灼感。还可引起过敏反应，如皮疹、瘙痒。用药部位如果出现灼烧感、红肿等情况，停止用药，并将局部药物洗净。

3. 不能随意停药，以免引起血栓形成，导致严重的后果。

七叶皂苷钠

【类别】心血管系统用药。

【妊娠安全等级】C。

【作用机制】本品作用机制如下。

（1）降低血管通透性：可稳定溶酶体膜，阻碍蛋白酶的代谢，降低毛细血管的通透性，对抗渗出，从而减少静脉性充血，减轻组织肿胀，缩小肿胀面积，减少栓塞的体积，达到预防和治疗静脉性水肿、组织水肿的作用。

（2）增加静脉回流，减轻静脉淤血症状：可作用于血管内皮细胞感受器，引起静脉收缩，增加静脉回流量，改善淤血症状，如肢体肿胀、疼痛、瘙痒、疲劳和沉重感。同时还能明显降低血液黏稠度。

（3）增强血管弹性，增加血管张力：通过抑制血液中蛋白酶的作用，使静脉壁糖蛋白胶原纤维不受破坏，恢复静脉的强度及弹性。

【适应证】

1. 用于脑水肿、创伤或手术所致肿胀。

2. 用于静脉回流障碍性疾病。

【禁用与慎用】对本品过敏者、肾功能不全者、孕妇禁用，哺乳期妇女慎用。

【给药途径和剂量】

1. 剂量

（1）口服给药：每次 30～60mg，每日 2 次（早晚各 1 次），20 日为 1 个疗程。

（2）静脉注射：每日 5～10mg。重症患者可多次给药，但每日总量不得超过 20mg。7～10 日为 1 个疗程。

（3）静脉滴注：每日 0.1～0.4mg/kg 或 5～10mg。重症患者可多次给药，但每日总量不得超过 20mg。7～10 日为 1 个疗程。

2. 给药途径

（1）口服给药：本品片剂应于餐后服用。

（2）静脉给药：静脉注射时宜选用较粗的静脉，避免药液外渗。静脉注射液单次剂量以 10%葡萄糖注射液或 0.9%氯化钠注射液 10～20ml 溶解。静脉滴注液单次剂量以 10%葡萄糖注射液或 0.9%氯化钠注射液 250ml 溶解。

【配伍禁忌】与氨茶碱、谷氨酸钠、硫喷妥钠、门冬氨酸钾、脑蛋白水解物、乳酸钠、碳酸氢钠、头孢吡肟存在配伍禁忌。

【不良反应】少见肾功能损害、急性肾衰竭、过敏反应、胃肠道不适、注射部位局部反应（疼痛、肿胀）。

【相互作用】与其他具有肾毒性的药物合用，可导致急性肾衰竭。

【药动学】本品口服吸收迅速。七叶皂苷 A、B、C、D 的吸收半衰期分别为（3.29±7.78）小时、（11.16±30.66）小时、（2.64±3.52）小时、（7.97± 24.35）小时；达峰时间分别为（2.28±0.88）小时、（1.90±0.74）小时、（2.51±0.91）小时、（2.24±0.80）小时；血药峰浓度（C_{max}）分别为（2.09±2.90）ng/ml、（1.10±1.54）ng/ml、（5.02±6.71）ng/ml、（2.06± 2.75）ng/ml；A、C 组分从体内消除较 B、D 组分慢，消除半衰期分别为（11.32±4.75）小时、（2.06±0.79）小时、（16.78±8.99）小时、（3.71±2.39）小时。

本品静脉注射后，生物效应可维持 16 小时。血浆蛋白结合率高于 90%。几乎不代谢。注射 1 小时后，1/3 的给药量排泄，其中 2/3 随胆汁排泄，1/3 随尿液排泄。消除半衰期为 1.5 小时。

【观察指标】用药前后应监测肾功能。

【用药宣教】

1. 饭后 30 分钟服药，用药后有个别患者出现轻微胃肠道不适，一般无须停药。

2. 外用时将适量软膏涂擦在患病部位，药液量最好不溢出。

曲克芦丁

【类别】脑血管病用药及促智药。

【作用机制】本品能抑制血小板聚集，可防止血栓形成；能对抗 5-羟色胺、缓激肽引起的血管损伤，增加毛细血管抵抗力，降低毛细血管通透性，可防止血管通透性升高引起的水肿。

【适应证】用于缺血性脑血管病（如脑血栓形成、脑栓塞、闭塞综合征）、中心性视网膜炎、动脉硬化、血栓性静脉炎、静脉曲张、血管通透性增高所致水肿、毛细血管出血。

【禁用与慎用】对本品过敏或有严重不良反应史者。

【给药途径和剂量】

1. 剂量

（1）口服给药：每次 120～180mg，每日 3 次。

（2）肌内注射：每次 60～150mg，每日 2 次，20 日为 1 个疗程。可用 1～3 个疗程，每疗程间隔 3～7 日。

（3）静脉滴注：每次 240～480mg，每日 1 次，20 日为 1 个疗程。

2. 给药途径　静脉滴注。将本品用 5%～10%葡萄糖注射液或 0.9%氯化钠注射液或低分子右旋糖酐注射液稀释后使用。

【配伍禁忌】本品与木糖醇存在配伍禁忌。

【不良反应】

1. 心血管系统　心悸、心律失常。

2. 呼吸系统　胸闷、憋气、呼吸困难、呼吸急促。

3. 免疫系统　过敏反应（包括休克）。

4. 神经系统　头晕、头痛、震颤、意识模糊。

5. 消化系统　肝功能异常。恶心、呕吐、腹痛。

6. 血液系统　发绀、紫癜。

7. 皮肤　皮疹、皮肤瘙痒、荨麻疹、红斑疹、斑丘疹、多形性红斑、潮红。

8. 其他　寒战、发热、水肿。

【相互作用】尚不明确。

【药动学】本品口服后主要经胃肠道吸收，达峰时间为 1～6 小时。血浆蛋白结合率约为 30%。可能存在肠肝循环。70%的代谢产物随粪便排泄。消除半衰期为 10～25 小时。

【观察指标】用药期间检测肝功能。

【用药宣教】用药期间采取防晒措施，避免待在高温环境或站立时间过久。若出现潮红、皮疹、心悸、胸闷、憋气、血压下降等可能与严重不良反应相关的症状时，应立即停药并及时救治。

第六节　β受体阻滞剂

一、非选择性β受体阻滞剂

普萘洛尔

【类别】β受体阻滞剂。

【妊娠安全等级】C。

【作用机制】本品为非选择性β受体阻滞剂，有膜稳定性，而无内在拟交感活性。

【适应证】

1. 用于高血压，作为一线用药，可单独或与其他降压药物联合应用。

2. 用于心律失常，适用于纠正快速性室上性心律失常、室性心律失常，特别是与儿茶酚胺相关或洋地黄引起的心律失常。

3. 用于劳累性心绞痛。

4. 作为心肌梗死二级预防用药，可降低患者的心血管病死亡率。

5. 用于降低肥厚型心肌病流出道压差，减轻心绞痛、心悸与晕厥等症状。

6. 与α受体阻滞剂合用于控制嗜铬细胞瘤患者的心动过速。

7. 用于控制甲状腺功能亢进时的心动过速，也可用于甲状腺危象。

【超说明书用药】

1. 用于特发性震颤　（FDA 批准适应证）。

2. 用于预防偏头痛（FDA 批准适应证）。

3. 用于焦虑。

4. 用于毛细血管瘤。

5. 用于胃肠道出血。

6. 用于抗精神病药导致的急性静坐不能。

7. 用于法洛四联症。

8. 用于左房室瓣脱垂综合征。

9. 用于帕金森病导致的震颤。

10. 用于酒精戒断症状。

11. 用于攻击性行为，不推荐用于痴呆相关的攻击行为。

12. 用于精神分裂症。

13. 用于静脉曲张出血的一级和二级预防。

14. 用于急性惊恐发作。

【禁用与慎用】

1. 对本品过敏者、支气管哮喘、慢性阻塞性支气管疾病及有支气管痉挛史的患者、心源性休克患者、二度～三度房室传导阻滞者、严重或急性心力衰竭患者、窦性心动过缓及病态窦房结综合征患者、代谢性酸中毒患者、长期禁食后的患者、低血压患者禁用。

2. 充血性心力衰竭患者、糖尿病患者、肺气肿或非过敏性支气管炎患者、肝功能不全者、甲状腺功能减退者、雷诺综合征或其他周围血管疾病患者、肾功能减退者、一度房室传导阻滞者、麻醉或手术患者、有精神病史者、重症肌无力患者、孕妇、哺乳期妇女慎用。

【给药途径和剂量】

1. 高血压

（1）口服给药：①片剂。每次 5mg，每日 4 次，1～2 周后增加 1/4 量，在严密观察下可逐渐增至每日 100mg。或起始剂量每次 10mg，每日 3～4 次，按需要及耐受程度逐渐调整，每日最大剂量为 200mg。②缓释片、缓释胶囊。起始剂量每日 40mg，早晨或晚上服，必要时可增至每日 80mg，每日 1 次。

（2）静脉注射：每次 2.5～5mg，用 5%的葡萄糖注射液 20ml 溶解后，以每 2～3 分钟 1mg 的速度缓慢注射。

2. 心律失常

（1）口服给药：每次 10～30mg，每日 3～4 次，根据需要及耐受程度调整剂量。

（2）静脉注射：每次 2.5～5mg，用 5%的葡萄糖注射液 20ml 溶解后，以每 2～3 分钟 1mg 的速度缓慢注射。严重心律失常时应将本品用 5ml 无菌注射用水溶解后，以每分钟不超过 1mg 的速度静脉注射 1～3 分钟，必要时 2 分钟重复 1 次，随后每隔 4 小时 1 次。

（3）静脉滴注：对麻醉过程中出现的心律失常，每次 2.5～5mg，稀释于 5%～10%葡萄糖注射液 100ml 中，以 1mg/min 的速度静脉滴注，同时必须严密观察血压、心律和心率变化。如心率转慢，应立即停药。

3. 心绞痛

（1）口服给药：①片剂。起始剂量每次 5～10mg，每日 3～4 次；每 3 日增加 10～20mg，渐增至每日 200mg，分次服。②缓释片、缓释胶囊。起始剂量每日 40mg，早晨或晚上服，必要时可增至每日 80mg，每日 1 次。

（2）静脉注射：每次 2.5～5mg，用 5%的葡萄糖注射液 20ml 溶解后，以每 2～3 分钟 1mg 的速度缓慢注射。

4. 心肌梗死　口服给药。①片剂。每日 30～240mg，分 2～3 次服。②缓释片、缓释胶囊。起始剂量每日 40mg，早晨或晚上服，必要时可增至每日 80mg，每日 1 次。心肌梗死后预防时可用至每日 160mg。

5. 肥厚型心肌病

（1）口服给药：每次 10～20mg，每日 3～4 次，根据需要及耐受程度调整剂量。

（2）静脉注射：每次 2.5～5mg，用 5%的葡萄糖注射液 20ml 溶解后，以每 2～3 分钟 1mg 的速度缓慢注射。

6. 嗜铬细胞瘤

（1）口服给药：每次 10～20mg，每日 3～4 次。常用量每日 60mg，分 3 次服。术前用 3 日，一般应先用α受体阻滞剂，待药效稳定后再加用本品。

（2）静脉注射：每次 2.5～5mg，用 5%的葡萄糖注射液 20ml 溶解后，以每 2～3 分钟 1mg 的速度缓慢注射。

7. 肥厚型主动脉瓣下狭窄　一般给予 10～40mg，每日 3～4 次。

8. 甲状腺功能亢进　口服 10～40mg，3～4 次/日。必要时可静脉给药，于 1 分钟内静脉注射 1mg，每隔 2 分钟重复 1 次，直至效应出现，或者神志清醒患者最大用量达到 10mg，接受麻醉的患者达到 5mg。

9. 特发性震颤　口服 40mg，每日 2～3 次，每周增加剂量，直至达到 160mg/d，必要时可高达 320mg/d。

10. 焦虑　可口服 40mg/d，剂量可加至 40mg，每日 2～3 次。

11. 预防偏头痛　口服 40mg，每日 2～3 次，每周加量达 160mg/d，某些患者可给予 240mg/d。

12. 门静脉高压　开始口服 40mg，每日 2 次，可加量至 160mg，每日 2 次。

13. 儿童　①高血压。开始口服 1mg/（kg·d），分次用，可加量至 2～4mg/（kg·d）。②治疗心律失常、嗜铬细胞瘤和甲状腺功能亢进。可给予 250～500μg/kg，3～4 次/日。必要时可予静脉注射 25～50μg/kg，缓慢注入，并严密监护，以上静脉注射用量可重复 3～4 次。③>12 岁儿童的偏头痛。可口服 20mg，每日 2～3 次进行预防。

【配伍禁忌】本品与丹参注射液、二氮嗪、两性霉素B胆固醇脂质体复合物、脑蛋白水解物、香丹注射液等存在配伍禁忌。

【不良反应】

1. 心血管系统　诱发或加重充血性心力衰竭是本品最常见的不良反应。少见心动过缓、高血压（此时应停药）。还可引起严重的心动过缓伴眩晕和晕厥。心电图可出现 PR 间期轻度延长、QT 间期轻度缩短，也可引起房室传导阻滞。大剂量或长期应用可出现反常性高血压。无症状外周动脉病患者使用本品偶可诱发间歇性跛行。

2. 代谢/内分泌系统　可见血糖降低，血中脂蛋白、血钾、三酰甘油升高，而糖尿病患者可能出现血糖升高。

3. 呼吸系统　少见支气管痉挛及呼吸困难。还可引起哮喘。

4. 肌肉骨骼系统　极少数患者可出现四肢肌肉无力及肌强直。

5. 泌尿生殖系统　可见血中尿素氮、肌酐、尿酸升高。还可引起阳痿。少见蛋白尿、少尿和间质性肾炎。

6. 免疫系统　极少见系统性红斑狼疮。

7. 神经系统　可见眩晕、头晕（低血压所致）、反应迟钝、头痛、感觉异常、嗜睡、失眠、多梦。还可见噩梦、认知功能障碍。

8. 精神　可见意识模糊（特别是老年人）、幻觉、抑郁、焦虑、注意力分散。

9. 消化系统　可见恶心、呕吐、腹胀、腹痛、腹泻、便秘、咽痛、口干、肠系膜血栓形成、缺血性结肠炎。

10. 血液系统　少见出血倾向（血小板减少）、紫癜。

11. 皮肤　可见皮肤干燥、皮疹、史-约综合征、中毒性表皮坏死松解症、剥脱性皮炎、多形性红斑、荨麻疹。

12. 眼　可见眼干。少见结膜充血、泪液减少、视力下降和瞳孔散大，停药后上述症状可缓解。

13. 其他　可引起雷诺综合征样四肢冰冷、指（趾）麻木、倦怠。极少见发热。

【相互作用】

1. 与奎尼丁合用，奎尼丁的半衰期不变，但消除率明显降低，血药峰值浓度明显增高，此外，奎尼丁可增加本品的生物利用度。如必须合用时，应密切监测心功能，必要时调整两者的用量。

2. 普罗帕酮可提高本品血药浓度，引起卧位血压明显降低。如必须合用，应仔细监测心功能，特别是血压，必要时调整本品用量。

3. 与二氢吡啶类钙通道阻滞剂合用治疗心绞痛或高血压有效，但也可引起严重的低血压或心力储备降低。合用时应仔细监测心功能，尤其是对于左室功能受损、心律失常或主动脉狭窄的患者。

4. 地尔硫䓬可增强β受体阻滞剂的作用，对心功能正常的患者有利。但合用后也有引起低血压、左心衰竭和房室传导阻滞的报道。合用时应密切监测心功能，尤其是老年人、左心衰竭、主动脉狭窄及两种药物的用量都较大时。

5. 肼屈嗪可增加本品的生物利用度，空腹服药多见，而对本品缓释制剂的影响较小。

6. 右丙氧芬可能增加本品引起低血压和心动过缓的危险。合用时应注意监测。

7. 齐留通可使本品血药浓度明显升高。合用时应密切监护。

8. 西咪替丁可使本品血药浓度升高。西咪替丁可减少肝血流量和肝脏对本品的代谢。合用时应密切监测心功能（如血压、心率），必要时应调整剂量。

9. 甲氧氯普胺可升高本品的血药浓度。甲氧氯普胺可增强胃肠蠕动，加快本品吸收速度。

10. 环丙沙星升高本品血药浓度，引起低血压和心动过缓。合用时应监测血压和心功能。

11. 呋塞米可升高本品的血药浓度，可导致低血压、心搏徐缓。

12. 氟西汀可使本品血药浓度升高，毒性增大。合用时应监测本品的毒性反应，必要时减少用量。

13. 氯丙嗪、肼屈嗪可使本品生物利用度增加。以上药物可抑制本品的代谢使肝内消除减少。

14. 本品可使利多卡因和安替比林浓度升高。因本品可减少以上药物的肝脏清除，合用时应注意监测，相应地调整剂量。

15. 本品可使筒箭毒碱药效增强，作用时间延长。

16. 本品可增加利扎曲普坦的生物利用度。

17. 本品可升高丙米嗪的血药浓度。

18. 可使溴西泮毒性增强。本品可延长溴西泮的半衰期。

19. 本品可使佐米曲普坦的不良反应增加。本品可抑制佐米曲普坦代谢。

20. 本品可增加硫利达嗪的毒性，引起严重心律失常。本品可抑制硫利达嗪代谢。禁止合用。

21. 与华法林合用可增加出血的危险性。

22. 与可卡因合用可增加血管阻力，降低冠脉循环血流。

23. 本品可延长降血糖药对胰岛素的作用。合用时须调整降血糖药的剂量，并注意监测血糖，或换用心脏选择性β受体阻滞剂。

24. 与泛影酸盐类造影剂合用时可能加重此类药物的类过敏反应。

25. 与胺碘酮合用可引起明显的心动过缓和窦性停搏。与丙吡胺、氟卡尼合用，也可引起心动过缓。

26. 与维拉帕米合用可能引起低血压、心动过缓、充血性心力衰竭和传导障碍。

27. 与咪贝地尔合用可引起低血压、心动过缓或房室传导阻滞。在开始β受体阻滞剂治疗前应停用咪贝地尔 7～14 日。如必须合用，应监测心功能，特别是有心力衰竭倾向或心动过缓的患者。

28. 苄普地尔、氟桂利嗪、利多氟嗪、加洛帕米、哌克昔林均可减弱心肌收缩、减慢房室结传导，从而引起血压降低、心动过缓或心力储备下降。如必须合用，应监测心功能，特别是左心室功能下降、心脏传导功能下降或主动脉狭窄的患者。

29. 芬太尼麻醉时，使用本品可引起严重的低血压。

30. 氟伏沙明可导致心动过缓和（或）低血压。氟伏沙明可抑制本品代谢。合用时建议开始剂量宜小，并监测心率及血压，或换用心脏选择性β受体阻滞剂。

31. 氢氯噻嗪可使血糖、三酰甘油及尿酸水平升高。糖尿病或高脂血症患者应避免两药合用。

32. 地高辛可导致房室传导时间延长，并且本品可使地高辛血药浓度升高。合用时应仔细监测心电图和地高辛血药浓度，并相应调整剂量。

33. 本品有增加洋地黄毒性的作用，可发生房室传导阻滞而使心率减慢。合用时需严密观察，已洋地黄化而心脏高度扩大、心率较不平稳的患者禁用。

34. 本品可加重α受体阻滞剂的首剂反应，但除哌唑嗪外其他α受体阻滞剂较少出现。

35. 本品与可乐定联合治疗时，突然停用可乐定可使高血压加重。合用时如需撤可乐定，应先撤本品，密切监测血压，数日后再逐步减停可乐定。

36. 与莫索尼定合用时如突然撤去莫索尼定可引起高血压反跳。

37. 与甲基多巴合用时极少数患者对内源性或外源性儿茶酚胺可出现异常的反应，如高血压、心动过速或心律失常。

38. 麦角胺、双氢麦角胺、美西麦角可引起外周缺血或高血压发作。血管收缩作用增强。合用时应密切监测，或换用心脏选择性β受体阻滞剂。

39. 与利血平合用可导致直立性低血压、心动过缓、头晕、晕厥。

40. 与单胺氧化酶抑制剂合用可致极度低血压。

41. 与肾上腺素、去氧肾上腺素、拟交感胺类药合用可引起显著高血压、心率过慢，也可出现房室传导阻滞。

42. 与氟哌啶醇合用可导致低血压及心脏停搏。

43. 与甲状腺素合用可致 T_3 浓度降低。

44. 抗酸药（如氢氧化铝凝胶）可降低本品生物利用度。应尽量分开服用。

45. 考来替泊可使本品疗效下降。考来替泊可减少本品吸收。两药应分开服用，必要时调整剂量。

46. 利福平、利福布汀可降低本品疗效。以上药物可诱导肝脏细胞色素酶，加快本品代谢。合用时应增加本品剂量。

47. 苯巴比妥、戊巴比妥可降低本品的血药浓度、生物利用度和疗效。以上药物对肝脏微粒体酶系统有诱导作用。必须合用时应监测疗效，必要时调整剂量，或换用其他不依赖肝脏代谢的β受体阻滞剂，如阿替洛尔、噻吗洛尔。

48. 非甾体抗炎药可使血压升高。合用时应监测患者的血压，相应调整本品剂量。

49. 本品可减弱异丙肾上腺素、黄嘌呤、茶碱的疗效。

50. β受体阻滞剂可拮抗利托君的作用。应避免本品与利托君合用。

51. 酒精可减慢本品的吸收速率。

52. 食物可使本品在肝脏的代谢减慢，生物利用度增加，但对缓释剂的影响较小。

【药动学】本品口服后吸收较完全，吸收率约90%。1～1.5 小时达血药峰浓度（缓释片为 6.6 小时），但进入全身循环前即有大量被肝代谢而失活，生物利用度为 30%。血浆蛋白结合率 90%～95%，药物与血浆蛋白的结合能力受遗传控制，并具有立体选择性，其活性异构体左旋普萘洛尔主要与α1酸性糖蛋白结合。中国人血浆α1 酸性糖蛋白水平较低，因而血浆中未结合普萘洛尔的比例高于欧洲人，因此中国人对本品更敏感。其具有亲脂性，能透过血脑屏障而产生中枢反应，也可进入胎盘，分布容积约为 6L/kg。本品在肝脏广泛代谢，甲亢患者药物代谢及机体清除率增加。口服半衰期为 3.5～6 小时，静脉注射为 2～3 小时，经肾脏排泄，包括大部分代谢产物及小部分（不足 1%）原形药物。本品少量可随乳汁排泄，不能经透析清除。

【观察指标】用药过程中应定期检查血常规、血压、心功能、肝功能、肾功能。糖尿病患者应定期检查血糖。

【用药宣教】

1. 突然停用本品可能出现心绞痛恶化甚至心肌梗死。如果需要停药，在数周内逐渐减少剂量。如果停药后出现心绞痛恶化，可能还需重新用药。

2. 与食物同服可减慢药物代谢，提高疗效。缓释片或缓释胶囊可在早晨或晚上服用，完整吞服，不要咀嚼或碾碎，以免产生不良反应。

3. 患有糖尿病，用药期间密切监测血糖水平，因本品可能引起血糖降低并掩盖低血糖症状。

索他洛尔

【类别】β受体阻滞剂。

【妊娠安全等级】B。

【作用机制】本品属III类抗心律失常药，兼有II类和III类抗心律失常药特性，为非心脏选择性、无内在拟交感活性类β受体阻滞剂，具有$β_1$ 和$β_2$ 受体阻滞作用。亦可延长心肌动作电位、有效不应期及 QT 间期，抑制窦房结、房室结传导时间，并延长房室旁路的传导。心电图表现为PR间期延长、QRS时限轻度增宽、QT间期显著延长。本品还具有轻度正性肌力作用，可能是由动作电位延长，钙内流时间增加，细胞质内钙升高所致。

【适应证】

1. 用于转复、预防室上性心动过速，尤其是房室结折返性心动过速，亦可用于预激综合征伴室上性心动过速。

2. 用于心房扑动、心房颤动。

3. 用于室性心律失常，包括室性期前收缩、持续性及非持续性室性心动过速。注射剂可用于危及生命的室性快速型心律失常。

4. 用于急性心肌梗死并发严重心律失常。

【禁用与慎用】

1. 对本品过敏者、支气管哮喘患者、心动过缓患者、心率小于60次/分的病态窦房结综合征患者、二度～三度房室传导阻滞（除植入起搏器外）患者、室内传导阻滞患者、先天性或获得性长QT间期综合征患者、休克患者、未控制的心力衰竭患者、低血压患者、血钾低于4mEq/L者禁用，肌酐清除率小于40ml/min者禁止用本品预防心房扑动或心房颤动复发。

2. 糖尿病或有自发性低血糖发作史者、肾功能不全者、老年人、孕妇、哺乳期妇女慎用。

【给药途径和剂量】

1. *口服给药* 每日80～160mg，分2次服用，可从低剂量开始，逐渐增量。室性心动过速者每日160～480mg。

2. *静脉注射* 推荐剂量为每次0.5～1.5mg/kg，以5%葡萄糖注射液20ml稀释，10分钟内缓慢注射，必要时可在6小时后重复使用。

【配伍禁忌】与脑蛋白水解物存在配伍禁忌。

【不良反应】

1. *心血管系统* 心律失常加重、持续性室性心动过速、尖端扭转型室性心动过速、心动过缓、窦性停搏、房室扑动、QT间期延长、心脏扩大、心力衰竭（包括充血性心力衰竭）、心悸、心电图异常、低血压、外周血管异常、心血管异常、血管舒张、植入型心律转复除颤器放电、高血压、心室颤动。

2. *代谢/内分泌系统* 高脂血症、体重改变。

3. *呼吸系统* 呼吸困难、肺水肿、肺部异常、上呼吸道异常、哮喘、支气管痉挛、气短、咳嗽。

4. *肌肉骨骼系统* 末梢疼痛、背痛、痉挛、肌痛。

5. *泌尿生殖系统* 泌尿生殖系统功能紊乱、性功能障碍。

6. *神经系统* 眩晕、周围神经病变、晕厥、类晕厥、头痛、睡眠障碍、意识改变、感觉异常、脑卒中、运动失调、瘫痪、意识模糊、头晕。

7. *精神* 抑郁、焦虑、情绪改变、情绪不稳。

8. *消化系统* 肝酶升高。味觉异常、恶心、呕吐、腹泻、消化不良、腹痛、结肠异常、胃肠异常。

9. *血液系统* 出血、血小板减少、嗜酸性粒细胞增多、白细胞减少。

10. *皮肤* 多汗、皮疹、光敏反应、瘙痒、脱发。

11. *眼* 视力障碍。

12. *耳* 听力障碍。

13. *其他* 疲乏、无力、感染、发热、局部疼痛、胸痛、虚弱。

【相互作用】

1. 与Ⅰa类抗心律失常药（如丙吡胺、奎尼丁、普鲁卡因胺）、其他Ⅲ类抗心律失常药（如胺碘酮）合用可能导致不应期延长。

2. 与其他Ⅱ类抗心律失常药（β受体阻滞剂）合用可导致Ⅱ类抗心律失常药作用累加。

3. 与可延长QT间期的药物（如吩噻嗪类药、三环类抗忧郁药、特非那定）合用可使QT间期延长。

4. 与钙通道阻滞药（如维拉帕米、地尔硫䓬）合用对房室传导和心室功能有累加作用，还可能引起低血压。

5. 与地高辛合用可增加发生心律失常的风险。

6. 与耗竭儿茶酚胺的药物（如利血平、胍乙啶）合用可能出现低血压和（或）掩盖心动过缓（可能导致晕厥）、静息交感神经张力过度降低。

7. 本品可减弱降血糖药的作用，合用可引起血糖升高。

8. 与禁食相比，与食物同服可使本品的吸收减少约20%。

【药动学】本品口服吸收近100%，生物利用度达95%，2～3小时达血药峰浓度，无肝脏首过效应。在每日160～640mg剂量范围内，血药浓度与剂量呈相关性。每12小时给药，血药谷浓度为血药峰浓度的1/2。药物在中央室（血浆）和周边室均有分布，不与血浆蛋白结合，不易透过血脑屏障，亦不代谢。主要以原形经肾排泄，半衰期为15～20

小时，肾功能不全者半衰期明显延长。

【观察指标】

1. 开始用药的最初 7 天或调整药物剂量后的最初 3 天，容易出现严重的心律失常，密切监测血药浓度和血钾、血镁、血钙浓度及心电图的变化。

2. 需要定期检测血压、心率及心电图，定期检测肾功能。索他洛尔可使糖尿病患者的血糖水平升高，糖尿病患者注意密切监测血糖。

【用药宣教】

1. 突然停药会加重心绞痛和心律失常，还可引起心肌梗死，长期用药后如需停药，需在医生指导下在 1～2 周逐渐减量。

2. 用药期间，避免坐或躺后迅速起身，可能出现头晕或晕倒。

3. 铝盐类药物（如三氯化铝、硫酸铝）可降低本品的药效，应间隔至少 2 小时。

二、选择性β受体阻滞剂

阿替洛尔

【类别】β受体阻滞剂。

【妊娠安全等级】D。

【作用机制】本品为长效的心脏选择性β_1受体阻滞药，无膜稳定性和内在拟交感活性。其β_1受体拮抗作用强度与普萘洛尔相似，但对β_2受体的阻滞作用甚微。大剂量时心脏选择性逐渐消失，对血管及支气管平滑肌的β_2受体也有作用。

【适应证】用于高血压、心绞痛、心肌梗死、心律失常、甲状腺功能亢进、嗜铬细胞瘤。

【超说明书用药】

1. 用于预防非心脏手术后心血管并发症。

2. 用于急性酒精戒断。

3. 用于预防偏头痛。

【禁用与慎用】

1. 对本品过敏者、心源性休克患者、二度～三度房室传导阻滞患者、病态窦房结综合征及严重窦性心动过缓者、严重心力衰竭患者禁用。

2. 充血性心力衰竭患者、慢性阻塞性肺疾病患者、糖尿病患者、重症肌无力患者、雷诺病及其他周围血管疾病患者、有精神病史者、肾功能不全者、哺乳期妇女慎用。

【给药途径和剂量】

1. 口服给药　开始每次 6.25～12.5mg，每日 2 次，按需要及耐受量渐增至每日 50～200mg。肌酸酐清除率＜15ml/（min·1.73m^2）者，每日 25mg；15～35ml/（min·1.73m^2）者，每日最多 50mg。儿童每次 0.25～0.5mg/kg，每日 2 次。

2. 静脉注射　开始 5 分钟内缓慢静脉注射 5mg，10 分钟后重复给予 5mg。可耐受本品静脉注射 10mg 的患者，于注射后 10 分钟时口服本品 50mg，12 小时后再服用 50mg，随后一次 100mg，每日 1 次，或每次 50mg，每日 2 次，连服 6～9 日或直至出院。若出现心动过缓、低血压或其他需要治疗的不良反应时，应停药。

【配伍禁忌】与脑蛋白水解物存在配伍禁忌。

【不良反应】

1. 心血管系统　常见低血压、心动过缓。可见直立性低血压伴晕厥、病态窦房结综合征。罕见敏感患者的心脏传导阻滞。

2. 代谢/内分泌系统　本品不影响非糖尿病患者的糖耐量，但可能减少患者的胰岛素敏感性。

3. 呼吸系统　支气管痉挛、肺栓塞。

4. 肌肉骨骼系统　可引起重症肌无力。

5. 泌尿生殖系统　可见阳痿、派罗尼病。临床试验中出现肾衰竭。还可致性功能进行性减退。现有资料表明，潜在肾功能不全患者使用β受体阻滞剂是安全的，不引起肾功能进一步恶化，但仍建议减少用量。

6. 免疫系统　罕见系统性红斑狼疮，表现为无病原性发热和抗核抗体滴度升高。

7. 神经系统　可见头晕、头痛。还可见嗜睡、失眠。

8. 精神　可见抑郁、幻觉、精神病。还可见意识模糊。

9. 消化系统　可见肠胃不适、口干。还可见恶心、腹泻。个别患者可引起腹膜后纤维变性。可见肝酶或胆红素升高。

10. 血液系统　可见血小板减少。

11. 皮肤　可见脱发、银屑病样皮肤反应、银屑病恶化、皮疹、紫癜。还可见银屑病状皮肤反应、银屑病恶化。还可引起脉管炎。

12. 眼　可见眼干、视力障碍。

13. 过敏反应　有过敏史的患者使用本品后，可导致患者对过敏原（如蜂毒）的反应升高，对肾上腺素治疗失效。

14. 其他　可见四肢冰冷、疲劳、乏力，还可见发热。

【相互作用】

1. 本品可加重α_1受体阻断药的首剂反应。

2. 与胺碘酮合用可出现明显的心动过缓和窦性停搏。

3. 与丙吡胺合用可导致心排血量明显下降。

4. 与奎尼丁合用可引起直立性低血压。β受体阻滞作用增强。

5. 与儿茶酚胺耗竭药（如利血平）合用可能出现眩晕、晕厥或直立性低血压。此类药物与β受体阻滞剂有协同作用。

6. 与二氢吡啶类钙通道阻滞剂合用治疗心绞痛或高血压有效，但也可引起严重的低血压或心力储备降低。合用时应仔细监测心脏功能，尤其是对于左心室功能受损、心律失常或主动脉狭窄的患者。

7. 地尔硫䓬可增强β受体阻滞剂的药理作用，对心功能正常的患者有利。但合用后也有引起低血压、左心衰竭和房室传导阻滞的报道。合用时应密切监测患者的心脏功能，尤其是老年人、左心衰竭患者、主动脉狭窄患者及两种药物的用量均较大时。

8. 与维拉帕米合用可能引起低血压、心动过缓、充血性心力衰竭和传导障碍。在左心室功能不全、主动脉狭窄或两药用量均大时危险性增加。维拉帕米与本品均有直接的负性肌力和负性传导作用。

9. 与咪贝地尔合用可引起低血压、心动过缓或心力储备降低。在开始β受体阻滞剂治疗前应停用咪贝地尔7～14日。如必须合用，应监测心脏功能，特别是老年人、左心室功能下降、心脏传导功能下降或主动脉狭窄的患者。

10. 与地高辛合用可导致房室传导时间延长，并可使地高辛的血药浓度升高。合用时应仔细监测心电图和地高辛血药浓度，并相应地调整剂量。

11. 目前虽然尚无苄普地尔、氟桂利嗪、利多氟嗪、加洛帕米、哌克昔林与本品发生相互作用的报道，但可能引起血压降低、心动过缓或心力储备下降。以上药物均能减弱心肌收缩、减慢房室结传导。如必须合用，应监测心功能，特别是左心室功能下降、心脏传导功能下降或主动脉狭窄的患者。

12. 目前虽然尚无氯丙嗪、氯普噻吨、三氟丙嗪与本品发生相互作用的报道，但可能引起低血压和吩噻嗪中毒。吩噻嗪类药物与β受体阻滞剂有协同作用。合用时应监测两种药物效应的增强作用，必要时减少剂量。

13. 与可乐定联合治疗时，突然撤去可乐定可能使高血压加重。需撤可乐定时，应先撤本品，密切监测血压，数日后再逐步减停可乐定。

14. 合用时，如突然撤去莫索尼定，可引起高血压反跳。合用时应谨慎。

15. 多拉司琼和本品同时静脉给药时，可增加多拉司琼发生不良反应的风险。本品可减少多拉司琼活性代谢产物的清除。

16. 与醋甲胆碱合用可加重或延长支气管收缩。两者的支气管收缩作用可相加。使用本品治疗的患者应避免吸入醋甲胆碱。

17. 与拟交感胺类（如肾上腺素、去氧肾上腺素等）合用可引起血压显著升高、心率过慢、房室传导阻滞。合用时须严密监测心功能。

18. 与甲基多巴合用时极少数患者对内源性或外源性儿茶酚胺出现异常的反应，如高血压、心动过速或心律失常。

19. 与非甾体抗炎药合用可引起血压升高。合用时应监测患者的血压，相应调整剂量。

20. 氨苄西林、氨苄西林舒巴坦可降低本品的血药浓度。合用时应监测血压，必要时调整本品用量。

21. 抗酸药可降低本品的生物利用度和疗效。本品应在服用抗酸药前2小时或服后6小时给予。

22. 阿布他明有β受体激动作用，如与本品合用则该作用减弱。在使用阿布他明前应停用本品至少48小时。

23. β受体阻滞剂可拮抗利托君的作用。避免合用。

【药动学】口服吸收约50%，食物可减少本品的生物利用度，研究表明，食物能减少药物浓度-时间AUC 20%。口服1～3小时血药浓度达峰值，作用持续时间可达 24 小时。蛋白结合率为 6%～16%，可通过胎盘屏障，胎儿的血药浓度与母体几乎相同。少量可透过血脑屏障。表观分布容积为50～75L。本品不通过肝脏代谢，也不产生具有临床活性的代谢产物。主要以原形随尿排出。半衰期为 6～7 小时，肾功能不全时半衰期延长，而甲状腺功能亢进患者的半衰期缩短。可在体内蓄积。血液透析可以清除本品。

【观察指标】

1. 首次用药前后及调整剂量后应评估血压和心率。

2. 监测患者是否出现充血性心力衰竭、水肿、咳嗽、呼吸困难或无法缓解的疲劳。

3. 建议糖尿病患者严密监测血糖水平，因β受体阻滞剂可能改变葡萄糖耐量。

【用药宣教】

1. 食物不影响药效，餐前餐后服药都可以。

2. 用药可能需要 1～2 周才能达到最佳疗效，请在医生指导下按疗程服药。

3. 突然停药可导致心绞痛症状加重、心肌梗死和心律失常。需根据病情逐渐减少剂量（至少 3 天，通常为 2 周）。停药过程中尽可能减少体力活动。

4. 用药期间饮酒可能引起血压过度下降，甚至休克。坐或躺后也应缓慢起身。

5. 铝盐类药物（如三氯化铝、硫酸铝）可降低本品药效。服用本品期间需要服用这类药物时，应间隔至少 2 小时。

比索洛尔

【类别】β受体阻滞剂。

【妊娠安全等级】C。

【作用机制】本品为选择性β_1受体阻滞剂，无内在拟交感活性及膜稳定性。其与β_1受体的亲和力比β_2受体大 11～34 倍。对支气管β_2受体也有一定程度的阻滞。

【适应证】

1. 用于高血压。

2. 用于冠心病（心绞痛）。

3. 用于伴心室收缩功能减退（射血分数≤35%）的中度至重度慢性稳定性心力衰竭。

【超说明书用药】用于室上性心律失常、室性期前收缩。

【禁用与慎用】

1. 对本品过敏者、严重支气管哮喘或严重慢性阻塞性肺疾病患者、心源性休克患者、二度或三度房室传导阻滞者（未安装心脏起搏器）、急性心力衰竭或处于心力衰竭失代偿期需静脉给予正性肌力药物治疗的患者、有症状的心动过缓者、病态窦房结综合征或窦房阻滞患者、有症状的低血压患者、严重外周动脉阻塞性疾病、雷诺综合征患者、代谢性酸中毒患者、未治疗的嗜铬细胞瘤患者禁用。

2. 一度房室传导阻滞者、变异型心绞痛患者、外周动脉阻塞性疾病患者、糖尿病（尤其是血糖水平波动较大）患者、甲状腺功能亢进患者、肺或肝或肾功能不全者、严格禁食的患者、正进行脱敏治疗的患者、重症肌无力患者、有精神病史者慎用。

【给药途径和剂量】

1. 高血压　口服给药，每次 5mg，每日 1 次。轻度高血压患者可从每次 2.5mg 开始治疗。如效果不明显，可增至每次 10mg，每日 1 次。

2. 心绞痛　口服给药，每次 5mg，每日 1 次。如效果不明显，可增至每次 10mg，每日 1 次。

3. 慢性稳定型心力衰竭　口服给药，应从小剂量开始，如耐受良好，则逐渐递增，最大推荐剂量为一次 10mg，每日 1 次。具体剂量可按表 3-4 中的方案逐渐调整。

表 3-4　耐受性良好情况下的剂量递增表

用药剂量	用药持续时间
每日 1.25mg（起始剂量）	持续 1 周
每日 2.5mg	持续 1 周
每日 3.75mg	持续 1 周
每日 5mg	持续 4 周
每日 7.5mg	持续 4 周
每日 10mg（最大耐受量）	长期维持剂量

严重肾功能不全（肌酐清除率＜20ml/min）患者每日剂量不得超过 10mg。对慢性心力衰竭并伴有肾功能不全的患者，剂量递增时应特别谨慎。

【不良反应】

1. 心血管系统　极常见心动过缓。常见心力衰竭恶化、肢端冰冷或麻木、低血压。可见心律失常（如心悸）、直立性低血压、胸痛。间歇性跛行或有雷诺现象的患者病情可能加重。少见房室传导障碍。

2. 代谢/内分泌系统　可见痛风、体重增加。罕见三酰甘油升高。有血尿酸、血糖、血钾、血磷升高的报道。可能导致糖尿病患者的糖耐量降低，并掩盖低血糖表现（如心跳加快）。还有引起血浆极低密度脂蛋白水平升高、高密度脂蛋白水平下降的报道。

3. 呼吸系统　可见支气管痉挛、支气管炎、咳嗽、咽炎、鼻窦炎、上呼吸道感染。易患支气管痉挛的人（如支气管哮喘患者）少见呼吸短促或呼吸困难。罕见过敏性鼻炎。有出现剧烈咳嗽的个案报道。

4. 肌肉骨骼系统　可见关节痛、背部或颈部痛、肌肉抽动或震颤。少见肌无力、肌肉痉挛。

5. 泌尿生殖系统　可见性欲亢进、阳痿、派罗尼病、膀胱炎、泌尿系统痛。有血尿素氮、肌酸酐升高的报道。

6. 免疫系统　长期用药可出现抗核抗体阳性。

7. 神经系统　常见头晕、头痛。可见感觉异常、反应迟钝、嗜睡、记忆力减退、多梦、失眠。少见睡眠障碍。罕见梦魇。

8. *精神*　可见焦虑、注意力不集中。少见抑郁。罕见幻觉。还可见意识模糊。

9. *血液系统*　可见紫癜。有白细胞、血小板减少的报道。

10. *消化系统*　常见恶心、呕吐、腹痛、便秘。可见口干、消化不良、味觉异常。还可见腹泻。罕见肝酶升高、肝炎。

11. *皮肤*　可见痤疮、湿疹、皮肤刺激、多汗、剥脱性皮炎、皮肤血管炎。极罕见脱发。β受体阻滞剂可能引起或加重银屑病，或引起银屑病样皮疹。

12. *眼*　可见视觉紊乱、眼痛。罕见泪液分泌减少。极罕见结膜炎。

13. *耳*　可见耳鸣、耳痛。罕见听觉障碍。

14. *过敏反应*　罕见皮肤过敏反应，如瘙痒、潮红、皮疹。有过敏史的患者用药后，可导致患者对过敏原（如蜂毒）的反应升高，对肾上腺素治疗失效。

15. *其他*　常见衰弱、疲劳。可见血管神经性水肿或水肿。

【相互作用】

1. 本品可加重α_1受体阻滞剂的首剂反应，除哌唑嗪外，其他α_1受体阻滞剂较少出现这种反应。

2. 与胺碘酮合用可出现明显的心动过缓和窦性停搏。

3. 与二氢吡啶类钙通道阻滞药（如硝苯地平）合用治疗心绞痛或高血压有效，但也可引起严重的低血压或心力储备降低。合用时应仔细监测心功能，尤其是对于左心室功能受损、心律失常或主动脉狭窄的患者。

4. 地尔硫䓬可增强β受体阻滞剂的药理作用，对心功能正常的患者有利。但合用后也有引起低血压、左心衰竭和房室传导阻滞的报道。合用时应密切监测患者的心功能，尤其是老年人、左心衰竭患者、主动脉狭窄患者及两种药物的用量均较大时。

5. 与维拉帕米合用可能引起低血压、心动过缓、充血性心力衰竭和传导障碍，在左心室功能不全、主动脉狭窄或两药用量均大时危险性增加。维拉帕米与本品均有直接的负性肌力和负性传导作用。

6. 咪贝地尔可引起低血压、心动过缓或心力储备降低。在开始β受体阻滞剂治疗前应停用咪贝地尔7～14日。如必须合用，应监测心功能，特别是老年人、左心室功能下降、心脏传导功能下降或主动脉狭窄的患者。

7. Ⅰ类抗心律失常药（如丙吡胺、奎尼丁）可能增强本品对房室传导和心脏收缩力的抑制作用。

8. 与拟副交感神经药合用可能延长心房传导时间。

9. 与当归提取物合用可引起低血压。当归提取物可能抑制本品经肝脏细胞色素P450酶的代谢。

10. 目前虽然尚无苄普地尔、氟桂利嗪、利多氟嗪、加洛帕米、哌克昔林与本品发生相互作用的报道，但可能引起血压降低、心动过缓或心力储备下降。以上药物均可减弱心肌收缩、减慢房室结传导。如必须合用，应监测心功能，特别是左心室功能下降、心脏传导功能下降或主动脉狭窄的患者。

11. 齐留通可引起普萘洛尔浓度明显升高，但目前尚无与本品发生相互作用的报道。

12. 与地高辛合用可导致房室传导时间延长，并可使地高辛的血药浓度升高。合用时应仔细监测心电图和地高辛血药浓度，并相应调整剂量。

13. 与可乐定合用时可减慢心率，而突然撤去可乐定可能使高血压加重。在撤可乐定前，应先撤本品，密切监测血压，数日后再逐步减停可乐定。

14. 与莫索尼定合用时，如突然撤去莫索尼定可引起高血压反跳。

15. 与醋甲胆碱合用可使支气管收缩加重或延长。使用本品治疗的患者应避免吸入醋甲胆碱。

16. 甲基多巴可减慢心率。但极少数患者在两药合用时可对内源性或外源性儿茶酚胺（如苯丙醇胺）产生异常的反应，如高血压、心动过速或心律失常。

17. 非甾体抗炎药可引起血压升高。合用时应监测血压，并相应调整剂量。

18. 本品可减弱阿布他明的β受体激动作用。在使用阿布他明前，本品应停用至少48小时。

19. β受体阻滞剂可拮抗利托君的作用。避免合用。

20. 麻黄含有麻黄碱和伪麻黄碱，可降低降压药的疗效。使用本品治疗的高血压患者应避免使用含麻黄制剂。

21. 利血平、胍乙啶可导致交感活性过度降低。本品的β受体阻滞作用增强。合用时应严密监测。

22. 与甲氟喹合用可增加发生心动过缓的风险。

【药动学】口服吸收迅速完全，生物利用度大于90%，进食对吸收无影响。一次给药后1～3小时达血浆峰浓度，肝脏首过效应低。血浆蛋白结合率为30%～36%。吸收后在体内分布广泛，以肺、肾、肝内含量最高，较少透过血脑屏障。50%经肝脏代谢为无活性代谢产物，另 50%以原形经肾排泄，呈现肝、肾平衡清除各占50%。药物半衰期为10～12 小时。本品可由血液或腹膜透析清除。

【观察指标】

1. 定期监测心功能（心率、血压、心电图、胸部X线片）、肝功能、肾功能。

2. 首次用药后及剂量递增期间应密切监测患者生命体征（血压、心率）及传导障碍、心力衰竭恶化迹象。

3. 糖尿病患者应定期监测血清葡萄糖。

【用药宣教】

1. 早晨用水送服，不要咀嚼，可在吃饭时服用。

2. 突然停用本品可能会引发心律失常、心绞痛恶化或心肌梗死等。用于治疗高血压时，剂量因人而异，需要逐渐增加初始剂量直至达到最佳降压效果。这个过程通常为 1～2 周，观察一段时间后才能判断疗效。确定最佳剂量后不要擅自改变。

3. 服用本品后可能会出现头晕，用药期间应避免驾车或操作危险器械。

4. 本品可能引起直立性低血压，避免坐或躺后迅速起身，因为可能出现头晕或晕倒，需缓慢起身，爬楼梯时也需小心。首次用药和剂量增加期间需要密切观察自己的生命体征（血压、心率）及心脏情况，此外，用药期间可能还需要定期监测心功能（心率、血压、心电图、胸部X线片）、肝功能、肾功能。

美托洛尔

【类别】β受体阻滞剂。

【妊娠安全等级】C。

【作用机制】本品为一种选择性β_1受体阻滞剂，其对心脏β_1受体产生作用所需剂量低于其对外周血管和支气管上的β_2受体产生作用所需剂量。随剂量增加，β_1受体选择性可能降低。本品无β受体激动作用，几乎无膜激活作用。β受体阻滞剂有负性变力和变时作用。

【适应证】用于治疗高血压、心肌梗死、心绞痛、肥厚型心肌病、主动脉夹层、心律失常、甲状腺功能亢进、心脏神经官能症、心力衰竭。

【禁用与慎用】

1. 对本品或其他β受体阻滞剂过敏者、心源性休克患者、不稳定的、失代偿性心力衰竭（肺水肿、低灌注或低血压患者）、病态窦房结综合征、二度～三度房室传导阻滞患者有症状的心动过缓或低血压患者、伴有坏疽风险的严重周围血管疾病患者、心率低于 45 次/分、PR 间期大于 0.24 秒、收缩压低于 13.33kPa（100mmHg）的疑似急性心肌梗死患者禁用。

2. 心功能不全者、肝功能不全者、慢性阻塞性肺疾病、支气管哮喘患者、1 型糖尿病（IDDM）患者、间歇性跛行患者、严重肾功能不全者、伴代谢性酸中毒的严重急症患者慎用。

【给药途径和剂量】

1. 高血压　口服给药。①片剂：每日 100～200mg，分 1～2 次服用；②缓释片：以酒石酸美托洛尔计，每次 50～100mg，每日 1 次，服用 100mg 无效时可增加剂量或合用其他抗高血压药（尤其是利尿药和二氢吡啶类钙通道阻滞药）；③控释片：每日 100mg，早晨顿服。

2. 急性心肌梗死　通常先静脉给予本品，每次2.5～5mg（2 分钟内），每 5 分钟 1 次，共 3 次（总剂量为 10～15mg）。15 分钟后开始口服本品，每次 25～50mg，每 6～12 小时 1 次，共 24～48 小时；随后每次 50～100mg，每日 2 次。心肌梗死后若无禁忌证应长期服用（通常每次 50～100mg，每日2 次）。

3. 心绞痛　口服给药。①片剂：每次 25～50mg，每日 2～3 次；或一次 100mg，每日 2 次。不稳定型心绞痛主张早期使用，用法与用量参见“急性心肌梗死”。②缓释片：以酒石酸美托洛尔计，每次 100～200mg，每日 1 次。必要时可合用硝酸酯类药或增加剂量。③控释片：每日 100mg，早晨顿服。

4. 肥厚型心肌病、甲状腺功能亢进　口服给药。片剂、缓释片（以酒石酸美托洛尔计）每次 25～50mg，每日 2～3 次；或每次 100mg，每日 2 次。

5. 心律失常　口服给药。片剂、缓释片（以酒石酸美托洛尔计）每次 25～50mg，每日 2～3 次；或每次 100mg，每日 2 次。

6. 室上性快速型心律失常　开始时以 1～2mg/min 的速度静脉给药，用量可达 5mg；如需要，可间隔 5 分钟重复注射，总剂量为 10～15mg，推荐最大剂量为 20mg。静脉给药后 4～6 小时，如心律失常已控制，则改用口服制剂维持，一次剂量不超过 50mg，每日 2～3 次。

7. 心力衰竭　口服给药。应在使用洋地黄和

（或）利尿药等抗心力衰竭治疗的基础上使用本品。具体如下。

（1）片剂：起始剂量每次 6.25mg，每日 2～3 次，根据临床情况数日至 1 周增加 6.25～12.5mg，每日 2～3 次，最大剂量为每次 50～100mg，每日 2 次。最大日剂量为 300～400mg。

（2）缓释片（以酒石酸美托洛尔计）：①心功能Ⅱ级的稳定型心力衰竭，推荐起始剂量为每次 25mg，每日 1 次（2 周内）。2 周后，可增至每次 50mg，每日 1 次。此后，每 2 周剂量可加倍。长期治疗的目标用量为每次 200mg，每日 1 次。②心功能Ⅲ～Ⅳ级的稳定型心力衰竭，根据病情个体化用药，推荐起始剂量为每次 12.5mg，每日 1 次。1～2 周后，可增至每次 25mg，每日 1 次。再过 2 周后，可增至每次 50mg，每日 1 次。如可耐受，每 2 周可将剂量加倍，最大可至每次 200mg，每日 1 次。

8. 给药方法

（1）本品片剂应空腹服用。

（2）本品缓释片宜早晨服用；可掰开，但不可咀嚼或压碎。

（3）静脉注射：每 5mg 本品粉针剂以 0.9%氯化钠注射液 5ml 溶解。

（4）静脉滴注：将本品注射液以 0.9%氯化钠注射液、10%葡萄糖注射液、5%葡萄糖注射液、林格注射液、林格葡萄糖注射液或乙酸化林格液 1000ml 稀释。

【配伍禁忌】本品与两性霉素 B 胆固醇脂质体复合物、脑蛋白水解物、右旋糖酐 70 存在配伍禁忌。

【不良反应】

1. 心血管系统　心率减慢、传导阻滞、血压降低、雷诺病、肢端发冷、心动过缓、心悸、心力衰竭加重、房室传导时间延长、心律失常。伴有血管疾病的患者可出现坏疽。急性心肌梗死患者可出现心源性休克。

2. 代谢/内分泌系统　体重增加。

3. 呼吸系统　鼻炎、气短。支气管哮喘或有哮喘症状者可出现支气管痉挛。

4. 肌肉骨骼系统　关节痛、肌肉疼痛性痉挛。

5. 泌尿生殖系统　可逆性性功能异常。

6. 神经系统　头痛、头晕、睡眠障碍、感觉异常、晕厥、记忆力损害、注意力损害、眩晕、失眠。

7. 精神　梦魇、抑郁、精神错乱、神经质、焦虑、幻觉。

8. 消化系统　腹痛、恶心、呕吐、腹泻、便秘、味觉改变、口干、胃痛。氨基转移酶升高、肝炎。

9. 血液系统　血小板减少。

10. 皮肤　多汗、脱发、银屑病加重、光敏感、瘙痒。

11. 眼　视觉损害、眼干、眼刺激、结膜炎样症状、眼痛。

12. 耳　耳鸣、耳聋。

13. 过敏反应　皮肤过敏反应。

14. 其他　疲乏、胸痛、水肿、腹膜后腔纤维变性。

【相互作用】

1. 普罗帕酮可使本品的血药浓度升高 2～5 倍，可能引起本品相关的不良反应。普罗帕酮可抑制 CYP2D6 介导的本品代谢。应避免合用。如必须合用，应减少本品的剂量。

2. 地尔硫䓬可引起明显的心动过缓。两者对房室传导和窦房结功能有相加的抑制作用。合用时可能需调整剂量。

3. 与Ⅰ类抗心律失常药合用有相加的负性肌力作用。合用时可能需调整剂量。

4. 肼屈嗪、西咪替丁可升高本品的血药浓度。

5. 奎尼丁可使本品的血药浓度显著升高、β受体阻滞作用增强。奎尼丁可抑制 CYP2D6 介导的本品代谢。合用时可能需调整剂量。

6. 苯海拉明可增强本品的作用。苯海拉明可能抑制 CYP2D6 介导的本品代谢，合用时可能需调整剂量。

7. 氟西汀可增强本品的作用。氟西汀可抑制 CYP2D6 介导的本品代谢，合用时可能需调整剂量。

8. 胺碘酮可引起明显的窦性心动过缓，合用时可能需调整剂量。

9. 维拉帕米可能引起心动过缓、血压下降。两者合用对房室传导和窦房结功能有相加的抑制作用。应避免合用。

10. 肾上腺素可引起明显的高血压和心动过缓。合用时可能需调整剂量。

11. 心功能受损者合用硝苯地平与β受体阻滞剂可能促发低血压和心力衰竭。

12. 当无法动员肝糖原（如营养不良或禁食）时，β受体阻滞剂可能增强胰岛素的低血糖效应。合用时应调整口服降血糖药的剂量。

13. 本品可能加重可乐定突然停用时所发生的反跳性高血压。如欲终止与可乐定合用，应在停用可乐定前数日停用β受体阻滞剂。

14. 巴比妥类药可增加本品的代谢。巴比妥类药具酶诱导作用，应避免合用。

15. NSAID 可抵消β受体阻滞剂的抗高血压作用。合用时可能需调整剂量。

16. 利福平可降低本品的血药浓度，因其可诱导本品的代谢。合用时可能需调整剂量。

17. 与乙醇合用，可能加重病情。

18. 进餐时使用本品片剂可升高本品的生物利用度。进餐时使用本品缓释片不影响其生物利用度。本品片剂应空腹给药。

【药动学】本品片剂口服后 1～2 小时达最大β受体阻滞作用，生物利用度为 40%～50%。单次口服片剂 100mg 后，对心率的作用在 12 小时后仍显著。本品缓释片的释放不受周围液体 pH 的影响，以几乎恒定的速度释放约 20 小时，血药浓度平稳，作用超过 24 小时，生物利用度为普通片剂的 96%。本品可通过血脑屏障。在肝内主要经 CYP2D6 代谢，三个主要的代谢物已被确定，均无具有临床意义的β受体阻滞作用。约 5%的药物以原形经肾排泄，其余均被代谢。本品无法经透析清除。血浆半衰期为 3～5 小时。

【观察指标】

1. 用于急性心脏疾病的治疗时，静脉给药需监测心电图和血压，口服给药需监测心率和血压；如尚未明确患者对β受体阻滞作用的反应（如给予起始剂量后或剂量改变时），需监测静脉给药前后的心率和血压。

2. 密切监测糖尿病患者的血糖水平，因β受体阻滞剂可能影响糖耐量。

【用药宣教】

1. 由于白天的血压高于夜晚，用于治疗高血压且一天只用服 1 次时，早晨服药。

2. 食物可能增加美托洛尔的吸收。普通片剂空腹服药，缓释剂型不受食物的影响。不要咀嚼、掰开或碾碎缓释剂。

3. 突然停用本品可能加重心绞痛，甚至引起心肌梗死。停药时需逐渐减量，且至少需 2 周时间。

艾司洛尔

【类别】β受体阻滞剂。

【妊娠安全等级】C。

【作用机制】本品为短效选择性β_1受体阻滞剂，其心脏选择性与美托洛尔相当。大剂量时对血管及支气管平滑肌的β_2受体也有阻断作用。本品无膜稳定性，也无内在拟交感活性。

【适应证】

1. 用于心房颤动、心房扑动时控制心室率，也可用于窦性心动过速。

2. 用于围手术期高血压。

【超说明书用药】

1. 用于急性心肌梗死。

2. 用于快速气管插管。

【禁用与慎用】

1. 对本品过敏者、难治性心功能不全者、二度或三度房室传导阻滞者、窦性心动过缓者、心源性休克者、严重心力衰竭者、严重慢性阻塞性肺疾病患者、支气管哮喘或有支气管哮喘病史者禁用。

2. 支气管痉挛性疾病患者、糖尿病患者、肾功能不全者、甲状腺功能亢进者、周围血管病患者、脑血管功能不足者、心力衰竭代偿期患者、哺乳期妇女慎用。

【给药途径和剂量】

1. *控制心房颤动、心房扑动时的心室率*　静脉给药负荷量为 0.5mg/（kg·min），约 1 分钟静脉注射完毕后继以 0.05mg/（kg·min）静脉滴注维持 4 分钟，取得理想疗效即可继续维持治疗。若疗效不佳，可重复给予相同负荷量，并以 0.05mg/（kg·min）的幅度递增，最大维持量为 0.3mg/（kg·min），但 0.2mg/（kg·min）以上的剂量未明显提高疗效。

2. *心动过速、围手术期高血压*　即刻控制剂量为 1mg/kg，在 30 秒内静脉注射，继之以 0.15mg/（kg·min）的速率静脉滴注。可以 0.05mg/（kg·min）的幅度递增，最大维持量为 0.3mg/（kg·min）。

使用本品前必须先稀释。稀释液可选用 5%葡萄糖注射液、5%葡萄糖氯化钠注射液、0.9%氯化钠注射液、林格液等。

【配伍禁忌】与呋塞米、脑蛋白水解物、泮托拉唑存在配伍禁忌。

【不良反应】

1. *心血管系统*　可见有症状的低血压（多汗、眩晕）、无症状性低血压、外周缺血、心动过缓、晕厥、心脏传导阻滞。有不伴室上性心动过速的严重冠状动脉疾病（心肌后下部梗死或不稳定型心绞痛）患者出现严重心动过缓、窦性停搏、心脏停搏的个案报道，停药后恢复。

2. *代谢/内分泌系统*　①本品对糖尿病患者的

血糖、胰岛素和胰高血糖素的影响较小。②对脂质代谢的影响也较小。③β受体阻滞剂可使血钾轻度升高，但体内的总钾量不变。

3. 呼吸系统　可见肺水肿、支气管痉挛、喘息、呼吸困难、鼻充血、啰音、打鼾。还可引起哮喘或慢性支气管炎患者的哮喘发作。

4. 肌肉骨骼系统　可见肩胛中部疼痛。

5. 泌尿生殖系统　可见尿潴留。本品较少引起性功能减退。

6. 神经系统　可见眩晕、嗜睡、头痛、感觉异常、思维异常、癫痫、语言障碍、偏瘫。还可见惊厥。可见精神错乱、激动、焦虑、抑郁。

7. 消化系统　可见恶心、呕吐、食欲缺乏、消化不良、便秘、口干、腹部不适。有味觉倒错的报道。

8. 皮肤　可见苍白、面色潮红。还可见皮疹。

9. 眼　可见视觉异常。

10. 其他　可见疲乏、虚弱、胸痛、寒战、发热。注射部位可出现炎症、硬结、水肿、红斑、皮肤变色、灼热、外渗性皮肤坏死、血栓性静脉炎。

【相互作用】

1. 本品可加重α_1受体阻滞剂的首剂反应。除哌唑嗪外其他α_1受体阻滞剂较少出现。

2. 与胺碘酮合用可出现明显的心动过缓和窦性停搏。

3. 与二氢吡啶类钙通道阻滞药合用治疗心绞痛或高血压有效，但也可引起严重的低血压或储备心力降低。如合用，应仔细监测心脏功能，尤其是对于左心室功能受损、心律失常或主动脉狭窄的患者。

4. 地尔硫䓬可增强β受体阻滞剂的药理作用，对心功能正常的患者有利。但合用后也有引起低血压、左心衰竭和房室传导阻滞的报道。如合用应密切监测患者的心脏功能，尤其是老年人、左心衰竭、主动脉狭窄或两种药物的用量都较大时。

5. 与维拉帕米合用可引起低血压、心动过缓、充血性心力衰竭和传导阻滞，甚至引起致命性心脏停搏。在左心室功能不全、主动脉狭窄或两药用量均大时危险性增加。维拉帕米与本品均有直接的负性肌力和负性传导作用，合用时应密切监测心脏功能。

6. 咪贝地尔可引起低血压、心动过缓或储备心力降低。在开始β受体阻滞剂治疗前应停用咪贝地尔 7～14 日。如必须合用，应监测心脏功能，特别是老年人、左心室功能下降、心脏传导功能下降或主动脉狭窄的患者。

7. 与儿茶酚胺耗竭药（如利血平等）合用可能导致眩晕、晕厥、直立性低血压、明显的心动过缓。

8. 本品可减弱肾上腺素的药效。

9. 芬太尼麻醉时，使用本品可引起严重的低血压。

10. 吗啡可增加本品的血药浓度及毒性反应。如合用，应减慢本品的滴注速度。

11.目前虽然尚无苄普地尔、氟桂利嗪、利多氟嗪、加洛帕米、哌克昔林与本品发生相互作用的报道，但以上药物均能减弱心肌收缩力、减慢房室结传导而引起血压降低、心动过缓或储备心力下降。如必须合用，应监测心功能，特别是左心室功能下降、心脏传导功能下降或主动脉狭窄的患者。

12. 与地高辛合用可导致房室传导时间延长，并可使地高辛的血药浓度升高。合用时应仔细监测心电图和地高辛血药浓度，并相应地调整剂量。

13. 琥珀酰胆碱可使神经肌肉阻滞的恢复延迟。β受体阻滞剂可延长琥珀酰胆碱的神经肌肉阻滞时间。合用时应谨慎。

14. β受体阻滞剂可加重或延长支气管收缩。使用本品治疗的患者应避免吸入醋甲胆碱。

15. 与甲基多巴合用时，极少数患者对内源性或外源性儿茶酚胺可出现异常的反应，如高血压、心动过速或心律失常。

16. 与非甾体抗炎药合用可引起血压升高。

17. 麻黄中含有麻黄碱和伪麻黄碱，可降低抗高血压药的疗效。使用本品治疗的高血压患者应避免使用含麻黄的制剂。

18. 本品可减弱阿布他明的β受体激动作用。在使用阿布他明前，应停用本品至少 48 小时。

19. β受体阻滞剂可拮抗利托君的作用。避免本品与利托君合用。

【药动学】本品静脉注射后即刻产生β受体阻滞作用，5 分钟后达最大效应，单次注射持续时间为 10～30 分钟。若以 50～300μg/（kg·min）的速率持续给药，约 30 分钟可达稳态，应用负荷量后时间可缩短。血浆蛋白结合率约为 55%。本品脂溶性低，脑脊液中可分布少量，尚不清楚是否进入乳汁。注射后较快被红细胞细胞质中的酯酶水解，α相半衰期仅 2 分钟，β相半衰期约 9 分钟，肾功能不全者半衰期可延长 10 倍。主要以代谢产物随尿液排泄，原形药物不足 2%，在用药后 24 小时内，

73%～88%的药物以酸性代谢物形式随尿液排出。

【观察指标】

1. 监测血压、平均动脉压、心率、连续心电图、呼吸频率，并监测注射部位反应。

2. 建议糖尿病患者严密监测血糖，因β受体阻滞剂可能改变糖耐量。

【用药宣教】本品较少引起2型糖尿病患者的葡萄糖耐量降低，但糖尿病患者在联用本品与降血糖药时仍应谨慎。

兰地洛尔

【类别】选择性β_1受体阻滞剂类抗心律失常药。

【作用机制】本品为选择性β_1受体阻滞剂，主要拮抗存在于心脏的β_1受体，通过抑制由儿茶酚胺引起的心搏数增加改善快速性心律失常。

【适应证】

1. 用于手术过程中发生的下列快速性心律失常的紧急治疗：心房颤动、心房扑动、窦性心动过速。

2. 用于手术后循环系统动态监护时发生的下列快速性心律失常的紧急治疗：心房颤动、心房扑动、窦性心动过速。

3. 用于心功能不全者发生的下列快速性心律失常的治疗：心房颤动、心房扑动。

【禁用与慎用】

1. 对本品有过敏史者禁用。

2. 心源性休克患者禁用。

3. 糖尿病酮症、代谢性酸中毒患者禁用。

4. 缓慢性心律失常患者禁用。

5. 肺动脉高压引起的右心功能不全者禁用。

6. 未经治疗的嗜铬细胞瘤患者禁用。

7. 充血性心功能不全者禁用于手术过程中和手术后发生的快速性心律失常的紧急治疗。

8. 支气管痉挛患者慎用。

9. 未能良好控制的糖尿病患者慎用。

10. 低血压患者慎用。

11. 严重血液、肝、肾功能不全者慎用。

12. 末梢循环障碍（如坏疽、雷诺综合征、间歇性跛行）患者慎用。

13. 出血量多或脱水等症状引起循环血量减少的患者慎用。

14. 慎用于左心室收缩功能障碍患者手术过程中和手术后发生的快速性心律失常的紧急治疗。

15. 儿童慎用。

【给药途径和剂量】

1. 剂量

（1）手术过程中发生的快速性心律失常的紧急治疗：以0.125mg/（kg·min）的速率静脉滴注1分钟，随后以0.04mg/（kg·min）的速率持续滴注。滴注过程中根据心率、血压调整速度在0.01～0.04mg/（kg·min）。

（2）手术后循环系统动态监护时发生的快速性心律失常的紧急治疗：以0.06mg/（kg·min）的速率静脉滴注1分钟，随后以0.02mg/（kg·min）的速率持续滴注。如滴注5～10分钟后心率下降未达预期目标，以0.125mg/（kg·min）的速率滴注1分钟，随后以0.04mg/（kg·min）的速率持续滴注。滴注过程中根据心率、血压调整速度在0.01～0.04mg/（kg·min）。

（3）心功能不全患者发生的快速性心律失常的治疗：以1μg/（kg·min）的速率滴注。滴注过程中根据心率、血压小幅度[原则上以1μg/（kg·min）的幅度进行增减]调整速率在1～10μg/（kg·min）。

2. 给药途径

（1）本品仅用于静脉滴注。

（2）本品用于手术过程中和手术后发生的心动过速的紧急治疗时，如需再次用药，应与上次用药间隔5～10分钟。

（3）如静脉滴注液浓度超过10mg/ml，可引起皮肤局部反应或皮肤坏死。

【配伍禁忌】用5ml以上生理盐水溶解。不建议使用其他溶液溶解本品。

【不良反应】

1. 心血管系统　血压降低（包括低血压）、心动过缓、ST段压低、肺动脉压升高、心搏骤停、完全性房室传导阻滞、窦房结停搏、心力衰竭恶化。

2. 代谢/内分泌系统　低氧血症、尿酸升高。

3. 呼吸系统　喘息、呼吸音异常。

4. 泌尿生殖系统　血尿素氮升高、肌酐升高。

5. 免疫系统　C反应蛋白升高。

6. 消化系统　AST升高、ALT升高、总胆红素升高、乳酸脱氢酶升高、γ-谷氨酰转肽酶升高、碱性磷酸酶升高。

7. 血液系统　白细胞增多、血小板减少。

8. 其他　休克、发热。

【相互作用】

1. 与胆碱酯酶抑制药（如新斯的明、溴新斯的明、依酚氯铵）合用，可使本品的作用增强、作用时间延长。

2. 与枸橼酸芬太尼、丙泊酚合用，可增强本品的降低心率作用。

3. 与普鲁卡因、琥珀胆碱合用，可使本品的作用时间延长。

4. 与其他对交感神经有抑制作用的药物（如利血平）合用，可能引起交感神经过度抑制。

5. 与降糖药（如胰岛素）合用，可掩盖低血糖引起的心动过速。

6. 与钙通道阻滞剂（如维拉帕米、地尔硫䓬）合用，充血性心功能不全、窦房传导阻滞、房室传导阻滞患者可能发生严重低血压、心动过缓、心功能不全。

7. 与洋地黄类药合用，可引起房室传导时间延长。

8. 与Ⅰ型抗心律失常药（如丙吡胺、普鲁卡因胺）、Ⅲ型抗心律失常药（如胺碘酮、尼非卡兰）合用，可能引起心脏功能过度抑制。

9. 与兴奋α、β受体的药物（如肾上腺素）合用，可引起血压升高。

10. 与可乐定合用，可能增强可乐定停药后的血压升高效应。

【药动学】 健康成年受试者以 0.04mg/（kg·min）的速率持续静脉滴注本品 60 分钟，滴注 15 分钟后达稳态血药浓度，滴注 60 分钟后的全血浓度为 1008ng/ml，曲线下面积为 59.34（μg·min）/ml，分布容积为 242ml/kg，全身清除率为 41.8ml/（min·kg），半衰期为 3.96 分钟，滴注 24 小时后约 99%的药物随尿液排泄，其中原形药占 8.7%，主要代谢物为羧酸盐，肝脏血流速率即肝脏代谢清除率，约占全身清除率的 1/2。体外血浆半衰期为 4.1 分钟。

【观察指标】

1. 本品降低心率的作用在停药后迅速减弱，直至 30～60 分钟后消失，应注意监测。

2. 心功能不全者使用本品后如出现心功能恶化，应立即停药并给予磷酸二酯酶抑制药，使用主动脉内球囊反搏泵、经皮的心肺复苏辅助设备等进行抢救。

3. 心功能不全者使用本品时应密切监测患者状态，如无须治疗，不得继续用药。如滴注速度增至 10μg/（kg·min）时心率仍未降至预期值，应停药并采取适当措施。减量或停药时应根据患者状态考虑是否换用口服β受体阻滞剂。

4. 本品在手术过程中和手术后仅适用于短期紧急治疗，并需密切监测患者状态。如无紧急治疗的必要，不得继续用药。一般用药时间为 5～10 分钟。手术过程中用药后如未出现预期的心率降低，应立即停药并采取其他适当的措施。手术后用药时如增至最大用量后仍未出现预期的心率降低，应立即停药并采取其他适当的措施。

5. 用药期间需监测心电图、血压和心功能。

【用药宣教】

1. 用药后可能出现血压下降，坐或躺后缓慢起身，爬楼梯时也小心。

2. 用药后可能出现心搏过慢、气喘、呼吸音异常、发热等不良反应。

三、α受体和β受体阻滞剂

阿罗洛尔

【类别】 β受体阻滞剂。

【作用机制】 本品对肾上腺素β受体和α受体均有一定的阻滞作用，两者作用强度之比为 8∶1。

【适应证】

1. 用于轻度至中度原发性高血压、心绞痛及快速性心律失常。

2. 用于原发性震颤。

【禁用与慎用】

1. 对本品有过敏史者、严重心动过缓患者、二度及三度房室传导阻滞患者、窦房传导阻滞、病态窦房结综合征患者、充血性心力衰竭患者、肺动脉高压导致右心衰竭的患者、心源性休克患者、可能发生支气管哮喘或支气管痉挛的患者、糖尿病酮症酸中毒或代谢性酸中毒患者、未治疗的嗜铬细胞瘤患者禁用。

2. 孕妇或怀疑妊娠的妇女、低血压、心动过缓、一度房室传导阻滞患者、有充血性心力衰竭可能的患者、特发性低血糖、长期禁食、未充分控制的糖尿病患者、严重肝肾功能不全者、末梢循环障碍者（雷诺综合征、间歇性跛行等患者）慎用。

【给药途径和剂量】 口服给药一次 10mg，每日 2 次，根据年龄、症状适当增减。疗效不充分时，剂量可增至每日 30mg。

【不良反应】

1. 心血管系统　常见心动过缓、低血压；少见心力衰竭、房室传导阻滞、窦房传导阻滞、病态窦房结综合征、心房颤动、末梢循环障碍（雷诺综合征、冷感）、心悸、心胸比增大。

2. 代谢/内分泌系统　常见三酰甘油、尿酸升高，少见总胆固醇、空腹血糖升高。

3. 呼吸系统　少见气喘、支气管痉挛、喘鸣、咳嗽。

4. 肌肉骨骼系统　少见肌肉疼痛、肌酸激酶升高。

5. 泌尿生殖系统　少见血尿素氮、肌酸酐升高。可见阳痿。

6. 神经系统　少见眩晕、站立不稳、头痛、头重、嗜睡。发生率小于 0.1%的有失眠。

7. 精神　抑郁。

8. 消化系统　ALT、AST、ALP、LDH、γ-GTP 升高。软便、腹泻、腹部不适、腹痛、恶心、呕吐。发生率小于 0.1%的有食欲缺乏、消化不良、腹胀、便秘、口干。

9. 血液系统　白细胞增多。

10. 皮肤系统　脱发。

11. 眼　雾视、眼疲劳。

12. 过敏反应　皮疹、荨麻疹、瘙痒、灼热感。

13. 其他　乏力、倦怠、水肿、麻木。

【相互作用】

1. 与降血糖药合用可增强降血糖作用。本品的β受体阻滞作用可能妨碍血糖的恢复，还可能掩盖低血糖时发生的心动过速症状。

2. 与钙拮抗药合用可使负性肌力作用及房室传导阻滞作用相加。

3. 与降压药合用可能增强降压作用。

4. 与抑制交感神经系统的药物合用可致交感神经系统过度抑制。

5. 与丙吡胺、普鲁卡因胺、阿义马林合用可致心功能过度抑制。

6. 与洋地黄制剂合用可能导致心脏传导阻滞（如心动过缓、房室传导阻滞）。

7. 本品可能增强可乐定停药后的反跳现象，使血压上升。

8. 非甾体类解热镇痛药可能减弱本品的降血压作用。此类药物可阻碍前列腺素的合成及游离。

【药动学】本品口服后吸收迅速，口服 10mg 后达峰时间约为 2 小时，血药峰浓度为 117ng/ml。口服后 24 小时的曲线下面积为 0.71（μg・h）/ml。在肝脏无首过效应。血浆蛋白结合率为 91%。在肝脏中分布浓度最高，其次为肾脏、肺。经肝、肾代谢，主要经肠道排泄，在尿中原形药物的排泄率为 4%～6%。半衰期约为 10 小时，连续给药无蓄积性。

【观察指标】长期给药时，须定期进行心功能检查（如心率、血压、心电图、X 线），并须监测肝功能、肾功能、血常规。

【用药宣教】

1. 停用本品需逐渐减量，突然停用可能导致症状恶化或引起其他疾病。不要擅自停药。使用本品一天不能超过 30mg，过量可导致患者出现不适。

2. 服用本品后可能出现眩晕、站立不稳，用药期间避免驾驶或操作有危险的机械。

3. 对于即将进行手术治疗的患者，应在手术前 48 小时内暂时停止用药。

卡维地洛

【类别】α受体和β受体阻滞剂。

【妊娠安全等级】C。

【作用机制】本品为α_1、β受体阻滞剂，其β受体阻滞作用较强，为拉贝洛尔的 33 倍，为普萘洛尔的 3 倍。

【适应证】

1. 用于治疗原发性高血压，可单用或与其他降压药（尤其是噻嗪类利尿药）联用。

2. 用于治疗有症状的充血性心力衰竭，可降低死亡率和心血管疾病患者的住院率，改善患者一般情况并减慢疾病进展，既可作为标准治疗的附加治疗，亦可用于不耐受血管紧张素转换酶抑制剂或未使用洋地黄、肼屈嗪、硝酸盐类药治疗的患者。

【超说明书用药】

1. 用于心肌梗死后左心室功能受损。

2. 用于心绞痛。

3. 用于急性 ST 段抬高型心肌梗死。

【禁用与慎用】

1. 对本品过敏者、糖尿病酮症酸中毒、代谢性酸中毒患者、重度肝功能不全者、严重心动过缓（心率＜50 次/分）、病态窦房结综合征（包括窦房阻滞）、二度～三度房室传导阻滞患者、严重心力衰竭（如纽约心脏病协会分级为Ⅳ级的失代偿性心力衰竭，需静脉使用正性肌力药）患者、心源性休克患者、严重低血压（收缩压＜85mmHg）患者、哮喘、伴有支气管痉挛的慢性阻塞性肺疾病、过敏性鼻炎患者禁用。

2. 有严重过敏史及正进行脱敏治疗的患者、不稳定或继发性高血压患者、疑似变异性心绞痛患者、周围血管疾病（如间歇性跛行、雷诺病）患者（因β受体阻滞剂可加重动脉供血不足）、疑似嗜铬细胞瘤患者、手术患者、糖尿病或易自发低血糖的患者、肾功能不全者、轻度至中度肝功能不全者、甲状腺功能亢进者、重症肌无力患者、有精神病史者慎用。

【给药途径和剂量】

1. 高血压　口服给药。

（1）每日 2 次给药方案：推荐初始剂量为每次 6.25mg，每日 2 次。如可耐受（以用药后 1 小时的立位收缩压为依据），维持该剂量 7～14 日，随后根据谷浓度时的血压，在需要的情况下增至每次 12.5mg，每日 2 次。同样，剂量还可增至每次 25mg，每日 2 次。最大日剂量为 50mg。一般可在 7～14 日达完全的降压作用。

（2）每日 1 次给药方案：每次 12.5mg，每日 1 次，用药 2 日后可增至每次 25mg，每日 1 次。必要时可在 2 周后将剂量增至推荐最大日剂量 50mg，单次或分 2 次服用。

2. 充血性心力衰竭　口服给药。接受洋地黄类药、利尿药、ACEI 治疗的患者必须先使用以上药物治疗稳定后再使用本品。推荐开始 2 周本品剂量为每次 3.125mg，每日 2 次，如可耐受，可间隔 2 周将剂量增至每次 6.25mg，每日 2 次；以后每隔 2 周将剂量加倍，直至最大耐受剂量。体重＜85kg 者，推荐最大剂量为每次 25mg，每日 2 次；体重＞85kg 者，推荐最大剂量为每次 50mg，每日 2 次。

3. 心绞痛　口服给药。初次剂量为 25mg，每日 1 次；可根据需要将剂量渐增至每日 50mg，分 1～2 次服用；最大日剂量为 100mg。

【不良反应】

1. 心血管系统　低血压（直立性低血压）、心动过缓、心动过速、房室传导阻滞（如三度房室传导阻滞）、束支传导阻滞、心肌缺血、脑血管障碍、高血容量、低血容量、心绞痛恶化或新发心绞痛、心力衰竭加重、心悸、休克。

2. 代谢/内分泌系统　高脂血症、糖尿病、呼吸性碱中毒、高密度脂蛋白降低、体重增加、痛风、低血糖、尿糖、低钠血症、低钾血症、高钾血症、高三酰甘油血症、高胆固醇血症。

3. 呼吸系统　鼻塞、鼻炎、咽炎、鼻窦炎、气管炎、呼吸困难、哮喘、气管痉挛、肺水肿、上呼吸道感染、支气管痉挛、咳嗽、啰音。上市后有间质性肺炎的报道。

4. 肌肉骨骼系统　背痛、关节痛、肌痛、运动功能减退、四肢疼痛。

5. 泌尿生殖系统　排尿障碍、肾衰竭、泌尿系感染、胆红素尿、血尿、高尿酸尿、尿频、尿素氮升高、黑便、白蛋白尿、男性性欲下降、勃起功能障碍、阳痿。有派罗尼病（Peyronie 病）的个案报道。上市后有尿失禁的报道。

6. 免疫系统　过敏反应、光敏反应。

7. 神经系统　眩晕、晕厥、失眠、嗜睡、睡眠紊乱、注意力不集中、惊厥、头痛（如偏头痛）、神经痛、健忘症、感觉减退、头晕、感觉异常。有肌阵挛的个案报道。

8. 精神　抑郁或抑郁加重、焦虑、思维异常、情绪不稳定。

9. 消化系统　氨基转移酶升高、碱性磷酸酶升高。腹痛、腹泻、口干、恶心、呕吐、胃肠道出血、牙周炎、便秘。

10. 血液系统　血小板减少、贫血、白细胞减少、全血细胞减少、紫癜。

11. 皮肤　瘙痒、红斑、斑丘疹、多汗、脱发、剥脱性皮炎、超敏反应性皮疹、荨麻疹、扁平苔藓样皮肤反应。

12. 眼　视觉异常、眼干、眼部刺激感。

13. 耳　耳鸣、听力下降。

14. 其他　乏力、水肿（如体位性水肿、下肢水肿）、感染（如病毒感染）、四肢缺血、疼痛（胸骨下疼痛、胸痛）、发热、脱水、不适、流感样症状、四肢发凉。

【相互作用】

1. CYP2D6 抑制剂（如醋酸阿比特龙、去甲文拉法辛）抑制 CYP2D6 介导的本品的代谢，可升高本品的血药浓度。

2. 其他 CYP2D6 底物（如氯氮平）可能升高两者的血药浓度。本品亦为 CYP2D6 底物。

3. 肝药酶抑制剂（如西咪替丁）可升高本品的血药浓度。肝药酶抑制剂可抑制本品经肝脏的代谢。

4. 与当归合用可出现低血压。当归可抑制 CYP 介导的本品的代谢。

5. 钙通道阻滞药（如地尔硫䓬、维拉帕米）可增强降压作用，个别患者合用本品与地尔硫䓬可出现心脏传导障碍。合用应密切监测患者的心电图和血压情况，并严禁经静脉合用。

6. 与甲基多巴合用可增强降压作用。

7. 本品可增强α受体阻滞剂首剂的降压作用。抑制β受体介导的心率补偿性增加。合用时α受体阻滞剂应以较小剂量开始使用（宜于睡前给药），并密切监测是否出现低血压。

8. 与非诺多泮合用可加重低血压反应，避免合用。

9. 与胺碘酮合用可出现低血压、心动过缓或心脏停搏。

10. 与麻醉药合用可产生协同的负性肌力作用及低血压等。麻醉期间使用本品时，应密切观察负性肌力作用及低血压等不良反应。

11. 齐留通可显著增强对β受体的阻滞作用。可降低β受体阻滞剂的清除率。合用应密切监测心率及其他β肾上腺素能阻滞效应。可能需降低本品的剂量。

12. 决奈达隆可增加心动过缓的发生率。合用时本品应从低剂量开始用药，经心电图证实耐受性较好时方可增加本品剂量。

13. 克唑替尼可增加发生心动过缓的风险。合用具有相加的致心动过缓作用，应避免合用。如必须合用，应定期监测血压和心率。如出现 2 级或 3 级有症状的心动过缓，应降低克唑替尼剂量并对合用方案进行重新评估；如出现 4 级心动过缓，应暂停使用克唑替尼并停用本品，根据情况可能需降低克唑替尼的剂量或停用克唑替尼。

14. 洋地黄类药（如地高辛）可增加发生心动过缓的风险，可能出现洋地黄的毒性症状。合用应谨慎，并监测心率及 PR 间期。

15. 可乐定可增加发生窦性心动过缓的风险，并加重可乐定的撤药反应（如出现急性高血压）。合用应监测心率。停用可乐定时，应先停用β受体阻滞剂，再于数日内逐渐停用可乐定，并密切监测是否出现高血压。如出现高血压危象，可静脉给予酚妥拉明或口服可乐定。

16. 与莫索尼定合用后突然停用莫索尼定可出现高血压反弹。停止合用时，应先停用β受体阻滞剂，再于数日内逐渐停用莫索尼定，并密切监测血压。

17. 芬戈莫德可减慢心率或房室传导，进而可引起严重心动过缓或心脏传导阻滞。合用具有相加的致心率减慢作用。应考虑本品的替代药物，如必须合用，应密切监测，包括监测给予芬戈莫德首剂后一整夜的心电图。如心率降低至 55 次/分以下，推荐降低本品的剂量。

18. 甲巯咪唑可改变β受体阻滞剂的代谢。甲状腺功能亢进状态转变为甲状腺功能正常状态时可改变β受体阻滞剂的清除。可能需降低β受体阻滞剂的剂量。

19. 本品可增强胰岛素、口服降血糖药的作用，且低血糖的症状（尤其是心动过速）可能被掩盖。合用须监测血糖水平。

20. 与醋甲胆碱合用可增加发生严重支气管收缩的风险或使支气管收缩时间延长。可产生协同收缩支气管平滑肌的作用。应避免合用。

21. 与环孢素合用可增加发生环孢素毒性（如肾功能不全、胆汁淤积、感觉异常）的风险。本品可抑制环孢素的代谢。合用应密切监测环孢素的水平。

22. 本品可增加 P 糖蛋白底物 （如尼洛替尼、匹克生琼、泊马度胺、罗米地辛、曲贝替定、长春新碱）的暴露量。抑制 P 糖蛋白介导的 P 糖蛋白底物的外排作用。

23. 肝药酶诱导剂（如利福平、利福喷丁、圣约翰草）可减弱本品的作用。肝药酶诱导剂可诱导本品的代谢。

24. 非甾体抗炎药（如醋氯芬酸）可减弱本品的降压作用。

25. β_2 受体激动药（如沙丁胺醇、利托君）可引起严重的支气管痉挛并减弱β_2 受体激动药的疗效。

26. 麻黄可降低β受体阻滞剂的降压作用。麻黄通过麻黄碱和伪麻黄碱的拟交感神经活性产生拮抗作用。

27. 育亨宾可减弱β受体阻滞剂的疗效，避免合用。

28. 本品可减弱多巴酚丁胺的疗效。

29. 与肾上腺素合用可引起高血压、心动过缓并在过敏反应中拮抗肾上腺素的作用。本品可阻滞肾上腺素的β效应，应避免合用。如必须合用，应密切监测血压。如在过敏反应中出现对肾上腺素的拮抗作用，可每 5 分钟给予胰高血糖素 1mg 以上。

30. 本品的β受体阻滞作用可对抗阿布他明的心脏作用。使用阿布他明前应停用本品至少 48 小时。

31. 与碘[^{123}I]苄胍合用可出现假阴性显像结果。抗高血压药可消耗肾上腺素或抑制肾上腺素的摄取。必须合用时应停用抗高血压药至少 5 个生物半衰期。

32. 本品与食物同服可减缓吸收，降低直立性低血压的发生率，但对生物利用度（25%～35%）无明显影响。

【药动学】本品口服易吸收，约 1 小时达血药峰浓度，有明显的首过效应，绝对生物利用度为 25%～35%。本品血浆蛋白结合率大于 98%，稳态分布容积为 115L，分布半衰期约 2 小时，血浆清除率为 500～700ml/min。本品代谢完全，代谢物主要经胆汁随粪便排出，约 16%经肾脏排泄。消除半衰期为 7～10 小时。

【观察指标】

1. 长期用药应定期监测心、肝、肾功能。

2. 首次用药前后及调整剂量时均应评估心率、血压。

3. 糖尿病患者用药的开始阶段应定期监测血糖。

【用药宣教】

1. 食物可减缓本品的吸收，减少直立性低血压的发生。

2. 停用本品需要在医生指导下，用 1～2 周的时间逐渐停药，千万不要擅自停药。停药后 2～3 周尽量减少体力活动，以避免心绞痛恶化或出现其他严重的心血管疾病。

3. 服用本品期间，坐或躺后迅速起身可能出现头晕或晕倒。

4. 本品可能使患者出现头晕或疲劳。尽量避免驾驶或从事危险性工作。

5. 肝脏问题会影响本品的代谢。用药期间如果出现肝功能障碍的症状，如瘙痒、尿色加深、食欲减少、黄疸、右上腹部压痛，需要进行肝功能检查。如确诊为肝损伤或黄疸，则不能再继续使用卡维地洛。

6. 糖尿病患者服用本品可能诱发低血糖（血糖值≤3.9mmol/L），并掩盖低血糖症状，安排定期监测血糖。

拉贝洛尔

【类别】α和β受体阻滞剂。

【妊娠安全等级】C。

【作用机制】本品为非选择性β受体阻滞剂，具有部分内源性拟交感作用和膜稳定性。本品可选择性拮抗α_1受体，可降低外周血管阻力，对β受体的作用比对α受体强。通过抑制心肌及血管平滑肌的收缩反应发挥降压作用。

【适应证】

1. 用于治疗多种类型高血压（尤其是高血压危象），包括伴有冠心病的高血压、伴有心绞痛或心力衰竭史的高血压、妊娠高血压。

2. 用于外科手术前控制血压。

3. 用于嗜铬细胞瘤的降压治疗。

【超说明书用药】

1. 用于可乐定类药物的停药综合征。

2. 用于高血压脑病。

3. 用于治疗先兆子痫。

【禁用与慎用】

1. 对本品过敏者、支气管哮喘患者、心源性休克患者、二度～三度房室传导阻滞患者、重度或急性心力衰竭患者、重度窦性心动过缓患者、严重持续低血压患者禁用。

2. 充血性心力衰竭患者、糖尿病患者、肺气肿或非过敏性支气管炎患者、肝肾功能不全者、甲状腺功能减退患者、雷诺综合征或其他周围血管疾病患者、重症肌无力患者、有精神病史者、麻醉或外科手术（包括用于控制出血时）患者、孕妇（妊娠高血压除外）、哺乳期妇女慎用。

【给药途径和剂量】

1. *口服给药*　开始每次 100mg，每日 2～3 次，餐后服用。2～3 日后可根据需要增加剂量。常用维持剂量为每日 200～400mg，每日 2 次。每日极量为 2.4g。儿童初始剂量为每日 1～3mg/kg，分 2 次服用。最大剂量为每日 10～12mg/kg（不超过每日 1.2g），分 2 次服用。

2. *静脉注射*　每次 25～50mg，用 10%葡萄糖注射液 20ml 稀释，于 5～10 分钟缓慢注射。如疗效不佳可于 15 分钟后重复 1 次，直至产生理想的疗效。总剂量不应超过 200mg。

3. *静脉滴注*　每次 50～200mg，嗜铬细胞瘤患者可能需 300mg 以上。用前将本品 100mg 用 5%葡萄糖注射液或 0.9%氯化钠注射液稀释至 250ml，滴注速率为 1～4mg/min，取得较好效果后停止滴注。

注：静脉给药时患者应处于卧位，注射完毕后静卧 10～30 分钟。滴注时应控制滴速，以防降压过快。

【配伍禁忌】与呋塞米、肝素、华法林、硫喷妥钠、脑蛋白水解物、萘夫西林、碳酸氢钠存在配伍禁忌。

【不良反应】

1. *心血管系统*　直立性低血压、室性心律失常、水肿、雷诺现象、心功能不全。

2. *代谢/内分泌系统*　1 型糖尿病患者（胰岛素依赖型）可有低血糖反应。

3. *呼吸系统*　偶见哮喘加重。还可见鼻塞、呼吸困难、支气管痉挛。

4. 肌肉骨骼系统　有出现中毒性肌病、肌痉挛、肌疼痛的个案报道。

5. 泌尿生殖系统　静脉注射后可见血尿素氮和血浆肌酸酐暂时升高、排尿困难、尿潴留、尿痛、夜尿、尿频、阳痿、射精障碍。

6. 神经系统　偶见头晕、疲乏、感觉异常。还可见眩晕。较少见多梦、头痛、震颤。尚有长期用药导致腕管综合征的个案报道。

7. 精神　较少见抑郁。

8. 消化系统　偶见胃肠道不适（恶心、呕吐、消化不良、腹痛、腹泻、便秘）。还可见味觉异常。有出现肝坏死、肝炎、胆汁阻塞性黄疸的报道。

9. 皮肤　有出现皮肤瘙痒、斑丘疹、苔藓样改变、荨麻疹、大疱性扁平苔藓、银屑病、面部红斑、头皮刺痛、可逆性脱发、出汗、痤疮、湿疹、剥脱性皮炎的报道。

11. 眼　偶见视力异常。

【相互作用】

1. 西咪替丁可增加本品的生物利用度。

2. 甲氧氯普胺可增强本品的降压作用。

3. 与三环类抗抑郁药合用时可产生震颤。

4. 本品可减弱硝酸甘油的反射性心动过速，但具有协同降压作用。

5. 本品可增强氟烷对血压的作用。

【药动学】本品口服吸收完全，生物利用度约为 70%。服药后 1～2 小时达血药峰浓度。静脉注射后 5 分钟内出现最大作用，作用维持约 6 小时。吸收后可广泛分布于各组织中，以心肌、肝、肺和肾脏中浓度较高，可通过血脑屏障和胎盘屏障，血浆蛋白结合率为 50%。本品约有 95%在肝脏代谢，主要代谢产物为葡萄糖醛酸结合物。55%～60%的原形药物和代谢产物随尿排出，半衰期为 6～8 小时，不易通过血液透析和腹膜透析清除。

【观察指标】

1. 用药前、首次用药后、调整剂量时均应评估血液、心率，静脉给药还应监测心脏状态。

2. 应监测充血性心力衰竭症状。

3. 糖尿病患者应密切监测血糖水平（β受体阻滞剂可改变患者的血糖耐受情况）。

4. 药物对检验值或诊断的影响。本品尿中代谢产物可造成尿儿茶酚胺和香草基杏仁酸假性升高。

【用药宣教】

1. 用药后 2～4 小时突然站立，如果出现头晕等直立性低血压症状，可能是由剂量增加过快引起的。同时应避免饮酒。

2. 为避免引起胃肠道不适和直立性低血压，饭后 30 分钟服药。

3. 停用本品时需要逐渐减少剂量，这个过程可能需要 1～2 周的时间，以避免突然停药造成的不适。

第七节　钙通道阻滞药

一、主要作用于血管的选择性钙通道阻滞药

氨氯地平

【类别】二氢吡啶类钙通道阻滞药。

【妊娠安全等级】C。

【作用机制】本品为二氢吡啶类钙通道阻滞药，可抑制钙离子跨膜进入血管平滑肌和心肌（血管平滑肌和心肌的收缩过程依赖于细胞外钙离子通过离子通道进入细胞内完成）。本品可选择性抑制钙离子跨膜转运，对血管平滑肌细胞的作用较对心肌细胞的作用强。本品还可直接作用于血管平滑肌，从而降低外周血管阻力和血压。

【适应证】

1. 用于治疗高血压，可单用或与抗高血压药联用。

2. 用于慢性稳定型心绞痛的对症治疗，可单用或与抗心绞痛药联用。

3. 用于治疗疑似或确诊的血管痉挛性心绞痛，可单用或与抗心绞痛药联用。

4. 用于经血管造影证实为冠心病，但射血分数大于或等于 40%且无心力衰竭的患者。

【禁用与慎用】

1. 对本品及二氢吡啶类药过敏者、严重低血压患者、重度主动脉瓣狭窄患者禁用。

2. 肝功能不全者、充血性心力衰竭患者、流出道梗阻性肥厚型心肌病患者慎用。

【给药途径和剂量】口服给药初始剂量为每次 5mg，每日 1 次。最大剂量为每次 10mg，每日 1 次。剂量应根据个体反应进行调整，剂量调整间隔通常为 7～14 日。如临床需要，在密切监测下，亦可快速调整剂量。肝功能不全时，治疗高血压的初始剂量为每次 2.5mg，每日 1 次。治疗心绞痛时亦应从较低剂量开始。重度肝功能不全者应缓慢增量。6～17 岁儿童推荐剂量为每次 2.5～5mg，每日 1 次。

【不良反应】

1. 心血管系统　心绞痛、心悸、心律失常（包括心动过速、心房颤动、心动过缓）、外周局部缺血、晕厥、血管炎。还有低血压、心肌梗死的报道。

2. 代谢/内分泌系统　体重增加或减少、高血糖症。还有乳腺增生、阳痿、男子乳腺发育的报道。

3. 呼吸系统　肺水肿、呼吸困难、鼻出血。还有咳嗽的报道。

4. 肌肉骨骼系统　背痛、关节痛、关节病、肌肉痉挛、肌痛。

5. 泌尿生殖系统　性功能障碍、尿频、排尿障碍、夜尿症，有急性间质性肾炎的个案报道。

6. 免疫系统　过敏反应。

7. 神经系统　头痛、头晕、嗜睡、感觉减退、感觉异常、周围神经病变、震颤、眩晕、失眠。上市后还有锥体外系疾病的报道。

8. 精神　神经质、抑郁、梦境异常、焦虑、人格解体。

9. 消化系统　上市后有黄疸、肝酶升高、胆汁淤积、肝炎的报道。消化不良、恶心、腹痛、厌食、便秘、吞咽困难、腹泻、胃肠胀气、胰腺炎、呕吐、牙龈增生、口腔干燥、口渴。

10. 血液系统　白细胞减少、血小板减少、紫癜。

11. 皮肤　面部潮红、热潮红、血管神经性水肿、多形性红斑、瘙痒、皮疹（如红斑疹、斑丘疹）、多汗、史-约综合征、剥脱性皮炎。

12. 眼　视觉异常、结膜炎、复视、眼痛。

13. 耳　耳鸣。

14. 其他　水肿（包括外周水肿）、疲乏、胸痛、虚弱、不适、疼痛、僵直。

【相互作用】

1. CYP3A4 抑制剂酮康唑、伊曲康唑、利托那韦可升高本品的血药浓度，增强本品的降压作用。

2. 本品可使辛伐他汀的暴露量增加，合用时辛伐他汀剂量应限制在每日 20mg 以下。

3. 舌下含服硝酸甘油、长效硝酸酯类药可增强本品抗心绞痛作用。

4. 本品可使环孢素、他克莫司的系统暴露量增加，合用时推荐频繁监测以上药物的血药浓度。

【药动学】本品口服后 6～12 小时达血药峰浓度，绝对生物利用度为 64%～90%，血浆蛋白结合率约为 93%。连续给药 7～8 日后，血药浓度达稳态。本品经肝脏广泛（约 90%）代谢为无活性的代谢产物，60%的代谢物随尿液排出，其余 10%以原药形式排出。血浆清除率呈双相性，终末半衰期为 35～50 小时。

【观察指标】监测血压、心率。

【用药宣教】

1. 服用本品期间，如果坐或躺后迅速起身，可能出现头晕或晕倒。

2. 用药期间需要密切监测血压和心率，以评估药物对其的影响或疗效。

氨氯地平叶酸（Ⅱ）

【类别】二氢吡啶类钙通道阻滞剂的复方制剂。

【妊娠安全等级】C。

【作用机制】氨氯地平是二氢吡啶类钙通道阻滞药，作用于血管平滑肌，扩张外周动脉，降低外周血管阻力，降低血压。叶酸为机体细胞生长和繁殖的必需物质，经二氢叶酸还原酶及维生素 B_{12} 的作用，形成四氢叶酸，后者与一碳单位结合成甲基四氢叶酸，传递一碳单位，参与体内多种生物学过程及核酸和氨基酸的合成，同时也参与蛋氨酸循环，使同型半胱氨酸甲基化生成蛋氨酸，降低血同型半胱氨酸水平。

【适应证】用于治疗伴有血浆同型半胱氨酸水平升高的原发性高血压。

【禁用与慎用】同“氨氯地平”“叶酸”。

【给药途径和剂量】根据血压控制情况选择不同规格的片剂。通常推荐起始剂量为 5.8mg 或 5.4mg，每日 1 次，推荐维持剂量为 5.8mg 每日 1 次，最大日剂量为 5.4mg×2 片。用药剂量根据个体需要进行调整，通常调整期应不少于 7～14 天，以便医生充分评估患者对该剂量的反应。

【不良反应】【相互作用】【药动学】同“氨氯地平”“叶酸”。

【观察指标】用药期间需进行血压测量。

【用药宣教】

1. 症状性低血压可能发生，特别是在严重主动脉狭窄患者。因本品的扩血管作用是逐渐产生的，服用本品后发生急性低血压的情况罕见。

2. 心绞痛加重或心肌梗死：极少数患者特别是伴有严重冠状动脉阻塞性疾病的患者，在开始使用本品治疗或增加剂量时，可出现心绞痛恶化或发生急性心肌梗死。

3. 因本品通过肝脏大量代谢，并且肝功能不全患者的血浆清除半衰期（$t_{1/2}$）为 56 小时，因此本品用于重度肝功能不全患者时应缓慢增量。

4. 本品与其他降压药合用时，降压作用明显增强。

5. 巨幼细胞贫血及疑有维生素 B_{12} 缺乏的患者单用本品可能会加重维生素 B_{12} 的缺乏和神经系统症状。

尼莫地平

【类别】二氢吡啶类钙通道阻滞药。

【妊娠安全等级】C。

【作用机制】本品为钙通道阻滞药，通过抑制钙离子进入细胞而抑制血管平滑肌细胞的收缩。本品有较高的亲脂性而易透过血脑屏障，对脑动脉有较强的作用。

【适应证】

1. 用于预防和治疗动脉瘤性蛛网膜下腔出血后脑血管痉挛引起的缺血性神经损伤。

2. 用于治疗老年性脑功能障碍，如记忆力减退、定向力和注意力障碍、情绪波动。

3. 用于治疗缺血性脑血管病、缺血性突发性耳聋、偏头痛、轻中度高血压。

【禁用与慎用】

1. 对本品过敏者、严重肝功能不全者禁用。

2. 低血压（收缩压＜100mmHg）患者、脑水肿或颅内压升高的患者、肝功能不全者、严重肾功能不全者、严重心血管功能不全者慎用。

【给药途径和剂量】

1. 蛛网膜下腔出血后脑血管痉挛

（1）口服给药：本品注射剂治疗 5～14 日后，转为口服给药，常释剂型每次 60mg，每日 6 次，连用 7 日。给药间隔时间为 4 小时。缓释片、缓释胶囊，每次 60～120mg，每日 2 次。

（2）静脉滴注：治疗开始的 2 小时可按每小时 1mg[约为 15μg/（kg·h）]给药，若耐受良好，尤其血压无大幅下降，2 小时后可增至每小时 2mg[约为 30μg/（kg·h）]。体重明显低于 70kg 或血压不稳的患者，宜从每小时 0.5mg[约为 7.5μg/（kg·h）]开始给药。预防性给药应于出血后 4 日内开始，在血管痉挛最危险期连续给药（持续至出血后 10～14 日）；若在预防性给药期间，出血原因经外科手术治疗，术后应继续静脉滴注本品至少 5 日；静脉治疗结束后，建议转为口服给药约 7 日。若已出现血管痉挛引起的缺血性神经损伤，应尽早开始治疗，并持续给药 5～14 日，之后建议转为口服给药 7 日；若在治疗性给药期间，出血原因经外科手术治疗，术后应继续静脉滴注本品至少 5 日。

（3）脑池滴注：将稀释后的药液加温至血液温度后于术中脑池滴注。

2. 缺血性脑血管病　常释剂型每日 30～120mg，分 3 次服用，连用 1 个月。缓释片、缓释胶囊，每次 60～120mg，每日 2 次。

3. 缺血性突发性耳聋　口服给药。①常释剂型：每日 40～60mg，分 3 次服用，5 日为 1 个疗程，通常用药 3～4 个疗程。②缓释片、缓释胶囊：每次 60～120mg，每日 2 次。

4. 偏头痛　①常释剂型：口服每次 40mg，每日 3 次，12 周为 1 个疗程。②缓释片、缓释胶囊：每次 60～120mg，每日 2 次。

5. 轻中度高血压　①常释剂型，口服每次 40mg，每日 3 次，最大日剂量为 240mg。②缓释胶囊，每次 60～120mg，每日 2 次。

6. 给药途径

（1）静脉滴注时为避免发生容量超负荷或存在容量超负荷禁忌时，可经中心静脉插管，并用输液泵持续静脉滴注。

（2）因本品易被聚氯乙烯（PVC）吸附，滴注时仅可使用聚乙烯（PE）输液管，且输液管以三通阀相互连接。

（3）本品具有轻微的光敏感性，滴注时应避免阳光直射。若在散射性日光或人工光源下滴注，10 小时内不必采取任何特殊的避光措施。若滴注过程中无法避免过长时间暴露于光照下，应采取适当的保护措施（如使用带有遮光材料套的输注泵和输注管、使用有色输注管）。

（4）每 4mg 本品粉针剂以适量 5%葡萄糖注射液或 0.9%氯化钠注射液溶解，再以 500ml 5%葡萄糖注射液或 0.9%氯化钠注射液稀释后静脉滴注。

（5）每 1ml 本品注射液以 19ml 林格液稀释用于脑池滴注液，稀释后须立即使用。

【配伍禁忌】本品与地尔硫䓬、氟比洛芬酯、甲基多巴、维拉帕米、硝苯地平存在配伍禁忌。

【不良反应】

1. 心血管系统　心动过速、心动过缓、低血压、血管扩张、心悸、晕厥、心率加快、血压下降、期前收缩、心电图异常、反跳性血管痉挛、高血压、充血性心力衰竭、深静脉血栓形成。

2. 呼吸系统　呼吸困难、喘息。

3. 肌肉骨骼系统　肌痛、痉挛。

4. 泌尿生殖系统　血清尿素氮升高、血清肌酸酐升高。

5. 免疫系统　过敏反应。

6. 神经系统　头痛、眩晕、头晕、运动功能亢进、震颤、嗜睡、神经退化。

7. 精神　失眠、不安、激动、易激怒、抑郁。

8. 消化系统　氨基转移酶升高、碱性磷酸酶升高、γ-谷氨酰转肽酶升高、肝功能异常、肝炎、黄疸。恶心、肠梗阻、便秘、腹泻、胃肠胀气、胃肠不适、呕吐、胃肠道出血。

9. 血液系统　血小板减少、贫血、血肿、弥散性血管内凝血。

10. 皮肤　皮疹、皮肤潮红、多汗、皮肤发红、痤疮、瘙痒。

11. 其他　水肿（包括肢端水肿、外周水肿）、滴注部位反应、滴注部位血栓性静脉炎、热感、无力、虚弱。

【相互作用】

1. 部分大环内酯类抗生素（如红霉素）可使本品的血药浓度升高，不宜合用。

2. 抗 HIV 蛋白酶抑制剂（如利托那韦）、萘法唑酮可使本品的血药浓度显著升高。上述药物为强效 CYP3A4 抑制剂。合用时应监测血压，必要时考虑减少本品剂量。

3. 吡咯类抗真菌药（如酮康唑）可使本品的血药浓度升高，合用时应监测血压，必要时考虑减少本品剂量。

4. 氟西汀可使本品的稳态血药浓度升高 50%，而氟西汀的血药浓度显著降低，但其活性代谢产物去甲氟西汀的浓度不受影响。合用时应监测血压，必要时考虑减少本品剂量。

5. 奎奴普丁达福普汀、西咪替丁、丙戊酸可使本品的血药浓度升高。上述药物为CYP3A4抑制剂。合用时应监测血压，必要时考虑减少本品剂量。

6. 具有肾毒性的药物（如氨基糖苷类药、头孢菌素类药、呋塞米）可引起肾功能减退。合用时须谨慎监测肾功能，若出现肾功能减退，应考虑停药。

7. 降压药（利尿药、β受体阻滞剂、血管紧张素转换酶抑制剂、钙通道阻滞药、α肾上腺素受体阻滞药、磷酸二酯酶Ⅴ型抑制剂、甲基多巴）可能增强降压效果。若无法避免合用，合用时须密切监测血压。

8. 本品可使齐多夫定的曲线下面积显著升高，但其分布容积和清除率显著减低。

9. 去甲替林可使本品的血药浓度稍有降低，而去甲替林的血药浓度不受影响。

10. 利福平可使本品的疗效减弱。利福平通过酶诱导作用加速本品的代谢。

11. 饮用葡萄柚汁可使本品的血药浓度升高，作用时间延长，从而导致降压作用增强，并可持续至少 4 日。葡萄柚汁可抑制 CYP3A4，减少本品的首过效应或清除率。用药期间避免饮用葡萄柚汁。

【药动学】本品口服后几乎完全吸收。口服后 10～15 分钟可在血浆中检测到原形药物和首过效应代谢产物。年轻受试者单剂口服本品 30mg 和 60mg 后的平均血药浓度分别为（16±8）ng/ml 和（31±12）ng/ml。在不超过 90mg 的剂量时，血药峰浓度和曲线下面积与剂量成正比。本品与血浆蛋白的结合率为 97%～99%。注射给药的分布容积为 0.9～1.6L/kg。动物实验显示本品可透过胎盘屏障。口服或静脉给药后，脑脊液中的药物浓度为血药浓度的 0.5%，与血浆中游离药物浓度大致相同。本品经 CYP3A4 系统代谢，50%的代谢产物经肾脏排泄，30%随胆汁排泄。本品的总清除率为 0.6～1.9L/（h·kg）。消除动力学呈线性，半衰期为 1.1～1.7 小时，终末消除半衰期为 5～10 小时。

【观察指标】检测血压、心率。

【用药宣教】

1. 食物可能降低本品的疗效，饭前 1 小时或饭后 2 小时服用。

2. 完整吞服缓释剂，不要掰开、咀嚼、碾碎后服用。分散片可用少量水将药物溶解后服用，也可直接吞服。

3. 本品可能导致出现头晕，用药期间避免驾驶或操作机器。

4. 服用本品期间，避免坐或躺后迅速起身，可能出现头晕或晕倒。

尼群地平

【类别】二氢吡啶类钙通道阻滞药。

【妊娠安全等级】C。

【作用机制】本品为二氢吡啶类钙通道阻滞药，可抑制血管平滑肌和心肌的跨膜钙离子内流，但以血管作用为主，故其血管选择性较强，可引起冠状动脉、肾小动脉等全身血管的扩张，从而产生降压作用。

【适应证】用于治疗高血压。

【禁用与慎用】

1. 对本品过敏者、严重主动脉瓣狭窄患者禁用。

2. 肝、肾功能不全者慎用。

【给药途径和剂量】口服给药。初始剂量为每次 10mg，每日 1 次。根据患者治疗反应进行剂量调整。如未达治疗效果，可增加剂量至每次 10mg，每日 2 次或每次 20mg，每日 1 次。最大剂量为每次 20mg，每日 2 次。

【不良反应】

1. 心血管系统　直立性低血压、低血压、心绞痛、心动过速、心悸。

2. 代谢/内分泌系统　尿液醛固酮明显升高、低血糖、高密度脂蛋白明显升高。

3. 肌肉骨骼系统　骨质疏松。

4. 泌尿生殖系统　多尿。

5. 神经系统　头痛、头晕。

6. 消化系统　碱性磷酸酶升高、胆汁淤积性黄疸。恶心。

7. 皮肤　面部潮红。

8. 过敏反应　过敏性肝炎、皮疹、剥脱性皮炎。

9. 其他　足踝部水肿。

【相互作用】

1. β受体阻滞剂可增强降压作用，并可减少本品致心动过速的风险，但个别患者可能出现体循环低血压、心力衰竭、心绞痛和以上症状加重。

2. 与血管紧张素转换酶抑制剂合用时耐受性较好，且可增强降压作用。

3. 本品可能增加或不增加地高辛的血药浓度。开始合用、调整剂量或停用本品时应监测地高辛的血药浓度，以防地高辛过量或不足。

4. 西咪替丁可改变本品的首过效应，合用时应注意调整药物剂量。

【药动学】本品口服吸收良好，但存在明显首过效应。口服后约 1.5 小时达血药峰浓度。口服 30 分钟后收缩压开始下降，60 分钟后舒张压开始下降，降压作用在 1～2 小时后达最大，并可维持 6～8 小时。蛋白结合率为 98%。本品经肝脏广泛代谢，70%的代谢产物经肾脏排泄，8%随粪便排泄。半衰期为 10～22 小时。

【观察指标】用药期间应定期监测血压、心电图。

【用药宣教】食物可以增加本品的吸收。用药期间避免饮酒。

硝苯地平

【类别】二氢吡啶类钙通道阻滞药。

【妊娠安全等级】C。

【作用机制】本品为二氢吡啶类钙通道阻滞药，可选择性抑制钙离子进入心肌细胞和平滑肌细胞的跨膜转运，并抑制钙离子从细胞内释放，但不改变血浆钙离子浓度。

【适应证】

1. 用于心绞痛（变异型心绞痛、不稳定型心绞痛、慢性稳定型心绞痛）。

2. 用于高血压，单用或与其他降压药联用。

3. 本品注射液用于高血压危象。

【超说明书用药】

1. 用于肥厚型心肌病。

2. 用于雷诺综合征。

3. 用于肺动脉高压。

4. 用于高原肺水肿。

5. 用于孕妇高血压急症。

【禁用与慎用】

1. 对本品过敏者、心源性休克患者、严重主动脉瓣狭窄患者、最近 4 周内心肌梗死患者、孕妇禁用。

2. 接受透析治疗的恶性高血压患者、失代偿性心力衰竭患者、流出道受阻的肥厚型心肌病患者、低血压患者、肝功能不全者、肾功能不全者、需调整治疗的糖尿病患者慎用。

【给药途径和剂量】

1. 口服给药

（1）常释制剂：①从小剂量开始服用，通常初始剂量为每次 10mg，每日 3 次；常用维持剂量为每次 10～20mg，每日 3 次。部分有明显冠状动脉痉挛的患者，可用至每次 20～30mg，每日 3～4 次。日剂量不宜超过 120mg。如病情紧急，可嚼碎服或舌下含服，每次 10mg，根据患者对药物的反应，决定是否再次给药。②通常调整剂量需 7～14 日。如症状明显，病情紧急，剂量调整期可缩短。根据患者对药物的反应、发作频率和舌下含服硝酸甘油的剂量，可在 3 日内将本品用量从每次 10～20mg 调至每次 30mg，每日 3 次。③住院患者在密切监测下，可根据心绞痛或缺血性心律失常的控制情况，每隔 4～6 小时增加 1 次剂量，每次 10mg。

（2）缓释片：①10mg 规格，每次 20mg，每日 2 次，可增至每次 40mg，每日 2 次。②20mg 规格，每次 20mg，每日 1～2 次。③30mg 规格，每

次 30mg，每日 1 次。

（3）控释片：通常每次 30mg，每日 1 次。

（4）缓释胶囊：通常每次 20mg，每 12 小时 1 次，必要时可增至每次 40mg。儿童口服给药，每 24 小时给药 0.6～0.9mg/kg，分 3～4 次服用。

2. 静脉滴注　每次 2.5～5mg，加入 5%葡萄糖注射液 250ml 中在 4～8 小时缓慢滴注，根据病情调整滴速及用量。24 小时最大量为 15～30mg，可重复使用 3 日（不宜超过 3 日），以后建议改用口服制剂。

【配伍禁忌】与尼莫地平存在配伍禁忌。

【不良反应】

1. 心血管系统　心绞痛、心悸、胸闷、心肌梗死、充血性心力衰竭、心律失常、传导阻滞、血管扩张（面红、热感）、低血压（包括直立性低血压）、心动过速、心房颤动、心动过缓、心脏停搏、期前收缩、静脉炎、皮肤血管异位。

2. 代谢/内分泌系统　乳房充血、痛风、血糖升高、男性乳腺发育、乳房疼痛、低钾血症、高钾血症。有高钙血症恶化的个案报道。

3. 呼吸系统　鼻塞、气短、肺水肿、呼吸困难、鼻炎、鼻出血、咳嗽增加、啰音、咽炎、上呼吸道感染、鼻窦炎、咽喉痛、喘鸣、呼吸短促。

4. 肌肉骨骼系统　骨骼肌发炎、关节僵硬、肌肉痉挛、红斑性肢痛、关节炎、腿痛、颈痛、骨盆痛、关节痛、关节不适、肌痛、上下肢麻刺感、背痛。有横纹肌溶解的个案报道。

5. 泌尿生殖系统　夜尿、多尿、阳痿、排尿困难、尿结石、遗尿、性冲动减少、一过性肾功能恶化、血尿、蛋白尿、子宫内膜萎缩。

6. 免疫系统　淋巴结病、过敏反应[如皮肤及黏膜肿胀、喉头水肿、支气管肌肉痉挛（包括致命性呼吸窘迫）]。

7. 神经系统　头晕、晕厥、平衡失调、感觉迟钝、感觉异常、震颤、张力亢进、头痛（如偏头痛）、味觉异常、共济失调、记忆力和学习能力损害、脑缺血、脑卒中。

8. 精神　精神紧张、神经过敏、睡眠紊乱、抑郁、偏执、焦虑、梦魇、谵妄。

9. 消化系统　过敏性肝炎、谷氨酰转移酶升高、丙氨酸氨基转移酶升高、黄疸、门静脉高压。牙龈增生、恶心、便秘、腹泻、胃肠痉挛、腹胀、腹痛、口干、消化不良、厌食、嗳气、胃肠道不适、牙龈炎、呕吐、食管炎、肠胃出血、粪石、吞咽困难、肠梗阻、肠道溃疡、胃结石、胃食管反流、黑便、胃灼热。

10. 血液系统　贫血、白细胞减少、血小板减少、紫癜、粒细胞缺乏。

11. 皮肤　面部潮红、皮疹、剥脱性皮炎、瘙痒、蜂窝织炎、血管神经性水肿、脓疱疹、多汗、荨麻疹、大疱疹、光敏感性皮炎、中毒性表皮坏死松解症、红斑、秃头症。有天疱疮的个案报道。上市后还有史-约综合征的报道。

12. 眼　视物模糊、血药峰浓度时瞬间失明、视觉异常、眼部不适、眼痛、弱视、结膜炎、复视、异常流泪。

13. 耳　耳鸣。

14. 其他　乏力、虚弱、水肿（包括眶周水肿、外周水肿、面部水肿）、不适、疼痛（包括胸痛、胸骨下疼痛）、寒战、发热、体重下降、体重增加。静脉给药时可出现穿刺部位疼痛或烧灼感。

【相互作用】

1. 其他降压药、三环类抗抑郁药可增强本品降压作用。

2. 奎奴普丁达福普汀可导致本品血药浓度升高。合用时需密切监测血压，必要时降低本品剂量。

3. 西沙必利可使本品血药浓度升高。合用时应密切监测血压，必要时可降低本品剂量。

4. CYP3A4 抑制剂可升高本品血药浓度，从而增强抗高血压作用。

5. 与硝酸酯类药合用可使心率增加、血压降低。

6. 本品可使地高辛清除率降低，血药浓度升高。合用时应接受检查以防止地高辛过量，如有必要，可根据血浆中地高辛的浓度而减少地高辛的剂量。

7. 本品可使茶碱血药浓度升高。合用时需监测茶碱浓度。

8. 本品可使头孢菌素类药的生物利用度增加 70%。

9. 他克莫司和本品均通过 CYP3A4 系统代谢。合用时应监测他克莫司的血药浓度，必要时降低他克莫司的用药剂量。

10. 苯妥英钠可使本品生物利用度降低，从而导致疗效下降。苯妥英钠为 CYP3A4 诱导剂。合用时应监测本品临床疗效，必要时增加本品剂量。如两种药物合用时已增加本品剂量，停用苯妥英钠后应考虑减小本品剂量。

11. 利福平可使本品生物利用度降低，从而降低疗效。利福平为CYP3A4诱导剂。禁止合用。

12. 地尔硫䓬可减少本品的清除。合用时应谨慎，必要时应考虑降低本品剂量。

13.与香豆素类抗凝药合用有凝血时间增加的报道。

14. 本品可使奎尼丁血药浓度下降，或停服本品后可见奎尼丁的血药浓度明显升高。合用或停服本品时，应监测血浆中奎尼丁的浓度，同时应密切监测血压，必要时调整剂量。

15. 本品可减慢长春新碱的排泄，增加其不良反应。合用时应减少长春新碱剂量。

16. 葡萄柚汁可使本品血药浓度升高，降压作用增强。葡萄柚汁可抑制CYP3A4。

【药动学】本品普通制剂口服后吸收迅速、完全。口服后10分钟即可测出血药浓度，约30分钟后达血药峰浓度，嚼碎服或舌下含服达峰时间提前。本品在10～30mg范围内，生物利用度和半衰期无显著差别。吞服、嚼碎服或舌下含服本品普通制剂，相对生物利用度基本无差异。口服15分钟起效，1～2小时作用达峰值，作用持续4～8小时；舌下给药2～3分钟起效，20分钟作用达峰值。半衰期呈双相，$t_{1/2\alpha}$为2.5～3小时，$t_{1/2\beta}$为5小时。

本品在组织内分布广泛，在肝、血清、肾及肺中浓度较高，在脑、骨骼肌中浓度较低。静脉注射后的分布半衰期为5～6分钟。本品血浆蛋白结合率高达92%～98%，其主要代谢物的蛋白结合率为54%。在体内经肠黏膜和肝微粒体酶系统（CYP3A4）代谢为无药理活性的代谢物，70%～80%的药物以水溶性代谢物随尿液排泄，仅0.1%以药物原形随尿液排泄。无蓄积作用。

【观察指标】开始用药、调整剂量及停药时均应监测血压、心率，以及外周水肿、便秘等不良反应。

【用药宣教】

1. 滴丸、胶囊、软胶囊或片剂，病情紧急时可嚼碎服药或舌下含服。控释剂饭前饭后服用都可以。两次给药时间至少间隔4小时。缓释剂型可沿片面“中心线”完整分开半片服用。

2. 突然停药可能导致停药综合征，引起病情反复。长期用药后如需停药，需逐渐减量。

3. 用药期间食用葡萄柚，可增强硝苯地平的降压效果。

4. 用药期间饮酒可引起血管扩张，进而造成血压过度下降甚至休克，避免饮酒或含有乙醇的饮料。

氨氯地平阿托伐他汀钙

【类别】二氢吡啶类钙通道阻滞药及血脂调节药。

【妊娠安全等级】X。

【作用机制】本品为苯磺酸氨氯地平和阿托伐他汀钙的复方制剂。

【适应证】用于需苯磺酸氨氯地平和阿托伐他汀钙联合治疗的患者。

【禁用与慎用】

1. 对本品任一成分过敏者、活动性肝病或不明原因的血清氨基转移酶持续升高的患者、孕妇或可能妊娠的妇女禁用。

2. 同“氨氯地平”“阿托伐他汀”。

【给药途径和剂量】口服给药，本品中氨氯地平成分的最大剂量可达每次10mg，每日1次，阿托伐他汀成分的最大剂量可达每次80mg，每日1次。本品的初始剂量应根据每一种单药治疗的推荐剂量进行适当组合。可用于已单用阿托伐他汀或氨氯地平其中之一而需增加另一种药物治疗的患者，应根据正在使用单药的维持量和所加用的单药的推荐初始量，选择本品的剂量。可给予患者等同于本品剂量的两种单药，或为增加抗心绞痛、降血压、降脂作用，在使用本品的基础上加用氨氯地平或阿托伐他汀或两者同时加量。

【不良反应】【相互作用】同“氨氯地平”“阿托伐他汀”。

【药动学】口服本品后，氨氯地平和阿托伐他汀的血药浓度达峰时间分别为6～12小时和1～2小时，两者的生物利用度与单独给药比较无明显差异。

【观察指标】用药前、开始用药后12周内或剂量增加后12周内应监测肝功能，以后定期监测（如每半年监测一次）。

【用药宣教】

1. 阿托伐他汀可能对胎儿造成损害，有生育能力的妇女用药期间采取有效避孕措施（如避孕套）。

2. 氨氯地平可能引起头晕、疲劳，用药期间避免驾驶或操作机械。

3. 用药期间喝大量的葡萄柚汁（每天超过1.2L）可能导致不良反应，避免食用葡萄柚及其制品。

4. 用药期间坚持低胆固醇饮食，多吃蔬菜、水果、粗纤维食物、鱼类，少吃肥肉、内脏煎炸食品和奶油糕点。

5. 哺乳期妇女使用时，应暂停哺乳。

贝尼地平

【类别】二氢吡啶类钙通道阻滞药。

【作用机制】本品为二氢吡啶类钙通道阻滞药，具有降低血压、抗心绞痛及保护肾功能的作用。本品可与细胞膜电位依赖性钙通道的 DHP 结合部位相结合，抑制钙离子内流，使外周血管和冠状动脉扩张，从而降低血压和增加冠状动脉血流量。

【适应证】用于原发性高血压。

【超说明书用药】用于心绞痛。

【禁用与慎用】

1. 心源性休克患者、孕妇或可能妊娠的妇女禁用。

2. 严重肝功能不全者、血压过低患者、老年患者慎用。

【给药途径和剂量】口服给药，每次 2～4mg，每日 1 次，早餐后服。可根据患者年龄及症状调整剂量，如效果不佳，可增至每次 8mg，每日 1 次。重症患者，一次 4～8mg，每日 1 次。

【不良反应】

1. 心血管系统　少见（0.1%～5%）心悸、血压降低、直立性低血压，极少见（<0.1%）胸部重压感、心动过缓、心动过速，还可见期前收缩。

2. 代谢/内分泌系统　可见男子乳腺发育。

3. 呼吸系统　极少见咳嗽。

4. 肌肉骨骼系统　少见肌酸激酶升高。

5. 泌尿生殖系统　少见血尿素氮（BUN）、肌酸酐升高，极少见尿频。

6. 神经系统　少见头痛、头重、眩晕、步态不稳，极少见嗜睡、麻木感。

7. 消化系统　少见 AST、ALT、γ-谷氨酰转肽酶、碱性磷酸酶、胆红素及乳酸脱氢酶升高，还可见黄疸。少见便秘，极少见口渴、恶心、胃灼热、腹部不适感，还可见腹泻、呕吐、齿龈增生。

8. 血液系统　少见白细胞减少、嗜酸性粒细胞增多，还可见血小板减少。

9. 耳　极少见耳鸣。

10. 过敏反应　少见皮疹，极少见瘙痒，还可见光敏感。

11. 其他　少见颜面潮红、潮热、水肿（面部、小腿、手），极少见手指发红或发热感、肩凝、乏力。

【相互作用】

1. 西咪替丁可抑制本品的代谢酶和降低胃酸，增加本品的吸收。

2. 本品可使地高辛血药浓度升高，可能引起洋地黄中毒。本品可抑制地高辛的肾小管排泄。合用时应监测地高辛的血药浓度及心脏状态，如出现异常，应调整地高辛的用量或停用本品。

3. 与其他降压药合用可使降压作用增强，可能引起血压过度降低。

4. 利福平可降低本品的血药浓度，使其降压作用减弱。

5. 葡萄柚汁可使本品血药浓度升高，可能使血压过度降低。

【药动学】本品口服后吸收迅速，健康成年人口服给药（2mg、4mg、8mg）后约 1 小时达血药峰浓度，生物利用度较低。动物实验显示本品吸收后主要分布于肝脏、肾脏、肾上腺、颌下腺、肺、垂体、胰腺中，而脑、脊髓、睾丸中的分布较少。人体内蛋白结合率约为 75%，仅约 10%在肝脏代谢，随尿和粪便排泄，半衰期为 1～2 小时。透析不能有效清除本品。

【观察指标】监测血压。

【用药宣教】

1. 每天用药 1 次，可在早饭后服用。每天用药 2 次，早、晚饭后服用。

2. 突然停药可能导致病情恶化，如果需要停药，需根据病情逐渐减少剂量并密切观察情况。

3. 哺乳期妇女使用时，应暂停哺乳。

非洛地平

【类别】二氢吡啶类钙通道阻滞药。

【妊娠安全等级】C。

【作用机制】本品为二氢吡啶类钙通道阻滞药，对血管有较高的选择性，具有良好的扩张动脉、降低血压的作用，对静脉平滑肌和肾上腺素能血管张力调节无影响。其扩张小动脉的作用主要是通过抑制跨膜钙内流，另外，还可抑制细胞内储存钙释放。本品尚具有轻度利钠、利尿作用，对肾血流量可轻度增加或无影响。

【适应证】用于治疗高血压、稳定型心绞痛。

【禁用与慎用】

禁忌：失代偿性心力衰竭、急性心肌梗死、妊娠期妇女、不稳定型心绞痛。主动脉瓣狭窄、肝脏损害、急性心肌梗死后心力衰竭的患者慎用。

【给药途径和剂量】口服给药。①片剂：初始剂量为每次 2.5mg，每日 2 次；维持剂量为每日 5mg 或 10mg。必要时剂量可增加，或加用其他降压药。②缓释制剂：服药应在早晨用水吞服。起始剂量为每次 5mg，每日 1 次；维持剂量为每次 5mg 或 10mg，每日 1 次。按个体反应情况调整（用量调整间隔一般应少于 2 周），或加用其他降压药。

【不良反应】

1. 心血管系统　常见潮红伴热感、外周血管扩张所致的轻度至中度踝部水肿，偶见心悸、心动过速，非常罕见期前收缩、白细胞分裂血管炎、低血压伴心动过速（敏感个体可加剧心绞痛）。还可出现充血性心力衰竭、心肌梗死。

2. 代谢/内分泌系统　非常罕见高血糖，还可出现男子乳房增大、脂质水平异常（高密度脂蛋白升高）。

3. 呼吸系统　咳嗽、上呼吸道感染。

4. 肌肉骨骼系统　罕见关节痛、肌痛，有引起重症肌无力的个案报道。

5. 泌尿生殖系统　罕见阳痿、性功能障碍，非常罕见尿频，还可出现多尿。

6. 免疫系统　非常罕见过敏反应。

7. 神经系统　常见头痛，偶见感觉异常、头晕，罕见继发于低血压的晕厥，还可出现乏力、脑血管意外。

8. 精神　睡眠障碍（失眠、嗜睡、噩梦均有报道）。

9. 肝脏　非常罕见肝酶升高。

10. 胃肠道　偶见恶心、腹痛，罕见呕吐，非常罕见牙龈增生、牙龈炎。还可出现口干、腹胀气、胃食管反流病、消化不良。

11. 血液　贫血。

12. 皮肤　偶见皮疹、瘙痒，罕见荨麻疹，非常罕见光敏反应、血管神经性水肿伴嘴唇或舌头肿胀。还可出现面部潮红、光毒性、银屑病。

13. 眼　视力障碍。

14. 其他　偶见疲乏、非常罕见发热，还可出现撤药症状（可出现心绞痛）。

【相互作用】

1. 与β受体阻滞剂合用耐受良好，对治疗心绞痛与高血压有利。但在左心室功能不全、心律失常或主动脉瓣狭窄的患者联用β受体阻滞剂与二氢吡啶类钙通道阻滞药，容易引起明显低血压和心脏抑制。如要合用，应仔细监测心功能，特别是有潜在心力衰竭的患者。

2. 西咪替丁可增加本品的曲线下面积和血药峰浓度。

3. CYP3A4 抑制剂[奎奴普汀、达福普汀、沙奎那韦、地拉韦啶、红霉素、三唑类（如伊曲康唑、氟康唑）、咪唑类（酮康唑）抗真菌药]可使本品的血药浓度上升，不良反应增加。

4. 环孢素可使本品的血药浓度增加 150%，AUC 增加 60%。但是本品对环孢素的药动学的影响有限。

5. 与镁剂合用可引起显著低血压和神经肌肉阻滞。

6. 与咪贝地尔合用可引起严重心动过缓和低血压。钙通道阻滞作用叠加。两者使用应有 14 日的时间间隔。

7. 胺碘酮与钙通道阻滞药可进一步减慢窦性心率，加重房室传导阻滞。窦性心动过缓或房室传导阻滞的患者应避免本品与胺碘酮合用。

8. 本品可增强丁咯地尔的降压作用。合用时应注意。

9. 本品可引起地高辛血药浓度短暂性升高。

10. 本品可增加非甾体抗炎药或口服抗凝药引起胃肠出血的危险性。

11. 合用使他克莫司血药浓度升高。

12. CYP3A4 诱导剂（卡马西平、奥卡西平、苯妥英钠、磷苯妥英、苯巴比妥、利福平、圣约翰草）可诱导本品的代谢，降低疗效。应避免合用。

13. 麻黄含有麻黄碱和伪麻黄碱，可降低抗高血压药的疗效，应避免同时服用含麻黄的药物。

14. 本品可减少茶碱的吸收，降低茶碱疗效。停用本品时要注意茶碱的剂量，尤其是茶碱血药浓度较高时。

15. 葡萄柚汁中的黄酮类化合物可抑制本品的代谢，使本品血药浓度升高。

【药动学】口服常释剂型治疗高血压的起效时间为 1 小时，最大效应时间为 2～4 小时，单次口服作用持续 6～9 小时，多次给药持续 12～14 小时。缓释剂起效时间为 2～5 小时，多次给药持续 24 小时。治疗性血药浓度为 4～6nmol/L，口服生物利用度为 13%～20%，进食高脂肪高碳水化合物可增加本品的吸收。蛋白结合率大于 99%。分布容积为 10L/kg，肝功能不全者的分布容积为 5.6L/kg。本品主要在肝脏经 CYP 酶系统代谢，在肠壁少量代谢，代谢产物为嘧啶类似物，无明显扩血管活性。本品的半衰期为11～16小时，肾功能不全者为21小时。本品主要经肾脏排泄，肾脏清除率为155ml/(min·kg)，总体清除率为823ml/min。口服后约70%经尿液排出，10%经粪便排出，可经乳汁排泄，不能通过血液透析清除。

【观察指标】监测血压。

【用药宣教】

1. 食物油腻或含糖可能影响本品的吸收，且白天血压高于夜晚。缓释剂早上空腹时服用，也可在少糖少脂的清淡早餐后服用。

2. 缓释剂型如果掰开、咀嚼或碾碎后服用可能造成不良反应，应完整吞服。

3. 突然停药可能引起心力衰竭，应在医生指导下逐渐减量。

4. 服用本品后可能出现头晕和疲乏，避免驾驶或操作机器。

5. 服用本品后可能引起牙龈增生，用药期间应保持良好的口腔卫生。

6. 哺乳期妇女使用时应暂停哺乳。

拉西地平

【类别】二氢吡啶类钙通道阻滞药。

【作用机制】本品为二氢吡啶类钙通道阻滞药，高度选择性作用于平滑肌的钙通道。主要扩张周围动脉，减少外周阻力，降压作用强而持久，并可改善受损肥厚左心室的舒张功能及抗动脉粥样硬化作用，还可使肾血流量增加而不影响肾小球滤过率，产生一过性但不明显的利尿和促尿钠排泄作用。

【适应证】用于治疗高血压，可单用或与其他降压药联用。

【禁用与慎用】

1. 对本品过敏者、严重主动脉瓣狭窄患者禁用。

2. 窦房结、房室结活性异常患者、先天性或获得性QT间期延长患者、心脏储备力差的患者、不稳定型心绞痛患者、新近曾发生心肌梗死的患者、肝功能不全者、临产妇女慎用。

【给药途径和剂量】口服给药，初始剂量为每次2mg，每日1次。当给予初始剂量后未达到有效治疗效果时，可增至每次4mg，每日1次。必要时可增至每次6mg，每日1次。剂量调整时间相隔不应少于3～4周，除非病情较重，需要迅速增加剂量。

【不良反应】

1. 心血管系统　心悸、心绞痛恶化。

2. 泌尿生殖系统　多尿。

3. 神经系统　头痛、眩晕、头晕、震颤。

4. 消化系统　食欲减退、恶心、齿龈增生、胃肠道不适。可逆性碱性磷酸酶升高。

5. 皮肤　皮肤潮红、皮疹（包括红斑、瘙痒）、血管神经性水肿、荨麻疹。

6. 其他　水肿、无力、胸痛。

【相互作用】

1. 与其他降压药（如利尿药、β受体阻滞剂、血管紧张素转换酶抑制剂）合用可使降压作用增强。

2. 西咪替丁可使本品的血药浓度升高。

3. 本品可逆转环孢素引起的肾血浆流量及肾小球滤过率的减少。

4. CYP3A4抑制剂或诱导剂可能影响本品的代谢和清除。

5. 葡萄柚汁可升高本品的血药浓度。

【药动学】本品口服后经胃肠道吸收迅速，达峰时间为30～150分钟。大部分在肝脏发生首过效应。绝对生物利用度平均约为10%。血浆蛋白结合率为95%，主要为白蛋白、α1酸性糖蛋白。在肝脏代谢，代谢酶包括CYP3A4。代谢产物主要为2种吡啶类似物和2种羧酸类似物，药理活性极低。给药量的70%以代谢物形式随粪便排泄，其余代谢物随尿液排泄。在稳态时的平均终末半衰期为13～19小时。

【观察指标】监测血压。

【用药宣教】请在每天早晨的同一时间服用，饭前饭后用药均可，用药期间应避免饮酒。

乐卡地平

【类别】二氢吡啶类钙通道阻滞药。

【作用机制】本品为新一代二氢吡啶类钙通道阻滞药，具有较强的血管选择性。本品可直接使血管平滑肌舒张，因此降压作用较强，但对心率和心排血量的影响较小。

【适应证】用于治疗轻中度原发性高血压。

【超说明书用药】用于老年收缩期高血压。

【禁用与慎用】对二氢吡啶类药物过敏者、左心室流出道梗阻者、未经治疗的充血性心力衰竭者、不稳定型心绞痛患者、严重肾脏或肝脏疾病患者、1个月内发生过心肌梗死者、18岁以下者、孕妇及未采取任何避孕措施的育龄期妇女禁用。

【给药途径和剂量】口服给药，推荐剂量为每次10mg，每日1次，于餐前15分钟服用。必要时

2 周后可增至每次 20mg，每日 1 次。

【不良反应】

1. 心血管系统　可见心悸、心动过速，偶见低血压。

2. 肌肉骨骼系统　偶见肌痛。

3. 泌尿生殖系统　可见多尿。

4. 神经系统　可见头痛、眩晕，偶见嗜睡。

5. 消化系统　偶见胃肠道反应。

6. 皮肤　可见面部潮红，偶见皮疹。

7. 其他　可见踝部水肿，偶见疲劳。

【相互作用】

1. 胺碘酮可能导致心动过缓、房室传导阻滞、窦性停搏。胺碘酮可抑制 CYP3A4 介导的本品代谢。合用时应谨慎，病态窦房结综合征、不完全房室传导阻滞患者应避免合用。

2. 与β受体阻滞剂合用有协同作用，可能引起低血压和（或）心动过缓。

3. 地拉韦啶可升高本品血药浓度。地拉韦啶可抑制 CYP3A4 介导的本品代谢。

4. 与表柔比星合用可增加心力衰竭的风险。

5. 麻黄可拮抗本品的降压作用。麻黄中的麻黄碱及伪麻黄碱具拟交感活性。

6. 育亨宾可减弱本品的降压作用。

7. 乙醇可能增强抗高血压药的作用。

8. 葡萄柚汁可增强本品的作用。避免合用。

【药动学】本品口服吸收良好。因亲脂性较高，故起效时间较慢而作用持续时间较长，其治疗作用可维持 24 小时。一般在服药后 1.5～3 小时达血药峰浓度。本品具有较大的疏水基团，脂溶性强，吸收后迅速而广泛地分布于组织与器官中，血浆蛋白结合率约 98%。在肝脏代谢转化成非活性产物，其中约 50%随尿液排出，其余随粪便排泄。血浆半衰期为 2～5 小时，重复给药未见蓄积。

【观察指标】监测血压。

【用药宣教】

1. 在饭前 15 分钟服药，脂肪含量高的食物可能增加本品的不良反应。

2. 用药期间应避免饮酒。

尼卡地平

【类别】二氢吡啶类钙通道阻滞药。

【妊娠安全等级】C。

【作用机制】本品为钙通道阻滞药，可抑制心肌与血管平滑肌的跨膜钙离子内流而不改变血钙浓度，对血管平滑肌的钙离子拮抗作用强于对心肌的作用；可降低外周血管阻力，使轻、中度高血压患者的收缩压与舒张压下降，但不改变血压的昼夜节律变化（此作用在高血压患者大于血压正常者，降压时可出现反射性心率加快和心肌收缩性增强）；可增加慢性稳定型心绞痛患者的运动耐受量，减少心绞痛发作频率；可增加心脏射血分数及心排血量，对左心室舒张末压影响较小；还可短暂增加尿钠排泄。

【适应证】

1. 本品口服制剂　用于①高血压，可单用或与其他抗高血压药联用。②心绞痛（尤其是劳力型心绞痛），可单用或与其他抗心绞痛药联用。

2. 本品注射剂　用于①高血压急症。②手术时异常高血压的紧急处理。③不宜或不能口服治疗的高血压患者的短期治疗。

【禁用与慎用】

1. 对本品过敏者、重度主动脉瓣狭窄患者、颅内出血尚未完全止血者、脑卒中急性期颅内压增高者禁用。

2. 青光眼患者、嗜铬细胞瘤患者、肝肾功能不全者、急性脑梗死、脑缺血患者、低血压患者、轻中度主动脉瓣狭窄患者、心力衰竭患者、流出道阻塞的肥厚型心肌病患者、老年人慎用。

【给药途径和剂量】

1. 口服给药

（1）片剂：初始剂量为每次 20mg，每日 3 次，可根据反应调整至每次 40mg，每日 3 次。增加剂量前至少连续给药 3 日，以保证达到稳态血药浓度。

（2）缓释片：每次 20～40mg，每日 2 次。

（3）缓释胶囊：每次 40mg，每日 2 次。

2. 静脉滴注

（1）高血压急症：开始以 0.5～6μg/（kg·min）的速率静脉滴注，将血压降至目标值后，根据血压监测情况逐步调整滴注速率。

（2）手术时异常高血压：开始以 2～10μg/（kg·min）的速率静脉滴注，将血压降至目标值后，根据血压监测情况逐步调整滴注速率。如需迅速降低血压，则以 10～30μg/（kg·min）的速率静脉滴注。

（3）不宜或不能口服治疗的高血压患者的短期治疗：开始以 5mg/h 的速率静脉滴注，如未达到满意的降压效果，可每 5 分钟（快速调整）或每 15 分钟（逐渐调整）增加 2.5mg/h，直至获得满意的降压效果。最大速率为 15mg/h，通过快速调整获得血压控制后可减为 3mg/h。

3. *给药方式说明*　静脉滴注，本品注射剂可经中心静脉或外周大静脉给药，若经外周大静脉给药，应每 12 小时更换一次滴注部位。

4. *注射液的配制*　静脉滴注液，本品小容量注射液或粉针剂以 5%葡萄糖注射液或 0.9%氯化钠注射液稀释为 0.01%～0.02%的溶液。

【配伍禁忌】与下列药物存在配伍禁忌：阿莫西林舒巴坦、阿替普酶、氨苄西林舒巴坦、氨茶碱、氨甲环酸、氨力农、苯妥英钠、地高辛、碘海醇、碘帕醇、呋塞米、氟氧头孢、肝素、卡巴克络、利多卡因、磷霉素、脑蛋白水解物、尿激酶、碳酸氢钠、头孢替安、头孢唑南、亚胺培南西司他丁。

【不良反应】

1. *心血管系统*　低血压、心动过速、房室传导阻滞、深静脉血栓性静脉炎、心悸、心绞痛新发或加重、室性期前收缩、心电图改变（如 ST 段压低、T 波倒置）、心指数降低、室性心动过速、发绀。急性心功能不全者可能出现肺动脉压升高。有心肌缺血的个案报道。

2. *代谢/内分泌系统*　低磷血症、血清胆固醇升高、血总胆固醇降低、血钾升高。

3. *呼吸系统*　呼吸障碍、低氧血症、肺水肿、呼吸困难。

4. *肌肉骨骼系统*　背痛、颈痛。有红斑性肢痛病的个案报道。

5. *泌尿生殖系统*　尿频、肌酸酐升高、尿素氮升高、尿量减少。

6. *神经系统*　头痛、张力过高、意识模糊、直立性眩晕、头部沉重感、头晕、嗜睡、麻木、失眠、步态蹒跚、颅内压过高。

7. *消化系统*　恶心、呕吐、消化不良、便秘、腹痛、厌食、胃灼热、口渴、腹泻、牙龈增生、流涎、麻痹性肠梗阻、反胃、口干。有腮腺炎的个案报道。AST 升高、ALT 升高、γ-谷氨酰转肽酶升高、胆红素升高、乳酸脱氢酶升高、碱性磷酸酶升高。有急性肝炎的个案报道。

8. *血液系统*　血小板减少、粒细胞减少。

9. *皮肤*　面部潮红。

10. *眼*　结膜炎。

11. *耳*　耳部病变（如耳鸣）。

12. *过敏反应*　皮疹、瘙痒、光过敏反应、红斑。

13. *其他*　发热、虚弱、不适（如胸部不适、腹部不适）、潮热感、水肿、寒战、注射部位反应（静脉炎、疼痛、红肿）。

【相互作用】

1. CYP3A4 抑制剂[如西咪替丁、HIV 蛋白酶抑制剂（沙奎那韦、利托那韦等）]可升高本品的血药浓度。

2. 与β受体阻滞剂合用耐受良好，但充血性心力衰竭患者可能出现血压过度降低和心功能降低。

3. 与其他降压药合用可能产生相加的药理作用。

4. 本品可升高环孢素、他克莫司的血药浓度。

5. 本品可升高地高辛的血药浓度。本品可降低肾脏对地高辛的清除率。

6. 本品可能增强肌肉松弛药的作用。本品可减少神经肌肉接头处突触前和突触后神经末梢释放的乙酰胆碱，减少骨骼肌肌质网上钙的释放，从而导致肌肉收缩力降低。

7. 一方面，因本品的蛋白结合率高，可通过与血浆蛋白竞争性结合，使游离型苯妥英钠的血药浓度升高，引起神经性中毒症状；另一方面，苯妥英钠可诱导 CYP3A4，促进本品代谢，使本品作用减弱。必要时减少苯妥英钠的剂量，增加本品剂量。

8. CYP3A4 诱导剂（如卡马西平、利福平）可降低本品的血药浓度。

9. 葡萄柚汁可使本品血药浓度升高，可能增强本品的作用。

【药动学】本品片剂口服后吸收完全，20 分钟后血中可测得本品，口服后 0.5～2 小时（平均 1 小时）达血药峰浓度。每日给药 3 次，2～3 日后达稳态血药浓度，稳态血药浓度较单剂量给药时高 2 倍。本品蛋白结合率高于 95%。经肝脏代谢，60%随尿液排出（尿中检测到的原形药物低于 1%），35%随粪便排出。给药后 48 小时内可排出 90%的药物。口服本品片剂后的平均消除半衰期为 8.6 小时；连续口服本品缓释胶囊后的半衰期约为 7.6 小时；静脉给予本品注射液 0.01～0.02mg/kg，消除半衰期为 50～63 分钟。

【观察指标】开始用药、调整剂量及停药时均应评估患者心脏状态和血压，并监测是否出现皮疹、低血压、心动过缓、意识模糊、恶心。

【用药宣教】

1. 完整吞服缓释制剂，不要咀嚼或压碎，以免引起毒副作用。

2. 突然停药可能导致病情恶化，在医生指导下逐渐减少剂量，千万不要擅自停药。

3. 用药期间不要饮用葡萄柚汁。

4. 避免驾驶、操作机器或高空作业。

5. 服用本品期间，避免坐或躺后迅速起身，防止出现头晕或晕倒。用药期间建议定期监测血压和心率。用药后 1～2 小时测量血压可了解最大降压程度；为了解持续降压效果，可在给药后 8 小时再测 1 次。

尼群洛尔

【类别】降血压药。

【作用机制】本品为尼群地平与阿替洛尔的复方制剂。

【适应证】用于治疗轻度、中度原发性高血压。

【禁用与慎用】

1. 对本品过敏者、严重主动脉瓣狭窄患者、严重窦性心动过缓者、心源性休克患者、病态窦房结综合征患者、房室传导阻滞患者、心功能不全者、哮喘患者禁用。

2. 心率＜60 次/分者、慢性阻塞性肺疾病患者、肝功能不全者、肾功能不全者、哺乳期妇女慎用。

【给药途径和剂量】口服给药，每次 1～2 片，每日 1～2 次。

【不良反应】

1. 心血管系统　可见心悸、低血压。

2. 泌尿生殖系统　偶见性功能障碍。

3. 神经系统　可见头晕、头痛、嗜睡。

4. 精神　可见多梦。

5. 消化系统　可见便秘。

6. 皮肤　可见面部潮红。

7. 眼　可见眼部不适。

8. 其他　可见胸闷、下肢水肿、肢端发冷、疲乏。

9. 其余　同“尼群地平”“阿替洛尔”。

【相互作用】参见“尼群地平”“阿替洛尔”。

【药动学】本品口服吸收较好，其中尼群地平口服后 1.5 小时达血药峰浓度，口服后 30 分钟收缩压开始下降，60 分钟后舒张压开始下降，降压作用在 1～2 小时最强，持续 6～8 小时。阿替洛尔口服后 2～4 小时达血药峰浓度，作用持续时间较长，可达 24 小时。本品代谢产物主要随尿液和粪便排出。尼群地平和阿替洛尔的血浆半衰期分别为 2～3 小时和 6～7 小时。

【观察指标】用药期间应定期监测血压、心电图。

【用药宣教】

1. 空腹服药。

2. 突然停药可能会导致撤药症状（如心绞痛发作等），在医生指导下在一定时间内逐渐减量（至少需要 3 天，通常为 2 周）。

西尼地平

【类别】二氢吡啶类钙通道阻滞药。

【作用机制】本品为亲脂性二氢吡啶类钙通道阻滞药，其与血管平滑肌细胞膜上 L 型钙通道的二氢吡啶位点结合后，可抑制 Ca^{2+}通过 L 型钙通道的跨膜内流，从而松弛、舒张血管平滑肌，发挥降压作用。除此之外，本品还可抑制 Ca^{2+}通过交感神经细胞膜上 N 型钙通道的跨膜内流，从而抑制交感神经末梢去甲肾上腺素的释放和交感神经活动。

【适应证】用于治疗高血压。

【禁用与慎用】

1. 对本品过敏者、对其他钙通道阻滞药过敏者、重度主动脉瓣狭窄患者、孕妇禁用。

2. 有钙通道阻滞药导致严重不良反应史者、肝功能不全者（本品血药浓度升高）、慢性肾功能不全者、充血性心力衰竭患者慎用。

【给药途径和剂量】口服给药，初始剂量为每次 5mg，每日 1 次，早餐后服用。以后可根据患者的临床反应增加剂量，最大可增至每次 10mg，每日 1 次。

【不良反应】

1. 心血管系统　心悸、低血压、心电图异常（ST 段减低、T 波逆转）。

2. 代谢/内分泌系统　血胆固醇升高，血钾、血磷异常。

3. 肌肉骨骼系统　腓肠肌痉挛。

4. 泌尿生殖系统　尿频、尿蛋白阳性，以及尿酸、肌酸酐、尿素氮升高。

5. 神经系统　头痛、头晕、肩部肌肉僵硬感。

6. 消化系统　氨基转移酶、γ-谷氨酰转肽酶升高，可见黄疸。口渴、腹痛、呕吐。

7. 血液系统　白细胞计数、中性粒细胞计数异常。

8. 皮肤　面色潮红。

9. 眼　眼部干涩、充血。

10. 过敏反应　皮疹、瘙痒。

11. 其他　燥热、水肿、疲倦。

【相互作用】

1. 圣约翰草可能增强钙通道阻滞药的降压作

用，应避免合用。

2. 西咪替丁可降低肝血流量，从而抑制钙通道阻滞药的肝内代谢酶；另外，西咪替丁抑制胃酸的作用还可增加钙通道阻滞药的吸收。

3. 唑类抗真菌药（如酮康唑、伊曲康唑）可使本品血药浓度升高。

4. 与其他降压药合用可使降压效应增强，可能导致血压过度降低。

5. 钙通道阻滞药与地高辛合用时可能使后者血药浓度升高，甚至引起地高辛中毒症状（如恶心、呕吐、头痛、视觉异常、心律不齐等）。 合用时应密切观察地高辛的毒性反应，如出现上述中毒症状，可采取调节地高辛用量或停用钙通道阻滞药以改善相应症状。

6. 利福平诱导肝药酶，促进本品代谢，降低本品药效。

7. 麻黄中的麻黄碱和伪麻黄碱具有拟交感活性，可对本品产生拮抗作用。

8. 育亨宾可能减弱本品疗效。

9. 葡萄汁可导致本品血药浓度升高。

【药动学】健康成年男子单次口服本品药物浓度-时间曲线下面积呈剂量依赖性增加趋势。体外试验发现其人体血清蛋白结合率为99.3%。本品主要在肝脏经 CYP 3A4 和 CYP 2C19 代谢，健康成年男子口服本品一次 10mg，每日 2 次，连服 7 日，尿中未检测出原形药物，代谢物占总服药量的 5.2%。

【观察指标】

1. 监测血电解质、血脂、肾功能、血尿酸、血浆肾素活性、心电图和超声心动图。

2. 糖尿病患者需监测血糖、糖化血红蛋白水平。

【用药宣教】

1. 本品与β受体阻滞剂合用时应谨慎，尤其是左心室功能不全患者联用时。

2. 本品可引起血压过低等症状，故禁用于高空作业、驾驶及操作机器等工作者。

3. 手术应用芬太尼麻醉时，建议术前 36 小时停用本品。

4. 突然停用钙通道阻滞药可能引起病情恶化，故停药时应逐渐减量，同时注意观察临床症状，用量减至 5mg 时换用其他药物。

左旋氨氯地平

【类别】二氢吡啶类钙通道阻滞药。

【妊娠安全等级】C。

【作用机制】本品为氨氯地平的左旋异构体，属第二代二氢吡啶类长效钙通道阻滞药，作用缓慢而持久。能阻滞心肌和血管平滑肌细胞膜的钙离子通道（慢通道），阻滞钙离子跨膜进入心肌和血管平滑肌细胞内，直接松弛血管平滑肌，产生抗高血压作用。

【适应证】用于原发性高血压。可单独使用，也可与其他抗高血压药联用。

【禁用与慎用】

1. 对二氢吡啶类钙通道阻滞药或本品过敏者禁用。

2. 充血性心力衰竭者、肝功能不全者慎用。

【给药途径和剂量】口服给药。初始剂量为每次 2.5mg，每日 1 次；最大剂量为每次 5mg，每日 1 次。对身体虚弱、肝功能不全或原使用其他抗高血压药物治疗需加用本品治疗的患者，初始剂量为每次 1.25mg，每日 1 次。治疗期间根据患者个体反应进行剂量调整，通常于治疗 7～14 日后开始进行，但如临床需要，在对患者进行严密观测后亦可更早开始剂量调整。

【不良反应】

1. *心血管系统*　常见潮红、心悸、水肿；较少见低血压、晕厥、血管炎。

2. *代谢/内分泌系统*　较少见高血糖、乳腺增生、体重增加或减少。

3. *呼吸系统*　较少见咳嗽、呼吸困难。

4. *肌肉骨骼系统*　较少见背痛、关节痛、肌痛（如痉挛性疼痛）、肌张力高、震颤。

5. *泌尿生殖系统*　较少见尿频、阳痿。

6. *神经系统*　常见眩晕、头痛、嗜睡；较少见失眠、感觉减退或异常（如味觉错乱）、周围神经病变。

7. *消化系统*　极罕见肝炎、黄疸、氨基转移酶升高的报道。常见恶心、腹痛；较少见牙龈增生、口干、呕吐、消化不良、胃炎、胰腺炎、排便习惯改变。

8. *血液系统*　较少见血小板减少性紫癜、白细胞减少。

9. *皮肤*　较少见出汗增加、脱发、皮肤变色。

10. *眼*　较少见视力障碍。

11. *耳*　较少见耳鸣。

12. *过敏反应*　罕见过敏反应，包括瘙痒、皮疹、血管神经性水肿和多形红斑。

13. *其他*　常见疲劳；较少见虚弱无力、全身不适。

【相互作用】同“氨氯地平”。

【药动学】据报道，18 位健康志愿者一次口服消旋氨氯地平 20mg，具有药理活性的左旋氨氯地平与无活性的右旋氨氯地平的平均血药峰浓度之比为 47∶53，平均曲线下面积之比为 41∶59。左旋氨氯地平不能经透析清除。

【观察指标】监测血压。

【用药宣教】用药期间如需进行手术，包括牙科方面的手术，应提前告知医生。手术前无须停药，但麻醉师需要知道正在用药。

二、直接作用于心脏的选择性钙通道阻滞药

地尔硫䓬

【类别】苯硫氮䓬类钙通道阻滞药。

【妊娠安全等级】C。

【作用机制】本品为钙通道阻滞药，通过作用于心肌、冠脉血管、末梢血管的平滑肌及房室结等部位的钙离子通道，抑制钙离子由细胞外向细胞内的跨膜内流，减少细胞内钙离子的浓度，但不改变血清钙浓度。缓解和预防心肌、血管平滑肌细胞的收缩，具有扩张冠脉和末梢血管、改善心肌肥大及延长房室结传导时间等作用。

【适应证】

1. 用于治疗心绞痛。

2. 用于治疗轻度、中度高血压。

3. 本品注射剂用于治疗高血压急症。

4. 本品注射剂用于手术时异常高血压的急救处置。

5. 本品注射剂用于阵发性室上性心动过速，将其转化为窦性节律。

6. 本品注射剂用于暂时性控制心房颤动或心房扑动过程中过快的心室率。

【禁用与慎用】

1. 对本品过敏者、病态窦房结综合征未安装起搏器者、二度或三度房室传导阻滞未安装起搏器者、严重低血压患者、心源性休克患者、严重充血性心力衰竭患者、严重心肌病患者、伴有附加旁路（如预激综合征、短 PR 间期综合征）的心房颤动或心房扑动患者、室性心动过速患者、左心室功能不全伴肺淤血患者、孕妇或可能妊娠的妇女禁用。

2. 充血性心力衰竭患者、心肌病患者、急性心肌梗死患者、一度房室传导阻滞者、低血压患者、血流动力学恶化的室上性心动过速患者、心室功能不全者、肝肾功能不全者慎用。

【给药途径和剂量】

1. 口服给药

（1）片剂：每次 30～60mg，每日 3～4 次，餐前或临睡时服用。如需增加剂量，最大日剂量为 360mg。

（2）缓释片：每次 90～180mg，每日 1 次。

（3）缓释胶囊：每次 90mg 或 120mg，每日 1～2 次；或每次 180mg 或 240mg，每日 1 次。如需增加剂量，最大日剂量为 360mg。

（4）控释胶囊：每次 120～180mg，每日 1 次。

2. 静脉滴注　通常以 1～5μg/（kg·min）的速率静脉滴注。应从小剂量开始，随后可根据病情适当增减，最大剂量为 5μg/（kg·min）。对于高血压急症，通常以 5～15μg/（kg·min）的速率静脉滴注。当血压降至目标值后，根据血压值调节滴注速率。

3. 静脉注射　通常为单次 10mg，缓慢注射约 3 分钟，可根据年龄和症状适当增减。

给药方式说明：静脉给药本品注射剂仅限于使用最小有效剂量或最短滴注时间。

注射液的配制：静脉注射液。本品粉针剂以 5ml 以上 0.9%氯化钠注射液或 5%葡萄糖注射液溶解。

【配伍禁忌】本品与阿昔洛韦、甲泼尼龙琥珀酸钠、脑蛋白水解物、尼莫地平存在配伍禁忌。

【不良反应】

1. 心血管系统　心动过缓、房室传导阻滞、心绞痛、束支传导阻滞、心悸、心动过速、期前收缩、充血性心力衰竭、心搏骤停、心肌梗死、白细胞分裂性血管炎、心律失常、低血压（包括症状性低血压）、心电图异常、窦房传导阻滞、脉管炎、房室交界性心律。

2. 代谢/内分泌系统　体重增加、高血糖症、高尿酸血症、男性乳房发育。

3. 呼吸系统　鼻窦充血、咳嗽、呼吸困难、鼻出血、鼻充血。

4. 肌肉骨骼系统　肌酸激酶升高、肌肉痉挛、骨关节痛、肌病。有手足搐搦的个案报道。

5. 泌尿生殖系统　阳痿、夜尿、多尿、性交困难、尿量减少、血清肌酐升高、血尿素氮（BUN）升高、急性肾衰竭。

6. 免疫系统　过敏反应、系统性红斑狼疮。

7. 神经系统　头晕、晕厥、步态异常、失眠、

感觉异常、嗜睡、震颤、头痛、锥体外系症状、眩晕、认知障碍、帕金森综合征。

8. 精神　梦境异常、遗忘、抑郁、幻觉、神经质、人格改变、躁狂。有精神病性障碍的个案报道。

9. 消化系统　碱性磷酸酶升高、乳酸脱氢酶升高、AST 升高、ALT 升高、肝炎。厌食、便秘、腹泻、口干、味觉障碍、消化不良、口渴、呕吐、齿龈增生、恶心、腹痛。有麻痹性肠梗阻的个案报道。

10. 血液系统　溶血性贫血、出血时间延长、白细胞减少、紫癜、血小板减少、粒细胞缺乏。

11. 皮肤　皮疹、瘀点、瘙痒、荨麻疹、史-约综合征、中毒性表皮坏死松解症、多形性红斑、剥脱性皮炎、急性泛发性发疹性脓疱病、脱发、血管神经性水肿（包括面部或眶周水肿）、光敏反应（包括暴露于日光的皮肤区域苔藓样角化病和色素沉着过度）、颜面潮红、苔藓样皮炎。

12. 眼　弱视、眼部刺激、视网膜病变。

13. 耳　耳鸣。

14. 其他　疲乏、水肿（包括下肢水肿）、虚弱、注射部位局部发红。

【相互作用】

1. 与具有降压作用的药物（如降压药、硝酸酯类药）合用可增强降压作用，合用时应监测血压，并调整用药剂量。

2. 因β受体阻滞剂（如比索洛尔、阿替洛尔）、萝芙木制剂（如利血平）可增强抑制窦性节律和心脏传导、负性肌力作用、降压作用。静脉给予本品时，禁止同时给予或相距较短时间（数小时内）给予β受体阻滞剂。口服给予本品时，开始或停止合用β受体阻滞剂时需调整其剂量。

3. 因洋地黄制剂（如地高辛、甲地高辛）可能出现心动过缓、房室传导阻滞。此外，可使洋地黄制剂的血药浓度升高，可能引起洋地黄中毒（表现为恶心、呕吐、头痛、眩晕、视觉异常等）。合用时应监测心电图，并定期观察有无洋地黄中毒症状，必要时监测洋地黄制剂的血药浓度，发现异常时应减量或停药。

4 .因抗心律失常药（如胺碘酮、美西律）、麻醉药（如异氟烷、恩氟烷、氟烷）可出现心动过缓、房室传导阻滞、窦性停搏。合用时应监测心电图，发现异常时减量或停药。

5. 与阿普林定合用时可影响共同的代谢酶，可使两者的血药浓度升高，从而引起心动过缓、房室传导阻滞、窦性停搏、震颤、眩晕或轻度头痛。

6. 西咪替丁、HIV 蛋白酶抑制剂（如利托那韦、沙奎那韦）可使本品的血药浓度升高，出现降压作用增强、心动过缓。

7. 与经 CYP3A4 代谢的他汀类药（如辛伐他汀、洛伐他汀）合用可能增加发生肌病和横纹肌溶解的风险。本品为 CYP3A4 抑制剂。如可能，应与不经 CYP3A4 代谢的他汀类药合用，否则，应监测他汀类药相关的不良反应症状和体征，并调整剂量。如与辛伐他汀合用，辛伐他汀的日剂量不得超过 10mg，本品的日剂量不得超过 240mg。

8. 本品可使苯妥英钠的血药浓度升高，引起运动失调、眩晕、眼球震颤。同时亦可使本品的血药浓度降低，作用减弱。本品可抑制苯妥英钠的代谢，苯妥英钠可诱导本品的代谢。

9. 本品可抑制二氢吡啶类钙通道阻滞药（如硝苯地平、氨氯地平）、三唑仑、咪达唑仑、卡马西平、司来吉兰、茶碱、西洛他唑、长春瑞滨、环孢素、他克莫司药物的代谢，使其血药浓度升高。合用时应定期观察临床症状，发现异常时减量或停药。与三唑仑合用时，应从小剂量开始。

10. 本品可增强肌肉松弛药（如泮库溴铵、维库溴铵）的作用。本品可抑制神经肌肉结合部乙酰胆碱从神经末梢突触前膜的释放。

11. 本品可使伊伐布雷定的血药浓度升高，可能加重心动过缓和心脏传导障碍。避免合用。

12. 本品可减少阿芬太尼的肝脏代谢，增强阿芬太尼的呼吸镇静作用。

13. 利福平可诱导本品的代谢，使本品的血药浓度降低，作用减弱。

【药动学】本品片剂口服后通过胃肠道吸收较完全，吸收率为 80%。有较强的肝脏首过效应，生物利用度为 40%。单次口服 30～120mg，30～60 分钟可在血浆中测出，2～3 小时达血药峰值。有效血药浓度为 50～200ng/ml。血浆蛋白结合率为 70%～80%。体内代谢完全，仅 2%～4%以原形随尿液排泄。单次或多次口服的血浆消除半衰期为 3.5 小时。

【观察指标】

1. 长期给药应定期监测肝、肾功能。

2. 使用本品注射剂时，应持续监测心电图和血压。

【用药宣教】

1. 餐前 30 分钟服用片剂。如每天服药 4 次，可将最后 1 次服药时间安排在睡前 30 分钟。

2. 缓、控释制剂如每天只需服用1次，可在早晨空腹服药，以便有效控制白天的血压高峰。

3. 缓、控释制剂掰开后服用可能引起毒副作用。完整吞服，不要咀嚼或碾碎。

维拉帕米

【类别】苯烷胺类钙通道阻滞药。

【妊娠安全等级】C。

【作用机制】本品为钙通道阻滞药，通过调节心肌传导细胞、心肌收缩细胞及动脉血管平滑肌细胞膜上的钙离子内流而发挥其药理作用，但不改变血清钙浓度。具体药理作用如下：①扩张心脏正常部位和缺血部位的冠状动脉主干和小动脉，拮抗自发的或麦角新碱诱发的冠状动脉痉挛，增加冠状动脉痉挛患者心肌氧的运输，解除和预防冠状动脉痉挛。②减少总外周阻力，降低心肌耗氧量。③减少钙离子内流、延长房室结的有效不应期、减慢传导，降低慢性心房颤动和心房扑动患者的心室率；减少阵发性室上性心动过速发作的频率。④减轻后负荷、抑制心肌收缩，改善左心室舒张功能。

【适应证】

1. 本品口服给药用于　①心绞痛：变异型心绞痛、不稳定型心绞痛、慢性稳定型心绞痛。②心律失常：与地高辛联用于控制慢性心房颤动和（或）心房扑动时的心室率；预防阵发性室上性心动过速的反复发作；房性期前收缩。③原发性高血压。④肥厚型心肌病。

2. 本品静脉给药用于　①快速阵发性室上性心动过速的转复[使用本品前应首选抑制迷走神经的手法（如Valsalva手法）治疗]。②心房扑动或心房颤动心室率的暂时控制[心房扑动或心房颤动合并房室旁路通道（预激综合征和LGL综合征）时除外]。

【禁用与慎用】

1. 对本品过敏者、心源性休克患者、低血压（收缩压＜90mmHg）患者、重度充血性心力衰竭患者（继发于室上性心动过速而对本品有应答者除外）、严重左心室功能不全者、伴心动过缓、显著低血压和左心功能不全的急性心肌梗死患者、二度或三度房室传导阻滞患者（已安装心脏起搏器并行使功能者除外）、病态窦房结综合征患者（已安装心脏起搏器并行使功能者除外）、心房扑动或心房颤动合并房室旁路通道患者禁用；洋地黄中毒者、室性心动过速者禁用本品注射剂。

2. 窦性心动过缓患者（心率＜50次/分）、一度房室传导阻滞患者、未纠正的心功能不全者、肾功能不全者、肝功能不全者、肌肉萎缩、颅内压增高患者慎用本品注射剂。

【给药途径和剂量】

1. 口服给药

（1）片剂：每次80～120mg，每日3次。约在用药后8小时根据疗效和安全评估决定是否增量，通过调整剂量达到个体化治疗，最大日剂量为480mg。

（2）缓释胶囊：初始剂量为一次120mg或180mg，每日1次。根据需要及耐受情况可逐步增至一次120mg或180mg、每日2次，或一次240mg、每日1次。最大日剂量为480mg。1～5岁儿童，每日4～8mg/kg，分3次服用；或一次40～80mg，每8小时1次。5岁以上儿童，一次80mg，每6～8小时1次。

2. 静脉注射　剂量应个体化，通常首剂为5～10mg（或0.075～0.15mg/kg），以林格液或氯化钠注射液或5%葡萄糖注射液稀释后缓慢静脉注射至少2分钟。如效果不佳，可在首剂给药后15～30分钟再给予5～10mg（或0.15mg/kg）。0～1岁儿童，首剂为0.1～0.2mg/kg（通常单剂0.75～2mg），稀释后静脉注射至少2分钟。如效果不佳，可在首剂给药后30分钟再给予0.1～0.2mg/kg（通常单剂0.75～2mg）。1～15岁儿童，首剂0.1～0.3mg/kg（通常单剂2～5mg），不超过5mg，稀释后静脉注射至少2分钟。如效果不佳，可在首剂给药后30分钟再给予0.1～0.3mg/kg（通常单剂2～5mg）。

3. 静脉滴注　每小时5～10mg，加入氯化钠注射液或5%葡萄糖注射液中静脉滴注，最大日剂量为50～100mg。

注：静脉给药必须在持续心电监测和血压监测下静脉给药。

【配伍禁忌】与下列药物存在配伍禁忌：氨苄西林、氨茶碱、白蛋白、苯唑西林、丙泊酚、复方新诺明、肼屈嗪、两性霉素B、两性霉素B胆固醇复合物、美洛西林、萘夫西林、脑蛋白水解物、尼莫地平、泮库溴铵、碳酸氢钠。

【不良反应】

1. 心血管系统　低血压、心动过缓（心率＜50次/分）、房室传导阻滞、心脏停搏、心动过速、心悸、心力衰竭或心力衰竭加重。

2. 代谢/内分泌系统　糖耐量降低、高密度脂蛋白胆固醇升高。

3. 呼吸系统　肺水肿、呼吸困难、上呼吸道感染、支气管痉挛、呼吸衰竭。

4. 肌肉骨骼系统　踝部水肿、肌痛、肌肉疲劳、重症肌无力加重、Lambert-Eaton 综合征、晚期杜氏肌营养不良。

5. 泌尿生殖系统　尿频、阳痿，但与本品的相关性尚不明确。

6. 免疫系统　超敏反应（支气管或喉部痉挛伴瘙痒和荨麻疹）。

7. 神经系统　头晕、头痛、昏睡、睡眠障碍、感觉异常、癫痫发作、嗜睡、眩晕、神经病变、震颤。

8. 精神　抑郁、神经质、过度紧张。

9. 消化系统　肝酶升高。消化不良、便秘、恶心、可逆的非阻塞性麻痹性肠梗阻、腹部不适、腹痛、腹胀。

10. 血液系统　瘀斑，但与本品的相关性尚不明确。

11. 皮肤　皮肤发红、皮疹、面部潮红、多汗、红斑性肢痛病、光照性皮炎。

12. 眼　旋转性眼球震颤。

13. 耳　耳鸣，但与本品的相关性尚不明确。

14. 其他　外周水肿、疲乏、热感。

【相互作用】

1. 本品可经 CYP3A4 代谢，与 CYP3A4 抑制剂（如红霉素、利托那韦、泰利霉素、西咪替丁）合用可升高本品的血药浓度。本品与泰利霉素可见低血压、心动过缓和乳酸酸中毒。

2. β受体阻滞剂可能对心率、房室传导和（或）心脏收缩力有相加的负性作用。已接受β受体阻滞剂的心室功能障碍的患者避免使用本品。

3. 与其他降压药（如血管扩张药、血管紧张素转换酶抑制剂、利尿药）合用通常有相加的降压作用。

4. 与氟卡尼合用可能对心肌收缩力、房室传导和复极化有相加作用，可能导致相加的负性肌力作用和延长房室传导。

5. 与吸入性麻醉药合用可能导致过度的心血管抑制。

6. 长期使用本品的患者开始使用洋地黄类药（如地高辛）的第 1 周可见地高辛的血药浓度升高 50%～75%，进而可引起洋地黄中毒（尤其是肝硬化患者）。

7. 本品可升高 CYP3A4 底物[如 HMG-CoA 还原酶抑制剂（辛伐他汀、洛伐他汀、阿托伐他汀）、卡马西平、环孢素、伊伐布雷定]的血药浓度。

8. 合用阿司匹林与单用阿司匹林相比，可延长出血时间。

9. 本品可抑制茶碱的清除率，升高茶碱的血药浓度。

10. 临床资料和动物实验表明，本品可能增强神经肌肉阻滞药的作用（如箭毒样作用和去极化）。可能需降低本品和（或）神经肌肉阻滞药的剂量。

11. 有与可乐定合用引起需住院和安装起搏器的窦性心动过缓的报道。

12. 与 CYP3A4 诱导剂（如利福平、苯巴比妥）合用可降低本品的血药浓度。

13. 本品可显著抵消奎尼丁对房室传导的影响；有本品增加奎尼丁血药浓度的报道。此外，少部分肥厚型心肌病患者合用本品和奎尼丁可导致显著的低血压。在获得进一步的资料前，肥厚型心肌病患者应避免合用。

14. 有本品增加患者对锂剂的敏感性（神经毒性）的报道。可使锂剂水平升高、降低或不变。

15. 本品可升高血液中乙醇的浓度，并延长其作用。

16. 葡萄柚汁可升高本品的血药浓度。

【药动学】本品口服后 90%以上被吸收，但因在门静脉存在首过效应，生物利用度仅为 20%～35%。片剂单剂口服后 1～2 小时达血药峰浓度，作用持续 6～8 小时。本品缓释胶囊口服后 1～2 小时开始发挥作用，达峰时间为 3～4 小时。本品静脉注射后 2 分钟（范围为 1～5 分钟）开始发挥抗心律失常作用，2～5 分钟达最大效应，作用持续约 2 小时；血流动力学作用于 3～5 分钟开始，持续 10～20 分钟。

本品的血浆蛋白结合率约为 90%。主要经肝脏代谢，尿液中可检测到 13 种代谢产物，除去甲维拉帕米外，其他代谢产物均为微量。去甲维拉帕米可达到与原形药物基本相当的稳态血药浓度，且心血管活性为原形药物的 20%。本品口服后 5 日内约 70%以代谢物随尿液排泄，3%～4%以原形药物随尿液排泄，另有约 16%或更多的药物随粪便排泄。口服本品片剂和缓释片后的平均半衰期为 2.8～7.4 小时，长期用药可增至 4.5～12 小时。缓释胶囊的半衰期为 6～8 小时。静脉注射后的清除呈双指数型，分布半衰期约为 4 分钟，消除半衰期为 2～5 小时。

本品在肝功能不全者体内的代谢延迟、表观分布容积增加，血浆清除率降至肝功能正常者的30%，消除半衰期延长至14～16小时。老年患者的消除半衰期可能延长。

【观察指标】应定期监测血压、心电图和肝肾功能。

【用药宣教】

1. 为避免毒副作用应完整吞服缓释剂型，不要掰开、咀嚼或碾碎。

2. 缓释片在吃饭时或饭后服用，胃内有食物时可更好地达到缓释效果。缓释剂型治疗高血压时，因通常白天血压高于晚上，一天服药1次时在早晨服用。

3. 服用缓释胶囊时如吞咽困难，可打开胶囊，直接服用内容物，或撒在苹果酱上服用。

4. 用药期间应避免饮酒及食用葡萄柚或葡萄柚汁。

5. 本品可能影响驾驶能力，用药期间避免驾驶或操作机器。

6. 服用本品期间，坐或躺后迅速起身可能出现头晕或晕倒。

第八节　作用于肾素-血管紧张素系统的药物

一、血管紧张素转换酶抑制剂的单方药

卡托普利

【类别】血管紧张素转换酶抑制剂。

【妊娠安全等级】D。

【作用机制】本品为竞争性ACEI，能抑制血管紧张素Ⅰ转化为血管紧张素Ⅱ，减少血管紧张素Ⅱ的生成，从而降低外周血管阻力，并抑制醛固酮的分泌，减少水钠潴留。此外，本品还可干扰缓激肽的降解，从而扩张外周血管。对心力衰竭患者，本品可降低肺毛细血管楔压及肺血管阻力，增加心排血量及运动耐受时间。

【适应证】

1. 用于治疗高血压。

2. 用于治疗心力衰竭。

【超说明书用药】

1. 用于治疗急性ST段抬高心肌梗死。

2. 用于预防2型糖尿病患者的糖尿病视网膜病变。

3. 用于卡托普利刺激试验。

4. 用于肾脏成像以诊断肾血管性高血压。

【禁用与慎用】

1. 对本品或其他血管紧张素转换酶抑制剂过敏、孕妇禁用。

2. 自身免疫性疾病（如严重系统性红斑狼疮）患者（可增加白细胞减少、粒细胞减少的概率）、骨髓抑制患者、脑动脉或冠状动脉供血不足患者（可因血压降低导致缺血加剧）、血钾过高患者、肾功能不全者（可致血钾升高、白细胞减少、粒细胞减少，以及药物蓄积）、主动脉瓣狭窄患者（可使冠状动脉灌注减少）、严格饮食限制钠盐者或进行透析者（首剂用药可能引发突然而严重的低血压）慎用。

【给药途径和剂量】

1. 口服给药

（1）普通制剂：一次12.5mg，每日2～3次，可根据需要于1～2周增量至一次50mg，每日2～3次。如疗效仍不满意，可加用其他降压药。

（2）缓释片：初始剂量为一次37.5～75mg，每日1次，可根据需要逐渐增量至75～150mg。儿童初始剂量为一次0.3mg/kg，每日3次，必要时每隔8～24小时增量0.3mg/kg，直至最低有效剂量。

2. 静脉给药　常用剂量为一次25mg，于10%葡萄糖注射液20ml中溶解后，缓慢静脉注射10分钟，随后取本品50mg，于10%葡萄糖注射液500ml中溶解后，静脉滴注4小时。

【配伍禁忌】尚不明确。

【不良反应】

1. 心血管系统　心悸、心动过速、心率快而不齐、高血压。有心包炎的个案报道。

2. 代谢/内分泌系统　血钾升高、低钠血症。有男子乳腺发育、锌缺乏的个案报道。

3. 呼吸系统　咳嗽。

4. 肌肉骨骼系统　关节痛、肌痛。

5. 泌尿生殖系统　蛋白尿、血尿素氮升高、肌酸酐升高。

6. 免疫系统　抗核抗体阳性、免疫球蛋白缺乏。

7. 神经系统　眩晕、头痛、晕厥、癫痫发作（早产儿）。

8. 消化系统　肝酶升高。味觉减退、胃肠道溃疡。

9. 血液系统　嗜酸性粒细胞增多、白细胞减少、粒细胞减少、凝血功能障碍。有贫血的个案报道。

10. 皮肤　皮疹（表现为斑丘疹、荨麻疹，可伴瘙痒和发热）、面红、苍白、血管神经性水肿。

11. 其他　胸痛、发热、寒战。有亨廷顿病恶化的个案报道。

【相互作用】

1. 与利尿降压药合用可增强降压作用，可能引起严重低血压。使用本品前此类药物宜停用或减量，本品宜从小剂量开始用药，随后逐渐调整剂量。

2. 与保钾利尿药（如螺内酯、氨苯蝶啶、阿米洛利）合用可能引起血钾过高。

3. 与其他扩血管药合用可致低血压。合用初始时宜使用小剂量。

4. 与内源性前列腺素合成抑制剂（如吲哚美辛）合用可减弱本品的降压作用。

5. 食物可使本品片剂的吸收减少 30%～40%。本品片剂宜于餐前 1 小时服用。

【药动学】本品口服吸收迅速，吸收率大于75%，口服后 15 分钟开始起效，达峰时间为 1～1.5小时，药效可持续 6～12 小时。降压作用为进行性，约数周内达最大治疗作用。蛋白结合率为 25%～30%。不能通过血脑屏障。本品于肝脏中代谢为二硫化物等。经肾脏排泄，40%～50%的给药量以原形形式排出，半衰期小于 3 小时。

【观察指标】

1. 用药初始 3 个月，每 2 周检查 1 次白细胞计数及分类计数，随后定期检查，有感染迹象时亦应进行检查。

2. 每月检查 1 次尿蛋白检查。

3. 监测尿素氮、血清肌酸酐、电解质水平、血压。

【用药宣教】

1. 食物可减少本品的吸收，餐前 1 小时服用。完整吞服缓释剂。

2. 用药后可能因血压降低而引起头晕、步态不稳，尽量避免驾驶及高空作业。坐或躺后请缓慢起身。

3. 用药期间如果天气炎热或运动导致出汗过多，请多喝水，以防脱水引起的低血压。呕吐或稀便也会造成脱水。

4. 本品可致顽固性干咳。

5. 育龄期女性用药时应采取有效避孕措施。

依那普利

【类别】血管紧张素转换酶抑制剂。

【妊娠安全等级】D。

【作用机制】本品吸收后的代谢物依那普利拉为 ACEI，其可降低血管紧张素Ⅱ的血药浓度，引起血浆肾素活性升高（肾素释放负反馈机制减弱），并减少醛固酮的分泌。本品主要通过抑制肾素-血管紧张素系统而产生降低血压的作用，即使对于肾素活性低的患者亦能发挥降压作用。此外，本品还可能阻断缓激肽（强效舒血管肽）的降解，但其与本品发挥治疗作用的相关性尚不明确。

【适应证】

1. 用于治疗原发性高血压。

2. 用于治疗肾血管性高血压。

3. 用于治疗心力衰竭。

4. 用于预防症状性心力衰竭。

5. 用于预防无症状性左心室功能不全者出现冠状动脉缺血。

【超说明书用药】

1. 用于非糖尿病肾病。

2. 用于 Alport 综合征。

【禁用与慎用】

1. 对本品或其他 ACEI 过敏者、单侧或双侧肾动脉狭窄患者、原发性醛固酮增多症患者、肾移植术后患者、遗传性或特发性血管神经性水肿、使用 ACEI 曾引起血管神经性水肿的患者、原发性肝病、肝衰竭患者禁用。

2. 左心室流出道梗阻（如主动脉瓣狭窄、肥厚型心肌病）患者、孕妇禁用。

【给药途径和剂量】

1. 高血压　口服给药，初始剂量为一次 10～20mg（建议轻度高血压每次 10mg，其他程度的高血压一次 20mg），每日 1 次。通常维持剂量为每日 20mg，根据患者需要可增至最大剂量每日40mg。近期使用利尿药的患者在使用本品前 2～3日应停用利尿药，如无法停用，应从较小剂量（如一次 5mg 或更低）开始使用本品，随后根据患者需要调整剂量。

肾功能不全者通常应延长本品的用药间隔和（或）减少本品剂量。轻度肾功能损害（30ml/min＜Ccr＜80ml/min）者，初始剂量为每日 5～10mg；中度肾功能损害（10ml/min＜Ccr≤30ml/min）者，初始剂量为每日 2.5～5mg；重度肾功能损害（Ccr≤10ml/min）者，初始剂量为每日 2.5mg。

年龄大于65岁的老年人，初始剂量为2.5mg。透析患者，透析日初始剂量为每日2.5mg，非透析日剂量应根据血压反应进行调整。

2. 肾血管性高血压 口服给药，应从较小剂量（如每次5mg或更低）开始用药，随后根据患者需要调整剂量。多数患者每次20mg，每日1次即可达到预期疗效。

3. 心力衰竭（防治）、无症状性左心室功能不全（预防） 口服给药，初始剂量为每次2.5mg，治疗症状性心力衰竭时通常与利尿药或洋地黄类药联用。如用药后未出现症状性低血压或症状性低血压已得到有效的控制，可在2～4周（如剂量调整过程中仍存在部分的心力衰竭症状和体征，可加快剂量调整过程）根据患者耐受情况增至维持剂量每日20mg，分1～2次使用。接受利尿药的患者，开始使用本品前应尽可能减少利尿药的剂量。

【不良反应】

1. 心血管系统 低血压(包括直立性低血压)、心肌梗死、心悸、心律失常、心绞痛、雷诺现象、血管炎、胸痛、晕厥、心脏停搏。

2. 代谢/内分泌系统 抗利尿激素分泌失调综合征、低血糖、高钾血症、低钠血症、男子乳腺发育。

3. 呼吸系统 咳嗽（包括干咳）、肺浸润、支气管痉挛、哮喘、呼吸困难、流涕、咽痛、声音嘶哑、支气管炎、鼻炎、鼻窦炎、肺炎（包括嗜酸细胞性肺炎）、肺栓塞、肺梗死、肺水肿、鼻漏、上呼吸道感染、嗅觉丧失、喉痛。

4. 肌肉骨骼系统 肌痉挛、肌痛、肌炎、关节痛、关节炎。

5. 泌尿生殖系统 肾衰竭(包括急性肾衰竭)、少尿、血尿素氮升高、血清肌酸酐升高、蛋白尿、肾功能损害、肾功能损害加重、尿路感染、胁腹疼痛、阳痿。

6. 免疫系统 抗核抗体阳性、过敏反应。

7. 神经系统 眩晕、头痛、嗜睡、失眠、感觉异常、脑血管意外、昏迷、意识丧失、平衡失调、意识模糊、共济失调、周围神经病、头晕。

8. 精神 抑郁、精神错乱、神经过敏、梦境异常。

9. 消化系统 肝衰竭、肝细胞性肝炎、胆汁淤积性肝炎、黄疸、肝酶升高、血清胆红素升高。恶心、腹泻、肠梗阻、胰腺炎、腹痛、呕吐、消化不良、便秘、厌食、胃炎、味觉改变、舌炎、口干、口腔炎、偏侧味觉缺失、上腹不适、黑便。

10. 血液系统 红细胞沉降率加快、嗜酸性粒细胞增多、白细胞增多、血红蛋白减少、血细胞比容降低、中性粒细胞减少、血小板减少、白细胞减少、骨髓抑制、贫血（包括溶血性贫血）。

11. 皮肤 皮疹、多汗、多形性红斑、剥脱性皮炎、史-约综合征、中毒性表皮坏死松解症、天疱疮、皮肤瘙痒、荨麻疹、脱发、潮红、光过敏、带状疱疹。有扁平苔藓、中毒性脓皮病的个案报道。

12. 眼 视物模糊、结膜炎、眼干、流泪。

13. 耳 耳鸣。

14. 其他 疲乏、虚弱、发热、浆膜炎、胸闷。

【相互作用】

1. 与肾素-血管紧张素系统双重阻断药（如血管紧张素受体拮抗药、其他ACEI、阿利吉仑）合用可增加发生低血压、高钾血症、肾功能改变（包括急性肾衰竭）的风险。避免合用（糖尿病患者禁止合用阿利吉仑）。

2. 与非甾体抗炎药（包括选择性环氧合酶-2抑制剂）合用时，老年患者、血容量不足（包括使用利尿药）、肾功能不全的患者可导致肾功能恶化（包括肾衰竭），以上作用通常可逆。

3. 接受利尿药治疗（尤其是近期开始利尿药治疗）者开始合用本品后可能出现血压过度下降。开始使用本品前，停用利尿药或增加盐摄入可减弱本品的降压作用，若必须继续使用利尿药，应于给予本品初始剂量后密切监护患者至少2小时，直至血压稳定达至少1小时。

4. 与哺乳动物类雷帕霉素靶蛋白抑制剂(如替西罗莫司、西罗莫司、依维莫司）合用可增加发生血管神经性水肿的风险。

5. 与保钾利尿药、补钾药、含钾的药物合用可明显升高血钾。合用应谨慎，并密切监测血钾。使用本品的心力衰竭患者通常不使用保钾利尿药。

6. 与锂剂合用有引起锂中毒的报道，停用两种药物后毒性反应可逆。推荐合用时密切监测血清锂水平。

7. 罕有注射用金制剂与ACEI（包括本品）合用引起亚硝酸盐样反应（包括面部潮红、恶心、呕吐、低血压）的报道。

8. 用药时饮酒可增加乙醇的作用。

9. 食物对本品的吸收无影响，但高盐饮食可减弱本品的疗效。

【药动学】本品口服迅速吸收，吸收程度约为

60%，1 小时内达血药峰浓度。口服吸收后能快速而完全地水解为 ACEI——依那普利拉，依那普利拉的达峰时间约为 4 小时。使用推荐剂量范围内的本品，吸收和水解程度相同。肾脏功能正常的受试者口服本品，4 日后依那普利拉达稳态浓度。依那普利拉主要经肾脏排泄，尿液中可见约 40%的依那普利拉及原形药物。多剂量口服本品后，依那普利拉的累积有效半衰期为 11 小时。

【观察指标】

1. 用药前后应密切监测血压和肾功能。
2. 用药前及用药期间应监测血常规。
3. 监测血钾。

【用药宣教】同“卡托普利”。

贝那普利

【类别】血管紧张素转换酶抑制剂。

【妊娠安全等级】D。

【作用机制】本品为 ACEI，可抑制血管紧张素Ⅰ转换为血管紧张素Ⅱ，从而降低血管阻力、减少醛固酮分泌、增加血浆肾素活性；亦可抑制缓激肽的降解；还可直接作用于周围血管而降低血管阻力。尚未观察到卧位与立位时降压作用的差别。

心力衰竭时，本品可扩张动脉与静脉，降低周围血管阻力（后负荷）及肺毛细血管楔压（前负荷），因而可改善心排血量，提高运动耐量。

【适应证】

1. 用于治疗高血压。
2. 用于对洋地黄和（或）利尿药疗效不佳的充血性心力衰竭（NYHA 分级为Ⅱ～Ⅳ级）的辅助治疗。

【禁用与慎用】

1. 对本品过敏者、有血管神经性水肿病史者、孕妇禁用。
2. 脑或冠状动脉供血不足患者、主动脉瓣狭窄、左房室瓣狭窄患者、伴流出道狭窄的肥厚型心肌病患者、胶原血管性疾病患者、肝功能障碍者、肾功能不全者、自身免疫性疾病（如严重系统性红斑狼疮）患者、骨髓抑制者、高钾血症患者、咳嗽患者、外科手术或麻醉患者慎用。

【给药途径和剂量】

1. *高血压*

（1）未使用利尿药者，推荐初始剂量为每次 10mg，每日 1 次，若疗效不佳，可增至每日 20mg。须根据降压反应调整剂量，通常每隔 1～2 周调整一次。部分口服 1 次的患者在给药间隔末期可能出现降压作用减弱，此类患者宜将日剂量均分为 2 次服用，或加用利尿药。推荐最大日剂量为 40mg，分 1～2 次服用。

（2）正使用利尿药者，开始使用本品前应暂停利尿药（如停药 2～3 日）或减量，或将本品初始剂量降低为 5mg。

（3）Ccr 小于 30ml/min 者，初始剂量为每日 5mg，必要时可增至每日 10mg。若仍需进一步降低血压，可加用利尿药或其他降压药。进行性慢性肾功能不全者，建议长期使用一次 10mg 的剂量，每日 1 次。

2. *充血性心力衰竭*　推荐初始剂量为每次 2.5mg，每日 1 次。如心力衰竭症状未能有效缓解，且患者未出现症状性低血压及其他不可接受的不良反应，则可在 2～4 周后将剂量调整为每次 5mg，每日 1 次。根据患者的临床反应，可在适当的时间间隔内再将剂量调整为一次 10mg 或 20mg，每日 1 次。本品日服 1 次即有效，部分患者将日剂量分为 2 次服用疗效更佳。临床研究表明，严重心力衰竭患者（NYHA 分级为Ⅳ级）较轻、中度心力衰竭患者（NYHA 分级为Ⅱ～Ⅲ级）需更低的剂量。Ccr 小于 30ml/min 者，日剂量最高可增至 10mg，但较低的初始剂量（如每日 2.5mg）可能更有益。

【不良反应】

1. *心血管系统*　心电图改变、心悸、直立不耐受症状、症状性低血压、胸痛、心绞痛、心律失常、心肌梗死。
2. *代谢/内分泌系统*　低钠血症、血糖升高、血清胆固醇降低。还有高钾血症的报道。
3. *呼吸系统*　咽痛、鼻炎、咳嗽、上呼吸道感染症状、哮喘、支气管炎、呼吸困难、鼻窦炎。有使用其他 ACEI 引起嗜酸性粒细胞性肺炎的报道。
4. *肌肉骨骼系统*　肌肉痉挛、关节痛、关节炎、肌痛、背痛、肌张力亢进。
5. *泌尿生殖系统*　尿频、血尿素氮升高、血肌酸酐升高、肾功能受损、尿酸升高、尿路感染、性欲减退、阳痿、蛋白尿。
6. *免疫系统*　血管神经性水肿。
7. *神经系统*　运动失调、头痛、眩晕、失眠、嗜睡、感觉异常、晕厥、头晕。
8. *精神*　抑郁、焦虑、神经质、紧张。
9. *消化系统*　肝酶升高、血清胆红素升高、肝炎（主要为胆汁淤积性肝炎）、胆汁淤积性黄疸。消化不良、胃肠胀气、胃肠道功能紊乱、腹泻、便秘、恶心、呕吐、腹痛、味觉障碍、胰腺炎、黑便、胃炎。

10. 血液系统　血红蛋白减少、白细胞减少、嗜酸性粒细胞增多、溶血性贫血、血小板减少。上市后还有粒细胞缺乏、中性粒细胞减少的报道。

11. 皮肤　潮红、皮疹、瘙痒、光敏反应、天疱疮、史-约综合征、脱发、多汗。

12. 眼　上市后有视觉损害的报道。

13. 耳　耳鸣。

14. 其他　流感样症状、疲乏、唇及面部水肿、虚弱、肢体水肿。

【相互作用】

1. 与其他作用于肾素-血管紧张素系统的药物（如 ACEI、血管紧张素受体阻滞药、阿利吉仑）合用可增加发生低血压、高钾血症、肾功能改变的风险。合用时应密切监测血压、电解质、肾功能。糖尿病患者禁止合用本品和阿利吉仑，重度肾功能不全（肾小球滤过率＜30ml/min）者避免合用本品和阿利吉仑。

2. 与利尿药合用可能出现血压过低。

3. 与其他降压药合用可增强降压作用。

4. 与丙磺舒合用可能增强 ACEI 的药理作用。

5. 非甾体抗炎药（如吲哚美辛）可减弱本品的降压作用，可能增加肾脏损害和高钾血症的风险。

6. 与钾补充药、保钾利尿药、钾盐、环孢素、肝素合用可引起血钾升高。

7. 有 ACEI 和锂剂合用引起血清锂升高并出现锂中毒的报道。

8. 与降血糖药（胰岛素、口服降血糖药）合用有引起低血糖的报道。

9. ACEI 与二肽基肽酶-4 抑制剂可能增加发生血管神经性水肿的风险。

10. ACEI 和金剂可发生亚硝酸盐样反应（面红、恶心、呕吐、血压过低）。

11. 本品可能降低患者对促红细胞生成素的反应。

12. 进食后服用本品可延迟本品的吸收，但不影响吸收量及本品向贝那普利拉的转化。

【药动学】本品口服后 0.5～1 小时达血药峰浓度，由尿回收测定的吸收量至少达 37%。本品主要经肝脏被酯解成活性代谢物——贝那普利拉，两者的血清蛋白结合率分别为 96.7%和 95.3%。以 5～20mg 的剂量给药，每日 1 次，连续给药 28 日，药动学无改变，无明显的蓄积作用。由曲线下面积和尿回收得到的贝那普利拉的蓄积率分别为 1.19 和 1.27。口服本品 10mg 后 2 小时开始透析，约 6%的贝那普利拉在 4 小时内被排出。原形药物和贝那普利拉主要经肾排泄（约 20%以贝那普利拉、4%以贝那普利葡萄糖醛酸、8%以贝那普利拉葡萄糖醛酸的形式随尿排除），仅 11%～12%的贝那普利拉随胆汁排泄。

【观察指标】

1. 监测肾功能。

2. 胶原血管性疾病（尤其是与肾功能损害相关时）患者应定期监测白细胞计数。

3. 监测血钾。

4. 本品用于充血性心力衰竭时，首次使用有引起血压急剧下降的风险，故用药期间需密切监测。

【用药宣教】

1. 服药期间，如果天气炎热或运动导致出汗过多时应多喝水，以防脱水引起的低血压。出现呕吐或稀便应及时就诊。建议一天至少饮水 1500～1700ml（如 500ml 矿泉水 3～4 瓶）。

2. 用药期间，坐或躺后迅速起身可能出现头晕或晕倒。

3. 服药后会出现头晕、嗜睡，应避免驾驶或进行其他危险活动。

4. 用药期间饮酒可能引起血压过度下降，甚至休克。

5. 用药可能降低患者免疫能力，使其更容易感染。

福辛普利

【类别】血管紧张素转换酶抑制剂。

【妊娠安全等级】D。

【作用机制】本品为 ACEI，其活性代谢产物福辛普利拉能抑制血管紧张素转换酶（ACE），降低血管紧张素 II 和醛固酮的浓度，使外周血管扩张，血管阻力下降，从而发挥降压作用。

【适应证】

1. 用于高血压的单药治疗或辅助治疗[与其他药物（如利尿药）联用]。

2. 用于心力衰竭的辅助治疗（与利尿药联用）。

【超说明书用药】

1. 用于治疗 HIV 相关性肾病。

2. 用于心肌梗死的辅助治疗。

【禁用与慎用】对本品或其他 ACEI 过敏者、孕妇禁用。

【给药途径和剂量】

1. 高血压　口服给药。

（1）单药治疗：剂量范围为每次10～40mg，每日1次。初始剂量为每次10mg，每日1次。用药约4周后可根据血压反应适当调整剂量。剂量超过每日 40mg，不增强降压作用。如单用本品不能完全控制血压，可加用利尿药。

（2）与利尿药联用：使用本品前应停用利尿药数日，以减少血压过度下降的风险。如使用本品4 周后未充分控制血压，可恢复使用利尿药。如无法停用利尿药，则给予本品初始剂量 10mg 后，应严密观察数小时，直至血压稳定。

2. *心力衰竭*　口服给药与利尿药联用。本品初始剂量为每次10mg，每日1次。如患者耐受良好，可逐渐增量至每次 40mg，每日 1 次。即使在给予初始剂量后出现低血压，亦应继续谨慎增加剂量。

【不良反应】

1. *心血管系统*　心悸、低血压（包括直立性低血压）。

2. *代谢/内分泌系统*　总胆固醇降低。

3. *呼吸系统*　咳嗽、上呼吸道症状。

4. *肌肉骨骼系统*　骨骼肌肉痛。

5. *泌尿生殖系统*　尿素氮轻度升高。

6. *神经系统*　头晕、感觉异常。

7. *消化系统*　恶心、呕吐、腹泻、腹痛、味觉障碍。

8. *血液系统*　一过性血红蛋白轻度减少、一过性红细胞轻度减少、血小板聚集减少。

9. *皮肤*　皮疹、皮肤瘙痒。有局限性硬皮病的个案报道。

10. *过敏反应*　苔藓样皮疹。

11. *其他*　胸痛、疲乏。

【相互作用】

1. 与其他降压药（如β受体阻滞剂、甲基多巴、钙通道阻滞剂、利尿降压药）合用可增强降压作用。

2. 与保钾利尿药、补钾药合用可增加高钾血症的发生风险。

3. 与锂剂合用可能升高血清锂水平。

4. 抗酸药可能影响本品的吸收。两者应间隔至少2小时服用。

【药动学】本品的口服吸收率为36%，吸收率不受饮食影响。口服后于胃肠黏膜及肝脏迅速并完全水解为活性代谢物福辛普利拉。福辛普利拉的达峰时间约为3小时，给药3～6小时后达最大效应，蛋白结合率大于95%，分布容积相对较小。本品经肝、肾消除，肝、肾功能不全者可经替代途径代偿性排泄。给予肝、肾功能正常的高血压患者多剂本品，福辛普利拉的有效累积半衰期为11.5小时，心力衰竭患者的有效半衰期为14小时。

【观察指标】

1. 监测血压。

2. 用药前及用药期间应监测肾功能。

3. 监测血钾。

【用药宣教】

1. 使用本品降血压时，如果正在服用利尿药，医生可能会安排暂停利尿药。

2. 育龄期女性使用时应采取有效避孕措施。

3. 用药期间饮酒可能引起血压过度下降，甚至休克。

4. 服药期间，天气炎热或运动导致出汗过多对应多喝水，以防脱水引起的低血压。出现呕吐或稀便应及时就诊。一天至少喝水 1500～1700ml（如500ml 矿泉水3～4瓶）。

5. 用药期间，坐或躺后迅速起身可能出现头晕或晕倒。

赖诺普利

【类别】血管紧张素转换酶抑制剂。

【妊娠安全等级】D。

【作用机制】本品为一种合成的肽衍生物，为口服的长效 ACEI，可降低血管紧张素Ⅱ（强效的血管收缩剂）和醛固酮的浓度，导致外周血管扩张、血管阻力降低，从而降低血压。研究资料显示长期使用本品不会减弱药效，立即停药亦不会出现血压反跳现象。充血性心力衰竭患者使用本品，可通过扩张动、静脉而降低心脏前、后负荷，增加心排血量，而无反射性心动过速。

【适应证】

1. 用于治疗原发性高血压及肾血管性高血压，可单独使用或与其他降压药联用。

2. 用于辅助治疗充血性心力衰竭，可与洋地黄或利尿药联用。

3. 用于治疗急性心肌梗死后24小时内血流动力学稳定的患者，以预防左心室功能不全或心力衰竭的发展，并提高生存率。

【超说明书用药】

1. 用于糖尿病肾病。

2. 用于移植后环孢素引起的高血压。

3. 用于非糖尿病肾病。

4. 用于预防偏头痛。

【禁用与慎用】

1. 对本品或其他ACEI过敏者、使用其他ACEI曾引起血管神经性水肿的患者、遗传性或特发性血管神经性水肿患者、高钾血症患者、孕妇禁用。

2. 自身免疫性疾病（如严重系统性红斑狼疮）患者（可能致白细胞或粒细胞减少）、骨髓抑制患者、脑或冠状动脉供血不足患者（可因血压降低致缺血加重）、主动脉瓣狭窄或肥厚型心肌病患者、肾功能不全者（可致血钾升高、白细胞或粒细胞减少）、严格饮食限制钠盐或进行透析治疗者（首剂可能出现突然而严重的低血压）、胶原血管病患者、哺乳期妇女慎用。

【给药途径和剂量】

1. *原发性高血压* 口服给药。

（1）片剂：初始剂量为每次10mg，每日1次。肾素-血管紧张素系统（RAS）高度激活患者的推荐初始剂量为每日2.5～5mg。维持剂量为每次20mg，每日1次。如2～4周未达到预期疗效，可进一步增加剂量。临床试验中本品最大剂量为每日80mg。正使用利尿药者，使用本品前2～3日应暂停利尿药，对不能停用利尿药的患者，本品初始剂量降为5mg。随后根据血压调整剂量，如有必要，可重新给予利尿药。

（2）正使用利尿药者，使用本品前2～3日应暂停利尿药，对不能停用利尿药的患者，本品初始剂量应降低。随后根据血压调整剂量，如有必要，可重新给予利尿药。

（3）Ccr为31～80ml/min者，初始剂量为每日5～10mg；Ccr为10～30ml/min者，初始剂量为每日2.5～5mg；Ccr小于10ml/min者，初始剂量为每日2.5mg。可根据血压变化调整剂量和给药次数，宜逐渐增加剂量直至血压被控制或达最大日剂量40mg。

2. *肾血管性高血压* 口服给药，推荐从低剂量（2.5mg或5mg）开始用药，随后根据血压调整剂量。

3. *充血性心力衰竭* 口服给药，初始剂量为每次2.5mg，每日1次。根据临床应答调整剂量，可逐渐增加至患者耐受的最大剂量。最大日剂量为35mg。每次剂量增幅不可超过10mg，且增量间隔时间不应短于2周。

4. *急性心肌梗死* 口服给药，在心肌梗死24小时内应用，首剂5mg，用药24小时后给予5mg，48小时后再给予10mg，随后一次10mg，每日1次。收缩压为120mmHg或以下的患者，开始治疗时或心肌梗死3日内应给予较低剂量（2.5mg）。维持剂量为每次10mg，每日1次。如出现低血压（收缩压≤100mmHg），可给予维持剂量每日5mg，必要时暂减为2.5mg。如低血压持续存在（收缩压<90mmHg且持续1小时以上），应停药。用药应持续6周，随后重新评估患者状况，如出现心力衰竭应继续用药。

【不良反应】

1. *心血管系统* 症状性低血压、直立性低血压、心悸、心肌梗死、心动过速、雷诺现象、血管炎。

2. *代谢/内分泌系统* 男子乳腺发育、低血糖、血清尿酸升高、高钾血症、低钠血症、糖尿病、抗利尿激素分泌失调综合征、痛风。

3. *呼吸系统* 咳嗽、哮喘、鼻炎、鼻窦炎、支气管痉挛、过敏性肺泡炎、嗜酸细胞性肺炎、嗅觉障碍。

4. *肌肉骨骼系统* 关节痛、肌痛、关节炎。

5. *泌尿生殖系统* 血尿、血清尿素氮升高、血清肌酸酐升高、蛋白尿、肾功能不全、尿毒症、急性肾衰竭、少尿、无尿、性功能障碍、阳痿。

6. *免疫系统* 血管神经性水肿[包括面部、肢体、唇、舌、声门和（或）咽喉，以及小肠血管神经性水肿]、淋巴结病、自身免疫性疾病、抗核抗体阳性。

7. *神经系统* 头晕、头痛、晕厥、感觉异常、眩晕、睡眠障碍（包括失眠）、脑血管意外。

8. *精神* 焦虑、情绪改变、精神错乱。

9. *消化系统* 肝酶升高、肝炎、黄疸、肝衰竭、血清胆红素升高。腹泻、恶心、便秘、胃炎、味觉异常、呕吐、腹痛、消化不良、口干、胰腺炎、胃肠胀气。

10. *血液系统* 血红蛋白减少、血细胞比容降低、骨髓抑制、贫血（包括溶血性贫血）、血小板减少、中性粒细胞减少、粒细胞减少、红细胞沉降率加快、嗜酸性粒细胞增多、白细胞减少、白细胞增多。

11. *皮肤* 皮疹、皮炎、皮肤瘙痒、风疹、脱发、银屑病、多汗、天疱疹、中毒性表皮坏死松解症、史-约综合征、多形性红斑、光敏感、荨麻疹、红斑、面红、皮肤假性淋巴瘤。

12. *眼* 视力损害、复视、视物模糊、畏光。有幻视的个案报道。

13. 耳　耳鸣。

14. 其他　疲乏、胸痛、外周水肿、发热、虚弱。

【相互作用】

1. 与利尿药合用可增强降压作用，可能引起血压过度降低。

2. 与钾补充药、保钾利尿药（如螺内酯、氨苯蝶啶、阿米洛利）、含钾盐替代品、升高血钾的药物（如肝素）合用可能引起血钾过高。

3. 三环类抗抑郁药、抗精神病药、麻醉药与ACEI可引起低血压。

4. 与血管紧张素受体拮抗药、其他ACEI、直接肾素抑制剂（如阿利吉仑）合用对RAS有双重阻断作用，可增加发生低血压、晕厥、高钾血症、肾功能改变（包括急性肾衰竭）的风险。应避免合用。如必须合用，应监测血压、肾功能和电解质。糖尿病患者禁止合用阿利吉仑。

5. 与哺乳动物类雷帕霉素靶蛋白（mTOR）抑制剂（如替西罗莫司、西罗莫司、依维莫司）合用可增加发生血管神经性水肿的风险。

6. 有锂剂与ACEI合用时出现可逆性血清锂浓度升高和锂毒性的报道。

7. ACEI与降血糖药合用可增强降糖作用，出现低血糖。接受ACEI治疗的第1个月应密切监测血糖水平。

8. 罕有注射用金剂与ACEI（包括本品）合用引起亚硝酸盐样反应（包括面部潮红、恶心、呕吐、低血压）的报道。

9. 与非甾体抗炎药（包括COX-2抑制剂）合用时，老年人、容量不足或肾功能不全者可能导致肾功能恶化（包括急性肾衰竭）。此外，非甾体抗炎药可能减弱本品的降压作用。合用时应定期监测肾功能。

10. 拟交感神经药可减弱ACEI的降压作用。

11. 食物对本品的吸收无影响。

【药动学】本品经口服后约25%（6%～60%）的药物被吸收，口服给药后7小时达血药峰浓度，3日后达稳态血药浓度。单剂口服后1小时内起效，6小时达最大效应，作用维持约24小时。本品的血浆蛋白结合率较低，口服本品10mg后，平均分布容积为1.24L。未见本品于肝脏明显代谢。主要以原形经肾脏清除，平均肾脏清除率为106ml/min。本品可经血液透析清除。半衰期约12.6小时，肾衰竭时半衰期延长。

【观察指标】

1. 应监测肾功能、血钾。

2. 肾功能不全或白细胞缺乏的患者，用药最初3个月内应每2周检查1次白细胞计数及分类计数，此后定期检查。

3. 每月检查1次尿蛋白。

4. 肝功能不全者用药前可考虑检查肝功能。

【用药宣教】

1. 本品可能引起头晕、疲乏，用药期间避免驾驶或操作机器。

2. 服用本品期间，坐或躺后迅速起身，可能出现头晕或晕倒。

3. 用药期间如果天气炎热或运动导致出汗过多时应多喝水，以防脱水引起的低血压。呕吐或稀便也会造成脱水。

4. 食物对药物疗效没有影响，饭前饭后服药都可以，但每天服用的时间最好相同。

5. 育龄期女性用药时应采取有效避孕措施。

雷米普利

【类别】血管紧张素转换酶抑制剂。

【妊娠安全等级】D。

【作用机制】本品为一种前体药物，经胃肠道吸收后在肝脏水解生成雷米普利拉，雷米普利拉为具有活性的、强效和长效的ACEI。在血浆和组织中，此酶可催化血管紧张素Ⅰ转换成血管收缩活性物质血管紧张素Ⅱ，同时可催化有活性的血管扩张物质缓激肽分解。血管紧张素Ⅱ形成减少和抑制缓激肽分解可导致血管舒张。血管紧张素Ⅱ还可刺激醛固酮释放，故雷米普利拉可使醛固酮分泌减少。

【适应证】

1. 用于治疗原发性高血压。

2. 用于治疗急性心肌梗死（2～9日）后出现的轻度至中度心力衰竭（NYHA心功能分级为Ⅱ～Ⅲ级）。

3. 用于治疗非糖尿病肾病[肌酐清除率＜70ml/（min·1.73m^2）、尿蛋白＞1g/d]，尤其是伴有动脉高血压时。

4. 用于55岁以上，因冠状动脉疾病、脑卒中、外周血管病或糖尿病病史并伴有至少一个其他心血管风险因素导致发生重大心血管事件风险升高的患者，以降低心肌梗死、脑卒中和心血管原因死亡的风险。

【禁用与慎用】对本品或其他ACEI过敏者、血管神经性水肿（包括遗传、特发性或先前使用

ACEI 或血管紧张素受体阻滞药所致的血管神经性水肿）患者、显著的双侧肾动脉狭窄或单功能肾肾动脉狭窄患者、低血压或血流动力学状态不稳定的患者、使用含有阿利吉仑药物的糖尿病患者或中度至重度肾功能不全者（肌酐清除率＜60ml/min）、孕妇禁用。

【给药途径和剂量】

1. 原发性高血压：口服给药起始剂量为每次 2.5mg，每日 1 次，2～3 周后可加倍，以逐步达到目标血压，最大剂量为每次 10mg，每日 1 次。肾素-血管紧张素-醛固酮系统活性较高的患者和接受利尿药治疗的患者给予初始剂量后可能出现血压过度降低，建议起始剂量为每次 1.25mg，每日 1 次。

2. 急性心肌梗死（2～9 日）后出现的轻度至中度心力衰竭：口服给药剂量调整仅在住院的情况下对血流动力学稳定的患者进行。必须严密监测合用抗高血压药的患者，以免血压过度降低。起始剂量常为每次 2.5mg，每日 2 次，持续 3 日。如 2.5mg 剂量可耐受，在 1～3 日后可逐渐将剂量加倍至每次 5mg、每日 2 次的维持剂量。如 2.5mg 剂量无法耐受，应先给予每次 1.25mg，每日 2 次，持续 2 日；如 1.25mg 剂量可耐受，随后逐渐增加剂量至每次 2.5mg 和 5mg，每日 2 次；如无法增至每次 2.5mg，每日 2 次，应停药。最大日剂量为 10mg。

3. 非糖尿病肾病：口服给药，起始剂量为每次 1.25mg，每日 1 次。根据患者的耐受性逐渐增加剂量，推荐 2 周后剂量加倍至每次 2.5mg、每日 1 次，再过 2 周后加倍至每次 5mg、每日 1 次的维持剂量。

4. 降低心肌梗死、脑卒中和心血管死亡风险：口服给药，起始剂量为每次 2.5mg，每日 1 次。根据患者的耐受性逐渐增加剂量，推荐 1～2 周后剂量加倍，再过 2～3 周后增加至每次 10mg、每日 1 次的维持剂量。

5. 肌酐清除率＞60ml/min 者，无须调整起始剂量，最大日剂量为 10mg。肌酐清除率为 30～60ml/min 者，无须调整起始剂量，最大日剂量为 5mg。肌酐清除率为 10～30ml/min 者，起始剂量为每日 1.25mg，最大日剂量为 5mg。

6. 肝功能不全者最大日剂量为 2.5mg。

7. 老年人的起始剂量为每次 1.25mg，每日 1 次。

8. 进行血液透析的高血压患者起始剂量为每日 1.25mg，最大日剂量为 5mg。于血液透析后的数小时给药。

【不良反应】

1. 心血管系统　心肌缺血（包括心绞痛、心肌梗死）、心动过速、心律失常、心悸、低血压（包括直立性低血压）、血管狭窄、低灌注、血管炎、雷诺现象。

2. 代谢/内分泌系统　血钾升高、血钠降低、男子乳腺发育。

3. 呼吸系统　无痰的瘙痒性咳嗽、支气管炎、鼻窦炎、呼吸困难、支气管痉挛（包括哮喘恶化）、鼻充血。

4. 骨骼肌肉系统　肌肉痉挛、肌痛、关节痛。

5. 泌尿生殖系统　肾功能损害（包括急性肾衰竭）、尿量增加、蛋白尿加重、血尿素氮升高、血肌酸酐升高、暂时性勃起功能障碍、性欲减退。

6. 免疫系统　过敏或类过敏反应、抗核抗体升高。

7. 神经系统　头痛、头晕、眩晕、感觉异常、震颤、平衡障碍、脑缺血（包括缺血性卒中、短暂性脑缺血发作）、嗅觉倒错、晕厥、睡眠紊乱（包括嗜睡）、注意力障碍。

8. 精神　心理运动功能损害（反应力受损）、抑郁、焦虑、紧张、不安、混乱状态。

9. 消化系统　肝酶升高、结合胆红素升高、胆汁淤积性黄疸、肝细胞损害、急性肝衰竭、胆汁淤积性肝炎、细胞溶解性肝炎。味觉障碍、烧灼感、胃肠道炎症、消化功能紊乱、腹部不适、消化不良、腹泻、恶心、呕吐、致命性胰腺炎、胰酶升高、小肠血管神经性水肿、上腹痛、便秘、口干、舌炎、阿弗他口炎、厌食、食欲减退。

10. 血液系统　嗜酸性粒细胞增多、白细胞减少（包括中性粒细胞减少、粒细胞缺乏）、红细胞减少、血红蛋白降低、血小板减少、骨髓功能衰竭、全血细胞减少、溶血性贫血。

11. 皮肤　斑丘疹、血管神经性水肿、瘙痒、多汗、剥脱性皮炎、荨麻疹、甲剥离、光过敏反应、中毒性表皮坏死松解症、史-约综合征、多形性红斑、天疱疮、银屑病加重、银屑病样皮炎、类天疱疮、苔藓样疹、黏膜疹、脱发、颜面潮红。

12. 眼　视觉紊乱（包括视物模糊）、结膜炎。

13. 耳　听力损害、耳鸣。

14. 其他　外周水肿、胸痛、乏力、发热、虚弱。

【相互作用】

1. 与阿利吉仑合用可增加出现低血压、高钾血症、肾功能改变的风险。可导致肾素-血管紧张素-醛固酮系统双重阻断。糖尿病患者或中度至重度肾功能不全者禁止合用。

2. 与抗高血压药（如利尿药）、其他可能降低血压的药物（如硝酸盐、三环类抗抑郁药、麻醉药）合用可增强降压作用。与利尿药合用时应定期监测血清钠。如有可能，应在开始使用本品前停用利尿药 2～3 日。

3. 与钾盐、保钾利尿药（如螺内酯）合用可升高血钾浓度。

4. 与抗糖尿病药（如胰岛素、磺酰脲类衍生物）合用可出现低血糖反应。ACEI 可降低胰岛素抵抗。

5. 本品可升高血清锂浓度，增加锂中毒的可能性。

6. 与肝素合用可能升高血钾浓度。

7. 与别嘌醇、免疫抑制剂、皮质激素、普鲁卡因胺、细胞生长抑制剂、可能改变血常规的其他物质合用可增加血液学反应的可能性。

8. 非甾体抗炎药（如吲哚美辛、阿司匹林）可减弱本品的抗高血压效果，还可能增加肾功能恶化和血钾浓度升高的风险。

9. 拟交感类血管升压药可减弱本品的抗高血压效果。

10. 本品可增加血管舒张，增强乙醇的作用。

11. 食物不改变本品的生物利用度。

【药动学】口服本品后可经胃肠道迅速吸收，1 小时内达血药峰浓度。口服本品 2.5mg 和 5mg 后，活性代谢产物雷米普利拉的生物利用度为 45%。口服本品后，雷米普利拉于 2～4 小时达血药峰浓度。给予本品常用剂量，每日 1 次，第 4 日雷米普利拉达稳态血药浓度。本品的血清蛋白结合率约为 73%，雷米普利拉约为 56%。本品几乎全部代谢为雷米普利拉。本品代谢产物主要经肾脏排泄。雷米普利拉的血药浓度呈多相下降，因可与 ACE 稳定结合并为可饱和结合，且与酶解离缓慢，因此即使雷米普利拉的血药浓度极低，其消除半衰期也会延长。多次给予本品（每日 1 次）后，在 5～10mg 的日剂量下，雷米普利拉的有效半衰期为 13～17 小时，而在 1.25～2.5mg 日剂量下的有效半衰期更长。

肾功能不全者的雷米普利拉的肾排泄减少，其肾脏清除率与肌酐清除率呈正相关，故肾功能不全者的雷米普利拉的血药浓度升高。

肝功能不全者的肝酶活性降低，从而导致本品的代谢速率减缓，血药浓度升高。肝功能不全者与肝功能正常者的雷米普利拉峰浓度无差异。

【观察指标】

1. 用药前和用药期间应监测肾功能，尤其在治疗的最初数周。

2. 建议监测白细胞计数，尤其是治疗初期、肾功能不全者、同时患有胶原病（如红斑狼疮或硬皮病）、使用可引起血常规改变的其他药物的患者应频繁监测。

3. 监测血压。

4. 评估患者是否出现血管神经性血肿。

【用药宣教】

1. 完整吞服，不要掰开、碾碎或咀嚼。

2. 食物不影响药效，建议固定在每天同一时间服用。

3. 头晕等不良反应会影响反应力和注意力，首次服药和剂量增加后数小时内最好不要驾驶或操作机械。

4. 用药后可引起直立性低血压，表现为坐或躺后迅速起身出现头晕或晕倒。

5. 用药期间，如果天气炎热或运动导致出汗过多应多喝水，以防脱水引起低血压。呕吐和稀便也会造成脱水。

6. 近期将进行手术，需要在手术前一天停药。

7. 育龄期女性用药时应采取有效避孕措施。

咪达普利

【类别】血管紧张素转换酶抑制剂。

【作用机制】本品为 ACEI，其活性代谢产物咪达普利拉能通过抑制 ACE 的活性，阻止血管紧张素Ⅰ转换为血管紧张素Ⅱ，从而扩张周围血管，降低血管阻力，使血压下降。

【适应证】

1. 用于治疗原发性高血压。

2. 用于治疗肾实质性病变所致继发性高血压。

【禁用与慎用】

1. 对本品有过敏史者、曾因使用其他 ACEI 引起血管神经性水肿的患者、可能妊娠的妇女或孕妇禁用。

2. 肾功能不全者、脑血管障碍患者（过度降压可致脑血流不足，使病情恶化）、哺乳期妇女慎用。

【给药途径和剂量】

1. 口服给药：每次 5～10mg，每日 1 次。严重高血压患者（包括正进行低盐疗法的严重高血压患者）及肾实质性高血压患者，宜从每日2.5mg开始用药。

2. 严重肾功能不全者（肌酐清除率<30ml/min，或血清肌酐>3mg/dl）使用本品的剂量应减半或延长其给药间隔时间。其他程度的肾功能不全者，宜从每日2.5mg开始用药。

3. 老年患者应从低剂量开始（如每日2.5mg）用药。

4. 血液透析患者首次用药可能出现一过性血压急剧下降，故宜从小剂量开始用药，并根据患者病情缓慢增加剂量。

【不良反应】

1. 心血管系统　心悸、低血压。

2. 代谢/内分泌系统　血钾升高、高钾血症。

3. 呼吸系统　咳嗽（包括干咳）、咽部不适。

4. 肌肉骨骼系统　肌酸激酶升高。

5. 泌尿生殖系统　肌酐升高、急性肾功能不全、肾功能不全恶化、血尿素氮（BUN）升高、蛋白尿。

6. 神经系统　眩晕、头痛、蹒跚、失眠、困倦、震颤。

7. 消化系统　ALT升高、AST升高、碱性磷酸酶升高、乳酸脱氢酶升高、黄疸、γ-谷氨酰转肽酶升高。胃部不适、恶心、呕吐、腹痛、食欲缺乏、腹泻、口渴、味觉异常。

8. 血液系统　血小板减少、红细胞减少、血红蛋白减少、血细胞比容降低、白细胞减少、嗜酸性粒细胞增多。

9. 皮肤　皮疹、剥脱性皮炎、史-约综合征、皮肤瘙痒、面部潮红、荨麻疹、脱毛、大疱疮。

10. 耳　耳鸣。

11. 过敏反应　血管神经性水肿（伴呼吸困难的面部、舌、声道、咽喉肿胀）、光敏反应。

12. 其他　胸部不适、疲乏、水肿。

【相互作用】

1. 与硝酸类制剂合用可增强降压作用。

2. 与利尿降压药（如三氯噻嗪、氢氯噻嗪）首次合用本品时可能出现一过性血压急剧下降。本品可使血压急剧下降；此类药物可使血浆肾素活性升高。

3. 与保钾利尿药（如螺内酯、氨苯蝶啶）合用可能出现血钾升高。本品可抑制血管紧张素Ⅱ的生成、降低醛固酮的分泌、减少钾排泄。

4. 与锂剂（如碳酸锂）合用可能导致锂中毒（如嗜睡、震颤、精神错乱等）。本品可促进肾小管对锂的重吸收。

5. 非甾体抗炎药（如吲哚美辛）可能减弱本品的降压作用。此类药物可抑制前列腺素的合成。

【药动学】口服给予健康成年人本品单剂10mg，达峰时间约为2小时，咪达普利拉的达峰时间为6～8小时。本品主要经肾脏排泄，24小时内25.5%的给药量随尿液排出。本品的半衰期为2小时，咪达普利拉的半衰期为8小时。口服给予健康成年人本品每次10mg，每日1次，连用7日，开始用药后3～5日咪达普利拉达稳态血药浓度稳态时本品的半衰期为1.6小时，咪达普利拉的半衰期为7.6小时。

【观察指标】监测血压。

【用药宣教】

1. 本品可引起眩晕、蹒跚，用药期间避免驾驶或操作机械。

2. 用药期间坐或躺后迅速起身，可能出现头晕或晕倒。

3. 天气炎热或运动导致出汗过多，需多喝水，以防脱水引起低血压。呕吐和稀便也会造成脱水。

4. 饭前15分钟服用本品。用药可能需要数周才能完全见效。

培哚普利

【类别】血管紧张素转换酶抑制剂。

【妊娠安全等级】D。

【作用机制】本品为ACEI。口服后，在体内水解为活性代谢产物培哚普利拉，可抑制血管紧张素Ⅰ转换为血管紧张素Ⅱ，抑制缓激肽降解，降低交感神经活性，扩张血管；同时亦可抑制醛固酮分泌，减少血容量，从而降低血压。心力衰竭时，本品可减轻心脏前、后负荷，降低左、右心室充盈压及全身外周阻力，增加心排血量，提高心脏指数。

【适应证】

1. 用于高血压。

2. 用于充血性心力衰竭。

【超说明书用药】用于治疗稳定型冠状动脉疾病。

【禁用与慎用】

1. 对本品或其他ACEI过敏者、曾因使用ACEI引起血管神经性水肿的患者或遗传性、特发性血管神经性水肿患者、孕妇禁用。

2. 左心室流出道梗阻（如主动脉瓣狭窄、肥厚型心肌病）患者、左房室瓣狭窄患者、胶原血管疾病患者、未置入支架的单侧或双侧肾动脉狭窄患者慎用。

【给药途径和剂量】口服给药，初始剂量为每次 4mg，每日 1 次。3～4 周可逐渐增至最大日剂量 8mg。剂量应根据患者具体情况和血压反应进行个体化调整。Ccr ≥60ml/min 者，每日 4mg；Ccr 为 30～60ml/min 者，每日 2mg；Ccr 为 15～30ml/min 者，每次 2mg，隔日 1 次。老年人初始剂量为每日 2mg，1 个月后可增至每日 4mg。必要时可根据肾功能增至每日 8mg。

【不良反应】

1. 心血管系统　脉管炎、心脏停搏、低血压（包括低血压相关反应，如继发于血压过低的心律失常、心绞痛、心肌梗死、脑卒中）。

2. 代谢/内分泌系统　低血糖、高钾血症、男子乳腺发育。上市后还有症状性低钠血症的报道。

3. 呼吸系统　咳嗽（持续性干咳）、呼吸困难、支气管痉挛、嗜酸性粒细胞增多性肺炎、鼻炎。

4. 肌肉骨骼系统　肌肉痉挛、背痛。

5. 泌尿生殖系统　肾功能不全、急性肾衰竭、阳痿、血尿素氮升高、肌酐升高、性欲减退、蛋白尿。还有肾炎的报道。

6. 神经系统　头痛、头晕、眩晕、感觉异常、意识模糊、味觉异常。

7. 精神　情绪障碍、睡眠障碍。

8. 消化系统　细胞溶解性肝炎、胆汁淤积性肝炎、肝酶升高、血清胆红素升高，恶心、呕吐、腹痛、消化不良、腹泻、便秘、口干、胰腺炎。还有黄疸（包括肝细胞性黄疸、胆汁淤积性黄疸）、肝衰竭的报道。

9. 血液系统　溶血性贫血（先天性葡萄糖-6-磷酸脱氢酶缺乏症患者）、血红蛋白减少、血细胞比容下降、血小板减少、白细胞减少、中性粒细胞减少、粒细胞缺乏、全血细胞减少。还有再生障碍性贫血的报道。

10. 皮肤　皮疹、瘙痒、荨麻疹、多形性红斑、多汗、风疹。还有天疱疮（如大疱性类天疱疮）、银屑病、表皮剥脱性皮炎的报道。

11. 眼　视力障碍。

12. 耳　耳鸣。

13. 过敏反应　血管神经性水肿[面部、四肢、唇、黏膜、舌、声门和（或）喉部]。

14. 其他　无力，有发声障碍、声音嘶哑的个案报道。有跌倒的报道，还有可能包括关节炎、关节痛、脉管炎、浆膜炎、肌痛、发热、皮疹或其他皮肤反应、抗核抗体阳性、白细胞增多、嗜酸性粒细胞增多、红细胞沉降率升高的综合征报道。

【相互作用】

1. 使用利尿药者可能存在血容量和（或）钠减少，可增加发生症状性低血压的风险。如有必要，应在使用本品前 2～3 日停用利尿药。不能停用利尿药的高血压患者，本品剂量应从 2mg（培哚普利叔丁胺盐）或 2.5mg（精氨酸培哚普利）开始，并监测肾功能和血钾浓度。随后应根据血压调整剂量。

2. 与其他 RAAS 抑制剂（包括血管紧张素受体拮抗药、其他 ACEI、阿利吉仑）合用可增加发生低血压、高钾血症、肾功能改变（包括急性肾衰竭）的风险。避免合用。如必须合用，应密切监测血压、肾功能、电解质。肾功能不全者（肾小球滤过率＜60ml/min）避免合用本品和阿利吉仑。糖尿病患者禁止合用本品和阿利吉仑。

3. 与硝酸甘油或其他扩血管药、其他降压药合用可增强降压作用。

4. 与三环类抗抑郁药、抗精神病药、某些麻醉药合用可导致血压过度下降。

5. 与补钾药、保钾利尿药（如螺内酯、氨苯蝶啶、阿米洛利）或其他可升高血钾的药物（如吲哚美辛、肝素、环孢素）合用可增加发生高钾血症的风险。本品可减少醛固酮分泌。

6. 与锂剂合用可导致血清锂浓度可逆性升高及锂中毒。

7. 与降血糖药（如胰岛素、口服降血糖药）合用可增强降血糖作用，有发生低血糖的风险，尤其是合用的前几周及肾功能不全者。

8. 与非甾体抗炎药（如阿司匹林、COX-2 抑制剂、非选择性非甾体抗炎药）合用可增加发生肾功能退化（如急性肾衰竭、血钾升高）的风险（尤其是已存在肾功能改变的患者），还可减弱本品的降压作用。

9. 与拟交感类药合用可减弱降压作用。

10. 与金剂（如硫代苹果酸金钠）合用可能出现亚硝酸盐样反应，包括面部潮红、恶心、呕吐、低血压。

11. 与地高辛合用对地高辛血药浓度无影响，但地高辛对本品血药浓度的影响尚未排除。

12. 本品与食物同服未见本品的吸收速率或吸收量有明显降低，但转化为活性代谢产物培哚普利拉的量降低约42%。

【药动学】本品口服后吸收迅速，达峰时间为1小时。本品为前体药，口服后27%的本品以活性代谢物培哚普利拉的形式进入血液。除培哚普利拉外，其余5种代谢物均无活性。培哚普利拉在血浆中的达峰时间为3～4小时。本品暴露量与剂量呈线性关系。未结合的培哚普利拉的分布容积约为0.2L/kg，血浆蛋白结合率为20%（呈浓度依赖性）。培哚普利拉4日内可达稳态，随尿液排泄，其游离部分的消除半衰期约为17小时。本品的血浆半衰期为1小时。老年人、心力衰竭患者、肾衰竭患者用药后，培哚普利拉的清除率降低。培哚普利拉的透析清除率为70ml/min。肝硬化患者用药后，原形药物的肝脏清除率减少50%，但产生的活性代谢物培哚普利拉的量未见减少。

【观察指标】

1. 定期监测肾功能、血钾。
2. 胶原血管疾病患者用药应定期监测白细胞计数。
3. 监测血压。

【用药宣教】

1. 服用本品后可能出现头晕、头痛等低血压反应。用药期间避免驾驶或操作机械。
2. 用药期间如果坐或躺后迅速起身，可能出现头晕或晕倒。
3. 于早饭前空腹用药，因为食物会影响培哚普利的药效。
4. 育龄期女性用药时应采取有效避孕措施。

二、血管紧张素转换酶抑制剂的复方制剂

氨氯地平/贝那普利

【类别】血管紧张素转换酶抑制剂。

【妊娠安全等级】D。

【作用机制】本品为苯磺酸氨氯地平、盐酸贝那普利的复方制剂。

【适应证】用于治疗单用氨氯地平或贝那普利不能达到满意疗效的高血压。

【禁用与慎用】

1. 对氨氯地平、贝那普利或其他ACEI过敏者、有血管神经性水肿史者、肾衰竭患者（肌酐清除率＜30ml/min）、孕妇禁用。
2. 心力衰竭患者、重度主动脉瓣狭窄患者、重度肝衰竭患者禁用。

【给药途径和剂量】口服给药氨氯地平每次2.5～10mg，每日1次；贝那普利的有效剂量为10～80mg。具体根据临床疗效调整。

【不良反应】

1. 心血管系统　症状性低血压。
2. 代谢/内分泌系统　低钾血症、高钾血症。
3. 呼吸系统　咳嗽、咽炎。
4. 肌肉骨骼系统　腰背痛、肌肉痛、痛性痉挛、肌肉痉挛。
5. 泌尿生殖系统　性功能障碍（如阳痿、尿频）、性欲下降。
6. 神经系统　头痛、头晕、失眠、嗜睡、震颤。
7. 精神　神经质、焦虑。
8. 消化系统　口干、恶心、消化不良、食管炎、腹痛、便秘、腹泻。
9. 皮肤　面部潮红、皮疹、皮肤结节、皮炎。
10. 过敏反应　血管神经性水肿（包括舌和面部水肿）。
11. 其他　水肿、虚弱、疲乏、发热。

【相互作用】【药动学】同“氨氯地平”和“贝那普利”。

【观察指标】

1. 胶原血管性疾病（尤其是伴肾功能不全）患者用药应考虑监测白细胞计数。
2. 老年患者用药应监测肝、肾功能。

【用药宣教】

1. 本品可与或不与食物同服，但需在每天同一时间服用。用药后可能需要1～2周才能充分呈现降压效果。
2. 用药期间饮酒可能引起血压过度下降，甚至休克。避免饮酒或含有乙醇的饮料。
3. 用药期间坐或躺后迅速起身，可能出现头晕或晕倒。
4. 如果天气炎热或运动导致出汗过多，应多喝水，以防脱水引起低血压。呕吐和稀便也会造成脱水。

贝那普利氢氯噻嗪

【类别】血管紧张素转换酶抑制剂及利尿性降压药。

【妊娠安全等级】C。

【作用机制】本品为贝那普利与氢氯噻嗪的复方制剂。贝那普利为ACEI，可通过抑制RAS阻断氢氯噻嗪的反射性调节刺激效应，使两者在抗高血压治疗中具有协同作用。氢氯噻嗪为利尿药，其诱导的RAS的刺激效应使血压更依赖于血管紧张素

Ⅱ的水平，从而增强贝那普利的疗效。

【适应证】用于单药治疗不能达满意疗效的高血压，亦可用于两个单药相应剂量联用的替代治疗，但不适用于高血压的初始治疗。

【禁用与慎用】

1. 对贝那普利和氢氯噻嗪过敏者、对其他ACEI或对其他磺胺类衍生物过敏者、有血管神经性水肿病史者、无尿患者、严重肾衰竭（肌酐清除率<30ml/min）患者、严重肝衰竭患者（体液和电解质平衡的微小变化即可引起肝性脑病）、顽固性低钾血症、低钠血症或症状性高尿酸血症患者、孕妇或计划妊娠的妇女禁用。

2. 肾功能不全者、肝功能损害或进展性肝脏疾病患者（体液和电解质平衡的微小变化即可引起肝性脑病）、主动脉或二尖瓣狭窄患者慎用。

【给药途径和剂量】推荐剂量为一次10mg/12.5mg（盐酸贝那普利/氢氯噻嗪），每日1次。

【不良反应】

1. 心血管系统　心悸、胸痛、心律失常、心绞痛、心肌梗死、低血压（包括直立性低血压）、坏死性血管炎、潮红、周围血管病、晕厥。

2. 代谢/内分泌系统　血脂升高、高尿酸血症、低镁血症、血钾下降、低钾血症、高血糖症、糖尿、糖尿病恶化、高钙血症、低钠血症、低氯性碱中毒、高钾血症、血尿酸升高。

3. 呼吸系统　咳嗽、呼吸道疾病、鼻出血、鼻炎、鼻窦炎、上呼吸道感染、支气管炎、声音改变。

4. 肌肉骨骼系统　关节痛、关节炎、肌痛、骨骼肌肉痛、肌肉痉挛、肌张力过高、背痛、颈痛。

5. 泌尿生殖系统　尿路感染、尿频、肾功能损害、血尿素氮升高、血清肌酸酐升高、肾病、勃起障碍、性欲减退。

6. 免疫系统　过敏反应[包括呼吸障碍（包括肺炎、肺水肿）、血管神经性水肿]、过敏样反应。

7. 神经系统　睡眠障碍（包括失眠、嗜睡）、头痛、头晕、眩晕、偏瘫、震颤、感觉异常。

8. 精神　神经症、焦虑、抑郁、神经质、梦境异常。

9. 消化系统　味觉障碍、消化系统紊乱、食欲减退、腹泻、便秘、恶心、呕吐、腹痛、胰腺炎、消化不良、口干、胃肠炎、胃肠胀气、牙病。胆汁淤积性黄疸、肝炎（主要为胆汁淤积性肝炎）。

10. 血液系统　血小板减少、紫癜、溶血性贫血、白细胞减少、粒细胞减少、骨髓衰竭、中性粒细胞减少、中性粒细胞缺乏、再生障碍性贫血、血红蛋白减少。

11. 皮肤　皮疹、皮肤瘙痒、光敏反应、荨麻疹、天疱疮、史-约综合征、中毒性表皮坏死松解症、皮肤红斑狼疮、多形性红斑、多汗、脱发。

12. 眼　视力损伤、急性闭角型青光眼、视力异常、视网膜病、结膜炎。

13. 耳　耳鸣。

14. 其他　疲劳、发热、无力、感染、流感综合征、寒战。

15. 其余　同“贝那普利”“氢氯噻嗪”。

【药动学】同“贝那普利”“氢氯噻嗪”。

【观察指标】定期监测血压、定期监测电解质。

【用药宣教】同“贝那普利”。

依那普利氢氯噻嗪

【类别】血管紧张素转换酶抑制剂及利尿性降压药。

【作用机制】依那普利与氢氯噻嗪药物联用时有协同降压作用，且剂量比单用时减少，可减轻单用利尿药可能引起的某些血液生化参数的改变。

【适应证】用于单一药物治疗不能有效控制的高血压，但不适用于初始治疗。

【禁用与慎用】

1. 对本品任一成分或磺胺类药过敏者、使用其他血管紧张素转换酶抑制剂曾引起血管神经性水肿病的患者、有遗传性或特发性血管神经性水肿史者、无尿患者、严重肾功能不全者、孕妇禁用。

2. 心脏供血不足或心血管疾病患者、因强效利尿致严重血容量不足者、肝功能不全或进行性肝病患者、糖尿病患者、痛风患者、系统性红斑狼疮患者、左心室流出道梗阻患者慎用。

【给药途径和剂量】口服，每次10mg/6.25mg～20mg/12.5mg（马来酸依那普利/氢氯噻嗪），每日1次。

【不良反应】

1. 心血管系统　低血压（包括直立性低血压）、心悸、心动过速、晕厥。

2. 代谢/内分泌系统　痛风。

3. 呼吸系统　咳嗽、呼吸困难。

4. 肌肉骨骼系统　肌肉痉挛、背痛、关节痛。

5. 泌尿生殖系统　阳痿、尿路感染、血尿素氮升高、血清肌酸酐升高、性欲减退。

6. 神经系统　眩晕、头痛、感觉异常、失眠、嗜睡。

7. 精神 神经过敏。

8. 消化系统 恶心、腹泻、呕吐、消化不良、口干、便秘、腹痛、胃肠胀气。肝酶升高、血清胆红素升高。

9. 血液系统 血红蛋白减少、血细胞比容下降、贫血。

10. 皮肤 皮疹、瘙痒、血管神经性水肿、多汗。

11. 耳 耳鸣。

12. 其他 疲乏、乏力、胸痛。

【观察指标】定期监测血压、电解质。

【用药宣教】同“贝那普利”

复方卡托普利

【类别】血管紧张素转换酶抑制剂。

【妊娠安全等级】D。

【作用机制】本品为卡托普利和氢氯噻嗪的复方制剂。

【适应证】

1. 用于治疗高血压，可单用或与其他降压药联用。

2. 用于治疗心力衰竭，可单用或与强心利尿药联用。

【禁用与慎用】同“依那普利氢氯噻嗪”。

【给药途径和剂量】

1. 高血压 口服给药，每次 10mg/6mg（卡托普利/氢氯噻嗪），每日 2～3 次。按需 1～2 周增至 20mg/12mg（卡托普利/氢氯噻嗪），每日 2～3 次，疗效不佳时可加用其他降压药。

2. 心力衰竭 口服给药，初始剂量每次 10mg/6mg（卡托普利/氢氯噻嗪），每日 2～3 次。必要时逐渐增至每次 20mg/12mg（卡托普利/氢氯噻嗪），每日 2～3 次。观察疗效 2 周后可考虑进一步增量。近期大量使用利尿药处于低钠、低血容量而血压正常或偏低的患者，初始剂量每次 10mg/6mg（卡托普利/氢氯噻嗪），每日 3 次，随后逐渐增至常用量。

肾功能不全者应采用小剂量给药，或减少给药次数，缓慢递增；如需联用利尿药，建议使用呋塞米而不使用噻嗪类；血尿素氮和肌酸酐升高时，应将本品减量或同时停用利尿药。

【不良反应】

1. 心血管系统 心悸、心动过速、心率加快伴心律不齐。

2. 代谢/内分泌系统 可能升高血钾。

3. 呼吸系统 咳嗽。

4. 泌尿生殖系统 蛋白尿、血尿素氮升高、肌酸酐升高。

5. 神经系统 眩晕、头痛、晕厥。

6. 消化系统 味觉迟钝。血清肝酶升高。

7. 血液系统 白细胞减少、粒细胞减少。

8. 皮肤 皮疹（斑丘疹、荨麻疹）、面部及手足血管神经性水肿、面部潮红或苍白。

9. 其他 胸痛。

【相互作用】

1. 与利尿药合用可使降压作用增强。与保钾利尿药合用还可能引起血钾过高。

2. 与其他血管扩张药合用可致低血压。

3. 内源性前列腺素合成抑制剂（如吲哚美辛）可使本品的降压作用减弱。

4. 食物可使本品的吸收减少 30%～40%。

【药动学】同“卡托普利”“氢氯噻嗪”。

【观察指标】

1. 白细胞计数及分类计数，最初 3 个月每 2 周一次，此后定期检查，有感染迹象时随即检查。

2. 尿蛋白，每月一次。

3. 定期检查血压、电解质。

【用药宣教】食物可减少药物的吸收，在饭前 1 小时用药。

赖诺普利氢氯噻嗪

【类别】血管紧张素转换酶抑制剂。

【妊娠安全等级】D。

【作用机制】本品为赖诺普利和氢氯噻嗪的复方制剂。

【适应证】用于治疗单用赖诺普利或氢氯噻嗪不能满意控制的高血压，亦可用于两单药联合治疗获得满意疗效后的替代治疗，但不适用于初始治疗。

【禁用与慎用】参见“依那普利氢氯噻嗪”。

【给药途径和剂量】口服给药每次 10mg/12.5mg（赖诺普利/氢氯噻嗪），每日 1 次。通常 2～3 周后根据血压变化调整剂量。

【不良反应】

1. 心血管系统 低血压（包括直立性低血压）、心悸、心律失常。

2. 呼吸系统 咳嗽、上呼吸道感染、鼻塞、咽痛、呼吸困难、肺充血、咽部不适、支气管炎、慢性鼻窦炎。

3. 肌肉骨骼系统 肌肉痉挛、肩背痛、膝关节痛、肌痛、背拉伤、足痛。

4. 泌尿生殖系统　阳痿、性欲减退、血尿素氮升高、血清肌酸酐升高、尿路感染。

5. 神经系统　眩晕、头痛、感觉异常、晕厥、嗜睡。

6. 精神　抑郁。

7. 消化系统　腹泻、恶心、呕吐、消化不良、腹痛、胃肠道痉挛、胃灼热、口干、便秘。有胰腺炎的个案报道。肝酶升高、血清胆红素升高。

8. 血液系统　血红蛋白减少、血细胞比容降低。

9. 皮肤　红疹、发红、皮肤瘙痒、多汗、血管神经性水肿、皮肤发炎、皮肤假性淋巴瘤。

10. 眼　视物模糊。

11. 耳　耳鸣、耳痛。

12. 过敏反应　过敏性鼻炎。

13. 其他　疲乏、虚弱、胸痛、胸部不适、发热、创伤、病毒感染、感冒（包括流行性感冒）。

【相互作用】【药动学】同“赖诺普利”“氢氯噻嗪”。

【观察指标】

1. 单侧或双侧肾动脉狭窄的患者用药最初几周应监测肾功能。

2. 定期监测血清电解质，尤其是当患者出现剧烈呕吐或进行静脉滴注时。观察患者是否出现体液或电解质不平衡的临床症状（如低钠血症、低氯性碱中毒、低钾血症）。

3. 肾病或胶原血管疾病患者应定期监测白细胞计数。

【用药宣教】

1. 每天同一时刻服药。用药可能导致患者频繁排尿，为避免影响睡眠在下午6点前服药。

2. 服用本品期间，坐或躺后迅速起身，可能出现头晕或晕倒。

3. 用药期间如果天气炎热或运动导致出汗过多，应多喝水，以防脱水引起的低血压。呕吐或稀便也会造成脱水。

4. 本品可能影响血糖水平，糖尿病患者请密切监测血糖。

5. 胆汁酸螯合药（如考来烯胺、考来替泊）可减少赖诺普利氢氯噻嗪的吸收，降低疗效。间隔至少4小时。

依那普利叶酸

【类别】血管紧张素转换酶抑制剂。

【妊娠安全等级】D。

【作用机制】马来酸依那普利为第二代血管紧张素转换酶抑制剂。叶酸可作用于甲硫氨酸循环，其一碳单位转化为甲基可使同型半胱氨酸重甲基化，生成甲硫氨酸，用于细胞甲基化反应及蛋白质合成，也可通过一碳单位供体的作用来促进核酸合成。故外源性补充叶酸可促进同型半胱氨酸甲基化过程，降低血浆同型半胱氨酸。

【适应证】用于治疗伴有血浆同型半胱氨酸水平升高的原发性高血压。

【禁用与慎用】

1. 对本品任一成分过敏者、遗传性或自发性血管神经性水肿患者、曾用某一血管紧张素转换酶抑制剂治疗发生血管神经性水肿的患者禁用。

2. 严重肾功能不全者、左心室流出道梗阻（主动脉瓣狭窄或肥厚型心脏病）患者、糖尿病患者、儿童、哺乳期妇女慎用。

【给药途径和剂量】口服，推荐起始剂量为每日5mg/0.4mg（马来酸依那普利/叶酸），根据血压控制情况和患者的反应调整给药剂量。

【不良反应】常见心悸、咳嗽、头痛、口干、上腹不适、恶心、皮疹、疲乏。

【相互作用】【药动学】同“依那普利”“叶酸”。

【观察指标】定期监测白细胞计数、肾功能、血压。

【用药宣教】同“贝那普利”。

三、血管紧张素Ⅱ受体阻滞剂的单方药

奥美沙坦酯

【类别】血管紧张素Ⅱ受体阻滞剂。

【妊娠安全等级】D。

【作用机制】本品为前体药物，可在体内水解为奥美沙坦。后者为选择性血管紧张素Ⅱ1型受体（AT1）拮抗药，可通过选择性阻断血管紧张素Ⅱ与血管平滑肌AT1受体的结合而阻断血管紧张素Ⅱ收缩血管的作用，其与AT_1受体的亲和力较与AT_2受体的亲和力高12 500多倍。

【适应证】用于治疗高血压，可单用，亦可与利尿药或其他降压药联用。

【禁用与慎用】对本品过敏者、孕妇禁用。

【给药途径和剂量】口服给药，剂量应个体化，推荐初始剂量每次20mg，每日1次。经2周治疗后仍需进一步降低血压的患者，剂量可增至

40mg。剂量大于40mg未显示出更强的降压效果。日剂量相同时，每日给药2次与每日给药1次相比无优越性。

中度至重度肾功能不全（肌酐清除率＜40ml/min）者无须调整剂量。

【不良反应】

1. 心血管系统 心动过速，但与本品的相关性尚不明确。糖尿病患者大剂量使用本品可能增加心血管风险。

2. 代谢/内分泌系统 高血糖、高三酰甘油血症。

3. 呼吸系统 支气管炎、咽炎、鼻炎、鼻窦炎、咳嗽。

4. 肌肉骨骼系统 背痛、肌酸激酶升高。还可见关节炎、关节痛、肌痛，但与本品的相关性尚不明确。上市后还有横纹肌溶解的报道。

5. 泌尿生殖系统 血尿。上市后还有急性肾衰竭、血肌酸酐升高的报道。

6. 免疫系统 上市后有过敏反应的报道。

7. 神经系统 头晕、头痛。还可见眩晕，但与本品的相关性尚不明确。

8. 消化系统 腹泻。还可见腹痛、消化不良、胃肠炎、恶心，但与本品的相关性尚不明确。上市后还有呕吐、口炎性腹泻样肠病的报道。肝酶升高、血清胆红素升高。

9. 血液系统 血红蛋白轻度减少、血细胞比容轻度降低。

10. 皮肤 皮疹，但与本品的相关性尚不明确。上市后还有血管神经性水肿、脱发、瘙痒、荨麻疹的报道。还有迟发性皮肤卟啉病的个案报道。

11. 其他 面部水肿、流感样症状。

【相互作用】

1. 与其他作用于RAS的药物（如血管紧张素转换酶抑制剂、血管紧张素受体阻滞药、阿利吉仑）合用可增加发生低血压、高钾血症、肾功能改变（包括急性肾衰竭）的风险。通常避免合用，如必须合用，应密切监测血压、电解质、肾功能。糖尿病患者禁止合用本品和阿利吉仑，肾功能不全（肾小球滤过率＜60ml/min）者避免合用本品和阿利吉仑。

2. 与锂剂合用有使血清锂浓度升高并出现锂中毒的报道。

3. 与非甾体抗炎药（包括选择性环氧合酶-2抑制剂）合用可能减弱本品的降压效果。老年人、血容量不足者（包括使用利尿药者）或肾功能不全者合用还可引起肾功能恶化（包括急性肾衰竭），但该影响通常可逆。

4. 盐酸考来维仑可降低本品的全身暴露量和血药峰浓度。考虑于使用盐酸考来维仑前至少4小时给予本品。

【药动学】本品口服后经胃肠道吸收，并迅速、完全地水解为奥美沙坦，后者1～2小时后达血药峰浓度，3～5日达稳态血药浓度，绝对生物利用度约为26%。奥美沙坦的药动学呈线性，血浆蛋白结合率为99%，不穿透红细胞，稳态分布容积约为17L。奥美沙坦不再进一步代谢，总清除率为1.3L/h，肾清除率为0.6L/h。35%～50%的吸收量随尿排泄，其余随粪便排泄。奥美沙坦的消除呈双相性，终末半衰期约为13小时。每日给药1次药物无蓄积。

【观察指标】

1. 定期监测血清电解质。

2. 监测血压、血清肌酐、尿素氮，并进行尿液分析。

【用药宣教】

1. 孕妇用药可引起胎儿和新生儿损伤（包括低血压、颅骨发育不全、肾衰竭）。

2. 用药后乳汁中可能含有奥美沙坦，哺乳期妇女使用时应暂停哺乳。

3. 高血压疾病如果不用药物控制可能引发其他健康问题，如心脏病、卒中。在医生指导下用药，不要擅自停药。

4. 如果天气炎热或运动导致出汗过多，应多喝水，以防脱水引起的低血压。呕吐或稀便也会造成脱水。

5. 服药期间坐或躺后迅速起身，可能出现头晕或晕倒。

厄贝沙坦

【类别】血管紧张素Ⅱ受体阻滞剂。

【妊娠安全等级】D。

【作用机制】本品为血管紧张素Ⅱ（AngⅡ）受体拮抗药，可特异性拮抗血管紧张素1型受体（AT1），对AT1的拮抗作用比对AT2的作用强8500倍，通过选择性地阻断血管紧张素Ⅱ与AT1受体的结合，抑制血管收缩和醛固酮的释放，从而产生降压作用。

【适应证】

1. 用于治疗原发性高血压。

2. 用于治疗伴高血压的2型糖尿病肾病。

【超说明书用药】用于减慢儿童马方综合征患者的主动脉根部内径扩张速度。

【禁用与慎用】

1. 对本品过敏者、孕妇禁用。

2. 主动脉瓣或左房室瓣狭窄、梗阻性肥厚型心肌病患者、双侧肾动脉狭窄或单侧功能肾肾动脉狭窄患者、肾功能不全者慎用。

【给药途径和剂量】

1. *高血压*　口服给药推荐，初始剂量和维持剂量为每次 150mg，每日 1 次。如血压不能有效控制，可增至每次 300mg，每日 1 次或联用其他降压药。

2. *伴高血压的 2 型糖尿病肾病*　口服给药，初始剂量为每次 150mg，每日 1 次；维持剂量可增至每次 300mg，每日 1 次。必要时加用其他降压药。

3. *马方综合征*　口服给药，14 个月至 16 岁儿童，初始剂量为每日 1.4mg/kg，可增至最大剂量每日 2mg/kg，但不得超过每日 300mg。

【不良反应】

1. *心血管系统*　常见心悸。可见直立性低血压、心动过速。

2. *代谢/内分泌系统*　有高钾血症的报道。

3. *呼吸系统*　可见咽炎、鼻炎。有咳嗽的报道。

4. *肌肉骨骼系统*　可见血清肌酸激酶升高。有肌肉痛、关节痛的报道。

5. *泌尿生殖系统*　可见尿路感染。有肾功能损害（包括肾衰竭）的报道。

6. *免疫系统*　有过敏反应（如皮疹、荨麻疹、血管神经性水肿）的报道。

7. *神经系统*　有眩晕、头痛的报道。

8. *精神*　可见焦虑、神经质。

9. *消化系统*　可见胃灼热、腹痛、呕吐。有恶心、消化不良、腹泻、味觉缺失的报道。有胆汁淤积的个案报道。有肝炎、肝酶升高、黄疸的报道。

10. *血液系统*　有血小板减少的报道。

11. *皮肤*　临床试验中可见皮疹。有荨麻疹的报道。

12. *耳*　上市后有耳鸣的报道。

13. *其他*　临床试验中可见胸痛、水肿、流行性感冒。有虚弱的报道。

【相互作用】

1. CYP2C9 抑制剂（如胺碘酮）可升高本品的血药浓度。

2. 与其他作用于肾素-血管紧张素系统的药物（如 ACEI、血管紧张素受体阻滞药、阿利吉仑）合用可增加发生低血压、高钾血症、肾功能改变（包括急性肾衰竭）的风险。应避免合用，必须合用时应密切监测血压、电解质、肾功能。糖尿病患者禁止合用本品和阿利吉仑，肾功能不全（肾小球滤过率＜60ml/min）者避免合用本品和阿利吉仑。

3. 与保钾利尿药、补钾药、含钾的盐替代物或其他可增加血钾水平的药物（如肝素钠）合用可致血钾升高。

4. 本品与锂剂合用可致血清锂可逆性升高并出现毒性反应。

5. 非甾体抗炎药可使本品的抗高血压作用减弱。

6. 麻黄可减弱血管紧张素Ⅱ受体阻滞剂的降压作用。通过麻黄中的麻黄碱和伪麻黄碱的拟交感神经作用而产生拮抗效应。

7. 育亨宾可减弱血管紧张素Ⅱ受体阻滞剂的降压作用，育亨宾可增加去甲肾上腺素的释放量，应避免合用。

8. CYP2C9 诱导剂（如达拉非尼）可降低本品的暴露量。

9. 食物对本品的生物利用度无显著影响。

【药动学】本品口服后吸收较好，绝对生物利用度为 60%～80%。口服后 1.5～2 小时达血药峰浓度。血浆蛋白结合率约为 96%，几乎不与血液细胞结合，分布容积为 53～93L。经肝脏葡萄糖醛酸化代谢（体外研究表明本品主要经 CYP2C9 氧化）。原形药物及代谢物经胆道和肾排泄，总清除率和肾清除率分别为 157～176ml/min 和 3～3.5ml/min，终末消除半衰期为 11～15 小时。

【观察指标】

1. 用药前应监测血电解质（如血钠、血钾、碳酸盐）、血尿素氮、血肌酸酐、尿常规。

2. 开始用药后 2 周和 4 周、剂量调整后约 2 周应复查血肌酸酐及血钾。无肾功能恶化风险因素的患者，在稳定的维持治疗期间应每 3～6 个月复查血肌酐与血钾。

【用药宣教】

1. 服用本品期间，如果坐或躺后迅速起身，可能出现头晕或晕倒。

2. 用药期间饮酒可能引起血压过度下降，甚至休克。

3. 天气炎热或运动时请多喝水，以防脱水引起的低血压。呕吐或稀便也会造成脱水。

4. 育龄期女性用药时应采取有效避孕措施。

坎地沙坦酯

【类别】血管紧张素Ⅱ受体阻滞剂。

【妊娠安全等级】D。

【作用机制】本品为AT1阻滞剂，通过与血管平滑肌AT1受体结合而拮抗血管紧张素Ⅱ的血管收缩作用，从而降低末梢血管阻力。另有研究认为，本品可通过抑制肾上腺分泌醛固酮而发挥一定的降压作用。

【适应证】

1. 用于治疗原发性高血压，可单独使用，亦可与其他抗高血压药联用。

2. 用于治疗左心室收缩功能不全（射血分数≤40%）患者的心力衰竭（NYHA分级为Ⅱ～Ⅳ级）（FDA批准适应证）。

【禁用与慎用】

1. 对本品过敏者、严重肝功能不全或胆汁淤积者、孕妇或可能妊娠的妇女、1岁以下儿童禁用。

2. 有药物过敏史者、大动脉或左房室瓣狭窄、梗阻性肥厚型心肌病患者、高钾血症患者、肝功能不全者、严重肾功能不全者、双侧或单侧肾动脉狭窄患者、近期有肾脏移植手术史的患者（尚无用药经验）、老年人慎用。

【给药途径和剂量】

1. *原发性高血压* 口服给药，通常每次4～8mg，每日1次，必要时剂量可增至12mg。严重肾功能不全者如过度降压，可使肾功能恶化，因此应从每次2mg开始服用，每日1次。肝功能不全者使用本品可使肝功能恶化，且本品活性代谢物坎地沙坦的清除率可能降低，故应从小剂量开始服用。

2. *心力衰竭* 口服给药，初始剂量每次4mg，每日1次。约间隔2周后，如患者耐受可将剂量加倍。目标剂量为每次32mg，每日1次。

【不良反应】

1. *心血管系统* 心悸、期前收缩、心房颤动、心绞痛、心肌梗死、面部潮红、低血压。

2. *代谢/内分泌系统* 血钾升高、总胆固醇升高、血清总蛋白减少、低钠血症。

3. *呼吸系统* 鼻出血、咳嗽、间质性肺炎（可表现为发热、咳嗽、呼吸困难、胸部X线检查异常）、上呼吸道感染、咽炎、鼻炎。

4. *肌肉骨骼系统* 横纹肌溶解（可表现为肌痛、虚弱、肌酸激酶升高、血中和尿中出现肌球蛋白）、背痛。

5. *泌尿生殖系统* 血尿素氮升高、肌酐升高、尿酸升高、蛋白尿、血尿、尿频、急性肾衰竭。有急性肾炎的个案报道。

6. *免疫系统* 血管神经性水肿（表现为面部、口唇、舌、咽、喉头等水肿）。

7. *神经系统* 头晕或起立时头晕、蹒跚、头痛、头重、失眠、嗜睡、舌部麻木、肢体麻木。

8. *消化系统* 恶心、呕吐、食欲缺乏、胃部不适、剑突下疼痛、腹泻、口腔炎、味觉异常。氨基转移酶升高、碱性磷酸酶升高、乳酸脱氢酶升高、γ-谷氨酰基转肽酶升高、黄疸。

9. *血液系统* 粒细胞缺乏、贫血、白细胞减少或增多、嗜酸性粒细胞增多、血小板减少。还有中性粒细胞减少的报道。

10. *过敏反应* 湿疹、皮疹、荨麻疹、瘙痒、光过敏。

11. *其他* 发热、倦怠、乏力、水肿、血浆C反应蛋白（CPR）升高。

【相互作用】

1. 与其他可升高血钾水平的药物（如保钾利尿药、补钾药、含钾盐替代物）合用可出现高钾血症。本品对醛固酮分泌有抑制作用，从而抑制钾的排泄。

2. 与其他降压药（如呋塞米、三氯噻嗪）合用可能增强降压作用。正接受其他降压药治疗的患者应从小剂量开始，并密切观察血压反应。

3. 与其他作用于肾素-血管紧张素系统的药物（如ACEI、血管紧张素受体阻滞药、阿利吉仑）合用可增加发生低血压、高钾血症、肾功能改变（包括急性肾衰竭）的风险。合用时应密切监测血压、电解质、肾功能。糖尿病患者禁止合用本品和阿利吉仑，肾功能不全（肾小球滤过率＜60ml/min）者避免合用本品和阿利吉仑。

4. 有锂剂与血管紧张素Ⅱ受体阻滞剂（包括本品）合用引起血清锂升高并出现锂中毒的报道。合用使锂剂在肾小管的重吸收增加。

5. 非甾体抗炎药（包括选择性环氧合酶-2抑制剂）可能减弱本品的降压作用。老年患者、血容量不足或肾功能不全者可导致肾功能可逆性恶化（包括急性肾衰竭）。 非甾体抗炎药可抑制有血管舒张作用的前列腺素的合成，故可能减弱降压作用及减少肾脏灌流量。

【药动学】本品在胃肠道吸收并迅速、完全地水解为活性代谢产物坎地沙坦。坎地沙坦的绝对生物利用度约为 15%。口服给药后 3～4 小时坎地沙坦达血药峰浓度，其总血浆蛋白结合率大于 99%，表观分布容积为 0.13L/kg。坎地沙坦主要以原形随尿液和粪便排泄，极少部分在肝脏经 *O*-去乙基化反应生成无活性代谢产物。口服 ^{14}C 标记的本品后，从尿液、粪便中分别回收 33%、67%的放射活性物。坎地沙坦的排泄半衰期约为 9 小时。口服给予高血压患者本品每日 2～16mg，连续用药 4 周，坎地沙坦的血浆清除率为 14.07L/h，终末半衰期为 9～13 小时。

【观察指标】

1. 用药前应评估肾脏状态及肾病史，并评估可能存在的药物相互作用（如是否增加低血压、高钾血症的风险）。

2. 监测患者是否出现心动过速、中枢神经系统改变、高血糖、低血压。

【用药宣教】

1. 用药期间饮酒可能引起血压过度下降，甚至休克。

2. 坎地沙坦酯可引起头晕、站立不稳，用药期间避免驾驶或操作机械。

3. 用药期间，如果坐或躺后迅速起身，可能出现头晕或晕倒。

4. 服药期间，如果天气炎热或运动导致出汗过多，应多喝水，以防脱水引起的低血压。呕吐或稀便也会造成脱水。

5. 用药后通常 2 周内起效，4～6 周达最大疗效。

6. 本品可加重高血钾，用药期间建议定期监测血钾；剂量增加时还可能需要监测血压，此外，可能还需要检查肾功能。如果将要进行手术，术前 24 小时最好在医生指导下停药。

氯沙坦

【类别】血管紧张素Ⅱ受体阻滞剂。

【妊娠安全等级】D。

【作用机制】本品为一种血管紧张素Ⅱ受体阻滞剂，能选择性地作用于 AT1 受体。

【适应证】

1. 用于治疗原发性高血压。

2. 用于不适用血管紧张素转换酶抑制剂治疗（尤其是有咳嗽或禁忌证时）的慢性心力衰竭。适用患者的左室射血分数应小于或等于 40%，处于临床稳定状态，且已接受慢性心力衰竭的既定治疗方案。

【超说明书用药】

1. 用于减少高血压伴左心室肥厚患者发生脑卒中的风险（FDA 批准适应证）。

2. 用于治疗 2 型糖尿病和有高血压病史者的糖尿病肾病（FDA 批准适应证）。

3. 用于减慢马方综合征主动脉根部的扩张速度。

4. 用于 Alport 综合征样遗传性肾炎。

5. 用于治疗红细胞增多。

【禁用与慎用】

1. 对本品过敏者、孕妇禁用。

2. 重度心力衰竭（纽约心脏协会分级Ⅳ级）、心力衰竭伴重度肾功能不全、心力衰竭伴危及生命的症状性心律失常患者、主动脉狭窄、二尖瓣狭窄或梗阻性肥厚型心肌病患者、双侧或单侧肾动脉狭窄患者慎用。

【给药途径和剂量】

1. 剂量

（1）原发性高血压：口服给药，对多数患者，初始和维持剂量通常为每次 50mg，每日 1 次。治疗 3～6 周可达最大降压效应。对部分患者，可增量至每次 100mg，每日 1 次，以产生进一步的降压效应。对血容量不足的患者（如使用大剂量利尿药治疗的患者），可考虑给予初始剂量每次 25mg，每日 1 次。

（2）心力衰竭：口服给药，初始剂量为每次 12.5mg，每日 1 次，可根据患者耐受情况以周为间隔逐渐增量，直至可耐受的最大日剂量（12.5mg、25mg、50mg、100mg、150mg）。最大目标剂量为每日 150mg。

（3）减少脑卒中发生风险：口服给药，初始剂量通常为每次 50mg，每日 1 次。可根据患者的血压情况，加用氢氯噻嗪每次 12.5mg，每日 1 次，如本品增量至每次 100mg，每日 1 次，氢氯噻嗪随后可增量至每次 25mg，每日 1 次。

（4）糖尿病肾病：口服给药，初始剂量通常为每次 50mg，每日 1 次。可根据患者的血压情况，增量至每次 100mg，每日 1 次。

（5）红细胞增多：口服给药，每日 25～50mg。轻度至中度肝功能不全者的推荐初始剂量为每次 25mg，每日 1 次。

（6）减慢马方综合征儿童主动脉根部的扩张速度：口服给药，14 个月至 16 岁儿童初始剂量为每日 0.6mg/kg，可增量至最大日剂量 1.4mg/kg（≤

100mg）。

（7）Alport 综合征样遗传性肾炎：口服给药，每日 0.44～2.23mg/kg，如体重＜50kg，最大剂量为每日 50mg；如体重≥50kg，最大剂量为每日 100mg。

2. 给药途径　口服给药。①本品可与或不与食物同服。②儿童用药时，可将本品片剂配制成浓度为 2.5mg/ml 的混悬液使用。

【不良反应】

1. 心血管系统　低血压（包括直立性低血压）、心悸、心动过速、心绞痛、二度房室传导阻滞、心血管意外、心肌梗死、心律不齐（包括心房颤动）、窦性心动过缓、心室颤动、晕厥、左心室肥厚。

2. 代谢/内分泌系统　痛风、血钾升高、高钾血症、低血糖症。还有低钠血症的报道。

3. 呼吸系统　咳嗽、咽炎、咽部不适、鼻出血、鼻炎、呼吸道充血、鼻窦疾病、上呼吸道感染、呼吸困难、支气管炎。

4. 肌肉骨骼系统　背痛、肌痉挛、臂痛、髋部疼痛、膝痛、骨骼肌肉痛、肩痛、关节痛、关节炎、关节肿痛、纤维肌痛、肌无力、肌痛、僵硬。还有横纹肌溶解的报道。

5. 泌尿生殖系统　夜尿、尿频、尿路感染、肾功能损害、肾衰竭、血清肌酸酐升高、血尿素氮升高、性欲降低、阳痿。还有勃起功能障碍的报道。

6. 免疫系统　有非典型皮肤淋巴组织样增生的个案报道。

7. 神经系统　头晕、头痛、失眠、眩晕、共济失调、意识模糊、感觉减退、感觉异常、记忆力减退、偏头痛、周围神经病、嗜睡、震颤、脑血管意外。有帕金森病恶化的个案报道。还有癫痫大发作的报道。

8. 精神　焦虑、抑郁、梦境异常、神经过敏、恐惧。有急性精神病（表现为偏执妄想、幻视）的个案报道。

9. 消化系统　肝酶升高、血清胆红素升高。有肝损伤（包括肝纤维化、肝坏死）的个案报道。还有肝炎的报道。腹痛、腹泻、消化不良、食欲减退、便秘、牙痛、口干、胃肠胀气、胃炎、恶心、呕吐、味觉倒错。

10. 血液系统　血红蛋白轻度减少、血细胞比容轻度降低、瘀斑、贫血。还有血小板减少的报道。

11. 皮肤　皮疹、面部水肿、脱发、皮炎、皮肤干燥、红斑、潮红、光敏反应、皮肤瘙痒、多汗、荨麻疹。有银屑病的个案报道。还有红皮病的报道。

12. 眼　视物模糊、眼部灼烧感、眼部刺痛感、结膜炎、视力下降。

13. 耳　耳鸣。

14. 过敏反应　有血管神经性水肿、血管炎（包括 Henoch-Schonlein 紫癜）的报道。

15. 其他　疲乏、胸痛、水肿、发热。还有不适的报道。

【相互作用】

1. 与补钾药、含钾盐替代品、保钾利尿药（如螺内酯、氨苯蝶啶、阿米洛利）合用可引起血钾水平升高。

2. 与锂剂合用可引起血清锂水平升高，有锂中毒的报道。

3. 与其他肾素-血管紧张素-醛固酮系统（RAAS）抑制剂（包括血管紧张素受体阻滞药、ACEI、阿利吉仑）合用可能增加低血压、晕厥、高钾血症、肾功能改变（包括急性肾衰竭）的发生风险。合用时应密切监测血压、肾功能、电解质。糖尿病患者禁止合用本品和阿利吉仑；GFR 小于 60ml/min 者避免合用本品和阿利吉仑。

4. 与非甾体抗炎药（NSAID）（包括选择性环氧合酶-2 抑制剂）合用时，肾功能不全者、老年人、血容量不足者（包括接受利尿药治疗的患者）可能加重肾功能损害（包括急性肾衰竭），作用通常可逆。

【药动学】本品经口服吸收良好，生物利用度约为 33%。经首过代谢后生成羧酸型活性代谢产物及其他无活性代谢产物，本品和其活性代谢产物的达峰时间分别为 1 小时和 3～4 小时。本品及其活性代谢产物的血浆蛋白结合率大于或等于 99%，主要与白蛋白结合。本品的分布容积为 34L。静脉或口服给予本品后，约 14%的给药量可转化为活性代谢产物。静脉或口服给予 ^{14}C 标记的本品，循环血浆中的放射活性主要来自原形药物及其活性代谢产物。本品及其活性代谢产物的血浆清除率分别为 600ml/min 和 50ml/min；肾清除率分别为 74ml/min 和 26ml/min。口服给予本品后，本品及其代谢产物随胆汁和尿液排泄，约 4%的给药量以原形药物随尿液排泄，6%以活性代谢产物随尿液排泄。口服给药后，本品及其活性代谢产物的血药浓度呈多级指数下降，终末半衰期分别为 2 小时和 6～9 小时。

按每次 100mg，每日 1 次给予本品，本品及其活性代谢产物在血浆中均无明显蓄积。

【观察指标】

1. 对肾功能部分依赖于 RAS 激活的患者（如肾动脉狭窄、慢性肾病、严重充血性心力衰竭或血容量不足的患者）用药期间定期监测肾功能。

2. 定期监测血钾水平。

3. 监测卧位血压、全血细胞计数。

【用药宣教】

1. 用于高血压时请 7 点左右服药，以有效控制白天的血压高峰，降压效果好，并可减少心血管事件的发生风险。

2. 通常治疗 3～6 周可以达到最大降压效果，请坚持服药。

3. 用药期间如果坐或躺后迅速起身，可能出现头晕或晕倒。

4. 用药期间如果天气炎热或运动导致出汗过多，应多喝水，以防脱水引起的低血压。呕吐或稀便也会造成脱水。

替米沙坦

【类别】血管紧张素Ⅱ受体阻滞剂。

【妊娠安全等级】D。

【作用机制】本品为特异性的非肽类血管紧张素Ⅱ受体（AT1 亚型）拮抗药，与 AT1 亚型有高亲和力，可通过选择性与 AT1 结合抑制血管紧张素Ⅱ，并降低血醛固酮水平，从而产生降压作用。

【适应证】用于治疗原发性高血压。

【超说明书用药】用于降低不能使用血管紧张素转换酶抑制剂患者的心血管疾病风险。

【禁用与慎用】

1. 对本品过敏者、胆道阻塞性疾病患者、严重肝功能不全者、严重肾功能不全（肌酐清除率＜30ml/min）者、孕妇禁用。

2. 轻度至中度肝功能不全者、主动脉瓣或左房室瓣狭窄、梗阻性肥厚型心肌病患者、双侧肾动脉狭窄或单侧功能肾肾动脉狭窄患者、轻度至中度肾功能不全者、冠状动脉疾病患者、血管神经性水肿患者、需进行全身麻醉手术者、老年人、儿童慎用。

【给药途径和剂量】

1. 高血压　口服给药，剂量应个体化给药，初始剂量为每次 40mg，每日 1 次。在 20～80mg 的剂量范围内，其降压疗效与剂量有关。若用药后未达理想血压，可加大剂量，最大剂量为每次 80mg，每日 1 次。可与噻嗪类利尿药如氢氯噻嗪合用。因本品在用药 4～8 周后才能发挥最大药效，故在考虑增加药物剂量时需注意用药时间（轻度至中度肝功能不全者的每日用量不应超过 40mg）。

2. 降低心血管疾病风险　口服给药，推荐剂量为每次 80mg，每日 1 次。可单服或与食物同服。本品在低于每次 80mg、每日 1 次剂量给药时是否可降低心血管疾病的发病率和死亡率尚不明确。

【不良反应】

1. 心血管系统　心悸、依赖性水肿、心绞痛、脑血管疾病。有心动过速、心动过缓和低血压的个案报道。

2. 代谢/内分泌系统　血尿酸升高、痛风、血胆固醇升高、糖尿病、低血糖。

3. 呼吸系统　哮喘、支气管炎、鼻出血、上呼吸道感染（包括咽炎、鼻炎）。有呼吸困难的个案报道。

4. 肌肉骨骼系统　自发性肌肉收缩、关节炎、关节痛、腿痉挛、腿痛、肌痛、腱鞘炎样症状。

5. 泌尿生殖系统　尿频、阳痿、泌尿系感染、膀胱炎、血肌酐升高。

6. 免疫系统　过敏反应。

7. 神经系统　嗜睡、偏头痛、感觉异常、感觉减退、背痛（如坐骨神经痛）、眩晕。有晕厥、失眠的个案报道。

8. 精神　神经质、焦虑。有抑郁的个案报道。

9. 消化系统　肝酶升高。便秘、胃炎、痔疮、胃肠炎、胃食管反流、牙痛、非特异性胃肠不适、腹痛、腹泻、消化不良、胃肠功能紊乱、口干、胃肠胀气。有胃部不适、呕吐的个案报道。

10. 血液系统　血红蛋白下降。有嗜酸性粒细胞增多、血小板减少的个案报道。

11. 皮肤　潮红、皮炎、皮疹、皮肤异常（如湿疹）、多汗。有红斑、瘙痒、荨麻疹、血管神经性水肿的个案报道。

12. 眼　结膜炎、视觉异常。

13. 耳　中耳炎、耳鸣、耳痛。

14. 其他　发热、感觉不适、化脓、感染、真菌感染、胸痛、流感样症状。有虚弱的个案报道。

【相互作用】

1. 与噻嗪类利尿药（如氢氯噻嗪）合用具有协同降压作用。

2. 巴氯芬、氨磷汀可增强本品的降压作用。

3. 镇静催眠药（如巴比妥类药）、抗抑郁药可增强本品的直立性低血压效应。

4. 与其他抗高血压药合用可增强其他抗高血压药的降压效果。其他有临床意义的相互作用尚不明确。

5. 本品可使地高辛的血药浓度平均升高49%，谷浓度升高20%。

6. 本品可引起辛伐他汀代谢物（辛伐他汀酸）的血药峰浓度轻度升高（1.34倍）且消除加速。

7. 与锂剂合用有引起可逆性血锂水平升高和毒性反应的个案报道。

8. 与保钾利尿药、补钾药、含钾的盐替代品、环孢素A或其他可升高血钾水平的药物（如肝素）合用可致血钾水平升高。

9. 与麻黄碱、伪麻黄碱合用时，麻黄碱和伪麻黄碱的拟交感活性可使本品的降压作用减弱。

10. 本品可使华法林血药浓度轻微受影响，但不改变INR。

11. 乙醇可增强本品的直立性低血压效应。

12. 与食物同服可使本品曲线下面积降低6%～19%，曲线下面积轻度降低不会使本品疗效减弱。

【药动学】本品口服后吸收迅速，绝对生物利用度平均值约为50%，在肝功能不全患者体内的绝对生物利用度增加约100%。口服后3小时起效，单次给药作用可持续24小时以上；使用4周后可发挥最大药效。血浆蛋白结合率高于99.5%，平均稳态表观分布容积约为500L。通过母体化合物与葡糖苷酸结合代谢，结合产物无药理学活性。本品几乎完全以原形随粪便排出，随尿排出不足2%。消除半衰期大于20小时，在肝、肾功能不全患者体内的消除半衰期不变。临床未见蓄积作用。血液透析不能清除本品。

【观察指标】

1. 监测血电解质、血清肌酸酐、血尿素氮。

2. 治疗期间定期监测患者是否出现低血压、腹泻、上呼吸道感染和咳嗽。

【用药宣教】

1. 分散片可含服或吞服，也可以将药片加入适量水中溶解后服用。

2. 用药可能需要4～8周后才能发挥最大药效，按疗程坚持服药。

3. 用药期间，如果坐或躺后迅速起身，可能出现头晕或晕倒。

4. 用药期间如果天气炎热或运动导致出汗过多，应多喝水，以防脱水引起的低血压。呕吐或稀便也会造成脱水。

5. 服药后可能引起头晕和嗜睡，避免驾车或操作器械。

6. 乙醇会增强用药引起的低血压，用药期间避免饮酒。

缬沙坦

【类别】血管紧张素Ⅱ受体阻滞剂。

【妊娠安全等级】D。

【作用机制】血管紧张素Ⅱ为强效缩血管物质，具有直接的升压效应，并能促进钠的重吸收，刺激醛固酮分泌，而本品为一种特异性血管紧张素Ⅱ受体阻滞剂，能选择性作用于AT1受体亚型，对AT1受体的亲和力较AT2受体强约为20 000倍，对其他激素受体或离子通道无作用。

【适应证】

1. 用于治疗轻度至中度原发性高血压。

2. 用于治疗心力衰竭（NYHA分级为Ⅱ～Ⅳ级）（FDA批准适应证）。

3. 用于心肌梗死后伴左心衰竭或左心功能不全且临床状态稳定的患者，以减少其心血管死亡率。

【禁用与慎用】

1. 对本品过敏者、重度肾功能不全（肌酐清除率<30ml/min）者（尚无此类患者用药的研究数据）、孕妇禁用。

2. 胆道梗阻、胆汁淤积患者慎用。

【给药途径和剂量】

1. *高血压* 口服给药，每次80mg，每日1次。服药2周内可达确切降压效果，4周后达最大疗效。对血压控制不满意者，日剂量可增至160mg，或加用利尿药。6～16岁儿童初始剂量为一次1.3mg/kg（≤40mg），每日1次。根据血压情况调整剂量。尚无日剂量高于2.7mg/kg（≤160mg）的研究数据。

2. *心力衰竭* 口服给药，初始剂量为每次40mg，每日2次。可根据患者的耐受性增量至每次80mg或160mg，每日2次。临床研究中使用的最大剂量为每日320mg，分次服用。

3. *心肌梗死后伴左心衰竭或左心功能不全* 初始剂量为一次20mg，每日2次。7日内可增量至每次40mg，每日2次。如耐受，可增量至目标维持剂量每次160mg，每日2次。若出现症状性低血压或肾功能不全，应减量。可与其他心肌梗死后标准治疗（包括使用血栓溶解药、阿司匹林、β受体阻滞剂、他汀类药）联用。

4. 给药途径　口服给药。①本品可伴或不伴食物服用，建议于每日同一时间用药（如早晨）。②儿童用药时，如吞咽困难或依体重计算所得剂量无相应规格的片剂可用，可将本品片剂配制成浓度为4mg/ml的混悬液使用。如需由混悬液改用片剂，可能需增加剂量，因使用混悬液的暴露量较片剂高1.6倍。

【不良反应】

1. 心血管系统　血管炎、心悸、直立性低血压。

2. 代谢/内分泌系统　血钾升高、高钾血症。

3. 呼吸系统　咳嗽、咽炎、鼻炎、鼻窦炎、上呼吸道感染、呼吸困难。

4. 肌肉骨骼系统　肌痛、关节痛、背痛、肌痉挛。

5. 泌尿生殖系统　血清肌酐升高、肾功能损害、肾衰竭、性欲减退、阳痿。

6. 神经系统　眩晕、头晕、头痛、失眠、偏头痛、嗜睡、感觉异常、晕厥、共济失调。

7. 精神　焦虑。

8. 消化系统　肝功能指标升高（包括血清胆红素升高）。还有肝炎的报道。腹痛、腹泻、恶心、呕吐、便秘、消化不良、胃肠胀气、口干、厌食、味觉障碍。

9. 血液系统　血红蛋白减少、血细胞比容降低、中性粒细胞减少、血小板减少、白细胞减少。

10. 皮肤　血管神经性水肿、皮疹、皮肤瘙痒、大疱性皮炎、荨麻疹。还有脱发的报道。

11. 眼　视物模糊。

12. 过敏反应　超敏反应（包括血清病）。

13. 其他　疲乏、无力、水肿、病毒感染、胸痛。

【相互作用】

1. 与摄取型转运体抑制剂（利福平、环孢素）、外排型转运体抑制剂（利托那韦）合用可能增加本品的系统暴露量。本品为肝脏摄取型转运体有机阳离子转运多肽（OATP）1B1和肝脏外排型转运体MRP2的底物。

2. 与血管紧张素转换酶抑制剂、阿利吉仑合用可能增加低血压、高钾血症、肾功能异常（包括急性肾衰竭）的发生风险。因其可双重阻断RAS，糖尿病患者禁止合用本品和阿利吉仑；GFR＜60ml/min者避免合用本品和阿利吉仑。

3. 与锂剂合用有引起血清锂水平可逆性升高、锂中毒的报道。

4. 与保钾利尿药（如螺内酯、氨苯蝶啶、阿米洛利）、补钾药或含钾盐代用品合用可导致血钾升高，还可引起心力衰竭患者出现血清肌酐升高。

5. 非甾体抗炎药（包括选择性环氧合酶-2抑制剂）可能减弱本品的降压作用。此外，对正使用非甾体抗炎药的肾功能不全者、老年人、血容量不足患者（包括正接受利尿药治疗的患者），合用还可能增加肾功能不全恶化的发生风险。

【药动学】口服本品的达峰时间为2～4小时，平均绝对生物利用度为23%。经静脉给药后稳态分布容积约为17L，蛋白结合率为94%～97%（主要与白蛋白结合）。在研究剂量范围内，药动学与剂量呈线性相关。重复给药与单次给药的药动学特征相似。大部分本品不发生生物转化，仅约20%的给药量转化为代谢物，主要以原形药物随粪便（约83%）和尿液（约13%）排泄。以多指数衰变动力学消除（α相半衰期＜1小时，终末半衰期约9小时）。

【观察指标】用药前及用药期间应定期监测电解质、肾功能、血压。

【用药宣教】

1. 分散片可含服或吞服，也可以将药片加入适量水中溶解后服用。坚持服药约2周后可以看到确切的降压效果，4周后可达到最大疗效。

2. 建议固定在每天同一时间，如早晨7点左右。可以有效控制白天血压，减少心血管事件发生的风险。

3. 服药后可能引起头晕和虚弱，避免驾车或操作器械。坐或躺后缓慢起身。

4. 用药期间如果天气炎热或运动导致出汗过多，应多喝水，以防脱水引起的低血压。呕吐或稀便也会造成脱水。

5. 用药期间饮酒可能引起血压过度下降，甚至休克，避免饮酒或含有乙醇的饮料。如果出现低血压症状（如头晕、眼黑、肢软、冷汗），可立即平躺休息。

6. 育龄期女性用药时应采取有效避孕措施。

阿利沙坦酯

【类别】血管紧张素Ⅱ受体阻滞剂。

【妊娠安全等级】C（妊娠前三个月）；D（妊娠中晚期）。

【作用机制】本品为血管紧张素Ⅱ（AngⅡ）受体阻滞剂，AngⅡ由血管紧张素Ⅰ（AngⅠ）经过血管紧张素转化酶（ACE，激肽酶Ⅱ）催化转化而成，是肾素-血管紧张素系统（RAS）的关键性产物，在高血压的病理生理过程中起主要作用。

【适应证】用于轻、中度原发性高血压的治疗。

【禁用与慎用】

1. 对本品任何成分过敏者、妊娠中末期禁用。

2. 低钠和（或）血容量不足患者、原发性醛固酮增多症患者、肾动脉狭窄患者及严重充血性心力衰竭患者慎用。

【给药途径和剂量】对大多数患者，通常起始和维持剂量为每次 240mg，每日 1 次，继续增加剂量不能进一步提高疗效。治疗 4 周可达到最大降压效果。食物会降低本品的吸收，建议空腹服用。

【不良反应】主要不良反应包括头痛、头晕、血脂升高、氨基转移酶升高、高胆固醇血症。

【相互作用】

1. 锂剂与血管紧张素Ⅱ受体阻滞剂及血管紧张素转换酶抑制剂合用，可引起可逆性的血锂水平升高和毒性反应，因此锂剂和本品合用须慎重。如需合用，则合用期间应监测血锂水平。

2. 与其他抑制血管紧张素Ⅱ及其作用的药物一样，本品与引起血钾水平升高的药物（血管紧张素转换酶抑制剂、保钾利尿药、钾补充剂、含钾的盐替代品、环孢素或其他药物如肝素钠）合用，可致血钾升高，建议监测血钾水平。

3.非甾体抗炎药（NSAID）包括选择性环氧合酶-2（COX-2）抑制剂可能降低利尿药和其他抗高血压药的作用，机制尚不明确。因此，本品的抗高血压作用可能会被 NSAID 包括 COX-2 抑制剂削弱。

4. 麻黄含有麻黄碱和伪麻黄碱，可降低抗高血压药的疗效，使用本品治疗的高血压患者应避免使用含麻黄的制剂。

【药动学】本品口服吸收较好，经酯水解迅速生成活性代谢产物 E3174。E3174 的达峰时间为 1.5～2.5 小时，半衰期约为 10 小时。在 60～240mg 剂量范围内，C_{max} 与剂量成正比。AUC_{last} 随剂量的增加而增加，单次口服本品 60mg、120mg 和 240mg 的 E3174 的 AUC_{last} 分别为 1.33（h•mg）/L、2.62（h•mg）/L 和 4.43（h•mg）/L。食物会降低本品的吸收，C_{max} 降低了 38.4%，AUC_{last} 降低了 35.5%。血浆蛋白结合率大于 99.7%，表观分布容积可达 766L。

【观察指标】治疗期间定期监测患者是否出现低血压。

【用药宣教】

1. 妊娠 3 个月以上的妇女用药可能对胎儿造成损害，甚至引起死亡。妊娠 3 个月以上的妇女禁用。

2. 哺乳期妇女如果用药，需停止哺乳。

3. 本品的降压作用可能引起眩晕、疲乏和无力的症状。用药期间避免驾驶或操作机器。

四、血管紧张素Ⅱ受体阻滞剂的复方制剂

奥美沙坦酯氢氯噻嗪

【类别】血管紧张素Ⅱ受体阻滞剂及利尿性降压药。

【作用机制】本品为奥美沙坦酯与氢氯噻嗪的复方制剂。

【适应证】用于治疗高血压（不适用于高血压初始治疗）。

【禁用与慎用】

1. 对本品任一成分或其他磺胺类药过敏者、无尿患者禁用。

2. 肝功能损害或进行性肝病患者（因体液和电解质平衡的轻微变化可引发肝性脑病）、严重肾病患者（可能诱发氮质血症）慎用。

3. 儿童用药的安全性和有效性尚不明确。

【给药途径和剂量】口服给药，每次 20mg/12.5mg（奥美沙坦酯/氢氯噻嗪），每日 1 次。剂量应个性化，基于降压效果，可每 2～4 周进行调整，剂量范围为（20mg/12.5mg）～（40mg/25mg）。用药 1 周内起效，4 周达最大降压效果。

【不良反应】

1. *代谢/内分泌系统*　高尿酸血症、高脂血症、高血糖。还有高钾血症的报道。

2. *呼吸系统*　上呼吸道感染、咳嗽。

3. *肌肉骨骼系统*　背痛、肌酸激酶升高、关节炎、关节痛、肌痛。还有横纹肌溶解症的报道。

4. *泌尿生殖系统*　尿路感染、血尿、血尿素氮升高、血清肌酐升高。还有急性肾衰竭的报道。

5. *免疫系统*　有过敏反应的报道。

6. *神经系统*　头晕、眩晕、头痛。

7. *消化系统*　恶心、腹痛、消化不良、胃肠炎、腹泻。还有呕吐、口炎性腹泻样肠病的报道。AST、ALT、γ-谷氨酰转肽酶升高。

8. *血液系统*　血红蛋白减少、血细胞比容

降低。

9. 皮肤　皮疹。还有脱发、瘙痒、荨麻疹、血管神经性水肿的报道。

10. 其他　胸痛、外周水肿、面部水肿。还有乏力的报道。

11. 其余　同"奥美沙坦酯""氢氯噻嗪"。

【相互作用】【药动学】同"奥美沙坦酯""氢氯噻嗪"。

【观察指标】监测血清电解质、血清尿素氮、血肌酐。

【用药宣教】

1. 用药期间饮酒可能引起血压过度下降，甚至休克。

2. 用药期间坐或躺后迅速起身，可能出现头晕或晕倒。

3. 如果天气炎热或运动导致出汗过多，应多喝水，以防脱水引起低血压。呕吐和稀便也会造成脱水。

厄贝沙坦氢氯噻嗪

【类别】血管紧张素Ⅱ受体阻滞剂及利尿药。

【妊娠安全等级】D。

【作用机制】本品为厄贝沙坦与氢氯噻嗪的复方制剂。

【适应证】用于治疗单用厄贝沙坦或氢氯噻嗪不能有效控制血压的原发性高血压患者。

【禁用与慎用】

1. 对本品任一成分或其他磺胺衍生物过敏者，重度肝功能不全、胆汁性肝硬化和胆汁淤积患者、重度肾功能不全（肌酐清除率＜30ml/min）者，顽固性低钾血症、高钙血症患者，无尿患者，孕妇禁用。

2. 主动脉瓣和左房室瓣狭窄、梗阻性肥厚型心肌病患者、轻度至中度肝肾功能不全者、双侧肾动脉狭窄或单侧功能肾肾动脉狭窄患者、交感神经切除者（可增加发生低血压的风险）、中度至重度高胆固醇血症患者、前驱糖尿病或糖尿病患者（可改变血糖控制）、有痛风史或有家族性痛风倾向者、支气管哮喘患者（可增加发生过敏反应的风险）、全身性红斑狼疮患者（噻嗪类利尿药可诱发狼疮或使其加重）慎用　。

【给药途径和剂量】口服给药，每次 150mg/12.5mg，每日 1 次；不能控制血压者，每次 300mg/12.5mg，每日 1 次；仍不能控制血压者，每次 300mg/25mg，每日 1 次。

【不良反应】

1. 心血管系统　心动过速、高血压。

2. 代谢/内分泌系统　低钾血症、低钠血症。

3. 呼吸系统　鼻炎、咽炎、鼻窦异常。

4. 肌肉骨骼系统　肌肉骨骼疼痛、肌痉挛、肌酸激酶升高。

5. 泌尿生殖系统　泌尿系感染、排尿异常、尿液异常、性功能障碍、性欲改变、尿素氮升高、肌酐升高。

6. 免疫系统　过敏反应。

7. 神经系统　头晕（包括直立性头晕）。

8. 精神　焦虑、紧张。

9. 消化系统　有肝炎、肝酶升高、黄疸、血清胆红素升高的报道。恶心、呕吐、腹痛、胃灼热、腹泻、口干。

10. 皮肤　面部潮红、皮疹。

11. 其他　疲乏、水肿（如肢端水肿）、胸痛、流感样症状、虚弱。

【相互作用】【药动学】同"厄贝沙坦""氢氯噻嗪"。

【观察指标】

1. 定期监测血常规、血细胞比容、血电解质和肾功能。

2. 监测血压。

3. 评估体重，每日测定液体摄入量与排出量，以确定体液是否流失。

【用药宣教】

1. 服用本品期间，如果坐或躺后迅速起身，可能出现头晕或晕倒。

2. 天气炎热或运动时多喝水，以防脱水引起的低血压。

3. 育龄期女性用药时应采取有效避孕措施。

氯沙坦氢氯噻嗪

【类别】血管紧张素Ⅱ受体阻滞剂及利尿性降压药。

【妊娠安全等级】D。

【作用机制】本品为氯沙坦与氢氯噻嗪的复方制剂。

【适应证】

1. 用于治疗高血压。

2. 用于降低伴左心室肥大的高血压患者发生脑卒中的风险。

【禁用与慎用】对本品任一成分或磺胺类药过敏者、无尿患者、血容量不足者（如使用高剂量利尿药者）、孕妇禁用。

【给药途径和剂量】起始剂量为每次50mg/12.5mg（氯沙坦钾/氢氯噻嗪），每日1次。对反应不足者，可增至每次100mg/12.5mg（氯沙坦钾/氢氯噻嗪），每日1次；如有必要亦可增至每次100mg/25mg（氯沙坦钾/氢氯噻嗪），每日1次。最大日剂量为100mg/25mg（氯沙坦钾/氢氯噻嗪）。通常在3周内可获得降压效果。

【不良反应】

1. 心血管系统　心悸、心动过速、直立性低血压、坏死性血管炎（脉管炎、皮肤血管炎）。

2. 代谢/内分泌系统　高血糖、高尿酸血症、电解质失调（包括低钠血症、低钾血症、高钾血症）、糖尿。

3. 呼吸系统　咳嗽、鼻充血、咽炎、上呼吸道感染、呼吸窘迫（包括肺炎、肺水肿）。

4. 肌肉骨骼系统　背痛、肌肉痛性痉挛、肌肉痉挛、肌痛、关节痛。

5. 泌尿生殖系统　肾功能不全、间质性肾炎、肾衰竭、勃起功能障碍、阳痿。

6. 神经系统　头晕、眩晕、失眠、头痛、偏头痛、感觉异常。

7. 精神　不安。

8. 消化系统　厌食、味觉障碍、消化不良、腹痛、消化道刺激、消化道痉挛、腹泻、便秘、恶心、呕吐、胰腺炎、涎腺炎。肝炎、黄疸（肝内胆汁淤积性黄疸）、肝功能异常、丙氨酸氨基转移酶升高。

9. 血液系统　粒细胞缺乏、血小板减少、贫血（包括再生障碍性贫血、溶血性贫血）、白细胞减少。

10. 皮肤　皮疹、瘙痒、紫癜（包括Henoch-Schonlein紫癜）、中毒性表皮坏死松解症、荨麻疹、红皮病、光敏感性、红斑狼疮。

11. 眼　黄视症、瞬间视物模糊。

12. 其他　虚弱、疲乏、胸痛、水肿或肿胀、不适、发热。

【相互作用】【药动学】同“氯沙坦”“氢氯噻嗪”。

【观察指标】用药前和用药期间应当检查或监测血压、电解质水平、肾功能。

【用药宣教】

1. 用药期间饮酒可能增加发生直立性低血压的风险，避免饮酒或饮用含有乙醇的饮料。

2. 用药期间坐或躺后迅速起身，可能出现头晕或晕倒。

3. 用药后可能出现头晕、晕厥等症状，避免驾驶或操作机器。

4. 用药期间如果天气炎热或运动导致出汗过多应多喝水，以防脱水引起的低血压。呕吐或稀便也会造成脱水。

5. 使用本品可能增加患皮肤癌的风险，用药期间请采取防晒措施，并定期检查皮肤。

6. 红斑狼疮患者用药可能诱使狼疮发作或恶化。

7. 用药可能引起电解质失调（包括低钠血症、低钾血症、高钾血症），建议用药期间定期进行电解质检查。

8. 胆汁酸螯合药（考来烯胺）可减少本品的吸收，降低其疗效。间隔至少4小时服用。

9. 育龄期女性用药时应采取药效避孕措施。

替米沙坦氢氯噻嗪

【类别】血管紧张素Ⅱ受体阻滞剂及利尿性降压药。

【作用机制】本品为替米沙坦和氢氯噻嗪组成的复方药，具有累加的抗高血压效应，与两种成分单独使用相比，复方药降压作用更强。

【适应证】用于治疗原发性高血压。

【禁用与慎用】

1. 对本品任一成分过敏者、对其他磺胺衍生物过敏者（氢氯噻嗪为磺胺衍生物）、胆汁淤积性疾病或胆道梗阻性疾病患者、重度肝功能不全者、重度肾功能损害（肌酐清除率＜30ml/min）者、无尿患者、难治性低钾血症、高钙血症患者、孕妇禁用。

2. 轻度至中度肝功能损害或进行性肝病患者（因电解质和液体平衡的轻度改变即可诱发肝性脑病）、主动脉瓣或左房室瓣狭窄、梗阻性肥厚型心肌病患者、前驱糖尿病或糖尿病患者、中重度胆固醇浓度升高者慎用。

【给药途径和剂量】口服，每次80mg/12.5mg，每日1次，餐前或餐后服用。必要时可增至最大剂量160mg/25mg。

【不良反应】

1. 心血管系统　心动过速、直立性低血压。

2. 代谢/内分泌系统　高胆固醇血症、低钾血症、糖尿病控制不佳、高尿酸血症。

3. 呼吸系统　支气管炎、咽炎、鼻窦炎、上呼吸道感染、咳嗽。

4. 肌肉骨骼系统　关节痛、关节病、背痛、肌痛。

5. 泌尿生殖系统　泌尿系感染、阳痿、肌酐升高、尿素氮升高。

6. 免疫系统　过敏反应。

7. 神经系统　头晕、眩晕。

8. 精神　精神焦虑。

9. 消化系统　腹痛、腹泻、消化不良、胃炎、呕吐、恶心、胃肠道功能紊乱。肝脏肝酶升高、血胆红素升高。

10. 血液系统　血细胞比容降低、血红蛋白减少。

11. 皮肤湿疹　皮肤功能异常。荨麻疹、血管神经性水肿、皮疹。

12. 其他　流感样症状、疼痛、腿痛、乏力。

【相互作用】【药动学】同“替米沙坦”“氢氯噻嗪”。

【观察指标】用药期间定期监测血清电解质、血肌酐、血尿酸浓度、血尿素氮。

【用药宣教】

1. 用药期间，如果坐或躺后迅速起身，可能出现头晕或晕倒。

2. 用药期间如果天气炎热或运动导致出汗过多应多喝水，以防脱水引起的低血压

3. 育龄期女性用药时应采取有效避孕措施。

4. 哺乳期妇女使用时应暂停哺乳。

缬沙坦氨氯地平

【类别】二氢吡啶类钙通道阻滞药及血管紧张素Ⅱ受体阻滞剂。

【妊娠安全等级】D。

【作用机制】本品为缬沙坦与氨氯地平的复方制剂。

【适应证】用于治疗高血压。

【禁用与慎用】

1. 对本品任一成分过敏者、遗传性血管神经性水肿者、曾使用血管紧张素转换酶抑制剂或 ARB 引起血管神经性水肿的患者、孕妇禁用。

2. 重度肾功能不全者、单侧或双侧肾动脉狭窄（包括动脉狭窄导致单侧肾功能丧失）患者、肝病或胆道阻塞性疾病患者、心力衰竭患者、近期有心肌梗死史者、主动脉瓣或二尖瓣狭窄、梗阻性肥厚型心肌病患者、接受手术或透析的患者慎用。

【给药途径和剂量】口服给药。缬沙坦的有效剂量为每次 80～320mg，每日 1 次；氨氯地平的有效剂量为每次 2.5～10mg，每日 1 次。缬沙坦氨氯地平联合治疗时，缬沙坦的剂量为 80～320mg，氨氯地平的剂量范围为 5～10mg 时，降压效果与剂量成正比。

【不良反应】

1. 心血管系统　低血压(包括直立性低血压)、心悸、心动过速、潮红、热潮红。

2. 代谢/内分泌系统　痛风、非胰岛素依赖性糖尿病、高胆固醇血症、血清肌酐升高、血钾升高。

3. 呼吸系统　鼻咽炎、上呼吸道感染、鼻窦炎、支气管炎、咽炎、咽扁桃体炎、扁桃体炎、咳嗽（包括排痰性咳嗽）、咽喉痛、鼻窦充血、鼻充血、鼻出血、发音困难、呼吸困难。

4. 肌肉骨骼系统　上髁炎、关节扭伤、关节痛、背痛、肌痉挛、四肢疼痛、肌痛、骨关节炎、关节肿胀、肌肉骨骼痛、沉重感。

5. 泌尿生殖系统　肾结石、血尿、尿频、多尿、血清尿素氮升高、勃起功能障碍。

6. 免疫系统　淋巴结病、季节性过敏反应。

7. 神经系统　眩晕、头晕(包括直立性头晕)、晕厥、头痛、窦性头痛、嗜睡、失眠、坐骨神经痛、感觉异常、感觉迟钝、头臂综合征、腕管综合征。

8. 精神　焦虑、抑郁。

9. 消化系统　口干、恶心、呕吐、腹胀、腹痛、腹部不适、消化不良、胃炎、结肠炎、胃肠炎、腹泻、便秘。肝脏血生化指标升高。

10. 皮肤　皮肤瘙痒、皮疹、湿疹、多汗、红斑。

11. 眼　视觉障碍。

12. 耳　耳痛、耳鸣。

13. 其他　水肿（包括外周水肿、指压性水肿、面部水肿）、疲乏、胸痛、虚弱、发热、流感样症状。

【相互作用】【药动学】同“缬沙坦”“氨氯地平”。

【观察指标】用药前及用药期间应定期监测电解质水平、肾功能、肝功能，进行尿液分析。

【用药宣教】同“缬沙坦”“氨氯地平”。

缬沙坦氢氯噻嗪

【类别】血管紧张素Ⅱ受体阻滞剂及利尿性降压药。

【妊娠安全等级】D。

【作用机制】本品为缬沙坦与氢氯噻嗪的复方制剂。

【适应证】用于单一药物不能充分控制血压的轻度至中度原发性高血压。

【禁用与慎用】

1. 对本品任一成分或磺胺衍生物过敏者、严重肝衰竭、胆汁性肝硬化或胆汁淤积患者、严重肾衰竭（肌酐清除率＜30ml/min）或无尿患者、难治性低钾血症、低钠血症或高钙血症患者、症状性高尿酸血症或有痛风、尿酸结石病史者、孕妇禁用。

2. 肝、肾功能不全或肾动脉狭窄患者、高钾血症等电解质紊乱者、系统性红斑狼疮患者、血容量低、盐缺乏或过度低血压患者、严重主动脉、左房室瓣狭窄患者、前驱糖尿病或糖尿病患者、中重度胆固醇浓度升高者慎用。

【给药途径和剂量】口服，每次 80mg/12.5mg，每日 1 次，服药 2～4 周可达最大抗高血压疗效。

【不良反应】

1. 心血管系统　低血压、心动过速、心悸。

2. 代谢/内分泌系统　低血钾、高血尿酸。

3. 呼吸系统　鼻炎、非特异性鼻炎、鼻充血、鼻窦充血、咽炎、咽喉痛、上呼吸道感染、咳嗽、支气管炎、急性支气管炎、呼吸困难。

4. 肌肉骨骼系统　关节痛、关节炎、下肢痛性痉挛、肌肉痉挛、肌肉紧张、四肢痛、扭伤和拉伤。

5. 泌尿生殖系统　尿频、勃起障碍、阳痿、尿路感染、肌酐升高、尿素氮升高。

6. 神经系统　非特异性头痛、头晕、体位性头晕、眩晕、感觉减退、感觉异常、失眠、嗜睡、乏力。

7. 精神　抑郁、倦怠、焦虑.

8. 消化系统　腹泻、恶心、腹痛、上腹痛、消化不良、口干、胃肠炎。可见肝酶升高、肝炎。

9. 血液系统　中性粒细胞减少。

10. 皮肤　皮疹、瘙痒。

11. 眼　结膜炎、视觉异常、视物模糊。

12. 耳　中耳炎、耳鸣。

13. 过敏反应　非常罕见超敏性和过敏性反应，包括血清病和血管炎、血管神经性水肿。

【相互作用】同“缬沙坦”“氢氯噻嗪”。

【药动学】同“缬沙坦”“氢氯噻嗪”。缬沙坦与氢氯噻嗪同服，可使氢氯噻嗪的生物利用度降低约 30%，但缬沙坦的药动学无显著变化。

【观察指标】应定期进行常规血生化、电解质、肾功能和血细胞比容检查。

【用药宣教】同“缬沙坦”。

沙库巴曲缬沙坦

【类别】血管紧张素Ⅱ受体阻滞药复方制剂。

【妊娠安全等级】X。

【作用机制】本品含脑啡肽酶抑制药沙库巴曲和血管紧张素受体拮抗剂缬沙坦。通过沙库巴曲活性代谢产物 LBQ657 抑制 NEP，从而使经脑啡肽酶降解的多肽（如利钠肽）水平增加。缬沙坦通过阻断血管紧张素Ⅱ-1 型受体（AT1），抑制血管紧张素Ⅱ的作用，并抑制血管紧张素Ⅱ依赖的醛固酮的释放。

【适应证】

1. 用于射血分数降低（LVEF≤40%）的慢性心力衰竭[纽约心脏协会（NYHA）分级为Ⅱ～Ⅳ级]患者，以降低心血管死亡及住院的风险。

2. 用于治疗原发性高血压。

【禁用与慎用】

1. 禁用于对本品任一成分过敏者、有使用血管紧张素转换酶抑制剂或血管紧张素受体拮抗剂引起血管神经性水肿病史者、遗传性或特发性血管神经性水肿患者、重度肝功能不全者、胆汁性肝硬化者、胆汁淤积患者、孕妇。

2. 慎用重度肾功能不全者、肾动脉狭窄患者、中度肝功能不全者。

【给药途径和剂量】

1. 给药剂量

（1）射血分数降低的慢性心力衰竭：推荐起始剂量为每次 100mg（沙库巴曲 49mg/缬沙坦 51mg），每日 2 次。未使用过血管紧张素转换酶抑制剂或血管紧张素受体拮抗剂，或使用低剂量上述药物的患者，推荐起始剂量为每次 50mg（沙库巴曲 24mg/缬沙坦 26mg），每日 2 次。如耐受，每 2～4 周将剂量加倍，直至达每次 200mg（沙库巴曲 97mg/缬沙坦 103mg）、每日 2 次的目标维持剂量。

（2）原发性高血压：推荐起始剂量为每次 200mg，每日 1 次。若此剂量无法充分控制血压，可增至每次 400mg，每日 1 次。可单用或与其他降压药合用。

2. 给药途径　口服给药，本品可与或不与食物同服，无法吞咽本品片剂的患者可使用同等剂量的口服混悬液。

【不良反应】

1. 心血管系统　低血压(包括直立性低血压)。

2. 内分泌系统　高钾血症。

3. 呼吸系统　咳嗽。

4. 泌尿生殖系统　肾功能损害、肾衰竭（包括急性肾衰竭）、血清肌酐升高。

5. 免疫系统　超敏反应（包括皮疹、瘙痒、过敏反应）。

6. 神经系统　头晕。

7. 血液系统　血红蛋白减少、血细胞比容降低。

8. 皮肤　血管神经性水肿。

9. 其他　跌倒。

10. 其余　同“缬沙坦”。

【相互作用】

1. 与血管紧张素转换酶抑制剂合用可增加发生血管神经性水肿的风险，停止使用血管紧张素转换酶抑制剂 36 小时后方可使用本品。

2. 与保钾利尿药(如螺内酯、氨苯蝶啶、阿米洛利)、补钾药、钾盐合用可能升高血钾，合用时应监测血钾。

3. 与非甾体抗炎药（包括选择性环氧化酶-2 抑制药）合用，老年患者、血容量不足或肾功能不全者可导致肾功能可逆性恶化（包括急性肾衰竭），合用时应定期监测肾功能。

4. 与锂剂合用可引起血锂升高并出现锂中毒，合用时应监测血锂。

5. 与 5 型磷酸二酯酶抑制药（如西地那非）合用，高血压患者可导致更明显的血压降低，合用时需谨慎。

6. 与 OATP1B1 和 OATP1B3 转运蛋白底物（如他汀类药），OATP1B1、OATP1B3、OAT3 抑制药（如利福平、环孢素），MRP2 抑制药（如利托那韦）合用，可能增加合用药物的全身暴露量，合用时需谨慎。

7. 避免与血管紧张素受体拮抗剂合用。

8. 与阿利吉仑合用时应谨慎，糖尿病患者应禁止合用，肾功能不全[eGFR＜60ml/（min）]者应避免合用。

9. 同“缬沙坦”。

【药动学】本品口服后分解为沙库巴曲和缬沙坦，沙库巴曲和缬沙坦的口服绝对生物利用度分别为≥60%和 23%。沙库巴曲的血浆蛋白结合率为 94%～97%。LBQ657 穿过血脑屏障的量仅为 0.28%。沙库巴曲和缬沙坦的平均表观分布容积分别为 103L 和 75L。沙库巴曲易经酯酶转换为 LBQ657，LBQ657 极少进一步代谢。缬沙坦代谢程度低，仅占给药剂量的 20%。血浆中可见低浓度羟基代谢物（＜10%）。本品口服后，52%～68%的沙库巴曲(主要为 LBQ657）和约 13%的缬沙坦及其代谢物随尿液排泄，37%～48%的沙库巴曲（主要为 LBQ657）和 86%的缬沙坦及其代谢物随粪便排泄。沙库巴曲、LBQ657 和缬沙坦的平均消除半衰期分别约为 1.43 小时、11.48 小时和 9.9 小时。

【观察指标】

1. 用药前和用药期间定期监测肾功能、血压。

2. 用药前和用药期间定期监测血清钾，尤其是有高钾血症高风险的患者（如严重肾功能不全、糖尿病、醛固酮减少症、高钾饮食患者）。

3. 监测肝功能。

【用药宣教】

1. 以下情况不能使用本品：遗传性或特发性血管神经性水肿或曾因使用“普利”或“沙坦”类药物出现过血管神经性水肿、胆汁淤积。

2. 如正在使用血管紧张素转换酶抑制药（名字中含有“普利”的药物）不能使用本品。合用可能增加发生不良反应的风险，两药使用需间隔至少 36 小时。

3. 如患有糖尿病不能同时使用本品和阿利吉仑的，合用可能增加肾损害风险。

4. 肝、肾功能不全者可能不能用药或需要调整剂量。

5. 妊娠 3 个月以上的妇女如果服用本品，可能损害胎儿肾脏功能，甚至引起胎儿死亡，妊娠 3 个月以上的妇女禁用，用药期间如果发现妊娠立即就诊。

6. 用药后乳汁中可能含有药物，哺乳期妇女用药期间最好停止哺乳。

7. 用药期间如坐或躺后迅速起身，可能出现头晕或晕倒，宜缓慢起身。

8. 本品可能会引起高钾血症，用药期间需定期监测血钾，尤其是有高钾血症高风险的患者（如严重肾功能不全、糖尿病、醛固酮减少、高钾饮食）。

9. 用药后可能出现咳嗽、头晕、低血压、肾功能不全、高钾血症、血管神经性水肿等不良反应。

第九节　调节血脂药

一、HMG-CoA 还原酶抑制剂

辛伐他汀

【类别】血脂调节药。

【妊娠安全等级】X。

【作用机制】本品可竞争性地抑制 HMG-CoA

还原酶，阻止肝脏合成三酰甘油（TC）。可触发肝脏代偿性地增加低密度脂蛋白（LDL）受体的合成，从而增加 LDL 受体，使肝脏对 LDL 的摄取增多，导致血浆 LDL 水平下降，从而降低血浆 TC 及极低密度脂蛋白（VLDL）的水平，同时也能降低总胆固醇水平；此外，还能升高高密度脂蛋白（HDL），使 TC/HDL-C 及 LDL-C/HDL-C 的比值下降。

【适应证】

1. 用于高脂血症（包括杂合子家族性高胆固醇血症、纯合子家族性高胆固醇血症、混合性高脂血症）。

2. 用于冠心病合并高胆固醇血症。

【禁用与慎用】

1. 对本品过敏者、原因不明的血清氨基转移酶持续升高者、活动性肝病患者、孕妇禁用。

2. 对其他 HMG-CoA 还原酶抑制剂过敏者、大量饮酒者、有肝病病史者、重度肾功能不全者慎用。

【给药途径和剂量】

1. 开始口服 10～20mg/d，与晚餐同服疗效更好（可能与胆固醇主要在夜间合成有关）。如有必要，应间隔 4 周以上方可加量，最大剂量可达 80mg/d，1 次或分 2 次口服。

2. 正在使用免疫抑制剂的患者，开始只可使用本品 10mg/d，不可超过 20mg/d。

3. 正在服用胺碘酮的患者，本品的剂量不能超过 40mg/d。

4. 正在服用达那唑、地尔硫䓬、决奈达隆及维拉帕米的患者，本品应从 10mg/d 开始，最大剂量为 20mg/d。

5. 10～17 岁杂合子家族性高胆固醇血症的患者，口服，10～40mg/d，根据治疗效果调整剂量，最大剂量为 40mg/d。

6. Ccr＜30ml/min 的肾功能不全患者，使用剂量不应超过 20mg/d，如必须使用＞20mg/d 的剂量，应格外谨慎，密切监测。

【不良反应】

1. 本品易于耐受，仅有轻度暂时的不良反应。如头痛、倦怠、胃肠道反应（腹胀、便秘、腹泻、腹痛、恶心、消化不良等）和皮疹、多形性红斑、史-约综合征、轻度表皮坏死松解症、血管神经性水肿、荨麻疹、红斑狼疮样综合征、嗜酸性粒细胞增多、抗核抗体阳性、红细胞沉降率增快、光敏反应、发热、寒战和呼吸困难。

2. 偶有白细胞、血小板减少和肝功能异常。

3. 临床因严重不良反应而停药者为 1%～2%。大剂量时，2%～9%出现胃肠道反应、肌痛、皮肤潮红、头痛、失眠、视物模糊及味觉障碍等一过性不良反应。

4. 长期用药时，极少数患者可出现一过性血清氨基转移酶、碱性磷酸酶、肌酸激酶增高，并有肌痛与肌肉无力，极少发生横纹肌溶解症及肾功能不全。

【相互作用】

1. 与洛美他派合用可能增加发生肌病或横纹肌溶解的风险，合用时本品最大日剂量为 40mg。

2. 与烟酸合用亦可提高疗效，但较易出现肌痛、肌乏力等不良反应。

3. 与环孢素或其他免疫抑制剂、红霉素、阿奇霉素、克拉霉素、吉非贝齐、达那唑合用亦易出现肌痛和肌乏力。

4. 与香豆素类抗凝血药合用可使凝血酶原时间延长并引起出血，应给予严密观察。

5. 米贝拉地尔（一种钙通道阻滞药）可升高本品的血药浓度。

6. 本品可使已经服用左甲状腺素的患者出现甲状腺功能亢进或甲状腺功能减退。

7. 本品合用任何一种贝特类药时，可能在合用 3 周后或几个月后发生暴发性横纹肌溶解症。

8. 本品可将苯妥英钠或甲苯磺丁脲从其结合部位上置换出来，使后者的血药浓度升高。

9. 与胆汁酸螯合剂合用可增强疗效，但可降低本品的吸收率，应在服用胆汁酸螯合剂至少 4 小时后再服用本品。

【药动学】本品口服吸收良好，达峰时间为 1.3～2.4 小时。治疗 2 周可见疗效，4～6 周达高峰，长期治疗后停药，作用持续 4～6 周。本品及β-羟酸代谢物的蛋白结合率为 95%。吸收后肝内的浓度高于其他组织，在肝内经广泛首过代谢，水解为代谢产物，以β-羟酸为主的三种代谢产物有活性。给药量的 60%随粪便排泄，13%随尿液排泄。半衰期为 3 小时。

【观察指标】

1. 用药期间定期监测血胆固醇、肌酸激酶。

2. 用药前和用药期间有临床指征时监测肝功能，对出现血清氨基转移酶升高的患者，应增加监测频率。

【用药宣教】

1. 片剂，必要时可以掰开后服用。

2. 最好与食物一起服用，以促进吸收。

3. 因人体肝脏合成胆固醇的高峰期在夜间，晚间服药有助于提高药效。

4. 本品对胎儿存在毒性，有生育能力的妇女用药期间采取避孕措施。

5. 每日饮用葡萄柚汁超过 1L 可明显升高辛伐他汀的血药浓度，为避免造成不适，使用辛伐他汀期间请避免大量饮用葡萄柚汁。

6. 用药期间过量饮酒可增加发生肝脏疾病的风险，最好避免饮酒或含有乙醇的饮料。

7. 用药期间请坚持低胆固醇饮食，如增加食物中蔬菜、水果、粗纤维食物、鱼类的比例，限盐、戒烟，增加运动量。

8. 育龄期女性用药时应采取有效避孕措施。

9. 哺乳期妇女使用时应暂停哺乳。

阿托伐他汀

【类别】血脂调节药。

【妊娠安全等级】X。

【作用机制】同“辛伐他汀”。

【适应证】

1. 用于经饮食治疗和其他非药物治疗疗效仍不满意的原发性高胆固醇血症（包括杂合子家族性高胆固醇血症）、混合性高脂血症（相当于 Fredrickson 分类法的Ⅱa 型和Ⅱb 型），以降低升高的血浆总胆固醇（TC）、低密度脂蛋白胆固醇（LDL-C）、载脂蛋白 B（ApoB）和三酰甘油（TG）水平。

2. 与其他降脂疗法[如低密度脂蛋白（LDL）血浆透析法]合用或单独（无其他治疗手段时）用于治疗纯合子家族性高胆固醇血症，以降低 TC 和 LDL-C。

3. 用于冠心病或存在冠心病风险因素（如糖尿病、症状性动脉粥样硬化性疾病）合并高胆固醇血症或混合性血脂异常的患者，以降低非致死性心肌梗死、致死性和非致死性卒中、血管重建术、因充血性心力衰竭而入院、心绞痛的发生风险。

【禁用与慎用】

1. 对本品过敏者、活动性肝病或不明原因的 AST 和（或）ALT 持续升高者、孕妇或可能妊娠的妇女禁用。

2. 过量饮酒和（或）有肝脏疾病史者慎用。

【给药途径和剂量】口服给药，每次 10mg，每日 1 次。随后根据需要逐步增量（间隔时间为 4 周）至每日 40mg。若仍未达到满意疗效，可将剂量增至最大剂量每日 80mg 或以每日 40mg 的剂量与胆酸螯合剂联合治疗。

【不良反应】

1. *消化系统*　常见便秘、胃肠胀气、消化不良、恶心、腹泻；少见厌食、呕吐。罕见肝炎、胆汁淤积性黄疸；非常罕见肝脏衰竭。

2. *血液和淋巴系统*　少见血小板减少。

3. *免疫系统*　常见超敏反应；非常罕见过敏反应。

4. *内分泌系统*　少见脱发、高血糖、低血糖、胰腺炎。

5. *精神*　常见失眠；少见健忘症。

6. *神经系统*　常见头痛、头晕、感觉异常、感觉迟钝；少见周围神经病；非常罕见味觉障碍。

7. *眼睛*　非常罕见视觉障碍。

8. *皮肤及其附属物*　常见皮疹、瘙痒；少见风疹；非常罕见血管神经性水肿、大疱性皮疹（包括多形性红斑、史-约综合征和中毒性表皮坏死松解症）。

9. *耳与迷路*　少见耳鸣；非常罕见听力受损。

10. *肌肉与骨骼*　常见肌痛、关节痛；少见肌病；罕见肌炎、横纹肌溶解症、肌肉痉挛；非常罕见肌腱断裂。

11. *生殖系统与乳房*　少见阳痿；非常罕见男子乳腺发育。

12. *全身异常*　常见虚弱、胸痛、背痛、外周水肿、疲劳。少见不适、体重增加。

【药动学】本品口服后吸收迅速，吸收程度与剂量成正比，1～2 小时达血药峰浓度。绝对生物利用度约为 14%。血浆蛋白结合率大于或等于 98%，平均分布容积为 381L，仅有少量药物渗透入红细胞内。本品由 CYP3A4 代谢为邻位、对位羟基衍生物和多种β氧化产物。体外试验中，邻位和对位羟基化代谢产物对 HMG-CoA 还原酶的抑制作用与原形药物相当。血液循环中对 HMG-CoA 还原酶的抑制作用约 70%来自其活性代谢产物。本品及其代谢产物主要经肝脏和（或）肝外代谢后随胆汁清除，但无明显的肠肝循环。不足 2%的药量随尿液排泄。消除半衰期约为 14 小时；因其活性代谢产物的作用，对 HMG-CoA 还原酶抑制活性的半衰期为 20～30 小时。

【观察指标】监测血三酰甘油、胆固醇、肝功能、肌酸激酶。

【用药宣教】同“辛伐他汀”。

氟伐他汀

【类别】 HMG-CoA 还原酶抑制剂。

【妊娠安全等级】 X。

【作用机制】 同“辛伐他汀”。

【适应证】 用于饮食疗法无法控制的原发性高胆固醇血症和原发性混合性血脂异常（Fredrickson Ⅱa 和Ⅱb 型）。

【禁用与慎用】

1. 对本品过敏者、活动性肝病患者、不明原因的血清氨基转移酶持续升高者、重度肾功能不全（血清肌酐＞260μmol/L，肌酐清除率＜30ml/min）者、孕妇禁用。

2. 有肝病史者、大量饮酒者、易患横纹肌溶解及其并发症者慎用。

【给药途径和剂量】 口服给药，推荐剂量为每次 20mg 或 40mg，每日 1 次。根据个体对药物和饮食治疗的反应调整剂量。胆固醇极高或对药物反应欠佳者，可增至每日 80mg（胶囊一次 40mg、每日 2 次；缓释片每次 80mg、每日 1 次）。最大推荐日剂量为 80mg。

【不良反应】

1. *心血管系统*　心房颤动、高血压、间歇性跛行、血管炎。

2. *代谢/内分泌系统*　有男性乳房发育、甲状腺功能异常的报道。

3. *呼吸系统*　鼻窦炎、支气管炎、鼻咽炎、呼吸困难。还有间质性肺疾病的报道。

4. *肌肉骨骼系统*　肌痛、肌无力、肌病、横纹肌溶解、肌炎、血清肌酸激酶升高、关节炎、四肢疼痛。还有肌痉挛的报道。

5. *泌尿生殖系统*　泌尿系感染。还有性欲减退、勃起功能障碍的报道。

6. *免疫系统*　红斑狼疮样反应、过敏反应。

7. *神经系统*　失眠、头痛、头晕、晕厥。还有脑神经功能障碍（包括眼外运动障碍、面轻瘫）、震颤、眩晕、感觉异常、感觉减退、周围神经病变（包括周围神经麻痹）、认知障碍（如记忆丧失、记忆障碍、意识模糊）的报道。

8. *精神*　有焦虑、抑郁、精神障碍的报道。

9. *消化系统*　腹痛、消化不良、腹泻、恶心、胃肠胀气、牙病、便秘、胃病。还有味觉异常、胰腺炎、厌食、呕吐的报道。肝炎、氨基转移酶升高。有胆汁淤积性黄疸、肝脂肪变性、肝硬化、暴发性肝衰竭、肝脏肿瘤、肝衰竭、碱性磷酸酶升高、γ-谷氨酰转肽酶升高、胆红素升高的报道。

10. *血液系统*　血小板减少。

11. *皮肤*　血管神经性水肿、疱疹。还有皮疹（包括湿疹）、皮炎（包括大疱性皮炎）、脱发、瘙痒、皮肤结节、皮肤变色、皮肤黏膜干燥、毛发或指甲改变的报道。

12. *眼*　有白内障进展、眼肌麻痹的报道。

13. *其他*　疲乏、胸痛、流感样症状、意外创伤、外周水肿。

【相互作用】

1. 苯扎贝特可使本品的生物利用度增加约 50%。

2. CYP2C9 抑制剂（如氟康唑）可使本品的暴露量和血药峰浓度（C_{max}）升高。与氟康唑合用时，本品剂量不应超过每次 20mg、每日 2 次。

3. 与免疫抑制剂（如环孢素）、吉非贝齐、红霉素合用对本品的耐受性无影响，但可增加发生肌病的风险。肾移植患者使用环孢素可使本品的 AUC 和 C_{max} 升高。与环孢素合用时，本品剂量不应超过每日 40mg。

4. 与烟酸合用对本品的耐受性及生物利用度无影响，但可增加发生肌病的风险。

5. 与秋水仙碱合用有出现肌病（包括横纹肌溶解）的报道。

6. 西咪替丁、雷尼替丁、奥美拉唑可使本品的生物利用度增加，但无临床意义。

7. 本品对香豆素类衍生物（如华法林）的血药浓度或凝血酶原时间无影响，但有合用出现出血和（或）凝血酶原时间延长的个案报道。

8. 本品可使格列本脲、苯妥英钠的暴露量增加。

9. 利福平可使本品的生物利用度减少约 50%。

【药动学】 本品的绝对生物利用度为 24%。服用本品胶囊 20mg 或 40mg 后，1 小时达血药峰值。服用本品缓释片后，与胶囊相比，吸收率延缓 60%，平均体内留存时间延长约 4 小时。本品的表观分布容积为 330L，血浆蛋白结合率高于 98%。主要在肝脏代谢，经多种 CYP 介导，主要为 CYP2C9（约 75%），其次为 CYP2C8 和 CYP3A4。主要随粪便排泄，排出的原形药物小于总量的 2%。血浆清除率（CL）为（1.8±0.8）L/min。口服 40mg 后的半衰期为（2.3±0.9）小时。肝功能不全者使用本品，暴露量为正常肝功能者的 2.5 倍。

【观察指标】

1. 用药前和用药期间定期监测肝功能。

2. 易患横纹肌溶解及其并发症[如肾脏损伤、甲状腺功能减退、有遗传性肌病史或家族史、使用他汀类或贝特类药曾发生肌毒性、酗酒、脓毒血症、低血压、创伤、大手术、重度代谢内分泌疾病或电解质紊乱、未控制的癫痫、高龄（＞70岁）]者用药前应监测CK；如用药前CK显著升高（＞正常值上限的5倍），5～7日后复查仍显著升高，则不应开始本品治疗。

3. 用药前监测血脂[总胆固醇、高密度脂蛋白（HDL）、低密度脂蛋白（LDL）、三酰甘油]，开始用药或调整剂量后4～12周监测一次，随后每3～12个月监测一次。若连续两次监测血脂水平时出现LDL水平低于40mg/dl，应考虑减量。

【用药宣教】

1. 缓释片可在一天中任意时间使用，饭前、饭后用药都可以。服药时完整吞服，不要掰开、碾碎或咀嚼。

2. 胶囊在晚饭时或睡前15～30分钟服用，服药时不要打开胶囊。

3. 服用本品4周可达到最大调血脂作用，长期服用持续有效。

4. 具有生育能力的妇女用药期间采取避孕措施（如避孕套）。

5. 在用药期间坚持低胆固醇饮食，多吃蔬菜、水果、粗纤维食物、鱼类，少吃肥肉、内脏、煎炸食品和奶油糕点。

6. 考来烯胺会降低氟伐他汀的疗效，如果需合用，请在服用考来烯胺前1小时或4小时后再服用本品。

7. 育龄期女性用药时应采取有效避孕措施。

洛伐他汀

【类别】 HMG-CoA还原酶抑制剂。

【妊娠安全等级】 X。

【作用机制】 同“辛伐他汀”。

【适应证】

1. 用于原发性高胆固醇血症（Ⅱa及Ⅱb型）。也用于合并有高胆固醇血症和高三酰甘油血症，而以高胆固醇血症为主的患者。如杂合子家族性高胆固醇血症、家族性混合性高脂血症、肾性和糖尿病性高脂血症等。

2. 用药后可使血浆TC、LDL-C水平明显下降；对伴有高TG、HDL-C的患者，用药后可使TG水平降低，HDL-C水平升高。与胆汁酸螯合剂、烟酸、吉非贝齐合用有协同作用，可增强降脂效果。对纯合子家族性高胆固醇血症患者，因其缺乏LDL受体，故不能产生疗效。

3. 本品可作为冠心病二级预防的重要用药，以促进冠脉粥样硬化病变的逆转，延缓其病变的发生和进展。

【禁用与慎用】

1. 对本品过敏者、活动性肝病或不明原因的血清氨基转移酶升高患者、孕妇禁用。

2. 对其他HMG-CoA还原酶抑制剂过敏者慎用。

【给药途径和剂量】 口服给药。起始剂量为每日20mg，每日1次，晚餐时服用。服药至少4周后方可调整剂量，最大日剂量为80mg，顿服或于早晚餐分次服用。轻、中度高胆固醇血症起始剂量为10mg。当LDL-C降至75mg/100ml（1.94mmol/L）以下或TC降至140mg/100ml（3.6mmol/L）以下时，应减量。肾功能不全者用药应减量。

【不良反应】

1. 本品易于耐受，仅有轻度暂时的不良反应。如头痛、倦怠、胃肠道反应（腹胀、便秘、腹泻、腹痛、恶心、消化不良等）和皮疹、多形性红斑、史-约综合征、轻度表皮坏死松解症、血管神经性水肿、荨麻疹、红斑狼疮样综合征、嗜酸性粒细胞增多、抗核抗体阳性、红细胞沉降率增快、光敏反应、发热、寒战和呼吸困难。

2. 偶有白细胞、血小板减少和肝功能异常。

3. 大剂量时，2%～9%出现胃肠道反应、肌痛、皮肤潮红、头痛、失眠、视物模糊及味觉障碍等一过性不良反应。

4. 长期用药时，极少数患者可出现一过性血清氨基转移酶、碱性磷酸酶、肌酸激酶增高，并有肌痛与肌肉无力，极少发生横纹肌溶解症及肾功能不全。

【相互作用】

1. 与CYP3A4抑制剂[如环孢素、阿奇霉素、克拉霉素、红霉素、达那唑、伊曲康唑、吉非贝齐、烟酸、HIV蛋白酶抑制剂（如洛匹那韦、达芦那韦、利托那韦）]合用可增加发生横纹肌溶解和急性肾衰竭的风险。

2. 与口服抗凝药合用可使凝血酶原时间延长，从而发生出血的风险增加。

3. 考来烯胺、考来替泊可使本品的生物利用度降低。应在服用以上药物4小时后使用本品。

【药动学】 本品口服吸收良好，空腹时吸收减少 30%。口服后 2～4 小时达血药峰浓度，血浆蛋白结合率为 95%。长期治疗后停药，药效可持续 4～6 周。本品在肝脏的浓度明显高于其他组织。在肝内广泛首过代谢，水解为多种代谢产物，包括以β-羟酸为主的三种活性代谢产物。83%的药物随粪便排泄，10%随尿液排泄。半衰期为 3 小时。

【观察指标】

1. 用药前和用药期间定期监测血清氨基转移酶。有肝病史者应定期监测肝功能。

2. 用药期间定期监测血胆固醇、肌酸激酶。

【用药宣教】

1. 分散片加水溶解后口服，也可含服或吞服。

2. 食物可增加本品的吸收。

3. 人体肝脏合成胆固醇的高峰期在夜间，为提高药效，如每天服药 1 次，与晚饭同服，如分 2 次服用，在早晚饭时服用。

4. 本品可能对胎儿产生损害，用药期间采取有效避孕措施（如避孕套）。

5. 用药期间还需要控制饮食，如增加食物中蔬菜、水果、粗纤维食物、鱼类的比例，限盐限酒、戒烟，增加运动量。少吃肥肉、内脏、煎炸食品和奶油糕点。

6. 本品可能引起血糖升高，密切监测血糖值。

7. 胆汁酸螯合药（如考来烯胺、考来替泊）可降低本品的药效，用药期间如需服用该类药物，请在服用洛伐他汀前 4 小时或服用后 1 小时再服用胆汁酸螯合药。

匹伐他汀

【类别】HMG-CoA 还原酶抑制剂。

【妊娠安全等级】X。

【作用机制】本品为 HMG-CoA 还原酶抑制剂，其降低三酰甘油的作用强于西立伐他汀、普伐他汀、氟伐他汀和辛伐他汀。

【适应证】用于高胆固醇血症、家族性高胆固醇血症。

【禁用与慎用】

1. 对本品过敏或有本品过敏史者、重症肝病或胆道闭塞患者、妊娠期或可能妊娠的妇女禁用。

2. 肝病患者或有肝病史者（重症肝病患者除外）、酒精中毒者、甲状腺功能减退患者、遗传性肌病（如肌营养障碍）或有遗传性肌病家族史、有药物性肌障碍史者、老年患者慎用。

【给药途径和剂量】口服给药。每次 1～2mg，每日 1 次，晚餐后服用。在血清低密度脂蛋白胆固醇（LDL-C）降低不充分的情况下可以增量，最大日剂量为 4mg。中度至重度肾损害者（肾小球滤过率为 15～59ml/min）及终末期肾病患者推荐起始剂量为每次 1mg，每日 1 次，每日剂量不超过 2mg。

【不良反应】

1. 心血管系统　心悸。

2. 代谢/内分泌系统　血睾酮降低、醛固酮降低或升高，促肾上腺皮质激素（ACTH）、皮质醇、血钾、血清磷升高、血糖异常（表现为空腹血糖水平升高、糖化血红蛋白水平升高、新发糖尿病、糖尿病血糖控制恶化、糖耐量异常）。

3. 肌肉骨骼系统　血清肌酸激酶升高、肌痛、乏力、肌肉痉挛、关节痛、横纹肌溶解（表现为肌痛、乏力、血清肌酸激酶升高、血及尿中肌球蛋白升高）。

4. 泌尿生殖系统　尿频、尿隐血、血尿素氮（BUN）、肌酐、尿酸升高、肾功能不全（如急性肾衰竭）。

5. 免疫系统　抗核抗体阳性。

6. 神经系统　头痛、头重感、麻木、眩晕、僵硬感、困倦、失眠。有他汀类药引起认知障碍（表现为记忆力丧失、记忆力下降、思维混乱）的报道。

7. 精神　易激惹。

8. 消化系统　嗳气、恶心、胃部不适、腹泻、口渴、消化不良、腹痛、腹胀、便秘、口腔炎、呕吐、食欲缺乏、舌炎、味觉异常。ALT、AST、γ-谷氨酰转肽酶、碱性磷酸酶、乳酸脱氢酶升高、胆红素、胆碱酯酶升高、黄疸。

9. 血液系统　贫血、血小板减少、粒细胞减少、白细胞增多或减少、嗜酸性粒细胞增多、球蛋白增多、血清抗球蛋白试验阳性。

10. 皮肤　皮疹、瘙痒、荨麻疹、皮肤疼痛、红斑。

11. 眼　视物模糊、视觉闪烁。

12. 耳　耳闭塞感。

13. 其他　倦怠、疲劳、潮热、水肿。

【相互作用】

1. 与环孢素合用可能导致不良反应发生频率升高，发生横纹肌溶解等严重不良反应。禁止合用。

2. 与贝特类药（如苯扎贝特）、烟酸合用时易出现伴随肾功能急剧恶化的横纹肌溶解症。

3. 考来烯胺可使本品血药浓度降低。

【药动学】本品口服后 2～4 周起效，禁食状态下一次服用 2mg 后的达峰时间为 0.8 小时，血药峰浓度为 26ng/ml，生物利用度高于 80%。广泛分布于肝脏。蛋白结合率为 96%，与白蛋白和α1 酸性糖蛋白结合。代谢物为匹伐他汀内酯。主要经胆汁排泄，有肠肝循环。消除半衰期为 11 小时，匹伐他汀内酯消除半衰期为 9 小时。

【观察指标】

1. 用药过程中应定期监测血脂，如对治疗无反应应停药。

2. 开始用药至用药 12 周至少监测肝功能一次，随后定期（如 6 个月一次）监测。

3. 监测肌酸激酶。

4. 监测肾功能。

【用药宣教】

1. 用药期间通过控制饮食和改变生活方式来调节血脂，如增加食物中蔬菜、水果、粗纤维食物、鱼类的比例，少吃肥肉、内脏、煎炸食品和奶油糕点，控制体重、适量运动、戒烟限酒等。

2. 用药期间过量饮酒可能增加肝脏疾病的风险，避免饮酒或饮用含有乙醇的饮料。

3. 育龄期女性用药时应采取有效避孕措施。

普伐他汀

【类别】HMG-CoA 还原酶抑制剂。

【妊娠安全等级】X。

【作用机制】同“辛伐他汀”。

【适应证】用于高脂血症。

【超说明书用药】

1. 儿童杂合子家族性高胆固醇血症。

2. 高血脂（Ⅱa 型、Ⅱb 型、Ⅲ型、Ⅳ型）。

【禁用与慎用】

1. 对本品过敏者、活动性肝病或不明原因的血清氨基转移酶持续升高者、孕妇禁用。

2. 严重肝、肾功能损害或有其病史者、提示有肝病（如黄疸）的患者、酗酒者、老年人慎用。

【给药途径和剂量】口服给药，初始剂量为每次 10～20mg，每日 1 次，临睡前服用。剂量应根据年龄及症状适度增减，最大日剂量为 40mg。

【不良反应】

1. *心血管系统*　心绞痛。

2. *代谢/内分泌系统*　男子乳腺发育、高血糖、糖耐量异常、糖化血红蛋白升高、新发糖尿病、血糖控制恶化、低血糖。

3. *呼吸系统*　感冒、鼻炎、咳嗽、呼吸困难。

4. *肌肉骨骼系统*　肌痛、骨骼痛（包括关节痛）、肌酸激酶升高、横纹肌溶解、肌病。

5. *泌尿生殖系统*　排尿异常（排尿困难、尿频、夜尿）、尿素氮升高、血清肌酐升高。

6. *免疫系统*　过敏反应、头颈部水肿、红斑狼疮样综合征、风湿病、皮肌炎、结节性脉管炎、紫癜、溶血性贫血抗核抗体阳性、红细胞沉降率增加、关节炎、无力、光敏反应、寒战、不适、中毒性表皮坏死松解症、多形性红斑、史-约综合征。

7. *神经系统*　头痛、头晕、睡眠障碍。

8. *精神*　抑郁、焦虑、紧张。

9. *消化系统*　恶心、呕吐、腹泻、腹痛、便秘、胃肠胀气、胃灼热感、消化不良。血清氨基转移酶升高。

10. *血液系统*　无症状性嗜酸性粒细胞增多。

11. *皮肤*　皮疹。

12. *眼*　视觉障碍（包括视物模糊、复视）。

13. *其他*　胸痛、疲乏。

【相互作用】

1. 与环孢素合用可增加发生肌病/横纹肌溶解的风险。合用时本品初始剂量为每次 10mg，每日 1 次，增加剂量时应谨慎，且剂量不得超过每次 20mg，每日 1 次。

2. 与大环内酯类抗生素（如克拉霉素、红霉素）合用可增加发生肌病/横纹肌溶解的风险。合用时应谨慎，与克拉霉素合用时本品剂量不得超过每次 40mg，每日 1 次。

3. 秋水仙碱与本品合用可增加发生肌病/横纹肌溶解的风险。

4. 与贝特类药（如吉非贝齐）合用可增加发生肌病/横纹肌溶解的风险，应避免本品与吉非贝齐合用，与其他贝特类药合用时应谨慎。

5. 与烟酸合用可增强对骨骼肌的影响。

6. 伊曲康唑可使本品的暴露量增加，合用时应降低本品的剂量 50%。

7. 胆酸结合树脂（如考来烯胺、考来替泊）可增强降低总胆固醇和低密度脂蛋白胆固醇的作用，但同时服用可使本品的平均 AUC 降低 40%～50%。合用时应于使用胆酸结合树脂前至少 1 小时或使用后至少 4 小时给予本品。

【药动学】本品不需水解就具有活性。口服吸收后在肝内进行广泛的首过代谢，绝对生物利用度仅 17%，口服后 1～1.5 小时可达血药峰值。消除半衰期为 1.5～2 小时。蛋白结合率为 50%。约 70%经胆道排出，随尿排出者约为 20%。

【观察指标】

1. 推荐用药前、调整剂量前或临床需要时监测肝功能。

2. 开始用药或调整剂量后4周或4周以上应检测血脂水平。

【用药宣教】

1. 育龄期女性用药时应采取有效避孕措施。

2. 本品可随乳汁排泄，哺乳期妇女用药时应暂停哺乳。

3. 因胆固醇的合成高峰期在晚上，为提高药效，请在睡前服药。

4. 用药期间过量饮酒可增加患肝脏疾病的可能性，避免饮酒或含有乙醇的饮料。

5. 为保证药效，用药期间坚持低脂饮食，多吃蔬菜、水果、粗纤维食物、鱼类，少吃肥肉、内脏煎炸食品和奶油糕点。

瑞舒伐他汀

【类别】HMG-CoA 还原酶抑制剂。

【妊娠安全等级】X。

【作用机制】同“辛伐他汀”。

【适应证】

1. 用于经饮食控制和其他非药物治疗（如运动治疗、减轻体重）不能适当控制血脂异常的原发性高胆固醇血症（Ⅱa 型，包括杂合子家族性高胆固醇血症）或混合性血脂异常症（Ⅱb 型）。

2. 用于纯合子家族性高胆固醇血症，作为饮食控制和其他降脂措施[如低密度脂蛋白（LDL）去除疗法]的辅助治疗，或上述方法不适用时。

【超说明书用药】

1. 用于经饮食控制的Ⅲ型高脂蛋白血症的辅助治疗。

2. 用于经饮食控制的高三酰甘油血症的辅助治疗。

3. 作为饮食控制的辅助治疗，以延缓动脉粥样硬化的进展（FDA 批准适应证）。

4. 用于心血管系统疾病的一级预防，以降低心肌梗死、脑卒中和冠状动脉重建术的风险。适用于不伴有临床显著的冠心病但伴有心血管疾病风险因素（如男性≥50 岁、女性≥60 岁、高敏 C 反应蛋白≥2mg/L、高血压、高密度脂蛋白胆固醇低、吸烟、有早发冠心病家族史）的患者（FDA 批准适应证）。

5. 用于预防造影剂肾病。

【禁用与慎用】

1. 对本品过敏者、肌病患者、重度肾功能损害（Ccr＜30ml/min）者、活动性肝病患者（包括不明原因的血清氨基转移酶持续升高或血清氨基转移酶升高超过正常值上限 3 倍的患者）、孕妇禁用。

2. 有肝病史者、过量饮酒者、有肌病或横纹肌溶解症易患因素（如肾功能损害、甲状腺功能减退、患者本人或家族中有遗传性肌病、有其他 HMG-CoA 还原酶抑制剂或贝特类药的肌肉毒性史、年龄＞70 岁、可能发生血药浓度升高的情况）者慎用。

【给药途径和剂量】

1. 常规剂量　口服给药。初始剂量通常为每次 5mg，每日 1 次。对于需更有效地降低低密度脂蛋白胆固醇（LDL-C）的患者，初始剂量可增至每次 10mg，每日 1 次，该剂量可有效控制大多数患者的血脂水平。必要时，可在用药 4 周后增加剂量。最大日剂量为 20mg。

2. 预防造影剂肾病　口服给药。①急性冠脉综合征患者：入院时给予 40mg，随后每日给予 20mg。②糖尿病、慢性肾病患者：每日 10mg，连用 5 日（于造影检查前 2 日开始给药，持续给药至造影后 3 日）。

【不良反应】

1. 代谢/内分泌系统　甲状腺功能异常、血糖升高、糖尿病、糖化血红蛋白升高。

2. 肌肉骨骼系统　肌痛、关节痛、肌酸激酶升高、肌病、横纹肌溶解。

3. 泌尿生殖系统　蛋白尿、镜下血尿、勃起功能障碍。

4. 免疫系统　超敏反应（包括血管神经性水肿、皮疹、瘙痒、荨麻疹）。

5. 神经系统　头痛、头晕。还有多发性神经疾病、记忆丧失、周围神经病变的报道。他汀类药上市后还有认知障碍（包括记忆下降、意识模糊）的报道。

6. 精神　有抑郁、睡眠障碍（包括失眠、噩梦）的报道。

7. 消化系统　便秘、恶心、腹痛、胰腺炎。肝酶升高（如丙氨酸氨基转移酶升高、碱性磷酸酶升高、γ-谷氨酰转肽酶升高）、胆红素升高。还有黄疸、肝炎、肝衰竭的报道。

8. 血液系统　有血小板减少的报道。

9. 其他　无力。

【相互作用】

1. 环孢素可使本品的 AUC 升高 7 倍，禁止合用。

2. 贝特类药（如吉非贝齐、非诺贝特、苯扎贝特）与 HMG-CoA 还原酶抑制剂可增加发生肌病的风险。吉非贝齐可使本品的血药峰浓度和 AUC 增加 2 倍。

3. 阿扎那韦/利托那韦、洛匹那韦/利托那韦可使本品的 AUC 增加最高达 3 倍。合用时，本品初始剂量为每次 5mg、每日 1 次，最大剂量为每次 10mg，每日 1 次。

4. 本品与降脂剂量（≥每日 1g）的烟酸可增加发生骨骼肌不良反应的风险。

5. 与香豆素类抗凝药合用可显著增加 INR。

6. 与秋水仙碱合用有肌病（包括横纹肌溶解）的报道。

7. 使用维生素 K 拮抗药（如华法林）的患者，在使用本品初期或逐渐增加本品剂量时，可导致 INR 升高；停用本品或逐渐减少本品剂量时可导致 INR 降低。

8. 同时使用本品和含氢氧化铝镁的抗酸药混悬液，可使本品的血药浓度降低约 50%。若使用本品 2 小时后再给予抗酸药，上述影响可减轻。

【药动学】每日口服本品后 3～5 小时可达 C_{max}。本品的生物利用度约为 20%，进食不影响其吸收。主要分布在肝内，其蛋白结合率约为 85%（主要为清蛋白），分布容积约为 134L。约有 10%的本品在肝内经 CYP2C9 和 CYP2C19 代谢，其部分代谢产物尚存有活性。本品主要以原药排泄，约有 10%随尿液排出，90%随粪便排出，其消除半衰期为 13～20 小时。

【观察指标】

1. 用药前及用药第 3 个月监测肝功能。

2. 某些患者需监测肌酸激酶水平，但不应在剧烈运动后或存在肌酸激酶升高的可疑因素时监测。

3. 用药前监测血脂（总胆固醇、LDL、高密度脂蛋白、三酰甘油），开始用药或调整剂量后 4～12 周监测 1 次，随后每 3～12 个月监测 1 次。若连续两次监测血脂水平时出现 LDL 水平低于 40mg/dl，应考虑减量。

【用药宣教】

1. 分散片可含服或吞服，也可以将药片加入适量水中溶解后服用。

2. 肝脏合成胆固醇的高峰期在夜间，为提高疗效应在睡前服药。

3. 用药后乳汁中含有瑞舒伐他汀，哺乳期妇女用药时，应暂停哺乳。

4. 药物可影响胎儿发育，有生育能力的妇女用药期间采取避孕措施。

5. 服用本品后可能会出现头晕，避免驾车和操纵机器。

6. 用药期间坚持低胆固醇饮食，多吃蔬菜、水果、粗纤维食物、鱼类，少吃肥肉、内脏、煎炸食品和奶油糕点。

7. 本品可能导致氨基转移酶升高，用药后第 3 个月 可能需要监测肝功能。此外为了解药物疗效和病情变化，还需要定期监测血脂，开始用药或调整剂量后 4～12 周监测 1 次，随后每 3～12 个月监测 1 次。

8. 本品可能导致血糖升高，如果患有糖尿病，还需要定期检查血糖。

9. 含铝、镁的抗酸药可降低本品的疗效，如果在服用本品期间需要服用这类药物，请间隔至少 2 小时。

二、贝特类

苯扎贝特

【类别】苯氧酸类血脂调节药。

【作用机制】本品为氯贝丁酸衍生物类血脂调节药，可增加脂蛋白脂酶和肝脂酶活性，促进极低密度脂蛋白分解代谢，使血三酰甘油水平降低；可减少极低密度脂蛋白的分泌；可能通过加强对受体结合的低密度脂蛋白的清除而降低血低密度脂蛋白和胆固醇；可升高高密度脂蛋白；还可降低血纤维蛋白原。本品降低血三酰甘油的作用较降低血胆固醇的作用强。

【适应证】用于治疗高三酰甘油血症、高胆固醇血症、混合性高脂血症。

【禁用与慎用】对本品过敏者、肝功能不全或原发性胆汁性肝硬化患者、胆囊疾病、胆石症患者、肾病综合征引起白蛋白减少的患者（可增加发生肌病的风险）禁用。

【给药途径和剂量】口服给药。每次 200～400mg，每日 3 次，用餐时或餐后服用。疗效佳者维持剂量可为每次 400mg，每日 2 次。肌酐清除率为 40～60ml/min 者，每次 400mg，每日 2 次；肌酐清除率为 15～40ml/min 者，每次 400mg，每日 1 次或隔日 1 次；肌酐清除率低于 15ml/min 者，每次

400mg，每3日1次。

【不良反应】

1. 代谢/内分泌系统　同型半胱氨酸升高、高催乳素血症。

2. 肌肉骨骼系统　肌炎、肌痛、横纹肌溶解（主要表现为肌痛伴血肌酸激酶升高、肌红蛋白尿，并可引起肾衰竭）。

3. 泌尿生殖系统　阳痿、血肌酐升高、性欲降低。

4. 神经系统　头痛、头晕、失眠。

5. 消化系统　胃肠道不适(如消化不良、厌食、恶心、呕吐、饱胀感、胃部不适）。有急性胰腺炎的个案报道。胆石症、血氨基转移酶升高。

6. 血液系统　贫血、白细胞减少。

7. 皮肤　皮疹、瘙痒、皮炎、荨麻疹。

8. 其他　乏力。

【相互作用】

1. 本品可增强口服抗凝血药的作用，合用时，后者应减量。

2. 本品可将甲苯磺丁脲和其他磺酰脲类抗糖尿病药、苯妥英钠和呋塞米从结合部位上置换出来，导致后者血药浓度升高。

3. 本品合用任一贝特类药可能增加发生肌病的可能性。

4. 本品合用环孢素，可能升高后者的血药浓度，从而产生肾毒性。

【药动学】本品口服后迅速且几乎完全吸收，达峰时间为2小时。血浆蛋白结合率为95%。主要经肾脏排出（其中50%为原形药物，其余为代谢产物)，少量随粪便排出。消除半衰期为1.5～2小时，肾病腹膜透析患者的半衰期可长达20小时。

【观察指标】用药期间定期检查血常规、肝肾功能、血脂、血肌酸激酶。

【用药宣教】

1. 缓释片在晚饭后用少许水送服整片药物，不要咀嚼或掰碎。其他剂型在吃饭时或饭后30分钟服药。

2. 在用药期间坚持控制饮食，多吃蔬菜、水果、粗纤维食物、鱼类，少吃肥肉、动物内脏、煎炸食品和奶油糕点。同时坚持锻炼、减轻体重，以达到更好的治疗效果。

3. 正在服用抗凝血药和降血糖药的患者，治疗初期需要监测凝血时间和血糖水平。

4. 用药期间不要同时服用其他贝特类药物，以免增加横纹肌溶解和肌红蛋白尿等副作用的可能性。

5. 胆汁酸螯合药（如考来烯胺、考来替泊）可影响苯扎贝特吸收，减弱其疗效。用药期间需要服用这类药物，请在服用胆汁酸螯合药1小时前或4～6小时后服用苯扎贝特。

非诺贝特

【类别】苯氧酸类血脂调节药。

【妊娠安全等级】C。

【作用机制】本品为氯贝丁酸衍生物类血脂调节药，通过抑制极低密度脂蛋白（VLDL）和三酰甘油的生成及增强其分解代谢，降低血LDL、胆固醇和三酰甘油；还可使载脂蛋白AⅠ和AⅡ的生成增加，从而升高高密度脂蛋白（HDL）。本品尚有降低正常者及高尿酸血症患者血尿酸的作用。

【适应证】用于治疗饮食疗法效果欠佳的高胆固醇血症（Ⅱa型）、内源性高三酰甘油血症、单纯型（Ⅳ型）高脂血症、混合性（Ⅱb和Ⅲ型）高脂血症。

【禁用与慎用】对本品或非诺贝特酸过敏者、已知使用本品或与之结构相似的药物（尤其是酮洛芬）会出现光毒性或光敏反应的患者、活动性肝病（包括原发性胆汁性肝硬化及不明原因的持续性肝功能异常）患者、胆囊疾病（如胆石症）患者、重度肾功能损害(包括接受透析、终末期肾病)者、孕妇禁用。

【给药途径和剂量】口服给药。

（1）普通片剂：每次100mg，每日3次。维持剂量为每次100mg，每日1～2次。

（2）微粒化片：每次160mg，每日1次。先前使用规格为200mg的本品微粒化胶囊的患者，可直接改用规格为160mg的本品微粒化片，无须调整剂量。

（3）缓释片、缓释胶囊：每次250mg，每日1次。

（4）分散片、胶丸、微粒化胶囊：每次200mg，每日1次。

（5）咀嚼片：每次200mg，每日1次；或每次100mg，每日3次。维持剂量为每次100mg，每日1～2次。

（6）微粉颗粒：原发性高胆固醇血症、混合性高脂血症患者初始剂量为每日200mg。高三酰甘油血症患者初始剂量为每日67～200mg，根据用药反应进行个体化调整，最大日剂量为200mg。轻、中度肾功能不全者应从较小剂量开始给药，随后根据对肾功能和血脂的影响进行剂量调整。本品微粉颗粒的初始剂量为每日 67mg。

【不良反应】

1. 心血管系统　血栓栓塞（深静脉血栓、肺栓塞）。

2. 代谢/内分泌系统　血钙升高。

3. 呼吸系统　呼吸障碍、间质性肺病。

4. 肌肉骨骼系统　肌痛、肌炎、肌痉挛、横纹肌溶解、无力、肌酸激酶升高。

5. 泌尿生殖系统　性欲丧失、阳痿、性功能障碍、血肌酐升高、血尿素氮升高。

6. 免疫系统　过敏反应。

7. 神经系统　头痛、眩晕、失眠。

8. 消化系统　消化不良、腹部不适、便秘、腹痛、恶心、呕吐、腹泻、胃肠胀气、胰腺炎。血清氨基转移酶升高、黄疸、胆石症、胆石症并发症（如胆囊炎、胆管炎、胆绞痛）、肝炎、血清氨基转移酶降低、血碱性磷酸酶降低、血胆红素降低。还有高密度脂蛋白胆固醇（HDL-C）减少的报道。

9. 血液系统　血小板减少、粒细胞减少、血红蛋白减少、白细胞减少、血细胞比容降低、血小板增多。

10. 皮肤　皮疹、瘙痒、荨麻疹、脱发、光敏反应。还有严重的皮肤药物不良反应[包括史-约综合征、中毒性表皮坏死松解症、药物反应伴嗜酸性粒细胞增多和全身性症状（DRESS）]的报道。

11. 其他　乏力。

【相互作用】

1. 与 HMG-CoA 还原酶抑制剂（如普伐他汀、氟伐他汀、辛伐他汀）合用可增加肌肉不良反应（包括横纹肌溶解症）的发生率，避免合用。

2. 与免疫抑制剂（如环孢素、他克莫司）合用可导致肾功能恶化。

3. 与秋水仙碱合用可引起肌病，包括横纹肌溶解。

4. 本品可增强香豆素类抗凝药的抗凝效应，使凝血酶原时间（PT）延长。

5. 本品可增强其他高蛋白结合率的药物（如甲苯磺丁脲及其他磺酰脲类降血糖药、苯妥英钠、呋塞米）的药效。

6. 与其他贝特类药合用可增加不良反应（如横纹肌溶解）和两者间药效相互拮抗的发生率，禁止合用。

7. 胆酸结合树脂类药可影响本品的吸收。胆酸结合树脂类药可与同时使用的药物结合。至少应在使用胆酸结合树脂类药前 1 小时或用药后 4～6 小时使用本品。

8. 食物可增加本品吸收率约 55%。

【药动学】本品口服后达峰时间为 5 小时，本品在肝脏迅速被酯酶水解为活性代谢产物，主要活性代谢产物为非诺贝特酸，非诺贝特酸与血浆白蛋白结合紧密。本品主要以非诺贝特酸及其葡糖苷酸衍生物的形式消除。主要随尿液排泄，几乎所有产物在 6 日内从体内消除。非诺贝特酸的血消除半衰期约为 20 小时。

【观察指标】

1. 用药期间定期监测肝功能、血常规、血胆固醇、三酰甘油、低密度脂蛋白（LDL）、肌酸激酶。

2. 肾功能不全者、糖尿病患者、老年人应定期监测肾功能。

3. 用药最初数月内应监测 HDL-C。

【用药宣教】

1. 分散片可加入适量水溶解后服用，也可含服或吞服。

2. 缓释剂型完整吞服，不要咀嚼或碾碎，以免产生毒副作用。

3. 食物可增加本品的吸收，同时减少胃部不适，推荐进餐时服用。

4. 用药期间应饮食控制和适当锻炼。坚持低胆固醇饮食，多吃蔬菜、水果、粗纤维食物、鱼类。少吃肥肉、动物内脏、煎炸食品和奶油糕点。

5. 本品可升高氨基转移酶，还可能导致血小板、粒细胞减少，在开始治疗的 12 个月定期监测血常规，每隔 3 个月检查肝功能。本品可能升高血清肌酐。老年人若患有糖尿病、肾功能损害，可能还需要定期监测肾功能。此外还可能需要监测血脂，以了解药物疗效和病情发展。

6. 胆汁酸螯合药（如考来烯胺、考来替泊）可降低非诺贝特的疗效。至少在服用胆汁酸螯合药 1 小时前或 4～6 小时后服用非诺贝特。

吉非贝齐

【类别】苯氧酸类血脂调节药。

【妊娠安全等级】D。

【作用机制】本品可抑制周围脂肪分解，减少肝脏摄取游离脂肪酸，从而减少肝内 TG 生成；抑制极低密度脂蛋白合成；轻度降低血清低密度脂蛋白胆固醇，但治疗Ⅳ型高脂蛋白血症时可能使低密度脂蛋白胆固醇升高。本品还可减少冠心病猝死、心肌梗死的发生。

【适应证】用于高脂血症。适用于冠心病风险大而饮食控制、减轻体重等无效的Ⅳ型或Ⅴ型高脂蛋白血症，也适用于冠心病风险大而饮食控制、减轻体重、其他血脂调节药治疗无效的Ⅱb 型高脂蛋白血症。

【禁用与慎用】

1. 对本品过敏者、严重肾功能不全者、肾病综合征引起血清蛋白减少的患者、肝功能不全者、原发性胆汁淤积性肝硬化患者（本品可促进胆固醇排泄，使原已较高的胆固醇水平升高）、胆囊疾病或胆石症患者、孕妇禁用。

2. 轻、中度肾功能不全者慎用。

【给药途径和剂量】口服给药，每次 0.3～0.6g，每日 2 次，早餐及晚餐前 30 分钟服用。

【不良反应】

1. 心血管系统　心房颤动。

2. 代谢/内分泌系统　有本品影响非胰岛素依赖型糖尿病患者的糖代谢的报道。

3. 呼吸系统　普通感冒、咳嗽。

4. 肌肉骨骼系统　肌炎（肌痛、乏力）、肌病、横纹肌溶解（主要表现为肌痛合并血肌酸激酶升高、肌红蛋白尿，并可导致肾衰竭）、肌无力、肌痛、四肢疼痛、关节痛、滑膜炎。

5. 泌尿生殖系统　泌尿系感染、性欲减退、阳痿。

6. 免疫系统　血管神经性水肿、喉水肿、荨麻疹。

7. 神经系统　眩晕、头痛、头晕、嗜睡、感觉异常（如感觉减退）、周围神经炎。

8. 精神　抑郁。

9. 消化系统　味觉异常、恶心、呕吐、消化不良、腹痛、急性阑尾炎、腹泻、便秘、厌食、饱胀感、胃部不适。肝功能异常（氨基转移酶、乳酸脱氢酶、碱性磷酸酶、胆红素升高）、胆石症、胆囊炎、胆汁淤积性黄疸。

10. 血液系统　血红蛋白降低、血细胞比容降低、白细胞减少、贫血、骨髓发育不全、嗜酸性粒细胞增多、血小板减少、骨髓抑制。

11. 皮肤　皮疹、湿疹、皮炎（包括剥脱性皮炎）、瘙痒。

12. 眼　视物模糊。

13. 其他　乏力。

【相互作用】

1. 禁与其他贝特类药物合用，因可增加不良反应，如横纹肌溶解症。

2. 本品能加强抗凝剂的作用，开始合用时抗凝剂的剂量应减少 1/3～1/2；必要时，再逐渐加量。

3. 与 HMG-CoA 还原酶抑制剂合用会增加肌肉的不良反应，如横纹肌溶解症的发生率上升。

4. 免疫抑制剂（如环孢素、他克莫司）具有肾毒性，会减低肌酐清除率并升高血清肌酐。由于贝特类（包括非诺贝特）主要以肾脏分泌为主要排泄途径，免疫抑制剂与非诺贝特的相互作用可能导致肾功能的恶化。应当慎重权衡联合使用非诺贝特与免疫抑制剂的风险和获益；如果必须使用则应当使用最小有效剂量，并监测肾功能。

5. 胆酸结合剂会与同时服用的药物结合，因此，应当至少在服用胆酸结合剂前 1 小时或者服用后 4～6 小时再服用本品，以避免影响本品的吸收。

【药动学】本品经胃肠道吸收完全，口服后 1～2 小时达血药峰浓度。2～5 日后起降血脂作用，第 4 周作用达高峰。血浆蛋白结合率约为 98%。在肝内代谢，约 70%随尿排出（主要为原形），6%随粪便排出。半衰期为 1.5 小时。

【观察指标】用药期间定期检查全血细胞计数、肝功能、血脂、肌酸激酶。

【用药宣教】

1. 育龄期女性用药时应采取有效避孕措施。

2. 哺乳期妇女用药时应暂停哺乳。

3. 为增加本品的疗效，饭前 30 分钟服药。

4. 为保证疗效，应饮食控制、锻炼和减轻体重等。饮食控制尤为重要，请采用低胆固醇饮食，多吃蔬菜、水果、粗纤维食物、鱼类，少吃肥肉、内脏、煎炸食品和奶油糕点。

5. 本品可能引起贫血及白细胞计数减少，肝功能异常，血肌酸激酶升高，需要定期进行血常规、全血细胞计数、肝功能、血脂、血肌酸激酶检查。

三、其他调节血脂药

阿昔莫司

【类别】烟酸类血脂调节药。

【作用机制】本品的结构与烟酸相似，可抑制游离脂肪酸从脂肪组织中释放，降低血中极低密度（VLDL）和低密度（LDL）脂蛋白浓度，从而降低三酰甘油和总胆固醇水平。此外，本品可升高高密度脂蛋白胆固醇。通常于用药的第 1 个月即可起到改善血脂的作用。

【适应证】用于原发性和继发性高脂血症，包括高三酰甘油血症（Ⅳ型高脂血症）、高胆固醇血症（Ⅱa 型高脂血症）、高三酰甘油和高胆固醇血症（Ⅱb 型、Ⅲ型、Ⅴ型高脂血症）。

【禁用与慎用】对本品过敏者、消化性溃疡患者、严重肾功能不全（肌酐清除率＜30ml/min）者、孕妇或疑似妊娠的妇女禁用。

【给药途径和剂量】口服给药：①Ⅳ型高脂血症，每次 250mg，每日 2 次。②Ⅱb、Ⅲ、Ⅴ型高脂血症，每次 250mg，每日 3 次。根据血浆三酰甘油和胆固醇水平调整剂量，每日总剂量不得超过 1200mg。餐后服用。③肌酐清除率为 40～80ml/min 时，每次 250mg，每日 1 次；肌酐清除率为 30～40ml/min 时，每次 250mg，隔日 1 次。

【不良反应】

1. 心血管系统　血管舒张。
2. 呼吸系统　支气管痉挛、哮喘。
3. 肌肉骨骼系统　肌炎、肌痛、关节痛。
4. 神经系统　头痛。
5. 消化系统　胃灼热感、上腹痛、消化不良、恶心、腹泻。
6. 皮肤　皮肤潮红、荨麻疹、血管神经性水肿、瘙痒、皮疹、红斑。
7. 其他　乏力、过敏样反应、发热、不适。

【相互作用】有烟酸与他汀类药（如辛伐他汀）、贝特类药合用导致骨骼肌肉事件（如肌病和横纹肌溶解症）增加的报道。

【药动学】本品口服后可完全迅速地吸收，2 小时内可达血药峰浓度。不与血浆蛋白结合，不被代谢，随尿液排泄，半衰期约为 2 小时。

【观察指标】长期用药的患者，用药前应监测血脂、肝功能、肾功能，用药期间定期监测。

【用药宣教】

1. 分散片可用水溶解后服用，也可直接吮服或吞服。
2. 在饭后 30 分钟用药。
3. 用药期间采取低胆固醇和低脂肪饮食，多吃蔬菜、水果、粗纤维食物、鱼类，少吃肥肉、动物内脏、煎炸食品和奶油糕点。同时戒酒、运动、减轻体重，以免发生肥胖。
4. 建议长期接受调血脂治疗，用药期间定期监测血脂，以确定是否达到预期疗效。此外,还需定期监测肝肾功能，以评估用药的影响。
5. 育龄期女性用药时应采取有效避孕措施。
6. 哺乳期妇女用药时应暂停哺乳。

普罗布考

【类别】其他血脂调节药。

【作用机制】本品可积聚于脂蛋白核心中，改变其结构，使之易于被肝细胞摄取和清除，且其摄取不依赖 LDL 受体，故能显著降低血清 LDL-C，也能降低缺乏 LDL 受体的纯合子家族性高胆固醇血症（FH）患者的血浆 TC 水平。并抑制肝脏合成和释放脂蛋白，增加胆汁酸从胆道中排泄。对血清 VLDL、TG 的影响很小。主治Ⅱ型高脂蛋白血症。但同时也抑制血清 ApoA-Ⅰ的合成而使 HDL-C 下降，为其不足之处。

【适应证】用于治疗高胆固醇血症。

【禁用与慎用】对本品过敏者、近期心肌损害（如新近心肌梗死）患者、严重室性心律失常（如心动过缓）患者、心源性晕厥或不明原因晕厥患者、QT 间期延长患者、血钾或血镁过低的患者禁用。

【给药途径和剂量】口服给药，每次 500mg，每日 2 次，于早、晚餐时服用。肾功能不全者应减量。

【不良反应】

1. 心血管系统　QT 间期延长、室性心动过速。
2. 代谢/内分泌系统　尿酸短暂升高。
3. 肌肉骨骼系统　肌酸激酶短暂升高。
4. 泌尿生殖系统　尿素氮短暂升高。
5. 免疫系统　有过敏反应（血管神经性水肿）的报道。
6. 神经系统　头痛、头晕、失眠、感觉异常。
7. 消化系统　腹泻、腹胀、腹痛、恶心、呕吐。血氨基转移酶短暂升高、胆红素短暂升高。
8. 血液系统　血小板减少。
9. 皮肤　皮疹、皮肤瘙痒。
10. 耳　耳鸣。

【相互作用】

1. 与可导致心律失常的药物（如三环类抗抑郁药、Ⅰ类或Ⅲ类抗心律失常药、吩噻嗪类药）合用可使心律失常的发生风险增加。
2. 本品可增强香豆素类药、降血糖药的作用。
3. 本品可明显降低环孢素的血药浓度。
4. 与食物同服可增加本品的吸收。

【药动学】本品口服吸收有限且不规则。单次口服本品后 18 小时达血药峰浓度。每日服用本品，血药浓度逐渐升高，3～4 个月达稳态。在体内代谢，84%的药物主要以原形随粪便排出，仅 1%～2%的药物主要以代谢产物形式随尿液排出。半衰期为52～60小时。

【观察指标】用药期间应定期检查心电图QT间期。

【用药宣教】

1. 请在吃饭时服药，食物有助于本品的吸收。

2. 用药期间同时进行饮食控制，如采取低胆固醇饮食。多吃蔬菜、水果、粗纤维食物、鱼类，少吃肥肉、动物内脏、煎炸食品和奶油糕点。

依折麦布

【类别】其他血脂调节药。

【妊娠安全等级】C。

【作用机制】本品附着于小肠绒毛上皮的刷状缘，可抑制小肠对胆固醇的吸收，从而减少小肠中胆固醇向肝脏的转运，使肝脏中胆固醇贮量降低，增加血液中胆固醇的清除。

【适应证】

1. 用于原发性（杂合子家族性或非家族性）高胆固醇血症。

2. 用于纯合子家族性高胆固醇血症（HoFH）。

3. 用于纯合子谷固醇血症（或植物固醇血症）。

【禁用与慎用】

1. 对本品过敏者禁用。

2. 孕妇、6岁以下儿童、中重度肝功能不全者慎用。

【给药途径和剂量】口服给药。推荐剂量为每次10mg，每日1次，可单用或与他汀类药或非诺贝特联用。

【不良反应】

1. 心血管系统　血压升高、潮热。

2. 呼吸系统　咳嗽。

3. 肌肉骨骼系统　肌酸激酶升高、关节痛、肌肉痉挛、颈部疼痛。与他汀类药联用可见肌痛、背痛、肌无力、肢体疼痛。与辛伐他汀联用可见肌病、横纹肌溶解。

4. 免疫系统　有超敏反应（包括血管神经性水肿、皮疹、荨麻疹）的报道。

5. 神经系统　与他汀类药联用可见头痛、感觉异常。有头晕的报道。

6. 精神　有抑郁的报道。

7. 消化系统　腹痛、腹泻、胃肠胀气、消化不良、胃食管反流、恶心、食欲缺乏。与他汀类药联用可见口干、胃炎。ALT升高、AST升高、γ-谷氨酰转肽酶升高、肝功能检查异常。

8. 血液系统　上市后有血小板减少的报道。

9. 皮肤　与他汀类药联用可见瘙痒、皮疹、风疹。还有多形性红斑的报道。

10. 其他　疲乏、胸痛、全身疼痛。与他汀类药联用可见乏力、周围性水肿。

【相互作用】

1. 与环孢素合用可使两者的暴露量均增加。

2. 非诺贝特和吉非贝齐可使本品的血药浓度分别升高1.5倍和1.7倍。贝特类药与本品均可增加胆汁中胆固醇的含量。与非诺贝特合用时若疑似出现胆结石，需检查胆囊，并考虑换用其他降脂药治疗。

3. 考来烯胺可降低本品的AUC约55%。在考来烯胺基础上加用本品以增强降LDL-C的作用时，其增强效果可能因上述相互作用而减弱。

4. 抗酸药可降低本品的吸收速度但不影响其生物利用度。

【药动学】本品口服后吸收迅速，广泛结合形成具有药理活性的葡萄糖醛酸苷结合物，结合物于服药后1～2小时达平均血药峰浓度，而原形药物则在4～12小时达血药峰浓度。原形药物和结合物分别占血浆中总药物浓度的10%～20%和80%～90%，血浆蛋白结合率分别为99.7%及88%～92%。本品主要在小肠和肝脏与葡萄糖苷酸结合（Ⅱ相反应），并随胆汁经肾脏排泄，极小量本品经氧化代谢。给药量的78%随粪便排出，11%随尿液排泄。原形药物和结合物均有肠肝循环，消除半衰期均约为22小时。

【观察指标】

1. 与他汀类药联用前应监测肝功能。

2. 为了解药物的疗效，可能需要定期监测高、低密度脂蛋白胆固醇，总胆固醇，三酰甘油，载脂蛋白B；此外药物可能影响肝功能，需要定期监测。

【用药宣教】

1. 用药后乳汁中可能含有本品，哺乳期妇女用药时应暂停哺乳。

2. 可在一天中任何时间服药，但请固定在同一时间。

3. 用药期间应注意减少脂肪摄入，并进行运动锻炼。具体饮食和运动方案请与医生商讨，尤其是在与他汀类药物合用时。

阿利西尤单抗

【类别】血脂调节药。

【妊娠安全等级】B。

【作用机制】本品为一种针对人前蛋白转换酶枯草溶菌素 9（PCSK9）的全人源性单克隆 IgG1。可与 PCSK9 结合，抑制循环中的 PCSK9 与低密度脂蛋白受体（LDLR）的结合，从而阻止 PCSK9 介导的 LDLR 降解，使 LDLR 重新循环至肝细胞表面。本品通过抑制 PCSK9 与 LDLR 的结合，导致能清除血液中低密度脂蛋白的 LDLR 的数量增加，从而降低 LDL-C 水平。

【适应证】

1. 用于降低动脉粥样硬化性心血管疾病患者发生心肌梗死、卒中、需入院的不稳定型心绞痛的风险：与最大耐受剂量的他汀类药联用，伴有或不伴其他降脂疗法，或在他汀类药不耐受或禁忌使用的患者中，单用或与其他降脂疗法联用。

2. 作为饮食的辅助疗法，用于治疗原发性高胆固醇血症（杂合子型家族性和非家族性）或混合型血脂异常，以降低低密度脂蛋白胆固醇（LDL-C）水平：在接受最大耐受剂量的他汀类药治疗仍无法达 LDL-C 目标的患者中，与他汀类药及其他降脂疗法联用，或在他汀类药不耐受或禁忌使用的患者中，单药或与其他降脂疗法联用。

【超说明书用药】作为其他降低低密度脂蛋白胆固醇（LDL-C）疗法的辅助用药，用于降低纯合子家族性高胆固醇血症患者的 LDL-C。

【禁用与慎用】

1. 对本品过敏者禁用。

2. 尚未明确本品是否可经乳汁分泌，哺乳期妇女使用时应暂停哺乳。

3. 儿童用药的安全性及有效性尚未明确。

【给药途径和剂量】

1. 给药剂量　皮下注射，通常起始剂量为每次 75mg，每 2 周 1 次。若需更大幅度降低 LDL-C 水平，起始剂量为每次 150mg，每 2 周 1 次。根据治疗前 LDL-C 水平、治疗目标和对治疗的应答个体化调整剂量。开始治疗或调整剂量后 4～8 周应监测血脂水平，并相应调整剂量。

2. 给药方法　皮下注射：冷藏的药液应于使用前在室温下放置 30～40 分钟。本品应注入腹部、大腿、上臂的非活动性皮肤疾病或损伤（如晒伤、皮疹、炎症、感染）区域，每次注射时应更换注射部位。若剂量为 300mg，应分为 2 个 150mg 连续注射于不同部位。按每 2 周 1 次的方案用药时，若漏用一剂，应于 7 日内补充注射，随后继续按原方案用药；若 7 日内未补充注射，则待原方案的下一给药日再用药。按每 4 周 1 次的方案用药时，若漏用一剂，应于 7 日内补充注射，随后继续按原方案用药；若 7 日内未补充注射，则从下个用药日开始新的治疗周期。

【配伍禁忌】本品不得与其他药品配伍。

【不良反应】

1. 内分泌系统　LDL-C 水平降低。

2. 呼吸系统　支气管炎、鼻咽炎、咳嗽、鼻窦炎、咽痛、流涕、喷嚏。

3. 肌肉骨骼系统　肌痛、肌肉骨骼痛、肌肉痉挛。

4. 泌尿生殖系统　泌尿道感染。有急性肾小管坏死的个案报道。

5. 免疫系统　过敏反应（包括皮肤瘙痒、皮疹、荨麻疹、血管炎、钱币状湿疹、血管神经性水肿）、产生本品抗体（包括中和抗体）。

6. 消化系统　肝酶升高（包括氨基转移酶升高）、腹泻。

7. 眼　白内障。

8. 其他　流感、挫伤、注射部位反应（包括红斑、发红、瘙痒、肿胀、疼痛、压痛）、非心源性胸痛。

【相互作用】

1. 本品是一种生物制品，预期对其他药品无药动学影响。

2. 与他汀类、依折麦布和非诺贝特合用，本品暴露量降低，但对临床疗效影响不大。

【药动学】本品皮下注射的绝对生物利用度约为 85%。于腹部、大腿、上臂分别单次皮下注射本品 75mg，药动学特征相似。皮下注射本品 50～300mg，T_{max} 中值为 3～7 日。静脉给药后，分布容积为 0.04～0.05L/kg，表明本品主要分布于循环系统。尚未对本品的代谢进行具体研究，预期本品可降解为小分子多肽和单个氨基酸。本品呈两相消除，低浓度时，主要通过与 PCSK9 饱和结合消除；高浓度时，主要通过非饱和结合的蛋白水解途径消除。皮下注射本品每次 75mg 或 150mg、每 2 周 1 次，稳态表观半衰期中值为 17～20 日。与他汀类药联用时，本品的表观半衰期中值为 12 日。

【观察指标】

1. 开始用药前应排除高脂血症或混合型血脂异常的继发性病因（如肾病综合征、甲状腺功能减退症）。

2. 如出现严重过敏反应的体征或症状，应停药，以标准程序进行治疗，并持续监测，直至体征或症状缓解。

【用药宣教】

1. 本品每2周或每4周（每月）在皮肤下注射（皮下注射），每次注射使用不同的笔和2个不同的注射部位。

2. 不要在同一注射部位将本品与其他注射药物一起注射。

3. 注射前，请务必检查笔的标签，以确保正确的药物和正确剂量。

4. 哺乳期妇女不建议使用本品，或者用药期间暂停哺乳。

5. 本品可能会引起过敏反应，包括严重皮疹、严重瘙痒、面部、嘴唇、喉咙或舌头肿胀、呼吸困难、麻疹、注射部位发红、瘙痒、肿胀、疼痛或压痛、普通感冒的症状、流感或流感样症状等。如出现任何过敏反应，停止使用本品并及时就医。

海博麦布

【类别】胆固醇吸收抑制剂。

【作用机制】本品可抑制甾醇载体Niemann-Pick C1-like1（NPC1L1）依赖的胆固醇吸收，从而减少小肠中胆固醇向肝脏转运，降低血胆固醇水平，降低肝脏胆固醇贮量，增加血液中胆固醇的清除。

【适应证】作为饮食控制以外的辅助治疗，可单独或与3-羟基-3-甲戊二酰辅酶A还原酶抑制剂（他汀类）联合用于治疗原发性（杂合子家族性或非家族性）高胆固醇血症，可降低总胆固醇、低密度脂蛋白胆固醇、载脂蛋白B水平。

【禁用与慎用】

1. 对本品任何成分过敏者禁用。

2. 活动性肝病或原因不明的肝酶持续升高的患者禁用。

3. 孕妇禁用。

4. 哺乳期妇女、儿童、肝肾功能不全患者慎用。

【给药途径和剂量】

1. 剂量　单独服用推荐剂量为每次10mg或20mg，每日1次；与他汀类联合应用，每次10mg或20mg。

2. 给药方法　口服，空腹或与食物同时服用。

【不良反应】

1. 消化系统　腹痛、便秘、恶心、腹泻、上腹痛、氨基转移酶升高。

2. 代谢/内分泌系统　高尿酸血症。

3. 神经系统　困倦、头晕。

4. 骨骼肌肉及结缔组织　肢体疼痛。

5. 精神系统　烦躁不安。

6. 其他　乏力、胸部不适。

【药动学】口服吸收迅速，并广泛结合成具药理活性的海博麦布-葡萄糖醛酸结合物，海博麦布-葡萄糖醛酸结合物给药后约1.5小时达到平均血浆峰浓度，海博麦布在给药后2～5小时出现平均血浆峰浓度，两者血浆蛋白结合率分别约为96.9%和94.5%，海博麦布主要在肝脏与葡萄糖醛酸结合，然后主要经胆汁及肾脏排出，两者平均消除半衰期分别为14小时和15小时。

【用药宣教】用药期间请坚持适当的低脂饮食。

依洛尤单抗

【类别】人单克隆抗体类血脂调节药。

【作用机制】本品为一种人源性单克隆IgG2抗体，直接作用于人蛋白转换酶枯草溶菌素9（PCSK9）。本品与PCSK9结合，抑制循环中的PCSK9与LDLR结合，从而阻止PCSK9介导的LDLR降解，并使LDLR可重新循环至肝细胞表面，从而增加LDLR数量，降低LDL-C水平。

【适应证】

1. 用于动脉粥样硬化性心血管疾病，以降低心肌梗死、卒中、冠脉血运重建的发生风险：与最大耐受剂量的他汀类药联用，伴或不伴其他降脂疗法；或对他汀类药不耐受或禁忌使用的患者单用或与其他降脂疗法联用。

2. 与饮食疗法和其他降低低密度脂蛋白胆固醇（LDL-C）的疗法（如他汀类药、依折麦布、LDL分离术）联用于需进一步降低LDL-C的纯合子型家族性高胆固醇血症（HoFH）。

3. 作为饮食的辅助疗法，用于治疗原发性高胆固醇血症（杂合子型家族性和非家族性）或混合型血脂异常，以降低LDL-C水平：接受最大耐受剂量的他汀类药治疗仍无法达LDL-C目标者，与他汀类药联用，伴或不伴其他降脂疗法；或对他汀类药不耐受或禁忌使用的患者单用或与其他降脂疗法联用。

【超说明书用药】单用或与其他降脂疗法（如他汀类药、依折麦布）联用于治疗原发性高脂血症[包括杂合子型家族性高胆固醇血症（HeFH）]。

【禁用与慎用】对本品有严重过敏史者禁用。

【给药途径和剂量】

1. 剂量

（1）动脉粥样硬化性心血管疾病、原发性高胆固醇血症（杂合子型家族性和非家族性）或混合型血脂异常：皮下注射，推荐剂量为每次 140mg，每 2 周 1 次；或每次 420mg，每月 1 次。改变给药方案时，应于之前方案的下一给药日给予新方案的首次用药。

（2）HoFH：成年人，皮下注射，推荐剂量为每次 420mg，每月 1 次。12 岁以上儿童用法与用量同成年人。

（3）HeFH：皮下注射，推荐剂量为每次 140mg，每 2 周 1 次；或每次 420mg，每月 1 次。改变给药方案时，应于之前方案的下一给药日给予新方案的首次用药。

2. 给药途径

（1）用药前应将本品于室温下放置至少 30 分钟，不得以其他方式加热药物。

（2）本品应注入腹部、大腿、上臂的非疼痛、挫伤、发红或硬化区域，每次注射时应更换注射部位。

（3）本品及其他注射用药不应于同一部位注射。

（4）给予本品 420mg 时，应分 3 次且于 30 分钟内连续注射。

（5）如漏用一剂，应于漏用日起 7 日内补用，并继续按原计划给药；如 7 日内未补用每 2 周 1 次的剂量，应等待至原计划的下一剂量；如 7 日内未补用每月 1 次的剂量，应给予用药，并根据此日期开始新的给药计划。

【配伍禁忌】不推荐与其他药物混合。

【不良反应】

1. 心血管系统　高血压。

2. 代谢/内分泌系统　糖尿病。

3. 呼吸系统　鼻咽炎、上呼吸道感染、咳嗽、鼻窦炎。

4. 肌肉骨骼系统　肌痛、背痛、肌肉骨骼痛、关节痛、肌肉痉挛。

5. 泌尿生殖系统　尿路感染。

6. 免疫系统　变态反应（包括皮疹、湿疹、红斑、荨麻疹）、产生抗依洛尤单抗抗体、血管神经性水肿。

7. 神经系统　头痛、头晕。

8. 消化系统　恶心、腹泻、胃肠炎。

9. 其他　流感、注射部位反应（包括红斑、疼痛、瘀斑）、疲劳、挫伤、流感样疾病。

【相互作用】在合用高强度他汀类治疗的患者中，观察到本品的最大血药浓度和药时曲线下面积降低约 20%，这一差异不具有临床意义，不影响给药推荐。

【药动学】皮下注射。给予健康受试者单剂本品 140mg 或 420mg，3～4 日后达血药峰浓度，估计绝对生物利用度为 72%。给予健康受试者本品 140mg，平均最高血药浓度为 18.6μg/ml，平均曲线下面积为 188（μg · d）/ml；给予健康受试者本品 420mg，平均最高血药浓度为 59.0μg/ml，平均稳态分布容积为 3.3L，平均曲线下面积为 924（μg · d）/ml，平均全身清除率为 12ml/h。有效半衰期为 11～17 日，本品呈双相消除，不通过肾脏途径清除。

【观察指标】

1. 将药品从冰箱里取出后，需放置至少 30 分钟，使药液达到室温。如果未达到室温，可能需要注射更长时间。请不要加热自动注射笔。

2. 为评估药物的影响和疗效，用药期间需定期监测血脂（空腹）。

3. 开始用药前（空腹或非空腹）和用药后（空腹）4～12 周监测血脂，以后每 3～12 个月监测一次。HoFH 患者应于开始用药后的 4～8 周监测 LDL-C 水平。

【用药宣教】

1. 请在 2～8℃、避光保存。不要冷冻，不要振摇。如果在室温下（20～25℃）、避光保存，需要在 30 天内使用。

2. 用药前请用肥皂和水彻底清洗双手。

3. 用酒精棉清洁注射部位，等待皮肤干燥。

4. 直着拉出笔盖，不要旋转、弯曲或扭动，拉出后也不能再次盖回。注意盖子打开后必须在 5 分钟内注射。

5. 拉伸或捏紧注射部位，形成紧致的表面，以 90° 角将自动注射笔的黄色端放在皮肤上。

6. 用力向下按压自动注射笔，直至无法再移动。

7. 按下注射按钮，可听到“咔嗒”声。

8. 继续将自动注射笔在皮肤上向下按压。然后松开拇指，但是仍握住注射笔，并保持约 15 秒。直到听到第 2 声“咔嗒”声或注射笔窗口从无色变为黄色。

9. 注射后请不要揉搓注射部位。

10. 使用后请将注射笔丢弃，不得重复使用。

第四章　皮肤病用药

第一节　皮肤用抗真菌药

克霉唑

【类别】咪唑类抗真菌药。

【妊娠安全等级】B/C。

【作用机制】本品可抑制敏感真菌麦角甾醇的生物合成，改变真菌细胞膜的通透性，使细胞内赖以生存的重要物质向外漏失而导致死亡。

【抗菌谱】对表皮癣菌、毛发癣菌、曲菌、着色真菌、隐球菌属和念珠菌属具较强的抗菌作用，对申克孢子丝菌、皮炎芽生菌、粗球孢子菌属、组织胞浆菌属等亦具一定抗菌作用，对曲霉、部分暗色孢科、毛霉菌属等作用较差。

【适应证】

1. 片剂用于预防和治疗免疫抑制患者口腔和食管念珠菌感染。

2. 乳膏、栓剂、药膜、阴道片、阴道泡腾片用于念珠菌性外阴阴道病。

3. 乳膏（1%、3%）、溶液、涂膜、喷雾剂用于体癣、股癣、手癣、足癣、花斑癣、头癣，乳膏（1%、3%）、溶液亦可用于念珠菌性甲沟炎。

【禁用与慎用】对本品过敏者、肝功能不全、粒细胞减少、肾上腺皮质功能减退者禁用本品口服制剂。

【给药途径和剂量】

1. *口腔和食管念珠菌感染*　口服，每次 0.25～1g，每日 0.75～3g。儿童，按体重 2～6mg/（kg·d），分 3 次服。

2. *念珠菌性外阴阴道病*

（1）乳膏：①规格为 1%、3%，每晚 1 次。7 日为 1 个疗程。涂于洗净患处。②规格为 10%，单次 0.5g，宜晚间给药。洗浴后平躺，采用投药器置于阴道深处。

（2）栓剂：每次 0.15g，每晚 1 次。7 日为 1 个疗程。置于阴道深处。

（3）药膜：每次 0.05～0.1g，每晚 1 次。7 日为 1 个疗程。将药膜对折或揉成松软小团，置于阴道深处。

（4）阴道片、阴道泡腾片：①规格为 0.1g、0.15g，每次 1 片，每日 1 次，睡前给药。10 日为 1 个疗程。置于阴道深处。②规格为 0.5g，单次 0.5g，睡前给药。置于阴道深处。必要时可在 4 日后进行第 2 次治疗。

3. *体癣、股癣、手癣、足癣、花斑癣、头癣*　局部给药。

（1）乳膏（1%、3%）、溶液：每日 2～3 次。涂于洗净患处。

（2）涂膜：每日 1～2 次。涂于洗净患处，待干成膜即可。

（3）喷雾剂：每日 3～4 次。喷于洗净患处。

4. *念珠菌性甲沟炎*　局部给药乳膏（1%、3%）、溶液，每日 2～3 次。涂于洗净患处。

【不良反应】

1. *泌尿生殖系统*　阴道给药可见局部刺激（如瘙痒、烧灼感）。

2. *免疫系统*　过敏反应。

3. *神经系统*　口服给药可见定向力障碍。

4. *精神*　口服给药可见抑郁、幻觉。

5. *消化系统*　口服给药可见食欲缺乏、恶心、呕吐、腹痛、腹泻。肝损害（血清胆红素升高、碱性磷酸酶升高、氨基转移酶升高）。

6. *皮肤*　局部给药可见一过性刺激（如瘙痒、刺痛、红斑、水肿）。

【相互作用】不得与其他抗真菌药（如制霉菌素）合用。

【药动学】本品口服后吸收较少，连续给药时，因肝酶诱导作用血药浓度反而下降。在体内分布广泛，肝、脂肪组织中浓度高，不能透过正常血脑屏障。血清蛋白结合率为 50%。大部分在肝脏代谢，随胆汁排出，仅少量（少于给药量的 1%）以原形随尿液排出。半衰期为 4.5～6 小时。

【用药宣教】

1. 请先将需要用药的地方洗干净，擦干后直接将药物涂或喷在患处。给药后不要用纱布、绷带等包扎或覆盖用药部位。为避免引起烧灼刺痛，不要让药物接触眼睛或其他黏膜（如口、鼻）。

2. 用药主要引起用药部位刺激（如瘙痒、烧灼感）。如果用药后出现烧灼感、红肿等情况停药并将药物洗净。

咪康唑

【类别】咪唑类抗真菌药。

【妊娠安全等级】C。

【作用机制】通过干扰细胞色素 P450 的活性，抑制真菌细胞膜麦角固醇的生物合成，损伤真菌细胞膜并改变其通透性，使重要的细胞内物质外漏。

【抗菌谱】本品对多种真菌（尤其是念珠菌）有抗菌作用，对某些革兰氏阳性菌亦有抗菌作用。

【适应证】

1. 用于肠道念珠菌感染。

2. 用于真菌（如皮真菌、酵母菌）引起的皮肤、指（趾）甲感染，如体股癣、手足癣、花斑癣、头癣、须癣、甲癣；皮肤、指（趾）甲念珠菌病；口角炎、外耳炎。

3. 用于酵母菌（如念珠菌）或革兰氏阳性菌引起的阴道感染和继发感染。

【禁用与慎用】

1. 对本品或其他咪唑类药过敏者禁用、肝功能不全者、孕妇禁用本品口服制剂。

2. 孕妇及哺乳期妇女慎用本品外用制剂和阴道用制剂。

【给药途径和剂量】

1. 肠道念珠菌感染　口服，每次 250～500mg，每日 500～1000mg。疗程视病情而定。

2. 皮肤真菌感染

（1）乳膏：涂于患处，早晚各 1 次，症状消失后（通常需 2～5 周）应继续用药 10 日，以防复发。

（2）凝胶：早晚各 1 次（花斑癣仅需每日 1 次），涂于患处。症状消失后应继续用药 7 日，以防复发。

（3）散剂：将药粉撒于患处，早晚各 1 次，疗程为 2～6 周，待症状消失后，应继续用药 1 周，以防复发。若与乳膏联用，每日分别各用 1 次。将散剂撒于鞋袜可预防足癣。

（4）溶液：涂于患处，每日 2～3 次。

3. 指（趾）甲真菌感染

（1）乳膏：先尽量剪尽患甲，随后将本品涂于患处，每日 1 次，患甲松动后（需 2～3 周）应继续用药至新甲开始生长，确见疗效通常约需 7 个月。

（2）散剂：将药粉撒于患处，早晚各 1 次，疗程为 2～6 周，待症状消失后，应继续用药 1 周，以防复发。若与乳膏联用，每日分别各用 1 次。

（3）溶液：涂于患处，每日 2～3 次。

4. 念珠菌性阴道炎

（1）乳膏、凝胶：每次约 5g，于睡前用涂药器将药物挤入阴道深处，必须连用 2 周。月经期亦可用药。

（2）阴道片：每次 100mg，置于阴道深处，每日 1 次，晚上给药，连用 7 日为 1 个疗程。

（3）阴道泡腾片：每次 200mg，置于阴道深处，每日 1 次，晚上给药，连用 7 日为 1 个疗程。亦可第 1 日晚上给予 200mg，随后 3 日早晚各给予 200mg。即使症状迅速消失，亦应完成治疗疗程，月经期应持续用药。

（4）阴道软胶囊：①400mg 规格，每次 400mg，置于阴道深处，每日 1 次，晚上给药，连用 3 日为 1 个疗程。即使症状迅速消失，亦应完成治疗疗程，月经期应持续用药。②1200mg 规格，每次 1200mg，置于阴道深处，睡前给药。给药 1 次即为 1 个疗程，通常用药 1 次即可。

（5）栓剂：①100mg 规格，每次 100mg，置于阴道深处，每日 1 次，晚上给药，连用 7 日为 1 个疗程。亦可第 1 日晚上给予 100mg，随后 3 日早晚各给予 100mg。即使症状迅速消失，亦应完成治疗疗程，月经期应持续用药。②200mg 规格，每次 200mg，置于阴道深处，每日 1 次，晚上给药，连用 7 日为 1 个疗程。亦可第 1 日晚上给予 200mg，随后 3 日早晚各给予 200mg。即使症状迅速消失，亦应完成治疗疗程，月经期应持续用药。③400mg 规格，每次 400mg，置于阴道深处，每日 1 次，晚上给药，连用 3 日。

5. 给药方式说明

（1）口服给药，本品口服制剂应餐后服用。

（2）外用或阴道给药：①应避免本品外用制剂或阴道用制剂接触眼部或其他黏膜（如口、鼻），且不能口服。如意外大量口服，必要时可采取适当的胃排空措施。②用于治疗念珠菌病时，应避免密封包扎，否则可促使致病菌生长。

【配伍禁忌】与苄星青霉素、硫酸镁、头孢吡肟存在配伍禁忌。

【不良反应】

1. 代谢/内分泌系统　口服给药，高脂血症（如胆固醇和三酰甘油升高）。

2. 泌尿生殖系统　阴道给药，局部刺激、瘙痒、灼热感、盆腔痉挛、阴道分泌物、外阴阴道不适、痛经、阴道疼痛、阴道出血、尿路感染、排尿困难。

3. 免疫系统　过敏反应。

4. 神经系统　①口服给药，头晕。②阴道给药，头痛。

5. 消化系统　①口服给药，恶心、呕吐、腹泻、食欲减退。一过性血清氨基转移酶轻度升高。②阴道给药，恶心、腹痛（包括上腹痛、下腹痛）。

6. 血液系统　口服给药，正红细胞性贫血、粒细胞减少、血小板减少。

7. 皮肤　①口服给药，皮肤瘙痒、皮疹。②外用，皮肤刺激症状（如水疱、烧灼感、充血、瘙痒）、血管神经性水肿、荨麻疹、湿疹、接触性皮炎、红斑、给药部位不适。③阴道给药，荨麻疹、丘疹、血管神经性水肿、湿疹、皮疹、面部水肿、玫瑰痤疮。

8. 其他　口服给药，发冷、发热。

【相互作用】

1. 与西沙必利合用可导致心律失常。本品可抑制细胞色素 P450 介导的西沙必利的代谢。禁止合用。

2. 与阿司咪唑、特非那定合用有发生心律失常的风险。避免合用。

3. 本品可使环孢素的血药浓度升高，增加发生肾毒性的风险。

4. 本品可增强抗凝药（如香豆素类药、茚满二酮类药）的作用，导致凝血酶原时间延长。

5. 与降血糖药合用可导致严重低血糖症。本品可抑制降血糖药的代谢。

6. 异烟肼可降低本品的血药浓度。

7. 利福平可降低本品的血药浓度，导致治疗失败；还可增加肝毒性。利福平可增强本品的代谢。

8. 与苯妥英钠合用可改变两者的代谢，可使本品的达峰时间延迟。

【药动学】本品口服吸收差，口服 1g 后血药峰浓度仅 1mg/L。血浆蛋白结合率为 90%。在体内分布广泛，可渗透入玻璃体、腹腔及有炎症的关节，但在脑脊液、痰液、房水中浓度低，对血脑屏障穿透性差。血分布半衰期（$t_{1/2\alpha}$）约为 0.4 小时。主要经肝脏代谢灭活为无活性的代谢产物。本品随尿液的排泄量为口服剂量的 14%～22%，主要以代谢产物的形式，少于 1%为原形药物；随粪便的排泄量为口服剂量的 50%。血消除半衰期约为 2.1 小时，终末半衰期为 20～24 小时。

【观察指标】使用本品口服制剂期间应定期检查血常规、血胆固醇、三酰甘油、血清氨基转移酶。

【用药宣教】

1. 将患病部位洗净擦干后，把药物喷涂或撒在患处。散剂还可以撒在鞋袜中。为避免复发，在症状消失后继续使用散剂至少 1 周。

2. 如果用药部位出现皮疹、烧灼感、瘙痒、红肿等症状停药后将局部药物洗净，就诊。

3. 经阴道给药时，用药期间应注意个人卫生，避免性生活，以防止发生重复感染。性伴侣感染时亦应接受适当的治疗。

4. 应避免阴道用制剂与某些乳胶产品接触，如阴道避孕隔膜或避孕套。

水杨酸

【类别】抗真菌药。

【妊娠安全等级】C。

【作用机制】本品为角质软化剂，具有角质溶解作用。浓度不同，药理作用各异。1%～3%浓度具有角质促成作用，可使皮肤角质层恢复正常，同时有止痒作用。5%～10%具有角质溶解作用，通过溶解细胞间黏结物而减少角质层细胞间黏附，由此还可产生抗真菌作用。本品对其他药物的穿透性有协同作用，并可抑制细菌生长。25%～60%浓度时具有腐蚀作用。

【适应证】

1. 本品软膏用于治疗头癣、足癣、局部角质增生。

2. 本品凝胶用于治疗轻、中度痤疮。

【禁用与慎用】

1. 对本品过敏者、皮肤破溃处及皮肤出现炎症或感染的患者禁用。

2. 糖尿病、四肢周围血管疾病患者（因可引起急性炎症和溃疡）慎用。

【给药途径和剂量】外用，取适量涂于患处，每日 2 次。

【不良反应】可见刺激感或接触性皮炎，如干燥、脱屑、瘙痒。大面积使用吸收后可见水杨酸全身中毒症状，如头晕、神志模糊、精神错乱、呼吸短促、持续耳鸣、剧烈或持续头痛、刺痛。

【相互作用】

1. 与含过氧苯甲酰、间苯二酚、硫黄、维 A 酸的痤疮制剂合用可增强刺激或干燥反应。

2. 本品与含有乙醇的制剂合用，可增强刺激或干燥反应。

3. 肥皂、清洁剂、药用化妆品可增强刺激或干燥反应。

【药动学】尚不明确。

【观察指标】用药后如有灼烧感，应停止用药，并将局部药物洗净。

【用药宣教】

1. 避免药物接触眼睛、口、鼻等黏膜。如果药物不小心接触眼睛，立即用水彻底冲洗。本品容易经皮肤吸收，不要长期或大量使用，也不要在皮肤溃烂、炎症、感染的部位用药，以免吸收中毒，出现头晕、神志模糊、头痛等症状。

2. 本品易燃，不要在明火附近或吸烟时使用。肥皂、清洁剂、药用化妆品、消毒酒精等可能增加本品对用药部位的刺激或导致干燥。

3. 可在晚上用药，将药品均匀涂抹在患处。

阿莫罗芬

【类别】抗真菌药。

【作用机制】本品主要通过改变构成真菌细胞膜脂类的生物合成，使麦角固醇含量减少，非典型脂类累积，导致真菌细胞膜和细胞器的形态改变，从而实现抑菌作用。

【抗菌谱】白念珠菌及其他念珠菌种、红色毛癣菌、须发长癣菌及其他毛癣菌种、帚霉菌、亨德逊菌、卡氏分枝孢子菌。

【适应证】

1. 本品乳膏用于敏感真菌引起的皮肤真菌病，如足癣、股癣、体癣、皮肤念珠菌病。

2. 本品搽剂用于治疗敏感真菌引起的指（趾）甲感染。

【禁用与慎用】对本品过敏者、儿童、孕妇或可能妊娠的妇女禁用。

【给药途径和剂量】

1. *皮肤真菌病* 局部给药乳膏，涂抹于受感染皮肤区域，每晚1次。应持续使用本品直至痊愈，此后再使用数日。通常疗程为2～6周。

2. *指（趾）甲感染* 局部给药搽剂，锉光病甲并清洗后将本品均匀涂抹于患处。每7日1～2次，指甲感染一般连用6个月，趾甲感染需连用9～12个月。

3. *给药方式说明* 局部给药，本品仅供外用，切忌入口，且不能接触眼部、耳部或黏膜。

【不良反应】皮肤用药部位反应（包括皮肤刺激、红斑、瘙痒、皮肤烧灼感、接触性皮炎、脱屑、渗出、水疱、疼痛、炎症、荨麻疹）。

【相互作用】尚不明确。

【药动学】局部外用，即使长期治疗后有效成分的血浆浓度仍低于0.5ng/ml。

【观察指标】观察治疗效果。

【用药宣教】

1. 用于皮肤感染时在晚上用药，即使症状好转，继续用药3～5天，以保证药效。

2. 用于指甲感染时，先用锉刀锉去病甲，用药签清洁指甲表面，用药铲将搽剂取出后均匀涂抹在患病指甲上，干燥3分钟即可。

3. 连续用药6个月（用于趾甲时需要至少9～12个月）仍未见症状改善，及时复诊。

4. 用于治疗皮肤感染时，不要在涂药后用纱布、绷带等物品包扎或覆盖用药部位，以免引起不良反应。

5. 不要让药物接触黏膜（如口腔、鼻腔）和皮肤皱褶部位，也不要在有伤口的皮肤上用药。如果不小心把搽剂涂在皮肤上，可以用酒精棉球擦干净。如果药物接触眼睛或耳朵，立即用水冲洗，并及时复诊。

布替萘芬

【类别】抗真菌药。

【妊娠安全等级】B。

【作用机制】本品为苯甲胺衍生物，其作用机制为选择性地抑制真菌角鲨烯环氧合酶，干扰真菌细胞壁麦角固醇的生物合成，影响真菌的脂质代谢，使真菌细胞损伤或死亡而起到杀菌和抑菌作用。

【适应证】用于浅部皮肤真菌感染，主要用于敏感菌所致的足癣、体癣、股癣。

【禁用与慎用】

1. 对本品过敏者禁用。

2. 对烯丙胺类抗真菌药过敏者（以免发生交叉过敏反应）、孕妇、哺乳期妇女慎用。

【给药途径和剂量】

1. *足癣* 外用，每日2次，连用7日；或每日1次，连用4周。

2. *体癣、股癣* 外用，每日1次，连用2周。

3. *给药途径*

（1）使用本品时应在患处及周边皮肤涂抹或喷涂足够剂量。

（2）本品仅供外用，切忌口服，严禁用于眼、口和外阴部，不宜用于急性炎症部位、破损部位及其他黏膜组织。

【不良反应】皮肤可见局部刺激、红斑、瘙痒、灼热感、刺痛感、接触性皮炎，也可出现症状加重。

【相互作用】尚不明确。

【药动学】尚不明确。

【观察指标】观察疗效。

【用药宣教】

1. 不要让本品接触眼睛等黏膜，以免引起烧灼感或刺痛。为避免引起毒副作用，最好不要在发炎或有伤口的皮肤上用药。用药后也不要用绷带或纱布等物品包扎、覆盖用药部位。

2. 为避免病情复发，即使症状缓解，仍建议按疗程用药。如果用药后症状没有改善及时复诊。

二硫化硒

【类别】抗真菌药。

【妊娠安全等级】C。

【作用机制】本品具有角质促成、抗皮脂溢出、抗真菌、抗细菌及杀灭寄生虫的作用，可抑制核分裂，使表皮细胞更替减少。

【适应证】用于去头屑、头皮脂溢性皮炎、花斑癣（汗斑）。

【超说明书用药】用于杀灭蚤类寄生虫。

【禁用与慎用】

1. 对本品过敏者、皮肤有炎症、糜烂、渗出部位禁用。

2. 哺乳期妇女、儿童慎用。

【给药途径和剂量】

1. *花斑癣* 洗净患处后，根据患处皮肤面积取适量药液涂抹（一般10～30g），保留10～30分钟后用温水洗净。每周2次，2～4周为1个疗程，必要时可重复1～2个疗程。

2. *头皮屑多及头皮脂溢性皮炎* 用温水清洗头发及头皮，然后将5～10g药液洒于头部，用手轻轻搓擦使起泡沫，保留3～5分钟后用水洗净，必要时可重复1次。每周2次，2～4周为1个疗程，必要时可重复1～2个疗程。

【不良反应】本品对黏膜有刺激作用，偶可引起接触性皮炎、头发脱色、头发或头皮干燥或油腻、脱发。

【相互作用】尚不明确。

【药动学】本品在完整的皮肤上不吸收。

【观察指标】观察疗效。

【用药宣教】

1. 使用本品前应充分摇匀，如气温低致药液变稠，可温热后使用。

2. 治疗后清洗双手并将头发冲洗干净，以减少着色的可能，亦可避免和减少头发脱落、褪色的不良反应。

3. 本品禁用于外生殖器部位，避免接触眼部、其他黏膜（如口腔、鼻腔等）及皱褶处。如不慎接触，应立即用大量清水冲洗。

4. 染发和烫发后2日内不可使用本品。

5. 本品对黏膜有刺激作用，避免药物接触眼睛或其他黏膜（如口、鼻等）及皮肤皱褶处，如果不小心接触，立即用大量清水冲洗。

6. 为避免影响药效，不要用金属物件接触药液，用药期间除去所有银器首饰、发夹和其他金属物体。

复方水杨酸苯甲酸

【类别】抗真菌药。

【作用机制】水杨酸具有角质促成和止痒作用，亦具有角质溶解作用，可将角质层中的细胞黏合质溶解，从而使角质松开而脱屑，由此产生抗真菌作用。也可抑制细菌生长，帮助其他药物的穿透。苯甲酸为消毒防腐剂，对常见细菌、真菌具有抑制作用。

【适应证】用于真菌感染引起的头癣、手足癣等。

【禁用与慎用】

1. 对本品过敏者、皮肤破溃者、儿童禁用。

2. 孕妇、哺乳期妇女慎用。

【给药途径和剂量】涂搽于洗净患处，每日2～3次。角化型足癣者宜在40～45℃的温水中浸泡15～20分钟后，再涂搽本品。

【不良反应】过敏反应（如皮疹、瘙痒）、接触性皮炎、本品大面积使用吸收后可出现水杨酸全身中毒症状。

【相互作用】

1. 痤疮药物（如维A酸）可加重本品对皮肤的刺激或致干燥作用。

2. 本品与含乙醇制剂合用可加重对皮肤的刺激或致干燥作用。

3. 本品与清洁剂合用可加重对皮肤的刺激或致干燥作用。

【药动学】本品外用水杨酸可经皮肤吸收。

【观察指标】观察疗效。

【用药宣教】同“水杨酸”。

复方土荆皮成方

【类别】驱虫、止痒剂。

【作用机制】本品为土槿皮、苯甲酸、水杨酸组成的复方制剂。

【抗菌谱】本品在体外对金黄色葡萄球菌、大肠埃希菌、红色毛癣菌、紫色毛癣菌、须毛癣菌、石膏样小孢子菌有抑制作用。

【适应证】用于手癣、足癣、体癣等。

【禁用与慎用】

1. 对本品或酒精过敏者、水疱型、糜烂型手足癣患者、严重炎症反应的体癣患者、儿童、孕妇禁用。

2. 过敏体质者、哺乳期妇女慎用。

【给药途径和剂量】涂于患处，每日1～2次，用药持续1～2周。

【不良反应】可见用药部位瘙痒、红肿、烧灼感、疼痛。

【相互作用】尚不明确。

【药动学】尚不明确。

【观察指标】观察疗效。

【用药宣教】

1. 本品对黏膜有刺激性，禁用于黏膜处；不宜用于破损皮肤或开放性伤口处。

2. 用药期间忌烟、酒，忌辛辣、油腻、腥发食物。

3. 用药部位若出现烧灼感、瘙痒加重或红肿，应停用，洗净。

环吡酮胺

【类别】抗真菌药。

【妊娠安全等级】B。

【作用机制】本品为广谱抗真菌药，对皮肤癣菌、酵母菌、真菌等具有较强的抗菌作用，渗透性强。

【适应证】

1. 本品乳膏用于浅部皮肤真菌感染，如体癣、股癣、手足癣（尤其是角化增厚型）、花斑癣、皮肤念珠菌病，也用于甲癣。

2. 本品阴道栓用于念珠菌性外阴阴道病。

【禁用与慎用】

1. 对本品过敏者、儿童禁用。

2. 孕妇、哺乳期妇女慎用。

【给药途径和剂量】

1. 体癣、股癣、手癣、足癣、花斑癣、皮肤念珠菌病　取适量涂于患处，每日1～2次，疗程2～4周。

2. 甲癣　先用温水泡软甲板，尽可能把病甲削薄，将药膏用胶布包扎固定在患处，每日1次，疗程3～6个月。

3. 念珠菌性外阴阴道病　栓剂阴道给药，最佳给药姿势可采用仰卧位，两腿微屈，用手指将药物尽量送入阴道深处。为避免重复感染，阴部和肛门周围应涂抹本品乳膏。每晚1枚，3～6日为1个疗程，或依病情严重程度而定。

【不良反应】

1. 泌尿生殖系统：阴道给药可见瘙痒、刺痛、局部兴奋。

2. 皮肤外用可见局部发红、刺痛、瘙痒、烧灼感、接触性皮炎。

【相互作用】尚不明确。

【药动学】本品在阴道和皮肤几乎不吸收。

【观察指标】观察疗效。

【用药宣教】

1. 用于治疗皮肤感染时，将药膏涂抹于洗净、晾干的患处，轻轻按摩以促进吸收。用于治疗甲癣时，先用温水泡软病甲，尽可能削薄后涂抹药膏，并包扎固定，不要过紧。

2. 为避免引起烧灼、刺痛感，不要让药物接触眼睛和黏膜（如口、鼻）。

3. 避免同时使用其他外用皮肤药，尤其是外用抗真菌药，以防药物吸收过量引起毒副作用。

甲紫

【类别】消毒防腐药。

【妊娠安全等级】X。

【作用机制】本品为三苯甲烷类染料消毒药，可与微生物酶系统发生氢离子的竞争性对抗，使酶成为无活性的氧化状态，从而发挥杀菌作用。此外，本品还能与坏死组织凝结成保护膜，起收敛作用。

【抗菌谱】本品主要对革兰阳性菌（如葡萄球菌、白喉杆菌）、铜绿假单胞菌、白念珠菌、表皮癣菌有杀灭作用，对其他革兰阴性菌和抗酸杆菌几乎无作用。

【适应证】

1. 用于皮肤和黏膜的化脓性感染、白念珠菌引起的口腔炎。

2. 用于烫伤、烧伤。

【禁用与慎用】面部有溃疡性损害者（可引起皮肤着色）慎用。

【给药途径和剂量】

1. 黏膜感染　本品1%溶液外涂，每日2～3次。

2. 烫伤、烧伤　本品0.1%～1%水溶液外涂。

3. 给药途径 ①治疗鹅口疮时，仅在患处涂药，避免因吞咽本品引起食管炎、喉头水肿。②用药后不宜加封包。③皮肤大面积破损处不宜使用本品。④本品不宜长期使用。

【不良反应】皮肤黏膜刺激、接触性皮炎。

【相互作用】尚不明确。

【药动学】尚不明确。

【观察指标】观察疗效。

【用药宣教】

1. 哺乳期妇女用于乳房时，避免哺乳时乳儿不小心吸入。

2. 治疗鹅口疮时，为避免造成食管炎、喉头炎，涂药后不要将药液咽下。治疗婴儿口腔念珠菌病时，涂药后暂时使婴儿面部朝下，以避免婴儿咽下药物引起不适。

3. 不要长期大面积用药，也不要让药液接触眼部，以免引起不适。

4. 药物可能将皮肤染色，不要涂在面部溃疡性损伤处。用药后不要用纱布、绷带等包扎或覆盖用药部位。

联苯苄唑

【类别】抗真菌药。

【作用机制】本品为咪唑类抗真菌药，有较强的抗真菌（包括表皮癣菌属、毛癣菌属、小孢子菌属、酵母样菌、白念珠菌、短小棒状杆菌等）作用，低浓度时抑制真菌的麦角固醇合成，使真菌细胞膜形成受阻；高浓度时与细胞膜磷脂发生特异性结合，使细胞膜结构及功能受损，最终杀灭真菌。此外，本品还对革兰氏阳性球菌有较强的抗菌作用。

【适应证】

1. 用于治疗多种皮肤真菌病（如手癣、足癣、体癣、股癣、花斑癣）。

2. 用于念珠菌性外阴阴道炎。

【禁用与慎用】对本品及咪唑类药过敏者禁用，妊娠早期妇女禁用本品栓剂、阴道片。

【给药途径和剂量】

1. 皮肤真菌病

（1）乳膏、凝胶、溶液：涂抹患处，并轻揉几分钟。每日 1 次，2～4 周为 1 个疗程。

（2）涂膜：于患处轻轻涂一薄层，待 2～3 分钟使其自行干燥。每日 1 次，2～4 周为 1 个疗程。

（3）喷雾剂：喷敷患处，每日 1 次。体癣、股癣、花斑癣连用 2～3 周，手癣、足癣连用 3～4 周。

2. 念珠菌性外阴阴道炎

（1）阴道片：睡前放入阴道深处，每次 0.1g，每日 1 次。

（2）栓剂：睡前放入阴道深处，每晚 0.15g，10 日为 1 个疗程。

3. 本品栓剂、阴道片仅供阴道给药，切忌口服，月经期间不应使用。用药期间使用避孕套或避免性生活。

【不良反应】

1. 个别患者可见瘙痒、烧灼感、红斑、刺痛感。

2. 偶见过敏反应、龟裂、接触性皮炎。

【相互作用】尚不明确。

【药动学】局部使用本品溶液 3 小时后达血药峰浓度 360ng/ml，24 小时仍有一定浓度（133ng/ml）。吸收后的本品大部分随尿及粪便排出，无蓄积作用。

【观察指标】观察疗效。

【用药宣教】

1. 将药物直接涂抹在患病部位，乳膏、凝胶和溶液涂抹后需轻揉几分钟。涂膜涂上后无须揉搓，待 2～3 分钟后干燥即可。

2. 最好是在晚上休息前使用。

曲安奈德益康唑

【类别】抗真菌药。

【作用机制】硝酸益康唑为抗真菌药，对皮肤癣菌、真菌和酵母菌（如念珠菌）等有抗菌活性，对部分革兰氏阳性菌亦有效。曲安奈德为糖皮质激素，具有抗炎、止痒、抗过敏作用。

【适应证】

1. 用于伴有真菌感染或有真菌感染倾向的皮炎、湿疹。

2. 用于皮肤癣菌、酵母菌和真菌所致的炎症性皮肤真菌病（如手足癣、体癣、股癣、花斑癣）。

3. 用于尿布性皮炎、念珠菌性口角炎、甲沟炎。

4. 用于真菌、细菌所致的皮肤混合感染。

【禁用与慎用】

1. 对本品任一成分过敏者、皮肤结核、梅毒或病毒感染者（如疱疹、牛痘、水痘）禁用。

2. 儿童、哺乳期妇女慎用。

【给药途径和剂量】局部外用，取适量本品涂抹患处，每日早晚各 1 次。治疗皮炎、湿疹时，疗程为 2～4 周；治疗炎症性真菌病应持续至炎性反应消退，疗程不超过 4 周。本品不得长期大面积使用，连续使用不可超过 4 周，面部、腋下、腹股沟及外阴等皮肤细薄处连续使用不可超过 2 周。

【不良反应】

1. 可见皮肤烧灼感、皮肤刺激（如针刺感）、红斑、瘙痒。还有用药部位疼痛、肿胀、超敏反应、血管神经性水肿、接触性皮炎、皮肤萎缩、皮肤剥脱、皮肤纹理异常、毛细血管扩张的报道。

2. 长期用药可见皮肤萎缩、毛细血管扩张、色素沉着、继发感染。

3. 眼周使用外用皮质激素时，如重复使用或延长使用时间，可能引起白内障、眼压升高或增加发生青光眼的风险。

4. 外用皮质激素可引起皮肤变薄和萎缩、纹理异常、酒渣鼻、口周皮炎、痤疮、毛细血管扩张、紫癜、多毛症和伤口愈合延迟，可增加皮肤二重感染或机会性感染的风险。大量使用此类药物（包括曲安奈德）时，可因大量吸收而产生全身作用。

【相互作用】尚不明确。

【药动学】尚不明确。

【观察指标】观察疗效，是否有感染的症状。

【用药宣教】

1. 将药品涂抹于患处皮肤。长期、大量用药可出现皮肤萎缩、毛细血管扩张等不良反应。不要大面积使用，连续用药也不要超过 4 周；用于面部、腋下、腹股沟及外阴等皮肤细薄处连续用药不要超过 2 周。

2. 避免药物接触眼睛或其他黏膜，如果不小心接触眼睛，立即用清水或 0.9%氯化钠注射液冲洗。

3. 用药后偶见局部过敏反应，如皮肤烧灼感、瘙痒、针刺感。用药部位如出现烧灼感、红肿等，停药，并将局部药物洗净。

十一烯酸

【类别】抗真菌药。

【作用机制】本品为抗真菌药，具中等强度的杀菌及抑菌作用（高浓度、长时间作用下才能杀灭真菌）。本品锌盐抗真菌作用与其相似，还起收敛作用，以减轻炎症和刺激，两者常合用。

【适应证】

1. 外用治疗头癣、体癣、股癣、手癣、足癣等浅表皮肤真菌感染。

2. 也用于治疗念珠菌引起的阴道感染。

【禁用与慎用】对本品过敏者禁用，糖尿病患者、 2 岁以下儿童慎用。

【给药途径和剂量】局部给药，涂于患处，每日 2 次，需连续用药数周。用于黏膜时浓度不宜超过 1%。

【不良反应】少见局部轻度烧灼感、瘙痒感等刺激症状，偶见接触性皮炎。

【相互作用】尚不明确。

【药动学】尚不明确。

【观察指标】本品局部给药用于治疗瘙痒和红斑，用药后 1 周可见症状改善。

【用药宣教】

1. 本品不可用于眼部。

2. 症状消失后继续用药 2 周（可继续使用撒布剂，以防再次感染），如治疗 4 周仍未见好转应谨慎。

3. 对持久的真菌感染，建议日间使用撒布剂，夜间使用软膏。

特比萘芬

【类别】抗真菌药。

【妊娠安全等级】B。

【作用机制】本品通过特异性抑制真菌细胞膜上的角鲨烯环氧合酶，干扰真菌固醇生物合成的早期步骤，引起麦角固醇的缺乏及角鲨烯在细胞内的积聚，从而导致真菌细胞死亡。

【抗菌谱】本品对皮肤、毛发和甲的致病性真菌具抗真菌活性，包括皮肤癣菌[如毛癣菌（如红色毛癣菌、须癣毛癣菌、疣状毛癣菌、断发毛癣菌、紫色毛癣菌）、小孢子菌（如犬小孢子菌）、絮状表皮癣菌]、念珠菌属（如白念珠菌）、糠秕癣菌属的酵母菌。根据酵母菌种的不同，对其具杀菌或抑菌活性。

【适应证】

1. *口服给药*　①用于毛癣菌（如红色毛癣菌、须癣毛癣菌、疣状毛癣菌、断发毛癣菌、紫色毛癣菌）、犬小孢子菌、絮状表皮癣菌引起的皮肤、毛发、指（趾）甲感染；念珠菌（如白念珠菌）引起的皮肤酵母菌感染。②用于大面积、严重的皮肤真菌感染（如体癣、股癣、手癣、足癣、头癣）。③用于丝状真菌引起的甲癣（甲真菌感染）。

2. *局部给药*　①用于手癣、足癣、体癣、股癣、花斑癣、皮肤念珠菌病。②本品阴道泡腾片用于念珠菌性阴道炎。

【超说明书用药】用于治疗对伊曲康唑无应答的皮肤孢子丝菌病、淋巴皮肤孢子丝菌病。

【禁用与慎用】对本品过敏者禁用，孕妇、哺乳期妇女慎用本品局部给药制剂。

【给药途径和剂量】

1. 口服　每次 250mg，每日 1 次。疗程视感染程度及不同的适应证而定。具体如下：体癣、股癣 2～4 周；手足癣 2～6 周；皮肤念珠菌病 2～4 周；头癣 4 周；甲癣，多数为 6～12 周（指甲 6 周、趾甲 12 周），部分患者[尤其是拇指（趾）甲感染患者]可能需 6 个月或更长时间，若第 1 周治疗中甲生长缓慢，疗程可能需超过 3 个月。肾功能不全（肌酐清除率＜50ml/min 或血清肌酐＞300μmol/L）者应减量 50%。体重 20～40kg 者（通常年龄 5～12 岁），每次 125mg，每日 1 次；体重大于 40kg 者（通常年龄＞12 岁），每次 250mg，每日 1 次。用药疗程均同成年人。

2. 局部给药

（1）乳膏：取适量涂于患处，并轻揉片刻，每日 2 次，疗程为 1～2 周。

（2）凝胶：取适量涂于患处及周围，每日 2 次，疗程不同。①体癣、股癣 2～4 周；②手足癣、花斑癣 4～6 周。

（3）溶液、搽剂：取适量涂于患处及周围，每日 1 次。疗程为体癣、股癣 2～4 周；手足癣、花斑癣 4～6 周。

（4）喷雾剂：喷于患处，每日 2～3 次，疗程为 1～2 周。

（5）散剂：取适量呈薄层布撒于患处及周围[如患处（乳腺下、指间、臀间、腹股沟）糜烂，晚上可用纱布敷盖]，每日 1～2 次。通常疗程①体癣、股癣 1～2 周；②花斑癣 2 周；③足癣 2～4 周（如每日 2 次，通常疗程为 1 周）。

（6）涂膜剂：用于足癣，取适量涂于每个足趾和足趾间皮肤，再涂于整个足底和足周向上距离足底 1.5cm 范围内的皮肤。双足均应涂抹（即使仅单足有症状或体征）。

（7）局部给药阴道泡腾片：每次 50mg，于每晚临睡前送入阴道后穹窿处，疗程为 1 周。

3. 给药方法说明

（1）本品片剂可伴或不伴食物服用。

（2）本品颗粒应布撒于非酸性食物（如布丁）中服用，使用时不应咀嚼。

（3）本品外用制剂不得用于皮肤破溃处，涂敷后不必包扎（本品散剂除外），使用时应避免接触眼部或其他黏膜。

（4）本品涂膜剂仅供一次性使用。涂抹时不应按摩皮肤和重复涂抹，以免破坏薄膜形成。

【不良反应】

1. 最常见的不良反应为恶心、腹泻、厌食和轻度腹痛、头痛。

2. 可发生皮疹、荨麻疹，有时伴有关节痛或肌痛。

3. 严重的皮肤反应有红斑狼疮、脓疱病、史-约综合征和中毒性表皮坏死松解症。

4. 味觉丧失和减退、光敏感性、肝功能异常、胆汁淤积、肝炎和黄疸也有报道。

5. 局部用药后可能出现局部反应。

【相互作用】

1. 具有酶抑作用的药物（如西咪替丁等）均能升高本品的血药浓度。

2. 具有酶促作用的药物（如利福平等）均能降低本品的血药浓度。

3. 本品可使去甲替林血药浓度升高。

【药动学】本品口服吸收良好，绝对生物利用度约为 50%。吸收半衰期为 0.8 小时，分布半衰期为 4.6 小时。血浆蛋白结合率为 99%。外用本品能迅速经真皮弥散，聚集于亲脂性的角质层；能经皮脂腺排泄，在毛囊、毛发和富含皮脂的皮肤达较高浓度。有证据表明，本品在治疗第 1 周内即可分布至甲板。至少经 7 种 CYP 同工酶（主要为 CYP 2C9、CYP 1A2、CYP 3A4、CYP 2C8、CYP 2C19）代谢，代谢产物无抗真菌活性，主要随尿液排泄，终末消除半衰期为 17 小时，无体内蓄积。

【观察指标】

1. 用药前及用药期间定期监测肝功能。

2. 监测全血细胞计数。

【用药宣教】

1. 用药后乳汁中含有本品。哺乳期妇女如果用药停止哺乳。

2. 在每天同一时间服用，饭前饭后用药都可以。

3. 用药期间可能容易被晒伤，采取防晒措施。

4. 如果在服用本品期间食用含有咖啡因的食物，可能出现神经紧张、发抖和心动过速的症状。用药期间避免食用含有咖啡因的食物或饮料（如茶、可乐、巧克力）。

5. 如果出现了原因不明的持续性恶心、食欲减退、疲劳、呕吐、右上腹疼痛或黄疸、尿液发黑或粪便颜色变浅等症状，可能是用药造成的肝损伤，立即就诊。

6. 使用本品时请避免药物接触眼睛或其他黏

膜（如口、鼻）。如果不小心入眼，用大量水冲洗，或及时就诊。

7. 使用涂膜剂 24 小时后可清洗双脚，洗脚后需晾干或吸干水分。为保持清洁，不要用其他物品擦拭给药部位。如果出现瘙痒，不要抓挠，以免抓破后延缓愈合过程或感染扩散。

8. 真菌可以传染，不要给他人使用剩余药物，也不要共用毛巾和衣物。同时为避免重复感染，毛巾或衣物勤换洗。袜子每天更换，不要穿太紧的鞋，也不要赤足走路。可在袜子和鞋内喷洒抗真菌药物以提高药效。

酮康唑

【类别】咪唑类抗真菌药。

【妊娠安全等级】C。

【作用机制】本品通过抑制真菌麦角固醇的生物合成和改变细胞膜其他脂类化合物的组成而发挥抗菌作用。

【抗菌谱】本品对皮肤癣菌（如发癣菌属、表皮癣菌属、小孢子菌属）、酵母菌（如念珠菌）具有抑制作用。除虫霉属外，对曲霉菌、申克孢子丝菌、部分暗色孢科真菌、毛霉菌较不敏感。

【适应证】

1. 用于治疗阴道念珠菌病。

2. 用于手癣、足癣、体癣、股癣、花斑癣、皮肤念珠菌病、头皮糠疹、脂溢性皮炎。

【禁用与慎用】对本品或其他咪唑类药过敏者。

【给药途径和剂量】

1. 阴道　栓剂应置于阴道深处。每次 0.4g，每晚 1 次，连用 3 日为 1 个疗程。

2. 局部给药

（1）乳膏：取适量涂于患处（不宜大面积使用），每日 1～2 次。为减少复发，体癣、股癣、花斑癣及皮肤念珠菌病应连用 2～4 周，手足癣应连用 4～6 周。

（2）洗剂：用于花斑癣，每日 1 次，连用 5 日；用于头皮糠疹、脂溢性皮炎，取适量涂于皮肤或已润湿的头发，搓揉 3～5 分钟后，用水洗净，每周 2 次，连用 2～4 周。

【不良反应】

1. 免疫系统　过敏反应。

2. 神经系统　头晕、头痛、感觉异常。

3. 皮肤　光敏反应、痤疮、甲变色、面部肿胀。此外，用药局部可见皮炎、渗出、红斑、疼痛、脓疱、刺痛、皮疹、荨麻疹、红肿、灼烧感、瘙痒、刺激、油腻、干燥、头发纹理异常、头发干燥、头发油腻、头发褪色。还有血管神经性水肿、脱发的报道。

4. 眼　眼部刺激、眼部肿胀、干燥性角膜结膜炎。

5. 其他　化脓性肉芽肿。

【相互作用】外用与其他药物的相互作用尚不明确。

【药动学】给予健康女性受试者本品栓剂，经阴道黏膜吸收入血液的量较少。

【观察指标】观察疗效，是否出现过敏反应。

【用药宣教】

1. 涂药部位清洗干净，擦干后涂抹药物。

2. 洗剂可直接将药物涂抹于皮肤或润湿的头发上，搓揉 3～5 分钟后，用水洗净。治疗体癣、股癣、花斑癣、皮肤念珠菌病或头皮屑、脂溢性皮炎时，需连续用药 2～4 周；治疗手足癣需连续用药 4～6 周。不要擅自停药。使用本品洗剂 2～4 周后，如症状无改善或加重，应立即停药。

3. 用药时不要将药物涂抹在有伤口及破损的皮肤上，避免药物接触眼部和其他黏膜。

4. 治疗股癣，用药期间请不要穿紧身内裤或化纤内裤，在用药的同时还可以撒一些痱子粉。

5. 治疗足癣，在洗脚后将皮肤擦干，特别是脚趾之间。请穿棉纱袜和透气的鞋，还可以将痱子粉撒在脚间、脚、袜和鞋中。

6. 洗剂含护发成分，使用后通常无须使用护发素。如果需要也可以配合其他洗发水或护发素使用。

7. 本品栓剂可能破坏阴道用橡胶制品，用药期间应避免接触此类产品，如避孕套、阴道避孕隔膜。

益康唑

【类别】抗真菌药。

【妊娠安全等级】C。

【作用机制】本品为咪唑类广谱抗真菌药，其作用机制与克霉唑相同。

【抗菌谱】本品对念珠菌属、着色真菌属、球孢子菌属、组织胞浆菌属、孢子丝菌属等均具抗菌作用，对毛发癣菌等亦具抗菌活性。对曲霉菌属、申克孢子丝菌、某些暗色孢科、毛霉属等作用差。

【适应证】

1. 用于治疗皮肤念珠菌病、念珠菌性外阴阴道病。

2. 用于治疗体癣、股癣、足癣、花斑癣等。

【禁用与慎用】对本品过敏者禁用，孕妇、哺乳期妇女慎用。

【给药途径和剂量】局部给药。

（1）喷雾剂：皮肤念珠菌病及多种癣病，喷于患处，每日 2 次，疗程 2～4 周；花斑癣，每日 2 次，疗程 2 周。

（2）软膏：皮肤念珠菌病及多种癣病，每日早晚各 1 次，疗程至少 2 周；足癣至少 4 周；花斑癣，每日 1 次。

（3）乳膏、癣药水：皮肤念珠菌病及多种癣病，每日早晚各 1 次，疗程 2～4 周；花斑癣，每日 1 次。

【不良反应】个别患者可出现局部刺激，偶见过敏反应，表现为皮肤灼热感、瘙痒、针刺感、充血等。

【相互作用】外用与其他药物的相互作用尚不明确。

【药动学】本品外用后大部分进入表皮，亦可达到真皮，仅 1%吸收入血液。局部用药后，经肾脏及粪便排出率均低于 1%。

【观察指标】观察疗效。

【用药宣教】

1. 不要让药物接触眼睛和其他部位的黏膜（如口、鼻等）。

2. 为避免手部残留药物接触眼睛或其他敏感部位，用药后立即洗手。如果用药部位在手部，可不用洗手。

3. 用于治疗皮肤念珠菌病时不要用绷带、纱布等物品紧密包扎或覆盖给药部位，以免加重病情。

4. 即便症状有所缓解，仍需坚持按疗程用药，以免病情反复。用于皮肤念珠菌病及各种癣病疗程至少 2 周，足癣至少 4 周。

5. 用药部位如出现烧灼感、红肿等情况应停药，并将局部药物洗净，或就诊。

第二节　润肤剂和保护剂类

尿素

【类别】皮肤科用药。

【妊娠安全等级】C。

【作用机制】本品外用可溶解皮肤角蛋白，增加角质层的水合作用，从而使角质软化和溶解，防止干裂。还具有抗菌、止痒、增加药物经皮吸收的作用。经静脉滴注给予较大剂量本品可增加血浆渗透压，产生脱水及利尿作用。

【适应证】

1. 本品乳膏、软膏用于手足皲裂，也可用于角化型手足癣所引起的皲裂。

2. 本品贴膏用于指（趾）甲癣、胼胝、鸡眼的软化和剥离。

【超说明书用药】

1. 本品乳膏、软膏也可用于鱼鳞病、毛发红糠疹、皲裂性湿疹、老年性瘙痒症及掌跖角化症等角化性皮肤病，还可用于过敏性皮炎、皮肤干燥、银屑病、清创术。

2. 静脉滴注：本品可用于治疗脑水肿、颅内压升高、青光眼，也可用于烧伤后、术后、创伤后的少尿症，并有促进前列腺术后排尿的作用。

【禁用与慎用】

1. 对本品过敏者禁用。

2. 对胶布过敏者、病甲周围有炎症或化脓者禁用本品贴膏。

3. 严重肝、肾功能不全者禁用本品粉针剂（本品可增加血中非蛋白氮）。

4. 严重休克及明显脱水者禁用本品粉针剂（本品可增加血中非蛋白氮）。

5. 有活动性颅内出血及血尿素氮水平高的患者禁用本品粉针剂（本品可增加血中非蛋白氮）。

6. 孕妇、哺乳期妇女慎用。

【给药途径和剂量】

1. 手足皲裂、鱼鳞病、毛发红糠疹、皲裂性湿疹、老年性瘙痒症及掌跖角化症等角化性皮肤病　将本品乳膏或软膏涂于患处后轻轻揉搓，每日 2～3 次。

2. 指（趾）甲癣、胼胝、鸡眼的软化和剥离　使用本品贴膏，在病甲上滴水 1～2 滴，根据病甲大小剪取本品贴剂，并用较大胶布将本品贴剂紧贴于病甲上，2～3 日后，去除本品贴剂和胶布，用消毒剪刀剥离病甲。若一次剥离不干净，可再贴敷。将病变甲板从甲床上刮净后，使用抗真菌药物涂敷，至新甲长出。胼胝和鸡眼宜用温水浸泡软化后，再用清洁刀削薄后贴用本品。

3. 脑水肿、颅内压升高、青光眼，烧伤后、术后、创伤后的尿少症，促进前列腺术后的排尿　静脉滴注，每次 0.5～1g/kg，于 20～30 分钟滴注完毕。12 小时后可重复给药，每日 1～2 次，一般可连用 1～3 日。

【配伍禁忌】尚不明确。

【不良反应】

1. 本品外用制剂偶见皮肤刺激（如烧灼感）、过敏反应（如皮疹、瘙痒）等。

2. 本品粉针剂静脉滴注后可使血中尿素氮暂时升高、非蛋白氮暂时升高。静脉滴注时刺激性大，注射局部可出现静脉痉挛性疼痛、静脉炎或静脉血栓。外漏皮下，可引起局部红肿、起疱，甚至组织坏死。如储存太久或药液温度太低，注入后可引起面色潮红、精神兴奋、烦躁不安等。连续静脉滴注时可引起水、电解质紊乱。

【相互作用】与抗真菌药合用可增强本品疗效。

【药动学】本品给药后 15～30 分钟起效，1～2 小时作用达高峰，维持 3～6 小时。经静脉滴注后由肾小球滤过，约 50%从肾小管再吸收，其余 50%由肾小管排出。

【观察指标】静脉滴注本品时要定期监测血尿素氮和非蛋白氮含量，并测定血电解质变化。

【用药宣教】

1. 将乳膏或软膏涂抹于患处，并轻轻揉搓以促进吸收。

2. 贴膏用于治疗手或足指甲真菌感染时，在病甲上滴 1～2 滴水，根据病甲大小裁剪贴片，紧贴于病甲上，过 2～3 日后取下，用消毒剪刀剥离病甲。一次未剥离干净可重复上述过程。病甲刮净后，患处以抗真菌药物涂敷，直至新甲长出。

3. 贴膏用于治疗老茧和鸡眼时，先用温水浸泡患病部位，等软化后用清洁刀片将其削薄，贴上贴膏。使用乳膏后请拧紧瓶盖。

4. 用药期间避免药物接触眼睛和黏膜（如口、鼻）。

5. 如果用药部位出现灼烧感、瘙痒、红肿等，停药，并将药物清洗干净。

复方水杨酸甲酯

【类别】其他解热镇痛抗炎药。

【作用机制】本品主要成分为水杨酸甲酯、薄荷脑、桉油、松节油，具有抗炎、镇痛作用。

【适应证】用于局部软组织炎症或损失引起的疼痛的辅助治疗，如肩周炎、腱鞘炎、腰肌劳损、急慢性关节炎等。

【禁用与慎用】禁用于皮肤损伤或开放性伤口；孕妇、哺乳期妇女慎用。

【给药途径和剂量】局部给药，每次 1～2g（乳膏），每日 3～4 次，涂于患处并轻轻按摩以促进吸收，最大日剂量为 20g。

【不良反应】约 3%的患者用药后出现皮肤红斑、瘙痒。

【相互作用】尚不明确。

【药动学】尚不明确。

【用药宣教】避免接触眼睛和其他黏膜（如口腔、鼻腔等）。

氧化锌

【类别】其他皮肤科用药。

【作用机制】本品对皮肤具较弱的收敛、滋润和保护作用，亦具吸着及干燥功能。

【适应证】用于急性或亚急性皮炎、湿疹、痱子及轻度小面积皮肤溃疡、烧伤、烫伤。

【禁用与慎用】对本品过敏者禁用。

【给药途径和剂量】局部给药，涂擦患处，每日 2 次。

【不良反应】可见过敏反应。

【相互作用】尚不明确。

【药动学】尚不明确。

【观察指标】观察疗效。

【用药宣教】

1. 请避免接触眼部或口、鼻等部位的黏膜。

2. 用药部位如果出现烧灼感、红肿等应停药，并将局部药物洗净。

第三节　治疗伤口和溃疡药

重组牛碱性成纤维细胞生长因子

【类别】细胞因子类药物。

【作用机制】本品对源于中胚层和外胚层的细胞（如上皮细胞、真皮细胞、成纤维细胞、血管内皮细胞等）具有促进修复和再生作用。

【适应证】

1. 外用制剂用于烧伤创面（包括浅Ⅱ度、深Ⅱ度、肉芽创面）、慢性创面（包括体表慢性溃疡等）和新鲜创面（包括外伤、供皮区创面、手术伤等），以促进创面愈合。

2. 眼用制剂用于多种原因引起的角膜上皮缺损和点状角膜病变、复发性浅层点状角膜病变、轻中度干眼症、大泡性角膜病变、角膜擦伤、轻中度化学烧伤、角膜手术及术后愈合不良、地图状（或营养性）单疱性角膜溃疡等。

【禁用与慎用】对本品过敏者禁用。

【给药途径和剂量】

1. 局部给药

（1）外用凝胶：推荐剂量为一次约 $300U/cm^2$，每日 1 次，直接涂于清创后的伤患处，覆以适当大小的消毒敷料，适当包扎即可。

（2）喷雾剂：推荐剂量为每次 120～$150AU/cm^2$，每日 1 次。直接用于伤患处或在伤患处覆以适当大小的消毒纱布，充分均匀喷湿纱布（以药液不溢出为准），适当包扎即可。

2. 经眼给药

（1）眼用凝胶：早晚各 1 次，涂于眼部患处。

（2）滴眼液：每次 1～2 滴，每日 3 次。

3. 给药方式说明

（1）喷雾剂如为外用冻干粉，使用前应先用 0.9%氯化钠注射液稀释，再盛于所配喷雾瓶中使用。

（2）蛋白变性剂（如高浓度碘酒、乙醇、过氧化氢、重金属等）可能影响本品活性，常规清创后，建议用 0.9%氯化钠注射液冲洗后再使用本品。

【不良反应】个别患者经眼给药后可能出现轻微刺痛感，不影响治疗。

【相互作用】尚不明确。

【药动学】本品局部给药，几乎无全身吸收。研究显示，健康志愿者单次或多次经眼给药，在房水和血清样本中均未检测到本品，表明本品几乎无房水吸收和系统吸收。

【用药宣教】

1. 用药前曾使用碘酒、乙醇、过氧化氢等进行清创，伤口可能有药物残留，影响重组牛碱性成纤维细胞生长因子的药效，用 0.9%氯化钠注射液冲洗后再用药。

2. 外用溶液可直接将药物喷在伤口，或在受伤处覆盖适当大小的消毒纱布，再用药液充分均匀喷湿纱布（以药液不溢出为准），然后包扎即可。外用凝胶直接涂在伤口，然后包扎即可。

3. 药物为蛋白类药，请在 2～8℃冷藏保存，避免高温或冷冻。

重组人表皮生长因子

【类别】细胞因子类药物。

【作用机制】本品是使用重组 DNA 技术构建的大肠埃希菌分泌表达生产的多肽类物质，具有与天然的人表皮生长因子相同的生物学功能，可促进皮肤创面组织修复过程中的 DNA、RNA 和羟脯氨酸的合成，加速创面肉芽组织的生成和上皮细胞的增殖，从而缩短创面的愈合时间。此外，由于对表皮细胞的增殖和分化有较强的促进作用，本品还可加速眼角膜创伤的愈合。

【适应证】

1. 本品外用制剂用于皮肤烧伤创面（包括浅Ⅱ度和深Ⅱ度烧伤创面）、残余小创面、各类慢性溃疡创面（包括血管性、放射性、糖尿病性溃疡）、皮区新鲜创面等的治疗。

2. 用于眼角膜创伤（如眼角膜移植术后、翼状胬肉切除术后等）的治疗。

【禁用与慎用】对本品过敏或有过敏史者禁用。

【给药途径和剂量】

1. 创面治疗

（1）冻干粉：用 0.9%氯化钠注射液溶解配制成浓度约为 5000U/ml 的药液，每 1ml 药液湿透约 $10cm^2$ 的双层干纱布，敷于经清创的创面，常规包扎。每日换药 1 次。

（2）凝胶：用 0.9%氯化钠溶液清洗创面后，取本品适量均匀涂于患处。需要包扎者，可将本品均匀涂于适当大小的内层消毒纱布，覆盖于创面，常规包扎，每日 1 次。推荐剂量为每 $100cm^2$ 创面使用 10g（以凝胶重量计）。

（3）外用溶液：常规清创后，用本品局部均匀喷湿创面，每日 1 次，约每 $100cm^2$ 创面使用 2ml（每喷约 0.1ml），再根据创面情况需要做相应处理。

（4）喷雾剂：将药液直接喷于清创后的伤患处，或在伤患处覆盖适当大小的消毒纱布，用药液均匀喷湿纱布（以药液不溢出为准），每 $10cm^2$ 创面使用 1 喷，每日 1 次，可外敷 1%磺胺嘧啶银纱布，适当包扎，持续至创面愈合或连用 4 周。

2. 眼角膜创伤治疗　经眼给药。使用本品滴眼液，用 0.9%氯化钠注射液溶解配制成浓度为 20μg/ml 的滴眼液。眼角膜手术后滴 2 滴。术后 24 小时打开包扎点药，每次 1～2 滴，每日 4 次，至角膜上皮完全愈合。

【不良反应】使用本品滴眼液时，可能产生灼热感，10～20 分钟后可自行消失。

【相互作用】本品遇乙醇可能使表皮生长因子（EGF）变性，而使活性降低。故使用含乙醇消毒剂后，应再用 0.9%氯化钠注射液清洗创面，然后使用本品。

【药动学】本品在体内有极微量吸收，可较快经肾脏清除。对机体内 EGF 水平几乎无影响，无蓄积作用。

【观察指标】观察疗效。

【用药宣教】

1. 用药前需彻底清创，去除坏死组织，以便药液与伤口充分接触，提高疗效。如果是用含乙醇的消毒剂（如碘酒、酒精）来清创，需用0.9%氯化钠注射液冲洗后再用药，因乙醇能降低本品的药效。

2. 外用溶液，将药液均匀喷湿伤口。用0.9%氯化钠注射液溶解药粉，配制成浓度约为5000IU/ml的药液（如将规格为5万IU的药粉用10ml 0.9%氯化钠注射液溶解），每1ml药液湿透约$10cm^2$的双层干纱布，敷在清创后的伤口上并包扎。伤口感染时，可同时外敷1%磺胺嘧啶银霜纱布。用于供皮区伤口，可同时外敷凡士林油纱。用药过程中避免污染。凝胶使用后立即旋紧管口，以防污染。

重组人碱性成纤维细胞生长因子

【类别】细胞因子类药物。

【作用机制】本品对中胚层和外胚层的细胞具有促进修复和再生作用，从而促进创面愈合。

【适应证】用于慢性创面（包括慢性肉芽创面、溃疡和压疮）、烧伤创面（包括浅Ⅱ度、深Ⅱ度、肉芽创面）、新鲜创面（包括外伤、手术伤），以促进创面愈合。

【禁用与慎用】对本品过敏者禁用。

【给药途径和剂量】

1. 冻干粉　以注射用水或0.9%氯化钠注射液溶解后直接涂抹于（或用喷雾器喷于）清创后的伤患处；或在伤患处覆以消毒纱布，将药液均匀滴加于纱布包扎即可。以创伤面积计，最适用量约为$90U/cm^2$。

2. 凝胶　取适量，直接涂抹于清创后的创面，适当包扎即可。以创伤面积计，最适用量约为$150U/cm^2$。

【不良反应】未见明显不良反应。

【相互作用】蛋白变性剂（如高浓度碘酒、乙醇、双氧水、重金属）可能影响本品的活性。建议创面常规清创后，以0.9%氯化钠注射液冲洗后再使用本品。

【药动学】本品局部使用后几乎无体内吸收。

【观察指标】观察疗效。

【用药宣教】用药前需彻底清创，去除坏死组织，以便药液与伤口充分接触，提高疗效。如果是用含乙醇的消毒剂（如碘酒、乙醇）来清创，需用0.9%氯化钠注射液冲洗后再用药，因乙醇能降低药效。

重组人酸性成纤维细胞生长因子

【类别】细胞因子类药物。

【作用机制】本品为一种多功能细胞生长因子，对中胚层和外胚层来源的多种细胞具有促增殖和促分化作用。

【适应证】

1. 用于深Ⅱ度烧伤创面。

2. 用于慢性溃疡创面（包括外伤后残余创面、糖尿病性溃疡、血管性溃疡、压疮）。

【禁用与慎用】对本品过敏者禁用。

【给药途径和剂量】

1. 剂量　外用，给药每次$100U/cm^2$，每日1次，用药时间不宜超过3周。

2. 给药方式说明

（1）本品使用前用10ml溶媒溶解后直接喷于清创后的伤患处，或于伤患处覆以适当大小的消毒纱布，将药液均匀滴加于纱布，适当包扎。

（2）碘酒、乙醇、过氧化氢、重金属等蛋白变性剂可影响本品活性，故于常规清创后应用0.9%氯化钠注射液冲洗伤患处后再使用本品。

【不良反应】部分患者可出现瘙痒、皮疹、轻微发热、创面疼痛。未发现有其他明显不良反应。

【相互作用】尚不明确。

【药动学】尚不明确。

【观察指标】观察疗效。

【用药宣教】碘酒、乙醇、过氧化氢、重金属等蛋白变性剂可影响本品活性，故于常规清创后应用0.9%氯化钠注射液冲洗伤患处后再使用本品。

第四节　治疗银屑病药

阿维A

【类别】抗角化药。

【妊娠安全等级】X。

【作用机制】本品属口服视黄醛类药物，具有调节表皮细胞分化和增殖等作用，但其治疗银屑病和其他角化性皮肤病的机制尚不明确。可能作用机制包括以下几种：增强炎性反应、促进上皮黏液样物质累积和角质层再生；抑制皮肤毛细血管内中性粒细胞浸润；降低上皮细胞内多胺（调节细胞生长、增生、分化）的浓度。

【适应证】

1. 用于严重银屑病，包括红皮病型银屑病、脓疱型银屑病等。

2. 用于严重角质异常性疾病（如先天性鱼鳞病、毛发红糠疹、毛囊角化病及对其他治疗无效的角化异常性疾病）。

【禁用与慎用】

1. 对本品、阿维 A 酯、维生素 A 及其代谢物和其他视黄醛或维 A 酸类药物过敏者、维生素 A 过多症患者、高脂血症或血脂长期异常升高者、严重肝肾功能不全者、孕妇或计划 3 年内妊娠者禁用。

2. 肾功能不全者、肝病患者（可能恶化）、胰腺炎患者、心血管疾病患者（本品可诱导血脂代谢异常）慎用。

【给药途径和剂量】

1. *银屑病*　口服给药。

（1）初始剂量：每次 25mg 或 30mg，每日 1 次，餐时服用。服用 2～4 周后可获得满意疗效。如 4 周后治疗效果不佳且无毒性反应，则最大日剂量可逐渐增至每日 75mg，如需减少不良反应，可减少剂量。

（2）维持剂量：每日 25～50mg，一般服用 6～8 周后可获理想疗效。维持剂量应根据临床效果和患者耐受情况调整，某些患者有时需将剂量增大至每日 75mg。待皮损充分消退后，应停药；如复发，可按上述方法重新治疗。口服给药应权衡利弊。每日 0.5mg/kg，部分患者可短时间使用大剂量（每日 1mg/kg），最大不可超过每日 35mg。维持剂量应控制在尽可能低水平。

2. *其他角化性疾病*　口服给药。角化性疾病的维持剂量为每日 10mg，最大日剂量为 50mg。

【不良反应】

1. *心血管系统*　有出现心肌梗死和血栓栓塞的报道。对此可考虑调整饮食和（或）本品剂量，如仍对调节血脂无效，则须中止治疗。上市后有毛细血管渗漏综合征的报道。

2. *代谢/内分泌系统*　可见三酰甘油轻度升高，高密度脂蛋白（HDL）降低，磷、钾等电解质减少，继续治疗或停药可恢复。大剂量时可见胆固醇升高，特别是高危患者（脂代谢异常、糖尿病、肥胖、酗酒）更易发生，这些变化为可逆性，但如上述高危条件持续存在，可能发生动脉粥样硬化。还有用药后出现高尿酸血症和双手痛风石（尿酸盐沉积）的个案报道。

3. *呼吸系统*　可见鼻炎、鼻出血。还可出现鼻干。

4. *肌肉骨骼系统*　常见肌痛、背痛、关节痛、骨增生，也可见骨骼疼痛。维持治疗或长期治疗可导致已存在的脊柱骨关节炎加重、出现新的骨关节炎病变和导致骨骼外钙化。

5. *泌尿生殖系统*　可见尿酸轻度升高。上市后有白念珠菌引起的外阴阴道炎的报道。

6. *神经系统*　可见头痛、步态异常、颅内压升高，有治疗期间出现头晕及感觉迟钝的报道。另有患者出现周围神经病变和肌病，停药后症状改善。

7. *精神*　临床试验报道，用药后出现抑郁、具攻击性或自伤想法，如出现，应停药。

8. *消化系统*　可见唇炎、口腔及嘴唇干燥、口渴、口角皲裂、畏食、食欲改变、恶心、腹痛、呕吐。偶见口炎、牙龈炎、味觉异常。罕见胰腺炎，但在本品引起的血脂升高的患者中，发生率为 25%～50%。可见 ALT、AST、碱性磷酸酶、胆红素等短暂性轻度升高，继续治疗或停药可恢复。罕见肝炎、黄疸。

9. *血液系统*　可见网织红细胞轻度升高、白细胞减少，继续治疗或停药可恢复。有白细胞和血小板增多的个案报道。

10. *皮肤*　常见脱发、甲脆、瘙痒、红斑、干燥、鳞屑、甲沟炎。可见皮肤（特别在掌跖）变薄、脱屑、黏膜和变移上皮干燥或发生炎症性损害。偶见大疱性皮疹、发质异常。在治疗开始阶段有时可见银屑病症状加重。还可见皮肤萎缩或皮肤脆性增加、皮肤变黏。可用唇油或唇软化剂改善唇干，用滋润软膏或乳膏防治皮肤干燥和瘙痒。上市后有睫毛脱落、剥脱性皮炎的报道。

11. *眼*　可见眼干燥、结膜炎、视物模糊、夜视力减退、不耐受角膜接触镜，罕见角膜溃疡。还可出现眼痛、畏光、睑缘炎。如发生睑缘结膜炎，可能需短期使用抗生素眼药。另有个案报道，用药后出现角膜显著变薄和圆锥形角膜，停药后圆锥形角膜未见好转。

12. *耳*　常见耳鸣、耳痛。

13. *过敏反应*　可见感觉过敏、光过敏。上市后有超敏反应（包括血管神经性水肿、荨麻疹）的报道。

14. *其他*　可见疲乏，有治疗期间出现无力的报道。

【相互作用】

1. 与甲氨蝶呤合用可使肝毒性加重。两者的肝毒性作用相加，甲氨蝶呤清除率下降。禁止合用。

2. 与四环素合用可增加患颅内压升高的风险。两药升高颅内压的作用可相加。禁止合用。

3. 与维生素 A 和其他维 A 酸类药物合用可导致维生素 A 过多症。禁止合用。

4. 合用有升高苯妥英的游离血药浓度和不良反应的风险。本品可能降低苯妥英的蛋白结合率。

5. 本品可干扰去氧孕烯、炔雌醇、依托孕烯、美雌醇、去甲基孕酮、炔诺酮、炔诺孕酮等的避孕效果。

6. 与圣约翰草合用可导致使用本品和激素类避孕药的女性患者发生意外妊娠和生殖缺陷。因圣约翰草可诱导 CYP3A4 和 P 糖蛋白增加雌激素的代谢。

7. 与乙醇同服，本品可转变为阿维 A 酯，其半衰期为 120 日。阿维 A 酯的生成延长了致畸风险的存在时间。本品治疗期间或停药 2 个月内，育龄期妇女应忌酒，并避免饮用含乙醇的饮料或食用含乙醇的食物。

8. 食物可显著提高本品的生物利用度。

【药动学】本品口服后 1～4 小时达血药峰浓度。口服的生物利用度为 60%，但个体差异大（36%～95%）。血浆蛋白总结合率大于 99%，分布容积为 9L/kg。本品具有较高脂溶性（低于阿维 A 酯），易在组织中分布，但不能在组织中大量储存。药物在肝脏广泛代谢，主要代谢产物（13-顺式异构体）具有致畸性。本品全部以代谢物形式排出，尿中和粪中各占一半。药物母体和 13-顺式异构体的消除半衰期分别为 50 小时和 60 小时。此外，本品不可经透析清除。

【观察指标】

1. 长期用药者应定期检查有无骨异常。

2. 用药前和治疗期间，应定期检查肝功能，开始 2 个月每 1～2 周复查 1 次，以后每 3 个月重复 1 次。如出现肝功能异常，应每周检查。若肝功能未恢复正常或进一步恶化，须停止治疗，并继续监测肝功能至少 3 个月。

3. 用药期间应监测血脂（开始治疗前和用药期间每隔 1～2 周检查 1 次，持续 4～8 周）、肝功能（开始治疗前和用药期间每隔 1～2 周检查 1 次，持续 8 周，以后每 6～12 周检查 1 次，直到达到稳定水平）、骨骼异常情况（长期使用本品时）、妊娠情况（开始治疗前检查 2 次，治疗期间每个月检查，并在停药后每 3 个月检查 1 次，至少持续 3 年）、肾功能（每 12 周检查 1 次）、糖尿病患者的血糖、全血细胞计数。

【用药宣教】

1. 本品与食物一起服用，吸收效果更好。

2. 服药后不会立刻起效，可能需要 2～3 个月的时间才能完全起效。

3. 用药期间饮酒会延长致畸风险的存在时间，育龄期妇女在用药期间和停药后 2 个月内忌酒，且不能饮用含乙醇的饮料或食用含乙醇的食物。

4. 用药后会更容易出现晒伤，做好防晒措施，避免过度暴露在阳光或日光灯下。

5. 本品会导致夜间视力减退，用药期间勿夜间驾驶或操作机械。

6. 用药期间和停药后 2 年内不要献血。

7. 本品有致畸性，育龄期妇女在用药时和停药后 3 年内都应避孕，并定期进行妊娠检查。本品会影响避孕药的效果，需同时采取其他避孕措施，如避孕套。

8. 哺乳期妇女使用时应暂停哺乳。

地蒽酚

【类别】抗角化药。

【作用机制】本品主要的药理作用包括抗上皮细胞增殖、诱导上皮细胞分化及抗炎。

【适应证】用于寻常型斑块状银屑病。

【超说明书用药】用于治疗斑秃。

【禁用与慎用】对本品过敏者、进展期脓疱型银屑病患者禁用；肝功能不全者慎用。

【给药途径和剂量】

1. 寻常型斑块状银屑病

（1）软膏

1）浓度递增疗法：开始治疗时，使用低浓度至少 5 日，待皮肤适应后再增加浓度，递增浓度依次为 0.05%、0.1%、0.25%、0.5%、0.8%、1.0%、3%。门诊患者可采用每日 1 次疗法，于睡前涂药，次日清晨用肥皂洗去，日间涂润肤剂以保持皮肤润滑。住院患者可采用每日 2 次（早晚给药）的疗法，每次治疗前进行焦油浴可增加疗效。

2）短程接触疗法：以 3%的浓度涂药，保留 20 分钟后洗去，每日 1 次。亦可采用低浓度、短程接触疗法，即涂 0.1%软膏于患处，保留 5～20 分钟，或涂 1%软膏保留 5 分钟后洗去，此疗法不良反应最小，适用于静止期皮损。大面积持久性皮损可采用较高浓度治疗，即涂 1%软膏于患处，保留 10～20 分钟后洗去，每日 1 次，以后逐渐延长药物保留时间至 30 分钟、40 分钟或 60 分钟，直至出现轻度红斑。

3）联合疗法：可与中波紫外线（UVB）联用，或与焦油浴及UVB联用。

（2）蜡棒：先短时少量使用，患者可耐受的情况下增加用量和作用时间。

1）常规疗法：门诊患者可采用每日1次疗法，于睡前涂药，次日清晨用肥皂洗去，日间涂润肤剂以保持皮肤润滑。住院患者可采用每日2次（早晚给药）的疗法，每次治疗前进行焦油浴可增加疗效。

2）短程接触疗法：涂于患处，10～30分钟后洗去，每日1次。尚未确定本品疗效时，接触时间不应超过10分钟，根据个人的反应情况，7日内可逐渐增至30分钟。

3）联合疗法：可与UVB联用，或与焦油浴及UVB联用。

2. 斑秃　局部给药，每日1次，涂抹患处。

【不良反应】皮肤可见发红、灼热、瘙痒等刺激症状。少数患者对本品高度敏感，在浓度低至0.0005%时亦可引起接触性皮炎。

【相互作用】

1. 尿素可减轻本品对皮肤的刺激。尿素可增加本品的透皮吸收，从而降低本品的使用浓度。

2. 水杨酸可保护本品的药理作用。水杨酸可防止本品被氧化为蒽酮。

3. 皮质激素可减轻本品的刺激性，并缩短皮损的清除期，但两者合用时银屑病的复发率较高，且可引起脓疱型银屑病反跳。

4. 胺类药物可通过促进本品氧化而使其失活。短程接触治疗后，可用脂溶性胺抑制存留于角质层中的本品所引起的炎症反应。

5. 与焦油合用比单用本品刺激性小，且不影响本品抗银屑病活性。

【药动学】外用本品经皮吸收率非常低，60分钟后测得1, 8-二羟蒽醌、少量地蒽酚二聚体及地蒽酚主要聚集在银屑病皮损表皮内，4.5小时后方可在未受累皮肤的表皮中测到少量1, 8-二羟蒽醌。主要以氧化产物的形式随尿液排出。

【观察指标】观察疗效。

【用药宣教】

1. 涂用本品时应戴塑料手套，以防皮肤刺激。

2. 本品严禁口服，应避免接触眼部（接触后可发生严重结膜炎、角膜炎或角膜浑浊）。

3. 本品可使指甲染为红褐色，亦可引起皮肤、毛发、衣物染色。出现皮肤染色时，可于治疗结束后外用水杨酸软膏，2～3周即可去除。

4. 对于较厚的皮损，可先用角质溶解剂处理后再用本品。当皮损消退后，酌情维持治疗。

甲氧沙林

【类别】其他皮肤科用药。

【妊娠安全等级】D。

【作用机制】本品为补骨脂素的衍生物，为光敏药，与表皮细胞结合后可被波长为320～400nm的UVA激活，作用最大的波长为365nm。在UVA的作用下，与表皮细胞DNA上的胸腺嘧啶发生光化学反应，形成光加合物，产生光毒反应，使表皮细胞DNA合成及有丝分裂受到抑制，从而减缓表皮细胞更新速度，发挥治疗银屑病的作用。光敏反应的结果还使黑色素细胞中的酪氨酸酶活力增加，促使黑色素的形成，并促使毛囊中的黑色素细胞向表皮移动，从而使皮肤上出现色素沉着，发挥治疗白癜风的作用。

【适应证】用于白癜风、银屑病。

【超说明书用药】用于对其他治疗方案无反应的皮肤T细胞淋巴瘤的姑息治疗。

【禁用与慎用】

1. 对本品过敏或有特异性反应者、严重肝病患者、白内障或其他晶体疾病患者、无晶体患者（可增加视网膜损伤的风险）、光敏性疾病（如红斑狼疮、皮肌炎、卟啉病、多形性日光疹、着色性干皮病、白化病）患者、浸润型鳞状细胞癌患者、12岁以下儿童、年老体弱者、孕妇禁用。

2. 慢性感染者、胃肠道疾病患者、有皮肤癌病史者、有日光敏感家族史者、新近接受放射线、细胞毒性药物治疗者、肝功能不全者慎用。

【给药途径和剂量】

1. 白癜风

（1）口服给药：按体重给药（0.5mg/kg），每次25～30mg，2小时后配合日晒或黑光照射，每周2～3次（至少间隔48小时）。日光照射时，首次照射时间为15～25分钟，浅肤色为15分钟，中等肤色为20分钟，深肤色为25分钟。黑光照射时，照射时间为照射引起红斑反应时间的一半。

（2）外用

1）0.1%溶液：将本品涂擦于患处，1～2小时后，用长波紫外线（UVA）照射患处。照射时光距为10～30cm，照射时间约30分钟。每日1次，通常1个月为1个疗程。治愈后，每周或隔周照射1次以巩固疗效。治愈后如有复发，可重复治疗。全身性或弥散性患者还应联合黑光机照射治疗。

2）搽剂：用棉棒或毛笔蘸药涂于患处，1～2小时后配合日晒或 UVA 照射，初次照射时间为0.5～1 分钟，之后每周增加 1 分钟，直至出现明显红斑反应。每日 1 次，或隔日 1 次。

2. 银屑病

（1）口服给药片剂：按体重 0.6mg/kg 给药，每次 30～35mg，2 小时后配合日晒或黑光照射，每周 2～3 次（至少间隔 48 小时）。日光照射时，首次照射时间为 15～25 分钟，浅肤色为 15 分钟，中等肤色为 20 分钟，深肤色为 25 分钟。黑光照射时，照射时间为照射引起红斑反应时间的一半。

（2）外用：参见白癜风的用法用量。

【不良反应】

1. 心血管系统　低血压。

2. 呼吸系统　本品与光化学疗法联用可见支气管狭窄。

3. 肌肉骨骼系统　本品与 UVA 联用可见腿痛性痉挛。

4. 免疫系统　有过敏反应的报道。

5. 神经系统　头晕、失眠、头痛。

6. 精神　抑郁、神经质。

7. 消化系统　恶心。还有味觉障碍的报道。

8. 皮肤　本品与 UVA 联用可见单纯性疱疹、粟疹、荨麻疹、毛囊炎、皮肤触痛、红斑（常在照射 24～48 小时出现）、皮肤色素沉着、瘙痒、红肿、水疱、疼痛、脱屑、天疱疮、皮肤提前老化症状。有本品与 UVA 联用出现恶性黑色素瘤的个案报道。

9. 眼　白内障。

10. 其他　本品与 UVA 联用可见水肿、不适、疲乏。

【相互作用】与光敏性药物[如地蒽酚、煤焦油、灰黄霉素、萘啶酸、卤代水杨苯胺、磺胺类药、四环素、噻嗪类利尿药、吩噻嗪类药、某些有机染料（如亚甲蓝、甲苯胺蓝、玫瑰红、甲基橙）]合用可能增加发生光敏反应的风险。本品治疗期间禁止使用其他光敏性药物。

【药动学】本品口服后约 95%经胃肠道吸收，光敏作用于服药后 1.5～3 小时达高峰，可持续 8 小时。可与血浆蛋白结合，且与表皮细胞的结合力较强。在肝脏代谢，24 小时内 95%的代谢物经肾脏排出。

【观察指标】用药前监测全细胞计数、肝功能、肾功能、抗核抗体，随后每 6～12 个月监测 1 次。

【用药宣教】

1. 治疗前 24 小时内不要进行日光浴。

2. 用药 6～8 周才能真正对病情起效。但若 2 个月后症状仍未缓解，应停药。

3. 为减轻胃肠道反应，可将甲氧沙林与食物或牛奶一起服用。

4. 用药期间避免饮酒，不要食用过于辛辣的食物或含有呋喃香豆素的食物（如酸橙、无花果、香菜、芥末、胡萝卜、芹菜）。

5. 有生育能力的妇女用药期间采取避孕措施。

卡泊三醇

【类别】其他皮肤科用药。

【妊娠安全等级】C。

【作用机制】本品为维生素 D_3 衍生物，可抑制皮肤细胞（角朊细胞）增生和诱导其分化，从而使银屑病皮损的增生和分化异常得以纠正。

【适应证】用于治疗寻常型银屑病、头皮银屑病。

【禁用与慎用】对本品过敏者、钙代谢失调者、高钙血症患者、维生素 D 中毒患者禁用。

【给药途径和剂量】

1. 寻常型银屑病　取少量软膏涂于患处皮肤，每日 1～2 次，推荐治疗初期每日 2 次，适当时可减为每日 1 次。每周用量不应超过 100g（相当于本品 5mg）。

2. 头皮银屑病　取少量搽剂涂于头部患处皮肤，早晚各 1 次，每周用量不超过 60ml（相当于本品 3mg）。当患者同时使用本品软膏时，本品总量每周不超过 5mg（相当于 100g 软膏）。

【不良反应】

1. 代谢/内分泌系统　罕见高钙血症、高钙尿症。

2. 皮肤　较常见瘙痒症、皮肤刺激、灼烧感、刺痛感、皮肤干燥、红斑、皮疹（如鳞状皮疹、斑丘疹、脓疱疹）。少见接触性皮炎、湿疹、银屑病恶化、表皮剥落。罕有暂时性皮肤色素沉着、暂时性光敏反应、过敏反应（包括荨麻疹、血管神经性水肿、眼周水肿或面部水肿）、口周皮炎、皮肤色素减退的报道。

【药动学】本品经皮肤吸收的量为给药量的1%～5%。人肝脏匀浆体外试验表明，本品在人类的代谢途径与鼠、豚鼠、家兔相似，主要代谢物无药理活性。本品口服后经肝脏代谢，半衰期短。

【观察指标】定期检测血钙。

【用药宣教】

1. 取适量药物涂抹在患病部位，轻揉至吸收。用于头皮，可先用梳子去除坏死的皮肤，然后将药物涂抹于干燥的头发和头皮处。用药可能需要数周才能见效。

2. 本品可刺激面部皮肤，不应用于面部。

3. 本品治疗期间，建议限制或避免过度暴露于自然光或人工光下，包括人工日光浴场、日光灯、光线疗法。仅利大于弊时方可与紫外照射联合治疗。

第五节　皮肤病用抗感染和化疗药物

磺胺嘧啶银

【类别】烧（烫）伤用药。

【妊娠安全等级】B。

【作用机制】本品为磺胺类抗菌药，具有磺胺嘧啶和银盐的双重作用。对多数革兰阳性和革兰阴性菌均有抗菌活性，且具有收敛作用，可使创面干燥、结痂并促进愈合。

【抗菌谱】对多数革兰阳性和革兰阴性菌均有抗菌活性。

【适应证】用于预防和治疗小面积、轻度烧烫伤继发创面感染。

【禁用与慎用】对本品或其他磺胺类药或银盐过敏者；肝、肾功能不全，孕妇，哺乳期妇女慎用。

【给药途径和剂量】乳膏或软膏涂布于创面，涂药厚度约为1.5mm，每日1次。

【不良反应】

1. 免疫系统　过敏反应，包括局部刺激性、皮疹、皮炎、药物热、肌肉疼痛、血清病样反应。

2. 消化系统　恶心、呕吐、腹泻、肝功能不全。

3. 血液系统　粒细胞减少、血小板减少、再生障碍性贫血。

4. 其他　炎症。

【相互作用】尚不明确。

【药动学】尚不明确。

【观察指标】是否出现过敏反应。

【用药宣教】

1. 不要让药物接触眼睛和其他黏膜（如口、鼻）。应多喝水。

2. 为避免药物吸收增加而引起中毒，不要大面积使用。

3. 本品可能引起维生素 K 缺乏，用药期间可能需要适当补充维生素 K。

复方多黏菌素B

【类别】皮肤抗细菌药。

【作用机制】本品主要成分为硫酸多黏菌素B、硫酸新霉素、杆菌肽、盐酸利多卡因。硫酸多黏菌素B为多肽类抗生素，通过干扰细菌细胞膜的通透性及核糖体功能而导致细菌死亡；对铜绿假单胞菌、大肠埃希菌、嗜血杆菌等具良好抗菌作用。硫酸新霉素为氨基糖苷类抗生素，可阻碍细菌核糖体30S亚基相联结的蛋白质的合成，引起遗传密码错读而导致细菌死亡；抗菌谱较广。杆菌肽为多肽类抗生素，通过抑制细菌细胞壁黏肽的合成而导致细菌死亡；盐酸利多卡因是酰胺类局部麻醉药，可阻止神经脉冲的发生、传导与传播。

【抗菌谱】主要对革兰氏阳性菌（尤其是金黄色葡萄球菌和链球菌）抗菌作用强，对革兰氏阴性球菌和部分放线菌、螺旋体、阿米巴原虫亦具一定抑制作用。

【适应证】用于预防皮肤创面（如皮肤割伤创面、擦伤创面、烧烫伤创面、手术伤口）细菌感染及临时解除疼痛和不适。

【禁用与慎用】

1. 对本品任一成分过敏者禁用。

2. 有肾毒性症状（如血尿、排尿次数减少、尿量减少或增多）的患者、有耳毒性症状（如耳鸣、听力减退）的患者慎用。

【给药途径和剂量】外用涂于患处，每日2～4次。5日为1个疗程。本品应避免用于大面积烧伤创面、肉芽组织或表皮脱落的巨大创面，亦不宜用于眼内。

【不良反应】可见过敏反应、瘙痒、灼烧感、红肿。

【相互作用】 与其他有肾毒性或耳毒性的药物合用有发生毒性反应的风险。

【药动学】尚无本品皮肤外用的药动学研究数据，通常认为本品小面积皮肤外用后吸收量较少。

【观察指标】长期使用监测肾功能和听力。

【用药宣教】将药品涂抹于患处，避免药物接触眼睛。

复方磺胺嘧啶锌

【类别】烧（烫）伤用药。

【作用机制】本品主要成分为磺胺嘧啶银、磺胺嘧啶锌。本品具有显著的抗菌作用，可抑制烧、烫伤创面及痂下感染细菌的生长，降低局部毛细血管的通透性，减轻烧、烫伤创面的早期局部水肿，促进烧、烫伤创面的愈合。

【抗菌谱】抗菌谱包括枸橼酸杆菌、阴沟肠杆菌、大肠埃希菌、克雷伯菌属、变形杆菌属、假单胞菌属（如铜绿假单胞菌）、葡萄球菌属、肠球菌属等。

【适应证】用于预防或治疗局部烧、烫伤所致的Ⅰ度、Ⅱ度、深Ⅱ度清洁创面和外伤性创面继发感染及损伤性皮肤感染。

【禁用与慎用】对磺胺类药过敏者禁用；肾功能不全者慎用。

【给药途径和剂量】将本品均匀涂布于清洁皮肤创面，厚度0.15～0.3mm，每日1次；或将本品均匀涂布于纱布敷料后敷于创面，1～2日换药1次。

【不良反应】

1. 血液系统　少见白细胞减少，停药后恢复。

2. 其他　可见轻微疼痛，数分钟后消退。创面愈合后偶见色素沉着，可自行消退。

【相互作用】参见其他磺胺类药。

【药动学】本品经正常皮肤和损伤皮肤的吸收量极低，局部用药均不会使血锌浓度增加。

【观察指标】监测血常规。

【用药宣教】

1. 用药前清洁伤口，将适量药物均匀涂抹在伤口处。也可以直接将药物均匀涂抹在纱布上，敷在伤口处。药物涂抹变干后可在伤口处形成一层保护膜，完整的皮肤一般约10分钟就能成膜；破损的皮肤可能需要30～120分钟。如果运动后发现药膜破损，可以直接补涂完整。换药时，需用蒸馏水或无菌0.9%氯化钠注射液冲洗伤口涂膜处。

2. 用药后可能出现轻微疼痛，几分钟后可消失。伤口愈合后偶尔可能有色素沉着，一般可自行消退。

鬼臼毒素

【类别】皮肤病用抗生素和化疗药物。

【妊娠安全等级】X。

【作用机制】本品为细胞毒性药物，局部使用于生殖器疣。它阻止了生殖器疣的中期有丝分裂，使之发生坏死、脱落。

【适应证】用于外生殖器及肛门尖锐湿疣。

【禁用与慎用】

1. 对本品过敏者禁用。

2. 不用于出血性疣、痣、胎记或有头发生长的不寻常疣。

3. 孕妇与哺乳期妇女及手术后创口未愈合者禁用。

4. 儿童慎用。

【给药途径和剂量】

1. 剂量（成年人）

（1）尖锐湿疣：局部使用本品10%的溶液，重复1～2次/周，最多4次。

（2）寻常疣（普通疣）：局部应用0.5%的溶液，每日2次，用药超过4周会多发浅表上皮瘤病。

（3）角化病：局部应用，每天的0.5%溶液或凝胶，持续数天。

2. 给药途径　用药时，疣体不超过10cm^2，用5%溶液；对于10～20cm^{2}的面积、肛门或生殖器疣的区域，使用10%～25%溶液；将药物涂抹在干燥的皮肤表面，让有药液的区域干燥，1～4小时后洗掉。

（1）避免鬼臼毒素与眼睛或类似的组织黏膜表面接触；如果发生，用温水彻底冲洗15分钟，并去除类似水样沉淀的薄膜。

（2）避免将药物应用于正常组织，如果发生，请用乙醇清除。

（3）保护周围未患病区域的皮肤表面，可使用一层凡士林或柔性火棉胶进行防护处理。

（4）每次治疗后，用肥皂和水彻底清除药物。

（5）在治疗肛门生殖器区域后涂上保护性的滑石粉，使其干燥。

（6）如果使用本品后，有极度疼痛、瘙痒或肿胀等症状，请用乙醇清除药物。

【不良反应】

1. 严重的全身毒性（有时是致命的），感觉运动神经病变（可逆），直立性低血压，四肢无力，踝反射消失，对疼痛刺激的反应减弱。

2. 中枢神经系统：困倦，精神错乱，定向障碍，谵妄，易激动，癫痫样发作，昏迷，多发性神经炎，发热，视觉异常和幻听，急性精神病样反应，共济失调，肌张力减退，麻痹性肠梗阻。

3. 血液系统：骨髓抑制作用类似于抗肿瘤药物毒性，如白细胞减少、血小板减少症引起的骨髓抑制。

4. 消化系统：恶心，呕吐，腹泻，腹痛，肝毒性，LDH、AST 和 ALP 的血清浓度增加。

5. 泌尿生殖器：肾衰竭，尿潴留。

6. 呼吸系统：呼吸次数减少，呼吸暂停，过度换气。

【相互作用】未发现临床上重要的相互作用。

【药动学】本品外涂后，全身吸收量极低，最大浓度为 1.0～4.7ng/ml。

【观察指标】

1. 观察疣体是否变白，且在 24～48 小时坏死。约 72 小时后开始脱落，应没有瘢痕。

2. 注意患病处愈合情况，可常使用温和的局部抗感染药物。

3. 监测神经系统状态。如果发生感觉运动系统多发性神经病，可在药物使用后约 2 周出现，3 个月后可恶化，并可持续长达 9 个月。

4. 观察神经系统异常情况的出现，可能持续 7～10 天，但共济失调、张力减退和反射萎缩等症状的出现可能恢复时间较慢。

【用药宣教】

1. 本品为强效、刺激性较强的腐蚀性药物，如果发生眼睛接触，应用大量温水冲洗，并立即咨询医生。

2. 在使用本品后数小时内可能发生药物毒性反应，过度使用或误用有很大的危险。

3. 了解药物毒性症状并及时向医生报告。

4. 应用此药时不要进行母乳喂养。

5. 治疗期间，不宜有性生活及过量饮酒。

磺胺嘧啶锌

【类别】磺胺类抗菌药物。

【妊娠安全等级】B 或 C。

【作用机制】局部用磺胺类药，具有磺胺嘧啶和锌两者的作用。本品的抗菌作用通过干扰细菌利用对氨基苯甲酸来发挥抑菌作用，从而抑制细菌生长所需的叶酸生物合成。锌能破坏细菌的 DNA 结构，有抑菌的作用。

【抗菌谱】对多数革兰氏阳性菌、革兰阴性菌及真菌均具有良好的抗菌作用，包括肠杆菌科细菌、铜绿假单胞菌、金黄色葡萄球菌、肠球菌属、念珠菌、酵母菌。

【适应证】用于预防及治疗Ⅱ、Ⅲ度烧伤继发的创面感染。

【禁用与慎用】

1. 对磺胺类有过敏史或出现药物毒性反应的患者、孕妇、哺乳期妇女、2 个月以下的婴儿禁用。

2. 葡萄糖-6-磷酸脱氢酶缺乏患者、血卟啉病患者、体内失水严重患者、休克患者慎用。

【给药途径和剂量】对于烧伤继发的创面感染，局部外用：本品膏用量随创面的大小及感染情况而定，每日用量不超过 500g。用消毒溶液清洁创面后，将本品膏直接涂于创面，然后用无菌纱布覆盖包扎；或将软膏涂于无菌纱布上，贴于创面，再覆盖无菌纱布包扎；或将涂有药膏的无菌纱布直接放入脓腔，引流脓液。

【不良反应】

1. *神经系统*　头痛，周围神经炎，周围神经病，耳鸣，听力丧失，眩晕，失眠，嗜睡，精神抑郁，共济失调，惊厥，核黄疸（新生儿）。

2. *消化系统*　恶心，呕吐，腹泻，腹痛。黄疸，肝功能减退。

3. *血液系统*　急性溶血性贫血（特别是 G-6-PD 缺乏症患者），再生障碍性贫血，高铁血红蛋白血症，粒细胞缺乏症，血小板减少症，白细胞减少症，嗜酸性粒细胞增多症，低凝血酶原血症。

4. *皮肤*　瘙痒，荨麻疹，皮疹，多形性红斑，剥脱性皮炎，脱发，光敏性皮炎。

5. *泌尿生殖系统*　结晶尿，血尿，蛋白尿，无尿，中毒性肾病，精子数量减少。

6. *代谢*　甲状腺肿，低血糖。

【相互作用】

1. 含有对氨基苯甲酸的局部麻醉药可能会拮抗磺胺类药物的作用；口服抗凝血药可增强促使发生低凝血酶原血症；可能会强化磺酰脲类诱导的低血糖症的风险。

2. 可降低环孢素的浓度；可能会增加苯妥英钠的血药浓度。

【药动学】本品外用后可部分吸收入血，与创面渗出液接触时可缓慢代谢。血清锌于 3～6 小时达峰浓度，48 小时后呈下降趋势，经尿液排出体外。

【观察指标】

1. 全血常规检查，尤其是对于疗程较长的患者。

2. 用药期间，注意肝肾功能的检查。

【用药宣教】

1. 对磺胺类药物过敏者禁用。

2. 及时向医生报告血液恶病质（喉咙痛、皮肤苍白、发热）的早期迹象。

金霉素

【类别】四环素类抗生素。

【妊娠安全等级】D。

【作用机制】四环素类光谱抗生素，通过抑制细菌蛋白质的合成而发挥抗菌作用。

【抗菌谱】对金黄色葡萄球菌、化脓性链球菌、肺炎链球菌、淋球菌、沙眼衣原体具有较好的抑制作用。

【适应证】

1. 本品眼膏制剂用于细菌性结膜炎、睑腺炎、细菌性眼睑炎及沙眼。

2. 本品软膏制剂用于脓疱疮等化脓性皮肤病、轻度的小面积烧伤及溃疡面的感染。

【超说明书用药】用于鼻前庭炎鼻腔黏膜糜烂的治疗。

【禁用与慎用】对本品或其他四环素类药过敏者禁用。

【给药途径和剂量】

1. 细菌性结膜炎、睑腺炎、细菌性眼睑炎、沙眼　经眼给药，眼膏涂于眼睑内，每日 1～2 次，最后一次宜在睡前使用。

2. 化脓性皮肤病、轻度的小面积烧伤、溃疡面的感染　局部给药，软膏涂于患处，每日 2～3 次。

【不良反应】

1. 过敏反应（经眼给药可见充血、眼痒、水肿，局部给药可见皮肤红肿、皮疹）。

2. 经眼给药可有刺激感。

【观察指标】

1. 经眼给药如出现充血、眼痒、水肿等症状，应停药。

2. 局部给药如出现灼热感、瘙痒、红肿，应停药并将局部药物洗净。

【用药宣教】本品不宜长期连续使用，眼膏连用 5 日，软膏连用 7 日症状未缓解，应停药，久用本品易产生耐药性。

莫匹罗星

【类别】皮肤抗感染用药。

【妊娠安全等级】B。

【作用机制】局部外用抗生素，通过与细菌转运 RNA 结合来抑制细菌蛋白质合成。

【抗菌谱】对金黄色葡萄球菌（包括耐甲氧西林和产β-内酰胺酶的菌株）、表皮葡萄球菌、腐生葡萄球菌和化脓性链球菌有效。

【适应证】用于敏感菌引起的皮肤感染。

【禁用与慎用】对本品过敏者禁用。

【给药途径和剂量】皮肤感染：局部外用，涂于患处，必要时可用敷料包扎或覆盖，每日 3 次，5 日为 1 个疗程，必要时可重复 1 个疗程。

【不良反应】

1. 免疫系统过敏反应（如皮疹、肿胀、呼吸困难、虚脱）。

2. 皮肤给药局部烧灼感、蜇刺感、瘙痒。

【相互作用】

1. 与 2%水杨酸不相容，不要混合使用。

2. 氯霉素可能会干扰本品的杀菌作用。

【观察指标】

1. 长期或重复治疗可能导致其他病原体二重感染。

2. 如果患者在 3～5 天没有治疗效果，则重新评估药物作用。

3. 如果出现接触性皮炎迹象或渗出物产生增加，请停止使用该药物并咨询医生。

【用药宣教】如果发生过敏反应（如发红、瘙痒、灼热），停药并就医。

四环素

【类别】四环素类抗生素。

【妊娠安全等级】D。

【作用机制】广谱类抗生素，通过金黄色链霉菌或由土霉素半合成产生。四环素通常具有抑菌作用，但在高浓度下可能具有杀菌作用。

【抗菌谱】对多种革兰阳性和革兰阴性细菌，以及多数衣原体、支原体、立克次体和某些原虫（如阿米巴虫）有效。

【适应证】衣原体感染（如性病性淋巴肉芽肿，鹦鹉热，沙眼，包涵体结膜炎，非淋菌性尿道炎）；支原体感染（如肺炎支原体）；立克次体感染（如 Q 热，落基山斑疹热，斑疹伤寒）；螺旋体感染：复发热（疏螺旋体），钩端螺旋体病，梅毒（青霉素过敏症患者）；罕见的革兰氏阴性细菌感染：如布鲁氏菌病，志贺菌病，霍乱，淋病（青霉素过敏症患者），腹股沟肉芽肿，土拉菌病；革兰氏阳性感染（如破伤风）。口服和局部用药（溶液）也用于治疗炎症性寻常痤疮；局部软膏用于浅表皮肤感染。

【超说明书用药】放线菌病，慢性支气管炎急性发作；莱姆病；心包积液（转移性）；性传播的附睾睾丸炎；用奎宁治疗恶性疟原虫疟疾多重耐药菌株；强奸受害者的抗感染预防；复发性囊性甲状腺结节；类鼻疽；恶性肿瘤的荧光检测。

【禁用与慎用】

1. 禁用于对四环素或制剂中的任何成分过敏

患者；严重的肾脏或肝脏损害，胆总管梗阻。在胎儿牙齿发育期间[妊娠的后半部分（D 类）]，在婴儿期和儿童期（至 8 岁）或哺乳期禁用。没有确定 8 岁以下儿童局部四环素制剂的安全性。

2. 有肾脏或肝功能不全病史、重症肌无力、过敏史、哮喘、花粉过敏，荨麻疹、营养不良的患者谨慎使用。

【给药途径和剂量】

1. *系统感染*　成年人，口服给药，250～500mg，每日 2～4 次。儿童，口服给药，8 岁以上儿童，25～50mg/（kg • d）。

2.*痤疮*　成年人或 8 岁以上儿童，口服，500～1000mg/d，分 4 次给药。局部用于清洁区域，每日 2 次。

注意：口服，至少在饭前 1 小时或饭后 2 小时空腹喝一整杯水（食物、牛奶和奶制品可使吸收减少 50%或更多），睡前不要给予本品。如果患者有胃肠道症状（如恶心、呕吐、厌食），则给予食物后服用；不要给予富含钙的食物，如牛奶或奶制品。在用药前摇匀悬浮液，以确保药物均匀分布。用药时，注意检查其有效期，因范科尼综合征（肾小管功能障碍）和狼疮样综合征的发生与使用过期的四环素有关。如果患者不能吞服药片，请咨询医生，或可选用口服混悬液。四环素可因在光线下暴露的时间延长，或者在极端潮湿、高温或寒冷的条件下等不适当的储存方式而分解，所得产物可能有毒。应储存在 15～30℃的密闭容器中，置于干燥处，避光。

【不良反应】

1. *神经系统*　头痛，颅内高压（罕见）。

2. *特殊感官*　药物沉积引起的结膜色素沉着。

3. *消化系统*　主要在口服时发生，但也可能出现于胃肠外给药（恶心，呕吐，上腹部不适，胃灼热感，腹泻，稀便，脂肪泻，胃肠胀气，口干）；吞咽困难，胸骨后疼痛，食管炎，食管溃疡。肝功能检查值异常，血清胆固醇降低，肝脏脂肪变性，黄疸。

4. *泌尿系统*　氮潴留增加（氮质血症），高磷血症，酸中毒，特别是肾病患者，即使用治疗剂量，肾功能损害也会增加，BUN/血清肌酐增加；范科尼综合征（服用过量的四环素）：以多尿、烦渴、恶心、呕吐、糖尿、蛋白尿、酸中毒为特征。

5. *泌尿生殖器*　外阴阴道炎，外阴瘙痒（可能是超敏反应）。

6. *皮肤*　皮炎，光毒性，指甲变色，甲剥离（指甲松动）；唇干裂；药疹，尤其是生殖器；血小板减少性紫癜；荨麻疹，皮疹，剥脱性皮炎；局部应用：皮肤刺激，皮肤干燥，短暂刺痛或灼烧感，应用部位皮肤轻微泛黄，急性接触性皮炎。

7. *其他*　恶臭的大便或阴道分泌物，口腔炎，舌炎，黑毛舌。

8. *全身性*　药物热，血管性神经水肿，血清病，过敏反应。

【相互作用】

1. 钙和镁可结合肠道中的四环素并减少其吸收。

2. 合用口服抗凝血药易发生低凝血酶原血症。

3. 含有高岭土和果胶的抗癫痫药可能会降低其吸收。

4. 合用口服避孕药导致后者的有效性下降。

5. 乳制品和铁补充剂可减少本品的吸收。

6. 合用强利尿药可增加肾毒性。

【药动学】75%～80%的剂量通过口服吸收，2～4 小时达血药峰值。广泛分布，优先与快速生长的组织结合，如胎盘；可进入母乳。72 小时内尿液排出 50%～60%的药量。半衰期 6～12 小时。

【观察指标】

1. 定期检测肝肾功能及血常规，特别是在高剂量、长期治疗期间。监测有肝毒性风险的患者的血清四环素水平（有时与胰腺炎相关，并且最常见于接受其他肝毒性药物或有肾脏或肝脏损害史的患者）。向医生报告胃肠道症状（如恶心、呕吐、腹泻）。这些通常是剂量依赖性的，主要发生在接受 2g/d 或更多剂量的患者和长期治疗期间。可以通过减少剂量或与相容食物一起使用来缓解这些症状。

2. 定期检查口腔和口腔黏膜是否有念珠菌病（鹅口疮）。如果患者有口腔、舌头、喉咙、阴道或肛门的刺激或疼痛，或任何区域持续瘙痒，腹泻或恶臭的排泄物，则怀疑是二重感染，请停止使用药物并通知医生。

3. 在接受长期治疗、体质差或患有糖尿病、白血病、全身性红斑狼疮或淋巴瘤的患者中，最常见的是二重感染。据报道，服用口服避孕药的妇女更容易患阴道念珠菌病。在接受四环素治疗后 3～7 天，从所有淋球菌感染部位获得随访培养物，以验证是否根除感染。监测接受肠外四环素治疗的患者的摄入量和排出量。报告少尿或尿液外观的任何变化。

【用药宣教】

1. 向医生报告腹泻的发生。确定腹泻是由于刺激性药物作用还是二重感染或假膜性结肠炎（由产生毒素的细菌艰难梭菌过度生长引起的）。后两种情况可能危及生命，需要立即停用四环素，并迅速启动症状和支持治疗。

2. 口腔、皮肤和会阴部位的护理可减少二重感染的发生率。

3. 在治疗结束后的几天内避免直接暴露在阳光下，以减少光敏反应的可能性。

4. 立即报告严重头痛或视力障碍的发生。这些都是颅内压增高的可能症状，需要立即停用四环素，以防止不可逆转的视力丧失。

5. 四环素治疗布鲁氏菌病或螺旋体感染可能引起 Jarisch-Herxheimer 反应，通常是轻微的，并且在开始治疗后 6～24 小时突然出现。表现为不适、发热、发冷、头痛、白细胞增多、皮肤病变恶化、关节痛、短暂性低血压。

6. 对痤疮治疗的反应通常需要 2～8 周，最长结果可能不会超过 12 周。使用本品时不要母乳喂养。

7. 立即向医生报告突然发生的疼痛或吞咽困难。食管炎和食管溃疡与睡前给予四环素胶囊或片剂时饮水较少有关，特别是对于有食管裂孔疝或食管问题的患者。

8. 本品的外用制剂不要接触眼睛、鼻或口。使用本品外用制剂后，皮肤在紫外线和“黑光”下会呈现明亮的黄色至绿色荧光。

第六节　皮肤科用皮质激素类

氢化可的松

【类别】肾上腺皮质激素。

【妊娠安全等级】C。

【作用机制】本品是具有糖皮质激素和盐皮质激素特性的短效合成类固醇，有全身性作用。①抗炎（糖皮质激素）作用：稳定白细胞溶酶体膜；抑制吞噬作用和过敏物质的释放；抑制成纤维细胞的形成和胶原沉积；减少毛细血管扩张和渗透；并增加心血管系统对循环儿茶酚胺的反应性。②免疫抑制作用：改变对各种刺激的免疫反应；降低抗体滴度；并抑制细胞介导的超敏反应。③盐皮质激素作用：促进钠潴留，但在某些情况下（如钠负荷）可增强钠排泄，促进钾排泄，并增加肾小球滤过率（GFR）。④代谢作用：促进肝脏糖异生，蛋白质分解代谢，体脂再分布和脂肪分解。

【适应证】

1. 用于治疗肾上腺皮质功能减退症、垂体功能减退症及先天性肾上腺皮质增生症，亦用于治疗过敏性及炎症性疾病。

2. 用于抢救危重患者，如中毒性感染、过敏性休克、严重的肾上腺皮质功能减退症、结缔组织病，以及严重的支气管哮喘等过敏性疾病。

3. 用于预防和治疗移植物急性排斥反应。

4. 本品外用制剂用于治疗过敏性皮炎、脂溢性皮炎、过敏性湿疹、苔藓样瘙痒症等。

【超说明书用药】

1. 用于治疗急性发作的多发性硬化。

2. 用于对血管加压药和补液治疗无充分应答的脓毒性休克的辅助治疗。

3. 用于治疗甲状腺危象。

4. 用于生理性替代治疗。

【禁用与慎用】

1. 对糖皮质激素过敏、特发性血小板减少性紫癜、精神病、急性肾小球肾炎、病毒或细菌性皮肤感染疾病、抗生素无法控制的感染、活动性或潜伏性阿米巴病、库欣综合征、天花疫苗接种或其他免疫程序引起的超敏反应患者禁用。外用禁用于水痘、牛痘、血液循环受损的表面和 2 岁以下的儿童。

2. 以下情况慎用：糖尿病、活动性肝炎、高脂血症、肝硬化、间质单纯疱疹、青光眼、眼结核、骨质疏松症、痉挛性疾病、甲状腺功能减退症、非特异性溃疡性结肠炎、肠吻合术后、活动性或潜伏性消化性溃疡、胃炎、食管炎、血栓栓塞性疾病、心力衰竭、转移癌、高血压、肾功能不全、过敏史、结核病、全身性真菌感染、重症肌无力。

【给药途径和剂量】

1. 替代疗法，口服每日 20～30mg，早晨和傍晚分服。

2. 急性病治疗（如艾迪生病或肾上腺次全切除术后等）可静脉注射或输注水溶性本品，按病情轻重和患者对治疗的效应确定用量，一般为每次 100～500mg，每日 3～4 次；年龄达到 1 岁的儿童每次 25mg，1～5 岁儿童每次 50mg，6～12 岁儿童每次 100mg，病情好转后减量或停药。

3. 关节腔内注射，按关节大小，可给予 5～50mg。

4. 用于肾上腺皮质功能不全患者的手术，一般在术前静脉注射或肌内注射本品的琥珀酸钠或磷酸钠注射液 100mg，每 8 小时一次，5 天内逐渐减量达到维持剂量 20～30mg/d。

5. 用于抢救过敏性休克，实际上，糖皮质激素用于过敏性休克只有辅助价值，因其起效缓慢，可先使用肾上腺素，辅之以糖皮质激素，以防止严重患者的病情进一步加重。一般静脉注射本品 100～300mg。

6. 局部用于软组织，可用本品磷酸钠或琥珀酸钠酯，常用量为 100～200mg。

7. 局部用于各种过敏性、非感染性皮肤病和一些增生性皮肤疾病，可用本品的乳膏剂、软膏剂涂于患处，每日 2～4 次。

8. 还可制成 0.5%眼膏，用于过敏性结膜炎，涂于眼睑内，每日 3 次。

注意：本品注射剂禁止鞘内注射，且用于治疗特发性血小板减少性紫癜时，禁止肌内注射。外用制剂需少量涂抹药物，擦拭直至消失，然后重新涂抹，避免覆盖渗出性皮肤。在应用之前仔细检查皮肤是否出现瘀斑、瘀点、紫癜征、继发感染、皮肤萎缩、皮纹或痱子，如果存在，停止用药并通知医生。肌内注射应深入臀肌内注射，避免在三角肌内注射。

【配伍禁忌】与氨苄西林、博来霉素、麻黄碱、肝素、肼屈嗪、甲氧西林、萘夫西林、戊巴比妥、苯巴比妥、丙氯拉嗪、异丙嗪、麦角胺、苯妥英钠存在配伍禁忌。

【不良反应】

1. *全身性*　过敏；加重或掩盖感染；体重增加。

2. *泌尿生殖道*　尿频和尿急，遗尿增加，减弱精子活力和数量。

3. *中枢神经系统*　眩晕，头痛，眼球震颤，共济失调（罕见），伴有视盘水肿的颅内压升高（通常在停药后），精神紊乱，先前存在的精神疾病恶化，失眠，焦虑，精神错乱，抑郁。

4. *心血管系统*　血栓性静脉炎，血栓栓塞或脂肪栓塞，心悸，心动过速，坏死性血管炎，高血压水肿。

5. *代谢、内分泌系统*　抑制儿童生长，降低葡萄糖耐量；高血糖，潜伏性糖尿病的表现。月经不调，低钙血症，钠和液体潴留，低钾血症和碱中毒，降低血清中维生素 A 和维生素 C 的浓度，高血糖，高钠血症。

6. *眼*　后囊下白内障（尤其是儿童），青光眼，眼球突出，眼压升高伴视神经损伤，眼球穿孔，角膜真菌感染，视力下降或视物模糊。

7. *消化系统*　恶心，食欲增加，溃疡性食管炎，胰腺炎，腹胀，消化性溃疡伴穿孔和出血，黑便。

8. *血液系统*　血小板减少症，红细胞增多症，瘀斑。

9. *肌肉骨骼*　骨质疏松症，压力性骨折，肌肉萎缩和虚弱，肌腱断裂，股骨和肱骨头无菌性坏死。

10. *皮肤*　皮肤变薄和萎缩，痤疮，伤口愈合受损；瘀点、瘀斑，容易出现淤伤；抑制皮肤试验反应；色素减退或色素沉着过度，多毛症，痤疮样皮疹，皮下脂肪萎缩；过敏性皮炎，荨麻疹，血管神经性水肿，出汗增多。

【相互作用】

1. 苯妥英钠、利福平可能会增加肝脏代谢，从而降低本品的血药浓度，降低本品的疗效。

2. 雌激素可增强本品的作用。

3. 合用非甾体抗炎药可加重溃疡。

4. 考来烯胺、考来替泊可减少本品的口服吸收。

5. 与利尿药、两性霉素 B 合用加剧低钾血症。

6. 与抗胆碱酯酶（如新斯的明）合用可能会产生严重的肌无力。

【药动学】易于从胃肠道和肌内注射部位吸收。约 1 小时达到血药峰浓度，血浆蛋白结合率高于 90%。主要分布于肌肉、肝脏、皮肤、肠道、肾脏，可透过胎盘。在肝脏代谢。代谢物随尿排泄，可在母乳中分泌。半衰期为 1.5～2 小时。

【观察指标】

1. 定期监测血清、电解质、血糖、血红蛋白、血小板计数和白细胞计数变化。

2. 监测药物不良反应，老年人和血清白蛋白低的患者特别容易发生不良反应。

3. 警惕患者低钙血症的迹象。

4. 建议对患者每 2～3 个月进行一次眼底检查，特别是如果患者正在接受眼科皮质激素治疗。

5. 监测患者是否存在持续性腰酸或胸痛、如果患者的长骨和椎骨处于持续受外力压迫状态，将存在骨折风险。

6. 监测并报告患者情绪和异常行为，情绪不稳定或精神运动活动的变化，特别是长期治疗。

7. 警惕继发感染和延迟愈合（抗炎和免疫抑制作用）的可能性。

8. 警惕过敏反应的迹象。

【用药宣教】

1. 用药期间，如体重有明显增加，请通知医生。

2. 避免饮酒和咖啡，可能引起长期治疗中的类固醇相关溃疡。

3. 出现胃酸过多应向医生报告症状。

4. 不要使用阿司匹林或其他类似的非处方药。

5. 建议使用高蛋白、钙和维生素 D 饮食来降低皮质激素引起的骨质疏松症的风险。

6. 告知医生出现的任何伤口愈合缓慢的情况。

7. 不要突然停药；必要时，剂量逐渐减少，以防止戒断症状。

8. 哺乳期妇女使用时应暂停哺乳。

倍氯米松

【类别】肾上腺皮质激素。

【妊娠安全等级】C。

【作用机制】本品为人工合成的强效肾上腺皮质激素，具有抗炎、抗过敏及止痒等作用，可抑制支气管的分泌，消除支气管黏膜肿胀，解除支气管痉挛。本品的局部收缩微血管作用为氢化可的松的 5000 倍，局部抗炎作用为氟轻松和曲安西龙的 5 倍，其潴钠作用较弱，无雄激素、雌激素及蛋白同化作用，对体温和排尿无明显影响。

【适应证】本品经口吸入可用于哮喘的维持治疗和预防性治疗；本品经鼻给药用于血管舒缩性鼻炎、防治常年性或季节性过敏性鼻炎；本品外用制剂用于过敏性与炎症性皮肤病或相关疾病。

【禁用和慎用】

1. 对本品及其他糖皮质激素过敏者禁用。

2. 活动期或静止期肺结核患者慎用本品的吸入制剂和鼻用制剂，老年人、哺乳期妇女慎用。

【给药途径和剂量】

1. 剂量

（1）哮喘

1）成年人，经口吸入，气雾剂：推荐剂量范围为每日 100～800μg。轻度哮喘，每日 100～200μg，分 2 次吸入；中度哮喘，每日 200～400μg，分 2 次吸入；重度哮喘，每日 400～800μg，分 2 次吸入。当哮喘得到良好控制时，应尝试减少剂量并确定维持控制所需的最低剂量。

2）儿童，经口吸入，气雾剂：5～11 岁儿童，既往以支气管扩张剂或吸入用皮质激素治疗者，初始剂量一次 40μg，每日一次，最大日剂量 80μg，12 岁及 12 岁以上儿童同成年人。

（2）过敏与炎症性皮肤病或相关疾病：外用乳膏，涂抹于患处，每日 2～3 次。

2. 给药方法

（1）经口吸入：本品气雾剂仅供经口吸入使用，用药后，应用水漱口。

（2）外用：本品膏剂不可用于眼部，不宜用于封包治疗，亦不宜用于长期大面积使用。

【不良反应】

1. 少数患者可出现鼻、咽部干燥或烧灼感，打喷嚏，味觉、嗅觉改变，以及鼻出血等。

2. 偶见过敏反应如皮疹、荨麻疹、瘙痒、皮肤红斑、眼、面、唇及咽喉部水肿。

3. 罕见眼压升高、鼻中隔穿孔。

【相互作用】和胰岛素合用产生拮抗作用。

【药动学】本品气雾剂吸入后可经肺吸收，生物利用度为 10%～25%。吸入后部分药物可残留于口腔内，此部分药物 75%被吞咽后经胃肠道吸收。本品吸收后迅速分布于支气管、肺泡内，发挥强效抗炎、抗过敏等作用；代谢产物 70%随胆汁、10%～15%随尿排泄。半衰期为 15 小时。本品亲脂性较强，易渗透，乳膏涂于患处 30 分钟后即生效，半衰期约为 3 小时。

【观察指标】

1. 定期对儿童的生长情况进行监测。

2. 长期使用糖皮质激素可引起骨矿物质密度降低，长期用药时应注意监测。

【用药宣教】

1. 使用前充分摇动吸入器。

2. 充分呼气后，将喷嘴放入口中，嘴唇紧紧含住。

3. 在启动吸入器的同时，通过口腔缓慢吸气。

4. 如果可能的话，保持呼吸 5～10 秒，然后慢慢呼气。

5. 再次吸入，等待 1 分钟。每天清洁吸入器。按照包装说明书中的要求分开部件，用温水冲洗，然后彻底擦干。每次口服吸入后冲洗口腔并用温水漱口，从口咽区域清除残留的药物。口腔护理还可能对预防口腔干燥、声音嘶哑和念珠菌病的发生有益。

6. 及时向医生报告血液恶病质（喉咙痛、苍白、发热）的早期迹象。

7. 本品气雾剂不可突然停药，应逐渐减量至停药。

丙酸氯倍他索

【类别】肾上腺皮质激素。

【妊娠安全等级】C。

【作用机制】本品为超强效局部用糖皮质激素，具有抗炎、止痒、收缩血管作用。局部用糖皮质激素的抗炎作用尚不明确。

【适应证】用于慢性湿疹、银屑病、扁平苔藓、盘状红斑狼疮、神经性皮炎、掌跖脓包病等皮质激素外用治疗有效的皮肤病短期治疗。

【禁用和慎用】

1. 禁用于外用类固醇禁用的水痘、牛痘、循环受损的表面皮肤和2岁以下儿童。

2. 糖尿病；间质单纯疱疹；青光眼，眼结核；骨质疏松症；未抗感染处理的真菌、细菌或病毒感染慎用。

【给药途径和剂量】局部给药，乳膏、软膏均匀涂抹于患处（用一薄层），每日1～2次，连续使用不得超过2周，1周总量不超过50g。一旦病情得到控制，应停药。2周内病情未改善，应重新评估诊断。本品膏剂不可用于眼部，不宜用于封包治疗，亦不宜长期大面积使用。

【不良反应】皮肤变薄和萎缩、痤疮、伤口愈合受损、瘀斑、容易擦伤、色素减退或色素过度沉着、多毛症、痤疮样皮疹、皮下脂肪萎缩、过敏性皮炎、荨麻疹、血管神经性水肿、出汗增多。

【药动学】皮肤对局部用糖皮质激素的吸收量取决于多种因素（包括皮肤的完整性和赋形剂），皮肤发生炎症或其他疾病时可增加药物的吸收。本品给药后96小时内进入血液的量不超过给药剂量的6%。

【观察指标】应用期间仔细检查皮肤的瘀斑，如果存在瘀点和紫癜征、浸渍、继发感染、皮肤萎缩、皮纹等症状，停止用药并通知医生。

【用药宣教】

1. 不要用于伤口和皮肤破损的患处。

2. 除银屑病及其他顽固性皮肤病外，不要用纱布或绷带包扎，覆盖患病部位。

3. 不要长期、大面积使用该药。

4. 儿童用药可能需要进行生长发育情况检查。

地奈德

【类别】肾上腺皮质激素。

【妊娠安全等级】C。

【作用机制】本品为糖皮质激素类药物，具有抗炎、抗过敏、止痒及减少渗出作用；可以减轻和防止组织对炎症的反应，能消除局部非感染性炎症引起的发热、发红及肿胀，从而减轻炎症的表现；具有防止或抑制细胞免疫反应、抑制初次免疫应答的免疫抑制作用。

【适应证】用于类固醇治疗有效的多种皮肤病（如接触性皮炎、神经性皮炎、脂溢性皮炎、湿疹、银屑病、扁平苔藓、汗疱症）引起的皮肤炎症和皮肤瘙痒治疗。

【禁用和慎用】

1. 对本品或外用皮质醇类过敏者禁用。

2. 哺乳期妇女慎用。

【给药途径和剂量】均匀涂搽于患处，每日2～4次。银屑病及其他顽固性皮肤病可采用本品封包治疗，若发生感染则应结束封包，并使用适当抗菌药物治疗。

【不良反应】局部使用偶可引起灼热、瘙痒、刺激、皮肤干燥、毛囊炎、多毛症、痤疮样皮疹、色素脱失、口周炎、继发感染及皮肤萎缩等。

【药动学】本品经正常和患处皮肤均可吸收，皮肤炎症或其他疾病增加经皮吸收，封包治疗也可使吸收增加。吸收后本品的代谢途径与系统给药相同，主要在肝脏代谢，经肾脏排泄，部分原药和代谢产物也泌入胆汁。本品血浆蛋白结合率个体差异较大。

【观察指标】观察有无继发细菌或真菌感染的症状和体征。

【用药宣教】同“丙酸氯倍他索”。

地塞米松

【类别】肾上腺皮质激素。

【妊娠安全等级】C。

【作用机制】长效合成肾上腺皮质激素，具有较强的抗炎（糖皮质激素）活性和极少的盐皮质激素活性。抗炎作用：防止炎症细胞在感染部位积聚；抑制吞噬作用，以及溶酶体酶释放和选择性的炎症化学介质的合成；减少毛细血管扩张和渗透性。免疫抑制：尚不清楚，但可能是由于预防或抑制迟发型超敏反应。

【适应证】

1. 用于过敏性与自身免疫性炎症性疾病，如结缔组织病、红斑狼疮、严重支气管哮喘、血液系统疾病等，以及脑水肿和艾滋病休克。同时姑息治疗肿瘤性疾病，作为急性风湿性疾病和胃肠疾病的辅助短期治疗、库欣综合征的诊断试验，以及肾上腺增生和肾上腺腺瘤的鉴别诊断。

2. 本品软膏用于过敏性和自身免疫性疾病，如局限性瘙痒症、神经性皮炎、接触性皮炎、脂溢性皮炎、慢性湿疹等。

3. 本品的滴眼液用于虹膜睫状体炎、虹膜炎、角膜炎、过敏性结膜炎、眼睑炎、泪囊炎等。

4. 本品植入剂用于由白内障摘除并置入人工晶体后引起的术后眼内炎症。

【超说明书用药】

1. 作为癌症化学疗法的止吐剂。

2. 作为内源性抑郁症的诊断测试。

3. 促进早产儿的肺成熟。

【禁用与慎用】

1. 全身性真菌感染，急性感染，活动性或静息性结核病，牛痘，水痘，注射疫苗的患者，潜伏或活跃的阿米巴病患者禁用。眼科：原发性开角型青光眼，眼部感染，浅表单纯性单纯疱疹，角膜炎和眼结核禁用。妊娠期妇女，哺乳期妇女或儿童使用本品的安全性尚未确定。

2. 谨慎用于间质性单纯疱疹，角膜炎，胃溃疡，肾脏疾病，糖尿病，甲状腺功能减退，重症肌无力，心力衰竭，肝硬化，精神障碍，癫痫发作。

【给药途径和剂量】

1. 抢救各种类型的休克：静脉注射2～6mg/kg，缓慢推注，如必要，2～6 小时可重复 1 次。此种用量不可超过 3 天。

2. 抗炎：口服 0.75～9mg/d，1 次或分 3～4 次服；也可肌内注射或静脉注射 0.5～24mg/d；儿童 0.024～0.34mg/（kg · d），4 次分服；也可肌内注射或静脉注射，6～40μg/kg，每 12～24 小时 1 次；用于新生儿，缓慢分次静脉注射 0.3～1mg/kg，每 8～12 小时 1 次，连用 1～3 次；也可给予 0.5mg/（kg · d），用 4 次，每 4 小时 1 次。

3. 治疗脑水肿：立即静脉注射 10mg，以后每 6 小时肌内注射 4mg，以期达到最高的疗效，然后转为口服，1～3mg，每日 3 次；最后缓慢减量停药。

4. 治疗哮喘或使用其他药物无效的支气管痉挛：开始吸入本品磷酸盐 300μg，每天吸入 3～4 次，根据治疗效应，使用最小有效剂量。

5. 静脉给药 2 月龄及以上怀疑或证实为流感嗜血杆菌和肺炎链球菌脑膜炎的儿童，每次 0.15mg/kg，每 6 小时 1 次，于抗生素治疗的最初 2～4 日使用。首次使用时于抗生素首剂前 10～20 分钟或与抗生素首剂同时给药。

6. 治疗风湿性关节炎：腔内注射可用混悬剂，每次 8～16mg，1～3 周 1 次；或用注射剂 0.8～4mg，3～5 天 1 次。

7. 用于虹膜睫状体炎、虹膜炎、角膜炎、过敏性结膜炎、眼睑炎、泪囊炎等：滴眼剂滴入结膜囊内，每日 3～4 次。

8. 用于过敏性和自身免疫性炎症性皮肤病：软膏剂涂患处，每日 2～3 次。

9. 给药注意事项

（1）本品注射液可不加稀释直接使用。或临用前以 0.9%氯化钠注射液或 5%葡萄糖注射液稀释后使用。

（2）口服给予每日一次的剂量，与食物同服。停药前一段时间内逐渐减量，因为长期使用会导致肾上腺抑制。

（3）肌内注射应深入大肌肉（如臀大肌）。

（4）避免皮下注射：可能发生萎缩和无菌脓肿。

（5）醋酸地塞米松，仅用于肌内注射或局部注射。

【配伍禁忌】与柔红霉素、多柔比星、多沙普仑、罗库溴铵、间羟胺、万古霉素存在配伍禁忌。

【不良反应】

1. *中枢神经系统*　兴奋、失眠、抽搐、眩晕、头痛、精神紊乱。

2. *心血管系统*　充血性心力衰竭、高血压、水肿。

3. *内分泌系统*　月经不调、高血糖；儿童的生长抑制；多毛症。

4. *眼*　白内障、眼压升高、青光眼、眼球突出。

5. *消化系统*　消化性溃疡、可能有穿孔、腹胀、恶心、食欲增加、胃灼热、消化不良、胰腺炎、肠穿孔、口腔念珠菌病。

6. *肌肉骨骼*　肌无力、肌萎缩、椎体压缩性骨折、长骨病理性骨折、肌腱断裂。

7. *皮肤*　痤疮、伤口愈合受损、瘀点、瘀斑、多汗、过敏性皮炎、低色素沉着、色素沉着过度、皮下萎缩、会阴部烧灼和刺痛（静脉注射后）。

【相互作用】

1. 与苯妥英钠、利福平合用增加类固醇代谢，地塞米松的剂量可能需要增加。

2. 与两性霉素 B、噻嗪类利尿药合用加重患者低血钾。

3. 与新斯的明、溴吡斯的明合用可能导致重症肌无力患者严重肌肉无力。

4. 可抑制对疫苗的免疫反应。

【药动学】本品口服后易于吸收。生物半衰期约 190 分钟。蛋白结合率比其他同类药低。24 小时内随尿排出用量的 65%。早产新生儿的清除率与妊娠月成比例，大多数早产儿的消除速率都有所下降。本品可透过胎盘。

【观察指标】

1. 监测并报告库欣综合征的症状或其他系统性不良反应。

2. 监测母亲在妊娠期间接受皮质激素治疗所生的新生儿是否出现肾上腺皮质不足的症状。

3. 监测该药的过敏反应。

4. 醋酸盐和磷酸钠注射剂可含有亚硫酸氢盐，对羟基苯甲酸酯或两者过敏者需要注意，因这些非活性成分可能会引起过敏。

【用药宣教】

1. 严格按照医嘱服用药物。

2. 报告药物治疗无反应或治疗后不适，直立性低血压，肌肉无力和疼痛，恶心，呕吐，厌食，低血糖反应。这些症状可能表明肾上腺皮质功能减退。报告医生用药者外观体表的变化，如容易发生淤伤。这些症状可能表明肾上腺皮质功能亢进。

3. 每次用药后数小时出现的呃逆可能是口服高剂量本品引起的。

4. 在饮食中添加富含钾的食物，报告低钾血症的症状。

5. 长期全身用药不可突然停药，应在医生的指导下逐渐停药。

6. 尽可能避免感染、创伤的出现，因为本品是免疫抑制剂。

7. 哺乳期妇女使用时应暂停哺乳。

丁酸氢化可的松

【类别】肾上腺皮质激素药。

【妊娠安全等级】C。

【作用机制】中效皮质激素。对非细菌引起的皮肤病症有抗炎作用。

【适应证】皮质激素类局部外用药，适用于湿疹性或非感染性皮肤病的治疗，如各种湿疹、银屑病、接触性皮炎、神经性皮炎及尿布疹等。

【禁用与慎用】真菌性或病毒性皮肤病患者禁用，对本品及基质成分过敏者和对其他皮质激素过敏者禁用。

【给药途径和剂量】外用，每日 2 次，每次将本品均匀涂于用药部位，轻揉 1 分钟后再涂药 1 次。对并发细菌感染的皮肤病，应与相应的抗生素配用，如感染未改善应停用。本品不能长期大面积应用。

【不良反应】长期或大面积应用，可引起皮肤萎缩及毛细血管扩张，发生痤疮样皮炎、毛囊炎和口周皮炎，增加对感染的易感染性等。偶可引起变态反应性接触性皮炎。

【观察指标】监测病变程度和治疗效果。

【用药宣教】

1. 儿童慎用。由于皮肤表面积与体重的比例较大，全身毒性的危害较高。

2. 避免药物与眼睛接触。

3. 长期频繁用药会导致药效减弱，甚至无效。

4. 不要在面部、皮肤褶皱部位或有伤口的皮肤上用药。

哈西奈德

【类别】肾上腺皮质激素药。

【妊娠安全等级】C。

【作用机制】本品为含氟和氯的局部用强效皮质激素。具有抗炎、抗增生、免疫抑制等作用。

【适应证】缓解皮质激素反应性皮肤病的瘙痒和炎症表现。

【禁用与慎用】

1. 细菌、真菌性或病毒性皮肤病患者，对本品过敏者，溃疡性或渗出性皮肤病患者禁用。

2. 儿童、哺乳期妇女、孕妇慎用。

【给药途径和剂量】局部涂抹薄层，成年人每日 2～3 次，儿童每日 1 次。每次使用前，轻轻洗净皮肤并彻底擦干。不要在覆盖有涂抹本品软膏的区域使用封闭敷料。

【不良反应】

1. *内分泌*　可逆的下丘脑-垂体-肾上腺（HPA）轴抑制、高血糖、糖尿病。

2. *皮肤*　灼热、瘙痒、刺激、红斑、干燥、毛囊炎、多毛症、痤疮样皮疹、色素减退、口周皮炎、过敏性接触性皮炎、皮肤刺痛、继发感染、皮肤萎缩、皮纹、痱子、毛细血管扩张。

【药动学】本品很少通过完整的皮肤吸收。

【观察指标】

1. 如果出现感染或刺激迹象，请停止使用。

2. 监测全身皮质激素的影响，注意患者可能会使用闭塞性敷料或局部应用于大面积皮肤。

【用药宣教】同“丙酸氯倍他索”。

糠酸莫米松

【类别】肾上腺皮质激素药。

【妊娠安全等级】C。

【作用机制】本品为糖皮质激素，具有抗炎、止痒、收缩血管、抗过敏及减少渗出等作用。

【适应证】

1. 本品外用制剂用于湿疹、神经性皮炎、特应性皮炎及皮肤瘙痒症。

2. 本品鼻喷雾剂用于治疗季节性或常年性过敏性鼻炎，预防季节性过敏性鼻炎。

【禁用和慎用】

1. 对本品及其他糖皮质激素过敏者禁用。

2. 活动期或静止期肺结核患者慎用本品的吸入制剂和鼻用制剂，老年人、哺乳期妇女慎用。

【给药途径和剂量】

1. 湿疹、神经性皮炎、特应性皮炎、皮肤瘙痒症　局部给药取适量涂搽于皮肤患处，每日 1 次。

2. 季节性过敏性鼻炎、常年性过敏性鼻炎

（1）成年人，经鼻给药鼻喷雾剂：常用推荐剂量为每侧每次 100μg（2 喷），每日 1 次。如症状未控制，可加倍剂量。待症状控制后，减量至每侧 1 喷维持治疗。预防季节性过敏性鼻炎时，推荐花粉季节开始前 2～4 周开始用药。

（2）儿童，经鼻给药鼻喷雾剂：3～11 岁儿童，推荐剂量为每侧每次 50μg（1 喷），每日 1 次。12 岁及 12 岁以上同成年人。

【不良反应】经鼻给药：发生鼻出血，如明显出血、带血黏液和血斑，咽炎，鼻灼热感及鼻部刺激感，这些不良反应常见于使用皮质激素类鼻喷雾剂时。鼻出血一般具有自限性，同时程度较轻。

【相互作用】与强效 CYP3A4 抑制剂（如酮康唑、伊曲康唑、克拉霉素、泰利霉素等）合用增加全身用皮质激素不良反应的发生风险。

【药动学】本品鼻喷雾剂单独给药后，血浆中未检测到糠酸莫米松。

【观察指标】

1. 使用鼻喷雾剂时，定期对儿童的生长情况进行监测。

2. 使用本品鼻喷雾剂达数月或更长时间时，定期检查鼻黏膜。

3. 使用本品时，警惕伴发水痘、麻疹等感染。

【用药宣教】

1. 不要用于皮肤破损的地方，也不要用于阴道内、腹股沟、腋下等皮肤较薄处。

2. 如用药 7 天没有缓解应及时就诊。

3. 可能影响儿童生长发育。

4. 长期大剂量使用可引起刺激反应，如皮肤萎缩、多毛症、口周围皮炎、皮肤浸润、继发感染、皮肤条纹状色素沉着等不良反应。

5. 孕妇、哺乳期妇女不宜使用。

6. 鼻黏膜有局部感染时，不能经鼻使用。

卤米松

【类别】肾上腺皮质激素药。

【妊娠安全等级】C。

【作用机制】本品为含卤素的强效皮质激素，具有良好的抗炎、抗表皮增生、抗过敏、收缩血管、止痒等作用。

【适应证】皮质激素治疗有效的非感染性炎症性皮肤病，如皮炎、钱币状皮炎和寻常型脂溢性皮炎、接触性皮炎、特应性皮炎、局限性神经性银屑病。

【禁用与慎用】

1. 对卤米松乳膏任何成分过敏者禁用。

2. 真菌性或病毒性皮肤病禁用，对本品及基质成分过敏者和对其他皮质激素过敏者禁用。细菌和病毒性皮肤病（如水痘、脓皮病、接种疫苗后、单纯疱疹、带状疱疹）、真菌性皮肤病、梅毒性皮肤病变、皮肤结核病、玫瑰痤疮、口周皮炎、寻常痤疮患者禁用。

【给药途径和剂量】于患处涂一薄层，依症状情况每日用 1～2 次，并缓和地摩擦抹匀。如有需要，可用多孔绷带包扎患处，通常不需用密封的包扎。药效欠佳者或较顽固的患者，可改用短时的密封包扎以增强疗效。对于慢性皮肤疾患（如银屑病或慢性湿疹），使用本品时不应突然停用，应交替换用润肤剂或药效较弱的另一种皮质激素，逐渐减少卤米松乳膏用药剂量。

【不良反应】用药部位刺激性症状，如烧灼感、瘙痒。罕见皮肤干燥、红斑、皮肤萎缩、毛囊炎、痤疮或脓疱。

【药动学】本品经皮吸收极低。

【观察指标】如需大剂量、大面积或长期使用本品，应定期对患者进行检查，是否发生相关不良反应。

【用药宣教】

1. 不要用于伤口和皮肤破损处。

2. 除银屑病及其他顽固性皮肤病外，不要用纱布或绷带包扎，覆盖患病部位。

3. 不要长期、大面积使用该药。

4. 儿童用药可能需要进行生长发育情况检查。

卤米松/三氯生

【类别】肾上腺皮质激素药。

【妊娠安全等级】C。

【作用机制】卤米松为含卤基的强效外用糖皮质激素药物，具有抗炎、抗过敏、收缩血管和抗增生作用。对于很多类型和不同原因的炎症性皮肤病，它能很迅速地减轻和消除如瘙痒等症状。三氯生作为抗菌成分，是一种含多个氯的苯氧基酚，其抗菌谱很广。

【适应证】用于有对三氯生敏感细菌继发感染，而对皮质激素又有疗效的各种类型和各个部位的炎性皮肤病，如脂溢性皮炎、接触性皮炎、特应性皮炎、局限性神经性皮炎、钱币状湿疹、皮肤擦烂及皮肤真菌病，以急性炎症为主要特征者。

【禁用与慎用】

1. 皮肤的病毒感染（如水痘、种牛痘后、单纯疱疹、带状疱疹）。皮肤梅毒病患者、皮肤结核病患者、红斑痤疮或寻常痤疮患者，口周皮炎患者。敷于有溃疡的部位、眼睛及眼周部位，对于卤米松、三氯生及本品复方制剂中其他组分已知过敏者禁用，因为三氯生所诱发的高敏性反应可能为皮质激素所掩盖。

2. 如耳鼓膜疑似或已确认穿孔，不能将乳膏用于外耳道。

【给药途径和剂量】根据病变的严重程度，应将乳膏每日 1～2 次涂敷于患处，呈一薄层，轻轻揉擦。注意：无须在其外加上保护性包扎。因为已存在皮肤感染，不应施加封闭性包扎。

【不良反应】敷用部位刺激性症状，如烧灼感、瘙痒，罕见皮肤干燥、红斑、皮肤萎缩。

【药动学】卤米松的平均透皮吸收率为所用剂量的 1.2%。约 20%三氯生被吸收，所吸收剂量的 75%在 48 小时内主要以葡醛化合物形式从尿中排泄。

【观察指标】如出现严重刺激或过敏反应，应停止治疗。

【用药宣教】

1. 孕妇、哺乳期妇女不宜使用。

2. 儿童使用不超过 2 周，2 岁以下儿童使用不超过 7 天，使用面积不能太大，如超过体表面积的 10%。

3. 不要用于溃烂的皮肤。

4. 使用 1 周仍然无改善应及时就诊。

曲安奈德

【类别】肾上腺皮质激素。

【妊娠安全等级】C。

【作用机制】本品具有糖皮质激素和抗风湿活性的作用，本品为合成氟化肾上腺皮质激素，比氢化可的松的效力高 7～13 倍。在治疗剂量下具有最小的水钠潴留特性。

【适应证】对常规吸入治疗无效的支气管哮喘患者。

【禁用与慎用】凝血功能障碍、血友病、糖尿病、胃肠疾病、充血性心力衰竭、疱疹感染、细菌感染、炎性肠病、重症肌无力、青光眼、眼部感染、骨质疏松症、消化性溃疡病、结核病患者、皮肤破损患者慎用。

【给药途径和剂量】

1. 多种皮肤病、过敏性鼻炎、关节痛、支气管哮喘、肩周炎、腱鞘炎、滑膜炎、急性扭伤、类风湿关节炎、活动性风湿性疾病　成年人：①肌内注射，每次 20～100mg，每周一次；②皮下注射，一般每次 2.5～5mg；③关节腔内注射，一般每次 2.5～5mg。

2. 过敏性皮炎、神经性皮炎、湿疹、脂溢性皮炎、瘙痒症　外用乳膏，涂于患处，每日 2～3 次。

3. 常年性、季节性过敏性鼻炎　经鼻给药鼻喷雾剂，每侧每次 0.11mg（2 揿），每日 1 次，最大日剂量 0.44mg（8 揿）。6～12 岁儿童在成年人的基础上用量减半。

【配伍禁忌】本品与抑肽酶、碘佛醇、泛影葡胺存在配伍禁忌。

【不良反应】

1. 中枢神经系统　兴奋、头痛、失眠、精神错乱、精神病。

2. 心血管系统　心力衰竭、水肿。

3. 消化系统　恶心、呕吐、消化性溃疡。

4. 肌肉骨骼　肌肉无力、伤口愈合延迟、肌肉萎缩、骨质疏松、骨无菌性坏死、自发性骨折。

5. 内分泌　儿童生长抑制、碳水化合物不耐受、高血糖。

6. 特殊感官　引起白内障。

7. 血液系统　白细胞增多症。

8. 代谢　低钾血症。

9. 皮肤　灼热、瘙痒、毛囊炎、多毛症、色素减退。

【相互作用】

1. 苯妥英钠、利福平可增加类固醇代谢，可能减弱曲安奈德的作用。

2. 两性霉素 B、排钾利尿药增加钾的流失。

3. 新斯的明、溴吡斯的明可能加重重症肌无力患者的病情。

4. 可抑制对疫苗、毒物的抗体反应。

【药动学】易于从体外或体内途径吸收。肌内注射数小时起效，作用可维持 2～3 周。在肝脏中代谢。随尿液排出体外，半衰期为 2～5 小时。

【观察指标】

1. 定期查血清电解质和血糖。

2. 监测皮质醇增多症或库欣综合征的出现，高血糖症和糖尿（如多尿症）的症状。这些可能是局部应用后全身吸收引起的，特别是在儿童中，或者长时间在广泛区域使用封闭敷料。

【用药宣教】

1. 可出现直立性低血压可伴有缺钠和体重减轻。

2. 坚持执行药物治疗方案，不要增加或减少既定方案，不要突然停止。

第七节　抗菌剂和消毒剂

高锰酸钾

【类别】抗菌剂和消毒剂。

【妊娠安全等级】B。

【作用机制】本品为强氧化剂，对治病微生物（如细菌、真菌）具有杀灭作用。此外，本品可被还原成二氧化锰，后者与皮肤黏膜的蛋白结合成复合物，覆盖于皮肤黏膜损害处。本品低浓度具有收敛作用，高浓度有腐蚀作用。

【适应证】用于急性皮炎或急性湿疹（特别是伴继发感染时）。用于清洗溃疡或脓疡。用于痔疮坐浴。用于吗啡、阿片、马钱子碱（士的宁）或有机毒物中毒的洗胃。用于蛇咬伤的急救治疗。

【禁用与慎用】对本品过敏者禁用。

【给药途径和剂量】

1. 急性皮炎或急性湿疹伴继发感染　临用前配制成 1∶4000 的溶液（取 1 片加水 400ml），用消毒药棉或纱布润湿后敷于患处，渗出液多时，可直接将患处浸入溶液中药浴。

2. 清洗小面积溃疡　临用前配制成 1∶1000 的溶液（取 1 片加水 100ml），用消毒药棉或棉签蘸取后清洗。

3. 痔疮　外用，使用 1∶5000 的溶液坐浴。

4. 中毒洗胃　用 1∶5000 浓度的溶液。

5. 蛇咬伤　外用，1∶1000 浓度的溶液。

注意：本品水溶液容易变质，临用前用温水配制，并立即使用。配制时不可用手直接接触本品，以免被腐蚀或染色，本品不得入眼。

【不良反应】本品的结晶和高浓度溶液具有腐蚀性，稀释液反复多次使用可引起腐蚀性灼伤。

【相互作用】不可与碘化物、有机物接触或并用。尤其是晶体，否则易发生爆炸。

【观察指标】

1. 长期使用，易使皮肤着色，停用后可逐渐消失。

2. 用药部位如有灼烧感、红肿等情况，应停止用药，并将局部药物洗净，必要时向医师咨询。

【用药宣教】

1. 本品切忌口服，如误服，立即口服大剂量维生素 C。

2. 本品水溶液易变质，故应临用前用温水配制，并立即使用。

3. 配制时不可用手直接接触，以免被腐蚀或染色，切勿将本品误入眼中。

4. 应严格按用法与用量使用，如浓度过高可损伤皮肤和黏膜。

过氧化氢

【类别】抗菌剂和消毒剂。

【妊娠安全等级】B。

【作用机制】本品为氧化性消毒剂，含过氧化氢（H_2O_2）2.5%～3.5%。在过氧化氢酶的作用下迅速分解，释出新生氧，与细菌内组分发生氧化作用，干扰其酶系统而发挥抗菌作用。但本品作用时间短暂。有机物质存在时杀菌作用降低。局部涂抹冲洗后能产生气泡，有利于清除脓块、血块及坏死组织。

【适应证】适用于化脓性外耳道炎和中耳炎、文森口腔炎、齿龈脓漏、扁桃体炎及清洁伤口。

【禁用与慎用】对本品过敏者禁用。

【给药途径和剂量】清洁伤口，局部给药，用 3%溶液。

【不良反应】

1. 高浓度本品对皮肤和黏膜产生刺激性灼伤，形成疼痛性的“白痂”。

2. 连续应用本品漱口可产生舌乳头肥厚，属可逆性。

3. 本品溶液灌肠时，若过氧化氢浓度过高可发生气栓或（和）肠坏疽。

4. 免疫系统过敏反应，如皮疹、肿胀、呼吸困难、虚脱。

【相互作用】不可与还原剂、强氧化剂、碱、碘化物混合使用。

【观察指标】

1. “白痂”　高浓度过氧化氢可对皮肤和黏膜产生刺激性灼伤，形成疼痛的“白痂”。

2. 舌乳头肥厚　连续使用该药漱口，可能引起舌乳头肥厚，停药后可缓解。

【用药宣教】

1. 用来漱口时，请在餐后及睡前使用。

2. 本品遇热或者见光可能导致变质。

诺氟沙星

【类别】喹诺酮类抗菌药物。

【妊娠安全等级】C。

【作用机制】本品有广谱抗菌活性。通过改变细菌 DNA 旋转酶的结构，促进双链 DNA 断裂，干扰细菌蛋白的合成并阻止细菌存活。

【抗菌谱】对许多细菌性尿路病原体具有治疗作用，包括大肠埃希菌、肺炎克雷伯菌、阴沟肠杆菌、吲哚阳性变形杆菌属、铜绿假单胞菌、金黄色葡萄球菌、D 组链球菌、沙门菌和多重耐药菌。

【适应证】由易感病原体引起的复杂和不复杂的尿路感染，结膜炎、肠道感染、伤寒及其他沙门菌感染、呼吸道感染；本品滴眼液用于治疗敏感菌所致的外眼感染，如结膜炎、角膜炎、角膜溃疡；本品软膏用于治疗敏感菌所致的皮肤软组织感染，如脓疱疮、湿疹感染、足癣感染、毛囊炎、疖肿。

【禁用与慎用】

1. 易有癫痫发作的患者、对本品和其他喹诺酮类有过敏史者禁用。

2. 肾功能不全、无尿患者慎用。

【给药途径和剂量】

1. 泌尿系感染　口服 400mg，每日 2 次。

2. 结膜炎　滴眼剂，每次 1～2 滴，每日 3～6 次。

3. 淋病或淋球菌性尿道炎　800mg，顿服。

4. 细菌性胃肠炎　口服 400mg，每日 2～3 次。

5. 伤寒沙门菌感染　口服，每日 800～1200mg，分 2～3 次。

6. 皮肤软组织感染　局部给药，涂抹于感染处，每日 2 次。

7. 注意　在饭前 1 小时或饭后 2 小时口服，随后应饮水 250ml。诺氟沙星治疗后至少 2 小时给予抗酸药，以防止干扰吸收。抗酸药中的铝离子或镁离子可与胃肠道中的喹诺酮类药物结合并形成不溶性络合物。

【不良反应】

1. 肌肉骨骼　关节肿胀，承重关节软骨侵蚀，肌腱炎。在免疫抑制的成年人治疗 4 周后，急性踝关节和髋部疼痛继之以急性疼痛、压痛和双手中指的腱鞘肿胀。

2. 中枢神经系统　头痛，头晕，疲倦，嗜睡，抑郁，失眠，癫痫发作，周围神经病。

3. 消化系统　恶心，腹痛，腹泻，呕吐，厌食，消化不良，吞咽困难，口干，口苦，胃灼热，肠胃气胀，肛门瘙痒。血清 AST、ALT 升高，碱性磷酸酶升高。

4. 血液系统　白细胞减少症，中性粒细胞减少症。

5. 泌尿生殖系统　高剂量引起结晶尿（与肾脏毒性无关），外阴刺激。

【相互作用】

1. 抗酸药、铁制剂、硫糖铝可降低本品吸收。

2. 呋喃妥因可能拮抗本品的抗菌作用。

3. 本品可能会增加华法林的抗凝效果。

4. 本品可能会导致茶碱水平轻微升高。

【药动学】从胃肠道吸收 30%～40%。血药浓度达峰时间 1～2 小时。可分布于肾实质、胆囊、肝脏、前列腺，可穿过胎盘，可随乳汁排泄。在肝脏中代谢，随尿液和粪便排出。半衰期为 3～4 小时。

【观察指标】

1. 在开始使用抗菌药物之前，收集尿液样本进行药敏试验。

2. 定期检查血常规的白细胞计数，是否有差异，监测肝酶和碱性磷酸酶，尤其是长时间使用时。

3. 向医生报告是否有足够的饮水，或者几天后病情有无改善，剂量可能需要修改。

【用药宣教】

1. 每天在同一时间服药。剂量不规律会促使耐药菌的出现；剂量不足或过早中断治疗可导致尿路感染症状复发。

2. 保持高液体摄入量（如果可以耐受，至少 2500～3000ml/d），以提供充足的尿液和水合作用，这对于预防结晶症（罕见的不良反应）很重要。

3. 哺乳期妇女使用时应暂停哺乳。

硼酸

【类别】抗菌剂和消毒剂。

【妊娠安全等级】B。

【作用机制】本品对细菌和真菌有弱的抑制

作用。

【适应证】用于轻度、小面积急性湿疹，急性皮炎，脓疱疮，压疮；用于冲洗小面积创面和黏膜面。

【禁用与慎用】对本品过敏者禁用。

【给药途径和剂量】

1. 外用冲洗或湿敷　将6～8层纱布浸于本品冷溶液中，轻轻挤压后，敷于患处5～10分钟后更换，连续使用1小时。每日重复上法4次。

2. 小面积急性湿疹、急性皮炎、脓疱疮、压疮　取适量软膏涂于患处，每日1～2次。

【不良反应】如用药部位出现烧灼感、瘙痒、红肿，应停药并将局部药物洗净。

【药动学】本品不宜透过完整皮肤，但可经损伤皮肤或黏膜吸收。

【观察指标】用药后可能出现轻微刺激。如果出现烧灼感、瘙痒、红肿等情况，请停止用药，并洗净局部药物。

【用药宣教】

1. 洗液制剂抗炎只能湿敷、冲洗或口腔含漱。用于湿敷时，可将6～8层纱布用药液浸湿后敷于患病部位，5～10分钟更换1次，连续湿敷1小时。

2. 哺乳期妇女使用时最好避免哺乳，不能用硼酸洗液清洗哺乳妇女的乳头。

依沙吖啶

【类别】抗菌剂和消毒剂，催产药。

【妊娠安全等级】X。

【作用机制】本品用于妊娠中期引产时，可引起宫内蜕膜组织坏死而产生内源性前列腺素，引起子宫收缩；本品用于创面消毒时，作为消毒防腐药，可抑制革兰氏阳性菌。

【适应证】

1. 本品注射液作为妊娠中期引产药，用于终止12～26周的妊娠。

2. 本品外用制剂用于小面积、轻度外伤创面感染的消毒。

【禁用与慎用】对本品过敏者禁用。

【给药途径和剂量】

1. 用于引产

（1）羊膜腔内给药：用于妊娠16周以后。用前排空膀胱，孕妇取仰卧位，选择宫体最突出部位、羊水波动明显处为穿刺点。用纱布持7号腰穿针垂直刺入腹壁。进入羊膜腔时有落空感，再继续进针0.5～1cm后拔出针芯。有羊水涌出后，将装有利凡诺（依沙吖啶）100mg溶液的注射器接在穿刺针上。再回抽羊水，证实无误后将药液缓缓注入，拔针前须回抽羊水。拔针前将针芯插入针内，快速拔针后敷盖消毒纱布。轻压针眼。

（2）宫腔内羊膜腔外注药：用于妊娠小于16周者，孕妇排空膀胱后取膀胱截石位，常规外阴、阴道、宫颈消毒后，用宫颈钳夹住宫颈前唇。将橡皮导管沿宫颈向宫腔送入，将已配制的利凡诺溶液（内含100mg药物，用注射用水稀释）100ml注入导管。导管下端双折用线扎紧，卷折在阴道内。塞一块纱布以固定，术后24小时取出纱布和导管。

2. 创面消毒　①软膏，清洗创面后涂抹患处，每日2～3次。②溶液，洗涤或涂抹患处。

【不良反应】

1. 可能引起发热并达38℃以上。

2. 可见软产道损伤，常见为宫颈撕裂或宫颈管前壁或后壁穿孔。

3. 极个别孕妇有过敏反应。

4. 外用可引起皮肤刺激反应。

【相互作用】

1. 本品引产时慎用其他引产药，以防产道损伤。

2. 本品外用制剂不应与含氯溶液、氯化物、碘化物、苯酚、碘制剂、碱性药物合用。

【观察指标】如出现体温39℃以上，白细胞计数超过20×10^9/L的情况，应给予抗菌药物。

【用药宣教】如外用制剂出现用药部位烧灼感、瘙痒、红肿等，应停药，并将局部药物洗净。

第八节　抗痤疮制剂

红霉素

【类别】大环内酯类抗生素。

【妊娠安全等级】B。

【作用机制】本品为红链霉菌的菌株产生的大环内酯类抗生素。有抑菌或杀菌作用，取决于所用药物的浓度。

【抗菌谱】红霉素的抗菌谱与青霉素近似，对革兰氏阳性菌，如葡萄球菌、化脓性链球菌、绿色链球菌、肺炎链球菌、粪链球菌、梭状芽孢杆菌、白喉杆菌等有较强的抑制作用。对革兰阴性菌，如淋球菌、螺旋杆菌、百日咳杆菌、布鲁氏杆菌、军团菌，以及流感嗜血杆菌、拟杆菌也有相当的抑制作用。此外，对支原体、放线菌、螺旋体、立克次体、衣原体、诺卡菌、少数分枝杆菌和阿米巴原虫有抑制作用。金黄色葡萄球菌对本品易耐药。

【适应证】用于肺炎球菌性肺炎，支原体肺炎（原发性非典型肺炎），对青霉素敏感的女性由淋病奈瑟球菌（淋球菌）引起的急性盆腔炎，由敏感的葡萄球菌、链球菌和某些流感嗜血杆菌引起的感染。也可用于肠道阿米巴病，军团病，由沙眼衣原体引起的单纯性尿道、宫颈和直肠感染，用于预防由淋病奈瑟球菌、沙眼衣原体引起的新生儿眼炎及新生儿衣原体结膜炎。在治疗链球菌性咽炎，预防风湿热和细菌性心内膜炎，治疗白喉，以及治疗对青霉素过敏的患者的原发性梅毒时，可以替代青霉素。局部应用：脓皮病，寻常痤疮和外部眼部感染，包括新生儿衣原体结膜炎和淋球菌性眼炎。

【禁用与慎用】

1. 禁用于对红霉素过敏、有红霉素相关性肝炎的病史、严重肝功能不全患者。

2. 肝功能不全、孕妇、哺乳期妇女慎用。

【给药途径和剂量】

1. 中度至重度感染

（1）成年人，口服，250～500mg，每 6 小时一次。

（2）儿童，口服，每日 30～50mg/kg，分 4 次服用。

2. 沙眼衣原体感染

（1）成年人，结膜囊挤入眼膏 0.5～1cm；口服 500mg，每日 4 次。

（2）儿童，局部用药，于出生后不久在下结膜囊中应用 0.5～1cm 的眼膏。

注意：应在饭前 1 小时或饭后 3 小时口服。请勿在饮用果汁之前用药或用药之后饮用果汁，并建议患者不要压碎或咀嚼药片。确保肠溶片不被咀嚼或压碎，必须整个吞下。从药片切换为口服液体制剂时，剂量可能需要调整。新生儿眼睛感染的局部预防：出生后不久，将软膏（0.5～1cm 长）放置在新生儿的下结膜囊中。

【不良反应】

1. 消化系统　恶心，呕吐，腹部绞痛，腹泻，胃灼热，厌食，胆汁淤积性肝炎综合征。

2. 全身性　发热，嗜酸性粒细胞增多症，荨麻疹，皮疹，固定药疹，过敏反应。不敏感的细菌、酵母菌或真菌引起的过度感染。

3. 耳毒性　可逆的双侧听力丧失，耳鸣，眩晕。

4. 皮肤　（局部使用）红斑，脱屑，灼热，压痛，干燥或油腻，瘙痒。

【相互作用】

1. 本品可延长芬太尼作用时间。

2. 本品可降低咪达唑仑的清除率。

3. 本品可升高地高辛、茶碱、环孢素的血药浓度。

4. 与麦角胺、双氢麦角胺合用可加重周围血管痉挛。

【药动学】红霉素碱对酸不稳定。大多数红霉素都在小肠中吸收。口服 1～4 小时达血药浓度峰值：广泛分布于大多数人体组织；脑脊液中浓度低；集中在肝脏和胆汁；可透过胎盘。在肝脏中部分代谢。主要在胆汁中排泄，可通过乳汁排出。半衰期为 1.5～2 小时。

【观察指标】

1. 向医生报告口服给药后胃肠道症状的发生，这与剂量有关；如果减少剂量后症状仍然存在，尽管随餐服用会导致吸收减弱，但仍建议随餐服用药物。

2. 监控不良胃肠道影响。假膜性小肠结肠炎可能会危及生命，在抗生素治疗期间或之后可能会发生。在长期治疗期间，可导致耐药葡萄球菌的出现。

3. 实验室检查：长期治疗期间定期进行肝功能检查。监测肝毒性，包括腹痛、恶心、呕吐、发热、白细胞增多和嗜酸性粒细胞增多；可能发生黄疸。开始用药后几天可能会出现症状，但通常在连续治疗 1～2 周后才出现。迅速停用红霉素可逆转这些症状。

4. 监测接受 4g/d 或更高剂量的患者，在老年人、女性患者及肾或肝功能不全患者中最常见的是耳毒性，迅速停药可逆转。

【用药宣教】

1. 如果发生继发感染，特别是有假膜性小肠结肠炎的情况应立即通知医生，即使停药也可能发生。

2. 出现耳毒性现象，包括头晕、眩晕、恶心、耳鸣、听力障碍应就诊。

3. 哺乳期妇女使用时应暂停哺乳。

维 A 酸

【类别】抗痤疮制剂。

【妊娠安全等级】X。

【作用机制】本品可使皮脂囊中的角质形成细胞黏附减少，卵泡上皮细胞的周转增加。这两个过程可使粉刺容易被挤出并防止其变形，还可以增加皮肤的渗透性。

【适应证】Ⅰ～Ⅲ级寻常痤疮的光学治疗，尤其是在粉刺数量最多的早期阶段；辅助治疗相关粉刺和扁平疣；口服用于缓解急性早幼粒细胞白血病的诱导治疗。

【超说明书用药】银屑病，老年性角化病，寻常型鱼鳞病，手掌和足底角化病，基底细胞癌，光损伤的皮肤（光老化）和其他皮肤状况。用于结膜或角膜鳞状化生伴黏液缺乏和角质化。

【禁用与慎用】

1. 孕妇禁用。

2. 从事需要大量日晒或极端天气的工作者、哺乳期妇女慎用。

【给药途径和剂量】

1. *成年人痤疮*　局部应用，每小时1次。

2. *急性早幼粒细胞白血病*　每日口服$45mg/m^2$。

【不良反应】

1. 不良反应主要发生在口服时；局部使用仅对皮肤有影响。

2. 骨痛，全身乏力，发抖，出血，外周水肿，疼痛，胸部不适，体重增加或减轻，DIC。

3. 中枢神经系统：头晕，感觉异常，焦虑，失眠，抑郁，头痛，发热，虚弱，疲劳，出血，颅内高压，幻觉。

4. 心血管：心律不齐，潮红，低血压，高血压，心力衰竭。

5. 特殊感觉：视觉障碍，眼部障碍，视力变化，耳痛。

6. 消化系统：恶心，呕吐，腹痛，腹泻，便秘，消化不良，胃肠道出血。

7. 呼吸系统：呼吸困难，呼吸功能不全，肺炎、啰音，胸腔积液，喘息。

8. 皮肤：局部炎症反应，现场短暂刺痛或发热，发红，结垢，严重的红斑，起疱，结痂和脱皮，暂时性色素沉着或色素沉着过多，出汗增加。

9. 泌尿生殖系统：肾功能不全，排尿困难，急性肾衰竭。

【相互作用】局部痤疮药物（包括硫、间苯二酚、过氧化苯甲酰和水杨酸）可能会加剧炎症和脱皮；含有乙醇或薄荷醇的外用产品可能会引起刺痛。

【药动学】外用从完整皮肤局部吸收极少，口服生物利用度约60%，63%的口服剂量随尿液排泄。半衰期：局部应用为45分钟；口服为2～2.5小时。

【观察指标】

1. 对皮肤黝黑的患者进行的治疗可能会引起难看的炎症后色素沉着；终止药物治疗是可逆的。

2. 一般2～3周应有明显的临床反应。完全令人满意的反应（75%的患者）可能需要3～4个月。一旦达到，控制就可以通过不经常使用或者改变处方或剂量来保持。

【用药宣教】

1. 在治疗的第一个1～3周，红斑和脱屑并不代表皮肤问题的恶化，而可能是先前未见过的深部病变对药物的反应。随着治疗的继续，治疗8～10周后病变逐渐消失。每天洗脸的次数不得超过2～3次。

2. 在治疗期间勿使用含高浓度乙醇、收敛剂、香料或酸橙、香水和剃须乳液的局部制剂。

3. 药物不能完全治愈痤疮；在停药后3～6周复发。

4. 在使用药物之前彻底清除未加药的化妆品。避免暴露在阳光下，使用防晒霜。

5. 由于药物相互作用的危险，勿自行使用其他痤疮治疗药物。

6. 育龄期女性使用时应采取有效避孕措施。

7. 局部治疗前后要洗手，将软膏轻轻涂抹在患处。避免药物与眼睛、嘴巴、鼻角、开放性伤口、黏膜处接触。

阿达帕林

【类别】抗痤疮制剂。

【妊娠安全等级】C。

【作用机制】本品可调节细胞分化、角质化及与寻常痤疮病理相关的炎症过程。局部使用阿达帕林可以使上皮滤泡细胞的分化正常化。

【适应证】治疗寻常痤疮。

【禁用与慎用】

1. 晒伤、对本品过敏者禁用。

2. 孕妇、哺乳期妇女慎用。未确定12岁以下儿童使用本品的安全性和有效性。

【给药途径和剂量】每天晚上在患处使用一次。局部用药在皮肤上涂一层薄膜，避免在眼睛、嘴唇、黏膜、伤口、湿疹或皮肤晒伤处使用。请勿合用含硫、间苯二酚或水杨酸的制剂。

【不良反应】皮肤红斑、脱屑、干燥、瘙痒、灼热、皮肤刺激、刺痛、晒伤、痤疮发作。

【药动学】通过完整皮肤吸收的较少，主要在胆汁中排泄。

【观察指标】

1. 治疗8～12周后有改善。

2. 早期治疗可能导致痤疮明显恶化。

3. 皮肤反应（如红斑、脱屑、瘙痒）很常见，在治疗的第1个月后通常会减少。

【用药宣教】

1. 过量使用不会加快愈合速度，但会导致明显的皮肤发红、脱皮和不适感。

2. 尽量避免暴露在阳光和日光灯下，并根据需要使用防晒霜和穿戴防护服。

过氧苯甲酰

【类别】皮肤抗感染用药。

【妊娠安全等级】C。

【作用机制】本品是一种氧化剂，外用于皮肤后，能缓慢释放出新生态氧，可杀灭痤疮丙酸杆菌，并使皮肤干燥和脱屑。

【适应证】本品适用于寻常痤疮的外用治疗。

【禁用与慎用】对本品过敏者，皮肤急性炎症或破溃处禁用。

【给药途径和剂量】洗净患处，轻轻揩干，取适量本品涂于患处，每日1～2次。

【不良反应】可引起接触性皮炎、皮肤烧灼感、瘙痒、发红、肿胀、皮肤干燥、脱屑等。

【相互作用】本品与肥皂、清洁剂、痤疮制剂（如含有过氧苯甲酰、间苯二酚、硫黄、维A酸等），或含有乙醇的药用化妆品等同用，会增加皮肤刺激或干燥作用。

【观察指标】

1. 用药后出现瘙痒、烧灼感、红斑、脱皮、干燥等不良反应时，停药并清洗干净。

2. 用药后如果皮肤出现白痕，可能是因为用药过多。

【用药宣教】

1. 用药后更容易晒伤，不要在晒伤部位用药。

2. 过氧苯甲酰与药用化妆品、含乙醇用品、肥皂等同时使用会增加皮肤刺激及干燥。

3. 避免药物接触头发、胡须或衣物，以免引起脱色。

4. 用药数周才能完全见效。

林可霉素

【类别】林可酰胺类抗生素。

【妊娠安全等级】B。

【作用机制】衍生自林肯链霉菌。与克林霉素相似，在抗菌活性上也表现出一定的交叉耐药性。抑菌或杀菌作用取决于所使用的浓度和生物体的敏感性。

【抗菌谱】对大多数常见的革兰氏阳性病原体有效，尤其是链球菌、肺炎球菌和葡萄球菌。对杀菌剂和其他厌氧菌也有效；但是，对大多数革兰阴性菌几乎没有活性，对病毒、酵母菌或真菌无效。

【适应证】替代青霉素，用于对青霉素过敏患者感染的治疗。

【禁用与慎用】

1. 孕妇注射用药的安全性尚未确定，不宜使用。

2. 本品可通过乳汁分泌，哺乳期妇女使用时应暂停哺乳。

3. 口服禁用于<1月龄的婴儿。本品注射液中含苯甲醇，禁用于儿童。

4. 对本品或克林霉素过敏者禁用。

【给药途径和剂量】

1. 剂量

（1）感染

1）成年人，口服给药，每日1.5～2g，分3～4次给药；肌内注射，每日0.6～1.2g，分次注射；静脉滴注，每次0.6g，每8～12小时一次。危急情况剂量可增至每日8g。

2）儿童（1月龄以上）：口服给药，每日30～60mg/kg，分3～4次给药；肌内注射，每日10～20mg/kg，分次注射；静脉滴注，每天10～20mg/kg，每次滴注至少1小时。

（2）急慢性中耳炎：滴耳液，每次1～2滴，每日3～5次。

（3）结膜炎、角膜炎：滴眼液，每次1～2滴，每日3～5次。

2. 给药途径

（1）静脉滴注：用至少100ml的5%葡萄糖注射液、0.9%氯化钠注射液或其他兼容溶液稀释1g本品，以1g/h的速率给药。

（2）饭前至少1小时或饭后2小时，以一整杯水（240ml）送服；胃中食物的存在会减少和延迟吸收。

（3）肌内注射：深部肌内注射，缓慢注射以减轻疼痛。

【配伍禁忌】与青霉素G、苯妥英钠、氨苄西林、羧苄西林、甲氧西林存在配伍禁忌。

【不良反应】

1. 全身性　超敏反应（瘙痒，荨麻疹，皮疹，剥脱性和囊泡性皮炎，多形性红斑，血管性神经水肿，光敏性，类过敏反应，血清病）；二重感染（肠炎，肛门瘙痒，阴道炎）；静脉注射后出现眩晕，头晕，头痛，全身肌痛，血栓性静脉炎；注射部位疼痛。

2. 心血管　低血压，晕厥，心肺骤停（尤其是快速静脉注射后）。

3. 消化系统　舌炎，口腔炎，恶心，呕吐，厌食，味觉下降或改变，腹部绞痛，腹泻，急性小肠结肠炎，假膜性结肠炎（可能致命）。

4. 血液系统　中性粒细胞减少，白细胞减少，粒细胞缺乏症，血小板减少性紫癜，再生障碍性贫血。

5. 特殊感官　耳鸣。

【相互作用】

1. 食物、含白陶土的止泻药可降低本品的吸收。

2. 本品常与庆大霉素合用以增强对革兰氏阴性需氧菌的抗菌作用，但两者均有神经肌肉阻断作用，应严密观察不良反应的发生。而两者又存在配伍禁忌，需合用时应以不同途径分别给药。

3. 与阿片类药物合用可能加重呼吸麻痹。

4. 本品可降低治疗肌无力药物的作用。

5. 红霉素、氯霉素可拮抗本品的作用。

【药动学】从胃肠道部分吸收（20%～30%）。分布于骨、房水、胆汁和腹膜，胸膜和滑液中浓度高；可穿过胎盘，随乳汁排泄。在肝脏中部分代谢。随尿液和粪便排出。半衰期为 5 小时。

【观察指标】

1. 长期药物治疗期间应定期进行肝肾功能检查，监测血压和脉搏。注意患者有无过敏症状。

2. 服药后患者应保持卧位，直到血压稳定下来。密切监测并报告排便频率的变化。

3. 如果出现严重腹泻，请停止使用药物。停止治疗后数周内可能会出现腹泻、急性结肠炎或假膜性结肠炎。每天检查注射部位是否有炎症迹象。

4. 在肾功能严重受损的患者中密切监测血清药物水平（水平往往更高）。

【用药宣教】

1. 出现过敏症状应通知医生。

2. 出现下列情况应停药并通知医生：肠内膜刺激，腹泻或大便中有血液和黏液。不要自行用药治疗腹泻，抗腹泻药可能会延长和加重腹泻。

3. 遵医嘱按时服用药物。

4. 哺乳期妇女使用时应暂停哺乳。

硫黄

【类别】抗痤疮制剂。

【妊娠安全等级】B。

【作用机制】硫磺对疥虫、细菌、真菌具有杀灭作用，并可除去油脂及软化表皮，因其有溶解角质作用。

【适应证】用于脂溢性皮炎、疥疮、痤疮及湿疹。

【禁用与慎用】对本品过敏者禁用。

【给药途径和剂量】外用，涂擦患处，并轻轻搓揉，数分钟后用水洗净，每日 1～2 次。

【不良反应】

1. 免疫系统过敏反应（如皮疹、瘙痒）。

2. 皮肤给药，局部有烧灼感。

【相互作用】

1. 与其他治疗痤疮药、脱屑药合用增强皮肤刺激性，使皮肤干燥。

2. 与含汞制剂合用增加皮肤刺激性。

【观察指标】如果用药部位出现烧灼感、红肿等，应停药，并将局部药物洗净。

【用药宣教】

1. 不要大面积用药。

2. 为防止药物变质，药膏不可接触铜制品。

3. 药膏涂抹于患处，或加适量温水融化后清洗患病部位。保留数分钟后用温水洗净。

异维 A 酸

【类别】抗痤疮制剂。

【妊娠安全等级】X。

【作用机制】本品为视黄醇（维生素 A）的高毒性代谢产物，主要作用为调节细胞（如上皮）的分化和增殖，以及改变皮肤表面脂质组成。本品通过减少皮脂腺大小来减少皮脂分泌，抑制腺细胞分化，具有抗痤疮特性，可以用作上皮癌的化学治疗剂。

【适应证】用于对常规治疗无效的患者（包括系统性抗菌药物治疗无效），严重顽固性囊性或团状性痤疮。

【超说明书用药】片状鱼鳞病，口腔白斑，皮肤角化过度，痤疮酒渣鼻，瘢痕性革兰阴性菌毛囊炎；肺部基底细胞癌和皮肤 T 细胞淋巴瘤（真菌病）的辅助治疗；银屑病；前列腺癌的化学预防。

【禁用与慎用】

1. 对羟基苯甲酸酯类过敏（制剂中的防腐剂）、对维生素 A 过敏、白细胞减少症、中性粒细胞减少症、孕妇禁用。

2. 冠状动脉疾病、重度抑郁、精神病、有自杀史、酗酒、肝炎、肝病、视觉障碍、风湿病、骨质疏松症、胰腺炎病史、炎性肠病、糖尿病肥胖、视网膜疾病、高脂血症慎用。

【给药途径和剂量】

1. 囊性痤疮：每日口服 0.5～1mg/kg，分 2 次服用。

2. 角化病：口服，每日最高剂量 4mg/kg，分次服用，饭后口服。治疗 2 周后重新评估治疗方案，并根据需要调整剂量。

3. 大多数患者在单一疗程后即可良好控制病情。如果第 2 个疗程是必要的，那么至少要延迟 8 周，因为这期间不用药物，症状可能会得到继续改善。

【不良反应】

1. 中枢神经系统　嗜睡，头痛，疲劳，视力障碍，假性脑瘤，感觉异常，头晕，抑郁，精神病，自杀（罕见）。

2. 特殊感觉　夜视力下降，干眼，乳头水肿，眼睛刺激，结膜炎，角膜混浊。

3. 消化系统　口干，厌食，恶心，呕吐，腹痛，非特异性胃肠道症状，急性肝毒性反应（罕见），牙龈发炎和出血，AST、ALT 升高，急性胰腺炎。

4. 血液系统　HCT、HGB 降低，红细胞沉降率升高。

5. 肌肉骨骼　关节痛，骨骼、关节和肌肉的疼痛和僵硬，胸痛，骨骼肥大（特别是在运动人群中并经过长期治疗），轻度淤伤。

6. 皮肤　唇炎，皮肤脆弱，皮肤干燥，瘙痒，面部，手掌和脚底脱皮，光敏性（光过敏性和光毒性），红斑，皮肤感染，瘀斑，皮疹，荨麻疹，过度的愈合反应（疼痛），指甲脆弱，头发稀疏。

7. 呼吸　鼻出血，鼻干。

8. 代谢　高尿酸血症，血清三酰甘油浓度增加 50%～70%，血清胆固醇增加 15%～20%，极低密度脂蛋白胆固醇增加 50%～60%，低密度脂蛋白胆固醇增加 15%～20%。

【相互作用】与维生素 A 补充剂合用会增加毒性，会降低雌激素避孕药的有效性。

【药动学】胃肠道中缓慢溶解后迅速吸收，从皮肤吸收较少，服用的药物中有 25%到达全身循环。出现在肝脏、输尿管、肾上腺、卵巢和泪腺中。在肝脏中代谢，有肠肝循环。尿液和粪便中的排泄物含量基本相同。半衰期为 10～20 小时。

【观察指标】

1. 实验室检测：在治疗开始时，以及在 2 周、1 个月及此后整个治疗过程中的每个月确定基线血脂；在治疗开始的 6 个月，以 2 周或 3 周的间隔进行肝功能测试，此后每月一次。立即报告肝功能不全的迹象（黄疸、瘙痒、黑色尿）。密切监测糖尿病患者和有糖尿病倾向患者的血糖控制水平。

2. 注意有抑郁和自杀观念的患者。

3. 尽管剂量减少，但高三酰甘油血症持续存在（水平在 500～800mg/dl 以上）表明必须停止药物治疗，以预防急性胰腺炎的发生。

【用药宣教】

1. 即使在开始几周内出现痤疮短暂性加重，也要保持药物治疗方案。反复出现的症状可能表示对深部看不见的病变有反应。

2. 如果出现视觉障碍，以及恶心、呕吐和头痛，可能需立即停止用药，并通知医生。

3. 在开始治疗后 2 周内排除妊娠。在治疗终止前，整个治疗过程中和治疗后 1 个月使用可靠的避孕措施。

4. 勿使用含有维生素 A 的多种维生素药物。补充维生素 A 会增强异维 A 酸的毒性。避免或尽量减少用药部位在阳光下暴露。

5. 可能增加皮肤癌的风险。

6. 出现腹痛、直肠出血或严重腹泻应通知医生，这可能是药物引起的炎性肠病的症状。

7. 保持嘴唇湿润柔软（使用凡士林等润滑剂）。如发生口干和唇炎（发炎，嘴唇干裂），关节痛（如踇趾的疼痛，为痛风和高尿酸血症的症状），应告知医生。

8. 哺乳期女性使用时应暂停哺乳。

第九节　其他皮肤科制剂

炉甘石

【类别】皮肤科用药。

【妊娠安全等级】B。

【作用机制】炉甘石具有收敛、保护作用，也有较弱的防腐作用。

【适应证】用于急性瘙痒性皮肤病，如湿疹、痱子。

【禁用与慎用】对本品过敏者禁用。

【给药途径和剂量】急性瘙痒性皮肤病，外用，取适量涂于患处，每日 2～3 次。

【不良反应】用药部位皮疹、瘙痒、红肿、烧灼感。

【观察指标】如用药部位出现烧灼感、红肿等情况，请停药并将局部药物洗净。

【用药宣教】用药前摇匀，再将药液涂于患处。

鱼石脂

【类别】皮肤科用药。

【妊娠安全等级】B。

【作用机制】消毒防腐药，具有温和的刺激性及消炎、防腐、消肿作用。

【适应证】用于疖肿。

【禁用与慎用】对本品过敏者禁用。

【给药途径和剂量】外用，取适量涂于患处，每日 2 次。

【不良反应】过敏反应、皮肤刺激感。

【观察指标】如用药部位出现烧灼感、红肿等情况，请停药并将局部药物洗净。

【用药宣教】

1. 本品不得用于皮肤破溃处，应避免接触眼部和其他黏膜。

2. 本品连用一般不超过 7 日。

吡美莫司

【类别】免疫抑制剂。

【妊娠安全等级】C。

【作用机制】本品通过阻断 T 细胞活化和细胞因子释放来选择性抑制皮肤细胞的炎症作用。其可能抑制了 T 细胞中 IL-2、IL-4、IL-10 和γ干扰素的产生，还可以防止抗原和 IgE 激活后从肥大细胞释放炎性细胞因子和介质。

【适应证】短期间歇性轻度至中度特应性皮炎。

【禁用和慎用】

1. 禁用于对本品或乳膏中的成分过敏、内瑟顿综合征。

2. 谨慎使用于感染、有局部使用环孢素或他克莫司不良反应的病史、皮肤乳头状瘤、免疫功能低下的患者。

【给药途径和剂量】局部使用，每天 2 次，在皮肤上涂薄薄一层。局部用药不适用于可能已被感染的任何皮肤表面。

【不良反应】

1. 全身性　流感样症状、感染、发热。

2. 神经系统　头痛。

3. 消化系统　胃肠炎、腹痛、恶心、呕吐、腹泻、便秘。

4. 呼吸系统　喉咙痛、上呼吸道感染、咳嗽、鼻塞、哮喘加重、鼻炎。

5. 皮肤　灼热、刺激、瘙痒、皮肤感染、脓疱疮、毛囊炎、皮肤乳头瘤、单纯疱疹性皮炎、荨麻疹、痤疮。

6. 特殊感觉　耳部感染、耳痛、结膜炎。

【药动学】通过皮肤吸收较少。代谢：没有证据表明皮肤介导的代谢，在肝脏中被CYP3A4代谢。消除：主要通过粪便排泄。

【观察指标】评估并报告持续的皮肤刺激，这种刺激在使用乳霜后会持续发展，持续超过 1 周。

【用药宣教】

1. 尽量减少用药的皮肤暴露在阳光或灯光下。

2. 一旦皮炎的迹象消失，停止局部应用。

3. 如果手部无须用药，则在使用后彻底洗手。使用乳膏后引起的任何明显的皮肤刺激应告知医生。

多塞平

【类别】精神障碍用药。

【妊娠安全等级】C。

【作用机制】本品为一种三环抗抑郁药（TCA），是 TCA 中使用最多的镇静药之一。本品为抑制 5-羟色胺从突触间隙的再摄取；还可以在一定程度上抑制去甲肾上腺素的再摄取。

【适应证】用于心理神经性焦虑或抑郁反应、焦虑和抑郁的混合症状、与酗酒有关的焦虑或意志消沉、精神病性抑郁症；外用治疗瘙痒。

【超说明书用药】消化性溃疡疾病、神经痛。

【禁用与慎用】对三环类药物过敏者、在心肌梗死后的急性恢复期、青光眼、前列腺增生、尿潴留、同时使用单胺氧化酶抑制剂的患者、接受电击疗法的或有自杀倾向的患者禁用。

【给药途径和剂量】

1. 抑郁症

（1）成年人：口服，每日 30～150mg，睡前或分次服用，可能逐渐增加至每日 300mg（在成年患者中使用较低剂量）。

（2）老年人：口服，10～25mg，睡前用，可能逐渐增加至每日 75mg。

（3）儿童：单剂或分剂口服，每日 1～3mg/kg。

2. 瘙痒症　局部应用，每日 4 次。2 次应用之间至少间隔 3～4 小时，最多可能使用 8 天。

【不良反应】

1. 中枢神经系统　嗜睡、头晕、虚弱、疲劳、头痛、轻躁狂、精神错乱、震颤、感觉异常。

2. 心血管　直立性低血压、心慌、高血压、心动过速、心电图改变。

3. 特殊感觉　瞳孔散大、视物模糊、畏光。

4. 消化系统　口干、口中酸味或金属味、上腹不适、便秘。

5. 泌尿生殖器　尿潴留、排尿延迟、尿频。

6. 其他　汗液增多、耳鸣、体重增加、光敏反应、皮疹、粒细胞缺乏症、局部用药部位烧灼或刺痛、水肿。

【相互作用】

1. 可能会降低抗高血压药的药效。

2. 与中枢神经系统抑制剂、乙醇、催眠药、巴比妥类、氟西汀合用可增强中枢神经系统抑制作用。

3. 与舒托必利合用增加心律失常风险。

4. 与肾上腺素、去甲肾上腺素合用引起高血压和心律失常。

5. 合用可减弱抗惊厥药的疗效。

【药动学】本品口服后迅速被吸收，约 4 小时可达血药峰值。全身广泛分布，与血浆和组织蛋白广泛结合。半衰期为 8～24 小时。在肝内经首过代谢，主要活性代谢物为去甲多塞平。多塞平及去甲多塞平再经羟基化和 *N*-氧化进一步代谢，主要以代谢物形式随尿排出。本品可透过血脑屏障和胎盘，并可进入乳汁。

【观察指标】

1.监控其他中枢神经系统抑制剂的使用，包括乙醇。当患者使用过量的乙醇时，会增加服用过量或自杀的危险。

2. 警惕排尿的变化，并评估患者的便秘和腹胀情况；该药具有中度到强度的抗胆碱作用。

【用药宣教】

1. 维持既定的剂量方案，避免擅自间隔、加倍、减少剂量。

2. 与乙醇合用时，乙醇和本品的作用均得到增强，并且在停药后 2 周仍有这种作用。

3. 用药期间勿驾驶或从事具有潜在危险的活动。

4. 哺乳期妇女使用时应暂停哺乳。

煤焦油

【类别】皮肤科用药。

【妊娠安全等级】B。

【作用机制】抑制表皮细胞 DNA 合成和异常皮脂分泌，具有杀菌、消炎和止痒作用。

【适应证】用于头部银屑病、脂溢性皮炎及去除头皮屑。

【禁用与慎用】对本品过敏者、开放性创面、急性炎症和皮肤感染者禁用。

【给药途径和剂量】外用，将适量本品倒在用温水淋湿的头发上，轻轻搓揉，按摩片刻，待泡沫丰富后，保留 5 分钟，随后用清水彻底洗净。隔日 1 次或一周 2 次。

【不良反应】光敏反应、皮肤刺激反应。

【相互作用】不宜和可致光敏反应的药物合用（诺氟沙星、环丙沙星）。

【观察指标】如用药部位出现灼烧感、瘙痒、红肿等，应停药，并将局部药物洗净。

【用药宣教】避免日光照射。

氢醌

【类别】皮肤科用药。

【妊娠安全等级】C。

【作用机制】局部用药，可使由黑色素增加导致色素沉着过度的皮肤可逆性褪色。干扰新黑色素的形成，但不破坏现有色素。抑制黑色素的合成和黑色素细胞的生长，可能是通过增加黑色素细胞中黑色素的排泄。

【适应证】用于改善色素沉着过度的皮肤，如黄褐斑、严重的雀斑、衰老的皮肤色斑（老年斑或肝斑）。

【禁用与慎用】对本品过敏者禁用。

【给药途径和剂量】色素沉着过度的成年人的美白：局部涂抹薄薄的一层，然后在凌晨和下午将其涂在色素沉着的肌肤上。

注意：在开始治疗前，局部使用皮肤测试敏感性。将少量药物（直径约 25mm）涂在完整的皮肤上，并在 24 小时内检查。如果形成水疱、发痒或过度发炎，请勿使用药物。轻微发红不是禁忌证。将应用范围限制在不超过面部和颈部的区域。

【不良反应】鼻旁和眶下区域干燥和裂痕、炎症反应、红斑、刺痛、灼热感、接触性皮炎。

【观察指标】

1. 通常情况下，完全脱色发生在 1~4 个月，并在停用本品后持续 2～4 个月。一旦获得所需的疗效，将使用量和使用频率减少到最低，以保持脱色。

2. 如果在治疗 2 个月或 3 个月后没有出现美白现象，请停止使用。

【用药宣教】

1. 如出现皮疹或刺激症状，洗净药物并咨询医生。

2. 避免接触眼睛，不要在开放性病变、晒伤、发炎或其他损坏的皮肤上使用。

3. 治疗终止后，应继续使用防护服和防晒剂，以减少变色的可能性。

克立硼罗

【类别】皮肤用药。

【作用机制】本品为4型磷酸二酯酶（PDE-4）抑制药，抑制PDE-4可导致细胞内环磷酸腺苷（cAMP）水平升高，但本品用于治疗特应性皮炎的确切机制尚不明确。

【适应证】适用于2岁及2岁以上轻度至中度特应性皮炎患者的局部外用治疗。

【禁用与慎用】

1. 禁用于对本品过敏者。

2. 禁用于皮肤切口、擦伤或烧伤处。

3. 慎用于哺乳期女性。

【给药途径和剂量】局部给药，于患处涂一薄层，每日2次。

【不良反应】过敏反应（包括接触性荨麻疹）、用药部位疼痛（如灼烧感、刺痛感）。

【相互作用】尚不明确。

【药动学】2～17岁儿童轻度至中度特应性皮炎患者局部使用本品软膏每次约3mg/cm^2，每日2次，连用8日，给药第8日的C_{max}和AUC分别为（127±196）ng/ml和（949±1240）（ng • h）/ml，血药浓度于第8日达稳态。体外试验显示，本品的血浆蛋白结合率为97%。本品在体内被广泛代谢为无活性代谢物，代谢物主要经肾排泄。

【观察指标】如出现过敏反应的体征和症状，应立即停药，并给予适当的治疗。

【用药宣教】

1. 不能将药物用于眼部、口腔、鼻或阴道。

2. 用药期间患处不能使用化妆品或其他护肤品。

3. 如给药部位或其他部位出现严重瘙痒、肿胀、红斑和荨麻疹等，立即停药，并及时就诊。

4. 将药物在患处涂上一薄层，并轻轻按摩。涂药后不能用纱布、绷带等包扎患处，除非医生要求。

他克莫司

【类别】免疫抑制剂。

【妊娠安全等级】C。

【作用机制】本品是由土壤真菌产生的大环内酯类抗生素，具有比环孢素更显著的免疫抑制活性。通过选择性抑制白介素-2、白介素-3和白介素-γ的分泌来抑制辅助性T淋巴细胞；从而减少移植排斥。通过产生有利于抑制性T淋巴细胞的失衡来抑制抗体产生（从而抑制免疫反应）。

【适应证】预防肝脏或其他器官移植后的排异反应（肾脏、心脏、骨髓、胰腺、小肠），中度至重度特应性皮炎（如湿疹）。

【超说明书用药】急性器官移植排斥反应，严重的斑块状银屑病。

【禁用与慎用】对本品或蓖麻油过敏者禁用；肾或肝功能不全患者、高钾血症、糖尿病、痛风、有癫痫发作史、高血压患者慎用。

【给药途径和剂量】

1. 剂量

（1）器官移植排斥的预防：①成年人，每日口服0.15～0.3mg/kg，分2次服用，不晚于移植后6小时开始；连续静脉滴注停药后8～12小时给予首次口服剂量，连续静脉输注每日0.05～0.1mg/kg，在移植后不早于6小时开始，直到患者可以接受口服治疗。②儿童，口服剂量与成年人相同，但以剂量范围的上限开始。

（2）特应性皮炎：局部用0.03%软膏薄薄的一层涂于患处，症状消除后继续治疗1周。

（3）严重斑块状银屑病：口服从每日0.05mg/kg开始，如有必要，在第3周增加到每日0.1mg/kg，在第6周增加到每日0.15mg/kg。

2. 给药途径

（1）在使用第一剂本品之前至少24小时停用环孢素。

（2）尽快将患者从静脉转入口服治疗。

（3）中断静脉滴注后8～12小时给予首次口服剂量。

（4）外用制剂在使用前，请确保皮肤清洁且完全干燥。在患处涂上薄薄的一层，然后轻轻并完全擦净。

（5）静脉滴注：用小剂量0.9%氯化钠注射液或5%葡萄糖注射液稀释至浓度为0.004～0.02mg/ml或更低。

（6）本品应空腹口服，以使药物达到最大吸收。

（7）本品与PVC不相容，用于本品的给药导管、注射器和其他设备不能含有PVC。

【不良反应】

1. 中枢神经系统　头痛、震颤、失眠、感觉异常或周围麻木感。

2. 心血管系统　轻度至中度高血压。

3. 内分泌系统　多毛症、高血糖症、高钾血症、低钾血症、低镁血症、高尿酸血症、血清胆固醇降低。

4. 消化系统　恶心、腹痛、胀气、食欲变化、呕吐、厌食、便秘、腹泻、腹水。

5. 血液系统　贫血、白细胞增多症、血小板减少性紫癜。

6. 泌尿生殖器系统　肾功能不全、尿少、肾毒性。

7. 呼吸系统　胸腔积液、肺不张、呼吸困难。

8. 特殊感觉　视物模糊、畏光。

9. 皮肤　潮红、皮疹、瘙痒、皮肤刺激、脱发、红斑、毛囊炎、感觉异常、剥脱性皮炎、多毛症、光敏性、皮肤变色、皮肤溃疡、出汗。

10. 其他　疼痛、发热、周围水肿。

【相互作用】

1. 肝药酶诱导剂和抑制剂均可影响本品的血药浓度，使之降低或升高。

2. 勿与环孢素同时服用，以免引起严重肾毒性。

3. 使用本品者，应避免使用保钾利尿药。

【药动学】口服吸收无规律，生物利用度为15%～20%。静脉给予后广泛分布至各组织中，以肝脏中的量最多，血中药物80%与红细胞结合。几乎全部在肝脏经细胞色素P450代谢，代谢产物经胆汁和尿排出。半衰期：8.7～11.3小时。

【观察指标】

1. 定期监测血清电解质、血糖、尿酸、BUN和肌酐清除率。

2. 密切监测肾脏功能，报告血清肌酐升高或尿量减少。

3. 监测神经毒性，并报告震颤、精神状态变化或其他毒性迹象。

4. 监测心血管状况并报告高血压的出现。

【用药宣教】

1. 使用软膏时，尽量减少暴露于自然阳光或灯光下。

2. 口服本品时应定期监测血药浓度。

3. 哺乳期妇女使用时应暂停哺乳。

本维莫德

【类别】银屑病用药。

【适应证】用于适合局部治疗的成年人轻、中度寻常型银屑病。

【作用机制】本品可抑制淋巴细胞蛋白质酪氨酸激酶活性，对与银屑病相关的炎症性细胞因子的释放、炎症细胞迁移和浸润、角质形成细胞的非正常分化和增生、新生血管形成和血管扩张均有抑制作用。

【禁用与慎用】

1. 对本品或乳膏中其他任何成分过敏者禁用。

2. 孕妇、计划妊娠的妇女禁用。

3. 点滴状、红皮病性、关节病性和脓疱性银屑病患者禁用。

4. 酒精依赖者，经常使用中草药或镇静药、催眠药及其他成瘾性药物者慎用。

5. 肝肾功能不全的患者慎用。

【给药途径和剂量】局部外用，每日2次，早晚各1次，均匀涂抹于患处，形成一薄层即可。每日最大使用剂量不超过6g，治疗面积不应超过体表面积的10%。患处皮肤涂布本品后严禁日光照射，在自然光照下也需注意采取避光措施。

【不良反应】

1. 局部反应　瘙痒、毛囊炎、接触性皮炎、丘疹、过敏性皮炎、疼痛、红斑，皮肤水肿、色素异常，皮炎、皮肤干燥。

2. 全身反应　感染（流感、尿路感染、上呼吸道感染、鼻咽炎、发热、皮肤感染、毛囊炎等）、氨基转移酶升高、腹胀、上腹痛、胸闷、哮喘、偶发室性期前收缩、偶发房性期前收缩。

【相互作用】尚未明确。

【药动学】12例轻度至中度银屑病患者使用本品乳膏1.8mg/cm^2（每天使用0.7～3g），每天2次，持续42天全身吸收有限。体外试验结果显示，本品血浆蛋白结合率可高达90.5%。

【观察指标】监测胰腺炎的症状、体征和实验室指标。

【用药宣教】

1. 本品只能皮肤局部外用，不可用于头面部、口周及眼睑部、腹股沟、肛门生殖器等部位。用药后立即洗手。

2. 本品不能用于损伤皮肤，不能封闭敷裹，不能用于有溃疡的黏膜或皮肤皱褶处。

3. 涂布本品乳膏后应避免暴露于自然光或人工光下，或应采取避光措施。

4. 哺乳期妇女使用时应暂停哺乳。

第五章　泌尿生殖系统药和性激素

第一节　妇科抗感染药和抗菌剂

制霉素

【类别】 抗真菌药。

【妊娠安全等级】 C。

【作用机制】 链霉菌产生的无毒、广谱的抗真菌抗生素。与真菌细胞膜中的固醇结合，从而改变膜电位并导致其细胞内成分外漏。

【抗菌谱】 针对多种酵母和真菌的抑真菌和杀菌活性；对细菌、病毒或原生动物没有明显的活性。

【适应证】 用于念珠菌引起的皮肤和黏膜局部感染，包括白念珠菌（如甲沟炎，皮肤、口咽、外阴阴道和肠道念珠菌病）。

【禁用与慎用】 妊娠期间谨慎使用阴道片剂。

【给药途径和剂量】

1. *治疗食管念珠菌病*　可口服本品 50 万～100 万 U，每日 3～4 次。婴儿和儿童给予 5 万～10 万 U（或更多），每日 4 次。

2. *治疗口腔病损*　可使用本品的混悬剂或软锭剂 10 万 U，每日 4 次；对免疫受损患者的用量可增至 50 万 U，每日 4 次。要使药物尽可能地与病损局部接触更长的时间，用药后 1 小时内不可饮水或进食。

3. *预防肠道念珠菌病（指使用广谱抗生素的患者）*　成年人可用 100 万 U/d；患有阴道念珠菌病的母亲所生的婴儿可给予 10 万 U/d。

4. *治疗阴道感染*　可用本品的阴道乳膏剂或阴道栓 10 万～20 万 U/d，连用 14 天。

5. *治疗皮肤病损*　可用每克含有本品 10 万 U 的软膏、凝胶、乳膏或粉剂，每日 2～4 次。

【不良反应】 可见恶心、呕吐、上腹不适、腹泻（尤其是口服剂量较高时）。

【相互作用】 维生素 B_2 可拮抗本品的作用。

【药动学】 本品几乎不能从胃肠道吸收，皮肤和黏膜的局部使用也不吸收。

【观察指标】

1. 监测口腔（尤其是舌）是否有改善的迹象。

2. 避免使用闭塞敷料或将药膏制剂涂在身体潮湿的地方，因为这些部位有利于酵母菌的生长。

【用药宣教】

1. 本品可能引起接触性皮炎。停止使用后，如果出现发红、肿胀或炎症，向医师报告。

2. 饭后和就寝时进行口服念珠菌病（鹅口疮）治疗。

3. 口腔用药时，在溶解期间和治疗后 30 分钟内，避免进食和饮水。

4. 用制霉菌素前除去鞋子内、长筒袜和脚上的灰尘。

5. 局部用药前，用温水清洁感染区域。

6. 月经期间继续治疗外阴阴道念珠菌病。

7. 服用本品时，在未咨询医师的情况下勿母乳喂养。

复方莪术油

【类别】 女性生殖系统用药。

【妊娠安全等级】 C。

【作用机制】 本品含硝酸益康唑，抗菌谱广，对皮肤丝状菌、念珠菌、酵母菌、黑色丝状菌、曲霉属、青霉素、放线菌等有抗菌作用。同时对某些革兰阳性菌具有抗菌活性。其作用机制为作用于致病菌的细胞膜，改变其通透性，阻止营养摄取，导致其死亡。莪术油具有行气活血、消积止痛、活血化瘀、去腐生肌、增强机体免疫能力之功效。两者联合对细菌、真菌、滴虫、病毒等病原微生物具有协同杀灭作用，并有利于修复病变组织，促进创面愈合。

【适应证】 本品用于治疗白念珠菌阴道感染、真菌性阴道炎、滴虫性阴道炎、宫颈糜烂。

【禁用与慎用】 对其他咪唑类药物过敏者、妊娠 3 个月内妇女禁用。

【给药途径和剂量】 阴道给药，每次 1 粒，每日 1 次；重症每日 2 次。或遵医嘱。6 次为 1 个疗程。

【不良反应】 仅个别患者反映恶心及局部有烧灼感，停药即消失。

【相互作用】 不宜与致光敏反应药物合用（诺氟沙星、环丙沙星）。

【观察指标】如用药部位出现灼烧感，应停药。

【用药宣教】

1. 阴道给药，切忌口服。

2. 使用本品时应避开月经期。

3. 给药时应洗净双手或戴指套或手套。

4. 用药期间注意个人卫生，防止重复感染，使用避孕套或避免性生活。

5. 用药部位如有烧灼感、红肿等情况应停药，并将局部药物洗净，必要时向医师咨询。

6. 夏季本品可能变软，可在冰箱冷冻层放置片刻后使用。

聚甲酚磺醛

【类别】抗感染用药。

【妊娠安全等级】C。

【作用机制】本品是一种强酸物质，对坏死或病变组织具有选择性的作用，能够使病变组织凝结而易于排除，促进组织再生和上皮重新覆盖。柱状上皮的胞质和胞核在接触此药后发生肿胀，几秒钟后皱缩。本品可以杀灭阴道内各种病原微生物（细菌、真菌和滴虫），同时保护生理性乳酸杆菌菌群的生长，维持阴道内的酸性环境，还具有收敛止血和促进创面愈合的功效。

【适应证】

1. 用于宫颈糜烂、宫颈炎、各类阴道感染（如细菌、滴虫和真菌引起的白带增多）、外阴瘙痒、使用子宫托造成的压迫性溃疡、宫颈息肉切除或切片检查后的止血，尖锐湿疣及加速电凝治疗后的伤口愈合；还可用于乳腺炎的预防（乳头皲裂的烧灼）。

2. 用于皮肤伤口与病变的局部治疗（如烧伤、肢体溃疡、压疮、慢性炎症等），能够加速坏死组织的脱落，止血和促进愈合过程；用于尖锐湿疣的治疗。

3. 用于口腔黏膜和齿龈的炎症，用于口腔溃疡及扁桃体切除后的止血。

【禁用与慎用】对本品及其中任何成分过敏者禁用。

【给药途径和剂量】

1. *洗液*

（1）宫颈糜烂：用 1∶100～1∶80 稀释的原液行阴道冲洗，1～2 次/周。隔日使用阴道栓 1 枚。

（2）阴道炎：隔日上阴道栓 1 枚，使用前先用 1∶100～1∶80 稀释的原液行阴道冲洗。

（3）尖锐湿疣：将浸有原液的棉片直接贴于疣体，10～15 分钟，至疣体变白，最后应在根部加压涂擦。每日 1 次，直至疣体完全脱落。

2. *栓剂*　可以隔日或每日使用 1 枚阴道栓剂。

【不良反应】

1. 偶可引起局部刺激症状（如烧灼感及疼痛），通常可耐受，并会很快消失。

2. 本品溶液用于治疗口腔病变时，可能损伤牙釉质。

【相互作用】本品仅限局部应用，不能排除与其他药物的相互影响的可能性，因而同一部位避免同时使用两种以上的药物。

【观察指标】本品可促进坏死组织从病灶处脱落，有时甚至是大片脱落，此时无须惊恐。

【用药宣教】

1. 有局部刺激感。

2. 治疗期间避免性交，不要使用刺激性肥皂清洗患处。月经期应停止用药。

3. 不能吞服，如果发生误吞，必须立即饮用大量水，并咨询医师。

4. 注意防止本品与眼部接触，如果眼部与本品接触，必须立即用水彻底冲洗。

硝呋太尔

【类别】抗感染用药。

【妊娠安全等级】B。

【作用机制】硝呋太尔对导致妇女生殖系统感染的细菌、滴虫和念珠菌有效。本品主要通过干扰其酶系统抑制细菌的生长，很难透过胎盘，无致畸作用。

【抗菌谱】对导致生殖系统感染的细菌、滴虫、念珠菌有效。

【适应证】

1. 细菌性阴道病、滴虫性阴道炎、念珠菌性外阴阴道病。

2. 泌尿系统感染。

3. 消化道阿米巴病及贾第虫病。

【禁用与慎用】对本品过敏者禁用。

【给药途径和剂量】

1. *阴道感染*　口服给药，每次服用 0.2g（规格为 0.1g 的每次 2 粒，规格为 0.2g 的每次 1 粒），每天 3 次，连续口服 7 天，饭后服用，建议夫妻同时服用；阴道给药，每晚 1 片置于阴道深处，连用 10 日。

2. *泌尿系统感染*　成年人每天服用 0.6～1.2g，平均连续服用 1～2 周（根据感染程度和性质而定）。

儿童每日 10～20mg/kg，分 2 次口服，平均连续使用 1～2 周（根据感染的程度和性质可适当延长）。

3. 消化道阿米巴病　成年人每次服用 0.4g，每天 3 次，连续口服 10 天。儿童每次 10mg/kg，每天 2 次，连续服用 10 天。

4. 消化道贾第虫病　成年人每次服用 0.4g，每天 2～3 次；连续口服 7 天。儿童每次 15mg/kg，每天 2 次，连续服用 10 天。

【不良反应】不良反应少，阴道片可引起外阴灼热、阴道干涩、恶心。

【药动学】本品口服后可迅速被吸收，2 小时内可达血药峰值，有报道在唾液和阴道分泌物中有较高浓度。半衰期 2.75 小时。本品代谢也十分迅速，口服大部分通过肾脏排泄。与两个活性代谢物一起在尿中排泄，原形药物和代谢物也可随乳汁排出。

【用药宣教】

1. 阴道给药时避免性生活，以免重复感染。

2. 阴道感染时，为了防止交叉感染和复发，男性伴侣也需要治疗。

3. 饭后 30 分钟服用本品。

4. 乙醇可能引起不适和恶心，用药期间避免饮酒。

5. 本品可降低活菌制剂疗效。

硝呋太尔制霉素

【类别】抗感染用药。

【妊娠安全等级】C。

【作用机制】本品为硝呋太尔、制霉素的复方制剂。

【适应证】用于细菌性阴道炎、滴虫性阴道炎、念珠菌性外阴炎、阴道混合感染。

【禁用与慎用】对硝呋太尔、制霉素过敏者禁用。

【给药途径和剂量】栓剂，阴道给药，1 次 1 粒，每日 1 次，6 日为 1 个疗程。

【不良反应】外阴灼热、阴道干涩、恶心。

【用药宣教】

1. 为防止交叉感染和复发，男性伴侣需要同时接受治疗。

2. 用药期间饮酒可能引起不适，应避免饮酒。

3. 本品可能损坏避孕工具，采取其他避孕措施。

4. 避开月经期，每晚睡前清洗外阴后，尽量送入阴道深处，以获得较好疗效。

5. 连用 6 天为 1 个疗程，如果 1～2 个疗程后症状未缓解或消失，及时就诊。

氯喹那多普罗雌烯阴道片

【类别】女性生殖系统用药。

【妊娠安全等级】C。

【作用机制】本品是由氯喹那多和普罗雌烯组成的复方制剂。氯喹那多是一种广谱抗菌剂，对多种病原菌具有抑制作用。普罗雌烯是一种合成的不对称雌二醇二醚，与传统的局部用雌激素制剂比较，普罗雌烯穿透阴道或表皮上皮细胞的能力较差，全身吸收及全身性激素反应很小。局部用药时，普罗雌烯具有抗阴道或宫颈黏膜萎缩的作用。

【适应证】各种感染性病因除淋球菌外引起的白带异常。

【禁用与慎用】

1. 虽然在此药应用过程中没有发现全身性效应，但不提倡将此药应用于有雌激素依赖性疾病的患者。

2. 对本品过敏者禁用。

【给药途径和剂量】将药片湿润后送至阴道深部，每晚 1 片，连续 18 日，在月经期也应连续用药，剂量可根据医嘱调整。

【不良反应】只有极少数患者在治疗期间，尤其是在治疗初期，有局部刺激、瘙痒或烧灼感，停药后症状自行消失。

【药动学】本品是一种接触性抗菌剂，由阴道黏膜部分吸收的成分很少，在阴道内不被代谢。局部用药的普罗雌烯不在组织内聚集，其生物半衰期小于 24 小时。在皮肤上施药后，只有少于 1%的普罗雌烯被吸收，阴道用药后，从未观察到全身的激素效应，尤其是距离阴道较远的雌激素敏感器官（如乳房和子宫）。

【用药宣教】

1. 不推荐孕妇使用，哺乳期最好不要使用。

2. 月经期间也需要坚持用药。

3. 用药初期可能出现给药部位刺激、瘙痒、烧灼感，停药后症状自行消失。

第二节　其他妇科药

一、催产药

麦角新碱

【类别】子宫收缩及引产药。

【妊娠安全等级】X。

【作用机制】本品直接作用于子宫平滑肌，作用强而持久。大剂量时可使子宫肌强直收缩，使胎盘种植处子宫肌内血管压迫而止血。妊娠晚期子宫对缩宫药的敏感性增强。

【适应证】

1. 用于预防和治疗产后及流产后子宫收缩无力或缩复不良引起的子宫出血。

2. 用于产后子宫复原不全，可加速子宫复原。

【禁用与慎用】

1. 禁用于胎儿及胎盘未娩出前的产妇。

2. 慎用于冠心病、闭塞性周围血管病、肝肾功能不全、严重高血压、感染性疾病、脓毒症、低钙血症患者。

【给药途径和剂量】肌内注射或静脉注射，每次 0.2mg，必要时可每 2～4 小时重复注射 1 次，最多 5 次。静脉注射时，用 0.9%氯化钠注射液或 5%葡萄糖注射液稀释后缓慢注入，注射时间至少 1 分钟。

【配伍禁忌】本品与青霉素、头孢噻肟、肌苷、奈达铂存在配伍禁忌。

【不良反应】

1. 心血管系统　心悸、心动过缓、高血压。

2. 呼吸系统　呼吸困难。

3. 神经系统　头晕、头痛。

4. 消化系统　恶心、呕吐、腹痛。

5. 其他　耳鸣、胸痛。

【相互作用】与升压药合用会发生严重高血压甚至脑血管破裂的风险。

【药动学】口服或肌内注射后吸收迅速而完全：口服后 6～15 分钟，肌内注射后 2～3 分钟，宫缩开始生效，作用持续 3 小时，静脉注射立即见效，作用约持续 45 分钟，节律性的收缩可持续 3 小时。本品在肝内代谢，经肾脏随尿排出。

【用药宣教】用药期间不得吸烟，因尼古丁可增强本品的血管收缩作用。

米索前列醇

【类别】子宫收缩及引产药。

【妊娠安全等级】X。

【作用机制】合成的前列腺素 E_1 类似物，具有抗分泌（抑制胃酸分泌）和黏膜保护特性，可增加碳酸氢盐和黏膜的保护性，还可以增加碳酸氢盐和黏液的产生。抑制基础和夜间胃酸分泌及对多种刺激的响应，包括进餐、组胺、五肽胃泌素和咖啡等因素；可引起子宫收缩，妊娠期使用可能会引起流产。

【适应证】

1. 在有胃溃疡并发症的高风险患者（如老年人和伴有衰弱性疾病或有溃疡病史的患者）中预防 NSAID（包括阿司匹林诱导的）引起的胃溃疡。十二指肠溃疡的短期治疗。

2. 与米非司酮序贯联用于终止停经 49 日内的早期妊娠。

【超说明书用药】用于妊娠晚期促宫颈成熟。

【禁用与慎用】

1.禁用于对前列腺素有过敏史者，妊娠期妇女（类别 X），哺乳期妇女。

2. 慎用于肾功能不全。未确定 18 岁以下儿童的安全性。

【给药途径和剂量】

1. 胃溃疡和十二指肠溃疡　每次 200μg，每天 4 次，于餐前和睡前口服。疗程 4～8 周，如溃疡复发可继续延长疗程。

2. 预防抗炎所致的消化性溃疡　每次 200μg，每天 2～4 次，剂量应根据个体差异、临床情况而定。

3. 抗早孕　终止≤49 天内的妊娠，要求药物流产时，服用米非司酮 150mg，分次服用（每次 25mg，每天 2 次，连服 3 天）或每次口服 200mg，服药前后应禁食 2 小时。服用米非司酮 36～48 小时后，再空腹顿服米索前列醇 400～600μg；终止 8～16 周的妊娠：第 1、2 日分别于空腹时或进食 2 小时后顿服米非司酮 100mg，总量为 200mg，每次服药后禁食 2 小时，第 3 日在距第一次口服米非司酮 36～48 小时口服本品 0.4mg，视临床情况可间隔 3 小时后重复 1 次，用药最多不超过 4 次。

【不良反应】

1. 神经系统　头痛。

2. 消化系统　腹泻，腹痛，恶心，胃肠胀气，消化不良，呕吐，便秘。

3. 泌尿生殖系统　痛经，子宫收缩。

【相互作用】含镁的抗酸药可能会加重腹泻。

【药动学】本品易从胃肠道吸收，有广泛的首过代谢，起效时间 30 分钟，达血药峰值时间 60～90 分钟。持续至少 3 小时。在肝脏中代谢，主要从尿中排泄；少量通过粪便排出体外，半衰期为 20～40 分钟。

【观察指标】监测腹泻；饭后和就寝时服用药物可将腹泻的发生率降至最低。腹泻是一种常见的不良反应，与剂量有关，通常是自限性的（通常在8天内即可缓解）。

【用药宣教】

1. 与含镁的抗酸药合用，会增加腹泻的发生。

2. 如出现绝经后出血，可能与不良反应有关。

3. 本品治疗期间避免妊娠；服用药物时使用有效的避孕方法。

4. 本品为堕胎药。如果发现妊娠，立即停药。

5. 哺乳期妇女使用时应暂停哺乳。

地诺前列酮

【类别】子宫收缩及引产药。

【妊娠安全等级】C。

【作用机制】本品为合成制备的前列腺素 E_2 类似物，可能直接作用于子宫肌层及胃肠道、支气管和血管平滑肌。妊娠初期，本品对妊娠子宫的刺激比缩宫素的刺激更有效。宫缩效果与足月妊娠期间的宫缩相似。

【适应证】从上次正常月经的第一天算起，第12周到妊娠中期终止妊娠；引出妊娠28周以下的流产或宫内胎儿死亡事件中的子宫内容物；促进良性葡萄胎引产前宫颈成熟。

【禁用与慎用】

1. 禁用于急性盆腔炎、盆腔手术史、子宫肌瘤、宫颈狭窄、未控制的心脏病、肺病、肾病、肝病患者。

2. 慎用于有高血压、低血压、哮喘、癫痫、贫血、糖尿病史者；有黄疸、肝、肾或心血管疾病病史者；宫颈炎、急性阴道炎、宫颈内膜病变患者。

【给药途径和剂量】将栓剂放在后穹窿处，使用少量润滑剂以助放置。为确保栓剂放置适宜，将其旋转90°放置，使其横置在穹窿处。在阴道外留有足够长的带子以便取出。注意：在使用地诺前列酮之前可能要先服用止吐药和止泻药，以最大限度地减少胃肠道不良反应；从铝箔包装中取出后，立即将阴道插入物插入阴道；栓剂给药后，让患者保持仰卧位10分钟，以防止排出并增强吸收。

【不良反应】

1. 神经系统　头痛，震颤，紧张。

2. 心血管　短暂性低血压，潮红，心律不齐。

3. 消化系统　恶心，呕吐，腹泻。

4. 泌尿生殖系统　阴道疼痛，子宫内膜炎，子宫破裂。

5. 呼吸系统　呼吸困难，咳嗽。

6. 全身性　发冷，发热，脱水，发汗，皮疹。

【相互作用】不建议与其他催产药合用。

【药动学】给药后从阴道吸收缓慢，释放速度约为0.3mg/h。10分钟起效，持续2～3小时。广泛分布于体内。在肺、肾脏、脾脏和其他组织中迅速代谢，主要通过尿液排出；一些通过粪便排泄。

【观察指标】

1. 用药后，请仔细观察患者。膜破裂不是药物的禁忌证，但要注意大量出血可能导致栓剂排出。向医师报告喘息、胸痛、呼吸困难，以及血压和脉搏的明显变化。

2. 监测子宫收缩情况，观察并报告过多的阴道出血和绞痛。保留吸收出血量的血垫，保存所有血块和组织，以供医师检查和实验室分析。

3. 流产通常在30小时内发生。与催产素联合使用时，时间可缩短至12～14小时。

4. 监测生命体征。发热是下丘脑对使用地诺前列酮的生理反应，发生于栓剂插入后15～45分钟。停药后2～6小时温度恢复正常。

【用药宣教】

1. 出院后继续测量温度（下午晚些时候）。若有发热、出血、腹部绞痛、异常或难闻的白带症状，请联系医师。

2. 至少2周内避免使用卫生棉条、进行性交和盆浴。

3. 本品可能加剧关节疼痛。

卡前列甲酯

【类别】子宫收缩及引产药。

【妊娠安全等级】D。

【作用机制】本品为前列腺素 $F_{2\alpha}$ 的类似物，具有较长的生物活性。刺激妊娠子宫肌层收缩；宫缩效果与足月分娩时的相似。平均流产时间16小时；平均剂量需要2.6ml。流产的时间长度和卡前列素所需的总剂量随着胎次的增加而减少，但随着胎龄的增长而增加。即使胎膜破裂也可以用作流产剂。

【适应证】有效地刺激子宫收缩，并用于在广泛的胎龄范围内引起流产。可用于治疗因宫缩乏力而对常规措施无反应的产后出血。从上次月经的第一天开始计算，以便在妊娠的第13～20周流产。也用于难治性产后出血。

【超说明书用药】减少继发于子宫收缩乏力的失血；宫内胎儿死亡和葡萄胎引产。

【禁用与慎用】

1. 禁用于急性盆腔炎、活动性心脏、肺病、肾病或肝病患者。

2. 慎用于哮喘病史、贫血、低血压、高血压、糖尿病、癫痫、子宫手术史、宫颈狭窄处的肌瘤。

【给药途径和剂量】

1. 终止妊娠药　停经≤49 天的健康早孕妇女，空腹或进食 2 小时后，首剂口服 200mg 米非司酮片一片后禁食 2 小时，第 3 天晨于阴道后穹窿放置卡前列甲酯栓 2 枚（1mg），或首剂口服 25mg 米非司酮片 2 片，当晚再服 1 片，以后每隔 12 小时服一片。第 3 天晨服一片 25mg 米非司酮片后 1 小时于阴道后穹窿放置卡前列甲酯栓 2 枚（1mg）。卧床休息 2 小时，门诊观察 6 小时，注意用药后出血情况，以及有无妊娠排出和不良反应。

2. 预防和治疗宫缩弛缓所引起的产后出血　于胎儿娩出后，立即戴无菌手套将卡前列甲酯栓 2 枚（1mg）放入阴道，贴附于阴道前壁下 1/3 处，约 2 分钟。

【不良反应】

1. 全身性　发热，潮红，发冷，咳嗽，头痛，疼痛（肌肉、关节、小腹、眼睛），乳房压痛。

2. 消化系统　恶心，腹泻，呕吐。

3. 神经系统　头痛，震颤，紧张。

【相互作用】不建议与其他催产药合用。

【药动学】栓剂给药直接到达作用部位，同时有部分通过阴道黏膜吸收入循环系统，但血中浓度很低，难以测出，给药后 6～9 小时主要随尿中代谢物排出。

【观察指标】

1. 监测子宫收缩情况，观察并报告过多的阴道出血和绞痛。保存所有血块和组织，以供医师检查和实验室分析。

2. 定期检查生命体征。该药引起的发热反应发生在 10%以上的患者中，必须与子宫内膜炎区分开，子宫内膜炎是在流产后第 3 天左右发生的。

【用药宣教】

1. 出现出血、恶臭分泌物、腹痛或发热的发生及时就诊。约 60%的患者会出现恶心和腹泻，因此在给药前和给药期间可能需要服用止吐药和止泻药。

2. 排卵最早可能在流产后 2 周发生，因此需做好避孕措施。

3. 哺乳期妇女使用时应暂停哺乳。

卡前列素氨丁三醇

【类别】子宫收缩及引产药。

【妊娠安全等级】D。

【作用机制】肌内注射本品可刺激妊娠子宫肌层收缩，类似足月妊娠末的分娩收缩。尚无法确定这些收缩是否由卡前列素直接作用于子宫肌层而引起。尽管如此，大多数情况下，这些收缩均可使妊娠物排出。产后妇女使用后，子宫肌肉收缩可在胎盘部位发挥止血作用。

【适应证】用于中期妊娠流产、晚期足月妊娠促子宫颈成熟及引产。

【禁用与慎用】对本品过敏者、急性盆腔炎患者、有活动性心肺肾肝疾病患者禁用。

【给药途径和剂量】

1. 终止妊娠　起始剂量为 1ml（含相当于 250μg 的卡前列素），用结核菌注射器做深部肌内注射。此后根据子宫反应，间隔 1.5～3.5 小时再次注射 250μg 的剂量。首次可使用试验剂量 100μg（0.4ml）。数次注射 250μg（1ml）剂量后子宫收缩力仍不足时，剂量可增至 500μg（2ml）。卡前列素氨丁三醇的总剂量不得超过 12mg，且不建议连续使用超过两天。

2. 难治性产后子宫出血　起始剂量为 250μg（1ml 本品），做深部肌内注射。必要时 15～90 分钟多次注射，总剂量不得超过 2mg（8 次剂量）。

注意：

（1）约 60%的患者会出现恶心和腹泻，因此在使用本品之前和期间可能要服用止吐药和止泻药。

（2）深层肌内注射：注射药物前要小心，以免意外进入血管，这可能导致支气管痉挛、强直性收缩和休克。请勿将随后的剂量使用于相同的部位。

【配伍禁忌】尚不明确。

【不良反应】

1. 全身性　发热，潮红，发冷，咳嗽，头痛，疼痛（肌肉、关节、小腹、眼睛），乳房压痛。

2. 消化系统　恶心，腹泻，呕吐。

【药动学】肌内注射后，血浆中达到峰浓度的时间为 30～90 分钟。经肾脏在 24 小时内消除。

【观察指标】

1. 监测子宫收缩情况，观察并报告过多的阴道出血和绞痛。保存所有血块和组织，以供医师检查和实验室分析。

2. 定期检查生命体征。该药引起的发热反应发生在 10%以上的患者中，必须与子宫内膜炎区分开，子宫内膜炎是在流产后第 3 天左右发生的。

【用药宣教】同“卡前列甲酯”。

二、其他妇科药

利托君

【类别】子宫松弛药。

【妊娠安全等级】C。

【作用机制】能刺激子宫平滑肌的β_2受体，降低子宫收缩强度和频率，延长妊娠期（松弛子宫的效果可以通过β受体阻滞抗剂消除）。暂时性心血管作用包括心排血量增加，增加母体和胎儿的心搏速率，使母体脉压增加。

【适应证】早产妇女使用本品后，可延缓分娩，使妊娠时间接近正常，用于防治早产，一般先采用静脉滴注，取得疗效后，口服本品维持疗效。

【禁用与慎用】

1. 轻度至中度先兆子痫或子痫、子宫内感染、子宫颈扩张 4cm 或以上（单胎）、妊娠不足 20 周者、高血压患者禁用。

2. 糖尿病患者在妊娠 20 周之前或 36 周之后，或者如果继续妊娠会对母亲和胎儿有危害（如产前出血、子痫、宫内胎儿死亡、母亲心脏病、肺动脉高压、母亲甲状腺功能亢进、严重糖尿病）者禁用。

3. 低血容量、心动过速或洋地黄中毒者、未经控制的高血压相关的心律失常、甲状腺功能亢进者禁用。

4. 正在使用排钾利尿药者、心脏病患者慎用。

【给药途径和剂量】一般先采用静脉滴注，取得疗效后，口服本品维持疗效。

1. 静脉滴注　取本品 150mg 用 500ml 中，得到 0.3mg/ml（300μg/ml）溶液，静脉滴注，滴速不超过 0.2mg/min。注释为 0.3mg/ml 的溶液，于 48 小时内使用完毕。静脉滴注时，应保持左侧姿势，以减少低血压危险。开始时，应控制滴速使剂量为每分钟 0.1mg，并逐渐增加至有效剂量，通常保持在每分钟 0.15～0.35mg，待宫缩停止后，至少持续输注 12 小时。

2. 口服　本品 10mg（1 片）。开始的 24 小时内通常口服剂量为每 2 小时 10mg，此后每 4～6 小时 10～20mg，每日总剂量不超过 120mg。为了抗早产的需要，此种维持治疗还可按此剂量继续口服。

【配伍禁忌】本品与高血糖素有配伍禁忌。

【不良反应】

1. 全身性　红斑，神经质，躁动不安，焦虑，全身不适，过敏性休克，出汗，发冷，嗜睡，虚弱，强直性肌营养不良。

2. 中枢神经系统　震颤，头痛。

3. 心血管系统　心律不齐，胸痛，肺水肿改变。

4. 内分泌系统　暂时性高血糖。

5. 消化系统　恶心，呕吐，上腹不适，肠梗阻，腹胀，便秘，腹泻。

6. 泌尿生殖系统　糖尿。

7. 呼吸系统　呼吸困难，换气过度。

8. 皮肤　皮疹。

【相互作用】

1. 避免与β受体激动剂和β受体抑制剂同时使用。

2. 同时使用皮质类激素可导致肺水肿。

3. 下列药物同时使用，可加重对心血管的影响，特别是心律失常或低血压：①硫酸镁；②二氮嗪；③哌替啶；④强效麻醉剂。

4. 与副交感神经阻滞剂如阿托品合用可导致高血压。

5.与其他副交感神经胺同时使用时，对心血管的影响加强。但只要有足够的时间间隔就可避免。因为在给药 24 小时内有 90%本品排出体外。

【药动学】本品从胃肠道吸收 30%，血药峰值时间为 30～60 分钟。本品穿过胎盘。在肝脏中代谢，随尿排出。半衰期为 1.7～2.6 小时。

【观察指标】

1. 在静脉滴注期间，连续监测母体和胎儿心率，以及母体的血压情况。

2. 警惕肺水肿的症状。

【用药宣教】

1. 出现心悸、胸痛、头晕、呼吸窘迫、无力、震颤、出汗或发冷立即就诊。

2. 哺乳期妇女使用时应暂停哺乳。

乳酸菌

【类别】女性生殖系统用药。

【妊娠安全等级】B。

【作用机制】本品为含活肠链球菌制剂，可分解糖类产生乳酸，提高阴道酸度，肠链球菌一般情况下不致病。

【适应证】本品为由活肠链球菌制成的微生态制剂，可用于治疗由菌群紊乱而引起的阴道病。

【给药途径和剂量】清洗外阴后，将本品放入阴道深部，每晚 1 次，每次 2 粒，连用 7 天为 1 个疗程。

【相互作用】勿同时使用抗菌药物，以免影响疗效。

【用药宣教】

1. 治疗期间应避免性生活。

2. 治疗期间不可冲洗阴道及使用其他阴道用药。

3. 治疗期间勿使用抗菌药物，以免影响疗效。

乳杆菌活菌

【类别】女性生殖系统用药。

【妊娠安全等级】B。

【作用机制】本品可直接补充阴道内正常生理细菌，调节阴道内菌群平衡，抑制并消除阴道中的有害细菌。

【适应证】用于由菌群紊乱而引起的细菌性阴道病的治疗。

【给药途径和剂量】清洁外阴后，戴上指套，将本品放入阴道深部，每次 1 粒，每晚 1 次，连用 10 天为 1 个疗程。

【相互作用】本品对多种抗菌药物如β-内酰胺类、大环内酯类、氨基糖苷类等敏感，如使用，请错开用药时间。

【用药宣教】同“乳酸菌”。

溴隐亭

【类别】代谢及内分泌系统用药。

【妊娠安全等级】C。

【作用机制】本品为半合成麦角生物碱衍生物，但缺乏催产活性。本品通过激活下丘脑中的突触后多巴胺能受体来刺激催乳素抑制因子和促黄体生成素释放因子的释放，降低男性和女性的血清催乳素水平。恢复闭经妇女的排卵和卵巢功能，从而改善因催乳素水平升高引起的女性不孕症。激活中枢神经系统新纹状体中的多巴胺能受体，这可能解释了本品可用于帕金森病的机制。

【适应证】

1. 分娩后、自发性、肿瘤性、药物引起的闭经。

2. 催乳素引起的月经紊乱、不孕、继发性闭经、排卵减少等。

3. 抑制泌乳，预防分娩后和早产后的泌乳。

4. 产后乳房充血，乳房触痛，乳房胀痛和烦躁不安。

5. 催乳素引起的雄性激素低下症，如勃起功能障碍和精子减少引起的不育。

6. 肢端肥大症与巨人症的辅助治疗。

7. 本品用于抗帕金森病。与复方左旋多巴联合用于治疗早期帕金森病，特别是单独用左旋多巴无效的患者。

8. 用于垂体瘤伴肢端肥大症的辅助治疗。

9. 用于催乳素瘤所引起的高催乳素血症。

【超说明书用药】预防产后泌乳，缓解经前症状，治疗高泌乳症男性性腺功能减退和溢乳；用于治疗肝性脑病、库欣综合征、药物诱发的抗精神病药物恶性综合征和可卡因戒断。

【禁用和慎用】

1. 对麦角生物碱过敏、恶性高血压、严重缺血性心脏病或周围血管疾病、垂体瘤泌乳素水平正常者禁用。

2. 肝肾功能不全、精神病史、心律失常病史的患者慎用。

【给药途径和剂量】

1. *用于治疗产后泌乳及高催乳素血症引起的性腺功能低下症*　初始每次 2.5mg，每天 1 次，晚餐后服用，根据临床效果可逐渐增加到每天 5～7.5mg，分 2～3 次于餐后服用，连续治疗至乳分泌停止。

2. *用于产后乳腺炎*　每次 2.5mg，每天 2 次，连续用 14 天。

3. *乳溢或催乳素引起的闭经、功能性月经病和不孕患者*　开始给予 0.125mg，每天 2～3 次，如作用不明显，可逐渐增量至 0.25mg，每天 2～3 次，饭后服用。持续治疗直至乳汁分泌停止。对于闭经、功能性月经病和不孕患者，治疗应持续到月经恢复正常。如果需要，治疗可延续至几个周期，以防复发。

4. *用于肢端肥大症*　初始每次 1.25mg，每天 2～3 次，餐后服用，渐增至每天 5～10mg。

5. *用于震颤麻痹症*　治疗用量差异较大，用量应以生长激素血浓度减低为指标，初始每次 1.25mg，每天 1 次，晚餐后服用，以后每周增加 1.25mg，一般最大效应在每天 10～40mg 时达到，应每隔 3 个月做 1 次全面化验检查，以决定用量。

6. *抑制泌乳*　0.25mg，每天 2 次，早晚与食物共服，连用 14 天。停药后，偶有少量的乳汁分泌 2～3 天，以同样剂量继续服用数日即可停止。

7. *分娩后乳房充血*　轻者口服 0.25mg，如需要又未停止泌乳则12小时后重复1次。

8. 催乳素引起的雄性激素低下症 每天5～10mg。

9. 肢端肥大症 开始每天2.5mg，经7～14天后根据临床效应可逐渐增至每天10～20mg，分4次与食物同服。

10. 催乳素增多所致的经前期综合征 月经周期第14天开始口服，每天1.25mg，逐渐增加至每天2.5mg，直至月经来潮。

11. 阻止产后泌乳或回乳 每次2.5mg，每天2次，连服14天。

12. 垂体催乳素腺瘤（无须手术切除的微腺瘤、巨大腺瘤术前用药或术后残留腺瘤） 从小剂量开始服用，逐渐增量，一般有效量为每天7.5～60mg。

【不良反应】

1. 中枢神经系统 头痛，头晕，眩晕，晕厥，镇静，噩梦，失眠，运动障碍，共济失调；躁狂，神经质，焦虑，抑郁。

2. 心血管系统 直立性低血压，休克，产后高血压，心慌，心动过速，雷诺现象，心绞痛加重，心律不齐，急性心肌梗死。

3. 特殊感觉 视物模糊，眼睛灼热感，眼睑痉挛，复视。

4. 消化系统 恶心，呕吐，腹部绞痛，上腹痛，便秘（长期服用）或腹泻；金属味，口干，吞咽困难，厌食，消化性溃疡。

5. 皮肤 荨麻疹，皮疹，网状斑纹。

6. 其他 疲劳，鼻塞，乏力。

【相互作用】

1. 本品可增强抗高血压药的作用。

2. 口服避孕药、雌激素、孕激素可能通过引起闭经和溢乳而干扰本品的作用。

3. 苯并噻嗪类、三环类抗抑郁药、甲基多巴、利血平可引起催乳素增加，这可能会干扰本品的活性。

【药动学】本品从胃肠道吸收约28%。达血药峰值需1～2小时。在肝脏中代谢，5天内85%的代谢物从粪便排泄，3%～6%随液排出，半衰期为50小时。

【观察指标】

1. 在治疗的前几天要密切监测生命体征，并在整个治疗过程中定期监测。

2. 实验室检查：定期进行血常规检查，肝功能和肾功能检查。

3. 当使用的剂量较大时，观察并报告帕金森病患者的精神病症状和其他不良反应。

4. 服用溴隐亭后30～90分钟，帕金森病有所改善，在2小时内效果最佳。

【用药宣教】

1. 用药期间缓慢且逐步地改变姿势，尤其是从躺下到站立，并在走路前将双腿悬在床上几分钟。如果出现头晕，立即躺下。

2. 用药期间勿驾驶或从事其他潜在的危险活动。

3. 注意保暖，出现手指或足趾发白告知医师。

4. 服用本品抑制产后泌乳的患者可能会在停药后出现暂时性的乳房胀痛。

5. 正常月经的恢复通常需要6～8周。建议接受闭经和溢乳治疗的患者使用屏障型避孕措施，直到恢复正常的排卵周期。禁止使用口服避孕药。

6. 如果在治疗期间妊娠，立即停用本品。

7. 哺乳期妇女使用时应暂停哺乳。

8. 随餐，与牛奶或其他食物一起服用，以减少胃肠道不良反应的发生；在接受第一剂药物之前，让患者处于仰卧位，因为可能会出现头晕和晕厥。因此，通常规定晚上服用初始剂量。

阿托西班

【类别】子宫松弛药。

【妊娠安全等级】C。

【作用机制】阿托西班是一种合成的肽类物质，可在受体水平对人催产素产生竞争性抑制作用。大鼠和豚鼠的动物实验结果显示本品与催产素受体结合后可降低子宫的收缩频率和张力，抑制子宫收缩。本品也与加压素受体结合，从而抑制加压素的作用。

【适应证】用于有下列情况的孕妇，以推迟即将来临的早产。

1. 每次至少30秒的规律子宫收缩，每30分钟内≥4次。

2. 宫颈扩张1～3cm（未经产妇0～3cm）和子宫软化度/变薄≥50%。

3. 年龄≥18岁。

4. 妊娠24～33足周。

【禁用与慎用】有下列情况者不能使用。

1. 孕龄小于24周或大于33足周。

2. 大于30孕周胎膜早破的患者。

3. 胎儿宫内生长迟缓和胎心异常的患者。

4. 产前子宫出血且需要立即分娩的患者。

5. 子痫和严重的先兆子痫，需要立即分娩的患者。

6. 胎死宫内的患者。

7. 怀疑宫内感染的患者。

8. 前置胎盘的患者。

9. 胎盘早期剥离的患者。

10. 任何继续妊娠对母体或胎儿有害的情况。

11. 已知对本品活性物质或任何其他赋形剂过敏的患者。

【给药途径和剂量】注射液可以 0.9%氯化钠注射液、乳酸钠林格注射液、5%葡萄糖注射液稀释。初始剂量为 6.75mg，采用本品 0.75mg/ml 注射液静脉注射；紧接着用本品的稀释后注射液持续 3 小时大剂量（每分钟 300μg）输注；然后以未经稀释的本品注射液低剂量（每分钟 100μg）滴注，最多达 45 小时。持续治疗应不超过 48 小时。整个疗程中，总剂量不宜超过 330mg。

【配伍禁忌】尚不明确。

【不良反应】

1. 中枢和周围神经系统　头痛，头晕。

2. 消化系统　呕吐。

3. 全身性　潮热。

4. 心血管系统　心动过速，低血压。

5. 代谢系统　高血糖。

6. 皮肤　瘙痒，皮疹。

7. 其他　发热、失眠。

【相互作用】合用拉贝洛尔可使本品血药浓度降低，达峰时间延长，但不影响其生物利用度。

【药动学】静脉滴注本品稳态血药浓度与剂量成比例地升高。血浆蛋白结合率为 46%～48%。可以通过胎盘。分布容积与剂量无关，分布容积的平均值是（18.3±6.8）L。静脉滴注结束后，血药浓度迅速下降，清除率的平均值为（41.8±8.2）L/h。起始半衰期（0.21±0.01）小时，终止半衰期（1.7±0.3）小时。清除率和半衰期与剂量无关。尿中含量很少，尚不清楚粪中阿托西班含量。

【观察指标】

1. 用药期间应监测子宫收缩情况、胎心率。

2. 应监测产后出血量。

【用药宣教】本品易引起呕吐。

第三节　生殖系统的性激素和调节剂

一、全身用激素类避孕药

丙酸睾酮

【类别】男性生殖系统用药。

【妊娠安全等级】X。

【作用机制】本品为睾酮的丙酸酯。作用与睾酮、甲睾酮相同，但肌内注射作用时间较持久。能促进男性器官及第二性征的发育、成熟。大剂量时有对抗雌激素作用，抑制子宫内膜生长及卵巢、垂体功能。还有促进蛋白质合成及骨质形成等作用。雄激素作用与蛋白同化作用之比为 1∶1。

【适应证】

1. 原发性或继发性男性性功能减低。

2. 男性青春期发育迟缓。

3. 绝经期后女性晚期乳腺癌的姑息性治疗。

【禁用与慎用】肝肾功能不全、孕妇及前列腺癌患者禁用。

【给药途径和剂量】

1. 成年人常用量深部肌内注射

（1）男性性腺功能低下激素替代治疗：每次 25～50mg，每周 2～3 次。

（2）绝经后女性晚期乳腺癌：每次 50～100mg，每周 3 次。

（3）功能性子宫出血：配合黄体酮使用，每次 25～50mg，每日 1 次，共 3～4 次。

2. 男性青春发育延缓　每次 12.5～25mg，每周 2～3 次，疗程不超过 4～6 个月。

注意：应做深部肌内注射，不能静脉注射。

【配伍禁忌】尚不明确。

【不良反应】

1. 注射部位可出现疼痛、硬结、感染及荨麻疹。

2. 大剂量可致女性男性化，男性睾丸萎缩，精子减少。

3. 水肿、黄疸、肝功能异常。

4. 皮疹。

【相互作用】与口服抗凝药合用，可增强口服抗凝药的作用，甚至可引起出血；与胰岛素合用，对蛋白的同化作用可相加。

【药动学】本品 98%与血浆蛋白结合，大部分在肝内代谢转化成活性较弱的雄酮及无活性的 5β-雄酮，并与葡萄糖醛酸或硫酸结合，随尿排出。

【观察指标】定期检查肝功能。

【用药宣教】

1. 男性用药期间定期检查前列腺。

2. 若出现过敏反应，应立即停药。

十一酸睾酮

【类别】男性生殖系统用药。

【妊娠安全等级】X。

【作用机制】本品为雄激素类药，为睾酮的十一酸酯，是睾酮的衍生物。可促进男性生长、男性第二性征和睾丸、副性腺结构的发育。促进蛋白质合成和减少分解，增强免疫功能，促进骨骼生长。促进红细胞生成，反馈性抑制促性腺激素分泌，抑制雌激素分泌。

【适应证】

1. 原发性或继发性睾丸功能减退。

2. 男孩体质性青春期延迟。

3. 乳腺癌转移的姑息性治疗。

4. 再生障碍性贫血的辅助治疗。

5. 中老年部分雄性激素缺乏综合征。

6. 类风湿关节炎。

【禁用与慎用】

1. 确诊及可能前列腺癌、乳腺癌患者及可疑乳腺癌者、孕妇禁用。

2. 心力衰竭、肾衰竭、前列腺增生、高血压、癫痫、三叉神经痛、高钙血症、有睡眠呼吸暂停风险或其他病史者慎用。

【给药途径和剂量】

1. 口服　开始剂量按每日 120～160mg，用药 2 周后，以每日 40～120mg 的剂量维持。早晚两次，饭后口服。若每天服用的胶囊成单数，可在早上多服 1 粒，或遵医嘱。

2. 肌内注射　每次 250mg，1 个月 1 次，特殊情况（如再生障碍性贫血患者）可增至 500mg。

【配伍禁忌】尚不明确。

【不良反应】性早熟，勃起频率增加、阴茎增大和骺骨早闭、阴茎异常勃起和其他性刺激过度征象、精子减少、射精量减少、水钠潴留。

【相互作用】

1. 与口服抗凝药合用，可增强口服抗凝药的作用，甚至可引起出血。

2. 与胰岛素合用，可协同蛋白同化作用。

【药动学】本品口服后以乳糜微粒形式在小肠淋巴管被吸收，经胸导管进入体循环，酯键裂解后释出睾酮。这一吸收形式避免了肝脏的首过效应和肝毒性。口服后血清的达峰时间有明显的个体差异，平均约 4 小时，连续服用后，血清睾酮水平逐渐升高，在 2～3 周后达到稳态；单剂肌内注射后血清睾酮达峰时间约在第 7 天，21 天后恢复到肌内注射前水平。本品为亲脂性药物，口服后与类脂质一起经淋巴系统吸收。经尿排泄，服药后 1 周内尿中总量为 45%～48%，24 小时内所吸收剂量有 40% 出现于尿中。

【观察指标】

1. 用药前后注意监测前列腺特异性抗原，以排除前列腺癌。

2. 用药前后监测血细胞比容和血红蛋白。

3. 长期用药应监测肝功能。

4. 糖尿病患者应监测血糖。

【用药宣教】

1. 本品软胶囊餐时服用，注射液应深部肌内注射，避免血管内注射。

2. 本品可使女性出现男性化迹象，表现为声音嘶哑、痤疮、多毛、月经不规则和脱发。

二、雌激素类

己烯雌酚

【类别】女性生殖系统用药。

【妊娠安全等级】X。

【作用机制】为人工合成的非甾体雌激素物质，能产生与天然雌二醇相同的所有药理与治疗作用。促使女性器官及第二性征正常发育；促使子宫内膜增生和阴道上皮角化；增强子宫收缩，提高子宫对催产素的敏感性；小剂量刺激而大剂量抑制垂体前叶促性腺激素及催乳素的分泌；抗雄激素作用。

【适应证】

1. 主要用于补充体内雌激素不足，如萎缩性阴道炎、女性性腺发育不良、绝经期综合征、老年性外阴干枯症及阴道炎、卵巢切除后、原发性卵巢缺如。

2. 乳腺癌、绝经后及男性晚期乳腺癌、不能进行手术治疗者。

3. 前列腺癌，不能手术治疗的晚期患者。

4. 预防产后泌乳、退（或回）乳。

【禁用与慎用】

1. 有血栓性静脉炎和肺栓塞性病史患者、与雌激素有关的肿瘤患者及未确诊的阴道不规则出血患者、高血压患者禁用。

2. 心肝肾功能不全者、糖尿病患者、癫痫患者、抑郁症患者慎用。

【给药途径和剂量】

1. 补充体内雌激素不足

（1）口服给药：每日 0.25～0.5mg，21 天后停药一周，周期性服用。

（2）肌内注射：每次 0.5～1mg，每日 0.5～6mg。

2. 乳腺癌

（1）口服给药：每日 15mg，6 周内无改善则停药。

（2）肌内注射：每次 0.5～1mg，每日 0.5～6mg。

3. 晚期前列腺癌

（1）口服给药：开始时每日 1～3mg，依据病情递增而后递减；维持量每日 1mg。

（2）肌内注射：每次 0.5～1mg，每日 0.5～6mg。

4. 预防产后泌乳、退乳

（1）口服给药：每次 5mg，每日 3 次，连用 3 日。

（2）肌内注射：每次 0.5～1mg，每日 0.5～6mg。

【配伍禁忌】尚不明确。

【不良反应】

1. 心血管系统　血栓症、心功能异常。

2. 代谢、内分泌系统　高脂血症、钠潴留。

3. 泌尿生殖系统　不规则阴道出血、子宫肥大、尿频、尿痛。

4. 神经系统　头痛、头晕。

5. 消化系统　恶心、呕吐、厌食。肝功能异常。

【相互作用】

1. 与卡马西平、苯巴比妥、苯妥英钠、扑米酮、利福平等同时使用，可减低雌激素的效应。

2. 本品可减弱抗凝药、抗高血压药的药效。

【药动学】本品口服效果好，不易被肝破坏，其代谢途径尚不明确。

【观察指标】长期使用时应定期检查血压、肝功能、阴道脱落细胞、宫颈防癌刮片每年 1 次。

【用药宣教】

1. 不要中途停药，以免出现子宫出血。

2. 如果长期大量用药，需要停药时请在医师指导下逐渐减量。

3. 用药期间应戒烟。

4. 本品常见的不良反应有乳房胀痛。体重增加或减少、恶心、食欲缺乏、腹部绞痛或胀气、足及足踝水肿，持续用药后可逐渐缓解。

炔雌醇

【类别】女性生殖系统用药。

【妊娠安全等级】X。

【作用机制】雌激素类药，炔雌醇对下丘脑和垂体有正、负反馈作用。小剂量可刺激促性腺激素分泌，大剂量则抑制其分泌，从而抑制卵巢的排卵，达到抗生育作用。

【适应证】

1. 补充雌激素不足，治疗女性性腺功能不良、闭经、更年期综合征等。

2. 用于晚期乳腺癌（绝经期后妇女）、晚期前列腺癌的治疗。

3. 与孕激素类药合用，能抑制排卵，可作避孕药。

【禁用与慎用】

1. 与雌激素有关的肿痛，如乳腺癌、子宫颈癌禁用（前列腺癌、绝经期后乳腺癌除外）；血栓性静脉炎、肺栓塞患者禁用。

2. 肝病、肾病、心脏病患者，子宫肌瘤、癫痫、糖尿病患者，不明原因的阴道出血者慎用。

【给药途径和剂量】

1. 性腺发育不全　每次 0.02～0.05mg，每晚 1 次，连服 3 周，第 3 周配用孕激素进行人工周期治疗，可用 1～3 个周期。

2. 更年期综合征　每日 0.02～0.05mg，连服 21 日，间隔 7 日再用，有子宫的妇女，于周期后期服用孕激素 10～14 天。

3. 乳腺癌　每次 1mg，每日 3 次。

4. 前列腺癌　每次 0.05～0.5mg，每日 3～6 次。

【不良反应】

1. 可有恶心、呕吐、头痛、乳房胀痛、腹胀等。

2. 偶有阴道不规则出血、闭经、尿频、尿痛、头痛、血压升高、皮疹、乳腺小肿块等。

【相互作用】

1. 口服 1g 维生素 C 能使单次口服炔雌醇生物利用度提高到 60%～70%。

2. 与孕激素类药合用，具有抑制排卵的协同作用，可用作避孕药。

【药动学】口服可被胃肠道吸收，达峰时间为 1～2 小时，半衰期为 6～14 小时，能与血浆蛋白中度结合，在肝内代谢，大部分以原形排出，约 60% 随尿排出。

【观察指标】长期服用本品必须定期体检（每 6～12 个月 1 次），包括血压、肝功能、阴道脱落细胞。

【用药宣教】如果长期大量用药，需要停药时请在医师指导下逐渐减量。

雌二醇/苯甲酸雌二醇

【类别】女性生殖系统用药。

【妊娠安全等级】X。

【作用机制】本品是体内的主要雌激素与特定的细胞内受体结合所形成的复合物，能刺激负责雌激素作用的蛋白质的合成。促进子宫内膜的发育，但长时间暴露会导致异常的子宫内膜增生，这种情况通常与异常的出血模式有关。相反，突然失去雌激素刺激的子宫内膜可能在48～72小时出血。

【适应证】

1. 防治绝经期综合征。
2. 雌激素分泌不足所致的月经期症状。
3. 用于预防有骨折危险妇女的骨矿物质含量的丢失。
4. 也用于晚期前列腺癌的姑息疗法。

【禁用与慎用】

1. 未确诊的阴道出血患者禁用。
2. 已知或可疑乳腺癌患者禁用。
3. 已知或可疑受性激素影响的癌前病变或恶性肿瘤患者禁用。
4. 现有或既往有肝脏肿瘤病史（良性或恶性）者禁用。
5. 重度肝脏疾病患者禁用。
6. 急性动脉血栓栓塞（如心肌梗死、脑卒中）患者禁用。
7. 活动性深静脉血栓形成、血栓栓塞性疾病或有这些疾病的病史者禁用。
8. 重度高三酰甘油血症患者禁用。
9. 哺乳期妇女使用时，应停止哺乳。
10. 儿童用药的安全性及有效性尚未确定。

【给药途径和剂量】

1. 肌内注射

（1）替代治疗：每次0.5～2mg，每周2～3次。

（2）功能性子宫出血：每天4～6mg；止血后减为每天1mg，连用20天。

（3）退乳：每天4mg，连用3～5天。

2. 外用贴片　含药4mg，面积为10cm^2，为缓释制剂。揭去保护膜后立即贴于清洁、干燥、无外伤的下腹部或臀部。每周用2片，每3天半更换1片，连用3周，停药1周。每疗程于使用贴片的最后5天加用醋酸孕酮，每次4～5mg，1次/日，连用5天。

3. 凝胶剂　已绝经者，每次用1.25～2.5g。每半剂量尺相当于1.25g，含雌二醇0.75mg，每一剂量尺相当于2.5g，含雌二醇1.5mg。每天1次，连用25天，停用5天。有子宫者应与黄体酮合用，每日100mg，连用25天，停用5天。尚未绝经者，于月经周期第5天开始使用，每天1.25～2.5g，连用25天，在开始用药后的第14天开始加用黄体酮200～300mg/d，连用12天。每天早晨或晚上沐浴后，将凝胶涂于任一部位（上臂、肩颈、腹壁、大腿）。涂药后2分钟即干。

4. 口服　每日1～2mg。用于缓解雌激素缺乏症状时，如果上述剂量仍未能缓解血管舒缩症状，则可增加至每日4mg。

【配伍禁忌】尚不明确。

【不良反应】

1. 中枢神经系统　头痛、偏头痛、头晕、精神抑郁、舞蹈症、抽搐、痴呆症的风险增加。
2. 心血管系统　血栓栓塞性疾病、卒中、心绞痛、高血压。
3. 特殊感觉　近视加重或散光加重，子宫肌瘤。
4. 消化系统　恶心、呕吐、厌食、食欲增加、腹泻、腹部绞痛或疼痛、便秘、腹胀、结肠炎、急性胰腺炎、胆汁淤积性黄疸、良性肝腺瘤。
5. 泌尿生殖系统　①女性：痛经、乳房分泌物、月经量变化、痛经、闭经、宫颈糜烂、宫颈分泌物改变、月经样综合征、阴道念珠菌病、子宫内膜囊性增生、子宫内膜异位症的再激活、既往纤维瘤的大小增加、类膀胱炎综合征、溶血性尿毒症综合征、性欲改变。②男性：乳房发育、睾丸萎缩、女性化。
6. 代谢系统　降低糖耐量、高血糖、高钙血症、叶酸缺乏、体液潴留。
7. 皮肤　皮炎、瘙痒、皮脂溢、油性皮肤、痤疮；光敏性、黄褐斑、头皮脱发、多毛症。
8. 全身性　注射部位疼痛和注射后耀斑；无菌脓肿、腿痉挛、体重改变。
9. 血液系统　急性间歇性卟啉病。

【相互作用】

1. 卡马西平、苯妥英钠、利福平通过增加本品代谢而降低雌激素作用。
2. 本品可干扰溴隐亭的作用。
3. 可能会增加环孢素、三环类抗抑郁药、茶碱的血药浓度。
4. 本品可降低降血糖药、胰岛素的疗效。

【药动学】本品从胃肠道快速吸收，容易被皮肤和黏膜吸收，肌内注射吸收缓慢。分布于整个人体组织，尤其是脂肪组织。穿过胎盘。主要在肝脏中代谢。随尿液排泄；可通过母乳排泄。

【观察指标】

1. 监测胃肠道不良反应，经常在早餐时间恶心，通常在用药 1 周或 2 周后消失。

2. 有心脏或肾脏功能障碍或高血压的患者应定期检查血压。

3. 对于乳腺癌和骨转移的患者，雌二醇治疗可能导致严重的高钙血症（>15mg/dl）。

4. 长期用药患者手术前至少 4 周中断雌激素治疗，因与血管并发症有关。

【用药宣教】

1. 间歇性突破性出血或无法解释的突然疼痛请通知医师。

2. 在标准条件下测定体重，每周 1 次或 2 次；报告体重突然增加或出现水钠潴留的其他迹象。

3. 出现霍曼氏征阳性（小腿弯曲时小腿疼痛）和压痛、肿胀和四肢发红、突然严重的头痛或胸痛、口齿不清、改变视野、压痛、疼痛、突然呼吸急促立即就诊。

4. 监测糖尿病患者的尿液或血糖指标和 HbA1c 的情况。

5. 减少咖啡因摄入量，因为雌激素会抑制咖啡因代谢。

6. 学习乳房的自我检查，并按照每月的时间表进行。

7. 逐渐减少或终止使用雌激素的长期或高剂量治疗。

8. 终止治疗可逆转男性患者中雌激素引起的女性化。

9. 停药 48～72 小时后，子宫内膜可能会流血。循环治疗中，在药物引起的阴道出血停止之前，应按计划恢复使用雌二醇。

10. 用药中，甚至在卵巢切除术后和更年期后也可能出现出血。

11. 哺乳期妇女使用时应暂停哺乳。

结合雌激素

【类别】女性生殖系统用药。

【妊娠安全等级】X。

【作用机制】本品为短效雌激素混合物，包括雌酮硫酸钠和马烯雌酮硫酸钠。与刺激细胞内 DNA 和 RNA 的细胞内受体结合，合成产生雌激素作用的蛋白质。

【适应证】

1. 用于缓解中、重度与绝经相关的血管舒缩症状。

2. 用于治疗外阴和阴道萎缩。当仅为治疗外阴和阴道萎缩症状而使用时，应考虑阴道局部用药的产品。

3. 预防和控制骨质疏松症。当仅为预防和控制骨质疏松症时，应只对有明显骨质疏松危险的妇女和被认为不适合非雌激素疗法的妇女才考虑使用。

4. 治疗因性腺功能减退、去势或原发性卵巢功能衰退所致的雌激素低下症。

5. 用于女性和男性转移性乳腺癌（仅作症状缓解用）。

6. 治疗晚期雄激素依赖性前列腺癌（仅作症状缓解用）。

【禁用与慎用】

1. 诊断不明的生殖器官异常出血患者禁用。

2. 已知、怀疑或曾患乳腺癌的患者禁用。

3. 已知或怀疑雌激素依赖的肿瘤患者禁用。

4. 活动性深静脉血栓、肺栓塞或有此类病史患者禁用。

5. 活动性或新近发生的（如过去的一年内）动脉血栓栓塞疾病（如卒中、心肌梗死）患者禁用。

6. 肝功能不全或肝功能检查不能恢复到正常的肝脏疾病患者禁用。

7. 本品不能用于已知对其成分有过敏反应的患者。

8. 雌激素可降低乳汁的数量和质量，哺乳期妇女不应使用。

9. 儿童用药的安全性及有效性尚未确定。

10. 与骨代谢疾病相关的严重低钙血症的患者应慎用雌激素。

【给药途径和剂量】

1. *治疗中、重度血管舒缩症*　口服 0.625mg/d，必须选择控制症状的最小剂量，疗程尽可能短。

2. *外阴和阴道萎缩*　①口服，0.3～1.25mg 或更多，根据患者个体反应而定。治疗可不中断地进行，或根据患者的个体情况采用周期方案（如 25 天用药，5 天停药）进行适当治疗。如需停药或逐渐停药应隔 3～6 个月。严重萎缩性阴道炎患者应该首先接受短期口服治疗（1.25mg/d，10 天左右），以使阴道黏膜能够适应软膏涂敷。②阴道软膏治疗应使用最低有效剂量，并定期评估雌激素治疗的需要。已经接受口服治疗的患者，鉴于阴道可能吸收本品，因此可以减少口服剂量。萎缩程度的变化与药物吸收量有直接关系，因此应该作为药物剂量调整的依据。软膏剂应涂于阴道内或局部表面，2～4g/d，根据症状严重程度予以调整。药物使用应呈周期性（如连续使用3周，然后停药1周）。患者若持续或反复出现异常阴道出血，应该采取合适的诊断措施，以便排除肿瘤的可能性。

3. 治疗因性腺功能减退、去势或原发性卵巢功能衰竭所致的女性雌激素过少、女性性腺功能减退　0.3～0.625mg/d，周期性服用（如用药3周，停药1周）。剂量可根据症状的严重程度和子宫内膜反应进行调整。在由女性性腺功能减退所致的青春期发育迟缓的临床研究中，0.15mg剂量可诱导乳房发育。每隔6～12个月剂量可逐渐增加，以达到适当的骨龄生长所需量，最终使骨骺闭合。当骨骼成熟后，长期应用0.625mg合并序贯应用孕激素可以形成年人工月经周期，并可维持骨矿物质密度。女性去势或原发性卵巢功能衰竭，1.25mg/d，周期性服用。依据症状的严重程度和患者的反应，剂量可上调或下调。维持治疗量调整至能有效控制的最小剂量。

4. 治疗乳腺癌　推荐剂量为每次10mg，每天3次，至少3个月为1个疗程。

5. 治疗雄激素依赖的前列腺癌　每次1.25～2.5mg，每天3次。疗效可依据磷酸盐测定和患者症状有无改善来调整用量。

6. 预防和治疗骨质疏松　0.625mg/d。可以不持续地进行或用周期方案（如用药25天，停药5天的方案），根据患者的个体情况适当用药。

【不良反应】

1. 中枢神经系统　头痛，头晕，抑郁，性欲改变。

2. 心血管系统　血栓栓塞性疾病，高血压。

3. 消化系统　恶心，呕吐，腹泻，腹胀，胆汁淤积性黄疸。

4. 泌尿生殖器　痛经，月经量变化，闭经。

5. 代谢系统　糖耐量降低，体液潴留。

6. 其他　腿痉挛。

【相互作用】同“雌二醇”。

【药动学】本品从胃肠道快速吸收，易于通过皮肤和黏膜（包括阴道黏膜）分布于整个人体组织，尤其是脂肪组织。穿过胎盘，从母乳中排出。共轭雌激素主要与白蛋白结合。主要在肝脏中代谢为葡萄糖醛酸和雌二醇，雌酮和雌三醇的硫酸盐结合物，随尿排出。半衰期为4～18小时。

【观察指标】

1. 监测并报告异常性阴道出血。

2. 评估缓解更年期症状。

3. 实验室检查：监测前列腺癌的血清磷酸酶水平。

4. 用于预防骨质疏松症时，每年都要监测骨密度。

【用药宣教】

1. 在医师指导下调整剂量。

2. 服用本品后，早上血栓形成的风险很高，应了解血栓性静脉炎的体征。

3. 哺乳期妇女使用时应暂停哺乳。

尼尔雌醇

【类别】女性生殖系统用药。

【妊娠安全等级】X。

【作用机制】本品为雌三醇（雌二醇代谢产物）衍生物，对子宫内膜的增生作用较弱，适用于围绝经期妇女的雌激素替代疗法。

【适应证】用于雌激素缺乏引起的绝经期或更年期综合征。

【禁用与慎用】雌激素依赖性疾病（如乳腺癌、子宫内膜癌、宫颈癌、较大子宫肌瘤等）病史者、血栓病、高血压患者禁用。

【给药途径和剂量】口服，每1次5mg，每月1次。症状改善后维持量为每次1～2mg，每月2次，3个月为1个疗程。

【不良反应】

1. 心血管系统　高血压。

2. 代谢/内分泌系统　乳房胀痛。

3. 泌尿生殖系统　突破性出血、白带增多。

4. 神经系统　头晕、头痛。

5. 消化系统　恶心、呕吐、腹胀。肝功能损害。

【药动学】本品口服易吸收。在体内多功能氧化酶作用下，代谢成雌三醇，活性降低，排出体外，雌三醇半衰期为20小时。

【观察指标】定期监测肝功能，6个月进行1次体检，包括血压、乳腺、腹腔、盆腔检查及宫颈细胞学检查。

【用药宣教】

1. 孕妇禁用本品。

2. 哺乳期妇女使用本品请停止哺乳。

3. 用药期间不要吸烟。

4. 如果长期用药，建议6个月进行1次体检，包括血压、乳腺、腹腔、盆腔检查及宫颈细胞学检查。

5. 用药后可能出现恶心、呕吐、腹胀、头痛、头晕、阴道出血、乳房胀痛、白带增多等，如出血量过多应及时就医，可能需要停药。

普罗雌烯

【类别】女性生殖系统用药。

【妊娠安全等级】X。

【作用机制】本品属于甾体类雌激素药物。通过局部作用，对女性生殖器黏膜具有恢复营养，促进宫颈和阴道黏膜损伤的修复作用。此外，普罗雌烯还可以促进阴道局部乳酸菌生成，有利于保持阴道局部的酸性环境，防止细菌入侵。

【适应证】由雌激素缺乏所致的外阴、前庭部及阴道环部萎缩性病变。

【禁用与慎用】对本品过敏者禁用、有雌激素依赖性癌症史的患者禁用。

【给药途径和剂量】

1. *阴道给药*　将湿润过的软胶囊放入阴道深处，每日 10mg，连用 20 日。可根据需要与本品乳膏配合使用。

2. *局部给药*　将足量乳膏涂于患处。治疗第 1 周，每日 1 次；随后每 2 日 1 次，一般 3 周内症状消失。

【不良反应】本品安全性良好，只有极少数患者服药后出现局部刺激、阴道瘙痒、局部过敏反应。

【药动学】局部用药后，只有约 1%被吸收进入全身，所以，阴道使用后，尚未观察到全身性激素效应。同时，普罗雌烯也不在局部组织中蓄积，它的生物半衰期小于 24 小时。

【用药宣教】

1. 孕妇禁用本品。

2. 哺乳期妇女使用本品，请停止哺乳。

3. 胶囊、软胶囊或胶丸，将药物沾湿后放入阴道深处。一般不需要进行阴道冲洗，用水或肥皂冲洗 1 次就可以。

4. 使用乳膏时，不要使用杀精剂的避孕产品。

5. 用药后个别患者出现刺激、瘙痒、过敏反应等，如出现阴道出血及时就诊。

替勃龙

【类别】女性生殖系统用药。

【妊娠安全等级】X。

【作用机制】本品能明显抑制垂体促卵泡激素（FSH）释放，有弱雌激素作用，可使血浆雌二醇升高达生育年龄妇女卵泡早期水平；其代谢产物具有弱的孕激素活性，故对子宫内膜刺激作用较轻微；替勃龙还具有弱雄激素作用。能明显抑制绝经期妇女血浆中 FSH 水平，对黄体生成素（LH）抑制较弱，不影响泌乳素；对育龄期妇女有抑制排卵的作用。并不刺激绝经后妇女的子宫内膜，但是对阴道黏膜有刺激作用，还能预防绝经后骨质疏松，抑制绝经后症状（特别是潮热、出汗），并提高情绪和性欲。

【适应证】本品具有雄激素活性和弱的促孕激素活性，有明显的合成代谢作用，可以预防绝经后更年期综合征如妇女的骨质疏松，减轻颜面潮红、发汗等更年期证候。

【禁用与慎用】

1. 孕妇禁用。

2. 原已确诊乳腺癌或怀疑乳腺癌禁用。

3. 已确诊或怀疑雌激素依赖性恶性肿瘤（如子宫内膜癌）禁用。

4. 不明原因的阴道出血禁用。

5. 未治疗的子宫内膜增生禁用。

6. 先天的或新发的静脉血栓（深静脉血栓、肺栓塞）禁用。

7. 活动的或近期的动脉血栓性疾病（如心绞痛、心肌梗死、脑卒中或短暂性脑缺血发作）禁用。

8. 急性肝脏疾病，或有肝脏疾病史，肝功能实验室检查指标未恢复正常者禁用。

9. 已知对替勃龙或片剂中其他成分过敏者禁用。

10. 卟啉病禁用。

【给药途径和剂量】口服给药，每日 2.5mg，至少连用 3 个月。固定每天同一时间用药。如漏服未超过 12 小时，请尽快补服，如已经超过 12 小时，请忽略漏服剂量，正常服用下一剂。

【不良反应】

1. 偶有体重改变、眩晕、皮脂分泌过多、阴道出血、头痛、肠胃不适、面部毛发生长增加和胫骨前水肿、突破性子宫出血。

2. 绝经前有正常月经周期的妇女，由于排卵受到抑制，可能干扰正常的月经周期。

3. 有时可引起体液潴留。若有下列情况，如肾病、癫痫、三叉神经痛等，应严密观察。

【相互作用】

1. 替勃龙治疗期间因血液纤溶活性增强（纤维蛋白原水平降低，抗凝血酶III、纤溶酶原增加，纤维蛋白溶解活性增高），可增强抗凝药效果。

2. 因替勃龙可能降低糖耐量，与胰岛素或其他降血糖药合用，需要增加后者用量。

3. 理论上推测，替勃龙与肝药酶诱导剂（如苯妥英钠、卡马西平、利福平）合用，可增强前者的代谢而降低其活性。

【药动学】本品口服吸收迅速而广泛，口服30分钟可测出，1.5～4小时达血药峰浓度。在肝脏代谢为多种产物，主要随粪便排泄，少量随尿排泄。半衰期短于2日。

【观察指标】

1. 用药期间如长期不活动，会增加发生血栓的可能，监测血栓性疾病的症状和体征。

2. 用药期间定期检查乳房、子宫内膜增生情况和可能的男性化体征。

【用药宣教】

1. 每天固定同一时间用药。

2. 用药不规则出血，主要出现在服药的第一个月。如第一个月后出血，请就诊检查出血原因。

三、孕激素类

黄体酮

【类别】女性生殖系统用药。

【妊娠安全等级】B。

【作用机制】本品为孕激素类药，具有孕激素的一般作用。在月经周期后期能使子宫内膜分泌期改变，为受精卵着床提供有利条件，在受精卵植入后，胎盘形成，可减少妊娠子宫的兴奋性，使胎儿能安全生长。在与雌激素共同作用时，可促使乳房发育，为泌乳做准备。本品可通过对下丘脑的负反馈，抑制垂体前叶黄体生成素的释放，使卵泡不能发育成熟，抑制卵巢的排卵过程。

【适应证】用于月经失调，如闭经和功能性子宫出血、黄体酮缺乏引起的先兆流产和习惯性流产、经期前紧张综合征的治疗。

【禁用与慎用】严重肝不全患者禁用（使症状恶化）。

【给药途径和剂量】

1. 口服给药　黄体酮缺乏引起的功能障碍。每日200～300mg，1次或分2次服用。日剂量可增至600mg，分3次服用，单次剂量不得超过200mg。

2. 阴道给药　用于辅助生育技术中黄体酮的补充治疗。每次90mg，每日1次。如妊娠，持续治疗至胎盘有自主功能为止，直至10～12周。

3. 肌内注射　先兆流产，一般10～20mg，用至疼痛及出血停止；习惯性流产史者，自妊娠开始，每次10～20mg，每周2～3次；功能性子宫出血，用于撤退性出血血红蛋白低于7mg时，每日10mg，连用5天，或每日20mg连续3～4天；闭经，在预计月经前8～10天，每日肌内注射10mg，共5天；或每日肌内注射20mg 3～4天；经期前紧张综合征，在预计月经前12天注射10～20mg，连续10天。

注意：口服给药，应空腹使用，如漏服一次，不可加倍服用。

【配伍禁忌】禁止与其他药物混合。

【不良反应】

1. 中枢神经系统　偏头痛、头晕、嗜睡、精神抑郁、失眠。

2. 心血管系统　血栓栓塞性疾病、肺栓塞。

3. 特殊感觉　视力改变、眼球突出、复视、视盘水肿、视网膜血管病变。

4. 消化系统　肝病、胆汁淤积性黄疸；恶心、呕吐、腹部绞痛。

5. 泌尿生殖系统　阴道念珠菌病、宫颈糜烂和分泌物变化、突破性出血、痛经、闭经、外阴瘙痒、性欲下降。

6. 代谢系统　高血糖、钠和氯排泄短暂增加、发热。

7. 皮肤　痤疮、瘙痒、皮疹、光敏性、荨麻疹、黄褐斑、多毛症、脱发。

8. 身体整体　水肿、体重变化、注射部位疼痛；疲劳。

9. 内分泌系统　男性乳房发育症、溢乳。

【相互作用】

1. 卡马西平、苯妥英钠、利福平可能改变本品的避孕效果。

2. 酮康唑可能会抑制本品的代谢，增强本品的作用。

3. 本品可能拮抗溴隐亭的作用。

【药动学】本品可从肌肉部位快速吸收，口服在3小时达到血药峰值。在肝脏中广泛代谢。主要随尿液排出，可通过母乳排泄，半衰期为5分钟。

【观察指标】

1. 记录有关孕激素治疗开始时患者的体重、血压和脉搏。及时报告偏差。

2. 定期检查肝功能：血糖和电解质。

3. 监测并立即报告血栓性静脉炎或血栓栓塞性疾病的症状。

4. 警惕易感患者的急性间歇性卟啉病的症状（如严重腹部绞痛、呕吐、腹胀、腹泻、便秘）。

【用药宣教】

1. 避免长时间暴露在紫外线下。光敏性的严重程度与暴露时间和剂量有关。光毒性药物反应通常看起来像是过度的晒伤，一般发生在暴露于阳光后的 5～18 小时，最大发生时间为 36～72 小时。在户外，即使在较暗的环境，也要在裸露的皮肤表面上使用含有对氨基苯甲酸（PABA）的防晒乳液（SPF>12）。

2. 发生以下情况，请立即通知医师：突然剧烈头痛或呕吐，头晕或晕厥，手臂或腿部麻木，小腿疼痛并伴有肿胀，发热和发红，急性胸痛或呼吸困难。

3. 立即向医师报告原因不明的突然或逐渐地部分或完全丧失视力，上睑下垂或复视。

甲地孕酮

【类别】女性生殖系统用药。

【妊娠安全等级】X。

【作用机制】本品为具有抗肿瘤特性的孕激素。作用机制尚不清楚，可能机制是垂体介导的抗黄体生成作用。

【适应证】作为治疗晚期乳腺癌或子宫内膜癌的姑息药。闭经、功能性子宫出血、子宫内膜异位症，短期避孕。

【禁用与慎用】

1. 对本品过敏者禁用。

2. 伴有严重血栓性静脉炎、血栓栓塞性疾病、重度肝功能不全和因骨转移产生的高钙血症患者禁用。

3. 未控制的糖尿病及高血压患者慎用。

4. 本品对新生儿具有潜在的毒害作用，哺乳期妇女用药期间应暂停哺乳。

【给药途径和剂量】

1. *治疗功能性子宫出血*　每 8 小时 1 次，每次 2mg（严重情况下，每 3 小时 1 次，待流血明显减少后再改为每 8 小时 1 次），然后将剂量每 3 天递减 1 次，直至维持量每天 4mg，连服 20 天。

2. *子宫内膜异位症*　每次 4mg，每日 2 次，共 7 天；之后每日 3 次，每次 4mg，共 7 天；然后，每日 2 次，每次 8mg，共 7 天；最后每天 20mg，共 6 周。

3. *子宫内膜癌*　口服，每日 4 次，每次 10～80mg，连续 2 个月。

4. *乳腺癌*　每日 4 次，每次 40mg，连续 2 个月为 1 个疗程。

5. *短期避孕*　口服，每次需用期开始当日中午 2mg，当晚 2mg，以后每晚 2mg，直至需用期结束，次日再服 2mg。

【不良反应】

1. *泌尿生殖器系统*　阴道出血。

2. *全身性*　乳房胀痛，头痛，食欲增加，体重增加，过敏性反应（包括支气管哮喘）。

3. *消化系统*　腹部疼痛，恶心，呕吐。

4. *循环系统*　血栓栓塞。

【相互作用】本品可能会升高华法林的血药浓度水平。

【药动学】本品从胃肠道吸收良好，起效时间 6～8 周。血药浓度达峰时间 1～3 小时。在肝脏中完全代谢，在 10 天内尿中排泄的剂量为 57%～78%。

【观察指标】

1. 定期监测体重。

2. 如果明显感到腹痛、头痛、恶心、呕吐或乳房压痛，请通知医师。

3. 监测过敏反应，包括哮喘、皮疹、荨麻疹、过敏反应、呼吸急促、焦虑症的呼吸窘迫特征。如果出现，请停止服用本品，并通知医师。

【用药宣教】

1. 学习乳房自我检查。

2. 了解血栓性静脉炎的症状。

甲羟孕酮

【类别】女性生殖系统用药。

【妊娠安全等级】X。

【作用机制】黄体酮的合成衍生物，有抗雌激素活性。对脂质代谢没有不利影响。预防子宫出血；抑制垂体促性腺激素的产生，防止排卵；并产生抵抗精子通过的浓稠宫颈黏液。

【适应证】子宫功能异常；继发性闭经，用于辅助姑息治疗，无法手术、复发和转移性子宫内膜癌或肾癌；避孕；子宫内膜异位症相关的疼痛。

【禁用与慎用】

1. 肾功能不全患者，脑梗死、心肌梗死、血栓性静脉炎等血栓病史患者，未确诊的性器官出血，尿路出血，对本品有过敏史者禁用。

2. 心脏病、癫痫、抑郁症、糖尿病、偏头痛、哮喘者慎用。

3. 本品可经乳汁分泌，哺乳期妇女使用时，应暂停哺乳。

【给药途径和剂量】

1. 功能性闭经　口服给药，每日 4～8mg，连用 5～10 日。

2. 继发性闭经　从月经周期第 16～21 日开始使用，每日 2.5～10mg，连用 5～10 日，使用 3 个月经周期。

3. 无排卵性功能性子宫出血　口服给药，从月经周期第 16～21 日开始使用，每日 2.5～10mg，连用 5～10 日，使用 2 个月经周期。

4. 轻度至中度子宫内膜异位症　口服给药，从月经周期第 1 日开始使用，一次 10mg，每日 3 次，连用 90 日。

5. 子宫内膜癌、肾癌、前列腺癌　口服给药，每日 100～500mg，一次 100mg，每日 3 次，或一次 500mg，每日 1 次。

6. 乳腺癌　口服给药，每日 500～1500mg，可高达每日 2g，分 2～3 次使用。

7. 避孕　肌内注射，每次 150mg，每 3 个月注射一次。育龄期妇女正常月经周期前 5 日注射。

【不良反应】

1. 中枢神经系统　脑血栓或出血，抑郁症。

2. 心血管系统　高血压，肺栓塞，水肿。

3. 消化系统　呕吐，恶心，胆汁淤积性黄疸，腹部绞痛。

4. 泌尿生殖系统　突破性出血，月经量变化，痛经，阴道念珠菌病。

5. 皮肤　血管神经性水肿。

6. 全身性　体重变化；乳房压痛，肿大或分泌物。

7. 肌肉骨骼　骨矿物质密度的损失。

【相互作用】氨基谷氨酰胺可降低甲羟孕酮的血清浓度；巴比妥类、卡马西平、奥卡西平、苯妥英钠、普里米酮、利福平、莫达非尼、利福布汀、托吡酯可增加新陈代谢并降低甲羟孕酮的血清水平。与圣约翰草合用可能会引起月经期间出血和避孕药效下降。

【药动学】血药浓度达峰时间：口服为 2～4 小时，肌内注射为 3 周。>90%的本品与蛋白质结合。在肝脏中代谢，主要随粪便排出。半衰期：口服 30 天，肌内注射 50 天。

【观察指标】

1. 注意肌内注射可能会让患者很痛苦。监测部位是否有无菌脓肿的证据。可能会出现残留的肿块和组织变色。

2. 监测血栓性静脉炎的症状。

【用药宣教】

1. 反复肌内注射后，不育和闭经可能会持续长达 18 个月。

2. 学习乳房自我检查。

3. 哺乳期妇女使用时应暂停哺乳。

地屈孕酮

【类别】女性生殖系统用药。

【妊娠安全等级】B。

【作用机制】本品是一种口服孕激素，可使子宫内膜进入完全的分泌相，从而可防止由雌激素引起的子宫内膜增生和癌变风险。

【适应证】可用于治疗内源性黄体酮不足引起的疾病，如痛经、子宫内膜异位症、继发性闭经、月经周期不规则、功能性失调性子宫出血、经前期综合征、孕激素缺乏所致先兆性流产或习惯性流产、黄体酮不足所致不孕症。

【禁用与慎用】

1. 对本品过敏者、原因不明的阴道出血者、重度肝功能不全患者（如患有肝脏肿瘤、Dubin Johson 综合征、Potor 综合征及出现黄疸者）均应禁用本品。

2. 处于妊娠期或应用性激素时发生或加重原有的瘙痒症者亦应禁用。

3. 哺乳期妇女使用本品时应暂停哺乳。

4. 国外个别病例妊娠 8～20 周期间服用本品，所生婴儿在 4 个月时出现了生殖道发育异常，故孕妇应慎用或禁用本品。

5. 儿童禁用。

【给药途径和剂量】

1. 痛经　月经周期的第 5～25 天，每日 2 次，每次口服地屈孕酮 1 片（以地屈孕酮计 10mg）。

2. 子宫内膜异位症　月经周期的第 5～25 天，每天口服地屈孕酮 2～3 次，每次口服地屈孕酮 1 片（以地屈孕酮计 10mg）。

3. 功能性出血　止血的剂量为每次口服地屈孕酮 1 片（以地屈孕酮计 10mg），每日 2 次，连续 5～7 天。

4. 预防出血的剂量　月经周期的第 11～25 天，每次口服地屈孕酮 1 片（以地屈孕酮计 10mg），每日 2 次。

5. 闭经　月经周期的第 1～25 天，每日服用雌二醇，每天 1 次。月经周期的第 11～25 天，联合用地屈孕酮，每天 2 次，每次 1 片（以地屈孕酮计

10mg）。

6. 经期前综合征　月经周期的第 11～25 天，每次口服地屈孕酮 2 片（以地屈孕酮计 10mg）。

7. 月经不规则　月经周期的第 11～25 天，每次口服地屈孕酮 2 片（以地屈孕酮计 10mg）。

8. 先兆流产　起始剂量为 1 次口服 4 片地屈孕酮（以地屈孕酮计 40mg），随后每 8 小时服 1 片地屈孕酮（以地屈孕酮计 10mg）至症状消失。

9. 习惯性流产　每日口服地屈孕酮 2 片，每次 1 片（以地屈孕酮计 10mg）至妊娠 20 周。

10. 内源性孕酮不足导致的不孕症　月经周期的第 14～25 天，每日口服地屈孕酮 1 片（以地屈孕酮计 10mg）。治疗应至少持继 6 个连续的周期，建议在妊娠的前几个月内连续采用该方法治疗，剂量应参照习惯性流产治疗剂量或遵医嘱。

【不良反应】

1. 可能出现阴道出血、经期血量改变、闭经、乳房痛和性欲改变，极少发生突破性出血。

2. 可见腹痛、呕吐，少见肝功能异常、黄疸。

3. 可见头痛、偏头痛、精神紧张和抑郁。

4. 过敏反应可见瘙痒、荨麻疹和水肿。

【药动学】地屈孕酮口服后被迅速吸收，地屈孕酮和主要代谢物 DHD 分别在 0.5 小时和 2.5 小时达血药峰值。本品在体内完全被代谢，平均 63%随尿排出，72 小时体内完全清除。地屈孕酮和 DHD 的平均最终半衰期分别为 5～7 小时和 14～17 小时。

【观察指标】

1. 用药期间，如出现不正常的阴道出血，应及时做进一步检查。

2. 在用于先兆流产、习惯性流产时，首先应确定胎儿是否存活；用药期间，亦应做同样的检查和判定。

3. 极少数用药者可发生突破性出血，一般在增加剂量时可以防止发生。

4. 当本品合用雌激素时，如出现肝功能异常、血栓栓塞或血压大幅度升高，应及时停药。

5. 本品用药过量，可能出现恶心、呕吐、嗜睡和眩晕等，目前尚无针对性的解毒药，如发生过量，应在 2～3 小时洗胃，并对症处理。

【用药宣教】

1. 服药后乳汁含有本品，哺乳期妇女最好不要使用。

2. 如果出现胃部不适，与食物同服。

3. 服药后可能出现子宫出血（开始用药的几个月）、乳房敏感或疼痛、偏头痛或头痛等不良反应。

4. 如果在用药一段时间后出现阴道出血或停药后持续出血应就诊。

5. 如果首次用药出现非常严重的头痛、血压升高，或在用药过程中恶化应就诊。

炔诺酮

【类别】女性生殖系统用药。

【妊娠安全等级】X。

【作用机制】孕激素类药。本品有较强的孕激素样作用，能使子宫内膜转化为蜕膜样变，其抑制垂体分泌促性腺激素作用呈明显剂量关系，并有一定的抗雌激素作用，具有较弱的雄激素活性和蛋白同化作用。使宫颈黏液变稠，不利于精子穿透。

【适应证】除作为口服避孕药外，还可用于治疗功能性子宫出血、妇女不育症、痛经、闭经、子宫内膜异位症、子宫内膜增生过度等。

【禁用与慎用】

1. 肝病、肾炎、乳房肿胀的患者禁用。

2. 子宫肌瘤、高血压及有肝、肾病病史者慎用。

3. 哺乳期妇女使用时应暂停哺乳。

4. 儿童禁用。

【给药途径和剂量】

1. 治疗子宫功能性出血　口服，每次 5mg，每 8 小时 1 次，连服 3 日，止血后，改为每 12 小时 1 次，7 日后改为每次 3.75mg 维持，连续服 2 周左右。

2. 痛经或子宫内膜增长过度　口服，每日 2.5mg，连服 20 日，下次月经周期第 5 日开始用药，3～6 个周期为 1 个疗程。

3. 子宫内膜异位症　口服，每日 30mg，开始时每日 10mg，每 2 周后增加 5mg，最高为每日 30mg，分次服，连续服用 9 个月。

4. 探亲避孕药　于探亲前一天或者当日中午起服用一片，此后每晚服一片，至少连服 14 天。如果需要可以接着改服短效口服避孕药。

【不良反应】少数妇女可有恶心、呕吐、头晕、乏力、嗜睡等类早孕反应及不规则出血、闭经、乳房胀、皮疹等，一般可自行消失。

【相互作用】

1. 利福平、氯霉素、氨苄西林、苯巴比妥、苯妥英钠、扑米酮、甲丙氨酯、氯氮䓬、对乙酰氨基酚及吡唑酮类镇痛药（保泰松）等同服可产生肝微粒体酶效应，加速炔诺酮和炔雌醇在体内的代谢，导致避孕失败，突破性出血发生率增高，应予以注意。

2. 维生素C能增强口服避孕药的作用，每天口服维生素C 1g可使炔雌醇生物利用度从40%提高到60%～70%。

【药动学】口服可从胃肠道吸收，血药浓度达峰时间为0.5～4小时，平均1.17小时，半衰期为5～14小时，血浆蛋白结合率为80%，作用持续至少24小时，吸收后大多与葡萄糖醛酸结合，随尿排出。

【观察指标】监测肝功能、血压。

【用药宣教】

1. 用药期间吸烟可能增加发生心血管疾病的风险，用药期间避免吸烟，避免食用含咖啡因的食物。

2. 本品可使女婴男性化，孕妇禁用。

3. 哺乳期妇女用药可能减少乳汁量，产后6个月才能使用。

4. 漏服或者迟服可能导致避孕失败，如果漏服，在24小时内补服。

5. 用于避孕时，片剂请在同房前一天或者当天中午开始服用，同房期间每晚服用，并至少连用10～14天。

烯丙雌醇

【类别】女性生殖系统用药。

【妊娠安全等级】B。

【作用机制】本品的作用是黄体酮的数倍，可使胎盘滋养层的内分泌活性增加，促进内源性黄体酮及人绒毛膜促性腺激素（hCG）的分泌，可刺激功能不佳的胎盘，使胎盘功能正常化。同时升高催产素酶的浓度及活性，降低孕妇体内催产素的水平；并且拮抗前列腺素对子宫产生的刺激作用，抑制宫缩从而维持妊娠。

【适应证】用于先兆流产、习惯性流产、先兆早产。

【禁用与慎用】严重肝肾功能不全者，Dubin-Johson综合征和Rotor综合征，既往病史中出现过妊娠疱疹和妊娠毒血症的患者禁用。

【给药途径和剂量】

1. 先兆流产　每日5～15mg，持续用药5～7天或至症状消失。需要时可增加剂量。

2. 习惯性流产　应在明确妊娠后立即用药，每日服用5～10mg，直至危象期后1个月，通常至妊娠的第5个月末。

【不良反应】偶见体液潴留、恶心和头痛。

【相互作用】慎与酶诱导剂合用，因为此类药物可能会降低本品的药效。

【药动学】口服吸收完全，2小时血药浓度达高峰，血浆清除半衰期16～18小时，70%在肝内代谢，30%以原形从肾排出，24～30小时完全排出。

【观察指标】观察患者及婴儿情况。

【用药宣教】

1. 用于习惯性流产时，在确诊妊娠后立即开始用药，至少用药至流产危险期后1个月。

2. 糖尿病患者用药期间密切监测血糖。

3. 用药后可能出现恶心、头痛、水肿等不良反应。

地诺孕素

【类别】女性生殖系统用药。

【妊娠安全等级】X。

【作用机制】一种具有抗雄激素作用的类固醇，无雄激素、盐皮质激素或糖皮质激素活性，有较强的孕激素作用，可降低雌二醇的生成，抑制雌二醇在正位内膜及异位内膜的营养效应。还可以直接通过抗增殖、免疫及抗血管生成作用抑制细胞生成。

【适应证】治疗子宫内膜异位症。

【禁用与慎用】以下所列情况下，不应使用本品。

1. 活动性静脉血栓栓塞疾病。

2. 当前或既往动脉及心血管疾病（如心肌梗死、脑血管意外、缺血性心脏病）。

3. 出现血管病变的糖尿病。

4. 当前或既往有肝功能指标值未恢复正常的重度肝病。

5. 当前或既往肝肿瘤（良性或恶性）。

6. 已知或疑似性激素依赖性恶性肿瘤。

7. 原因不明的阴道出血。

8. 对活性物质或辅料过敏者。

9. 当前或既往有重度肝脏疾病的患者禁用本品。

【给药途径和剂量】口服，每日2mg，不间断，可于月经周期的任意一天开始使用本品治疗。

【不良反应】阴道点滴出血、不规则出血或闭经。

【药动学】本品口服吸收迅速且完全，血药浓度达峰时间约1.5小时，生物利用度91%，分布容积40L，蛋白结合率90%。随尿液排出，半衰期9～10小时。

【检测指标】监测肝功能和抑郁的症状。

【用药宣教】

1. 本品不可作为避孕药。

2. 若出现抑郁症状应中断治疗。

3. 女性使用本品不宜吸烟。

四、雄激素和雌激素的复方制剂

炔雌醇环丙孕酮

【类别】女性生殖系统用药。

【妊娠安全等级】X。

【作用机制】本品为雌激素炔雌醇和孕激素醋酸环丙孕酮组成的复方制剂，可阻断雄激素受体，并通过下丘脑-垂体-卵巢轴的负反馈作用和抑制雄激素合成酶而减少雄激素合成。

【适应证】用于不适宜采用局部治疗或全身抗生素治疗的育龄期妇女雄激素敏感所致的中重度痤疮（有或无脂溢性皮炎）和（或）多毛，包括多囊卵巢综合征的对症治疗。

【禁用与慎用】以下所列情况不应使用本品。

1. 出现血栓形成（静脉或动脉）或有血栓形成的病史（如深静脉血栓形成、肺栓塞、心肌梗死、脑血管意外）。

2. 存在血栓形成的前驱症状或曾有相关病史（如短暂性脑缺血发作、心绞痛）。

3. 累及血管的糖尿病。

4. 存在静脉或动脉血栓形成的严重或多重危险因素也为禁忌证。

5. 存在或曾有严重的肝脏疾病，只要肝功能指标值没有恢复正常即不应使用。

6. 存在或曾有肝脏肿瘤（良性或恶性）史。

7. 已知或怀疑生殖器官或乳腺存在受性甾体激素影响的恶性肿瘤。

8. 未确诊的阴道出血。

9. 孕妇。

【给药途径和剂量】口服给药，自然月经的第1日开始服药，每日1片，连服21日，停药7日后开始下一周期。通常上一周期停药后2～3日发生撤药性出血，且开始下一周期治疗时出血可能未结束。

【不良反应】

1. 心血管系统　血栓栓塞、血压升高。

2. 代谢/内分泌系统　体液潴留、体重减轻、体重增加、乳房疼痛、乳房触痛、乳腺增大、乳腺分泌改变、乳腺癌。

3. 泌尿生殖系统　月经期间出血、阴道分泌改变、宫颈癌、性欲减退、性欲增强。

4. 免疫系统　过敏反应。

5. 神经系统　头痛、偏头痛。

6. 精神　情绪抑郁或改变。

7. 消化系统　恶心、腹痛、呕吐、腹泻、肝脏肿瘤。

8. 皮肤　皮疹、荨麻疹、黄褐斑、结节性红斑、多形性红斑。

【药动学】醋酸环丙孕酮口服吸收迅速而且完全。单次服药约1.6小时后达到血药峰浓度（15ng/ml）。生物利用度约为88%。表观分布容积为（986±437）L。几乎能完全代谢。部分药物以原形排泄。代谢物以1∶2的比率从尿和胆汁排出。代谢物排泄半衰期约为1.8天；炔雌醇口服吸收迅速而且完全。口服1.6小时后可达血清峰浓度，生物利用度约为45%，且个体差异很大，为20%～65%。表观分布容积为2.8～8.6L/kg。在到达全身各系统前先在小肠黏膜和肝脏内结合，半衰期约为1天。

【观察指标】监测血压。

【用药宣教】

1. 不适合老年人，且绝经后的妇女不适合使用。

2. 用药持续时间取决于症状的严重程度及对治疗的反应，通常需要几个月的时间。

3. 用药期间不要吸烟。

4. 本品偶尔引起黄褐斑，用药期间注意防晒。

5. 用药期间避免久坐或久躺。

6. 用药可能发生不规则出血，尤其是第一个月，评估任何不规则出血应在约3个周期的适应期后方有意义。

五、孕激素和雌激素的复方制剂

雌二醇地屈孕酮

【类别】女性生殖系统用药。

【妊娠安全等级】X。

【作用机制】本品为雌二醇与地屈孕酮的复方制剂。

【适应证】用于治疗自然或术后绝经所致的围绝经期综合征。

【禁用与慎用】

1. 对本品活性组分或任何赋形剂过敏者禁用。

2. 患有或疑似患有乳腺癌者，有乳腺癌史者禁用。

3. 已知或疑有其他激素依赖性肿瘤（如子宫内膜癌）者禁用。

4. 原因不明的阴道出血者禁用。

5. 未治疗的子宫内膜增生过长者禁用。

6. 有特发性静脉血栓栓塞（深静脉栓塞、肺栓塞）史者，活动性静脉血栓栓塞（深静脉栓塞、肺栓塞）者禁用。

7. 活动性或近期动脉血栓栓塞性疾病（如心绞痛、心肌梗死）者禁用。

8. 急性肝病或肝功能指标未能恢复正常的肝脏病史者禁用。

9. 卟啉病患者禁用。

10. 孕妇禁用。

【给药途径和剂量】每日口服 1 片，每 28 天为 1 个疗程。前 14 天，每日口服 1 片砖红色片（内含雌二醇 2mg），后 14 天，每日口服 1 片黄色片（内含雌二醇 2mg 和地屈孕酮 10mg）。

在起始治疗和持续治疗绝经相关症状时，应在最短疗程内使用最低有效剂量。通常治疗应从雌二醇片/雌二醇地屈孕酮片复合包装 1/10（雌二醇片含雌二醇 1mg，雌二醇地屈孕酮片含雌二醇 1mg 和地屈孕酮 10mg）开始。根据临床疗效，剂量随后可视个体需要而调整。如与雌激素不足相关的不适未被改善时，可增加剂量而使用雌二醇片/雌二醇地屈孕酮片复合包装 2/10（雌二醇片含雌二醇 2mg，雌二醇地屈孕酮片含雌二醇 2mg 和地屈孕酮 10mg）。或遵医嘱。

【不良反应】

1. 最主要的不良反应是头痛、腹部疼痛、乳房疼痛/触痛和背痛。

2. 其他不常见的主要有：血栓栓塞、三酰甘油症、尿失禁、系统性红斑狼疮、多形性红斑。

【相互作用】【药动学】同“雌二醇”与“地屈孕酮”。

【观察指标】监测血栓栓塞性疾病的症状和体征，定期监测肝功能和三酰甘油。

【用药宣教】

1. 注意药片颜色的区别，前 14 天每日口服 1 片砖红色片（内含雌二醇 2mg），后 14 天，每日口服 1 片黄色片（内含雌二醇 2mg 和地屈孕酮 10mg）。

2. 请按医嘱或说明书用药。1 个疗程 28 天结束后，应于第 29 天起继续开始下 1 个疗程。患者应按照包装上标明的次序每日口服 1 片。应不间断地持续服药。

戊酸雌二醇/雌二醇环丙孕酮

【类别】女性生殖系统用药。

【妊娠安全等级】X。

【作用机制】本品为戊酸雌二醇片/雌二醇环丙孕酮片复合包装。

【适应证】本品在与孕激素联合使用建立人工月经周期时用于补充主要与自然或人工绝经相关的雌激素缺乏：血管舒缩性疾病（潮热），生殖泌尿道营养性疾病（外阴阴道萎缩、性交困难、尿失禁）及精神性疾病（睡眠障碍、衰弱）；预防原发性或继发性雌激素缺乏所造成的骨质丢失。

【禁用与慎用】下面所列的任何一种情况存在时，不应开始激素替代治疗（HRT）。

1. 确诊的阴道出血。

2. 确诊或可疑乳腺癌。

3. 已知或可疑受性激素影响的癌前病变或恶性肿瘤。

4. 现有或既往有肝脏肿瘤病史（良性或恶性）。

5. 重度肝脏疾病。

6. 活动性深静脉血栓形成，血栓栓塞性疾病，或有这些疾病的病史。

7. 重度高三酰甘油血症。

8. 栓塞性心脏病患者禁用。

【给药途径和剂量】按照下面的治疗方案给药：按照下面的顺序，每日 1 片，无间断地服用 21 天（11 片白片，10 片浅橙红色片）。本包装服完后，是这段治疗随后的为期 7 天的治疗中断期。

注意：

（1）在治疗中止间期内，可能发生撤退性出血。治疗可以从任何一天开始。然而，当从其他的序贯激素替代治疗转换到本品时，建议在出血后开始服药，即一个新的序贯激素替代疗法从这一天开始；为预防绝经后的骨质疏松，治疗的疗程为若干年。

（2）如果患者忘记服药，忘记的药片应该在 24 小时内服用，以避免发生撤退性出血。如果出现间断性出血，继续服药以避免出现更严重的出血。如果出血持续，或出血在若干个连续周期重复出现，或者在本品长期治疗后首次出现出血，有必要进行全面的妇科检查以排除任何器质性原因。

（3）应该定期（每 6 个月）进行利弊权衡再评估，以便在需要时调整或停止治疗。

【不良反应】最主要的不良反应是体重改变、头痛、腹痛、恶心、皮疹、瘙痒、月经出血模式改变、撤退性出血增加或减少，月经期间以点状或突破出血的形式出血。

【相互作用】

1. 开始 HRT 时，应停用激素类避孕药，如果需要，应建议患者采用非激素的避孕措施。

2. 长期使用肝酶诱导剂物（如利福平、苯妥英钠、卡马西平）能加快性激素的清除并可能降低其临床疗效。

【药动学】同“雌二醇”和“环丙孕酮”。

【观察指标】

1 .重度的肝功能异常，包括高胆红素血症如Dubin-Johnson综合征或Rotor综合征，均需密切监测并应定期检查肝功能。一旦出现肝功能指标的恶化，应停止HRT。

2. 三酰甘油中度升高的妇女需要特别的监测。这些妇女使用 HRT 可能会使三酰甘油的水平进一步升高，从而有发生急性胰腺炎的危险。

3. 虽然HRT可能对外周胰岛素抵抗和糖耐量有影响，但糖尿病患者使用 HRT 时通常不需要改变治疗方案。但对使用 HRT 的糖尿病妇女应仔细监测。

4. 某些患者在使用 HRT 时可以发生雌激素刺激的不良反应，如异常的子宫出血。治疗期间发生频繁或持续异常的子宫出血时应进行子宫内膜检查。

【用药宣教】

1. 如需要，应采用非激素方法避孕（周期和体温方法除外）。如果发生了妊娠，必须中止服药，直至妊娠结束。

2. 偶尔发生黄褐斑，尤其是有妊娠黄褐斑病史的妇女。有黄褐斑倾向的妇女应避免阳光或紫外线照射。

3. 本品不能用于避孕，治疗期间妊娠，必须立即终止治疗。

六、促性腺激素和其他促排卵药

绒促性素

【类别】女性生殖系统用药。

【妊娠安全等级】X。

【作用机制】本品是胎盘产生的多肽激素，在妊娠的前3个月从尿液中提取。作用与垂体黄体生成素（LH）几乎相同。通过刺激睾丸的间质细胞和卵巢的黄体产生雄激素及孕激素来促进性腺类固醇激素的产生。卵巢功能正常的育龄期妇女服用本品会导致卵巢卵泡成熟并触发排卵。在正常妊娠期间服用时，LH降低后可维持黄体，支持雌激素和孕激素的持续分泌，并防止排卵。

【适应证】

1. 青春期隐睾症的诊断和治疗。

2. 垂体功能低下所致的男性不育，可与尿促性素合用。长期促性腺激素功能低下者，还应辅以睾酮治疗。

3. 垂体促性腺激素不足所致的女性无排卵性不孕症，常在氯米芬治疗无效后，联合应用本品与绝经后促性腺激素以促进排卵。

4. 用于体外受精以获取多个卵母细胞，需与绝经后促性腺激素联合应用。

5. 女性黄体功能不足、功能性子宫出血、妊娠早期先兆流产、习惯性流产。

【禁用与慎用】

1. 已知对本品过敏、睾丸来源性腺功能减退、垂体肥大或肿瘤、前列腺癌或其他雄激素依赖性肿瘤、性早熟、孕妇、<4岁儿童禁用。

2. 癫痫、偏头痛、哮喘、心脏或肾脏疾病慎用。

【给药途径和剂量】

1. 剂量

（1）用于无排卵性不育症：肌内注射，于尿促性腺激素末次给药后 1 日或氯米芬末次给药后5～7日开始使用本品，每次5000～10 000U，连用3～6周期，如无效则停药。

（2）用于黄体功能不足：于经期第15～17天（基础体温上升3天后），隔日肌内注射1500U，连用5天。

（3）功能性子宫出血：肌内注射。1000～3000U/d，连用3～5天。

（4）隐睾症：10岁以下，肌内注射，每次500～1000U，10～14岁，肌内注射，每次1500U，每周2～3次，连用4～8周。

（5）用于男性性功能减退症：肌内注射每次4000U，每周3次。

（6）先兆流产或习惯性流产：每日 1000～5000U，共5～10次。

2. 给药途径　肌内注射，粉针剂临用前用适量灭菌注射用水溶解。

【配伍禁忌】禁止与其他药物混合。

【不良反应】

1. 全身性　水肿，注射部位疼痛，动脉血栓栓塞。

2. 内分泌系统　男性乳房发育，性早熟，尿类固醇排泄增加，异位妊娠（发生率低）。当与正性肌动蛋白（人类更年期促性腺激素）一起使用时：可能导致卵巢过度刺激（腹水伴或不伴疼痛，胸腔积液，破裂的卵巢囊肿并伴有腹膜出血，多胎）。

3. 中枢神经系统　头痛，烦躁，躁动，抑郁，疲劳。

【相互作用】与脑垂体促性腺激素（如尿促性腺激素）合用可能增加不良反应。

【药动学】本品肌内注射后 6 小时可达血药峰值，而皮下注射后达峰时间较长（16～20 小时）。主要分布在性腺。消除呈双相方式时，半衰期分别为 6～11 小时和 23～38 小时。有 10%～12%肌内注射用量于 24 小时内随尿排出。

【观察指标】

1. 评估青春期前男性是否具有第二性征。

2. 对女性进行评估并报告月经过多，月经周期不规律，以及腹部、骨盆扩张或疼痛。

【用药宣教】

1. 青春期前隐睾症的治疗通常在 4～9 岁开始。如出现性早熟现象，应停药。

2. 用于治疗不孕症时，夫妻同床的时机很重要。从给予 hCG 的前一天开始鼓励夫妻每天同床，直到妊娠。

3. 及时报告腹痛和腹胀（卵巢过度刺激综合征）。

4. 如果出现以下情况，请报告医师：腋毛、面部汗毛、阴毛生长增多，阴茎增长，粉刺，声音变粗。

5. 观察是否有体液潴留的迹象。体重表应保持每 2 周一次的记录。如果体重增加与水肿有关，请向医师报告。

6. 报告黄体缺乏症治疗期间的阴道出血，可能需要停用药物。

7. 哺乳期妇女使用时应暂停哺乳。

氯米芬

【类别】女性生殖系统用药。

【妊娠安全等级】X。

【作用机制】有口服非甾体雌激素激动剂与拮抗剂的双重作用。对无排卵妇女诱导排卵。

【适应证】无排卵的女性不育症、男性精子过少导致的不育、女性月经异常、纤维囊性乳腺疾病、采用节律节育法调节患者的周期。

【禁用与慎用】

1. 对本品过敏者禁用。

2. 患有肝病或有异常肝功能史者禁用。

3. 异常子宫出血的妇女禁用。

4. 疑似妊娠的女性禁用。

5. 有的资料表明，激素依赖性肿瘤的患者，曾患抑郁症的患者及有血栓性静脉炎史的患者均应避免使用本品，因可使原患疾病加重。

6. 哺乳期妇女使用时应暂停哺乳。

7. 儿童禁用。

【给药途径和剂量】口服第一个疗程：50mg/d，持续 5 天；周期的第 5 天或诱发出血（含孕激素）。如果排卵，重复第一个疗程，直到受孕或 3 个周期。如果没有排卵，可增加至 100mg/d，连续 5 天（最大剂量 100mg/d）一次治疗不宜超过 3 个疗程，未出现排卵者不推荐进一步使用本品。

【不良反应】

1. 全身性　血管舒缩潮红、乳房不适、腹痛、月经量大、子宫内膜异位症恶化、精神抑郁、头痛、疲劳、失眠、眩晕。

2. 消化系统　恶心、呕吐、食欲增加、体重增加、便秘、腹胀。

3. 内分泌系统　自然流产、多次排卵、卵巢衰竭、卵巢过度刺激综合征、卵巢增大、多卵泡囊肿。

4. 特殊感觉　暂时性视物模糊、复视、近视、飞蚊症、光幻视。

5. 泌尿生殖系统　尿频、多尿。

【药动学】本品口服可吸收，在肝内代谢，缓慢随胆汁排泄。原药和代谢物均随粪便排出。其生物学半衰期为 5 天，而在用药 6 周后仍可从粪便中检出痕量。存在肠肝再循环。*E*-异构体不大容易被吸收，且比 *Z*-异构体消除更迅速。

【观察指标】

1. 监视异常出血，如果发生这种情况，那么全面的诊断措施至关重要，需要立即报告。

2. 如果用药持续超过 1 年，则应定期对患者进行眼科检查。出现视觉问题，应停药直到症状消退。

3. 如果出现骨盆疼痛，需要立即进行骨盆检查。

【用药宣教】

1. 每天在同一时间服药，以维持药物水平。

2. 如果漏服应尽快补服药。如果直到下一次服药的时间之前都没有用药，请将剂量加倍，然后恢复常规的给药计划。

3. 据报道，使用本品期间多胎的发生率增加到正常的 6 倍，并且似乎随着剂量的增加而增加。

4. 通常在治疗的最后 1 天后的 4～10 天排卵。

5. 报告以下症状：潮热（类似更年期的症状）、恶心、呕吐、头痛。必要时可以用适当的药物缓解，停用本品后症状消失。

6. 如果怀疑妊娠应停止服用。

7. 可能会出现眩晕和视觉障碍，用药期间勿驾驶或进行起危险的活动。

8. 出现体重增加过多、水肿迹象、腹胀、尿量减少等症状应就诊。

9. 哺乳期妇女使用时应暂停哺乳。

尿促性素

【类别】女性生殖系统用药。

【妊娠安全等级】X。

【作用机制】本品为绝经期妇女尿中提取的促性腺激素，主要具有促卵泡激素（FSH）的作用，而黄体生成素（LH）作用甚微。对女性能促进卵泡的发育和成熟，促使卵泡分泌雌激素，使子宫内膜增生。之后加用绒促性素，能增强促排卵作用。对男性则能促使睾丸生精小管发育，促进造精细胞分裂和精子成熟。

【适应证】

1. 与绒促性素或氯米芬配合使用以治疗无排卵性不孕症。凡垂体促性腺激素分泌不足或下丘脑促性腺激素释放激素分泌不足的无排卵患者均可应用，目前一般主张用于氯米芬或溴隐亭等诱发排卵无效的病例。与氯米芬联合使用时，可减少本品用量约50%，同时可降低卵巢过度刺激的发生率。

2. 亦用于原发性或继发性闭经、男性精子缺乏症及卵巢功能试验等。

【禁用与慎用】

1. 禁用于诱导排卵时有原因不明的异常阴道出血、子宫肌瘤、卵巢囊肿或增大、肾上腺功能不全、甲状腺功能不全。

2. 妊娠、卵巢功能不全（尿中促性腺激素水平高）、多囊泡性卵巢、颅内病变（包括垂体肿瘤）、对激素敏感的恶性肿瘤等患者禁用。

3. 哮喘、心脏病、癫痫、偏头痛、肾功能不全、垂体肥大或肿瘤患者慎用。

【给药途径和剂量】

1. 给药剂量　可从月经周期的第5日开始使用本品，每次75U，每日1次。7日后根据缓和雌激素水平和卵泡发育情况调整剂量，如卵巢无反应，则从第2周起每7日增加75U，每次剂量不超过225U，直到卵泡成熟后肌内注射绒促性素1万U以诱导排卵。用药3周后卵巢无反应者应停药。

2. 给药途径　本品粉针剂溶于1～2ml 0.9%氯化钠注射液中，肌内注射。

【配伍禁忌】禁止与其他药物混合。

【不良反应】过量可致卵巢刺激过度综合征、卵巢增大、卵巢囊肿破裂、多胎妊娠及流产等。个别可有腹水、胸膜渗出、动脉血栓栓塞、发热等。

【药动学】本品肌内注射能吸收，血药浓度达峰时间为4～6小时，给药后血清雌二醇在18小时达到峰值，主要经肾脏排泄。

【观察指标】

1. 监视异常出血。如果发生这种情况，那么全面的诊断措施至关重要，需要立即报告。

2. 监视视觉障碍。它们的出现表明需要全面的眼科评估。药物将停止使用，直到症状消退。

3. 如果持续使用本品超过1年，则应定期对患者进行眼科检查。

4. 出现骨盆疼痛说明需要立即进行骨盆检查。

【用药宣教】如出现卵巢过度刺激综合征，表现为下腹不适或胀感、腹痛、恶心、呕吐、卵巢增大，严重者可致胸闷、气急、尿量减少、胸腔积液、腹水、卵泡囊肿破裂出血等，此时应停药。

达那唑

【类别】女性生殖系统用药。

【妊娠安全等级】C。

【作用机制】本品具有剂量相关的轻度雄激素作用但无雌激素或孕激素活性的睾丸激素衍生物。抑制FSH和LH的垂体输出，导致无排卵和相关的闭经。通过引起正常和异位子宫内膜组织的萎缩和复旧，中断子宫内膜异位症的进展和疼痛。

【适应证】当激素替代疗法无效，禁忌或无法忍受时，对子宫内膜异位症进行姑息治疗。也用于治疗纤维囊性乳腺疾病和遗传性血管性神经水肿。也用于治疗性早熟、月经过多、经期前综合征（PMS）、慢性免疫性血小板减少性紫癜（ITP）。

【超说明书用药】

1. 治疗子宫内膜异位。

2. 治疗乳房痛、乳房纤维囊性病。

3. 治疗男子乳房发育。

4. 治疗功能性子宫出血和遗传性血管神经性水肿。

5. 治疗子宫内膜手术前变薄。

6. 治疗青春期乳房肥大和自发性血小板减少性紫癜。

【禁用与慎用】

1. 血栓栓塞性疾病、阴道异常出血、妊娠期妇女禁用。

2. 癫痫、偏头痛、糖尿病患者慎用。

【给药途径和剂量】

1. 治疗子宫内膜异位　常用每日200～800mg，2～4次分服，根据效应调整剂量。疗程为3～6个月，必要时可持续9个月。

2. 治疗良性乳腺疾病　开始常用每日100～400mg，2次分服，根据效应调整剂量，可连用3～6个月。

3. 治疗男子乳腺发育　少年开始可给予每日200mg，如无效，2个月后可加量至每日400mg；成年人开始口服每日1400mg，疗程一般为6个月。

4. 治疗痛经　可口服每日200mg，3个月后评估疗效。

5. 治疗遗传性血管神经性水肿　口服200mg，每日2～3次，根据疗效调整剂量。

6. 子宫内膜手术前变薄　常用每日400～800mg，连用3～6周。

【不良反应】

1. 全身性　超敏反应（皮疹、鼻塞）。

2. 内分泌系统　雄激素作用（痤疮、轻度多毛症、声音加深、皮肤和头发油腻、脱发、水肿、体重增加、音调降低、声音减弱、乳房缩小）；低雌激素作用（潮热、出汗、情绪不稳、神经质、瘙痒、干燥、烧灼感、出血的阴道炎、闭经、月经不调）；葡萄糖耐量受损，低密度脂蛋白升高，高密度脂蛋白降低。

3. 中枢神经系统　头晕、睡眠障碍、疲劳、震颤、烦躁不安。

4. 特殊感觉　结膜水肿。

5. 心血管系统　血压升高。

6. 泌尿生殖系统　性欲降低。

7. 肌肉骨骼　关节肿胀。

8. 消化系统　胃肠炎、肝损害（罕见）。

【药物相互作用】

1. 本品可抑制环孢素、华法林、他克莫司在肝内的代谢。

2. 本品的使用可能降低机体对阿法骨化醇的维持需求。

【药动学】本品口服后从胃肠吸收。若每次给药100mg，每天2次，血药浓度峰值为0.2～0.8μg/ml；若每次给药200mg，每天2次，连服14天，血药浓度达0.25～2μg/ml，饭后服用血药浓度高于空腹服用3～4倍。半衰期为4.5小时。本品在肝内代谢为炔孕酮类。主要分布在肾上腺，并在肝、肾浓缩。代谢产物主要从尿中排泄，小部分经粪便排出。经肾脏排泄，在体内无明显蓄积作用。

【观察指标】

1. 治疗期间应进行常规乳房检查。在开始治疗纤维囊性乳腺疾病之前，应排除乳腺癌。如果在治疗过程中任何结节增大、变软或变硬，建议患者向医师报告。

2. 达那唑可能导致体液潴留，需要监测患者体重，因此在治疗期间应密切观察患者，特别是有心脏或肾脏功能障碍、癫痫或偏头痛的患者，因为这些患者的症状可能会恶化。

3. 药物引起的水肿可能会压缩正中神经，产生腕部综合征的症状。如果患者抱怨夜间手腕疼痛加剧，手和手指或手掌感觉异常，应怀疑此症。

4. 所有患者均应进行定期肝肾功能检查。糖尿病患者（或有病史）应进行血糖检查。

【用药宣教】

1. 用药期间出现的疼痛和不适通常在2个月或3个月内缓解；在治疗过程中，月经可能是规则的或不规则的。

2. 药物性闭经是可逆的。排卵和周期性出血通常在治疗方案终止后60～90天恢复，并且可能会导致受孕。

3. 在治疗期间使用非激素避孕药，治疗后6～8周，排卵才会受到抑制。如果服用本品时妊娠期应停用。

4. 及时报告用药者发声变化，必要时停药，以免对声带造成永久性损害。即使药物治疗终止后，毒副作用也可能持续存在。

5. 哺乳期妇女使用时应暂停哺乳。

雷洛昔芬

【类别】女性生殖系统用药。

【妊娠安全等级】X。

【作用机制】为他莫昔芬类似物，在子宫和乳房组织上表现出选择性的雌激素受体拮抗剂活性，阻止这两个部位的组织增殖。减少骨吸收并增加骨密度。降低血清总胆固醇和低密度脂蛋白胆固醇而不降低高密度脂蛋白胆固醇或三酰甘油。通过增加骨矿物质密度可以降低血清总胆固醇和低密度脂蛋白胆固醇。

【适应证】预防和治疗绝经后妇女的骨质疏松症。

【禁用与慎用】活动性血栓栓塞者、对本品过敏者、孕妇、儿童禁用。

【给药途径和剂量】成年人骨质疏松症的预防或治疗，口服 60mg，每日 1 次。

【不良反应】

1. 全身性　感染，流感样综合征，腿痉挛，发热，关节痛，肌痛，关节炎。

2. 中枢神经系统　偏头痛，抑郁，失眠。

3. 心血管系统　潮热，胸痛，外周水肿，血清胆固醇降低。

4. 消化系统　恶心，消化不良，呕吐，肠胃气胀，胃肠道疾病，肠胃炎，体重增加。

5. 呼吸系统　鼻窦炎，咽炎，咳嗽，肺炎，喉炎。

6. 皮肤　皮疹，出汗。

7. 泌尿生殖系统　阴道炎，泌尿系感染，膀胱炎，白带，子宫内膜疾病，乳房疼痛，阴道出血。

【药物相互作用】不建议同时使用雌激素。

【药动学】口服吸收 60%，绝对生物利用度 2%。在肝脏中广泛地首过代谢。主要通过粪便排出。半衰期为 27.7～32.5 小时。

【观察指标】

1. 实验室检查：定期监测骨密度、肝功能和血脂；合用口服抗凝药时，请仔细监测 PT 和 INR。

2. 仔细监控并立即报告血栓栓塞事件。

【用药宣教】

1. 如果出现无法解释的小腿疼痛或压痛，立即联系医师。

2. 避免在旅行期间长时间限制活动。

3. 药物不能预防并可能引起潮热。

4. 不要与其他含有雌激素的药物一起服用。

5. 哺乳期妇女使用时应暂停哺乳。

米非司酮、米非司酮胶囊（Ⅱ）

【类别】女性生殖系统用药。

【妊娠安全等级】X。

【作用机制】本品为强抗孕激素，能与孕酮受体及糖皮质激素受体结合，对子宫内膜孕酮受体的亲和力比黄体酮强 5 倍，对受孕动物各期妊娠均有引产效应，可作为非手术性抗早孕药。在有效剂量下对皮质醇水平无明显影响。由于该药不能引发足够的子宫活性，单用于抗早孕时不完全流产率较高，但能增加子宫对前列腺素的敏感性，故加用小剂量前列腺素后既可减少前列腺素的不良反应，又可使完全流产率显著提高（达 95%以上）。

【适应证】

1. 与前列腺素序贯使用，用于终止 16 周内的宫内妊娠。

2. 用于无防护性性生活或避孕失败后 72 小时内紧急避孕。

3. 用于育龄期妇女伴中重度症状的子宫肌瘤的术前治疗。

【禁用与慎用】有心、肝、肾脏疾病及肾上腺皮质功能不全者，长期接受皮质激素治疗、异位妊娠、出血紊乱、卟啉病、带宫内节育器妊娠者、过敏者等均禁用。

【给药途径和剂量】

1. 给药剂量

（1）终止 7 周内的宫内妊娠：口服给药，每次 25～50mg，每日 2 次，连用 2～3 日，总量 150mg，于第 3～4 日清晨口服米索前列醇 600μg 或于阴道后穹窿处放置卡前列甲酯栓 1mg，随后卧床休息 1～2 小时，门诊观察 6 小时；或每日口服本品 200mg，第 3 日空腹口服米索前列醇 600μg 或于阴道后穹窿处放置卡前列甲酯栓 1mg，随后卧床休息 1～2 小时，门诊观察 6 小时；胶囊（Ⅱ），本品每次 25～50mg，每日 2 次，连用 2～3 日，总量 150mg，于第 3～4 日清晨口服米索前列醇 600μg 或于阴道后穹窿处放置卡前列甲酯栓 1mg，随后卧床休息 1～2 小时，门诊观察 6 小时。

（2）终止 8～16 周的宫内妊娠：口服给药，每次 100mg，每日 1 次，连用 2 日，总量为 200mg。第 3 日于距离第一次使用本品 36～48 小时口服米索前列醇 400μg，视情况可 3 小时后重复给予米索前列醇，每次 400μg，但不得超过 4 次。

（3）紧急避孕：口服给药，无防护性生活或避孕失败后 72 小时内口服 10mg 或 25mg。

（4）伴中重度症状的子宫肌瘤的术前治疗：口服给药，每次 10mg，每日 1 次，于月经第 1～3 日开始使用，疗程为 3 个月。

2. 给药途径　本品宜空腹或进食 2 小时后服用，服药后禁食 1～2 小时。

【不良反应】可见恶心、呕吐、头晕、腹痛等。子宫痉挛所致疼痛，可用镇痛药处理。

【药物相互作用】不能与利福平、卡马西平、灰黄霉素、巴比妥类、苯妥英钠、非甾体抗炎药、阿司匹林、肾上腺皮质激素合用。

【药动学】本品同时具有软化和扩张子宫颈的作用。口服半衰期为 1～3 小时，生物利用度 70%，血浆蛋白结合率 98%，消除半衰期约 18 小时。

【观察指标】使用本品流产后会出现出血，但非常罕见严重感染和出血，如果在用药期间出现高热、大量出血、严重腹痛和全身不适，尽快通知医师。

【用药宣教】

1. 紧急避孕的剂量只能用作预防，用于紧急避孕前需要确定没有妊娠。用药后1个月内使用避孕套。

2. 本品终止妊娠时主要用于：停经后112天以内的孕妇流产，需要与米索前列醇等前列腺素类药物联合使用；性生活后72小时内的紧急避孕；有宫内节育器或异位妊娠时不能使用本品。

3. 哺乳期妇女使用本品应停止哺乳。

4. 空腹服用，服药后1～2小时不要进食。

5. 如果服药后2小时内发生呕吐，立即补服。

6. 本品成功率为70%～80%，可导致下次月经提前或推后，如果推后超过1周，检查是否妊娠。

7. 用于流产时，妊娠时间越短越好，停经少于49天，服用本品后需要在医院观察4～6小时或住院观察；停经50～63天，观察24小时或住院观察；停经64天以上需要住院观察。

8. 本品用于流产时，可能有少量阴道出血，如果24小时没有完全排除胚胎或胎儿、胎盘，或者出血量过多（>100ml），应及时告知医师。

9. 使用本品流产，可能需要在流产后8～21天进行复诊，还可能进行B超检查或测定绒促性素（hCG）等。

10. 用药后可能出现恶心、乏力、下腹痛、头晕、乳房胀、头痛、呕吐等不良反应，症状轻微者无须处理。

孕三烯酮

【类别】女性生殖系统用药。

【妊娠安全等级】X。

【作用机制】本品具有较强的抗孕激素和抗雌激素活性，亦有很弱的雌激素和雄激素活性。动物实验表明，它能抑制孕激素分泌，也具有黄体酮对子宫内膜的作用，使子宫内膜及异位病灶细胞失活、退化，从而导致异位病灶萎缩，其抗生育作用可能是抑制排卵及抑制子宫内膜发育，改变宫颈黏液性质，影响卵子运行速度及拮抗内膜孕酮受体，从而干扰孕卵着床。

【适应证】用于子宫内膜异位症。

【禁用与慎用】孕妇，严重心、肝或肾功能不全者，既往在使用雌激素或孕激素治疗时有发生代谢或血管疾病患者禁用。

【给药途径和剂量】口服，每次2.5mg，每周2次，月经周期第一天开始用药，隔3天用一次，在整个疗程中每周服药的时间应保持不变。如果发生一次漏服，应立即补服2.5mg，再继续按时服药；对于多次漏服者，应暂停用药，待下次月经周期的第一天重新开始用药。本品疗程为6个月。

【不良反应】少数人有头晕、乏力、胃部不适、痤疮、多毛及脂溢性皮炎、腿肿、体重增加、乳房缩小松弛等；也有月经周期缩短或延长、经量减少、不规则出血，但一般会自行减少。突破性出血发生率约5%，国内临床观察见有氨基转移酶升高。

【药物相互作用】抗癫痫药、利福平可加速本品代谢。

【药动学】本品口服后吸收迅速，给药后2.8～3小时达血药峰浓度。主要在肝内通过羟基作用代谢。血浆消除半衰期为24小时，长期用药体内无蓄积。

【观察指标】

1. 用药前应进行妊娠试验。

2. 实验室检查：用药期间定期监测肝功能、对高脂血症患者监测胆固醇，对糖尿病患者应监测血糖。

【用药宣教】

1. 在排除妊娠后才能用药，如已经妊娠或计划妊娠，请告知医师，以便做出更好的治疗选择。

2. 哺乳期妇女如果用药，请停止哺乳。

3. 用药期间不能服用口服避孕药，采取其他方法避孕。

4. 如果用药期间发现阴道点滴出血时间较长，应及时就诊，可能会需要调整剂量。

5. 用药期间可能会引起肝功能异常，需要定期监测。

第四节　泌尿系统药

一、泌尿系统药

黄酮哌酯

【类别】泌尿系统用药。

【妊娠安全等级】C。

【作用机制】本品对平滑肌发挥痉挛作用（罂粟碱样）。对于痉挛性膀胱患者，本品可能通过直接作用于泌尿系统平滑肌而增加膀胱容量。

【适应证】用于排尿困难，尿频，尿急，夜尿，尿失禁和耻骨上疼痛与各种泌尿科疾病相关的症状缓解。

【禁用与慎用】

1. 禁用于幽门或十二指肠阻塞，肠梗阻，胃肠道出血，下尿路梗阻性尿路感染。

2. 慎用于青光眼。

【给药途径和剂量】成年人，口服每次 100～200mg，每日 2 次。

【不良反应】

1. 中枢神经系统　头痛，眩晕，嗜睡，精神错乱（尤其是老年人）。

2. 心血管系统　心动过速。

3. 特殊感觉　视物模糊，眼内张力增加，眼部不适。

4. 消化系统　恶心，呕吐，口干，便秘（高剂量）。

5. 皮肤　皮肤病，荨麻疹。

6. 其他　排尿困难，高热，嗜酸性粒细胞减少，白细胞减少症（罕见）。

【药物相互作用】可能拮抗甲氧氯普胺的胃肠动力。

【药动学】本品口服后吸收迅速，主要随尿液排泄，6 小时内尿液排泄了 10%～30%。半衰期为 24 小时。

【观察指标】

1. 监测心率，报告心动过速的情况。

2. 实验室检测：在治疗过程中定期评估血常规。

【用药宣教】

1. 用药期间勿驾驶或高空作业。

2. 向医师报告药物不良反应。

奥昔布宁

【类别】泌尿系统用药。

【妊娠安全等级】B。

【作用机制】本品有直接解痉作用，并抑制乙酰胆碱对平滑肌的毒蕈碱作用。

【适应证】用于治疗伴有急迫性尿失禁、尿急、尿频症状的膀胱过度活动症。也用于缓解经尿道外科手术后膀胱痉挛的疼痛。

【禁用与慎用】

1. 闭角型青光眼、重症肌无力、部分或完全胃肠道梗阻、胃潴留、麻痹性肠梗阻、肠无力（尤其是成年人或虚弱的患者）、巨结肠、严重结肠炎、尿潴留、出血性心血管状态不稳定的患者禁用。

2. 自主神经病、裂孔疝伴反射性食管炎、肝或肾功能不全、泌尿感染、甲状腺功能亢进、冠状动脉疾病、高血压、前列腺增生、哺乳期妇女慎用。

【给药途径和剂量】

1. 成年人　口服给药，每次 5mg，每日 2 次或每日 3 次（最大：20mg/d）或 5mg 每日 1 次，缓释制剂，可能增加至 30mg/d；局部用药，透皮贴剂，一次 1 贴，每周 2 次。

2. 老年人　口服，每次 2.5～5mg，每日 2 次（最大剂量为 15mg/d）或 5mg，每日 1 次；缓释制剂，可能增加至 30mg/d，局部透皮贴剂每周 2 次，每次 1 贴。

3. 儿童　口服，1～5 岁，每天 0.2mg/kg，分两次；大于 5 岁，一次 5mg，每日 2 次（最大剂量为 15mg/d）。

【不良反应】

1. 全身性　严重的过敏反应（包括荨麻疹、皮疹），泌乳抑制，出汗减少，发热。

2. 中枢神经系统　嗜睡，头晕，虚弱，失眠，不安，精神病（过量）。

3. 心血管系统　心动过速，潮红。

4. 特殊感觉　瞳孔散大，视物模糊，睫状肌麻痹，眼压升高。

5. 消化系统　口干，恶心，呕吐，便秘，腹胀感。

6. 皮肤　应用部位瘙痒、皮疹、水疱、红斑。

7. 泌尿生殖系统　尿路感染、残余尿量增加、尿潴留、膀胱炎、排尿困难。

【药物相互作用】和其他抗胆碱药合用增加口干、便秘、嗜睡的发作频率和严重程度。合用促胃肠动力药可拮抗其作用。

【药动学】口服后起效时间为 0.5～1 小时。作用达峰时间为 3～6 小时。持续时间 6～10 小时。透皮制剂，稳态血药浓度可持续 96 小时。本品在肝脏中代谢，主要随尿液排出。半衰期为 2～5 小时。

【观察指标】

1. 建议定期中断治疗，以确定患者是否需要继续治疗。一些患者可能会出现耐受性。

2. 观察药物治疗的预期反应（如对尿频、尿急、急迫性尿失禁、夜尿症、膀胱排空的完整性的影响）。

3. 密切监测结肠造口术或回肠造口术的患者；这些患者腹胀和腹泻的发作可能是肠梗阻或中毒性巨结肠的早期迹象。

【用药宣教】

1. 用药期间勿驾驶或高空作业。

2. 本品可抑制出汗，易引起发热和中暑。

包醛氧淀粉

【类别】泌尿系统用药。

【妊娠安全等级】C。

【作用机制】胃肠道中的氨、氮可通过覆醛处理与氧化淀粉中的醛基结合成席夫碱络合物从粪便中排出，故能代偿肾功能、降低血液中非蛋白氮和尿素氮的浓度，从而发挥治疗作用。由于本品中氧化淀粉的醛基不和胃肠道直接接触，消除了服用氧化淀粉所发生的不良生理反应。

【适应证】尿素氮吸附药。适用于各种原因造成的氮质血症。

【禁用与慎用】尚不明确。

【给药途径和剂量】饭后用温开水浸泡后服用。每日2～3次，1次1～2袋，或遵医嘱。

【不良反应】无不良反应，在胃肠道中不吸收入血，长期服用对人体无害。

【药动学】本品不在胃肠道中吸收。

【观察指标】监测非蛋白氮及尿素氮。

【用药宣教】

1. 服用本品时要适当控制蛋白质摄入量，如能配合低蛋白饮食，将有助于提高疗效。

2. 本品受潮发霉后勿服用。

非那吡啶

【类别】泌尿系统用药。

【妊娠安全等级】B。

【作用机制】本品为一种有效的麻醉剂，能直接作用于尿道黏膜，迅速消除尿道及膀胱的不适、灼热感、尿频、尿急等症状。本品无抗胆碱药作用，可配合抗菌药物使用。

【适应证】缓解由感染、创伤、手术或器械引起的尿道黏膜刺激继发的疼痛、灼痛、尿频和尿急。

【禁用与慎用】

1. 肾功能不全、肾小球肾炎、肾盂肾炎、严重肝炎患者禁用。

2. 肝功能不全患者、葡萄糖-6-磷酸脱氢酶缺乏症、哺乳期妇女慎用。

【给药途径和剂量】成年人：每次200mg，每日3次，饭后服用。儿童：每次100mg，3次/天，饭后服用。

【不良反应】

1. 中枢神经系统　头痛，眩晕。

2. 消化系统　轻度恶心。

3. 泌尿生殖系统　肾结石，短暂性急性肾衰竭。

4. 代谢系统　高铁血红蛋白血症，溶血性贫血。

5. 皮肤　皮肤色素沉着。

【药物相互作用】

1. 和其他抗胆碱药合用增加口干、便秘、嗜睡的发作频率和严重程度。

2. 促胃肠动力药可拮抗本品的作用。

【药动学】本品易从胃肠道吸收。微量穿过胎盘。在肝脏和其他组织中代谢。主要从尿中排泄。

【观察指标】对长期治疗或肾功能受损的患者定期进行血液检查和肾功能检查。

【用药宣教】

1. 服药后尿液呈橙色或红色，并可能污染衣物。

2. 如果皮肤或巩膜出现淡黄色，可能肾功能不全导致药物蓄积，立即停药，并就诊。

3. 当疼痛和不适得到缓解时（通常3～15天）停止使用药物，并告知医师。

聚苯乙烯磺酸钙

【类别】泌尿系统用药。

【妊娠安全等级】C。

【作用机制】本品为磺酸阳离子交换树脂，通过将钠离子交换为钾而从体内除去钾，特别是在大肠中；然后排出含钾树脂。在治疗过程中可能会损失少量其他阳离子，如钙离子和镁离子。

【适应证】高钾血症。

【禁用与慎用】

1. 低钾血症患者、肠梗阻患者、高钙血症患者禁用。

2. 老年人，急性或慢性肾衰竭，接受洋地黄制剂的患者，限钠的患者（如充血性心力衰竭、严重的高血压和明显的水肿），妊娠期妇女，哺乳期妇女慎用。

【给药途径和剂量】口服，成年人每日20g，儿童每日5～10g，分1～3次服用。服时可将粉末混悬于150ml水中，搅匀后立即服用。

【不良反应】

1. 消化系统　便秘，厌食，胃刺激，恶心，呕吐，腹泻（与山梨醇乳剂一起使用）。

2. 代谢系统　钠潴留，低血钙，低血钾，低镁血症。

【药物相互作用】抗酸药、泻药含有钙或镁可能降低树脂的钾交换能力。

【药动学】本品不被人体系统吸收。

【观察指标】

1. 实验室检查：在整个治疗过程中每天测定血钾水平。监测接受重复剂量的患者的酸碱平衡、电解质和矿物质。

2. 人体血钾水平并不总是能反映细胞内钾缺乏症。密切观察患者的严重低血钾的早期临床体征，必要时可以监测心电图。

3. 请咨询医师如何限制饮食中和其他来源的钠含量，因为每克该药物（1 茶匙）含有约 100mg 的钠。

【用药宣教】每天注意肠功能变化，使用温和的泻药可预防便秘（常见的不良反应）老年患者更易便秘。

托特罗定

【类别】泌尿系统用药。

【妊娠安全等级】C。

【作用机制】选择性毒蕈碱型膀胱受体拮抗剂。减少尿失禁、尿急和尿频的症状，通过控制膀胱收缩来控制尿失禁。

【适应证】膀胱过度活动症（尿频，尿急，急迫性尿失禁）。

【禁用与慎用】

1. 胃潴留（因本品可能抑制肠道蠕动）、未经控制的闭角型青光眼、尿潴留患者禁用。

2. 心血管疾病、肝病、控制性闭角型青光眼、肠梗阻性疾病、阻塞性尿路病、麻痹性肠梗阻或肠收缩乏力、肾功能不全、溃疡性结肠炎的患者、哺乳期和妊娠期妇女慎用。

【给药途径和剂量】口服 2mg，每日 2 次，缓释制剂每次 4mg，每日 1 次；持续性肝功能减退对于肝功能显著下降或服用 CYP3A4 抑制剂的患者，每日可减少至 1mg，每日 2 次；缓释制剂每次 2mg，每日 1 次。

【不良反应】

1. 全身性　腰背疼痛，疲劳，流感样综合征，跌倒，关节痛，体重增加。

2. 中枢神经系统　头痛，感觉异常，眩晕，头晕，神经质，嗜睡。

3. 消化系统　口干，消化不良，便秘，腹痛，腹泻，肠胃气胀，恶心，呕吐。

4. 泌尿生殖系统　排尿困难，尿频，尿潴留，尿路感染。

5. 呼吸系统　支气管炎，咳嗽，咽炎，鼻炎，鼻窦炎。

6. 皮肤　瘙痒，皮疹，红斑，皮肤干燥。

7. 特殊感觉　眼睛干涩，视力异常。

8. 其他　胸痛，高血压。

【药物相互作用】

1. 与其他具抗胆碱作用的药物合并给药时可增强治疗作用，但也增加不良反应。反之毒蕈碱受体激动剂可降低本品的疗效。

2. 如要合并使用较强作用的 CYP3A4 抑制剂，如大环内酯类抗生素（红霉素和克拉霉素）、抗真菌药（酮康唑、咪康唑、伊曲康唑），应十分谨慎。

【药动学】口服有 77%的吸收，随食物明显减少。1～2 小时达峰浓度。蛋白结合率 96%。在肝脏中被 CYP2D6 酶代谢为活性代谢物。随尿液排出 77%，粪便排出 17%。半衰期为 1.9～3.7 小时。

【观察指标】

1. 青光眼患者应更频繁地监测眼压。

2. 仔细监测生命体征（心率和血压），尤其是心血管疾病患者。

【用药宣教】

1. 如果出现眼痛，心搏加快，呼吸困难，皮疹或荨麻疹，意识模糊或不协调等症状应立即就医。

2. 向医师报告视物模糊、对光的敏感性和口干的症状。

3. 避免使用乙醇或一些非处方的抗组胺药。

左卡尼汀

【类别】营养药。

【妊娠安全等级】C。

【作用机制】本品主要功能是促进脂类代谢，是肌肉细胞尤其是心肌细胞的主要能量来源，脑、肾等许多组织器官亦主要靠脂肪酸氧化供能。还能增加 NADH 细胞色素 C 还原酶、细胞色素氧化酶的活性、加速 ATP 的产生，参与某些药物的解毒作用。对于各种组织缺血缺氧，本品通过增加能量产生而提高组织器官的供能。其他功能如下：中等长链脂肪酸的氧化作用；脂肪酸过氧化物酶的氧化作用；对结合的辅酶 A 和游离辅酶 A 二者比率的缓冲作用；从酮类物质、丙酮酸、氨基酸（包括支链氨基酸）中产生能量，去除过高辅酶 A 的毒性，调节血中氨浓度。

【适应证】适用于慢性肾衰竭长期血液透析患者因继发性肉碱缺乏产生的一系列并发症状，临床表现有心肌病、骨骼肌病、心律失常、高脂血症，以及低血压和透析中肌痉挛等。

【禁用与慎用】对本品过敏者禁用。

【给药途径和剂量】每次血液透析后推荐起始剂量是 10～20mg/kg，溶于 5～10ml 注射用水中，2～3 分钟 1 次静脉注射，血浆左卡尼汀谷浓度低于正常（40～50μmol/L）立即开始治疗，在治疗第 3 周或第 4 周时调整剂量（如血透时调整为 5mg/kg）。

【配伍禁忌】与胺碘酮、清开灵注射液存在配伍禁忌。

【不良反应】

1. *全身系统* 胸痛、感冒症状、头痛、注射部位反应、疼痛等。

2. *心血管系统* 心血管异常、高血压、低血压、心动过速等。

3. *消化系统* 腹泻、消化不良、恶心、呕吐等。

4. *内分泌系统* 甲状腺异常等。

5. *血液淋巴系统* 贫血等。

6. *代谢系统* 高钙血症、高钾血症、血容量增多症等。

7. *神经系统* 头晕、失眠、压抑等。

8. *呼吸系统* 咳嗽、咽喉炎、鼻炎等。

9. *皮肤* 瘙痒、皮疹。

10. *泌尿系统* 肾功能异常等。

【相互作用】根据临床的需要，接受丙戊酸钠的患者需增加本品的用量。

【药动学】单次静脉给药，在 0～24 小时，约 76%给药剂量经尿排出。不计内源性的，本品的平均分布半衰期为 0.585 小时，平均终末清除半衰期为 17.4 小时，总的人体清除率平均为 4.0L/h，本品不与血浆蛋白或白蛋白结合。

【观察指标】在肠胃外治疗前，建议先测定血浆左卡尼汀水平，并建议每周和每月监测，监测内容包括血生化、生命体征、血浆左卡尼汀浓度（血浆游离左卡尼汀水平为 35～60mmol/L）和全身状况。

【用药宣教】口服或静脉注射本品可引起癫痫发作，不论是否有癫痫病史，前有癫痫发作的患者，可使癫痫加重。

索利那新

【类别】泌尿系统用药。

【妊娠安全等级】C。

【作用机制】本品是一种选择性毒蕈碱拮抗剂，可抑制逼尿肌过度活动引起的自主性和非自主性膀胱收缩。并减少了尿失禁和尿急发作的频率。

【适应证】治疗尿失禁，尿急和尿频的膀胱过度活动症（OAB）。

【禁用与慎用】

1. 对本品或其制剂的任何成分过敏、严重肝功能不全、胃潴留、不受控制的闭角型青光眼、尿潴留、中毒性的巨结肠、胃肠道阻塞、肠梗阻。

2. 尿路梗阻患者、合用酮康唑或其他有效的 CYP3A4 抑制剂、胃肠动力降低、肝功能不全的患者、QT 延长史或同时使用已知可延长 QT 间期的药物、控制性闭角型青光眼、肾功能不全、肾衰竭、轻度至中度肝功能损害的患者、孕妇慎用。

【给药途径和剂量】口服给药，推荐初始剂量每次 5mg，每日 1 次。如耐受良好可增至每日 10mg。最佳有效和耐受剂量为每次 5～10mg，每日 1 次。更大的剂量（如 20mg，每日 1 次）会更有效，但不良反应的发生率也更高。严重肾功能不全者（肌酐清除率＜30ml/min），每日用量不应超过 5mg。中度肝损害者应减量，每日用量不超过 5mg；重度肝损害者不推荐使用。

【不良反应】

1. *全身性* 水肿、疲劳。

2. *中枢神经系统* 头晕、抑郁。

3. *心血管系统* 高血压。

4. *消化系统* 口干、便秘、恶心、呕吐、消化不良、上腹部疼痛。

5. *呼吸系统* 咳嗽。

6. *特殊感觉* 视物模糊、眼睛干涩。

7. *泌尿生殖系统* 尿路感染、尿潴留。

【药物相互作用】

1. 与其他具有抗胆碱能作用的药品合用可能引起更明显的治疗作用和不良反应。在停止本品治疗开始使用其他抗胆碱药物之前，应设置约 1 周的间隔。同时使用胆碱能受体激动剂可能降低本品的疗效。

2. 本品能减弱甲氧氯普胺和西沙必利等促进胃肠蠕动的作用。

3. 本品由 CYP3A4 代谢。同时给予强效 CYP3A4 抑制剂酮康唑 200mg/d，可使本品的 AUC 增加 2 倍；酮康唑剂量增至 400mg/d，可使 AUC 增加 3 倍。因此，与酮康唑或利托那韦、奈非那韦和伊曲康唑等其他强效 CYP3A4 抑制剂合用时，本品的最大剂量应限制在 5mg。

【药动学】口服 90%从胃肠道吸收。血药浓度达峰时间 3～8 小时。在肝脏中被 CYP3A4 广泛代谢。主要随尿液排出，22%随粪便排出。半衰期为 45～68 小时。

【观察指标】监测具有 QT 间期延长史的患者或服用延长 QT 间期药物的患者的心电图。

【用药宣教】

1. 如果发生尿潴留，停止服用。

2. 出现视物模糊或视力难以聚焦的症状、意识模糊或严重头晕立即就医。

3. 向医师报告排便问题，尤其是持续 3 天或以上的便秘。

4. 本品有增加虚脱的风险。

米拉贝隆

【类别】β_3 受体激动剂。

【妊娠安全等级】C。

【适应证】用于治疗膀胱过度活动症伴发的尿失禁、尿急、尿频。

【作用机制】本品是β_3受体激动剂，通过活化β_3受体，使膀胱逼尿肌松弛，增加膀胱容量。

【禁用与慎用】

1. 终末期肾病者及重度肝功能不全者禁用。

2. 高血压患者禁用。

3. 膀胱出口阻塞的尿潴留患者及使用抗毒蕈碱药的膀胱过度活动症患者慎用。

4. 孕妇只有在使用本品的益处大于对胎儿伤害的风险时才可使用。

5. 应权衡本品对哺乳期妇女的重要性，选择停药或停止哺乳。

6. 儿童用药的安全性和有效性尚未建立。

【给药途径和剂量】

1. 推荐起始剂量 25mg，每日 1 次，如需要可增加剂量至 50mg，每日 1 次。

2. 中度肝功能不全者及重度肾功能不全者每日剂量不超过 25mg。

【不良反应】

1. 常见不良反应包括高血压、鼻咽炎、尿路感染及头痛。其他少见不良反应包括便秘、上呼吸道感染、关节痛、腹泻、腹痛、心动过速、疲乏。

2. ＜1%的不良反应包括心悸、血压升高、青光眼、消化不良、胃炎、腹胀、鼻窦炎、鼻炎，γ-GTP 升高，AST、ALT 、LDH 升高，肾结石、膀胱痛、阴道炎、风疹、白细胞破碎性血管炎、皮疹、瘙痒、紫癜及嘴唇水肿。

3. 上市后发现的不良反应为尿潴留。

【相互作用】

1. 本品为中效 CYP2D6 抑制剂，能升高经 CYP2D6 代谢药物（如美托洛尔、地昔帕明）的血药浓度，如需合用，降低剂量，并监测血药浓度，特别是合用治疗窗窄的 CYP2D6 底物，如硫利达嗪、氟卡尼及普罗帕酮。

2. 与地高辛合用时，地高辛 C_{max} 可升高 1.01～1.3ng/ml（29%），AUC 可升高 16.7～19.3（ng • h）/ml（27%）。如需合用，地高辛从最低剂量开始，并监测血浆地高辛浓度。

多剂量口服本品 100mg 后，单次服用 25mg 华法林，*S*-华法林及 *R*-华法林的 C_{max} 将升高约 4%，AUC 将升高约 9%。本品不影响单次服用华法林 25mg 的药效，如 INR 及凝血酶原时间，但对多次服用华法林药效的影响尚未进行充分研究。

【药动学】口服给药后，约 3.5 小时血药浓度达峰值，剂量 25mg 时绝对生物利用度为 29%，50mg 时为 35%。C_{max} 和 AUC 增加的比例高于剂量增加比例，50mg 以上剂量更加明显。剂量从 50mg 增至 100mg，C_{max} 和 AUC 分别增加 2.9 倍和 2.6 倍。剂量从 50mg 增至 200mg，C_{max} 和 AUC 分别增加 8.4 倍和 6.5 倍。每日 1 次给药，7 天后达稳态。分布广泛，静脉给药，稳态分布容积约 1670L。蛋白结合率约 71%，显示与白蛋白和α1 酸性糖蛋白有中等亲和力。可进入红细胞内。体外研究显示，红细胞中浓度约为血浆中的 2 倍。本品在体内有多种代谢途径，包括脱烷基化、氧化、葡萄糖醛酸化、酰胺水解。循环中主要为原药，血浆中存在两种无活性代谢产物。虽然体外研究显示 CYP2D6 和 CYP3A4 在本品的氧化代谢中具有重要作用，但是体内研究显示两种酶对本品总体消除作用有限。遗传性 CYP2D6 弱代谢者的 C_{max} 和 AUC 较强代谢者分别高 16%和 17%。丁酰胆碱酯酶、二磷酸葡萄糖醛酸基转移酶、乙醇脱氢酶也参与本品的代谢。本品静脉注射后，总清除率约为 57L/h，终末半衰期约 50 小时，肾清除率约 13L/h，主要通过肾小管分泌及肾小球滤过。尿液中原药与剂量相关，剂量为 25mg/d 时，尿中原药约为 6%，剂量为 100mg/d 时则为 12.2%。健康志愿者给予 160mg ^{14}C 标记的本品溶液，尿液中回收 55%（放射性），粪便中回收 34%。

【观察指标】本品能升高血压，应定期监测血压，未控制血压的严重高血压患者禁用。

【用药宣教】高血压患者可能需要增加抗高血压药的剂量。

二、良性前列腺增生用药

特拉唑嗪

【类别】心血管系统用药。

【妊娠安全等级】C。

【作用机制】本品为选择性α_1受体阻滞剂，可使血管扩张，导致末梢血管阻力减少，从而降低血压，且不引起反射性心搏加快；本品可使尿道阻力和压力、膀胱阻力降低，从而减轻良性前列腺增生引起的排尿困难症状并改善尿流速率。

【适应证】单独或与其他抗高血压药（β受体阻滞剂、利尿药）联合治疗高血压；治疗前列腺增生。

【禁用与慎用】对本品过敏者禁用。

【给药途径和剂量】

1. 高血压患者　每日1次，首次睡前服用。开始剂量1mg，剂量逐渐增加直到出现满意疗效。常用剂量为每日 2～10mg，最大剂量为每日 20mg，停药后需重新开始治疗者，亦必须从1mg开始渐增剂量。

2. 良性前列腺增生患者　每日1次，初始剂量为睡前服用1mg。一周或两周后可以加倍服用，常用维持剂量为5～10mg。

【不良反应】

1. 中枢神经系统　神经衰弱、头晕、头痛、嗜睡、虚弱。

2. 心血管系统　直立性低血压、心悸、晕厥。

3. 特殊感觉　视物模糊。

4. 消化系统　恶心。

5. 全身性　体重增加、四肢疼痛、周围水肿。

6. 呼吸系统　鼻充血、鼻窦炎、呼吸困难。

7. 泌尿生殖系统　阳痿、性欲减退。

【药物相互作用】

1. 合用NSAID可降低抗高血压作用。

2. 合用西地那非、伐地那非和他达拉非可增强降压作用。

【药动学】本品易从胃肠道吸收，血药浓度达峰时间为 1～2 小时。在肝脏中代谢，随粪便排出60%，随尿排出40%。半衰期为9～12小时。

【观察指标】

1. 警惕可能出现的首剂现象（由于意识障碍，血压急剧下降），这很少见；在使用初始剂量的90～120分钟发生。

2. 在给药间隔结束时（刚好在下一次给药之前）监测血压，以确定降压控制水平。给药后2～3 小时还要检查血压，以确定最大和最小反应是否相似。

3. 在用药24小时结束时降压反应大大降低，表明需要改变剂量（增加剂量或每天2次）。

【用药宣教】

1. 如果在第一次服药后发生晕厥（意识丧失），请避免可能导致伤害的情况。如果出现晕厥，请立即躺下。

2. 缓慢地改变位置（改变方向或从倾斜到直立姿势）。站立时，悬空双腿并移动足踝1分钟左右。注意下床活动可能会导致直立性低血压（服药后不久即可发生）。

3. 首次给药后，增加剂量后或中断治疗后恢复治疗时，请勿从事有潜在危险的活动超过12小时。如果要这样做，则 12 小时后很可能引起严重的不良反应（晕厥，直立性低血压，头晕）。

4. 突然增加的体重（超过0.5～1kg），并伴有四肢水肿，可能需要调整剂量。

5. 如果几天没有服用药物，请咨询医师。药物将从最初的给药方案开始。

6. 坚持每日记录血压和服用时间，使用的手臂，位置（即站立还是坐着）和服药时间。将此记录带给医师，以供预约检查时参考。

7. 在没有咨询医师的情况下，请勿服用非处方药物，尤其是那些可能含有肾上腺素药的药物（如部分止咳药、感冒药、过敏药）。

8. 哺乳期妇女使用时应暂停哺乳。

9. 在就寝时间给予初始剂量，以减少可能发生的严重降压作用（最初几剂可能会发生）。初始剂量后，每天服用。

阿夫唑嗪

【类别】男性生殖系统用药。

【妊娠安全等级】B。

【作用机制】本品为一种经口服途径起效的喹诺啉类衍生物。它是一种选择性的突触后α_1受体阻滞剂。体外药理学研究证实了本品对前列腺、膀胱三角区和尿道部位的α_1受体有选择性作用。α受体阻滞剂通过直接作用于前列腺组织的平滑肌，可减少膀胱的阻力。

【适应证】缓解良性前列腺的症状。

【禁用与慎用】

1. 对本品过敏者、严重肝功能不全者禁用。

2. 冠状动脉疾病、肝病、头晕、直立性低血压患者慎用。

【给药途径和剂量】口服给药，每次 10mg，每日1次。晚餐后立即服用。

【不良反应】

1. 全身性　疲劳，疼痛。

2. 中枢神经系统　头晕，头痛。

3. 消化系统　腹部疼痛，消化不良，便秘，恶心。

4. 呼吸系统　上呼吸道感染，支气管炎，鼻窦炎，咽炎。

5. 泌尿生殖系统　阳痿，阴茎异常勃起。

【药物相互作用】

1. 与其他抗高血压药合用使低血压的风险增加。

2. 酮康唑、伊曲康唑、蛋白酶抑制剂的CYP3A4强效抑制可能会升高本品的血药浓度，增加毒性，应避免合用。

3. 与西地那非、伐地那非和他达拉非合用可增强降压作用。

【药动学】与食物一起服用时吸收率为49%。血药浓度达峰时间为8小时。在肝脏中被CYP3A4代谢。69%随粪便排出，24%随尿排出。半衰期为10小时。

【观察指标】

1. 监测心率和血压状态，尤其是同时使用降压药或CYP3A4抑制剂治疗时。

2. 用药后数小时内评估直立性低血压的情况。

3. 停药并向医师报告新的或恶化的心绞痛。

【用药宣教】

1. 缓慢改变体位以最大限度地减少头晕。

2. 用药期间请勿驾驶或高空作业。

3. 第一次服药最好在晚上睡前。

爱普列特

【类别】男性生殖系统用药。

【妊娠安全等级】X。

【作用机制】本品为选择性的和非竞争性的类固醇Ⅱ型 5α-还原酶抑制剂，用于治疗良性前列腺增生症，其作用机制是通过抑制睾酮转化为双氢睾酮而降低前列腺腺体内双氢睾酮的含量，导致增生的前列腺体萎缩。

【适应证】用于治疗良性前列腺增生症，改善良性前列腺增生的有关症状。

【禁用与慎用】对本品组分过敏者禁用；孕妇和可能妊娠的妇女禁用。

【给药途径和剂量】口服，每次5mg，每日早晚各一次，饭前饭后均可，疗程4个月或遵照医嘱。

【不良反应】可见恶心、食欲减退、腹胀、腹泻、口干、头晕、失眠、全身乏力、皮疹、性欲下降、勃起功能障碍、射精量下降、耳鸣、耳塞、髋部痛等，实验室检查异常包括肝功能异常（GPT升高、总胆红素升高）、肾功能异常（尿素氮升高、肌酐升高）、血常规异常（血红蛋白降低、白细胞减少、血小板减少）。

【相互作用】尚不明确。

【药动学】在消化道中吸收迅速，给药后0.25小时就能测出药物存在于血清中，3～4小时血药浓度达峰值，消除相半衰期（$t_{1/2\beta}$）为7.5小时。连续给药（每次5mg，每日2次）第6天，血药浓度可达稳态。主要经胃肠道排泄，经肾脏排泄很少。平均蛋白结合率高达97%。分布容积约等于0.5L/kg，与人体的体液量基本相当。

【用药宣教】请在早晚用药，餐前餐后都可以。

非那雄胺

【类别】男性生殖系统用药。

【妊娠安全等级】X。

【作用机制】本品是类固醇 5α-还原酶的特异性抑制剂，该酶是将睾酮转化为前列腺中强力雄激素双氢睾酮所必需的酶。从而抑制前列腺增生，改善良性前列腺增生的症状。

【适应证】良性前列腺增生，男性脱发（雄激素性脱发）。

【禁用与慎用】

1. 对本品过敏者、孕妇禁用。

2. 肝功能不全、阻塞性尿路病患者慎用。

【给药途径和剂量】

1. 良性前列腺增生　口服给药，每次5mg，每日1次。

2. 男性雄激素性脱发　口服给药，每次1mg，每日1次。

【不良反应】可见阳痿、性欲降低、射精量减少。

【相互作用】尚不明确。

【药动学】本品易从胃肠道吸收。血药浓度达峰时间为1～2小时。39%随尿液排泄，57%随粪便排泄。半衰期为5～7小时。

【观察指标】

1. 仔细评估血清前列腺特异性抗原（PSA）水平，其持续升高可能表明存在前列腺癌或不适合该疗法。

2. 监测残留尿量较大或尿量减少的患者。这些患者可能不是该疗法的适宜人群。

【用药宣教】

1. 用药期间使用屏障避孕措施，否则可能导致男性胎儿外生殖器异常。

2. 可能导致阳痿和性欲降低。

3. 男性雄激素秃发患者用药 3 个月以上才有效果，停药后 1 年内疗效可能减退。

普适泰

【类别】泌尿系统用药。

【妊娠安全等级】B。

【作用机制】本品为治疗良性前列腺增生症（BPH）和慢性、非细菌性前列腺炎用药，其作用机制可能与阻碍体内睾酮转化为二氢睾酮及抑制白三烯、前列腺素合成有关。

【适应证】良性前列腺增生，慢性、非细菌性前列腺炎。

【禁用与慎用】儿童禁用，对本品过敏者禁用。

【给药途径和剂量】口服。每日 2 次，每次 1 片，疗程 3～6 个月。或遵医嘱。6 个月可以达到最佳疗效，如有必要可以继续服用。

【不良反应】绝大多数患者对本品高度耐受，仅极少数人有轻微的腹胀、胃灼热和恶心，停药后症状即会消失。

【相互作用】【药动学】尚不明确。

【用药宣教】

1. 本品片剂含乳糖，半乳糖不耐症、乳糖酶缺乏症、葡萄糖-半乳糖吸收不良症状患者不得使用。

2. 本品不适用于儿童和妇女。

3. 本品起效较慢，用药 3～6 个月才有明显效果，如果用药后病情恶化或症状持续 6 个月以上未缓解，及时就诊。

赛洛多辛

【类别】泌尿系统用药。

【妊娠安全等级】B。

【作用机制】本品阻断分布于下尿路组织前列腺、尿道及膀胱三角区的α_{1A}受体亚型介导的交感神经系统，可以缓解下尿路组织平滑肌紧张、抑制尿道内压升高，从而改善前列腺增生症引起的排尿障碍症状。

【适应证】用于治疗良性前列腺增生症（BPH）引起的症状和体征。

【禁用与慎用】

1. 重度肾功能不全患者（Ccr＜30ml/min）、对本品成分有既往过敏史患者禁用。

2. 下述患者应慎重给药：直立性低血压患者、中度肾功能不全的患者、重度肝功能损害的患者、服用 PDE5 抑制剂的患者。

【给药途径和剂量】成人每次 4mg，每日 2 次，早、晚餐后口服，可根据症状酌情减量。

【不良反应】

1. *泌尿及生殖系统*　射精障碍（逆行射精等）、勃起障碍、尿失禁。

2. *消化系统*　口干、胃部不适、腹泻、软便、便秘。总胆红素升高、AST 升高、ALT 升高、谷氨酰转肽酶升高、碱性磷酸酯升高、乳酸脱氢酶升高。

3. *神经系统*　头晕、直立性眩晕、步态蹒跚、头痛、失眠。

4. *呼吸系统*　鼻塞、鼻出血、鼻咽炎、鼻窦炎、流涕。

5. *心血管系统*　心动过缓。

6. *皮肤*　出疹、皮疹、湿疹、荨麻疹、瘙痒。

7. *血液和淋巴系统*　白细胞减少、红细胞减少、血红蛋白减少、血细胞比容减少。

8. *眼部*　眼部充血、眼部瘙痒、结膜出血。

9. *其他*　三酰甘油升高、疲劳、C 反应蛋白（CRP）升高、总胆固醇升高、尿糖升高、尿沉渣增多。

【相互作用】

1. 与 CYP3A4 抑制剂（如地尔硫䓬、红霉素、维拉帕米）合用，可能会升高本品的血药浓度。

2. 服用强效 P-gp 抑制剂（如环孢素）的患者，不推荐使用本品。

3. 不应与其他α受体阻滞剂合用。

4. 本品与 PDE5 抑制剂合用时，可能增强 PDE5 抑制剂的血管扩张作用，从而增强降压作用。

5. 使用抗高血压药的患者使用本品有发生起立时血压调节能力下降的情况。

【药动学】本品从胃肠道迅速吸收，血药浓度达峰时间为 0.5～3.5 小时。蛋白结合率 95.6%。代谢产物为葡萄糖醛酸结合物及氧化代谢产物，随尿液和粪便排泄出体外。

【观察指标】监测直立性低血压的迹象。

【用药宣教】

1. 本品可能导致射精障碍（逆行性射精等）。

2. 本品可引起直立性低血压，注意变换体位时的血压变化。

3. 本品可能引起头晕，因此高空作业、驾驶等危险操作的患者服药时应给予充分注意。

4. 同时服用降压药的患者要注意血压变化，发现血压降低时要采取减量或中止给药等措施妥善处置。

坦洛新（坦索罗辛）

【类别】泌尿系统用药。

【妊娠安全等级】B。

【作用机制】本品能拮抗位于前列腺上的α_{1A}受体，使膀胱出口和前列腺的平滑肌松弛，从而改善膀胱血流量并减轻前列腺增生症状。

【适应证】良性前列腺增生。

【禁用与慎用】

1. 对本品过敏患者禁用。
2. 有晕厥史、低血压患者慎用。

【给药途径和剂量】成年人，餐后 30 分钟口服 0.4mg，可增加至每日 0.8mg。

【不良反应】

1. 全身性　虚弱，背部或胸部疼痛。
2. 中枢神经系统　头痛，头晕，失眠。
3. 心血管系统　直立性低血压（尤其是首剂）。
4. 消化系统　腹泻，恶心。
5. 呼吸系统　鼻炎，咽炎，咳嗽加重，鼻窦炎。
6. 泌尿生殖系统　性欲减退，射精异常。
7. 特殊感官　弱视。

【药物相互作用】

1. 西咪替丁可能会降低本品的清除率。
2. 西地那非、伐地那非和他达拉非可增强本品降压作用。

【药动学】本品从胃肠道迅速吸收。生物利用度＞90%。血药达峰浓度时间：空腹情况下服用为 4～5 小时，进食后服用为 6～7 小时。本品广泛分布在人体组织中，包括肾脏和前列腺。在肝脏中代谢，76%随尿液排出体外。半衰期为 14～15 小时。

【观察指标】监测直立性低血压的迹象；让患者躺下，然后站立。报告站立时收缩压下降 15mmHg 或心率增加 15 次/分的情况。

【用药宣教】

1. 缓慢改变位置，以最大限度地减少直立性低血压。
2. 向医师报告头晕、眩晕或晕厥的症状。从事驾驶或高空作业等活动时应谨慎。
3. 与西咪替丁合用可能会增加直立性低血压的不良反应。

第六章　除性激素和胰岛素外的全身激素制剂

第一节　垂体和下丘脑激素及其类似物

一、垂体前叶激素及其类似物

促皮质素

【类别】代谢及内分泌系统用药。

【妊娠安全等级】C。

【作用机制】促皮质素能刺激肾上腺皮质，使其增生、重量增加，继而肾上腺皮质激素的合成和分泌增多，主要为糖皮质激素（皮质醇）。盐皮质激素（醛固酮）在用药初期有所增加，继续用药即不再增加。雄激素的合成和分泌也增多。

【适应证】用于活动性风湿病、类风湿关节炎、红斑狼疮等胶原性疾疾；亦用于严重的支气管哮喘、严重皮炎等过敏性疾病及急性白血病、霍奇金淋巴瘤；促皮质素释放激素兴奋试验。

【禁用与慎用】

1. 对本品过敏者禁用。

2. 有下列情况应慎用：高血压、糖尿病、结核病、化脓性或真菌感染、胃与十二指肠溃疡病及心力衰竭患者等。

【给药途径和剂量】

1. 剂量

（1）一般用法：肌内注射，每次25U，每日2次；静脉滴注，临用前用 5%葡萄糖注射液溶解后再用。每次12.5～25U，每日25～50U。

（2）促皮质素释放激素兴奋试验：用 5%葡萄糖注射液 500ml 溶解注射用促皮质素 20～25U，静脉持续滴注 8 小时，滴注前后采血测血浆皮质醇，观察其变化，或留滴注促皮质素日尿液测尿游离皮质醇或17-羟皮质激素，与之前每日对照值相比较。

2.注射液配制　本品粉针剂临用前以 5%葡萄糖注射液溶解和稀释，不可用0.9%氯化钠注射液。

【配伍禁忌】与青霉素、异烟肼、氨茶碱、肌苷、氯化钠、木糖醇、碳酸氢钠、右旋糖酐存在配伍禁忌。

【不良反应】

1. 促皮质素促进肾上腺皮质分泌皮质醇，因此长期使用可产生糖皮质激素的不良反应，出现医源性库欣综合征及明显的水钠潴留和相当程度的失钾。

2. 促皮质素的致糖尿病作用、胃肠道反应和骨质疏松等是通过糖皮质激素引起的，但在使用促皮质素时这些不良反应的发生相对较轻。

3. 促皮质素刺激肾上腺皮质分泌雄激素，因而痤疮和多毛的发生率较使用糖皮质激素者为高。

4. 长期使用促皮质素可使皮肤色素沉着。有时产生过敏反应，包括发热、皮疹、血管神经性水肿，偶可发生过敏性休克，这些反应在垂体前叶功能减退，尤其是原发性肾上腺皮质功能减退者较易发生。在静脉给药为疑有原发性肾上腺皮质功能减退者做促皮质素释放激素兴奋试验时，宜口服地塞米松，每日1mg，以避免诱发肾上腺危象。

【相互作用】

1. 与排钾利尿药合用会加重失钾。

2. 长期使用时，与水杨酸类药物、吲哚美辛等合用可发生或加重消化性溃疡。

3. 糖尿病患者使用时因本品的致高血糖作用需调整降血糖药用量。

4. 本品可使口服抗凝药的作用降低。

【药动学】肌内注射后于4小时达作用高峰，8～12 小时作用消失。静脉注射后作用迅速，于数分钟内即开始。促皮质素血浆中的半衰期约 15 分钟。静脉滴注促皮质素 20～25U 维持8小时，可达到肾上腺皮质的最大兴奋。

【用药宣教】

1. 促皮质素具有抑制免疫的作用，用药期间接种疫苗（如卡介苗、腮腺炎减毒活疫苗等）可能降低疫苗的作用，还可能增加疫苗引起感染的风险。

2. 突然停用促皮质素可能引起垂体功能减退。按医嘱逐渐降低用药剂量，不要擅自停药。

重组人生长激素

【类别】生长激素。

【妊娠安全等级】B。

【作用机制】本品可促进骨骼的生长，增加肌细胞的数量和增大肌细胞的体积，促进心肌生长，增加心肌的收缩力，促进体内蛋白质的合成，增加体内氮储量，增加脂肪氧化分解和糖异生，并提高营养物质的转换率，调节免疫系统以增强免疫能力。

【适应证】生长激素缺乏导致的儿童生长缓慢；用于*SHOX*基因缺陷引起的儿童身材矮小或生长障碍；Noonan综合征儿童的身材矮小；治疗重度烧伤。

【禁用与慎用】骨骼完全闭合的患者、潜在的进行性颅内肿瘤、糖尿病性视网膜病变、在化学疗法、放射疗法、活动性肿瘤疾病期间、急性呼吸衰竭患者、未经治疗的甲状腺功能减退症、处于急性休克期内的严重全身性感染等危重患者、对本品过敏者禁用。

【给药途径和剂量】

1. 剂量

（1）成年人

1）生长激素缺乏：皮下注射，低剂量开始，每日0.5U，最大剂量每日0.02U/kg。经过1～2个月，可逐渐调整至每日0.04U/kg。可根据血清胰岛素样生长因子-1调整剂量。随年龄增长逐渐减少。

2）重度烧伤：皮下注射，推荐剂量每次0.2～0.4U/kg，每日1次，通常疗程为2周。

（2）儿童

1）内源性生长激素缺乏引起的生长缓慢：皮下注射，推荐剂量每次0.1～0.15U/kg，每日1次，建议至骨骺闭合。

2）Noonan综合征引起的身材矮小：皮下注射，推荐剂量每次0.1～0.2U/kg，每日1次，建议至骨骺闭合。

3）*SHOX*基因缺陷引起的儿童身材矮小或生长障碍：皮下注射，推荐剂量每次0.15U/kg，每日1次，建议至骨骼闭合。

2. 给药途径　皮下注射，应常更换注射部位，以避免脂肪萎缩。本品粉针剂临用时以1ml注射用水溶解。

【配伍禁忌】禁止与其他药物混合。

【不良反应】常见有过敏、全身瘙痒、注射部位发红等反应。偶见有呕吐、腹胀气、腹痛等胃肠道反应、水肿、头痛、注射部位皮下脂肪萎缩、镜检见血尿等。有时见ALT和AST升高、肩关节痛、周期性四肢麻痹等反应。

【药物相互作用】

1. 与糖皮质激素合用，其促生长效能可被抑制。

2. 蛋白同化类固醇、雄激素、雌激素或甲状腺素与本品合用时，均有加速骨骺提前闭合的危险。

【药动学】皮下注射或肌内注射吸收速度较快，肌内注射后血浆药物浓度达峰时间为3小时，静脉注射后血浆半衰期达20～30分钟，长期用药未见有蓄积作用。

【观察指标】

1. 每年评估患者的骨龄，尤其是同时接受甲状腺素或雄激素治疗的患者，因为这些药物可能会导致骨骺早期闭合。敦促父母在指定的年度固定日期带孩子进行骨龄评估。

2. 定期进行血清、尿钙和血糖测定。

3. 高钙尿症是在治疗的最初2～3个月中经常发生的不良反应，可能是无症状的。但是，它可能伴有肾结石，并伴有这些可报告的症状：腹痛和绞痛，胃肠道症状，尿频，寒战，发热，血尿。

4. 在最初有反应但后来对治疗无效的患者中测试循环生长激素抗体（抗生长激素抗体）。

5. 密切观察糖尿病患者或有糖尿病家族史的患者。为测糖尿或空腹血糖和HbA1c定期获取尿液。

6. 经常检查继发于颅内病变的生长激素缺乏症患者是否进展为基础疾病或复发。

【用药宣教】

1. 定期记录准确的身高测量值，如果增长速率低于预期，则应报告医师。

2. 当患者已达到令人满意的成年人身高，骨骺闭合或患者未能表现出生长反应时，停止治疗。

二、垂体后叶激素类

垂体后叶素

【类别】女性生殖系统用药。

【妊娠安全等级】X。

【作用机制】本品对平滑肌有强烈的收缩作用，尤其对血管及子宫基层作用更强。由于剂量不同，可使子宫节律收缩至强直收缩。对肠道及膀胱亦可增加张力，使其收缩。此外，本品尚可抑制排尿。

【适应证】用于因宫缩不良所致产后出血、产后子宫复旧不全、肺出血、食管及胃底静脉曲张破裂出血、尿崩症。

【禁用与慎用】

1. 妊娠期高血压、高血压、动脉硬化、冠心病、心力衰竭、肺源性心脏病患者禁用。

2. 凡胎位不正、骨盆过窄、产道阻碍及有剖宫产史的孕妇禁用。

3. 对本品过敏者禁用。

【给药途径和剂量】

1. *引产或催产*　静脉滴注，每次2.5～5U，用0.9%氯化钠注射液稀释至每1ml中含有0.01U。静脉滴注开始时每分钟不超过0.001～0.002U，每15～30分钟增加0.001～0.002U，至达到宫缩与正常分娩期相似，最快每分钟不超过0.02U，通常为每分钟0.002～0.005U。

2. *控制产后出血*　每分钟静脉滴注0.02～0.04U，胎盘排出后可肌内注射5～10U。

3. *呼吸道或消化道出血*　肌内、皮下注射或静脉滴注，每次6～12U。

4. *产后子宫出血*　肌内、皮下注射或静脉滴注，每次3～6U。

【配伍禁忌】与青霉素、异烟肼存在配伍禁忌。

【不良反应】用药后可引起血压升高、心悸、胸闷、心绞痛、尿量减少、尿急、面色苍白、出汗、恶心、腹痛等反应，还可有血管性神经水肿、荨麻疹、支气管哮喘、过敏性休克，应立即停药并对症处理。

【相互作用】

1. 本品与麦角制剂如麦角新碱合用时，可增强子宫收缩作用。

2. 本品中含有的缩宫素，与肾上腺素、硫喷妥钠、乙醚、氟烷、吗啡等同用时，会减弱子宫收缩作用。

【药动学】本品因能被消化液吸收破坏，不宜口服；注射或静脉滴注给药，药理作用快而维持时间短。

【观察指标】用药后如出现面色苍白、出汗、心悸、胸闷、腹痛、过敏性休克等，应立即停药。

【用药宣教】如出现严重不良反应，应立即停药。

去氨加压素

【类别】泌尿系统用药。

【妊娠安全等级】B。

【作用机制】本品通过增加肾脏收集管对水的重吸收，减少尿崩症和中枢性尿崩症患者的尿渗透压。可增加血浆内促凝血因子Ⅷ的活性，也可增加血中血管性血友病抗原因子（vWF：Ag）与此同时释出纤维蛋白溶媒原激活剂（t-PA），故可用于控制或预防某些疾病在小手术时的出血或药物诱发的出血。

【适应证】

1. 中枢性尿崩症及颅外伤或手术所致的暂时性尿崩症：用后可减少尿排出，增加尿渗透压，减低血浆渗透压，减少尿频和夜尿（一般对肾源性尿崩症无效）。

2. 治疗5岁以上有夜间遗尿症的患者。

3. 肾尿液浓缩功能试验：有助于对肾功能的鉴别，对于诊断不同部位的尿路感染尤其有效。

4. 对于轻度血友病及Ⅰ型血管性血友病患者，在进行小型外科手术时可控制出血或预防出血。

5. 对于因尿毒症、肝硬化，以及先天的或用药诱发的血小板功能障碍而引起的出血时间过长和不明原因的出血，用本品可使出血时间缩短或恢复正常。

【禁用与慎用】对本品及防腐剂过敏者、习惯性或精神性烦渴症患者、心功能不全或其他疾病需用利尿药的患者、中重度肾功能不全者、不稳定型心绞痛及ⅡB型血管性血友病患者禁用。

【给药途径和剂量】

1. *中枢性尿崩症*

（1）口服给药：一般成年人和儿童的初始适宜剂量为每次0.1mg，每日3次。再根据患者的疗效调整剂量。根据临床经验，每天的总量在0.2～1.2mg。对多数患者的适宜剂量为每次0.1～0.2mg，每日3次。

（2）静脉注射、皮下注射、肌内注射：每次1～4μg，每日1～2次，根据尿量及尿渗透压调整剂量。1岁以下儿童，建议首剂量0.05μg，以后根据尿量及电解质状态调整剂量。1岁以上儿童，每次0.1～1μg，每日1～2次。

2. *夜间遗尿症*　初始适宜剂量为睡前服用0.2mg，如疗效不显著可增至0.4mg，连续使用3个月后停用此药至少1周，以便评估是否需要继续治疗；6岁及以上儿童同成年人用量。

3. *肾尿液浓缩实验*　皮下注射或肌内注射，每次4μg。1岁以下儿童，0.4μg；1岁以上儿童，1～2μg。

4. *控制及预防出血*　静脉滴注，每次0.3μg/kg，稀释于0.9%氯化钠注射液50～100ml中，在15～30分钟静脉滴注，若效果显著，可间隔6～12小时重复1～2次；若再次重复给药可能会减弱药效。

【配伍禁忌】与重组人胰岛素、甲泼尼龙琥珀酸钠、精蛋白锌重组人胰岛素、门冬胰岛素、胰岛素有配伍禁忌。

【不良反应】

1. 中枢神经系统　短暂性头痛、嗜睡、精神萎靡。

2. 特殊感觉　鼻充血、鼻炎、鼻腔刺激。

3. 消化系统　恶心、胃灼热、轻度腹部绞痛。

4. 其他　外阴痛、呼吸急促、血压轻微升高、面部潮红、注射部位疼痛和肿胀。

【药物相互作用】

1. 辛伐他汀、吲哚美辛会加强患者对本品的反应，但不会影响其反应持续时间。

2. 一些可释放抗利尿激素的药物，如三环类抗抑郁药、氯丙嗪、卡马西平等，可增加抗利尿作用并有引起体液潴留的危险。

3. 本品与洛哌丁胺合用，可使本品血药浓度上升 3 倍，增加了发生水潴留/低钠血症的概率。

4. 格列本脲可抑制本品效应。

【药动学】口服本品的生物利用度在 0.08～0.16。血浆达峰浓度在 1～1.5 小时后出现；血浆达峰浓度和血药浓度-时间曲线下面积不随给药剂量成比例增加。分布容积为 0.2～0.3L/kg。本品不能透过血脑屏障。消除相半衰期平均在 2～3 小时。静脉给药 2～4μg，抗利尿作用可达 5～20 小时，皮下注射的生物利用度约为静脉注射的 85%。

【观察指标】

1. 必须小心控制液体的摄入量，尤其是在成年人和非常年轻的人群中，以避免水潴留和钠消耗。

2. 每天测量患者体重，并观察水肿。严重的水分滞留可能需要减少剂量并使用利尿药。

3. 在剂量调节期间及胃肠外给药时监测血压。

4. 监测尿液和血浆渗透压。尿渗透压的增加和血浆渗透压的降低表明治疗尿崩症的有效性。

【用药宣教】哺乳期妇女使用时应暂停哺乳。

缩宫素

【类别】女性生殖系统用药。

【妊娠安全等级】X。

【作用机制】本品刺激子宫平滑肌收缩，模拟正常分娩的子宫收缩作用，导致子宫颈扩张，子宫对缩宫素的反应在妊娠过程中逐渐增加，足月时达到高峰。也能刺激乳腺的平滑肌收缩，有助于乳汁自乳房排出，但不能增加乳腺的乳汁分泌量。

【适应证】用于引产、催产、产后及流产后因宫缩无力或缩复不良引起的子宫出血；滴鼻可促使排乳。

【禁用与慎用】

1. 骨盆过窄、产道受阻、明显头盆不称及胎位异常、有剖宫产史、子宫肌瘤剔除术史者及脐带先露或脱垂、前置胎盘、胎儿窘迫、宫缩过强、子宫收缩乏力长期用药无效、产前出血（包括胎盘早剥）、多胎妊娠、子宫过大（包括羊水过多）、严重的妊娠高血压综合征禁用。

2. 心脏病、临界性头盆不称、曾有宫腔内感染史、宫颈曾经手术治疗、宫颈癌、早产、胎头未衔接、孕妇年龄已超过 35 岁者慎用，用药时应警惕胎儿异常及子宫破裂的可能。

【给药途径和剂量】

1. 引产或催产　静脉滴注，每次 2.5～5U，用 0.9%氯化钠注射液稀释至每 1ml 中含有 0.01U。静滴开始时每分钟不超过 0.001～0.002U，每 15～30 分钟增加 0.001～0.002U，至达到宫缩与正常分娩期相似，最快每分钟不超过 0.02U，通常为每分钟 0.002～0.005U。

2. 控制产后出血　每分钟静脉滴注 0.02～0.04U，胎盘排出后可肌内注射 5～10U。

【配伍禁忌】与青霉素有配伍禁忌。

【不良反应】偶有恶心、呕吐、心率加快或心律失常。大剂量应用时可引起高血压或水潴留。

【药物相互作用】

1. 环丙烷等碳氢化合物吸入全身麻醉时，使用本品可导致产妇出现低血压、窦性心动过缓或（和）房室节律失常。恩氟烷浓度＞1.5%，氟烷浓度＞1.0%吸入全身麻醉时，子宫对本品的效应减弱。恩氟烷浓度>3.0%可消除反应，并可导致子宫出血。

2. 其他宫缩药与缩宫素同时用可使子宫张力过高，产生子宫破裂和（或）宫颈撕裂。

【药动学】本品口服极易被消化液破坏，滴鼻经黏膜很快吸收，作用时效约 20 分钟；肌内注射在 3～5 分钟起效，作用持续 30～60 分钟；静脉滴注即时起效，15～60 分钟子宫收缩频率与强度逐渐增加，然后稳定，滴注完毕 20 分钟其效应逐渐减退。半衰期一般为 1～6 分钟，本品经肝、肾代谢，极少量是原形物。

【观察指标】用药前及用药时需检查及监护：子宫收缩的频率、持续时间及强度，孕妇脉搏及血压，胎儿心率，静止期间子宫肌张力，胎儿成熟度，骨盆大小及胎先露下降情况、出入液量的平衡（尤其是长时间使用者）。

【用药宣教】本品可导致恶心、呕吐等胃肠道反应。

卡贝缩宫素

【类别】女性生殖系统用药。

【妊娠安全等级】X。

【作用机制】本品为合成的具有激动剂性质的长效缩宫素九肽类似物，与子宫平滑肌的催产素受体结合，引起子宫节律性收缩，在原有的收缩基础上，增加其频率和增加子宫张力。

【适应证】用于选择性硬膜外麻醉或腰椎麻醉下剖宫产术后，以预防子宫收缩乏力和产后出血。

【禁用与慎用】

1. 在婴儿娩出前，不论任何原因都不能给予本品。

2. 对缩宫素和本品过敏的患者禁用，不能用于有血管疾病的患者，特别是冠状动脉疾病，若用则必须非常谨慎。也不能用于儿童。

【给药途径和剂量】单剂量静脉注射 100μg（1ml），只有在硬膜外麻醉或腰麻下剖宫产术完成婴儿娩出后，缓慢地在 1 分钟内一次性给予。本品可以在胎盘娩出前或娩出后给予，或遵医嘱。

注意：单剂量注射本品后，在一些患者可能没有产生足够的子宫收缩。对于这些患者，不能重复给予本品，但可用其他子宫收缩药物如缩宫素或麦角新碱。对持续出血的病例，需要排除胎盘碎片的滞留、凝血疾病或产道损伤。

【配伍禁忌】尚不明确。

【不良反应】常见的是恶心、腹痛、瘙痒、面红、呕吐、热感、低血压、头痛和震颤。其余有背疼、头晕、金属味、贫血、出汗、胸痛、呼吸困难、寒战、心动过速和焦虑。

【相互作用】

1. 在骶管阻滞的同时预防性给予血管收缩剂后 3～4 小时给予缩宫素，可发生严重的高血压。

2. 本品与环丙烷麻醉剂同时使用时，母亲可能发生伴有异常房室节律的窦性心动过缓。

【药动学】对非孕妇静脉给予本品 400μg 后，其分布和清除半衰期分别为（5.5±1.6）分钟和（41±11.9）分钟，约 0.7%的本品以原形通过肾脏清除。

【观察指标】

1. 观察宫缩情况，一些患者在使用单剂量注射本品后，可能没有产生足够的子宫收缩。

2. 监测血压。

【用药宣教】如持续出血及时就医，排除胎盘碎片的滞留、凝血疾病或产道损伤等情况。

鞣酸加压素

【类别】泌尿系统用药。

【妊娠安全等级】X。

【作用机制】本品具有升压和抗利尿性能，但相对没有催产药效。通过抗利尿激素（ADH）活性，增加肾小管对水的重吸收浓缩尿液。

【适应证】抗利尿剂可治疗尿崩症，消除腹部 X 线检查中的气体阴影，以及预防和治疗术后腹胀。也可用于治疗由 ADH 缺乏症（与头部受伤或神经外科手术有关）而引起的短暂性多尿症。

【禁用与慎用】

1. 慢性肾炎伴有氮滞留、缺血性心脏病、心力衰竭、晚期动脉硬化、孕妇禁用。

2. 癫痫、偏头痛、哮喘、心绞痛、血管疾病术前和术后多尿症、肾脏疾病、有心脏并发症的甲状腺肿慎用。

【给药途径和剂量】肌内注射，初次剂量 6U，以后逐渐递增至每次 12～30U，视病情而定，以一次注射能控制多尿症状 3～6 天为宜。

【配伍禁忌】尚不明确。

【不良反应】

1. 皮肤　皮疹、荨麻疹。

2. 全身性　过敏反应、震颤、出汗、支气管收缩、口周和面色苍白、血管神经性水肿、头晕、水中毒（尤其是单宁酸）、注射部位的坏疽（若动脉内输注）。

3. 消化系统　排泄、通气、恶心、呕吐、胃灼热、腹部绞痛、过度使用引起的排便增加。

4. 心血管系统　心绞痛（冠心病患者）、心搏骤停、高血压、心动过缓、房性期前收缩、心脏传导阻滞、周围血管萎缩、冠状动脉供血不足。

5. 泌尿生殖系统　子宫收缩。

6. 呼吸系统　充血、鼻漏、刺激、黏膜溃疡和瘙痒。

7. 特殊感觉　结膜炎。

【药物相互作用】肾上腺素、肝素、锂、苯妥英钠可能会降低血管升压素的抗利尿作用；胍乙啶、新斯的明增加血管收缩药的作用；卡马西平、噻嗪类利尿药可能会增加抗利尿药的活性。

【药动学】本品肌内注射后，缓慢吸收，在肝脏和肾脏中代谢，从尿中排出。半衰期为 10～20

分钟。

【观察指标】

1. 密切监视婴儿和儿童，与成年人相比，他们对体液变化更敏感（如多尿症的突然逆转）。

2. 在整个治疗过程中监测血压和体重（用于刺激利尿的剂量对血压影响不大）是否有突然的变化。

3. 注意以下情况：即使是小剂量的加压素也可能导致心肌梗死或冠状动脉供血不足，尤其是在老年患者中。随时准备急救设备和药物（心律失常）。

4. 治疗期间应经常检查患者的警觉性和方向感。与头痛有关的嗜睡和神志不清可能预示着水中毒的发生，尽管进展缓慢，但可能导致抽搐和末期昏迷。

5. 在患者住院期间，监测尿量、比重和血清渗透压。

6. 如果患者的尿比重小于 1.015，则禁止用本品，并限制液体摄入。

【用药宣教】

1. 有冠心病病史者，准备好冠状血管舒张药（如硝酸甘油），并向医师报告。

2. 测量并记录与多饮和多尿有关的数据。了解如何确定尿比重，以及如何保持准确的液体进出量记录。了解治疗效果（减轻强烈的口渴感，并恢复正常的睡眠）。

3. 哺乳期妇女使用时应暂停哺乳。

三、下丘脑激素

奥曲肽

【类别】消化系统用药。

【妊娠安全等级】B。

【作用机制】人工合成的天然生长抑素的八肽衍生物，其药理作用与生长抑素相似，但作用持续时间更长。本品具有多种生理活性，如抑制生长激素、促甲状腺素；对胃酸、胰酶、胰高血糖素和胰岛素的分泌有抑制作用；能降低胃的运动和胆囊排空，抑制缩胆囊素-胰酶泌素的分泌，减少胰腺分泌，对胰腺实质细胞膜有直接保护作用；减少内脏血流量，降低门静脉压力，减少肠道过度分泌，增加肠道对水和钠的吸收。

【适应证】用于肢端肥大症；肝硬化所致食管-胃静脉曲张出血的紧急治疗；与特殊治疗（如内镜硬化剂治疗）合用预防胰腺术后并发症；缓解与胃肠内分泌肿瘤有关的症状和体征。

【禁用与慎用】对本品或其赋形剂过敏者禁用。

【给药途径和剂量】

1. 肢端肥大症　开始每 8 小时皮下注射 1 次，每次 0.05～0.1mg，然后每月依循环 GH、IGF-1 水平和临床反应及耐受性做相应调整（目标：GH 小于 2.5ng/ml；IGF-1 处于正常范围）。多数患者每日最适剂量为 0.2～0.3mg。对长期接受同一剂量治疗的患者每 6 个月测定一次 GH 浓度。每日不得超过 1.5mg，通过监测血浆 GH 水平，治疗数月后可酌情减量。如果用药一个月后仍无 GH 水平的降低和无临床反应，应考虑停药。

2. 胃肠胰内分泌肿瘤　最初皮下注射每日 1～2 次，每次 0.05mg，根据临床反应、肿瘤分泌的激素浓度（在类癌的情况下，根据 5-羟吲哚乙酸的尿液排泄量）及耐受性，渐增至每次 0.2mg，每日 3 次。个别病例可能需要更高的剂量。维持剂量因个体差异而定。用药后临床症状和实验室检查未改善时，奥曲肽用药不能超过 1 周。

3. 预防胰腺手术后并发症　皮下注射，每日 3 次，每次 0.1mg，连续 7 天，第一次用药至少在术前 1 小时进行。

4. 食管-胃静脉曲张出血　连续静脉滴注 0.025mg/h，最多治疗 5 天。可用 0.9%氯化钠注射液稀释。在食管-胃静脉曲张出血的肝硬化患者中，连续静脉滴注，0.05mg/h 持续 5 天，都可以被良好地耐受。

【配伍禁忌】与苄星青霉素、地西泮、二氮嗪、氯氮䓬、尼可刹米、头孢替安、硝酸甘油、胰岛素等有配伍禁忌。

【不良反应】

1. 中枢神经系统　头痛，疲劳，头晕。

2. 消化系统　恶心，腹泻，腹痛和不适。

3. 代谢系统　低血糖，高血糖，肝氨基转移酶升高，甲状腺功能减退（长期使用后）。

4. 全身性　潮红，水肿，注射部位疼痛。

【相互作用】本品与溴隐亭合用会增加溴隐亭的生物利用度；本品会减少肠道对环孢素的吸收，也可推迟对西咪替丁的吸收。

【药动学】本品从皮下注射部位迅速吸收，血药浓度达峰时间为 0.4 小时。持续时间长达 12 小时。68%在肝脏中代谢物随尿排出，半衰期为 1.5 小时。

【观察指标】

1. 监测低血糖和高血糖，因为本品可能会改变胰岛素、胰高血糖素和生长激素之间的平衡。

2. 监测液体和电解质的平衡，因为本品会刺激胃肠道吸收液体和电解质。

3. 某些患者的饮食中脂肪吸收可能会改变。监测粪便脂肪和血清胡萝卜素，以帮助评估药物可能加剧的脂肪吸收不良。

【用药宣教】

1. 皮下注射是首选途径；通过在进餐之间和就寝时进行注射，以减少胃肠道不良反应；避免多次注射到同一部位。注射前应使溶液达到室温并缓慢给药。

2. 皮下注射首选部位是臀部、大腿和腹部。不建议短时间内在同一皮下注射部位进行多次注射。

生长抑素

【类别】消化系统用药。

【妊娠安全等级】B。

【作用机制】本品是人工合成的环状十四氨基酸肽，其与天然的生长抑素在化学结构和作用方面完全相同。静脉注射本品可抑制生长激素、促甲状腺素、胰岛素和胰高血糖素的分泌，并抑制胃酸的分泌。还影响胃肠道的吸收、动力、内脏血流和营养功能。生长抑素可抑制胃泌素和胃酸及胃蛋白酶的分泌，从而治疗消化道出血。而且，生长抑素可以明显减少内脏器官的血流量，而又不引起体循环动脉血压的显著变化，因而在治疗食管静脉曲张出血方面有临床价值。可减少胰腺的内分泌和外分泌，从而可有效预防和治疗胰腺手术后并发症。可以抑制胰高血糖素的分泌，因此可有效治疗糖尿病酮症酸中毒。

【适应证】用于严重急性食管静脉曲张出血、严重急性胃或十二指肠溃疡出血，或并发急性糜烂性胃炎或出血性胃炎、胰、胆和肠瘘的辅助治疗、胰腺术后并发症的预防和治疗、糖尿病酮症酸中毒的辅助治疗。

【禁用与慎用】对本品过敏的患者禁用。

【给药途径和剂量】

1. 给药剂量

（1）对严重急性上消化道出血（包括食管静脉曲张出血）的治疗：建议首先缓慢静脉注射250μg本品，作为负荷剂量，而后立即进行每小时250μg的静脉滴注给药。当两次输液给药间隔大于3～5分钟时，应重新静脉注射250μg本品，以确保给药的连续性。当止住大出血后（一般在12～24小时），治疗应继续48～72小时，以防止再次出血。对于上述病例，通常的治疗时间是120小时。

（2）对胰瘘、胆瘘、肠瘘的辅助治疗：应采用每小时250μg的速度静脉连续点滴给药，直到瘘管闭合（2～20天），这种治疗可作为全胃肠外营养的辅助措施。当瘘管闭合后，本品静脉滴注应继续进行1～3天，而后逐渐停药，以防反跳作用。

（3）对胰腺外科手术后并发症的预防和治疗：手术开始时，作为辅助治疗，以每小时250μg的速度滴注本品；手术后，持续滴注给药5天。

（4）对糖尿病酮症酸中毒的辅助治疗：对酮症酸中毒的患者，以每小时100～500μg的速率静脉滴注本品，同时配合胰岛素治疗，3小时内可缓解酮症酸中毒，4小时内可使血糖恢复正常。药物冻干粉须在使用前用0.9%氯化钠注射液溶解。

2. 给药途径　对于连续滴注给药，须用1支3mg的本品配制足够使用12小时的药液，溶剂既可以是0.9%氯化钠注射液，也可以是5%的葡萄糖溶液，输液量应调节为每小时250μg，并建议使用输液注射器。

注意：本品采用静脉给药，通过慢速冲击注射（3～5分钟）250μg或以每小时250μg的速度连续滴注[约相当于3.5μg/（kg·h）]给药。

【配伍禁忌】与埃索美拉唑、果糖有配伍禁忌。

【不良反应】

1. 少数患者用药后产生恶心、眩晕、面红等反应。

2. 当滴注本品的速度高于50μg/min时，患者会出现恶心和呕吐症状。

【药物相互作用】由于本品可延长环己烯巴比妥引起的睡眠时间，而且加剧戊烯四唑的作用，所以，本品不应与这类药物或产生同样作用的药物同时使用。

【药动学】本品从皮下注射部位迅速吸收。血药浓度达峰时间为0.4小时，可持续长达12小时。68%在肝脏中代谢；从尿中排出。半衰期为1.5小时。

【观察指标】

1. 注意监测患者血糖变化，由于本品抑制胰岛素及胰高血糖素的分泌，在治疗初期会引起短暂的血糖水平下降。

2. 因生长抑素在糖尿病患者中抑制胰岛素分泌可能引起高血糖症，更应注意的是，胰岛素依赖型糖尿病患者使用本品后，每隔3～4小时应测试一次血糖水平。

【用药宣教】本品可导致恶心、呕吐等胃肠道反应。

兰瑞肽

【类别】生长激素类似物。

【妊娠安全等级】C。

【作用机制】本品可抑制体内多种激素的分泌，如生长激素（growth hormone，GH）、胰岛素、促甲状腺激素刺激激素（thyrotropic-stimulating hormone，TSH）、胰高血糖素、促胃液素、胰岛素样生长因子-1（insulin-like growth factor-1，IGF-1）及其他胃肠激素。本品抑制生长激素分泌的作用较生长抑素的作用强而持久，抑制胰岛素和胰高血糖素释放的作用与生长抑素相当。本品对垂体和胰腺生长抑素受体具有极高的亲和力，对中枢的类阿片受体的亲和力较弱，这使其在抑制生长激素和消化道激素分泌方面具有特异作用，并提高患者对药物的耐受性，故适用于肢端肥大症的长期治疗。本品还具有抗肿瘤作用，其机制是通过直接诱导抑制细胞分裂的信号而抑制生长抑素受体为阳性的肿瘤增生，对生长抑素受体为阴性的肿瘤，本品可能是通过下调肿瘤生长刺激因子水平而发挥间接的抗肿瘤增生作用。

【适应证】

1. 用于对症治疗类癌。

2. 用于肢端肥大症，尤其是经外科手术和（或）放疗后生长激素分泌异常时。

3. 用于促甲状腺素分泌型垂体腺瘤。

4. 其他类型肿瘤如绝经期的乳腺癌、神经内分泌肿瘤和直肠癌等。

【禁用与慎用】

1. 对本品过敏者、孕妇、儿童均禁用。

2. 有对奥曲肽及其他生长抑素过敏史者、有胆囊疾病或胆石症史者、肝肾功能不全患者、糖尿病患者，以及继发于胃肠道疾病的腹泻患者均慎用。

3. 尚未明确本品是否可经乳汁分泌，哺乳期妇女应权衡本品对其的重要性，选择停药或停止哺乳。

【给药途径和剂量】

1. 肌内注射使用本品的微粒制剂　①治疗类癌，肌内注射每次30mg，每10天1次，共用4次。②治疗肢端肥大症，肌内注射每次30mg，每10～14天1次，可持续用药19个月。对疗效不佳者，可增至60mg/次，每10～14天给药1次，可见生长激素和胰岛素样生长因子的水平恢复正常。本品血药浓度＞1μg/ml时才足以抑制生长激素的分泌。③TSH分泌型垂体腺瘤，肌内注射每次30mg，每10～14天一次，3～6个月为1个疗程。本品血药浓度＞1μg/ml时才有治疗作用。④绝经期乳腺癌，与他莫昔芬（每次30mg，1次/日），肌内注射本品每次20mg，每周1次，或每次30mg，每2周1次。

2. 皮下注射使用本品的非微粒制剂　①神经内分泌肿瘤，起始皮下注射每次0.75mg，每8小时1次，以后每周用量加倍，治疗2周后的用量应为每次3mg，每8小时1次。以后的维持剂量尚待确定。②结/直肠癌，国外有报道，使用较大剂量，每次6mg，每日3次，连用60天。

【配伍禁忌】尚不明确。

【不良反应】

1. 可见恶心、呕吐、畏食、腹胀、腹痛和腹泻，长期使用有可能导致无症状胆结石。

2. 罕见血糖水平紊乱。

3. 注射部位有时可能发生疼痛，并伴有局部红斑。

【相互作用】本品可降低环孢素在小肠内的吸收，使其血药浓度降低。

【药动学】

1. 本品的微粒缓释制剂肌内注射后第一阶段就开始迅速释放，且释放量较大，这就可促使血药浓度快速上升，在给药后（1.4±0.8）小时达到第一个C_{max}[（0.8±3.8）μg/L]。然后通过酶分解共聚体缓慢释放，可于（1.9±1.8）天达第2个C_{max}[（2.5±0.9）μg/L]。本品的绝对生物利用度为46.1%±16.7%。

2. 健康成年男子肌内注射本品后2小时起效。对体内激素分泌的抑制作用持续时间长短不一，血浆TSH及胰岛素为4天，游离T_4为2～4天，生长激素为6天，血浆IGF-1为4～14天。TSH分泌型腺瘤患者注射单剂量本品30mg，15天内血浆TSH水平均处于基础水平以下，肢端肥大症患者肌内注射后作用可持续10～14天。肌内注射后的消除半衰期约为4.5天。重复用药几个月后未见药物蓄积现象。健康成年人皮下注射本品普通制剂后的分布容积为0.74L/kg，血浆清除率为0.5L/（kg·h），消除半衰期为90分钟。

【观察指标】

1. 治疗肢端肥大症，应定期监测TSH、血浆生长因子、IGF-I及生长抑素，每3个月1次。并行垂体CT扫描，每6个月1次。

2. 治疗类癌，应定期监测尿羟吲哚乙酸，并进行腹部和肠部CT扫描。

3. 治疗 TSH 分泌型腺癌，应定期监测 TSH、游离 T_4 及 T_3。

4. 长期使用本品，建议治疗前和治疗期间（每6个月1次）进行胆囊超声波检查。

5. 肝肾功能不全患者应定期检查肝肾功能。

6. 还应定期测定血糖、催乳素和空腹血浆胰岛素水平。

7. 治疗类癌前必须先排除梗阻性肠道肿瘤。

8. 糖尿病患者必须先控制好血糖水平。对非糖尿病患者在用药时出现的一过性血糖升高，不必使用胰岛素。

【用药宣教】使用本品前，必须排除妊娠的可能，在用药期间及停药后3个月内均应避孕。

第二节　全身用皮质激素类

泼尼松

【类别】肾上腺皮质激素。

【妊娠安全等级】C。

【作用机制】肾上腺皮质激素类药，具有抗感染、抗过敏、抗风湿、免疫抑制作用，作用机制如下。

1. *抗感染作用*　本产品可减轻和防止组织对炎症的反应，从而减轻炎症的表现。激素抑制炎症细胞，包括巨噬细胞和白细胞在炎症部位的集聚，并抑制吞噬作用、溶酶体酶的释放及炎症化学中介物的合成和释放。

2. *免疫抑制作用*　包括防止或抑制细胞介导的免疫反应，延迟性的过敏反应，减少T淋巴细胞、单核细胞、嗜酸性粒细胞的数目，降低免疫球蛋白与细胞表面受体的结合能力，并抑制白介素的合成与释放，从而降低T淋巴细胞向淋巴母细胞转化，并减轻原发免疫反应的扩展。可降低免疫复合物通过基底膜，并能减少补体成分及免疫球蛋白的浓度。

3. *抗毒、抗休克作用*　可对抗细菌内毒素对机体的刺激反应，减轻细胞损伤，发挥保护机体的作用。

【适应证】主要用于过敏性与自身免疫性炎症性疾病。适用于结缔组织病，系统性红斑狼疮，严重的支气管哮喘，皮肌炎、血管炎等过敏性疾病，急性白血病，恶性淋巴瘤，以及适用于其他肾上腺皮质激素类药物的病症等。

【禁用与慎用】

1. 对本品及肾上腺皮质激素类药物有过敏史的患者禁用。

2. 高血压、血栓症、胃与十二指肠溃疡、精神病、电解质代谢异常、心肌梗死、内脏手术、青光眼等患者一般不宜使用，特殊情况下权衡利弊，注意病情恶化的可能。

【给药途径和剂量】

1. *口服*　一般每次5～10mg，每日10～60mg。必要时酌量增减，由医师决定。

（1）对于系统性红斑狼疮、肾病综合征、溃疡性结肠炎、自身免疫性溶血性贫血等自身免疫性疾病，可给每日40～60mg，病情稳定后逐渐减量。

（2）对药物性皮炎、荨麻疹、支气管哮喘等过敏性疾病，每日20～40mg，症状减轻后减量，每隔1～2日减少5mg。

（3）防止器官移植排异反应，一般在术前1～2天开始每日口服100mg，术后一周改为每日60mg，之后逐渐减量。

（4）治疗急性白血病、恶性肿瘤，每日口服60～80mg，症状缓解后减量。

2. *局部外用*　过敏性皮肤病、皮肤瘙痒，适量乳膏涂于患处，每日2～3次。

【不良反应】

1. *中枢神经系统*　欣快感，头痛，失眠，精神错乱，精神病。

2. *消化系统*　恶心，呕吐，消化性溃疡。

3. *肌肉骨骼*　肌肉无力，伤口愈合延迟，肌肉消瘦，骨质疏松，骨无菌性坏死，自发性骨折。

4. *内分泌系统*　大剂量易引起糖尿病、消化性溃疡和类库欣综合征症状，对下丘脑-垂体-肾上腺轴的抑制作用较强；类丘脑功能，儿童生长抑制，糖耐量低下，高血糖症。

5. *特殊感觉*　白内障。

6. *血液系统*　白细胞增多症。

7. *皮肤*　长期使用本品乳膏可引起皮肤萎缩、毛细血管扩张、色素沉着。

8. *其他*　感染。

【药物相互作用】

1. 非甾体抗炎药可加强其致溃疡作用。

2. 可增强对乙酰氨基酚的肝毒性。

3. 与两性霉素B或碳酸酐酶抑制剂合用，可加重低钾血症，长期与碳酸酐酶抑制剂合用易发生低血钙和骨质疏松。

4. 与蛋白质同化激素合用，可增加水肿的发生率，使痤疮加重。

5. 与抗胆碱能药（如阿托品）长期合用，可致眼压增高。

6. 三环类抗抑郁药可使其引起的精神症状加重。

7. 与降血糖药如胰岛素合用时，因可使糖尿病患者血糖升高，应适当调整降血糖药剂量。

8. 甲状腺激素可使其代谢清除率增加，故甲状腺激素或抗甲状腺药与其合用，应适当调整后者的剂量。

9. 与避孕药或雌激素制剂合用可加强其治疗作用和不良反应。

10. 与强心苷合用，可增加洋地黄毒性及心律失常的发生。

11. 与排钾利尿药合用可致严重低血钾，并由于水钠潴留而减弱利尿药的排钠利尿效应。

12. 与麻黄碱合用，可增强其代谢清除。

13. 与免疫抑制剂合用可增加感染的危险性，并可能诱发淋巴瘤或其他淋巴细胞增生性疾病。

14. 可增加异烟肼在肝脏的代谢和排泄，降低异烟肼的血药浓度和疗效。

15. 可促进美西律在体内代谢，降低血药浓度。

16. 与水杨酸盐合用，可降低血浆水杨酸盐的浓度。

17. 与生长激素合用，可抑制后者的促生长作用。

【药动学】本品须在肝内将 11 位酮基还原为 11 位羟基后显药理活性，生理半衰期为 60 分钟。体内分布以肝中含量最高，依次为血浆、脑脊液、胸水、腹水、肾，在血中本品大部分与血浆蛋白结合，游离的和结合型的代谢物自尿中排出，部分以原形排出，小部分可经乳汁排出。

【观察指标】

1. 建立有关血压、体重、空腹血糖水平和睡眠方式的基线和连续数据。启动流程图作为计划个性化药物治疗患者护理的参考。

2. 在剂量稳定期间每天至少检查 2 次血压，报告血压数据变化模式。

3. 通过每周一次确定血浆皮质醇水平，在长期治疗期间监测患者的 HPA 轴抑制证据。

4. 实验室检查：在长期类固醇治疗期间，应定期获取空腹血糖、血清电解质和常规实验室检查的数据。

5. 请注意，由于过量的循环游离糖皮质激素，老年患者和血清白蛋白水平低的患者尤其容易受到不良影响。

6. 警惕低钙血症的迹象。低钙血症患者对维生素 B_6、维生素 C、维生素 D 及叶酸的需求增加。

7. 警惕可能被掩盖的感染和延迟的治愈（抗炎和免疫抑制作用）。口腔念珠菌感染的发生率很高，每天检查口腔是否有以下症状：白色斑块，黑色毛茸茸的舌头，或伴有疼痛。

8. 监测骨密度。长骨和椎骨的压缩和自发性骨折存在危险，特别是在长期使用皮质激素治疗风湿性关节炎或糖尿病的固定患者和老年人中。

9. 长期治疗时，注意患者以前的精神病倾向史。留意情绪和行为、情绪是否稳定、睡眠方式或精神运动活动的变化，并向医师报告症状。

10. 如果患者同时接受阿司匹林和皮质激素治疗，则当降低或停用皮质激素剂量时，水杨酸盐血药浓度可能会增加。

11. 请注意，当患者进行大手术时，长期皮质激素治疗通常不会被中断，但剂量可能会增加。

12. 长期治疗后监测停药综合征（如肌痛、发热、关节痛、不适）和皮质激素减退（如厌食症、呕吐、恶心、疲劳、头晕、低血压、低血糖、肌痛、关节痛），并停用皮质激素。

【用药宣教】

1. 遵医嘱服用药物，在没有咨询医师的情况下不要改变给药方案或停止用药。长期服药后，停药时应逐渐减量，不要突然停药。

2. 体重突然缓慢而稳定地增加（每周 2kg）应告知医生。

3. 乙醇和咖啡因可能会在长期治疗中促进类固醇类导致的溃疡发展。

4. 向医师报告胃肠道不适症状，不要自行服药以寻求缓解。

5. 除非医师明确规定，否则不要使用阿司匹林或其他非处方药。

6. 若有伤口愈合缓慢，或治疗前症状的再现，请告知医师。

7. 长期治疗可能引起持续性腰酸或胸痛（可能是椎骨或肋骨骨折的症状）。

8. 在服药期间，应咨询医师后再进行母乳喂养。

9. 口服药适宜在进餐时或与零食一起服用，以减少胃部刺激。

10. 本品乳膏不得用于皮肤破溃处，不宜大面积、长期使用。

倍他米松

【类别】糖皮质激素。

【妊娠安全等级】C。

【作用机制】同“泼尼松”。

【适应证】用于过敏性与自身免疫性炎症性疾病。现多用于活动性风湿病、类风湿关节炎、红斑狼疮、严重支气管哮喘、严重皮炎、急性白血病等，亦用于某些感染的综合治疗。本品乳膏用于缓解激素敏感性皮肤病的炎症和瘙痒症状。

【禁用与慎用】

1. 对本品或其他甾体类激素过敏者禁止全身使用、感染性皮肤病（如脓疱病、体癣、股癣）患者禁用本品乳膏。

2. 肾功能不全或结石患者、肝功能不全者、心脏病、急性心力衰竭患者、糖尿病患者、憩室炎、胃溃疡胃炎或食管炎患者、全身性真菌感染者、青光眼患者、眼单纯性疱疹患者慎用。

【给药途径和剂量】

1. *口服给药*　起始剂量为每日 1～4mg，分次给药；维持剂量为每日 0.5～1mg。

2. *肌内注射*　每日 2～20mg，分次给药。

3. *静脉注射*　每日 2～20mg，分次给药。

4. *局部给药*　①0.05%乳膏。每日 1～2 次，均匀涂一薄层于患处。一周总量不超过 45g。②0.1%乳膏。每日 2～4 次，涂于患处后轻揉片刻。

【配伍禁忌】

1. 抑肽酶与本品有配伍禁忌，两药在体外配伍时可产生沉淀或药品理化性质发生改变。

2. 本品与造影剂（如碘佛醇）不应在注射器内混合，因为两者在化学上不相容。

【不良反应】【相互作用】同“泼尼松”。

【药动学】本品极易经消化道吸收。肌内注射后 1 小时达血药峰浓度。乳膏外用可经皮肤吸收，炎症或其他皮肤疾病、封包治疗可增加药物的透皮吸收。本品血浆蛋白结合率较其他皮质激素类药物低。主要经肝脏代谢，肾脏排泄，部分药物及其代谢产物亦可随胆汁排泄。血浆半衰期为 190 分钟，组织半衰期为 3 日。

【观察指标】【用药宣教】同“泼尼松”。

复方倍他米松

【类别】糖皮质激素。

【妊娠安全等级】C。

【作用机制】本品为二丙酸倍他米松及倍他米松磷酸钠的复方制剂。

【适应证】用于对糖皮质激素敏感的急性和慢性疾病的辅助治疗。

【禁用与慎用】

1. 对倍他米松或其他皮质激素类药过敏者、全身真菌感染患者禁用。

2. 憩室炎、胃溃疡、新近进行过小肠吻合术及可能发生穿孔、脓肿或其他脓性感染的非特异性溃疡性结肠炎的患者慎用。

3. 高血压患者、骨质疏松患者、重症肌无力患者、肾功能不全者、眼单纯疱疹患者（可能发生角膜穿孔）慎用。

【给药途径和剂量】

1. *肌内注射*　全身起始剂量为 1～2ml，必要时可重复给药。给药剂量和次数取决于病情严重程度和疗效，严重疾病（如已采取抢救措施得到缓解的红斑狼疮）患者起始剂量可能需 2ml。

2. *皮损内注射*　推荐剂量为 0.2ml/cm^2，用结核菌素注射器和 26 号针头注射。所有部位的注射总量不应超过每周 1ml。

3. *滑囊内注射*

（1）急性三角肌下、肩峰下、鹰嘴下和髌骨前滑膜囊炎：注射 1～2ml 后数小时可缓解疼痛，并使活动不受限制。

（2）慢性滑囊炎：当急性症状得以控制，可减量治疗慢性滑囊炎。

4. *关节内注射*　①注射本品 0.5～2ml 可在 2～4 小时解除症状，缓解的持续时间在两种疾病中变化较大，多数为 4 周以上。②推荐剂量为大关节（膝、髋、肩）每次 1～2ml；中等关节（肘、腕、踝）每次 0.5～1ml；小关节（足、手、胸）每次 0.25～0.5ml。

5. *足部病变部位注射*　给药时间间隔约 1 周。单次推荐剂量：硬鸡眼或软鸡眼下滑囊炎、滑囊囊肿、跖骨痛 0.25～0.5ml；跟骨骨刺下滑囊炎、踇滑囊炎、小趾内翻滑囊炎、腱鞘炎 0.5ml；急性痛风性关节炎 0.5～1ml。用结核菌素注射器和 25 号针头注射。

【配伍禁忌】尚不明确。

【不良反应】本品的不良反应与其他糖皮质激素不良反应类似，与剂量及疗程有关，可通过减低剂量而消除或减轻，常见钠潴留、钾丢失、低血钾性碱中毒、体液潴留、易感患者发生充血性心力衰竭、高血压。

【相互作用】由 CYP3A4 代谢的糖皮质激素（包括倍他米松）合用苯巴比妥、利福平、苯妥英钠或麻黄碱可促进糖皮质激素类药物的代谢，从而降低其疗效。

【药动学】倍他米松磷酸钠肌内注射后吸收迅速，1 小时达血药峰浓度，在组织中代谢为倍他米松，24 小时后排泄，单剂量给药后血浆半衰期为3～5 小时，生物半衰期为36～54 小时。二丙酸倍他米松肌内注射后吸收缓慢，能长时间维持疗效，排泄时间为10 日以上。

【观察指标】监测电解质、血压、血糖。

【用药宣教】用药期间不应接种天花疫苗。使用皮质激素类药物特别是大剂量的患者，不应接受其他免疫疗法，可能发生神经并发症和缺乏抗体反应。以免疫抑制剂量使用皮质激素类药物的患者，应避免接触水痘或麻疹。

甲泼尼龙

【类别】糖皮质激素。

【妊娠安全等级】C。

【作用机制】具有糖皮质激素的作用，其盐皮质激素的作用较氢化可的松弱，抗感染作用较强。本品 4mg 的抗炎活性相当于泼尼松 5mg。

【适应证】

1. 抗感染治疗

（1）风湿性疾病：作为短期使用的辅助药物（帮助患者度过急性期或危重期），用于创伤后骨关节炎、骨关节炎引发的滑膜炎、类风湿关节炎、包括幼年型类风湿关节炎（个别患者可能需要低剂量维持治疗）、急性或亚急性滑囊炎、脚踝炎、急性非特异性腱鞘炎、急性痛风性关节炎、银屑病关节炎、强直性脊柱炎。

（2）结缔组织疾病（免疫复合物疾病）：用于下列疾病危重期或维持治疗。系统性红斑狼疮（和狼疮性肾炎）、急性风湿性心肌炎、全身性皮肌炎（多发性肌炎）、结节性多动脉炎、古德帕斯彻综合征（Good Pasture′s syndrome）。

（3）皮肤疾病：天疱疮、严重的多形性红斑（史-约综合征）、剥脱性皮炎、大疱疹性皮炎、严重的脂溢性皮炎、严重的银屑病、蕈样真菌病、荨麻疹。

（4）过敏状态：用于控制如下以常规疗法难以处理的严重的或造成功能损伤的过敏性疾病。支气管哮喘、接触性皮炎、特应性皮炎、血清病、季节性或全年性过敏性鼻炎、药物过敏反应、荨麻疹样输血反应、急性非感染性喉头水肿（肾上腺素为首选药物）。

（5）眼部疾病：严重的眼部急慢性过敏和炎症，如眼部带状疱疹、虹膜炎、虹膜睫状体炎、脉络膜视网膜炎、扩散性后房色素层炎和脉络膜炎、视神经炎、交感性眼炎。

（6）胃肠道疾病：帮助患者度过以下疾病的危重期。溃疡性结肠炎（全身治疗）、局限性回肠炎（全身治疗）。

（7）呼吸道疾病：肺部肉瘤病、铍中毒、与适当的抗结核化疗法合用于暴发性或扩散性肺结核、其他方法不能控制的吕氏综合征（Loeffler′s syndrome）、吸入性肺炎。

（8）水肿状态：用于无尿毒症的自发性或狼疮性肾病综合征的利尿及缓解蛋白尿。

2. 免疫抑制治疗

（1）用于器官移植后的排异反应。

（2）治疗血液疾病：获得性（自身免疫性）溶血性贫血、成年人自发性血小板减少性紫癜（仅允许静脉注射，禁忌肌内注射）、成年人继发性血小板减少、幼红细胞减少（红细胞性贫血）、先天性（红细胞）再生障碍性贫血。

（3）肿瘤：用于成年人白血病和淋巴瘤、儿童急性白血病的姑息治疗。

3. 治疗休克继发于肾上腺皮质功能不全的休克，或因可能存在的肾上腺皮质功能不全而使休克对常规治疗无效应（常用药是氢化可的松；若不希望有盐皮质激素活性，可使用本品）。

对常规治疗无反应的失血性、创伤性及手术性休克。尽管没有完善的（双盲对照）临床研究，但动物实验的资料显示本品可能对常规疗法（如补液）无效的休克有效。

4. 治疗内分泌失调：用于治疗原发性或继发性肾上腺皮质功能不全、急性肾上腺皮质功能不全。以上疾病，氢化可的松或可的松为首选药物；如有需要，合成的糖皮质激素可与盐皮质激素合用。还可用于先天性肾上腺增生、非化脓性甲状腺炎、肿瘤引起的高钙血症。

5. 其他

（1）用于治疗由原发性或转移性肿瘤，或者手术及放疗引起的脑水肿，多发性硬化症急性危重期，急性脊髓损伤（治疗应在创伤后 8 小时内开始）。

（2）与适当的抗结核化疗法合用，用于伴有蛛网膜下腔阻塞或趋于阻塞的结核性脑膜炎。

（3）治疗累及神经或心肌的旋毛虫病。

（4）预防癌症化疗引起的恶心、呕吐。

【禁用与慎用】同“泼尼松”。

【给药途径和剂量】

1. 一般用法

（1）口服给药：初始剂量为每日 4～48mg，具体用量可根据病种和病情来确定。长期治疗后需停药时，建议逐量递减，不可突然撤药。当临床症状出现好转，应在适当的时段内逐量递减初始剂量，直至最低有效维持剂量。

（2）静脉注射：初始剂量为 10～500mg。初始剂量≤250mg，应至少注射 5 分钟；初始剂量大于 250mg，应至少注射 30 分钟。

2. 类风湿关节炎　静脉注射，每日 1g，连用 1～4 日；或每月 1g，使用 6 个月。每次至少注射 30 分钟，若治疗后 1 周内病情无好转，或因病情需要，可重复此治疗方案。

3. 器官移植　口服给药，每日 7mg/kg。

4. 脑水肿　口服给药，每日 200～1000mg。

5. 多发性硬化症　口服给药，每日 200mg。

6. 急性脊髓损伤　静脉注射，初始剂量为 30mg/kg，注射 15 分钟，于损伤后 8 小时内使用。短时间内静脉注射大剂量本品（以少于 10 分钟的时间给予大于 500mg 的本品）可能引起心律失常、休克、心脏停搏，大剂量注射后应暂停 45 分钟，随后以 5.4mg/（kg • h）的速度持续静脉滴注 23 小时（损伤后 3 小时接受治疗）或 47 小时（损伤后 3～8 小时内接受治疗），且应选择与大剂量注射不同的注射部位安置输液泵。仅此适应证以此速度进行大量注射。

7. 预防肿瘤化疗引起的恶心、呕吐　静脉注射。①轻度至中度呕吐：每次 250mg，至少注射 5 分钟，于化疗前 1 小时、化疗开始时及化疗结束后给药。首剂可同时给予氯化吩噻嗪以增强效果。②重度呕吐：每次 250mg，至少注射 5 分钟，于化疗前 1 小时给药，同时给予适量的甲氧氯普胺或丁酰苯类药物。之后于化疗开始时及化疗结束后各注射 1 次。

8. 辅助用于对生命构成威胁的疾病　静脉注射。推荐剂量为 30mg/kg，至少注射 30 分钟。根据临床需要，可于 48 小时内每隔 4～6 小时重复 1 次。

【配伍禁忌】与下列药物存在配伍禁忌：阿洛西林、氨溴索、丙种球蛋白、川芎嗪、碘佛醇、多西环素、法莫替丁、氟罗沙星、复方骨肽、果糖二磷酸钠、聚明胶肽、卡泊芬净、罗库溴铵、葡萄糖酸钙、去氨加压素、头孢哌酮他唑巴坦、万古霉素、维生素 B_6、腺苷蛋氨酸、溴己新。

【不良反应】

1. 心血管系统　心律失常（包括心动过缓、心动过速）、心搏骤停、心脏增大、循环衰竭、充血性心力衰竭、脂肪栓塞、高血压、肥厚型心肌病（早产儿）、心肌破裂（近期心肌梗死的患者）、晕厥、血栓栓塞、血栓性静脉炎、血管炎、低血压。

2. 代谢/内分泌系统　对碳水化合物和糖的耐受性下降、类库欣综合征发展、糖尿、出现潜在糖尿病的临床表现、继发性肾上腺皮质和垂体无反应性[尤其在应激（如创伤、手术或疾病）时]、生长抑制（儿童）、体液潴留、低钾性碱中毒、钾丢失、钠潴留、蛋白质分解代谢引起的负氮平衡、脂肪沉积异常、满月脸、体重增加、代谢性酸中毒、电解质平衡改变、垂体功能减退症、类固醇停药综合征、库欣综合征、尿钙增加。

3. 呼吸系统　肺水肿、肺栓塞、支气管痉挛。有卡氏肺孢子菌肺炎的个案报道。

4. 肌肉骨骼系统　股骨和肱骨头无菌性坏死、Charcot 样关节病、肌肉质量损失、肌无力、骨质疏松、长骨病理性骨折、类固醇肌病、肌腱断裂、脊柱压缩性骨折、关节痛、肌肉萎缩、肌痛、肌病、神经性关节病。

5. 泌尿生殖系统　肾衰竭加重（肾功能不全者）、肾小球滤过率短暂性降低、月经紊乱、精子活力和数量增加或减少。

6. 免疫系统　过敏反应（包括血管神经性水肿、过敏性皮炎）、类过敏反应、对感染的抵抗力下降。

7. 神经系统　惊厥、头痛、伴视盘水肿的颅内压升高（假性脑瘤，通常发生于停药后）、失眠、神经炎、神经病、感觉异常、眩晕、蛛网膜炎、脑膜炎、下肢轻瘫/截瘫、健忘症、认知障碍、头晕、硬膜外脂肪增多症、癫痫发作、意识模糊状态。

8. 精神　抑郁、欣快、情绪波动、人格改变、精神障碍、躁狂、妄想、幻觉、精神分裂症加重、精神病行为、情感障碍（包括情感不稳定、心理依赖、自杀意念）、精神错乱、焦虑、行为异常、易怒、精神萎靡。

9. 消化系统　腹部膨隆、食欲增强、恶心、胰腺炎、可能伴穿孔和出血的消化性溃疡、小肠和大肠穿孔（尤其是炎性肠病患者）、溃疡性食管炎、呃逆、腹胀、腹痛、腹泻、消化不良、胃出血、食管炎。有非感染性急性腹膜炎的个案报道。血清肝酶升高、肝大、肝炎。

10. 血液系统 白细胞增多。

11. 皮肤 痤疮、烧灼感或麻刺感（尤其在静脉给药后的会阴部）、皮肤和皮下萎缩、鳞状皮肤干燥症、瘀斑、瘀点、红斑、色素沉着过度、色素沉着减少、伤口愈合不良、多汗、皮疹、无菌脓肿、条纹状皮肤、皮肤脆薄、头发稀疏、荨麻疹、多毛症、瘙痒。

12. 眼 眼球突出、青光眼、眼压升高、后囊下白内障、中心性浆液性脉络膜视网膜病变。有眼部弓形虫病的个案报道。

13. 其他 水肿、不适、感染（包括机会性感染）、疲乏。

【相互作用】

1. 与CYP3A4抑制剂[如酮康唑、大环内酯类抗生素（如红霉素、醋竹桃霉素）]合用可升高皮质激素的血药浓度，可能增加皮质激素不良反应的发生风险。

2. 与环孢素皮质激素：环孢素合用可能增强两者的活性，且有合用导致惊厥的报道。

3. 与雌激素合用可能增强某些皮质激素的作用。

4. 皮质激素与非甾体抗炎药（如阿司匹林）合用可增加胃肠道不良反应的发生风险且皮质激素可能增加水杨酸盐类药的清除。低凝血酶原血症患者谨慎合用皮质激素与阿司匹林。

5. 与有排钾作用的药物（如两性霉素B、利尿药）合用可导致严重低血钾。本品与有排钾作用的药物合用时，应密切监测是否出现低钾血症。

6. 与洋地黄毒苷合用可能增加因低钾血症而引发心律失常的风险。

7. 重症肌无力患者合用皮质激素和抗胆碱酯酶药可导致严重无力。应于皮质激素治疗开始前至少24小时停用抗胆碱酯酶药。

8. 与氨鲁米特合用可能使皮质激素诱导肾上腺抑制的作用丧失。

9. 与考来烯胺合用可能增加皮质激素的清除。

10. 与CYP3A4诱导剂（如巴比妥类药、苯妥英钠、卡马西平、利福平）合用可增加皮质激素的代谢。合用时需增加皮质激素的剂量。

11. 与华法林合用通常可抑制机体对华法林的应答，但亦有结论相反的报道。合用时应频繁监测凝血指数以维持抗凝效果。

12. 与异烟肼合用可能降低异烟肼的血清浓度。

【药动学】本品吸收迅速，健康成年人口服后1.5～2.3小时达血药峰浓度，绝对生物利用度为82%～89%。广泛分布于组织，可透过血-脑脊液屏障，亦可随乳汁排泄。表观分布容积约为1.4L/kg，人血浆蛋白结合率约为77%。本品经肝脏代谢为无活性的代谢产物，主要由CYP3A4代谢，代谢产物主要为20α-羟基甲泼尼龙和20β-羟基甲泼尼龙。这些代谢产物以葡萄糖醛酸盐、硫酸盐和非结合型化合物的形式随尿液排出。口服给药的总清除率为5～6ml/（min·kg），平均消除半衰期为1.8～5.2小时。以20分钟静脉滴注本品30mg/kg，或以30～60分钟静脉滴注本品1g，约15分钟达C_{max}，接近20μg/ml。静脉注射本品40mg，约25分钟达C_{max}，为42～47μg/100ml。肌内注射本品40mg，约120分钟达C_{max}，为34μg/100ml。肌内注射后的C_{max}低于静脉注射，但肌内注射后血浆药物水平持续时间较长，故两种给药途径可给予等量的药物。本品注射给药的血浆半衰期为2.3～4小时。

【观察指标】监测血脂、血压、血糖、电解质。

【用药宣教】本品可能抑制免疫功能，更容易发生感染，用药期间应注意监控。请经常洗手，远离感染的人群。

可的松

【类别】糖皮质激素。

【妊娠安全等级】C。

【作用机制】参见泼尼松。本品25mg相当于泼尼松5mg的作用。

【适应证】本品用于各种原因引起的肾上腺皮质功能减退症及垂体功能减退症的替代治疗；也可用于过敏性和炎症性等疾病，具体如下。

1. 自身免疫性疾病 如系统性红斑狼疮、血管炎、多发性肌炎、皮肌炎、Still病、Graves眼病、自身免疫性溶血、血小板减少性紫癜、重症肌无力。

2. 过敏性疾病 如严重支气管哮喘、过敏性休克、血清病、特异反应性皮炎。

3. 器官移植物排斥反应 炎症性疾病，如节段性回肠炎、溃疡性结肠炎。

4. 血液病 如急性白血病、淋巴瘤。

5. 其他 如结节病、甲状腺危象、亚急性非化脓性甲状腺炎、感染性休克、脑水肿、肾病综合征及高钙血症。

【禁用与慎用】

1. 特殊皮肤病变（梅毒、结核）、静脉曲张、接种反应、真菌性或细菌性皮肤感染、酒渣鼻患者禁用。

2. 肝硬化、脂肪肝患者、某些感染性疾病患者、甲状腺功能低下者、糖尿病患者、老年人慎用。

【给药途径和剂量】

1. 口服给药　每日25～37.5mg（清晨服2/3，下午服1/3）。当患者有应激状况时（如发热、感染），可适当增加剂量。有严重应激状况时，应改用氢化可的松静脉注射。

2. 经眼给药　治疗过敏性结膜炎：①眼膏，涂于眼睑内，每日2～3次，最后一次宜在睡前使用。②滴眼液：每次1～2滴，每日3～4次，摇匀后滴入结膜囊内。

【不良反应】

1. 代谢/内分泌系统　长期使用可引起库欣综合征。

2. 神经系统　定向力障碍。

3. 精神　兴奋、不安、抑郁。

4. 眼　长期或大量使用本品眼用制剂可致眼压升高、青光眼、视神经损害、视野缺损、白内障，长期使用可致继发性眼部感染。

5. 其他　①并发感染，以真菌、结核菌、葡萄球菌、变形杆菌、铜绿假单胞菌和各种疱疹病毒的感染为主。②停药后综合征：下丘脑-垂体-肾上腺功能减退引起的乏力、软弱、恶心、呕吐、血压偏低。

【相互作用】

1. 与非甾体类解热镇痛药合用可增强本品致溃疡作用，同时可增强对乙酰氨基酚的肝毒性。

2. 与噻嗪类利尿药合用可增加发生糖耐量异常的风险。

3. 与两性霉素B、碳酸酐酶抑制剂合用可加重低钾血症，长期与碳酸酐酶抑制剂合用易发生低血钙和骨质疏松。

4. 与蛋白质同化激素合用可增加水肿的发生率，使痤疮加重。

5. 与抗胆碱药（如阿托品）长期合用可致眼压升高。

6. 与三环类抗抑郁药合用可使本品引起的精神症状加重。

7. 与避孕药、雌激素合用可增强本品的治疗作用和不良反应。

8. 与排钾利尿药合用可致严重低血钾，并由于水钠潴留而减弱利尿药的排钠利尿效应。

9. 与免疫抑制剂合用可增加感染的风险，并可能诱发淋巴瘤或其他淋巴细胞增生性疾病。

10. 与强心苷合用可增加洋地黄毒性及心律失常的发生率。

11. 与甲状腺激素、抗甲状腺药合用可使本品代谢清除率增加。合用时应适当调整本品剂量。

12. 与麻黄碱合用可增加本品的代谢清除。

13. 与降血糖药合用可使糖尿病患者血糖升高。合用时应适当调整降血糖药的剂量。

14. 与异烟肼合用可增加异烟肼在肝脏的代谢和排泄，降低异烟肼的血药浓度和疗效。

15. 与美西律合用可促进美西律在体内的代谢，降低其血药浓度。

16. 与生长激素合用可抑制生长激素的促生长作用。

17. 本品可降低水杨酸盐的血药浓度。

【药动学】本品口服后易于吸收，约1小时达血药峰值。进入肝脏后迅速被代谢成氢化可的松，其生物学半衰期仅约30分钟。肌内注射本品比口服吸收慢。

【观察指标】【用药宣教】同“甲泼尼龙”。

泼尼松龙

【类别】糖皮质激素。

【妊娠安全等级】C。

【作用机制】参见泼尼松。本品盐皮质激素样作用较弱，抗炎作用较强。本品5mg相当于氢化可的松20mg的抗炎活性，相当于可的松25mg的抗炎活性。

【适应证】

1. 用于过敏性与自身免疫性炎症疾病、结缔组织病，如风湿病、类风湿关节炎、红斑狼疮、严重支气管哮喘、肾病综合征、血小板减少性紫癜、粒细胞减少、急性淋巴性白血病、多种肾上腺皮质功能不足症、剥脱性皮炎、无疱疮神经性皮炎、类湿疹、感染性休克。

2. 本品滴眼液用于短期治疗对类固醇敏感的眼部炎症（排除病毒、真菌和细菌病原体感染）。

【慎用与禁用】同“泼尼松”。

【给药途径和剂量】

1. 成年人口服5～60mg/d，分次或单剂服用，早晨单剂口服有利于减轻其对下丘脑-垂体轴的抑制作用，但有时不能充分控制症状。静脉注射、输注或肌内注射本品磷酸钠注射液的剂量按氢化可的松计算，为4～60mg/d。如果肌内注射其醋酸酯的水混悬剂可延长其作用，其用量为25～100mg，每周1～2次。

2. 成年人用于关节腔内注射，用其醋酸酯5～25mg，磷酸酯2～30mg，醋酸特丁酯4～40mg。

3. 灌肠用其磷酸酯，20mg/100ml行保留灌肠。

4. 滴眼剂，每次1～2滴，每日2～4次。治疗开始的24～48小时，剂量可酌情加大至每小时2滴。

5. 儿童口服0.14～2mg/（kg·d），4次分服。肌内注射0.04～0.25mg/kg，每日1～2次。静脉注射0.04～0.25mg/kg，每日1～2次。

6. 软膏剂，每日2～4次，涂于患处，并轻揉片刻。

【配伍禁忌】与碘佛醇、泛影葡胺、甲氨蝶呤、间羟胺、两性霉素B、美洛西林、抑肽酶存在配伍禁忌。

【不良反应】

1. *代谢/内分泌系统* ①长期使用本品可引起医源性库欣综合征面容和体态、体重增加、低钾血综合征、儿童生长受抑制、糖耐量降低、糖尿病加重。②糖皮质激素可使血糖升高、血胆固醇升高、血脂肪酸升高、血钠升高、血钙降低、血钾降低。

2. *肌肉骨骼系统* 长期使用本品可引起肱骨或股骨头缺血性坏死、骨质疏松及骨折（包括脊椎压缩性骨折、长骨病理性骨折）、肌无力、肌萎缩。

3. *泌尿生殖系统* 长期使用本品可引起月经紊乱。

4. *免疫系统* 过敏反应。

5. *神经系统* 头痛，长期使用本品可引起良性颅内压升高综合征。

6. *精神* 欣快感、激动、谵妄、不安、定向力障碍、精神抑制。

7. *消化系统* 味觉障碍，长期使用本品可引起胃肠道刺激（恶心、呕吐）、胰腺炎、消化性溃疡或穿孔。

8. *血液系统* 糖皮质激素可使淋巴细胞减少、真核细胞减少、嗜酸性粒细胞减少、嗜碱性粒细胞减少、多核白细胞增多、血小板增多。

9. *皮肤* 瘙痒、皮疹、荨麻疹，长期使用本品可引起紫纹、痤疮。

10. *眼* ①长期使用本品可引起青光眼、白内障。②经眼给药可引起异物感、眼部刺激症状（包括短暂性烧灼感和刺痛感）、视力障碍（视物模糊）。长期使用可能引起眼压升高，导致视神经损害、视野缺损；亦可能导致后囊膜下白内障形成，继发眼部真菌或病毒感染；角膜或巩膜变薄的患者使用后可能引起眼球穿孔。此外，可能引起伤口愈合延缓。含皮质激素的制剂亦可能引起急性眼前段葡萄膜炎或眼球穿孔。有眼部应用皮质激素引起瞳孔散大、眼调节能力降低和上睑下垂的报道。

11. *其他* ①感染（以真菌、结核菌、葡萄球菌、变形杆菌、铜绿假单胞菌和多种疱疹病毒为主）、糖皮质激素停药综合征（可出现头晕、晕厥倾向、腹痛或背痛、低热、食欲减退、恶心、呕吐、肌肉或关节疼痛、头痛、乏力、软弱）。②长期使用本品可引起下肢水肿、出血倾向、创口愈合不良。

【相互作用】

1. 与非甾体抗炎药合用可增强本品的致溃疡作用。

2. 与三环类抗抑郁药合用可使本品引起的精神症状加重。

3. 与避孕药、雌激素制剂合用可增强本品的疗效和不良反应。

4. 与对乙酰氨基酚合用可增强对乙酰氨基酚的肝毒性。

5. 与强心苷合用可增加洋地黄毒性和心律失常的发生率。

6. 与两性霉素B、碳酸酐酶抑制剂合用可加重低钾血症，长期与碳酸酐酶抑制剂合用易发生低血钙和骨质疏松。

7. 与蛋白质同化激素合用可增加水肿的发生率，使痤疮加重。

8. 与抗胆碱能药（如阿托品）长期合用可致眼压升高。

9. 与免疫抑制剂合用可增加感染的发生风险，并可能诱发淋巴瘤或其他淋巴细胞增生性疾病。

10. 与排钾利尿药合用可致严重低血钾，并由于水钠潴留而减弱利尿药的排钠利尿效应。

11. 与甲状腺激素或抗甲状腺药合用可使本品的代谢清除率增加。合用时应适当调整本品的剂量。

12. 与麻黄碱合用可增加本品的代谢清除。

13. 与异烟肼合用可降低异烟肼的血药浓度和疗效。

14. 与美西律合用可降低美西律的血药浓度。

15. 与水杨酸盐合用可降低水杨酸盐的血药浓度。

16. 与生长激素合用可抑制生长激素的促生长作用。

17. 与降血糖药（如胰岛素）合用可减弱降血

糖药的作用。合用时应适当调整降血糖药的剂量。

【药动学】本品口服极易吸收，肌内注射吸收缓慢。在体内以原形药物的活性形式存在，无须经肝脏转化即发挥其生物效应。口服后 1～2 小时达血药峰浓度。在血中大部分药物与血浆蛋白结合，游离和结合型代谢产物随尿液排泄，部分以原形药物排泄，少部分随乳汁排泄。半衰期为 2～3 小时。本品滴眼液经眼给药后，可快速穿透角膜。滴药后在房水的达峰时间为 30～45 分钟，在房水中的半衰期约为 30 分钟。

【观察指标】【用药宣教】同“甲泼尼龙”。

曲安西龙

【类别】糖皮质激素。

【妊娠安全等级】A。

【作用机制】主要具有糖皮质激素的作用。本品 4mg 相当于泼尼松 5mg 的活性。与后者相比，其盐皮质激素的作用则弱得多。

【适应证】

1. 用于肌内注射的适应证

（1）内分泌疾病如非化脓性甲状腺炎。

（2）风湿性和结缔组织疾病：骨关节炎、滑膜炎、类风湿关节炎、急性或亚急性滑囊炎、上髁炎、急性非特异性腱鞘炎、急性痛风性关节炎、银屑病关节炎、强直性脊柱炎、幼年型类风湿关节炎。还可用于红斑狼疮和风湿性心肌炎的病情恶化期或作维持用药。

（3）皮肤病：天疱疮、严重的多形性红斑、剥脱性皮炎、大疱性疱疹样皮炎、严重的脂溢性皮炎和银屑病。

（4）难控制的过敏性疾病：支气管哮喘、接触性皮炎、特异性皮炎及难治的季节性过敏性鼻炎。

（5）严重影响眼睛的慢性过敏或炎症：眼带状疱疹、虹膜炎、虹膜睫状体炎、脉络膜视网膜炎、弥散性后眼葡萄膜炎和脉络膜炎、视神经炎、交感性眼炎和前房的炎症。

（6）胃肠道疾病：溃疡性结肠炎和节段性肠炎的危重病例。

（7）呼吸道疾病：症状型类肉瘤、铍中毒和吸入性肺炎。

（8）血液系统疾病：自身免疫性溶血性贫血。姑息治疗成年人白血病和淋巴瘤、儿童急性白血病。

（9）对尚无尿毒症的特发性或红斑狼疮性综合征可作为利尿和缓解蛋白尿的治疗。

2. 关节腔内、滑囊内和腱鞘内注射对以下疾病做短期的辅助治疗　骨关节炎的滑膜炎、类风湿关节炎、急性或亚急性滑膜炎、急性痛风性关节炎、上髁炎、急性非特异性腱鞘炎和创伤后骨关节炎。

3. 外用　治疗慢性湿疹、皲裂性湿疹、神经性皮炎、脂溢性皮炎、扁平苔藓、皮肤瘙痒症等。

【禁用与慎用】同“泼尼松”。

【给药途径和剂量】

1. 口服　成年人 4～48mg/d，4 次分服，根据病情轻重确定用量。儿童给予 0.117～1.66mg/（kg·d），4 次分服。

2. 肌内注射　成年人和＞12 岁儿童可给予 60mg，在体征和症状再现时，可加用 20～100mg（常用 40～80mg）；最好在 6 周的间期对下丘脑-垂体-肾上腺达到最低的抑制程度。

3. 损害部位注射　成年人局部注射 12.5～25mg。

4. 关节腔内、滑囊内和软组织内注射　根据受损部位的面积大小和病情，可给予 2.5～40mg，当症状重现时可重复给药。

5. 吸入　成年人常给 2 喷，每日 3～4 次，严重哮喘可用 4 喷，每日 3～4 次；最大剂量为 16 喷。6～12 岁儿童常用 1～2 喷，每日 3～4 次，最大日剂量为 12 喷。剂量可根据患者效应予以调整。

6. 皮肤局部　可外用本品的乳膏和软膏，每日 2 次。

【配伍禁忌】本品与碘佛醇存在配伍禁忌。

【不良反应】

1. 代谢/内分泌系统　长期使用可致类固醇性糖尿病、儿童生长抑制、电解质紊乱、类库欣综合征（包括毛发分布异常、皮肤紫纹、满月脸、水牛背、肌肉萎缩、高血压、低血钾性碱中毒）。长期或大量使用可致血糖升高、肾上腺功能减退。

2. 肌肉骨骼系统　长期使用可致骨质疏松、肌无力。

3. 泌尿生殖系统　长期使用可致月经不规则。

4. 神经系统　可见兴奋、失眠、嗜睡、眩晕，少数患者可出现头痛、颅内压升高、惊厥、精神失常。

5. 精神　可见轻度抑郁。

6. 消化系统　可见中上腹不适、腹胀、厌食、恶心，少数患者可能出现胃、十二指肠溃疡甚至并发出血、穿孔。

7. 皮肤　外用时，少数患者用药局部出现烧灼感、刺痛、暂时性瘙痒、皮疹、毛囊炎。

8. 眼　可见角膜下白内障、眼压升高、青光眼。

9. 其他　长期或大量使用可诱发感染。

【相互作用】同“泼尼松”。

【药动学】本品口服后易于吸收，血浆半衰期为 2～5 小时，蛋白结合率较氢化可的松低得多。由本品的多种酯制成的混悬剂，经肌内注射后吸收极为缓慢。

【观察指标】【用药宣教】同“泼尼松”。

第三节　甲状腺治疗用药

一、甲状腺制剂

甲状腺片

【类别】甲状腺激素类。

【妊娠安全等级】B。

【作用机制】本品为甲状腺激素药。本品主要成分甲状腺激素包括甲状腺素（T_4）和三碘甲状腺原氨酸（T_3）两种。有促进分解代谢（升热作用）和合成代谢的作用，对人体正常代谢及生长发育有重要影响，对婴幼儿中枢神经的发育甚为重要。甲状腺激素的基本作用是诱导新生蛋白质包括特殊酶系的合成，调节蛋白质、碳水化合物和脂肪三大类物质，以及水、盐和维生素的代谢。由于甲状腺激素诱导细胞膜 Na^+ -K^+泵的合成并增强其活力，使能量代谢增强。甲状腺激素（主要是 T_3）与核内特异性受体相结合，后者发生构型变化，形成二聚体，激活的受体与 DNA 上特异的序列（甲状腺激素应答元件）相结合，从而调控基因（甲状腺激素的靶基因）的转录和表达，促进新的蛋白质（主要为酶）的合成。

【适应证】用于多种原因引起的甲状腺功能减退症。

【禁用与慎用】

1. 心绞痛患者、冠心病患者、快速型心律失常患者禁用。

2. 动脉硬化患者、心功能不全者、糖尿病患者、高血压患者、老年人、孕妇、哺乳期妇女慎用。

【给药途径和剂量】口服给药，起始剂量为每日 10～20mg，逐渐加量，维持剂量一般为每日 40～120mg，少数患者为每日 160mg。

【不良反应】

1. 长期或过量使用可引起甲状腺功能亢进的表现，如心悸、手颤、多汗、怕热、兴奋、易怒、失眠、头痛、呕吐、体重减轻和经期紊乱。

2. 老年人和心脏病患者可出现心绞痛、心肌梗死。

3. 过量可致胸痛、气促和心搏快速而不规则。

【相互作用】

1. 与三环类抗抑郁药合用可增强两类药的药理作用和不良反应。合用时应注意调整剂量。

2. 与抗凝药（如双香豆素）合用可增强抗凝药的抗凝作用，可能引起出血。合用时应根据凝血酶原时间调整抗凝药的剂量。

3. 与考来烯胺、考来替泊合用可减弱本品的作用。合用时应间隔 4～5 小时给药，并定期测定甲状腺功能。

4. 使用雌激素或避孕药的患者，因血液中甲状腺素结合球蛋白水平增加，合用本品时应适当调整本品的剂量。

【药动学】本品是取猪、牛、羊等食用动物的甲状腺体制成的甲状腺激素类药，主要成分包括 T_4 和 T_3。可促进分解代谢（升热作用）和合成代谢，对人体正常代谢及生长发育有重要影响，对婴幼儿中枢神经的发育甚为重要。

【观察指标】定期监测甲状腺功能。

【用药宣教】病程长、病情重的甲状腺功能减退症或黏液性水肿患者使用本品应谨慎，从小剂量开始用药，缓慢加量直至生理替代剂量。

左甲状腺素

【类别】甲状腺激素类。

【妊娠安全等级】A。

【作用机制】与内源性甲状腺素一样，在外周器官中本品被转化为 T_3，然后通过与 T_3 受体结合发挥其特定作用。

【适应证】用于治疗非毒性的甲状腺肿（甲状腺功能正常）、甲状腺肿切除术后预防甲状腺肿复发、甲状腺功能减退的替代治疗、甲状腺功能亢进的辅助治疗、甲状腺癌术后的抑制治疗、甲状腺抑制试验。

【禁用与慎用】

1. 正患有心肌梗死或甲状腺毒症者禁用。

2. 老年患者和心功能不全患者慎用。

【给药途径和剂量】

1. 甲状腺肿（甲状腺功能正常）、甲状腺肿切除术后预防甲状腺肿复发　口服给药，每次 75～200μg，每日 1 次。

2. 甲状腺功能减退　口服给药，起始剂量为每次25～50μg，每日1次。可每2～4周增加25～50μg，直至维持剂量。维持剂量为每次100～200μg，每日1次。儿童口服给药起始剂量为每次12.5～50μg，每日1次。维持剂量为每次100～150pg/m²，每日1次。对先天性甲状腺功能减退的新生儿和婴儿，迅速开始替代治疗极为重要，开始治疗的前3个月，推荐剂量为每日10～15pg/kg，以后根据临床效果、甲状腺激素及促甲状腺素（TSH）水平进行调整。

3. *甲状腺功能亢进的辅助治疗*　口服给药，每次50～100μg，每日1次。

4. *甲状腺癌术后的抑制治疗*　口服给药，每次150～300μg，每日1次。

5. *甲状腺抑制试验*　口服给药，每次200μg，每日1次。

【不良反应】

1. *心血管系统*　心悸、心律失常（包括心房颤动、期前收缩、心动过速）、脉搏加快和血压增加、心力衰竭、心绞痛、心肌梗死、心搏骤停。

2. *代谢/内分泌系统*　体重减轻。

3. *呼吸系统*　呼吸困难。

4. *肌肉骨骼系统*　震颤、肌无力、肌肉痉挛、骨密度下降、儿童股骨头骨骺滑脱。过度治疗可能导致婴儿颅缝早闭和儿童骨骺早闭。

5. *泌尿生殖系统*　经期紊乱、生育力受损。

6. *神经系统*　头痛、活动过度、神经质、失眠、癫痫发作、儿童假性脑瘤。

7. *精神*　焦虑、易激惹性、情绪不稳。

8. *消化系统*　食欲增加、腹泻、呕吐、腹部痛性痉挛。肝功能检验值升高。

9. *皮肤*　多汗、脱发、潮红、皮疹。

10. *其他*　疲乏、热耐受不良、发热。

【相互作用】

1. 与三环类抗抑郁药（如阿米替林）、四环类抗抑郁药（如马普替林）合用可增加两者的疗效和毒性，毒性效应可能包括心律失常和中枢神经系统兴奋的发生风险增加。

2. 与拟交感神经药合用可增强甲状腺激素或拟交感神经药的作用。此外，甲状腺激素可增加使用拟交感神经药的冠状动脉疾病患者发生冠状动脉功能不全的风险。

3. 与氯胺酮合用可能导致显著的高血压和心动过速。合用时密切监测血压和心率。

4. 与口服抗凝药合用可增加患者对口服抗凝药治疗的应答。校正甲状腺功能减退状态或本品增量时，可能需减少口服抗凝药的剂量。密切监测凝血试验结果以便适当及时地调整剂量。

5. 与酪氨酸激酶抑制剂（如伊马替尼）合用可能导致甲状腺功能减退。合用时密切监测TSH水平。

6. 与碳酸钙、硫酸亚铁合用可减少本品的吸收，可能减弱本品疗效，导致甲状腺功能减退。两者至少间隔4小时给予。

7. 与奥利司他合用可减少本品的吸收，可能减弱本品疗效，导致甲状腺功能减退。合用时监测甲状腺功能。

8. 与胆汁酸结合药（考来维仑、考来烯胺、考来替泊）、离子交换树脂（聚苯乙烯磺酸、司维拉姆）合用可减少本品的吸收，可能减弱本品疗效，导致甲状腺功能减退。至少于上述药物给予前4小时使用本品，并监测TSH水平。

9. 与质子泵抑制剂、硫糖铝、含铝或镁的抗酸药、氢氧化物、西甲硅油合用可减少本品的吸收，可能减弱本品疗效，导致甲状腺功能减退。合用时适当监测。

10. 与苯巴比妥、利福平合用可减少患者对甲状腺素的应答，开始或停止合用巴比妥类药时，可能导致甲状腺状态改变。合用时可能需增加本品的剂量。

11. 与蛋白酶抑制剂（如利托那韦、茚地那韦、洛匹那韦）合用可影响本品的作用。推荐合用时密切监测甲状腺激素参数，必要时调整本品的剂量。

12. 与β受体阻滞剂（如普萘洛尔＞每日160mg）合用可使T_3和T_4水平改变，但TSH水平正常且甲状腺功能正常。由甲状腺功能减退状态转为甲状腺功能正常状态时，个别β受体阻滞剂的作用可能受到影响。

13. 与糖皮质激素（如地塞米松≥每日4mg）短期合用可能使血清T_3水平降低30%，但对血清T_4水平的影响极小。长期使用糖皮质激素可能使T_3和T_4水平轻微降低。

14.甲状腺功能正常的患者合用胺碘酮可能导致生化改变，即血清游离T_4水平升高、游离T_3水平降低或正常。

15. 与降血糖药（包括胰岛素）合用可能使血糖控制恶化。使用本品时降血糖药（包括胰岛素）的需求量可能增加，谨慎监测血糖控制，尤其是开始、改变或停止甲状腺治疗时。

16. 与洋地黄毒苷合用时本品可能减弱洋地黄毒苷的疗效。由甲状腺功能减退状态转为甲状腺功能正常状态时，有必要增加洋地黄毒苷的剂量。

17. 与雄激素、同化类固醇、门冬酰胺酶、缓释烟酸合用可能改变 T_4 和 T_3 的血清转运，但不影响游离甲状腺素（FT_4）水平。

18. 与氯贝丁酯、含雌激素的口服避孕药、口服雌激素、双醋吗啡、美沙酮、氟尿嘧啶、米托坦、他莫昔芬合用可能改变 T_4 和 T_3 的血清转运，但不影响 FT_4 水平。

19. 与水杨酸盐类药（＞每日 2g）合用后先出现 FT_4 水平暂时性升高，继续用药则可致血清 T_4 水平降低、FT_4 和 TSH 水平恢复正常。

20. 与卡马西平、呋塞米（静脉给药＞80mg）、肝素、乙内酰脲类药、灭酸类非甾体抗炎药、苯妥英钠合用后先出现 FT_4 水平暂时性升高，继续用药则可致血清 T_4 水平降低、FT_4 和 TSH 水平恢复正常。合用时密切监测甲状腺激素参数。

【药动学】本品口服后由小肠上端吸收，吸收率可达 80%以上，达峰时间为 5～6 小时。本品口服后 3～5 日起效。与特定转运蛋白的结合率极高，约为 99.97%；这种蛋白激素结合并非共价结构，故血浆中的已结合激素与游离激素会进行持续的和极为迅速的交换。本品分布容积为 10～12L。肝脏中含有 1/3 的非甲状腺分泌的左甲状腺素，它能够迅速地与血清中的左甲状腺素进行交换。甲状腺激素主要在肝脏、肾脏、脑和肌肉中代谢，代谢物随尿液和粪便排泄。左甲状腺素的总代谢清除率约为 1.2L/d。左甲状腺素的平均半衰期为 7 日，对于甲状腺功能亢进患者，本品的半衰期缩短至 3～4 日；对甲状腺功能减退患者，本品的半衰期延长至 9～10 日。

【观察指标】定期监测甲状腺激素水平。

【用药宣教】

1. 本品片剂可能含有乳糖，遗传性半乳糖不耐受症、Lapp 乳糖酶缺乏症或葡萄糖-半乳糖吸收障碍患者不得使用。

2. 本品需在早晨空腹使用。

3. 严格按照医嘱，不随意停药，也不可随意增加剂量。

二、抗甲状腺制剂

丙硫氧嘧啶

【类别】抗甲状腺药。

【妊娠安全等级】D。

【作用机制】本品能抑制甲状腺素的合成，并能有效治疗甲状腺功能亢进。它不会影响甲状腺及血液中已有的甲状腺和三碘甲状腺氨酸，也不会妨碍口服或注射的甲状腺素发挥作用。

【适应证】用于多种类型的甲状腺功能亢进症，尤其适用于：①病情较轻，甲状腺轻度至中度肿大者。②儿童、青少年及老年患者。③甲状腺手术后复发，但又不适于放射性 ^{131}I 治疗者。④手术前准备。⑤作为 ^{131}I 放疗的辅助治疗。

【禁用与慎用】对硫脲类药过敏者、严重肝、肾功能不全者、白细胞严重缺乏者禁用。

【给药途径和剂量】

1. *甲状腺功能亢进*　口服给药。

（1）普通片剂：初始剂量为每日 150～400mg（视病情调整，通常为每日 300mg），分 3 次服用，最大日剂量为 600mg。病情控制后逐渐减量，维持剂量为每日 50～150mg。

（2）肠溶制剂：治疗分为 3 个阶段。①治疗阶段，每日 300～400mg，分 3～4 次服用，重症甲状腺功能亢进可适当增量，极量为每日 600mg，症状控制后逐渐减量，一般需 1～3 个月。②减量阶段，根据病情、血压及血促甲状腺素（TSH）水平酌情减量，一次可减量 50～100mg，3～4 周减量 1 次。③维持阶段，每日 25～150mg，需用药 6～12 个月甚至更长。儿童口服给药初始剂量为每日 4mg/kg，分 3 次服用，维持剂量酌减。

2. *甲状腺功能亢进的手术前准备*　口服给药，每次 100mg，每日 3～4 次。术前服用本品可使甲状腺功能恢复至正常或接近正常，随后加服碘剂 2 周再进行手术，术前 1～2 日停服本品。

3. *放疗的辅助治疗*　口服给药，每次 100mg，每日 3 次。需放射性碘治疗的重症甲状腺功能亢进患者可先以本品治疗，放射性碘治疗后症状仍未缓解者，可短期使用本品。

【不良反应】

1. 可出现皮疹、恶心、呕吐、头痛和眩晕。

2. 因有可能发生肝炎和肝功能损害，如有黄疸出现，必须停用药物。

3. 可引起甲状腺功能减退。

4. 血液恶病质，骨髓抑制如粒细胞减少、白细胞减少及血小板减少。

【相互作用】

1. 与口服抗凝药合用可增强口服抗凝药的作用。

2. 对氨基水杨酸、保泰松、巴比妥类药、酚妥拉明、妥拉唑林、维生素 B_{12}、磺胺类药、磺酰脲类药等可导致甲状腺功能抑制和甲状腺肿大，与本品合用时需注意。

3. 高碘食物或药物的摄入可使甲亢病情加重，使抗甲状腺药需求量增加或用药时间延长，故使用本品前应避免使用碘剂。

【药动学】本品口服后易吸收，分布于全身，口服后 20～30 分钟达甲状腺。60%在肝脏代谢。半衰期为 2 小时。

【观察指标】定期监测血常规、尿常规、肝功能、肾功能。白细胞计数低于 $4×10^9$/L 或中性粒细胞计数低于 $1.5×10^9$/L 时，应停药或调整剂量。

【用药宣教】

1. 食物可增加药物吸收率，应在进餐前即刻给药。

2. 哺乳期妇女使用时应暂停哺乳。

3. 注意观察效果，在临床症状减轻时，应适当减量，并应定期测定 T_3、T_4。

甲巯咪唑

【类别】抗甲状腺药。

【妊娠安全等级】D。

【作用机制】本品可以抑制甲状腺激素的合成，作用机制主要是可以抑制甲状腺内过氧化物酶，从而通过抑制酶的作用，阻碍吸聚到甲状腺内的碘化物的氧化，以及酪氨酸的偶联，阻碍 T_4 和 T_3 的合成。

【适应证】

1. 用于甲状腺功能亢进的药物治疗，尤其适用于年轻患者及伴或不伴轻度甲状腺增大（甲状腺肿）的患者。

2. 用于多种类型的甲状腺功能亢进的手术前准备。

3. 甲状腺功能亢进者采用放射性碘治疗前的准备用药，以预防治疗后出现甲状腺毒性危象。

4. 用于甲状腺功能亢进放射性碘治疗后间歇期的治疗。

5. 个别不能采用常规治疗措施的情况下，若患者对本品（在尽可能低的剂量）耐受性良好，可用于甲状腺功能亢进的长期治疗。

6. 用于必须接受碘照射（如使用含碘造影剂检查）的有甲状腺功能亢进病史者及功能自主性甲状腺瘤患者的预防性用药。

【禁用与慎用】

1. 对本品过敏者、孕妇、结节性甲状腺肿合并甲状腺功能亢进症者、甲状腺癌患者禁用。

2. 外周血白细胞计数偏低、对硫脲类药物过敏、肝功能不全患者慎用。

【给药途径和剂量】

1. 甲状腺功能亢进

（1）口服给药：初始剂量为每日 20～40mg，分 1～2 次服用。若病情在 2～6 周得到改善，可逐步减量至维持剂量。之后 1～2 年的剂量为每日 2.5～10mg，早餐后顿服。若病情需要，可与甲状腺激素同服。病情严重（尤其是摄入碘引起甲状腺功能亢进）的患者可适当增加剂量。非手术治疗的疗程通常为 6 个月至 2 年（平均 1 年）。儿童初始剂量根据疾病严重程度决定，每日 0.3～0.5mg/kg。维持剂量为每日 0.2～0.3mg/kg，可能需加用甲状腺激素治疗。

（2）局部给药软膏：采用精密定量泵给药，每次按压可挤出软膏 0.1g（含本品 5mg），均匀涂敷于颈前甲状腺表面皮肤，在涂敷局部轻轻揉擦 3～5 分钟。随机双盲临床研究表明，本品口服与局部涂抹相同剂量（每次 10mg，每日 3 次）产生的临床疗效相似。故按每次 10mg、每日 3 次口服本品的患者改为局部给药时，应每次 0.2g（含本品 10mg）、每日 3 次局部涂抹。

2. 甲状腺功能亢进术前准备　口服给药，于术前 3～4 周开始按常规剂量连续用药，术前 10 日加用碘剂以使甲状腺组织固定，手术前 1 日停药。

3. 放射性碘治疗前及治疗后的间歇期治疗　口服给药时应视患者病情酌情给药剂量。

4. 长期抗甲状腺治疗（病情不能缓解，且不能采用常规治疗措施的情况）给予尽可能低的剂量，通常为每日 2.5～10mg，可合用或不合用少量的甲状腺激素。

5. 必须使用含碘药物进行诊断（如造影剂）的患者预防甲状腺功能亢进　使用含碘药物前，给予本品每日 10～20mg 和高氯酸盐每日 1g，周期为 8～10 日（如经肾排泄的造影剂）。有功能自主性腺瘤或有潜在甲状腺功能亢进的患者，若必须使用碘剂，需根据碘剂在体内停留的时间决定本品的使用疗程。此外，对甲状腺显著肿大且气管狭窄的患者，仅可使用本品进行短期治疗，因长期治疗甲状腺会进一步肿大，从而导致呼吸道更加狭窄。治疗期间应全程监测，并尽量同时合用甲状腺素。

【不良反应】

1. 心血管系统　抗中性粒细胞胞质抗体相关

性小血管炎（可表现为肾炎及累及肾脏的小血管炎、肺浸润或肺泡出血、皮肤溃疡、关节痛）、动脉周围炎。

2. 代谢/内分泌系统　甲状腺功能减退。有胰岛素自身免疫综合征（伴血糖显著下降）的报道。

3. 呼吸系统　间质性肺炎。

4. 肌肉骨骼系统　关节痛、肌痛。

5. 泌尿生殖系统　肾炎。有肾病综合征的个案报道。

6. 免疫系统　红斑狼疮样综合征、淋巴结病。

7. 神经系统　头晕、头痛、感觉异常、嗜睡、神经炎、眩晕。有多发性神经病的个案报道。

8. 消化系统　恶心、呕吐、厌食、上腹部不适、味觉紊乱（味觉障碍、味觉减退、味觉丧失）。有胰腺炎、腮腺炎、急性唾液腺肿胀的个案报道。ALP升高、ALT、AST、总胆红素升高、结合胆红素升高、非结合胆红素升高、肝衰竭、血乳酸脱氢酶升高、肝炎、黄疸。

9. 血液系统　白细胞减少、粒细胞减少、粒细胞缺乏（可表现为口腔炎、咽炎、发热）、血小板减少、全血细胞减少、凝血酶原减少、凝血因子Ⅶ减少、骨髓抑制、凝血酶原时间延长、再生障碍性贫血、低凝血酶原血症。有嗜酸性粒细胞增多、浆细胞增多的个案报道。

10. 皮肤　皮疹、瘙痒、脱发、剥脱性皮炎、皮肤色素沉着。局部给药可引起瘙痒、灼热、紧缩、脱屑、丘疹。

11. 其他　药物热、水肿。

【相互作用】

1. 与有抑制甲状腺功能和引起甲状腺肿大作用的药物合用时需注意，如磺胺类、保泰松、巴比妥类、磺酰脲类等。

2. 在用本品前避免服用碘剂。

3. 本品可使抗凝药作用降低。

【药动学】本品口服后经胃肠道迅速吸收，吸收率为70%～80%。广泛分布于全身，浓集于甲状腺，在血液中不与蛋白质结合，其生物学效应可持续较长时间。本品可透过胎盘，亦可随乳汁排泄。原形药物及其代谢物的75%～80%随尿液排泄。半衰期约为3小时。

【观察指标】定期检查血常规、肝功能。

【用药宣教】

1. 老年人用药剂量应在严密监测下谨慎进行个性化调整。

2. 哺乳期妇女使用时应暂停哺乳。

卡比马唑

【类别】抗甲状腺药。

【妊娠安全等级】D。

【作用机制】本品抑制甲状腺内过氧化物酶，从而阻碍吸聚到甲状腺内碘化物的氧化及酪氨酸的偶联，阻碍T_4和T_3的合成。在动物实验中观察到可抑制B淋巴细胞合成抗体，降低血循环中甲状腺刺激性抗体的水平，使抑制性T细胞功能恢复正常。

【适应证】用于多种类型的甲状腺功能亢进症。

【禁用与慎用】

1. 对本品或甲巯咪唑过敏者禁用。

2. 对硫脲类药物过敏者、肝功能不全者、白细胞计数偏低者慎用。

【给药途径和剂量】口服给药。初始剂量一般为每日30mg，分次服用，按病情调整为每日15～40mg，每日最大量60mg。病情控制后逐渐减量，维持量为每日5～15mg，疗程一般为18～24个月。儿童初始剂量为每日0.4mg/kg，分次服用，按病情决定维持量。

【不良反应】

1. 心血管系统　可见脉管炎，罕见肾脏血管炎。

2. 代谢/内分泌系统　可出现甲状腺功能减退、甲状腺肿。

3. 呼吸系统　罕见间质性肺炎。

4. 肌肉骨骼系统　可见关节痛，还可出现肌痛、关节肿胀。有出现肌炎的报道。还有关节炎的个案报道。

5. 泌尿生殖系统　可见肾炎。

6. 免疫系统　可见红斑狼疮样综合征。还可出现胰岛素自身抗体阳性。

7. 神经系统　可见头晕、头痛。还可出现感觉异常。

8. 消化系统　可见味觉减退、恶心、呕吐、上腹部不适。可见血清碱性磷酸酶、AST和ALT升高，还可能引起血胆红素及血乳酸脱氢酶升高。罕见肝炎。

9. 血液系统　较多见白细胞减少，较少见严重的粒细胞缺乏，少见血小板减少、凝血因子Ⅱ或Ⅶ减少、再生障碍性贫血。有溶血性贫血的个案报道。

10. 皮肤　较多见皮疹或皮肤瘙痒。还可出现脱发，有中毒性表皮松解坏死的个案报道。

11. 耳　有单侧听力丧失、耳鸣的个案报道。

12. 其他　可出现药物热。

【相互作用】

1. 与抗凝药合用可增强抗凝药的抗凝作用。

2. 与夏枯草合用具有相加的抗甲状腺作用。

3. 与地高辛合用可降低地高辛的血药峰浓度，影响地高辛的疗效。

4. 对氨基水杨酸、保泰松、巴比妥类、酚妥拉明、妥拉唑林、维生素 B_{12}、磺胺类、磺酰脲类等药物可能抑制甲状腺功能，引起甲状腺肿大，合用时需谨慎。

5. 高碘食物或药物可使甲状腺功能亢进病情加重，使抗甲状腺药需要量增加或用药时间延长，故在服用本品前避免服用碘剂。

【药动学】本品口服后吸收完全，在血循环中迅速转化为甲巯咪唑，并浓集于甲状腺组织。口服0.5～1 小时后，甲巯咪唑达到血药峰浓度（0.4～1.4μg/ml）。本品主要随尿液排泄（85%），且主要为甲巯咪唑的代谢物（仅 7%～12%为甲巯咪唑原形），经粪便排泄率不足 1%，可随乳汁排泄，半衰期约 9 小时。

【观察指标】定期监测血常规和肝功能。

【用药宣教】

1. 本品须在体内逐渐水解，转化成甲巯咪唑而起作用，开始应用时可能短期内疗效不如丙硫氧嘧啶、甲巯咪唑显著，但不宜应用过大剂量，防止出现不良反应。

2. 哺乳期妇女使用时应暂停哺乳。

三、碘治疗药

复方碘溶液

【类别】抗甲状腺药。

【作用机制】本品可直接抑制垂体分泌促甲状腺素，抑制蛋白水解酶，阻止甲状腺激素的释放，从而产生抗甲状腺作用。

【适应证】

1. 用于预防和治疗地方性甲状腺肿。

2. 用于甲状腺功能亢进治疗后的手术治疗前准备。

【禁用与慎用】

1. 对碘过敏者、活动性肺结核患者、婴幼儿、孕妇禁用。

2. 口腔疾病、急性支气管炎、肺水肿、高钾血症、甲状腺功能亢进、肾功能不全者慎用。

【给药途径和剂量】

1. *预防地方性甲状腺肿*　口服给药，可根据当地缺碘情况而定，通常每日 100μg（以碘计）。

2. *治疗地方性甲状腺肿*　口服给药，每日0.1～0.5ml，2 周为 1 个疗程。

3. *甲状腺功能亢进治疗后的手术治疗前准备*　口服给药，在抗甲状腺药治疗甲状腺功能亢进症状控制后，于术前 10～14 日使用，每次 0.1～0.3ml，每日 3 次。

【不良反应】

1. *心血管系统*　罕见动脉周围炎。

2. *代谢/内分泌系统*　长期使用可出现高钾血症，表现为神志模糊、心律失常、手足麻木刺痛、下肢沉重无力。

3. *肌肉骨骼系统*　少见关节疼痛。

4. *免疫系统*　少见淋巴结肿大。

5. *消化系统*　少见恶心、呕吐、腹泻、胃痛等胃肠道反应。

6. *血液系统*　罕见类白血病样嗜酸性粒细胞增多。

7. *过敏反应*　少见用药后立即或数小时后发生血管神经性水肿，表现为四肢、颜面、口唇、舌或喉部水肿。还可出现皮肤红斑、风团、发热、不适。

8. *其他*　长期使用可见碘中毒，表现为口腔、咽喉部烧灼感、流涎、金属味、牙龈疼痛、胃部不适、剧烈头痛等。

【相互作用】

1. 与其他抗甲状腺药、锂盐合用可致甲状腺功能减退和甲状腺肿大。

2. 与血管紧张素转换酶抑制剂、保钾利尿药合用易致高钾血症。

3. 与 ^{131}I 合用可减少甲状腺组织对 ^{131}I 的摄取。

【药动学】本品在胃肠道吸收迅速而完全。在血液中碘以无机碘离子形式存在，由肠道吸收的碘约 30%被甲状腺摄取，其余主要随尿排泄，少量随乳汁和粪便排泄，极少量由皮肤与呼吸排出。碘可通过胎盘进入胎儿体内。

【观察指标】监测甲状腺功能。

【用药宣教】

1. 本品具有刺激性，如鼻塞、咳嗽、喉头烧灼感、鼻炎、额窦炎、结膜炎、流泪、腮腺肿大等；对碘过敏的患者可立即或数小时后发生皮疹、剥脱性皮炎、喉头水肿窒息等。

2. 哺乳期女性使用时应暂停哺乳。

碘塞罗宁

【类别】甲状腺激素类。

【妊娠等级安全】A。

【作用机制】本品为人工合成的三碘甲状腺原氨酸钠。

【适应证】

1. 用于甲状腺激素缺乏的替代治疗。

2. 治疗黏液性水肿。

3. 用于诊断甲状腺功能亢进，并可治疗甲状腺癌。

【禁用与慎用】心肌梗死或甲状腺毒症的患者禁用，心功能不全患者慎用。

【给药途径和剂量】

1. 口服治疗甲状腺功能减退　成年人开始10～20μg/d，2～3次分服，每1～2周递增10μg，直至甲状腺功能恢复正常。维持剂量为40～60μg，2～3次分服。老年人、严重长期的甲状腺功能减退患者开始剂量要低些，加量宜缓。

2. 静脉注射治疗黏液性水肿　缓慢静脉注射5～20μg，必要时，间隔12小时可重用（最短必须间隔4小时）。

3. 诊断成年人甲状腺功能亢进　80μg/d，分3～4次服，连用7～8天。服药前后进行放射性碘摄取试验，甲状腺功能亢进患者的甲状腺对碘的摄取不受限制，而正常人对碘的摄取则受到限制。

【配伍禁忌】禁止与其他药物混合。

【不良反应】

1. 长期或过量使用可引起甲状腺功能亢进的表现，如心悸、手颤、多汗、怕热、兴奋、易怒、失眠；头痛、呕吐、体重减轻和经期紊乱。

2. 老年人和心脏病患者可出现心绞痛、心肌梗死。

3. 过量可致胸痛、气促和心搏快速而不规则。

【相互作用】本品可增强以下药品的作用，也加重它们的不良反应：卡马西平、考来烯胺、考来替泊、拟交感药、雌激素、灰黄霉素、胰岛素、马普替林、口服避孕药、保泰松、苯妥英钠、扑米酮、羟布宗、利福平、生长激素、三环类抗抑郁药。

【药动学】本品口服后易于吸收。蛋白结合率高，主要与甲状腺素结合球蛋白结合，而以较低程度与甲状腺素结合前白蛋白或白蛋白结合。半衰期为1～2天，甲状腺功能亢进者可见缩短，甲状腺功能减退者可见延长。本品通过脱碘代谢为失活的2-碘塞罗宁和1-碘塞罗宁。通过脱碘所释放的碘在甲状腺细胞中大量重新被利用。

【用药宣教】

1. 60岁以上的老年患者对本品敏感，剂量应适当减小。

2. 伴有垂体前叶功能减退或肾上腺皮质功能不全的患者，应先用皮质激素，待肾上腺皮质功能恢复正常后再用本品。

3. 妊娠安全等级为A类，孕妇和哺乳期妇女用适量甲状腺激素对胎儿或婴儿无不良影响。

第四节　胰腺激素类

高血糖素

【类别】胰岛素及其他影响血糖药。

【妊娠安全等级】B。

【作用机制】

1. 本品可促进肝糖原分解和糖异生，其代谢作用的主要靶器官是肝脏，促进cAMP的生成。

2. 大剂量使用有类似儿茶酚胺的作用，使心肌收缩加强，心率加快，每搏输出量增加，冠状动脉血流量增加，且不诱发心律失常。

3. 可使心肌收缩力增强，心率加快，心排血量增加，血压回升。

4. 使平滑肌松弛。

5. 高血糖素与胰岛素、高渗葡萄糖三者联合应用可使肝内糖原合成增加，促进肝细胞再生。

【适应证】用于刺激C-肽试验评估糖尿病患者胰岛B细胞的最大分泌情况，还用于处理糖尿病患者发生的低血糖反应，进行胃肠道检查时用于暂时抑制胃肠道蠕动、嗜铬细胞瘤激发试验、心源性休克。

【超说明书用药】用于严重过敏性休克的抢救，尤其是使用β受体阻滞剂的患者发生的过敏反应，可能对肾上腺素无反应。

【禁用与慎用】对本品或其他成分过敏者，或有肾上腺瘤者禁用。

【给药途径和剂量】

1. 低血糖症　肌内、皮下或静脉注射单次1mg。①亲属注射：如发生低血糖且无法口服糖时给予本品，当药物起效后，尽快给予口服糖以预防低血糖复发。②医护人员注射：如用药10分钟内无效，应辅以静脉注射葡萄糖；如有效，应口服给予碳水化合物，以恢复肝糖原的储备和预防低血糖的复发。体重＞25kg的儿童，剂量同成年人；体重

＜25kg 或 6～8 岁儿童，单次 0.5mg。

2. 胰岛 B 细胞分泌能力的评估　静脉注射单次 1mg，空腹注射。注射前和注射后 6 分钟测定血浆 C-肽水平。

3. 胃肠道检查

（1）肌内注射：用于松弛胃、十二指肠球部、十二指肠和小肠，单次 1～2mg。用药后 5～15 分钟起效，药效持续时间因检查的器官差异可为 10～40 分钟。

（2）静脉注射：用于松弛胃、十二指肠球部、十二指肠和小肠，单次 0.2～0.5mg；用于 CT 扫描、磁共振检查的数字减影血管造影（DSA）时的最大剂量为 1mg。用药后 1 分钟内起效，药效持续时间因检查的器官不同可为 5～20 分钟。

4. 嗜铬细胞瘤激发试验　静脉快速注射本品 0.5～1mg，促使肾上腺髓质释放儿茶酚胺，30～60 秒内血压升高，心率快、出汗，3 分钟内达高值，15 分钟后恢复。

5. 治疗心源性休克　静脉注射，每次 3～5mg 或用 5%葡萄糖稀释后静脉滴注 3～5mg/h，可持续 24 小时应用，最大滴速 12mg/min，也可将本品 3～5mg 用 0.9%氯化钠注射液稀释后静脉缓慢推注。

6. 严重过敏性休克　0.5～1mg 静脉注射，必要时每 20 分钟重复给药 1 次。

【配伍禁忌】与苯妥英钠、比伐卢定、苄星青霉素、二氮嗪、肝素、华法林、利托君、氯氮䓬、普萘洛尔、司可巴比妥、水解蛋白、胰岛素存在配伍禁忌。

【不良反应】

1. 常见不良反应为恶心、呕吐。

2. 偶尔可发生过敏反应，长期用药可引起低血钾，久用停药还可能发生低血糖。

【相互作用】

1. 与普萘洛尔合用可降低高血糖素的升血糖作用。

2. 与华法林合用，应适当减少华法林用量。

3. 与乙醇合用，可抑制高血糖素引起的胰岛素分泌。

4. 本品可抑制肝脏利用维生素 K 合成凝血因子，加强抗凝剂的作用。

【药动学】静脉注射本品可使胃、十二指肠、小肠和结肠的平滑肌松弛。主要在肝脏灭活，其血浆半衰期为 3～6 分钟。

【观察指标】

1. 对有高血压、冠心病的患者，应用时应注意监测血压及心电图等。

2. 在治疗心肌梗死同时应用抗凝剂可能发生大出血，需严密观察。

3. 用药时警惕血糖过高或血钾过低。

【用药宣教】配制好的高血糖素应立即使用。不要预先配制。

第五节　钙稳态药

鲑降钙素

【类别】钙调节药。

【妊娠安全等级】C。

【作用机制】本品可抑制破骨细胞的活性，抑制骨盐溶解，阻止骨内钙释出，改善骨密度，有效缓解疼痛症状，同时降低骨折的危险性，还可降低血钙。

【适应证】

1. 用于骨质疏松症，包括禁用或不能使用常规雌激素与钙制剂联合治疗的早期和晚期绝经后骨质疏松症及老年性骨质疏松症。

2. 用于伴有骨质溶解和（或）骨质减少的骨痛。

3. 用于下列情况引起的高钙血症（包括高钙危象）：①继发于乳腺癌、肺癌、肾癌、骨髓瘤或其他恶性疾病的肿瘤性骨溶解。②甲状旁腺功能亢进、缺乏活动或维生素 D 中毒。

4. 用于变形性骨炎。

5. 用于神经性营养不良症。

【禁用与慎用】

1. 对本品及降钙素过敏者、孕妇、严重肝功能不全者、失代偿的呼吸功能不全患者、重症肌无力、重症睡眠呼吸暂停综合征患者禁用。

2. 肝功能不全者或者肾功能不全者慎用，15 岁以下儿童慎用。

【给药途径和剂量】

1. 骨质疏松症　皮下注射或肌内注射，每次 50～100U，每日 1 次；或每次 100U，隔日 1 次。为防止骨质进行性丢失，应根据个体需要，适量补充钙剂和维生素 D。

2. 伴有骨质溶解和（或）骨质减少的骨痛　经鼻给药，视个体需要调整剂量，每日 200～480U。单次给药的最高剂量为 240U，如需更大剂量，应分次给药。可能需要治疗数日，才可完全发挥镇痛作用。为可长期治疗，通常减少治疗初期的日剂量，或延长给药间隔时间。

3. 高钙血症　皮下注射或肌内注射，每日5～10U/kg，分1～2次给药。应根据患者的临床和生化反应调整剂量，如剂量超过2ml，应于多个部位注射。

4. 高钙血症危象　静脉滴注，每次5～10U/kg，每日1次，加入0.9%氯化钠注射液500ml内缓慢滴注，滴注时间至少为6小时。

5. 慢性高钙血症的长期治疗　经鼻给药，每日200～480U，单次给药的最高剂量为240U，如需更大剂量应分次给药。

6. 变形性骨炎　皮下注射或肌内注射，每日或隔日100U。经鼻给药每日200～240U，单次或分次给药。部分患者在治疗初期应每日400～480U，分次给药。应持续用药3个月或更长时间，视需要调整剂量。

7. 神经性营养不良症　皮下注射或肌内注射，每日100U，持续2～4周，以后每次100U，每周3次，持续6周以上。经鼻给药每日200～240U，单次给药，持续2～4周。以后可根据临床反应隔日给予200～240U，持续6周。

【配伍禁忌】与替加氟、头孢孟多有配伍禁忌。

【不良反应】

1. 不良反应与剂量有关，偶有恶心、呕吐、头晕、轻度面部潮红伴发热感。

2. 个别患者可出现过敏反应、心悸等。

【相互作用】

1. 与氨基糖苷类药合用可诱发低钙血症。

2. 与锂剂合用可致锂的血药浓度下降。合用时可能需调整锂剂的剂量。

【药动学】本品经肌内注射或皮下注射的绝对生物利用度约为70%，1小时内可达血药峰浓度。表观分布容积为0.15～0.3L/kg，蛋白结合率为30%～40%。95%的药物经肾脏排出，其中2%为原形。消除半衰期为70～90分钟。

【观察指标】

1. 临床使用前，必须进行皮肤试验：取0.2ml，用生理盐水稀释至1ml，皮下注射0.1ml（约1U），观察15分钟。以不超过中度红色为阴性。

2. 长期卧床治疗的患者，每月需检查血液生化和肾功能。

【用药宣教】

1. 变形性骨炎及有骨折病史的慢性疾病患者，应根据血清碱性磷酸酶及尿羟脯氨酸排出量决定停药还是继续治疗。

2. 如出现耳鸣、眩晕、哮喘，应停用本品。

帕立骨化醇

【类别】抗甲状旁腺药。

【妊娠安全等级】C。

【作用机制】本品通过与维生素D受体（VDR）结合，引发维生素D反应通路的选择活化。产生生物学作用。

【适应证】用于治疗接受血液透析的慢性肾衰竭患者的继发性甲状旁腺功能亢进。

【禁用与慎用】对药品活性成分或任何辅料过敏者、维生素D中毒、高钙血症者禁用。

【给药途径和剂量】

1. 第3期或第4期慢性肾脏疾病引起的继发性甲状旁腺功能亢进　口服给药，给药频率为每日1次或每周3次；采用每周3次给药时，频率不应高于每2日1次。初始剂量根据基础全段甲状旁腺素（iPTH）水平而定，具体见表6-1。每隔2～4周根据iPTH水平调整剂量，具体见表6-2。

表6-1　第3期或第4期慢性肾脏疾病患者口服给药初始剂量表

基础iPTH水平(pg/ml)	每日1次给药(μg)	每周3次给药(μg)
≤500	1	2
＞500	2	4

表6-2　第3期或第4期慢性肾脏疾病患者口服给药剂量调整表

iPTH相对于基础值的水平	每日1次给药	每周3次给药
不变，升高或降低幅度小于30%	增加1μg	增加2μg
降低幅度为30%～60%	维持当前剂量	维持当前剂量
降低幅度大于60%或iPTH＜60pg/ml	减少1μg	减少2μg

若正使用每次1μg，每日1次的剂量，且需减量，可减至每次1μg，每周3次；若还需进一步减量，则应暂时停药。

2. 第5期慢性肾脏疾病引起的继发性甲状旁腺功能亢进

（1）口服给药：每周3次给药，频率不应高于每2日1次。初始剂量（μg）应根据基础iPTH水平（pg/ml）除以80计算，开始治疗前血清钙应为9.5mg/dl或更低。随后根据iPTH、血清钙及血清磷水平调整剂量，推荐的本品剂量（μg）为最近的iPTH水平（pg/ml）除以80。

（2）静脉注射：初始剂量为0.04～0.1μg/kg

（2.8～7μg），静脉弹丸式注射，在透析过程中给予。给药频率不应高于每 2 日 1 次。若疗效不佳，可每隔 2～4 周将剂量增加 2～4μg。剂量调整具体见表 6-3。

表 6-3　第 5 期慢性肾脏疾病患者静脉注射剂量调整表

iPTH 相对于基础值的水平	本品剂量调整
不变，升高或降低幅度小于 30%	增加剂量
降低 30%～60%或 iPTH 为正常值上限的 1.5～3 倍	维持当前剂量
降低幅度＞60%	减少剂量

【配伍禁忌】尚不明确。

【不良反应】

1. 心血管系统　高血压、低血压、心悸。

2. 代谢/内分泌系统　脱水、体液过多、低血糖症、高钙血症、低钙血症、乳房压痛。

3. 呼吸系统　鼻窦炎、咳嗽、口咽疼痛、鼻咽炎、肺炎。

4. 肌肉骨骼系统　关节炎、背痛、肌肉痉挛、关节痛。

5. 泌尿生殖系统　泌尿系感染。上市后还有血肌酐升高的报道。

6. 免疫系统　超敏反应。

7. 神经系统　眩晕、头晕、头痛、晕厥。

8. 精神　抑郁、焦虑、失眠。

9. 消化系统　恶心、呕吐、腹部不适、便秘、腹泻、胃肠炎、口干、味觉障碍、腹膜炎、胃食管反流病、食欲减退、胃肠道出血。肝酶异常。

10. 皮肤　瘙痒、皮疹、皮肤溃疡、荨麻疹、痤疮。

11. 其他　疼痛（如胸痛）、水肿（如外周水肿）、真菌感染、病毒感染、疲乏、寒战、发热、不适、流感、败血症。

【相互作用】

1. 与强效 CYP3A 抑制剂（如阿扎那韦、克拉霉素、酮康唑、伊曲康唑、伏立康唑、萘法唑酮、茚地那韦、奈非那韦、利托那韦、沙奎那韦、泰利霉素）合用可升高本品的血药浓度。

2. 与洋地黄类化合物合用可能出现高钙血症引起的洋地黄中毒。

3. 与含铝制剂（如抗酸药、磷酸盐结合剂）合用可导致铝浓度升高和铝相关毒性。本品与含铝制剂不应长期合用。

4. 与考来烯胺合用可减少本品的吸收。

5. 石蜡或其他可影响脂肪吸收的药物可能影响本品的吸收。

6. 进食高脂餐后口服本品的血药峰浓度和曲线下面积（$AUC_{0\sim\infty}$）不变，达峰时间延迟 2 小时。

【药动学】健康受试者、第 5 期慢性肾脏疾病患者在低脂饮食的条件下口服本品的平均绝对生物利用度为 72%～86%。健康受试者中，在 0.06～0.48μg/kg 的剂量范围内，$AUC_{0\sim\infty}$成比例增加。本品的血浆蛋白结合率≥99.8%。给予健康受试者 0.24μg/kg 后的平均表观分布容积为 34L，给予第 3 期慢性肾脏疾病患者 4μg 或给予第 4 期慢性肾脏疾病患者 3μg 后的平均表观分布容积为 44～46L。本品在体内代谢广泛，给予 0.48μg/kg 后，仅约 2%的药物以原形随粪便排泄，且无原形药物随尿液排泄。体外研究表明，本品的代谢酶包括 CYP2A4、CYP3A4 和尿苷二磷酸葡萄糖醛酸转移酶（UGT）1A4。约 70%随粪便排泄，18%随尿液排泄。在健康受试者体内的平均消除半衰期为 4～6 小时，在第 3～5 期慢性肾脏疾病患者体内的平均消除半衰期为 14～20 小时。

【观察指标】过度地抑制甲状旁腺激素可能导致血清钙水平升高并可能引起代谢性骨病。需对患者进行监测并进行个体化剂量调整，以达到合适的生理终点。

【用药宣教】

1. 若正使用含钙磷酸盐结合剂，应减少含钙磷酸盐结合剂的剂量或停用含钙磷酸盐结合剂，或改用非含钙磷酸盐结合剂。

2. 用药期间应停用维生素 D 及其衍生物。

3. 本品可升高血清肌酐，故透析前使用本品可导致肾小球滤过率（eGFR）降低。

4. 本品含有 20%*V*/*V* 乙醇（酒精）。每次给药的乙醇含量最高可达 1.3g，可对酒精中毒患者造成损坏。对孕妇或哺乳期妇女、儿童和高危险人群（如肝病或癫痫患者）应予以重视。

西那卡塞

【类别】钙调节药。

【妊娠安全等级】C。

【作用机制】慢性肾脏病（CKD）患者的继发性甲状旁腺功能亢进是一种由甲状旁腺激素（PTH）水平升高引起钙、磷代谢失调的进行性疾病。升高的 PTH 刺激破骨活性，引起骨质再吸收。继发性甲状旁腺功能亢进的治疗目的在于降低 PTH 和血钙、血磷，防止由矿物质代谢失调引起的骨病及全身影响。位于甲状旁腺主细胞上的钙敏感受体是 PTH

分泌的主要调节剂，本品能提高钙敏感受体对细胞外钙的敏感性，降低 PTH 水平，从而使血浆钙浓度降低。

【适应证】用于治疗进行维持性透析的 CKD 患者的继发性甲状旁腺功能亢进症。

【禁用与慎用】

1. 对本品过敏者禁用。

2. 低钙血症患者、有癫痫发作风险或有癫痫史者、肝功能异常者、消化道出血或有消化性溃疡史者（有使症状恶化或复发的风险）、儿童慎用。

【给药途径和剂量】口服给药，初始剂量为每次 25mg，每日 1 次。在充分监测患者的全段甲状旁腺激素（iPTH）、血清钙和血清磷的基础上，可将剂量递增至每次 75mg，每日 1 次。如 HPT 仍未得到纠正，可给予最大日剂量 100mg。增量时，每次增量幅度为 25mg，间隔时间不少于 3 周。

【不良反应】

1. 心血管系统　高血压、低血压、QT 间期延长、心律不齐、心肌梗死、心肌缺血、室性期前收缩、室上性期前收缩、心房颤动、心悸、心动过速。上市后还有心脏功能损害患者用药后出现低血压、心力衰竭恶化和（或）心律失常的报道。

2. 代谢/内分泌系统　低钙血症、高钙血症、高钾血症、脱水、血糖升高、高血脂、总胆固醇升高、甲状腺肿大、体重减轻。

3. 呼吸系统　呼吸困难、咳嗽、上呼吸道感染。

4. 肌肉骨骼系统　肌痛、肌肉痉挛、骨折、关节痛、肢体疼痛、背痛、僵硬、血清肌酸激酶升高。有甲状旁腺功能亢进性骨病患者用药后出现动力缺失性骨病的报道。

5. 泌尿生殖系统　勃起功能障碍。有肾包膜下血肿的个案报道。

6. 免疫系统　超敏反应（包括血管神经性水肿、荨麻疹）。

7. 神经系统　癫痫发作、头晕、头痛、感觉异常、意识水平降低、短暂性意识丧失、麻痹。

8. 精神　抑郁、幻觉、失眠。

9. 消化系统　恶心、呕吐、腹泻、厌食、腹痛、消化不良、食欲减退、便秘、胃肠道出血、胃部不适、腹胀、消化性溃疡、胃肠炎、反流性食管炎、口炎、粪隐血、痔疮、裂孔疝、味觉异常、口渴。血清 LDH、ALT、AST、胆红素升高，血清γ-谷氨酰转移酶升高。

10. 血液系统　贫血、血小板减少。

11. 皮肤　皮疹、瘙痒、脱发、皮下出血。

12. 其他　虚弱、疲乏、非心源性胸痛、透析通路相关的感染、多器官衰竭、转移癌、猝死、水肿、胸部不适、造瘘闭塞、发热。

【相互作用】

1. 与强效 CYP3A4 抑制剂合用可导致本品的血药峰浓度及 AUC 升高。

2. 与降钙素、双膦酸盐类骨吸收抑制剂、肾上腺皮质激素合用可能增强本品降血钙的作用。

3. 与 CYP2D6 底物合用可导致 CYP2D6 底物的血药峰浓度、AUC 升高。

4. 与洋地黄毒苷、地西泮合用可能影响本品的血药浓度。

【药动学】本品经 CYP1A2、CYP2D6 和 CYP3A4 途径进行广泛代谢。食物可提高本品的血药浓度，增加 AUC，中重度肝功能不全患者的 AUC 特别高。接近 80%的用药量以原药形式随尿液排出。

【观察指标】

1. 本品可引起癫痫发作，用药期间应严密监测血钙水平，尤其是有癫痫病史的患者。

2. 本品可引起低钙血症，治疗开始时应每周监测血钙水平，治疗剂量确定后每月监测 1 次。

3. 中度至重度肝功能不全患者治疗期间应进行监护。

4. 本品过量可引起低钙血症，应严密观察低钙血症的临床症状并采取对症治疗。由于本品血浆蛋白结合率高，透析治疗无效。

【用药宣教】

1. 本品不适用于未进行透析的 CKD 患者的继发性 PTH，因有增加发生低钙血症的风险，且长期用药的安全性和有效性尚不明确。

2. iPTH 水平低于 100pg/ml 可能出现动力缺失性骨病。若治疗期间 iPTH 水平低于 150pg/ml，应减少本品和（或）维生素 D 的剂量或停药。

3. 不推荐可能妊娠的妇女使用本品。

依降钙素

【类别】抑制骨吸收类药。

【作用机制】本品为人工合成的鳗鱼降钙素多肽衍生物的无菌水溶液，其主要作用是抑制破骨细胞活性，减少骨的吸收，防止骨钙丢失，同时可降低正常动物和高钙血症动物的血清钙，对实验性骨质疏松有改善骨强度、骨皮质厚度、骨钙质含量、骨密度等作用。

【适应证】本品用于骨质疏松症及骨质疏松引起的疼痛。

【禁用与慎用】

1. 对本品过敏者、4 岁以下儿童、孕妇禁用。

2. 易出现皮疹（红斑、风疹）等过敏体质者、支气管哮喘或有该病史者（本品可能诱发哮喘发作）、肝功能不全者慎用。

【给药途径和剂量】肌内注射，每次 10～20U，每周 1 次，应根据症状调整剂量。

【配伍禁忌】与氟罗沙星、葛根素、替加氟、头孢孟多、左氧氟沙星有配伍禁忌。

【不良反应】

1. 休克　偶见休克，故应密切观察，若有症状出现，应立即停药并及时治疗。

2. 过敏症　若出现皮疹、荨麻疹等时，应停药。

3. 循环系统　偶见颜面潮红、热感、胸部压迫感、心悸。

4. 消化系统　恶心、呕吐、食欲缺乏、偶见腹痛、腹泻、口渴、胃灼热等。少见 AST、ALT 升高。

5. 神经系统　偶见眩晕、步态不稳，偶见头痛、耳鸣、手足抽搐。

6. 电解质代谢系统　偶见低钠血症。

7. 注射部位　偶见疼痛。

8. 其他　瘙痒，偶见哮喘、出汗、肢端麻木、尿频、水肿、视物模糊、咽喉部有含薄荷类物质后感觉、发热、寒战、无力感、全身乏力等。

【相互作用】与双膦酸盐类骨吸收抑制剂合用可能急速降低血清钙。

【药动学】健康成年人肌内注射依降钙素 0.5g/kg，30 分钟后血药浓度达峰值，持续时间 120 分钟，肌内注射的消除半衰期为 4.8 小时。

【观察指标】监测血清钙。

【用药宣教】

1. 睡前用药或用药前给予止吐药可减轻不良反应。

2. 使用本品初期，如血清钙浓度或临床症状未见改善，应迅速更换为其他治疗方法。

第七章　全身用抗感染药

第一节　四环素类

多西环素

【类别】四环素类。

【妊娠安全等级】D。

【作用机制】本品特异性的与细菌核糖体 30S 亚基的 A 位置结合，抑制肽链的增长和影响细菌蛋白质的合成。

【抗菌谱】本品为广谱抑菌剂，高浓度时具杀菌作用。对革兰阳性菌作用优于革兰阴性菌，但肠球菌属对其耐药。其他如放线菌属、炭疽杆菌、单核细胞增多性李斯特菌、梭状芽孢杆菌、诺卡菌属、弧菌、布鲁氏菌属、弯曲杆菌、耶尔森菌对本品敏感。本品对淋球菌具一定抗菌活性，但耐青霉素的淋球菌对本品也耐药。立克次体属、支原体属、衣原体属、非典型分枝杆菌属、螺旋体对本品敏感。多年来由于四环素类的广泛应用，临床常见病原菌对本品耐药现象严重，包括葡萄球菌等革兰阳性菌及多数革兰阴性杆菌。本品与四环素类抗生素不同品种之间存在交叉耐药。

【适应证】

1. 本品作为选用药物之一可用于下列疾病。

（1）立克次体病，如流行性斑疹伤寒、地方性斑疹伤寒、落基山斑点热、恙虫病和 Q 热。

（2）支原体属感染。

（3）衣原体属感染，包括鹦鹉热、性病、淋巴肉芽肿、非特异性尿道炎、输卵管炎、宫颈炎及沙眼。

（4）回归热。

（5）布鲁氏菌病。

（6）霍乱。

（7）兔热病。

（8）鼠疫。

（9）软下疳。

2. 治疗布鲁氏菌病和鼠疫时需与氨基糖苷类联合应用。

3. 本品可用于对青霉素类过敏患者的破伤风、气性坏疽、雅司病、梅毒、淋病和钩端螺旋体病及放线菌属、李斯特菌感染。

4. 可作为中、重度痤疮患者的辅助治疗。

【禁用与慎用】

1. 有四环素类药物过敏史者、孕妇、<8 岁儿童禁用。

2. 严重肝、肾功能不全者慎用。

3. 食管疾病患者慎用。

4. 经口进食困难或接受肠外营养支持及体弱患者慎用。

5. 有口腔念珠菌感染史或口腔念珠菌易感者慎用于牙周炎的辅助治疗。

6. 老年患者慎用。

【给药途径和剂量】

1. 口服

（1）成年人：第 1 天口服 200mg，12 小时后再服 100mg，以后每天服 1 次，每次 100mg。

（2）儿童（>8 岁）：首日 4mg/（kg・d），1 次或分 2 次服，以后减半。

2. 不耐口服的成年患者也可缓慢静脉输注给药，用量同口服，输液含本品盐酸盐 0.1～1μg/ml，应在 1～4 小时输完。注射用粉针剂应先用 10ml 注射用水溶解后，稀释于 0.9%氯化钠注射液、5%葡萄糖注射液、葡萄糖氯化钠注射液或乳酸林格注射液后静脉滴注。

【配伍禁忌】与阿洛西林、阿莫西林、阿莫西林克拉维酸、氨苄西林、氨苄西林舒巴坦、苯海拉明、醋酸钙、泛酸钙、夫西地酸、肝素、谷氨酸钙、谷胱甘肽、果糖酸钙、甲泼尼龙卡络磺钠、氯化钙、氯化镁、美罗培南、美洛西林、门冬氨酸钙、门冬氨酸钾镁、哌拉西林他唑巴坦、葡庚糖酸钙、葡萄糖酸镁、青霉素、乳酸钙、三磷酸腺苷二钠氯化镁、山梨醇铁、参麦注射液、肾上腺色腙、头孢地嗪、头孢呋辛、头孢拉定、头孢哌酮、头孢哌酮舒巴坦、头孢哌酮他唑巴坦、西索米星、喜炎平、腺嘌呤、小诺米星、溴化钙、亚胺培南西司他丁、亚叶酸钙、炎琥宁、乙酰半胱氨酸、异甘草酸镁、右旋糖酐铁、蔗糖铁等有配伍禁忌。

【不良反应】

1. 心血管系统　潮红、低血压、呼吸困难、心动过速。

2. 代谢/内分泌系统　长期用药可使甲状腺显微镜下呈棕黑色。

3. 呼吸系统　支气管炎。

4. 肌肉骨骼系统　关节痛、肌痛。

5. 泌尿生殖系统　血尿素氮（BUN）升高、痛经。

6. 免疫系统　过敏反应[包括过敏性休克、类过敏反应、低血压、呼吸困难、心动过速、外周水肿、发热、哮喘、荨麻疹、血管神经性水肿、过敏性紫癜、血清病、心包炎、系统性红斑狼疮加重、药疹伴嗜酸性粒细胞增多和系统症状（DRESS）]。

7. 神经系统　颅内压升高（如呕吐、头痛、复视、视盘水肿）、婴儿囟门膨出、头痛。

8. 消化系统　食欲减退、消化不良（胃灼热或胃炎）、腹痛、口炎、厌食、恶心、呕吐、腹泻[包括艰难梭菌相关性腹泻（CDAD）]、舌炎、吞咽困难、小肠结肠炎（包括假膜性结肠炎、艰难梭菌性结肠炎）、肛门生殖器区域炎性病变（念珠菌过度生长）、胰腺炎、牙齿变色、牙釉质发育不良、食管炎和食管溃疡（口服本品固体制剂）、肝炎、肝功能异常（AST 升高、ALT 升高）、黄疸。

9. 血液系统　溶血性贫血、血小板减少、中性粒细胞减少、嗜酸性粒细胞增多。

10. 皮肤　中毒性表皮坏死松解症、史-约综合征、多形性红斑、皮肤色素沉着过度、皮疹（包括斑丘疹、红斑疹）、剥脱性皮炎、光敏反应（包括光照性甲剥离）。

11. 耳　耳鸣。

12. 其他　感冒、疼痛、二重感染、维生素 K 缺乏（如低凝血酶原血症、出血倾向）、B 族维生素缺乏（如舌炎、口炎、厌食、神经炎）、外周水肿。

【相互作用】

1. 与异维 A 酸合用可增加颅内压增高的发生风险，避免合用。

2. 有四环素类药与甲氧氟烷合用导致致命性肾毒性的报道。

3. 本品与抗凝药合用可增强抗凝药的作用。因四环素类药可抑制血浆凝血酶原活性。合用时需减少抗凝药的剂量。

4. 与含金属离子（铝、钙、镁）的抗酸药、次水杨酸铋、铁剂合用可影响四环素类药的吸收，不得合用。

5. 与巴比妥类药、苯妥英钠、卡马西平合用可缩短本品的半衰期，并降低其血药浓度。因上述药物可诱导本品的代谢。合用时需调整本品的剂量。

6. 本品可能干扰青霉素的杀菌作用，避免合用。

7. 本品可减弱口服避孕药的疗效。

【药动学】本品几乎完全从胃肠道吸收，胃和十二指肠中的食物对本品的吸收丝毫没有影响。口服 200mg 后，2 小时可达血药峰值 2.6μg/ml，24 小时后降至 1.45μg/ml。静脉输注与口服同样的剂量可获同样的血药峰值或更高。蛋白结合率为 80%～95%。半衰期为 12～24 小时。本品的脂溶性比四环素高，广泛分布于体内各种组织和体液中。肾功能正常者在 1 次用药后缓慢随尿排出约 40%，碱化尿液可见排出增加。本品主要经胆道，在肠道中螯合后随粪便排出。值得注意的是，可诱导肝代谢的药物会改变本品的动力学。肾衰竭时，本品在体内有某种程度的积累。血液透析时未被明显消除。

【观察指标】

1. 治疗前应进行细菌培养和药敏试验。

2. 长期治疗时应定期监测造血功能（包括全血细胞计数）、肝功能、肾功能。

3. 治疗性病时，若疑似伴有梅毒，用药前应进行暗视野检查，之后每个月进行一次血清学检查，至少 4 次。

【用药宣教】

1. 若出现视觉障碍，应立即进行眼科检查。

2. 用药期间避免过度暴露于阳光或紫外线下，若出现光敏反应（如皮肤斑疹），应停药，并考虑使用防晒乳或防晒霜。

替加环素

【类别】四环素类。

【妊娠安全等级】D。

【作用机制】本品通过与核糖体 30S 亚单位结合，阻止氨酰转移核糖核酸（tRNA）分子进入核糖体 A 位而抑制细菌蛋白质合成，从而阻止肽链因合并氨基酸残基而延长。

【抗菌谱】①革兰阳性菌：粪肠球菌（仅限万古霉素敏感菌株）、金黄色葡萄球菌（甲氧西林敏感及耐药菌株）、无乳链球菌、咽峡炎链球菌族（包括咽峡炎链球菌、中间链球菌和星座链球菌）、化脓性链球菌。②革兰阴性菌：弗劳地枸橼酸杆菌、阴沟肠杆菌、大肠埃希菌、流感嗜血杆菌、产酸克雷伯菌、肺炎克雷伯菌、嗜肺军团菌。③厌氧菌：脆弱拟杆菌、多形拟杆菌、单形拟杆菌、普通拟杆菌、产气荚膜梭菌、微小消化链球菌。

【适应证】用于敏感菌所致的复杂性腹腔内感染、复杂性皮肤和皮肤软组织感染、社区获得性肺炎。

【禁用与慎用】

1. 对本品过敏者、＜8 岁以下儿童禁用。
2. 对四环素类抗生素过敏者慎用。
3. 重度肝功能损害（Child-Pugh 分级为 C 级）者慎用。
4. 重度基础疾病[如免疫功能受损、急性生理和慢性健康状况评估（APACHE）Ⅱ评分＞15 分或外科临床症状明显的多发性腹内脓肿]患者慎用。
5. 菌血症患者慎用。
6. 胆汁淤积患者慎用。
7. 哺乳期妇女使用时应暂停哺乳。

【给药途径和剂量】

1. 一般先用 0.9%氯化钠注射液或 5%葡萄糖注射液 5.3ml 溶解本品 50mg，使药物浓度不超过 10mg/ml，轻轻旋转安瓿，然后再将其加入 100ml 输液中备用。
2. 推荐起始的静脉输注剂量为 100mg，以后每次 50mg，每 12 小时给药 1 次，一般在 30～60 分钟输完。疗程根据感染部位和轻重程度而定，一般为 5～14 日。
3. 对重度肝功能不全的患者须调整本品的用量，开始可给予 100mg，以后每隔 12 小时应减至 25mg。对肾功能不全的患者不必调整剂量。
4. 新配的输液应呈现绿色或橙色，如颜色不符，应弃之。输液置于室温下仅能保存 6 小时，如贮于 2～8℃，可保存 48 小时。如果有多种药物须通过同一条静脉通道输入，应在本品输注完毕时，用 0.9%氯化钠注射液或 5%葡萄糖注射液冲洗输注泵后，才能灌入另一种药液，以策安全。

【配伍禁忌】与氨苄西林、氨苄西林舒巴坦、氨茶碱、丹参多酚酸、还原型谷胱甘肽、甲泼尼龙、卡络磺钠、美洛西林、哌拉西林他唑巴坦、青霉素、参麦注射液、肾上腺色腙、头孢地嗪、头孢呋辛、头孢拉定、头孢匹胺、西索米星、小诺米星、亚胺培南西司他丁钠、乙酰半胱氨酸等有配伍禁忌。

【不良反应】

1. *心血管系统*　静脉炎（包括血栓性静脉炎）。
2. *代谢/内分泌系统*　低钙血症、低钠血症、低血糖症、低蛋白血症。
3. *呼吸系统*　肺炎。
4. *泌尿生殖系统*　血尿素氮升高、肌酐升高、阴道念珠菌病、阴道炎、白带过多。
5. *免疫系统*　过敏反应。
6. *神经系统*　头痛、头晕、眩晕。
7. *消化系统*　腹痛、腹泻、恶心、呕吐、消化不良、淀粉酶升高、食欲减退、排便异常、味觉倒错、急性胰腺炎。牙齿发育期间用药可致永久性牙齿变色，AST 升高、ALT 升高、碱性磷酸酶升高、胆红素血症、黄疸、肝损伤。上市后还有肝脏胆汁淤积、肝衰竭的报道。
8. *血液系统*　贫血、APTT 延长、PT 延长、嗜酸性粒细胞增多、INR 升高、血小板减少、低纤维蛋白原血症。
9. *皮肤*　皮疹、瘙痒。上市后还有严重皮肤反应（包括史-约综合征）的报道。
10. *其他*　乏力、感染、脓肿、伤口愈合欠佳、败血症、感染性休克、寒战、注射部位反应（炎症、疼痛、水肿、静脉炎）。

【相互作用】

1. 与华法林合用可使华法林的血药峰浓度（C_{max}）和曲线下面积（AUC）升高、清除率降低，但未显著改变华法林对 INR 的影响，且不影响本品的药动学特性。与抗凝药合用时应监测 PT 或其他合适的凝血参数。
2. 与口服避孕药合用可使避孕药的药效减弱。
3. 与地高辛合用可使地高辛的 C_{max} 轻度降低，对其 AUC 或清除率并无影响，且不影响本品的药动学特性。

【药动学】本品单剂量（100mg）和多剂量（首剂 100mg，随后一次 50mg、每 12 小时 1 次）静脉给药后，输注 30 分钟 C_{max} 分别为 1.45μg/ml、0.87μg/ml；输注 60 分钟 C_{max} 分别为 0.90μg/ml、0.63μg/ml；单剂量静脉给药后，AUC 为 5.19（μg·h）/ml；多剂量静脉给药后，$AUC_{0\sim24h}$ 为 4.70（μg·h）/ml，C_{min} 为 0.13μg/ml，单剂量和多剂量给药半衰期分别为 27.1 小时、42.4 小时；清除率分别为 21.8L/h、23.8L/h；稳态分布容积（V_{ss}）分别为 568L、639L。组织分布广泛，血药浓度为 0.1～1.0μg/ml 时，体外血浆蛋白结合率为 71%～89%。平均稳态分布容积为 500～700L（7～9L/kg），超过血浆容积。单剂给予本品 100mg，与血清药物浓度相比，给药 4 小时后胆囊、肺、结肠的药物浓度较高，而滑液和骨骼的药物浓度较低。代谢主要为原形药物，亦可见葡萄糖醛酸苷、N-乙酰代谢产物和替加环素异构体。给药剂量的59%随胆道/粪便排泄，33%随尿液排泄，总剂量的22%以原形随尿液排泄。可见本品的主要排泄途径为原形药物及其代谢产物的胆道排泄，次要排泄途径为葡萄糖醛酸化及原形药物的肾脏排泄。

【观察指标】

1. 用药前应进行细菌培养及药敏试验。

2. 用药前及用药期间定期监测肝功能、血液学参数、淀粉酶和脂肪酶。

【用药宣教】

1. 用药后可能出现胰腺炎、艰难梭菌相关性腹泻。

2. 牙齿发育阶段（妊娠后半期、婴儿期、8岁以下儿童期）使用替加环素可能导致永久性牙齿变色。

3. 建议哺乳期妇女最后1次用药后的9天内最好将乳汁吸出后丢弃，用药时间超过4周时最好避免哺乳。

4. 用药后应避免驾驶和操作机器。

5. 用药期间采取防晒措施。

第二节　氯霉素类

氯霉素

【类别】氯霉素类。

【妊娠安全等级】C。

【作用机制】本品通过弥散进入细菌细胞内，与细菌核糖体的50S亚基可逆性结合，使肽链增长受阻（可能由于抑制转肽酶的作用），从而阻止蛋白质的合成。

【作用机制】①在体外具广谱抗微生物作用，包括需氧革兰阴性菌、革兰阳性菌、厌氧菌、立克次体属、螺旋体、衣原体属。②对下列细菌具杀菌作用：流感嗜血杆菌、肺炎链球菌、脑膜炎球菌。③对下列细菌仅具抑菌作用：金黄色葡萄球菌、化脓性链球菌、甲型溶血性链球菌、B组溶血性链球菌、大肠埃希菌、肺炎克雷伯菌、奇异变形杆菌、伤寒沙门菌、副伤寒沙门菌、志贺菌属、脆弱拟杆菌等厌氧菌。④下列细菌通常对本品耐药：铜绿假单胞菌、不动杆菌属、肠杆菌属、黏质沙雷菌、吲哚阳性变形杆菌属、耐甲氧西林葡萄球菌和肠球菌属。

【适应证】

1. 用于敏感菌所致的伤寒或副伤寒（喹诺酮类药为首选）。

2. 用于沙门菌属所致的严重胃肠炎（有伴败血症的可能）。

3. 用于耐氨苄西林的B型流感嗜血杆菌脑膜炎，或对青霉素过敏者的肺炎链球菌脑膜炎、脑膜炎球菌性脑膜炎、敏感的革兰阴性杆菌脑膜炎。

4. 用于需氧菌和厌氧菌混合感染的脑脓肿（尤其耳源性）。

5. 用于厌氧菌所致的严重感染，尤其是病变累及中枢神经系统时。

6. 与氨基糖苷类药联用于腹腔感染、盆腔感染及其他严重感染，如败血症、肺部感染。

7. 用于立克次体感染，如Q热、落基山斑点热、地方性斑疹伤寒。

8. 阴道用制剂用于细菌性阴道病。

9. 眼用制剂用于敏感菌所致的眼部感染，如沙眼、结膜炎、角膜炎、眼睑缘炎。

10. 滴耳液用于敏感菌所致的外耳炎、急慢性中耳炎。耳栓还可用于耳道炎及乳突根治术后流脓者。

11. 搽剂用于敏感菌所致的痤疮（如粉刺、酒渣鼻）、脂溢性皮炎、毛囊炎。

【禁用与慎用】

1. 对本品过敏者禁用。

2. 患有骨髓抑制、血液病的患者禁用。

3. 由于灰婴综合征危险性极大，除非病情危急必须使用本品抢救且又无其他有效的替代治疗时，才给婴儿使用本品。

4. 孕妇最好不使用本品，尤其在孕期的后3个月中。

5. 本品可通过乳汁分泌，哺乳期妇女不应使用本品。

6. 本品可干扰免疫产生，在主动免疫期中不应使用本品。

【给药途径和剂量】

1. 口服给药　每日1.5～3g，分3～4次给药。肝、肾功能不全者避免使用本品全身用制剂。如必须使用，须减量并尽量进行血药浓度监测，使峰浓度低于25mg/L、谷浓度低于5mg/L。

2. 静脉滴注　每日2～3g，分2次给药。儿童每日25～50mg/kg，分3～4次给药。新生儿不宜使用，如必须使用，每日不可超过25mg/kg，分4次给药，并尽量进行血药浓度监测。

3. *阴道给药*　阴道软胶囊，睡前将外阴清洁后，放入阴道穹后部，每次 0.1g，每日 1 次。

4. *经眼给药*　①滴眼液，滴入眼睑内，每次 1～2 滴，每日 3～5 次。②眼膏，涂入眼睑内。每日 3 次。

5. *经耳给药*　①滴耳液，滴入耳道内，每次 2～3 滴，每日 3 次。②耳栓，放入外耳道内，每次 32mg，每日 1 次。5 日为 1 个疗程。

6. *局部外用*　涂于患处，每日 2～3 次。

【配伍禁忌】与阿洛西林、阿莫西林、阿莫西林克拉维酸钾、阿莫西林舒巴坦、苯甲醇、黄芪注射液、肌苷、克林霉素、雷尼替丁、硫喷妥钠、美洛西林、哌拉西林他唑巴坦、培氟沙星、青霉素、去甲万古霉素、参麦注射液、舒洛地特、头孢地嗪、头孢呋辛、头孢拉定、头孢曲松、亚胺培南西司他丁、乙酰半胱氨酸等有配伍禁忌。

【不良反应】

1. *免疫系统*　过敏反应。

2. *神经系统*　周围神经炎。

3. *消化系统*　腹泻、恶心、呕吐。

4. *血液系统*　①骨髓毒性：a. 与剂量有关的可逆性骨髓抑制，临床表现为贫血，并可伴白细胞和血小板减少。b. 与剂量无关的骨髓毒性反应（表现为严重、不可逆性再生障碍性贫血），临床表现为血小板减少所致的出血倾向（如瘀点、瘀斑、鼻出血）、粒细胞减少所致的感染征象（如高热、咽痛、黄疸）。②溶血性贫血（可发生于先天性葡萄糖-6-磷酸脱氢酶缺乏患者）。③长期用药可致出血倾向（可能与骨髓抑制、肠道菌群减少致维生素 K 合成受阻、PT 延长等有关）。

5. *皮肤*　皮疹、日光性皮炎、血管神经性水肿。

6. *眼*　视神经炎、视神经萎缩（可致盲）。经眼给药可致眼部刺激。

7. *其他*　①灰婴综合征，临床表现为腹胀、呕吐、进行性苍白、发绀、微循环障碍、体温不升、呼吸不规则。②二重感染，可见变形杆菌、铜绿假单胞菌、金黄色葡萄球菌、真菌等所致的肺、胃肠道及尿路感染。

【相互作用】

1. 本品为抑菌剂，不可与杀菌剂合用；如必须合用，两者应相隔数小时。

2. 本品会升高双香豆素、华法林、对乙酰氨基酚、苯妥英钠、甲苯磺丁脲、氯磺丙脲的血药浓度。

3. 苯巴比妥、苯妥英钠、利福平、对乙酰氨基酚可降低本品的血药浓度。

4. 本品可降低铁剂、叶酸和维生素 B_{12} 的治疗作用。损害口服避孕药的活性。

5. 本品不可与具有肝毒性药物合用，以免增强肝毒性。

【药动学】本品口服吸收迅速，单次口服 1g 后 1～2 小时血药浓度可达 10μg/ml，多次口服 1g 后浓度可达 18.5μg/ml。本品可广泛分布于全身各种组织和体液中，即使在脑膜无炎症时，脑脊液中的药物浓度也能达到血药浓度的 50%。可透过胎盘，分泌进入乳汁中。局部应用可进入房水中。蛋白结合率约为 60%。半衰期为 1.5～4 小时。新生儿和重度肝功能不全的患者可见延长。以原药形式随尿排出 5%～10%。其余则在肝内与葡萄糖醛酸结合而失活。约有 3%的原形药随胆汁排出，其中大部分又被重吸收，能在粪便中出现的约为 1%。大部分无活性的代谢产物随尿排出。

【观察指标】

1. 用药期间应定期检查血常规。长期用药者必要时应进行骨髓检查，以及时发现与剂量有关的可逆性骨髓抑制，但血常规检查不能预测在治疗完成后发生的再生障碍性贫血。

2. 大剂量长期（超过 3 个月）使用本品眼用制剂可引起视神经炎或视盘炎（尤其是小儿）。长期用药时，应先进行眼部检查，并密切监测视功能和视神经炎的症状。

【用药宣教】

1. 如出现过敏反应，应停药。

2. 如出现眼部异常，立即停药，并服用维生素 C 和维生素 B。

3. 口服本品时应饮用足量水分，空腹服用（餐前 1 小时或餐后 2 小时），以达有效血药浓度。

4. 使用本品耳用制剂时，如耳内分泌物较多，应先将其清除后再使用。

第三节　β-内酰胺类抗菌药和青霉素类

一、广谱青霉素类

阿莫西林

【类别】青霉素类。

【妊娠安全等级】B。

【作用机制】本品杀菌作用强，穿透细胞壁的能力也强。口服后药物分子中的内酰胺基立即水解生成肽键，迅速和菌体内的转肽酶结合使之失活，切断了菌体依靠转肽酶合成糖肽用来建造细胞壁的唯一途径，使细菌细胞迅速成为球形体而破裂溶解，菌体最终因细胞壁损失，水分不断渗透而胀裂死亡。

【抗菌谱】

1. 本品对溶血性链球菌、肺炎链球菌、葡萄球菌、流感嗜血杆菌、大肠埃希菌、奇异变形杆菌、粪肠球菌、伤寒沙门菌有抗菌作用，还具有抗钩端螺体作用。

2. 本品对幽门螺杆菌具有抑制作用。

【适应证】用于敏感菌（不产β-内酰胺酶菌株）所致的下列感染：溶血性链球菌、肺炎链球菌、葡萄球菌或流感嗜血杆菌所致中耳炎、鼻窦炎、咽炎、扁桃体炎等上呼吸道感染。

【禁用与慎用】

1. 对青霉素类药过敏者禁用。

2. 对其他β-内酰胺类（如头孢菌素类、碳青霉烯类、单环β-内酰胺类）抗生素有严重过敏反应者禁用。

3. 有哮喘、湿疹、花粉症、荨麻疹等过敏性疾病史者、严重肝、肾功能不全者慎用。

【给药途径和剂量】

1. 口服

（1）成年人，每天1～4g，分3～4次口服。

（2）儿童，50～100mg/（kg·d），分3～4次口服；＞1个月、体重＜20kg的幼儿用量为20mg/（kg·d），每8小时1次。

2. 肌内注射或静脉滴注

（1）成年人，每次0.5～1g，每6～8小时1次。

（2）儿童，日剂量按体重50～100mg/kg，分3～4次给药。

（3）严重肾功能不全患者：肌酐清除率（Ccr）为10～30ml/min的患者每12小时给予0.25～0.5g；Ccr＜10ml/min的患者每24小时给予0.25～0.5g。血液透析可清除本品，每次血液透析后应给予本品1g。

【配伍禁忌】与12种复合维生素、阿贝卡星、阿米卡星、阿奇霉素、氨溴索、奥硝唑、苯妥英钠、丙硫硫胺、丙氯拉嗪、大观霉素、地贝卡星、多西环素、二羟丙茶碱、夫西地酸、复方三维B、复方水溶性维生素、复方腺嘌呤、核糖霉素、红霉素、磺胺类、吉他霉素、甲氧苄啶、间羟胺、金霉素、精蛋白锌胰岛素、卡那霉素、卡那霉素B、克拉霉素、链霉素、两性霉素B、林可霉素、氯霉素、米诺环素、奈替米星、哌拉西林他唑巴坦、培洛霉素、羟丁酸钠、羟钴胺、羟嗪、清开灵注射液、庆大霉素、去甲肾上腺素、参麦注射液、四环素、头孢地嗪、头孢呋辛、头孢拉定、头孢哌酮舒巴坦、头孢噻吩、土霉素、妥布霉素、万古霉素、维生素C、西索米星、腺苷钴胺、腺嘌呤、硝酸硫胺、小诺米星、新霉素、亚胺培南西司他丁钠、叶酸钠、依替米星、乙酰半胱氨酸、异丙嗪、异帕米星、茵栀黄注射液、中性低精蛋白锌胰岛素、竹桃霉素、紫霉素等有配伍禁忌。

【不良反应】

1. 恶心、呕吐、腹泻及假膜性肠炎等胃肠道反应。

2. 皮疹、药物热和哮喘等过敏反应。

3. 贫血、血小板减少、嗜酸性粒细胞增多等。

4. 血清氨基转移酶可轻度增高，少见念珠菌或耐药菌引起的二重感染。

【相互作用】

1. 丙磺舒可延缓本品经肾排泄，延长其血清半衰期，因而使本品的血药浓度升高。

2. 本品与氨基糖苷类药合用时，在亚抑菌浓度时可增强阿莫西林对粪链球菌的体外杀菌作用。

3. 本品与β-内酰胺酶抑制剂如克拉维酸合用时，抗菌作用明显增强。

4. 氯霉素、大环内酯类、磺胺类及四环素在体外可干扰本品的抗菌作用，但其临床意义不明。

5. 本品与避孕药合用时，可干扰避孕药的肠肝循环，从而降低其药效。

6. 别嘌醇类尿酸合成抑制剂可增加本品发生皮肤不良反应的危险性。

7. 本品与甲氨蝶呤合用时，可使甲氨蝶呤肾清除率降低，从而增加甲氨蝶呤毒性。

8. 食物可延迟本品的吸收，但食物并不明显降低药物吸收的总量。

【药动学】口服本品后可吸收74%～92%，口服0.25g、0.5g和1g后1～2小时可分别达血药峰值5.1μg/ml、10.8μg/ml和20.6μg/ml。其体内分布与氨苄西林相似，而以肝肾中浓度最高。半衰期为1～1.2小时。蛋白结合率为20%。70%以原形随尿排出，小部分经胆汁排出后进入肠肝循环。

【观察指标】观察患者用药后有无过敏反应。

【用药宣教】一旦发生过敏性休克，必须就地抢救，予以保持气道畅通、吸氧及给予肾上腺素、糖皮质激素等治疗措施。

氨苄西林

【类别】广谱青霉素。

【妊娠安全等级】B。

【作用机制】同阿莫西林。

【抗菌谱】本品与阿莫西林的抗菌谱相同，对敏感菌的活性水平也相似；不过，对肠球菌和沙门菌活性弱于阿莫西林。本品对幽门螺杆菌感染无效。

【适应证】适用于敏感菌所致的呼吸道感染、胃肠道感染、尿路感染、软组织感染、心内膜炎、脑膜炎、败血症等。

【禁用与慎用】

1. 有青霉素类药物过敏史或青霉素皮肤试验阳性者及活动性消化性溃疡、传染性单核细胞增多症、巨细胞病毒感染、淋巴细胞白血病、淋巴瘤患者禁用。

2. 严重肾功能不全者，有哮喘、湿疹、荨麻疹等过敏性疾病，肝、肾功能不全患者慎用。

【给药途径和剂量】除肠道感染和其他系统的轻度感染时采用口服方式外，多用肌内注射和静脉给药方式。采用注射方式给药，应使用注射用水或0.9%氯化钠注射液配制注射溶液，禁用葡萄糖注射液配制，以免快速分解。

1. 成年人

（1）轻、中度感染者常用 250～500mg，每 6 小时 1 次，严重者用量可增加。

（2）治疗败血症、脑膜炎、心内膜炎等，可用 150～200mg/（kg · d），均分，每 3～4 小时 1 次；开始治疗这些重症时，至少应采用静脉滴注方式 3 天，然后改为肌内注射。

2. 儿童

（1）体重＞20kg 的儿童，可用成年人的口服剂量；如果用注射方式，＞40kg 的儿童可使用成年人剂量，但不应超过成年人用量。

（2）体重≤40kg 儿童，一般呼吸道或皮肤感染，可用 25～50mg/（kg · d），每 6 小时 1 次；胃肠道或泌尿道感染的用量为 50～100mg/（kg · d），用法同上；败血症或脑膜炎可用 100～200mg/（kg · d），用法同成年人；更严重的感染可用 200～400mg/（kg · d），均分，每 4～6 小时 1 次。

（3）≤1 周的新生儿，每次可给予 25mg/kg，体重≤2kg 者，每 12 小时注射 1 次，体重＞2kg 者，每 8 小时 1 次。

3. 肾功能不全的患者 应根据 Ccr 确定，如 Ccr 为 10～50ml/min，可使用常用量，每 6～12 小时 1 次；如 Ccr＜10ml/min，仍可用常用量，但必须每 12～16 小时 1 次。

【配伍禁忌】与阿贝卡星、阿米卡星、阿托品、奥硝唑、丙硫硫胺、大观霉素、地贝卡星、多巴胺、多西环素、多黏菌素 E 甲磺酸钠、夫西地酸、呋喃硫胺、氟康唑、复方磺胺甲噁唑、复方三维 B、复方水溶性维生素、复方腺嘌呤、复方盐酸利多卡因、复合维生素 B、核糖霉素、红霉素、琥诺沙星、琥珀氯霉素、琥乙红霉素、环丙沙星、甲硝唑、间羟胺、金霉素、肼屈嗪、聚明胶肽、卡那霉素、卡那霉素 B、克林霉素、利多卡因、链霉素、林可霉素、腺嘌呤、氯丙嗪、氯化钙、米卡芬净、米诺环素、奈替米星、诺氟沙星、哌拉西林他唑巴坦、培氟沙星、葡萄糖、葡萄糖酸钙、羟钴胺、氢化可的松、氢化可的松琥珀酸钠、清开灵注射液、庆大霉素、庆大霉素甲氧苄啶、乳酸钠林格、参麦注射液、肾上腺素、双黄连注射液、水解蛋白、四环素、替加环素、头孢吡肟、头孢地嗪、头孢呋辛、头孢拉定、头孢哌酮舒巴坦、土霉素、妥布霉素、维拉帕米、维生素 B_1、维生素 B_{12}、维生素 B_2、维生素 B_6、维生素 C、西索米星、腺苷钴胺、腺嘌呤、硝酸硫胺、小诺米星、新霉素、新生霉素、亚胺培南西司他丁、叶酸、依替米星、依托红霉素、乙酰半胱氨酸、异帕米星、茵栀黄注射液、右旋糖酐 40、紫霉素等有配伍禁忌。

【不良反应】

1. 本品不良反应与青霉素相仿，以过敏反应较为常见。

2. 皮疹是最常见的反应，多发生于用药后 5 天，呈荨麻疹或斑丘疹。

3. 亦可发生间质性肾炎。

4. 过敏性休克偶见，一旦发生，必须就地抢救，予以保持气道畅通、吸氧及给予肾上腺素、糖皮质激素等治疗措施。

5. 偶见粒细胞和血小板减少。

6. 抗生素相关性肠炎少见，少数患者出现血清氨基转移酶升高。大剂量静脉给药可发生抽搐等神经系统毒性症状。

7. 婴儿应用本品后可出现颅内压增高，表现为前囟隆起。

【相互作用】

1. 与丙磺舒合用会延长本品的半衰期。

2. 与卡那霉素合用对大肠埃希菌、变形杆菌具有协同抗菌作用。

3. 与别嘌醇合用可使皮疹反应发生率增加，尤其多见于高尿酸血症。

4. 与口服避孕药合用可降低口服避孕药的效果。

【药动学】肌内注射 0.5g 后，于 0.5～1 小时达到血药峰浓度 12μg/ml；静脉注射 0.5g 后，15 分钟和 4 小时后血药浓度分别为 17μg/ml 和 0.6μg/ml。广泛分布于胸腔积液、腹水、关节腔积液、房水和乳汁中，且浓度较高。胆汁中浓度高于血药浓度数倍。可透过胎盘屏障，但透过血-脑脊液屏障能力低。蛋白结合率为 20%～25%。半衰期约为 1.5 小时，肾功能不全者半衰期可延长至 7～20 小时。12%～50%的药物在肝脏代谢，部分通过肾小球滤过、肾小管分泌。

【观察指标】观察是否出现过敏反应、皮疹。

【用药宣教】同“阿莫西林”。

哌拉西林

【类别】广谱青霉素。

【妊娠安全等级】B。

【作用机制】同阿莫西林。

【抗菌谱】对大肠埃希菌、变形杆菌属、沙雷菌属、克雷伯菌属、肠杆菌属、枸橼酸菌属、沙门菌属和志贺菌属等肠杆菌科细菌，以及铜绿假单胞菌、不动杆菌属、流感嗜血杆菌、奈瑟菌属等其他革兰阴性菌均具有良好抗菌作用。本品对肠球菌属、A/B 组溶血性链球菌、肺炎链球菌及不产青霉素酶的葡萄球菌亦具有一定抗菌活性。包括脆弱拟杆菌、梭状芽孢杆菌等许多厌氧菌也对本品敏感。

【适应证】用于敏感菌所致的败血症、上尿路及复杂性尿路感染、呼吸道感染、胆道感染、腹腔感染、盆腔感染及皮肤、软组织感染等。与氨基糖苷类联合用于有粒细胞减少症免疫缺陷患者的感染。

【禁用与慎用】

1. 对本品或者其他青霉素过敏者禁用。

2. 有过敏史者、有出血史者及溃疡性结肠炎、克罗恩病或抗生素相关性肠炎患者慎用。

【给药途径和剂量】本品可供静脉滴注和静脉注射。用于静脉滴注时，本品常用 5%葡萄糖注射液、乳酸钠林格注射液或 0.9%氯化钠注射液稀释。用于静脉注射时，每 1g 用 5ml 稀释溶液溶解，稀释溶液推荐使用灭菌注射用水、0.9%氯化钠注射液或 5%葡萄糖注射液。

成年人中度感染：每日 8g，分 2 次静脉滴注；严重感染：每次 3～4g，每 4～6 小时静脉滴注或注射。每日总剂量不超过 24g。婴幼儿和 12 岁以下儿童的剂量为每日按体重 100～200mg/kg。新生儿体重低于 2kg 者，出生后第 1 周每 12 小时 50mg/kg，静脉滴注；第 2 周起 50mg/kg，每 8 小时 1 次。新生儿体重 2kg 以上者，出生后第 1 周每 8 小时 50mg/kg，静脉滴注；1 周以上者，每 6 小时 50mg/kg。

【配伍禁忌】除葡萄糖、氯化钠、果糖注射液外，本品不宜与其他药物配伍。

【不良反应】

1. 过敏反应：青霉素类药物过敏反应较常见，包括荨麻疹等各类皮疹、白细胞减少、间质性肾炎、哮喘发作和血清病型反应，严重者如过敏性休克偶见；过敏性休克一旦发生，必须就地抢救，予以保持气道畅通、吸氧及给予肾上腺素、糖皮质激素等治疗措施。

2. 局部症状：局部注射部位疼痛、血栓性静脉炎等。

3. 消化系统症状：腹泻、稀便、恶心、呕吐等，假膜性肠炎罕见，个别患者可出现胆汁淤积性黄疸。

4. 中枢神经系统症状：头痛、头晕和疲倦等。

5. 肾功能不全者应用大剂量时，因脑脊液浓度增高，出现青霉素脑病，故此时应按肾功能进行剂量调整。

【相互作用】

1. 在体外本品与氨基糖苷类药物合用对铜绿假单胞菌、部分肠杆菌科细菌具有协同抗菌作用。

2. 本品与头孢西丁合用，因后者可诱导细菌产生β-内酰胺酶而对铜绿假单胞菌、沙雷菌属、变形杆菌属和肠杆菌属出现拮抗作用。

3. 与肝素、香豆素等抗凝药及非甾体抗炎药合用时可增加出血危险，与溶栓剂合用可发生严重出血。

4. 本品与氨基糖苷类抗生素不能同瓶滴注，否则两者的抗菌活性均减弱。

【药动学】本品口服不吸收。肌内注射 2g，血清药物浓度于 0.5 小时达峰值，约为 36μg/ml；于

30 分钟内静脉滴注 4g，即时血药浓度＞200μg/ml，1 小时为 100μg/ml，半衰期约为 1 小时。体内分布较广，周围器官均可达有效浓度，在胆汁和前列腺液中有较高浓度。本品主要由肾排泄，12 小时内尿中可排出给药量的 1/2～2/3。

【观察指标】使用本品前需详细询问药物过敏史并进行青霉素皮肤试验，呈阳性反应者禁用。

【用药宣教】同"阿莫西林"。

阿洛西林

【类别】广谱青霉素。

【作用机制】同阿莫西林。

【抗菌谱】溶血性链球菌、肺炎链球菌、葡萄球菌、流感嗜血杆菌、大肠埃希菌、奇异变形杆菌、粪肠球菌对本品敏感，本品尚可用于治疗伤寒及钩端螺旋体病。

【适应证】主要用于敏感的革兰阳性菌及阴性菌所致的各种感染及铜绿假单胞菌感染，包括败血症、脑膜炎、心内膜炎、化脓性胸膜炎、腹膜炎及下呼吸道、胃肠道、胆道、泌尿道、骨及软组织和生殖器官等感染，妇科、产科感染，恶性外耳炎、烧伤、皮肤及手术感染等。

【禁用与慎用】

1. 对青霉素类抗生素过敏者禁用。
2. 有哮喘、湿疹、花粉症、荨麻疹等过敏性疾病史者慎用。

【给药途径和剂量】每克本品加 10ml 注射用水溶解之后加入 5%葡萄糖氯化钠注射液或 5%～10%葡萄糖注射液中，静脉滴注。成年人每日 6～10g，严重病例可增至 10～16g，一般分 2～4 次滴注。儿童按体重每次 75mg/kg，婴儿及新生儿按体重每次 100mg/kg，每日 2～4 次滴注。

【配伍禁忌】与 12 种复合维生素、70-30 混合猪胰岛素、阿贝卡星、阿米卡星、奥硝唑、苯妥英钠、丙硫硫胺、丙氯拉嗪、大观霉素、地贝卡星、多西环素、二羟丙茶碱、夫西地酸、呋喃硫胺、复方磺胺甲噁唑、复方三维 B、核糖霉素、红霉素、磺胺二甲嘧啶钠、磺胺甲噁唑、磺胺间甲氧嘧啶、磺胺嘧啶、磺胺异噁唑、甲氧苄啶、间羟胺、金霉素、精蛋白锌胰岛素、卡那霉素、卡那霉素 B、链霉素、两性霉素 B、林可霉素、氯霉素、米诺环素、奈替米星、哌拉西林他唑巴坦、羟丁酸钠、羟钴胺、羟喜树碱、羟嗪、清开灵注射液、庆大霉素、庆大霉素甲氧苄啶、去甲肾上腺素、参麦注射液、水溶性维生素、四环素、头孢地嗪、头孢呋辛、头孢拉定、头孢噻吩、土霉素、妥布霉素、万古霉素、维生素 B_1、维生素 B_{12}、维生素 B_2、维生素 B_6、维生素 C、西索米星、腺苷钴胺、硝酸硫胺、小诺米星、新霉素、亚胺培南西司他丁、亚甲蓝、叶酸、依替米星、乙酰半胱氨酸、异丙嗪、异帕米星、茵栀黄注射液、中性低精蛋白锌胰岛素、紫霉素、左奥硝唑等有配伍禁忌。

【不良反应】类似青霉素的不良反应，主要为过敏反应（如瘙痒、荨麻疹等），其他反应有腹泻、恶心、呕吐、发热，个别病例可见出血时间延长、白细胞减少等，电解质紊乱（高钠血症）较少见。

【相互作用】

1. 与氯霉素、红霉素、四环素类等抗生素和磺胺药等抑菌剂合用可干扰本品的杀菌活性，尤其是在治疗脑膜炎或急需杀菌剂的严重感染时。
2. 与丙磺舒、阿司匹林、吲哚美辛、保泰松、磺胺药合用可减少本品自肾脏排泄，因此本品血药浓度增高，排泄时间延长，毒性也可能增加。
3. 本品可加强华法林的作用。
4. 本品与氨基糖苷类抗生素混合后，两者的抗菌活性明显减弱，因此两药不能置于同一容器内给药。
5. 本品可减慢头孢噻肟及环丙沙星自体内清除，故合用时应降低后两者的剂量。

【药动学】本品对胃酸不稳定，不能口服给药。快速静脉注射（5～10 分钟）2g 和 5g 后，在 5 分钟内观察到平均血清药物浓度分别为 239μg/ml 和 527μg/ml。静脉滴注 2g 和 3g（30 分钟）后即刻所测得的平均血药浓度分别为 165μg/ml 和 214μg/ml。蛋白结合率为 20%～40%。与其他青霉素相似，本品主要分布于细胞外液。在胆汁及尿液中有较高的药物浓度。本品主要以肾小球分泌形式从肾脏排泄，50%～70%的原形药物在 24 小时内从尿中排出，少于 10%的量被代谢成为青霉裂解酸的衍生物。肾功能正常者半衰期为 1 小时，半衰期存在剂量依赖性，随着给药剂量的增加而变长。

【观察指标】根据需要监测肾功能，监测出凝血时间；大剂量用药时应定期检测血清钠浓度水平。

【用药宣教】同"阿莫西林"。

磺苄西林

【类别】广谱青霉素。

【作用机制】同阿莫西林。

【抗菌谱】本品对大肠埃希菌、变形杆菌属、肠杆菌属、枸橼酸菌属、沙门菌属和志贺菌属等肠杆菌科细菌，以及铜绿假单胞菌、流感嗜血杆菌、奈瑟菌属等其他革兰阴性菌具有抗菌作用。本品对溶血性链球菌、肺炎链球菌及不产青霉素酶的葡萄球菌亦具抗菌活性。本品对消化链球菌、梭状芽孢杆菌在内的厌氧菌也有一定作用。

【适应证】主要适用于对本品敏感的铜绿假单胞菌、某些变形杆菌属及其他敏感革兰阴性菌所致肺炎、尿路感染、复杂性皮肤软组织感染和败血症等。对本品敏感菌所致腹腔感染、盆腔感染，宜与抗厌氧菌药物联合应用。

【禁用与慎用】

1. 有青霉素类药物过敏史或青霉素皮肤试验阳性患者禁用。

2. 有哮喘、湿疹、花粉症、荨麻疹等过敏性疾病史者，孕妇及哺乳期妇女，严重肝、肾功能不全者慎用。

【给药途径和剂量】本品可静脉滴注，也可静脉注射，中度感染成年人每日剂量 8g，重症感染或铜绿假单胞菌感染时剂量需增至每日 20g，分 4 次静脉给药；儿童根据病情每日剂量按体重 80～300mg/kg，分 4 次给药。

【配伍禁忌】与 12 种复合维生素、阿贝卡星、阿米卡星、奥硝唑、苯巴比妥、丙硫硫胺、大观霉素、蛋白银、地贝卡星、多黏菌素 B、夫西地酸、呋喃硫胺、复方磺胺甲噁唑、复方三维 B、复方水溶性维生素、复方腺嘌呤、核糖霉素、琥珀胆碱、磺胺嘧啶钠、间羟胺、卡那霉素、卡那霉素 B、链霉素、磷酸腺嘌呤、氯化钾、奈替米星、哌拉西林他唑巴坦、羟钴胺、清开灵注射液、庆大霉素、去甲肾上腺素、参麦注射液、水解蛋白、四环素、头孢地嗪、头孢呋辛、头孢拉定、妥布霉素、维生素 B_1、维生素 B_{12}、维生素 B_2、维生素 B_6、维生素 C、戊巴比妥、西索米星、腺苷钴胺、腺嘌呤、硝酸硫胺、小诺米星、新霉素、新生霉素、亚胺培南西司他丁、叶酸、依替米星、乙酰半胱氨酸、异帕米星、茵栀黄、紫霉素等有配伍禁忌。

【不良反应】

1. 过敏反应较常见，包括皮疹、发热等；过敏性休克偶见，一旦发生，必须就地抢救，予以保持气道畅通、吸氧及给予肾上腺素、糖皮质激素等治疗措施。

2. 常见恶心、呕吐等胃肠道反应。

【药动学】本品口服不吸收，肌内注射或静脉给药后，吸收迅速。肌内注射 1g，0.5 小时后血药浓度达峰值，约为 30μg/ml。药物吸收后可广泛分布于胆汁、腹膜液、痰液、肺、胸壁、子宫、脐带、羊水中，其中在胆汁中药物浓度较高，可达 700μg/ml。本品血浆蛋白结合率较高，半衰期为 2.5～3.2 小时，肾功能不全时半衰期延长。药物主要经肾脏排泄，静脉给药后 6 小时内尿中排泄率约为 50%，尿中浓度为 400～500μg/ml。此外，部分药物可经胆汁排泄。

【用药宣教】同“阿莫西林”。

美洛西林

【类别】青霉素类。

【妊娠安全等级】B。

【作用机制】同阿莫西林。

【抗菌谱】对铜绿假单胞菌、大肠埃希菌、肺炎杆菌、变形杆菌、肠杆菌属、枸橼酸杆菌、沙雷菌属、不动杆菌属及对青霉素敏感的革兰阳性球菌均有抑菌作用，大剂量有杀菌作用。对大肠埃希菌、肠杆菌属、肺炎杆菌、枸橼酸杆菌、沙雷菌属及不动杆菌属等的抗菌活性强于羧苄西林、氨苄西林；对吲哚阳性变形杆菌、铜绿假单胞菌的抗菌活性强于羧苄西林和磺苄西林；对革兰阳性菌如金黄色葡萄球菌的抗菌活性与羧苄西林相似，而对粪链球菌的抗菌活性比羧苄西林、磺苄西林优越。对脆弱拟杆菌等大多数厌氧菌具有较好的抗菌作用。

【适应证】用于敏感菌株所致的呼吸系统、泌尿系统、消化系统、妇科和生殖器官等感染，如败血症、化脓性脑膜炎、腹膜炎、骨髓炎、皮肤及软组织感染及眼、耳、鼻、喉科感染。

【禁用与慎用】

1. 对青霉素类抗生素过敏者禁用。

2. 有哮喘、湿疹、花粉症、荨麻疹等过敏性疾病史者慎用。

【给药途径和剂量】

1. 剂量

（1）成年人，2～6g/d，严重感染者可增至 8～12g，最大可增至 15g。

（2）儿童，按体重每天 0.1～0.2g/kg，严重感染者可增至 0.3g/kg。

2. 用法　肌内注射、静脉注射或静脉滴注。肌内注射临用前加灭菌注射用水溶解，静脉注射通常加入葡萄糖氯化钠注射液，或 5%或 10%葡萄糖注射溶解后使用。肌内注射 2～4 次/日，静脉滴注按需要每 6～8 小时一次，其剂量根据病情而定，严重者可每 4～6 小时静脉注射一次。一次肌内注射量不应超过 2g。

【配伍禁忌】与 12 种复合维生素、70-30 混合猪胰岛素、阿贝卡星、阿米卡星、氨溴索、奥硝唑、苯妥英钠、丙氯拉嗪、大观霉素、地贝卡星、二羟丙茶碱、夫西地酸、呋喃硫胺、复方磺胺甲噁唑、复方三维 B、核糖霉素、红霉素、磺胺二甲嘧啶、磺胺甲噁唑、磺胺间甲氧嘧啶、磺胺嘧啶、磺胺异噁唑、甲氧苄啶、间羟胺、精蛋白锌胰岛素、卡那霉素、卡那霉素 B、链霉素、两性霉素 B、林可霉素、氯化琥珀胆碱、氯霉素、奈替米星、诺氟沙星、哌拉西林他唑巴坦、泼尼松龙、普鲁卡因、羟丁酸钠、羟钴胺、羟嗪、清开灵注射液、庆大霉素、庆大霉素甲氧苄啶、去甲肾上腺素、参麦注射液、水溶性维生素、四环素、替加环素、头孢地嗪、头孢呋辛、头孢拉定、头孢噻吩、妥布霉素、万古霉素、维生素 B_1、维生素 B_{12}、维生素 B_6、维生素 C、西索米星、硝酸硫胺、小诺米星、新霉素、亚胺培南西司他丁、叶酸、依替米星、乙酰半胱氨酸、异丙嗪、异帕米星、茵栀黄注射液、中性低精蛋白锌胰岛素、紫霉素等有配伍禁忌。

【不良反应】

1. 不良反应主要有食欲缺乏、恶心、呕吐、腹泻、肌内注射局部疼痛和皮疹，且多在给药过程中发生，大多程度较轻，不影响继续用药，重者停药后上述症状迅速减轻或消失。

2. 少数病例可出现血清氨基转移酶、碱性磷酸酶升高及嗜酸性粒细胞一过性增多。中性粒细胞减少、低钾血症等极为罕见。

【相互作用】

1. 与氯霉素、红霉素、四环素类等抗生素和磺胺药等抑菌剂合用可干扰本品的杀菌活性，不宜合用，尤其是在治疗脑膜炎或急需杀菌剂的严重感染时。

2. 与丙磺舒、阿司匹林、吲哚美辛、保泰松、磺胺药合用可减少本品自肾脏排泄，因此本品血药浓度增高，排泄时间延长，毒性也可能增加。

3. 本品与华法林合用可加强华法林的作用。

4. 与氨基糖苷类抗生素合用有协同作用，但混合后两者的抗菌活性明显减弱，因此两药不能置于同一容器内给药。

【药动学】本品口服不易吸收。肌内注射 1g 后 45～90 分钟可达血药峰值（15～25μg/ml），其药动学呈现非线性的剂量依赖性。蛋白结合率为 16%～42%，半衰期为 1.2 小时。55%原药于 6 小时内随尿排出，30%药原形经胆道排出。

【观察指标】应用大剂量时应定期检测血清钠。

【用药宣教】同“阿莫西林”。

二、对β-内酰胺酶敏感的青霉素

苄星青霉素

【类别】对β-内酰胺酶敏感的青霉素类。

【妊娠安全等级】C。

【作用机制】【抗菌谱】同“青霉素”。

【适应证】

1. 主要用于风湿热的一级和二级预防。

2. 也可用于治疗敏感菌引起的轻、中度感染，如肺炎、扁桃体炎和淋病等。

3. 治疗梅毒。

4. 用于治疗其他螺旋体感染，如雅司病、地方性梅毒和品他病。

【禁用与慎用】

1. 有青霉素类药物过敏史者或青霉素皮肤试验阳性患者禁用。

2. 有哮喘、湿疹、花粉症、荨麻疹等过敏性疾病患者慎用。

【给药途径和剂量】临用前加适量灭菌注射用水使成混悬液。肌内注射，成年人每次 60 万～120 万 U，2～4 周一次；小儿每次 30 万～60 万 U，2～4 周一次。

【配伍禁忌】与阿贝卡星、阿米卡星、奥硝唑、大观霉素、地贝卡星、夫西地酸、复方磺胺甲噁唑、核糖霉素、卡那霉素、链霉素、奈替米星、哌拉西林他唑巴坦、清开灵注射液、庆大霉素、柔红霉素、参麦注射液、四环素、头孢地嗪、头孢呋辛、头孢拉定、头孢哌酮舒巴坦、妥布霉素、西索米星、小诺米星、新霉素、依替米星、乙酰半胱氨酸、异帕米星、茵栀黄注射液、紫霉素等有配伍禁忌。

【不良反应】

1. *过敏反应*　青霉素所致的过敏反应在应用本品过程中均可能发生，其中以皮疹为多见，白细胞减少、间质性肾炎、哮喘发作和血清病型反应等少见，严重者如过敏性休克偶见，过敏性休克一旦发生，必须就地抢救，予以保持气道畅通、吸氧及使用肾上腺素、糖皮质激素等治疗措施。

2. *二重感染*　可出现耐青霉素金黄色葡萄球菌、革兰氏阴性杆菌或念珠菌二重感染。

【相互作用】

1. 丙磺舒可阻滞青霉素类药物的排泄，联合应用可使青霉素类血药浓度上升。

2. 理论上氯霉素、红霉素、四环素类、林可霉素类、磺胺类等抑菌药可能减弱青霉素的杀菌作用，但是在治疗球菌性脑膜炎时常与磺胺嘧啶钠联用。

3. 与华法林同用，可加强抗凝血作用。

4. 同时服用避孕药，可能影响避孕效果。

【药动学】注射部位的组织好比一个储药库，吸收后缓慢释放出青霉素。可于 13～24 小时达到血药峰值。1 次肌内注射后，有效浓度可维持 0.5～1 个月。由于吸收缓慢，消除也随之缓慢，能达到长效的治疗作用。肾功能不全者、新生儿和婴儿的肾清除延迟。

【观察指标】是否发生过敏反应。

【用药宣教】长期应用本品，可影响肠内 B 族维生素的合成，应适量补充复合维生素 B。

青霉素

【类别】青霉素类。

【妊娠安全等级】B。

【作用机制】本品能抑制细菌细胞壁的黏肽合成，造成细胞壁缺损，从而导致细菌细胞破裂直至死亡，而大多数革兰阳性菌和阴性菌表面的青霉素结合蛋白（PBP）对本品具有高度亲和力。

【抗菌谱】

1. 敏感的革兰阳性需氧球菌，如肺炎链球菌，A、B、C、G 族链球菌，非肠球菌性 D 族链球菌（non-enterococcal group D streptococci），甲型溶血性链球菌和不产青霉素酶的金黄色葡萄球菌和表皮葡萄球菌。本类药物与氨基糖苷类抗生素合用，疗效更佳。

2. 敏感的革兰阳性需氧杆菌，如炭疽杆菌、白喉杆菌、单核细胞增多性李斯特杆菌和猪丹毒杆菌。

3. 由肠球菌、甲型溶血性链球菌或非肠球菌性 D 族链球菌所引起的心内膜炎可合用青霉素和氨基糖苷类。

4. 敏感的革兰阴性需氧球菌，如淋球菌、脑膜炎球菌和巴斯德菌属。但必须指出的是，由于近代淋病在全球各地广泛蔓延，导致产青霉素酶的淋球菌所占比例已经达到了极高的水平。

5. 厌氧菌，如放线菌属、消化球菌属、消化链球菌属和某些拟杆菌属、破伤风梭菌、真细菌属、梭形杆菌属的菌株。

6. 密螺旋体属，主要指苍白密螺旋体（*Treponema pallidum*），即一般所称作的梅毒螺旋体。此属中还包括以下几种。

（1）雅司病密螺旋体（*T. pertenue*），又名弱密螺旋体，是引起雅司病的病原体。

（2）品他密螺旋体（*T. carateum*，引起美洲螺旋体性皮肤病、品他病）。

（3）苍白密螺旋体地方亚种（引起非性病性梅毒，或地方性梅毒及见于某些地区儿童的非性病性梅毒）。

7. 引起回归热和莱姆病的包柔体属、引起鼠咬热的念珠状链杆菌。

【适应证】

1. 用于敏感细菌所致各种感染，如脓肿、菌血症、肺炎和心内膜炎等。其中青霉素为以下感染的首选药物：溶血性链球菌感染，如咽炎、扁桃体炎、猩红热、丹毒、蜂窝织炎和产褥热等。肺炎链球菌感染如肺炎、中耳炎、脑膜炎和菌血症等、炭疽、破伤风、气性坏疽等梭状芽孢杆菌感染、梅毒（包括先天性梅毒）、钩端螺旋体病、回归热、白喉，青霉素与氨基糖苷类药物联合用于治疗甲型溶血性链球菌心内膜炎。

2. 本品亦可用于治疗流行性脑脊髓膜炎、放线菌病、淋病、樊尚咽峡炎、莱姆病、鼠咬热、李斯特菌感染、除脆弱拟杆菌以外的许多厌氧菌感染，风湿性心脏病或先天性心脏病患者进行口腔、牙科、胃肠道或泌尿生殖道手术和操作前，可用青霉素预防感染性心内膜炎发生。

【禁用与慎用】

1. 有青霉素类药物过敏史或青霉素皮肤试验阳性患者禁用。

2. 患者有哮喘、湿疹、花粉症、荨麻疹等过敏性疾病史者慎用。

3. 对头孢菌素类过敏者应慎用。

4. 孕妇及哺乳期妇女慎用。

5. 老年人及肾功能严重损害者慎用。

【给药途径和剂量】肌内注射或静脉滴注给药。

1. 成年人　肌内注射，80 万～200 万 U/d，分 3～4 次给药；静脉滴注，200 万～2500 万 U/d，分 2～4 次给药。

2. 小儿　肌内注射，每次 2.5 万 U/kg，每 12 小时 1 次；静脉滴注，每日按体重 5 万～20 万 U/kg，分 2～4 次给药。

3. 新生儿（足月产）　每次 5 万 U/kg，肌内注射或静脉滴注给药；出生第一周每 12 小时给药 1

次，>1 周者每 8 小时给药 1 次，严重感染每 6 小时给药 1 次。

4. 早产儿　每次 3 万 U/kg，出生第一周每 12 小时给药 1 次，2～4 周者每 8 小时给药 1 次；以后每 6 小时给药 1 次。

5. 肾功能不全患者　轻、中度肾功能不全者不必调整剂量。严重肾功能不全患者（Ccr<10ml/min），首次给予负荷剂量后，每 8～10 小时给予常规剂量的一半。Ccr>10ml/min 的尿毒症患者，首次给予负荷剂量后，每 4～5 小时给予常规剂量的一半。

【不良反应】

1. 过敏反应：青霉素过敏反应较常见，包括荨麻疹等各类皮疹、白细胞减少、间质性肾炎、哮喘发作等和血清病型反应：过敏性休克偶见，一旦发生，必须就地抢救，予以保持气道畅通、吸氧及使用肾上腺素、糖皮质激素等治疗措施。

2. 毒性反应：少见，但静脉滴注大剂量本品或鞘内给药时，可因脑脊液药物浓度过高发生抽搐、肌肉阵挛、昏迷及严重精神症状等（青霉素脑病）。此种反应多见于婴儿、老年人和肾功能不全患者。

3. 赫氏反应和治疗矛盾：用青霉素治疗梅毒、钩端螺旋体病等疾病时可由于病原体死亡而症状加剧，称为赫氏反应；治疗矛盾也见于梅毒患者，系治疗后梅毒病灶消失过快，而组织修补相对较慢或病灶部位纤维组织收缩，妨碍器官功能所致。

4. 二重感染：可出现耐青霉素金黄色葡萄球菌、革兰阴性杆菌或念珠菌等二重感染。

5. 应用大剂量青霉素钠可因摄入大量钠盐发生心力衰竭。

【配伍禁忌】与阿米卡星、阿糖胞苷、阿托品、氨茶碱、氨丁三醇、庆大霉素、氨甲苯酸、氨甲环酸、氨力农、氨溴索、胞磷胆碱钠、苯巴比妥、丙氯拉嗪、丙嗪、博来霉素、垂体后叶素、促皮质素、地贝卡星、地塞米松磷酸钠、丁卡因、毒毛花苷 C、多巴胺、多巴酚丁胺、多柔比星、多西环素、多黏菌素 B、二甲弗林、放线菌素 D、酚磺乙胺、酚妥拉明、奋乃静、氟哌啶醇、辅酶 A、复方氨基酸、肝素钠、更昔洛韦、含醇的注射剂（氢化可的松、地西泮等）、琥乙红霉素、磺胺类、吉他霉素、甲泼尼龙琥珀酸钠、甲硝唑、甲氧氯普胺、间羟胺、精氨酸、卡巴克洛、克林霉素、奎尼丁、奎宁、拉贝洛尔、劳拉西泮、利福霉素钠（需先稀释，再混合）、利血平、链霉素、两性霉素 B、林可霉素、磷霉素、硫喷妥钠、罗通定、洛贝林、氯苯那敏、氯丙嗪、氯化筒箭毒碱、氯霉素、麻黄碱、吗啡、麦角新碱、美芬丁胺、美西律、门冬酰胺酶、米诺环素、米托蒽醌、奈替米星、黏菌素、尿激酶、哌替啶、培氟沙星、喷他脒、喷他佐辛、葡萄糖、葡萄糖氯化钠、羟嗪、羟乙基淀粉、去甲肾上腺素、去甲万古霉素、去乙酰毛花苷、乳糖酸红霉素、塞替派、水解蛋白、四环素、缩宫素、碳酸氢钠、头孢呋辛、头孢噻吩、头孢唑肟、妥布霉素、万古霉素、B 族维生素、维生素 C、维生素 K_1、戊巴比妥、西索米星、细胞色素 C、硝普钠、新斯的明、洋地黄毒苷、胰岛素、乙酰丙嗪、乙酰谷酰胺、异丙嗪、异戊巴比妥、异烟肼、罂粟碱、右旋糖酐 40、鱼精蛋白、长春西汀、长春新碱、脂肪乳剂、中药注射液、重金属（铜、锌、汞等）有配伍禁忌。

【相互作用】

1. 与氯霉素、红霉素、四环素类、磺胺类合用可干扰本品的活性，故本品不宜与这些药物合用。

2. 与丙磺舒、阿司匹林、吲哚美辛、保泰松和磺胺药合用可以减少本品的肾小管分泌而延长本品的血清半衰期。

【药动学】本品不耐酸，不宜口服。肌内注射后，0.5 小时达血药峰浓度，可广泛分布于组织、体液中，易透入有炎症的组织，胸腔积液、腹水和关节腔液中浓度约为血清浓度的 50%。本品可通过胎盘，但难以透过血-脑脊液屏障，乳汁中可含有少量，不易透入眼、骨组织、无血供区域和脓腔中。血浆蛋白结合率为 45%～65%，血消除半衰期约为 30 分钟，肾功能不全者可延长至 2.5～10 小时，老年人和新生儿也可延长。本品约 19%在肝内代谢，主要通过肾小管分泌排泄，肾功能正常情况下，约 75%的给药量于 6 小时内自肾脏排出，亦有少量经胆道排泄。血液透析可清除本品，而腹膜透析则不能。

【观察指标】注射完本品，至少在医院观察 20 分钟，无不适感才可离开。

【用药宣教】

1. 空腹时机体对药物耐受性降低，易诱发晕针等不良反应。

2. 两次注射时间不要相隔太近，以 4～6 小时为宜。静脉滴注时，开始速度不要太快，每分钟以不超过 40 滴为宜，观察 10～20 分钟无不良反应再调整输液速度。

3. 如果当天有注射本品后，在家中出现头晕、心慌、出汗、呼吸困难等不适，应及时送医院诊治。

普鲁卡因青霉素

【类别】青霉素类。

【妊娠安全等级】B。

【作用机制】本品肌内注射后，慢慢游离出青霉素，使血浓度维持时间延长，显示长效作用，可达 48 小时，但血浓度较青霉素低。

【抗菌谱】同青霉素。

【适应证】由于本品血药浓度较低，故其应用仅限于青霉素高度敏感病原体所致的轻、中度感染，如 A 族链球菌所致的扁桃体炎、猩红热、丹毒、肺炎球菌性肺炎、青霉素敏感金黄色葡萄球菌所致疖、痈及樊尚咽峡炎等。本品尚可用于治疗钩端螺旋体病、回归热和早期梅毒。

【禁用与慎用】

1. 有青霉素类药物或普鲁卡因过敏史者，以及青霉素或普鲁卡因皮肤试验阳性患者禁用。

2. 有哮喘、湿疹、花粉症、荨麻疹等过敏性疾病患者慎用。

【给药途径和剂量】本品供肌内注射，临用前加适量灭菌注射用水使成混悬液，每次 40 万～80 万 U，每日 1～2 次。

【配伍禁忌】与阿贝卡星、阿米卡星、大观霉素、地贝卡星、夫西地酸、复方磺胺甲噁唑、核糖霉素、卡那霉素、链霉素、奈替米星、哌拉西林他唑巴坦、葡萄糖、清开灵注射液、庆大霉素、参麦注射液、头孢地嗪、头孢呋辛、头孢拉定、头孢哌酮舒巴坦、妥布霉素、西索米星、小诺米星、新霉素、亚胺培南西司他丁钠、依替米星、乙酰半胱氨酸、异帕米星、茵栀黄注射液、紫霉素等有配伍禁忌。

【不良反应】

1. *过敏反应* 荨麻疹等各类皮疹较常见，白细胞减少、间质性肾炎、哮喘发作和血清病型反应较少见，过敏性休克偶见。

2. *赫氏反应和治疗矛盾* 用本品治疗梅毒、钩端螺旋体病等疾病时可由于病原体死亡而症状加剧，称为赫氏反应；治疗矛盾也见于梅毒患者，系治疗后梅毒病灶消失过快，而组织修补相对较慢或病灶部位纤维组织收缩，妨碍器官功能所致。

3. *二重感染* 可出现耐青霉素金黄色葡萄球菌、革兰阴性杆菌或念珠菌二重感染。

【相互作用】

1. 与丙磺舒、阿司匹林、吲哚美辛、保泰松和磺胺药合用会减少青霉素的肾小管分泌而延长本品的血清半衰期。

2. 本品可增强华法林的抗凝作用。

【药动学】肌内注射后，本品吸收缓慢，1～4 小时始可达到血药峰值，因此，肾清除也随之延缓。

【观察指标】观察是否出现过敏反应和精神异常。

【用药宣教】

1. 偶有在注射时或注射后出现心悸、头晕、意识模糊、幻觉和濒死感等严重的即刻反应。据报道，这是混悬液中的细小颗粒形成广泛微血栓引起肺、脑栓塞所致。

2. 有些患者用药后出现精神紊乱且持续数月，原有精神异常者更常见，可能与其中的普鲁卡因很快游离，达到接近中毒浓度有关。

三、对β-内酰胺酶耐受的青霉素

苯唑西林

【类别】青霉素类。

【妊娠安全等级】B。

【作用机制】同青霉素。

【抗菌谱】对产青霉素酶葡萄球菌具有良好的抗菌活性，对各种链球菌及不产青霉素酶的葡萄球菌抗菌活性则逊于青霉素 G。

【适应证】用于产青霉素酶葡萄球菌引起的肺炎和皮肤、软组织感染等。

【禁用与慎用】

1. 有青霉素类药物过敏史者或青霉素皮肤试验阳性患者禁用。

2. 有哮喘、湿疹、花粉症、荨麻疹等过敏性疾病患者慎用。

【给药途径和剂量】

1. 成年人

（1）肌内注射：1g，每日 3～4 次，每 6～8 小时 1 次。

（2）静脉滴注：1～2g，溶于 100ml 注射用水中输注 1 小时，每日 3～4 次，每 6～8 小时 1 次。

（3）口服：每次 0.5～2g，每日 4～5 次。

2. 儿童

（1）静脉滴注：小儿体重＜40kg 者，每 6 小时按体重给予 12.5～25mg/kg，体重＞40kg 者给予成年人剂量。新生儿体重＜2kg 者，1～14 日龄者每 12 小时按体重给予 25mg/kg，15～30 日龄者每 8 小时按体重给予 25mg/kg；体重超过 2kg 者，1～14

日龄者每 8 小时按体重给予 25mg/kg，15～30 日龄者每 6 小时按体重给予 25mg/kg。

（2）口服：50mg～100mg/kg，分 3～4 服用。

【配伍禁忌】与 12 种复合维生素、阿贝卡星、阿米卡星、奥硝唑、苯巴比妥、丙硫硫胺、大观霉素、地贝卡星、多黏菌素、夫西地酸、呋喃硫胺、复方磺胺甲噁唑、复方三维 B、复方水溶性维生素、复方腺嘌呤、复合维生素 B、核糖霉素、琥珀胆碱、磺胺嘧啶、间羟胺、卡那霉素、链霉素、磷酸腺嘌呤、奈替米星、哌拉西林他唑巴坦、羟钴胺、清开灵注射液、庆大霉素、庆大霉素甲氧苄啶、去甲肾上腺素、参麦注射液、水解蛋白、四环素、头孢地嗪、头孢呋辛、头孢拉定、头孢哌酮舒巴坦、土霉素、妥布霉素、维生素 B_1、维生素 B_{12}、维生素 B_2、维生素 B_6、维生素 C、戊巴比妥、西索米星、腺苷钴胺、腺嘌呤、硝酸硫胺、小诺米星、新生霉素、亚胺培南西司他丁钠、依替米星、乙酰半胱氨酸、异帕米星、茵栀黄注射液、紫霉素等有配伍禁忌。

【不良反应】主要为胃肠道反应，如恶心、呕吐、腹胀、腹泻、食欲缺乏等。尚可见药疹、药物热等过敏反应。个别发生血清氨基转移酶升高，停药后症状消失。大剂量应用可出现神经系统反应，如抽搐、痉挛、神志不清、头痛等。偶见中性粒细胞减少症或粒细胞缺乏症，对特异体质者可致出血倾向。急性间质性肾炎伴肾衰竭也有报道。少数可发生白念珠菌继发感染。

【相互作用】

1. 与丙磺舒合用可减少本品的肾小管分泌，延长本品的血清半衰期。

2. 与阿司匹林、磺胺药合用可减少本品在胃肠道中的吸收，并可抑制本品与血清蛋白的结合，提高本品的游离血药浓度。

3. 本品与苯妥英钠同时口服，可影响后者的吸收，导致癫痫发作。可将两药采用不同的给药途径。

【药动学】口服单剂量可吸收 30%～50%，给予 250mg 或 500mg 后 0.5～2 小时可达血药峰值（1.65μg/ml 或 2.6～3.9μg/ml）。其体内分布类似氯唑西林，蛋白结合率为 89%～94%。半衰期为 0.3～0.8 小时。原药及其活性代谢物 6 小时内随尿排出 40%～70%。

【观察指标】观察有无过敏反应发生。

【用药宣教】同“阿莫西林”。

氯唑西林

【类别】窄谱半合成青霉素。

【妊娠安全等级】B。

【作用机制】同“青霉素”。

【抗菌谱】本品为半合成青霉素，具有耐酸、耐青霉素酶的特点，对革兰氏阳性球菌和奈瑟菌有抗菌活性，对葡萄球菌属（包括金黄色葡萄球菌和凝固酶阴性葡萄球菌）产酶株的抗菌活性较苯唑西林强，但对青霉素敏感葡萄球菌和各种链球菌的抗菌作用较青霉素为弱，对耐甲氧西林葡萄球菌无效。

【适应证】本品仅适用于治疗产青霉素酶葡萄球菌感染，包括败血症、心内膜炎、肺炎和皮肤、软组织感染等。也可用于化脓性链球菌或肺炎链球菌与耐青霉素葡萄球菌所致的混合感染。

【禁用与慎用】

1. 有青霉素类药物过敏史者或青霉素皮肤试验阳性患者禁用。

2. 有哮喘、湿疹、花粉症、荨麻疹等过敏性疾病患者慎用。

【给药途径和剂量】静脉滴注，成年人每日 4～6g，分 2～4 次；小儿每日按体重 50～100mg/kg，分 2～4 次。将药物溶于 100～200ml 0.9%氯化钠注射液中静脉滴注。

【配伍禁忌】与 12 种复合维生素、B 族维生素、阿贝卡星、阿米卡星、奥硝唑、苯巴比妥、丙硫硫胺、参麦注射液、大观霉素、地贝卡星、多黏菌素 B、多黏菌素 E 甲磺酸钠、夫西地酸、呋喃硫胺、复方磺胺甲噁唑、复方三维 B、复方水溶性维生素、复方腺嘌呤、间羟胺、酒石酸间羟胺、卡那霉素、喹诺酮类、链霉素、罗库溴铵、氯丙嗪、奈替米星、哌拉西林他唑巴坦、葡萄糖、羟钴胺、清开灵注射液、庆大霉素、庆大霉素甲氧苄啶、去甲肾上腺素、四环素、头孢地嗪、头孢呋辛、头孢拉定、头孢哌酮舒巴坦、土霉素、妥布霉素、维生素 C、西索米星、小诺米星、新霉素、亚胺培南西司他丁、叶酸、依替米星、乙酰半胱氨酸、异帕米星、脂肪乳、中药注射液、紫霉素有配伍禁忌。

【不良反应】

1. 过敏反应：以荨麻疹等各类皮疹为多见，白细胞减少、间质性肾炎、哮喘发作等和血清病型反应也可发生，严重者如过敏性休克偶见；过敏性休克一旦发生，必须就地抢救，予以保持气道畅通、吸氧并给予肾上腺素、糖皮质激素等治疗措施。

2. 静脉注射本品偶可产生恶心、呕吐和血清氨基转移酶升高。

3. 大剂量注射本品可引起抽搐等中枢神经系

统毒性反应。

4. 有报道婴儿使用大剂量本品后出现血尿、蛋白尿和尿毒症。

5. 个别病例发生粒细胞缺乏症或胆汁淤积性黄疸。

【相互作用】

1. 与丙磺舒合用可减少本品的肾小管分泌，延长本品的血清半衰期。

2. 与阿司匹林、磺胺药合用可抑制本品和血清蛋白的结合，提高本品的游离血药浓度。

【药动学】本品耐酸，故可供口服。口服后迅速被吸收但仅及 1 次给药的 37%～60%。肌内注射 500mg 后 0.5～2 小时可达血药峰值（约 18μg/ml）。其分布与青霉素相似。蛋白结合率为 90%～96%。肾功能正常成年人的半衰期为 0.4～0.8 小时。部分原药代谢为具有活性的和失活的代谢物，迅速随尿排出的原形药物占 10%～21%。

【观察指标】观察有无过敏反应发生。

【用药宣教】

1. 发生过敏反应应立即停药，并给予适当处理，包括吸氧、静脉应用糖皮质激素等。

2. 哺乳期妇女使用时宜暂停哺乳。

四、青霉素类复方制剂（含β-内酰胺酶抑制剂）

阿莫西林克拉维酸

【类别】青霉素类。

【妊娠安全等级】B。

【作用机制】本品为青霉素类药物阿莫西林与β-内酰胺酶抑制剂克拉维酸的复方制剂。

【适应证】本品适用于敏感菌引起的各种感染，如上呼吸道感染：鼻窦炎、扁桃体炎、咽炎等。下呼吸道感染：急性支气管炎、慢性支气管炎急性发作、肺炎、肺脓肿和支气管合并感染等。泌尿系统感染：膀胱炎、尿道炎、肾盂肾炎、前列腺炎、盆腔炎、淋球菌尿路感染及软性下疳等。皮肤和软组织感染：疖、脓肿、蜂窝织炎、伤口感染、腹内脓毒症等。其他感染：中耳炎、骨髓炎、败血症、腹膜炎和手术后感染等。

【禁用与慎用】青霉素皮试阳性反应者、对本品及其他青霉素类药物过敏者及传染性单核细胞增多症患者禁用。

【给药途径和剂量】

1. 静脉滴注　成年人每次 1.2g，每日 3～4 次，疗程 10～14 日。取本品溶于 50～100ml 0.9%氯化钠注射液中，静脉滴注 30 分钟。

2. 口服

（1）成年人和体重≥40kg 儿童：口服，250～500mg（以阿莫西林计）/次，每 8 小时一次。

（2）体重≤40kg 儿童，口服，20～40mg/（kg · d），每 8 小时一次。

【配伍禁忌】与阿贝卡星、阿昔洛韦、氨溴索、丙泊酚中长链脂肪乳、长春西汀、参麦注射液、大观霉素、锝[^{99m}Tc]聚合白蛋白、低分子右旋糖酐、地贝卡星、多西环素、复方右旋糖酐 40、核糖霉素、红霉素、环丙沙星、金霉素、卡那霉素、卡那霉素 B、抗人 T 细胞兔免疫球蛋白、抗人淋巴细胞免疫球蛋白、狂犬病人免疫球蛋白、链霉素、氯化钾、氯霉素、奈替米星、脑蛋白水解物、帕珠沙星、哌拉西林他唑巴坦、破伤风人免疫球蛋白、葡萄糖、庆大霉素、庆大霉素甲氧苄啶、屈他维林、曲克芦丁脑蛋白水解物、人免疫球蛋白、人凝血酶原复合物、人凝血因子Ⅷ、人胎盘血白蛋白、人胎盘脂多糖、人纤维蛋白原、人血白蛋白、水解蛋白、四环素、胎盘脂多糖、碳酸氢钠、替加氟、天花粉蛋白、头孢地嗪、头孢呋辛、头孢拉定、头孢哌酮舒巴坦、土霉素、妥布霉素、维四高丝、西索米星、纤维蛋白原、小诺米星、新霉素、溴己新、血浆蛋白、亚胺培南西司他丁、依替米星、依托咪酯、乙酰半胱氨酸、乙型肝炎人免疫球蛋白、异帕米星、抑肽酶、右旋糖酐、右旋糖酐铁、鱼精蛋白、脂肪乳、脂肪乳氨基酸葡萄糖、中性低精蛋白锌胰岛素、重组人Ⅱ型肿瘤坏死因子受体-抗体融合蛋白、重组人凝血因子Ⅷ、紫霉素、组织胺人免疫球蛋白有配伍禁忌。

【不良反应】

1. 少数患者可见恶心、呕吐、腹泻等胃肠道反应，对症治疗后可继续给药。

2. 偶见荨麻疹和皮疹（尤易发生于传染性单核细胞增多症者），若发生，应停止使用本品，并对症治疗。

3. 可见过敏性休克、药物热和哮喘等。

4. 偶见血清氨基转移酶升高、嗜酸性粒细胞增多、白细胞减少及念珠菌或耐药菌引起的二重感染。

5. 文献报道个别患者注射部位出现静脉炎。

【相互作用】

1. 阿司匹林、吲哚美辛、保泰松、磺胺药可减少本品在肾小管的排泄，因而使本品的血药浓度升高，血消除半衰期（$t_{1/2\beta}$）延长，毒性也可能增加。

2. 与别嘌醇合用时，皮疹发生率显著增高，故应避免合用。

3. 本品不宜与双硫仑等乙醛脱氢酶抑制剂合用。

4. 本品与氯霉素合用于细菌性脑膜炎时，远期后遗症的发生率较两者单用时高。

5. 本品可刺激雌激素代谢或减少其肠肝循环，因此可降低口服避孕药的效果。

6. 氯霉素、红霉素、四环素类等抗生素和磺胺药等抑菌药可干扰本品的杀菌活性。

7. 氨基糖苷类抗生素在亚抑菌浓度时一般可增强本品对粪肠球菌的体外杀菌作用。

【药动学】本品对胃酸稳定，口服吸收良好，食物对本品的吸收无明显影响。空腹口服本品375mg（阿莫西林250mg和克拉维酸125mg），阿莫西林于1.5小时达血药峰浓度，约为5.6mg/L。血消除半衰期为1小时。8小时尿排出率为50%～78%。克拉维酸的药动学参数与单用时相同，正常人口服克拉维酸125mg后1小时达血药峰浓度，约为3.4mg/L。蛋白结合率为22%～30%。血消除半衰期为0.76～1.4小时，8小时尿排出率约为46%。两者口服的生物利用度分别为97%和75%。

【观察指标】长期或大剂量服用本品者，应定期检查肝、肾、造血系统功能和检测血清钾或钠。

【用药宣教】

1. 患者每次开始服用本品前，必须先进行青霉素皮试。

2. 口服时最好与牛乳或食物同服。

阿莫西林舒巴坦

【类别】青霉素类。

【妊娠安全等级】C。

【作用机制】本品为青霉素类药物氨苄西林与β-内酰胺酶抑制剂舒巴坦的复方制剂。

【抗菌谱】

1. *革兰阳性需氧微生物*　粪链球菌、葡萄球菌属（仅限β-内酰胺酶阴性菌株）、肺炎链球菌、链球菌属（仅限于甲型和乙型溶血性菌株）。

2. *革兰阴性需氧微生物*　大肠埃希菌（仅限于β-内酰胺酶阴性菌株）、流感嗜血杆菌（仅限于β-内酰胺酶阴性菌株）、淋球菌（仅限于β-内酰胺酶阴性菌株）、奇异变形杆菌（仅限于β-内酰胺酶阴性菌株）。

【适应证】用于产酶耐药菌引起的下列感染性疾病：上呼吸道感染，如耳、鼻、喉部感染，即中耳炎、窦炎、扁桃体炎和咽炎等；下呼吸道感染，如肺炎、急性支气管炎和慢性支气管炎急性发作、支气管扩张、脓胸、肺脓肿；泌尿生殖系统感染，如肾盂肾炎、膀胱炎和尿道炎等；皮肤及软组织感染，如蜂窝织炎、伤口感染、疖病、脓性皮炎和脓疱病；性病，如淋病等；盆腔感染，如妇科感染、产后感染等；口腔脓肿，如手术用药等；严重系统感染，如脑膜炎、细菌性心内膜炎、腹膜炎、骨髓炎、伤寒和副伤寒，可用于预防心内膜炎等。

【禁用与慎用】

1. 对青霉素类药物过敏者禁用。

2. 有哮喘、湿疹、花粉症、荨麻疹等过敏性疾病史者慎用。

【给药途径和剂量】

1. *剂量*　每次0.75g（阿莫西林0.5g、舒巴坦0.25g）～1.5g（阿莫西林1.0g、舒巴坦0.5g），每日3～4次。根据病情可增加剂量，但舒巴坦每日最大剂量不能超过4.0g。

2. *用法*　静脉滴注，用前用适量注射用水或0.9%氯化钠注射液溶解后，再加入0.9%氯化钠注射液100ml中静脉滴注，每次滴注时间不少于30～40分钟。

【配伍禁忌】与阿贝卡星、阿米卡星、胰岛素、奥硝唑、红霉素、磺胺二甲嘧啶钠、甲氧苄啶、庆大霉素、西索米星、小诺米星、依替米星、异帕米星、乙酰半胱氨酸、抑肽酶、参麦注射剂、大观霉素、地贝卡星、链霉素、氯霉素、紫霉素、复方磺胺甲噁唑、核糖霉素、磺胺甲噁唑、磺胺间甲氧嘧啶、磺胺嘧啶、甲氧苄啶、卡那霉素、卡那霉素B、四环素、奈替米星、哌拉西林他唑巴坦、头孢地嗪、头孢呋辛、头孢拉定、头孢哌酮舒巴坦、妥布霉素、亚胺培南西司他丁有配伍禁忌。

【不良反应】

1. *消化系统*　如腹泻、恶心、呕吐等。

2. *皮肤反应*　发红斑性斑丘疹损伤、荨麻疹等。

3. *过敏反应*　如皮疹、口唇肿胀和口腔黏膜溃烂等。

4. *其他*　一过性氨基转移酶升高等。

【相互作用】

1. 与丙磺舒、阿司匹林、吲哚美辛、磺胺药等合用可降低肾小管分泌阿莫西林，减少阿莫西林排泄，升高阿莫西林的血药浓度。

2. 与氯霉素、红霉素、四环素、磺胺类抗生素合用可影响青霉素的杀菌效果，不宜合用。

【观察指标】

1. 本品与其他青霉素类药物和头孢菌素类药物之间存在交叉过敏性。延长疗程时，应不定期检查肝肾功能和血常规。

2. 淋病患者初诊及治疗 3 个月后应进行梅毒检查。

【用药宣教】同“阿莫西林”。

氨苄西林舒巴坦

【类别】广谱青霉素与β-内酰胺酶抑制剂复方制剂。

【妊娠安全等级】B。

【作用机制】本品为青霉素类药物氨苄西林与β-内酰胺酶抑制剂舒巴坦的复方制剂。

【抗菌谱】对产β-内酰胺酶的流感嗜血杆菌、卡他莫拉菌、淋球菌、葡萄球菌属、大肠埃希菌、克雷伯菌属、奇异变形杆菌、脆弱拟杆菌、不动杆菌属、肠球菌属有效。本品不宜用于铜绿假单胞菌、枸橼酸杆菌、普罗威登斯菌、肠杆菌属、摩根菌属和沙雷菌属所致的感染。

【适应证】本品用于敏感菌所指的呼吸道、肝胆系统、泌尿系统、皮肤软组织感染，对需氧菌与厌氧菌混合感染，特别是腹腔感染和盆腔感染尤为适用。对于氨苄西林敏感菌所致的上述感染也同样有效。

【禁用与慎用】

1. 对青霉素类抗生素过敏者禁用。

2. 传染性单核细胞增多症、巨细胞病毒感染、淋巴细胞白血病、淋巴瘤等患者应用本品易发生皮疹，故不宜应用。

【给药途径和剂量】

1. 剂量

（1）成年人，每次 1.5～3g（包括氨苄西林和舒巴坦），每 6 小时 1 次。肌内注射每日剂量不超过 6g，静脉用药每日剂量不超过 12g（舒巴坦每日剂量最高不超过 4g）。

（2）儿童，按体重每日 100～200mg/kg，分次给药。

2. 给药方法　深部肌内注射、静脉注射或静脉滴注。将每次药量溶于 50～100ml 的适当稀释液中于 15～30 分钟静脉滴注。

【配伍禁忌】与 12 种复合维生素、阿贝卡星、阿米卡星、阿托品、丙硫硫胺、参麦注射液、大观霉素、地贝卡星、多巴胺、多西环素、多黏菌素 B、多黏菌素 E 甲磺酸钠、二羟丙茶碱、夫西地酸、呋喃硫胺、复方磺胺甲噁唑、复方水溶性维生素、红霉素、间羟胺、金霉素、精氨酸、肼屈嗪、卡那霉素、卡那霉素 B、抗人 T 淋巴细胞免疫球蛋白、抗人T细胞兔免疫球蛋白、抗人淋巴细胞免疫球蛋白、克林霉素、狂犬病人免疫球蛋白、链霉素、林可霉素、氯化钙、氯化钾、氯霉素、奈替米星、哌拉西林他唑巴坦、破伤风人免疫球蛋白、葡萄糖、葡萄糖酸钙、羟丁酸钠、羟钴胺、羟喜树碱、氢化可的松、清开灵注射液、庆大霉素、庆大霉素甲氧苄啶、人免疫球蛋白、人凝血因子Ⅷ、人胎盘血白蛋白、人胎盘脂多糖、人纤维蛋白原、人血白蛋白、肾上腺素、水解蛋白、四环素、胎盘脂多糖、替加环素、头孢地嗪、头孢呋辛、头孢拉定、头孢哌酮舒巴坦、土霉素、妥布霉素、维生素 B_1、维生素 B_{12}、维生素 B_2、维生素 B_6、维生素 C、西索米星、纤维蛋白原、腺苷钴胺、腺嘌呤、硝酸硫胺、小诺米星、新霉素、新生霉素、亚胺培南西司他丁、亚甲蓝、叶酸、依替米星、胰岛素、乙酰半胱氨酸、乙型肝炎人免疫球蛋白、异帕米星、抑肽酶、茵栀黄注射液、右旋糖酐、重组人凝血因子Ⅷ、紫霉素、组织胺人免疫球蛋白有配伍禁忌。

【不良反应】常见注射部位疼痛、腹泻、恶心、皮疹。偶见血清氨基转移酶一过性增高。极个别病例发生剥脱性皮炎、过敏性休克。

【相互作用】

1. 与氯霉素合用时，在体外对流感嗜血杆菌的抗菌作用影响不一，氯霉素在高浓度（5～10mg/L）时对本品无拮抗作用，在低浓度（1～2mg/L）时可使氨苄西林的杀菌作用减弱。氨苄西林在体外对金黄色葡萄球菌的抗菌作用可为林可霉素所抑制。对大肠埃希菌、变形杆菌和肠杆菌属的体外抗菌作用可被卡那霉素加强。庆大霉素可加速氨苄西林对 B 族链球菌的体外杀菌作用。

2. 本品可加强华法林的作用。

3. 别嘌醇与本品合用时，皮疹发生率显著增高，尤其多见于高尿酸血症，故应避免与别嘌醇合用。

4. 氯霉素与本品合用于细菌性脑膜炎时，远期后遗症的发生率较两者单用时为高。

【药动学】静脉注射氨苄西林 2g 和舒巴坦 1g 后血药峰浓度分别为 109～150mg/L 和 44～88mg/L。肌内注射氨苄西林 1g 和舒巴坦 0.5g 后血药峰浓度分别为 8～37mg/L 和 6～24mg/L。两者的血消除半衰期均为1小时左右。给药后8小时两者75%～85%以原形经尿排出。氨苄西林蛋白结合率为28%，舒巴坦为38%。两者在组织体液中分布良好，均可通过有炎症的脑脊髓膜。

【用药宣教】同“阿莫西林”。

美洛西林舒巴坦

【类别】青霉素类。

【妊娠安全等级】B。

【作用机制】本品为青霉素类药物美洛西林与β-内酰胺酶抑制剂舒巴坦的复方制剂。

【抗菌谱】本品对不动杆菌属、粪产碱杆菌、黏质沙雷菌、产气杆菌、阴沟杆菌、枸橼酸杆菌、志贺菌属、铜绿假单胞菌、肠杆菌、奇异变形杆菌、普通变形杆菌、摩根菌、克雷伯菌属、流感嗜血杆菌、副流感嗜血杆菌、奈瑟菌属、肺炎链球菌、消化球菌属、消化链球菌属、梭菌属、梭杆菌属、多形杆菌属等有抗菌作用。

【适应证】用于产酶耐药菌引起的中、重度感染性疾病。

【禁用与慎用】对青霉素类药物或舒巴坦过敏者禁用。

【给药途径和剂量】

1. *剂量*　每次2.5～5.0g（美洛西林2.0～4.0g、舒巴坦0.5～1.0g），每8小时或12小时1次，疗程7～14天。

2. *用法*　静脉滴注，用前用适量灭菌注射用水或0.9%氯化钠注射液溶解后，再加入0.9%氯化钠注射液或5%葡萄糖氯化钠注射液或5%～10%葡萄糖注射液100ml中静脉滴注，每次滴注时间为30～50分钟。

【配伍禁忌】与阿贝卡星、阿米卡星、氨茶碱、参麦注射液、大观霉素、地贝卡星、核糖霉素、卡那霉素、卡那霉素B、链霉素、硫酸紫霉素、氯化钾、奈替米星、哌拉西林他唑巴坦、庆大霉素、头孢地嗪、头孢呋辛、头孢拉定、头孢哌酮舒巴坦、妥布霉素、西索米星、小诺米星、新霉素、亚胺培南西司他丁钠、依替米星、乙酰半胱氨酸、异帕米星、抑肽酶、紫霉素有配伍禁忌。

【不良反应】

1. *消化系统*　如腹泻、恶心、呕吐等。

2. *过敏反应*　通常为皮肤反应（如皮疹、瘙痒）。

3. *血液系统*　用高剂量本品时罕见血小板功能紊乱，如出血时间延长、紫癜或黏膜出血，通常仅见于严重肾功能不全患者中。

4. *中枢神经系统*　高剂量静脉注青霉素类药物，因脑脊液中药物浓度过高，可能出现焦虑、肌肉痉挛及惊厥等。

5. *局部反应*　注射部位罕见血栓性静脉炎或疼痛。

【相互作用】丙磺舒可抑制本品的肾排泄。

【观察指标】

1. 延长疗程时，应不定期检查肝、肾功能和血常规。

2. 淋病患者初诊及治疗3个月后应进行梅毒检查。

【用药宣教】同“阿莫西林”。

哌拉西林舒巴坦

【类别】广谱青霉素。

【妊娠安全等级】B。

【作用机制】本品为青霉素类药物哌拉西林与β-内酰胺酶抑制剂舒巴坦的复方制剂。

【抗菌谱】本品对下列细菌有抗菌作用。

1. *革兰阴性菌*　①大多数质粒介导的产和不产β-内酰胺酶的下列细菌：大肠埃希菌、克雷伯菌属（催产克雷伯菌、肺炎克雷伯菌）、变形杆菌属（奇异变形杆菌、普通变形杆菌）、沙门菌属、志贺菌属、淋球菌、脑膜炎球菌、摩根杆菌属、嗜血杆菌属（流感和副流感嗜血杆菌）、多杀巴斯德菌、耶尔森菌属、弯曲菌属、阴道加特纳菌。②染色体介导的产和不产β-内酰胺酶的下列细菌：弗劳地枸橼酸菌、产异枸橼酸菌、普罗威登斯菌属、摩根杆菌、沙雷菌属（黏质沙雷菌、液压沙雷菌）、铜绿假单胞菌和其他假单胞菌属（洋葱假单胞菌、荧光假单胞菌）、嗜麦芽假单胞菌、不动杆菌属。

2. *革兰阳性菌*　产和不产β-内酰胺酶的下列细菌：链球菌属（肺炎链球菌、酿脓链球菌、牛链球菌、无乳链球菌、绿色链球菌、C族和G族链球菌）、肠球菌属（粪肠球菌、屎肠球菌）、金黄色葡萄球菌（不包括MRSA）、腐生葡萄球菌、表皮葡萄球菌（凝固酶阴性葡萄球菌）、棒状杆菌属、单核细胞增多性李斯特菌、诺卡菌属。

3. *厌氧菌*　产和不产β-内酰胺酶的下列细菌：拟杆菌属（二路拟杆菌、二向拟杆菌、多毛拟杆菌、产黑色素拟杆菌、口腔拟杆菌）、脆弱拟杆菌属（脆弱拟杆菌、普通拟杆菌、卵圆拟杆菌、多形拟杆菌、单形拟杆菌、不解糖拟杆菌）、消化链球菌属、梭状芽孢杆菌属（艰难梭菌、产气荚膜杆菌）、韦荣球菌属、放线菌属。

【适应证】用于哌拉西林、对本品敏感的产β-内酰胺酶致病菌引起的中重度感染，如呼吸系统感染，包括急性支气管炎、肺炎、慢性支气管炎急性发作、支气管扩张合并感染等；泌尿系统感染，包括单纯型泌尿系统感染和复杂型泌尿系统感染等。

【禁用与慎用】对青霉素类、头孢类或β-内酰胺酶抑制剂过敏或对上述药物有过敏史者禁用。

【给药途径和剂量】

1. *剂量*　成年人每次2.5～5g，每12小时1次。严重或难治性感染，每8小时1次。肾功能不全的患者酌情调整剂量。

2. *用法*　本品仅供静脉滴注。使用前先将本品溶于适量5%葡萄糖注射液、0.9%氯化钠注射液，然后再用同一溶媒稀释至50～100ml后静脉滴注，输注时间为30～60分钟。

【配伍禁忌】与阿贝卡星、阿米卡星、奥硝唑、大观霉素、地贝卡星、核糖霉素、卡那霉素、卡那霉素B、链霉素、氯化钾、奈替米星、哌拉西林他唑巴坦、庆大霉素、庆大霉素甲氧苄啶、参麦注射液、碳酸氢钠、头孢地嗪、头孢呋辛、头孢拉定、头孢哌酮舒巴坦、妥布霉素、西索米星、小诺米星、亚胺培南西司他丁、依替米星、乙酰半胱氨酸、异帕米星、抑肽酶、紫霉素等有配伍禁忌。

【不良反应】

1. *消化系统*　与其他抗生素一样。使用本品可出现腹泻、稀便，偶见恶心、呕吐、胃肠胀气。假膜性肠炎罕见。

2. *皮肤反应*　可引起皮疹、皮肤瘙痒。

3. *局部反应*　可引起注射部位局部刺激反应、疼痛、静脉炎、血栓性静脉炎、水肿等。

【相互作用】

1. 本品与丙磺舒联合应用，可降低本品的肾清除率使半衰期延长。

2. 本品与妥布霉素同时使用，可使妥布霉素的曲线下面积、肾清除率减少。

3. 与非极性肌松剂维库溴铵同时应用时，可延长维库溴铵的神经肌肉阻滞作用。

【药动学】哌拉西林与舒巴坦广泛分布于各组织及体液中，包括肺、胃肠道黏膜、胆囊、阑尾、子宫、卵巢、输卵管、皮肤、脑脊液和其他组织及体液中。使用本品后，8小时内47.54%～85.46%的哌拉西林以原形从尿中排出，两种成分在体内的分布、代谢、排泄基本保持同步性。哌拉西林和舒巴坦单独给药与联合给药后主要药动学参数均无明显变化。

【观察指标】与肝素、口服抗凝药和可能影响凝血系统、血小板功能的其他药物同时使用期间，应定期监测凝血指标。

【用药宣教】使用前应进行青霉素皮试，皮试阴性也不能代表使用过程中不会出现过敏反应。

哌拉西林他唑巴坦

【类别】广谱青霉素。

【妊娠安全等级】B。

【作用机制】本品为青霉素类药物哌拉西林与β-内酰胺酶抑制剂他唑巴坦的复方制剂。

【抗菌谱】本品对下列细菌有抗菌作用。

1. *革兰阴性菌*　包括大多数质粒介导的产和不产β-内酰胺酶的下列细菌：大肠埃希菌、克雷伯菌属（催产克雷伯菌、肺炎克雷伯菌）、变形杆菌属（奇异变形杆菌、普通变形杆菌）、沙门菌属、志贺菌属、淋球菌、脑膜炎球菌、摩根杆菌属、嗜血杆菌属（流感和副流感嗜血杆菌）、多杀巴斯德菌、耶尔森菌属、弯曲菌属、阴道加特纳菌。染色体介导的产和不产β-内酰胺酶的下列细菌：弗劳地枸橼酸菌、产异枸橼酸菌、普罗威登斯菌属、摩根杆菌、沙雷菌属（黏质沙雷菌、液压沙雷菌）、铜绿假单胞菌和其他假单胞菌属（洋葱假单胞菌、荧光假单胞菌、嗜麦芽假单胞菌）、不动杆菌属。

2. *革兰阳性菌*　包括产和不产β-内酰胺酶的下列细菌：链球菌属（肺炎链球菌、生脓链球菌、牛链球菌、无乳链球菌、绿色链球菌、C族和G族链球菌）、肠球菌属（粪肠球菌）、金黄色葡萄球菌（不包括MRSA）、腐生葡萄球菌、表皮葡萄球菌（凝固酶阴性葡萄球菌）、棒状杆菌属、单核细胞增多性李斯特菌、诺卡菌属。

3. *厌氧菌*　包括产和不产β-内酰胺酶的下列细菌：拟杆菌属（二路拟杆菌、二向拟杆菌、多毛拟杆菌、产黑色素拟杆菌、口腔拟杆菌）、脆弱拟杆菌属（脆弱拟杆菌、普通拟杆菌、卵圆拟杆菌、多形拟杆菌、单形拟杆菌、不解糖拟杆菌）、消化链球菌属、梭状芽孢杆菌属（艰难梭菌、产气荚膜杆菌）、韦荣球菌属、放线菌属。

【适应证】本品适用于对哌拉西林耐药，但对哌拉西林他唑巴坦敏感的产β-内酰胺酶细菌引起的中、重度感染。

【禁用与慎用】对青霉素类、头孢类抗生素或β-内酰胺酶抑制剂过敏者禁用。

【给药途径和剂量】

1. 剂量

（1）肾功能正常（Ccr＞90ml/min）的成年人及 12 岁以上儿童每次 3.375g，静脉滴注，每 6 小时 1 次。治疗医院获得性肺炎时，剂量为 4.55g，每 6 小时 1 次，同时合并使用氨基糖苷类药物；如果未分离出铜绿假单胞菌，可根据感染程度及病情考虑停用氨基糖苷类药物。

（2）肾功能不全的患者，推荐的用量见表 7-1。

表 7-1　对肾功能不全的患者的推荐用量表

Ccr（ml/min）	推荐用量
40～90	每次 3.375g，每 6 小时 1 次，1 日总量 12g/1.5g
20～40	每次 2.25g，每 6 小时 1 次，1 日总量 8g/1.0g
＜20	每次 2.25g，每 8 小时 1 次，1 日总量 6g/0.75g

（3）对于血液透析患者，1 次最大剂量为 2.25g，每 8 小时 1 次，并在每次血液透析后可追加 0.75g。

2. 用法　将本品用 20ml 稀释液（0.9%氯化钠注射液或灭菌注射用水）充分溶解后，立即加入 250ml 液体（5%葡萄糖注射液或 0.9%氯化钠注射液）中静脉滴注，每次至少 30 分钟，疗程为 7～10 天。治疗医院获得性肺炎疗程为 7～14 天，并可根据病情及细菌学检查结果进行调整。

【配伍禁忌】与阿贝卡星、阿洛西林、阿米卡星、阿莫西林、阿莫西林氟氯西林、阿莫西林克拉维酸钾、阿莫西林舒巴坦、阿奇霉素、阿昔洛韦、氨苄西林、氨苄西林氯唑西林、氨苄西林舒巴坦、氨丁三醇、氨曲南、奥硝唑、苯唑西林、比阿培南、苄星青霉素、丙氯拉嗪、博来霉素、茶苯海明、重组人凝血因子Ⅷ、达卡巴嗪、达托霉素、大观霉素、多巴酚丁胺、多柔比星、多西环素、厄他培南、放线菌素 D、夫西地酸、呋布西林、伏立康唑、氟罗沙星、氟氯西林、氟氯西林阿莫西林、氟哌啶醇、氟哌利多、氟氧头孢、复方磺胺甲噁唑、更昔洛韦、核糖霉素、红霉素、琥乙红霉素、环丙沙星、磺胺二甲嘧啶、磺胺嘧啶、磺苄西林、吉他霉素、加替沙星、甲砜霉素、甲砜霉素甘氨酸酯、甲硝唑、甲氧苄啶、卡泊芬净、卡那霉素、卡那霉素 B、抗人 T 淋巴细胞免疫球蛋白、抗人 T 细胞兔免疫球蛋白、抗人淋巴细胞免疫球蛋白、克林霉素、狂犬病人免疫球蛋白、奎宁、拉氧头孢、利奈唑胺、链霉素、链佐星、两性霉素 B、林可霉素、磷霉素、洛美沙星、氯丙嗪、氯霉素、美罗培南、美洛西林、美洛西林钠舒巴坦、咪康唑、米诺环素、米托蒽醌、纳布啡、奈替米星、萘夫西林、黏菌素、诺氟沙星、帕尼培南倍他米隆、帕珠沙星、哌拉西林舒巴坦、泮托拉唑、培氟沙星、平阳霉素、破伤风人免疫球蛋白、普鲁卡因青霉素、羟嗪、青霉素、庆大霉素、庆大霉素甲氧苄啶、去甲万古霉素、人免疫球蛋白、人凝血酶原复合物、人凝血因子Ⅷ、人胎盘血白蛋白、人胎盘脂多糖、人纤维蛋白原、人血白蛋白、柔红霉素、参麦注射液、舒巴坦、水解蛋白、顺阿曲库铵、顺铂、丝裂霉素、四环素、胎盘脂多糖、碳酸氢钠、替加环素、替卡西林克拉维酸钾、替考拉宁、替硝唑、头孢地嗪、头孢呋辛、头孢甲肟、头孢克肟、头孢拉定、头孢硫脒、头孢美唑、头孢孟多酯钠、头孢米诺、头孢尼西、头孢哌酮、头孢哌酮他唑巴坦、头孢匹胺、头孢匹罗、头孢曲松、头孢曲松舒巴坦、头孢曲松他唑巴坦、头孢噻吩、头孢噻利、头孢噻肟、头孢噻肟舒巴坦、头孢他啶、头孢他啶他唑巴坦、头孢替安、头孢替唑、头孢西丁、头孢西酮、头孢唑林、头孢唑肟、妥布霉素、万古霉素、维生素 B_1、西索米星、纤维蛋白原、硝酸硫胺、小诺米星、新霉素、亚胺培南西司他丁、氧氟沙星、伊达比星、依诺沙星、依替米星、乙酰半胱氨酸、异丙嗪、抑肽酶、组织胺人免疫球蛋白、左氧氟沙星等有配伍禁忌。

【不良反应】本品不良反应包括过敏反应、中毒性表皮坏死松解症、史-约综合征、急性肝炎、肝坏死、黄疸、急性肾功能不全、间质性肾炎、全血细胞减少、无颗粒细胞症、血小板减少、溶血性贫血、假膜性小肠结肠炎、间质性肺炎、横纹肌溶解症、维生素 K 缺乏、维生素 B 缺乏。

【相互作用】

1. 本品与庆大霉素联合对粪肠球菌无协同作用。和某些头孢菌素联合也可对大肠埃希菌、铜绿假单胞菌、克雷伯菌和变形杆菌属的某些敏感菌株产生协同作用。

2. 体外试验中，本品与氨基糖苷类药物合用，可以灭活氨基糖苷类药物。当本品与妥布霉素合用时，可能使妥布霉素失活，使妥布霉素的药时曲线下面积、肾脏清除率及尿中排泄将分别下降 11%、32%和 38%。

3. 本品与丙磺舒合用，可以使哌拉西林半衰期延长 21%、他唑巴坦半衰期延长 71%。

【药动学】本品静脉滴注后，血浆中哌拉西林和他唑巴坦浓度很快达到峰值。滴注 30 分钟后，血浆哌拉西林浓度与给予同剂量哌拉西林的血药浓度相等，静脉滴注 2.25g、3.375g 及 4.5g 哌拉西林钠他唑巴坦钠 30 分钟时，血浆哌拉西林峰浓度分别为 134 mg/L、242 mg/L 和 298mg/L，他唑巴坦峰浓度分别为 15 mg/L、24 mg/L、24mg/L。

【观察指标】

1. 皮下注射肝素、口服抗凝药物或其他可能影响血液凝固与血小板功能的药物时，应考虑监测凝血功能。

2. 如发生过敏反应，应立即停药。如果有必要，应采用急救措施，包括吸氧、静脉注射抗组胺药及肾上腺素、气管插管等。

【用药宣教】使用前应进行青霉素皮试，皮试阴性也不能代表使用过程中不会出现过敏反应。

五、第一代头孢菌素

头孢氨苄

【类别】第一代头孢菌素。

【妊娠安全等级】B。

【作用机制】本品能抑制细胞壁的合成，使细胞内容物膨胀至破裂溶解，从而起到杀菌作用。

【抗菌谱】除肠球菌属、耐甲氧西林葡萄球菌外，肺炎链球菌、溶血性链球菌、产或不产青霉素酶葡萄球菌的大部分菌株对本品敏感。本品对奈瑟菌属有较好抗菌作用，但流感嗜血杆菌对本品的敏感性较差；本品对部分大肠埃希菌、奇异变形杆菌、沙门菌和志贺菌有一定抗菌作用。其余肠杆菌科细菌、不动杆菌、铜绿假单胞菌、脆弱拟杆菌均对本品呈现耐药。梭杆菌属和韦荣球菌一般对本品敏感，厌氧革兰阳性球菌对本品中度敏感。

【适应证】用于敏感细菌所致的急性扁桃体炎、咽峡炎、中耳炎、鼻窦炎、支气管炎、肺炎等呼吸道感染及尿路感染、皮肤软组织感染等。

【禁用与慎用】对头孢菌素过敏者及有青霉素过敏性休克或即刻反应史者禁用。

【给药途径和剂量】

1. 成年人　口服每次 0.25～0.5g，每 6 小时 1 次；或服用缓释制剂 1～2g，每 12 小时 1 次。

2. 儿童　口服 25～50mg/（kg · d），3～4 次分服。体重 20kg 以上的儿童剂量与成年人相同。

【不良反应】

1. 恶心、呕吐、腹泻和腹部不适较为多见。

2. 皮疹、药物热等过敏反应。

3. 头晕、复视、耳鸣、抽搐等神经系统反应。

4. 应用本品期间偶可出现一过性肾损害。

5. 偶有患者出现血清氨基转移酶升高、Coombs 试验阳性。溶血性贫血罕见，中性粒细胞减少和假膜性结肠炎也有报道。

【相互作用】

1. 与考来烯胺（消胆胺）合用时，可使头孢氨苄的平均血药峰浓度降低。

2. 丙磺舒可延迟本品的肾排泄，也有报道认为丙磺舒可增加本品在胆汁中的排泄。

【药动学】本品吸收良好，空腹口服本品 0.5g 后 1 小时达血药峰浓度，平均为 18mg/L。餐后服药延长吸收并降低血药峰浓度，但吸收量不减。本品的吸收在幼儿乳糜泻和小肠憩室患者中可增加，在克罗恩病和肺囊性纤维化患者中可延缓和减少。老年人胃肠道吸收虽无减少，但血药浓度维持较年轻人为久。本品消除半衰期为 0.6～1.0 小时，加服丙磺舒可提高血药浓度，半衰期可延长至 1.8 小时；肾衰竭时半衰期可延长至 5～30 小时；新生儿中半衰期为 6.3 小时。本品吸收后广泛分布于各组织体液中，每 6 小时口服 0.5g 后痰液中平均浓度为 0.32mg/L，脓性痰液中浓度较高。脓液药物浓度与血药浓度基本相等，关节腔渗出液中药物浓度为血药浓度的 50%。

【观察指标】

1. 如发生过敏反应，应立即停药。如果有必要，应采用急救措施，包括吸氧、静脉注射抗组胺药及肾上腺素、气管插管等。

2. 治疗过程中可能选择出耐药菌并大量繁殖，长程疗法时尤甚。仔细观察患者病情变化十分重要，如发生二重感染应采取适当措施。

【用药宣教】

1. 用药期间及用药后 1 周内应避免饮酒、口服或静脉输入含乙醇的药物。

2. 用药期间如出现不明原因的腹泻，应立即报告医师，需排除艰难梭菌感染。

头孢拉定

【类别】第一代头孢菌素。

【妊娠安全等级】B。

【作用机制】同“头孢氨苄”。

【适应证】用于敏感菌所致的急性咽炎、扁桃体炎、中耳炎、支气管炎和肺炎等呼吸道感染及泌尿生殖道感染、皮肤软组织感染等。

【禁用与慎用】

1. 对头孢菌素过敏者及有青霉素过敏性休克

或即刻反应史者禁用。

2. 本品可能导致血尿，儿童是发病的易感人群，应慎用。

3. 因本品可透过血-胎盘屏障进入胎儿血液循环，孕妇只有明确需要时方可使用。

4. 本品可少量进入乳汁，虽至今尚无哺乳期妇女应用本品发生问题的报道，但应用时仍须权衡利弊。

【给药途径和剂量】

1. 成年人 一般口服 1～2g/d，3～4 次分服，必要时日剂量可加至 4g。深部肌内注射、缓慢静脉注射（3～5 分钟）、静脉滴注时，可给予 2～4g/d，4 次分用。最高可加至 8g/d。围术期给药一般于术前半小时肌内注射或静脉注射 1～2g，术中必要时可适当加用 1 次。

2. 儿童 可给予 25～50mg/（kg·d），3～4 次分服。

【配伍禁忌】与 B 族维生素、阿贝卡星、阿洛西林、阿米卡星、阿莫西林、阿莫西林氟氯西林、阿莫西林克拉维酸、阿莫西林舒巴坦、阿奇霉素、氨苄西林、氨苄西林氯唑西林、氨苄西林舒巴坦、氨氯西林、氨曲南、奥硝唑、苯妥英钠、苯唑西林、比阿培南、苄星青霉素、表柔比星、丙硫硫胺、博安霉素、博来霉素、长春西汀、达托霉素、大观霉素、丹参注射液、地贝卡星、多柔比星、多西环素、多黏菌素 B、多黏菌素 E 甲磺酸钠、莪术油、厄他培南、二丁酰环磷腺苷钙、放线菌素 D、酚磺乙胺、夫西地酸、呋布西林、呋喃硫胺、伏立康唑、氟康唑、氟罗沙星、氟氯西林、氟氯西林阿莫西林、氟氧头孢、复方磺胺甲噁唑、复方氯化钠、复方腺嘌呤、肝素钙、谷氨酸钙、核糖霉素、红霉素、环丙沙星、磺胺二甲嘧啶、磺胺嘧啶、磺苄西林、吉他霉素、加替沙星、甲砜霉素、甲硝唑、甲氧苄啶、间羟胺、卡泊芬净、卡那霉素、卡那霉素 B、克林霉素、奎宁、拉氧头孢、利奈唑胺、链霉素、两性霉素 B 脂质体、林可霉素、磷霉素、洛美沙星、氯化钙、氯化钙溴化钠、氯化钾、氯霉素、氯唑西林、美罗培南、美洛西林、美洛西林舒巴坦、门冬氨酸钙、莫西沙星、木糖醇、钠钾镁钙葡萄糖、奈替米星、萘夫西林、黏菌素、诺氟沙星、帕尼培南倍他米隆、帕珠沙星、哌拉西林、哌拉西林他唑巴坦、培氟沙星、平阳霉素、葡萄糖酸钙、普鲁卡因青霉素、羟钴胺、青霉素、清开灵注射液、庆大霉素、去甲万古霉素、柔红霉素、乳酸钙、乳酸林格、参麦注射液、丝裂霉素、四环素、羧苄西林、替加环素、替卡西林克拉维酸钾、替考拉宁、替硝唑、头孢吡肟、头孢地嗪、头孢呋辛、头孢甲肟、头孢克肟、头孢硫脒、头孢美唑、头孢孟多酯钠、头孢米诺、头孢尼西、头孢哌酮、头孢哌酮舒巴坦、头孢匹胺、头孢匹罗、头孢曲松、头孢曲松他唑巴坦、头孢噻吩、头孢噻利、头孢噻肟、头孢噻肟舒巴坦、头孢他啶、头孢替安、头孢替唑、头孢西丁、头孢西酮、头孢唑林、头孢唑肟、妥布霉素、万古霉素、西索米星、腺苷钴胺、腺嘌呤、硝酸硫胺、小诺米星、新霉素、溴化钙、溴己新、亚胺培南西司他丁、亚锡葡萄糖酸钙、亚叶酸钙、叶酸、依地酸钙钠、依诺沙星、依替米星、乙酰半胱氨酸、异帕米星、银杏叶注射液、紫霉素、左亚叶酸钙、左氧氟沙星等有配伍禁忌。

【不良反应】

1. 本品不良反应较轻，发生率也较低，约 6%。

2. 恶心、呕吐、腹泻、上腹部不适等胃肠道反应较为常见。

3. 药疹发生率为 1%～3%。

4. 个别患者可见假膜性小肠结肠炎、嗜酸性粒细胞增多、直接 Coombs 试验假阳性反应、周围血象白细胞及中性粒细胞减少等。

5. 少数患者可出现暂时性血尿素氮升高，血清氨基转移酶、血清碱性磷酸酶一过性升高。

6. 本品肌内注射疼痛明显，静脉注射后有发生静脉炎的报道。

7. 国内上市后报道，使用本品可能导致血尿，另曾有极少病例使用本品出现精神异常、听力减退、Ⅳ型超敏反应、过敏性休克、排尿困难、药物性溶血、心律失常等罕见不良反应。

【相互作用】

1. 呋塞米、依他尼酸、布美他尼等强效利尿药，卡莫司汀、链佐星等抗肿瘤药，保泰松及糖肽类抗生素和氨基糖苷类抗生素等与本品合用有增加肾毒性的可能。

2. 本品可延缓苯妥英钠在肾小管的排泄。

3. 丙磺舒可延迟本品肾排泄。

4. 与美西林合用，对大肠埃希菌、沙门菌属等革兰阴性杆菌具协同作用。

【药动学】口服本品后吸收迅速而完全。食物可延缓吸收，但其吸收总量并无明显改变。口服本品 0.25g、0.5g 和 1.0g 后 1 小时，其血药峰值分别达到 9μg/ml、17μg/ml 和 24μg/ml。肌内注射 0.5g

和 1.0g 后 1～2 小时，其血药峰值分别为 6μg/ml 和 14μg/ml。蛋白结合率仅达 6%～20%。半衰期约为 1 小时，肾衰竭者可见延长。本品分布虽广，但进入脑脊液中的药物达不到有效治疗浓度。本品可透过胎盘进入胎儿循环中，仅小量分泌进入乳汁。本品以原形随尿排出，6 小时内可排出口服剂量的 90%、肌内注射剂量的 60%～80%。

【观察指标】

1. 如发生过敏反应，应立即停药。如果有必要，应采用急救措施，包括吸氧、静脉注射抗组胺药及肾上腺素、气管插管等。

2. 治疗过程中可能选择出耐药菌并大量繁殖，长程疗法时尤甚。仔细观察患者病情变化十分重要，如发生二重感染应采取适当措施。

3. 儿童易发生血尿，如发生应立即停药。

【用药宣教】同“头孢氨苄”。

头孢唑林

【类别】第一代头孢菌素。

【妊娠安全等级】B。

【作用机制】同头孢氨苄。

【抗菌谱】除肠球菌属、耐甲氧西林葡萄球菌属外，本品对其他革兰阳性球菌均有良好抗菌活性，肺炎链球菌和溶血性链球菌对本品高度敏感。白喉杆菌、炭疽杆菌、李斯特菌和梭状芽孢杆菌对本品也甚敏感。本品对部分大肠埃希菌、奇异变形杆菌和肺炎克雷伯菌具有良好抗菌活性，但对金黄色葡萄球菌的抗菌作用较差。伤寒沙门菌、志贺菌属和奈瑟菌属对本品敏感，其他肠杆菌科细菌、不动杆菌和铜绿假单胞菌耐药。产酶淋球菌对本品耐药；流感嗜血杆菌仅中度敏感。革兰阳性厌氧菌和某些革兰阴性厌氧菌对本品多敏感。脆弱拟杆菌耐药。

【适应证】用于治疗敏感菌引起的败血症、细菌性心内膜炎、支气管炎、肺炎、肺脓肿、腹膜炎，泌尿生殖系统感染，妇产科感染，皮肤、软组织感染，骨、关节感染，创伤及术后感染，胆道感染，以及围术期预防用药。

【禁用与慎用】

1. 对头孢菌素过敏者及有青霉素过敏性休克或即刻反应史者禁用本品。

2. 本品乳汁中含量低，但哺乳期妇女用药时仍宜暂停哺乳。

3. 早产儿及 1 个月以下的新生儿不推荐应用本品。

4. 过敏体质者慎用。

【给药途径和剂量】

1. 剂量

（1）成年人，每次 0.5g～1.0g，6～12 小时 1 次；日最高剂量可达 6g；国外报道，对危及生命的严重感染，日用量可高达 12g。

（2）年龄＞1 个月的儿童，可用 25～50mg/（kg•d），分次给予；严重感染可用 100mg/（kg•d）。体重＜2kg 的新生儿，给予 40mg/（kg•d），分 2 次给予；体重＞2kg 者中 0～7 日龄，给予 40mg/（kg•d），＞7 日龄者 60mg/（kg•d），分 2～3 次给予。

（3）肾功能不全患者：Ccr≥55ml/min 时，在给予 1 次负荷剂量后，可继续使用常用量，Ccr 为 35～54ml/min 时，给予常用量，但至少应间隔 8 小时；Ccr 为 11～34ml/min 时，用量减半，间隔时间为 12 小时；Ccr≤10ml/min 时，用量减半，间隔 18～24 小时。

2. 用法

（1）肌内注射：临用前，加适量灭菌注射用水或 0.9%氯化钠注射液（或 0.45%氯化钠注射液）分散溶解，摇匀，直至全溶后使用。

（2）静脉注射：临用前，加灭菌注射用水 5～10ml 完全溶解后，3～5 分钟静脉缓慢注射。

（3）静脉滴注：临用前，加灭菌注射用水 5～10ml 完全溶解后，再用 0.9%氯化钠注射液（或 0.45%氯化钠注射液）或 5%葡萄糖注射液或 10%葡萄糖注射液或林格注射液 50～100ml 稀释后静脉滴注，4 小时内滴完。

本品经溶解或稀释后，溶液在室温下 24 小时，或冰箱储藏（4℃）10 天稳定。溶液的颜色应为淡黄色至黄色之间，没有药效变化。

（4）本品用于预防外科手术后感染时，一般为术前 0.5～1 小时肌内注射或静脉给药 1g，手术时间超过 2 小时者术中加用 0.5～1g，术后每 6～8 小时 0.5～1g，至手术后 24 小时。

肾功能不全患者需要调整剂量。

【配伍禁忌】与 12 种复合维生素、阿贝卡星、阿米卡星、阿昔洛韦、氨茶碱、奥硝唑、苯巴比妥、苯海拉明、苯妥英钠、表柔比星、丙硫硫胺、丙氯拉嗪、参麦注射液、茶苯海明、穿琥宁、大观霉素、地贝卡星、多柔比星、多黏菌素 B、多黏菌素 E 甲磺酸钠、法莫替丁、酚磺乙胺、粉尘螨制剂、呋喃硫胺、复方氨林巴比妥、复方三维 B、复方水溶性维生素、核糖霉素、红霉素、磺胺异噁唑、甲氧西林、间羟胺、金霉素、卡那霉素、卡那霉素B、克林霉素、雷尼替丁、利多卡因、链霉素、林可霉素、硫喷妥钠、罗库溴铵、氯苯那敏、氯化钙、氯化钾、氯马斯汀、奈替米星、尼扎替丁、哌甲酯、哌拉西林他唑巴坦、葡庚糖酸钙、葡萄糖酸钙、羟钴胺、羟嗪、青霉素、氢化可的松、清开灵注射液、庆大霉素、曲吡那敏、曲美苄胺、去甲肾上腺素、柔红霉素、赛克力嗪、水解蛋白、司可巴比妥、四环素、头孢地嗪、头孢呋辛、头孢拉定、头孢哌酮舒巴坦、头孢西丁、土霉素、妥布霉素、维生素B_1、维生素B_{12}、维生素B_6、维生素C、戊巴比妥、西咪替丁、西索米星、腺苷钴胺、硝酸硫胺、小诺米星、新霉素、溴苯那敏、溴己新、亚胺培南西司他丁、叶酸、依替米星、乙酰半胱氨酸、异丙嗪、异帕米星、异戊巴比妥、长春西汀、紫霉素、组织胺人免疫球蛋白有配伍禁忌。

【不良反应】

1. 消化系统　腹泻、口腔念珠菌病（鹅口疮）、呕吐、恶心、胃痉挛、厌食、假膜性结肠炎、AST升高、ALT升高、碱性磷酸酶暂时性上升。

2. 过敏反应　Ⅰ型超敏反应、嗜酸性粒细胞计数增多、药物热、瘙痒、皮疹、红斑、支气管痉挛、史-约综合征。

3. 血液系统　血红蛋白水平降低、中性粒细胞减少、白细胞减少、血小板减少、血小板增多、嗜酸性粒细胞增多等，偶见溶血性贫血。

4. 肾脏　与其他头孢菌素一样，有升高血尿素氮和肌酐值的报道。

5. 二重感染　长期用药可导致耐药菌的大量繁殖，引起菌群失调，发生二重感染。

6. 其他反应　生殖器和肛门瘙痒症（包括外阴瘙痒、生殖器念珠菌病、阴道炎）。

【相互作用】

1. 与强效利尿药合用可能增加肾毒性。

2. 与氨基糖苷类抗生素合用可能增加肾毒性。

3. 丙磺舒可使本品血药浓度提高、血半衰期延长。

4. 与华法林同用可能增加出血的风险。

【药动学】肌内注射1g，1小时血药浓度为64μg/ml；静脉注射1g，30分钟血药浓度为106μg/ml。本品的半衰期较长（半衰期1.8小时），有效血药浓度较持久。除脑组织外，在全身分布良好，在胆汁中的浓度较低（为血清药物浓度的1/5～1/2）。本品主要经尿以原形排泄，肌内注射500mg 6小时内有60%～80%药物随尿排出，尿药峰浓度可达1000μg/ml。

【观察指标】

1. 如发生过敏反应，应立即停药。如果有必要，应采用急救措施，包括吸氧、静脉注射抗组胺药及肾上腺素、气管插管等。

2. 治疗过程中可能选择出耐药菌并大量繁殖，长程疗法时尤甚。仔细观察患者病情变化十分重要，如发生二重感染应采取适当措施。

3. 尿毒症患者用本品需要监测凝血功能。

【用药宣教】同“头孢氨苄”。

头孢硫脒

【类别】第一代头孢菌素。

【作用机制】同“头孢氨苄”。

【抗菌谱】本品对革兰阳性球菌尤其金黄色葡萄球菌具有较强的抗菌活性，对部分阴性杆菌亦有良好的抗菌活性。对肠球菌的抗菌作用较好是其特点，为其他同类药物所不及。对表皮葡萄球菌、溶血性链球菌、非溶血性链球菌、肺炎链球菌、流感嗜血杆菌、伤寒沙门菌和卡他莫拉菌均具有抗菌活性。对肺炎链球菌的抑制90%细菌生长的最低抑菌浓度（MIC_{90}）达0.25μg/ml，对化脓性链球菌的MIC_{90}为0.5μg/ml，对流感嗜血杆菌的MIC_{90}和肠球菌的MIC_{90}均为2μg/ml，对金黄色葡萄球菌、表皮葡萄球菌和卡他莫拉菌的MIC_{90}均<8μg/ml；对耐甲氧西林金黄色葡萄球菌和表皮葡萄球菌的抗菌作用则不及万古霉素和替考拉宁。

【适应证】用于敏感菌所引起的呼吸系统、肝胆系统、五官感染及尿路感染、心内膜炎、败血症。

【禁用与慎用】

1. 对本品过敏者禁用。

2. 对任一头孢菌素类药物（包括头霉素）或任一青霉素类抗生素过敏者，使用本品可能出现交叉反应，故应慎用。

3. 有胃肠病史，特别是有溃疡性结肠炎、局限性回肠炎或假膜性小肠结肠炎史者慎用。

4. 本品缺少孕妇和哺乳期妇女及乳儿的安全性评估资料，故孕妇和哺乳期妇女暂不使用。

【给药途径和剂量】

1. 肌内注射　每次0.5g～1.0g，每日4次；小儿按体重每日50～100mg/kg，分3～4次给药。

2. 静脉注射　每次2g，每日2～4次；小儿按体重每日50～100mg/kg，分2～4次给药。

临用前加灭菌注射用水或 0.9%氯化钠注射液适量溶解。

【配伍禁忌】与 B 族维生素、阿贝卡星、阿米卡星、阿昔洛韦、奥硝唑、苯妥英钠、表柔比星、丙硫硫胺、参麦注射液、大观霉素、地贝卡星、多柔比星、呋喃硫胺、核糖霉素、红霉素、间羟胺、卡络磺钠、卡那霉素、卡那霉素 B、链霉素、氯化钾、奈替米星、哌拉西林他唑巴坦、羟钴胺、清开灵注射液、庆大霉素、庆大霉素甲氧苄啶、四环素、头孢地嗪、头孢呋辛、头孢拉定、头孢西丁、妥布霉素、西索米星、腺苷钴胺、腺嘌呤、硝酸硫胺、小诺米星、新霉素、亚胺培南西司他丁、叶酸、依替米星、乙酰半胱氨酸、异帕米星、紫霉素有配伍禁忌。

【不良反应】偶有荨麻疹、哮喘、皮肤瘙痒、寒战高热、血管神经性水肿等，偶见治疗后非蛋白氮和 ALT 升高。

【相互作用】本品肌内注射合用丙磺舒 1g 后，12 小时尿排泄量降为给药量的 65.7%。

【药动学】本品口服不吸收。肌内注射本品 0.5g 和 1.0g 后 0.5～1 小时可获 C_{max} 26.2mg/L 和 35.12mg/L，半衰期为 1.38 小时，本品血浆蛋白结合率为 23%，绝对生物利用度＞90%。静脉滴注本品 0.5g 和 1.0g 后，血药浓度即刻达到 38.8mg/L 和 68.93mg/L，半衰期为 1.19 小时，有效血药浓度可维持 6 小时左右。给药后，本品分布广泛，以胆汁、肝、肾含量最高，其次为脾、肺、胃肠等。本品不能透过血-脑脊液屏障，但在脑膜存在炎症时，进入脑内的药量可见增多。本品在体内几乎不被代谢，主要随尿液排出，12 小时内排出用量的 90%以上。加用丙磺舒 1g 后，12 小时内尿液中排出量仅为给药量的 65.7%。肾功能不全的患者，肌内注射后半衰期可延长至 13.2 小时，24 小时尿液中仅排出用量的 3.2%。血液透析可清除用量的 20%～30%。

【观察指标】

1. 如发生过敏反应，应立即停药。如果有必要，应采用急救措施，包括吸氧、静脉注射抗组胺药及肾上腺素、气管插管等。

2. 治疗过程中可能选择出耐药菌并大量繁殖，长程疗法时尤甚。仔细观察患者病情变化十分重要，如发生二重感染应采取适当措施。

【用药宣教】同“头孢氨苄”。

头孢羟氨苄

【类别】第一代头孢菌素。

【妊娠安全等级】B。

【作用机制】同“头孢氨苄”。

【抗菌谱】与头孢氨苄相似，对产酶和不产青霉素酶金黄色葡萄球菌的最低抑菌浓度（MIC）分别为 1～32μg/ml 和 1～16μg/ml。对乙型溶血性链球菌和甲型溶血性链球菌的抗菌活性比头孢氨苄强 3～4 倍。对表皮葡萄球菌、肺炎链球菌、大肠埃希菌和肺炎克雷伯菌的作用与头孢氨苄相同；对沙门菌属和志贺菌属的 MIC 为 2～8μg/ml；对流感嗜血杆菌和淋球菌的抗菌活性为头孢氨苄的一半。

【适应证】用于敏感细菌所致的尿路感染、皮肤软组织感染及急性扁桃体炎、急性咽炎、中耳炎和肺部感染等。

【禁用与慎用】

1. 对头孢菌素过敏者及有青霉素过敏性休克或即刻反应史者禁用本品。

2. 孕妇只有明确需要时方可使用。

3. 本品可进入乳汁，哺乳期妇女应用时须权衡利弊。

4. 有胃肠道疾病史的患者，尤其有溃疡性结肠炎、局限性肠炎或抗菌药物相关性结肠炎（头孢菌素很少导致假膜性小肠结肠炎）者慎用。

【给药途径和剂量】

1. 成年人　口服每次 0.5～1.0g，每日 2 次。

2. 儿童　口服每次 15～20mg/kg，每 12 小时 1 次。

3. 肾功能不全的患者　首剂给予 1.0g 而根据 Ccr 在一定的间隔时间给予维持剂量 0.5g。Ccr 为 25～50ml/min 时间隔 12 小时，Ccr 为 10～25ml/min 时间隔 24 小时，Ccr 为 0～10ml/min 时间隔 36 小时。

【不良反应】本品不良反应发生率约为 5%，以恶心、上腹部不适等胃肠道反应为主，少数患者尚可发生皮疹等过敏反应。偶可发生过敏性休克，也可出现尿素氮、血清氨基转移酶、血清碱性磷酸酶一过性升高。

【相互作用】丙磺舒可提高本品血药浓度，延缓肾排泄。

【药动学】本品对酸稳定。口服后，迅速而完全地被吸收。口服本品 0.5g 和 1.0g 后 1～2 小时分别达到血药峰浓度 10～18μg/ml 和 24～35μg/ml。与食物同服，不影响吸收速度和血药浓度。一组年龄为 13 个月至 12 岁的儿童，在口服 15mg/kg 后 1 小时可达平均血药峰浓度 13.7μg/ml，服药后 6 小时的血药浓度 0.6～1.8μg/ml，约 20%与血浆蛋白结合。在肾功能正常成年人中半衰期为 1.1～2 小时；在肾功能不全的患者中，Ccr 为 20～50ml/min 时，其半衰期为 2.5～8.5 小时；Ccr＜20ml/min 时，半衰期为 13.3～25.5 小时，本品可通过血液透析消除。

【观察指标】

1. 如发生过敏反应，应立即停药。如果有必要，应采用急救措施，包括吸氧、静脉注射抗组胺药及肾上腺素、气管插管等。

2. 治疗过程中可能选择出耐药菌并大量繁殖，长程疗法时尤甚。仔细观察患者病情变化十分重要，如发生二重感染应采取适当措施。

【用药宣教】同“头孢氨苄”。

六、第二代头孢菌素

头孢呋辛

【类别】第二代头孢菌素。

【妊娠安全等级】B。

【作用机制】同“头孢氨苄”。

【抗菌谱】溶血性链球菌、金黄色葡萄球菌（耐甲氧西林株除外）及流感嗜血杆菌、大肠埃希菌、肺炎克雷伯菌、奇异变形杆菌等肠杆菌科细菌对本品敏感。

【适应证】

1. 用于敏感菌引起的下呼吸道、泌尿系统、女性生殖系统、皮肤和软组织、骨和关节等感染和败血症。

2. 用于治疗敏感菌引起的脑膜炎、中耳炎、腹膜炎、咽炎和鼻窦炎。

3. 用于围术期预防感染。

【禁用与慎用】

1. 对任一头孢菌素类药物过敏或肾功能严重受损者禁用。

2. 对青霉素类过敏、凡有过敏史特别是药物过敏史者，均应慎用本品。

3. 3 个月以下儿童的安全有效性尚未确定，因而不推荐使用。

4. 本品可经乳汁分泌，哺乳期妇女使用时宜暂停哺乳。

【给药途径和剂量】

1. 剂量

（1）口服常用量 125mg，每日 2 次，以治疗无并发症的尿路感染，或 250～500mg，每日 2 次，以治疗呼吸道感染。年龄＞3 个月儿童建议给予 125mg，每日 2 次或 10mg/kg，每日 2 次，日最高用量为 250mg；年龄＞2 岁患中耳炎的儿童可给予 250mg，每日 2 次或 15mg/kg，每日 2 次，日最高用量可达 500mg。

（2）成年人注射常用 750mg，每 8 小时 1 次；严重感染者可静脉注射 1.5g，每 8 小时或 6 小时 1 次。婴儿和儿童可给予 30～60mg/（kg·d），分次注射，必要时，用量可增至 100mg/（kg·d）。新生儿可使用儿童的日剂量，必须分 2～3 次给予。

（3）肾功能不全又必须使用本品者，应予以减量，Ccr 为 10～20ml/min 时，每次注射 750mg，2 次/日；Ccr＜10ml/min 时，每日仅给药 1 次。对正在接受血液透析的患者，在每次透析后加用 750mg。

2. 用法

（1）应在餐后口服头孢呋辛醋氧乙酯，本品钠盐可供肌内注射或在 3～5 分钟缓慢静脉注射或静脉滴注。每 0.25g 用 1.0ml 无菌注射用水溶解后肌内注射。静脉滴注可用常见的输液稀释。

（2）剂量应以 1.2g 头孢呋辛醋氧乙酯=1g 头孢呋辛，1.05g 头孢呋辛钠=1g 头孢呋辛为用量依据。

【配伍禁忌】与 12 种复合维生素、B 族维生素、阿贝卡星、阿洛西林、阿米卡星、阿莫西林、阿莫西林氟氯西林、阿莫西林克拉维酸、阿莫西林舒巴坦、阿奇霉素、氨苄西林、氨苄西林氯唑西林、氨苄西林舒巴坦、氨茶碱、氨曲南、奥硝唑、苯巴比妥、苯海拉明、苯妥英钠、苯唑西林、比阿培南、苄星青霉素、表柔比星、丙硫硫胺、丙氯拉嗪、博安霉素、博来霉素、茶苯海明、达托霉素、大观霉素、地贝卡星、多柔比星、多西环素、多黏菌素、多黏菌素 B、厄他培南、法莫替丁、放线菌素 D、夫西地酸、呋布西林、呋喃硫胺、伏立康唑、氟康唑、氟罗沙星、氟氯西林、氟氯西林阿莫西林、氟氧头孢、复方氨林巴比妥、复方磺胺甲噁唑、复方水溶性维生素、复方腺嘌呤、核糖霉素、红霉素、琥珀胆碱、环丙沙星、磺胺二甲嘧啶、磺胺嘧啶、磺胺异噁唑、磺苄西林、吉他霉素、加替沙星、甲砜霉素、甲硝唑、甲氧苄啶、甲氧西林、间羟胺、金霉素、卡泊芬净、卡那霉素、卡那霉素 B、克林霉素、奎宁、拉氧头孢、雷尼替丁、利多卡因、利奈唑胺、链霉素、两性霉素 B 脂质体、林可霉素、磷霉素、硫喷妥钠、洛美沙星、氯苯那敏、氯化钙、氯马斯汀、氯霉素、氯唑西林、美罗培南、美洛西林、美洛西林舒巴坦、莫西沙星、奈替米星、萘夫西林、尼扎替丁、黏菌素、诺氟沙星、帕尼培南倍他米隆、帕珠沙星、哌甲酯、哌拉西林、哌拉西林舒巴坦、哌拉西林他唑巴坦、培氟沙星、平阳霉素、葡庚糖酸钙、普鲁卡因青霉素、羟钴胺、羟嗪、青霉素、氢化可的松、清开灵注射液、庆大霉素、庆大霉素甲氧苄啶、曲吡那敏、曲美苄胺、去甲肾上腺素、柔红霉素、赛克力嗪、参麦注射液、水解蛋白、司可巴比妥、丝裂霉素、四环素、羧苄西林、替加环素、替卡西林克拉维酸钾、替考拉宁、替硝唑、头孢吡肟、头孢地嗪、头孢甲肟、头孢克肟、头孢拉定、头孢硫脒、头孢美唑、头孢孟多酯钠、头孢米诺、头孢尼西、头孢哌酮、头孢哌酮舒巴坦、头孢匹胺、头孢匹罗、头孢曲松、头孢曲松舒巴坦、头孢曲松他唑巴坦、头孢噻吩、头孢噻利、头孢噻肟、头孢噻肟舒巴坦、头孢他啶他唑巴坦、头孢替唑、头孢西丁、头孢西酮、头孢唑林、头孢唑肟、土霉素、妥布霉素、万古霉素、维生素C、戊巴比妥、西咪替丁、西索米星、腺苷钴胺、腺嘌呤、硝酸硫胺、小诺米星、新霉素、溴苯那敏、亚胺培南西司他丁、叶酸、依诺沙星、依替米星、乙酰半胱氨酸、异丙嗪、异帕米星、紫霉素、组织胺人免疫球蛋白、左氧氟沙星等有配伍禁忌。

【不良反应】

1. *局部反应*　如肌内注射部位疼痛、血栓性静脉炎等。

2. *消化系统*　如腹泻、恶心、假膜性小肠结肠炎等，可见ALT、AST、碱性磷酸酶、乳酸脱氢酶及血清胆红素一过性升高。

3. *过敏反应*　常见为皮疹、瘙痒、荨麻疹等。偶见过敏症、药物热、多形性红斑、间质性肾炎、中毒性表皮坏死松解症、剥脱性皮炎、史-约综合征。

4. *血液系统*　可见血红蛋白和血细胞比容减少、短暂性嗜酸性粒细胞增多症，短暂性中性粒细胞减少症及白细胞减少症等，偶见血小板减少症。

5. *其他*　尚见呕吐、腹痛、结膜炎、阴道炎（包括阴道念珠球菌病）、肝功能异常（包括胆汁淤积）、再生障碍性贫血、溶血性贫血、出血、诱发癫痫、凝血酶原时间延长、各类血细胞减少、粒细胞缺乏症等。

【相互作用】

1. 和其他抗生素一样，本品可能影响肠道菌群，导致雌激素重吸收减少并降低合并使用口服避孕药的疗效。

2. 对于合并用强效利尿药如呋塞米或氨基糖苷类抗生素进行治疗的患者，给予大剂量的头孢菌素类抗生素时应特别注意，因为曾有合并治疗引起肾功能损害的报道。

【药动学】峰浓度可在肌内注射后30～45分钟出现。肌内注射或静脉注射后的血清半衰期约为70分钟，若同时给予丙磺舒，则可延长其排泄时间，并使血清浓度升高。在给药24小时内，几乎所有的本品以原形从尿中排出，大部分是在前6小时内排出的。其中约有50%通过肾小管分泌。骨髓、滑液和眼房水中药物浓度可超过大多数常见病原菌的最低抑菌浓度。当脑膜有炎症时，本品可通过血脑屏障。

【观察指标】

1. 如发生过敏反应，应立即停药。如果有必要，应采用急救措施，包括吸氧、静脉注射抗组胺药及肾上腺素、气管插管等。

2. 治疗过程中可能选择出耐药菌并大量繁殖，长程疗法时尤甚。仔细观察患者病情变化十分重要，如发生二重感染应采取适当措施。

【用药宣教】同“头孢氨苄”。

头孢丙烯

【类别】第二代头孢菌素。

【妊娠安全等级】B。

【作用机制】同“头孢氨苄”。

【抗菌谱】类似头孢克洛。

【适应证】用于治疗敏感细菌引起的咽炎、扁桃体炎、中耳炎、鼻窦炎及下呼吸道、皮肤及软组织的轻、中度感染。

【禁用与慎用】

1. 对本品及其他头孢菌素类过敏者禁用。

2. 本品可通过乳汁分泌，哺乳期妇女服用本品时应暂停哺乳。

3. 6个月以下幼儿的安全性及有效性尚未明确。

4. 肝肾功能不全的患者慎用。

5. 对青霉素类、青霉素衍生物、青霉胺及头霉素过敏者慎用。

6. 有胃肠道疾病史者，特别是溃疡性结肠炎、局限性肠炎或抗生素相关性结肠炎者慎用。

【给药途径和剂量】

1. 13岁或以上人群上呼吸道感染，每次0.5g，每日1次；下呼吸道感染，每次0.5g，每日2次；皮肤或皮肤软组织感染，每日0.5g，分1次或2次服用，严重病例每次0.5g，每日2次。

2. 2～12岁儿童上呼吸道感染，按体重每次

7.5mg/kg，每日 2 次；皮肤或皮肤软组织感染，按体重每次 20mg/kg，每日 1 次。6 个月婴儿至 12 岁儿童中耳炎，按体重每次 15mg/kg，每日 2 次；急性鼻窦炎，一般按体重每次 7.5mg/kg，每日 2 次，严重病例，按体重每次 15mg/kg，每日 2 次。

【不良反应】

1. 消化系统　软便、腹泻、胃部不适、食欲缺乏、恶心、呕吐、嗳气等。

2. 血清病样反应　典型症状包括皮肤反应和关节痛。

3. 过敏反应　皮疹、荨麻疹、嗜酸性粒细胞增多、药物热等。小儿发生过敏反应较成年人多见，多在开始治疗后几天内出现，停药后几天内消失。

4. 中枢神经系统　眩晕、活动增多、头痛、精神紧张、失眠。偶见神志混乱和嗜睡。

5. 其他　血胆红素、血清氨基转移酶、血尿素氮及肌酐轻度升高，血红蛋白降低，假膜性小肠结肠炎，蛋白尿，管型尿，尿布疹和二重感染，生殖器瘙痒和阴道炎。

【相互作用】

1. 呋塞米、依他尼酸、布美他尼等强效利尿药，卡莫司汀、链佐星等抗肿瘤药及氨基糖苷类抗生素等肾毒性药物与本品合用有增加肾毒性的可能。

2. 克拉维酸可增强本品对某些因产生β-内酰胺酶而对本品耐药的革兰阴性杆菌的抗菌活性。

3. 本品与丙磺舒合用可使本品的 AUC 增加 1 倍。

【药动学】本品口服给药后迅速吸收，给药 1～2 小时后可达血药浓度峰值。药物吸收后分布广泛。大部分药物以原形经肾随尿液排泄。清除半衰期为 1～2 小时。本品可经血液透析清除，血液透析清除率约为 87ml/min。经 3 小时的透析，约有 55%的给药量可从血浆中清除。

【观察指标】

1. 如发生过敏反应，应立即停药。如果有必要，应采用急救措施，包括吸氧、静脉注射抗组胺药及肾上腺素、气管插管等。

2. 治疗过程中可能选择出耐药菌并大量繁殖，长程疗法时尤甚。仔细观察患者病情变化十分重要，如发生二重感染应采取适当措施。

【用药宣教】同“头孢氨苄”。

头孢克洛

【类别】第二代头孢菌素。

【妊娠安全等级】B。

【作用机制】同“头孢氨苄”。

【抗菌谱】抗菌活性类似头孢氨苄，抗革兰阴性菌（如大肠埃希菌、肺炎克雷伯菌、淋球菌、奇异变形杆菌，特别是流感嗜血杆菌）的活性较之更强。对抗产酶葡萄球菌的作用比头孢氨苄和头孢拉定弱。

【适应证】用于治疗敏感细菌引起的下呼吸道、泌尿道、皮肤和软组织感染及中耳炎、扁桃体炎。

【禁用与慎用】

1. 对头孢菌素类过敏者禁用。

2. 孕妇只有明确需要时方可使用。

3. 本品可通过乳汁分泌，哺乳期妇女应用时应权衡利弊。

4. 新生儿的用药安全性尚未确定。

5. 溃疡性结肠炎、局限性肠炎或抗生素相关性结肠炎者应慎用。

【给药途径和剂量】

1. 成年人，每次口服 0.25～0.5g，每 8 小时 1 次，最高日剂量为 4g；或使用缓释制剂，0.375g，每日 2 次。

2. 年龄＞1 个月的儿童，20～40mg/（kg·d），3 次分服，每 8 小时 1 次，日最高剂量为 1g。缓释制剂不适合儿童服用。

【不良反应】

1. 使用本品的不良反应以排软便、腹泻、胃部不适、恶心、食欲缺乏、嗳气等胃肠道反应较多见，程度均较轻。

2. 可见皮疹、瘙痒、肝脏损伤、多形性红斑、关节痛、关节炎等。

3. 血清病型反应较其他口服抗菌药多见，尤其在儿童患者中常见，典型症状包括皮肤反应和关节痛。

【相互作用】

1. 与丙磺舒合用可抑制本品在肾脏的排泄，使血药浓度升高约 30%。

2. 与克拉维酸合用可增强本品对某些因产生β-内酰胺酶而对本品耐药的革兰阴性杆菌的抗菌活性。

3. 与华法林合用罕有使凝血酶原时间（PT）延长的报道，可增加出血的危险。

4. 与肾毒性的药物如呋塞米、依他尼酸、布美他尼等强效利尿药、抗肿瘤药（卡莫司汀、链佐星等）、氨基糖苷类抗生素合用可能增加肾毒性，合用时应监测肾功能。

5. 本品与硫酸阿米卡星、庆大霉素合用，可增强抗菌作用。

【观察指标】

1. 如发生过敏反应，应立即停药。如果有必要，应采用急救措施，包括吸氧、静脉注射抗组胺药及肾上腺素、气管插管等。

2. 治疗过程中可能选择出耐药菌并大量繁殖，长程疗法时尤甚。仔细观察患者病情变化十分重要，如发生二重感染应采取适当措施。

【用药宣教】

1. 如出现黏膜出血、不明原因的皮肤瘀斑，应告知医师。

2. 同“头孢氨苄”。

头孢美唑

【类别】头霉素类。

【妊娠安全等级】B。

【作用机制】同“头孢氨苄”。

【抗菌谱】本品对金黄色葡萄球菌、大肠埃希菌、肺炎杆菌、吲哚阴性变形杆菌有卓越的抗菌力，而且通常对其他头孢菌素类及青霉素类抗生素不敏感的吲哚阳性变形杆菌也有很强的抗菌力。另外，对拟杆菌、消化球菌及消化链球菌等厌氧菌也显示卓越抗菌作用。

【适应证】用于治疗败血症、急性支气管炎、肺炎、慢性呼吸道疾病继发感染、肺脓肿、脓胸、胆管炎、胆囊炎、腹膜炎、肾盂肾炎、膀胱炎、前庭大腺炎、子宫内感染、子宫附件炎、子宫旁组织炎、下颌骨周围蜂窝织炎、下颌炎。

【禁用与慎用】

1. 对其他头孢菌素类药过敏者禁用。

2. 有青霉素过敏性休克史者禁用。

3. 本品几乎不分泌到乳汁中，但哺乳期妇女亦应慎用。

4. 有胃肠道疾病史者，特别是溃疡性结肠炎、局限性肠炎或抗生素相关性结肠炎者应慎用。

5. 严重肝、肾功能不全的患者慎用。

6. 高度过敏性体质、体弱患者及老年人慎用。

【给药途径和剂量】

1. *剂量*

（1）成年人，每次 2g，每 6～12 小时 1 次，静脉注射或静脉滴注。

（2）肾功能不全患者：轻度肾功能不全的患者不必调整剂量，应每 12 小时 1 次，中度者 16 小时一次，重度者 24 小时 1 次。对毫无肾功能者，于血液透析后给予 2g，每 48 小时 1 次。

（3）儿童，每天 25～100mg/kg，分 2～4 次静脉注射或静脉滴注。

2. *用法*　静脉注射时，本品 1g 溶于注射用水、0.9%氯化钠注射液或葡萄糖注射液 10ml 中，在 3～5 分钟缓慢静脉注射。另外，也可溶于上述输液中在 10～60 分钟静脉滴注。

【配伍禁忌】尚不明确。

【不良反应】

1. *过敏反应*　偶见荨麻疹、皮疹、药物热等过敏反应症状，罕见过敏性休克（可表现为不适、喘鸣、眩晕、便意、耳鸣、发汗等）。

2. *消化系统*　可见恶心、呕吐和腹泻等胃肠道症状，罕见假膜性肠炎。少见 AST、ALT、碱性磷酸酶暂时性升高。也有发生肝炎、肝功能障碍、黄疸的报道。

3. *肾脏*　偶见尿素氮暂时性升高；有用药过程中发生急性肾衰竭的报道。

4. *血液系统*　可引起红细胞及血小板减少、粒细胞缺乏、溶血性贫血。

5. *皮肤*　可能引起史-约综合征及中毒性表皮坏死松解症。

6. *呼吸系统*　有用药过程中发生咳喘、呼吸困难、嗜酸性粒细胞增多、胸部 X 线检查异常的间质性肺炎及 PIE 综合征的报道。

7. *中枢神经系统*　有用药后引起头痛的报道。

【相互作用】

1. 本品与氨基糖苷类抗生素合用时，有协同抗菌作用，但合用时可能增加肾毒性。

2. 本品与呋塞米等强效利尿药合用时，可增加肾毒性。

3. 丙磺舒可延长本品的血浆半衰期，升高本品的血药浓度。

4. 本品可影响乙醇代谢，使血中乙醛浓度上升，显示双硫仑样反应（面部潮红、头痛、眩晕、腹痛、胃痛、恶心、呕吐、气促、心率加快、血压降低及嗜睡、幻觉等）。

【药动学】单次静脉注射 1g 和 2g 后 1 小时可分别达到峰值 73μg/ml 或 143μg/ml，单次肌内注射 1g 后 1 小时可达峰值 30μg/ml。静脉注射 2g 每 6 小时一次获得的峰值和谷值分别为 138μg/ml 和 6μg/ml。有 65%～85%与血浆蛋白相结合。半衰期为 1.1～1.5 小时，肾功能不全的患者可见延长。本品高浓度分布于痰液、腹水、腹腔渗出液、胆囊壁、胆汁、子宫、卵巢、输卵管、盆腔无效腔液、颌骨、上颌窦黏膜、牙龈等。另外，也分布于羊水、脐带血、肾（皮质及髓质），但几乎不分布于母乳中。本品在体内几乎不被代谢，在给药后 12 小时内可随尿排出原药的 85%，血液透析中可消除部分药物。

【观察指标】

1. 本品给药期间，最好定期进行肝功能、肾功能、血常规等检查。

2. 观察是否有维生素 K 缺乏的症状。

【用药宣教】同“头孢克洛”。

头孢米诺

【类别】头霉素类

【作用机制】同头孢氨苄。

【抗菌谱】本品对链球菌（肠球菌除外）、大肠埃希菌、克雷伯菌、变形杆菌、流感嗜血杆菌、拟杆菌等有抗菌作用。本品尚对细菌细胞壁中肽聚糖生成脂蛋白起妨碍作用。脂蛋白结构为革兰阴性菌所特有，因此，本品对革兰阴性菌的作用较其他同类药物强。

【适应证】用于治疗敏感菌所致的扁桃体、呼吸道、泌尿道、胆道、腹腔、子宫等部位感染，也可用于败血症。

【禁用与慎用】禁用于对本品或头孢烯类抗生素有过敏反应的患者。

【给药途径和剂量】本品仅用于静脉注射或静脉滴注给药。

1. *静脉注射*　在静脉注射时，每 1g 药物可用 20ml 注射用水、5%～10%葡萄糖注射液或 0.9%氯化钠注射液溶解。

2. *静脉滴注*　在静脉滴注时，每 1g 药物可用 100～500ml 5%～10%葡萄糖注射液或 0.9%氯化钠注射液溶解，滴注 1～2 小时。

【配伍禁忌】与阿贝卡星、阿米卡星、氨茶碱、奥硝唑、苯妥英钠、吡哆醛、表柔比星、丙硫硫胺、大观霉素、地贝卡星、多柔比星、复方腺嘌呤、复合维生素 B、核糖霉素、红霉素、间羟胺、卡那霉素、卡那霉素 B、链霉素、奈替米星、哌拉西林他唑巴坦、羟钴胺、清开灵注射液、庆大霉素、柔红霉素、参麦注射液、四环素、头孢地嗪、头孢呋辛、头孢拉定、头孢西丁、妥布霉素、维生素 B_1、维生素 B_{12}、维生素 B_2、维生素 B_6、西索米星、腺苷钴胺、腺嘌呤、硝酸硫胺、小诺米星、新霉素、亚胺培南西司他丁、叶酸、依替米星、胰岛素、乙酰半胱氨酸、异帕米星、抑肽酶、紫霉素等有配伍禁忌。

【不良反应】

1. *过敏反应*　有时可出现皮疹，偶见皮肤发红、瘙痒、发热等。罕见过敏性休克。

2. *肾脏*　偶见血尿素氮上升，血中肌酐上升、少尿、蛋白尿等肾损害。

3. *血液系统*　有时出现粒细胞减少，嗜酸性粒细胞增多，偶见红细胞减少，血细胞比容值降低、血红蛋白减少、血小板减少、凝血酶原时间延长等。

4. *消化系统*　有时出现腹泻，偶见恶心、呕吐，食欲缺乏等，偶有口内炎、念珠菌病。偶会发生假膜性大肠炎伴有血便的严重大肠炎。有时出现 AST、ALT、碱性磷酸酶、胆红素升高等及黄疸。

5. *维生素缺乏症*　偶见维生素 K 缺乏症状（低凝血酶原血症、出血倾向等）、维生素 B 群缺乏症状（舌炎、口内炎、食欲缺乏、神经炎等）。

6. *其他*　偶见全身乏力感、口内异物感、喘鸣、眩晕、便意、耳鸣、出汗等。

【相互作用】与利尿药合用可能增加肾毒性，应谨慎使用。

【药动学】静脉注射 0.5g 或 1g，注毕时血药浓度分别为 50μg/ml 和 100μg/ml。体内分布以腹水、子宫内膜、胆汁中浓度较高，痰液中浓度低。由肾脏排泄，在尿液中浓度甚高，肾功能不全的患者本品的排泄延迟。半衰期约 2.5 小时。

【观察指标】

1. 本品给药期间，最好定期进行肝功能、肾功能、血常规等检查。

2. 观察是否有维生素 K 缺乏的症状。

【用药宣教】同“头孢克洛”。

头孢替安

【类别】第二代头孢菌素。

【作用机制】同“头孢氨苄”。

【抗菌谱】对本品敏感的细菌包括葡萄球菌属、链球菌属（肠球菌除外）、流感嗜血杆菌、大肠埃希菌、克雷伯菌属、肠道菌属、枸橼酸杆菌属、奇异变形杆菌、普通变形杆菌、雷特格变形杆菌、摩根变形杆菌等。

【适应证】用于败血症、术后感染、烧伤感染、皮下脓肿、痈、疖、骨髓炎、化脓性关节炎、扁桃体炎（扁桃体周围炎、扁桃体周围脓肿）、支气管炎、支气管扩张合并感染、肺炎、肺化脓性疾病、脓胸、胆管炎、胆囊炎、腹膜炎、肾盂肾炎、膀胱炎、尿道炎、前列腺炎、脑膜炎、子宫内膜炎、盆腔炎、子宫旁组织炎、附件炎、前庭大腺炎、中耳炎、副鼻窦炎。

【禁用与慎用】

1. 对本品或对头孢类抗生素有过敏史者禁用。

2. 对青霉素类药过敏者慎用。

3. 本人或亲属有易引起支气管哮喘、皮疹、荨麻疹等过敏反应性疾病体质者慎用。

4. 重度肾功能不全的患者慎用。

5. 经口摄取不良的患者或采取非经口营养的患者、老年人、全身状态不佳者因可能出现维生素K缺乏症，要充分进行观察。

6. 孕妇只有潜在的益处大于对胎儿伤害的风险时才可使用。

7. 早产儿和新生儿的安全性和有效性尚未确定。

8. 尚未明确本品是否可经乳汁分泌，哺乳期妇女使用时应暂停哺乳。

【给药途径和剂量】

1. *静脉注射*　通常，成年人0.5～2g/d，分2～4次给予；小儿每日40～80mg/kg，分3～4次给予。本品可随年龄和症状的不同适当增减，对成年人败血症每日量可增至4g，对小儿败血症、脑膜炎等重症和难治性感染，每日量可增至160mg/kg。静脉注射时，可用0.9%氯化钠注射液或葡萄糖注射液溶解后使用。

2. *静脉滴注*　也可将本品的每次用量0.25～2g溶于葡萄糖注射液、电解质液或氨基酸等输液中于0.5～2小时静脉滴注，对小儿则可参看前面所述给药量，溶于补液后于0.5～1小时静脉滴注。本品注射剂含有缓冲剂无水碳酸钠，溶解时产生CO_2，故将瓶内制成了负压。溶解1g时，可向瓶内注入约5ml溶解液使其溶解。静脉注射时，一般是将1g稀释至20ml后注射。静脉滴注时，不可用注射用水稀释，因不能成等渗溶液。

3. *口服*　每次0.1～0.2g，每日3次，重症可增加至每次0.3g，每日3次。

【配伍禁忌】与阿贝卡星、阿米卡星、奥硝唑、苯妥英钠、表柔比星、丙硫硫胺、参麦注射液、大观霉素、地贝卡星、多柔比星、呋喃硫胺、复方腺嘌呤、复合维生素B、核糖霉素、红霉素、间羟胺、卡那霉素、卡那霉素B、链霉素、奈替米星、尼卡地平、哌拉西林他唑巴坦、羟钴胺、清开灵注射液、四环素、头孢地嗪、头孢呋辛、头孢拉定、头孢西丁、妥布霉素、维生素B_1、维生素B_{12}、维生素B_2、维生素B_6、西索米星、腺苷钴胺、腺嘌呤、硝酸硫胺、小诺米星、新霉素、亚胺培南西司他丁、叶酸钠、依替米星、乙酰半胱氨酸、异帕米星、抑肽酶、紫霉素有配伍禁忌。

【不良反应】

1. *休克*　偶可发生休克症状，因而给药后应注意观察，若发生感觉不适、口内感觉异常、喘鸣、眩晕、排便感、耳鸣、出汗等症状，应停止给药。

2. *过敏反应*　若出现皮疹、荨麻疹、红斑、瘙痒、发热、淋巴结肿大、关节痛等过敏反应，应停止给药并做适当处置。

3. *肾脏*　偶尔出现急性肾衰竭等严重肾功能障碍，因而应定期施行检查，充分观察，出现异常情况时，应中止给药，并做适当处置。

4. *血液系统*　有时出现红细胞减少、粒细胞减少、嗜酸性粒细胞增加、血小板减少，偶尔出现溶血性贫血。

5. *消化系统*　偶尔出现假膜性结肠炎等伴随血便症状的严重结肠炎，若因应用本品而出现腹痛或多次腹泻时，立即停药并做适当处置。本品有时可引起恶心、腹泻，偶尔出现呕吐、食欲缺乏、腹痛等症状。有时出现碱性磷酸酶增高，偶尔出现胆红素、乳酸脱氢酶、γ-谷氨酰转肽酶增高。

6. *呼吸系统*　偶尔发生伴随发热、咳嗽、呼吸困难、胸部X线片异常、嗜酸性粒细胞增加等症状的间质性肺炎，若出现上述症状，应停药并采取注射肾上腺素等适当处置。

7. *中枢神经系统*　对肾衰竭患者大剂量给药有时可出现痉挛等神经症状。

8. *菌群交替现象*　偶有出现口腔炎、念珠菌病。

9. *维生素缺乏症*　偶有出现维生素K缺乏症（低凝血酶原血症、出血倾向等）、维生素B族缺乏症（舌炎、口腔炎、食欲缺乏、神经炎等）。

10. *皮肤病变*　偶有史-约综合征、中毒性表皮坏死松解的可能性，应密切观察，如出现异常情况，应停止给药，采取适当处置。

11. *其他*　偶可引起头晕、头痛、倦怠感、麻木感等。

【相互作用】

1. 与氨基糖苷类药合用可增加肾毒性。

2. 与呋塞米等强效利尿药合用可增加肾毒性。

【药动学】本品口服不吸收。肌内注射，其生物利用度为 86%。肌内注射 0.5g，0.5 小时后血药浓度达峰值，约为 20μg/ml。静脉注射 0.5g，即时血药浓度约为 65μg/ml，0.5 小时后血药浓度降至 20μg/ml。药物吸收后，以肺中浓度较高，在其他内脏和肌肉组织中也有一定浓度，但本品不易进入脑脊液中。本品蛋白结合率约为 62%。半衰期与剂量相关，给药 0.5g 后的半衰期约为 0.7 小时，而给药 2g 后的半衰期约为 1.3 小时。51%～77%的药物以原形经肾随尿液排出。血液透析可清除约 40%给药量，但腹膜透析仅能清除约 6%给药量。

【观察指标】

1. 本品给药期间，最好定期进行肝功能、肾功能、血常规等检查。

2. 观察是否有维生素 K 缺乏的症状。

【用药宣教】同“头孢克洛”。

头孢西丁

【类别】第二代头孢菌素。

【妊娠安全等级】B。

【作用机制】抑制细菌细胞壁的合成。

【抗菌谱】其抗菌谱类似头孢孟多，且对厌氧菌特别是脆弱拟杆菌具有更高的抗菌活性。本品能诱导细菌产生β-内酰胺酶，体外研究证实，本品与其他β-内酰胺抗生素有拮抗作用。

【适应证】适用于对本品敏感的细菌引起的上下呼吸道感染、尿路感染包括无并发症的淋病、腹膜炎及其他腹腔内，盆腔内感染，败血症（包括伤寒），妇科感染，骨、关节软组织感染，心内膜炎。由于本品对厌氧菌有效及对β-内酰胺酶稳定，特别适用于需氧及厌氧菌混合感染，以及因产β-内酰胺酶而对本品敏感细菌引起的感染。

【禁用与慎用】

1. 对本品及头孢菌素类抗生素过敏者禁用。

2. 避免用于有青霉素过敏性休克病史者。

3. 青霉素过敏者慎用。肾功能不全的患者及有胃肠疾病史（特别是结肠炎）者慎用。

4. 2 岁以下幼儿的安全性及有效性尚未确定。

5. 尚未明确本品是否可经乳汁分泌，哺乳期妇女使用时应暂停哺乳。

【给药途径和剂量】

1. 成年人

（1）肌内注射：轻至中度感染，每日剂量 3g，分 3 次溶于 1%利多卡因溶剂 3.5ml 中作深部肌内注射。

（2）静脉注射：轻至中度感染，每次 1～2g 溶于 0.9%氯化钠注射液或 5%葡萄糖注射液 10～20ml 中于 4～6 分钟缓慢静脉注射。

（3）静脉滴注：重度感染，每日剂量可递增至 6～8g，分 3～4 次溶于 0.9%氯化钠注射液、5%或 10%葡萄糖注射液、右旋糖酐注射液、复方氨基酸液及乳酸钠液中作静脉滴注，于半小时内输完。

2. 2～12 岁儿童　每日 100～150mg/kg。危重病例可增至每日 200mg/kg，分 3～4 次静脉给药。配制方法同成年人。

3. 肾功能不全的患者　按其肌酐清除率（Ccr）制订给药方案：Ccr 为 30～50ml/min 者每 8～12 小时用 1～2g；Ccr 为 10～29ml/min 者每 12～24 小时用 1～2g；Ccr 为 5～9ml/min 者每 12～24 小时用 0.5～1g；Ccr＜5ml/min 者每 24～48 小时用 0.5～1g。

【配伍禁忌】与阿贝卡星、阿米卡星、奥硝唑、苯妥英钠、表柔比星、丙硫硫胺、大观霉素、地贝卡星、多柔比星、呋喃硫胺、复方腺嘌呤、复合维生素 B、核糖霉素、红霉素、间羟胺、卡那霉素、卡那霉素 B、链霉素、奈替米星、哌拉西林他唑巴坦、羟钴胺、清开灵注射液、庆大霉素、庆大霉素甲氧苄啶、参麦注射液、四环素、头孢吡肟、头孢地嗪、头孢呋辛、头孢磺啶、头孢甲肟、头孢克肟、头孢拉定、头孢硫脒、头孢美唑、头孢孟多、头孢米诺、头孢尼西、头孢哌酮、头孢哌酮舒巴坦、头孢匹胺、头孢匹林、头孢匹罗、头孢曲松、头孢曲松舒巴坦、头孢曲松他唑巴坦、头孢噻啶、头孢噻吩、头孢噻利、头孢噻肟、头孢噻肟舒巴坦、头孢他啶、头孢他啶他唑巴坦、头孢替安、头孢替唑、头孢西酮、头孢乙腈、头孢唑林、头孢唑南、头孢唑肟、妥布霉素、维生素 B_1、维生素 B_{12}、维生素 B_2、维生素 B_6、维生素 C、西索米星、腺苷钴胺、腺嘌呤、硝酸硫胺、小诺米星、新霉素、亚胺培南西司他丁、叶酸、依替米星、乙酰半胱氨酸、异帕米星、紫霉素有配伍禁忌。

【不良反应】

1. 最常见的不良反应为静脉滴注或肌内注射后局部反应，静脉滴注后可发生血栓性静脉炎，肌内注射局部疼痛、硬结。

2. 偶可出现过敏反应如皮疹、荨麻疹、瘙痒、嗜酸性粒细胞增多、药物热、呼吸困难、间质性肾炎、血管神经性水肿等。

3. 也可有腹泻、肠炎、恶心、呕吐等消化道反应，高血压、重症肌无力患者症状加重等。

4. 实验室异常可有血细胞减少、贫血、骨髓抑制，直接 Coombs 试验假阳性，一过性 ALT、AST、碱性磷酸酶、乳酸脱氢酶、胆红素，偶有血尿素氮和肌酐升高。

【相互作用】

1. 本品与氨基糖苷类抗生素合用时，有协同抗菌作用，但合用时会增加肾毒性。

2. 本品与呋塞米等强药利尿药合用时，可增加肾毒性。

3. 本品与丙磺舒合用时可延迟本品的排泄，升高本品的血药浓度及延长半衰期。

4. 本品可影响乙醇代谢，使血中乙醛浓度上升，导致双硫仑样反应（面部潮红、头痛、眩晕、腹痛、胃痛、恶心、呕吐、气促、心率加快、血压降低，以及嗜睡、幻觉等）。

【药动学】本品不能从胃肠道吸收，其钠盐可供肠外给药。单次肌内注射本品 1g 后 20～30 分钟可达血药峰浓度（30μg/ml），静脉注射 1g 后 3 分钟、30 分钟和 120 分钟获得的血药峰浓度分别为 125μg/ml，72μg/ml 和 25μg/ml。蛋白结合率为 70%。半衰期为 45～60 分钟，肾功能不全的患者可见延长。在正常情况下甚至在脑膜处于炎症状态下，本品几乎不能渗入脑脊液。2.85%以原形随尿排出，2% 被代谢为失活的去氨甲酰头孢西丁（descarbamoyl cefoxitin），因而，进入胆汁中的原药浓度是比较高的。单次肌内注射本品后，尿中药物峰浓度可达 3mg/ml，血液透析时部分药物可被清除。

【观察指标】是否发生过敏反应。

【用药宣教】同“头孢克洛”。

七、第三代头孢菌素

头孢曲松

【类别】第三代头孢菌素。

【妊娠安全等级】B。

【作用机制】同“头孢氨苄”。

【抗菌谱】对大肠埃希菌、肺炎杆菌、吲哚阳性变形杆菌、流感嗜血杆菌、沙雷杆菌、脑膜炎球菌、淋球菌有强大作用；肺炎链球菌及金黄色葡萄球菌对本品中度敏感；对铜绿假单胞菌有一定作用，肠球菌、耐甲氧西林葡萄球菌和多数脆弱拟杆菌对本品耐药。

【适应证】用于治疗敏感细菌引起的呼吸道、皮肤及软组织、骨和关节、泌尿道和腹腔感染，脑膜炎，无并发症淋病，淋球菌所致骨盆炎性疾病和败血症。

【禁用与慎用】

1. 对头孢菌素类抗生素过敏者禁用。

2. 有胃肠道疾病史者，特别是溃疡性结肠炎、局限性肠炎或抗生素相关性结肠炎（头孢菌素类很少产生假膜性结肠炎）者应慎用。

3. 孕妇和哺乳期妇女应用头孢菌素类虽尚未见发生问题的报告，其应用仍须权衡利弊。

4. 新生儿（出生体重＜2kg 者）的用药安全尚未确定。有黄疸的新生儿或有黄疸严重倾向的新生儿应慎用或避免使用本品。

【给药途径和剂量】

1. 剂量

（1）成年人：常用 1～2g/d，1 次或 2 次分用；重症可增至 4g/d。针对并发症的成年人淋病，推荐 1 次肌内注射 125mg 或 250mg。预防手术感染可于术前 0.5～2 小时一次给予 1g，结肠直肠手术则在术前给予 2g。预防脑膜炎球菌性脑膜炎的继发情况，成年人可单次肌内注射 250mg。

（2）年龄＞6 周的儿童可给予 20～50mg/（kg · d），重症可增至 80mg/（kg · d），用量＞50mg/（kg · d）时，必须静脉滴注，以上均为 1 次/日给药。

（3）严重肾衰竭或肾衰竭合并肝衰竭患者，应监测血药浓度以确定剂量和给药间隔时间。

2. 用法

（1）本品可供深部肌内注射，单次剂量如＞1g，应分在两个不同的部位肌内注射；也可于 2～4 分钟缓慢静脉注射，或于 30 分钟内静脉滴注。

（2）肌内注射溶液的配制：将 3.6ml 灭菌注射用水、0.9%氯化钠注射液、5%葡萄糖注射液或 1%盐酸利多卡因注射液加入 1g 瓶装中，制成每 1ml 含 250mg 本品的溶液。

（3）静脉给药溶液的配制：将 9.6ml 前述稀释液（除利多卡因外）加入 1g 瓶装中，制成每 1ml 含 100mg 本品的溶液，再用 5%葡萄糖注射液或 0.9%氯化钠注射液 100～250ml 稀释后静脉滴注。

【配伍禁忌】与 12 种复合维生素、B 族维生素、阿贝卡星、阿米卡星、阿昔洛韦、奥硝唑、倍他司汀、苯海拉明钙、苯妥英钠、表柔比星、丙硫硫胺、参麦注射液、穿琥宁、醋酸钙、大观霉素、低钙腹膜透析液（乳酸盐）、地贝卡星、丁咯地尔、多巴胺、多巴酚丁胺、多柔比星、莪术油、二丁酰环磷腺苷钙、法舒地尔、泛酸钙、酚苄明、氟康唑、复方氯化钠、复方水溶性维生素、复方腺嘌呤、肝素、葛根素、谷氨酸钙、桂哌齐特、果糖酸钙、核糖霉素、红霉素、己酮可可碱、间羟胺、聚明胶肽、卡那霉素、卡那霉素B、利奈唑胺、链霉素、两性霉素B、林格、氯丙嗪、氯化钙、氯化钙溴化钠、氯霉素、麻黄碱、美芬丁胺、门冬氨酸钙、米力农、钠钾镁钙、奈替米星、烟酸占替诺、尼麦角林、哌拉西林他唑巴坦、葡庚糖酸钙、葡萄糖氯化钙、葡萄糖酸钙、前列地尔、前列地尔脂质体、羟钴胺、清开灵注射液、庆大霉素、庆大霉素甲氧苄啶、去甲肾上腺素、去氧肾上腺素、去乙酰毛花苷、乳酸钙、肾上腺素、双氢麦角碱、四环素、特利加压素、头孢地嗪、头孢呋辛、头孢拉定、头孢哌酮舒巴坦、头孢西丁、妥布霉素、万古霉素、维 D_2 果糖酸钙、维生素C、腺苷钴胺、西索米星、腺嘌呤、硝普钠、硝酸硫胺、小诺米星、新霉素、溴化钙、亚胺培南西司他丁、亚锡葡萄糖酸钙、亚叶酸钙、叶酸、依地酸钙钠、依替米星、乙酰半胱氨酸、异丙嗪、异丙肾上腺素、异帕米星、罂粟碱、紫霉素、左亚叶酸钙有配伍禁忌。

【不良反应】

1. 由于本品在胆汁的浓度高于头孢噻肟，较之更易引起菌群失调，导致腹泻。不过，二重感染的发生率并不比其他第三代头孢菌素类高。

2. 由于本品的钙盐可沉积于胆囊中形成假结石，偶发胆囊炎症状。

3. 局部反应有静脉炎（1.86%），此外可有皮疹、皮炎、瘙痒、荨麻疹。

4. 可见水肿、发热、支气管痉挛和血清病等过敏反应。

5. 神经系统可见头痛或头晕。

6. 消化系统可见软便、腹泻、恶心、呕吐、口炎、腹痛、结肠炎、黄疸、胀气、味觉障碍和消化不良等。

7. 实验室检查包括嗜酸性粒细胞增多，出血，血小板增多或减少和白细胞减少，肝、肾功能异常。

8. 其他罕见不良反应可见尿少。

【相互作用】

1. 与氨基糖苷类药物合用，有协同抗菌作用，但同时可能加重肾损害。

2. 本品与含钙剂或含钙产品合并用药，有可能导致致死性结局的不良事件。

3. 本品可影响乙醇代谢，使血中乙醛浓度升高，出现双硫仑样反应。

【药动学】由于本品的血浆蛋白结合率高达85%～95%，其药动学显示为非线性剂量依赖性。肌内注射本品0.5g和1g后2小时，其平均血药峰浓度可达43μg/ml和80μg/ml。半衰期为6～9小时，并非由剂量所决定；新生儿可见延长；肾功能中度受损者中半衰期无明显改变；严重肾衰竭尤其伴有肝衰竭者中可见延长。本品广泛分布于体内各种组织和体液中，在脑膜有炎症存在时，脑脊液中的药物可达到治疗浓度。本品可透过胎盘，以低浓度分泌进入乳汁，进入胆汁的药物浓度较高。40%～65%以原形随尿排出，余经胆汁排出。

【观察指标】本品含有 *N*-甲硫三嗪（*N*-methylthiotriazine）环，其作用类似 *N*-甲硫四唑侧链，故应防范出血。

【用药宣教】

1. 用药期间不可饮酒，以免发生双硫仑样反应。

2. 用药期间如出现不明原因的腹泻，应告知医师，需排除艰难梭菌感染。

头孢噻肟

【类别】第三代头孢菌素。

【妊娠安全等级】B。

【作用机制】同“头孢氨苄”。

【抗菌谱】本品对许多肠杆菌科细菌均具有活性，其中包括枸橼酸杆菌属、多种肠杆菌、大肠埃希菌、多种克雷伯菌、吲哚阳性和吲哚阴性变形杆菌属、普罗威登斯菌属、沙门菌属、沙雷菌属、志贺菌属和多种耶尔森菌属。其他对其敏感的革兰阴性菌有多种耐青霉素的菌株，如流感嗜血杆菌、卡他莫拉菌、淋球菌和脑膜炎球菌，马尔他布鲁氏菌也对其敏感。尽管某些假单胞菌属的菌株对其具有中度敏感性，但大多数是耐药的。本品对链球菌，包括金黄色葡萄球菌及其产酶菌株在内的葡萄球菌虽具有活性，但逊于第一代头孢菌素类。

【适应证】用于敏感细菌所致的肺炎及其他下呼吸道感染、尿路感染、脑膜炎、败血症、腹腔感染、盆腔感染、皮肤软组织感染、生殖道感染、骨和关节的感染等。本品可以作为小儿脑膜炎的选用药物。

【禁用与慎用】

1. 对头孢菌素过敏者及有青霉素过敏性休克

或即刻反应史者禁用本品。

2. 本品可经乳汁排出，哺乳期妇女应用本品时虽无发生问题的报道，但应用本品时宜暂停哺乳。

3. 本品可透过胎盘屏障进入胎儿血液循环，孕妇应限用于有确切适应证的患者。

4. 婴幼儿不宜做肌内注射。

【给药途径和剂量】

1. 剂量

（1）成年人每日常用量 2～6g，2～3 次分用；严重感染者每日可增至 12g，分 3～4 次静脉给药。治疗淋病，可单次给药 1g。预防手术感染，可手术前 30～90 分钟给药 1g，剖宫产时可于钳夹脐带后立即给母体静脉注射 1g，6 小时和 12 小时后各补注 1 次。

（2）儿童可给予 100～150mg/（kg·d），2～4 次分用，必要时可增至 200mg/（kg·d），新生儿可用 50mg/（kg·d），必要时可增至 150～200mg/（kg·d）。

（3）严重肾衰竭患者，Ccr＜20ml/min，开始可给予负荷剂量 1g，并将常用量减半予以维持，用药频率不变；血清肌酐超过 751μmol/L 者剂量减至常规剂量的 1/4，用药频率不变；需血液透析者 0.5～2g/d。但在透析后应加用 1 次剂量。

2. 给药途径　本品可供深部肌内注射，3～5 分钟缓慢静脉注射，或 20～60 分钟静脉滴注。配制肌内注射液时，0.5g、1.0g 或 2.0g 的本品分别加入 2ml、3ml 或 5ml 灭菌注射用水。供静脉注射的溶液，加至少 10～20ml 灭菌注射用水，于 5～10 分钟徐缓注入。静脉滴注时，将静脉注射液再用适当溶剂稀释至 100～500ml。肌内注射剂量超过 2g 时，应分不同部位注射。

【配伍禁忌】与 B 族维生素、阿贝卡星、阿米卡星、奥硝唑、苯妥英钠、表柔比星、丙硫硫胺、参麦注射液、穿琥宁、大观霉素、地贝卡星、多柔比星、呋喃硫胺、氟康唑、复方磺胺甲噁唑、复方腺嘌呤、核糖霉素、红霉素、环丙沙星、磺胺二甲嘧啶、磺胺嘧啶、加替沙星、甲氧苄啶、间羟胺、卡那霉素、卡那霉素 B、奎宁、雷尼替丁、利巴韦林、链霉素、麦角新碱、奈替米星、诺氟沙星、哌拉西林他唑巴坦、培氟沙星、普鲁卡因、羟钴胺、清开灵注射液、庆大霉素、庆大霉素甲氧苄啶、柔红霉素、四环素、碳酸氢钠、头孢地嗪、头孢呋辛、头孢拉定、头孢哌酮舒巴坦、头孢西丁、妥布霉素、西索米星、腺苷钴胺、腺嘌呤、硝酸硫胺、小诺米星、新霉素、叶酸、依替米星、乙酰半胱氨酸、异帕米星、紫霉素有配伍禁忌。

【不良反应】

1. 有皮疹和药物热、静脉炎、腹泻、恶心、呕吐、食欲缺乏等。

2. 碱性磷酸酶或血清氨基转移酶轻度升高，暂时性血尿素氮和肌酐升高等。

3. 白细胞减少、嗜酸性粒细胞增多或血小板减少少见。

4. 偶见头痛、麻木、呼吸困难和面部潮红。

5. 极少数患者可发生黏膜念珠菌病。

【相互作用】

1. 与庆大霉素或妥布霉素合用对铜绿假单胞菌有协同作用；与阿米卡星合用，对大肠埃希菌、肺炎克雷伯菌和铜绿假单胞菌有协同作用。

2. 与氨基糖苷类抗生素联合应用时，用药期间应随访肾功能。

3. 大剂量头孢噻肟与强效利尿药联合应用时，应注意肾功能变化。

4. 与阿洛西林或美洛西林等合用，可使本品的总清除率降低，如两者合用需适当减低剂量。

【药动学】在肌内注射本品钠盐 0.5g 和 1g 达 30 分钟时，可分别获得血药峰浓度 12μg/ml 和 20μg /ml。静脉注射本品 0.5g、1g 和 2g 后立即分别达到血药峰浓度 38μg/ml、102μg/ml 和 215μg/ml；4 小时后，血药浓度均保持在 1～3μg/ml 的水平。本品的半衰期约为 1 小时，其活性代谢物半衰期约为 1.5 小时；新生儿和肾功能不全的患者可见延长，应调整其用量。其蛋白结合率约为 40%。本品及其活性代谢物广泛分布于全身各种组织和体液中，当脑膜有炎症时，进入脑脊液中的药物可达到治疗浓度，药物可透过胎盘，进入乳汁中的药物浓度低。本品主要以原形经肾排泄，24 小时内排出 40%～60%，约有 20%经胆道随粪便排出。

【观察指标】

1. 在应用过程中如发生腹泻且怀疑为假膜性小肠结肠炎时，应立即停药并予以甲硝唑口服，无效时考虑口服万古霉素或去甲万古霉素。

2. 长期应用本品可能导致不敏感或耐药菌的过度繁殖，需要严密观察。一旦发生二重感染，需予以相应处理。

3. 应用本品治疗可能发生中性粒细胞减少及罕见的粒细胞缺乏症，尤其是长期治疗。因此，疗程超过 10 天者应监测血常规。

【用药宣教】用药期间如出现不明原因的腹泻，应告知医师，需排除艰难梭菌感染。

拉氧头孢

【类别】氧头孢烯类。

【作用机制】同“头孢氨苄”。

【抗菌谱】本品对脑膜炎球菌、淋球菌、流感嗜血杆菌和大部分肠杆菌科细菌，包括对第一、第二代头孢菌素，青霉素类及氨基糖苷类耐药菌株均有活性；对脆弱拟杆菌更具活性，对厌氧菌的作用与头孢西丁相当。除肠球菌外，本品对产或不产酶葡萄球菌及大多数链球菌均有活性，但不如第三代头孢菌素类，更不如第一代头孢菌素类。铜绿假单胞菌和不动杆菌对本品耐药。

【适应证】用于敏感菌引起的各种感染症，如败血症、脑膜炎、呼吸系统感染症（肺炎、支气管炎、支气管扩张症、肺化脓症、脓胸等）、消化系统感染症（胆道炎、胆囊炎等）、腹腔内感染症（肝脓肿、腹膜炎等）、泌尿系统及生殖系统感染症（肾盂肾炎、膀胱炎、尿道炎、淋病、附睾炎、子宫内感染、子宫附件炎、盆腔炎等）、皮肤及软组织感染，以及骨、关节感染和创伤感染。

【禁用与慎用】

1. 对本品及头孢菌素类有过敏反应史者禁用。
2. 对青霉素过敏者、肾功能不全的患者慎用。
3. 孕妇、哺乳期妇女慎用。
4. 6个月以下幼儿的安全性尚未明确。

【给药途径和剂量】

1. 剂量

（1）成年人，2～6g/d，3～4次分用。

（2）年龄>6个月儿童，150～200mg/（kg·d），分3～4次用。

2. 用法

（1）静脉注射时，取本品0.5g，加入4ml以上的灭菌注射用水、5%葡萄糖注射液或0.9%氯化钠注射液充分摇匀，使之完全溶解。

（2）静脉滴注时用上述溶液稀释后静脉滴注。

（3）肌内注射时，以0.5%利多卡因注射液2～3ml使完全溶解。溶解后尽快使用，需保存时，冰箱内保存72小时内、室温保存24小时内使用。

【配伍禁忌】与阿米卡星、表柔比星、参麦注射液、多巴酚丁胺、多柔比星、甘露醇、核糖霉素、红霉素、卡那霉素、奈替米星、哌拉西林他唑巴坦、庆大霉素、头孢地嗪、头孢呋辛、头孢拉定、妥布霉素、西索米星、小诺米星、亚胺培南西司他丁钠、乙酰半胱氨酸、异帕米星、抑肽酶有配伍禁忌。

【不良反应】

1. 本品不良反应轻微，很少发生过敏性休克，主要有发疹、荨麻疹、瘙痒、恶心、呕吐、腹泻、腹痛等，偶有氨基转移酶升高，停药后均可自行消失。

2. 由于本品可引起凝血酶原和血小板减少，常致严重出血。

【相互作用】

1. 本品与抗凝药物如肝素等及影响血小板聚集药物如阿司匹林等合用可增加出血倾向。

2. 本品不宜与强效利尿药同时应用，以免增加肾毒性。

【药动学】肌内注射单剂量本品1g后30～60分钟可达血药峰浓度48～52μg/ml，给药后8小时平均血药峰值浓度4.6～4.8μg/ml。于3～5分钟静脉注射1g后15分钟平均血药浓度为101μg/ml，注射后1小时为51μg/ml，注射后8小时为6μg/ml。半衰期为2～3.5小时，肾功能不全的患者可见延长。蛋白结合率为45%～60%。本品广泛分布于体内各种组织和体液中，在脑膜有炎症存在时，脑脊液中的药物可达到治疗浓度。本品使用后，可迅速透过胎盘，在羊水中的药物浓度等于或高于母体血药浓度。尚不清楚药物是否分泌进入乳汁。以原形随尿排出60%～97%，大部分是在用药后2～4小时排出的，血液透析时可消除部分药物，腹膜透析则不能。40%～65%的用量以原形随尿排出，余随胆汁排出。

【观察指标】

1. 长期用药时应定期检查肝、肾功能及血、尿常规。

2. 为了防止出血，除应用维生素K外，同时应给予输血或输血小板浓缩液；正是由于本品出血倾向性较强，防范措施较复杂，替代药物又较多，临床已很少使用。

【用药宣教】用药期间不可饮酒，以免发生双硫仑样反应。

头孢地尼

【类别】第三代头孢菌素。

【妊娠安全等级】B。

【作用机制】同“头孢氨苄”。

【抗菌谱】本品的抗菌活性类似头孢克肟，其抗金黄色葡萄球菌和粪肠球菌的活性则胜过头孢克肟。与其他超广谱口服头孢菌素类不同，本品对非耐甲氧西林葡萄球菌属和 A、B、C 和 G 族链球菌保留了相当有效的活性，而对耐甲氧西林的葡萄球菌属则无活性。体外试验表明，革兰阳性需氧菌中的无乳链球菌和革兰阴性需氧菌中的异型枸橼酸杆菌、大肠埃希菌、肺炎克雷伯菌、奇异变形杆菌对本品也敏感。

【适应证】用于敏感菌引起的咽炎、扁桃体炎、呼吸道感染（如肺炎和支气管炎）、鼻窦炎、皮肤和软组织感染。

【禁用与慎用】

1. 对本品或其他头孢菌素类过敏者、新生儿和<6 个月的婴儿禁用。

2. 对其他β-内酰胺类药物过敏者、本人或其亲属有过敏性疾病史者、严重肾功能不全、口服吸收差的患者、接受胃肠外营养的患者、身体状况差者、溃疡性结肠炎或假膜性小肠结肠炎患者、出血性疾病患者慎用。

【给药途径和剂量】口服，每次 0.1g，每日 3 次。剂量可依年龄、症状进行适量增减，或遵医嘱。

【不良反应】

1. 皮肤：可能发生史-约综合征或中毒性表皮坏死松解症。

2. 过敏反应：可能发生过敏反应，如呼吸困难、红斑、血管神经性水肿、荨麻疹。

3. 血液系统：可能发生全血细胞减少症、粒细胞缺乏症、血小板减少症或溶血性贫血。

4. 结肠炎：可能发生严重的结肠炎。

5. 间质性肺炎或 PIE 综合征：可能发生经发热、咳嗽、呼吸困难、胸部 X 线检查异常或嗜酸性粒细胞增多证实的间质性肺炎或 PIE 综合征。

6. 肾脏：可能发生严重肾脏疾病，如急性肾衰竭。

7. 急性重型肝炎、肝功能异常或黄疸。

【相互作用】

1. 抗酸药或 H_2 受体拮抗药可使本品吸收减少。

2. 丙磺舒可升高本品的血药浓度。

3. 使用本品时如同时服用补铁剂，会使大便呈现红色。

【药动学】本品口服后较快地由胃肠道吸收，3 小时左右可达 C_{max}，食物不影响生物利用度。其不同型的生物利用度如下：胶囊为 20%，混悬液为 25%。广泛分布于全身各组织中。血浆蛋白结合率为 61%～73%。表观分布容积为 1.6～2.1L/kg。肾功能正常者的半衰期为 1.5 小时。和其他β-内酰胺类药物一样，本品不进入肺泡吞噬细胞。

【观察指标】

1. 过敏反应的症状和体征，如发生应立即停药。

2. 监测肝肾功能。

3. 观察是否有维生素 K 缺乏的症状，如皮下、黏膜出血点。

【用药宣教】用药期间如出现不明原因的腹泻，应告知医师，需要排除艰难梭菌感染。

头孢克肟

【类别】第三代头孢菌素。

【妊娠安全等级】B。

【作用机制】同“头孢唑林”。

【抗菌谱】本品对链球菌属（肠球菌除外）、淋球菌、卡他莫拉菌、大肠埃希菌、克雷伯杆菌属、沙雷菌属、变形杆菌属及流感嗜血杆菌有效。

【适应证】用于支气管炎、支气管扩张症（感染时）、慢性呼吸系统感染疾病的继发感染、肺炎、肾盂肾炎、膀胱炎、淋球菌性尿道炎、胆囊炎、胆管炎、猩红热、中耳炎、副鼻窦炎。

【禁用与慎用】

1. 对本品或其他头孢类抗生素过敏者禁用。

2. 有青霉素类过敏史的患者慎用。

3. 本人或亲属中具有易发生支气管哮喘、皮疹、荨麻疹等过敏症状体质的患者慎用。

4. 重度肾功能不全的患者慎用。

5. 经口服给药困难或非经口营养患者、全身恶病质状态患者慎用。

6. 妊娠期妇女使用本品的安全性和有效性尚未确立，仅在确实需要时使用本品。

7. 尚不清楚本品是否从乳汁中分泌，必须使用时应暂停哺乳。

8. 早产儿、新生儿用药的安全性尚未确立。

【给药途径和剂量】

1. 成年人和体重>30kg 的儿童，每次 50～100mg，每日 2 次，可根据年龄、体重和病情调整用量；重症可增至 200mg，每日 2 次。

2. 体重<30kg 的儿童，每次可用干糖浆 1.5～3mg/kg，每日 2 次；重症可用 8mg/（kg·d），分 2 次用。

【不良反应】

1. 严重不良反应

（1）休克：由于有引起休克的可能性，应密切观察，如出现不适感、口内异常感、哮喘、眩晕、便意、耳鸣、出汗等现象，应停止给药，采取适当处置。

（2）过敏样症状：有出现过敏样症状（包括呼吸困难、全身潮红、血管性神经水肿、荨麻疹等）的可能性，应密切观察，如有异常发生应停止给药，采取适当处置。

（3）皮肤病变：有发生史-约综合征、中毒性表皮坏死的可能性，应密切观察，如有发生发热、头痛、关节痛、皮肤或黏膜红斑、水疱、皮肤紧张感、灼热感、疼痛等症状，应停止给药，采取适当处置。

（4）血液障碍：有发生粒细胞缺乏症（早期症状：发热、咽喉痛、头痛、倦怠感等）、溶血性贫血（早期症状包括发热、血红蛋白尿、贫血等症状）、血小板减少（早期症状包括点状出血、紫斑等）的可能性，且有其他头孢类抗生素造成全血细胞减少的报道，因此应密切观察，如进行定期检查等，有异常发生时应停止给药，采取适当处置。

（5）肾功能不全：有引起急性肾功能不全等重度肾功能不全的可能性，因此应密切观察，如定期进行检查等，如有异常发生应停止给药，采取适当处置。

（6）结肠炎：可能引起伴有血便的严重大肠炎，如假膜性小肠结肠炎等。如有腹痛、反复腹泻出现，应立即停止给药，采取适当处置。

（7）间质性肺炎、PIE 综合征：有出现伴有发热、咳嗽、呼吸困难、胸部 X 线片异常、嗜酸性粒细胞增多等症状的间质性肺炎、PIE 综合征等的可能性，如有上述症状发生应停止给药，采取给予糖皮质激素等适当处置。

2. 其他不良反应

（1）过敏反应：常见皮疹、荨麻疹、红斑，少见瘙痒、发热、水肿。

（2）血液系统：常见（0.1%～5%）嗜酸性粒细胞增多，少见中性粒细胞减少。

（3）肝脏：常见碱性磷酸酶升高、AST 升高，少见黄疸。

（4）肾脏：少见血尿素氮（BUN）升高。

（5）消化系统：常见腹泻、胃部不适，少见恶心、呕吐、腹痛、胸部烧灼感、食欲缺乏、腹部饱满感、便秘。

（6）菌群失调：少见口腔炎、口腔念珠菌病。

（7）维生素缺乏：少见维生素 K 缺乏症（低凝血酶原血症、出血倾向等）、维生素 B 缺乏症（舌炎、口腔炎、食欲缺乏、神经炎等）。

（8）其他：少见头痛、头晕。

【相互作用】

1. 丙磺舒可提高本品的血药峰浓度和增大 AUC，降低本品的肾清除率和分布容积。

2. 本品可引起卡马西平水平升高，必须合用时应监测血浆中卡马西平浓度。

3. 本品与华法林等抗凝药物合用可延长凝血酶原时间（PT）。

【药动学】口服片剂只能吸收 40%～50%，并且吸收缓慢；口服悬浮液吸收较迅速完全。口服 50mg、100mg 和 200mg，4 小时后血药浓度分别为 0.69μg/ml、1.13μg/ml 和 1.95μg/ml。口服 100mg、200mg、400mg 后，峰浓度分别为 1.4μg/ml、2.63～2.92μg/ml、3.85～4.84μg/ml。达峰时间平均为 3～4 小时。饱腹时血药和尿药峰浓度基本无变化，食物可使达峰时间略延迟。半衰期为 3～4 小时，比其他口服头孢菌素显著延长。

【观察指标】

1. 过敏反应的症状和体征，如发生应立即停药。

2. 监测肝肾功能。

3. 观察是否有维生素 K 缺乏的症状，如皮下、黏膜出血点。

【用药宣教】用药期间如出现不明原因的腹泻，应告知医师，需要排除艰难梭菌感染。

头孢哌酮舒巴坦

【类别】β-内酰胺酶抑制剂。

【作用机制】本品为第三头孢菌素头孢哌酮与β-内酰胺酶抑制剂舒巴坦的复方制剂。

【抗菌谱】对革兰阴性杆菌显示明显的抗菌活性，流感嗜血杆菌、产气杆菌、摩根杆菌、拟杆菌、大肠埃希菌、弗劳地枸橼酸杆菌、阴沟肠杆菌、不动杆菌、肺炎杆菌等均对本品有较好的敏感性。

【适应证】用于治疗敏感细菌所引起的呼吸道感染，尿路感染，腹膜炎、胆囊炎、胆管炎等腹腔内感染，败血症，脑膜炎，皮肤和软组织感染，骨骼和关节感染，盆腔炎、子宫内膜炎等生殖系统感染。

【禁用与慎用】

1. 已知对舒巴坦、头孢哌酮及其他头孢菌素类抗生素过敏者禁用。

2. 本品在哺乳期妇女的乳汁中浓度很低，但妊娠期、哺乳期仍应慎用。

3. 对本品任何成分过敏者禁用，β-内酰胺类药物过敏者慎用。

4. 严重胆囊炎患者、严重肾功能不良者慎用。

【给药途径和剂量】

1. 剂量

（1）成年人，每日用量按头孢哌酮量计算为1～2g，分为等量，每12小时注射1次。严重或难治性感染，每日剂量可增至8g，分为等量，每12小时注射1次。但舒巴坦的总量每日不宜超过4g。

（2）重度肾功能不全的患者，由于舒巴坦清除率降低，应适当调整给药方案。Ccr为16～30ml/min的患者，本品每12小时最大用量所含舒巴坦不可超过1g；如Ccr＜15ml/min，本品每12小时用量所含舒巴坦不可超过0.5g。

2. 用法

（1）肌内注射液的配制：本品每1.5g用4ml（0.75g规格用3ml）灭菌注射用水直接溶解后，深部肌内注射。如需添加利多卡因，应在灭菌注射用水溶解后加入，不可直接用利多卡因注射液溶解本品，否则会产生浑浊或沉淀。

（2）静脉用注射液的配制：先将本品0.75g、1.5g用5ml或2.25g、3.0g用10ml灭菌注射用水或0.9%氯化钠注射液溶解，然后将此溶液加入至适宜的输液中，供静脉注射或输注。可用于稀释本品的常用输液有0.9%氯化钠注射液、5%葡萄糖注射液、葡萄糖氯化钠注射液、10%葡萄糖注射液。

如用林格液稀释，必须先用灭菌注射用水将本品溶解后再缓缓加入至林格液中，否则将产生乳白色沉淀。

【配伍禁忌】与B族维生素、阿贝卡星、阿米卡星、阿莫西林、阿莫西林氟氯西林、阿莫西林克拉维酸钾、阿莫西林舒巴坦、阿义马林、氨苄西林、氨苄西林舒巴坦、氨茶碱、氨曲南、氨溴索、奥硝唑、苯海拉明、苯妥英钠、苯唑西林、苄星青霉素、表柔比星、丙硫硫胺、丙氯拉嗪、参麦注射液、醋酸钙、大观霉素、地贝卡星、多柔比星、多西环素、泛酸钙、呋喃硫胺、复方腺嘌呤、肝素、谷氨酸钙、谷氨酸钠、核糖霉素、红霉素、甲氯芬酯、间羟胺、卡那霉素、卡那霉素B、链霉素、氯化钙、氯唑西林、美洛西林舒巴坦、美西林、门冬氨酸钾镁、奈替米星、哌拉西林、哌拉西林他唑巴坦、哌拉西林舒巴坦、喷他佐辛、葡庚糖酸钙、葡萄糖酸钙、普鲁卡因胺、羟钴胺、羟嗪、青霉素、清开灵注射液、庆大霉素、庆大霉素甲氧苄啶、乳酸钙、乳酸钠、舒巴坦、舒他西林、四环素、羧苄西林、碳酸氢钠、替卡西林克拉维酸钾、头孢地嗪、头孢呋辛、头孢拉定、头孢孟多、头孢哌酮、头孢哌酮他唑巴坦、头孢曲松他唑巴坦、头孢噻吩、头孢噻肟、头孢他啶、头孢他啶他唑巴坦、头孢西丁、头孢唑林、妥布霉素、细胞色素C、腺苷钴胺、硝酸硫胺、小诺米星、新霉素、溴化钙、亚胺培南西司他丁、亚叶酸钙钠、叶酸、乙酰半胱氨酸、异帕米星、抑肽酶有配伍禁忌。

【不良反应】

1. 消化系统：最常见的不良反应为胃肠道反应。有报道腹泻/稀便最为常见（3.9%），其次为恶心和呕吐（0.6%）。

2. 皮肤反应：过敏反应表现为斑丘疹（0.6%）和荨麻疹（0.08%）。这些过敏反应易发生在有过敏史，特别是对青霉素过敏的患者中。

3. 血液系统：曾报道有患者出现中性粒细胞轻微减少，长期使用本品可发生可逆性中性粒细胞减少症。本品可降低血红蛋白水平和血细胞比容，使一过性嗜酸性粒细胞增多、血小板减少。有发生过低凝血酶原血症的报道。

4. 其他：头痛、发热、注射部位疼痛和寒战。

5. 实验室检查异常：ALT、AST、碱性磷酸酶、胆红素升高。

6. 局部反应：偶有注射后注射部位出现一过性疼痛，静脉滴注时可导致静脉炎。

7. 过敏反应（包括过敏性休克）、低血压、假膜性小肠结肠炎、淋巴细胞减少、瘙痒、史-约综合征、血尿、血管炎。

【相互作用】同“头孢哌酮”。

【药动学】本品2g静脉注射，舒巴坦的血药峰浓度为95.6μg/ml，血清半衰期为1小时；头孢哌酮的血药峰浓度为259.4μg/ml，血清半衰期为1.56小时。两种组分分布相似，包括肝、肺、肾、胆汁、胆囊、皮肤、阑尾、卵巢等组织和体液。给药后24小时所给剂量中85%的舒巴坦和29.3%的头孢哌酮经肾脏排泄，余下的头孢哌酮大部分经胆汁排泄。连续用药无蓄积作用。

【观察指标】

1. 过敏反应的症状和体征，如发生应立即停药。

2. 监测肝肾功能。

3. 观察是否有维生素 K 缺乏的症状，如皮下、黏膜出血点。

【用药宣教】

1. 用药期间如出现不明原因的腹泻，应告知医师，需要排除艰难梭菌感染。

2. 治疗期间及治疗结束后至少 7 天禁止饮酒。

头孢他啶

【类别】第三代头孢菌素。

【妊娠安全等级】B。

【作用机制】同“头孢氨苄”。

【抗菌谱】对许多革兰阴性菌如包括类鼻疽假单胞菌在内的多种假单胞菌，包括枸橼酸杆菌属、多种肠杆菌、多种克雷伯菌、吲哚阳性和吲哚阴性的变形杆菌属、普罗威登斯菌、沙门菌、沙雷菌属、多种志贺菌和结肠炎杆菌在内的肠杆菌科均具有活性。其他对其敏感的革兰阴性菌还有流感嗜血杆菌、卡他莫拉菌和包括脑膜炎球菌、淋球菌在内的多种奈瑟菌。对某些链球菌、葡萄球菌在内的革兰氏阳性菌虽有抗菌活性，但其作用远低于第一代头孢菌素类。其耐药菌有 MRSA、肠球菌和单核细胞增多性李斯特菌，本品虽对某些厌氧菌具有活性，但大多数脆弱拟杆菌和艰难梭菌菌株是耐药的。

【适应证】用于治疗革兰阴性菌的敏感菌株所致的下呼吸道、皮肤和软组织、骨和关节、胸腔、腹腔、胆道、泌尿生殖系统及中枢等部位感染。用于治疗败血症，以及由多种耐药革兰阴性杆菌引起的免疫缺陷者感染、院内感染及革兰阴性杆菌或铜绿假单胞菌所致的中枢神经系统感染。

【禁用与慎用】

1. 禁用于对头孢菌素过敏的患者。

2. 有青霉素过敏性休克史的患者应避免使用本品。

3. 有胃肠道疾病史者，特别是溃疡性结肠炎、局限性肠炎或抗生素相关性结肠炎者应慎用。

【给药途径和剂量】

1. 剂量

（1）成年人，每日 1～6g，分次用，每 8～12 小时 1 次，重症可用较高剂量，尤其是免疫受损者。具有假单胞菌肺部感染的囊性纤维化成年人可用 100～150mg/（kg·d），分 3 次用。最大日用量为 9g。老年人日剂量一般不超过 3g。

（2）儿童，常用 30～100mg/（kg·d），分 2～3 次用，重症可给予 150mg/（kg·d），最大日剂量可达 6g，新生儿和满 2 个月的婴儿可用 25～60mg/（kg·d），分 2 次用。

（3）接受腹膜透析的患者，在给予 1g 的负荷剂量后，每 24 小时应再给予 0.5g，本品也可加入透析液中使用，每 2L 透析液中加入 125～250mg，在每次血液透析后，应给予适当的维持剂量。

（4）肾功能不全的患者按表 7-2 调整用量。

表 7-2　肾功能不全的患者用量调整表

Ccr（ml/min）	用量
31～50	1g，每 12 小时 1 次
16～30	1g，每 24 小时 1 次
6～15	0.5g，每 24 小时 1 次
＜5	0.5g，每 48 小时 1 次

2. 用法　本品可供深部肌内注射，3～5 分钟缓慢静脉注射或在 30 分钟内静脉滴注，＞1g 的单剂量必须经静脉给药。

【配伍禁忌】与头孢哌酮舒巴坦、亚胺培南西司他丁、链霉素、庆大霉素、大观霉素、妥布霉素、阿米卡星、奈替米星、西索米星、异帕米星、依替米星、红霉素、奥硝唑、万古霉素、去甲万古霉素、林可霉素、多黏菌素 B、异烟肼、阿昔洛韦、帕瑞昔布、苯巴比妥、异戊巴比妥、苯妥英钠、丙氯拉嗪、氟哌啶醇、尼可刹米、利多卡因、胺碘酮、去甲肾上腺素、间羟胺、氨茶碱、西咪替丁、雷尼替丁、法莫替丁、奥美拉唑、叶酸、维生素 B_{12}、腺苷钴胺、氢化可的松、苯海拉明、氯苯那敏、异丙嗪、粉尘螨注射液、组织胺丙种球蛋白、培美曲塞、柔红霉素、伊达比星、香菇多糖、碳酸氢钠、维生素 B_1、维生素 B_2、维生素 B_6、维生素 C、水溶性维生素、12 种复合维生素、复方三维 B、氯化钙、葡萄糖酸钙、果糖酸钙、哌拉西林他唑巴坦、头孢拉定、头孢西丁、头孢地嗪有配伍禁忌。

【不良反应】

1. 感染和侵袭性疾病：少见念珠菌病（包括阴道炎和鹅口疮）。

2. 血液和淋巴系统：常见嗜酸性粒细胞增多和血小板增多；少见白细胞减少、中性粒细胞减少和血小板减少；非常罕见淋巴细胞增多，溶血性贫血和粒细胞缺乏。

3. 免疫系统：常见过敏反应（包括支气管痉挛或低血压）。

4. 神经系统：少见头痛、眩晕，非常罕见皮肤感觉异常。肾功能不全的患者使用本品没有适当减量时，曾有神经后遗症的报道，包括震颤、肌阵挛、惊厥、脑病和昏迷。

5. 血管系统：常见静脉给药引起的静脉炎或血栓性静脉炎。

6. 消化系统：常见腹泻，少见恶心、呕吐、腹痛和结肠炎，非常罕见味觉变差。常见肝酶短暂升高，包括 ALT、AST、乳酸脱氢酶（LDH）、γ-谷氨酰转肽酶和碱性磷酸酯酶；非常罕见黄疸。

7. 与其他头孢菌素一样，可能发生与艰难梭菌相关性肠炎，并可能会表现为假膜性小肠结肠炎。

8. 皮肤及皮下组织：常见斑丘疹或荨麻疹，少见瘙痒，非常罕见血管神经性水肿、多形性红斑、史-约综合征和中毒性表皮坏死松解症的报道。

9. 全身性紊乱和注射部位反应：常见肌内注射后注射部位疼痛和发炎，少见发热。

10. 实验室检查：常见 Coombs 试验阳性；少见血尿素、BUN 和（或）血清肌酐的短暂升高。

11. 由于耐药菌株的存在，有可能发生移位和二重感染。

【相互作用】

1. 和其他抗菌药物一样，本品可能影响肠道菌群，导致雌激素重吸收减少并降低合并使用口服避孕药的疗效。

2. 在体外，氯霉素与头孢他啶及其他头孢菌素有拮抗作用。

【药动学】口服不吸收，静脉注射或肌内注射本品后迅速广泛分布于体内组织及体液中，可分布到内脏组织、皮肤和肌肉、骨、关节、痰液、腹水、胸腔积液、羊水、脐带血、胆汁、子宫附件、心肌中；易透过胎盘屏障进入胎盘，亦能分布至房水、乳汁。在体内几乎不发生代谢生物转换，主要以呈高度活性的原形药物随尿液排泄。给药 24 小时内 80%～90%的剂量随尿液排泄，另有少于 1%的剂量可通过胆汁排泄。故尿液中浓度很高，肠道浓度极微。正常人反复给药未见蓄积作用，但肾功能不全者、新生儿、早产儿药物排泄时间延长，药物可在体内蓄积。血清蛋白结合率为 10%～17%。肌内注射、静脉注射、静脉滴注的血浆半衰期均为 2 小时。肾功能不全或新生儿血浆半衰期较健康成年人延长 2～2.5 倍。

【观察指标】

1. 过敏反应的症状和体征，如发生应立即停药。

2. 监测肝肾功能。

3. 观察是否有维生素 K 缺乏的症状，如皮下、黏膜出血点。

【用药宣教】用药期间如出现不明原因的腹泻，应告知医师，需要排除艰难梭菌感染。

头孢唑肟

【类别】第三代头孢菌素。

【妊娠安全等级】B。

【作用机制】同“头孢氨苄”。

【抗菌谱】本品对大肠埃希菌、肺炎克雷伯菌、奇异变形杆菌等肠杆菌科细菌有强大抗菌作用，铜绿假单胞菌等假单胞菌属和不动杆菌属对本品敏感性差。本品对流感嗜血杆菌和淋球菌有良好抗菌作用，对金黄色葡萄球菌和表皮葡萄球菌的作用较第一、第二代头孢菌素差。耐甲氧西林金黄色葡萄球菌和肠球菌属对本品耐药，各种链球菌对本品均高度敏感。消化球菌、消化链球菌和部分拟杆菌属等厌氧菌对本品多敏感，艰难梭菌对本品耐药。

【适应证】用于敏感菌所致的下呼吸道感染、尿路感染、腹腔感染、盆腔感染、败血症、皮肤软组织感染、骨和关节感染、肺炎链球菌或流感嗜血杆菌所致脑膜炎和单纯性淋病。

【禁用与慎用】

1. 对本品及其他头孢菌素过敏者禁用。

2. 对青霉素过敏者慎用。

3. 本人或亲属中有易发生支气管哮喘、皮疹、荨麻疹等过敏体质患者慎用。

4. 重度肾功能不全的患者、进食困难或非经口营养患者、全身状态低下的患者、老年患者均须慎用。

5. 本品可少量分泌至乳汁，哺乳期妇女应慎用。

6. 6 个月以下婴儿的安全性和有效性尚未确定。

【给药途径和剂量】

1. 剂量

（1）成年人，每次 1～2g，每 8～12 小时 1 次；重症可用 2～3g，每 8 小时 1 次。尿路感染可肌内注射 0.5～1g，每 12 小时 1 次；无并发症的淋病可单次肌内注射 1g。

（2）年龄>3 个月的儿童，30～60mg/（kg·d），分 2～4 次用，严重感染可增至 100～150mg/（kg·d）。

（3）肾功能不全的患者：先给予 1 次负荷剂量 0.5～1g，严重感染肾功能不全（Ccr=50～

79ml/min）给予0.5～1.5g，每8小时1次；中、重度肾功能不全（Ccr为5～49ml/min）给予0.25～1g，每12小时1次；Ccr＜5ml/min者，可于透析后给予0.25～0.5g，每24小时1次，或0.5～1g，每48小时1次。

2. 用法　本品可用注射用水、0.9%氯化钠注射液、5%葡萄糖注射液溶解后缓慢静脉注射，亦可加在10%葡萄糖注射液、电解质注射液或氨基酸注射液中经0.5～2小时静脉滴注。血液透析患者透析后可不追加剂量，但需按上述给药剂量和时间，在透析结束时给药。

【配伍禁忌】与B族维生素、阿贝卡星、阿米卡星、奥硝唑、苯妥英钠、表柔比星、丙硫硫胺、参麦注射液、大观霉素、地贝卡星、多柔比星、非格司亭、呋喃硫胺、复方腺嘌呤、核糖霉素、红霉素、间羟胺、卡那霉素、卡那霉素B、链霉素、两性霉素B、奈替米星、哌拉西林他唑巴坦、羟钴胺、清开灵注射液、庆大霉素、庆大霉素甲氧苄啶、四环素、头孢地嗪、头孢呋辛、头孢拉定、头孢西丁、妥布霉素、西索米星、腺苷钴胺、腺嘌呤、硝酸硫胺、小诺米星、新霉素、亚胺培南西司他丁、叶酸、依替米星、乙酰半胱氨酸、异丙嗪、异帕米星、紫霉素有配伍禁忌。

【不良反应】

1. 皮疹、瘙痒和药物热等过敏反应、腹泻、恶心、呕吐、食欲缺乏等。碱性磷酸酶、血清氨基转移酶轻度升高，暂时性血胆红素、血尿素氮和肌酐升高等。

2. 贫血（包括溶血性贫血）、白细胞减少、嗜酸性粒细胞增多或血小板减少少见。偶见头痛、麻木、眩晕、维生素K和维生素B缺乏症、过敏性休克。

3. 极少数患者可发生黏膜念珠菌病。

4. 注射部位烧灼感、蜂窝织炎、静脉炎（静脉注射者）、疼痛、硬化和感觉异常等。

【相互作用】

1. 与香豆素类药合用时，有增强香豆素类药作用的可能。

2. 与呋塞米等利尿药、其他头孢菌素与氨基糖苷类抗生素联合应用时有出现肾毒性的报道。

【药动学】肌内注射本品1g，血药峰浓度于1小时达到，为38.87mg/L。静脉注射（5分钟）1g的即刻血药浓度为159.32mg/L，静脉滴注本品1g（30分钟）即刻血药浓度为84mg/L，三种给药途径的半衰期相仿，为1.7～1.9小时。本品组织分布良好，静脉注射1g后，胆囊、胆汁、眼房水、痰液、胸腔积液、羊水、脐带血、乳汁和骨组织均可达较高药物浓度，静脉注射2g后前列腺组织浓度为16mg/kg。本品有一定量进入脑脊液中。给药量的70%～80%于24小时内以原形自尿中排出，血清蛋白结合率为31%。

【观察指标】

1. 过敏反应的症状和体征，如发生应立即停药。

2. 监测肝肾功能。

3. 观察是否有维生素K缺乏的症状，如皮下、黏膜出血点。

【用药宣教】用药期间如出现不明原因的腹泻，应告知医师，需要排除艰难梭菌感染。

头孢托仑匹酯

【类别】头孢菌素类。

【作用机制】本品为第三代头孢菌素类。本品属于前药，口服经肠管壁代谢成头孢托仑后才具有活性。本品对革兰阳性菌和阴性菌所产生的各种β-内酰胺酶（包括青霉素酶和头孢菌素酶）都稳定。对革兰阴性菌的广谱抗菌活性可与第一代和第二代相比拟，而在其结构中的甲基噻唑基团（是当前第三代所没有的）和在第一代中所见到的一样，可增加对革兰阳性菌的抗菌活性。

【抗菌谱】本品对葡萄球菌属、链球菌属、消化链球菌属、卡他莫拉菌、痤疮丙酸杆菌、大肠埃希菌、枸橼酸菌属、克雷伯菌属、肠杆菌属、沙雷菌属、变形杆菌属（奇异变形杆菌、普通变形杆菌）、摩根菌属、普罗威登斯菌属、流感嗜血杆菌、拟杆菌属均具有活性。

【适应证】用于治疗敏感菌引起的下列感染。

1. 毛囊炎、疖、疖肿症、痈、传染性脓疱疮、丹毒、蜂窝织炎、淋巴管（结）炎、化脓性甲沟炎、皮下脓肿、汗腺炎、感染性粉瘤、慢性脓皮病。

2. 乳腺炎、肛门周围脓肿、外伤及手术创面等的浅在性继发性感染。

3. 咽喉炎（咽喉脓肿）、急性支气管炎、扁桃体炎（扁桃体周围炎、扁桃体周围脓肿）、慢性支气管炎、支气管扩张症（感染时）、慢性呼吸道疾病继发感染、肺炎、肺化脓症。

4. 肾盂肾炎、膀胱炎。

5. 胆囊炎、胆管炎。

6. 子宫附件炎、子宫内感染、前庭大腺炎。

7. 中耳炎、副鼻窦炎。

8. 眼睑炎、睑腺炎、眼睑脓肿、泪囊和泪管炎、睑板腺炎。

9. 牙周炎、牙冠周炎、颌炎。

【禁用与慎用】

1. 对本品或其他头孢菌素过敏者、肉碱缺乏者禁用。

2. 有药物过敏史者（尤其对青霉素过敏）或对乳蛋白过敏者不宜使用本品。

3. 动物实验显示本品可经乳汁分泌，尚未明确本品是否可经人乳汁分泌，哺乳期妇女慎用。

4. 12 岁以下儿童用药的安全性及有效性尚未明确。

【给药途径和剂量】

1. 成年人和年龄＞12 岁儿童：治疗急性感染，口服 400mg，每日 2 次，连用 10 天。治疗鼻咽炎、舌炎或皮肤感染，给予 200mg，每日 2 次。

2. 肾功能不全的患者：Ccr 30～49ml/min 者给予 200mg，每日 2 次；Ccr＜30ml/min 者给予 200mg，每日 1 次，终末期肾病不宜使用。

3. 轻、中度肝功能不全的患者不必调整用量，重度者不宜使用本品。

【不良反应】

1. 超敏反应可见皮疹、瘙痒、荨麻疹和发热等。

2. 临床和实验室证实，本品和头孢菌素类和其他β-内酰胺类之间存在部分交叉过敏反应。

3. 可见到嗜酸性粒细胞增多、白细胞减少，偶见血尿素氮及血清肌酐水平上升，有时出现血清氨基转移酶上升。

4. 有可能发生 I 型超敏反应。

5. 可能发生由艰难梭菌引起的结肠炎。

6. 长期使用本品可出现肉碱缺乏。

7. 用药期间，可导致不敏感细菌和真菌过度生长，引起二重感染。

8. 可能出现凝血酶原下降，肝肾功能不全或营养不良者更易发生。

9. 常见腹泻、恶心、头痛、腹痛、阴道念珠菌病、消化不良和呕吐。

【相互作用】

1. 抗酸药或 H_2 受体拮抗药可使本品吸收减少。

2. 丙磺舒可升高本品血药浓度。

【药动学】健康人分别单剂量口服 100mg、200mg 和 300mg 时，本品的血药浓度存在剂量依赖性。单次口服 200mg 和 400mg 后 1.5～3 小时可获血药峰浓度分别为 2.6～3.1mg/L 和 3.8～4.6mg/L。餐后给药比空腹吸收好。广泛迅速分布于痰液、扁桃体、上颌、支气管、肺部、窦黏膜、皮膜、乳腺、胆囊、子宫、宫颈、阴道、睑板腺组织和拔牙后的创面，但不进入乳汁。其平均稳态分布容积为（9.3±1.6）L。吸收时在肠腔代谢为具有活性的头孢托仑，后者几乎不被代谢而随尿、粪便排出，单次口服后 24 小时可随尿排出约 20%用量。本品的蛋白结合率为 88%。肾清除率为 4～5L/h。消除半衰期为 1.4～1.7 小时，肾功能不全的患者可见延长。

【观察指标】

1. 定期检查凝血酶时间，如明显降低或有出血迹象，应停药，并补充维生素 K。

2. 患者如果出现严重腹泻反应，应注意是否发生了假膜性小肠结肠炎。

3. 注意发生二重感染或肉碱缺乏的临床表现。

【用药宣教】进食时服药，有利于药物吸收。

八、第四代头孢菌素

头孢吡肟

【类别】第四代头孢菌素。

【妊娠安全等级】B。

【作用机制】同头孢氨苄。

【抗菌谱】敏感菌包括肠杆菌科、铜绿假单胞菌、流感嗜血杆菌、卡他莫拉菌、淋球菌、葡萄球菌（除 MRSA 外）和链球菌。本品对革兰阴性菌所产β-内酰胺酶是稳定的，且对耐头孢噻啶和头孢他啶的某些肠杆菌科和铜绿假单胞菌具有活性；不过，本品的活性近似头孢他啶甚至稍低。

【适应证】用于治疗敏感菌引起的下呼吸道、泌尿道、皮肤及软组织、胆道、腹腔和盆腔、妇产科感染，败血症，也用于中、重度细菌性肺炎的经验性治疗。

【禁用与慎用】

1. 本品禁用于对本品或 L-精氨酸、其他头孢菌素类药物、青霉素或其他β-内酰胺类抗生素有即刻过敏反应的患者。

2. 尚无本品用于孕妇和分娩时妇女的足够和有良好对照的临床资料。因此，本品用于孕妇应谨慎。

3. 本品少量分泌至乳汁，哺乳期妇女慎用。

4. 2 个月以下婴儿的安全性及有效性尚未确定。

【给药途径和剂量】

1. 成年人和 16 岁以上儿童或体重≥40kg 儿

童，可根据病情，每次 1～2g，每 12 小时 1 次，静脉滴注，疗程 7～10 天；轻、中度尿路感染，每次 0.5～1g，静脉滴注或深部肌内注射，疗程 7～10 天；重度尿路感染，每次 2g，每 12 小时 1 次，静脉滴注，疗程 10 天；发生严重感染并危及生命时，可以每次 2g，每 8 小时 1 次静脉滴注；用于中性粒细胞减少伴发热的经验治疗，每次 2g，每 8 小时 1 次静脉滴注，疗程 7～10 天或至中性粒细胞减少缓解。如发热缓解但中性粒细胞仍处于异常低水平，应重新评价有无继续使用抗生素治疗的必要。

2. 2 月龄至 12 岁儿童，最大剂量不可超过成年人剂量。体重＞40kg 的儿童可使用成年人剂量。一般可给予 40mg/kg，每 12 小时 1 次静脉滴注，疗程 7～14 天；细菌性脑脊髓膜炎儿童用药剂量可为 50mg/kg，每 8 小时 1 次，静脉滴注。儿童中性粒细胞减少伴发热经验治疗的常用剂量为 50mg/kg，每 12 小时 1 次 成年人（中性粒细胞减少伴发热的治疗为每 8 小时 1 次），疗程与成年人相同。

3. 对 2 月龄以下儿童经验有限，可使用 30mg/kg。2 月龄以下儿童使用本品应谨慎。

4. 肝功能不全的患者，无调节本品剂量的必要。

5. 肾功能不全的患者，如 Ccr≤60ml/min，则应调节本品用量。这些患者使用本品的初始剂量与肾功能正常的患者相同，维持剂量和给药间隙时间如表 7-3。

表 7-3　肾功能不全成年人患者的推荐维持给药方案

Ccr（ml/min）	推荐维持给药方案			
＞60，原给药方案	每次 0.5g，每 12 小时 1 次	每次 1g，每 12 小时 1 次	每次 2g，每 12 小时 1 次	每次 2g，每 8 小时 1 次
30～60	每次 0.5g，每 24 小时 1 次	每次 1g，每 24 小时 1 次	每次 2g，每 24 小时 1 次	每次 2g，每 24 小时 1 次
11～29	每次 0.5g，每 24 小时 1 次	每次 0.5g，每 24 小时 1 次	每次 1g，每 24 小时 1 次	每次 2g，每 24 小时 1 次
＜11	每次 0.25g，每 24 小时 1 次	每次 0.25g，每 24 小时 1 次	每次 0.5g，每 24 小时 1 次	每次 1g，每 24 小时 1 次
血液透析*	每次 0.5g，每 24 小时 1 次	每次 0.5g，每 24 小时 1 次	每次 0.5g，每 24 小时 1 次	每次 0.5g，每 24 小时 1 次

* 血液透析患者在治疗第 1 天可给予负荷剂量 1g，以后每天 0.5g。透析日，本品应在透析结束后使用。每天给药时间尽可能相同。

6. 术前预防性给药（成年人）：进行腹腔手术的患者在术前给予本品，预防术后感染发生。在手术开始前 60 分钟开始单次静脉滴注 2g（30 分钟输注完毕）。输注完后，应立即单次静脉滴注 500mg 甲硝唑。由于存在配伍禁忌，本品和甲硝唑不能在同一输液容器中混合，建议在输注甲硝唑前，先用可以与之配伍的液体冲洗输液管。

如果距离预防性给药的时间已经超过 12 小时，但手术仍在继续，则应该在首次预防性给药 12 小时后第 2 次给予本品，继后再次给予甲硝唑。

7. 配制方法

（1）静脉注射给药时，应先使用灭菌注射用水、5%的葡萄糖注射液或 0.9%的氯化钠注射液将本品溶解，配好的溶液可直接注射到静脉中，在 3～5 分钟注射完毕，如果患者正在输注和本品可以配伍的液体，也可以配好的溶液注射到输液装置的导管中。

（2）静脉滴注时，可将本品 1～2g 溶于 50～100ml 0.9%氯化钠注射液、5%或 10%葡萄糖注射液、乳酸钠注射液、5%葡萄糖和 0.9%氯化钠混合注射液、乳酸林格液和 5%葡萄糖混合注射液中，药物浓度不应超过 40mg/min，经约 30 分钟输注完毕。

（3）肌内注射时，本品 0.5g 应加 1.5ml 注射用溶液，或 1g 加 3.0ml 溶解后，经深部肌群（如臀肌群或外侧股四头肌）注射。

【配伍禁忌】与 B 族维生素、阿贝卡星、阿米卡星、氨苄西林、氨茶碱、氨溴索、奥美拉唑、奥硝唑、苯妥英钠、表柔比星、丙硫硫胺、参麦注射液、穿琥宁、大观霉素、地贝卡星、多柔比星、呋喃硫胺、复方腺嘌呤、复合维生素 B、核糖霉素、红霉素、甲硝唑、间羟胺、卡那霉素、卡那霉素 B、链霉素、奈替米星、葡萄糖酸钙、七叶皂苷钠、羟钴胺、清开灵注射液、庆大霉素、庆大霉素甲氧苄啶、柔红霉素、四环素、痰热清、头孢地嗪、头孢呋辛、头孢拉定、头孢西丁、妥布霉素、万古霉素、西索米星、腺苷钴胺、腺嘌呤、硝酸硫胺、小诺米星、新霉素、亚胺培南西司他丁、叶酸、依替米星、乙酰半胱氨酸、异帕米星、紫霉素、左氧氟沙星有配伍禁忌。

【不良反应】主要为腹泻、头痛、皮疹、恶心、呕吐及瘙痒、便秘、眩晕等，偶有发热、口腔及阴道念珠菌感染、假膜性肠炎、局部痛或静脉炎。

【相互作用】

1. 和多数β-内酰胺类抗生素一样，由于药物的相互作用，头孢吡肟溶液不可加至甲硝唑、万古霉素、庆大霉素、妥布霉素或硫酸奈替米星、氨茶碱溶液中。

2. 本品浓度超过 40mg/ml 时，不可加至氨苄西林溶液中。

3. 如有与本品合用的指征，这些抗生素应与本品分开使用。

【观察指标】肾功能。

【用药宣教】出现腹泻时应考虑假膜性小肠结肠炎发生的可能性。对轻度肠炎病例，仅停用药物即可；中、重度病例需进行特殊治疗。

头孢匹罗

【类别】第四代头孢菌素。

【作用机制】同“头孢唑林”。

【抗菌谱】本品的抗菌活性类似头孢噻肟，而对葡萄球菌、肠球菌、铜绿假单胞菌和某些肠杆菌科细菌的活性则较头孢噻肟更强。本品对铜绿假单胞菌的活性低于头孢他啶。

【适应证】用于治疗敏感菌引起的下呼吸道、泌尿道、皮肤及软组织等感染，以及菌血症、败血症。

【禁用与慎用】

1. 本品禁用于对头孢菌素过敏者。

2. 对青霉素类抗生素过敏者应慎用。

3. 本品可经乳汁分泌，哺乳期妇女应权衡利弊选择停药或暂停哺乳。

4. 尚未确定 12 岁以下儿童的合适剂量。因此，不推荐在该年龄组使用本品。

【给药途径和剂量】

1. 剂量

（1）正常成年人，每次 1～2g，每 12 小时 1 次。

（2）肾功能不全的患者按表 7-4 调整剂量。

表 7-4　肾功能不全的患者用量调整

Ccr（ml/min）	非严重的感染	重度感染
20～50	1g 负荷量，然后 0.5g，每日 2 次	2g 负荷量，然后 1g，每日 2 次
5～20	1g 负荷量，然后 0.5g，每日 1 次	2g 负荷量，然后 1g，每日 1 次
<5	1g 负荷量，然后每日 0.5g，	2g 负荷量，然后每日 1g
透析患者	透析后立即给予 0.25g	透析后立即给予 0.5g

2. 用法　本品可缓慢静脉注射或静脉滴注。静脉滴注时可用 0.9%氯化钠溶液、林格液、标准电解质输注液、5%及 10%葡萄糖溶液、5%果糖溶液、5%葡萄糖+0.9%氯化钠溶液 100ml 稀释。静脉注射时可用 10ml 注射用水溶解本品 1g，经 3～5 分钟静脉注射。

操作注意事项：本品在溶解时会产生气泡，操作时应引起注意。

【配伍禁忌】与 B 族维生素、阿贝卡星、阿米卡星、奥硝唑、苯妥英钠、表柔比星、丙硫硫胺、大观霉素、地贝卡星、多柔比星、呋喃硫胺、复方腺嘌呤、复合维生素 B、核糖霉素、红霉素、间羟胺、卡那霉素、卡那霉素 B、链霉素、硫喷妥钠、奈替米星、哌拉西林他唑巴坦、培氟沙星、羟钴胺、清开灵注射液、庆大霉素、四环素、头孢地嗪、头孢呋辛、头孢拉定、头孢西丁、妥布霉素、西索米星、腺嘌呤、硝酸硫胺、小诺米星、新霉素、亚胺培南西司他丁、叶酸、依替米星、乙酰半胱氨酸、异帕米星、紫霉素有配伍禁忌。

【不良反应】

1. 可引起皮疹、荨麻疹、瘙痒、药物热、血管神经性水肿和支气管痉挛。

2. 消化系统反应：恶心、呕吐、腹泻，罕见假膜性小肠结肠炎。

3. ALT、AST、碱性磷酸酶、γ-谷氨酰转肽酶、乳酸脱氢酶和（或）胆红素可能升高，但也应考虑由感染所致。血清肌酐和尿素可能轻度升高。

4. 注射后可能发生味觉和（或）嗅觉异常、头痛。

【相互作用】

1. 丙磺舒可延长本品的半衰期。

2. 不宜合用氨基糖苷类抗生素，以免增加肾毒性。

【药动学】单剂量 0.5g 和 1g 静脉注射，血浆峰浓度为 57.2mg/L 和 86.7mg/L。单剂量 0.5g、1g 和 2g 静脉滴注后血浆峰浓度分别为 36.6mg/L、59.7mg/L 和 119.0mg/L。本品在体内广泛分布，可进入痰液、腹水、胆汁、脑脊液、心、肺、肾、前列腺和子宫等组织和体液中，药物浓度能超过主要敏感菌的 MIC。消除半衰期约 2 小时。

【观察指标】疗程超过 10 天，则应监测血常规。所有该类患者均应监测肾功能。

【用药宣教】用药期间，特别是在较长时间使用后，如出现严重腹泻，应报告医师，需排除艰难梭菌感染。

九、单酰胺类

氨曲南

【类别】单酰胺类。

【妊娠安全等级】B。

【作用机制】通过抑制细菌细胞膜的合成达到杀菌作用。本品与革兰阴性菌的 PBP-3 具有高度的亲和力。本品对许多β-内酰胺酶稳定，似乎极少诱导细菌产生β-内酰胺酶，使用中偶有耐药发生。

【抗菌谱】本品抗菌谱窄，其活性主要针对革兰阴性需氧菌（包括产酶菌株），对革兰阳性需氧或厌氧菌活性极弱甚或全无活性。本品对大多数肠杆菌科包括大肠埃希菌、克雷伯杆菌属、变形杆菌属、普罗威登斯菌、志贺菌属和多种耶尔森菌均具有活性，对流感嗜血杆菌和多种奈瑟菌具有良好的抗菌活性，对铜绿假单胞菌亦具有活性，但较逊于头孢他啶。体外研究证实，本品浓度达到<4μg/ml就可抑制大多数上述细菌。某些肠杆菌菌株和多种枸橼酸杆菌对本品耐药。

【适应证】用于治疗敏感需氧革兰阴性菌所致的各种感染，如尿路感染、下呼吸道感染、败血症、腹腔内感染、妇科感染、术后伤口及烧伤、溃疡等皮肤软组织感染等。

【禁用与慎用】

1. 对本品过敏者禁用。

2. 对β-内酰胺类抗生素过敏者慎用，肝、肾功能不全的患者亦应慎用。

3. 本品可经乳汁分泌，浓度不及母体血药浓度的 1%。哺乳期妇女使用时应暂停哺乳。

4. 婴幼儿的安全性尚未确立，应慎用。

【给药途径和剂量】

1. 剂量

（1）成年人，给予 1～8g/d，分次，每 6～12 小时 1 次。单次肌内注射或静脉注射 1g 治疗淋病或膀胱炎。

（2）>1 周龄的婴儿和儿童，给予 30mg/kg，每 6～8 小时 1 次。≥2 岁儿童如有严重感染可给予 50mg/kg，每 6 小时或 8 小时 1 次。每日最大剂量不应超过 8g。

（3）对中至重度肾功能不全的患者应减量使用本品，在给予 1 次起始剂量后，如 Ccr 为 10～30ml/min，维持量仅用起始量的一半；如 Ccr 为 10ml/min，维持量为起始量的 1/4，在每次血液透析后应补充起始量的 1/8。

2. 用法　本品供深部肌内注射或在 3～5 分钟缓慢静脉注射，或经 20～60 分钟静脉滴注。

（1）静脉滴注：每 1g 本品至少用注射用水 3ml 溶解，再用适当输液（0.9%氯化钠注射液、5%或 10%葡萄糖注射液或林格注射液）稀释，本品的浓度不得超过 2%，输注时间 20～60 分钟。

（2）静脉注射：用注射用水 6～10ml 溶解，于 3～5 分钟缓慢注入静脉。

（3）肌内注射：每 1g 本品至少用注射用水或 0.9%氯化钠注射液 3ml 溶解，深部肌内注射。

【配伍禁忌】与阿贝卡星、阿米卡星、参麦注射液、大观霉素、地贝卡星、核糖霉素、甲硝唑、卡那霉素、卡那霉素 B、链霉素、奈替米星、萘夫西林、哌拉西林他唑巴坦、庆大霉素、柔红霉素、柔红霉素脂质体、头孢地嗪、头孢呋辛、头孢拉定、头孢哌酮舒巴坦、妥布霉素、西索米星、小诺米星、新霉素、亚胺培南西司他丁、依替米星、乙酰半胱氨酸、异帕米星、抑肽酶、紫霉素有配伍禁忌。

【不良反应】

1. 常见皮疹、荨麻疹、嗜酸性粒细胞增多，罕见过敏反应，多见于有过敏史患者。

2. 恶心、呕吐、腹泻和味觉异常。

3. 静脉注射可能引起静脉炎和血栓性静脉炎，肌内注射常有局部疼痛和肿胀发生。

4. 有可能出现二重感染和假膜性小肠结肠炎。

5. 黄疸、肝炎、肝酶升高，凝血酶原时间和部分凝血活酶时间延长也有报道。

【相互作用】

1. 与口服抗凝药合用可能延长凝血酶原时间。

2. 与氨基糖苷类合用，对铜绿假单胞菌和某些肠杆菌科会产生协同作用，但应从不同的途径分别给药。

【药动学】本品口服不吸收。肌内注射 1g 后，血药峰浓度于 0.8 小时后到达，生物利用度 89.5%。分布容积广，为 20.6L。消除半衰期 1.9 小时。24 小时内约 70%以原形随尿液排出，1%～2%随粪便排出。4 小时血液透析可清除 25%～50%，6 小时腹膜透析仅清除 10%。蛋白结合率 45%～60%。体内分布广，能分布到全身组织和体液中，乳汁中含量少。脑膜炎时脑脊液内可达有效浓度。

【观察指标】是否有过敏反应发生，如发生应立即停药。

【用药宣教】在治疗过程中出现不明原因的腹泻，应报告医师，需排除艰难梭菌感染的可能。

十、碳青霉烯类

比阿培南

【类别】碳青酶烯类。

【作用机制】本品为人工合成的碳青霉烯类抗生素，通过抑制细菌细胞壁的合成产生抗菌作用，容易穿透大多数革兰阳性和阴性菌的细胞壁而到达其作用靶点青霉素结合蛋白（PBP）。

【抗菌谱】对本品敏感的菌株有葡萄球菌属、链球菌属、肠球菌属（屎肠球菌除外）、莫拉菌属、大肠菌、枸橼酸菌属、克雷伯菌属、肠杆菌属、沙雷菌属、变形杆菌属、流感嗜血杆菌、铜绿假单胞菌、放线菌属、消化链球菌属、拟杆菌属、普雷沃菌属、梭形杆菌属等。

【适应证】本品适用于治疗敏感细菌引起的败血症、肺炎、肺部脓肿、慢性呼吸道疾病引起的二重感染、难治性膀胱炎、肾盂肾炎、腹膜炎、妇科附件炎等。

【禁用与慎用】

1. 对本品过敏者、正在使用丙戊酸钠类药物的患者禁用。

2. 对碳青霉烯类、青霉素类及头孢类抗生素药物过敏者、本人或直系亲属有易诱发支气管哮喘、皮疹、荨麻疹等症状的过敏性体质者、严重的肾功能不全者、进食困难及全身状况恶化者、有癫痫史者或中枢神经系统疾病患者慎用。

【给药途径和剂量】每 0.3g 本品溶解于 100ml 0.9%氯化钠注射液或葡萄糖注射液中静脉滴注。成年人每日 0.6g，分 2 次滴注，每次 30～60 分钟。可根据患者年龄、症状适当增减给药剂量。但每天的最大给药量不能超过 1.2g。

【配伍禁忌】与阿米卡星、阿昔洛韦、氨溴索、胺碘酮、昂丹司琼、参麦注射液、地西泮、多索茶碱、多西环素、多种维生素、核糖霉素、环丙沙星、卡那霉素、咪达唑仑、奈替米星、帕珠沙星、哌拉西林他唑巴坦、葡萄糖酸钙、齐多夫定、庆大霉素、头孢地嗪、头孢呋辛、头孢拉定、妥布霉素、万古霉素、西索米星、小诺米星、溴己新、亚胺培南西司他丁、乙酰半胱氨酸、异帕米星、抑肽酶、长春西汀有配伍禁忌。

【不良反应】

1. 最为常见的不良反应为皮疹/皮肤瘙痒、恶心、呕吐及腹泻等。

2. 实验室检查异常，主要表现为 ALT 及 AST 升高、嗜酸性粒细胞增多等。

3. 本品严重不良反应包括休克（＜0.1%）、过敏反应、间质性肺炎、PIE 综合征、假膜性小肠结肠炎等严重肠炎、肌痉挛、精神障碍、肝功能损伤、黄疸、急性肾功能不全。

【相互作用】本品与丙戊酸合用，可导致丙戊酸血药浓度降低，有可能使癫痫复发，因此本品不宜与丙戊酸类制剂合用。

【药动学】30 分钟或 60 分钟单次静脉滴注本品 300mg 时，骨盆无效腔液中最高浓度为 9.6μg/ml。用药 6 小时后痰液中药物浓度为 0.1～2.5μg/g。健康成年人（5 例）单次静脉滴注本品 150mg、300mg 及 600mg，以及多次滴注本品 300mg 和 600mg 后，血液均未检出代谢物，代谢物中有 9.7%～23.4%随尿液排泄，并且代谢物均无抑菌活性。健康成年人（5 例）60 分钟单次静脉滴注本品 150mg、300mg 及 600mg 时，给药后 0～2 小时尿中本品平均浓度分别为 325.5μg/ml、584.8μg/ml 和 1105.1μg/ml，在给药后 8～12 小时尿中药物浓度分别为 2.4μg/ml、4.7μg/ml 和 21.4μg/ml。而且 0～12 小时累计排泄率分别为 62.1%、63.4%和 64.0%。

【观察指标】

1. 进食困难及全身状况恶化者，可能会出现维生素 K 缺乏症状，应注意观察，可补充维生素 K。

2. 如已发生明显的过敏反应，应考虑停药。

【用药宣教】长期使用如出现不明原因的腹泻，应立即报告医师，应排除艰难梭菌感染的可能。

厄他培南

【类别】碳青酶烯类。

【妊娠安全等级】B。

【作用机制】同“比阿培南”。

【抗菌谱】本品的抗菌谱如下：①需氧革兰阳性菌，包括金黄色葡萄球菌、无乳链球菌、化脓性链球菌（但对 MRSA 和肠球菌属无活性）；②需氧革兰阴性菌，包括大肠埃希菌、流感嗜血杆菌（仅对β-内酰胺酶阴性的菌株具有活性）、肺炎克雷伯菌、脆弱拟杆菌、吉氏拟杆菌、梭状芽孢杆菌、迟缓真杆菌、消化链球菌属、不解糖卟啉单胞菌（*Porphyromonas asaccharolytica*）和二路普雷沃菌（*Prevotella bivia*）。

【适应证】本品适于治疗成年人由下述细菌的敏感菌株引起的继发性腹腔感染、复杂性皮肤及附属器感染、社区获得性肺炎、复杂性尿路感染（包括肾盂肾炎）、急性盆腔感染（包括产后子宫内膜炎、流产感染和妇产科术后感染）。

【禁用与慎用】

1. 对本品和其他培南类药物过敏者、13 岁以下儿童、已感染念珠菌病者、心血管疾病患者和有严重药物过敏史者禁用。

2. 胃肠道疾病患者、对其他β-内酰胺类抗生素过敏者、有癫痫病史者和痛风患者慎用。

3. 本品可分泌至乳汁，哺乳期妇女应权衡对其的重要性，选择停药或暂停哺乳。

【给药途径和剂量】

1. 本品在 13 岁及以上患者中的常用剂量为 1g，每日 1 次。本品在 3 个月至 12 岁患者中的剂量是 15mg/kg，每日 2 次（每天不超过 1g）。本品可以通过静脉滴注给药，最长可使用 14 天，或通过肌内注射给药，最长可使用 7 天。当采用静脉滴注给药时，输注时间应超过 30 分钟。

2. 静脉滴注不可使用葡萄糖注射液稀释药物。可将本品 1g 加入注射用水或 0.9%氯化钠注射液 10ml 中，轻轻摇匀，使之溶解，然后将此配制好的药液加入盛有 0.9%氯化钠注射液 50ml 的容器中。药液在室温下保存不得超过 6 小时，最好及时输注。

【配伍禁忌】与阿米卡星、参麦注射液、低分子右旋糖酐氨基酸、小诺米星、头孢呋辛、乙酰半胱氨酸、右旋糖酐、核糖霉素、卡那霉素、奈替米星、庆大霉素、妥布霉素、西索米星、异帕米星、哌拉西林他唑巴坦、葡萄糖、头孢地嗪、头孢拉定、西索米星、亚胺培南西司他丁、亚锡右旋糖酐有配伍禁忌。

【不良反应】

1. 可见恶心、呕吐、腹泻和头痛。

2. 注射部位有静脉炎和血栓性静脉炎。

3. 可见腹胀、腹痛、寒战、败血症、脓毒性休克、脱水、痛风、乏力、坏死、念珠菌病、体重减轻、面部水肿、注射部位结硬块、注射部位疼痛、胁痛、眩晕。

4. 心血管系统：可能发生心力衰竭、心搏骤停、心动过缓、心房颤动、心脏杂音、窦性心动过速和硬膜下出血。

5. 消化系统：可见厌食、胃肠道出血、艰难梭菌引起的假膜性小肠结肠炎、口炎、胀气、痔、肠梗阻、胆汁淤积、胃炎、十二指肠炎、食管炎、黄疸、味觉异常、口腔溃疡、胰腺炎和幽门狭窄，也可见 ALT、AST 和碱性磷酸酶升高，血小板和嗜酸性粒细胞增多。

6. 神经系统：可见头晕、神经衰弱、癫痫发作、震颤、抑郁、感觉减退、痉挛和攻击性行为。

7. 呼吸系统：可见胸腔积液、低氧血症、支气管狭窄、咽部不适、胸膜炎、疼痛、鼻出血、哮喘、发音障碍、咯血和呃逆。

8. 皮肤：可见出汗、皮炎、潮红、荨麻疹、脱皮。

9. 泌尿生殖系统：可见肾功能不全、无尿或少尿、阴道瘙痒、血尿、尿路梗阻、膀胱无力、阴道念珠菌病、外阴阴道炎和阴道炎。

10.还有发生过敏反应、过敏样反应和幻觉的报道。

【相互作用】

1. 本品合用丙磺舒（口服 500mg/次，4 次/日）时，后者竞争肾小管分泌途径，使本品的清除率下降。

2. 有文献表明，患者接受丙戊酸或双丙戊酸钠时，如合并碳青霉烯类（包括本品）用药，会导致丙戊酸血药浓度降低，低于治疗范围，因此使癫痫发作的风险增加，应避免合用。

【药动学】静脉滴注本品 0.5g、1g 和 2g 后 30 分钟内达血药峰浓度。肌内注射 1g 后生物利用度约为 90%，达峰时间为 2.3 小时。本品的血浆蛋白结合率为 92%～95%，浓度低时蛋白结合率较高。主要经肾脏排出，其血浆半衰期为 4.3～4.6 小时。健康青年志愿者静脉应用同位素标记的本品 1g 后，尿液和胆汁中药物排泄率分别为 80%和 10%，尿液中药物原形和代谢产物各占 40%。

【观察指标】如出现过敏反应，应立即停药。

【用药宣教】长期使用如出现不明原因的腹泻，应立即报告医师，需排除艰难梭菌感染。

美罗培南

【类别】碳青霉烯类。

【妊娠安全等级】B。

【作用机制】同“比阿培南”。

【抗菌谱】①革兰阳性需氧菌：金色葡萄球菌（β-内酰胺酶阳性菌株及β-内酰胺酶阴性菌株）、表皮葡萄球菌（β-内酰胺酶阳性菌株及β-内酰胺酶阴性菌株）（注：葡萄球菌中凡对甲氧西林/苯唑西林耐药者亦应考虑其对本品有耐药性）。②革兰阴性需氧菌：不动杆菌、嗜水气单胞菌、空肠弯曲菌、异型枸橼酸杆菌、弗劳地枸橼酸杆菌、阴沟肠杆菌、流感嗜血杆菌（对氨苄西林耐药菌株和β-内酰胺酶阴性菌株）、卡他莫拉菌（β-内酰胺酶阳性菌株及β-内酰胺酶阴性菌株）、摩氏摩根菌、奇异变形杆菌、普通变形杆菌、沙门菌、黏质沙雷杆菌、志贺菌属等。③厌氧菌：吉氏拟杆菌、卵形拟杆菌、单形拟杆菌、解脲拟杆菌、普通拟杆菌、艰难梭菌、产气荚膜梭状芽孢杆菌、迟缓真杆菌、梭形杆菌、不解糖卟啉单胞菌、痤疮丙酸杆菌等。

【适应证】用于成年人和儿童由单一或多种对本品敏感的细菌引起的感染：肺炎（包括医院获得性肺炎）、尿路感染、妇科感染（如子宫内膜炎和盆腔炎）、皮肤软组织感染、脑膜炎、败血症。经验性治疗，对成年人粒细胞减少症伴发热患者，可单独应用本品或联合抗病毒药或抗真菌药使用。

【禁用与慎用】

1. 对本品成分及其他碳青霉烯类抗生素过敏者禁用。

2. 孕妇不宜应用本品，除非可证实使用本品时对胎儿的影响利大于弊。

3. 不推荐哺乳期妇女使用本品，除非证实使用本品对乳儿的影响利大于弊。

4. 对腹膜透析的患者，目前尚无本品的使用经验。

5. 3 个月以下婴儿的安全性及有效性尚未确定。

6. 对青霉素类或其他β-内酰胺类抗生素过敏的患者也可对本品呈现过敏反应，应慎用。

7. 严重肝、肾功能不全的患者慎用。

8. 进食不良或非经口营养的患者、全身状况不良的患者及老年人慎用。

9. 有癫痫史或中枢神经系统功能障碍的患者慎用。

【给药途径和剂量】

1. *剂量*

（1）成年人，给药剂量和时间间隔应根据感染类型、严重程度及患者的具体情况而定。

推荐日剂量如下：①肺炎、尿路感染、妇科感染（如子宫内膜炎）、皮肤或软组织感染，每 8 小时 1 次，每次 500mg，静脉滴注；②医院获得性肺炎、腹膜炎、中性粒细胞减少患者的合并感染、败血症的治疗，每 8 小时 1 次，每次 1g，静脉滴注；③脑膜炎患者，推荐每 8 小时 1 次，每次 2g，静脉滴注或静脉注射。

（2）肾功能不全成年人，Ccr 为 26～50ml/min 的患者，剂量不变，给药间隔延长至 12 小时；Ccr 为 10～25ml/min 的患者，剂量减半，同时给药间隔延长至 12 小时；Ccr＜10ml/min 的患者，剂量减半，同时给药间隔延长至 24 小时。

（3）年龄＞3 个月而体重＜50kg 的儿童，每次 10～20mg/kg，每 8 小时 1 次，脑膜炎患儿可加量至 40mg/（kg · d），每 8 小时 1 次，囊性纤维化可给予 25～40mg/kg，每 8 小时 1 次。目前尚无儿童肾功能不全的使用经验。

2. *用法*　本品静脉注射的时间应大于 5 分钟，静脉滴注时间大于 30 分钟。静脉注射时，应使用无菌注射用水配制成浓度约 50mg/ml。可使用下列输液溶解：0.9%氯化钠注射液、5%或者 10%葡萄糖注射液、葡萄糖氯化钠注射液。

【配伍禁忌】与阿米卡星、阿昔洛韦、氨溴索、胺碘酮、昂丹司琼、参麦注射液、地西泮、多索茶碱、多西环素、多种维生素、核糖霉素、环丙沙星、卡那霉素、咪达唑仑、奈替米星、帕珠沙星、哌拉西林他唑巴坦、葡萄糖酸钙、齐多夫定、庆大霉素、头孢地嗪、头孢呋辛、头孢拉定、妥布霉素、万古霉素、西索米星、小诺米星、溴己新、亚胺培南西司他丁、乙酰半胱氨酸、异帕米星、抑肽酶、长春西汀有配伍禁忌。

【不良反应】

1. *主要不良反应*　皮疹、腹泻、软便、恶心、呕吐。另外实验室检查值主要异常有 ALT 升高、AST 升高、ALP 升高、嗜酸性粒细胞增多。

2. *严重不良反应*　过敏性休克、急性肾衰竭等重度肾功能不全、伴有血便的重症结肠炎（如假膜性结肠炎等）、间质性肺炎、PIE 综合征、痉挛、意识障碍等中枢神经系统症状、中毒性表皮坏死松解症、史-约综合征、全血细胞减少、粒细胞缺乏症、白细胞减少、肝功能不全、黄疸，在同类药品中还有溶血性和血栓静脉炎的报道。

3. *超敏反应*　荨麻疹、发热感、红斑、瘙痒、发热、发红。

4. *血液系统*　粒细胞减少，血小板增多或减少，淋巴细胞增多，嗜酸性粒细胞增多，红细胞减少，血细胞比容降低等。

5. *神经系统*　头痛、倦怠感。

6. *肾脏*　β_2 微球蛋白升高，BUN、肌酐上升。

7. *消化系统*　腹痛、食欲缺乏、口腔炎、白念珠菌感染、维生素 K 缺乏症状、维生素 B 族缺乏症状。LDH、γ-谷氨酰转肽酶、胆红素、尿胆素原升高及黄疸。

【相互作用】

1. 丙磺舒和本品合用可竞争性激活肾小管分泌，抑制肾脏排泄，导致本品消除半衰期延长，血药浓度增加，因此不推荐本品与丙磺舒联用。

2. 本品与丙戊酸同时应用，会使丙戊酸的血药浓度降低，而导致癫痫发作。

【药动学】 静脉注射本品 0.5g 和 1g 后 5 分钟内血药峰浓度分别约为 50μg/ml 和 112μg/ml；30 分钟后则分别达到 23μg/ml 和 49μg/ml。半衰期约 1 小时，肾功能不全的患者可见延长，儿童也稍延长。本品广泛分布于全身各种组织和体液（包括脑脊液和胆汁）。主要经肾排泄，12 小时内随尿排出原药约 70%，在用药 0.5g 后，尿药浓度＞10μg/ml 可维持 5 小时。尿中可检出一种失活的代谢物。本品在血液透析中部分被消除。

【观察指标】 对肝功能不全患者不必要进行剂量调整，应监测患者的肝功能。

【用药宣教】 对使用本品后出现腹泻或腹痛加剧的患者，应评价其是否为艰难梭菌引起的假膜性小肠结肠炎，同时也应认真考虑其他因素。

法罗培南钠

【类别】 碳青霉烯类。

【适应证】 用于敏感菌所致的下列感染。

1. 泌尿系统感染：肾盂肾炎、膀胱炎、前列腺炎、睾丸炎。

2. 呼吸系统感染：咽喉炎、扁桃体炎、急慢性支气管炎、肺炎、肺脓肿（肺脓肿病）。

3. 子宫附件炎、子宫内感染、前庭大腺炎。

4. 浅表性皮肤感染症、深层皮肤感染症，痤疮（伴有化脓性炎症）。

5. 淋巴管炎、淋巴结炎、乳腺炎、肛周脓肿、外伤、烫伤和手术创伤等继发性感染。

6. 泪囊炎、睑腺炎、角膜炎（含角膜溃疡）。

7. 外耳炎、中耳炎、鼻窦炎。

8. 牙周组织炎、牙周炎、腭炎。

【作用机制】 本品为可供口服的碳青霉烯类抗菌药。

【抗菌谱】 本品的作用机制类似厄他培南，不抑制铜绿假单胞菌，可抑制链球菌、葡萄球菌和包括淋球菌、流感嗜血杆菌、卡他莫拉菌在内的革兰阴性菌，其作用优于其他同类药物，且对厌氧菌更为有效。

【禁用与慎用】

1. 对本品过敏者禁用。

2. 儿童用药的安全性和有效性尚未确定。

3. 有药物过敏史者、对β-内酰胺类抗生素过敏者慎用。

4. 本品可经乳汁分泌，哺乳期妇女应权衡对其的重要性，选择停药或暂停哺乳。

5. 对青霉素类、头孢菌素类或碳青霉烯类药物曾有过敏史的患者慎用。

6. 本人或亲属为易发生支气管哮喘、发疹、荨麻疹等超敏反应症状体质者慎用。

7. 经口摄取不良的患者或正接受非口服营养疗法患者、全身状态不良的患者（有时会出现维生素 K 缺乏症，故需予以充分观察）慎用。

【给药途径和剂量】

1. 根据病情的轻重，成年人口服每次 150～300mg，每日 3 次。老年患者宜从 150mg 的剂量开始。

2. 儿童剂量为口服每次 5mg/kg，每日 3 次。

【不良反应】

1. 主要不良反应为腹泻、腹痛、稀便、皮疹、恶心等。

2. 实验室检查可见 ALT、AST 升高，嗜酸性粒细胞增多。

【相互作用】 同“美罗培南”。

【药动学】 本品口服后易于吸收，不受食物影响。单次口服 300mg 后可达 C_{max} （6.24μg/ml），AUC 为 11.72（μg·h）/ml，半衰期约 1 小时。给药后 12 小时内排泄给药量的 5%；进入消化道的药物几乎全部被分解。本品能分布进入患者咳痰、拔牙创伤流出液、皮肤组织、扁桃体组织、上颌窦黏膜组织、女性生殖组织、眼睑皮下组织和前列腺等中。本品亦可少量分布进入母乳中。本品以原形吸收，部分以原形自尿排泄，其余经肾中的脱氢肽酶-1（DHP-1）代谢后随尿消除。人血浆及尿中没有发现具有抗菌活性的代谢物。本品主要经肾排泄，正常健康成年人空腹口服本品 150mg、300mg 或 600mg 后，尿中排泄率（0～24 小时）在 3.1%～6.8%，尿中最高浓度达到时间为 0～2 小时，尿中最高浓度分别是 21.7μg/ml、57.6μg/ml 或 151.5μg/ml，但 12 小时后几乎已经不能再被检出。

【观察指标】

1. 消化不良或常有腹泻的患者，更应注意观察，如已开始腹泻，应考虑停药并给予适当处理。

2. 服药患者可能因缺乏维生素 K 而有出血的倾向。

【用药宣教】 在无确切的细菌感染证据，或对某种适应证预防性使用本品时，不仅不可能给患者带来益处，反而可能增加耐药菌的产生。

帕尼培南倍他米隆

【类别】碳青霉烯类。

【作用机制】同“比阿培南”。

【抗菌谱】葡萄球菌属、链球菌属、肠球菌属、卡拉莫拉菌、枸橼酸杆菌属、克雷伯菌属、肠杆菌属、沙雷菌属、变形杆菌属、摩氏摩根菌属、普罗威登斯菌属、流感嗜血杆菌、假单胞菌属、铜绿假单胞菌、洋葱伯克霍尔德菌、消化链球菌属、拟杆菌属、普雷沃菌属对本品敏感。对金黄色葡萄球菌和MRSA的活性较亚胺培南强，对铜绿假单胞菌的活性稍低于亚胺培南，对军团菌、衣原体无活性。

【适应证】用于败血症、感染性心内膜炎、深部皮肤感染症、淋巴管（结）炎、肛周脓肿、外伤和烧伤及手术后的继发感染、骨髓炎、关节炎、咽喉炎、扁桃体炎（扁桃体周围炎、扁桃体周围脓肿）、急性支气管炎、肺炎、肺脓肿、脓胸、慢性呼吸道疾病的继发感染、肾盂肾炎、膀胱炎、前列腺炎（急、慢性）、附睾炎、腹膜炎、腹腔内脓肿、胆囊炎、胆管炎、肝脓肿、子宫附件炎、子宫内感染、子宫旁组织炎、前庭大腺炎、化脓性脑膜炎、眼眶感染、眼内炎（含全眼球炎）、中耳炎、鼻窦炎、化脓性唾液腺炎、颌炎、腭骨周围蜂窝织炎。

【禁用与慎用】对本品所含成分有过敏性休克史的患者禁用。

【给药途径和剂量】

1. 成年人　通常每日1g（按帕尼培南计，下同），分2次给药，每次静脉滴注30分钟以上。根据患者的年龄和症状可适当增减给药剂量，对重症或难治性的感染患者，可增至每日2g（效价），分2次用药。但是，对成年人每次给药1g时，滴注时间应在60分钟以上。

2. 儿童　通常每日30～60mg/kg，分3次给药，每次静脉滴注时间应在30分钟以上。

根据患者的年龄和症状可适当增减给药量，对重症或难治性的感染患者，可增至每日100mg/kg，分3～4次给药，但是，本品的给药量上限不得超过每日2g。

【配伍禁忌】与阿米卡星、核糖霉素、卡那霉素、奈替米星、哌拉西林钠他唑巴坦钠、庆大霉素、参麦注射液、头孢地嗪、头孢呋辛、头孢拉定、妥布霉素、西索米星、小诺米星、亚胺培南西司他丁、乙酰半胱氨酸、异帕米星等有配伍禁忌。

【不良反应】

1. 严重不良反应。

（1）罕见休克、过敏反应症状。

（2）有可能出现史-约综合征、中毒性表皮坏死松解症。

（3）有可能出现急性肾衰竭等严重的肾功能损害。

（4）有可能出现惊厥、意识障碍等中枢神经系统症状。一旦发现类似症状，应立即停药并进行适当处理。特别是有肾脏疾病的患者和中枢神经系统功能障碍的患者有可能出现类似反应，给药时应注意密切观察。

（5）有可能出现伴有便血的假膜性肠炎等严重的肠炎。

（6）肝功能障碍，有可能出现如急性重型肝炎等严重肝功能障碍、黄疸等。

（7）罕见粒细胞缺乏症、全血细胞减少症、溶血性贫血。

（8）罕见伴有发热、咳嗽、呼吸困难、胸部X线检查异常、嗜酸性粒细胞增多等症状的间质性肺炎、伴有嗜酸性细胞增多的PIE综合征。

2. 有可能引起血栓性静脉炎。

【相互作用】与丙戊酸钠合用可致血中丙戊酸钠浓度降低，导致癫痫发作。

【药动学】本品的血药峰浓度及AUC随剂量成比例增加。消除半衰期与给药剂量无关，健康成年志愿者应用本品的半衰期约为70分钟，倍他米隆约为40分钟。儿童中本品的半衰期约为60分钟，倍他米隆约为30分钟。给药后本品分布于痰液、前列腺、胆汁、子宫/卵巢/输卵管、骨盆腔液、前房水、皮肤、中耳/上颌窦黏膜/扁桃体组织、口腔组织、唾液、脑脊液等各种组织和体液中。本品主要经肾脏排泄。

【观察指标】监测肝肾功能、血常规。

【用药宣教】同“美罗培南”。

亚胺培南西司他丁

【类别】碳青霉烯类。

【妊娠安全等级】C。

【作用机制】同“比阿培南”。

【抗菌谱】本品对许多耐头孢菌素类的细菌，包括需氧和厌氧的革兰阳性及革兰氏阴性细菌所引起的感染仍具有强效的抗菌活性；这些细菌耐药的头孢菌素类抗生素包括头孢唑林、头孢哌酮、头孢噻吩、头孢西丁、头孢噻肟、拉氧头孢、头孢孟多、头孢他啶和头孢曲松。同样，许多由耐氨基糖苷类抗生素（如庆大霉素、阿米卡星、妥布霉素）

或青霉素类（氨苄西林、羧苄西林、青霉素、替卡西林、哌拉西林、阿洛西林、美洛西林）细菌引起的感染，使用本品仍有效。

【适应证】适用于治疗敏感革兰阳性菌和革兰阴性杆菌所致的严重感染（如败血症、感染性心内膜炎、下呼吸道感染、腹腔感染、盆腔感染、皮肤软组织感染、骨和关节感染、尿路感染）及多种细菌引起的混合感染。

【禁用与慎用】

1. 对本品过敏或已经存在严重休克或心脏传导阻滞的患者禁用。

2. 对其他β-内酰胺类抗生素过敏者，应慎用本品。

3. 尚未明确本品是否可经乳汁分泌，哺乳期妇女慎用。如确需使用，应选择停药或暂停哺乳。

【给药途径和剂量】本品的推荐剂量是以亚胺培南的使用量表示，也表示同等剂量的西司他丁。

1. 剂量

（1）成年人：轻、中度感染可给予肌内注射500～750mg，每12小时1次，对无并发症的淋病可单次肌内注射500mg。重症可静脉滴注1～2g/d，分3～4次用，重症可增量至4g/d，分3～4次用。

（2）年龄≥3个月、体重＜40kg的儿童，可静脉滴注15mg/（kg·d），分次用。每天最大剂量不可＞2g。

（3）对肾功能不全的患者的用量调整如下：①Ccr为31～70ml/min，每次0.5g，每6～8小时1次；②Ccr为21～30 ml/min，每次0.5g，每8～12小时1次；③Ccr为6～20 ml/min，每次0.25g（偶尔0.5g/次），每12小时1次；④Ccr≤5时，表明肾功能已严重受损，如在48小时内患者已开始接受血液透析始可使用本品，并在每次透析后给予1次用量。对肾功能不全的患者不用肌内注射给药。

2. 用法

（1）静脉滴注，每0.25g加入50ml稀释液中，本品与乳酸盐不相容，故不能使用含有乳酸盐的溶液稀释本品，但可在不同的静脉途径分别给药。本品经稀释后，室温（25℃）下可稳定4小时，冷藏（4℃）时可稳定24小时。

（2）本品作肌内注射时，每0.25g应加入1ml稀释液，混悬液配制后应于1小时内使用。

【配伍禁忌】与阿贝卡星、阿洛西林、阿米卡星、阿莫西林、阿莫西林氟氯西林、阿莫西林克拉维酸钾、阿莫西林舒巴坦、阿奇霉素、阿昔洛韦、氨苄西林、氨苄西林氯唑西林钠、氨苄西林舒巴坦、氨曲南、氨溴索、奥美拉唑、奥硝唑、苯唑西林、比阿培南、苄星青霉素、博安霉素、博来霉素、参麦注射液、达托霉素、大观霉素、地贝卡星、多西环素、多黏菌素B、黏菌素、厄他培南、夫西地酸、呋布西林、伏立康唑、氟康唑、氟罗沙星、氟氯西林、氟氯西林阿莫西林、氟氧头孢、复方氨基酸、复方磺胺甲噁唑、复方乳酸钠葡萄糖、复方乳酸钠山梨醇、腹膜透析液、甘露醇、核糖霉素、红花黄色素、红霉素、环丙沙星、磺胺二甲嘧啶、磺胺嘧啶、磺苄西林、吉他霉素、加替沙星、甲砜霉素、甲硝唑、甲氧苄啶、卡泊芬净、卡那霉素、卡那霉素B、克林霉素、奎宁、拉氧头孢、利奈唑胺、链霉素、两性霉素B、林可霉素、磷霉素、洛美沙星、氯霉素、氯唑西林、美罗培南、美洛西林、美洛西林舒巴坦、莫西沙星、奈替米星、萘夫西林、诺氟沙星、帕尼培南倍他米隆、帕珠沙星、哌拉西林、哌拉西林舒巴坦、哌拉西林他唑巴坦、泮托拉唑、培氟沙星、平阳霉素、青霉素、去甲万古霉素、庆大霉素、庆大霉素甲氧苄啶、乳酸钙、乳酸钠、舒巴坦、丝裂霉素、四环素、羧苄西林、替加环素、替卡西林克拉维酸钾、替考拉宁、替硝唑、头孢吡肟、头孢地嗪、头孢呋辛、头孢甲肟、头孢克肟、头孢拉定、头孢硫脒、头孢美唑、头孢孟多、头孢米诺、头孢尼西、头孢哌酮舒巴坦、头孢哌酮他唑巴坦、头孢匹胺、头孢匹罗、头孢曲松、头孢曲松舒巴坦、头孢曲松他唑巴坦、头孢噻吩、头孢噻利、头孢噻肟舒巴坦、头孢他啶、头孢他啶他唑巴坦、头孢替安、头孢替唑、头孢西酮、头孢唑林、头孢唑肟、妥布霉素、万古霉素、西索米星、小诺米星、放线菌素D、新霉素、乙酰半胱氨酸、抑肽酶、转化糖电解质、左氧氟沙星有配伍禁忌。

【不良反应】

1. *局部反应*　红斑、局部疼痛和硬结、血栓性静脉炎。

2. *过敏反应*　皮疹、瘙痒、荨麻疹、多形性红斑、史-约综合征、血管神经性水肿、中毒性表皮坏死（罕见）、表皮脱落性皮炎（罕见）、念珠菌病，包括药物热及过敏反应。

3. *消化系统*　可见恶心、呕吐、腹泻、牙齿和（或）舌色斑。血清氨基转移酶、胆红素和（或）血清碱性磷酸酶升高，罕见肝炎。

4. *血液系统*　嗜酸性细胞增多症、白细胞减少症、中性粒细胞减少症（包括粒细胞缺乏症）、血小板减少症、血小板增多症、血红蛋白水平降低及凝血酶原时间延长均有报道。

5. 肾脏　少尿/无尿、多尿、急性肾衰竭（罕见）。这些患者通常已有导致肾前性氮质血症或肾功能损害的因素，因此难以评估本品对肾功能改变的作用。

6. 中枢神经系统　与其他β-内酰胺类抗生素一样，已有报道静脉滴注本品可引起中枢神经系统的不良反应，如肌阵挛、精神障碍，包括幻觉、错乱状态或癫痫发作。

7. 特殊感觉　听觉丧失、味觉异常。

【相互作用】

1. 与氨基糖苷类药合用对铜绿假单胞菌有协同抗菌作用。

2. 与丙磺舒合用可增加亚胺培南 AUC，并使亚胺培南半衰期延长。

3. 与环孢素同用可增加神经毒性作用。

4. 与茶碱同用可发生茶碱中毒（恶心、呕吐、心悸、癫痫发作等）。

5. 亚胺培南与更昔洛韦合用可引起癫痫发作。

6. 与伤寒活疫苗同用可减弱伤寒活疫苗的免疫效应。

【药动学】给健康受试者静脉滴注本品 250mg、500mg、1000mg 20 分钟后，亚胺培南的血药峰浓度分别为 12～20μg/ml、21～58μg/ml、41～83μg/ml，对应的平均血药峰浓度分别为 17μg/ml、39μg/ml 和 66μg/ml。4～6 小时亚胺培南血药浓度下降到 1μg/ml 以下或更低。亚胺培南的血浆半衰期是 1 小时。在 10 小时内，约 70%的亚胺培南在尿中以原药形式重吸收，随后在尿中就检测不到药物排泄。在给予健康受试者 500mg 剂量的本品 8 小时后，亚胺培南的尿中浓度超过 10μg/ml。亚胺培南的剩余部分（不具抗菌活性的亚胺培南代谢物）在尿中回收，通过粪便排泄清除的亚胺培南基本为零。亚胺培南与人血清蛋白的结合率约为 20%。

西司他丁是肾脏中脱氢肽酶-1 的特异性抑制剂，能有效减少亚胺培南代谢，因此亚胺培南和西司他丁同时给药可使尿和血浆中都达到具有抗菌作用的亚胺培南浓度。

静脉滴注本品 250mg、500mg、1000mg 20 分钟后，西司他丁的血药峰浓度分别为 21～26μg/ml、21～55μg/ml、56～88μg/ml，对应的平均血药峰浓度分别为 22μg/ml、42μg/ml 和 72μg/ml。西司他丁的血浆半衰期约为 1 小时。胃肠外给药 10 小时后 70%～80%给药剂量的西司他丁在尿中完整回收。此后，尿中没有再检测出西司他丁。约 10%给药剂量的西司他丁最后成为 *N*-乙酰基代谢物。这种 *N*-乙酰基代谢物抑制脱氢肽酶-1 的活性与其母体药物相当。因此当西司他丁从血液中消除后，肾脏中脱氢肽酶-1 的活性很快恢复到正常水平。西司他丁与人血清蛋白的结合率约为 40%。

【观察指标】

1. 如发生病灶性震颤、肌阵挛或癫痫时，应进行神经病学检查评估，如原来未进行抗惊厥治疗，应给予治疗。如中枢神经系统症状持续存在，则应减少本品的剂量或停药。

2. 几乎所有抗生素都可引起假膜性小肠结肠炎，其严重程度从轻度至危及生命不等。因此，对曾患过胃肠道疾病尤其是结肠炎者，均需小心使用抗生素。对在使用抗生素过程中出现腹泻的患者，应考虑假膜性小肠结肠炎的可能。

【用药宣教】同“美罗培南”。

法罗培南

【类别】其他碳青霉烯。

【作用机制】同“比阿培南”。

【抗菌谱】葡萄球菌、链球菌、肺炎球菌、肠球菌、卡他莫拉菌、大肠埃希菌、枸橼酸杆菌、克雷伯菌、肠杆菌、奇异变形杆菌、流感嗜血杆菌、消化链球菌、痤疮丙酸杆菌、拟杆菌对本品敏感。

【适应证】用于治疗由敏感菌所致的下列感染性疾病。

1. 泌尿系统感染：肾盂肾炎、膀胱炎、前列腺炎、睾丸炎。

2. 呼吸系统感染：咽喉炎、扁桃体炎、急慢性支气管炎、肺炎、肺脓肿（肺脓肿病）。

3. 子宫附件炎、子宫内感染、前庭大腺炎。

4. 浅表性皮肤感染症、深层皮肤感染症，痤疮（伴有化脓性炎症）。

5. 淋巴管炎、淋巴结炎、乳腺炎、肛周脓肿、外伤、烫伤和手术创伤等继发性感染。

6. 泪囊炎、睑腺炎、角膜炎（含角膜溃疡）。

7. 外耳炎、中耳炎、鼻窦炎。

8. 牙周组织炎、牙周炎、腭炎。

【禁用与慎用】

1. 对本品过敏者禁用。

2. 儿童用药的安全性和有效性尚未确定。

3. 有药物过敏史者、对β-内酰胺类抗生素过敏者慎用。

4. 本品可经乳汁分泌，哺乳期妇女应权衡对其的重要性，选择停药或暂停哺乳。

5. 对青霉素类、头孢菌素类或碳青霉烯类药物曾有过敏史的患者慎用。

6. 本人或双亲为易发生支气管哮喘、皮疹、荨麻疹等超敏反应症状体质的患者慎用。

7. 经口摄取不良的患者或正接受非口服营养疗法患者、全身状态不良的患者（有时会出现维生素K缺乏症，故需予以充分观察）慎用。

【给药途径和剂量】根据病情的轻重，成年人口服每次150～300mg，每日3次。老年患者宜从150mg的剂量开始。

【不良反应】

1. 主要不良反应为腹泻、腹痛、稀便、皮疹、恶心等。

2. 实验室检查可见ALT、AST升高，嗜酸性粒细胞增多。

【相互作用】同“比阿培南”。

【药动学】本品口服吸收效果好，抗菌作用不受食物的影响，注射后本品在血清和间质液中浓度较高，在体内通过载体介导传递系统经小肠吸收。单次口服300mg，峰浓度达6.24μg/ml，AUC为11.72（μg·h）/ml，半衰期约1小时，12小时尿中排泄5%，在粪便中未检出，大部分在消化道中分解。

【用药宣教】对使用本品后发生腹泻或腹痛加剧的患者，应评价其是否为艰难梭菌引起的假膜性小肠结肠炎，同时也应认真考虑其他因素。

第四节　磺胺类及甲氧苄啶

一、甲氧苄啶及其衍生物

甲氧苄啶

【类别】三甲氧苄氨嘧啶及其衍生物。

【妊娠安全等级】C。

【作用机制】本品为可逆性的二氢叶酸还原酶抑制剂。

【抗菌谱】革兰阳性球菌中的化脓性链球菌、肺炎链球菌对本品敏感。革兰阴性杆菌中的沙门菌属、大肠埃希菌、伤寒沙门菌、志贺菌属、奇异变形杆菌、肺炎克雷伯菌和百日咳杆菌均敏感。疟原虫、诺卡菌、组织胞浆菌和酵母菌对本品也敏感。铜绿假单胞菌、产碱杆菌和脑膜炎球菌不敏感。

【适应证】本品可用于对其敏感的大肠埃希菌、奇异变形杆菌、肺炎克雷伯菌和某些肠杆菌属和腐生葡萄球菌等细菌所致的急性单纯性下尿路感染初发病例。本品对铜绿假单胞菌感染无效。目前本品很少单用，一般均与磺胺药如磺胺甲噁唑或磺胺嘧啶联合用药。

【禁用与慎用】

1. 新生儿、早产儿禁用。严重肝肾疾病、血液病患者（如白细胞减少、血小板减少、紫癜等）及对本品过敏者禁用。

2. 肝功能不全者、肾功能不全者、叶酸缺乏所致的巨幼细胞贫血或其他血液系统疾病患者慎用。

【给药途径和剂量】治疗急性单纯性尿路感染，成年人常用量：口服，每次0.1g，每12小时1次或每次0.2g，每日1次，疗程7～10日。肾功能不全成年患者需减量应用。肌酐清除率＞30ml/min（0.5ml/s）时仍用成年人常用量；肌酐清除率为15～30ml/min（0.25～0.5ml/s）时，每12小时服50mg；肌酐清除率＜15ml/min（0.25ml/s）时不宜用本品。

【不良反应】

1. 由于本品对叶酸代谢的干扰，可产生血液系统不良反应，可出现白细胞减少、血小板减少或高铁血红蛋白性贫血。一般白细胞及血小板减少系轻度，及时停药可望恢复，也可加用叶酸制剂。

2. 可发生瘙痒、皮疹，偶可呈严重的渗出性多形性红斑。

3. 恶心、呕吐、腹泻等胃肠道反应，一般症状轻微。

4. 偶可发生无菌性脑膜炎，有头痛、颈项强直、恶心等表现。

【相互作用】

1. 骨髓抑制剂与本品合用时发生白细胞、血小板减少的概率增大。

2. 氨苯砜与本品合用时，两者血药浓度均可升高，氨苯砜浓度的升高可使不良反应增多且加重，尤其是高铁血红蛋白血症的发生。

3. 本品不宜与抗肿瘤药、2, 4-二氨基嘧啶类药物同时应用，也不宜在应用其他叶酸拮抗药治疗的疗程之间应用本品，因为有产生骨髓再生不良或巨幼细胞贫血的可能。

4. 与利福平合用可明显增加本品清除，血清半衰期缩短。

5. 与环孢素合用可增加肾毒性。

6. 本品可干扰苯妥英钠的肝内代谢，延长苯妥英钠的半衰期达 50%，并使其清除率降低 30%。

7. 与普鲁卡因胺合用可减少普鲁卡因胺的肾清除，致普鲁卡因胺及其代谢物乙酰普鲁卡因胺（NAPA）的血药浓度增高。

8. 与华法林合用可抑制华法林的代谢而增强其抗凝作用。

【药动学】本品口服后自胃肠道吸收，广泛分布于全身组织和体液。易透过血脑屏障和胎盘屏障。本品主要经肾代谢。

【观察指标】

1. 血常规。

2. 治疗中定期进行尿液检查（每 2～3 日查尿常规 1 次）以发现长疗程或高剂量治疗时可能发生的结晶尿。

3. 肝、肾功能检查。

【用药宣教】老年或营养较差者应适当减量，对缺叶酸者应适当补充叶酸。

二、中效磺胺类

磺胺嘧啶

【类别】中效磺胺类。

【妊娠安全等级】B。

【作用机制】本品影响细菌体内二氢叶酸合成酶的作用，从而使细菌体内的二氢叶酸不能合成。

【抗菌谱】对溶血性链球菌、葡萄球菌、脑膜炎球菌、肺炎链球菌、淋球菌、大肠埃希菌、志贺菌属等敏感细菌及沙眼衣原体、放线菌、疟原虫、星形诺卡菌和弓形虫等微生物均有抑制作用。

【适应证】

1. 敏感脑膜炎球菌所致的流行性脑脊髓膜炎的治疗和预防。

2. 与甲氧苄啶合用可治疗对其敏感的流感嗜血杆菌、肺炎链球菌和其他链球菌所致的中耳炎及皮肤软组织等感染。

3. 星形诺卡菌病。

4. 作为对氯喹耐药的恶性疟疾患者的辅助用药。

5. 作为治疗由沙眼衣原体所致宫颈炎和尿道炎的次选药物。

6. 作为治疗由沙眼衣原体所致新生儿包涵体结膜炎的次选药物。

【禁用与慎用】对磺胺类药物过敏者、孕妇、2 个月以下婴儿及肝、肾功能不全者慎用。

【给药途径和剂量】

1. 治疗一般感染　成年人常用量口服，每次 1g，每日 2 次，首次剂量加倍。2 个月以上婴儿及小儿，口服，按体重每次 25～30mg/kg，每日 2 次，首次剂量加倍（总量不超过 2g）。

2. 预防流行性脑脊髓膜炎　成年人常用量口服，每次 1g，每日 2 次，疗程 2 日。2 个月以上婴儿及小儿，口服，每日 0.5g，疗程 2～3 日。

【不良反应】

1. 过敏反应较为常见，可表现为药疹，严重者可发生渗出性多形性红斑、剥脱性皮炎和大疱性表皮松解萎缩性皮炎等；也有表现为光敏反应、药物热、关节及肌肉疼痛、发热等血清病样反应。

2. 中性粒细胞减少或缺乏症、血小板减少症及再生障碍性贫血。患者可表现为咽痛、发热、苍白和出血倾向。

3. 溶血性贫血及血红蛋白尿：缺乏葡萄糖-6-磷酸脱氢酶患者应用磺胺药后易发生，在新生儿和小儿中较成年人为多见。

4. 高胆红素血症和新生儿核黄疸：磺胺药与胆红素竞争蛋白结合部位，可致游离胆红素增高。新生儿肝功能不完善，较易发生高胆红素血症和新生儿黄疸，偶可发生核黄疸。

5. 肝脏损害：可发生黄疸、肝功能减退，严重者可发生暴发性肝衰竭。

6. 肾脏损害：可发生结晶尿、血尿和管型尿。偶有患者发生间质性肾炎或肾小管坏死等严重不良反应。

7. 恶心、呕吐、食欲减退、腹泻、头痛、乏力等，一般症状轻微，不影响继续用药。偶有患者发生艰难梭菌肠炎，此时需停药。

8. 甲状腺肿大及功能减退偶有发生。

9. 中枢神经系统毒性反应偶可发生，表现为精神错乱、定向力障碍、幻觉、欣快感或抑郁感。一旦出现均需立即停药。本品所致的严重不良反应虽少见，但可致命，如渗出性多形性红斑、剥脱性皮炎、大疱性表皮松解萎缩性皮炎、暴发性肝衰竭、粒细胞缺乏症、再生障碍性贫血等。治疗时应严密观察，当皮疹或其他反应早期征兆出现时，应立即停药。

【相互作用】

1. 合用尿碱化药可增加本品在碱性尿中的溶解度，使排泄增多。

2. 不能与对氨基苯甲酸同用，对氨基苯甲酸可代替本品被细菌摄取，两者相互拮抗。也不宜与含对氨苯甲酰基的局部麻醉药如普鲁卡因、苯佐卡因、丁卡因等合用。

3. 与口服抗凝药、口服降血糖药、甲氨蝶呤、苯妥英钠和硫喷妥钠同用时，上述药物需调整剂量，因本品可取代这些药物的蛋白结合部位，或抑制其代谢，以致药物作用时间延长或毒性发生。

4. 与骨髓抑制剂同用时可能增强此类药物潜在的毒副作用。当有指征需两类药物同用时，应严密观察可能发生的毒性反应。

5. 与避孕药长时间合用可导致避孕的可靠性减小，并增加经期外出血的概率。

6. 与溶栓药合用可能增大其潜在的毒性作用。

7. 与肝毒性药物合用可能引起肝毒性发生率的增高。对此类患者尤其是用药时间较长及以往有肝病史者应进行严密的监测。

8. 与光敏感药物合用可能发生光敏感的相加作用。

9. 接受本品治疗者对维生素 K 的需要量增加。

10. 不宜与乌洛托品合用，因乌洛托品在酸性尿中可分解产生甲醛，后者可与本品形成不溶性沉淀物，使发生结晶尿的危险性增加。

11. 本品可取代保泰松的血浆蛋白结合部位，两者合用时可增强保泰松的作用。因本品可能干扰青霉素类药物的杀菌作用，最好避免与此类药物同时应用。

12. 磺吡酮与本品合用可减少本品自肾小管的分泌，导致血药浓度升高而持久或产生毒性，因此在应用磺吡酮期间或应用其治疗后可能需要调整本品的剂量。

【药动学】本品口服后易吸收（可吸收给药量的 70%以上），但吸收较缓慢。单次口服 2g 后，3～6 小时达血药峰浓度，游离血药峰浓度为 30～60μg/ml。药物吸收后广泛分布于全身组织及胸膜液、腹膜液、滑膜液、房水、唾液、汗液、尿液、胆汁中。磺胺嘧啶易透过血-脑脊液屏障，也能进入乳汁和通过胎盘屏障。脑膜无炎症时，脑脊液中药物浓度约为血药浓度的 50%，脑膜有炎症时，脑脊液中药物浓度可达血药浓度的 50%～80%。磺胺嘧啶血浆蛋白结合率低，为 38%～48%。肾功能正常者消除半衰期约为 10 小时，肾衰竭者可达 34 小时。药物主要在肝脏经过乙酰化代谢而失效，其次是与肝脏中的葡萄糖醛酸结合而失效。磺胺嘧啶主要经肾小球滤过排泄，给药后 48～72 小时以原形经尿中排出给药量的 60%～85%。此外，另有少量药物经粪便、乳汁、胆汁中排出。血液透析可部分清除药物，但腹膜透析不能清除磺胺嘧啶。

【观察指标】①全血象检查，对接受较长疗程的患者尤为重要。②治疗中定期进行尿液检查以发现长疗程或高剂量治疗时可能发生的结晶尿。③肝、肾功能检查。

【用药宣教】每次服用本品时应饮用足量水分。服用期间也应保持充足进水量，使成年人每日尿量至少维持在 1200ml 以上。如应用本品疗程长，剂量大时除多饮水外宜同服碳酸氢钠。

三、长效磺胺类药

磺胺多辛

【类别】长效磺胺类。

【作用机制】同“磺胺嘧啶”。

【适应证】用于防治耐氯喹的恶性疟原虫所致的疟疾。

【禁用与慎用】对本品、乙胺嘧啶或磺胺药中任何一种药物有过敏史者禁用。1 个月以内的新生儿禁用。

【给药途径和剂量】

1. *疟疾急性发作* 口服，成年人每次 1～1.5g；小儿 1 个月以上至 4 岁 0.25g；4～8 岁 0.5g；9～14 岁 1g，14 岁以上用成年人剂量。

2. *疟疾的预防* 口服，成年人每 7 日 0.5g 或每 14 日 1g，连服疗程不宜超过 3 个月。小儿年龄 1 个月至 4 岁，每 7 日服 0.25g 或每 14 日服 0.25g；4～8 岁龄每 7 日服 0.25g 或每 14 日服 0.5g；9～14 岁者每 7 日服 0.5g 或每 14 日服 0.75g；14 岁以上用成年人剂量，连服疗程不宜超过 3 个月。

【不良反应】

1. 过敏反应：可表现为药疹，严重者可发生渗出性多形性红斑、剥脱性皮炎和大疱性表皮松解萎缩性皮炎等；也有表现为光敏反应、药物热、关节及肌肉疼痛、发热等血清病样反应。

2. 粒细胞减少或缺乏症、血小板减少症及再生障碍性贫血，患者可表现为咽痛、发热、苍白和出血倾向。

3. 溶血性贫血及血红蛋白尿。

4. 高胆红素血症和新生儿核黄疸。

5. 肝脏损害：可发生黄疸、肝功能减退，严重者可发生暴发性肝衰竭。

6. 肾脏损害：可发生结晶尿、血尿和管型尿。失水、休克和老年患者应用本品易发生肾损害，应慎用或避免应用本品。肾功能不全患者不宜应用本品。偶有患者发生间质性肾炎或肾小管坏死的严重不良反应。

7. 恶心、呕吐、食欲减退、腹泻、头痛、乏力等，一般症状轻微，不影响继续用药。偶有患者发生艰难梭菌肠炎，此时需停药。

8. 甲状腺肿大及功能减退偶有发生。

9. 中枢神经系统：毒性反应偶可发生，表现为精神错乱、定向力障碍、幻觉、欣快感或忧郁感。一旦出现需立即停药。

【相互作用】同“磺胺嘧啶”。

【观察指标】

1. 全血象检查，对接受较长疗程的患者尤为重要。

2. 治疗中定期进行尿液检查以发现长疗程或高剂量治疗时可能发生的结晶尿。

3. 肝、肾功能检查。

【用药宣教】如应用本品疗程长、剂量大，宜同服碳酸氢钠并多饮水。

四、包括磺胺衍生物的磺胺类与甲氧苄啶的复方制剂

复方磺胺甲噁唑

【类别】磺胺药和甲氧苄啶（TMP）。

【妊娠安全等级】D。

【作用机制】本品为磺胺甲噁唑（SMZ）与TMP的复方制剂。SMZ作用于二氢叶酸合成酶，干扰合成叶酸的第一步，TMP作用于叶酸合成代谢的第二步，选择性抑制二氢叶酸还原酶的作用，二者合用可使细菌的叶酸代谢受到双重阻断。本品的协同抗菌作用较单药增强，对其呈现耐药的菌株减少。

【抗菌谱】对非产酶金黄色葡萄球菌，化脓性链球菌，肺炎链球菌，大肠埃希菌、克雷伯菌属、沙门菌属、变形杆菌属、摩根菌属、志贺菌属等肠杆菌科细菌，淋球菌，脑膜炎球菌，流感嗜血杆菌均具有良好抗菌作用。

【适应证】

1. 大肠埃希杆菌、克雷伯菌属、肠杆菌属、奇异变形杆菌、普通变形杆菌和摩根菌属敏感菌株所致的尿路感染。

2. 肺炎链球菌或流感嗜血杆菌所致2岁以上小儿急性中耳炎。

3. 肺炎链球菌或流感嗜血杆菌所致的成年人慢性支气管炎急性发作。

4. 由福氏或宋氏志贺菌敏感菌株所致的肠道感染、志贺菌感染。

5. 治疗肺孢子菌肺炎，本品系首选。

6. 肺孢子菌肺炎的预防，可用于已有肺孢子虫肺炎至少一次发作史的患者，或HIV成年感染者，其CD4淋巴细胞计数≤200/mm^{3}或少于总淋巴细胞数的20%。

7. 由肠产毒性大肠埃希菌（ETEC）所致旅行者腹泻。

【禁用与慎用】

1. 对SMZ和TMP过敏者禁用。

2. 本品阻止叶酸的代谢，加重巨幼细胞贫血患者叶酸盐的缺乏，所以该病患者禁用本品。

3. 孕妇及哺乳期妇女禁用本品。

4. 年龄＜2个月的婴儿禁用本品。

5. 重度肝肾功能不全者禁用本品。

【给药途径和剂量】

1. 成年人　治疗细菌性感染，每次TMP 0.16g和SMZ 0.8g，每12小时服用1次。治疗肺孢子菌肺炎每次TMP 3.75～5mg/kg，SMZ 18.75～25mg/kg，每6小时服用1次。预防用药：初始给予TMP 0.16g和SMZ 0.8g，每日2次，继以相同剂量每日服1次，或每周服3次。

2. 儿童　治疗细菌感染，2个月以上、体重40kg以下的婴幼儿按体重一次口服SMZ 20～30mg/kg及TMP 4～6mg/kg，每12小时1次；体重≥40kg的小儿剂量同成年人常用量。治疗寄生虫感染如肺孢子菌肺炎，按体重一次口服SMZ 18.75～25mg/kg及TMP 3.75～5mg/kg，每6小时1次。

慢性支气管炎急性发作的疗程至少10～14日；尿路感染的疗程7～10日；细菌性痢疾的疗程为5～7日；儿童急性中耳炎的疗程为10日；肺孢子菌肺炎的疗程为14～21日。

【不良反应】

1. 过敏反应较为常见，可表现为药疹，严重者可发生渗出性多形性红斑、剥脱性皮炎和大疱性表皮松解萎缩性皮炎等；也有表现为光敏反应、药物热、关节及肌肉疼痛、发热等血清病型反应。偶见过敏性休克。

2. 中性粒细胞减少或缺乏症、血小板减少症及再生障碍性贫血。患者可表现为咽痛、发热、苍白和出血倾向。

3. 溶血性贫血及血红蛋白尿：缺乏葡萄糖-6-磷酸脱氢酶的患者应用磺胺药后易于发生，在新生儿和小儿中较成年人中多见。

4. 高胆红素血症和新生儿核黄疸：本品与胆红素竞争蛋白结合部位，可致游离胆红素增高。新生儿肝功能不完善，对胆红素处理差，故较易发生高胆红素血症和新生儿黄疸，偶可发生核黄疸。

5. 肝脏损害：可发生黄疸、肝功能减退，严重者可发生暴发性肝衰竭。

6. 肾脏损害：可发生结晶尿、血尿和管型尿；偶有患者发生间质性肾炎或肾小管坏死的严重不良反应。

7. 恶心、呕吐、食欲减退、腹泻、头痛、乏力等。

8. 甲状腺肿大及功能减退偶有发生。

9. 中枢神经系统毒性反应偶可发生，表现为精神错乱、定向力障碍、幻觉、欣快感或抑郁感。

10. 偶可发生无菌性脑膜炎，有头痛、颈项强直、恶心等表现。

11. 本品所致的严重不良反应虽少见，但常累及各器官并可致命，如渗出性多形性红斑、剥脱性皮炎、大疱性表皮松解萎缩性皮炎、暴发性肝衰竭、粒细胞缺乏症、再生障碍性贫血等。艾滋病患者的上述不良反应较非艾滋病患者为多见。

【相互作用】

1. 合用尿碱化药可增加本品在碱性尿中的溶解度，使排泄增多。

2. 不能与对氨基苯甲酸合用，对氨基苯甲酸可代替本品被细菌摄取，两者相互拮抗。

3. 与骨髓抑制剂合用可能增强此类药物对造血系统的不良影响，如白细胞、血小板减少等，当确有指征需两药同用时，应严密观察可能发生的毒性反应。

4. 与避孕药（雌激素类）长时间合用可导致避孕的可靠性减少，并增加经期外出血的概率。

5. 与溶栓药物合用，可能增大其潜在的毒性作用。

6. 与肝毒性药物合用，可能引起肝毒性发生率的增高。

7. 与光敏药物合用时，可能发生光敏作用的相加。

8. 接受本品治疗者对维生素 K 的需要量增加。

9. 不宜与乌洛托品合用，因乌洛托品在酸性尿中可分解产生甲醛，后者可与本品形成不溶性沉淀物，使发生结晶尿的危险性增加。

10. 本品可取代保泰松的血浆蛋白结合部位，当两者同用时可增强保泰松的作用。

11. 磺吡酮与本品合用时可减少本品自肾小管的分泌，其血药浓度持久升高易产生毒性反应，因此在应用磺吡酮期间或在应用其治疗后可能需要调整本品的剂量。

12. 本品中的 TMP 可抑制华法林的代谢而增强其抗凝作用。

13. 本品中的 TMP 与环孢素合用可增加肾毒性。

14. 利福平与本品合用时，可明显使本品中的 TMP 清除增加和血清半衰期缩短。

15. 不宜与抗肿瘤药、2, 4-二氨基嘧啶类药物合用，也不宜在应用其他叶酸拮抗药治疗的疗程之间应用本品，因为有产生骨髓再生不良或巨幼细胞贫血的可能。

16. 不宜与氨苯砜合用，因氨苯砜与本品中的 TMP 合用两者血药浓度均可升高，氨苯砜浓度的升高使不良反应增多且加重，尤其是高铁血红蛋白血症的发生。

17. 避免与青霉素类药物合用，因为本品有可能干扰此类药物的杀菌作用。

【药动学】本品中的 SMZ 和 TMP 口服后自胃肠道吸收完全，均可吸收给药量的 90%以上，C_{max} 在服药后 1～4 小时达到。给予 TMP 160mg、SMZ 800mg，每日服用 2 次，3 日后达稳态血药浓度，TMP 为 1.72mg/L，SMZ 的血浆游离浓度及总浓度分别为 57.4mg/L 和 68.0mg/L。SMZ 及 TMP 均主要自肾小球滤过和肾小管分泌，尿中药物浓度明显高于血药浓度。单剂口服给药后 0～72 小时自尿中排出 SMZ 总量的 84.5%，其中 30%为包括代谢物在内的游离磺胺；TMP 以游离药物形式排出 66.8%。SMZ 和 TMP 两药的排泄过程互不影响。SMZ 和 TMP 的血消除半衰期分别为 10 小时和 8～10 小时，肾功能不全者应用时本品的半衰期延长，需调整剂量。吸收后二者均可广泛分布至痰液、中耳液、阴道分泌物等全身组织和体液中，并可穿透血-脑脊液屏障，达治疗浓度；也可穿过胎盘屏障，进入胎儿血液循环并可分泌至乳汁中。

【观察指标】监测肝、肾功能。

【用药宣教】如应用本品疗程长、剂量大，宜同服碳酸氢钠并多饮水。

小儿复方磺胺甲噁唑

【类别】甲氧苄啶及其衍生物。

【妊娠安全等级】C、D（在临近分娩时使用）。

【作用机制】SMZ 抑制二氢叶酸合成酶，干扰合成叶酸的第一步，TMP 作用于叶酸合成代谢的第二步，选择性抑制二氢叶酸还原酶的作用，二者合用可使细菌的叶酸代谢受到双重阻断。

【适应证】近年来由于许多临床常见病原菌对本品常呈现耐药，治疗细菌感染需参考药敏试验结果，本品的主要适应证为敏感菌株所致的下列感染。

1. 大肠埃希杆菌、克雷伯菌属、肠杆菌属、奇异变形杆菌、普通变形杆菌和摩根菌属敏感菌株所致的尿路感染。

2. 肺炎链球菌或流感嗜血杆菌所致 2 岁以上小儿急性中耳炎。

3. 肺炎链球菌或流感嗜血杆菌所致的成年人慢性支气管炎急性发作。

4. 由福氏或宋氏志贺菌敏感菌株所致的肠道感染、志贺菌感染。

5. 治疗肺孢子菌肺炎，本品系首选。

6. 肺孢子菌肺炎的预防，可用于已有肺孢子虫肺炎至少一次发作史的患者，或 HIV 成年感染者，其 CD4 淋巴细胞计数≤200/mm^{3}或少于总淋巴细胞数的 20%。

7. 由 ETEC 所致的旅行者腹泻。

【禁用与慎用】

1. 对 SMZ 和 TMP 过敏者禁用。

2.本品阻止叶酸的代谢，加重巨幼细胞贫血患者叶酸盐的缺乏，所以该病患者禁用。

3. 年龄＜2 个月的婴儿禁用。

4. 重度肝肾功能不全者禁用。

【给药途径和剂量】小儿常用量：2 个月以下婴儿禁用。治疗细菌感染，2 个月以上、体重 40kg 以下的婴幼儿按体重一次口服 SMZ 20～30mg/kg 及 TMP 4～6mg/kg，每 12 小时 1 次；体重≥40kg 的小儿剂量同成年人常用量。

治疗寄生虫感染如肺孢子菌肺炎，按体重一次口服 SMZ 18.75～25mg/kg 及 TMP 3.75～5mg/kg，每 6 小时 1 次，疗程为 14～21 日。

慢性支气管炎急性发作的疗程至少为 10～14 日；尿路感染的疗程为 7～10 日；细菌性痢疾的疗程为 5～7 日；儿童急性中耳炎的疗程为 10 日。

【不良反应】

1. 过敏反应较为常见，可表现为药疹，严重者可发生渗出性多形性红斑、剥脱性皮炎和大疱性表皮松解萎缩性皮炎等，也有表现为光敏反应、药物热、关节及肌肉疼痛、发热等血清病型反应。偶见过敏性休克。

2. 中性粒细胞减少或缺乏症、血小板减少症及再生障碍性贫血，患者可表现为咽痛、发热、苍白和出血倾向。

3. 溶血性贫血及血红蛋白尿：缺乏葡萄糖-6-磷酸脱氢酶的患者应用磺胺药后易于发生，在新生儿和小儿中较成年人中多见。

4. 高胆红素血症和新生儿核黄疸：本品与胆红素竞争蛋白结合部位，可致游离胆红素增高。新生儿肝功能不完善，对胆红素处理差，故较易发生高胆红素血症和新生儿黄疸，偶可发生核黄疸。

5. 肝脏损害：可发生黄疸、肝功能减退，严重者可发生暴发性肝衰竭。

6. 肾脏损害：可发生结晶尿、血尿和管型尿；偶有患者发生间质性肾炎或肾小管坏死的严重不良反应。

7. 恶心、呕吐、食欲减退、腹泻、头痛、乏力等，一般症状轻微。偶有患者发生艰难梭菌肠炎，此时需停药。

8. 甲状腺肿大及功能减退偶有发生。

9. 中枢神经系统不良反应偶可发生，表现为精神错乱、定向力障碍、幻觉、欣快感或抑郁感。

10. 偶可发生无菌性脑膜炎，有头痛、颈项强直、恶心等表现。本品所致的严重不良反应虽少见，但常累及各器官并可致命，如渗出性多形性红斑、剥脱性皮炎、大疱性表皮松解萎缩性皮炎、暴发性肝衰竭及粒细胞缺乏症、再生障碍性贫血等血液系统异常。艾滋病患者的上述不良反应较非艾滋病患者多见。

【相互作用】

1. 合用尿碱化药可增加本品在碱性尿中的溶解度，使排泄增多。

2. 不能与对氨基苯甲酸合用，对氨基苯甲酸可代替本品被细菌摄取，两者相互拮抗。

3. 下列药物与本品同用时，本品可取代这些药物的蛋白结合部位，或抑制其代谢，以致药物作用时间延长或发生毒性反应，因此当这些药物与本品同时应用或在应用本品之后使用时，需调整其剂量。此类药物包括口服抗凝药、口服降血糖药、甲氨蝶呤、苯妥英钠和硫喷妥钠。

4. 与骨髓抑制剂合用可能增强此类药物对造血系统的不良反应，如白细胞、血小板减少等。当确有指征需两药同用时，应严密观察可能发生的毒性反应。

5. 与溶栓药物合用可能增强其潜在的毒性作用。

6. 与肝毒性药物合用可能引起肝毒性发生率的增高。对此类患者尤其是用药时间较长及以往有肝病史者，应监测肝功能。

7. 与光敏药物合用可能发生光敏作用的相加。

8. 接受本品治疗者对维生素K的需要量增加。

9. 不宜与乌洛托品合用，因乌洛托品在酸性尿中可分解产生甲醛，后者可与本品形成不溶性沉淀物。

10. 本品可取代保泰松的血浆蛋白结合部位，两者同用可增强保泰松的作用。

11. 磺吡酮与本品合用可减少本品自肾小管的分泌，血药浓度持久升高易产生毒性反应，因此在应用磺吡酮期间或在应用其治疗后可能需要调整本品的剂量。

12. 本品中的 TMP 可抑制华法林代谢而增强其抗凝作用。

13. 本品中的 TMP 与环孢素合用可增加肾毒性。

14. 利福平与本品合用，可明显使本品中的TMP清除增加和血清半衰期缩短。

15. 不宜与抗肿瘤药、2, 4-二氨基嘧啶类药物合用，也不宜在应用其他叶酸拮抗药治疗的疗程之间应用本品，因为有产生骨髓再生不良或巨幼细胞贫血的可能。

16. 不宜与氨苯砜合用，因氨苯砜与本品中的TMP合用使两者血药浓度均可升高，氨苯砜浓度的升高使不良反应增多且加重，尤其是高铁血红蛋白血症的发生。

17. 避免与青霉素类药物合用，因为本品有可能干扰此类药物的杀菌作用。

【药动学】本品中的SMZ和TMP口服后自胃肠道吸收完全，均可吸收给药量的90%以上，C_{max}在服药后1～4小时达到。给予TMP 160mg、SMZ 800mg，每日服用2次，3日后达稳态血药浓度，TMP为1.72mg/L，SMZ的血浆游离浓度及总浓度分别为57.4mg/L和68.0mg/L。SMZ及TMP均主要自肾小球滤过和肾小管分泌，尿药浓度明显高于血药浓度。单剂口服给药后0～72小时自尿中排出SMZ总量的84.5%，其中30%为包括代谢物在内的游离磺胺；TMP以游离药物形式排出66.8%。SMZ和TMP的排泄过程互不影响。

【观察指标】

1. 全血象检查。

2. 治疗中应定期进行尿液检查（每2～3日查尿常规一次）以发现长疗程或高剂量治疗时可能发生的结晶尿。

3. 肝、肾功能检查。

联磺甲氧苄啶

【类别】甲氧苄啶及其衍生物。

【作用机制】本品为磺胺甲噁唑（SMZ）、磺胺嘧啶（SD）和甲氧苄啶（TMP）的复方制剂。

【适应证】主要用于对本品敏感的细菌所致的尿路感染、肠道感染、成年人慢性支气管炎急性发作、急性中耳炎等。

【禁用与慎用】

1. 对磺胺类药物过敏者禁用。

2. 由于本品阻止叶酸的代谢，加重巨幼细胞贫血患者叶酸盐的缺乏，所以该病患者禁用本品。

3. 孕妇、小于2个月的婴儿、肝肾功能不全者禁用本品。

【给药途径和剂量】成年人常用量为每次2片，每日2次，首次剂量加倍。慢性支气管炎急性发作疗程至少10～14日；尿路感染疗程7～10日；细菌性痢疾5～7日；急性中耳炎10日。

【不良反应】

1. 过敏反应较为常见。可表现为药疹，严重者可发生渗出性多形性红斑、剥脱性皮炎和大疱性表皮松解萎缩性皮炎等；也有表现为光敏反应、药物热、关节及肌肉疼痛、发热等血清病样反应。偶见过敏性休克。

2. 中性粒细胞减少或缺乏症、血小板减少症，偶可发生再生障碍性贫血，患者可表现为咽痛、发热和出血倾向。

3. 溶血性贫血及血红蛋白尿：缺乏葡萄糖-6-磷酸脱氢酶的患者应用磺胺药后易于发生，在新生儿和小儿中较成年人中多见。

4. 高胆红素血症和新生儿核黄疸：本品与胆红素竞争蛋白结合部位，可致游离胆红素增高。新生儿肝功能不完善，故较易发生高胆红素血症和新生儿黄疸，偶可发生核黄疸。

5. 肝脏损害：可发生黄疸、肝功能减退，严重者可发生暴发性肝衰竭。

6. 肾脏损害：可发生结晶尿、血尿和管型尿；偶有患者发生间质性肾炎或肾管坏死的严重不良反应。

7. 恶心、呕吐、食欲减退、腹泻、头痛、乏力等：一般症状轻微，不影响继续用药。偶有患者发生艰难梭菌肠炎，此时需停药。

8. 甲状腺肿大及功能减退偶有发生。

9. 中枢神经系统毒性反应偶可发生，表现为精神错乱、定向力障碍、幻觉、欣快感或抑郁感，一旦出现需立即停药。

10. TMP 对叶酸代谢的干扰可引起血液系统不良反应，出现白细胞减少、血小板减少或高铁血红蛋白性贫血。一般白细胞及血小板减少系轻度。

11. 偶可发生无菌性脑膜炎，有头痛、颈项强直、恶心等表现。

【相互作用】

1. 合用尿碱化药可增加本品在碱性尿中的溶解度，使排泄增多。

2. 与对氨基苯甲酸合用，对氨基苯甲酸可代替本品被细菌摄取，两者相互拮抗。

3. 口服抗凝药、口服降血糖药、甲氨蝶呤、苯妥英钠和硫喷妥钠与本品同用时，本品可取代这些药物的蛋白结合部位，或抑制其代谢，以致药物作用时间延长或发生毒性反应，因此当这些药物与本品同时应用或在应用本品之后使用时，需调整其剂量。

4. 与骨髓抑制剂合用可能增强此类药物的造血系统不良反应，如白细胞、血小板减少等，当确有指征需两药同用时，应严密观察可能发生的毒性反应。

5. 与避孕药（雌激素类）长时间合用可导致避孕的可靠性减少，并增加经期外出血的概率。

6. 与溶栓药物合用可能增强其潜在的毒性作用。

7. 与肝毒性药物合用可能引起肝毒性发生率的增高。

8. 与光敏药物合用时，可能发生光敏作用相加。

9. 接受本品治疗者对维生素 K 的需要量增加。

10. 不宜与乌洛托品合用，因乌洛托品在酸性尿中可分解产生甲醛，后者可与本品形成不溶性沉淀物，使发生结晶尿的危险性增加。

11. 本品可取代保泰松的血浆蛋白结合部位，两者同用可增强保泰松的作用。

12. 磺吡酮与本品合用可减少本品自肾小管的分泌，其血药浓度升高且持久，从而产生毒性反应，因此在应用磺吡酮期间或在应用其治疗后可能需要调整本品的剂量。当磺吡酮疗程较长时，宜对本品的血药浓度进行监测，有助于剂量的调整，保证安全用药。

13. 本品中的 TMP 可抑制华法林的代谢而增强其抗凝作用。

14. 本品中的TMP与环孢素合用可增加肾毒性。

15. 利福平与本品合用可明显使本品中的TMP清除增加和血清半衰期缩短。

16. 不宜与抗肿瘤药、2, 4-二氨基嘧啶类药物合用，也不宜在应用其他叶酸拮抗药治疗的疗程之间应用本品，因为有产生骨髓再生不良或巨幼细胞贫血的可能。

17. 不宜与氨苯砜合用，因氨苯砜与本品中的TMP 合用两者血药浓度均可升高，氨苯砜浓度的升高使不良反应增多且加重，尤其是高铁血红蛋白血症的发生。

18. 避免与青霉素类药物合用，因为本品有可能干扰此类药物的杀菌作用。

【药动学】同“磺胺嘧啶”和复“方磺胺甲噁唑”。

【观察指标】

1. 检查血常规。

2. 治疗中定期进行尿液检查（每 2～3 日查尿常规一次），以发现长疗程或高剂量治疗时可能发生的结晶尿。

3. 肝、肾功能检查。

【用药宣教】

1. 使用本品超过 1 周以上者，应同时给予维生素 B_{12} 以预防其缺乏。

2. 如服用本品引起叶酸缺乏，可同时服用叶酸制剂。如有骨髓抑制征象发生，应即停用本品，并给予叶酸 3～6mg 肌内注射，每日 1 次，使用 2 日或根据需要用药至造血功能恢复正常，对长期、过量使用本品者可给予高剂量叶酸并延长疗程。

第五节　大环内酯类、林可酰胺类和链阳菌素类

大环内酯类

阿奇霉素

【类别】大环内酯类。

【妊娠安全等级】B。

【作用机制】本品通过和 50S 核糖体的亚单位结合及阻碍细菌转肽过程，抑制细菌蛋白质的合成。

【抗菌谱】①革兰阳性需氧菌，如金黄色葡萄球菌、酿脓链球菌（A 组乙型溶血性链球菌）、肺炎链球菌、甲型溶血性链球菌（草绿色链球菌）和

其他链球菌、白喉（棒状）杆菌。②革兰阴性需氧菌，如流感嗜血杆菌、副流感嗜血杆菌、卡他菌、耶尔森菌属、嗜肺军团菌属、百日咳杆菌、副百日咳杆菌。③厌氧菌，如消化链球菌属、坏死梭杆菌、痤疮丙酸杆菌。④性传播疾病微生物，如沙眼衣原体、淋球菌、杜克嗜血杆菌。⑤其他微生物，如肺炎支原体、人型支原体、弯曲菌属。

【适应证】用于敏感细菌所引起的下列感染。

1. 支气管炎、肺炎等下呼吸道感染，皮肤和软组织感染，急性中耳炎，鼻窦炎、咽炎、扁桃体炎等上呼吸道感染。

2. 可用于男女性传播疾病中由沙眼衣原体所致的单纯性生殖器感染。

3. 亦可用于由非多重耐药淋球菌所致的单纯性生殖器感染及由杜克嗜血杆菌引起的软下疳。

【禁用与慎用】

1. 已知对本品及其他大环内酯类或酮内酯类药物过敏的患者禁用。

2. 以前使用阿奇霉素后有胆汁淤积性黄疸、肝功能不全病史的患者禁用。

【给药途径和剂量】

1. 口服

（1）成年人无并发症的淋病，可一次性给予2g。

（2）由敏感细菌引起的感染，包括中耳炎、呼吸道、皮肤和软组织等感染，成年人每日 1 次，每次 500mg，连用 3 天以上，或首剂 500mg，继后每日 1 次，每次 250mg，连用 4 天。

（3）预防复杂的鸟分枝杆菌播散性感染，可给予 1.2g，每周 1 次。

（4）可用于 6 个月以上儿童，国外推荐 10mg/（kg·d），连用 3 日。针对儿童中耳炎和肺炎，首日给予 10mg/（kg·d），继后 5mg/（kg·d），连用 4 日；咽喉炎或扁桃体炎给予 12mg/（kg·d），连用 5 日。

2. 静脉滴注　严重感染（如社会获得性肺炎、盆腔炎），首剂也可静脉滴注 500mg。本品注射剂（包括粉针剂、注射液）以适量注射用水配制成浓度为 100mg/ml 的溶液，再加入 0.9%氯化钠注射液或 5%葡萄糖注射液 250ml 或 500ml 稀释，使终浓度为 1～2mg/ml 后静脉滴注。

3. 滴眼　滴眼液用于治疗敏感菌所致的结膜炎，每次 1 滴点患眼，每日 2 次，2 日后改为每日 1 次，共 7 日。

【配伍禁忌】与阿莫西林、氨溴索、奥美拉唑、参麦注射液、川芎嗪、丹香冠心、夫西地酸、呋塞米、更昔洛韦、利福平、哌拉西林他唑巴坦、泮托拉唑、双黄连注射液、痰热清、头孢地嗪、头孢呋辛、头孢拉定、头孢匹胺、亚胺培南西司他丁、乙酰半胱氨酸有配伍禁忌。

【不良反应】

1. 常见不良反应

（1）消化系统反应：腹泻、恶心、腹痛、稀便、呕吐等。

（2）皮肤反应：皮疹、瘙痒等。

（3）其他反应：厌食、阴道炎、头晕或呼吸困难等。

2. 少见的不良反应

（1）消化系统：消化不良、胃肠胀气、黏膜炎、口腔念珠菌病、胃炎等。

（2）神经系统：头痛、嗜睡等。

（3）过敏反应：支气管痉挛等。

（4）其他：味觉异常等。

3. 实验室检查异常　血清 ALT、AST、肌酐、乳酸脱氢酶、胆红素及碱性磷酸酶升高，白细胞、中性粒细胞及血小板减少。

【相互作用】

1. 本品可增强口服抗凝药的作用。

2. 与麦角胺或双氢麦角胺合用时，可发生急性麦角中毒，表现为严重外周血管痉挛和感觉迟钝。

3. 与特非那定、环孢素、海索比妥和苯妥英钠合用，会使后者血药浓度升高。

【药动学】本品对胃酸稳定，虽然口服生物利用度仅 37%，单次服用 0.5g 后 2～3 小时血药峰浓度约 0.4μg/ml，但组织分布好，蛋白结合率低（7%～23%），消除半衰期 12～14 小时，服药后 12～30 小时在前列腺、扁桃体、肺组织、胃组织、女性生殖器组织中的浓度分别达 2.6μg/g、4.5μg/g、3.6μg/g、6.1μg/g 和 2.7～3.5μg/g。50%以上的药物以原形随胆汁排泄，部分为去甲基的代谢产物。在组织中滞留时间较长，释放缓慢，单剂服药后 14 日，仍可在尿中测得原形药物。1 周内经尿排泄率低于 6%，肾清除率为 1.67～3.156ml/s。

【观察指标】定期监测肝功能。

【用药宣教】

1. 进食可影响本品的吸收，故需在餐前 1 小时或餐后 2 小时口服。

2. 长期用药如出现不明原因的腹泻，应及时就医。

地红霉素

【类别】大环内酯类。

【妊娠安全等级】C。

【作用机制】本品通过抑制核糖体的50S亚单位结合，抑制肽酰基转移酶，可以影响核糖体的移位过程，抑制细菌蛋白质的合成。

【适应证】用于12岁以上患者，治疗下列敏感菌引起的轻、中度感染。

1. 慢性支气管炎急性发作　由流感嗜血杆菌、卡他莫拉菌、肺炎链球菌引起。

2. 急性支气管炎　由卡他莫拉菌、肺炎链球菌引起。

3. 社区获得性肺炎　由嗜肺军团菌、肺炎支原体、肺炎链球菌引起。

4. 咽炎和扁桃体炎　由化脓性链球菌引起。

5. 单纯性皮肤和软组织感染　由金黄色葡萄球菌（甲氧西林敏感菌株）、化脓性链球菌引起。

【禁用与慎用】禁用于对本品和其他大环内酯类抗生素严重过敏的患者。

【给药途径和剂量】口服，每次0.5g，每日1次。本品片剂可与食物同服或餐后1小时内服用，不得分割、压碎、咀嚼后服用。

【不良反应】

1. 心血管系统　QT间期延长、室性心律失常（包括室性心动过速、尖端扭转型室性心动过速）、心源性猝死。

2. 肌肉骨骼系统　重症肌无力恶化、重症肌无力；有肌张力障碍（包括颈部疼痛、肌肉痉挛、吐舌）的个案报道。

3. 泌尿生殖系统　间质性肾炎、阴道念珠菌感染。

4. 免疫系统　过敏反应，包括荨麻疹、药物热、皮疹、嗜酸性粒细胞增多。

5. 神经系统　惊厥。

6. 消化系统　恶心、呕吐、腹痛、腹泻、厌食、胰腺炎、食欲减退、口舌疼痛、口腔念珠菌感染。肝炎、肝功能障碍（包括肝酶升高、干细胞性肝炎、淤胆型肝炎）伴或不伴黄疸、肝功能检查结果异常、胆红素升高。

7. 血液系统　有粒细胞缺乏的个案报道。

8. 皮肤　多形性红斑、史-约综合征、中毒性表皮坏死松解症。局部给药可见刺激症状。

9. 眼　经眼给药可见眼部疼痛、视力改变、持续性发红或刺激感。

10. 耳　可逆性听力损失。

【相互作用】

1. 服用抗酸药或 H_2 受体拮抗药后，立即口服本品可增加本品的吸收。

2. 与三唑仑合用可降低三唑仑的清除率，增加其药理作用。

3. 与地高辛合用可升高地高辛的血药浓度。

4. 与抗凝药合用可增加抗凝药的作用，在老年人中更是如此。

5. 与麦角胺合用产生中毒症状，如外周血管痉挛和感觉迟钝。

【药动学】口服后本品被迅速吸收，通过非酶水解转化成生物活性物质红霉胺，其绝对生物利用度约10%。红霉胺迅速、广泛分布到组织中，其细胞内浓度高于组织浓度，而组织浓度又明显高于血浆浓度。其蛋白结合率为15%～30%，平均表观分布体积为800L（540～1041L）。红霉胺几乎不经肝脏代谢，只随胆汁消除，81%～97%的药物由此途经消除，约2%的药物由肾脏消除。肾功能正常的患者，其平均血浆半衰期约8小时，平均消除半衰期约44小时，平均清除率约23L/h。

【观察指标】监测肝功能。

【用药宣教】本品可与食物同服或餐后1小时内服用。

琥乙红霉素

【类别】大环内酯类。

【妊娠安全等级】B。

【作用机制】同“红霉素”。

【适应证】本品主要用于儿童及成年人青霉素等β-内酰胺类过敏或耐药患者治疗下列感染：溶血性链球菌、肺炎链球菌等所致的急性扁桃体炎、急性咽炎、鼻窦炎，溶血性链球菌所致猩红热、蜂窝织炎；白喉及白喉带菌者、气性坏疽、炭疽、破伤风、放线菌病、梅毒、李斯特菌病等、肺炎衣原体肺炎、沙眼衣原体结膜炎；厌氧菌所致的口腔感染、空肠弯曲菌炎、百日咳、军团菌病。

【禁用与慎用】对本品或其他大环内酯类药物过敏者、慢性肝病患者、肝功能不全者禁用。

【给药途径和剂量】

1. 成年人　口服，每日1.6g，分2～4次服用。军团菌病患者，每次0.4～1.0g，每日4次。成年人每日量一般不宜超过4g。衣原体或解脲脲原体感染，每次0.8g，每8小时1次，共7日；或每次400mg，每6小时一次，共14日。

2. 儿童 按体重每次7.5～12.5mg/kg，每日4次；或每次15～25mg/ kg，每日2次；严重感染者每日量可加倍，分4次服用。百日咳患儿，按体重每次10～12.5mg/kg，每日4次，疗程14日。

【不良反应】

1. 服用本品后发生肝毒性反应者较服用其他红霉素制剂多见，服药数日或1～2周后患者可出现乏力、恶心、呕吐、腹痛、皮疹、发热等。

2. 胃肠道反应有腹泻、恶心、呕吐、中上腹痛、口舌疼痛、食欲减退等，其发生率与剂量大小有关。

3. 大剂量（≥4g/d）应用，尤其肝、肾疾病患者或老年患者应用，可能出现听力减退。

4. 过敏反应表现为药物热、皮疹、嗜酸性粒细胞增多等，发生率为0.5%～1%。

【相互作用】

1. 本品可抑制卡马西平和丙戊酸等抗癫痫药物合用导致其血药浓度增高而发生毒性反应。与芬太尼合用可抑制后者的代谢，延长其作用时间。与阿司咪唑或特非那定等抗组胺药合用可增加心脏毒性，与环孢素合用可使后者血药浓度增加而产生肾毒性。

2. 本品与氯霉素和林可酰胺类合用有拮抗作用，不推荐同时使用。

3. 本品为抑菌剂，可干扰青霉素的杀菌效能，故当需要快速杀菌作用如治疗脑膜炎时，两者不宜同时使用。

4. 长期服用华法林的患者应用本品可导致凝血酶原时间延长，从而增加出血的危险性，老年患者尤应注意。

5. 除二羟丙茶碱外，本品与黄嘌呤类药物同时使用可使氨茶碱的肝清除减少，导致血清氨茶碱浓度升高和（或）毒性反应增加。

6. 本品与其他肝毒性药物合用可能增强肝毒性。

7. 大剂量本品与耳毒性药物合用，尤其肾功能不全患者应用可能增加耳毒性。

8. 与洛伐他汀合用可抑制洛伐他汀代谢而使血药浓度上升，可能引起横纹肌溶解。

9. 与咪达唑仑或三唑仑合用可减少两者的清除而增强其作用。

【药动学】口服易吸收，药物在胃酸中稳定，在肠道中以基质和酯化物的形式被吸收。空腹口服本品500mg，0.5～2.5小时后血药浓度达峰值。药物吸收后除脑脊液和脑组织外，广泛分布于各组织和体液中，尤以肝、胆汁和脾中的浓度较高。药物不易透过血-脑脊液屏障，脑膜有炎症时脑脊液内浓度仅为血药浓度的10%。本品可进入胎儿血液循环和母乳中。本品经肝脏代谢成无活性代谢物。药物主要在肝脏中浓缩随胆汁排出，进行肠肝循环，肝功能不全者可能出现药物蓄积现象。2%～5%的口服量自肾小球滤过排出体外，另有部分经粪便排出。药物半衰期为1.4～2.0小时，肾功能不全者半衰期相对延长。

【观察指标】

1. 与华法林合用时需要严密观察凝血酶原时间。

2. 用药期间定期检查肝功能。

【用药宣教】同“红霉素”。

环酯红霉素

【类别】大环内酯类。

【妊娠安全等级】尚不明确。

【作用机制】作用于细菌细胞核糖体50S亚单位，抑制细菌蛋白质的合成。

【适应证】由敏感菌引起的感染，如扁桃体炎、咽炎、细菌性肺炎、支原体肺炎、口腔炎、军团病、白喉、百日咳、猩红热、红癣、类丹毒、淋病、早期梅毒、软下疳、尿道炎、弯曲菌肠炎、阿米巴肠炎等。

【禁用与慎用】对大环内酯类药物过敏者禁用。肝功能受损患者慎用，服用时应减少剂量。

【给药途径和剂量】每12小时服用一次，空腹服用。

1. 成年人 首剂500～700mg（2～3片），12小时后继服250～500mg（1～2片），严重感染者剂量可增至2倍。

2. 儿童 首剂按体重30mg/kg，12小时后继服15mg/kg。

【不良反应】本品有很好的耐受性，但偶见下列不良反应：胃肠道功能紊乱，如恶心、呕吐、腹泻，过敏反应，如皮疹、嗜酸性粒细胞增多、发热、可逆性听力减退。

长期和反复应用可引起不敏感菌和真菌的过度生长。

【相互作用】

1. 与茶碱合用茶碱的血清浓度与毒性会增加，同时接受本品治疗的患者应减少茶碱的使用剂量。

2. 与地高辛合用地高辛的血清浓度与吸收会增加。

3. 与环孢素合用环孢素的血清浓度与肾脏毒

性会增加。

4. 与香豆素类抗凝药物合用这类药物的作用会增加。

5. 本品与林可霉素或克林霉素合用时会产生拮抗作用。

【药动学】口服本品 500mg 在 12 小时后达到最高血清浓度，为 1.1μg/ml，然后每 12 小时服用本品 500mg 后的稳态血清浓度约为 3.0μg/ml。儿童和婴儿口服首剂 30mg/kg 和继后每 12 小时服用 15mg/kg，3 小时后可达最高血清浓度，为 4.6μg/ml。随后，抗生素血清含量降低至稳态血清浓度，约为 1.56μg/ml。成年人及儿童的生物半衰期为 14 小时，血清蛋白结合率约为 78%。本品广泛分布于组织和体液，易于透入有噬菌作用的细胞（如巨噬细胞），也能进入胎盘和分布在乳汁中。但不能透过血脑屏障，在脑脊液中的浓度较低。本品主要通过胆汁和粪便排泄，通过尿液的排泄量仅为 2.5%。本品不能通过腹膜透析或血液透析除去。

【观察指标】长期服用应监测肝功能。

【用药宣教】同"红霉素"。

克拉霉素

【类别】大环内酯类。

【妊娠安全等级】C。

【作用机制】本品通过阻碍细胞核蛋白 50S 亚基的结合，抑制蛋白合成而产生抑菌作用。

【抗菌谱】抗菌谱与红霉素类似，但对链球菌属、军团菌、沙眼衣原体的作用比红霉素强，尤其是对幽门螺杆菌作用强。

【适应证】

1. 扁桃体炎、咽炎、鼻窦炎。

2. 急性支气管炎、慢性支气管炎急性发作和肺炎。

3. 皮肤软组织感染、脓疱病、丹毒、毛囊炎、疖和伤口感染。

4. 急性中耳炎、支原体肺炎、沙眼衣原体引起的尿道炎及宫颈炎等。

5. 用于治疗军团菌感染，或与其他药物联合用于治疗鸟分枝杆菌感染、幽门螺杆菌感染。

6. 可试用于弓形虫病。

7. 防治机会性分枝杆菌感染。

8. 为治疗麻风病的二线药物。

9. 可替代青霉素防治心内膜炎。

【禁用与慎用】

1. 对本品或大环内酯类药物过敏者禁用。

2. 孕妇只有潜在的益处大于对胎儿伤害的风险时方可使用。

3. 本品可经乳汁分泌，哺乳期妇女使用本品时应暂停哺乳。

4. 重度肝功能不全的患者、水及电解质紊乱患者、服用特非那定治疗者禁用。

5. 某些心脏病（包括心律失常、心动过缓、QT 间期延长、缺血性心脏病、充血性心力衰竭等）患者禁用。

6. 6 个月以下婴儿的安全性及有效性尚未确定。

【给药途径和剂量】

1. 成年人　一般口服 250mg，每日 2 次，严重感染用量可加倍，疗程 7～14 天。针对复杂的鸟分枝杆菌播散性感染，除使用其他抗分枝杆菌药物外，也口服本品 500mg，每日 2 次。针对麻风可口服本品每日 500mg，本品可加入抗麻风的多种药物治疗方案中。与奥美拉唑、甲硝唑（或阿莫西林）组合为三联疗法根除幽门螺杆菌，本品用量为 250mg 或 500mg，每日 2 次，疗程 7 日。重度肾功能不全的患者（Ccr＜30ml/min）用量减半。

2. 儿童　用于 6 个月以上儿童每次可给予 7.5mg/kg，每日 2 次，疗程 5～10 日。

【不良反应】

1. 主要有口腔异味（3%），腹痛、腹泻、恶心、呕吐等胃肠道反应（2%～3%），头痛（2%），血清氨基转移酶短暂升高。

2. 可能发生过敏反应，轻者为药疹、荨麻疹，重者为过敏及史-约综合征。

3. 偶见肝毒性、艰难梭菌引起的假膜性小肠结肠炎。

4. 曾有发生短暂性中枢神经系统不良反应的报道，包括焦虑、头晕、失眠、幻觉、噩梦或意识模糊。

【相互作用】

1. 本品可轻度升高卡马西平的血药浓度，两者合用时需对后者进行血药浓度监测。

2. 本品对氨茶碱、茶碱的体内代谢略有影响，一般不需要调整后者的剂量，但氨茶碱、茶碱应用剂量偏大时需监测血浓度。

3. 与其他大环内酯类抗生素相似，本品会升高需要经过 CYP 代谢药物的血清浓度（如阿司咪唑、华法林、麦角生物碱、三唑仑、咪达唑仑、环孢素、奥美拉唑、雷尼替丁、苯妥英钠、溴隐亭、阿芬太尼、海索比妥、丙吡胺、洛伐他汀、他克莫司等）。

4. 本品与 HMG-CoA 还原酶抑制剂（如洛伐他汀和辛伐他汀）合用，极少有横纹肌溶解的报道。

5. 本品与西沙必利、匹莫齐特合用会升高后者血药浓度，导致 QT 间期延长，心律失常如室性心动过速、心室颤动和充血性心力衰竭。与阿司咪唑合用会导致 QT 间期延长，但无任何临床症状。

6. 大环内酯类抗生素能改变特非那定的代谢而升高其血浓度，导致心律失常如室性心动过速、心室颤动和充血性心力衰竭。

7. 本品与地高辛合用会引起地高辛血药浓度升高，应进行血药浓度监测。

8. HIV 感染的成年人同时口服本品和齐多夫定时，本品会干扰后者的吸收使其稳态血浓度下降，应错开服用时间。

9. 与利托那韦合用时本品代谢会明显被抑制，故本品每天剂量大于 1g 时，不应与利托那韦合用。

10. 与氟康唑合用会升高本品血浓度。

【药动学】本品对胃酸稳定，口服吸收好。单剂顿服 100mg 后 2 小时达峰浓度，为 0.35μg/ml；而顿服 1200mg 后的峰浓度可达 3.97μg/ml。本品能迅速分布至各种组织中，肺组织中的药物浓度达 17.5μg/g；在扁桃体、鼻黏膜、皮肤中的浓度为同期血药浓度的 2～6 倍。药物在细胞内与细胞外的浓度之比为 16∶4。蛋白结合率为 42%～70%。主要经粪便及尿排泄。消除半衰期为 2.6～4.4 小时。轻度肾功能不全者、老年人或轻度至中度肝功能不全者无须调整用药剂量。

【观察指标】合用地高辛与本品时，应注意密切监测患者血清地高辛浓度。

【用药宣教】同“红霉素”。

罗红霉素

【类别】大环内酯类。

【妊娠安全等级】B。

【作用机制】本品通过阻碍细胞核蛋白 50S 亚基结合，抑制蛋白合成而产生抑菌作用。

【抗菌谱】本品对革兰阳性菌、厌氧菌、衣原体和支原体等有效。其体外抗菌作用与红霉素相类似，体内抗菌作用比红霉素强 1～4 倍。

【适应证】本品适用于化脓性链球菌引起的咽炎及扁桃体炎，敏感菌所致的鼻窦炎、中耳炎、急性支气管炎、慢性支气管炎急性发作，肺炎支原体或衣原体所致的肺炎；沙眼衣原体引起的尿道炎和宫颈炎；敏感细菌引起的皮肤软组织感染。

【禁用与慎用】对本品、红霉素或其他大环内酯类药物过敏者禁用。肝功能不全者慎用。

【给药途径和剂量】空腹口服，一般疗程为 5～12 日。成年人每次 150mg，每日 2 次；也可每次 300mg，每日 1 次。

【不良反应】常见腹痛、腹泻、恶心、呕吐等胃肠道反应。偶见皮疹、皮肤瘙痒、头晕、头痛、肝功能异常、外周血细胞下降等。

【相互作用】同“红霉素”。

【药动学】本品耐酸而不受胃酸破坏，从胃肠道吸收好，血药浓度高。口服单剂量 150mg，2 小时后血药浓度达峰值，平均为 6.6～7.9μg/ml。药物吸收后在组织和体液中分布比红霉素高。在扁桃体、鼻窦、中耳、肺、前列腺及其他泌尿生殖道组织中的药物浓度均可达有效治疗水平。但在母乳中含量很低。蛋白结合率在血药浓度 2.5mg/L 时为 96%，清除半衰期为 8.4～15.5 小时，远比红霉素长。药物主要随粪便以原形排泄，也有部分以脱糖代谢物排泄。另有约 7.4%经尿液排出。肾功能不全者半衰期延长，AUC 增大。严重肝硬化患者半衰期可延长两倍。本品吸收速率不受年龄的影响，一般不良反应少，毒性低。

【观察指标】监测肝功能；本品与茶碱合用时，需监测茶碱血药浓度。

【用药宣教】同“红霉素”。

乙酰螺旋霉素

【类别】大环内酯类。

【妊娠安全等级】C。

【作用机制】本品与敏感微生物的核糖体 50S 亚单位结合，抑制依赖于 RNA 的蛋白质合成而发挥抑菌作用。

【抗菌谱】本品的抗菌谱与红霉素近似，对葡萄球菌、化脓性链球菌、白喉杆菌、肺炎链球菌、脑膜炎球菌、淋球菌、炭疽杆菌和梭状菌属均有较强的抗菌活性。对衣原体、支原体、梅毒螺旋体、胎儿弯曲菌、流感嗜血杆菌、百日咳杆菌及拟杆菌属亦具有抗菌活性。

【适应证】适用于敏感葡萄球菌、链球菌属和肺炎链球菌所致的轻、中度感染，如咽炎、扁桃体炎、鼻窦炎、中耳炎、牙周炎、急性支气管炎、慢性支气管炎急性发作、肺炎、非淋菌性尿道炎、皮肤软组织感染，亦可用于隐孢子虫病，或作为治疗孕妇弓形虫病的选用药物。

【禁用与慎用】

1. 凡对红霉素、螺旋霉素或其他大环内酯类过敏者均应禁用。

2. 本品可透入胎盘，故在孕妇中应用需充分权衡利弊后决定是否应用。

3. 尚无资料显示本品是否经乳汁排泄，但由于许多大环内酯类药物可经乳汁排泄，故哺乳期妇女宜慎用本品，如必须应用时应暂停哺乳。

4. 6个月以内小儿患者的安全性及有效性尚未确定。

【给药途径和剂量】

1. 成年人　口服，每次0.2～0.3g，每日4次，首次加倍。

2. 儿童　每日按体重20～30mg/kg，分4次服用。

【不良反应】患者对本品耐受性良好，不良反应主要为腹痛、恶心、呕吐等胃肠道反应，常发生于大剂量用药时，程度大多轻微，停药后可自行消失。超敏反应极少，主要为药疹。

【相互作用】在接受麦角衍生物类药物的患者中，同时使用某些大环内酯类曾出现麦角中毒，因此本品与麦角不宜同时服用。

【药动学】口服受胃酸影响较轻，约40%被吸收，口服本品100mg、200mg，于2小时达血药峰浓度，分别为0.8mg/L、1mg/L。药物吸收后分布广泛。在尿液、脓液、支气管分泌物及肺组织中的浓度比血药浓度高，并且当血药浓度降至最低时，组织中仍有较高药物浓度。药物在体内以肺、肝、胆汁中浓度较高。本品可渗透到巨噬细胞内，也可透过胎盘屏障及血-脑脊液屏障，在脑膜炎时脑脊液中浓度为血药浓度的65%。药物吸收后首先在肝脏代谢成为螺旋霉素。本品半衰期较红霉素和螺旋霉素长，多次用药后在体内有蓄积作用。

【观察指标】监测肝功能。

【用药宣教】本品对酸较为稳定，可以餐后服药。

第六节　氨基糖苷类抗菌药

庆大霉素

【类别】氨基糖苷类。

【妊娠安全等级】D。

【作用机制】本品通过不可逆地与核糖体30S亚单位相结合，抑制敏感菌的蛋白质合成。

【抗菌谱】革兰阴性菌如布鲁氏菌、鞘杆菌、弯曲菌属、枸橼酸菌属、埃希菌属、肠杆菌属、克雷伯菌属、变形杆菌属、普罗威登斯菌、假单胞菌属、沙雷菌属、弧菌属和耶尔森菌属都对本品敏感。许多金黄色葡萄球菌菌株对本品高度敏感，单核细胞增多性李斯特菌和某些表皮葡萄球菌对本品也敏感。但本品对链球菌和肠球菌无活性。

【适应证】用于由敏感菌引起的下呼吸道、泌尿道、皮肤和软组织、骨和关节、腹腔和盆腔感染、布鲁氏菌病、猫抓病、囊性纤维化、心内膜炎、胃肠炎、性病肉芽肿、李斯特菌病、外耳炎、中耳炎、鼠疫、由假单胞菌或其他革兰阴性菌感染的全身性烧伤或溃疡、菌血症和败血症。滴眼液可用于眼部敏感菌感染。

【禁用与慎用】

1. 对任何一种本类药物过敏者禁用本品。

2. 有听力明显减退或重度肾功能不全的患者禁用本品。

3. 脑神经受损、重症肌无力和帕金森病患者应慎用。

4. 轻度肾功能不全的患者应慎用本品，严重者禁用。

【给药途径和剂量】

1. 成年人

（1）口服80～160mg，每日3～4次，用于治疗肠道感染，用于全身感染不可采用此种给药方式。

（2）肌内注射或稀释后静脉滴注，每次80mg（8万U），或按体重每次1～1.7mg/kg，每8小时1次；或一次5mg/kg，每24小时1次，疗程为7～14天。静脉滴注时将一次剂量加入50～200ml的0.9%氯化钠注射液或5%葡萄糖注射液中，每日1次静脉滴注时加入的液体量应不少于300ml，使药液浓度不超过0.1%，该溶液应在30～60分钟缓慢滴入，以免发生神经肌肉阻滞。

（3）鞘内及脑室内给药，剂量为成年人每次4～8mg，小儿（3个月以上）每次1～2mg，每2～3日1次。注射时将药液稀释至不超过0.2%的浓度，抽入5ml或10ml的无菌针筒内，进行腰椎穿刺后先使相当量的脑脊液流入针筒内，边抽边推，将全部药液于3～5分钟缓缓注入。

（3）滴眼液，滴于眼睑内，每次1～2滴，每日3～5次。

2. 儿童　可口服10～15mg/（kg·d），3次分服，用于治疗肠道感染，治疗全身感染时不可采用此种给药方式。肌内注射或稀释后静脉滴注，每次 2.5mg/kg，每 12 小时 1 次；或每次 1.7mg/kg，每 8 小时 1 次。疗程为 7～14 天，其间应尽可能监测血药浓度，尤其新生儿或婴儿。

3. 肾功能不全患者 在无条件进行治疗药物浓度监测的情况下，可按表 7-5 调整用量。

表 7-5 肾功能不全的患者剂量调整

Ccr（ml/min）	肾功能不全程度	调整按日剂量的分数
50～80	轻度	1/2～2/3
10～25	中度	1/5～1/2
＜10	重度	1/10～1/5

【配伍禁忌】与阿洛西林、阿莫西林、阿莫西林氟氯西林、阿莫西林克拉维酸、阿莫西林舒巴坦、阿莫西林双氯西林、氨苄西林、氨苄西林丙磺舒、氨苄西林氯唑西林、氨苄西林舒巴坦、氨氯西林、氨曲南、苯唑西林、比阿培南、苄星青霉素、参麦注射液、丹参酮ⅡA 磺酸钠、丹参注射液、灯盏花素、厄他培南、夫西地酸、呋布西林、氟氯西林、氟氯西林阿莫西林、氟氧头孢、肝素、海他西林、磺苄西林、甲氧西林、克林霉素、拉氧头孢、林可霉素、氯唑西林、美罗培南、美洛西林、美洛西林舒巴坦、美西林、萘夫西林、尿激酶、帕尼培南倍他米隆、哌拉西林、哌拉西林舒巴坦、哌拉西林他唑巴坦、青霉素、清开灵注射液、舒巴坦、舒他西林、双黄连注射液、双氯西林、羧苄西林、替卡西林、替卡西林克拉维酸钾、替考拉宁、替莫西林、头孢吡肟、头孢泊肟酯、头孢地尼、头孢地嗪、头孢呋辛、头孢磺啶、头孢甲肟、头孢卡品、头孢克肟、头孢拉定、头孢硫脒、头孢美唑、头孢孟多酯钠、头孢米诺、头孢尼西、头孢哌酮、头孢哌酮舒巴坦、头孢匹胺、头孢匹林、头孢匹罗、头孢羟氨苄、头孢羟氨苄甲氧苄啶、头孢曲松、头孢曲松舒巴坦、头孢曲松他唑巴坦、头孢噻啶、头孢噻吩、头孢噻利、头孢噻肟、头孢噻肟舒巴坦、头孢他啶、头孢他啶他唑巴坦、头孢替安、头孢替唑、头孢西酮钠、头孢乙腈、头孢唑林、头孢唑南、头孢唑肟、香丹注射液、小诺米星、亚胺培南西司他丁、乙酰半胱氨酸有配伍禁忌。

【不良反应】

1. 用药过程中可能引起听力减退、耳鸣或耳部饱满感等耳毒性反应，影响前庭功能时可发生步履不稳、眩晕。也可能发生血尿、排尿次数显著减少或尿量减少、食欲减退、极度口渴等肾毒性反应。发生率较低者有因神经肌肉阻滞或肾毒性而呼吸困难、嗜睡、软弱无力等。偶有皮疹、恶心、呕吐、肝功能减退、白细胞减少、粒细胞减少、贫血、低血压等。

2. 少数患者停药后可发生听力减退、耳鸣或耳部饱满感等耳毒性症状，应引起注意。

3. 全身给药合并鞘内注射可能引起腿部抽搐、皮疹、发热和全身痉挛等。

【相互作用】

1. 本品与青霉素类或头孢菌素类合用可起到协同作用，具体说，与抗假单胞菌青霉素合用可增强抗铜绿假单胞菌的作用。但两者存在配伍禁忌，应使用不同的途径分别给药。

2. 本品合用青霉素对肠球菌产生协同作用，有利于治疗肠球菌所致心内膜炎。

3. 本品与强效利尿药、顺铂、两性霉素 B、环孢素或万古霉素合用，可加重其肾毒性。

【药动学】肌内注射后吸收迅速而完全。局部冲洗或局部应用后亦可经身体表面吸收一定量。吸收后主要分布于细胞外液，其中 5%～15%再分布到组织中，在肾皮质细胞中积蓄，本品可穿过胎盘。分布容积为 0.2～0.25L/kg（0.06～0.63L/kg）。尿液中药物浓度高。支气管分泌物、脑脊液、蛛网膜下腔、眼组织及房水中含药量少。蛋白结合率低。肌内注射或静脉滴注后 30～60 分钟血药浓度达峰值，成年人肌内注射后的血药峰浓度（μg/ml）一般为按体重肌内注射剂量（mg/kg）的 4 倍，静脉滴注完毕后可达 4～6μg/ml，婴儿单次给药 2.5mg/kg 后可达 3～6μg/ml；发热或大面积烧伤患者，血药浓度可能有所降低，半衰期成年人为 2～3 小时，肾功能衰退者 40～50 小时。

【观察指标】

1. 在用药前、用药过程中应定期进行尿常规和肾功能测定。必要时进行听力检查或听电图尤其是高频听力测定及温度刺激试验，以检测前庭毒性。

2. 较普遍认为，本品的有效治疗血药浓度为 4～10μg/ml，峰值＞12μg/ml、谷值＞2μg/ml 均可能产生毒性反应。因此，对较长期使用本品或肾功能不全的患者应进行治疗药物浓度监测，并定期进行听力和前庭功能检查。肥胖者或囊性纤维化患者也应列为接受监测的对象。测定血药谷浓度应在下次给药前 0.5～1 小时取血液标本，测定血药峰浓度则在给药后 0.5～1 小时取血。

【用药宣教】

1. 肾毒性是本品及本类药物最常见的不良反应。可见 BUN、非蛋白氮和血肌酐水平升高，尿比重和肌酐清除率降低，出现尿蛋白、细胞和管型。大多数由使用氨基糖苷类引起的肾毒性会出现非尿少的氮质血症，罕见发生少尿，因而易被疏忽。

2. 耳毒性也是本类药物最值得重视的毒性反应，表现在前庭和听觉两方面。前庭症状包括头晕、眼球震颤、眩晕和共济失调，听觉症状包括耳鸣和喘鸣，以及不同程度的听力减退，都是第Ⅷ对脑神经损害的表现。在听力丧失之前，往往先出现高频感觉丧失。如损害广泛，听力丧失就可能是永久性的严重影响患者生活质量。

3. 哺乳期妇女在用药期宜暂停哺乳。

阿米卡星

【类别】氨基糖苷类。

【妊娠安全等级】C。

【作用机制】卡那霉素的衍生物，具有广谱抗菌活性，对其他氨基糖苷类抗生素耐药的菌株可对本品敏感。

【抗菌谱】对革兰阴性菌有效，包括大肠埃希菌、肠杆菌、肺炎克雷伯菌、铜绿假单胞菌的大多数菌株，以及变形杆菌属的许多菌株、沙雷菌属、普罗威登斯菌属、弗劳地枸橼酸菌属、不动杆菌属。对产青霉素酶和不产青霉素酶的葡萄球菌，以及结核分枝杆菌和非典型分枝杆菌也有效。

【适应证】短期治疗严重的呼吸道、骨、关节、皮肤及软组织、中枢系统（包括脑膜炎）感染，腹膜炎，复杂性尿路感染。

【超说明书用药】联合肌内注射或静脉给药，鞘内或脑室内给药，用于颅内感染。

【禁用与慎用】

1. 对氨基糖苷类有过敏史或出现毒性反应的患者禁用。哺乳期妇女、新生儿或用药超过 14 天的安全性尚未明确。

2. 肾功能不全、第Ⅷ对脑神经受损、之前存在眩晕或头晕、耳鸣、脱水、发热、重症肌无力、帕金森病、低血钙患者慎用，老年人、早产儿、新生儿、婴儿慎用。

【给药途径和剂量】

1. 剂量

（1）中、重度感染

1）成年人：静脉滴注或肌内注射 5～7.5mg/kg 负荷剂量，然后 7.5mg/kg，每 12 小时 1 次。

2）儿童：静脉滴注或肌内注射 5～7.5mg/kg 负荷剂量，然后 5mg/kg，每 8 小时 1 次，或 7.5mg/kg，每 12 小时 1 次。

3）新生儿：静脉滴注或肌内注射 10mg/kg 负荷剂量，然后 7.5mg/kg，每 12～24 小时 1 次。

（2）复杂性尿路感染：成年人，静脉滴注或肌内注射 250mg，每 12 小时 1 次。

2. 给药方法

（1）肌内注射：本品注射液深部肌内注射。

（2）静脉滴注：与医师确认静脉滴注的浓度和速度，尤其新生儿、婴儿和老年人。500mg 本品可加入 0.9%氯化钠注射液或 5%葡萄糖注射液 100～200ml 中，对于儿科患者，液体量可根据患者的耐受性调整。

本品稀释后液体可呈无色至浅黄色。如颜色改变，弃去不用。

负荷剂量至少经 30～60 分钟静脉滴注，婴儿滴注时间延长至 1～2 小时，密切监测滴速，本品血药浓度迅速升高可引起呼吸抑制或其他毒性反应。

【配伍禁忌】与氨茶碱、两性霉素 B、头孢菌素类、氯噻嗪、红霉素、肝素、土霉素、青霉素类、苯妥英钠、硫喷妥钠、维生素 B 与维生素 C 的复方制剂、华法林、核糖核酸Ⅱ、双黄连、奥美拉唑、甘草酸二铵、藻酸双酯钠、泮托拉唑、痰热清、清开灵等存在配伍禁忌。通过 Y 形管给药与两性霉素 B、阿奇霉素、肝素、苯妥英钠、硫喷妥钠有配伍禁忌。

【不良反应】

1. 中枢神经系统　困倦、步态不稳、无力、动作笨拙、感觉异常、震颤、抽搐、周围神经炎。

2. 特殊感觉　高频听力丧失、彻底丧失听力、耳鸣、耳中嗡嗡或铃声、头晕、共济失调。

3. 消化系统　恶心、呕吐、肝毒性。

4. 代谢系统　低钾血症、低镁血症。

5. 皮肤　皮疹、瘙痒、荨麻疹。

6. 泌尿生殖系统　少尿、尿频、血尿、肾小管坏死。

7. 其他　二重感染。

【相互作用】

1. 麻醉药、肌肉松弛药可增强本品的神经阻滞作用。

2. 阿昔洛韦、两性霉素 B、杆菌肽、卷曲霉素、头孢菌素类、黏菌素、顺铂、卡铂、甲氧氟烷、多黏菌素 B、万古霉素、呋塞米、依地尼酸可增加本品的耳毒性和肾毒性。

【药动学】肌内注射血药浓度 30 分钟后达峰值，不能透过血脑屏障，但能透过胎盘屏障，在肾皮质蓄积。94%～98%的给药剂量在 24 小时内经肾排泄，余者在 10～30 天排泄。

【观察指标】

1. 给药前检测肾功能、前庭蜗神经功能（治疗期间定期检测老年患者、有耳病的患者、肾功能不全的患者，剂量大或疗程长时尤其注意）。

2. 定期监测血肌酐、尿素氮、尿常规。使用超过 10 天的患者，应检查肾功能、听力、前庭功能。

3. 监测本品的峰浓度和谷浓度，肌内注射后 1 小时采血样，静脉滴注结束后立即采血，测定峰浓度。谷浓度在给药前采血。谷浓度＞8μg/ml 或峰浓度＞30～35μg/ml 常导致毒性反应。

4. 监测患者的尿量情况，与医师讨论制订最佳的液体摄入量。

【用药宣教】

1. 应立即向医护人员报告听力的改变或无法解释的耳部出现铃声、嗡嗡声，头晕、平衡障碍或肢体协调障碍。

2. 除非医师允许，哺乳期妇女应暂停哺乳。

3. 鼓励患者多饮水，以减轻肾毒性。

奈替米星

【类别】氨基糖苷类。

【妊娠安全等级】D。

【作用机制】抑制细菌蛋白质的合成。

【抗菌谱】抗菌谱类似庆大霉素。所有可使其他氨基糖苷类药物降解的酶不能使本品降解，某些耐庆大霉素和妥布霉素的细菌对本品敏感，但此种作用不如阿米卡星明显。例如，耐庆大霉素的变形杆菌属、普罗威登斯菌属、假单胞菌属和沙雷菌属通常也对本品耐药。

【适应证】替代阿米卡星治疗耐庆大霉素和妥布霉素却对本品敏感的菌株所引起的感染。

【禁用与慎用】

1. 对本品或任何一种氨基糖苷类抗生素过敏或有严重毒性反应者禁用。

2. 本品可经乳汁分泌，哺乳期妇女若使用本品宜暂停哺乳。

3. 新生儿应慎用本品。若确有应用指征，给药方案必须在血药浓度监测下进行调整。

4. 老年患者宜按轻度肾功能不全者减量用药。

5. 失水、第Ⅷ对脑神经损害、重症肌无力或帕金森病及肾功能不全的患者慎用。

【给药途径和剂量】

1. 成年人　肌内注射或 3～5 分钟缓慢静脉注射或滴注。一般感染可每日 1 次给予 4～6mg/kg，或分次给予，每 8 小时或 12 小时 1 次。严重感染可短期增量至 7.5mg/（kg · d），分次给药，每 8 小时 1 次。治疗尿路感染的方案有两种。

（1）150mg/d，1 次给予。

（2）3～4mg/（kg · d），分 2 次，每 12 小时 1 次。

2. 儿童　一般用量较大。

（1）婴儿和＞1 周龄的新生儿，7.5～9mg/（kg · d）；较大儿童，6.0～7.5mg/（kg · d），均分 3 次，每 8 小时 1 次。

（2）早产儿和＜1 周龄的新生儿，6mg/（kg · d），均分，每 12 小时 1 次。

（3）＜6 周龄的新生儿，4～6.5mg/（kg · d），均分，每 12 小时 1 次。

（4）较大婴儿和儿童，5.5～8mg/（kg · d），分 2～3 次，每 8 小时或 12 小时 1 次。

3. 给药方法　肌内注射时，用前加 2ml 注射用水或氯化钠注射液溶解后，配制成 50mg/ml 溶液，供肌内注射。静脉滴注时，用前先加 2ml 注射用水或 0.9%氯化钠注射液溶解，再移加到 5%葡萄糖注射液或 0.9%氯化钠注射液 50～200ml 中静脉滴注，每次滴注时间为 1.5～2.0 小时。

【配伍禁忌】与阿洛西林、阿莫西林、阿莫西林氟氯西林、阿莫西林克拉维酸、阿莫西林舒巴坦、氨苄西林、氨苄西林氯唑西林、氨苄西林钠舒巴坦钠、氨曲南、奥美拉唑、苯唑西林、苄星青霉素、参麦注射液、丹参酮ⅡA 磺酸钠、丹参注射液、灯盏花素、多烯磷脂酰胆碱、厄他培南、夫西地酸、呋布西林、呋喃妥因、氟氯西林、氟氧头孢、甘草酸二铵、甘露醇、肝素、海他西林、核糖核酸Ⅱ、华法林、磺胺嘧啶、磺苄西林、甲氧西林、拉氧头孢、两性霉素 B、硫喷妥钠、氯唑西林、美罗培南、美洛西林、美洛西林舒巴坦、美西林、奈替米星、萘夫西林、尿激酶、帕尼培南倍他米隆、哌拉西林、哌拉西林舒巴坦、哌拉西林他唑巴坦、泮托拉唑、青霉素、清开灵注射液、舒巴坦、舒他西林、双黄连、羧苄西林、痰热清、替卡西林、替卡西林克拉维酸钾、替考拉宁、替莫西林、头孢吡肟、头孢地嗪、头孢呋辛、头孢磺啶、头孢甲肟、头孢克肟、头孢拉定、头孢硫脒、头孢美唑、头孢孟多、头孢米诺、头孢尼西、头孢哌酮、头孢哌酮舒巴坦、头孢哌酮他唑巴坦、头孢匹胺、头孢匹林、头孢匹罗、头孢曲松、头孢曲松舒巴坦、头孢曲松他唑巴坦、头孢噻啶、头孢噻吩、头孢噻利、头孢噻肟、头孢噻肟舒巴坦、头孢他啶、头孢他啶他唑巴坦、头孢替安、头孢替唑、头孢西丁、头孢西酮、头孢乙腈、头孢唑林、头孢唑南、头孢唑肟、香丹注射液、小诺米星、亚胺培南西司他丁、乙酰半胱氨酸、罂粟碱、藻酸双酯钠有配伍禁忌。

【不良反应】

1. 本品肾毒性轻微并较少见。常发生于原有肾功能不全的患者，或应用剂量超过一般常用剂量的感染患者。

2. 可发生第Ⅷ对脑神经的毒性反应，但与其他常用氨基糖苷类抗生素相比，本品的毒性发生率较低，程度亦较轻，易发生在原有肾功能不全的患者，或治疗剂量过高、疗程过长的感染患者，表现为前庭及听力受损的症状，如出现头晕、眩晕、听觉异常等。

3. 偶可出现头痛、全身不适、视觉障碍、心悸、皮疹、发热、呕吐及腹泻等。

4. 局部反应一般少见，偶有注射区疼痛。

【相互作用】本品避免与其他氨基糖苷类抗生素、万古霉素、多黏菌素、强效利尿药和神经肌肉阻滞药等肾毒性和神经毒性药物合用。

【药动学】肌内注射本品 2mg/kg 后 0.5～1 小时可达血药峰浓度 7μg/ml，静脉滴注相同剂量后 1 小时也可获得类似的峰值。快速静脉注射后可暂时获得高于输注时获得峰值 2～3 倍的浓度。1 次给予一日剂量可获得 20～30μg/ml 短暂的峰值。多剂量研究显示，每 12 小时给予 1 次常用量，在第 2 天产生的稳态浓度比首次剂量后获得的血药浓度升高不到 20%。半衰期为 2～2.5 小时，24 小时内以原药形式随尿排出 1 次剂量的 80%。

【观察指标】治疗期间应定期进行尿常规、血尿素氮、血肌酐等检查，并应密切观察前庭功能及听力改变。

【用药宣教】本品可使血糖、血碱性磷酸酶、血清氨基转移酶和嗜酸性粒细胞计数等的测定值升高，使白细胞计数、血小板计数等的测定值降低，多呈一过性。

妥布霉素

【类别】氨基糖苷类。

【妊娠安全等级】D。

【作用机制】本品与细菌核糖体 30S 亚单位结合，阻碍 70S 复合物的形成，使 mRNA 不能翻译成蛋白质，导致细胞死亡。

【抗菌谱】本品对铜绿假单胞菌、变形杆菌（吲哚阳性和阴性）、大肠埃希菌、克雷伯菌属、肠杆菌属、沙雷菌属及葡萄球菌（包括耐青霉素 G 与耐甲氧西林菌株）有效，对抗铜绿假单胞菌的活性比庆大霉素稍强。体外实验证实，对抗沙雷菌属、葡萄球菌和肠球菌的活性较低于庆大霉素，但临床疗效并无差异。本品与庆大霉素之间存在交叉耐药，但约有 10%菌株耐庆大霉素，却对妥布霉素敏感。

【适应证】

1. 用于治疗敏感菌所致的新生儿脓毒症、败血症、中枢神经系统感染（包括脑膜炎）、泌尿生殖系统感染、肺部感染、胆道感染、腹腔感染（及腹膜炎）、骨骼感染、皮肤及软组织感染（包括烧伤）、急性与慢性中耳炎、鼻窦炎等。

2. 本品用于铜绿假单胞菌脑膜炎或脑室炎时可同时鞘内注射给药；用于支气管及肺部感染时可同时气溶吸入本品作为辅助治疗。

3. 用于治疗结膜炎、角膜炎等眼部细菌感染，特别是对庆大霉素耐药的革兰阴性杆菌感染，如对严重的铜绿假单胞菌感染有效。

【禁用与慎用】

1. 对本品或其他氨基糖苷类过敏者、本人或家族中有人因使用链霉素耳聋或其他耳聋者禁用。

2. 肾衰竭者禁用。

3. 本品可分泌至乳汁，哺乳期妇女用药期间应暂停哺乳。

4. 由于本品具有潜在的肾毒性和耳毒性，小儿慎用。

5. 肾功能不全、肝功能异常、前庭功能或听力减退、失水、重症肌无力或帕金森病及老年患者慎用。

【给药途径和剂量】肌内注射或静脉滴注。

1. 成年人　按体重每次 1～1.7mg/kg，每 8 小时 1 次，疗程 7～14 日。

2. 小儿　按体重，早产儿或出生 0～7 日小儿，每次 2mg/kg，每 12～24 小时 1 次；其他小儿：每次 2mg/kg，每 8 小时 1 次。

【配伍禁忌】与阿洛西林、阿莫西林、阿莫西林氟氯西林、阿莫西林克拉维酸钾、阿莫西林钠舒巴坦钠、氨苄西林、氨苄西林氯唑西林、氨苄西林钠舒巴坦钠、氨氯西林、氨曲南、苯唑西林、比阿培南、苄星青霉素、参麦注射液、穿琥宁、穿心莲、丹参酮ⅡA磺酸钠、丹参注射液、灯盏花素、地塞米松、厄他培南、呋布西林、氟氯西林、氟氧头孢、甘草酸二铵、肝素、海他西林、磺苄西林、甲泼尼龙、甲氧西林、拉氧头孢、氯唑西林、美罗培南、美洛西林、美洛西林舒巴坦、美西林、米卡芬净、萘夫西林、尿激酶、帕尼培南倍他米隆、哌拉西林、哌拉西林舒巴坦、哌拉西林他唑巴坦、青霉素、氢化可的松、清开灵注射液、舒巴坦、舒他西林、双黄连、羧苄西林、碳酸氢钠、替卡西林、替卡西林钠克拉维酸钾、替考拉宁、替莫西林、头孢吡肟、头孢地嗪、头孢呋辛、头孢磺啶、头孢甲肟、头孢克肟、头孢拉定、头孢硫脒、头孢美唑、头孢孟多、头孢米诺、头孢哌酮、头孢哌酮舒巴坦、头孢匹胺、头孢匹林、头孢匹罗、头孢曲松、头孢曲松舒巴坦、头孢曲松他唑巴坦、头孢噻啶、头孢噻吩、头孢噻利、头孢噻肟、头孢噻肟舒巴坦、头孢他啶、头孢他啶他唑巴坦、头孢替安、头孢替唑、头孢西丁、头孢西酮、头孢乙腈、头孢唑林、头孢唑南、头孢唑肟、香丹注射液、小诺米星、亚胺培南西司他丁、乙酰半胱氨酸有配伍禁忌。

【不良反应】

1. 全身给药合并鞘内注射可能引起腿部抽搐、皮疹、发热和全身痉挛等。

2. 发生率较多者有听力减退、耳鸣或耳部饱满感（耳毒性）、血尿、排尿次数显著减少或尿量减少、食欲减退、极度口渴（肾毒性）、步履不稳、眩晕（耳毒性、影响前庭、肾毒性）。发生率较低者有呼吸困难、嗜睡、极度软弱无力（神经肌肉阻滞或肾毒性）。

3. 停药后如发生听力减退、耳鸣或耳部饱满感，须注意耳毒性。

【相互作用】

1. 本品与其他氨基糖苷类合用或先后连续局部或全身应用，可增加耳毒性、肾毒性及神经肌肉阻滞作用。可能发生听力减退，停药后仍可能进展至耳聋。

2. 本品与神经肌肉阻滞药合用，可加重神经肌肉阻滞作用，导致肌肉软弱、呼吸抑制或呼吸麻痹（呼吸暂停）。与代血浆类药如右旋糖酐、海藻酸钠，利尿药如依他尼酸、呋塞米及卷曲霉素、顺铂、万古霉素等合用，或先后连续局部或全身应用，可增加耳毒性与肾毒性，可能发生听力损害，且停药后仍可能发展至耳聋，听力损害可能恢复或呈永久性。

3. 本品与头孢噻吩局部或全身合用可能增加肾毒性。

4. 本品与多黏菌素类合用，或先后连续局部或全身应用，可增加肾毒性和神经肌肉阻滞作用，后者可导致骨骼肌软弱无力、呼吸抑制或呼吸麻痹（呼吸暂停）。

5. 本品不宜与其他肾毒性或耳毒性药物合用或先后应用，以免加重肾毒性或耳毒性。

6. 本品与β-内酰胺类（头孢菌素类或青霉素类）合用常可获得协同作用。

7. 本品与β-内酰胺类（头孢菌素类或青霉素类）混合可导致相互失活，需联合应用时必须分瓶滴注。

【药动学】肌内注射后吸收迅速而完全。局部冲洗或局部应用后亦可经身体表面吸收一定量。吸收后主要分布于细胞外液；其中5%～15%再分布到组织中，在肾皮质细胞中积蓄，本品可穿过胎盘。分布容积为0.26L/kg。尿液中药物浓度高，肌内注射1mg/kg后尿中浓度可达75～100μg/ml。肌内注射1mg/kg后血药浓度可达4μg/ml；静脉滴注上述剂量1小时，其血药浓度与肌内注射相似。$t_{1/2}$为1.9～2.2小时，蛋白结合率很低。本品在体内不代谢，经肾小球滤过排出。24小时内排出给药量的85%～93%。本品可经血液透析或腹膜透析清除。

【观察指标】监测前庭功能、肾功能、血药浓度。

【用药宣教】应给患者补充足够的水分，以减少肾小管损害。

依替米星

【类别】氨基糖苷类。

【作用机制】抑制敏感菌正常的蛋白质合成。

【抗菌谱】对大部分革兰氏阳性和革兰阴性菌（如大肠埃希菌、肺炎克雷伯菌、沙雷菌属、奇异变形杆菌、沙门菌属、流感嗜血杆菌及葡萄球菌属）均有良好的抗菌活性。对部分铜绿假单胞菌、不动杆菌素属等具有一定的抗菌活性。对部分耐庆大霉素、小诺霉素和头孢唑林的金黄色葡萄球菌、大肠埃希菌和肺炎克雷伯菌菌株的体外MIC值仍在本品治疗血药浓度范围内。对产酶的部分葡萄球菌和部分耐甲氧西林的金黄色葡萄球菌菌株亦有一定的抗菌活性。

【适应证】用于治疗敏感菌所致呼吸道感染如急性支气管炎、慢性支气管炎急性发作、社区获得性肺炎等；泌尿生殖系统感染如急性肾盂肾炎、急性膀胱炎或慢性膀胱炎急性发作；皮肤及软组织感染如疖、痈和急性蜂窝织炎及创伤、手术后感染的治疗和预防。

【禁用与慎用】

1. 对本品或任一氨基糖苷类药过敏者禁用。

2. 孕妇使用前应充分权衡利弊。

3. 尚未明确本品是否可经乳汁分泌，哺乳期妇女使用时应暂停哺乳。

4. 听力受损者和有耳源性眩晕史者慎用。

【给药途径和剂量】成年人每 24 小时给予 200～300mg，1 次或 2 次分用，以 0.9%氯化钠注射液或 5%葡萄糖注射液 100ml 稀释后于 1 小时内输注，疗程一般为 5～10 天。

【配伍禁忌】与阿洛西林、阿莫西林、阿莫西林氟氯西林、阿莫西林克拉维酸、阿莫西林氟氯西林、阿莫西林舒巴坦、氨苄西林、氨苄西林氯唑西林、氨苄西林舒巴坦、氨氯西林、氨曲南、苯唑西林、苄星青霉素、丹参酮ⅡA 磺酸钠、丹参注射液、灯盏花素、呋布西林、氟氯西林、海他西林、磺苄西林、甲氧西林、氯唑西林、美洛西林、美洛西林舒巴坦、美西林、萘夫西林、哌拉西林、哌拉西林舒巴坦、哌拉西林他唑巴坦、青霉素、清开灵注射液、参麦注射液、舒巴坦、舒他西林、双黄连、替卡西林、替卡西林克拉维酸钾、替考拉宁、替莫西林、头孢吡肟、头孢地嗪、头孢呋辛、头孢磺啶、头孢甲肟、头孢克肟、头孢拉定、头孢硫脒、头孢美唑、头孢孟多、头孢米诺、头孢尼西、头孢哌酮、头孢哌酮舒巴坦、头孢哌酮他唑巴坦、头孢匹胺、头孢匹林、头孢匹罗、头孢曲松、头孢曲松舒巴坦、头孢曲松他唑巴坦、头孢噻啶、头孢噻吩、头孢噻利、头孢噻肟、头孢噻肟舒巴坦、头孢他啶、头孢他啶他唑巴坦、头孢替安、头孢替唑、头孢西丁、头孢乙腈、头孢唑林、头孢唑南、头孢唑肟、香丹注射液、小诺米星、亚胺培南西司他丁、乙酰半胱氨酸等有配伍禁忌。

【不良反应】

1. 个别患者出现 BUN、肌酐、ALT、AST 和碱性磷酸酶等肝肾功能指标轻度升高，停药后即可恢复正常。

2. 本品的耳毒性和前庭毒性均较轻，主要发生于肾功能不全的患者、剂量过大或超量的患者，主要表现有眩晕、耳鸣等，反应程度较轻。

【相互作用】

1. 对接受麻醉药、琥珀胆碱、筒箭毒碱等肌肉松弛药或大量输注含有枸橼酸抗凝药血液的患者使用本品时，应特别予以关注，一旦出现神经肌肉阻断作用明显加重，应立即停用本品，静脉给予钙盐缓解。

2. 本品应避免与其他具有潜在耳、肾毒性药物（如其他氨基糖苷类药、多黏菌素、依他尼酸或呋塞米）合用，以免加重耳、肾毒性。

【药动学】健康成年人单次静脉滴注 0.1g、0.15g 和 0.2g 硫酸依替米星后血清药物浓度分别为 11.30mg/L、14.6mg/L、19.79mg/L。消除半衰期约为 1.5 小时，24 小时内原形在尿中的排泄量为 80%左右。健康成年人每日足量给药 1 次，连续给药 7 日，血中也无明显的蓄积作用，本品与血清蛋白的结合率为 25%左右。

【观察指标】用药期间，应定期检查听力和肾功能，提防本品对第Ⅷ对脑神经的损害。

【用药宣教】嘱患者多饮水，以避免肾功能损害。

异帕米星

【类别】氨基糖苷类。

【妊娠安全等级】D。

【作用机制】本品通过作用于细菌体内的核糖体，抑制细菌蛋白质合成，并破坏细菌细胞膜的完整性，导致细菌细胞膜破裂而引起细菌死亡。本品由于有异丝氨酰基的存在，增强了对各种氨基糖苷类抗生素钝化酶的稳定性，对一些耐庆大霉素的菌株仍具有抗菌活性。

【抗菌谱】本品对大肠埃希菌、枸橼酸杆菌、克雷伯菌、肠杆菌、沙雷杆菌、变形杆菌和铜绿假单胞菌均有较强的抗菌活性。

【适应证】本品主要适用于敏感菌所致的下列感染：外伤、烧伤、手术等引起的创口感染及肺炎、慢性支气管炎、肾盂肾炎、膀胱炎、腹膜炎、败血症等。

【禁用与慎用】

1. 对本品或其他氨基糖苷类抗生素过敏者禁用。

2. 本人或家族中有人因使用其他氨基糖苷类抗生素发生听觉障碍者禁用。

3. 肾衰竭者禁用。

4. 孕妇慎用。

5. 本品可经乳汁分泌，哺乳期妇女使用时应暂停哺乳。

6. 儿童，尤其是早产儿和新生儿应慎用。

7. 重度肝肾功能不全的患者、高度过敏体质者、重症肌无力或震颤麻痹患者、前庭功能减退（听力下降）患者及老年和体弱患者慎用。

【给药途径和剂量】肌内注射或静脉滴注，成年人每日 400mg，分 1～2 次给药。静脉滴注按下述要求进行：每日 1 次给药时，滴注时间不得少于 1 小时；每日 2 次给药时，滴注时间宜控制为 30～60 分钟。

【配伍禁忌】与 12 种复合维生素、阿洛西林、阿莫西林、阿莫西林氟氯西林、阿莫西林克拉维酸、阿莫西林舒巴坦、氨苄西林、氨苄西林氯唑西林、氨苄西林舒巴坦、氨氯西林、氨曲南、苯唑西林、比阿培南、苄星青霉素、参麦注射液、丹参酮ⅡA 磺酸钠、丹参注射液、灯盏花素、地西泮、多烯磷脂酰胆碱、厄他培南、呋布西林、氟氯西林、氟氧头孢、复方水溶性维生素、果糖二磷酸钠、海他西林、磺胺嘧啶、磺苄西林、甲氧西林、拉氧头孢、两性霉素 B、氯唑西林、美罗培南、美洛西林、美洛西林舒巴坦、美西林、萘夫西林、帕尼培南倍他米隆、哌拉西林、哌拉西林舒巴坦、哌拉西林他唑巴坦、青霉素、清开灵注射液、舒巴坦、舒他西林、双黄连成方、四环素、羧苄西林、痰热清、替卡西林、替卡西林钠克拉维酸钾、替考拉宁、替莫西林、头孢吡肟、头孢地嗪、头孢呋辛、头孢磺啶、头孢甲肟、头孢克肟、头孢拉定、头孢硫脒、头孢美唑、头孢孟多、头孢米诺、头孢尼西、头孢哌酮、头孢哌酮舒巴坦、头孢哌酮他唑巴坦钠、头孢匹胺、头孢匹林、头孢匹罗、头孢曲松、头孢曲松舒巴坦、头孢曲松他唑巴坦、头孢噻啶、头孢噻吩、头孢噻利、头孢噻肟、头孢噻肟舒巴坦、头孢他啶、头孢他啶他唑巴坦、头孢替安、头孢西丁、头孢西酮、头孢乙腈、头孢唑林、头孢唑南、头孢唑肟、维生素 C、香丹注射液、小诺米星、亚胺培南西司他丁钠、乙酰半胱氨酸有配伍禁忌。

【不良反应】

1. 耳毒性，表现有听力减退、耳鸣，还可能影响前庭功能，表现为步态不稳、眩晕、恶心和呕吐。

2. 肾毒性，表现有血尿、排尿次数减少或尿量减少。

3. 本品具有类似箭毒作用，能阻滞乙酰胆碱和络合钙离子，导致心肌抑制和呼吸衰竭。

4. 可见皮疹、瘙痒、药物热和粒细胞减少，极少发生过敏性休克。

5. 偶见一过性肝功能异常。

6. 长期用药可导致二重感染。

7. 偶见视神经炎，视力减退，还可能出现嗜睡。

【相互作用】

1. 本品与第三代头孢菌素类、哌拉西林、美洛西林、环丙沙星和亚胺培南合用，可起到协同作用。但须注意，与头孢菌素合用时有可能加重肾毒性。

2. 与右旋糖酐、藻酸钠等血浆代用品合用可增加肾毒性。

3. 与呋塞米等强效利尿药合用可增加肾毒性和耳毒性。

4. 与肌肉松弛药合用可增加神经肌肉阻滞作用，严重者可导致呼吸肌麻痹。

5. 本品可减弱伤寒活疫苗的免疫效应，因本品对伤寒沙门菌具有抗菌活性。

【药动学】健康成年人肌内注射本品 200mg 后 45 分钟血药浓度约为 11.13mg/L，约 1 小时达血药峰浓度。静脉滴注同剂量的本品，结束时血药浓度约为 10.91mg/L，至 12 小时降为＜0.3mg/L。体内分布较广，可渗入痰液、腹水、创口渗出液、脐带血和羊水中。乳汁中本品浓度＜0.156mg/L。体内不代谢，以原形经肾排泄，注射后 2 小时尿中回收 40%，12 小时回收 80%。肾功能不全者本品的排泄减慢。

【观察指标】监测前庭功能、肾功能。

【用药宣教】患者应补充足够的水分，以减少肾小管损害。

大观霉素

【类别】氨基糖苷类抗生素。

【妊娠安全等级】B。

【作用机制】本品可与细菌核糖体 30S 亚单位结合，抑制细菌蛋白质的合成。

【抗菌谱】①本品对淋球菌有高度抗菌活性，对产生β-内酰胺酶的淋球菌亦有良好的抗菌活性，对多种肠杆菌科细菌有中度抗菌活性。②普罗威登斯菌、铜绿假单胞菌通常对本品耐药。对本品耐药的菌株通常对链霉素、庆大霉素、妥布霉素等仍敏感。③本品对溶脲支原体有良好作用，对沙眼衣原体和梅毒螺旋体无活性。

【适应证】用于敏感菌所致尿道炎、前列腺炎、宫颈炎和直肠感染等。

【禁用与慎用】对本品或其他氨基糖苷类药过敏或有过敏史者、肾病患者禁用。

【给药途径和剂量】肌内注射，每次 2g，每 12 小时 1 次，共 3 日。每次最大剂量为 4g。

【配伍禁忌】与阿洛西林、阿莫西林、阿莫西林氟氯西林、阿莫西林克拉维酸、阿莫西林舒巴坦、氨苄西林、氨苄西林氯唑西林、氨苄西林舒巴坦、氨曲南、苯唑西林、苄星青霉素、参麦注射液、丹参酮ⅡA磺酸钠、丹参注射液、灯盏花素、呋布西林、氟氯西林、海他西林、磺苄西林、甲氧西林、氯唑西林、美洛西林、美洛西林舒巴坦、美西林、萘夫西林、哌拉西林、哌拉西林舒巴坦、哌拉西林他唑巴坦、青霉素、清开灵注射液、舒巴坦、舒他西林、双黄连注射液、羧苄西林、替卡西林、替卡西林克拉维酸钾、替考拉宁、替莫西林、头孢吡肟、头孢地嗪、头孢呋辛、头孢磺啶、头孢甲肟、头孢拉定、头孢硫脒、头孢美唑、头孢孟多、头孢米诺、头孢尼西、头孢哌酮、头孢哌酮舒巴坦、头孢匹胺、头孢匹林、头孢匹罗、头孢曲松、头孢曲松舒巴坦、头孢曲松他唑巴坦、头孢噻啶、头孢噻吩、头孢噻利、头孢噻肟、头孢噻肟舒巴坦、头孢他啶、头孢他啶他唑巴坦、头孢替安、头孢替唑、头孢西酮、头孢乙腈、头孢唑林、头孢唑南、头孢唑肟、香丹注射液、小诺米星、亚胺培南西司他丁、乙酰半胱氨酸有配伍禁忌。

【不良反应】

1. 泌尿生殖系统　肌酐清除率降低、尿素氮升高、尿量减少。

2. 免疫系统　过敏反应（如发热、皮疹）。

3. 神经系统　眩晕、失眠。

4. 消化系统　恶心、呕吐、碱性磷酸酶升高、血清氨基转移酶升高。

5. 血液系统　血红蛋白减少、血细胞比容降低。

6. 其他　注射部位疼痛。

【相互作用】与碳酸锂合用有发生碳酸锂毒性作用的报道。

【药动学】本品肌内注射后吸收较好。肌内注射2g，1小时后达血药峰浓度（约为100mg/L），8小时后血药浓度为15mg/L。如剂量加倍，则血药浓度约增加1倍。不与血浆蛋白结合。单次给药后，48小时内约100%以原形随尿液排出。消除半衰期为1～3小时，肾功能不全者（肌酐清除率＜20ml/min）半衰期可延长至10～30小时。血液透析可使本品的血药浓度降低约50%。

【用药宣教】淋病患者多伴有沙眼衣原体感染，故使用本品后建议继以7日疗程的四环素、多西环素或红霉素治疗。

第七节　喹诺酮类抗菌药

环丙沙星

【类别】氟喹诺酮类。

【妊娠安全等级】C。

【作用机制】本品为喹诺酮类广谱抗菌药。通过抑制细菌DNA复制、转录、修复或重组所需的拓扑异构酶Ⅱ（DNA螺旋酶）和拓扑异构酶Ⅳ的活性产生杀菌作用。

【抗菌谱】体外试验和临床试验表明本品对以下细菌的大多数菌株有抗菌活性：①革兰阳性菌，如炭疽杆菌、粪肠球菌、金黄色葡萄球菌（仅甲氧西林敏感菌株）、表皮葡萄球菌（仅甲氧西林敏感菌株）、腐生性葡萄球菌、肺炎链球菌、化脓性链球菌。②革兰阴性菌，如空肠弯曲菌、克氏枸橼酸杆菌、弗劳地枸橼酸杆菌、阴沟肠杆菌、大肠埃希菌、流感嗜血杆菌、副流感嗜血杆菌、肺炎克雷伯菌、卡他莫拉菌、摩氏摩根菌、淋球菌、奇异变形杆菌、普通变形杆菌、雷氏普罗威登斯菌、斯氏普罗威登斯菌、铜绿假单胞菌、伤寒沙门菌、黏质沙雷菌、鲍氏志贺菌、志贺菌属、鼠疫耶尔森菌。

【适应证】

1. 泌尿生殖系统感染，如尿路感染、细菌性前列腺炎、淋球菌尿道炎或宫颈炎。

2. 呼吸系统感染，如支气管炎急性发作、肺部感染、急性鼻窦炎。

3. 皮肤和皮肤软组织感染。

4. 骨或关节感染。

5. 复杂性腹腔内感染、胃肠道感染。

6. 发热性中性粒细胞减少的经验性治疗。

7. 吸入性炭疽（暴露于雾化炭疽杆菌后降低发病率和减缓病程）。

8. 鼠疫（包括肺炎型鼠疫和败血型鼠疫）的预防和治疗。

9. 伤寒。

10. 全身感染，如败血症。

11. 本品眼用制剂用于外眼部感染，如结膜炎。

12. 本品滴耳液用于中耳炎、外耳道炎、鼓膜炎、乳突腔术后感染。

13. 本品阴道制剂用于细菌性阴道炎。

【超说明书用药】

1. 用作预防和治疗咬伤感染的替代药物。

2. 用于非播散性猫抓病淋巴结炎的替代治疗。

3. 用于治疗软下疳。

4. 用于霍乱（霍乱弧菌感染）的替代治疗。

5. 用于治疗心内膜炎。

6. 用于治疗腹股沟肉芽肿（第五性病）。

7. 用于预防造血干细胞移植后 100 日内的细菌感染。

8. 用于社区获得性或医疗保健相关的细菌性脑膜炎的替代治疗。

9. 用于预防脑膜炎球菌性脑膜炎。

10. 用于治疗腹膜透析导管出口部位或管道部位感染。

11. 用于预防高风险患者（如入院的 Child-Pugh 分级为 B 级或 C 级的肝硬化、活动性胃肠道出血患者）的自发性细菌性腹膜炎。

12. 用于预防外科手术感染。

13. 用于治疗肠道、泌尿生殖道、会阴或腋窝处手术部位的感染。

14. 用于预防和治疗兔热病。

15. 用于辅助治疗暴露或感染 HIV 的儿童患者的严重或播散性鸟分枝杆菌复合体感染。

【禁用与慎用】

1. 对任何一种本类药物过敏者和 18 岁以下的儿童禁用。

2. 有中枢神经系统疾病或癫痫史的患者不宜使用本品。

3. 老年患者、肝肾功能不全、葡萄糖-6-磷酸脱氢酶缺乏者、重症肌无力患者及正在使用降血糖药的患者，均应慎用本品。

4. 本品可通过乳汁分泌，哺乳期妇女使用时应暂停哺乳。

【给药途径和剂量】

1. 口服　每日 1～1.5g，分 2～3 次使用。

2. 静脉滴注　每次 0.2～0.4g，每 8～12 小时 1 次。

3. 外用凝胶或乳膏　取适量涂于皮肤感染处，每日 2～3 次。

4. 经眼给药　①滴眼液，滴于眼睑内，每次 1～2 滴，每日 3～6 次。②眼膏，每次约 0.1g，每日 2 次。

5. 滴耳　用于中耳炎、外耳道炎、鼓膜炎、乳突腔术后感染，患侧每次 6～10 滴，点耳后进行约 10 分钟耳浴，每日 2～3 次。根据症状适当增减点耳次数。疗程不超过 4 周，4 周后继续给药应谨慎。

6. 阴道给药　用于细菌性阴道炎，阴道泡腾片或栓剂，每次 1 片（枚），每日 1 次，每晚清洁外阴后置于阴道深部。

7. 肾功能不全时剂量　肌酐清除率（Ccr）< 30ml/min 的复杂性尿路感染或急性单纯性肾盂肾炎患者，口服剂量应减至每日 0.5g。Ccr 为 5～29ml/min 的患者，静脉滴注每次 0.2～0.4g，每 18～24 小时 1 次。

【配伍禁忌】与阿莫西林氟氯西林、阿义马林、氨苄西林、氨茶碱、氨溴索、丙氯拉嗪、穿琥宁、丹参酮ⅡA 磺酸钠、丹参注射液、灯盏细辛、地塞米松、丁胺卡那、多西环素、多烯磷脂酰胆碱、夫西地酸、呋塞米、复方丹参、肝素、核糖核酸、红霉素、甲氯芬酯、卡那霉素、克林霉素、两性霉素 B、磷霉素、氯化镁、美罗培南、美洛西林、门冬氨酸钾镁、米卡芬净、萘夫西林、哌拉西林他唑巴坦、葡萄糖酸镁、普鲁卡因胺、羟嗪、青霉素、清开灵注射液、乳酸钠、三磷酸腺苷、双黄连、碳酸氢钠、头孢地嗪、头孢呋辛、头孢拉定、头孢哌酮、头孢噻肟、头孢唑林、细胞色素 C、腺嘌呤、亚胺培南西司他丁、异甘草酸镁、抑肽酶、藻酸双酯钠有配伍禁忌。

【不良反应】

1. 最常见的消化道不良反应有恶心、呕吐、腹痛、腹泻和厌食。假膜性小肠结肠炎罕见报道。

2. 头痛、头晕和坐立不安是神经系统最常见的不良反应。其他如震颤、嗜睡、失眠、噩梦、视物模糊和感觉迟钝少见。幻觉、幻视、复视、神经异常反应、抽搐、癫痫样发作、抑郁和精神错乱较罕见。感觉异常和周围神经病偶有发生。

3. 较常见的过敏反应有皮疹、瘙痒。罕见脉管炎、多形性红斑、史-约综合征和中毒性表皮坏死松解症。光敏反应亦有发生，洛美沙星（lomefloxacin）和司帕沙星（sparfloxacin）可能更多见。肌腱损伤已有报道（当使用其他本类药物时，有时会引起可逆性关节痛；1 例 17 岁患者使用培氟沙星发生破坏性关节病）。

4. 本品引起的其他不良反应还有一时性血肌酐和 BUN 上升。偶发继间质性肾炎后的急性肾衰竭、结晶尿，肝氨基转移酶上升，黄疸和肝炎，嗜酸性粒细胞增多，中性粒细胞减少，血小板减少及非常罕见的溶血性贫血或粒细胞减少；肌无力；男子乳腺发育和尖端扭转型心动过速。

5. 注射部位可能产生疼痛和刺激感，但导致静脉炎或血栓性静脉炎罕见。

6. 当使用其他抗菌药物已经出现二重感染时，那些引起二重感染的微生物就很可能对本品也很不敏感。那些引起二重感染的微生物包括念珠菌、艰难梭菌和肺炎链球菌。

【相互作用】

1. 与皮质激素合用可增加发生肌腱炎和肌腱断裂的风险。

2. 与丙磺舒合用可升高本品的血清水平，可能引起毒性反应，可干扰本品的肾小管分泌。

3. 与可延长 QT 间期的药物（如Ⅰa 类或Ⅲ类抗心律失常药、三环类抗抑郁药、大环内酯类抗生素、精神药物）合用可能增强延长 QT 间期的作用。避免合用。

4. 与环孢素合用可短暂升高血清肌酐。

5. 本品可增强替扎尼定的降血压和镇静作用，本品可抑制 CYP1A2 介导的替扎尼定的代谢。禁止合用。

6. 本品可能增加茶碱的血浆暴露量和暴露时间，增加发生中枢神经系统或其他不良反应的风险。因本品可抑制 CYP1A2 介导的茶碱代谢，避免合用。

7. 与口服降血糖药[如磺酰脲类药（格列本脲、格列美脲）]合用有导致严重低血糖的报道，本品可增强口服降血糖药的作用。

8. 本品可增强口服抗凝药（如华法林）的抗凝作用。

9. 本品可能增加甲氨蝶呤的血清水平，增加发生毒性反应的风险。可抑制甲氨蝶呤的肾小管转运。

10. 本品可升高罗匹尼罗、氯氮平的血药浓度。

11. 本品可使西地那非的暴露量增加 2 倍。

12. 本品可使度洛西汀的暴露量增加 5 倍，避免合用。

13. 本品可减少黄嘌呤衍生物（如咖啡因）的清除率，使其浓度升高，血清半衰期延长。可抑制黄嘌呤形成副黄嘌呤。

14. 本品可能升高唑吡坦的血药浓度，因本品可抑制 CYP1A2 介导的唑吡坦的代谢，避免合用。

15. 与含多价阳离子的药物[如含镁或铝的抗酸药、硫糖铝、复合维生素、聚合磷酸盐结合药（如司维拉姆、碳酸镧）、去羟肌苷]合用可降低本品的血清浓度和尿液浓度，因可减少本品的吸收。本品口服制剂应于上述药物使用前至少 2 小时或使用后至少 6 小时服用。

16. 本品可改变苯妥英钠的血清浓度（升高或降低）。

【药动学】本品口服后迅速被吸收。1 次口服 500mg 后 1～2 小时可达血药峰浓度 2.5μg/ml。胃中有食物存在时，吸收虽会延迟，但不影响全部吸收量。半衰期为 3.5～4.5 小时，严重肾衰竭时会延长（终末期肾病达 8 小时），老年人也有某种程度的延长。本品的蛋白结合率为 20%～40%。在体内广泛分布，组织渗透良好，可进入脑脊液，但在脑膜有炎症时仅及血药浓度的 10%。本品可透过胎盘，进入乳汁，胆汁中可达高浓度。本品主要随尿排出，非肾清除仅占总清除 1/3；丙磺舒可减少肾清除。至少有 4 种活性代谢物。在 24 小时内，以原药随尿排出 40%～50%的口服用量，代谢物约 15%。肠外用量在 24 小时内可随尿排出原药 70%，代谢物 10%。5 日内随粪便排出口服用量的 20%～35%、静脉给药量的 15%。仅有少量本品可经血液透析或腹膜透析消除。

【观察指标】

1. 用药前应进行适当的细菌培养和药敏试验，用药期间定期进行。

2. 长期用药应定期监测肝肾功能、造血功能。

3. 短期内使用高剂量的抗生素治疗淋病，可能掩盖或延迟潜伏的梅毒症状。应对淋病患者进行梅毒血清学试验，且使用本品 3 个月后应再次筛查。

【用药宣教】

1. 使用本品期间应避免过度暴露于日光或紫外线下。

2. 本品可引起眩晕和头痛，驾驶、操作机械或需完成精细动作时应谨慎。

3. 若出现肌腱疼痛、肿胀、炎症或断裂，应立即停药。出现肌腱炎或肌腱断裂后，不可再次使用。

4. 若出现周围神经病症状[包括疼痛、灼烧感、刺痛、麻木、无力或其他感觉改变（包括对轻触、疼痛、温度、位置、振动的感觉改变）和（或）运动力量改变]，应立即停药，以防止不可逆病变的发生，且应避免再次使用。

5. 若出现皮疹、黄疸或其他过敏反应体征，应立即停药，并给予支持疗法。若出现严重过敏反应，应立即给予肾上腺素或其他复苏措施[包括供氧，静脉补液，静脉给予抗组胺药、皮质激素、胺类升血压药，气道管理（包括插管）]。

6. 若出现肝炎的症状和体征（如厌食、黄疸、尿色变深、瘙痒、腹部触痛），应立即停药。

氧氟沙星

【类别】氟喹诺酮类。

【妊娠安全等级】C。

【作用机制】参见“环丙沙星”。本品对沙眼衣原体的活性较环丙沙星强，对结核分枝杆菌、麻风分枝杆菌（其杀菌作用介于氯法齐明和利福平之间）和其他多种分枝杆菌均具有活性。

【适应证】

1. 泌尿生殖系统感染，包括单纯性、复杂性尿路感染及细菌性前列腺炎、淋球菌性尿道炎或宫颈炎（包括产酶株所致者）。

2. 呼吸道感染，包括敏感革兰阴性杆菌所致支气管感染急性发作及肺部感染。

3. 胃肠道感染，由志贺菌属、沙门菌属、肠产毒性大肠埃希菌、亲水气单胞菌、副溶血弧菌等所致。

4. 伤寒。

5. 骨和关节感染。

6. 皮肤软组织感染。

7. 败血症等全身感染。

8. 滴眼液用于泪囊炎、角膜溃疡、角膜炎、结膜炎。

9. 滴耳液用于大疱性鼓膜炎、外耳炎、中耳炎。

【禁用与慎用】对喹诺酮类药物过敏者、妊娠及哺乳期妇女、18 岁以下患者禁用。

【给药途径和剂量】

1. *口服*　一般为每次 200～400mg，2 次/日。单剂口服量可达到 400mg，最好晨服。无并发症的淋病可单次口服 400mg。据 WHO 推荐，每天 1 次口服本品 400mg，可替代氯法齐明作为多药治疗麻风方案的一部分。

2. *静脉滴注*　剂量同口服，稀释成 0.2%溶液于 30 分钟输完，0.4%溶液 60 分钟输完。肾功能不全的患者必须减量。开始 1 次正常剂量后，继而减半至 100～200mg/d，或根据肌酐清除率（Ccr）而定，当 Ccr 为 20～50ml/min 时，每 24 小时给予 1 次常用量；Ccr 为≤20ml/min 时，每 24 小时给予 100mg。正在接受透析的患者，每 24 小时给予 100mg。

3. *滴眼*　0.3%溶液滴眼，每次 1～2 滴，每日 3～5 次。

4. *滴耳*　滴耳液成年人每次 6～10 滴，每次 2～3 次。滴耳后进行约 10 分钟耳浴。根据症状适当增减滴耳次数。对小儿滴数酌减。

5. *外用*　软膏剂及乳膏剂，用于脓疱疮、疖疮、毛囊炎、湿疹、烧伤、烫伤、冻疮及丘疹性荨麻疹，涂患处每日 2～3 次。

6. *阴道用*　阴道泡腾片，用于细菌性阴道炎，每晚 1 次，每次 1 片，临用前清洗阴部，将药片置入阴道深部，连用 7 天，或遵医嘱。

【配伍禁忌】与丹参、丹参酮ⅡA 磺酸钠、灯盏细辛成方、夫西地酸、氯化镁、门冬氨酸钾镁、哌拉西林钠他唑巴坦钠、葡萄糖酸镁、清开灵注射液、三磷酸腺苷、双黄连成方、痰热清、头孢地嗪、头孢呋辛、头孢拉定、头孢哌酮、头孢匹胺、头孢噻肟、腺嘌呤、香丹注射液、亚胺培南西司他丁钠、异甘草酸镁等有配伍禁忌。

【不良反应】

1. *局部用药*　偶有一过性刺激症状，表现为一过性眼睛灼热、眼痛或不适、咽炎及畏光。罕有过敏、眼睑水肿、眼睛干燥及瘙痒。滴耳液使用后可出现中耳痛及瘙痒感。

2. *全身用药*

（1）消化系统反应：腹部不适或疼痛、腹泻、恶心或呕吐。

（2）中枢神经系统反应：可有头晕、头痛、嗜睡或失眠。

（3）过敏反应：皮疹、皮肤瘙痒，偶可发生渗出性多形性红斑及血管神经性水肿。光敏反应较少见。

（4）偶可有癫痫发作、精神异常、烦躁不安、意识混乱、幻觉、震颤。

（5）血尿、发热、皮疹等间质性肾炎表现。

（6）静脉炎、关节疼痛；结晶尿，多见于高剂量应用时。

（7）少数患者可发生血清氨基转移酶升高、血尿素氮增高及周围血象白细胞计数降低，多属轻度，并呈一过性。

【相互作用】

1. 与皮质激素合用可增加发生肌腱炎和肌腱断裂的风险。

2. 与非甾体抗炎药合用可能增加发生中枢神经系统刺激和癫痫发作的风险。

3. 有氟喹诺酮类药与抗糖尿病药合用引起血糖紊乱（包括高血糖症和低血糖症）的报道，合用时需密切监测血糖。

4. 与华法林合用时应密切监测凝血酶原时间、INR 或进行其他适宜的抗凝试验，还应监测是否有出血的迹象。

5. 与茶碱合用时应密切监测茶碱水平，并进行适当的剂量调整。

6. 含铝或镁的抗酸药、硫糖铝、金属离子制剂（如铁剂）、含锌的多维元素、去羟肌苷等可能干扰本品口服制剂的胃肠道吸收，导致本品的全身药物浓度显著降低。应于口服本品前或后至少 2 小时服用。

【药动学】本品给药后广泛分布至各组织、体液，组织中的浓度常超过血药浓度而达有效水平。本品尚可通过胎盘屏障。蛋白结合率为 20%～25%。本品主要以原形自肾排泄，少量（3%）在肝内代谢。尿中代谢物很少。以原形自粪便中排出少量，给药后 24 小时和 48 小时内累积排出量分别为给药量的 1.6%和 3.9%。本品也可通过乳汁分泌。

【观察指标】

1. 用药前应进行细菌培养和药敏试验以分离鉴定病原菌，确定其对本品的敏感性。用药期间定期检测以确定病原菌对本品是否持续敏感，并及时发现耐药性。

2. 用药期间定期监测肝肾功能、造血系统功能。

3. 监测患者的尿量情况，制订最佳的液体摄入量。

【用药宣教】

1. 用药期间，应避免透过玻璃窗的日光，或较长波长的紫外线照射，以避免发生光过敏。

2. 用药期间，如出现较重的过敏反应、溶血性贫血或罕见的假膜性小肠结肠炎，应尽早停药。

左氧氟沙星

【类别】氟喹诺酮类。

【妊娠安全等级】C。

【作用机制】同“环丙沙星”。

【抗菌谱】体外试验和临床试验表明本品对以下细菌的大多数菌株有抗菌活性。①革兰阳性菌：粪肠球菌、金黄色葡萄球菌（甲氧西林敏感菌株）、表皮葡萄球菌（甲氧西林敏感菌株）、腐生葡萄球菌、肺炎链球菌（包括多重耐药性菌株）、化脓性链球菌、炭疽杆菌。②革兰阴性菌：阴沟肠杆菌、大肠埃希菌、流感嗜血杆菌、副流感嗜血杆菌、肺炎克雷伯菌、嗜肺军团菌、卡他莫拉菌、奇异变形杆菌、铜绿假单胞菌、黏质沙雷菌。③其他微生物：肺炎衣原体、肺炎支原体。

【适应证】

1. 本品口服和注射制剂用于治疗敏感菌引起的下列轻、中、重度感染：①医院获得性肺炎、社区获得性肺炎、急性细菌性鼻窦炎、慢性支气管炎急性细菌性发作。②非复杂性皮肤及皮肤结构感染（包括脓肿、蜂窝织炎、疖、脓疱病、脓皮病、伤口感染）、复杂性皮肤及皮肤结构感染。③慢性细菌性前列腺炎、复杂性尿路感染、单纯性尿路感染、急性肾盂肾炎。④吸入性炭疽（暴露后）。

2. 本品眼用制剂用于治疗敏感菌引起的眼睑炎、睑腺炎、泪囊炎、结膜炎、睑板腺炎、角膜炎、角膜溃疡及预防眼科围术期感染。

3. 本品滴耳液用于治疗敏感菌引起的外耳道炎、中耳炎。

4. 本品软膏用于治疗敏感菌引起的化脓性皮肤病（如脓疱疮、疥疮、毛囊炎）。

【超说明书用药】

1. 用于预防和治疗鼠疫（包括肺炎型鼠疫和败血型鼠疫）。

2. 用于治疗咬伤，尤其是对β-内酰胺类抗生素过敏者的人类咬伤。

3. 用于治疗憩室炎、腹膜炎。

4. 用于治疗由肠道微生物引起的急性附睾炎或进行肛交的男性患者由性传播衣原体、淋球菌和肠道微生物引起的急性附睾炎。

5. 用于治疗复杂性、社区获得性腹腔内感染。

6. 用于预防化学治疗诱导的中性粒细胞减少者的细菌感染。

7. 用于治疗对头孢菌素过敏者的盆腔炎性疾病。

8. 用于对β-内酰胺类抗生素过敏者预防围术期感染。

9. 用于治疗肠道、泌尿生殖道、会阴或腋窝处手术部位的感染。

10. 用于治疗旅行性腹泻。

11. 用于治疗耐药性肺结核或对一线治疗不耐受的肺结核。

【禁用与慎用】

1. 对喹诺酮类药过敏者禁用。

2. 皮肤有药物过敏史者禁用本品软膏。

3. 18 岁以下儿童禁用本品全身制剂（除用于吸入性炭疽外）。

4. 孕妇禁用本品全身制剂。

5. 已知或疑似存在可能导致癫痫发作或癫痫发作阈值降低的中枢神经系统疾病（如重度脑动脉硬化、癫痫）的患者，或存在其他可导致癫痫发作或癫痫发作阈值降低的风险因素（如某些药物治疗、肾功能不全）的患者慎用。

【给药途径和剂量】

1. 口服或静脉滴注　0.50～75g，每日 1 次，一般疗程 5～14 天。

2. 滴眼液、眼用凝胶　可滴于眼睑内，每次 1 滴，每日 3 次，或遵医嘱。

3. 滴耳液　每次 6～10 滴，每日 2～3 次。滴耳后进行约 10 分钟耳浴。

4. 软膏剂　涂擦于患处。脓疱疮，每日涂药 3 次，疗程 5 天；疖疮、毛囊炎和其他化脓性皮肤病，每日涂药 1 次，疗程 7 天。

5. 肾功能不全时剂量　肌酐清除率（Ccr）≥50ml/min 者无须调整剂量。Ccr＜50ml/min 者需调整口服和静脉给药剂量，具体见表 7-6。

表 7-6　肾功能不全者的口服和静脉给药剂量调整表

肾功能正常者	Ccr 为 20～49ml/min 者	Ccr 为 10～19ml/min 者	血液透析或持续性非卧床腹膜透析者
每次 750mg，每 24 小时 1 次	每次 750mg，每 48 小时 1 次	首剂 750mg，此后每次 500mg，每 48 小时 1 次	首剂 750mg，此后每次 500mg，每 48 小时 1 次
每次 500mg，每 24 小时 1 次	首剂 500mg，此后每次 250mg，每 24 小时 1 次	首剂 500mg，此后每次 250mg，每 48 小时 1 次	首剂 500mg，此后每次 250mg，每 48 小时 1 次
每次 250mg，每 24 小时 1 次	无须调整剂量	每次 250mg，每 48 小时 1 次；单纯性尿路感染无须调整剂量	无剂量调整信息

【配伍禁忌】与苯海拉明、醋酸钙、丹参、丹参川芎嗪、丹参多酚酸、丹参酮ⅡA 磺酸钠、丹参注射液、灯盏细辛、二丁酰环磷腺苷钙、泛酸钙、夫西地酸、呋布西林、复方丹参、复方氯化钠、肝素、谷氨酸钙、果糖酸钙、甲钴胺、胶体金[^{198}Au]、胶体磷[^{32}P]酸铬、苦碟子、利福霉素、林格、硫酸镁、氯化钙、氯化钙溴化钠、氯化镁、氯化锶[^{89}Sr]、氯化铊、门冬氨酸钙、门冬氨酸钾镁、钠钾镁钙葡萄糖、帕瑞昔布、哌拉西林他唑巴坦、泮托拉唑、葡庚糖酸钙、葡萄糖酸镁、清开灵注射液、乳酸钙、三磷酸腺苷、山梨醇铁、双黄连成方、痰热清、碳酸氢钙、替考拉宁、铁羧葡胺、头孢地嗪、头孢呋辛、头孢拉定、头孢哌酮、头孢匹胺、腺嘌呤、香丹注射液、溴化钙、血凝酶、亚胺培南西司他丁、亚锡甲氧异腈、亚锡聚合白蛋白、亚锡喷替酸、亚锡葡萄糖酸钙、亚锡双半胱氨酸、亚锡亚甲基二膦酸、亚锡右旋糖酐 105、亚叶酸钙、依地酸钙钠、依降钙素、异甘草酸镁、右旋糖酐铁、藻酸双酯钠、蔗糖铁、左亚叶酸钙有配伍禁忌。

【不良反应】

1. 心血管系统　心搏骤停、心悸、室性心律失常（如室性心动过速）、静脉炎。上市后还有 QT 间期延长、心动过速、血管扩张的报道。

2. 代谢/内分泌系统　高血糖症、低血糖症、高钾血症。

3. 呼吸系统　呼吸困难、鼻出血。

4. 肌肉骨骼系统　关节痛、肌腱炎、肌痛、骨痛。

5. 泌尿生殖系统　阴道炎、急性肾衰竭、肾功能异常。上市后还有间质性肾炎的报道。

6. 免疫系统　过敏反应。

7. 神经系统　头晕、头痛、意识模糊、睡眠障碍（如失眠、嗜睡）、震颤、惊厥、感觉异常、眩晕、张力过高、运动功能亢进、步态异常、晕厥。

8. 精神　焦虑、激越、抑郁、幻觉、梦魇、梦境异常。

9. 消化系统　恶心、呕吐、腹泻、便秘、腹痛、消化不良、厌食、口炎（如舌炎）、胰腺炎、食管炎、胃肠炎（如胃炎、假膜性结肠炎）。肝酶升高、碱性磷酸酶升高。上市后还有肝衰竭、肝炎、黄疸的报道。

10. 血液系统　贫血、血小板减少、粒细胞减少。上市后还有全血细胞减少、白细胞减少、嗜酸性粒细胞增多、凝血酶原时间延长、国际标准化比值（INR）升高的报道。

11. 皮肤　皮疹、瘙痒、荨麻疹。上市后还有史-约综合征、中毒性表皮坏死松解症、急性泛发性发疹性脓疱病（AGEP）、固定性药疹、多形性红斑、光敏反应、白细胞破碎性血管炎的报道。

12. 眼　①白内障、晶状体点状混浊，但与本品的相关性尚不明确。上市后还有葡萄膜炎、视觉障碍（包括复视）、视力下降、视物模糊、暗点的报道。②经眼给药，视力下降、畏光、一过性眼灼热、眼干、眼部刺激、眼部瘙痒、结膜炎、眼痛，上市后还有角膜疾病（如弥漫性表层角膜炎）、眼睑炎的报道。

13. 耳　①上市后有听力减退、耳鸣的报道。②经耳给药：中耳痛、瘙痒。

14. 其他　念珠菌病（如生殖器念珠菌病）、水肿、滴注部位反应、胸痛。上市后还有多器官衰竭、发热的报道。

【相互作用】 同“氧氟沙星”。

【药动学】 本品口服后吸收完全，生物利用度为90%～98%。单剂空腹口服本品400mg，血药浓度达峰时间为1.5小时。本品在体内分布广泛，组织穿透性好，在皮肤、痰液、扁桃体、前列腺、胆囊、泪液、唾液和牙龈等组织和体液中的药物浓度均达到或高于血药浓度。本品在体内代谢少，仅为给药量的5%。本品主要经肾排泄，给药后48小时以原形随尿液排出给药量的60%～80%，10%随胆汁排泄，消除半衰期为7～8小时。

【观察指标】

1. 用药前应进行细菌培养和药敏试验以分离鉴定病原菌，确定其对本品的敏感性。用药期间定期检测以确定病原菌对本品是否持续敏感，并及时发现耐药性。

2. 用药期间定期监测肝肾功能、造血系统功能。

3. 监测患者的尿量情况，制订最佳的液体摄入量。

【用药宣教】 同“氧氟沙星”。

氟罗沙星

【类别】 氟喹诺酮类。

【妊娠安全等级】 D。

【作用机制】 参见“环丙沙星”。

【适应证】 可用于对本品敏感细菌引起的急性支气管炎，慢性支气管炎急性发作及肺炎等呼吸系统感染；膀胱炎、肾盂肾炎、前列腺炎、附睾炎、淋球菌性尿道炎等泌尿生殖系统感染；伤寒沙门菌感染、细菌性痢疾等消化系统感染；皮肤软组织感染、骨感染、腹腔感染及盆腔感染等。

【禁用与慎用】

1. 对本品或喹诺酮类药物过敏者禁用。

2. 孕妇、哺乳期妇女及18岁以下患者禁用。

【给药途径和剂量】 口服，每日0.2～0.4g，分1～2次服，一般疗程7～14日。

【不良反应】

1. 消化系统反应较为常见，可表现为腹部不适或疼痛、腹泻、恶心、呕吐、食欲缺乏等。

2. 中枢神经系统反应可有头晕、头痛、兴奋、嗜睡或失眠。

3. 过敏反应有皮疹、皮肤瘙痒，偶可发生渗出性多形性红斑及血管神经性水肿。

4. 少数患者有光敏反应。

5. 少数患者可发生血氨基转移酶、血尿素氮增高及白细胞计数降低，多属轻度，并呈一过性。

6. 偶可发生癫痫发作，精神异常，烦躁不安，意识混乱，幻觉，震颤。血尿、发热、皮疹等间质性肾炎表现，结晶尿，关节疼痛。

【相互作用】

1. 去羟肌苷（DDI）制剂中含有的铝及镁可与氟喹诺酮类螯合，不宜合用。

2. 尿碱化剂可降低本品在尿中的溶解度，导致结晶尿和肾毒性。

3. 丙磺舒可延迟本品的排泄，使本品血浓度增高而产生毒性。

4. 含铝或镁的抗酸药可减少本品口服吸收，建议避免同服，不能避免时宜在本品服用前2小时，或服用后6小时服用。

【药动学】 本品口服后吸收迅速而完全，健康志愿者单次口服0.1g、0.2g、0.4g后，血药峰浓度分别可达1.6μg/ml、2.9μg/ml和5.1μg/ml，消除半衰期为9.9～11.6小时。氟罗沙星片在体内有少量代谢物。血浆蛋白结合率为23%，能广泛分布于各组织中。在多数组织中的浓度接近或高于同时期血浓度，但中枢神经系统中浓度很低。本品主要随尿排泄，口服后72小时内尿中排出86%，其中75%为原药，少部分经胆汁排泄，随粪便排出量仅占3%。

【观察指标】 监测肝、肾功能。

【用药宣教】 如有光敏反应指征如皮肤灼热、发红、肿胀、水疱、皮疹、瘙痒、皮炎，应停止治疗。

吉米沙星

【类别】 氟喹诺酮类。

【妊娠安全等级】 C。

【作用机制】 参见“环丙沙星”。

【适应证】 本品用于由以下敏感菌株引起的感染的治疗。

1. 慢性支气管炎急性发作　由肺炎链球菌、流感嗜血杆菌及副流感嗜血杆菌或卡他莫拉菌等敏感菌引起的慢性支气管炎的急性发作。

2. 社区获得性肺炎 由肺炎链球菌[包括多重耐药菌株（MDRSP）]、流感嗜血杆菌、卡他莫拉菌、肺炎衣原体或肺炎支原体等敏感菌引起的社区获得性肺炎。

3. 急性鼻窦炎 由肺炎链球菌（包括 MDRSP）、流感嗜血杆菌、卡他莫拉菌、肺炎克雷伯菌、金黄色葡萄球菌等敏感菌引起的急性鼻窦炎。

【禁用与慎用】禁用于对本品、氟喹诺酮类抗菌药物或产品中任何其他成分有过敏史的患者。

【给药途径和剂量】成年人，口服每次 320mg，每日 1 次，连用 5 日。肾功能不全的患者（Ccr＜30ml/min）应减量，每次 160mg，每日 1 次。接受血液透析或腹膜透析的患者每次 160mg，每日 1 次。

【不良反应】

1. 常见的不良反应为恶心、呕吐、消化道不适、厌食、味觉失常、腹泻、腹痛、头晕、头痛、皮疹。

2. 偶见过敏反应、一过性 AST 或 ALT 升高。

【相互作用】

1. 本品与含有镁、铝、铁和锌等金属离子的药物合用，会因产生螯合作用而使本品的吸收量减少。

2. 抗精神病药（如吩噻嗪类、氟哌利多、匹莫齐特和齐拉西酮等）、氟西汀、文拉法辛、三环类抗抑郁药、阿司咪唑、西沙必利、多拉司琼、齐拉西酮、奥曲肽、血管升压素、特非那定、苄普地尔、伊拉地平、利多氟嗪、水合氯醛、膦甲酸、卤泛群、氯喹、氟康唑、螺旋霉素、红霉素、克拉霉素、克林霉素、磺胺甲噁唑、磺胺甲二唑、甲氧苄啶、腺苷、Ⅰ类及Ⅲ类抗心律失常药、左美沙酮、普罗布考、佐米曲普坦和三氧化二砷等与本品合用可增加发生 QT 间期延长的风险。

3. 去羟肌苷可减少本品的吸收，合用必须间隔 2～3 小时。

【药动学】本品胃肠道吸收不规则，约 50%与蛋白结合。几乎全部在肝脏内代谢转化。半衰期为 10～12 小时。口服 30 分钟内作用开始，作用持续时间为 4～8 小时。主要经肾脏排泄，＜2%以原形随尿排出，另有 2%随粪便排泄。

【监测指标】用药前及用药期应定期检查全血细胞计数，进行细菌培养、药敏试验和尿液分析，有条件者可监测血药浓度。

【用药宣教】本品可能引起眩晕，如果发生，患者应当避免开车、操作机器或从事需要精神警醒或协调的活动。

洛美沙星

【类别】氟喹诺酮类。

【妊娠安全等级】D。

【作用机制】参见“环丙沙星”。

【适应证】适用于敏感细菌引起的下列感染。

1. 呼吸道感染：慢性支气管炎急性发作、支气管扩张伴感染、急性支气管炎、肺炎等。

2. 泌尿生殖系统感染：急性膀胱炎、急性肾盂肾炎、复杂性尿路感染、慢性尿路感染急性发作、急慢性前列腺炎、单纯性淋病等。

3. 腹腔胆道、肠道等感染及伤寒。

4. 皮肤软组织感染。

5. 其他感染，如副鼻窦炎、中耳炎、眼睑炎等。

【禁用与慎用】对本品或其他氟喹诺酮类药物过敏者禁用。

【给药途径和剂量】

1. 口服 成年人常用量每 0.4g，每日 1 次。夜间服药光敏反应可能轻一些。

2. 静脉滴注 每次 0.2g，稀释于 5%葡萄糖注射液或 0.9%氯化钠注射液 250ml 中，每日 2 次。

3. 外用 乳膏剂用于皮肤软组织细菌感染性疾病，如毛囊炎、脓疱疮、疖肿、外伤感染及足癣继发感染，涂患处，每日 2 次。脓性分泌物多者先用 0.9%氯化钠注射液清洗患处，再使用本品。

4. 眼用 滴眼液及眼用凝胶用于结膜炎、角膜炎、角膜溃疡、泪囊炎，滴于眼睑内，每日 3～5 次，每次 1～2 滴或遵医嘱。

5. 滴耳 滴耳液用于敏感细菌所致的中耳炎、外耳道炎、鼓膜炎，每次 6～10 滴，每日 2 次，点耳后进行约 10 分钟耳浴。根据症状适当增减点耳次数。

【配伍禁忌】与阿洛西林、阿米卡星、阿昔洛韦、氨茶碱、氨甲苯酸、氨基己酸、氨溴索、丹参酮ⅡA 磺酸钠、灯盏细辛、地西泮、夫西地酸、呋塞米、辅酶 Q10、复方丹参注射液、肝素钠、磺胺嘧啶、氯化钾、氯化镁、氯唑西林、门冬氨酸钾镁、奈替米星、哌拉西林钠他唑巴坦、泮托拉唑钠、葡萄糖氯化钠、葡萄糖酸镁、氢化可的松、清开灵注射液、乳酸钠、三磷酸腺苷二钠、双黄连成方、痰热清注射液、碳酸氢钠、头孢地嗪、头孢呋辛、头孢拉定、头孢哌酮、头孢哌酮舒巴坦、头孢匹胺钠、香丹注射液、亚胺培南西司他丁、炎琥宁、异甘草酸镁、藻酸双酯钠、左氧氟沙星有配伍禁忌。

【不良反应】个别患者可出现中上腹部不适、食欲缺乏、恶心、口干、轻微头痛、头晕等症状，偶可出现皮疹、皮肤瘙痒等过敏反应和心悸、胸闷等，偶有 ALT、AST 升高等。

【相互作用】

1. 本品对茶碱类药物和咖啡因的肝内代谢、体内清除过程影响小。

2. 服用本品前后 2 小时内不宜服用含金属离子的营养剂和维生素。

3. 与芬布芬合用可致中枢兴奋、癫痫发作。

4. 与丙磺舒合用，丙磺舒可延迟本品的排泄。

5. 与口服抗凝药合用可加强口服抗凝药的作用，应监测凝血酶原时间及其他项目。

6. 尿碱化剂可减低本品在尿中的溶解度，导致结晶尿和肾毒性。

7. 去羟肌苷（DDI）制剂中含铝及镁，可与喹诺酮类螯合，不宜合用。

8. 与环孢素合用，可使环孢素血药浓度升高，必须监测环孢素血浓度，并调整剂量。

9. 硫糖铝和抗酸药可使本品吸收速率减慢。

【药动学】本品体内分布广，组织穿透性好，在皮肤、痰液、扁桃体、前列腺、胆囊、泪液、唾液和齿龈等组织药物浓度均达到或高于血液浓度，消除半衰期 6～7 小时，本品主要通过肾脏以原药形式从尿中排泄，在 48 小时内 70%～80%从尿中排出。丙磺舒可延迟本品的排泄，使平均 AUC 增大 63%，平均达峰时间延长 50%，平均峰浓度增高 4%；故合用时可因本品血浓度增高而产生毒性。

【观察指标】监测肝、肾功能。与口服抗凝药合用时应监测凝血酶原时间。

【用药指导】有光敏反应史的患者服药后几天内应避免日晒，如已发生光敏反应，应停药。

莫西沙星

【类别】氟喹诺酮类。

【妊娠安全等级】C。

【作用机制】作用于细菌的 DNA 螺旋酶，使细菌 DNA 不能形成超螺旋，染色体受损从而产生杀菌作用。

【适应证】

1. 肺炎链球菌、流感嗜血杆菌、卡拉莫拉菌引起的鼻窦炎。

2. 肺炎链球菌、流感嗜血杆菌、副流感嗜血菌、肺炎克雷伯菌、金黄色葡萄球菌、卡他莫拉菌感染导致的慢性支气管炎急性加重。

3. 肺炎链球菌、流感嗜血杆菌、肺炎支原体和衣原体、卡他莫拉菌引起的中、轻度社区获得性肺炎。

4. 作为多药治疗麻风病方案中的一部分。

5. 复杂性皮肤及皮肤软组织感染。

6. 滴眼液用于治疗敏感菌所致眼部感染。

【禁用与慎用】

1. 对本品或其他喹诺酮类药过敏者禁用。

2. 重度肝功能不全者（Child-Pugh 分级为 C 级）或氨基转移酶高于正常值上限（ULN）5 倍者禁用。

3. 既往因使用喹诺酮类药出现肌腱疾病的患者禁用。

4. 有症状性心律失常病史者禁用。

5. 先天性或获得性 QT 间期延长患者禁用。

6. 具临床意义的心动过缓患者禁用。

7. 具临床意义的心力衰竭伴左心室射血分数（LVEF）降低患者禁用。

8. 电解质紊乱（尤其是未纠正的低钾血症）患者禁用。

9. 18 岁以下儿童禁用本品全身制剂。

10. 孕妇禁用本品全身制剂。

11. 精神病或有精神病史者、轻中度肝功能不全者（可能引起 QT 间期延长）慎用。

12. 老年人慎用本品全身制剂。

13. 孕妇慎用本品滴眼液。

14. 哺乳期妇女慎用本品滴眼液。

【给药途径和剂量】

1. 口服或静脉滴注　成年人每天（24 小时）给药 1 次，每次 400mg。急性细菌性鼻窦炎，疗程 10 天；细菌性慢性支气管炎急性恶化，疗程 5 天；社区获得性肺炎，疗程 7～14 天；简单皮肤和皮肤组织感染，疗程 7 天；复杂皮肤和皮肤组织感染，疗程 7～21 天；复杂腹腔内感染，疗程 5～14 天。

2. 滴眼　滴眼液每次 1 滴点患眼，每日 2～3 次，疗程 7 天。

【配伍禁忌】与氨茶碱、丹参多酚酸盐、丹参酮ⅡA 磺酸钠、丹红、夫西地酸、呋塞米、氟氯西林、复方氨基酸、利福霉素、氯化钾、脉络宁、米卡芬净、帕瑞昔布、热毒宁、肾康、痰热清、替考拉宁、头孢地嗪、头孢呋辛、头孢拉定、头孢哌酮舒巴坦、头孢替安、头孢唑林、香丹注射液、亚胺培南西司他丁有配伍禁忌。

【不良反应】

1. 全身反应，如头痛、腹痛、注射部位疼痛、下肢痛、背痛、胸痛、严重过敏反应。

2. 呕吐、食欲缺乏、口干、便秘、腹胀、腹泻、肝功能异常、胆汁淤积性黄疸等。

3. 心悸、心动过速、高血压、四肢水肿、QT间期延长等。

4. 失眠、紧张不安、焦虑、嗜睡、意识模糊、感觉异常、震颤和眩晕。

5. 关节痛、肌痛。

6. 皮疹、皮肤瘙痒、出汗、外阴阴道念珠菌病、阴道炎。

7. 呼吸困难、味觉异常。

8. 淀粉酶升高、乳酸脱氢酶升高、凝血酶原降低、嗜酸性粒细胞数增高、白细胞计数降低、血小板计数降低或升高。

【相互作用】

1. 不可与其他延长QT间期的药物合用，如红霉素、抗精神病药物和三环抗抑郁药。

2. 不可与抗心律失常Ⅰa类药物（如奎尼丁、普鲁卡因胺）或Ⅲ类药物（如胺碘酮、索他洛尔）合用。

3. 不可与西沙必利、决奈达隆、美索达嗪、硫利达嗪、匹莫齐特、齐拉西酮合用，否则会使QT间期延长的作用相加，用药后可导致QT间期延长、尖端扭转型室性心动过速或心脏停搏等心脏毒性的风险增加。

4. 本品合用NSAID可能增加中枢神经系统的刺激和癫痫发作。

5. 含有铝、钙、镁的抗酸药或矿物质补充药会减少本品的吸收，应在使用上述药物前4小时或使用后8小时服用本品。

【药动学】本品口服后吸收良好，生物利用度约90%。达峰时间0.5～4小时。本品吸收不受进食影响。半衰期达12小时。同服二、三价阳离子抗酸药可明显减少吸收。不经CYP代谢。肾脏代谢45%，肝脏代谢52%。

【用药宣教】

1. 在用药期间，尿液不可过度碱化，以免出现结晶尿。

2. 用药期间，应避免透过玻璃窗的日光，或浴灯的较长波长的紫外线照射，以避免发生光过敏。

3. 用药期间，如出现较重的过敏反应、溶血性贫血或罕见的假膜性小肠结肠炎，应尽早停药。

西他沙星

【类别】氟喹诺酮类。

【作用机制】本品系一种新颖的N^1-氟环丙基喹诺酮，对耐甲氧西林金黄色葡萄球菌、耐甲氧西林表皮葡萄球菌、厌氧菌（包括脆弱拟杆菌）及支原体、衣原体等均具较强的抗菌活性。

【抗菌谱】本品对金黄色葡萄球菌、凝固酶阴性葡萄球菌等葡萄球菌属，肺炎链球菌、化脓性链球菌、无乳链球菌等链球菌属，粪肠球菌、尿肠球菌等肠球菌属，卡他莫拉菌，大肠埃希菌，枸橼酸杆菌，肺炎克雷伯菌等克雷伯菌属，产气肠杆菌、阴沟肠杆菌等肠杆菌属，黏质沙雷菌等沙雷菌属，奇异变形杆菌等变形杆菌属，摩氏摩根菌，流感嗜血杆菌，铜绿假单胞菌，消化链球菌等消化链球菌属，普雷沃菌，牙龈卟啉单胞菌等卟啉单胞菌属，螺杆菌属，沙眼衣原体，肺炎支原体，肺炎衣原体，嗜肺军团菌有良好的抗菌活性。

【适应证】用于治疗社区获得性肺炎和尿路感染。

【禁用与慎用】

1. 对本品或其他喹诺酮类药物过敏者禁用。

2. 有癫痫史，重症肌无力患者有动脉瘤病史、主动脉夹层病史者慎用。

3. 儿童用药的安全性尚未确定，儿童禁用。

4. 老年患者可出现血药浓度及AUC增加，且更易发生低血糖等不良反应，应慎用。

5. 孕妇及可能妊娠的妇女禁用。

6. 本品可分泌入乳汁，哺乳期妇女用药时应暂停哺乳。

【给药途径和剂量】

1. 口服，成年人每次50mg，每日2次；或每次100mg，每日1次；疗效不理想的患者可每次100mg，每日2次。

2. 肾功能不全者应调整剂量，Ccr≥50ml/min者推荐剂量为每次50mg，每日2次；或每次100mg，每日1次；10ml/min≤Ccr<30ml/min者推荐剂量为每次50mg，每48小时1次。

【不良反应】

1. 严重不良反应包括过敏反应、中毒性表皮坏死松解症、急性肾损伤、肝损伤、血细胞减少、血小板减少、溶血性贫血、低血糖、假膜性小肠结肠炎、精神错乱、谵妄、幻觉、主动脉夹层、动脉瘤、肌腱炎、肌腱断裂、痉挛、QT间期延长、尖端扭转型心动过速、间质性肺炎、横纹肌溶解症。

2. 常见皮疹、头痛、ALT升高、AST升高、

γ-谷氨酰转肽酶升高、嗜酸性粒细胞增多，少见瘙痒、荨麻疹、光敏反应、腹痛、腹泻、腹部不适、恶心、腹胀、便秘、消化不良、口唇炎、呕吐、口渴、口内炎、排便次数增加、舌炎、ALP 升高、LDH 升高、中性粒细胞减少、血小板增多、白细胞减少、白细胞升高、CK 上升、血钾升高、三酰甘油水平升高、尿蛋白阳性、阴道念珠菌感染、异常感、血钾降低、背部疼痛、发冷、倦怠感。

【相互作用】含高价阳离子的药物，如抗酸药、铁剂，可影响本品的吸收，合用时应间隔至少 2 小时服用。

【药动学】单次空腹口服后 1.2 小时达血药浓度峰值。给药后本品可迅速分布至口腔黏膜、上颌窦、筛窦、扁桃体等组织中，本品的蛋白结合率为 46%～55%，分布容积为（2.8±0.5）L/kg。本品在体内几乎不被代谢，以原形随尿排泄。健康成年人空腹时单次口服 50mg、100mg，在服用后 48 小时内，约 70%以原形随尿排出，约 20%随粪便排泄。

【观察指标】

1. 本品可能会导致动脉瘤破裂、主动脉夹层，如患者出现胸痛等症状，应进行检查排除上述风险。

2. 本品可导致休克，所以应用本品前要详查有无过敏性休克病史，以便在治疗期前准备必要的抢救药品和急救监护措施，以防止休克的发生。使用时如果出现过敏性休克，除急救外，尚需密切观察患者的神智、面色、血压，保证患者的安全。

3. 监测血糖、肝肾功能。

【用药宣教】

1. 使用本品后应避免长时间暴露于阳光下。

2. 如发生腹痛或频繁腹泻、血便等胃肠道症状，应警惕假膜性小肠结肠炎，一旦发生应立即停药并进行相应治疗。

吡哌酸

【类别】氟喹诺酮类。

【作用机制】作用于细菌的 DNA 促旋酶，干扰细菌 DNA 的合成，从而导致细菌死亡。

【适应证】用于敏感的革兰阴性杆菌所致的尿路感染、细菌性肠道感染。

【禁用与慎用】禁用于对本品和萘啶酸过敏的患者。

【给药途径和剂量】口服成年人一次 0.5g，每日 1～2g。

【不良反应】本品毒性较低，不良反应主要为恶心、嗳气、上腹不适、食欲减退、稀便或便秘等胃肠道反应，皮疹或全身瘙痒少见；偶见眩晕、头痛、血清氨基转移酶一过性升高等。上述不良反应均属轻微，停药后可自行恢复。

【相互作用】

1. 与丙磺舒合用可抑制本品的肾小管分泌，血药浓度升高，半衰期延长。

2. 与咖啡因合用可减少咖啡因自肝脏清除，使后者半衰期延长，需避免合用，或监测咖啡因血药浓度。

3. 与氨茶碱合用可显著降低茶碱的清除，致后者血药浓度升高，易于发生毒性反应，两者不宜合用，如需合用应监测茶碱浓度并调整给药剂量。

4. 与庆大霉素、羧苄西林、青霉素等合用常具协同作用。

【药动学】本品口服后可部分吸收，单次口服 0.5g 和 1g，服药后 1～2 小时血药浓度达峰值，分别为 3.8mg/L 和 5.4mg/L。血浆蛋白结合率为 30%，血消除半衰期（$t_{1/2\beta}$）为 3～5 小时。吸收后在除脑脊液以外的组织体液中分布广泛。本品主要以原形经肾脏排泄，给药后 24 小时自尿液排出给药量的 58%～68%，约 20%自粪便排泄，少量药物在体内代谢。

【观察指标】长期应用，宜定期监测血常规和肝、肾功能。

【用药宣教】本品可与饮食同服，以减少胃肠道反应。

奈诺沙星

【类别】氟喹诺酮类。

【妊娠安全等级】C。

【作用机制】本品是一种无氟喹诺酮类抗菌药，其抗菌作用机制为抑制细菌 DNA 复制、转录、修复和重组所需的 DNA 螺促旋酶和第四型拓扑异构酶。本药与其他含氟喹诺酮类抗菌药无交叉耐药性。

【抗菌谱】①革兰阳性菌：对肺炎链球菌（包括青霉素中度敏感及耐药菌株）、金黄色葡萄球菌（包括甲氧西林耐药菌株）、化脓性链球菌、无乳链球菌、艰难梭菌具有高度抗菌活性。对粪肠球菌、消化链球菌亦具有良好抗菌作用，但对屎肠球菌的抗菌作用差。②革兰阴性菌：流感嗜血杆菌、副流感嗜血杆菌、卡他莫拉菌具高度抗菌活性。对肺炎克雷伯菌、大肠埃希菌、产气肠杆菌、铜绿假单胞菌、鲍曼不动杆菌、嗜麦芽窄食单胞菌、脆弱拟杆菌亦具良好抗菌作用。对淋球菌的作用略差。③非典型病原体：肺炎支原体、肺炎衣原体、嗜肺军团菌具有高度抗微生物活性。对结核分枝杆菌抗菌作用差。

【适应证】用于治疗敏感菌所致的轻、中度成年人（≥18 岁）社区获得性肺炎。

【禁用与慎用】

1. 对喹诺酮类过敏者、18 岁以下儿童禁用。

2. 有中枢神经系统疾病（如癫痫）史者、具心律失常风险因素（如急性心肌缺血）的患者慎用。

3. 哺乳期妇女使用时应暂停哺乳。

4. 孕妇只有在益处大于对胎儿伤害的风险时方可使用。

5. 尚无重度肾功能不全患者的安全性资料。

【给药途径和剂量】

1. *剂量*　静脉滴注，成年人每次 0.5 g（250ml），每日 1 次。疗程为连续使用 7～14 天，也可根据病情需要适当延长。

2. *给药方法*　静脉缓慢输注，每次输注时间不少于 90 分钟。

【配伍禁忌】不建议与其他药物混合。

【不良反应】

1. *血液及淋巴系统*　常见（≥1%）中性粒细胞减少，偶见（0.1%至<1%）白细胞减少、血小板增多。

2. *消化系统*　常见恶心、呕吐，偶见腹部不适、腹痛、口干、上腹痛、消化不良、肝脏功能异常。

3. *全身性疾病及给药部位各种反应*　常见输液部位反应，偶见乏力。

4. *神经系统*　常见头晕，偶见失眠。

5. *心血管系统*　偶见室上性期外收缩、束支阻滞、心动过缓、一度房室传导阻滞、窦性心动过缓。

6. *代谢及营养*　偶见低钾血症、食欲减退。

7. *泌尿系统*　偶见蛋白尿。

8. *皮肤及皮下组织*　偶见红斑、皮疹、瘙痒。

9. *各类检查*　常见 AST 升高、ALT 升高、白细胞计数降低、心电图 QT 间期延长、γ-谷氨酰转肽酶升高、中性粒细胞减少，偶见白细胞计数升高、红细胞计数下降、淋巴细胞百分比升高。

【相互作用】

1. 与延长 QT 间期的药物合用可能存在累加效应。

2. 不建议与非甾体抗炎药物、环孢素合用。

3. 与茶碱合用时，应观察茶碱浓度并对茶碱剂量进行适当剂量调整。

【药动学】在中国已完成健康志愿者单剂和多剂给药的药动学研究结果显示，本品单剂 250mg、500mg 和 750mg 静脉滴注给药后，其 C_{max} 分别为 4.8 mg/L、7.15 mg/L 和 11.03mg/L。$AUC_{0\sim72h}$ 分别为 17.05（mg · h）/L、39.30（mg · h）/L 和 61.98（mg · h）/L。半衰期分别为 11.1 小时、10.9 小时和 10.5 小时。给药后 72 小时内药物自尿中排出给药量的 64.93%～77.17%。

【观察指标】

1. 用药前及用药期间需进行细菌培养，以确定药物是否继续有效。

2. 患者使用本品后一旦出现任何严重不良反应及相关症状，如肌腱、关节、肌肉疼痛，针样刺痛或刺痛感，混乱和幻觉，应立即停药，并选择非喹诺酮类抗菌药进行后续治疗。

【用药宣教】

1. 建议治疗期间补充足够水分，以防形成高浓度浓缩尿。

2. 使用本品期间应避免过度暴露于日光或紫外线。

第八节　糖肽类

去甲万古霉素

【类别】糖肽类抗生素。

【妊娠安全等级】C。

【作用机制】本品通过抑制细菌细胞壁的合成发挥抗菌作用。作用部位与青霉素类和头孢菌素类药不同，可与细胞壁前体 D-丙氨酰-D-丙氨酸紧密结合，导致细菌细胞溶解；亦可能改变细菌细胞膜的渗透性，并选择性抑制 RNA 的合成。

【抗菌谱】对葡萄球菌属（包括金黄色葡萄球菌、凝固酶阴性葡萄球菌中甲氧西林敏感及耐药菌株）、链球菌及肠球菌属等多数革兰阳性菌具有良好抗菌作用。

【适应证】

1. 用于治疗耐甲氧西林金黄色葡萄球菌（MRSA）所致的系统感染、艰难梭菌所致的肠道感染和系统感染；亦用于治疗不能使用青霉素类或头孢菌素类药，或经上述抗生素治疗无效的严重葡萄球菌感染。

2. 用于治疗对青霉素过敏者的肠球菌心内膜

炎、棒状杆菌属（类白喉杆菌属）心内膜炎。

3. 用于治疗血液透析患者由葡萄球菌属所致的动静脉分流感染。

【禁用与慎用】 对万古霉素类药过敏者禁用，肾功能不全者、哺乳期妇女慎用。

【给药途径和剂量】

1. *静脉滴注*　成年人 0.8～1.6g/d，2 次分用；小儿 15～30mg/（kg・d），分 2 次或 3 次用。

2. *口服*　成年人每次 0.25～0.5g，每日 4 次；小儿 15～30 mg/（kg・d），分 4 次服，疗程 7～10 天。用于治疗假膜性小肠结肠炎和抗生素相关性腹泻，每日剂量不超过 4g。

【配伍禁忌】 与埃索美拉唑、氨茶碱、氨溴索、倍他米松、苯妥英钠、参麦注射液、达肝素钠、丹参酮ⅡA 磺酸钠、多烯磷脂酰胆碱、伏立康唑、复方倍他米松、肝素、铬[^{51}Cr]酸钠、琥珀酰明胶、华法林、磺胺异噁唑、甲钴胺、甲泼尼龙、甲氧西林、胶体金[^{198}Au]、胶体磷[^{32}P]酸铬、聚明胶肽、可的松、氯化铊、氯霉素、氯噻嗪、美罗培南、帕尼培南倍他米隆、哌拉西林他唑巴坦、葡萄糖酸锑钠、羟乙基淀粉、氢化可的松、去乙酰毛花苷、人纤维蛋白原、乳酸钠、碳酸氢钠、头孢地嗪、头孢呋辛、头孢拉定、头孢哌酮舒巴坦、头孢曲松、头孢他啶、头孢西酮、腺苷蛋氨酸、腺苷钴胺、香丹注射液、亚胺培南西司他丁、亚锡二巯丁二钠、亚锡甲氧异腈、亚锡焦磷酸钠、亚锡聚合白蛋白、亚锡喷替酸、亚锡葡庚糖酸钠、亚锡葡萄糖酸钙、亚锡双半胱氨酸、亚锡双半胱乙酯、亚锡替曲膦、亚锡亚甲基二膦酸、亚锡依替菲宁、亚锡右旋糖酐、亚锡植酸钠、依诺肝素、乙酰半胱氨酸、罂粟碱有配伍禁忌。

【不良反应】

1. *心血管系统*　静脉炎。

2. *泌尿生殖系统*　肾损害、血尿素氮升高。

3. *免疫系统*　快速注射可出现类过敏反应[表现为血压降低、心搏骤停、喘鸣、呼吸困难、皮疹、上部躯体发红（红颈综合征）、胸背部肌肉痉挛]。

4. *消化系统*　恶心、一过性血清氨基转移酶升高。

5. *血液系统*　一过性白细胞减少。

6. *皮肤*　皮疹。

7. *耳*　耳鸣、听力减退。

【相互作用】 参见“万古霉素”。

【药动学】 本品口服后不吸收。单次静脉滴注 400mg，滴注完毕即达 C_{max}（25.18mg/L），8 小时后平均血药浓度为 1.9mg/L，有效血药浓度可维持 6～8 小时；单次静脉滴注 800mg，平均 C_{max} 为 50.07mg/L。广泛分布于全身组织和体液中，但不易进入脑组织，在胆汁中的量亦甚微。静脉滴注后主要经肾脏排泄，单次静脉滴注 400mg、800mg，24 小时尿中平均总排泄率分别为 81.1%、85.9%。

【观察指标】

1. 治疗期间应经常检查肝、肾功能，听力和尿、血常规。

2. 肾功能不全者用药期间需进行治疗药物浓度监测（TMD）。

【用药宣教】 本品可能导致耳鸣、听力减退，肾功能损害。

替考拉宁

【类别】 糖肽类抗生素。

【妊娠安全等级】 C。

【作用机制】 本品通过抑制细菌细胞壁的合成抑制和杀灭细菌。作用位点不同于β-内酰胺类抗生素，通过与 D-丙氨酰-D-丙氨酸残基特异性结合，阻断细菌细胞壁的肽聚糖合成。

【抗菌谱】 对厌氧及需氧的革兰阳性菌均有抗菌活性，如金黄色葡萄球菌、凝固酶阴性葡萄球菌（包括对甲氧西林敏感及耐药菌）、链球菌、肠球菌、单核细胞增多性李斯特菌、细球菌、JK 组棒状杆菌、艰难梭菌、消化球菌；对革兰阴性菌无效。

【适应证】

1. 用于治疗多种严重的革兰阳性菌感染，包括不能用青霉素类及头孢菌素类抗生素治疗或用上述抗生素治疗失败的严重葡萄球菌感染，或对其他抗生素耐药的葡萄球菌感染。已证明本品对下列感染有效：皮肤和软组织感染、尿路感染、呼吸道感染、骨和关节感染、败血症、心内膜炎及 CAPD 相关性腹膜炎。

2. 预防性用于革兰阳性菌感染风险高的骨科手术。

3. 口服用于艰难梭菌感染相关的腹泻和结肠炎的替代治疗。

【禁用与慎用】 对本品过敏者禁用；对万古霉素过敏者慎用。

【给药途径和剂量】

1. *成年人*　静脉注射或输注，第 1 天给予 400mg，以后每天 200mg；严重感染每次 400mg，每 12 小时一次，共 3 次，继而 400mg/d 予以维持。

2. 肾功能不全的成年人和老年人　肾功能不全的患者，前 3 天仍然按常规剂量，第 4 天开始根据血药浓度的测定结果调节治疗用量。疗程第 4 天的推荐剂量如下。

（1）轻度肾功能不全：Ccr 在 40～60ml/min，本品剂量减半，方法是按常规剂量，隔日 1 次；或剂量减半，每日 1 次。

（2）重度肾功能不全：Ccr＜40ml/min 或血液透析者，本品剂量应为常规剂量的 1/3，或按常规剂量给药，每 3 天 1 次；或按常规剂量 1/3 给药，每日 1 次。本品不能被血液透析清除。

（3）CAPD 引起的腹膜炎：400mg 第一次负荷剂量静脉给药，然后推荐第一次中每袋透析液内按 20mg/L 的剂量加入本品，第二次在相隔的透析液袋内加入本品，按 20mg/L 的剂量给药，在第三周中仅在夜间的透析液袋内按 20mg/L 的剂量给药。

3. 儿童　静脉滴注每次 10mg/kg，每 12 小时一次，共 3 次，继而每日给予 6～10mg/（kg·d）；新生儿第 1 天给予 16mg/kg，后以 8mg/（kg·d）维持。

【配伍禁忌】与埃索美拉唑、氨茶碱、氨溴索、倍他米松、苯妥英钠、参麦注射液、达肝素钠、丹参酮ⅡA 磺酸钠、多烯磷脂酰胆碱、伏立康唑、复方倍他米松、肝素、铬[^{51}Cr]酸钠、琥珀酰明胶、华法林、磺胺异噁唑、甲钴胺、甲泼尼龙、甲氧西林、胶体金[^{198}Au]、胶体磷[^{32}P]酸铬、聚明胶肽、可的松、氯化铊、氯霉素、氯噻嗪、美罗培南、帕尼培南倍他米隆、哌拉西林他唑巴坦、葡萄糖酸锑钠、羟乙基淀粉、氢化可的松、去乙酰毛花苷、人纤维蛋白原、乳酸钠、碳酸氢钠、头孢地嗪、头孢呋辛、头孢拉定、头孢哌酮舒巴坦、头孢曲松、头孢他啶、头孢西酮、腺苷蛋氨酸、腺苷钴胺、香丹注射液、亚胺培南西司他丁、亚锡二巯丁二钠、亚锡甲氧异腈、亚锡焦磷酸钠、亚锡聚合白蛋白、亚锡喷替酸、亚锡葡庚糖酸钠、亚锡葡萄糖酸钙、亚锡双半胱氨酸、亚锡双半胱乙酯、亚锡替曲膦、亚锡亚甲基二膦酸、亚锡依替菲宁、亚锡右旋糖、亚锡植酸钠、依诺肝素、乙酰半胱氨酸、罂粟碱有配伍禁忌。

【不良反应】

1. 心血管系统　静脉炎（包括血栓性静脉炎）。

2. 呼吸系统　支气管痉挛。

3. 泌尿生殖系统　血肌酐升高、肾衰竭（包括急性肾衰竭）。

4. 免疫系统　过敏反应[包括药疹伴嗜酸性粒细胞增多和系统症状（DRESS）、过敏性休克]。

5. 神经系统　头晕、头痛、癫痫。

6. 消化系统　恶心、呕吐、腹泻、氨基转移酶升高、碱性磷酸酶升高。

7. 血液系统　白细胞减少、血小板减少、嗜酸粒细胞减少、粒细胞减少、中性粒细胞减少。

8. 皮肤　皮疹、红斑、瘙痒、红人综合征、中毒性表皮坏死松解症（TEN）、史-约综合征（SJS）、多形性红斑、血管神经性水肿、剥脱性皮炎、荨麻疹。

9. 耳　听力丧失、耳鸣、前庭功能障碍。

10. 其他　脓肿（包括注射部位脓肿）、二重感染、疼痛、发热、寒战。

【相互作用】同“万古霉素”。

【药动学】

1. 本品口服不易吸收。静脉给予本品 400mg 后 1 小时血药峰浓度可达 20～50μg/ml。肌内注射本品（3mg/kg）2 小时后，其血药峰浓度可达 7μg/ml。本品药动学属于三相，具有双相分布和一延长的消除期。

2. 本品可被吸收进入白细胞，渗入脑脊液中者极少。其蛋白结合率为 90%～95%。本品几乎完全以原形随尿排出。其终末 $t_{1/2}$ 为 30～160 小时，有效临床 $t_{1/2}$ 为 60 小时，肾功能不全的患者可见延长。血液透析时不会消除本品。

【观察指标】

1. 用药期间应定期进行血液学、肝肾功能检查。

2. 与有神经毒性或肾毒性的药物合用或先后使用、肾功能不全者长期用药时，应监测肾功能和耳功能。

3. 给予负荷量后，在稳态时监测本品的血清谷浓度，确保达最低血清谷浓度。对于大多数革兰阳性菌感染，谷浓度应至少达 10mg/L[采用高效液相色谱法（HPLC）测定]或 15mg/L[采用荧光偏振免疫测定法（FPIA）测定]；对于心内膜炎或其他重度感染，谷浓度应达 15～30mg/L（采用 HPLC 法测定）或 30～40mg/L（采用 FPIA 法测定）。维持治疗期间，每周至少测定一次血清谷浓度，确保浓度稳定。

【用药宣教】

1. 本品有肾毒性或耳毒性。

2. 本品可引起头晕、头痛，可能影响驾驶或操纵机器的能力。

万古霉素

【类别】糖肽类抗生素。

【妊娠安全等级】B。

【作用机制】本品通过抑制细菌细胞壁的合成发挥速效杀菌作用。作用部位与青霉素类及头孢菌素类药不同，主要为抑制细胞壁糖肽的合成，亦可能改变细菌细胞膜的渗透性，并选择性抑制 RNA 的生物合成。

【抗菌谱】①主要对革兰阳性菌具抗菌作用，如金黄色葡萄球菌和表皮葡萄球菌（包括耐甲氧西林菌株）、链球菌属（包括化脓性链球菌、肺炎链球菌、无乳链球菌、甲型溶血性链球菌、牛链球菌）、棒状杆菌、梭状芽孢杆菌（艰难梭菌对本品高度敏感）、放线菌、肠球菌、类白喉杆菌、单核细胞增多性李斯特菌、乳杆菌属、梭状杆菌属及杆菌属。②对革兰阴性杆菌、分枝杆菌或真菌无效。

【适应证】

1. 用于治疗耐甲氧西林葡萄球菌所致的严重感染，亦用于不能使用其他抗生素（包括青霉素、头孢菌素类药）或使用其他抗生素无效的葡萄球菌、肠球菌等导致的感染。

2. 用于防治血液透析患者由葡萄球菌属所致的动、静脉分流感染。

3. 口服用于治疗由长期使用广谱抗生素引起的艰难梭菌所致假膜性结肠炎或葡萄球菌性肠炎。

【禁用与慎用】对本品过敏者禁用。

【给药途径和剂量】

1. 静脉滴注　每次 500mg，每 6 小时 1 次；或每次 1000mg，每 12 小时 1 次。每次滴注时间至少为 60 分钟，或滴注速度不超过 10mg/min。幼儿初始剂量为每次 15mg/kg，随后为每次 10mg/kg。1 周龄者，每 12 小时 1 次；1 周龄至 1 月龄者，每 8 小时 1 次。每次滴注时间至少为 60 分钟，并密切监测血药浓度。儿童每次 10mg/kg，每 6 小时 1 次。每次滴注时间至少为 60 分钟。

2. 口服给药　用于治疗艰难梭菌所致的假膜性结肠炎，每日 500～2000mg，分 3～4 次服用，连用 7～10 日。每日总剂量不得超过 2g。

3. 肾功能不全者须调整剂量　①首剂不应少于 15mg/kg，日剂量参见表 7-7（功能性无肾者不适用）。②功能性无肾者，初始剂量为 15mg/kg，维持剂量为每日 1.9mg/kg。③严重肾功能不全者，每次 250～1000mg，数日给药 1 次。无尿患者，每次 1000mg，每 7～10 日 1 次。

表 7-7　肾功能不全者剂量调整表

肌酐清除率（ml/min）	日剂量（mg）
100	1545
90	1390
80	1235
70	1080
60	925
50	770
40	620
30	465
20	310
10	155

【配伍禁忌】与氨茶碱、阿洛西林、阿莫西林、埃索美拉唑、氨茶碱、氨溴索、参麦注射液、多烯磷脂酰胆碱、夫西地酸、伏立康唑、氟尿嘧啶、肝素、琥珀酰明胶、华法林钠、肌苷、甲泼尼龙、聚明胶肽、罗库溴铵、美罗培南、美洛西林、米卡芬净、尿激酶、帕尼培南倍他米隆、哌拉西林钠他唑巴坦、羟乙基淀粉、青霉素、去乙酰毛花苷、人纤维蛋白原、碳酸氢钠、头孢吡肟、头孢地嗪、头孢呋辛、头孢拉定、头孢哌酮舒巴坦、头孢曲松、头孢他啶、头孢西酮、腺苷蛋氨酸、亚胺培南西司他丁、乙酰半胱氨酸有配伍禁忌。

【不良反应】

1. 心血管系统　脉管炎。

2. 泌尿生殖系统　血尿素氮升高、血清肌酐升高、间质性肾炎。

3. 免疫系统　过敏反应。滴注过快可引起类过敏反应（表现为低血压、喘息、呼吸困难、荨麻疹、瘙痒、身体上部潮红或疼痛、胸背部肌肉抽搐）。

4. 消化系统　恶心、假膜性结肠炎。

5. 血液系统　可逆性中性粒细胞减少、可逆性粒细胞缺乏、嗜酸粒细胞增多。

6. 皮肤　皮疹（包括表皮脱落性皮炎）、中毒性表皮坏死松解症、史-约综合征。

7. 耳　耳毒性（表现为听觉丧失、头晕、目眩、耳鸣）。

8. 其他　药物热、寒战、注射部位静脉炎。

【相互作用】

1. 不宜合用其他具有耳毒性、肾毒性的药物（如氨基糖苷类药物、强效利尿药）。

2. 不可与全身麻醉药同时合用，如必须使用两者，应在输注完毕本品后再行诱导麻醉。

3. 抗组胺药、吩噻嗪类药会掩盖本品的耳毒性表现，应避免合用。

4. 本品与考来烯胺等阴离子交换树脂药合用，可使本品被吸附而失活。

【药动学】本品口服后吸收差。肾功能正常者多次静脉滴注1g（15mg/kg）、每次滴注时间为60分钟以上，静脉滴注结束时、结束后2小时，结束后11小时的平均血药浓度分别约为63μg/ml、23μg/ml、8μg/ml；多次静脉滴注500mg、每次30分钟以上，静脉滴注结束时、结束后2小时、结束后6小时的平均血药浓度分别约为49μg/ml、19μg/ml、10μg/ml。多次给药的血药浓度与单次给药时相似。分布系数为0.3～0.43L/kg，血浆蛋白结合率约为55%。静脉给药后，在胸腔液、心包液、腹膜液、滑囊液、尿液、腹膜透析液和心房组织中均可达杀菌浓度。不易进入正常脑脊液中，但脑脊髓膜感染时可进入脑脊液。腹膜透析时，6小时内经腹腔内给药，约60%可吸收分布至全身。在体内不易代谢。约75%在24小时内经肾小球滤过排出，平均血浆清除率为0.058L/（kg·h），平均肾清除率约为0.048L/（kg·h）。老年人的总清除率和肾清除率可能降低。肾功能正常者，平均消除半衰期为4～6小时；肾功能不全者排泄减慢，肾衰竭者平均半衰期为7.5日。血液透析或腹膜透析均不能有效清除本品，但有报道使用血浆灌注和血浆滤过法可提高清除率。

【观察指标】

1. 需进行细菌培养明确致病菌，并测定其对本品的敏感度。

2. 密切监测听力。

3. 肾功能不全者应用或与氨基糖苷类药合用时，应密切监测肾功能。

4. 长期用药或与可致中性粒细胞减少的药物合用时，应定期监测白细胞计数。

5. 应注意监测血药浓度，尤其是肾功能变化较大的严重患者。

【用药宣教】可导致肾毒性和耳毒性。

第九节　多黏菌素类

多黏菌素B

【类别】多黏菌素类抗生素。

【妊娠安全等级】B（局部或者外用）。

【作用机制】本品为多黏芽孢杆菌产生的多肽类抗生素，为碱性多肽类物质，是以氨基酸等连接而成的环形结构。本品含有带正电荷的游离氨基，能与革兰阴性菌细胞膜磷脂中带负电荷的磷酸根结合，使细菌细胞膜面积扩大、通透性增加，细胞内的磷酸盐、核苷酸等成分外漏，导致细菌死亡。本品也可通过替代膜脂质中带负电荷磷酸基团中的钙和镁，影响静息电位，从而破坏细胞膜。细菌对本品的敏感性与其细胞壁中磷脂的含量有关。

【抗菌谱】对铜绿假单胞菌、大肠埃希菌、肺炎克雷伯菌、嗜血杆菌、肠杆菌属、沙门菌、志贺菌、百日咳杆菌、巴斯德菌等革兰阴性菌有良好的抗菌作用。对变形杆菌、奈瑟菌、沙雷菌、普罗威登斯菌、革兰阳性菌及专性厌氧菌抗菌活性差。与多黏菌素E之间存在交叉耐药。

【适应证】用于革兰阴性杆菌（主要为铜绿假单胞菌）引起的感染（包括泌尿系统感染、脑膜炎、肺部感染、败血症及皮肤、软组织、眼、耳、关节感染）。

【禁用与慎用】

1. 对多黏菌素类药物过敏者禁用。

2. 肾功能不全者、哺乳期妇女、儿童慎用。

【给药途径和剂量】

1. *静脉滴注*　每日50万～100万U，分2次给药。本品粉针剂以适量0.9%氯化钠注射液或葡萄糖注射液溶解和稀释后滴注。

2. *肌内注射*　每日1万～2万U/kg，分3次给药。

3. *鞘内注射*　每日1万～5万U，3～5日后改为隔日给药，疗程为2～3周。

【配伍禁忌】与氨苄西林舒巴坦、林格、氨苄西林、氯唑西林、氨氯西林、头孢唑林、参麦注射液、肝素、硫酸镁、头孢噻吩、头孢他啶、乙酰半胱氨酸、复方氯化钠、磺苄西林、尿激酶、哌拉西林他唑巴坦、头孢地嗪、头孢呋辛、头孢拉定、亚胺培南西司他丁、两性霉素B、氯霉素、泼尼松龙、四环素、磷酸钠等有配伍禁忌。

【不良反应】

1. *代谢/内分泌系统*　可见低钾血症、低钠血症、低钙血症、低氯血症等。

2. *呼吸系统*　可见神经肌肉阻滞引起的呼吸麻痹。也有加重哮喘发作，导致呼吸衰竭的个案报道。

3. *泌尿生殖系统*　本品肾脏毒性常见且明显，可出现血尿、蛋白尿、管型尿，继续发展可出现少尿、血尿素氮及肌酐升高等，严重者可发生肾小管坏死及肾衰竭。肾脏损害的发生与本品剂量、疗程及先前有无肾脏疾病等有关。

4. *神经系统*　可见眩晕、嗜睡、肢体麻木、口齿迟钝、味觉异常、眼球震颤、步态不稳、共济失调等。

5. *血液系统*　偶见暂时性白细胞计数降低。

6. *皮肤*　偶见皮肤感觉异常或感觉过敏。

7. *眼*　可见视物模糊、复视。

8. *耳*　有本品引起耳聋的报道。

9. *过敏反应*　可见面部潮红、皮肤瘙痒、皮疹、支气管哮喘和药物热，偶可发生过敏性休克。

10. *其他*　肌内注射可出现注射部位疼痛。

【相互作用】

1. 与肌肉松弛药（包括去极化及非去极化肌肉松弛药）、吩噻嗪类药物（丙氯拉嗪、异丙嗪等）、氨基糖苷类抗生素、肌肉松弛作用明显的麻醉药（如恩氟烷）等合用可增强神经肌肉阻滞作用。

2. 本品可引起血钾降低，使心肌对地高辛敏感性增加。合用可增强地高辛作用。

【药动学】本品口服不易吸收，肌内注射 50mg 后 2 小时达血药峰浓度，有效血药浓度可维持 8～12 小时。药物在体内可分布于肝、肾等部位，可通过胎盘，不易进入胸腔、腹腔、关节腔，在脑脊液中的浓度也较低。本品总蛋白结合率较低，60%的药物经肾脏缓慢排泄（尿中药物浓度可达 20～100μg/ml），未见本品从胆汁排泄，尚不明确是否经乳汁排泄。本品消除半衰期为 6 小时，肾功能不全者半衰期可延长至 2～3 日。腹膜透析及血液透析可少量清除本品。

【观察指标】使用本品治疗应检查白细胞计数，密切监测肾功能及血清电解质浓度，必要时进行细菌培养及药敏试验。

【用药宣教】使用本品可能发生肾毒性和耳毒性。

黏菌素

【类别】多黏菌素类抗生素。

【妊娠安全等级】B。

【作用机制】本品为慢效杀菌剂，对生长繁殖期和静止期细菌均有杀菌作用。本品抗菌作用机制主要是作用于细菌细胞膜，使胞内重要物质外漏而起杀菌作用。当本品与细菌细胞膜接触时，其亲水基团与细胞外膜磷脂上的磷酸形成复合物，而亲脂链则可立即插入膜内脂肪链之间，因而解聚细胞膜结构，导致膜通透性增加，使细菌细胞内的重要物质外漏而造成细胞死亡。另外，本品进入细菌细胞质后，也影响核质和核糖体的功能。

【抗菌谱】本品属窄谱抗生素，对革兰阴性杆菌（变形杆菌属除外）具有较强抗菌活性。其抗菌谱包括大肠埃希菌、肠杆菌属、克雷伯菌属、铜绿假单胞菌、志贺菌属、沙门菌属、真杆菌属、流感嗜血杆菌、百日咳杆菌及除脆弱拟杆菌外的其他拟杆菌。沙雷菌属、脑膜炎球菌、淋球菌属、布鲁氏菌属、霍乱埃尔托型及所有革兰阳性球菌均对本品耐药。

【适应证】

1. 用于肠道手术前准备。

2. 用于敏感菌所致胃肠道感染（如大肠埃希菌性肠炎）和对其他药物耐药的细菌性痢疾。

【超说明书用药】用于革兰阴性菌（包括铜绿假单胞菌、产气肠杆菌、大肠埃希菌、肺炎克雷伯菌）所致感染。

【禁用与慎用】

1. 对本品过敏或有过敏史者禁用。

2. 肾功能不全者、哺乳期妇女慎用。

【给药途径和剂量】

1. *口服给药*　每日 100 万～300 万 U，分 3 次服。儿童每次 25 万～50 万 U，每日 3～4 次，宜空腹给药。

2. *静脉滴注*　每日 100 万～150 万 U，儿童每日 2 万～3 万 U/kg，以注射用水 2ml 溶解后，放入 5%葡萄糖注射液 500ml 内缓慢滴注。

3. *肌内注射*　每日 100 万～150 万 U。

4. *局部给药*　用 0.9%氯化钠注射液将本品注射制剂稀释为 1 万～5 万 U/ml 的溶液，外用。

5. *肾功能不全时剂量*　肾功能不全者胃肠道外给药时应减量，并增加用药间隔。具体给药剂量参考表 7-8。

表 7-8　肾功能不全者胃肠道外给药剂量表

严重程度	血清肌酐浓度（mg/100ml）	尿素清除率（%正常值）	本品剂量	每日总剂量
轻度	1.3～1.5	40%～70%	每次 75～115mg，每日 2 次	150～230mg（2.5～3.8mg/kg）
中度	1.6～2.5	25%～40%	每次 66mg，每日 2 次；或每次 150mg，每日 1 次	133～150mg（2.5mg/kg）
重度	2.6～4	10%～25%	每次 100～150mg，每 36 小时 1 次	100mg（1.5mg/kg）

【配伍禁忌】与头孢拉定、乳酸钠林格、参麦成方、哌拉西林三唑巴坦钠、头孢地嗪、头孢呋辛、亚胺培南西司他丁、乙酰半胱氨酸等有配伍禁忌。

【不良反应】

1. *泌尿生殖系统*　肾毒性为本品最突出和最常见的不良反应，发生率约为22.2%（发生率比多黏菌素B低）。肾小管上皮细胞损伤最明显，主要表现为蛋白尿、血尿和管型尿，毒性进一步加重时可出现血清肌酐及尿素氮升高，直至急性肾小管坏死，但停药常可恢复。肾毒性一般发生在用药后4日内，停药后肾损害仍可能继续加重。

2. *神经系统*　轻者表现为头晕、面部麻木和周围神经炎，严重时出现意识混乱、昏迷、共济失调等。也可出现可逆性神经肌肉阻滞，症状发生迅速且无先兆。神经毒性发生时间与肾毒性相似，停药后可消失。

3. *消化系统*　可见恶心、呕吐、食欲减退、腹泻等胃肠道症状，偶见肝毒性。

4. *血液系统*　偶见白细胞减少。

5. *过敏反应*　少数患者用药后可见瘙痒、皮疹和药物热等过敏症状，气溶吸入可引起支气管痉挛。

6. *其他*　肌内或静脉给药时可致注射部位疼痛、硬结，严重者可致血栓性静脉炎。

【相互作用】

1. 与利福平合用呈协同抗菌作用。

2. 磺胺类药和（或）甲氧苄啶可增强本品对肠杆菌属、肺炎杆菌和铜绿假单胞菌等敏感菌的抗菌作用，且对耐本品的沙雷菌属、变形杆菌属也呈协同抗菌作用。

3. 能酸化尿液的药物可增强本品的抗菌活性。

4. 本品低浓度时能促进四环素透过真菌细胞膜而抑制其蛋白合成。

5. 与氨基糖苷类、万古霉素、甲氧西林合用可增加肾毒性。

6. 与肌肉松弛药、麻醉药合用可增强以上药物的神经肌肉阻滞作用。

7. 与头孢噻吩合用易发生肾毒性。

8. 合用羧苄西林有产生拮抗作用的报道。

【药动学】本品口服很少吸收，皮肤创面也不易吸收。肌内注射后血药浓度也较低。成年人肌内注射本品甲烷磺酸盐，2小时后达血药峰浓度。吸收后在肝、脑、心、肌肉和肺组织中有一定的分布（在肺、肾、肝及脑组织中的浓度比多黏菌素B高），本品分子量相对较大，不易渗入胸腔、关节腔和感染灶内，也难以透入脑脊液中。本品蛋白结合率较低。成年人消除半衰期约为6小时，儿童消除半衰期为1.6～2.7小时；肾功能不全时，半衰期可延长。药物在体内代谢缓慢，主要经肾脏排泄，肾排泄率可达60%。但给药后12小时内仅有0.1%经尿液排出，随后才逐渐增加。连续给药会导致药物在体内蓄积（连续给药尿药浓度可达20～100mg/L）。本品不经胆汁排泄，未排泄药物在体内缓慢灭活。因本品分子量较大，腹膜透析、血液透析难以消除药物。

【观察指标】应监测尿常规及肾功能。

【用药宣教】如出现头晕、面部麻木和周围神经炎的症状应立即通知医师。

第十节　甾类抗菌药

夫西地酸

【类别】甾体类抗生素。

【作用机制】本品为窄谱抗生素，结构及作用方式均不同于其他抗生素，为无激素作用的甾类化合物。通过阻断延伸因子G（EF-G）与核糖体和三磷酸鸟苷（GTP）的结合中止细菌蛋白合成过程中的能量供应，从而抑制细菌蛋白的合成。

【抗菌谱】本品对大部分革兰阳性菌（如葡萄球菌、链球菌、棒状杆菌）及少量革兰阴性球菌有较强抗菌活性，对肠杆菌科及真菌无效。

【适应证】

1. 用于治疗敏感菌（尤其葡萄球菌）引起的多种感染，如骨髓炎、败血症、心内膜炎，反复感染所致囊性纤维化、肺炎、皮肤及软组织感染，外伤及创伤性感染。

2. 外用制剂用于敏感菌引起的皮肤感染，如脓疱病、疖肿、毛囊炎、甲沟炎、须疮、汗腺炎、红癣、寻常痤疮、创伤伴感染、湿疹伴感染、溃疡伴感染。

3. 滴眼液用于敏感菌引起的急性细菌性结膜炎。

【禁用与慎用】

1. 对本品过敏者禁用。

2. 肝功能不全者，胆红素转运、代谢障碍（本品可完全抑制胆红素与白蛋白的结合），胆道疾病（包括胆道梗阻）患者慎用。

【给药途径和剂量】

1. 口服给药　每次 500mg，每日 3 次。1～12 岁儿童，每日 30mg/kg，分 3 次给药。12 岁以上儿童用法用量同成年人。

2. 静脉滴注　每次 500mg，每日 3 次。最大日剂量为 2g。儿童每日 20mg/kg，分 3 次给药。

3. 局部外用　软膏、乳膏涂于患处，可用多孔绷带包扎患处。每日 2～3 次。7 日为 1 个疗程，必要时可重复 1 个疗程。

4. 经眼给药　滴眼液滴眼，每次 1 滴，每 12 小时 1 次。用药至少持续至症状消除后 2 日。

【配伍禁忌】与 12 种复合维生素、阿洛西林、阿莫西林、阿奇霉素、氨苄西林、氨苄西林氯唑西林、氨苄西林舒巴坦、氨基酸、氨甲苯酸、氨氯西林、氨溴索、奥硝唑、苯海拉明、苯唑西林、苄星青霉素、丙氨酰谷氨酰胺、丙帕他莫、参麦注射液、川芎嗪、醋酸钙、丹参、丹参川芎嗪、丁二磺酸腺苷蛋氨酸、多西环素、多种维生素、二丁酰环磷腺苷钙、二乙酰氨乙酸乙二胺、泛酸钙、酚磺乙胺、酚妥拉明、呋布西林、呋塞米、氟罗沙星、复方氨基酸、复方水溶性维生素、复合磷酸氢钾、甘露醇、肝素、谷氨酸钙、桂哌齐特、果糖酸钙、海他西林、红霉素、环丙沙星、磺苄西林、吉他霉素、加替沙星、甲氧氯普胺、甲氧西林、精氨酸、卡那霉素、赖氨匹林、赖氨酸、硫酸镁、洛美沙星、氯化钙、氯唑西林、美洛西林、门冬氨酸钙、门冬氨酸钾镁、咪达唑仑、免疫球蛋白、莫西沙星、钠钾镁钙葡萄糖、萘夫西林、诺氟沙星、帕珠沙星、哌拉西林、哌拉西林他唑巴坦、培氟沙星、葡庚糖酸钙、普鲁卡因青霉素、庆大霉素、热毒宁、人免疫球蛋白、乳酸钙、舒巴坦、羧苄西林、碳酸氢钙、替卡西林、替莫西林、天门冬氨酸、头孢地嗪、头孢呋辛、头孢拉定、头孢噻啶、托烷司琼、万古霉素、维生素 B_6、维生素 C、维生素 K_1、西咪替丁、小儿复方氨基酸、胸腺五肽、溴化钙、亚胺培南西司他丁、亚锡葡萄糖酸钙、亚叶酸钙、炎琥宁、氧氟沙星、依地酸钙钠、依诺沙星、乙酰半胱氨酸、长春西汀、转化糖电解质、左亚叶酸钙、左氧氟沙星有配伍禁忌。

【不良反应】

1. 肌肉骨骼系统　横纹肌溶解。

2. 泌尿生殖系统　肾衰竭(包括急性肾衰竭)。

3. 免疫系统　过敏反应（包括过敏性休克）。

4. 神经系统　头痛、嗜睡。

5. 消化系统　食欲缺乏、呕吐、腹泻、腹痛、消化不良、恶心、胃肠道不适、胃痛、肝衰竭、胆汁淤积、肝炎（包括淤胆型肝炎、细胞溶解性肝炎）、黄疸（包括胆汁淤积性黄疸）、高胆红素血症、肝功能异常（包括 ALT 及 AST 升高、碱性磷酸酶升高、胆红素升高、肌酸激酶升高、γ-谷氨酰转肽酶升高）。

6. 血液系统　全血细胞减少、白细胞减少（包括中性粒细胞减少、粒细胞减少、粒细胞缺乏）、血小板减少、贫血。

7. 皮肤　全身发疹性脓疱病、荨麻疹、瘙痒、皮疹（如药疹、红斑状皮疹、斑丘疹）、红斑、血管神经性水肿。

8. 眼　经眼给药可见一过性视物模糊、眼睑水肿、流泪增多、结膜炎加重、眼部疼痛（包括烧灼感、蜇刺感）、眼部瘙痒、眼部不适或刺激。

9. 其他　疲劳。静脉给药可见静脉痉挛、血栓性静脉炎。局部外用可见刺激感、疼痛。

【相互作用】

1. 与 HIV 蛋白酶抑制剂（如利托那韦、沙奎那韦等）合用可使两者的血药浓度升高，导致肝毒性增加。

2. 与他汀类药（HMG-CoA 还原酶抑制剂）合用可引起横纹肌溶解，禁止合用。停用本品 7 日后方可开始使用他汀类药。

3. 有报道，本品可增强口服抗凝药的抗凝作用，可调整剂量使抗凝作用控制在一定水平。

【药动学】口服本品 500mg 后，2～3 小时达血药峰浓度。在组织中快速分布，血浆蛋白结合率约为 95%。在脓液、痰液、软组织、心脏、骨组织、滑液、死骨片、烧伤痂、脑脓肿及眼内，本品的浓度均超过其对葡萄球菌的 MIC（0.03～0.16μg/ml）。在肝脏代谢，主要代谢产物为葡萄糖醛酸结合物、二羧基代谢物、羟基代谢物、3-酮基代谢物等，部分代谢产物具一定程度的抗葡萄球菌活性。主要随胆汁排泄。血浆半衰期为 10～16 小时。

【观察指标】

1. 肝功能不全、胆道异常的患者应注意监测肝功能。

2. 有胆红素代谢或转运障碍的患者需监测血清胆红素。

【用药宣教】

1. 本品主要通过肝脏代谢，用药可能引起肝酶升高和黄疸（停药后可恢复正常），用药期间定期监测肝功能。

2. 本品会降低活菌制剂（如双歧杆菌活菌、地衣芽孢杆菌）的疗效。如果需要服用，需间隔 3 小时。

3. 本品可通过胎盘，可能导致新生儿出现核黄疸，孕妇尽量避免使用。

4. 哺乳期妇女如需用药，应暂停哺乳。

5. 口服制剂应在餐后 30 分钟服药，以减轻胃肠道不适。

第十一节　咪唑衍生物

甲硝唑

【类别】硝基咪唑类抗生素。

【妊娠安全等级】B。

【作用机制】本品为硝基咪唑类药，在缺氧环境中对大多数专性厌氧菌具有抗菌效应。一旦本品通过被动扩散进入微生物体内即可被还原，从而使其在敏感厌氧菌的细胞质中具有活性。此过程包括细胞内电子转运体（如铁氧化还原蛋白）传递电子给本品的硝基，形成短寿的亚硝基自由基；本品分子的此种改变，形成并维持了促进药物向细胞内转运的浓度梯度。还原型本品和自由基可能与 DNA 相互作用，从而导致 DNA 合成受到抑制、DNA 变性、细菌死亡。本品确切的作用机制尚不明确。

【抗菌谱】本品对阿米巴原虫、滴虫、脆弱拟杆菌、其他拟杆菌属、梭形杆菌、产气梭状芽孢杆菌、真杆菌、韦荣球菌、消化球菌、消化链球菌等敏感。

【适应证】

1. 用于治疗厌氧菌性阴道病、滴虫性阴道炎及混合感染。

2. 用于治疗肠道及肠外阿米巴病（如阿米巴肝脓肿、胸膜阿米巴病）。

3. 用于治疗小袋虫病、皮肤利什曼病、麦地那龙线虫感染、贾第虫病等。

4. 用于治疗多种厌氧菌感染（如败血症、心内膜炎、脓胸、肺脓肿、腹腔感染、盆腔感染、妇科感染、骨和关节感染、脑膜炎、脑脓肿、皮肤软组织感染）。

5. 口颊片、口腔粘贴片、含片、胶浆含漱液用于治疗牙龈炎、牙周炎、冠周炎及口腔黏膜溃疡。

6. 凝胶用于治疗炎症性丘疹、脓疱疮、酒渣鼻红斑。

7. 乳膏用于治疗玫瑰痤疮炎性皮损和红斑、毛囊虫皮炎、疥疮、痤疮。

8. 洗液用于冲洗手术后腔内及切口、深部组织脓肿经穿刺排脓后的脓腔，胆道、盆腔、腹腔、胸腔等各类伤口感染的局部用药。

【超说明书用药】

1. 用于预防成年人被污染或可能被污染的结直肠手术的术后感染（美国 FDA 批准适应证）。

2. 用于治疗 HIV 感染女性的滴虫病。

3. 用于治疗性伴侣的持续性或复发性滴虫病。

4. 用于治疗动物或人类咬伤。

5. 用于治疗艰难梭菌相关性腹泻（CDAD）。

6. 用于治疗克罗恩病。

7. 用于根治幽门螺杆菌。

8. 用于急性治疗回肠贮袋-肛管吻合术后的结肠袋炎。

9. 用于预防性侵害后的性传播疾病。

10. 用于治疗胃、肠道、腋窝或会阴手术部位感染。

11. 用于治疗破伤风梭菌感染。

12. 用于治疗与女性有性生活且居住于阴道毛滴虫流行地区的男性的复发性或持续性非淋菌性尿道炎。

13. 用于预防儿童手术感染。

【禁用与慎用】对本品或其他吡咯类药过敏者、活动性中枢神经疾病患者、血液病患者禁用。

【给药途径和剂量】

1. 用于治疗大多数厌氧菌感染，成年人首次口服 800mg，继后每 8 小时 400mg，一般连服 7 天；也可每次 500mg，每 8 小时 1 次。或服用本品的缓释片 750mg，1 次/日。当口服不顺利时，可给予静脉滴注每次 500mg，每 8 小时 1 次，稀释成 500mg/100ml 的浓度，以 5mg/min 的速度输注。应尽快转换为口服方式。直肠栓剂因吸收缓慢，不适合作为首次给药。儿童口服、输注或直肠给药均用 7.5mg/kg，每 8 小时 1 次。

2. 预防腹腔或妇科术后厌氧菌感染，术前 24 小时口服 400mg，每 8 小时 1 次；术后则采用输注或直肠给药，直至患者可以接受口服法。静脉滴注应在术前不久给予 500mg，每 8 小时 1 次；在可以口服时则给予 400mg，每 8 小时 1 次。直肠给药应在术前 2 小时开始，每次 1g，每 8 小时 1 次。儿童预防用量与治疗剂量相同。

3. 预防结肠直肠术后厌氧菌感染，术前 1 小时输注 15mg/kg，60 分钟内输完，在首剂给予后 6 小时和 12 小时分别给予 7.5mg/kg。

4. 用于根除幽门螺杆菌的治疗方案：口服，每次 0～0.4g，每日 2 次。

5. 栓剂用于滴虫性阴道炎，阴道给药，每晚一次，连用 7～10 天。

6. 阴道泡腾片用于厌氧菌性阴道病、滴虫性阴道炎及混合感染，塞入阴道深处，每次 1 片或 2 片，每晚 1 次，7 天为 1 个疗程。

7. 凝胶剂用于炎症性丘疹、脓疱疮、酒渣鼻红斑。清洗患处后，取适量涂于患处，每日早晚各 1 次。酒渣鼻红斑以 2 周为 1 个疗程，连用 8 周；炎症性丘疹、脓疱以 4 周为 1 个疗程。

8. 胶浆含漱液及含漱液用于牙龈炎、牙周炎、冠周炎及口腔黏膜溃疡。取 10 滴用 50ml 温开水稀释，摇匀后在口腔内含漱 3～5 分钟后吐弃，成年人每次 10ml，儿童每次 5ml，3 次/日。

9. 口颊片用于牙龈炎、牙周炎、冠周炎及口腔黏膜溃疡，于牙龈和龈颊沟间含服（用于口腔溃疡时黏附于黏膜患处），1 片/次，3 次/日。餐后用，临睡前加用 1 片。

10. 肠内、外阿米巴病：由于本品在胃肠内吸收迅速，如为了肠腔内的药物足以达到有效治疗浓度，必须同时配合使用其他抗肠腔内阿米巴药物（如二氯尼特或双碘喹啉）。通常口服 400～800mg，3 次/日，1～3 岁儿童可给予 1/4 成年人量，3～7 岁儿童给予 1/3，7～10 岁儿童给予 1/2；或者 35～50mg/（kg・d），分次口服。成年人的另一给药法，每日单剂量口服 1.5～2.5g，共用 2～3 天。

11. 治疗贾第虫病，口服 2g，每日 1 次，连用 3 天。儿童用量同以上年龄递减；另一用法是，成年人口服每次 250mg，每天 3 次，共用 5 天，儿童 15mg/（kg・d），分次服用。

12. 治疗滴虫病，单次口服 2g，或早上服 800mg，晚上服 1.2g；或使用 7 天疗程，0.6～1.0g/d，2～3 次分服。性伴侣应同时用药，用量相同。如必须重复治疗，应间隔 4～6 周。儿童可用 7 天疗程：1～3 岁儿童，每次 50mg，每日 3 次；3～7 岁，每次 100mg，每日 2 次；7～10 岁，每次 100mg，每日 3 次。儿童还可按体重给药，15mg/（kg・d），分次服用，共用 7 天。

13. 治疗细菌性阴道病，用于可能存在的细菌性阴道病，其治疗与治疗滴虫病类似，通常单次口服 2g，或给予 7 天疗程，每次 400～500mg，每日 2 次。

14. 治疗小腿溃疡和压疮伴厌氧菌感染，口服本品每次 400mg，每日 3 次，共 7 天。还可局部使用 0.75%或 0.8%凝胶，以减轻蕈状瘤因厌氧菌感染而散发出来的气味。

【配伍禁忌】与精氨酸、阿昔洛韦、氨苄西林、氨曲南、氟康唑、哌拉西林他唑巴坦、头孢吡肟、头孢地嗪、头孢呋辛、头孢拉定、亚胺培南西司他丁、盐酸头孢吡肟、鱼精蛋白有配伍禁忌。

【不良反应】

1. 常见恶心、呕吐、厌食、金属味，有时伴头痛。

2. 有时发生腹泻、口干、舌苔厚、舌炎和口炎。

3. 皮疹、皮炎、白细胞减少也有发生。

4. 周围神经炎、癫痫发作也有报道，应考虑停药。

5. 外用偶见皮肤干燥、烧灼感和皮肤刺激等过敏反应。

6. 口腔科制剂偶可致味觉改变和口腔黏膜轻微刺痛、恶心、呕吐等，停药后可消失。

【相互作用】

1. CYP 抑制剂（如西咪替丁）可能延长本品的半衰期，降低本品的血浆清除率。

2. 与白消安合用可升高白消安的血药浓度，增加严重白消安中毒的发生风险。

3. 有酗酒者合用双硫仑后出现精神症状的报道。

4. 相对大剂量使用锂剂的患者，短期使用本品可升高血清锂的浓度，部分患者出现锂中毒症状。

5. 与口服香豆素类抗凝药（如华法林）合用可增强此类药物的抗凝作用，导致凝血酶原时间延长。

6. 与 CYP 诱导剂（如苯妥英钠、苯巴比妥）合用可加速本品的消除，降低本品的血药浓度，亦有苯妥英钠清除受损的报道。

7. 与土霉素合用可干扰本品清除阴道毛滴虫的作用。

【药动学】

1. 口服本品后可迅速吸收，其生物利用度可达 100%。单次口服 250mg 和 500mg 后 1～2 小时可分别达血药峰浓度 5μg/ml 和 10μg/ml。多次给药后，血药浓度可见上升。食物可延迟本品的吸收，但吸收总量不受影响。静脉滴注本品先给负荷量 15mg/kg，然后给予 7.5mg/kg，每 6 小时 1 次，可获得稳态血药峰浓度 25μg/ml 和谷浓度 18μg/ml。给予直肠栓剂的生物利用度为 60%～80%，在 5～

12 小时后，血药峰浓度约相当于口服剂量的一半并产生有效浓度。阴道药栓吸收极少，生物利用度 20%～25%，给药 500mg 后血药峰浓度为 2μg/ml。37.5mg 的本品阴道内凝胶剂在 8 小时后的血药峰为 0.3μg/ml，生物利用度为 56%。

2. 本品可广泛分布于包括胆汁、骨骼、乳汁、脑脓肿、脑脊液、肝和肝脓肿、唾液、精液和阴道分泌物在内的大多数体内组织和体液中，其浓度与血药浓度类似。可透过胎盘迅速进入胎儿血液循环。蛋白结合率＜20%。

3. 本品在肝内通过侧链氧化和形成葡萄糖醛酸化合物被代谢。半衰期约为 8 小时，羟基代谢物的半衰期稍长。新生儿和严重肝病者的本品半衰期较长，羟基代谢物半衰期则见延长。大多数本品用量主要以代谢物随尿排出，少量随粪便排出。

【观察指标】

1. 治疗前、延长治疗或重复治疗后应监测血细胞计数及其分类计数。

2. 对科凯恩综合征患者，治疗前、开始治疗后 2～3 日应监测肝功能，治疗期间频繁监测，治疗结束后亦应进行监测。

【用药宣教】

1. 用于治疗阴道毛滴虫感染，建议患者伴侣也接受治疗。

2. 为保证缓释效果，需在餐前 1 小时或者餐后 2 小时服用。

3. 用药期间饮酒可能出现双硫仑样反应。

4. 本品可能会使尿液可能呈深红色。

奥硝唑

【类别】硝基咪唑类抗生素。

【作用机制】通过本品分子中的硝基在无氧环境中还原形成氨基或通过自由基的形成，与细胞成分相互作用，导致致病微生物死亡。

【抗菌谱】①厌氧菌：脆弱拟杆菌、狄氏拟杆菌、卵圆拟杆菌、多形拟杆菌、普通拟杆菌、梭状芽孢杆菌、真杆菌、消化球菌、消化链球菌、幽门螺杆菌、黑色素拟杆菌、梭杆菌、CO_2 噬纤维菌、牙龈类杆菌。②寄生虫：阿米巴虫、毛滴虫、贾第虫。

【适应证】

1. 用于治疗敏感厌氧菌所致的多种感染，包括腹部感染（如腹膜炎、腹内脓肿、肝脓肿）、盆腔感染（如子宫内膜炎、子宫肌炎、输卵管或卵巢脓肿、盆腔软组织感染、嗜血杆菌阴道炎）、口腔感染（如牙周炎、尖周炎、冠周炎、急性溃疡性龈炎）、外科感染（如伤口感染、表皮脓肿、压疮溃疡感染、蜂窝织炎、气性坏疽）、脑部感染（如脑膜炎、脑脓肿）、严重全身感染（如败血症、菌血症）。

2. 用于手术前预防感染和手术后厌氧菌感染的治疗。

3. 用于治疗消化系统阿米巴病（如阿米巴痢疾、阿米巴肝脓肿）。

4. 用于治疗男女泌尿生殖道毛滴虫、贾第虫感染（如阴道毛滴虫病）。

5. 本品阴道用制剂用于治疗细菌性阴道病、滴虫性阴道炎。

【禁用与慎用】

1. 对本品或其他硝基咪唑类药过敏者、脑病变（如癫痫）患者、脊髓病变患者、器官硬化症患者、造血功能低下者、慢性酒精中毒者禁用。

2. 对硝基咪唑类药有家族过敏史的患者、妊娠早期妇女、哺乳期妇女慎用。

【给药途径和剂量】

1. 厌氧菌感染

（1）口服给药，每次 500mg，每 12 小时 1 次。儿童 10mg/kg，每 12 小时 1 次

（2）静脉滴注，起始剂量为 500～1000mg，随后每 12 小时滴注 500mg，连用 3～6 日。若症状改善，建议改用口服制剂。儿童每日 20～30mg/kg，每 12 小时 1 次，滴注时间为 30 分钟。

2. 预防和治疗手术感染

（1）口服给药，每次 500mg，每 12 小时 1 次。

（2）静脉滴注，术前 1～2 小时滴注 1000mg，术后 12 小时滴注 500mg，术后 24 小时滴注 500mg。

3. 阿米巴病

（1）口服给药，每次 500mg，每 12 小时 1 次。儿童 25mg/kg，每 12 小时 1 次，或 40mg/kg，每日 1 次。

（2）静脉滴注，起始剂量为 500～1000mg，随后每 12 小时滴注 500mg，连用 3～6 日。

4. 滴虫病、贾第虫病　口服给药，每次 1000～1500mg，每日 1 次。儿童 25～40mg/kg，每日 1 次。

5. 细菌性阴道病、滴虫性阴道炎　阴道给药，外阴洗净，将阴道栓或阴道泡腾片置入阴道深处，每次 500mg，每晚 1 次，连用 5～7 日。

【配伍禁忌】与阿洛西林、阿莫西林、阿莫西林氟氯西林、阿莫西林舒巴坦、氨苄西林、氨苄西林氯唑西林、氨曲南、奥美拉唑、苯唑西林、苄星青霉素、灯盏花素、多烯磷脂酰胆碱、呋布西林、

呋塞米、氟氯西林、磺苄西林、兰索拉唑、氯唑西林、美洛西林、萘夫西林、萘普生、哌拉西林、哌拉西林舒巴坦、泮托拉唑、羧苄西林、头孢吡肟、头孢地嗪、头孢呋辛、头孢磺啶、头孢甲肟、头孢拉定、头孢硫脒、头孢美唑、头孢孟多、头孢米诺、头孢尼西、头孢哌酮、头孢哌酮舒巴坦、头孢哌酮他唑巴坦、头孢匹胺、头孢匹林、头孢匹罗、头孢曲松、头孢曲松舒巴坦、头孢曲松他唑巴坦、头孢噻啶、头孢噻吩、头孢噻利、头孢噻肟、头孢噻肟舒巴坦、头孢他啶、头孢他啶他唑巴坦、头孢替安、头孢替唑、头孢西丁、头孢西酮、头孢乙腈、头孢唑林、头孢唑肟、细辛脑、溴己新、亚胺培南西司他丁、炎琥宁等有配伍禁忌。

【不良反应】

1. 心血管系统　发绀、血压降低、血压升高、心悸、心律失常（包括心动过速）。

2. 呼吸系统　胸闷、呼吸困难、呼吸急促、咳嗽、哮喘、喉头水肿。

3. 肌肉骨骼系统　肌痛、肌无力。

4. 泌尿生殖系统　血尿。阴道给药还可见外阴灼痛、外阴肿胀、外阴皮肤瘙痒、外阴皮肤丘疹、外阴皮肤发红、白带增多。

5. 免疫系统　过敏样反应、过敏性休克、过敏性皮炎。

6. 神经系统　头晕、头痛、困倦、嗜睡、抽搐、震颤、麻痹、肢体麻木、共济失调、癫痫样发作、眩晕、痉挛、强直、意识短暂消失、周围神经病。

7. 精神　烦躁、精神异常。

8. 消化系统　恶心、呕吐、胃部不适、胃痛、腹痛、腹胀、腹泻、口干、口腔异味、食欲减退、消化道出血、血清氨基转移酶升高、总胆红素升高、肝功能异常。

9. 血液系统　白细胞减少、血小板减少。

10. 皮肤　潮红、皮疹、瘙痒、多汗、多形性红斑、剥脱性皮炎、大疱性表皮坏死松解症、红斑、丘疹。

11. 眼　视觉异常。

12. 耳　耳鸣。

13. 其他　发热、寒战、乏力、滴注部位反应（刺感、静脉炎、疼痛、皮疹、瘙痒、肿胀、硬结）。

【相互作用】

1. 与华法林合用可延长华法林的半衰期，增强其疗效。

2. 肝微粒体酶诱导剂（如苯妥英钠、苯巴比妥）可降低本品的血药浓度，但苯妥英钠的排泄减慢。

3. 与雷尼替丁、西咪替丁合用可减弱本品的疗效。

4. 本品可延长维库溴铵的作用。

【药动学】本品易经胃肠道吸收，单剂口服1.5g后2小时内达血药峰浓度，本品亦可经阴道吸收，阴道局部使用本品栓剂500mg后12小时达血药峰浓度，血浆蛋白结合率小于15%，广泛分布于组织和体液中，亦可透过血-脑脊液屏障。本品主要在肝内代谢，在尿液中主要以轭合物和代谢产物的形式排泄，少量随粪便排泄。本品的血浆消除半衰期为14小时。

【观察指标】

1. 给药前检测肾功能、前庭蜗神经功能（治疗期间定期检测，老年患者、有耳病的患者、肾功能不全的患者应用或剂量大疗程长时尤其注意）。

2. 定期监测血肌酐、尿素氮、尿常规。使用超过10天的患者，应检查肾功能、听力、前庭功能。

3. 监测本品的峰浓度和谷浓度，肌内注射后1小时采血样，静脉滴注结束后立即采血，测定峰浓度。谷浓度在给药前采血测定。谷浓度＞8μg/ml或峰浓度＞30～35μg/ml常导致毒性反应。

4. 监测患者的尿量情况，与医师讨论制订最佳的液体摄入量。

【用药宣教】本品可能引起瞌睡、头晕、肢体颤动、动作不协调等症状，使用药品后应避免从事精密性工作。

左奥硝唑

【类别】硝基咪唑类抗生素。

【作用机制】本品为奥硝唑的左旋体，同“奥硝唑”。

【抗菌谱】根据50%最低抑菌浓度、90%最低抑菌浓度、50%最低杀菌浓度、90%最低杀菌浓度，本品和消旋奥硝唑对123株临床分离厌氧菌（脆弱拟杆菌、多形拟杆菌、普通拟杆菌、吉氏拟杆菌、介脲拟杆菌、牙龈卟啉拟杆菌、产黑色素普雷沃菌、口腔普雷沃菌、具核梭杆菌、双歧杆菌属、产气优杆菌、迟缓优杆菌、黏性优杆菌、丙酸杆菌属、羧菌属、韦荣球菌属、消化链球菌属）均有抗菌活性，且两者的抗菌活性无明显差异。

【适应证】

1. 用于治疗敏感厌氧菌引起的多种感染性疾

病，包括①腹部感染：腹膜炎、腹内脓肿、肝脓肿等。②盆腔感染：子宫内膜炎、子宫肌炎、输卵管或卵巢脓肿、盆腔软组织感染、嗜血杆菌性阴道炎等。③口腔感染：牙周炎、尖周炎、冠周炎、急性溃疡性龈炎等。④外科感染：伤口感染、表皮脓肿、压疮溃疡感染、蜂窝织炎、气性坏疽等。⑤脑部感染：脑膜炎、脑脓肿。⑥败血症、菌血症等严重厌氧菌感染。

2. 用于手术前预防感染和治疗手术后厌氧菌感染。

【禁用与慎用】

1. 对本品及硝基咪唑类药过敏者、中枢神经系统有器质性病变（如癫痫、器官硬化症）的患者、造血功能低下者、慢性酒精中毒者禁用。

2. 年龄<3 岁及体重<6kg 的儿童慎用。

【给药途径和剂量】

1. *厌氧菌感染*　静脉滴注，初始剂量为 0.5～1g，随后每次 0.5g，每 12 小时 1 次，连用 5～10 日。儿童每日 20～30mg/kg，每 12 小时 1 次。

2. *术前术后预防用药*　静脉滴注，术前 1～2 小时给予 1g，术后 12 小时和 24 小时再分别给予 0.5g。

【配伍禁忌】与阿洛西林、奥美拉唑、呋布西林、萘夫西林、炎琥宁等有配伍禁忌。

【不良反应】

1. *消化系统*　包括轻度胃部不适、胃痛、口腔异味等。

2. *神经系统*　包括头痛及困倦、眩晕、颤抖、四肢麻木、痉挛和精神错乱等。

3. *过敏反应*　如皮疹、瘙痒等。

4. *局部反应*　包括刺痛感、疼痛等。

5. *其他*　白细胞减少等。

【相互作用】同“奥硝唑”。

奥硝唑与华法林合用可使华法林半衰期延长，药效增强。本品与华法林合用应监测凝血酶原时间并调整给药剂量。

【药动学】健康志愿者静脉滴注 0.5g、1.0g、1.5g 本品，滴注时间均为 60 分钟，药动学参数见表 7-9，血药峰浓度（C_{max}）和 AUC 与给药剂量呈线性相关，本品在体内没有发生对映体间的相互转化。

【用药宣教】本品对乙醛脱氢酶无抑制作用。

表 7-9　本品的药动学参数

分组	T_{max}（h）	$t_{1/2}$（h）	C_{max}（μg/ml）	AUC [（μg·h）/ml]	CL（L/h）	MRT（h）
0.5g（*n*=9）	1.09±0.42	11.72±1.28	8.63±2.57	113.16±25.15	4.66±1.25	17.08±1.69
1.0g（*n*=10）	1.30±0.35	12.11±1.48	18.62±4.08	303.64±72.67	3.45±0.73	17.82±1.65
1.5g（*n*=9）	1.56±0.68	12.28±2.04	27.50±10.62	440.86±84.95	3.51±0.61	19.34±1.77

注：MRT，平均滞留时间。

吗啉硝唑

【类别】硝基咪唑类抗菌药物。

【作用机制】本品为第三代硝基咪唑类衍生物，对厌氧革兰阴性无芽孢杆菌和革兰阳性球菌具有较强抗菌杀菌作用，其最低杀菌浓度（MBC）值基本与其最低抑菌浓度（MIC）值相等或为 MIC 值的 2～4 倍。

【抗菌谱】对脆弱拟杆菌、吉氏拟杆菌、卵形拟杆菌、普通拟杆菌、产黑拟杆菌、聚黑拟杆菌、具核梭杆菌、多形拟杆菌、产气荚膜杆菌、韦荣球菌、中间型链球菌、消化链球菌、牙龈卟啉单胞菌的抗菌活性较强，但对黏性放线菌的抗菌活性弱。

【适应证】

1. 用于治疗敏感菌引起的妇科盆腔炎（如子宫内膜炎、输卵管炎、输卵管卵巢脓肿、盆腔腹膜炎）。

2. 联合手术治疗敏感菌引起的化脓性阑尾炎、坏疽性阑尾炎。

【禁用与慎用】

1. 禁用对本品或其他硝基咪唑类药过敏者、脑或脊髓病变患者、癫痫患者、器官硬化症患者、造血功能低下者、慢性酒精中毒者。

2. 目前无妊娠期妇女使用本品的安全有效性数据，只有在益处大于风险时方可使用。

3. 尚未明确本品是否可经乳汁分泌，哺乳期妇女慎用。如确需使用，应暂停哺乳。

4. 儿童用药的安全性及有效尚未明确。

5. 尚缺乏本品在 65 岁以上老年患者中的安全性和有效性数据。

【给药途径和剂量】

1. *给药剂量*

（1）妇科盆腔炎：静脉滴注，每次 500mg，每日 2 次，给药时间间隔为 6～8 小时，连用 14 日。

（2）化脓性阑尾炎、坏疽性阑尾炎：静脉滴注，每次 500mg，每日 2 次，给药时间间隔为 6～8 小时，连用 5～7 日。在完成手术准备、准备开腹前 30 分钟内开始给药。

2. 给药方法　静脉滴注：本品仅可通过连续或间歇性静脉滴注给药。每次滴注时间至少为 45 分钟。

【配伍禁忌】不得与其他药品混合

【不良反应】

1. 心血管系统　心悸、心电图异常。

2. 泌尿生殖系统　尿白细胞增多、链球菌阴道炎。

3. 免疫系统　过敏反应（包括过敏性皮疹）。

4. 神经系统　头晕、头痛、嗜睡、眩晕、口麻。

5. 消化系统　氨基转移酶升高、总胆红素异常、恶心、口苦、口干、胃肠不适、消化不良、食欲减退、呕吐。

6. 血液系统　白细胞减少、血小板增多。

7. 皮肤　面部黄染。

8. 其他　困倦、乏力、发热。

【相互作用】

1. 与锂剂合用，可能升高血锂水平。

2. 可能升高环孢素、他克莫司的血药浓度（参考甲硝唑推测）。

3. 可能降低氟尿嘧啶的清除率（参考甲硝唑推测）。

【药动学】本品 500mg 单次静脉滴注 45 分钟，达峰时间为 0.728 小时，C_{max} 为 10.8μg/ml，AUC_{0-t} 为 72.1（μg·h）/ml，$AUC_{0-\infty}$ 为 72.5（μg·h）/ml，平均滞留时间（$MRT_{0-\infty}$）为 7.44 小时，清除率为 7.18L/h，半衰期（$t_{1/2}$）为 5.75 小时。本品 16mg/kg 静脉滴注 2 小时，稳态分布容积（V_{ss}）为（1209±158）ml/kg，血浆蛋白结合率为 22.1%～27.2%，表明本品可于组织和体液中广泛分布。本品在人体内主要经葡萄糖醛酸结合和硫酸结合而代谢。与葡萄糖醛酸结合过程主要由 UGT1A9 酶介导。本品半衰期为 5.6～6.4 小时。静脉滴注本品 36 小时后，约 70%的给药量经肾脏以原形药物、Ⅱ相代谢物形式排泄。

【观察指标】

1. 如出现神经系统异常的症状和体征，应立即停药，评估继续治疗的利弊，并进一步观察。

2. 用药前应进行细菌培养和药敏试验。

【用药宣教】

1. 孕妇、哺乳期妇女慎用。

2. 本品经静脉滴注给药。每次滴注时间至少为 45 分钟。

第十二节　硝基呋喃衍生物

呋喃妥因

【类别】硝基呋喃衍生物类。

【妊娠安全等级】B。

【作用机制】本品通过干扰细菌体内氧化还原酶系统阻断其代谢过程。本品的抗菌活性不受脓液和组织分解产物的影响，在酸性尿液中的活性较强。

【抗菌谱】多数大肠埃希菌对本品敏感，产气肠杆菌、阴沟肠杆菌、变形杆菌属、克雷伯菌属等肠杆菌科的部分菌株对本品敏感，铜绿假单胞菌通常对本品耐药。本品对肠球菌属等革兰阳性菌具有抗菌作用。

【适应证】

1. 用于治疗敏感菌所致的急性单纯性下尿路感染。

2. 用于预防尿路感染。

【禁用与慎用】

1. 对呋喃类药过敏者、肾功能不全者禁用。

2. 葡萄糖-6-磷酸脱氢酶缺乏症患者、周围神经病变患者、肺部疾病患者慎用。

【给药途径和剂量】

1. 治疗尿路感染　口服给药，每次 50～100mg，每日 3～4 次。单纯性下尿路感染使用低剂量。疗程至少 1 周，或使用至尿培养转阴后至少 3 日。1 月龄以上儿童，每日 5～7mg/kg，分 4 次服用。疗程至少 1 周，或使用至尿培养转阴后至少 3 日。

2. 预防尿路感染　口服给药，对尿路感染反复发作者，可每日 50～100mg 用于预防，临睡前服用。儿童可每日 1mg/kg 用于预防，临睡前服用。

【不良反应】

1. 呼吸系统　急性肺炎（表现包括发热、咳嗽、胸痛、肺部浸润、嗜酸性粒细胞增多）。使用本品达 6 个月以上的患者可发生间质性肺炎、肺纤维化。

2. 肌肉骨骼系统　肌痛。

3. 免疫系统　过敏反应（皮疹、药物热、粒细胞减少、肝炎）。

4. 神经系统　头痛、头晕、嗜睡、周围神经炎。

5. 消化系统　恶心、呕吐、食欲减退、腹泻。

6. 血液系统　葡萄糖-6-磷酸脱氢酶缺乏症患者可发生溶血性贫血。

7. 眼　眼球震颤。

【相互作用】

1. 与丙磺舒、磺吡酮合用可导致本品的血药浓度升高和（或）半衰期延长，同时可降低尿液中的药物浓度，使疗效减弱。

2. 合用可导致溶血的药物可增加发生溶血的风险。

3. 与肝毒性药物合用可增加发生肝毒性的风险。

4. 与神经毒性药物合用可增加发生神经毒性的风险。

【药动学】本品微晶型在小肠内迅速而完全吸收，大结晶型的吸收较缓慢。本品的血清药物浓度较低，尿液中的浓度较高。可透过胎盘屏障和血-脑脊液屏障。血清蛋白结合率为60%。主要的排泄途径为肾小球滤过，少量经肾小管分泌和重吸收。30%～40%的药物迅速以原形随尿液排泄，大结晶型的排泄较慢。本品亦可随胆汁排泄，并经透析清除。血消除半衰期为0.3～1小时。

【用药宣教】

1. 食物可以增加本品在血液中含量并减少胃肠道刺激，用餐时服用。

2. 即使尿检结果显示细菌已清除，也需继续用药至少3天以巩固疗效。

3. 用药期间应定期监测肝功能，长时间使用可能增加肾毒性风险，注意监测肾功能。

4. 哺乳期患者用药后乳汁中含有呋喃妥因，需停止哺乳。

呋喃唑酮

【类别】硝基呋喃衍生物类。

【妊娠安全等级】C。

【作用机制】本品为硝基呋喃类抗菌药，可干扰细菌氧化还原酶，从而阻断细菌的正常代谢。

【适应证】用于难以根除的幽门螺杆菌感染。

【禁用与慎用】对本品过敏者、葡萄糖-6-磷酸脱氢酶缺乏症患者、14岁以下儿童禁用。

【给药途径和剂量】口服给药，每次100mg，每日3～4次。

【不良反应】

1. 心血管系统　直立性低血压。

2. 代谢/内分泌系统　低血糖。

3. 呼吸系统　哮喘、肺浸润。

4. 神经系统　头痛、头晕、多发性神经炎。

5. 消化系统　恶心、呕吐、腹泻、黄疸。

6. 血液系统　溶血性贫血。

7. 皮肤　皮疹、肛门瘙痒、血清病样荨麻疹。

8. 其他　药物热。

【相互作用】

1. 与拟交感胺、食欲抑制剂、单胺氧化酶抑制剂合用可增强本品的作用。

2. 与三环类抗抑郁药合用可引起中毒性精神病。

3. 本品可增强左旋多巴的作用。

【药动学】口服本品后吸收量仅为给药量的5%。成年人顿服1g，血药浓度为1.7～3.3mg/L。本品在肠内可保持较高浓度。部分吸收药物随尿液排出。

【用药宣教】

1. 孕妇禁止服用。哺乳期妇女如需使用，需要停止哺乳。

2. 用药期间饮酒可能导致双硫仑样反应，用药后禁止饮酒。

3. 用药期间避免使用富含酪胺的食物（如奶酪、酸奶、腌肉、腊肠等），可能引起血压升高。

第十三节　其他抗菌药

磷霉素

【类别】其他类抗生素。

【妊娠安全等级】B。

【作用机制】本品通过抑制细菌细胞壁的早期合成发挥抗菌作用。本品分子结构与磷酸烯醇丙酮酸相似，可竞争同一转移酶，使细菌细胞壁的合成受阻而导致细菌死亡。

【抗菌谱】对大多数革兰阳性菌和革兰阴性菌有抗菌活性，包括金黄色葡萄球菌、大肠埃希菌、沙雷菌属、志贺菌属、铜绿假单胞菌、肺炎杆菌、产气杆菌。

【适应证】

1. 用于敏感菌所致的泌尿系统感染（如膀胱炎、肾盂肾炎、尿道炎）、肠道感染（如细菌性肠炎、细菌性痢疾）、呼吸道感染（如鼻咽炎、扁桃体炎、气管炎、早期慢性支气管炎）、皮肤软组织感染（如疖病、炭疽、汗腺炎、淋巴结炎、毛囊炎）、眼科感染（如睑腺炎、泪囊炎）及妇科感染（如阴道炎、宫颈炎）。

2. 与其他抗菌药联用于治疗敏感菌所致的严重感染（如败血症、腹膜炎、骨髓炎）。

【禁用与慎用】

1. 对本品过敏者、肌酐清除率＜10ml/min 者或血液透析患者、溶血性疾病患者禁用。

2. 肝、肾功能不全者慎用，新生儿慎用本品注射剂。

【给药途径和剂量】

1. 急性无并发症的尿路感染：成年人可单次口服本品 3g；5 岁以上儿童给予 2g。

2. 预防经尿道手术的感染：可在术前 3 小时口服 3g，术后 24 小时再服 3g。

3. 各种敏感细菌引起的感染：口服、静脉注射或输注均可，成年人每次 1g，每 6～8 小时 1 次，严重感染每日用量可增至 20g。

【配伍禁忌】与氨溴索、苯海拉明、参麦注射液、醋酸钙、二丁酰环磷腺苷钙、泛酸钙、肝素、谷氨酸钙、硫酸镁、氯化钙、氯化镁、门冬氨酸钙、钠钾镁钙葡萄糖、尼卡地平、哌拉西林他唑巴坦、葡庚糖酸钙、葡萄糖酸锑钠、乳酸钙、三磷酸腺苷、碳酸氢钙、头孢地嗪、头孢呋辛、头孢拉定、溴化钙、亚胺培南西司他丁钠、亚锡葡萄糖酸钙、亚叶酸钙、乙酰半胱氨酸、异甘草酸镁、蔗糖铁、左亚叶酸钙有配伍禁忌。

【不良反应】

1. *心血管系统* 心动过速、低血压。

2. *呼吸系统* 鼻炎、咽炎、哮喘。

3. *肌肉骨骼系统* 背痛、肌痛。

4 .*泌尿生殖系统* 阴道炎、痛经、月经失调、排尿困难、血尿。

5. *免疫系统* 淋巴结病、过敏反应（包括过敏性休克）。

6. *神经系统* 头痛、头晕、失眠、偏头痛、感觉异常、嗜睡。

7. *精神* 神经质。

8. *消化系统* 食欲缺乏、中上腹不适、稀便、胃灼热、腹泻、恶心、腹痛、消化不良、粪便异常、厌食、便秘、口干、胃肠胀气、呕吐、抗生素相关性肠病、胆红素升高、ALT 升高、AST 升高、碱性磷酸酶升高。上市后还有淤胆型黄疸、肝坏死及中毒性巨结肠的报道。

9. *血液系统* 周围血红细胞减少、嗜酸性粒细胞增多、白细胞增多或减少、血细胞比容降低、血红蛋白减少、血小板增多或减少。上市后还有再生障碍性贫血的报道。

10. *皮肤* 皮疹、瘙痒、皮肤病、荨麻疹、血管神经性水肿。

11. *眼* 单侧视神经炎。

12. *耳* 耳病。上市后还有听力丧失的报道。

13. *其他* 疼痛、乏力、发热、流感综合征、感染、休克。快速及大剂量滴注时可见静脉炎。

【相互作用】

1. 与氨基糖苷类药合用具有协同抗菌作用。

2. 与β-内酰胺类药合用对金黄色葡萄球菌（包括甲氧西林耐药株）、铜绿假单胞菌具协同抗菌作用。

3. 与甲氧氯普胺合用可降低口服本品的血药浓度和尿排泄率，其他促胃肠动力药可能产生相似的作用。

【药动学】本品或其钙盐从胃肠道吸收极少。口服钙盐 1g 后 4 小时可达血药峰浓度（7μg/ml）。生物利用度为 30%～40%。口服本品氨丁三醇亦可获得类似的生物利用度，在口服 50mg/kg 后 2 小时可达到血药峰浓度 22～32μg/ml。其钠盐可经静脉或肌内注射给药，输注其钠盐 3g 后血药峰浓度可达 220μg/ml。半衰期约为 2 小时。本品不与血浆蛋白结合。广泛分布于各种组织和体液（包括脑脊液）中，并可透过胎盘，少量进入乳汁和胆汁中。其大部分以原药形式于 24 小时内随尿排出。

【观察指标】使用较大剂量时应监测肝功能。

【用药宣教】

1. 哺乳期妇女使用时应暂停哺乳。

2. 食物会影响本品吸收，应空腹服药（餐前或者餐后 2～3 小时），用于泌尿系统感染时最好晚上排空膀胱服用。

鱼腥草素

【类别】天然来源抗感染药。

【作用机制】本品为三白草科植物蕺菜全草挥发油中一种醛类成分与亚硫酸氢钠的加成物。可提高血清备解素水平，增强白细胞吞噬能力，因而可提高机体非特异性免疫力。此外，本品还具有镇痛、止血、清热、解毒、利尿消肿、抑制组织浆液分泌、促进组织再生及抗病毒作用。

【抗菌谱】对细菌仅有微弱的抗菌作用，对金黄色葡萄球菌、流感嗜血杆菌、白念珠菌有一定抑制作用。

【适应证】

1. 用于上呼吸道感染性疾病（如慢性支气管

炎）等。

2. 本品栓剂用于宫颈糜烂。

【禁用与慎用】对本品过敏者禁用。

【给药途径和剂量】

1. 上呼吸道感染　口服给药，每次 60～90mg，每日 3 次。

2. 宫颈糜烂　阴道给药，睡前清洗外阴后，将本品栓剂 1 枚置于阴道穹后部，连用 7～15 日。

【不良反应】可见局部过敏反应。

【相互作用】尚不明确。

【用药宣教】月经期间停用本品栓剂。

达托霉素

【类别】环脂肽类抗生素。

【妊娠安全等级】B。

【作用机制】本品通过与细菌细胞膜结合，使细胞膜电位快速去极化，进而抑制 DNA、RNA 和蛋白质的合成，最终导致细菌细胞死亡。

【抗菌谱】粪肠球菌（仅限于万古霉素敏感菌株）、金黄色葡萄球菌（包括耐甲氧西林菌株）、无乳链球菌、停乳链球菌似马亚种、化脓性链球。

【适应证】

1. 用于治疗复杂性皮肤及软组织感染。

2. 用于治疗金黄色葡萄球菌菌血症，包括伴发的右侧感染性心内膜炎。

【超说明书用药】

1. 用于治疗不伴骨髓炎的糖尿病足感染。

2. 用于治疗 MRSA 引起的骨髓炎。

3. 用于治疗葡萄球菌（包括对苯唑西林敏感或耐药的菌株）或肠球菌（包括青霉素敏感或耐药的菌株）引起的脊柱骨髓炎。

4. 用于治疗葡萄球菌（包括对苯唑西林敏感或耐药的菌株）或肠球菌（包括青霉素敏感或耐药的菌株）引起的人工关节感染。

5. 用于治疗 MRSA 引起的化脓性关节炎。

6. 用于治疗耐万古霉素肠球菌（VRE）引起的菌血症。

【禁用与慎用】对本品过敏者禁用。

【给药途径和剂量】

1. 复杂性皮肤及软组织感染　静脉注射或静脉滴注，每次 4mg/kg，每 24 小时 1 次，疗程为 7～14 日。

2. 金黄色葡萄球菌菌血症　静脉注射或静脉滴注，每 6mg/kg，每 24 小时 1 次，疗程为 2～6 周。用药超过 28 日的安全性资料有限。

【配伍禁忌】与葡萄糖、哌拉西林钠他唑巴坦钠、参麦注射液、头孢地嗪、头孢呋辛、头孢拉定、亚胺培南西司他丁、乙酰半胱氨酸等有配伍禁忌。

【不良反应】

1 .可发生低血压或高血压、水肿、室上性心律失常和心力衰竭。

2. 可见头晕、头痛、失眠、焦虑、意识错乱、眩晕和感觉异常。

3. 可见低血钾、高血糖、低血镁、血碳酸盐升高和电解质紊乱。

4. 可发生呼吸困难和肾衰竭。

5. 可出现肝功能异常，碱性磷酸酶、乳酶脱氢酶或黄疸指数升高。

6. 可见贫血、血细胞计数增多、血小板数减少或增多、嗜酸性粒细胞增多。

7. 消化系统反应有恶心、呕吐、消化不良、腹痛、腹胀、腹泻或便秘、食欲减退和口炎。

8. 超敏反应可见皮疹、瘙痒和湿疹。

9. 注射局部可产生刺激感、发热和红肿。

【相互作用】

1. 在抗葡萄球菌和肠球菌时，本品与庆大霉素或阿米卡星合用有协同作用。

2. 与 HMG-CoA 还原酶抑制剂（他汀类）合用可能增加发生肌病的风险。

【药动学】健康成年人注射结束后的血药峰浓度不能精确测定。通过单次静脉滴注本品 6mg/kg（滴注时间为 30 分钟）的药动学参数模拟出静脉注射本品 4mg/kg 和 6mg/kg（注射时间为 2 分钟）的平均稳态 C_{max} 分别为 77.7μg/ml 和 116.6μg/ml。健康年轻成年人静脉滴注本品每次 4～12mg/kg，每 24 小时 1 次，滴注时间为 30 分钟，达稳态时的药动学参数见表 7-10。

表 7-10　健康受试者静脉滴注本品后的稳态药动学参数表

剂量 (mg/kg)	$AUC_{0\sim24h}$ [(μg·h)/ml]	$t_{1/2}$ (h)	V_{ss} (L/kg)	CL [ml/(h·kg)]	C_{max} (μg/ml)	C_{min} (μg/ml)
4	494	8.1	0.096	8.3	57.8	5.9
6	632	7.9	0.101	9.1	93.9	6.7
8	858	8.3	0.101	9.0	123.3	10.3
10	1039	7.9	0.098	8.8	141.1	12.9
12	1277	7.7	0.097	9.0	183.7	13.7

本品可与人血浆蛋白（主要为血清白蛋白）可逆性结合，平均血浆蛋白总结合率为 90%～93%，且与血药浓度无关。在健康成年人受试者体内，本

品的 V_{ss} 约为 0.1L/kg，亦与用药剂量无关。

【观察指标】

1. 使用本品的患者应每周监测一次肌酸激酶，近期使用过或正在使用 HMG-CoA 还原酶抑制剂的患者、使用本品期间肌酸激酶升高的患者或肾功能不全者应更频繁地监测肌酸激酶。

2. 肾功能不全者用药时应频繁监测肾功能，监测频率高于每周 1 次。

【用药宣教】正在服用他汀类药物的患者，如出现不明原因的肌痛、尿色变深，应立即停药并就医。

大蒜素

【类别】天然来源抗感染药。

【作用机制】本品为抗深部真菌和细菌药。

【抗菌谱】对多种球菌、百日咳杆菌、白喉杆菌、志贺菌属、伤寒及副伤寒沙门菌、大肠埃希菌、结核杆菌等具有抑制和杀灭作用，对真菌具抑制作用，对阿米巴原虫、阴道毛滴虫、蛲虫等亦具有抑制和杀灭作用。

【适应证】用于深部真菌和细菌感染，如肺部和消化道真菌感染、白念珠菌菌血症、急慢性细菌性痢疾和肠炎、百日咳、隐球菌脑膜炎、肺结核。

【禁用与慎用】对本品过敏者禁用。

【给药途径和剂量】

1. 口服给药　每次 40mg，每日 2～3 次；或每次 20～40mg，每日 3 次。

2. 静脉滴注　每次 60～120mg，每日 1 次，缓慢滴注。

【配伍禁忌】与阿米卡星、奥硝唑、维生素 C 等有配伍禁忌。

【不良反应】静脉滴注本品可见全身灼热、多汗、蒜臭味、滴注部位刺痛。

【相互作用】尚不明确。

【用药宣教】本品会刺激胃部。

利奈唑胺

【类别】噁唑烷酮类抗菌药。

【妊娠安全等级】C。

【作用机制】本品与细菌 50S 亚基的 23S 核糖体 RNA 上的位点结合，从而阻止形成功能性 70S 起始复合物，后者为细菌繁殖过程中非常重要的组成部分。

【抗菌谱】本品对下述革兰阳性菌有抗菌活性：屎肠球菌（仅限于耐万古霉素的菌株）、金黄色葡萄球菌（包括耐甲氧西林的菌株）、无乳链球菌、肺炎链球菌、化脓性链球菌。时间-杀菌曲线研究结果表明，本品对肠球菌和葡萄球菌有抑菌作用，对大多数链球菌菌株有杀菌作用。

【适应证】

1. 医院获得性肺炎、社区获得性肺炎。

2. 复杂性皮肤和皮肤软组织感染（包括不伴骨髓炎的糖尿病足部感染）、非复杂性皮肤和皮肤软组织感染。

3. 耐万古霉素屎肠球菌引起的感染，包括伴发的菌血症。

【超说明书用药】

1. 用于治疗 MRSA 引起的中枢神经系统感染（包括脑脓肿、硬膜下积脓、硬脊膜外脓肿、脑膜炎、海绵窦或硬脑膜静脉窦脓毒性血栓形成）。

2. 用于治疗耐青霉素、氨基糖苷类药和万古霉素的肠球菌引起的自体瓣膜或人工瓣膜感染性心内膜炎。

3. 用于治疗 MRSA、耐甲氧西林凝固酶阴性葡萄球菌、耐氨苄西林肠球菌引起的血管内导管相关的血流感染。

4. 用于治疗 MRSA 引起的骨髓炎。

5. 用于治疗对苯唑西林敏感或耐药的葡萄球菌或对青霉素敏感或耐药的肠球菌属引起的自体脊椎骨髓炎。

6. 用于对苯唑西林敏感或耐药的葡萄球菌或对青霉素敏感或耐药的肠球菌属引起的人工关节感染的替代治疗。

7. 用于治疗 MRSA 引起的化脓性关节炎。

8. 用于治疗广泛耐药的结核病。

【禁用与慎用】

1. 对本品过敏者禁用。

2. 糖尿病患者（可能出现低血糖反应）慎用。

【给药途径和剂量】

1. 成年人

（1）医院获得性肺炎、社区获得性肺炎（包括伴发的菌血症）、复杂性皮肤和皮肤软组织感染：口服给药或静脉滴注，每次 600mg，每 12 小时 1 次，疗程 10～14 日。

（2）非复杂性皮肤和皮肤软组织感染：口服给药，每次 400mg，每 12 小时 1 次，疗程 10～14 日。

（3）耐万古霉素屎肠球菌引起的感染（包括伴发的菌血症）：口服给药或静脉滴注，每次 600mg，每 12 小时 1 次，疗程 14～28 日。

（4）广泛耐药的结核病：口服给药，每次 600mg，每日 1 次，联合已采用的方案。按该剂量持续用药至连续 2 周痰液涂片检查结果为阴性或完成 4 个月的治疗，随后减量至每次 300mg，每日 1 次，再持续用药至少 18 个月。但部分因低暴露量而耐药的感染，可能需持续按每次 600mg、每日 1 次用药。

2. 儿童

（1）医院获得性肺炎、社区获得性肺炎（包括伴发的菌血症）、复杂性皮肤和皮肤软组织感染：口服给药或静脉滴注，出生未满 7 日的早产儿（孕龄未满 34 孕周）初始剂量为每次 10mg/kg，每 12 小时 1 次，疗程 10～14 日，当临床效果不佳时，考虑改为每次 10mg/kg，每 8 小时 1 次；出生 7 日或以上的新生儿，每次 10mg/kg，每 8 小时 1 次，疗程 10～14 日；11 岁及以下儿童，每次 10mg/kg，每 8 小时 1 次，疗程 10～14 日；12 岁及以上儿童，用法用量同成年人。

（2）非复杂性皮肤和皮肤软组织感染：口服给药，出生未满 7 日的早产儿（孕龄未满 34 孕周）初始剂量为每次 10mg/kg，每 12 小时 1 次，疗程 10～14 日，当临床效果不佳时，考虑改为每次 10mg/kg，每 8 小时 1 次；出生 7 日或 7 日以上的新生儿，每次 10mg/kg，每 8 小时 1 次，疗程 10～14 日；5 岁以下儿童，每次 10mg/kg，每 8 小时 1 次，疗程 10～14 日；5～11 岁儿童，每次 10mg/kg，每 12 小时 1 次，疗程 10～14 日；12 岁及以上儿童，每次 600mg，每 12 小时 1 次，疗程 10～14 日。

（3）耐万古霉素屎肠球菌引起的感染（包括伴发的菌血症）：口服给药，出生未满 7 日的早产儿（孕龄未满 34 孕周）初始剂量为每次 10mg/kg，每 12 小时 1 次，疗程 14～28 日，当临床效果不佳时，考虑改为每次 10mg/kg，每 8 小时 1 次；出生 7 日或 7 日以上的新生儿，每次 10mg/kg，每 8 小时 1 次，疗程 14～28 日；11 岁及以下儿童，每次 10mg/kg，每 8 小时 1 次，疗程 14～28 日；12 岁及以上儿童，用法用量同成年人。

【配伍禁忌】与苯妥英钠、参麦注射液、地西泮、复方磺胺甲噁唑、甘露醇、兰索拉唑、两性霉素 B、氯丙嗪、哌拉西林他唑巴坦、喷他脒、葡萄糖、头孢地嗪、头孢呋辛、头孢拉定、头孢曲松、亚胺培南西司他丁钠、依托红霉素、乙酰半胱氨酸等有配伍禁忌。

【不良反应】

1. 心血管系统　高血压、心律失常（心动过速）、静脉炎、血栓性静脉炎。

2. 代谢/内分泌系统　低钠血症、非空腹血糖升高、非空腹血糖降低、总蛋白减少、白蛋白减少、血钙升高或降低、血钾升高或降低、碳酸氢盐升高或降低、血钠升高、氯化物升高或降低。上市后还有乳酸性酸中毒、低血糖（包括症状性低血糖发作）的报道。

3. 呼吸系统　上呼吸道感染、呼吸困难、咽炎、肺炎、咳嗽、呼吸暂停。

4. 肌肉骨骼系统　肌酸激酶升高。有横纹肌溶解的个案报道。

5. 泌尿生殖系统　血尿素氮（BUN）升高、肌酐升高、多尿、肾衰竭、外阴阴道病、阴道念珠菌病、阴道炎。有急性间质性肾炎的个案报道。

6. 免疫系统　上市后有过敏反应的报道。

7. 神经系统　头痛、头晕、眩晕、失眠、感觉减退、触觉异常、短暂性脑缺血发作、惊厥。有可逆性后部白质脑病综合征（PRES）的个案报道。上市后还有周围神经病的报道。

8. 消化系统　腹泻[包括艰难梭菌相关性腹泻（CDAD）]、恶心、呕吐、味觉改变、口腔念珠菌病、舌变色、局限性腹痛、泛发性腹痛、稀便、脂肪酶升高、淀粉酶升高、消化不良、抗生素相关性肠炎（包括假膜性结肠炎）、胰腺炎、胃炎、口干、舌炎、口腔炎、舌疾病、胃肠道出血。肝功能试验结果异常，AST、ALT、乳酸脱氢酶（LDH）升高，碱性磷酸酶升高，总胆红素升高。

9. 血液系统　贫血、血小板减少、嗜酸性粒细胞增多、血红蛋白减少、白细胞减少、中性粒细胞减少、血小板增多、白细胞增多、血细胞比容减少、红细胞减少、中性粒细胞增多、网织红细胞增多。上市后还有全血细胞减少的报道。

10. 皮肤　皮疹、瘙痒、荨麻疹、皮炎、多汗、中毒性表皮坏死松解症、脱发。有药疹伴嗜酸性粒细胞增多和系统症状（DRESS）的个案报道。上市后还有血管神经性水肿、大疱性皮肤病（包括史-约综合征）的报道。

11. 眼　视物模糊、视神经炎、视敏度改变、色觉变化、视野缺损。上市后还有视神经病变（有时进展为视力丧失）的报道。

12. 耳　耳鸣。

13. 其他　真菌感染、发热、念珠菌病、寒战、疲乏、局部疼痛、脓毒症、创伤、全身水肿、滴注或导管留置部位反应（包括滴注部位疼痛）。

【相互作用】

1. 与拟交感药（如多巴胺、肾上腺素、苯丙醇胺、伪麻黄碱）合用，可能发生药效学相互作用，使缩血管作用增强。

2. 在合用含有5-羟色胺(5-HT)的药物或5-HT再摄取抑制剂时，如果患者出现高热和认知障碍，显示已发生5-HT综合征。

3. 本品为非选择性单胺氧化酶弱抑制剂，如与大量富含酪胺的食物合用可致严重高血压。

【药动学】本品口服后吸收良好，绝对生物利用度接近100%，且迅速分布到易于灌注的组织中。本品主要经氧化转化成2种失活的代谢物——氨基乙氧乙酸代谢物和羟乙甘氨酸代谢物。本品不通过细胞色素P450系统代谢，不抑制同工酶CYP1A2、CYP2C19、CYP2D6、CYP2E1或CYP3A4，也不是酶诱导剂。

【观察指标】

1. 开始本品治疗前应进行细菌培养和药敏试验。

2. 应每周监测全血细胞计数，尤其是用药超过2周、有骨髓抑制病史或合用可导致骨髓抑制的药物、慢性感染已使用或合用其他抗生素治疗的患者。

3. 长期（≥3个月）使用本品或出现新的视觉症状的患者（无论用药时间长短）均应进行视觉功能监测。

4. 长期使用本品的患者应定期监测血清碳酸氢盐。

【用药宣教】

1. 如果患者在2周内使用过三环类抗抑郁药（如阿米替林、多塞平）或曲马多，应避免同时使用利奈唑胺，二者合用可能导致毒副作用。停用本品14天后才能使用上述药物。

2. 用药期间食用富含酪胺的食物或饮料（如乳酪、熏肉、火腿、泡菜、生啤、红酒），可能明显升高血压。应避免摄入这些食物或饮料。如需食用，每餐食用的酪胺量应低于100mg。

3. 使用本品可能影响血糖水平，糖尿病患者需要密切监测血糖。如果出现头晕、瞌睡多、虚弱无力、心率过快、饥饿感等症状，可能发生了低血糖，需及时就诊，或遵守医师指示进食葡萄糖、糖果或果汁。

4. 哺乳期妇女如需使用，应停止哺乳。

康替唑胺

【类别】噁唑烷酮类抗菌药。

【妊娠安全等级】C。

【作用机制】本品与细菌50S亚基结合，从而阻止形成功能性70S起始复合物，后者为细菌繁殖过程中极为重要的组成部分。

【抗菌谱】本品对革兰氏阳性菌包括葡萄球菌属、链球菌属、肠球菌属及棒状杆菌属等细菌均有高度的抗菌活性，包括耐药菌株如甲氧西林耐药的葡萄球菌（MRSA、MRSE）、青霉素不敏感肺炎链球菌（PISP和PRSP）和耐万古霉素肠球菌（VRE）。

【适应证】用于治疗由对本品敏感的金黄色葡萄球菌（甲氧西林敏感和耐药的菌株）、化脓性链球菌或无乳链球菌引起的复杂性皮肤和软组织感染。本品不适用于治疗革兰阴性菌感染。

【禁用与慎用】对本品或其他噁唑烷酮类药物或本品其他成分过敏的患者禁用。

【给药途径和剂量】口服，每次800mg，每12小时服用1次，宜与食物同服或进餐后30分钟内口服。建议疗程为7～14天，也可根据病情需要适当延长，总的疗程可由治疗医师根据感染部位和严重程度及患者对治疗的反应而制订。轻度肾功能不全患者（60ml/min≤Ccr＜90ml/min）不必调整剂量。轻至中度肝功能不全患者无须调整剂量。

【不良反应】

1. *消化系统*　常见恶心、呕吐、腹部不适，偶见腹泻、上腹痛、胃食管反流病、便秘、腹痛、胃肠疾病、肝周不适。

2. *皮肤及皮下组织*　偶见药疹、斑疹、皮肤灼烧感、皮疹、全身瘙痒、皮肤剥脱。

3. *神经系统*　偶见头晕、困倦、头部不适、头痛、抑郁。

4. *心血管系统*　偶见室内传导障碍、室上性期外收缩、心动过缓、窦性心动过缓。

5. *呼吸系统*　偶见脓性鼻漏、痰量增多、咽喉刺激、胸部不适。

6. *代谢及营养*　偶见高脂血症。

7. *泌尿系统*　偶见尿道疼痛。

8. *生化检查*　常见AST升高、ALT升高、血尿酸升高、血胆红素升高。偶见血肌酸激酶升高、γ-谷氨酰转肽酶升高、血钾升高、血糖降低、血糖升高、游离胆红素升高、结合胆红素升高、血碱性磷酸酶升高。

9. 其他 偶见耳鸣、鼻前庭炎。

【相互作用】尚不明确。

【药动学】本品吸收迅速，达峰时间短，平均为 0.5～2.6 小时。本品经口重复给药 7 天后，在大鼠和犬体内均未见显著的蓄积趋势。大鼠灌胃给予本品后，原药主要分布在消化道、肺和肾等组织，在眼球中分布很少。皮下组织和血浆中游离药物的暴露量均随着剂量的增加而增大。黄素单加氧酶 5（FMO5）和肝胞质中的还原酶共同催化本品在体内的代谢。本品除对 CYP2E1 存在中等程度抑制，对其他 CYP 无明显抑制作用。本品主要以代谢物的形式随尿和粪便排泄，且排泄集中在给药后 0～24 小时。

【观察指标】

1. 在选择或调整抗菌药物治疗方案时，应考虑进行细菌培养和药敏试验以分离并鉴定感染病原菌，确定其对本品的敏感性。

2. 用药后需监测肝功能，定期进行血液生化检查。

3. 如果发生药物过量事件需要进行急救时，建议采取下述方式：洗胃、活性炭吸附药、泻药或其他缓泻剂，观察并给予水、电解质支持疗法。

【用药宣教】

1. 为减少耐药细菌的产生，并确保本品和其他抗菌药物的疗效，本品应该用于治疗已经证实或者高度怀疑由敏感菌引起的感染性疾病。

2. 按医嘱准确服药，用药的疏漏或没有完成整个治疗过程，可能会降低当时的治疗效果且增加细菌耐药的发生。

青霉素皮试剂

【类别】天然青霉素。

【妊娠安全等级】B。

【作用机制】本品为小剂量青霉素，用于皮试。

【适应证】供做青霉素皮内敏感试验。

【禁用与慎用】青霉素类过敏者禁用；哮喘、湿疹、花粉症、荨麻疹等过敏性疾病患者慎用。

【给药途径和剂量】皮内注射：将 0.9%氯化钠注射液 5ml 移入青霉素皮试剂瓶内使其溶解稀释（供分次使用），皮内注射 0.1ml。通常注入前臂屈侧皮内，如 20 分钟后局部出现红肿并有伪足出现，皮丘直径超过 1cm 者，或出现头晕、胸闷及全身发痒等症状，均为阳性。本品稀释后供 24 小时内使用。

【配伍禁忌】不可与其他药物配伍使用。

【不良反应】过敏性休克，青霉素过敏性休克发生最急骤，危险性最大，通常在注药后数秒钟内（甚至在刚注一瞬间）发生，亦有在数分钟至半小时后或连续用药的过程中发生，其发生时间越早后果越严重，反之症状持续较长、危险性大为减少。

【相互作用】【药动学】尚不明确。

【用药宣教】如出现皮肤瘙痒、四肢麻木、气急、胸闷、心搏加快、大量出汗等症状应立即呼叫医务人员进行抢救。

第十四节 全身用抗真菌药

一、抗生素类

两性霉素 B

【类别】多烯类抗真菌药。

【妊娠安全等级】B。

【作用机制】通过与敏感真菌细胞膜上的固醇结合，损伤细胞膜的通透性，导致细胞内重要物质如钾离子、核苷酸和氨基酸外漏，从而破坏细胞的正常代谢而抑制其生长。

【抗菌谱】新型隐球菌、皮炎芽生菌、组织胞浆菌、球孢子菌属、孢子丝菌属、念珠菌属等对本品敏感，部分曲菌属对本品耐药；皮肤和毛发癣菌大多对本品耐药；本品对细菌、立克次体、病毒等无活性。

【适应证】

1. 用于敏感真菌所致的深部感染且病情呈进行性发展，如败血症、心内膜炎、脑膜炎（隐球菌及其他真菌所致）、腹腔感染（包括与透析相关者）、肺部感染、尿路感染和眼内炎。

2. 阴道泡腾片用于阴道真菌感染。

【禁用与慎用】对本品过敏者、严重肝病患者禁用；肾功能不全者慎用。

【给药途径和剂量】

1. 传统的两性霉素 B（英国商品名 Fungizone） 首先给予 1mg（试验剂量）在 20～30 分钟输完。一般起始剂量为 250μg/kg，逐渐加量，最高达 1mg/（kg·d）；对病情严重者，可每日或隔日 1.5mg/（kg·d），与 1mg/（kg·d）交替使用。如停药超过 7 天后再用药，仍必须按 250μg/kg 重新开始并逐渐加量。输注时，本品应以 5%葡萄糖注射液稀释成 100μg/ml 的溶液，每日用量在 2～4 小时输完；也可在 6 小时内缓慢输注，这对减少急性毒性反应是必要的。

2. 两性霉素 B 脂质体（英国商品名 Am Bisome） 在 10 分钟内输注 1mg 的试验剂量。一般起始剂量为 1mg/（kg·d），逐渐加量至 3mg/（kg·d）。以 5%葡萄糖注射液稀释成 200～2000μg/ml 的溶液，每日用量在 30～60 分钟输完。

3. 硫酸胆固醇钠两性霉素 B 复合制剂(英国商品名 Amphocil） 在 10 分钟内输注 2mg 的试验剂量。起始给予 1mg/（kg·d），逐渐加量至 3～4mg/（kg·d），最高可达 6mg/（kg·d）。如上法稀释成 625μg/ml 的溶液，每日用量按 2mg/（kg·h）速度输注。

4. 磷酸酯两性霉素 B 复合制剂（英国商品名 Abelcet） 试验剂量 1mg 于 15 分钟内输完。常用量为 5mg/（kg·d）。如上法稀释成 1mg/ml 的溶液，按 2.5mg/（kg·h）的速度输注。

5. 两性霉素 B 去氧胆酸钠注射剂（粉） 先用注射用水溶解，然后再加入 5%葡萄糖注射液稀释，使每毫升含 100μg 药物。常用开始剂量为 0.25mg/kg，每日或隔日 1 次，于 2～4 小时输完；逐渐加量，通常在 1 周内达到 0.5mg/（kg·d），最高可达到 1.0mg/（kg·d）或 1.5mg/kg，隔日 1 次。一般累积总量为 1.5～3g。儿童开始剂量为 0.1mg/（kg·d），逐渐加量，最高不超过 1mg/（kg·d）。已稀释的药液暴露于光线中 8～24 小时，其效力不受影响。

6. 滴眼液　滴于眼睑内，1～2 滴/次，3 次/日。

7. 眼膏　涂于眼腔内，1～2 次/日。

8. 阴道泡腾片　阴道深处使用，使用前先用 2%～3%苏打液冲洗外阴或坐浴，拭干后用戴上塑料指套的手指将本品塞入，每次 1 片，每日 1～2 次。用药后 24～72 小时症状即可缓解，2 周为 1 个疗程，必要时可重复。为了避免新生儿真菌性口炎，孕妇可在产前使用，每天 1～2 片，连续 3～6 周。

【配伍禁忌】与阿米卡星、氨基糖苷类、苯海拉明、苯甲醇、参麦注射液、多巴胺、多巴酚丁胺、多黏菌素、吩噻嗪类、氟康唑、复方磺胺甲噁唑、肝素、含氯化钠的注射剂、甲基多巴、间羟胺、克林霉素、雷尼替丁、利多卡因、氯化钙、葡萄糖酸钙、西咪替丁、氯化钾、美法仑、哌拉西林钠他唑巴坦、普鲁卡因、青霉素类、四环素、全肠外营养（TPN，包括维生素类）、头孢地嗪、头孢呋辛、头孢拉定、维拉帕米、亚胺培南西司他丁、依地酸钙钠、乙酰半胱氨酸等有配伍禁忌。

【不良反应】

1. 心血管系统　心律失常(电解质紊乱所致)。静脉滴注可引起血压下降、血栓性静脉炎，滴注过快可引起心室颤动、心脏停搏。

2. 代谢/内分泌系统　低钾血症（大量钾离子排出所致）。

3. 泌尿生殖系统　肾功能损害(尿中出现红细胞、白细胞、蛋白或管型，血尿素氮或肌酐升高，肌酐清除率降低）、肾小管性酸中毒。鞘内注射可引起尿潴留。

4. 免疫系统　过敏反应（包括过敏性休克、皮疹）。

5. 神经系统　静脉滴注可引起头痛、眩晕。鞘内注射可引起头痛、颈项强直、下肢截瘫。

6. 消化系统　静脉滴注可引起恶心、呕吐、食欲缺乏。鞘内注射可引起呕吐。还可见肝细胞坏死、急性肝衰竭。

7. 血液系统　正红细胞性贫血、血小板减少、白细胞减少。

8. 其他　静脉滴注可引起寒战、高热。鞘内注射可引起发热、下肢疼痛。

【相互作用】

1. 与氟胞嘧啶合用可增强两者药效，但亦可增强氟胞嘧啶的毒性反应。

2. 与肾上腺皮质激素合用可加重本品诱发的低钾血症。

3. 与洋地黄毒苷合用可增强潜在的洋地黄毒性反应。合用时应监测血钾、心功能。

4. 与其他肾毒性药物（如氨基糖苷类药、抗肿瘤药、卷曲霉素、多黏菌素类药、万古霉素等）合用可增强肾毒性。

5. 与骨髓抑制剂合用可加重贫血，合用时应减少骨髓抑制剂的剂量。

6. 本品诱发的低钾血症可增强神经肌肉阻滞药的作用。

7. 与尿液碱化药合用可防止或减少肾小管酸中毒的发生。

8. 与吡咯类抗真菌药（如酮康唑、氟康唑、伊曲康唑）在体外合用具有相互拮抗作用。

【药动学】本品静脉滴注起始剂量为 1～5mg，以后逐渐增加至每日 0.65mg/kg，血药峰浓度为 2～4mg/L。在胸腔积液、腹水和滑膜液中药物浓度通常低于同期血药浓度的 1/2，支气管分泌物中药物浓度亦低；在肾组织中浓度最高，其余依次为肝、脾、肾上腺、肺、甲状腺、心、骨骼肌、胰腺等。蛋白结合率为91%～95%。经肾缓慢排出，给药量的2%～5%每日以原形排出，给药量的40%于7日内排出，停药后药物随尿液排出至少持续7周，在碱性尿中药物排泄增多。消除半衰期约为24小时。不易被透析清除。

【观察指标】用药期间定期密切监测肝功能、肾功能、血常规、尿常规、血钾、心电图。

【用药宣教】为减少不良反应，使用本品前可给予解热镇痛药（如吲哚美辛）和抗组胺药（如异丙嗪），静脉滴注时可同时给予琥珀酸氢化可的松25～50mg或地塞米松2～5mg，鞘内注射时宜同时给予小剂量琥珀酸氢化可的松或地塞米松。

二、唑类衍生物

氟康唑

【类别】三唑类抗真菌药。

【妊娠安全等级】C。

【作用机制】本品高度选择性干扰真菌CYP的活性，从而抑制真菌细胞膜上麦角固醇的生物合成。

【抗菌谱】念珠菌属（包括全身性念珠菌感染）、新型隐球菌属（包括颅内感染）、小孢子菌属、毛癣菌属、表皮癣菌属、糠秕马拉色菌、皮炎芽生菌、粗球孢子菌（包括颅内感染）、荚膜组织胞浆菌、裴氏着色菌、卡氏枝孢霉等。

【适应证】

1. 用于念珠菌病：①全身性念珠菌病，包括念珠菌菌血症、播散性念珠菌病及其他侵入性念珠菌感染（如腹膜、心内膜、肺及尿路感染）。可用于重症监护、接受细胞毒或免疫抑制治疗或有其他念珠菌感染易感因素的患者。②黏膜念珠菌病，包括口咽部及食管感染、非侵入性肺及支气管感染、念珠菌尿症、皮肤黏膜和口腔黏膜慢性萎缩性念珠菌病（牙托性口疮）。可用于免疫功能正常和免疫功能缺陷的患者，亦可用于预防获得性免疫缺陷综合征（艾滋病）患者口咽部念珠菌病的复发。③急性或复发性阴道念珠菌病。

2. 用于隐球菌病：包括隐球菌脑膜炎和其他部位（如肺、皮肤）的隐球菌感染。可用于免疫功能正常者、艾滋病患者及器官移植或其他原因引起免疫功能抑制的患者，亦可用于预防艾滋病患者隐球菌病的复发。

3. 用于预防接受细胞毒化疗或放疗的恶性肿瘤患者的真菌感染。

4. 用于治疗免疫功能正常者的地方性深部真菌病、球孢子菌病、类球孢子菌病、孢子丝菌病、组织胞浆菌病、芽生菌病。

5. 用于治疗皮肤真菌病，如体癣、手癣、足癣、头癣、指（趾）甲癣、花斑癣，还可用于皮肤着色真菌病。

6. 本品滴眼液用于治疗真菌性角膜炎。

【超说明书用药】

1. 用于治疗念珠菌性眼内炎。

2. 用于预防复发性念珠菌外阴阴道炎。

3. 用于治疗人类免疫缺陷病毒（HIV）感染患者的球孢子菌病。

4. 用于疑似念珠菌病的经验性抗真菌治疗。

5. 用于治疗念珠菌性擦烂。

6. 用于预防球孢子菌病。

【禁用与慎用】

1. 对本品或其他唑类药过敏或有过敏史者禁用。

2. 肝、肾功能不全者及有心律失常发生风险的患者慎用。

【给药途径和剂量】

1. 成年人

（1）念珠菌菌血症、播散性念珠菌病及其他侵入性念珠菌感染：口服给药或静脉滴注，常用剂量为第1日400mg，以后每日200mg，根据临床症状可将日剂量增至400mg，疗程依据临床反应确定。静脉滴注常用剂量为第1日400mg，以后每日200mg，根据临床症状可将日剂量增至400mg，疗程依据临床反应确定。

（2）口咽部念珠菌病：口服给药或静脉滴注，常用剂量为每次50mg，每日1次，连用7～14日。免疫功能严重受损者可根据需要延长疗程。对异常难治的黏膜念珠菌病，可增至每次100mg，每日1次，也可采用首剂200mg，以后每次100mg，每日1次，至少连用2周。

（3）其他黏膜念珠菌病（如食管炎、非侵入性支气管感染、肺部感染、念珠菌尿症、慢性黏膜皮肤念珠菌病）：口服给药，常用剂量为每次50mg，每日1次，连用14～30日。用于食管念珠菌病时也可采用首剂200mg，以后每次100mg，每日1次，至少连用3周，症状缓解后至少继续使用2周。依据治疗反应可增量至每次400mg，每日1次。静脉滴注常用剂量为每日50～100mg，连用14～30日。

（4）阴道念珠菌病：口服给药单剂150mg。

（5）隐球菌脑膜炎及其他部位隐球菌感染：口服给药或静脉滴注，常用剂量为第1日400mg，以后每日 200～400mg。疗程依据临床反应及真菌学反应确定。隐球菌脑膜炎治疗时间一般为脑脊液菌检转阴后，再继续使用 6～8 周。用于预防艾滋病患者隐球菌脑膜炎的复发时，在完成 1 个疗程后，可继续给予维持剂量，每日200mg，连用10～12周。

（6）预防真菌感染：恶性肿瘤患者在接受化疗或放疗时预防真菌感染，口服或静脉滴注，每次50mg，每日1次。用于预防念珠菌病时，每次200～400mg，每日1次。

（7）地方性深部真菌病：静脉滴注，每次200～400mg，每日1次，疗程可长至2年。疗程应根据不同的感染而有所差异：球孢子菌病为 11～24 个月；类球孢子菌病为2～17个月；孢子丝菌病为1～16个月；组织胞浆菌病为3～17个月。

（8）手癣、足癣、体癣、股癣、头癣、皮肤念珠菌感染：口服给药，推荐剂量为每次150mg，每周1次；或每次50mg，每日1次。一般连用2～4周，足癣可延长至6周，头癣连用6～8周。

（9）指（趾）甲癣：口服给药，每次150mg，每周 1 次，连用 2～4 个月，依据病情可适当延长疗程。

（10）花斑癣：口服给药，推荐剂量为每次50mg，每日1次，连用2～4周。

（11）着色真菌病：口服给药，每日 400～600mg，连用4～6个月，依据病情可适当延长疗程。有研究资料表明，最大日剂量可增至800mg。

（12）真菌性角膜炎：经眼给药滴眼液，每次1～2滴，每2～4小时1次。

2. 儿童

（1）黏膜真菌感染：口服给药，＞4周龄的儿童，每次 3mg/kg，每日 1 次；2～4 周龄的儿童，每次3mg/kg，每2日1次；＜2周龄的儿童，每次3mg/kg，每3日1次。

（2）深部系统真菌感染：口服给药，＞4周龄的儿童，每次 6mg/kg，每日 1 次；2～4 周龄的儿童，每次6mg/kg，每2日1次；＜2周龄的儿童，每次6mg/kg，每3日1次。

（3）严重危及生命的感染：口服给药，＞4周龄的儿童，每次12mg/kg，每日1次；2～4周龄的儿童，每次12mg/kg，每2日1次；＜2周龄的儿童，每次12mg/kg，每3日1次。

（4）全身性念珠菌病、隐球菌感染：静脉滴注，推荐剂量为每次6～12mg/kg，每日1次。最大日剂量不应超过成年人最大日剂量。≤2 周龄的儿童，剂量可按年长儿童给药，但应每 72 小时 1次。出生后3～4周的儿童，给予相同剂量，每48小时1次。

（5）黏膜念珠菌病：静脉滴注，推荐剂量为每次3mg/kg，每日1次。为更迅速地达到稳态浓度，第1日可给予饱和剂量6mg/kg。最大日剂量不应超过成年人最大日剂量。≤2 周龄的儿童，剂量可按年长儿童给药，但应每72小时1次。出生后3～4周的儿童，给予相同剂量，每48小时1次。

（6）预防免疫功能缺陷患者接受细胞毒化疗或放疗出现中性粒细胞减少后的真菌感染：静脉滴注，每次3～12mg/kg，每日1次，剂量根据中性粒细胞减少的严重程度和时间长短确定。最大日剂量不应超过成年人最大日剂量。≤2 周龄的儿童，剂量可按年长儿童给药，但应每 72 小时 1 次。出生后3～4周的儿童，给予相同剂量，每48小时1次。

【配伍禁忌】与氨苄西林、复方磺胺甲噁唑、甲硝唑、葡萄糖酸钙、乳糖酸红霉素、头孢地嗪、头孢呋辛、头孢拉定、头孢曲松、头孢噻肟、亚胺培南西司他丁有配伍禁忌。

【不良反应】

1. *心血管系统*　上市后有QT间期延长、尖端扭转型室性心动过速的报道。

2. *代谢/内分泌系统*　上市后有高胆固醇血症、高三酰甘油血症、低钾血症的报道。

3. *肌肉骨骼系统*　上市后有肌痛的报道。

4. *泌尿生殖系统*　肾功能异常、自然流产。有闭经的个案报道。

5. *免疫系统*　上市后有过敏反应（包括血管神经性水肿、面部水肿、瘙痒）的报道。

6. *神经系统*　头痛、头晕。上市后还有癫痫发作、失眠、感觉异常、嗜睡、震颤、眩晕的报道。

7. *精神*　精神障碍。

8. *消化系统*　恶心、腹痛、腹泻、消化不良、味觉倒错、呕吐、胃肠胀气、食欲减退。上市后有口干的报道。还可出现氨基转移酶升高、肝炎、胆汁淤积、暴发性肝衰竭、黄疸、碱性磷酸酶升高、胆红素升高、肝细胞坏死、肝细胞损害。

9. *血液系统*　贫血。有嗜酸性粒细胞增多的个案报道。上市后还有白细胞减少（包括中性粒细胞减少、粒细胞缺乏）、血小板减少的报道。

10. 皮肤 皮疹、荨麻疹。有斑丘疹的个案报道。上市后还有急性泛发性发疹性脓疱病、多汗、剥脱性皮肤病（包括史-约综合征、中毒性表皮坏死松解症）、脱发的报道。

11. 眼 经眼给药可见一过性眼部刺激。

12. 其他 上市后有无力、疲乏、发热、不适的报道。

【相互作用】

1. 多剂量的氢氯噻嗪与本品合用，可使本品的血药浓度升高40%。

2. 与红霉素合用可能增加心脏毒性（QT间期延长、尖端扭转型室性心动过速）、心源性猝死的发生风险。

3. 与胺碘酮合用可能增强致QT间期延长的作用。本品通过抑制内向整流钾通道引起QT间期延长，胺碘酮亦可引起QT间期延长，且本品可抑制CYP3A4介导的胺碘酮的代谢。

4. 与环磷酰胺合用可升高血清胆红素和血清肌酐，合用时应考虑血清胆红素和血清肌酐升高的发生风险。

5. 本品按每日400mg或更高剂量与特非那定合用，可显著升高特非那定的血药浓度，可能导致继发于QT间期延长的严重心律失常。

6. 与西沙必利合用有导致心脏事件（包括尖端扭转型室性心动过速）的报道。本品按一次200mg、每日1次与西沙必利按每次20mg、每日4次合用，可显著升高西沙必利的血药浓度，并导致QT间期延长。

7. 与阿司咪唑、匹莫齐特、奎尼丁合用可升高本品的血药浓度，导致QT间期延长和尖端扭转型室性心动过速。

8. 与磺酰脲类口服降血糖药（如甲苯磺丁脲、格列本脲、格列吡嗪等）合用可导致临床显著的低血糖。

9. 合用香豆素类抗凝药（如华法林）可延长凝血酶原时间，有与华法林合用导致出血事件的报道。合用时谨慎监测凝血酶原时间，可能有必要调整华法林的剂量。

10. 与苯妥英钠、茶碱合用可升高本品的血药浓度，合用时谨慎监测血药浓度。

11. 肾移植患者（伴或不伴肾损害）合用环孢素时可显著升高环孢素的血药浓度。合用时谨慎监测环孢素的血药浓度和血清肌酐，可根据环孢素的血药浓度减少其剂量。

12. 与利福布汀合用可升高利福布汀的血药浓度。此外，还有合用导致葡萄膜炎的报道。合用时谨慎监测。

13. 与他克莫司合用可能升高口服给药的他克莫司的血药浓度，导致肾毒性。他克莫司静脉给药时则未见合用引起的药动学显著改变。

14. 与短效苯二氮䓬类药（如咪达唑仑）口服合用可大幅度升高咪达唑仑的血药浓度，导致精神运动效应。与静脉给予本品相比，本品口服给药与咪达唑仑合用时，此效应更为显著。

15. 与托法替尼合用可增加托法替尼的系统暴露量。

16. 与阿芬太尼合用可减少阿芬太尼的清除和分布容积，并延长其半衰期。

17. 与阿米替林、去甲替林合用可增强后者药物的作用。

18. 与卡马西平合用可升高卡马西平的血药浓度，有出现卡马西平毒性的风险。

19. 本品可能增加部分二氢吡啶类钙通道阻滞剂（硝苯地平、伊拉地平、氨氯地平、非洛地平等）的系统暴露量。

20. 本品按每日200mg与塞来昔布200mg合用，可使塞来昔布的C_{max}和AUC分别增加68%和134%。合用时可能有必要使塞来昔布的剂量减半。

21. 与芬太尼合用可升高芬太尼的血药浓度，可能导致芬太尼毒性，包括呼吸抑制。

22. 与卤泛群合用可升高卤泛群的血药浓度。

23. 本品与经CYP3A4或CYP2C9代谢的HMG-CoA还原酶抑制剂（如阿托伐他汀、辛伐他汀、氟伐他汀）合用可增加肌病和横纹肌溶解的发生风险。

24. 与美沙酮合用可升高美沙酮的血药浓度。

25. 本品与经CYP2C9代谢的非甾体抗炎药（NSAID）（如氟比洛芬、布洛芬、萘普生、氯诺昔康、美洛昔康、双氯芬酸）合用可能升高经CYP2C9代谢的NSAID的系统暴露量。

26. 与沙奎那韦合用可增加沙奎那韦的AUC、C_{max}，并减少其清除。合用时可能有必要调整沙奎那韦的剂量。

27. 与西罗莫司合用可升高西罗莫司的血药浓度。合用时可根据西罗莫司的血药浓度或疗效调整其剂量。

28. 与长春花生物碱类药（如长春新碱、长春碱）：合用可能升高长春花生物碱类药的血药浓度，导致神经毒性。

29. 与齐多夫定：合用可增加齐多夫定的 AUC、C_{max}，并减少其口服清除、延长其 $t_{1/2}$。合用时监测齐多夫定相关的不良反应，可能需考虑减少齐多夫定的剂量。

30. 有合用本品和全反式维 A 酸（维生素 A 的一种酸形式）导致假性脑瘤的个案报道，停用本品后消失。

31. 利福平可增强本品的代谢，合用时根据临床情况考虑增加本品的剂量。

32. 有肝移植患者接受本品为期 3 个月的治疗后使用泼尼松出现急性肾上腺皮质功能不全的个案报道。

33. 与氯沙坦合用可减弱氯沙坦的降压作用，合用时应持续监测血压。

【药动学】口服本品易于吸收，其生物利用度达 90%，静脉给药则更高。健康志愿者在口服 400mg 后 1～2 小时可达 C_{max}（6.72μg/ml）。用量在 50～400mg 时，其血药浓度是成比例的。多剂量给药后可见血药浓度上升，6～10 天可达稳态浓度，如给予负荷剂量，第 2 天就可能达到稳态。本品可广泛分布，其表观分布容积近似全身体液量。乳汁、关节液、唾液、痰液、阴道分泌液和腹水中的药物浓度与血药浓度相似。即使在脑膜无炎症的情况下，脑脊液中的药物浓度可达血药浓度的 50%～90%。本品的蛋白结合率仅为 12%。80%以原药形式随尿排出；随之排出的代谢物约占 11%。半衰期约为 30 小时，肾功能不全的患者可见延长。透析可消除本品。

【观察指标】

1. 用药前进行真菌培养和敏感性试验。
2. 用药期间定期监测肾功能。
3. 用药前和用药期间定期监测肝功能。若与肝毒性药物合用、需使用本品 2 周以上或使用多倍于常用剂量的本品，应于用药期间每 2 周监测一次肝功能。
4. 监测血清钾、心电图。

【用药宣教】

1. 分散片需用温开水溶解后饮用或直接吞服。
2. 服药后可能出现头晕和癫痫发作，应避免驾驶或操作机械。
3. 孕妇尽量避免用药。
4. 哺乳期妇女单次服多次用药或服用大剂量氟康唑后，应停止哺乳。

伏立康唑

【类别】三唑类抗真菌药。

【妊娠安全等级】D。

【作用机制】通过抑制真菌中由 CYP 介导的 14α-固醇去甲基化抑制麦角固醇的生物合成。

【抗菌谱】临床试验表明，本品对曲霉属（包括黄曲霉、烟曲霉、土曲霉、黑曲霉、构巢曲霉）、念珠菌属（包括白念珠菌、光滑念珠菌、克柔念珠菌、近平滑念珠菌、热带念珠菌、部分都柏林念珠菌、部分星状念珠菌、部分吉利蒙念珠菌）、足放线病菌属（包括尖端足分支霉、多育足分支霉、镰刀菌属）、链格孢属、皮炎芽生菌、头分裂芽生菌、枝孢霉属、粗球孢子菌、冠状耳霉、新型隐球菌、喙状明脐菌、棘状外瓶霉、裴氏着色霉、足菌肿马杜拉菌、拟青霉属、青霉属（包括马尼弗青霉、烂木瓶霉、短帚霉）、毛孢子菌属（包括白色毛孢子菌）感染均有临床疗效（好转或治愈）。体外试验表明，本品对顶孢霉属、双极霉属、枝孢瓶霉属、荚膜组织胞浆菌、弯孢霉属、孢子丝菌属具有抗菌作用。

【适应证】本品主要用于治疗进展性、可能威胁生命的感染：①侵袭性曲霉病。②对氟康唑耐药的念珠菌（包括克柔念珠菌）引起的严重侵袭性感染。③由足放线病菌属和镰刀菌属引起的严重感染。④非中性粒细胞减少患者的念珠菌血症。

【超说明书用药】

1. 用于发热性中性粒细胞减少患者的经验性抗菌治疗。
2. 用于真菌性眼内炎。
3. 用于预防移植物抗宿主病（GVHD）患者的真菌感染。
4. 用于预防造血干细胞移植（HSCT）患者的真菌感染。
5. 用于嘴突脐孢菌引起的脑膜炎。
6. 用于骨关节感染（包括伴有脊柱感染、关节盘炎、硬脑膜外脓肿、化脓性脊椎炎的感染和不累及脊柱的感染）。
7. 用于 HIV 感染患者的食管念珠菌病（耐氟康唑）。

【禁用与慎用】

1. 对本品过敏者禁用。
2. 对其他唑类药物过敏者、伴心律失常风险因素[如先天性或获得性 QT 间期延长、心肌病（尤其是心力衰竭）、窦性心动过缓、有症状的心律失常]的患者慎用。

【给药途径和剂量】

1. 成年人

（1）口服给药：①体重≥40kg 的患者，负荷剂量（第 1 个 24 小时给予），每次 400mg，每 12 小时 1 次。维持剂量（开始用药 24 小时后给予），每次 200mg，每日 2 次。如应答欠佳，可增量至每次 300mg，每日 2 次。如不耐受，可每次减 50mg，逐渐减至初始维持剂量。②体重＜40kg 的患者，负荷剂量（第 1 个 24 小时给予），每次 200mg，每 12 小时 1 次。维持剂量（开始用药 24 小时后给予），每次 100mg，每日 2 次。如应答欠佳，可增量至每次 150mg，每日 2 次。如不耐受，可每次减量 50mg，逐渐减至初始维持剂量。③疗程视临床疗效及微生物学检测结果而定，若需用药 6 个月以上，应权衡利弊。

（2）静脉滴注：①负荷剂量（第 1 个 24 小时给予）：每次 6mg/kg，每 12 小时 1 次。②维持剂量（开始用药 24 小时后给予），每次 4mg/kg，每日 2 次。如不耐受，可减至每次 3mg/kg，每日 2 次。疗程视临床疗效及微生物学检测结果而定，不宜超过 6 个月，若需用药 6 个月以上，应权衡利弊。

（3）静脉/口服给药序贯疗法：负荷剂量（第 1 个 24 小时给予），静脉滴注，每次 6mg/kg，每 12 小时 1 次。维持剂量，口服给药，每次 200mg（体重≥40kg）或 100mg（体重＜40kg），每日 2 次。

2. 儿童

（1）口服给药：2～12 岁儿童，每次 200mg，每日 2 次；12 岁及以上儿童同成年人用法与用量。

（2）静脉滴注：2～12 岁儿童，每次 7mg/kg，每日 2 次。如不耐受，可减量至每次 4mg/kg，每日 2 次。12 岁及以上儿童同成年人用法与用量。

【配伍禁忌】与氨基酸、奥硝唑、丙氨酰谷氨酰胺、低分子右旋糖酐、复方氨基酸、果糖、精氨酸、赖氨酸、哌拉西林他唑巴坦、水解蛋白、碳酸氢钠、头孢地嗪、头孢呋辛、头孢拉定、头孢米诺、万古霉素、小儿复方氨基酸、亚胺培南西司他丁、脂肪乳、转化糖有配伍禁忌。

【不良反应】

1. 心血管系统　心律失常[包括心悸、心动过缓、室上性心动过速、室性心动过速（包括尖端扭转型室性心动过速）、期前收缩（包括室上性期前收缩）、心房颤动、心室颤动、二联律]、完全性房室传导阻滞、束支传导阻滞、心脏扩大、心肌病、充血性心力衰竭、静脉炎（血栓性静脉炎、深部血栓性静脉炎）、心内膜炎、心脏停搏、心肌梗死、QT 间期延长、血管扩张、晕厥、高血压、低血压、直立性低血压、猝死。

2. 代谢/内分泌系统　甲状腺功能亢进、甲状腺功能减退、肌酸激酶升高、糖耐量降低、高胆固醇血症、高钙血症、低钙血症、高血糖、低血糖、高钾血症、低钾血症、高镁血症、低镁血症、低钠血症、高钠血症、高尿酸血症、低磷血症、糖尿、肾上腺皮质功能不全。

3. 呼吸系统　咳嗽增加、呼吸困难、鼻出血、咯血、缺氧、咽炎、胸腔积液、肺炎、呼吸窘迫综合征、呼吸道感染、鼻炎、鼻窦炎、声音改变、肺栓塞。

4. 肌肉骨骼系统　小腿痛性痉挛、关节痛、关节炎、骨坏疽、骨软化、骨质疏松、骨痛、肌痛、肌无力、肌病、背痛、骨盆疼痛。上市后有长期使用本品发生骨膜炎的报道。

5. 泌尿生殖系统　急性肾衰竭、肌酐升高、尿崩症、尿毒症、蛋白尿、尿素氮升高、血尿、无尿、少尿、尿失禁、尿潴留、肾积水、肾痛、肾小管坏死、出血性膀胱炎、肾炎、肾病、尿路感染、肌酐清除率降低、排尿困难、性欲减退、子宫出血（包括子宫不规则出血）、阴道出血、痛经、萎缩卵、附睾炎、阳痿、阴囊水肿。

6. 免疫系统　淋巴结病、淋巴管炎、脾大、移植物抗宿主反应、过敏反应。

7. 神经系统　头痛、嗜睡、震颤、眩晕、失眠、昏迷、头晕、感觉减退、感觉异常、神经痛、神经病变、张力过高、眼球震颤、眼动危象、脑出血、脑缺血、脑血管意外、急性脑综合征、脑炎、脑病、颅内压升高、静坐不能、健忘、共济失调、惊厥、痴呆、锥体外系综合征、吉兰-巴雷综合征。

8. 精神　梦境异常、激惹、焦虑、谵妄、人格解体、抑郁、欣快、精神错乱、精神病、自杀倾向、幻觉、激越。

9. 消化系统　呕吐、恶心、唇炎、口腔溃疡、舌炎、舌肿大、牙龈炎、牙龈出血、牙龈增生、腮腺肿大、牙周炎、厌食、便秘、腹泻、消化不良、吞咽困难、口干、食管溃疡、食管炎、胃肠胀气、胃炎、胃溃疡、胃肠出血、呕血、肠穿孔（包括十二指肠穿孔）、肠溃疡、十二指肠炎、假膜性肠炎

（包括假膜性结肠炎）、直肠炎、直肠出血、黑便、胰腺炎、味觉丧失、味觉异常、腹痛、腹胀、腹膜炎、胆囊炎、胆石症、肝性脑病、肝衰竭、肝炎、黄疸（胆汁淤积性黄疸）、肝大、腹水、肝功能检验值异常。

10. *血液系统*　贫血（包括大细胞性贫血、巨幼细胞贫血、小细胞性贫血、正细胞性贫血、再生障碍性贫血、溶血性贫血）、粒细胞缺乏、全血细胞减少、嗜酸性粒细胞增多、白细胞减少、血小板减少、瘀斑、瘀点、紫癜（包括血栓性血小板减少性紫癜）、骨髓抑制、出血时间延长、发绀、弥散性血管内凝血、血容量过多、假性卟啉病。

11. *皮肤*　皮肤瘙痒、皮疹、脱发、血管神经性水肿、接触性皮炎、盘状红斑狼疮、湿疹、多形性红斑、剥脱性皮炎、蜂窝织炎、固定性药疹、疖病、单纯疱疹、斑丘疹、黑变病、光敏反应、银屑病、皮肤变色、皮肤干燥、多汗、荨麻疹、史-约综合征、中毒性表皮坏死松解症、皮肤鳞状细胞癌、黑色素瘤、非黑色素瘤性皮肤癌。

12. *眼*　眼睑炎、视力改变、视力增强、视物模糊、畏光、复视、眼调节障碍、睑缘炎、色觉改变、色盲、结膜炎、角膜混浊、眼痛、眼出血、干眼、角膜炎、角膜结膜炎、瞳孔散大、夜盲、视神经萎缩、视神经炎、视盘水肿、视网膜出血、视网膜炎、视网膜电流图（ERG）波幅降低、巩膜炎、葡萄膜炎、视野缺损、视觉障碍、色视症。

13. *耳*　耳聋、耳痛、耳鸣、外耳炎、听觉减退。

14. *其他*　黏膜功能失调、水肿（包括外周水肿、脑水肿、面部水肿、肺水肿）、流感样症状、感染（包括细菌、真菌感染）、虚弱、疼痛、胸痛、胸骨下疼痛、败血症、多器官衰竭、肉芽肿、发热、寒战、滴注部位反应（疼痛、感染、炎症）、类过敏反应。

【相互作用】

1. 与口服避孕药（含炔雌醇、炔诺酮）合用可增加两者的血浆暴露量（C_{max}、AUC_{τ}）。

2. 与非核苷类逆转录酶抑制剂（NNRTI，如地拉韦啶）合用可增加两者的血浆暴露量。

3. 合用氟康唑可显著增加本品的血浆暴露量。

4. 合用麦角生物碱（如麦角胺、双氢麦角胺）可能增加麦角生物碱的血浆暴露量，可能导致麦角中毒。

5. 与经 CYP3A4 代谢的长效阿片类药（如芬太尼、阿芬太尼、羟考酮）合用可增加此类药物的血浆暴露量。

6. 合用环孢素可显著增加环孢素的 AUC_{τ}，但对 C_{max} 无显著影响，可能导致肾毒性。

7. 合用他克莫司可显著增加他克莫司的血浆暴露量，可能导致肾毒性。

8. 与美沙酮合用可增加美沙酮的血浆暴露量，可能导致毒性反应（包括 QT 间期延长）。

9. 与圣约翰草合用可显著降低本品的血浆暴露量。

10. 与西罗莫司合用可显著增加西罗莫司的血浆暴露量，禁止合用。

11. 特非那定、阿司咪唑、西沙必利、匹莫齐特、奎尼丁与本品合用血浆暴露量可能增加，导致 QT 间期延长，甚至尖端扭转型室性心动过速。禁止合用。

12. 体外研究表明，本品与苯二氮䓬类药（如咪达唑仑、三唑仑、阿普唑仑）合用可增加苯二氮䓬类药的血浆暴露量。

13. 体外研究表明，本品与 HMG-CoA 还原酶抑制剂（他汀类药）合用可增加 HMG-CoA 还原酶抑制剂的血浆暴露量，可能导致横纹肌溶解。

14. 体外研究表明，本品与二氢吡啶类钙通道阻滞剂合用可增加二氢吡啶类钙通道阻滞剂的血浆暴露量。

15. 本品与长春碱合用可能增加长春碱的血浆暴露量。

16. 与依维莫司合用可能增加依维莫司的血浆暴露量。不推荐合用。

17. 与奥美拉唑合用可显著增加奥美拉唑的血浆暴露量。

18. 本品与非甾体抗炎药（NSAID，包括布洛芬、双氯芬酸）合用可增加 NSAID 的血浆暴露量。合用时应频繁监测 NSAID 的不良反应和毒性，可能需减少其剂量。

19. 与华法林合用可显著延长凝血酶原时间（PT）。合用时应监测 PT 或其他凝血参数，可能需调整华法林的剂量。

20. 与磺酰脲类药合用可能增加磺酰脲类药的血浆暴露量。

21. 利福布汀可显著降低本品的血浆暴露量，本品可显著增加利福布汀的血浆暴露量，禁止合用。

22. 苯妥英钠可显著降低本品的血浆暴露量，

本品可显著增加苯妥英的血浆暴露量。

23. 本品与高剂量（每次 400mg，每 24 小时 1 次）依非韦伦合用可显著降低本品的血浆暴露量，显著增加依非韦伦的血浆暴露量；与低剂量（每次 300mg，每 24 小时 1 次）依非韦伦合用可轻微降低本品的 $AUC_τ$，轻微增加依非韦伦的 $AUC_τ$。

24. 本品与高剂量（每次 400mg，每 12 小时 1 次）利托那韦合用可显著降低本品的血浆暴露量，未见本品对利托那韦的 C_{max}、$AUC_τ$ 有显著影响；与低剂量（一次 100mg，每 12 小时 1 次）利托那韦合用可降低本品的血浆暴露量，轻微降低利托那韦的 C_{max}、$AUC_τ$。

25. 本品与 CYP 诱导剂（利福平、卡马西平、长效巴比妥类药）合用可显著降低本品的血浆暴露量。

【药动学】本品口服吸收迅速而完全，给药后 1～2 小时达 C_{max}。给予受试者推荐负荷剂量（静脉滴注或口服）的本品，24 小时内接近稳态血药浓度；如不给予负荷剂量，每日 2 次多剂量给药后，多数受试者约在用药第 6 日达稳态。口服给药的绝对生物利用度约为 96%。稳态分布容积为 4.6L/kg（提示本品在组织中分布广泛），血浆蛋白结合率约为 58%。一项研究显示，本品可分布至脑脊液。体外试验表明，本品经肝 CYP 同工酶（CYP2C19、CYP2C9、CYP3A4）代谢。体内研究表明，CYP2C19 对本品代谢具有重要作用。本品的主要代谢产物为 *N*-氧化物（在血浆中约占 72%）抗菌活性微弱，对本品药理作用无显著影响。仅不足 2%的给药量以原形随尿液排泄。多剂量静脉滴注或口服给予放射性核素标记的本品后，分别约 83%、80%的放射活性在尿中回收。绝大多数放射活性（＞94%）于给药后 96 小时内随尿液排泄。本品的终末半衰期与剂量相关。口服 200mg 后终末半衰期约为 6 小时。本品的代谢具有可饱和性，药动学呈非线性，故其消除半衰期不可用于预测本品的蓄积或清除。

【观察指标】

1. 用药前或用药期间应监测血电解质。

2. 用药前或用药期间应监测肝功能。如出现肝功能异常，应密切监测，以防发生更为严重的肝功能损害。

3. 用药期间应监测肾功能（尤其是血肌酐）。

4. 如连续用药超过 28 日，需监测视觉功能（包括视敏度、视力范围、色觉）。

5. 伴急性胰腺炎高风险因素（如近期曾接受化疗、造血干细胞移植）的患者（尤其是儿童患者）应密切监测胰腺功能。

6. 应每年进行 1 次全身皮肤检查，如出现皮损，应更为频繁地监测。

7. 应于治疗第 5 日及之后的 4～6 周每周监测血药谷浓度（C_{min}），调整剂量、治疗无效或出现毒性症状时亦应监测。

【用药宣教】

1. 接受本品长期治疗并出现光敏反应的患者，已有发生皮肤鳞状细胞癌、黑色素瘤的报道。用药期间应避免长期、强烈的阳光照射。

2. 用药前应纠正电解质紊乱（包括低钾血症、低镁血症和低钙血症）。

3. 育龄期妇女用药期间应采取有效的避孕措施。

4. 用药期间应避免驾驶或操作机械。

伊曲康唑

【类别】三唑类抗真菌药。

【妊娠安全等级】C。

【作用机制】本品具有广谱抗真菌活性，可破坏真菌细胞膜中麦角甾醇的合成。麦角甾醇为真菌细胞膜的重要组成部分。干扰其合成可产生抗真菌作用。

【抗菌谱】体外试验显示，本品可抑制多种致病真菌的生长，包括念珠菌属（包括白念珠菌、热带念珠菌、近平滑念珠菌和都柏林念珠菌）、曲霉属、皮炎芽生菌、枝孢霉属、粗球孢子菌、新生隐球菌、地霉属、组织胞浆菌属（包括荚膜组织胞浆菌）、巴西副球孢子菌、马尔尼菲青霉、申克孢子丝菌、毛孢子菌属。在体外试验中，本品亦可作用于絮状表皮癣菌、着色霉属、马拉色菌属、小孢子菌属、波氏假性阿利什菌、毛癣菌属及其他多种酵母菌和真菌。

【适应证】

1. 用于治疗全身性真菌病，包括系统性曲霉菌病、念珠菌病、双相型真菌病（芽生菌病、组织胞浆菌病、副球孢子菌病）、隐球菌病（包括隐球菌脑膜炎）。

2. 用于皮肤及皮下组织的真菌感染，包括孢子丝菌病、着色芽生菌病、曲霉病。

3. 用于皮肤、毛发、甲板及黏膜的真菌感染，包括皮肤真菌病（体股癣、手足癣、花斑糠疹、马拉色菌毛囊炎）、甲癣、外阴阴道念珠菌病、真菌病角膜炎。

4. 用于治疗 HIV 感染或免疫系统功能低下者的口腔和（或）食管念珠菌病。

5. 对血液系统肿瘤、骨髓移植或预期发生中性粒细胞减少（$<0.5\times10^9$/L）的患者，若标准治疗不适用，且预期对本品敏感，可用于预防侵袭性真菌感染。

【超说明书用药】

1. 用于变应性支气管肺曲霉病。
2. 用于预防高危患者侵入性曲霉病。
3. 用于预防 HIV 感染者组织胞浆菌病。
4. 用于球孢子菌病。

【禁用与慎用】

1. 对本品过敏者、心室功能障碍（如 CHF 或有 CHF 病史）者（除用于治疗危及生命或严重感染）、孕妇（除用于治疗危及生命的感染）禁用。

2. 对其他唑类药物过敏者、肝功能不全者、肾功能不全者、心脏病（如缺血性或瓣膜性心脏病）患者、严重肺部疾病（如慢性阻塞性肺疾病）患者、水肿性疾病患者慎用。

【给药途径和剂量】

1. 曲霉病

（1）口服给药：每次 0.2g，每日 1 次，连用 2～5 个月，治疗持续时间应根据临床疗效进行调整。若为侵袭性或播散性曲霉病，需将剂量增至每次 0.2g，每日 2 次。

（2）静脉滴注：第 1～2 日，每次 0～2g，每日 2 次，每次滴注 1 小时。从第 3 日起，每次 0～2g，每日 1 次，每次滴注 1 小时。用药超过 14 日的安全性尚不明确。

2. 念珠菌病　口服给药，每次 0.1～0.2g，每日 1 次，连用 3 周至 7 个月，治疗持续时间应根据临床疗效进行调整。若为侵袭性或播散性念珠菌病，需将剂量增至每次 0.2g，每日 2 次。静脉滴注同“曲霉病”。

3. 芽生菌病　口服给药，每次 0.1g，每日 1 次；或每次 0.2g，每日 2 次；连用 6 个月，治疗持续时间应根据临床疗效进行调整。

4. 组织胞浆菌病　口服给药每次 0.2g，每日 1～2 次，连用 8 个月，治疗持续时间应根据临床疗效进行调整。静脉滴注参见“曲霉病”的“静脉滴注”项。

5. 副球孢子菌病　口服给药每次 0.1g，每日 1 次，连用 6 个月，治疗持续时间应根据临床疗效进行调整。尚无该给药方案用于治疗艾滋病患者副球孢子菌病疗效的研究数据。

6. 隐球菌病（包括隐球菌脑膜炎）　静脉滴注同“曲霉病”。

7. 皮肤淋巴管型孢子丝菌病　口服给药，每次 0.1g，每日 1 次，连用 3 个月，治疗持续时间应根据临床疗效进行调整。

8. 着色芽生菌病　口服给药，每次 0.1～0.2g，每日 1 次，连用 6 个月，治疗持续时间应根据临床疗效进行调整。

9. 发热性中性粒细胞减少患者疑似全身性真菌感染的经验性治疗　静脉/口服给药序贯疗法，先静脉滴注，推荐每次 200mg，每日 2 次，给予 4 剂后改为每次 200mg，每日 1 次，连用 14 日。随后口服给药（口服液），每次 200mg，每日 2 次，直至有临床意义的中性粒细胞减少得以缓解。

10. 皮肤真菌病　口服给药，每次 0.1g，每日 1 次，连用 15 日；或每次 0.2g，每日 1 次，连用 7 日。

11. 高度角质化区（如手足癣）　口服给药每次 0.1g，每日 1 次，连用 30 日；或每次 0.2g，每日 2 次，连用 7 日。

12. 花斑糠疹、马拉色菌毛囊炎　口服给药，每次 0.2g，每日 1 次，连用 7 日。

13. 甲癣　口服给药。①冲击疗法：每次 0.2g，每日 2 次，一个冲击疗程的持续时间为 1 周。指甲癣推荐使用 2 个冲击疗程，趾甲（累及或未累及指甲）真菌病推荐使用 3 个冲击疗程，相邻两个冲击疗程间隔 3 周的停药期。终止治疗后，待指甲重新长出后方可证实临床疗效。②连续疗法：趾甲（累及或未累及指甲）真菌病，每次 0.2g，每日 1 次，连用 3 个月。

14. 外阴阴道念珠菌病　口服给药，每次 0.2g，每日 1 次，连用 3 日；或每次 0.2g，每日 2 次，仅用 1 日。

15. 真菌性角膜炎　口服给药，每次 0.2g，每日 1 次，连用 21 日，治疗持续时间应根据临床疗效进行调整。

16. 口腔和（或）食管念珠菌病　口服给药，口服液：每日 200mg，分 1～2 次服用，连用 1 周；若 1 周后仍无效，应再用 1 周。对氟康唑耐药者，每次 100～200mg，每日 2 次，连用 2 周；若 2 周后仍无效，应再用 2 周；日剂量为 400mg 的患者，若症状无明显改善，其疗程不应超过 14 日。

17. 预防侵袭性真菌感染　口服给药，口服液：

每日 5mg/kg，分 2 次服用。临床试验中，预防治疗开始于细胞抑制剂治疗前和移植手术 1 周前，并持续至中性粒细胞计数恢复正常（即＞1×10^9/L）。

【配伍禁忌】与埃索美拉唑、奥美拉唑、参麦注射液、丹参多酚酸、多烯磷脂酰胆碱、厄他培南、复方右旋糖酐 40、更昔洛韦、甲泼尼龙、克林霉素、兰索拉唑、萘夫西林、哌拉西林、哌拉西林他唑巴坦、泮托拉唑、葡萄糖、替考拉宁、头孢地嗪、头孢呋辛、头孢拉定、头孢哌酮舒巴坦、亚胺培南西司他丁、亚锡右旋糖酐、乙酰半胱氨酸、异甘草酸镁、右旋糖酐有配伍禁忌。

【不良反应】

1. *心血管系统*　心力衰竭（包括 CHF）、左心衰竭、心动过速、高血压、低血压（包括直立性低血压）、血管炎、心电图异常、窦性心动过缓。

2. *代谢/内分泌系统*　高血糖症、高钾血症、低钾血症、低镁血症、高三酰甘油血症、肾上腺功能不全、男子乳腺发育、男性乳房疼痛、脱水、体重减少、低钙血症、低磷血症。

3. *呼吸系统*　肺水肿、发声困难、咳嗽、鼻炎、鼻窦炎、上呼吸道感染、肺浸润、咽喉疼痛。上市后还有呼吸困难的报道。

4. *肌肉骨骼系统*　肌痛、关节痛、滑囊炎、背痛。有横纹肌溶解的个案报道。还有血肌酸激酶升高的报道。

5. *泌尿生殖系统*　尿频、肾功能损害、尿失禁、尿液分析结果异常、血尿素氮升高、血尿、血肌酐升高、细菌尿、膀胱炎、尿路感染、性欲降低、阳痿、勃起功能障碍、月经紊乱。

6. *免疫系统*　超敏反应。还有血清病、血管神经性水肿的报道。

7. *神经系统*　头痛、触觉减退、感觉错乱、意识模糊、周围神经病、头晕、嗜睡、失眠、眩晕。还有震颤的报道。

8. *精神*　抑郁、梦境异常、焦虑、欣快。有谵妄的个案报道。

9. *消化系统*　恶心、腹痛、味觉障碍、便秘、腹泻、消化不良、胃肠胀气、呕吐、厌食、食欲减退、食欲增加、胃炎、胃肠病、溃疡性口炎、牙龈炎、唾液分泌增加、吞咽困难、黏膜炎症、腹部不适、肝功能异常、高胆红素血症、肝衰竭、肝炎、黄疸、肝酶升高（ALT 升高、AST 升高、血碱性磷酸酶升高、血乳酸脱氢酶升高、γ-谷氨酰转肽酶升高）。有假膜性结肠炎、胆汁淤积的个案报道。还有胰腺炎的报道。

10. *血液系统*　白细胞减少、粒细胞减少、血小板减少。

11. *皮肤*　瘙痒、皮疹、荨麻疹、红斑性发疹、多汗、带状疱疹、热潮红。还有中毒性表皮坏死松解症、史-约综合征、急性泛发性发疹性脓疱病、多形性红斑、剥脱性皮炎、白细胞破裂性血管炎、脱发、光过敏的报道。

12. *眼*　有视觉障碍（包括复视、视物模糊）的报道。

13. *耳*　耳鸣、听力减退。还有短暂性或永久性听力损失的报道。

14. *其他*　水肿（包括全身水肿、面部水肿）、胸痛、发热、疼痛、疲乏、寒战、不适、损伤、虚弱、注射部位炎症、感染（包括肺孢子菌感染）。

【相互作用】

1. 强效 CYP3A4 抑制剂[如抗菌药（如环丙沙星、克拉霉素、红霉素）、抗病毒药（如利托那韦/达芦那韦、利托那韦/福沙那韦、茚地那韦、利托那韦、替拉瑞韦）]可升高本品的生物利用度。

2. 本品可升高经 CYP3A4 代谢的药物、经 P-糖蛋白转运的药物和（或）其活性代谢物的血药浓度，从而可能增强其药效和（或）增加不良反应[如 QT 间期延长、室性心动过速（包括尖端扭转型室性心动过速）]。

（1）禁止本品与美沙酮、丙吡胺、多非利特、决奈达隆、奎尼丁、麦角生物碱（如双氢麦角胺、麦角新碱、麦角胺、甲麦角新碱）、伊立替康、鲁拉西酮、咪达唑仑（口服制剂）、匹莫齐特、三唑仑、非洛地平、尼索地平、雷诺嗪、依普里酮、西沙必利、洛伐他汀、辛伐他汀、替格瑞洛、左醋美沙朵、卤泛群、阿司咪唑、咪唑斯汀、特非那定、舍吲哚、苄普地尔、乐卡地平、伊伐布雷定、多潘立酮合用。

（2）不推荐本品与坦洛新、利福布汀、阿哌沙班、利伐沙班、卡马西平、阿西替尼、达拉非尼、达沙替尼、依鲁替尼、尼洛替尼、舒尼替尼、司普瑞韦、阿利吉仑、西地那非（适应证为肺动脉高压）、依维莫司、替西罗莫司、沙美特罗、达非那新、伐地那非、考尼伐坦、托伐普坦、秋水仙碱（肝、肾功能不全者禁止与秋水仙碱合用）合用。

（3）本品与阿芬太尼、丁丙诺啡（静脉或舌下给药）、芬太尼、羟考酮、舒芬太尼、地高辛、泰利霉素（重度肝、肾功能不全者禁止与泰利霉素合用）、香豆素类药、西洛他唑、达比加群酯、瑞格列奈、沙格列汀、吡喹酮、依来曲普坦、硼替佐米、白消安、多西他赛、厄洛替尼、伊马替尼、伊沙匹隆、拉帕替尼、泊那替尼、三甲曲沙、长春花生物碱、阿普唑仑、阿立哌唑、丁螺环酮、地西泮、氟哌啶醇、咪达唑仑（静脉给药）、哌罗匹隆、喹硫平、雷美替胺、利培酮、马拉韦罗、茚地那韦、利托那韦、沙奎那韦、纳多洛尔、二氢吡啶类钙通道阻滞剂、维拉帕米、波生坦、利奥西呱、阿瑞吡坦、布地奈德、环索奈德、环孢素、地塞米松、氟替卡松、甲泼尼龙、西罗莫司、他克莫司、阿托伐他汀、弗斯特罗定（中至重度肝、肾功能不全者禁止与弗斯特罗定合用）、奥昔布宁、西地那非（适应证为勃起功能障碍）、索利那新（重度肾功能不全或中至重度肝功能不全者禁止与索利那新合用）、他达那非、托特罗定、西那卡塞合用应谨慎。

3. 可降低胃液酸度的药物[如中和胃酸药（如氢氧化铝）、胃酸分泌抑制剂（如 H_2 受体拮抗药、质子泵抑制剂）]可降低本品的血药浓度。

4. 强效 CYP3A4 诱导剂[如抗菌药（如异烟肼、利福布汀、利福平）、抗惊厥药（如卡马西平、苯巴比妥、苯妥英钠）、抗病毒药（如依非韦伦、奈韦拉平）]可降低本品的生物利用度，使疗效减弱。

5. 本品与美洛昔康合用可降低美洛昔康的血药浓度。合用应谨慎，监测美洛昔康的疗效和不良反应，必要时调整美洛昔康的剂量。

【药动学】本品可迅速并几乎完全从胃肠道吸收，口服 37.5mg/（kg · 6h）后 2 小时内可达血药峰浓度 70～80μg/ml；在静脉给药后能更快地获得血药峰浓度。最佳效应的本品血药浓度为 25～50μg/ml。全身广泛分布，脑脊液中的药物浓度达到血药浓度的 65%～90%，蛋白结合率为 2%～4%。约有 90%原药随尿排出，仅少量代谢为氟尿嘧啶。还有少量本品未被吸收而随粪便排出。半衰期为 2.5～6 小时，肾功能不全的患者会延长。血液透析、腹膜透析均可排出本品。

【观察指标】

1. 治疗前应采集真菌标本，并进行其他相关的实验室检查（湿涂片、组织病理学、血清学），以分离和鉴别病原微生物。

2. 若疑为耐氟康唑的念珠菌感染，推荐于本品治疗前检测菌株的药物敏感性。

3. 推荐监测肝功能。

4. 监测肾功能。

5. 监测血药浓度，尤其是口服治疗时（因口服胶囊的生物利用度不稳定）。

6. 治疗前应评估有无药物过敏史。

【用药宣教】

1. 育龄期妇女用药期间应采取适当避孕措施，直至停药后的下一个月经周期。

2. 本品可引起头晕、视觉障碍和听力丧失，驾驶或操作机械时应注意。

3. 口服液的制作工艺与其他剂型不同，为达最佳疗效，需在空腹时服用，且服药后 1 小时内不要进食。

泊沙康唑

【类别】三唑类抗真菌药。

【妊娠安全等级】C。

【作用机制】本品为唑类抗真菌药，抗菌活性的机制可能为通过抑制依赖 CYP 的羊毛固醇 14-α 去甲基酶(将真菌细胞膜中的羊毛固醇转变为麦角固醇)，从而抑制麦角固醇(真菌细胞膜的主要成分）的合成，导致细胞膜中甲基固醇前体蓄积和麦角固醇不足，最终弱化真菌细胞膜的结构和功能。

【抗菌谱】本品对下列微生物具有抗菌活性：曲霉属(烟曲霉、黄曲霉、土曲霉、构巢曲霉、黑曲霉、焦曲霉、赭曲霉）、念珠菌属(白念珠菌、光滑念珠菌、克柔念珠菌、近平滑念珠菌）、新生隐球菌、粗球孢子菌、裴氏着色霉菌、荚膜组织胞浆菌、波氏假阿利叶肿霉、链格孢霉属、外瓶霉属、镰刀菌属、枝氯菌属、根毛霉属、毛霉属、根霉属。

【适应证】

1. 用于预防重度免疫功能受损[包括接受造血干细胞移植（HSCT）后发生移植物抗宿主病（GVHD）、化疗导致长期中性粒细胞减少的血液系统恶性肿瘤]者的侵袭性曲霉菌和念珠菌感染。

2. 用于治疗口咽念珠菌病（包括伊曲康唑、氟康唑难治性口咽念珠菌病）。

【超说明书用药】

1. 用于治疗侵袭性曲霉病(FDA 批准适应证)。

2. 用于治疗两性霉素 B、伊曲康唑或氟康唑难治性或不能耐受的球孢子菌病。

3. 用于治疗两性霉素 B 难治性或不能耐受两性霉素 B 的镰刀菌病。

4. 用于治疗伊曲康唑难治性或不能耐受伊曲康唑的着色芽生菌病和足分枝菌病。

5. 用于淡紫紫霉属所致全身、皮肤或皮下感染的二线治疗和补救性治疗。

6. 用于接合菌所致肺部感染的替代治疗（仅限部分充分敏感的接合菌）。

7. 用于粒细胞缺乏或移植物抗宿主病患者暴露于毛霉病高发环境时预防毛霉感染。

8. 用于裂褶菌感染的一线治疗。

9. 用于毛霉菌病的补救性治疗或降级治疗。

10. 用于拟青霉菌感染的补救性治疗，亦可用于拟青霉菌所致肺部感染的替代治疗。

11. 用于皮肤曲霉病的替代治疗。

12. 用于青霉菌所致肺部感染的一线治疗。

13. 用于曲霉性腹膜炎的替代治疗。

14. 用于赛多孢子菌病的二线治疗和补救性治疗。

15. 用于治疗暗色丝孢霉病[其所致的多发性皮下结节、足菌肿、角膜炎、着色真菌病、免疫缺陷或低下患者下呼吸道感染（包括肺炎、肺结节和支气管病变）、不能手术清除的脑脓肿（单用或与棘白菌素和氟胞嘧啶联用）、骨和关节感染、播散性感染]。

16. 用于治疗尖端足分支霉菌所致肺部感染。

17. 用于治疗曲霉导致的心内膜炎、心包炎和心肌炎。

18. 用于治疗凸脐孢属真菌感染引起的脑室炎或脑膜炎。

19. 用于治疗隐球菌感染。

20. 与或不与米卡芬净或特比萘芬联用于短帚霉感染的补救性治疗。

21. 用于预防人类免疫缺陷病毒（HIV）感染者的复发性食管念珠菌病。

22. 用于治疗耳念珠菌感染后引起的糖尿病足感染。

23. 用于治疗慢性肺曲霉病（CPA）。

24. 用于治疗食管念珠菌病（EC）。

25. 用于治疗伊曲康唑难治性或不能耐受的过敏性支气管肺曲霉病。

26. 用于治疗趾甲真菌病。

27. 用于治疗中枢神经系统真菌感染。

【禁用与慎用】

1. 禁用　对本品或其他唑类抗真菌药过敏者。

2. 慎用　可能发生药物性心律失常的患者，发生过心律失常[如先天性或获得性 QT 间期延长、心肌病（尤其是心力衰竭）、窦性心动过缓、症状性心律失常、合用可导致QT间期延长的药物]的患者。

【给药途径和剂量】

1. 常规用法给药剂量

（1）预防重度免疫功能受损者的侵袭性曲霉菌和念珠菌感染

1）肠溶片：第 1 日给予负荷剂量每次 300mg，每日 2 次；第 2 日开始给予维持剂量每次 300mg，每日 1 次。疗程根据中性粒细胞减少或免疫抑制的恢复情况而定。

2）口服混悬液：每次 200mg，每日 3 次。疗程根据中性粒细胞减少或免疫抑制的恢复情况而定。

3）13 岁及 13 岁以上儿童：用法用量同成年人。

（2）口咽念珠菌病

1）第 1 日给予负荷剂量每次 100mg，每日 2 次；第 2 日开始给予维持剂量每次 100mg，每日 1 次，连用 13 日。

2）伊曲康唑和（或）氟康唑难治性口咽念珠菌病：每次 400mg，每日 2 次。疗程根据患者基础疾病的严重程度和临床应答而定。

3）65 岁及 65 岁以上老年人无须调整剂量。

2. 其他用法用量

（1）侵袭性曲霉病

1）口服：①FDA 推荐剂量。缓释片第 1 日给予负荷剂量每次 300mg，每日 2 次；第 2 日开始给予维持剂量每次 300mg，每日 1 次。推荐维持治疗总时间为 6～12 周。②EMA 推荐剂量,肠溶片第 1 日给予负荷剂量每次 300mg，每日 2 次；第 2 日开始给予维持剂量每次 300mg，每日 1 次。口服混悬液每次 200mg、每日 4 次。对于能耐受食物或营养补充剂的患者，可于进食期间或进食后立即给药，给药方案为每次 400mg、每日 2 次。疗程应根据患者基础疾病的严重程度、免疫抑制的恢复情况和临床应答而定。③临床指南推荐剂量。肠溶片第 1 日给予负荷剂量每次 300mg，每日 2 次；第 2 日开始给予维持剂量每次 300mg，每日 1 次。口服混悬液每次 200mg，每日 3 次。④疗程 6～12 周，根据疾病部位、疾病改善程度和免疫抑制水平而定。⑤专家共识推荐剂量，起始剂量为每次 200mg，每 6 小时 1 次，病情稳定后改为每次 400mg，每 12 小时 1 次。

2）静脉滴注：FDA 推荐剂量,第 1 日给予负荷剂量每次 300mg，每日 2 次；第 2 日开始给予维持剂量每次 300mg，每日 1 次。推荐维持治疗总时间为 6～12 周。

（2）两性霉素 B、伊曲康唑或氟康唑难治性或不能耐受的球孢子菌病

1）口服混悬液：每次 200mg、每日 4 次。对于能耐受食物或营养补充剂的患者，可于进食期间或进食后立即给药，给药方案为每次 400mg、每日 2 次。

2）肠溶片：第 1 日给予负荷剂量每次 300mg，每日 2 次；第 2 日开始给予维持剂量每次 300mg，每日 1 次。

3）疗程应根据患者基础疾病的严重程度、免疫抑制的恢复情况和临床应答而定。

（3）两性霉素 B 难治性或不能耐受两性霉素 B 的镰刀菌病

1）口服混悬液：每次 200mg、每日 4 次。对于能耐受食物或营养补充剂的患者，可于进食期间或进食后立即给药，给药方案为每次 400mg、每日 2 次。

2）肠溶片：第 1 日给予负荷剂量每次 300mg，每日 2 次；第 2 日开始给予维持剂量每次 300mg，每日 1 次。

3）疗程应根据患者基础疾病的严重程度、免疫抑制的恢复情况和临床应答而定。

（4）伊曲康唑难治性或不能耐受伊曲康唑的着色芽生菌病和足分枝菌病。

1）口服混悬液：每次 200mg、每日 4 次。对于能耐受食物或营养补充剂的患者，可于进食期间或进食后立即给药，给药方案为每次 400mg、每日 2 次。

2）肠溶片：第 1 日给予负荷剂量每次 300mg，每日 2 次；第 2 日开始给予维持剂量每次 300mg，每日 1 次。

3）疗程应根据患者基础疾病的严重程度、免疫抑制的恢复情况和临床应答而定。

（5）接合菌所致肺部感染的替代治疗（仅限部分充分敏感的接合菌）：口服给药，每次 400mg，每日 2 次；或每次 200mg，每日 4 次。

（6）粒细胞缺乏或移植物抗宿主病患者暴露于毛霉病高发环境时预防毛霉感染：口服给药，每次 200mg，每 8 小时 1 次。

（7）毛霉菌病的补救性治疗或降级治疗

1）肠溶片：第 1 日每次 300mg、每日 2 次，以后每次 300mg、每日 1 次。

2）口服混悬液：每日 800mg，分 2 次或 4 次给药。

3）疗程根据临床情况和应答以及宿主的免疫能力确定。

（8）暗色丝孢霉病[其所致的多发性皮下结节、足菌肿、角膜炎、着色真菌病、免疫缺陷或低下患者下呼吸道感染（包括肺炎、肺结节和支气管病变）、不能手术清除的脑脓肿（单用或与棘白菌素和氟胞嘧啶联用）、骨和关节感染、播散性感染：口服给药，每次 200mg，每日 4 次；或每次 400mg，每日 2 次。

（9）尖端足分支霉菌所致肺部感染：口服给药，每次 200mg，每日 4 次。

（10）曲霉导致的心内膜炎、心包炎和心肌炎：口服给药每次 400mg，每 12 小时 1 次。在接受人工瓣膜置换术后，应终身口服本品，以防止感染复发。

（11）隐球菌感染：口服给药。

1）隐球菌病复发的补救性治疗：在重新完成诱导治疗和复发菌株的体外药敏试验后用药，每次 200mg、每 6 小时 1 次，或每次 400mg、每 12 小时 1 次。

2）肺隐球菌病（非免疫受损患者）的替代治疗：用于氟康唑无法获得或有使用禁忌时，每次 400mg，每 12 小时 1 次。

（12）预防人类免疫缺陷病毒（HIV）感染者的复发性食管念珠菌病：口服给药，口服混悬液每次 400mg，每日 2 次，直至 CD4 细胞计数大于 200cells/μl。

（13）耳念珠菌感染后引起的糖尿病足感染：口服给药，每次 100～400mg，每日 2 次，与特比萘芬每日 500～1000mg 联用。

（14）慢性肺曲霉病（CPA）：口服给药。

1）临床指南推荐剂量：①肠溶片：第 1 日每次 300mg，每日 2 次，第 2 日开始维持剂量为每次 300mg，每日 1 次。②口服混悬液：每次 200mg，每日 3 次。

2）临床研究剂量：每次 400mg，每日 2 次。

（15）食管念珠菌病（EC）：口服给药。

1）临床指南推荐剂量：口服混悬液：每次 400mg，每日 2 次；合并人类免疫缺陷病毒（HIV）感染者持续治疗 28 日。肠溶片：每次 300mg，每日 1 次。

2）临床研究剂量：每次 400mg、每日 2 次，持续 3 日后改为每次 400mg，每日 1 次，持续 25 日；或每次 400mg，每日 2 次，持续 28 日。

（16）伊曲康唑难治性或不能耐受的过敏性支气管肺曲霉病：口服给药，每次 400mg，每日 2 次。

（17）趾甲真菌病：口服给药，每日 200mg 或 400mg。儿童剂量：

1）预防重度免疫功能受损[包括接受造血干细胞移植（HSCT）后发生移植物抗宿主病（GVHD）、化疗导致长期中性粒细胞减少的血液系统恶性肿瘤]者的侵袭性曲霉菌和念珠菌感染，缓释片，2～13 岁（不含 13 岁）且体重超过 40kg 的儿童：第 1 日给予负荷剂量每次 300mg，每日 2 次；第 2 日起维持剂量为每次 300mg，每日 1 次。疗程根据中性粒细胞减少或免疫抑制的恢复情况而定。

2）口咽念珠菌病：口服混悬液，13 岁及 13 岁以上儿童第 1 日给予负荷剂量每次 100mg，每日 2 次；第 2 日起维持剂量为每次 100mg，每日 1 次，连用 13 日。

3）伊曲康唑和（或）氟康唑难治性口咽念珠菌病：每次 400mg，每日 2 次。疗程根据患者基础疾病的严重程度和临床应答而定。

4）侵袭性曲霉病：口服给药。①FDA 推荐剂量：13 岁及以上儿童，用法用量同成年人。②临床指南推荐剂量：13 岁及以上儿童：肠溶片（首选）：第 1 日每次 300mg，每日 2 次；随后每次 300mg，每日 1 次。口服混悬液：每日 800mg，分 2 次或 4 次给药。③静脉滴注：FDA 推荐剂量：13 岁及以上儿童，用法用量同成年人。

5）食管念珠菌病（EC）：口服给药。临床指南推荐剂量：HIV 感染的青少年唑类药难治性 EC：口服混悬液每次 400mg，每日 2 次，连用 28 日。如患者病情出现频繁或严重的复发，可能需持续抑制治疗，直至 CD4 细胞计数＞200cells/mm^3。

3. 给药方法

（1）本品肠溶片可与或不与食物同服，且应整片吞咽，不能掰开、压碎或咀嚼后服用。

（2）本品口服混悬液须于进餐期间或进餐后立即（20 分钟内）服用；对无法正常进餐者应给予本品肠溶片代替口服混悬液（仅在预防性用药时；在禁食条件下，本品肠溶片的暴露量较口服混悬液的暴露量高）；对无法正常进餐或使用本品肠溶片者可伴营养液或碳酸饮料服用本品口服混悬液；对无法正常进餐、无法使用本品肠溶片、不能耐受口服营养液或碳酸饮料的患者，应考虑使用其他抗真菌治疗或密切监测有无突破性真菌感染。

【配伍禁忌】与腹膜透析液、果糖、甲泼尼龙琥珀酸钠、林格、葡萄糖、葡萄糖氯化钠、两性霉素 B、他克莫司、头孢曲松有配伍禁忌。

【不良反应】

1. 心血管系统　高血压、低血压、心动过速（包括尖端扭转型室性心动过速）、QT 间期延长。

2. 代谢/内分泌系统　低钾血症、低镁血症、高血糖症、低钙血症、脱水、肾上腺功能不全、体重减轻。还有假性醛固酮增多症的报道。

3. 呼吸系统　咳嗽、呼吸困难、鼻出血、咽炎、肺炎、肺栓塞、呼吸功能损害。

4. 肌肉骨骼系统　肌肉骨骼疼痛、关节痛、背痛。

5. 泌尿生殖系统　急性肾衰竭、阴道出血、尿路感染性疾病、阴道炎。

6. 免疫系统　过敏反应。

7. 神经系统　头痛、头晕、感觉异常、失眠、意识模糊、周围神经病、嗜睡。

8. 消化系统　胆红素血症、肝炎、肝大、黄疸、肝酶升高[包括天冬氨酸氨基转移酶（AST）升高、丙氨酸氨基转移酶（ALT）升高、碱性磷酸酶升高]、胆红素升高、胆汁淤积、肝衰竭、腹痛（包括上腹痛）、便秘、腹泻、恶心、呕吐、食欲减退、厌食、消化不良、口腔念珠菌病、胰腺炎、口腔干燥。

9. 血液系统　贫血、血小板减少、中性粒细胞减少（包括发热性中性粒细胞减少）、溶血尿毒综合征、血栓性血小板减少性紫癜、中性粒细胞减少恶化。

10. 皮肤　瘀点、皮疹、瘙痒、单纯性疱疹、多汗。

11. 其他　疲乏、寒战、水肿（包括外周水肿、腿部水肿）、发热、无力、虚弱、黏膜炎、疼痛。

【相互作用】

1. 可使西罗莫司的血药浓度升高约 9 倍，并产生西罗莫司毒性。

2. 可使他克莫司的血药峰浓度和曲线下面积显著增加。开始合用本品时，减少他克莫司的剂量至原剂量的约 1/3。合用本品期间和停用本品时应频繁监测他克莫司的全血谷浓度，并调整剂量。

3. 可使环孢素的全血浓度升高。推荐减少环孢素的剂量至原剂量的约 3/4。合用本品期间和停用本品时应频繁监测环孢素的血药浓度，并调整剂量。

4. 可使经 CYP3A4 代谢的可延长 QT 间期的药物（如匹莫齐特、奎尼丁）的血药浓度升高，导致 QT 间期延长和尖端扭转型室性心动过速。

5. 可使主要经 CYP3A4 代谢的羟甲基戊二酸

单酰辅酶 A（HMG-CoA）还原酶抑制药的血药浓度升高，导致横纹肌溶解。

6. 可使麦角生物碱（麦角胺、双氢麦角胺）的血药浓度升高，导致麦角中毒。

7. 可使经 CYP3A4 代谢的苯二氮䓬类药（咪达唑仑）的血药浓度升高约 5 倍，从而增强和延长催眠和镇静作用。本品与其他经 CYP 3A4 代谢的苯二氮䓬类药（如阿普唑仑、三唑仑）合用，可使此类苯二氮䓬类药的血药浓度升高。合用时应密切监测与此类药物的高血药浓度相关的不良反应，苯二氮䓬类受体拮抗药可用于逆转这些不良反应。

8. 可使利托那韦、阿扎那韦的血药浓度升高，合用时应频繁监测这些药物的毒性和不良反应。

9. 可能使长春花生物碱的血药浓度升高，导致神经毒性。合用时考虑调整长春花生物碱的剂量。

10. 可使经 CYP3A4 代谢的钙通道阻滞药（如维拉帕米、地尔硫䓬、硝苯地平、尼卡地平、非洛地平）的血药浓度升高。合用时频繁监测与钙通道阻滞药相关的毒性和不良反应，可能需要减少钙通道阻滞药的剂量。

11. 可使地高辛的血药浓度升高。合用时监测地高辛的血药浓度。

12. 利福布汀可使本品的血药浓度降低，利福布汀的血药浓度升高。密切监测有无突破性真菌感染，并频繁监测全血细胞计数和因利福布汀血药浓度升高而导致的不良反应（如葡萄膜炎、白细胞减少）。

13. 苯妥英钠可使本品的血药浓度降低，苯妥英钠的血药浓度升高。密切监测有无突破性真菌感染，并频繁监测苯妥英钠的浓度，应考虑减少苯妥英钠的剂量。

14. 依非韦仑可使本品的血药浓度显著降低。

15. 福沙那韦可能使本品的血药浓度降低。密切监测有无突破性真菌感染。

16. 西咪替丁（H_2受体拮抗药）和埃索美拉唑（质子泵抑制药）可使本品的血药浓度降低；与抗酸药、H_2受体拮抗药（西咪替丁除外）合用，未见临床相关的影响。

17. 甲氧氯普胺可使本品的血药浓度降低。密切监测有无突破性真菌感染。

18. 利福平、卡马西平、苯巴比妥、扑米酮可使本品的血药浓度显著降低。

【药动学】

1. 肠溶片　单剂和多剂给药剂量达 300mg，药动学参数与给药剂量成正比。达峰时间中值为 4～5 小时。绝对生物利用度约为 54%（禁食）。多剂给药后第 6 日达稳态血药浓度。平均消除半衰期的范围为 26～31 小时。

2. 口服混悬液　健康受试者单剂口服 50～800mg 和多剂口服 50～400mg，每日 2 次后，血浆暴露量（AUC）与剂量成正比；给予发热性中性粒细胞减少或难治性侵袭性真菌感染患者每次 600mg、每日 2 次，未见暴露量进一步增加。达峰时间中值为 3～5 小时。多剂给药后 7～10 日达稳态血药浓度。半衰期为 35 小时（为 20～66 小时）。

3. 注射液　健康受试者单剂静脉给药 200～300mg 和多次给药 300mg，每日 2 次后，血浆暴露量（AUC）与剂量成正比；给予发热性中性粒细胞减少或难治性侵袭性真菌感染患者单剂静脉给药 200～300mg，血浆暴露量（AUC）与剂量成正比。达峰时间中值为 1.5 小时。半衰期为 23.6～24.6 小时。

本品的血浆蛋白结合率大于 98%，主要与白蛋白结合，以母体化合物的形式存在，多数循环代谢物通过 UDP 葡萄糖醛酸化而形成的葡萄糖醛酸结合物。本品无任何主要循环氧化（CYP 介导的）代谢物。约 17%的给药量以代谢物形式随尿液和粪便排泄。主要随粪便排泄（120 小时内可排泄 71%的给药量），其中大部分（给药量的 66%）以原药排泄。肾脏清除为次要排泄途径，120 小时内可排泄 13%的给药量（＜0.2%的给药量以原药排泄）。

【观察指标】

1. 如出现严重腹泻或呕吐，应密切监测有无突破性真菌感染。

2. 如出现肝功能异常，应监测是否出现更严重的肝功能损害，包括评估肝功能实验室检查结果。如出现可能与本品相关的肝脏疾病的症状和体征，须考虑停药。

3. 用药前和用药期间应监测肝功能、电解质水平（尤其是钾离子、镁离子或钙离子水平）。

4. 监测肾功能、全血细胞计数。

【用药宣教】

1. 孕妇用药可能损害胎儿，孕龄期妇女需要避孕。哺乳期妇女如果用药，需停止哺乳。

2. 肠溶制剂和口服混悬液的用药剂量不同，不要擅自更换剂型。

3. 用药期间尽量避免驾驶或操作机器。

4. 本品可能引起心律失常、肝脏损害，而电解质紊乱时更容易出现心律失常。用药期间宜定期监测电解质水平（尤其是钾、镁、钙）、肝功能。

5. 路出现严重的不良反应，如过敏反应、心律失常、QT 间期延长和肝毒性，及时就诊。

三、其他全身用抗真菌药

氟胞嘧啶

【类别】合成抗真菌药。

【妊娠安全等级】C。

【作用机制】本品通过真菌细胞的渗透酶系统进入细胞内，转化为氟尿嘧啶（对真菌具选择性毒性作用，在人体细胞内不能大量转化为氟尿嘧啶），后者可取代尿嘧啶进入真菌的 DNA，从而阻断核酸的合成。

【抗菌谱】对隐球菌属、念珠菌属和球拟酵母菌等具有较强抗菌活性，对着色真菌、少数曲霉属亦具有一定抗菌活性，对其他真菌抗菌活性较弱。

【适应证】

1. 用于念珠菌属或隐球菌属所致肺部感染、尿路感染及败血症。

2. 用于念珠菌属所致心内膜炎、隐球菌属所致脑膜炎。

【禁用与慎用】

1. 对本品过敏者、肾功能不全者、严重肝功能不全患者禁用。

2. 骨髓抑制、血液系统疾病患者及肝功能不全者慎用。

【给药途径和剂量】

1. 口服给药　每次 1000～1500mg，每日 4 次。

2. 静脉滴注　每日 100～150mg/kg，分 2～3 次给药。本品注射剂以 0.9%氯化钠注射液稀释成 1%，输注应在 20～40 分钟完成。

【配伍禁忌】与阿糖胞苷有配伍禁忌。

【不良反应】

1. 免疫系统　过敏反应（如皮疹、嗜酸性粒细胞增多）。

2. 神经系统　头晕、头痛、定向力障碍。

3. 精神　精神错乱、幻觉。

4. 消化系统　恶心、呕吐、厌食、腹泻、腹痛、氨基转移酶升高、肝坏死、血清胆红素升高、肝大。

5. 血液系统　全血细胞减少、血小板减少、骨髓抑制、贫血（包括再生障碍性贫血）、白细胞减少。

6. 皮肤　皮疹。

7. 其他　发热。

【相互作用】

1. 与两性霉素 B 合用具有协同作用，两性霉素 B 亦可增强本品的毒性。

2. 本品与其他骨髓抑制剂合用可增加毒性反应，尤其是造血系统的不良反应。

3. 阿糖胞苷可灭活本品的抗真菌活性。

【药动学】本品口服后经胃肠道吸收迅速而完全，口服 2g 后 2～4 小时达血药峰浓度。广泛分布在肝、肾、脾、心和肺组织中，其浓度≥同期血药浓度；炎性脑脊液中药物浓度可达同期血药浓度的 50%～100%；亦可进入感染的腹腔、关节腔和房水中。静脉注射后表观分布容积为（0.78±0.13）L/kg。口服及静脉注射后半衰期分别为 2.5～6 小时、3～6 小时。约 90%的给药量以原形随尿液排出。血液透析可清除本品。肾功能不全者本品半衰期明显延长，无尿患者可达 85 小时。

【观察指标】用药期间应定期检查造血功能（包括血常规）、肝功能、肾功能、尿常规。

【用药宣教】

1. 本品可降低患者的免疫能力，患者可能更容易感染，应当警示患者经常洗手，避免接触感染、感冒的人群。如果出现发热、寒战、咽喉痛等症状，需及时就诊。

2. 孕妇禁用。

3. 哺乳期妇女使用时应暂停哺乳。

卡泊芬净

【类别】棘球白素类抗生素。

【妊娠安全等级】C。

【作用机制】本品为棘球白素类抗真菌药，抑制β-(1, 3)-D-葡聚糖合成，β-(1, 3)-D-葡聚糖为敏感曲霉菌和念珠菌细胞壁的重要成分，哺乳动物细胞无β-(1, 3) -D-葡聚糖。本品具有抗念珠菌的活性，对烟曲霉菌菌丝的活性细胞生长区域亦具有活性。

【抗菌谱】烟曲霉、黄曲霉、土曲霉、白念珠菌、光滑念珠菌、季也蒙念珠菌、克鲁斯念珠菌、近平滑念珠菌、热带念珠菌。

【适应证】

1. 用于经验性治疗中性粒细胞计数减少、伴发热患者的可疑真菌感染。

2. 用于治疗念珠菌血症及念珠菌引起的腹腔脓肿、腹膜炎、胸膜腔感染。

3. 用于治疗食管念珠菌病。

4. 用于治疗对其他疗法（如两性霉素 B、两性霉素 B 脂质体、伊曲康唑）不能耐受者或其他疗法难治的侵袭性曲霉病。

【超说明书用药】

1. 用于治疗 HIV 感染者的侵袭性曲霉病。

2. 用于治疗 HIV 感染者的食管念珠菌病。

【禁用与慎用】对本品过敏者禁用。哺乳期妇女慎用。

【给药途径和剂量】

1. 本品应静脉滴注给药，不宜与其他药物混合输注。不可用 5%葡萄糖注射液稀释本品。将冷藏（2～8℃）的冻干粉本品取出使之达到室温，用适量的 0.9%氯化钠注射液溶化冻干粉，在 25℃条件下放置 1 小时后，再以 0.9%氯化钠注射液 250ml 稀释供输注用，配制好的溶液在 25℃下只能保存 24 小时；需控制液体摄入量者，只用 100ml 稀释液。

2. 成年人，第 1 天缓慢输注负荷量 70mg，继后 50mg/d，经 1 小时静脉滴注。疗程取决于病情轻重和临床效应。一般给药 2 周以上，甚至有用到 162 天仍能较好地耐受；与依非韦伦、奈韦拉平、利福平、地塞米松、苯妥英钠或卡马西平同时使用时，应考虑给予 70mg/d。

3. 儿童，第 1 天应当给予 $70mg/m^2$ 的单次负荷剂量（剂量不超过 70mg），继后给予 $50mg/m^2$（剂量不超过 70mg）。疗程可以根据适应证进行调整；与代谢诱导剂（如利福平、依非韦伦、奈韦拉平、苯妥英、地塞米松或卡马西平）合用时，本品的日剂量可调整到 $70mg/m^2$（剂量不超过 70mg）。

【配伍禁忌】本品与右旋糖酐、参麦成方、头孢呋辛钠、乙酰半胱氨酸、哌拉西林他唑巴坦、头孢地嗪、头孢拉定、亚胺培南西司他丁有配伍禁忌。

【不良反应】

1. 心血管系统　低血压、高血压、静脉炎、心律失常（包括心动过速、心动过缓）、心房颤动、心脏停搏、心肌梗死、潮红。

2. 代谢/内分泌系统　血钾降低、血镁降低、血糖升高、低钾血症、血钾升高、液体过剩、低镁血症、高钙血症、高血糖。

3. 呼吸系统　啰音、呼吸衰竭、胸腔积液、呼吸困难、呼吸急促、肺炎、咳嗽、鼻出血、缺氧。

4. 肌肉骨骼系统　背痛、关节痛、肢体疼痛。

5. 泌尿生殖系统　血尿素氮升高、血肌酐升高、尿红细胞阳性、尿路感染、血尿、肾衰竭。还有临床显著肾功能不全的报道。

6. 免疫系统　移植物抗宿主病。

7. 神经系统　头痛、惊厥、头晕、嗜睡、震颤、意识模糊状态。

8. 精神　焦虑、抑郁、失眠。

9. 消化系统　腹泻、恶心、腹痛、呕吐、腹胀、便秘、消化不良、厌食、食欲减退、ALT 升高、血碱性磷酸酶升高、AST 升高、血胆红素升高、结合胆红素升高、肝衰竭、肝大、肝毒性、高胆红素血症、黄疸。还有胰腺炎、肝坏死、γ-谷氨酰转肽酶升高的报道。

10. 血液系统　血红蛋白水平降低、血细胞比容降低、贫血、白细胞减少、凝血病、中性粒细胞减少（包括发热性中性粒细胞减少）、血小板减少、菌血症、脓毒症。

11. 皮肤　压疮性溃疡、皮疹、瘙痒、红斑、瘀点、皮肤损伤、荨麻疹。还有多形性红斑、中毒性表皮坏死松解症、史-约综合征、皮肤剥脱的报道。

12. 过敏反应　可能为组胺介导的不良反应（包括皮疹、面部肿胀、血管神经性水肿、瘙痒、温热感、支气管痉挛）。

13. 其他　感染性休克、发热、寒战、水肿（包括外周水肿）、黏膜炎症、无力、疲乏、滴注部位疼痛、滴注部位瘙痒、滴注部位肿胀、中心导管感染。

【相互作用】

1. 环孢素可增加本品的 AUC，不升高环孢素的血药浓度，并可短暂升高 ALT 和 AST。

2. 利福平合用可能降低本品的血药浓度。

【药动学】本品在肝内经水解和 *N*-乙酰化作用缓慢代谢。给予单剂量后，35%的原药和 40%的代谢物分别随粪便和尿排出。

【观察指标】

1. 治疗期间监测肝功能。

2. 本品与他克莫司合用时，推荐规范监测他克莫司的血药谷浓度，并适当调整他克莫司的剂量。

【用药宣教】

1. 用药期间，监测肝功能。

2. 如出现过敏症状，应停止使用。

米卡芬净

【类别】棘球白素类抗生素。

【妊娠安全等级】C。

【作用机制】本品为一种半合成脂肽类化合物，可非竞争性抑制真菌细胞壁的必需成分 1, 3-β-D-葡聚糖的生物合成。

【抗菌谱】本品对深部真菌感染的主要致病真

菌曲霉菌属和念珠菌属有广谱抗菌活性。在体外试验中，对氟康唑或伊曲康唑耐药的念珠菌属有强效，对念珠菌属有杀菌作用，可抑制曲霉菌属孢子发芽和菌丝生长。本品对小鼠播散性念珠菌病、口腔和食管念珠菌病、播散性曲霉病和肺部曲霉病具有保护或治疗作用。有本品对念珠菌属的敏感性和抗菌活性降低的报道。对棘球白素类药的敏感性降低与葡聚糖合成酶的 FKS 蛋白突变相关。

【适应证】用于由曲霉菌和念珠菌引起的真菌血症、呼吸道真菌病、胃肠道真菌病。

【超说明书用药】用于预防造血干细胞移植术患者出现念珠菌感染。

【禁用与慎用】

1. 对本品有过敏史者、对其他棘球白素类药过敏者禁用。

2. 肝功能异常者慎用。

【给药途径和剂量】

1. *曲霉病* 静脉滴注，每次 50～150mg，每日 1 次。严重或难治性曲霉病，根据患者情况剂量可增加至每日 300mg。体重为 50kg 或 50kg 以下的患者，剂量不应超过每日 6mg/kg。

2. *念珠菌病* 静脉滴注，每次 50mg，每日 1 次。严重或难治性念珠菌病，根据患者情况剂量可增加至每日 300mg。体重为 50kg 或 50kg 以下的患者，剂量不应超过每日 6mg/kg。4 月龄及以上儿童，每次 2mg/kg，每日 1 次，最大日剂量为 100mg。

3. *预防造血干细胞移植术患者出现念珠菌感染* 静脉滴注，每次 50mg，每日 1 次，平均疗程为 19 日（6～51 日）。

【配伍禁忌】与阿贝卡星、阿昔洛韦、氨苄西林、地贝卡星、多巴酚丁胺、多柔比星、多沙普仑、更昔洛韦、环丙沙星、磺胺甲噁唑、加贝酯、甲氧苄啶、米诺环素、莫西沙星、萘莫司他、帕珠沙星、喷他佐辛、喷昔洛韦、羟钴胺、庆大霉素、人免疫球蛋白、四烯甲萘醌、妥布霉素、万古霉素、维生素 B_1、维生素 B_6、西咪替丁、硝酸硫胺、盐酸西咪替丁、乙酰唑胺、注射用水、左氧氟沙星有配伍禁忌。

【不良反应】

1. *心血管系统* 静脉炎、血管疼痛、高血压、心悸、血管扩张、心房颤动、心动过速、心脏停搏、心肌梗死、心包积液。

2. *代谢/内分泌系统* 血钾升高、血钾降低、低钙血症、低镁血症、高氯血症、低钾血症、低血糖症、高钠血症、高钾血症。

3. *呼吸系统* 鼻出血。

4. *肌肉骨骼系统* 关节炎、肌酸激酶升高、血肌红蛋白水平升高。

5. *泌尿生殖系统* 血肌酐升高、血尿素氮（BUN）升高、肾功能异常、急性肾衰竭、肌酐清除率降低。尿排出量减少、血尿。

6. *免疫系统* 过敏样反应、过敏反应。

7. *神经系统* 头痛、失眠、惊厥、脑病、颅内出血、谵妄。

8. *精神* 焦虑。

9. *消化系统* 腹泻、粪便松软、恶心、呕吐、腹痛、腹胀、ALT 升高、碱性磷酸酶（ALP）升高、γ-谷氨酰转肽酶升高、肝功能异常、AST 升高、黄疸、乳酸脱氢酶（LDH）升高、高胆红素血症、肝细胞损害、肝大、肝衰竭。

10. *血液系统* 白细胞减少、中性粒细胞减少（包括发热性中性粒细胞减少）、贫血（包括溶血性贫血）、血小板减少、嗜酸性粒细胞增多、凝血病、全血细胞减少、血栓性血小板减少性紫癜。上市后还有弥散性血管内凝血的报道。

11. *皮肤* 皮疹、斑丘疹、中毒性表皮坏死松解症（TEN）、史-约综合征、多形性红斑、瘙痒、荨麻疹。

12. *其他* 寒战、休克、发热、无力、面部肿胀、输液反应、注射部位血栓形成。

【相互作用】本品与西罗莫司、硝苯地平、伊曲康唑合用时，应监测后者的毒性，必要时减少其剂量。

【药动学】单剂量静脉滴注：给予健康成年人志愿者本品 25mg、50mg、75mg，滴注 30 分钟以上，或静脉滴注本品 150mg，滴注 1 小时，原形药物的 AUC 随剂量增加而成比例增加。滴注结束时达 C_{max}，消除半衰期为 13.9 小时。

重复静脉滴注：给予健康成年人志愿者本品 75mg，每日 1 次，共 7 日，于第 4 日时达稳态。最后 1 次给药时的 C_{max} 和消除半衰期分别为 10.87μg/ml 和 14.0 小时。

本品蛋白结合率为 99.8%或以上。主要经肝脏代谢，确定或推测有 8 种代谢产物。主要代谢产物为经 CYP1A2、CPY2B6、CPY2C 和 CPY3A 催化生成的 M5，以及经硫酸酯酶催化产生的儿茶酚产物（M1）、由 M1 经 COMT 催化产生的 M2，而开环产物（M3）是由本品在水溶液中未经酶催化产生的。静脉滴注本品后有3.7%的给药量以主要代谢产物M5的形式随尿液和粪便排泄。本品主要随粪便排泄。健康成年人志愿者经1小时静脉滴注28.3mg ^{14}C 标记的本品，给药后7日尿液和粪便中放射性活性的排泄率分别为给药量的7.36%和43.80%，尿液和粪便中原形药物的排泄率分别为给药量的0.70%和11.71%，其他均为代谢产物。

单次静脉滴注100mg本品1小时，重度肾功能不全（肌酐清除率＜30ml/min）者的 C_{max} 和AUC与肾功能正常（肌酐清除率＞80ml/min）者相比无显著改变。

单次静脉滴注100mg本品1小时，重度肝功能不全者的AUC为肝功能正常者的68.2%，M5的AUC为肝功能正常者的231.8%。但上述暴露量与侵袭性食管念珠菌病患者用药的暴露量相当。

【观察指标】用药期间定期监测肝功能、肾功能、全血细胞计数。

【用药宣教】如确定病原体非曲霉菌或念珠菌，或使用本品后无效，则不应继续使用。

第十五节 治疗结核病药

一、氨基水杨酸及其衍生物

对氨基水杨酸钠

【类别】抗分枝杆菌病药。

【作用机制】通过对叶酸合成的竞争性抑制作用抑制结核分枝杆菌的生长繁殖。另外，本品还有较强的降血脂作用。

【抗菌谱】本品为对氨基苯甲酸（PABA）的同类物，只对结核分枝杆菌有抑菌作用，对非结核分枝杆菌无效。

【适应证】与其他抗结核药合用于结核分枝杆菌所致的肺及肺外结核病。静脉滴注可用于治疗结核性脑膜炎及急性播散性结核病。

【超说明书用药】

1. 用于甲状腺功能亢进症。对于甲状腺功能亢进合并结核的患者，在用碘剂无效而可能影响手术时，可短期服用本品为手术创造条件。

2. 用于缓解克罗恩病。

【禁用与慎用】

1. 对本品过敏者禁用。

2. 充血性心力衰竭患者、胃溃疡患者、葡萄糖-6-磷酸脱氢酶缺乏者、严重肝功能不全者、严重肾功能不全者慎用。

【给药途径和剂量】

1. *结核病* 口服给药，每次2～3g，每日4次，静脉滴注每日4～12g。儿童每日0.2～0.3g/kg，分3～4次给药，最大日剂量为12g。

2. *甲状腺功能亢进手术前* 口服给药，每日8～12g，分4次给药，同时服用维生素B和维生素C。服药时间不可过长，以防毒性反应出现。

3. *缓解克罗恩病* 口服给药本品肠溶片，每次0.5g，每日3次。

【不良反应】

1. *代谢/内分泌系统* 少见颈前部肿胀、甲状腺肿、黏液水肿。还有引起低血糖、甲状腺功能低下的报道。

2. *肌肉骨骼系统* 常见关节酸痛与发热。

3. *泌尿生殖系统* 少见血尿、蛋白尿、尿痛或排尿烧灼感（结晶尿）、月经失调、男性性欲降低。

4. *神经系统* 少见头痛、乏力。

5. *消化系统* 少见胃溃疡、胃出血、腹痛、咽痛、肝功能损害、黄疸、肝炎。也可见ALT、AST升高。

6. *血液系统* 少见粒细胞减少、溶血性贫血。偶见白细胞减少。还有引起血小板减少性紫癜、高铁血红蛋白血症的报道。

7. *皮肤* 少见皮肤干燥、皮肤黄染。偶见剥脱性皮炎。

8. *眼* 少见眼黄染。

9. *过敏反应* 常见瘙痒、皮疹、药物热、哮喘、嗜酸性粒细胞增多。

10. *其他* 常见极度疲乏、软弱。少见发冷、背痛、发热、体重增加。滴注时间过长易导致静脉炎。

【相互作用】

1. 丙磺舒、磺吡酮可导致本品血药浓度升高、作用持续时间延长及毒性反应发生。

2. 本品可增强苯妥英钠的作用。

3. 本品可增强抗凝药（香草醛或茚满二酮衍生物）的作用。

4. 本品可增加甲氨蝶呤、乙硫异烟胺的不良反应。

5. 本品与水杨酸类药合用可使胃肠道反应加重，甚至引起胃溃疡。

6. 本品与链霉素、异烟肼合用可延缓结核分枝杆菌耐药性的产生。

7. 本品可使强心苷的血药浓度降低。

8. 本品与利福平合用可导致利福平的血药浓度降低。合用时两者给药时间应间隔至少 6 小时。

9. 与维生素 B_{12} 合用可影响维生素 B_{12} 从胃肠道吸收，合用时维生素 B_{12} 的用量应增加。

10. 本品与对氨基苯甲酸有拮抗作用，两者不宜合用。

【药动学】本品自胃肠道吸收良好，较其他水杨酸类吸收更为迅速。口服后 1～2 小时血药浓度达峰值。吸收后迅速分布至多种体液中，同时迅速弥散至肾、肺和肝组织，在胸腔积液及干酪样组织中可达高浓度，但在脑脊液中的浓度较低。蛋白结合率为 15%。在肝中代谢，50%以上经乙酰化成为无活性代谢物。给药后 85%在 7～10 小时经肾排出，其中 14%～33%为原形，50%为代谢物。本品亦可随乳汁排泄。本品半衰期为 45～60 分钟，但肾功能不全时可长达 23 小时。血液透析可清除本品。

【用药宣教】

1. 如出现过敏反应和肝损害表现应立即停药。

2. 如出现结晶尿、蛋白尿、白细胞明显减少亦应尽快停药。

3. 本品应在进餐时服用，以减少胃肠道不良反应，服用肠溶片可减少胃肠不良反应。

二、抗生素类

利福喷丁

【类别】抗分枝杆菌药。

【妊娠安全等级】C。

【作用机制】本品通过与转录酶的β亚单位牢固结合，抑制细菌 RNA 的合成，并阻止该酶与 DNA 连接，阻断 RNA 的转录过程，使 DNA 和蛋白质的合成停止，从而起到杀菌作用。

【抗菌谱】本品对以下细菌有抗菌活性：结核杆菌、麻风杆菌和其他分枝杆菌（如堪萨斯分枝杆菌、蟾分枝杆菌）及多数革兰阳性球菌。

【适应证】

1. 与其他抗结核病药联合用于多种结核病的初治与复治，但不宜用于治疗结核性脑膜炎。

2. 用于治疗非结核杆菌感染。

3. 与其他抗麻风药联合治疗麻风病。

4. 用于医务人员直接观察下的短程化疗。

【禁用与慎用】

1. 对本品或其他利福霉素类抗菌药过敏者、胆道阻塞者、严重肝功能不全者禁用。

2. 酒精中毒患者、肝功能不全者慎用。

【给药途径和剂量】口服给药与其他抗结核病药联用，每次 600mg（体重＜55kg 者应酌减），每周 1～2 次，肺结核初始患者疗程一般为 6～9 个月。

【不良反应】

1. 代谢内分泌系统　血清尿酸升高。

2. 泌尿生殖系统　血尿素氮升高。

3. 免疫系统　过敏反应。

4. 神经系统　头痛、失眠。

5. 消化系统　艰难梭菌相关性腹泻（CDAD）、AST 及 ALT 升高、血清碱性磷酸酶升高、胆红素升高。

6. 血液系统　白细胞减少、血小板减少。

7. 皮肤　皮疹。

【相互作用】

1. 丙磺舒可升高本品血药浓度，并产生毒性。

2. 与异烟肼合用可增加发生肝脏毒性的风险（尤其是肝功能损害、异烟肼快乙酰化患者）。

3. 本品可增加乙硫异烟胺的不良反应。

4. 合用抗酸药可明显降低本品的生物利用度。

5. 合用对氨基水杨酸盐可降低本品的血药浓度，合用时两者应间隔至少 6 小时使用。

6. 氯法齐明可延迟本品的达峰时间，延长本品的半衰期。

7. 本品与抗肿瘤药（达卡巴嗪、环磷酰胺）合用可增加以上药物的代谢，形成烷化代谢物，引起白细胞减少。

8. 本品为 CYP 诱导剂（于首剂后 4 日内产生酶诱导作用；停用本品 14 日后酶活性恢复至用药前），可增加 CYP 底物的代谢，降低 CYP 底物的活性。CYP 底物有抗心律失常药（丙吡胺、美西律、奎尼丁、妥卡尼）、抗生素（氯霉素、克拉霉素、氨苯砜、多西环素、环丙沙星）、口服抗凝药（华法林）、抗惊厥药（苯妥英钠）、抗疟疾药（奎宁）、唑类抗真菌药（氟康唑、伊曲康唑、酮康唑）、巴比妥类药（苯巴比妥）、苯二氮䓬类（地西泮）、β受体阻滞药（普萘洛尔）、钙通道阻滞剂（地尔硫䓬、硝苯地平、维拉帕米）、强心苷制剂（地高辛）、皮质激素（泼尼松）、苯氧酸类药（氯贝丁酯）、口服降血糖药（格列本脲、格列吡嗪）、激素类避孕药或孕激素（炔雌醇、左炔诺孕酮）、免疫抑制剂（环孢素、他克莫司）、甲基黄嘌呤类（茶碱）、麻醉性镇痛药（美沙酮）、PDE5 抑制剂（西地那非）、甲状腺制剂（左甲状腺素）、三环类抗抑郁药（阿米替林、去甲替林）、蛋白酶抑制剂、部分逆转录酶抑制剂等。

【药动学】本品口服后在胃肠道的吸收缓慢且不完全，消除半衰期为14.1小时。本品在体内分布广泛（肝组织中分布最多，其次为肾），且不易透过血-脑脊液屏障，蛋白结合率大于98%。本品主要经肝内代谢为25-去乙酰利福平，代谢物水解后形成无活性的3-甲酰利福霉素。本品及其主要代谢物主要经胆汁排入肠道随粪便排泄，仅部分随尿液排泄。本品存在肠肝循环，由胆汁排入肠道的原形药物部分可被再吸收。

【观察指标】

1. 用药间期应监测全血细胞计数、肝功能。

2. 若于分娩前几周使用本品，应监测孕妇和新生儿的凝血酶原时间。

3. 肝功能异常和（或）肝病患者用药前应监测氨基转移酶水平，用药期间每2～4周监测1次。

【用药宣教】

1. 不严格遵守用药方案治疗可导致结核病高复发率。

2. 用药后白细胞减少和血小板减少者，应避免拔牙手术，谨慎剔牙，直至全血细胞计数恢复正常。

利福平

【类别】抗分枝杆菌药。

【妊娠安全等级】C。

【作用机制】本品为利福霉素类半合成广谱抗菌药，与转录酶β亚单位牢固结合，抑制细菌RNA的合成，防止该酶与DNA连接，从而阻断RNA转录过程，使DNA和蛋白的合成停止。

【抗菌谱】本品对结核分枝杆菌和部分非结核分枝杆菌（包括麻风分枝杆菌）均有明显的杀菌作用。本品对需氧革兰阳性菌具良好抗菌作用，包括葡萄球菌产酶株及甲氧西林耐药株、肺炎链球菌、其他链球菌、肠球菌属、李斯特菌属、炭疽杆菌、产气荚膜杆菌、白喉杆菌、厌氧球菌。本品对需氧革兰阴性菌如脑膜炎球菌、流感嗜血杆菌、淋球菌亦具有高度抗菌活性。本品亦具有良好的抗军团菌属作用，对沙眼衣原体、性病淋巴肉芽肿及鹦鹉热等病原体均具有抑制作用。

【适应证】

1. 与其他抗结核药联用于结核病的初治与复治，包括结核性脑膜炎的治疗。

2. 用于无症状脑膜炎球菌带菌者，以消除鼻咽部脑膜炎球菌。

3. 与其他药物联用于治疗麻风分枝杆菌、非结核分枝杆菌感染。

4. 与万古霉素（静脉）联用于耐甲氧西林葡萄球菌所致的严重感染。

5. 与红霉素联用于军团菌属严重感染。

6. 本品滴眼液用于沙眼、结膜炎、角膜炎。

【超说明书用药】

1. 用于感染性心内膜炎。

2. 用于肺部鸟分枝杆菌复合物感染。

3. 用于布鲁氏菌病的辅助治疗。

【禁用与慎用】

1. 对本品或利福霉素类药过敏者、严重肝功能不全者、胆道阻塞者、妊娠早期妇女禁用。

2. 酒精中毒者、肝功能不全者、有糖尿病史者、5岁以下儿童、妊娠中晚期妇女慎用。

【给药途径和剂量】

1. 口服、肌内注射或静脉滴注

（1）抗结核：成年人每次0.45～0.6g，每日早餐前服1次，或静脉滴注0.6g，每次1次。儿童10～20mg/（kg · d），分2次用。

（2）鼠疫首选本品，用量为30mg/（kg · d），分2次肌内注射，共用10天。

（3）军团病或重症葡萄球菌感染，建议成年人0.6～1.2g/d，分2～4次给药。

2. 沙眼和结膜炎　用0.1%滴眼液滴眼，每日4～6次。

【配伍禁忌】与布地奈德、倍他米松、倍氯米松、氟替卡松、氯倍他索、地塞米松、氟米龙、氟轻松、氟氢可的松、醋酸泼尼松、醋酸泼尼松龙、氢化可的松、曲安奈德、地奈德、多柔比星脂质体、环索奈德、甲泼尼龙、糠酸莫米松、曲安松龙有配伍禁忌。

【不良反应】

1. 心血管系统　血压下降。

2. 代谢/内分泌系统　肾上腺功能不全、血清尿酸升高、甲状腺功能减退。

3. 呼吸系统　呼吸急促、喘鸣。

4. 肌肉骨骼系统　肌无力、四肢疼痛、肌病。

5. 泌尿生殖系统　血尿素氮升高、血红蛋白尿、血尿、间质性肾炎、急性肾小管坏死、肾功能不全、急性肾衰竭、月经紊乱。

6. 免疫系统　过敏反应[瘙痒、荨麻疹、皮疹、类天疱疮反应、多形性红斑（包括史-约综合征）、中毒性表皮坏死松解症、药疹伴嗜酸性粒细胞增多和系统症状（DRESS）、血管炎、嗜酸性粒细胞增多、口痛、舌痛、结膜炎]。

7. 神经系统　脑出血、头痛、嗜睡、共济失调、头晕、注意力不集中、意识模糊、泛发性麻木、眩晕。

8. 精神　行为改变、精神病。

9. 消化系统　胃灼热、上腹不适、厌食、恶心、呕吐、胃肠胀气、腹部绞痛、腹泻、假膜性结肠炎、牙变色、黄疸、肝功能短暂性异常（如血清胆红素升高、碱性磷酸酶升高、血清氨基转移酶升高）、肝炎、累及肝脏的休克样综合征、肝大。

10. 血液系统　血小板减少、紫癜、弥散性血管内凝血、白细胞减少、溶血性贫血、血红蛋白减少、粒细胞缺乏、溶血、卟啉病加重、凝血酶原时间缩短。

11. 皮肤　伴或不伴皮疹的面红和瘙痒。

12. 眼　视觉障碍。

13. 其他　发热、疲乏、面部和四肢水肿、流感综合征（表现为发热、寒战、头痛、头晕、骨痛）、休克、药液外渗引起的局部刺激和炎症。

【相互作用】

1. 丙磺舒、复方磺胺甲噁唑等可升高本品的血药浓度。

2. 阿托伐醌可升高本品的血药浓度，同时阿托伐醌的血药浓度降低。

3. 与氟烷、异烟肼合用可能增加肝毒性，应避免与氟烷合用。与异烟肼合用时，应密切监测肝毒性。

4. 与乙硫异烟胺合用可加重乙硫异烟胺的不良反应。

5. 抗酸药可减少本品的吸收，应于摄入抗酸药前至少 1 小时给予本品。

6. 氯法齐明可减少本品的吸收，使其达峰时间（T_{max}）延迟且半衰期延长。

7. 对氨水杨酸可降低本品的血药浓度。必须合用时，两者的用药时间至少间隔 6 小时。

8. 本品可大幅降低阿扎那韦、达芦那韦、福沙那韦、沙奎那韦、替拉那韦等的血药浓度，可能导致抗病毒疗效丧失和（或）病毒产生耐药性。此外，本品与沙奎那韦/利托那韦合用可导致严重肝细胞毒性。

9. 本品与抗惊厥药（如苯妥英钠）、洋地黄毒苷、抗心律失常药（如丙吡胺、美西律、奎尼丁、妥卡尼）、口服抗凝药（如香豆素类药）、抗真菌药（如氟康唑、伊曲康唑、酮康唑）、巴比妥类药、β受体阻滞药、钙通道阻滞剂（如地尔硫䓬、硝苯地平、维拉帕米）、氯霉素、克拉霉素、皮质激素、环孢素、强心苷制剂、氯贝丁酯、激素类避孕药（口服或其他全身性给药途径）、氨苯砜、地西泮、多西环素、氟喹诺酮类药（如环丙沙星）、氟哌啶醇、口服降血糖药（磺酰脲类药）、左甲状腺素、美沙酮、麻醉性镇痛药、黄体酮、奎宁、他克莫司、茶碱、三环类抗抑郁药（如阿米替林、去甲替林）、齐多夫定合用可降低上述药物的血药浓度。此外，本品与酮康唑合用可降低两者的血药浓度。

10. 与依那普利合用可降低依那普利的活性代谢产物依那普利拉的血药浓度。

11. 与柳氮磺吡啶合用可降低磺胺吡啶的血药浓度。

【药动学】本品口服后可迅速从胃肠道吸收。口服后 2～4 小时达血药峰浓度，但有个体差异。食物可延迟和减少吸收。蛋白结合率约为 80%。广泛分布于体内各种组织和体液中，还可渗入脑脊液中，在脑膜有炎症时可见增加。本品可透过胎盘，进入乳汁。开始的半衰期为 2～5 小时。本品有酶诱导作用，反复用药后可使其自身代谢加强，约在用药开始 2 周时，消除时间可缩短 40%，半衰期可减至 1～3 小时，肝功能不全的患者可见延长。本品在肝内迅速代谢成具有活性的去乙酰利福平。原药及此代谢物均随胆汁排至肠道中，本品可被再吸收，代谢物则不被吸收。约有 60%的用量出现在肠道中，随尿排出的占 30%。

【观察指标】

1. 成年患者开始本品治疗前应监测肝酶、胆红素、血清肌酐、全血细胞计数。儿童患者开始本品治疗前无须监测，除非存在已知的并发症或临床疑似的并发症。

2. 开始本品治疗后的最初 2～3 个月应密切监测肝功能。

3. 治疗期间应定期监测血常规。

【用药宣教】

1. 本品可能引起白细胞减少和血小板减少，并导致齿龈出血和感染、伤口愈合延迟等，应避免拔牙等手术，并注意口腔卫生，刷牙及剔牙均需谨慎，直至血象恢复正常。

2. 使用本品滴眼液期间，泪液可呈现红色，并可使隐形眼镜染色，故用药期间不可戴隐形眼镜。

3. 本品应于餐前 1 小时或餐后 2 小时服用，清晨空腹 1 次服用吸收最好，因进食影响本品吸收。

4. 使用本品期间尿液可能呈红色，为正常现象，不必惊慌。

环丝氨酸

【类别】抗分枝杆菌药。

【妊娠安全等级】C。

【作用机制】本品可抑制革兰氏阳性、革兰阴性敏感菌和结核分枝杆菌的细胞壁合成。本品对敏感菌的最低抑菌浓度（MIC）≤25μg/ml。

【抗菌谱】对革兰氏阳性、革兰阴性敏感菌和结核分枝杆菌有效。

【适应证】

1. 用于治疗对本品敏感的结核分枝杆菌引起的且经一线抗结核药（如链霉素、异烟肼、利福平、乙胺丁醇）治疗效果不佳的活动性肺结核和肺外结核（包括肾结核）。与其他抗结核药类似，本品应与其他药物联用，不建议单独使用。

2. 用于治疗敏感革兰阳性菌和革兰阴性菌（尤其是肠杆菌属和大肠埃希菌）引起的急性尿路感染。一般而言，本品对非分枝杆菌引起的尿道感染的疗效较其他传统抗菌药弱，仅当传统药物治疗无效且确认对本品敏感时方可考虑使用本品。

【禁用与慎用】对本品过敏者、癫痫、抑郁、严重焦虑、精神病、严重肾功能不全者禁用。心功能不全者慎用，儿童用药安全性尚未明确，慎用。

【给药途径和剂量】口服给药，常用剂量为每日 0.5～1g，分 2 次给药。最初 2 周内的剂量为每次 0.25g，每日 2 次（间隔 12 小时）。最大日剂量为 1g。

【不良反应】

1. 代谢/内分泌系统　维生素 B_{12} 缺乏、叶酸缺乏。

2. 肌肉骨骼系统　多关节炎。

3. 免疫系统　过敏反应（与剂量无关）。

4. 神经系统　惊厥、困倦、嗜睡、头痛、震颤、语言障碍、眩晕、伴记忆力减退的精神错乱、伴记忆力减退的定向障碍、麻痹性痴呆、反射亢进、感觉异常、癫痫大发作或小发作（局部性）、昏迷。有脑病的个案报道。

5. 精神　精神病（可能有自杀倾向）、性格改变、易怒、攻击。

6. 肝脏　血清氨基转移酶升高（尤其是肝病患者）。

7. 血液系统　巨幼细胞贫血、铁粒幼细胞贫血。

8. 眼　视力障碍。

【相互作用】

1. 乙硫异烟胺可增强本品的神经毒性。

2. 与异烟肼合用可增加中枢神经系统毒性反应（如头晕或嗜睡）的发生率，合用时须调整剂量，并密切监测是否出现中枢神经系统毒性反应。

【药动学】本品口服后迅速吸收，达峰时间为 4～8 小时，常规给药剂量（每次 0.25g，每日 2 次）可使血药浓度维持在 25～30μg/ml。本品广泛分布于全身组织和体液中，脑脊液、胸膜液、胎血和母乳中的药物浓度与血清药物浓度相当，腹水、胆汁、痰液、羊水、肺和淋巴组织中亦可检测到本品。单剂给予本品后，72 小时内约 65%以原形药物随尿液排出，约 35%被代谢为未知化合物。给药后 2～6 小时出现最大排泄率，给药后 12 小时可清除 50%的药物。

【观察指标】

1. 用药前应进行微生物培养，以确定对本品的敏感性。对于结核病患者，还应确定微生物对联用的其他抗结核药的敏感性。

2. 用药期间应对患者的血液、肾功能、血药浓度和肝功能进行监测。肾功能降低、剂量大于每日 0.5g 及出现毒性症状和体征的患者，每周至少应监测一次血药浓度，并调整剂量以使血药浓度维持在 30μg/ml 以下。

【用药宣教】

1. 本品可分泌至乳汁中，哺乳期妇女使用时应暂停哺乳。

2. 用药期间应补充维生素 B_{12}。

卷曲霉素

【类别】抗分枝杆菌药。

【妊娠安全等级】C。

【作用机制】本品是从链霉菌中分离出的一种多肽抗生素，是由 4 种有微生物学活性的组分形成的复合体。作用机制尚不明确，可能与抑制细菌蛋白合成有关。

【抗菌谱】本品对结核分枝杆菌和牛分枝杆菌均有明显抑制作用，对堪萨斯分枝杆菌大多敏感，但其他非结核分枝杆菌对本品则常耐药。

【适应证】用于肺结核病的二线治疗。经一线抗结核药（如链霉素、异烟肼、利福平和乙胺丁醇）治疗失败，或因药物毒性或细菌产生耐药性而不适用上述一线抗结核药时，本品可作为联合用药之一。

【禁用与慎用】

1. 对本品过敏者、孕妇禁用。

2. 肾功能不全者、听力减退患者、重症肌无力患者、帕金森病患者慎用。

【给药途径和剂量】

1. 肌内注射　每日 0.75～1g，每日 1 次，连用 2～4 个月，然后改为每周 2～3 次。

2. 静脉滴注　每日 1g（体重＜55kg 者，每日 0.75g），每日 1 次，最大日剂量为 20mg/kg，连用 2～4 个月，然后改为每周 2～3 次。

3. 肾功能不全时剂量　肾功能不全者按表 7-11 调整剂量。

表 7-11　肾功能不全者剂量调整表

肌酐清除率（ml/min）/（ml/s）	剂量（按碱基计算）
≥110/1.84	按正常人用量
100/1.67	每日 1 次，12.7mg/kg
80/1.33	每日 1 次，10.4mg/kg
60/1.00	每日 1 次，8.2mg/kg
50/0.83	每日 7mg/kg，或每 48 小时 14mg/kg
40/0.67	每日 5.9mg/kg，或每 48 小时 11.7mg/kg
30/0.50	每日 4.7mg/kg，或每 48 小时 9.5mg/kg
20/0.33	每日 3.6mg/kg，或每 48 小时 7.2mg/kg
10/0.17	每日 2.4mg/kg，或每 48 小时 4.9mg/kg
0/0	每日 1.3mg/kg，或每 48 小时 2.6mg/kg 或每 72 小时 3.9mg/kg

血液透析患者应透析后给药，给药频率应减少至每周 2～3 次，但为保证抗菌作用剂量应维持在每次 12～15mg/kg。

【配伍禁忌】与苄星青霉素有配伍禁忌。

【不良反应】

1. 心血管系统　偶见心律失常。静脉滴注可导致一过性血压下降、局部静脉炎。

2. 代谢/内分泌系统　可见低钾低镁（表现为无力、嗜睡、脉弱、心律失常、呼吸困难、腹胀、恶心、呕吐）、低钙（可有肌肉抽搐痉挛）。

3. 肌肉骨骼系统　少见肌痛。

4. 泌尿生殖系统　可见血尿素氮（BUN）轻度升高、非蛋白氮升高，大剂量用药可导致肾组织损害，出现血尿、尿量减少。也可见肌酐升高、肌酐清除率降低、蛋白尿、管型尿、排尿次数改变、急性肾小管坏死。

5. 神经系统　偶见头痛。也可见眩晕、步态不稳。

6. 精神　偶见精神改变。

7. 消化系统　少见胃痛、胃气胀。大剂量用药可导致食欲减退、极度口渴。

8. 耳　可见耳鸣、耳部饱满感、听力减退。

9. 过敏反应　少见皮疹、瘙痒、皮肤红肿或发热等过敏反应。

10. 其他　少见药疹、药物热、出血。本品肌内注射可导致局部疼痛与硬结。

【相互作用】

1. 与氨基糖苷类药物合用可增加耳毒性、肾毒性和神经肌肉阻滞作用发生的可能。如发生听力减退，停药后仍可继续发展至耳聋，其可能是暂时性的，但往往呈永久性。

2. 两性霉素 B、万古霉素、杆菌肽、巴龙霉素、环孢素、卡莫司汀、顺铂、布美他尼、依他尼酸、呋塞米等合用本品可增加耳毒性及肾毒性发生的可能性，合用时需进行听力和肾功能测定。

3. 本品与甲氧氟烷或多黏菌素类注射剂同时或先后应用可能增加肾毒性或神经肌肉阻滞作用，应避免合用。

4. 与阿片类镇痛合用可使两药的中枢呼吸抑制作用相加，导致呼吸抑制作用加重、抑制时间延长或呼吸麻痹（呼吸暂停）。

5. 抗组胺药、布克力嗪、赛克力嗪、美克洛嗪、吩噻嗪类、噻吨类、曲美苄胺与本品合用可能掩盖耳鸣、头晕或眩晕等耳毒性症状。

6. 合用抗神经肌肉阻滞药可拮抗神经肌肉阻滞药对骨骼肌的作用。

【药动学】本品口服不吸收，须注射给药。肌内注射 1g 后 1～2 小时血药浓度达峰值，血药峰浓度平均为 28～32mg/L。本品可透过胎盘。本品主要经肾小球滤过以原形排出，12 小时内随尿排出给药量的 50%～60%；少量可随胆汁排出。血消除半衰期为 3～6 小时。肾功能不全患者消除半衰期延长，血清中可有卷曲霉素蓄积。

【观察指标】

1. 听力测定每周 1～2 次，最好进行电测听检查，每月 1 次。

2. 定期进行前庭功能及肾功能测定，尤其是肾功能不全或第Ⅷ对脑神经病变患者，每周 1～2 次。

3. 监测肝功能，尤其是与其他肝毒性抗结核药合用时。

4. 用药前及治疗中每月测定血钾浓度 1 次。

【用药宣教】

1. 如用药 2～3 周后病情好转，患者仍需继续用完整个疗程。

2. 如出现听力减退的情况，应立即就医。

利福布汀

【类别】抗分枝杆菌药。

【妊娠安全等级】B。

【作用机制】本品为一种半合成的利福霉素类药，可抑制埃希菌属、枯草杆菌或其他易感菌株中的转录酶。

【抗菌谱】对埃希菌属、枯草杆菌有效。对革兰阳性菌、革兰阴性菌和不典型病原体有效。

【适应证】与其他抗结核药联用于分枝杆菌感染所致疾病，如结核病、鸟-胞内分枝杆菌复合体（MAC）感染。

【超说明书用药】

1. 用于预防晚期HIV感染者的MAC感染。

2. 用于治疗HIV感染者的结核病。

3. 与质子泵抑制剂（PPI）、阿莫西林联用于幽门螺杆菌感染的挽救治疗。

【禁用与慎用】对本品或其他利福霉素类药过敏者禁用；肝、肾功能不全者慎用。

【给药途径和剂量】口服给药，每次150～300mg，每日1次。

【不良反应】

1. *心血管系统*　心电图非特异性T波改变。

2. *肌肉骨骼系统*　肌痛、关节痛、肌炎。

3. *免疫系统*　药源性狼疮综合征。

4. *神经系统*　头痛、失眠、癫痫发作、失语、感觉异常、意识模糊。

5. *消化系统*　腹痛、厌食、腹泻、消化不良、嗳气、胃肠胀气、恶心、呕吐、味觉异常、肝炎、碱性磷酸酶升高、ALT升高、AST升高、黄疸。还有艰难梭菌相关性腹泻（CDAD）的报道。

6. *血液系统*　溶血、贫血、嗜酸性粒细胞增多、白细胞减少、中性粒细胞减少、血小板减少、血栓性血小板减少性紫癜、全血细胞减少。还有粒细胞缺乏、淋巴细胞减少、粒细胞减少的报道。

7. *皮肤*　皮疹、皮肤感觉异常、皮肤变色。有急性泛发性发疹性脓疱病（AGEP）的个案报道。

8. *眼*　葡萄膜炎、眼角沉降物。

9. *过敏反应*　有过敏反应（如嗜酸性粒细胞增多、支气管痉挛、休克）的报道。

10. *其他*　乏力、胸痛、发热、疼痛、流感样症状、胸部紧迫或疼痛并伴呼吸困难。

【相互作用】

1. 逆转录病毒抑制剂（如地拉夫定、茚地那韦、奈非那韦、利托那韦）可升高本品的血药浓度，合用时应注意调整本品的剂量。

2. 与CYP3A抑制剂（如氟康唑、克拉霉素、蛋白酶抑制剂）合用可升高本品的血药浓度，并增加发生不良反应的风险。

3. 本品可降低CYP3A底物[如伊曲康唑、克拉霉素、氨苯砜、甲氧苄啶、蛋白酶抑制剂（如沙奎那韦）]的血药浓度，从而降低其疗效。

4. 本品可诱导口服避孕药（炔雌醇、炔诺酮）的代谢，从而降低口服避孕药的效果，建议使用本品期间改用其他避孕方法。

【药动学】本品口服后经胃肠道迅速吸收，口服300mg本品3.3小时后达血药峰浓度(375ng/ml)。53%以上的给药量经胃肠道吸收，绝对生物利用度约为20%。本品脂溶性高，可广泛分布于组织，且组织细胞内浓度远高于血药浓度，口服本品12小时后肺组织浓度达血药浓度的6.5倍。53%的给药量以代谢物随尿液排泄，30%的给药量随粪便排泄。本品清除缓慢，平均半衰期为45小时。

【观察指标】定期监测肝功能和血常规。

【用药宣教】

1. 本品会使角膜接触镜（隐形眼镜）永久染色，服药期间请避免使用。

2. 服用本品会使大小便、唾液、痰液、泪液等呈橙红色，为正常现象。

3. 本品会降低口服避孕药的药效。用药期间换用其他避孕方法，如安全套。

4. 本品可能导致肝功能异常，需定期检查肝功能。因用药还可导致白细胞和血小板减少，还需检查血常规。老年人用药请密切监测肝、肾及心脏功能。

5. 进餐时服药可减轻胃肠道反应。需注意脂肪含量高的食物会减慢本品的吸收速度。

利福霉素

【类别】抗分枝杆菌药

【妊娠安全等级】C。

【作用机制】本品为半合成利福霉素类广谱抗生素，与其他类抗生素或抗结核药之间尚未见交叉耐药性。通过抑制菌体内核糖核酸聚合酶的活性，影响核糖核酸的合成及蛋白质的代谢，导致细菌生长繁殖停止而达到杀菌目的。

【抗菌谱】对金黄色葡萄球菌（包括耐青霉素和耐新霉素株）、结核分枝杆菌有较强的抗菌作用，对常见革兰阴性菌作用较弱。

【适应证】用于结核分枝杆菌感染、耐甲氧西林金黄色葡萄球菌或表皮葡萄球菌的重症感染、难治性军团菌感染的联合治疗。

【禁用与慎用】

1. 对本品过敏者、肝病或肝损害者禁用。

2. 孕妇、哺乳期妇女慎用。

【给药途径和剂量】静脉注射每次 500mg，每日 2～3 次。

1. 成年人

（1）肌内注射：每次 250mg，每 8～12 小时 1 次；静脉注射，每次 500mg，每日 2～3 次。

（2）静脉滴注：一般感染每次 500mg，溶于 5%葡萄糖注射液 250ml 中，每日 2 次；中、重度感染：每次 1000mg，溶于 5%葡萄糖注射液 500ml 中滴注，每日 2 次，滴速不宜过快。肾盂肾炎可给予≥750mg/d。严重感染开始可用每日 1000mg。

2. 儿童　可用 10～30mg/（kg·d），分 2～3 次用。

【配伍禁忌】与阿米卡星、阿糖胞苷、苄星青霉素、地尔硫䓬、地高辛、丁卡因、对氨基水杨酸钠、多西环素、酚妥拉明、呋塞米、复方磺胺甲噁唑、诺氟沙星、磺胺异噁唑、培氟沙星、甲硝唑、多柔比星、四环素、琥诺沙星、甲氧苄啶、酒石酸间羟胺、长春新碱、两性霉素 B、硫酸黏霉素、美芬丁胺、门冬酰胺酶、齐多夫定、去甲万古霉素、乳糖酸红霉素、妥拉唑林、多西环素、依地酸钙钠、依他尼酸有配伍禁忌。

【不良反应】

1. 泌尿生殖系统　一过性肾损害。

2. 神经系统　眩晕。

3. 消化系统　恶心、食欲缺乏、一过性肝损害、黄疸。长期用药可见 ALT 升高。

4. 皮肤　过敏性皮炎。滴注过快可见暂时性皮肤黄染。

5. 眼　滴注过快可见暂时性巩膜黄染。

6. 耳　耳鸣、听力下降。

7. 其他　肌内注射可见局部疼痛、硬结、肿块。

【相互作用】合用异烟肼对结核分枝杆菌有协同抗菌作用，但同时肝毒性亦增加。

【药动学】本品口服后吸收不佳，肌内注射或静脉注射后主要分布于肝脏和胆汁，在肾、心、脾、肺中亦可达治疗浓度。主要随胆汁排出，血浆消除半衰期为 3～4 小时。

【观察指标】用药期间应监测肝功能。

【用药宣教】用药后患者尿液可呈红色，属正常现象。

三、酰肼类

异烟肼

【类别】抗分枝杆菌药。

【妊娠安全等级】C。

【作用机制】本品为一种具有杀菌作用的合成抗菌药，确切的作用机制尚不明确，可能为抑制敏感细菌分枝菌酸的合成而使细胞壁破裂。

【适应证】

1. 与其他抗结核药联用于治疗多型结核病，包括结核性脑膜炎及其他分枝杆菌感染。

2. 用于预防以下多型结核病：①新近确诊为结核病患者的家庭成员或密切接触者。②结核菌素纯蛋白衍生物（PPD）试验强阳性同时胸部 X 线检查符合非进行性结核病，痰菌阴性，且过去未接受过正规抗结核治疗者。③正在接受免疫抑制剂或长期激素治疗的患者，部分血液病或单核吞噬细胞系统疾病（如白血病、霍奇金淋巴瘤）、糖尿病、尿毒症、硅肺或胃切除术等患者，其 PPD 试验呈阳性反应者。④35 岁以下 PPD 试验呈阳性反应者。⑤已知或疑似 HIV 感染，其 PPD 试验呈阳性反应者。

【禁用与慎用】

1. 对本品过敏者、肝功能异常者、精神病患者、癫痫患者禁用。

2. 有精神病史者、有癫痫病史者、严重肾功能不全者慎用。

【给药途径和剂量】

1. 成年人

（1）口服给药与其他抗结核药联用，每日 5mg/kg，最大日剂量为 300mg；或每日 15mg/kg，每周 2～3 次，最大日剂量为 900mg。肾功能减退但其血肌酐小于 60mg/L 者无须减量；严重肾功能减退者可能需减量，以用药后 24 小时的血药浓度不超过 1μg/ml 为宜；无尿患者的剂量可减为常用量的一半。

（2）不能口服者，可用口服相同的剂量肌内注射，或加入 5%葡萄糖注射液 20～40ml 中缓慢静脉注射，或加入 5%葡萄糖注射液 250ml 或 500ml 静脉滴注。

（3）鞘内注射或胸腔内注射（局部感染），成年人每日 25～50mg，儿童每日 10～20mg。

2. 儿童

（1）口服给药与其他抗结核药联用，每日10～20mg/kg，最大日剂量为300mg，顿服。严重结核病（如结核性脑膜炎）患儿可增至每日30mg/kg，最大日剂量为500mg，但应注意肝功能损害和周围神经炎的发生。

（2）静脉滴注，每日10～15mg/kg，最大日剂量为300mg。

【配伍禁忌】 与氨茶碱、苯丙胺、促皮质素，地高辛、丁卡因、谷氨酸钾、磺胺嘧啶、新斯的明，可待因、氯胺酮、吗啡、美沙酮、塞替派，丝裂霉素、硝普钠、洋地黄毒苷、1,6-二磷酸果糖，12种复合维生素、阿托品、苄星青霉素、垂体后叶素、醋酸精氨酸、地西泮、多巴酚丁胺、呋塞米、氟哌啶醇、枸橼酸四环素、谷氨酸钙、磺胺异噁唑、硫喷妥钠、肼屈嗪、筒箭毒碱、马来酸乙酰丙嗪、美沙酮中间体、哌替啶、普萘洛尔、七叶皂苷、舒他西林、替硝唑、头孢呋辛、头孢哌酮、头孢他啶、维拉帕米、维生素C、新生霉素、烟酸、烟酰胺、依他尼酸、美沙酮、胰岛素、乙胺硫脲等有配伍禁忌。

【不良反应】

1. 代谢/内分泌系统　男子乳腺发育、维生素B_6缺乏症、高血糖症、代谢性酸中毒、内分泌功能障碍。

2. 肌肉骨骼系统　类风湿关节炎、横纹肌溶解。

3. 免疫系统　超敏反应（包括发热、多形性皮疹、淋巴结病、脉管炎）、系统性红斑狼疮。

4. 神经系统　失眠、自主力丧失、中毒性脑病、周围神经炎（表现为步态不稳、手足疼痛、麻木针刺感或烧灼感）、抽搐（神经毒性）、头晕、嗜睡、意识模糊。

5. 精神　兴奋、欣快感、中毒性精神病、抑郁。

6. 消化系统　口干、肝毒性（表现为尿色变深、眼或皮肤黄染、食欲缺乏、异常乏力或软弱、恶心、呕吐）、血胆红素升高、AST升高、ALT升高、严重肝炎、黄疸。

7. 血液系统　粒细胞减少、血小板减少、高铁血红蛋白血症、嗜酸性粒细胞增多。

8. 皮肤　皮疹、血管神经性水肿、非血小板减少性紫癜、表皮剥脱、表皮萎缩、瘙痒、痤疮、史-约综合征。

9. 眼　视神经炎（表现为视物模糊、视力减退、合并或不合并眼痛）、视神经萎缩、眼球震颤。

10. 耳　耳鸣。

11. 其他　发热、注射部位刺激。

【相互作用】

1. 本品与抗结核药（如乙硫异烟胺、吡嗪酰胺、利福平）合用可增加本品的肝毒性，尤其是已有肝功能不全者或快乙酰化者。

2. 本品与艾司唑仑合用可升高艾司唑仑的血药浓度，增加发生中毒的风险。

3. 本品与苯妥英钠、氨茶碱合用可升高以上药物的血药浓度。

4. 与卡马西平合用可升高卡马西平的血药浓度，引起毒性反应。

5. 与阿普唑仑合用可增加阿普唑仑的生物利用度和药效。合用应谨慎，并监测不良反应（嗜睡、疲劳、恶心、呕吐、腹泻、便秘）。

6. 与阿芬太尼合用可延长阿芬太尼的作用时间。

7. 合用抗凝药（如香豆素、茚满双酮衍生物）可使抗凝作用增强。

8. 合用环丝氨酸可增加中枢神经系统的不良反应（如头晕、嗜睡）。

9. 合用对乙酰氨基酚可增加肝毒性和肾毒性。

10. 合用双硫仑可增强中枢神经系统作用，导致眩晕、动作不协调、易激惹、失眠等。

11. 合用恩氟烷可增加具有肾毒性的无机氟代谢物的形成。

12. 与麻黄碱、颠茄合用可增加不良反应。

13. 合用左旋多巴可使帕金森病症状恶化。合用时应监测患者对剂量调整的临床反应和与帕金森病治疗相关的不良反应。

14. 含铝抗酸药可降低本品的血药浓度，应避免合用，或在口服抗酸药前至少1小时服用本品。

15. 肾上腺皮质激素（尤其泼尼松龙）可降低本品的血药浓度而影响疗效，快乙酰化者更为显著。

16. 与维生素B_6合用可增加维生素B_6经肾排出量，可能导致周围神经炎。合用时需增加维生素B_6的剂量。

17. 本品与酮康唑、咪康唑合用可降低以上药物的血药浓度。

18. 本品可诱导CYP3A4介导的伊曲康唑的代谢，合用可使伊曲康唑失效。

19. 本品与卡介苗合用可减弱卡介苗在膀胱内的治疗效果或疫苗接种的效果，故使用本品期间不应接种卡介苗。

【药动学】本品口服后吸收迅速，1～2 小时达血药峰浓度，4～6 小时后血药浓度可因药物的乙酰化快慢不同而不同。吸收后分布于全身组织和体液中，包括脑脊液、胸腔积液、腹水、皮肤、肌肉、乳汁和干酪样组织，易透过血-脑脊液屏障，蛋白结合率仅 0～10%。主要在肝脏经乙酰化代谢形成无活性代谢产物，部分具有肝毒性。约 70%在 24 小时内经肾排出，大部分为无活性代谢产物。快乙酰化者用药后，93%以乙酰化型、7%以原形（包括游离型、结合型）随尿液排出；慢乙酰化者用药后，63%以乙酰化型、37%以原形排出。少量随唾液、痰液和粪便排出。乙酰化的速率由遗传决定。快乙酰化者半衰期为 0.5～1.6 小时；慢乙酰化者为 2～5 小时；肝、肾功能不全者的半衰期可能延长。相当量的药物可经血液透析与腹膜透析清除。

【观察指标】

1. 用药前及用药期间应定期检查肝功能。

2. 若出现视神经炎症状，应立即进行眼部检查，并定期复查。

【用药宣教】

1. 本品用于结核病应采用联合用药，以防止耐药性。

2. 用药期间食用含有组胺（如剑鱼、金枪鱼、其他热带鱼）或酪胺（如红酒、奶酪）的食物可引起头痛、多汗、心悸、脸红、低血压等症状。

3. 大剂量的异烟肼可造成维生素 B_6 缺失，进而导致周围神经炎。此时，可能需要补充维生素 B_6。

4. 用药可能影响视力，引起视物模糊、视力减退等。异烟肼有肝毒性，还需要定期监测肝功能。

5. 含铝或镁的抗酸药（缓解胃酸过多症状）可降低异烟肼的药效。如果服用异烟肼期间需要服用抗酸药，请间隔 1～4 小时。

6. 哺乳期妇女如需用药，需停止哺乳。

7. 食物可减少本品的吸收，影响疗效。

帕司烟肼

【类别】抗分枝杆菌药。

【妊娠安全等级】C。

【作用机制】本品为异烟肼与对氨基水杨酸的化学合成物。

【抗菌谱】主要对生长繁殖期的分枝杆菌有效。

【适应证】

1. 与其他抗结核药联用于治疗肺结核、支气管内膜结核及肺外结核。

2. 用于预防长期或大剂量使用皮质激素、免疫抑制治疗的结核感染及复发，也可作为结核病相关手术的保护药。

【禁用与慎用】

1. 精神病、癫痫患者、严重肝功能障碍者禁用。

2. 有精神病、癫痫病史者，肝、肾功能不全者，有脑外伤史者，孕妇及哺乳期妇女慎用。

【给药途径和剂量】

1. 成年人　口服给药，与其他抗结核药联用，每日 10～20mg/kg，顿服。至少连用 3 个月。

2. 儿童　口服给药，每日 20～40mg/kg，顿服。至少连用 3 个月。

【不良反应】

1. 神经系统　头晕、头痛、失眠、周围神经炎。

2 消化系统　恶心。

3. 血液系统　血细胞减少。

4. 皮肤　皮疹。

5. 眼　视神经炎。

6. 其他　发热、乏力。

【相互作用】

1. 本品可增强香豆素类抗凝药、部分抗癫痫药、降压药、抗胆碱药、三环类抗抑郁药的作用。

2. 抗酸药（如氢氧化铝）可抑制本品的吸收。

【药动学】本品口服后吸收迅速，并分布于全身组织和体液中，包括脑脊液和干酪样组织。在体内逐渐分解为异烟肼和对氨基水杨酸。大部分在肝脏乙酰化为无活性的代谢物，主要经肾排泄。异烟肼血药浓度达峰时间为 3.4 小时，半衰期为 6.8 小时。

【观察指标】用药期间应定期检查肝功能。

【用药宣教】

1. 使用本品时同服维生素 B_6 可防治周围神经炎等神经系统的不良反应。

2. 进餐时或餐后 30 分钟服用，以减少对胃的刺激。

3. 本品至少需要连续服用 3 个月，按疗程用药。经医师确诊痊愈后，才能停药。

4. 用药期间吸烟、饮酒可能有肝毒性，避免吸烟、饮酒或饮用含有酒精咖啡因的饮料。

5. 用药期间食用含有酪氨酸的食物（如红酒、奶酪、海鱼）可能引起头痛、呼吸困难、恶心、呕吐等不良反应。同时，含有乳糖的食物可能影响药物的吸收。

四、硫脲衍生物

丙硫异烟胺

【类别】抗分枝杆菌药。

【作用机制】其机制尚不完全清楚，可能为阻碍细胞壁的主要成分之一的分枝菌酸的合成，从而影响结核分枝杆菌细胞壁的坚韧性和致密性，导致通透性增加，引起细胞破裂、死亡。此外，本品在菌体内可转化成替代性异烟酸，干扰烟酰胺腺核苷酸脱氢酶的活性，从而影响DNA的合成。

【适应证】与其他抗结核药联用于结核病经一线药物（如链霉素、异烟肼、利福平和乙胺丁醇）治疗无效者。本品仅对分枝杆菌有效。

【禁用与慎用】

1. 对本品过敏者、孕妇禁用。

2. 糖尿病患者、营养不良者、酗酒者、严重肝功能减退者慎用。

【给药途径和剂量】口服给药，与其他抗结核药合用，每次250mg，每日2～3次；或每日10mg/kg，分3次服用。也有使用每日600mg的用法。

【不良反应】

1. *代谢/内分泌系统* 极少见颈前部肿、体重异常增加（甲状腺肿、甲状腺功能减退）。有糖尿、男子乳腺发育的个案报道。

2. *肌肉骨骼系统* 极少见关节疼痛、僵直、肿胀。

3. *泌尿生殖系统* 极少见月经失调、男子性欲减退。

4. *免疫系统* 有急性风湿痛的个案报道。

5. *神经系统* 少见步态不稳、麻木、针刺感、烧灼感、手足疼痛（周围神经炎）。可见眩晕（包括从坐位或卧位起立时）、嗜睡。

6. *精神* 常见抑郁。少见精神错乱或其他精神改变。

7. *消化系统* 可见腹泻、唾液增多、流涎、食欲减退、口中金属味、恶心、口痛、胃痛、胃部不适、呕吐，以及ALT、AST升高。

8. *皮肤* 少见皮肤黄染（黄疸、肝炎）。极少见皮肤干燥而粗糙。有皮疹、痤疮的个案报道。

9. *眼* 少见眼部黄染（黄疸、肝炎）。极少见视物模糊或视力减退，伴或不伴眼痛（视神经炎）。

10. *其他* 可见虚弱。单独用药时间长于6个月者，50%以上出现耐药性。

【相互作用】

1. 合用环丝氨酸可使中枢神经系统毒性反应（尤其是全身抽搐）的发生率增加，合用时应适当调整剂量，并严密监测中枢神经系统毒性症状。

2. 与异烟肼合用可增强异烟肼的抗结核作用。

3. 与其他抗结核药合用可能加重其他抗结核药的不良反应。

4. 本品为维生素B_6拮抗药，可增加维生素B_6的肾脏排泄。接受本品治疗的患者，维生素B_6的需要量可能增加。

【药动学】本品口服迅速吸收，服药后1～3小时血药浓度可达峰值，有效血药浓度可持续6小时。本品广泛分布于全身组织体液中，并可透过血-脑脊液屏障和胎盘屏障，在各种组织中和脑脊液内浓度与同期血药浓度接近，亦可进入胸膜腔和干酪病灶中。蛋白结合率约10%。本品主要在肝内代谢，经肾排泄，其中1%为原形，5%为有活性代谢产物，其余均为无活性代谢产物。半衰期约3小时。

【观察指标】

1. 用药前和疗程中每2～4周测定肝功能。

2. 用药期间如出现视力减退或其他视神经炎症，应立即进行眼部检查，还应定期复查。

【用药宣教】

1. 本品单独用于治疗结核病时易引起细菌耐药，必须与其他抗结核药合用；治疗可能须持续1～2年或数年，不可擅自停药。

2. 用药后如果出现胃肠不适，可以选择与食物同服或是餐后服药。晚餐后或睡前顿服，可增加疗效，但可能加重胃肠道刺激。

3. 为避免发生光敏反应，长期用药应避免在阳光下暴晒，需在用药期间采取防晒措施。

4. 本品可造成B族维生素代谢增加，进而导致体内维生素的缺乏而引起周围神经炎，用药期间可能需要在医师的指导下适当补充B族维生素，尤其是维生素B_6和维生素B_2。

5. 育龄期女性用药期间应采取有效避孕措施。

五、其他治疗结核病药

吡嗪酰胺

【类别】抗分枝杆菌药。

【妊娠安全等级】C。

【作用机制】本品对人结核分枝杆菌有较好的抗菌作用，作用机制可能与吡嗪酸有关。本品渗透入吞噬细胞后进入结核分枝杆菌菌体内，菌体内的酰胺酶使其脱去酰胺基，转化为吡嗪酸而发挥抗菌作用。此外，本品的化学结构与烟酰胺相似，可取代烟酰胺而干扰脱氢酶，阻止脱氢作用，妨碍结核分枝杆菌对氧的利用，从而影响细菌的正常代谢，造成细菌死亡。本品在酸性环境中有较强的杀菌作用，在中性和碱性环境中几乎无抑菌作用。

【适应证】与其他抗结核药（如链霉素、异烟肼、利福平及乙胺丁醇）联用于治疗结核病。

【禁用与慎用】严重肝损伤者、对本品过敏者禁用。糖尿病患者、痛风患者、严重肝功能不全者慎用。

【给药途径和剂量】口服给药，与其他抗结核药联用，每日 15～30mg/kg，顿服，最大日剂量为 2g；或每次 50～70mg/kg，每周 2～3 次，每周服 2 次者单次最大剂量为 4g，每周服 3 次者单次最大剂量为 3g。

【不良反应】

1. 代谢/内分泌系统　血尿酸升高。

2. 肌肉骨骼系统　关节痛（因高尿酸血症引起）。

3. 消化系统　食欲减退、AST、ALT 升高。

4. 皮肤　皮肤黄染（肝毒性）。

5. 眼　眼黄染（肝毒性）。

6. 其他　发热、乏力、畏寒。

【相互作用】

1. 合用乙硫异烟胺可增加不良反应。

2. 合用环孢素可使环孢素的血药浓度降低，合用时需监测血药浓度以调整剂量。

3. 本品与别嘌醇、秋水仙碱、丙磺舒、磺吡酮等合用可使血尿酸升高而减弱以上药物对痛风的疗效。

【药动学】本品口服后吸收迅速而完全，2 小时后达血药峰浓度。广泛分布于全身组织和体液中，包括肝、肺、脑脊液、肾及胆汁，脑脊液内药物浓度可达同期血药浓度的 87%～105%。蛋白结合率为 10%～20%。主要在肝脏代谢，水解为有抗菌活性的吡嗪酸，继而羟化为无活性的代谢物。经肾小球滤过排泄。24 小时内 70%以代谢物排出（其中吡嗪酸约为 33%），3%以原形排出。半衰期为 9～10 小时，肝、肾功能不全时可能延长。血液透析 4 小时可使本品的血药浓度降低 55%，血中吡嗪酸降低 50%～60%。

【观察指标】

1. 用药期间可能出现痛风急性发作，须进行血清尿酸测定。

2. 用药期间定期检测肝功能。

【用药宣教】

1. 哺乳期妇女使用时应暂停哺乳。

2. 应严格按医嘱用药，不可把一次剂量拆分成多次服用。

乙胺丁醇

【类别】抗分枝杆菌药。

【妊娠安全等级】B。

【作用机制】本品为合成抑菌性抗结核药，作用机制尚不明确，可能为渗入分枝杆菌体内干扰 RNA 的合成，从而抑制细菌的繁殖。尚未发现本品与其他抗结核药有交叉耐药性。

【抗菌谱】仅对生长繁殖期的分枝杆菌有效。

【适应证】

1. 与其他抗结核药联用于治疗结核分枝杆菌所致的肺结核和肺外结核。

2. 用于治疗结核性脑膜炎及非典型分枝杆菌感染。

【超说明书用药】用于人类免疫缺陷病毒（HIV）感染患者预防和治疗结核分枝杆菌播散性感染。

【禁用与慎用】

1. 对本品过敏者、无法监测视觉不良反应或视力改变（如昏迷）的患者禁用。

2. 酒精中毒者、视神经炎患者、肝肾功能不全者、痛风患者、糖尿病眼底病变患者慎用。

【给药途径和剂量】

1. 结核　口服给药与其他抗结核药联用。①初治：每次 15mg/kg，每日 1 次；或每次 25～30mg/kg，最大剂量为 2500mg，每周 3 次；或每次 50mg/kg，最大剂量为 2500mg，每周 2 次。②复治：每次 25mg/kg，每日 1 次，连用 60 日；随后每次 15mg/kg，每日 1 次。③非典型分枝杆菌感染：每次 15～25mg/kg，每日 1 次。

2. 鸟复合分枝杆菌感染引起的肺病　口服给药，①肺结节性或支气管扩张性疾病患者，首剂每次 25mg/kg，每周 3 次，与克拉霉素（每次 1000mg，每周 3 次，口服给药）或阿奇霉素（每次 500～600mg，每周 3 次，口服给药）联用，同时联用利福平（每次 600mg，每周 3 次，口服给药）。②肺空洞性疾病患者，首剂每日 15mg/kg，与克拉霉素（每日 1000mg 或每次 500mg，每日 2 次，口服给药）或阿奇霉素（每日 250mg，口服给药）联用，同时联用利福平（每日 10mg/kg，最大日剂量为 600mg），可考虑联用链霉素或阿米卡星。③严重或复治，首剂每日 15mg/kg，与克拉霉素（每日 1000mg 或每次 500mg，每日 2 次，口服给药）或阿奇霉素（每日 250mg，口服给药）联用。同时联用利福布汀（每日 150～300mg，口服给药）或利福平（每日 10mg/kg，最大日剂量为 600mg，口服给药），并联用链霉素或阿米卡星。

3. HIV 感染患者预防（二级预防）和治疗结核分枝杆菌播散性感染　口服给药，每日 15mg/kg，与克拉霉素（每次 500mg，每日 2 次，口服给药）联用，同时可与或不与利福布汀（每日 300mg，口服给药）联用。

4. 肾功能不全者需调整剂量

（1）肾衰竭患者给药剂量不变，给药间隔时间延长。肾小球滤过率（GFR）为 10～50ml/min 者，给药间隔时间为 24～36 小时；GFR＜10ml/min 者，给药间隔时间为 48 小时。

（2）血液透析患者：血液透析后加用 15～25mg/kg。每周透析 3 次的患者透析前 4～6 小时给药 25mg/kg，每周透析 2 次的患者给药 45mg/kg，每周透析 1 次的患者给药 90mg/kg。

（3）腹膜透析患者：CAPD 患者每次 15mg/kg，每 48 小时 1 次。

【不良反应】

1. 代谢/内分泌系统　血尿酸升高。

2. 呼吸系统　肺炎、肺嗜酸性粒细胞浸润症。

3. 肌肉骨骼系统　关节肿痛（尤其踇趾、踝、膝关节）。

4. 泌尿生殖系统　间质性肾炎。

5. 免疫系统　过敏反应（表现为皮疹、瘙痒、发热、头痛、关节痛）。

6. 神经系统　周围神经炎（表现为麻木、针刺感、烧灼痛、手足软弱无力）。

7. 消化系统　胃肠道不适、恶心、呕吐、腹泻、肝功能损害。

8. 皮肤　病变关节表面皮肤发热拉紧感（急性痛风、高尿酸血症）。

9. 眼　视神经损害（如球后视神经炎、视神经中心纤维损害），表现为视物模糊、眼痛、红绿色盲、视力减退、视野缩小。视力改变可为单侧或双侧。

10. 其他　畏寒。

【相互作用】

1. 与神经毒性药物合用可增强本品的神经毒性，如视神经炎或周围神经炎。

2. 合用乙硫异烟胺可增加黄疸性肝炎、视神经炎等不良反应。

3. 本品与铝盐合用可减少本品的吸收。

4. 本品与维拉帕米合用可减少维拉帕米的吸收。

【药动学】本品口服后经胃肠道吸收 75%～80%，2～4 小时达血药峰浓度。广泛分布于全身组织和体液中（除脑脊液外），不能渗入正常脑膜，但可微量渗入结核性脑膜炎患者的脑脊液中；红细胞内药物浓度与血药浓度相等或为其 2 倍，并可持续 24 小时；肾、肺、唾液和尿中的药物浓度较高；但胸腔积液和腹水中的浓度则较低。蛋白结合率为 20%～30%，分布容积为 1.6L/kg。主要在肝脏代谢，约 15%的给药量代谢为无活性代谢物。主要经肾小球滤过和肾小管分泌排出，给药后约 80%在 24 小时内排出，至少 50%以原形排出，约 15%为无活性代谢物；约 20%以原形随粪便排出。半衰期为 3～4 小时，肾功能不全者可延长至 8 小时。相当量的药物可经血液透析和腹膜透析清除。

【观察指标】

1. 治疗前及治疗期间每日检查一次视野、视力、红绿鉴别力等，尤其是疗程长、日剂量超过 15mg/kg 的患者。

2. 本品可使血清尿酸升高，引起痛风发作，故在治疗期间定期监测血清尿酸。

3. 治疗前及治疗期间定期监测肝功能、肾功能及造血功能。

【用药宣教】

1. 单用本品时可迅速产生耐药性，应与其他抗结核药联用。用于曾使用抗结核药的患者时，应至少与 1 种以上药物联用。

2. 由于在幼儿中不容易监测视力变化，不建议用于 13 岁以下儿童。

3. 如果患者患有肾功能不全，需提前告知医生调整剂量。老年人往往伴有肾功能不全，需要按肾功能调整用量。

4. 严格按医嘱用药，不可把一次剂量拆分成多次服用。

贝达喹啉

【类别】抗结核病药。

【妊娠安全等级】B。

【作用机制】本品可抑制分枝杆菌 ATP 合成酶。

【抗菌谱】本品对多数结核分枝杆菌有效。

【适应证】与其他药物联用于治疗耐多药肺结核（MDR-TB）。

【禁用与慎用】

1. 禁用对本品过敏者。

2. 慎用于重度肾功能不全者、终末期肾病需透析的患者、重度肝功能不全者。

【给药途径和剂量】

1. 给药剂量

（1）成年人：口服，每次400mg，每日1次，用药2周；随后每次200mg，每周3次，用药22周，每两次给药间隔时间至少48小时，总疗程为24周。对于广泛耐药的患者，如用药24周后认为必须使用本品以获得根治时，可考虑更长期的治疗。

（2）儿童：口服，5岁及5岁以上儿童，体重为15～30kg（不包括30kg）者，每次200mg，每日1次，用药2周后每次100mg，每周3次，用药22周，每两次给药间隔时间至少48小时，总疗程为24周。体重≥30kg者：每次400mg，每日1次，用药2周后每次200mg，每周3次，用药22周，每两次给药间隔时间至少48小时，总疗程为24周。

2. 给药途径　本品片剂应整片吞服，并与食物同服。如治疗的前2周漏服一剂，无须补服，仅按原给药方案继续给药；从第3周开始，如漏服一剂，应尽快补服，随后按一周3次的给药方案恢复给药。7日期间的总剂量不应超过推荐周剂量（每两次给药间隔时间至少24小时）。

【不良反应】

1. 心血管系统　QT间期延长。

2. 呼吸系统　咯血。

3. 肌肉骨骼系统　关节痛。

4. 神经系统　头痛。

5. 消化系统　肝酶（包括AST和ALT）升高、恶心、厌食、血淀粉酶升高、腹痛。

6. 皮肤　皮疹。

7. 其他　胸痛。

【相互作用】

1. 强效CYP3A4抑制药（如酮康唑、伊曲康唑）可使本品的系统暴露量增加，从而增加发生不良反应的风险，合用时应监测本品相关的不良反应，并应避免合用超过14日。

2. 可延长QT间期的药物[如氟喹诺酮类药、大环内酯类抗生素、抗分枝杆菌药（氯法齐明）合用可导致QT间期延长叠加或加剧，合用时应监测心电图。

3. 强效CYP3A4诱导药（如利福布汀、利福喷汀、利福平）、中效CYP3A4诱导药（如依非韦仑）可能使本品的暴露量减少，疗效减弱，避免合用。

4. 避免与其他肝毒性药物合用，尤其是肝功能不全者。

5. 与洛匹那韦/利托那韦合用，仅在利大于弊时方可谨慎合用。

【药动学】本品口服后约5小时达C_{max}。在研究的最高剂量范围内（单剂700mg），C_{max}和曲线下面积（AUC）以与剂量成正比的方式升高。本品的蛋白结合率＞99.9%，中央室分布容积约为164L。CYP3A4为本品代谢和生成M2（*N*-单去甲基代谢物）过程中涉及的主要CYP同工酶。本品主要随粪便排泄，随尿液排泄的原形药物不足给药量的0.001%。达C_{max}后本品的浓度以三指数降低。本品及代谢物M2的平均终末半衰期约为5.5个月，从而反映外周组织对本品和代谢物M2的缓慢释放。

【观察指标】

1. 如出现有临床意义的室性心律失常或QT间期大于500毫秒（经重复ECG证实），应停用本品和其他可延长QT间期的药物。

2. 如出现晕厥，应进行ECG检查，确认有无QT间期延长。

3. 如出现肝功能异常或肝功能异常恶化，应监测是否出现病毒性肝炎，并停用其他肝毒性药物；如出现氨基转移酶升高伴总胆红素大于2倍正常值上限（ULN）、氨基转移酶大于8倍ULN、氨基转移酶大于5倍ULN持续超过2周，应停用本品。

4. 用药前和开始用药后至少2周、12周、24周时应检查ECG。

5. 用药前监测血清钾、钙、镁，如异常应纠正。

6. 如出现QT间期延长，应监测电解质。

7. 用药前、用药期间每个月及根据需要监测AST、ALT、碱性磷酸酶、胆红素。

8. 肾功能不全者应考虑监测本品的血清浓度。

9. 用药期间每个月及用药结束后，应监测痰液样本（即使结果为阴性）。如检测到结核分枝杆菌，应进一步进行实验室评估（耐药性试验）。

【用药宣教】

1. 孕妇慎用。

2. 哺乳期妇女慎用。

3. 本品可能引起头晕等症状避免驾驶或操作机器。

4. 本品可能影响肝脏功能，用药期间避免饮酒或含有酒精的饮料。

5. 本品可能延长QT间期。用药后定期监测心电图，如在用药的第2周、第12周和24周。如果出现QT间期延长，还需要监测电解质（如钙、钾、镁）。用药还可能影响肝脏功能，需每月1次及需要时监测肝功能。用药期间如出现疲劳、厌食、恶心、黑尿、肝压痛、皮肤或眼睛发黄等症状应及时就诊。

6. 即使症状好转，也应按疗程用药。漏服或未完成整个疗程的治疗可能使治疗有效性降低。过早停药还可能使感染复发。如果连续用药，未见症状好转，甚至出现恶化应及时就诊。

7. 用药后可能出现恶心、关节痛、头痛、咯血、胸痛、食欲降低和皮疹等不良反应，如果用药后感觉不适及时就诊。

德拉马尼

【类别】其他治疗结核病药。

【作用机制】本品通过抑制分枝杆菌细胞壁的成分甲氧基分枝菌酸和酮基分枝菌酸的合成而发挥作用。

【适应证】用于治疗成年人耐药肺结核的联合治疗，尤其适用于一线治疗无效的肺结核。

【禁用与慎用】

1. 对本品过敏者禁用。

2. 血浆白蛋白＜2.8g/dl者禁用。

3. 正在服用强效CYP3A诱导剂的患者禁用（如卡马西平、利福平等）。

4. 动物实验显示本品有生殖毒性，孕妇不推荐使用，育龄期妇女应采取有效避孕措施。

5. 尚未明确本品是否可经乳汁分泌，哺乳期妇女使用时应暂停哺乳。

6. 18岁以下儿童使用本品的安全性和有效性尚未建立。

7. 轻、中度肝功能不全及重度肾功能不全的患者不推荐使用。

8. 对于65岁以上老年人尚无数据。

【给药途径和剂量】耐药结核患者须与其他药物合用，进餐时口服100mg，每日2次。疗程24周。

【不良反应】

1. *感染*　常见食管念珠菌病、花斑癣。

2. *血液和淋巴系统*　常见白细胞减少、血小板减少，少见贫血、嗜酸性粒细胞增多，罕见网状细胞过多。

3. *代谢和营养*　常见脱水、低血钙、高胆固醇血症，少见高三酰甘油血症，罕见低血钾、高尿酸血症、食欲减退。

4. *精神*　常见激惹、妄想障碍（虐待狂的类型）、情绪改变、抑郁、神经衰弱、烦躁不安、睡眠障碍、性欲增强，少见精神病、焦虑、坐立不安，罕见失眠。

5. *神经系统*　常见嗜睡、平衡障碍、神经根痛、睡眠质量差，少见周围神经病、困倦、感觉减退，罕见头痛、头晕、感觉异常、震颤。

6. *眼*　常见过敏性结膜炎，少见眼干、畏光。

7. *耳*　少见耳痛，罕见耳鸣。

8. *心脏*　常见一度房室传导阻滞，室性期外收缩、室上性期外收缩，罕见心悸。

9. *血管*　少见低血压、高血压、潮红、血肿。

10. *呼吸系统*　少见呼吸困难、咳嗽、食管痛、咽部刺激感、咽干、鼻溢，罕见咯血。

11. *消化系统*　吞咽困难、口腔感觉异常、腹胀、肝功能异常，少见胃炎、便秘、腹痛、消化不良，腹部不适，罕见恶心、呕吐、腹泻、上腹痛。

12. *皮肤及皮下组织*　常见脱发、嗜酸性脓疱性毛囊炎、全身瘙痒、红斑性皮疹，少见皮炎、荨麻疹、斑丘疹、痤疮、多汗。

13. *肌肉与骨骼*　少见骨质疏松、肌无力、骨骼肌肉疼痛、胁痛、四肢痛。

14. *泌尿系统*　常见尿潴留、排尿困难、夜尿症，少见血尿。

15. *整体感觉*　常见感觉热，少见发热、胸痛、心神不安、外周水肿，罕见无力。

16. *实验室检查*　常见心电图ST段压低、转氨酶升高、aPPT延长、血皮质醇降低、γ-谷氨酰转移酶升高，少见血皮质醇升高，罕见心电图QT间期延长。

【药物相互作用】

1. 本品部分通过CYP3A代谢，强效CYP3A诱导剂可明显降低本品的暴露量，应避免合用。

2. 禁与能延长QT间期的药物合用。

【药动学】在进食标准餐后服用本品较空腹用生物利用度增加2.7倍。暴露量的增加低于剂量增加的比例。本品具有高蛋白结合率（大于≥99.5%），血浆分布容积很大约2100L。本品首先经血浆蛋白代谢，此后再经CYP3A代谢。代谢产物无活性，但可延长QTc间期。本品的半衰期为30～38小时，代谢产物全部随粪便排泄，尿中无排泄。

【观察指标】

1. 用药前及用药期间每月监测心电图，有心律失常或心动过缓病史等伴有心脏疾病的患者应增加监测频率。

2. 监测白蛋白水平、血清电解质。

3. 适当进行药物敏感实验。

【用药宣教】治疗结核疗程较长，应坚持按疗程用药，以避免耐药。

六、治疗结核病的复方制剂

乙胺吡嗪利福异烟

【类别】抗分枝杆菌药。

【作用机制】本品为利福平、异烟肼、吡嗪酰胺、乙胺丁醇的复方制剂。

【适应证】用于肺结核短程疗法最初2个月的强化治疗。

【禁用与慎用】

1. 对利福平、异烟肼、吡嗪酰胺、盐酸乙胺丁醇过敏者及胆道梗阻患者、肝功能异常者、严重肾功能不全者（肌酐清除率＜30ml/min）、精神病患者、癫痫患者、痛风患者、糖尿病有眼底病变者、卟啉病患者、妊娠早期妇女禁用。

2. 有痛风史者、周围或视神经炎患者、中度肾功能不全者（肌酐清除率为30～60ml/min）慎用。

【给药途径和剂量】口服给药，体重为30～37kg者，每日2片；体重为38～54kg者，每日3片；体重为55～70kg者，每日4片；体重＞71kg者，每日5片。餐前1小时顿服。

【不良反应】【相互作用】【药动学】同“利福平”“异烟肼”“吡嗪酰胺”“乙胺丁醇”。

【观察指标】

1. 定期进行全血细胞计数检查、肝功能检查、肾功能检查、尿酸监测、视力检查（包括分辨力、颜色辨别和视野）等。

2. 有酗酒史者，应定期进行神经系统检查。

【用药宣教】

1. 本品不适用于体重＜30kg的患者。

2. 本品在肺结核短程疗法的最初2个月的强化治疗阶段必须每日服用，随后可用利福平和异烟肼继续治疗至少4个月。

3. 如使用本品初期强化治疗被中断，原因包括患者不愿服药或出现禁忌，继续治疗时，利福平、异烟肼、吡嗪酰胺、盐酸乙胺丁醇必须单独服用，因利福平需以较低的剂量再次服用。

4. 本品可致角膜接触镜永久变色。

5. 服用本品后排泄物（如尿液、唾液、汗液）均可显橘红色。

6. 本品引起的高胆红素血症系肝细胞性和胆汁潴留的混合型，轻症在用药中可自行消退，重症应停药。

7. 本品引起白细胞减少、血小板减少时，应避免手术（如拔牙），并注意口腔卫生，刷牙及剔牙应慎重，直至血常规恢复正常。

乙胺利福异烟

【类别】抗分枝杆菌药。

【作用机制】本品为利福平、异烟肼、盐酸乙胺丁醇的复方制剂。

【适应证】用于成年人结核病复治痰菌涂片阳性患者的继续期治疗。

【禁用与慎用】

1. 对利福平、异烟肼、盐酸乙胺丁醇过敏者及肝功能不全者、胆道梗阻患者、痛风患者、精神病患者、癫痫患者、伴眼底病变的糖尿病患者、妊娠早期妇女禁用。

2. 糖尿病患者、肝功能不全者、肾功能不全者、视神经炎患者、酒精中毒者慎用。

【给药途径和剂量】口服给药，体重≥50kg者，每次5片；体重＜50kg者，剂量应酌减。于餐前1小时或餐后2小时空腹顿服。每2日1次，共用6个月。

【不良反应】

1. 呼吸系统　偶可引起哮喘。

2. 泌尿生殖系统　可见血尿素氮升高、血清尿素升高。利福平偶可引起肾功能改变、间质性肾炎。

3. 神经系统　偶可引起末梢神经炎、记忆力减退、头痛、失眠、嗜睡、癫痫。盐酸乙胺丁醇亦偶可引起末梢神经炎。

4. 精神　偶可引起精神失常。

5. 消化系统　可见血清碱性磷酸酶升高、血清ALT升高、AST升高、血清胆红素升高、恶心、呕吐。利福平可引起黄疸、肝功能不全。异烟肼大剂量或长期使用可引起肝损害。盐酸乙胺丁醇偶可引起肝功能障碍。

6. 血液系统　偶可引起血小板减少、白细胞减少，进而可引起牙龈出血、感染、伤口愈合延迟等。

7. 皮肤　偶可引起皮疹。

8. 眼　盐酸乙胺丁醇可引起视力障碍、视野缩小、视神经炎。

9. 过敏反应　可引起皮疹、药疹、药物热。

【相互作用】【药动学】同“利福平”“异烟肼”和“乙胺丁醇”。

【观察指标】

1. 本品可使血清尿酸浓度升高，引起痛风发作，故应定期测定。

2. 用药期间应定期检查血常规。

3. 治疗前、治疗期间应密切监测肝功能。

4. 用药前、用药期间每日进行 1 次眼部检查（视野、视力、红绿鉴别力等）；出现视神经炎症状时，应立即进行眼部检查，并定期复查。

【用药宣教】同“利福平”“异烟肼”“乙胺丁醇”。

异福（利福平异烟肼）

【类别】抗分枝杆菌药。

【作用机制】本品为复方抗结核药，由异烟肼和利福平组成，两者合用可增强抗菌活性，并减少耐药菌株的产生。

【抗菌谱】①异烟肼对各型结核分枝杆菌均具有高度选择性杀菌作用，对生长繁殖期结核分枝杆菌作用强，对静止期作用较弱且慢。②在宿主细胞内，利福平对结核分枝杆菌和部分非结核分枝杆菌（包括麻风分枝杆菌）均具有明显的杀菌作用。

【适应证】用于治疗多种类型的结核病。

【禁用与慎用】

1. 对异烟肼、利福平或其他利福霉素类抗菌药过敏者，严重肝功能不全者，胆道阻塞者，妊娠早期妇女禁用。

2. 酒精中毒者、肝功能不全者、精神病或有精神病史者、癫痫或有癫痫病史者、婴儿慎用。

【给药途径和剂量】口服给药。①异烟肼和利福平比例为 1∶2 的规格：体重≥50kg 者，每次 300mg（以异烟肼计），每日 1 次。连用至细菌转阴，临床症状最大程度改善。②异烟肼和利福平比例为 2 : 3 的规格：体重＜50kg 者，每次 300mg（以异烟肼计），每日 1 次。连用至细菌转阴，临床症状最大程度改善，通常疗程为 4 个月。

【不良反应】

1. 心血管系统：高血压。

2. 代谢/内分泌系统：维生素 B_6 缺乏症、高血糖症、代谢性酸中毒、内分泌功能障碍、血清尿酸升高。

3. 泌尿生殖系统：深色尿、血尿素氮升高。

4. 免疫系统：过敏反应[包括发热、多形性皮疹、淋巴结病、脉管炎、紫癜、哮喘、过敏性休克、流感样综合征（表现为畏寒、寒战、发热、不适、呼吸困难、头晕、嗜睡、肌肉疼痛等）、急性溶血、肾衰竭]。

5. 神经系统：周围神经炎（表现为步态不稳、麻木针刺感、烧灼感或手足疼痛）、失眠、丧失自主力、中毒性脑病、头痛、眩晕。

6. 精神：兴奋、欣快感、中毒性精神病。

7. 消化系统：血清氨基转移酶升高、肝大、黄疸、血清碱性磷酸酶升高、血清胆红素升高、畏食、恶心、呕吐、上腹部不适、腹泻、食欲减退、口干。

8. 血液系统：粒细胞减少、嗜酸性粒细胞增多、血小板减少、高铁血红蛋白血症、凝血酶原时间缩短。

9. 皮肤：皮肤黄染。

10. 眼：视神经炎及萎缩、眼黄染。

11. 其他：异常乏力或软弱、排泄物显橘红色（大小便、唾液、痰液、泪液、汗液等）。

12. 其余同“异烟肼”“利福平”。

【相互作用】

1. 本品与其他肝毒性药物合用可增加本品的肝毒性。

2. 本品与其他神经毒性药物合用可增加神经毒性。

3. 本品与乙硫异烟胺、吡嗪酰胺、其他抗结核药合用可加重不良反应。

4. 本品与环丝氨酸合用可增加中枢神经系统的不良反应（如头晕、嗜睡）。合用时需调整剂量，并密切观察中枢神经系统毒性征象，尤其对于从事需要灵敏度较高工作的患者。

5. 本品与麻黄碱、颠茄合用可发生或增加不良反应。

6. 本品与双硫仑合用可增强双硫仑的中枢神经系统作用，引起眩晕、动作不协调、易激惹、失眠等。

7. 本品与恩氟烷合用可增加具有肾毒性的无机氟代谢物的形成。

8. 本品可抑制卡马西平的代谢，使其血药浓度升高，引起毒性反应；卡马西平则可诱导异烟肼的微粒体代谢，使具有肝毒性的中间代谢物增加。

9. 本品与咪唑类药物（咪康唑、酮康唑）合用可降低后者药物的血药浓度。

10. 本品可减弱口服避孕药的作用，导致月经不规则、月经间期出血和计划外妊娠。使用本品时应改用其他避孕方法。

11. 本品可增加达卡巴嗪、环磷酰胺的代谢，形成烷化代谢物，促使白细胞减少。

12. 与地西泮合用可降低地西泮的血药浓度。

13. 本品可增加苯妥英钠在肝脏中的代谢。合用时应测定苯妥英钠的血药浓度并调整剂量。

14. 本品可增加左甲状腺素在肝脏中的降解。合用时应增加左甲状腺素的剂量。

15. 本品与美沙酮、美西律合用可导致美沙酮撤药症状和美西律血药浓度降低。

16. 其余同“异烟肼”“利福平”。

【药动学】同“异烟肼”“利福平”。

【观察指标】

1. 用药期间应监测肝功能。

2. 用药期间应定期监测周围血常规。

【用药宣教】

1. 本品会减弱口服避孕药的作用，还可能导致月经不规则。用药期间需使用其他避孕方法，如避孕套。

2. 同“异烟肼”“利福平”。

异福酰胺

【类别】抗分枝杆菌药。

【作用机制】本品为复方抗结核药，由异烟肼、利福平和吡嗪酰胺组成。①异烟肼通过抑制结核分枝杆菌的结核环脂酸的生物合成，影响结核分枝杆菌细胞壁的合成。②利福平通过抑制敏感结核分枝杆菌的 RNA 聚合酶产生抗菌作用，但对哺乳动物的 RNA 聚合酶无抑制作用。③吡嗪酰胺抑制结核分枝杆菌生长的确切作用机制尚不明确，但体内、外研究表明，吡嗪酰胺仅在微酸（pH 5.5）环境中有活性。

【抗菌谱】研究证实，异烟肼、利福平和吡嗪酰胺在治疗水平上，对细胞内和细胞外的结核分枝杆菌均有抗菌活性。

【适应证】用于结核病短程化疗的强化期（即疗程的最初 2 个月）。

【禁用与慎用】

1. 对异烟肼、利福平、吡嗪酰胺或其他利福霉素类抗菌药过敏者，严重肝功能不全者，急性肝病患者，胆道阻塞患者，急性痛风患者，妊娠早期妇女禁用。

2. 肝功能不全者、慢性肝病患者、肾功能异常者、痛风患者、精神病或有精神病史者、癫痫或有癫痫病史者、酒精中毒者、糖尿病患者、周围神经炎患者、HIV 感染患者、体重过轻或营养不良患者、卟啉病患者、妊娠中晚期妇女慎用。

【给药途径和剂量】口服给药。①含异烟肼 80mg、利福平 120mg、吡嗪酰胺 250mg 的片剂或胶囊：体重 30～39kg 者，每次 3 片（粒），每日 1 次；体重 40～49kg 者，每次 4 片（粒），每日 1 次；体重≥50kg 者，每次 5 片（粒），每日 1 次。餐前 1～2 小时顿服。②含异烟肼 40mg、利福平 60mg、吡嗪酰胺 125mg 的胶囊：体重 30～39kg 者，每次 6 粒，每日 1 次；体重 40～49kg 者，每次 8 粒，每日 1 次；体重≥50kg 者，每次 10 粒，每日 1 次。餐前 1～2 小时顿服。疗程为 2 个月。③含异烟肼 50mg、利福平 75mg、吡嗪酰胺 250mg 的胶囊：体重 33～55kg 者，每日 6 粒。餐前 1 小时或餐后 2 小时顿服。

【不良反应】

1. *心血管系统*　静脉炎、心绞痛、心悸、高血压、低血压、休克。

2. *代谢/内分泌系统*　维生素 B_6 缺乏症、高血糖症、代谢性酸中毒、内分泌功能障碍、男性乳房发育、活动性痛风、血清尿酸升高。

3. *呼吸系统*　咳嗽、咯血、气胸、呼吸局促、喘鸣。

4. *肌肉骨骼系统*　关节痛（包括局限性关节痛、弥漫性关节痛）、骨痛（包括长骨疼痛）、肌无力、肌痛。

5. *泌尿生殖系统*　深色尿、血尿、尿量增加、尿量减少、月经不调、血尿素氮升高。

6. *免疫系统*　过敏反应[包括发热、多形性皮疹、淋巴结病、脉管炎、紫癜、哮喘、过敏性休克、局部肿大、急性溶血、肾衰竭、流感样综合征（表现为畏寒、寒战、发热、不适、呼吸困难、头晕、嗜睡、肌肉疼痛）]。

7. *神经系统*　眩晕、眩晕伴丧失平衡、头痛、失眠、腿部弥漫性感觉异常、糖尿病昏迷、周围神经炎（表现为步态不稳、麻木针刺感、烧灼感、手足疼痛）、丧失自主力、中毒性脑病、抽搐、脑出血、反应迟钝、肌反射减少。

8. *精神*　焦虑、兴奋、欣快感、中毒性精神病、紧张、易怒、沮丧。

9. *消化系统*　血清氨基转移酶升高、肝大、黄疸、血清碱性磷酸酶升高、血清胆红素升高、肝炎、恶心、呕吐、消化性疼痛、腹泻、口腔溃疡、畏食、上腹部不适、胃出血、胰腺炎、假膜性肠炎、便秘、食欲减退、口干。

10. *血液系统*　粒细胞减少、嗜酸性粒细胞增多、血小板减少、高铁血红蛋白血症、贫血、凝血酶原时间缩短。

11. 皮肤　皮疹（包括局限性皮疹、弥漫性皮疹）、红皮病、红斑、剥脱性皮炎、中毒性表皮坏死松解症、荨麻疹、瘙痒、多汗、皮肤黄染、皮肤发红、皮肤起疱、皮肤脱皮、皮肤出血、痤疮。

12. 眼　眼部黄染、视神经炎及萎缩。

13. 耳　耳鸣。

14. 其他　腿部水肿、发热（包括峰形热、持续性发热）、胸闷、弥漫性胸痛、疲乏、全身不适、下肢肿胀、发冷、排泄物（尿液、汗液、痰液、唾液或泪液）呈橘色或淡红色。

【相互作用】【药动学】同"异烟肼""利福平""吡嗪酰胺"。

【观察指标】

1. 本品可致肝功能损害，用药期间应监测肝功能。肝炎高风险患者（如肝功能不全者、老年人、饮酒者、酒精中毒者）应每 2～4 周监测一次肝功能。

2. 用药期间可出现血尿酸升高，引起急性痛风发作，应监测血清尿酸。

3. 用药期间应定期监测血常规。

4. 用药前和用药期间定期监测血清肌酐。

5. 每月进行痰液细菌培养直至连续两次出现阴性培养结果。

6. 结核治疗开始后 2～3 个月及治疗结束时应进行胸部 X 线检查。

【用药宣教】

1. 本品可能影响口服避孕药的效果，导致月经不规则或意外妊娠。用药期间建议同时采取其他避孕措施，如安全套。

2. 同"异烟肼""利福平"。

第十六节　治疗麻风病药

氨苯砜

【类别】抗麻风病药及抗麻风病反应药。

【妊娠安全等级】C。

【作用机制】与磺胺类药相似，主要作用于细菌的二氢叶酸合成酶，干扰叶酸的合成，亦可作为二氢叶酸还原酶抑制剂。此外，本品尚具有免疫抑制作用，可能与抑制疱疹样皮炎的作用有关。

【抗菌谱】对麻风杆菌具较强抑制作用，大剂量时可具有杀菌作用。如长期单用，麻风分枝杆菌易对本品耐药。

【适应证】

1. 与其他抗麻风药联用于治疗麻风分枝杆菌引起的各型麻风和疱疹样皮炎。

2. 用于治疗脓疱性皮肤病、类天疱疮、坏死性脓皮病、复发性多软骨炎、环形肉芽肿、系统性红斑狼疮的部分皮肤病变、放线菌性足分枝菌病、聚合性痤疮、银屑病、带状疱疹。

3. 与甲氧苄啶联用于治疗卡氏肺孢子菌感染。

4. 与乙胺嘧啶联用于预防氯喹耐药性疟疾；亦可与乙胺嘧啶和氯喹三者联用于预防间日疟。

【禁用与慎用】

1. 对本品或磺胺类药过敏者、严重肝功能不全者、精神障碍者禁用。

2. 严重贫血患者、葡萄糖-6-磷酸脱氢酶缺乏者、变性血红蛋白还原酶缺乏者、肝肾功能不全者、胃或十二指肠溃疡患者、有精神病史者慎用。

【给药途径和剂量】

1. 麻风　口服给药，与一种或多种其他抗麻风药联用。每次 50～100mg，或每次 0.9～1.4mg/kg，每日 1 次。最大日剂量为 200mg。开始时可每次 12.5～25mg，每日 1 次，以后逐渐加量。本品有蓄积作用，故每服药 6 日停药 1 日，每服药 10 周停药 2 周。儿童口服每次 0.9～1.4mg/kg，每日 1 次。

2. 疱疹样皮炎　口服给药，开始时每次 50mg，每日 1 次。如症状未完全控制，日剂量可增至 300mg。最大日剂量为 500mg。症状控制后减至最小有效量。儿童每次 2mg/kg，每日 1 次。如症状未完全控制，可逐渐加量。症状控制后减至最小有效量。

3. 预防疟疾　口服给药，本品 100mg 与乙胺嘧啶 12.5mg 联用，每 7 日服药 1 次。

【不良反应】

1. 呼吸系统　咽痛。

2. 肌肉骨骼系统　背痛、腿痛。

3. 神经系统　周围神经炎、眩晕、头痛。

4. 精神　精神紊乱。

5. 消化系统　肝损害、胃痛、食欲减退、恶心、呕吐。

6. 血液系统　溶血性贫血、粒细胞减少或缺乏、变性血红蛋白血症。

7. 皮肤　皮肤苍白、皮疹、皮肤瘙痒、剥脱性皮炎。

8. 其他　发热、异常乏力或软弱、砜类综合征。

【相互作用】

1. 合用丙磺舒可使砜类药的血药浓度升高，且持续时间较长，易发生毒性反应。

2. 合用甲氧苄啶可使两者的血药浓度均升高。

3. 本品与骨髓抑制剂合用可加重白细胞减少和血小板减少。

4. 本品与其他溶血药物合用可加重溶血反应。

5. 与利福平合用可使本品的血药浓度降低1/10～1/7。

6. 与去羟肌苷合用可减少本品的吸收。必须合用时，给药时间至少间隔2小时。

【药动学】本品口服后吸收迅速而完全，数分钟后即可在血液中测出，2～8小时达血药峰浓度。吸收后广泛分布于全身组织和体液中，在肝、肾中浓度较高，在病损皮肤中的浓度比正常皮肤高10倍。蛋白结合率为50%～90%。在肝脏经*N*-乙酰转移酶代谢，存在肠肝循环。给药量的70%～85%以原形和代谢产物随尿排泄，少量随粪便、汗液、唾液、痰液和乳汁排泄。半衰期为10～50小时（平均28小时），停药后在血液中仍可持续存在数周。

【观察指标】

1. 血常规：用药前和治疗第1个月中每周1次，此后每月1次，连续6个月，以后每6个月1次。

2. 定期检测葡萄糖-6-磷酸脱氢酶。

3. 用药期间如出现食欲减退、恶心或呕吐，应监测肝功能（包括尿胆红素测定和氨基转移酶测定）。

4. 肾功能不全者应定期监测肾功能，并据此调整剂量。

5. 肌酐清除率低于4ml/min时，应测定血药浓度。

【用药宣教】

1. 治疗疱疹样皮炎时，应食用无麸质饮食，连续6个月后，本品的剂量可减少50%或停用。

2. 如出现明显的或严重的过敏反应（如中毒性肝炎、剥脱性皮炎或氨苯砜综合征），应立即停药，给予保肝并应用皮质激素等。

3. 如出现溶血性贫血，轻者不必停药，给予铁剂和复合维生素B，红细胞＜3.0×10^{12}/L者应停药。

4. 用药期间避免直接日晒。

5. 对超量服药者，应尽早洗胃，口服活性炭，给氧和补液。出现高铁血红蛋白血症者可缓慢静脉注射亚甲蓝1～2mg/kg，如有必要，1小时后重用1次。

6. 本品可致新生儿溶血反应，临产孕妇不应使用。

7. 一般麻风患者在应用砜类药3～6个月后即可见症状减轻，其黏膜病损恢复较快，口、鼻、咽喉部的结节和溃疡随后逐渐减轻或消失。皮肤和神经损害的恢复及瘤型麻风的细菌消失则需更长的时间。此外，神经纤维化可导致麻痹加重，留下后遗症。

8. 为了防止麻风病复发和传播，在瘤型和结核样麻风患者已达到治愈标准后，应接受巩固治疗至少5年。

氯法齐明

【类别】抗麻风病药及抗麻风病反应药。

【妊娠安全等级】C。

【作用机制】本品为抗麻风病药，具有抗分枝杆菌及抗炎作用。本品通过干扰麻风分枝杆菌的核酸代谢，抑制转录酶，阻止RNA的合成，抑制细菌蛋白的合成，从而发挥抗菌作用。本品的抗炎作用可能与稳定细胞溶酶体膜有关。

【抗菌谱】本品作用特点是不仅对麻风分枝杆菌有缓慢杀菌作用，与其他抗分枝杆菌药合用对结核分枝杆菌、溃疡分枝杆菌亦有效。此外还具有抗炎作用，对治疗和预防Ⅱ型麻风反应结节性和多形性红斑等均有效。

【适应证】

1. 与氨苯砜合用于治疗瘤型麻风。

2. 与利福平或乙硫异烟胺联合用于治疗耐砜类药物的各型麻风。

3. 用于治疗麻风结节性红斑反应和其他药物引起的急性麻风反应。

4. 与其他抗结核药合用于艾滋病患者并发非结核分枝杆菌感染。

【超说明书用药】用于慢性盘状红斑狼疮、掌跖脓疱角化病、皮肤溃疡、坏疽性脓皮病。

【禁用与慎用】

1. 对本品过敏者、胃肠道疾病患者、严重肝肾功能不全者禁用。

2. 对本品不能耐受者、肝功能不全者、有胃肠疾病史者慎用。

【给药途径和剂量】

1. 耐氨苯砜的各型麻风　口服给药，每次50～100mg，每日1次，与其他一种或几种抗麻风药联用，每日最大剂量不超过300mg。

2. 氨苯砜敏感的各型麻风　口服给药，本品应与其他两种抗麻风药合用，每日最大剂量不超过300mg。如可能，三药合用至少2年以上，直至皮肤涂片查菌转阴。此后，继续采用一种合适的药物。

3. 伴结节性红斑反应的各型麻风　口服给药。①有神经损害或皮肤溃疡征兆者，每日 100～300mg，待反应控制后，逐渐递减至每日 100mg。②无神经损害或皮肤溃疡征兆者，按耐氨苯砜的各型麻风处理。③每日最大剂量不超过 300mg。

【不良反应】

1. 心血管系统　个别患者出现阿-斯综合征。有出现血管性疼痛的报道。

2. 代谢/内分泌系统　可见血糖升高、血钾降低。还可见可逆性代谢性酸中毒。

3. 肌肉骨骼系统　可见骨痛。

4. 泌尿生殖系统　可见膀胱炎。孕妇可出现尿中雌激素浓度下降。

5. 免疫系统　可见淋巴结病。

6. 神经系统　可见眩晕、嗜睡、头痛。

7. 精神　个别患者因皮肤色素反应而出现抑郁，有皮肤色素减退后因精神抑郁而自杀的个案报道。

8. 消化系统　可见氨基转移酶、胆红素、白蛋白水平升高，还可见肝炎、黄疸、肝大、食欲减退、恶心、呕吐、腹痛、腹泻，偶有用药期间出现肠梗阻、消化道出血的报道。还可出现味觉障碍。

9. 血液系统　可见血栓性栓塞、贫血、嗜酸性粒细胞增多。有白细胞减少的报道，但与本品的因果关系尚不明确。

10. 皮肤　皮肤和黏膜着色（呈粉红色、棕色、甚至黑色）、鱼鳞病样改变，偶有出现皮肤瘙痒、皮肤色素减退的报道。

11. 眼　可见视力减退、泪液减少、眼干、烧灼感、瘙痒、刺激感、结膜及角膜色素沉着、眼睛中心黄斑病变。

12. 其他　可使尿液、汗液、乳汁、精液和唾液呈淡红色，还可使红细胞沉降率加快。

【相互作用】

1. 与贝达喹啉合用可增加出现 QT 间期延长的风险，合用时应密切监测心电图。

2. 与含铝或镁的抗酸药合用可降低本品血药浓度。

3. 与氨苯砜合用可使本品抗炎作用下降，但不影响抗菌作用。

4. 与利福平合用可能减少利福平的吸收率并延迟其达峰时间。

5. 与苯妥英钠、磷苯妥英钠合用可降低以上药物的血药浓度，从而减弱其作用。

【药动学】本品口服吸收不完全，吸收程度与药物粒度和剂型密切相关。口服吸收率为 45%～62%（个体差异较大）。药物吸收后，由于具有高亲脂性，主要沉着于脂肪组织和单核吞噬细胞系统内，被巨噬细胞摄取，分布至肠系膜淋巴结、肾上腺、皮下脂肪、肝、胆、胆汁、脾、小肠、肌肉、骨、乳汁和皮肤中。组织中药物浓度高于血药浓度，脑脊液内药物浓度较低。本品从组织中释放及排泄缓慢，单剂量给药后 3 日，11%～66%的药物随粪便、胆汁排泄；0.01%～0.41%的药物以原形及代谢产物在 24 小时内随尿液排泄。此外，还有少量药物可随痰液、皮脂、汗液、乳汁排泄。单次给药后消除半衰期约为 10 日，反复给药后消除半衰期至少为 70 日。

【用药宣教】

1. 本品引起皮肤、眼和各种体液变色，一般在用药 1 周左右出现。

2. 如用药后出现胃肠症状，应予以减量，严重或出血者应停药。

3. 哺乳期妇女使用时应暂停哺乳。

第十七节　全身用抗病毒药

一、核苷和核苷酸类（逆转录酶抑制剂除外）

利巴韦林

【类别】其他抗病毒药

【妊娠安全等级】X。

【作用机制】本品为合成的核苷类广谱抗病毒药，可能机制是药物进入被病毒感染的细胞后迅速磷酸化，其磷酸化产物作为病毒合成酶的竞争性抑制剂，抑制肌苷单磷酸脱氢酶、流感病毒 RNA 聚合酶和 mRNA 鸟苷转移酶，从而减少细胞内三磷酸鸟苷，损害病毒 RNA 和蛋白合成，使病毒的复制与传播受抑。本品并不改变病毒的吸附、侵入和脱壳过程，亦不诱导干扰素的产生。本品体外具有抑制呼吸道合胞病毒、流感病毒、甲肝病毒、腺病毒等多种病毒生长的作用。进入体内对呼吸道合胞病亦可能具有免疫作用及中和抗体作用。

【适应证】

1. 敏感病毒引起的麻疹、流行性出血热伴肾综合征、拉沙热、肺炎、呼吸道合胞病毒感染、甲型和乙型流感、水痘、流行性腮腺炎、副流感病毒感染、角膜炎、结膜炎、口炎、带状疱疹、急性甲型肝炎（单用干扰素难治的）。

2. 与聚乙二醇干扰素、丙型肝炎病毒（HCV）蛋白酶抑制剂合用治疗丙型肝炎。

3. 与干扰素合用治疗乙型肝炎。

4. 滴眼液用于治疗单纯疱疹性角膜炎、角膜带状疱疹及表层点状角膜炎和沙眼。

【禁用与慎用】

1. 对本品过敏者、自身免疫性肝炎患者、有明显或不稳定心脏疾病者、孕妇或可能妊娠的妇女禁用。

2. 严重贫血患者、肝肾功能不全者慎用。

【给药途径和剂量】

1. 治疗婴儿和儿童的呼吸道合胞病毒感染，吸入法优于其他给药途径。使用含有 20mg/ml 的溶液，在 12～18 小时给予 300ml（相当于本品 6g），在每升空气平均浓度 190μg 的情况下通过雾化释放。

2. 配合干扰素治疗慢性难治性乙型肝炎，可于早晨口服本品 400mg（体重＜75kg）或 600mg（体重＞75kg），晚间再口服 600mg（不论体重多少），疗程 6 个月。干扰素α-2b 300 万 U，皮下注射，每周 3 次。

3. 治疗拉沙热首剂 2g，继而 1g，每 6 小时 1 次，连用 4 天后，再给予 500mg，每 8 小时 1 次，共用 6 天。在起病 6 天内开始用药，疗效最好。预防时，可口服 600mg，每天 4 次，连用 10 天。

4. 急性甲型肝炎可口服每天 600mg，10 天 1 个疗程。

5. 早期流行性出血热可口服500mg，每日2次，或输注，连用 3 天。

6. 滴眼液：每小时 1 次，每次 1～2 滴，病情好转后逐渐减少滴眼次数，或用其眼膏涂眼，每天 4～6 次。

7. 与聚乙二醇干扰素、HCV 蛋白酶抑制剂合用，治疗丙型肝炎，每天 800～1200mg，分 2 次进餐时服用，疗程 24 周（基因 2、3 型）或 48 周（基因 1、4 型）。

8. 眼膏剂，每天 2～4 次，涂于眼结膜囊内。

本品粉针剂和小容量注射液以 0.9%氯化钠注射液或 5%葡萄糖注射液稀释为终浓度为 1mg/ml 或 5mg/ml 的溶液，可缓慢静脉滴注。本品注射液可直接肌内注射。

【配伍禁忌】与氨苄西林舒巴坦、多烯磷脂酰胆碱、三磷酸腺苷、头孢噻肟有配伍禁忌。

【不良反应】

1. 心血管系统　低血压。有贫血患者用药后引起致命或非致命性心肌损害的报道。

2. 呼吸系统　呼吸困难、鼻炎、气胸、窒息。

3. 肌肉骨骼系统　肌痛、关节痛。

4. 神经系统　头痛、失眠、眩晕、注意力障碍、头晕、睡眠差。

5. 精神　情绪化、易激惹、抑郁、神经质、烦躁。

6. 消化系统　血胆红素升高。长期或大剂量使用本品可影响肝功能。食欲减退、恶心、呕吐、腹泻、便秘、胃部不适、消化不良、味觉异常、口渴、胃痛、稀便。

7. 血液系统　贫血、红细胞减少、白细胞减少、血红蛋白减少、网状细胞增多。

8. 皮肤　脱发、皮疹、瘙痒。

9. 眼　经眼给药可见眼部刺激。

10. 耳　听力异常。

11. 其他　乏力、疲乏、虚弱、胸痛、发热、寒战、流感症状。鼻腔吸入可见刺激反应。

【相互作用】

1. 合用金刚乙胺可增强抗流感病毒 A 的活性。

2. 合用干扰素α可增加或协同本品的抗病毒活性。

3. 体外试验证实，本品和齐多夫定可产生相互抑制的作用，故不可合用。

【药动学】口服后迅速被吸收，但不完全。口服给药后 1～2 小时可达血药峰浓度，其生物利用度＜50%。本品吸入后也可从呼吸道吸收。可透过血脑屏障，在稳态浓度时中枢神经系统中的浓度可达血药浓度的 70%，甚或高于血药浓度。本品可在红细胞内蓄积。本品通过细胞内的酶磷酸化成单磷酸盐、二磷酸盐和三磷酸盐。分布和清除属于三相，终末半衰期为 20～50 小时。口服后会呈现首过效应。肾清除量为服用总量的 30%～40%，肝内代谢也是药物清除的重要途径。血液透析排出的药物数量不明显。停药后 4 周仍可从血中检出本品。

【观察指标】

1. 用药前和用药期间定期监测血常规（即用药前及治疗第 2 周、第 4 周）。

2. 监测血生化。

3. 监测促甲状腺激素（TSH）。

4. 对可能妊娠的妇女每月进行妊娠试验。

【用药宣教】

1. 本品不宜用于未经实验室确诊的呼吸道合胞病毒感染患者。

2. 本品滴眼液不宜用于除单纯疱疹性角膜炎外的其他病毒性眼病。

3. 应尽早用药，呼吸道合胞病毒性肺炎患者最初3日内给药通常有效。

4. 使用本品的男性和女性患者用药前、用药期间和用药结束后至少6个月内至少采取两种以上有效的避孕措施。

阿昔洛韦

【类别】抗疱疹病毒药。

【妊娠安全等级】B。

【作用机制】本品进入疱疹病毒感染的细胞后与脱氧核苷竞争病毒胸苷激酶或细胞激酶，磷酸化为活化型阿昔洛韦三磷酸酯，随后通过两种方式抑制病毒复制：①干扰病毒DNA聚合酶；②在DNA聚合酶作用下，与增长的DNA链结合，引起DNA链的延伸中断。

【适应证】

1. 单纯疱疹病毒（HSV）感染：①口服制剂用于生殖器疱疹病毒感染初发和复发患者；对反复发作患者可用作预防；也可用于免疫缺陷者皮肤黏膜单纯疱疹。②注射剂用于免疫缺陷者初发和复发性皮肤黏膜HSV感染的治疗及反复发作患者的预防；也用于单纯疱疹性脑炎的治疗。③外用制剂用于HSV引起的感染。

2. 带状疱疹病毒（HZV）感染：①口服制剂用于免疫功能正常者带状疱疹和免疫缺陷者轻度带状疱疹的治疗。②注射剂用于免疫缺陷者严重带状疱疹或免疫功能异常者弥散型带状疱疹的治疗。③外用制剂用于HZV引起的感染。

3. 用于免疫缺陷者水痘的治疗。

4. 眼部疾病：①用于急性视网膜坏死的治疗。②眼用制剂用于单纯疱疹性角膜炎的治疗。

【禁用与慎用】

1. 对本品过敏者禁用。

2. 对本品不耐受者、脱水患者、肝肾功能不全者、精神异常或有细胞毒性药精神反应史者慎用本品注射剂（因静脉应用本品易产生精神症状），孕妇、哺乳期妇女慎用本品。

【给药途径和剂量】

1. 免疫缺陷者皮肤黏膜单纯疱疹

（1）口服给药：初发，每次200mg，每日5次，连用10日；或每次400mg，每日3次，连用5日；复发每次200mg，每日5次，连用5日；复发性感染慢性抑制疗法，每次200mg，每日3次，连用6个月，必要时剂量可加至每次200mg，每日5次，连用6～12个月。

（2）静脉滴注：每次5～10mg/kg，每8小时1次，连用7～10日。最大日剂量为30mg/kg或1.5g/m^2。

2. 单纯疱疹　局部给药。①乳膏：取适量涂于患处，每2小时1次，每日4～6次，连用7日。②凝胶：取适量涂于患处并覆盖，每3小时1次，每日6次，连用7日。

3. 生殖器疱疹

（1）口服给药同“免疫缺陷者皮肤黏膜单纯疱疹”。

（2）静脉滴注用于重症生殖器疱疹初治，每次5mg/kg，每8小时1次，连用5日。最大日剂量为30mg/kg或1.5g/m^2。

4. 单纯疱疹性脑炎　静脉滴注，每次10mg/kg，每8小时1次，连用10日。最大日剂量为30mg/kg或1.5g/m^2。2岁以下儿童，每次250mg/m^2，每8小时1次，连用5日。儿童最大剂量为每8小时500mg/m^2。

5. 带状疱疹

（1）口服给药：常释剂型每次800mg，每日5次，连用7～10日；缓释制剂，每次1600mg，每8小时1次（每日3次），连用7～10日。

（2）静脉滴注用于严重带状疱疹，同“免疫缺陷者皮肤黏膜单纯疱疹”。

（3）局部给药同“单纯疱疹”。

6. 水痘　口服给药：常释剂型每次800mg，每日4次，连用5日；缓释制剂，每次1600mg，每8小时1次（每日3次），连用5日。2岁以上儿童，常释剂型每次20mg/kg，每日4次，连用5日，症状出现时立即开始治疗；缓释剂型每次40mg/kg，每日2次，每日总量为80mg/kg。40kg以上儿童用法用量同成年人。

7. 急性视网膜坏死　静脉滴注，每次5～10mg/kg，每8小时1次，连用7～10日。最大日剂量为30mg/kg或1.5g/m^2。然后改为口服给药，每次800mg，每日5次，连用6～14周。

8. 单纯疱疹性角膜炎　①滴眼液。滴入眼睑内，每次1～2滴，每小时1次。②眼膏。涂于眼睑内，每日4～6次。

9. 肾功能不全时剂量

（1）肾功能不全者不宜用本品静脉滴注，因滴速过快可引起肾衰竭。

（2）口服本品时应按表 7-12 调整剂量。

血液透析 1 次可使血药浓度降低 60%，故每次血液透析 6 小时应重复补给 1 次剂量。

表 7-12　肾功能不全者剂量调整表

疾病	肌酐清除率（ml/min）	普通制剂用法	缓释制剂用法
生殖器疱疹的起始或间歇治疗	>10	每次 200mg，每 4 小时 1 次（每日 5 次）	每次 400mg，每 8 小时 1 次
	0～10	每次 200mg，每 12 小时 1 次	每次 200mg，每 12 小时 1 次
生殖器疱疹的慢性抑制疗法	>10	每次 400mg，每 12 小时 1 次	每次 400mg，每 12 小时 1 次
	0～10	每次 200mg，每 12 小时 1 次	每次 200mg，每 12 小时 1 次
带状疱疹	>25	每次 800mg，每 4 小时 1 次（每日 5 次）	每次 1600mg，每 8 小时 1 次
	10～25	每次 800mg，每 8 小时 1 次	每次 1200mg，每 12 小时 1 次
	0～10	每次 800mg，每 12 小时 1 次	每次 800mg，每 12 小时 1 次

【配伍禁忌】与氨磷汀、螯合头孢唑林钠、吡硫醇、川芎嗪、地尔硫䓬、多巴胺、多巴酚丁胺、甲氧氯普胺、肝素钠、琥珀氯霉素、甲硝唑、吗啡、聚明胶肽、克林霉素、硫酸镁、头孢噻利、美罗培南、米卡芬净、青霉素、红霉素、他克莫司、头孢哌酮、头孢曲松、头孢他啶、亚胺培南西司他丁、雷尼替丁、银杏叶提取物有配伍禁忌。

【不良反应】

1. 心血管系统　低血压、心悸。

2. 代谢/内分泌系统　胆固醇水平升高、三酰甘油水平升高。

3. 呼吸系统　呼吸困难。

4. 肌肉骨骼系统　关节痛。

5. 泌尿生殖系统　蛋白尿、血尿素氮升高、血肌酐升高、急性肾功能不全、血尿。长期用药可见月经紊乱。

6. 神经系统　头痛、昏迷、意识模糊、癫痫、震颤、下肢抽搐、手足麻木感、头晕。长期用药可见失眠。

7. 精神　幻觉。

8. 消化系统　肝功能异常（如血清氨基转移酶升高、碱性磷酸酶升高、乳酸脱氢酶升高、总胆红素升高）、恶心、呕吐、腹泻、舌麻木感、胃部不适、食欲减退、口渴。

9. 血液系统　红细胞减少、白细胞减少、血红蛋白减少。

10. 皮肤　皮肤瘙痒、荨麻疹、皮疹、多汗。长期用药可见痤疮。外用可见皮肤疼痛（包括灼痛、刺痛）。

11. 眼　经眼给药可见滤泡性结膜炎、浅层点状角膜病变、结膜充血、泪点阻塞、眼睑过敏、烧灼刺激感。

12. 其他　发热、注射部位炎症或静脉炎、胸闷、全身倦怠。

【相互作用】

1. 合用丙磺舒可使本品的排泄减慢，半衰期延长，导致体内药物蓄积。

2. 与齐多夫定合用可引起肾毒性，表现为深度昏睡和疲劳。

3. 本品与肾毒性药物合用可加重肾毒性（肾功能不全者更易发生），还可能增加可逆性的中枢神经系统症状。

4. 本品与干扰素或甲氨蝶呤（鞘内给药）合用，可能引起精神异常。

【药动学】本品口服吸收差，15%～30%由胃肠道吸收。本品可广泛分布至各组织与体液中，包括脑、肾、肺、肝、小肠、肌肉、脾、乳汁、子宫、阴道黏膜与分泌物、脑脊液及疱疹液。在肾、肝和小肠中浓度高，脑脊液中浓度约为血药浓度的一半。血浆蛋白结合率低（9%～33%）。本品在肝脏代谢，主要代谢产物占给药量的 9%～14%。口服时约 14%以原形随尿液排泄；注射时 45%～79%以原形随尿液排泄。随粪便排泄率低于 2%。呼出气体中含微量药物。半衰期约为 2.5 小时。肌酐清除率为 50～80ml/min 和 15～50ml/min 时，半衰期分别为 3.0 小时和 3.5 小时。无尿者的半衰期为 19.5 小时，血液透析时半衰期为 5.7 小时。血液透析 6 小时约清除血中 60%的药物，腹膜透析清除量较少。

【观察指标】用药期间应监测肾功能、尿常规。静脉给药前亦应检查肾功能。

【用药宣教】

1. 本品对 HSV 的潜伏感染和复发无明显效果，不能根除病毒。

2. 一旦出现疱疹的症状与体征，应尽早治疗。

3. 严重免疫功能缺陷者长期或多次使用本品后可能出现 HSV 和 HZV 对本品耐药。如单纯疱疹患者用药后未见皮肤损害改善，应测试 HSV 对本品的敏感性。

4. 生殖器复发性疱疹以口服间歇短程疗法给药有效，长程疗法不应超过 6 个月。

5. 用药期间应补充足量的水，以防药物在肾小管内沉积。

伐昔洛韦

【类别】抗疱疹病毒药。

【妊娠安全等级】B。

【作用机制】本品为阿昔洛韦的前体药。阿昔洛韦进入疱疹感染细胞后与脱氧核苷竞争病毒胸腺嘧啶激酶或细胞激酶，经磷酸化形成活化型无环鸟苷三磷酸酯，作为病毒复制的底物与脱氧鸟嘌呤三磷酸酯竞争病毒 DNA 聚合酶，从而抑制病毒 DNA 的合成，发挥抗病毒作用。

【抗菌谱】本品为抗病毒药，在体外对 HSV、水痘带状疱疹病毒、巨细胞病毒等具有抑制作用。

【适应证】

1. 用于治疗水痘带状疱疹。

2. 用于治疗 Ⅰ 型、Ⅱ 型单纯疱疹病毒感染，包括初发和复发的生殖器疱疹病毒感染。

【禁用与慎用】

1. 对本品或阿昔洛韦过敏者禁用。

2. 肝肾功能不全者、脱水患者、哺乳期妇女慎用。

【给药途径和剂量】口服给药。①常释剂型：每次 0.3g，每日 2 次，餐前空腹服用。带状疱疹连用 10 日，单纯疱疹连用 7 日。②缓释片：每次 0.6g，每日 1 次，餐前空腹服用。带状疱疹连用 10 日，单纯疱疹连用 7 日。肾功能不全者需依据肌酐清除率调整剂量。血液透析可使本品的血药浓度降低 60%，故血液透析后应补给 1 次剂量。

【不良反应】

1. 呼吸系统　有呼吸困难的报道。

2. 肌肉骨骼系统　关节痛。

3. 泌尿生殖系统　蛋白尿、尿素氮升高。长期给药可见月经紊乱。还有肾功能损害、急性肾衰竭、肾痛的报道。

4. 免疫系统　有过敏反应的报道。

5. 神经系统　头晕、头痛。长期给药可见失眠。上市后还有眩晕、意识模糊、意识丧失、震颤、共济失调、构音困难、抽搐、脑病、昏迷的报道。

6. 精神　有幻觉、兴奋、精神病症状的报道。

7. 消化系统　有肝功能检测值可逆性升高、肝炎和腹部不适的报道。可见恶心、呕吐、腹泻、腹痛、胃部不适、食欲减退、口渴。

8. 血液系统　白细胞减少。还有血小板减少的报道。

9. 皮肤　皮肤瘙痒。长期给药可见痤疮。上市后还有皮疹、光敏反应、荨麻疹、血管神经性水肿的报道。

【相互作用】

1. 与齐多夫定合用可引起肾毒性，表现为疲劳和深度昏睡。

2. 同“阿昔洛韦”。

【药动学】口服后迅速被吸收，并很快经肠（或）肝首过代谢转化为母药阿昔洛韦和缬氨酸。口服本品后，其分解产物阿昔洛韦的生物利用度为 54%，比直接口服阿昔洛韦的生物利用度高 3～5 倍；其血药峰浓度（5～6μg/ml）可在给药后 1.5 小时达到。本品主要以阿昔洛韦形式随尿排出，1%的伐昔洛韦被重吸收。

【观察指标】严重免疫功能缺陷者长期或多次使用本品可能导致单纯疱疹病毒和带状疱疹病毒耐药。如单纯疱疹患者使用本品后皮肤损害不见改善，应测试单纯疱疹病毒对本品的敏感性。

【用药宣教】给药期间应给予（尤其是老年人）充足的水，防止阿昔洛韦在肾小管内沉淀。

泛昔洛韦

【类别】抗疱疹病毒药。

【妊娠安全等级】B。

【作用机制】本品是阿昔洛韦的类似物，是喷昔洛韦的二乙酰基-6-去氧类似物，在体内迅速转变为喷昔洛韦，再于被感染细胞内经酶作用变为三磷酸喷昔洛韦，通过干扰病毒 DNA 聚合酶的活性，选择性抑制疱疹病毒 DNA 的合成和复制。

【适应证】用于治疗带状疱疹和原发性生殖器疱疹。

【禁用与慎用】对本品或喷昔洛韦过敏者禁用；肾功能不全者慎用。

【给药途径和剂量】口服给药。①常释剂型：每次 250mg，每日 3 次，连用 7 日。②缓释胶囊：每次 375mg，每日 2 次，连用 7 日。肾功能不全者应根据肾功能状况调整剂量，推荐剂量见表 7-13。

表 7-13　肾功能不全时用法用量表（常释剂型）

肌酐清除率	剂量
≥60ml/min	每次 250mg，每 8 小时 1 次
40～59ml/min	每次 250mg，每 12 小时 1 次
20～39ml/min	每次 250mg，每 24 小时 1 次
<20ml/min	每次 125mg，每 48 小时 1 次

【不良反应】

1. 呼吸系统　可见鼻窦炎、咽炎。

2. 泌尿生殖系统　偶见血肌酐升高。有肾功能不全者大剂量使用本品出现急性肾衰竭的报道。

3. 神经系统　常见头痛。也可见头晕、失眠、嗜睡、感觉异常。

4. 消化系统　可见 ALT、AST、胆红素升高、常见恶心。也可见呕吐、腹痛、腹泻、消化不良、便秘、胀气、厌食、淀粉酶升高等。

5. 血液系统　可见白细胞减少、中性粒细胞减少。

6. 皮肤　可见皮疹、皮肤瘙痒。

7. 其他　可见发热、寒战、疲劳、疼痛。

【相互作用】

1. 合用丙磺舒或其他主要由肾小管主动分泌的药物可能使喷昔洛韦的血药浓度升高。

2. 本品与由醛类氧化酶催化代谢的药物合用可能发生相互作用。

【药动学】本品口服后在胃肠道迅速吸收，经去乙酰化和氧化转变为喷昔洛韦，生物利用度为75%～77%。口服后 0.7～0.9 小时喷昔洛韦血药浓度达峰值。口服本品 250mg、500mg 和 750mg，喷昔洛韦血药峰浓度分别为 1.6～1.9mg/L、3.3～3.4mg/L 和 5.1～5.3mg/L。喷昔洛韦的血浆蛋白结合率小于 20%，血浆消除半衰期为（2.3±0.4）小时，全血/血浆分配比率接近于 1。

本品主要以喷昔洛韦和 6-去氧喷昔洛韦形式经肾脏排出。口服后，给药量的 73%以喷昔洛韦原形随尿排出。另有 27%随粪便排出。静脉应用后给药量的 94%以原形随尿排出。口服后肾脏清除率为 27.7L/h，老年患者的肾脏清除率较正常值低 22%。本品可被透析清除，血液透析后血药浓度降低76%。

【观察指标】用药可能引起白细胞减少等血液系统不良反应，长期用药时需要定期监测全血细胞计数。

【用药宣教】本品不可完全治愈生殖器疱疹，能否防止疾病传播尚不明确。

更昔洛韦

【类别】抗疱疹病毒药。

【妊娠安全等级】C。

【作用机制】本品为一种 2′-脱氧鸟嘌呤核苷酸的类似物，可抑制疱疹病毒的复制，对 CMV 和单纯疱疹病毒所致的感染有效。本品可被 CMV 编码（*UL97* 基因）的蛋白激酶同系物磷酸化为单磷酸盐，再经细胞激酶进一步磷酸化为二磷酸盐和三磷酸盐。在 CMV 感染的细胞内，三磷酸盐的量比非感染细胞高 100 倍，提示本品在感染细胞中可优先磷酸化。三磷酸盐能在 CMV 感染的细胞内持续数日，可竞争性抑制病毒 DNA 聚合酶，并掺入病毒及宿主细胞的 DNA 内，从而导致病毒 DNA 延长的终止。本品对病毒 DNA 聚合酶的作用较对宿主聚合酶强。

【适应证】

1. 用于治疗免疫缺陷患者（包括艾滋病患者）发生的 CMV 性视网膜炎。

2. 用于接受器官移植的患者预防 CMV 感染。

3. 本品口服制剂还可用于晚期 HIV 感染患者预防 CMV 感染。

4. 本品眼用制剂用于单纯疱疹性角膜炎。

【禁用与慎用】对本品或阿昔洛韦过敏者禁用。

【给药途径和剂量】

1. CMV 性视网膜炎

（1）口服给药：用于维持治疗，在诱导治疗后，推荐维持量为每次 1g，每日 3 次。也可在非睡眠时每次 0.5g，每 3 小时 1 次，每日 6 次。维持治疗时若 CMV 性视网膜炎有发展，则应重新进行诱导治疗。

（2）静脉滴注：初始剂量为每次 5mg/kg，每 12 小时 1 次，连用 14～21 日。维持剂量为每次 5mg/kg，每日 1 次，连用 7 日；或每次 6mg/kg，每日 1 次，连用 5 日。

2. 接受器官移植的患者预防 CMV 感染

（1）口服给药：预防剂量为每次 1g，每日 3 次。用药疗程根据免疫抑制的时间和程度确定。

（2）静脉滴注：初始剂量为每次 5mg/kg，每 12 小时 1 次，连用 7～14 日。维持剂量为每次 5mg/kg，每日 1 次，连用 7 日；或每次 6mg/kg，每日 1 次，连用 5 日。

3. 晚期 HIV 感染患者预防 CMV 感染：口服给药预防剂量为每次 1g，每日 3 次。

4. 对单纯疱疹性角膜炎经眼给药

（1）滴眼液：每次 2 滴，每 2 小时 1 次，每日 7～8 次，滴入眼睑内。

（2）眼用凝胶：每次 1 滴，每日 4 次，疗程 3 周，涂入结膜囊中。

（3）眼膏：每次 5～6mm（含更昔洛韦 0.25～0.3mg），每日 4～6 次，涂于眼睑内。

5. 肾功能不全时用药按表 7-14 和表 7-15 方案调整。

表 7-14　肾功能不全时口服给药剂量调整表

肌酐清除率（ml/min）	用法用量
≥70	每次 1g，每日 3 次；或每次 0.5g，每 3 小时 1 次，每日 6 次
50～69	每日 1.5g；或每次 0.5g，每日 3 次
25～49	每日 1g；或每次 0.5g，每日 2 次
10～24	每日 0.5g
＜10	每次 0.5g，每周 3 次（血液透析后）

表 7-15　肾功能不全时静脉滴注给药剂量调整表

肌酐清除率（ml/min）	初始剂量	维持剂量
≥70	每次 5.0mg/kg，每 12 小时 1 次	每次 5.0mg/kg，每 24 小时 1 次
50～69	每次 2.5mg/kg，每 12 小时 1 次	每次 2.5mg/kg，每 24 小时 1 次
25～49	每次 2.5mg/kg，每 24 小时 1 次	每次 1.25mg/kg，每 24 小时 1 次
10～24	每次 1.25mg/kg，每 24 小时 1 次	每次 0.625mg/kg，每 24 小时 1 次
＜10	每次 1.25mg/kg，每周 3 次（血液透析后）	每次 0.625mg/kg，每周 3 次（血液透析后）

血液透析患者剂量不可超过每次 1.25mg/kg，每周 3 次。因血液透析可减少约 50%的血药浓度，本品需在血液透析完成后短时间内给药。

【配伍禁忌】与米卡芬净等有配伍禁忌。

【不良反应】

1. 常见的不良反应为骨髓抑制，艾滋病患者长期维持用药后约 40%的患者中性粒细胞计数减低至 1000/mm^3 以下，约 20%的患者血小板计数减低至 50 000/mm^3 以下，此外可有贫血发现。

2. 中枢神经系统症状如精神异常、紧张、震颤等，发生率约 5%，偶有昏迷、抽搐等。

3. 可出现皮疹、瘙痒、药物热、头痛、头晕、呼吸困难、恶心、呕吐、腹痛、食欲减退、肝功能异常、消化道出血、心律失常、血压升高或降低、血尿、BUN 增加、脱发、血糖降低、水肿、周身不适、肌酐升高、嗜酸性细胞增多症、注射局部疼痛、静脉炎等。

4. 有 CMV 性视网膜炎的艾滋病患者可出现视网膜剥离。

5. 眼用本品可发生短暂的眼痒、灼热感，针刺感及轻微视物模糊，但很快消失，不影响治疗。

【相互作用】

1. 合用丙磺舒可使本品的平均稳态 AUC 增加、肾清除率降低。

2. 与肾毒性药物（如两性霉素 B、环孢素）合用可使血清肌酐升高。

3. 有合用亚胺培南-西司他丁出现无显著特点的癫痫发作的报道。除非利大于弊，否则不应合用。

4. 抑制快速分裂细胞群（如骨髓、精原细胞、皮肤生发层细胞、胃肠道黏膜细胞）复制的药物（如氨苯砜、喷他脒、氟胞嘧啶、长春新碱、长春碱、多柔比星、两性霉素 B、甲氧苄啶/磺胺甲噁唑或其他核苷类拮抗药）与本品合用可使毒性增加。

5. 本品口服前 2 小时或同时服用去羟肌苷，去羟肌苷的稳态 $AUC_{0\sim12h}$ 增加。本品口服前 2 小时服用去羟肌苷，本品的稳态 AUC 减少，但两者同时使用时本品的 AUC 不受影响。两者的肾清除率均无显著改变。

6. 齐多夫定与本品合用，稳态时齐多夫定的 $AUC_{0\sim4h}$ 增加，本品的 $AUC_{0\sim6h}$ 减少。两者均可能引起中性粒细胞减少或贫血，全量合用时部分患者可能无法耐受。

【药动学】口服难吸收，空腹口服本品的绝对生物利用度约为 5%，进食后服药则为 6%～9%。静脉滴注本品后，广泛分布于全身组织（包括眼内液体和脑脊髓液在内的种种体液内）。蛋白结合率为 1%～2%。半衰期为 2.5～4 小时。主要以原形经肾小球滤过和肾小管主动分泌排泄。肾功能不全的患者肾的清除率降低，半衰期延长；血液透析可使本品血药浓度下降 50%。

【观察指标】

1. 肾功能不全者应密切监测血清肌酐、肌酐清除率。

2. 用药期间应定期监测全血细胞计数。曾使用本品或其他核苷类拮抗药后出现血细胞减少者，或用药前中性粒细胞计数小于 1000/μl 者，应每日监测。

3. HIV 阳性的 CMV 性视网膜炎患者在用药期间和用药后可能持续经历视网膜炎的发展过程，用药期间至少每 4～6 周进行一次眼科随访检查。

【用药宣教】

1. 育龄期女性用药期间应采取有效的避孕措施，男性在用药期间和用药后至少 90 日内应避孕。

2. 本品不能治愈 CMV 感染，故用于艾滋病患者合并 CMV 感染时需长期维持用药，防止复发。

3. 本品可引起白细胞减少和血小板减少，更容易出现出血和感染，用药期间应尽量避免受伤，并远离感冒人群，勤洗手。

4. 用药后应避免驾驶、操作机械或其他危险行为。

二、环胺类

金刚乙胺

【类别】抗流感病毒药。

【妊娠安全等级】C。

【作用机制】本品为合成的抗病毒药，主要对A型流感病毒具有活性。本品的作用机制尚不完全明确，可能是通过抑制病毒脱壳，在病毒复制的早期环节起作用。遗传学研究提示，由病毒颗粒M2基因编码的一种蛋白，在本品抑制敏感A型流感病毒中起重要作用。

【适应证】

1. 用于预防和治疗成年人甲型（包括H1N1、H2N2、H3N2）流感病毒感染。

2. 用于预防儿童甲型流感病毒感染。

【禁用与慎用】

1. 对本品及金刚烷类药物过敏者禁用。

2. 癫痫或肝肾功能不全的患者应慎用本品。

3. 动物实验可见乳汁中浓度高于血药浓度，哺乳期妇女使用时应暂停哺乳。

【给药途径和剂量】

1. 成年人　口服给药，每次100mg，每日2次。肾衰竭（肌酐清除率≤10ml/min）者推荐剂量为每日100mg。严重的肝功能不全者推荐剂量为每日100mg。

2. 儿童　1～10岁儿童，每次5mg/kg，每日1次，最大日剂量为150mg。10岁及以上儿童同成年人用法用量。

【不良反应】

1. 恶心、呕吐、食欲缺乏、口干、腹痛、腹泻、消化不良、味觉改变，使用大于常规剂量时可能发生便秘、吞咽困难或口腔炎。

2. 0.3%～1%的患者会出现皮疹。

3. 可能出现面色苍白、心悸、高血压、心力衰竭、下肢水肿、心脏传导阻滞、心动过速。

4. 可能发生头痛、疲劳、神经质、失眠、噩梦、眩晕、共济失调、意识模糊、幻觉、震颤、幻觉、惊厥等。

5. 极少患者会出现呼吸困难、咳嗽。

6. 极少出现非哺乳期泌乳。

【相互作用】

1. 合用西咪替丁可使本品表观清除率减少18%。

2. 合用对乙酰氨基酚可使本品血药峰浓度和AUC值降低约11%。

3. 合用阿司匹林可使本品血药峰浓度和AUC值降低约10%。

【药动学】口服本品后在胃肠道吸收尚佳，但吸收缓慢，给药后经3～6小时可达血药峰浓度。其血浆半衰期长，为24～36小时。其血浆蛋白结合率约为40%。健康成年人单剂量的消除时间为13～65小时。本品可被广泛代谢，随尿排出的原药不到25%，72小时左右排出的羟基代谢物约占75%。重度肝功能不全和肾衰竭患者的半衰期为正常患者的2倍，因此其用药剂量应减半。

【用药宣教】

1. 本品仅作为抗病毒疫苗的辅助用药，不可用作流感疫苗的替代品。

2. 未控制的精神病及严重精神神经病患者避免使用本品。

3. 用于治疗时，至少需要服药5～7天。即使症状好转，也不要过早停药，以免症状复发。

4. 用药后可能出现失眠、头晕、头痛、疲劳、恶心、呕吐、厌食、口干、腹痛、全身无力的不全。停药后多可消失。

三、膦酸衍生物

膦甲酸钠

【类别】抗疱疹病毒药。

【妊娠安全等级】C。

【作用机制】本品为无机焦磷酸盐的有机类似物，体外试验中本品可抑制CMV和HSV-1、HSV-2等疱疹病毒的复制。在不影响细胞DNA聚合酶浓度的情况下，本品在病毒特异性DNA聚合酶的焦磷酸盐结合位点产生选择性抑制作用，从而表现出抗病毒活性。

【适应证】

1. 用于治疗艾滋病（AIDS）患者的CMV性视网膜炎。

2. 用于治疗免疫功能损害者耐阿昔洛韦的HSV性皮肤黏膜感染。

3. 本品滴眼液用于治疗耐阿昔洛韦的HSV性角膜炎。

【禁用与慎用】对本品过敏者禁用，肝肾功能不全者慎用。

【给药途径和剂量】

1. AIDS 患者的 CMV 性视网膜炎

静脉滴注：①诱导治疗，推荐剂量为每次 60mg/kg，每 8 小时 1 次，滴注时间不应少于 1 小时，根据疗效连用 2～3 周。②维持治疗，每日 90～120mg/kg，滴注时间不应少于 2 小时。若维持治疗期间病情加重，可重复进行诱导治疗和维持治疗。

肾功能不全者使用本品注射剂时应根据肾功能调整剂量，具体见表 7-16 和表 17-17。

表 7-16　肾功能不全者诱导治疗剂量表

肌酐清除率[ml/（min·kg）]	单纯疱疹病毒		巨细胞病毒
	低剂量方案	高剂量方案	
＞1.4	每 12 小时 40mg/kg	每 8 小时 40mg/kg	每 8 小时 60mg/kg
＞1～1.4	每 12 小时 30mg/kg	每 8 小时 30mg/kg	每 8 小时 45mg/kg
＞0.8～1	每 12 小时 20mg/kg	每 12 小时 35mg/kg	每 12 小时 50mg/kg
＞0.6～0.8	每 24 小时 35mg/kg	每 12 小时 25mg/kg	每 12 小时 40mg/kg
＞0.5～0.6	每 24 小时 25mg/kg	每 24 小时 40mg/kg	每 24 小时 60mg/kg
≥0.4～0.5	每 24 小时 20mg/kg	每 24 小时 35mg/kg	每 24 小时 50mg/kg
＜0.4	不推荐	不推荐	不推荐

表 7-17　肾功能不全者维持治疗剂量表

肌酐清除率[ml/（min·kg）]	巨细胞病毒	
	低剂量方案	高剂量方案
＞1.4	每 24 小时 90mg/kg	每 24 小时 120mg/kg
＞1～1.4	每 24 小时 70mg/kg	每 24 小时 90mg/kg
＞0.8～1	每 24 小时 50mg/kg	每 24 小时 65mg/kg
＞0.6～0.8	每 48 小时 80mg/kg	每 48 小时 105mg/kg
＞0.5～0.6	每 48 小时 60mg/kg	每 48 小时 80mg/kg
≥0.4～0.5	每 48 小时 50mg/kg	每 48 小时 65mg/kg
＜0.4	不推荐	不推荐

2. 免疫功能损害者耐阿昔洛韦的 HSV 性皮肤黏膜感染

（1）静脉滴注：推荐剂量为每次 40mg/kg，每 8 小时或 12 小时 1 次，滴注时间不应少于 1 小时，连用 2～3 周或直至治愈。

（2）局部给药乳膏：取适量涂抹于患处，每日 3～4 次，连用 5 日为 1 个疗程。若皮肤破损或使用面积较大，应适当减少剂量。

3. 耐阿昔洛韦的 HSV 性角膜炎

（1）经眼给药：滴眼液，每次 2 滴、每日 6 次，3 日后改为每次 2 滴、每日 4 次。树枝状、地图状角膜炎疗程为 2 周；盘状角膜炎疗程为 4 周。

（2）通过静脉滴注给药：如经中心静脉给药，可将输液配制成 24mg/ml；如经周围静脉给药，输液的浓度应为 12mg/ml，均以 0.9%氯化钠或 5%葡萄糖注射液稀释。每次输注时，可另外补充 0.9%氯化钠注射液 500ml 或 1000ml，以减轻肾毒性。

【配伍禁忌】与亚叶酸钙氯化钠、氯化钾、亚叶酸钙有配伍禁忌。

【不良反应】

1. 心血管系统　心电图异常、高血压、低血压、室性心律失常。

2. 代谢/内分泌系统　代谢性酸中毒、低钙血症、低镁血症、低钾血症、低磷血症、高磷血症、低钠血症。

3. 肌肉骨骼系统　肌无力。

4. 泌尿生殖系统　血清肌酐升高、肌酐清除率降低、肾功能异常、急性肾衰竭、尿毒症、多尿、生殖泌尿道刺激症状或溃疡。

5. 神经系统　惊厥（包括癫痫大发作）、感觉异常、头痛、眩晕、非自主性肌肉收缩、震颤、共济失调、神经病。

6. 精神　焦虑、神经质、精神错乱、抑郁、精神病、激动、进攻性反应。

7. 消化系统　乳酸脱氢酶升高、碱性磷酸酶升高、ALT 升高、AST 升高、恶心、呕吐、腹泻、腹痛、消化不良、便秘、淀粉酶升高、厌食。有胰腺炎的个案报道。

8. 血液系统　贫血、血红蛋白水平降低、白细胞减少、粒细胞减少、血小板减少。

9. 皮肤　皮疹。局部给药可见局部红肿等刺激反应。

10. 眼　经眼给药可见一过性可耐受的眼部刺激症状。

11. 其他　滴注部位静脉炎、疲乏、不适、寒战、发热、脓毒症、下肢水肿。

【相互作用】

1. 肾毒性药物（氨基糖苷类抗生素、两性霉素 B 等）可加重肾功能损害。

2. 与利托那韦、沙奎那韦可引起肾功能损害。

3. 齐多夫定可能加重贫血，但未见加重骨髓抑制。

4. 喷他脒（静脉给药）可能引起贫血、低钙血症、低镁血症和肾毒性。

【药动学】在两项临床研究中，肾功能正常者间歇静脉滴注本品每次 60mg/kg、每 8 小时 1 次，首次用药后的血药峰高度（C_{max}）分别为 573μmol/L 和 445μmol/L，血药谷浓度（C_{min}）分别为 28μmol/L 和 88μmol/L；用药至第 14 日或第 15 日的 C_{max} 分别为 579μmol/L 和 517μmol/L，C_{min} 分别为 110μmol/L 和 105μmol/L；平均血浆清除率分别为（178±48）ml/min 和（130±44）ml/min。本品可进入患者脑脊液，脑脊液中的药物浓度与血-脑脊液屏障缺陷程度相关。80%～90%的给药量以原形随尿液排出。间歇滴注本品，平均血浆半衰期约为 3 小时。本品可蓄积于人类骨骼，但蓄积程度尚不明确。

【观察指标】用药期间密切监测肾功能。

【用药宣教】

1. 为降低本品的肾毒性，用药前及用药期间应进行水化。0.9%氯化钠注射液或 5%葡萄糖注射液的静脉输液量为每日 2.5L，并可适当使用噻嗪类利尿药。

2. 应避免本品静脉制剂与皮肤、眼部接触，若不慎接触，应立即用清水洗净。

3. 本品乳膏严格限用于免疫功能损害者耐阿昔洛韦的 HSV 性皮肤黏膜感染。

四、蛋白酶抑制剂

沙奎那韦

【类别】HIV 蛋白酶抑制剂。

【妊娠安全等级】B。

【作用机制】本品为 HIV-1 蛋白酶抑制剂，HIV-1 蛋白酶通过裂解病毒多聚蛋白前体，形成感染性病毒颗粒。本品为一种类肽，可结合于蛋白酶活性部位并抑制蛋白酶活性，从而阻止病毒多聚蛋白的裂解，导致不成熟的非感染性病毒颗粒的形成。

【适应证】与其他抗逆转录病毒药联用于治疗 HIV-1 感染。

【禁用与慎用】

1. 对本品过敏者禁用。

2. 有胰腺炎病史者慎用。

3. HIV 感染的哺乳期妇女应避免哺乳，以免感染婴儿。

4. 儿童用药的安全性及有效性尚未确定。

【给药途径和剂量】口服给药，每次 600mg，每日 3 次，与核苷类似物联用。

【不良反应】

1. *心血管系统*　心脏杂音、晕厥、高血压、低血压、血栓性静脉炎、末梢血管收缩。上市后还可见尖端扭转型室性心动过速。与利托那韦联用可见 PR 间期延长、二度或三度房室传导阻滞、QT 间期延长。

2. *代谢/内分泌系统*　①体重增加、脱水、高三酰甘油血症。有男子乳腺发育的个案报道。②与利托那韦联用可见糖尿病、高血糖症、脂肪代谢障碍、胆固醇和（或）三酰甘油升高。③接受抗逆转录病毒治疗可见脂肪重新分布或蓄积[包括向心性肥胖、颈背面脂肪膨大（水牛背）、外周或面部消瘦、乳房增大、库欣样外观]。

3. *呼吸系统*　①咳嗽、呼吸困难。②与利托那韦联用可见肺炎、支气管炎、鼻窦炎。

4. *肌肉骨骼系统*　①血肌酸激酶升高、关节痛、肌肉痉挛、肌痛、多发性关节炎。②与利托那韦联用可见背痛。

5. *泌尿生殖系统*　肾结石、性欲障碍。

6. *免疫系统*　淋巴结病、过敏反应。有免疫重建综合征的报道，并有继发于免疫重建综合征的自身免疫性疾病（如 Graves 病、多发性肌炎、吉兰-巴雷综合征）的报道。

7. *神经系统*　嗜睡、意识模糊、惊厥、共济失调、头晕、头痛、感觉减退、颅内出血、意识丧失、感觉异常、周围神经病、震颤。

8. *精神*　焦虑、抑郁、精神病性障碍、睡眠障碍（包括失眠）、自杀企图。

9. *消化系统*　肝炎（如慢性活动性肝炎）、肝大、高胆红素血症、黄疸、门静脉高压症、ALT 及 AST 升高、碱性磷酸酶升高、γ-谷氨酰转肽酶升高、乳酸脱氢酶（LDH）升高、恶心、呕吐、腹泻、腹部不适、腹水、消化不良、吞咽困难、嗳气、胃肠胀气、胃炎、胃肠出血、肠梗阻、口干、黏膜溃疡、胰腺炎、厌食、淀粉酶升高、食欲增强或减退、味觉障碍。

10. *血液系统*　贫血（包括溶血性贫血）、白细胞减少、中性粒细胞减少、全血细胞减少、血小板减少、急性髓系白血病。

11. *皮肤*　痤疮、脱发、大疱性皮炎、药疹、红斑、史-约综合征、多汗、荨麻疹、肝酶升高相关的严重皮肤反应。

12. *眼*　视力损害。

13. 耳　耳鸣。

14. 其他　虚弱、胸痛、水肿、消耗综合征、乳头瘤样增生。与利托那韦联用可见疲乏、发热、流感。

【相互作用】

1. 合用地拉韦定可升高本品的血药浓度。

2. 合用茚地那韦可升高本品和茚地那韦的血药浓度。

3. 合用奈非那韦可升高本品的血药浓度。

4. 合用萘法唑酮可升高本品的血药浓度。

5. 与质子泵抑制剂（奥美拉唑等）合用可显著升高本品的血药浓度。与奥美拉唑或其他质子泵抑制剂谨慎合用，推荐监测本品的毒性（尤其是胃肠道症状、三酰甘油水平升高、深静脉血栓形成、QT间期延长）。

6. 链阳菌素类抗生素（如奎奴普丁/达福普汀）可能升高本品的血药浓度，从而可能导致心律失常。

7. 合用夫西地酸可升高本品、利托那韦和夫西地酸的血药浓度，可能互相增强毒性。

8. 本品与伊布利特、索他洛尔合用可能增强延长QT间期和（或）PR间期的作用。

9. 本品与马拉韦罗合用可升高马拉韦罗的血药浓度。

10. 与华法林合用可升高华法林的血药浓度。合用时监测国际标准化比值（INR）。

11. 与秋水仙碱合用可升高秋水仙碱的血药浓度。

12. 本品与酮康唑、伊曲康唑合用可升高酮康唑的血药浓度，对本品和利托那韦的血药浓度无影响。

13. 与利福布汀合用可升高利福布汀的血药浓度，对本品和利托那韦的血药浓度无影响。

14. 与喹硫平合用可升高喹硫平的血药浓度。

15. 本品与苯二氮䓬类药（阿普唑仑、氯拉䓬酸、地西泮、氟西泮）合用可升高苯二氮䓬类药的血药浓度。

16. 本品与钙通道阻滞剂（地尔硫䓬、非洛地平、硝苯地平、伊拉地平、尼卡地平、尼索地平、维拉帕米、氨氯地平、尼莫地平等）合用可升高钙通道阻滞剂的血药浓度。

17. 与地高辛合用可升高地高辛的血药浓度。

18. 与波生坦合用可升高波生坦的血药浓度。

19. 与沙美特罗合用可升高沙美特罗的血药浓度，从而增加出现心血管不良反应（包括QT间期延长、心悸、窦性心动过速）的风险。

20. 本品与氟替卡松合用可升高氟替卡松的血药浓度，从而显著降低血清皮质醇的浓度。

21. 与阿托伐他汀合用可升高阿托伐他汀的血药浓度。合用时谨慎调整阿托伐他汀的剂量，有必要使用其最低有效剂量，不得超过每日 20mg。同时仔细监测肌病的症状和体征（如肌无力、肌痛、肌酸激酶升高）。

22. 本品与免疫抑制剂（环孢素、西罗莫司）、三环类抗抑郁药（阿米替林、氯米帕明、丙米嗪、马普替林）合用可升高后者药物的血药浓度。

23. 本品合用 PDE5 抑制剂（西地那非、他达那非、伐地那非等）可升高 PDE5 抑制剂的血药浓度，导致相关不良反应（包括低血压、晕厥、视力障碍和阴茎勃起延长）；对本品的血药浓度无影响。

24. 本品与其他 CYP3A 底物（芬太尼、阿芬太尼等）合用可升高芬太尼和阿芬太尼的血药浓度，有合用导致包括呼吸抑制、呼吸暂停、心动过缓在内的效应的报道。

25. 与长春胺（静脉给药）合用可升高长春胺的血药浓度，从而可能导致心律失常。

26. 与阿夫唑嗪合用可升高阿夫唑嗪的血药浓度，从而导致低血压。

27. 本品与抗心律失常药[如胺碘酮、苄普地尔、多非利特、氟卡尼、利多卡因（全身给药）、普罗帕酮、奎尼丁]、抗感染药（克拉霉素、红霉素、卤泛群、喷他脒）、阿扎那韦、他克莫司、氨苯砜、丙吡胺、奎宁合用可能导致严重和（或）危及生命的心律失常。

28. 与曲唑酮合用可升高曲唑酮的血药浓度，从而可能导致危及生命的心律失常。

29. 合用利福平可增加严重肝细胞毒性的发生风险。

30. 本品与西沙必利、抗精神病药（匹莫齐特、舍吲哚、氯氮平、氟哌啶醇、吩噻嗪类药、齐拉西酮等）合用可能导致严重和（或）危及生命的反应（如心律失常）。

31. 与洛伐他汀、辛伐他汀合用可能导致肌病（包括横纹肌溶解）。

32. 本品与咪达唑仑（口服给药）、三唑仑合用可大幅度升高上述药物的浓度，可能导致严重和（或）危及生命的反应（如延长或增强镇静、呼吸抑制作用）。

33. 与咪达唑仑（肠道外给药）合用可升高咪达唑仑的血药浓度。

34. 依非韦伦、奈韦拉平可降低本品的血药浓度，对依非韦伦的血药浓度无影响。

35. 替拉那韦/利托那韦、大蒜素可降低本品的血药浓度。

36. 卡马西平、苯巴比妥、苯妥英钠、地塞米松可降低本品的血药浓度，从而导致疗效减弱。

37. 圣约翰草降低本品的血药浓度，从而可能导致病毒学应答丧失，使病毒对本品或其他蛋白酶抑制剂产生耐药性。

38. 合用美沙酮可降低美沙酮的血药浓度；可能增强延长 QT 间期和（或）PR 间期的作用。

39. 合用炔雌醇可降低炔雌醇的血药浓度。使用本品期间应改变或增加其他避孕措施。

40. 合用洛匹那韦/利托那韦对本品和洛匹那韦的血药浓度无影响，可降低利托那韦的血药浓度；可能增强延长 QT 间期和（或）PR 间期的作用。

【药动学】本品口服后仅被吸收 30%，在肝内进行广泛代谢，与食物同服时，其生物利用度仅及 4%。血药峰浓度的差异范围较大（46.2～165.1mmol/L）。HIV 感染患者的血药浓度低于健康人。蛋白结合率约为 98%。广泛分布于体内各种组织中，但脑脊液中的药物浓度极微。本品通过 CYP3A4 迅速代谢成失活的一羟基化合物和二羟基化合物。大部分代谢物随粪便排出，半衰期为 13.2 小时。

【观察指标】

1. 用药期间定期监测血清钾和血清镁。

2. 用药前、用药后约 10 日、合用可能延长 QT 间期的药物后 3～4 日应监测心电图。

3. 用药前及用药期间定期监测胆固醇、三酰甘油。

4. 监测病毒载量、CD4 细胞计数、血糖、肝功能。

【用药宣教】

1. 用药前应纠正低钾血症和低镁血症。

2. 本品应在餐后 2 小时服用。

3. HIV 感染的哺乳期妇女应避免哺乳，以免感染婴儿。

五、核苷及核苷酸逆转录酶抑制剂

阿德福韦酯

【类别】核苷类似物逆转录酶抑制剂。

【妊娠安全等级】C。

【作用机制】本品为一种单磷酸腺苷的无环核苷类似物，经细胞激酶磷酸化形成抗病毒活性产物阿德福韦二磷酸盐。阿德福韦二磷酸盐通过与自然底物脱氧三磷酸腺苷竞争，并且整合入病毒 DNA 引起 DNA 链延长终止，从而抑制 HBV DNA 聚合酶（逆转录酶）。阿德福韦二磷酸盐对人类 DNA 聚合酶α和γ的抑制作用较弱。

【适应证】用于治疗有乙型肝炎病毒（HBV）活动复制证据，并伴有血清氨基转移酶持续升高或肝脏组织学活动性病变的肝功能代偿的慢性乙型肝炎。

【禁用与慎用】对本品过敏者禁用；肾功能不全者慎用。

【给药途径和剂量】口服给药，每次 10mg，每日 1 次，餐前或餐后服用。12 岁及以上儿童用法用量同成年人。轻度肾功能不全（肌酐清除率≥50ml/min）者无须调整剂量，中至重度肾功能不全（肌酐清除率＜50ml/min）者需调整给药间隔时间。具体剂量参见表 7-18。

表 7-18 肾功能不全时剂量参考表

肌酐清除率（ml/min）	口服剂量
≥50	无须调整剂量（每 24 小时 10mg）
20～49	每 48 小时 10mg
10～19	每 72 小时 10mg
＜10	每 7 日 10mg

【不良反应】

1. 代谢/内分泌系统 长期用药可出现低磷血症。

2. 肌肉骨骼系统 肌酸激酶升高。长期用药可出现骨软化（与近端小管病相关）。还有肌病（与近端小管病相关）的报道。

3. 泌尿生殖系统 肌酐升高。还有肾衰竭、范科尼综合征、近端小管病的报道。

4. 神经系统 头痛、头晕。

5. 消化系统 腹痛、恶心、胃肠胀气、腹泻、消化不良、胃部不适、肝区痛、ALT 升高。肝移植前后且对拉米夫定耐药的慢性乙型肝炎患者用药后还可出现呕吐。

6. 血液系统 白细胞减少。

7. 皮肤 脱发、皮疹。肝移植前后且对拉米夫定耐药的慢性乙型肝炎患者用药后还可出现瘙痒。有史-约综合征（SJS）和中毒性表皮坏死松解症（TEN）的个案报道。

8. 其他　虚弱、两肋胀、乏力。

【相互作用】合用其他经肾小管分泌或可改变肾小管分泌功能的药物可升高本品或合用药物的血清浓度。合用时应谨慎，密切监测不良反应。

【药动学】阿德福韦酯口服后迅速转化为阿德福韦，口服阿德福韦酯 10mg 后阿德福韦的生物利用度为59%。慢性乙型肝炎患者单剂口服本品 10mg 后达峰时间。本品在 0.1～25μg/ml 浓度时的人血浆或血清蛋白结合率≤4%。静脉注射本品每日 1mg/kg 或 3mg/kg 达稳态时的分布容积分别为(392±75) ml/kg 和（352±9）ml/kg。本品以二室方式消除，终末消除半衰期为（7.48±1.65）小时。

【观察指标】

1. 应定期监测乙型肝炎生化指标、病毒学指标和血清标志物，至少每 6 个月 1 次。

2. 应定期监测肾功能、血清磷。

3. 用药前应进行 HIV 抗体检查。

4. 停药后应密切监测肝功能数月。

【用药宣教】

1. 停止乙型肝炎治疗的患者应密切监测肝功能，如必要应重新进行抗乙型肝炎病毒治疗。

2. 对于肾功能不全或有潜在肾功能不全风险的患者，使用本品长期治疗会导致肾毒性，应密切监测肾功能并适当调整剂量。

3. 在使用本品治疗前，应对所有患者进行 HIV 抗体检查。使用抗乙型肝炎治疗药物（包括本品）会对慢性乙型肝炎患者携带的未知或未治疗的 HIV 产生作用，导致 HIV 耐药。

4. 单用核苷类似物或合用其他抗逆转录病毒药物会导致乳酸性酸中毒和严重而伴有脂肪变性的肝大，包括致命事件。

5. 对发育中的人类胚胎的危险性尚不明确，故建议接受本品治疗的育龄期妇女要采取有效的避孕措施。

恩夫韦肽

【类别】其他抗 HIV 药。

【妊娠安全等级】B。

【作用机制】本品为 HIV 融合抑制剂，通过抑制病毒与细胞膜融合干扰 HIV-1 进入细胞内。本品可与病毒包膜糖蛋白 gp41 亚单位上的第一个七肽重复结构（HR1）结合，从而阻止病毒与细胞膜融合所需的构象改变。

【适应证】与其他抗逆转录病毒药联用于治疗 HIV-1 感染（且为经其他抗逆转录病毒药治疗后仍有 HIV-1 复制的感染）。

【禁用与慎用】对本品过敏者禁用。

【给药途径和剂量】皮下注射每次 90mg，每日 2 次。6～16 岁儿童，每次 2mg/kg（最大 90mg），每日 2 次。

【配伍禁忌】尚不明确。

【不良反应】

1. 心血管系统　不稳定型心绞痛。

2. 代谢/内分泌系统　高血糖、三酰甘油水平升高。

3. 呼吸系统　鼻窦炎、肺炎、咳嗽、肺部疾病、呼吸窘迫。

4. 肌肉骨骼系统　肌痛、肢体疼痛、肌酸激酶升高。

5. 泌尿生殖系统　肾小球肾炎、肾小管坏死、肾功能不全、肾衰竭。

6. 免疫系统　淋巴结病、免疫重建综合征。

7. 神经系统　吉兰-巴雷综合征、神经麻痹、周围神经病变、失眠。

8. 精神　抑郁症、焦虑、自杀企图。

9. 消化系统　中毒性肝炎，肝脂肪变性，ALT、AST、γ-谷氨酰转肽酶升高，腹泻，恶心，腹痛，食欲减退，胰腺炎，厌食，口干，味觉障碍，便秘，淀粉酶升高，脂肪酶升高。

10. 血液系统　血小板减少、中性粒细胞减少、嗜酸粒细胞增多。

11. 皮肤　注射部位反应（疼痛、不适、硬结、红斑、结节、囊肿、瘙痒、瘀斑）、单纯性疱疹、毛囊炎、注射部位感染（蜂窝织炎、脓肿）。上市后还有注射部位皮肤淀粉样变性的报道。

12. 眼　结膜炎。

13. 过敏反应　皮疹、呕吐、寒战、低血压、原发性免疫复合物反应。

14. 其他　疲乏、体重减轻、流感样疾病、脓毒症、发热、无力。

【药动学】HIV-1 感染患者单次皮下注射本品 90mg，达峰时间中位数为 8 小时（范围为 3～12 小时），绝对生物利用度（以 90mg 静脉给药作为参考）为（84.3±15.5）%。与其他抗逆转录病毒药联用，皮下注射本品每次 90mg，每日 2 次，达峰时间中位数为 4 小时（范围为 4～8 小时）。静脉给予本品 90mg 后，平均稳态分布容积为（5.5±1.1）L。在 2～10μg/ml 浓度时，HIV-1 感染者血浆中本品蛋白结合率约为 92%，主要与白蛋白结合，少部分与α1 酸性糖蛋白结合。平均表观清除率为（24.8±4.1）ml/（h·kg），平均消除半衰期为（3.8±0.6）小时。与其他抗逆转录病毒药物联用，皮下注射本品每次 90mg，每日 2 次，平均表观清除率为（30.6±10.6）ml/（h·kg）。

【观察指标】

1. 监测病毒载量、CD4 细胞计数。

2. 监测儿童体重（定期或调整剂量时监测）。

【用药宣教】HIV 感染的哺乳期妇女应避免哺乳，以免感染婴儿。

恩曲他滨

【类别】核苷类似物逆转录酶抑制剂。

【妊娠安全等级】B。

【作用机制】本品为化学合成类核苷胞嘧啶，系核苷类逆转录酶抑制剂，通过体内多步磷酸化，形成活性三磷酸酯，竞争性地抑制 HIV-1 逆转录酶；同时与天然 5-磷酸胞嘧啶竞争，掺入到病毒 DNA 合成的过程中，导致 DNA 链合成中断。

【适应证】

1. 与其他抗病毒药物合用于治疗 HIV-1 感染。

2. 用于治疗慢性乙型肝炎。

【禁用与慎用】

1. 对本品过敏者禁用。

2. 肾功能不全者、有乳酸性酸中毒或肝毒性的临床表现或实验室检查结果者慎用。

【给药途径和剂量】

1. 成年人　口服给药，每次 200mg，每日 1 次，与食物同服。肾功能不全者，可按表 7-19 调整剂量。

表 7-19　肾功能不全者剂量调整表

肌酐清除率	胶囊剂量及给药间隔时间	口服溶液剂量及给药间隔时间
肌酐清除率 30～49ml/min	每次 200mg，每 48 小时 1 次	每次 120mg，每 24 小时 1 次
肌酐清除率 15～29ml/min	每次 200mg，每 72 小时 1 次	每次 80mg，每 24 小时 1 次
肌酐清除率 ＜15ml/min	每次 200mg，每 96 小时 1 次	每次 60mg，每 24 小时 1 次
血液透析	每次 200mg，每 96 小时 1 次，如在透析当日用药，应在透析后给药	每次 60mg，每 24 小时 1 次，如在透析当日用药，应在透析后给药

血液透析者常用剂量为胶囊每次 200mg，每 96 小时 1 次；口服溶液每次 60mg，每 24 小时 1 次。

2. 儿童　①0～3 个月儿童，口服溶液，每次 3mg/kg，每日 1 次。②3 个月至 17 岁儿童，口服溶液，每次 6mg/kg，每日 1 次，最大日剂量为 240mg。③体重＞33kg、可吞服胶囊的儿童，胶囊每次 200mg，每日 1 次。

【不良反应】

1. 常见头痛、恶心、呕吐和腹泻。

2. 皮疹的发生率为 17%～30%，还有的患者手掌和足底色素过度沉着。

3. 有可能发生乳酸性酸中毒和重度肝大伴脂肪变性，同时感染 HIV 和 HBV 的患者在停用本品后可见乙型肝炎恶化。

【相互作用】

1. 本品与拉米夫定的耐药机制相似，两药合用并无明显效用。

2. 本品合用伐昔洛韦、茚地那韦或司他夫定，没有任何相互作用。

【药动学】本品在健康志愿者和 HIV 感染者中的药动学相似。口服吸收迅速，给药 1～2 小时后达血药峰浓度。对 HIV 感染可在 72 小时内起效，在 11 日内出现峰值效应。平均生物利用度为 93%。药物吸收后分布广泛，精液中浓度可达血药浓度的 4 倍。体外蛋白结合率小于 4%。约 13%的药物在肝脏代谢，约 86%药物随尿液排出体外，约 14%随粪便排泄。总体清除率为（5～6）ml/（kg·min）。母体化合物的半衰期约 10 小时，血液透析可清除部分药物。

【观察指标】

1. 血浆 HIV-RNA 浓度。

2. CD4 淋巴细胞计数。

3. 全血细胞计数及白细胞分类。

4. 常规血清学检查。

5. 必要时进行乳酸性酸中毒或肝毒性的相关检查。

【用药宣教】

1. 本品可能导致乳酸性酸中毒及肝毒性，应注意监测患者发生乳酸性酸中毒或肝毒性的临床表现或实验室数据。

2. HIV 感染的哺乳期妇女应避免哺乳，以免感染婴儿。

恩曲他滨替诺福韦

【类别】核苷类似物逆转录酶抑制剂。

【作用机制】本品为恩曲他滨与富马酸替诺福韦二吡呋酯的复方制剂。

【适应证】与其他抗逆转录病毒药联用于治疗 HIV-1 感染。

【超说明书用药】

1. 与安全性行为联用于暴露前预防，以降低高风险成年人和青少年（体重≥35kg）的性接触感染HIV-1的风险。

2. 用于非职业暴露于HIV-1的暴露后预防。

3. 用于职业暴露于HIV-1的暴露后预防。

4. 用于注射毒品者感染HIV-1的暴露前预防。

【禁用与慎用】对恩曲他滨、替诺福韦、富马酸替诺福韦二吡呋酯过敏者禁用，有肝病风险者慎用。

【给药途径和剂量】口服给药，每次200mg/300mg（恩曲他滨/富马酸替诺福韦二吡呋酯），每日1次。肌酐清除率为50～80ml/min者无须调整剂量；肌酐清除率为30～49ml/min者给药剂量为每次200mg/300mg（恩曲他滨/富马酸替诺福韦二吡呋酯），每48小时1次；肌酐清除率小于30ml/min者（包括需血液透析的患者）不应使用本品。

【不良反应】

1. 代谢/内分泌系统　血磷降低。与依非韦伦联用可见空腹胆固醇升高、高血糖、糖尿、空腹三酰甘油水平升高。有使用核苷类似物（包括本品组分富马酸替诺福韦二吡呋酯）引起乳酸性酸中毒的报道。

2. 呼吸系统　咽炎。与依非韦伦联用可见鼻窦炎、上呼吸道感染、鼻咽炎。

3. 肌肉骨骼系统　背痛、骨密度降低、骨折。与依非韦伦联用可见肌酸激酶升高。

4. 泌尿生殖系统　尿道炎、尿路感染、肌酐升高、肛门与生殖器疣、生殖器溃疡。与依非韦伦联用可见血尿。

5. 免疫系统　免疫重建综合征。

6. 神经系统　头痛。与依非韦伦联用可见头痛、头晕。

7. 精神　抑郁、焦虑。与依非韦伦联用可见抑郁、失眠。

8. 消化系统　AST升高、ALT升高、乙型肝炎急性严重恶化。与依非韦伦联用可见碱性磷酸酶升高、AST升高、ALT升高。有使用核苷类似物（包括本品组分富马酸替诺福韦二吡呋酯）引起严重肝大伴脂肪变性的报道、腹泻、腹痛。与依非韦伦联用可见腹泻、恶心、呕吐、血清淀粉酶升高。

9. 血液系统　血红蛋白水平降低、中性粒细胞减少。与依非韦伦联用可见中性粒细胞减少。

10. 皮肤　与依非韦伦联用可见皮疹（包括表皮剥脱性皮疹、泛发性皮疹、斑疹、斑丘疹、痒疹、水疱疹）。

11. 其他　梅毒（包括二期梅毒）、体重降低。与依非韦伦联用可见疲乏。

【相互作用】【药动学】同“恩曲他滨”“富马酸替诺福韦二吡呋酯”。

【观察指标】

1. 治疗前或开始治疗时进行HBV检测。

2. 用药前及用药期间应定期监测肌酐清除率。有肾功能不全风险的患者用药前及用药期间还应定期监测血磷浓度、尿糖、尿蛋白。肌酐清除率为30～49ml/min者应密切监测肾功能。

3. 儿童用药时定期测量体重，以据此调整剂量。

4. 用于暴露前预防时，检查HIV-1是否为阴性（用药前立即及用药期间至少每3个月1次）。

5. 有病理性骨折病史或有其他导致骨质疏松或骨丢失风险因素的患者，应考虑进行骨密度评估。

6. HIV-1合并HBV感染的患者停药后数月内应密切监测肝功能。

7. 监测全血细胞计数及分类计数、肌酸激酶、CD4细胞计数、血浆HIV RNA水平。

8. 使用本品进行暴露前预防的妇女应于每次随诊时进行妊娠试验。

9. 用于职业暴露于HIV的暴露后预防，应于用药前、暴露后6周、暴露后12周、暴露后6个月进行HIV检测。

【用药宣教】

1. 本品降低感染HIV-1的风险仅适用于确诊为HIV-1阴性者。

2. 建议未感染HBV的HIV-1感染患者接种乙肝疫苗。

恩替卡韦

【类别】抗肝炎病毒药。

【妊娠安全等级】C。

【作用机制】本品为鸟嘌呤核苷类似物，经磷酸化后转化为具有活性的三磷酸盐形式，后者通过与HBV多聚酶的天然底物三磷酸脱氧鸟嘌呤核苷竞争，抑制病毒多聚酶（逆转录酶）的3种活性，包括HBV多聚酶的启动、前基因组信使RNA逆转录负链的形成及HBV DNA正链的合成。恩替卡韦三磷酸盐对细胞DNA聚合酶α、β、δ和线粒体DNA聚合酶γ抑制作用较弱。

【适应证】用于治疗病毒复制活跃、血清ALT持续升高或肝脏组织学显示有活动性病变的慢性乙型肝炎。

【禁用与慎用】对本品过敏者禁用。

【给药途径和剂量】

1. 成年人　口服给药，每次 0.5mg，每日 1 次。曾在拉米夫定治疗时发生病毒血症或出现耐药者，每次 1mg，每日 1 次。

本品口服后的表观清除率随肌酐清除率的降低而降低。肌酐清除率小于 50ml/min 的患者应调整用药剂量，推荐的调整方案见表 7-20。

表 7-20　肾功能不全时剂量调整表

肌酐清除率（ml/min）	通常剂量	拉米夫定治疗失败者
≥50	每次 0.5mg，每日 1 次	每次 1mg，每日 1 次
30～49	每次 0.5mg，每 48 小时 1 次	每次 0.5mg，每日 1 次；或每次 1mg，每 48 小时 1 次
10～29	每次 0.5mg，每 72 小时 1 次	每次 0.5mg，每 48 小时 1 次；或每次 1mg，每 72 小时 1 次
＜10	每次 0.5mg，每 5～7 日 1 次	每次 0.5mg，每 72 小时 1 次；或每次 1mg，每 5～7 日 1 次

血液透析或 CAPD 者，每次 0.5mg，每 5～7 日 1 次；拉米夫定治疗失败者，每次 0.5mg，每 72 小时 1 次，或每次 1mg，每 5～7 日 1 次。血液透析者应于血液透析后给药。

2. 儿童　口服给药，2～18 岁儿童，体重≥32.6kg 者，每日 0.5mg。

【不良反应】

1. 代谢/内分泌系统　高血糖症、空腹血糖升高、血碳酸氢盐降低。上市后还有乳酸性酸中毒（肝功能失代偿期患者较易发生）的报道。

2. 呼吸系统　上呼吸道感染。

3. 肌肉骨骼系统　肌痛。

4. 泌尿生殖系统　血尿、肌酐升高、糖尿、肾衰竭。

5. 免疫系统　上市后有类过敏反应的报道。

6. 神经系统　头痛、眩晕、头晕、失眠、嗜睡、肝性脑病。

7. 消化系统　恶心、腹痛、腹部不适、腹泻、呕吐、消化不良、脂肪酶升高、淀粉酶升高、ALT 及 AST 升高、总胆红素水平升高、肝区不适，停药后肝炎加重。

8. 血液系统　白蛋白减少、血小板减少。

9. 皮肤　风疹。上市后还有脱发、皮疹的报道。

10. 其他　疲劳、外周水肿、腹水、发热。

【相互作用】本品主要经肾排泄，与其他经肾清除或对肾功能有影响的药物合用可能影响后者药物的血药浓度。合用时应密切监测不良反应。

【药动学】健康受试者口服本品后吸收迅速，0.5～1.5 小时达血药峰浓度。每日 1 次连续给药，6～10 日后达稳态，蓄积量约为两倍。广泛分布于各组织，血浆蛋白结合率为 13%。服用 ^{14}C 标记的本品后，观察到少量Ⅱ期代谢产物葡萄糖醛酸苷结合物和硫酸结合物，未观察到氧化或乙酰化代谢物。给药量的 62%～73%以原形经肾排泄（同时通过肾小球滤过和网状小管分泌），肾清除率为 360～471ml/min（与给药剂量无关），终末消除半衰期为 128～149 小时。

【观察指标】

1. 用药期间及停止治疗后的数月内，应严密监测肝功能。必要时需恢复抗 HBV 治疗。2～18 岁儿童停药后还应定期检测 HBV DNA。

2. 对曾用过或正在使用可影响肾功能的免疫抑制剂（如环孢素或他克莫司）的肝移植患者，治疗前和治疗期间均应严密监测肾功能。

3. 用药前需进行 HIV 抗体检测。

【用药宣教】

1. 本品不能降低经性接触或污染血源传播 HBV 的风险。

2. 可致乳酸性酸中毒、严重肝大伴脂肪变性，可致命。

3. 存在拉米夫定耐药的患者发生本品耐药的风险更高。

拉米夫定

【类别】核苷类似物逆转录酶抑制剂。

【妊娠安全等级】C。

【作用机制】本品为核苷类似物，具有抑制 HIV 和 HBV 的作用。可在细胞内磷酸化，转换为拉米夫定三磷酸盐，并以环腺苷酸形式嵌入病毒 DNA 中，导致 DNA 链合成中止。拉米夫定三磷酸盐在体外选择性抑制 HIV-1 和 HIV-2 的复制，对于已对齐多夫定耐药的 HIV 亦有抑制作用。

【适应证】

1. 用于治疗伴 ALT 升高和病毒活动复制的、肝功能代偿的慢性乙型肝炎。

2. 与其他抗逆转录病毒药联用于治疗 HIV 感染。

【禁用与慎用】对本品过敏者禁用，肌酐清除率＜50ml/min 的慢性乙型肝炎患者禁用本品片剂和胶囊。

【给药途径和剂量】

1. HIV 感染　成年人口服 150mg，每日 2 次。3 个月至 12 岁儿童口服 4mg，每日 2 次，最大剂量 150mg，每日 2 次。

2. 慢性乙型肝炎　成年人口服 100mg，每日 1 次；如合并 HIV 感染，则应使用上述剂量。

【不良反应】

1. 常见的不良反应有腹痛、恶心、呕吐、腹泻、头痛、皮疹、不适、失眠、咳嗽、鼻塞和肌肉骨骼痛。

2. 胰腺炎和周围神经病罕有报道。

3. 当与齐多夫定合用时，常见贫血和中性粒细胞减少、血小板减少、血清氨基转移酶升高、血清淀粉酶升高。

4. 还可引起脱发、甲沟炎。

【相互作用】

1. 甲氧苄啶可使本品暴露量增加 40%，本品对甲氧苄啶的药动学无影响。合用时应进行临床监测。除非患者有肾功能不全，否则无须调整本品剂量。

2. 本品可能抑制扎西他滨、恩曲他滨的细胞内磷酸化。

3. 合用齐多夫定可使齐多夫定血药峰浓度升高 28%，但总暴露量（以 AUC 计）无显著改变；两药合用对本品的药动学无影响。

【药动学】本品口服后迅速被吸收，约 1 小时后可达血药峰浓度。与食物同服可延迟吸收，但不影响吸收药量。生物利用度为 80%～87%。蛋白结合率＜36%。本品可透过血脑屏障，脑脊液中的药物浓度与血药浓度之比约为 0.12。也可透过胎盘或进入乳汁。本品在细胞内代谢成具有抗病毒活性的三磷酸盐，在肝内的代谢很低。其代谢物主要随尿排出，半衰期为 5～7 小时。

【观察指标】

1. 慢性乙型肝炎　至少每 3 个月测一次 ALT 水平，每 6 个月测一次 HBV DNA 和 HBeAg。停药后至少 4 个月内应定期监测 ALT、胆红素、HBV DNA、HBeAg，以防肝炎复发。必要时可恢复抗 HBV 治疗。

2. HIV 感染　考虑监测血脂和血糖。

【用药宣教】

1. 治疗乙型肝炎过程中出现病情进展合并肝功能失代偿或肝硬化的患者，不宜轻易停药，并应加强对症保肝治疗。

2. HBsAg 阳性但 ALT 水平正常的患者，即使 HBeAg 和（或）HBV DNA 阳性，也不宜使用本品。

3. 不建议将本品与静脉注射给药的更昔洛韦或膦甲酸盐合用。

4. 艾滋病患者需要终身治疗，慢性乙型肝炎患者停药前后需要反复检测确认疗效。需严格按照医嘱用药，不可擅自停药。

齐多夫定

【类别】核苷类似物逆转录酶抑制剂。

【妊娠安全等级】C。

【作用机制】本品为天然胸腺嘧啶核苷的合成类似物，其 3′-羟基被叠氮基取代。在细胞内，本品在酶的作用下转化为活性代谢产物齐多夫定 5′-三磷酸酯（AztTP）。AztTP 通过竞争性利用天然底物脱氧胸苷 5′-三磷酸酯（dTTP）和嵌入病毒 DNA 抑制 HIV 逆转录酶。嵌入的核苷类似物中 3′-羟基的缺失，可阻断 DNA 链延长所必需的 5′-3′磷酸二酯键的形成，从而使病毒 DNA 合成终止。活性代谢产物 AztTP 亦为细胞 DNA 聚合酶α和线粒体聚合酶γ的弱抑制剂，可嵌入体外培养细胞的 DNA。

【适应证】

1. 与其他抗逆转录病毒药联用于治疗 HIV 感染。

2. 用于预防 HIV 的母婴传播。

【禁用与慎用】

1. 对本品过敏者、中性粒细胞计数异常低下（$<0.75\times10^9$/L）或血红蛋白水平异常低下（＜7.5g/dl）者、需进一步治疗（光疗除外）的高胆红素血症新生儿、氨基转移酶高于正常值上限 5 倍的新生儿禁用。

2. 骨髓抑制患者（粒细胞计数$<1\times10^9$/L 或血红蛋白＜9.5g/dl）、有肝病风险因素的患者慎用。

【给药途径和剂量】

1. 治疗 HIV 感染

（1）口服给药：推荐剂量为每日 500mg 或 600mg，分 2～3 次给药。有研究表明，每日 1000mg，分次给药亦有效。晚期肾衰竭者，每日 300～400mg，应根据血液学参数及临床反应调整剂量。对进行血液透析或腹膜透析的晚期肾病患者，推荐口服给药剂量为每次 100mg，每 6～8 小时 1 次。

（2）静脉滴注：推荐剂量为每次 1mg/kg，滴注时间应超过 1 小时，每日 5～6 次。

2. 预防 HIV 的母婴传播

（1）口服给药：①孕周＞14 周的孕妇，每次 100mg，每日 5 次，直至分娩。②另有研究，对孕期 36 周的孕妇，推荐剂量为每次 300mg，每日 2 次，直至分娩，随后改为每次 300mg，每 3 小时 1 次，直至分娩结束。

（2）静脉滴注：分娩时，给予本品 2mg/kg，滴注时间应超过 1 小时，此后按每小时 1mg/kg 持续静脉滴注至脐带结扎。

【配伍禁忌】与脑蛋白水解物、抗人 T 细胞兔免疫球蛋白、美罗培南、人凝血酶原复合物有配伍禁忌。

【不良反应】

1. 在开始治疗的几周内，可发生最常见的贫血和白细胞（主要是中性粒细胞）减少。此种血液学的不良反应最常见于既往曾有血液学异常的患者。通常在停药后可以逆转，但也可能严重到必须予以输血始可缓解的地步。

2. 其他常见的不良反应有无力、发热、不适、头痛、失眠、肌病、感觉异常、腹痛、厌食、消化不良、恶心、呕吐、肌痛、皮疹。

3. 乳酸性酸中毒和严重肝大伴脂肪变性虽罕见，但有可能导致死亡。

4. 胰腺炎、惊厥和指（趾）甲、皮肤、口腔黏膜色素沉着已有报道。

【相互作用】

1. 本品与具有血液学或骨髓抑制作用药物或细胞毒性药物（如更昔洛韦、干扰素α、利巴韦林等）合用可增加本品的血液学毒性。此外，HIV-1 合并 HCV 感染的患者合用抗逆转录病毒药及干扰素α和（或）利巴韦林可引起肝功能失代偿。

2. 本品与司他夫定、多柔比星相互拮抗，应避免合用。

3. 体外研究显示，影响 DNA 复制的核苷类似物可拮抗本品的抗 HIV-1 活性，应避免合用。

【药动学】本品口服后可迅速被吸收并经首过代谢，其生物利用度为 60%～70%。约 1 小时后可达血药峰浓度。与食物同服可延迟吸收，但不影响吸收量。本品可透过血脑屏障，脑脊液中的药物浓度为血药浓度的 1/2；可透过胎盘，也可进入乳汁。蛋白结合率为 34%～38%。半衰期约为 1 小时。本品在细胞内代谢为三磷酸盐。还在肝内主要代谢为失活的葡萄糖醛酸化合物。原药和代谢物随尿排出，丙磺舒可延迟其排泄。

【观察指标】

1. 监测血常规：对晚期 HIV 感染患者，于开始治疗后 3 个月内至少每 2 周监测 1 次，以后至少每月监测 1 次；对早期 HIV 感染患者（通常骨髓储备较好），可适当降低监测频率，如每 1～3 个月监测 1 次。

2. 监测肝功能、血清肌酸激酶、CD4 细胞计数、病毒载量。

【用药宣教】

1. 本品不能治愈 HIV 感染。

2. 为预防 HIV 的母婴传播，通常新生儿出生后 12 小时内需开始用药，直至出生后第 6 周。

3. 本品与食物（尤其高脂餐）同用可能影响血清浓度。最好空腹服用。

替比夫定

【类别】抗肝炎病毒药。

【妊娠安全等级】B。

【作用机制】本品为一种合成的胸腺嘧啶核苷类似物，具有抑制 HBV DNA 聚合酶的活性。其作用机制是在细胞内被细胞激酶磷酸化，转化为具有活性的三磷酸盐形式，通过与 HBV DNA 聚合酶的天然底物胸腺嘧啶-5′-三磷酸盐竞争，抑制该酶活性，导致 HBV DNA 链合成终止，从而抑制 HBV 复制。

【适应证】用于有病毒复制证据且伴血清氨基转移酶（ALT 或 AST）持续升高或肝组织活动性病变的慢性乙型肝炎。

【禁用与慎用】对本品过敏者禁用，有肝病风险因素者慎用。

【给药途径和剂量】

1. 口服给药推荐剂量为每次 600mg，每日 1 次。

2. 肾功能不全时剂量：肌酐清除率≥50ml/min 的患者无须调整剂量；肌酐清除率＜50ml/min 的患者需调整剂量或给药间隔时间。具体剂量参见表 7-21。

表 7-21　肾功能不全者剂量调整表

肌酐清除率（ml/min）	本品片剂剂量	本品口服溶液剂量
≥50	每次 600mg，每日 1 次	每次 600mg，每日 1 次
30～49	每次 600mg，每 48 小时 1 次	每次 400mg，每日 1 次
＜30（无须透析）	每次 600mg，每 72 小时 1 次	每次 200mg，每日 1 次

正接受血液透析治疗的终末期肾病（ESRD）

患者：本品片剂的推荐剂量为每次 600mg，每 96 小时 1 次，透析后给药；本品口服溶液的推荐剂量为每次 120mg，每日 1 次，透析后给药。

【不良反应】

1. 代谢/内分泌系统　有乳酸性酸中毒的报道。

2. 呼吸系统　咳嗽、咽喉疼痛。

3. 肌肉骨骼系统　背痛、血肌酸激酶升高、肌病、肌炎、关节痛、肌痛。还有横纹肌溶解的报道。

4. 神经系统　失眠、头晕、头痛、周围神经病变。还有感觉异常、感觉减退的报道。

5. 消化系统　ALT 升高（包括反跳性升高）、AST 升高、总胆红素升高、肝炎恶化、淀粉酶升高、脂肪酶升高、腹泻、恶心、腹痛、消化不良、腹胀。

6. 血液系统　中性粒细胞减少、血小板减少。

7. 皮肤　皮疹、瘙痒。

8. 其他　疲劳、不适、发热。

【相互作用】本品与聚乙二醇干扰素α-2a 合用可增加周围神经病变的发生风险和严重程度。应禁止合用。

【药动学】健康受试者口服本品每次 600mg，每日 1 次，5～7 日达稳态。给药后 1～4 小时（中位数为 2 小时）达稳态血药峰浓度。在体外本品的人血浆蛋白结合率为 3.3%。口服后，广泛分布于全身各组织，在血浆和血细胞间分布均匀。本品主要通过被动扩散经肾排泄，其肾清除率接近正常肾小球滤过率。单剂口服本品 600mg 后，7 日内约 42% 的给药量随尿排出。终末消除半衰期 40～49 小时。蓄积量约为 1.5 倍，有效半衰期约为 15 小时。

【观察指标】

1. 在治疗 24 周时监测 HBV DNA 水平，以确保病毒被完全抑制（HBV DNA＜300copies/ml）。之后每 6 个月监测 1 次，以确保持续应答。若治疗 24 周后仍可检出 HBV DNA，则应开始替代治疗。

2. 治疗期间定期监测肝功能。停止抗乙型肝炎治疗后亦应从临床和实验室检查等方面严密监测肝功能，并至少随访数月。

3. 治疗前和治疗期间定期监测肾功能。

4. 监测血清肌酸激酶。

【用药宣教】

1. 皮质激素、氯喹、羟氯喹、部分 HMG-CoA 还原酶抑制剂、苯氧酸衍生物、青霉胺、齐多夫定、环孢素、红霉素、烟酸、部分唑类抗真菌药合用时应密切监测不明原因的肌痛、压痛和无力的症状或体征。

2. 本品不能随意停药，突然停药可导致乙型肝炎急性严重恶化，停止乙型肝炎治疗者至少应随访数月肝功能和临床症状及实验室检查。

3. 告知患者报告任何出现的肢体麻木、针刺感和（或）灼烧感。如怀疑周围神经病，暂停用药，如证实存在则应永久停药。

替诺福韦二吡呋酯

【类别】核苷类似物逆转录酶抑制剂。

【妊娠安全等级】B。

【作用机制】本品为一磷酸腺苷的无环核苷膦酸二酯类似物，水解后转化为替诺福韦，替诺福韦经细胞酶磷酸化生成活性药物二磷酸替诺福韦。二磷酸替诺福韦可与天然底物脱氧腺苷 5′-三磷酸竞争，亦可整合入病毒 DNA 而终止 DNA 链的合成，从而抑制 HIV-1 逆转录酶和 HBV 逆转录酶的活性。二磷酸替诺福韦对哺乳动物 DNA 聚合酶α、β和线粒体 DNA 聚合酶γ的抑制活性弱。

【适应证】与其他抗逆转录病毒药联用于治疗 HIV-1 感染。

【超说明书用药】用于治疗慢性乙型肝炎（美国 FDA 批准适应证）。

【禁用与慎用】对本品过敏者禁用、有肝病风险者慎用。

【给药途径和剂量】

1. 12 岁以上儿童及成年人，口服推荐剂量为每次 300mg，每日 1 次，不能吞咽片剂者可给予粉剂 7.5 平勺。

2. 2～12 岁儿童推荐剂量为 8mg/kg（最大剂量 300mg），每日 1 次。口服粉剂只能用附带的加药勺量取，一平勺为 1g 粉剂，含 40mg 本品。粉剂应与 120ml 无须咀嚼的软食（如苹果酱、酸奶等）混合后立即服用。不可将粉剂加入液体中，粉剂会漂浮于液体表面而无法服用。

3. 肾功能不全的患者剂量见表 7-22。

表 7-22　肾功能不全时的推荐剂量表*

肌酐清除率（ml/min）	剂量和间隔时间
≥50	每次 300mg，每 24 小时 1 次
30～49	每次 300mg，每 48 小时 1 次
10～29	每次 300mg，每 48～72 小时 1 次
＜10（未接受血液透析）	尚无用药推荐

*根据标准体重计算。

4. 接受血液透析的患者，推荐剂量为每次300mg，每7天1次，或于血液透析时间达约12小时后用药（每周透析3次，也相当于每周1次）。给药时间应在血液透析后。

【不良反应】

1. 严重不良反应包括乙型肝炎急性恶化、肾功能受损或恶化、严重的肝大伴脂肪变性。

2. 常见不良反应包括头痛、头晕、发热、腹痛、背痛、无力、腹泻、恶心、消化不良、呕吐、脂肪代谢障碍、关节痛、肌痛、失眠、头晕、周围神经病、焦虑、肺炎、皮疹、胆固醇水平升高、肌酸激酶升高、淀粉酶升高、碱性磷酸酶升高、ALT及AST升高、血红蛋白水平降低、高血糖、血尿、糖尿、中性粒细胞减少、三酰甘油水平升高。

3.不良反应包括过敏反应、血管神经性水肿、乳酸性酸中毒、低血钾、低血磷、呼吸困难、胰腺炎、淀粉酶升高、腹痛、肝脂肪变性、肝炎、肝酶升高、皮疹、横纹肌溶解、骨软化（表现为骨痛，可致骨折）、肌无力、肌病、急性肾衰竭、急性肾小管坏死、范科尼综合征、近端肾小管病、间质性肾炎、肾源性尿崩症、肾功能不全、肌酐升高、蛋白尿、多尿。

【相互作用】

1. 降低肾功能或竞争肾小管分泌的药物[如西多福韦、阿昔洛韦、伐昔洛韦、更昔洛韦、缬更昔洛韦、氨基糖苷类药（如庆大霉素）、高剂量或多种非甾体抗炎药（NSAID）]可使本品和（或）上述药物的血清浓度升高。

2. 洛匹那韦/利托那韦、阿扎那韦/利托那韦、达芦那韦/利托那韦用可增加本品的吸收。本品还可降低阿扎那韦的AUC和血药谷浓度（C_{min}）。

3. 本品与雷迪帕韦/索非布韦合用可增加本品暴露量。

4. 合用去羟肌苷可显著升高去羟肌苷的血药峰浓度（C_{max}）和AUC，从而增加去羟肌苷的不良反应（包括胰腺炎和神经病），还可见CD4细胞计数降低。

【药动学】空腹口服本品，替诺福韦的生物利用度约为25%。给予本品75～600mg，替诺福韦的药动学和剂量成比例关系，不受重复给药的影响。在体外，替诺福韦浓度为0.01～25μg/ml时，血浆蛋白结合率低于0.7%，血清蛋白结合率为7.2%。静脉注射替诺福韦1.0mg/kg和3.0mg/kg后，稳态分布容积分别为（1.3±0.6）L/kg和（1.2±0.4）L/kg。静脉注射替诺福韦后72小时内，给药剂量的70%～80%以替诺福韦随尿排出。单剂口服本品后，替诺福韦的终末半衰期约为17小时。替诺福韦通过肾小球滤过与肾小管主动分泌相结合的方式被清除。

【观察指标】

1. 用药前及用药期间根据临床情况适时监测肌酐清除率。有肾功能不全风险的患者用药前及用药期间还应定期监测血磷浓度、尿糖、尿蛋白。肌酐清除率低于50ml/min者应密切监测肾功能。

2. 用药前HBV感染患者应检测HIV-1抗体，HIV-1感染者应检查是否存在慢性乙型肝炎。

3. 有病理性骨折病史或有其他导致骨质疏松或骨丢失风险因素的患者，应考虑进行骨密度评估。

4. HBV感染者停用本品后数月内应密切监测肝功能。

5. 检查全血细胞计数及分类计数、肌酸激酶、CD4细胞计数、HIV RNA血浆水平。

6. 儿童用药时定期测量体重，以据此调整剂量。

【用药宣教】

1. 本品应避免与肾毒性药物（如高剂量或多种NSAID）同时使用。

2. 曾经报道骨软化症（与近端肾小管病变有关）与本品有关，在有病理性骨折或有骨硬化症风险的HIV感染患者中，应当考虑骨监测。

艾米替诺福韦

【类别】抗肝炎病毒药。

【作用机制】本品为替诺福韦（2′-脱氧腺苷单磷酸类似物）的前体药物，属于核苷类逆转录酶抑制药。本品在体内水解酶作用下转化为替诺福韦，随后替诺福韦经细胞激酶磷酸化为活性代谢产物二磷酸替诺福韦。二磷酸替诺福韦通过HBV逆转录酶嵌入病毒DNA而导致DNA链终止，从而抑制HBV复制。二磷酸替诺福韦为哺乳动物DNA聚合酶（包括线粒体DNA聚合酶γ）的一种弱效抑制药，但在细胞培养中未见线粒体毒性。

【适应证】用于治疗慢性乙型肝炎。

【禁用与慎用】

1. 对本品过敏者禁用。

2. 慎用尚不明确。

【给药途径和剂量】口服，每次25mg，每日1次。

【不良反应】

1. 代谢/内分泌系统　甲状旁腺激素升高、低磷血症、高脂血症、低密度脂蛋白升高。

2. 肌肉骨骼系统　骨密度降低。

3. 神经系统　头晕。

4. 消化系统　AST 升高、ALT 升高。

【相互作用】

1. 与强效 P-糖蛋白抑制药（如伊曲康唑、考比司他）合用可增加本品的 C_{max}、AUC。

2. 与强效 P-糖蛋白诱导药（如卡马西平、奥卡西平、苯巴比妥、苯妥英钠）合用可降低本品的 C_{max}、AUC。

【药动学】剂量在 5～80mg 时，本品及替诺福韦呈一级线性动力学。单次给予本品 10～40mg，外周血单核细胞（PBMC）中二磷酸替诺福韦的药动学基本呈线性。健康受试者空腹单次口服本品 5～80mg 后吸收迅速，本品的达峰时间为 0.25～0.5 小时，平均消除半衰期为 0.37～0.57 小时；活性代谢产物替诺福韦的达峰时间为 0.75～1 小时，平均消除半衰期为 30.9～36.7 小时。HBV 感染患者空腹单次口服本品 25mg，本品的达峰时间中位数为 0.25 小时，平均 C_{max} 为 156.6ng/ml，平均 $AUC_{0\sim24h}$、$AUC_{0\sim t}$、$AUC_{0\sim\infty}$分别为 101.7（ng·h）/ml、100.8（ng·h）/ml、101.8（ng·h）/ml；替诺福韦的达峰时间中位数为 0.88 小时，平均 C_{max} 为 11.7ng/ml，平均 $AUC_{0\sim24h}$、$AUC_{0\sim t}$、$AUC_{0\sim\infty}$分别为 105.4（ng·h）/ml、105.2（ng·h）/ml、227.1（ng·h）/ml。多次给予本品 10～40mg，本品及替诺福韦的 $C_{ss,\ max}$、AUC_{ss} 的增加比例大于剂量的增加比例，PBMC 中二磷酸替诺福韦 $C_{ss,\ max}$、AUC_{ss} 的增加比例略大于剂量的增加比例。体外试验显示，本品的血浆蛋白结合率为 85.5%。口服 25mg 后的表观分布容积为 209.02L。本品主要经肾排泄，替诺福韦存在一定程度的蓄积。

【观察指标】用药前后及用药时应当检查或监测下列指标。

1. 失代偿性肝病、Child-Pugh 评分大于 9 分（即 C 级）的 HBV 感染患者用药期间应密切监测肝、肾功能。

2. 建议用药期间定期监测血脂。

3. 用药前应进行 HIV 抗体检查，如呈阳性，应采用相应的抗逆转录病毒联合治疗方案。

【用药宣教】

1. 建议育龄期妇女使用本品期间采取有效避孕措施。

2. 本品可能引起头晕，用药期间驾驶或操作机械时应谨慎。

3. 本品不能预防 HBV 的传播（如性接触或血液污染等方式），用药期间请采取适当预防措施。

4. 停止抗乙型肝炎治疗后可能出现肝炎急性加重。停药后至少 6 个月内需定期监测肝功能，必要时可恢复抗乙型肝炎治疗。不推荐进展期肝病或肝硬化患者停止抗乙型肝炎治疗，以免停止治疗后肝炎加重导致肝功能失代偿。

5. 本品应与食物同服。如在正常服药时间的 18 小时内漏服 1 剂，应尽快补服，随后恢复正常服药时间；如漏服已超过 18 小时，不应补服，应按正常时间服用。

6. 如服药后 1 小时内出现呕吐，应补服 25mg；如超过 1 小时出现呕吐，则无须补服。

利匹韦林

【类别】非核苷类似物逆转录酶抑制剂。

【妊娠安全等级】B。

【作用机制】本品为 HIV-1 的二芳基嘧啶类 NNRTI，可非竞争性抑制 HIV-1 逆转录酶，进而抑制 HIV-1 的复制。本品对人类细胞的 DNA 聚合酶α、β及γ不具有抑制作用。

【适应证】与其他抗逆转录病毒药联用于 HIV-1 RNA≤ 1×105copies/ml 的 HIV-1 感染的初始治疗。

【禁用与慎用】重度肾功能不全或终末期肾病患者慎用。

【给药途径和剂量】口服给药每次 25mg，每日 1 次。

【不良反应】

1. 代谢/内分泌系统　总胆固醇水平升高、低密度脂蛋白胆固醇水平升高、三酰甘油水平升高、脂肪重新分布或蓄积[包括向心性肥胖、颈背面脂肪膨大（水牛背）、外周或面部消瘦、乳房增大、库欣样外观]。

2. 泌尿生殖系统　膜性肾小球肾炎、系膜增生性肾小球肾炎、肾结石、肌酐升高。

3. 免疫系统　免疫重建综合征[并有继发于免疫重建综合征的自身免疫性疾病（如 Graves 病、多发性肌炎、吉兰-巴雷综合征）的报道]。还有严重过敏反应的报道。

4. 神经系统　头痛、头晕、梦境异常、睡眠障碍（包括嗜睡、失眠）。

5. 精神　抑郁障碍、焦虑。

6. 消化系统　胆囊炎，胆石症，AST、ALT、总胆红素水平升高，腹痛、恶心、呕吐、腹泻、腹部不适、食欲减退。

7. *皮肤*　皮疹。还有严重皮肤反应[包括药疹伴嗜酸性粒细胞增多和系统症状（DRESS）]的报道。

8. *其他*　疲乏。

【相互作用】

1. 地拉韦啶可升高本品的血药浓度，本品对地拉韦啶的血药浓度无影响。

2. 达芦那韦/利托那韦、洛匹那韦/利托那韦可升高本品的血药浓度，但对达芦那韦、洛匹那韦的血药浓度无影响。

3. 阿扎那韦、福沙那韦、沙奎那韦、替拉那韦、茚地那韦、奈非那韦可升高本品的血药浓度，预计对上述药物的血药浓度无影响。

4. 唑类抗真菌药（氟康唑、伊曲康唑、酮康唑、泊沙康唑、伏立康唑等）可升高本品的血药浓度，降低酮康唑的血药浓度。

5. 大环内酯类抗生素（克拉霉素、红霉素、泰利霉素）可升高本品的血药浓度，对上述药物的血药浓度无影响。

6. 卡马西平、奥卡西平、苯巴比妥、苯妥英钠、利福平、利福喷丁、全身性地塞米松（非单剂量）、圣约翰草可显著降低本品的血药浓度，可能导致病毒学应答丧失或产生耐药性。应禁止合用。

7. 质子泵抑制剂（如埃索美拉唑、兰索拉唑、奥美拉唑、泮托拉唑、雷贝拉唑）可显著降低本品的血药浓度，可能导致病毒学应答丧失或产生耐药性。

8. 依非韦伦、依曲韦林、奈韦拉平可降低本品的血药浓度，对上述药物的血药浓度无影响。

9. 抗酸药（如氢氧化铝、氢氧化镁、碳酸钙）可显著降低本品的血药浓度。至少于本品使用前 2 小时或使用后 4 小时给予抗酸药。

10. 与利福布汀合用可降低本品的血药浓度。

11. 本品与 H_2 受体拮抗药（西咪替丁、法莫替丁、尼扎替丁、雷尼替丁）合用可显著降低本品的血药浓度。至少于本品使用前 12 小时或使用后 4 小时给予 H_2 受体拮抗药。

12. 本品与美沙酮合用可降低美沙酮的血药浓度。

13. 本品与去羟肌苷合用对两者的血药浓度无影响。合用时无须调整剂量，但去羟肌苷应在本品使用前至少 2 小时或使用后至少 4 小时空腹给药。

【药动学】口服本品后 4～5 小时达血药峰浓度。空腹服用本品的暴露量较进食标准餐或高脂肪餐后服用的暴露量低 40%。体外本品蛋白结合率高（≥99.7%），主要与白蛋白结合。本品主要经 CYP3A 氧化代谢，终末半衰期约为 50 小时。单剂量给予放射性标记的本品，粪便和尿液分别回收 85%和 6.1%的放射性物质，粪便中回收的原药占给药剂量的 25%，尿中排泄的原药仅占痕量。

【观察指标】

1. 潜在乙型肝炎或丙型肝炎病毒感染、治疗前氨基转移酶显著升高者使用本品出现肝病恶化或氨基转移酶水平升高的风险更大，推荐用药前进行适当的实验室检查，用药期间密切监测肝毒性。用药前无肝功能不全或其他风险因素者，亦应考虑监测肝酶。

2. 监测胆固醇、三酰甘油水平。

【用药宣教】

1. 本品可导致抑郁，如发现患者有抑郁的症状，应评价继续治疗的益处与风险。

2. 不推荐 HIV 感染的母亲哺乳，以避免婴儿感染。

六、神经氨酶抑制剂

奥司他韦

【类别】抗流感病毒药。

【妊娠安全等级】C。

【作用机制】本品为前体药，其活性代谢产物奥司他韦羧酸盐为一种选择性流感病毒神经氨酸酶抑制剂，通过抑制病毒从被感染细胞中释放，减少甲型或乙型流感病毒的播散。

【适应证】用于治疗和预防甲型和乙型流感。

【超说明书用药】用于治疗禽流感。

【禁用与慎用】对本品过敏者禁用。

【给药途径和剂量】

1. *治疗甲型和乙型流感*

（1）成年人：口服给药，推荐剂量为每次 75mg，每日 2 次，连用 5 日。

（2）肾功能不全患者：肌酐清除率为 10～30ml/min 者推荐剂量为 75mg，每日 1 次；接受血液透析的终末期肾病（ESRD）患者（肌酐清除率≤10ml/min），立即给予本品 30mg，随后于每次透析后给予 30mg，疗程不超过 5 日。接受 CAPD 的 ESRD 患者（肌酐清除率≤10ml/min），立即给予单剂本品 30mg。

（3）儿童：体重≤15kg 儿童，每次 30mg，每日2次；体重为15～23kg（不包括15kg）的儿童，每次45mg，每日2次；体重23～40kg（不包括23kg）者，每次60mg，每日2次；体重＞40kg者，每次75mg，每日2次。13岁以上儿童用法与用量同成年人。

2. 预防甲型和乙型流感

（1）成年人：口服给药，推荐剂量为每次75mg，每日1次，连用至少7日。肌酐清除率为10～30ml/min者推荐剂量为75mg，隔日1次。与流感患者密切接触后（2日内开始用药）或于流感季节时预防用药，本品连用6周安全有效。

（2）肾功能不全患者：中度肾功能不全者[肌酐清除率为30～60ml/min（不包括30ml/min）]，每次30mg，每日1次，连用时间同常规疗程。重度肾功能不全者[肌酐清除率为10～30ml/min（不包括10ml/min）]，每次30mg，隔日1次，连用时间同常规疗程。

（3）儿童：1～12岁儿童，剂量根据体重而定，体重≤15kg者，每次30mg，每日1次；体重为15.1～23kg者，每次45mg，每日1次；体重为23.1～40kg者，每次60mg，每日1次；体重＞40kg者，每次75mg，每日1次，连用10日。与流感患者密切接触后给药或于社区暴发期连用最长达6周，免疫功能受损患者可连用最长达12周。13岁以上儿童用法与用量同成年人。

3. 治疗禽流感　口服给药每次75mg，每日2次，连用5日，依据具体情况（如肺炎、进行性疾病）可增加剂量（每次150mg，每日2次）和延长疗程（最长达10日）。

【不良反应】

1. 心血管系统　不稳定型心绞痛。还有心律失常的报道。

2. 代谢/内分泌系统　有糖尿病加重的报道。

3. 呼吸系统　扁桃体周围脓肿、鼻充血、鼻出血、鼻窦炎、流涕、支气管炎、咳嗽、哮喘（包括哮喘加重）、肺炎、上呼吸道感染。还有喉部水肿、支气管痉挛的报道。

4. 肌肉骨骼系统　肱骨骨折。

5. 泌尿生殖系统　有血尿的报道。

6. 免疫系统　淋巴结肿大。还有过敏反应或类过敏反应的报道。

7. 神经系统　头晕、头痛、失眠、眩晕。还有癫痫发作的报道。

8. 精神　有躁狂的个案报道。还有自我伤害、行为异常、谵妄（包括幻觉）、激越状态、焦虑、意识水平改变、意识模糊、梦魇、妄想的报道。

9. 消化系统　有肝炎、肝功能检查异常、假膜性结肠炎、恶心、呕吐、腹痛、腹泻、消化不良、胰腺炎、消化道出血、出血性结肠炎、舌肿胀的报道。

10. 血液系统　贫血。还有嗜酸性粒细胞增多、白细胞减少的报道。

11. 皮肤　尿布疹、皮炎。还有面部肿胀、皮疹、荨麻疹、湿疹、中毒性表皮坏死松解症、史-约综合征、多形性红斑、大疱疹、血管神经性水肿的报道。

12. 眼　结膜炎。

13. 耳　耳痛、中耳炎、鼓膜异常。

14. 其他　发热、乏力、疼痛。还有低体温的报道。

【相互作用】

1. 合用丙磺舒可使本品活性代谢产物奥司他韦羧酸盐的暴露量增加约2倍，但该代谢产物的安全范围宽。

2. 本品可能减弱流感减毒活疫苗的疗效。除非临床需要，在开始使用本品的前2周内或停用本品后48小时应避免接种流感减毒活疫苗。灭活流感疫苗的接种则无须考虑本品的用药时间。

【药动学】本品口服后迅速被吸收，药物及其代谢物的血浆浓度与所用剂量成比例，且不受进食的影响。本品大部分被肝和肠道的酯酶转化为活性代谢产物，至少75%以活性代谢产物的形式进入体循环。活性代谢物在人体中的平均V_d约为23L，在肺、气管、支气管肺泡灌洗液、鼻黏膜和中耳都有积聚。活性代谢物与人血浆蛋白的结合率约为3%。本品及其活性代谢物都不是主要细胞色素同工酶的底物或抑制剂。本品主要以活性代谢物随尿液排出（＜90%），主要通过肾小球滤过和肾小管分泌排泄，清除率为18.8L/h，半衰期为6～10小时。只有＜20%的用药量随粪便排出。肾功能不全的患者的代谢减慢，肝功能不影响其代谢。

【观察指标】对于危重患者，重复进行实时逆转录-聚合酶链反应（rRT-PCR）检测或病毒培养可帮助确定病毒复制进程。

【用药宣教】

1. 本品仅在用药期间发挥流感预防作用，不可取代流感疫苗。

2. 临床在使用本品期间，应该对患者的自我伤害和谵妄事件等异常行为进行密切监测，如发现异常情况应及时上报。

帕拉米韦

【类别】抗流感病毒药。

【妊娠安全等级】C。

【作用机制】本品为环戊烷类抗流感病毒药物，可与流感病毒神经氨酸酶的活性位点结合，对人类甲型和乙型流感病毒有抑制活性。生化分析显示本品可抑制多种甲型和乙型流感病毒株的神经氨酸酶活性。

【适应证】用于治疗甲型或乙型流感。

【禁用与慎用】

1. 对本品或其他神经氨酸酶抑制剂（扎那米韦或磷酸奥司他韦）有过敏史者禁用。

2. 肾功能不全患者、哺乳期妇女慎用。

【给药途径和剂量】静脉滴注，一般剂量为每次 300mg，每日 1 次，滴注时间不少于 30 分钟。症状严重者，可重复给药（可连用 5 日）。有严重并发症的患者，可增至每次 600mg，每日 1 次，滴注时间不少于 40 分钟。儿童每次 10mg/kg，每日 1 次，滴注时间为 30 分钟。每次不超过 600mg。对肾功能不全患者，因可能出现血浆药物浓度持续升高的风险，须根据肾功能损伤情况调整剂量。

【配伍禁忌】尚不明确。

【不良反应】

1. 心血管系统 个别患者可出现心电图异常（如 QT 间期延长）。

2. 代谢/内分泌系统 血糖升高、糖尿、三酰甘油水平升高。

3. 肌肉骨骼系统 肌酸激酶升高。

4. 泌尿生殖系统 蛋白尿、尿中β_2微球蛋白水平升高、血尿素氮升高、尿隐血阳性。

5. 神经系统 头晕、失眠、目眩。

6. 精神 有抑郁、意识模糊、谵妄、不安、焦虑、梦魇、情绪改变的报道。

7. 消化系统 AST、ALT、乳酸脱氢酶（LDH）、胆红素、γ-谷氨酰转肽酶、碱性磷酸酶（ALP）升高及腹泻、痢疾、恶心、呕吐、腹痛、食欲缺乏、口腔炎、胃痛。

8. 血液系统 血中网织红细胞减少、白细胞减少、中性粒细胞减少、血小板减少、淋巴细胞增多、嗜酸性粒细胞增多、中性粒细胞比降低、淋巴细胞比升高。

9. 皮肤 皮疹、湿疹、荨麻疹。

10. 其他 个别患者可出现胸闷。

【相互作用】本品作为抗病毒药可能会抑制活疫苗病毒的复制。在使用减毒活流感疫苗 2 周内不应使用本品，在使用本品后 48 小时内不应使用减毒活流感疫苗，但三价灭活流感疫苗可于使用本品前后的任何时间给予。

【药动学】经 30 分钟静脉滴注本品 600mg，输注结束时达血药浓度峰值 46.8μg/ml，AUC 为 102.7（μg·h）/ml。蛋白结合率低于 30%，中央室分布容积为 12.56L。本品很少被代谢，对 CYP 和 P-糖蛋白无抑制作用。半衰期约为 20 小时。本品主要随尿液以原形排泄。

【观察指标】某些特殊个体高剂量用药时应注意监测心电指标。

【用药宣教】

1. 本品不可取代流感疫苗，其使用不影响每年接种流感疫苗。

2. 本品用于发病不超过 2 天者效果较好，发病超过 2 天者疗效不确切。

七、艾滋病病毒感染的抗病毒药物

齐多拉米双夫定

【类别】核苷类似物逆转录酶抑制剂

【妊娠安全等级】C。

【作用机制】齐多夫定为合成的核苷类似物，可在细胞内经磷酸化形成具有活性的齐多夫定 5′-三磷酸酯（ZDV-TP）。ZDV-TP 可通过整合入病毒 DNA，使 DNA 链合成中止，抑制逆转录酶。拉米夫定为合成的核苷类似物，可在细胞内经磷酸化形成具有活性的拉米夫定 5′-三磷酸酯（3TC-TP）。3TC-TP 可通过整合入病毒 DNA，使 DNA 链合成中止，抑制逆转录酶。

【适应证】单独或与其他抗逆转录病毒药联用于治疗 HIV 感染。

【禁用与慎用】

1. 对齐多夫定或拉米夫定过敏者、中性粒细胞计数低于 0.75×10^9/L、血红蛋白水平低于 7.5g/dl 或 4.65mmol/L 者禁用。

2. 粒细胞计数＜1.0×10^9/L、血红蛋白水平＜9.5g/dl 者、有肝病风险因素的患者、有胰腺炎病史或存在其他胰腺炎重大风险因素的患者慎用。

【给药途径和剂量】口服给药，每次 1 片，每日 2 次。①体重为 14～21kg 的儿童，每次半片，每日 2 次。②体重为 21～30kg 的儿童，早服半片，晚服 1 片。③体重≥30kg 的儿童，每次 1 片，每日 2 次。若出现显著贫血（血红蛋白<7.5g/dl 或较用药前水平降低 25%以上）和（或）显著粒细胞减少（粒细胞计数<0.75×10^9/L 或较用药前水平降低 50%以上），需调整剂量，直至骨髓恢复。对出现显著贫血的患者，可能还需输血；对非重度贫血或粒细胞减少的患者，仅需降低日剂量。若剂量调整后骨髓恢复，根据血液学指标和患者耐受程度可适当逐渐增加剂量。因本品为复方制剂，无法调整其中某个成分的剂量，故此情况下应使用本品成分的单药制剂。

【不良反应】

1. 心血管系统：有心肌病、血管炎的报道。

2. 代谢/内分泌系统：脂肪重新分布或蓄积[包括向心性肥胖、颈背面脂肪膨大（水牛背）、外周或面部消瘦、乳房增大、库欣样外观]、男子乳腺发育、高血糖、乳酸性酸中毒的报道。

3. 呼吸系统：鼻部症状和体征、咳嗽。还有异常呼吸音或喘鸣的报道。

4. 肌肉骨骼系统：肌肉骨骼疼痛、肌痛、关节痛。还有肌无力、肌酸激酶升高、横纹肌溶解的报道。

5. 免疫系统：接受抗逆转录病毒药联合治疗（包括本品）可见免疫重建综合征[并有继发于免疫重建综合征的自身免疫性疾病（如 Graves 病、多发性肌炎、吉兰-巴雷综合征）的报道]。还有淋巴结病、过敏反应（如荨麻疹）、脾大的报道。

6. 神经系统：头痛、神经病、睡眠障碍（包括失眠）、头晕。还有感觉异常、周围神经病、癫痫发作的报道。

7. 精神：抑郁。

8. 消化系统：恶心、腹泻、呕吐、厌食和（或）食欲减退、腹痛、腹部痛性痉挛、消化不良、ALT 升高、AST 升高、胆红素水平升高、淀粉酶升高。上市后还有口腔黏膜色素沉着、口腔炎、胰腺炎、肝脂变的报道。

9. 血液系统：中性粒细胞减少、贫血、血小板减少。

10. 皮肤：皮疹。上市后还有脱发、多形性红斑、史-约综合征的报道。

11. 其他：不适、疲乏、发热或寒战。上市后还有无力的报道。

12. 其余同“齐多夫定”“拉米夫定”。

【相互作用】同“齐多夫定”“拉米夫定”。

【药动学】健康受试者空腹单剂服用本品 1 片，与空腹单剂同时服用齐多夫定片（300mg）和拉米夫定片（150mg）有生物等效性。其余参见“齐多夫定”“拉米夫定”。

【观察指标】

1. 推荐频繁监测晚期 HIV-1 感染患者的血细胞计数，其他 HIV-1 感染患者则定期监测。

2. HIV-1 合并 HBV 感染的患者停用本品后数月内应密切监测肝功能（包括临床和实验室检查）。

3. 监测淀粉酶、肝功能（包括肝大的症状或体征）、平均红细胞体积（MCV）、血清肌酸激酶、病毒载量、CD4 细胞计数、血乳酸水平。

【用药宣教】

1.本品与含其成分的其他药物或含恩曲他滨的药物合用。

2. 正接受干扰素α（伴或不伴利巴韦林）治疗的患者，合用本品时应密切监测治疗相关的毒性（尤其是肝功能失代偿、中性粒细胞减少、贫血）。

3. 不推荐 HIV 感染的母亲给婴儿哺乳，以避免疾病传播。

洛匹那韦利托那韦

【类别】HIV 蛋白酶抑制剂

【妊娠安全等级】C。

【作用机制】洛匹那韦为一种 HIV 蛋白酶抑制剂，可阻止 Gag-Pol 多蛋白的分裂，导致产生未成熟、无感染力的病毒颗粒。利托那韦为一种针对 HIV-1 和 HIV-2 天冬氨酰蛋白酶的活性拟肽类抑制剂，通过抑制 HIV 蛋白酶使该酶无法处理 Gag-Pol 多蛋白前体，导致产生未成熟的 HIV 颗粒，从而无法启动新的感染周期。利托那韦还可抑制 CYP3A 介导的洛匹那韦的代谢，从而升高洛匹那韦的血药浓度。

【适应证】与其他抗逆转录病毒药联用于治疗 HIV 感染。

【禁用与慎用】

1. 对洛匹那韦、利托那韦过敏者，重度肝功能不全者禁用。

2. 三酰甘油和胆固醇基础水平较高或有血脂异常史、潜在的结构性心脏病、传导系统异常、缺血性心脏病、心肌病（增加出现心脏传导异常的风险）、肝功能不全者慎用。

【给药途径和剂量】

1. 成年人　口服给药，①推荐剂量为每次400mg/ 100mg（洛匹那韦/利托那韦），每日 2 次。亦可每次 800mg/200mg（洛匹那韦/利托那韦），每日 1 次，但每日 1 次给药的方案仅限于洛匹那韦耐药相关基因突变体＜3 个的患者，同时应考虑到较每日 2 次给药的方案，按每日 1 次给药对病毒的持续抑制作用较弱，且腹泻的发生风险增加。与依非韦伦、奈韦拉平、安普那韦或奈非那韦联用时，每次 500mg/125mg（洛匹那韦/利托那韦）（使用200mg/50mg 片剂 2 片加 100mg/25mg 片剂 1 片，或口服溶液 6.5ml），每日 2 次。②妊娠期或哺乳期妇女用药无须调整剂量。不推荐孕妇按每日 1 次的给药方案用药。

2. 儿童　口服给药。①片剂：单用本品，2 岁及以上体重≥40kg 或体表面积＞1.4m^2 的儿童，推荐剂量为每次 400mg/100mg(洛匹那韦/利托那韦)，每日 2 次。与依非韦伦或奈韦拉平联用时，2 岁及以上儿童按体表面积给药，推荐剂量见表 7-23。②口服溶液:6 个月至 12 岁儿童单用本品或与依非韦伦、奈韦拉平或安普那韦联用时，按体重给药，推荐剂量见表 7-24 和表 7-25。12 岁以上儿童用法用量同成年人。

表 7-23　2 岁及以上儿童联用依非韦伦或奈韦拉平时片剂剂量调整表

体表面积（m^2）	本品剂量
0.6～0.8（不包括 0.8）	每次 200mg/50mg，每日 2 次
0.8～1.2（不包括 1.2）	每次 300mg/75mg，每日 2 次
1.2～1.4（不包括 1.4）	每次 400mg/100mg，每日 2 次
≥1.4	每次 500mg/125mg，每日 2 次

表 7-24　6 个月至 12 岁儿童口服表溶液剂量表

体重（kg）	本品剂量
7～15（不包括 15）	每次（12/3）mg/kg，每日 2 次
15～40	每次（10/2.5）mg/kg，每日 2 次
＞40	每次 400mg/100mg，每日 2 次（最大剂量）

表 7-25　6 个月至 12 岁儿童联用依非韦伦、奈韦拉平或安普那韦时口服溶液剂量调整表

体重（kg）	本品剂量
7～15（不包括 15）	每次（13/3.25）mg/kg，每日 2 次
15～45	每次（11/2.75）mg/kg，每日 2 次
＞45	每次 500mg/125mg，每日 2 次

【不良反应】

1. 心血管系统　动脉粥样硬化（如心肌梗死）、房室传导阻滞、右房室瓣功能不全、毛细管炎、血管炎、高血压、深静脉血栓形成、PR 间期延长。上市后还有心动过缓、QT 间期延长、尖端扭转型室性心动过速的报道。

2. 代谢/内分泌系统　尿酸升高、高三酰甘油血症、高胆固醇血症、体重减轻、体重增加、血糖异常（包括糖尿病）、乳酸性酸中毒、淀粉酶升高、脂肪酶升高、无机磷降低、高钾血症、高钠血症、低钠血症。上市后还有脂肪再分布或蓄积的报道。

3. 呼吸系统　呼吸道感染。

4. 肌肉骨骼系统　肌肉骨骼痛（包括关节痛、背痛）、肌痛、肌病（如无力、肌痉挛）、横纹肌溶解、骨坏死、肌酸激酶升高。

5. 泌尿生殖系统　肾衰竭、血尿、肾炎、肌酐清除率降低、性腺功能减退、性欲下降、勃起功能障碍、月经紊乱（闭经、月经过多）。

6. 免疫系统　淋巴结病、免疫重建综合征。

7. 神经系统　眩晕、头痛（包括偏头痛）、失眠、神经病、周围神经病、头晕、惊厥、震颤、脑血管事件。

8. 精神　焦虑、梦境异常。

9. 消化系统　肝炎、ALT 升高、AST 升高、γ-谷氨酰转肽酶升高、肝大、胆管炎、肝脂肪变、总胆红素升高、腹泻、恶心、呕吐、腹痛、肠胃炎（包括十二指肠炎、胃炎、结肠炎）、消化不良、胰腺炎、胃食管反流病、痔疮、胃肠胀气、腹胀、便秘、口腔炎、口腔溃疡、胃肠出血（包括直肠出血）、口干、胃肠溃疡、大便失禁、食欲减退、食欲增强、味觉丧失、味觉障碍。

10. 血液系统　贫血、白细胞减少、中性粒细胞减少、血红蛋白减少、血小板减少。

11. 皮肤　皮肤感染（包括蜂窝织炎、毛囊炎、疖）、皮疹（包括斑状丘疹）、获得性脂肪代谢障碍（包括面部消瘦）、皮炎（包括湿疹、脂溢性皮炎）、盗汗、瘙痒、脱发、皮肤干燥。上市后还有中毒性表皮坏死松解症（TEN）、史-约综合征、多形性红斑的报道。

12. 眼　视力障碍。

13. 耳　耳鸣。

14. 过敏反应　荨麻疹、血管神经性水肿、发热、黄疸。

15. 其他　疲乏（包括虚弱）、病毒感染。

【相互作用】

1. 合用地拉韦啶可升高洛匹那韦的血药浓度。

2. 与阿夫唑嗪合用可升高阿夫唑嗪的血药浓度，从而导致低血压。

3. 与茚地那韦合用可升高茚地那韦的血药浓度。

4. 与沙奎那韦合用可升高沙奎那韦的血药浓度。

5. 合用马拉韦罗可升高马拉韦罗的血药浓度。

6. 合用替诺福韦可升高替诺福韦的血药浓度。

7. 与抗心律失常药[如胺碘酮、苄普地尔、利多卡因（全身给药）、奎尼丁]合用可升高抗心律失常药的血药浓度。合用时应谨慎，监测抗心律失常药的血药浓度。

8. 与抗肿瘤药（长春新碱、长春碱、达沙替尼、尼洛替尼）合用可升高上述抗肿瘤药的血药浓度，从而增加不良反应。

9. 合用利伐沙班可升高利伐沙班的血药浓度，从而增加出血的风险，应避免合用。

10. 合用曲唑酮可升高曲唑酮的血药浓度，曲唑酮与利托那韦合用可引起恶心、头晕、低血压、晕厥。

11. 与克拉霉素合用可升高克拉霉素的血药浓度。

12. 与酮康唑、伊曲康唑合用可升高酮康唑、伊曲康唑的血药浓度。

13. 与秋水仙碱合用可升高秋水仙碱的血药浓度。

14. 与贝达喹啉合用可升高贝达喹啉的血药浓度。仅在利大于弊时方可合用。

15. 合用利福布汀可升高利福布汀及其代谢物的血药浓度。

16. 合用喹硫平可升高喹硫平的血药浓度。

17. 合用二氢吡啶类钙通道阻滞剂可升高二氢吡啶类钙通道阻滞剂的血药浓度。

18. 本品可升高波生坦的血药浓度。

19. 本品可升高阿托伐他汀、瑞舒伐他汀的血药浓度。

20. 与免疫抑制剂（如环孢素、他克莫司、西罗莫司等）合用可升高免疫抑制剂的血药浓度。

21. 本品可升高糖皮质激素类药的血药浓度，降低血清皮质醇的浓度，与经 CYP3A 代谢的糖皮质激素类药合用可增加发生全身性皮质激素效应（包括库欣综合征、肾上腺抑制）的风险。

22. 本品可升高沙美特罗的血药浓度，从而增加出现心血管不良反应（QT 间期延长、心悸、窦性心动过速）的风险。

23. 与芬太尼合用可升高芬太尼的血药浓度。

24. 与双氢麦角胺、麦角胺、甲麦角新碱合用可导致以外周血管痉挛和肢体及其他组织缺血为特征的急性麦角碱毒性。

25. 与西沙必利、匹莫齐特合用可增加发生心律失常的风险。

26. 合用洛伐他汀、辛伐他汀可增加发生肌病（包括横纹肌溶解）的风险。

27. 与 PDE5 抑制剂（阿伐那非、西地那非、他达那非、伐地那非）合用可升高上述 PDE5 抑制剂的血药浓度，导致相关不良反应（包括低血压、晕厥、视觉改变和阴茎勃起延长）。

28. 合用咪达唑仑（口服给药）、三唑仑可延长或增强镇静、呼吸抑制作用。

29. 合用咪达唑仑（肠道外给药）可升高咪达唑仑的血药浓度。

30. 与利匹韦林合用可升高利匹韦林的血药浓度。

31. 与司普瑞韦合用可升高司普瑞韦的血药浓度。

32. 双硫仑、甲硝唑与本品口服溶液合用可导致双硫仑样反应。

33. 与奈非那韦合用可降低洛匹那韦的血药浓度，还可升高奈非那韦及其 M8 代谢物的血药浓度。

34. 全身性皮质激素（如布地奈德、地塞米松、泼尼松）可降低洛匹那韦的血药浓度，可能降低本品疗效；还可升高糖皮质激素类药的血药浓度，降低血清皮质醇的浓度。本品与经 CYP3A 代谢的糖皮质激素类药合用可增加发生全身性皮质激素效应（包括库欣综合征、肾上腺抑制）的风险。

35. 与利福平、圣约翰草合用可能导致病毒学应答丧失，并使病毒对本品或其他蛋白酶抑制剂出现耐药性。

36. 与福沙那韦利托那韦合用可降低洛匹那韦和安普那韦（福沙那韦为安普那韦的前药）的血药浓度，还可增加不良反应的发生率。

37. 替拉那韦可降低洛匹那韦的血药谷浓度和减小其曲线下面积。

38. 依非韦伦、奈韦拉平可降低洛匹那韦的血药浓度。

39. 卡马西平、苯巴比妥、苯妥英钠可降低洛匹那韦的血药浓度，可能降低本品疗效；还可降低苯妥英钠的稳态血药浓度。

40. 与波普瑞韦合用，可降低洛匹那韦、利托那韦及其本身的稳态暴露量。

41. 与阿巴卡韦、齐多夫定合用可降低阿巴卡韦、齐多夫定的血药浓度。

42. 与拉莫三嗪、丙戊酸合用可能降低拉莫三嗪、丙戊酸的暴露量。

43. 与安非他酮合用可降低安非他酮及其活性代谢物羟基安非他酮的血药浓度。

44. 利托那韦可降低伏立康唑的血药浓度，可能降低其疗效。

45. 与阿托伐醌合用可降低阿托伐醌的血药浓度。

46. 与炔雌醇合用可降低炔雌醇的血药浓度。推荐于使用本品期间采用非激素避孕法。

47. 与美沙酮合用可降低美沙酮的血药浓度。

48. 与依曲韦林合用可降低依曲韦林的平均系统暴露量。

49. 与华法林合用可能影响华法林的血药浓度。合用时推荐监测国际标准化比值（INR）。

【药动学】HIV 患者多剂量给予本品[每次 400mg/100mg（洛匹那韦/利托那韦），每日 2 次，连用 3 周，与食物同服]，每次给药后约 4 小时达血药峰浓度。多剂量给药时，洛匹那韦在给药前的浓度随时间下降，在 10～16 日后达稳态。稳态时，洛匹那韦的血浆蛋白结合率为 98%～99%，可与α1 酸性糖蛋白（AAG）和白蛋白结合，但与 AAG 的亲和力较高。洛匹那韦广泛地经 CYP 代谢，且基本由 CYP3A 代谢。给予本品 400mg/100mg（^{14}C-洛匹那韦/利托那韦）8 日后，尿液和粪便中检测到的 ^{14}C-洛匹那韦分别占给药量的 10.4%±2.3%和 82.6%±2.5%。单次给药后，随尿液和粪便排泄的洛匹那韦原形分别约占给药量的 2.2%和 19.8%。多次给药后，随尿液排泄的洛匹那韦原形不到给药量的 3%。洛匹那韦的表观口服清除率为（5.98±5.75）L/h。

【观察指标】

1. 治疗前进行洛匹那韦耐药相关基因突变体基因型或表型测试。

2. 治疗前及治疗期间密切监测肝酶，潜伏性慢性肝炎或肝硬化患者应增加对 AST 或 ALT 的监测，尤其在治疗开始后的最初数月。

3. 治疗前及治疗期间定期监测三酰甘油、胆固醇水平。

4. 监测电解质、病毒载量、CD4 细胞计数、血糖。

【用药宣教】

1. 用药期间避免合用其他可延长 QT 间期的药物。

2. 本品不能治愈 HIV 感染，需要长期服用，切勿擅自停药。

3. 不推荐 HIV 感染的母亲给婴儿哺乳，以避免疾病传播。

艾博韦泰

【类别】抗 HIV 药。

【适应证】与其他抗逆转录病毒药物联合使用，治疗经其他多种抗逆转录病毒药物治疗仍有 HIV-1 病毒复制的 HIV-1 感染患者。

【作用机制】本品为 HIV-1 融合抑制剂。

【禁用与慎用】

1. 对本品中任何成分过敏者禁用。

2. 尚无孕妇使用的安全性资料，不建议孕妇使用。

3. 建议哺乳期妇女停止哺乳，以避免母婴传播。

【给药途径和剂量】

1. 16 岁以上青少年及成年人：本品配制后静脉滴注，每次 320mg，第 1 天、2 天、3 天、8 天每日 1 次，此后每周 1 次。以约 2ml/min 的速度静脉滴注，（45±8）分钟内完成给药。

2. 取 100ml 0. 9%氯化钠注射液 1 瓶（袋），用一次性注射器抽取 12ml 注射液弃去，其余备用。取本品 2 瓶，用 2ml （或 2.5ml）一次性注射器分别抽取 5%碳酸氢钠注射液加入本品注射剂瓶中，每瓶 1.2ml，立即轻轻振摇直到溶解。溶解过程约需要几分钟。如果振摇过程中发生固体黏附瓶壁现象，则需要倾斜瓶子振摇，让溶液充分与附壁固体接触，如 20 分钟后仍有不溶颗粒物，则弃去该瓶药物，另取一瓶配制。药品完全溶解后，向每瓶注射用艾博韦泰瓶中加入约 6ml 备用的 0.9%氯化钠注射液，摇匀。然后抽出该溶液加入备用的 0.9%氯化钠注射液瓶（袋）中，混合均匀。配制的注射液需立即静脉滴注，不得冷藏、冷冻，如果配制完成后 30 分钟内未开始使用，应丢弃不用。

【配伍禁忌】尚不明确。

【不良反应】常见的不良反应为腹泻、头痛、头晕、皮疹、三酰甘油水平升高、血胆固醇水平升高、氨基转移酶升高、γ-谷氨酰转肽酶升高、高胆红素血症和血尿酸升高。

【相互作用】本品与齐多夫定（AZT）和沙奎那韦（SQV）具有协同作用，与依非韦伦（EFV）和恩夫韦肽（T20）表现为相加作用。

【药动学】HIV-1 感染者单次静脉滴注 320mg 本品，$AUC_{0\sim\infty}$ 与剂量之间呈良好的线性关系，符合线性消除规律。本品分布到体内各个组织器官，在全血中的含量最高，其次是肾和卵巢组织，其余组织药物含量较少，以脑、体脂和睾丸最少。其体内主要消除途径为经肾脏排泄。本品对 CYP 无明显影响。

【观察指标】监测血脂、肝功能。

【用药宣教】坚持用药，不可随意停药。

艾考恩丙替

【类别】抗 HIV 药。

【作用机制】本品为复方制剂，主要成分为埃替拉韦、考比司他、恩曲他滨、丙酚替诺福韦。

埃替拉韦为 HIV-1 整合酶链转移抑制药（INSTI）。整合酶为 HIV-1 复制所需的一种编码酶，通过抑制整合酶可阻止 HIV-1 DNA 整合入宿主的基因组 DNA，阻断 HIV-1 前病毒的形成和病毒的繁殖。埃替拉韦不抑制人类拓扑异构酶Ⅰ或Ⅱ。

考比司他为选择性 CYP3A 抑制药，可抑制 CYP3A 介导的埃替拉韦的代谢，从而增加埃替拉韦的系统暴露量。

恩曲他滨为合成的胞嘧啶核苷类似物，可通过细胞酶磷酸化形成恩曲他滨 5'-三磷酸酯。恩曲他滨 5'-三磷酸酯可与天然底物脱氧胞苷 5'-三磷酸竞争，亦可整合入新生病毒 DNA 而终止 DNA 链的合成，从而抑制 HIV-1 逆转录酶的活性。恩曲他滨 5'-三磷酸酯对哺乳动物 DNA 聚合酶α、β、ε和线粒体 DNA 聚合酶γ的抑制活性弱。

丙酚替诺福韦为替诺福韦的一种磷酰胺前体药物，在细胞内经组织蛋白酶 A 水解形成替诺福韦，再经细胞激酶磷酸化形成活性代谢物二磷酸替诺福韦。二磷酸替诺福韦可整合入病毒 DNA 而终止 DNA 链的合成，从而抑制 HIV-1 逆转录酶的活性。二磷酸替诺福韦对哺乳动物 DNA 聚合酶（包括线粒体 DNA 聚合酶γ）的抑制活性弱，对培养细胞的线粒体无毒性。

【适应证】用于治疗无任何与整合酶抑制药、恩曲他滨或替诺福韦耐药性相关的已知突变的 HIV-1 感染。

【禁用与慎用】对本品任一成分过敏者禁用。

【给药途径和剂量】

1. 剂量

（1）常规剂量：口服给药，每次 1 片，每日 1 次。

（2）肾功能不全时剂量：肌酐清除率（Ccr）大于或等于 30ml/min 者无须调整剂量。

（3）肝功能不全时剂量：轻度或中度肝功能损害（Child-Pugh 分级为 A 级或 B 级）者无须调整剂量。

（4）透析时剂量：接受长期血液透析的终末期肾病（估计 Ccr＜15ml/min）患者通常应避免使用本品，利大于弊时可使用本品。如需使用，无须调整剂量，于血液透析结束后给药。

（5）儿童：12 岁及以上且体重至少为 35kg 的儿童用法与用量同成年人。

2. 给药方法

（1）本品片剂应与食物同服，且不可咀嚼或碾碎服用。不能整片吞服时，可将片剂掰成两半，依次服用，确保服用全剂量。

（2）如正常服药时间的 18 小时内漏服 1 剂，则应尽快补服，并恢复正常服药时间。如漏服超过 18 小时，则不应补服，仅恢复正常服药时间即可。

（3）如服药后 1 小时内发生呕吐，则应补服 1 片。

【不良反应】

1. 代谢/内分泌系统：低密度脂蛋白胆固醇（LDL-C）水平升高、高密度脂蛋白胆固醇（HDL-C）水平升高、总胆固醇水平升高、三酰甘油升高、液体过载、高钾血症。

2. 呼吸系统：肺炎。

3. 肌肉骨骼系统：骨密度降低、肌酸激酶升高、骨坏死。

4. 泌尿生殖系统：血清肌酐升高、血尿。

5. 神经系统：头痛、头晕。异常梦魇、自杀意念和自杀企图（见于有抑郁或精神疾病史者）。

6. 消化系统：腹泻、恶心、淀粉酶升高、呕吐、腹痛、胃肠胀气、消化不良、丙氨酸氨基转移酶（ALT）升高、天冬氨酸氨基转移酶（AST）升高。

7. 血液系统：骨髓炎。

8. 皮肤：皮疹、瘙痒。上市后还有荨麻疹、血管神经性水肿的报道。

9. 眼：有葡萄膜炎的个案报道。

10. 其他：疲劳。

11. 其余参见“埃替拉韦”“考比司他”“恩

曲他滨”“丙酚替诺福韦”。

【相互作用】

1. 与克拉霉素、泰利霉素合用可升高克拉霉素、泰利霉素及本品成分考比司他的血药浓度。

2. 与抗真菌药（伊曲康唑、酮康唑、伏立康唑）合用可升高伊曲康唑、酮康唑、伏立康唑及本品成分埃替拉韦、考比司他的血药浓度。

3. 与免疫抑制药（如环孢素、西罗莫司、他克莫司）合用可升高此类药物及本品成分埃替拉韦、考比司他的血药浓度。

4. 与阿夫唑嗪合用可升高阿夫唑嗪的血药浓度，从而导致严重和（或）危及生命的低血压，禁止合用。

5. 与抗心律失常药（如胺碘酮、苄普地尔、地高辛、丙吡胺、氟卡尼、全身用利多卡因、美西律、普罗帕酮、奎尼丁）合用可升高抗心律失常药的血药浓度。

6. 与阿哌沙班、利伐沙班、贝曲沙班、达比加群、依度沙班、华法林合用可升高阿哌沙班、利伐沙班、贝曲沙班、达比加群、依度沙班的血药浓度，可能增加发生出血的风险。但是否对华法林有影响尚不明确。

7. 与抗抑郁药[选择性 5-HT 再摄取抑制药（如帕罗西汀）、三环类抗抑郁药（如阿米替林、地昔帕明、丙米嗪、去甲替林、安非他酮）、曲唑酮]合用可升高抗抑郁药的血药浓度。

8. 与抗痛风药秋水仙碱合用可升高秋水仙碱的血药浓度。

9. 与抗精神病药（鲁拉西酮、匹莫齐特、喹硫平、奋乃静、利培酮、硫利达嗪）合用可升抗精神病药的血药浓度，从而导致严重和（或）危及生命的不良反应。

10. 与β受体阻滞剂（如美托洛尔、噻吗洛尔）合用可升高此类药物的血药浓度。

11. 与钙通道阻滞剂（如氨氯地平、地尔硫䓬、非洛地平、尼卡地平、硝苯地平、维拉帕米）合用可升高此类药物的血药浓度。

12. 与波生坦合用可升高波生坦的血药浓度。

13. 与双氢麦角胺、麦角胺、甲麦角新碱合用可升高上述药物的血药浓度，从而导致严重和（或）危及生命的不良反应（如表现为周围血管痉挛、四肢及其他组织局部缺血的急性麦角中毒），禁止合用。

14. 与西沙必利合用可升高西沙必利的血药浓度，从而导致严重和（或）危及生命的不良反应（如心律失常）。

15. 与激素类避孕药（如屈螺酮/炔雌醇、左炔诺孕酮、诺孕酯/炔雌醇）合用可升高屈螺酮、左炔诺孕酮、诺孕酯的血药浓度，降低炔雌醇的血药浓度。

16. 与 HMG-CoA 还原酶抑制剂（洛伐他汀、辛伐他汀、阿托伐他汀）合用可升高上述药物的血药浓度，从而导致严重的不良反应（如肌病，包括横纹肌溶解）。

17. 与洛美他派合用可升高洛美他派的血药浓度，从而可能使氨基转移酶显著升高。禁止合用。

18. 与麻醉镇痛药（丁丙诺啡/纳洛酮、芬太尼、曲马多）合用可升高丁丙诺啡、去甲丁丙诺啡、芬太尼、曲马多的血药浓度，降低纳洛酮的血药浓度。与丁丙诺啡/纳洛酮合用时无须调整剂量，密切监测是否出现镇静和认知影响。与芬太尼合用时应仔细监测是否出现不良反应（包括致命的呼吸抑制）。与曲马多合用时可能需降低曲马多的剂量。

19. 与吸入型β受体激动剂沙美特罗合用可升高沙美特罗的血药浓度，增加发生与沙美特罗相关的心血管不良反应（包括 QT 间期延长、心悸和窦性心动过速）的风险。不推荐合用。

20. 与 PDE5 抑制药（西地那非、他达那非、伐地那非）合用可升高上述 PDE 5 抑制剂的血药浓度，从而导致相关的不良反应（包括视觉障碍、低血压、晕厥、阴茎异常勃起）。

21. 与三唑仑、咪达唑仑（口服给药）合用可大幅度升高上述药物的血药浓度，从而导致严重和（或）危及生命的不良反应（如延长或增强镇静、呼吸抑制）。禁止合用。

22. 与其他苯二氮䓬类药[如咪达唑仑（非肠道给药）、氯拉䓬酸、地西泮、艾司唑仑、氟西泮、丁螺环酮、唑吡坦]合用可升高此类药物的血药浓度。

23. 与抗酸药（如氢氧化铝、氢氧化镁）合用可降低本品成分埃替拉韦的血药浓度。合用时应间隔至少 2 小时。

24. 与抗惊厥药（卡马西平、苯巴比妥、苯妥英钠、奥卡西平、乙琥胺）合用可降低本品成分埃替拉韦、考比司他、丙酚替诺福韦的血药浓度，从而导致本品疗效丧失和产生耐药性；亦可升高乙琥胺的血药浓度。

25. 与抗分枝杆菌药（利福平、利福喷汀、利福布汀）合用可降低本品成分埃替拉韦、考比司他、丙酚替诺福韦的血药浓度，从而导致本品疗效丧失和产生耐药性。故本品禁止与利福平合用，不推荐与利福喷汀、利福布汀合用。

26. 与圣约翰草合用可降低本品成分埃替拉韦、考比司他、丙酚替诺福韦的血药浓度，从而导致本品疗效丧失和产生耐药性，禁止合用。

27. 其余同“埃替拉韦”“考比司他”“恩曲他滨”“丙酚替诺福韦”。

【药动学】HIV 感染成年人患者随餐服用多剂本品后，本品成分埃替拉韦、考比司他、恩曲他滨、富马酸丙酚替诺福韦，以及替诺福韦的药动学参数见表 7-26。

表 7-26　药动学参数表

参数	埃替拉韦	考比司他	恩曲他滨	富马酸丙酚替诺福韦	替诺福韦
C_{max}（μg/ml）	2.1	1.5	2.1	0.16	0.02
血药谷浓度（μg/ml）	0.29	0.02	0.10	/	0.01
AUC[（μg·h）/ml]	22.8	9.5	11.7	0.21	0.29

余同“埃替拉韦”“考比司他”“恩曲他滨”“丙酚替诺福韦”。

【观察指标】

1. 用药前应检查是否存在 HBV 感染。

2. 用药前及用药期间应监测血清肌酐、估计 Ccr、尿糖、尿蛋白。慢性肾病患者应监测血清磷。

3. 若血清肌酐较用药前升高 0.4mg/dl 以上，应密切监测肾功能。

4. HIV-1 合并 HBV 感染者停药后数月内应密切监测肝功能。

5. 监测全血细胞计数及分类计数、肌酸激酶、CD4 细胞计数、血浆 HIV-RNA 水平。

【用药宣教】

1. 本品为治疗 HIV-1 感染的完整方案，应避免与其他抗逆转录病毒药联用。

2. 用药期间应采取有效避孕措施。

拉米夫定多替拉韦

【类别】抗艾滋病药。

【作用机制】本品为多替拉韦和拉米夫定组成的复方制剂。多替拉韦通过与整合酶活性位点结合并阻碍 HIV 复制周期中关键的逆转录病毒脱氧核糖核酸（DNA）整合链转移步骤抑制 HIV 整合酶。拉米夫定是一种合成的核苷类似物。在细胞内，拉米夫定被磷酸化为其活性 5′-三磷酸代谢物拉米夫定三磷酸盐，其主要作用机制是在掺入核苷酸类似物后通过 DNA 链终止抑制逆转录酶。

【适应证】用于无抗逆转录病毒治疗史，且对本品任一成分无已知耐药相关突变的 HIV-1 感染成年患者。

【禁用与慎用】

1. 禁用于已知对多替拉韦或拉米夫定或任何辅料有超敏反应的患者。

2. 慎用于已知存在肝病风险因素的患者。

【给药途径和剂量】口服。对于成年人，本品的推荐剂量为每日 1 次，每次 1 片。本品可空腹或进餐后服用。

【不良反应】

1. 血液及淋巴系统　中性粒细胞减少、贫血、血小板减少。

2. 免疫系统　过敏反应、免疫重建综合征。

3. 精神　抑郁、焦虑、失眠、异常做梦、自杀想法、自杀未遂（尤其是原有抑郁或精神病史的患者）。

4. 神经系统　头痛、头晕、嗜睡、周围神经病、异常感觉。

5. 消化系统　恶心、腹泻、呕吐、胃肠胀气、腹痛/腹部不适、肝炎。

6. 皮肤及皮下组织类　皮疹、瘙痒症、脱发。

7. 各种肌肉骨骼及结缔组织　关节痛、肌肉疾病（包括肌痛）。

8. 其他　疲乏。

9. 实验室检查　肌酸激酶升高、ALT 及 AST 升高。

【相互作用】

1. 依曲韦林可降低多替拉韦的血药浓度。在使用依曲韦林的患者中，多替拉韦的建议剂量为 50mg，每日 2 次。由于本品是固定剂量片剂，因此在与依曲韦林合用时，应在本品给药后约 12 小时额外给予 50mg 多替拉韦片剂。

2. 多替拉韦与依非韦伦（或奈韦拉平、替拉那韦/利托那韦）合用时的推荐剂量为 50mg，每日 2 次。由于本品是固定剂量片剂，因此在与依非韦伦合用时，应在本品给药后约 12 小时额外给予 50mg 多替拉韦片剂。

3. 不建议本品与含恩曲他滨的制剂合用，因为拉米夫定和恩曲他滨均为胞苷类似物（存在细胞内相互作用的风险）。

4. 多替拉韦与代谢酶诱导剂（如利福平、利福布汀、卡马西平、苯妥英钠、奥卡西平、圣约翰草等）合用时的推荐剂量为 50mg，每日 2 次。由于本品是固定剂量片剂，因此在与酶诱导剂合用时，应在本品给药后约 12 小时额外给予 50mg 多替拉韦片剂。

5. 在体外试验中，拉米夫定可抑制细胞内克拉屈滨磷酸化，可能导致克拉屈滨失效，不建议本品与克拉屈滨合用。

6. 本品避免与含有山梨醇或其他渗透性多元醇或单糖醇（如木糖醇、甘露醇、乳糖醇、麦芽糖醇）的药品长期合用。必须长期合用时，应考虑提高 HIV-1 病毒载量的监测频率。

7. 含镁/铝抗酸药的给药时间应当与本品分开（给药后至少 2 小时或给药前 6 小时）。

8. 与食物同服时，本品可与含钙、铁或镁的补充剂或多种维生素同时服用。

9. 在开始和停止多替拉韦与二甲双胍合用时，应考虑调整二甲双胍的剂量，以维持血糖水平。在中度肾功能不全患者中，与多替拉韦同时给药时，应考虑调整二甲双胍的剂量，因为二甲双胍浓度升高会增加中度肾功能不全患者的乳酸性酸中毒风险。

【药动学】多替拉韦和拉米夫定在口服给药后被迅速吸收。尚未确定多替拉韦的绝对生物利用度。成年人口服拉米夫定的绝对生物利用度为 80%～85%。本品在空腹状态下给药时，多替拉韦和拉米夫定的 T_{max} 的中位数分别为 2.5 小时和 1.0 小时。多替拉韦主要经 UGT1A1 和 CYP3A 代谢。多替拉韦是循环中的主要化合物，肾脏消除率较低（占剂量的<1%）。总口服剂量的 53%以原形随粪便排泄。总口服剂量的 32%随尿排泄。拉米夫定的代谢为次要消除途径，其主要通过肾脏以原形清除。由于肝脏代谢的程度较小（5%～10%）。

【观察指标】

1. 用药期间，应监测临床状态，包括但不限于重度皮疹或皮疹伴肝酶升高、发热、全身不适、疲乏、肌肉或关节疼痛、水疱、口腔病变、结膜炎、面部水肿、嗜酸性粒细胞增多、血管神经性水肿等。

2. 对于已知存在肝病风险因素的患者，接受本品给药时应特别注意。如出现提示乳酸性酸中毒（伴或不伴肝炎；可能包括肝大和脂肪变性，即使不存在明显的氨基转移酶升高）的临床表现或实验室结果异常时，患者应暂停服用本品。

3. 原先存在肝功能不全的患者，包括慢性活动性肝炎患者，应当根据标准规范加以监测。因在本品治疗期间发生肝功能异常的概率增加。

【用药宣教】

1. 使用本品治疗期间，可能发生体重增加及血脂和血糖水平升高。这些变化可能部分与疾病控制和生活方式有关。

2. 多替拉韦、拉米夫定或其他抗逆转录病毒治疗不能治愈 HIV 感染，仍然可能出现机会性感染和 HIV 感染的其他并发症。

3. 感染 HIV 的妇女不应母乳喂养婴儿，以避免传播 HIV。

奈韦拉平齐多拉米双夫定

【类别】抗 HIV-1 药。

【适应证】用于成年人和体重＞35kg 的儿童的 HIV-1 感染。

【作用机制】本品为奈韦拉平、齐多夫定、拉米夫定的复方制剂。

【禁用与慎用】

1. 对本品中任何成分过敏者禁用。

2. 女性 $CD4^+$细胞计数＜250/mm^3、男性 $CD4^+$细胞计数＜400/mm^3 者禁用。肌酐清除率＜50ml/min 的患者禁用。中、重度肝功能不全患者禁用。

3. 12 岁以下的儿童禁用。

4. 孕妇及可能怀孕的妇女禁用。

5. 痛风及有痛风既往史的患者慎用。

6. 本品的主要代谢产物可随乳汁分泌，哺乳期妇女使用时应暂停哺乳。

【给药途径和剂量】口服，每次 1 片，每日 2 次。

【不良反应】常见头痛、疲乏、发热、寒战、恶心、呕吐、腹泻、厌食、腹痛、消化不良、失眠、头晕、抑郁、咳嗽、皮疹、骨骼肌疼痛、肌痛、关节痛。

【相互作用】

1. 与吡嗪酰胺合用，可导致尿酸升高。

2. 本品可抑制 CYP2C8，导致瑞格列奈的血药浓度升高，后者的不良反应增加。

3. 茶碱可升高本品的血药浓度。

4. 本品可降低舒林酸、泛昔洛韦的血药浓度，减弱其效果。

【药动学】健康成年人，首口服 800mg，T_{max} 为 1.5 小时，在 0.3～30μg/ml 的浓度下，本品血浆蛋白结合率为53.4%～54.4%。本品不经CYP代谢，主要是通过醛固酮氧化酶(AO)代谢，少部分通过甲壳素氧化酶(XO)被代谢为羧基代谢产物。AO活性的个体差异很大，可达12倍。在血浆中及尿中检测到本品的葡糖醛酸化物。本品主要以羧基代谢产物随尿排泄，原药很少。健康成年人口服本品7天，给药48小时后，原药和羧基代谢产物累计尿中排泄率分别为0.8%和53.1%。

【观察指标】监测肝功能、全血细胞计数、皮疹的严重程度。

【用药宣教】

1. 育龄期女性使用本品前应排除妊娠，治疗期间及治疗结束后至少7天应采取有效避孕措施。本品可分布至精液中，男性患者的性伴侣应在治疗期间及治疗结束后至少7天应采取有效避孕措施。

2. 本品应在出现症状后尽快给予。

比克恩丙诺

【类别】抗HIV药。

【作用机制】本品主要成分为比克替拉韦钠、恩曲他滨、富马酸丙酚替诺福韦。比克替拉韦为一种整合酶链转移抑制药，可抑制HIV-1整合酶（一种HIV-1病毒编码的酶，为病毒复制所需）的链转移活性。抑制整合酶可阻止线性DNA整合到宿主基因组DNA中，阻断HIV-1前病毒形成和病毒增殖。恩曲他滨为一种合成胞苷核苷类似物，由细胞酶磷酸化形成恩曲他滨5′-三磷酸盐，恩曲他滨5′-三磷酸盐通过与天然底物5′-三磷酸脱氧胞苷竞争整合到新生病毒DNA中，终止DNA链合成，从而抑制HIV-1逆转录酶的活性。丙酚替诺福韦为替诺福韦的前体药物，血浆中暴露的丙酚替诺福韦可渗入细胞中，在细胞内经组织蛋白酶A水解转化为替诺福韦，随后替诺福韦经细胞激酶磷酸化为活性代谢产物二磷酸替诺福韦。二磷酸替诺福韦通过HIV逆转录酶嵌入病毒DNA中，导致DNA链终止。

【适应证】用于治疗目前和既往未对整合酶抑制药、恩曲他滨或替诺福韦产生病毒耐药性证据的HIV-1感染。

【禁用与慎用】

1. 禁用于对本品成分过敏者。

2. 慎用于重大基础肝病患者，不推荐重度肝功能损害者（Child-Pugh分级为C级）使用本品。

3. 不推荐Ccr＜30ml/min者使用本品。

【给药途径和剂量】口服给药，每次1片，每日1次。

【不良反应】

1. 代谢/内分泌系统：低密度脂蛋白胆固醇水平（空腹）升高。

2. 肌肉骨骼系统：关节痛、肌酸激酶升高。

3. 泌尿生殖系统：血肌酐升高（为抑制肾小管分泌肌酐所致，无临床意义）。

4. 神经系统：头痛、睡眠障碍、头晕。

5. 精神：抑郁、噩梦、自杀意念、自杀企图、自杀行为、焦虑。

6. 消化系统：高胆红素血症、总胆红素升高、AST升高、ALT升高、腹泻、恶心、呕吐、腹痛、消化不良、胃肠胀气、淀粉酶升高。

7. 血液系统：中性粒细胞减少。

8. 皮肤：皮疹、瘙痒。

9. 其他：疲劳。

10. 其余同“恩曲他滨”“替诺福韦”。

【相互作用】

1. 比克替拉韦与强效CYP3A和UGT1A1双重抑制药（如阿扎那韦）合用可能显著升高比克替拉韦的血药浓度，推荐合用。

2. 比克替拉韦与P-糖蛋白（P-gp）和（或）乳腺癌耐药蛋白（BCRP）抑制药（如大环内酯类药、维拉帕米、决奈达隆、格卡瑞韦/哌仑他韦、环孢素）合用可能升高比克替拉韦的血药浓度，合用时应谨慎；不推荐本品与环孢素（静脉注射、口服）合用，如确需合用，建议监测血药浓度和肾功能。

3. 本品与二甲双胍合用可使二甲双胍的AUC增加、C_{max}不变。肾功能正常者合用时无须调整剂量；中度肾功能不全者发生乳酸性酸中毒的风险增加，合用时应考虑进行密切监测，需要时考虑调整二甲双胍的剂量。

4. 与多非利特合用可升高多非利特的血药浓度，可能导致严重和（或）危及生命的不良反应，禁止合用。

5. 比克替拉韦与强效CYP3A、UGT1A1诱导药（如利福平、圣约翰草）合用可能显著降低比克替拉韦的血药浓度，从而导致疗效丧失和产生耐药性，禁止合用。

6. 比克替拉韦与CYP3A、UGT1A1、P-gp诱导药（包括利福布汀、利福喷丁、卡马西平、奥卡西平、苯巴比妥、苯妥英钠等）合用可能降低比克替拉韦的血药浓度，不推荐合用。

7. 本品与含镁或铝的抗酸药、铁补充药合用可显著减少比克替拉韦的暴露量。因比克替拉韦可与多价阳离子发生螯合作用。本品应在含镁和（或）铝的抗酸药给药前至少2小时服用或给药后2小时随餐服用；本品应在铁补充药给药前至少2小时服用或随餐服用。

8. 其余同“恩曲他滨”“替诺福韦”。

【药动学】在25～100mg的剂量时，多次给药比克替拉韦的药动学与剂量成正比。口服本品后2.0～4.0小时比克替拉韦达C_{max}。比克替拉韦的血浆蛋白结合率＞99%。体外研究显示，比克替拉韦主要在肝脏经CYP3A和UGT1A1代谢。单次口服^{14}C标记的比克替拉韦后，约60%的给药剂量随粪便排泄，包括原药、去氟-羟基-比克替拉韦-半胱氨酸-结合物和其他氧化代谢产物；35%的给药剂量随尿排泄，主要包括比克替拉韦葡萄糖醛酸苷和其他氧化代谢产物及其结合物。原药的肾清除率极小（约1%）。比克替拉韦的血浆半衰期为17.3小时。同“恩曲他滨”“替诺福韦”。

【观察指标】

1. 开始本品治疗前或开始治疗时应检测患者是否感染HBV。

2. 肝功能不全者接受抗逆转录病毒联合治疗期间应监测肝功能，HBV感染患者停用本品后至少数月内亦应密切监测肝功能（包括临床和实验室检查）。

3. 用药前（或开始用药时）及用药期间根据临床需要评估血清肌酐、Ccr、尿糖、尿蛋白，慢性肾脏病患者还需评估血磷。

4. 监测CD4细胞计数、HIV RNA血浆水平。

【用药宣教】

1. 本品片剂不应咀嚼、碾碎或掰开。

2. 本品可导致头晕，可能影响驾驶或操作机械的能力。

3. 本品或其他任何抗逆转录病毒治疗不能治愈HIV感染，仍然可能出现机会性感染和HIV感染的其他并发症。

4. 感染HIV的妇女不应母乳喂养婴儿，以避免传播HIV。

八、抗流感病毒药

阿比多尔

【类别】抗流感病毒药。

【作用机制】本品为预防和治疗流行性感冒（简称流感）药，通过抑制流感病毒脂膜与宿主细胞的融合阻断病毒的复制。体外细胞培养试验中，本品可直接抑制甲、乙型流感病毒的复制；体内动物实验中，本品可降低流感病毒感染小鼠的死亡率。此外，本品还有干扰素诱导作用。

【适应证】用于治疗甲、乙型流感病毒等引起的上呼吸道感染。

【禁用与慎用】

1. 对本品过敏者禁用。

2. 窦房结病变或功能不全的患者、严重肾功能不全者、孕妇、哺乳期妇女慎用。

【给药途径和剂量】口服给药，每次0.2g，每日3次，连用5日。

【不良反应】可见头晕、氨基转移酶升高、恶心、腹泻。

【相互作用】

1. 若与铝制剂同时服用，则影响本品的吸收。如果在服用本品1～2小时后，再服用铝制剂，则不影响药物的吸收。

2. 与丙磺舒同时应用，本品的半衰期延长至10小时。

3. 与茶碱合用，则血中的茶碱浓度会增加。

【药动学】单次口服本品个体吸收差异较大。单次口服200mg、400mg、600mg，达峰时间分别为（2.0±1.3）小时、（1.5±1.3）小时、（1.3±1.1）小时，血药峰浓度分别为（614.1±342.5）ng/ml、（904.2± 355.6）ng/ml、（975.1±661.0）ng/ml，半衰期分别为（11.9±3.7）小时、（12.27±5.32）小时、（13.4±6.9）小时。本品可分布于全身，肝脏中浓度最高，其次是胸腺、肾脏和脑。给药后48小时，40%以原形排出体外，其中38.9%随粪便排出，不足0.12%随尿排出。

【用药宣教】国内尚未批准将本品用于儿童。

法维拉韦（法匹拉韦）

【类别】抗流感病毒药。

【适应证】用于流感病毒感染，但仅限于其他抗流感病毒药物无效或效果不佳时才使用。

【作用机制】本品为新型RNA聚合酶抑制药，选择性地阻碍与流感病毒复制有关的RNA聚合酶。

【禁用与慎用】

1. 对本品过敏者禁用。

2. 孕妇及可能妊娠的妇女禁用。

3. 痛风及有痛风既往史的患者慎用。

4. 本品的主要代谢产物可随乳汁分泌，哺乳期妇女使用时应暂停哺乳。

【给药途径和剂量】口服，首日每次800mg，每日2次，之后600mg，每日2次，疗程5天。

【不良反应】

1. 严重不良反应　行为异常。

2. 皮肤　少见皮疹、湿疹、瘙痒。

3. 消化系统　可见腹泻、AST 升高、ALT 升高、γ-谷氨酰转肽酶升高，少见恶心、呕吐、腹痛、腹部不适、十二指肠溃疡、血便、胃炎、ALP 升高、胆红素升高。

4. 血液系统　少见中性粒细胞减少、白细胞减少、白细胞增多、网织红细胞减少、单核细胞增多。

5. 代谢系统　可见血尿酸升高、血肌酐升高，少见尿糖阳性。

6. 呼吸系统　少见哮喘、口腔咽喉痛、鼻炎、鼻咽炎。

7. 其他　少见 CK 升高、血尿、扁桃体肿大、色素沉着、味觉异常、挫伤、视物模糊、眼痛、眩晕、室上性期前收缩。

【相互作用】

1. 与吡嗪酰胺合用，可导致尿酸升高。

2. 本品可抑制 CYP2C8，导致瑞格列奈的血药浓度升高，不良反应增加。

3. 茶碱可升高本品的血药浓度。

4. 本品可降低舒林酸、泛昔洛韦的血药浓度，减弱其效果。

【药动学】健康成年人，首次口服 800mg，T_{max} 为 1.5 小时，在 0.3～30μg/ml 的浓度下，本品血浆蛋白结合率为 53.4%～54.4%。本品不经 CYP 代谢，主要是通过醛固酮氧化酶（AO）代谢，少部分通过甲壳素氧化酶（XO）被代谢为羧基代谢产物。AO 活性的个体差异很大，可达 12 倍。在血浆中及尿中检测到本品的葡萄糖醛酸化物。本品主要以羧基代谢产物随尿排泄，原形很少。健康成年人口服本品 7 天，给药 48 小时后，原形和羧基代谢产物累计尿中排泄率分别为 0.8%和 53.1%。

【观察指标】监测血尿酸、肝功能。

【用药宣教】

1. 育龄期女性使用本品前应排除妊娠，治疗期间及治疗结束后至少 7 天应采取有效避孕措施。本品可分布至精液中，男性患者的性伴侣应在治疗期间及治疗结束后至少 7 天采取有效避孕措施。

2. 本品应在出现症状后尽快给予。

玛巴洛沙韦

【类别】抗流感病毒药。

【妊娠安全等级】尚不明确。

【作用机制】本品为一种前药，经水解转化为活性代谢物巴洛沙韦而发挥抗流感病毒活性。巴洛沙韦可抑制聚合酶酸性（PA）蛋白（病毒基因转录所需的 RNA 聚合酶复合物中一种流感病毒特异性酶）的核酸内切酶活性，从而抑制流感病毒复制。

【适应证】用于单纯性甲型和乙型流感。

【超说明书用药】用于与流感患者接触后的流感暴露后预防（美国 FDA 批准适应证）。

【禁用与慎用】

1. 对本品过敏者禁用。

2. 重度肝功能不全患者慎用。

3. 12 岁以下儿童不建议服用本品。

【给药途径和剂量】口服给药，体重为 40～80kg（不包括 80kg）者，单次 40mg；体重≥80kg 者，单次 80mg。

【不良反应】

1. 呼吸系统　支气管炎、鼻咽炎、鼻窦炎。还有发音困难的报道。

2. 免疫系统　有超敏反应[包括过敏性休克、血管神经性水肿（包括面部肿胀、眼睑肿胀、舌肿胀、唇肿胀）]、类过敏反应的报道。

3. 神经系统　头痛。还有谵妄的报道。

4. 精神　有行为异常、幻觉的报道。

5. 消化系统　腹泻、恶心。还有呕吐、便血、黑便、结肠炎的报道。

6. 皮肤　有皮疹、荨麻疹、多形性红斑的报道。

【相互作用】

1. 与含多价阳离子的药物（如含多价阳离子的轻泻药、抗酸药、口服补充剂，包括乳制品、钙强化饮料等）合用可能降低本品的活性代谢物巴洛沙韦的血药浓度，可能减弱本品的疗效。因巴洛沙韦可能与多价阳离子形成螯合物，应避免合用。

2. 本品可能降低鼻内流感减毒活疫苗的有效性。

【药动学】本品口服后主要在胃肠道、肠上皮细胞和肝脏中经芳基乙酰胺的脱乙酰酶作用大量转化为活性代谢物巴洛沙韦。本品的血药浓度极低或低于定量检测限（＜0.1ng/ml）。空腹单次口服本品，在 6～80mg 时药动学呈线性。体外研究显示，巴洛沙韦的血浆蛋白（主要为白蛋白）结合率为 92.9%～93.9%。巴洛沙韦主要经 UGT1A3 代谢，少量经 CYP3A4 代谢，主要随粪便在排泄（80%），少量随尿排泄。

【观察指标】是否有过敏反应的症状和体征。

【用药宣教】

1. 应于出现流感症状后 48 小时内服用本品。

2. 本品应避免与含多价阳离子的食物（如乳制品、钙强化饮料）同服。

九、抗丙型肝炎病毒药

可洛派韦

【类别】抗丙型肝炎病毒药。

【作用机制】本品为 NS5A 抑制剂，通过抑制 NS5A 蛋白阻断 HCV 病毒的复制和组装。

【适应证】与索非布韦合用，治疗初治或干扰素经治的基因 1、2、3、6 型成年人慢性丙型肝炎病毒（HCV）感染，可合并或不合并代偿性肝硬化。

【禁用与慎用】

1. 中重度肝功能不全患者不建议使用。

2. 尚无中、重度肾功能不全患者的安全性资料。

3. 孕妇使用本品的风险尚无相关数据。已知人 IgG 抗体可透过胎盘屏障，因此，本品可从母体转运至发育中胎儿。动物研究显示，孕猴自器官形成期至分娩皮下注射本品，剂量高达人最大推荐剂量的 10 倍，未观察到对出生婴儿发育有不良影响。

4. 本品是否经人乳汁排泌、对婴儿及产乳的影响均尚不清楚。临床若需使用，应慎重权衡利弊。

5. 儿童、＞70 岁老年人使用本品的安全性和有效性尚未确立。

【给药途径和剂量】口服，每次 60mg，每日 1 次，连用 12 周，可空腹或随餐口服。同时空腹或随餐口服索非布韦，每次 400mg，每日 1 次，连用 12 周。

【不良反应】

1. 常见腹泻、恶心、腹痛、低蛋白血症、高尿酸血症、乏力、疲乏、头痛、头晕、肝脂肪变性、中性粒细胞减少、血小板减少。

2. 少见腹胀、上腹痛、便秘、口干、呕吐、胃食管反流、胃酸过多、发热、疼痛、感觉减退、嗜睡、脱发、多汗、瘙痒症、皮肤病损、皮疹、全身瘙痒、痤疮样皮炎、肝囊肿、肝痛、肢体疼痛、背痛、关节痛、类风湿关节炎、室上性期前收缩、心肌缺血、心脏不适、失眠、性欲降低、肾囊肿、白细胞减少、贫血、外耳炎、胃肠炎、高血压、眼干燥症、耳鸣、咳嗽、月经量过少、体重增加、白蛋白球蛋白比值降低、白细胞计数降低、白细胞计数升高、尿中带血、血尿素氮水平降低、血尿素水平升高、总胆汁酸增加、氨基转移酶升高、心电图异常、血胆红素异常、血红蛋白降低、血钾降低、血磷降低、血小板计数升高。

【相互作用】

1. 同类药物上市后研究报道，患者在使用含有索磷布韦片的治疗方案的同时服用胺碘酮，可能会出现症状性心动过缓和需要安装心脏起搏器治疗。不建议服用本品和索磷布韦片的同时服用胺碘酮。

2. 本品是 CYP3A4 的底物，因此中效或强效 CYP3A 诱导剂可能降低本品的血药浓度，并影响疗效。

3. 强效 CYP3A4 抑制剂可能会升高本品的血药浓度。

4. 本品是 P-糖蛋白（P-gp）的底物，因此合用 P-gp 抑制剂或诱导剂可能会升高或降低本品血药浓度，增加不良反应风险或影响本品的疗效。

【药动学】本品口服易于吸收，约 2 小时达到血药峰浓度。在 30～180mg 时本品的 C_{max}、AUC 和 C_{min} 近似与剂量增加成正比。每日给药一次在 4 天后达到稳态。高脂饮食可使血药峰浓度约 51%，使 AUC 降约 36%。血浆蛋白结合率＞99.5%。健康受试者口服本品 60mg 后，药物在体内分布广泛，表观分布容积约为 73L。本品主要经 CYP3A4 氧化代谢。

【观察指标】监测血尿酸、中性粒细胞计数、血小板计数、血钾。

【用药宣教】

1. 本品胶囊整粒吞服，不应咀嚼、碾碎或拆开胶囊。

2. 育龄期女性在治疗期间及治疗结束后至少 5 周内应采取有效避孕措施。

3. 本品不能单用，需与索非布韦合用。

艾尔巴韦格拉瑞韦

【类别】用于治疗 HCV 感染的抗病毒药。

【作用机制】本品是固定剂量艾尔巴韦和格拉瑞韦组成的复方制剂，二者均是直接抗 HCV 药物。艾尔巴韦为HCV NS5A 抑制剂，HCV NS5A 是 RNA 病毒复制和病毒颗粒组装的关键酶，参与病毒复制。格拉瑞韦是 HCV NS3/4A 蛋白酶抑制剂。HCV NS3/4A 是 HCV 编码多聚蛋白（形成成熟的 NS3、NS4A、NS4B、NS5A 和 NS5B 蛋白）所必需的蛋白裂解酶，此酶对于病毒复制来说至关重要。

【适应证】用于治疗基因型 1 或 4 的成年患者的慢性 HCV 感染。有些病例须与利巴韦林合用。

【禁用与慎用】

1. 本品禁用于已知对艾尔巴韦、格拉瑞韦或其成分过敏的患者。

2. 本品禁用于中、重度肝功能不全的患者。

3. 肝移植或等待肝移植、HBV/HCV 合并感染者慎用。

【给药途径和剂量】本品推荐剂量为口服每日 1 次，每次 1 片，空腹或与食物同服。如出现本品漏服，但距平时服药时间不超过 16 小时，应指导患者尽快补服本品，下一剂药物按正常时间服用。如果距平时服药时间超过 16 小时，则应指导患者不再补服漏服剂量，按正常给药计划服用下一剂药物。应告知患者不得服用双倍剂量。

【不良反应】

1. 肌肉骨骼系统　关节痛、肌痛。

2. 神经系统　头痛短暂性脑缺血发作、失眠、头晕。

3. 精神　焦虑、抑郁、易激惹。

4. 消化系统　迟发性血清 ALT 升高、胆红素升高、食欲降低、恶心、腹泻、便秘、腹痛（包括上腹痛）、口干、呕吐。

5. 血液系统　贫血、血红蛋白降低。

6. 皮肤　瘙痒、脱发。上市后还有血管神经性水肿的报道。

7. 其他　疲乏、乏力。

【相互作用】

1. 与有机阴离子转运多肽（OATP）1B 抑制药（如阿扎那韦、达芦那韦、洛匹那韦、沙奎那韦、替拉那韦、环孢素）合用可能显著升高格拉瑞韦的血药浓度，增加 ALT 升高的发生风险。

2. 与强效 CYP3A 抑制药合用可升高艾尔巴韦、格拉瑞韦的血药浓度。

3. 与乳腺癌耐药蛋白（BCRP）底物合用可能升高此类药物的血药浓度。

4. 与他克莫司合用可升高他克莫司的血药浓度。

5. 与阿托伐他汀、瑞舒伐他汀、氟伐他汀、洛伐他汀、辛伐他汀合用可能升高以上药物的血药浓度。

6. 与舒尼替尼合用可能升高舒尼替尼的血药浓度，增加其不良反应的发生风险。

7. 与中效 CYP3A 诱导药（如萘夫西林、波生坦、依曲韦林、莫达非尼）、强效 CYP3A 诱导药（如苯妥英钠、卡马西平、圣约翰草）、依非韦伦合用可能降低艾尔巴韦、格拉瑞韦的血药浓度，可能减弱本品的疗效。

8. 本品与利福平联用最初会导致格拉瑞韦血药浓度明显升高（OATP1B 抑制所致），之后继续联合使用会导致艾尔巴韦和格拉瑞韦血药浓度下降（CYP3A 强诱导所致），因此禁止与利福平联合使用。

【药动学】HCV 感染的受试者服用本品后，艾尔巴韦的血药浓度中位达峰时间为 3 小时（范围 3～6 小时）；格拉瑞韦血药浓度中位达峰时间为 2 小时（范围 0.5～3 小时）。艾尔巴韦的绝对生物利用度为 32%，格拉瑞韦的绝对生物利用度为 10%～40%。艾尔巴韦和格拉瑞韦可大量（分别大于 99.9% 和 98.8%）与血浆蛋白结合。艾尔巴韦和格拉瑞韦可与人体血清白蛋白和α1 酸性糖蛋白结合。艾尔巴韦和格拉瑞韦部分通过氧化代谢（主要为 CYP3A）消除。在 HCV 感染的受试者中，50mg 剂量的艾尔巴韦表观终末消除半衰期的几何均值约为 24 小时，100mg 剂量的格拉瑞韦表观终末消除半衰期约为 31 小时。艾尔巴韦和格拉瑞韦主要随粪便排泄，几乎所有的放射剂量均可在粪便中回收，<1%在尿液中回收。

【观察指标】

1. 用药前应监测是否存在 HBsAg 和抗 HBc 抗体。有 HBV 感染血清学证据的患者，用药期间及治疗后随访期间须监测肝炎急性发作或 HBV 再激活的临床和实验室检查征象。

2. 用药前、用药第 8 周、用药第 12 周（疗程为 16 周时）及临床需要时检查肝功能。

3. 用药前、用药第 4 周、用药第 8 周、用药第 12 周及临床需要时检查血清 HCV RNA。

4. 推荐基因 1a 型 HCV 感染患者用药前进行 NS5A 耐药性测试。

5. 本品可能影响肝功能，建议使用维生素 K 拮抗药的患者密切监测 INR。

【用药宣教】

1. 开始本品治疗前，应排除乙型肝炎。

2. 开始本品治疗前应监测患者感染的 HCV 病毒基因型。

3. 如果本品与利巴韦林联用，用药期间及停药后 6 个月应采取有效措施避孕。

4. 开始治疗前、治疗过程中应监测患者肝功能。

拉维达韦

【类别】抗 HCV 药。

【作用机制】本品为 NS5A 抑制药，可抑制病毒 RNA 复制。NS5A 是一种多功能蛋白，为 HCV

复制复合体的基本组成部分。

【适应证】与利托那韦、达诺瑞韦和利巴韦林联用于治疗初治的不伴肝硬化的基因 1b 型慢性 HCV 感染。

【禁用与慎用】对本品有过敏史者禁用。贫血或有贫血发生风险的患者慎用。

【给药途径和剂量】

1. 剂量　初治的不伴肝硬化的基因 1b 型慢性 HCV 感染。口服给药，每次 200mg，每日 1 次，连用 12 周。须与利托那韦（口服，每次 100mg，每日 2 次，连用 12 周）、达诺瑞韦（口服，每次 100mg，每日 2 次，连用 12 周）和利巴韦林（推荐体重＜75kg 者一次 500mg，每日 2 次；体重≥75kg 者每次 600mg，每日 2 次；连用 12 周）联用。

2. 给药方法　本品片剂可与或不与食物同服。不推荐调整本品剂量，并应避免暂停用药。如因不良反应需暂停使用联合治疗方案中的任何一种药物，则不得单独使用本品治疗。

【不良反应】本品与利托那韦、达诺瑞韦和利巴韦林联用可见以下不良反应。

1. 代谢/内分泌系统　血尿酸升高。

2. 呼吸系统　上呼吸道感染。

3. 消化系统　腹泻、血胆红素升高。

4. 血液系统　贫血、血红蛋白降低、白细胞减少、中性粒细胞减少。

5. 其他　疲劳。

【相互作用】暂未发现有临床意义的相互作用。

【药动学】本品口服后易吸收，约 3 小时达 C_{max}。本品的 C_{max}、AUC 和 C_{min} 以与剂量成比例的方式增加。健康受试者单次口服本品 200mg，平均 C_{max} 为 3286.79ng/ml，平均 $AUC_{0\sim24h}$ 为 26 669.27（ng·h）/ml。健康受试者口服本品每日 200mg，连用 7 日后达稳态，C_{max} 的几何平均值为 4453.20ng/ml，$AUC_{0\sim24h}$ 为 43 602.93.86（ng·h）/ml，C_{min} 为 436.80ng/ml。慢性丙型肝炎患者单次口服本品 200mg，C_{max} 的几何平均值为 2160ng/ml，$AUC_{0\sim12h}$ 为 16 100（ng·h）/ml。慢性丙型肝炎患者口服本品每日 200mg，连用 56 日，C_{max} 的几何平均值为 2980ng/ml，$AUC_{0\sim12h}$ 为 28 117.399（ng·h）/ml。稳态下 10μmol/L 本品的人血浆蛋白结合率约为 98.1%。体内外研究表明，本品较稳定，仅小程度代谢。健康受试者体内可检出本品的 3 种代谢产物，其总量不超过原形药物的 2%。胆道排泄为本品已吸收剂量的主要消除途径，粪便排泄为未吸收剂量的主要消除途径。健康受试者单次口服本品 200mg，清除率为 7.08L/h，半衰期约为 7.5 小时。慢性丙型肝炎患者口服本品 200mg，清除率为 11.1L/h，半衰期约为 7.4 小时。

【观察指标】

1. 用药前应进行 HBV 筛查。

2. 用药期间定期监测血常规。

【用药宣教】

1. 本品不单独使用，需要与利托那韦、达诺瑞韦和利巴韦林联合使用。

2. 本品有潜在的致畸作用，不建议孕妇使用。

3. 哺乳期妇女如果使用本品，建议停止哺乳。

来迪派韦索磷布韦

【类别】用于治疗 HCV 感染的抗病毒药物。

【妊娠安全等级】C。

【作用机制】索磷布韦是 HCV NS5B RNA 依赖性 RNA 聚合酶（为病毒复制所必需）抑制剂，一种核苷酸前体药物，在细胞内代谢为具有药理活性的尿苷类似物三磷酸盐（GS461203），可被 NS5B 聚合酶嵌入 HCV RNA 中而终止复制。来迪派韦为 HCV NS5A 抑制剂。

【适应证】本品适用于治疗大于 3 岁的慢性 HCV 感染，具体如下：

（1）无肝硬化和代偿性肝硬化的基因型 1、4、5 或 6 感染。

（2）失代偿性肝硬化的基因型 1 感染，与利巴韦林联合使用。

（3）无肝硬化或代偿性肝硬化的肝移植受者的基因型 1 或 4 感染，与利巴韦林联合使用。

【禁用与慎用】

1. 对活性成分或赋形剂过敏者禁用。

2. 老年人慎用。

3. 失代偿肝硬化合并重度肾功能不全者慎用。

【给药途径和剂量】

1. 成年人　口服给药，每次 90mg/400 mg，每日 1 次。本品可与或不与食物同服。利巴韦林的每日剂量以体重为基础（＜75 kg 的患者为 1000mg，≥75kg 的患者为 1200mg），分 2 次与食物一起口服。如漏服本品一剂，若在正常服药时间后 18 小时内，则应尽快补服，之后在正常用药时间服用下一剂量；若已超过 18 小时，则在正常用药时间服用下一剂量，不得服用两倍剂量。如服药后 5 小时内发生呕吐，则应补服 1 剂；如 5 小时后发生呕吐，无须补服。本品片剂应整片吞服，不可咀嚼或碾碎。本品微丸不可咀嚼，可于不高于室温环境下与非酸性软质食物混合后 30 分钟内服用。

2. 儿童

（1）体重≥35kg 者，剂量同成年人。

（2）体重≥17kg 但＜35kg 者，剂量为 45mg/200mg，每日 1 次。

（3）体重＜17kg 者，剂量为 33.75mg/150mg，每日 1 次。

（4）儿童利巴韦林的推荐剂量：①体重＜47kg，每日 15mg/kg，分早晚两次服用；②体重为 57～49kg 者，每日 600mg，分早晚两次服用；③体重为 30～65kg 者，每日 800mg，分早晚两次服用；④体重为 66～80kg 者，每日 1000mg，分早晚两次服用；⑤体重＞80kg 者，每日 1200mg，分早晚两次服用。

【不良反应】

1. 呼吸系统　咳嗽、呼吸困难。

2. 肌肉骨骼系统　肌痛、无症状性肌酸激酶升高。

3. 神经系统头　痛、失眠、头晕。

4. 精神　易激惹、抑郁。

5. 消化系统　胆红素升高、ALT 升高、恶心、腹泻、一过性无症状性脂肪酶升高、胃食管反流病。

6. 皮肤　皮疹、血管神经性水肿。还有伴水疱或血管神经性水肿样肿胀的皮疹的报道。

7. 其他　疲乏、无力、发热。

【药物相互作用】

1. 与强效 P-糖蛋白诱导剂类药品（利福平、利福布汀、圣约翰草、卡马西平、苯巴比妥和苯妥英钠）联合用药会显著降低索磷布韦血药浓度，并可能导致本品失去疗效。

2. 与莫达非尼合用预计会降低本品的浓度，从而导致本品治疗效果降低。

3. 与胺碘酮合用可导致症状性心动过缓（包括致命性心脏停搏和需心脏起搏介导的情况）。合用 β 受体阻滞剂、伴有潜在心脏并发症和（或）晚期肝病患者，可增加出现症状性心动过缓的风险。

4. 与达比加群酯合用可能升高达比加群酯的血药浓度，从而增加发生出血的风险。

5. 与地高辛合用可升高地高辛的血药浓度。

6. 与瑞舒伐他汀、阿托伐他汀合用可显著升高瑞舒伐他汀的血药浓度，也可升高阿托伐他汀的血药浓度，导致肌病（包括横纹肌溶解）的发生风险增加。

7. 与包含富马酸替诺福韦二吡呋酯的抗 HIV 方案合用可升高替诺福韦的血药浓度。

8. 与埃替拉韦/考比司他/恩曲他滨/富马酸替诺福韦二吡呋酯合用可升高替诺福韦的血药浓度。

9. 与阿扎那韦/利托那韦或考比司他联用恩曲他滨/富马酸替诺福韦二吡呋酯、达芦那韦/利托那韦或考比司他联用恩曲他滨/富马酸替诺福韦二吡呋酯、洛匹那韦/利托那韦联用恩曲他滨/富马酸替诺福韦二吡呋酯合用可升高替诺福韦的血药浓度。

10. 与中效 P-gp 诱导药（如奥卡西平、替拉那韦/利托那韦）合用可降低来迪派韦和索磷布韦的血药浓度，导致本品疗效减弱。

11. 与抗酸药（如氢氧化铝、氢氧化镁）合用可降低来迪派韦的血药浓度。

12. 与质子泵抑制剂（如奥美拉唑）合用可降低来迪派韦的血药浓度。

13. 与 H_2 受体拮抗药（如氢氧化铝、氢氧化镁）合用可降低来迪派韦的血药浓度。

14. 与治疗指数较窄的 CYP 底物（如部分免疫抑制药）合用时推荐监测此类药物的血药浓度，可能需调整此类药物的剂量。

【药动学】健康人口服本品推荐剂量后，来迪派韦在 4～4.5 小时达血药峰浓度，AUC 为 7290（ng·h）/ml，C_{max} 为 323ng/ml。来迪派韦的蛋白结合率＞99%，主要通过 CYP1A2、CYP2C8、CYP2C9、CYP2C19、CYP2D6 和 CYP3A4 代谢。单次口服 90mg 放射性标记的来迪派韦后，粪便和尿中回收 87%放射性，大部分放射性剂量从粪便中回收（约为 86%，原药为 70%），本品中位终末半衰期为 47 小时。

【观察指标】

1. 用药前监测 HBsAg 和抗 HBc 抗体。对出现 HBV 感染血清学迹象的患者用药期间监测有无肝炎和 HBV 再活化的临床和实验室征象，用药结束后进行随访。

2. 开始用药前的 12 周内和用药期间监测肝功能（用药 4 周及临床需要时）GFR；用药期间监测血清肌酐。

3. 用药前监测 HCV 基因型及亚型、病毒载量；用药 4 周（此时如可以检出，于用药 6 周时再次检测）及完成治疗后 12 周时检测 HCV 病毒载量。

【用药宣教】用药期间可能出现肝功能改变，密切监测相关实验室参数[如与维生素 K 拮抗药合用时监测国际标准化比值（INR），糖尿病患者监测血糖]。

索磷布韦维帕他韦

【类别】用于治疗 HCV 感染的抗病毒药物。

【作用机制】索磷布韦是 HCV NS5B RNA 依赖性 RNA 聚合酶（为病毒复制所必需）抑制剂。维帕他韦是病毒复制所需的 HCV NS5A 蛋白酶抑制剂。

【适应证】用于治疗基因型 1、2、3、4、5 或 6 的成年患者的慢性 HCV 感染。

【禁用与慎用】

1. 如果与利巴韦林联用，有关利巴韦林的禁忌与慎用同样适用于本品。

2. 妊娠妇女和配偶已妊娠的男性禁止使用本品与利巴韦林联用方案。

3. 本品对妊娠的影响尚不清楚。动物生殖研究显示，本品组分（索磷布韦或维帕他韦）在暴露量大于人用推荐剂量时未观察到对动物胚胎及发育有不良影响。

4. 本品组分及其代谢物是否经人乳汁排泌尚不清楚。对哺乳大鼠给予索磷布韦，乳汁中检测到的主要成分为 GS-331007，对幼鼠的生长发育没有影响。对哺乳大鼠给予维帕他韦，在乳汁和幼鼠血浆中可检出，但对幼鼠的生长发育没有影响。

5. 儿童用药的有效性和安全性尚未确立。

6. 轻、中度肾功能受损者不必调整剂量。重度肾功能受损（eGFR 低于 30ml/min）或终末期肾病需要血液透析者使用本品的有效性和安全性尚未确立。肾功能受损者如需联用利巴韦林请参考利巴韦林说明书。

7. 轻、中、重度肝功能不全患者（Child-Pugh 分级为 A、B 或 C 级）不必调整剂量。失代偿期肝硬化者联用本品和利巴韦林时，建议根据临床需要进行监测和实验室检查（包括直接胆红素）。

【给药途径和剂量】口服，每日 1 次，每次 1 片，是否与食物同服均可。无肝硬化或代偿期肝硬化（Child-Pugh 分级为 A 级）者，疗程 12 周；失代偿期肝硬化（Child-Pugh 分级为 B 或 C 级）者，应与利巴韦林合用，疗程 12 周。与本品联用时，利巴韦林的推荐剂量按体重给予（与食物同服）：75kg 以下者 1000mg/d，≥75kg 者 1200mg/d，分 2 次服用。可根据血红蛋白和肌酐清除率减少利巴韦林的初始和维持剂量，具体请参考利巴韦林项下。

【不良反应】

1. 肌肉骨骼系统　单药治疗或与利巴韦林联合治疗可见无症状性肌酸激酶升高。

2. 神经系统　单药治疗或与利巴韦林联合治疗可见头痛、失眠。

3. 精神　单药治疗可见易激惹性、抑郁。

4. 消化系统　接受本品和含阿扎那韦或利托那韦的抗逆转录病毒方案治疗的 HCV 和 HIV-1 共感染，患者出现非结合胆红素升高，单药治疗可出现恶心、无症状性脂肪酶升高，与利巴韦林联合治疗可见恶心、腹泻、淀粉酶升高、无症状性脂肪酶升高。

5. 血液系统　与利巴韦林联合治疗可见贫血、血红蛋白减少。

6. 皮肤　单药治疗或与利巴韦林联合治疗可见皮疹。

7. 其他　单药治疗可见疲乏、无力，利巴韦林联合治疗可见疲乏。

【药物相互作用】

1. 索磷布韦与其他直接抗 HCV 药（如达卡他韦、司普瑞韦）联用时，再合用胺碘酮可导致症状性心动过缓（包括需心脏起搏器介入的情况）。其中正合用β受体阻滞剂、伴有潜在心脏并发症和（或）晚期肝病患者，合用胺碘酮可增加出现症状性心动过缓的风险。

2. 与 P-gp 底物、BCRP 底物、OATP1B1 底物、OATP1B3 底物、OATP2B1 底物合用可增加上述药物的暴露量。

3. 与地高辛合用可升高地高辛的血药浓度。

4. 与托泊替康合用可升高托泊替康的血药浓度。

5. 与富马酸替诺福韦二吡呋酯合用可升高富马酸替诺福韦二吡呋酯的血药浓度。

6. 与瑞舒伐他汀合用可显著升高瑞舒伐他汀的血药浓度，导致肌病（包括横纹肌溶解）的发生风险增加。

7. 与阿托伐他汀合用可升高阿托伐他汀的血药浓度，导致肌病（包括横纹肌溶解）的发生风险增加。

8. 与强效 P-gp 诱导药，强效 CYP2B6、CYP2C8、CYP3A4 诱导药（如利福平、利福布汀、圣约翰草、卡马西平、苯巴比妥、苯妥英钠）合用可能显著降低索磷布韦或维帕他韦的血药浓度，从而导致本品失去疗效。

9. 与中效 P-gp 诱导药、中效 CYP 诱导药（如奥卡西平、莫达非尼、依非韦伦）合用可能降低索磷布韦或维帕他韦的血药浓度，从而导致本品的疗效减弱。

10. 与替拉那韦/利托那韦合用可降低索磷布韦和维帕他韦的血药浓度。

11. 与抗酸药（如氢氧化铝、氢氧化镁）合用可降低维帕他韦的血药浓度。

12. 与 H_2 受体拮抗药（如法莫替丁）合用可降低维帕他韦的血药浓度。

13. 与质子泵抑制药（如奥美拉唑）合用可降低维帕他韦的血药浓度。

14. 与依非韦伦合用可降低维帕他韦的血药浓度。

【药动学】 HCV 感染的成年患者多次口服本品，维帕他韦的 T_{max} 为 3 小时，餐后服用可增加维帕他韦的吸收，C_{max} 为 259（±54.3）ng/ml，AUC_{tau} 为 2980（±51.3）（ng•h）/ml，C_{min} 为 42（±67.3）ng/ml。蛋白结合率＞99.5%，部分通过 CYP2B6、CYP2C8、CYP3A4 代谢，主要以原形经胆汁排泄（77%），$t_{1/2}$ 为 15 小时，口服剂量的 0.4%随尿排泄，94%随粪便排泄。HCV 感染者与健康成年人相比，维帕他韦的 $AUC_{0\sim24h}$ 和 C_{max} 分别低 37%和 42%。健康志愿者研究显示，在 5～50mg 剂量时，随着剂量增加维帕他韦的 AUC 以高于正比例方式增加。在 50～450mg 剂量时，随着剂量增加，维帕他韦的 AUC 以低于正比例方式增加。但是，HCV 感染者同时给予索磷布韦和维帕他韦，在 25～150mg 剂量时，维帕他韦的 AUC 则表现为随剂量增加超过或接近正比例增加。

【观察指标】

1. 推荐伴失代偿性肝硬化的 HCV 感染患者根据临床指征监测肝功能（包括直接胆红素）。

2. 用药前应监测是否存在 HBsAg 和抗 HBc 抗体。

【用药宣教】

1. 按医师制订的给药方案每日规律服用本品，勿漏服。

2. 如果本品与利巴韦林联用，用药期间及停药后 6 个月应采取有效措施避孕。

3. 本品与某些药物可能存在相互作用，使用时应告知医师正在服用的药物（包括处方药、非处方药和中草药制剂）。

索磷维伏

【类别】 抗肝炎病毒药。

【作用机制】 本品主要成分为索磷布韦、维帕他韦、伏西瑞韦。索磷布韦为 HCV NS5B 依赖性 RNA 聚合酶抑制药，是一种核苷酸药物前体。代谢产物 GS-461203（尿苷类似物三磷酸盐）被 NS5B 聚合酶嵌入 HCV RNA 而终止复制，GS-461203 既非人类 DNA 和 RNA 聚合酶抑制药，亦非线粒体 RNA 聚合酶抑制药。维帕他韦为 HCV NS5A 依赖性 RNA 聚合酶抑制药，作用机制为靶标 NS5A。伏西瑞韦为 HCV NS3/4A 蛋白酶的一种泛基因型抑制药。伏西瑞韦作为 NS3/4A 蛋白酶的非共价、可逆抑制药发挥作用。

【适应证】 用于治疗既往接受过含直接抗病毒药治疗方案、无肝硬化或伴代偿性肝硬化（Child-Pugh 分级为 A 级，下同）的慢性丙型肝炎病毒感染。

【超说明书用药】 用于治疗基因型 1，2，3，4 或多或 6 的成年患者的慢性 HCV 感染。

【禁用与慎用】 对本品所含活性成分或任一赋形剂产生超敏反应者禁用。

【给药途径和剂量】 本品的推荐剂量为每日 1 次，每次口服 1 片，随餐服用，推荐疗程为 12 周。

【不良反应】

1. 肌肉骨骼系统　肌酸激酶升高。

2. 神经系统　头痛、失眠。

3. 精神　抑郁。

4. 消化系统　腹泻、恶心、脂肪酶升高、总胆红素升高。肝功能失代偿、肝衰竭。

5. 皮肤　皮疹、血管神经性水肿。

6. 其他　疲劳、乏力。

【相互作用】

1. 与强效 OATP1B 抑制药（如环孢素）合用可显著升高伏西瑞韦的血药浓度。

2. 与阿扎那韦、洛匹那韦合用可升高伏西瑞韦的血药浓度。

3. 与胺碘酮合用可能导致严重的症状性心动过缓。

4. 与含炔雌醇的药物合用可能增加发生 ALT 升高的风险。

5. 与地高辛合用可升高地高辛的血药浓度。

6. 与 P-gp 底物、BCRP 底物、OATP1B1 底物、OATP1B3 底物、OATP2B1 合用可增加上述药物的暴露量。

7. 与替诺福韦合用可增加替诺福韦的暴露量。

8. 与强效 P-gp 诱导药、强效 CYP2B6、CYP2C8、CYP3A4 诱导药（如利福平、利福布汀、圣约翰草、卡马西平、苯巴比妥、苯妥英钠）合用可能降低索磷布韦、维帕他韦和（或）伏西瑞韦的血药浓度，从而导致本品疗效减弱。

9. 不推荐本品与中效 P-gp 诱导药、中效 CYP 诱导药（如奥卡西平、莫达非尼、利福喷丁、依非韦伦）合用。

10. 与抗酸药（如氢氧化铝、氢氧化镁）合用可降低维帕他韦的血药浓度。

11. 与 H_2 受体拮抗药（如法莫替丁）合用可降低维帕他韦的血药浓度。

12. 与质子泵抑制药（如奥美拉唑）合用可降低维帕他韦的血药浓度。

13. 与维生素 K 拮抗药合用时应密切监测国际标准化比值（INR）。

【药动学】HCV 感染的成年患者多次口服本品，伏西瑞韦的 T_{max} 为 4 小时，餐后服用可增加伏西瑞韦的暴露量 112%～435%，C_{max} 为 259（±54.3）ng/ml，AUC_{tau} 为 2980（±51.3）（ng•h）/ml，$C_{谷}$ 为 42（±67.3）ng/ml。伏西瑞韦的蛋白结合率＞99%，主要通过 CYP3A4，部分通过 CYP2B6、CYP2C8、CYP3A4 代谢，主要经胆 HCV 感染者的 $AUC_{0\text{-}24}$ 和 C_{max} 较健康志愿者高 2.6 倍。

【用药宣教】

1. 开始本品治疗前，应排除乙型肝炎病毒感染。
2. 按医嘱服药，切勿漏服。
3. 本品与某些药物可能存在相互作用，使用本品时，应告知医师正在服用的药物(包括处方药、非处方药和中草药制剂)。

【观察指标】

1. 用药前应监测是否存在 HBsAg 和抗 HBc。对出现 HBV 感染血清学证据的患者，用药期间和用药结束后监测是否出现乙型肝炎发作或 HBV 再活化的临床和实验室征象。
2. 开始用药前的 12 周内、用药 4 周时及临床需要时监测全血细胞计数、肝功能、肾小球滤过率。
3. 用药前监测 HCV 基因型及亚型、病毒载量；用药 4 周（此时如可检出，于用药 6 周时再次检测）及完成治疗后 12 周时监测 HCV 病毒载量。

【用药宣教】

1. 开始本品治疗前，应排除乙型肝炎病毒感染。
2. 按医嘱服药，切勿漏服。
3. 本品与某些药物可能存在相互作用，使用本品时，应告知医师正在服用的药物（包括处方药、非处方药和中草药制剂）。

达诺瑞韦钠

【类别】抗肝炎病毒药。

【作用机制】本品为 HCV NS3/4A 丝氨酸蛋白酶（为 HCV 生命周期所必需）抑制药，可与 NS3/4A 蛋白酶结合形成一种解离速率低的复合体，防止病毒多肽裂解。

【适应证】与利托那韦、聚乙二醇干扰素α和利巴韦林联用于治疗初治的非肝硬化的基因 1b 型慢性丙型肝炎。

【禁用与慎用】

1. 禁用于对本品过敏者。
2. 慎用于哺乳期妇女。

【给药途径和剂量】口服给药，每次 100mg，每日 2 次，连用 12 周。须与利托那韦（推荐口服给药，每次 100mg，每日 2 次，连用 12 周）、聚乙二醇干扰素α（推荐皮下注射，每次 180μg，每周 1 次，连用 12 周）和利巴韦林（推荐口服给药，体重＜75kg 者每日 1000mg，体重≥75kg 者每日 1200mg，分 2 次服用，连用 12 周）联用。

【不良反应】本品与利托那韦、聚乙二醇干扰素α和利巴韦林联用有以下不良反应。

1. *代谢/内分泌系统*　血糖升高、体重减轻、高三酰甘油血症、高尿酸血症、胆固醇升高。
2. *呼吸系统*　咳嗽、上呼吸道感染、呼吸困难。
3. *肌肉骨骼系统*　肌痛、关节痛。
4. *泌尿生殖系统*　急性肾衰竭。
5. *神经系统*　头痛、头晕、失眠、眩晕。
6. *精神*　抑郁。
7. *消化系统*　ALT 升高、AST 升高、总胆红素升高、结合胆红素升高、食欲减退、腹泻、急性胰腺炎、恶心、呕吐、消化紊乱、口腔溃疡、腹痛、淀粉酶升高。
8. *血液系统*　贫血、中性粒细胞减少、白细胞减少、血红蛋白减少、血小板减少、淋巴细胞减少、溶血、粒细胞减少。
9. *皮肤*　皮疹、脱发、瘙痒、红疹。
10. *眼*　眼病。
11. *其他*　发热、乏力、流感样疾病、恶寒、无力、胸痛、疲劳、不适。

【相互作用】

1. 与有机阴离子转运多肽抑制药或底物（如瑞舒伐他汀）合用可能升高本品的血药浓度，应避免合用。
2. 与利托那韦合用可使本品的血浆暴露量（包括 C_{max}、AUC）明显增加，表观分布容积减少为单用本品时的 1/2，体内总清除率降低为单用本品时的1/6，血浆消除半衰期由1小时延长至约3.2小时。

3. 达诺瑞韦/利托那韦与环孢素合用，三者的 C_{max} 和AUC均升高，建议监测环孢素血药浓度。

4. 与CYP3A诱导药（如利福平、利福布汀、苯巴比妥、苯妥英钠、卡马西平）合用可能降低本品的血药浓度。

5. 达诺瑞韦/利托那韦与艾司西酞普兰合用，本品与利托那韦的 C_{max} 和AUC不变，西酞普兰的 C_{max} 和AUC降低。

【药动学】健康受试者单次口服本品100mg后吸收迅速，血药浓度达峰时间约为1.5小时。表观分布容积约为8600L。迅速在体内代谢清除，平均血浆消除半衰期约为1.0小时。按每12小时1次口服达诺瑞韦钠/利托那韦6～7日，本品的血药浓度达稳态，且未见明显蓄积。慢性丙型肝炎患者使用本品，稳态时血浆谷浓度个体间差异较明显，为0.2～11.1ng/ml。多次给药后，C_{max} 和AUC未见明显差异，血浆消除半衰期稍短，未见血浆药物蓄积。慢性丙型肝炎患者按每12小时1次口服达诺瑞韦钠100mg/利托那韦100mg后，本品的血浆暴露量明显高于健康受试者，血浆消除半衰期缩短。

【观察指标】本品应与干扰素和利巴韦林联用，应注意可能发生的贫血、中性粒细胞减少、白细胞减少和血小板减少。

【用药宣教】本品应与利托那韦、聚乙二醇干扰素α和利巴韦林联合组成抗病毒治疗方案。

依米他韦

【类别】抗HCV药。

【作用机制】本品是NS5A抑制剂，NS5A是一种多功能蛋白，是HCV复制复合体的基本组成部分。本品通过抑制该蛋白抑制病毒RNA复制和病毒粒子组装。

【适应证】本品需与索磷布韦联合，用于治疗成年人基因1型非肝硬化慢性丙型肝炎，不得作为单药治疗。

【禁用与慎用】

1. 本品禁用于既往对依米他韦或本品中任何成分过敏的患者。

2. 心动过缓和心脏传导阻滞的患者慎用。

3. 妊娠期妇女及哺乳期妇女不建议使用本品。

【给药途径和剂量】每日1次，每次0.1g，空腹口服（建议与进餐时间至少间隔2小时）。

【不良反应】本品与索磷布韦联用可见以下不良反应。

1. *心血管系统*　血压升高（包括高血压）。

2. *代谢/内分泌系统*　高胆固醇血症、高三酰甘油血症、高镁血症、血脂异常、尿酸升高（包括高尿酸血症）、血钾降低。

3. *肌肉骨骼系统*　肌酸激酶升高。

4. *神经系统*　头晕。

5. *消化系统*　乳酸脱氢酶升高、血胆红素升高、脂肪酶升高、淀粉酶升高、腹胀。

6. *血液系统*　血小板减少、中性粒细胞减少、白细胞减少。

7. *皮肤*　皮疹。

8. *其他*　乏力。

【相互作用】

1. 与P-gp诱导药（如利福平、利福布汀、圣约翰草、卡马西平、苯妥英钠、苯巴比妥等）合用可降低本品的血药浓度，禁止合用。

2. 与他汀类（如瑞舒伐他汀、阿托伐他汀、普伐他汀等）合用可能升高他汀类的 C_{max} 和AUC。本品与瑞舒伐他汀合用时应谨慎，建议瑞舒伐他汀的剂量不超过每日10mg，同时需监测肌病相关的症状及体征；与其他他汀类合用时，应密切监测不良反应，必要时应考虑降低他汀类的剂量。

3. 与索磷布韦（每日400mg）合用可显著增加索磷布韦的 C_{max} 和AUC，并可降低索磷布韦的主要循环代谢产物GS-331007的 C_{max}，但对其 $AUC_{0\sim tau}$ 无影响。

4. 与达比加群酯合用可能增加达比加群的 C_{max} 和AUC，合用时建议密切监测出血的症状和体征。

5. 与呋塞米合用可能增加呋塞米的 C_{max} 和AUC，从而导致利尿作用增强。

6. 与地高辛合用可能升高地高辛的浓度，合用时应谨慎，并建议监测地高辛的治疗浓度。

7. 与胺碘酮合用可致心动过缓和心脏传导阻滞。仅在不耐受或有其他抗心律失常禁忌证时方可合用本品。有较高缓慢性心律失常发生风险的患者应于合用后的最初48小时内持续监测，随后至少在治疗的最初2周内每日监测心率。因胺碘酮的半衰期较长，过去数月内停用胺碘酮并即将开始本品/索磷布韦治疗的患者亦应进行适当监测。

8. 与中效P-gp诱导药（如奥卡西平）合用可能减少本品的血药浓度和暴露量，从而导致疗效减弱，不推荐合用。

9. 与质子泵抑制药（奥美拉唑、兰索拉唑、雷贝拉唑、泮托拉唑、艾司奥美拉唑等）合用可能减少本品的 C_{max} 和AUC。因本品溶解度随pH升高而降低，而质子泵抑制药可使胃内 pH 升高。不推荐合用。如确需合用，建议两者均空腹服用，且奥美拉唑的剂量不应超过 20mg，其他质子泵抑制药不应超过与其相当的剂量。

10. 与抗酸药（氢氧化铝、氢氧化镁、碳酸钙）合用可能降低本品的 C_{max} 和 AUC。因本品溶解度随 pH 升高而降低，而抗酸药可使胃内 pH 升高。建议两者的给药时间应间隔 4 小时。

11. 与 H_2 受体拮抗药（如法莫替丁、西咪替丁、尼扎替丁、雷尼替丁等）合用可能降低本品的 C_{max} 和 AUC。因本品溶解度随 pH 升高而降低，而 H_2 受体拮抗药可使胃内 pH 升高。合用时法莫替丁的剂量不应超过每日 40mg，其他 H_2 受体拮抗药不应超过与其相当的剂量。

12. 与利福喷丁合用可能降低本品的浓度和暴露量，不推荐合用。

【药动学】本品在健康受试者和基因 1 型慢性丙型肝炎患者中的药动学相似。口服本品后吸收较缓慢，达峰时间为 3.5～4 小时，在 30～100mg 剂量时符合线性动力学特点，自 200mg 起药物吸收呈饱和趋势。健康志愿者多剂量口服本品后，第 5 日可达稳态，稳态时在体内的蓄积程度较低。基因 1 型慢性丙型肝炎患者口服本品 100mg，第 7 日达稳态时的几何平均 C_{max} 和 $AUC_{0\sim24h}$ 分别为 428ng/ml 和 6640（ng·h）/ml。单剂口服本品达 C_{max} 后，血药浓度以近似单相消除的形式降低。本品的血浆蛋白结合率较高，在 100～2000ng/ml 浓度时为 79.2%～86.6%，无明显浓度依赖性。本品主要以原药形式消除。健康受试者单剂口服本品 100mg，76.2%的药物以原药随粪便和尿排泄，分别占 76.1% 和 0.04%；平均消除半衰期为 14.9 小时。

【观察指标】

1. 用药前应进行 HBV 筛查。

2. 用药期间及用药后随访期间也要监测是否出现乙型肝炎急性发作和 HBV 再活化。

【用药宣教】本品不得单独使用，需与索磷布韦联用。

第十八节 免疫血清及免疫球蛋白

一、免疫血清

白喉抗毒素

【类别】抗毒素及免疫血清。

【作用机制】本品含有特异性抗体[包括特异性 IgG 及 F(ab')2]，具有中和白喉毒素的作用，用于白喉杆菌感染的治疗和被动免疫预防。预防注射是使可疑感染者及时、快速地获得保护水平的抗体，从而起到预防作用。

【适应证】用于治疗及预防白喉。

【禁用与慎用】对本品过敏者慎用。

【给药途径和剂量】

1. *治疗白喉* 皮下注射或肌内注射注射剂量应根据病情而定，每次 8000～72 000U。

2. *预防白喉* 皮下注射或肌内注射 1000～2000U。

3. *静脉给药* ①只有在皮下注射或肌内注射未发生特异反应时，方可静脉给药。静脉注射应缓慢，开始每分钟不超过 1ml，以后每分钟亦不宜超过 4ml。②可将本品加入葡萄糖注射液、氯化钠注射液中静脉滴注。③静脉注射前应将安瓿放入温水中加温至接近体温，注射中如发现异常反应，应立即停止注射。

【配伍禁忌】只可与 10%葡萄糖注射液、12%氯化钠注射液、5%葡萄糖注射液、0.9%氯化钠注射液配伍。

【不良反应】

1. 过敏反应：可在注射过程中或注射后数十分钟内突然发生过敏性休克。患者突然表现抑郁或烦躁、面色苍白或潮红、胸闷、气喘、出冷汗、恶心、腹痛、脉搏细速、血压下降，重者神志昏迷或虚脱，如不及时抢救可迅速死亡。

2. 可见血清病，主要症状为荨麻疹、发热、淋巴结肿大、局部水肿，偶有蛋白尿、呕吐、关节痛，注射部位可出现疼痛、红斑、瘙痒及水肿，还可出现皮疹和全身不适等。

【相互作用】尚不明确。

【观察指标】

1. *过敏试验* 用 0.9%氯化钠注射液将抗毒素稀释 10 倍（0.1ml 抗毒素加 0.9ml 0.9%氯化钠注射液）在前臂掌侧皮内注射 0.05ml，观察 30 分钟。注射部位无明显反应者，即为阴性，可在严密观察下直接注射本品。如注射局部出现皮丘增大、红肿、浸润，特别是形似伪足或有痒感者，为阳性反应，必须用脱敏法进行注射。如注射局部反应特别严重或除局部反应外并伴有全身症状，如荨麻疹、鼻咽刺痒、喷嚏等，则为强阳性反应，应尽量避免使用本品，如必须使用时，则应采用脱敏注射，并做好一切准备，一旦发生过敏性休克，立即抢救。

2. *脱敏注射法* 在一般情况下可用 0.9%氯化

钠注射液将抗毒素稀释 10 倍，分数次小量皮下注射，每次注射后观察 30 分钟。第一次可注射 10 倍稀释的抗毒素 0.2ml，观察无发绀、气喘或显著呼吸短促、脉搏加速时，即可注射第二次（0.4ml），如仍无反应则可注射第三次（0.8ml），如仍无反应即可将安瓿中未稀释的抗毒素全量给予皮下注射或肌内注射。有过敏史或过敏试验强阳性者，即应将第一次注射量和以后的递增量适当减少，分多次注射，以免发生剧烈反应。

【用药宣教】

1. 已出现白喉症状者，应及早注射本品进行治疗。在病程的前 3 日效果较好，3 日后效果则显著减弱。

2. 注射前必须先进行过敏试验，如为阳性反应，必须用脱敏法进行注射，如为强阳性反应，则建议改用白喉人免疫球蛋白。注射前须详细询问既往过敏史（凡本人及其直系亲属曾有支气管哮喘、花粉症、湿疹或血管神经性水肿等病史，或对某种物质过敏，或本人过去曾注射过马血清制剂者，均需特别提防过敏反应的发生），无过敏史或过敏试验阴性反应者，也并非没有发生过敏性休克的可能，为慎重起见，可先小剂量于皮下注射，观察 30 分钟，无异常反应再注射全量。

3. 门诊患者注射本品后，至少应观察 30 分钟，无不良反应方可离开。

多价气性坏疽抗毒素

【类别】抗毒素及免疫血清。

【作用机制】本品为气性坏疽（产气荚膜、水肿梭菌、脓毒梭菌、溶组织梭菌）类毒素免疫马的血浆经胃酶消化后，用盐析法精制而成，并按一定抗毒素单位比例（分别为 2∶2∶1∶1）混合而成的液体或冻干四价抗毒素球蛋白。本品注射后机体可进行被动免疫，及时快速地获得具保护水平的抗体，从而起到预防作用。但其作用短暂，且易发生过敏反应，故不可作为常规的免疫预防。本品含有特异性抗体，具有中和相应气性坏疽毒素的作用，可用于产气荚膜梭菌、水肿梭菌、脓毒梭菌、溶组织梭菌等感染所引起气性坏疽的治疗。

【适应证】用于预防和治疗气性坏疽。

【禁用与慎用】过敏试验阳性反应者慎用。

【给药途径和剂量】

1. *预防气性坏疽*　皮下、肌内或静脉注射，每次约 1 万 U（混合），紧急情况下可酌情增量。伤口感染风险未消除者，可每隔 5～6 日重复注射 1 次。亦可将本品加入 5%葡萄糖注射液、0.9%氯化钠注射液等输液中静脉滴注。

2. *治疗气性坏疽*　第 1 次静脉注射 3 万～5 万 U（混合）于静脉内，同时注射适量于伤口周围健康组织内，随后可根据病情间隔适当的时间（如 4～6 小时或 12 小时）反复注射。病情好转后，可酌情减量（如减半）或延长间隔时间（如 24～48 小时），直至无须继续注射为止。亦可将本品加入 5%葡萄糖注射液、0.9%氯化钠注射液等输液中静脉滴注。

【配伍禁忌】只可与 5%葡萄糖注射液、0.9%氯化钠注射液配伍。

【不良反应】

1. *过敏反应*　可见过敏性休克，表现为突发性抑郁或烦躁、全身皮肤瘙痒、面色苍白或潮红、荨麻疹、血管神经性水肿、喉头水肿、呼吸困难、哮喘、窒息、心律失常、意识丧失、胸闷、气喘、出冷汗、恶心、腹痛、脉搏细速、血压下降，重者神志昏迷或虚脱。

2. *血清病*　主要表现为皮疹（主要为荨麻疹）、发热、淋巴结肿大、脾大、局部水肿，偶有蛋白尿、呕吐、关节痛，注射部位可出现红斑、瘙痒及水肿。

【相互作用】尚不明确。

【观察指标】注射前须先做过敏试验，具体方法如下：用 0.9%氯化钠注射液将抗毒素稀释 10 倍，于前臂掌侧皮内注射 0.05ml，监测 30 分钟。注射部位无明显反应者，即为阴性，可于密切监测下直接注射抗毒素。如注射局部出现皮丘增大、红肿、浸润，尤其形似伪足或有痒感者，为阳性反应，需用脱敏法进行注射。如注射局部反应特别严重或除局部反应外伴有全身症状，如荨麻疹、鼻咽刺痒、喷嚏等，则为强阳性反应，应避免使用抗毒素。如必须使用，则应采用脱敏注射，并做好医疗准备，一旦发生过敏性休克，立即抢救。

【用药宣教】

1. 门诊患者注射抗毒素后，须监测 30 分钟，无不良反应方可离开。

2. 无过敏史或过敏试验阴性反应者，也并非无发生过敏性休克的可能，为慎重起见，可先小剂量于皮下注射，监测 30 分钟，无异常反应再注射全量。

抗狂犬病血清

【类别】抗毒素及免疫血清。

【作用机制】本品为由狂犬病固定病毒免疫马所得的血浆经胃酶消化后纯化制得的抗狂犬病球蛋白，具有特异性中和狂犬病毒的作用。

【适应证】与狂犬病疫苗联用于预防被疯动物严重咬伤（如头、面部、颈部或多部位咬伤）患者发生狂犬病。

【禁用与慎用】本品过敏试验呈阳性反应者慎用。

【给药途径和剂量】受伤部位应先进行浸润注射，余下的血清进行肌内注射（头部咬伤可注射于颈背部肌肉）。剂量为40U/kg（特别严重者可增量至80～100U/kg），于1～2日分次注射。注射完毕后开始注射狂犬病疫苗，亦可同时注射狂犬病疫苗。注意用药前应处理受伤部位，如曾使用其他化学药物，应冲洗干净后使用本品。

【配伍禁忌】与人用精制狂犬病疫苗（Vero细胞）、人用狂犬病疫苗（地鼠肾细胞）存在配伍禁忌。

【不良反应】

1. *过敏性休克* 可见抑郁、烦躁、面色苍白或潮红、胸闷、气喘、出冷汗、恶心、腹痛、脉搏细速、血压下降、神志昏迷、虚脱。

2. *血清病* 可见荨麻疹、发热、淋巴结肿大、局部水肿、蛋白尿、呕吐、关节痛，注射部位可见红斑、瘙痒及水肿。

【相互作用】尚不明确。

【观察指标】用药前须进行过敏试验，方法如下：用氯化钠注射液将抗血清稀释10倍（0.1ml抗血清加0.9ml氯化钠注射液），于前臂掌侧皮下注射0.05ml，观察30分钟。注射部位无明显反应者，即为阴性，随后可在密切观察下直接注射抗血清。如注射局部出现皮丘增大、红肿、浸润，特别是形似伪足或有痒感，为阳性反应，须采用脱敏注射。如注射局部反应严重或伴全身症状（如荨麻疹、鼻咽刺痒、喷嚏），为强阳性反应，应采用脱敏注射，并做好抢救准备。

【用药宣教】

1. 被疯动物咬伤后应尽快用药，被咬后48小时内注射本品可减少发病率。已出现狂犬病症状的患者，注射本品无效。

2. 用药后应至少观察30分钟。

抗蝮蛇毒血清

【类别】抗毒素及免疫血清。

【作用机制】本品为经胃酶消化后的马抗蛇毒免疫球蛋白，具有中和相应蛇毒的作用。

【适应证】用于治疗蛇（如蝮蛇、五步蛇、眼镜蛇、银环蛇）咬伤。其中抗蝮蛇毒血清对竹叶青蛇和烙铁头蛇咬伤亦有疗效。

【给药途径和剂量】于咬伤后尽早注射。本品可皮下、肌内或静脉注射，以下剂量可中和一条对应蛇的排毒量，可根据病情增减剂量：蝮蛇咬伤，注射抗蝮蛇毒血清6000U；五步蛇咬伤，注射抗五步蛇毒血清8000U；眼镜蛇咬伤，注射抗眼镜蛇毒血清2000U；银环蛇咬伤，注射抗银环蛇毒血清1万U。

【配伍禁忌】只可与25%葡萄糖注射液、5%葡萄糖注射液、50%葡萄糖注射液、0.9%氯化钠注射液配伍。

【不良反应】

1. *过敏性休克* 于注射期间或注射后数分钟至数十分钟内突然发生，可见抑郁、烦躁、面色苍白或潮红、胸闷、气喘、出冷汗、恶心、腹痛、脉搏细速、血压下降，重者神志昏迷或虚脱。

2. *血清病* 可见荨麻疹、发热、淋巴结肿大、局部水肿、蛋白尿、呕吐、关节痛，注射部位可见红斑、瘙痒及水肿。于注射7～14日后发病，为延缓型；于注射2～4日后发病，为加速型。

【相互作用】尚不明确。

【观察指标】用药前须进行皮肤过敏试验，方法如下：本品用0.9%氯化钠注射液稀释20倍（0.1ml本品加1.9ml 0.9%氯化钠注射液），于前臂掌侧皮下注射0.1ml，20～30分钟后观察。如注射皮丘小于2cm，且皮丘周围无红晕或蜘蛛足者，为阴性，可在密切观察下直接全量注射。如注射部位出现皮丘增大、红肿、浸润，尤其是形似伪足或有痒感者，为阳性，应慎用本品并采用脱敏注射法。如为阳性可疑者，预先注射马来酸氯苯那敏10mg（儿童根据体重减量），15分钟后注射本品。

【用药宣教】用药后需至少观察30分钟。

抗五步蛇毒血清

【类别】抗毒素及免疫血清。

【作用机制】本品含有特异性抗体，具有中和相应蛇毒的作用。

【适应证】用于五步蛇咬伤者的治疗。咬伤后，应迅速注射本品，越早越好。

【禁用与慎用】过敏试验为阳性反应者慎用。

【给药途径和剂量】

1. *用法* 通常采用静脉注射，也可作肌内或皮下注射，一次完成。

2. *用量* 抗五步蛇毒血清8000U约可中和一条相应蛇的排毒量。视病情可酌情增减。注意：儿童用量应与成年人相同，不应减少。

【配伍禁忌】仅与25%葡萄糖注射液、50%葡萄糖注射液、0.9%氯化钠注射液配伍。

【不良反应】

1. 过敏性休克　可在注射中或注射后数分钟至数十分钟内突然发生。患者突然表现沉郁或烦躁、面色苍白或潮红、胸闷或气喘、出冷汗、恶心或腹痛、脉搏细速、血压下降、重者神志昏迷、休克，如不及时抢救可以迅速死亡。轻者注射肾上腺素后即可缓解；重者需输液输氧，使用升压药维持血压，并使用抗过敏药物及肾上腺皮质激素等进行抢救。

2. 血清病　主要症状为荨麻疹、发热、淋巴结肿大、局部水肿，偶有蛋白尿、呕吐、关节痛，注射部位可出现红斑、瘙痒及水肿。一般系在注射后7～14天发病，称为延缓型。亦有在注射后2～4天发病，称为加速型。对血清病应对症疗法，可使用钙剂或抗组胺药物，一般数日至十数日即可痊愈。

【相互作用】尚不明确。

【观察指标】

1. 注射前必须做过敏试验。过敏试验方法：取0.1ml抗血清加1.9ml生理氯化钠注射液，即20倍稀释。在前臂掌侧皮内注射0.1ml，经20～30分钟，注射皮丘在2cm以内，且皮丘周围无红晕及蜘蛛足者为阴性，可在严密观察下直接注射。

2. 阴性者才可全量注射。

3. 若注射部位出现皮丘增大、红肿、浸润，特别是形似伪足或有痒感者，为阳性反应。若为阳性可疑者，应预先注射马来酸氯苯那敏10mg（儿童根据体重酌减），15分钟后再注射本品。

4. 若阳性应采用脱敏注射法。脱敏注射法：取氯化钠注射液将抗血清稀释20倍。分数次作皮下注射，每次观察10～20分钟，第一次注射0.4ml。如无反应，可酌情增量注射。注射观察3次以上，无异常反应者，即可做静脉、肌内或皮下注射。注射前将制品在37℃水浴加温数分钟。注射时速度应慢，开始每分钟不超过1ml，以后亦不宜超过4ml。注射时如有异常反应，应立即停止注射。

【用药宣教】门诊患者注射抗血清后，需观察至少30分钟方可离开。

抗眼镜蛇毒血清

【类别】抗毒素及免疫血清。

【作用机制】本品含有特异性抗体，具有中和相应蛇毒的作用。

【适应证】用于眼镜蛇咬伤者的治疗，咬伤后应迅速注射本品，越早越好。

【禁用与慎用】过敏试验为阳性反应者慎用。

【给药途径和剂量】

1. 用法　通常采用静脉注射，也可做肌内或皮下注射，一次完成。

2. 用量　抗眼镜蛇毒血清2000U约可中和一条相应蛇的排毒量。视病情可酌情增减。

【配伍禁忌】仅与25%葡萄糖注射液、50%葡萄糖注射液、0.9%氯化钠注射液配伍。

【不良反应】

1. 过敏性休克　可在注射中或注射后数分钟至数十分钟内突然发生。患者突然表现沉郁或烦躁、面色苍白或潮红、胸闷或气喘、出冷汗、恶心或腹痛、脉搏细速、血压下降，重者神志昏迷、虚脱，如不及时抢救可以迅速死亡。轻者注射肾上腺素后即可缓解；重者需输液输氧，使用升压药维持血压，并使用抗过敏药物及肾上腺皮质激素等进行抢救。

2.血清病　主要症状为荨麻疹、发热、淋巴结肿大、局部水肿，偶有蛋白尿、呕吐、关节痛，注射部位可出现红斑、瘙痒及水肿。一般系在注射后7～14天发病，称为延缓型。亦有在注射后2～4天发病，称为加速型。对血清病应对症疗法，可使用钙剂或抗组胺药物，一般数日至十数日即可痊愈。

【相互作用】尚不明确。

【观察指标】注射前必须做过敏试验，阴性者才可全量注射。

1. 过敏试验方法　取0.1ml抗血清加1.9ml 0.9%氯化钠注射液，即20倍稀释。在前臂掌侧皮下注射0.1ml，经20～30分钟，注射皮丘在2cm以内，且皮丘周围无红晕及蜘蛛足者为阴性，可在严密观察下直接注射。若注射部位出现皮丘增大、红肿、浸润，特别是形似伪足或有痒感者，为阳性反应。若为阳性可疑者，应预先注射马来酸氯苯那敏10mg（儿童根据体重酌减），15分钟后再注射本品，若阳性应采用脱敏注射法。

2. 脱敏注射法　取0.9%氯化钠注射液将抗血清稀释20倍。分数次作皮下注射，每次观察10～20分钟，第一次注射0.4ml。如无反应，可酌情增量注射。注射观察3次以上，无异常反应者，即可进行静脉、肌内或皮下注射。注射前将制品在37℃水浴加温数分钟。注射时速度应慢，开始每分钟不超过1ml，以后亦不宜超过4ml。注射时如有异常反应，应立即停止注射。

【用药宣教】门诊患者注射抗血清后，需观察至少30分钟方可离开。

抗银环蛇毒血清

【类别】抗毒素及免疫血清。

【作用机制】本品含有特异性抗体，具有中和相应蛇毒的作用。

【适应证】用于银环蛇咬伤者的治疗。咬伤后，应迅速注射本品，越早越好。

【禁用与慎用】过敏试验为阳性反应者慎用。

【给药途径和剂量】

1. *用法* 通常采用静脉注射，也可进行肌内或皮下注射，一次完成。

2. *用量* 抗银环蛇毒血清10 000U约可中和一条相应蛇的排毒量。视病情可酌情增减。

【配伍禁忌】仅与25%葡萄糖注射液、50%葡萄糖注射液、0.9%氯化钠注射液配伍。

【不良反应】

1. *过敏性休克* 可在注射中或注射后数分钟至数十分钟内突然发生。患者突然表现沉郁或烦躁、面色苍白或潮红、胸闷或气喘、出冷汗、恶心或腹痛、脉搏细速、血压下降，重者神志昏迷、虚脱，如不及时抢救可以迅速死亡。轻者注射肾上腺素后即可缓解；重者需输液输氧，使用升压药维持血压，并使用抗过敏药物及肾上腺皮质激素等进行抢救。

2. *血清病* 主要症状为荨麻疹、发热、淋巴结肿大、局部水肿，偶有蛋白尿、呕吐、关节痛，注射部位可出现红斑、瘙痒及水肿。一般系在注射后7～14天发病，称为延缓型。亦有在注射后2～4天发病，称为加速型。对血清病应对症疗法，可使用钙剂或抗组胺药物，一般数日至十数日即可痊愈。

【相互作用】尚不明确。

【观察指标】 注射前必须做过敏试验，过敏试验方法：取0.1ml抗血清加1.9ml 0.9%氯化钠注射液，即20倍稀释。在前臂掌侧皮下注射0.1ml，经20～30分钟，注射皮丘在2cm以内，且皮丘周围无红晕及蜘蛛足者为阴性，可在严密观察下直接注射。阴性者才可全量注射。若注射部位出现皮丘增大、红肿、浸润，特别是形似伪足或有痒感者，为阳性反应。若为阳性可疑者，应预先注射马来酸氯苯那敏10mg（儿童根据体重酌减），15分钟后再注射本品。若为阳性者，应采用脱敏注射法。脱敏注射法：取氯化钠注射液将抗血清稀释20倍。分数次进行皮下注射，每次观察10～20分钟，第一次注射0.4ml。如无反应，可酌情增量注射。注射观察3次以上，无异常反应者，即可进行静脉、肌内或皮下注射。注射前将制品在37℃水浴加温数分钟。注射时速度应慢，开始每分钟不超过1ml，以后亦不宜超过4ml。注射时如有异常反应，应立即停止注射。

【用药宣教】门诊患者注射抗血清后，需观察至少30分钟方可离开。

破伤风抗毒素

【类别】抗毒素及免疫血清。

【作用机制】本品为破伤风类毒素免疫马所得的血浆，经胃酶消化后纯化制成的液体抗毒素球蛋白制剂，具特异性中和破伤风毒素的功能。

【适应证】

1. 用于预防开放性外伤（尤其是创口深、污染严重）感染破伤风。

2. 用于治疗破伤风及其可疑症状。

【禁用与慎用】尚不明确。

【给药途径和剂量】

1. *预防破伤风* 皮下注射或肌内注射，每次1500～3000U，伤势严重者可增加1～2倍剂量。5～6日后如感染风险未消除，应重复注射。

2. *治疗破伤风* 肌内注射或静脉注射，第1次注射5万～20万U，随后视病情决定注射量和间隔时间，同时还可适量注射于伤口周围组织中。

3. *给药方法*

（1）皮下注射：注射部位为上臂三角肌附着处。

（2）肌内注射：注射部位为上臂三角肌中部或臀大肌外上部。

（3）静脉给药：①本品可静脉注射，还可混合于葡萄糖、氯化钠等注射液中静脉滴注。②仅皮下或肌内注射后未见异常反应时方可静脉给药。③静脉注射应缓慢，初始速率不超过4000U/min，随后不宜超过1.6万U/min，且一次不应超过16万U（儿童不应超过3200U/kg）。

【配伍禁忌】仅能与0.9%氯化钠注射液、5%葡萄糖注射液、10%葡萄糖注射液配伍。

【不良反应】

1. *过敏性休克* 用药期间或用药后数分钟至数十分钟内突然发生，可见抑郁或烦躁、面色苍白或潮红、胸闷或气喘、冷汗、恶心或腹痛、脉搏细速、血压下降，重者神志昏迷、虚脱。

2. *血清病* 可见荨麻疹、发热、淋巴结肿大、局部水肿、蛋白尿、呕吐、关节痛，注射部位可见红斑、瘙痒及水肿。于用药 7～14 日后出现，称为延缓型；于用药 2～4 日后出现，称为加速型。

【相互作用】尚不明确。

【观察指标】

1. 用药前须做过敏试验，阳性反应者慎用本品。具体方法如下：将本品用 0.9%氯化钠注射液稀释 10 倍（0.1ml 本品加 0.9ml 0.9%氯化钠注射液）后，于前掌侧皮内注射 0.05ml，观察 30 分钟。如注射部位无明显反应，则为阴性，可先皮下注射少量，观察 30 分钟无反应后，再皮下注射或肌内注射全量。如注射部位出现皮丘增大、红肿、浸润，尤其出现形似伪足或瘙痒，为弱阳性反应，须用脱敏法注射。如注射局部反应强烈或伴全身症状（如荨麻疹、鼻咽刺痒、喷嚏），为强阳性反应，应避免使用本品，如必须使用，则用脱敏法注射，并做好抢救准备。

2. 脱敏注射：将本品用氯化钠注射液稀释 10 倍，数次少量皮下注射，每次注射后观察 30 分钟。第 1 次注射 0.2ml 后未见发绀、气喘或显著呼吸短促、脉搏加速时，可注射第 2 次（0.4ml），如未见反应可注射第 3 次（0.8ml），如仍未见反应可皮下注射或肌内注射余下未稀释的本品。有过敏史或过敏试验强阳性者，应将每次的用量适当减少，分多次注射，以免发生强烈过敏反应。

【用药宣教】

1. 开放性外伤（尤其是创口深、污染严重）有感染破伤风风险时应尽快用药预防。已使用破伤风类毒素免疫注射者，应于受伤后再使用 1 剂类毒素加强免疫，但无须使用本品；未使用类毒素或无法得知免疫史者，须将本品与类毒素合用（注射部位须分开），以获得持久免疫。

2. 无过敏史或过敏试验阴性反应者，也并非无发生过敏性休克的可能，为慎重起见，注射后应监测 30 分钟，无异常反应才能离开医院。

肉毒抗毒素

【类别】抗毒素及免疫血清。

【作用机制】本品主要为经胃酶消化后的马肉毒（A 型、B 型或 E 型）免疫球蛋白，含特异性抗体，具有中和相应型肉毒毒素的作用，可用于 A、B、E 型肉毒中毒的预防和治疗。

【适应证】用于预防及治疗肉毒中毒。

【禁用与慎用】过敏试验阳性反应者慎用。

【给药途径和剂量】肌内、皮下注射或静脉注射，每次 1000～20 000U（1 个肉毒型），紧急情况下可酌情增量。静脉注射应缓慢，开始时用量不超过 1ml/min，随后亦不宜超过 4ml/min，且单次注射量不应超过 40ml。儿童单次注射量不应超过 0.8ml/kg。

【配伍禁忌】本品仅能与氯化钠注射液、5%葡萄糖注射液配伍。

【不良反应】

1. *血清病*　主要表现为荨麻疹、发热、淋巴结肿大、局部水肿，偶有蛋白尿、呕吐、关节痛，注射部位可出现红斑、瘙痒、水肿。一般于注射后 7～14 日发病，称为延缓型。亦有于注射后 2～4 日发病，称为加速型。

2. *过敏性休克*　于注射过程中或注射后数十分钟内突然发生。表现为突发性抑郁或烦躁、面色苍白或潮红、胸闷、气喘、出冷汗、恶心、腹痛、脉搏细速、血压下降，重者神志昏迷、虚脱。

【相互作用】尚不明确。

【观察指标】注射前须先做过敏试验，具体方法如下：用氯化钠注射液将抗毒素稀释 10 倍（0.1ml 抗毒素加 0.9ml 氯化钠注射液），于前臂掌侧皮内注射 0.05ml，监测 30 分钟。注射部位无明显反应者，即为阴性，可于密切监测下直接注射抗毒素。如注射局部出现皮丘增大、红肿、浸润，尤其形似伪足或有痒感者，为阳性反应，须用脱敏法进行注射。如注射局部反应特别严重或除局部反应外伴有全身症状，如荨麻疹、鼻咽刺痒、喷嚏等，则为强阳性反应，应尽量避免使用抗毒素。如必须使用，则应采用脱敏注射，并做好医疗准备，一旦发生过敏性休克，立即抢救。

【用药宣教】

1. 凡已出现肉毒中毒症状者，应尽快使用本品进行治疗，可疑中毒者亦应尽早使用本品进行预防，在中毒型别尚未确定前，可同时使用 2 个型，甚至 3 个型的抗毒素。

2. 门诊患者注射抗毒素后，须监测 30 分钟，无不良反应方可离开。

3. 无过敏史或过敏试验阴性反应者，也并非无发生过敏性休克的可能，为慎重起见，可先小剂量于皮下注射，监测 30 分钟，无异常反应再注射全量。

4. 皮下注射应于上臂三角肌附着处注射；肌内注射应于上臂三角肌中部或臀大肌外上部注射；紧急情况下，且皮下注射或肌内注射均未发生异常反应者方可采用静脉注射，并将安瓿在温水中加热至接近体温后再注射。

A型肉毒毒素

【类别】抗胆碱药。

【作用机制】本品通过裂解SNAP-25（一种促使神经末梢内囊泡与突触前膜顺利结合并释放乙酰胆碱的必需蛋白质）阻滞外周胆碱能神经末梢突触前膜释放乙酰胆碱。本品注射后可与细胞膜表面的高亲和性受体迅速结合，并通过受体介导的吞噬作用通过细胞膜，释放至细胞质。本品的去神经作用是暂时的，运动终板可通过“芽生”形成新的神经连接，新的神经肌肉传导的建立及运动终板的形成一般需12～24周。

【适应证】

1. 用于眼睑痉挛、面肌痉挛。

2. 用于部分斜视，尤其是急性麻痹性斜视、共同性斜视、内分泌肌病引起的斜视、无法手术矫正或手术效果不佳的斜视。

3. 用于暂时性改善65岁及以下成年人因皱眉肌和（或）降眉间肌活动引起的中至重度眉间纹。

【超说明书用药】

1. 用于对抗胆碱能药物应答不充分或不耐受的膀胱功能障碍：①膀胱过度活动引起的急性尿失禁、尿急、尿频。②神经病变（如脊髓损伤、多发性硬化）相关的逼尿肌过度活动引起的尿失禁。

2. 用于预防慢性偏头痛（每月发作时间≥15日，且发作日的发作时间≥4小时）。

3. 用于治疗上肢痉挛和下肢痉挛。

4. 用于治疗颈肌张力障碍。

5. 用于治疗局部药物难以充分控制的严重原发性腋窝多汗症。

6. 用于治疗失弛缓症。

7. 用于治疗器质性声音震颤。

8. 用于治疗喉全切除术后咽食管段痉挛。

9. 用于治疗痉挛性发音障碍（如喉肌痉挛）。

【禁用与慎用】

1. 对本品过敏者、神经肌肉疾病（如重症肌无力、Lambert-Eaten综合征、运动神经病、肌萎缩侧索硬化症）患者、拟注射部位感染者、孕妇禁用，尿路感染、尿潴留、排空后残余尿量大于200ml且未定期自我插管排空的患者禁止逼尿肌内注射本品。

2. 心、肝疾病患者，肺疾病（如活动性肺结核）患者，血液疾病患者，注射部位肌肉过度无力或萎缩的患者，有吞咽困难或误吸病史者慎用。

【给药途径和剂量】

1. *眼睑痉挛*　肌内注射于上、下眼睑的内外侧及外眦部颞侧皮下眼轮匝肌取4～5点注射，每点的初始剂量为2.5U，注射体积为0.1ml。1周后残存痉挛者可追加注射；病情复发者可按初始剂量或增量至5U重复注射。一次注射总剂量应不超过55U，1个月内注射总剂量不超过200U。

2. *单侧面肌痉挛*　肌内注射除在眼睑痉挛所列部位注射外，还需于面部中、下部和颊部注射3点。依病情需要，亦可对眉部内、外部或上唇或下颌部肌群注射。每点的初始剂量为2.5U，注射体积为0.1ml。1周后残存痉挛者可追加注射；病情复发者可按初始剂量或增量至5U重复注射。一次注射总剂量应不超过55U，1个月内注射总剂量不超过200U。

3. *斜视*　行肌电放大器或肌电仪注射。对小于20△的水平斜视，于眼外垂直肌注射，每点的初始剂量为1.25～2.5U；对20～40△的水平斜视，于眼外垂直肌注射，每点的初始剂量为2.5U；对40～50△的水平斜视，于眼外垂直肌注射，每点的初始剂量为2.5U，以后可根据药物反应酌情增量至一次5.0U；维持第Ⅵ对脑神经麻痹至少1个月，于内直肌注入本品1.25～2.5U。每点的注射容积应不超过0.1ml。对低矫者可作重复注射；病情复发者可作不定期的增量或维持量注射，但每点的最大剂量应不超过5.0U。

4. *中至重度眉间纹*　于左右皱眉肌（各2点）、降眉间肌（1点）共取5点注射，每点剂量为4U，注射体积为0.1ml，总剂量为20U。

5. *膀胱过度活动*　行膀胱镜下逼尿肌内注射（避开膀胱三角区），每次100U，共20个注射点，每两个注射点之间需间隔约1cm，每点注射体积为0.5ml。当效果减弱时，可重复注射，但距离上次注射一般不得少于12周的时间间隔。

6. *逼尿肌过度活动*　行膀胱镜下逼尿肌内注射（避开膀胱三角区），每次200U，共30个注射点，每两个注射点之间需间隔约1cm，每点注射体积为1ml。当效果减弱时，可重复注射，但距离上次注射一般不得少于12周的时间间隔。

7. *预防慢性偏头痛*　于7块头颈肌肉取31个点注射，总剂量155U，每点注射5U，每点注射体积为0.1ml。剂量应均匀地分配在双侧所有的肌肉中（降眉间肌除外）。推荐每12周重复注射1次。

各肌群的具体剂量见表 7-27。

表 7-27　用于慢性偏头痛时各肌群的具体剂量表

肌群	总剂量（注射点数目）
额肌	4 个点，共 20U
皱眉肌	2 个点，共 10U
降眉间肌	1 个点，共 5U
枕肌	6 个点，共 30U
颞肌	8 个点，共 40U
斜方肌	6 个点，共 30U
颈椎旁肌群	4 个点，共 20U

8. 上肢痉挛　肌内注射，剂量应个体化，总剂量可为 75～400U。每点剂量应不超过 50U。当效果减弱时，可重复注射，但距离上次注射一般不得少于 12 周的时间间隔。各肌群的具体剂量见表 7-28。

表 7-28　用于上肢痉挛时各肌群的具体剂量表

肌群	总剂量（注射点数目）
肱二头肌	4 个点，共 100～200U
桡侧腕屈肌	1 个点，共 12.5～50U
尺侧腕屈肌	1 个点，共 12.5～50U
指深屈肌	1 个点，共 30～50U
指浅屈肌	1 个点，共 30～50U
拇收肌	1 个点，共 20U
拇长屈肌	1 个点，共 20U

9. 下肢痉挛　肌内注射剂量应个体化，总剂量为 300～400U。每点剂量应不超过 50U。当效果减弱时，可重复注射，但距离上次注射一般不得少于 12 周的时间间隔。分配于 5 个肌群（腓肠肌、比目鱼肌、胫骨后肌、䠷长屈肌、趾长屈肌）注射，各肌群的具体剂量见表 7-29。

表 7-29　用于下肢痉挛时各肌群的具体剂量表

肌群	总剂量（注射点数目）
腓肠肌内侧头	3 个点，共 75U
腓肠肌外侧头	3 个点，共 75U
比目鱼肌	3 个点，共 75U
胫骨后肌	3 个点，共 75U
䠷长屈肌	2 个点，共 50U
趾长屈肌	2 个点，共 50U

10. 颈肌张力障碍　肌内注射。①已接受过本品治疗者：平均剂量为 236U（198～300U），分点注射于受影响肌群。初始剂量及随后的剂量调整应个体化。②初次接受本品治疗者：降低初始剂量，根据个体反应调整剂量。

11. 严重原发性腋窝多汗症　皮下注射。于每侧腋窝取 10～15 个注射点（使用标准染色技术确定多汗区），每两个注射点之间需间隔 1～2cm，每点注射 50U，每点注射体积为 0.1～0.2ml。效果减弱时，可重复注射。

12. 失弛缓症　肌内注射。于食管下端括约肌注射 80～100U。

13. 器质性声音震颤　肌内注射。于受影响肌群注射，每侧 0.6～5U 或单侧 15U。

14. 咽食管段痉挛　肌内注射。常用剂量为 100U。

15. 痉挛性发音障碍　肌内注射。于受影响肌群注射 1.25～5U。临床试验中使用的最大剂量为 25U。

16. 肌内注射

（1）用于“缓解中至重度眉间纹”：注射前拇指或示指应稍微用力放在眼眶下侧，以避免注射液向眼眶下渗透；注射时针头应保持向上、向内侧的方向。为减少眼睑下垂并发症的发生：① 避免在上睑提肌附近注射，尤其是降眉间肌粗大者。②注射皱眉肌时应在距骨性眶上嵴以上至少 1cm。③ 应确保注射的容积或剂量精确，并尽可能使用最低有效剂量。④ 不可在眉毛中心上方 1cm 内注射。

（2）用于“膀胱功能障碍”：注射前应向膀胱内注入足够 0.9%氯化钠注射液以使注射区可视化，但应避免膀胱过度膨胀；最后 1 个注射点给药前向注射器中再吸入约 1ml 无菌 0.9%氯化钠注射液，以确保剩余药液全部注入逼尿肌。

（3）用于“颈肌张力障碍”：每点剂量应不超过 50U。药物注入肩胛提肌可能增加上呼吸道感染和吞咽困难的发生风险。注入胸锁乳突肌的总剂量等于或小于 100U，可降低吞咽困难的发生率。

（4）本品用于 1 种以上适应证时，每 3 个月的累积剂量应不超过 400U。

【配伍禁忌】禁止与其他药物配伍。

【不良反应】

1. 心血管系统　高血压。上市后还有心律失常、心肌梗死的报道。

2. 呼吸系统　支气管炎、上呼吸道感染、咳嗽增加、鼻炎、咽炎、呼吸困难。还有肺炎、呼吸衰竭的报道。

3. 肌肉骨骼系统　面肌肌力减弱、肌无力、肌痉挛、颈痛、面瘫、肌肉骨骼僵硬、肌肉骨骼疼痛、关节痛、肌痛、颌痛、肢体疼痛、背痛、重症肌无力加重。还有肌萎缩的报道。

4. *泌尿生殖系统* 尿失禁、尿路感染、排尿困难、尿潴留、菌尿、血尿。

5. *免疫系统* 中和抗体形成。有过敏反应（血清病、荨麻疹、软组织水肿、呼吸困难）的报道。

6. *神经系统* 头痛、感觉异常、步态异常、多发性硬化加重、偏头痛加重、眩晕、头晕、张力亢进、嗜睡、发声困难、语言障碍、麻木、臂神经丛病变、晕厥、自主神经反射异常。还有新发癫痫、癫痫复发、周围神经病、神经根病变、感觉减退、去神经萎缩的报道。

7. *精神* 焦虑。

8. *消化系统* 胆绞痛、恶心、便秘、吞咽困难、口干。还有腹痛、腹泻、呕吐、食欲减退、厌食的报道。

9. *血液系统* 瘀斑。

10. *皮肤* 红斑、皮肤紧缩感、弥漫状皮疹。还有多形性红斑、皮肤瘙痒、毛发脱落（包括睫毛脱落）、银屑病样皮炎、多汗、银屑病样皮疹的报道。

11. *眼* 睑下垂、下睑后退、瞬目减少、睑裂闭合不全、垂直斜视、瞳孔散大、流泪、眼干、眼睑水肿、眼部感染、复视、浅层点状角膜炎、角膜炎、角膜穿孔、畏光、睑外翻、睑内翻、眼球后出血、结膜炎。还有闭角型青光眼、视物模糊、视觉障碍、斜视的报道。

12. *耳* 有听觉迟钝、耳鸣的报道。

13. *其他* 面部疼痛、注射部位反应（包括水肿、疼痛、刺激、感染、压痛、肿胀、出血、瘀伤、感觉异常、感觉减退、红斑、无力、角膜上皮缺损、角膜溃疡、眼睑红肿、眼周肌垂向位移）、跌倒、疲乏、无力、流感综合征、发热、感染。还有不适的报道。

【相互作用】

1. 氨基糖苷类抗生素、其他影响神经肌肉传导的药物（林克酰胺类药、多黏菌素类药、奎尼丁、硫酸镁、抗胆碱酯酶药、琥珀胆碱、钙通道阻滞剂）可增强本品的作用。

2. 于本品作用消除前给予其他肉毒毒素制剂，可能加重神经肌肉过度无力。

3. 抗胆碱能药继本品之后使用可增强全身性抗胆碱能作用。

【药动学】本品在注射点与大分子蛋白结合，在肌肉中弥散较慢，但全身代谢迅速并随尿排出。鼠腓肠肌中的放射性标记物的半衰期约为 10 小时。注射后 24 小时内，60%的放射性物质随尿液排出。本品可能由蛋白酶分解，而分子成分则通过正常代谢途径再循环。

【观察指标】对未插管的膀胱功能障碍者（尤其是伴多发性硬化、糖尿病的患者），应于治疗初始的 2 周内及 12 周内定期评估排空后残余尿量。

【用药宣教】

1. 本品对大于 50△斜视、固定性斜视、外直肌无力的 Duane 综合征、手术过矫性斜视、慢性麻痹性斜视、慢性第Ⅵ或第Ⅲ对脑神经麻痹、严重肌肉纤维挛缩者疗效不佳或无效。

2. 如本品注射后 1 个月无显著改善，且无明显的不良反应，可间隔至少 3 个月，调整剂量后重复注射。如治疗失败或重复治疗后疗效逐渐降低，应考虑替代治疗。

3. 因本品可导致尿潴留，故可接受导管插入的患者方可用于膀胱功能障碍的治疗。患者应于治疗前 1～3 日至治疗后 1～3 日预防性给予抗菌药物，以降低治疗相关的尿路感染发生的风险；同时，应于治疗前至少 3 日停用抗血小板药，接受抗凝药者应进行适当管理以降低出血的风险。

二、免疫球蛋白类

人免疫球蛋白

【类别】免疫球蛋白类。

【妊娠安全等级】C。

【作用机制】本品含多种免疫球蛋白（以 IgG 为主），静脉滴注后可迅速提高患者血液免疫球蛋白水平，从而增强机体的抗感染（病毒、细菌及其他病原体）能力和免疫调节功能。

【适应证】

1. 静脉注射剂用于：①原发性免疫球蛋白缺乏或低下症，如 X 连锁低免疫球蛋白血症、常见变异性免疫缺陷病、免疫球蛋白 G 亚型缺陷病。②继发性免疫球蛋白缺陷病，如重症感染、新生儿败血症。③自身免疫性疾病，如原发性血小板减少性紫癜、川崎病。

2. 肌内注射剂用于预防麻疹。

【禁用与慎用】

1. 对本品过敏或有其他严重过敏史者、有抗 IgA 抗体的选择性 IgA 缺乏者禁用。

2. 严重酸碱代谢紊乱患者、孕妇或可能妊娠的妇女慎用。

【给药途径和剂量】

1. 原发性免疫球蛋白缺乏或低下症　静脉滴注，首剂 400mg/kg，维持剂量为每次 200～400mg/kg，根据血清 IgG 水平和病情确定给药间隔时间，通常 1 个月 1 次。

2. 重症感染　静脉滴注，每日200～300mg/kg，连用 2～3 日。

3. 原发性血小板减少性紫癜　静脉滴注，每日 400mg/kg，连用 5 日。维持剂量为每次 400mg/kg，根据血小板计数和病情确定给药间隔时间，通常每周 1 次。

4. 预防麻疹　肌内注射为预防发病或减轻症状，可在与麻疹患者接触 7 日内注射，每次 0.05～0.15ml/kg。5 岁以下儿童每次 1.5～3.0ml，6 岁以上儿童最大注射量为每次 6ml。一次注射预防效果通常为 2～4 周。

5. 川崎病　静脉滴注，发病 10 日内给药，单剂 2g/kg。

【配伍禁忌】与阿莫西林克拉维酸钾、氨苄西林钠舒巴坦钠、夫西地酸钠、氯化钠、抗人 T 细胞兔免疫球蛋白、抗人淋巴细胞免疫球蛋白、哌拉西林三唑巴坦钠、人血白蛋白、瑞芬太尼、乌司他丁、替卡西林克拉维酸钾、脂肪乳氨基酸葡萄糖等有配伍禁忌。

【不良反应】少见心悸、一过性头痛、恶心、注射部位反应（红肿、疼痛）。

【相互作用】尚不明确。

【药动学】据文献报道，人免疫球蛋白的生物半衰期为 16～24 日。

【观察指标】滴注期间定期监测患者的一般情况和生命体征，必要时减慢或暂停滴注。

【用药宣教】静脉滴注开始给药时，滴注速度为 1ml/min（约 20 滴/分），若持续 15 分钟后无不良反应可逐渐加快滴速，最快滴注速度为 3ml/min（约 60 滴/分）。其他本品肌内注射剂不得用于静脉滴注。

破伤风人免疫球蛋白

【类别】免疫球蛋白类。

【妊娠安全等级】C。

【作用机制】本品系由破伤风类毒素免疫的健康供血浆者血浆，经低温乙醇分离提取制备而成的特异性免疫球蛋白。其中 90%以上为丙种球蛋白，含有特异性破伤风抗体，具有中和破伤风毒素的作用。进入机体后，使患者及时、快速地获得高效价的破伤风抗体，从而起到急救治疗和被动免疫预防作用，但作用维持时间不长，可使用吸附破伤风疫苗进行主动免疫，以取得持久的免疫效果。

【适应证】用于防治破伤风，尤其适用于对破伤风抗毒素（TAT）有过敏反应者。

【禁用与慎用】

1. 对人免疫球蛋白类制品有过敏史者禁用。

2. 血小板减少、凝血障碍患者、孕妇或可能妊娠的妇女、哺乳期妇女慎用。

【给药途径和剂量】肌内注射：①预防，每次 250U，创面严重或创面污染严重者剂量可加倍。②治疗，每次 3000～6000U。尽快用完，可多点注射。

【配伍禁忌】与阿莫西林克拉维酸钾、氨苄西林舒巴坦钠、抗人 T 细胞兔免疫球蛋白、抗人淋巴细胞免疫球蛋白、哌拉西林三唑巴坦钠、人血白蛋白、瑞芬太尼、乌司他丁、替卡西林克拉维酸钾、脂肪乳氨基酸葡萄糖有配伍禁忌。

【不良反应】注射部位红肿、疼痛，无须特殊处理，可自行恢复。

【相互作用】免疫球蛋白可能降低活疫苗的作用。

【药动学】本品注射后约 7 日达血药峰浓度，45%～55%注射剂量在血液循环中。半衰期为 3～4 周，IgG 和 IgG 复合物通过单核吞噬细胞系统清除。

【用药宣教】使用本品期间不能接种活疫苗。

马破伤风免疫球蛋白

【类别】抗毒素及免疫血清。

【作用机制】本品为高效价的破伤风抗体，能特异地中和破伤风毒素，起到被动免疫作用。

【适应证】用于预防和治疗破伤风梭菌感染的短期被动免疫。

【禁用与慎用】如果有破伤风人免疫球蛋白注射剂，应避免使用本品；过敏试验为阳性反应者慎用。

【给药途径和剂量】外伤的常规治疗不应使用破伤风抗毒素（马源），应优先使用破伤风人免疫球蛋白。如果不可获得破伤风人免疫球蛋白，需要使用马源的抗毒素，可参考以下用法用量。

1. 用法　皮下或上臂、臀部肌内注射，不得用作静脉注射。使用前必须先做过敏试验。皮下注射应在上臂三角肌附着处。肌内注射应在上臂三角肌中部或臀大肌外上部。

2. 用量　1 次皮下注射或肌内注射 1500～3000U，儿童与成年人用量相同；伤势严重者可增加用量1～2倍。经5～6日，如破伤风感染危险未消除，应重复注射。

3. *脱敏注射法* 在一般情况下，可用氯化钠注射液将抗毒素稀释10倍，分小量数次作皮下注射，每次注射后观察30分钟。第1次可注射10倍稀释的抗毒素0.2ml，观察无发绀、气喘或显著呼吸短促、脉搏加速时，即可注射第2次（0.4ml），如仍无反应则可注射第3次（0.8ml），如仍无反应即可将瓶子中未稀释的抗毒素全量进行皮下注射或肌内注射。有过敏史或过敏试验强阳性者，应将第1次注射量和以后的递增量适当减少，分多次注射，以免发生剧烈反应。

【配伍禁忌】禁止与其他药物配伍。

【不良反应】

1. *过敏性休克* 可在注射中或注射后数分钟至数十分钟内突然发生。患者突然表现沉郁或烦躁、面色苍白或潮红、胸闷或气喘、出冷汗、恶心或腹痛、脉搏细速、血压下降，重者神志昏迷、虚脱，如不及时抢救可以迅速死亡。轻者注射肾上腺素后即可缓解；重者需输液输氧，使用升压药维持血压，并使用抗过敏药物及肾上腺皮质激素等进行抢救。

2. *血清病* 主要症状为荨麻疹、发热、呼吸困难、淋巴结肿大、局部水肿，偶有蛋白尿、呕吐、关节痛，注射部位可出现红斑、瘙痒及水肿。肾炎、心肌炎、神经炎、多发性关节炎及葡萄膜炎等极罕见血清病并发症也有报道。一般系在注射后7～14天发病，称为延缓型。亦有在注射后2～4天发病，称为加速型。对血清病应对症疗法，可使用钙剂或抗组胺药物，一般数日至十数日即可痊愈。

【相互作用】免疫球蛋白制品中的抗体可能干扰活病毒疫苗（如麻疹、腮腺炎、脊髓灰质炎和疱疹疫苗）的反应，所以建议在注射破伤风人免疫球蛋白大约3个月后再使用这些疫苗。

【观察指标】过敏试验：用氯化钠注射液将抗毒素稀释10倍（0.1ml抗毒素加0.9ml氯化钠注射液），在前掌侧皮下注射0.05ml，观察30分钟。注射部位无明显反应者，即为阴性，可在严密观察下直接注射抗毒素。如注射部位出现皮丘增大、红肿、浸润，特别是形似伪足或有痒感者，为阳性反应，必须用脱敏法进行注射。如注射局部反应特别严重或伴有全身症状，如荨麻疹、鼻咽刺痒、喷嚏等，则为强阳性反应，应避免使用抗毒素。如必须使用时，则应采用脱敏注射，并做好抢救准备，一旦发生过敏休克，立即抢救。无过敏史者或过敏反应阴性者，也并非没有发生过敏休克的可能。为慎重起见，可先注射小量于皮下进行试验，观察30分钟，无异常反应，再将全量注射于皮下或肌内。

【用药宣教】门诊患者注射抗毒素后，须观察30分钟始可离开。

人狂犬病免疫球蛋白

【类别】免疫球蛋白类。

【妊娠安全等级】C。

【作用机制】本品含高效价狂犬病抗体，能特异性地中和狂犬病毒，起到被动免疫作用。

【适应证】用于被狂犬或其他疯动物咬伤、抓伤患者的被动免疫。

【禁用与慎用】对人免疫球蛋白过敏者禁用。

【给药途径和剂量】皮下浸润注射/肌内注射。及时、彻底地清创后在受伤部位用所需总量的1/2进行皮下浸润注射，余下剂量进行肌内注射（头部咬伤可注射于背部肌肉）。建议尽可能多地在伤口部位注射，余下剂量可注射于大腿肌肉；如无足够体积则应将本品稀释后注射。每次20U/kg，如所需总剂量大于10ml，可在1～2日分次注射。注射完毕后，即可进行狂犬病疫苗的注射，注射部位与器具应严格分开。

【配伍禁忌】与阿莫西林克拉维酸钾、氨苄西林舒巴坦钠、抗人T细胞兔免疫球蛋白、抗人淋巴细胞免疫球蛋白、人用狂犬病疫苗（地鼠肾细胞）、哌拉西林三唑巴坦钠、人血白蛋白、瑞芬太尼、乌司他丁、替卡西林克拉维酸钾、脂肪乳氨基酸葡萄糖有配伍禁忌。

【不良反应】罕见肾病综合征、过敏性休克、血管神经性水肿、皮肤潮红、注射部位红肿、疼痛。

【相互作用】本品可干扰机体对活病毒疫苗的免疫应答，使用本品后3个月内不得接种活病毒疫苗。

【用药宣教】

1. 怀疑有狂犬病暴露的患者均应联用狂犬病疫苗和本品。如患者接种过狂犬病疫苗并具有足够的抗狂犬病抗体滴度，仅再次接种疫苗而不使用本品。

2. 使用本品时无须做过敏试验。

3. 治疗性疫苗启动后，不推荐再次使用本品，以免妨碍主动免疫的充分表达。

三、疫苗类

抗炭疽血清

【类别】抗毒素及免疫血清。

【作用机制】本品为应用炭疽杆菌抗原免疫马，将获得的马血浆经胃蛋白酶消化后，用硫酸铵盐析法制成的液体或冻干的免疫球蛋白。用于炭疽病的治疗和预防。注射本品可使机体及时、快速地获得特异性的被动免疫，从而起到预防炭疽病的作用，但维持时间较短且可能引起过敏反应，故此种应急预防措施无法代替常规的炭疽疫苗免疫。大量注射本品可中和侵入机体的炭疽菌抗原，从而起到治疗作用。

【适应证】用于预防及治疗炭疽。

【禁用与慎用】过敏试验阳性反应者慎用。

【给药途径和剂量】

1. *预防炭疽*　皮下注射或肌内注射：每次20ml。

2. *治疗炭疽*　肌内注射，原则上应早期给予大剂量，第1日可使用20～30ml，待体温恢复正常、水肿消退后，可根据病情给予维持量。

【配伍禁忌】禁止与其他药物配伍。

【不良反应】

1. *过敏反应*　可见过敏性休克，突然表现抑郁或烦躁、全身皮肤瘙痒、面色苍白或潮红、荨麻疹、血管神经性水肿、哮喘、喉头水肿、呼吸困难、窒息、心律失常、意识丧失、胸闷、气喘、出冷汗、恶心、腹痛、脉搏细速、血压下降，重者神志昏迷、虚脱。

2. *血清病*　主要表现为皮疹（主要为荨麻疹）、发热、淋巴结肿大、脾大、局部水肿。偶有蛋白尿，呕吐，关节痛，注射部位红斑、瘙痒、水肿。此外，血检可见中性粒细胞增多、红细胞沉降率加快，个别患者可见血尿。严重者还可见血管神经性水肿、器官水肿。一般于注射后7～14日发病，称为延缓型。亦有于注射后2～4日发病，称为加速型。

【相互作用】尚不明确。

【观察指标】注射前须做过敏试验，具体方法如下：以氯化钠注射液将抗血清稀释10倍，在前臂掌侧皮下注射0.05ml，观察30分钟。如注射部位无明显反应者，即为阴性，可在密切监测下直接注射抗血清。如注射局部出现皮丘增大、红肿、浸润，尤其形似伪足或有痒感者，即为阳性反应，须用脱敏法进行注射。如注射局部反应特别严重或除局部反应外伴全身症状，如荨麻疹、鼻咽刺痒、喷嚏等，则为强阳性反应，应尽量避免使用抗血清，如必须使用，则应采用脱敏注射，并做好抗过敏性休克抢救的准备。

【用药宣教】

1. 门诊患者注射抗血清后，须监测30分钟，无不良反应方可离开。

2. 每次注射须保存详细记录，包括姓名、性别、年龄、住址、注射次数、上次注射后的反应情况、本次过敏试验结果及注射后反应情况、所用血清的生产单位名称及批号。

3. 使用本品需避免发生过敏反应。使用前需详细询问既往过敏史，患者本人及其直系亲属有支气管哮喘、花粉症、湿疹或血管神经性水肿等病史，或对某种物质过敏，或患者本人曾注射马血清制剂，需特别注意。

4. 无过敏史或过敏试验阴性反应者，也并非无发生过敏性休克的可能，为慎重起见，可先小剂量皮下注射，监测30分钟，无异常反应再注射全量。

人用狂犬病疫苗（Vero细胞）

【类别】病毒疫苗类。

【作用机制】本品是用狂犬病毒固定毒株接种Vero细胞，培养后收获病毒液，经浓缩、灭活、纯化，并加入适量的稳定剂制成。接种本品后，可刺激机体产生抗狂犬病毒免疫力。

【适应证】用于预防狂犬病。

【禁用与慎用】

1. 暴露后无禁忌证，以下为暴露前禁忌证：对本品或抗生素过敏、急性疾病、严重慢性病、慢性病的急性发作期、发热、未控制的癫痫或其他进行性神经系统疾病。

2. 有惊厥史或惊厥家族史者、有癫痫史者、慢性疾病患者、孕妇、哺乳期妇女慎用。

【给药途径和剂量】肌内注射1剂含狂犬病疫苗效价不低于2.5U。具体接种方法：①暴露前免疫程序：于0日（即第1日，下同）、7日、21日或28日各接种1剂，共3剂。②暴露后免疫程序：A. 未接受过免疫接种者：于0日、3日、7日、14日、28日各接种1剂，共5剂；或于0日在左右上臂三角肌各接种1剂，于7日、21日各接种1剂，共4剂。B. 已接受过免疫接种者：1年内接受过全程免疫，或3年内接受过全程免疫与加强免疫者，于0日、3日各接种1剂。1年前接受过全程免疫，或3年前接受过全程免疫与加强免疫者，应全程接种。③以下人群首剂加倍：A. 注射疫苗前注射过抗狂犬病血清或人免疫球蛋白者。B. 先天或获得性免疫缺陷患者。C. 接受免疫抑制剂（包括抗疟疾药）治疗的患者。D. 暴露后48小时或更长时间后才注射狂犬病疫苗者。

【配伍禁忌】不可与其他药物配伍使用。

【不良反应】

1. 肌肉骨骼系统　关节痛、肌痛。

2. 免疫系统　过敏反应（包括荨麻疹、过敏性休克、过敏性紫癜）。

3. 神经系统　头痛、眩晕。

4. 消化系统　呕吐、腹痛。

5. 皮肤　血管神经性水肿。

6. 其他　注射部位反应（包括红肿、疼痛、瘙痒）、发热、无力。

【相互作用】皮质激素、免疫抑制剂可干扰抗体产生，并导致免疫接种失败。

【用药宣教】

Ⅰ级暴露为触摸动物，被动物舔触皮肤无破损，通常无须治疗。Ⅱ级暴露为无出血的皮肤咬伤、抓伤，应按暴露后免疫程序接种疫苗。Ⅲ级暴露为一处或多处皮肤出血性咬伤或抓伤，黏膜被唾液污染，应按暴露后免疫程序立即注射狂犬病疫苗和抗狂犬病血清或免疫球蛋白。

人用狂犬病疫苗（地鼠肾细胞）、人用狂犬病疫苗（鸡胚细胞）、人用狂犬病疫苗（人二倍体细胞）参见“人用狂犬病疫苗（Vero细胞）”。

第八章　抗肿瘤药及免疫调节剂

第一节　抗肿瘤药

一、烷化剂

氮芥

【类别】烷化剂类抗肿瘤药。

【妊娠安全等级】D。

【作用机制】本品为一种双功能烷化剂类抗癌药，具有细胞周期非特异性。对增殖细胞各期和暂时静止的 G_0 期均有杀伤作用，但对迅速分裂的细胞作用最大。本品可与 DNA 交叉联结，或在 DNA 和蛋白质之间交叉联结，阻止 DNA 复制，同时对 RNA 和蛋白质合成也有抑制作用，从而造成细胞损伤或死亡。

【适应证】

1. 用于治疗恶性淋巴瘤，尤其是霍奇金淋巴瘤，也可腔内用药控制癌性胸腔积液、心包积液及腹水。

2. 外用可治疗皮肤蕈样真菌病。

3. 本品酊剂可用于白癜风。

【超说明书用药】用于治疗肺癌、上腔静脉综合征及头颈部癌等。

【禁用与慎用】

1. 对本品过敏者、孕妇禁用，儿童禁用本品酊剂。

2. 有骨髓抑制者或肿瘤已浸润至骨髓者、感染者、曾接受过化疗或放疗者、肝肾功能不全者慎用。

【给药途径和剂量】

1. *恶性淋巴瘤*　静脉注射，每次 4～6mg（0.1mg/kg），加 0.9%氯化钠注射液 10ml，由侧管冲入，再滴注适量 0.9%氯化钠注射液或 5%葡萄糖注射液。每周 1 次，连用 2 次，休息 1～2 周后重复给药。

2. *癌性胸腔积液、心包积液及腹水*　腔内注射，每次 5～10mg，用 0.9%氯化钠注射液 20～40ml 稀释后立即注入，每周 1 次，必要时可重复。

3. *皮肤蕈样真菌病*　本品为搽剂，每 1ml 用乙醇稀释成 200ml（浓度为 500mg/L）后，涂擦患处。

4. *白癜风*　局部给药，用棉签或毛刷蘸取药液轻涂患处，每日 2 次。

5. *肺癌*

（1）静脉注射：每次 5～10mg（0.1～0.2mg/kg），每周 1 次，一疗程总量为 30～60mg。

（2）动脉注射：每次 5～10mg（0.1～0.2mg/kg），用 0.9%氯化钠注射液稀释，每日或隔日 1 次。

注意：因本品稀释后不稳定，稀释后应于 10 分钟内注射，不可作静脉滴注。

【配伍禁忌】与表柔比星、参芪、柔红霉素、奈达铂、美司钠有配伍禁忌。

【不良反应】

1. *泌尿生殖系统*　可致月经紊乱、卵巢功能衰竭、睾丸萎缩、精子减少等。可见血、尿中尿酸含量增加。

2. *神经系统*　可有头晕、乏力。

3. *消化系统*　可降低血浆胆碱酯酶浓度、可见食欲减退、恶心、呕吐或腹泻，常出现于注射后 3～6 小时，持续约 24 小时。

4. *血液系统*　本品最常见的不良反应为骨髓抑制。可显著降低白细胞及血小板计数，严重者可出现全血细胞减少。

5. *皮肤*　可见脱发。局部给药可产生迟发性皮肤过敏反应。

6. *其他*　①长期用药者，出现继发性肿瘤的风险增加。②本品局部刺激作用较强，多次注射可引起血管硬化、疼痛及血栓性静脉炎。高浓度局部灌注可导致严重的外周静脉炎、肌肉坏死及脱皮。药液外漏可致局部肿胀、疼痛，甚至组织坏死、溃疡。

【相互作用】

1. 本品有骨髓抑制作用，勿与氯霉素、磺胺类药、保泰松等可能加重骨髓损害的药合用。

2. 烷化剂的耐药性与 DNA 受损后的修复能力有关，咖啡因、氯喹可阻止其修复，故可增效。

【药动学】静脉注射后，迅速分布于肺、小肠、脾、肾和肌肉中，脑组织中含量最少。主要在体液和组织中代谢。半衰期较短。动物实验表明，用药后 48 分钟，本品血药浓度降低 65%～90%，给药 6

小时及 24 小时后，血及组织中药物含量较低。20%的药物以二氧化碳形式经呼吸道排出，有多种代谢产物随尿排泄，原形药随尿排出量低于 0.01%。

【观察指标】用药期间须每周检查血常规及血小板计数 1～2 次，应定期检查肝、肾功能及血尿酸。有严重呕吐者应测定血电解质。

【用药宣教】

1. 用药前后给予止吐剂、镇静药可减轻胃肠道反应。

2. 注意口腔卫生，多饮水，防止出现高尿酸血症。

3. 育龄期女性使用时应采取有效避孕措施。

4. 哺乳期女性使用时应暂停哺乳。

环磷酰胺

【类别】烷化剂类抗肿瘤药。

【妊娠安全等级】C。

【作用机制】本品为氮芥类烷化剂，在体外无活性，在体内被肝微粒体酶激活，转变成 4-羟基环磷酰胺，等同于其异构体醛磷酰胺，这些异构体部分自发产生、部分经酶转换为非活性和活性代谢产物（特别是磷酰胺氮芥和丙烯醛）。本品的细胞毒作用基于其烷化代谢物与 DNA 的相互作用。烷化的结果导致 DNA 链断裂及与 DNA-蛋白交联的联结，使细胞周期中 G_2 期被延迟。细胞毒性作用于细胞周期每一阶段是非特异的，但对细胞周期是特异的。丙烯醛无抗肿瘤活性，但可引起泌尿系统毒性反应。本品可能的免疫抑制作用仍有争议。

【适应证】

1. 用于白血病：急性或慢性淋巴细胞白血病、髓系白血病。

2. 用于恶性淋巴瘤：霍奇金淋巴瘤、非霍奇金淋巴瘤、浆细胞瘤。

3. 用于转移性和非转移性恶性实体瘤：卵巢癌、乳腺癌、小细胞肺癌、成神经细胞瘤、尤因肉瘤、睾丸肿瘤、头颈部鳞癌、鼻咽癌。

4. 用于进行性自身免疫性疾病：类风湿关节炎、银屑病关节炎、系统性红斑狼疮、硬皮病、全身性脉管炎（如伴有肾病综合征）、某些类型的肾小球肾炎（如伴肾病综合征）、重症肌无力、自身免疫性溶血性贫血、冷凝集素病。

5. 用于器官移植时的免疫抑制治疗。

6. 用于儿童横纹肌肉瘤、骨肉瘤。

【超说明书用药】

1. 用于妊娠滋养细胞肿瘤（高风险）。

2. 用于复发性心包炎。

3. 用于葡萄膜炎。

【禁用与慎用】

1. 对本品或其代谢物过敏者、严重骨髓功能损害患者、膀胱炎患者、尿路阻塞患者、急性感染患者、孕妇禁用。

2. 有心脏毒性风险或心脏病病史者、骨髓抑制患者、感染患者、肝肾功能不全者、急性卟啉病患者、先前接受过放疗的患者慎用。

【给药途径和剂量】

1. 用于恶性肿瘤

（1）本品主要经口服或静脉给药，由于本品对组织无刺激，无发泡作用，也可供肌内注射。由于本品须在肝内活化，故局部用于各体腔灌注，其疗效并非理想所及。

（2）英国的低剂量方案，单剂量 2～6mg/kg，每周静脉注射 1 次，或分次口服；中剂量方案，10～15mg/kg，每周静脉注射 1 次；高剂量方案，20～40mg/kg，每 10～20 天静脉注射 1 次，在本品单剂量超过 10mg/kg 时，建议使用美司钠。如本品采用静脉注射方式，美司钠的静脉注射用量就是本品的 20%，此为第 1 次，在给予本品的同时开始，15～30 分钟静脉滴注完毕，每隔 4 小时再给药 1 次，共用 3 次，美司钠的总用量等于本品剂量的 60%。每次使用本品时，美司钠也如法重复。在儿童和患者处于尿毒性高度危险时，美司钠的剂量应分别加量至本品剂量的 40%，每隔 3 小时 1 次，共用 4 次；这样美司钠的总用量就等于本品剂量的 160%。如美司钠采用口服方式，就应在注射本品前 2 小时开始给予，每隔 4 小时口服 1 次 40%的本品剂量，共用 3 次；这样美司钠的总用量就等于本品剂量的 120%。可供选用的另一方案：美司钠的开始剂量（相当于本品剂量的 20%）可以静脉给药，然后在静脉给药后 2 小时和 6 小时各口服 1 次（每次相当于本品剂量的 40%）。如果本品是口服给药，那么可以采用以上任何一个方案。

（3）如果本品在 24 小时内采用静脉滴注方式，美司钠就静脉滴注本品总用量的 20%，继而在 24 小时内静脉滴注本品总用量的 100%，然后在 12 小时内静脉滴注 60%。最后的 12 小时静脉滴注也可以为分 3 次静脉注射所取代，每次间隔 4 小时静脉注射本品剂量的 20%，第 1 次静脉注射在第 1 次静脉滴注停止后 4 小时给予。可供选用的另一方案是，给予 3 次美司钠口服，每次给予本品剂量的

40%，第 1 次口服在静脉滴注停止后 24 小时给予，第 2 和第 3 次分别在以后 2 小时和 6 小时给予。

（4）在美国，对恶性肿瘤的单剂量治疗，推荐开始的剂量为 40～50mg/kg，于第 2～5 日分次静脉给药。其他的静脉方案为每 7～10 日给予 10～15mg/kg，或每周 2 次，每次 3～5mg/kg。或者每天口服 1～5mg/kg。

2. 用于免疫抑制

（1）成年人常用量：①口服，每天按体重 2～3mg/kg。②静脉注射，每次 4mg/kg，每日或隔日 1 次；或每次 600～1200mg，7～10 天 1 次。

（2）小儿常用量：①口服，2～6mg/（kg•d）。②静脉注射，每次 2～6mg/kg，每日或隔日 1 次；或每次 10～15mg/kg，每周 1 次，以 0.9%氯化钠注射液 20ml 稀释后缓慢注射。

【配伍禁忌】与苯甲醇、表柔比星、多柔比星、两性霉素 B 脂质体复合物、奈达铂等有配伍禁忌。

【不良反应】

1. 主要限制剂量的不良反应是骨髓抑制，表现为白细胞减少。单剂量给药后最明显的抑制作用发生于用药后的 1～2 周，3～4 周可望恢复。血小板减少和贫血较少发生，且不太严重。

2. 膀胱炎的发生率约为 40%，因代谢产物丙烯醛出现在尿中所致，表现的症状较重，常伴有血尿。大量饮水，维持尿量并静脉注射美司钠 0.4～0.5g/m^2，可望减轻症状。

3. 使用常用量时，约有 20%患者于用药 3 周内出现脱发；使用高剂量时，所有患者均发生脱发，一般是可逆转的。

4. 偶见肝功能受损、皮肤色素沉着、月经不调、精子失活、肺纤维化、心肌受损和抗利尿激素分泌不足。

【相互作用】

1. 大剂量巴比妥类、皮质激素类药物可影响本品的代谢，从而增强本品的急性毒性反应。

2. 血管紧张素转换酶抑制剂（ACEI）、那他珠单抗、紫杉醇、噻嗪类利尿药、齐多夫定等与本品合用可能导致血液毒性和（或）免疫抑制增加。

3. 本品与蒽环类药、阿糖胞苷、喷司他丁、曲妥珠单抗合用可能导致心脏毒性增加。

4. 胺碘酮、粒细胞集落刺激因子（G-CSF）、粒细胞-巨噬细胞集落刺激因子（GM-CSF）与本品合用可能导致肺毒性增加。

5. 两性霉素 B、吲哚美辛与本品合用可能导致肾毒性增加。

6. 合用硫唑嘌呤可增加发生肝坏死的风险。

7. 韦格纳肉芽肿患者合用本品与依那西普可能使非皮肤恶性实体肿瘤的发病率升高。

8. 与甲硝唑合用有引起急性脑病的报道。

9. 合用他莫昔芬可能增加发生血栓栓塞并发症的风险。

10. 合用环孢素可能导致移植物抗宿主病的发病率升高。

11. 本品与去极化肌肉松弛药（如琥珀胆碱）合用可能延长去极化肌肉松弛药的神经肌肉阻滞作用，还可能导致呼吸暂停延长。

12. 本品的免疫抑制效应可能降低对疫苗接种的反应。使用活疫苗还可导致疫苗相关感染。

13. 本品与磺脲类药合用可能增强磺脲类药的降血糖作用。

14. 本品与可卡因合用可延长可卡因的作用时间并增加毒性。

15. 本品合用抗痛风药（如别嘌醇、秋水仙碱、丙磺舒）可减弱抗痛风药的作用。

16. 合用华法林可使华法林的作用增强或减弱。

17. 阿瑞匹坦、安非他酮、白消安、氯霉素、环丙沙星、氟康唑、伊曲康唑、普拉格雷、磺胺类药、塞替派可延长本品的半衰期。

18. 昂丹司琼与高剂量的本品合用，可导致本品的 AUC 减少。

【药动学】

成年人静脉注射本品后，24 小时内本品及其代谢产物的血药浓度大幅降低，但 72 小时内仍可在血浆内检测到。本品与大多数蛋白不结合，但 50%代谢产物与血浆蛋白结合。可通过血-脑脊液屏障。在体外不被激活，在体内可被激活。50%～70%的药物于 48 小时内经肾脏排泄，其中 68%为代谢物，32%为原形。血浆半衰期成年人为 7 小时，儿童为 4 小时。本品可经透析清除。

【观察指标】

1. 糖尿病患者用药期间应密切监测血糖。

2. 监测血细胞计数：①每次用药前和用药期间定期监测白细胞计数：开始时每 5～7 日监测 1 次，如白细胞计数低于 3×10^9/L，应每 2 日监测 1 次，必要时每日监测；长期用药的患者应每 2 周监测 1 次。如出现骨髓抑制征象，还应监测红细胞计数、血小板计数。②每次用药前和用药后适当的时间间隔监测血小板计数、血红蛋白。

3. 定期监测尿沉渣计数。

4. 监测血尿素氮、血肌酐、电解质。

【用药宣教】

1. 使用本品治疗前对男性应进行精子保存；有生育能力的男性和女性患者治疗期间和治疗结束后至少 6 个月内必须采取避孕措施。

2. 给予预防口炎的措施和改善口炎的药物。

苯丁酸氮芥

【类别】烷化剂类抗肿瘤药。

【妊娠安全等级】D。

【作用机制】本品为芳香族氮芥衍生物，是具有双重功能的烷化剂，通过形成高活性的乙撑亚胺基团产生烷基化作用，可能的作用方式为乙撑亚胺的衍生物在 DNA 的两条螺旋链上交联，进而破坏 DNA 的复制。

【适应证】单用或与其他化疗药联用于霍奇金淋巴瘤、非霍奇金淋巴瘤、慢性淋巴细胞白血病、瓦氏巨球蛋白血症、晚期卵巢腺癌、晚期乳腺癌。

【禁用与慎用】

1. 对本品过敏者、对本品耐药者禁用。

2. 有癫痫史者、头部外伤者慎用。

【给药途径和剂量】

1. *霍奇金淋巴瘤*　口服给药，每日 0.2mg/kg，持续用药 4～8 周。

2. *非霍奇金淋巴瘤*　口服给药，初始剂量为每日 0.1～0.2mg/kg，持续用药 4～8 周；维持治疗时，可减少剂量或改为间歇给药。

3. *慢性淋巴细胞白血病*　口服给药，通常在已出现症状或外周血细胞计数提示存在骨髓受损（非骨髓衰竭）时开始使用本品，初始剂量为每日 0.15mg/kg，直至白细胞数降至 10×10^9/L。可于第 1 个疗程结束 4 周后再次使用本品，剂量为每日 0.1mg/kg。

4. *瓦氏巨球蛋白血症*　口服给药，初始剂量为每日 6～12mg，直至出现白细胞减少，随后视病情调整剂量至每日 2～8mg。

5. *晚期卵巢腺癌*　口服给药，每日 0.2mg/kg，持续用药 4～6 周；或每日 0.3mg/kg，直至白细胞减少。维持剂量为每日 0.2mg/kg，持续用药 2～4 周，每 2 个疗程间隔 2～6 周。

6. *晚期乳腺癌*　口服给药。①单用：每日 0.2mg/kg，持续用药 6 周。②与泼尼松龙联用：每日 14～20mg，持续用药 4～6 周。③与甲氨蝶呤、氟尿嘧啶、泼尼松龙联用：每日 5～7.5mg/m^2。

肝功能明显异常者应考虑减少剂量。如出现骨髓淋巴细胞浸润或骨髓增生，日剂量不应超过 0.1mg/kg。

【配伍禁忌】与表柔比星、参芪成方、柔红霉素、奈达铂、美司钠有配伍禁忌。

【不良反应】

1. *呼吸系统*　间质性肺炎。长期用药可见肺间质纤维化。

2. *泌尿生殖系统*　无菌性膀胱炎、男性染色单体和染色体损害、卵巢功能抑制、闭经、不孕不育。总剂量达 400mg 时可见精子活力缺乏。

3. *神经系统*　抽搐、肌肉痉挛、癫痫、周围神经病、震颤、意识模糊、共济失调、弛缓性麻痹。

4. *精神*　激越、幻觉。

5. *消化系统*　肝毒性、黄疸、恶心、呕吐、腹泻、口腔溃疡。

6. *血液系统*　白细胞减少、中性粒细胞减少、血小板减少、全血细胞减少、贫血、不可逆性骨髓衰竭、白血病。

7. *皮肤*　血管神经性水肿、荨麻疹、皮疹、多形性红斑、中毒性表皮坏死松解症、史-约综合征。

8. *其他*　发热、继发性恶性肿瘤。

【相互作用】保泰松可增强本品的毒性，合用时应减少本品的剂量。

【药动学】本品可从胃肠道吸收，其生物利用度为 25%～89%（平均 56%）。胃内有食物存在时，吸收减慢。吸收后快速全身分布，其分布容积为 0.5L/kg，主要通过自身水解而失活。半衰期为 40～140 分钟。本品随尿排出，原药占 10%。开始的蛋白结合率为 50%～60%，12 小时后增加到 80%～90%。

【观察指标】

1. 用药期间密切监测全血细胞计数。

2. 严重肝、肾功能不全者用药时应监测肝、肾功能。

【用药宣教】

1. 免疫受损患者接种活疫苗可能引起感染，不推荐接种活疫苗。

2. 本品与其他潜在致癫痫药合用时应谨慎。

3. 育龄期女性和男性患者的性伴侣在用药期间应采取避孕措施。

美法仑

【类别】烷化剂类抗肿瘤药。

【妊娠安全等级】D。

【作用机制】本品为双功能烷化剂，属细胞周期非特异性抗肿瘤药。作为苯丙氨酸氮芥的左旋体，本品作用强于消旋体苯丙氨酸氮芥。作用机制与氮芥相似，可与DNA及RNA发生交叉联结，也可抑制蛋白质的合成。其产生耐药性的机制为谷胱甘肽水平提高、药物运转缓慢、DNA修复增强。抑制谷胱甘肽-*S*-转移酶可增强本品的抗肿瘤作用。

【适应证】

1. 用于治疗多发性骨髓瘤、乳腺癌、晚期卵巢腺癌。

2. 用于真性红细胞增多症。

【超说明书用药】

1. 用于不可切除的卵巢恶性上皮性肿瘤（姑息疗法）。

2. 用于慢性髓细胞性白血病、子宫内膜癌、瓦氏巨球蛋白血症。

3. 用于轻链淀粉样变。

4. 用于治疗慢性淋巴细胞白血病、恶性淋巴瘤、骨软骨病。

5. 动脉灌注可用于治疗肢体恶性黑色素瘤、软组织肉瘤及骨肉瘤。

6. 大剂量给药用于造血干细胞移植的预处理。

【禁用与慎用】

1. 对本品过敏者、已对本品有耐药性的患者、近期患水痘或带状疱疹者、孕妇禁用。

2. 肾功能不全者、有痛风史或尿路结石患者、近期接受过放疗和化疗者、骨髓储备能力下降者、曾接受过细胞毒性药物治疗骨髓功能尚在恢复者慎用。

【给药途径和剂量】

1. *多发性骨髓瘤* 口服给药，每日0.15mg/kg，分次服用，连用4日，每6周重复1个疗程。

2. *乳腺癌* 口服给药，每日0.15mg/kg或6mg/m^2，连用5日，每6周重复1个疗程。当出现骨髓毒性时应减量。

3. *卵巢癌* 口服给药，每日0.2mg/kg，连用5日，每4～8周或当外周血象恢复时重复1个疗程。静脉给予单剂量1mg/kg，如血小板和中性粒细胞计数许可，可重复给药。可用0.9%氯化钠注射液稀释后进行静脉滴注，从配制输液到静脉滴注完毕的时间不能超过1.5小时。

4. *真性红细胞增多症* 口服给药，诱导缓解期每日6～10mg，连用5～7日，之后每日2～4mg，直至症状得到控制；维持量为每次2～6mg，每周1次。

5. *肢体恶性黑色素瘤、软组织肉瘤及骨肉瘤* 动脉灌注，每次20～40mg。

【配伍禁忌】与阿莫西林、氨丁三醇、奥美拉唑、苯巴比妥、苯妥英钠、苄星青霉素、二氮嗪、环孢素、硫喷妥钠、氯丙嗪、氯氮䓬、5%葡萄糖、阿莫西林克拉维酸、氨苄西林舒巴坦钠、乳酸钠林格、氟氯西林阿莫西林、高三尖三酯碱水解蛋白、异戊巴比妥有配伍禁忌。

【不良反应】

1. *心血管系统* 可见心动过速、低血压、静脉闭塞性疾病。

2. *代谢/内分泌系统* 可见水肿。

3. *呼吸系统* 可见支气管痉挛、呼吸困难、肺纤维化，罕见间质性肺炎。

4. *泌尿生殖系统* 可见血尿酸增加、血尿素氮暂时性显著升高。

5. *免疫系统* 有约2%静脉给药的患者发生超敏反应的报道。

6. *消化系统* 可见肝功能异常、肝炎、黄疸、恶心、呕吐、食欲缺乏，大剂量用药时较明显。罕见口腔溃疡、胃炎、腹泻。静脉大剂量使用可引起口腔黏膜炎。

7. *血液系统* 骨髓抑制，表现为白细胞减少、血小板减少及贫血，白细胞减少于用药后2～3周出现，老年患者的骨髓抑制有时可延续5～6周。偶可引起白血病。还可见溶血性贫血。有试验表明静脉给药比口服给药更能导致骨髓抑制。

8. *皮肤* 可见脱发、皮炎。罕见皮肤坏疽。

【相互作用】

1. 合用丁硫堇可使本品的生物利用度升高，毒性增强。

2. 合用环孢素可出现肾衰竭。

3. 于术前大剂量静脉注射本品，术后再给予环磷酰胺，可引起肾功能损伤。

4. 合用活疫苗（如轮状病毒疫苗）将增加活疫苗感染的风险。

5. 合用萘啶酸可能出现出血性小肠结肠炎。

6. 本品可增强卡氯芥的肺毒性。

7. 合用西咪替丁可使本品的生物利用度降低。推测雷尼替丁、法莫替丁、尼扎替丁亦可能有相同的作用。

8. 合用顺铂可引起肾功能紊乱而改变本品的排泄。

【药动学】本品口服后的吸收量个体差异较大，生物利用度为25%～89%，平均为56%。药物吸收后，能快速分布于体内各脏器，在肝、肾中浓度较高，脑脊液浓度低于血药浓度的10%，分布容积约为0.5L/kg。蛋白结合率初始为50%～60%，12小时后渐增至80%～90%。约有30%与血浆蛋白不可逆结合（主要与白蛋白结合，约20%与α1酸性糖蛋白结合）。24小时内50%的药物随尿排出（其中大部分为代谢产物，原形不足15%）。半衰期α相为6～10分钟，β相为40～120分钟。

【观察指标】用药期间应定期检查血常规（如血红蛋白、血小板计数、白细胞计数、分型差异）及肾功能（如血尿素氮、肌酐、尿酸）。

【用药宣教】

1. 可根据血细胞计数最低值及治疗天数进行剂量调整。监测血细胞计数可确定本品最佳剂量及避免发生毒性反应。

2. 使用别嘌醇可预防或缓解本品所引起的高尿酸血症。

3. 育龄期女性使用应采取有效避孕措施。

4. 哺乳期女性使用时应暂停哺乳。

硝卡芥

【类别】烷化剂类抗肿瘤药。

【作用机制】本品为溶肉瘤素脂肪族的异构体，为我国开发的烷化剂类抗肿瘤药，属细胞周期非特异性药，对癌细胞分裂各期均有影响，对增殖和非增殖细胞均有作用。可抑制DNA及RNA的合成，其中抑制DNA合成的作用更为显著。对多种动物肿瘤有抑制作用。

【适应证】可用于癌性胸腔积液及腹水、恶性淋巴瘤、肺癌、精原细胞瘤、多发骨髓瘤、鼻咽癌及食管癌。

【超说明书用药】用于头颈部癌、宫颈癌。

【禁用与慎用】骨髓抑制者、严重感染者、肿瘤细胞浸至骨髓者、既往曾接受过化疗或放疗者、肝肾功能不全者慎用。妊娠期妇女禁用。

【给药途径和剂量】

1. 静脉给药　每次20～40mg，加0.9%氯化钠注射液或5%葡萄糖注射液40ml静脉注射，或加5%葡萄糖注射液静脉滴注，一周1～2次，连用2周，休息1～2周为一个周期。根据血象、肝肾功能及病情调整治疗周期。

2. 动脉注射　每次20～40mg，每日或隔日1次，总量为200～400mg。

3. 腔内注射　每次40～60mg，每周1～2次。

4. 瘤内注射　每次20～40mg，溶于0.9%氯化钠注射液中，于肿瘤四周分点注入。

5. 外敷　用70%二甲基亚砜溶液将硝卡芥溶解为20～30mg/ml，作肿瘤局部外敷，每日1～2次。

注意：腔内注射时应尽可能抽尽积液后注射。

【配伍禁忌】与表柔比星、柔红霉素、参芪成方、奈达铂有配伍禁忌。

【不良反应】

1. 主要为胃肠道反应，包括恶心、呕吐、食欲缺乏。

2. 可出现骨髓抑制，可见白细胞及血小板减少，少数患者较严重。

3. 可见脱发、乏力、皮疹等。个别患者出现血栓性静脉炎。

【相互作用】尚不明确。

【药动学】本品静脉注射1小时后药物分布至全身各组织，以胆囊和肾中最多，肿瘤、肝、肺次之，脑中最少。能通过血-脑脊液屏障。血中维持时间较长，24小时后减少54%。主要通过肾脏排泄，24小时后排出给药量的53%。

【观察指标】用药期间应监测白细胞计数和血小板。

【用药宣教】

1. 育龄期女性使用时应采取有效避孕措施。

2. 哺乳期女性使用时应暂停哺乳。

异环磷酰胺

【类别】烷化剂类抗肿瘤药。

【妊娠安全等级】D。

【作用机制】本品为细胞周期非特异性药物，抗瘤谱广，对多种肿瘤有抑制作用。本品在体外无抗癌活性，进入体内被肝脏或肿瘤内存在的磷酰胺酶或磷酸酶水解，变为有活性的磷酰胺氮芥而起作用。其作用机制可能为与DNA发生交叉联结，抑制DNA的合成，也可干扰RNA的功能。

【适应证】用于睾丸癌、卵巢癌、乳腺癌、肉瘤、恶性淋巴瘤、肺癌。

【超说明书用药】

1. 用于晚期膀胱癌。

2. 用于复发性或转移性宫颈癌。

3. 用于晚期胸腺瘤、胸腺癌。

【禁用与慎用】

1. 对本品过敏者、严重骨髓抑制患者、双侧输尿管阻塞者、孕妇禁用。

2. 肝肾功能不全者、骨髓抑制患者、广泛性骨髓癌转移患者、先前接受过放疗或其他细胞毒性药物治疗的患者、低白蛋白血症患者、活动性尿路感染患者、心脏疾病或有心脏毒性风险的患者慎用。

【给药途径和剂量】静脉滴注。

（1）单用时每次 1.2～2.5g/m^2，联用时每次 1.2～2.0g/m^2，静脉滴注时间至少 30 分钟，连用 5 日为 1 个疗程。最大剂量为 18g/m^2。下一个疗程应间隔 3～4 周或血液毒性恢复后（血小板计数为 100 ×10^9/L，白细胞计数为 4×10^9/L）再给药。

（2）为预防膀胱毒性，应大量摄入水（每日口服或静脉滴注 2L 液体），同时使用预防出血性膀胱炎保护剂（如美司钠），给予本品的同时及给药后 4 小时、8 小时，应分别将美司钠（剂量为本品每日总剂量的 20%）溶于 0.9%氯化钠注射液中静脉注射。

将本品粉针剂以注射用水溶解后，再以 0.9%氯化钠注射液 500～1000ml 稀释。本品水溶液不稳定，须现配现用。

【配伍禁忌】与表柔比星、柔红霉素、参芪成方、奈达铂等有配伍禁忌。

【不良反应】

1. 心血管系统　心力衰竭、心动过速、低血压、高血压。

2. 代谢/内分泌系统　代谢性酸中毒、低钠血症。长期用药可引起垂体功能低下。

3. 呼吸系统　肺水肿。

4. 肌肉骨骼系统　肌肉痉挛、肌阵挛。

5. 泌尿生殖系统　出血性膀胱炎、血尿（包括肉眼血尿）、肾功能不全（包括肾衰竭、血清肌酐升高、血尿素氮升高、肌酐清除率降低、无尿、少尿、糖尿、尿毒症）、肾结构损害（包括急性肾小管坏死、肾实质损害、酶尿、管型尿、蛋白尿）、尿失禁、尿痛、尿频。长期用药可能导致不育。

6. 免疫系统　长期用药可引起免疫抑制。

7. 神经系统　脑病、昏迷、失语、无力、共济失调、小脑综合征、脑功能不全、意识模糊、惊厥、脑神经功能障碍、定向障碍、头晕、脑电图异常、头痛、嗜睡、运动功能障碍、脑干反射进行性丧失、震颤、癫痫、周围神经病变、多发性神经病、眩晕。

8. 精神　行为异常、情绪不稳、激越、焦虑、认知障碍、抑郁、情感贫乏、幻觉、记忆障碍、情绪改变、躁动。

9. 消化系统　肝酶升高、胆红素升高、黄疸、肝肾综合征、厌食、恶心、呕吐、腹泻、口炎、便秘、流涎。

10. 血液系统　白细胞减少、血小板减少、贫血、凝血病。

11. 皮肤　脱发、皮炎、皮疹。

12. 眼　上市后有视力损害、视物模糊、结膜炎、眼刺激的报道。

13. 耳　上市后有耳聋、听力减退、耳鸣的报道。

14. 其他　感染、中性粒细胞减少性发热、静脉炎、疲乏。长期用药可引起继发性肿瘤。

【相互作用】

1. CYP3A4 诱导剂可能使本品的活性烷化代谢物增加，从而增强神经毒性和肾毒性。CYP3A4 诱导剂有卡马西平、苯妥英钠、磷苯妥英、苯巴比妥、利福平、圣约翰草等。

2. 先前使用过顺铂者再使用本品，可加重骨髓抑制、神经毒性、肾毒性。

3. 合用抗凝药物可能导致出血。

4. 本品与降血糖药合用可增强降血糖作用。

5. 本品合用活疫苗（如轮状病毒疫苗）可增加活疫苗感染的风险。接受免疫抑制化疗的患者不可接种活疫苗。

6. CYP3A4 抑制剂（如酮康唑、氟康唑、伊曲康唑、索拉非尼、阿瑞匹坦、福沙吡坦）可能使本品的活性烷化代谢物减少，从而减弱本品的疗效。

【药动学】本品血浆蛋白结合率＜20%。进入体内后被广泛代谢，主要通过肝脏激活，产生活性代谢产物，不同个体代谢物可能不同。活性代谢产物仅少量通过血-脑脊液屏障，脑脊液中的药物浓度为血药浓度的 20%。高剂量时存在代谢饱和现象。单次静脉给药 3.8～5.0g/m^2 后，血药浓度呈双相衰减，终末半衰期约为 15 小时；单次静脉给药 1.6～2.4g/m^2 后，血药浓度呈单相衰减，半衰期约为 7 小时。本品 70%～80%经肾脏清除。单次静脉给予 5.0g/m^2 后，给药量的 61%以原形排泄；单次静脉给予 1.2～2.4g/m^2 后，仅 12%～18%以原形排泄。

【观察指标】

1. 每次用药前应监测尿常规。

2. 每个周期用药前和用药后应监测全血细胞计数。

3. 开始用药前、用药期间和用药后监测肾功能。

4. 定期监测血生化、尿生化。

【用药宣教】

1. 用药前必须排除或纠正尿路梗阻。

2. 本品可能干扰伤口愈合。

3. 有生育能力的妇女用药期间应避孕，男性患者用药期间和用药结束后6个月内亦应节育。

4. 哺乳期女性使用时应暂停哺乳。

白消安

【类别】烷化剂类抗肿瘤药。

【妊娠安全等级】D。

【作用机制】本品属双甲基磺酸酯类的双功能烷化剂，为细胞周期非特异性药物，进入人体后，其磺酸酯基团的环状结构打开，通过使细胞 DNA 内的鸟嘌呤烷化破坏靶细胞 DNA 的结构和功能。

【适应证】

1. 本品片剂用于慢性髓细胞性白血病的慢性期（对费城1号染色体阴性的患者效果欠佳）。

2. 本品注射液与环磷酰胺联用于慢性髓细胞性白血病同种异体造血祖细胞移植前的预处理。

3. 本品片剂用于慢性骨髓增殖性疾病（如原发性血小板增多症、真性红细胞增多症）。

【禁用与慎用】

1. 对本品有过敏史者、妊娠早期妇女禁用。

2. 骨髓抑制者、感染患者、有癫痫发作和脑外伤史者、有细胞毒性药物治疗和放疗史者慎用。

【给药途径和剂量】

1. 慢性髓细胞性白血病的慢性期　口服给药每次4～6mg/m^2，每日1次，当白细胞计数低于20×10^9/L 时停药或给予维持剂量每日或隔日 1～2mg，以维持白细胞计数约为10×10^9/L。

2. 慢性髓细胞性白血病同种异体造血祖细胞移植前的预处理　静脉滴注经中心静脉给药。于移植前7日给予本品，每次0.8mg/kg（取理想体重或实际体重的低值，肥胖患者取校准的理想体重），滴注2小时，每6小时1次，连用4日（共16剂）。于移植前3日给予本品第16剂后6小时给予环磷酰胺，每次60mg/kg，每日1次，滴注1小时，连用2日。

注意：本品注射液应使用输液泵进行滴注，且在每次滴注前后以0.9%氯化钠注射液或5%葡萄糖注射液约5ml冲洗输液管道。不推荐快速滴注本品。

【配伍禁忌】与表柔比星、参芪成方、柔红霉素、奈达铂有配伍禁忌。

【不良反应】

1. 心血管系统　①单用，结节性多动脉炎。②与环磷酰胺联用，心动过速、高血压、血栓形成、血管扩张、低血压、心律失常、心房颤动、室性期前收缩、三度传导阻滞、心脏扩大、心电图异常、左心衰竭、心包积液。

2. 代谢/内分泌系统　①单用，高尿酸血症、血尿酸升高、尿液中尿酸升高。长期用药可见类似于肾上腺功能不全的综合征（表现为虚弱、严重疲乏、厌食、体重减轻、恶心、呕吐、黑皮病）。②与环磷酰胺联用，低镁血症、高血糖症、低钾血症、低钙血症、低磷血症、低钠血症。

3. 呼吸系统　①单用，肺间质性纤维化、肺炎、支气管肺发育不全伴肺纤维化。②与环磷酰胺联用，鼻炎、肺部病变、咳嗽、鼻出血、呼吸困难、肺炎、肺泡出血、肺间质性纤维化、咽炎、呃逆、哮喘、肺不张、胸腔积液、缺氧、咯血、鼻窦炎、过度通气。

4. 肌肉骨骼系统　①单用，重症肌无力。②与环磷酰胺联用，背痛、肌痛、关节痛。

5. 泌尿生殖系统　①单用，月经不调、性功能减退、男子乳腺发育、睾丸萎缩、尿酸性肾病、不育、精子缺乏。长期小剂量使用本品的绝经前妇女可出现卵巢功能抑制、闭经。②与环磷酰胺联用，排尿困难、少尿、血尿、出血性膀胱炎、肌酐升高、BUN 升高。

6. 免疫系统　与环磷酰胺联用，过敏反应、移植物抗宿主病（GVHD）。

7. 神经系统　①单用，有高剂量给药后出现癫痫发作的报道。②与环磷酰胺联用，头痛、失眠、头晕、脑出血、昏迷、谵妄、脑病、意识模糊、嗜睡。有癫痫发作的个案报道。

8. 精神　与环磷酰胺联用，焦虑、抑郁、激越、幻觉。

9. 肝脏　①单用，肝小静脉闭塞病（HVOD）、胆汁淤积性黄疸。上市后还有肝细胞萎缩、肝细胞坏死、高胆红素血症的报道。②与环磷酰胺联用，ALT 升高、高胆红素血症、碱性磷酸酶升高、黄疸、肝大、HVOD。

10. 消化系统　①单用，口腔黏膜干燥、唇干裂。②与环磷酰胺联用，恶心、口炎、黏膜炎、呕吐、腹泻、腹痛、消化不良、便秘、口干、直肠功能紊乱、腹胀、食管炎、肠梗阻、呕血、胰腺炎、厌食。上市后还有牙发育不全的报道。

11. 血液系统　①单用，血小板减少、白细胞减少、贫血（包括再生障碍性贫血）。②与环磷酰胺联用，凝血酶原时间延长、粒细胞减少、血小板减少、贫血。上市后还有发热性嗜中性粒细胞减少的报道。

12. 皮肤　①单用，皮肤色素沉着、多形性红斑、荨麻疹、结节性红斑、脱发、迟发性皮肤卟啉病、皮肤过度干燥、皮肤脆弱伴无汗症。上市后还有皮疹的报道。②与环磷酰胺联用，皮疹、瘙痒、脱发、大疱、剥脱性皮炎、结节性红斑、痤疮、皮肤褪色、热潮红、面部潮红。

13. 眼　白内障。

14. 耳　与环磷酰胺联用，耳部病变。

15. 其他　①单用，恶性肿瘤、急性白血病。②与环磷酰胺联用，发热、虚弱、寒战、疼痛、水肿、胸痛、注射部位炎症、注射部位疼痛、多器官细胞生长异常、感染。上市后还有肿瘤溶解综合征、脓毒症的报道。

【相互作用】

1. 使用本品前 72 小时内使用对乙酰氨基酚或两者同时使用，可使本品的清除率降低。

2. 甲硝唑、伊曲康唑可使本品的清除率降低，毒性增加。

3. 长期合用硫鸟嘌呤可引起与肝功能异常相关的门静脉高压和食管静脉曲张。

4. 与苯妥英钠合用，可使本品的清除率增加、AUC 降低；但与其他抗惊厥药合用，可能使本品的 AUC 升高，从而增加发生肝静脉闭塞或癫痫的风险。

【药动学】本品口服后经胃肠道吸收，吸收后迅速从血浆消除。平均清除率为 2.52ml/（min·kg）。本品在脑脊液与血浆中的浓度大致相等，平均蛋白结合率为（32.4±2.2）%（主要与白蛋白结合）。本品主要代谢方式为与谷胱甘肽结合[通过自发结合和谷胱甘肽-*S*-转移酶（GST）催化结合]，结合后在肝脏内进一步氧化代谢。约 30%的放射活性随尿液排泄，随粪便排泄量极少。口服后半衰期为 2～3 小时，反复给药可逐渐在体内蓄积。

【观察指标】

1. 用药前和用药期间应密切监测血常规（姑息治疗时应每周监测 1 次全血细胞计数；移植患者应每日监测 1 次全血细胞计数，直至确认移植成功）。

2. 用药前和用药期间应密切监测肾功能、肝功能（移植患者应每日监测血清氨基转移酶、碱性磷酸酶、胆红素，直至移植后 28 日）。

【用药宣教】

1. 用药时应增加液体摄入量，并碱化尿液；或服用别嘌醇，以防高尿酸血症及尿酸性肾病。

2. 骨髓移植患者首次使用本品前应给予止吐药，并于整个用药期间持续给药。

3. 有生育力的妇女用药期间和用药后 6 个月内应采取有效的避孕措施。男性患者用药期间和用药后 3 个月内应采取有效的避孕措施。

4. 如本品原液或稀释后的溶液接触到皮肤或黏膜，应以清水彻底冲洗皮肤或黏膜。

5. 哺乳期妇女使用时应暂停哺乳。

司莫司汀

【类别】烷化剂类抗肿瘤药。

【妊娠安全等级】D。

【作用机制】本品为细胞周期非特异性药物，对处于 G_1-S 边界或 S 早期的细胞最敏感，对 G_2 期亦有抑制作用。本品进入人体后，其分子从氨甲酰胺键处断裂为两部分：一部分为氯乙胺部分，将氯解离，形成乙烯碳正离子，发挥烃化作用，致使 DNA 链断裂，RNA 及蛋白质受到烃化，这与抗肿瘤作用有关；另一部分氨甲酰基部分变为异氰酸酯，或再转化为氨甲酸，以发挥氨甲酰化作用，主要与蛋白质，特别是与其中的赖氨酸末端氨基反应，这主要与骨髓毒性作用有关。氨甲酰化作用还可破坏一些酶蛋白，使 DNA 被破坏后难以修复，有助于抗癌。

【适应证】

1. 用于治疗脑部原发肿瘤及转移瘤。

2. 与其他药物联用于治疗恶性淋巴瘤、胃癌、大肠癌、黑色素瘤。

【禁用与慎用】

1. 对本品过敏者、孕妇禁用。

2. 骨髓抑制患者、感染患者、肝肾功能不全者慎用。

【给药途径和剂量】口服给药，每次 100～200mg/m^2，每 6～8 周 1 次。

【不良反应】

1. 泌尿生殖系统　影响肾功能。亦可抑制睾丸或卵巢功能，引起闭经、精子缺乏。

2. 消化系统　胃肠道反应、肝功能异常。

3. 血液系统　白细胞减少、血小板减少。

4. 皮肤　脱发、全身性皮疹。

5. 其他　乏力。

【相互作用】合用活疫苗可导致接种疫苗后无法激发机体产生抗体。用药结束后 3 个月内不宜接种活疫苗。

【药动学】本品吸收入血后迅速分解，口服本品 120～290mg/m^2，10 分钟后血浆中即可测到以 ^{14}C 分别标记的氯乙基部分和 4-甲基环己基部分。氯乙烯部分与环己基部分血药浓度达峰时间分别为 6 小时、3 小时。本品与血浆蛋白结合，存在肠肝循环，故口服 34 小时后血中仍可测到放射性，代谢产物在血浆中浓度持续时间长，可能为本品延迟性毒性的原因。本品脂溶性强，可透过血-脑脊液屏障，用药 30 分钟后，脑脊液中药物浓度为血药浓度的 15%～30%。在 24 小时内，约 47%的标志物随尿液排泄，小于 5%随粪便排泄，小于 10%经呼吸道排出。

【观察指标】用药期间密切监测血常规、血尿素氮、尿酸、肌酐清除率、血胆红素、氨基转移酶、肺功能。

【用药宣教】

1. 避免本品与其他对骨髓抑制较强的药物合用。

2. 在睡前与止吐药、催眠药同时服用，以减轻胃肠道反应。

3. 用药会产生骨髓抑制，影响免疫和凝血系统，应注意预防感染，注意口腔卫生，避免受伤。

4. 本品可降低升白细胞药（如非格司亭、莫拉司亭）的药效，用药期间需要使用这类药物，间隔至少 24 小时。

5. 哺乳期妇女使用时应暂停哺乳。

6. 育龄期女性使用时应采取有效避孕措施。

福莫司汀

【类别】烷化剂类抗肿瘤药。

【妊娠安全等级】D。

【作用机制】本品为亚硝基脲类抗有丝分裂的细胞抑制剂，为一种周期非特异性抗肿瘤药，具有烷基化和氨甲酰化作用。

【适应证】用于治疗原发性恶性脑部肿瘤和播散性恶性黑色素瘤（包括脑内部位）。

【禁用与慎用】

1. 对本品过敏者、孕妇禁用。

2. 对其他亚硝基脲类药过敏者、肝病患者、肾病患者慎用。

【给药途径和剂量】静脉滴注。①单药治疗：每次 100mg/m^2，以 5%葡萄糖注射液 250ml 稀释后静脉滴注，滴注时间不少于 1 小时。诱导治疗，每周 1 次，连用 3 次；停药 4～5 周后开始维持治疗，每 3 周 1 次。②联合化疗：诱导治疗，每周 1 次，连用 2 次。其余参见“单药治疗”。

注意：静脉滴注给药时应注意避光。从诱导治疗开始至维持治疗开始，推荐的间隔时间为 8 周，在 2 个维持治疗周期之间，推荐的间隔期为 3 周。

【配伍禁忌】与表柔比星、参芪成方、柔红霉素、奈达铂有配伍禁忌。

【不良反应】

1. *呼吸系统*　与达卡巴嗪联用极少见肺毒性，出现急性成年人呼吸窘迫综合征。

2. *泌尿生殖系统*　少见暂时性血尿素氮升高。偶有血肌酐轻度升高及血尿的报道。

3. *神经系统*　少见可逆性神经功能障碍（如意识障碍、感觉异常、味觉缺失）。

4. *消化系统*　可见氨基转移酶升高、碱性磷酸酶升高、胆红素升高，多为中度、可逆性。常见中度恶心、呕吐，多出现于给药后 2 小时内。少见腹泻、腹痛。

5. *血液系统*　血小板减少、白细胞减少、血红蛋白减少、贫血。

6. *皮肤*　少见瘙痒。

7. *其他*　少见发热、注射局部静脉炎。

【相互作用】

1. 本品与大剂量达卡巴嗪（400～800mg/m^2）合用，可出现肺毒性表现（成年人呼吸窘迫综合征）。

2. 用药期间接种疫苗，可增加发生感染的风险。用药期间不得接种疫苗。化疗停止至少 3 个月才可接种疫苗。

【药动学】本品血浆蛋白结合率低（25%～30%），易穿透细胞及血-脑脊液屏障。静脉给药后血浆消除动力学呈单指数或双指数消除，分布容积为 28L。本品在体内几乎完全被代谢，终末半衰期短，为 20～90 分钟。

【观察指标】

1. 每次用药前，需监测全血细胞计数。

2. 用药期间应定期监测肝、肾功能。

3. 用药期间应定期进行眼部检查。

【用药宣教】

1. 仅在血小板计数和（或）白细胞计数分别达到 100×10^9/L 和 2×10^9/L 的情况下，才考虑使用本品。

2. 哺乳期妇女使用时应暂停哺乳。

3. 育龄期女性使用应采取有效避孕措施。

卡莫司汀

【类别】烷化剂类抗肿瘤药。

【妊娠安全等级】D。

【作用机制】本品为亚硝脲类烷化剂，属细胞周期非特异性抗癌药。本品能与 DNA 发生共价结合，使 DNA 的结构和功能破坏；还可抑制 DNA 聚合酶，抑制 DNA 与 RNA 的合成。对 G-S 过渡期细胞作用最强，对 S 期有延缓作用，也可作用于 G_2 期。

【适应证】

1. 用于脑瘤（恶性胶质细胞瘤、脑干胶质瘤、成神经管细胞瘤、星形胶质细胞瘤、室管膜瘤）、脑转移瘤和脑膜白血病。

2. 用于恶性淋巴瘤、多发性骨髓瘤、恶性黑色素瘤（与其他药物联用）。

【超说明书用药】用于干细胞或骨髓自体移植。

【禁用与慎用】

1. 对本品有过敏史者、孕妇禁用。

2. 骨髓抑制患者、感染患者、肝肾功能异常者、接受过放疗或其他抗癌药治疗的患者慎用。

【给药途径和剂量】

1. 静脉滴注　每次 $100mg/m^2$，每日 1 次，连用 2～3 日；或每次 $200mg/m^2$，每 6～8 周 1 次。

2. 干细胞或骨髓自体移植　静脉给药。①BEAM 方案：移植前 6 日给予本品单剂 $300mg/m^2$，与依托泊苷、阿糖胞苷、美法仑联用。②CBV 方案：移植前 3 日给予本品单剂 $600mg/m^2$，与环磷酰胺、依托泊苷联用。

3. 剂量调整　出现血液学毒性时的剂量调整见表 8-1。

表 8-1　出现血液学毒性时剂量调整表

上次给药后白细胞计数最低值（×10⁹/L）	上次给药后血小板计数最低值（×10⁹/L）	给予上次给药剂量的百分比
＞4×10⁹/L	＞100	100
3～3.999	75～99.999	100
2～2.999	25～74.999	70
＜2	＜25	50

注意：静脉滴注本品注射液应快速滴注。本品注射液以 5%葡萄糖注射液或 0.9%氯化钠注射液 150ml 稀释。

【配伍禁忌】与表柔比星、参芪成方、柔红霉素、奈达铂有配伍禁忌。

【不良反应】

1. 心血管系统　心动过速、静脉闭塞性疾病、血栓性静脉炎。

2. 代谢/内分泌系统　男子乳腺发育。

3. 呼吸系统　肺炎、间质性肺疾病。长期用药可引起肺纤维化。

4. 泌尿生殖系统　进行性氮质血症、肾体积缩小、肾衰竭、肾功能不全。本品可抑制睾丸或卵巢功能，引起精子缺乏或闭经。还有出血性膀胱炎的个案报道。

5. 免疫系统　过敏反应。

6. 神经系统　头痛、脑病、癫痫。大剂量给药可引起脑脊髓病。

7. 消化系统　氨基转移酶升高、碱性磷酸酶升高、胆红素升高、恶心、呕吐、厌食、腹泻。

8. 血液系统　急性白血病、骨髓发育不全、骨髓抑制（包括血小板减少、白细胞减少、贫血）。

9. 皮肤　皮肤烧灼感、色素沉着过度、皮肤疼痛、红斑、皮肤坏死、脱发。快速滴注可能引起皮肤发红。

10. 眼　结膜水肿、结膜出血、视物模糊、深度知觉丧失。快速滴注可能引起结膜充血。

11. 其他　胸痛、机会性感染、肿胀、注射部位反应。长期用药可引起继发性恶性肿瘤。

【相互作用】

1. 有口服西咪替丁与本品合用加重骨髓抑制（如白细胞减少、中性粒细胞减少）的报道。

2. 苯巴比妥可诱导本品代谢，合用苯巴比妥可能使本品的抗肿瘤活性降低。

3. 本品可能使苯妥英钠的血药浓度降低。

【药动学】本品经静脉注射后迅速分解，可透过血-脑脊液屏障，在脑脊液中的浓度为血药浓度的 50%或 50%以上。主要在肝脏代谢，代谢物可在血浆中停留数日，造成延迟性骨髓毒性。本品可能有肠肝循环。96 小时有 60%～70%的药物经肾脏排泄（原形药物＜1%），1%随粪便排泄，10%以二氧化碳形式由呼吸道排出。化学半衰期为 5 分钟，生物半衰期为 15～30 分钟。

【观察指标】用药期间监测血常规、肝肾功能、肺功能。

【用药宣教】

1. 皮肤意外接触本品可导致受累区域暂时性色素沉着，如皮肤或黏膜接触本品，应立即用肥皂水冲洗。

2. 建议有生育能力的妇女用药期间和用药结束后至少 6 个月内采取高效的避孕措施。男性患者用药期间和用药结束后至少 3 个月内应采取有效的避孕措施。

3. 应避免本品与可严重降低白细胞、血小板作用或可导致严重胃肠道反应的抗癌药合用。

4. 本品可抑制免疫机制，使疫苗接种不能激发抗体产生。化疗结束后3个月内不宜接种活疫苗。

5. 哺乳期妇女使用时应暂停哺乳。

洛莫司汀

【类别】烷化剂类抗肿瘤药。

【妊娠安全等级】D。

【作用机制】本品为烷化剂类抗癌药，具有细胞周期非特异性，对 G_2-S 边界或 S 早期的细胞敏感，对 G 期细胞亦有抑制作用。本品进入人体后，其分子从氨甲酰胺键处断裂为两部分：一部分为氯乙胺，使氯解离形成乙烯碳正离子，发挥烃化作用，致使 DNA 链断裂，RNA 及蛋白质受到烃化，这些主要与抗瘤作用有关；另一部分为氨甲酰基转化为异氰酸酯，或再转化为氨甲酸，以发挥氨甲酰化作用，主要与蛋白质（特别是与蛋白质中的赖氨酸末端氨基）反应，这主要与骨髓毒性作用有关，氨甲酰化作用还可破坏一些酶蛋白，使 DNA 受烃化破坏后较难修复，有助于抗癌作用。

【适应证】

1. 用于治疗原发性和转移性脑肿瘤（如成胶质细胞瘤）。

2. 用于治疗实体瘤（如与其他药物联用于治疗胃癌、直肠癌、支气管肺癌、恶性淋巴瘤）。

【禁用与慎用】

1. 肝功能不全者、白细胞计数＜4×10^9/L、血小板计数＜80×10^9/L 者、孕妇禁用。

2. 骨髓抑制患者、感染患者、肾功能不全者、有白细胞计数低下史者、接受过放疗或化疗的患者慎用。

【给药途径和剂量】

1. 口服给药　每次 100～130mg/m^2，顿服，每6～8周1次，3次为1个疗程。

2. 剂量调整

（1）血液学毒性：每次用药前应根据血液学反应调整剂量。若因血液学毒性停药，待血小板计数≥100×10^9/L 且白细胞计数≥ 4.0×10^9/L 时，方可重新给药。

（2）骨髓功能受损的患者：每次 100mg/m^2，顿服，每6周1次。

【不良反应】

1. 呼吸系统　肺浸润和（或）肺纤维化（用药超过6个月，累积剂量大于 1100mg/m^2 时出现）。

2. 泌尿生殖系统　进行性肾衰竭伴肾体积减小、闭经或精子缺乏（本品可抑制卵巢或睾丸功能）。

3. 神经系统　定向障碍、共济失调、嗜睡、构音障碍。

4. 消化系统　恶心、呕吐、胃肠道出血、口腔炎、肝功能损害。

5. 血液系统　延迟性骨髓抑制、白细胞减少及出现继发性恶性肿瘤（包括急性白血病、骨髓增生异常）。

6. 眼　视神经萎缩、视力障碍、失明。

7. 皮肤　全身性皮疹、脱发。

【相互作用】尚不明确。

【药动学】本品口服易吸收。主要分布在肝（胆汁）、肾、脾，其次分布在肺、心、肌肉、小肠、大肠等。可透过血-脑脊液屏障，数分钟后脑脊液中药物浓度为血药浓度的15%～30%。代谢物的血浆蛋白结合率为50%。本品在肝内代谢迅速而完全，其代谢产物可经胆汁排入肠道，形成肠肝循环。口服后24小时内，本品50%以代谢物形式随尿排泄，但4日排泄量小于75%，随粪便排泄小于5%，经呼吸道排出约10%。尿液、血浆、脑脊液均无原形药存在。本品代谢物的半衰期为16～48小时。

【观察指标】

1. 每次给药后每周监测1次全血细胞计数，至少监测6周。

2. 用药期间监测肝功能、肾功能。

3. 用药前和用药期间监测肺功能。

【用药宣教】

1. 用药当日不可饮酒。

2. 本品应避免与可严重降低白细胞和血小板作用的抗癌药组成联合化疗方案。

3. 育龄期女性用药期间和停药后 2 周内应采取有效的避孕措施。

4. 有育龄期女性性伴侣的男性患者用药期间和停药后3.5个月内应采取有效的避孕措施。

尼莫司汀

【类别】烷化剂类抗肿瘤药。

【妊娠安全等级】D。

【作用机制】本品为亚硝脲类烷化剂，作用与卡莫司汀相似。可烷化 DNA，防止 DNA 修复；也可改变 RNA 结构，改变靶细胞的蛋白质、酶结构和功能。

【适应证】用于治疗脑肿瘤、消化道癌（胃、肝、结肠、直肠癌）、肺癌、恶性淋巴瘤、慢性白血病。

【禁用与慎用】

1. 对本品有严重过敏史者、有骨髓抑制者禁用。

2. 肝肾功能不全者、水痘患者、合并感染者、儿童慎用。

【给药途径和剂量】

1. 口服给药：每次 100～200mg/m^2，每 6～8 周 1 次。

2. 静脉注射：每次 2～3mg/kg（或 90～100mg/m^2），以注射用水溶解后（溶解后浓度为 5mg/ml）缓慢注射。6 周后可重复给药，总剂量 300～500mg。应观察血常规变化以决定用药量及间隔时间。

【配伍禁忌】与表柔比星、奈达铂有配伍禁忌。

【不良反应】

1. *代谢/内分泌系统* 有时出现低蛋白血症。

2. *呼吸系统* 偶出现间质性肺炎及肺纤维化。

3 .*肌肉骨骼系统* 有时出现痉挛。

4. *泌尿生殖系统* 有时出现血尿素氮升高、蛋白尿。

5. *神经系统* 有时出现头痛、眩晕。

6. *消化系统* 可有食欲缺乏、恶心、呕吐，有时出现口腔炎、腹泻、AST 及 ALT 升高。

7. *血液系统* 可有白细胞减少、血小板减少及贫血等。

8. *皮肤* 有时出现脱发。

9. *过敏反应* 有时出现皮疹。

10. *其他* 全身乏力感、发热。给药时若药液漏于血管外，会引起注射部位硬结及坏死。

【相互作用】与其他抗肿瘤药合用可加重骨髓抑制。

【药动学】本品可通过血-脑脊液屏障。动物实验表明，静脉滴注后有 7%～16%进入脑脊液，最高可达 30%。静脉滴注 5 分钟后开始分布于脑室，30 分钟后脑脊液中药物浓度达到峰值（0.59μg/ml），半衰期为 0.49 小时。

【观察指标】用药时应每周检查血常规、肝肾功能，尤其对长期用药者。

【用药宣教】

1. 睡前服用本品或合用止吐药，可减轻胃肠道反应。

2. 本品不可肌内注射或皮下注射，可静脉给药、膀胱内给药、胸腹腔内注射、动脉注射。

塞替派

【类别】烷化剂类抗肿瘤药。

【妊娠安全等级】D。

【作用机制】本品为多功能烷化剂类抗肿瘤药，属细胞周期非特异性药物，在生理条件下，可形成不稳定的亚乙基亚铵基，与 DNA 的碱基发生交叉联结，使碱基烷基化，从而干扰 DNA 和 RNA 的功能，达到抗肿瘤的目的。

【适应证】主要用于治疗乳腺癌、卵巢癌、膀胱癌（局部灌注）及癌性体腔积液（腔内注射），也可用于胃肠道肿瘤。

【超说明书用药】

1. 用于霍奇金淋巴瘤（FDA 批准适应证）。

2. 用于治疗原发性肝癌、宫颈癌、黑色素瘤等。

3. 用于预防膀胱癌。

4. 鞘内注射用于治疗转移性脑膜瘤。

5. 滴眼液用于翼状胬肉术后抑制血管新生，有抑制血管纤维及细胞分裂的作用。

【禁用与慎用】

1. 对本品过敏者、严重肝肾功能不全者、严重骨髓抑制者禁用。

2. 轻至中度骨髓抑制或肿瘤已浸润至骨髓者、轻至中度肝肾功能不全者、感染患者、有泌尿系统结石史和痛风史者慎用。

【给药途径和剂量】

1. *乳腺癌、卵巢癌、胃肠道肿瘤* 肌内注射、静脉注射每次 10mg（或 0.2mg/kg），每日 1 次，连用 5 日后改为每周 3 次，1 个疗程总量为 300mg。

2. *膀胱癌（局部灌注）* 膀胱灌注，每次 50～100mg，溶于 0.9%氯化钠注射液 50～100ml 中，通过导尿管将本品注入膀胱，每周 1 次，4 周后改为每个月 1 次，10 次为 1 个疗程。

3. *癌性体腔积液（腔内注射）* 腔内注射（胸腹腔或心包腔）每次 10～30mg，每周 1～2 次。

4. *翼状胬肉术后抑制血管新生* 经眼给药滴眼，每日 4 次，于术后 2～3 日用。

【配伍禁忌】与表柔比星、参芪成方、柔红霉素、奈达铂有配伍禁忌。

【不良反应】

1. *代谢/内分泌系统* 可见血尿酸升高。

2. *泌尿生殖系统* 可见出血性膀胱炎、女性闭经、男性精子形成异常。

3. *神经系统*　可见头痛、头晕。

4. *消化系统*　可有食欲减退、恶心及呕吐等胃肠道反应。

5. *血液系统*　骨髓抑制为本品剂量限制性毒性，多于用药后 1～6 周出现，部分患者在疗程结束后才出现，停药后大多可恢复，部分患者骨髓抑制持续时间较长。

6. *皮肤*　个别患者出现皮疹。

7. *过敏反应*　少见过敏反应。

8. *其他*　个别患者出现发热、疲乏、注射部位疼痛。

【相互作用】

1. 尿激酶为纤维蛋白酶原的活化剂，可增加本品在肿瘤组织中的浓度，合用尿激酶可增加本品治疗膀胱癌的疗效。

2. 本品合用琥珀胆碱可延长琥珀胆碱的作用时间，合用前需测定血中假胆碱酯酶水平。

3. 合用活疫苗（如轮状病毒疫苗）将增加活疫苗感染的风险。接受免疫抑制化疗的患者不能接种活疫苗。缓解期白血病患者至少要停止化疗 3 个月才允许接种活疫苗。

【药动学】本品不易经消化道吸收。快速静脉注射给药（<5 分钟）后 5 分钟内血药浓度达峰值；膀胱灌注或腔内注射后 25 分钟内在血液循环中可检测出本品。在体内广泛分布于各组织，血浆蛋白结合率为 10%（主要与白蛋白、脂蛋白结合）。可透过血-脑脊液屏障，脑脊液中的药物浓度为血药浓度的 60%～100%。主要在肝脏经 CYP 氧化代谢为替派（tepa）。本品半衰期α相为 6 分钟，β相为 10 分钟，注射后 1～4 小时血药浓度下降 90%。大部分药物于 24～48 小时以代谢物形式随尿液排出（原形不足 1%）。

【观察指标】用药期间及停药后 3 周内应定期检查血常规及肝、肾功能。

【用药宣教】

1. 为防止高尿酸血症，治疗时可大量补液、碱化尿液，必要时服用别嘌醇等药物。

2. 育龄期女性使用时应采取有效避孕措施。

达卡巴嗪

【类别】烷化剂类抗肿瘤药。

【妊娠安全等级】C。

【作用机制】本品为一种烷化剂，是嘌呤类生物合成的前体，可干扰嘌呤的生物合成。进入体内后在肝微粒体去甲基形成单甲基化合物，具有直接细胞毒作用。主要作用于 G_2 期，可抑制嘌呤、RNA 和蛋白质的合成，也影响 DNA 的合成。

【适应证】用于治疗黑色素瘤、软组织肿瘤、恶性淋巴瘤。

【禁用与慎用】

1. 有严重过敏史者、水痘或带状疱疹患者、孕妇禁用。

2. 肝、肾功能不全者及感染患者慎用。

【给药途径和剂量】

1. *静脉滴注*　每次 2.5～6mg/kg 或 200～400mg/m^2，每日 1 次，滴注时间不少于 30 分钟。5～10 日为 1 个疗程，每 3～6 周重复给药；或采用单次大剂量给药，每次 650～1450mg/m^2，每 4～6 周 1 次。

2. *静脉注射*　每次 200mg/m^2，每日 1 次，连用 5 日，每 3～4 周重复给药。

3. *动脉注射*　四肢恶性黑色素瘤，每次 200mg/m^2，每日 1 次，连用 5 日，每 3～4 周重复给药。

【配伍禁忌】与表柔比星、参芪成方、柔红霉素、奈达铂、氢化可的松有配伍禁忌。

【不良反应】

1. *泌尿生殖系统*　肾功能损害（包括血清尿素氮暂时性升高）。

2. *神经系统*　面部麻木。

3. *消化系统*　食欲缺乏、恶心、呕吐、腹泻、碱性磷酸酶暂时性升高、ALT 暂时性升高、AST 暂时性升高、乳酸脱氢酶暂时性升高。

4. *血液系统*　骨髓抑制（包括白细胞减少、血小板减少、贫血）。

5. *皮肤*　脱发。

6. *其他*　流感样症状（如全身不适、发热、肌痛）、注射部位血管刺激反应。

【相互作用】与其他对骨髓有抑制作用的药物或放疗联合应用时，应减少本品的剂量。

【药动学】静脉给予本品后，在肝脏通过 *N*-去甲基作用形成单甲基形式，随后代谢为氨基咪唑羧基酰胺（AIC）和重氮甲烷。活性的碳离子在重氮甲烷中形成。在 6 小时内约 40%的药物以原形随尿液排泄，尿中主要的代谢产物为 AIC。血药浓度呈双相衰减，分布半衰期和消除半衰期分别为 19 分钟和 5 小时。

【观察指标】用药期间应定期监测血清尿素氮、肌酐、尿酸、血清胆红素、ALT、AST、乳酸脱氢酶。

【用药宣教】

1. 本品静脉滴注速度不宜过快。如药液漏出血管外，应立即停止注射，并以 1%普鲁卡因注射液局部封闭。

2. 育龄期女性用药时应采取有效避孕措施。

3. 用药期间禁止接种活病毒疫苗。

替莫唑胺

【类别】烷化剂类抗肿瘤药。

【妊娠安全等级】D。

【作用机制】本品为一种烷化剂，是嘌呤类生物合成的前体，可干扰嘌呤的生物合成。进入体内后在肝微粒体去甲基形成单甲基化合物，具有直接细胞毒作用。主要作用于 G_2 期，可抑制嘌呤、RNA 和蛋白质的合成，也影响 DNA 的合成。

【适应证】

1. 用于治疗新近诊断的多形性胶质母细胞瘤（GBM）。

2. 用于常规治疗后复发或进展的 GBM 或间变性星形细胞瘤。

【超说明书用药】

1. 用于晚期皮肤 T 细胞淋巴瘤（蕈样真菌病和塞扎里综合征）。

2. 用于复发性或进展性尤因肉瘤。

3. 用于晚期或转移性黑色素瘤。

4. 用于晚期神经内分泌肿瘤。

5. 用于难治性原发性中枢神经系统淋巴瘤。

6. 用于软组织肉瘤（四肢、腹膜后、腹腔内、血管外皮肿瘤、孤立性纤维瘤）。

7. 用于儿童复发性或难治性神经母细胞瘤。

【禁用与慎用】

1. 对本品过敏或有过敏史者、对达卡巴嗪过敏[因其同样代谢为 5-(3-甲基三嗪-1-基)咪唑-4-酰胺（MTIC）]或有过敏史者、严重骨髓抑制患者、孕妇禁用。

2. 重度肝功能不全（Child-Pugh 分级为 C 级）者、重度肾功能不全[肌酐清除率＜36ml/（m^2·min）]者禁用。

【给药途径和剂量】

1. *新近诊断的 GBM*　口服给药。①同步放化疗期：每日 75mg/m^2，连用 42 日。如符合以下条件连续用药可延长至 49 日：绝对中性粒细胞计数（ANC）≥1.5×10^9/L、血小板计数≥100×10^9/L、非血液学毒性[采用通用毒性分级标准（CTC）]≤1 级（脱发、恶心和呕吐除外）。②辅助治疗期：同步放化疗期结束后 4 周，给予辅助治疗 6 个周期。第 1 个周期每日 150mg/m^2，每日 1 次，连用 5 日，随后停药 23 日。第 2 个周期开始时，如第 1 个周期的 ANC≥1.5×10^9/L、血小板计数≥100×10^9/L、非血液学毒性≤2 级（脱发、恶心和呕吐除外），剂量可增至每日 200mg/m^2。如第 2 个周期的剂量无增加，随后周期中的剂量亦不应增加。除出现毒性外，随后各周期的剂量维持在每日 200mg/m^2。

根据患者的耐受程度可暂停用药，但无须降低剂量。毒性状态时剂量如下。①同步放化疗期：如出现 0.5×10^9/L≤ANC＜1.5×10^9/L、10×10^9/L≤血小板计数＜100×10^9/L、非血液学毒性为 2 级（脱发、恶心和呕吐除外），暂停用药，当 ANC≥1.5×10^9/L、血小板计数≥100×10^9/L、非血液学毒性≤1 级（脱发、恶心和呕吐除外）时，可继续使用本品；如出现 ANC＜0.5×10^9/L、血小板计数＜10×10^9/L、非血液学毒性为 3 级或 4 级（脱发、恶心和呕吐除外），应停药。②辅助治疗期：如出现 ANC＜1.0×10^9/L、血小板计数＜50×10^9/L、非血液学毒性为 3 级（脱发、恶心和呕吐除外），下一周期的日剂量须减少 50mg/m^2（推荐最低剂量为 100mg/m^2）；如需将日剂量降至 100mg/m^2 以下或降低剂量后再次出现 3 级非血液学毒性（脱发、恶心和呕吐除外），应停药。如出现 4 级非血液学毒性（脱发、恶心和呕吐除外），应停药。

2. *常规治疗后复发或进展的 GBM 或间变性星形细胞瘤*　口服给药须符合以下条件，ANC≥1.5×10^9/L、血小板计数≥100×10^9/L。先前未接受过化疗的患者每日 200mg/m^2，连用 5 日，28 日为 1 个周期。先前接受过化疗的患者起始剂量为每日 150mg/m^2，如下一周期第 1 日的 ANC≥1.5×10^9/L、血小板计数≥100×10^9/L，则剂量可增至每日 200mg/m^2。持续用药直至出现疾病进展，最长时间为 2 年。3 岁或 3 岁以上儿童，每日 200mg/m^2，连用 5 日，28 日为 1 个周期。先前接受过化疗的儿童起始剂量为每日 150mg/m^2，连用 5 日；如未出现毒性，下一周期的剂量增至每日 200mg/m^2。如出现 ANC＜1.0×10^9/L、血小板计数＜50×10^9/L，应暂停用药，直至 ANC≥ 1.5×10^9/L、血小板计数≥100×10^9/L 可重新给药，下一周期的日剂量须减少 50mg/m^2（推荐最低剂量为 100mg/m^2）。

3. *难治性间变性星形细胞瘤*　初始剂量为每次 150mg/m^2，每日 1 次，连用 5 日，28 日为 1 个周期。如下一周期第 1 日的 ANC≥1.5×10^9/L、血小板计数≥100×10^9/L，则剂量可增至每日 200mg/m^2。持续用药直至出现疾病进展。

4. 晚期皮肤 T 细胞淋巴瘤（蕈样真菌病和塞扎里综合征）　口服给药每次 200mg/m^2，每日 1 次，连用 5 日，28 日为 1 个周期，最多使用 1 年。

5. 复发性或进展性尤因肉瘤　口服给药与伊立替康联用，每次 100mg/m^2，于每周期的第 1～5 日给药，21 日为 1 个周期。

6. 晚期或转移性黑色素瘤　口服给药每日 200mg/m^2，连用 5 日，28 日为 1 个周期，最多使用 12 个周期。

7. 晚期神经内分泌肿瘤　口服给药与沙利度胺联用，每日 150mg/m^2，连用 7 日，14 日为 1 个周期，持续用药直至疾病进展；或与卡培他滨联用，每次 200mg/m^2，每日 1 次，睡前使用，于每个周期的第 10～14 日给药，28 日为 1 个周期。

8. 难治性原发性中枢神经系统淋巴瘤　口服给药每日 150mg/m^2，连用 5 日，28 日为 1 个周期，开始与利妥昔单抗联用 4 个周期，随后单药治疗 8 个周期；或每日 150mg/m^2，于每个周期的第 1～7 日和第 15～21 日给药，28 日为 1 个周期，开始与利妥昔单抗联用 1 个或 2 个周期，随后单药治疗（每日 150mg/m^2，连用 5 日，28 日为 1 个周期）。

9. 软组织肉瘤（四肢、腹膜后、腹腔内、血管外皮肿瘤、孤立性纤维瘤）　口服给药。①转移性或无法切除的软组织肉瘤：每日 75mg/m^2，共 6 周。②血管外皮肿瘤、孤立性纤维瘤：与贝伐珠单抗联用，每次 150mg/m^2，每日 1 次，于每个周期的第 1～7 日和第 15～21 日给药，28 日为 1 个周期。

【不良反应】

1. 心血管系统　心悸、高血压、深静脉血栓。

2. 代谢/内分泌系统　类库欣综合征、高血糖、体重降低、体重增加、低钾血症、乳房痛、肾上腺皮质功能亢进。

3. 呼吸系统　咽炎、肺栓塞、咳嗽、呼吸困难、肺炎、上呼吸道感染、鼻充血、鼻窦炎、支气管炎、嗅觉倒错。上市后还有间质性肺炎、肺纤维化、肺泡炎的报道。

4. 肌肉骨骼系统　关节痛、肌无力、背痛、肌肉骨骼疼痛、肌痛、肌病。

5. 泌尿生殖系统　尿频、尿失禁、排尿困难、尿路感染、阳痿、闭经、月经过多、阴道出血、阴道炎。上市后还有尿崩症的报道。

6. 免疫系统　上市后有超敏反应（包括过敏反应）的报道。

7. 神经系统　头痛、眩晕、失眠、失语、平衡障碍、注意力不集中、意识模糊、意识减退、惊厥、记忆缺陷、神经病变、嗜睡、言语障碍、震颤、轻偏瘫、周围神经病、感觉异常、共济失调、协调异常、认知障碍、言语困难、步态异常、锥体外系疾病、感觉过敏、感觉减退、癫痫持续状态、脑出血。

8. 精神　焦虑、情绪不稳定、激越、情感淡漠、行为异常、抑郁、幻觉、健忘。

9. 消化系统　碱性磷酸酶升高、γ-谷氨酰转肽酶升高、ALT 升高、AST 升高、口腔念珠菌病、食欲减退、恶心、呕吐、便秘、腹痛、腹泻、消化不良、吞咽困难、口腔炎、口干、腹胀、大便失禁、胃肠炎、痔疮、味觉异常、舌变色、牙病、口渴、厌食。上市后还有高胆红素血症、胆汁淤积、肝炎的报道。

10. 血液系统　白细胞减少、淋巴细胞减少、中性粒细胞减少（包括发热性中性粒细胞减少）、血小板减少、贫血、出血、全血细胞减少。上市后还有骨髓增生异常综合征和继发的恶性疾病（包括髓细胞性白血病）、再生障碍性贫血的报道。

11. 皮肤　瘀斑、脱发、皮疹、皮炎、皮肤干燥、红斑、瘙痒、光敏反应、异常色素沉着、皮肤脱落、多汗、潮红、热潮红、瘀点。上市后还有多形性红斑、中毒性表皮坏死松解症、史-约综合征的报道。

12. 眼　视物模糊、眼痛、偏盲、视觉障碍、视力下降、视野缺损、复视、眼干。

13. 耳　听力损害、耳痛、听觉过敏、耳鸣、中耳炎、耳聋。

14. 其他　疲乏、发热、感染（包括伤口感染、病毒感染）、流感样症状、水肿（包括下肢水肿、周围性水肿、面部水肿）、疼痛、无力、不适、放射损伤、病情恶化、僵直。上市后还有机会性感染[包括肺孢子菌肺炎（PCP）]的报道。

【相互作用】

1. 合用其他可导致骨髓抑制的药物可能使骨髓抑制加重。

2. 丙戊酸可使本品的清除率轻度降低。

【药动学】本品能迅速通过血脑屏障，进入脑脊液。成年患者口服后，本品被迅速吸收，最早在服药后 20 分钟就可达到血药峰浓度。本品的蛋白结合率低（10%～20%）。口服本品后 7 日内粪便内排泄0.8%，表明药物是完全吸收的。口服后，24小时尿内的原形药占剂量的5%～10%，其余以4-氨基-5-咪唑-盐酸羧酰胺形式或其他极性代谢物随尿排泄。

【观察指标】

1. 监测全血细胞计数：①新近诊断的GBM的同步放化疗期：每周监测1次。②新近诊断的GBM的辅助治疗期、常规治疗后复发或进展的GBM或间变性星形细胞瘤：用药第22日（首次给药后的21日）或其后48小时内监测全血细胞计数，以后每周监测1次，直至ANC≥1.5×10^9/L、血小板计数≥100×10^9/L。

2. 每个周期用药前、第1个周期用药期间及最后一次用药后2～4周，均应监测肝功能。

【用药宣教】

1. 本品联用放疗易导致卡氏肺孢子菌感染，应给予预防。

2. 本品可引起恶心和呕吐，使用前后可使用止吐药。

3. O^6-甲基鸟嘌呤-DNA甲基转移酶（MGMT）在肿瘤组织中活性或水平的升高与本品耐药性有关，测定MGMT状态可预测患者对本品的反应。

4. 男性患者用药期间及停药后6个月内应采取有效的避孕措施。由于本品可能导致不可逆的不育，故用药前应冷冻保存精子。

5. 本品可能引起疲劳和瞌睡，用药期间避免驾驶或操作机械。

二、抗代谢药

甲氨蝶呤

【类别】叶酸类似物。

【妊娠安全等级】X。

【作用机制】四氢叶酸是在体内合成嘌呤核苷酸和嘧啶脱氧核苷酸的重要辅酶，本品作为一种叶酸还原酶抑制剂，主要抑制二氢叶酸还原酶而使二氢叶酸不能还原成有生理活性的四氢叶酸，从而使嘌呤核苷酸和嘧啶核苷酸生物合成过程中一碳基团的转移作用受阻，导致DNA的生物合成受到抑制。此外，本品也有对胸腺核苷酸合成酶的抑制作用，但抑制RNA与蛋白质合成的作用则较弱，本品主要作用于细胞周期的S期，属细胞周期特异性药物，对G_1期细胞的作用较弱。

【适应证】各型急性白血病，特别是急性淋巴细胞白血病、恶性淋巴瘤、非霍奇金淋巴瘤和蕈样肉芽肿、多发性骨髓瘤，头颈部癌、肺癌、各种软组织肉瘤、银屑病，乳腺癌、卵巢癌、宫颈癌、恶性葡萄胎、绒毛膜上皮癌、睾丸癌。

【超说明书用药】

1. 类风湿关节炎。

2. 系统性红斑狼疮。

3. 皮质激素依赖性克罗恩病或缓解维持期克罗恩病。

4. 治疗白塞病引起的神经系统、皮肤黏膜病变。

5. 治疗成年人期斯蒂尔病。

6. 治疗复发性阿弗他溃疡。

7. 治疗胎盘植入。

8. 治疗特应性皮炎。

9. 治疗再生障碍性贫血。

10. 前置胎盘剖宫产的术后药物。

11. 治疗病理学类型明确的难治性非哺乳期乳腺炎。

12. 治疗恶性血液病儿童脐带血移植后的移植物抗宿主病。

13. 治疗儿童过敏性紫癜引起的持续性或慢性腹痛。

14. 治疗急性百草枯中毒引起的肺纤维化。

15. 治疗难治性或复发性大动脉炎。

16. 治疗皮肌炎、多发性肌炎。

17. 治疗输卵管妊娠。

18. 治疗有高危复发和（或）需延长治疗、对糖皮质激素反应不足或出现激素相关不良事件患者的风湿性多肌痛。

【禁用与慎用】已知对本品高度过敏的患者禁用。

【给药途径和剂量】

1. 本品及其钠盐可供口服，钠盐供注射用，均以其基质计算用量。

2. 本品的使用剂量和方案差异极大，应根据骨髓象和其他毒性情况予以调整。剂量大于100mg时，应在24小时内部分或全部采用静脉滴注。

3. 针对急性淋巴细胞白血病的维持用量是15～30mg/m^2，1～2次/周，口服或肌内注射，也可与其他药物如巯嘌呤同时合用。另一方案是，每14天静脉给予2.5mg/m^2，脑膜白血病可注射12mg/m^2，或15mg/m^2（或更少一些），每周1～2次；另一方案是，根据患者的年龄，<1岁儿童给予6mg，>1岁儿童8mg，2岁儿童10mg，3岁或>3岁儿童

12mg。类似的剂量用于淋巴细胞白血病患者进行预防，有时还可以同时鞘内注射阿糖胞苷和氢化可的松。本品静脉用量约在 500mg/m^2 时，接着应给予甲酰四氢叶酸治疗，这也可能在脑脊液中产生有效的药物浓度。

4. 治疗绒毛膜癌，可口服或肌内注射 15～30mg/d，连用 5 天，间隔 1～2 周重复，连用 3～5 个疗程。另一方案是，肌内注射 0.25～1mg/kg，最高剂量可达到 60mg，每 48 小时一次，给药 4 次后，再给予甲酰四氢叶酸治疗，间隔 7 天重复。对有转移的患者，联合化疗可能是必需的。治疗乳腺癌也可用 10～60mg/m^2，常合用环磷酰胺和氟尿嘧啶。

5. 治疗晚期淋巴瘤，可给予 0.625～2.5mg/（kg · d），并合用其他抗癌药。治疗伯基特淋巴瘤可口服 10～25mg/d，连用 4～8 天，间隔 7～10 天重复。治疗蕈样真菌病可口服 2.5～10mg/d，诱导缓解；另一方案是，肌内注射 50mg/周，1～2 次分用。

6. 治疗骨肉瘤可静脉滴注很高的剂量（12～15g/m^2），接着给予甲酰四氢叶酸治疗，作为综合辅助疗法的一部分；高剂量方案也可试用于包括肺癌、头颈部癌在内的其他恶性肿瘤。

7. 治疗自身免疫性疾病和器官移植后的排斥反应。

（1）静脉注射：每次 25～50mg，每周 1 次，显效后改为每月 1 次。

（2）口服：①大剂量法，每次 10～25mg，每周 1 次；②小剂量法，每次 2.5mg，每周 2 次，每周连服 3～5 次。

8. 治疗输卵管妊娠，按体表面积计算，第一天给予 50mg/m^2，肌内注射。在治疗的第 4 天和第 7 天测血 HCG，若下降幅度＜15%，此后每周测血 HCG 一次，直至达到非妊娠水平；若下降幅度＜15%，按前次剂量重复给药，给药后第 4 天和第 7 天再测 HCG，若两次给药后下降仍不明显，考虑手术治疗。

【配伍禁忌】与表柔比星、丙泊酚、博来霉素、氟尿嘧啶、氟哌利多、肝素、吉西他滨、甲氧氯普胺、雷尼替丁、氯丙嗪、咪达唑仑、纳布啡、奈达铂、泼尼松龙、参芪注射液、伊达比星、异环磷酰胺等有配伍禁忌。

【不良反应】

1. 胃肠道反应：口腔炎、口唇溃疡、咽喉炎、恶心、呕吐、腹痛、腹泻、消化道出血。食欲减退常见，偶见假膜性或出血性肠炎等。

2. 肝功能损害：黄疸、ALT、碱性磷酸酶、γ-谷氨酰转肽酶等增高，长期口服可导致肝细胞坏死、脂肪肝、纤维化甚至肝硬化。

3. 大剂量应用：因为本品及其代谢产物沉积在肾小管而致高尿酸血症肾病，此时可出现血尿、蛋白尿、尿少、氮质血症甚或尿毒症。

4. 长期用药：可引起咳嗽、气短、肺炎或肺纤维化。

5. 骨髓抑制：主要为白细胞和血小板减少，长期口服小剂量可导致明显骨髓抑制，贫血和血小板下降而伴皮肤或内脏出血。

6. 脱发、皮肤发红、瘙痒或皮疹。

7. 白细胞计数低下时可并发感染。

【相互作用】

1. 乙醇和其他对肝脏有损害药物与本品同用，可增加肝脏的毒性。

2. 由于应用本品可引起血液中尿酸水平增高，对于痛风或高尿酸血症患者应相应增加别嘌醇等药物剂量。

3. 本品可增加抗凝血作用，甚至引起肝脏凝血因子的缺少和（或）血小板减少症，所以与其他抗凝药谨慎同用。

4. 与保泰松和磺胺类药物同用后，因与蛋白质结合的竞争，可能会引起本品血清浓度的增高而导致毒性反应的出现。

5. 口服卡那霉素可增加口服本品的吸收，而口服新霉素钠可减少其吸收。

6. 与弱有机酸和水杨酸盐等同用，可抑制本品的肾排泄而导致血清药浓度增高，继而毒性增加，应酌情减少用量。

7. 氨苯蝶啶、乙胺嘧啶等药物均有抗叶酸作用，如与本品同用可增加其不良反应。

8. 与氟尿嘧啶同用，或先用氟尿嘧啶后用本品均可产生拮抗作用，如先用本品，4～6 小时后再用氟尿嘧啶则可产生协同作用。

9. 本品与左旋门冬酰胺酶合用也可导致减效。

【药动学】用量小于 30mg/m^2 时，口服吸收良好，1～5 小时血药浓度达峰值。部分经肝细胞代谢转化为谷氨酸盐，另有部分通过胃肠道细菌代谢。主要经肾（40%～90%）排泄，大多以原形排出体外；＜10% 的药物通过胆汁排泄。少量甲氨蝶呤及其代谢产物可以结合型形式贮存于肾脏和肝脏等组织中长达数月，在有胸腔积液或腹水情况下，本品的清除速度明显减缓。清除率个体差别极大，老年患者更甚。

【观察指标】用药期间可能出现慢性或潜在致命性肝毒性，尤其是延长用药时间，累积总剂量≥1.5g，以及酗酒、肥胖、糖尿病、高龄、高脂血症，明显暴露于肝毒性物质，有肝病、遗传性肝脏疾病家族史或持续肝酶异常的患者；推荐监测，可能需要停药。

【用药宣教】女性患者接受治疗期间及治疗结束后至少 1 个月内避免妊娠。男性患者接受治疗期间及治疗结束后至少 3 个月内，其性伴侣避免妊娠。

培美曲塞

【类别】抗代谢类抗肿瘤药。

【妊娠安全等级】D。

【作用机制】本品为一种多靶点叶酸拮抗药，通过破坏细胞复制所必需的叶酸依赖性代谢过程抑制细胞复制。本品通过抑制胸苷酸合成酶（TS）、二氢叶酸还原酶（DHFR）和甘氨酰胺核苷酸甲酰转移酶（GARFT）的活性发挥作用，以上酶均为胸腺嘧啶核苷酸和嘌呤核苷酸生物再合成的关键性叶酸依赖性酶。

【适应证】

1. 与顺铂联用于局部晚期或转移性非鳞状细胞非小细胞肺癌的一线化疗。

2. 单用于经 4 个周期的以铂类药为基础的一线化疗后未出现进展的局部晚期或转移性非鳞状细胞非小细胞肺癌的维持治疗。

3. 单用于治疗既往接受一线化疗后出现进展的局部晚期或转移性非鳞状细胞非小细胞肺癌。

4. 与顺铂联用于治疗无法手术的恶性胸膜间皮瘤。

【超说明书用药】

1. 与卡铂和培布珠单抗联用于转移性非鳞状细胞非小细胞肺癌（FDA 批准适应证）。

2. 用于治疗转移性膀胱癌。

3. 用于治疗持续性或复发性宫颈癌。

4. 用于治疗耐铂类药的卵巢癌。

5. 用于治疗转移性胸腺恶性肿瘤。

【禁用与慎用】对本品有严重过敏史者禁用。

【给药途径和剂量】

1. 推荐剂量

（1）治疗恶性胸膜间皮瘤：推荐每 21 天为一个治疗周期，于每个周期的第 1 天静脉滴注本品 500mg/m²，于 10 分钟内输完。在输完本品 30 分钟后，再静脉滴注顺铂 75mg/m²，于 2 小时输完，在静脉滴注顺铂前或后均应通过原输液管道补液。

（2）非小细胞肺癌：单用本品 500mg/m²，疗程和用法同上。

2. 剂量调整　从第 2 个治疗周期开始，每个周期的剂量应根据血液监测的结果来决定。

（1）当 ANC＜500/mm³ 和血小板计数＞50 000/mm³ 时，本品和顺铂都只使用原剂量的 75%。

（2）当血小板计数＜50 000/mm³ 时，两药只用原剂量的 50%。

（3）除黏膜炎之外的毒性反应达到 3～4 级时，两药应用原剂量的 75%。

（4）任何腹泻均须住院治疗，如腹泻达到 3～4 级，则用原剂量的 75%。

（5）如发生 3～4 级黏膜炎，只用原剂量的 75%。

（6）如出现神经毒性，应减量 50%，毒性严重达 3～4 级者应停药。

3. 给药方法

（1）为预防皮疹等过敏反应，在使用本品之前后和给药当天，均口服地塞米松 4mg/次，每天 2 次。

（2）为了减少和（或）减轻本品的毒性反应，使用本品的患者每天必须口服低剂量的叶酸或者含有叶酸的维生素制剂。在第 1 次给本品之前的 7 天内，至少应连续使用叶酸 5 天，而且在全疗程中持续给药。在最后 1 次静脉滴注本品后还要持续使用叶酸 21 天。此外，在第 1 次给予本品前 1 周及以后的每个治疗周期前应肌内注射维生素 B_{12} 一次，以后则在给予本品的同一天肌内注射。叶酸用量是每次 350～1000μg，维生素 B_{12} 则为每次 1000μg；在临床试验中，叶酸的最常使用量是每次 400μg。

（3）本品静脉输液的配制方法是，先以 0.9% 氯化钠注射液 20ml 注入装有本品的小瓶内，轻轻旋转使其完全溶解，然后再用 0.9%氯化钠注射液 100ml 进一步稀释。配制好的药液贮于室温下或冰箱里均可保持稳定 24 小时。未用完的药液应弃之。

【配伍禁忌】与多柔比星、昂丹司琼、表柔比星、丙氯拉嗪、参芪注射液、多巴酚丁胺、多西环素、氟哌利多、含钙的注射液、环丙沙星、吉西他滨、甲硝唑、两性霉素 B、林格、氯丙嗪、米诺环素、米托蒽醌、纳布啡、庆大霉素、头孢噻肟、头孢他啶、头孢替坦、头孢西丁、头孢唑林、托泊替康、妥布霉素、伊立替康等有配伍禁忌。

【不良反应】

1. *心血管系统*　心律失常（包括室上性心律失常）。与顺铂联用还可见高血压、血栓、栓塞。

2. *代谢/内分泌系统*　与顺铂联用可见脱水。

3. *呼吸系统*　咽炎。上市后还有间质性肺炎的报道。

4. *泌尿生殖系统*　肌酐清除率降低、肌酐升高、肾小球滤过率降低、肾衰竭。

5. *免疫系统*　超敏反应。

6. *神经系统*　感觉神经病变、运动神经病变、嗜睡。

7. *消化系统*　ALT 升高、AST 升高。与顺铂联用还可见γ-谷氨酰转肽酶升高、恶心、食欲减退、厌食、呕吐、黏膜炎、口炎、腹泻、便秘、食管炎。与顺铂联用还可见消化不良、胃灼热、味觉障碍。上市后还有大肠炎的报道。

8. *血液系统*　贫血、中性粒细胞减少（包括发热性中性粒细胞减少）、白细胞减少、血小板减少。

9. *皮肤*　皮疹、脱屑、脱发、瘙痒、多形性红斑、色素沉着过度。与顺铂联用还可见荨麻疹。上市后还有大疱性疾病（包括史-约综合征、中毒性表皮坏死松解症）的报道。

10. *眼*　结膜炎、泪液增多。

11. *其他*　乏力、感染、水肿、发热、脓毒症、疲乏。与顺铂联用还可见胸痛。上市后还有放射回忆性损伤的报道。

【相互作用】

1. 与布洛芬（每次 400mg、每日 4 次）合用可使本品的清除率降低。

2. 本品与具有肾毒性的药物（如氨基糖苷类药、髓袢利尿药、铂类化合物、环孢素）、经肾小管排泄的药物（如丙磺舒）合用可延迟本品的清除。合用时应谨慎，必要时应密切监测肌酐清除率。

3. 与口服抗凝药合用可能存在相互作用。合用时需增加国际标准化比值（INR）的监测频率。

【药动学】多种实体瘤患者本品剂量为 0.2～838mg/m^2，静脉滴注 10 分钟以上，总全身暴露量（AUC）和血药峰浓度与剂量成正比。血浆蛋白结合率约为 81%，且不受肾功能不全程度的影响。稳态分布容积为 16.1L。本品主要随尿液排泄。在给药后 24 小时内，给药量的 70%～90%以原形药物排泄。肾功能正常者总清除率为 91.8ml/min，消除半衰期为 3.5 小时。随着肾功能降低，清除率减少，AUC 增加。

【观察指标】

1. 监测全血细胞计数，监测时间为每次给药前、每个周期的第 8 日和第 15 日。

2. 每次给药前监测肝、肾功能。

【用药宣教】

1. 使用本品期间禁止接种黄热病疫苗，也不推荐接种其他减毒活疫苗。

2. 有生育能力的妇女用药期间和用药结束后 6 个月内应采取有效的避孕措施。

3. 性成熟男性患者用药期间和用药结束后 6 个月内不应生育，且本品可能导致不可逆性不育，建议用药开始前保存精子。

4. 哺乳期妇女使用时应暂停哺乳。

巯嘌呤

【类别】抗代谢类抗肿瘤药。

【妊娠安全等级】C。

【作用机制】本品可与次黄嘌呤和鸟嘌呤竞争次黄嘌呤-鸟嘌呤磷酸核糖转移酶（HGPRT），且本品在体内也转变成硫代肌苷酸（thioinosinic acid，TIMP）。这种细胞内核苷可抑制许多涉及肌苷酸（IMP）的反应，包括 IMP 向黄嘌呤核苷酸（XMP）的转化、IMP 经腺苷酸琥珀酸（SAMP）向腺苷酸（AMP）的转化及以 TIMP 形成 6-甲基硫代肌苷酸（MTIMP）。TIMP 和 MTIMP 均可抑制谷氨酸-5-磷酸核糖焦磷酸转移酶，此酶是开始合成嘌呤核苷酸的第一个独特酶。本品可通过 HGPRT 及其他多种酶形成 6-硫鸟嘌呤核苷（6-TGN）。6-TGN 在核苷酸内替代嘌呤碱基，从而导致肿瘤细胞生长停滞、死亡。

【适应证】用于治疗绒毛膜癌、恶性葡萄胎、急性淋巴细胞白血病、急性非淋巴细胞白血病、慢性粒细胞白血病的急变期。

【禁用与慎用】

1. 对本品高度过敏者。

2. 明显骨髓抑制（如白细胞减少、血小板显著减少）或出现相应的严重感染或明显的出血倾向者、肝功能损害、胆道疾病、有痛风或尿酸盐肾结石病史、4～6 周接受过细胞毒性药物或放疗的患者慎用。

【给药途径和剂量】

1. *绒毛膜癌*　口服给药每日 6～6.5mg/kg，每日 2 次，10 日为 1 个疗程，疗程间歇为 3～4 周。

2. 白血病　口服给药。①初始治疗：每日2.5mg/kg或80～100mg/m²，每日1次或分次服用。通常用药后2～4周可显效，如用药4周后仍未见临床症状改善及白细胞计数减少，可考虑剂量增至每日5mg/kg。②维持治疗：每日1.5～2.5mg/kg或50～100mg/m²，每日1次或分次服用。

纯合子硫嘌呤甲基转移酶（TPMT）或*NUDT15*基因缺陷者：此类患者的剂量为本品标准剂量的10%或更少，初始剂量亦应减少。

杂合子*TPMT*（和）或*NUDT15*基因缺陷者：多数杂合子*TPMT*或*NUDT15*基因缺陷者可耐受本品的推荐剂量，但某些患者基于毒性应减量。TPMT和NUDT15基因均缺陷者可能需大幅度减量。

【不良反应】

1. 呼吸系统　间质性肺炎、肺纤维化。

2. 代谢/内分泌系统　高尿酸血症。

3. 泌尿生殖系统　尿酸性肾病（如尿酸盐肾结石）、精子减少。

4. 免疫系统　免疫抑制。

5. 消化系统　恶心、呕吐、食欲减退、口炎、腹泻、肠溃疡、厌食、胆汁淤积性黄疸、肝坏死、肝性脑病、血清性肝炎。

6. 血液系统　骨髓抑制（白细胞减少、血小板减少）、贫血、粒细胞减少。

7. 皮肤　皮疹、皮肤色素沉着过度、脱发。

8. 其他　药物热。

【相互作用】

1. 合用别嘌醇可明显增强本品的作用和毒性。

2. 与具有肝毒性的药物合用可增加发生肝细胞毒性的风险。

3. 本品与其他对骨髓有抑制作用的抗肿瘤药合用可增强本品的作用。

4. 本品与TPMT抑制剂（如奥沙拉嗪、美沙拉嗪、柳氮磺吡啶等）合用可加重骨髓抑制。

5. 本品可抑制华法林的抗凝作用。

【药动学】本品口服后胃肠道吸收不完全，约50%。广泛分布于体液内，血浆蛋白结合率约为20%。本品吸收后的活化分解代谢过程主要在肝脏内进行，在肝内经黄嘌呤氧化酶等氧化及甲基化作用后分解为硫尿酸等而失去活性。静脉注射本品，约50%的药量经代谢后于24小时迅速经肾脏排泄，其中7%～39%为原形药物。静脉注射后半衰期约为90分钟。

本品及其代谢产物的全身暴露量与基因多态性有关。本品可通过HGPRT及其他多种酶形成6-TGN。本品细胞毒性的作用部分来源于6-TGN。本品主要通过两种途径灭活，一种是硫醇甲基化，另一途径是经TPMT形成6-甲基巯嘌呤。因基因多态性，TPMT的活性差异很大。高加索人或非洲裔美国人有0.3%（1∶300）的人群在*TPMT*基因上有两个无功能的等位基因，此类人群的TPMT无活性或几乎无活性。10%的人群在*TPMT*基因上有1个无功能的等位基因，TPMT的活性为中等，其余人在TPMT基因上有两个有功能的等位基因，TPMT的活性正常。纯合子基因缺乏者（在TPMT基因上有两个无功能的等位基因）如给予本品常规剂量，6-TGN就会在细胞内蓄积，而出现毒性。

【观察指标】

1. 用药期间定期监测肝、肾功能。

2. 用药期间定期监测血常规，每周随访白细胞计数及分类计数、血小板计数、血红蛋白1～2次。短期内血细胞急骤减少者应每日监测血常规。骨髓检查亦可评估骨髓状态。

3. 对出现严重骨髓毒性或骨髓抑制反复发作的患者，应进行*TPMT*基因型或表型、*NUDT15*基因测试，以确定是否出现*TPMT*或*NUDT15*基因缺陷。

【用药宣教】

1. 有生育能力的妇女使用本品时应避孕。

2. 为预防肾毒性，使用本品时应适当增加患者液体摄入量，碱化尿液，给予黄嘌呤氧化酶抑制剂（如别嘌醇）。如合用别嘌醇，本品剂量应减至常规剂量的1/4～1/3。

3. 哺乳期女性使用时应暂停哺乳。

氟达拉滨

【类别】抗代谢类抗肿瘤药。

【妊娠安全等级】D。

【作用机制】本品为阿糖腺苷的氟化核苷酸类似物，可相对地抵抗腺苷脱氨基酶的脱氨基作用。本品的代谢产物可通过抑制核苷酸还原酶，DNA聚合酶α、δ和ε，DNA引物酶和DNA连接酶，抑制DNA的合成。此外，还可部分抑制RNA聚合酶Ⅱ，从而减少蛋白的合成。

【适应证】用于至少接受过一个标准含烷化剂方案的治疗且病情未改善或疾病持续进展的B细胞性慢性淋巴细胞白血病（CLL）。

【禁用与慎用】

1. 对本品过敏者、肌酐清除率＜30ml/min者、失代偿性溶血性贫血患者、孕妇禁用。

2. 肾功能不全者、健康状况较差者、75 岁以上老年患者慎用。

【给药途径和剂量】

1. 口服给药　每日 $40mg/m^2$，连用 5 日，28 日为 1 个周期。

2. 静脉注射　每日 $25mg/m^2$，连用 5 日，28 日为 1 个周期。

3. 静脉滴注　每日 $25mg/m^2$，滴注时间为 30 分钟，连用 5 日，28 日为 1 个周期。

肌酐清除率为 30～70ml/min 时，剂量应减少 50%，且应严密监测血液学改变以评价药物的毒性。

如果行静脉内快速注射，需再用 10ml 0.9%氯化钠注射液稀释，抽取到注射器内的所需剂量也可以用 100ml 0.9%氯化钠注射液稀释后行静脉滴注，静脉滴注时间应为 30 分钟左右。

【配伍禁忌】与表柔比星、参芪成方、柔红霉素、奈达铂等有配伍禁忌。

【不良反应】

1. 心血管系统　上市后有心力衰竭、心律失常的报道。

2. 呼吸系统　肺炎、咳嗽、呼吸困难、肺纤维化。上市后还有肺出血的报道。

3. 泌尿生殖系统　上市后有出血性膀胱炎的报道。

4. 免疫系统　自身免疫性疾病（如自身免疫性溶血性贫血、血小板减少性紫癜、天疱疮、伊文思综合征、获得性血友病）。上市后还有淋巴增生性疾病（EB 病毒相关）的报道。

5. 神经系统　周围神经病、进行性多灶性白质脑病、意识模糊。上市后还有癫痫发作、昏迷、白质脑病（LE）、急性中毒性脑白质病（ATL）、可逆性后部白质脑病综合征、脑出血的报道。

6. 精神　上市后有兴奋的报道。

7. 消化系统　恶心、呕吐、腹泻、厌食、口炎、胃肠道出血、胰酶异常、肝酶异常。

8. 血液系统　中性粒细胞减少、血小板减少、贫血、骨髓增生异常综合征、急性髓系白血病。

9. 皮肤　皮疹。上市后还有皮肤癌、史-约综合征、中毒性表皮坏死松解症的报道。

10. 眼　视力障碍。上市后还有视神经炎、视神经病变、失明的报道。

11. 其他　发热、疲乏、无力、寒战、水肿、不适、黏膜炎、机会性感染[包括潜伏病毒再激活（如带状疱疹病毒、EB 病毒感染）]、肿瘤溶解综合征（包括肾衰竭、高钾血症、代谢性酸中毒、血尿、尿酸结晶尿、高尿酸血症、高磷酸血症、低钙血症）。

【相互作用】

1. 与喷司他丁合用可导致致命性肺毒性。

2. 本品与阿糖胞苷合用可升高阿糖胞苷三磷酸（阿糖胞苷的活性代谢产物）的浓度，但对阿糖胞苷的血药浓度和代谢率无影响。

3. 本品与腺苷吸收抑制剂（如双嘧达莫）合用可减弱本品的疗效。

【药动学】静脉给药后，本品的磷酸盐迅速被脱磷酸而成为氟达拉滨，此基质被淋巴细胞摄取后再磷酸化成为具有活性的三磷酸氟达拉滨。在单次给药后 4 小时细胞内的三磷酸氟达拉滨可达峰值。本品从血象中清除呈三相，终末半衰期为 10～30 小时。大多数药物随尿排出，24 小时内约可排出 60%的给药量。本品的药动学具有明显的个体差异。

【观察指标】定期监测全血细胞计数。

【用药宣教】

1. 有生育能力的男性或女性用药期间及用药后至少 6 个月内必须采取有效的避孕措施。

2. 接受本品治疗期间或治疗后，应避免接种活疫苗。

3. 本品可能降低驾驶或操作机械的能力。

4. 机会性感染、肿瘤溶解综合征发生风险升高的患者应考虑预防性治疗。

5. 为降低输血相关的移植物抗宿主病的发生风险，接受本品治疗的患者输血时应接受经照射处理的血液。

6. 哺乳期妇女使用时应暂停哺乳。

硫鸟嘌呤

【类别】抗代谢类抗肿瘤药。

【妊娠安全等级】D。

【作用机制】本品为鸟嘌呤类似物，在体内由磷酸核糖转移酶转化为 6-硫鸟嘌呤核糖核苷酸后方具活性，作用机制与巯嘌呤相似。6-硫鸟嘌呤核糖核苷酸通过对鸟苷酸激酶的抑制作用，阻止一磷酸鸟苷（GMP）磷酸化形成二磷酸鸟苷（GPD）。本品代谢为脱氧核糖三磷酸后，可掺入 DNA，从而进一步抑制核酸的生物合成。本品属细胞周期特异性药物，对处于 S 期的细胞最敏感，在抑制细胞 DNA 合成的同时，亦可轻度抑制 RNA 的合成。

【适应证】

1. 用于急性淋巴细胞白血病及急性非淋巴细

胞白血病的诱导缓解期及继续治疗期。

2. 用于慢性粒细胞白血病的慢性期及急变期。

【禁用与慎用】

1. 对本品过敏者禁用。

2. 显著骨髓抑制患者、严重感染患者、明显出血患者、肝肾功能不全者、胆道疾病患者、有痛风史、尿酸盐结石病史者、4～6 周接受过放疗的患者、哺乳期妇女慎用。

【给药途径和剂量】口服给药。①单用：初始剂量每日 2mg/kg 或 100mg/m^2，每日 1 次或分次服用。若 4 周后症状未改善且未见白细胞抑制，可将日剂量增至 3mg/kg。维持剂量每日 2～3mg/kg 或 100mg/m^2，每日 1 次或分次服用。②联用：每日 75～200mg/m^2，每日 1 次或分次服用，连用 5～7 日。

【不良反应】

1. *代谢/内分泌系统*　高尿酸血症。

2. *泌尿生殖系统*　尿酸性肾病、闭经、精子缺乏。

3. *消化系统*　肝功能损害、黄疸、肝小静脉闭塞病（表现为高胆红素血症、肝大、体液潴留导致的体重增加、腹水）、门静脉高压症（表现为脾大、血小板减少、食管静脉曲张）、氨基转移酶升高、碱性磷酸酶升高、γ-谷氨酰转肽酶升高、肝硬化、肝结节性再生性增生、肝紫癜病、门静脉周围纤维化、肝小叶中心坏死、恶心、呕吐、食欲减退、厌食、口炎。与其他化疗药联用可见肠坏死和肠穿孔。

4. *血液系统*　骨髓抑制（如白细胞减少、血小板减少）。

【相互作用】

1. 其他抗肿瘤药可增强本品的疗效。

2. 与对氨基水杨酸衍生物（如奥沙拉嗪、美沙拉嗪、柳氮磺吡啶等）合用可能加重骨髓抑制。

3. 本品可增加血尿酸含量，合用抗痛风药时需调整抗痛风药的剂量。

【药动学】本品口服后约 30%被吸收，在肝脏分别经甲基化及脱氨作用代谢为氨甲基巯嘌呤及巯嘌呤而失活。24 小时内 40%的药物以代谢物的形式随尿排出。

【观察指标】

1. 用药期间定期（每周）监测血常规、肝功能、血尿素氮、血尿酸、肌酐清除率。

2. 对出现严重骨髓毒性或骨髓抑制反复发作的患者，应进行 *TPMT* 或 *NUDT15* 基因测试。

【用药宣教】

1. 用药期间应适当增加水的摄入量，并使尿液保持碱性，或同时使用别嘌醇以防出现血清尿酸含量升高及尿酸性肾病。

2. 有生育能力的妇女用药期间应避孕。

3. 免疫功能不全者避免用药期间接种活疫苗。

阿糖胞苷

【类别】抗代谢类抗肿瘤药。

【妊娠安全等级】D。

【作用机制】本品为嘧啶类抗代谢性抗肿瘤药，具有细胞周期特异性，对 S 期细胞最为敏感，通过抑制细胞 DNA 的合成干扰细胞的增殖。本品进入人体后经激酶磷酸化后转变为阿糖胞苷三磷酸及阿糖胞苷二磷酸，前者能抑制 DNA 聚合酶的合成，后者能抑制二磷酸胞苷转变为二磷酸脱氧胞苷，从而抑制细胞 DNA 的聚合及合成。对 RNA 及蛋白质合成的抑制作用较弱。

【适应证】

1. 单用或与其他抗肿瘤药联用于以下疾病：①急性髓系白血病、急性淋巴细胞白血病、慢性髓细胞性白血病（急变期）的诱导缓解和维持治疗。高剂量时可用于高危白血病、难治性和复发性急性白血病。②鞘内给药防治脑膜白血病。

2. 与其他抗肿瘤药联用于儿童非霍奇金淋巴瘤。

【禁用与慎用】

1. 对本品过敏者禁用。

2. 骨髓抑制患者，胆道疾病患者，有痛风、尿酸盐肾结石病史者，肝、肾功能不全者，近期接受过细胞毒性药物或放疗的患者，接受过 L-门冬氨酰酶治疗的患者慎用。

【给药途径和剂量】

1. *急性髓系白血病、急性淋巴细胞白血病*　静脉滴注。①诱导缓解：A. 低剂量化疗，每日 200mg/ m^2，共 5 日（120 小时），总剂量 1000mg/m^2，每 2 周 1 次，根据血象反应进行调整。B. 高剂量化疗，本品每次 2g/m^2，每 12 小时 1 次，每次滴注时间大于 3 小时，第 1～6 日给药（共 12 次）；或本品每次 3g/m^2，每 12 小时 1 次，每次滴注时间大于 1 小时，第 1～6 日给药（共 12 次）；或本品每次 3g/m^2，每 12 小时 1 次，每次滴注时间大于 75 分钟，第 1～6 日给药（共 12 次）；或本品每次 3g/m^2，每 12 小时 1 次，每次滴注时间大于 2 小时，第 1～6 日给药（共 12 次），与多柔比星（静脉注射，每次 30mg/m^2，第 6、7 日给药）联用；或本品每次 3g/m^2，分别于第 0 小时、12 小时、24 小时、36 小时给药，每次滴注时间大于 3 小时，第 1 日、2 日给药，第 8 日、9 日重复一次，与门冬酰胺酶（在第 42 小时肌内注射 6000U/m^2）联用。C. 联合化疗，本品每日 100mg/m^2，持续滴注，第 1～10 日给药，与多柔比星（静脉注射，每日 30mg/m^2，第 1～3 日给药）联用；或本品每次 100mg/m^2，每 12 小时 1 次，每次滴注时间大于 30 分钟，第 1～7 日给药，与硫鸟嘌呤（口服，一次 100mg/m^2，每 12 小时 1 次，第 1～7 日给药）、柔红霉素（静脉注射，每日 60mg/m^2，第 5～7 日给药）联用；或本品每日 100mg/m^2，持续滴注，第 1～7 日给药，与多柔比星（静脉注射，每日 30mg/m^2，第 1～3 日给药）、长春新碱（静脉注射，每日 1.5mg/m^2，第 1 日和第 5 日给药）、泼尼松龙（静脉注射，每日 40mg/m^2，每 12 小时 1 次，第 1～5 日给药）联用；或本品每次 100mg/m^2，每 12 小时 1 次，第 1～7 日给药，与柔红霉素（静脉注射，每日 70mg/m^2，第 1～3 日给药）、硫鸟嘌呤（口服，每次 100mg/m^2，每 12 小时 1 次，第 1～7 日给药）、泼尼松龙（口服，每日 40mg/m^2，第 1～7 日给药）、长春新碱（静脉注射，每日 1mg/m^2，第 1 日和第 7 日给药）联用；或本品每日 100mg/m^2，持续滴注，第 1～7 日给药，与柔红霉素（静脉注射，每日 45mg/m^2，第 1～3 日给药）联用。如病情未缓解，在 2～4 周间歇后，必要时增加疗程（完整的疗程或做调整）。②维持治疗：治疗方案与诱导阶段相似，但在缓解后维持阶段，每 2 个疗程间均有较长的时间间歇。

2. 脑膜白血病　鞘内注射。①治疗：根据中枢神经系统表现类型和严重程度，以及对先前治疗的反应决定给药方案。剂量为每次 5～75mg/m^2，给药次数为每日 1 次、共 4 日至每 4 日 1 次。通常每次 30mg/m^2，每 4 日 1 次，直至脑脊液检查正常，随后再给予 1 个疗程治疗。②预防：急性脑膜白血病成功治疗后，可给予预防性三联治疗，本品 30mg/m^2、甲氨蝶呤 15mg/m^2、氢化可的松琥珀酸钠 15mg/m^2。

如出现血小板计数＜50×10^9/L 或多形核粒细胞计数＜1×10^9/L，应考虑暂停治疗，根据其他系统的毒性现象及血象调整，当骨髓功能、血小板和粒细胞恢复至一定水平时方可重新开始用药。

3. 本品粉针剂可以注射用水、0.9%氯化钠注射液或 5%葡萄糖注射液溶解。本品配制成的溶液主要作为单剂量给药，分多次用药时，溶剂中需含防腐剂。鞘内注射时，建议使用不含防腐剂的 0.9%氯化钠注射液配制（因神经毒性与稀释剂中的防腐剂有关）。本品配制后的最高浓度为 100mg/ml。本品可静脉注射、静脉滴注或皮下注射。

【配伍禁忌】与胰岛素、苯甲醇、表柔比星、参芪成方、达肝素钠、氟尿嘧啶、肝素、肌苷磷酸钠、奈达铂、青霉素、依诺肝素、甲泼尼龙琥珀酸钠有配伍禁忌。

【不良反应】

1. 心血管系统　心包炎、血栓性静脉炎、心肌病。

2. 代谢/内分泌系统　低钾血症、低钙血症、一过性体重增加、高尿酸血症、血尿酸升高、尿尿酸升高。

3. 呼吸系统　肺炎（包括弥漫性间质性肺炎）、呼吸困难、口咽疼痛、急性呼吸窘迫综合征、肺水肿。

4. 肌肉骨骼系统　骨痛、肌痛。

5. 泌尿生殖系统　肾功能损害、尿潴留、尿酸性肾病。

6. 免疫系统　过敏反应（包括过敏性水肿）。

7. 神经系统　神经炎、头晕、头痛、脑病、嗜睡、昏迷、惊厥、外周运动神经元病、外周感觉神经性病变、卒中样发作。鞘内给药还有截瘫、伴或不伴惊厥的坏死性脑白质病的报道。

8. 精神　人格改变。

9. 消化系统　肝功能异常、黄疸、肝脓肿、高胆红素血症、食欲减退、口腔黏膜炎、胃肠道溃疡（包括口腔溃疡、肛门溃疡、食管溃疡）、肛门炎、腹泻、呕吐、恶心、腹痛、胰腺炎、食管炎、坏死性结肠炎、胃肠坏死、肠壁囊样积气、腹膜炎、消化道出血、肠梗阻、黑便、蛋白丢失性小肠病、肠道感染。

10. 血液系统　贫血、白细胞减少、血小板减少、巨幼细胞增多、网织红细胞减少、骨髓细胞群性质改变、细胞形态学改变、骨髓衰竭、巨幼细胞贫血、骨髓活检异常、血涂片检查异常、粒细胞减少。

11. 皮肤　脱发、皮疹、皮肤溃疡、手足综合征、荨麻疹、瘙痒、雀斑、皮肤剥脱、皮肤斑点。

12. 眼　结膜炎、角膜疾病（如眼痛、流泪、异物感、畏光、视物模糊）。鞘内给药还可引起失明。

13. 其他　感染（包括病毒、细菌、真菌、寄生虫或腐生生物）、阿糖胞苷综合征（表现为发热、肌痛、骨痛、胸痛、斑丘疹、结膜炎、不适）、脓毒血症、发热、胸痛、注射部位反应（如疼痛、红肿、静脉炎、蜂窝织炎）。

【相互作用】

1. 本品与其他骨髓抑制剂合用可使血液学毒性的发生率升高和严重程度加重。

2. 静脉注射本品与鞘内注射甲氨蝶呤合用，可增加发生严重神经系统不良反应（如头痛、瘫痪、昏迷和卒中样发作）的风险。

3. 合用活疫苗（包括减毒活疫苗）可发生严重或致命的感染。正接受本品治疗的患者避免接种活疫苗。可接种灭活疫苗，但免疫应答可能会降低。

4. 先接受过 L-门冬氨酸酶患者再使用本品可能发生急性胰腺炎。

【药动学】由于快速脱氨作用，本品不易从胃肠道吸收（约可吸收 20%）。静脉注射后，血浆中消除呈双相，初期分布半衰期为 10 分钟，终末半衰期为 1～3 小时。本品被磷酸化转化成活性型，主要在肝和肾中灭活。静脉给药主要于 24 小时随尿排出，大部分是失活的代谢物，原药仅占 10%。仅有中等量进入脑脊液中，不过，由于脑脊液中脱氨作用低，在静脉注射后或鞘内注射后脑脊液中的药物浓度可维持高于血药浓度的水平。本品还可透过胎盘。

【观察指标】

1. 用药期间定期监测全血细胞计数、骨髓涂片。在诱导治疗时，每日监测白细胞和血小板计数。周围血象原始细胞消失后，需频繁进行骨髓检查。

2. 用药期间定期监测肝肾功能、血尿酸水平。

【用药宣教】

1. 使用本品时，应适当增加液体的摄入量，使尿液保持碱性，必要时联用别嘌醇，以防止发生血清尿酸升高、尿酸性肾病。

2. 建议有生育能力的妇女用药期间避孕。

地西他滨

【类别】抗代谢类抗肿瘤药。

【妊娠安全等级】D。

【作用机制】本品通过磷酸化后直接掺入 DNA，抑制 DNA 甲基化转移酶，引起 DNA 低甲基化、细胞分化或凋亡而起抗肿瘤作用。体外试验显示本品抑制 DNA 甲基化，在产生该作用的浓度下不会明显抑制 DNA 的合成。本品诱导肿瘤细胞的低甲基化，从而恢复控制细胞分化增殖基因的正常功能。在快速分裂的细胞中，掺入 DNA 的本品可与 DNA 甲基转移酶共价结合，从而产生细胞毒性作用，而非增殖期细胞则对本品相对不敏感。

【适应证】用于治疗 IPSS 评分系统为中危-1、中危-2 和高危的初治、复治的原发性和继发性骨髓增生异常综合征（MDS）（按 FAB 分型包括所有亚型：难治性贫血、难治性贫血伴环形铁粒幼细胞增多、难治性贫血伴原始细胞增多、难治性贫血伴原始细胞增多-转化型、慢性粒-单核细胞白血病）。

【超说明书用药】用于治疗急性髓系白血病（AML）。

【禁用与慎用】

1. 对本品过敏者禁用。

2. 重度肾功能不全者、肝功能不全者、哺乳期妇女慎用。

【给药途径和剂量】

1. 首次给药周期的推荐剂量为 15mg/m^2，连续静脉滴注 3 小时以上，每 8 小时 1 次，连用 3 天。患者可预先使用常规止吐药。每 6 周重复 1 个周期。推荐至少重复 4 个周期。然而，获得完全缓解或部分缓解的患者可以治疗 4 个周期以上。如果患者能继续获益，可以持续用药。

2. 依据血液学实验室检查值进行的剂量调整或延迟给药，如果经过前一个周期的治疗，血液学恢复（ANC≥1000/μl，血小板≥50 000/μl）需要超过 6 周，则下 1 周期的治疗应延迟，且剂量应按以下原则进行暂时性的调整。

（1）恢复时间超过 6 周，但少于 8 周的患者应延迟给药 2 周，且重新开始治疗剂量降低至 11mg/m^2，每 8 小时 1 次（每天 33mg/m^2，每个周期 99mg/m^2）。

（2）恢复时间超过 8 周，但少于 10 周的患者应进行疾病进展的评估（通过骨髓穿刺评估），如未出现进展，给药应延迟 2 周以上，重新开始时剂量降低到 11mg/m^2，每 8 小时 1 次（每天 33mg/m^2，每个周期 99mg/m^2），然后在接下来的周期中，根据临床情况维持或增加剂量。

（3）如果出现以下任一非血液学毒性，应暂停本品治疗直至毒性恢复：血清肌酐≥2mg/dl，总胆红素≥2×ULN，活动性或未控制的感染。

【配伍禁忌】与表柔比星、参芪成方、柔红霉素、枸橼酸柔红霉素脂质体、奈达铂等有配伍禁忌。

【不良反应】

1. 心血管系统　心脏停搏、心房颤动、心动过速（包括室上性心动过速）、心脏杂音、低血压、充血性心力衰竭、高血压、心肌梗死、心肌病。

2. 代谢/内分泌系统　高血糖症、血白蛋白降低、血碳酸氢盐升高、血氯化物降低、总蛋白降低、血碳酸氢盐降低、低白蛋白血症、低镁血症、低钾血症、低钠血症、高钾血症、脱水、体重降低。

3. 呼吸系统　咳嗽、肺炎、呼吸骤停、肺水肿、咽炎、鼻窦炎、呼吸音异常（包括呼吸音减弱）、缺氧、啰音、鼻后滴漏、上呼吸道感染、呼吸困难、鼻出血、咽喉痛、鼻窦充血、支气管肺曲霉菌病、咯血、肺浸润、肺栓塞、肺部块状阴影、鼻咽炎、咽喉刺激。

4. 肌肉骨骼系统　关节痛、肢体疼痛、背痛、胸壁疼痛、肌肉骨骼不适、肌痛、骨痛、肌肉痉挛、肌无力、僵直。

5. 泌尿生殖系统　尿路感染、血尿素氮升高、排尿困难、尿频、肾衰竭、尿道出血、血肌酐升高、阴道出血。

6. 免疫系统　淋巴结病、脾大、超敏反应。

7. 神经系统　颅内出血、嗜睡、头痛、头晕、触觉减退、失眠、意识模糊、眩晕、感觉迟钝。

8. 精神　抑郁、焦虑、精神状态改变。

9. 消化系统　血胆红素升高、高胆红素血症、碱性磷酸酶升高、AST 升高、血乳酸脱氢酶升高、血胆红素降低、胆囊炎、ALT 升高、恶心、便秘、腹泻、呕吐、腹痛、口腔黏膜瘀点、口炎、消化不良、腹水、牙龈出血、痔疮、稀便、舌溃疡、吞咽困难、口腔软组织疾病、唇部溃疡、腹胀、胃食管反流病、舌痛、口腔念珠菌病、食欲减退、厌食、口腔痛、牙痛、牙龈疼痛、牙龈脓肿、上消化道出血、口腔溃疡、腹部不适、肛周炎、肛门疼痛。

10. 血液系统　中性粒细胞减少（包括发热性中性粒细胞减少）、血小板减少、贫血、白细胞减少、血小板增多、菌血症、全血细胞减少、血红蛋白减少、脓毒症。

11. 皮肤　瘀点、蜂窝织炎、瘀斑、皮疹、皮肤损伤、瘙痒、脱发、荨麻疹、面部肿胀、皮肤苍白、皮肤干燥、红斑、盗汗、皮下出血。上市后还有 Sweet 综合征（急性发热性嗜中性皮病）的报道。

12. 眼　视物模糊、结膜出血。

13. 耳　耳痛。

14. 其他　疲乏、发热（包括间歇性发热）、感染（包括病毒感染、细菌感染、真菌感染）、水肿、疼痛、跌倒、胸部不适、捻发音、导管部位反应、注射部位反应（包括肿胀、疼痛、出血）、乏力、输血反应、擦伤、血肿、寒战、黏膜炎、挫伤、胸腔积液、憩室周围脓肿。

【相互作用】尚不明确。

【药动学】静脉滴注本品后，0.5 小时内达稳态血药浓度。血浆蛋白结合率可忽略不计（＜1%）。本品的药动学呈线性二室模型，表现为迅速地从中心室消除，继而相对缓慢地从外周室分布。在细胞内，通过磷酸激酶作用，经序贯磷酸化反应，代谢为地西他滨三磷酸盐而发挥作用。主要代谢途径可能为在肝脏、肾脏、肠上皮和血液中经胞苷脱氨酶发生脱氨基作用，CYP 不参与本品的代谢。主要循环代谢产物不具有药理活性。给药量的 90%（原形占 4%）随尿液排泄。未观察到药物蓄积。

【观察指标】

1. 每个周期治疗开始前及必要时监测全血细胞计数。

2. 治疗开始前及治疗期间定期监测肝酶、血肌酐。

【用药宣教】

1. 不推荐预先使用预防恶心和呕吐的药物，但根据需要可给予预防治疗。

2. 有生育能力的妇女用药期间及用药结束后 1 个月内应采取有效的避孕措施。男性患者用药期间及用药结束后 3 个月内应采取有效的避孕措施。

三、植物生物碱及其他天然药物

依托泊苷

【类别】鬼臼毒素衍生物。

【妊娠安全等级】D。

【作用机制】本品为细胞周期特异性抗肿瘤药物，作用于 DNA 拓扑异构酶Ⅱ，形成药物-酶-DNA 稳定的可逆性复合物，阻碍 DNA 修复。实验发现这一复合物可随药物的清除而逆转，使损伤的 DNA 得到修复，减轻细胞毒作用。因此，延长药物的给药时间，可能提高抗肿瘤活性。

【适应证】主要用于治疗小细胞肺癌、恶性淋巴瘤、恶性生殖细胞瘤、白血病，对神经母细胞瘤、横纹肌肉瘤、卵巢癌、非小细胞肺癌、胃癌和食管癌等有一定疗效。

【禁用与慎用】

1. 骨髓抑制，白细胞、血小板明显低下者禁用。

2. 心肝肾功能有严重障碍者、孕妇禁用。

3. 本品注射液含苯甲醇，禁止用于儿童肌内注射。

4. 不得进行胸腔、腹腔和鞘内注射。

5. 哺乳期妇女慎用。

【给药途径和剂量】

1. 剂量

（1）实体瘤：每日 60～100mg/m^2，连续 3～5 日，每隔 3～4 周重复用药。

（2）白血病：每日 60～100mg/m^2，连续 5 天，根据血象情况，间隔一定时间重复给药。小儿常用量按体表面积 100～150mg/m^2，连用 3～4 日。

2. 用法

（1）静脉滴注：本品需用 0.9%氯化钠注射液稀释，浓度不超过 0.25mg/ml，静脉滴注时间不小于 30 分钟。本品稀释后马上使用。

（2）口服：现有研究表明，在总剂量相同的情况下，低剂量长时间分次给药的抗瘤效果高于单次给药。因此，建议用每日 50mg/m^2，持续口服 14～21 日。

【配伍禁忌】与表柔比星、丙氯拉嗪、非格司亭、甲泼尼龙、两性霉素 B、氯丙嗪、奈达铂、柔红霉素、丝裂霉素、头孢吡肟、亚胺培南西司他丁、伊达比星有配伍禁忌。

【不良反应】

1. 常见脱发、腹泻、食欲减退、恶心呕吐。

2. 血液系统：白细胞减少症、血小板减少症、肝毒性、过敏反应、癫痫发作、视神经炎。

【相互作用】

1. 本品可抑制机体免疫防御机制，使疫苗接种不能激发人体抗体产生，化疗结束后 3 个月以内不宜接种病毒疫苗。

2. 本品有明显的骨髓抑制作用，与其他抗肿瘤药物联合应用时应注意。

3. 本品与血浆蛋白结合率高，所以与血浆蛋白结合率高的药物同用可影响本品的作用和排泄。

【药动学】口服可吸收，具有个体差异，平均吸收用量的 50%。本品进入体内后快速分布，以二相方式快速从血液中消失，其终末半衰期为 3～19 小时。其蛋白结合率约为 94%。以原形和代谢物随尿、粪便排出，在 72 小时内随尿排出约 45%，其中 2/3 为原形药。进入脑脊液中的药物浓度仅及血药浓度的 1%～10%。

【观察指标】

1. 本品不宜静脉注射，静滴时间速度不得过快，至少 30 分钟，否则容易引起低血压、喉痉挛等过敏反应。

2. 用药期间应定期检查周围血象和肝肾功能。

【用药宣教】

1. 育龄期妇女使用时应采取有效避孕措施。

2. 哺乳期妇女用药时应暂停哺乳。

3. 接受抗肿瘤治疗的患者，对疫苗接种的免疫应答下降，抗肿瘤治疗结束至少 3 个月后才能接种疫苗。

替尼泊苷

【类别】鬼臼毒素衍生物。

【妊娠安全等级】D。

【作用机制】本品为周期特异性细胞毒性药物，作用于细胞周期 S_2 后期和 G_2 期，通过阻止细胞进入有丝分裂而起作用。本品也引起 DNA 键的单股性和双股性断裂，其作用机制可能为抑制拓扑异构酶Ⅱ。

【适应证】用于治疗下列各种疾病：恶性淋巴瘤、中枢神经系统肿瘤和膀胱癌。推荐与其他抗癌药物联合使用。

【禁用与慎用】

1. 对本品有过敏史者禁用。

2. 严重白细胞减少或血小板减少患者禁用。

3. 肝、肾功能不全的患者或肿瘤已侵犯骨髓的患者，使用本品须谨慎。

【给药途径和剂量】

1. 单药治疗

（1）恶性淋巴瘤和膀胱癌。①初始治疗：每天 30mg/m^2，连续 5 天，然后停药 10 天。每 15 天为 1 个疗程，通常需要 2～3 个疗程，或每天 40～50mg/m^2，每周 2 次，至少治疗 6～9 周。骨髓储量良好的患者，在医疗监测下可每周用药 3 次。②维持治疗剂量：推荐的维持治疗剂量为 100mg/m^2，每 10～14 天一次。这种维持治疗应坚持数月。

（2）中枢神经系统肿瘤：每周 1 次 100～130mg/m^2 输注给药。用药 6～8 次后停药 2 周，为 1 个疗程。1 个疗程（6～8 周）后可评估疗效；如有效则继续治疗直至肿瘤缩小。

2. 联合治疗　霍奇金淋巴瘤。应用丙卡巴肼和泼尼松的患者，在治疗的第 1 天、第 4 天、第 8 天、第 11 天和第 14 天可用药 40mg/m^2，随后停药 14 天。

【配伍禁忌】与表柔比星、达肝素钠、肝素、奈达铂、柔红霉素、参芪注射剂、依诺肝素等有配伍禁忌。

【不良反应】

1. 血液系统毒性 骨髓抑制通常为剂量限制性白细胞减少和血小板减少，可发生在治疗后7～14天。重度骨髓抑制可能导致败血症，通常2～3周骨髓抑制可完全恢复，白细胞减少较血小板减少常见而且严重。在本品联合其他抗肿瘤药物进行治疗的患者中，有发生急性非淋巴细胞白血病的报道。

2. 消化系统毒性 最常见的胃肠道毒性反应为恶心、呕吐。

3. 脱发 概率较高，尤其见于接受多疗程的患者。

4. 低血压 快速输注本品后可发生一过性低血压。

5. 过敏反应 已有报道，使用本品期间或用药后立刻发生过敏样反应，主要表现为寒战、发热，心动过速，支气管痉挛，呼吸困难。

6. 皮肤反应 有发生伴或不伴有瘙痒的荨麻疹的报道。

【相互作用】

1. 苯妥英钠和苯巴比妥可降低本品的血药浓度，对接受抗惊厥治疗的患者，可能须增加本品用量。

2. 环孢素可使本品的清除减少，血药浓度升高，毒性增加。

3. 本品的蛋白结合率极高，药物与蛋白结合少量减低即可导致游离的本品显著增高，进而增强本品的作用和毒性。体外试验已观察到甲苯磺丁脲、水杨酸钠和磺胺甲噻二唑可从血浆蛋白中置换出与血浆蛋白结合的本品。

【药动学】本品口服吸收不稳定。静脉滴注单剂量30分钟后可达平均血药峰浓度。成年人消除半衰期为21.2小时，儿童为9.6小时。其蛋白结合率高达99%。主要代谢物有羟基酸、苦味酸内酯衍生物及其糖苷基代谢物，其中糖苷基代谢物保留有对DNA的活性。本品随尿排出量占39.5%，随粪便排出量占43.1%。进入脑脊液中的药物不足1%。

【观察指标】

1. 本品可能会发生重度骨髓抑制伴感染和出血。必须定期复查血细胞计数和肝、肾功能。第一次或反复用本品后，已有发生致命性过敏反应的报道。

2. 用本品治疗时，应定期监测白细胞和血小板计数：如白细胞计数＜2000/mm^{3}或血小板计数＜75 000/mm^3，应停止使用本品。除非是由恶性疾病本身引起的，治疗应推迟至骨髓完全恢复正常后进行。

3. 输注过程，应确保静脉留置导管和注射针头处于静脉管腔内，输注于静脉血管外可导致组织坏死和（或）血栓性静脉炎。

4. 在输注本品最初的30～60分钟应仔细监测患者的生命体征。应考虑到本品对人类为潜在的致癌物。

【用药宣教】

1. 孕妇使用本品可造成胎儿损害。

2. 哺乳期妇女用药时应暂停哺乳。

托泊替康

【类别】鬼臼毒素衍生物。

【妊娠安全等级】D。

【作用机制】本品为拓扑异构酶Ⅰ的抑制剂。拓扑异构酶Ⅰ通过诱导DNA单链可逆性断裂，使DNA螺旋链松解，本品与拓扑异构酶Ⅰ-DNA复合物结合，从而阻碍断裂的DNA单链重新连接。本品、拓扑异构酶Ⅰ和DNA形成的三元复合物与复制酶相互作用，造成双链DNA的损伤，而哺乳动物的细胞无法有效修复损伤的DNA双链。其在DNA的合成过程中发挥细胞毒作用，是S期细胞周期特异性药物。

【适应证】用于小细胞肺癌、一线化疗或后续化疗失败的转移性卵巢癌。

【禁用与慎用】

1. 对喜树碱类药物或其任何成分过敏者禁用。

2. 严重骨髓抑制、中性粒细胞＜1.5×10^9/L者禁用。

3. 孕妇禁用。

4. 严重肾功能不全者尚无使用资料。

5. 儿童用药的安全性及有效性尚未确定。

6. 尚未明确本品是否可经乳汁分泌，哺乳期妇女应权衡本品对其的重要性，选择停药或停止哺乳。

【给药途径和剂量】

1. 口服给药

（1）与顺铂联用。推荐剂量为每日1次，每次按体表面积1.4mg/m^2，连续服用5日，在第5日给予顺铂（75mg/m^2）静脉滴注，每21日为1个疗程。可根据患者耐受性调整本品剂量，调整原则治疗中出现 3 级血液学毒性，下一周期剂量可减少 25%。如出现 4 度粒细胞减少合并严重感染性发热则中止治疗。

（2）治疗中胆红素异常者推迟 2 周，如仍未恢复则停止用药。

（3）肝功能氨基转移酶大于正常值上限 2.5 倍时，下一周期剂量减少 25%，大于 5 倍时停止用药。

（4）治疗中出现肾毒性 1 级，下一周期剂量减少 25%，如出现 2 级毒性则中止治疗。

2. 静脉给药

（1）本品的推荐剂量为每日 1 次，每次 1.25mg/m^2，静脉滴注 30 分钟，连续用药 5 日，每 21 日为 1 个疗程。对病情未进展的病例，因为治疗起效较慢，建议至少使用本品 4 个疗程。

（2）对中度肾功能不全患者（肌酐清除率 20～39ml/min），推荐剂量为 0.75mg/m^2；对重度肾功能不全患者，尚无推荐剂量。

（3）严重中性粒细胞减少症持续 7 日或以上（中性粒细胞计数≤0.5×10^9/L），或严重中性粒细胞减少症伴有发热或感染，或因中性粒细胞减少症延迟治疗的患者如需减少用药剂量，每日剂量应该减少 0.25～1.0mg/m^2。如果血小板计数＜25×10^9/L，同样应该减少用药剂量。

由于本品注射剂不含抗菌防腐剂，配制后的溶液应马上使用。配制好的注射液在 30ºC 以下、不避光可稳定保存 24 小时。

【配伍禁忌】与培美曲塞、奈达铂、表柔比星、柔红霉素有配伍禁忌。

【不良反应】

1. 最常见的剂量限制性毒性反应为骨髓抑制。主要是中性粒细胞减少。口服给药和静脉给药的血液系统毒性主要有中性粒细胞减少、血小板减少和贫血。

2. 非血液毒性主要有恶心、呕吐、脱发和腹泻。

【相互作用】

1. 本品与其他抗肿瘤药物合用，能增加细胞毒性，增加程度与肿瘤类型暴露时间、药物浓度和用药顺序有关。

2. 本品与其他细胞毒性药物合用，可能会加重骨髓抑制情况，所以可考虑适当减少剂量。

3. 接受抗肿瘤药物治疗的患者会发生免疫抑制，对这样的患者使用减毒活疫苗，可能引发全身感染，而且患者对疫苗的反应性也会降低，抗肿瘤药应用与疫苗接种时间至少间隔 6 个月。

【药动学】本品静脉滴注在体内呈二室模型，很容易分布到肝、肾等血流灌注好的组织，其结构中内酯环呈 pH 依赖可逆性地水解。本品半衰期为 2～3 小时，血浆蛋白结合率为 6.6%～21.3%，药物可进入脑脊液中并蓄积，大部分（26%～80%）经肾脏排泄，其中 90%在用药后 12 小时排泄，小部分经胆汁排泄。

【观察指标】

1. 对接受本品治疗的患者，必须定期监测外周血象，以便及早发现骨髓抑制现象。骨髓抑制主要表现为中性粒细胞减少，严重时可并发感染甚至导致死亡。

2. 肝功不全的患者，血浆清除率降低，但一般不需调整剂量。

3. 轻度肾功能不全（肌酐清除率 40～60ml/min）的患者一般不需调整剂量，中度肾功能不全（肌酐清除率 20～39ml/min）的患者应减少剂量，没有足够资料证明严重肾功能不全者可否使用。

4. 在第一次使用本品前，患者基础中性粒细胞数需≥1500/mm^3，血小板数需≥100 000 个/mm^3，以及血红蛋白水平需≥9g/dl（如有必要，可在输血后应用）。

【用药宣教】抗肿瘤药应用与疫苗接种时间至少间隔 6 个月。

伊立替康

【类别】鬼臼毒素衍生物。

【妊娠安全等级】D。

【作用机制】本品及其活性代谢物 SN-38 可与拓扑异构酶Ⅰ-DNA 复合物结合，从而阻止断裂单链的再连接。

【适应证】用于成年人转移性大肠癌的治疗，对于经含氟尿嘧啶化疗失败的患者，本品可作为二线治疗。

【禁用与慎用】

1. 禁用于有慢性肠炎和（或）肠梗阻的患者。

2. 禁用于对本品或其辅料有严重过敏反应史的患者。

3. 禁用于孕妇。

4. 禁用于胆红素超过正常值上限 1.5 倍的患者。

5. 禁用于严重骨髓功能衰竭的患者。

6. 禁用于 WHO 行为状态评分＞2 的患者。

【给药途径和剂量】本品推荐剂量为 350mg/m^2，用 5%葡萄糖或 0.9%氯化钠注射液稀释后，静脉滴注 30～90 分钟，每 3 周 1 次。对于无症状的严重中性粒细胞减少症（中性粒细胞计数＜500/mm^3），中性粒细胞减少伴发热或感染（体温超过38℃，中性粒细胞计数＜1000/mm^3），或严重腹泻（需静脉输液治疗）的患者，下个周期治疗剂量应从350mg/m^{2}减至300mg/m^2，若这一剂量仍出现严重中性粒细胞减少症，或如上所述的与中性粒细胞减少相关的发热及感染或严重腹泻，下个周期治疗剂量可进一步从300mg/m^{2}减量至250mg/m^2。

【配伍禁忌】与表柔比星、氟尿嘧啶、奈达铂、柔红霉素、参芪注射液、亚叶酸钙有配伍禁忌。

【不良反应】常见迟发性腹泻、恶心、呕吐、中性粒细胞减少、贫血、呼吸困难、肌肉收缩痉挛及感觉异常、脱发等。

【相互作用】本品具有抗胆碱酯酶活性，可延长琥珀胆碱的神经肌肉阻滞作用，而非去极化药物的神经肌肉阻滞作用可能被本品拮抗。

【药动学】静脉给药后，通过体内的羧酸酯酶代谢为具有活性的SN-38，其药动学显示为二相或三相，终末半衰期为14小时。24小时内随尿排出20%的用量。

【观察指标】

1. 若出现急性胆碱能综合征（早发性腹泻及其他各种症状，如出汗、腹部痉挛、流泪、瞳孔缩小及流涎），应使用硫酸阿托品治疗（0.25mg皮下注射），有禁忌证者除外。对哮喘的患者应小心谨慎。对有急性、严重的胆碱能综合征患者，下次使用本品时，应预防性使用硫酸阿托品。

2. 治疗前及每个化疗周期前均应检查肝功能。在高胆红素患者中，本品清除率降低，因而其血液毒性增高。在此人群中应该常进行全血细胞计数。

3. 肾功能受损的患者：本品不宜用于肾功能不良的患者。

【用药宣教】

1. 治疗期间及治疗结束后3个月应采取避孕措施。

2. 使用本品24小时内，可能出现头晕及视力障碍，勿驾车或操作机器。

紫杉醇

【类别】紫杉烷类。

【妊娠安全等级】D。

【作用机制】本品通过促进微管蛋白二聚体聚合并抑制其解聚达到稳定微管的作用，从而抑制分裂间期和有丝分裂期对细胞功能至关重要的微管网的正常动态重组。另外，在整个细胞周期和细胞有丝分裂产生多发性星状体时，本品可导致微管束的排列异常，影响肿瘤细胞的分裂。

【适应证】用于乳腺癌、结肠癌、非小细胞肺癌、子宫内膜癌、卵巢癌，对前列腺癌、膀胱癌、头颈部癌、食管癌、结肠癌、黑色素瘤、淋巴瘤、脑肿瘤和卡波西肉瘤也有一定的疗效。

【超说明书用药】胃癌、宫颈癌、鼻咽癌、膀胱癌、食管癌、转移性阴茎癌、复发性或难治性小细胞肺癌、晚期或无法切除的软组织肉瘤（脉管肉瘤）、复发性或难治性睾丸生殖细胞肿瘤、晚期胸腺瘤或胸腺癌、原发灶不明的腺癌。

【禁用与慎用】

1. 对本品过敏者、骨髓抑制者禁用。

2. 心脏病、血液病、癫痫患者慎用。

3. 尚未明确本品是否可通过乳汁分泌，哺乳期妇女应权衡本品对其的重要性，选择停药或停止哺乳。

4. 儿童用药的安全性尚未明确。

【给药途径和剂量】

1. 剂量

（1）蛋白结合紫杉醇：静脉滴注，每次260mg/m^2，静脉滴注30分钟，每3周1次。

（2）注射用胶束化紫杉醇：静脉滴注，每次300mg/m^2，静脉滴注3小时，每3周1次。

（3）注射用脂质体：静脉滴注，每次135～175mg/m^2，静脉滴注3小时，每3周1次。使用前先向瓶内加入5%葡萄糖注射液10ml，置专用振荡器（振荡频率20Hz，振幅：X轴方向7cm、Y轴方向7cm、Z轴方向4cm）上振摇5分钟，待完全溶解后，注入5%葡萄糖注射液250～500ml中。

2. 给药方法

（1）静脉滴注前，必须采用0.9%氯化钠注射液或5%葡萄糖注射液500～1000ml稀释药物，使其达0.3～1.2mg/ml，于1～3小时输完。为避免药液外溢，可参照柔红霉素的注射方法。

（2）静脉滴注前和静脉滴注后每15分钟测量生命体征1次，注意观察过敏反应。

（3）患者用药后如出现白细胞数严重下降或周围神经病，除进行对症处理外，3周后重用本品时，剂量应减少20%。

（4）本品与顺铂、卡铂、异环磷酰胺、氟尿嘧啶、多柔比星、依托泊苷等联合应用，可提高疗效。

【配伍禁忌】与表柔比星、甲泼尼龙、两性霉素B、氯丙嗪、米托蒽醌、奈达铂、羟嗪、柔红霉素、参芪注射液等有配伍禁忌。

【不良反应】

1. 过敏反应　多数为Ⅰ型超敏反应，表现为支气管痉挛性呼吸困难、荨麻疹和低血压。

2. 骨髓抑制　主要为剂量限制性毒性，表现为中性粒细胞减少、血小板下降。

3. 神经毒性　最常见的表现为轻度麻木和感觉异常。

4. 心血管毒性　可有低血压和无症状的短时间心动过速。

5. 肌肉关节疼痛　发生于四肢关节，呈剂量依赖性。

6. 消化系统反应　恶心、呕吐、腹泻和黏膜炎。

7. 其他　肝脏毒性、脱发、局部反应。

【相互作用】

1. 先给予顺铂，后使用本品，可降低本品的清除率，增加毒性。两药合用时应先使用本品。

2. 如果患者先使用过任何肾毒性药物，再给予本品，也会发生以上相同的相互作用，应根据合用药物各自的清除率和清除时间确定使用两药应相隔的时间。

3. 本品与 CYP2C8 和 CYP3A4 的底物、诱导剂（如利福平、卡马西平、苯妥英钠、依非韦伦、奈韦拉平）或抑制剂（如红霉素、氟西汀、吉非贝齐）合用时，本品的药动学会发生改变，应当慎重。

4. 许多药物（酮康唑、维拉帕米、地西泮、奎尼丁、地塞米松、环孢素、替尼泊苷、依托泊苷、长春新碱）在体外可以抑制本品代谢为 6α-羟基紫杉醇，但是浓度超出体内正常的治疗剂量。睾酮、17α炔雌二醇、视黄酸及 CYP2C8 特异性抑制剂橡黄素在体外也能够抑制 6α-羟基紫杉醇的生成。

5. 文献报道提示，当本品与多柔比星联合使用时，可能会升高多柔比星（和其活性代谢物多柔比星酮）的血药浓度，并且发现其特征是本品在多柔比星前给药时，以及输注时间比推荐的输注时间（本品输注 24 小时，多柔比星输注 48 小时）长时，发生的中性粒细胞减少和口腔炎更严重。

【药动学】静脉滴注本品后，在血浆内的消除呈二室模型，平均 $t_{1/2\alpha}$约为 16.2 分钟，$t_{1/2\beta}$约为 6.4 小时。血浆蛋白结合率为 95%～98%。迄今所知，本品主要在肝内代谢。血浆清除率为 253ml/（min · m^2），肾清除率为 29.3mg/（min · m^2），48 小时排出 5.9%±8.8%；大部分为非肾性清除，仅小部分（约当≤12%剂量）以原形药随尿排出。中央分布容积为 8.61L/m^2，稳态分布容积为 67.1L/m^2（42～162L/m^2）。本品在胆汁中的浓度很高。

【观察指标】

1. 本品滴注开始 1 小时内，每 15 分钟测血压、心率和呼吸一次，注意过敏反应。

2. 用药期间频繁监测全血细胞计数，并监测肝功能。

【用药宣教】

1. 治疗期间及治疗结束后 6 个月内男、女性患者均应采取有效的避孕措施。

2. 静脉注射时一旦发现药液漏至血管外，应立即停止注入，及时处置。

多西他赛

【类别】紫杉烷类。

【妊娠安全等级】D。

【作用机制】本品通过促进小管聚合成稳定的微管并抑制其解聚显著减少游离小管的数量。本品与微管的结合不改变原丝的数目，可以破坏微管网状结构，该结构对处于有丝分裂间期的细胞的功能具有重要作用。

【适应证】用于乳腺癌、非小细胞肺癌、前列腺癌、晚期胃腺癌（包括胃食管交界处腺癌）。

【超说明书用药】小细胞肺癌、局部晚期头颈部鳞状细胞癌、食管癌、卵巢上皮癌一线化疗联合卡铂，晚期胃癌化疗联合氟尿嘧啶和顺铂，头颈部鳞癌诱导化疗或晚期一线治疗。

【禁用与慎用】对本品过敏者、基线中性粒细胞计数＜1500/mm^3 的患者、孕妇禁用。

【给药途径和剂量】

1. 本品供静脉滴注用。先将注射液配制成 10mg/ml 的溶液，然后按所需用量注入 0.9%氯化钠注射液或 5%葡萄糖注射液 250ml 中备用。为避免药液外溢，可参照柔红霉素的注射方法。推荐剂量为每周 75～100mg/m^2，于 1 小时输完。

2. 静脉滴注前一日服用地塞米松，16mg/d，持续 4～5 天，可避免或减少体液潴留。

【配伍禁忌】与表柔比星、奈达铂、柔红霉素、参芪注射液等有配伍禁忌。

【不良反应】

1. 免疫系统异常　过敏反应伴或不伴有瘙痒的皮疹、胸闷背痛、呼吸困难及药物热或寒战。

2. 神经系统异常　感觉障碍或疼痛包括烧灼痛，运动神经事件主要表现为无力。

3. 皮肤及皮下组织异常　主要表现为皮疹、

重度的指甲病变或色素减退，有时发生疼痛和指甲脱落。

【相互作用】本品的代谢酶是 CYP3A，所有对该酶起诱导或抑制作用的药物都可能与本品发生药物相互作用。

【药动学】本品的药动学特点与剂量无关，符合三室药代动力学模型，$t_{1/2\alpha}$、$t_{1/2\beta}$、$t_{1/2\gamma}$半衰期分别为 4 分钟、36 分钟及 11.1 小时。后一时相药物从周边室相对缓慢地消除。在 1 小时内静脉滴注多西他赛 100mg/m^2，平均峰浓度为 3.7μg/ml，AUC 为 4.6（h·μg）/ml，总体清除率和稳态分布容积分别为 21L/（h·m^2）与 113L。机体总清除率的个体差异约为 50%。本品的血浆蛋白结合率超过 95%。本品及其代谢产物主要从粪便排泄。随粪便和尿排出的量分别约占所给剂量的 75%和 6%，仅有少部分以原形排出。

【观察指标】

1. 在具有肝功能异常的患者、接受高剂量治疗的患者，以及既往使用过以铂类为基础的化疗再接受本品单药 100mg/m^2 治疗的患者中，治疗相关死亡的发生率增加。治疗期间应监测肝功能，每个周期用药前应监测胆红素、AST、ALT、ALP。

2. 本品应用于中性粒细胞计数≥1500/mm^3 的患者。治疗期间，如果患者发生发热性中性粒细胞减少，且中性粒细胞数目＜500/mm^3 持续 1 周以上，出现重度或蓄积性皮肤反应或重度周围神经症状，本品的剂量应由 100mg/m^2 减至 75mg/m^2，由 75mg/m^2 减至 60mg/m^2。若患者应用 60mg/m^2 剂量仍然出现以上症状，应停止治疗。

3. 为了监测中性粒细胞减少的发生以免其发展至严重程度导致感染，应对所有接受本品的患者进行频繁的血细胞计数检查。

【用药宣教】在治疗期间及治疗结束后至少 3 个月内应采取避孕措施。

高三尖杉酯碱

【类别】天然生物碱。

【作用机制】本品为从三尖杉属植物中提取的具有抗癌作用的生物酯碱，能抑制真核细胞蛋白质的合成，使其多聚核糖体解聚，从而干扰蛋白核糖体的功能，本品对细胞 DNA 的合成也有抑制作用。人类口腔表皮样癌细胞研究的结果表明，本品对 G_1、G_2 期细胞的杀伤作用强，对 S 期细胞作用较小，但尚未明确是否属周期特异性药物。另外，有研究提示，本品对某些肿瘤细胞的作用可能与其促进细胞凋亡有关。

【适应证】适用于各型急性非淋巴细胞白血病的诱导缓解期及继续治疗阶段，尤其对急性早幼粒细胞白血病、急性单核细胞白血病、急性粒细胞白血病疗效更佳，对慢性粒细胞白血病及真性红细胞增多症等亦有一定疗效。

【禁用与慎用】

1. 对本品过敏患者、严重或频发的心律失常及器质性心血管疾病患者禁用。

2. 下列情况应慎用：骨髓功能显著抑制或血象呈严重粒细胞减少或血小板减少；肝功能或肾功能不全；有痛风或尿酸盐肾结石病史患者。

3. 静脉滴注速度过快或长期重复给药时，会产生各种心脏毒性。故使用本品时，静脉滴注速度应慢，心律失常及各类器质性心血管疾病患者，应慎用本品；严重或频发的心律失常及器质性心血管疾病患者不宜选用本品。

【给药途径和剂量】

1. *成年人*　静脉滴注，每日 1～4mg，500ml 应缓慢滴入 3 小时以上，如血细胞数无急剧下降，可连续滴注 40～60 日，或每日 1～4 mg 静脉滴注，以 4～6 日为 1 个疗程，间歇 1～2 周再重复用药。

2. *儿童*　静脉滴注，每日按体重 0.08～0.1mg/kg，以 40～60 日为 1 个疗程；或间歇给药，每日按体重 0.1～0.15mg/kg，以 5～10 日为 1 个疗程，停药 1～2 周再重复用药。

【配伍禁忌】与表柔比星、奈达铂、柔红霉素、参芪注射液等有配伍禁忌。

【不良反应】

1. *骨髓抑制*　本品对骨髓各系列的造血细胞均有抑制作用。

2. *心脏毒性*　较常见的心脏毒性有窦性心动过速、房性或室性期前收缩、心电图出现 ST 段变化、窦性心动过速、心肌缺血（心电图出现 ST 段变化、T 波平坦）、奔马律、房室传导阻滞、束支传导阻滞、心房颤动、低血压。

3. *消化系统*　常见的症状为厌食、恶心、呕吐、肝功能损害。

4. *皮肤*　脱发、皮疹。

【相互作用】本品与蒽环类抗生素（如多柔比星、柔红霉素）合用可增加心脏毒性。老年患者及已反复使用蒽环类抗生素的患者应慎用或不用本品。

【药动学】经肌内注射或口服吸收慢而不完全，主要用于静脉注射。静脉注射后骨髓内的浓度最高，肾、肝、肺、脾、心及胃、肠次之，肌肉及脑组织最低。在静脉注射 2 小时后，本品在各组织的浓度迅速下降，而在骨髓的浓度下降较慢。半衰期为 3～50 分钟。给药后 24 小时内的排出量约占给药总量的 50%，其中 42.2% 经尿排出，6.3%经粪便排出。

【观察指标】

1. 监测血尿酸、心电图。

2. 对诊断的干扰：白血病时有大量白血病细胞被破坏，采用本品时破坏会更多，血液及尿中尿酸浓度可能增高。

3. 用药期间应定期随访检查下列各项：血常规，每周应随访白细胞计数及分类、血小板、血红蛋白量 1～2 次，如血细胞在短期内急剧下降，则应每周观察血常规、胆红素、总胆红素、ALT、心脏体征及进行心电图检查。

【用药宣教】

1. 本品与其他可能抑制骨髓功能的抗癌药物或放疗合并应用时，应调节本品的剂量与疗程。

2. 本品用量偏大或用于老年患者时，会产生急性心肌毒性，需慎重。

3. 使用本品时，应增加饮水量，以防止血清尿酸含量增高及尿酸性肾病的发生。

羟喜树碱

【类别】天然生物碱。

【作用机制】本品通过抑制拓扑异构酶 I 发挥细胞毒作用，使 DNA 不能复制，造成不可逆的 DNA 链破坏，从而导致细胞死亡。

【适应证】用于原发性肝癌、胃癌、头颈部癌、膀胱癌及直肠癌。

【禁用与慎用】对本品过敏者禁用。

【给药途径和剂量】

1. *静脉注射*　每次 10～30 mg，以 0.9%氯化钠注射液稀释后静脉注射，每日 1 次，每周 3 次，6～8 周为 1 个疗程，联合用药本品剂量可适当减少。

2. *膀胱灌注*　每次 10mg，以 0.9%氯化钠注射液 10ml 溶解，排尽尿液后灌注，保持 2～4 小时，每周 1 次，10 次为 1 个疗程。

3. *胸腹腔注射*　恶性胸腔积液、腹水放净后，取本品 10～20mg，以 0.9%氯化钠注射液 20ml 溶解注入胸腹腔内，每周 1～2 次。

【配伍禁忌】与阿洛西林、氨苄西林舒巴坦、表柔比星、含葡萄糖的注射液、奈达铂、参芪注射液、柔红霉素有配伍禁忌。

【不良反应】

1. *骨髓抑制*　表现为白细胞计数下降，对红细胞及血小板无明显影响。

2. *胃肠道反应*　主要表现为恶心、呕吐、食欲减退、腹泻等。

3. *泌尿系统毒性*　血尿、尿频和轻度蛋白尿。

4. *其他*　偶见嗜睡、乏力、头痛、脱发。

【相互作用】本品可抑制骨髓造血功能，应避免与抑制骨髓造血功能的药物同用。

【药动学】静脉给药后，药物浓度以胆囊及小肠内容物最高，其次为癌细胞、小肠、肝、骨髓、胃及肺组织，分布相半衰期（$t_{1/2}\alpha$）和消除相半衰期（$t_{1/2\beta}$）分别为 4.5 分钟和 29 分钟。主要通过粪便排泄，24 小时排出 29.6%，48 小时为 47.8%。

【观察指标】用药期间应严密监测血常规。

【用药宣教】为避免膀胱刺激及血尿发生，用药期间应鼓励患者多饮水。

斑蝥酸钠维生素 B_6

【类别】其他植物生物碱及天然药物。

【作用机制】本品是由斑蝥酸钠和维生素 B_6 配制而成的抗肿瘤注射液。其药理作用：抑制肿瘤细胞蛋白质和核酸的合成，继而影响 RNA 和 DNA 的生物合成，最终抑制癌细胞的生成和分裂；可降低肿瘤细胞磷酸二酯酶活性，提高过氧化氢酶活力，改善细胞能量代谢，同时降低癌毒素水平；可直接抑制癌细胞内 DNA 和 RNA 合成及前体的掺入，使癌细胞形态和功能发生变化，直接杀死癌细胞。对骨髓细胞无抑制作用，并能升高白细胞计数。

【适应证】适用于原发性肝癌、肺癌及白细胞低下症，亦可用于肝炎、肝硬化及乙型肝炎携带者。

【禁用与慎用】孕妇及哺乳期妇女禁用；肾功能不全者慎用，泌尿系统出现刺激症状者应暂停用药。

【给药途径和剂量】静脉滴注，每日 1 次。每次 10～50ml，以 0.9%氯化钠注射液或 5%～10%葡萄糖注射液适量稀释后滴注。

【配伍禁忌】与重组人干扰素、人用狂犬病疫苗有配伍禁忌。

【不良反应】

1. 用药部位偶见局部静脉炎。

2. 皮肤：偶见皮疹、瘙痒。

3. 消化系统：偶见恶心、呕吐。

4. 心血管系统：罕见心慌、心悸、胸闷。

【相互作用】可干扰人体对活疫苗的免疫应答。

【药动学】本品静脉注射后以膀胱及胆汁浓度高，其次为肾、肝、心、肺和胃等组织。大部分药物从尿中排出。

【观察指标】用药后需监测泌尿系统有无不适。

【用药宣教】出现泌尿系统出现刺激症状时，应暂停用药。

榄香烯

【类别】其他植物生物碱及天然药物。

【作用机制】本品可抑制肿瘤细胞生长，提高免疫功能，促进机体对肿瘤的排斥反应，还能升高白细胞计数，减少放疗、化疗的毒性反应，并可缓解癌痛。

【适应证】用于神经胶质瘤和脑转移瘤的治疗、癌性胸腔积液及腹水的辅助治疗。

【禁用与慎用】

1. 高热患者、胸腔积液及腹水合并感染者、孕妇、对本品过敏者禁用。

2. 血小板减少患者、有进行性出血倾向者慎用。

【给药途径和剂量】

1. *胸腔注射* 抽尽胸腔积液，先注入利多卡因注射液5～10ml和地塞米松5～10mg。每次使用本品乳剂400～600mg与等量0.9%氯化钠注射液混合后注入，1～3次1个疗程。注入后更换体位，使药物广泛接触胸膜内壁。

2. *腹腔注射* 如上准备方法，取本品500～800mg与0.9%氯化钠注射液1500～2000ml混合后注入，1～3次为1个疗程。

3. *局部注射* 先用利多卡因多点瘤体局部麻醉，3～5分钟后再将药液注入瘤体中，每次50～70mg。

4. *静脉滴注* 每次400～700mg，1次/日。选较粗静脉，采用Y形输液管，先以0.9%氯化钠注射液开放静脉，再快速输入药液。用药前30分钟先给予口服泼尼松一次，静脉滴注中可加入地塞米松5～10mg，以防发生过敏。

【配伍禁忌】与表柔比星、卡介苗、人用狂犬病疫苗、奈达铂、柔红霉素、参芪注射液、舒血宁有配伍禁忌。

【不良反应】用药后局部有轻微刺激疼痛，特别是药液外渗时表现明显，但患者均可忍受。经热敷后很快缓解，不需特殊处理。部分患者用药后出现发热、局部反应及轻度消化道反应。

【相互作用】与化疗药物、生物反应调节剂合用具有协同作用。

【药动学】本品药动学呈二室模型。口服后5.59小时可达血药峰浓度。分布迅速，消除时间为10.5～19.25小时。本品口服吸收较差，生物利用度为18.8%。静脉给药后，肺、脾、肝和淋巴组织药物分布较多，其中以肺部为最高。不论静脉注射还是口服，药物均可透过血脑屏障。肿瘤组织也有一定的分布。药物随呼气排出较多，随尿、粪便排出者占67%以上。

【观察指标】用药期间应监测血常规。

【用药宣教】

1. 使用本品前30分钟口服泼尼松或解热镇痛药可预防或减轻发热。

2. 腔内注射本品前酌情使用局部麻醉药可减轻腔内注射所致的疼痛。

三尖杉酯碱

【类别】化疗用药。

【妊娠安全等级】D。

【作用机制】本品为细胞周期非特异性药物，但对S期作用较明显，其作用机制为抑制蛋白质合成的起始阶段，抑制DNA聚合酶α活性，导致DNA合成下降，严重抑制蛋白质合成。本品还有诱导细胞分化、提高cAMP含量、抑制糖蛋白质合成的作用。

【适应证】用于治疗急性髓细胞性白血病，对骨髓增生异常综合征（MDS）、真性红细胞增多症、慢性髓细胞性白血病亦有一定的疗效。

【禁用与慎用】

1. 为避免胎儿死亡及发先天畸形的发生，妊娠首3个月内不宜应用，哺乳期妇女亦慎用。

2. 原有心律失常及各类器质性心血管疾病患者应慎用本品。对严重或频发的心律失常及器质性心血管疾病患者，不选用本品。

3. 下列情况也应慎重：骨髓显著抑制或严重粒细胞减少或血小板减少、肝功能或肾功能不全及有痛风或肾尿酸盐结石患者。

【给药途径和剂量】静脉滴注：成年人每日1～4mg，儿童每日0.05～0.1mg/kg，加5%或10%葡萄糖注射液200～500ml缓慢滴注（每分钟30～40滴），每日1次，5～7日为1个疗程，疗程间隔14～21日。

【配伍禁忌】慎与碱性药物配伍。与重组人干扰素、卡介苗有配伍禁忌。

【不良反应】

1. *骨髓抑制* 主要为白细胞和血小板减少，属可恢复性的。

2. 消肠道反应　食欲减退、恶心、呕吐。

3. 心脏毒性　心动过速、胸闷、心悸，偶有心律失常甚至心力衰竭。若引起心房扑动应马上停药，部分病例有心肌损害。

4. 其他　发热、头晕、乏力、注射局部疼痛。停药后发热在数小时或 1～2 日消退。

【相互作用】

1. 本品与其他可能抑制骨髓的抗癌药物或放疗合并应用时应调节本品的剂量与疗程。

2. 蒽环类抗生素也有心肌毒性作用，已反复使用柔红霉素等蒽环类抗生素治疗的患者应慎用本品，以免增加心脏毒性。

【药动学】动物实验表明本品静脉注射 15 分钟后分布于肾、肝、骨髓、肺、心、胃肠等组织器官，2 小时后各组织器官中药物浓度下降很快，但骨髓中下降较慢。在血液中分布半衰期为 3.5 分钟，消除半衰期为 50 分钟，24 小时尿中排出原形药约 12.9%，粪便中排出的原形药约 1.6%。

【观察指标】

1. 每周应检查白细胞计数及分类、血小板、血红蛋白 1～2 次，如白细胞和（或）血小板在短期内急剧下降，则应每日检查血常规。

2. 注意监测肝肾功能及血尿酸水平。

3. 注意监测心脏体征及心电图检查。

【用药宣教】

1. 老年患者对化疗耐受性较差，因而选用本品时应适当减量，同时加强支持疗法，并严密观察各种不良反应。

2. 高白细胞血症的白血病，采用本品时由于大量白细胞被破坏，血液及尿液的尿酸浓度可能增高，应充分水化，同时服用别嘌醇片（0.2g/次，每日 3 次）。

四、细胞毒类抗生素及相关药物

放线菌素 D

【类别】放线菌素类。

【妊娠安全等级】D。

【作用机制】本品主要作用于 RNA，高浓度时则同时影响 RNA 与 DNA 合成。作用机制为嵌合于 DNA 双链内与其鸟嘌呤基团结合，抑制转录酶活力，干扰细胞的转录过程，从而抑制 mRNA 合成。本品为细胞周期非特异性药物，对 G_1 期尤为敏感，阻碍 G_1 期细胞进入 S 期。

【适应证】对霍奇金淋巴瘤及神经母细胞瘤疗效突出，尤其是控制发热方面。无转移的绒毛膜癌初治时单用本品，治愈率达 90%～100%，与单用甲氨蝶呤的效果相似。对睾丸癌亦有效，一般均与其他药物联合应用。与放疗联合治疗儿童肾母细胞瘤（Wilms 瘤）可提高患者生存率，对尤因肉瘤和横纹肌肉瘤亦有效。

【禁用与慎用】

1. 对本品过敏者、骨髓抑制者、水痘或疱疹患者禁用。

2. 年龄＜1 岁婴儿或新生儿应避免使用本品，因其对本品的毒性高度敏感。

3. 骨髓功能低下、有痛风病史、肝功能不全、感染、有尿酸盐性肾结石病史、近期接受过放疗或抗癌药治疗者慎用。

4. 孕妇只有在潜在益处大于对胎儿伤害风险时，方可使用。

5. 尚未明确本品是否经乳汁分泌，哺乳期妇女应权衡本品对其的重要性，选择停药或停止哺乳。

【给药途径和剂量】

1. 成年人　静脉注射，每次 300～400μg（6～8μg/kg），一日 1 次，10 日为 1 疗程，1 个疗程总量为 4～6mg。间歇 2 周后再给予下 1 个疗程。

2. 儿童　一般可给予 15μg/（kg・d），连用 5 天；另一方案是总量为 2.5mg/m^2，分 7 天给药。

【不良反应】

1. 骨髓抑制　以血小板计数下降为主。

2. 胃肠道反应　恶心、呕吐、腹泻、口腔溃疡。

3. 脱发。

4. 少数出现胃炎、肠炎或皮肤红斑、脱屑、色素沉着、肝肾功能不全等，均可逆。

【配伍禁忌】与表柔比星、奈达铂、柔红霉素、参芪注射液等有配伍禁忌。

【相互作用】维生素 K 可降低其效价，故用本品时慎用维生素 K 类药物；有给增敏作用，但有可能在放疗部位出现新的炎症，应给予注意。

【药动学】静脉注射后迅速分布至组织，10 分钟即可在主要组织器官如肝、肾、颌下腺中出现，难以透过血-脑屏障。体内代谢很少，12%～20%经尿排出，50%～90%经胆道随粪便排出。$t_{1/2}$ 约 36 小时。

【观察指标】

1. 当本品漏出血管外时，应立即用 1%普鲁卡因局部封闭，或用 50～100mg 氢化可的松局部注射及冷湿敷。

2. 监测血常规、肝功能、血尿酸水平。

【用药宣教】

1. 用药期间避免接种疫苗。

2. 避免让药物接触皮肤、眼和黏膜。

3. 本品可能会引起痤疮、脱发、恶心、呕吐、乏力、发热或不适。

多柔比星

【类别】蒽环类。

【妊娠安全等级】D。

【作用机制】本品为周期非特异性抗癌化疗药物，对各期细胞均有作用，但对 S 期的早期最为敏感，M 期次之，而对 G_1、S 和 G_2 期有延缓作用。本品可直接作用于 DNA，插入 DNA 双螺旋链，使后者解开，改变 DNA 模板性质，抑制 DNA 聚合酶从而既抑制 DNA，又抑制 RNA 合成。此外，本品具有形成超氧自由基功能，并有特殊的破坏细胞膜结构和功能的作用。

【适应证】适用于急性淋巴细胞白血病和急性粒细胞白血病、恶性淋巴瘤、乳腺癌、肺癌（小细胞和非小细胞肺癌）、卵巢癌、骨及软组织肉瘤、肾母细胞瘤、膀胱癌、甲状腺癌、前列腺癌、头颈部鳞癌、睾丸癌、胃癌、肝癌等。

【禁用与慎用】

1. 周围血象中白细胞＜3.5×10^9/L 或血小板＜50×10^9/L 患者禁用。

2. 明显感染或发热、恶病质、失水、电解质或酸碱平衡失调者禁用。

3. 胃肠道梗阻、明显黄疸或肝功能损害患者禁用。

4. 心肺功能失代偿患者、水痘或带状疱疹患者禁用。

5. 曾用其他抗肿瘤药物或放疗已引起骨髓抑制的患者禁用。

6. 严重心脏病患者禁用。

7. 孕妇禁用。

【给药途径和剂量】单独给药 50～60mg/m²，每 3～4 周 1 次或每日 20mg/m²，连用 3 日，2～3 周后重复。分次用药的心肌毒性、骨髓抑制和胃肠道反应（包括口腔溃疡）较每 3 周用药 1 次为轻。联合用药为 40mg/m²，每 3 周 1 次或 25mg/m²，每周 1 次，连用 2 周，3 周重复。总剂量不宜超过 400mg/m²。

【配伍禁忌】与氨茶碱、氨苄西林舒巴坦、阿奇霉素、氨苄西林、氨碘酮、阿替洛尔、阿昔洛韦、别嘌醇、苯妥英钠、丙泊酚、地西泮有配伍禁忌。

【不良反应】骨髓抑制、心脏毒性、消化道反应、脱发，少数患者有发热、出血性红斑、肝功能异常与蛋白尿等。

【相互作用】

1. 各种骨髓抑制剂特别是亚硝脲类、大剂量环磷酰胺、甲氨蝶呤、丝裂霉素或放疗，如与本品同用，本品单次量与总剂量均应酌减。

2. 本品与链佐星同用，后者可延长本品的半衰期，则本品剂量应予以酌减。

3. 任何可能导致肝脏损害的药物与本品同用，均可增加本品的肝毒性。

4. 与阿糖胞苷同用可导致坏死性结肠炎。

5. 本品与柔红霉素呈交叉耐药性，与甲氨蝶呤、氟尿嘧啶、阿糖胞苷、氮芥、丝裂霉素、博来霉素、环磷酰胺及亚硝脲类等不呈交叉耐药性，且与环磷酰胺、氟尿嘧啶、甲氨蝶呤、顺铂及亚硝脲类药物同用，有不同程度的协同作用。

【药动学】本品静脉给药后血浆蛋白结合率很低，迅速分布于心、肾、肝、脾、肺组织中，但不能透过血-脑屏障。主要在肝内代谢，经胆汁排泄，50%以原形排出，23%以具活性的代谢物多柔比星醇排出，在 6 小时内仅 5%～10%从尿液中排泄。本品的清除曲线是多相的，其三相半衰期分别为 0.5 小时、3 小时和 40～50 小时。

【观察指标】①用药前后要监测心脏功能、心电图、超声心动图、血清酶学和其他心肌功能；②随访检查周围血象（每周至少一次）和肝功能；③应经常查看有无口腔溃疡、腹泻及黄疸等情况。

【用药宣教】

1. 用药期间谨慎接种活病毒疫苗。

2. 本品在用药后 1～2 日可出现红色尿，一般在 2 日后消失。肾功能不全者使用本品要警惕高尿酸血症的出现。

3. 痛风患者如应用本品，则别嘌醇用量要相应增加，需多饮水以减少高尿酸血症的可能，必要时检查血清尿酸或肾功能。

柔红霉素

【类别】蒽环类。

【妊娠安全等级】D。

【作用机制】周期非特异性抗肿瘤药，作用于细胞的核酸合成过程，能直接与 DNA 结合，阻碍

DNA 合成和依赖 DNA 的 RNA 合成反应。

【适应证】

1. 用于急性粒细胞白血病和急性淋巴细胞白血病，以及慢性急变者。

2. 用于治疗神经母细胞瘤、横纹肌肉瘤。

【禁用与慎用】

1. 对本品或蒽环类药物过敏者、心脏病或有心脏病史者、持续性骨髓抑制患者、严重感染患者、严重肝功能不全（Child-Pugh 分级为 C 级）者、严重肾功能不全（肾小球滤过率＜10ml/min 或血清肌酐＞7.9mg/dl）者、既往使用蒽环类药（包括本品）已达最大累积剂量者、孕妇或可能妊娠的妇女禁用。

2. 有感染、出血倾向或病情恶化者及儿童（需考虑对性腺的影响）、老年人慎用。

【给药途径和剂量】

1. 在联合治疗方案中，成年人急性白血病常用本品 30～45mg/（m^2·d），连用 2～3 日。先用 0.9%氯化钠注射液或 5%葡萄糖注射液 250ml 开放静脉通道，将已加 0.9%氯化钠注射液的药液注入正在快速流动的输液中，使加入的药液在 3 分钟左右输完。3～6 周后可重复疗程。

2. 对儿童急性淋巴细胞白血病，采用联合长春新碱、泼尼松或泼尼松龙方案时，本品可静脉给予 25mg/m^2，每周 1 次。

3. 成年人的累积用量不应超过 550mg/m^2，当患者已经接受胸部放疗时，其总用量应限制在 400～450mg/m^2；儿童则限制在 300mg/m^2 以内；年龄＜2 岁的幼儿也可限制在 10mg/kg。肝肾功能不全患者用量应减少。

4. 治疗卡波西肉瘤可用本品微脂粒制剂，每 2 周静脉给药 1 次（30～60 分钟输完），开始剂量为 40mg/m^2，持续给药，直至病情维持控制。应注意的是，稀释液应当使用 5%葡萄糖注射液，而不能用 0.9%氯化钠注射液。

【配伍禁忌】与氨茶碱、氨苄西林舒巴坦、氨苄西林、阿昔洛韦、厄他培南、呋塞米、别嘌醇、苯巴比妥、苯妥英钠、地西泮、地塞米松、肝素钠有配伍禁忌。

【不良反应】

1. 骨髓抑制　较严重。表现为贫血、粒细胞减少、血小板减少，不应用药过久，若出现口腔溃疡，应立即停药。

2. 心脏毒性　可引起心电图异常、心动过速、心律失常，严重者有心力衰竭。

3. 消化系统反应　溃疡性口腔炎、食欲缺乏、恶心、呕吐、腹痛等。

4. 肾损伤　脑钠肽水平升高、蛋白尿。

5. 局部反应　漏出血管外可导致局部组织坏死。

6. 其他　脱发、头痛、眩晕等精神症状，畏寒、呼吸困难、发热、皮疹等过敏症状。

【相互作用】

1. 与其他影响骨髓功能的药物（如细胞毒性药物、氯霉素、苯妥英钠、氨基比林、抗逆转录病毒药物）合用可能发生严重造血功能异常。合用时需调整本品的剂量。

2. 与其他具有心脏毒性的药物（如钙通道阻滞剂）合用可增加本品的心脏毒性。合用时应仔细监测心脏功能，否则不可合用。

3. 与可使尿酸排泄延迟的药物（如磺胺类药、某些利尿药）合用可能导致高尿酸血症。

4. 与血小板聚集抑制剂（如阿司匹林）合用可增加血小板减少患者的出血倾向。

5. 与活疫苗合用可能会引起严重甚至致命的感染。使用本品期间避免接种活疫苗；可接种灭活疫苗，但免疫应答可能降低。

6. 与可能影响肝脏功能的药物（如甲氨蝶呤）合用可能损害肝脏代谢功能和（或）本品胆汁排泄，导致其毒性增加，增加不良反应。

7. 与放疗合用可使照射区域发生局部反应（回忆反应）的风险增加，与纵隔放疗合用还可增加本品的心脏毒性。

【药动学】给 10 例白血病成年患者静脉注射（将本品 40mg 溶解于 40ml 0.9%氯化钠注射液中）3 分钟时血中和红细胞中的浓度分别为 228μg/ml 和 237μ/ml，本品在人体的主要代谢产物是柔红霉素醇。在 24 小时的总排泄率为（11.8±5.1）%，其中柔红霉素（6.33±2.93）%、道诺红菌素醇（5.3±2.48）%。其分布半衰期（$t_{1/2\alpha}$）为 0.07 小时；消除半衰期（$t_{1/2\beta}$）为 2.86 小时，终末半衰期（$t_{1/2\gamma}$）为 97.3 小时。

【观察指标】

1. 因有引起骨髓抑制、心脏毒性等严重不良反应的情况，应特别观察患者状况，定期进行临床检查（血液、肝肾功能、心肌功能检查等）。如有异常，应做减药、停药等处理。

2. 长期用药不良反应可增加，并有延迟性进行性心肌病变进展，故应慎用。未用过蒽环类抗癌药的患者，如本品用药总量超过 25mg/kg，发生心脏毒性的风险增加，应充分注意。

【用药宣教】

1. 孕妇或可能妊娠的妇女禁用。

2. 哺乳期妇女用药时应停止哺乳。

阿柔比星

【类别】蒽环类。

【妊娠安全等级】D。

【作用机制】本品是一种新蒽环类抗肿瘤抗生素，本品能抑制癌细胞的生物大分子合成，特别对 RNA 合成的抑制作用强。

【适应证】用于急性白血病、恶性淋巴瘤，也可试用于其他实体恶性肿瘤。

【禁用与慎用】心、肝、肾功能异常，有严重心脏病史者禁用。

【给药途径和剂量】

1. 剂量

（1）白血病与淋巴瘤：15～20mg/日，连用 7～10 日，间隔 2～3 周后重复。

（2）实体瘤：每次 30～40mg，每周 2 次，连用 4～8 周。

2. 给药途径　临用前，加 0.9%氯化钠注射液或 5%葡萄糖注射液溶解，静脉注射或滴注。本品也可与其他抗癌药物联合应用。

【配伍禁忌】与氨茶碱、表柔比星、复方甘草酸单铵 S、果糖二磷酸钠、琥珀酰明胶、奈达铂、参芪注射液有配伍禁忌。

【不良反应】

1. 主要不良反应为消化道反应和骨髓抑制。

2. 少数患者出现轻度脱发，个别患者出现发热、静脉炎、心脏毒性及肝肾功能异常。

【相互作用】尚不明确。

【药动学】本品静脉注射后，能很快分布到全身组织中，以肺浓度最高，其次为脾、胸腺、小肠、心脏；在肝、肾中以配基类代谢物为主；肿瘤组织中也有一定分布。虽然本品在注射后，血药浓度迅速降低，但能较久地维持在一定浓度。原形药和糖苷类代谢物在胆汁中排泄较多，在尿、粪便中排泄较少；配基类代谢物主要随尿、粪便排泄。

【观察指标】应注意累积剂量与心脏毒性的关系。

【用药宣教】

1. 孕妇慎用，哺乳期妇女在用药期间需暂停哺乳。

2. 老年人存在生理性肾功能的减退，因此本品剂量与用药间期需要调整。

吡柔比星

【类别】蒽环类。

【妊娠安全等级】D。

【作用机制】本品为半合成的蒽环类抗癌药，进入细胞核内迅速嵌入 DNA 核酸碱基对间，干扰转录过程，阻止 mRNA 合成，抑制 DNA 聚合酶及 DNA 拓扑异构酶Ⅱ（topoisomeraseⅡ，TopoⅡ）活性，干扰 DNA 合成。因本品同时干扰 DNA、mRNA 合成，在细胞分裂的 G_2 期阻断细胞周期、抑制肿瘤生长，具有广谱的抗肿瘤作用。

【适应证】治疗乳腺癌、恶性淋巴瘤、急性白血病、膀胱癌、肾盂输尿管癌、卵巢癌、子宫内膜癌、宫颈癌、头颈部癌、胃癌。

【禁用与慎用】

1. 严重器质性心脏病或心功能异常者及对本品过敏者、已使用过大剂量蒽环类药（如多柔比星、柔红霉素）的患者、孕妇禁用。

2. 感染患者包括水痘患者、肝肾功能不全者、既往未使用过蒽环类药但本品总量超过 950mg/m^2 的患者、已使用过蒽环类药或其他可能产生心脏毒性的药物且本品剂量超过 700mg/m^2 的患者、心脏或纵隔部位接受过放疗且本品剂量超过 700mg/m^2 的患者慎用。

【给药途径和剂量】

1. 剂量

（1）静脉注射：一般每次 25～40mg/m^2。

（2）动脉给药：如头颈部癌，每次 7～20mg/m^2，每日 1 次，共用 5～7 日，亦可每次 14～25mg/m^2，每周 1 次。

（3）膀胱内给药：每次 15～30mg/m^2，稀释为 500～1000μg/ml，注入膀胱腔内保留 1～2 小时，每周 3 次为 1 个疗程，可用 2～3 个疗程。

2. 给药途径　将本品加入 5%葡萄糖注射液或灭菌注射用水 10ml 中溶解，可静脉、动脉、膀胱内注射。

【配伍禁忌】与表柔比星、奈达铂、柔红霉素、参芪注射液有配伍禁忌。

【不良反应】

1. 骨髓抑制为剂量限制性毒性，主要为粒细胞减少。

2. 心脏毒性低于多柔比星。

3. 脱发、胃肠道反应、肝肾功能异常等。

【相互作用】本品与其他有潜在心脏毒性药物或细胞毒性药物合用时，可能出现心脏毒性或骨髓抑制作用的叠加，应密切注意心脏功能和血液学的监测。

【药动学】本品体内代谢和排泄较多柔比星快，平均血浆半衰期约为 15 小时。本品主要在肝脏代谢，经胆汁排泄，48 小时内 7.5%～10%的给药量随尿排出，20%的给药量经胆汁排出。本品静脉注射后迅速吸收，组织分布广，脾、肺及肾组织浓度较高，心脏浓度较低。对有肝转移和肝功能受损的患者，给予本品时应考虑减小剂量。

【观察指标】

1. 因为本品可产生骨髓抑制和心脏毒性，所以应密切监测血常规、心脏功能、肝肾功能及继发感染等情况。

2. 每周期均要进行心电图检查，以往使用过蒽环类药物或其他可能产生心脏毒性药物的患者、心脏或纵隔部位接受过放疗且本品使用剂量超过 $700mg/m^2$ 的患者，应密切监测心脏功能，慎重使用本品。

【用药宣教】

1. 对合并感染、水痘等症状的患者应慎用本品，如发现异常，则本品可减量使用或停药。

2. 用药期间谨慎接种活病毒疫苗。

3. 育龄期女性使用时应采取有效避孕措施。

表柔比星

【类别】蒽环类。

【妊娠安全等级】D。

【作用机制】细胞周期非特异性药物，主要作用部位是细胞核。本品的作用机制与其能和 DNA 结合有关。体外培养的细胞加入本品可迅速透入胞内，进入细胞核与 DNA 结合，从而抑制核酸的合成和有丝分裂。

【适应证】

1. 用于治疗白血病、恶性淋巴瘤、多发性骨髓瘤、乳腺癌、肺癌、软组织肉瘤、胃癌、肝癌、结肠直肠癌、卵巢癌等。

2. 膀胱内给药有助于浅表性膀胱癌、原位癌的治疗和预防其经尿道切除术后的复发。

【禁用与慎用】

1. 对本品或其他蒽环类药物过敏者、持续性骨髓抑制患者、已使用最大累积剂量的本品或其他蒽环类药物的患者、心肌病患者、近期发作过心肌梗死的患者、严重心律失常患者、严重肝功能不全者、重度黏膜炎患者禁用。

2. 尿路感染、膀胱炎症、血尿患者禁用于膀胱内灌注。

3. 心功能减退的老年患者慎用。

【给药途径和剂量】单独用药时，成年人剂量为每次 $60～90mg/m^2$，联合化疗时，每次 $50～60mg/m^2$，静脉注射。根据患者血常规可间隔 21 天重复使用。

【配伍禁忌】与氟尿嘧啶、肝素钠、伊立替康有配伍禁忌。

【不良反应】

1. 与多柔比星相似，但程度较低，尤其是心脏毒性和骨髓抑制毒性。

2. 其他不良反应：脱发、黏膜炎、恶心、呕吐、腹泻、发热、寒战、荨麻疹、色素沉着、关节疼痛。

【相互作用】

1. 与其他具有心脏毒性的药物合用可增加发生心脏毒性的风险。除非心功能得到严密的监测，否则不得合用。

2. 与可影响骨髓功能的药物合用可能显著干扰骨髓造血功能。

3. 与右雷佐生合用可能增加骨髓抑制效应。

4. 与其他细胞毒药物合用有导致血栓性静脉炎、血栓栓塞（包括肺栓塞）的报道。

5. 与紫杉醇类药物合用，如先给予紫杉醇类药物再给予本品，可使本品及其代谢物的血药浓度升高，但代谢物无活性和毒性；如先给予本品再给予紫杉醇类药，对本品的药动学无影响。建议合用时两者的给药时间至少间隔 24 小时。

6. 奎宁可能加速本品从血液向组织转移的初始分布，并可能对本品的红细胞分布宽度变异系数产生影响。

7. 与重组人干扰素α-2b 合用可能缩短本品的消除半衰期，并降低其总清除率。

8. 使用本品的患者接种活疫苗或减毒活疫苗可能导致严重或致命的感染。使用本品期间避免接种活疫苗；可接种灭活疫苗，但免疫应答可能降低。

9. 西咪替丁可增加本品活性代谢产物的形成，亦可增加本品以原形排泄的量。

10. 本品主要在肝脏代谢，可引起肝功能改变的药物可影响本品的药动学、疗效和（或）毒性。

11. 先前接受过或正接受纵隔或心包区域放疗的患者使用本品可增加发生心脏毒性的风险。

【药动学】体内代谢和排泄较多柔比星快，平均血浆半衰期约 40 小时，主要在肝脏代谢，经胆汁排泄。48 小时内 9%～10%的给药量随尿排出，4 天内，40%的给药量由胆汁排出。

【观察指标】

1. 本品和其他细胞毒性药物一样，由肿瘤细胞的迅速崩解引起高尿酸血症，应检查血尿酸水平，通过药物控制此现象的发生。

2. 本品可引起白细胞及血小板的减少，应定期进行血液学监测。

3. 每个疗程前后都应进行心电图检查。

【用药宣教】

1. 用药期间谨慎接种活病毒疫苗。

2. 有生育能力的妇女用药期间应采取有效的避孕措施。本品可损害精子染色体，男性患者用药期间和用药结束后 3 个月应采取有效的避孕措施。

米托蒽醌

【类别】蒽环类。

【妊娠安全等级】D。

【作用机制】本品通过与 DNA 反应产生抗肿瘤作用，但其作用机制尚未安全阐明。本品对体外培养的增殖性和非增殖性人细胞均有杀细胞作用，提示其缺乏细胞周期特异性。

【适应证】

1. 用于恶性淋巴瘤、乳腺癌和各种急性白血病。

2. 对肺癌、黑色素瘤、软组织肉瘤、多发性骨髓瘤、肝癌、大肠癌、肾癌、前列腺癌、子宫内膜癌、睾丸肿瘤、卵巢瘤和头颈部癌也有一定疗效。

【禁用与慎用】

1. 对本品过敏者、有骨髓抑制或肝功能不全者禁用。

2. 一般情况差，有并发症及心、肺功能不全的患者应慎用。

【给药途径和剂量】静脉滴注，每次滴注时间不少于 30 分钟。成年人单用本品每次 12～14mg/m^2，每 3～4 周 1 次；或 4～8mg/m^2，每日 1 次，连用 3～5 日，间隔 2～3 周。联合用药，每次 5～10mg/m^2，当总剂量超过 140～160mg/m^2 时应警惕心脏毒性。儿童的耐受量较高，用于实体瘤可给予 18～20mg/m^2，白血病给予 24mg/m^2，均为每 3 周给药 1 次。

【配伍禁忌】本品不宜与其他药物混合注射。

【不良反应】

1. 中度骨髓抑制，主要是白细胞和血小板减少，为剂量限制性毒性。

2. 可有恶心、呕吐、食欲减退、腹泻；偶见乏力、脱发、皮疹、口腔炎、尿路感染等。

3. 心脏毒性，可有心悸、期前收缩及心电图异常等，其发生与总剂量有关，总剂量超过 140～160mg/m^2 时，心肌损害加重。

4. 静脉滴注药液外溢时，会发生严重的局部反应。

【药动学】静脉注射本品后，其血浆消除呈三相。$t_{1/2\alpha}$约为 0.1 小时，$t_{1/2\beta}$约为 1.1 小时，$t_{1/2\gamma}$约为 42.6 小时。其蛋白结合率为 95%，也与多种血细胞结合。表观分布容积为 13.8L/kg。总血浆清除率为 4ml/（min·kg）。与体内组织广泛结合（脑脊液除外），故清除缓慢。在肝内代谢，主要经氧化或与葡萄糖醛酸结合。给药 5 日后，随尿排出 6.5%，随粪便排出 2.7%。

【观察指标】

1. 用药期间应密切随访血常规、肝肾功能、心电图，必要时还须测定左心室排血量、超声心动图等，当白细胞数降到 1.5×10^9/L 时，应停药。

2. 有心脏疾病、用过蒽环类药物或进行胸部放疗的患者，应密切注意心脏毒性的发生。用药过程中，注意有无咳嗽、气急、水肿等提示心力衰竭的症状。

【用药宣教】

1. 用药后可出现尿液、巩膜变为蓝绿色，用药后可持续 24 小时，不需要处理。

2. 用药期间避免妊娠。

伊达比星

【类别】蒽环类。

【妊娠安全等级】D。

【作用机制】盐酸伊达比星为柔红霉素类似物，因蒽环第 4 位缺少一个甲氧基，故比柔红霉素的脂溶性高，更易透过细胞膜。盐酸伊达比星可抑制核酸合成，干扰拓扑异构酶Ⅱ。

【适应证】用于成年人未经治疗的急性髓系白血病的诱导缓解和成年人复发和难治性急性髓系白血病的诱导缓解。用于成年人和儿童急性淋巴细胞白血病的二线治疗。

【禁用与慎用】

1. 对本品或其辅料、其他蒽环类或蒽二酮类药物过敏者禁用。

2. 严重肝功能不全者禁用。

3. 严重肾功能不全者禁用。

4. 严重心肌病者禁用。

5. 近期发生过心肌梗死者禁用。

6. 严重心律失常者禁用。

7. 持续的骨髓抑制者禁用。

8. 曾以伊达比星和（或）其他蒽环类及蒽二酮类药物最大累积剂量治疗者禁用。

9. 治疗期间禁止哺乳。

【给药途径和剂量】

1. *急性髓系白血病*　与阿糖胞苷联合用药时的推荐剂量为每日静脉注射 12mg/m^2，连续使用 3 日。另一用法为单独用药，推荐剂量为每日静脉注射 8mg/m^2，连续使用 5 日。

2. *急性淋巴细胞白血病*　成年人推荐剂量为每天静脉注射 12mg/m^2，连续使用 3 天；儿童 10mg/m^2，连续使用 3 天。

【配伍禁忌】不可与肝素混合，因会产生沉淀，避免与碱性溶液长期接触，以免引起药品降解。

【不良反应】

1. *心血管系统*　充血性心力衰竭、窦性心动过速、快速性心律失常、无症状性左室射血分数降低、心动过缓、心肌病（包括心肌炎）、心电图异常（如非特异性 ST 段改变）、心肌梗死、心包炎、房室传导阻滞、束支传导阻滞、静脉炎（包括血栓性静脉炎）、血栓栓塞、潮红。

2. *代谢/内分泌系统*　脱水、高尿酸血症。

3. *泌尿生殖系统*　尿液红染。

4. *免疫系统*　Ⅰ型超敏反应。

5. *神经系统*　脑出血、头痛。

6. *消化系统*　厌食、恶心、呕吐、黏膜炎、口炎、腹泻、腹痛、腹部烧灼感、消化道出血、食管炎、结肠炎（包括严重小肠结肠炎、中性粒细胞减少性小肠结肠炎伴穿孔）、胃黏膜糜烂或溃疡，肝酶升高、胆红素升高。

7. *血液系统*　继发性白血病（急性髓系白血病、骨髓增生异常综合征）、贫血、白细胞减少、中性粒细胞减少、血小板减少、出血、全血细胞减少。

8. *皮肤*　脱发、皮疹、瘙痒、放射性皮炎、皮肤和指甲色素沉着、荨麻疹、肢端红斑、蜂窝织炎、皮肤组织坏死。

9. *其他*　寒战、肿瘤溶解综合征、感染、脓毒症、休克、发热。小静脉注射或在同一静脉内反复注射可能引起静脉硬化。注射时药液外渗可导致局部疼痛、严重局部组织损伤（如发疱、严重蜂窝织炎）和坏死。

【相互作用】

1. 与其他可引起骨髓抑制的化疗药合用可加重骨髓抑制。

2. 与其他具有心脏毒性的药物（如曲妥珠单抗）、其他作用于心脏的药物（如钙通道阻滞剂）合用可能增加发生心脏毒性的风险。合用时应严密监测心功能，否则不可合用。

3. 与活疫苗合用可能会引起严重甚至致命的感染。使用本品的患者避免接种活疫苗；可接种灭活疫苗，但其免疫应答可能会减弱。

4. 使用本品的同时或使用本品前 2～3 周进行放疗，可加重骨髓抑制。此外，正接受或既往接受过纵隔或心脏周围区域放疗的患者使用本品可能增加发生心脏毒性的风险。

【药动学】肝肾功能正常的患者静脉给药后本品从体循环中清除，其终末血浆半衰期在 11～25 小时。大部分药物经代谢生成活性代谢产物伊达比星醇，而该代谢产物的清除更慢，血浆半衰期在 41～69 小时。绝大部分药物是以伊达比星醇的形式经胆汁和尿液排出体外。

【观察指标】

1. 用药前和用药期间监测心功能，如心电图、多通道放射性核素血管造影（MUGA）或超声心动图（ECHO）检查。

2. 用药前和用药期间监测肝功能、肾功能、全血细胞计数。

3. 初始治疗开始后应监测血尿酸、钾、磷酸钙。

4. 使用本品前及每个周期都应进行血液学检查，包括白细胞（WBC）计数。有报道蒽环类药物过量后引起的心力衰竭可于数月后出现，患者应密切观察，一旦出现心力衰竭的症状和体征，应予以常规治疗。

5. 如出现发热性中性粒细胞减少，建议静脉给予抗生素治疗。

【用药宣教】

1. 有生育能力的妇女用药期间应采取避孕措施。男性患者用药期间和用药结束后 3 个月内应采取有效的避孕措施。本品可能导致不可逆的生育功能损伤（精子染色体损害），故可于用药前保存精子。

2. 用药期间水化、碱化尿液，使用别嘌醇预防高尿酸血症，从而减少肿瘤溶解综合征的发生。

3. 如本品与皮肤或眼部接触，应立即用大量清水、肥皂水或碳酸氢钠溶液冲洗，并给予适当的治疗措施。

平阳霉素

【类别】放线菌素类。

【妊娠安全等级】D。

【作用机制】本品是由平阳链霉菌产生的博来霉素类抗肿瘤抗生素，能抑制癌细胞 DNA 的合成和切断 DNA 链，影响癌细胞代谢功能，促进癌细胞变性、坏死。

【适应证】主治唇癌、舌癌、齿龈癌、鼻咽癌等头颈部鳞癌。亦可用于治疗皮肤癌、乳腺癌、宫颈癌、食管癌、阴茎癌、外阴癌、恶性淋巴瘤和坏死性肉芽肿等。对肝癌也有一定疗效。对翼状胬肉有显著疗效。

【超说明书用药】尖锐湿疣、银屑病。

【禁用与慎用】

1. 有博来霉素类抗生素过敏史的患者禁用。

2. 有肺、肝、肾功能不全的患者慎用。

【给药途径和剂量】

1. 用法

（1）静脉注射：用 0.9%氯化钠注射液或葡萄糖注射液等 5～20ml 溶解本品，以 4～15mg/ml 的浓度注射。

（2）肌内注射：用 0.9%氯化钠注射液 5ml 以下溶解本品，以 4～15mg/ml 的浓度注射。

（3）动脉内注射：用 3～25ml 添加抗凝药（如肝素）的 0.9%氯化钠注射液溶解本品 4～8mg，进行一次动脉内注射或持续动脉内注射。

2. 剂量

（1）一般剂量：成年人每次剂量为 8mg，通常每周给药 2～3 次。根据患者情况可增加或减少至每日 1 次到每周 1 次。显示疗效的剂量一般为 80～160mg。1 个疗程的总剂量为 240mg。

（2）治疗血管瘤及淋巴管瘤：每次 4～8mg，溶入灭菌注射用水 2～4ml，有囊者尽可能抽尽囊内液后注药，间歇期至少 1 个月，5 次为 1 个疗程。3 个月以下新生儿暂不使用或减量使用。

（3）治疗血管瘤：每次注射 4～8mg，用 0.9%氯化钠注射液或利多卡因注射液 3～5ml 稀释。注入瘤体内，注射 1 次未愈者，间歇 7～10 日重复注射，药物总量一般不超过 70mg。

（4）治疗鼻息肉：8mg 用 0.9%氯化钠注射液 4ml 溶解，用细长针头行息肉内注射，每次息肉注射 2～4ml，即一次注射 1～2 个息肉。观察 15～30 分钟有无过敏反应，每周 1 次，5 次为 1 个疗程，一般 1～2 个疗程。

肿瘤患者，尤其是恶性淋巴瘤患者，在初次和二次给予本品时应以 4mg 以下剂量给药，以观察患者的耐受能力，当患者可耐受时，方可增至正常剂量。肿瘤消失后，应适当追加给药，如每周 1 次 8mg（效价）静脉注射 10 次左右。

【配伍禁忌】与氨茶碱/地西泮、甲氨蝶呤/萘夫西林、头孢唑林、特布他林、博来霉素、两性霉素 B 有配伍禁忌。

【不良反应】主要有发热、胃肠道反应（恶心、呕吐、食欲缺乏等）、皮肤反应（色素沉着、角化增厚、皮炎、皮疹等）、脱发、肢端麻痹和口腔炎症等，肺部症状（肺炎样病变或肺纤维化）出现率低于博来霉素。

【相互作用】尚不明确。

【药动学】给接种艾氏腹水癌的荷癌小白鼠注射平阳霉素，测定肾、胃、肺、肝、肌、血、肿瘤、脾、心和骨中的药物浓度，发现除肾脏外，肿瘤中药物浓度最高，瘤血比达到 4∶1。

【观察指标】

1. 呼吸系统：在老年患者及总用药剂量超过 400U 的患者中发生肺毒性的风险增加；推荐进行监护。

2. 用药期间需监测肝、肾功能。

【用药宣教】

1. 用药期间避免接种疫苗。

2. 使用本品期间避免吸烟及饮酒。

丝裂霉素

【类别】细胞毒类抗生素。

【妊娠安全等级】D。

【作用机制】本品为细胞周期非特异性药物。丝裂霉素对肿瘤细胞的 G_1 期，特别是晚 G_1 期及早 S 期最敏感，在组织中经酶活化后，其作用似双功能或三功能烷化剂，可与 DNA 发生交叉联结，抑制 DNA 合成，对 RNA 及蛋白合成也有一定的抑制作用。

【适应证】用于胃癌、肺癌、乳腺癌，也适用于肝癌、胰腺癌、结直肠癌、食管癌、卵巢癌及癌性腔内积液。

【禁用与慎用】

1. 水痘或带状疱疹患者禁用。

2. 用药期间禁用活病毒疫苗接种和避免口服脊髓灰质炎疫苗。

3. 孕妇禁用。

【给药途径和剂量】

1. 静脉注射　每次 6～8mg，以 0.9%氯化钠注射液溶解后静脉注射，每周 1 次。也可每次 10～20mg，每 6～8 周重复治疗。

2. 动脉注射　剂量与静脉注射同。

3. 腔内注射　每次 6～8mg。

4. 联合化疗　FAM（氟尿嘧啶、多柔比星、丝裂霉素）主要用于胃肠道肿瘤。

【配伍禁忌】与氨茶碱、阿米卡星、胺碘酮、阿昔洛韦、苯妥英钠、达托霉素、非格司亭有配伍禁忌。

【不良反应】骨髓抑制、恶心呕吐、局部刺激、心脏毒性。

【相互作用】丝裂霉素与多柔比星同时应用可增加心脏毒性，建议多柔比星总量限制在 450mg/m^{2}以下。

【药动学】本品主要在肝脏中生物转化，不能通过血-脑屏障。$t_{1/2\alpha}$为 5～10 分钟，$t_{1/2\beta}$为 50 分钟，主要通过肾脏排泄。

【观察指标】

1. 用药期间应密切监测血常规及血小板、血尿素氮、肌酐。

2. 长期应用抑制卵巢及睾丸功能，造成闭经和精子缺乏。

3. 本品局部刺激严重，若药液漏出血管外，可致局部红肿疼痛，以致坏死溃疡。

4. 本品一般经静脉给药，也可经动脉注射或腔内注射给药，但不可肌内或皮下注射。

5. 应避免注射于静脉外，如静脉注射时有烧灼感或刺痛，应马上停止注射。

6. 若静脉注射时药液漏至血管外，应立即停止注射，以 1%普鲁卡因注射液局部注射。

【用药宣教】

1. 育龄期女性在治疗期间采用可靠的避孕措施。

2. 因为本品有延迟性及累积性骨髓抑制，一般较大剂量应用时两个疗程之间间隔应超过 6 周。

博来霉素

【类别】细胞毒类抗生素。

【妊娠安全等级】D。

【作用机制】本品与铁的复合物嵌入 DNA，引起 DNA 单链和双链断裂。它不引起 RNA 链断裂。作用的第一步是本品的二噻唑环嵌入 DNA 的 G-C 碱基对之间，同时末端三肽氨基酸的正电荷和 DNA 磷酸基作用，使其解链。作用的第二步是本品与铁的复合物导致超氧或羟自由基的生成，引起 DNA 链断裂。

【适应证】适用于头颈部、食管、皮肤、宫颈、阴道、外阴、阴茎的鳞癌，霍奇金淋巴瘤及恶性淋巴瘤，睾丸癌及癌性胸腔积液等。

【禁用与慎用】对本品过敏者、水痘患者、白细胞计数低于 2.5×10^9/L 者禁用。

【给药途径和剂量】用注射器吸取适量的灭菌注射用水或 0.9%氯化钠注射液、5%葡萄糖注射液等，注入博来霉素瓶内，使之完全溶解后，抽入注射器内备用。

1. 肌内或皮下注射　用上述溶液不超出 5ml，溶解 15～30mg 的本品，肌内注射或皮下注射。用于皮下注射时，1mg/ml 以下为适宜浓度。

2. 动脉内注射　将药物 5～15mg 溶解后，直接缓慢注射。

3. 静脉注射　用 5～20ml 适合静脉注射用的溶液，溶解 15～30mg 的药物后，缓慢静脉滴入。如果明显发热，则应减少药物单次使用量为 5mg 或更少，同时可以增加使用次数。

4. 治疗癌性胸膜炎　取 60mg 本品溶解后，缓慢注入胸腔内，保留 4～6 小时后，抽出残留积液，一般一次可缓解。

总量一般为 300～400mg，即使肿瘤消失后，有时也应适当追加治疗，如每周 1 次，每次为 15mg 静脉注射，共 10 次。

【配伍禁忌】与苯妥英钠、丹曲林、两性霉素 B、替加环素、氨茶碱、地西泮、青霉素、头孢唑林有配伍禁忌。

【不良反应】

1. 呼吸系统　呼吸困难、咳嗽、胸痛、肺部啰音、非特异性肺炎和肺纤维化。

2. 皮肤毛发　手指、足趾、关节处皮肤肥厚和色素沉着，引起趾甲变色脱落、脱发。

3. 血液系统　骨髓抑制。

4. 心脏　心电图改变、心包炎症状。

5. 消化系统　食欲缺乏、恶心、肝细胞脂肪浸润伴肿大，少见呕吐、腹泻、口腔炎及口腔溃破。

6. 坏死、出血　治疗期间可出现肿瘤坏死，引起出血，应特别注意。

7. 口腔炎　用药量达至 150mg 时，有时可出现口腔炎，停药后可自行恢复。

8. 静脉炎　长期静脉用药，可出现注射部位周围静脉壁变硬。

【相互作用】

1. 与顺铂合用，可降低本品消除率。

2. 与地高辛合用时，本品可降低地高辛的治疗作用，继发心脏代偿失调。对必须合用者，须密切监测。

3. 与苯妥英合用，本品可降低苯妥英钠在肠内的吸收而降低其药效。

【药动学】注射给药后，在血中消失较快，广泛分布到肝、脾、肾等各组织中，尤以皮肤和肺较多，因该处细胞中酰胺酶活性低，水解失活少。部分药物可透过血脑屏障。血浆蛋白结合率仅 1%。一次量静脉注射后初期和终末消除半衰期分别为 24 分钟及 4 小时，静脉注射后相应参数分别为 1.3 小时和 8.9 小时，3 岁以下儿童则为 54 分钟及 3 小时。本品在组织细胞内由酰胺酶水解而失活。本品主要经肾排泄，24 小时内排出 50%～80%。不能被透析清除。

【观察指标】治疗期间应注意随访检查肺部有无啰音、胸部 X 线片、肺功能、血常规、血胆红素、ALT、AST、血尿素氮、血尿酸、肌酐清除率。

【用药宣教】

1. 使用本品时禁止接种活疫苗。

2. 处于缓解期的白血病患者，化疗结束后至少间隔 3 个月才能接种活疫苗。

3. 使用本品的患者应避免日晒。

五、铂化合物

卡铂

【类别】铂化合物类。

【妊娠安全等级】D。

【作用机制】本品为周期非特异性抗肿瘤药，直接作用于 DNA，从而能抑制分裂旺盛的肿瘤细胞。

【适应证】主要用于卵巢癌、小细胞肺癌（SCLC）、非小细胞肺癌（NSCLC）、头颈部鳞癌、食管癌、精原细胞瘤、膀胱癌、间皮瘤等。

【超说明书用药】非小细胞肺癌、胸膜间皮瘤、转移性乳腺癌。

【禁用与慎用】

1. 有明显骨髓抑制及肾功能不全者禁用。

2. 对其他铂制剂及甘露醇过敏者禁用。

3. 孕妇及有严重并发症者禁用。

4. 严重肝肾功能不全者禁用。

5. 应用过顺铂者应慎用。

【给药途径和剂量】本品可单用也可与其他抗肿瘤药物联合使用。临用时用 5%葡萄糖注射液溶解本品，浓度为 10mg/ml，再加入到 5%葡萄糖注射液 250～500ml 中静脉滴注。一般成年人推荐剂量为 0.2～0.4g/m^2，每 3～4 周给药一次，2～4 次为 1 个疗程；或每次 50mg/m^2，每日 1 次，连续 5 日，间隔 4 周重复给药一次。

【配伍禁忌】与苯妥英钠、地西泮、两性霉素 B、兰索拉唑、普鲁卡因、亚叶酸有配伍禁忌。

【不良反应】常见骨髓抑制、恶心、呕吐、肾毒性、听觉丧失、耳鸣、感觉异常、深部腱的反射减弱、皮疹、发热、瘙痒、荨麻疹、红斑和极少有的支气管痉挛、低血压等。

【药动学】静脉注射或滴注后迅速与组织结合，与血浆蛋白结合较少，在 24 小时内血药浓度降到最低水平，呈二室开放模型。主要经肾脏排出，但有小部分由随汁和粪便排出。人体半衰期约 29 小时。静脉滴注给予 20～520mg/（m^2·h），24 小时尿中排出铂 67%（63%～73%）。静脉注射 11～99mg/m^2，24 小时排出 54%。

【观察指标】

1. 应用本品前后检查血常规及肝肾功能，治疗期间应每周检查白细胞、血小板至少 1～2 次。

2. 出现严重骨髓抑制的病例，有必要输血治疗。在治疗开始和之后的每周都要检查血细胞，作为之后调整剂量的依据。可能引起血浆中电解质（如镁、钾、钠、钙等）减少，使用期间注意监测。

【用药宣教】

1. 用药期间避免接种疫苗。

2. 尤其年龄在 65 岁以上及既往接受过顺铂治疗的患者，出现周围神经病的症状和体征应就诊。

3. 育龄期女性使用时应采取有效避孕措施。

4. 哺乳期女性使用时应暂停哺乳。

顺铂

【类别】铂化合物类。

【妊娠安全等级】D。

【作用机制】顺铂（DDP）为铂的金属络合物，作用似烷化剂，主要作用靶点为 DNA，作用于 DNA 链间及链内交链，形成 DDP-DNA 复合物，干扰 DNA 复制，或与核蛋白及胞质蛋白结合。本品属周期非特异性药。

【适应证】为治疗多种实体瘤的一线用药。与依托泊苷（VP-16）联合（EP 方案）为治疗 SCLC

或 NSCLC 一线方案，以本品为主的联合化疗亦为晚期卵巢癌、骨肉瘤及神经母细胞瘤的主要治疗方案，与多柔比星（ADM）、环磷酰胺（CTX）等联用对多部位鳞状上皮癌、移行细胞癌有效，如头颈部、宫颈、食管及泌尿系肿瘤等。“PVB”[顺铂（DDP）、长春碱（VLB）、博来霉素（BLM）]可治疗大部分Ⅳ期非精原细胞睾丸癌，缓解率 50%～80%。此外，本品为放疗增敏剂，目前国外广泛用于Ⅳ期不能手术的 NSCLC 的局部放疗，可提高疗效及改善生存期。

【禁用与慎用】对顺铂和其他含铂制剂过敏者、孕妇及骨髓功能减退、严重肾功能不全、失水过多、水痘、带状疱疹、痛风、高尿酸血症、近期感染及由顺铂引起的周围神经病等患者禁用。

【给药途径和剂量】

1. 一般剂量　每次 $20mg/m^2$，每日 1 次，连用 5 日，或每次 $30mg/m^2$，连用 3 日，并需适当水化利尿。

2. 大剂量　每次 80～$120mg/m^2$，静脉滴注，每 3～4 周 1 次，最大剂量不应超过 $120mg/m^2$，以 $100mg/m^2$ 为宜。为预防本品的肾脏毒性，需充分水化：本品用前 12 小时静脉滴注等渗葡萄糖液 2000ml，本品使用当日输等渗盐水或葡萄糖液 3000～3500ml，并用氯化钾、甘露醇及呋塞米，每日尿量 2000～3000ml。

【配伍禁忌】与地西泮、丹曲林、加诺沙星、两性霉素 B、兰索拉唑、哌拉西林、他唑巴坦、泮托拉唑、头孢吡肟有配伍禁忌。

【不良反应】

1. 肾脏毒性　偶会出现轻微、可逆的肾功能不全，可出现微量血尿。

2. 消化系统　包括恶心、呕吐、食欲减低和腹泻等。

3. 造血系统　表现为白细胞计数和（或）血小板计数降低。

4. 耳毒性　可出现耳鸣和高频听力减低，多为可逆性，不需要特殊处理。

5. 神经毒性　多见于总量超过 $300mg/m^2$ 的患者，周围神经损伤多见，表现为运动失调、肌痛、上下肢感觉异常等，少数患者可能出现大脑功能障碍；亦可出现癫痫、球后视神经炎等。

【相互作用】

1. 与秋水仙碱、丙磺舒或磺吡酮合用时，因为本品可能升血液中尿酸的水平，必须调节其剂量，以控制高尿酸血症与痛风。

2. 抗组胺药、吩噻嗪类药或噻吨类药与本品合用，可能掩盖耳毒性的症状，如耳鸣、眩晕等。

3. 本品诱发的肾功能损害可导致博来霉素（甚至小剂量）的毒性反应。

4. 与各种骨髓抑制剂或放疗同用，可增加毒性作用，用量应减少。

5. 青霉胺或其他的螯合剂，会减弱本品的活性，故本品不应与螯合剂同时应用。

6. 与异环磷酰胺合用，会加重蛋白尿，同时可能会增加耳毒性。

7. 本品化疗期间，由于其他具肾毒性或耳毒性药物（如头孢菌素或氨基苷）会增加顺铂的毒性，需避免合并使用。

8. 禁用诸如呋塞米等利尿药以增加尿量。

【药动学】静脉注射、动脉给药或腔内注射吸收均极迅速。注射后本品广泛分布于肝、肾、前列腺、膀胱、卵巢，亦可达胸腔、腹腔，极少通过血脑屏障。半衰期 2 日以上，若并用利尿药半衰期可明显缩短。本品主要由肾排泄，通过肾小球过滤或部分由肾小管分泌，用药后 96 小时内 25%～45%随尿排出。腹腔内注射后腔内器官浓度为静脉注药的 2.5～8.0 倍。

【观察指标】治疗前后、治疗期间和每一个疗程之前，应做如下的检查：肝肾功能、全血计数、血钙及听神经功能、神经系统功能等。此外，在治疗期间，每周应检查全血计数，通常需待器官功能恢复正常后，才可重复下一个疗程。

【用药宣教】

1. 用药期间避免接种疫苗。

2. 出现骨髓抑制、肾毒性及神经毒性的症状/体征应就诊，老年患者风险更大。

3. 出现耳毒性的症状/体征应就诊，儿童尤应特别注意。

4. 用药期间维持足够的液体摄入。

5. 育龄期女性使用时应采取有效避孕措施。

6. 哺乳期女性使用时应暂停哺乳。

奥沙利铂

【类别】铂化合物类。

【妊娠安全等级】D。

【作用机制】本品为左旋反式二氨环己烷草酸铂，在体液中通过非酶反应取代不稳定的草酸盐配体，转化为具有生物活性的一水合和二水合 1, 2-二氨基环己烷铂衍生物。这些衍生物可以与 DNA 形成链内和链间交联，抑制 DNA 的复制和转录。本品属非周期特异性抗肿瘤药。

【适应证】用于氟尿嘧啶治疗失败的结直肠癌转移的患者，可单独或联合氟尿嘧啶使用。

【超说明书用药】

1. 结肠癌，辅助性Ⅱ期：与氟尿嘧啶/亚叶酸组合，$85mg/m^2$，静脉滴注。

2. 食管癌、胃癌、结直肠癌的辅助化疗，胆道恶性肿瘤及淋巴瘤的二线治疗：$85\sim130mg/m^2$，静脉滴注。

【禁用与慎用】

1. 对本品及其他铂类过敏者、有凝血障碍者（可增加出血的危险性）、孕妇、肾功能不全患者、有骨髓抑制者禁用。

2. 细菌或病毒感染患者（可使感染扩散或恶化）、胃肠道功能紊乱者（可使病情恶化）、有神经系统疾病病史（特别是周围神经病或癫痫）者、肝功能不全患者慎用。

3. 儿童用药的安全性及有效性尚未确定。

4. 尚未明确本品是否可经乳汁分泌，哺乳期妇女应权衡本品对其的重要性，选择停药或停止哺乳。

【给药途径和剂量】在单独或联合用药时，推荐剂量为 $130mg/m^2$，加入 25～500ml 5%葡萄糖注射液中输注 2～6 小时。没有主要毒性出现时每 3 周（21 天）给药 1 次。剂量的调整应以安全性，尤其是神经学的安全性为依据。

【配伍禁忌】与地西泮、丹曲林、头孢哌酮、头孢吡肟、地塞米松有配伍禁忌。

【不良反应】

1. 血液系统　贫血、白细胞减少、粒细胞减少及血小板计数减少。

2. 消化系统　恶心、呕吐、腹泻。

3. 神经系统　末梢神经炎，有时可有口腔周围、上呼吸道和上消化道的痉挛及感觉障碍。

【相互作用】因与氯化钠和碱性溶液（特别是氟尿嘧啶）之间存在配伍禁忌，本品一定不能与上述制剂混合或通过同一静脉给药。

【药动学】据资料报道，以 $130mg/m^2$ 的剂量连续滴注 2 小时，其血浆总铂峰值达（5.1±0.8）μg/（ml·h），模拟的 AUC 为（189± 45）μg/（ml·h）。当输液结束时，50%的铂与红细胞结合，而另外 50%存在于血浆中。25%的血浆铂呈游离态，另外 75%血浆铂与蛋白质结合。蛋白质结合铂逐步升高，于给药第 5 天之后稳定于 95%的水平。药物的清除分为两个时相，其消除相半衰期约为 40 小时。达 50%的药物在给药 48 小时之内由尿排出。由粪便排出的药量有限（给药 11 天后仅有 5%随粪便排出）。

【观察指标】与具有潜在神经毒性的药物联合用药时，应严密监测本品的神经学安全性。在每一个疗程治疗之前应进行血液学计数和分类，在治疗开始之前应进行神经学检查，之后应定期进行。

【用药宣教】

1. 避免在治疗期间接种疫苗。

2. 育龄期女性使用时应采取有效避孕措施。

洛铂

【类别】铂类药物。

【妊娠安全等级】D。

【作用机制】本品对多种动物和人肿瘤细胞株有明确的细胞毒作用，与顺铂的抑瘤作用相似或较强，用于对顺铂有抗药性的细胞株，仍有一定的细胞毒作用。

【适应证】本品主要用于治疗乳腺癌、小细胞肺癌及慢性粒细胞白血病。

【禁用与慎用】

1. 对本品及其他铂类过敏者、有凝血障碍者（可增加出血的危险性）、孕妇、肾功能不全患者、有骨髓抑制者禁用。

2. 细菌或病毒感染患者（可使感染扩散或恶化）、胃肠道功能紊乱者（可使病情恶化）、有神经系统疾病病史（特别是周围神经病或癫痫）者、肝功能不全患者慎用。

3. 儿童用药的安全性及有效性尚未确定。

4. 尚未明确本品是否可经乳汁分泌，哺乳期妇女应权衡本品对其的重要性，选择停药或停止哺乳。

【给药途径和剂量】使用前用 5ml 灭菌注射用水溶解，此溶液应 4 小时内应用（存放温度 2～8℃）。静脉注射每次 $50mg/m^2$，再次使用时应待血液毒性或其他临床不良反应完全恢复，推荐的应用间歇期为 3 周。如症状恢复较慢，可延长使用间歇。治疗持续时间应根据肿瘤的反应，最少应使用 2 个疗程。如肿瘤开始缩小，可继续进行治疗，总数可达 6 个疗程。

【配伍禁忌】本品不能用氯化钠溶液溶解，这样可增加本品的降解。

【不良反应】常见血小板减少、白细胞减少、呕吐、感觉异常、神经疾病、神经痛、耳毒性、精神错乱和视觉异常等。

【相互作用】同“顺铂”。

【药动学】静脉注射后，血清中游离铂的血药浓度-时间曲线与完整的洛铂基本上相同，在血液循环中没有或很少有代谢产物存在。洛铂的两种立体异构体曲线也完全相同。用药患者的血清中总铂和游离铂的浓度时间曲线，在 1 小时内相似，在 11 小时后，血液循环中约 25%的洛铂和血清蛋白结合。游离铂的终末半衰期为（131±15）分钟，总铂为（6.8±4.3）天。游离铂标准化 AUC（50mg/m^2）为（13.9±1.8）（min·m^2）/L，总铂为（57±19）（min·m^2）/L。游离铂标准化平均血浆清除率（1.73m^2）约为（125±14）ml/min，总铂为（34±11）ml/min。游离铂平均分布容积为（0.28±0.51）L/kg，总铂为（4.8±2.61）L/ kg。本品主要经肾脏排出。

【观察指标】血液系统（包括血小板、白细胞和血红蛋白）和临床血生化（包括氨基转移酶）应定期检查，在每个疗程前和每次用药后第 2 周进行检查。

【用药宣教】育龄期女性在本品治疗期间及治疗终止后 6 个月内应采取有效避孕措施。

奈达铂

【类别】铂类药物。

【妊娠安全等级】D。

【作用机制】本品为顺铂类似物。本品进入细胞后，甘醇酸酯配基上的醇性氧与铂之间的键断裂，水与铂结合，导致离子型物质（活性物质或水合物）的形成。然后，断裂的甘醇酸酯配基变得不稳定并被释放，产生多种离子型物质，与 DNA 结合。本品以与顺铂相同的方式和 DNA 结合，并抑制 DNA 复制，从而产生抗肿瘤活性。另外，已经证实本品在与 DNA 反应时，所结合的碱基位点与顺铂相同。

【适应证】

1. 用于头颈部癌、小细胞肺癌、非小细胞肺癌。

2. 用于肾盂输尿管癌、前列腺癌、睾丸肿瘤、卵巢癌和宫颈癌。

【禁用与慎用】

1. 有明显骨髓抑制及严重肝、肾功能不全者禁用。

2. 对其他铂制剂及右旋糖酐过敏者禁用。

3. 孕妇、可能妊娠及有严重并发症的患者禁用。

【给药途径和剂量】临用前，用 0.9%氯化钠注射液溶解后，再稀释至 500ml，静脉滴注，滴注时间不应少于 1 小时，滴完后需继续滴注输液 1000ml 以上。推荐剂量为每次 80～100mg/m^2，每疗程给药一次，间隔 3～4 周后方可进行下一个疗程。

【配伍禁忌】与卡介苗、狂犬病疫苗有配伍禁忌。

【不良反应】

1. 骨髓抑制　表现为白细胞、血小板、血红蛋白减少。

2. 其他　恶心、呕吐、食欲缺乏、肝肾功能异常、耳神经毒性、脱发等。

【相互作用】

1. 本品与其他抗肿瘤药（如烷化剂、抗代谢药、抗肿瘤抗生素等）及放疗并用时，骨髓抑制作用可能增强。

2. 与氨基糖苷类抗生素及盐酸万古霉素合用时，对肾功能和听觉器官的损害可能增加。

【药动学】肿瘤患者静脉滴注本品 80mg/m^2 或 100mg/m^2 后，血浆中铂浓度呈双相性减少，$t_{1/2\alpha}$为 0.1～1 小时，$t_{1/2\beta}$为 2～13 小时，AUC 随给药量增大而增大。本品在血浆内主要以游离形式存在，动物实验可见本品在肾脏及膀胱分布较多，组织浓度高于血药浓度。本品的排泄以尿排泄为主，24 小时尿中铂的回收率在 40%～69%。

【观察指标】

1. 本品有较强的骨髓抑制作用，并可能引起肝、肾功能异常。应用本品过程中应定期检查血常规、肝肾功能并密切注意患者的全身情况，若发现异常应停药并适当处置。

2. 对骨髓功能低下及肾功能不全和应用过顺铂者，应适当降低初次给药剂量；本品长期给药时，毒副反应有增加的趋势，并可能引起延迟性不良反应，应密切观察。

3. 注意出血倾向及感染性疾病的发生或加重。

【用药宣教】应用本品过程中须确保充分的尿量以减少尿中药物对肾小管的毒性损伤。必要时适当输液及使用甘露醇、呋塞米等利尿药。同时应进行输液等以补充水分。

六、单克隆抗体

西妥昔单抗

【类别】其他抗肿瘤药。

【妊娠安全等级】C。

【作用机制】本品属于嵌合型 IgG1 单克隆抗体，分子靶点为表皮生长因子受体（EGFR）信号通路，参与控制细胞的存活、增殖、血管生成、细胞迁移、细胞侵袭及转移等。与 EGFR 结合的亲和力为其内源性配体的 5～10 倍。本品阻断 EGFR 与其内源性配体的结合，从而抑制受体功能，并进一步诱导 EGFR 的细胞内化从而导致受体数量的下调；还可以靶向诱导细胞毒免疫效应细胞作用于表达 EGFR 的肿瘤细胞抗体依赖性细胞介导的细胞毒作用（ADCC）。

【适应证】

1. 与伊立替康联合用药治疗表达 EGFR、经含伊立替康的细胞毒治疗失败后的转移性结直肠癌。

2. 用于治疗头颈部的鳞状细胞癌。

【禁用与慎用】

1. 对本品有严重超敏反应（3 级或 4 级）的患者禁用本品。

2. 在开始联合治疗前，应考虑伊立替康的有关禁忌。

【给药途径和剂量】

1. 剂量　初始剂量为 $400mg/m^2$，其后每周的给药剂量为 $250mg/m^2$。

2. 给药途径　第一次滴注本品之前，患者必须接受抗组胺药物和皮质激素药物的治疗。本品每周给药一次。可使用输液泵、重力滴注或注射器泵进行静脉给药。初次给药时，建议滴注时间为 120 分钟，随后每周给药的滴注时间为 60 分钟，最大滴注速率不得超过 10mg/min。

【配伍禁忌】与表柔比星、奈达铂、柔红霉素、参芪注射液等有配伍禁忌。

【不良反应】常见皮肤干燥和干裂，并可有炎症和感染后遗症（如睑缘炎、唇炎和蜂窝织炎）、低镁血症、过敏反应、输液反应。

【相互作用】本品联合输注氟尿嘧啶会增加心肌缺血，包括心肌梗死及充血性心力衰竭的发生，还会增加手足综合征（掌跖红肿疼痛综合征）的发生。

【药动学】当静脉滴注剂量为每周 5～$500mg/m^2$ 时，本品表现出剂量依赖的药动学特性。本品的血清浓度在单药治疗 3 周后达到稳态水平。本品在体内降解为小分子，如短肽和氨基酸等。

【观察指标】建议体能状况低下或伴有心肺疾病的患者需特别注意，应密切监测，特别是在首次给药期间，如果相关输液反应发生在滴注晚期或后续滴注中，相应的处理则取决于反应的严重程度：1 级，密切监督下持续缓慢滴注；2 级，持续缓慢滴注及立即采取对症措施治疗；3 级和 4 级，立即停止滴注，积极对症治疗同时停止本品的进一步治疗。

【用药宣教】

1. 本品会导致患者对阳光敏感，并可能加剧任何可能发生的皮肤反应。建议患者涂防晒霜和戴帽子。

2. 出现急性或恶化的肺部症状及时就诊，可能发生肺毒性。

七、蛋白激酶抑制剂

埃克替尼

【类别】蛋白激酶抑制剂。

【妊娠安全等级】D。

【作用机制】本品为选择性 EGFR 酪氨酸激酶抑制剂。

【适应证】本品单药适用于 EGFR 基因具有敏感突变的局部晚期或转移性非小细胞肺癌（NSCLC）患者的一线治疗。既往接受过至少个化疗方案失败后的局部晚期或转移性 NSCLC。既往化疗主要是指以铂类为基础的联合化疗。

【禁用与慎用】

1. 对本品过敏者禁用。

2. 孕妇禁用。

3. 尚未明确本品是否经乳汁分泌，哺乳期妇女应权衡本品对其的重要性，选择停药或停止哺乳。

4. 儿童用药的安全性及有效性尚未确定。

5. 重度肝功能不全患者禁用。

【给药途径和剂量】口服，每次 125mg，每日 3 次。当患者出现不能耐受的皮疹、腹泻等不良反应时，可暂停（1～2 周）用药直至症状缓解或消失后，重新以原剂量开始；氨基转移酶轻度升高（ALT、AST 低于 100IU/L）的患者可继续服药，但应密切监测；对氨基转移酶升高比较明显（ALT 及 AST 在 100IU/L 以上）的患者，可暂停给药并密切监测氨基转移酶，当氨基转移酶恢复（ALT 及 AST 均低于 100IU/L 或正常）后可恢复给药。

【不良反应】

1. 消化系统　食欲缺乏、呕吐、腹痛、便秘、口腔黏膜炎、大便干燥、黑便口干、口腔红肿、呕血、胃溃疡和胃胀、胆红素升高、谷氨酰转肽酶升高。

2. 泌尿系统　蛋白尿、肌酐升高、尿白细胞数升高、尿常规异常、尿素氮增加、排尿疼痛。

3. 呼吸系统　咳嗽、鼻腔干燥、鼻出血、呼吸困难、咯血、上呼吸道感染、鼻内黄痂、肺部感染、咳痰、流涕、声音嘶哑、胸部不适、胸腔积液、间质性肺病。

4. 皮肤和皮下组织　甲沟炎、皮肤瘙痒、皮肤干燥、脱皮、手足综合征、指甲改变、皮肤皲裂、脱发、皮肤反应、痤疮、面部危险三角区感染、皮肤水疱、四肢皲裂和色素沉着。

5. 眼　眼痛、眼干燥症。

6. 血液系统　白细胞计数下降、中性粒细胞减少、血红蛋白水平下降、血小板计数降低、红细胞计数下降、贫血、舌部淤血。

7. 神经系统　失神、嗜睡。

【相互作用】体外试验表明，本品主要通过CYP2C19和CYP3A4代谢，对CYP2C9和CYP3A4有明显的抑制作用，未发现对CYP有明显诱导作用。因此，在与下列药物合用时应注意潜在的药物相互作用：CYP2C19诱导剂（如氨鲁米特）和CYP3A4诱导剂（如萘夫西林、奈韦拉平、苯巴比妥和利福霉素类）；CYP2C9底物（如华法林）和CYP3A4底物（如苯二氮䓬类、钙通道阻滞剂、那格列奈、麦角碱等）。

【药动学】晚期NSCLC患者单次口服125mg吸收迅速，达峰时间在0.5～4小时，口服7～11天后达到稳态，没有明显的蓄积。晚期NSCLC患者单次口服150mg(空腹服药)后，平均清除率为(13.3±4.78) L/h；平均分布容积为（115±63.26）L。平均血浆半衰期约为6小时，本品主要经CYP2C19和CYP3A4代谢，主要通过粪便与尿液排泄（79.5%），其中粪便排泄占74.7%。排出形式以代谢产物为主（81.4%），原形药物占18.6%。

【观察指标】

1. 治疗期间密切监测间质性肺病发生的迹象，如果患者出现新的急性发作或进行性加重的呼吸困难、咳嗽，应中断本品治疗，马上进行相关检查。当证实有间质性肺病时，应停止用药，并对患者进行相应治疗。

2. 建议定期检查肝功能，特别是在用药前1个月内。肝脏氨基转移酶轻度升高的患者应慎用本品。中度或以上氨基转移酶升高的患者需暂停用药，监测转氨基转移酶至氨基转移酶升高缓解或消失可恢复用药。

【用药宣教】　如出现急性发作或进行性加重的呼吸困难、咳嗽，严重或持续的腹泻、恶心、呕吐或厌食，应及时就诊。

帕博利珠单抗

【类别】其他抗肿瘤药。

【妊娠安全等级】D。

【作用机制】本品为一种可与程序性死亡蛋白-1（PD-1）结合的单克隆抗体，可阻断PD-1与其配体PD-L1和PD-L2结合（PD-1与其配体结合后可抑制T细胞的增殖和细胞因子的生成），解除PD-1通路介导的免疫应答（包括抗肿瘤免疫应答）抑制。在同源小鼠肿瘤模型中，阻断PD-1活性可抑制肿瘤生长。

【适应证】

1. 用于治疗经一线治疗失败的无法切除的或转移性黑色素瘤。

2. 单用于肿瘤表达程序性死亡蛋白配体-1（PD-L1）[肿瘤比例评分（TPS）≥1%]且不伴EGFR或间变性淋巴瘤激酶（ALK）基因突变的局部晚期或转移性NSCLC的一线治疗。

3. 与培美曲塞和含铂类药化疗联用于不伴EGFR或ALK基因突变的转移性非鳞状细胞NSCLC的一线治疗。

4. 与卡铂和紫杉醇联用于转移性鳞状细胞NSCLC的一线治疗。

5. 用于治疗先前使用一线全身性治疗失败的肿瘤表达PD-L1[联合阳性评分（CPS）≥10]的局部晚期或转移性食管鳞状细胞癌（ESCC）。

【超说明书用药】

1. 用于不适合或未选择进行膀胱切除术的对卡介苗（BCG）无应答、高风险、非肌层浸润性膀胱原位癌（伴或不伴乳头状肿瘤）（FDA批准适应证）。

2. 用于累及淋巴结的黑素瘤完全切除后的辅助治疗（FDA批准适应证）。

3. 用于先前治疗后疾病进展且无满意的替代治疗选择的无法切除或转移性肿瘤突变高负荷（TMB-H）（≥10个突变/兆碱基）实体瘤（FDA批准适应证）。

4. 用于治疗NSCLC：①不适合手术切除或根治性放化疗的肿瘤表达PD-L1（TPS ≥1%）且不伴*EGFR*或*ALK*基因突变的Ⅲ期NSCLC的一线治疗。②先前使用含铂类药化疗时或化疗后疾病进展且肿瘤表达PD-L1（TPS≥1%）的转移性NSCLC

（伴*EGFR*或*ALK*基因突变的患者接受针对突变的治疗时出现疾病进展方可使用本品）。③与卡铂和紫杉醇联用于转移性鳞状细胞 NSCLC 的一线治疗（以上为 FDA 批准适应证）。

5. 用于治疗复发性或转移性宫颈癌（FDA 批准适应证）。

6. 用于治疗复发性或转移性头颈部鳞状细胞癌（HNSCC）（FDA 批准适应证）。

7. 用于治疗局部晚期复发性或转移性 Merkel 细胞癌（MCC）（FDA 批准适应证）。

8. 用于治疗局部晚期复发性或转移性食管鳞状细胞癌（FDA 批准适应证）。

9. 用于治疗局部晚期复发性或转移性胃癌或胃食管交界处腺癌（FDA 批准适应证）。

10. 用于治疗局部晚期或转移性尿路上皮癌（FDA 批准适应证）。

11. 用于治疗难治性经典型霍奇金淋巴瘤（cHL）或先前使用 3 种或 3 种以上方案治疗后复发的 cHL（FDA 批准适应证）。

12. 用于治疗难治性原发性纵隔大 B 细胞淋巴瘤（PMBCL）或先前使用 2 种或 2 种以上方案治疗后复发的 PMBCL（FDA 批准适应证）。

13. 用于治疗使用含铂类药化疗时或化疗后且先前至少使用 1 种其他方案治疗后疾病进展的转移性小细胞肺癌（SCLC）（FDA 批准适应证）。

14. 用于治疗手术或放疗无法治愈的复发性或转移性皮肤鳞状细胞癌（cSCC）（FDA 批准适应证）。

15. 用于治疗无法切除的或转移性微卫星不稳定性（MSI-H）高或错配修复缺陷（dMMR）癌（FDA 批准适应证）。

16. 用于治疗先前使用索拉非尼治疗的肝细胞癌（HCC）（FDA 批准适应证）。

17. 与阿昔替尼联用于晚期肾细胞癌（RCC）的一线治疗（FDA 批准适应证）。

18. 与仑伐替尼联用于先前使用全身性治疗后疾病进展且不适合接受治愈性手术或放疗的非 MSI-H 或非 dMMR 的晚期子宫内膜癌（FDA 批准适应证）。

19. 用于治疗复发性或难治性蕈样肉芽肿、塞扎塞里综合征。

20. 用于治疗早期三阴性乳腺癌。

21. 用于治疗肿瘤表达 PD-L1 的复发性或难治性恶性胸膜间皮瘤。

【禁用与慎用】

1. 禁用于对本品过敏者。

2. 慎用于曾使用其他免疫刺激性抗癌药出现严重或危及生命的皮肤不良反应的患者。

3. 慎用于轻度肝功能不全者。

4. 慎用于 75 岁及以上老年人。

【给药途径和剂量】

1. 无法切除的或转移性黑色素瘤：静脉滴注，每次 2mg/kg，每 3 周 1 次，持续治疗直至疾病进展或出现不能耐受的毒性。

2. NSCLC、局部晚期或转移性食管鳞状细胞癌：静脉滴注，每次 200mg，每 3 周 1 次，持续治疗直至疾病进展或出现不能耐受的毒性。与化疗药联用时，应先给予本品。

【配伍禁忌】 除 0.9%氯化钠注射液、5%葡萄糖注射液外，不建议本品与其他药物混合。

【不良反应】

1. *心血管系统* 血管炎、心力衰竭、心肌炎、心律失常、心脏压塞、心肌梗死、心包积液、心包炎、心肌缺血、高血压。与阿昔替尼联用还可见心搏骤停。

2. *代谢/内分泌系统* 高血糖症、1 型糖尿病（包括糖尿病酮症酸中毒）、低钠血症、高三酰甘油血症、低钙血症、甲状腺功能亢进、甲状腺功能减退新发或恶化、高胆固醇血症、碳酸氢盐降低、低磷血症、低钾血症、高钾血症、甲状腺炎、体重减轻、高钙血症、低血糖症、低白蛋白血症、低镁血症、肾上腺功能不全。与阿昔替尼联用还可见脱水。与仑伐替尼联用还可见高镁血症。

3. *呼吸系统* 咳嗽、呼吸困难、肺炎、呼吸衰竭、上呼吸道感染、肺栓塞、鼻咽炎、间质性肺病。有弥漫性肺间质纤维化的个案报道。

4. *肌肉骨骼系统* 关节痛、背痛、关节炎、肌炎、重症肌无力、肌肉骨骼疼痛、肌痛、颈部疼痛、四肢痛、腱鞘炎。与仑伐替尼联用还可见肌无力。

5. *泌尿生殖系统* 肾炎、血肌酐升高、尿路感染、血尿、急性肾损伤、尿源性脓毒症。有免疫相关性新月体性肾小球肾炎的个案报道。与阿昔替尼联用还可见富尼埃坏疽。与仑伐替尼联用还可见肾功能损害。

6. *免疫系统* 超敏反应、产生抗帕博利珠单抗抗体（包括中和抗体）、移植物抗宿主病、噬血细胞性淋巴组织细胞增生症。

7. *神经系统* 失眠、头晕、癫痫、嗜睡、脑炎、无菌性脑膜炎、头痛、吉兰-巴雷综合征、多发性神经病、周围神经病、意识模糊、垂体炎、骨髓炎。与阿昔替尼联用还可见脑血管意外、发音障碍、浆细胞骨髓瘤。与仑伐替尼联用还可见可逆性后部白质脑病综合征伴脑室内出血、颅内出血、晕厥、发音障碍。

8. *消化系统* AST 升高、ALT 升高、碱性磷酸酶升高、肝炎（包括自身免疫性肝炎）、高胆红素血症、血胆红素升高。恶心、呕吐、便秘、腹泻、腹痛、食欲减退、结肠炎、胰腺炎、味觉障碍、口干、小肠穿孔、血淀粉酶升高。与阿昔替尼联用还可见口炎、吞咽困难。与仑伐替尼联用还可见胃肠道穿孔、脂肪酶升高、口炎。

9. *血液系统* 贫血（包括溶血性贫血、单纯性红细胞再生障碍性贫血）、淋巴细胞减少、中性粒细胞减少（包括发热性中性粒细胞减少）、血小板减少、出血、国际标准化比值（INR）增加、活化部分凝血活酶时间延长、白细胞减少、嗜酸性粒细胞增多。

10. *皮肤* 瘙痒、皮疹、白癜风、斑丘疹、带状疱疹、剥脱性皮炎、大疱性类天疱疮、免疫性血小板减少性紫癜、皮肤干燥、红斑、苔藓样角化病、银屑病、脱发、皮炎（包括痤疮样皮炎）、湿疹、发色变化、丘疹、中毒性表皮坏死松解症（TEN）、史-约综合征（SJS）、结节性红斑。有皮肤红斑狼疮的个案报道。与阿昔替尼联用还可见掌跖感觉丧失性红斑综合征。与仑伐替尼联用还可见皮肤溃疡、掌跖感觉丧失性红斑综合征。

11. *眼* 葡萄膜炎、眼干燥症、福格特-小柳-原田综合征。有功能性视力丧失、眼压降低的个案报道。

12. *耳* 有双耳听力丧失的个案报道。

13. *其他* 疲劳、无力、水肿（包括全身性水肿、外周水肿、面部水肿）、发热、输液反应、胸腔积液、感染、疼痛、瘘、身体状况恶化、结节病、脓毒症、脓毒性休克、黏膜炎、腹水、流感样疾病、寒战。

【药动学】在有效剂量范围内，本品的血药峰浓度、AUC 与剂量成比例增加。按每 3 周 1 次给药，第 16 周达稳态。按每次 2mg/kg 或 200mg、每 3 周 1 次给药，第 3 周的 $AUC_{0\sim3\text{周}}$中位数分别为 794（μg · d）/ml 和 1053（μg · d）/ml；达稳态时的血药谷浓度中位数分别约为 22μg/ml 和 29μg/ml。每 2 周或 3 周 1 次给予本品 1～10mg/kg，生物利用迅速且完全，稳态分布容积约为 6.0L，不以特殊方式与血浆蛋白结合。本品通过非特异性途径分解，代谢与其清除无关。稳态时的平均清除率约为 0.195L/d，平均终末半衰期约为 22 日。每 3 周 1 次给药的全身蓄积为 2.1 倍。

【观察指标】

1. 监测肝功能、肾功能、血糖、全血细胞计数。

2. 本品与阿昔替尼联用前和联用期间定期监测肝酶。与单药治疗相比，考虑更频繁监测。

3. 用药前监测甲状腺功能，用药期间定期或于临床需要时监测。

4. 有生育能力的妇女用药前应进行妊娠试验。

5. 如出现肾上腺功能不全、症状性垂体炎，应监测垂体功能和激素水平，以确保采取适当的激素替代治疗。

【用药宣教】

1. 有生育能力的妇女用药期间及停药后至少 4 个月内应采取有效的避孕措施。

2. 本品可引起疲劳，可能对驾驶和操作机械的能力产生轻微影响。

特瑞普利单抗

【类别】其他抗肿瘤药。

【妊娠安全等级】D。

【作用机制】本品为一种 IgG4，为人源化单克隆抗体。T 细胞表达的 PD-1 与其配体 PD-L1、PD-L2 结合，可抑制 T 细胞增殖和细胞因子生成。部分肿瘤细胞的 PD-1L 表达上调，通过该通路信号转导可抑制激活的 T 细胞对肿瘤的免疫监视。本品可与 T 细胞表面的 PD-1 结合，阻断其与配体 PD-L1 和 PD-L2 的结合，从而消除 PD-1 信号通路免疫抑制。本品可促进 T 细胞增殖，激活 T 细胞功能，抑制肿瘤生长。

【适应证】用于治疗既往接受全身系统治疗失败的不可切除或转移性黑色素瘤。

【禁用与慎用】

1. 本品在中度或重度肝功能损伤患者中使用的安全性及有效性尚未建立，不推荐用于中、重度肝功能不全患者。轻度肝功能不全患者应在医生指导下慎用本品。

2. 本品在中度或重度肾功能不全患者中使用的安全性和有效性尚未建立，不推荐用于中、重度肾功能不全的患者。轻度肾功能不全患者应在医生指导下慎用本品。

3. 孕妇禁用。

4. 尚未明确本品是否经乳汁分泌，哺乳期妇女应权衡本品对其的重要性，选择停药或停止哺乳。

5. 儿童用药的安全性及有效性尚未确定。

6. 目前在老年人（≥65 岁）中应用的数据有限，建议在医师的指导下慎用。

7. 对本品过敏者禁用。

【给药途径和剂量】

1. 推荐剂量为 3mg/kg，每 2 周 1 次。用 0.9%氯化钠注射液稀释至 1～10mg/ml 后行静脉滴注。首次滴注时间至少为 60 分钟，如耐受良好，第 2 次滴注时间可缩短至 30 分钟；此时如仍耐受良好，后续滴注时间为 30 分钟。

2. 如出现 2 级以上肺炎、2～3 级以上腹泻或结肠炎、2 级肝炎，应暂停用药，直至恢复至 0～1 级。

3. 如出现 3、4 级肺炎或 2 级肺炎复发、4 级腹泻或结肠炎，应永久停药。

【配伍禁忌】除 0.9%氯化钠注射液外，本品不建议与其他药物混合。

【不良反应】

1. 心血管系统　高血压、窦性心动过缓。

2. 代谢/内分泌系统　血促甲状腺激素升高、甲状腺功能减退、血糖升高（包括高血糖症、1 型糖尿病）、低钠血症、高三酰甘油血症、甲状腺功能亢进、血促甲状腺激素降低、游离甲状腺素水平降低、游离甲状腺素水平升高、游离三碘甲状腺原氨酸水平升高、免疫相关性肾上腺皮质功能不全、免疫相关性垂体炎。

3. 呼吸系统　咳嗽、感染性肺炎、上呼吸道病毒感染、免疫相关性肺炎。

4. 肌肉骨骼系统　血肌酸激酶升高、肌肉骨骼痛（包括背痛、肌痛）、四肢痛、免疫相关性多发性肌炎。

5. 泌尿生殖系统　尿蛋白阳性、尿白细胞阳性、血尿、尿红细胞阳性、免疫相关性肾炎。

6. 免疫系统　抗特瑞普利单抗抗体产生。

7. 神经系统　头晕。

8. 肝脏　ALT 升高、AST 升高、血胆红素水平升高（包括总胆红素水平升高、结合胆红素水平升高）、肝损伤、免疫相关性肝炎。

9. 消化系统　食欲缺乏、淀粉酶升高、脂肪酶升高、胰腺炎、上消化道出血、恶心、便秘、免疫相关性腹泻。

10. 血液系统　贫血（包括血红蛋白降低、红细胞减少）、白细胞减少、血小板减少、中性粒细胞减少。

11. 皮肤　皮疹（包括全身性皮疹、水疱疹、风疹、水疱、斑丘疹、痤疮样皮炎）、瘙痒（包括全身性瘙痒、皮疹瘙痒）、皮肤色素脱失（包括皮肤色素减退、白癜风、白斑病）、免疫相关性皮肤不良反应。

12. 眼　免疫相关性虹膜炎、免疫相关性葡萄膜炎。

13. 其他　乏力（包括疲乏）、发热、疼痛、输液反应。

【相互作用】免疫抑制剂（如全身性皮质激素）可能干扰本品的药效学活性。避免在开始本品治疗前使用此类药物；但开始本品治疗后出现免疫相关性不良反应时，可使用此类药物。

【药动学】在 1～10mg/kg 剂量时，本品的血药峰浓度（C_{max}）基本呈线性药动学特征，AUC 以略高于与剂量成正比的方式增加。每 2 周给药 1 次、给药 3～4 次后，基本达稳态浓度。几何平均稳态分布容积为 79.64ml/kg。通过非特异性途径分解，代谢与其清除无关。平均清除率为 0.18ml/（h·kg），几何平均消除半衰期为 12.6 日。

【观察指标】

1. 应定期（每个月）监测肝功能及肝炎的症状和体征。如出现免疫相关性肝炎，应增加肝功能监测频率。

2. 应定期（每个月）监测肾功能及肾炎的症状和体征。如出现免疫相关性肾炎，应增加肾功能监测频率。

3. 应密切监测甲状腺功能及相关的临床症状和体征。

4. 应密切监测血糖及相关的临床症状和体征，根据临床需要给予胰岛素替代治疗。

5. 应密切监测肾上腺功能（包括激素水平）及相关的临床症状和体征。

6. 应密切监测血小板水平及有无出血倾向的症状和体征，如牙龈出血、瘀斑、血尿。

7. 应密切监测免疫相关性肺炎的症状（如呼吸困难、缺氧）、体征，并进行影像检查（如局部毛玻璃样改变、斑块样浸润）。

8. 对于疑似免疫相关性不良反应，应进行充分的评估以排除其他病因。大多数免疫相关性不良反应是可逆的，并且可通过中断用药、给予皮质激素治疗和（或）支持治疗来处理。整体而言，对于大部分 3～4 级及某些特定的 2 级免疫相关性不良反应应暂停给药。对于 4 级及某些特定的 3 级免疫相关性不良反应需永久停药。

对于 3～4 级及某些特定的 2 级免疫相关性不良反应，给予 1～2mg/kg/d 泼尼松（或等效剂量的其他皮质激素）治疗，直至改善到≤1 级。皮质激素需至少 1 个月的时间逐渐减量直至停药，快速减量可能引起不良反应恶化或复发。如果不良反应在皮质激素治疗后继续恶化或无改善，则应加用其他免疫抑制剂治疗。

任何复发性 3 级免疫相关性不良反应的患者，末次给药后 12 周内 2～3 级免疫相关性不良反应未改善到 0～1 级（内分泌疾病除外）的患者，以及末次给药 12 周内皮质激素剂量未能降至≤10mg/d 泼尼松等效剂量的患者，应永久停药。

【用药宣教】

1. 育龄期妇女使用本品期间及停药后至少 2 个月内应采取有效避孕措施。

2. 本品见有非典型反应：治疗最初数月内肿瘤暂时增大或出现新发小病灶，随后肿瘤缩小。如患者临床症状稳定或持续减轻，即使有疾病进展的初步证据，基于总体临床获益的判断，可考虑继续使用本品，直至证实疾病进展。

替雷利珠单抗

【类别】其他抗肿瘤药。

【妊娠安全等级】D。

【作用机制】本品为人源化重组抗 PD-1 单克隆抗体。T 细胞表达的 PD-1 与其配体 PD-L1 和 PD-L2 结合，可抑制 T 细胞增殖和细胞因子生成。部分肿瘤细胞的 PD-1L 表达上调，通过此通路信号转导可抑制激活的 T 细胞对肿瘤细胞的免疫监视。

【适应证】

1. 用于治疗至少接受过二线系统化疗的复发或难治性经典型霍奇金淋巴瘤。

2. 用于治疗 PD-L1 高表达的含铂化疗失败(包括新辅助或辅助化疗 12 个月内进展）的局部晚期或转移性尿路上皮癌。

【禁用与慎用】

1. 禁用于对本品过敏者。

2. 慎用于轻至中度肾功能不全者。

3. 慎用于轻度肝功能不全者。

4. 慎用于 65 岁及以上老人。

【给药途径和剂量】

1. 推荐剂量为每次 200mg，每 3 周 1 次。持续用药直至疾病进展或出现不能耐受的毒性。①本品仅供静脉滴注，不得静脉注射给药。②第 1 次滴注时间应不短于 60 分钟；如耐受良好，则后续每次滴注时间应不短于 30 分钟。③本品的输液管须配有无菌、无热原、低蛋白结合的输液管过滤器（孔径 0.2μm 或 0.22μm）。不得使用同一输液管与其他药物同时给药。

2. 如出现 2 级以上肺炎、2～3 级以上腹泻或结肠炎、2 级肝炎、2 级或 3 级血肌酐升高、2 级或 3 级甲状腺功能减退或甲状腺功能亢进、2 级肾上腺功能不全、2 级或 3 级垂体炎，应暂停用药，直至恢复至 0～1 级。

3. 如出现 3、4 级肺炎或 2 级肺炎复发、4 级腹泻或结肠炎、4 级血肌酐升高、4 级甲状腺功能减退或甲状腺功能亢进、4 级肾上腺功能不全、4 级垂体炎，应永久停药。

【配伍禁忌】除 0.9%氯化钠溶液外，本品不建议与其他药物混合。

【不良反应】

1. *心血管系统*　心律失常（包括心动过速、心悸、心房颤动、室性期前收缩）、免疫相关性心肌炎、心力衰竭、高血压、低血压、潮热（包括潮红）、心电图 QT 间期延长。

2. *代谢/内分泌系统*　甲状腺功能减退（包括甲状腺炎、甲状腺肿、亚急性甲状腺炎、正常甲状腺功能病态综合征、甲状腺功能检查异常）、体重减轻、高脂血症（包括高三酰甘油血症、高胆固醇血症）、高尿酸血症、甲状腺功能亢进、肾上腺功能不全、糖尿病（包括 1 型糖尿病、成年人隐匿性自身免疫性糖尿病、糖尿病酮症酸中毒）、甲状旁腺功能减退、淋巴细胞性垂体炎、高血糖、低钾血症、低钠血症、高钙血症、低镁血症、高钾血症、低磷血症、低钙血症、低氯血症、高镁血症、低蛋白血症（包括低白蛋白血症）。

3. *呼吸系统*　肺部感染（包括非感染性肺炎、感染性肺炎、间质性肺疾病、机化性肺炎、免疫相关性肺炎）、呼吸道感染（包括上呼吸道感染、鼻咽炎、下呼吸道细菌感染）、咳嗽（包括咳痰）、呼吸困难、发音困难、呼吸衰竭。

4. *肌肉骨骼系统*　关节痛、肌肉骨骼痛（包括背痛、脊柱痛、腰肋痛、肌肉骨骼不适、颈痛、胸部肌肉骨骼痛、肢体痛、骨痛、腹股沟痛、肌痉挛、肌肉抽搐、肌肉骨骼僵硬、耻骨痛、颞下颌关节综合征）、关节炎（包括骨关节炎、多发性关节炎、关节周围炎、类风湿关节炎、关节肿胀、银屑病关节炎、关节渗液、免疫相关性关节炎）、肌炎（包括肌痛、风湿性多肌痛、肌无力、免疫相关性肌炎）、血肌酸激酶升高、血肌酸激酶同工酶升高。

5. 泌尿生殖系统　尿路感染、蛋白尿、血尿、肾炎（包括局灶节段性肾小球硬化、肾衰竭、肾损伤、免疫相关性肾炎）、血肌酐升高、血尿素升高、尿白细胞阳性。

6. 免疫系统　抗替雷利珠单抗抗体（包括中和抗体）生成。

7. 神经系统　失眠、头晕、头痛、感觉异常（包括感觉减退）、周围神经病变（包括周围运动神经病变、周围感觉神经病变）、嗜睡（包括困倦、睡眠过度）、神经痛、晕厥、眩晕。

8. 消化系统　ALT升高、AST升高、γ-谷氨酰酶升高、肝炎（包括肝损伤、急性肝炎、免疫相关性肝炎）、肝功能异常、肝衰竭、黄疸、血胆红素升高（包括结合胆红素升高、非结合胆红素升高）、血碱性磷酸酶升高、血乳酸脱氢酶升高、总胆汁酸升高、食欲减退、腹泻（包括免疫相关性腹泻）、恶心、呕吐、腹痛（包括上腹痛、腹部不适、下腹痛、腹胀）、便秘、口干、结肠炎（包括免疫相关性结肠炎）、肠炎、消化不良、口腔溃疡（包括阿弗他溃疡）、口腔炎、胃肠出血（包括上消化道出血、下消化道出血）、腹水、胃食管反流病、肠梗阻（包括肠阻塞、大肠阻塞、小肠梗阻）、吞咽困难、牙龈出血、胃炎、胰腺炎（包括免疫相关性胰腺炎）、淀粉酶升高、脂肪酶升高、味觉障碍。

9. 血液系统　贫血、白细胞减少、中性粒细胞减少、血小板减少、淋巴细胞减少。

10. 皮肤　皮疹（包括流行性皮疹、斑丘疹、全身性皮疹、斑状皮疹、红斑性发疹、皮炎、湿疹、痤疮样皮炎、免疫相关性皮炎、过敏性皮炎、手部湿疹、结节性皮疹、一时性棘层松解性皮肤病、皮肤剥脱、红斑、毛囊炎、痤疮）、瘙痒（包括全身性瘙痒、荨麻疹、眼睑瘙痒）、肉芽肿性皮炎、急性发热性中性粒细胞增多性皮肤病、多形性红斑、结节性红斑、皮肤干燥、脱发、白癜风（包括皮肤色素脱失、皮肤色素减退）、多汗（包括盗汗）、掌跖红肿综合征、苔藓样角化病、银屑病。

11. 眼　干眼、视物模糊、眼炎（包括结膜炎、眼部瘙痒、睑缘炎、虹膜炎、葡萄膜炎）、视网膜病（包括视网膜剥离）、眼充血。

12. 耳　耳鸣。

13. 其他　疲劳（包括乏力、不适）、腹部感染、发热、水肿（包括全身性水肿、外周肿胀、外周水肿、眼睑水肿、面部水肿、舌水肿、唇部肿胀、面肿、软组织肿胀、眼睑肿胀）、寒战、输液反应、胸腔积液、疼痛（包括非心源性胸痛、淋巴结痛）、软组织炎症、流感样疾病。

【相互作用】免疫抑制剂（如全身性皮质激素）可能干扰本品的药效学活性。避免在开始本品治疗前使用此类药物；但开始本品治疗后出现免疫相关性不良反应时，可使用此类药物。

【药动学】在 1～10mg/kg 剂量时，本品的血药峰浓度基本呈线性药动学特征，AUC以略高于与剂量成正比的方式增加。每2周给药1次、给药3～4次后，基本达稳态浓度。几何平均稳态分布容积为79.64ml/kg。通过非特异性途径分解，代谢与其清除无关。平均清除率为0.18ml/（h·kg），平均消除半衰期为12.6日。

【观察指标】

1. 监测肺炎的症状和体征及放射学改变。如疑似出现免疫相关性肺炎，应采用影像学、肺功能、动脉血氧饱和度等检查进行评估和确认。

2. 监测免疫相关性结肠炎的症状和体征，应考虑肠穿孔的潜在风险，必要时行影像学和（或）内镜检查确认。

3. 定期（每个月）监测肝功能及肝炎的症状和体征。如出现免疫相关性肝炎，应增加肝功能监测频率。

4. 定期（每个月）监测肾功能及肾炎的症状和体征。如出现免疫相关性肾炎，应增加肾功能监测频率。

5. 密切监测甲状腺功能及相应的临床症状和体征。

6. 监测并评估垂体相关激素水平，必要时行功能试验，考虑垂体磁共振成像（MRI）检查和自身免疫性抗体检查。

7. 监测并评估肾上腺功能相关激素水平，必要时行功能试验。

8. 监测心肌炎的临床症状和体征。如疑似出现免疫相关性心肌炎，应进行心肌酶谱等相关检查。

9. 监测胰腺炎的临床症状和体征，开始用药时、用药期间定期及有临床指征时监测血淀粉酶和脂肪酶。

10. 密切监测血小板水平及出血倾向的症状和体征。

11. 用于治疗局部晚期或转移性尿路上皮癌时，应筛查患者是否存在 PD-L1 高表达。

【用药宣教】育龄期妇女使用本品期间及停药后至少 5 个月内应采取有效避孕措施。

卡瑞利珠单抗

【类别】其他抗肿瘤药。

【妊娠安全等级】D。

【作用机制】本品为人源化重组抗 PD-1 单克隆抗体。T 细胞表达的 PD-1 与其配体 PD-L1 和 PD-L2 结合，可抑制 T 细胞增殖和细胞因子生成。部分肿瘤细胞的 PD-1L 表达上调，通过此通路信号转导可抑制激活的 T 细胞对肿瘤细胞的免疫监视。

【适应证】用于治疗至少接受过二线系统化疗的复发性或难治性经典型霍奇金淋巴瘤。

【超说明书用药】

1. 可作为晚期或转移性食管鳞状细胞癌潜在标准二线治疗选择。

2. 在不可切除或复发的胆囊癌患者中，如出现微卫星高度不稳定性或细胞错配修复机制缺失，使用本品可能使患者获益。

【禁用与慎用】

1. 禁用于对本品过敏者，重度肾功能不全、中重度肝功能不全者不推荐使用。

2. 慎用于轻至中度肾功能不全者、轻度肝功能不全者、＞65 岁老年人。

【给药途径和剂量】

1. 静脉滴注，推荐剂量为每次 200mg，每 2 周 1 次，持续用药直至疾病进展或出现不能耐受的毒性。用药期间可能出现非典型反应（如最初数月内肿瘤暂时增大或出现新的小病灶，随后肿瘤缩小），若临床症状稳定或持续减轻，即使影像学存在疾病进展的初步证据，基于总体临床获益的判断，可考虑继续使用本品治疗，直至证实疾病进展。

2. 如出现 1 级、2 级反应性毛细血管增生症，局部处理；出现 3 级反应性毛细血管增生症，暂停使用，直至缓解至 0～1 级；如出现 4 级反应性毛细血管增生症，永久停药。

3. 如出现 2 级肺炎、2 级或 3 级腹泻及结肠炎、2 级肝炎、2 级或 3 级血肌酐升高、3 级皮肤不良反应、3 级血小板减少等暂时停药，直至不良反应缓解至 0～1 级。

4. 如出现 3 级或 4 级或复发性 2 级肺炎、4 级腹泻及结肠炎、3 级或 4 级级肝炎、4 级血肌酐升高、4 级皮肤不良反应、4 级血小板减少等，则永久停药。

5. 静脉滴注液配制：本品粉针剂每 200mg 用 5ml 灭菌注射用水溶解，溶解时应避免直接将注射用水滴洒于药粉表面，而应将其沿瓶壁缓慢加入，并缓慢涡旋使其溶解，静置至泡沫消退，不得剧烈振摇。再抽取 5ml 溶解液至 100ml 5%葡萄糖注射液或 0.9%氯化钠注射液输液袋中稀释，最后经由内置或外加无菌、无热原、低蛋白结合的 0.2μm 过滤器的输液管进行静脉滴注。稀释后的药液可于室温下保存不超过 6 小时（包括滴注时间）或于 2～8℃冷藏保存不超过 24 小时；若冷藏保存，使用前应恢复至室温。

【配伍禁忌】除灭菌注射用水、0.9%氯化钠注射液、5%葡萄糖注射液外，不建议本品与其他药物混合。

【不良反应】

1. 心血管系统　免疫相关性心肌炎。

2. 代谢/内分泌系统　免疫相关性甲状腺功能减退、低钠血症、低钾血症、免疫相关性甲状腺功能亢进、高尿酸血症、血促甲状腺激素（TSH）水平升高、免疫相关性甲状腺炎、免疫相关性垂体炎、免疫相关性肾上腺功能不全、免疫相关性高血糖症、免疫相关性 1 型糖尿病。

3. 呼吸系统　咳嗽、肺部感染、免疫相关性肺炎、上呼吸道感染、鼻咽炎、鼻息肉、自身免疫性肺部疾病。

4. 肌肉骨骼系统　血肌酸激酶升高、免疫相关性肌炎。

5. 泌尿生殖系统　蛋白尿、肾损伤合并肾病综合征、肾损伤、尿路感染、免疫相关性肾炎。

6. 免疫系统　超敏反应、免疫相关性胰腺肿、产生抗卡瑞利珠单抗抗体（包括中和抗体）。

7. 消化系统　AST 升高、γ-谷氨酰转肽酶升高、血胆红素升高、结合胆红素升高、肝功能异常、ALT 升高、血碱性磷酸酶升高、免疫相关性肝炎、食欲减退、免疫相关性脂肪酶升高、口腔反应性毛细血管增生症、大便隐血阳性、免疫相关性腹泻、免疫相关性结肠炎、免疫相关性小肠结肠炎、免疫相关性淀粉酶升高、免疫相关性口腔黏膜炎。

8. 血液系统　贫血、中性粒细胞计数减少、白细胞计数减少、免疫相关性血小板计数减少、淋巴细胞计数减少。

9. 皮肤　皮肤反应性毛细血管增生症、瘙痒症、带状疱疹、皮疹、免疫相关性皮肤不良反应。

10. 眼　眼睑反应性毛细血管增生症、免疫相关性结膜炎（包括光电性结膜炎）。

11. 其他　发热、乏力、输液相关反应（包括寒战、发热、胸闷、瘙痒、皮疹、低血压、低氧血症）、肺炎合并肿瘤假性进展、反应性毛细血管增生症合并颈部感染。

【相互作用】免疫抑制剂（如全身性皮质激素）可能干扰本品的药效学活性。避免在开始本品治疗前使用此类药物；但开始本品治疗后出现免疫相关性不良反应时，可使用此类药物。

【药动学】药动学研究中，给予晚期实体瘤患者本品每次 1mg/kg、3mg/kg、10mg/kg、200mg。单次给予 1～10mg/kg，本品的体内暴露量（血药峰浓度和 AUC）随剂量增加而增加。单次静脉滴注 200mg，达峰时间中位数为 2.5 小时（0.55～6.5 小时），分布容积为（3.82±0.89）L，清除率为（0.022 ± 0.009）L/h，半衰期为（5.50±1.67）日。按每 2 周 1 次多次给药，第 4 周期第 15 日的平均稳态蓄积率为 1.11～1.35（以血药峰浓度计）。

【观察指标】

1. 反应性毛细血管增生症可能发生在皮肤以外的其他组织（包括内脏器官），必要时应进行相应的医学检查，如大便隐血、内镜及影像学检查。

2. 如疑似出现免疫相关性肺炎，应通过影像学检查进行确认并排除其他病因。

3. 如出现免疫相关性腹泻或结肠炎，应考虑肠穿孔的发生风险，必要时通过影像学和（或）内镜检查确认。

4. 应每月监测肝功能。如出现免疫相关性肝炎，应增加肝功能的检查频率。

5. 应每月监测肾功能。如出现免疫相关性肾炎，应增加肾功能的检查频率。

6. 应密切监测甲状腺功能、血糖水平、血小板水平。

7. 应密切监测垂体炎的症状和体征，包括垂体功能减退和继发性肾上腺功能不全。

8. 治疗开始时、治疗期间定期及具有临床指征时应监测脂肪酶和淀粉酶。

9. 如疑似出现免疫相关性心肌炎，应进行充分的评估以确认病因，并进行心肌酶谱等相关检查。

【用药宣教】育龄期妇女使用本品期间及停药后至少 2 个月内应采取有效避孕措施。

信迪利单抗

【类别】其他抗肿瘤药。

【妊娠安全等级】D。

【作用机制】T 细胞表达的 PD-1 与其配体 PD-L1 和 PD-L2 结合，可以抑制 T 细胞增殖和细胞因子生成。部分肿瘤细胞的 PD-1L 表达上调，通过这个通路信号转导可抑制激活的 T 细胞对肿瘤的免疫监视。信迪利单抗是一种人类免疫球蛋白 G4（IgG4）单克隆抗体（HumAb），可与 PD-1 结合，阻断其与 PD-L1 和 PD-L2 之间的相互作用，阻断 PD-1 通路介导的免疫抑制反应，包括抗肿瘤免疫反应。在同源小鼠肿瘤模型中，阻断 PD-1 活性可抑制肿瘤生长。

【适应证】用于至少经过二线系统化疗的复发或难治性经典型霍奇金淋巴瘤的治疗。

【禁用与慎用】

1. 禁用于对本品过敏者。
2. 慎用于轻至中度肾功能不全者。
3. 慎用于轻度肝功能不全者。
4. 慎用于 65 岁及 65 岁以上老人。

【给药途径和剂量】

1. 静脉滴注：推荐剂量为一次 200mg，每 3 周 1 次，持续用药直至疾病进展或出现不能耐受的毒性。用药期间可能出现非典型反应（如最初数月内肿瘤暂时增大或出现新的小病灶，随后肿瘤缩小），若临床症状稳定或持续减轻，即使影像学存在疾病进展的初步证据，基于总体临床获益的判断，可考虑继续使用本品治疗，直至证实疾病进展。

2. 如出现 1 级、2 级反应性毛细血管增生症，局部处理；出现 3 级反应性毛细血管增生症，暂停使用，直至缓解至 0～1 级；如出现 4 级反应性毛细血管增生症，永久停药。

3. 如出现 2 级肺炎、2 级或 3 级腹泻及结肠炎、2 级肝炎、2 级或 3 级血肌酐升高、3 级皮肤不良反应、3 级血小板减少等暂时停药，直至不良反应缓解至 0～1 级。

4. 如出现 3 级或 4 级或复发性 2 级肺炎、4 级腹泻及结肠炎、3 级或 4 级级肝炎、4 级血肌酐升高、4 级皮肤不良反应、4 级血小板减少等永久停药。

5. 本品注射液以 0.9%氯化钠注射液稀释至 1.5～5.0mg/ml。稀释前可在室温（≤25℃）下保存不超过 24 小时。稀释后应立即使用，不得冷冻；亦可在 2～8℃避光保存不超过 24 小时，包括在 20～25℃室内光照下保存不超过 6 小时（含给药时间），冷藏后须在使用前恢复至室温。

6. 静脉滴注时间为 30～60 分钟，不得静脉注射给药。本品的输液管须配有无菌、无热原、低蛋白结合的输液管过滤器（孔径 0.2μm）。不得使用同一输液管与其他药物同时给药。

【配伍禁忌】除灭菌注射用水、0.9%氯化钠注射液、5%葡萄糖注射液外，本品不建议与其他药物混合。

【不良反应】

1. 心血管系统　免疫相关性心肌炎、窦性心动过缓、窦性心动过速、心电图 T 波异常。

2. 代谢/内分泌系统　低钠血症、甲状腺功能减退、体重增加、甲状腺功能亢进、体重降低、高尿酸血症、血促甲状腺激素水平升高、游离甲状腺素水平降低、血尿酸水平升高、血葡萄糖水平升高、甲状腺炎、甲状腺肿、甲状旁腺功能减退、甲状旁腺功能亢进、垂体炎、肾上腺功能不全、高血糖症、1 型糖尿病、糖尿病酮症酸中毒。

3. 呼吸系统　肺部感染、感染性肺炎、肺炎、上呼吸道感染（包括病毒性上呼吸道感染）、咳嗽。

4. 肌肉骨骼系统　双侧股骨头坏死、重症肌无力、关节痛、肢体痛。

5. 泌尿生殖系统　尿路感染、尿中带血、蛋白尿、免疫相关性肾炎。

6. 免疫系统　抗信迪利单抗抗体（包括中和抗体）生成。

7. 神经系统　失眠、周围神经毒性。

8. 消化系统　AST 升高、ALT 升高、γ-谷氨酰转肽酶升高、血胆红素升高、血乳酸脱氢酶升高、免疫相关性肝炎、脂肪酶升高、上消化道出血、免疫相关性腹泻、免疫相关性胰腺炎、淀粉酶升高。

9. 血液系统　贫血、白细胞减少、血小板减少、中性粒细胞减少、淋巴细胞减少。

10. 皮肤　皮疹（包括斑丘疹）、大疱性皮炎、瘙痒。

11. 其他　发热、乏力、输液反应、流行性感冒、寒战。

【相互作用】免疫抑制剂（如全身性皮质激素）可能干扰本品的药效学活性。避免在开始本品治疗前使用此类药物；但开始本品治疗后出现免疫相关性不良反应时，可使用此类药物。

【药动学】晚期恶性肿瘤患者单次使用本品 1～10mg/kg，血药峰浓度、AUC 随剂量增加而增加。血清药物浓度自静脉滴注开始逐渐升高，滴注结束后达峰值，随后缓慢降低。复发或难治性经典型霍奇金淋巴瘤患者使用本品每次 200mg、每 3 周 1 次，几何平均稳态分布容积为 4.71L，单次使用后几何平均清除率为 9.98ml/h，几何平均消除半衰期为 13.7 日，连用 4 周期后几何平均消除半衰期为 19.6 日，几何平均蓄积比为 1.97。

【观察指标】

1. 监测肺炎的症状和体征及放射学改变。如疑似出现免疫相关性肺炎，应采用影像学、肺功能、动脉血氧饱和度等检查进行评估和确认。

2. 监测免疫相关性结肠炎的症状和体征，应考虑肠穿孔的潜在风险，必要时行影像学和（或）内镜检查确认。

3. 定期（每个月）监测肝功能及肝炎的症状和体征。如出现免疫相关性肝炎，应增加肝功能监测频率。

4. 定期（每个月）监测肾功能及肾炎的症状和体征。如出现免疫相关性肾炎，应增加肾功能监测频率。

5. 密切监测甲状腺功能及相应的临床症状和体征。

6. 如出现甲状旁腺疾病，应监测甲状旁腺功能及血钙水平。

7. 监测并评估垂体相关激素水平，必要时行功能试验，考虑垂体磁共振成像（MRI）检查和自身免疫性抗体检查。

8. 监测并评估肾上腺功能相关激素水平，必要时行功能试验。

9. 监测胰腺炎的临床症状和体征，开始用药时、用药期间定期及有临床指征时监测血淀粉酶和脂肪酶。

10. 密切监测血小板水平及出血倾向的症状和体征。

11. 监测心肌炎的临床症状和体征。如疑似出现免疫相关性心肌炎，应进行心肌酶谱等相关检查。

【用药宣教】育龄期妇女使用本品期间及停药后至少 5 个月内应采取有效避孕措施。

贝伐珠单抗

【类别】其他抗肿瘤药。

【妊娠安全等级】D。

【作用机制】本品为重组人源化单克隆 IgG1 抗体，可与人血管内皮生长因子（VEGF）结合，进而阻断 VEGF 与其位于内皮细胞表面的受体（FLT-1 和 KDR）的相互作用。在体外血管生成模型中，VEGF 和其受体间的作用可导致内皮细胞增殖和新血管生成。在裸鼠（无胸腺）结肠癌异种移植模型中，本品可减少微血管的生长和抑制转移性疾病的进展。

【适应证】

1. 与以氟尿嘧啶为基础的化疗方案联用于治疗转移性结直肠癌（mCRC）。

2. 与以铂类药为基础的化疗方案联用于不可切除的、晚期、转移性或复发性非鳞状细胞非小细胞肺癌（NSCLC）的一线治疗。

3. 用于治疗卵巢上皮癌、输卵管癌或原发性腹膜癌（FDA 批准适应证）。

4. 与阿替利珠单抗联用于治疗先前未接受过系统治疗的、不可切除的或转移性肝细胞癌（HCC）（FDA 批准适应证）。

5. 与干扰素α联用于治疗晚期和（或）转移性肾细胞癌（RCC）（FDA 批准适应证）。

6. 与紫杉醇和顺铂或紫杉醇和托泊替康联用于治疗持续性、复发性或转移性宫颈癌（FDA 批准适应证）。

7. 与厄洛替尼联用于伴 EGFR 激活突变的晚期不可切除、转移性或复发性非鳞状细胞非小细胞肺癌的一线治疗。

8. 与紫杉醇联用于转移性乳腺癌的一线治疗；其他化疗选择（包括紫杉烷类或蒽环类）不适用时，与卡培他滨联用于一线治疗。

9. 单用或与替莫唑胺联用于治疗侵袭性垂体肿瘤和垂体癌。

10. 用于糖尿病视网膜病变增殖期的辅助治疗。

11. 用于治疗 2 型神经纤维瘤病（NF2）的前庭神经鞘瘤。

12. 用于治疗持续性、晚期或复发转移性子宫内膜癌（EC）。

13. 用于治疗恶性腹水。

14. 用于治疗卵巢恶性肿瘤（包括卵巢上皮癌、恶性生殖细胞肿瘤、复发性颗粒细胞瘤和复发性卵巢性索间质肿瘤）。

15. 用于治疗年龄相关性黄斑变性（AMD）。

16. 用于治疗软组织腺泡状肉瘤。

17. 用于治疗世界卫生组织（WHO）分级Ⅱ、Ⅲ级脑膜瘤。

18. 用于治疗无法切除的恶性胸膜间皮瘤。

19. 用于治疗转移性或局部晚期软组织肉瘤（血管肉瘤）。

20. 用于治疗转移性支气管和胸腺神经内分泌肿瘤。

21. 与白内障手术联用于治疗白内障合并糖尿病视网膜病变。

22. 与化疗联用于治疗不可切除的阑尾上皮肿瘤。

23. 与替莫唑胺联用于治疗孤立性纤维瘤。

24. 单用或与其他药物（如厄洛替尼、奥沙利铂、卡培他滨、吉西他滨）联用于治疗晚期肝细胞癌。

25. 单用或与其他药物联用于治疗转移性肾细胞癌。

26. 用于电离辐射所致的中枢神经系统坏死。

27. 用于儿童脑干低级别胶质瘤的非一线治疗。

28. 用于青光眼引流阀（AGV）置入术的辅助治疗。

29. 用于未达到完全肿瘤细胞减灭（CRS）的腹膜假黏液瘤的术后辅助治疗。

30. 用于新生血管性青光眼的辅助治疗。

31.用于治疗病理性近视所致的脉络膜新生血管（CNV）。

32. 用于治疗儿童呼吸道乳头状瘤病。

33. 用于治疗眼干燥症。

34. 用于治疗继发于脉络膜血管样条纹的脉络膜新生血管（CNV）。

35. 用于治疗类癌。

36. 用于治疗难治性垂体腺瘤。

37. 用于治疗视网膜静脉（分支静脉或中心静脉）闭塞伴黄斑水肿。

38. 用于治疗糖尿病黄斑水肿。

39. 用于治疗糖尿病微循环障碍引起的视网膜新生血管性疾病。

40. 用于治疗息肉状脉络膜血管病变。

41. 用于治疗遗传性出血性毛细血管扩张症（HHT）。

42. 用于治疗原发性肝癌。

43. 用于治疗早产儿视网膜病变（ROP）。

44. 与含氟尿嘧啶化疗联用于晚期胃癌的一线治疗。

45. 与卡培他滨联用于治疗先前接受过蒽环类和紫杉烷类药治疗的转移性乳腺癌。

46. 与尼拉帕利联用于治疗对铂类药敏感的复发性卵巢癌。

47. 与其他化疗药物联用于人表皮生长因子受体 2（HER2）阴性、转移性乳腺癌的二线治疗。

48. 与替莫唑胺（与或不与卡培他滨）联用于治疗无法手术切除的局部晚期或转移性胰腺神经内分泌肿瘤。

49. 与替莫唑胺联用于治疗血管外皮瘤。

【禁用与慎用】

1. 禁用于对本品、中国仓鼠卵巢细胞产物或其他重组人源化抗体过敏者。

2. 慎用于有先天性出血倾向的患者。

3. 慎用于获得性凝血病患者。

4. 慎用于有动脉血栓栓塞史者。

5. 慎用于糖尿病患者。

6. 慎用于重度心血管疾病（如有冠心病史、充血性心力衰竭）患者。

7. 慎用于老年人（＞65 岁）。

【给药途径和剂量】

1. *转移性结肠直肠癌*　静脉输注，每次 5mg/kg（与 IFL 联合），或 10mg/kg（与 FOLFOX4 联合），每 2 周 1 次。首次给药时间 90 分钟，若耐受良好，随后可加快给药速度。第 2 次给药时间 60 分钟，以后给药时间 30 分钟。

2. *非小细胞肺癌*　每次 15mg/kg，联合紫杉醇 200mg/m^2 及卡铂化疗，每 3 周 1 次，持续 6 个疗程。随后单用本品，除非病情发展。

【配伍禁忌】除 0.9%氯化钠注射液，本品不建议与其他药物混合。

【不良反应】

1. *心血管系统*　高血压（包括高血压危象、高血压脑病）、静脉血栓栓塞事件（包括深静脉血栓形成、肺栓塞、腹内静脉血栓形成）、动脉血栓栓塞事件（包括脑梗死、短暂性脑缺血发作、心肌梗死、心绞痛）、动脉瘤破裂出血、充血性心力衰竭、左心室功能障碍、室上性心动过速、缺血性心脏病。上市后还有肺动脉高压的报道。

2. *代谢/内分泌系统*　脱水、低钠血症、体重减轻、低钾血症、高血糖症、低镁血症、低白蛋白血症、低钙血症、高钾血症。

3. *呼吸系统*　鼻出血、鼻炎（包括过敏性鼻炎）、肺炎、肺浸润、呼吸道出血（包括咯血、肺出血）、发音障碍、呼吸困难、鼻黏膜病变、咳嗽、口咽部疼痛、鼻漏、鼻窦充血、鼻窦炎、气管食管瘘、支气管胸膜瘘、缺氧。上市后还有鼻中隔穿孔的报道。

4. *肌肉骨骼系统*　背痛、肌痛、骨盆疼痛、关节痛、四肢疼痛、肌无力、颈部疼痛、关节炎。有无菌性骨坏死的个案报道。上市后还有颌骨坏死、非下颌骨坏死（儿童患者）的报道。

5. *泌尿生殖系统*　蛋白尿、尿路感染、血清肌酐升高、肾病综合征、肾脏瘘、膀胱瘘、阴道瘘、阴道出血、卵巢衰竭、自然流产。有肾小球肾炎、膀胱穿孔、肾周血肿、膜性肾病的个案报道。上市后还有肾血栓性微血管病的报道。

6. *免疫系统*　抗贝伐珠单抗抗体形成。上市后还有超敏反应的报道。

7. *神经系统*　头痛、晕厥、感觉神经病变（包括周围感觉神经病变）、颅内出血、构音障碍、头晕、失眠、中枢神经系统出血、可逆性后部白质脑病综合征（PRES）、脑血管意外、嗜睡、手足抽搐。

8. *精神*　焦虑。

9. *消化系统*　AST 升高、胆瘘、味觉改变、腹痛、腹泻、便秘、恶心、呕吐、肠梗阻、胃肠道出血（包括胃溃疡出血、呕血、小肠出血、大肠出血、直肠出血）、牙龈出血、食欲减退、牙龈炎、胃食管反流病、牙龈脓肿、口腔溃疡、胃炎、牙龈疼痛、肛瘘、肛门疼痛、口炎、胃肠道穿孔、胃肠道瘘。上市后还有胃肠道溃疡、肠坏死、吻合口溃疡、胆囊穿孔的报道。

10. *血液系统*　白细胞减少、中性粒细胞减少（包括发热性中性粒细胞减少、感染性或非感染性中性粒细胞减少）、出血、淋巴细胞减少、血小板减少、凝血酶原时间延长、国际标准化比值升高、血红蛋白减少。上市后还有全血细胞减少的报道。

11. *皮肤*　皮肤干燥、剥脱性皮炎、痤疮、掌跖感觉丧失性红斑综合征、甲病变、干皮病、皮肤褪色。有皮疹、中毒性皮肤病的个案报道。

12. *眼*　泪液增多、视物模糊、眼病、眼前节毒性综合征。有黄斑梗死、结膜水肿、角膜水肿、角膜炎、板层黄斑裂孔的个案报道。上市后还有玻璃体内注射引起眼内炎（如感染性眼内炎、无菌性眼内炎、葡萄膜炎、玻璃体炎）、失明、视网膜脱落、视网膜色素上皮撕裂、眼压升高、眼内出血（玻璃体积血、视网膜出血）、结膜出血、飞蚊症、眼部充血、眼部疼痛或不适的报道。

13. *耳*　耳鸣、耳聋。

14. *其他*　虚弱、疼痛、疲乏、创伤性血肿、蜂窝织炎、外周水肿、感染（包括导管相关感染、伤口感染）、黏膜炎、挫伤、胸痛、伤口愈合并发症（包括伤口裂开）、输液反应、注射部位外渗、脓毒症、脓肿、发热。上市后还有多浆膜炎、坏死性筋膜炎（通常继发于伤口愈合并发症、胃肠道穿孔或瘘管形成）的报道。

【相互作用】与舒尼替尼合用于转移性肾细胞癌患者，可导致可逆性微血管病性溶血性贫血。

【药动学】本品剂量为 5～15mg/kg 时，药动学呈线性。多次给药的药动学参数与单次给药相似。多次给予本品 5mg/kg 的中央分布容积和清除率分别为 41.1ml/kg 和 3.41ml/（d·kg）；多次给予本品 10mg/kg 的中央分布容积和清除率分别为 41.0ml/kg 和 3.16ml/（d·kg）。本品的代谢和消除与内源性 IgG 相似，即主要通过人体（包括内皮细胞）的蛋白水解分解代谢，而非主要通过肾脏和肝脏消除。根据双室模型，典型女性患者的消除半衰期预估为 18 日，典型男性患者预估为 20 日。

【观察指标】

1. 用药期间每 2～3 周监测一次血压，以后定期监测。对本品诱发或加剧的高血压，停药后仍应定期监测。

2. 用药期间应监测尿蛋白，如出现尿蛋白(++)或更高，应进一步评估 24 小时尿蛋白。

3. 用药前和每周期用药后监测全血细胞计数及其分类计数。

4. 遗传性出血性毛细血管扩张患者用药前、首次剂量后 3 个月和 6 个月监测心排血量，进行肝脏超声和 CT 检查。

5. 年龄相关性黄斑变性患者应监测眼压、视网膜动脉灌注。

6. 糖尿病性黄斑水肿患者应监测视力、中心凹厚度。

【用药宣教】

1. 进行择期手术前应至少停药 28 日，手术后至少 28 日及伤口完全愈合前不可使用本品。

2. 有生育能力的妇女用药期间和用药结束后 6 个月内应采取有效的避孕措施。

3. 本品可能增加卵巢衰竭的发生风险，可能损害女性生育力。

曲妥珠单抗

【类别】其他抗肿瘤药。

【作用机制】本品为重组 DNA 衍生的人源化单克隆抗体，可选择性地作用于 HER2 的细胞外部位。本品含人 IgG1 框架，互补决定区源自鼠抗 p185 HER2 抗体，可与人 HER2 蛋白结合，抑制 HER2 阳性的肿瘤细胞增殖。此外，本品为抗体依赖性细胞介导的细胞毒作用（ADCC）的潜在介质。体外研究表明，在 HER2 过度表达的癌细胞中，更易产生由本品介导的 ADCC。

【适应证】

1. 用于治疗 HER2 阳性的转移性乳腺癌：单用于接受过 1 种或多种化疗方案的转移性乳腺癌；与紫杉醇或多西他赛联用于未接受过化疗的转移性乳腺癌。

2. 用于 HER2 阳性的早期乳腺癌的辅助治疗：单用于已接受手术、含蒽环类抗生素辅助化疗和放疗的辅助治疗；多柔比星和环磷酰胺化疗后序贯本品与紫杉醇或多西他赛的联合辅助治疗；与多西他赛、卡铂联合的辅助治疗；与化疗联合新辅助治疗，继以辅助治疗，用于局部晚期（包括炎性）或肿瘤直径大于 2cm 的乳腺癌。

3. 与卡培他滨或氟尿嘧啶（5-FU）和顺铂联用于未接受过转移性疾病治疗的 HER2 阳性的转移性胃腺癌或胃食管交界处腺癌。

【禁用与慎用】

1. 禁用于对本品过敏者。

2. 慎用于冠状动脉疾病患者。

3. 慎用于充血性心力衰竭患者。

4. 慎用于心脏舒张功能不全者。

5. 慎用于高血压患者。

6. 慎用于老年人。

【给药途径和剂量】

1. 早期或转移性乳腺癌　静脉滴注。①每周 1 次给药方案：初始负荷剂量为 4mg/kg，静脉滴注时间为 90 分钟；维持剂量为每次 2mg/kg，每周 1 次。如首次滴注时耐受性良好，则后续剂量静脉滴注时间可改为 30 分钟。②每 3 周 1 次给药方案：初始负荷剂量为 8mg/kg，静脉滴注时间为 90 分钟；维持剂量为每次 6mg/kg，每 3 周 1 次。如首次滴注时耐受性良好，则后续剂量静脉滴注时间可改为 30 分钟。③早期乳腺癌患者用药疗程为 1 年或持续用药直至疾病复发或出现不能耐受的毒性，不推荐疗程超过 1 年。转移性乳腺癌患者持续用药直至疾病进展或出现不能耐受的毒性。

2. 转移性胃腺癌、胃食管交界处腺癌　初始负荷剂量为 8mg/kg，静脉滴注时间为 90 分钟；维持剂量为每次 6mg/kg，每 3 周 1 次。如首次滴注时耐受性良好，则后续剂量静脉滴注时间可改为 30 分钟。持续用药直至疾病进展或出现不能耐受的毒性。

3. 乳腺癌的辅助治疗　①完成多种含蒽环类抗生素化疗后3周内开始单药疗法，初始负荷剂量为8mg/kg，静脉滴注时间为90分钟；维持剂量为每次6mg/kg，静脉滴注时间为30～90分钟，每3周1次。疗程为52周，不推荐用药超过1年。②与紫杉醇或多西他赛联用：初始负荷剂量为4mg/kg，静脉滴注时间为90分钟。维持剂量：最初12周，每次2mg/kg，静脉滴注时间为30分钟，每周1次；停药1周，从第14周开始，每次6mg/kg，静脉滴注时间为30～90分钟，每3周1次。疗程为52周。③与多西他赛和卡铂联用：初始负荷剂量为4mg/kg，静脉滴注时间为90分钟。维持剂量：最初18周，每次2mg/kg，静脉滴注时间为30分钟，每周1次；停药1周，从第20周开始，每次6mg/kg，静脉滴注时间为30～90分钟，每3周1次。疗程为52周。

4. 用法　①本品粉针剂可用提供的稀释液或无菌注射用水复溶（440mg规格以20ml提供的稀释液或注射用水复溶；150mg规格以7.2ml注射用水复溶），使其浓度为21mg/ml。取所需量的复溶液，用0.9%氯化钠注射液250ml稀释。②以提供的稀释液溶解的溶液可在2～8℃下保存28日，以无菌注射用水溶解的溶液可在2～8℃下保存48小时。稀释后的溶液可在2～8℃下保存24小时。

漏用一次剂量时的处理：①如漏用未超过1周，应尽快给予常规维持剂量。此后，对于每周1次或每3周1次的给药方案应分别于7日或21日后给予下一剂。②如漏用超过1周，应尽快重新给予初始负荷剂量，且静脉滴注时间为90分钟。此后，对于每周1次或每3周1次的给药方案应分别于7日或21日后给予维持剂量。

本品不可静脉注射。

【配伍禁忌】除灭菌注射用水、0.9%氯化钠注射液外，不建议本品与其他药物混合。

【不良反应】

1. 心血管系统　充血性心力衰竭、心功能不全、射血分数降低、室上性快速性心律失常、心肌病、心悸、血管扩张、低血压、高血压、血栓形成、心包积液。上市后还有心动过速、心源性休克的报道。

2. 代谢/内分泌系统　体重减轻、体重增加、自身免疫性甲状腺炎、低钾血症。

3. 呼吸系统　呼吸困难、呼吸衰竭、咳嗽或咳嗽加重、上呼吸道感染、鼻咽炎、咽炎、鼻炎、鼻窦炎、鼻出血、口咽部疼痛、鼻漏、哮喘、感染性肺炎、非感染性肺炎、哮鸣、支气管痉挛、低氧血症、肺浸润、非心源性肺水肿、急性呼吸窘迫综合征、咽喉痛、肺动脉高压。上市后还有血氧饱和度下降、间质性肺病、喉水肿、肺纤维化、缺氧的报道。

4. 肌肉骨骼系统　肌痛、关节痛、背痛、关节炎、骨痛、肌痉挛、颈痛、肢体疼痛。

5. 泌尿生殖系统　尿路感染、肾功能损害。上市后还有膜性肾小球肾炎、局灶性肾小球硬化、纤维样肾小球肾炎、肾衰竭、肾小球性肾病的报道。

6. 免疫系统　超敏反应（如过敏性休克）、淋巴水肿、抗本品抗体生成。上市后还有过敏样反应的报道。

7. 神经系统　头痛、失眠、头晕、感觉异常、感觉减退、周围神经病变、张力亢进、嗜睡。

8. 精神　焦虑、抑郁。

9. 消化系统　肝细胞损伤、黄疸、高胆红素血症、恶心、呕吐、腹痛、口炎、味觉障碍、食欲减退、腹泻、消化不良、便秘、厌食、吞咽困难。

10. 血液系统　中性粒细胞减少（包括发热性中性粒细胞减少、中性粒细胞减少性脓毒症）、贫血、血小板减少、白细胞减少。上市后还有低凝血酶原血症、免疫性血小板减少的报道。

11. 皮肤　皮疹、潮热、红斑、脱发、手足综合征、指甲病变（包括指甲断裂）、痤疮、皮炎、皮肤干燥、多汗、斑丘疹、瘙痒、荨麻疹、单纯疱疹。

12. 眼　泪液增加、结膜炎。上市后还有睫毛脱落的报道。

13. 耳　耳聋。

14. 其他　发热、输液反应、感染、虚弱、黏膜炎、流行性感冒、胸痛、寒战、乏力、疼痛、水肿（包括外周水肿）、不适、胸腔积液、猝死、意外损伤。有多脏器功能衰竭综合征的个案报道。上市后还有肿瘤溶解综合征的报道。

【相互作用】

1. 与紫杉醇合用可致本品的血药浓度升高约1.5倍，而紫杉醇的药动学不会发生改变。

2. 与蒽环类抗生素（如多柔比星、表柔比星）合用可增加发生心脏疾病的风险，即使停用本品后使用蒽环类抗生素治疗，仍可能增加发生心功能不全的风险（停药7个月后血液循环中仍可能残留本品）。停用本品后7个月内应避免给予蒽环类抗生素类药，如需使用，应密切监测患者的心脏功能。

3. 与卡培他滨合用可使卡培他滨的血药浓度升高、半衰期延长。

【药动学】本品的相关药动学参数见表8-2和表8-3。

表8-2　乳腺癌和转移性胃癌患者用药第1个周期的暴露量参数表

给药方案	原发肿瘤类型	血药谷浓度（C_{min}）（μg/ml）	血药峰浓度（C_{max}）（μg/ml）	曲线下面积（AUC）[（μg·d）/ml]
8mg/kg+6mg/kg，每3周1次	乳腺癌	29.4（5.8～59.5）	178（117～291）	1373（736～2245）
	转移性胃癌	23.1（6.1～50.3）	132（84.2～225）	1109（588～1938）
4mg/kg+2mg/kg 每周1次	乳腺癌	37.7（12.3～70.9）	88.3（58～144）	1066（586～1754）

表8-3　乳腺癌和转移性胃癌患者用药后的稳态暴露量参数表

给药方案	原发肿瘤类型	稳态 C_{min}（μg/ml）	稳态 C_{max}（μg/ml）	稳态AUC [（μg·d）/ml]	稳态达峰时间（周）	稳态总清除率（CL）范围（L/d）
8mg/kg+6mg/kg，每3周1次	乳腺癌	47.4（5～115）	179（107～309）	1794（673～3618）	12	0.173～0.283
	转移性胃癌	32.9（6.1～88.9）	131（72.5～251）	1338（557～2875）	9	0.189～0.337
4mg/kg+2mg/kg，每周1次	乳腺癌	66.1（14.9～142）	109（51.0～209）	1765（647～3578）	12	0.20～0.244

【观察指标】

1. 用药前应监测LVEF，用药期间每3个月监测1次，停药时监测1次，停药后至少2年内每6个月监测1次。如因严重左心室功能不全而停药，停药后每4周监测一次。

2. 首次用药前应监测心电图、超声心动图、MUGA，用药期间每3个月监测1次，停药后每6个月监测1次，直至停药24个月。

3. 用药前应进行HER2检测和妊娠试验。

【用药宣教】

1. 本品不可与曲妥珠单抗偶联物互换使用。

2. 育龄期妇女用药期间和用药结束后至少7个月内应采取有效的避孕措施。

3. 本品可能导致头晕和嗜睡，出现输液反应相关症状的患者在症状完全消退前不得驾驶或操作机械。

度伐利尤单抗

【类别】其他抗肿瘤药。

【作用机制】在肿瘤微环境中，炎症信号[如IFN-γ]可诱导PD-L1的表达，且PD-L1可表达于肿瘤细胞和肿瘤相关性免疫细胞。PD-L1通过与PD-1和CD80（B7.1）相互作用阻断T细胞的功能和激活。通过与其受体的结合，PD-L1抑制细胞毒性T细胞活性、增殖和细胞因子产生。本品为一种人类IgG1κ单克隆抗体，可阻断PD-L1与PD-1和CD80之间的相互作用。阻断PD-L1/PD-1和PD-L1/CD80的相互作用即可解除对免疫应答的抑制，但不诱导抗体依赖性细胞介导的细胞毒作用（ADCC）。本品对PD-L1的阻滞作用导致体外T细胞激活增加，并可使人类移植瘤和小鼠免疫细胞移植瘤体积减小。

【适应证】用于治疗接受以铂类药为基础的化疗同步放疗后未出现疾病进展的不可切除、Ⅲ期非小细胞肺癌（NSCLC）。

【超说明书用药】与依托泊苷和卡铂（或顺铂）联用于广泛期小细胞肺癌（ES-SCLC）的一线治疗（FDA批准适应证）。

【禁用与慎用】

1. 禁用于对本品过敏者。

2. 慎用于重度肾功能不全者。

3. 慎用于中、重肝功能不全者。

【给药途径和剂量】

1. 不可切除、Ⅲ期NSCLC　静脉滴注，推荐剂量为每次10mg/kg，每2周1次。持续用药直至疾病进展或出现不能耐受的毒性，最长使用不超过12个月。

2. 与依托泊苷和卡铂（或顺铂）联用于ES-SCLC的一线治疗　静脉滴注。在化疗日于化疗药前给予本品：①体重30kg及以上者，每次1500mg，滴注时间 60 分钟，每 3 周 1 次，与依托泊苷和卡铂（或顺铂）联用，共使用 4 个周期。随后单用本品，每次 1500mg，每 4 周 1 次，持续用药直至疾病进展或出现不能耐受的毒性。②体重 30kg 以下者，每次 20mg/kg，滴注时间 60 分钟，与依托泊苷和卡铂（或顺铂）联用，每 3 周 1 次，共使用 4 个周期。随后单用本品，每次 10mg/kg，每 2 周 1 次，持续用药直至疾病进展或出现不能耐受的毒性。

本品注射液应以 0.9%氯化钠注射液或 5%葡萄糖注射液稀释，使其终浓度为 1～15mg/ml。稀释后的药液应立即使用，若未及时使用，可于 2～8℃保存不超过 24 小时或于室温（≤25℃）保存不超过 4 小时，且不得冷冻或振摇。本品滴注时间应超过 60 分钟。

【配伍禁忌】除 0.9%氯化钠注射液、5%葡萄糖注射液外，不建议本品与其他药物混合。

【不良反应】

1. 心血管系统　心搏呼吸骤停、心肌炎、肺动脉血栓形成、肺栓塞。

2. 代谢/内分泌系统　脱水、低钠血症、高镁血症、高钙血症、高血糖症、高钾血症、低钾血症、低白蛋白血症、甲状腺疾病[包括甲状腺功能减退、甲状腺功能亢进（包括 Graves 病）]、肾上腺功能不全、1 型糖尿病、垂体炎、垂体功能减退、糖尿病酮症酸中毒、低镁血症、低钙血症。

3. 呼吸系统　肺炎（包括急性间质性肺炎、放射性肺炎、间质性肺病、肺纤维化）、呼吸困难（包括劳力性呼吸困难）、咳嗽（包括排痰性咳嗽）、上呼吸道感染（包括喉炎、鼻咽炎、扁桃体周脓肿、咽炎、鼻炎、鼻窦炎、扁桃体炎、气管支气管炎）、慢性阻塞性肺疾病。

4. 肌肉骨骼系统　肌肉骨骼疼痛（包括背痛、肌肉骨骼性胸痛、肌肉骨骼不适、肌痛、颈痛）、肌炎、重症肌无力。

5. 泌尿生殖系统　尿路感染（包括膀胱炎、念珠菌尿、尿源性脓毒症）、急性肾损伤、肌酐升高、肾炎、排尿困难。

6. 免疫系统　产生抗度伐利尤单抗抗体（包括中和抗体）。

7. 神经系统　无菌性脑膜炎、发音障碍。

8. 消化系统　便秘、食欲减退、厌食、恶心、腹痛（包括上腹痛、下腹痛、腰痛）、肠梗阻、腹泻、结肠炎、肝损伤、肝炎、碱性磷酸酶升高、AST 升高、ALT 升高、高胆红素血症、γ-谷氨酰转肽酶升高。

9. 血液系统　淋巴细胞减少、贫血（包括溶血性贫血）、中性粒细胞减少（包括发热性中性粒细胞减少）、免疫性血小板减少性紫癜、全血细胞减少。

10. 皮肤　皮疹（包括皮炎、痤疮样皮炎、银屑病样皮炎、斑丘疹、痒疹、丘疹、脓疱疹、湿疹、红斑、多形性红斑、红斑疹、痤疮、扁平苔藓）、瘙痒（包括全身性瘙痒）、盗汗、脱发。

11. 眼　眼部炎症（包括葡萄膜炎、角膜炎）。

12. 其他　疲劳（包括无力、嗜睡、不适）、外周水肿（包括水肿、局部水肿、淋巴水肿、外周肿胀、阴囊水肿、阴囊肿胀）、整体生理健康恶化、脓毒症、感染（包括坏死性筋膜炎、骨髓炎）、发热（包括肿瘤相关性发热）、滴注相关反应、感染易感性增加、脓毒性休克。

【药动学】在＜3mg/kg（推荐剂量的 0.3 倍）剂量时，本品的暴露量以高于与剂量成正比的方式增加；在≥3mg/kg 剂量时，本品的暴露量与剂量成正比。用药后约 16 周达稳态。几何平均稳态分布容积为 5.6L。本品的清除随时间延长而减少，与最初的清除率相比，平均最大可减少约 23%，几何平均稳态清除率为 8.2ml/h，稳态清除率的下降不具有临床意义。本品的几何平均终末半衰期约为 18 日。

【观察指标】

1. 监测肺炎的体征和症状，疑似出现肺炎时应进行放射影像检查。

2. 用药期间和用药后应监测肝功能。

3. 用药前和用药期间定期监测甲状腺功能、肾功能。

4. 监测血糖，以及高血糖或糖尿病的其他体征和症状。

5. 如出现 30 日内未缓解至小于或等于 1 级的重症肌无力，或出现伴呼吸和（或）自主神经功能不全体征的重症肌无力，应永久停用本品。

【用药宣教】建议有生育能力的妇女用药期间及用药结束后至少 3 个月内采取有效的避孕措施。

伊尼妥单抗

【类别】其他抗肿瘤药。

【妊娠安全等级】D。

【适应证】与长春瑞滨联合治疗已接受过 1 个或多个化疗方案的 HER2 阳性转移性乳腺癌患者。

【作用机制】本品是一种重组人源化单克隆抗

体，特异作用于 HER2 的细胞外部位，*HER2* 原癌基因或 *C-ErbB2* 编码一个单一的受体样跨膜蛋白，在原发性乳腺癌患者中观察到有 25%～30%的患者 HER2 阳性。*HER2* 基因扩增可导致肿瘤细胞表面 HER2 蛋白表达增加，导致 HER2 蛋白活化。本品还可介导抗体依赖性细胞介导的细胞毒作用（ADCC）。

【禁用与慎用】

1. 禁用于已知对本品任一组分或中国仓鼠卵巢细胞表达蛋白过敏的患者。

2. 根据本品的作用机制，本品可导致胚胎毒性，孕妇禁用。

3. 尚未明确本品是否通过乳汁排泌，哺乳期妇女应权衡本品对其的重要性，选择停药或停止哺乳。

4. 18 岁以下儿童用药的安全性及有效性尚未明确。

【给药途径和剂量】

1. 推荐初始负荷剂量为 4mg/kg，静脉滴注 90 分钟以上；维持剂量为 2mg/kg，每周 1 次，如果在第一次滴注时患者耐受性良好，后续滴注可改为 30 分钟。严禁静脉注射。

长春瑞滨的推荐剂量为 $25mg/m^2$，第 1 天、8 天、15 天静脉滴注，在静脉滴注本品后当天应用，每 28 天为 1 个周期。

2. 剂量调整

（1）输液反应：患者发生轻度至中度输液相关反应时可降低输液速度；发生呼吸困难或者临床显著的低血压时应中断滴注；发生严重和危及生命的输液反应的患者应永久停止使用本品。

（2）心脏毒性：出现 LVEF 较治疗前绝对数值下降＞10%且 LVEF 绝对数值下降至＜50%时，应暂停本品治疗至少 3 周。3 周内 LVEF 回升至≥50%或较治疗前绝对数值下降≤10%，可恢复使用本品；若 LVEF 无改善或进一步下降，或出现有临床意义的充血性心力衰竭，应停药。

3. 用法：取本品注射剂每支加入 2.5ml 灭菌注射用水，轻轻旋转溶解；根据患者体重计算给药剂量后抽取所需体积的溶液，缓慢注入 250ml 0.9%氯化钠注射液（不可使用 5%葡萄糖注射液），轻轻翻转混匀，供静脉滴注。

【配伍禁忌】尚不明确。

【不良反应】

1. 常见中性粒细胞减少、白细胞减少、贫血、发热、寒战、恶心、呕吐、乏力、氨基转移酶升高。

2. 少见骨髓抑制、血小板减少、疼痛、输液反应、畏寒、碱性磷酸酶升高、γ-谷氨酰转肽酶升高、胆红素异常、便秘、腹痛、腹胀、腹泻、口腔炎、头痛、头晕、食欲降低、血尿酸升高、呼吸道感染、尿路感染、心电图异常、心悸、骨骼肌疼痛、血管炎、咳嗽。

【相互作用】尚不明确。

【药动学】19 例转移性乳腺癌患者单次静脉滴注本品 100mg（7 例）、250mg（6 例）和 500mg（6 例），药动学过程符合二室模型，AUC 不呈剂量成倍增加，随着剂量的增加，消除半衰期增加而清除率降低。6 例转移性乳腺癌患者连续静脉滴注本品 12 周（负荷剂量 4mg/kg，维持剂量 2mg/kg，每周 1 次），血药浓度不断增加，到第 12 周时基本接近稳态，第 12 周血清药物浓度维持在 75.7～116.5mg/ml，在最低起效浓度 20mg/ml 之上。消除半衰期为 181 小时，表观清除率为 0.045ml/h，表观分布容积为 12.1ml/kg。

【观察指标】

1. 在使用本品治疗前，应进行 HER2 检测。免疫组织化学（IHC）检测显示阳性（+++）或可疑阳性（++）同时荧光原位杂交（FISH）检测结果阳性的患者可以使用本品。

2. 开始本品治疗前应检测 LVEF，治疗期间也应常规监测 LVEF。

3. 治疗期间应定期检测全血细胞计数。

【用药宣教】

1. 育龄期妇女在治疗期间及治疗结束后至少 2 周内应采取有效避孕措施。

2. 本品可导致输液反应，一旦出现严重输液反应，应永久停药。

奥妥珠单抗

【类别】单抗类抗肿瘤药。

【作用机制】本品为单克隆抗体，可靶向作用于前 B 淋巴细胞和成熟 B 淋巴细胞表面的 CD20 抗原。本品与 CD20 抗原结合后，通过以下 3 条途经调节 B 细胞的溶解：①聚集免疫效应细胞；②直接激活细胞内凋亡信号通路；③激活补体级联反应。免疫效应细胞机制包括抗体依赖性细胞介导的细胞毒作用及抗体依赖性细胞吞噬作用。

【适应证】本品与化疗联合，用于初治的Ⅱ期伴有巨大肿块、Ⅲ期或Ⅳ期滤泡性淋巴瘤成年患者，达到至少部分缓解的患者随后用奥妥珠单抗维持治疗。

【超说明书用药】

1. 先与苯达莫司汀联用，随后单用于治疗先前经包含利妥昔单抗的方案治疗后复发的或该治疗方案难治的滤泡性淋巴瘤（FL）（FDA 批准适应证）。

2. 与苯丁酸氮芥联用于治疗先前未经治疗的慢性淋巴细胞白血病（CLL）（FDA 批准适应证）。

【禁用与慎用】

1. 对本品过敏者禁用。

2. 有反复感染或慢性感染史者慎用。

3. 只有当潜在的益处大于对胎儿的伤害风险时，孕妇方可使用。

【给药途径和剂量】

1. 剂量

（1）先与苯达莫司汀联用，随后单用于治疗先前经包含利妥昔单抗的方案治疗后复发的或该治疗方案难治的滤泡性淋巴瘤（FL）。①与苯达莫司汀联用：28 日为一个周期。第 1 个周期的第 1 日给予本品 1000mg，以 50mg/h 开始给药，可每 30 分钟增加 50mg/h，直至最大滴速 400mg/h。第 8 日、第 15 日和第 2～6 个周期的第 1 日均给予本品 1000mg，如先前滴注期间无输液反应，且滴速达 100mg/h 或 100mg/h 以上，则以 100mg/h 开始给药，可每 30 分钟增加 100mg/h，直至最大滴速 400mg/h。②单用：本品与苯达莫司汀联用 6 个周期后病情稳定、完全缓解或部分缓解者，应继续单用本品每次 1000mg，每 2 个月给药 1 次，最长可用 2 年。如先前滴注期间无输液反应，且滴速达 100mg/h 或 100mg/h 以上，则以 100mg/h 开始给药，可每 30 分钟增加 100mg/h，直至最大滴速 400mg/h。

（2）与苯丁酸氮芥联用于治疗先前未经治疗的慢性淋巴细胞白血病：静脉滴注 28 日为 1 个周期，与苯丁酸氮芥联用。①第 1 个周期：第 1 日给予本品 100mg，以 25mg/h 滴注 4 小时，不得增加滴速。第 2 日给予本品 900mg，以 50mg/h 开始给药，可每 30 分钟增加 50mg/h，直至最大滴速 400mg/h。第 8 日和第 15 日均给予本品 1000mg，如先前滴注期间无输液反应，且滴速达 100mg/h 或 100mg/h 以上，则以 100mg/h 开始给药，可每 30 分钟增加 100mg/h，直至最大滴速 400mg/h。②第 2～6 个周期：第 1 日给予本品 1000mg，如先前滴注期间无输液反应，且滴速达 100mg/h 或 100mg/h 以上，则以 100mg/h 开始给药，可每 30 分钟增加 100mg/h，直至最大滴速 400mg/h。

如第 1 周期的第 8 日或第 15 日前发生毒性反应，则需延迟给药，待毒性反应恢复后再给药，后续给药计划应根据延迟给药情况进行调整，且与化疗药联用时应保持化疗周期之间的时间间隔。

2. 给药途径　静脉滴注，本品注射液用 0.9% 氯化钠注射液稀释，使终浓度为 0.4～4mg/ml。稀释后的药液应立即使用，如未能立即使用，通常应于 2～8℃保存不超过 24 小时。

【配伍禁忌】尚不明确。

【不良反应】

1. 严重不良反应　乙型肝炎复发、进行性多灶性白质脑病、输液反应、肿瘤溶解综合征、感染、中性粒细胞减少、血小板减少。

2. 常见不良反应　静脉输注反应、中性粒细胞减少、血小板减少、贫血、发热、咳嗽和肌肉骨骼疾病。

【相互作用】

1. 本品与其他也可能影响骨髓功能的药物（如氯氮平、来氟米特、阿达木单抗、赛妥珠单抗、英夫利昔单抗、那他珠单抗、克拉屈滨等）联合使用，降低白细胞计数可能会增加严重感染的风险。

2. 本品治疗后接种活病毒疫苗或减毒疫苗的安全性不明，不推荐用药前后接种上述疫苗。

【药动学】本品以线性和时间依赖的非线性两种方式清除，时间依赖的非线性方式随着用药时间的延长而逐渐减弱。慢性淋巴细胞白血病患者用药后的几何平均稳态分布容积为 4.1L，几何平均清除率为 0.11L/d，几何平均终末半衰期为 25.5 日。滤泡性淋巴瘤患者用药后的几何平均稳态分布容积约为 4.3L，几何平均清除率为 0.08L/d，几何平均终末半衰期为 35.3 日。年龄（22～89 岁）和肾功能受损（Ccr＞22ml/min）对本品的药动学无影响。

【观察指标】

1. 用药前应筛查是否存在 HBV 感染。

2. 定期监测血细胞计数。

3. 用药期间监测肝功能，尤其是第 1 个用药周期内。

4. 监测体液状态。

【用药宣教】

1. 既往有乙型肝炎病史者，本品会导致 HBV 变得活跃。出现右侧上腹部疼痛、呕吐、食欲缺乏、皮肤或眼睛发黄应就诊。

2. 本品可能导致严重的脑部感染，可残疾或死亡。如出现言语、思维、视力或肌肉运动障碍应立即就医。

3. 孕妇不要使用本品，使用本品至少 18 个月内采用有效的避孕措施。

4. 哺乳期妇女在治疗期间停止哺乳。

5. 本品可以降低血细胞计数，需要经常进行监测。

6. 出现荨麻疹、皮疹、发热、关节疼痛、心率加快、胸痛、喘息、呼吸困难、面部、唇部、舌头或喉部肿胀，应及时就诊。

达沙替尼

【类别】蛋白激酶抑制剂。

【妊娠安全等级】D。

【作用机制】本品可抑制 BCR-ABL 激酶和 SRC 家族激酶及许多其他选择性的致癌激酶，包括 c-Kit、肝配蛋白（ephrin，EPH）受体激酶和 PDGF-β 受体激酶。

【适应证】本品用于治疗对甲磺酸伊马替尼耐药，或不耐受的费城染色体阳性（Ph^+）慢性髓细胞性白血病（CML）慢性期、加速期和急变期（急粒变和急淋变）成年患者。

【禁用与慎用】

1. 对本品过敏者禁用。

2 孕妇禁用。

3. 哺乳期妇女应权衡本品对其的重要性，选择停药或停止哺乳。

4. 尚未在儿童或青少年中进行临床研究，所以不推荐用于治疗＜18 岁的患者。

【给药途径和剂量】片剂不得压碎或切割，必须整片吞服。本品可与食物同服或空腹服用。

1. Ph^+加速期或急变期 CML、骨髓或淋巴急变期 CML、Ph^+ALL 的患者推荐起始剂量为 140mg，每日 1 次。

2. 剂量调整

（1）与强效 CYP3A4 诱导剂合用，应考虑增加本品剂量，并密切监测不良反应。

（2）与强效 CYP3A4 抑制剂合用，应考虑降低本品剂量，服用 100mg 剂量者，应减少 20mg；服用 140mg 者应减少 40mg。如停用 CYP3A4 抑制剂，经 1 周的冲洗期后再恢复原剂量。

（3）CML 和 Ph^+ALL 患者如疗效不佳，可增加剂量至 140mg/d 或 180mg/d。

（4）慢性期 CML 患者中性粒细胞绝对计数（ANC）＜0.5×10^9/L 或血小板＜50×10^9/L，应暂停用药，如在 7 日内恢复，再以原剂量重新开始治疗；如恢复时间超过 7 日，待恢复后再以 80mg/d 的剂量重新开始治疗；如在 80mg/d 的剂量下仍出现 ANC＜0.5×10^9/L 或血小板＜50×10^9/L，应暂停用药，待恢复后再以 50mg/d 的剂量重新开始治疗；如在 50mg/d 的剂量下仍出现 ANC ＜0.5×10^9/L 或血小板＜50×10^9/L，应停药（包括对伊马替尼耐药的患者）。

（5）加速期或急变期 CML、Ph^+ALL 患者，如出现 ANC＜0.5×10^9/L 或血小板＜50×10^9/L，应检查（骨髓活检）是否与白血病有关，如无关，待恢复后以原剂量重新开始治疗；如再次出现，应暂停用药直至恢复后，再重新以 80mg/d 的剂量开始治疗；如 ANC 或血小板计数的降低与白血病有关，应调整剂量至 180mg/d。

（6）如出现严重的非血液学毒性，可暂停用药直至恢复后，再适当降低剂量重新开始治疗。

【不良反应】常见体液潴留（包括胸腔积液）、腹泻、头痛、恶心、皮疹、呼吸困难、出血、疲劳、肌肉骨骼疼痛、感染、呕吐、咳嗽、腹痛和发热。其他可见肺动脉高压、骨髓抑制、出血、QT 间期延长等。

【相互作用】

1. 本品是 CYP3A4 的底物。本品与强效 CYP3A4 抑制剂（如酮康唑、伊曲康唑、红霉素、克拉霉素、利托那韦、泰利霉素）同时使用可增加本品的暴露量。因此，在接受本品治疗的患者中，不推荐经全身给予强效 CYP3A4 抑制剂。

2. CYP3A4 诱导剂（如利福平、地塞米松、苯妥英钠、卡马西平、苯巴比妥或含圣约翰草的制剂）会增加本品的代谢并降低本品的血药浓度，不推荐强效 CYP3A4 诱导剂与本品同时使用。

3. 长期使用 H_2 受体拮抗药或质子泵抑制剂（如法莫替丁和奥美拉唑）抑制胃酸分泌很有可能会降低本品的暴露量。在接受本品治疗的患者中，应当考虑使用抗酸药替换 H_2 受体拮抗药或质子泵抑制剂。

4. 本品的溶解度依赖于 pH，氢氧化铝/氢氧化镁抗酸药与本品同时使用可使本品的 AUC 降低 55%、C_{max}降低 58%，抗酸药可在本品给药前 2 小时或给药后 2 小时服用。

5. 本品与 CYP3A4 底物同时使用可能会增加 CYP3A4 底物的暴露量。与具有较窄治疗指数的 CYP3A4 底物同时使用时应当谨慎，这些底物包括阿司咪唑、特非那定、西沙必利、匹莫齐特、奎尼丁、苄普地尔或麦角生物碱类（麦角胺、双氢麦角胺）。

【药动学】本品口服后可被快速吸收，在 0.5～3 小时达到血药峰值浓度，总体平均终末半衰期为 5～6 小时。有较大的表观分布容积（2505L），表明可以广泛地分布于血管外。体外试验表明，本品与血浆蛋白结合率约为 96%。在人体被广泛代谢，有多个酶参与了代谢产物的形成。本品以代谢产物的形式，大部分随粪便排泄。

【观察指标】

1. 前 2 个月内应每周检测一次全血细胞计数，随后每月一次，或在有临床指征时进行。

2. 在给予本品治疗前应监测电解质，并纠正低钾血症或低镁血症。

【用药宣教】

1. 治疗期间可能会出现眩晕或视物模糊，驾驶汽车或操作机器时应谨慎。

2. 含氢氧化铝/氢氧化镁的抗酸药应在服用本品前至少 2 小时或之后 2 小时给药。

吉非替尼

【类别】蛋白激酶抑制剂。

【妊娠安全等级】D。

【作用机制】表皮生长因子受体（EGFR）在正常细胞和肿瘤细胞均有表达，在细胞的生长分化过程中起重要的作用。非小细胞肺癌细胞中的 EGFR 突变（外显子 19 缺失和外显子 21L858R 突变）可促进肿瘤细胞生长，抑制细胞凋亡，增加血管生成因子的产生，以及促进肿瘤转移。本品是野生型和某些突变型 EGFR 的可逆性抑制剂，可抑制 EGFR 受体酪氨酸的自体磷酸化，从而进一步抑制下游信号转导，阻止 EGFR 依赖的细胞增殖。

【适应证】本品单药适用于具有 EGFR 基因敏感突变的局部晚期或转移性非小细胞肺癌（NSCLC）患者的治疗。

【禁用与慎用】

1. 对本品过敏者、孕妇和儿童禁用。

2. 细菌和病毒的感染者（可使病情恶化）、重度肾功能不全患者、肝功能不全患者、间质性肺病（间质性肺炎、肺炎及肺泡炎）患者和骨髓抑制者均应慎用本品。

3. 尚未明确本品是否可经乳汁分泌，哺乳期妇女应权衡本品对其的重要性，选择停药或停止哺乳。

【给药途径和剂量】本品的推荐剂量为 250mg，每日 1 次，口服，空腹或与食物同服直到出现疾病进展或不能耐受的毒性。如果漏服本品一次，应在患者记起后尽快服用。如果距离下次服药时间不足 12 小时，则患者不应再服用漏服的药物。患者不可为了弥补漏服的剂量而服用加倍的剂量（一次服用 2 倍剂量）。当不能整个片剂给药时，如患者只能吞咽液体，可将片剂分散于水中。片剂应分散于半杯饮用水中（非碳酸饮料），无须压碎，搅拌至完全分散（约需 15 分钟），即刻饮下药液。以半杯水冲洗杯子，饮下洗液。也可通过鼻胃管给予该药液。

【不良反应】常见食欲缺乏、腹泻、恶心、呕吐、ALT 升高、AST 升高、无力、眼部疾病、蛋白尿。

【相互作用】

1. 明显抑制 CYP3A4 的药物（如酮康唑、伊曲康唑）可降低本品的代谢，增高本品的血药浓度。

2. 能诱导 CYP3A4 的药物（如苯妥英、利福平）会增强本品的代谢，降低本品的血药浓度。

3. 可升高胃液 pH 的药物（如雷尼替丁等组胺 H_2 受体拮抗药）可能会降低本品的血药浓度。

4. 本品合用华法林会增加出血的风险，应监测国际标准化比值（INR）和凝血酶原时间（PT）的比值（INR/PT 有可能升高）。

【药动学】静脉给药后，本品迅速清除，分布广泛，平均清除半衰期为 48 小时。癌症患者口服给药后，吸收较慢，平均终末半衰期为 41 小时。每天给药 1 次经 7～10 次给药后达到稳态，蓄积量为 2～8 倍。口服给药后血药峰浓度出现在给药后的 3～7 小时。癌症患者的平均绝对生物利用度为 59%。本品平均分布容积为 1400L，表明其在组织内分布广泛。血浆蛋白结合率约为 90%，与血清白蛋白及α1 酸性糖蛋白结合。主要通过 CYP3A4 代谢，血浆清除率约为 500ml/min。主要通过粪便排泄，少于 4%通过肾脏以原形和代谢物的形式清除。

【观察指标】

1. 当考虑本品用于晚期或转移性 NSCLC 患者的治疗时，应对所有患者的肿瘤组织进行 EGFR 突变检测。确定具有 EGFR 基因敏感突变的患者推荐本品治疗。

2. 建议定期检查肝功能。肝氨基转移酶轻中度升高的患者应慎用本品。如果肝氨基转移酶升高加重，应考虑停药。

【用药宣教】

1. 治疗期间可能会出现如眩晕或视物模糊。驾驶汽车或操作机器时应谨慎。

2. 如出现呼吸困难、咳嗽、发热，应中断本品治疗，马上进行检查。

3. 用药期间应注意减少皮肤压迫和摩擦，尤其是手掌和足底。

4. 出现皮肤感觉异常、红斑、脱屑、水疱、出血、皲裂、水肿或角化过度时应及时就医。

伊马替尼

【类别】蛋白激酶抑制剂。

【妊娠安全等级】D。

【作用机制】本品为小分子蛋白酪氨酸激酶抑制剂，可有效抑制 BCR-ABL 酪氨酸激酶（TK）及下述几个 TK 受体的活性：Kit、c-Kit 原癌基因编码的干细胞因子（SCF）受体、盘状结构域受体（DDR1 和 DDR2）、集落刺激因子受体（CSF-1R）和血小板衍生生长因子受体α和β（PDGFR-α和 PDGFR-β），还可以抑制这些受体激酶激活后介导的细胞行为。在体内外均可在细胞水平上抑制 BCR-ABL 酪氨酸激酶，能选择性抑制 BCR-ABL 阳性细胞系细胞、费城染色体阳性（Ph^+）的慢性髓细胞性白血病（CML）和急性淋巴细胞白血病患者新鲜细胞的增殖和诱导其凋亡。此外，本品还可抑制血小板衍生生长因子（PDGF）受体、SCF、c-Kit 受体的酪氨酸激酶，从而抑制由 PDGF 和 SCF 介导的细胞行为。

【适应证】

1. 用于治疗费城染色体阳性的慢性髓细胞性白血病（Ph^+CML）的慢性期、加速期或急变期。

2. 用于治疗成年人复发的或难治的费城染色体阳性的急性淋巴细胞白血病（Ph^+ALL）。

3. 用于治疗嗜酸细胞过多综合征（HES）和（或）慢性嗜酸性粒细胞白血病（CEL）伴有 FIP1L1-PDGFR-α融合激酶的成年患者。

4. 用于治疗骨髓增生异常综合征、骨髓增生性疾病（MDS/MPD）伴有血小板衍生生长因子受体（PDGFR）基因重排的成年患者。

5. 用于治疗侵袭性系统性肥大细胞增多症（ASM），无 D816Vc-Kit 基因突变或未知 c-Kit 基因突变的成年患者。

6. 用于治疗不能切除、复发的或发生转移的隆突性皮肤纤维肉瘤（DFSP）。

7. 用于治疗不能切除和（或）发生转移的恶性胃肠道间质瘤（GIST）的成年患者。

【禁用与慎用】

1. 对本品活性物质或任何赋形剂成分过敏者禁用。

2. 孕妊娠期、哺乳期妇女慎用。

3. 肝功能不全者慎用。

4. 严重心力衰竭者慎用.

5. 骨髓抑制者慎用。

6. 病毒或细菌感染患者慎用。

7. 胃肠功能紊乱者慎用。

【给药途径和剂量】应在进餐时服用，并饮一大杯水，以使胃肠道紊乱的风险降到最小。

1. 成年人 CML 慢性期，推荐剂量为每日 400mg，CML 加速期或原始细胞危象，推荐剂量为每日 600mg。

2. 儿童在干细胞移植后 CML 复发的或 IFN-α治疗无效的 Ph^+慢性期，推荐剂量为 260mg/（m^2 • d）。

3. 不能切除的和（或）转移的恶性 GIST，推荐剂量为 400mg/d 或 600mg/d。

4. 轻、中度肝功能不全患者应从 400mg/d 开始，重度者应从 300mg/d 开始。

5. 如果病情没有恶化或者并无不能接受的情况出现，可以持续给药。

6. 在有下列情况存在时：在任何时段病情有恶化，在至少 3 个月的治疗后尚未获得满意的疗效，治疗 6～12 个月后未获得细胞生成的效应或失去了以前已经获得的血液学或细胞生成的效应；处于 CML 慢性期的成年人，剂量可从 400mg/d 加至 600mg/d；处于加速期或原始细胞危象者，可从 600mg/d 加至 800mg/d。儿童的 CML 慢性期如出现以上成年人的情况，如临床有指征，剂量可从 260mg/（m^2 • d）加至 340mg/（m^2 • d）。

7. 如果胆红素上升到＞正常值上限（ULN）或氨基转移酶＞5×ULN，应停药，直到胆红素回到＜1.5×ULN 或氨基转移酶回到＜2.5×ULN，可将成年人剂量从 400mg 降至 300mg 或从 600mg 降至 400mg，继续给药；与之相对应，儿童可从 260mg 降至 200mg/m^2 或从 340mg/m^2 降至 260mg/m^2。

8. 如出现了血液学反应，调整剂量的方法如下。①CML 慢性期的开始剂量为 400mg（儿童为 260mg）或 GIST 的开始剂量为 400mg 或 600mg，如出现 ANC＜1.0×10^9/L 和（或）血小板＜50×10^9/L，应停药，直到：A. ANC≥1.5×10^9/L 和血小板≥75×10^9/L，再用原先开始的剂量（400mg 或 600mg）恢复治疗；B.如果 ANC 和血小板又分别重现＜1.0×10^9/L 和＜50×10^9/L，应重复第 1 步和减量恢复治疗（如成年人开始剂量为 400mg，儿童开始剂量为 260mg/m^2，应分别减量至 300mg/m^2 和 200mg/m^2；如成年人开始剂量为 600mg，则减量至 400mg）。②CML 加速期和原始细胞危象的开始剂量为 600mg，出现 ANC＜0.5×10^9/L 和（或）血小板＜10×10^9/L（至少在治疗 1 个月发生），首先应核查细胞减少是否与白血病有关；如与白血病无关，应将剂量减至 400mg，如细胞减少持续 2 周，应进一步减至 300mg；如细胞减少持续 4 周，应停药，直至 ANC≥1.5×10^9/L 和血小板≥75×10^9/L，然后恢复剂量至 300mg。

【不良反应】常见中性粒细胞减少、血小板减少、贫血、头痛、消化不良、水肿、体重增加、恶心、呕吐、肌肉痉挛、肌肉骨骼痛、腹泻、皮疹、疲劳和腹痛等。

【相互作用】

1. 合用 CYP3A4 抑制剂（如酮康唑、伊曲康唑、红霉素、克拉霉素）时，可使本品的血药浓度升高。

2. 合用 CYP3A4 诱导剂（如利福平、苯妥英钠、地塞米松、卡马西平、巴比妥酸盐）时，可使本品的血药浓度降低。

3. 本品使辛伐他汀（CYP3A4 底物）的 C_{max} 和 AUC 可分别增加 2 倍和 3.5 倍，说明本品是 CYP3A4 的抑制剂。

4. 当本品合用苯二氮䓬、二氢吡啶钙通道阻滞剂时，可使后者的血药浓度升高；当本品合用治疗窗窄的 CYP3A4 底物（如环孢素或匹莫齐特）时，应特别注意。

5. 由于华法林是通过 CYP3A4 和 CYP2C9 代谢的，使用本品并需用抗凝血治疗的患者应接受低分子量肝素。

6. 体外研究表明，在与抑制 CYP3A4 活性相似的浓度下，本品可以抑制 CYP2D6 的活性。当 CYP2D6 底物合用本品时，可能增加全身与 CYP2D6 底物的接触量。

【药动学】本品易于口服吸收，给药后 2～4 小时可达 C_{max}。平均绝对生物利用度为 98%。健康志愿者口服本品后，药物及其代谢物 *N*-脱甲基衍生物的消除半衰期分别为 18 小时和 40 小时。其蛋白结合率为 95%，大部分与白蛋白和α1 酸性糖蛋白结合。本品主要通过 CYP3A4 代谢接近用药量的 81%在 7 日内随粪便排出 68%，随尿液排出 13%，其中原药占 25%（尿液中 5%，粪便中 20%），其余为代谢物。

【观察指标】

1. 治疗第一个月宜每周查一次全血象，第二个月每 2 周查一次，以后则视需要而定（如每 2～3 个月查一次）。

2. 若发生严重中性粒细胞或血小板减少，应调整剂量。对有心血管疾病危险或有心脏疾病的患者应严密监测。

3. 开始治疗前应检查肝功能（氨基转移酶、胆红素和碱性磷酸酶），随后每月查一次或根据临床情况决定，必要时应调整剂量。

【用药宣教】

1. 治疗期间可能会出现眩晕或视物模糊。驾驶汽车或操作机器时应谨慎。

2. 儿童和青春前期青少年可能出现发育迟缓。

阿法替尼

【类别】蛋白激酶抑制剂。

【妊娠安全等级】D。

【作用机制】本品与 EGFR（ErbB1）、HER2（ErbB2）和 HER4（ErbB4）的激酶区域共价结合，不可逆地抑制酪氨酸激酶自磷酸化，导致 ErbB 信号下调。本品在体外对野生型 EGFR 细胞株的增殖或 EGFR 外显子 19 缺失突变或外显子 21L858R 突变，包括某些继发的 T790M 突变型细胞株的自身磷酸化有抑制作用，在治疗浓度下，至少暂时对上述细胞株有抑制作用。此外，在体外本品可抑制表达 HER2 细胞株的增殖。

【适应证】

1. 具有 EGFR 基因敏感突变的局部晚期或转移性非小细胞肺癌（NSCLC），既往未接受过 EGFR 酪氨酸激酶抑制剂（TKI）治疗。

2. 含铂化疗期间或化疗后疾病进展的局部晚期或转移性鳞状组织学类型的 NSCLC。

【禁用与慎用】禁用于已知对本品或任何辅料过敏的患者禁用。

【给药途径和剂量】

1. 口服，每次 40mg，每日 1 次，餐前至少 1 小时或餐后至少 2 小时服用。如果漏服，据下次服用大于 12 小时，应尽快补服，不足 12 小时，则不能补服。

2. 如出现 3 级及以上不良反应、2 级以上腹泻或连续腹泻 2 日以上，需用止泻药，2 级皮肤反应持续 7 日以上或不能耐受、肾功能不全 2 级或以上，应暂停用药，恢复后应降低剂量重新开始。

3. 如出现危及生命的大疱、水疱及剥脱性皮炎、间质性肺病、严重的肝损害、持续角膜溃疡、症状性左心室功能不全、不能耐受 20mg/d 的剂量，应永久停药。

4. 与P-糖蛋白（P-gp）抑制剂合用，如不能耐受，应降低剂量 10mg，耐受后可恢复原剂量；与P-gp诱导剂合用，应增加剂量 10mg；停用P-gp诱导剂2～3日后，应恢复原剂量。

【不良反应】

1. 严重不良反应　腹泻、肝毒性、间质性肺病、大疱性或剥脱性皮炎、角膜炎。

2. 常见不良反应　腹泻、胃炎、唇炎、皮疹、痤疮样皮炎、瘙痒、皮肤干燥、甲沟炎、膀胱炎、食欲降低、体重减轻、鼻出血、鼻漏、发热、结膜炎、氨基转移酶升高、低血钾。

【相互作用】

1. P-gp强效抑制剂（包括但不限于利托那韦、环孢素、酮康唑、伊曲康唑、红霉素、维拉帕米、奎尼丁、他克莫司、奈非那韦、沙奎那韦和胺碘酮）可增加本品的暴露量，应谨慎合用。

2. P-gp 诱导剂可降低本品的血药浓度，谨慎合用。

【药动学】本品口服给药后 2～5 小时达血药峰浓度。高脂餐时给药与空腹状态给药相比，本品的全身暴露量减少 50%。给予 15mg 本品口服溶液后，在粪便中可回收 85.4%的剂量，尿液中可回收 4.3%。母体化合物阿法替尼占回收剂量的 88%。表观终末半衰期是 37 小时。本品在多次给药后 8 日内达到稳态血药浓度，蓄积量为 2.77 倍。

【观察指标】

1. 对于有心脏风险因素的患者和具有影响LVEF的条件的患者，应当考虑进行心脏监测。

2. 对于预先存在肝病的患者，建议定期检查肝功能。有少于 1%的患者在本品治疗期间发生了肝衰竭包括死亡。在这些患者中，混杂因素包括既存肝病和（或）与潜在恶性肿瘤进展相关的并发症。

【用药宣教】

1. 治疗期间可能出现眼部不良反应：结膜炎、眼干燥症、角膜炎。

2. 减少阳光暴露，出现皮肤症状（如皮疹、红斑、痤疮样皮疹或严重的大疱、水疱、皮肤脱落性病变）及时就诊。

3. 育龄期女性应采取有效避孕措施，直至治疗结束后 12 周。

阿昔替尼

【类别】蛋白激酶抑制剂。

【妊娠安全等级】D。

【作用机制】本品在治疗剂量下可以抑制酪氨酸激酶受体，包括血管内皮生长因子受体（VEGFR-1、VEGFR-2 和 VEGFR-3）。这些受体与病理性血管生成、肿瘤生长和癌症进展相关。

【适应证】用于既往接受过一种酪氨酸激酶抑制剂或细胞因子治疗失败的进展期肾细胞癌（RCC）的成年患者。

【禁用与慎用】对本品或任何辅料过敏。

【给药途径和剂量】

1. 本品推荐的起始口服剂量为5mg，每日2次。本品可与食物同服或在空腹条件下给药，每日 2 次给药的时间间隔约为 12 小时。应用一杯水送服。

2. 如连续 2 周未出现≥2 级的不良反应，血压在未服用降压药的情况下正常，可增加剂量至 7mg，每日 2 次，如连续两周仍能耐受，可增加至 10mg，每日 2 次。

3. 当需要减量时，推荐减至每次 3mg，每日 2 次；当需要再次减量时，可减至每次 2mg 次，每日 2 次。

4. 如同时服用强效 CYP3A4/5 抑制剂，应降低一半剂量。当停用强效 CYP3A4/5 抑制剂时，须在强效 CYP3A4/5 抑制剂的 3～5 个半衰期之后再恢复本品用量。

5. 对中度肝功能不全的患者，起始剂量减半，继后根据个体对本品的安全性和耐受性调整。

【不良反应】最常见的不良反应为腹泻、高血压、疲乏、食欲减退、恶心、发声困难、手足综合征、体重减轻、呕吐、乏力和便秘。

【相互作用】

1. 本品与强效 CYP3A4/5 抑制剂（如酮康唑、伊曲康唑、克拉霉素、红霉素、阿扎那韦、茚地那韦、萘法唑酮、那非那韦、利托那韦、沙奎那韦及泰利霉素）合用可能升高阿昔替尼血药浓度。葡萄柚也可能升高本品的血药浓度。建议选择无或有最低程度 CYP3A4/5 抑制可能性的药物合用。

2. 本品与强效 CYP3A4/5 诱导剂（如利福平、地塞米松、苯妥英钠、卡马西平、利福布汀、利福喷丁、苯巴比妥及贯叶连翘）合用可能降低本品血药浓度，应避免合用。

【药动学】口服 5mg 剂量后，本品的平均绝对生物利用度为 58%。血药浓度达峰时间为 2.5～4.1 小时。根据血浆半衰期，预计在给药后 2～3 日达到稳态。与单次给药相比，5mg 每日给药 2 次，导致药物蓄积比约 1.4。本品的血浆半衰期为 2.5～6.1

小时。本品主要经肝脏 CYP3A4/5 代谢，少量经 CYP1A2、CYP2C19、UGTIA1 代谢。

【观察指标】

1. 应在开始本品治疗之前和治疗期间定期监测高血压和高血压危象、心力衰竭的体征或症状。

2. 用本品治疗开始前及使用过程中均须定期监测蛋白尿。对中度至严重蛋白尿应降低剂量或暂时中断用本品治疗。

3. 用本品治疗可能会导致肝酶升高，因此，使用本品治疗开始前和使用过程中，须定期监测 ALT、AST 和胆红素。

4. 有报道使用本品期间可发生甲状腺功能减退，须使用甲状腺激素替代治疗，因此用本品治疗开始前及使用过程中，须监测甲状腺功能。

【用药宣教】女性患者用药期间使用可靠的避孕措施，并持续至停药后至少 2 周。

安罗替尼

【类别】其他抗肿瘤药。

【妊娠安全等级】D。

【作用机制】本品为一种多靶点的受体酪氨酸激酶（RTK）抑制剂。激酶抑制试验结果显示，本品可抑制 VEGFR-1、VEGFR-2、VEGFR-3、c-Kit、PDGFR-β的激酶活性。体外试验结果显示，本品可抑制多种肿瘤细胞株（786-Q、A375、A549、Caki-1、U87MG、MDA-MB-231、HT-29、NCI-H526、HMC-1）的增殖，IC_{50} 在 3.0~12.5μmol/L；在人脐静脉内皮细胞（HUVEC）中可显著抑制 VEGFR-2 的磷酸化水平及下游相关蛋白的磷酸化，在 Mo7e 细胞中可显著抑制 c-Kit 的磷酸化水平及下游相关蛋白的磷酸化，在 U87MG 细胞中可显著抑制 PDGFR 的磷酸化水平及下游相关蛋白的磷酸化；可显著抑制 VEGF-A 刺激下的 HUVEC 的增殖、迁移、小管形成；可抑制大鼠动脉环微血管样结构的形成。

【适应证】

1. 适用于既往至少接受过 2 种系统化疗后出现进展或复发的局部晚期或转移性非小细胞肺癌患者的治疗。对于存在表皮生长因子受体（EGFR）基因突变或间变性淋巴瘤激酶（ALK）阳性的患者，在开始治疗前应接受相应的标准靶向药物治疗后进展，且至少接受过 2 种系统化疗后出现进展或复发。

2. 适用于腺泡状软组织肉瘤、透明细胞肉瘤及既往至少接受过含蒽环类化疗方案治疗后进展或复发的其他晚期软组织肉瘤患者的治疗。

3. 适用于既往至少接受过 2 种化疗方案治疗后进展或复发的小细胞肺癌患者的治疗。

【禁用与慎用】

1. 对本品任何成分过敏者应禁用。

2. 中央型肺鳞癌或具有大咯血风险的患者禁用。

3. 重度肝肾功能不全患者禁用。

4. 孕妇禁用。

【给药途径和剂量】每次 12mg，每日 1 次，早餐前口服。连续服药 2 周，停药 1 周，即 3 周（21 天）为 1 个疗程，直至疾病进展或出现不可耐受的不良反应。用药期间如出现漏服，确认距下次用药时间短于 12 小时，则不再补服。

【不良反应】常见高血压、乏力、手足皮肤反应、胃肠道反应、肝功能异常、甲状腺功能异常、高血脂和蛋白尿等。

【相互作用】

1. 本品主要由 CYP1A2 和 CYP3A4/5 代谢。CYP3A4/5 诱导剂（利福平、利福布汀、利福喷丁、地塞米松、苯妥英钠、卡马西平或苯巴比妥等）和 CYP1A2 诱导剂（孟鲁司特、奥美拉唑、莫雷西嗪等）可能加速本品的代谢，降低本品的血药浓度，应避免合用。

2. CYP3A4/5 强抑制剂（酮康唑、伊曲康唑、克拉霉素、伏立康唑、泰利霉素、沙奎那韦、利托拉韦等）和 CYP1A2 强抑制剂（环丙沙星、依诺沙星和氟伏沙明），可能减慢本品代谢，升高本品的血药浓度，应避免合用。

【药动学】空腹口服本品 5mg，血药浓度平均达峰时间为 9.3 小时，体内消除较慢，平均消除半衰期为 113 小时。平均表观分布容积为 2061～3312L。血浆蛋白结合率为 93%。主要由 CYP1A2 和 CYP3A4/5 代谢，其次经 CYP2B6、CYP2C8、CYP2C9、CYP2C19 和 CYP2D6 代谢。主要代谢产物经粪和尿累积排泄量约为服药剂量的 62.04%，其中经粪便的排泄量占 48.52%，经尿液的排泄量占 13.52%。

【观察指标】

1. 临床医师用药时应密切关注相关症状。具有出血风险、凝血功能异常的患者应慎用本品，服用本品期间应严密监测凝血酶原时间（PT）和国际标准化比值（INR）。

2. 用药期间应严密监测，如发生血栓相关不良反应，建议暂停用药；如恢复用药后再次出现，建议停药。

3. 开始用药的前 6 周应每天监测血压。后续用药期间每周监测血压 2～3 次，发现血压升高或头痛头晕症状时应积极与医生沟通并在医师指导下接受降压药物治疗。

4. 基础心功能异常的患者，应每 6 周做心脏功能检查，如出现Ⅲ/Ⅳ级心功能不全或心脏彩超检查显示 LVEF 小于 50%的患者应停药。

5. 当患者发生 3/4 级氨基转移酶或总胆红素升高时，应暂停用药，同时每周监测血清氨基转移酶及总胆红素 2～3 次。

【用药宣教】

1. 接受本品治疗的患者伤口愈合延缓，建议正在进行重大外科手术的患者暂停给药。

2. 哺乳期妇女使用时应停止哺乳。

3. 育龄期女性在接受本品治疗期间和治疗结束至少 6 个月内应采取有效的避孕措施。

4. 本品可引起三酰甘油和胆固醇水平升高，高脂血症的患者建议调整为低脂饮食。

5. 本品可导致血压升高，可能需要调整降压药的剂量或开始服用降压药。

奥希替尼

【类别】其他抗肿瘤药。

【妊娠安全等级】D。

【作用机制】本品为 EGFR 的激酶抑制剂，与 EGFR 某些突变体（T790M、L858R 和外显子 19 缺失）不可逆性结合的浓度较野生型低约 9 倍。口服本品后，在血浆中发现两种具有药理学活性的代谢产物（AZ7550 和 AZ5104，约占原形化合物的 10%），其抑制作用特征与本品相似。AZ7550 的效力与本品相似，而 AZ5104 对 EGFR 外显子 19 缺失和 T790M 突变（约 8 倍）及野生型（约 15 倍）的活性较强。体外试验显示，在临床浓度下，本品还可抑制 HER2、HER3、HER4、ACK1 和 BLK 的活性。

【适应证】

1. 具有 EGFR 外显子 19 缺失或外显子 21 置换（L858R）突变的局部晚期或转移性非小细胞肺癌（NSCLC）成年患者的一线治疗。

2. 既往经 EGFR 酪氨酸激酶抑制剂（TKI）治疗时或治疗后出现疾病进展，并且经检测确认存在 *EGFR* T790M 突变阳性的局部晚期或转移性 NSCLC 成年患者的治疗。

【禁用与慎用】对本品或任何辅料过敏者禁用。

【给药途径和剂量】本品应在每日相同的时间服用，进餐或空腹时服用均可。在使用本品治疗局部晚期或转移性 NSCLC 前，首先需要明确 *EGFR* T790M 突变的状态。本品的推荐剂量为每日 80mg，直至疾病进展或出现无法耐受的毒性。

【不良反应】腹泻、皮疹、间质性肺病、QTc 间期延长，以及淋巴细胞、中性粒细胞和血小板的中位计数早期减少。

【相互作用】建议应避免同时使用本品和 CYP3A4 的强效诱导剂（如苯妥英钠、利福平和卡马西平、圣约翰草）。CYP3A4 的中效诱导剂（如波生坦、依非韦伦、依曲韦林和莫达非尼）也可降低本品的暴露量，应谨慎合用。

【药动学】口服本品后，6 小时达血药峰浓度，每日 1 次口服 15 日后达到稳态，蓄积量约为 3 倍。本品的表观分布容积为 986L，血浆表观清除率为 14.2L/h，终末半衰期约为 48 小时。主要代谢通路为氧化和脱烷基化，主要随粪便排泄。

【观察指标】对于有已知心血管风险及存在可能影响 LVEF 情况的患者，需要考虑监测心脏功能，包括在基线和服药期间测定 LVEF 功能。对于本品治疗期间出现心脏事件相关症状和体征的患者，需要考虑心脏监测包括 LVEF 功能测定。

【用药宣教】出现角膜炎急性发作或恶化体征和症状，如眼部炎症、流泪、畏光、视物模糊、眼痛和（或）红眼，应及时就诊。

克唑替尼

【类别】其他抗肿瘤药。

【妊娠安全等级】D。

【作用机制】本品是受体酪氨酸激酶包括 ALK、肝细胞生长因子受体（HGFR，c-Met）、RON（recepteur d'origine nantais）抑制剂。*ALK* 易位（结构染色体畸变）能影响 ALK 因子，导致致癌的融合蛋白的表达。ALK 融合蛋白的形成使影响细胞分化和生长的基因表达激活及信号通路失调，从而促成肿瘤细胞增殖和存活乃至表达这些蛋白。本品通过结合到 ALK 的 ATP 结合位点上，抑制 ATP 的结合和自磷酸化作用，此作用对酶的激活是必需的。

【适应证】

1. 可用于 ALK 阳性的局部晚期或转移性 NSCLC 患者的治疗。

2. 可用于 ROS1 阳性的晚期 NSCLC 患者的治疗。

【禁用与慎用】禁用于对本品任一成分过敏的患者禁用。

【给药途径和剂量】服用本品前，必须获得经充分验证的检测方法证实的 ALK 阳性或 ROS1 阳性评估结果。推荐剂量为250mg口服，每日2次，直至疾病进展或患者无法耐受。无须透析的严重肾损害患者，每次250mg，每日1次。

胶囊应整粒吞服，与食物同服或不同服均可。若漏服一剂，则补服漏服剂量的药物，除非距下次服药时间短于6小时。如果在服药后呕吐，则在正常时间服用下一剂药物。

【不良反应】常见的不良反应为视觉异常、恶心、腹泻、呕吐、水肿、便秘、氨基转移酶升高、疲乏、食欲减退、上呼吸道感染、头晕和神经病变，其他还有肝毒性、间质性肺病、非感染性肺炎、QT间期延长、心动过缓、严重视力丧失等。

【相互作用】

1. 本品与CYP3A强效抑制剂合用可能会导致血药浓度升高。应避免合并使用下列CYP3A强抑制剂（包括但不仅限于）：克拉霉素、茚地那韦、伊曲康唑、酮康唑、萘法唑酮、奈非那韦、利托那韦、沙奎那韦、醋竹桃霉素、伏立康唑、西柚或西柚汁。若无法避免使用CYP3A强抑制剂，应降低本品剂量至250mg口服，每天1次。

2. 与CYP3A强效诱导剂合用可能会导致克唑替尼血药浓度降低。应避免合并使用下列CYP3A强诱导剂（包括但不仅限于）：卡马西平、苯巴比妥、苯妥英钠、利福平、利福布丁和贯叶连翘。

【药动学】每日服用250mg克唑替尼2次，平均4～6小时达血药峰浓度。15日内可达到并保持稳态血药浓度，平均蓄积量为4.8倍。静脉注射50mg本品，药物几何平均分布容积为1772L，说明药物自血浆广泛分布至组织内。血浆蛋白结合率为91%。体外研究表明本品为P-糖蛋白（P-gp）的底物。单剂量给药后，表观终末半衰期为42小时。本品主要经CYP3A4/5代谢。

【观察指标】

1. 本品治疗时应定期监测患者心电图（ECG）、电解质和肾功能。服用本品时，应尽可能在第一次给药前密切监测患者ECG和电解质（如血钙、镁、钾），并建议定期监测ECG和电解质，尤其是在开始治疗时出现呕吐、腹泻、脱水或肾功能损害情况时。

2. 肝功能检查包括ALT、AST和总胆红素，在治疗开始的最初2个月应每周检测一次，之后每个月检测一次，并且根据临床状况对氨基转移酶水平升高的患者更频繁地重复检测氨基转移酶、碱性磷酸酶或总胆红素升高水平。

3. 应定期监测心率和血压。如果出现不会危及生命的症状性心动过缓，暂停使用克唑替尼胶囊直到恢复为无症状性心动过缓或心率为60次/分或以上，重新评估合并用药，并调整克唑替尼胶囊的剂量。

【用药宣教】

1. 接受本品治疗期间及最后一次给药后至少45日内注意避孕。

2. 如出现严重视力丧失立即就诊。

3. 如感知闪光、视物模糊、光敏性和浮动性，通常是不良反应，视觉障碍的发作常见于治疗的第一周。

尼洛替尼

【类别】蛋白激酶抑制剂。

【妊娠安全等级】D。

【作用机制】本品选择性地与Bcr-Abl激酶的ATP结合位点高度结合，在细胞系中和原发的Ph^+CML细胞中，抑制细胞增殖并延长生存期。本品能有效对抗伊马替尼耐药突变形式的Bcr-Abl。在治疗剂量，本品也能抑制PDGFR和c-Kit激酶。

【适应证】用于对既往治疗（包括伊马替尼）耐药或不耐受的费城染色体阳性的慢性髓细胞性白血病（Ph^+CML）慢性期或加速期成年患者。

【禁用与慎用】

1. 对本品活性物质或任何赋形剂成分过敏者禁用。

2. 伴有低钾血症、低镁血症或长QT间期综合征的患者禁用。

【给药途径和剂量】用水完整吞服。推荐剂量为每日2次，每次400mg，间隔约12小时，餐前至少1小时之前或餐后至少2小时之后服用。

【不良反应】皮疹、瘙痒症、恶心、疲劳、头痛、便秘、腹泻、呕吐、肌肉痛。大多数不良反应为轻度至中度。脱发、肌肉痉挛、食欲减退、关节痛、骨痛、腹痛、外周性水肿及乏力相对较少见。

【相互作用】

1. 应该避免与酮康唑或其他强效CYP3A4抑制剂（如伊曲康唑、伏立康唑、克拉霉素、利托那韦和其他蛋白酶抑制剂）同时使用。

2. 在需要使用CYP3A4诱导剂（如利福平、卡马西平、苯巴比妥、苯妥英钠和贯叶连翘）的患者中，应该考虑具有较弱酶诱导作用的替代药物。

【药动学】口服后血药浓度达峰时间为3小时。进餐后服用本品的生物利用度增加，约98%的本品与血浆蛋白结合，分布容积为174L。本品经肝脏代谢，主要代谢途径是通过CYP3A4去甲基和羟基化。超过 90%的剂量在 7 日内消除，主要随粪便排泄，消除半衰期约为 17 小时。

【观察指标】

1. 本品能引起 3/4 级血小板减少、中性粒细胞减少和贫血。在最初的 2 个月，应每隔 2 周进行一次全血细胞计数检测，之后可每个月检测一次，或者在有临床指征时进行。

2. 在治疗期间定期监测电解质。避免使用已知延长 QT 间期的药物和强 CYP3A4 抑制剂。在基线时、服药开始 7 日后、有临床指征时应定期做心电图，在剂量调整之后也需要做心电图。

3. 建议慎用于有胰腺炎病史的患者。应该定期监测血清脂肪酶水平。

【用药宣教】

1. 出现骨髓抑制的症状：贫血、中性粒细胞减少症、血小板减少症及时就诊。

2. 治疗期间及末次服药后 14 日内避免妊娠。

3. 出现 QT 间期延长、缺血性心脏或脑血管事件、周围动脉闭塞及时就诊。

拉帕替尼

【类别】酪氨酸激酶抑制剂。

【妊娠安全等级】D。

【作用机制】本品为 4-苯胺喹唑啉类激酶抑制剂，可选择性、可逆性抑制细胞内酪氨酸激酶结构域的表皮生长因子受体[EGFR（ErbB1）]和人表皮生长因子受体 2[HER2（ErbB2）]。在体外试验和多种动物模型中，本品可抑制 ErbB 引起的肿瘤细胞的生长。

【适应证】与卡培他滨联用于治疗先前接受过化疗（包括蒽环类药、紫杉类药、曲妥珠单抗）且 HER2 过度表达的晚期或转移性乳腺癌。

【超说明书用药】与来曲唑联用于治疗激素受体阳性且 HER2 过度表达的绝经后妇女转移性乳腺癌（FDA 批准适应证）。

【禁用与慎用】

1. 禁用于对本品过敏者。

2. 慎用于肝功能不全者。

3. 慎用于左心室功能受损者。

4. 慎用于 QT 间期延长或有致 QT 间期延长的易感因素（包括低钾血症、低镁血症、先天性长 QT 间期综合征）者。

【给药途径和剂量】

1. 用于先前接受过化疗且 HER2 过度表达的晚期或转移性乳腺癌，口服给药，每次 1250mg，每日 1 次，21 日为 1 个周期，与卡培他滨（每日 2000mg/m^2，分 2 次服用，每 12 小时 1 次，连用 14 日，停药 7 日，21 日为 1 个周期，且应与食物同服或进餐后 30 分钟内服用）联用。持续给药直至疾病进展或出现不可耐受的毒性。

2. 用于治疗激素受体阳性且 HER2 过度表达的绝经后妇女转移性乳腺癌，口服给药，每次 1500mg，每日 1 次，与来曲唑（每次 2.5mg，一日 1 次）联用。

【不良反应】

1. *心血管系统*　LVEF 降低、QT 间期延长。上市后还有室性心律失常、尖端扭转型室性心动过速（TdP）的报道。

2. *呼吸系统*　呼吸困难、鼻出血、间质性肺病、肺炎、咳嗽。

3. *肌肉骨骼系统*　背痛、四肢疼痛、关节痛、肌痛。

4. *免疫系统*　上市后有超敏反应的报道。

5. *神经系统*　失眠、头痛、周围神经病变。

6. *消化系统*　口炎、消化不良、恶心、呕吐、腹泻、厌食、食欲减退、口腔溃疡、ALT 升高、AST 升高、总胆红素升高、高胆红素血症。

7. *血液系统*　血红蛋白减少、血小板减少、中性粒细胞减少。

8. *皮肤*　皮肤干燥、手足综合征、皮疹、瘙痒、脱发、指甲病变（包括甲沟炎）。上市后还有史-约综合征（SJS）、中毒性表皮坏死松解症（TEN）的报道。

9. *其他*　疲乏、虚弱、黏膜炎。

【相互作用】

1. 与强效 CYP3A4 抑制剂（阿扎那韦、茚地那韦、奈非那韦、利托那韦、沙奎那韦、克拉霉素、伊曲康唑、酮康唑、萘法唑酮、泰利霉素、伏立康唑等）合用可使本品的血药浓度升高。以上药物可抑制 CYP3A4 介导的本品代谢。避免合用。如必须合用，可考虑将本品剂量减至每日 500mg。停用 CYP3A4 抑制剂约 1 周后，再将本品剂量增至常规剂量。

2. 与 P-糖蛋白抑制剂合用可能使本品的血药浓度升高。合用时应谨慎。

3. 与地高辛（P-糖蛋白底物）、咪达唑仑（CYP3A4 底物）、紫杉醇（CYP2C8 底物和 P-糖蛋白底物）合用可使以上药物的血药浓度升高。因本品可抑制 P-糖蛋白、CYP3A4、CYP2C8。与地高辛合用时，如地高辛的血药浓度升高至 1.2ng/ml 以上，则地高辛的剂量减半。

4. 与强效 CYP3A4 诱导剂（如卡马西平、地塞米松、苯巴比妥、苯妥英钠、利福布汀、利福平、利福喷丁、圣约翰草等）合用可使本品的血药浓度降低。因以上药物可诱导CYP3A4介导的本品代谢，避免合用。如必须合用，应根据耐受性逐渐增加本品剂量（HER2 过度表达的晚期或转移性乳腺癌患者可从每日 1250mg 最高增至每日 4500mg；激素受体阳性且 HER2 过度表达的绝经后乳腺癌患者可从每日 1500mg 最高增至每日 5500mg）。一旦停用 CYP3A4 诱导剂，本品用量应减至常规剂量。

5. 与葡萄柚汁合用可使本品的血药浓度升高。因葡萄柚汁可抑制 CYP3A4 介导的本品代谢，避免合用。

【药动学】本品口服后吸收不完全，约 4 小时达 C_{max}，6～7 日达稳态血药浓度。给予本品每日 1250mg，平均稳态 C_{max} 为 2.43μg/ml（范围为 1.57～3.77μg/ml），平均 AUC 为 36.2（μg·h）/ml。本品与白蛋白和α1 酸性糖蛋白的结合率高于 99%。主要经 CYP3A4 和 CYP3A5 代谢，少部分经 CYP2C19 和 CYP2C8 代谢。多种氧化代谢产物均不超过粪便中回收药物的14%，或血药浓度的10%。本品主要随粪便排泄，其中原形药物占给药量的 27%，不足 2%的药物（原形药物和代谢产物）随尿液排泄。单次给药的终末半衰期为 14.2 小时；多次给药的有效半衰期为 24 小时，表明本品有蓄积性。单剂口服给予本品 100mg，中度和重度肝功能不全者的全身暴露量分别增加 56%和 85%。

【观察指标】

1. 用药前应监测肝功能，用药期间每 4～6 周监测一次，并根据临床指征监测。

2. 监测全血细胞计数、电解质、心电图。

3. 用药前及用药期间应监测 LVEF。

4. 有生育能力的妇女用药前应进行妊娠试验。

【用药宣教】

1. 建议有生育能力的妇女或有女性性伴侣（具有生育力）的男性患者用药期间和用药结束后 1 周内采取有效的避孕措施。

2. 正使用抗心律失常药或其他可能导致 QT 间期延长或 TdP 的药物、累积大剂量蒽环类药物疗法的患者慎用本品。

3. 本品应于餐前至少 1 小时或餐后至少 1 小时服用。

阿帕替尼

【类别】酪氨酸激酶抑制剂。

【作用机制】本品为小分子血管内皮细胞生长因子受体-2（VEGFR-2）酪氨酸激酶抑制剂，可抑制肿瘤血管生成。动物研究表明，本品可明显抑制多种小鼠肿瘤模型的肿瘤生长。

【适应证】用于先前至少接受过 2 种全身化疗后疾病进展或复发的晚期胃腺癌或胃食管交界处腺癌。

【禁用与慎用】

1. 目前尚无本品对肝肾功能不全患者影响的相关数据，建议肝肾功能不全患者应根据临床情况和实验室检查指标在医师指导下慎用本品，重度肝肾功能不全患者禁用。

2. 凝血功能异常（APTT＞1.5×ULN 或 INR＞1.5）的患者未被纳入本品临床研究中，因此尚不明确本部分人群使用本品的风险。凝血功能异常患者应慎用本品。

3. 肝功能不全患者慎用，重度肝功能不全患者禁用。

4. 孕妇禁用。

5. 目前尚无本品用于哺乳期女性的临床资料。尚不清楚本品或其代谢产物是否会分泌入人乳中。建议哺乳期妇女在接受本品治疗期间停止哺乳。

【给药途径和剂量】口服给药，推荐剂量为每次 850mg，每日 1 次，持续用药直至疾病进展或出现不能耐受的毒性。

【不良反应】

1. *心血管系统* 血压升高、窦性心动过缓、部分 ST-T 改变、心率减慢、QT 间期延长、急性心肌梗死。

2. *代谢/内分泌系统* 低蛋白血症、低钾血症、低磷血症。

3. *呼吸系统* 声音嘶哑。

4. *泌尿生殖系统* 蛋白尿。上市后还有肾病综合征、肾功能异常、急性肾损伤的报道。

5. *神经系统* 头痛、头晕。

6. *消化系统* 腹泻、食欲减退、恶心、呕吐、腹痛、腹泻、氨基转移酶升高、总胆红素升高、γ-谷氨酰转肽酶升高、乳酸脱氢酶升高、碱性磷酸酶升高。

7. *血液系统* 白细胞减少、粒细胞减少、血小板减少、血红蛋白水平降低、红细胞减少、出血（如消化道出血、呕血、咯血、大便隐血、尿隐血、皮肤出血点、肝转移灶破裂大出血）。

8. 皮肤　手足综合征。

9. 其他　乏力。

【相互作用】

1. 与强效CYP3A4抑制剂（如伊曲康唑、克拉霉素、伏立康唑、泰利霉素、沙奎那韦、利托那韦）合用可使本品的血药浓度升高。本品主要经CYP3A4代谢。如必须合用，应考虑是否需调整本品的剂量。

2. 与可使QT间期延长的药物合用可使QT间期延长。两者均有延长QT间期的不良反应。谨慎合用，密切监测心电图。

3. 与经CYP3A4代谢的药物（如钙通道阻滞剂、HMG-CoA还原酶抑制剂、咪达唑仑）、经CYP2C9代谢的药物（如华法林、苯妥英钠、磺酰脲类降糖药）合用可使以上药物的血药浓度升高。本品对CYP3A4和CYP2C9有较强的抑制作用。需谨慎合用。

4. 与CYP3A4诱导剂（如地塞米松、苯妥英钠、卡马西平、利福平、苯巴比妥、利福喷丁）合用可使本品的血药浓度降低。本品主要经CYP3A4代谢。如必须合用，应考虑是否需调整本品的剂量。

5. 与影响肝、肾功能的药物，需谨慎合用，密切监测肝、肾功能。

6. 与抗心律失常药合用，因本品可引起心电图异常，需谨慎合用。

【药动学】健康受试者单次空腹口服250mg、500mg和750mg后，在体内吸收较快，T_{max}为1.7～2.3小时，消除较慢，平均消除半衰期为7.9～9.4小时。在250mg和500mg剂量组，本品暴露量与剂量成正比，750mg剂量组本品的暴露量未见成比例增加。转移性实体瘤患者餐后单次空腹口服500mg、750mg和850mg后，吸收略有延迟，T_{max}为3.9～5.1小时，平均消除半衰期为8.5～9.0小时。在500mg和750mg剂量组，本品的暴露量与剂量成正比，但850mg剂量组暴露量水平增加比例低于剂量增加比例。健康受试者单次空腹口服250mg、500mg和750mg本品后，平均表观分布容积为929～2165L，浓度在200ng/ml时的血浆蛋白结合率＞86%。本品主要由CYP3A4代谢，其次经CYP2D6、CYP2C9和CYP2E1代谢。健康受试者单次口服750mg后，血浆中除原药外共检测到23个代谢产物，包括17个Ⅰ相代谢产物和6个Ⅱ相代谢产物，其中*E*-3-羟基阿帕替尼-*O*-葡萄糖醛酸结合物为循环中最主要的代谢产物，其浓度高于原药，但无明显的酪氨酸激酶抑制活性。其他代谢物浓度均低于原药。健康受试者单次口服750mg本品96小时后，本品及其主要代谢产物随粪和尿累积排泄量约为给药剂量的77%，其中随粪便的排泄量为剂量的69.8%（原药占59.0%），高于尿中的排泄量（7.02%），尿中主要以代谢物形式排泄，几乎检测不到原药。

【观察指标】

1. 用药期间应严密监测凝血酶原时间（PT）、INR、心电图、心脏功能。

2. 用药的最初2个月每2周监测一次肝功能。

3. 用药期间定期监测尿常规和肾功能。用药最初的2个月每2周监测一次尿常规，以后每4周监测一次。连续2次尿蛋白大于或等于（++）者，须进行24小时尿蛋白测定。

4. 用药期间常规监测血压。

【用药宣教】育龄期妇女用药期间和用药结束后至少8周内应避孕。男性患者用药期间和用药结束后至少8周内应避免生育计划。

厄洛替尼

【类别】酪氨酸激酶抑制剂。

【妊娠安全等级】D。

【作用机制】本品为EGFR/ HER1的酪氨酸激酶抑制剂，可有效抑制细胞内的EGFR磷酸化，EGFR通常表达于正常细胞和肿瘤细胞表面。在非临床试验模型中，抑制EGFR磷酸化可引起细胞生长停滞和（或）细胞死亡。EGFR突变可导致抗细胞凋亡和增殖信号转导通路的结构激活，本品可与EGFR突变激酶结构域中ATP结合位点发生紧密结合，从而在EGFR敏感突变阳性肿瘤中有效阻断EGFR介导的信号通路。由于下游信号通路阻断，细胞增殖发生中止，并通过内在的细胞凋亡途径诱导细胞死亡。在表达EGFR突变的小鼠模型中观察到肿瘤消退现象。

【适应证】

1. 单用于EGFR外显子19缺失或外显子21替换（L858R）突变的局部晚期或转移性非小细胞肺癌（NSCLC）的一线治疗、维持治疗或先前至少接受过1次化疗后疾病进展的二线或二线以上治疗。

2. 单用于经4个周期以铂类药为基础的一线化疗后病情稳定的局部晚期或转移性NSCLC的维持治疗。

【超说明书用药】

1. 与吉西他滨联用于局部晚期无法切除的或

转移性胰腺癌的一线治疗（FDA 批准适应证）。

2. 用于治疗无 EGFR 激活突变患者（仅在无其他治疗选择的情况下）或 EGFR 表达状态未知患者接受至少一种化疗方案失败的局部晚期或转移性 NSCLC。

3. 用于 EGFR 突变的 NSCLC 的新辅助治疗和辅助治疗。

4. 用于肺癌的化学预防。

5. 用于治疗高级别胶质瘤。

6. 用于治疗食管癌和胃食管交界处癌。

7. 用于治疗外阴癌。

8. 与贝伐珠单抗联用于转移性结直肠癌的维持治疗。

9. 用于治疗肾细胞癌。

10. 用于治疗晚期胆囊癌。

11. 与化疗药物联用于治疗晚期胆管癌、不能手术切除或伴有转移的进展期胆管癌。

12. 与培美曲塞联用于晚期非鳞状细胞 NSCLC 的二线治疗。

13. 与其他药物（如贝伐珠单抗、索拉非尼）联用于治疗晚期肝细胞癌（HCC）。

14. 与舒林酸联用于预防家族性腺瘤性息肉病（FAP）患者十二指肠或结直肠腺瘤形成。

15. 与替莫唑胺联用于治疗新近诊断的脑多形性胶质母细胞瘤（GBM）或神经胶质肉瘤。

【禁用与慎用】

1. 禁用于对本品过敏者。

2. 慎用于肝功能不全者。

3. 慎用于 UGT1A1 表达水平较低或 Gilbert 综合征患者（血清胆红素浓度可能升高）。

4. 18 岁以下儿童用药的安全性和有效性尚不明确，不建议儿童使用本品。

【给药途径和剂量】

1. 本品的推荐剂量为每日 150mg，餐前 1 小时或餐后 2 小时服用。治疗应坚持到病情加重或产生不能耐受的毒性反应。

2. 如同时使用一种 CYP3A4 抑制剂，可以每次减少用量 50mg；如同时使用一种 CYP3A4 诱导剂，日剂量可以＞150mg。

【不良反应】

1. *消化系统*　有胃肠道穿孔的报道，但不常见（少于 1%），部分病例产生致命的后果。消化道出血的病例报道常见（包括部分死亡病例），一些与同时服用华法林有关。这些报道包括消化器官溃疡出血（胃炎、胃与十二指肠溃疡）、呕血、便血、黑粪症及结肠炎出血。临床试验中常见肝功能检查异常（包括 ALT、AST、胆红素升高）。大部分为轻到中度，呈一过性或与肝转移有关。罕见肝衰竭（包括死亡）。混杂因素包括先前存在的肝脏疾病或合用肝毒性药物。

2. *肾脏*　可发生急性肾衰竭或肾功能不全，包括死亡，伴有或不伴有低血钾症。

3. *眼*　接受本品治疗的患者非常罕见角膜溃疡或穿孔。角膜炎和结膜炎在本品治疗中经常发生。睫毛生长异常包括睫毛向内生长、过度生长和睫毛变粗等。

4. *呼吸系统*　有发生严重的间质性肺病（包括死亡）的报道。常见鼻出血。

5. *皮肤*　皮疹、皮肤开裂、色素沉着、剥脱性皮炎，非常罕见史-约综合征或中毒性表皮坏死松解症。

【相互作用】

1. 与强效 CYP3A4 抑制剂（如阿扎那韦、克拉霉素、茚地那韦、伊曲康唑、酮康唑、伏立康唑、萘法唑酮、奈非那韦、利托那韦、沙奎那韦、泰利霉素、醋竹桃霉素）、CYP3A4 和 CYP1A2 双重抑制剂（如环丙沙星）合用可使本品的 AUC 增加，因本品主要经 CYP3A4 代谢，少量经 CYP1A1 代谢，避免合用。如必须合用，出现严重反应时应将本品剂量减少 50mg。

2. 与抗血管生成药、皮质激素、非甾体抗炎药、紫杉醇合用可增加发生胃肠道穿孔的风险。

3. 与香豆素类抗凝药（如华法林）合用可使 INR 升高、出血事件增加（包括严重和致命的出血）。合用时应定期监测 PT 和 INR。

4. 与他汀类药合用可能使他汀类药引起的肌病（包括横纹肌溶解）的发生率升高。

5. 与 CYP3A4 诱导剂（如利福平、利福布汀、利福喷丁、苯妥英钠、卡马西平、苯巴比妥、圣约翰草）合用可使本品的 AUC 降低，因本品主要经 CYP3A4 代谢，避免合用。如必须合用，在可耐受的情况下，可每隔 2 周将本品剂量增加 50mg，直至最大剂量 450mg。

6. 与中效 CYP1A2 诱导剂（如特立氟胺）合用可使本品的暴露量降低，应避免合用。如必须合用，可增加本品的剂量。

7. 与影响胃内 pH 的药物[如质子泵抑制剂（奥美拉唑等）、H_2 受体拮抗药（雷尼替丁等）]合用，如与奥美拉唑合用可使本品的 AUC 降低 46%；给予雷尼替丁 300mg 后 2 小时使用本品可使本品的 AUC 降低 33%；与雷尼替丁（一次 150mg、一日 2 次）合用（本品至少于使用雷尼替丁晚上剂量后 10 小时和早晨剂量前 2 小时给予）可使本品的 AUC 降低 15%。本品的溶解度与 pH 有关，pH 升高时，溶解度降低。避免本品与质子泵抑制剂合用。本品与 H_2 受体拮抗药合用时，本品必须于 H_2 受体拮抗药上次给药后 10 小时和下次给药前 2 小时给予。本品与抗酸药合用时，两者给药时间应间隔数小时。

8. 与 P-糖蛋白抑制剂（如环孢素、维拉帕米）合用可能改变本品的分布和（或）消除，因本品为 P-糖蛋白底物，合用时应谨慎。

9. 吸烟可使本品的暴露量降低，因吸烟可诱导 CYP1A2，使用本品时避免吸烟。如吸烟者使用本品，应每隔 2 周将本品剂量增加 50mg，直至最大剂量 300mg，停止吸烟后立即降低本品剂量至推荐剂量。

10. 与食物同服可使本品的生物利用度增至近 100%。本品应至少在餐前 1 小时或餐后 2 小时服用。

11. 与葡萄柚、葡萄柚汁合用可升高本品的暴露量，避免合用。

【药动学】口服本品 150mg，用药后 4 小时达 C_{max}，生物利用度约为 60%。用药 7～8 日达稳态血药浓度。本品约 93%与白蛋白和α1 酸性糖蛋白（AAG）结合，表观分布容积为 232L。本品主要经 CYP3A4 代谢，少量经 CYP1A2 和 CYP1A1 代谢，代谢途径有 3 种：①单侧链或双侧链的 *O*-脱甲基化，再进一步氧化成羧酸；②乙炔基的氧化，再进一步水解成芳香羧酸；③苯乙炔基的芳香环羟化。本品两个侧链中的任一个经 *O*-脱甲基后产生两个主要代谢产物 OSI-420 和 OSI-413，非临床体外测定与体内肿瘤模型显示这两个代谢产物的效价与本品相当。口服本品 100mg 后，83%随粪便排泄（原形药占给药剂量的 1%），8%随尿液排泄（原形药占给药剂量 0.3%）。半衰期为 36.2 小时。

【观察指标】

1. 用药期间定期监测肾功能、血清电解质、肝功能（先前存在肝功能损害或胆道梗阻的患者应增加肝功能的监测频率）。

2. 用于 NSCLC 时，建议用药前检测 EGFR 突变状态。

【用药宣教】

1. 有生育能力的妇女用药期间和用药结束后至少 1 个月内应采取有效的避孕措施。

2. 本品应至少在餐前 1 小时或餐后 2 小时服用。

曲美替尼

【类别】其他抗肿瘤药。

【妊娠安全等级】D。

【作用机制】本品为丝裂原激活的细胞外信号调节激酶（MEK）1 和 MEK2 激活及 MEK1 和 MEK2 激酶活性的可逆性抑制剂。MEK 蛋白为胞外信号调节激酶（ERK）通路的上游调控子，可促进细胞增殖。*BRAF* V600 突变导致 BRAF 通路结构性激活，包括 MEK1 和 MEK2。本品在体内外均可抑制多种 *BRAF* V600 突变阳性肿瘤细胞的生长。

本品与达拉非尼靶向 RAS/RAF/MEK/ERK 通路中两个不同的激酶。与任一药物单用比较，两者联用导致对 *BRAF* V600 突变阳性肿瘤细胞株生长的体外抑制作用增强，对 *BRAF* V600 突变阳性的异种移植瘤生长的抑制作用时间延长。

【适应证】

1. 用于治疗 *BRAF* V600 突变阳性的不可切除或转移性黑色素瘤。

2. 与达拉非尼联用于 *BRAF* V600 突变阳性的Ⅲ期黑色素瘤完全切除后的辅助治疗。

【超说明书用药】

1. 与达拉非尼联用于治疗 *BRAF* V600E 突变阳性的转移性 NSCLC（FDA 批准适应证）。

2. 与达拉非尼联用于治疗无满意局部治疗方案的 *BRAF* V600E 突变阳性的局部晚期或转移性未分化型甲状腺癌（ATC）（FDA 批准适应证）。

【禁用与慎用】

1. 禁用于对本品过敏者。

2. 慎用于重度肾功能不全者。

3. 慎用于中至重度肝功能不全者。

【给药途径和剂量】口服给药，每次 2mg，每日 1 次，单用或与达拉非尼联用，直至疾病进展或出现不能耐受的毒性。

口服给药：①本品应于每日相同时间，在餐前至少 1 小时或餐后至少 2 小时口服，且与早晨或晚间给药的达拉非尼同服。②如漏服一剂，最迟于下一次给药前 12 小时补服，如距下一次服药时间不足 12 小时，则不应补服。③本品片剂不应咀嚼或压碎。

【不良反应】

1. 严重不良反应包括新发原发性恶性肿瘤、出血、心肌病、静脉血栓、眼毒性、间质性肺病、严重皮肤毒性、严重发热、血糖升高。

2. 常见不良反应包括痤疮样皮炎、皮疹、瘙痒、甲沟炎、腹痛、腹泻、胃炎、淋巴水肿、高血压、出血。

3. 少见不良反应包括心动过缓、口干、毛囊炎、脓疱疹、蜂窝织炎、横纹肌溶解、头晕、味觉障碍、视物模糊、眼干。

4. 实验室检查常见 AST 及 ALT 升高、白蛋白水平降低、贫血、碱性磷酸酶升高。

【相互作用】

1. 与强效 P-糖蛋白（P-gp）抑制剂（如维拉帕米、环孢素、利托那韦、奎尼丁、伊曲康唑）合用可能使本品的浓度升高。因本品为外排性转运蛋白 P-gp 的底物。合用时应谨慎。

2. 与禁食条件相比，随高脂高热量饮食同时服用单剂本品，可使本品的 C_{max} 和 AUC 分别降低 70% 和 10%。本品应在餐前至少 1 小时或餐后至少 2 小时给药。

【药动学】单次口服本品 2mg 后的平均绝对生物利用度为 72%，重复给药后暴露量以与剂量成比的方式增加。口服给药后，达峰时间中位数为 1.5 小时。口服每次 2mg、每日 1 次，第 15 日达稳态。血浆蛋白结合率为 97.4%。静脉注射 5μg 后的分布容积约为 1200L。主要经脱乙酰化单独或联合单加氧化作用代谢，脱乙酰化后的代谢产物通过葡萄糖醛酸化进一步代谢，CYP3A4 氧化作用为次要代谢途径。脱乙酰化由羧酸酯酶 1b、1c 和 2 介导，其他水解酶可能亦有作用。单次和重复给药后，血浆中主要循环组分为原形药。单次口服放射性标记的本品 10 日后总剂量回收率小于 50%。药物相关物质主要随粪便排泄（＞80%）；较少随尿液排泄（≤19%），其中仅小于 0.1%为原形药。静脉给药后血浆清除率为 3.21L/h。单次给药的平均终末半衰期为 127 小时。按每次 2mg、每日 1 次重复给药的平均蓄积率为 6.0。

【观察指标】

1. 用药前应检测 *BRAF* V600E 或 V600K 突变状态。

2. 用药前、用药 1 个月后及之后每 2～3 个月使用超声心动图或多通道放射性核素血管造影（MUGA）评估 LVEF。

3. 用药前及用药期间定期监测肝功能。

4. 监测血压、全血细胞计数。

5. 与达拉非尼联用时，用药前、用药期间每 2 个月和停药后 6 个月内进行皮肤评估。

6. 与达拉非尼联用时，密切监测患者是否出现非皮肤恶性肿瘤的症状和体征。

7. 与达拉非尼联用时，糖尿病或高血糖患者开始用药及临床需要时监测血糖水平。

8. 定期进行眼科评估。如出现视力丧失或其他视觉障碍，应于 24 小时内进行眼科评估。

9. 具有生育能力的妇女用药前应进行妊娠试验。

10. 严重发热期间及之后监测肾功能。

【用药宣教】

1. 具有生育能力的妇女使用本品期间和停药后至少 16 周内采取有效的避孕措施。与达拉非尼联用时，应使用有效的替代避孕方法，因达拉非尼可能减弱全身性激素类避孕药的疗效。

2. 男性患者（包括已进行输精管切除术的患者）使用本品期间和停药后至少 16 周内应使用避孕套。

3. 本品可能损害女性的生育力。

呋喹替尼

【类别】酪氨酸激酶抑制剂。

【妊娠安全等级】D。

【作用机制】本品为一种具高度选择性的肿瘤血管生成抑制剂，主要作用靶点为 VEGFR 激酶家族 VEGFR-1、VEGFR-2 及 VEGFR-3。本品在分子水平上可抑制 VEGFR 激酶的活性；在细胞水平上，可抑制 VEGFR-2/3 的磷酸化，抑制内皮细胞的增殖及管腔形成；在组织水平上，可明显抑制鸡胚绒毛尿囊膜模型新生微血管的形成；在整体动物水平上，口服后可抑制 VEGFR-2/3 磷酸化，抑制肿瘤血管生成，从而抑制肿瘤生长。本品按一日 1 次给药，对结直肠癌及其他多种肿瘤模型的生长均显示强效且呈剂量依赖性的抑制效应，敏感模型中可见肿瘤缩小和消退。

【适应证】用于既往接受过以氟尿嘧啶类药、奥沙利铂和伊立替康为基础的化疗，以及既往接受过或不适合接受抗 VEGF 治疗、抗 EGFR 治疗（RAS 野生型）的转移性结直肠癌（mCRC）。

【禁用与慎用】

1. 禁用于对本品过敏者。

2. 禁用于严重活动性出血、活动性消化性溃疡、未愈合的胃肠穿孔、消化道瘘患者。

3. 禁用于重度肝、肾功能不全者。

4. 禁用于孕妇。

5. 慎用于轻至中度肝、肾功能不全者。

6. 慎用于有潜在出血风险（如 APTT 或 PT＞1.5×ULN、大手术后 1 个月内）的患者。

7. 慎用于既往存在动脉血栓或卒中的患者。

8. 慎用于老年人。

【给药途径和剂量】

1. 剂量　口服给药，推荐剂量为每次 5mg，每日 1 次。连用 3 周后停药 1 周，每 4 周为 1 个治疗周期。持续按治疗周期服药，直至疾病进展或出现不可耐受的毒性。

2. 给药途径　①本品可与或不与食物同服。②建议于每日同一时段服药，如服药后发生呕吐，无须补服。③如漏服，不应于次日补服，应按常规服用下一剂。④本品胶囊需整粒吞服。

【不良反应】

1. 心血管系统　高血压、动脉血栓（包括脑梗死）。

2. 代谢/内分泌系统　甲状腺功能减退症、甲状腺功能检查异常[包括 TSH 水平升高或降低、三碘甲状腺原氨酸（T_3）水平升高或降低、甲状腺素（T_4）水平升高或降低]。

3. 呼吸系统　鼻出血、发声困难、咽喉疼痛、咽喉不适、呼吸道感染（包括上呼吸道感染、下呼吸道感染、下呼吸道真菌感染、扁桃体炎、咽炎、鼻咽炎、真菌性鼻窦炎、支气管炎、肺部感染、流行性感冒、卡他性炎）、咯血。

4. 肌肉骨骼系统　背痛、骨骼肌肉痛（包括颈痛、骨痛、胸痛、胸部肌肉骨骼疼痛）、关节痛。

5. 泌尿生殖系统　血尿、蛋白尿、尿路感染、尿隐血阳性。

6. 消化系统　消化道出血（包括上消化道出血、肠道出血、吻合口出血、下消化道出血、痔疮出血、便血、肛门出血）、腹痛、腹部不适、腹泻、口腔黏膜炎（包括阿弗他溃疡、阿弗他性口腔黏膜炎、口腔溃疡、齿龈溃疡）、口腔及齿龈疼痛、食欲下降、大便隐血阳性、血淀粉酶升高、肛部痛、胃肠穿孔、胃肠道瘘、氨基转移酶（包括 AST、ALT）升高或异常、血胆红素升高。

7. 血液系统　出血、血小板计数减少、白细胞计数减少、中性粒细胞计数减少。

8. 皮肤　手足皮肤反应、皮疹、皮炎。

9. 其他　感染、疲乏、乏力、体重减轻。

【相互作用】

1. 体外试验中未见本品对 CYP2C8、CYP2C9、CYP2C19、CYP2D6 和 CYP3A4 有抑制作用，未见本品对 CYP1A2 和 CYP3A4 有诱导作用。本品在体内主要以原形药存在，少部分经 CYP3A4 代谢，预计 CYP3A4 抑制剂或诱导剂对本品的体内暴露量影响有限。

2. 本品对 P-糖蛋白和乳腺癌耐药蛋白（BCRP）具有抑制作用，与 P-糖蛋白和 BCRP 底物合用时应谨慎，并密切监测不良反应，必要时适当调整合用药物的剂量。

【药动学】在 1～6mg 剂量时，本品的暴露量（AUC）以与剂量成比例的方式增加。健康受试者单次口服 5mg，平均 C_{max} 为 155ng/ml，达峰时间中位数为 3 小时（1.5～24 小时），晚期癌症患者单次口服 5mg，平均 C_{max} 为 195ng/ml，达峰时间中位数为 2 小时（0.5～2 小时）。晚期癌症患者按一日 1 次给药，连用 14 日后暴露量可达稳态，剂量为 5mg 时平均蓄积量为 3 倍。体外试验中，血浆蛋白结合率约为 80%。单次口服 5mg，健康受试者和晚期癌症患者的消除相平均表观分布容积分别为 32.5L 和 42.2L。在血浆中主要以原形存在，约占血浆中总暴露量的 72%，经 CYP3A4 介导的去甲基代谢产物约占血浆中总暴露量的 17%。其他代谢途径包括多位置单氧化、*O*-去甲基、*N*-去甲基、*O*-去喹啉唑环、酰胺键水解。Ⅱ相代谢产物主要为Ⅰ相产物的葡萄糖醛酸和硫酸结合物。主要以代谢物形式随尿液排泄。健康受试者口服 ^{14}C 标记的本品 5mg，336 小时内放射性物质平均累积回收率为 90.1%，其中尿液中为 60.3%（原形药为 0.5%），粪便中为 29.8%（原形药为 5.3%）。晚期癌症患者单次口服 2～6mg，平均口服清除率为 9.98～17.8ml/min，平均消除半衰期为 35.2～48.5 小时。

【观察指标】

1. 密切关注出血风险，常规监测血常规、凝血指标。合用抗凝药（如华法林）的患者，需密切监测凝血指标（如 INR）。

2. 用药前检查肝功能。用药期间常规监测肝功能，出现 3 级或 3 级以上氨基转移酶升高或有临床指征时，可每周或每 2 周监测一次，直至氨基转移酶恢复至 1 级或用药前水平。轻至中度肝功能不全者需密切监测肝功能。

3. 用药期间定期检查尿常规。轻至中度肾功能不全者需密切监测肾功能。

4. 用药期间常规监测血压，前 3 个周期每周一次，以后每周期一次，有临床指征时可密切监测。

5. 育龄期妇女用药前需进行妊娠试验。

【用药宣教】

1. 育龄期妇女用药期间及停药后 1 个月内、男性患者用药期间及停药后3个月内需有效避孕。

2. 抗血管生成类药可能抑制或阻碍伤口愈合，建议需进行大手术的患者暂停使用本品，术后待伤口完全愈合后方可恢复使用本品。

3. 用药前需将血压控制至理想水平（＜140/90mmHg）。

索拉非尼

【类别】酪氨酸激酶抑制剂。

【妊娠安全等级】D。

【作用机制】本品为多种激酶抑制剂。体外试验显示，本品具有抑制肿瘤细胞增殖和抗血管生成作用，可抑制肿瘤细胞的靶部位 CRAF、BRAF、BRAF V600E、c-Kit、FMS 样酪氨酸激酶 3（FLT-3）和肿瘤血管靶部位的 CRAF、VEGFR-2、VEGFR-3、PDGFR-β。RAF 激酶为丝氨酸/苏氨酸激酶，而 c-Kit、FLT-3、VEGFR-2、VEGFR-3、PDGFR-β为酪氨酸激酶，以上激酶作用于肿瘤细胞信号通路、血管生成和凋亡。体内试验显示，在多种人类癌（如人肝细胞癌、肾细胞癌）移植裸鼠模型中，本品可抑制肿瘤生长和血管生成。

【适应证】

1. 用于治疗无法手术的晚期肾细胞癌。

2. 用于治疗无法手术或远处转移的肝细胞癌。

3. 用于治疗局部复发性或转移性的进展性放射性碘难治性分化型甲状腺癌（DTC）。

【超说明书用药】

1. 用于治疗 *ETV6-FLT-3* 融合基因（+）的嗜酸性粒细胞增多症。

2. 用于治疗复发性鼻咽癌。

3. 用于治疗脑干低级别胶质瘤。

4. 用于治疗胃肠道间质瘤。

5. 用于治疗血管肉瘤。

6. 用于治疗硬纤维瘤、侵袭性纤维瘤病。

【禁用与慎用】

1. 禁用于对本品严重过敏者。

2. 禁用于鳞状细胞肺癌患者（联合卡铂和紫杉醇时）。

3. 慎用于 QT 间期延长或具有 QT 间期延长风险[如先天性长 QT 间期综合征、电解质紊乱（如低钾血症、低钙血症、低镁血症）]者。

【给药途径和剂量】口服给药，推荐剂量为每次 400mg，每日 2 次，持续治疗直至疾病进展或出现不可耐受的毒性反应。本品片剂应空腹或伴低脂、中脂饮食服用。

【不良反应】

1. 心血管系统　高血压、充血性心力衰竭、心肌缺血、心肌梗死、高血压危象、QT 间期延长、白细胞分裂性血管炎、心肺功能衰竭、猝死。

2. 代谢/内分泌系统　体重减轻、低磷血症、低白蛋白血症、低钙血症、低钾血症、低钠血症、甲状腺功能减退症、脱水、甲状腺功能亢进、男子乳腺发育、高尿酸血症、血清白蛋白降低。

3. 呼吸系统　呼吸困难、鼻出血、鼻漏、间质性肺病样事件（包括肺炎、放射性肺炎、急性呼吸窘迫综合征、间质性肺炎、肺部感染）、气促。

4. 肌肉骨骼系统　关节痛、四肢疼痛、肌肉痉挛、肌痛、横纹肌溶解、背痛、骨痛。上市后还有颌骨坏死的报道。

5. 泌尿生殖系统　肾衰竭、蛋白尿、肾病综合征、勃起功能障碍。

6. 免疫系统　超敏反应（包括皮肤反应如荨麻疹）、血管神经性水肿。

7. 神经系统　外周感觉神经病变、头痛、发音障碍、可逆性后部白质脑病综合征、中枢神经系统缺血、脑病、外周运动神经病变、晕厥、眩晕。

8. 精神　抑郁。

9. 消化系统　肝功能不全、ALT 升高、AST 升高、胆囊炎、胆管炎、药源性肝炎（包括肝衰竭）、氨基转移酶短暂升高、碱性磷酸酶短暂升高、胆红素升高（包括黄疸）、高胆红素血症、胆道感染、腹泻、食欲减退、恶心、腹痛、厌食、呕吐、便秘、脂肪酶升高、淀粉酶升高、口腔疼痛、味觉障碍、黏膜炎、口炎（包括口干、舌痛）、消化不良、吞咽困难、胃食管反流、胰腺炎、胃炎、胃肠道穿孔、腹胀。

10. 血液系统　出血（包括胃肠道出血、呼吸道出血、脑出血）、INR 升高、淋巴细胞减少、血小板减少、贫血、中性粒细胞减少、白细胞减少、凝血酶原异常。

11. 皮肤　脱发、手足综合征（掌跖感觉丧失性红斑）、皮疹、皮肤脱屑、皮肤瘙痒、皮肤干燥、皮肤鳞状上皮细胞癌、红斑、角化过度、剥脱性皮炎、痤疮、面部潮红、毛囊炎、湿疹、多形性红斑、角化棘皮瘤、辐射性皮炎、史-约综合征、中毒性表皮坏死松解症、毛发过度生长。

12. 耳　耳鸣。

13. 其他　疲乏、感染、虚弱、疼痛（包括肿瘤疼痛）、发热、流感样疾病、声音嘶哑、多器官功能衰竭、腹水、水肿、肿瘤溶解综合征。

【相互作用】

1. 与多西他赛合用可使多西他赛的 AUC 和血药峰浓度升高，合用需谨慎。

2. 与多柔比星合用可使多柔比星的 AUC 升高。

3. 与伊立替康合用可导致伊立替康活性代谢产物（SN-38）的 AUC 升高 67%～120%，同时伊立替康的 AUC 值升高 26%～42%。因本品可抑制 UGT1A1 介导的 SN-38 的代谢，合用时应谨慎。

4. 与华法林（CYP2C9 底物）合用时偶见出血或 INR 升高。合用时应定期监测凝血酶原时间的改变、INR 和有无出血迹象。

5. 与强效 CYP3A4 诱导剂（如利福平、圣约翰草、苯妥英钠、卡马西平、苯巴比妥、地塞米松、利福布汀）合用可使本品的全身暴露量降低。以上药物可诱导 CYP 介导的本品代谢，避免合用。

6. 与新霉素合用可使本品的暴露量降低。因新霉素可影响本品的肠肝循环。

7. 伴中脂饮食或禁食状态下服用本品的生物利用度相似。高脂饮食可使本品生物利用度降低 29%。本品片剂应空腹或伴低脂、中脂饮食服用。

【观察指标】

1. DTC 患者应每个月监测一次血清钙、TSH 水平。

2. 具有肾功能损害风险者，建议监测体液平衡、电解质水平。

3. QT 间期延长或具有 QT 间期延长风险者应定期监测心电图、电解质水平。

4. 定期监测肝功能。

5. 用药的前 6 周应每周监测一次血压，随后根据需要监测。

6. 监测全血细胞计数及分类计数、脂肪酶水平、淀粉酶水平。

7. 有生育能力的妇女用药前应进行妊娠试验。

【用药宣教】

1. 需接受大手术的患者建议暂停本品，以确保伤口愈合。

2. 使用蒽环类抗生素高累积剂量治疗、使用抗心律失常药或其他可导致 QT 间期延长药物的患者慎用本品。

3. 有生育能力的妇女用药期间和用药结束后 6 个月内应采取有效的避孕措施。男性患者用药期间和用药结束后 3 个月内应采取有效的避孕措施。

4. 本品可能损害男性的生育力。

阿美替尼

【类别】酪氨酸激酶抑制剂。

【妊娠安全等级】D。

【作用机制】本品为 EGFR 的激酶抑制剂，对 EGFR 耐药或激活突变（T790M、L858R 和 Del19）产生不可逆抑制的 IC_{50} 较野生型低。在体外细胞增殖和体内动物肿瘤移植瘤模型中，本品对携带 EGFR 突变（T790M/L858R 和 Del19）的 NSCLC 细胞株具有抗肿瘤作用，对野生型 EGFR 抑制作用较弱。

【适应证】用于治疗既往经 EGFR 酪氨酸激酶抑制剂（TKI）治疗时或治疗后出现疾病进展，且经检测确认存在 *EGFR* T790M 突变阳性的局部晚期或转移性 NSCLC。

【禁用与慎用】

1. 禁用于对本品过敏者。

2. 慎用于重度或终末期肾功能不全者（使用本品的安全性和有效性尚不明确）。

3. 慎用于中至重度肝功能不全者（使用本品的安全性和有效性尚不明确）。

【给药途径和剂量】推荐剂量为每次 110mg，每日 1 次。持续用药直至疾病进展或出现不能耐受的毒性。

【不良反应】

1. *心血管系统* 心律异常（包括窦性心动过缓、室性期前收缩、室上性期前缩、一度房室传导阻滞、窦性心动过速、心房颤动、心房扑动、室性心律失常）、QT 间期延长、心力衰竭等。

2. *代谢/内分泌系统* 低钠血症。

3. *呼吸系统* 咳嗽、肺栓塞、间质性肺病。

4. *肌肉骨骼系统* 血 CK 升高、背痛、肌痛、肢体痛、肌肉骨骼痛、胸部肌肉骨骼痛、腰肋痛、颈痛、关节痛、骨痛。

5. *泌尿生殖系统* 蛋白尿。

6. *消化系统* 口腔炎（包括口腔溃疡、口腔黏膜炎、阿弗他溃疡、口干、口腔痛、舌溃疡、舌痛）、腹泻、ALT 升高、AST 升高。

7. *血液系统* 贫血、白细胞减少、中性粒细胞减少。

8. *皮肤* 皮疹（包括斑疹、斑丘疹、丘疹、丘疹样皮疹、毛囊炎、结节性红斑、痤疮样皮炎、水疱、荨麻疹、手足综合征、光敏反应等）、瘙痒（包括全身瘙痒）。

9. 眼 视网膜病、黄斑病变、角膜脱落、眼干燥症、白内障、视力疲劳、眼睑水肿、眼睑松垂、倒睫、流泪增加、眼部不适、眼异物感。

【相互作用】

1. 与强效 CYP3A4 抑制剂[如大环内酯类抗菌药（如克拉霉素）、三唑类抗真菌药（如伊曲康唑）、人类免疫缺陷病毒蛋白酶抑制剂（如洛匹那韦）]合用可显著增加本品的暴露量，可能增加血 CK 升高和（或）肌肉症状的发生风险，因本品主要经 CYP3A4 代谢合用时应谨慎。

2. 与可升高血 CK 的药物（如他汀类药）合用可能增加血 CK 升高和（或）肌肉症状的发生风险。

3. 与治疗窗窄的乳腺癌耐药蛋白（BCRP）、P-糖蛋白（P-gp）敏感底物合用可能升高以上药物的浓度。本品对 BCRP 有一定抑制作用、对 P-gp 抑制作用较强。合用时应谨慎，密切观察安全性。

4. 与强效 CYP3A4 诱导剂（如利福平、卡马西平、苯妥英钠、贯叶连翘）合用可显著减少本品的暴露量。因本品主要经 CYP3A4 代谢。合用时应谨慎。

5. 不能排除本品减少激素类避孕药暴露量的风险。

【药动学】晚期 NSCLC 患者单次口服本品 110mg，血浆中原形药的达峰时间中位数为 4 小时，平均血药峰浓度为 318.50ng/ml，*N*-去甲基代谢产物 HAS-719 的达峰时间中位数百为 17.55 小时，平均血药峰浓度为 36.52ng/ml。原形药及 HAS-719 的体外人血浆蛋白结合率均≥99.5%，体内分布较广。晚期 NSCLC 患者口服 110mg，表观分布容积为 554.20L。主要在肝脏代谢。在血浆中主要以原形存在，主要活性代谢产物为 HAS-719，浓度约为原形药的 1/3。单次口服 110mg，21 日内总剂量的 84.75% 随粪便排出，5.44%随尿液排出。晚期 NSCLC 患者单次口服 110mg，原形药、HAS-719 的平均血浆消除半衰期分别为 30.62 小时、55.36 小时。按每次 110mg、每日 1 次给药后，原形药、HAS-719 在体内的平均蓄积比分别为 1.39、4.07，提示原形药存在轻微蓄积，HAS-719 存在一定程度蓄积。

【观察指标】

1. 用药前检测肿瘤组织样本 DNA 或血浆中循环肿瘤 DNA 是否存在 *EGFR* T790M 突变，突变阳性时可使用本品。血浆中循环肿瘤 DNA 检测结果可能出现假阴性，建议尽可能进行肿瘤组织样本检测。

2. 如出现血 CK＞5×ULN，应密切监测血 CK、肌红蛋白、肾功能、体温及血钾，建议每周监测一次。

3. 充血性心力衰竭、电解质异常或合用可延长 QT 间期药物的患者，应定期监测心电图或电解质。

4. 存在心血管风险及可能影响 LVEF 情况的患者，需考虑监测心功能，包括用药前和用药期间监测 LVEF。如用药期间出现心脏事件相关症状和体征，需考虑心脏监测，包括监测 LVEF。

【用药宣教】

1. 育龄期男性、女性使用本品期间及停药后 3 个月内应采取有效的避孕措施。

2. 本品可能导致乏力、头晕，用药期间驾驶或操作机器时应谨慎。

克唑替尼

【类别】酪氨酸激酶抑制剂。

【妊娠安全等级】D。

【作用机制】本品为酪氨酸激酶受体抑制剂，可抑制 ALK、肝细胞生长因子受体（HGFR/c-Met）、ROS1（c-ros）、RON。易位可影响 *ALK* 基因，导致致癌融合蛋白的表达。ALK 融合蛋白的形成导致基因表达和信号的激活及失调，进而有助于提高表达这些蛋白的肿瘤细胞增殖和存活。本品在肿瘤细胞株试验中，对 ALK、ROS1 和 c-Met 磷酸化具有浓度依赖性抑制作用。对表达 EML4-或 NPM-ALK 融合蛋白或 c-Met 的异种移植瘤小鼠具有抗肿瘤活性。

【适应证】

1. 用于治疗 ALK 阳性的局部晚期或转移性非小细胞肺癌（NSCLC）。

2. 用于治疗 ROS1 阳性的晚期 NSCLC。

【禁用与慎用】

1. 禁用于对本品过敏者。

2. 禁用于先天性长 QT 间期综合征患者。

3. 慎用于肝功能不全者。

4. 慎用于有胃肠道穿孔风险（如有憩室炎史、肿瘤转移至胃肠道）的患者。

【给药途径和剂量】口服给药，推荐剂量为每次 250mg，每日 2 次，持续用药直至疾病进展或出现无法耐受的毒性。中度肝功能不全者（AST 为任何值，1.5×ULN＜总胆红素≤3×ULN），推荐起始剂量为每次 200mg，每日 2 次。重度肝功能不全者（AST 为任何值，总胆红素＞3×ULN），推荐起始剂量为每次 250mg，每日 1 次。重度肾功能不全（肌酐清除率＜30ml/min）且无须透析的患者，推荐起始剂量为每次 250mg，每日 1 次。

【不良反应】

1. 心血管系统　QT 间期延长、心动过缓、心律失常、心力衰竭。

2. 代谢/内分泌系统　糖尿病酮症酸中毒、体重增加、体重减轻、血睾酮降低、低磷血症、低钾血症、低钙血症、高镁血症、总蛋白减少、低蛋白血症。

3. 呼吸系统　上呼吸道感染（包括喉炎、鼻咽炎、咽炎、鼻炎）、呼吸困难、肺栓塞、呼吸衰竭、间质性肺病、肺炎、急性呼吸窘迫综合征、胸腔积液。

4. 肌肉骨骼系统　四肢疼痛、肌肉痉挛、血肌酸激酶升高。

5. 泌尿生殖系统　肾囊肿、血肌酐升高、肾衰竭（包括急性肾衰竭）、估计肾小球滤过率（eGFR）下降。

6. 神经系统　头晕（包括平衡障碍）、神经病变（包括周围神经病变、步态障碍、神经痛、感觉减退、感觉异常、肌无力、多发性神经病、皮肤烧灼感）、头痛、晕厥。

7. 消化系统　肝衰竭、总胆红素升高、碱性磷酸酶升高、乳酸脱氢酶升高、氨基转移酶（ALT、AST、γ-谷氨酰转肽酶）升高、恶心、腹泻、呕吐、便秘、消化不良、吞咽困难、腹痛、食管炎（包括食管溃疡）、味觉障碍、食欲减退、胃肠道穿孔、牙痛。

8. 血液系统　中性粒细胞减少、淋巴细胞减少、脓毒症、贫血、白细胞减少。

9. 皮肤　皮疹。有光敏性表皮剥脱性皮疹的个案报道。

10. 眼　视力障碍（包括畏光、复视、闪光幻觉、视力减退、视物模糊、玻璃体飞蚊症）、视力丧失（可能由视神经萎缩及视神经疾病引起）。

11. 其他　水肿、疲乏、脓毒性休克、发热。

【相互作用】

1. 强效 CYP3A 抑制剂（如阿扎那韦、克拉霉素、茚地那韦、伊曲康唑、酮康唑、萘法唑酮、奈非那韦、利托那韦、沙奎那韦、克拉霉素、泰利霉素、醋竹桃霉素、伏立康唑）合用可使本品的血药浓度升高，可增加本品不良反应的发生风险。避免合用。如必须合用，将本品剂量减至每次 250mg、每日 1 次；停止合用时，本品恢复至合用前剂量。

2. 与治疗窗窄的 CYP3A 底物（如阿芬太尼、环孢素、双氢麦角胺、麦角胺、芬太尼、匹莫齐特、奎尼丁、西罗莫司、他克莫司）合用可使 CYP3A 底物的血药浓度升高，因本品可抑制 CYP3A，避免合用。如必须合用，可能需降低此类药物的剂量。

3. 与强效 CYP3A 诱导剂（如卡马西平、苯巴比妥、苯妥英钠、利福布汀、利福平、圣约翰草）合用可使本品的血药浓度降低。避免合用。

4. 与中效 CYP3A 抑制剂、可导致胃肠道穿孔的药物应谨慎合用。

5. 与可引起心动过缓的药物（如β受体阻滞剂、非二氢吡啶类钙通道阻滞剂、可乐定、地高辛）、可延长 QT 间期的药物应避免合用。

6. 因葡萄柚或葡萄柚汁可能使本品的血药浓度升高，避免合用。

【药动学】单次口服本品后，达峰时间中位数为 4～6 小时。口服本品每次 250mg、每日 2 次，15 日内达稳态。本品按每次 200～300mg、每日 2 次用药时，稳态血药谷浓度和 AUC 以高于与剂量成比例的方式增加。单次口服本品 250mg，平均绝对生物利用度为 43%（范围为 32%～66%）。单次静脉给予本品，几何平均分布容积为 1772L。体外血浆蛋白结合率为 91%，且与药物浓度无关。本品为 P-糖蛋白（P-gp）底物，主要经 CYP3A 代谢。单次口服给予健康受试者 250mg 放射性标记的本品后，随粪便和尿液的排泄量分别为给药量的 63% 和 22%，其中原形药物分别为给药量的 53% 和 2.3%。给予本品每次 250mg、每日 2 次，稳态时的平均表观清除率（CL/F）（60L/h）较单次口服 250mg 后（100L/h）低。单次给予患者本品，平均表观终末半衰期为 42 小时。口服本品每次 250mg、每日 2 次，平均蓄积率为 4.8。

【观察指标】

1. 用药前应评估是否为 ALK 阳性和 ROS1 阳性，避免出现假阴性或假阳性。

2. 开始用药的最初 2 个月每 2 周监测一次肝功能，之后每个月及临床需要时进行监测。氨基转移酶升高者应更频繁监测氨基转移酶、碱性磷酸酶或总胆红素。

3. 每月或临床需要时监测全血细胞计数，如出现 3 级或 4 级毒性或发热、感染，应更频繁监测。

4. 定期监测心率和血压。

5. 用药前和用药期间监测肾功能。

6. 充血性心力衰竭、缓慢性心律失常、电解质异常或正使用已知可致 QT 间期延长药物的患者应监测心电图、电解质。

7. 有生育能力的妇女用药前应进行妊娠试验。

8. 如出现严重视力丧失，应进行眼科检查。

【用药宣教】

1. 有生育能力的妇女用药期间和停药后至少45日内应采取有效的避孕措施。男性患者用药期间和停药后至少90日内应使用避孕套。

2. 本品可能降低女性和男性的生育力，尚不明确是否可逆。

吡咯替尼

【类别】 酪氨酸激酶抑制剂。

【妊娠安全等级】 D。

【作用机制】 本品为不可逆性小分子受体酪氨酸激酶抑制剂，显著抑制EGFR和HER2，IC_{50}分别为5.6mol/L、8.1mol/L。本品可显著抑制HER2高表达的肿瘤细胞（乳腺癌、卵巢癌、胃癌肿瘤细胞）生长，IC_{50}为1～43mol/L。在多种移植瘤裸小鼠模型（乳腺癌、卵巢癌、肺癌）中，本品可显著抑制HER2因子驱动的肿瘤生长，抑制HER2介导的下游信号通路，将肿瘤细胞阻滞在细胞周期G_1期。

【适应证】 与卡培他滨联用于治疗HER2阳性、既往未使用或使用过曲妥珠单抗、既往接受过蒽环类药或紫杉类药化疗的复发或转移性乳腺癌。

【禁用与慎用】

1. 禁用于对本品过敏者。

2. 慎用于肾功能不全者。

3. 慎用于心脏基础疾病或特殊情况（如充血性心力衰竭、前期累积高剂量蒽环类药治疗、同时使用2种或2种以上导致QT间期延长的药物）、先天性长QT间期综合征、低钾血症、低钙血症、低镁血症患者。

4. 慎用于65岁以上老人。

5. 不推荐18岁以下儿童使用本品。

6. 不推荐中至重度肝功能不全者使用。

【给药途径和剂量】 推荐剂量为每次400mg，每日1次，于餐后30分钟内服用，连用21日为1个周期。应与卡培他滨联用，卡培他滨的推荐用法用量为口服，每次1000mg/m^2，每日2次，早晚各1次，于餐后30分钟内服用（早上一次与本品同服），连用14日后停用7日，21日为1个周期。持续用药直至疾病进展或出现不能耐受的毒性反应。

【不良反应】

1. 代谢/内分泌系统　体重减轻、血三酰甘油水平升高、血钾降低、血钙降低。

2. 呼吸系统　上呼吸道感染、咳嗽。

3. 神经系统　头晕。

4. 消化系统　血胆红素升高、ALT升高、AST升高、腹泻、呕吐、恶心、口腔黏膜炎（包括口腔溃疡）、腹痛、食欲缺乏。

5. 血液系统　白细胞减少、中性粒细胞减少、血红蛋白水平降低、血小板减少。

6. 皮肤　手足综合征、色素异常、皮疹（包括湿疹、斑丘疹、斑疹、疱疹、痤疮样皮炎、脓疱疹）。

7. 其他　乏力。

【相互作用】

1. 与强效CYP3A4抑制剂（如酮康唑、伊曲康唑、红霉素、克拉霉素、茚地那韦、利托那韦、伏立康唑）合用可能增加本品的系统暴露量，增加安全性风险（尤其是肝功能不全者）。因本品主要经CYP3A4代谢。合用时应密切监测，结合临床观察考虑是否进行剂量调整。

2. 本品为弱效CYP2C19抑制剂，与CYP2C19底物合用可能升高此类药物的血药浓度。

3. 与P-糖蛋白抑制剂合用可能升高本品的血药浓度。因本品可能为P-糖蛋白转运底物。

4. 与强效CYP3A4诱导剂（如地塞米松、苯妥英钠、卡马西平、利福平、利福布汀、利福喷丁）合用可能减少本品的系统暴露量，可能影响其药效。因本品主要经CYP3A4代谢。合用时应密切监测，结合临床观察考虑是否进行剂量调整。

5. 健康受试者于高脂餐后单次口服本品320mg，血药峰浓度（C_{max}）和曲线下面积（$AUC_{0\sim\infty}$）分别较空腹服药时升高约79%和43%。本品应于餐后30分钟内服用。

6. 与葡萄柚合用可能增加本品的系统暴露量，增加安全性风险（尤其是肝功能不全者）。

【药动学】 在每日160～400mg剂量时，稳态时本品的暴露量基本以与剂量成正比的方式增加。乳腺癌患者联用本品与卡培他滨，本品剂量为每日160～400mg时，稳态血药浓度达峰时间中位数为4.0～5.0小时，稳态平均表观分布容积（V_{ss}/F）为4200L。主要在肝脏经CYP3A4代谢，主要以原形和代谢产物形式随粪便排泄。健康受试者口服^{14}C标记的本品，0～240小时粪便与尿液中放射性物质累积回收量分别占总放射性的（90.9±3.5）%与（1.72±0.33）%。乳腺癌患者联用本品与卡培他滨，本品剂量为每日400mg时，平均清除率（CL_{ss}/F）

为 141L/h，稳态平均消除半衰期为 18.2 小时。乳腺癌患者按每日 1 次口服本品，第 8 日血药浓度达稳态，AUC 蓄积率为 1.22～1.57，连续给药未见明显蓄积。本品与卡培他滨联用时，连用 14 日后，本品的 AUC 蓄积比近似为 1，未见明显蓄积。

【观察指标】

1. 用药前检测 HER2 状态。

2. 用药前及用药期间（至少每 2 个周期一次）监测肝功能。如存在异常，应增加监测频率。

3. 用药前及用药期间定期监测血常规。

4. 用药前评估 LVEF，确认 LVEF 在正常范围内；用药期间定期监测 LVEF，确保 LVEF 不低于正常值下限。

5. 鉴于 QT 间期延长的风险，且不能排除本品引起 QT 间期延长的可能性，开始用药前应纠正低钾血症、低镁血症或低钙血症。

【用药宣教】建议育龄期女性用药期间及停药后至少 8 周内采用必要的避孕措施。

仑伐替尼

【类别】酪氨酸激酶抑制剂。

【作用机制】本品为一种酪氨酸激酶（RTK）受体抑制剂，可抑制血管内皮生长因子（VEGF）受体 VEGFR-1（FLT-1）、VEGFR-2（KDR）和 VEGFR-3（FLT-4）的激酶活性，还可抑制其他促血管生成和肿瘤发生通路相关的 RTK，包括成纤维细胞生长因子（FGF）受体 FGFR-1、FGFR-2、FGFR-3 和 FGFR-4，血小板衍生生长因子（PDGF）受体 PDGFR-α、KIT、RET。本品与依维莫司联用，体外可抑制人内皮细胞增殖、血管形成、VEGF 信号通路，体内可降低人肾细胞癌荷瘤小鼠的肿瘤体积，联用的抗血管生成与抗肿瘤活性大于单药。

【适应证】用于先前未接受过全身系统治疗的不可切除的肝细胞癌（HCC）。

【超说明书用药】

1. 用于治疗局部复发性、转移性、进展性、放射性碘难治性分化型甲状腺癌（DTC）（FDA 批准适应证）。

2. 与帕博利珠单抗联用于治疗先前接受全身性治疗后疾病进展且不适合接受治愈性手术或放疗的非微卫星高不稳定性（MSI-H）或非错配修复缺陷（dMMR）的晚期子宫内膜癌（FDA 批准适应证）。

3. 与依维莫司联用于治疗先前接受过 1 种抗血管生成疗法的晚期肾细胞癌（FDA 批准适应证）。

【禁用与慎用】对本品过敏者、孕妇禁用。

【给药途径和剂量】

1. 分化型甲状腺癌　口服 24mg，每日 1 次。

2. 肾细胞癌　口服 18mg，每日 1 次。合用依维莫司 5mg，每日 1 次。

3. 肝癌　患者体重≥60kg，口服 12mg，每日 1 次；患者体重<60kg，口服 8mg，每日 1 次。

4. 晚期子宫内膜癌　口服 20mg，每日 1 次。合用帕博利珠单抗 200mg，静脉滴注，每 3 周 1 次。

【不良反应】

1. 常见不良反应包括高血压、低血压、疲劳、腹泻、恶心、胃炎、腹痛、便秘、口干、食欲减退、呕吐、体重减轻、脱水、味觉障碍、关节痛、肌痛、头痛、头晕、手足综合征、蛋白尿、脱发、角化过度、呼吸困难、鼻出血、咳嗽、失眠、牙或口腔感染、尿路感染、QT 间期延长。

2. 严重不良反应包括高血压、心功能不全、动脉血栓栓塞事件、肝毒性、蛋白尿、肾衰竭和肾功能损伤、胃肠道穿孔和瘘管形成、QT 间期延长、低钙血症、可逆性后部白质脑病综合征、出血事件、促甲状腺素抑制障碍。

3. 实验室检查可见 AST 及 ALT 升高、低钾血症、低钙血症、肌酐升高、脂肪酶升高。

【相互作用】

1. 与具有较窄治疗指数的 CYP3A4 底物[如阿司咪唑、特非那定、西沙必利、匹莫齐特、奎尼丁、苄普地尔、麦角生物碱（麦角胺、双氢麦角胺）]应谨慎合用。

2. 与可能延长 QT 或 QTc 间期的药物避免合用。

3. 食物不影响本品的吸收程度，但可减慢吸收率，并将达峰时间延迟 2 小时。

【药动学】口服本品后，其 T_{max} 为 1～4 小时。住院的实体瘤患者，单次或多次服用本品，每日 1 次，剂量在 3.2～32mg 时，与 C_{max} 和 AUC 成正比，蓄积率为 0.96～1.54。本品的血浆蛋白结合率为 98%～99%，血液-血浆浓度比为 0.589～0.608。基于体外研究数据，本品是 P-糖蛋白和乳腺癌耐药蛋白的底物，但不是有机阴离子转运蛋白（OTA）1、OTA3、有机阴离子转运多肽（OATP）1B1、OATP1B3、有机阳离子转运体（OCT）1、OCT2 或胆盐输出泵的底物。CYP3A 是本品的主要代谢酶之一。在人体中测定本品代谢主要经酶（CYP3A 和醛氧化酶）和非酶两种途径。本品达 C_{max} 后血药浓度呈双指数下降。终末半衰期约为28小时。6例实体瘤患者接受单次放射性标记的本品，10日后随粪便和尿中排除的放射性物质分别约64%和25%。

【观察指标】

1. 用药后1周应监测血压，且最初2个月每2周监测一次，随后至少每个月监测一次。

2. 用药前监测肝功能，用药后的最初2个月每2周监测一次，随后至少每个月监测一次。

3. 用药前和用药期间定期监测心电图，尤其是先天性长QT间期综合征、充血性心力衰竭、心动过缓或正使用其他可延长QT间期药物（如Ⅰa类、Ⅲ类抗心律失常药）的患者。

4. 用药前和用药期间定期监测电解质，其中至少每个月监测一次血钙水平。

5. 用药前监测甲状腺功能，用药期间至少每个月监测一次。

6. 用药前和用药期间定期监测尿蛋白。如测定蛋白尿2+，则应测定24小时尿蛋白。

7. 监测肾功能。

8. 有生育能力的妇女用药前应进行妊娠试验。

9. 本品可引起下颌骨坏死，用药前和用药期间定期进行口腔检查。

【用药宣教】

1. 建议有生育能力的妇女用药期间和用药结束后至少1个月内采取高效的避孕措施。对使用口服激素类避孕药的女性应增加屏障避孕法。

2. 本品可能损害男性或女性的生育力。

3. 本品可引起疲劳、头晕，驾驶或操作机器时应谨慎。

4. 本品可引起伤口愈合延迟，择期手术前应暂停本品至少1周；大手术后至少2周不应给药，直至伤口充分愈合。伤口愈合并发症缓解后重新使用本品的安全性尚不明确。

奥拉帕利

【类别】其他抗肿瘤药。

【作用机制】本品为一种多聚二磷酸腺苷（ADP）核糖聚合酶（PARP）（包括PARP1、PARP2、PARP3）抑制剂。PARP参与正常细胞功能（如DNA转录、DNA修复）。在体外本品可抑制肿瘤细胞系的增殖，在体内可抑制人体肿瘤小鼠异种移植瘤的生长，单药治疗或铂类化疗后用药均有效。当细胞系和小鼠移植瘤模型中存在BRCA相关的DNA损伤同源重组修复缺陷或非BRCA相关的、铂类化疗应答相关的DNA损伤同源重组修复缺陷时，本品可产生更强的细胞毒和肿瘤抑制作用。体外研究显示，本品的细胞毒作用可能涉及PARP活性抑制及PARP-DNA复合物形成增加，从而导致DNA损伤和癌细胞死亡。

【适应证】

1. 用于接受一线含铂化疗完全缓解或部分缓解的携带胚系或体细胞乳腺癌易感基因突变（gBRCAm或sBRCAm）的晚期上皮性卵巢癌、输卵管癌或原发性腹膜癌初治的维持治疗。

2. 用于接受含铂化疗完全缓解或部分缓解的复发性上皮性卵巢癌、输卵管癌或原发性腹膜癌的维持治疗。

【超说明书用药】

1. 用于接受至少16周含铂类药化疗未出现疾病进展的伴有有害或疑似有害BRCA种系突变的转移性胰腺腺癌的维持治疗（FDA批准适应证）。

2. 用于已接受3种或3种以上化疗的伴有有害或疑似有害乳腺癌易感基因（*BRCA*）种系突变的晚期卵巢癌（FDA批准适应证）。

3. 用于已接受新辅助、辅助或转移后化疗的伴有有害或疑似有害BRCA种系突变的HER2阴性的转移性乳腺癌（FDA批准适应证）。

【禁用与慎用】

1. 禁用于对本品过敏者。

2. 禁用于儿童。

3. 不推荐用于重度肾功能不全或终末期肾病（Ccr≤30ml/min）、重度肝功能损害（Child-Pugh分级为C级）者。

【给药途径和剂量】口服给药，每次300mg，每日2次，于含铂化疗结束后8周内开始使用。用于晚期癌症时，持续治疗直至疾病进展或出现不能耐受的毒性，或完成2年治疗[2年治疗后完全缓解（影像学无肿瘤证据）的患者应停止治疗，影像学显示有肿瘤且持续治疗可获益的患者可继续治疗超过2年]。本品片剂可与或不与食物同服，且应整片吞服，不得咀嚼、压碎、溶解或掰开。如漏服1剂，无须补服，应于下一服药时间服用规定剂量。

【不良反应】

1. 心血管系统　①单用本品：静脉血栓形成（包括肺栓塞）、急性心力衰竭、心肺衰竭。②与贝伐珠单抗联用：高血压、静脉血栓形成。

2. 代谢/内分泌系统　单用本品：低镁血症。

3. 呼吸系统　①单用本品：上呼吸道感染（包括细菌性上呼吸道感染）、下呼吸道感染、咽炎、鼻咽炎、支气管炎、呼吸困难（包括劳力性呼吸困难）、鼻窦炎、鼻炎、咳嗽、肺炎（包括吸入性肺炎）、慢性阻塞性肺疾病（COPD）。②与贝伐珠单抗联用：呼吸困难、肺炎。

4. 肌肉骨骼系统　单用本品可见关节痛、肌痛、肌肉骨骼疼痛、背痛。

5. 泌尿生殖系统　①单用本品：尿路感染（包括尿源性脓毒症、泌尿道疼痛、脓尿）、血肌酐升高。②与贝伐珠单抗联用：尿路感染、血肌酐升高。

6. 免疫系统　①单用本品：超敏反应（如皮疹、皮炎）。②与贝伐珠单抗联用：超敏反应。

7. 神经系统　①单用本品：头晕、头痛、周围神经病、脑血管意外、猝死。②与贝伐珠单抗联用：头晕、头痛。

8. 消化系统　①单用本品：恶心、呕吐、腹痛（包括下腹痛、上腹痛、腹胀、腹部不适、腹部压痛）、腹泻（包括结肠炎、胃肠炎）、消化不良、便秘、口炎（包括阿弗他溃疡、口腔溃疡、口腔脓肿、牙龈脓肿、牙龈疼痛、牙龈炎、黏膜感染、黏膜炎症、口腔念珠菌病、口腔不适、口腔疱疹、口腔感染、口腔黏膜红斑、口腔疼痛、口咽不适、口咽疼痛）、食欲减退、味觉障碍、肠穿孔、肠憩室。②与贝伐珠单抗联用：恶心、呕吐、腹泻、口炎、味觉障碍、消化不良。单用本品可见 Budd-Chiari 综合征。

9. 血液系统　①单用本品：贫血（包括血细胞比容降低、血红蛋白水平降低、铁缺乏、红细胞减少）、中性粒细胞减少（包括发热性中性粒细胞减少、粒细胞减少、中性粒细胞减少性感染、中性粒细胞减少性脓毒症）、白细胞减少、血小板减少、淋巴细胞减少、平均血细胞比容升高、平均红细胞体积增加、急性白血病、急性髓系白血病（AML）、骨髓增生异常综合征（MDS）。②与贝伐珠单抗联用：贫血（包括再生障碍性贫血、巨幼细胞性贫血、红细胞减少、血细胞比容降低、血红蛋白水平降低、正细胞正色素性贫血、正细胞性贫血）、白细胞减少、淋巴细胞减少（包括 B 淋巴细胞减少、T 淋巴细胞减少）、中性粒细胞减少、血小板减少。

10. 皮肤　①单用本品：皮炎、皮疹（包括红斑疹、黄斑疹、斑丘疹）。②与贝伐珠单抗联用：红斑。

11. 其他　①单用本品：疲乏（包括虚弱、昏睡、不适）、流行性感冒、水肿（包括外周水肿）、发热、脓毒症、感染性休克。②与贝伐珠单抗联用：疲乏（包括虚弱）。

【相互作用】

1. 与其他骨髓抑制性抗癌药（包括 DNA 损伤药）合用可增强骨髓抑制毒性，并延长该毒性的持续时间。

2. 与强效或中效 CYP3A 抑制剂合用可升高本品的血药浓度，可能增加其不良反应的发生风险。应避免合用。如必须合用，应减少本品的剂量：与强效 CYP3A 抑制剂合用时，将本品剂量减至每次 100mg、每日 2 次；与中效 CYP3A 抑制剂合用时，将本品剂量减至每次 150mg、每日 2 次。停用 CYP3A 抑制剂 3～5 个消除半衰期后，本品剂量应恢复至合用前剂量。

3. 与强效或中效 CYP3A 诱导剂合用可减少本品的暴露量，可能减弱其疗效，应避免合用。

4. 与激素类避孕药合用可能减弱激素类避孕药的药效，因本品可能通过酶诱导减少 CYP2C9 底物的暴露量。使用本品期间应考虑采取其他非激素避孕措施。

【药动学】本品的剂量为 25～450mg 时，C_{max} 以略低于与剂量成正比的方式增加，而全身性暴露（单剂量 AUC）与剂量近似成正比。口服后吸收迅速，1.5 小时达血药峰浓度。单次给药 300mg 后，表观分布容积为（158±136）L。蛋白结合率约为 82%。本品主要经 CYP3A4/5 代谢。主要代谢反应为氧化反应，随后可与葡萄糖醛酸或硫酸结合。女性患者口服 ^{14}C 标记的本品后，原形药物占血浆中总放射量的 70%。单次给予 ^{14}C 标记的本品后，7 日内随尿液和粪便的排泄量分别为给药量的 44% 和 42%（均主要以代谢物形式）。单次给予本品 300mg 后，表观血浆清除率为（7.4±3.9）L/h，终末半衰期为（14.9±8.2）小时。多次给药（每次 300mg、每日 2 次）后稳态 AUC 平均蓄积率为 1.8。

【观察指标】

1. 用药前筛查：转移性乳腺癌、晚期卵巢癌单药维持治疗、转移性胰腺癌患者 *BRCA1* 和（或）*BRCA2* 突变（BRCAm）状态；晚期卵巢癌联合用药维持治疗患者 HRD 阳性状态；转移性去势低抗性前列腺癌（mCRPC）患者 HRR 基因突变状态。

2. 用药前监测全血细胞计数，用药的最初 12 个月内每个月监测一次，之后定期监测出现的具临床意义的参数变化。

3. 监测肾功能。

4. 有生育能力的妇女用药前及用药期间定期

进行妊娠试验。

【用药宣教】

1. 先前抗肿瘤治疗引起的血液学毒性未缓解至1级或1级以下时，不得开始本品的治疗。

2. 有生育能力的妇女用药期间及停药后至少6个月内应采取有效的避孕措施。男性患者用药期间和停药后3个月内应采取有效的避孕措施，且不可捐精。

3. 本品可引起虚弱、疲乏、头晕，驾驶或操作机械时应谨慎。

瑞戈非尼

【类别】其他抗肿瘤药。

【妊娠安全等级】D。

【作用机制】本品是细胞膜结合的和胞内多种激酶的小分子抑制剂，这些激酶参与正常的细胞功能及肿瘤发生、肿瘤血管生成、肿瘤转移和肿瘤免疫等病理过程。

【适应证】

1. 适用于治疗既往接受过以氟尿嘧啶、奥沙利铂和伊立替康为基础的化疗，以及既往接受过或不适合接受抗VEGF治疗、抗EGFR治疗（RAS野生型）的转移性结直肠癌（mCRC）患者。

2. 既往接受过甲磺酸伊马替尼及苹果酸舒尼替尼治疗的局部晚期的、无法手术切除的或转移性胃肠道间质瘤（GIST）患者。

3. 既往接受过索拉非尼治疗的肝细胞癌（HCC）患者。

【禁用与慎用】对本品或辅料有超敏反应的患者禁用。

【给药途径和剂量】推荐剂量为160mg，每日1次，于每一个疗程的前21日口服，28天为1个疗程。本品应在每天同一时间，在低脂早餐（脂肪含量30%）后随水整片吞服。患者不得在同一天服用两剂药物以弥补（前一天）漏服的剂量。如果服用本品后出现呕吐，同一天内患者不得再次服药。

【不良反应】常见的药物不良反应为无力、疲乏、手足皮肤反应、腹泻、食欲下降及进食减少、高血压、发声困难及感染。

【相互作用】鉴于CYP3A4活性的强效抑制剂（如克拉霉素、葡萄柚汁、伊曲康唑、酮康唑、泊沙康唑、泰利霉素和伏立康唑）对本品及其代谢产物的稳态暴露量的影响，建议避免同时使用这些药物。

【药动学】单次口服剂量160mg后，在3～4小时达血药峰浓度。体外蛋白结合率高（99.5%）。本品主要在肝脏中经CYP3A4介导的氧化代谢途径代谢，并经UGT1A9介导的葡萄糖醛酸化代谢。本品及其代谢产物M-2的平均消除半衰期在20～30小时。M-5的平均消除半衰期约60小时（范围为40～100小时），在给药后12日内回收了约90%的放射性剂量，约71%的剂量经粪便排泄（47%作为母体化合物，24%作为代谢产物），约19%的剂量作为葡萄糖醛酸苷经尿液排泄。

【观察指标】

1. 建议在开始本品治疗之前进行肝功能检查（ALT、AST及胆红素），并在治疗开始的2个月内严密监测（至少2周一次）。此后，应至少每月定期监测或有临床指征时监测。

2. 建议在治疗期间监测生化及代谢参数，并在需要时根据标准临床实践开始适当的替代疗法。如果出现持续或反复的显著异常，应考虑中断给药或降低剂量，或永久停药。

【用药宣教】

1. 建议患者使用鞋垫和手套，防止对足底和手掌的压迫。

2. 建议患者使用角质层分离剂乳剂（如含尿素、水杨酸局部涂覆于受累区域）和保湿霜（随意涂覆）缓解症状。

3. 建议对接受大手术的患者暂时中断用药。

舒尼替尼

【类别】酪氨酸激酶抑制剂。

【妊娠安全等级】D。

【作用机制】本品是一种能抑制多个受体酪氨酸激酶（RTK）的小分子，其中某些受体酪氨酸激酶参与肿瘤生长、病理性血管形成和肿瘤转移的过程。

【适应证】

1. 不能手术的晚期肾细胞癌。

2. 甲磺酸伊马替尼治疗失败或不能耐受的胃肠道间质瘤。

3. 不可切除的、转移性高分化进展期胰腺神经内分泌瘤成年患者。

【禁用与慎用】对本品或药物的非活性成分严重过敏者禁用。

【给药途径和剂量】

1. 治疗胃肠道间质瘤和晚期肾细胞癌的推荐剂量为50mg，每日1次，口服，服药4周，停药2周。

2. 对于胰腺神经内分泌瘤，本品推荐剂量为37.5mg，口服，每日1次，连续服药，无停药期。与食物同服或不同服均可。

【不良反应】最常见的不良反应包括疲劳、乏力、发热、腹泻、恶心、黏膜炎/口腔炎、呕吐、消化不良、腹痛、便秘、高血压、外周水肿、皮疹、手足综合征、皮肤褪色、皮肤干燥、毛发颜色改变、味觉改变、头痛、背痛、关节疼痛、肢端疼痛、咳嗽、呼吸困难、厌食和出血。

【相互作用】

1. CYP3A4强抑制剂，如酮康唑，可升高本品的血药浓度，不建议合用，如果必须与CYP3A4强效抑制剂同时应用，需要考虑降低本品剂量。

2. CYP3A4诱导剂，如利福平，可降低本品的血药浓度，降低疗效，如果必须与CYP3A4强效诱导剂同时应用，需要考虑增加本品剂量。

【药动学】口服给药后6～12小时达到血药峰浓度。进食对本品生物利用度无影响。本品及其主要活性代谢物的人血浆蛋白结合率分别为95%和90%，表观分布容积为2230L。主要由CYP3A4代谢，产生的主要活性代谢物被CYP3A4进一步代谢。其主要活性代谢物占总暴露量的23%～37%。主要通过粪便排泄。

【观察指标】

1. 在治疗开始前、每个治疗周期及临床需要时应监测肝功能：ALT、AST、胆红素。

2. 在没有心脏风险因素的患者中，应考虑评估基线射血分数，监测其慢性心力衰竭的临床症状和体征，也应考虑进行基线和定期LVEF评估。

3. 对于有QT间期延长病史的患者、服用抗心律失常或可延长QT间期药物的患者或者有相关基础心脏疾病、心动过缓和电解质紊乱的患者，应用本品时，应考虑在治疗期间定期监测心电图和电解质（镁和钾）。

【用药宣教】

1. 出现胃肠道、呼吸系统、肿瘤、泌尿道及脑部的出血症状立即就诊。

2. 有颌骨坏死症状者，避免用药时接受侵入性牙科手术操作。

3. 糖尿病患者注意监测低血糖情况。

维莫非尼

【类别】其他抗肿瘤药。

【妊娠安全等级】D。

【作用机制】本品是BRAF丝氨酸-苏氨酸激酶的某些突变体（包括*BRAF* V600E）的口服小分子抑制剂。在治疗浓度时在体外也可抑制其他激酶，如CRAF、ARAF、野生型BRAF、SRMS、ACK1、MAP4K5和FGR。某些*BRAF*基因突变体（包括V600E）可产生结构性激活的BRAF蛋白，该蛋白在细胞增殖通常所需的生长因子缺乏时也可引起细胞增殖。

【适应证】用于治疗*BRAF* V600突变阳性的不可切除或转移性黑色素瘤。

【禁用与慎用】禁用于已知对本品任何辅料过敏的患者。

【给药途径和剂量】推荐剂量为960mg，每日2次。首剂药物应在上午服用，第二剂应在此后约12小时，即晚上服用。每次服药均可随餐或空腹服用。用一杯水送服药物，服药时整片吞下。不应咀嚼或碾碎。

【不良反应】关节痛、疲乏、皮疹、光敏反应、脱发、恶心、腹泻、头痛、瘙痒、呕吐、皮肤乳头状瘤和皮肤角化症。

【相互作用】本品是一种中度CYP1A2抑制剂和CYP3A4诱导剂。不建议本品与经CYP1A2和CYP3A4代谢的治疗窗较窄的药物合用。如果无法避免，应谨慎。

【药动学】单次口服后960mg，血药浓度达峰时间约为4小时。960mg每日2次重复给药后本品表现出显著的药物蓄积，并且存在明显的患者间变异性。在转移性黑色素瘤患者中，本品的人群表观分布容积约为91L（患者间变异度为64.8%）。在体外，它与人类血浆蛋白高度结合（＞99%），在粪便中回收到绝大多数的给药剂量（94%），在尿液中回收到＜1%的给药剂量。CYP3A4途径可能是本品的重要代谢途径。在转移性黑色素瘤患者中，本品的表观清除率约为29.3L/d（患者间变异度为31.9%），消除半衰期约为56.9小时。

【观察指标】

1. 建议所有患者在开始治疗前接受一次皮肤评估，并且建议在治疗过程中接受常规监测。

2. 患者在胰腺炎发作后，若重新接受治疗，应对其进行密切监测（包括血清淀粉酶和脂肪酶的检查）。

3. 在本品治疗前和剂量调整后，应监测心电图和电解质。治疗的前3个月应每月监测，此后每3个月进行一次监测。

【用药宣教】在服用药物期间，避免日光暴露。

应穿戴防护性服装，使用广谱 UVA/UVB 防晒霜和润唇膏。

伊布替尼

【类别】酪氨酸激酶抑制剂。

【妊娠安全等级】D。

【作用机制】本品为 BTK（Bruton 酪氨酸激酶）抑制剂，与 BTK 活性位点的半胱氨酸残基形成共价键，从而抑制 BTK 的酶活性。BTK 是 B 细胞抗原受体（BCR）和细胞因子受体通路的信号分子。BTK 通过 B 细胞表面受体信号激活 B 细胞迁徙、趋化和黏附所必需的通路。伊布替尼可抑制胶原诱导的血小板聚集。

【适应证】

1. 本品单药适用于既往至少接受过一种治疗的套细胞淋巴瘤患者的治疗。

2. 本品单药适用于慢性淋巴细胞白血病/小淋巴细胞淋巴瘤患者的治疗。

3. 本品单药适用于既往至少接受过一种治疗的瓦氏巨球蛋白血症患者的治疗，或者不适合接受化学免疫治疗的瓦氏巨球蛋白血症患者的一线治疗。

4. 本品联用利妥昔单抗，适用于瓦氏巨球蛋白血症患者的治疗。

【禁用与慎用】本品禁用于已知对本品或辅料有超敏反应（如速发过敏和类速发过敏反应）的患者。

【给药途径和剂量】口服给药，每日 1 次，每日的用药时间大致固定。应用水送服整粒胶囊。请勿打开、弄破或咀嚼胶囊。本品不得与葡萄柚汁同服。

1. 套细胞淋巴瘤（MCL） 推荐剂量为 560mg，每日 1 次直至疾病进展或出现不可接受的毒性。

2. 慢性淋巴细胞白血病（CLL）/小淋巴细胞淋巴瘤（SLL）和瓦氏巨球蛋白血症（WM） 本品单药治疗 CLL/SLL 和 WM，或与利妥昔单抗联合治疗 WM 的推荐剂量为 420mg，每日 1 次直至疾病进展或出现不可接受的毒性。

本品与利妥昔单抗联合用药时，如果在同一天给药，建议在利妥昔单抗给药前给予本品。

【不良反应】出血、感染、血细胞减少、间质性肺病、心律失常类疾病、白细胞淤滞、高血压、继发恶性肿瘤、肿瘤溶解综合征。

【相互作用】

1. 多次与伏立康唑（强效 CYP3A 抑制剂）合并给药会使伊布替尼的稳态峰浓度增加 6.7 倍，AUC 增加 5.7 倍。进食状态的模拟显示泊沙康唑（强效 CYP3A 抑制剂）可使本品的 AUC 增加 3～10 倍，应避免合用强效 CYP3A 抑制剂。

2. 与利福平（强效 CYP3A 诱导剂）合用会使本品的暴露量显著降低，应避免合用强效 CYP3A 诱导剂。

3. 体外研究表明，采用临床剂量时本品可能抑制 BCRP 和 P-gp 转运。本品与治疗窗窄的口服 P-gp 或 BCRP 底物（如地高辛、甲氨蝶呤）合用，可能会增加后者的血药浓度。

【药动学】健康受试者空腹服用本品的绝对生物利用度为 2.9%，血药浓度达峰时间 1～2 小时。在体外与人血浆蛋白的可逆结合率为 97.3%，稳态表观分布容积约为 10 000L。空腹状态下和进食状态下的表观口服清除率分别是 2000L/h 和 1000L/h。本品的半衰期为 4～6 小时。本品主要通过 CYP3A 代谢成多种代谢产物，一小部分通过 CYP2D6 代谢。活性代谢产物 PCI-45227 是一种二氢二醇类化合物，对 BTK 的抑制活性约为伊布替尼的 1/15。本品主要经粪便排泄。

【观察指标】

1. 本品可能会增加接受抗血小板或抗凝血治疗患者的出血风险，应监测患者的出血体征。

2. 接受本品治疗的患者曾发生进行性多灶性白质脑病（PML）和肺孢子菌肺炎（PCP），应监测并评估患者的发热和感染情况并予以适当的治疗。

【用药宣教】

1. 治疗期间及停药后至少 1 个月内注意避孕。

2. 若漏服剂量当日应尽快补服，之后恢复正常用药时间。

3. 出现心房颤动或心房扑动的相关症状及时就诊。

氟马替尼

【类别】酪氨酸激酶抑制剂。

【适应证】用于治疗费城染色体阳性的慢性髓细胞性白血病（Ph^+CML）慢性期成年患者。

【作用机制】本品抑制 Bcr-Abl 酪氨酸激酶磷酸化作用的 IC_{50} 为 11nmol/L；抑制 P210 Bcr-Abl 表达阳性的白血病细胞（K562、KU812）增殖作用的 IC_{50} 为 6～8nmol/L。

【禁用与慎用】

1. 对本品活性成分或任何一种辅料过敏者

禁用。

2. 孕妇禁用。

3. 哺乳期妇女应权衡本品对其的重要性，选择停药或停止哺乳。

4. 儿童用药的安全性和有效性尚未建立。

【给药途径和剂量】口服给药，推荐剂量为600mg，每天 1 次，直至疾病进展或出现不可耐受的不良反应。本品应空腹服用（服药前 2 小时和服药后 1 小时期间不要饮食），建议每天大致同一时间服用药物，吞咽完整片剂，并用一整杯水送服，不要咀嚼或压碎片剂。

【不良反应】

1. *血液系统*　血小板减少、白细胞减少、中性粒细胞减少、贫血、淋巴细胞减少。

2. *消化系统*　腹泻、腹痛、呕吐、恶心、腹部不适、牙痛、AST 升高、ALT 升高、血胆红素升高、γ-谷氨酰转肽酶升高。

3. *代谢及营养类异常*　血磷降低、血钙降低、血尿酸升高、血三酰甘油水平升高、血钾降低、血糖升高、血胆固醇升高。

4. *感染和传染*　上呼吸道感染、肺部感染、尿路感染。

5. *全身性*　乏力、发热、体液潴留、胸部不适。

6. *肌肉骨骼及结缔组织*　关节痛、肌痛、肢体疼痛、背痛。

7. *皮肤及皮下组织*　皮疹、瘙痒。

8. *肾脏及泌尿系统*　血肌酐升高。

9. *呼吸系统、胸及纵隔*　咳嗽。

10. *神经系统*　头晕、头痛。

11. *心血管系统*　窦性心动过缓、高血压。

12. *耳及迷路*　眩晕。

13. *其他检查异常*　血清脂肪酶升高、心电图检查异常、血清淀粉酶升高、血肌酸激酶升高、血碱性磷酸酶升高、血乳酸脱氢酶升高。

【相互作用】尚无资料，但本品为 CYP3A4 的底物，预计强效 CYP3A4 抑制剂会升高本品的血药浓度，反之，强效 CYP3A4 诱导剂会降低本品的血药浓度。

【药动学】慢性粒细胞白血病慢性期患者单次给予 400mg 或 600mg 剂量后，本品吸收迅速，T_{max} 中位数均为 2 小时，多次给药后体内有一定的蓄积。体外试验显示本品体外与人的血浆蛋白结合率平均为 89.4%，口服给药后在体内分布也较广，分布容积大。本品在血浆中主要以原药形式存在，此外，存在的主要代谢物形式为 *N*-去甲基化代谢物 M1 和酰胺键水解代谢物 M3。在慢性粒细胞白血病慢性期患者体内平均血浆消除半衰期为 16.01～17.21 小时。CYP3A4 是本品的主要代谢酶，同时本品对 CYP3A4 有抑制作用。

【观察指标】

1. 开始治疗前应检查肝功能（氨基转移酶、胆红素和碱性磷酸酶），随后每月检查一次或根据临床需要监测，必要时应调整剂量。

2. 检测血钾、血镁、血磷浓度，如低于正常值下限，补钾/镁至正常水平。

3. 在首次发现 QTc＞480 毫秒后，应尽快进行一次心电图检查，如果 QTc 仍＞480 毫秒，则需重复心电图检查，至少每日 1 次，直到 QTc 恢复＜480 毫秒。

4. 使用本品时应定期监测血清脂肪酶和淀粉酶，如果出现 2 级及以上的血清脂肪酶和（或）淀粉酶升高，在第 1 次发生时，应马上停药观察，在恢复到≤1 级后，降低 1 级剂量水平继续治疗；当第 2 次发生或恢复到≤1 级的时间超过 28 天时，应终止治疗。

【用药宣教】

1. 可能出现乏力、头晕、眩晕等不良反应，服用本品期间驾驶或操作机器时应谨慎。

2. 育龄期妇女在服用本品期间，应采取有效的避孕措施。

达拉非尼

【类别】酪氨酸激酶抑制剂。

【妊娠安全等级】D。

【适应证】用于 *BRAF* V600E 或 V600K 突变阳性而无法切除的或转移性黑色素瘤，V600K 突变阳性而无法切除的或转移性黑色素瘤须与曲美替尼合用。

【作用机制】本品抑制 BRAF V600E、BRAF V600K 和 BRAF V600D 酶的 IC_{50} 分别为 0.65mol/L、0.5mol/L 和 1.84mol/L，抑制野生型 BRAF 和 CRAF 激酶的 IC_{50} 分别为 3.2mol/L 和 5.0mol/L，在高浓度下对 SIK1、NEK11 和 LIMK1 也有抑制作用。一些突变型 *BRAF* 基因可导致 BRAF 的活化，从而刺激肿瘤细胞生长。在体内和体外，本品对 *BRAF* V600 突变阳性的黑色素瘤细胞均有抑制作用。本品和曲美替尼在 AS/RAF/MEK/ERK 通路中可抑制不同的酪氨酸激酶，两者合用会增加对 *BRAF* V600 突变阳性的黑色素瘤细胞的抑制作用。

【禁用与慎用】

1. 根据本品的作用机制，本品可导致胚胎毒性，孕妇禁用。

2. 尚未明确本品是否通过乳汁排泌，哺乳期妇女应权衡本品对其的重要性，选择停药或停止哺乳。

3. 18 岁以下儿童用药的安全性及有效性尚未明确。

【给药途径和剂量】

1. 治疗前须确认患者肿瘤中存在 *BRAF* V600E 突变或 V600K 突变。

2. 推荐给药剂量方案为口服150mg，每日2次，间隔约 12 小时。作为单药服用，或与曲美替尼合用，餐前至少 1 小时或餐后 2 小时服用。不要在下一次剂量 6 小时内服用本品的漏服剂量，不要打开、压碎或破坏本品的胶囊。与曲美替尼联合给药时，在每日相同时间或早晨或傍晚给予本品，在每日的同一时间服用曲美替尼。

【不良反应】

1. 严重不良反应包括新发的恶性肿瘤、出血、静脉血栓、心肌病、眼毒性、严重的发热反应、严重皮肤毒性、高血糖。

2. 临床试验中报道的最常见不良反应（≥30%）有角化过度、脱发、手足综合征、皮疹、头痛、发热、关节痛、肌痛、腰痛、乳头状瘤、皮肤鳞状细胞癌、角化棘皮瘤、咳嗽、便秘、鼻咽炎。

3. 实验室检查常见高血糖、低血磷、碱性磷酸酶升高、低血钠。少见白细胞减少、淋巴细胞减少、中性粒细胞减少、血小板减少、AST 及 ALT 升高、碱性磷酸酶升高、胆红素升高、γ-谷氨酰转肽酶升高、低蛋白血症、低血钾、肌酐升高、低血镁、高血钾、高血钙、低血钙。

4. 与曲美替尼合用发生的不良反应包括胰腺炎、间质性肾炎、发热、寒战、疲乏、水肿、盗汗、痤疮样皮炎、瘙痒、日光性角化病、红斑、恶心、呕吐、腹泻、便秘、腹痛、口干、头晕、口咽痛、肌痛、四肢痛、食欲降低、失眠、尿路感染、肾衰竭、视物模糊、一过性失明、蜂窝织炎、毛囊炎、甲沟炎、多汗、高血压、QT 间期延长。

【相互作用】

1. 本品主要经 CYP2C8 和 CYP3A4 代谢，强效CYP2C8和CYP3A4的抑制剂可升高本品的血药浓度，强效诱导剂可降低本品的血药浓度，尽量避免合用。如不可避免，应监测患者不良反应增加和疗效降低的情况。

2. 本品可诱导 CYP3A4 和 CYP2C9，经 CYP3A4 和 CYP2C9 代谢的药物，如咪达唑仑（CYP3A4 底物）、*S*-华法林（CYP2C9 底物）和 *R*-华法林（CYP3A4/CYP1A2 底物）、地塞米松、口服避孕药的血药浓度均可被本品降低，应避免合用，必须合用时应密切监测。

【药动学】口服本品后，T_{max} 为 2 小时，绝对生物利用度为 95%。口服单剂量如为 12～300mg，暴露量与剂量成正比。口服 150mg，每日 2 次，蓄积率为 0.73，稳态 *AUC* 个体差异为 38%。高脂肪餐会使本品 C_{max} 增加 51%，T_{max} 延迟 3.6 小时。本品蛋白结合率为 99.7%，表观分布容积为 70.3L。本品的代谢主要经CYP2C8和CYP3A4介导形成羟基-达拉非尼。羟基-达拉非尼经 CYP3A4 进一步氧化形成羧基-达拉非尼之后，再分泌进入胆囊和尿液。羧基-达拉非尼脱羧基形成去甲基-达拉非尼，再经 CYP3A4 氧化代谢。本品口服后半衰期为 8 小时，单次服用后表观清除率为 17.0L/h，每日 2 次服用，2 周后清除率为 34.4L/h。本品以代谢产物随排泄粪便 71%，随尿液排泄 23%。

【观察指标】

1. 本品可导致表皮鳞状细胞癌（cuSCC），应每 2 个月检查皮肤情况，至停药后 6 个月。临床试验中手术切除 cuSCC 的患者未进行剂量调整或中断治疗。

2. 治疗期间应定期检查血糖及电解质，如临床需要随时检查。

3. 本品可导致发热，服用本品期间应监测体温。

4. 服用本品期间监测心功能、眼毒性和血栓栓塞的症状及体征。

【用药宣教】

1. 育龄期妇女在治疗期间及治疗结束后至少 2 周内应采取有效避孕措施。

2. 本品可导致新发恶性肿瘤。

泽布替尼

【类别】酪氨酸激酶抑制剂。

【适应证】

1. 用于治疗既往至少接受过一种治疗的成年套细胞淋巴瘤（MCL）患者。

2. 用于治疗既往至少接受过一种治疗的成年慢性淋巴细胞白血病（CLL）/小淋巴细胞淋巴瘤（SLL）患者。

3. 用于治疗既往至少接受过一种治疗的成年人瓦氏巨球蛋白血症（WM）患者。

【作用机制】本品与 BTK 活性位点中的半胱氨酸形成共价键，从而抑制 BTK 活性。BTK 是 BCR 和细胞因子受体通路的信号分子。在B细胞中，BTK 可激活 B 细胞增殖、转运、趋化和黏附所需的通路。在非临床研究中，本品可抑制恶性 B 细胞增殖，抑制肿瘤生长。

【禁用与慎用】

1. 根据本品的作用机制，本品可导致胚胎毒性，孕妇禁用。

2. 尚未明确本品是否通过乳汁排泌，哺乳期妇女应权衡本品对其的重要性，选择停药或停止哺乳至治疗结束后至少 2 周。

3. 18 岁以下儿童用药的安全性及有效性尚未明确。

4. 严重肝、肾功能不全者慎用。

【给药途径和剂量】

1. 推荐剂量为每次 160mg，口服，每日 2 次，直到发生疾病进展或出现不可耐受的毒性。口服给药，每日的用药时间大致固定。应用水送服整粒胶囊，可在餐前或餐后服用。请勿打开、弄破或咀嚼胶囊。如果未在计划时间服用本品，患者应在相邻服药间隔至少 8 小时基础上尽快服用，并在后续恢复正常用药计划。请勿额外服用本品以弥补漏服剂量。

2. 与强效 CYP3A 抑制剂合用时，降低本品剂量至 80mg，每日 1 次；与中效 CYP3A 抑制剂合用，降低本品剂量至 80mg，每日 2 次。如停用 CYP3A 抑制剂，应恢复本品的剂量至合用之前的剂量。

3. 如出现 3 级发热性中性粒细胞减少、3 级血小板减少伴出血、4 级中性粒细胞减少或血小板减少（持续 10 天以上），首次出现时降低本品剂量至 80mg，每日 2 次；再次出现时，降低本品剂量至 80mg，每日 1 次；第三次出现时，应用就停药。

【不良反应】常见不良反应包括中性粒细胞减少、血小板减少、血尿、紫癜、贫血、白细胞减少、感染性肺炎、上呼吸道感染、出血、皮疹、咳嗽、腹泻、骨骼肌疼痛、疲乏、血红蛋白水平降低、低血钾。

【相互作用】

1. 中效、强效 CYP3A 抑制剂可明显升高本品的血药浓度，合用时应调整本品的剂量。

2. 中效、强效 CYP3A 诱导剂可明显降低本品的血药浓度，导致治疗失败，禁止合用。

【药动学】本品口服后 T_{max} 为 2 小时，食物不影响本品的吸收。稳态分布容积约 881（95%）L，血浆蛋白结合率为 94%。半衰期为 24 小时，清除率为 182（37%）L/h。本品主要经 CYP3A 代谢，单次服用 320mg 放射性标记的本品后，约 87%的给药剂量随粪便排出（38%为原形药），8%随尿排泄（原形药＜1%）。

【观察指标】

1. 监测出血的迹象和症状。如果发生任何级别的颅内出血，应立即停药。根据手术类型和出血风险，考虑在术前和术后 3～7 日暂停使用本品。

2. 监测和评估患者的发热或其他感染体征和症状，如发生感染，应给予适当治疗。

3. 治疗期间应定期检测全血细胞计数，如需要可给予细胞因子或输注血小板治疗。

4. 监测心房颤动或心房扑动的症状和体征，如出现应给予适当治疗。

【用药宣教】

1. 育龄期妇女、患者的女性性伴侣在治疗期间及治疗结束后至少 1 周内应采取有效避孕措施。

2. 本品有导致继发恶性肿瘤的风险。

尼达尼布

【类别】酪氨酸激酶抑制剂。

【妊娠安全等级】D。

【适应证】

1. 用于治疗特发性肺纤维化。

2. 与多西他赛合用，治疗一线化疗之后组织学诊断为腺癌的、局部晚期或转移性或局部复发性非小细胞肺癌。

【作用机制】本品为受体酪氨酸激酶和非受体酪氨酸激酶的多重抑制剂。其抑制的受体包括 PDGFR-α和 PDGFR-β、FGFR-1～FGFP-3、VEGFR-1～VEGFR-3、FMS 样酪氨酸激酶-3（FLT-3），其中 FGFR、PDGFR 和 VEGFR 参与特发性纤维化的病理过程。本品与上述受体的 ATP 结合口袋结合，阻止细胞内的信号转导，从而抑制成纤维细胞的增殖、迁移和转化，上述过程是特发性肺纤维化病理过程中的关键机制。

【禁用与慎用】

1. 中、重度肝功能不全者禁用。

2. 本品有胚胎毒性，孕妇禁用。

3. 哺乳期妇女使用时，应暂停哺乳。

4. 儿童用药的安全性及有效性尚未明确。

5. 轻、中度肾功能不全者不必调整剂量，重度肾功能不全者尚无资料可参考。

6. 本品可增加动脉血栓形成的风险，具有心血管疾病高危因素的患者慎用，如出现急性心肌缺血的症状，应立即停药。

7. 本品有导致胃肠穿孔的风险，近期进行过外科手术的患者慎用。如发生胃肠穿孔，应立即停药。存在胃肠穿孔风险的患者在使用本品前应充分权衡利弊。

【给药途径和剂量】

1. 治疗特发性纤维化的推荐剂量为口服150mg，每12小时1次，本品应在进餐时服用，胶囊应整粒吞服。如漏服一剂，不可补服，按预定时间服用下次剂量，每日最大剂量不可超过300mg。用于肺癌，推荐剂量为100～200mg，每日2次。

2. 如出现3×ULN＜ALT和（或）AST＜5×ULN，且无肝损害的症状，应暂停用药或降低剂量至100mg，每12小时一次，如肝酶恢复至基线，可重新增加剂量至150mg，每12小时一次。如3×ULN＜ALT和（或）AST＜5×ULN，并伴严重肝损害的症状，应永久停药；如ALT和（或）AST＞5×ULN，亦应永久停药。

【不良反应】

1. 严重不良反应包括超敏反应、胃肠道障碍甚至穿孔、胚胎毒性、动脉血栓、出血的风险增加。

2. 临床试验中报告的常见不良反应包括腹泻、恶心、腹痛、呕吐、肝酶升高、食欲降低、头痛、体重降低、高血压。

【相互作用】

1. 本品为P-糖蛋白的底物，少量经CYP3A4代谢，酮康唑可使本品的暴露量升高60%，本品与强效CYP3A抑制剂（如酮康唑、伊曲康唑、泊沙康唑、克拉霉素、泰利霉素、利托那韦等）合用时，应密切监测不良反应，可能须暂停用药或降低剂量。

2. 本品禁与强效CYP3A诱导剂（如利福平、苯妥英、贯叶连翘等）合用，因可降低本品的暴露量50%。

3. 本品为VEGFR抑制剂，可导致出血的风险增加，完全抗凝的患者使用时应密切监测出血的征象，必要时调整抗凝药的剂量。

【药动学】餐后口服本品2～4小时达C_{max}，100mg的剂量的生物利用度为4.7%，有首过效应，生物利用度大幅降低。剂量与暴露量成正比，多次给药后蓄积量为1.7倍，口服1周后达稳态。餐后服用较空腹服用，暴露量增加20%，吸收延迟约2小时。本品呈双相分布，静脉输注分布容积为1050L。血浆蛋白结合率约97.8%。本品主要经酯酶裂解为游离酸部分BIBF1202，后者经UGT（UGT1A1、UGT1A7、UGT1A8和UGT1A10）催化进一步葡萄糖醛酸化。仅有一小部分经CYP3A4进行生物转化，经此途径的代谢物因浓度极低，在人的血浆中无法检测到。本品的有效半衰期为9.5小时，静脉输注后清除率为1390ml/min。口服给药后24小时尿中以原形回收0.05%的给药剂量，而静脉注射后回收1.4%。大部分以BIBF1202形式随粪便排泄（93.4%），其肾清除率为20ml/min。

【观察指标】

1. 开始本品治疗前应检查肝功能，治疗初始3个月每月检查一次，继后每3个月检查一次，出现肝功能异常者应调整剂量。

2. 腹泻是本品最常见的不良反应，严重腹泻者可能须暂停用药或降低剂量。腹泻者可给予补液和洛哌丁胺，如仍腹泻不止，应降低剂量或暂停用药，待恢复正常后再以100mg，每12小时1次开始，如能耐受，可增加至150mg，每12小时1次。如严重腹泻虽经治疗仍无好转，应永久停药。

【用药宣教】

1. 本品常可引起恶心和呕吐，可给予止吐药，如有严重恶心和呕吐，应降低剂量或暂停用药，待恢复后再以100mg，每12小时1次，如能耐受，可增加至150mg，每12小时1次。如严重恶心和呕吐虽经治疗仍未好转，应永久停药。

2. 使用本品期间及治疗结束后至少3个月，育龄期妇女应采取有效的避孕措施。

3. 吸烟可降低本品的暴露量。

达可替尼

【类别】酪氨酸激酶抑制剂。

【妊娠安全等级】FDA未分配（根据动物研究的结果及其作用机制，这种药物在给予孕妇时会对胎儿造成伤害。在动物繁殖研究中，在器官发生期间使用导致植入后损失的发生率增加，并且在相当于推荐的人类剂量下胎儿体重减少。EGFR信号转导的缺失已被证明会导致动物的胚胎死亡和产后死亡）。

【作用机制】本品为EGFR家族（EGFR/HER1、HER2和HER4）激酶活性和某些EGFR激活突变（外显子19缺失或外显子21 L858R突变）

不可逆的抑制剂。在治疗浓度下，本品体外可抑制DDR1、EPHA6、LCK、DDR2和MNK1的活性。

【适应证】用于表皮生长因子受体（EGFR）外显子19缺失或外显子21 L858R突变的转移性非小细胞肺癌（NSCLC）的一线治疗。

【禁用与慎用】

1. 孕妇禁用。
2. 哺乳期妇女使用时应暂停哺乳。
3. 儿童使用本品的安全性和有效性尚未建立。
4. 年龄≥65岁老年患者慎用。

【给药途径和剂量】

1. 本品的推荐剂量为每次45mg，每日1次，直至病情变化或产生不可耐受的毒性。食物对其吸收无影响。建议每日同一时间服药。若患者呕吐或漏服一剂，不必补服，按预定时间服用下一剂量即可。

2. 如出现不良反应，应根据不良反应严重程度调整剂量（表8-4），第一次调整剂量至30mg/d，第二次调整至15mg/d。

表8-4　根据不良反应调整剂量方案

不良反应	严重等级	剂量调整方案
间质性肺病（ILD）	任何等级	永久停药
腹泻	2级	暂停用药，直至恢复至≤1级后以原剂量恢复治疗 对于复发的2级腹泻，暂停用药，直至恢复至≤1级后降低剂量重新开始治疗
	3或4级	暂停用药，直至恢复至≤1级后降低剂量重新开始治疗
皮肤反应	2级	暂停用药，直至恢复至≤1级后以原剂量恢复治疗 暂停用药，直至恢复至≤1级后降低剂量重新开始治疗
	3或4级	暂停用药，直至恢复至≤1级后降低剂量重新开始治疗
其他	3或4级	暂停用药，直至恢复至≤2级后降低剂量重新开始治疗

3. 使用本品时，避免合用质子泵抑制剂（PPI）。作为PPI的替代物，可使用局部抑酸剂；若使用H_2-受体拮抗药，可在使用前6小时或使用后10小时给予本品。

【不良反应】

1. *内分泌系统*　低白蛋白血症、高血糖、低钙血症、低钾血症、低钠血症、低镁血症、脱水、体重减轻。

2. *呼吸系统*　ILD、肺炎、咳嗽、鼻黏膜疾病（包括鼻出血、鼻炎、鼻黏膜溃疡）、呼吸困难、上呼吸道感染、胸痛。

3. *肌肉骨骼系统*　肢体疼痛、肌肉骨骼痛。

4. *泌尿生殖系统*　肌酐升高。

5. *神经系统*　失眠。

6. *消化系统*　腹泻、口炎（包括黏膜炎）、恶心、便秘、口腔溃疡、食欲减退、呕吐、味觉障碍、ALT升高、AST升高、碱性磷酸酶升高、高胆红素血症。

7. *血液系统*　贫血、淋巴细胞减少。

8. *皮肤*　皮疹（包括斑丘疹）、甲沟炎[包括指（趾）甲感染、指（趾）甲毒性、甲折断、甲剥离、甲缺失]、皮肤干燥、脱发、瘙痒（包括全身性瘙痒、痒疹）、手足综合征、皮炎（包括痤疮样皮炎）、皮肤皲裂、多毛症、皮肤剥脱、剥脱性皮肤反应。

9. *眼*　结膜炎、角膜炎。

10. *其他*　无力、疲乏。

【相互作用】

1. 与CYP2D6底物的药品（如帕罗西汀等）合用可升高此类药物的血药浓度，可能增加其毒性的发生风险，避免与血药浓度轻微升高即可能导致严重或危及生命的毒性的药物合用。

2. 与质子泵抑制剂（PPI）合用可降低本品的血药浓度，可能减弱其药效，应避免合用。可将PPI改为作用于局部的抗酸药或H_2受体拮抗药；本品应于使用H_2受体拮抗药至少6小时前或10小时后使用。

【药动学】口服平均绝对生物利用度为80%。几何平均稳态分布容积为1889L。体外人血浆蛋白结合率约为98%，且与血药浓度无关。主要在肝脏经氧化和与谷胱甘肽结合代谢，主要经CYP2D6代谢，约79%经粪便排泄。平均表观血浆清除率为24.9L/h，平均血浆消除半衰期为70小时。轻至中度肾功能不全不改变本品的药动学。尚无重度肝、肾功能不全或需进行血液透析的患者的药动学资料。

【观察指标】

1. 育龄期妇女在用药前需进行妊娠试验。

2. 如出现ILD相关的呼吸系统症状（如呼吸困难、咳嗽、发热）恶化，应暂停本品，并立即检查是否为ILD。

3. 如出现腹泻，应立即开始止泻治疗（可给予洛哌丁胺、地芬诺酯合用阿托品）。

4. 如出现 1 级皮疹，应使用局部用抗生素及局部用皮质激素；如出现 2 级或 2 级以上皮肤不良反应，应使用口服抗菌药。

5. 用药前筛查患者的肿瘤标本是否存在 EGFR 19 号外显子缺失突变或 21 号外显子 L858R 置换突变。

【用药宣教】

1. 有生育能力的妇女在用药期间及停药后至少 17 日内，需采取有效的避孕措施。哺乳期妇女在用药期间及停药后至少 17 日内需停止哺乳。

2. 用药期间采取防晒措施，如穿防晒衣和使用防晒霜。为缓解皮肤反应，可涂抹保湿霜。

伏美替尼

【类别】酪氨酸激酶抑制剂。

【作用机制】本品为 EGFR 激酶抑制药，对 EGFR 耐药或激活突变（T790M、L858R 和 Del19）具有不可逆的抑制作用， IC_{50} 约为 1mol/L。本品对上述突变 EGFR 的 IC_{50} 较野生型 EGFR 更低，对携带上述突变的肿瘤细胞的抑制作用较野生型肿瘤细胞更强。

【适应证】用于治疗既往经 EGFR 酪氨酸激酶抑制药（TKI）治疗时或治疗后出现疾病进展，并经检测确认存在 *EGFR* T790M 突变阳性的局部晚期或转移性非小细胞肺癌（NSCLC）。

【禁用与慎用】

1. 对本品过敏者禁用。

2. 重度肾功能不全者、中至重度肝功能损害者慎用。

3. 孕妇禁用。

4. 儿童用药的安全性及有效性尚不明确。

【给药途径和剂量】口服给药，推荐剂量为每次 80mg，每日 1 次，用药直至疾病进展或出现不能耐受的毒性。

【不良反应】

1. 心血管系统　QT 间期延长、心律失常（包括室性心律失常、期前收缩、右束支阻滞、左束支阻滞、窦性心动过缓、房室传导阻滞、心房颤动、心动过速、传导障碍、心房扑动）、高血压、左室射血分数（LVEF）降低、心力衰竭。

2. 代谢/内分泌系统　高尿酸血症。

3. 呼吸系统　间质性肺炎。

4. 肌肉骨骼系统　血肌酸激酶升高。

5. 泌尿生殖系统　蛋白尿、血肌酐升高。

6. 消化系统　ALT 升高、AST 升高、γ-谷氨酰转肽酶升高、腹泻。

7. 血液系统　白细胞减少、中性粒细胞减少、贫血、血小板减少。

8. 皮肤　皮疹（包括痤疮样皮炎、手足综合征、过敏性皮炎、大疱性皮炎、脓疱疹、丘疹、斑丘疹、带状疱疹、荨麻疹）、瘙痒（包括全身瘙痒）。

9. 眼　视力下降、流泪增加、视物模糊、眼瘙痒、眼痛。

【相互作用】

1. 与强效 CYP3A4 抑制剂合用可导致本品暴露量增加、AST5902（本品主要活性代谢产物）暴露量减少。

2. 本品对 P-gp 和 BCRP 的活性具有一定抑制作用。

3. 本品与强效 CYP3A4 诱导剂合用可导致本品暴露量减少、血药峰浓度（C_{max}）升高。

4. 与空腹服药相比，健康受试者进食高脂高热量饮食后服用本品（80mg），本品的 C_{max} 升高约 53%，AUC 增加约 32%，达峰时间无明显改变。

【药动学】NSCLC 患者单次口服本品，在 20～240mg 剂量时，本品的 C_{max} 和 $AUC_{0\sim\infty}$ 基本随剂量增加而呈比例增加。每日 1 次口服，多次给药，在 20～80mg 剂量，本品的 C_{max} 和 AUC_{ss} 基本随剂量增加而成比例增加；在 80～240mg 剂量，本品的 C_{max} 和 AUC_{ss} 的增加比例小于给药剂量的增加比例。健康受试者单次口服本品，本品的达峰时间中位数为 3～6 小时，其主要代谢产物 AST5902 的达峰时间中位数为 8～10 小时。NSCLC 患者单次口服本品，本品的达峰时间中位数为 4 小时，AST5902 的达峰时间中位数为 7～10 小时。口服本品每次 80mg，每日 1 次，连用 8 日达稳态血药浓度，平均 AUC_{ss} 为 1030（ng · h）/ml，AUC 的蓄积量为 2.5 倍。AST5902 的血药浓度在连续给药的第 15 日基本达稳态，平均 AUC_{ss} 为 762（ng · h）/ml。健康受试者单次口服本品，本品的平均表观分布容积为 4960L。本品主要经 CYP3A4 代谢，*N*-去甲基代谢产物 AST5902 为活性代谢产物，其暴露量为原药暴露量的 50%～100%，活性和选择性与原药基本一致。本品主要随粪便排泄。单次口服本品 80mg，35 日内从粪便中收集的剂量占给药量的 71.2%（1.38%为原形药），35 日内从尿液中收集的剂量占给药量的 6.63%（1.99%为原形药）。健康受试者单次口服本品，本品的清除率约为 100L/h，血浆消除半衰期约为 35 小时；AST5902 的血浆消除半衰期约为 58 小时。NSCLC 患者单次口服本品，本品的血浆消除半衰期约为 56 小时，AST5902 的血浆消除半衰期约为 82 小时。

【观察指标】

1. 用药前需明确患者存在 *EGFR* T790M 突变。对采自肿瘤组织样本的 DNA 或血浆中循环肿瘤 DNA（ctDNA）进行检查，*EGFR* T790M 突变状态为阳性则提示可使用本品治疗。因血浆检查结果可能出现假阴性，建议尽可能进行肿瘤组织检查。

2. 建议用药期间每月监测一次肝功能。

3. 存在心血管风险、存在可能影响 LVEF 的情况或用药期间出现心脏相关症状和体征的患者，应考虑监测心功能（包括监测 LVEF）。

【用药宣教】

1. 育龄期女性或男性患者的性伴侣使用本品期间及停药后至少 6 个月内应采用有效避孕措施。

2. 本品可导致眼部不良反应（如视力下降、视物模糊），可能影响驾驶或操作机械的能力。

3. 哺乳期妇女如果用药，在用药期间及末次服药后至少 3 个月内应停止哺乳。

4. 每日最好在同一时间空腹服药。如果漏服，且距离下次服药时间＞12 小时，及时补服。

多纳非尼

【类别】激酶抑制剂类抗肿瘤药。

【作用机制】本品为索拉非尼的氘代化合物，理论上其作用机制与索拉非尼相同，为多激酶抑制剂。本品在体外可抑制多种人肿瘤细胞的增殖，在多种人源肿瘤（包括肾癌、肝癌、乳腺癌和结直肠癌）的裸小鼠移植性肿瘤模型中可抑制肿瘤生长。在多种新生血管生成评价模型中，本品可抑制新生血管生成。

【适应证】用于既往未接受过全身系统性治疗的不可切除肝细胞癌患者。

【禁用与慎用】

1. 对本品任何成分过敏者禁用。

2. 有活动性出血、活动性消化道溃疡、药物不可控制的高血压和重度肝功能不全患者禁用。

3. 重度肝肾功能不全患者不建议使用。

4. 哺乳期妇女使用时应暂停哺乳。

【给药途径和剂量】

1. 本品推荐剂量为每次 0.2g，每日 2 次，空腹口服，以温开水吞服。建议每日同一时段服药。如果漏服药物，无须补服，应按常规用药时间服用下次剂量。

2. 剂量调整：在用药过程中应密切监测患者，根据患者个体的安全性和耐受性调整用药，包括暂停用药、降低剂量或永久停药。剂量调整应遵循先暂停用药再降低剂量的原则（表 8-5）。

表 8-5 治疗晚期肝细胞癌的剂量调整原则

剂量调整方案	不良反应发生情况
暂停用药	3 级手足皮肤反应、3 级及以上腹泻、3 级高血压（采取了最佳降压疗法后）、3 级肝功能异常、3 级蛋白尿、3 级上消化道出血、3 级 QT 间期延长、其他 3 级及以上非血液学不良反应（需永久停药的不良反应除外）、4 级血液学不良反应（需永久停药的不良反应除外）
降低剂量	首次暂停用药后，如不良反应在 1 周内恢复至 1 级，则继续按原剂量服用；暂停用药 2 周内恢复至 1 级，则剂量减至每日 1 次，每次 0.2g 调整剂量后再次发生暂停用药的情况，若 2 周内恢复至 1 级，则剂量减至隔日 1 次，每次 0.2g
永久停药	4 级高血压、4 级肝脏功能异常、4 级上消化道出血、4 级 QT 间期延长、危及生命（4 级）不良反应，如发生与药物相关的需要紧急抢救治疗的非血液学不良反应，包括但不仅限于急性出血性休克、胃肠穿孔或高血压危象等、暂停用药 2 周内不能恢复至 1 级、需要第三次暂停用药

【不良反应】常见（发生率≥20%）的不良反应包括手足皮肤反应、蛋白尿、高血压/血压升高、腹泻、脱发、AST 升高、ALT 升高、血小板计数降低、胆红素升高，少见上消化道出血、皮疹和中性粒细胞计数降低。

【相互作用】本品目前尚无药物相互作用的临床研究数据。体外研究提示，本品主要通过 CYP3A4 和 UGT1A9 代谢，此外 CYP1B1、CYP2C8、CYP2C9、CYP2C19、CYP2D6 和 CYP3A5 也部分参与本品的代谢。合用相关代谢酶的抑制剂或诱导剂时应当谨慎。

【药动学】肿瘤患者口服本品每日 2 次，连续给药 7～14 日达稳态。肿瘤患者连续给药 0.2g，每日 2 次，稳态时 C_{max} 为 6.01～7.02μg/ml，$AUC_{0\sim12h}$ 为 40.4～46.70（h•μg）/ml，蓄积率（$AUC_{0\sim2h}$ 比值）为 3.64～4.99。本品与人血浆蛋白的结合率为 99.88%～99.98%。肿瘤患者单次口服 0.1～0.4g 本品后，表观清除率为 3.69～6.92L/h，消除半衰期为 20.7～27.8 小时；多次口服 0.1～0.4g，每日 2 次后，

表观清除率为 2.46～8.14L/h，消除半衰期为 26.9～30.2 小时。主要代谢产物包括吡啶 *N*-氧化产物 M2 和葡萄糖醛酸结合产物 M7。体外试验提示，本品主要通过 CYP3A4 和 UGTIA9 代谢，此外 CYP1B1、CYP2C8、CYP2C9、CYP2C19、CYP2D6 和 CYP3A5 也部分参与本品的代谢。给药 240 小时内随尿和粪便分别排泄给药剂量的 88.04%（原形药占 83.2%）和 9.27%。

【观察指标】在本品治疗期间，应定期监测血压、尿蛋白、肝功能、血小板计数、心电图和电解质。

【用药宣教】

1. 手足皮肤反应是本品常见的不良反应，加强皮肤护理，保持皮肤清洁，避免继发感染，避免压力或摩擦，使用润肤霜或润滑剂、维生素软膏，局部使用含尿素和皮质类固醇成分的乳液或润滑剂，必要时局部使用抗真菌或抗生素治疗。

2. 在本品治疗期间，应定期监测血压。避免应用抑制 CYP3A4 代谢通路的钙通道阻滞剂，以防止本品在患者体内蓄积而造成不良反应发生增加。

3. 腹泻是本品常见的不良反应，多数为 1、2 级。在治疗过程中，建议低纤维饮食，多饮水。肝硬化患者不建议使用乳果糖。出现 2 级（每日排便次数较治疗前增加 4～6 次）及以上的腹泻时，应进行止泻、补液等相应处理。出现 3 级（每日排便次数较治疗前增加 7 次）及以上的腹泻时，应采取剂量调整措施。若严重腹泻引起脱水和电解质紊乱，必须尽快纠正，以避免引起腹水、肾功能不全和肝性脑病。

4. 应密切关注出血风险，如出现出血、消化道出血、大便隐血（++以上）、呕血或血便，必须暂停或减量，并加强观察。

5. 定期进行心电图和电解质（镁、钾、钙）的监测，及时纠正电解质异常。

6. 需要接受大手术的患者暂停使用本品。

7. 育龄期女性及男性患者的性伴侣，在治疗期间及末次用药后 2 周内，应采取可靠的避孕措施。

恩沙替尼

【类别】酪氨酸激酶抑制剂。

【妊娠安全等级】尚不明确。

【作用机制】本品为间变性淋巴瘤激酶（ALK）抑制剂，与 ALK 具有很强的结合力。ALK 是非小细胞肺癌（NSCLC）重要的致癌驱动因子之一，ALK 融合蛋白基因在 NSCLC 患者中的阳性率为 5%左右，且多见于年轻、不吸烟或轻度吸烟的肺腺癌患者。ALK 激活之后能够导致下游信号通路被激活，进而引发肿瘤的发生和存活，本品能够有效抑制 ALK 的活性，从而起到抑制肿瘤生长的作用。

【适应证】用于此前接受过克唑替尼治疗后进展或者对克唑替尼不耐受的 ALK 阳性的局部晚期或转移性 NSCLC 患者的治疗

【禁用与慎用】

1. 对本品过敏者禁用。
2. 中重度肝肾功能不全者慎用。
3. 孕妇禁用。
4. 儿童用药的安全性及有效性尚不明确。

【给药途径和剂量】口服给药，每日 1 次，每次 225mg，每天在同一时间口服给药，空腹或与食物同服。如果漏服，距下次服药时间间隔 12 小时以上时，患者应补服漏服的剂量。若治疗期间发生呕吐，患者不应服用额外剂量，但应继续服用下次剂量。

【不良反应】

1. 常见皮疹、瘙痒、恶心、便秘、呕吐、口腔炎、腹部不适、腹泻、水肿、乏力、发热、食欲减退、电解质紊乱、贫血、感染、高胆红素血症、心律失常。

2. 实验室检查常见 AST 升高、ALT 升高、血肌酐升高、γ-谷氨酰转肽酶升高、其他肝酶异常、血细胞计数异常。

【相互作用】尚不明确。

【药动学】健康志愿者空腹口服放射性标记的本品 200mg，T_{max} 为 3.25 小时，平均 C_{max}、$AUC_{0\sim\infty}$ 分别为 185ng/ml、3827（h•ng）/ml、原形药及其代谢物 M465 是循环中的主要成分，占血浆总放射性的 27.45%，粪便和尿液中分别回收 91.00%（原形药占 38.12%）和 10.21%（原形药占 4.39%）的给药剂量。本品的终末半衰期为 27.2 小时。

【观察指标】

1. 服用本品前，必须证实患者存在 ALK 阳性。

2. 建议用药期间每月监测一次肝功能、电解质和全血细胞计数。

【用药宣教】

1. 育龄期女性或男性患者的性伴侣使用本品期间及停药后至少 3 个月内应采用有效避孕措施。

2. 用药后乳汁中可能含有本品。哺乳期妇女如果用药，在用药期间及末次服药后至少 3 个月内应停止哺乳。

奥布替尼

【类别】酪氨酸激酶抑制剂。

【作用机制】本品为选择性 Bruton 酪氨酸激酶（BTK）抑制剂，对 BTK 抑制作用的 IC_{50} 为 1.6nmol/L。BTK 为 B 细胞抗原受体（BCR）和细胞因子受体通路的信号分子，而 B 细胞表面受体活化的信号通路为 B 细胞迁徙、趋化和黏附的必需途径。本品可抑制 BTK 激活相关信号通路，从而抑制 B 细胞的过度活化和增殖。

【适应证】

1. 用于既往至少接受过 1 种治疗的套细胞淋巴瘤（MCL）。

2. 用于既往至少接受过 1 种治疗的慢性淋巴细胞白血病（CLL）/小淋巴细胞淋巴瘤（SLL）。

【禁用与慎用】

1. 禁用于对本品过敏者、重度肝功能不全者。

2. 慎用于中度肝功能不全者、中至重度肾功能不全者。

【给药途径和剂量】

1. *常规剂量* MCL、CLL/SLL 患者，口服给药，推荐剂量为每次 150mg，每日 1 次，直至疾病进展或出现不能耐受的毒性。

2. *毒性状态时剂量* 如出现不良反应（≥3 级非血液学毒性、≥3 级发热性中性粒细胞减少、3 级血小板减少伴出血、4 级中性粒细胞减少、4 级血小板减少）。

（1）第 1 次发生不良反应：暂停用药；无症状的淋巴细胞增多通常不应视为不良反应，如出现可继续用药。如不良反应在 14 日内缓解至 1 级或用药前水平，以每次 150mg、每日 1 次的剂量重新开始用药。如不良反应在 14 日之后缓解至 1 级或用药前水平，可以每次 150mg、每日 1 次的剂量继续用药或调整至每次 100mg，每日 1 次。

（2）第 2 次发生不良反应：暂停用药；如不良反应在 14 日内缓解至 1 级或用药前水平，以每次 100mg、每日 1 次的剂量重新开始用药。如不良反应在 14 日之后缓解至 1 级或用药前水平，可以每次 100mg、每日 1 次的剂量继续用药或调整至每次 50mg，每日 1 次。

（3）第 3 次发生不良反应：暂停用药；如不良反应在 14 日内缓解至 1 级或用药前水平，以每次 50mg，每日 1 次的剂量重新开始用药。如不良反应在 14 日之后缓解至 1 级或用药前水平，可以每次 50mg，每日 1 次的剂量继续用药或停药。

（4）第 4 次发生不良反应：停药。

【不良反应】

1. *心血管系统* 心律失常（包括室上性期前收缩、室性期前收缩、一度房室传导阻滞、房性心动过速、二度房室传导阻滞、QT 间期延长、PR 间期延长）、高血压。

2. *内分泌系统* 低钾血症、高血糖症、低钙血症。

3. *呼吸系统* 呼吸道感染（包括鼻窦炎、副流感病毒感染、扁桃体炎、鼻咽炎、咽炎、流行性感冒）、感染性肺炎、支气管炎、气管炎、肉芽肿性肺炎、间质性肺病。

4. *泌尿生殖系统* 血尿（包括尿红细胞阳性）、尿路感染。

5. *免疫系统* 淋巴结炎。

6. *肝脏* ALT 升高、血胆红素升高（包括结合胆红素升高、非结合胆红素升高）、AST 升高、γ-谷氨酰转肽酶升高、胆囊炎、HBV 再激活。

7. *血液系统* 中性粒细胞减少、血小板减少、白细胞减少、贫血（包括溶血性贫血）、血红蛋白水平降低、淋巴细胞减少、出血（包括皮下出血、皮肤出血、黏膜出血、鼻出血、咯血、支气管出血、口腔出血、齿龈出血、出血性水泡性咽峡炎、脑出血、颅内出血、结膜出血、玻璃体积血）、白细胞增多。

8. *皮肤* 皮疹（包括斑丘疹、丘疹、斑疹）、青肿（包括瘀斑、瘀点、外伤后点状表皮内出血、挫伤）、紫癜。

9. *其他* 疱疹病毒感染（包括带状疱疹感染、EB 病毒感染、单纯疱疹感染、口腔疱疹感染）、发热、继发恶性肿瘤（包括急性髓系白血病、直肠癌）。

【相互作用】

1. 本品主要经 CYP3A4 代谢，与弱效 CY 3A4 抑制剂或诱导剂合用时应谨慎，应避免与中效及强效 CYP 3A4 抑制剂或诱导剂合用。

2. 与抗凝药、抗血小板药合用时应监测出血症状。

【药动学】口服本品的达峰时间中位数约为 2 小时。在体外，本品的人血浆蛋白结合率为 93.5%。本品主要经 CYP3A4 代谢消除。约 49.4%随粪便排泄，34.3%随尿液排泄。平均终末消除半衰期分别为（4.41±0.663）小时和（4.04±0.313）小时。

【观察指标】

1. 建议用药期间密切监测全血细胞计数。

2. 用药前应确定 HBV 的状态。

3. 中度肝功能不全者用药期间须密切监测肝功能，中至重度肾功能不全者用药期间需密切监测肾功能。

4. 有高血压史者使用本品期间应密切监测血压，并决定是否接受或调整抗高血压治疗。

【用药宣教】

1. 每日服药时间应尽量固定。

2. 本品片剂应整片吞服，不可掰开、压碎或咀嚼。

3. 如未在计划时间服药，应在距下次服药至少 8 小时前尽快补服，第 2 日继续按原计划服药。不得额外补服。

4. 有生育能力的妇女使用本品期间及用药后至少 1 个月内须采取有效避孕措施，使用激素避孕法的妇女还须额外使用一种屏障避孕法。

5. 建议男性在用药期间及用药后至少 3 个月内采取有效避孕措施。

奈拉替尼

【类别】酪氨酸激酶抑制剂。

【作用机制】本品为激酶抑制剂，能不可逆地与 EGFR、HER2、HER4 结合。体外试验显示，本品可降低 EGFR 和 HER2 的自体磷酸化，抑制 MAPK 和 AKT 向下游进行信号传导，从而起到抗肿瘤作用。本品的体内代谢产物 M3、M6、M7 和 M11 均有药理活性。

【适应证】用于 HER2 阳性的早期乳腺癌成年患者在接受含曲妥珠单抗辅助治疗之后的强化辅助治疗。

【超说明书用药】与卡培他滨联用于治疗先前已接受至少两种以抗 HER2 为基础的方案的晚期或转移性 HER2 阳性的乳腺癌（FDA 批准适应证）。

【禁用与慎用】

1. 孕妇禁用。

2. 尚未明确本品是否经人乳汁排泌，鉴于其可能的不良反应，建议哺乳期妇女使用本品期间及末次剂量后 1 个月内请勿哺乳。

3. 儿童使用本品的安全性和有效性尚未确立。

4. 老年人慎用。

【给药途径和剂量】推荐剂量为 240mg，每日 1 次，随餐服用，连续用药 1 年。在每天大致同一时间服用本品，本品片剂应整片吞服（药片在吞服前不得咀嚼、压碎或劈开）。如果患者漏服，不必补服，按每日剂量于次日重新服用。

【不良反应】

1. 心血管系统　低血压。

2. 代谢/内分泌系统　体重下降、脱水。

3. 呼吸系统　鼻出血。与卡培他滨联用还可见上呼吸道感染。

4. 肌肉骨骼系统　肌肉痉挛。与卡培他滨联用还可见背痛、关节痛。

5. 泌尿生殖系统　尿路感染、肾衰竭。与卡培他滨联用还可见肾功能损害、急性肾损伤、排尿困难、血肌酐升高。

6. 神经系统　与卡培他滨联用可见头晕。

7. 消化系统　腹泻、恶心、腹痛（包括上腹痛、下腹痛）、呕吐、口炎（包括阿弗他口炎、口腔溃疡、口腔黏膜水疱、黏膜炎症、口咽疼痛、口腔疼痛、舌痛、舌炎、唇炎）、食欲减退、消化不良、腹胀、口干、ALT 升高、AST 升高。与卡培他滨联用还可见便秘。

8. 皮肤　皮疹（包括红斑疹、毛囊性皮疹、痒疹、脓疱疹、斑丘疹、丘疹、皮炎、痤疮样皮炎、中毒性皮疹）、指（趾）甲疾病（包括甲沟炎、甲剥离、甲变色、甲毒性、甲生长异常、甲营养不良）、皮肤干燥、皮肤干裂、蜂窝织炎、丹毒。与卡培他滨联用还可见手足综合征。

9. 其他　疲劳。与卡培他滨联用还可见无力、不适、流感样疾病。

【药物相互作用】

1. 与强效 CYP3A4 抑制剂（如波普瑞韦、克拉霉素、考比司他、考尼伐坦、地尔硫䓬、埃替拉韦/利托那韦、艾代拉里斯、茚地那韦/利托那韦、伊曲康唑、酮康唑、洛匹那韦/利托那韦、萘法唑酮、奈非那韦、泊沙康唑、利托那韦、沙奎那韦/利托那韦、替拉那韦/利托那韦、醋竹桃霉素、伏立康唑）、中效 CYP3A4 抑制剂（如阿瑞匹坦、西咪替丁、环丙沙星、克霉唑、克唑替尼、环孢素、决奈达隆、红霉素、氟康唑、氟伏沙明、伊马替尼、托非索泮、维拉帕米）合用可能使本品的血药浓度升高，可能增加本品毒性的发生风险。应避免合用。

2. 与 P-糖蛋白（P-gp）底物（如地高辛、达比加群、非索非那定）合用可使底物的血药浓度升高，可能增加不良反应（包括心脏毒性）的发生风险。

3. 与质子泵抑制剂（PPI）、H_2 受体拮抗药、抗酸药合用可能使本品的血药浓度降低，可能减弱本品的活性。应避免本品与 PPI 合用；应在给予 H_2 受体拮抗药前至少 2 小时或在给予 H_2 受体拮抗药

10 小时后服用本品；应在给予抗酸药 3 小时后服用本品。

4. 与强效 CYP3A4 诱导剂（如卡马西平、恩扎卢胺、米托坦、苯妥英钠、利福平、圣约翰草）、中效 CYP 3A4 诱导药（如波生坦、依非韦仑、依曲韦林、莫达非尼）与强效或中效 CYP3A4 诱导剂合用可能使本品的血药浓度降低，应避免合用。

【药动学】本品在剂量 40～400mg 时，药动学呈非线性，AUC 的增加低于剂量增加。口服本品后，M3、M6、M7 的血药浓度在 2～8 小时达峰值。高脂肪餐可升高本品的 C_{max}1.7 倍，升高 AUC 2.2 倍。标准早餐升高本品的 C_{max}1.2 倍，升高 AUC1.1 倍。本品的稳态分布容积为 6433（19%）L，蛋白结合率＞99%，且与浓度无关，主要与血浆白蛋白和α1-酸性糖蛋白结合。本品主要经 CYP3A4 代谢，少部分经黄素单加氧酶代谢。本品口服后，循环中主要为原药。健康志愿者口服 240mg/d，达稳态后，M3、M6、M7、M11 的暴露量（AUC）分别占原药暴露量的 15%、33%、22%、4%。口服 200mg 放射性标记的本品，粪便和尿液中回收的剂量分别占 97.1% 和 1.13%，服药后 96 小时回收 61%，10 天可回收 98%。

【观察指标】

1. 开始本品治疗前应监测总胆红素、AST、ALT、碱性磷酸酶，治疗开始后的前 3 个月每月监测一次，之后于治疗期间每 3 个月监测一次，并根据临床指征进行监测。

2. 有生育能力的妇女开始本品治疗前应进行妊娠测试。

3. 若出现 3 级或 3 级以上需静脉补液治疗的腹泻或出现肝毒性的体征或症状（如疲劳加剧、恶心、呕吐、右上腹疼痛或压痛、发热、皮疹、嗜酸粒细胞增多），应评估肝功能。肝毒性评估期间亦应监测凝血酶原时间。

4. 若出现 3 级或 4 级腹泻，或出现任一程度腹泻伴有并发特征（脱水、发热、中性粒细胞减少），应根据临床指征进行大便培养，以排除感染。

【用药宣教】

1. 本品治疗的前 2 个周期（56 日）给予止泻药预防腹泻，且应于本品首次给药时开始预防。根据需要给予洛哌丁胺，以使每日排便次数为 1～2 次。

2. 有生育能力的妇女用药期间及用药结束后至少 1 个月内采取有效的避孕措施。男性患者用药期间及用药结束后 3 个月内采取有效的避孕措施。

氟唑帕利

【类别】抗肿瘤药。

【作用机制】本品为小分子多聚 ADP 核糖聚合酶（PARP）抑制药，可抑制 BRCA1/2 功能异常细胞中的 DNA 修复过程，诱导细胞周期阻滞，从而抑制肿瘤细胞增殖。本品对 PARP1 分子水平抑制作用的 IC_{50} 值为 2.0nmol/L，对 MDA-MB-436 细胞 PARP1 活性抑制作用的 IC_{50} 值为 8.0nmol/L。

【适应证】用于既往接受二线及二线以上化疗的伴胚系乳腺癌易感基因突变（gBRCAm）的铂敏感复发性卵巢癌、输卵管癌或原发性腹膜癌。

【禁用与慎用】

1. 对本品过敏者禁用。

2. 儿童慎用。

3. 中至重度肝、肾功能不全者慎用。

【给药途径和剂量】

1. 常规剂量：口服给药，推荐剂量为每次 150mg，每日 2 次（早、晚各 1 次），本品可于餐后或空腹时服用，推荐餐后服用。如漏服一剂，不必补服，应于正常服药时间服用下一次剂量。持续用药至疾病进展或出现不能耐受的毒性。

2. 轻度肾功能不全、轻度肝功能不全时剂量无须调整。

3. 毒性状态时剂量：如需减量，推荐减至每次 100mg，每日 2 次；如需进一步减量，推荐减至每次 50mg，每日 2 次。剂量调整如下。

（1）若出现 3 级血液学毒性（单纯淋巴细胞减少除外），不伴发热的 3 级白细胞减少、不伴发热的 3 级中性粒细胞减少，暂停用药并对症处理，待毒性缓解至≤2 级，按原剂量继续用药；如再次发生，应暂停用药至毒性恢复，下调 1 个剂量水平继续用药。如此后再次发生，暂停用药至毒性缓解至≤2 级，进一步下调 1 个剂量水平继续用药。

（2）若出现 3 级血液学毒性（单纯淋巴细胞减少除外），伴发热的 3 级中性粒细胞减少、伴 2 级血小板减少或 2 级贫血的 3 级白细胞减少或 3 级中性粒细胞减少、3 级血红蛋白水平降低或 3 级血小板减少，应暂停用药并对症处理，待毒性缓解至≤2 级，下调 1 个剂量水平继续用药；如再次发生，暂停用药至毒性缓解至≤2 级，进一步下调 1 个剂量水平继续用药。

（3）若出现 4 级血液学毒性：应暂停用药并对症处理，待毒性缓解至≤2 级，下调 1 个剂量水平继续用药；如再次发生，暂停用药至毒性缓解至≤2级，进一步下调1个剂量水平继续用药。

（4）若出现3级非血液学毒性，则暂停用药并对症处理，待毒性缓解至≤1级，按原剂量或酌情下调1个剂量水平继续用药；如再次发生，暂停用药至毒性缓解至≤1级，下调剂量继续用药。

（5）若出现4级非血液学毒性，则暂停用药并对症处理，待毒性缓解至≤1级，下调1个剂量水平继续用药；如再次发生，酌情进一步下调剂量继续用药或停药。

【不良反应】

1. *心血管系统* 心率加快（包括心动过速、心悸、窦性心动过速、房性心动过速）、心电图异常（包括QT间期延长、ST-T段变化、T波异常、ST段异常）、心律失常（包括室性期前前缩、室上性期前收缩、室性心律失常、右束支阻滞）、血压升高（包括高血压）、心动过缓（包括窦性心动过缓）、心肌梗死（包括心肌缺血、心绞痛）、α-羟丁酸脱氢酶升高。

2. *内分泌系统* 高脂血症（包括高三酰甘油血症、高胆固醇血症）、血胆固醇升高、血三酰甘油升高、低密度脂蛋白升高、体重减轻、体重增加、血糖升高（包括高血糖症）、血白蛋白水平降低（包括低白蛋白血症）、糖耐量降低、血清淀粉样A蛋白升高、血磷升高（包括高磷血症）、血镁降低（包括低镁血症）、低钾血症、低氯血症、高钾血症、血钙降低（包括低钙血症）、血镁升高、血尿酸升高（包括高尿酸血症）。

3. *呼吸系统* 咽干、上呼吸道感染（包括喉部疼痛、打喷嚏、咽炎）、肺部感染、呼吸困难、咳嗽、肺炎、咳痰、鼻出血、肺栓塞。

4. *肌肉骨骼系统* 肌肉骨骼疼痛（包括背痛、肌痛、肢体疼痛、肌痉挛、关节痛、颈痛、肢体不适）、血肌酸激酶降低。

5. *泌尿生殖系统* 血肌酐升高、肾小球滤过率降低、蛋白尿、血尿（包括尿红细胞阳性）、肾炎、尿频、排尿困难、肾衰竭、血尿素升高、尿白细胞阳性、$β_2$-微球蛋白水平升高、胱抑素C升高、尿比重异常、尿中尿胆原升高、尿酮体阳性。

6. *免疫系统* C反应蛋白水平升高。

7. *神经系统* 头晕（包括眩晕）、感觉减退（包括味觉倒错、味觉障碍、感觉异常、口腔感觉减退）、头痛、记忆受损、神经毒性、睡眠障碍（包括嗜睡、失眠）。

8. *消化系统* 恶心、腹痛（包括腹胀、腹部不适、上腹痛、下腹痛）、呕吐（包括干呕）、食欲减退、便秘、腹泻（包括排便频率增加）、胃肠胀气、口腔黏膜炎（包括口腔溃疡、舌痛）、胃食管反流病、口干、胃炎（包括慢性胃炎）、呃逆、肠炎、牙龈牙周疾病（包括牙痛、牙周病）、不完全肠梗阻、口腔出血、消化不良、唇部感染、反胃、大便隐血阳性、便血、淀粉酶升高、ALT升高、AST升高、γ-谷氨酰转肽酶升高、肝脏周边不适、血胆红素升高（包括高胆红素血症、游离胆红素升高、结合胆红素升高）、血乳酸脱氢酶升高、血碱性磷酸酶升高、总胆汁酸升高。

9. *血液系统* 贫血（包括红细胞减少、血红蛋白水平降低）、白细胞减少、血小板减少、中性粒细胞减少（包括发热性中性粒细胞减少）、淋巴细胞减少、血细胞比容降低、单核细胞减少、嗜酸粒细胞减少、中性粒细胞增多、单核细胞增多、红细胞分布宽度增加、平均血小板体积增加、大血小板比率升高、血小板分布宽度减少、血小板分布宽度增加、淋巴细胞百分比升高、平均细胞体积增加、平均细胞血红蛋白水平升高、平均血小板体积减少、嗜碱粒细胞增多、血小板-大细胞比率降低、凝血酶原增多、纤维蛋白D-二聚体升高。

10. *皮肤* 瘙痒、多汗（包括盗汗）、皮疹（包括斑丘珍、带状疱疹、荨麻疹）、脱发、色素沉着（包括皮肤色素沉着、指甲色素沉着）。

11. *眼* 眼干燥症。

12. *耳* 耳鸣。

13. *其他* 疲乏、疼痛（包括胸部不适、胸痛、齿龈痛、肛部痛、口咽痛、尿道痛、皮肤痛、乳头痛、腋痛）、发热、水肿（包括外周水肿、面部水肿、全身水肿）、流感样疾病。

【相互作用】

1. 如需使用强效CYP3A4抑制剂（包括博西泼韦、考比司他、丹诺普韦、利托那韦、埃替格韦、茚地那韦、伊曲康唑、酮康唑、洛匹那韦、帕利瑞韦、奥比他韦、达萨布韦、泊沙康唑、沙奎那韦、特拉普韦、替拉那韦、泰利霉素、醋竹桃霉素、伏立康唑、克拉霉素、依达拉西布、萘法唑酮、奈非那韦），需停用本品；停用强效CYP3A4抑制剂5～7个半衰期后方可恢复本品至原给药剂量和频率。

2. 与中效CYP3A4抑制剂（包括阿瑞匹坦、环丙沙星、考尼伐坦、克唑替尼、环孢素、地尔硫䓬、决奈达隆、红霉素、氟康唑、氟伏沙明、伊马替尼、托非索泮、维拉帕米）合用，建议将本品的剂量减至 50mg。

3. 避免与强效 CYP3A4 诱导剂（包括阿帕他胺、卡马西平、恩扎卢胺、米托坦、苯妥英钠、利福平、圣约翰草）、中效 CYP3A4 诱导剂（包括波生坦、依非韦伦、依曲韦林、苯巴比妥、扑米酮）合用。

【药动学】口服本品，血浆蛋白结合率为 7.3%～81.6%。尿液为主要排泄途径，粪便为次要排泄途径。主要以原形药和 M1-1 的形式随尿液和粪便排泄。平均终末消除半衰期为（9.14±2.38）小时。轻度肾功能损害（肌酐清除率为 60～89ml/min）对本品的清除率无明显影响。轻度肝功能不全对本品的清除率无明显影响。

【观察指标】

1. 用药前应进行 BRCA 突变检查，确定患者存在有害或疑似有害的 gBRCA1/2 突变后方可用药。

2. 推荐用药前监测全血细胞计数，用药的最初 3 个月内每 2 周监测一次，随后定期监测。

3. 育龄期妇女在用药前需进行妊娠试验。

【用药宣教】

1. 育龄期妇女在用药期间及停药后 6 个月内需使用有效的避孕措施。孕妇最好不要使用。

2. 哺乳期妇女在用药期间及停药后 1 个月内请停止哺乳。

3. 用药后可能出现乏力、头晕避免驾驶或操作机器。

4. 用药期间食用葡萄柚、酸橙及其制品，可能增加发生不良反应的风险。

5. 本品可能引起血液学毒性，用药期间需定期监测全血细胞计数，前 3 个月内每 2 周监测一次。医师可能会根据检查结果调整治疗方案。

帕米帕利

【类别】抗肿瘤药。

【作用机制】本品可抑制强效选择性多聚 ADP 核糖聚合酶（PARP）活性及增加 PARP-DNA 复合物形成，诱发 DNA 损伤和癌细胞死亡。

【适应证】本品适用于既往经过二线及以上化疗的伴有胚系 BRCA（gBRCA）突变的复发性晚期卵巢癌、输卵管癌或原发性腹膜癌患者的治疗。

【禁用与慎用】

1. 对药物活性成分或任何辅料成分过敏者禁用。

2. 哺乳期妇女治疗期间和末次给药后 1 个月内应停止哺乳。

3. 孕妇禁用。

4. 重度肾功能不全患者应慎用本品，重度肝功能不全者不推荐使用。

5. 儿童用药的安全性及有效性尚不明确。

【给药途径和剂量】

1. *推荐剂量*　本品推荐剂量为每次 60mg（3 粒），每日 2 次，相当于每日总剂量为 120mg，应持续治疗直至疾病进展或发生不可接受的不良反应。

2. *给药方法*　建议患者在每天大致相同时间点口服给药，本品应整粒吞服，不应咀嚼、压碎、溶解或打开胶囊。本品在进餐或空腹时均可服用。如果患者发生呕吐或漏服一次药物，不应额外补服，应按计划时间正常服用下一次处方剂量。

【不良反应】常见不良反应包括贫血、恶心、白细胞减少、中性粒细胞减少症、呕吐、疲乏、血小板减少、食欲减退、腹泻、腹痛、AST 升高、ALT 升高、血胆红素升高及淋巴细胞减少。

【相互作用】本品的主要代谢途径涉及 CYP2C8 和 CYP3A，本品与 CYP2C8 抑制剂和诱导剂合用时应谨慎。

【药动学】口服给药后吸收迅速，通常在给药后 1～2 小时达到血药峰浓度。摄入高脂早餐后服用本品 60mg，导致吸收延迟，T_{max} 从 2 小时延长至 7 小时。$AUC_{0\sim inf}$ 和 C_{max} 分别降低 12%和 41%。AUC 的降低无临床意义，进餐或空腹状态下均可服用本品。本品的血浆蛋白结合率为 95.7%。每次 60mg，每日 2 次给药，本品的表观分布容积约为 37L。本品主要由 CYP2C8 和 CYP3A 代谢。消除的主要途径为肾脏排泄，平均 57.8%的给药剂量通过肾脏排泄，经粪便排泄 26.9%。本品的消除半衰期约为 13 小时。

【观察指标】监测中性粒细胞、白细胞、血小板计数。

【用药宣教】

1. 确定患者存在有害或疑似有害的 gBRCA 突变后方可使用本品治疗。

2. 育龄期女性在治疗期间及治疗结束后至少 6 个月应采取有效避孕措施。

3. 如出现恶心、呕吐，可通过中断治疗、减量和（或）应用止吐药来减轻症状。

阿贝西利

【类别】抗肿瘤药。

【作用机制】本品抑制周期素依赖性激酶（CDK）4/6 激酶，并可阻断细胞由 G_1 期向 S 期进展，最终导致细胞衰老和凋亡。

【适应证】

1. 联合芳香酶抑制剂作为激素受体（HR）阳性、HER2 阴性绝经后妇女的晚期或转移性乳腺癌的初始内分泌治疗。

2. 联合氟维司群治疗 HR 阳性、HER2 阴性的晚期或转移性乳腺癌，经内分泌治疗疾病仍进展者。

3. 单药治疗成年患者 HR 阳性、HER2 阴性的晚期或转移性乳腺癌，经内分泌治疗和化疗疾病仍进展者。

【禁用与慎用】

1. 对本品所含成分过敏者禁用。

2. 孕妇禁用。

3. 尚未明确本品是否可随乳汁分泌，哺乳期妇女使用时应暂停哺乳。

4. 儿童用药的安全性及有效性尚未确定。

5. 重度肾功能损伤者慎用。

【给药途径和剂量】

1. 与芳香酶抑制剂或氟维司群合用，口服 150mg，每日 2 次。

2. 单用，推荐剂量为口服 200mg，每日 2 次。

3. 如果患者呕吐或漏服一剂，不用补服，应在预定时间服用下一剂。本品片剂应整片吞服，不应咀嚼、压碎或掰开后服用。

4. 根据不良反应调整剂量，每次调整降低剂量 50mg，如不能耐受 50mg、每日 2 次的剂量，应永久停药。

（1）如出现 3 级血液学毒性，应暂停用药，直至恢复至≤2 级，以原剂量重新开始；如出现 4 级血液学毒性，应暂停用药，直至恢复至≤2 级，降低剂量重新开始。

（2）如出现 2 级腹泻，毒性在 24 小时内未恢复至≤1 级，应暂停至≤1 级再恢复用药。不必降低剂量。

（3）如出现持续性或复发性 2 或 3 级 ALT 及 AST[＞（5.0～20.0）×ULN]升高，胆红素≤2×ULN，应暂停用药，直至恢复至基线或＜1 级，降低剂量重新开始。如出现 ALT 及 AST＞3.0×ULN，同时胆红素＞2×ULN，应永久停药。如出现 4 级 ALT 及 AST（＞20.0×ULN）升高，应永久停药。

（4）如出现持续性或复发性 2 级其他毒性，尽管给予治疗 7 日内仍未缓解至＜1 级，应暂停用药,直至恢复至基线或＜1 级，降低剂量重新开始。如出现 3 或 4 级其他毒性，应暂停用药，直至恢复至基线或＜1 级，降低剂量重新开始。

5. 与强效 CYP3A4 抑制剂合用时的剂量调整如下。

（1）本品禁止与酮康唑合用。

（2）与强效 CYP3A4 抑制剂合用，剂量为 150mg 或 200mg 者，降低至 100mg，剂量为 100mg 者，降低剂量至 50mg。如患者停止使用强效 CYP3A4 抑制剂，则将本品的剂量（在停用 CYP3A4 抑制剂 3～5 个半衰期后）恢复到此前的剂量。

6. 严重肝功能不全患者，服药频率应降低至每天 1 次。

【不良反应】

1. *严重不良反应*　包括腹泻、中性粒细胞减少、肝毒性（ALT 及 AST 升高、总胆红素升高）、深静脉血栓。

2. *消化系统*　常见腹泻、恶心、呕吐、腹痛、便秘、食欲不振。

3. *血液系统*　常见中性粒细胞减少、血小板减少、白细胞减少、贫血。

4. *整体感觉*　常见疲乏、流感样症状。

5. *皮肤*　常见脱发、皮疹、瘙痒。

6. *呼吸系统*　常见咳嗽、呼吸困难。

7. *神经系统*　常见头晕。

8. *其他*　常见肌酐升高、感染。

【相互作用】

1. 强效 CYP3A 抑制剂酮康唑可升高本品的暴露量 16 倍，禁止合用。伊曲康唑可升高本品及活性代谢产物的 AUC 2.2 倍，合用时应降低本品的剂量。

2. 中效 CYP3A 抑制剂咪达唑仑、维拉帕米可使本品及活性代谢产物的 AUC 分别升高 1.7 倍和 1.3 倍，合用时应密切观察本品的不良反应。

3. 强效 CYP3A 诱导剂利福平可降低本品及活性代谢产物的 AUC 67%。

4. 本品可升高二甲双胍的血药浓度。

【药动学】口服本品 200mg 后的绝对生物利用度为 45%（19% CV），T_{max} 中位数为 8.0 小时（范围为 4.1～24.0 小时）。高脂肪餐后服用本品，本品及其活性代谢物的 AUC 升高 9%，C_{max} 升高 26%。体外试验显示，本品的平均蛋白结合率为 96.3%，几何平均分布容积约为 690.3L（49%CV）。本品主要由 CYP3A4 代谢为多种代谢物，其主要代谢途径为 *N*-去乙基阿贝西尼（M2）。其他的代谢产物包括羟基阿贝西尼（M20）、羟基-*N*-脱甲基嘧啶（M18）和氧化代谢物（M1）。M2、M18 和 M20 药效与原药相同，其 AUC 分别占血浆中总循环分析物的 25%、13%和 26%。本品几何平均肝清除率为 26.0l/h，平均血浆清除半衰期为 18.3 小时。单次口服 150mg 放射性标记的本品后，粪便中回收约 81%的给药剂量，尿中回收约 3%。随粪便排除出的主要是代谢物。

【观察指标】

1. 用药前，绝对中性粒细胞计数应大于或等于 1.5×10^9/L，血小板计数应大于或等于 100×10^9/L，血红蛋白应大于或等于 8g/dl。

2. 用药前监测全血细胞计数和肝功能，开始治疗后的前 2 个月内每 2 周监测一次，之后 2 个月内每月监测一次。此外，还需根据临床指征监测。

3. 监测血尿素氮（BUN）、胱抑素 C 或肾小球滤过率（GFR）来评估是否出现肾功能损伤。

4. 推荐有生育能力的妇女用药前进行妊娠试验。

【用药宣教】

1. 育龄期女性应在治疗期间和最后一次服药后至少 3 周内采取有效避孕措施。

2. 哺乳期妇女在治疗期间和最后一次用药后至少 3 周内不应哺乳。

3. 本品可能会降低男性的生育能力。

4. 一旦出现腹泻，应立即开始给予止泻药，并补液。

5. 用药期间应监测患者的静脉血栓形成和肺栓塞的症状和体征。

八、其他抗肿瘤药

门冬酰胺酶

【类别】其他抗肿瘤药。

【妊娠安全等级】C。

【作用机制】本品为取自欧文菌的酶制剂类抗肿瘤药物，能将血清中的门冬酰胺水解为门冬氨酸和氨，而门冬酰胺是细胞合成蛋白质及增殖生长所必需的氨基酸。正常细胞有自身合成门冬酰胺的功能，而急性白血病等肿瘤细胞则无此功能，因而当用本品使门冬酰胺急剧缺失时，肿瘤细胞因既不能从血中取得足够门冬酰胺，亦不能自身合成，蛋白质合成受障碍，增殖受抑制，细胞大量破坏而不能生长、存活。本品亦能干扰细胞 DNA、RNA 的合成，可能作用于细胞 G_1 增殖周期中，为抑制该期细胞分裂的细胞周期特异性药。

【适应证】适用于治疗急性淋巴细胞白血病、急性粒细胞白血病、急性单核细胞白血病、慢性淋巴细胞性白血病、霍奇金淋巴瘤及非霍奇金淋巴瘤、黑色素瘤等。

【禁用与慎用】

1. 对本品有过敏史或皮试阳性者禁用。

2. 有胰腺炎病史或现患胰腺炎者禁用。

3. 现患水痘、广泛带状疱疹等严重感染者禁用。

4. 由于不能排除本品有潜在的致畸胎、致突变和致继发性癌的作用，妊娠 3 个月内的孕妇避免使用。

【给药途径和剂量】根据不同病种，采用不同的治疗方案，本品的用量有较大差异。以急性淋巴细胞白血病的诱导缓解方案为例：剂量可根据体表面积计，每日剂量 500U/m^2，或 1000 U /m^2，最高可达 2000 U /m^2；以 10～20 日为 1 个疗程。

【配伍禁忌】与多拉司琼、地西泮、环磷酰胺、硫喷妥钠、多黏菌素 B、氯丙嗪、尼卡地平、头孢吡肟、异丙嗪等有配伍禁忌。

【不良反应】

1. 常见过敏反应，肝损害，胰腺炎，食欲减退，凝血因子Ⅴ、Ⅶ、Ⅷ、Ⅸ及纤维蛋白原减少等。

2. 少见血糖升高、高尿酸血症、高热、精神及神经毒性等。血糖过高患者有多尿、多饮、口渴症状，其血浆渗透压可能升高而血酮含量正常。

【相互作用】

1. 泼尼松或促皮质素或长春新碱与本品同用，会增强本品的致高血糖作用，并可能增加本品引起的神经病变及红细胞生成紊乱的危险性。

2. 本品与硫唑嘌呤、苯丁酸氮芥、环磷酰胺、环孢素、巯嘌呤、单克隆抗体 CD3 或放疗合用时，可提高疗效，因而应考虑减少化疗药物、免疫抑制剂或放疗的剂量。

3. 本品与甲氨蝶呤同用时，可通过抑制细胞复制阻断甲氨蝶呤的抗肿瘤作用。

4. 本品可增高血尿酸的浓度，故当与别嘌醇或秋水仙碱、磺吡酮等抗痛风药合用时，要调节上述抗痛风药的剂量以控制高尿酸血症及痛风。

【药动学】本品经肌肉或静脉途径吸收，血浆蛋白结合率约仅 30%，吸收后能在淋巴液中测出，但在脑脊液中的浓度很低。注射本品后，血中门冬酰胺浓度几乎立即下降到不能测出的水平，说明本品进入体内后，很快就开始作用。经肌内注射的血浆半衰期为 39～49 小时，静脉注射的血浆半衰期为 8～30 小时。肌内注射后的达峰时间为 12～24 小时，但停用本品后的 23～33 日血浆中还可以测出门冬酰胺。本品排泄似呈双相性，仅有微量呈现于尿中。

【观察指标】在治疗开始前及治疗期间随访下列检测：血常规、血浆凝血因子、血糖、血清淀粉酶、血尿酸、肝功能、肾功能、骨髓涂片分类、血清钙、中枢神经系统功能等。

【用药宣教】

1. 接受本品治疗的 3 个月内不宜接受活病毒疫苗接种。

2. 与患者密切接触者接种口服脊髓灰质炎疫苗的时间应推迟。

羟基脲

【类别】其他抗肿瘤药。

【妊娠安全等级】D。

【作用机制】本品是一种核苷二磷酸还原酶抑制剂，可阻止核苷酸还原为脱氧核苷酸，干扰嘌呤及嘧啶碱基生物合成，选择性地阻碍 DNA 合成，对 RNA 及蛋白质合成无阻断作用。为周期特异性药，S 期细胞敏感。

【适应证】

1. 用于治疗慢性髓细胞性白血病（CML）、非霍奇金淋巴瘤、真性红细胞增多和血小板增多症。

2. 常配合放射疗某些实体瘤，如妊娠滋养层肿瘤，宫颈、卵巢和头颈部肿瘤。

3. 还可治疗血红蛋白病，尤其是镰状细胞贫血。

4. 有资料表明，本品对银屑病有一定疗效。

【禁用与慎用】

1. 水痘、带状疱疹及各种严重感染禁用。

2. 严重贫血未纠正前、骨髓抑制、肾功能不全、痛风、有尿酸盐结石史等患者慎用。

【给药途径和剂量】

1. 治疗 CML 可一次口服 20～30mg/（kg·d），每周 2 次；治疗头颈癌、宫颈鳞癌可口服 60～80mg/kg，每 3 天 1 次。6 周后，如疗效明显，治疗可无限期地持续下去。

2. 治疗镰状细胞贫血，开始口服 15mg/（kg·d），如有必要，可根据疗效和血象增加剂量，每 12 周可增加剂量 5mg/kg，最大剂量 35mg/kg。如出现不可耐受的血液学毒性，应暂停用药，降低为 2.5mg/kg 重新开始，根据耐受性本品的剂量每 12 周可增加或减少 2.5mg/kg。Ccr≤60ml/min 者，剂量应减半；伴有需透析的终末期肾病患者应在透析后给予本品 7.5mg/kg。

3. 治疗难治性银屑病，开始口服 1.5g/d，然后随时根据疗效和骨髓象调整剂量，大多数可给予维持剂量 0.5～1.5g/d。

【不良反应】

1. 主要是骨髓抑制，包括巨幼细胞改变。

2. 本品可加重照射所致的红斑。

3. 本品可引起发热、寒战、不适、胃肠障碍、肝肾功能受损、肺水肿、轻度血液学反应、脱发、头痛、头晕、嗜睡、定向力消失、幻觉和惊厥。

【相互作用】

1. 本品可能减少氟尿嘧啶转变为活性代谢物（Fd-UMP），谨慎合用。

2. 本品对中枢神经系统有抑制作用，故用本品时慎用巴比妥类、苯二氮䓬类、麻醉药等。

3. 本品可能提高患者血中尿酸的浓度，故与别嘌醇、秋水仙碱、丙磺舒等合用治疗痛风时，须调整上述药物剂量。

4. 本品与别嘌醇合用能预防并逆转其所致的高尿酸血症。

【药动学】本品口服吸收佳，血药浓度达峰时间为 1～2 小时，6 小时从血中消失，可透过血-脑脊液屏障，脑脊液中达峰时间为 3 小时，20%在肝内代谢，80%由尿排出。

【观察指标】定期监测白细胞、血小板、血中尿素氮、尿酸及肌苷浓度。

【用药宣教】

1. 用药期间避免接种病毒疫苗，一般停药 3 个月至 1 年才可考虑接种疫苗。

2. 液体的摄入量，以增加尿量及尿酸的排泄。

安吖啶

【类别】其他抗肿瘤药。

【妊娠安全等级】D。

【作用机制】本品具有广谱的抗肿瘤活性，作用机制类似蒽环类药物。安吖啶和 DNA 结合，对腺嘌呤、胸腺嘧啶碱基对的配对有影响。主要抑制 DNA 合成，对 S 和 G_2 期细胞抑制作用较明显，对 RNA 的合成影响较小。

【适应证】对急性白血病和恶性淋巴瘤有效。对蒽环类和阿糖胞苷产生耐药的患者无明显交叉耐药性，部分患者仍有效。

【禁用与慎用】对骨髓抑制及心、肝、神经系统疾病的患者应慎用。

【给药途径和剂量】

1. 急性白血病　使用前先将本品注射液 1.5ml 加入所附专用溶剂 L-乳酸溶液 13.5ml 中，混匀后溶于 5%葡萄糖溶液 500ml 中。按体表面积每次 75mg/m^2，每日 1 次，静脉注射或滴注，连用 7 日，最大耐受剂量是 150mg/m^2。

2. 实体瘤　按体表面积每次 75～120mg/m^2，每 3～4 周 1 次。

【配伍禁忌】与阿昔洛韦、昂丹司琼、氨曲南、呋塞米、更昔洛韦、甲泼尼龙、甲氧氯普胺、头孢曲松、头孢他啶、西咪替丁有配伍禁忌。

【不良反应】恶心、呕吐，个别患者可出现室性心律不齐。较少出现过敏反应和癫痫发作，常伴有脱发。

【相互作用】尚不明确。

【药动学】口服吸收较差，通常经静脉给药。在肝脏内代谢，经胆汁排泄。对血-脑脊液屏障的渗透性差，脑脊液含量不到血中浓度的 20%。

【观察指标】因本品有骨髓抑制作用，需定期监测血象有无异常。

【用药宣教】为避免静脉炎，每次剂量应稀释到 150ml 以上，且需缓慢滴注。

雌莫司汀

【类别】其他抗肿瘤药。

【妊娠安全等级】X。

【作用机制】本品是具有独特双重作用机制的抗肿瘤药物，对治疗晚期前列腺癌有效。其整个分子为抗有丝分裂剂，氨基甲酸酯水解后，代谢物介导释放的雌激素发挥抗促性腺激素作用。

【适应证】用于晚期前列腺癌，尤其是激素难治性前列腺癌；对于预后因素显示对单纯激素疗法疗效差的患者，可作为一线治疗。

【禁用与慎用】

1. 已知对雌二醇或氮芥类药物过敏患者禁用。

2. 既往严重的白细胞减少和（或）血小板减少患者禁用。

3. 严重的肝脏疾病患者禁用。

4. 严重的心血管疾病（缺血性、血栓栓塞性或体液潴留引发的并发症）患者禁用。

5. 具有血栓性静脉炎、血栓形成或血栓栓塞病史的患者慎用。

【给药途径和剂量】每日按体重 7～14mg/kg，分 2 次或 3 次服用。建议初始剂量为至少 10mg/kg。应至少在餐前 1 小时或餐后 2 小时以一杯水吞服。牛奶、奶制品及含钙、镁、铝的药物（如抗酸药）不能与本品同时服用。若在给药后 4～6 周观察无效，应撤药。

【配伍禁忌】当存在钙、镁或铝盐时，磷酸雌莫司汀会产生沉淀。

【不良反应】

1. 常见男性女型乳房、恶心、呕吐、体液潴留、水肿。

2. 严重不良反应包括栓塞、心肌缺血、充血性心力衰竭和血管神经性水肿。

【相互作用】

1. 雌激素可能通过抑制代谢增加三环类抗抑郁药的疗效和毒性。

2. 牛奶、奶制品及含钙、镁、铝的药物可能影响本品的吸收，故应避免同时服用，其相互作用的机制为雌莫司汀与多价的金属离子可形成不溶性的盐。

3. 本品与 ACEI 有相互作用，可能导致血管神经性水肿的风险增加。

【药动学】雌莫司汀磷酸钠在肠和前列腺内能迅速去磷酸化释放雌莫司汀和雌酮氮芥，并在前列腺组织中积聚。这些代谢物在血浆中的半衰期为 10～20 小时。雌莫司汀和雌酮氮芥在排泄前将进一步代谢。

【观察指标】

1. 糖耐量：因为糖耐量可能降低，当接受本品治疗时，糖尿病患者应仔细监测。

2. 血压：由于可能出现高血压，应定期测量血压。

3. 体液潴留：接受本品治疗的患者有报道出现已存在的或初发的周围性水肿加剧，充血性心脏疾病加剧；体液潴留还可能影响一些其他症状，如癫痫、偏头痛或肾功能不全，所以需要仔细观察。

4. 前列腺癌及成骨性骨转移的患者有低钙血症的风险，应密切监测钙水平。

5. 定期检查患者的肝功能。

【用药宣教】

1. 患者在治疗期间因药物诱导产生免疫抑制，因此建议患者应用本品治疗过程中避免接种疫苗。

2. 避孕措施需要持续在整个治疗期间和治疗以后的 6 个月。

甘氨双唑钠

【类别】放疗增敏剂。

【妊娠安全等级】D。

【作用机制】本品为肿瘤放疗的增敏剂，属于硝基咪唑类化合物，可将射线对肿瘤乏氧细胞 DNA 的损伤固定，抑制其 DNA 损伤的修复，从而提高肿瘤乏氧细胞对辐射的敏感性。

【适应证】适用于对头颈部肿瘤、食管癌、肺癌等实体肿瘤进行放疗的患者。

【禁用与慎用】肝功能、肾功能和心脏功能严重异常者禁用。

【给药途径和剂量】静脉滴注。按体表面积每次 800mg/m^2，于放疗前加入到 100ml 0.9%氯化钠注射液中充分摇匀后，30 分钟内滴完。给药后 60 分钟内进行放疗。建议于放疗期间按隔日一次，每周 3 次用药。

【配伍禁忌】尚不明确。

【不良反应】使用中有时会出现 ALT、AST 轻度升高和心悸、窦性心动过速、轻度 ST 段改变。偶尔出现皮肤瘙痒、皮疹和恶心、呕吐等。

【相互作用】尚不明确。

【药动学】人静脉滴注甘氨双唑钠后，原形药在注药后即刻达到高峰，随后迅速下降，4 小时后一般已测不出原药。给药后 1～3 小时其代谢产物甲硝唑达峰值，24～48 小时已测不出代谢产物。

【观察指标】应注意监测肝功能和心电图变化，特别是肝功能、心脏功能异常者。

【用药宣教】

1. 出现过敏反应应立即停药并采取措施。

2. 本品必须伴随放疗使用，单独使用本品无抗癌作用。

甲异靛

【类别】其他抗肿瘤药。

【妊娠安全等级】D。

【作用机制】本品对能破坏白血病瘤细胞。其作用原理为抑制 DNA 聚合酶，影响 DNA 聚合过程，从而使 DNA 合成受抑制。

【适应证】主要用于治疗慢性粒细胞白血病。

【禁用与慎用】对本品任何成分过敏者禁用。

【给药途径和剂量】口服，成年人每次 50mg，每日 2～3 次。餐后服用，日治疗量不宜超过 150mg。

【不良反应】不良反应有恶心、呕吐、食欲缺乏、腹痛、腹胀、腹泻、骨髓抑制和骨关节疼痛，其他还有颜面和双下肢水肿和颜面色素沉着、头痛、头胀、皮肤瘙痒、肝功能损害如 ALT 轻度升高。

【相互作用】尚不明确。

【药动学】给小鼠服本品后，血中浓度逐渐升高，12 小时达到高峰，48 小时后开始下降，各组织器官中以肝、胆、肠的浓度最高，绝大部分以代谢产物随粪便排出。

【观察指标】定期监测白细胞及血小板计数。

【用药宣教】可能出现严重肢体疼痛或骨髓抑制，停药后可恢复。

六甲蜜胺

【类别】抗代谢抗肿瘤药。

【妊娠安全等级】D。

【作用机制】本品为嘧啶类抗代谢药物，主要抑制二氢叶酸还原酶，干扰叶酸代谢，选择性抑制 DNA、RNA 和蛋白质的合成。为周期特异性药，与烷化剂无交叉耐药。

【适应证】本品用于卵巢癌、小细胞肺癌、恶性淋巴瘤、子宫内膜癌的联合化疗。

【禁用与慎用】对本品过敏者禁用；严重骨髓抑制和神经毒性患者禁用。

【给药途径和剂量】口服，按体重每日 10～16mg/kg，分 4 次服，21 日为 1 个疗程或每日 6～8mg/kg，90 日为 1 个疗程。联合方案中，推荐总量为按体表面积 150～200mg/m^2，连用 14 日，耐受好。餐后 1～1.5 小时或睡前服用能减少胃肠道反应。

【不良反应】

1. 严重恶心呕吐为剂量限制性毒性，骨髓抑制轻至中度，以白细胞计数降低为著，多发生于治疗 1 周后，3～4 周达最低点。

2. 中枢或周围神经毒性出现于长期服用后，为剂量限制性毒性，停药 4～5 个月可减轻或消失。

3. 偶有脱发、膀胱炎、皮疹、瘙痒、体重减轻等。

【相互作用】避免同时使用吡哆醇（维生素 B_6）、西咪替丁和单胺氧化酶型药物。

【药动学】体内需经肝脏微粒体细胞色素 P450 氧化酶活化后，发挥细胞毒效应，口服血浆 T_{max} 为 2～3 小时，血浆 $t_{1/2}$ 为 13 小时，主要代谢物经尿排出。

【观察指标】用药期间应定期检查血常规及肝功能。

【用药宣教】治疗期间避免接种疫苗。

亚砷酸氯化钠

【类别】其他抗肿瘤药。

【妊娠安全等级】X。

【作用机制】在体外试验中，本品能够引起NB4人急性早幼粒细胞白血病细胞的形态学变化、DNA断裂和凋亡。亚砷酸也可以引起早幼粒细胞白血病/维甲酸受体融和蛋白（PML/RAR-α）的损伤和退化。

【适应证】

1. 急性早幼粒细胞白血病、慢性粒细胞白血病及慢性粒细胞白血病加速期、多发性骨髓瘤、恶性淋巴瘤。

2. 肝癌、肺癌、胰腺癌、结肠癌、乳腺癌、宫颈癌等实体肿瘤。

3. 放疗时应用有增加放疗敏感性、提高放疗疗效的作用。

4. 可用于介入治疗及术中动脉灌注。

5. 预防肿瘤术后转移。

【禁用与慎用】对本品过敏者、严重肝肾功能不全者及孕妇禁用。

【给药途径和剂量】

1. 用法　本品注射液10mg加入250～500ml 0.9%氯化钠注射液或5%葡萄糖溶液中，每日1次静脉滴注，3～4小时滴完。

2. 剂量

（1）白血病：诱导缓解治疗，连续用药30日为1个疗程，未缓解者继续治疗直至完全缓解；复发及难治患者连续用药30日而效果不明显者，增加剂量到20mg/d，直到完全缓解。

巩固维持治疗：完全缓解后必须给予巩固治疗，30日为1个疗程，连续用药5年，第1、2、3、年各疗程之间间隔为1、2、3个月，第4、5年各疗程间隔5个月。

（2）实体肿瘤：连续用药30日为1个疗程，疗程中间可间歇3～5天；1个疗程结束后间歇1～2周，继续下一疗程治疗，至少用足2个疗程；治疗有效者长期维持治疗。

（3）预防转移：术后3～7日开始用药，连续用药30日为1个疗程，间歇1～2周后继续下一个疗程治疗，至少用足2个疗程。

（4）放、化疗联合应用：放、化疗期间，同时给予本品治疗，连续用药30日为1个疗程，至少用足2个疗程。

（5）介入治疗及术中灌注：每次20mg。

【配伍禁忌】尚不明确。

【不良反应】食欲减退、腹胀或腹部不适、恶心、呕吐及腹泻、皮肤干燥、红斑或色素沉着、肝功能改变（AST/ALT、γ-谷氨酰转肽酶及血清胆红素升高等）。其他可见关节或肌肉酸痛、水肿、轻度心电图异常、尿素氮增高、头痛等，极少见精神及神经症状等。

【相互作用】在本品的使用过程中，避免使用含硒药品及食用含硒食品。

【药动学】本品静脉给药，组织分布较广，停药时检测组织中砷含量由高到低依次为皮肤、卵巢、肝脏、肾脏、脾脏、肌肉、睾丸、脂肪、脑组织等。停药4周后检测，皮肤中砷含量与停药时基本持平，脑组织中含量有所增加，其他组织中砷含量均有所下降。

【观察指标】服药期间需定期监测肝、肾功能。

【用药宣教】如出现不良反应时，可对症治疗，严重者可停药观察。

伊沙佐米

【类别】其他抗肿瘤药。

【作用机制】本品为一种可逆性蛋白酶体抑制剂，可优先与20S蛋白酶体的β5亚基结合，并抑制β5亚基的糜蛋白酶样活性。体外试验显示，本品可诱导多发性骨髓瘤细胞系细胞凋亡，对经硼替佐米、来那度胺和地塞米松等多种药物治疗后复发的多发性骨髓瘤细胞具有细胞毒作用。

【适应证】与来那度胺和地塞米松联用于治疗先前接受过至少一种疗法的多发性骨髓瘤。

【禁用与慎用】对本品过敏者禁用。

【给药途径和剂量】口服给药：①本品应于每周约同一时间给予，且于餐前至少1小时或餐后至少2小时服用。②本品胶囊应整粒吞服，不可压碎、咀嚼或打开。③漏服或延迟服用：若距下剂给药时间≥72小时，应补服；如距下剂给药时间＜72小时，无须补服。不应一次服用双倍剂量的药物。④如服药后发生呕吐，不应重复给药，应按原计划给予下剂药物。

【不良反应】本品联用来那度胺和地塞米松的不良反应如下。

1. 心血管系统　低血压、心力衰竭、心律失常。

2. 代谢/内分泌系统　低钾血症。

3. 呼吸系统　上呼吸道感染、支气管炎、肺炎（包括真菌性肺炎、病毒性肺炎）。

4. 肌肉骨骼系统　背痛、关节痛。

5. 神经系统　周围神经病（包括感觉性周围神经病、运动性周围神经病）、横贯性脊髓炎、可逆性后部白质脑病综合征（PRES）。

6. 消化系统　腹泻、便秘、恶心、呕吐、食欲减退、肝损伤、肝细胞损伤、肝脂肪变、胆汁淤积性肝炎、ALT。

7. 血液系统　血小板减少、中性粒细胞减少、血栓性血小板减少性紫癜、白细胞减少、淋巴细胞减少。

8. 皮肤　皮疹、带状疱疹、急性发热性嗜中性皮病、史-约综合征。

9. 眼　视物模糊、眼干、结膜炎、白内障。

10. 其他　外周水肿、肿瘤溶解综合征、疲乏。

【相互作用】

1. 与 CYP3A 诱导剂（如卡马西平、苯妥英钠、利福平、圣约翰草等）合用可降低本品的血药峰浓度（C_{max}）和曲线下面积（AUC），从而减弱其疗效。

2. 与强效 CYP3A 抑制剂（如克拉霉素）合用对本品的全身暴露量无影响，合用时无须调整剂量。

【药动学】口服本品后血药浓度达峰时间约为 1 小时，口服生物利用度平均值为 58%。本品剂量在 0.2～10.6mg 时，AUC 与剂量成正比。高脂肪餐可降低本品的吸收。每周口服 1 次，达稳态后蓄积量为 2 倍。本品的血浆蛋白结合率为 99%，稳态分布容积为 543L。本品通过多种 CYP 和非 CYP 途径代谢。无特殊的 CYP 在本品的代谢中起主导作用。在高于治疗浓度下，CYP 在本品代谢中的作用如下：CYP3A4 为 42%，CYP1A2 为 26%，CYP2B6 为 16%，CYP2C8 为 6%，CYP2D6 为 5%，CYP2C19 为 5%和 CYP2C9 为＜1%。晚期癌症患者单剂量口服 ^{14}C 标记的本品后，62%放射性物质随尿排泄，22%随粪便排泄。其中随尿排泄的原形＜3.5%。基于群体药动学分析，本品的系统清除率约为 1.9L/h，个体差异为 44%。终末半衰期为 9.5 日。

【观察指标】

1. 定期监测血小板计数。

2. 定期检查肝功能。

【用药宣教】

1. 有生育能力的妇女及男性患者的性伴侣在用药期间及停药后 90 日内，请采取有效的避孕措施。

2. 哺乳期女性使用时应暂停哺乳。

尼拉帕利

【类别】多聚 ADP 核糖聚合酶（PARP）抑制剂。

【适应证】用于复发性上皮性卵巢癌、输卵管癌、原发性腹膜癌的成年患者（需对基于铂化疗有完全或部分缓解）的维持治疗。

【作用机制】本品为 PARP 抑制剂。PARP 涉及正常细胞的内稳定，如 DNA 的转录、细胞循环的调节和 DNA 的修复。本品通过抑制 PARP 的活性，促进生成 PARP-DNA 复合物，从而扰乱细胞的内稳定，最终导致细胞死亡。

【禁用与慎用】

1. 中、重度肝功能不全者的安全性尚不明确。

2. 本品有胚胎毒性，孕妇禁用。

3. 哺乳期妇女使用时，应暂停哺乳。

4. 儿童用药的安全性及有效性尚未明确。

5. 严重肾功能不全或终末期肾病患者进行血液透析患者的安全性尚不清楚。

【给药途径和剂量】

1. 推荐剂量为 300mg，每日 1 次，空腹或进餐时服用均可。本品胶囊剂应在每日同一时间整粒吞服。睡前服可减少恶心的发生率。在以铂类为基础的化疗方案结束后 8 周内应开始本品的治疗。如漏服或服药后呕吐，不必补服，按预定时间服用下次剂量。

2. 如出现≥3 级的非血液性不良反应，暂停用药，如 28 日内不良反应得到缓解，以 200mg 重新开始治疗，如在此剂量下，仍出现≥3 级的非血液性不良反应，应暂停用药，如 28 日内不良反应得到缓解，以 100mg 重新开始治疗，如在此剂量下，仍出现≥3 级的非血液性不良反应，在 28 日内未见缓解者，应永久停药。

3. 首次出现血小板计数＜100 000/μl，暂停用药，如 28 日内血小板计数恢复至≥100 000/μl，以原剂量或降低剂量至 200mg，重新开始；如果首次出现血小板计数＜75 000/μl，应暂停用药，如 28 日血小板计数恢复至≥100 000/μl，应降低剂量至 200mg，重新开始。再次出现血小板计数＜100 000/μl 时，应暂停用药，如 28 日内血小板计数恢复至≥100 000/μl，应降低剂量至 200mg，重新开始；在此剂量下，仍出现上述情况，暂停用药，如 28 日内血小板计数恢复至≥100 000/μl，应降低剂量至 100mg，重新开始。如在 28 天内血小板计数不能恢复至≥100 000/μl 或在 100mg 剂量下仍出现血小板计数≥100 000/μl，应永久停药。

4. 如出现中性粒细胞计数<1000/μl 或血红蛋白<8g/dl，应暂停用药，如 28 日内中性粒细胞计数恢复至>1000/μl 或血红蛋白恢复至>9g/dl，应降低剂量至 200mg，重新开始；如果再出次出现上述情况，应暂停用药，如 28 日内中性粒细胞计数恢复至>1000/μl 或血红蛋白恢复至>9g/dl，应降低剂量至 100mg，重新开始。如在 28 日内中性粒细胞计数不能恢复至>1000/μl 或血红蛋白不能恢复>9g/dl 或在 100mg 剂量下仍出现中性粒细胞计数<1000/μl 或血红蛋白<8g/dl，应永久停药。

5. 出现血小板计数≤10 000/μl，应考虑输注血小板，如果同时服用抗血小板药、抗凝药，应考虑停止合用这些药物，或输注较高剂量的血小板。

【不良反应】

1. 严重不良反应包括骨髓异常增生综合征和（或）急性淋巴细胞白血病、骨髓抑制、心脏毒性。

2. 常见血小板减少、贫血、中性粒细胞减少、白细胞减少、心悸、恶心、便秘、呕吐、腹痛、口腔黏膜炎、腹泻、消化不良、口干、疲乏、食欲减退、尿路感染、ALT 和（或）AST 升高、肌痛、腰痛、关节痛、头痛、头晕、感觉障碍、失眠、焦虑、鼻咽炎、呼吸困难、咳嗽、皮疹、高血压、血红蛋白水平降低。

3. 少见心动过速、周围水肿、低血钾、支气管炎、结膜炎、γ-谷氨酰转肽酶升高、血肌酐升高、碱性磷酸酶升高、体重减轻、抑郁、鼻出血。

【相互作用】未进行药物相互作用的研究，口服推荐剂量后，本品及其代谢产物对 CYP 系统没影响，也不是 P-糖蛋白的底物。

【药动学】口服单剂量本品 300mg 后，其 C_{max} 为 804（±403）ng/ml，剂量在 30～400mg 时，其 AUC、C_{max} 与剂量成正比，口服 21 日后的蓄积量约为 2 倍。本品口服的生物利用度约为 73%，约 3 小时达 C_{max}。高脂肪餐不影响本品的吸收。表观分布容积为 1220（±1114）L。一项研究发现，肿瘤患者的表观分布容积约为 1074L。蛋白结合率为 83%。本品主要经羧酸酯酶代谢为无活性代谢产物，此代谢产物进一步经葡萄糖醛酸化代谢。多剂量给予本品 300mg，平均半衰期为 36 小时，肿瘤患者的平均清除率为 16.2L/h。给予放射性标记的本品，21 日内尿中回收 47.5%（33.4%～60.2%），粪便中回收 38.8%（28.3%～47.0%）的放射性物质。尿中和粪便中回收的原形药分别占给药剂量的 11%和 19%。

【观察指标】

1. 本品可导致骨髓异常增生综合征和（或）急性淋巴细胞白血病，严重者可致命。如确诊上述疾病，应立即停药。

2. 本品可导致骨髓抑制，治疗开始 1 个月内，每周检测全血细胞计数，以后每月 1 次，如临床需要，随时检查。

3. 本品可导致高血压甚至高血压危象，治疗开始的 1 年内，每月检测血压和心率，之后定期检查。冠状动脉供血不足、心律失常、高血压患者，更应密切监测，高血压患者可能需要调整降压药的剂量。

【用药宣教】

1. 使用本品期间及治疗结束后至少 3 个月，育龄期妇女应采取有效的避孕措施。

2. 哺乳期妇女使用时应暂停哺乳至治疗结束后至少 1 个月。

3. 本品可能会导致血压升高，可能需要调整降压药物的剂量。

艾立布林

【类别】其他抗肿瘤药。

【妊娠安全等级】D。

【作用机制】本品通过一种基于微管蛋白的抗有丝分裂机制而发挥作用，导致 G_2/M 细胞周期阻断，破坏有丝分裂纺锤体，经过长期阻断有丝分裂致使细胞死亡。

【适应证】本品适用于既往接受过至少两种化疗方案的局部晚期或转移性乳腺癌患者。既往的化疗方案应包含一种蒽环类和一种紫杉烷类药物。

【超说明书用药】用于治疗先前接受过包含蒽环类药化疗方案的无法切除或转移性脂肪肉瘤（FDA 批准适应证）。

【禁用与慎用】

1. 对活性物质或任何辅料有过敏反应者禁用。

2. 哺乳期禁用。

3. 先天性长 QT 间期综合征的患者应避免使用。

4. 低钾血症和低镁血症患者慎用。

5. 严重肝肾功能不全患者慎用。

【给药途径和剂量】

1. 21 日为 1 个疗程，第 1、8 日静脉输注本品，每次推荐剂量为 1.4mg/m^2，2～5 分钟输完。

2. 对肝功能不全和中度肾功能不全患者（Ccr 为 30～50ml/min）应减少剂量。推荐剂量：轻度肝功能不全患者 1.1mg/m^2；中度肝功能不全患者 0.7mg/m^2；中度肾功能不全患者 1.1mg/m^2。

3. 每次用药前应视周围神经病变和全血细胞计数调整剂量。

【配伍禁忌】

1. 不得在含葡萄糖的溶液中稀释或者经含葡萄糖溶液的静脉输液管给药。

2. 不得与其他药物在同一输液管中给药。

【不良反应】

1. 心血管系统　QT 间期延长、低血压。

2. 代谢/内分泌系统　低镁血症、脱水、体重减轻、低钾血症、低钙血症、高血糖症、低磷血症。

3. 呼吸系统　感染性肺炎、咳嗽、呼吸困难、上呼吸道感染、口咽部疼痛。上市后还有间质性肺病的报道。

4. 肌肉骨骼系统　关节痛、肌痛、背痛、骨痛、四肢疼痛、肌肉痉挛、肌无力、肌肉骨骼痛。

5. 泌尿生殖系统　尿路感染。

6. 免疫系统　上市后有超敏反应的报道。

7. 神经系统　周围神经病（包括感觉性周围神经病、感觉运动性周围神经病、运动性周围神经病、多神经病、感觉异常）、头痛、头晕、失眠。

8. 精神　抑郁、焦虑。

9. 消化系统　恶心、便秘、腹泻、呕吐、厌食、消化不良、腹痛（包括上腹痛、下腹痛、腹部不适）、口炎、口干、食欲减退、味觉障碍、γ-谷氨酰转肽酶升高、高胆红素血症、ALT 升高、AST 升高。上市后还有胰腺炎的报道。

10. 血液系统　白细胞减少、淋巴细胞减少、脓毒症、弥散性血管内凝血、血红蛋白减少、粒细胞减少、中性粒细胞减少（包括发热性中性粒细胞减少）、贫血、血小板减少。

11. 皮肤　瘙痒、脱发、皮疹。上市后还有史-约综合征、中毒性表皮坏死松解症的报道。

12. 眼　泪液增加。

13. 其他　虚弱、疲乏、发热、黏膜炎、外周水肿、疼痛。

【药动学】本品在 0.25～4.0mg/m^2 剂量时药动学呈线性。平均消除半衰期约为 40 小时，平均分布容积为 43～114L/m^2，平均清除率为 1.16～2.42L/（h • m^2）。在本品浓度为 100～1000ng/ml 时，人体血浆蛋白结合率为 49%～65%。多次用药后的药动学与单次用药相似，每周用药未见体内药物蓄积，其药动学参数与患者性别、年龄及种族无关。本品抑制人肝微粒体内 CYP3A4，升高 CYP3A4 底物的血药浓度。体外试验表明，本品是药物流出转运蛋白 P-gp 的弱抑制剂。本品主要随粪便和尿排泄。

【观察指标】

1. 每次用药前应监测全血细胞计数。仅中性粒细胞≥1.5×10^9/L 且血小板计数＞100×10^9/L 的患者方可开始用药。

2. 充血性心力衰竭、心动过缓、电解质异常和使用可延长 QT 间期的药物（包括Ⅰa 类和Ⅲ类抗心律失常药）的患者，建议使用本品时监测心电图（ECG）。

3. 用药期间定期监测电解质。

4. 监测肝、肾功能。

【用药宣教】

1. 育龄期女性用药期间和停药后 3 个月内应采取有效的避孕措施。

2. 男性患者用药期间和停药后 3.5 个月内应采取有效的避孕措施。

3. 男性患者用药可能导致不可逆性不育。

4. 本品中含有乙醇，用药后不得驾驶车辆。

重组人血管内皮抑制素

【类别】其他抗肿瘤药。

【作用机制】本品为血管生成抑制剂，通过抑制形成血管的内皮细胞迁移抑制肿瘤新生血管的生成，阻断肿瘤细胞的营养供给，从而抑制肿瘤增殖或转移。

【适应证】与 NP（长春瑞滨联合铂类）化疗方案联用于初治或复治Ⅲ期或Ⅳ期非小细胞肺癌。

【禁用与慎用】

1. 对蛋白类生物制剂有过敏史者禁用。

2. 心、肾功能不全者慎用。

3. 严重心脏病或有严重心脏病史（包括充血性心力衰竭史、高危性不能控制的心律失常需药物治疗的心绞痛、心瓣膜疾病、心电图严重心肌梗死史、顽固性高血压）者慎用。

【给药途径和剂量】静脉滴注，本品注射液用 250～500ml 0.9%氯化钠注射液稀释，每次 7.5mg/m^2（1.2×10^{5}U/m^2），匀速静脉滴注，滴注时间 3～4 小时。治疗周期的第 1～14 日，每日 1 次，连用 14 日，停药 1 周，再继续下一周期治疗，通常使用 2～4 个周期。如耐受，可适当延长本品的使用时间。

【配伍禁忌】勿与可能影响本品酸碱度的其他药物或溶液混合使用。

【不良反应】

1. 心血管系统　心悸、心肌缺血、窦性心动过速、ST-T 改变、房室传导阻滞、房性期前收缩、室性期前收缩。

2. 消化系统　无症状性氨基转移酶升高、黄疸、腹泻。

3. 皮肤　全身斑丘疹伴瘙痒。

4. 其他　疲乏、胸闷、发热。

【相互作用】尚无研究。

【药动学】本品在 30～120mg/m^2[（4.8～19.2）×10^5U/m^2）]剂量时，于正常人体内呈近似线性药动学，滴注速率、时间和总剂量均可影响曲线下面积（AUC）和峰浓度水平。肿瘤患者每日 2 小时内静脉滴注本品，连用 28 日，AUC 的个体差异较大，谷浓度随给药次数增加而持续升高，总剂量和滴注次数可影响峰浓度和谷浓度水平。健康志愿者单次 30 分钟内静脉滴注本品 30mg（4.8×10^5U）/m^2、60mg（9.6×10^5U）/m^2[滴注速率分别为 1mg/（min·m^2）、2mg/（min·m^2）]和 120 分钟内静脉滴注本品 120mg（19.2×10^5U/m^2）、210mg（33.6×10^5U/m^2）[滴注速率分别为 1mg/（min·m^2）、1.75mg/（min·m^2）]，全身清除率（C_{Ls}）约为 2.8L/（h·m^2），终末消除半衰期约为 10 小时。小鼠静脉给药后泌尿系统的浓度最高，肾、尿、肺和肝脏高于血浆，其他组织均低于血浆，肌肉、脂肪、脑浓度最低。肿瘤组织中分布不高，与肌肉和脂肪组织浓度相近。

【观察指标】用药期间定期监测心电图，出现心脏不良反应的患者应给予心电监护。

【用药宣教】用药后如果出现中、重度腹泻或肝功能异常，可减慢滴注速度或暂停用药后适当对症处理。

西达本胺

【类别】其他抗肿瘤药。

【妊娠安全等级】D。

【作用机制】本品为苯酰胺类组蛋白脱乙酰酶（HDAC）亚型选择性抑制药，主要针对第Ⅰ类 HDAC 中的 1、2、3 亚型和第Ⅱb 类的 10 亚型，具有对肿瘤异常表观遗传功能的调控作用。通过选择性抑制相关 HDAC 亚型，产生针对多条信号传递通路基因表达的改变（即表观遗传改变），进而抑制肿瘤细胞周期、诱导肿瘤细胞凋亡。同时，对机体细胞免疫具有整体调节活性，诱导和增强自然杀伤（NK）细胞和抗原特异性细胞毒性 T 细胞（CTL）介导的肿瘤杀伤作用。本品与抗雌激素药联用可发挥抑制肿瘤生长的协同作用。

本品还通过表观遗传调控机制，诱导肿瘤干细胞分化、逆转肿瘤细胞的上皮间充质转化（EMT），进而对恢复耐药肿瘤细胞对药物的敏感性和抑制肿瘤转移、复发等发挥潜在作用。

【适应证】

1. 用于先前至少接受过一次全身化疗的复发性或难治性外周 T 细胞淋巴瘤（PTCL）。

2. 联合芳香酶抑制剂用于激素受体阳性、HER2 阴性、绝经后、经内分泌治疗复发或进展的局部晚期或转移性乳腺癌。

【禁用与慎用】

1. 对本品过敏者禁用。

2. 严重心功能不全者禁用。

3. 孕妇禁用。

4. 中度或重度肝、肾功能不全者慎用。

5. 有 QT 间期延长史、先天性长 QT 间期综合征患者慎用。

6. 18 岁以下儿童使用本品的安全性和有效性尚不明确，故不推荐使用本品。

7. 活动性出血、咯血或新发血栓性疾病患者应避免使用本品。

【给药途径和剂量】

1. 成年人常规剂量一般用法：口服，推荐每次 30mg，每周 2 次，应于餐后 30 分钟服用，两次服药间隔不应少于 3 日。如疾病未进展或未出现无法耐受的毒性，建议持续服药。

2. 毒性状态时剂量

（1）如出现 3 级或 4 级中性粒细胞减少（中性粒细胞计数＜1.0×10^9/L），应暂停用药；如出现 3 级中性粒细胞减少伴体温高于 38.5℃或 4 级中性粒细胞减少，可给予细胞因子如粒细胞集落刺激因子（G-CSF）。定期监测血常规（隔日 1 次或至少每周 2 次），待中性粒细胞绝对计数连续两次测定值≥1.5×10^9/L，可继续使用本品（如之前的毒性为 3 级，恢复用药时的剂量为原剂量或减量至每次 20mg；如之前的毒性为 4 级，恢复用药时剂量减量至每次 20mg）；如减量后再次出现 4 级中性粒细胞减少或 3 级中性粒细胞减少伴体温高于 38.5℃，应停药。

（2）如出现 3 级或 4 级血小板减少（血小板计数＜50.0×10^9/L），应暂停用药，给予 IL-11 或血小板生成素（TPO）；如出现血小板计数＜25.0×10^9/L

或有出血倾向，应考虑给予成分输血。定期监测血常规（隔日 1 次或至少每周 2 次），待血小板计数连续两次测定值≥75.0×10^9/L，可继续使用本品（如之前的毒性为 3 级，恢复用药时的剂量为原剂量或减量至每次 20mg；如之前的毒性为 4 级，恢复用药时剂量减量至每次 20mg）；如减量后再次出现 4 级血小板减少，应停药。

（3）如出现 3 级或 4 级贫血（血红蛋白降低至＜8.0g/dl），应暂停用药，给予促红细胞生成素（EPO）；如出现血红蛋白＜5.0g/dl，应给予成分输血，定期监测血常规(隔日 1 次或至少每周 2 次)。待血红蛋白连续两次测定值≥9.0g/dl，可继续使用本品（如之前的毒性为 3 级，恢复用药时的剂量为原剂量或减量至每次 20mg；如之前的毒性为 4 级，恢复用药时剂量减量至每次 20mg）；如减量后再次出现 4 级贫血，应停药。

3. 如出现 3 级非血液学毒性，应暂停用药，并给予对症治疗；待毒性缓解至≤1 级，可继续使用本品，但应减量至每次 20mg；如减量后再次出现 3 级或 3 级以上毒性，应停药。如出现 4 级非血液学毒性，应停药。

4. 如联合用药时出现 3 级非血液学毒性，应根据具体毒性情况判断其与相关药物的关联性；如毒性与本品所联用的药物相关，应根据该药物的情况进行相应处理和剂量调整。

【不良反应】

1. *心血管系统*　QT 间期延长、心包积液、静脉血栓。上市后还有心力衰竭、射血分数降低、血压降低、心功能异常、心动过速、心动过缓、室性心律失常、心悸、栓塞的报道。

2. *代谢/内分泌系统*　血钾降低、血钙降低、血磷降低、低蛋白血症、尿糖阳性。

3. *呼吸系统*　肺部感染、鼻窦炎（包括慢性鼻窦炎）、呼吸道感染、呼吸急促、咳嗽、咳痰、上呼吸道梗阻。

4. *肌肉骨骼系统*　血肌红蛋白升高、肌酸激酶升高、背痛、关节痛、肌痛、颈痛、肢体疼痛。

5. *泌尿生殖系统*　血肌酐升高、蛋白尿、肾功能不全、血尿。

6. *免疫系统*　血免疫球蛋白 G 降低、血免疫球蛋白 G 升高、淋巴结病、淋巴结疼痛、过敏性皮炎。

7. *神经系统*　头晕、嗜睡、头痛、感觉减退、认知障碍。上市后还有反应迟缓、温度觉过敏的报道。

8. *精神*　有抑郁的报道。

9. *消化系统*　γ-谷氨酰转肽酶升高、AST 升高、ALT 升高、血胆红素升高、尿胆原阳性。食欲减退、腹泻、恶心、呕吐、口腔溃疡、消化不良、牙痛、腹痛、口咽部疼痛。有肠穿孔的个案报道，与本品无关或可能无关。

10. *血液系统*　血小板减少、白细胞减少、中性粒细胞减少、血红蛋白水平降低、红细胞减少、白细胞增多、淋巴细胞百分比降低。

11. *皮肤*　皮疹、瘙痒。

12. *耳*　上市后有听觉减退的报道。

13. *其他*　疲乏、乏力、发热、外周水肿（包括右下肢水肿）、倦怠、软组织炎症、坏疽、胸闷。

【相互作用】

1. 与依西美坦合用有高三酰甘油血症、高血糖症、血胆固醇升高、低白蛋白血症报道。

2. 与抗心律失常药或其他可能延长 QT 间期的药物合用时应谨慎。

3. 与对凝血功能有影响的药物避免合用。

4. 进食标准餐（约 600kcal）30 分钟后口服本品 30mg，平均血浆暴露量高于空腹服用相同剂量的 2.3 倍。

【药动学】单次餐后口服本品 30mg 后，平均血药峰浓度约为 60ng/ml，平均达峰时间约为 4 小时，平均曲线下面积约为 660（ng • h）/ml。本品在体内分布广泛，具有较大的表观分布容积。在 20～150ng/ml 浓度时的血浆蛋白结合率为 89.1%～99.3%。本品有 5 种主要代谢产物，代谢途径主要为单氧化和酰胺键水解。吸收后（67.6±12.7）%随尿液排泄，（12.6±7.7）%随粪便排泄。排出的原药占给药剂量的（37.6±9.2）%，约占尿排泄量的 39.4%；粪便中大部分为原药，约占粪便总排泄量的 86.9%。口服本品 7 日后尿和粪便中本品的总排泄量占服药量的（80.2±9.5）%，大部分于 72 小时内排出。单次餐后口服本品 30mg 后，平均终末半衰期约为 17 小时。

【观察指标】

1. 用药前应监测血常规，用药期间定期监测（通常每周 1 次）。

2. 用药期间应至少每 3 周监测一次肝、肾功能。

3. 用药期间应定期监测心脏功能（如心电图和心脏超声检查）。

4. 用药期间应每 3 周监测一次电解质水平。

【用药宣教】

1. 育龄期妇女用药期间应避孕，男性患者用药期间和用药结束后 3 个月内应避免生育计划。

2. 用药前，若γ-谷氨酰转肽酶、AST 或 ALT 高于正常值上限的 2.5 倍，应暂缓用药，待相关指标降至正常值时再开始使用本品。

3. 用药前，若血钾、血钙或血镁水平异常，应暂缓用药，待相关指标恢复至正常值时方可使用本品。

4. 如出现血栓相关的症状或体征，应及时诊断和治疗。

5. 如出现发热或呼吸道、泌尿道、皮肤等感染症状，应尽快检查并对症治疗。

培门冬酶

【类别】其他抗肿瘤药。

【妊娠安全等级】D。

【作用机制】通过选择性耗竭血浆中的门冬酰胺杀伤白血病细胞。这些白血病细胞由于缺乏门冬酰胺合成酶不能合成门冬酰胺，而需依赖外来的门冬酰胺存活。通过门冬酰胺酶来耗竭血液中的门冬酰胺，可以杀死白血病细胞。然而正常细胞由于含有门冬酰胺合成酶，不缺乏门冬酰胺，较少受药物的影响。

【适应证】

1. 用于急性淋巴细胞白血病。

2. 用于非霍奇金淋巴瘤。

【禁用与慎用】

1. 对本品过敏者、胰腺炎患者或有胰腺炎病史者、使用门冬酰胺酶时有明显出血者和哺乳期妇女禁用。

2. 对门冬酰胺酶过敏者、糖尿病患者或血糖高于正常者、肝功能不全患者慎用。

3. 尚未确定本品是否经乳汁分泌，哺乳期妇女应权衡本品对其的重要性，选择停药或停止哺乳。

【给药途径和剂量】

1. 成年人　①肌内注射，每次 2500U/m^2，每 2 周 1 次，与化疗药物同时使用。②静脉滴注：治疗慢性粒细胞白血病原始细胞危象，每次 200U，每周 2 次；治疗非霍奇金淋巴瘤，每次 100U，每周 1 次，使用 3 周后改为每次 200U，每周 2 次，再连用 5 周。

2. 儿童　①肌内注射，体表面积达 0.6m^2 者，每次肌内注射 2500U/m^2，每 2 周 1 次；体表面积＜0.6m^2 者，每次 82.5U/kg，每 2 周 1 次。②静脉滴注的剂量同肌内注射。

【配伍禁忌】与表柔比星、奈达铂有配伍禁忌。

【不良反应】常见的不良反应有过敏反应、高血糖症、中枢神经系统（CNS）血栓、凝血功能异常、氨基转移酶升高、高胆红素血症等。

【相互作用】

1. 本品可抑制细胞复制，从而阻断甲氨蝶呤的抗肿瘤作用。

2. 因本品可损耗血清蛋白，故可增强高蛋白结合率药物的毒性。

3. 使用本品后患者可能有出血或栓塞倾向，故合用香草醛、肝素、双嘧达莫、阿司匹林及其他 NSAID 时应特别谨慎。

4. 本品可增加活疫苗感染的风险，故在使用本品时应禁用活疫苗，白血病患者在化疗结束后至少 3 个月才能接种活疫苗。

【药动学】本品起效慢，一般在肌内注射后 14 天始见起效。可分布于胸腔积液和腹水中，分布容积为 2.1L/m^2。其代谢部位与门冬酰胺酶相似，通过血蛋白酶分解和吞噬细胞系统消除。其消除半衰期为 5.73 天，几乎不经肾排出。

【观察指标】

1. 给药后应在复苏装置及其他必备条件下（如肾上腺素、氧气、静脉注射类固醇、抗组胺药）观察 1 小时以防发生过敏反应。

2. 给药期及给药后应定期检测相关凝血参数。

3. 监测血糖、尿糖、三酰甘油。

4. 用药前和用药期间监测全血细胞计数、淀粉酶、脂肪酶、肝功能。

【用药宣教】用药期间可能需要调整降糖药、降脂药的剂量。

第二节　内分泌治疗用药

一、激素类及相关药物

丙氨瑞林（注射剂）

【类别】促性腺激素释放激素类。

【妊娠安全等级】D。

【作用机制】本品为人工合成的促性腺激素释放激素（GnRH）的九肽类似物，用药初期可刺激垂体释放黄体生成素（LH）和促卵泡素（FSH），引起卵巢源性甾体激素短暂升高；重复用药可抑制垂体释放 LH 和 FSH，使血中的雌二醇水平下降，达到药物去卵巢的作用，这种抑制作用可用于治疗子宫内膜异位症等激素依赖性疾病。

【适应证】用于治疗子宫内膜异位症。

【禁用与慎用】

1. 孕妇及原因不明阴道出血者禁用。

2. 对 GnRH 或类似物过敏者禁用。

3. 对于以往曾使用过本品或其他 GnRH 类似物治疗患者、有长期饮酒或吸烟史等患者，有骨质疏松症家族史者或长期服用可导致骨质丢失药物（如皮质激素或抗惊厥药物）患者慎用并加强监测。

【给药途径和剂量】皮下或肌内注射，月经来潮的第 1～2 天开始治疗，每次 150μg，每天 1 次，或遵医嘱。制剂在临用前用 2ml 灭菌 0.9%氯化钠注射液溶解，3～6 个月为 1 个疗程。

【配伍禁忌】尚不明确。

【不良反应】可出现由低雌激素状态引起的症状，如潮热、阴道干燥、性欲改变、情绪改变，体重变化、乳房缩小或胀痛、色素沉着，以及口干、头晕乏力、胸闷、恶心、皮疹、注射部位硬结等。停药后症状消失。

【相互作用】尚无研究。

【药动学】动物实验表明，本品与血浆蛋白结合率为 27%～35%，组织分布中以肾脏最高，其次是肝脏、性腺和垂体，药物可从胆汁分泌，24 小时内在体内完全代谢分解，并全部从尿和粪中排出，其中 80%由尿中排出。

【观察指标】

1. 对于有抑郁症的患者，使用本品应密切注意情绪的变化。

2. 出现全身性皮疹应马上停药。

3. 疗程超过 6 个月应注意可能发生骨质丢失，应注意监测。

【用药宣教】

1. 用药期间出现淋漓出血，应调整剂量。

2. 用药期间应采取有效的避孕措施（禁用甾体激素避孕药）。

戈那瑞林

【类别】促性腺激素释放激素类、生育功能障碍检测试剂。

【妊娠安全等级】B。

【作用机制】本品为促性腺激素释放激素类（GnRH）受体拮抗剂。GnRH 是由下丘脑分泌的肽类激素，从下丘脑每隔 90 分钟释放一次 GnRH，与垂体的 GnRH 受体结合生成和释放 LH 和 FSH。应用 GnRH 受体拮抗剂后，通过竞争结合垂体 GnRH 的大部分受体，使 LH、FSH 的生成和释放呈一过性增强，但这种刺激的持续，会导致受体的吞噬、分解增多，受体数减少，垂体细胞的反应下降，LH 和 FSH 的分泌能力降低，因而抑制了卵巢雌激素的生成。本品通过这种负反馈作用抑制垂体功能，而起治疗作用。对前列腺癌的作用是 LH、GnRH 减少，使睾酮浓度下降到阉割水平。

【适应证】本品适用于鉴别诊断男性或女性由下丘脑或垂体功能低下引起的生育障碍、性腺萎缩性性腺功能不足、乳溢性闭经、原发和继发性闭经、绝经和早熟绝经、垂体肿瘤、垂体器官损伤和事实上的下丘脑功能障碍等。

【禁用与慎用】孕妇、垂体腺瘤患者、垂体相关性闭经者、对本品过敏者禁用。

【给药途径和剂量】静脉注射，临用时每支用 2ml 灭菌 0.9%氯化钠注射液溶解，女性每次 25μg，男性每次 100μg，在注入前 0 分钟及注入后 25 分钟、45 分钟、90 分钟、180 分钟时各抽血 3ml，取血清保存，进行放射免疫分析测定 LH 及 FSH 值，从而进行鉴别诊断。

【配伍禁忌】本品禁止与其他药物混合。

【不良反应】注射部位瘙痒、疼痛或肿胀及全身性或局部性过敏、腹部或胃部不适、骨质疏松、血栓性静脉炎及性欲减退等。

【相互作用】使用本品的患者，不宜同时接受直接影响垂体分泌促性腺激素的药物。

【药动学】静脉注射后半衰期初始相为 2～10 分钟，终末相为 10～40 分钟，作用时间 3～5 小时，在血浆中很快代谢为无活性的片段，随尿排出。

【用药宣教】

1. 注射本品后可能导致头晕、潮红、腹部不适、瘙痒、恶心或头痛。

2. 在正常经期的卵泡期给药，应做好避孕措施。

戈舍瑞林

【类别】促性腺激素释放激素的类似药。

【妊娠安全等级】X。

【作用机制】本品是天然促性腺激素释放激素（GnRH）的一种合成类似物，长期使用本品可抑制脑垂体促性腺激素的分泌，引起男性血清睾酮和女性血清雌二醇水平下降，停药后这一作用可逆，初期用药时本品同其他 GnRH 激动剂一样，可暂时增加男性血清睾酮和女性血清雌二醇的浓度。

【适应证】用于前列腺癌、绝经前期及围绝经期妇女的乳腺癌、子宫内膜异位症。

【禁用与慎用】

1. 已知对本品活性成分或其他 GnRH 类似物及本品其他任一辅料过敏者禁用。

2. 孕期及哺乳期妇女禁用。

3. 有发展为输尿管梗阻或脊髓压迫危险的患者慎用。

【给药途径和剂量】皮下注射，切勿穿透血管、肌肉或腹膜。本品注射至腹前壁时需谨慎，因为其邻近腹壁下动脉及其分支动脉。每次 3.6mg，每 28 天 1 次。对肾或肝功能不全者及老年患者不需调整剂量。

【配伍禁忌】与红霉素、奈达铂、表柔比星有配伍禁忌。

【不良反应】外周水肿、痤疮、脂溢、出汗、乳房萎缩、头痛、抑郁症、情绪波动、勃起功能障碍、潮红、性欲降低、性功能障碍、阴道炎、疼痛等。

【相互作用】由于雄激素剥夺治疗可能延长 QT 间期，当本品与已知可延长 QT 间期药物或可能会诱导尖端扭转型室性心动过速的药物如ⅠA 类（如奎尼丁、丙吡胺）或Ⅲ类抗心律失常药物（如胺碘酮、索他洛尔、多非利特、伊布利特）、美沙酮、莫西沙星、抗精神病药物等合用时，应谨慎评估。

【药动学】本品具有几乎完全的生物利用度，每 4 周用药一次，在无组织蓄积的情况下保持有效的血药浓度，本品与蛋白的结合能力较弱，在肾功能正常情况下血清消除半衰期为 2～4 小时，肾功能不全的患者中半衰期将会延长。

【观察指标】

1. 考虑定期监测心电图和电解质。

2. 在接受 GnRH 激动剂治疗的男性患者中，已有高血糖和患糖尿病风险升高的报道，需监测血糖水平。

【用药宣教】

1. 男性患者出现肿瘤增大、心绞痛、心肌梗死或脑卒中的症状告知医师。

2. 女性患者治疗期间及停药后 12 周内避免妊娠。

亮丙瑞林

【类别】促性腺激素释放激素的类似药。

【作用机制】本品属于戈那瑞林同类物，而且具有类似的作用。持续给药时，对前列腺癌、性早熟子宫内膜异位和子宫平滑肌瘤可起到抑制性激素的作用，而在短暂给药时可使男性的睾酮和二氢睾酮及绝经后女性雌酮和雌二醇短暂增加。

【适应证】子宫内膜异位症、子宫肌瘤、雌激素受体阳性的绝经前乳腺癌、前列腺癌、中枢性性早熟。

【禁用与慎用】

1. 对本制剂成分、合成的 GnRH 或 GnRH 衍生物有过敏史者禁用。

2. 孕妇或有可能妊娠的妇女，或哺乳期妇女禁用。

3. 有性质不明的、异常的阴道出血者（有可能为恶性疾病）禁用。

【给药途径和剂量】

1. 子宫内膜异位症　皮下注射。通常情况下，成年人每 4 周 1 次，每次 3.75mg。初次给药应从月经周期的第 1～5 日开始。

2. 子宫肌瘤　皮下注射。通常情况下，成年人每 4 周 1 次，每次 1.88mg。但对于体重过重或子宫明显增大的患者，应注射 3.75mg，初次给药应从月经周期的第 1～5 日开始。

3. 前列腺癌、雌激素受体阳性的绝经前乳腺癌　通常情况下，成年人每 4 周 1 次。每次 3.75mg，皮下注射。

4. 中枢性性早熟　通常情况下，每 4 周 1 次，每次 30μg/kg，皮下注射，根据患者症状可增量至 90μg/kg。

【配伍禁忌】尚不明确。

【不良反应】发热，咳嗽，呼吸困难，间质性肺炎，AST、ALT 升高，肝功能障碍，黄疸，可能引发或加重糖尿病症状。

【相互作用】GnRH 类似物可抑制睾酮分泌，与氟他胺合用可增加疗效。

【药动学】单次肌内注射醋酸亮丙瑞林微球 3.75mg 后 4 小时血浆药物浓度达到峰值，其峰浓度为 4.6～10.2ng/ml。本品的平均稳态分布容积为 27L。体外试验表明，本品的蛋白结合率为 43%～49%。本品平均系统清除率为 7.6L/h，终末消除半衰期约 3 小时。至少 5%以原形和代谢产物的形式从尿中排泄。

【观察指标】

1. 接受 GnRH 激动剂治疗的男性患者。发生心血管疾病（心脏病发作、心源性猝死、脑卒中）的风险增高，推荐进行监测。

2. 可能发生 QT 间期延长，伴有以下情况的患者风险更高：先天性长QT间期综合征、频繁电解质紊乱、充血性心力衰竭，或合并使用可延长QT间期的药物。对于高危患者应权衡风险与治疗效益。推荐进行监测。

3. 伴有或不伴有糖尿病、接受GnRH激动剂治疗的男性患者中，曾有发生高血糖症的报道，推荐进行监测。

【用药宣教】

1. 女性患者用药期间避免妊娠。

2. 有新发精神症状或精神症状恶化，如抑郁症或情绪不稳等告知医师。

曲普瑞林

【类别】 促性腺激素释放激素的类似药。

【妊娠安全等级】 X。

【作用机制】 本品是合成的十肽，是天然GnRH的类似物。动物研究和人体研究表明，初始刺激后，长期使用本品可抑制促性腺激素的分泌，从而抑制睾丸和卵巢的功能。对动物进行的进一步研究提示另一作用机制：通过降低外周GnRH受体的敏感性产生直接性腺抑制作用。

【适应证】

1. *前列腺癌*　治疗转移性前列腺癌。对以前未接受过其他激素治疗的患者，药物疗效更明显。

2. *性早熟*　女孩8岁以前，男孩10岁以前。

3. *生殖器内外的子宫内膜异位症（Ⅰ～Ⅳ期）*　一个疗程应限制在6个月内。建议不要使用本品或其他GnRH类似物进行第二个疗程的治疗。

4. *女性不孕症*　在体外受精-胚胎移植（IVF-ET）中，与促性腺激素（尿促性尿、FSH、HCG）联合使用，诱导排卵。

5. *手术前子宫肌瘤的治疗*　伴有贫血症（血红蛋白含量≤8g/dl）时，为便于内镜手术和经阴道手术需缩小肿瘤大小时，疗程限于3个月。

【禁用与慎用】

1. 对GnRH、GnRH类似物或药品任何一种成分过敏者禁用。

2. 妊娠和哺乳期妇女禁用。

【给药途径和剂量】

1. *治疗前列腺癌*　肌内注射缓释制剂3.75mg，每4周1次；在肌内注射之前，开始皮下注射0.1mg/d，连用7日。先给予抗雄激素（如环丙孕酮）几日，然后开始使用戈那瑞林类似物持续3周，以避免病情突变。11.25mg的缓释双羟萘酸盐制剂，每3个月注射1次，22.5mg的缓释注射剂可每24周注射1次。

2. *治疗子宫内膜异位症或子宫平滑肌瘤*　应于月经周期的第1个5日内开始给药，剂量用法同上。

3. *治疗女性不育*　皮下注射每天0.1mg，作为促性腺激素的辅助用药，建议从月经期第2日开始给药，连用10～12日。

4. *儿童性早熟*　可肌内注射贮存制剂，皮下注射50μg/kg，每4周1次。

【配伍禁忌】 本品禁止与其他药物混合。

【不良反应】

1. *男性*　潮红、阳痿及性欲减退。酶活性增加，血栓性静脉炎及罕有男性女型乳房。

2. *女性*　潮红、出血、阴道干涸、性交困难、抑郁、肝酶水平增高、感觉异常及视觉障碍。

3. *少见不良反应*　轻微过敏症状如发热、瘙痒、头痛、疲乏和睡眠紊乱。

4. *儿童*　偶尔发生出血和分泌、呕吐、恶心和过敏反应。

【相互作用】 在治疗期间，禁止近期或同时使用含雌激素的药物。

【药动学】 肌内注射缓释剂型后，药物首先经历一个初始释放阶段，随后进入有规律的均匀释放阶段，持续释放28日。药物在注射后1个月内的生物利用度为53%。

【观察指标】 治疗期间应密切监测性激素血清水平。少数男性患者在治疗开始时，血清睾酮含量短暂增加，可引起暂时性尿道梗阻或骨骼疼痛等症状。因此，在治疗的开始几周内需严密监护。

【用药宣教】

1. 监测高血糖的症状，血糖控制不佳时及时告知医师。

2. 出现心律失常、心绞痛或QT间期延长的症状告知医师。

二、激素拮抗剂及相关药物

氨鲁米特（口服常释剂型）

【类别】 酶抑制剂类。

【妊娠安全等级】 D。

【作用机制】 本品可在肾上腺皮质和腺体外组织两个不同部位阻断雄激素的生物合成，从而起到药物肾上腺切除作用。在腺体内主要阻止肾上腺中的胆固醇转变为孕烯醇酮，从而抑制肾上腺皮质中自体激素的生物合成。在周围组织中具有强力的芳香酶抑制作用，阻止雄激素转变为雌激素。

【适应证】主要适用于绝经后晚期乳腺癌，对雌激素受体阳性者效果更好。对乳腺癌骨转移有效。也可用于皮质醇增多症的治疗。

【禁用与慎用】

1. 本品为芳香酶抑制剂，用于绝经后的晚期乳腺癌，不适用于绝经前患者。

2. 合并感染、未控制的糖尿病患者不宜使用。

3. 对本品严重过敏者禁用。

【给药途径和剂量】开始每次 250mg，口服，每日 2 次，1～2 周后无明显不良反应可增加剂量，每次 250mg，每日 3～4 次，但每日剂量不超过 1000mg。口服 8 周后改为维持量，每次 250mg，每日 2 次。使用本品期间应同时口服氢化可的松，开始每次 20mg，每日 4 次，1～2 周后减量为每次 20mg，每日 2 次。

【不良反应】可出现嗜睡、困倦、乏力、头晕等中枢神经抑制作用。少数患者有食欲缺乏、恶心、呕吐和腹泻。偶可出现白细胞减少、血小板减少和甲状腺功能减退。

【相互作用】同时应用香豆素类抗凝药，口服降糖药及地塞米松可增加本品的代谢速度，应注意观察。不宜与他莫昔芬合用。

【药动学】健康成年人口服本品 500mg 后 1.5 小时，平均血药浓度峰为 5.9μg/ml，平均血浆半衰期为 12.5 小时，AUC 平均值为 96.8μg/（ml • h），血浆清除率平均值为 86.2ml/min，药物在体内细胞中的分布比血浆中高 1.4 倍，与血浆蛋白的结合率为 21.3%～25.0%。用药后总药量的 34%～50%以原形从尿中排出，其代谢产物主要为 *N*-乙酰化物，占 4%～25%，其余代谢产物为 *N*-甲酰化物及硝基格鲁米特。

【观察指标】监测白细胞、血小板计数和甲状腺功能。

【用药宣教】

1. 服用此药时不应饮酒。

2. 药物可能导致嗜睡和头晕，避免从事需要精神警觉性或协调性的活动，直到药物疗效消退。

他莫昔芬

【类别】抗雌激素类。

【妊娠安全等级】D。

【作用机制】本品为非固醇类抗雌激素药物。其结构与雌激素相似，存在 Z 型和 E 型两个异构体。两者物理化学性质各异，生理活性也不同，E 型具有弱雌激素活性，Z 型则具有抗雌激素作用。如果乳癌细胞内有雌激素受体（ER），则雌激素进入肿瘤细胞内与其结合，促使肿瘤细胞 DNA 和 mRNA 的合成，刺激肿瘤细胞生长。而他莫昔芬 Z 型异构体进入细胞内，与 ER 竞争结合，形成受体复合物，阻止雌激素作用的发挥，从而抑制乳腺癌细胞的增殖。

【适应证】

1. 治疗女性复发转移性乳腺癌。

2. 用作乳腺癌手术后转移的辅助治疗，预防复发。

【禁用与慎用】

1. 有眼底疾病者、孕妇禁用。

2. 有肝功能异常者慎用。

【给药途径和剂量】口服。每次 10mg，每日 2 次，也可每次 20mg，每日 2 次。

【不良反应】主要包括食欲缺乏、恶心、呕吐、腹泻、月经失调、闭经、阴道出血、外阴瘙痒、子宫内膜增生、内膜息肉、内膜癌、颜面潮红、皮疹、脱发。偶见白细胞和血小板减少、肝功能异常、精神错乱、肺栓塞（表现为气短）、血栓形成、无力、嗜睡等。长时间（17 个月以上）大量（每天 240～320mg）使用可出现视网膜病或角膜混浊。

【相互作用】雌激素可影响本品治疗效果。

【药动学】本品口服吸收迅速。口服 20mg 后 6～7.5 小时，在血中达血药峰浓度，半衰期为 7～14 小时，4 日或 4 日后出现血药浓度第二高峰，可能是肠肝循环引起。本品排泄较慢，主要从粪便排泄，约占 4/5，尿中排泄较少，约 1/5。口服后 13 日时仍可从粪便中检测得到。

【观察指标】在一些肿瘤骨转移患者中曾有发生高钙血症的报道，该类患者需注意监测。如有骨转移，在治疗初期需定期查血钙。

【用药宣教】

1. 用药期间出现异常阴道出血，须迅速报告，以便尽快进行出血原因的检查。

2. 对于绝经期前的妇女，在治疗前必须排除妊娠，并且在治疗期间应采取有效的非激素避孕措施。

阿那曲唑

【类别】酶抑制剂类。

【妊娠安全等级】X。

【作用机制】本品为选择性非甾体类芳香酶抑制剂，可明显降低血清雌二醇浓度，减少循环中的雌二醇水平，从而有利于乳腺癌治疗。

【适应证】

1. 适用于绝经后妇女的晚期乳腺癌的治疗。若雌激素受体阴性的患者对他莫昔芬呈现阳性的临床反应，可考虑使用本品。

2. 适用于绝经后妇女激素受体阳性的早期乳腺癌的辅助治疗。

3. 适用于曾接受 2～3 年他莫昔芬辅助治疗的绝经后妇女激素受体阳性的早期乳腺癌的辅助治疗。

【禁用与慎用】

1. 绝经前妇女、孕妇禁用。

2. 严重肾功能不全的患者（肌酐清除率＜20ml/min）禁用。

3. 中到重度肝病患者禁用。

4. 已知对本品或任何组分过敏的患者禁用。

【给药途径和剂量】口服，每日 1 次，每次 1mg。

【不良反应】主要包括皮肤潮红、阴道干涩、头发油脂过度分泌、胃肠功能紊乱（厌食、恶心、呕吐和腹泻）、乏力、忧郁、头痛或皮疹等。偶见子宫出血现象。

【相互作用】含有雌激素的疗法可降低本品的疗效，故不宜同本品合用。

【药动学】本品吸收较快，血浆最大浓度通常出现在服药以后 2 小时内（禁食条件下）。本品清除较慢，血浆清除半衰期为 40～50 小时，食物轻度影响吸收速度，但不影响吸收程度。当每日 1 次顿服本品片剂时，食物对药物吸收速度轻微的影响不致影响血浆稳态浓度。服用 7 日以后血药浓度可达稳态浓度的 90%～95%。

【观察指标】应当在适当的时间开始骨质疏松的治疗或预防，并进行仔细的监测。

【用药宣教】本品可能出现乏力和嗜睡，在驾车和操作机械时应特别注意。

比卡鲁胺

【类别】抗雄激素类。

【妊娠安全等级】X。

【作用机制】本品属于非甾体类抗雄激素药物，没有其他内分泌作用。它与雄激素受体结合而不激活基因表达，从而抑制了雄激素刺激，导致前列腺肿瘤的萎缩。

【适应证】与 GnRH 类似物或外科睾丸切除术联合应用于晚期前列腺癌的治疗。

【禁用与慎用】

1. 妇女和儿童禁用。

2. 对本品过敏的患者禁用。

【给药途径和剂量】成年男性（包括老年人）：每次 50mg，每日 1 次，用本品治疗应与 GnRH 类似物或外科睾丸切除术治疗同时开始。

【不良反应】

1. 心血管系统　心力衰竭。

2. 消化系统　厌食、口干、消化不良、便秘、胃肠胀气。

3. 中枢神经系统　头晕、失眠、嗜睡、性欲减低。

4. 呼吸系统　呼吸困难。

5. 泌尿生殖系统　阳痿、夜尿增多。

6. 血液系统　贫血。

7. 皮肤及其附件　脱发、皮疹、出汗、多毛。

8. 代谢及营养　糖尿病、高血糖、水肿、体重增加、体重减轻。

9. 全身症状　腰痛、头痛、寒战。

【相互作用】体外试验显示 *R*-比卡鲁胺是 CYP3A4 的抑制剂，对 CYP2C9、CYP2C19 和 CYP2D6 的活性有较小的抑制作用。禁忌联合使用特非那定、阿司咪唑或西沙必利，且当本品与环孢素和钙通道阻滞剂联合应用时应谨慎。

【药动学】本品经口服后吸收良好。*S*-对映体相对 *R*-对映体消除较为迅速，后者的血浆清除半衰期为 1 周。在本品的每日用量下，*R*-对映体因半衰期长，在血浆中蓄积了约 10 倍。当每日服用本品 50mg 时，*R*-对映体的稳态血药浓度约 9μg/ml，稳态时有效 *R*-对映体占总循环内药量的 99%。*R*-对映体的药动学不受年龄、肾损害或轻、中度肝损害的影响。有证据表明在严重肝损害病例中，*R*-对映体血浆清除较慢。本品与蛋白高度结合（消旋体 96%，*R*-比卡鲁胺 99.6%）并被广泛代谢（经氧化及葡萄糖醛酸化），其代谢产物以几乎相同的比例经肾及胆消除。

【观察指标】

1. 因为可能出现肝脏改变，应考虑定期进行肝功能检测。

2. 已经接受双香豆素类抗凝药治疗的患者，应密切监测凝血酶原时间。

【用药宣教】

1. 本品可能导致不孕，或暂时性不孕。

2. 每日的同一时间服用。

氟他胺

【类别】抗雄激素类。

【妊娠安全等级】D。

【作用机制】本品为一种非类固醇的乙酰苯胺类口服抗雄性激素，能阻止雄激素在靶细胞的吸收和（或）阻止雄激素与细胞核的结合，显示强力的抗雄激素作用。

【适应证】本品适用于以前未经治疗，或对激素控制疗法无效或失效的晚期前列腺癌。

【禁用与慎用】对本品过敏者禁用。

【给药途径和剂量】口服常用量为250mg，每日3次。

【不良反应】

1. 常见男子乳房发育和（或）乳房触痛，有时伴有溢乳。

2. 少见恶心、呕吐、食欲增强、失眠和疲劳、暂时性肝功能异常和肝炎。

【相互作用】

1. 在一些患者接受双香豆乙酯与本品合并用药时，可见凝血酶原时间延长。所以必须监测凝血酶原时间，以决定首剂和维持抗凝药的用量。

2. 曾有报道当本品与茶碱合用时会出现茶碱血药浓度的增加。CYP1A2是茶碱主要代谢酶，同样也是氟他胺转化成其活性物质2-羟基氟他胺的主要代谢酶。

【药动学】本品口服后从胃肠道吸收。本品在体内大部分迅速代谢，主要活性代谢物为2-羟基氟他胺。单剂量口服250mg，该代谢物约2小时达血药峰浓度，血浆蛋白结合率均在90%以上，消除相半衰期约6小时，原形药及活性代谢物主要分布在前列腺，大部分通过尿液、少量通过粪便排出体外。

【观察指标】本品可能造成肝功能损害，氨基转移酶高于正常值2～3倍的患者不能服用本品。所有的患者必须定期做肝功能监测。

【用药宣教】

1. 出现肝功能不全或贫血的体征/症状时及时上报。

2. 告知患者本品可能会引起潮热、腹泻、恶心等症状。

恩扎卢胺

【类别】前列腺癌治疗药。

【妊娠安全等级】X。

【适应证】用于治疗转移性去势抵抗性前列腺癌。

【作用机制】本品为雄激素受体抑制剂，作用于雄激素受体信号通路的不同步骤。本品可竞争性抑制雄激素与其受体的结合，并可抑制雄激素受体的核转运和雄激素受体与DNA的相互作用。

【禁用与慎用】

1. 女性禁用。

2. 儿童用药的安全性及有效性尚未明确。

3. 轻、中度肾功能不全患者不必调整剂量，尚未对重度肾功能不全及终末期肾病者进行评价。

4. 轻、中度肝功能不全患者不必调整剂量，尚未对重度肝功能不全患者进行评价。

【给药途径和剂量】

1. 口服每次160mg，每日1次，进食或空腹服用均可，胶囊剂应整粒吞服。

2. 如出现3级以上不能耐受的毒性，应暂停用药1周或直至毒性恢复至≤2级，按原剂量或降低剂量（120mg或80mg）重新开始治疗。

3. 尽量避免与强效CYP2C8抑制剂合用，如必须合用，本品的剂量应降低至80mg，停止使用强效CYP2C8抑制剂后，本品的剂量亦应恢复至160mg。

【不良反应】

1. 整体感觉　虚弱、外周水肿。

2. 肌肉与骨骼　腰痛、关节痛、肌肉骨骼痛、肌无力、肌肉骨骼僵硬。

3. 消化系统　腹泻。

4. 血管系统　热潮红、高血压。

5. 神经系统　头痛、头晕、脊髓受压、马尾综合征、感觉异常、感觉迟钝、精神障碍、焦虑、失眠。

6. 泌尿系统　血尿、尿频。

7. 外伤、中毒和手术后并发症　跌倒、非病理性骨折。

8. 皮肤　瘙痒、皮肤干燥。

9. 呼吸系统　鼻出血。

10. 实验室检查　中性粒细胞减少、血小板减少、ALT升高、胆红素升高。

【相互作用】

1. 强效CYP2C8抑制剂（吉非贝齐）可升高本品及*N*-去甲恩扎卢胺总暴露量2.2倍，应尽量避免合用，如需合用，应降低本品的剂量（参见给药途径和剂量）。

2. 尚未进行强效 CYP2C8 诱导剂与本品合用的研究。但推测与 CYP2C8 强效诱导剂（利福平）合用时，本品的暴露量会降低，应尽量避免合用。

3. 与强效 CYP3A4 抑制剂（伊曲康唑）合用，可使本品及 *N*-去甲恩扎卢胺总暴露量升高 1.3 倍。

4. 尚未进行强效 CYP3A4 诱导剂与本品合用的研究。但推测与强效 CYP3A4 诱导剂（卡马西平、苯巴比妥、苯妥英钠、利福平等）合用时，本品的暴露量会降低，应避免合用。中效 CYP3A4 诱导剂（波生坦、依非韦伦、依曲韦林、贯叶连翘等）也可能会降低本品的暴露量，应尽量避免合用。

5. 本品是强效 CYP3A4 诱导剂、CYP2C9 的中效诱导剂和抑制剂。本品可降低咪达唑仑、华法林、奥美拉唑的血药浓度。本品应避免与治疗窗窄的 CYP3A4 的底物（如阿芬太尼、环孢素、双氢麦角胺、芬太尼、匹莫齐特、奎尼丁、西罗莫司、他克莫司）、CYP2C9 的底物（如苯妥英钠、华法林）及 CYP2C19（如 *S*-美芬妥因）合用。若必须与华法林合用，应密切监测 INR 并根据检测结果调整华法林的剂量。

【药动学】口服给药后，约 3.5 小时血药浓度达峰值，剂量 25mg 时绝对生物利用度为 29%，50mg 为 35%。C_{max} 和 AUC 增加的比例高于剂量增加比例，50mg 以上剂量更加明显。剂量从 50mg 增至 100mg，C_{max} 和 AUC 分别增加 2.9 倍和 2.6 倍。剂量从 50mg 增至 200mg，C_{max} 和 AUC 分别增加 8.4 倍和 6.5 倍。每日 1 次给药，7 日后达稳态。分布广泛，静脉给药，稳态分布容积约 1670L。蛋白结合率约 71%，显示与白蛋白和α1 酸性糖蛋白有中等亲和力。本品可进入红细胞内。体外研究显示，红细胞中本品浓度约为血浆中的 2 倍。本品在体内有多种代谢途径，包括脱烷基化、氧化、葡萄糖醛酸化、酰胺水解。循环中主要为原药，血浆中存在两种无活性代谢产物。虽然体外研究显示 CYP2D6 和 CYP3A4 在本品的氧化代谢中具有重要作用，但是体内研究显示两种酶对本品总体消除作用有限。遗传性 CYP2D6 弱代谢者 C_{max} 和 AUC 较强代谢者分别高 16%和 17%。丁酰胆碱酯酶、二磷酸葡萄糖醛酸基转移酶、醇脱氢酶也参与本品的代谢。本品静脉注射后，总清除率约为 57L/h，终末半衰期约 50 小时，肾清除率约 13L/h，主要通过肾小管分泌及肾小球滤过。尿液中原形药与剂量相关，剂量为 25mg/d 时，尿中原形药约占 6%，剂量为 100mg/d 时则为 12.2%。给予健康志愿者 160mg [^{14}C]标记的本品溶液，尿液中回收 55%放射性，粪便中回收 34%。

【观察指标】本品能升高血压，应定期监测血压，未控制的严重高血压患者禁用。

【用药宣教】

1. 本品可能会导致癫痫发作。

2. 本品能引起血压升高，高血压患者可能需要调整降压药物的剂量。

达罗他胺

【类别】雄激素受体（AR）抑制剂。

【作用机制】本品为一种雄激素受体（AR）抑制剂，可竞争性抑制雄激素结合、AR 核转位和 AR 介导的转录，主要代谢物酮基达罗他胺的体外活性与本品相似。此外，本品在体外具有孕酮受体（PR）拮抗作用（活性约为抑制 AR 的 1%），本品在体外可减少前列腺癌细胞增殖，在前列腺癌小鼠异种移植模型中可缩小肿瘤体积。

【适应证】用于治疗非转移性去势抵抗性前列腺癌（nmCRPC）。

【禁用与慎用】

1. 对本品过敏者禁用。

2. 终末期肾病患者、严重肝功能不全患者禁用。

3. 女性禁用。

4. 儿童用药的安全性及有效性尚未确定。

【给药途径和剂量】

1. *成年人常规剂量*　口服：本品应整片吞服并建议与食物同服，推荐剂量为每次 600mg，每日 2 次。如漏服，于下次计划服药前尽早补服，不得同时服用 2 次剂量。

2. *肾功能不全时剂量*

（1）轻至中度肾功能不全（eGFR 为 30～89ml/min）者无须调整剂量。

（2）未接受血液透析的重度肾功能不全（eGFR 为 15～29ml/min）者，推荐剂量为每次 300mg，每日 2 次。

3. *肝功能不全时剂量*

（1）轻度肝功能不全（Child-Pugh 分级为 A 级）者无须调整剂量。

（2）中度肝功能不全（Child-Pugh 分级为 B 级）者，推荐剂量为每次 300mg，每日 2 次。

4. *毒性状态时剂量*　如出现 3 级或 3 级以上毒性或不能耐受的不良反应，应暂停用药或将用量减至每次 300mg，每日 2 次，直至症状改善，恢复用药时剂量为每次 600mg，每日 2 次。不推荐将用量减至低于每次 300mg，每日 2 次。

【不良反应】

1. 心血管系统　心力衰竭、心搏骤停、高血压、缺血性心脏病。

2. 呼吸系统　肺炎、肺栓塞。

3. 肌肉骨骼系统　四肢疼痛。

4. 泌尿生殖系统　尿潴留、血尿。

5. 消化系统　AST 升高、胆红素升高、腹泻、恶心。

6. 血液系统　中性粒细胞减少。

7. 皮肤　皮疹。

8. 其他　身体状况恶化、疲乏（包括无力）。

【相互作用】

1. 中效、强效 CYP3A4 诱导剂或 P-糖蛋白诱导剂可明显降低本品的血药浓度，导致本品失效，禁止合用。

2. 强效 CYP3A4 抑制剂或 P-糖蛋白抑制剂可升高本品的血药浓度，合用时应密切监测本品的不良反应，必要时降低本品的剂量。

3. 本品是 BCRP 转运体抑制剂。可增加 BCRP 底物的 AUC 和 C_{max}，可能增加 BCRP 底物的毒性。尽可能避免与 BCRP 底物合用，如必须合用，应密切监测患者的不良反应，并考虑降低后者的剂量。

【药动学】在 100～700mg 剂量时，本品及其活性代谢物酮基达罗他胺的暴露量（C_{max} 和 AUC）以近似与剂量成正比的方式增加。按每次 900mg、每日 2 次（推荐剂量的 1.5 倍）给药后，未见本品的暴露量进一步增加。按每次 600mg、每日 2 次给药后，本品的平均稳态 C_{max} 为 4.79mg/L，$AUC_{0\sim12h}$ 为 52.82（μg・h）/ml。随食物多剂服用本品后 2～5 日达稳态。单剂口服 600mg 后约 4 小时达 C_{max}。空腹口服 300mg 的绝对生物利用度约为 30%。静脉给药的表观分布容积为 119L。本品及酮基达罗他胺的蛋白结合率分别为 92%、99.8%，主要与血清白蛋白结合。主要经 CYP3A4、UGT1A9、UGT1A1 代谢。酮基达罗他胺的血浆总暴露量为原形药物的 1.7 倍。单剂口服放射性标记的本品口服液，总放射性的 63.4%（约 7%为原形药）随尿排出、32.4%（约 30%为原形药）随粪便排出，给药后 7 日内可回收超过 95%的给药剂量。静脉给药的清除率为 116ml/min。本品及酮基达罗他胺的有效半衰期约为 20 小时。随食物多剂服用本品，蓄积量约为 2 倍。

【观察指标】用药前后及用药时根据临床需要监测肝肾功能。

【用药宣教】

1. 使用本品的患者应同时使用促性腺激素释放激素（GnRH）类似物或已接受双侧睾丸切除术。

2. 女性用药的安全性和有效性尚不明确。

3. 在接受本品治疗期间及最后一次用药后至少 1 周内，男性患者的性伴侣应采取有效的避孕方法。

4. 本品可能损害男性生育力，建议男性用药期间及用药结束后 1 周内采取有效的避孕措施。

来曲唑

【类别】雌激素类。

【妊娠安全等级】D。

【作用机制】本品是芳香酶系统的一种非类固醇竞争性抑制剂，能抑制从雄激素到雌激素的转化。

【适应证】治疗绝经后晚期乳腺癌（雌激素受体或孕激素受体阳性患者），多用于抗雌激素治疗失败后的二线治疗。

【超说明书用药】子宫内膜异位症及多囊卵巢综合征的促排卵治疗：在月经结束 3～5 日开始使用，剂量为每日 2.5～5mg，连用 5 日。

【禁用与慎用】

1. 对活性药物和（或）任意一种赋形剂过敏的患者禁用。

2. 绝经前妇女、孕妇禁用。

【给药途径和剂量】

1. 本品的推荐剂量为 2.5mg，每日 1 次。以本品作为辅助治疗时，应服用 5 年或直到病情复发（以先发生为准）。

2. 本品口服，餐前餐后皆可，因为食物对其吸收程度没有影响。如果漏服，患者记起时应马上补服。但是如果几乎已到下一次服药时间，则应跳过这次漏服的剂量，按规定的服药时间表服药。剂量不得加倍。

【不良反应】常见潮热、关节痛、恶心和疲劳。

【相互作用】应避免本品与他莫昔芬、其他抗雌激素药物或含雌激素的药物同时使用，因为这些药物会抵消本品的药理作用。

【药动学】本品口服后迅速被吸收，其生物利用度高达 99.9%，食物不影响其吸收。一日服用 2.5mg，2～6 周后可达稳态血药浓度，相当于单次服药后血药浓度的1.5～2倍，这种稳态水平可维持较长时间，但不会产生药物蓄积。本品的分布容积为1.9L/kg，与蛋白结合率低。本品在肝内经CYP2A6和CYP3A4缓慢代谢，65%以上的代谢物及5%的原形药随尿液排出，其消除半衰期为2日。

【观察指标】使用本品时，有骨质疏松症和（或）骨折的报道。因此，建议在治疗期间监测全身骨骼健康。

【用药宣教】

1. 育龄期女性在治疗期间及末次给药后至少3周内使用有效的避孕措施。

2. 治疗期间及最后一次给药后至少3周内，哺乳期妇女应暂停哺乳。

托瑞米芬

【类别】抗雌激素类。

【妊娠安全等级】D。

【作用机制】本品为他莫昔芬衍生物。其可与雌激素受体结合，产生雌激素样作用、抗雌激素作用或同时产生两种作用，这主要依疗程长短、动物种类、性别、靶器官的不同而定。

【适应证】绝经后妇女雌激素受体阳性或不详的转移性乳腺癌。

【禁用与慎用】

1. 子宫内膜增生症或严重肝衰竭的患者禁止长期服用本品。

2. 已知对本品过敏者禁用。

3. 肝功能不全者慎用。

【给药途径和剂量】推荐剂量为每日1次，每次60mg。

【不良反应】常见的不良反应为面部潮红、多汗、阴道出血、白带、疲劳、恶心、皮疹、瘙痒、头晕及抑郁。

【相互作用】

1. 本品与使肾排泄钙减少的药物如噻嗪类药物合用后有使高钙血症增加的危险。

2. 酶诱导剂如苯巴比妥、苯妥英钠和卡马西平可增加本品的代谢率，使其在血清中达稳态时的浓度下降，出现这种情况时应将本品的日剂量加倍。

3. 已知抗雌激素药物与华法林类抗凝药合用可导致出血时间过度延长，所以本品应避免与上述药物合用。

4. 本品主要通过CYP3A进行代谢，因此CYP3A抑制剂如酮康唑及类似的抗真菌药、红霉素及克拉霉素在理论上抑制本品的代谢，本品与此类药物合用时需慎重。

【药动学】本品口服给药后吸收迅速，给药后3小时左右血清浓度达峰值。食物对本品的吸收程度无影响，但使血药浓度达峰时间延迟1.5～2小时。本品的分布半衰期平均为4小时，消除半衰期平均为5日。如服用本品60mg/d，达稳态时的平均浓度为0.9μg/ml。本品可在人体中广泛代谢，主要以代谢物的形式经粪便消除，可观察到肠肝循环，约10%的剂量以代谢物的形式经尿排泄。

【观察指标】

1. 骨转移患者在治疗开始时可能出现高钙血钙，对此类患者需密切监测。

2. 对非代偿性心功能不全或严重心绞痛患者服用本品后需密切监测。

【用药宣教】

1. 出现QT间期延长的体征/症状（心动过速、晕厥感、意识丧失）应及时报告给医师。

2. 有生育能力的女性应使用可靠的非激素类避孕药。

3. 服药期间避免食用西柚和饮用西柚汁。

依西美坦

【类别】酶抑制剂类。

【妊娠安全等级】D。

【作用机制】乳腺癌细胞的生长依赖于雌激素的存在，女性绝经期后循环中的雌激素（雌酮和雌二醇）主要由肾上腺和卵巢中的雄激素（雄烯二酮和睾酮）经外周组织中的芳香酶作用转化而来。通过抑制芳香酶阻止雌激素生成是一种有效的选择性治疗绝经后激素依赖性乳腺癌的方法。本品为一种不可逆性甾体芳香酶灭活剂，为芳香酶的伪底物，可通过不可逆地与该酶的活性位点结合使其失活（该作用也称“自毁性抑制”），从而明显降低绝经妇女血液循环中的雌激素水平。

【适应证】用于以他莫昔芬治疗后病情进展的绝经后晚期乳腺癌患者。

【禁用与慎用】

1. 对本品或本品内赋形剂过敏的患者禁用。

2. 孕妇禁用。

3. 绝经前女性一般不用。

4. 中、重度肝肾功能不全者慎用。

【给药途径和剂量】每次25mg，每日1次，餐后口服，轻度肝肾功能不全者不需要调整给药剂量。

【不良反应】本品主要不良反应有恶心、口干、便秘、腹泻、头晕、失眠、皮疹、疲劳、发热、水肿、疼痛、呕吐、腹痛、食欲增加、体重增加等。文献报道还有高血压、抑郁、焦虑、呼吸困难、咳嗽。其他还有淋巴细胞计数下降、肝功能指标（如ALT等）异常等。

【相互作用】本品不可与雌激素类药物合用，以免拮抗本品的药效。

【药动学】本品口服吸收迅速，至少42%的本品在胃肠道被吸收；食用高脂肪餐后，血浆中依西美坦的浓度上升约40%。在各组织中广泛分布，其血浆蛋白结合率为90%。本品主要通过6-位亚甲基的氧化和17-位酮基还原进行代谢，代谢产物无活性或抑制芳香酶活性较弱，其代谢物主要从尿和粪中排泄，各占40%左右，尿中排出的原形药物少于给药量的1%。本品的平均终末半衰期为24小时。

【观察指标】

1. 早期乳腺癌患者的维生素D缺乏患病率增加，可能会出现维生素D缺乏症，建议监测。

2. 曾有患者骨密度降低的报道，建议监测。

【用药宣教】

1. 餐后服用。

2. 女性患者在治疗期间和停药后至少1个月内采取有效避孕措施。

3. 哺乳期女性使用时应暂停哺乳。

氟维司群

【类别】激素类抗肿瘤药。

【妊娠安全等级】D。

【作用机制】本品为雌激素受体拮抗剂。

【适应证】用于治疗绝经后妇女在抗雌激素疗法后疾病进展的激素受体阳性的转移性乳腺癌。

【禁用与慎用】

1. 对本品过敏者、重度肝功能不全患者禁用。

2. 中度肝功能不全患者、有出血史者、血小板减少或正在接受抗凝药的患者慎用。

3. 尚未明确本品是否可经乳汁分泌，哺乳期妇女应权衡本品对其的重要性选择停药或停止哺乳。

4. 儿童禁用。

【给药途径和剂量】

1. 成年人或老年人，推荐于臀部肌内注射本品500mg，在第1日、15日、29日注射，之后每月1次。分两侧臀部各注射250mg，必须缓慢注射。

2. 中度肝功能不全患者，调整剂量至250mg，注射方法同上。

【配伍禁忌】与柔红霉素、奈达铂、表柔比星有配伍禁忌。

【不良反应】

1. 可见哮喘、头痛、头晕、腰痛、腹痛、注射部位疼痛、骨盆痛、胸痛、流感样综合征、发热和血管扩张。

2. 可发生恶心、呕吐、畏食、便秘或腹泻、代谢和营养失调、周围水肿。

3. 可见骨痛、关节痛、失眠、感觉异常、抑郁、焦虑、呼吸困难、咽炎和咳嗽加重。

4. 还可见皮疹、出汗和尿路感染。

5. 极少发生肌痛、血栓栓塞和阴道出血。

【相互作用】与利福平（CYP3A4诱导剂）合用，本品的药动学无临床意义的改变，故同时使用本品与CYP3A4抑制剂或诱导剂时不必调整本品的给药剂量。

【药动学】静脉给药后，本品以接近肝血流的速度[约10.5ml/（kg·min）]迅速被清除。肌内注射后，血药浓度约经7日可达峰值，并至少保持1个月。每月肌内注射本品250mg后，经3～6个剂量后可达稳态。本品进入体内后分布迅速。稳态时，其分布容积3～5L/kg。本品的代谢包括类似内源性类固醇的生物转化（包括氧化、芳香酶羟化、与葡萄糖醛酸结合）和（或）在类固醇核的2、3和17位上的硫酸化，以及侧链硫氧化物的氧化。

【观察指标】定期检查血栓栓塞的症状和体征。

【用药宣教】

1. 使用本品前，必须排除妊娠的可能。

2. 晚期乳腺癌妇女中常见血栓栓塞发生，当高危患者使用本品时应检查栓塞的症状和体征。

第三节　免疫兴奋剂

一、集落刺激因子

聚乙二醇化重组人粒细胞刺激因子

【类别】集落刺激因子类。

【妊娠安全等级】C。

【作用机制】本品为利用基因重组技术生产的人粒细胞集落刺激因子（G-CSF）。与天然产品相比，生物活性在体内外基本一致。选择性作用于粒系造血祖细胞，促进其增殖、分化，并可增加粒系终末分化细胞的功能。

【适应证】癌症化疗等原因导致中性粒细胞减少症，骨髓发育不良综合征引起的中性粒细胞减少症，再生障碍性贫血引起的中性粒细胞减少症，先天性、特发性中性粒细胞减少症，骨髓增生异常综合征伴中性粒细胞减少症，周期性中性粒细胞减少症。

【禁用与慎用】

1. 对 G-CSF 过敏者及对大肠埃希菌表达的其他制剂过敏者禁用。

2. 严重肝、肾、心、肺功能障碍者禁用。

3. 骨髓中幼稚粒细胞未显著减少的髓系白血病患者或外周血中检出幼稚粒细胞的髓系白血病患者禁用。

【给药途径和剂量】

1. 肿瘤　成年患者化疗后，中性粒细胞计数降至 1000/mm^3（白细胞计数 2000/mm^3）以下者，在开始化疗后 2～5μg/kg，每日 1 次皮下或静脉注射给药。儿童患者化疗后中性粒细胞计数降至 500/mm^3（白细胞计数 1000/mm^3）以下者，在开始化疗后 2～5μg/kg，每日 1 次，皮下或静脉注射给药。当中性粒细胞计数回升至 5000/mm^3（白细胞计数 10 000/mm^3）以上时，停止给药。

2. 急性白血病化疗所致的中性粒细胞减少症　白血病患者化疗后白细胞计数＜1000/mm^3，骨髓中的原粒细胞明显减少，外周血液中未见原粒细胞的情况下，成年患者 2～5μg/kg，每日 1 次，皮下或静脉注射给药；儿童患者 2μg/kg，每日 1 次，皮下或静脉注射给药。当中性粒细胞计数回升至 5000/mm^3（白细胞计数 10 000/mm^3）以上时，停止给药。

3. 骨髓增生异常综合征伴中性粒细胞减少症　成年患者在其中性粒细胞＜1000/mm^3 时，2～5μg/kg，每日 1 次，皮下或静脉注射给药。中性粒细胞计数回升至 5000/mm^3 以上时，停止给药。

4. 再生障碍性贫血所致中性粒细胞减少　成年患者在其中性粒细胞＜1000/mm^3 时，2～5μg/kg，每日 1 次，皮下或静脉注射给药。中性粒细胞计数回升至 5000/mm^3 以上时，酌情减量或停止给药。

5. 周期性中性粒细胞减少症、自身免疫性中性粒细胞减少症和慢性中性粒细胞减少症　成年患者中性粒细胞＜1000/mm^3 时，1μg/kg，每日 1 次，皮下或静脉注射给药。儿童患者中性粒细胞计数低于 1000/mm^3 时，1μg/kg，每日 1 次，皮下或静脉注射给药。中性粒细胞计数回升至 5000/mm^3 以上时，酌情减量或停止给药。

6. 用于促进骨髓移植患者中性粒细胞增加　成年人在骨髓移植的第 2～5 日开始用药，2～5μg/kg，每日 1 次，皮下或静脉注射给药。儿童在骨髓移植的第 2～5 日开始用药，2μg/kg，每日 1 次皮下或静脉注射给药。中性粒细胞计数回升至 5000/mm^3（白细胞计数 10 000/mm^3）以上时，停止给药。

【配伍禁忌】禁止与其他药物混合。

【不良反应】

1. 肌肉骨骼系统　骨骼肌肉痛。

2. 消化系统　便秘、恶心、呕吐、腹泻、食欲缺乏。

3. 其他　乏力、发热、头晕、失眠、心率异常及心律失常。

【相互作用】尚不明确。

【药动学】本品经静脉或皮下注射后主要分布在肾脏、骨髓和血浆中，以氨基酸代谢途径被降解，并主要随尿排泄。经皮下注射时，半衰期为 3.5 小时，清除率为 0.5～0.7ml/（min · kg）。

【观察指标】药物使用期间注意血常规的监测，特别是中性粒细胞计数的变化情况。

【用药宣教】如出现脾大或脾破裂的症状、感染或急性呼吸窘迫综合征相关症状、毛细血管渗漏综合征或主动脉炎相关症状、肾小球肾炎相关症状需及时上报。

重组人粒细胞刺激因子（CHO 细胞）

【类别】集落刺激因子类。

【作用机制】本品为一种结构与来源于人 G-CSF 基本无差异的糖蛋白造血因子，作用于骨髓中的粒细胞系祖细胞，促进其向中性粒细胞分化和增殖。

【适应证】

1. 骨髓移植时促进中性粒细胞的增加。

2. 预防抗肿瘤化疗药物引起的中性粒细胞减少症及缩短中性粒细胞减少症的持续时间、实体瘤、急性淋巴细胞白血病。

3. 骨髓增生异常综合征的中性粒细胞减少症。

4. 再生障碍性贫血的中性粒细胞减少症。

5. 先天性及原发性中性粒细胞减少症。

6. 免疫抑制治疗（肾移植）继发的中性粒细胞减少症。

【禁用与慎用】

1. 对本制剂或其他粒细胞刺激因子制剂有过敏反应的患者禁用。

2. 对骨髓中幼稚细胞没有充分减少的髓系白血病患者及外周血中确认有幼稚细胞的髓系白血病患者禁用，本品可能增加幼稚细胞。

3. 严重肝、肾、心、肺功能障碍者禁用。

【给药途径和剂量】

1. 骨髓移植时促进中性粒细胞数的增加。

（1）成年患者：在骨髓移植后次日至第 5 日后开始，静脉滴注，5μg/kg，每日 1 次。

（2）儿童：在骨髓移植后次日至第 5 天后开始，静脉滴注，5μg/kg，每日 1 次。

2. 预防抗肿瘤化疗药物引起的中性粒细胞减少症及缩短中性粒细胞减少症的持续时间。

（1）实体瘤（成年患者及小儿患者）：通常在抗肿瘤化疗药物给药结束后次日开始。皮下注射 2μg/kg，每日 1 次。当出血倾向等原因导致皮下注射困难时，可静脉注射（含静脉滴注）5μg/kg，每日 1 次。

（2）急性淋巴细胞白血病：成年患者及小儿患者通常在抗肿瘤化疗药物给药结束后次日开始。静脉注射（含静脉滴注）5μg/kg，每日 1 次。如没有出血倾向等问题，可皮下注射，2μg/kg，每日 1 次。

（3）骨髓增生异常综合征的中性粒细胞减少症：通常从中性粒细胞计数低于 $1000/mm^3$ 时开始。静脉注射，5μg/kg，每日 1 次。

（4）再生障碍性贫血的中性粒细胞减少症：通常从中性粒细胞＜$1000/mm^3$ 时开始。静脉注射，5μg/kg，每日 1 次。儿童从中性粒细胞＜$1000/mm^3$ 时开始。皮下或静脉注射，5μg/kg，每日 1 次。

（5）先天性及原发性中性粒细胞减少症：通常从中性粒细胞＜$1000/mm^3$ 时开始，静脉或皮下注射，2μg/kg，每日 1 次。儿童从中性粒细胞＜$1000/mm^3$ 时开始，静脉或皮下注射，2μg/kg，每日 1 次。

（6）免疫抑制治疗（肾移植）继发的中性粒细胞减少症：通常从中性粒细胞＜$1500/mm^3$（白细胞计数 $3000/mm^3$）时开始，皮下注射，2μg/kg，每日 1 次。

【配伍禁忌】尚不明确。

【不良反应】常见发热、背痛、头痛、骨痛、幼稚细胞增加（急性髓系白血病患者）、皮疹、肝功能异常、血小板减少、倦怠感、胸痛等。严重不良反应可见休克、间质性肺炎、幼稚细胞增加、成年人呼吸窘迫综合征。

【相互作用】本品不得和其他药剂混合注射。

【药动学】静脉注射本剂 300IU 后，血药浓度在用药后达到峰值，之后以 0.4 小时和 7 小时的半衰期呈现双相型减低。肾功能不全透析者：在接受本剂 300IU 的静脉注射后，显示出与健康志愿者相似形态的血药浓度变化，半衰期为 6 小时。当剂量增加到 1500IU 和 3000IU 静脉注射后，其半衰期分别是 5.9 小时和 7.5 小时。随着剂量的增加，本剂在血浆中的消除会轻微减缓。静脉注射本剂 300IU 后，其结果显示给药后 24 小时以内给药量的 0.88% 随尿排泄。

【观察指标】

1. 使用本制剂期间，应定期检查血常规，充分注意避免使中性粒细胞计数（白细胞计数）增加到必要值以上。

2. 因有诱发或恶化间质性肺炎的可能，故须严密观察，当出现发热、咳嗽、呼吸困难及胸部 X 线检查异常等情况时，应终止给药并采取给予肾上腺皮质激素等适当的处理措施。

【用药宣教】使用本品后可有流感样症状，如发热、寒战等。

重组人粒细胞巨噬细胞刺激因子

【类别】细胞介素类。

【作用机制】本品作用于造血祖细胞，促进其增殖和分化，其重要作用是刺激粒细胞、单核巨噬细胞成熟，促进成熟细胞向外周血释放，并能促进巨噬细胞及嗜酸性细胞的多种功能。

【适应证】

1. 预防和治疗肿瘤放疗或化疗后引起的白细胞减少症。

2. 治疗骨髓造血功能障碍及骨髓增生异常综合征。

3. 预防白细胞减少可能潜在的感染并发症。

4. 使感染引起的中性粒细胞减少的恢复加快。

【禁用与慎用】

1. 对本品或该制剂中任何其他成分有过敏史的患者禁用。

2. 自身免疫性血小板减少性紫癜的患者禁用。

3. 孕妇、高血压患者及有癫痫病史者慎用。

【给药途径和剂量】用 1ml 灭菌注射用水溶解本品（切勿振荡）。

1. 肿瘤放、化疗后　放、化疗停止 24～48 小时后方可使用本品，在腹部、大腿外侧或上臂三角肌处进行皮下注射（注射后局部皮肤应隆起约 $1cm^2$，以便药物缓慢吸收），按体重一次 3～10μg/kg，每日 1 次，持续 5～7 日，根据白细胞计数回升速度和水平确定维持量。本品停药后至少间隔 48 小时方可进行下一疗程的放、化疗。

2. 骨髓移植　按体重每次 5～10μg/kg，每日 1 次，静脉滴注 4～6 小时，持续应用至连续 3 日中性粒细胞绝对数≥1000/μl。

3. 骨髓增生异常综合征/再生障碍性贫血　按体重每次 3μg/kg，每日 1 次，皮下注射，需 2～4 日才观察到白细胞计数增高的最初效应，以后调节剂量使白细胞计数维持在所期望水平，通常为 10 000/μl。

【配伍禁忌】禁止与其他药物混合。

【不良反应】常见的不良反应为发热、寒战、恶心、呼吸困难、腹泻，其次有皮疹、胸痛、骨痛和腹泻等。

【相互作用】本品不应与抗肿瘤放、化疗药同时使用，如要进行下一疗程的抗肿瘤放、化疗，应停药至少 48 小时后，方可继续治疗。

【药动学】志愿者皮下注射 3μg/kg、10μg/kg、20μg/kg 和静脉注射 3～30μg/kg 可观察到血药峰浓度和曲线下面积（AUC）随剂量的增大而增大。皮下注射本品，在 3～4 小时血药浓度达到峰值。静脉注射本品的清除半衰期为 1～2 小时，皮下注射则为 2～3 小时。小鼠皮下注射后，肾脏含量最高，其次是胃和血液，心脏和骨骼中含量较低。在 24 小时内有 45%药物随尿液排出，其中 20%以原形排出，48 小时内 66%～86%的药物随尿液排泄。

【观察指标】

1. 在治疗前及开始治疗后定期观察外周血白细胞或中性粒细胞、血小板数的变化。

2. 本品与化疗药物同时使用，可加重骨髓毒性，因而不宜与化疗药物同时使用，应于化疗结束后 24～48 小时使用。

3. 本品可引起血浆白蛋白水平降低，所以同时使用具有血浆白蛋白高结合率的药物应注意调整药物的剂量。

【用药宣教】使用本品后可有流感样症状，如发热、寒战等。

硫培非格司亭

【类别】长效重组人粒细胞刺激因子。

【作用机制】粒细胞刺激因子与造血细胞的表面受体结合后作用于造血细胞，从而刺激增殖、分化、定型与成熟细胞功能活化。与短效重组人粒细胞刺激因子（rhG-CSF）相比，长效聚乙二醇化重组人粒细胞刺激因子（PEG-rhG-CSF）能降低血浆清除率，延长半衰期。

【适应证】本品适用于成年非髓性恶性肿瘤患者，在接受容易引起发热性中性粒细胞抑制性抗癌药物治疗时，降低以发热性中性粒细胞减少症为表现的感染发生率。

【禁用与慎用】

1. 已知对本品或其他 PEG-rhG-CSF、rhG-CSF 及对大肠埃希菌表达的其他制剂过敏者禁用。

2. 严重肝、肾、心、肺功能障碍者禁用。

【给药途径和剂量】本品在每个化疗周期抗肿瘤药物给药结束后 48 小时皮下注射 1 次。推荐使用剂量为一次注射固定剂量 6mg，本品也可按患者体重，以 100μg/kg 进行个体化治疗。勿在使用细胞毒性化疗药物前 14 天到化疗后 24 小时内给予本品。

【配伍禁忌】禁止与其他药物混合。

【不良反应】

1. 肌肉骨骼系统　疼痛较常见，主要是肌肉关节或全身疼痛等，严重程度多为轻度，多数可自行缓解。

2. 消化系统　恶心、呕吐、腹部不适、食欲降低、AST 及 ALT 升高。

3. 其他　偶见乏力、头部不适、发热等。

4. 免疫原性　与所有治疗性蛋白一样，本品具有潜在的免疫原性，产生抗体，导致疗效降低。

5. 严重不良反应　脾破裂、急性呼吸窘迫综合征、严重超敏反应、镰状细胞危象、肾小球肾炎、白细胞增多症、毛细血管渗漏综合征和对肿瘤恶性细胞生长的潜在刺激效应。

【相互作用】如患者曾预防性使用本品，一般情况下不建议额外补充短效 rhG-CSF。

【药动学】健康志愿者单次皮下注射本品后，在人体内的暴露水平随给药剂量的增加而呈非线性增长，表明本品在研究剂量范围内呈现剂量依赖的非线性药动学特征。注射后 100μg/kg 后达峰时间为 22 小时左右，半衰期约 40 小时，在 60～200μg/kg 剂量时，随着剂量增加，C_{max} 与 AUC 呈非线性增长。

【观察指标】使用本品过程中应注意血常规的监测，特别是中性粒细胞计数的变化情况。

【用药宣教】如出现过敏症状或疑似过敏症状，需对治疗，如重复使用本品后过敏症状仍出现，建议不再使用。

聚乙二醇干扰素α-2a

【类别】其他抗病毒药。

【作用机制】本品是聚乙二醇（PEG）与重组

干扰素α-2a结合形成的长效干扰素。干扰素可与细胞表面的特异性α受体结合，触发细胞内复杂的信号传递途径并激活基因转录，调节多种生物效应，包括抑制感染细胞内的病毒复制，抑制细胞增殖，并具有免疫调节作用。本品具有非聚乙二醇结合的干扰素α（普通干扰素）的体外抗病毒和抗增殖活性。

【适应证】

1. 适用于治疗成年人慢性乙型肝炎。患者不能处于肝病失代偿期，慢性乙型肝炎必须经过血清标志物[氨基转移酶（升高）、HBsAg、HBV DNA]确诊。通常也需获取组织学证据。

2. 适用于治疗之前未接受过治疗的慢性丙型肝炎成年患者。患者必须无肝脏失代偿表现，慢性丙型肝炎须经血清标志物确证（抗 HCV 抗体和 HCV RNA）。通常诊断要经组织学确证。

【禁用与慎用】

1. 对活性成分、干扰素α或本品的任何赋型剂过敏者禁用。

2. 自身免疫性慢性肝炎者禁用。

3. 严重肝功能不全或失代偿性肝硬化者禁用。

4. 患有肝硬化和 Child-Pugh 分级≥6 的 HIV-HCV 患者禁用。

5. 新生儿和 3 岁以下儿童禁用。

【给药途径和剂量】

1. 慢性乙型肝炎　推荐剂量为每次 180μg，每周 1 次，共 48 周，腹部或大腿皮下注射。其他剂量和疗程尚未进行充分的研究。

2. 慢性丙型肝炎　本品单药或与利巴韦林联合应用时的推荐剂量为每次 180μg，每周 1 次，腹部或大腿皮下注射。联合治疗时同时口服利巴韦林。

【配伍禁忌】禁止与其他药物混合。

【不良反应】

1. 感染及侵染类疾病　单纯疱疹、泌尿系统感染、支气管炎、口腔念珠菌感染。

2. 血液和淋巴系统异常　淋巴结肿大、贫血和血小板减少。

3. 内分泌异常　甲状腺功能减退和甲状腺功能亢进。

4. 精神和神经系统异常　记忆力障碍、味觉改变、感觉异常、感觉迟钝、震颤、虚弱、情感障碍、情绪改变、神经过敏、攻击意识、性欲减退、偏头痛、嗜睡、感觉过敏、梦魇、晕厥。

5. 眼部异常　视物模糊、眼干、眼部炎症、眼痛。

6. 耳及内耳异常　眩晕、耳痛。

7. 心脏异常　心悸、外周水肿、心动过速。

8. 血管异常　面部潮红。

9. 呼吸、胸部和纵隔异常　上呼吸道感染、咽痛、鼻炎、鼻咽炎、鼻窦充血、肺充血、胸部紧缩感、劳力性呼吸困难、鼻出血。

10. 消化系统异常　胃炎、腹胀、口干、口腔溃疡、牙龈出血、牙龈炎、唇炎、便秘、口腔炎、吞咽困难、舌炎。

【相互作用】本品可中度抑制 CYP 的活性。如果同时使用本品和茶碱，应监测茶碱血清浓度并适当调整茶碱用量。茶碱和本品的最大相互作用估计出现在本品治疗 4 周以后。

【药动学】在健康受试者人群中，180μg 单次皮下注射后，血清浓度可在 3～6 小时检测到。在 24 小时内，可达到血清峰浓度的 80%。注射后 72～96 小时可测到血清峰浓度。本品的绝对生物利用度是 61%～84%，与普通干扰素α-2a 相似。本品静脉注射后的稳态分布容积为 8～14L，表明本品主要分布在血液和细胞外液中。本品主要在肝脏中代谢，代谢物主要通过肾脏排出体外。男性对本品的系统清除率较内源性干扰素α低约 100 倍。静脉给药后，本品终末半衰期是 60～80 小时，而干扰素α一般仅 3～4 小时。皮下注射给药后，其本品终末半衰期更长（50～130 小时），皮下注射后的半衰期可能不仅反映该化合物的清除相，还反映了吸收相延长。

【观察指标】推荐有心脏疾病的患者在开始本品治疗前进行心电图检查。

【用药宣教】

1. 有可能出现抑郁，患者应随时向医生报告抑郁的任何症状，不要延误。

2. 使用本品出现轻微头晕、意识模糊、嗜睡和疲劳，应注意不要驾驶交通工具和操作机械。

聚乙二醇干扰素α-2b（注射剂）

【类别】干扰素类。

【作用机制】本品是重组人干扰素α-2b 与单甲氧基聚乙二醇的一种共价结合物，本品的生物活性来自其结构中的重组人干扰素α-2b 部分。

【适应证】

1. 慢性丙型肝炎　患有代偿性肝脏疾病。现认为慢性丙型肝炎的理想治疗是本品和利巴韦林合用。

2. 慢性乙型肝炎　HBeAg 阳性的慢性乙型肝

炎，患有代偿性肝脏疾病。

【禁用与慎用】

1. 18岁以下禁用。

2. 对聚乙二醇干扰素α-2b或任何一种干扰素或某赋形剂过敏者、孕妇禁用。

3. 孕妇及未获得妊娠反应阴性结果前的患者不能开始本品与利巴韦林的联合治疗，配偶妊娠的男性患者禁用。

4. 不能应用本品与利巴韦林联合治疗的患者禁用。

5. 自身免疫性肝炎或有自身免疫性疾病史者禁用。

6. 肝功能失代偿者禁用。

7. 联合用药时，严重的肾功能不全患者（肌酐清除率＜50ml/min）禁用。

【给药途径和剂量】

1. 慢性丙型肝炎　皮下注射，每周1次。体重65kg以下者，每次40μg；体重65kg以上者，每次50μg。同时口服利巴韦林。疗程：用药6个月后，如病毒负荷仍高，建议停止用药。

2. 慢性乙型肝炎　推荐剂量为1.0μg/kg，每周1次，皮下注射。疗程：24周。

【配伍禁忌】禁止与其他药物混合。

【不良反应】注射部位疼痛、炎症、疲乏感、寒战、发热、抑郁、关节痛、恶心、脱发、骨骼肌疼痛、易激动、流感样症状、失眠、腹泻、腹痛、虚弱、咽炎、体重减轻、厌食、焦虑、注意力障碍、头晕等。

【相互作用】本品与和CYP1A2代谢相关的药物一起使用时要注意。

【药动学】本品的血浆半衰期比干扰素α-2b明显延长。皮下给药之后，C_{max}出现在用药后15～44小时，并可维持达48～72小时。平均表观分布容积为0.99L/kg。多次用药后可出现有免疫反应性的干扰素的积累。平均消除半衰期约（40±13.3）小时，表观清除率为22.0ml/（h·kg）。

【观察指标】

1. 对于有精神疾病既往史或有精神疾病症状或药物滥用（substance use）的患者，如果确定本品治疗是必需的，为达到良好的治疗效果，需要对精神症状和药物滥用制定个体化筛查治疗策略并进行持续的精神症状的监测，从而充分控制精神症状及药物滥用。

2. 对有充血性心力衰竭史、心肌梗死和（或）既往或目前有心律失常者，应用本品治疗时需要密切监测。

3. 应密切监测肾功能不全患者的毒性症状和体征。

4. 所有应用本品的患者治疗前需进行血常规、血液学及甲状腺功能检查。

【用药宣教】

1. 在本品治疗期间出现疲劳感、嗜睡或意识障碍应避免驾驶或操作机器。

2. 本品可导致抑郁，家属和医务人员应警惕患者精神状态的变化。

3. 育龄期女性及男性患者的性伴侣用药期间应采取有效避孕措施。

重组人干扰素α-1b

【类别】干扰素类。

【作用机制】本品具有广谱的抗病毒、抗肿瘤及免疫调节功能。干扰素与细胞表面受体结合，诱导细胞产生多种抗病毒蛋白，从而抑制病毒在细胞内的复制；可通过调节免疫功能增强巨噬细胞、淋巴细胞对靶细胞的特异性细胞毒作用，有效遏制病毒侵袭和感染发生；可增强自然杀伤细胞活性，抑制肿瘤细胞生长，清除早期恶变细胞等。

【适应证】本品适用于治疗病毒性疾病和某些恶性肿瘤。主要适用于治疗慢性乙型肝炎、慢性丙型肝炎和毛细胞白血病等。对尖锐湿疣、慢性宫颈炎、疱疹性角膜炎、带状疱疹、流行性出血热和小儿呼吸道合胞病毒性肺炎等病毒性疾病均有效。对其他病毒性疾病和恶性肿瘤如慢性粒细胞白血病、黑色素瘤、淋巴瘤等也有良好疗效。

【禁用与慎用】

1. 已知对干扰素制品过敏者禁用。

2. 有心绞痛、心肌梗死病史及其他严重心血管病史者禁用。

3. 有其他严重疾病不能耐受本品不良反应者禁用。

4. 癫痫和其他中枢神经系统功能紊乱者禁用。

5. 过敏体质，特别是对抗生素过敏者慎用。

【给药途径和剂量】本品可以直接肌内、皮下注射和病灶注射。

1. 慢性乙型肝炎　每次30～50μg，皮下或肌内注射，每日1次，连用4周后改为隔日1次，疗程4～6个月，可根据病情延长疗程至1年。

2. 慢性丙型肝炎　每次30～50μg，皮下或肌内注射，每日1次，连用4周后改为隔日1次，治疗4～6个月，无效者停用。有效者可继续治疗至

12 个月。根据病情需要，可延长至 18 个月。疗程结束后随访 6～12 个月。急性丙型肝炎应早期使用本品治疗，可减少慢性化。

3. *慢性粒细胞白血病*　每次 10～30μg，每日 1 次，皮下或肌内注射，第二周后改为每次 30～50μg，每日 1 次，皮下或肌内注射，连续用药 6 个月。可根据病情适当调整，缓解后可改为隔日注射。

4. *毛细胞白血病*　每次 30～50μg，每日 1 次，皮下或肌内注射，连续用药 6 个月以上。可根据病情适当调整，缓解后可改为隔日注射。

5. *尖锐湿疣*　每次 10～50μg，均匀注射于各患处基底部，隔日 1 次，连续 3～6 周。不能采用此法时可行肌内注射。可根据病情延长或重复疗程。

6. *肿瘤*　视病情可延长疗程。开始时可皮下或肌内注射 30～50μg，每日或隔日注射。若患者未出现病情迅速恶化或严重不良反应，应在适当剂量下继续用药。

【配伍禁忌】与表柔比星、奈达铂、柔红霉素、参芪注射液有配伍禁忌。

【不良反应】常见发热、疲劳等；其他有头痛、肌痛、关节痛、食欲缺乏、恶心等。

【相互作用】使用本品时应慎用催眠药及镇静药。

【药动学】健康志愿者单次皮下注射本品 60μg，注射后 3.99 小时血药浓度达峰值，吸收相半衰期为 1.86 小时，消除相半衰期 4.53 小时。吸收后分布于各脏器，于注射局部含量最高，其次为肾、脾、肺、肝、心脏、脑及脂肪组织，然后在体内降解。尿、粪、胆汁中排泄较少。

【观察指标】常见的化验异常是粒白细胞减少、血小板减少，用药期间需加强监测。

【用药宣教】在使用过程中如发生过敏反应，应马上停药。

重组人干扰素α-2a（酵母）

【类别】干扰素类。

【妊娠安全等级】C。

【作用机制】本品具有广谱抗病毒、抗肿瘤及免疫调节功能。干扰素与细胞表面受体结合，诱导细胞产生多种抗病毒蛋白，抑制病毒在细胞内繁殖，提高免疫功能包括增强巨噬细胞的吞噬功能，增强淋巴细胞对靶细胞的细胞毒性和自然杀伤细胞的功能。

【适应证】

1. *病毒性疾病*　伴有 HBV DNA、DNA 聚合酶阳性或 HBeAg 阳性等病毒复制标志的成年慢性活动性乙型肝炎患者、伴有 HCV 抗体阳性和 ALT 增高但不伴有肝功能代偿失调（Child 分级为 A 级）的成年急慢性丙型肝炎患者及尖锐湿疣、带状疱疹、小儿病毒性肺炎和上呼吸道感染、慢性宫颈炎、丁型肝炎等患者。

2. *肿瘤*　毛状细胞白血病、多发性骨髓瘤、非霍奇金淋巴瘤、慢性白血病及卡波西肉瘤、肾癌、喉乳头状瘤、黑色素瘤、蕈样肉芽肿、膀胱癌、基底细胞癌等。

【禁用与慎用】

1. 对重组人干扰素α-2a 或该制剂的任何成分有过敏史者禁用。

2. 患有严重心脏疾病或有心脏病史者禁用。

3. 严重的肝、肾或骨髓功能不正常者禁用。

4. 癫痫及中枢神经系统功能损伤者禁用。

5. 伴有晚期失代偿性肝病或肝硬化的肝炎患者禁用。

6. 正在接受或近期内接受免疫抑制剂治疗的慢性肝炎患者禁用，短期“去激素”治疗者除外。

7. 即将接受同种异体骨髓移植的 HLA 抗体识别相关的慢性髓细胞性白血病患者禁用。

【给药途径和剂量】

1. *毛状细胞白血病*

（1）起始剂量：300 万 IU/d，皮下或肌内注射，16～24 周。如耐受性差，则应将剂量减少到 150 万 IU/d，或将用药次数改为每周 3 次，也可以同时减少剂量和用药次数。

（2）维持剂量：每次 300 万 IU，每周 3 次皮下或肌内注射。如耐受性差，则将每日剂量减少到 150 万 IU，每周 3 次。

（3）疗程：应用本品约 6 个月以后，再由医师决定是否对疗效良好的患者继续用药或是对疗效不佳的患者终止用药。

注：对血小板减少症患者（血小板计数＜$50\times10^9/L$）或有出血危险的患者，建议皮下注射。

2. *多发性骨髓瘤*　300 万 IU，每周 3 次皮下或肌内注射。根据不同患者的耐受性，可将剂量逐周增加至最大耐受量（900 万 IU），每周 3 次。除病情迅速发展或耐受性极差外，这一剂量可持续使用。

3. *低度恶性非霍奇金淋巴瘤*　每周 3 次，每次 300 万 IU，至少维持治疗 12 周。应该在患者从放化疗反应中一经恢复马上开始，一般时间为放化疗后 4～6 周。也可伴随常规的化疗方案（如结合环磷酰胺、泼尼松、长春新碱和多柔比星）一起进行。以 28 日为一个周期。在第 22～26 日，皮下或肌内注射重组人干扰素α-2a 600 万 IU/m^2。

4. 慢性髓细胞性白血病　第 1～3 日每日 300 万 IU；第 4～6 日每日 600 万 IU；第 7～8 日天每日 900 万 IU。疗程：患者必须接受治疗至少 8 周，要取得更好的疗效至少需要治疗 12 周，然后再由医生决定是否对疗效良好的患者继续用药或对血液学参数未见任何改善者终止用药。

5. 慢性活动性乙型肝炎　通常以 500 万 IU，每周 3 次，皮下注射，共用 6 个月。如用药 1 个月后病毒复制标志或 HBeAg 水平无下降，则可逐渐加大剂量，并可进一步将剂量调整至患者能够耐受的水平，如治疗 3～4 个月后没有改善，则应考虑停止治疗。

6. 急慢性丙型肝炎　起始剂量：300 万～500 万 IU，每周 3 次，皮下或肌内注射 3 个月作为诱导治疗。维持剂量：血清 ALT 正常的患者需要再以 300 万 IU，每周 3 次，注射 3 个月作为完全缓解的巩固治疗。患者血清 ALT 不正常者必须停止治疗。

7. 尖锐湿疣　100 万～300 万 IU，每周 3 次，皮下或肌内注射，共 1～2 个月；或于患处基底部隔日注射 100 万 IU，连续 3 周。

【配伍禁忌】与表柔比星、奈达铂、柔红霉素、柔红霉素脂质体、参芪注射液有配伍禁忌。

【不良反应】常见不良反应有乏力、发热、寒战、食欲减退、肌痛、头痛、关节痛、出汗等，常出现在用药后的第一周，多在 4 小时内减轻或消失。

【相互作用】本品可能会通过降低肝内微粒体 CYP 的活性影响氧化代谢过程。有研究证实，开始使用本品后，体内茶碱的清除率降低。在以前或近期服用过的药物所产生的神经毒性、血液毒性及心脏毒性，都会因为使用本品而毒性增加。与具有中枢作用的药物合并使用时会产生相互作用。

【药动学】肌内注射或皮下注射本品后的吸收大于 80%，肌内注射 3600 万 IU 后，平均达峰时间 3.8 小时，血药峰浓度为 1500～2580pg/ml。皮下注射 3600 万 IU 后，平均达峰时间 7.3 小时，血药峰浓度为 1250～2320pg/ml。稳态分容积为 0.22～0.75L/kg，肾脏分解代谢为主要清除途径，而胆汁分泌与肝脏代谢的清除是次要途径。在健康人静脉滴注本品后，消除半衰期为 3.7～8.5 小时。总体清除率为 2.14～3.62 ml/（min・kg）。

【观察指标】对有心脏病的老年患者、老年癌症晚期患者，在接受本制剂治疗前及治疗期间应进行心电图检查。

【用药宣教】发生过敏反应时，应马上停止用药并给予适当治疗。

重组人干扰素α-2b（酵母）

【类别】干扰素类。

【妊娠安全等级】C。

【作用机制】本品具有抗肿瘤增殖作用，在体外具有明显的免疫调节作用。体外研究表明，本品可抑制病毒复制。干扰素通过与细胞表面的特异性膜受体相结合产生上述作用。

【适应证】用于慢性乙型肝炎、慢性丙型肝炎、慢性丁型肝炎、喉乳头状瘤、毛细胞白血病、慢性髓细胞性白血病、与慢性髓细胞性白血病有关的血小板增多症、多发性骨髓瘤、非霍奇金淋巴瘤、艾滋病相关性卡波西肉瘤、肾细胞癌、转移性类癌瘤（胰腺内分泌肿瘤）、恶性黑色素瘤，滴眼液用于眼部急性或复发性单纯疱疹感染。

【禁用与慎用】

1. 对重组人干扰素α-2b 及其所含组分有过敏史的患者禁用。

2. 自身免疫性肝炎或有自身免疫性疾病史的患者，以及免疫抑制的患者禁用。

3. 肝功能失代偿患者禁用。

4. 未控制的甲状腺疾病患者禁用。

5. 精神疾病或有严重精神病史的儿童患者禁用。

6. 禁止与替比夫定合用。

7. 孕妇、可能妊娠的女性及其男性伴侣禁用。

8. 有严重或不稳定性心脏病史，控制困难的心脏疾病（心肌梗死、心力衰竭、心律失常等）患者禁用。

9. 血红蛋白病患者如地中海贫血、镰状细胞贫血患者禁用。

10. 严重肾衰竭或肌酐清除率＜50ml/min 的患者禁用。

【给药途径和剂量】

1. 慢性乙型肝炎

（1）成年人，推荐剂量为每周总量 30 万～3500 万 IU；皮下注射，每天 500 万 IU，连续 7 日，或每周 3 次，每次 1000 万 IU（隔日 1 次），共 16～24 周。

（2）儿童（1～17 岁）：推荐剂量为第 1 周皮下注射 3 次（隔日 1 次），每次 300 万 IU/m^2，以后剂量升高至每周 3 次，每次 600 万 IU/m^2（最大可达每次 1000 万 IU/m^2），共给药 16～24 周。

2. 慢性丙型肝炎　推荐剂量为300万IU皮下注射，每周3次（隔日1次）。产生疗效的多数患者在12～16周ATL水平有所改善。经16周治疗ALT达正常水平的患者，本品治疗应延长至18～24个月，以提高持续应答率。经16周治疗后ALT未能达到正常水平的患者，应考虑终止本品治疗。

3. 慢性丁型肝炎　本品初始剂量为500万IU/m^2，皮下注射，每周3次，至少3～4个月。可按患者对药物的耐受情况调整剂量。

4. 喉乳头状瘤　本品的推荐剂量为皮下注射每周3次（隔日1次），每次300万IU/m^2，于外科切除肿瘤组织后开始给药。可根据患者对本品的耐受程度调整剂量。治疗应答需要6个月以上的治疗。

5. 毛细胞白血病　本品的推荐剂量为200万IU/m^2，皮下注射或肌内注射，每周3次，隔日1次。可按患者对药物的耐受情况调整剂量。

6. 慢性髓细胞性白血病　每日皮下注射4～500万IU/m^2。为持续控制白细胞计数，每日的剂量可能需要50万～1000万IU/m^2。当白细胞计数得以控制时，为维持血液学指标改善，应给予最大耐受量（每日400万～1000万IU/m^2）。如果用药8～12周后仍未见部分血液指标缓解或有临床意义的血液学细胞减少，则应考虑停药。

7. 多发性骨髓瘤

（1）维持治疗：对于经诱导化疗后处于稳定期的患者，可单用本品皮下注射，剂量为300万～500万IU/m^2，每周3次（隔天用药）。

（2）复发治疗或顽固性疾病治疗：可单用本品治疗，剂量为300万～500万IU/m^2，每周3次。

8. 非霍奇金淋巴瘤　与化疗结合，皮下注射每周3次，每次500万IU（隔日1次）。

9. 艾滋病相关性卡波西肉瘤　采用本品皮下或肌内注射给药，在3000万IU/m^2，每周3～5次的剂量下有效，亦有用较低剂量（每日1000万～1200万IU/m^2）而未明显减低疗效者。当病情稳定或药物起效时，应继续给药直至肿瘤消失。

10. 肾细胞癌

（1）单用本品治疗时：皮下注射或静脉注射剂量300万～3000万IU/m^2，方案有每周3次、每周5天或每天。在皮下注射，每周3次，每次300万～1000万IU/m^{2}的剂量下，应答率最高。

（2）与其他药物合用（如IL-2）：本品皮下注射剂量有300万～2000万IU/m^2。有报道本品皮下注射600万IU/m^2，每周3次取得最高总体应答率；治疗期间可按需要调整剂量。

11. 转移性类癌瘤（胰腺内分泌肿瘤）　皮下注射，每天300万～400万IU/m^{2}或隔天注射，已证明本品对转移性类癌瘤及类癌瘤综合征患者的治疗作用，起始剂量为皮下注射，每周3次，每次200万IU/m^2，每隔2周根据耐受性增加剂量至300万IU/m^2、500万IU/m^2、700万IU/m^{2}和1000万IU/m^2。

12. 恶性黑色素瘤　静脉给药，每日2000万IU/m^2，每周5次，共4周，然后维持治疗皮下给药，剂量为1000万IU/m^2，每周3次（隔日1次），共用药48周。

13. 眼部急性或复发性单纯疱疹感染　滴于眼睑内，每日2次。先滴1滴于患眼内，至少隔10分钟再滴入第2滴，取仰卧姿势。

【配伍禁忌】与表柔比星、奈达铂、葡萄糖、柔红霉素、参芪注射液等有配伍禁忌。

【不良反应】

1. 最常见寒战、发热、乏力、肌肉酸痛、不思饮食、疲倦、无力等，类似流感样症状。如给予解热镇痛药可能会获得减轻。这些症状也可能在继续用药时得到缓解。

2. 常见的不良反应有恶心、呕吐、腹部隐痛、腹泻、高血压、精神紧张和抑郁。

3. 较为常见的有嗜睡、运动失调、瘙痒、皮疹。

4. 较为少见的有腰痛、腿痉挛、失眠、便秘、口唇疱疹、疱疹性皮疹、荨麻疹、潮热、口干、味觉改变、麻痹性肠梗阻、凝血功能减退、容易激动、咳嗽和视力异常。

5. 罕见的有直立性低血压、皮肤红斑、脱发、体重减轻、呼吸困难、单纯性疱疹、眼痛、心动过速、鼻充血、咽炎、喷嚏、注射部位反应、紫癜、胃肠胀气、唾液增多、高血糖和口炎。

6. 可能引起免疫性溶血性贫血、血小板减少；免疫性血小板减少性紫癜患者使用干扰素α可能引起出血；重组干扰素α还可能导致血栓形成。

7. 还可引起ALT 、AST、LDH和碱性磷酸酶升高，白细胞和血小板减少。

8. 本品还可引起心肌病和雷诺综合征。

9. 有报道干扰素α可能引起1型糖尿病，使2型糖尿病恶化。

【相互作用】

1. 本品合用高剂量的阿地白介素可增加高敏反应的风险。

2. 本品可抑制双香豆素的代谢，引起后者的抗凝血功能增强，增加出血的风险。

3. 本品与齐多夫定合用，可对血液系统产生毒性，如发生贫血和中性粒细胞减少。

4. 本品如合用活疫苗，可能被活疫苗（如轮状病毒疫苗）感染。

5. 本品合用苯巴比妥，可能增加后者的血药浓度。

6. 本品可降低茶碱的清除率，导致后者中毒。

【药动学】对健康志愿者进行单次皮下注射 500 万 IU/m^2 和 1000 万 IU/m^2、肌内注射 500 万 IU/m^2 后的药动学研究，皮下和肌内注射后的平均血清干扰素浓度相似。静脉滴注干扰素后，滴注时的血清干扰素浓度达峰值，然后迅速下降，滴注后 4 小时不能测出血清浓度；浓度下降速度比皮下或肌内注射快，清除半衰期为 2 小时左右。三种给药途径的尿内干扰素浓度都低于检测下限。

【观察指标】

1. 使用本品期间发生肝功能异常的患者应严密监测，如果症状和体征有所发展，则应停药。

2. 对于一些可能发生视网膜病变的患者（如糖尿病和高血压患者），使用本品时建议做定期眼科检查。

3. 有本品引发高三酰甘油血症及加重该症的报道，因此建议监测血脂水平。

4. 对于肾功能不全和（或）年龄超过 50 岁的患者，当接受本品与利巴韦林的联合治疗时，应更严密监测贫血的发生。

【用药宣教】

1. 用药时应保持充足的水分，必要时补液。

2. 原有精神疾病特别是抑郁症或曾有严重精神病史的儿童患者，不应使用本品。

二、白介素类

重组人白介素-11

【类别】白介素类。

【作用机制】本品是应用基因重组技术生产的一种促血小板生长因子，可直接刺激造血干细胞和巨核祖细胞的增殖，诱导巨核细胞的成熟分化，增加体内血小板的生成，从而提高血液血小板计数，而血小板功能无明显改变。

【适应证】用于实体瘤、非髓系白血病化疗后Ⅲ、Ⅳ度血小板减少症的治疗；实体瘤及非髓系白血病患者，前一疗程化疗后发生Ⅲ/Ⅳ度血小板减少症（即血小板数不高于 $50\times10^9/L$）者，下一疗程化疗前使用本品，以减少患者由血小板减少引起的出血和对血小板输注的依赖性。同时有白细胞减少症的患者必要时可合并使用重组人粒细胞刺激因子。

【禁用与慎用】

1. 本品有引发严重过敏反应的风险，因此对重组人白介素-11 及本品中其他成分过敏者禁用，对血液制品、大肠埃希菌表达的其他生物制剂有过敏史者慎用。

2. 器质性心脏病患者，尤其有充血性心力衰竭及心房颤动、心房扑动病史的患者慎用。

【给药途径和剂量】

1. 给药途径　皮下注射，本品应在化疗后使用，不宜在化疗前或化疗期间使用。取本品注射剂，加入 0.7ml［1mg（800 万 U）/瓶］、1.0ml［1.5mg（1200 万 U）/瓶］或 2.0ml［3mg（2400 万 U）/瓶］灭菌注射用水溶解后，皮下注射。

2. 剂量　25～50μg/kg，于化疗结束后 24～48 小时开始或发生血小板减少症后皮下注射，每日 1 次，疗程一般 7～14 日。血小板计数恢复后应及时停药。

【配伍禁忌】与阿米卡星、卡那霉素、链霉素、氯霉素有配伍禁忌。

【不良反应】

1. 全身性　水肿、头痛、发热及中性粒细胞减少性发热。

2. 心血管系统　心动过速、血管扩张、心悸、晕厥、心房颤动及心房扑动。

3. 消化系统　恶心、呕吐、黏膜炎、腹泻、口腔念珠菌感染。

4. 神经系统　眩晕、失眠。

5. 呼吸系统　呼吸困难、鼻炎、咳嗽次数增加、咽炎、胸膜渗出。

6. 其他　皮疹、结膜充血，偶见用药后一过性视物模糊。

【相互作用】尚不明确。

【药动学】单剂量皮下注射给药，血药峰浓度为（17.4±5.4）ng/ml，达峰时为（3.2±2.4）小时，终末半衰期为（6.9±1.7）小时。皮下注射生物利用度 65%～80%，未观察到药物体内蓄积或清除率降低的现象。肾脏是主要的药物清除途径。但尿液中以原形排泄的量很少，提示药物在排泄前经过代谢。

【观察指标】

1. 使用本品过程中应定期检查血常规（一般隔日 1 次），注意血小板数值的变化。

2. 使用期间应注意毛细血管渗漏综合征的监测，如监测体重、水肿、胸腔积液、腹水等。

【用药宣教】如有体重迅速增加、水肿，应尽快就医，以排除毛细血管渗透综合征。

重组人白介素-2

【类别】白介素类。

【作用机制】本品是一种淋巴因子，可使细胞毒性 T 细胞、自然杀伤细胞和淋巴因子活化的杀伤细胞增殖，并使其杀伤活性增强，还可以促进淋巴细胞分泌抗体和干扰素，具有促进机体免疫反应等作用。

【适应证】本品为免疫调节剂，用于肿瘤的生物治疗，尤其适用于肾癌、恶性黑色素瘤及癌性胸腔积液、腹水的治疗，也可以用于其他恶性肿瘤和免疫功能低下患者的综合治疗。

【禁用与慎用】

1. 对本品成分有过敏史的患者禁用。

2. 高热、严重心脏病、低血压者，严重心肾功能不全者，肺功能异常或进行过器官移植者禁用。

3. 孕妇慎用。

【给药途径和剂量】

1. 静脉滴注、皮下或肌内注射，每日 20～100 万 IU/m^2，每日 1 次，4 周为 1 个疗程。

2. 癌性胸腔积液、腹水腔内注射，应尽量排出胸腔积液、腹水后，每次注射 50 万～100 万 IU/m^2，每周 1～2 次，注射 2～4 周。

【配伍禁忌】与表柔比星、奈达铂、柔红霉素、参芪注射剂有配伍禁忌。

【不良反应】常见发热、寒战，罕见恶心、呕吐、类感冒症状及注射部位红肿、硬结、疼痛。

【相互作用】

1. 本品与具有肝、肾、心和脊髓毒性的药物合用时，可增加药物对这些组织器官的毒性。

2. 糖皮质激素可降低本品的治疗作用。

3. β受体阻滞剂和其他降压药能加重本品引起的低血压。

【药动学】本品在体内主要分布于肾脏、肝脏、脾脏和肺脏。肾脏是主要的代谢器官，肾组织细胞的组织蛋白酶 D 分解本品。血清中分布和消除半衰期分别为 13 分钟和 85 分钟左右。

【观察指标】药物过量可引起毛细血管渗透综合征，表现为低血压、末梢水肿、暂时性肾功能不全等，若出现应马上停药，对症处理。

【用药宣教】如有体重迅速增加、水肿，应尽快就医，以排除毛细血管渗透综合征。

三、其他免疫增强剂

肌苷

【类别】免疫增强剂。

【作用机制】肌苷为人体正常成分，参与体内核酸代谢、蛋白质合成和能量代谢，可提高辅酶 A 与丙酮酸氧化酶的活性，从而使细胞在缺氧状态下进行正常代谢。肌苷有助于受损肝细胞功能的恢复。

【适应证】辅酶类药，具有改善机体代谢的作用。用于各种原因所致的白细胞减少和血小板减少、心力衰竭、心绞痛、肝炎等的辅助治疗，也用于视神经萎缩、中心性视网膜炎的辅助治疗。

【超说明书用药】用于治疗鼻炎、多种类型梅热综合征（对眼睑痉挛的疗效优于对口下颌肌张力障碍的疗效）。

【禁用与慎用】对本品过敏者禁用。

【给药途径和剂量】

1. 静脉滴注，以少量 5%葡萄糖注射液或 0.9%氯化钠注射液溶解后，加入 5%葡萄糖注射液或 0.9%氯化钠注射液中。每次 0.2～0.6g，每日 1～2 次。

2. 口服，成年人每次 0.2～0.6g，每日 3 次；小儿每次 0.1～0.2g，每日 3 次；必要时剂量可加倍（如肝病）。

【配伍禁忌】本品禁与下列注射液配伍：乳酸、氯霉素、双嘧达莫、盐酸山梗菜碱、硫酸阿托品、氢溴酸东莨菪碱、盐酸氯丙嗪、盐酸异丙嗪、马来酸麦角新碱、盐酸普鲁卡因、硫喷妥钠、苯妥英钠、氯氮䓬、盐酸去甲肾上腺素、盐酸丁卡因、利血平、硝普钠、二氮嗪、呋塞米、依他尼酸钠、促皮质素、维生素 B_{12}、盐酸苯海拉明、马来酸氯苯那敏、细胞色素 C、盐酸万古霉素、盐酸四环素、二盐酸奎宁、盐酸阿糖胞苷、硫酸长春新碱及所有菌苗和疫苗。盐酸多巴胺、酚磺乙胺和维生素 C 注射液应先稀释后再与本品混合。

【不良反应】偶见颜面潮红、恶心、胸部灼热感等。

【药动学】未进行该项试验，且无可靠参考文献。

【观察指标】本品静脉滴注有引起心搏骤停和过敏性休克死亡的报道，建议应用时缓慢滴注并严密观察生命指征变化及有无过敏反应。

【用药宣教】可能有轻微的胃肠道反应。

氨肽素

【类别】免疫增强剂。

【作用机制】本品主要成分是从猪甲提取的活性物质。能增强机体代谢和抗病能力，有助于血细胞增殖、分化，成熟与释放，对提升白细胞和血小板计数均有较好的作用。

【适应证】用于原发性血小板减少性紫癜、再生障碍性贫血、白细胞减少症，亦可用于银屑病。

【禁用与慎用】对本品过敏者禁用。

【给药途径和剂量】口服每次 1g，每日 3 次。儿童用药酌减或遵医嘱。

【相互作用】尚不明确。

【药动学】尚无研究。

【观察指标】定期检测血常规。

【用药宣教】本品是从猪甲中提取的，如涉及民族信仰，请及时与医师沟通。

草分枝杆菌 F.U.36

【类别】免疫增强剂。

【作用机制】灭活的草分枝杆菌进入人体后，T 淋巴细胞受到刺激，释放出多种淋巴因子，如 IL-2、IL-4、TNF、IFN 和 MAF、MIF、MCF、MMF 等，这些因子作用于单核巨噬细胞系统，使其向病灶部位聚集、活化，对病原菌进行吞噬、杀伤和清除；同时，自然杀伤（NK）细胞、B 淋巴细胞也活化、增多，IgM、IgG 增加或趋于正常，持久地介入人体的免疫过程，不断调节细胞及体液免疫系统，发挥免疫功能，从而增强机体免疫能力。大量临床验证结果证明：在免疫功能检查中，T 淋巴细胞亚群 T3、T4、T8、T4/T8 明显增加，NK 细胞活性增强，免疫球蛋白明显增加。

【适应证】本品为免疫调节剂，主要用于肺和肺外结核的辅助治疗。

【禁用与慎用】高热患者或患者较虚弱时禁用。

【给药途径和剂量】

1. 用法　本品供深部肌内注射。一般从 0.172μg（极低浓度）开始使用，在无异常反应的情况下，可逐步向低浓度、中浓度、高浓度过渡。

2. 剂量　每支 0.172μg（极低浓度）或每支 1.72μg（低浓度），每周 1 支；每支 17.2μg（中浓度）每 2～3 周 1 支，每支 172μg（高浓度），每 8～12 周 1 支；也可根据病情，遵医嘱使用。疗程 6～9 个月。

【配伍禁忌】禁止与其他药物混合。

【不良反应】少数患者可能会出现疲倦、咳痰较多或发热，局部可能出现红肿、硬结，停药即可逐渐消散。

【相互作用】本品未发现同其他药物及疫苗的不相容（疫苗注射后间隔 2 周再用本品为佳），但同时使用免疫抑制剂，会降低本品药效。

【药动学】尚无研究。

【观察指标】每次注射前，需仔细观察注射部位症状，如出现红肿、硬结，应暂停注射，待红肿、硬结消失后再注射。

【用药宣教】注射本品时患者应平卧。发热时应暂停注射。

鲨肝醇

【类别】免疫增强剂。

【妊娠安全等级】B。

【作用机制】本品即α-正十八碳甘油醚，为动物体内固有物质，在骨髓造血组织中含量较多，可能是体内造血因子之一。有促进白细胞增生及抗放射线的作用，还可对抗由苯中毒和细胞毒药物引起的造血系统抑制。

【适应证】

1. 用于治疗各种原因引起的白细胞减少症，如放射性、抗肿瘤药物等所致的白细胞减少症。

2. 用于治疗不明原因所致的白细胞减少症。

【禁用与慎用】尚不明确。

【给药途径和剂量】口服，成年人每日 50～150mg，分 3 次服，4～6 周为 1 个疗程。儿童每次 1～2mg/kg，每日 3 次。

【不良反应】偶见口干、肠鸣亢进。

【相互作用】尚无研究。

【药动学】尚无研究。

【观察指标】用药期间应经常检查血常规。

【用药宣教】临床疗效与剂量相关，过大或过小均影响效果，故应寻找最佳剂量。

维生素 B_4（腺嘌呤）

【类别】免疫增强剂。

【作用机制】本品为升白细胞药。维生素 B_4 是核酸的组成部分，在体内参与 RNA 和 DNA 合成，当白细胞缺乏时，它能促进白细胞增生。

【适应证】用于防治各种原因引起的白细胞减少症，急性粒细胞减少症，尤其是肿瘤化学和放疗及苯中毒等引起的白细胞减少症。

【禁用与慎用】尚未明确。

【给药途径和剂量】口服，成年人每次 10～20mg，每日 3 次。小儿，每次 5～10mg，每日 2 次。

【不良反应】推荐剂量下未见不良反应。

【相互作用】尚未明确。

【药动学】尚无研究。

【观察指标】用药期间应经常检查血常规。

【用药宣教】本品为核酸前体，应考虑是否有促进肿瘤发展的可能性，权衡利弊后选用。

乌苯美司（口服常释剂型）

【类别】免疫增强剂。

【作用机制】本品为从链霉菌属的培养液中分离所得的二肽化合物，可竞争性地抑制氨肽酶 B 及亮氨酸肽酶。增强 T 细胞的功能，使 NK 细胞的杀伤活力增强，且可使集落刺激因子合成增加而刺激骨髓细胞的再生及分化。本品抗肿瘤机制尚不明确，可能干扰肿瘤细胞的代谢，抑制肿瘤细胞增生，使肿瘤细胞凋亡，并激活人体细胞免疫功能，刺激细胞因子的生成和分泌，促进抗肿瘤效应细胞的产生和增殖。

【适应证】本品可增强免疫功能，用于抗癌化疗、放疗的辅助治疗，老年性免疫功能缺陷等。可配合化疗、放疗及联合应用于白血病、多发性骨髓瘤、骨髓增生异常综合征、造血干细胞移植后及其他实体瘤患者。

【禁用与慎用】一般高龄患者的生理功能有所下降，应慎重用药。

【给药途径和剂量】成年人，每日 30mg，每次（早晨空腹口服）或分 3 次口服；儿童酌减，或遵医嘱。如症状缓解，可每周服用 2～3 次。

【不良反应】偶有皮疹、瘙痒、头痛、面部水肿和一些消化道反应，如恶心、呕吐、腹泻、软便。个别服用者可出现氨基转移酶升高。

【相互作用】尚未明确。

【药动学】本品口服吸收良好、迅速，1 小时后血药浓度可达峰值。本品约有 15%在肝中被代谢为羟基乌苯美司。给药量的 80%～85%以原形自尿排出。

【观察指标】定期监测肝功能指标。

【用药宣教】药物可经乳汁分泌，哺乳期妇女慎用。

胸腺法新

【类别】免疫增强剂。

【妊娠安全等级】C。

【作用机制】本品通过刺激外周血液淋巴细胞丝裂原促进 T 淋巴细胞的成熟，增加抗原或丝裂原激活后 T 淋巴细胞分泌的干扰素α、干扰素γ及白介素-2、白介素-3 等淋巴因子水平，同时增加 T 淋巴细胞表面淋巴因子受体水平。还可通过对 CD4 细胞的激活，增强异体和自体的人类混合淋巴细胞反应。

【适应证】

1. 慢性乙型肝炎。

2. 作为免疫损害病者的疫苗免疫应答增强剂。免疫系统功能受到抑制者，包括接受慢性血液透析和老年患者，本品可增强患者对病毒性疫苗，如流感疫苗或乙肝疫苗的免疫应答。

【禁用与慎用】

1. 对本品成分过敏者禁用。

2. 正在接受免疫抑制治疗的患者如器官移植者禁用。

【给药途径和剂量】用前每瓶（1.6mg）以 1ml 注射用水溶解后马上皮下注射（不应做肌内注射或静脉注射）。

1. *治疗慢性乙型肝炎* 推荐剂量为每次 1.6mg，每周 2 次，两次相隔 3～4 天。连续给药 6 个月（共 52 针），其间不应间断。

2. *作为免疫损害病者的疫苗免疫应答增强剂* 每次 1.6mg，每周 2 次，两次相隔 3～4 天，连续 4 周（共 8 针），第一针应在给疫苗后立即皮下注射。

【配伍禁忌】禁止与其他药物混合。

【不良反应】部分患者可有注射部位不适。慢性乙型肝炎患者接受本品治疗时，可能出现 ALT 水平暂时波动至基础值的两倍以上，此时通常应继续使用，除非有肝衰竭的症状和预兆出现。

【相互作用】尚不明确。

【药动学】健康人单次皮下注射 1.6mg，血药峰浓度约为 37.51ng/ml，达峰时间约为 1.67 小时，半衰期约为 1.65 小时。

【观察指标】检测肝功能。

【用药宣教】2～8℃保存，配制后应马上注射。

重组细胞因子基因衍生蛋白

【类别】干扰素样活性的非天然重组蛋白质。

【妊娠安全等级】D。

【作用机制】本品是具有干扰素样活性的非天然重组蛋白质。体外细胞系研究及在体移植肿瘤模型研究显示，本品具有一定的抗肿瘤活性。

【适应证】用于治疗 HBeAg 阳性的慢性乙型肝炎。

【禁用与慎用】

1. 对本品及其所含成分有过敏史者禁用。

2. 患有严重心脏疾病不宜使用。

3. 严重的肝、肾或骨髓功能不正常者不宜使用。

4. 癫痫及中枢神经系统功能损伤者不宜使用。

5. 有其他严重疾病不能耐受本品者，不宜使用。

【给药途径和剂量】肌内注射，每次 10μg，每日 1 次，连用 12 周后改为隔日 1 次，每周 3 次，连用 24 周。

【配伍禁忌】不建议本品与其他药物混合使用。

【不良反应】

1. 常见发热、头痛、乏力、肌肉酸痛、恶心、食欲下降、呕吐、中性粒细胞下降、血小板降低。

2. 少见注射部位瘙痒、硬结、AST、头晕、低钙血症、畏寒、胆红素升高、口干、嗜睡、牙龈出血、注射部位红肿、鼻出血、胸闷、眼痛、寒战、肌痛、甲状腺功能亢进、皮疹、失眠、血红蛋白减少、咽痛、眼干、腰痛。

3. 偶见血清游离三碘甲状腺原氨酸升高、月经过多、γ-谷氨酰转肽酶增加、背痛、便秘、促甲状腺激素降低、耳鸣、烦躁不安、腹痛、肝区不适、肌酸激酶升高、口唇疱疹、皮肤粗糙、皮肤干燥、睡眠差、心绞痛、胸痛、荨麻疹、眼胀、眼肿、腰酸、瘀斑、脂溢性皮炎、瘙痒。

【相互作用】尚无资料。

【药动学】本品Ⅰ期临床试验药动学研究共入组 22 例慢性乙型肝炎患者，分为 10μg 单次给药组、10μg 连续给药组、10μg 隔日连续给药组及 20μg 隔日连续给药组，研究结果显示：

1. 10μg 单次给药后，2′, 5′-OAS 活性在 24~48 小时达峰，峰浓度平均值接近 300pmol/dl，证实本品给药可以引起患者血清 2′, 5′-OAS 活性的反应性增高。

2. 每日 10μg 连续给药后血清 2′, 5′-OAS 活性迅速升高，药后第 5 天达到（322±194.0）pmol/dl，变化趋势接近平台期，至药后 25 天尚能维持在较高水平。

3. 10μg 隔日连续给药组血清 2′, 5′-OAS 活性变化趋势与每日连续给药组近似，药后血清 2′, 5′-OAS 活性迅速升高第 5 天接近平台期，至药后 39 日尚能维持在较高水平。

4. 20μg 隔日连续给药组是在连续 7 日给予 10μg 本品基础上进行的，第 8 天开始 20μg 隔日连续给药，每周 3 次，连续 5 周。

结果显示，连续 7 天给予 10μg 本品后，血清 2′, 5′-OAS 活性已升高至平台期［（292.0±279.6）pmol/dl］，随后的 20μg 隔日连续给药将血清 2′, 5′-OAS 活性值一直维持在较高的水平，至连续给药结束。各时间点血清 2′, 5′-OAS 活性与 10μg 每日连续给药组及 10μg 隔日连续给药组相比均无显著性差异。

【观察指标】有患者因使用本品出现血小板降低、氨基转移酶升高等不良反应，用药后需密切监测血常规、生化指标。

【用药宣教】

1. 患者发生的不良反应常出现在用药初期，多为一过性和可逆性反应；如发生中等程度至严重的不良反应，可考虑调整患者的用药剂量或对某些病例停止使用本品。

2. 本品为无色透明液体，如遇有浑浊、沉淀等异常现象，则不得使用。包装瓶有损坏、过期失效不能使用。

3. 文献显示，干扰素类药物可引起妊娠灵长类动物发生流产，本品具有干扰素样活性，可能也具有类似作用。

第四节　免疫抑制剂

一、选择性免疫抑制剂

来氟米特

【类别】免疫抑制剂。

【妊娠安全等级】X。

【作用机制】本品为具有抗增殖活性的异噁唑类免疫抑制剂，其作用机制主要是抑制二氢乳清酸脱氢酶的活性，从而影响活化淋巴细胞的嘧啶合成。体内外试验表明本品具有抗炎作用。来氟米特的体内活性主要通过其活性代谢物 A771726（M1）而产生。

【适应证】用于成年人类风湿关节炎、狼疮性肾炎。

【超说明书用药】强直性脊柱炎、IgA 肾病、过敏性紫癜性肾病、狼疮性肾病、难治性肾病综合征、原发性小血管炎肾损害的治疗、结节性动脉炎、肺结节病、银屑病。

【禁用与慎用】

1. 对本品或其主要活性代谢产物特立氟胺过敏者禁用。

2. 严重肝脏损害者禁用。

3. 处于严重免疫缺陷状态（如艾滋病）的患者禁用。

4. 严重骨髓功能受损或重度贫血、白细胞减少、中性粒细胞减少或由类风湿关节炎以外原因导致血小板减少的患者禁用。

5. 严重感染患者禁用。

6. 中至重度肾功能不全者禁用。

7. 严重低蛋白血症（如肾病综合征）患者禁用。

8. 孕妇禁用。

9. 免疫缺陷患者、骨髓发育不良患者、活动性胃肠道疾病患者、肺部疾病患者慎用。

【给药途径和剂量】

1. 成年人类风湿关节　口服，建议间隔 24 小时给药。为了快速达到稳态血药浓度，建议开始治疗的最初 3 天给予负荷剂量每日 50mg，之后根据病情给予维持剂量每日 10mg 或 20mg。在使用本品治疗期间可继续使用非甾体抗炎药或低剂量皮质激素。

2. 狼疮性肾炎　根据病情选择适当剂量，推荐剂量每日 1 次，每次 20～40mg，病情缓解后适当减量。可与糖皮质激素联用，或遵医嘱。

【不良反应】脱发、血压升高、带状疱疹、氨基转移酶升高、腹泻、稀便、白细胞计数下降、皮疹、月经不调、心悸、腹痛；恶心、呕吐、上呼吸道感染、血小板计数下降、乏力、胃烧灼感、厌食、发热、牙周疼痛、视觉异常、尿路感染、咽痛、巨细胞病毒感染、体重下降、多毛、肺部感染等。

【相互作用】本品和其他肝毒性药物合用可能增加不良反应。

【药动学】本品口服吸收迅速，在胃肠黏膜与肝中迅速转变为活性代谢产物 A771726（M1），口服后 6～12 小时 M1 的血药浓度达峰值，口服生物利用度约 80%，吸收不受高脂肪饮食影响。M1 主要分布于肝、肾和皮肤组织，而脑组织分布较少；M1 血药浓度较低，血浆蛋白结合率大于 99%，稳态分布容积为 0.13L/kg。M1 在体内进一步代谢，并从肾脏与胆汁排泄，其半衰期约 10 天。

【观察指标】

1. 用药前、用药的最初 6 个月内每 2 周监测一次全血细胞计数，以后每 8 周监测一次[与其他免疫抑制剂（如甲氨蝶呤）合用可持续每个月监测一次]。

2. 用药前、用药的最初 6 个月内每 2 周监测一次 ALT，以后每 8 周监测一次。若 ALT 升至 ULN 的 2～3 倍，须每周监测一次。若 ALT 大于 3×ULN，或持续大于 2×ULN，须停药，建议停药后继续监测肝酶，直至其恢复正常。

3. 用药前应进行结核筛查。

4. 用药前和用药期间定期监测血压。

5. 有生育能力的妇女用药前应进行妊娠试验。

6. BK 病毒和巨细胞病毒疾病患者应监测活性代谢物的血清谷浓度。

【用药宣教】

1. 准备生育的男性应考虑中断服药，同时服用考来烯胺（消胆胺）。

2. 有生育能力的女性用药期间应采取有效的避孕措施。接受本品治疗的女性若妊娠或计划妊娠，应停用本品，并启动药物加速消除程序以确保血药浓度低于 0.02mg/L。

3. 在本品服药期间不应使用免疫活疫苗。

特立氟胺

【类别】免疫抑制剂。

【妊娠安全等级】X。

【作用机制】本品为一种具抗炎活性的免疫调节药，可抑制二氢乳清酸脱氢酶的活性，此酶为一种参与嘧啶从头合成的线粒体酶。本品治疗多发性硬化的确切作用机制尚不明确，可能为通过减少中枢神经系统中活化淋巴细胞的数目而发挥作用。

【适应证】用于治疗复发型多发性硬化，包括临床孤立综合征、复发缓解型多发性硬化和活动性继发进展型多发性硬化。

【禁用与慎用】

1. 对本品或来氟米特有超敏反应史者禁用。

2. 重度肝功能损害者禁用。

3. 妊娠期妇女或未采取有效避孕措施的有生育能力的女性禁用。

4. 禁止与来氟米特合用。

【给药途径和剂量】推荐剂量为口服每次 7mg 或 14mg，每日 1 次。肝肾功能不全时无须调整剂量，品可与或不与食物同服。

【不良反应】

1. 心血管系统　血压升高、高血压、心悸、猝死。

2. 代谢/内分泌系统　体重减轻、低磷血症。

3. 呼吸系统　鼻窦炎。

4. 肌肉骨骼系统　关节痛、骨骼肌肉疼痛、肌痛、血肌酸激酶升高。

5. 泌尿生殖系统　月经量过多、急性尿酸性肾病伴一过性急性肾衰竭、一过性肌酸酐升高（部分伴高钾血症）。

6. 免疫系统　过敏反应（包括呼吸困难、荨麻疹、血管神经性水肿）。

7. 神经系统　头痛、感觉异常、周围神经病变。

8. 消化系统　AST 升高、AST 升高、γ-谷氨酰转肽酶升高、巨细胞病毒肝炎再活化、腹泻、恶心、上腹痛、牙痛、病毒性胃肠炎。

9. 血液系统　中性粒细胞减少、白细胞减少。

10. 皮肤　脱发、皮疹。

11. 其他　流行性感冒、结核病。

【相互作用】

1. 与具有神经毒性的药物合用，可增加发生周围神经病变的风险。

2. 与乳腺癌耐药蛋白和有机阴离子转运多肽 B1 和 B3 底物（如瑞舒伐他汀）合用,可增加上述药物的暴露量。

3. 与 CYP2C8 底物（如瑞格列奈、紫杉醇、吡格列酮、罗格列酮）合用，可能增加上述药物的暴露量。

4. 与有机阴离子转运蛋白 3 底物（如头孢克洛、西咪替丁、环丙沙星、青霉素 G、酮洛芬、呋塞米、甲氨蝶呤、齐多夫定）合用，可能增加上述药物的暴露量。

5. 与口服避孕药合用，可增加炔雌醇和左炔诺孕酮的暴露量。

6. 与 CYP1A2 底物（如度洛西汀、阿洛司琼、茶碱、替扎尼定）合用，可能减少上述药物的暴露量。

7. 与华法林合用，可导致国际标准化比值（INR）的峰值下降，合用时需密切监测 INR。

【药动学】口服本品后达峰时间中位数为 1～4 小时，约 3 个月达稳态血药浓度，本品与血浆蛋白结合率大于 99%，主要分布于血浆中，主要通过水解进行生物转化，其次要生物转化途径包括氧化、N-乙酰化和与硫酸结合，主要通过胆汁排泄原形药物和肾脏排泄代谢产物来消除，多次给予本品 7mg 和 14mg 后的半衰期中位数分别为 18 日和 19 日。

【观察指标】

1. 用药的最初 6 个月内应监测氨基转移酶水平、胆红素水平，用药期间亦应监测，尤其是出现提示肝功能障碍的症状（如不明原因的恶心、呕吐、腹痛、疲劳、厌食、黄疸或尿色黄赤）时。用药期间应监测 ALT 水平，至少每月 1 次，持续 6 个月。

2. 用药的最初 6 个月内应监测全血细胞计数，之后根据感染体征和症状进行监测。

3. 用药前应进行结核菌素皮试或结核分枝杆菌感染血液测试，以筛查是否存在潜伏性结核感染。

4. 用药前应检查血压，之后定期检查。

5. 监测血清肌酸酐。

6. 有生育能力的女性用药前应进行妊娠试验。

【用药宣教】

1. 本品可能引起胎儿畸形和死亡。有生育能力的女性用药前需排除妊娠，用药期间及停药后的一段时间内，须采取避孕措施。如果用药期间不小心妊娠，请立即就诊。

2. 用药后乳汁中可能含有本品，哺乳期妇女如需用药，请暂停母乳。

3. 用药后更容易出血或感染，避免受伤（如使用软毛牙刷和电动剃须刀），经常洗手，远离感染人群。

4. 用药期间请避免接种疫苗。

依维莫司

【类别】丝氨酸-苏氨酸蛋白激酶抑制剂。

【妊娠安全等级】D。

【作用机制】本品为丝氨酸-苏氨酸激酶（mTOR）的选择性抑制剂，mTOR 在一些人体肿瘤中活性上调，本品可与胞内蛋白 FKBP12 结合形成抑制性的复合体 mTORC1，该复合体可抑制 mTOR 的活性，mTOR 信号通路的抑制可导致转录调节因子 S6 核糖体蛋白激酶（S6K1）和真核生物延伸因子 4E-结合蛋白（4E-BP）的活性降低，从而干扰细胞周期、血管新生、糖酵解等相关蛋白的翻译和合成。本品可使血管内皮生长因子（VEGF）的表达减少。

【适应证】

1. 既往接受舒尼替尼或索拉非尼治疗失败的晚期肾细胞癌（RCC）成年患者。

2. 不可切除的、局部晚期或转移性的、分化良好的（中度分化或高度分化）进展期胰腺神经内分泌瘤成年患者（PNET）。

3. 无法手术切除的、局部晚期或转移性的、分化良好的、进展期非功能性胃肠道或肺源神经内分泌肿瘤（NET）成年患者。

4. 需要治疗干预但不适于手术切除的结节性硬化症（TSC）相关的室管膜下巨细胞星形细胞瘤（SEGA）儿童和成年患者。

5. 用于治疗不需立即手术治疗的结节性硬化症相关的肾血管平滑肌脂肪瘤（TSC-AML）成年患者。

【禁用与慎用】

1. 对本品或其他西罗莫司衍生物过敏者禁用。

2. 孕妇用药可能损害胎儿，孕妇禁用。

【给药途径和剂量】

1. 剂量

（1）RCC、NET（包括 PNET）、TSC-AML：成年人每次 10mg，每日 1 次，每日同一时间给药。持续用药直至疾病进展或出现不能耐受的毒性。

轻度肝功能不全（Child-Pugh 分级为 A 级）者：推荐剂量为每日 7.5mg，如不能耐受，可减少至每日 5mg。

中度肝功能不全（Child-Pugh 分级为 B 级）者：推荐剂量为每日 5mg，如不能耐受，可减少至每日 2.5mg。

重度肝功能损害（Child-Pugh 分级为 C 级）者：如用药的利大于弊，可给予每日 2.5mg（不得超过该剂量）。

（2）TSC-SEGA：成年人初始剂量为每次 $4.5mg/m^2$，每日 1 次，每日同一时间给药。持续用药直至疾病进展或出现不能耐受的毒性。必要时可每 2 周调整 1 次剂量，使血药谷浓度维持在 5～15ng/ml，如 C_{min}＜5ng/ml，日剂量增加 2.5mg。如 C_{min}＞15ng/ml，日剂量减少 2.5mg。如使用最小规格剂量的患者需减少剂量，可改为隔日给药 1 次。

成年人轻、中度肝功能不全（Child-Pugh 分级为 A 级、B 级）者：无须调整初始剂量，后续剂量应根据监测结果进行调整。

成年人重度肝功能损害（Child-Pugh 分级为 C 级）者：初始剂量减少约 50%。

1 岁及以上儿童：初始剂量为每次 $4.5mg/m^2$，每日 1 次，每日同一时间给药。

（3）TSC 相关的癫痫部分性发作的辅助治疗：成年人初始剂量为一次 $5mg/m^2$，一日 1 次。持续用药直至疾病进展或出现不能耐受的毒性。监测血药谷浓度，调整剂量以维持血药谷浓度在 5～12ng/ml。2 岁及以上儿童：用法与用量同成年人。

2. 给药途径

（1）口服给药，本品片剂可与或不与食物同服。应整片吞服，不应咀嚼或压碎。无法吞咽片剂的患者可于用药前将本品片剂溶于约 30ml 水中，待完全溶解后立即服用，再用相同容量的水清洗水杯并将清洗液全部服用，以确保服用完整剂量。

（2）如漏服，应在正常服用时间后 6 小时内补服，超过 6 小时后则不应补服，于次日按正常时间服用。不可将剂量加倍以弥补遗漏剂量。

【不良反应】

1. 心血管系统　高血压、心搏骤停、心动过速、充血性心力衰竭、伴充血性心力衰竭的心肌梗死、猝死、潮红、心包积液、心绞痛、心房颤动、心悸、低血压、血栓性微血管病、静脉血栓栓塞、静脉炎。

2. 代谢/内分泌系统　体重减轻、低血糖症、高血糖症、糖尿病新发或恶化、高胆固醇血症、高三酰甘油血症、碳酸氢盐降低、低磷血症、低钾血症、高钾血症、低钙血症、低钠血症、血黄体生成素升高、血促卵泡素升高、脱水、低白蛋白血症、高脂血症、低镁血症、胆固醇升高、三酰甘油升高、总胆固醇/高密度脂蛋白值升高、血睾酮显著降低、类库欣综合征、甲状旁腺功能亢进、甲状腺功能减退、酸中毒、体液潴留、痛风、高钙血症、高尿酸血症、铁缺乏、维生素 B_{12} 缺乏、血磷降低、血钾降低、白蛋白降低。

3. 呼吸系统　咳嗽、呼吸困难、急性呼吸窘迫、鼻出血、鼻溢、肺栓塞、肺炎、鼻咽炎、鼻炎、上呼吸道感染、支气管炎、口咽部疼痛、咽喉部疼痛、胸腔积液、支气管痉挛、呼吸衰竭、咽炎、咯血、鼻窦炎、肺不张、鼻塞、喘息、肺水肿、鼻窦阻塞。

4. 肌肉骨骼系统　下颌疼痛、四肢疼痛、背痛、关节痛、肌肉痉挛、肌痛、骨髓炎、关节肿胀、肌无力、骨关节炎、肌肉骨骼疼痛、骨坏死、骨质缺乏、骨质疏松症、脊椎炎。

5. 泌尿生殖系统　痛经、闭经、月经过多、月经失调、阴道出血、卵巢囊肿、子宫出血、尿路感染、蛋白尿、肌酐升高、肾衰竭、无精子症、多瘤病毒相关肾病、肾硬化、肾小球肾炎、肾静脉血栓形成、勃起功能障碍、血尿、排尿困难、肾盂肾炎、尿道炎、血尿素升高、膀胱痉挛、肾盂积水、尿急、间质性肾炎、夜尿、尿频、多尿、脓尿、肾小管坏死、尿潴留、良性前列腺增生、卵巢囊肿、阴囊水肿、溶血性尿毒症综合征、月经延迟。

6. 免疫系统　超敏反应、淋巴结病、淋巴水肿。

7. 神经系统　头痛、失眠、头晕、感觉异常、惊厥、震颤、轻偏瘫、感觉减退、嗜睡、神经痛、晕厥。

8. 精神　抑郁、焦虑、攻击行为、激越、惊恐发作、行为异常、强迫症、幻觉。

9. 消化系统　ALT 升高、AST 升高、HBV 再激活、碱性磷酸酶升高、高胆红素血症、肝衰竭、复发性丙型肝炎、胆管狭窄、胆红素升高、胆管炎、胆汁淤积、肝炎、血乳酸脱氢酶升高、吞咽困难、口炎、腹泻、肠炎、胃肠炎、恶心、呕吐、便秘、口腔干燥、食欲减退、厌食、味觉障碍、腹痛、痔疮、腹水、消化不良、腹胀、胃肠胀气、上腹不适、胃炎、胃食管反流病、牙龈肥大、呕血、肠梗阻、腹膜炎、腹股沟疝、口腔念珠菌病、口腔疱疹、味觉丧失、牙龈炎。

10. 血液系统　白细胞减少、淋巴细胞减少、血小板减少、全血细胞减少、中性粒细胞减少、贫血、出血、部分凝血活酶时间延长、凝血酶原时间延长、纤维蛋白原减少、白细胞增多、血小板增多、血红蛋白水平降低、血栓性血小板减少性紫癜。

11. 皮肤　皮疹、过敏性皮炎、脱发、趾甲病变、皮肤干燥、手足综合征、瘙痒、红斑、皮肤损害、痤疮样皮炎、血管神经性水肿、痤疮、蜂窝织炎、足癣、毛囊炎、疱疹感染、甲真菌病、瘀斑、多毛症、多汗、盗汗。

12. 眼　眼睑水肿、结膜炎、白内障、视物模糊。

13. 耳　中耳炎。

14. 其他　疲劳、无力、不适、发热、水肿、感染、胸痛、寒战、伤口愈合能力受损、脓毒症、脓毒性休克、伤口相关并发症、恶性或良性肿瘤、损伤、胸部不适、疼痛、菌血症、流行性感冒。

【相互作用】

1. 与强效 CYP3A4 抑制剂（如酮康唑、伊曲康唑、克拉霉素、阿扎那韦、萘法唑酮、沙奎那韦、泰利霉素、利托那韦、茚地那韦、奈非那韦、伏立康唑）合用，可增加本品的暴露量。

2. 与中效 CYP3A4 和（或）P-gp 抑制药（如安普那韦、福沙那韦、阿瑞匹坦、红霉素、氟康唑、维拉帕米、地尔硫䓬）合用，可升高本品的血药浓度。

3. 与其他免疫抑制剂合用，可增加发生感染的风险。

4. 与活疫苗合用，可增加发生感染的风险。

5. 与其他可引起血管神经性水肿的药物（如血管紧张素转换酶抑制剂）合用，可增加发生血管神经性水肿的风险。

6. 与环孢素合用，能使本品的稳态血药峰浓度和曲线下面积增加。

7. 与 CYP3A4/5 底物（如咪达唑仑）合用，可使咪达唑仑的稳态血药峰浓度升高 25%，药时曲线下面积增加 30%。

8. 与依西美坦合用，可使依西美坦的最低血药浓度升高 45%，2 小时时血药浓度升高 71%，但稳态时（4 周）相应的雌二醇水平无变化，激素受体阳性的晚期乳腺癌患者合用后未见不良反应增加。

9. 与奥曲肽合用，可使奥曲肽的最低血药浓度升高约 50%。

10. 与其他 CYP3A4 底物、CYP2D6 底物合用，可能升高以上药物的浓度，本品与治疗指数较窄的药物合用时应谨慎。

11. 与强效 CYP3A4 诱导剂（如苯妥英钠、卡马西平、利福平、利福布汀、利福喷丁、苯巴比妥、圣约翰草）或强效 P-gp 诱导药合用，可降低本品的血药浓度。

12. 与阿托伐他汀（CYP3A4 底物）、普伐他汀（P-gp 底物）合用，对阿托伐他汀、普伐他汀、本品的药动学及血浆总 HMG-Co A 还原酶活性无临床相关的影响。

13. 与他克莫司合用，几乎无药动学相互作用，合用时无须调整本品剂量，应减少他克莫司的剂量，以减少发生肾毒性的潜在风险。

14. 与其他可引起肾功能损害的药物合用时应谨慎。

【药动学】晚期实体瘤患者中，口服本品 5～70mg 后 1～2 小时达到血药峰浓度，本品的血液-血浆浓度比（在 5～5000ng/ml 时呈浓度依赖性）为 17%～73%。在给予本品 10mg/d 一次的癌症患者中，本品血浆浓度约为全血浓度的 20%，健康受试者和中度肝功能不全患者的血浆蛋白结合率均为约 74%，本品是 CYP3A4 和 P-gp 底物。接受环孢素治疗的移植患者单次口服 3mg 放射标记的本品后，80%的放射活性物随粪便排出，5%随尿排泄，本品平均消除半衰期约为 30 小时。

【观察指标】

1. 本品治疗患者中已有血肌酐增加和蛋白尿的报告，建议在开始本品治疗前监测肾功能，包括检测血尿素氮、尿蛋白和血肌酐，并定期复查。

2. 本品治疗患者中已有高血糖症的报告，建议在开始本品治疗前及治疗后定期检查空腹血糖。如果本品与可能会引起高血糖的其他药物联合使用，建议进行更频繁的检查。如果可能，应该在患者开始本品治疗前获得理想的血糖控制。

3. 本品治疗患者中曾有血脂异常（包括高胆固醇血症和高三酰甘油血症）的报告，建议在开始本品治疗之前检查血胆固醇和三酰甘油，之后定期检查，并建议采用适当的医学治疗进行处理。

4. 本品治疗患者中有血红蛋白、淋巴细胞、中性粒细胞和血小板减少的报告，建议在开始本品治疗前检查全血细胞计数，并定期复查。

5. 如果存在肝功能受损，用药剂量可能需要调整。

6. 用药期间建议监测药物谷浓度。

【用药宣教】

1. 用药后乳汁中含有本品，哺乳期妇女在用药期间及停药后 2 周内停止哺乳。

2. 在每日同一时间服药，可与或不与食物同服，但最好保持一致。

3. 育龄期女性在用药期间及停药后 8 周内采取高效避孕措施（如宫内节育器、避孕药植入剂）。男性患者用药期间及停药后 4 周内也需采取避孕措施。

4. 葡萄柚可升高血药浓度，用药期间避免食用葡萄柚及其制品。

5. 本品可增加发生皮肤癌的风险，用药期间采取防晒措施，避免直接接触阳光或紫外线。

6. 本品会抑制免疫功能，用药期间更容易被感染，建议勤洗手、远离感染人群。

7. 用药后如果出现口腔炎（包括口腔溃疡和黏膜炎），请不要使用含有酒精、碘、过氧化物或百里香的漱口水，以免加重病情。保持良好的口腔卫生对病情有益，如餐后刷牙、使用软毛牙刷及温和的牙膏（儿童型）、定期检查牙齿；此外，饮食上也需多加注意，避免食用辛辣、酸咸或过热的食物和饮料，也要避免食用坚硬或脆的食物（可能损伤口腔黏膜）。

8. 用药期间避免接种活疫苗（如麻疹疫苗、卡介苗、伤寒疫苗）。也不要和近期接种过活疫苗者密切接触。

吗替麦考酚酯

【类别】免疫抑制剂。

【妊娠安全等级】C。

【作用机制】本品是麦考酚酸（MPA）的 2-乙基酯类衍生物，MPA 是高效、选择性、非竞争性、可逆性的次黄嘌呤单核苷酸脱氢酶（IMPDH）抑制剂，可抑制鸟嘌呤核苷酸的经典合成途径。MPA 对淋巴细胞具有高度选择作用。

【适应证】可用于预防同种肾移植患者的排斥反应，以及治疗难治性排斥反应，可与环孢素和肾上腺皮质激素同时应用。

【超说明书用药】

1. 用于狼疮性肾炎的诱导缓解及维持治疗。

2. 用于原发性肾小球疾病治疗。

3. 治疗系统性红斑狼疮。

【禁用与慎用】

1. 对本品过敏者、孕妇禁用。

2. 哺乳期妇女、活动性消化系统疾病患者慎用。

【给药途径和剂量】

1. *预防排斥剂量*　应于移植 72 小时内开始服用。肾移植患者服用推荐剂量为 1g，每日 2 次。

2. *治疗难治性排斥的剂量*　第一次和维持剂量推荐为 1.5g，每日 2 次。

3. *特殊剂量*　如果发生中性粒细胞减少（中性粒细胞计数绝对值＜$1.3\times10^3/\mu l$），应停止或减量。

4. *严重肾功能不全剂量*　对有严重慢性肾功能损害的患者（肾小球滤过率＜25ml/min），应避免超过 1g，每日 2 次（移植后即刻使用除外）。

【不良反应】主要不良反应包括腹泻、白细胞减少、脓毒症和呕吐，增加细功、病毒和真功感染的风险。

【相互作用】

1. 本品和阿昔洛韦同时服用，MPA 和阿昔洛韦的血药浓度较两种药物单独服用时高。

2. 同时服用抗酸药时，本品的吸收减少。

3. 与可抑制 MPA 葡萄糖醛酸化的药物（如艾沙康唑鎓）合用可增加 MPA 的暴露量，合用时应谨慎。

4. 与更昔洛韦（静脉给药）合用对本品和更昔洛韦的药动学无影响，但肾功能不全时，MPA 和更昔洛韦的血药浓度将升高，且两者竞争经肾小管的分泌，还可能使血药浓度进一步升高。合用时无须调整本品的剂量，但肾功能不全者合用本品和更昔洛韦（或其前药，如缬更昔洛韦）时，应谨慎监测。

5. 与经肾小管分泌的药物（如丙磺舒）合用可升高 MPA 和上述药物的血药浓度。

6. 与硫唑嘌呤合用可能增强骨髓抑制，不推荐合用。

7. 与质子泵抑制剂（PPI，如兰索拉唑、泮托拉唑）合用可减少 MPA 的暴露量。

8. 与可干扰肠肝循环的药物如考来烯胺合用，在肠内考来烯胺可与再循环的 MPA 结合，干扰本品的肠肝循环；合用可减少 MPA 的 AUC。合用时应谨慎。

9. 与替米沙坦合用可降低 MPA 的血药浓度。因替米沙坦可增强过氧化物酶体增殖物激活受体γ（PPARγ）的表达，从而增强 UGT1A9 的表达和活性，最终改变 MPA 的消除。

10. 与司维拉姆合用可减少 MPA 的暴露量。因合用可影响 MPA 的吸收。本品与司维拉姆（或其他不含钙的磷酸盐结合剂）不应同时给予，可于使用本品后 2 小时再给予司维拉姆（或其他不含钙的磷酸盐结合剂）。

11. 与利福平合用可减少 MPA 的暴露量。合用时应监测 MPA 的暴露量，并相应调整本品的剂量，以维持临床疗效。

12. 与诺氟沙星和甲硝唑同时合用可显著减少 MPA 的暴露量，本品分别与诺氟沙星或甲硝唑合用时则对 MPA 的暴露量无显著影响。不推荐本品与诺氟沙星和甲硝唑同时合用。

13. 本品与环丙沙星合用，或与阿莫西林和克拉维酸同时合用，可降低 MPA 的血药谷浓度（C_{min}）中位数。该影响可能无法准确反映出 MPA 总体暴露量的改变。推测抗生素通过减少产生葡萄糖醛酸酶的肠道微生物减少 MPA 的肠肝循环。

14. 与口服避孕药（含炔雌醇和左炔诺孕酮、去氧孕烯或孕二烯酮）合用可使左炔诺孕酮的暴露量显著减少，但对炔雌醇和 3-酮基去氧孕烯的暴露量无影响。与激素类避孕药（如口服制剂、透皮贴剂、阴道环、注射制剂、植入剂）合用时应谨慎，同时必须采用屏障避孕法。

15. 本品治疗期间接种疫苗可能使疫苗疗效减弱，但流感疫苗的接种可能不受影响。本品治疗期间应避免接种减毒活疫苗。

【药动学】口服后迅速大量吸收，并代谢为活性成分 MPA。口服平均生物利用度为静脉注射的 94%。口服后在循环中测不出原形药。肾移植患者口服本品，其吸收不受食物影响，但进食后 MPA 血药峰浓度降低 40%。由于肠肝循环作用，服药后 6～12 小时出现第二个血浆 MPA 浓度峰值。在临床治疗浓度下，97%的 MPA 与血浆白蛋白结合。MPA 主要通过葡萄糖醛酸转移酶代谢成 MPA 的酚化葡萄糖苷糖（MPAG），MPAG 无药理活性。有极少量 MPA（＜1%）随尿排出，多数（87%）以 MPAG 的形式随尿排出。

【观察指标】治疗第一个月每周 1 次进行全血细胞计数，第二和第三个月每月 2 次，余下的一年中每月 1 次，如果发生中性粒细胞减少，应停止或减量使用并密切观察。

【用药宣教】

1. 建议患者空腹服用本品口服制剂。

2. 建议女性患者在用药期间及末次用药后 6 周内避免妊娠。

3. 警示患者在服用本品时及服药后 2 小时内避免服用含镁或铝的抗酸药。

4. 警示患者在用药期间及末次用药后至少 6 周内应避免捐献血液及血液制品。

麦考酚钠

【类别】免疫抑制剂。

【妊娠安全等级】C。

【作用机制】本品是 MPA 的钠盐。MPA 是一种选择性、非竞争性、可逆的 IMPDH 抑泌剂，能够抑制鸟嘌呤核苷酸的经典合成途径而不损伤 DNA 的合成。MPA 对淋巴细胞的抑制作用较其他细胞强，因为 T、B 淋巴细胞的增生只能依靠经典途径合成嘌呤，其他细胞还可以通过补救途径合成。因此，MPA 的作用是对钙神经蛋白抑制剂（干扰细胞因子的转录和静止期的 T 淋巴细胞）的补充。

【适应证】本品适用于与环孢素和皮质激素合用，用于对接受同种异体肾移植成年患者急性排斥反应的预防。

【禁用与慎用】

1. 对本品、MPA 和吗替麦考酚酸酯，以及对本品所含任何赋形剂成分过敏者禁用。

2. 本品禁用于孕妇，因其可能致突变和致畸。

3. 本品禁用于未使用高效避孕方法的育龄期妇女。

4. 本品禁用于哺乳期妇女。

【给药途径和剂量】麦考酚钠肠溶片推荐的起始剂量为每日 2 次，每次 720mg（总剂量 1440mg/d）在进食前 1 小时或进食后 2 小时空腹服用；随后可根据患者的临床表现及医生的判断进行剂量调整。

【不良反应】

1. 消化系统 结肠炎、食管炎（包括巨细胞病毒引起的结肠炎和食管炎）、巨细胞病毒胃炎、胰腺炎、肠穿孔、胃肠出血、胃溃疡、十二指肠溃疡、肠梗阻。

2. 感染　严重的、有时会威胁生命的感染，包括脑脊髓膜炎、感染性心内膜炎、结核和非典型分枝杆菌感染。

3. 血液系统　中性粒细胞减少症，全血细胞减少症。

【相互作用】

1. 建议不要将本品与硫唑嘌呤联合使用。

2. 使用含有镁和铝氢氧化物的抗酸药会减少本品的吸收。

3. 考来烯胺和其他干扰肠肝循环的药物联合应用可能会降低本品的效果。

【药动学】体外研究证明，本品肠溶片避免了在胃的酸性条件下（pH＜5）释放 MPA，但在肠内的中性条件下很容易溶解。在肾移植患者中空腹口服给药后，本品被广泛吸收。与肠溶衣设计一致，MPA 达到最高浓度的时间在 1.5～2.75 小时，MPA 浓度上升的滞后时间为 0.25～1.25 小时。服用吗替麦考酚酯后，MPA 达到最高浓度的时间为 0.5～1.0 小时。MPA 的平均稳态分布容积是 54（±25）L，清除相分布容积是 112（±48）L。MPA 和麦考酚酸葡萄糖醛酸苷都具有高度蛋白结合的特征，分别为＞98%和 82%。游离的 MPA 浓度可能随着蛋白结合位点的减少而增加。在稳定期肾移植患者中，MPA 绝大多数以 MPAG 的形式通过尿清除（＞60%），而只有少量的剂量以 MPA 的形式在尿中出现（3%）。MPAG 的平均肾清除率为 15.5（±5.9）ml/min。MPAG 也有部分分泌在胆汁中并可以通过肠道菌群分解。分解后的 MPA 可以被再次吸收。在给药 6～8 小时后，可以测量到 MPA 浓度的第二个峰，与分解的 MPA 被重新吸收一致。MPA 和 MPAG 的平均消除半衰期分别为 8～16 小时和 13～17 小时。

【观察指标】服用本品的患者应当在第一个月内每周，第二、三个月内每 2 周进行完整的血细胞计数检查，然后在第一年内每月进行完整的血细胞计数检查。

【用药宣教】

1. 指导患者一旦出现任何感染迹象、意外擦伤、流血或骨髓抑制现象要立即报告。

2. 推荐在进食 1 小时前或 2 小时后空腹服用。

3. 告知育龄期妇女在妊娠期内使用本品与流产和先天缺陷的风险增加有关，必须采取有效的避孕措施。

西罗莫司

【类别】免疫抑制剂。

【作用机制】本品可抑制由抗原和细胞因子（IL-2、IL-4 和 IL-15）激发的 T 淋巴细胞的活化和增殖，此作用机制与其他免疫抑制剂截然不同。本品亦抑制抗体的产生。在细胞中，本品与免疫亲和素，即 FK 结合蛋白-12（FKBP-12）结合，生成一个免疫抑制复合物。此复合物与 mTOR 结合，并抑制其活性。此种抑制阻遏了细胞因子驱动的 T 淋巴细胞的增殖，即抑制细胞周期中 G_1 期向 S 期的发展。

【适应证】本品适用于 13 岁或以上接受肾移植的患者，预防器官排斥。建议本品与环孢素和皮质激素联合使用。不推荐本品用于肝移植或肺移植患者。

【超说明书用药】

1. 用于治疗淋巴管平滑肌瘤病（FDA 批准适应证）。

2. 用于肝移植后肾损伤的免疫抑制治疗。

3. 用于治疗淋巴管畸形。

4. 与环磷酰胺联用于治疗全身复发性高度恶性软骨肉瘤。

5. 与其他药物联用于肝癌肝移植术后的免疫抑制治疗。

6. 用于复发性、难治性套细胞淋巴瘤（MCL）的挽救治疗。

7. 用于急性冠脉综合征和（或）经皮冠脉介入术后的三联抗栓治疗。

8. 用于治疗慢性移植物抗宿主病（GVHD）。

9. 用于治疗难治性急性移植物抗宿主病。

10. 用于治疗肾血管平滑肌脂肪瘤。

【禁用与慎用】禁用于对本品及其衍生物或对本品中任何成分过敏的患者。

【给药途径和剂量】对于新肾移植受者，建议本品与环孢素和皮质激素联合使用。第一次应服用本品的负荷量，即维持量的 3 倍。对肾移植患者的建议负荷量为 6mg，维持量为 2mg/d。为了使本品的血药浓度维持在目标范围之内，应监测本品血药浓度。

【不良反应】常见血小板减少、贫血、发热、高血压、低钾血症、低磷酸盐血症、尿路感染、高胆固醇血症、高血糖、高三酰甘油血症、腹痛、淋巴囊肿、外周水肿、关节痛、痤疮、腹泻、疼痛、便秘、恶心、头痛、血肌酐水平升高及血乳酸脱氢酶升高。

【相互作用】

1. 环孢素是 CYP3A4 和 P-gp 的作用底物和抑制剂。联合服用本品和环孢素时，应监测横纹肌溶解症的发生情况。

2. 红霉素是 CYP3A4 和 P-gp 的底物和抑制剂，本品与红霉素合用时应监测本品的浓度并考虑对这两种药物适当减少剂量；不推荐本品与红霉素同时服用。

3. 利福平是 CYP3A4 和 P-gp 的强效诱导剂，不推荐本品与利福平同时服用。

4. 维拉帕米是 CYP3A4 和 P-gp 的底物和抑制剂；应监测本品的浓度并考虑对这两种药物适当减少剂量。

5. 不推荐本品与 CYP3A4 或 P-gp 的强效抑制剂（如酮康唑、伏立康唑、伊曲康唑、红霉素、泰利霉素和克拉霉素）或 CYP3A4 和（或）P-gp 的强效诱导剂（如利福平和利福布丁）联合使用。

6. 免疫抑制剂可能影响疫苗接种的反应，因而在本品治疗期间，疫苗的效应可能减弱。应避免使用活疫苗。

【药动学】

1. 吸收　本品吸收迅速，单剂量口服后的平均达峰时间约为 1 小时；在肾移植受者中，多剂量口服后的平均达峰时间约为 2 小时。

2. 分布　在稳定的肾移植受者中，本品的血液与血浆比的平均值为 36±18，表明本品广泛分布入血液的有形成分中。本品的分布容积（V_{ss}/F）的平均值为（12±8）L/kg。本品与人血浆蛋白广泛结合（约 92%）。

3. 代谢　本品为CYP3A4和P-gp的作用底物。本品可被肠壁和肝脏中的 CYP3A4 同工酶广泛代谢，并且可被 P-gp 药物流出泵从小肠上皮细胞逆转运至肠腔。CYP3A4 和 P-gp 的抑制剂可增加本品的浓度。CYP3A4 和 P-gp 的诱导剂可降低本品的浓度。

4. 排泄　大部分（91%）出现在粪便中，仅少量（2.2%）经尿排泄。稳定的肾移植患者，多剂量给药后的末端消除半衰期的均数估计为（62±16）小时。

【观察指标】

1. 在联合使用环孢素和本品期间，由于长期用药与肾功能恶化相关，应密切监测肾功能；当患者血清肌酐值升高时，应考虑适当调整免疫抑制治疗方案。

2. 本品在肾移植患者中的应用可能引起需要治疗的血清胆固醇和三酰甘油升高。因此，必须对患者监测高脂血症的发生。

3. 推荐对所有接受本品治疗的患者进行治疗药物血药浓度监测。

【用药宣教】

1. 本品的生物利用度可受到进食的影响。为尽可能减少血药浓度差异，服药时尽量保持空腹或于餐后服用。

2. 西柚汁可减缓由 CYP3A4 介导的本品代谢，用药期间应避免食用。

3. 育龄期妇女在本品治疗期间及治疗停止后 12 周内，避免妊娠并采取有效的避孕措施。

西尼莫德

【类别】免疫抑制剂。

【适应证】用于治疗复发型多发性硬化。

【作用机制】本品为鞘氨醇 1-磷酸（S1P）受体调节剂，其与淋巴细胞表面的 S1P 受体结合，改变淋巴细胞的迁移，促使细胞进入淋巴组织，阻止其离开淋巴组织进入移植物，从而达到免疫抑制的效果。

【禁用与慎用】

1. 在过去 6 个月内，有心肌梗死、不稳定型心绞痛、脑卒中、短暂性脑缺血发作或需要住院治疗的失代偿性心力衰竭患者不推荐使用。

2. CYP2C9*3/*3 基因型患者禁用。

3. NYHA 心功能Ⅱ～Ⅳ级的患者不推荐使用。

4. 心脏传导阻滞或心律失常，包括完全性左束支传导阻滞、窦性停搏或窦房传导阻滞、症状性心动过缓、病态窦房结综合征、Mobitz Ⅱ型≥二度房室传导阻滞患者不推荐使用，除非已安装起搏器。

5. 显著 QT 间期延长患者不推荐使用（QTc 同期＞500 毫秒）。

6. 需要用Ⅰa 类或Ⅲ类抗心律失常药物治疗的心律失常患者不推荐使用。

7. 孕妇禁用。

8. 动物实验显示本品可随乳汁分泌，哺乳期妇女使用时应权衡利弊。

9. 儿童用药的安全性及有效性尚未确定。

【给药途径和剂量】

1. CYP2C9 *1/*1、*1/*2 或*2/*2 基因型患者

（1）口服，每日 1 次。按表 8-6 的给药剂量。

表 8-6 CYP2C9 *1/*1、*1/*2 或*2/*2 基因型患者给药方案

时间	剂量	方案
第 1 天	0.25mg	1 片 0.25mg 片剂
第 2 天	0.25mg	1 片 0.25mg 片剂
第 3 天	0.50mg	2 片 0.25mg 片剂
第 4 天	0.75mg	3 片 0.25mg 片剂
第 5 天	1.25mg	5 片 0.25mg 片剂

（2）第 6 天起服用维持剂量，口服 2mg，每日 1 次。

2. CYP2C9 *1/*3 或*2/*3 基因型患者

（1）口服，1 次/日。按表 8-7 的给药剂量。

表 8-7 CYP2C9 *1/*3 或*2/*3 基因型患者给药方案

时间	剂量	方案
第 1 天	0.25mg	1 片 0.25mg 片剂
第 2 天	0.25mg	1 片 0.25mg 片剂
第 3 天	0.50mg	2 片 0.25mg 片剂
第 4 天	0.75mg	3 片 0.25mg 片剂

（2）第 6 天起服用维持剂量，口服 1mg，每日 1 次。

3. 如果滴定剂量漏服＞24 小时，应从头开始重新滴定剂量。如维持剂量停用＞4 天，应重新开始滴定剂量。

【不良反应】

1. 严重不良反应包括黄斑水肿、感染、心动过缓、房室传导阻滞、肝功能损伤、呼吸道反应、血压升高、可逆性后部脑病综合征、胎儿毒性、停药后症状加重、停药后免疫反应。

2. 常见高血压、头痛、氨基转移酶升高、跌倒、外周水肿、恶心、头晕、腹泻、四肢痛。

3. 少见带状疱疹、淋巴细胞减少、癫痫、震颤、黄斑水肿、虚弱、肺功能降低。

【相互作用】

1. 尚无本品与抗肿瘤、免疫调节剂或免疫抑制剂合用的资料，应谨慎合用，在治疗期间和给药后的几周内存在免疫抑制相加的风险。当从具有长期免疫效应的药物转换为本品时，必须考虑这些药物的半衰期和作用，以避免无意中产生免疫抑制相加。

由于阿仑单抗的免疫抑制作用特点和持续时间较长，不建议在使用阿仑单抗后再用本品进行治疗。通常情况下，在停用干扰素或醋酸格拉默后可立即开始使用本品。

2. Ⅰa（如奎尼丁、普鲁卡因胺）和Ⅲ类（如胺碘酮、索他洛尔）抗心律失常药物与心动过缓有关。如果考虑使用本品进行治疗，应寻求心脏病专家的建议。

因为潜在的对心率的影响，本品一般不应与能延长 QT 间期的药物合用，如钙通道阻滞剂（如维拉帕米、地尔硫䓬）、伊伐布雷定、地高辛。如果考虑使用本品进行治疗，应寻求心脏病专家的建议。

3. 正在使用β受体阻滞剂治疗的患者开始使用本品时应谨慎，其对减缓心率有相加作用。在开始本品治疗前 1 周可能需要暂时中断β受体阻滞剂治疗。β受体阻滞剂治疗可在本品的剂量稳定后开始。

4. 在本品治疗期间和停药后及 1 个月内，接种疫苗的效果可能较差，应在本品治疗 1 周前和 4 周后接种疫苗。本品治疗期间及治疗结束后至少 4 周应避免接种活疫苗。

5. 中效 CYP2C9 和中效或强效 CYP3A4 抑制剂可明显升高本品的暴露量，不建议与本品合用。

6. 中效 CYP2C9 和强效 CYP3A4 诱导剂可明显降低本品的暴露量，不推荐与本品合用。

【药动学】健康受试者（18～45 岁）在第 1～5 天将本品从 0.25mg 滴定到 2mg，然后在第 7～12 天服用 2mg/d。本品的稳态几何平均 C_{max} 为 28.6ng/ml，T_{max} 为 4 小时（范围为 1.58～8.00 小时），几何平均 AUC_{tau} 为 546（h · ng）/ml。

【观察指标】

1. 开始治疗前应检测患者 CYP2C9 基因型、全血细胞计数、包括黄斑在内的眼底检查、心电图、肝功能。

2. 检查患者是否有水痘带状疱疹病毒抗体，抗体阴性者在开始本品治疗前应接种疫苗。

3. 开始使用本品时会导致心率降低，因此建议对首次服药的窦性心动过缓（心率＜55 次/分）、一度或二度房室传导阻滞，或有心肌梗死或心力衰竭病史的患者进行 6 小时监测。首次服用本品应在能处理心动过缓的医疗机构内进行。

4. 在开始本品治疗前，应检查全血细胞计数。对于严重活动性感染的患者，应推迟本品治疗，直至感染得到控制。

5. 本品可能引起氨基转移酶升高，治疗前应检查氨基转移酶和胆红素水平。如出现肝功能异常的症状，如不明原因的恶心、呕吐、腹痛、乏力、厌食、皮疹和嗜酸性粒细胞增多，或黄疸和（或）尿液颜色加深，应检查肝功能。如确认严重肝功能损伤，应停药。

6. 本品可引起血压升高，治疗期间应监测血压。

【用药宣教】

1. 本品有胚胎毒性，育龄期女性在治疗期间及治疗结束后至少10天，应采取有效避孕措施。

2. 本品与短暂的房室传导延迟有关，传导异常通常是暂时性的、无症状，在24小时内恢复，很少需要阿托品治疗，也不必停药。

芬戈莫德

【类别】免疫抑制剂。

【适应证】用于治疗复发型多发性硬化。

【作用机制】本品为神经鞘氨醇1-磷酸受体调节剂，与位于淋巴细胞上的神经鞘氨醇1-磷酸受体（S1PR）1、3、4和5有着高度的亲和力。本品的磷酸盐通过改变淋巴细胞的趋化能力，阻断淋巴细胞从淋巴组织中释出，使淋巴细胞滞留在淋巴组织内，从而减少自身反应性淋巴细胞再次进入外周循环的概率，减少外周血液中的淋巴细胞数，防止这些细胞浸润中枢神经系统，从而达到免疫调节效果。其免疫调节过程是可逆的，停药后血液循环中的淋巴细胞水平即可恢复正常。

【禁用与慎用】

1. 孕妇需在治疗的益处大于对胎儿伤害的风险时方可使用。

2. 哺乳期妇女使用须权衡本品对其的重要性，选择停药或停止哺乳。

3. 儿童用药的安全性及有效性尚未确定。

【给药途径和剂量】推荐剂量为口服0.5mg，每日1次。餐前或餐后服用均可。首剂后应观察6小时以监护心动过缓的症状体征。增加本品剂量则不良反应发生率随之升高，但疗效并不相应增加。

【不良反应】常见头痛、ALT/AST升高、流感、腹泻、背痛、咳嗽、疱疹病毒感染、支气管炎、呼吸困难、抑郁、头晕、鼻窦炎、高血压、肠胃炎、感觉异常、偏头痛、体重减轻、皮肤真菌感染、心动过缓、视物模糊、淋巴细胞减少、脱发、虚弱、湿疹、瘙痒、眼痛、三酰甘油水平升高和白细胞减少。

【相互作用】

1. 本品未在需用Ⅰa类（如奎宁丁、普鲁卡因胺）或Ⅲ类（胺碘酮、索他洛尔）抗心律失常药进行治疗的患者中进行研究。Ⅰa类或Ⅲ类抗心律失常药可在心动过缓的患者中导致扭转型室性心动过速。因本品初始治疗可减慢心率，正在使用Ⅰa类或Ⅲ类抗心律失常药的患者，使用本品时须密切监测。

2. 在稳态时，给予酮康唑（强效CYP3A和CYP4F抑制剂）200mg，每日2次，单剂给予本品5mg致本品及其磷酸盐的AUC增加70%，合用时应监测本品的不良反应，可能需降低本品的剂量。

【药动学】本品口服的T_{max}为12～16小时，绝对口服生物利用度为93%，食物不改变本品或本品磷酸盐的C_{max}或AUC。每天服药1次，1～2个月可达稳态，血药浓度可升至开始服药时的10倍以上。本品广泛（86%）分布于红细胞内。其磷酸盐则较少被血细胞摄取（＜17%）。本品及其磷酸盐的血浆蛋白结合率均＞99.7%，肾或肝功能不全并不改变其蛋白结合率。本品广泛分布至机体各种组织内，分布容积约（1200±260）L。本品主要通过CYP4F2代谢，CYP2D6、CYP2E1、CYP3A4和CYP4F12次之。本品血液清除率为（6.3±2.3）L/h，平均表观终末半衰期为6～9天。本品原形及其磷酸盐极少随尿排出，大部随粪便排泄（均小于剂量的2.5%）。透析或血浆置换均不能从体内清除本品。

【观察指标】

1. 用药前和用药后3～4个月应进行眼科检查。

2. 开始使用本品时会导致心率降低，因此建议对首次服药的窦性心动过缓（心率＜55次/分）、一度或二度房室传导阻滞，或有心肌梗死或心力衰竭病史的患者进行6小时监测。首次服用本品应在能处理心动过缓的医疗机构内进行。

3. 在开始本品治疗前，应检查全血细胞计数。对于严重活动性感染的患者，应推迟本品治疗，直至感染得到控制。

4. 本品可能引起氨基转移酶升高，治疗前应检查氨基转移酶和胆红素水平。如出现肝功能异常的症状，如不明原因的恶心、呕吐、腹痛、乏力、厌食、皮疹和嗜酸性粒细胞增多或黄疸和（或）尿液颜色加深，应检查肝功能。如确认严重肝功能损伤，应停药。

5. 本品可引起血压升高，治疗期间应监测血压。

【用药宣教】

1. 育龄期女性使用应采取有效避孕措施至治疗结束后至少2个月。

2. 本品与短暂的房室传导延迟有关，传导异常通常是暂时性的、无症状，在24小时内恢复，很少需要阿托品治疗，也不必停药。

抗人T细胞兔免疫球蛋白

【类别】特异性免疫抑制剂。

【作用机制】本品是一种抗 T 淋巴细胞的多克隆抗体，对 T 淋巴细胞有直接作用，因此输注后会引起 T 淋巴细胞衰竭。

【适应证】与其他免疫抑制剂（皮质激素、硫唑嘌呤或环孢素等）联合使用，抑制免疫系统，进而预防器官移植排斥。

【禁用与慎用】

1. 对活性成分或任何赋形剂成分过敏者禁用。

2. 细菌、病毒、寄生虫或霉菌感染尚未得到充分治疗控制者禁用。

3. 伴有严重血小板减少症（即血小板计数小于 50 000/μl）的实质器官移植患者禁用。

4. 恶性肿瘤患者（干细胞移植者除外）禁用。

5. 肝病患者慎用。

6. 心血管疾病或疑似心血管疾病患者慎用。

7. 孕妇慎用。

【给药途径和剂量】常用剂量为每日 3～4mg/kg。疗程可根据患者情况、剂量和联合用药情况而定，由器官移植当天起治疗期为 5～14 日。本品为低渗浓缩注射剂，pH 为 3.7＋0.3，静脉滴注前应先用 250～500ml 0.9%氯化钠溶液稀释，然后静脉滴注 4 小时以上。

【不良反应】全血细胞减少症、血小板减少症、贫血、白细胞减少症、心动过速、畏光、呕吐、恶心、腹泻、腹痛、发热、寒战、高胆红素血症、速发型过敏性休克、尿路感染、血肌酐升高、C 反应蛋白水平升高、高血脂、肌痛、关节痛、背痛、骨骼肌肉强直、肾小管坏死、血尿、呼吸困难、红斑、瘙痒、皮疹。

【相互作用】本品浓缩注射液不能与葡萄糖、血液、血源性制品、含脂质的溶液和肝素钠混合使用。

【药动学】每天静脉滴注 4mg/kg，连续 7 日，本品血药浓度水平由第一日的（48±5）μg/ml 增加至第七日的（204±13）μg/ml，最后一次用药后的体内半衰期约为 14 日，但本品的血药浓度水平与其免疫抑制活性无相互关系。本品与其他异体蛋白一样，需经蛋白代谢途径消除。

【观察指标】

1. 因为本品会加剧血小板减少，有增加出血的风险，需监测血小板水平。

2. 免疫抑制治疗会增加感染风险。接受本品治疗的患者发生细菌、病毒、寄生虫和（或）霉菌感染的风险增加，应密切监视。

【用药宣教】本品治疗期间接种非活菌疫苗可能无效。

兔抗人胸腺细胞免疫球蛋白

【类别】选择性免疫抑制剂。

【作用机制】本品可识别器官排斥反应时出现的绝大多种 T 细胞表面的活性物质如 CD2、CD3、CD4、CD8、CD11a、CD18、CD25、HLA-DR 和 HLA-Ⅰ。T 细胞被补体依赖性溶解和由单核细胞及吞噬细胞作用形成的 Fc-依赖性调理素机制从循环中清除。本品除了能够耗竭 T 细胞，还可以激发其他引起免疫抑制活性的淋巴细胞功能。

【适应证】预防和治疗器官排斥反应、预防造血干细胞移植术后的急性和慢性移植物抗宿主病，治疗激素耐受的移植物抗宿主病、再生障碍性贫血。

【禁用与慎用】

1. 禁用于任何其他因免疫抑制所致的急性或慢性感染。

2. 对兔蛋白或本品其他成分过敏者禁用。

【给药途径和剂量】

1. *预防急性器官排斥反应*　肾脏、胰腺、肝脏移植后：每日 1～1.5mg/kg，连用 2～9 日，心脏移植后连用 2～5 日。心脏移植累积剂量 2～7.5mg/kg，其他官移植累积剂量 2～13.5mg/kg。

2. *治疗急性器官排斥反应*　每日 1.5mg/kg，连用 3～14 日，相应的累积剂量 4.5～21mg/kg。

3. *预防急性和慢性移植物抗宿主病*　移植术后（骨髓或外周血造血干细胞移植），HLA 不全相合的相关供者或 HLA 相合的无关供者，推荐在成年患者提前 2～4 日或者提前 1 日开始，剂量每日 2.5mg/kg，相应累积剂量 7.5～10mg/kg。

4. *激素耐受的急性移植物抗宿主病治疗*　剂量应依据具体病情而定，通常每日 2.5mg/kg，共 5 日。

5. *再生障碍性贫血*　2.5～3.5mg/（kg · d），连续 5 日。相应的累积剂量 12.5～17.5 mg/kg。

【不良反应】由于本品属于异性蛋白，可引起血清病和肾炎，其他可见发热、寒战、白细胞减少、血小板减少和皮疹。

【相互作用】

1. 与环孢素、他克莫司、吗替麦考酚酯合用，因过度免疫抑制可导致淋巴细胞增生。

2. 接种减毒活疫苗可导致致命性全身性感染。

【药动学】第一次滴注本品 1.25mg/kg 后（肾移植患者），血清中兔 IgG 逐渐降低至 10～

40μg/mg 直至再次滴注为止。清除半衰期为 2～3 日。IgG 水平在治疗 11 日时，逐渐增高至 20～170μg/mg。停药后逐渐降低。

【观察指标】本品必须在住院并有严密监控状态下使用，有些患者会出现严重的免疫介导的反应，包括过敏反应或者严重的细胞因子释放综合征（CRS），用药期间必须自始至终严密监测患者。

【用药宣教】

1. 用药期间及用药后至少 2 周不推荐接种减毒活疫苗。

2. 患者用药期间不建议驾驶或操作机器。

巴利昔单抗

【类别】免疫抑制剂。

【妊娠安全等级】B。

【作用机制】本品能定向拮抗 IL-2 的受体链（CD25 抗原），CD25 抗原在抗原的激发反应中，表达于 T 细胞表面。激活的 T 细胞对 IL-2 具有极高的亲和力，则能特异地与激活的 T 细胞上 CD25 抗原结合，从而阻断 IL-2 与 IL-2 受体，即阻断了使 T 细胞增殖的信息。

【适应证】用于预防肾移植术后的早期急性器官排斥反应。本品通常与以环孢素和皮质激素为基础的二联免疫抑制剂治疗方案（成年人和儿童）或长期的以环孢素、皮质激素和硫唑嘌呤、吗替麦考酚酯为基础的三联免疫抑制剂治疗方案（仅成年人）联合使用。

【超说明书用药】肝移植抗排斥反应的预防：20mg 静脉滴注，术前 2 小时及术后第 4 天给药。

【禁用与慎用】对本品或制剂中其他任何成分过敏者均禁用。

【给药途径和剂量】

1. 剂量

（1）成年人：推荐总剂量为 40mg，分 2 次使用。首次 20mg 于移植术前 2 小时内给予，剩余 20mg 于移植术后 4 天给予。如发生术后并发症（如移植物功能丧失等），应停止第 2 次给药。

（2）儿童：体重＜35kg 者，推荐剂量为 20mg，分 2 次使用，每次 10mg。首次 10mg，于移植术前 2 小时内给予，剩余 10mg 于移植术后 4 天给予。如发生术后并发症（如移植物功能丧失等），应停止第 2 次给药。体重＞35kg 者，同成年人给药剂量。

2. 用法

（1）本品静脉注射，也可用 0.9%氯化钠注射液或 5%葡萄糖注射液稀释至 50ml（20mg），或稀释至 25ml（10mg）后静脉滴注 20～30 分钟。

（2）静脉注射本品后，未出现细胞因子释放综合征，故无须使用激素预防。

（3）用药期间应观察是否出现中毒征象，如出现严重的过敏反应，须立即停药，不得再次使用。

（4）配制好的药液，在 2～8℃可保存 24 小时，在室温下可保存 4 小时，故宜尽早使用。

【配伍禁忌】虽尚无本品与其他静脉用液体存在配伍禁忌的资料，但仍宜单独使用。

【不良反应】

1. 成年人常见便秘、尿路感染、头痛、恶心、外周性水肿、高血压、贫血、头痛、高钾血症、高胆固醇血症。

2. 儿童常见尿路感染、脱毛症、鼻炎、发热高血压、上呼吸道感染、病毒感染、败血症和便秘。

【相互作用】

1. 与硫唑嘌呤和吗替麦考酚酯在内的三联免疫抑制方案联合应用的研究发现，对本品总清除率平均减少 22%。

2. 与环孢素和吗替麦考酚酯在内的三联免疫抑制方案联合应用的研究发现，对本品总清除率平均减少 51%。

【药动学】在静脉注射 20mg 后的 30 分钟内，其血药峰浓度为（7.1±5.1）mg/L，在单次剂量不断增加至最高 60mg 的过程中，峰浓度和 AUC 的增加与剂量成正比。稳态分布容积为（8.6±4.1）L。终末半衰期为（7.2±3.2）天，总体清除率为（41±19）ml/h。

【观察指标】注射蛋白质可能会出现过敏反应，观察患者在首次使用本品后是否出现严重过敏反应的情况，如出现必须马上停用。

【用药宣教】

1. 孕妇不应使用本品。

2. 避免进行母乳喂养直至使用本品最后一剂 4 个月后。

3. 免疫抑制患者不要接受活疫苗免疫接种。

4. 育龄期妇女用药期间及停药后 4 个月内应采取避孕措施。

贝利尤单抗

【类别】免疫抑制剂。

【妊娠安全等级】C。

【作用机制】本品不直接与 B 细胞结合，而是与 B 细胞活化因子（BAF）结合，抑制 B 细胞的存活，包括自体反应性 B 细胞，并且抑制 B 细胞分化成能产生免疫球蛋白的浆细胞。

【适应证】 用于治疗成年人活动性、自身抗体阳性的系统性红斑狼疮。

【禁用与慎用】

1. 对本品过敏的患者禁用。

2. 未经控制的慢性感染患者禁用。使用本品治疗一旦出现感染，应停止继续用药，密切观察患者。

3. 儿童用药的安全性和有效性尚未确定。

4. 本品可通过乳汁分泌，哺乳期妇女使用本品应权衡利弊，选择停药或停止哺乳。

【给药途径和剂量】

1. *推荐的剂量用法*　前 3 次用药每隔 2 周 1 次，每次 10mg/kg，继后每隔 4 周 1 次，每次 10mg/kg，静脉输注。

2. *配制方法及注意事项*

（1）从冰箱中取出本品，于室温下放置 10～15 分钟。用注射用水配制成 80mg/ml。

（2）配制时注射用水水流应对着安瓿壁，尽量减少泡沫的产生。于室温下每 5 分钟，轻轻旋转安瓿 60 秒，直至完全溶解，禁止振摇。一般 10～15 分钟能完全溶解，最长可达 30 分钟。配制液应遮光。

（3）如果使用机械设备（旋流器）配制，转速不能超过 500 转/分，时间不能超过 30 分钟。完全溶解后，配制液呈乳白色光泽、无颗粒的无色至淡黄色，允许有小的气泡存在，这是无法完全避免的。

（4）本品与葡萄糖注射液不相溶，只能用 0.9%氯化钠注射液 250ml 稀释。根据患者所需剂量，弃去多余的体积，抽取配制液，加入 0.9%氯化钠注射液中，轻轻转动氯化钠注射液的瓶子或袋子，混合均匀。安瓿中剩余的药液必须丢弃。用前需检查稀释液是否有变色及颗粒物质，否则不能使用。

（5）配制后的本品如不立即使用，应保存于 2～8℃，配制后至输注完成，总时间不能超过 8 小时。

【配伍禁忌】 尚不明确。

【不良反应】

1. 临床试验中，使用本品者的死亡率高于安慰剂组。致死原因为感染、心血管疾病及自杀。

2. 可诱发严重感染，常见上呼吸道感染、尿路感染、鼻咽炎、鼻窦炎、支气管炎及流感。

3. 常见的不良反应有恶心、腹泻、胃肠炎、发热、鼻咽炎、咽炎、支气管炎、膀胱炎、失眠、抑郁、肢体疼痛、偏头痛和白细胞减少。

4. 严重的不良反应为患某些肿瘤的风险可能增加，严重的过敏反应或输液反应可能导致患者死亡。

【相互作用】 肝炎疫苗应与本品应用时间间隔 30 天，因为本品可能影响其免疫应答。

【药动学】 静脉注射 1.0～20mg/kg 药动学参数与剂量呈线性。本品（10mg/kg）用于 563 名患者，得到的药动学参数为 C_{max} 为 313μg/ml；$AUC_{0\sim\infty}$ 为 3083（μg•d）/ml；分布半衰期为 1.75 天；终末半衰期为 19.4 天；清除率为 215ml/d；分布容积为 5.29L。

【观察指标】 监测感染的症状和体征。

【用药宣教】

1. 每次输注时间应超过 1 小时，不得随意调节滴速。

2. 如出现输液反应，应减慢滴注速度或中止静脉滴注。

泰它西普

【类别】 其他免疫系统药。

【作用机制】 本品为 B 淋巴细胞刺激因子（BLyS）受体 TACI 的胞外特定的可溶性部分与人 IgG1 的 Fc 部分构建形成的融合蛋白，可结合 BLyS 和增殖诱导配体（APRIL），阻止 BLyS 和 APRIL 与 B 细胞膜受体（TACI、BCMA、BAFF-R）之间的相互作用，阻断 B 淋巴细胞的增生和 T 淋巴细胞的成熟。

【适应证】 本品与常规治疗联合，用于在常规治疗基础上仍具有高疾病活动（如抗双链 DNA 抗体阳性及低补体、SELENA-SLEDAI 评分≥8）的活动性、自身抗体阳性的系统性红斑狼疮（SLE）成年患者。

【禁用与慎用】

1. 禁用于对活性成分或所列的任何辅料存在过敏反应的患者。

2. 禁用于同时患有严重活动性感染的患者。

3. 不推荐本品用于以下患者：重度活动性中枢神经系统狼疮、重度活动性狼疮肾炎、HIV 感染、乙型肝炎或丙型肝炎感染、低丙种球蛋白血症（IgG＜400mg/dl）或 IgA 缺乏（IgA＜10mg/dl）、重要器官移植或造血干细胞/细胞/骨髓移植或肾移植史。

【给药途径和剂量】 本品采用皮下注射给药，

注射部位为腹部。推荐使用剂量为每次 160mg，每周 1 次。

【配伍禁忌】不推荐与其他药物混合使用。

【不良反应】

1. 感染　上呼吸道感染、尿路感染、带状疱疹、咽炎、支气管炎、胃肠炎、结膜炎、鼻咽炎。

2. 消化系统　腹泻、恶心、牙痛、上腹痛、非感染性齿龈炎、肝功能异常。

3. 皮肤及皮下组织类　皮疹、瘙痒症。

4. 各种肌肉骨骼及结缔组织　关节痛、背痛、肌痛。

5. 呼吸系统　咳嗽。

6. 神经系统　头痛、头晕、感觉减退、失眠。

7. 实验室检查　免疫球蛋白减少、淋巴细胞计数降低。

8. 其他　乏力、发热。

【相互作用】尚不明确。

【药动学】在 80～240mg 剂量时，本品 C_{max}、AUC 均呈线性药动学特征。本品从皮下注射部位缓慢吸收，在单次给药后约 24 小时本品达 C_{max}。单次皮下注射 160mg 后，健康志愿者中测得的游离平均血药峰浓度为 4.72μg/ml。本品预计代谢途径是通过广泛分布的蛋白水解酶降解成小分子多肽和氨基酸。单次给予本品 160mg 后，其表观清除率为 208mL/h，平均消除半衰期为 11.8 天。本品药动学呈二室模型，群体药动学结果显示体重是影响 CL/F 的协变量，即体重升高，清除率增加，但认为影响程度不具有临床相关性。健康受试者和 SLE 患者的消除半衰期的群体预测值分别为 13.6 和 11.9 天。

【观察指标】用药期间需监测血常规和肝功能。

【用药宣教】

1. 使用本品期间不能接种减毒活疫苗。接种非活疫苗可能导致接种效果降低。

2. 用药后乳汁中可能含有本品，哺乳期妇女用药时应暂停哺乳。

维得利珠单抗

【类别】免疫抑制剂。

【妊娠安全等级】B。

【适应证】用于治疗成年人溃疡性结肠炎（UC）和成年人克罗恩病（CD）。

【作用机制】本品为人源化单克隆抗体，能特异性与整合素 a4β7 结合，并阻止其与黏膜地址素细胞黏附分子-1（MAdCAM-1）相互作用，并抑制记忆 T 细胞穿越内皮进入胃肠道炎性实质组织的迁移。本品不与 a4β1 和 aEβ7 结合并抑制其功能，亦不拮抗 a4 整合素与血管细胞黏附分子-1 的相互作用。α4β7 整合素表达于表面记忆 T 细胞的离散亚型，这种亚型优先迁移至胃肠道。MAdCAM-1 主要表达于肠内皮细胞，对 T 细胞回归至肠道淋巴组织起重要作用。MAdCAM-1 与整合素 a4β7 的相互作用对慢性炎症有重要作用，是溃疡性结肠炎和克罗恩病的特异性标志物。

【禁用与慎用】

1. 对本品或制剂中辅料有严重过敏反应史（如呼吸困难、支气管痉挛、荨麻疹、面红、皮疹和心率增快）的患者禁用。

2. 尚不知晓本品是否可分泌到乳汁中，哺乳期妇女慎用。如确需使用，应选择停药或停止哺乳。

3. 儿童用药的安全性和有效性尚未建立，儿童慎用。

【给药途径和剂量】

1. 本品经 30 分钟静脉输注，不可静脉注射或快速注射。本品低压冻干粉饼须用灭菌注射用水溶解，给药前应用 250ml 的 0.9%的氯化钠注射液稀释。输注完毕后，用 30ml 的 0.9%氯化钠注射液冲管。输注中应谨慎本品的超敏反应。

2. 推荐剂量 300mg，第 0 周、2 周、6 周静脉输注，此后每 8 周 1 次。到第 14 周无证据证明治疗获益时，应停止治疗。

【配伍禁忌】尚不明确。

【不良反应】最常见不良反应（发生率≥3%和≥1%，发生率高于安慰剂）有鼻咽炎、头痛、关节炎、恶心、发热、上呼吸道感染、疲乏、咳嗽、支气管炎、流感、背痛、皮疹、瘙痒、窦炎、口咽痛和肢体疼痛。

【相互作用】

1. 避免与那他珠单抗合用，因可增加进行性多灶性白质脑病和感染的风险。

2. 与 TNF 抑制剂合用增加感染的风险，应避免合用。

3. 除非潜在的益处大于风险，否则本品不可与活疫苗同时使用。

【药动学】经 30 分钟静脉输注 300mg，第 2 周继续输入 300mg，从第 6 周起，每 6 周 1 次，静脉输注 300mg。溃疡性结肠炎患者第 0～6 周的谷浓度为（26.3±12.9）μg/ml，第 6～52 周的谷浓度为（11.2±7.2）μg/ml；克罗恩病患者第 0～6 周的谷浓度为（27.4±19.2）μg/ml，第6～52周的谷浓度为（13.0±9.1）μg/ml。

【观察指标】定期监测肝功能、感染的症状和体征、新的或恶化的神经症状及体征。

【用药宣教】

1. 本品可能导致输液反应。

2. 本品可能增加感染性疾病的风险。

司库奇尤单抗

【类别】免疫抑制剂。

【妊娠安全等级】B。

【适应证】

1. 用于愿意接受全身或光学治疗的中度至重度斑块状银屑病成年患者的治疗。

2. 用于治疗活动性银屑病关节炎。

3. 用于治疗强直性脊柱炎。

【作用机制】本品是一种人源化IgG4单克隆抗体，与IL-17A细胞因子选择性地结合并抑制其与IL-17受体的相互作用。IL-17A是一种天然存在的细胞因子，与正常炎症和免疫反应有关。本品可抑制促炎性细胞因子和趋化因子的释放。

【禁用与慎用】

1. 对本品及其赋形剂过敏者禁用。

2. 尚未明确本品是否可经乳汁分泌，哺乳期妇女慎用。

3. 儿童用药的安全性及有效性尚不明确。

【给药途径和剂量】

1. *用于治疗斑块状银屑病*　皮下注射300mg，每周1次，5周后改为每4周注射1次。对于某些患者，150mg的剂量也可能有效。

2. *用于治疗活动性银屑病关节炎*　皮下注射150mg，每周1次，5周后改为每4周注射1次；也可不给予负荷剂量，直接每4周注射1次，每次150mg。如效果不佳，可升高剂量至每次300mg。

3. *用于治疗强直性脊柱炎*　皮下注射150mg，每周1次，5周后改为每4周注射1次；也可不给予负荷剂量，直接每4周注射1次，每次150mg。

【配伍禁忌】禁止与其他药物混合。

【不良反应】

1. 严重不良反应为感染、过敏性反应和炎症性肠病。

2. 常见（≥1%）不良反应包括鼻咽炎、腹泻、上呼吸道感染、口腔疱疹、咽炎、荨麻疹、鼻漏。

3. 少见不良反应包括鼻窦炎、足癣、结膜炎、扁桃体炎、口腔念珠菌病、脓包疮、中耳炎、外耳道炎、氨基转移酶升高、中性粒细胞减少。

【相互作用】

1. 用本品治疗的患者应避免使用活疫苗。

2. 慢性炎症期间某些细胞因子（如IL-1、IL-6、TNF-α、IFN）水平升高可改变CYP的形成。作为IL-17A拮抗剂的本品可使CYP的形成正常化。因此，对于正在使用CYP底物类药物，尤其是治疗指数窄的药物的患者，开始使用或者停用本品时，应监测药效（如华法林）或血药浓度（如环孢素），并考虑调整上述药物的剂量。

【药动学】斑块状银屑病患者单次皮下注射本品160mg，4天后可达血药峰浓度（16.2±6.6）μg/ml。然后每2周给药80mg，8周后可达稳态谷浓度（9.3±5.3）μg/ml。给药12周后，剂量改为每4周80mg，10周后可达稳态谷浓度（3.5±2.5）μg/ml。皮下注射本品的生物利用度为60%～81%。在大腿处注射的生物利用度比在上臂和腹部等其他部位注射的生物利用度高。本品的稳态分布容积[变异系数（CV%）]为7.11L（29%）。本品在体内的代谢途径尚未确定。作为一种人源化IgG4单克隆抗体，预计其会与内源性IgG一样以相同的分解代谢途径被降解为短肽和氨基酸。其全身清除率（CV%）为0.39L/d（37%），半衰期为13天（40%）。

【观察指标】

1. 本品可增加上呼吸道感染、口腔念珠菌病、结膜炎和真菌感染的风险，如出现慢性或急性感染的体征或症状应就医。如发生严重感染或对治疗无效应，应密切监测患者并停药，直至感染得到控制。

2. 使用本品前应对患者结核感染的情况进行评估。活动性结核感染的患者不能使用本品，潜伏结核感染应先行治疗，对有潜伏或活动性结核既往病史的患者，如不能确证其经过适当治疗，则应先考虑抗结核治疗。使用本品期间或治疗后应严密监视活动性结核的体征和症状。

3. 如发生严重过敏性反应，应立即停药并进行适当治疗。

4. 本品可导致克罗恩病和溃疡性结肠炎并使其加重，用药期间应监视炎症性肠病的发生或进展。

【用药宣教】用药前，应按照当前免疫接种指导原则，考虑完成所有年龄段的免疫接种。正在用药的患者避免使用活疫苗。

度普利尤单抗

【类别】免疫抑制剂。

【适应证】用于治疗成年人过敏性皮炎，供局部治疗失败或无其他治疗方法时使用，可与局部同时使用。

【作用机制】本品为人单克隆 IgG4 抗体，选择性地与 IL-4Rα结合，从而抑制 IL-4 和 IL-13 的信号转导，阻止细胞因子诱导的反应，包括前炎性细胞因子、趋化因子、IgE 的释放。

【禁用与慎用】

1. 对本品过敏者禁用。

2. 孕妇使用本品的风险尚无相关数据。已知人 IgG 抗体可透过胎盘屏障，因此，本品可从母体转运至发育中胎儿。动物研究显示，孕猴自器官形成期至分娩皮下注射本品，剂量高达人最大推荐剂量的 10 倍，未观察到对出生婴儿发育有不良影响。

3. 本品是否经人乳汁排泌、对婴儿及产乳的影响均尚不清楚。临床若需使用，应慎重权衡利弊。

4. 儿童使用本品的安全性和有效性尚未确立。

【给药途径和剂量】本品仅供皮下注射，起始剂量为 600mg 皮下注射，继后每隔一周，皮下注射 300mg。如果忘记注射，在应该注射的时间 7 天内，应尽快补充注射，如果超过 7 天，则不必注射，按原来的时间注射下一次剂量。

【配伍禁忌】禁止与其他药物混合。

【不良反应】发生率≥1%且高于安慰剂组的不良反应包括注射部位反应、结膜炎、睑炎、口腔疱疹、眼睛瘙痒、眼干、单纯性带状疱疹病毒感染，还可能发生过敏反应。

【相互作用】

1. 使用本品治疗者避免使用活疫苗。

2. 慢性炎症期间，某些细胞因子（如 IL-1、IL-6、IL-10、TNF-α、IFN）水平增加，可能会改变 CYP 的形成。本品可影响某些细胞因子的血清水平，因此使用 CYP 底物，特别是治疗窗窄的药物，如需开始或停用本品，应注意监测药物疗效（如华法林）或浓度（如环孢素），并且考虑调整 CYP 底物的剂量。

【药动学】皮下注射本品 600mg，给药后约 7 天可达 C_{max}，平均值（±SD）为（70.1±24.1）μg/ml。首次皮下注射本品 600mg，继后每 2 周皮下注射 300mg，约 16 周达稳态血药浓度。皮下给药本品的生物利用度约为 64%。本品 300mg 皮下注射时的血药浓度是 75mg 剂量时的 30 倍，药动学呈非线性。高体重者谷浓度较低。表观分布容积平均值（±SD）为（4.8±1.3）L。本品的代谢途径尚不清楚。作为人单克隆 IgG4 抗体，本品预计与内源性 IgG 的降解途径类似，通过分解代谢的途径被降解为小肽和氨基酸。皮下注射 300mg，每 2 周 1 次，血药浓度下降至检测限以下的时间为 10 天；皮下注射 300mg，每周 1 次，血药浓度下降至检测限以下的时间为 13 天。

【观察指标】本品可能导致过敏反应，包括全身荨麻疹、血清病样反应、类血清病样反应。如发生严重的过敏反应，应停药并给予适当处置。

【用药宣教】

1. 勿在有过敏、瘀伤、红肿、硬结区域注射本品。

2. 注射部位可以选择大腿、腹部（肚脐周围 2 英寸以外区域）和上臂。

依那西普

【类别】TNF 抑制剂。

【妊娠安全等级】B。

【适应证】用于强直性脊柱炎、银屑病、银屑病关节炎和类风湿关节炎、多关节青少年特发性关节炎。

【作用机制】本品是细胞表面 TNF 受体的竞争性抑制剂，可以抑制 TNF 的生物活性，从而阻断 TNF 介导的细胞反应。本品可能还参与调节由 TNF 诱导或调节的其他下游分子（如细胞因子、黏附分子或蛋白酶）控制的生物反应。

【禁用与慎用】

1. 对本品过敏者禁用。

2. 脓毒血症或有脓毒血症危险的患者禁用。

3. 中枢神经脱髓鞘病变患者，有明显的血液学指标异常史者，未能控制的或进展期糖尿病患者（有感染的危险），同时并发活动性、慢性或局部感染者慎用。

4. 孕妇只有明确需要时方可使用。

5. 本品是否通过乳汁分泌尚不清楚，哺乳期妇女应权衡利弊，选择停药或停止哺乳。

【给药途径和剂量】

1. 成年人强直性脊柱炎、银屑病关节炎、类风湿关节炎：起始剂量为皮下注射 50mg，每周 2 次，3 个月后改为维持剂量皮下注射 50mg，每周 1 次。增加剂量并不增强疗效。

2. 斑块状银屑病：起始剂量为皮下注射 25～50mg，每周 1 次。疗效与剂量有关。

3. 幼年型风湿性关节炎：体重≥63kg 者，皮下注射 50mg，每周 1 次；体重＜63kg 者，皮下注射 0.8mg/kg，每周 1 次。

【配伍禁忌】尚不明确。

【不良反应】

1. *感染*　常见上呼吸道感染、支气管炎、膀胱炎、皮肤感染等；少见肺炎、蜂窝织炎、脓毒性关节炎、脓毒血症和寄生虫感染；罕见结核病和机会致病菌感染。

2. *肿瘤*　少见非黑色素瘤皮肤癌，罕见黑色素瘤及淋巴瘤。

3. *心血管系统*　有报道，本品可引起充血性心力衰竭或使心力衰竭恶化。亦有脓毒血症患者静脉注射后，出现低血压的报道，但与本品关系尚不确切。

4. *中枢神经系统*　罕见中枢神经脱髓鞘的报道。有使横贯性髓鞘炎、视神经炎和癫痫新发或加重的报道，其因果关系尚不明确，但其他用于多发性硬化症患者的 TNF 抑制剂被证实与疾病活动性增加有关。

5. *代谢/内分泌系统*　有引发糖尿病发作，引起一过性甲状腺功能亢进的报道。亦有引起甲状腺功能低下的个案报道。

6. *呼吸系统*　可见上呼吸道疾病，如普通感冒症状、咳嗽、鼻窦炎、咽炎、鼻炎。有本品促进结核发作的报道，少见间质性肺炎。

7. *肌肉骨骼系统*　有引起败血症性关节炎的个案报道。

8. *消化系统*　在 69 名 4～17 岁幼年型类风湿关节炎患者中，用药后有 19 名出现腹痛，13 名出现呕吐等症状。亦有本品引起胆囊炎的个案报道。

9. *血液系统*　可产生严重甚至致命的不良反应，如贫血、再生障碍性贫血、白细胞减少、中性粒细胞减少、全血细胞减少和血小板减少。亦有引起巨噬细胞活化综合征的报道。

10. *皮肤*　可见血管性神经水肿、荨麻疹、皮疹，少见自身免疫性皮疹（如盘状狼疮、坏死性脉管炎、白细胞裂解性脉管炎、类风湿结节等）。皮下注射局部可见红斑、皮疹和疼痛。有导致系统性红斑狼疮的个案报道。

【相互作用】

1. 用药时接种活疫苗，可能由于细胞免疫反应被改变而被活疫苗感染。不推荐使用本品的同时接种活疫苗。

2. 与阿那白滞素合用可增加感染的风险，合用时应谨慎。

【药动学】本品从皮下注射的部位缓慢吸收，在单次剂量后约 48 小时可达血药峰浓度。绝对生物利用度为 76%。在每周 2 次剂量情况下，预期稳态浓度约为单次剂量的 2 倍。单次皮下注射 25mg 本品后，在健康志愿者中测得的平均血药峰浓度为（1.65±0.66）μg/ml，AUC 为（235±96.6）（μg·h）/ml。未正式对剂量反应比例进行测定，但在观察的剂量范围内，未发现明显的清除率饱和现象。本品的浓度时间曲线为双指数曲线。V_d 中间值为 7.6L，而稳态 V_d 为 10.4L。

3. 本品从体内清除缓慢，半衰期长，约为 70 小时。类风湿关节炎患者的 CL 约为 0.066L/h，比健康志愿者中的观察值 0.11L/h 略低。此外，本品的药动学在类风湿关节炎、强直性脊柱炎患者中类似。

【观察指标】在开始治疗前，应排除结核感染的可能（如进行结核菌素皮肤试验）。

【用药宣教】

1. 注射时应交替使用大腿、腹部、上肢等注射部位。新注射点与上次注射点至少相隔 2.5cm，同时应避开有瘀伤、压痛、红肿或有硬结的皮肤。

2. 近期有明显水痘病毒暴露史者应暂停用药。出现上呼吸道感染症状者，应停药。

乌司奴单抗

【类别】免疫抑制剂。

【作用机制】本品为一种人源化 IgG1κ 单克隆抗体，可与人 IL-12 和 IL-23 的 p40 蛋白亚单位以高亲和力特异性结合。IL-12 和 IL-23 为天然产生的细胞因子，参与炎症和免疫应答过程，如自然杀伤细胞的活化和 $CD4^+$T 细胞的分化和激活。

【适应证】

1. 用于对环孢素、甲氨蝶呤（MTX）或 PUVA（补骨脂素和紫外线 A）等其他系统性治疗不应答、有禁忌或无法耐受的中至重度斑块状银屑病。

2. 用于对传统治疗或 TNF-α抑制剂应答不足、失应答或无法耐受的中至重度活动性克罗恩病。

【超说明书用药】

1. 单用或与甲氨蝶呤（MTX）联用于治疗活动性银屑病关节炎（FDA 批准适应证）。

2. 用于治疗中至重度活动性克罗恩病（FDA 批准适应证）。

3. 用于治疗中至重度活动性溃疡性结肠炎（FDA 批准适应证）。

【禁用与慎用】

1. 对本品过敏者禁用。

2. 活动性感染（如活动性结核病）患者禁用。

3. 有慢性感染或复发性感染史者慎用。

4. 有恶性肿瘤病史或接受本品治疗期间出现恶性肿瘤的患者慎用。

5. 老年人慎用。

【给药途径和剂量】本品有两种剂型，皮下制剂仅用于皮下注射，静脉制剂仅用于静脉输注。

本品推荐剂量为首次剂量，体重≤55kg 为260mg；55kg＜体重≤85kg 者为 390mg，体重＞85kg 者为 520mg，所有患者 8 周后皮下注射 90mg，之后建议每 12 周皮下注射 90mg。首次皮下注射 8 周后应答不足的患者可在此时接受第二剂皮下注射。如果患者在每 12 周给药 1 次，期间失去应答，可将给药频率增加至每 8 周 1 次，这可能对患者有益。之后患者可以每 8 周或每 12 周给药 1 次，具体由临床状况决定。第 16 周时或在调整至每 8 周给药 1 次后 16 周，如果患者仍然没有治疗获益的证据，应考虑停止治疗。

本品治疗期间可继续使用免疫调节剂和（或）糖皮质激素。对本品有应答的患者可依据标准治疗减量或停止糖皮质激素治疗。如果治疗中断，重新开始治疗时采用每 8 周 1 次皮下注射方案是安全有效的。

【配伍禁忌】本品不得同时与其他药物共用一条静脉输液管。

【不良反应】

1. 呼吸系统　鼻咽炎、呼吸道感染、鼻窦炎、口咽痛、鼻充血、过敏性肺泡炎、嗜酸粒细胞性肺炎、感染性肺炎、支气管炎。上市后还有间质性肺炎、隐源性机化性肺炎的报道。

2. 肌肉骨骼系统　背痛、肌痛、关节痛。

3. 泌尿生殖系统　外阴阴道真菌感染、尿路感染。

4. 免疫系统　超敏反应（包括速发型过敏反应、血管神经性水肿、皮疹、荨麻疹）、产生抗乌司奴单抗抗体（包括中和抗体）。

5. 神经系统　头痛、头晕、面瘫。

6. 精神　抑郁。

7. 消化系统　胆囊炎、牙齿感染、腹泻、恶心、呕吐、肛门脓肿、胃肠炎、憩室炎、腹痛。

8. 血液系统　脓毒症、骨髓炎。有血栓性血小板减少性紫癜的个案报道。

9. 皮肤　蜂窝织炎、带状疱疹、瘙痒、脓疱性银屑病、皮肤剥脱、痤疮、剥脱性皮炎、红皮病性银屑病。有湿疹性皮疹、假性淋巴瘤性皮疹的个案报道。

10. 眼　有眼部带状疱疹的个案报道。

11. 其他　疲乏、乏力、注射部位反应（包括出血、血肿、硬结、肿胀、瘙痒、疼痛、红斑、瘀斑、刺激）、感染（包括细菌感染、真菌感染、病毒感染）、恶性肿瘤[如前列腺癌、黑色素瘤、结肠直肠癌、乳腺癌、非黑色素瘤性皮肤癌（鳞状细胞皮肤癌、基底细胞皮肤癌）]、流感、发热。

【相互作用】

1. 本品可影响 CYP 底物的代谢。在慢性炎症期间，某些细胞因子[如 IL-1、IL-6、IL-10、TNF-α、干扰素（IFN）]水平的升高可能改变 CYP 的形成，而本品为 IL-12 和 IL-23 拮抗药，可能使 CYP 的形成趋于正常。开始合用本品时，尤其是与治疗指数窄的 CYP 底物合用时，应考虑监测疗效（如华法林）或浓度（如环孢素），根据需要调整 CYP 底物的剂量。

2. 本品治疗期间不得接种活病毒或活菌疫苗。本品治疗结束至少 15 周后，方可接种活疫苗；接种疫苗至少 2 周后，方可重新开始本品的治疗。开始本品治疗前 1 年、治疗期间及治疗结束后 1 年内不得接种卡介苗。接受本品治疗的患者可同时接种灭活疫苗。

【药动学】单次静脉给予（剂量为 0.09～4.5mg/kg）或单次皮下注射（剂量为 24～240mg）给予银屑病患者，本品暴露量（C_{max}和 AUC）大致以与剂量成正比的方式增加，绝对生物利用度为57.2%。单次皮下注射给予健康受试者本品 90mg，T_{max}中值为 8.5 日。单次皮下注射给予银屑病患者本品 45mg 或 90mg 后，T_{max}中位数与健康受试者相当。第 0 周初次皮下注射，第 4 周再次给药，以后每 12 周给药 1 次，于 28 周达稳态血药浓度；给药 45mg 或 90mg 时，稳态 C_{min}中位数分别为 0.21～0.26μg/ml 和 0.47～0.49μg/ml。本品的确切代谢途径尚不明确。

单次静脉给予银屑病患者本品，终末分布容积中位数为 57～83ml/kg，全身清除率中位数为 1.99～2.34ml/（kg·d）。在群体药动学分析中，银屑病患者的表观分布容积和表观清除率分别为 15.7L 和0.465L/d，消除半衰期约为 3 周。按每 12 周 1 次皮下给药，未见明显蓄积。

【观察指标】用药前及用药期间定期筛查结核感染。

【用药宣教】皮下注射时，建议每次注射更换注射部位。可选择上臂、臀部、大腿、腹部等部位，不应选择皮肤较软、有瘀斑、红斑或变硬的部位，且尽量避免注射于出现银屑病症状的区域。

二、钙调磷酸酶抑制剂

环孢素

【类别】免疫抑制剂。

【妊娠安全等级】C。

【作用机制】本品为T细胞功能调节药，特异性地抑制辅助性T细胞的活性，抑制B细胞的活性。能选择性抑制T细胞所分泌的IL-2、干扰素γ，亦能抑制单核巨噬细胞所分泌的IL-1。在明显抑制宿主细胞免疫的同时，对体液免疫亦有抑制作用。能抑制体内抗移植物抗体的产生，因而具有抗排斥反应的作用。

【适应证】

1. 移植物抗宿主病（GVHD）的初期预防和治疗。

2. 内源性葡萄膜炎、活动性有致盲危险的中部或后部非感染性葡萄膜炎而常规疗法无效或产生不可接受的不良反应者。

3. 7～70岁肾功能正常的伴复发性视网膜炎的贝赫切特（Behcet）葡萄膜炎患者。

4. 银屑病。

5. 特应性皮炎。

6. 类风湿关节炎。

7. 肾病综合征。

【禁用与慎用】

1. 对本品或辅料中任何成分过敏（如对聚氧乙烯化蓖麻油具有高敏感性）者禁用。

2. 禁用于3岁以下儿童。

【给药途径和剂量】

1. 剂量

（1）器官移植：当本品与其他免疫抑制剂（如皮质激素，或作为3～4种药物治疗方案中的一种药物）联合应用时，应给予较小剂量（如静脉滴注每日1～2mg/kg，然后口服每日3～6mg/kg）。患者应尽早进行口服治疗。

（2）骨髓移植：第一次给药应在移植前一日进行，最好为静脉滴注，每日3～5mg/kg。在术后的最初阶段应每日注射该剂量，最多不超过2周。改为口服维持治疗后，剂量约为每日12.5mg/kg。胃肠道失调吸收受损的患者可以继续静脉滴注。

（3）成年人口服常用量：每日12~15mg/kg，1～2周后逐渐减量，一般每周减少开始用量的5%，维持量5～10mg/kg，对进行移植术的患者，在移植前4～12小时给药。

2. 给药途径　浓缩液应用0.9%氯化钠注射液或5%葡萄糖注射液按1∶20或1∶100比例稀释，然后缓慢静脉输入，时间应为2～6小时。一经稀释，溶液必须于24小时内使用或遗弃。建议剂量为3～5mg/kg，约相当于口服剂量的1/3。

【配伍禁忌】与下列药物存在配伍禁忌：氨丁三醇、苄星青霉素、多西他赛、二氮嗪、谷氨酸钙、红霉素、华法林、加替沙星、硫酸镁、氯氮草、氯化钙、氯化钾、氯喹、美法仑、葡萄糖酸钙、双氢麦角毒碱、水解蛋白、头孢吡肟、头孢唑林、维生素B_6、维生素K_1、右旋糖酐40、长春瑞滨。

【不良反应】

1. 消化系统：厌食、恶心、呕吐等胃肠道反应。

2. 肾毒性：血清肌酐、尿素氮增高，肾小球滤过率减低等肾功能损害。

3. 感染：会增加感染的危险。

4. 肿瘤：良性的、恶性的及未确定的肿瘤包括囊肿和息肉。

5. 主动和上市后报告的不良反应包括肝毒性和肝损伤，包括胆汁淤积、黄疸、肝炎和肝衰竭。

【相互作用】

1. 本品与雌激素、雄激素、西咪替丁、地尔硫䓬、红霉素、酮康唑等合用，可增加本品的血药浓度。因而可能使本品的肝、肾毒性增加。

2. 与吲哚美辛等非甾体抗炎药合用，可使发生肾衰竭的危险性增加。

3. 与巴比妥类药物、卡马西平、奥卡西平、苯妥英钠、安乃近、萘夫西林和静脉注射（非口服）磺胺二甲嘧啶、利福平、奥曲肽、普罗布考、奥利司他、贯叶连翘、曲格列酮、噻氯匹定、磺吡酮、特比萘芬、波生坦同用会降低环孢素血药浓度，须调整本品的剂量。

【药动学】本品主要分布于血液外，平均表观分布容积为3.5L/kg。血浆蛋白结合率约为90%。本品主要从胆汁排泄，肝衰竭可减慢本品的清除。有必要对严重肝功能异常的患者进行血清肌酐和血药浓度的密切监测，以进行相应的剂量调整。

【观察指标】

1. 对血中本品水平的日常监测至关重要，所得结果作为决定不同个体患者获得靶浓度所需剂量的指导。

2. 应严密监测肾功能（特别是血清肌酐水平）。当发生明显的肾功能损伤时，应降低联合使用的其他药品的剂量或考虑替代治疗。

【用药宣教】本品可进入乳汁，哺乳期妇女使用时应暂停哺乳。

三、其他免疫抑制剂

硫唑嘌呤

【类别】免疫抑制剂。

【妊娠安全等级】D。

【作用机制】在体内几乎全部转变成巯嘌呤而起作用。因为其转变过程较慢，因而发挥作用缓慢。它能抑制 Friend 白血病，抑制病毒对小鼠的感染，使脾大得到抑制，使脾脏及血浆内病毒滴度下降。可通过对 RNA 代谢的干扰发挥免疫抑制作用。若小剂量长期存在于培养基中，可抑制致敏淋巴细胞在体外的杀伤细胞作用。

【适应证】

1. 用于急慢性白血病（对慢性粒细胞型白血病近期疗效较好、作用快，但缓解期短）、后天溶血性贫血、特发性血小板减少性紫癜、系统性红斑狼疮、慢性类风湿关节炎、慢性活动性肝炎（与自体免疫有关的肝炎）、原发性胆汁性肝硬变、甲状腺功能亢进、重症肌无力。

2. 其他：慢性非特异性溃疡性结肠炎、节段性肠炎、多发性神经根炎、狼疮性肾炎、增殖性肾炎、韦格纳肉芽肿等。

【超说明书用药】

1. 炎症性肠病　1.5～2.5mg/（kg·d），至少应用 3～6 个月。

2. 大动脉炎　每日口服 1～2 mg/kg，每日 1 次或 2 次。

【禁用与慎用】已知对本品高度过敏的患者禁用。

【给药途径和剂量】

1. 异体移植　每日 2～5mg/kg，每日 1 次或分次口服。

2. 白血病　每日 1.5～3mg/kg，每日 1 次或分次口服。

【不良反应】可致骨髓抑制、肝功能损害、畸胎，亦可发生皮疹，偶见肌萎缩。

【相互作用】别嘌醇可抑制巯嘌呤（后者是本品的活性代谢物）代谢成无活性产物，结果使巯嘌呤的毒性增加，当二者必须同时服用时，应显著减少本品剂量。

【药动学】本品的肠吸收较巯嘌呤为佳，口服吸收良好，进入体内后很快被分解为巯嘌呤，然后再分解代谢生成多种氧化的和甲基化衍生物，随尿排出体外，24 小时尿中排泄量为 50%～60%，48 小时内随粪便排出 12%，血中浓度低，服药后 1 小时达最高浓度，3～4 小时血中浓度降低一半，用药后 2～4 天方有明显疗效。

【观察指标】本品可致肝功能损害，故服药期间注意监测肝功能指标。

【用药宣教】

1. 本品可能会引起持续发热、盗汗或体重显著减轻。

2. 本品可能导致骨髓抑制和胃肠道系统毒性。

3. 可以与食物伴服或分剂量服用药物以减少胃肠不耐受。

吡非尼酮

【类别】免疫抑制剂。

【妊娠安全等级】D。

【作用机制】特发性肺纤维化与 TNF-α和 IL-1β炎性细胞因子合成及释放引起的慢性纤维化和炎症有关。本品能减少多种刺激引起的炎症细胞积聚，减弱成纤维细胞受到细胞生长因子如转化生长因子β（TGF-β）和血小板衍生生长因子（PDGF）刺激后引起的细胞增殖、纤维化相关蛋白和细胞因子产生及细胞外基质的合成和积聚。动物肺纤维化模型（博来霉素和移植导致的纤维化）实验结果显示，本品具有抗纤维化和抗炎作用。

【适应证】轻到中度特发性肺纤维化（IPF）。本品适用于确诊或疑似 IPF 的治疗。临床研究证实，本品可以抑制 IPF 患者肺功能的下降，改善 IPF 患者生活治疗，延长 IPF 患者的生存时间。

【禁用与慎用】

1. 对本品任何成分过敏的患者禁用。

2. 中度肝病患者禁用。

3. 妊娠及哺乳期患者禁用。

4. 有严重肾功能不全或需要透析患者禁用。

5. 需要服用氟伏沙明者禁用。

6. 轻、中度肝功能不全者慎用。

7. 发作性脑部疾病（如局灶性兴奋或发作性睡眠）患者慎用。

8. 老年患者慎用。

【给药途径和剂量】本品按剂量递增原则逐渐增加用量，空腹服用本品时血药浓度会明显升高，很可能会引起不良反应，因而餐后服用为宜。本品的初始用量为每次 200mg，每日 3 次，希望能在 2 周的时间内，通过每次增加 200mg 剂量，最后将本品用量维持在每次 600mg（每日 1800mg）。

应密切观察患者用药耐受情况，若出现明显胃肠道症状、对日光或紫外线的皮肤反应、肝功能酶学指标的显著改变和体重减轻等现象，可根据临床症状减少用量或者停止用药，在症状减轻后，可再逐步增加给药量，最好将维持用量调整在每次 400mg（每日 1200 mg）以上。

【不良反应】

1. *胃肠道反应* 恶心、消化不良、呕吐、厌食。
2. *皮肤疾病* 光过敏，出现皮疹。
3. *肝功能损害* AST 及 ALT 等升高，甚至可能发生肝衰竭。
4. *神经系统* 嗜睡、晕眩、行走不稳感。

【相互作用】

1. 本品与 CYP1A2 强抑制剂氟伏沙明合用可导致明显药物相互作用，其清除率可显著降低。联合使用氟伏沙明 10 日，可使本品的 $AUC_{0\sim\infty}$增加约 6 倍。因此，本品不应与 CYP1A2 中效或强效抑制剂联合使用。

2. 本品可被多种 CYP（CYP1A2、CYP2C9、CYP2C19、CYP2D6、CYP2E1）所代谢，故与其他药物合用时，较易受其他药物所引发的 CYP 活性抑制或诱导的影响。

3. 增加本品不良反应的药物包括环丙沙星、胺碘酮、普罗帕酮。

4. 降低本品疗效的药物包括奥美拉唑、利福平。

【药动学】在单次口服 800mg 后，在 0.5～4 小时本品达血药峰浓度。因空腹服用本品时，平均蛋白结合率为 58%。平均表观口腔分布量为 59～71L。本品主要在肝脏中被 CYP1A2 和多种其他 CYP（CYP2C9、CYP2C19、CYP2D6 和 CYP2E1）代谢，主要以代谢物形式随尿（约占剂量的 80%）排泄。

【观察指标】

1. 服用本品期间要进行定期的肝功能检查。

2. 应密切观察患者用药耐受情况，若出现明显胃肠道症状、对日光或紫外线的皮肤反应、肝功能酶学指标的显著改变和体重减轻等现象，可根据临床症状减少用量或者停止用药，在症状减轻后，可再逐步增加给药量，最好将维持用量调整在每次 400 mg（每日 1200 mg）以上。

【用药宣教】

1. 本品可能导致严重的光敏反应，长期暴露在光线下有导致皮肤癌的可能。应使用防晒霜，尽量避免暴露接触紫外线，如出现皮疹、瘙痒，应及时联系医师。

2. 尽量避免合并使用其他药物，如四环素抗生素类药物（多西环素）等，因其可增加光敏反应的概率。

3. 本品会发生嗜睡、头晕等，使用本品的患者不要驾车或者从事危险的机械操作。

咪唑立宾

【类别】免疫抑制剂。

【作用机制】本品具有免疫抑制作用，可抑制淋巴系统细胞增殖，抑制各种有丝分裂所引起的母细胞化反应。本品可竞争性地抑制嘌呤合成系统中的肌苷酸至鸟苷酸途径而抑制核酸合成，但不摄入高分子核酸中。

【适应证】肾病综合征、IgA 肾病、紫癜性肾炎。

【禁用与慎用】

1. 对本剂有严重过敏症既往史患者禁用。

2. 白细胞数 3000/mm^3 以下的患者（可能加重骨髓功能抑制，出现严重感染症、出血倾向等）禁用。

3. 孕妇或可能妊娠的妇女禁用。

4. 骨髓功能抑制患者（可能加重骨髓功能抑制，出现严重感染症、出血倾向等），合并细菌、病毒、真菌等感染症患者（因骨髓功能抑制可能加重感染症），出血素质患者（因骨髓功能抑制可能有出血倾向），肾损害患者慎用。

【给药途径和剂量】起始剂量为 2～3 mg/(kg·d)，维持量为每日 1～3mg/kg，分 1～3 次口服。本剂耐药量及有效量因人而异，为取得最适治疗效果，有必要慎重增减用量。

【不良反应】

1. *消化系统症状* 主要有腹痛、食欲缺乏等。
2. *血液系统障碍* 白细胞减少等、
3. *其他* 皮疹等过敏症状。

【相互作用】

1. 与活疫苗合用可能增加发生感染的风险，使用本品期间不得接种活疫苗。

2. 与灭活疫苗合用可能使疫苗不能发挥免疫作用，因本品可抑制免疫功能，合用时应注意。

【药动学】肾功能良好的肾移植患者，口服100mg时，血药浓度达峰时间为2小时，半衰期为2.2小时。6小时以内的尿中排泄率约80%。肾功能不全患者，本品的排泄延迟。

【观察指标】本品主要从肾脏排泄，所以肾损害患者会延迟排泄，有时引起骨髓功能抑制等严重不良反应，故应考虑肾功能（血清肌酐值等）及年龄、体重等，从低剂量开始给药，注意用量，充分观察患者状态慎重给药。

【用药宣教】

1. 孕妇或可能妊娠的妇女不得给药。

2. 哺乳期妇女给药时应停止哺乳。

3. 本品主要通过肾脏排泄，高龄患者肾功能降低应减量使用。

沙利度胺

【类别】免疫抑制剂。

【妊娠安全等级】X。

【作用机制】推测本品有免疫抑制、免疫调节作用，通过稳定溶酶体膜、抑制中性粒细胞趋化性，产生抗炎作用。尚有抗前列腺素、组胺及5-羟色胺作用等。

【适应证】用于控制瘤型麻风反应症。

【超说明书用药】

1. 系统性红斑狼疮。

2. 白塞病。

3. 多发性骨髓瘤。

【禁用与慎用】孕妇、儿童、对本品有过敏反应的患者禁用。

【给药途径和剂量】口服，每次 25～50mg，每日100～200mg，或遵医嘱。

【不良反应】本品对胎儿有严重的致畸性，常见的不良反应有口鼻黏膜干燥、倦怠、嗜睡、眩晕、皮疹、便秘、恶心、腹痛、面部水肿，可能会引起多发性神经炎、过敏反应等。有文献报道，服用本品还可能出现血栓栓塞现象，较少见。

【相互作用】

1. 能增强其他中枢抑制剂[阿片类药、抗组胺药、抗精神病药、抗焦虑药或其他中枢神经系统（CNS）抑制剂]，尤其是巴比妥类药的作用。

2. 与可引起心动过缓的药物[钙通道阻滞药、β受体阻滞剂、α/β受体阻滞剂、地高辛、H_2受体拮抗药（如法莫替丁、西咪替丁）、锂剂、三环类抗抑郁药、神经肌肉阻滞药（琥珀胆碱）]合用可产生附加的致心动过缓作用。合用时应谨慎。

3. 与可增加血栓栓塞发生风险的药物（如红细胞生成药、雌激素）合用可进一步增加血栓栓塞的发生风险。联用本品和地塞米松治疗多发性骨髓瘤的患者，应谨慎合用此类药物。

【药动学】本品口服后反应蛋白吸收缓慢。给药后2～5小时达血药浓度峰值。在人血浆中，（+）-*R*-沙利度胺和（−）-*S*-沙利度胺的血浆蛋白结合的几何平均值分别为55%和66%。本品在肝脏代谢程度较低，但在血浆中似乎经历了非酶水解生成多种代谢物。单次口服50～400mg沙利度胺的血浆平均半衰期为5.5～7.3小时。

【观察指标】需观察服用本品期间如出现周围神经病变，其早期有无手足麻木、麻刺感或灼烧样痛感，出现上述情况应及时告知医师。如不及时告知并采取干预和正确处理可能会造成不可逆损害，影响患者的生活质量。

【用药宣教】

1. 本品和口服避孕药联用时可能会降低口服避孕药的有效性。

2. 避免在治疗期间和治疗前后至少4周内妊娠。

3. 本品可能引起头晕和嗜睡，应避免从事需要精神警觉的活动。

4. 患者从坐/躺位起立时动作应缓慢。

泊马度胺

【类别】抗肿瘤药物。

【作用机制】本品为一种沙利度胺类似物，具免疫调节、抗血管生成和抗肿瘤作用。本品的细胞活性由其靶点 cereblon（cullin-ring E3 泛素连接酶复合物组分）介导。体外试验中，在本品存在的情况下，底物蛋白（包括 Aiolos 和 Ikaros）被泛素化并随后降解，从而导致直接的细胞毒性和免疫调节作用。体外细胞试验中，本品可抑制造血系统肿瘤细胞增殖并诱导其凋亡。此外，本品可抑制对来那度胺耐药的多发性骨髓瘤细胞系的增殖，并可与地塞米松联用以协同诱导对来那度胺敏感或耐药的肿瘤细胞的凋亡。本品可增强 T 细胞和自然杀伤（NK）细胞介导的免疫反应、抑制单核细胞生成促炎性细胞因子（如 TNF-α和 IL-6）。

【适应证】本品与地塞米松联用，适用于既往接受过至少两种治疗（包括来那度胺和一种蛋白酶体抑制剂），且在最后一次治疗期间或治疗结束后60天内发生疾病进展的成年多发性骨髓瘤患者。

【禁用与慎用】

1. 对本品有过敏史者患者禁用。

2. 对泊马度胺或任何辅料有过敏反应史的患者禁用。

【给药途径和剂量】

1. 剂量

（1）成年人常规剂量：与地塞米松联用。推荐初始剂量为每次 4mg，每日 1 次。28 日为 1 个疗程，每疗程的前 21 日用药。重复疗程至疾病进展。

（2）肝功能不全时剂量：轻或中度肝功能不全（Child-Pugh 分级为 A 级或 B 级）者，推荐初始剂量为每日 3mg（减量 25%）。重度肝功能不全（Child-Pugh 分级为 C 级）者，推荐剂量为每日 2mg（减量 50%）。

（3）肾功能不全时剂量：接受透析的重度肾功能不全（Ccr＜30ml/min）者，推荐初始剂量为每日 3mg（减量 25%），于透析当日完成透析后给药。

（4）中性粒细胞减少患者：出现中性粒细胞绝对计数（ANC）小于 0.5×10^9/L 或发热性中性粒细胞减少（体温≥38.5℃且 ANC＜1×10^9/L）时，应暂停给药，并每周监测全血细胞计数（CBC）。ANC 升高至大于或等于 0.5×10^9/L 时，可恢复给药，剂量为每日 3mg。随后一旦 ANC＜0.5×10^9/L 则暂停给药，ANC 升高至大于或等于 0.5×10^9/L 时则可恢复给药，每次恢复后给药剂量较停药前减少 1mg。如本品剂量减至每日 1mg 时患者仍不能耐受，应永久停药。

（5）血小板减少患者：出现血小板计数＜25×10^9/L 时，应暂停给药，并每周监测 CBC。血小板计数升高至大于 50×10^9/L 时，可恢复给药，剂量为每日 3mg。随后一旦血小板计数＜25×10^9/L 则暂停给药，血小板计数升高至大于或等于 50×10^9/L 时则可恢复给药，每次恢复后给药剂量较停药前减少 1mg。如本品剂量减至每日 1mg 时患者仍不能耐受，应永久停药。

（6）出现其他毒性患者：出现其他 3 级或 4 级毒性时应暂停用药，当毒性缓解至小于或等于 2 级可恢复给药，每次恢复后给药剂量较停药前减少 1mg。如本品剂量减至每日 1mg 时患者仍不能耐受，应永久停药。

2. 给药途径

（1）口服给药：本品胶囊不应碾碎、咀嚼或打开后服用。

（2）本品可与或不与食物同服。

【不良反应】

1. 心血管系统　心房颤动、心绞痛、充血性心力衰竭、低血压、静脉血栓栓塞事件、动脉血栓栓塞事件。

2. 代谢/内分泌系统　高钙血症、低钾血症、高血糖症、低钠血症、脱水、低钙血症、体重减轻、体重增加、高钾血症、生长迟缓、甲状腺功能减退、血糖升高、白蛋白降低、血磷降低、血钙降低、血镁降低。

3. 呼吸系统　上呼吸道感染、肺炎、呼吸困难、咳嗽、鼻出血、口咽部疼痛、呼吸道合胞病毒感染、间质性肺病、呼吸衰竭、支气管痉挛。

4. 肌肉骨骼系统　背痛、肌肉痉挛、关节痛、肌无力、骨痛、肌肉骨骼疼痛、四肢疼痛、压缩性骨折、脊柱压缩性骨折、肌酸激酶升高。

5. 泌尿生殖系统　尿路感染、血肌酐升高、肾衰竭、尿潴留、血尿。

6. 免疫系统　过敏反应（如血管神经性水肿、荨麻疹）、实体器官移植排斥反应。

7. 神经系统　头晕、周围神经病变、头痛、震颤、失眠、意识模糊状态、眩晕、意识水平低下、晕厥。

8. 精神　焦虑、精神状态改变。

9. 消化系统　高胆红素血症、ALT 升高、AST 升高、碱性磷酸酶升高、恶心、便秘、腹泻、呕吐、食欲减退、腹痛、假膜性结肠炎。

10. 血液系统　中性粒细胞减少、贫血、血小板减少、白细胞减少、淋巴细胞减少、血红蛋白水平降低、急性髓系白血病。

11. 皮肤　皮疹、瘙痒、皮肤干燥、多汗、盗汗、蜂窝织炎、斑丘疹。

12. 其他　疲劳、虚弱、外周水肿、发热、寒战、脓毒症、非心源性胸痛、多器官衰竭、菌血症、脓毒性休克、病毒感染、跌倒。

【相互作用】

1. 与强效 CYP1A2 抑制剂（如氟伏沙明、环丙沙星）合用，可使本品的 C_{max}、AUC 增加，可能增加其相关毒性的发生风险，避免合用。如须合用，本品的初始剂量应减至 2mg。

2. 与 CYP1A2 诱导剂合用，可能使本品的暴露量减少。

【药动学】多发性骨髓瘤或卡波西肉瘤患者单次口服本品后 2～3 小时达峰浓度。多发性骨髓瘤患者单用本品 4mg 或与地塞米松联用，达稳态时 C_{max} 为 75ng/ml，AUC 为 860（ng·h）/ml。给予卡波西肉瘤患者本品每日 5mg，达稳态时 C_{max} 为

53.1ng/ml，AUC 为 462.3（ng · h）/ml。在多发性骨髓瘤或卡波西肉瘤患者中，本品的平均稳态表观分布容积为 62～138L，本品主要在肝脏经 CYP1A2 和 CYP3A4 代谢，少量经 CYP2C19 和 CYP2D6 代谢，随尿液和粪便的排泄量分别约为给药量的 73% 和 15%，以原形药物随尿液和粪便的排泄量分别约为给药量的 2%和 8%，多发性骨髓瘤或卡波西肉瘤患者的本品平均总清除率为 7～10L/h。健康受试者半衰期中位数为 9.5 小时，多发性骨髓瘤或卡波西肉瘤患者的半衰期中位数为 7.5 小时。

【观察指标】

1. 多发性骨髓瘤患者开始新的治疗周期前，ANC 至少为 0.5×10^9/L，血小板计数至少为 50×10^9/L。卡波西肉瘤患者开始新的治疗周期前，ANC 至少为 1×10^9/L，血小板计数至少为 75×10^9/L。

2. 使用本品前须获得妊娠试验阴性结果两次，第 1 次试验在首次给药前 10～14 日进行，第 2 次试验在首次用药前 24 小时内进行。开始用药后的前 4 周内每周进行 1 次妊娠试验，随后月经周期规律的女性每 4 周进行 1 次，月经周期不规律的女性每 2 周进行 1 次。月经延迟或经期出血异常者需进行妊娠试验，且评估期间须停药。

3. 用于多发性骨髓瘤的最初 8 周每周监测一次全血细胞计数，随后每月监测一次。用于卡波西肉瘤的最初 12 周每 2 周监测一次全血细胞计数，随后每月监测一次。

4. 每月监测一次肝功能。

5. 监测肾功能（如血清肌酐、肌酐清除率）。

【用药宣教】

1. 育龄期女性在使用本品前 4 周、用药期间、暂停用药期间和停药后 4 周须持续禁止性行为或同时采取种有效的避孕方法。

2. 本品可随男性精液排泄，用药期间和停药后 4 周内，即使已接受输精管结扎术的男性患者在与有生育能力的女性发生性行为时须始终使用避孕套，且用药男性不得捐精。

3. 使用本品期间和停药后 4 周内不得献血。

第九章　肌肉-骨骼系统药物

第一节　抗炎和抗风湿药

一、非甾体抗炎药

双氯芬酸

【类别】 非甾体抗炎药。

【妊娠安全等级】 C。

【作用机制】 其作用机制为抑制环氧合酶活性，从而阻断花生四烯酸向前列腺素转化。同时，它也能促进花生四烯酸与三酰甘油结合，降低细胞内游离的花生四烯酸浓度，从而间接抑制白三烯合成。

【适应证】

1. 主要用于类风湿关节炎、骨关节炎及其他风湿性疾病。

2. 也用于急性痛风及癌症、软组织损伤、手术后疼痛。

3. 各种原因引起的发热也适用。

4. 滴眼剂用于白内障摘除术时预防术中缩瞳和治疗术后炎症。

5. 外用剂用于缓解肌肉、软组织和关节的轻至中度疼痛，如缓解肌肉、软组织的扭伤、拉伤、挫伤、劳损及腰背部损伤引起的疼痛和关节疼痛等，也可用于骨关节炎的对症治疗。

【禁用与慎用】

1. 已知对本品过敏的患者及服用阿司匹林或其他非甾体抗炎药后诱发哮喘、荨麻疹或过敏反应的患者禁用。

2. 禁用于冠状动脉搭桥术（CABG）围术期疼痛的治疗。

3. 有应用非甾体抗炎药后发生胃肠道出血或穿孔病史的患者禁用。

4. 有活动性消化性溃疡/出血，或者既往曾复发溃疡/出血的患者禁用。

5. 重度心力衰竭、肝衰竭患者禁用。

6. 有胃肠道疾病（如溃疡性大肠炎、克罗恩病）史者、有高血压和（或）心力衰竭（如体液潴留、水肿）病史者、肝肾功能不全者、心脏病患者、处于过敏状态的患者、近期接受过大手术的患者、先天造血功能障碍（如急性间歇性卟啉病）或自身免疫性疾病（系统性红斑狼疮、混合性结缔组织病）患者、凝血障碍患者慎用。

【给药途径和剂量】

1. *口服*　每次25～50mg，每日3次，饭后服，儿童2～3mg/（kg·d），分次服用，缓释片和缓释胶囊，75mg，每日1次，必要时可增至75mg，每日2次。

2. *栓剂*　每次50mg，每日2次。

3. *肌内注射*　每次50mg，每日1次。

4. *眼科用药*

（1）预防白内障摘除术中缩瞳：术前2小时内滴眼4次，每次1滴。

（2）治疗白内障摘除术后炎症：术后24小时开始滴眼，每次1滴，每日4次，连续治疗10～14日。

5. *喷雾剂*　用于缓解局部疼痛及炎症，适用于四肢急性软组织损伤，如肌肉、肌腱、韧带、关节囊挫伤及膝关节炎等。按照疼痛部位面积大小，距皮肤2～3cm，局部喷涂2～3遍/次（1～3ml）。并轻轻揉擦3～4次。如为中度至重度疼痛和肿胀，可适当增加剂量，每日总剂量不超过15ml。四肢急性软组织损伤疗程为7日，膝关节炎疗程为14日。

6. *凝胶剂、乳膏剂*　按照疼痛处面积大小，使用本品适量，轻轻揉擦，使本品渗透皮肤，每日3～4次。

【配伍禁忌】 与培氟沙星、曲马多、维生素B_1、维生素B_6有配伍禁忌。

【不良反应】

1. 胃部不适、恶心、呕吐、胃痛等，发生率约为12%，2%的患者因此而停药。偶有发生消化性溃疡的报道。

2. 可有皮疹、瘙痒、水肿、眩晕、头痛、困倦、黄疸及出血倾向等其他不良反应。

3. 偶可发生严重肾损害。

4. 局部使用偶可出现局部不良反应：过敏性或非过敏性皮炎如丘疹、皮肤发红、水肿、瘙痒、小水疱、大水疱或鳞屑等。

5. 局部使用本品导致全身不良反应的情况较少见，若将其用于较大范围皮肤，长期使用，则可能出现一般性皮疹、过敏性反应（如哮喘发作、血管神经性水肿、光敏反应等）。

【相互作用】

1. 避免与其他非甾体抗炎药，包括选择性COX-2抑制剂合用。

2. 与CYP2C9抑制剂（如伏立康唑等）合用可能增加本品的暴露量和毒性。合用时应谨慎，可能需要调整剂量。

3. 与丙磺舒、磺吡酮合用可减少本品的排泄，升高本品的血药浓度，从而增加本品的毒性。合用时宜减少本品的剂量。

4. 与维拉帕米、硝苯地平合用可升高本品的血药浓度。

5. 与抗凝药（如华法林）合用有协同致出血作用，可增加发生严重出血的风险。合用时应监测出血体征。

6. 与选择性5-羟色胺再摄取抑制剂（SSRI）、5-羟色胺去甲肾上腺素再摄取抑制剂（SNRI）合用可能增加发生出血的风险。本品与以上药物合用时应监测出血体征。

7. 与地高辛合用，有使地高辛的血药浓度升高、半衰期（$t_{1/2}$）延长的报道。合用期间应监测地高辛的血浆水平。

8. 与锂剂合用可使血浆锂水平升高（平均血药谷浓度升高15%），并降低肾脏对锂的清除率（降低约20%）。合用期间应监测锂中毒的体征。

9. 与甲氨蝶呤合用可能增加发生甲氨蝶呤毒性反应（如中性粒细胞减少、血小板减少、肾功能不全）的风险。合用期间应监测甲氨蝶呤的毒性反应。

10. 与环孢素、他克莫司合用可能增加以上药物的肾毒性。合用时应监测肾功能恶化的体征。

11. 与培美曲塞合用可增加发生与培美曲塞相关的骨髓抑制、肾毒性和胃肠道毒性的风险。肌酐清除率为45～79ml/min者合用期间应监测是否出现骨髓抑制、肾毒性和胃肠道毒性。给予培美曲塞前2日至给予培美曲塞后2日应避免使用本品。

12. 与苯妥英合用可能增加苯妥英的暴露量。建议合用时监测苯妥英的血药浓度。

13. 与口服降糖药合用，本品可能引起低血糖和高血糖反应。本品与二甲双胍合用有发生代谢性酸中毒的个案报道，尤其是肾功能不全者。合用时应监测血糖，可能需要调整口服降糖药的剂量。

14. 与CYP2C9诱导剂（如利福平）合用可能减弱本品的疗效。合用时应谨慎，可能需要调整剂量。

15. 与血管紧张素转换酶抑制剂（ACEI）、血管紧张素受体阻滞剂（ARB）、β受体阻滞剂（如普萘洛尔）合用，可减弱以上药物的降压作用。老年人、血容量不足者（包括使用利尿药者）、肾功能不全者合用非甾体抗炎药和ACEI或ARB还可能导致肾功能恶化（可能包括急性肾衰竭），但该影响通常可逆。本品与以上药物合用期间应监测血压，以确保获得满意的血压；还应补充充足的水分，并在开始合用时评估肾功能，合用期间定期评估。老年人、血容量不足者、肾功能不全者合用本品和ACEI或ARB时，还应监测肾功能恶化的体征。

16. 与利尿药合用，临床研究和上市后的观察表明，在某些患者体内，非甾体抗炎药可降低袢利尿药（如呋塞米）和噻嗪类利尿药的排钠作用。本品与利尿药合用期间应观察肾功能恶化的体征，还应评估利尿药的疗效（包括降压作用）。

17. 对诊断的干扰：本品可致血清氨基转移酶一过性升高，血清尿酸含量下降，尿中含量升高。

【药动学】口服吸收完全。与食物同服降低吸收率。缓释口服药在约4小时后血药浓度达峰值，表观分布容积为0.12～0.55L/kg。药物半衰期约为2小时。血浆蛋白结合率为99%。在乳汁中药物浓度极低而可忽略，表观分布容积为0.12～0.55L/kg。约50%在肝脏代谢，40%～65%从肾排出，35%从胆汁、粪便排出。长期应用无蓄积作用。

【观察指标】

1. 本品可能引起严重心血管血栓性不良事件，心肌梗死和卒中的风险增加，有心血管疾病或心血管疾病危险因素的患者，其风险更大。即使既往没有心血管疾病症状，医师和患者也应对此类事件的发生保持警惕。应告知患者严重心血管安全性的症状和（或）体征及如果发生应采取的步骤。患者应该警惕诸如胸痛、气短、无力、言语含糊等症状和体征，而且当任何上述症状或体征发生后应该马上寻求医师帮助。

2. 本品可导致新发高血压或使已有的高血压症状加重，其中的任何一种都可导致心血管事件的发生率增加。服用噻嗪类或髓袢利尿药的患者服用非甾体抗炎药时，可能会影响这些药物的疗效。高血压患者应慎用非甾体抗炎药，包括本品。在开始本品治疗时和之后治疗过程中应密切监测血压。

3. 有肝功能不全、肾功能不全或溃疡病史者慎用本品。用药期间应常规随访检查肝肾功能。

4. 糖尿病患者使用本品时，需监测血糖情况。

【用药宣教】

1. 本品含钠，限制钠盐摄入量的患者应慎用。

2. 老年患者使用本品出现不良反应的频率增加，尤其是胃肠道出血和穿孔，其风险可能是致命的。

吲哚美辛

【类别】非甾体抗炎药。

【妊娠安全等级】B/D。

【作用机制】通过对环氧合酶的抑制而减少前列腺素的合成，阻止炎症组织痛觉神经冲动的形成，抑制炎性反应，包括抑制白细胞的趋化性及溶酶体酶的释放等。

【适应证】

1. 本品用于治疗炎性疼痛，如风湿性关节炎、类风湿关节炎、强直性脊柱炎、骨关节炎、急性痛风及关节周围疾病（如滑囊炎和肌腱炎）。本品仅在其他非甾体抗炎药无效时才考虑应用，一般不作为解热、镇痛的长期应用。

2. 在处理术后疼痛时，本品可作为阿片类药物的辅助剂。

3. 本品用于痛经、偏头痛、胆绞痛、输尿管结石引起的疼痛及难治性和癌症发热的治疗。

4. 本品可用于治疗肾小球肾炎、肾病综合征、早产儿动脉导管未闭及预防习惯性流产等。

5. 本品还可用于矫形术后的炎症、疼痛和水肿。

【禁用与慎用】

1. 已知对本品过敏的患者及服用阿司匹林或其他非甾体抗炎药后诱发哮喘、荨麻疹或过敏反应的患者禁用。

2. 禁用于冠状动脉搭桥术（CABG）围术期疼痛的治疗。

3. 有应用非甾体抗炎药后发生胃肠道出血或穿孔病史的患者禁用。

4. 年龄＜14 岁儿童、孕妇禁用。

5. 精神病患者、消化性溃疡、肾功能不全、出血性疾病、癫痫及老年患者慎用。

6. 哺乳期妇女使用时应暂停哺乳。

【给药途径和剂量】

1. 口服：常用剂量，口服普通片剂或口服液 25mg，分 2～3 次口服，饭时或饭后服。必要时可增至每次 100～150mg，每日 3～4 次。口服控释胶囊 25mg，每日 2 次，必要时可增至 50mg，每日 2 次。缓释胶囊或缓释片，每次 75mg，每日 1 次。治疗急性痛风时，口服 50mg，每日 3～4 次。

2. 喷雾剂外用：可根据需要每日喷擦患处数次，喷药后立即以附带的钢球按摩患处，以加速血液循环，加快减轻疼痛。注意不可将喷雾剂用于破损伤口、面部、眼及黏膜组织，儿童易过敏，不宜使用，喷药后不必用绷带包扎患处。

3. 鼻饲：治疗早产儿的动脉导管未闭，采用胃管纳入，剂量 0.1～0.3mg/kg 体重，鼻饲，每 8 小时给药 1 次，一般用药 2～3 次。用药后 20～30 小时可使有些患儿动脉导管关闭。

4. 直肠给药：栓剂，每次 1 枚，每日 1 次。

5. 巴布膏：贴用于患部关节或疼痛部位，每日 1～2 次。

6. 软膏剂和乳膏剂：涂于痛处，用手轻揉局部使药物渗入皮肤，涂药处再用热敷效果更好，每日 2～3 次。

7. 贴片：贴用于患部关节或疼痛部位，每日 1 次。

【不良反应】

1. 常见的不良反应有头痛、眩晕、困倦、幻觉、精神错乱，以及胃肠道反应，如恶心、呕吐、厌食、胃肠道不适、胃痛、腹泻等。

2. 妊娠的后 3 个月服药可使胎儿动脉导管闭锁，引起持续性肺动脉高压。

3. 偶见消化性溃疡及出血。

4. 胰腺炎、肝损伤、再生障碍性贫血、粒细胞减少、血小板减少也会发生。

5. 过敏反应，如皮疹、哮喘、结节性红斑、血管神经性水肿、脱发、呼吸困难等罕见报道。

【相互作用】

1. 避免与其他非甾体抗炎药，包括选择性 COX-2 抑制剂合用。

2. 饮酒或与糖皮质激素、促肾上腺皮质激素同用，可增加消化性溃疡或出血的风险。

3. 与洋地黄类药物同用时，本品可使洋地黄的血药浓度升高（因抑制其从肾脏清除）而增加毒性，因而需要调整洋地黄剂量。

4. 与肝素、口服抗凝药及溶栓药合用时，因本品与之竞争性结合蛋白，所以抗凝作用加强。同时本品有抑制血小板聚集作用，因此有增加出血的潜在危险。

5. 与胰岛素或口服降糖药合用时，本品可加强降糖效应，需要调整降糖药的剂量。

6. 与呋塞米同用时，本品可减弱后者排钠及降压作用。其原因可能是抑制了肾脏内前列腺素的合成。本品还有阻止呋塞米、布美他尼及吲达帕胺等对血浆肾素活性（plasma renin activity，PRA）增强的作用，评议高血压患者 PRA 的意义时应注意此点。

7. 与氨苯蝶啶合用时，本品可致肾功能减退（肌酐清除率下降、氮质血症）。

8. 与硝苯地平或维拉帕米同用时，本品可致后两者血药浓度增高，因而毒性增加。

9. 丙磺舒可减少本品自肾及胆汁的清除，升高血药浓度，使毒性增加，合用时需要减量。

10. 与秋水仙碱、磺吡酮合用时，本品可增加消化性溃疡及出血的风险。

11. 与锂盐同用时，本品可减少锂自尿排泄，使其血药浓度增高，毒性加大。

12. 本品可使甲氨蝶呤血药浓度升高，并延长血药浓度升高时间。正在用本品的患者如需要大剂量甲氨蝶呤治疗，应于 24～48 小时前停用本品，以免增加其毒性。

13. 与抗病毒药齐多夫定（zidovudine）同用时，本品可使后者清除率降低，毒性增加。同时本品的毒性也增加，故应避免合用。

【药动学】口服吸收迅速而完全，4 小时可达给药量的 90%，摄入食物或服用含铝及镁的制酸药可使吸收稍缓慢，直肠给药较口服更易吸收。血浆蛋白结合率为 99%。口服 1～4 小时血药浓度达峰值，半衰期平均为 4.5 小时，早产儿明显延长。本品在肝脏代谢为去甲基化物和去氯苯甲酰化物，又可水解为吲哚美辛而重新吸收再循环。60%从肾脏排泄，其中 10%～20%以原形排出；33%从胆汁排泄，其中 1.5%为原形；在乳汁中也有排出（每日可达 0.5～2.0mg）。本品不能被透析清除。

【观察指标】

1. 开始使用本品和用药期间应密切监测血压。

2. 用药期间应定期监测血常规、肝功能、肾功能。

3. 长期用药者应定期进行眼科检查。

4. 长期使用非甾体抗炎药者，应考虑定期监测血生化。

5. 如出现贫血的症状和体征，应监测血红蛋白或血细胞比容。

【用药宣教】

1. 有高血压和（或）心力衰竭（如体液潴留和水肿）病史的患者应慎用。

2. 患者如存在严重皮肤反应的症状和体征，在第 1 次出现皮疹或过敏反应的其他征象时，应停用本品。

3. 老年患者使用本品出现不良反应的频率增加，尤其是胃肠道出血和穿孔，其风险可能是致命的。

氨糖美辛

【类别】非甾体抗炎药。

【妊娠安全等级】B/D。

【作用机制】本品是由吲哚美辛和盐酸氨基葡萄糖按 1∶3 的比例制成，每片含吲哚美辛 25mg 和盐酸氨基葡萄糖 75mg，本品在体内发挥吲哚美辛和氨基葡萄糖的作用。

【适应证】消炎镇痛药，临床用于强直性脊柱炎、颈椎病，亦可用于肩周炎、风湿性关节炎或类风湿关节炎等。

【禁用与慎用】

1. 已知对本品过敏的患者禁用。

2. 服用阿司匹林或其他非甾体抗炎药后诱发哮喘、荨麻疹或过敏反应的患者禁用。

3. 禁用于冠状动脉搭桥术围术期疼痛的治疗。

4. 有应用非甾体抗炎药后发生胃肠道出血或穿孔病史的患者禁用。

5. 有活动性消化性溃疡出血，或者既往曾复发溃疡出血的患者禁用。

6. 重度心力衰竭患者禁用。

【给药途径和剂量】口服，每次 1～2 片，每日 1～2 次，于进食时服用或饭后即服。

【不良反应】

1. *胃肠道反应* 胃部不适、腹痛、灼烧感、反酸、食欲缺乏、便秘、恶心等。

2. *神经系统* 头痛、眩晕、嗜睡、兴奋。

3. *泌尿系统* 出现血尿、水肿、肾功能不全。

【相互作用】【药动学】【观察指标】【用药宣教】同“氨基葡萄糖”“吲哚美辛”。

醋氯芬酸

【类别】非甾体抗炎药（NSAID）。

【妊娠安全等级】C。

【作用机制】本品为 NSAID，具有抗炎、镇痛作用。其作用机制主要是通过抑制环氧合酶活性使前列腺素合成减少。

【适应证】用于骨关节炎、类风湿关节炎和强直性脊柱炎等引起的疼痛和炎症的对症治疗。

【禁用与慎用】

1. 对本品、双氯芬酸过敏者，服用阿司匹林或其他 NSAID 后诱发哮喘、支气管痉挛、急性鼻炎或荨麻疹者，或对该类药物过敏者均禁用。

2. 患有或怀疑患有胃、十二指肠溃疡者，以及有胃、十二指肠溃疡复发史者，胃肠道出血或凝血障碍者，严重心力衰竭者，重度肝功能不全、肾功能不全患者禁用。

3. 妊娠晚期妇女禁用。哺乳期妇女不宜使用。

4. 儿童用药的安全性和有效性尚未确定，故不宜使用。

5. 溃疡性结肠炎、克罗恩病或其他胃肠道疾病患者，脑血管出血、系统性红斑狼疮（SLE）患者，卟啉病及有造血和凝血障碍病史者，有低血容量危险者，有体液潴留倾向（体液潴留和水肿导致高血压或心脏病恶化）者，感染患者慎用。

6. 轻、中度肝肾功能不全患者，轻、中度心功能不全患者，老年患者慎用。

【给药途径和剂量】

1. 成年人推荐最大剂量为每日 200mg，分 2 次服用，早晚各 1 次。

2. 轻、中度肝功能不全患者应减量，推荐初始剂量为 100mg/d。

【不良反应】

1. 常见不良反应　消化不良（7.5%）、腹痛（6.2%）、腹泻、恶心、肝酶升高。

2. 偶见不良反应　头晕、腹胀、胃炎、呕吐、便秘、溃疡性口腔黏膜炎、瘙痒、皮疹、皮炎、血尿素氮升高、血肌酐升高。

3. 罕见不良反应　心悸、脉管炎、抑郁、多梦、嗜睡、失眠、头痛、疲乏、感觉障碍、震颤、味觉倒错、水肿（包括颜面水肿）、体重增加、高钾血症、腓肠肌痉挛、间质性肾炎、肝炎、碱性磷酸酶升高、胃肠出血、消化性溃疡、出血性腹泻、胰腺炎、柏油样大便、贫血、血小板减少、中性粒细胞减少、潮红、紫癜、湿疹、重度皮肤黏膜过敏、视觉异常。

【相互作用】

1. NSAID 可增强抗凝药的活性，增加使用抗凝药的患者胃肠道出血的风险，因为其可抑制血小板聚集和损害胃肠道黏膜。故应避免与香豆素类药物、噻氯匹定、氯吡格雷、血栓溶解药及肝素合用。

2. NSAID 可抑制甲氨蝶呤在肾小管分泌，导致后者清除率降低，血药浓度升高，从而导致毒性增加。故在高剂量甲氨蝶呤治疗期间，应避免使用本品。当使用低剂量甲氨蝶呤时，也应注意可能出现药物相互作用，尤其是肾功能不全患者。如 24 小时内合用，应警惕。

3. 某些 NSAID 可抑制锂盐的肾消除，导致血清锂浓度升高，故应避免与锂盐合用。

4. NSAID 与环孢素或他克莫司合用，由于肾脏前列腺素合成减少，可增加肾毒性，故合用时应密切监测肾功能。

5. NSAID 与保钾利尿药合用，可升高血钾浓度，故合用时应监测血钾。

6. 与阿司匹林和其他 NSAID 合用，可使不良反应的发生率增加，应谨慎。

7. NSAID 与 ACEI 合用，有增加脱水患者急性肾衰竭的危险。

8. NSAID 和阿仑膦酸盐均可引起胃肠道刺激，合用时应谨慎。

9. NSAID 与钙通道阻滞剂合用，可能增加胃肠道出血的风险和（或）减弱后者的降压作用，合用时应监测胃肠道出血的体征和症状，如虚弱、恶心和便血等。

10. NSAID 与选择性 5-HT 再摄取抑制剂合用，可能增加出血的风险。

11. NSAID 与伊班膦酸盐合用，可能引起胃肠道不适。

12. NSAID 与左氧氟沙星或氧氟沙星合用，可能增加中枢神经系统兴奋和癫痫发作的风险。

13. 本品可能会引起低血糖，与降糖药合用时，应考虑调整降糖药的剂量。

14. NSAID 可减弱利尿药（呋塞米、布美他尼等）的利尿作用，可能的作用机制是抑制前列腺素合成。

15. NSAID 可减弱噻嗪类利尿药的降压作用。本品与苄氟噻嗪合用未发现其对降压作用的影响。

16. 本品与血浆蛋白结合后可与其他血浆蛋白结合率高的药物发生置换，故与这些药物合用时须谨慎。

17. 本品主要通过 CYP2C9 代谢，故可能有与苯妥英、地高辛、西咪替丁、甲苯磺丁脲、保泰松、胺碘酮、咪康唑和磺胺苯吡唑发生药物相互作用的风险。

18. 本品与食物同服时血药浓度达峰时间延

长，但吸收不受食物影响。

【药动学】口服后可迅速完全吸收，其生物利用度几乎达 100%。血药浓度达峰时间为用药后 1.25～3 小时。与食物同服达峰时间延长，但吸收不受食物影响，本品蛋白结合率高（＞99.7%），可透入滑膜液，其浓度达血浆药物浓度的 60%。表观分布容积近 30L，平均血浆消除半衰期为 4～4.3 小时，清除率约为 5L/h。近 2/3 的药物主要以结合形式的羟基化代谢物通过肾排泄，原形药物仅占药物剂量的 1%。

【观察指标】

1. 开始本品治疗时和之后治疗过程中应密切监测血压。

2. 长期用药患者应经常检查肝功能、肾功能和血细胞计数等。

【用药宣教】

1. 外科治疗后的恢复期患者慎用。

2. 出现头晕和中枢神经系统其他障碍的患者应避免开车和进行机械操作。

舒林酸

【类别】非甾体抗炎药。

【妊娠安全等级】C。

【作用机制】本品为活性极小的前体药，口服吸收后在体内代谢为硫化物后才具有明显抗炎、镇痛作用，本品硫化物为选择性环氧合酶抑制剂，可减少前列腺素的合成，其作用较舒林酸本身强 500 倍，但对肾脏中生理性前列腺素的合成影响不大。因为其以非活性形式通过胃肠道，所以对胃肠道刺激性小，对肾血流量和肾功能影响亦较小。本品还能抑制 5-羟色胺释放，以及抑制胶原诱发的血小板聚集作用，延长出血时间。

【适应证】适用于类风湿关节炎、退行性关节病。

【禁用与慎用】

1. 服用阿司匹林或其他非甾体抗炎药后诱发哮喘、荨麻疹或过敏反应的患者禁用。

2. 禁用于冠状动脉旁路移植术围术期疼痛的治疗。

3. 有应用非甾体抗炎药后发生胃肠道出血或穿孔病史的患者禁用。

4. 有活动性消化性溃疡/出血，或者既往曾复发溃疡/出血的患者禁用。

5. 重度心力衰竭患者禁用。

6. 有胃肠道疾病（溃疡性大肠炎、克罗恩病）史者、高血压患者、有高血压和（或）心力衰竭（如体液潴留、水肿）史者慎用。

【给药途径和剂量】

1. 成年人，常用量每次口服 0.2g，每日早晚各 1 次；镇痛时可 8 小时后重复。

2. 大于 2 岁儿童，每次 2.25mg/kg，每日 2 次，每日剂量不得超过 6mg/kg。

【不良反应】

1. 常见不良反应为胃肠道反应，包括上腹痛、腹胀、消化不良、恶心、腹泻、便秘、食欲缺乏等，发生消化性溃疡者较少。

2. 中枢神经系统不良反应一般极少发生，主要有头晕、头痛、嗜睡、失眠。

3. 骨髓抑制、急性肾衰竭、心力衰竭、无菌性脑膜炎、肝损伤和史蒂文斯-约翰逊（史-约）综合征罕见。

4. 其他：偶见皮疹、瘙痒、急躁、抑郁等。

【相互作用】

1. 避免与其他非甾体抗炎药，包括选择性 COX-2 抑制剂合用。

2. 与抗凝药华法林同时服用时可致凝血酶原时间延长。

3. 与降血糖药（甲苯磺丁脲等）同服可使空腹血糖下降明显。

4. 与阿司匹林同服可降低本品活性，使本品的疗效降低，且可能出现周围神经病变。

【药动学】口服后约 90%被吸收，吸收迅速，服药后血药浓度达峰值时间为 1～2 小时，食物可延缓其吸收，达峰值时间为 4～5 小时。分布以血浆中浓度最高，其次为肝、胃、肾、小肠及其他组织器官。本品 95%与血浆蛋白结合，半衰期为 7 小时，活性物半衰期为 18 小时。药物最终以母药或无活性代谢物或葡萄糖醛酸结合物形式随粪便和尿液排出，代谢物随尿液排泄约占服用量的 74%，另 26%以各种未鉴定物粪便排出。

【观察指标】

1. 开始本品治疗时和之后治疗过程中应密切监测血压。

2. 长期用药患者应经常检查肝功能、肾功能和血细胞计数等。

【用药宣教】

1. 患者应在进食时服用此药，以减少对胃的刺激。

2. 患者不应饮酒或吸烟，以减少胃出血的风险。

酮咯酸氨丁三醇

【类别】非甾体抗炎药。

【妊娠安全等级】C。

【作用机制】本品能抑制前列腺素生物合成，生物活性与其 *S* 型有关。

【适应证】本品适用于需要阿片水平镇痛药的较严重急性疼痛的短期治疗，通常用于手术后镇痛，不适用于轻度或慢性疼痛的治疗。

【禁用与慎用】

1. 已知对本品过敏的患者禁用。

2. 服用阿司匹林或其他非甾体抗炎药后诱发哮喘、荨麻疹或过敏反应的患者禁用。

3. 禁用于冠状动脉旁路移植术围术期疼痛的治疗。

4. 有应用非甾体抗炎药后发生胃肠道出血或穿孔病史的患者禁用。

5. 有活动性消化性溃疡/出血，或者既往曾复发溃疡/出血的患者禁用。

6. 重度心力衰竭患者禁用。

7. 高血压或有该病史者（本品可引起新发高血压或高血压恶化）、有心力衰竭（如体液潴留、水肿）病史者、有炎症性肠病（溃疡性结肠炎、克罗恩病）史者、肝功能受损或有肝病史者、肾功能受损或有肾病史者慎用。

【给药途径和剂量】

1. 成年人，肌内注射或静脉注射，首剂 30mg，以后每 6 小时 15mg，首日最大用量为 150mg，以后 120mg/d。本品连续用药时间一般不超过 5 日，本品口服制剂仅用于本品注射剂的后续治疗。本品静脉注射时间不少于 15 秒；肌内注射缓慢给药，并注射于肌内较深部位。静脉注射或肌内注射后 30 分钟内开始产生镇痛作用，1～2 小时后达到最大镇痛效果，镇痛作用持续时间 4～6 小时。

2. 儿科患者（2～16 岁）：儿科患者仅接受单次给药，肌内注射，每次 1mg/kg，最大剂量不超过 30mg。静脉注射每次 0.5mg/kg，最大剂量不超过 15mg。

【配伍禁忌】与氨苄西林舒巴坦、阿昔洛韦、苯妥英钠、苯唑西林、醋酸钠、地西泮、厄他培南、复合维生素注射液等有配伍禁忌。

【不良反应】胃肠道溃疡、出血、穿孔，手术后出血，肾衰竭，过敏及过敏样反应和肝衰竭。

【相互作用】

1. 本品口服制剂与丙磺舒联合用药能降低酮咯酸的清除率，并明显增加酮咯酸的血药浓度。同时给予甲氨蝶呤和一些非甾体抗炎药将降低甲氨蝶呤的清除率，使其毒性增加。

2. 有报道表明，前列腺素合成抑制剂抑制肾脏中锂的清除，导致血浆中锂浓度升高。

3. 本品与非去极化肌肉松弛药可能发生相互作用，而导致呼吸暂停。

4. 本品和 ACEI 联合用药有增加肾功能受损的可能，尤其是对于肾灌注不足容量衰竭的患者，这种危险性更大。

5. 本品和抗癫痫药物（苯妥英、卡马西平）联合应用时可能发生癫痫，但这种可能性极小。

6. 本品与神经系统药物（氟西汀、替沃噻吨、阿普唑仑）联合应用时，有使患者产生幻觉的可能性。

【药动学】肌内注射或口服本品后均可吸收。在生理 pH 下，该盐解离形成阳离子酮咯酸分子，此分子的亲水性低于该盐。酮咯酸的血药峰值在使用本品后 30～60 分钟可达到。某些个体，肌内注射比口服吸收缓慢。蛋白结合率为 99%。酮咯酸不易透过血-脑屏障，但可透过胎盘，少量药物可分布进入乳汁中。终末半衰期为 4～6 小时，老年人为 6～7 小时，肾功能不全患者为 9～10 小时，约 90%的原形药和代谢物随尿液排出，余随粪便排出。

【观察指标】

1. 整个治疗过程中应密切监测血压。

2. 长期用药患者应经常检查肝功能、肾功能和血细胞计数等。

3. 使用抗凝药的患者给予本品时需极其慎重，并需对患者进行密切观察。

【用药宣教】

1. 患者应在进食时服用此药，以减少对胃的刺激。

2. 患者不应饮酒或吸烟，以减少胃出血的风险。

吡罗昔康

【类别】非甾体抗炎药。

【妊娠安全等级】C/D。

【作用机制】本品通过抑制环氧合酶，使组织局部前列腺素合成，抑制白细胞的趋化性和减少溶酶体酶的释放，从而发挥药理作用。

【适应证】用于缓解各种关节炎及软组织病变的疼痛和肿胀的对症治疗。

【禁用与慎用】

1. 对本品或其他非甾体抗炎药过敏者、儿童禁用。

2. 有胃肠道出血或消化性溃疡病史者禁用。

3. 肝肾功能不全患者慎用。

【给药途径和剂量】

1. 口服：①抗风湿，成年人每次 20mg，每日 1 次，饭后服。总量一般不超过 40mg/d。每日 30mg 长期服用，会增加胃肠道不良反应。②急性痛风，推荐剂量为 40mg/d，连用 4～6 日，饭后服用，或与抗酸药同服。

2. 肌内注射：每次 10～20mg，每日 1 次。

3. 外用：涂于患部皮肤或关节表面皮肤，用手按揉，使透入皮内至表面光洁为度。每日 1～2 次。用量可根据患处面积决定。

【配伍禁忌】尚不明确。

【不良反应】

1. 恶心、胃痛等胃肠道不良反应。

2. 中性粒细胞减少、嗜酸性粒细胞增多、血小板减少、血尿素氮增高、肝功能异常、头晕、眩晕、耳鸣、头痛。

3. 多汗、皮肤瘀斑、脱皮、多形性红斑、中毒性表皮坏死。

【相互作用】

1. 饮酒或与其他抗炎药物同服时胃肠道不良反应增加。

2. 与双香豆素等抗凝药同时使用时，后者效应增强，出血倾向显著，用量宜调整。

3. 与阿司匹林同用时，本品的血药浓度可下降至一般浓度的 80%，同时胃肠道溃疡形成和出血倾向的危险性增加。

4. 与西咪替丁合用可轻微增加本品的吸收率，使本品的曲线下面积及峰浓度增加 13%～15%，但对清除参数无显著影响。

5. 与水杨酸盐类（如二氟尼柳、双水杨酯）合用可增加发生胃肠道毒性的风险。不推荐合用。

6. 与选择性 5-羟色胺再摄取抑制剂（SSRI）、5-羟色胺去甲肾上腺素再摄取抑制剂（SNRI）合用可增加出血的风险。合用时监测出血体征。

7. 与他克莫司、环孢素合用可增加发生肾毒性的风险。

8. 与皮质激素合用可增加发生胃肠道溃疡或出血的风险。合用时监测出血体征。

9. 与甲氨蝶呤合用可能增加发生甲氨蝶呤毒性（如中性粒细胞减少、血小板减少、肾功能损害）的风险。合用时监测甲氨蝶呤的毒性。

10. 与培美曲塞合用可能增加发生培美曲塞相关的骨髓抑制、肾毒性、胃肠道毒性的风险。肌酐清除率为 45～79ml/min 的患者合用本品与培美曲塞时应监测是否存在骨髓抑制、肾毒性和胃肠道毒性。

11. 与锂剂合用可升高锂的血药浓度。合用时监测锂中毒症状。

12. 与地高辛合用可升高地高辛的血药浓度，延长其半衰期。合用时监测地高辛的血药浓度。

13. 与考来烯胺合用可增加本品的口服清除率，缩短其半衰期。本品应于考来烯胺使用前至少 2 小时或使用后至少 6 小时使用。

14. 与血管紧张素转换酶抑制剂（ACEI）、血管紧张素受体阻滞剂（ARB）、β受体阻滞剂（包括普萘洛尔）合用可能减弱以上药物的降血压疗效。老年患者、血容量不足患者（包括接受利尿治疗的患者）、肾功能不全患者合用非甾体抗炎药和 ACEI 或 ARB 可能导致肾功能恶化（包括可能的急性肾衰竭），这些反应通常可逆。合用时监测血压及肾功能恶化的体征，并使患者充分水化，开始合用及合用期间定期评估肾功能。

15. 与利尿药（如呋塞米、噻嗪类利尿药）合用可减弱利尿药的疗效。

【药动学】口服吸收好，食物可降低吸收速度，但不影响吸收总量，血浆蛋白结合率高达 90%以上，经肝脏代谢，半衰期平均为 50 小时，肾功能不全者半衰期延长，多次给药易致蓄积。每次服药 20mg，3～5 小时血药浓度达峰值。血药有效浓度为 1.5～2μg/ml。在开始治疗后 7～12 日才能达到稳态。66%随尿液排泄，33%随粪便排泄。

【观察指标】

1. 一般在用药开始后 7～12 日才能达到稳定的血药浓度，所以，疗效的评定常须在用药 2 周后。

2. 用药期间如出现过敏反应、血象异常、视物模糊、精神症状、水潴留及严重胃肠道不良反应，应立即停药。

3. 用药者应定期复查肝功能、肾功能及血象。

【用药宣教】

1. 应与食物或抗酸药同服，以减少胃肠刺激。每日剂量超过 20mg 时，发生胃肠道溃疡的危险明显增加。

2. 本品能抑制血小板聚集，作用比阿司匹林弱，但可持续到停药后 2 周。术前和术后应停用。

氯诺昔康

【类别】非甾体抗炎镇痛药。

【妊娠安全等级】C。

【作用机制】本品属于非甾体抗炎镇痛药，系噻嗪类衍生物，具有较强的镇痛和抗炎作用。通过抑制环氧合酶（COX）活性进而抑制前列腺素合成；但是并不抑制 5-脂质氧化酶活性，所以不抑制白三烯合成，也不将花生四烯酸向 5-脂质氧化酶途径分流。

【适应证】

1. 用于手术后的急性疼痛、外伤引起的中重度疼痛、神经痛、腰痛及晚期癌痛。

2. 也用于骨关节炎、类风湿关节炎、强直性脊柱炎、痛风性关节炎及腱鞘炎。

【禁用与慎用】

1. 18 岁以下儿童禁用本品。

2. 对本品和其他非甾体抗炎药过敏者禁用本品注射剂。

3. 出血性疾病患者、有出血倾向者、脑出血或疑有脑出血者、大量失血或脱水者禁用本品注射剂。

4. 消化性溃疡、急性胃肠道出血患者禁用本品注射剂。

5. 孕妇、严重心功能不全患者禁用本品注射剂。

6. 重度肝肾功能不全患者禁用本品。

7. 轻中度肝肾功能不全患者慎用本品注射剂。

8. 有胃肠道疾病或消化性溃疡病史者、骨髓抑制者、高血压者、因体液潴留而心脏病加重者、哮喘患者均慎用本品。

9. 哺乳期妇女使用时应暂停哺乳。

【给药途径和剂量】

1. 口服：①关节炎，成年人每次 14mg，每日 3 次，或每次 8mg，每日 2 次；②慢性疼痛，每次 8mg，每日 2 次；③急性疼痛，根据疼痛的轻重程度确定单次或多次给药，但一日剂量不可超过 32mg；④术后疼痛，每次 4～8mg。

2. 肌内注射、静脉注射：用于术后疼痛，每次 8mg，如必要，可重复给药，一日最大剂量不可超过 24mg。其后剂量为每次 8mg，每日 1～2 次，最高日剂量不得超过 16mg。

【配伍禁忌】与布比卡因、夫西地酸、培氟沙星、喷他佐辛等有配伍禁忌。

【不良反应】

1. 最常见恶心、呕吐、胃灼热、胃痛和消化不良，还可见胃胀、腹泻、味觉障碍、口干、躁动、心悸、血压升高、寒战、多汗、白细胞和血小板减少、排尿困难。

2. 可见头痛、眩晕、嗜睡、皮肤潮红、注射部位疼痛、发热和刺痛。

3. 个别患者会发生消化性溃疡、消化道出血和穿孔。

【相互作用】

1. 本品可增加锂的血药浓度，合用时应调整用量。

2. 本品能增加甲氨蝶呤的曲线下面积（AUC）。

3. 西咪替丁可减少本品的代谢，使本品的血药浓度升高。

4. 本品可使地高辛的血浆清除率降低，中毒的危险性增加，地高辛又可使本品的稳态 C_{max} 降低，$t_{1/2\beta}$ 延长。两者合用时均应调整剂量。

5. 本品可使华法林的血药浓度显著升高，从而增强其抗凝作用。

6. 本品与β受体阻滞剂合用时，由于扩张血管的肾性前列腺素生成减少，从而后者的降压作用降低。

7. 本品可使 ACEI 的降压和促尿钠排泄作用降低。

8. 本品可降低袢利尿药的降压、利尿作用。

9. 本品不可与酮咯酸合用，因可增强对胃肠道的刺激，可能导致消化性溃疡、消化道出血或穿孔。

10. 本品合用茴茚二酮、双香豆素、依泽替米贝或钙通道阻滞剂可增加出血的危险性。

11. 本品合用环孢素时，可使后者中毒的危险性增加。

12. 本品合用左氧氟沙星，可增加发生惊厥的危险性。

【药动学】肌内注射后，本品吸收迅速而完全，0.4 小时后达血药峰值浓度，无首过效应。绝对生物利用度为 97%，平均半衰期为 3～4 小时。在血浆中本品以原形和羟基化代谢物的形式存在；其羟基化代谢物不显示药理活性。血浆蛋白结合率为 99%，并且不具有浓度依赖性。本品代谢完全，1/3 经肾脏、2/3 经肝脏清除。

【观察指标】

1. 长期治疗超过 3 个月，建议对血红蛋白、肌酐和肝酶定期进行实验室评估。

2. 65 岁以上老年患者建议监测肾功能和肝功能。

3. 用药期间应密切监测血压。

【用药宣教】

1. 治疗期间患者容易出现头晕和嗜睡，应避免驾驶或操作机器。

2. 妊娠晚期禁用。

美洛昔康

【类别】非甾体抗炎药。

【妊娠安全等级】C/D。

【作用机制】本品为烯醇酸类非甾体抗炎药，具有镇痛、抗炎和退热作用。其作用特点如下：对环氧合酶-2（COX-2）具有高度选择性，抑制前列腺素的合成，胃肠道不良反应较轻。

【适应证】

1. 用于骨关节炎症状加重时的短期对症治疗。

2. 用于类风湿关节炎和强直性脊柱炎的长期对症治疗。

3. 外用剂用于缓解骨关节炎和软组织损伤（扭伤、挫伤等）的炎症症状、体征，如疼痛、肿胀等。

【禁用与慎用】

1. 18 岁以下儿童禁用本品。

2. 对阿司匹林或非甾体抗炎药过敏者及对本品过敏者禁用。

3. 应用本品后出现哮喘、鼻腔息肉、血管神经性水肿或荨麻疹等的患者禁用。

4. 活动性消化性溃疡患者禁用。

5. 重度肝功能不全者禁用。

6. 动物实验表明本品可经乳汁分泌，哺乳期妇女使用时应停止哺乳。

7. 未透析的严重肾衰竭、出血性疾病和直肠炎患者禁用。

8. 既往有胃肠疾病或溃疡病史的患者、正在使用抗凝药治疗的患者、幽门螺杆菌感染者、有凝血功能障碍史者、因体液潴留和水肿而加重的高血压或心脏病患者、重度肾功能不全者慎用。

【给药途径和剂量】

1. 口服或肌内注射　肌内注射仅限成年人在治疗的最初几日内使用。

（1）骨关节炎：每次 7.5～15mg，每日 1 次。

（2）类风湿关节炎：每次 15mg，每日 1 次。根据治疗反应，剂量可减至 7.5mg/d。

2. 直肠用药　每日 15mg（一枚栓剂，15mg/枚），根据治疗后反应，剂量可减至 7.5mg/d（一枚栓剂，7.5mg/枚）。

3. 外用剂　涂于患处，视病情需要每日使用 1g（相当于本品 5mg），分 3～4 次使用，或根据患处面积大小酌情增减，涂后反复揉擦至干。每日最大用量不能超过 3g。

【配伍禁忌】尚不明确。

【不良反应】

1. 胃肠道反应　消化不良、恶心、呕吐、腹痛、便秘、腹胀、腹泻。

2. 血液系统　贫血、白细胞或血小板减少。

3. 其他　皮肤瘙痒、皮疹、荨麻疹，有个体出现急性哮喘等。

【相互作用】同“氯诺昔康”。

【药动学】本品口服吸收较好。达峰时间 5～6 小时，3～5 日达稳态血药浓度，连续治疗 1 年以上的体内药物浓度和初次进入稳态的患者相似，生物利用度达 89%～94%，血浆蛋白结合率达 99%以上。本品主要分布于胃肠道，心、肝、脾、肾、脑中含量甚微，能选择性地定位于炎症组织，如关节炎的滑膜和滑液中，美洛昔康在这些组织中的浓度比其他非炎症部位组织中的浓度高，接近血浆中的 50%，因而抗炎效果好。本品代谢非常彻底，其代谢物主要随尿液和粪便排泄，其中不足 5% 以药物原形排出。美洛昔康从体内排除的平均半衰期为 20 小时，血浆清除率（CL）约为 8ml/min，个体间差异达 30%～40%。

【观察指标】

1. 本品与其他的非甾体抗炎药相似，本品会增加甲氨蝶呤的血液毒性，在这种情况下，建议严格监控全血细胞计数。

2. 应用本品可能使利尿脱水患者发生急性肾功能不全，故使用本品和利尿药的患者应补充足够的水，在治疗开始前还应监测肾功能。

3. 由于肾前列腺素间接的作用，本品会提高环孢素的肾毒性，在与环孢素合用治疗期间要测定肾功能。

4. 用药前和用药期间应监测血压。

5. 定期监测肝功能。

6. 如出现贫血的症状和体征，应监测血红蛋白或血细胞比容。

7. 长期用药应定期进行眼科检查。

8. 长期使用非甾体抗炎药者，应考虑定期监测全血细胞计数和血生化指标。

【用药宣教】

1. 建议妊娠晚期患者避免使用，因为本品可能引起胎儿动脉导管提前关闭。

2. 有心脏病史的患者，尤其是长期使用本品的患者，监测心肌梗死或卒中的症状、体征。

布洛芬

【类别】非甾体抗炎药。

【妊娠安全等级】C。

【作用机制】本品能抑制前列腺素合成，具有解热、镇痛和抗炎的作用。

【适应证】用于缓解轻至中度疼痛如头痛、关节痛、偏头痛、牙痛、肌肉痛、神经痛、痛经；也用于普通感冒或流行性感冒引起的发热。

【禁用与慎用】

1. 对本品过敏者或活动性溃疡病患者禁用。

2. 服用阿司匹林及其他非甾体抗炎药出现血管神经性水肿和哮喘或其他超敏反应的患者禁用。

3. 14 岁以下儿童慎用。

4. 肝肾功能不全、出血性疾病及接受香豆素治疗的患者慎用。

【给药途径和剂量】

1. 口服：常释剂型，每次 0.2～0.4g，每日 3～4 次，饭时服用。可根据病情适当增减剂量，最高剂量为 2.4g/d。缓释剂型，每次 0.2～0.4g，每日 2 次。儿童，每日 20mg/kg，每日 3～4 次。1 岁以下或体重不足 7kg 的儿童不得服用本品。

2. 静脉滴注：用于镇痛，0.4～0.8g，静脉滴注至少 30 分钟，如需要，每 6 小时给药 1 次；用于解热，0.4g，静脉滴注至少 30 分钟，之后每 4～6 小时 400mg，或每 4 小时 100～200mg。

3. 栓剂：1～3 岁儿童，一次 1 粒（塞肛肠内）。若持续疼痛或发热，可间隔 4～6 小时重复用药 1 次，24 小时不超过 4 次。

4. 凝胶剂、乳膏剂及搽剂：依患处面积大小，适量用药，轻轻揉搽，每日 3～4 次。

【配伍禁忌】与吗啡、多巴酚丁胺、多巴胺、阿米卡星、万古霉素、异丙肾上腺素等有配伍禁忌。

【不良反应】

1. 胃肠道反应比阿司匹林、吲哚美辛为少。患者可出现上腹部不适、恶心、呕吐、腹泻、腹痛。

2. 消化道溃疡、出血及肝功能异常也偶有报道。

3. 还会出现头痛、眩晕、耳鸣、水肿、抑郁、困倦、失眠、视物模糊、皮疹等。

4. 偶有肾功能损害、粒细胞和血小板减少。

【相互作用】

1. 本品与其他解热、镇痛、抗炎药物同用时可增加胃肠道不良反应，并可能导致溃疡。

2. 本品与肝素、双香豆素等抗凝药同用时，可导致凝血酶原时间延长，增加出血倾向。

3. 本品与地高辛、甲氨蝶呤、口服降血糖药物同用时，能使这些药物的血药浓度升高，不宜同用。

4. 本品与呋塞米同用时，后者的排钠和降压作用减弱；与其他降压药同用时，也降低后者的降压效果。

【药动学】口服易吸收，与食物同服时吸收减慢，但吸收量不减少。血浆蛋白结合率为 99%。服药后 1～2 小时血药浓度达峰值，一次给药后半衰期为 1.82 小时，服药 5 小时后关节液浓度与血药浓度相等，以后的 12 小时内关节液浓度高于血药浓度。本品在肝内代谢，60%～90%经肾随尿液排出，100%于 24 小时内排出，其中约 1%为原形物，一部分随粪便排出。

【观察指标】

1. 使用本类药品期间，对于敏感人群可能需要监测血常规、肝肾功能、粪便隐血反应等。

2. 用药初始及随后治疗过程中应密切监测血压。

3. 长期用药者应定期进行眼科检查（如中心视野和辨色测试）。

【用药宣教】

1. 服药期间避免饮酒。

2. 少数患者服用本类药品可能会产生眩晕或嗜睡。不应开车或操作危险机械。

3. 计划妊娠的妇女应慎用本品，受孕困难或正接受不孕检查者，应考虑停药。

4. 如出现视物模糊、视力减退、盲点、色觉改变，应停药，并进行眼科检查。

氟比洛芬

【类别】非甾体抗炎药。

【妊娠安全等级】B/C。

【作用机制】本品主要通过抑制环氧合酶而起作用，和其他非甾体抗炎药一样，具有镇痛、抗炎和解热作用。其抗炎和镇痛作用分别比阿司匹林强 250 倍和 50 倍，且优于布洛芬。本品尚可轻度抑制血小板的黏附和聚集。基于本品能抑制前列腺素，故其滴眼液可用于抑制白内障手术时瞳孔缩小。

【适应证】

1. 本品主要用于治疗类风湿关节炎、骨关节炎及强直性脊柱炎。

2. 本品也用于软组织扭伤和轻中度术后疼痛、牙痛和痛经。

3. 本品的滴眼液用于激光小梁成形术后的炎症反应及其他眼前段炎症，防治白内障人工晶体植入术后的囊样黄斑水肿，治疗巨乳头性结膜炎，以及抑制内眼手术中的瞳孔缩小和用于其术后抗炎。

【禁用与慎用】

1. 禁用于对本品或其他氟比洛芬制剂有过敏史的患者，以及有阿司匹林哮喘（非甾体抗炎药等诱发的哮喘）或其过敏史的患者。

2. 支气管哮喘患者或有支气管哮喘史者慎用。

【给药途径和剂量】

1. 成年人口服每次 50mg，每日 3～4 次，必要时可加量，但不可超过 300mg/d，口服缓释片推荐剂量为 0.1g，早、晚各 1 片。

2. 静脉注射，每次 50mg，每 4～6 小时给药 1 次。

3. 滴眼液

（1）用于内眼手术时的瞳孔缩小及其术后炎症，术前 2 小时开始滴药，每次 1 滴，每 0.5 小时 1 次，共用 4 次，术后次日起每次 1 滴，每日 4 次，连用 2～3 周。

（2）用于激光小梁成形术等术后抗炎，每次 1 滴，每 4 小时 1 次，每日 4 次，连用 7 日。

【配伍禁忌】与尼莫地平等有配伍禁忌。

【不良反应】

1. 胃肠道不良反应包括恶心、呕吐、腹痛、腹胀、便秘或腹泻，胃肠道出血较常见，还可能出现氨基转移酶水平升高。

2. 偶发头痛、头晕、嗜睡等中枢神经系统不良反应。

3. 动物实验显示本品可引起肾乳头坏死，人类使用亦可能有此作用。

4. 滴眼液可引起局部刺痛、不适、烧灼感。

5. 其他：还可能出现尿路感染样症状、皮炎、皮疹和视力变化。

【相互作用】

1. 本品与野甘菊合用可加重消化系统和肾脏的不良反应，因后者亦有抑制前列腺素的作用。

2. 本品可降低锂的血浆清除率，增加锂中毒的危险性。

3. 本品合用甲氨蝶呤可使后者的血浆清除率降低。

4. 本品可抑制磺酰脲类的代谢，因而可增加发生低血糖的风险。

5. 本品合用环孢素，可增加后者的毒性，出现肾功能受损、胆汁淤积和感觉异常。

6. 本品合用氧氟沙星或左氧氟沙星，可能因抑制γ-氨基丁酸（γ-GABA），使中枢神经系统兴奋，诱发癫痫。

7. 本品合用阿司匹林可使本品的血药浓度降低 50%，生物利用度下降。

8. 由于本品可减少肾前列腺素的生成，当与噻嗪类或袢利尿药合用时，本品可使利尿和降压的作用降低。

9. 本品合用保钾利尿药可使后者利尿作用降低，并可能出现高钾血症或中毒性肾损伤。

10. 本品可降低β受体阻滞剂的降压作用。

11. 本品合用 ACEI 时，可使后者降压和促尿钠排泄作用降低。

12. 本品合用香豆素类、依替巴肽、低分子量肝素、茴茚二酮、苯茚二酮及华法林等抗凝药可能增加出血危险性。

13. 本品合用钙通道阻滞剂时，可能引起胃肠道出血。

14. 本品合用酮咯酸可增加胃肠道出血和（或）穿孔的风险。

15. 本品合用免疫抑制剂可能引起急性肾衰竭。

16. 本品不会干扰噻吗洛尔的降眼压作用。

【药动学】血药浓度：健康成年人单次贴敷时（14 小时），血药浓度的达峰时间为 13.8 小时±1.3 小时，峰浓度为 38.5ng/ml±5.9ng/ml，半衰期为 10.4 小时±0.8 小时。健康成年人反复贴敷时（每日 2 次，29 日），血药浓度在第 4 日后达到稳态，剥离 48 小时后从血液中消失，确认没有蓄积性。组织内变化：用于骨关节炎等患者时的组织内变化，与等量氟比洛芬（40mg）口服给药相比，滑膜中浓度稍低，皮下脂肪、肌肉内浓度相近。代谢及排泄：健康成年人单次贴敷时（14 小时），至 72 小时的尿中总排泄量为 1.94%，代谢物与口服用药时几乎相同。

【观察指标】

1. 本品可能掩盖皮肤感染症状，故应用于伴有感染的炎症时，应合用适当抗菌药及抗真菌药；并注意观察，慎重给药。

2. 应用本品治疗慢性疾病（骨关节炎）等时，需考虑药物疗法以外的其他疗法，密切观察患者的情况，注意不良反应的发生。

【用药宣教】

1. 勿用于受损的皮肤、黏膜及皮疹部位。

2. 本品仅用于镇痛，不能治疗原发病。

精氨酸布洛芬

【类别】苯丙酸类非甾体抗炎药。

【妊娠安全等级】B（早期、中期）、D（晚期）。

【作用机制】本品能抑制前列腺素的合成，具有镇痛、解热和抗炎的作用。

【适应证】牙痛、痛经、创伤（如运动性损伤）引起的疼痛、关节和韧带痛、背痛、头痛及流感引起的发热。

【超说明书用药】类风湿关节炎；新生儿、早产儿动脉导管未闭。

【禁用与慎用】

1. 对其他非甾体抗炎药过敏者禁用。

2. 孕妇（妊娠后期）禁用。

3. 胃和十二指肠溃疡、支气管哮喘、肾脏疾病、凝血功能障碍和血细胞生成障碍者禁用。

【给药途径和剂量】成年人和12岁以上患者，通常口服一次剂量，一次0.2g，每日3～4次，或一次0.4g，每日2次。

【不良反应】

1. 患者可出现恶心、呕吐、胃烧灼感或轻度消化不良、胃肠道溃疡及出血、氨基转移酶升高、头痛、头晕、耳鸣、视物模糊、精神紧张、嗜睡、下肢水肿或体重骤增。

2. 皮疹、过敏性肾炎、膀胱炎、肾病综合征、肾乳头坏死或肾衰竭、支气管痉挛。

【相互作用】同"布洛芬"。

【观察指标】用药后，如出现恶心、呕吐、胃灼烧感、消化不良、胃肠道溃疡及出血、头痛、头晕等情况，或者有皮疹和过敏反应，需要及时就诊。

【用药宣教】

1. 如出现大量出汗，应及时补充水分。

2. 不要长期或大量用药，镇痛不要超过5日，退热不要超过3日。

洛索洛芬

【类别】苯丙酸类非甾体抗炎药。

【妊娠安全等级】B（早期、中期）、D（晚期）。

【作用机制】洛索洛芬钠为前体药物，经消化道吸收后在体内转化为活性代谢物，其活性代谢物通过抑制前列腺素的合成而发挥镇痛、抗炎及解热作用。

【适应证】用于类风湿关节炎、骨关节炎、腰痛、肩周炎、颈肩腕综合征，以及手术后、外伤后及拔牙后的镇痛消炎，急性上呼吸道炎症的解热镇痛。

【禁用与慎用】

1. 对本品过敏者或有过敏史者、对阿司匹林过敏或有阿司匹林哮喘史者、消化性溃疡患者、严重血液系统疾病患者、肝功能不全患者、重度肾功能不全患者、严重心功能不全患者、孕妇、儿童均应禁用。

2. 支气管哮喘患者、有消化性溃疡病史者、轻中度血液系统异常或有既往史者、轻中度心功能不全或有既往病史者、血容量不足或正在使用利尿药的患者均应慎用。

3. 哺乳期妇女使用时应暂停哺乳。

【给药途径和剂量】

1. 镇痛、消炎　成年人口服60mg，每日3次，急性炎症疼痛也可顿服60～120mg。

2. 急性上呼吸道感染的解热、镇痛　成年人口服60mg，每日2次，每日最大剂量为180mg。

【不良反应】

1. 可见嗳气、恶心、呕吐、畏食、消化不良、胃部不适、胃灼热、腹胀、腹痛、口腔炎、便秘或腹泻；偶见消化性溃疡、胃肠道出血。

2. 可见AST、ALT和ALP水平升高，偶见黄疸和突发性肝炎。

3. 可出现失眠、嗜睡、头痛和头晕，还可见嗜酸性粒细胞增多、白细胞和血小板减少、溶血性贫血和再生障碍性贫血。

4. 可能引起哮喘、间质性肺炎，也可引起水肿、急性肾衰竭、肾病综合征和间质性肾炎。

5. 可出现皮疹、瘙痒，偶发荨麻疹，也可引起史-约综合征。

6. 还可引起发热、心悸、体温过低、四肢厥冷和虚脱，甚至有发生休克的报道。

7. 长期服用本品或其他非甾体抗炎药可导致女性暂时性不育。

8. 偶见血尿素氮、肌酐水平升高。

【相互作用】

1. 本品可增强磺酰脲类药物的降血糖作用。

2. 本品可增强香豆素类药物的抗凝血作用。

3. 本品可增强氟喹诺酮类药物抑制中枢神经系统内γ-氨基丁酸与受体的结合，从而诱发癫痫。

4. 本品可升高锂的血药浓度，易致中毒。

5. 本品可抑制肾前列腺素的生物合成，减少水、钠的排泄，因而可减弱噻嗪类利尿药的降压和利尿作用。

【药动学】本品口服后，在胃肠道很快被吸收，以洛索洛芬钠及反式羟基代谢物（活性代谢物）两种形式出现于血液中，并以较高的浓度分布于肝、肾、血浆中。健康成年人口服本品60mg后达峰时间原形药为30分钟，活性代谢物为50分钟左右，原形药的蛋白结合率为97.0%，活性代谢物的蛋白结合率为92.8%，其后大部分变成原形药的葡萄糖醛酸结合物或羟基化物的葡萄糖醛酸结合物，主要随尿液迅速排泄，口服后8小时内约排出50%。连续口服5日，没有积蓄性。原形药的半衰期为1.2小时，活性代谢物的半衰期为1.3小时。

外贴后，能立刻在血浆中检测到洛索洛芬和其反式羟基代谢物（活性代谢物）。

【观察指标】用药后如果出现胃部不适、腹痛、恶心、呕吐、食欲缺乏等消化系统症状，可停药或就诊。

【用药宣教】

1. 感染性疾病患者应用本品，可能会掩盖感染引发的症状，必须同时给予抗感染药物。

2. 当不良反应增多或严重时，应考虑及时停药。

萘普生

【类别】苯丙酸类非甾体抗炎药。

【妊娠安全等级】B（早期、中期）、D（晚期）。

【作用机制】通过抑制环氧合酶，减少前列腺素合成，起到抗炎和镇痛作用。

【适应证】用于类风湿关节炎、骨关节炎、腰痛、肩周炎、颈肩腕综合征，以及手术后、外伤后及拔牙后的镇痛消炎，急性上呼吸道炎症的解热镇痛。

【禁用与慎用】

1. 孕妇（妊娠晚期）、哺乳期妇女禁用。

2. 哮喘、鼻息肉综合征、血管神经性水肿患者，以及对阿司匹林或其他解热镇痛药过敏者禁用。

3. 胃、十二指肠活动性溃疡患者禁用。

【给药途径和剂量】

1. 用于风湿性疾病，成年人开始口服250mg，每日2次，逐渐调整至500～750mg/d，分2次服用。

2. 用于5岁以上儿童的年轻型类风湿关节炎，10mg/（kg·d），分2次服用。

3. 用于急性痛风，开始口服750mg，以后250mg/8h。

4. 用于痛经或其他轻中度疼痛，开始可口服500mg，以后每隔6～8小时口服250mg。最高限量为1250mg/d。

【不良反应】

1. 常见消化不良、恶心、呕吐、腹部不适及胃烧灼感等，偶有消化道溃疡、出血及黄疸。

2. 可见头痛、困倦、眩晕、耳鸣，偶见视觉障碍。

3. 偶尔可致粒细胞和血小板减少、间质性肾炎、肾病综合征。

【相互作用】同“吲哚美辛”。

【药动学】口服后易自胃肠道吸收，且吸收完全，但其钠盐吸收速度更快，服药1小时后达血药峰浓度，游离酸则需2小时。胃内容物可延长其吸收时间，但不影响其吸收率。血浆蛋白结合率高（＞99.5%）。本品可分布于全身组织，滑膜液中达有效浓度，并可透过胎盘，进入胎儿体内。本品经肝脏代谢，经肾脏排泄，排泄物中大部分为代谢产物，少量原形。约3%随粪便排出，1%通过乳汁分泌。血浆半衰期为13小时。本品亦可直肠给药，但吸收速度比口服慢。

【观察指标】长期用药应定期进行肝肾功能、血象及眼科检查。

【用药宣教】同“洛索洛芬”。

右旋布洛芬

【类别】苯丙酸类非甾体抗炎药。

【妊娠安全等级】【作用机制】同“布洛芬”。

【适应证】同“布洛芬”。作用较布洛芬强，起效快。

【超说明书用药】【禁用与慎用】同“布洛芬”。

【给药途径和剂量】

1. 口服　成年人，抗风湿，每次300mg，每日3～4次；轻中度疼痛，每次150mg，每日3～4次。儿童，6岁以上儿童，每次150mg，每日2～3次，30kg以下儿童，日剂量不超过300mg。

2. 直肠给药　3岁以下儿童，每次50mg；3岁以上儿童，每次100mg，4小时内可重复给药。

【不良反应】

1. 消化道症状包括消化不良、胃烧灼感、胃痛、恶心、呕吐，出现于16%长期服用者，停药后上述症状消失，不停药者大部分亦可耐受。少数（≤1%）出现胃溃疡和消化道出血，亦有因溃疡穿孔者。

2. 神经系统症状有头痛、嗜睡、眩晕、耳鸣，少见，出现于1%～3%的患者。

3. 肾功能不全很少见，多发生于有潜在肾脏病变者；但少数服用者可出现下肢水肿。

4. 其他少见症状有皮疹、支气管哮喘发作、肝酶升高、白细胞减少等。

5. 用药期间如出现胃肠道出血、肝肾功能损害，视力障碍、血象异常及过敏反应等情况，应立即停药。

【相互作用】同“布洛芬”。

【药动学】血浆蛋白结合率为99%，血浆半衰期约为 2 小时，主要经肝脏代谢，60%～90%经肾脏排泄，原形约占 1%。

【观察指标】【用药宣教】同“布洛芬”。

艾瑞昔布

【类别】昔布类非甾体抗炎药（NSAID）。

【作用机制】通过抑制环氧合酶（COX）发挥镇痛作用，对 COX-2 的抑制作用强于 COX-1，其对 COX-2 抑制作用的选择性高于吲哚美辛，略强或相当于美洛昔康，但低于塞来昔布。

【适应证】本品用于缓解骨关节炎的疼痛症状，适用于男性及治疗期间无生育要求的妇女。

【禁用与慎用】

1. 孕妇、产妇及育龄期妇女和治疗期间有生育要求的妇女应禁用。

2. 已知对本品或其他昔布类药物及磺胺类药物过敏的患者禁用。

3. 服用阿司匹林或其他 NSAID 后诱发哮喘、荨麻疹或过敏反应的患者禁用。

4. 禁用于冠状动脉旁路移植术（CABG）围术期疼痛的治疗。

5. 有应用 NSAID 后发生胃肠道出血或穿孔病史的患者禁用。

6. 有活动性消化道溃疡或出血，或者既往曾复发溃疡或出血的患者禁用。

7. 重度心力衰竭患者禁用。

8. 儿童有效性及安全性尚未确定。

9. 哺乳期妇女使用时应暂停哺乳。

【给药途径和剂量】餐后用药。口服：成年人常用剂量为每次 0.1g，每日 2 次，疗程 8 周。多疗程累积用药时间暂限定在 24 周内（含 24 周）。

【不良反应】

1. 不良反应有皮肤瘙痒、呼吸短促、呼吸困难、哮喘、耳鸣、下肢水肿、胃烧灼感、消化不良、胃痛或不适、便秘、头晕、嗜睡、头痛、恶心及呕吐等，发生率一般为 3%～9%。

2. 视物模糊或视觉障碍、听力减退、腹泻、口腔刺激或痛感、心悸及多汗等少见，发生率为 1%～3%。

3. 胃肠出血、肾损害（过敏性肾炎、肾病、肾乳头坏死及肾衰竭等）、荨麻疹、过敏性皮疹、精神抑郁、肌肉无力、出血或粒细胞减少及肝功损害等较少见，发生率为 1%～3%。

【相互作用】

1. 本品是选择性 COX-2 抑制剂，研究表明，其在人体内主要由 CYP2C9 代谢。体外酶抑制试验结果表明，本品对 CYP1A2、CYP2C9、CYP2C19、CYP2D6、CYP2E1、CYP3A4 抑制作用很弱。

2. 体外酶抑制试验中本品浓度为 50μmol/L 时，对主要经 CYP2C9 代谢的药物格列吡嗪和华法林的羟化代谢抑制作用很弱。

【药动学】空腹状态下，口服单剂量艾瑞昔布后约 2 小时可达到 C_{max}。原形药的血浆中半衰期约为 20 小时。尿中游离型代谢物排泄率为 40%，经酶水解后，尿中代谢物的总排泄率为 50%。

【观察指标】长期用药应定期进行肝功能、肾功能、血象及眼科检查。

【用药宣教】

1. 如出现警惕胸痛、气短、无力、言语含糊等症状和体征，应该马上就诊。

2. 和所有 NSAID 一样，本品可导致新发高血压或使已有的高血压症状加重，其中的任何一种都可导致心血管事件的发生率增加。服用噻嗪类或髓袢利尿药的患者服用 NSAID 时，可能会影响这些药物的疗效。高血压患者应慎用 NSAID，包括本品。整个治疗过程中应密切监测血压。

3. 应用后可能引起严重的可能致命的胃肠道事件，包括胃、小肠或大肠的出血、溃疡和穿孔。

帕瑞昔布

【类别】昔布类非甾体抗炎药（NSAID）。

【作用机制】本品在静脉注射或肌内注射后经肝酶水解，迅速转化为有药理学活性的物质——伐地昔布。伐地昔布在临床剂量范围是选择性 COX-2 抑制剂。COX 参与前列腺素合成过程。

【适应证】本品用于手术后疼痛的短期治疗。

【禁用与慎用】

1. 对本品过敏者、孕妇、有活动性消化道出血的患者禁用。

2. 阿司匹林诱发的哮喘患者、对阿司匹林等 NSAID 或其他 COX-2 抑制剂过敏者禁用。

3. 体液潴留及高血压和心力衰竭患者、CABG 后的患者、有消化道出血史者慎用。

4. 哺乳期妇女使用时应暂停哺乳。

5. 儿童的有效性及安全性尚未确定。

【给药途径和剂量】推荐剂量为 40mg，静脉注射或肌内注射给药，随后视需要间隔 6～12 小时给予 20mg 或 40mg，每日总剂量不超过 80mg。可直接进行快速静脉推注，或通过已有静脉通路给药。肌内注射应选择深部肌肉缓慢推注。疗程不超过 3 日。

【配伍禁忌】与下列药物存在配伍禁忌：阿法罗定、埃索美拉唑、氨甲苯酸、氨溴索、布托啡诺、丁丙诺啡、复方氨基酸、复方乳酸钠、环丙沙星、甲氧氯普胺、吗啡、莫西沙星、纳美芬、喷他佐辛、葡萄糖酸钙、乳酸钠林格、舒芬太尼、头孢他啶、头孢替安、维生素 B_6、烯丙吗啡、罂粟碱、右美沙芬、长春西丁、转化糖电解质、左氧氟沙星。

【不良反应】

1. 本品最常见的不良反应有恶心、呕吐和瘙痒。

2. 与所有 NSAID 一样，使用本品者可在无预兆的情况下发生严重的消化道溃疡。

【相互作用】

1. 与华法林或其他抗凝药合用将增加发生出血并发症的风险。

2. 与低剂量阿司匹林合用将增加发生消化道溃疡或其他消化道并发症的风险。

3. 与 ACEI 或利尿药合用时，将增加发生急性肾功能不全的风险。

4. 显著减少按需给药的阿片类药物的每日需求量。

5. 与锂剂合用应严密监测其血清中的锂浓度。

【药动学】本品在静脉注射或肌内注射后经肝酶水解，迅速转化为有药理学活性的物质——伐地昔布。单次静脉注射或肌内注射 20mg，伐地昔布分别于注射后约 30 分钟或 1 小时达到峰浓度。血浆蛋白结合率在最高推荐剂量（80mg/d）时达到 98%。伐地昔布主要在肝脏内消除，少于 5%的伐地昔布随尿液以原形形式排泄。

【观察指标】

1. 如出现肝功能、肾功能、心功能减退，应严密监测并考虑停药。

2. 如出现胃肠道出血或溃疡，应停药。

3. 如出现血压明显升高，应考虑替代治疗。

【用药宣教】

1. 如出现皮疹、黏膜损害或其他过敏反应，应停药。

2. 用药期间密切监测血压，如血压明显升高，需要开始降压治疗。

3. 本品可能掩盖发热和其他炎症症状。

塞来昔布

【类别】昔布类非甾体抗炎药。

【妊娠安全等级】C；D（如妊娠晚期或临近分娩时用药）。

【作用机制】本品的作用机制是通过抑制环氧合酶-2（COX-2）抑制前列腺素合成。且在人体治疗浓度下，本品对同工酶——环氧合酶-1（COX-1）没有抑制作用。

【适应证】

1. 缓解骨关节炎的症状和体征。

2. 缓解成年人类风湿关节炎的症状和体征。

3. 治疗成年人急性疼痛。

4. 缓解强直性脊柱炎的症状和体征。

【禁用与慎用】

1. 对磺胺过敏者禁用。

2. 服用阿司匹林或其他非甾体抗炎药后诱发哮喘、荨麻疹或过敏反应的患者禁用。

3. 禁用于冠状动脉旁路移植术（CABG）围术期疼痛的治疗。

4. 活动性消化道溃疡/出血、重度心力衰竭、妊娠患者孕后 30 周禁用。

5. 中度肝功能损害（Child-Pugh B 级）者、体液潴留者、心力衰竭或其他可能导致或加重体液潴留的疾病患者、已知或疑似 CYP2C9 缺乏的患者慎用。

【给药途径和剂量】

1. 骨关节炎　本品缓解骨关节炎的症状和体征推荐剂量为 200mg，每日 1 次口服，或 100mg，每日 2 次。

2. 类风湿关节炎　推荐剂量为 100～200mg，每日 2 次。

3. 急性疼痛　推荐剂量为第 1 日首剂 400mg，必要时，可再服 200mg；随后根据需要，每日 2 次，每次 200mg。

中度肝功能损害患者（Child-Pugh B 级）的每日推荐剂量应减少约 50%。

【不良反应】心血管血栓事件、胃肠道出血、胃肠道溃疡和穿孔、肝毒性、高血压、心力衰竭和水肿、肾毒性和高钾血症、过敏反应、严重皮肤反应、血液学毒性。

【相互作用】

1. 同“帕瑞昔布”。

2. 合用培美曲塞可能会增加与培美曲塞相关的骨髓抑制、肾和胃肠道毒性风险。

【药动学】当口服剂量不高于 200mg 每日 2

次时，暴露量增加与剂量成正比；当剂量再增高时，这种正比关系减弱。本品在组织中广泛分布，并具有高蛋白结合率。它主要经 CYP2C9 代谢，半衰期约为 11 小时。本品主要通过肝脏进行代谢，仅有少于 3%剂量的药物以原形随尿液和粪便排出。

【观察指标】

1. 长期使用，应监测血常规及血生化指标。

2. 可能诱发或加重高血压和引起肝毒性，用药期间建议监测血压和肝功能。

【用药宣教】

1. 用药期间吸烟或饮酒都可能增加胃肠道出血风险。

2. 本品可能影响女性排卵，导致暂时不能妊娠，停药后可恢复正常。

依托考昔

【类别】昔布类非甾体抗炎药。

【妊娠安全等级】C。

【作用机制】本品的作用机制是通过抑制环氧合酶-2（COX-2）抑制前列腺素生成。且在人体治疗浓度下，本品对同工酶——环氧合酶-1（COX-1）没有抑制作用。

【适应证】骨关节炎急性期和慢性期；急性痛风性关节炎；原发性痛经。

【禁用与慎用】

1. 对本品过敏者禁用。

2. 有活动性消化道溃疡/出血，或者既往复发溃疡/出血的患者禁用。

3. 服用阿司匹林或其他非甾体抗炎药后诱发哮喘、荨麻疹或过敏反应的患者禁用。

4. 充血性心力衰竭[美国纽约心脏病学会（NYHA）心功能分级Ⅱ～Ⅳ级]禁用。

5. 确诊缺血性心脏病、外周动脉疾病和（或）脑血管病（包括近期进行过冠状动脉旁路移植术或血管成形术的患者）者禁用。

【给药途径和剂量】本品用于口服，可与食物同服或单独服用。推荐剂量为 30mg，每日 1 次，急性痛风性关节炎、原发性痛经，推荐剂量为 120mg，每日 1 次。最长使用 8 日。

【不良反应】无力/疲乏、头晕、下肢水肿、高血压、消化不良、胃灼热、恶心、头痛、ALT 升高和 AST 升高等。

【相互作用】

1. 与锂剂合用升高其血药浓度。

2. 本品可升高炔雌醇的血药浓度。

3. 与华法林合用增加 INR 值。

4. 本品可增加阿司匹林胃肠道反应。

5. 与 ACEI 合用，增加肾功能损害的风险。

【药动学】口服吸收良好，生物利用度接近 100%。几乎完全由 CYP 酶代谢。

【观察指标】

1. 定期评估患者症状的缓解情况和治疗反应，使用本品应尽可能缩短用药时间和使用每日最低有效剂量。

2. 本品可掩盖感染的体征——发热，尤其正在进行抗感染治疗时。

3. 肝功能持续异常（为正常上限值的 3 倍），应停用本品。

【用药宣教】

1. 用药期间饮酒可能引起胃肠道不良反应。

2. 本品可影响血压，用药期间请定期监测血压。

3. 用药后出现恶心、上腹痛、腹泻等胃肠道反应，应及时就医。

萘丁美酮

【类别】其他类非甾体抗炎药。

【妊娠安全等级】C。

【作用机制】本品为一种非酸性非甾体抗炎药，属前体药物，在肝脏内被迅速代谢为 6-甲氧基-2-萘乙酸（6-MNA）而起到解热、镇痛、抗炎作用。

【适应证】类风湿关节炎、骨关节炎。

【禁用与慎用】

1. 心脏病患者禁用。有心力衰竭、水肿或高血压者应慎用本品。重度心力衰竭患者禁用。

2. 孕妇及哺乳期妇女禁用。儿童禁用。

3. 有消化性溃疡史的患者服用本品时，应对其症状的复发情况进行定期检查。

4. 肾功能不全患者应减少剂量或禁用。

5. 禁用于冠状动脉旁路移植术（CABG）围术期疼痛的治疗。

6. 对本品过敏者禁用。

【给药途径和剂量】口服，每次 1.0g，每日 1 次。每日最大量为 2g，分 2 次服用。体重＜50kg 的成年人可以每日 0.5g 起始，逐渐上调至有效剂量。

【不良反应】

1. 消化系统 恶心、呕吐、消化不良、腹泻、腹痛和便秘及上消化道出血、溃疡。

2. 神经系统 头痛、头晕、耳鸣、多汗、失眠、嗜睡、紧张和多梦。

3. 皮肤 皮疹和瘙痒、水肿。

4. 少见或偶见的不良反应　黄疸、肝功能异常、焦虑、抑郁、感觉异常、震颤、眩晕、大疱性皮疹、荨麻疹、呼吸困难、哮喘、过敏性肺炎、蛋白尿、血尿及血管神经性水肿等。

【相互作用】本品与乙酰类抗惊厥药及磺脲类降糖药合用时应适当减少剂量。

【药动学】本品口服后在十二指肠被吸收，经肝脏转化为主要活性代谢物6-甲氧基-2-萘基乙酸（6-MNA），口服萘丁美酮1g后，约3.5%转化为6-MNA，50%转化为其他代谢物，随后随尿液排泄。6-MNA的血浆蛋白结合率约为99%，表观分布容积约为7.5L，6-MNA体内分布广泛，主要分布于肝、肺、心和肠道，易于扩散于滑膜组织、滑液、纤维囊组织和各种炎性渗出物，它可进入乳汁和胎盘。

【观察指标】

1. 密切监测血压。

2. 监测胃肠道出血的症状和体征。

【用药宣教】

1. 本品可能引起头晕、嗜睡和视物模糊，谨慎从事危险活动。

2. 出现腹部疼痛、恶心、消化不良或黑色柏油样便及时就医。

3. 酒精和阿司匹林会增加胃肠道溃疡和出血的风险。

4. 发生以下任何情况，应通知医师：持续头痛、皮疹或瘙痒、视力障碍、体重增加或水肿。

尼美舒利

【类别】其他类非甾体抗炎药（NSAID）。

【作用机制】

1. 高度选择性抑制COX-2的活性，对COX-1抑制作用不明显，故在发挥有效的抗炎作用的同时，减少了其他NSAID常见的消化性溃疡和消化道出血的不良反应。

2. 通过抑制炎症部位中性粒细胞产生过氧化物，清除已形成的次氯酸，抑制蛋白水解酶（弹性蛋白酶和金属蛋白酶）的活性、抑制H_1受体组胺释放与组胺活性及抑制α-肿瘤坏死因子释放，抑制致热质白介素-6等，起到强大的抗炎、消肿作用。抗炎作用强于吲哚美辛、保泰松等，解热镇痛作用强于对乙酰氨基酚。此外，本品有一定的抗血小板凝集作用。

3. 对呼吸道结缔组织及软骨组织的抗炎消肿作用明显。通过抑制磷酸二酯酶Ⅳ型而抑制嗜碱性粒细胞释放组胺，不会促使白三烯合成，因而不会像阿司匹林等引起超敏反应，导致支气管痉挛，故可安全用于哮喘患者。

【适应证】用于慢性关节炎症（包括类风湿关节炎和骨关节炎等）；手术和急性创伤后的疼痛；耳鼻咽部炎症引起的疼痛；痛经；上呼吸道感染引起的发热症状等。

【禁用与慎用】对本品过敏者、有对阿司匹林或其他NSAID过敏史者（支气管痉挛、鼻炎、风疹）、冠状动脉旁路移植术（CABG）围术期疼痛者、对本品有肝毒性反应病史者、有应用NSAID后发生胃肠道出血或穿孔病史者，有活动性消化道溃疡/出血、脑血管出血或其他活动性出血/出血性疾病者，或者既往曾复发溃疡/出血的患者、严重凝血障碍者、严重心力衰竭患者、严重肾功能不全患者、肝功能损害患者、2岁以下儿童、孕妇禁用。

【给药途径和剂量】口服，成年人，每次0.05～0.1g，每日2次，餐后服用。儿童用药：常用剂量为5mg/（kg • d），分2～3次服用。

【不良反应】主要有胃灼热、恶心、胃痛等，但症状轻微、短暂，很少需要中断治疗。极少情况下，患者出现过敏性皮疹。另需注意本品如同其他NSAID一样可能产生头晕、嗜睡、消化道溃疡或肠道出血及史-约综合征等。

【相互作用】

1. 可降低口服利尿药的生物利用度及血药浓度。

2. 可置换水杨酸、呋塞米及甲苯磺丁脲与血浆蛋白的结合，干扰抗凝药的肝代谢。

【药动学】本品口服0.1g，其达峰时间为1.22～2.75小时，半衰期为2～3小时，作用可持续6～8小时。本品几乎全部通过肾脏排泄，即使多次服用，也不会出现累积现象。

【观察指标】长期应用，应监测肝功能、肾功能、心功能等。

【用药宣教】

1. 餐后服药。

2. 用药期间饮酒可能会加重药物引起的肝功能损伤。

3. 用药期间密切监测血压。

艾拉莫德

【类别】其他类非甾体抗炎药。

【妊娠安全等级】X。

【作用机制】本品可抑制核因子-κB（NF-κB）的活性，进而抑制炎性细胞因子（白介素-1、白介素-6、白介素-8、肿瘤坏死因子α）的生成，还可与B细胞直接发生作用，抑制免疫球蛋白生成。

【适应证】活动性类风湿关节炎。

【禁用与慎用】

1. 孕妇或有妊娠可能的妇女禁用。

2. 严重肝病患者禁用。

3. 消化性溃疡患者，或有消化性溃疡既往史的患者禁用。

4. 对本品所含成分有过敏史的患者禁用。

5. 哺乳期妇女；患有肝病或有肝病史的患者；低体重患者；伴有贫血、白细胞减少、血小板减少的患者；肾病患者慎用。

【给药途径和剂量】口服，每次25mg，餐后服用，每日2次，早、晚各1次。

【不良反应】主要有腹泻、消化不良、嗳气、胃溃疡、反流性食管炎、十二指肠溃疡、胃窦部出血、呕吐、发热、咳嗽、口干、口腔溃疡、面部水肿、皮肤水肿、疲乏、胸闷、胸痛、尿蛋白阳性、总胆红素升高、流感样症状、上呼吸道感染、疸疹样胃炎、肝功能障碍、黄疸，尚可见各类血细胞减少、间质性肺炎、感染等。

【相互作用】

1. 本品与华法林联合用药时华法林的作用被增强，进而引发严重出血。当患者必须使用华法林进行治疗时，禁止给予本品。

2. 当出现消化性溃疡时，应停止非甾体抗炎药和本品的使用。

3. 与西咪替丁合用可能导致本品的血浆中药物浓度升高，不良反应发生率升高。当出现异常时，应采取降低本品用量、停药等措施妥善处理。

4. 与苯巴比妥合用可能导致本品的血浆中药物浓度降低。

5. 本品与孕激素或雌激素合用时，会升高雌激素或孕激素血药浓度水平。

【药动学】口服治疗剂量后，本品于3.1～4.6小时达血药浓度峰值。每日2次，多次给药后3日内达到稳态浓度。平均表观分布容积为0.20L/kg，平均血浆清除率为0.0133L/（h·kg）。消除半衰期为10.5小时，观察到血浆中有一定的药物蓄积。

【观察指标】用药期间定期监测肝功能、血常规，用药前监测肾功能。

【用药宣教】

1. 每次用药不要超过50mg，如果剂量过大或出现毒性反应，应及时就诊。

2. 育龄期女性在使用本品时应采取有效避孕措施。

氨基葡萄糖

【类别】其他类非甾体抗炎药。

【作用机制】本品是软骨基质聚多糖链和关节液聚氨基葡萄糖的正常构成成分，可以刺激软骨细胞合成生理性聚氨基葡萄糖和蛋白聚糖，刺激滑膜细胞合成透明质酸。此外，本品还可抑制损伤软骨的酶（如胶原酶和磷脂酶A_2）活性，可以防止损伤组织的超氧化物自由基的生成，抑制溶酶体的活性，因此本品显示出轻度的抗炎作用。

【适应证】原发性及继发性骨关节炎。

【禁用与慎用】对本品所含成分有过敏史的患者禁用。对虾蟹壳类海鲜过敏者慎用。

【给药途径和剂量】口服，建议每次0.75g，每日3次（早晨及进餐时）；连续用药6周，必要时可以6周以上。间隔2个月可以重复使用。

【不良反应】罕有轻度胃肠道不适，如恶心、便秘、腹胀和腹泻。有报道有些患者出现过敏反应，包括皮疹、瘙痒和皮肤红斑。

【相互作用】

1. 口服本品可以增加四环素类药物在胃肠道的吸收，减少口服青霉素或氯霉素的吸收。

2. 本品可与甾体或非甾体抗炎药同时使用。

3. 本品可减弱降糖药的作用。

4. 本品可减弱多柔比星、依托泊苷、替尼泊苷的作用。

【药动学】口服后吸收迅速而完全，胃肠道的吸收接近90%，但由于首过效应，其绝对生物利用度为25%。本品可分布于多种组织器官，特别是肝、肾和关节软骨，关节软骨中的生物半衰期为70小时，大于70%的药物被肝脏代谢，11%的药物以原形形式随粪便排出。

【观察指标】

1. 严重肝肾功能不全患者定期监测肝肾功能。

2. 糖尿病患者需要定期监测血糖。

3. 心血管疾病患者需要监测血脂。

【用药宣教】

1. 本品从甲壳类动物获得，如果对甲壳类动物（如螃蟹、虾）过敏，不要应用。

2. 为减少胃部不适，最好在餐时或餐后服用，尤其是胃溃疡患者。

3. 如果用药超过1个疗程（4～12周）仍未见

症状改善，应及时就诊。

白芍总苷

【类别】其他类非甾体抗炎药。

【作用机制】本品为抗炎、免疫调节药，对多种炎症性病理模型如大鼠佐剂性关节炎、角叉菜胶诱发的大鼠足爪肿胀及环磷酰胺诱导的细胞和体液免疫增高或降低模型等具有明显的抗炎和免疫调节作用。

【适应证】类风湿关节炎。

【超说明书用药】

1. 用于口腔扁平苔藓的治疗，0.6g，每日3次，口服。
2. 治疗强直性脊柱炎。
3. 治疗系统性红斑狼疮。

【禁用与慎用】对本品所含成分有过敏史者禁用。儿童慎用。

【给药途径和剂量】口服，每次0.6g，每日2～3次。

【不良反应】偶有软便，不需要处理，可以自行消失。

【相互作用】尚不明确。

【药动学】尚不明确。

【用药宣教】在饭后30分钟服用。

草乌甲素

【类别】其他类非甾体抗炎药。

【作用机制】本品具有较强的镇痛及明显的抗炎作用，本品的镇痛作用是中枢性的，并与脑内5-羟色胺水平密切相关，起效时间比吗啡慢，但维持时间长，无成瘾性，其抗炎作用不通过肾上腺体系，而与抑制前列腺素水平有关。本品有解热和局部麻醉作用。

【适应证】用于风湿性关节炎及类风湿关节炎、腰肌劳损、肩周炎及四肢扭伤、挫伤等。

【禁用与慎用】心脏病患者、孕妇、对本品过敏者禁用。儿童慎用。

【给药途径和剂量】

1. 口服　每次0.4mg，每日2～3次。
2. 肌内注射　每次0.2mg，每日1～2次。

【配伍禁忌】尚不明确。

【不良反应】极少数患者用药后可出现短暂性轻度心悸、恶心、唇舌发麻等。

【相互作用】尚不明确。

【药动学】本品在肝及肾上腺含量最高，其次为肾、肺、脾及心脏，脑含量很低。给药后4小时各器官内含量降低50%。一次剂量在6日内随尿液排出46%，随粪便排出21.9%；尿液经检测未发现有代谢峰，表明进入人体内的本品以原形形式排出。

【观察指标】用药后如果出现恶心、食欲缺乏、腹胀、胃痛等症状，请停药。

【用药宣教】

1. 餐后30分钟使用本品，两次用药间隔不要少于6小时。
2. 哺乳期妇女使用时应暂停哺乳。

二、抗风湿药

青霉胺

【类别】特异性抗风湿药。

【妊娠安全等级】D。

【作用机制】本品为含硫的氨基酸，对金属离子有较强的络合作用。其对金属离子的亲和力排序为汞＞镍＞铜＞锌＞镉＞铅，对锑、铋、金、铁亦有络合作用。因其对铜离子有络合作用，使单胺氧化酶失活，阻断胶原的交叉联结，可用于结缔组织增生病。此外其还能减少类风湿因子，抑制免疫反应。

【适应证】

1. 用于治疗重金属中毒、肝豆状核变性（Wilson病）。
2. 也用于其他药物治疗无效的严重活动性类风湿关节炎。

【禁用与慎用】

1. 肾功能不全、孕妇及对青霉素类药物过敏者禁用。
2. 粒细胞缺乏症、再生障碍性贫血患者禁用。
3. 红斑狼疮、重症肌无力及严重的皮肤病患者禁用。
4. 患有半胱氨酸尿症的患者慎用。

【给药途径和剂量】

1. 治疗铅中毒、汞中毒　每日1.0g，分4次服用。5～7日1个疗程，停药2日，开始下一疗程，一般可用1～3个疗程。
2. 治疗免疫性疾病（慢性活动性肝炎或类风湿关节炎）　每日1.5～1.8g，分3～4次口服，可用6个月以上。
3. 治疗肝豆状核变性　开始每日20mg/kg，分3次服用，缓解后间断给药。

【不良反应】

1. 常见不良反应有恶心、呕吐、食欲缺乏、味觉障碍、头晕、乏力等。

2. 严重者可出现发热、皮疹、白细胞减少、粒细胞减少及肾病综合征等。

3. 偶见狼疮样反应、肺出血、重症肌无力等。

【相互作用】

1. 本品可加重抗疟药、金制剂、免疫抑制剂、保泰松对造血系统和肾脏的不良反应。

2. 与铁剂同服，可使本品的吸收减少 2/3。口服铁剂患者，本品宜在服铁剂前 2 小时口服，以免减弱本品疗效。

3. 吡唑类药物可增加本品血液系统不良反应的发生率。

4. 含有氢氧化铝或氢氧化镁的抗酸药可减少本品的吸收，如本品必须与抗酸药合用，两药服用时间最好间隔 2 小时。

5. 本品可拮抗维生素 B_6 的作用，长期服用本品者，维生素 B_6 需要量增加，可每日加服 25mg 维生素 B_6。

6. 与地高辛合用时，本品可明显降低地高辛的血药浓度。

【药动学】本品口服后约 57%经胃肠道吸收（患胃肠疾病时可影响本品的吸收），血药浓度达峰时间约为 2 小时。药物吸收后分布至全身各组织，但主要分布于血浆和皮肤，可透过胎盘。本品大部分在肝脏代谢，青霉胺吸收后数小时可随尿液排出（24 小时可排出 50%），20%可随粪便排出。随尿液排出的主要形式为二硫化物，单次静脉注射本品，24 小时内可随尿液排出 80%的二硫化物，血浆中的青霉胺半衰期可达 90 小时，停药 3 个月后，体内仍有残留。

【观察指标】

1. 白细胞计数和分类、血红蛋白、血小板和尿常规等检查应在服药初 6 个月内每 2 周检查 1 次，以后每月 1 次。

2. 当尿蛋白排出量每日大于 1g，白细胞计数低于 3×10^9/L 或血小板计数低于 100×10^9/L 时应停药。

3. 肝功能检查应每 6 个月 1 次，以便早期发现中毒性肝病和胆汁潴留。

4. 肝豆状核变性患者初次应用青霉胺片时应在服药当日留 24 小时尿测尿铜，以后每 3 个月如法测定 1 次。

【用药宣教】

1. 用药前需进行青霉素皮肤试验。

2. 本品应每日连续服用，即使暂时停药数日，再次用药时也可能发生过敏反应，因此又要从小剂量开始。长期服用本品应加用维生素 B_6 每日 25mg，以补偿所需要的增加量。

3. 手术患者在创口未愈合时，每日剂量限制在 250mg。

4. 出现味觉异常时（肝豆状核变性患者除外），可用 4%硫酸铜溶液 5～10 滴，加入果汁中口服，每日 2 次，有助于味觉恢复。

5. 如停用铁剂，则应考虑本品吸收量增加而可能产生的毒性作用，必要时应适当减少本品剂量。

英夫利西单抗

【类别】改善病情的抗风湿药。

【妊娠安全等级】B。

【作用机制】本品为人-鼠嵌合单克隆抗体，可与肿瘤坏死因子（TNF）-α的可溶形式和跨膜形式以高亲和力结合，抑制 TNF-α与受体结合，从而使 TNF 失去生物活性。

【适应证】

1. 类风湿关节炎：本品与甲氨蝶呤合用。

2. 成年人及 6 岁以上儿童克罗恩病。

3. 瘘管性克罗恩病。

4. 强直性脊柱炎。

5. 银屑病。

6. 成年人溃疡性结肠炎。

【禁用与慎用】

1. 对本品、其他鼠源蛋白或本品中任何成分过敏的患者禁用。

2. 患有结核病或其他活动性感染（包括脓毒症、脓肿、机会性感染等）的患者禁用。

3. 患有中重度心力衰竭（NYHA 心功能分级Ⅲ/Ⅳ级）的患者禁用。

4. 中重度慢性阻塞性肺疾病（COPD）患者（恶性肿瘤的发病率更高）慎用。

5. 有恶性肿瘤病史者慎用。

6. 神经学异常（如系统性血管炎、癫痫、中枢或周围神经系统脱髓鞘病）患者慎用。

7. 显著血液学异常或有该病病史者慎用。

8. 老年人患者慎用。

【给药途径和剂量】

1. 剂量

（1）类风湿关节炎：成年人，首次给予本品 3mg/kg，然后在首次给药后的第 2 周和第 6 周及以后每隔 8 周各给予一次相同剂量。本品应与甲氨蝶呤合用。对于疗效不佳的患者，可考虑将剂量调整至 10mg/kg 和（或）将用药间隔调整为 4 周。

（2）成年人中重度活动性克罗恩病、瘘管性克罗恩病：①成年人，首次给予本品 5mg/kg，然后在首次给药后的第 2 周和第 6 周及以后每隔 8 周各给予一次相同剂量。对于疗效不佳的患者，可考虑将剂量调整至 10mg/kg。②儿童中重度活动性克罗恩病（6～17 岁）：首次给予本品 5mg/kg，然后在首次给药后的第 2 周和第 6 周及以后每隔 8 周各给予一次相同剂量。

（3）强直性脊柱炎：成年人首次给予本品 5mg/kg，然后在首次给药后的第 2 周和第 6 周及以后每隔 6 周各给予一次相同剂量。

（4）斑块状银屑病：成年人首次给予本品 5mg/kg，然后在首次给药后的第 2 周和第 6 周及以后每隔 8 周各给予一次相同剂量。若患者在第 14 周后（即 4 次给药后）没有应答，不应继续给予本品治疗。

（5）银屑病患者再次给药：成年银屑病患者相隔 20 周后再次单次给药的经验有限，与最初的诱导治疗相比，提示本品的有效性降低，且轻到中度输液反应增加。如维持治疗中断，不推荐再次启动诱导治疗，应按照维持治疗再次给药。

（6）成年人溃疡性结肠炎：成年人首次给予本品 5mg/kg，然后在首次给药后的第 2 周和第 6 周及以后每隔 8 周各给予一次相同剂量。

2. 给药途径

（1）静脉滴注：本品静脉给药时间不得少于 2 小时。接受本品给药的所有患者应在输注后至少观察 1～2 小时，以观察急性输液相关反应。医院需配备肾上腺素、抗组胺药、糖皮质激素及人工气道等急救物品。

（2）根据医生判断，患者可接受如抗组胺药、氢化可的松和（或）对乙酰氨基酚预处理，同时降低输注速度，以减少输液相关反应的风险，特别是对于以前曾发生过输液相关反应的患者更应慎重。

（3）滴注期间，可以通过减慢输液速度或者暂停输液改善轻中度输液反应，一旦反应得到缓解，可以按照较低的输液速度重新开始输液，和（或）给予抗组胺药、对乙酰氨基酚和（或）糖皮质激素等治疗性药物。对于经过上述干预后仍无法耐受药物输注的患者，应立即停药。

（4）滴注期间或滴注后，对于出现重度输液相关性超敏反应的患者，应停止本品治疗。根据所出现的输液反应的症状和体征对重度输液反应进行处理。应配备适当的人员和药物，以备发生过敏反应时给予及时的治疗。

（5）配制方法：①计算剂量，确定本品的使用瓶数，本品每瓶含英夫利西单抗 100mg，计算所需配制的本品溶液总量。②使用配有 21 号（0.8mm）或更小针头的注射器，将每瓶药品用 10ml 无菌注射用水溶解，除去药瓶的翻盖，用医用酒精棉签擦拭药瓶顶部，将注射器针头插入药瓶胶盖，将无菌注射用水沿着药瓶的玻璃壁注入。如药瓶内的真空状态已被破坏，则该瓶药品不能使用。轻轻旋转药瓶，使药粉溶解。避免长时间或用力摇晃，严禁振荡。溶药过程中可能出现泡沫，放置 5 分钟后，溶液应为无色或淡黄色，泛乳白色光。由于英夫利西单抗是一种蛋白质，溶液中可能会有一些半透明微粒。如果溶液中出现不透明颗粒、变色或其他物质，则不能继续使用。③用 0.9%氯化钠注射液将本品的无菌注射用水溶液稀释至 250ml，从 250ml 0.9%氯化钠注射液瓶或袋中抽出与配制的本品溶液总量相同的液体量，之后将配制好的本品溶液总量全部注入该输液瓶或袋中，轻轻混合。最终获得的输注溶液浓度应在 0.4～4mg/ml。请勿使用其他溶剂对本品溶液进行稀释。④本品输注应在复溶并稀释后 3 小时内进行。输液时间不得少于 2 小时：输液装置上应配有一个内置的、无菌、无热原、低蛋白结合率的滤膜（孔径≤1.2μm）。本品不含抗菌防腐剂，未用完的输液不应再贮存使用。⑤未进行本品与其他药物合用的物理生化兼容性研究，本品不应与其他药物同时进行输液。

【配伍禁忌】本品不应与其他药物混合。

【不良反应】

1. 心血管系统　心力衰竭、心律失常、发绀、心包积液、心肌缺血、心肌梗死、高血压、低血压、潮热、末梢缺血、血栓性静脉炎、循环衰竭、血管痉挛、血管炎。

2. 代谢/内分泌系统　乳腺癌、脱水。

3. 呼吸系统　呼吸困难、鼻出血、肺水肿、支气管痉挛、胸膜炎、胸腔积液、间质性肺病、呼吸道感染、咳嗽。

4. 肌肉骨骼系统　关节痛、肌痛、背痛、骨折、关节肿胀、关节活动不利。

5. 泌尿生殖系统　尿路感染、肾盂肾炎、阴道炎、宫颈癌。

6. 免疫系统　淋巴结病、过敏反应、Ⅳ型超敏反应、血清病、血清病样反应、系统性红斑狼疮、狼疮样综合征、补体因子异常、抗英夫利西单抗抗体阳性、自身抗体阳性、淋巴瘤。

7. 神经系统　晕厥、头痛、头晕、眩晕、感觉减退、感觉异常、失眠、嗜睡、遗忘、意识错乱、神经病、癫痫发作、横贯性脊髓炎、中枢神经系统脱髓鞘病、周围神经系统脱髓鞘病、脑膜炎。

8. 精神　抑郁、情绪激动、精神紧张、情感淡漠。

9. 消化系统　肝功能异常、氨基转移酶升高、肝炎、肝细胞损害、胆囊炎、黄疸、肝衰竭、HBV再活化、腹痛、恶心、胃肠道出血、腹泻、消化不良、胃食管反流、便秘、呕吐、肠穿孔、肠狭窄、憩室炎、胰腺炎、唇炎、肠梗阻、肠道或肛周脓肿、便血、结肠直肠癌。

10. 血液系统　中性粒细胞减少、白细胞减少、贫血、血小板减少、淋巴细胞减少、淋巴细胞增多、粒细胞缺乏、全血细胞减少、特发性血小板减少性紫癜、血栓性血小板减少性紫癜、瘀斑、血肿、淤点、白血病。

11. 皮肤　银屑病、荨麻疹、皮疹、皮肤瘙痒、多汗、皮肤干燥、真菌性皮炎、湿疹、脱发、大疱疹、甲癣、皮脂溢、酒渣鼻、皮肤乳头状瘤、角化过度、皮肤色素沉着异常、中毒性表皮坏死松解症、史-约综合征、多形性红斑、疖病、线状IgA大疱性皮肤病、急性全身发疹性脓疱病、苔藓样反应、皮肌炎恶化、黑色素瘤、Merkel细胞癌。

12. 眼　结膜炎、角膜炎、睑腺炎、眼内炎、眶周水肿、一过性视力丧失。

13. 其他　病毒感染(如流感、疱疹病毒感染)、感染（如脓毒症、蜂窝织炎、脓肿、皮肤溃疡）、真菌感染（如念珠菌病）、结核病（新发或复发）、机会性感染（如侵袭性真菌感染、细菌感染、病毒感染、寄生虫感染）、结节病、肉瘤样反应、输液反应（包括发热、寒战、胸痛、低血压、高血压、呼吸困难、皮肤瘙痒、荨麻疹、惊厥、红斑疹、潮红、头痛、皮疹、面部水肿）、潮红、疼痛、注射部位反应、胸痛、疲劳、发热、寒战、水肿、愈合延迟、肉芽肿性病变、疫苗突破性感染。

【相互作用】

1. 与阿那白滞素或阿巴西普合用，观察到发生严重感染的风险增高，因此，不建议本品和阿那白滞素或阿巴西普联合使用。

2. 与托珠单抗合用，潜在发生免疫抑制的可能和感染的风险会增高，应避免合用。

3. 不建议本品与具有相同适应证的其他生物制剂合用。

4. 与甲氨蝶呤（MTX）合用，可能会减少抗英夫利西单抗抗体的产生，使英夫利西单抗浓度升高。

5. 建议使用本品的患者不要同时接种活疫苗，同时也建议宫内暴露于本品的婴儿在出生后至少6个月后再接种活疫苗。

【药动学】单次静脉滴注本品3～20mg/kg，血药峰浓度与剂量呈线性相关，稳态表观分布容积与剂量无关，表明本品主要分布于血管腔隙内。类风湿关节炎单剂用药3～10mg/kg、克罗恩病单剂用药5mg/kg和斑块状银屑病单剂用药3～5mg/kg的药动学结果显示，本品半衰期为7.7～9.5日。

【观察指标】

1. 用药前及用药期间应定期评估结核病的风险因素，并检测是否存在潜伏性结核病（包括胸部影像学、结核菌素试验、结核分枝杆菌抗原特异性T细胞酶联免疫斑点试验）。若结核菌素皮内试验结果为硬结≥5mm，应考虑检验结果为阳性。

2. 定期接受皮肤检查，尤其是皮肤癌高风险患者。

3. 60岁以上女性患者用药期间应定期筛查宫颈癌。

4. 用药前应筛查HBV感染。

5. 监测全血细胞计数、肝功能。

6. 结肠不典型增生或结肠癌风险增加、有不典型增生或结肠癌病史的溃疡性结肠炎患者，用药前及用药期间应定期筛查有无不典型增生（包括结肠镜、活组织检查）。

7. 本品可增加发生严重感染的风险，用药期间需密切监测感染的症状和体征。

8. 经静脉滴注给药，给药时间不能少于2小时。每次滴注后需观察1～2小时。

【用药宣教】

1. ≥65岁以上老年人用药更容易出现严重感染，如需用药，请多加注意。

2. 本品可通过胎盘屏障，可能影响胎儿出生后的免疫力，不推荐孕妇使用。

3. 用药后乳汁中含有本品，但本品在消化道中会被快速降解。哺乳期妇女如果用药，在用药期间和停药后6个月内最好不要哺乳。如处于哺乳期，请告知医师以便做出更好的治疗选择。

4. 经静脉滴注给药，给药时间不能少于 2 小时。每次滴注后需观察 1～2 小时。

5. 育龄期妇女用药期间及停药后 6 个月内需采取有效的避孕措施。

6. 用药期间可能更容易感染，勤洗手、远离感染（包括感冒）人群。

7. 用药期间需推迟接种疫苗，直到免疫功能提高。

阿达木单抗

【类别】其他抗风湿药。

【作用机制】本品为 TNF 抑制剂，可与 TNF-α 特异性结合，阻断 TNF-α与细胞表面 TNF 受体 P55 和 P75 的相互作用。本品还可调节由 TNF 介导或调控的生物学效应，包括改变与白细胞游走相关的黏附分子的水平。

【适应证】

1. 与甲氨蝶呤联用于对改变病情抗风湿药（DMARD）（包括甲氨蝶呤）疗效欠佳的中至重度活动性类风湿关节炎。

2. 用于常规治疗疗效欠佳的重度活动性强直性脊柱炎。

3. 用于需接受系统疗法的中至重度慢性斑块状银屑病。

4. 用于对足量皮质激素和（或）免疫抑制治疗应答不充分、不耐受或禁忌的中至重度活动性克罗恩病。

【超说明书用药】

1. 用于治疗儿童中至重度活动性多关节型幼年特发性关节炎（美国 FDA 批准适应证）。

2. 用于治疗非传染性中间葡萄膜炎、后葡萄膜炎和全葡萄膜炎（美国 FDA 批准适应证）。

3. 用于治疗活动性银屑病关节炎（美国 FDA 批准适应证）。

4. 用于治疗中至重度化脓性汗腺炎（美国 FDA 批准适应证）。

5. 用于治疗中至重度活动性溃疡性结肠炎（美国 FDA 批准适应证）。

6. 用于治疗白塞病。

7. 用于治疗复发性阿弗他溃疡。

【禁用与慎用】

1. 禁用于对本品过敏者。

2. 禁用于严重感染（如活动性结核、败血症、机会性感染）患者。

3. 禁用于中至重度心力衰竭（NYHA 分级为Ⅲ、Ⅳ级）患者。

4. 慎用于易于感染或有感染复发史者。

5. 慎用于轻度心力衰竭（NYHA 分级为Ⅰ、Ⅱ级）患者。

6. 慎用于曾有或近期发作过中枢或周围神经系统脱髓鞘病的患者。

7. 慎用于慢性 HBV 携带者（本品可能增加 HBV 再激活的发生风险）。

8. 慎用于老年人。

【给药途径和剂量】

1. 成年人

（1）中至重度活动性类风湿关节炎：皮下注射，每次 40mg，每 2 周 1 次。单药治疗时，若疗效下降，可增至每周 1 次。本品治疗期间可继续使用糖皮质激素、水杨酸类药物、非甾体抗炎药或镇痛药。通常在治疗 12 周内可获得临床应答，若在该治疗期间内未出现临床应答，应考虑是否继续使用本品。

（2）重度活动性强直性脊柱炎：皮下注射，每次 40mg，每 2 周 1 次。通常在治疗 12 周内可获得临床应答，若在该治疗期间内未出现临床应答，应考虑是否继续使用本品。

（3）中至重度慢性斑块状银屑病：皮下注射，首剂 80mg，1 周后开始每次 40mg，每 2 周 1 次。若治疗 16 周内未出现临床应答，应考虑是否继续使用本品。若治疗超过 16 周，应答不充分，可增至每周 1 次，若仍应答不充分，应重新考虑是否继续使用本品。若因给药频率增加而获得充分应答，则后续剂量可减至每次 40mg，每 2 周 1 次。用药超过 1 年的安全性和有效性尚不明确。

（4）中至重度活动性克罗恩病：皮下注射，推荐诱导剂量为 160mg，随后的第 2 周为 80mg。诱导治疗后，推荐每次 40mg，每 2 周 1 次。若每次 40mg，每 2 周 1 次疗效下降，可增至每次 80mg，每 2 周 1 次，或每次 40mg，每周 1 次。若治疗 4 周未出现应答，可能通过继续给予维持治疗至 12 周而获益。若 12 周时仍未出现应答，应重新考虑是否继续使用本品。维持治疗期间，可根据临床指导逐步减少皮质激素的剂量。如停药后体征和症状复发，可重新给予本品治疗，但停药超过 8 周再治疗的经验有限。

（5）非传染性中间葡萄膜炎、后葡萄膜炎和全葡萄膜炎：皮下注射，首剂 80mg，1 周后开始每次 40mg，每 2 周 1 次。

（6）活动性银屑病关节炎：皮下注射，每次40mg，每2周1次，单用或与甲氨蝶呤、其他非生物性改变病情抗风湿药（DMARD）、糖皮质激素、非甾体抗炎药或镇痛药联用。若类风湿关节炎患者未联用甲氨蝶呤，可增加至每次40mg，一周1次。

（7）中至重度化脓性汗腺炎：皮下注射，第1日160mg（每日160mg；或每日80mg，连用2日），第15日80mg，从第29日起每次40mg，每周1次。

（8）中至重度活动性克罗恩病、活动性溃疡性结肠炎：皮下注射，第1日160mg（每日160mg；或每日80mg，连用2日），第15日80mg，从第29日起1次40mg，每2周1次。本品治疗期间可继续使用对氨基水杨酸、皮质激素、硫唑嘌呤、巯嘌呤或甲氨蝶呤。

2. 儿童

（1）≥6岁儿童中至重度活动性克罗恩病：皮下注射。①17～<40kg体重者，第1日80mg，第15日40mg，从第29日起每次20mg，每2周1次；②≥40kg体重者，第1日160mg（一日160mg；或每日80mg，连用2日），第15日80mg，从第29日起每次40mg，每2周1次。

（2）儿童中至重度活动性多关节型幼年特发性关节炎及非传染性中间葡萄膜炎、后葡萄膜炎和全葡萄膜炎：皮下注射，2岁及2岁以上儿童，体重为10～<15kg者，每次10mg，每2周1次；体重为15～<30kg者，每次20mg，每2周1次；体重≥30kg者，每次40mg，每2周1次。单用或与甲氨蝶呤、糖皮质激素、非甾体抗炎药或镇痛药联用。

（3）中至重度化脓性汗腺炎：皮下注射，≥12岁儿童，体重为30～<60kg者，第1日80mg，从第8日起每次40mg，每2周1次；体重≥60kg及60kg以上者剂量与用法同成年人。

（4）中至重度活动性溃疡性结肠炎：皮下注射，≥5岁儿童，20～<40kg体重者，第1日80mg，第8日40mg，第15日40mg，从第29日起每次40mg，每2周1次，或每次20mg，每周1次；≥40kg体重者剂量与用法同成年人。

本品注射液应于大腿前部或下腹部注射，并轮换注射位点，不得在有疼痛、瘀斑、发红、硬结、瘢痕、妊娠纹及皮肤病变（如银屑病）的区域注射。注射前将本品在室温放置15～30分钟。

【配伍禁忌】本品不建议与其他药物混合。

【不良反应】

1. *心血管系统*　高血压、心律失常、心房颤动、冠状动脉疾病、心脏停搏、心肌梗死、心悸、心包积液、心包炎、晕厥、心动过速、下肢血栓形成、充血性心力衰竭（CHF）恶化、CHF、血肿、动脉血管阻塞、血栓性静脉炎、主动脉瘤、血管炎。上市后还有深静脉血栓形成的报道。

2. *代谢/内分泌系统*　高胆固醇血症、高脂血症、甲状旁腺疾病、脱水、酮症、副蛋白血症、低钾血症、尿酸升高、血钠异常、低钙血症、高血糖症、低磷血症。

3. *呼吸系统*　肺炎、上呼吸道感染、鼻窦炎、鼻咽炎、哮喘、支气管痉挛、支气管炎、呼吸困难、肺功能下降、胸腔积液、咽炎（包括链球菌性咽炎）、下呼吸道感染、咳嗽、慢性阻塞性肺疾病、疱疹病毒性肺炎。上市后还有间质性肺病（包括肺纤维化）、肺栓塞的报道。

4. *肌肉骨骼系统*　背痛、四肢疼痛、盆腔疼痛、关节炎（包括化脓性关节炎）、骨病、骨折（非自发性）、骨坏死、肌肉痉挛、肌无力、滑膜炎、肌腱疾病、肌炎、肌酸激酶升高、关节痛、肌肉骨骼疼痛、横纹肌溶解症、关节感染。

5. *泌尿生殖系统*　肾盂肾炎、血尿、尿路感染、膀胱炎、肾结石、生殖道感染（包括外阴阴道真菌感染）、肾功能损伤、夜尿症、勃起功能障碍、月经紊乱、子宫出血。

6. *免疫系统*　产生抗阿达木单抗抗体（包括中和抗体）、狼疮样综合征（停药后症状改善）、淋巴瘤（包括霍奇金淋巴瘤、非霍奇金淋巴瘤）、系统性红斑狼疮、产生自身抗体（包括抗双链DNA抗体）、超敏反应（包括注射局部过敏反应、间歇性荨麻疹、季节性过敏）。上市后还有结节病、肝脾T细胞淋巴瘤的报道。

7. *神经系统*　头痛、高血压脑病、硬脑膜下血肿、震颤、意识模糊、头晕（包括眩晕）、感觉异常（包括感觉迟钝）、偏头痛、神经根压迫、神经疾病、多发性硬化、病毒性脑膜炎、失眠。上市后还有脑血管意外、脱髓鞘病（如视神经炎、Guillain-Barré综合征）的报道。

8. *精神*　情绪变化（包括抑郁症）、焦虑。

9. *肝胆*　ALT升高、碱性磷酸酶升高、胆囊炎、胆石症、肝坏死、肝脂肪变性、血胆红素升高、HBV再激活、肝炎、自身免疫性肝炎、血乳酸脱氢酶升高。上市后还有肝衰竭的报道。

10. *消化系统*　憩室炎、恶心、腹痛、食管炎、胃肠炎（包括轮状病毒性胃肠炎）、胃肠出血、呕吐、阑尾炎、龋齿、消化不良、胃食管反流病、吞咽困难、口腔感染（包括单纯性疱疹、口腔疱疹、牙部感染）。上市还后有大肠穿孔（包括憩室炎引起的穿孔、阑尾炎引起的阑尾穿孔）、胰腺炎的报道。

11. 血液系统　粒细胞缺乏、红细胞增多、中性粒细胞减少、凝血和出血疾病（包括活化部分凝血活酶时间延长）、血小板减少、贫血（包括再生障碍性贫血）、白细胞增多、全血细胞减少、特发性血小板减少性紫癜、白血病、白细胞减少。有获得性因子Ⅷ缺乏症的个案报道。

12. 皮肤　潮红反应、皮疹、丹毒、蜂窝织炎、带状疱疹、单纯性疱疹、环形肉芽肿、水痘、瘙痒、皮炎（包括湿疹）、脱落性皮疹、黑色素瘤、非黑色素瘤皮肤癌（包括基底细胞癌、鳞状细胞癌）、脓疱疮、坏死性筋膜炎、荨麻疹、瘀伤（包括紫癜）、瘢痕、皮肌炎加重、多汗症、盗汗、甲沟炎、甲折断、甲剥离、血管神经性水肿。上市后还有史-约综合征、皮肤血管炎、多形性红斑、新发银屑病或银屑病加重（包括脓疱型和掌跖型）、脱发、Merkel细胞癌、苔藓样皮肤反应的报道。

13. 眼　白内障、视力障碍、眼部感染、结膜炎、眼睑炎、眼肿、复视、眼胀。

14. 耳　中耳炎、耳聋、耳鸣、耳部感染。

15. 其他　注射部位反应（如红斑、瘙痒、出血、疼痛、肿胀）、假体感染、术后感染、结核（包括肺结核、肺外结核）、机会性感染、流感综合征、病毒感染、H_1N_1型流感、意外伤害、胸痛、伤口愈合障碍、腺瘤、导管相关性脓毒症、播散型组织胞浆菌病、干燥综合征、实质器官（包括乳腺、肺、甲状腺）肿瘤、良性肿瘤、疲劳、脓毒症、念珠菌病、真菌感染、球孢子菌病、鸟分枝杆菌复合体感染、细菌感染、水肿（包括外周水肿、面部水肿）、炎症。上市还后有发热的报道。

【相互作用】

1. 与其他生物性 DMARD（如阿那白滞素、阿巴西普）、其他 TNF 抑制剂合用可增加发生严重感染的风险。不推荐合用。

2. 与治疗指数较窄的细胞色素 P450（CYP）底物（如华法林、环孢素、茶碱）合用可减少以上药物的暴露量。本品通过抑制细胞因子的形成而增加 CYP 的产生。开始合用及停用本品时，推荐监测上述药物的疗效（如华法林）或血药浓度（如环孢素、茶碱），必要时调整上述药物的剂量。

【药动学】单剂静脉注射本品 0.25～10mg/kg，其浓度呈剂量依赖性。单剂皮下注射本品 40mg 后，其吸收和分布缓慢，给药后 5 日达血药峰浓度，平均绝对生物利用度为 64%。注射 0.5mg/kg 本品的稳态表观分布容积为 5～6L，清除率为 11～15ml/h，平均消除半衰期约为 2 周。

【观察指标】

1. 治疗前和治疗期间应定期评估患者是否有活动性结核和潜伏性感染。

2. 治疗前应评估有 HBV 感染风险者是否感染过 HBV。对使用 TNF 抑制剂的 HBV 携带者，应于治疗全程和治疗结束后数月密切监测活动性 HBV 感染的临床体征和实验室指标。

3. 监测全血细胞计数及分类计数、肝功能。

4. 定期进行皮肤检查。用药前及用药期间检查患者（尤其是既往长期使用免疫抑制剂的患者、既往接受光化学疗法的银屑病患者）是否存在非黑色素瘤皮肤癌。

5. 溃疡性结肠炎伴不典型增生或结肠癌风险升高（如长期溃疡性结肠炎、原发性硬化性胆管炎）的患者或已有不典型增生或结肠癌病史的患者，用药前及用药期间均应定期进行不典型增生的筛查，至少包括结肠镜检查和组织活检。

6. 治疗期间和治疗结束后应监测感染的症状和体征，包括治疗前潜伏性结核菌素试验结果呈阴性的患者。

7. 本品治疗期间行潜伏性结核菌素试验可能出现假阴性结果。

8. 某些活动性感染的组织胞浆菌病抗原和抗体检测可能为阴性，故进行诊断性检查时，应考虑适当的经验性抗真菌治疗。

【用药宣教】

1. 有生育能力的妇女用药期间及停药后至少 5 个月内应避孕。

2. 本品可引起头晕（包括眩晕）、视觉障碍、疲劳，对驾驶和操作机械有轻微影响。

戈利木单抗

【类别】免疫抑制剂。

【妊娠安全等级】B。

【作用机制】本品为单克隆抗体，可与可溶性或跨膜型 TNF-α结合，阻止 TNF-α与其受体结合，从而抑制 TNF-α的生物活性。尚无证据显示本品可与其他 TNF 超家族配体结合，尤其不与人类淋巴毒素结合或与之中和。在补体细胞或效应细胞存在的情况下，本品不溶解表达跨膜型 TNF 的人体单核细胞。严重慢性炎症性疾病（如类风湿关节炎、银屑病关节炎及强直性脊柱炎）时血液、滑膜、关节中TNF的水平升高。TNF-α是关节炎的重要介质，而关节炎是上述疾病的特性。体外试验中，生物测定表明本品参与调节由TNF介导的生物效应，包括与白细胞浸润相关的黏附蛋白（E-选择素、ICAM-1和VCAM-1）的表达及炎性细胞因子（IL-6、IL-8、G-CSF）的分泌。

【适应证】

1. 与甲氨蝶呤联合用于治疗对包括MTX在内的改善病情抗风湿药（DMARD）疗效欠佳的中至重度活动性类风湿关节炎。

2. 用于治疗活动性强直性脊柱炎。

【超说明书用药】

1. 单用或与甲氨蝶呤、其他非生物性改善病情抗风湿药（美国DMARD）联合用于治疗活动性银屑病关节炎（美国FDA批准适应证）。

2. 用于治疗中至重度活动性溃疡性结肠炎（UC）（美国FDA批准适应证）。

3. 用于治疗无放射线检查异常的活动性中轴性脊柱关节炎。

【禁用与慎用】

1. 禁用于对本品过敏者。

2. 禁用于活动性结核病或其他重度感染（如脓毒症、机会性感染）患者。

3. 禁用于中度或重度心力衰竭（NYHA分级为Ⅲ或Ⅳ级）患者。

4. 慎用于轻度心力衰竭（NYHA分级为Ⅰ或Ⅱ级）患者。

5. 慎用于慢性感染或有复发性感染史者。

6. 慎用于显著血细胞减少者。

7. 慎用于肝功能不全者。

8. 慎用于恶性肿瘤或有恶性肿瘤史者。

9. 慎用于老年人。

【给药途径和剂量】

1. 类风湿关节炎、银屑病关节炎及强直性脊柱炎　皮下注射50mg，每月1次。治疗活动性关节炎，也可给予2mg/kg体重，稀释于0.9%氯化钠注射液100ml中，经30分钟行静脉滴注，第0、4周输注，继后每8周1次。

2. 溃疡性结肠炎　皮下注射200mg，第0、2周时注射，以后维持剂量为100mg，每4周1次。

皮下注射：①应轮换注射部位，不可注射于触痛、挫伤、发红或硬结的皮肤部位。②如漏用一剂，应立即补充注射，但剂量不可加倍。如漏用不超过2周，则补充注射后按原计划给予下一剂；如漏用超过2周，则自补用之日起重新建立新的注射计划。

静脉滴注：本品注射液（4ml∶50mg）用0.9%或0.45%的氯化钠注射液稀释至100ml，稀释后的药液可于室温下存放4小时。

【配伍禁忌】除与灭菌注射用水、0.9%氯化钠注射液、5%葡萄糖注射液混合应用外，本品不建议与其他药物混合。

【不良反应】

1. 心血管系统　高血压、充血性心力衰竭（CHF）或CHF加重、全身性血管炎、心律失常、缺血性冠状动脉疾病、血栓症（如深静脉血栓、主动脉血栓）、潮红、雷诺现象。

2. 代谢/内分泌系统　甲状腺疾病（如甲状腺功能减退、甲状腺功能亢进、甲状腺肿）、血糖升高、脂质升高、乳腺疾病。

3. 呼吸系统　上呼吸道感染（包括鼻炎、咽炎、喉炎、鼻咽炎、鼻窦炎）、支气管炎、哮喘及相关症状（如哮鸣、支气管功能亢进）、间质性肺疾病。

4. 肌肉骨骼系统　细菌性关节炎、感染性黏液囊炎、骨折。

5. 泌尿生殖系统　肾盂肾炎、膀胱疾病、肾病、月经紊乱。

6. 免疫系统　抗核抗体（ANA）形成、抗戈利木单抗抗体（包括中和抗体）形成、狼疮样综合征、超敏反应（包括过敏反应）、结节病、淋巴肿瘤。

7. 神经系统　头晕、感觉异常、中枢神经脱髓鞘病、多发性硬化症（MS）、视神经炎、周围神经脱髓鞘性多发性神经病、失眠、头痛、平衡障碍。

8. 精神　抑郁。

9. 肝胆　谷丙转氨酶升高、谷草转氨酶升高、HBV再激活、胆石症、肝病。

10. 消化系统　便秘、味觉障碍、消化不良、腹痛、恶心、胃肠道炎症（如胃炎、结肠炎）、口腔黏膜炎、胃食管反流病。

11. 血液系统　白血病、贫血（包括再生障碍性贫血）、全血细胞减少、白细胞减少、中性粒细胞减少、血小板减少。

12. 皮肤　银屑病或银屑病恶化（如掌跖脓疱病）、皮肤血管炎、黑色素瘤、皮肤剥脱、大疱性皮肤反应、皮疹、Merkel细胞癌、瘙痒、脱发、皮炎、荨麻疹、苔藓样反应。有斑秃的个案报道。

13. 眼　视力障碍（如视物模糊、视敏度下降）、结膜炎、眼过敏症（如眼痒、眼刺激）。

14. 其他　恶性肿瘤、严重感染[包括脓毒症、蜂窝织炎、脓肿、肺炎、结核病（包括肺结核、肺外结核）、侵袭性真菌感染、HBV 感染、机会性感染]、细菌感染、病毒感染（如流感、疱疹）、浅表性真菌感染、发热、输液反应、注射部位反应（红斑、荨麻疹、硬结、疼痛、挫伤、瘙痒、刺激、感觉异常）、脓毒性休克、非典型结核分枝杆菌感染、乏力、胸部不适、延迟愈合。

【相互作用】

1. 与免疫抑制剂（如甲氨蝶呤、皮质激素）合用可增加发生感染的风险。此外，甲氨蝶呤还可减少本品清除率和抗体生成。

2. 阿柏西普与 TNF 抑制剂合用可增加发生严重感染的风险，且不增强抗类风湿关节炎的疗效。不推荐合用。

3. 阿那白滞素与 TNF 抑制剂合用可增加发生严重感染、中性粒细胞减少的风险，且不增强疗效。不推荐合用。

4. 接受利妥昔单抗治疗后再使用其他 TNF 抑制剂可增加发生严重感染的风险。不推荐合用。

5. 尚不明确合用是否影响疫苗的免疫应答或增加疫苗感染的风险，用药期间不应接种活疫苗，可接种其他疫苗。

6. 慢性炎症期间，细胞因子（如 TNF-α）水平升高可能抑制 CYP 的合成，而本品可抑制细胞因子的活性，使 CYP 的合成趋于正常。开始合用本品或停止合用本品时，建议监测华法林或环孢素、茶碱药物浓度。

【药动学】本品静脉给药 0.1～10mg/kg 体重、皮下注射 50～400mg 时的药动学与给药量成比例。健康成年人、活动性类风湿关节炎患者皮下注射本品后，达峰时间中位数为 2～6 日。健康成年人皮下注射本品 50mg，血药峰浓度为 3.2μg/ml±1.4μg/ml。类风湿关节炎患者单次静脉滴注本品 2mg/kg 体重后，峰浓度为 44.4μg/ml±11.3μg/ml。与静脉给药相比，皮下注射的绝对生物利用度约为 53%。

【观察指标】

1. 用药前和用药期间定期评估是否存在活动性结核或潜伏性结核感染。

2. 用药前评估是否存在 HBV 感染。

3. 用药前和用药期间定期监测全血细胞计数及其分类计数、肝功能。

4. 定期进行皮肤检查（尤其对有皮肤癌风险因素的患者）。

5. 结肠异型增生或结肠癌风险增加、有结肠异型增生或结肠癌病史的溃疡性结肠炎患者，用药前和用药期间应定期进行结肠镜检查和活检。

6. 用药前进行妊娠试验。

7. 用药期间和用药后应监测患者是否出现感染的症状和体征，包括用药前潜伏性结核试验结果为阴性的患者。

【用药宣教】

1. 有生育能力的妇女用药期间及用药结束后至少 6 个月内应采取有效避孕措施。

2. 本品可引起头晕，可能对驾驶和操作机械有轻微影响。

3. 尽可能于使用本品前按现行免疫接种指南完成全部疫苗接种。

托珠单抗

【类别】其他抗炎、抗风湿药。

【作用机制】本品为重组人源化抗 IL-6 受体单克隆抗体，属 IgG1κ 亚型。本品可与可溶性和膜结合的 IL-6 受体（sIL-6R 和 mIL-6R）结合，抑制 IL-6 介导的信号传导。IL-6 为一种多效性致炎性细胞因子，由多种细胞（包括 T 细胞、B 细胞、淋巴细胞、单核细胞、成纤维细胞、滑膜细胞、内皮细胞）产生，涉及多种生理过程，如 T 细胞活化、诱导免疫球蛋白分泌、启动肝脏急性期蛋白合成及刺激造血前体细胞增生和分化。

【适应证】

1. 用于治疗对改变病情的抗风湿药（DMARD）应答不充分的中至重度活动性类风湿关节炎（RA）。

2. 用于治疗对非甾体抗炎药（NSAID）和糖皮质激素应答不充分的活动性全身型幼年特发性关节炎（SJIA）。

【超说明书用药】

1. 用于治疗儿童活动性多关节型幼年特发性关节炎（PJIA）（美国 FDA 批准适应证）。

2. 用于治疗巨细胞动脉炎（GCA）（美国 FDA 批准适应证）。

3. 用于治疗嵌合抗原受体（CAR）T 细胞诱导的严重或危及生命的细胞因子释放综合征（CRS）（美国 FDA 批准适应证）。

4. 试用于治疗新型冠状病毒肺炎。

5. 用于治疗双特异性 T 细胞诱导的严重或危及生命的细胞因子释放综合征（CRS）。

【禁用与慎用】

1. 禁用于对本品过敏者。

2. 禁用于感染（包括局部感染）活动期患者。

3. 慎用于胃肠道穿孔风险可能升高（如有肠溃疡或憩室炎史）的患者。

4. 慎用于中性粒细胞计数＜2×10^9/L 的患者。

5. 慎用于血小板计数＜100×10^9/L 的患者。

6. 慎用于 ALT 或 AST＞1.5×ULN 的患者。

7. 慎用于活动性肝病或肝功能不全患者。

8. 慎用于先前存在或近期出现脱髓鞘疾病的患者。

9. 慎用于老年人。

【给药途径和剂量】

1. 中至重度活动性类风湿关节炎 静脉滴注，每次 8mg/kg，每 4 周 1 次。体重＞100kg 者，单次剂量不得超过 800mg，可与 MTX 或其他 DMARD 联用。

2. 活动性 SJIA 静脉滴注，≥2 岁儿童，体重＜30kg 者，每次 12mg/kg，每 2 周 1 次；≥30kg 者，每次 8mg/kg，每 2 周 1 次。可单用或与 MTX 联用。

3. 巨细胞动脉炎（GCA） 皮下注射，0.9ml∶162mg 规格注射液，每次 162mg，每周 1 次，逐渐减少联用的糖皮质激素的剂量。根据临床效果可将剂量减至每次 162mg，每 2 周 1 次。停用糖皮质激素后可单用本品。

4. 嵌合抗原受体（CAR）T 细胞诱导的严重或危及生命的细胞因子释放综合征（CRS） 静脉滴注，体重＜30kg 者，单剂 12mg/kg；体重≥30kg 者，单剂 8mg/kg（不推荐超过 800mg）。可单用或与皮质激素联用。若首剂给药后未见临床改善，最多可再给予 3 剂，每 2 剂至少间隔 8 小时。

5. 中至重度活动性类风湿关节炎 皮下注射，0.9ml∶162mg 规格注射液，体重＜100kg 者，每次 162mg，每 2 周 1 次，之后根据临床效果可将剂量增至每次 162mg，每周 1 次；体重≥100kg 者，每次 162mg，每周 1 次。

6. 试用于治疗新型冠状病毒肺炎 静脉滴注，对双肺广泛病变或重型患者，且实验室检测白细胞介素-6（IL-6）水平升高者，可试用本品。首剂 4～8mg/kg 体重，推荐剂量为 400mg（0.9%氯化钠注液稀释至 100ml，滴注时间＞1 小时）。首次用药疗效不佳者，可在 12 小时后追加使用 1 次（剂量同前），累计用药次数不超过 2 次，单次剂量不得超过 800mg。

7. 双特异性 T 细胞诱导的严重或危及生命的细胞因子释放综合征（CRS） 静脉滴注，单剂 4mg/kg。若 24～48 小时未见临床改善，可重复给药。

8. 用法

（1）皮下注射：每次注射应更换注射部位。不得注射于痣、瘢痕处，或有压痛、挫伤、发红、变硬或破损的皮肤区域。

（2）静脉滴注：滴注时间为 1 小时。体重＜30kg 者，取所需量的本品注射液，以 0.9%或 0.45%氯化钠注射液稀释至 50ml；体重≥30kg 者，取所需量的本品注射液，以 0.9%或 0.45%氯化钠注射液稀释至 100ml。以 0.9%氯化钠注射液稀释后可于室温或 2～8℃避光保存不超过 24 小时；以 0.45%氯化钠注射液稀释后可于室温避光保存不超过 4 小时，或于 2～8℃避光保存不超过 24 小时。滴注前应使药液温度达室温。

【配伍禁忌】除与 0.9%氯化钠注射液混合应用外，本品不建议与其他药物混合。

【不良反应】

1. 心血管系统 高血压。

2. 代谢/内分泌系统 平均低密度脂蛋白（LDL）升高、平均高密度脂蛋白（HDL）升高、平均 LDL 与 HDL 的比值升高、三酰甘油升高、体重增加、甲状腺功能减退、总胆固醇升高。

3. 呼吸系统 上呼吸道感染、鼻咽炎、支气管炎、呼吸困难、咳嗽、肺炎。

4. 肌肉骨骼系统 细菌性关节炎。

5. 泌尿生殖系统 尿路感染、肾结石。

6. 免疫系统 超敏反应（包括过敏反应、全身性红斑、皮疹、荨麻疹）、抗本品抗体（包括中和抗体）阳性。

7. 神经系统 眩晕、头痛、头晕、多发性硬化、慢性炎症性脱髓鞘性多神经病。

8. 消化系统 腹痛、胃肠炎、憩室炎、胃肠道穿孔、口腔溃疡、胃炎、口腔单纯疱疹、口炎、胃溃疡、腹泻。上市后还有胰腺炎的报道。ALT 升高、AST 升高、总胆红素升高。上市后还有药物性肝损伤、肝炎、肝衰竭、黄疸的报道。

9. 血液系统 中性粒细胞减少、血小板减少、白细胞减少。

10. 皮肤 瘙痒、荨麻疹、蜂窝织炎、皮疹。上市后还有史-约综合征的报道。

11. 眼　结膜炎。

12. 耳　中耳炎。

13. 其他　带状疱疹、脓毒症、机会性感染（如结核、隐球菌病、曲霉病、假丝酵母菌病、肺孢子虫病）、输液反应、恶性肿瘤、外周水肿、注射部位反应（包括红斑、瘙痒、疼痛、血肿、肿胀）、水疱、巨噬细胞活化综合征（MAS）、活动性结核（包括肺结核或肺外结核）、侵袭性真菌感染。

【相互作用】

1. 与生物类DMARD[如肿瘤坏死因子（TNF）抑制剂、白细胞介素-1受体（IL-1R）拮抗药、抗CD20单克隆抗体、选择性共刺激调节药]合用可能增加发生免疫抑制和感染的风险，应避免合用。

2. 与CYP底物（如奥美拉唑、辛伐他汀、华法林、环孢素、茶碱、口服避孕药、洛伐他汀、阿托伐他汀）合用可降低CYP底物的暴露量；且对于治疗窗窄的CYP底物，可能存在有临床意义的影响。因感染和炎症刺激因子（包括IL-6）可向下调节肝脏的CYP，而本品可抑制IL-6信号，故可恢复CYP的活性，促进CYP底物的代谢。本品对CYP酶活性的影响可能在停药后数周内持续存在。开始使用或停用本品时，应监测治疗窗窄的CYP底物的疗效（如华法林）或浓度（如环孢素或茶碱），并根据需要，对剂量进行个体化调整。

【药动学】静脉注射本品后，经血液循环进行双相清除。在RA和SJIA患者体内，本品的中央分布容积分别为3.5L和0.94L，外周分布容积分别为2.9L和1.60L，稳态分布容积分别为6.4L和2.54L。本品的总清除率呈浓度依赖性，包括线性和非线性清除。采用群体药动学分析估计的RA和SJIA患者的线性清除率分别为12.5ml/h和7.1ml/h。本品浓度较低时，浓度依赖的非线性清除为主要清除方式；当非线性清除通路饱和后（本品浓度较高时），线性清除为主要清除方式。对于RA患者，本品半衰期（$t_{1/2}$）呈浓度依赖性，每4周给药1次，4mg/kg剂量组和8mg/kg剂量组的$t_{1/2}$分别为11日和13日；对于SJIA患者，8mg/kg（体重≥30kg者）剂量组和12mg/kg（体重＜30kg者）剂量组用药12周的$t_{1/2}$高达23日。

【观察指标】

1. 用药前评估结核的风险，并检查患者是否存在潜伏性结核感染。

2. 应检查中性粒细胞计数、血小板计数。本品用于RA、GCA时，用药前及开始用药后4～8周各检查1次，之后每3个月检查1次；用于幼年特发性关节炎时，用药前及第2次给药时各检查1次，之后PJIA患者每4～8周检查1次，SJIA患者每2～4周检查1次。

3. 应检查肝功能。本品用于RA、GCA时，用药前及开始用药后前6个月每4～8周检查1次，之后每3个月检查1次；用于幼年特发性关节炎时，第2次给药时检查1次，之后PJIA患者每4～8周检查1次，SJIA患者每2～4周检查1次。

4. 用药前及开始用药后4～8周各检查1次血脂，之后根据临床指南检查。

【用药宣教】

1. 本品不应与活疫苗或减毒活疫苗同时使用。

2. 使用本品期间及停药后3个月内，有生育能力的女性须采取有效的避孕措施。

3. 如出现疲乏、厌食、右上腹不适、尿色变深或黄疸，应立即检查肝功能；如肝功能异常（如ALT＞3×ULN、血清总胆红素＞2×ULN），应中断本品治疗，并明确病因。因其他原因导致肝功能异常的患者，待肝功能正常后才可重新开始使用本品。

依奇珠单抗

【类别】其他抗炎、抗风湿药。

【作用机制】本品为人源化IgG4单克隆抗体，可与细胞因子IL-17A（一种参与正常炎症及免疫应答的天然细胞因子）特异性结合，抑制其与IL-17A受体的相互作用。本品还可抑制促炎性细胞因子和趋化因子的释放。

【适应证】用于治疗适合系统治疗或光疗的中至重度斑块状银屑病。

【超说明书用药】

1. 用于治疗存在炎症体征的活动性非放射学中轴性脊柱关节炎（nr-axSpA）（美国FDA批准适应证）。

2. 用于治疗活动性强直性脊柱炎（美国FDA批准适应证）。

3. 用于治疗活动性银屑病关节炎（美国FDA批准适应证）。

【禁用与慎用】

1. 禁用于对本品有严重过敏反应者。

2. 禁用于具有重要临床意义的活动性感染（如活动性结核病）患者。

3. 慎用于具有重要临床意义的慢性感染患者。

4. 慎用于炎症性肠病（IBD，包括克罗恩病、溃疡性结肠炎）患者。

【给药途径和剂量】

1. 中至重度斑块状银屑病　皮下注射，第 0 周注射 160mg（80mg 注射 2 次），随后分别于第 2、4、6、8、10 和 12 周注射，每次 80mg，之后维持剂量为每次 80mg，每 4 周 1 次。

2. 存在炎症体征的活动性非放射学中轴性脊柱关节炎（nr-axSpA）　皮下注射，每次 80mg，每 4 周 1 次。

3. 活动性强直性脊柱炎　皮下注射，第 0 周注射 160mg（80mg 注射 2 次），随后每次 80mg，每 4 周 1 次。

4. 活动性银屑病关节炎　皮下注射，第 0 周注射 160mg（80mg 注射 2 次），随后每次 80mg，每 4 周 1 次。单用或与常规改变病情抗风湿药（DMARD，如甲氨蝶呤）联用。对伴有中至重度斑块状银屑病的患者，第 0 周注射 160mg（80mg 注射 2 次），随后分别于第 2、4、6、8、10 和 12 周注射 80mg，之后维持剂量为每次 80mg，每 4 周 1 次。

5. 儿童适合系统治疗或光疗的中至重度斑块状银屑病　皮下注射，≥6 岁儿童，体重＞50kg 者，第 0 周注射 160mg（80mg 注射 2 次），随后每次 80mg，每 4 周 1 次；体重为 25～50kg 者，第 0 周注射 80mg，随后每次 40mg，每 4 周 1 次；体重＜25kg 者，第 0 周注射 40mg，随后每次 20mg，每 4 周 1 次。

本品可于上臂、大腿、腹部的任一象限皮下注射，每次改变注射部位，不得注射于皮肤有压痛、瘀伤、红斑、硬化或受银屑病影响的部位。若漏用一剂，尽快补用，之后按原方案给药。

【配伍禁忌】本品不建议与其他药物混合。

【不良反应】

1. 呼吸系统　上呼吸道感染（包括鼻咽炎、鼻病毒感染）、鼻炎、口咽痛。

2. 免疫系统　产生抗依奇珠单抗抗体（包括中和抗体）。上市后还有过敏反应的报道。

3. 消化系统　恶心、口腔念珠菌病、IBD（克罗恩病和溃疡性结肠炎，或克罗恩病和溃疡性结肠炎恶化）。

4. 血液系统　中性粒细胞减少、血小板减少。

5. 皮肤　癣、荨麻疹、血管神经性水肿、单纯疱疹、皮疹、湿疹。

6. 眼　结膜炎。

7. 其他　注射部位反应（包括红斑、疼痛）、流感、感染、蜂窝织炎。

【相互作用】

1. 本品可影响 CYP 底物的代谢。因在慢性炎症期间，某些细胞因子（如 IL-1、IL-6、IL-10、TNF-α、IFN）水平升高可能改变 CYP 的形成，而本品为 IL-17A 拮抗药，可能使 CYP 的形成趋于正常。开始或停止合用时，尤其与治疗指数窄的 CYP 底物合用时，应考虑监测疗效（如华法林）或浓度（如环孢素），考虑调整 CYP 底物的剂量。

2. 用药期间不应接种活疫苗，考虑于用药前完成所有适龄疫苗的接种。

【药动学】单剂皮下注射给予斑块状银屑病患者本品 5～160mg，暴露量（AUC）与剂量成比例增加，于 4～7 日达血药峰浓度（C_{max}）。生物利用度为 54%～90%。给予本品 160mg 起始剂量后，平均 C_{max} 为 19.9μg/ml。给予本品 160mg 起始剂量，随后每次 80mg、每 2 周 1 次，第 8 周达稳态，平均稳态 C_{max} 和血药谷浓度（C_{min}）估算值分别为 21.5μg/ml 和 5.23μg/ml。在第 12 周由每 2 周 80mg 转换为每 4 周 80mg，约 10 周后达稳态，平均稳态 C_{max} 和 C_{min} 估算值分别为 14.6μg/ml 和 1.87μg/ml。本品平均稳态分布容积为 7.11L。预计本品通过与内源性免疫球蛋白相同的分解代谢途径降解为小肽和氨基酸。平均血清清除率为 0.0161L/h，清除率与剂量无关。平均消除半衰期为 13 日。

【观察指标】

1. 用药前应评估是否伴有结核感染，用药期间和用药结束后密切监测活动性结核的症状和体征。

2. 若出现严重或对常规治疗无应答的感染，应停药，并密切监测，直至感染解除。

【用药宣教】育龄女性用药期间和用药结束后至少 10 周内应采取有效的避孕措施。

巴瑞替尼

【类别】Janus 激酶（JAK）抑制剂。

【作用机制】本品为一种可逆的选择性 JAK1 和 JAK2 抑制剂。JAK 为细胞表面受体转导细胞内信号的酶，涉及造血、炎症和免疫功能的细胞因子和生长因子细胞内信号转导通路中，JAK 使信号转导因子和转录活化因子（STAT）磷酸化和活化，激活细胞内的基因表达。本品可通过抑制 JAK1 和 JAK2 活性调节此类信号转导通路，进而减少 STAT 的磷酸化和活化。

【适应证】用于治疗对一种或多种改变病情抗风湿药（DMARD）疗效欠佳或不耐受的中至重度

活动性类风湿关节炎。

【禁用与慎用】

1. 禁用于对本品过敏者。

2. 禁用于妊娠期妇女。

3. 禁用于重度肝功能不全、肾功能不全的患者。

4. 慎用于存在深静脉血栓或肺栓塞风险因素（如高龄、肥胖、有深静脉血栓或肺栓塞病史、手术或卧床）的患者。

5. 慎用于有胃肠道穿孔风险（如有憩室炎病史）的患者。

【给药途径和剂量】 口服给药，推荐剂量为每次 2mg，每日 1 次。本品可与甲氨蝶呤或其他非生物类 DMARD 联用。

【不良反应】

1. 心血管系统　深静脉血栓、肺栓塞、动脉血栓形成。

2. 代谢/内分泌系统　总胆固醇升高、三酰甘油升高、低密度脂蛋白胆固醇升高、高密度脂蛋白胆固醇升高、体重增加。

3. 肌肉骨骼系统　肌酸激酶升高。

4. 泌尿生殖系统　血肌酐升高。

5. 免疫系统　上市后有超敏反应（包括血管神经性水肿、荨麻疹、皮疹）的报道。

6. 消化系统　恶心、胃肠道穿孔。ALT 升高、AST 升高。

7. 血液系统　中性粒细胞减少、血小板增多、淋巴细胞减少、贫血。

8. 皮肤　痤疮。

9. 其他　感染[包括病毒性上呼吸道感染、上呼吸道感染（包括急性鼻窦炎、急性扁桃体炎、慢性扁桃体炎、会厌炎、喉炎、鼻咽炎、口咽痛、咽炎、鼻炎、鼻窦支气管炎）、尿路感染、支气管炎、肺炎、单纯疱疹（包括疱疹性湿疹、生殖器疱疹、眼部单纯疱疹、口腔疱疹）、带状疱疹、结核（包括播散性结核）、机会性感染、病毒再激活、胃肠炎、蜂窝织炎]、恶性肿瘤（包括淋巴瘤）。

【相互作用】

1. 与强效有机阴离子转运蛋白 3（OAT3）抑制剂（如丙磺舒）合用可使本品的暴露量增加。合用时本品的推荐剂量为每次 1mg，每日 1 次。

2. 不推荐与其他 Janus 激酶（JAK）抑制剂、生物类 DMARD、强效免疫抑制剂（如硫唑嘌呤、环孢素）合用。

3. 使用本品期间避免接种活疫苗。应于本品治疗前完成所有适龄疫苗的接种。

【药动学】 在治疗剂量范围内，本品的系统暴露量与剂量成比例增加。本品口服后迅速吸收，T_{max} 中位数约为 1 小时（范围为 0.5～3.0 小时），绝对生物利用度约为 79%。类风湿关节炎患者相对于健康受试者的稳态 C_{max} 和 AUC 分别高 1.4 倍和 2.0 倍。静脉给药后分布容积为 76L，表示本品分布于组织中。约 50%与血浆蛋白结合。本品的代谢主要由 CYP3A4 介导，少于 10%的剂量发生生物转化。无法定量分析血浆中的代谢产物。肾脏清除为本品的主要清除机制，其通过肾小球滤过和通过 OAT3、P-糖蛋白（P-gp）、乳腺癌耐药蛋白（BCRP）、多药及毒性化合物外排转运蛋白（MATE2-K）的主动分泌清除。约给药量的 75%（69%为原形）随尿液排出，约 20%（15%为原形）随粪便排出；仅鉴定出 4 种次要氧化代谢产物（3 种存在于尿液中，1 种存在于粪便中），分别约占给药量的 5%和 1%。类风湿关节炎患者的平均表观清除率和半衰期分别为 9.42L/h 和 12.5 小时。

【观察指标】

1. 用药前进行潜伏性结核菌素试验。

2. 用药前和用药期间定期监测淋巴细胞计数（ALC）、中性粒细胞计数（ANC）、血红蛋白、血小板计数、肝功能。

3. 用药开始后约 12 周应评估血脂。

4. 乙型肝炎表面抗体阳性、核心抗体阳性、表面抗原阴性者，应监测乙型肝炎病毒 DNA。用药前应筛查病毒性肝炎。

5. 皮肤癌的发生风险增加者，建议定期进行皮肤检查。

【用药宣教】

1. 有生育能力的妇女用药期间及用药结束后至少 1 周内需采取有效的避孕措施。

2. 哺乳期妇女如果用药，应停止哺乳。

第二节　关节和肌肉痛局部用药

汉防己甲素

【类别】 特异性抗风湿药。

【作用机制】 本品通过降低过氧化物释放和吞噬细胞的活性而起到镇痛作用；还能通过抑制肿瘤耐药细胞表面 P-糖蛋白的过度表达，增加化疗药物在肿瘤细胞内的积聚，增强肿瘤细胞对化疗药物的敏感性。汉防己甲素可使硅肺胶原纤维松散、降解，脂类减少，微管结构消失、解聚，前胶原转化受阻，在间隙内出现新的细胞。

【适应证】

1. 用于风湿痛、关节痛、神经痛。与小剂量放射合并用于肺癌。

2. 用于单纯硅肺Ⅰ、Ⅱ、Ⅲ期及各期煤硅肺。

【禁用与慎用】

1. 肝、肾等器官发生器质性病变患者禁用。

2. 孕妇禁用。

3. 对本品过敏者禁用。

4. 儿童、老年人慎用。

【给药途径和剂量】

1. 口服

（1）抗风湿及镇痛：每次 20～40mg，每日 3 次。

（2）抗肺癌：每次 40～60mg，每日 3 次。

（3）抗硅肺：每次 60～100mg，每日 3 次，服用 6 日，停药 1 日，疗程为 3 个月。

2. 肌内注射　每次 30mg，每日 1 次。

3. 静脉注射或静脉滴注　用于肺癌、其他肿瘤及抗硅肺，每日 200～300mg，用 5%葡萄糖注射液或 0.9%氯化钠注射液稀释后，缓慢注射或滴注。用药 6 日，停药 1 日，疗程为 3 个月。

【配伍禁忌】与呋塞米、利福霉素钠、脑蛋白水解物、泮托拉唑等有配伍禁忌。

【不良反应】部分患者服药后会有轻度嗜睡、乏力、恶心、上腹部不适，长期口服可能会引起面部色素沉着。

【相互作用】

1. 本品能减轻化疗药物引起的消化道反应与肢体麻木症状，并对化疗引起的血红蛋白与白细胞异常有保护作用。

2. 本品使口服环孢素血药浓度升高。

【药动学】本品吸收后，主要分布于肝、肺、肾等组织器官。体内代谢成二室模型，大部分以原形存在，少部分代谢转化为汉甲素-*N*-氧化物异构体和 *N*-2-去甲基汉防己甲素，体内半衰期为 90 分钟，血浆清除率（CL）为 38.6L/（kg・h）。

【观察指标】

1. 静脉用药时，剂量超过 1mg/kg 时，需注意呼吸变化。

2. 长期用药期间，每 3 个月应复查肝功能、心电图等。

【用药宣教】

1. 静脉滴注时应缓慢，不要随意调节滴速。

2. 长期用药可导致面部出现色斑。

3. 育龄期妇女在使用本品时，应采取有效避孕措施。

双氯芬酸二乙胺

【类别】关节和肌肉痛局部用药。

【妊娠安全等级】B。

【作用机制】本品为前列腺素合成抑制剂，具有抗炎、镇痛作用。局部应用。其有效成分可穿透皮肤达到炎症区域，缓解急慢性炎症反应，使炎性肿胀减轻、疼痛缓解。

【适应证】用于缓解肌肉、软组织和关节的中度疼痛。

【禁用与慎用】

1. 对本品或其他非甾体抗炎药过敏者禁用。

2. 肝肾功能不全者慎用。

3. 孕妇、哺乳期妇女慎用。如在哺乳期必须使用，则不应用于乳房或大面积皮肤，也不应长期使用。

4. 禁用于破损皮肤或感染性创口。

【给药途径和剂量】外用。按痛处面积大小，使用本品适量，轻轻揉搓，使本品渗透皮肤，每日 3～4 次。每日总量不超过 15g。

【不良反应】

1. 偶可出现局部不良反应，过敏性或非过敏性皮炎，如丘疹、皮肤发红、水肿、瘙痒、小水疱、大水疱或鳞屑等。

2. 局部使用本品导致全身不良反应的情况较少见，若将其用于较大范围皮肤，长期使用，则可能出现一般性皮疹、过敏性反应（如哮喘发作、血管神经性水肿、光过敏反应等）。

【相互作用】外用很少，不致导致体内药物相互作用。

【药动学】本品从局部皮肤少量吸收，血浆蛋白结合率在 99%以上，血浆消除半衰期为 1～2 小时，代谢产物随尿液排泄。

【观察指标】

1. 监控治疗效果。对于类风湿关节炎或骨关节炎，可能需要多达 3 周的治疗效果。

2. 观察并报告出血迹象（如瘀点、瘀斑、牙龈出血、大便带血或黑便、尿液浑浊或带血）。

【用药宣教】

1. 避免接触眼和其他黏膜（如口腔黏膜、鼻黏膜等黏膜）。

2. 如使用本品 7 日局部疼痛未缓解，应及时就医。

樟脑

【类别】关节和肌肉痛局部用药。

【作用机制】樟脑为皮肤刺激药，可增进局部血液循环以缓解肿胀，并有镇痛、止痒作用。

【适应证】

1. 搽剂、酊剂用于神经痛、肌肉痛或关节痛。

2. 软膏剂用于冻疮及瘙痒性皮肤病。

【禁用与慎用】

1. 不得用于皮肤破溃处。

2. 避免接触眼和其他黏膜（如口腔黏膜、鼻黏膜等）。

3. 孕妇及哺乳期妇女慎用。

4. 对本品过敏者禁用，过敏体质者慎用。

【给药途径和剂量】局部外用，取适量药物涂搽于患处，并轻轻揉搓，每日 2～3 次。

【不良反应】偶见皮肤过敏反应。

【相互作用】尚不明确。

【药动学】尚不明确。

【用药宣教】

1. 避免接触眼和其他黏膜（如口腔黏膜、鼻黏膜等）。

2. 用药部位如有烧灼感、红肿等情况，应停药，并将局部药物洗净。

3. 酊剂用后拧紧瓶盖。

第三节　肌肉松弛药

阿曲库铵

【类别】肌肉松弛药。

【妊娠安全等级】C。

【作用机制】本品为高度选择性、竞争性（非去极化型）神经肌肉接头阻断剂，主要通过竞争胆碱能受体，阻断乙酰胆碱的传递而起作用，在血浆 pH 和体温下霍夫曼消除而自然降解。

【适应证】用于各种外科手术中全身麻醉期间的骨骼肌松弛，也适用于气管内插管时所需的肌肉松弛。

【禁用与慎用】对本品过敏者禁用。

【给药途径和剂量】气管内插管剂量为 0.4～0.5mg/kg，术中肌肉松弛维持剂量为 0.07～0.1mg/kg；吸入麻醉药对其增强作用较小，肌肉松弛维持剂量基本不变。

【配伍禁忌】本品不宜与硫喷妥钠等碱性药物混合应用。

【不良反应】本品无明显的迷走神经或神经节阻断作用，与大多数神经肌肉阻断药一样，在某些过敏体质的患者可能有组胺释放，引起一过性皮肤潮红等。大剂量快速注射（1mg/kg）可引起心动过速、组胺释放、低血压，还可引起支气管痉挛。

【相互作用】

1. 本品的肌肉松弛效应可被胆碱酯酶抑制剂新斯的明拮抗。

2. 本品与吸入麻醉药、氨基糖苷类、多肽类抗生素、锂盐、镁盐、普鲁卡因胺及奎尼丁合用，可增强其肌肉弛松作用。

【药动学】静脉注射后 1～2 分钟显效，3～5 分钟肌肉松弛作用达高峰，作用时间可维持 15 分钟。其消除途径是通过霍夫曼消除（约占 45%，霍夫曼消除是在生理 pH 及温度下季铵类自发水解而消除）和被血浆中丁酰胆碱酯酶（假性胆碱酯酶）水解，代谢物无活性。本品与血浆蛋白结合率约为 80%。主要代谢物从尿液及胆汁中排泄，半衰期约为 20 分钟。

【用药宣教】本品可使呼吸肌和其他骨骼肌麻痹，应在麻醉医师监护且必须备有相应的气管内插管、人工呼吸用的合适设备，方可使用。

【观察指标】各项生命体征。

氯化琥珀胆碱

【类别】肌肉松弛药。

【妊娠安全等级】C。

【作用机制】本品与烟碱样受体结合后，产生稳定的去极化作用，引起骨骼肌松弛。

【适应证】用于各种外科手术中全身麻醉期间的骨骼肌松弛，也适用于气管内插管时所需的肌肉松弛。

【禁用与慎用】

1. 脑出血、青光眼、视网膜脱离、白内障摘除术、低血浆胆碱酯酶、严重创伤大面积烧伤、上运动神经元损伤的患者及高钾血症患者禁用。

2. 使用抗胆碱酯酶药者慎用。

3. 严重肝功能不全、营养不良、晚期癌症、严重贫血、年老体弱、严重电解质紊乱等患者慎用。

4. 不具备控制或辅助呼吸条件时，严禁使用。

5. 忌在患者清醒状态下给药。

【给药途径和剂量】气管内插管剂量为 0.4～0.5mg/kg；术中肌肉松弛维持剂量为 0.07～0.1mg/kg；吸入麻醉药对其增强作用较小，肌肉松弛维持剂量基本不变。

【配伍禁忌】本品在碱性溶液中分解，故不宜与硫喷妥钠混合注射。

【不良反应】可见高钾血症、心动过缓、结性心律失常和心搏骤停、眼内压升高、胃内压升高、恶性高热、术后肌痛、肌张力增强。

【相互作用】

1. 下列药物可降低假性胆碱酯酶活性，而增强本品的作用：①抗胆碱酯酶药；②环磷酰胺、氮芥、噻替哌等抗肿瘤药；③普鲁卡因等局部麻醉药；④单胺氧化酶抑制剂、雌激素等。

2. 与下列药物合用也需要谨慎，如吩噻嗪类、普鲁卡因胺、奎尼丁、卡那霉素、多黏菌素 B、新霉素等有去极化型肌肉松弛作用，能增强本品作用。

【药动学】静脉注射后 1～2 分钟显效，3～5 分钟肌肉松弛作用达高峰，作用时间可维持 15 分钟，即为血液和肝中的丁酰胆碱酯酶（假性胆碱酯酶）水解，先分解成琥珀酰单胆碱，再缓缓分解为琥珀酸和胆碱，成为无肌肉松弛作用的代谢物，只有 10%～15%的药量到达作用部位，约 2%以原形，其余以代谢物的形式随尿液排泄。本品与血浆蛋白结合率约为 80%。主要代谢物从尿液及胆汁中排泄，半衰期约为 20 分钟。本品消除的两种途径皆不依赖于肝肾功能，故适用于肝肾功能不全者。

【观察指标】

1. 用药前检查血清电解质、酸碱平衡和肾功能。

2. 监测血压、脉搏和呼吸，并评估患者是否从神经肌肉阻滞的作用中恢复，这可以通过自然呼吸或深呼吸和咳嗽，睁大眼，抬头保持口腔闭合，握力是否充分的能力证明是否正常。

【用药宣教】从神经肌肉阻滞恢复通常在给药后 35～45 分钟开始，并且在约 1 小时内完成。患有心血管疾病患者、水肿状态者和老年人的恢复时间可能会延迟。

维库溴铵

【类别】肌肉松弛药。

【妊娠安全等级】C。

【作用机制】本品为竞争性非去极化肌肉松弛药，通过竞争胆碱能受体起阻断乙酰胆碱的作用。

【适应证】主要作为全身麻醉辅助用药，用于全身麻醉时气管内插管及手术中的松弛肌肉。

【超说明书用药】连续输注以促进机械通气。

【禁用与慎用】

1. 对本品或溴离子有过敏史者禁用。

2. 使用抗胆碱酯酶药者慎用。

3. 严重肝功能不全、营养不良、晚期癌症、严重贫血、年老体弱、严重电解质紊乱等患者慎用。

4. 不具备控制或辅助呼吸条件时，严禁使用。

5. 忌在患者清醒状态下给药。

【给药途径和剂量】本品仅供静脉注射或静脉滴注使用。

1. 为便于插管可静脉注射本品 0.08～0.1mg/kg。

2. 用于其他方面，有时须使用较高剂量（0.15～0.3mg/kg）。

3. 用于剖宫产或新生儿手术的剂量不应超过 0.1mg/kg。

4. 必要时给予维持剂量 0.02～0.03mg/kg 或 0.01～0.015mg/kg。

5. 维持剂量也可以输注本品 0.05～0.08mg/（kg・h），但必须事先静脉推注本品 0.04～0.1mg/kg。

6. 对正在减肥的患者，其用量酌减。

7. 5 个月以上的儿童可使用成年人用量；不过，1 岁以上的儿童对本品可能具有更快的效应，用于插管的剂量应低于成年人。新生儿或 5 个月以上的儿童开始应给予试验剂量 0.01～0.02mg/kg，依据反应情况继续给药。

8. 合用吸入全身麻醉药时，本品应适量减量。

【配伍禁忌】本品在碱性溶液中分解，故不宜与硫喷妥钠混合注射。

【不良反应】骨骼肌无力，恶性高热。呼吸系统：呼吸抑制。

【相互作用】

1. 氨基糖苷类、杆菌肽、多黏菌素 B、克林霉素、利多卡因、镁盐、奎尼丁、奎宁、苯丙胺、维拉帕米可增加本品的神经肌肉阻滞作用。

2. 利尿药可能会增加或减少本品的神经肌肉阻滞作用。

3. 锂可延长本品神经肌肉阻滞的持续时间。

4. 麻醉镇痛药会增加呼吸抑制的可能性。

5. 琥珀酰胆碱可增加神经肌肉阻滞作用深度。

6. 苯妥英钠可能抵抗或逆转本品的神经肌肉阻滞作用。

【药动学】静脉注射后1.5～2分钟开始起效，作用持续时间为20～30分钟，个体间存在差异。本品有60%～90%与血浆蛋白结合。透过胎盘的药量很小。其血浆浓度以双相方式下降，$t_{1/2\alpha}$为3.3～9分钟，$t_{1/2\beta}$为31～80分钟。本品部分在肝内代谢，大部分原形药和代谢物经胆汁随粪便排出，小部分随尿液排出。肾功能正常的患者对本品的清除率为2.9～6.4ml/（kg · min），肾功能不全患者为2.5～4.5ml/（kg · min），肝功能异常者为0.79～2.7ml/（kg · min）。

【观察指标】

1. 用药前检查血清电解质、酸碱平衡及肾功能和肝功能。

2. 至少每隔15分钟监测生命体征直至稳定，然后在接下来的2小时内每30分钟监测1次。还要监测呼吸道通畅性，直到确保患者已完全摆脱药物作用。注意呼吸的频率、深度和方式。

3. 通过自然呼吸或深呼吸和咳嗽，睁开眼并抬起头保持口腔闭合的能力及足够的握力来评估患者是否能从神经肌肉阻滞中恢复。

【用药宣教】患有心血管疾病患者、水肿状态者和老年人的恢复时间可能会延迟。

巴氯芬

【类别】肌肉松弛药。

【妊娠安全等级】C。

【作用机制】本品为解痉药，是γ-氨基丁酸（GABA）的衍生物，为作用于脊髓的骨骼肌松弛药、镇静剂。本品通过激动GABA β受体而使兴奋性氨基酸如谷氨酸、天冬氨酸的释放受到抑制，从而抑制单突触和多突触反射在脊髓的传递而起到解痉作用。

【适应证】用于多发性硬化症所引起的严重但可逆的肌肉痉挛；也用于感染、退行性病变、外伤或肿瘤引起的脊髓痉挛状态。

【超说明书用药】

1. 口服用于三叉神经痛，可在卡马西平或苯妥英钠无效时单独使用，也可与他们联合应用，以增强治疗效果。口服给药，从小剂量开始，逐步增量，初始剂量为每次5mg，每日3次，3日后改为每次10mg，每日3次，以后每3日增加1次剂量，每日总剂量增加15mg，每日最大剂量为40～80mg。

2. 用于呃逆的治疗。

【禁用与慎用】

1. 已知对本品或其他任何的辅料过敏者禁用。

2. 患有消化性溃疡（包括有消化性溃疡病史）、脑血管病或呼吸功能不全、肝功能不全的患者，应慎用巴氯芬片。

3. 慎用于肾功能不全的患者，尤其是肾衰竭晚期患者。

4. 对已有括约肌张力增强的患者，可能会发生急性尿潴留。所以对于这样的患者，应该慎用本品。

【给药途径和剂量】通常情况下，成年人服用巴氯芬的日最佳剂量为30～75mg，分3～5次服用。个别病例的日剂量最高可达到100mg。儿童的开始剂量一般为每日0.3mg/kg。

【不良反应】

1. *中枢神经系统* 治疗开始时常出现日间镇静、嗜睡和恶心等不良反应，偶然出现口干、呼吸抑制、头晕、无力、虚脱、精神错乱、晕眩、恶心、呕吐、头痛和失眠。

2. *神经病学和（或）精神学的表现* 偶见或罕见报道欣快、抑郁、感觉异常、肌痛、肌无力、共济失调、震颤、眼球震颤、调节紊乱、幻觉、噩梦，上述症状常难以与疾病本身的表现相区别，可能会降低惊厥阈，并引起惊厥发作，癫痫患者尤应注意。

3. *消化系统* 偶有轻度的胃肠功能紊乱（便秘、腹泻）。

4. *心血管系统* 偶会发生低血压、心血管功能降低。

5. *泌尿生殖系统* 偶见或罕见排尿困难、尿频、遗尿，这些常难以与疾病本身的表现相区别。

6. *其他* 罕见或个别病例有视力障碍、味觉障碍、多汗、皮疹、肝功能损害。

【相互作用】

1. 当本品和其他作用于中枢神经系统的药物同时使用时（含乙醇成分），会产生更强的镇静作用，呼吸抑制的风险也会相应增加，需要密切监测呼吸和心血管功能，特别是对心肺疾病或呼吸肌无力的患者。

2. 同时服用三环类抗抑郁药可能会增强本品的作用造成明显的肌肉张力降低。

3. 因为和降压药一起使用有可能会导致血压下降，所以必须相应调整降压药的使用剂量。

4. 帕金森病患者服用本品和左旋多巴时，已有报道表明，会出现精神恍惚、幻觉、头痛、恶心和易激惹。

5. 其他明显影响肾功能的药物会减少巴氯芬的排泄，引起毒性反应。

【药动学】本品口服后迅速几乎完全被吸收，约在口服后 3 小时达血药峰值，吸收的速率和程度因人而异，甚至与剂量成反比。本品可透过血-脑屏障，脑脊液中的药物浓度相当于血药浓度的 12%。蛋白结合率为 30%。约 80%用量的原形药随尿液排出，约 15%在肝内被代谢。血中终末半衰期为 3～4 小时，脑脊液中的半衰期约为 5 小时。

【观察指标】

1. 定期对肝病或糖尿病患者进行适当的实验室检查以保证药物没有引起原发疾病的改变。

2. 对于患有精神分裂症、抑郁症或躁狂症、帕金森病，或存在意识模糊的患者，在使用本品治疗时应该特别谨慎，并且需要对患者进行密切的监测，因为上述病症有可能会加重。

【用药宣教】

1. 本品可能会导致眩晕、镇静、嗜睡和视觉干扰，应避免驾驶或使用机器设备。

2. 不应突然停止用药，特别是在长期用药之后，可能会引发焦虑、意识错乱、幻觉、躁狂或惊厥（癫痫持续状态）、运动障碍等。

复方氯唑沙宗

【类别】肌肉松弛药。

【作用机制】本品为氯唑沙宗与对乙酰氨基酚的复方制剂。

【适应证】各种急性骨骼肌损伤。

【禁用与慎用】对氯唑沙宗或对乙酰氨基酚过敏者禁用。

【给药途径和剂量】每片含氯唑沙宗 0.125g、对乙酰氨基酚 0.15g 的制剂，每次 2 片，每日 3～4 次，疗程 10 日。每片含氯唑沙宗 0.25g、对乙酰氨基酚 0.3g 的制剂，每次 1 片，每日 3 次，饭后服用，疗程 7 日。

【不良反应】偶见轻度的嗜睡、头晕、恶心、心悸、无力、上腹痛等，上述不良反应一般较轻微，可自行消失或停药后缓解。

【相互作用】本品与吩噻嗪类、巴比妥酸类衍生物等中枢抑制剂及单胺氧化酶抑制剂合用时，应减少本品用量。

【药动学】同“氯唑沙宗”“对乙酰氨基酚”。

【观察指标】监测治疗效果，如 5 日内无效，应及时就医。

【用药宣教】

1. 不得与其他非甾体抗炎药同时使用，需注意其他复方制剂中是否含有非甾体抗炎药成分。

2. 本品为对症治疗药物，用药不得超过 5 日。

3. 用药后如果尿液呈橘黄色或淡粉红色，是正常现象。

罗库溴铵

【类别】肌肉松弛药。

【妊娠安全等级】C。

【作用机制】本品是起效迅速、中时效的非去极化肌肉松弛药，具有该类药物所有的药理作用特性（箭毒样作用），通过与运动终板处 N 型乙酰胆碱受体竞争性结合产生作用。

【适应证】本品为全身麻醉辅助用药，用于常规诱导麻醉期间气管内插管，以及维持术中骨骼肌松弛。

【禁用与慎用】

1. 对本品、溴离子或本品中任何辅料成分过敏者禁用。

2. 对其他肌肉松弛药过敏者慎用。

3. 神经肌肉疾病（如重症肌无力、肌无力综合征）或脊髓灰质炎患者慎用。

4. 肝和（或）胆道疾病患者、肾衰竭患者慎用。

【给药途径和剂量】

1. 成年人开始静脉注射 0.6mg/kg，维持剂量为 0.15mg/kg（静脉注射）；也可以输注方式维持肌肉松弛，其剂量为 0.3～0.6mg/（kg • h）。

2. 婴儿或＞1 个月的儿童亦可给予与成年人相似的剂量，维持用药的次数可能更多一些。

3. 与卤代吸入全身麻醉药合用，剂量酌减。

4. 肝肾功能不全患者应调整剂量。

【配伍禁忌】与氯唑西林、苯巴比妥、地塞米松、地西泮、法莫替丁、呋塞米、红霉素、甲泼尼龙、甲氧苄啶、吗啡、氢化可的松、乳酸钠、头孢唑林、万古霉素、胰岛素、异戊巴比妥有配伍禁忌。

【不良反应】最常发生的不良反应（ADR）包括注射部位疼痛/反应、生命体征的改变和神经肌肉阻滞作用的延长。

【相互作用】

1. 以下药物能够影响非去极化肌肉松弛药的作用强度和作用时间　卤代挥发性麻醉药和乙醚、大剂量硫喷妥钠、甲乙炔巴比妥钠、氯胺酮、芬太尼、γ-羟基丁酸钠、依托咪酯及丙泊酚、抗菌药物（氨基苷类、林可霉素和多肽类抗生素、酰胺-青霉素族抗生素、四环素和大剂量甲硝唑等）、利尿药、维生素 B_1、单胺氧化酶抑制剂、奎尼丁、鱼精蛋白、α受体阻滞剂、镁盐、钙通道阻滞剂剂和锂盐等。

2. 下列药物可减弱本品的作用　新斯的明、依酚氯铵、嗅吡斯的明、氨基吡啶衍生物，长期应用类固醇激素、苯妥英钠或卡马西平。

【药动学】静脉注射后 1～2 分钟起效，作用持续 30～50 分钟。其血药浓度呈三室模型。起始分布期的半衰期为 1～2 分钟，继为较缓慢的分布期，其半衰期为 14～18 分钟。约 30%药物与血浆蛋白结合。消除半衰期约为 1.4 小时。24 小时内随尿液排出的药物占 30%，其余大部分经代谢后随胆汁排出。

【观察指标】建议采用适当的肌肉松弛监测技术，以评定肌肉松弛深度和恢复状况。

【用药宣教】

1. 给本品前先用适量阿托品，可防止过多流涎。

2. 肝功能不全患者能对抗本品的作用，用量应适当增加。

3. 如发生严重低血压，应予以补充液体。

米库氯铵

【类别】肌肉松弛药。

【妊娠安全等级】C。

【作用机制】本品是短效非去极化骨骼肌松弛药物，具有该类药物所有的药理作用特性（箭毒样作用），通过与运动终板处 N 型乙酰胆碱受体竞争性结合产生作用。

【适应证】本品可作为全身麻醉的辅助用药，使骨骼肌松弛，以利于气管内插管和机械通气。

【禁用与慎用】

1. 禁用于孕妇和已知或怀疑非典型血浆胆碱酯酶基因纯合子的患者。

2. 对其他神经肌肉阻滞剂过敏者慎用。

【给药途径和剂量】

1. 成年人首剂 0.07～0.15mg/kg，在 15 秒内静脉注射（哮喘或心脏病者可在 1 分钟内静脉注射），间隔 15 分钟可给予维持剂量 0.1mg/kg。

2. 2～12 岁儿童首剂给予 0.1mg/kg，6～7 分钟后可给予维持剂量 0.1mg/kg。

3. 老年人、肝肾功能不全或血浆胆碱酯酶缺乏的患者适当减少用量。

【配伍禁忌】不可与碱性药物如苯比妥钠类药物配伍。

【不良反应】

1. 心血管系统　短暂的动脉血压下降、低血压、心率增加和减少。

2. 皮肤　面部、颈部和（或）胸部暂时潮红（尤其是快速给药）。

【相互作用】

1. 可增强本品作用的药物包括恩氟烷、异氟烷、七氟醚和氟烷等。

2. 可增强或延长本品作用时间的药物包括氨基糖苷类、多黏菌素、大观霉素、四环素类、林可霉素和克林霉素、普萘洛尔、钙通道阻滞剂、利多卡因、普鲁卡因胺和奎尼丁、呋塞米、噻嗪类、甘露醇和乙酰唑胺、镁盐、氯胺酮、锂盐。

3. 可延长本品作用时间的药物包括抗有丝分裂药物、MAOI、碘依可酯、泮库溴铵、有机磷酸盐、抗胆碱酯酶和班布特罗。

4. 不能与去极化肌肉松弛药物如氯化琥珀胆碱合用。

【药动学】米库氯铵起效较快、作用时间短、恢复迅速、无蓄积作用，对自主神经及心血管系统无不良反应，消除半衰期为 2～3 分钟，消除不直接依赖肝功能和肾功能，仅少量经肾和肝消除，主要由血浆胆碱酯酶水解，其水解速度相当于琥珀胆碱的 88%。

【观察指标】

1. 仔细评估有神经肌肉疾病的患者，并在他们经历长时间的神经肌肉阻滞时，使用周围神经刺激器调整药物剂量。

2. 在有严重心血管疾病的患者或对组胺型介质释放（如哮喘）敏感度更高的患者中，仔细监测其血流动力学状态。

3. 监测血压是否明显下降，因为过量可能会增加血流动力学不良反应的风险。

【用药宣教】同“罗库溴铵”。

哌库溴铵

【类别】肌肉松弛药。

【妊娠安全等级】C。

【作用机制】本品是非去极化神经肌肉阻断剂，通过与递质乙酰胆碱竞争性结合横纹肌运动终板区的烟碱样受体，阻断运动神经和横纹肌间的信号传递过程，对心血管的影响极小。

【适应证】主要使用于全身麻醉过程中肌肉松弛，多用于时间较长的手术（20～30 分钟以上）的麻醉。

【超说明书用药】气管内插管的骨骼肌松弛。

【禁用与慎用】重症肌无力患者、对本品或溴离子过敏者禁用。

【给药途径和剂量】

1. 对于需要中度或较长时间手术的成年患者，可采用静脉给药方式，如果需要达到诱导插管的肌肉松弛状态，一般剂量为 0.06～0.08mg/kg；在与琥珀酰胆碱合用时，哌库溴铵用量为 0.04～0.06mg/kg。肾功能不全患者，本品剂量一般推荐不超过 0.04mg/kg。在重复给药时，重复剂量为最初剂量的 1/4～1/3。剂量增大，肌肉松弛时间延长。

2. 儿科手术和应用地西泮、氯胺酮、芬太尼等麻醉时，本品儿童用量建议为 0.08～0.09mg/kg 体重，新生儿用量建议为 0.05～0.06mg/kg 体重。以上剂量在外科手术中临床时效为 25～35 分钟，必要时追加初始剂量的 1/3，可延长 25～35 分钟的肌肉松弛效应。由于个体差异大，建议使用周围神经刺激器检测肌肉松弛情况。必要时可使用新斯的明或阿托品拮抗肌肉松弛作用。

【配伍禁忌】不推荐将本品与其他溶液或药物在同一注射器或输液袋中混合。

【不良反应】可见心动过缓、低血压。

【相互作用】

1. 下列药物可影响非去极化神经肌肉阻断剂的作用强度和（或）作用时间。

（1）吸入麻醉药（氟烷、甲氧氟烷、乙醚、安氟醚、异氟烷、环丙烷）。

（2）静脉麻醉药（氯胺酮、芬太尼、丙泮尼地、巴比妥酸盐）。

（3）大剂量局部麻醉药。

（4）其他非去极化肌肉松弛药。

（5）某些抗菌药物（氨基糖苷类和多肽类抗生素、咪唑类、甲硝唑等）。

（6）利尿药、β受体阻滞剂、维生素 B_1、单胺氧化酶抑制剂、胍类、鱼精蛋白、α受体阻滞剂、钙通道阻滞剂、镁盐。

（7）大多数抗心律失常药物，包括奎尼丁和静脉注射的利多卡因。

2. 应用本品后再给予去极化肌肉松弛药可以引起神经肌肉阻断作用的增强或减弱（取决于剂量、应用时间和个体敏感性）。

【药动学】静脉注射后 2～3 分钟起效，作用持续 30～120 分钟。本品主要（约 85%）随尿液排出。

【观察指标】

1. 监测血流动力学状态，小部分患者（<3%）发生了临床上明显的心动过缓、低血压和高血压。

2. 使用周围神经刺激器监测药物反应。

【用药宣教】同“罗库溴铵”。

替扎尼定

【类别】肌肉松弛药。

【妊娠安全等级】C。

【作用机制】本品为α_2受体激动剂，是结构与可乐定类似的中枢性肌肉松弛药。它通过增强运动神经元的突触前抑制而缓解痉挛。它对骨骼肌、神经肌肉接头或单突触的脊髓反射没有直接作用。

【适应证】用于降低因脑和脊髓外伤、脑出血、脑炎及多发性硬化症等所致的骨骼肌张力增高、肌痉挛和肌强直。

【禁用与慎用】对本品过敏者禁用，肝功能不全患者慎用；肾功能不全患者需减量。

【给药途径和剂量】

1. *用于疼痛性肌痉挛时*　口服，每次 2mg，每日 3 次。并根据年龄、症状酌情增减。

2. *用于中枢性肌强直时*　应根据患者需要而进行剂量调整。初始剂量不应超过 6mg/d（分 3 次服用），并可每隔半周或一周逐渐增加 2～4mg。通常 12～24mg/d（分 3～4 次服用）的用量已可获得良好的疗效；每日的总量不能超过 36mg。

【不良反应】可见嗜睡、疲乏、头晕、失眠、头痛、焦虑、恶心、口干、胃肠功能紊乱、低血压、心动过缓、肌肉疼痛和无力、一过性血清氨基转移酶升高、幻觉。

【相互作用】

1. 本品合用降压药、利尿药偶可引起低血压和心动过缓。

2. 临床研究显示，本品与氟伏沙明或环丙沙星同时使用时药动学参数（AUC、$t_{1/2}$、C_{max}、口服生物利用度）有所升高，而血浆清除率有所降低。这种药动学相互作用可能导致严重的不良事件。

【药动学】本品口服后迅速且完全被吸收，在 2～3 小时后可达血药峰值。其蛋白结合率为 30%左右。本品主要在肝内被代谢，并随尿液排出。半衰期为 3～5 小时。

【观察指标】

1. 实验室检查：在治疗的前 6 个月（基线，1 个月、3 个月和 6 个月）期间及之后定期监测肝功能（AST、ALT）。

2. 监测心血管状况并报告直立性低血压或心

动过缓。

【用药宣教】

1. 用药后，不建议进行驾驶、精细和高危险工作。

2. 长期大剂量使用后突然停药，会有短暂的戒断效应。

3. 本品会降低血压，出现直立性低血压。

4. 应饭后服用。

乙哌立松

【类别】肌肉松弛药。

【作用机制】本品主要作用于脊髓，抑制脊髓反射，减轻肌梭的灵敏度，从而缓解骨骼肌的紧张。并且通过扩张血管而显示改善血流的作用，从多方面阻断肌紧张亢进←循环障碍←肌疼痛←肌紧张亢进这种骨骼肌的恶性循环。

【适应证】

1. *改善下列疾病的肌紧张状态* 颈肩臂综合征、肩周炎、腰痛症。

2. *下列疾病引起的痉挛性麻痹* 脑血管障碍、痉挛性脊髓麻痹、颈椎病、手术后遗症（包括脑、脊髓肿瘤）、外伤后遗症（脊髓损伤、头部外伤）、肌萎缩性侧索硬化症、婴儿大脑性轻瘫、脊髓小脑变性症、脊髓血管障碍、亚急性脊髓神经病（SMON）及其他脑脊髓疾病。

【禁用与慎用】

1. 对本品中任何成分有过敏史的患者禁用。

2. 严重肝肾功能不全患者禁用。

3. 肝功能不全患者、孕妇慎用。

【给药途径和剂量】饭后口服。通常成年人每次 50mg，每日 3 次，或遵医嘱。

【不良反应】

1. *出现下列不良反应时应立即停止用药* 休克、肝功能异常、肾功能异常、血液学检查异常（包括红细胞计数、血红蛋白）。

2. *可能出现下列不良反应* 皮疹、瘙痒、失眠、头痛、困倦、身体僵硬、四肢麻木、知觉减退、四肢发颤、恶心、呕吐、食欲缺乏、胃部不适、口干、便秘、腹泻、腹痛、腹胀、口腔炎、尿闭、尿失禁、尿不尽、四肢无力、站立不稳、全身倦怠、头晕、肌张力减退、颜面热感、出汗等。

【相互作用】类似药物盐酸甲苯哌丙酮与甲氧卡巴莫合用时，曾有眼调节障碍的报道。

【药动学】口服后，几乎全部由消化道吸收，健康成年人一次口服 150mg 后 1.6～1.9 小时血药浓度达最高峰，峰浓度 7.5～7.9ng/ml，半衰期 1.6～1.8 小时；约 43%排至胆汁中，进入肠肝循环；大部分在 24 小时内以非活性羧酸型代谢物形式排出体外，77%随尿液排出，21%随粪便中排出。

【观察指标】

1. 肝肾功能。

2. 血细胞。

3. 休克表现。

【用药宣教】

1. 饭后服用。

2. 如出现四肢无力、站立不稳、困倦等症状，应减量或停药，用药后不应从事驾驶车辆等危险性机械操作。

第四节 抗痛风药

别嘌醇

【类别】抗痛风药。

【妊娠安全等级】C。

【作用机制】本品是抑制尿酸合成的药物。别嘌醇及其代谢产物氧嘌呤醇均能抑制黄嘌呤氧化酶，阻止次黄嘌呤和黄嘌呤代谢为尿酸，从而减少了尿酸的生成，使血和尿中的尿酸含量降至溶解度以下水平，防止尿酸形成结晶沉积于关节及其他组织内，也有助于痛风患者组织内的尿酸结晶重新溶解。别嘌醇亦通过对次黄嘌呤-鸟嘌呤磷酸核酸转换酶的作用抑制体内新的嘌呤合成。

【适应证】原发性和继发性高尿酸血症，尤其是尿酸生成过多而引起的高尿酸血症，反复发作或慢性痛风，痛风石，尿酸性肾结石和（或）尿酸性肾病，有肾功能不全的高尿酸血症。

【禁用与慎用】对本品过敏、严重肝肾功能不全和明显血细胞低下者禁用。

【给药途径和剂量】

1. *成年人*

（1）慢性痛风：开始每日 100mg，分 2～3 次服用，继后每隔 1 周增加 100mg/d，直至血清尿酸浓度降至 60μg/ml。

（2）轻度痛风：平均每日 200～300mg，分 2～3 次，餐后服。

（3）较重的痛风：每日 400～600mg，分 2～3 次，餐后服。

（4）继发性高尿酸血症：成年人开始使用 200mg，每日 3 次，于化疗或放疗开始前 2～3 日服用，并按需要调整剂量，常用剂量每日300～400mg。

（5）缓释片：起始剂量为250mg，每日1次。

（6）静脉滴注，每日200～400mg/m^2，最大剂量为每日600mg/kg。肝酐清除率为10～20ml/min者，可给予每日200～400mg/m^2；肝酐清除率为3～9ml/min者，可给予每日100mg/m^2；肝酐清除率＜3ml/min者，可给予100mg/m^2，适当延长给药间隔。

2. 儿童

（1）原发性高尿酸血症：8mg/（kg·d）。

（2）继发性高尿酸血症（抗肿瘤治疗时）：6岁以内每次50mg，每日1～3次；6～10岁，每次100mg，每日1～3次。静脉滴注，起始剂量为200mg/m^2，可根据耐受性和反应调整剂量。

【配伍禁忌】与阿米卡星、两性霉素B、卡莫司汀、头孢噻肟钠、氮芥、盐酸氯丙嗪、盐酸西咪替丁、克林霉素磷酸酯、阿糖胞苷、达卡巴嗪、盐酸柔红霉素、盐酸苯海拉明、盐酸多柔比星、盐酸多西环素、达哌啶醇、氟哌利多、氟尿苷、硫酸庆大霉素、乳酸氟哌啶醇、盐酸羟嗪、盐酸伊达比星、亚胺培南、西司他丁钠、甲泼尼龙、盐酸甲氧氯普胺、盐酸米诺环素、盐酸纳布啡、硫酸奈替米星、盐酸昂丹司琼、盐酸哌替啶、丙氯拉嗪、异丙嗪、碳酸氢钠、链佐星、硫酸妥布霉素和长春瑞滨有配伍禁忌。

【不良反应】

1. 最常见的为皮疹（主要是斑丘疹），发生率为3%～9%。

2. 常见恶心、呕吐、腹痛、腹泻等，发生率为1%～3%。

3. 有手足麻木、刺痛、乏力等周围神经炎表现。

4. 有可能发生血管炎、中毒性表皮坏死松解症、肝功能及肾功能损害、骨髓抑制、白细胞或全血细胞增多等，但均属偶见或罕见。

5. 偶可发生脱发、头痛、眩晕、嗜睡。

【相互作用】

1. 本品能抑制巯嘌呤或硫唑嘌呤的代谢，导致其毒性增大，合用时应减小后者的剂量至常规剂量的1/4。

2. 本品能延长香豆素和口服降糖药氯磺丙脲的血浆半衰期，增强其作用，合用时应减小后者的剂量。

3. 本品能增加阿糖胞苷或环磷酰胺等抗肿瘤药物的毒性，两药合用时出现贫血、恶心、紫癜、震颤等，应避免同时应用。

4. 本品可延长丙磺舒的血浆$t_{1/2}$，丙磺舒则增加本品代谢物别黄嘌呤的排泄，两药合用时应减少丙磺舒的剂量，增加本品的剂量。

5. 本品与青霉素、氨苄西林合用时，可促使皮疹发生率升高，或加重皮肤损害，应避免联合使用。

6. 本品与尿酸化药物合用时，可增加肾结石形成的可能性。

7. 饮酒、噻嗪类利尿药等可增加尿酸浓度，使用本品时要调整剂量。

【药动学】本品口服后在胃肠道内吸收完全，2～6小时血药浓度可达峰值，在肝脏内代谢为有活性的氧嘌呤醇，两者都不能和血浆蛋白结合。本品的半衰期为14～28小时，与氧嘌呤醇均由肾脏排出。并用促尿酸排泄药可促进氧嘌呤醇的排泄，但肾功能不全时其排出量减少。

【观察指标】

1. 监测治疗效果，通常正常血清和尿中尿酸水平降低需要1～3周。

2. 监测急性痛风发作的症状，最有可能在治疗的前6周内发生。

3. 监测每周1～2周的血清尿酸水平，以检查剂量是否足够。在开始治疗之前进行基线血常规、肝功能和肾功能检查，然后每月进行1次，特别是在最初的几个月中。定期检查尿液pH。

4. 开始治疗后2～4周可能发生威胁生命的毒性综合征（肾功能受损更常见），通常伴有不适、发热和疼痛、弥漫性红斑、皮疹脱屑、肝功能障碍、嗜酸性粒细胞增多和恶化。

【用药宣教】

1. 本品必须在痛风性关节炎的急性炎症症状消失后（一般在发作后2周左右）才开始应用。

2. 服药期间应多饮水，并使尿液呈中性或碱性，以利尿酸排泄。喝足够的液体以产生至少2000ml/d的尿量（液体摄入量至少3000ml/d）。如出现尿量减少、尿液浑浊、尿液颜色或气味异常、排尿疼痛或不适等情况，向医师报告。

3. 立即报告瘙痒或皮疹的发作。如果出现皮疹，即使经过5周或以上（据报道长达2年）的治疗，也应停止药物治疗。

4. 尽量减少眼受到紫外线或阳光的照射，因为这可能会使白内障发展。

5. 在知道对药物的反应之前，勿驾驶或从事潜在的危险活动。

6. 哺乳期妇女使用时应暂停哺乳。

秋水仙碱

【类别】抗痛风药。

【妊娠安全等级】C。

【作用机制】本品与中性粒细胞微管蛋白的亚单位结合而改变细胞膜功能，包括抑制中性粒细胞的趋化、黏附和吞噬作用；抑制磷脂酶 A_2，减少单核细胞和中性粒细胞释放前列腺素和白三烯；抑制局部细胞产生白介素-6 等，从而达到控制关节局部疼痛、肿胀及炎症反应的目的。

【适应证】治疗痛风性关节炎的急性发作，预防复发性痛风性关节炎的急性发作。

【超说明书用药】

1. 用于控制贝赫切特综合征（又称白塞病、白塞综合征）的症状，常用剂量为 0.5mg，每日 2～3 次。

2. 用于口腔颌面部淀粉样变性治疗，口服，常规剂量为每次 0.5～0.6mg，每日 2mg，分次服用。

3. 用于掌跖脓疱病，口服秋水仙碱，每日 1～2mg，病情缓解后给予维持量，每日 0.5～0.75mg。

4. 用于椎间盘突出症，先用秋水仙碱静脉注射 1 周，每日 1mg，然后改口服，每日 0.6～1.2mg，病情缓解后以小剂量维持。

【禁用与慎用】

1. 对本品过敏者禁用。

2. 年老、体弱及伴有心、肝、肾或胃肠道疾病的患者慎用。

3. 儿童的有效性及安全性尚未确定。

【给药途径和剂量】口服。急性期：成年人每 1～2 小时服用 0.5～1mg，直至症状缓解，或出现腹泻。24 小时不宜超过 6mg（12 片）。预防：每日 0.5～1mg，分次服用。

【不良反应】

1. 本品毒性大，最常见的不良反应有恶心、呕吐、腹痛和腹泻。

2. 本品抑制骨髓造血功能，长时间用药可引起粒细胞和血小板减少、再生障碍性贫血。

3. 急性中毒可出现咽部灼痛、血性腹泻、血尿、少尿、休克等。

【相互作用】

1. 本品可增强中枢神经抑制剂（如镇静催眠药、安定药、解热镇痛药及麻醉性镇痛药）的作用。

2. 本品可降低抗凝药、降压药的作用。

3. 本品合用环孢素可能发生肌痛及横纹肌溶解，尤其肾功能不全患者。

4. 肾移植患者采用本品治疗后，环孢素的血药浓度升高，产生肾毒性。

【药动学】口服后本品在胃肠道迅速吸收，血浆蛋白结合率低，仅为 10%～34%，服药后 0.5～2 小时血药浓度达峰值。口服 2mg 的血药峰值为 2.2ng/ml。分离出的中性粒细胞内的药物浓度高于血药浓度并可维持 10 日之久。本品在肝内代谢，通过胆汁及肾脏（10%～20%）排出。肝病患者从肾脏排泄增加。停药后药物排泄持续约 10 日。

【观察指标】

1. 建议对血清尿酸和肌酐及血常规进行基线和定期测定，包括血红蛋白、血小板计数、血清电解质和尿液分析。

2. 监测秋水仙碱毒性的早期迹象，包括无力、腹部不适、厌食、恶心、呕吐和腹泻，无论给药途径如何。如出现上述症状，向医师报告。为避免发生更严重的毒性反应，应立即停药直至症状消退。

3. 监视患者一天的液体出入量（在急性痛风发作期间），大量摄入液体可促进排泄并减少肾脏和输尿管中晶体形成的危险。

4. 治疗反应，关节痛和肿胀通常在 8～12 小时消退，通常在口服治疗后 24～72 小时和静脉注射后 6～12 小时消失。

【用药宣教】

1. 出现胃肠道症状或骨髓抑制的迹象（恶心、咽喉痛、牙龈出血、口疮、发热、乏力、不适、异常出血或瘀青）立即就诊。

2. 避免饮用发酵的饮料，如啤酒和葡萄酒，以免引发痛风。

3. 哺乳期妇女使用时应暂停哺乳。

苯溴马隆

【类别】抗痛风药。

【作用机制】本品属苯并呋喃衍生物，为促尿酸排泄药，主要是通过抑制肾小管对尿酸的重吸收，从而降低血中尿酸浓度。

【适应证】原发性高尿酸血症、痛风性关节炎间歇期及痛风结节等。

【禁用与慎用】

1. 对本品中任何成分过敏者禁用。

2. 至重度肾功能不全者（肾小球滤过率低于 20ml/min）及肾结石患者禁用。

3. 妇、有可能妊娠妇女禁用。

【给药途径和剂量】成年人每次口服 50mg，

每日 1 次，早餐后服用。用药 1～3 周检查血清尿酸浓度，在后续治疗中，成年人和 14 岁以上的年轻人每日 50～100mg。

【不良反应】

1. 胃肠反应：恶心及腹部不适等。

2. 引起肾结石和肾绞痛。

3. 诱发关节炎急性发作。

4. 罕见发热、皮疹和肝功能不全或肾功能不全。

【相互作用】本品的促尿酸排泄作用可因水杨酸盐而减弱，被抗结核药吡嗪酰胺（主要经肾小球滤过排泄）抵消。

【药动学】健康成年人口服 50mg，2～3 小时后达血药浓度峰值，4～5 小时尿酸清除率达最大值，半衰期为 12～13 小时，本品主要以原形药形式随尿液及粪便排泄。

【观察指标】肾功能及血和尿中尿酸的变化。

【用药宣教】

1. 服用过程中应多饮水，碱化尿液。本品对肾功能下降，血肌酐大于 130μmol/L 者仍然有效，但必须保持每日尿量在 2000ml 以上。

2. 必须在痛风性关节炎的急性症状控制后才能应用本品。

3. 定期检测肾功能及血和尿尿酸的变化。

4. 早餐后服，同时加服碳酸氢钠，每日 3g。

5. 哺乳期妇女使用时应暂停哺乳。

非布司他

【类别】抗痛风药。

【妊娠安全等级】C。

【作用机制】本品为黄嘌呤氧化酶抑制剂，通过抑制尿酸合成降低血清尿酸浓度。非布司他常规治疗浓度下不会抑制其他参与嘌呤和嘧啶合成与代谢的酶。

【适应证】用于痛风患者高血酸血症的长期治疗。不推荐用于无临床症状的高尿酸血症患者。

【禁用与慎用】

1. 本品禁用于正在接受硫唑嘌呤、巯嘌呤治疗的患者。

2. 肝肾功能不全患者慎用。

【给药途径和剂量】口服推荐剂量为 40mg 或 80mg，每日 1 次。

【不良反应】主要为肝功能异常、恶心、关节痛、皮疹。

【相互作用】禁与硫唑嘌呤、巯嘌呤合用，慎与茶碱合用。

【药动学】口服给药后，吸收率至少为 49%。服药后 1～1.5 小时达最大血药浓度。血浆蛋白结合率约为 99.2%（主要和血清白蛋白结合）。本品体内被广泛代谢，通过与尿苷二磷酸葡萄糖醛酸转移酶（UGT）结合，通过 CYP 系统、非 P450 酶系统进行氧化。本品通过肝脏和肾脏途径进行消除。平均终末消除半衰期为 5～8 小时。

【观察指标】

1. 肝功能、肾功能。

2. 开始非布司他治疗 2 周后，就可评估血尿酸水平是否达到目标值。

【用药宣教】

1. 在服用本品的初期，可能会引起痛风的发作，这是因为血尿酸水平的改变导致组织沉积的尿酸盐被动员出来。为预防服用本品起始阶段的痛风发作，建议同时服用非甾体抗炎药或秋水仙碱。

2. 治疗期间，如果痛风发作，无须中止非布司他治疗。

第五节　治疗骨病的药物

阿仑膦酸钠

【类别】治疗骨病的药物。

【妊娠安全等级】C。

【作用机制】本品对骨吸收部位特别是破骨细胞作用的部位有亲嗜性，不影响破骨细胞的聚集或黏附，能抑制破骨细胞活性。

【适应证】

1. 用于治疗绝经后妇女的骨质疏松症，以预防髋部和脊柱骨折（椎骨压缩性骨折）。

2. 用于治疗男性骨质疏松以增加骨量。

【禁用与慎用】

1.导致食管排空延迟的食管异常者、不能站立或坐直至少 30 分钟者、低钙血症者禁用。

2. 患有活动性上消化道疾病如吞咽困难、食管疾病、胃炎、十二指肠炎或溃疡患者，孕妇及哺乳期妇女慎用。

3. 肌酐清除率＜35ml/min 者不推荐使用本品。儿童不宜使用。

【给药途径和剂量】口服，每周 1 次，每次 70mg。

【不良反应】主要有胃肠道反应、肌肉骨骼疼痛、头痛、味觉倒错。

【相互作用】同时服用钙剂、抗酸药物和其他口服药物可能会干扰本品吸收。因此，患者在服用本品以后，必须等待半小时后才可服用其他药物。

【药动学】空腹及标准早餐前2小时给予本品5～70mg，其平均口服生物利用度在女性为0.64%，在男性口服10mg为0.6%，两者相似。静脉给予大鼠1mg/kg后，其瞬间分布于软组织，但接着迅速再分布于骨组织或通过尿液排泄。其血浆蛋白结合率约为78%。单次性静脉给予^{14}C标记的本品，约50%的放射活性在72小时内随尿液排泄，粪便中没有或只有很少量的放射性活性。其肾清除率为71ml/min，全身清除率不超过200ml/min。静脉给药后6小时内，其血药浓度下降95%以上。其在人体内的终末半衰期估计大于10年，提示本品从骨骼中释放。

【观察指标】

1. 在使用本品治疗期间应监测血清钙。

2. 治疗初期应进行骨密度测量，并在联合服用本品和糖皮质激素6～12个月之后重复测量骨密度。

3. 定期监测肾功能和肝功能。如果肌酐清除率＜35ml/min，则应停药。

【用药宣教】

1. 每周固定的1天晨起时使用，本品必须在每日第1次进食、喝饮料或应用其他药物治疗之前的至少30分钟，用白水送服。

2. 开始本品治疗前，必须先纠正低钙血症。

3. 出现发热及严重的骨、关节和（或）肌肉疼痛，应停药。

4. 需补充足够的钙。

胆维丁

【类别】治疗骨病的药物。

【作用机制】具有调节钙、磷代谢和形成骨骼的作用，作用同维生素D_3。

【适应证】可用于维生素D缺乏症婴幼儿。

【禁用与慎用】胃肠道功能不正常时禁用。

【给药途径和剂量】将乳剂倒入适量（3～5倍）的含糖牛奶、豆浆或温开水中服用。每次1支（15mg），并根据病情轻重，相隔1个月再服1支，以每年不超过4支为宜。

【不良反应】偶见腹泻。

【相互作用】尚不明确。

【药动学】同“维生素D_3”。

【观察指标】本品可引起血钙升高，开始用药时建议每周监测血钙，如出现高血钙，停药至血钙恢复正常。

【用药宣教】用药后偶见腹泻，停药后可恢复正常。

利塞膦酸钠

【类别】治疗骨病的药物。

【妊娠安全等级】C。

【作用机制】本品能够与骨中羟基磷灰石结合，具有抑制骨吸收的作用。在细胞水平，本品抑制破骨细胞。

【适应证】本品用于治疗和预防绝经后妇女的骨质疏松症。

【禁用与慎用】

1. 对本品过敏者及低钙血症、维生素D缺乏症、严重肾功能不全（肌酐清除率＜30ml/min）者禁用。

2. 高磷酸血症、肝病与感染或其他原因有关的发热患者慎用。

【给药途径和剂量】口服，每日1次，每次5mg；或每次35mg，每周1次。

【不良反应】

1. 消化系统　本品可引起上消化道紊乱，表现为吞咽困难、食管炎、食管或胃溃疡，还可以引起腹泻、腹痛、恶心、便秘等。

2. 其他　如流感样综合征、头痛、头晕、皮疹、关节痛等。

【药动学】和其他膦酸盐一样，本品口服难吸收。在空腹状态下，平均生物利用度为0.63%，在早餐前1小时给药下降30%，在早餐前1.5小时给药则下降55%。未吸收的药物以原形药形式随粪便排出。24小时未吸收的50%的原形药随尿液排出。其余的原形药则贮于骨骼中，缓慢消除。

【观察指标】

1 定期检测血清钙、磷和碱性磷酸酶。

2. 仔细监测并立即报告胃肠道出血和低血钙的症状。

【用药宣教】

1. 至少餐前30分钟直立位服用，一杯（200ml左右）清水送服，服药后30分钟内不宜卧床。

2. 哺乳期妇女使用时应暂停哺乳。

氯膦酸二钠

【类别】治疗骨病的药物。

【妊娠安全等级】C。

【作用机制】本品是骨代谢调节剂，能进入骨基质羟基磷灰石晶体中，破骨细胞溶解晶体时，药物被释放，可抑制破骨细胞活性，并通过成骨细胞间接起抑制骨吸收作用。

【适应证】

1. 恶性肿瘤并发的高钙血症。
2. 溶骨性癌转移引起的骨痛。
3. 可避免或延迟恶性肿瘤溶骨性骨转移。
4. 各种类型骨质疏松症。

【超说明书用药】降低原发性甲状旁腺功能亢进症患者血钙，静脉注射，肾功能正常的成年患者，氯膦酸盐静脉滴注时，每日剂量为 300mg，应用 0.9%氯化钠注射液 500ml 或 5%葡萄糖注射液 500ml 稀释后滴注。

【禁用与慎用】

1. 对本品过敏者禁用。
2. 严重肾功能不全、骨软化症患者禁用。

【给药途径和剂量】

1. *恶性肿瘤患者* 每日 2.4g，可分 2～3 次服用，血清钙水平正常的患者，可减为每日 1.6g，若伴有高钙血症，可增至每日 3.2g，必须空腹服用，最好在进餐前 1 小时服用。

2. *早期或未发生骨痛的各类型骨质疏松症* 每日 0.4g，连用 3 个月为 1 个疗程，必要时可重复疗程。严重或已发生骨痛的各类型骨质疏松症，每日 1.6g，分 2 次服用，或遵医嘱。

3. *Paget 病* 每日 300mg，静脉滴注 3 小时以上，共 5 日，以后改口服。

4. *高钙血症* 每日 300mg，静脉滴注 3～5 日，或每次给予 1.5g 静脉滴注，血钙正常后改口服。

【配伍禁忌】与醋酸钙、泛酸钙、复方氯化钠、肝素钙、果糖酸钙、林格、硫酸镁、硫酸铜、氯化钙、氯化镁、门冬氨酸钙、门冬氨酸钾镁、钠钾镁钙葡萄糖、培氟沙星、葡萄糖酸钙、葡萄糖酸镁、葡萄糖酸锌、乳酸钙、乳酸林格、三磷酸腺苷二钠氯化镁、山梨醇铁、溴化钙、亚锡葡萄糖酸钙、亚叶酸钙、依地酸钙钠、异甘草酸镁、右旋糖酐铁、蔗糖铁、左亚叶酸钙等有配伍禁忌。

【不良反应】开始治疗时，患者可能会出现腹痛、腹胀和腹泻，少数情况下也会出现眩晕和疲劳，但通常随治疗继续而消失，有时可出现血清乳酸脱氢酶等肝酶水平升高、白细胞减少及肾功能异常等不良反应。

【相互作用】

1. 禁止与其他双膦酸盐同时使用。
2. 本品与非甾体抗炎药（NSAID）合用，最常见双氯芬酸，有引起肾功能不全的报道。
3. 由于发生低钙血症的风险增加，本品与氨基糖苷类药物同时使用时必须特别谨慎。
4. 曾有报道，本品与雌莫司汀磷酸盐同时使用，将使雌莫司汀磷酸盐的血清浓度增加，最高可增加 80%。

本品与二价阳离子可形成难溶性复合物。因此，本品不应与含有二价阳离子的食物或药物（如抗酸药或铁制剂）同时服用。

【药动学】本品的胃肠道吸收率低，约为 2%。但吸收迅速，单次给药后于 30 分钟内即可达到血清峰浓度。本品的血浆蛋白结合率低，分布容积为 20～50L。本品的血清消除表现为两个显著不同的时相：分布相半衰期约为 2 小时，而清除相却因本品与骨骼紧密结合而清除非常慢。本品主要经肾清除。在给药后几日内，吸收的本品约 80%出现在尿中。与骨结合的部分（约占吸收量的 20%）排泄更慢，肾清除率约为血浆清除率的 75%。本品静脉注射后作用迅速，给药后很快从血中清除，其清除由骨转化率所控制，血清半衰期为 2 小时，30%被骨吸收，70%以原形在 24 小时内随尿液排出，在动物（大鼠）骨内半衰期至少为 3 个月。

【观察指标】用药期间，应对血细胞计数、肾功能和肝功能进行监测。

【用药宣教】不能将本品与含有钙或其他二价阳离子的牛奶、食物或药物同服，以免减少本品的吸收。

帕米膦酸二钠

【类别】治疗骨病的药物。

【妊娠安全等级】D。

【作用机制】本品为双膦酸类药物，体外和动物实验表明本品可强烈抑制羟基磷灰石的溶解和破骨细胞的活性，对骨质的吸收具有十分显著的抑制作用。其对癌症的溶骨性骨转移所致的疼痛有镇痛作用，亦可用于治疗癌症所致的高钙血症。

【适应证】恶性肿瘤并发的高钙血症和溶骨性癌转移引起的骨痛。

【超说明书用药】原发性甲状旁腺功能亢进症，骨质疏松；预防骨密度降低，静脉滴注 4 小时，连用 3 日，1 个月为 1 个周期。

【禁用与慎用】

1. 对本品和双膦酸盐制剂有过敏史者禁用。
2. 本品不得与其他种类双膦酸类药物合用。
3. 儿童、孕妇禁用。

4. 肾功能不全者慎用。

【给药途径和剂量】

1. *治疗骨转移性疼痛*　临用前稀释于不含钙离子的0.9%氯化钠注射液或5%葡萄糖注射液中。静脉缓慢滴注4小时以上，浓度不得超过15mg/125ml，滴速不得大于15～30mg/2h。每次用药30～60mg。

2. *治疗高血钙血症*　应严格按照血钙浓度，在医师指导下酌情用药。

【配伍禁忌】本品必须用不含钙的液体稀释后立即静脉缓慢滴注，不可将本品直接静脉滴注。

【不良反应】

1. 最常见的不良反应是无症状低钙血症，流感样症状和轻度发热。

2. 少数患者可出现轻度恶心、胸痛、胸闷、头晕、乏力及轻微肝肾功能改变、注射部位局部反应、血象异常、低钙血症。

【相互作用】

1. 本品与其他潜在肾毒性药物合用时应予以注意。当本品与沙利度胺合用治疗多发性骨髓瘤时，发生肾功能恶化风险增加。

2. 本品与降钙素联合应用治疗严重高钙血症时，可产生协同作用，导致血清钙降低更为迅速。

【药动学】肿瘤患者以该品45mg溶于500ml 0.9%氯化钠注射液后静脉滴注4小时以上，滴注结束时血液浓度为0.96μg/ml，平均51%的药物以原形随尿液排泄；α和β半衰期分别为1.6小时和27.2小时。

【观察指标】

1. 评估注射部位是否出现血栓性静脉炎。

2. 在整个治疗过程中监测血清钙和磷酸盐水平、全血细胞和肾功能。

3. 监测低钙血症、低钾血症、低镁血症和低磷血症的症状。

4. 监测癫痫发作，尤其是患有癫痫者。

5. 监测生命体征。请注意，使用帕米膦酸盐可能会引起发热，这种现象是自限性的，即使持续治疗也通常会在48小时内消退。

【用药宣教】

1. 用于治疗高钙血症时，应同时补充液体，使每日尿量达2L以上。

2. 用药后可能出现发热和流感样症状。发热通常会自行消失而无须治疗。急性流感样反应通常只发生在第1次治疗时。

3. 如出现口腔麻痹、麻木和感觉异常，是低钙血症的迹象应立即向医师报告。

4. 哺乳期妇女使用时应暂停哺乳。

羟乙膦酸钠（依替膦酸二钠）

【类别】治疗骨病的药物。

【妊娠安全等级】C。

【作用机制】本品为双膦酸盐类骨代谢药，在低剂量时可抑制骨内羟基磷灰石晶体的生长和分解，并能直接削弱破骨细胞的活性，防止骨重吸收和降低骨转换率，增加骨密度。

【适应证】绝经后骨质疏松症、原发性和继发性骨质疏松症。

【禁用与慎用】

1. 肾功能不全者慎用，严重肾功能不全者禁用。

2. 骨软化症患者禁用。

3. 孕妇及哺乳期妇女慎用。

4. 本品可能影响骨生长，曾有长期服用引起佝偻病样症状的报道，应慎用。

【给药途径和剂量】口服，空腹服用、两餐间服用，200mg，每日2次。周期性给药，即服药2周后，停药11周，然后开始第2周期。停药期间需补充钙剂和维生素D_3。

【不良反应】

1. 偶见轻度胃部不适和便秘等胃肠道反应。

2. 尚可见口炎、咽喉灼热感、头痛、皮肤瘙痒、皮疹等。

【相互作用】服药2小时内，避免食用高钙食品（如牛奶或奶制品）及含矿物质的维生素或抗酸药。

【药动学】正常成年人一次口服20mg/kg，1小时后血清中浓度达到峰值，半衰期为2小时，24小时后为0.03g/ml，连续服药7日未见蓄积倾向。吸收率约为6%，进入体内后在骨及肾脏中浓度最高，随尿液排出8%～16%，随粪便排出82%～94%。

【观察指标】

1. 报告持续的恶心或腹泻；胃肠道不良反应可能会干扰适当的营养状况，因此需要及时进行治疗。

2. 监测肾功能受损患者的液体出入量、血清肌酐或尿素氮。

3. 定期进行血清钙和磷酸盐检测。

4. 监测低钙血症的迹象。潜在的低钙血症可通过血清钙值监测。

【用药宣教】

1. 服药 2 小时内，避免食用高钙食品（如牛奶或奶制品）及含矿物质的维生素或抗酸药。

2. 停药期间需补充钙剂及维生素 D_3。

3. 如果无法解释的疼痛突然发作，请立即通知医师。当每日服用 20mg/kg 超过 3 个月时，发生病理性骨折的风险增加。

4. 如果出现骨痛、活动受限、受累骨部位发热，请及时报告。

5. 哺乳期妇女使用时应暂停哺乳。

伊班膦酸

【类别】治疗骨病的药物。

【妊娠安全等级】C。

【作用机制】本品为双膦酸盐化合物，能特异性作用于骨组织，对骨骼的特异性选择作用是由于双膦酸盐对骨骼中的无机物具有高度亲和性。双膦酸盐通过抑制破骨细胞的活性起作用，但确切的作用机制尚不清楚。体内试验中，本品能预防性腺功能丧失、维 A 酸类化合物、肿瘤或肿瘤提取物导致的骨质破坏。

【适应证】肿瘤引起的病理性（异常）血钙升高（高钙血症）。

【禁用与慎用】

1. 低钙血症者禁用；低镁血症者慎用。

2. 对本品药物成分过敏和有严重肾脏疾病（如肾功能不全，血肌酐 5mg/dl，或 442μmol/L）者禁用。

3. 慎用于对其他双膦酸盐化合物过敏者。

4. 儿童、孕妇、哺乳期妇女慎用。

【给药途径和剂量】静脉给药通常应在医院中进行。接受本品治疗前必须给患者应用 0.9%氯化钠注射液充分水化。应同时考虑高钙血症的严重程度和肿瘤类型。对于大多数严重高钙血症（白蛋白纠正的血清钙浓度≥3mmol/L 或≥12mg/dl）患者，单次 4mg 的剂量是足够的。对于中度高钙血症（白蛋白纠正的血清钙浓度≤3mmol/L 或≤12mg/dl）患者，单次 2mg 有效。复发性高钙血症和首次治疗疗效不佳时可考虑重复用药。用药时将药物加入 0.9%氯化钠注射液 500ml 或 5%的葡萄糖注射液 500ml 中静脉滴注 2 小时。

【配伍禁忌】只可与 0.9%氯化钠注射液或 5%葡萄糖注射液混合，不能与含钙溶液混合静脉滴注。

【不良反应】

1. 静脉滴注本品后最常出现发热。个别报道出现流感样综合征包括发热、寒战、骨和（或）肌肉疼痛、低血钙、消化道反应（包括胃和小肠的不良反应）。

2. 对阿司匹林敏感的哮喘患者接受本品治疗，可能诱发支气管痉挛（喘息、呼吸困难）。

【相互作用】与氨基糖苷类药物同时应用时应谨慎，因为两者均可导致延迟性血钙降低。

【药动学】终末半衰期为 10～16 小时，总体清除率为 130ml/min；肾脏清除率为 88ml/min；肾脏重吸收率（0～32 小时）为 60%；表观分布容积为 150L。本品的体内清除过程分两相进行。静脉给药后部分以原形随尿液排出，其余部分与骨组织结合。

【观察指标】

1. 监测经白蛋白调整的血清钙、血清磷酸盐、血清碱性磷酸酶、禁食和 24 小时尿钙及血清电解质、肾功能。如果肌酐清除率＜30ml/min，则停用药物并通知医师。

2. 每 12～18 个月进行 1 次骨密度检测。

3. 监测上消化道不适的症状，尤其是同时使用非甾体抗炎药或阿司匹林时。

【用药宣教】

1. 每月同一天服用每月剂量（150mg）。如果错过了每月 1 次的剂量，并且下一个预定的剂量距离超过 7 日，则在第 2 日早晨服用 150mg 片剂，然后恢复原来的每月计划。不要在同一周服用 2 片 150mg 的药片。

2. 出现严重的骨骼/关节或肌肉疼痛；胃灼热，胸骨后疼痛，吞咽困难或疼痛立即就诊。

因卡膦酸二钠

【类别】治疗骨病的药物。

【妊娠安全等级】C。

【作用机制】本品为双膦酸盐类药物。国外临床研究结果显示，本品静脉滴注可以治疗恶性肿瘤引起的高钙血症。

【适应证】恶性肿瘤引起的骨转移疼痛。

【禁用与慎用】

1. 低钙血症患者禁用。

2. 严重肾功能不全者、身体状况极度不良的患者、心脏疾病患者、老年患者慎用。

【给药途径和剂量】应用 0.9%氯化钠注射液溶解后稀释于 500～1000ml 0.9%氯化钠注射液中，静脉滴注 2～4 小时。一般患者一次用量不超过 10mg，65 周岁以上患者推荐剂量为每次 5mg。

【配伍禁忌】 尚不明确。

【不良反应】 最常见的不良反应为发热。其他不良反应包括血压降低、意识障碍、急性肾功能不全、低血钙。

【相互作用】 本品与降钙类制剂合用时如出现血钙降低，表现出低钙血症症状时，应给予滴注钙剂。

【药动学】 健康成年人静脉滴注给药 2 小时，α和β半衰期分别为 0.26～0.40 小时和 1.58～1.98 小时，药动学呈线性，给药后 24 小时有 55%～70% 原形药随尿液排泄；肿瘤患者滴注 2 小时，至 24 小时有 10.5%药物以原形形式随尿液排出，未排出的药物大部分进入骨组织。动物实验表明，给药后迅速从循环系统清除，主要分布于骨骼、肝、肾和脾，本品可长期滞留在骨组织中，半衰期长达 351 天。

【观察指标】 监测肾功能（血清肌酐、尿素氮等）。

【用药宣教】 使用本品后，需注意观察与高钙血症相关的一些指标如血清钙、磷、镁、钾。由于使用本品可能引起低血钙，需特别注意观察血清钙水平。

唑来膦酸

【类别】 治疗骨病的药物。

【妊娠安全等级】 D。

【作用机制】 本品在体外可抑制破骨细胞活动，诱导破骨细胞凋亡，还可通过与骨的结合阻断破骨细胞对矿化骨和软骨的吸收。本品还可以抑制由肿瘤释放的多种刺激因子引起的破骨细胞活动增强和骨钙释放。

【适应证】

1. 恶性肿瘤溶骨性骨转移引起的骨痛；恶性肿瘤引起的高钙血症。

2. 绝经后妇女的骨质疏松症；Paget 病（变形性骨病）。

【禁用与慎用】

1. 对双膦酸盐或本品任一成分过敏者、低钙血症患者、肌酐清除率＜35ml/min 的严重肾功能不全患者、孕妇、儿童及青少年禁用。

2. 对阿司匹林过敏的哮喘患者应慎用本品。

【给药途径和剂量】

1. 4mg 制剂　静脉滴注，成年人每次 4mg，应用 100ml 0.9%氯化钠注射液或 5%葡萄糖注射液稀释后静脉滴注，滴注时间应不少于 15 分钟。每 3～4 周给药 1 次或遵医嘱。

2. 5mg 制剂　静脉滴注，成年人每次 5mg，应用 100ml 0.9%氯化钠注射液或 5%葡萄糖注射液稀释后静脉滴注，滴注时间应不少于 15 分钟。用于骨质疏松症治疗时，每年给药 1 次。

【配伍禁忌】 不要与含钙溶液（如乳酸盐林格液）混合或同时注入。

【不良反应】

1. *全身反应*　发热、乏力、胸痛、下肢水肿。

2. *消化系统*　恶心、呕吐、便秘、腹泻、腹痛、吞咽困难、厌食。

3. *心血管系统*　低血压。

4. *血液和淋巴系统*　贫血、低钾血症、低镁血症、低磷血症、低钙血症、粒细胞减少、血小板减少、全血细胞减少。

5. *肌肉与骨骼*　骨痛、关节痛、肌肉痛。

6. *泌尿系统*　血肌酐升高（与给药的时间有关）。

7. *神经系统*　失眠、焦虑、兴奋、头痛、嗜睡。

8. *呼吸系统*　呼吸困难、咳嗽、胸腔积液。

9. *感染*　泌尿道感染、上呼吸道感染。

10. *代谢系统*　厌食、体重下降、脱水。

11. *其他*　流感样症状及注射部位出现红肿、皮疹、瘙痒等。

【相互作用】

1. 本品与氨基糖苷类药物合用时应慎重，因氨基糖苷类药物具有降低血钙的协同作用，可能延长低血钙持续的时间。

2. 与利尿药合用时可能会增加低血钙的危险性。

3. 与沙利度胺合用时会增加多发性骨髓瘤患者肾功能异常的危险性。

【药动学】 本品的药动学呈剂量依赖性，静脉给药时呈三相消除，其 $t_{1/2\alpha}$约为 0.23 小时，$t_{1/2\beta}$约为 1.75 小时，$t_{1/2\gamma}$约为 167 小时。在 24 小时内随尿液排出原形药 44%±18%，其余则被骨组织吸收，然后缓慢消除。本品的蛋白结合率为 22%。

【观察指标】

1. 每次给药前进行基线肾功能检查，此后定期进行；定期检查离子钙或校正后的血清钙（CSC）水平。

2. 密切监视患者的水合作用情况。注意，由于存在低血钙的风险，应谨慎使用强效利尿药。

3. 监测对阿司匹林敏感的哮喘患者支气管痉挛的症状，如出现症状，则立即通知医师。

【用药宣教】

1. 保持足够的每日液体摄入量。

2. 出现虚弱、疲倦、刺激、肌肉疼痛、失眠或类似流感的症状报告医师。

3. 哺乳期妇女使用时应暂停哺乳。

地舒单抗

【类别】影响骨结构和矿化药物。

【妊娠安全等级】D。

【作用机制】本品可与核因子-κB 受体激活蛋白配体（RANKL）结合。RANKL 是一种对破骨细胞的形成、功能和存活发挥关键作用的跨膜或可溶性蛋白。破骨细胞在体内负责骨吸收，调节骨钙释放。RANKL 刺激破骨细胞活性升高，可介导实体肿瘤骨转移中的骨骼病变。骨巨细胞瘤由表达 RANKL 的基质细胞及表达 RANK 受体的破骨细胞样巨细胞组成，RANK 受体信号传导可引起骨质溶解和肿瘤生长。本品能够阻断 RANKL 激活破骨细胞、破骨细胞前体和破骨细胞样巨细胞表面的受体，通过抑制 RANKL 的活性，从而抑制破骨细胞骨吸收。

【适应证】用于治疗有骨折高风险的绝经后妇女骨质疏松症。亦可用于治疗不可手术切除的或手术切除可能导致严重功能障碍的成年人及骨骼发育成熟（定义为至少 1 处成熟长骨且体重≥45kg）的青少年的骨巨细胞瘤。

【超说明书用药】

1. 用于高骨折风险男性骨质疏松症。

2. 用于高骨折风险男性和女性糖皮质激素诱导的骨质疏松症。

【禁用与慎用】

1. 对本品及本品中任一成分过敏者禁用。

2. 低钙血症患者禁用。

3. 有生育能力且未进行避孕的女性禁用于骨质疏松症。

4. 孕妇禁用。

【给药途径和剂量】

1. 剂量

（1）骨质疏松症：皮下注射，推荐剂量为每次 60mg，每 6 个月 1 次。

（2）骨巨细胞瘤：皮下注射，推荐剂量为每次 120mg，每 4 周 1 次。治疗第 1 个月的第 8 日和第 15 日再分别给予 120mg。骨骼发育成熟的青少年用法用量同成年人。

2. 给药方法　皮下注射，本品皮下注射于大腿、腹部或上臂。

【配伍禁忌】禁止与其他药物混合。

【不良反应】

1. 心血管系统　高血压、心绞痛、心房颤动、心内膜炎。上市后还有血管炎（包括抗中性粒细胞胞质抗体阳性血管炎、白细胞破碎性血管炎）的报道。

2. 代谢/内分泌系统　低钙血症、低磷血症、低镁血症、低钾血症、高胆固醇血症。有正处于骨骼生长期的患者停药后出现高钙血症的报道。上市后还有严重肾功能不全或接受透析的患者出现血清甲状旁腺激素升高的报道。

3. 呼吸系统　呼吸困难、咳嗽、上呼吸道感染、肺炎、鼻咽炎、咽炎、支气管炎。

4. 肌肉骨骼系统　四肢疼痛、肌肉骨骼疼痛、停药后多发性椎体骨折（尤其是有椎体骨折史者）、非典型股骨骨折、外耳道骨坏死、骨髓炎、骨坏死[包括颌骨坏死（ONJ）]、背痛、关节痛、脊柱骨关节炎、风湿性多肌痛。

5. 泌尿生殖系统　泌尿道感染、膀胱炎。

6. 免疫系统　抗本品抗体形成。上市还后有超敏反应（包括低血压、呼吸困难、上呼吸道水肿、口唇肿胀、皮疹、瘙痒、荨麻疹）的报道。

7. 神经系统　坐骨神经痛、头痛、眩晕、失眠、头晕。

8. 消化系统　憩室炎、便秘、腹部不适、恶心、牙脓肿、牙感染、腹泻、牙痛、呕吐、食欲缺乏、上腹痛、胃肠胀气、胃食管反流、腹部感染、胰腺炎、消化不良。

9. 血液系统　贫血、血小板减少。

10. 皮肤　带状疱疹、瘙痒、丹毒、蜂窝织炎、皮疹、湿疹、皮炎。上市后还有苔藓样疹（如扁平苔藓样反应）、脱发、药物反应伴嗜酸性粒细胞增多和全身性症状（DRESS）的报道。

11. 眼　白内障。

12. 耳　耳部感染。

13. 其他　疲劳、无力、外周水肿、感染、皮下注射部位反应（包括肿胀、疼痛、出血）、发热、流行性感冒、跌倒。有新发恶性肿瘤的报道，但与本品的因果关系尚不明确。

【相互作用】

1. 与免疫抑制药合用，可能增加发生严重感染的风险。

2. 与拟钙剂、其他可降低钙水平的药物合用，可能增加发生低钙血症的风险。

3. 与其他可引起双膦酸盐相关颌骨坏死的药物合用，可能增加发生双膦酸盐相关颌骨坏死的风险。用于治疗骨巨细胞瘤时，不应与双膦酸盐合用。

4. 与咪达唑仑合用，绝经后骨质疏松症患者皮下注射本品后，不影响咪达唑仑的药动学。

【药动学】本品剂量＜60mg 时，药动学呈非线性；剂量≥60mg 时，本品的暴露量大致以与剂量成比例的方式增加。皮下注射本品的生物利用度为62%。骨巨细胞瘤患者皮下注射本品每次 120mg，每 4 周 1 次，于治疗的第 1 个月的第 8 日和第 15 日再给予 120mg，在首剂量后第 8 日、第 15 日和第 1 个月的平均血药谷浓度分别为 19.0μg/ml±24.1μg/ml、31.6μg/ml±27.3μg/ml 和 36.4μg/ml±20.6μg/ml，3 个月达稳态血药浓度，平均稳态血药谷浓度为 23.4μg/ml±12.1μg/ml。多次皮下注射本品每次 120mg，每 4 周 1 次，6 个月达稳态血药浓度，平均稳态血药谷浓度为 20.5μg/ml±13.5μg/ml，平均消除半衰期为 28 日。

【观察指标】

1. 使用本品前应监测血清钙水平，用药期间应监测血肌酐、血清钙、血清磷、血清镁水平（尤其是初始治疗的第 1 周或治疗的最初 14 日内）。

2. 使用本品前和用药期间应定期进行口腔检查，并给予适当的预防性牙科治疗。

3. 有生育能力的妇女用药前应进行妊娠试验。

4. 使用本品时应进行影像学检查，监测是否有恶性肿瘤、新发透射性改变或骨溶解的征象。

5. 使用本品后应定期监测血清钙水平，并重新评估患者补充钙和维生素 D 的必要性。

6. 骨质疏松症患者：初始治疗时及随后每 1～3 年（通常在初始治疗后约 2 年，随后根据患者情况调整监测时间）监测骨密度（BMD）；可考虑在初始治疗时、治疗后 3 个月及 6 个月监测骨转换生化标志物（如空腹血清 I 型胶原交联羧基末端肽和尿液 I 型胶原交联氨基末端肽）。

7. 每年监测 1 次身高和体重。

【用药宣教】

1. 使用本品时应同时给予钙和维生素 D，以防治低钙血症。

2. 使用本品期间实施侵入性牙科手术应谨慎，并应避免手术时间与给药时间相邻。

3. 本品可引起停药后多发性椎体骨折，停药前应权衡利弊，若需停药，应考虑改用另一种抗骨吸收药物。

4. 有生育能力的妇女用药期间和用药结束后至少 5 个月内应采取有效的避孕措施。

第六节　其他肌肉-骨骼系统疾病用药

玻璃酸钠

【类别】其他肌肉-骨骼系统疾病用药。

【妊娠安全等级】C。

【作用机制】本品为广泛存在于动物和人体内的生理活性物质，在人皮肤、关节滑膜液、脐带、房水、眼玻璃体中均有分布。其是关节滑液的主要成分，是软骨基质的成分之一，在关节腔内起润滑作用，减少组织之间的摩擦，同时发挥弹性作用，缓冲应力对关节软骨的作用。本品无抗原性，不引起炎症反应。

【适应证】膝关节炎、骨关节炎、肩关节周围炎。

【禁用与慎用】

1. 对本品过敏者禁用。

2. 肝功能不全或有肝功能不全病史的患者，ALT、AST 异常患者慎用。

3. 给药关节部位有皮肤疾病或感染的患者禁用。

【给药途径和剂量】关节腔内注射，成年人每次 20mg 或 25mg，每周 1 次，连续 5 次注入关节腔内，应随症状适宜增减给药次数。

【配伍禁忌】本品勿与含苯扎氯铵等季铵盐类药物及氯己定接触以免产生浑浊或沉淀。

【不良反应】

1. 给药关节有严重炎症或关节积液时，若注入本品，有时会加重局部炎症症状，因此，宜在炎症消除后使用本品。

2. 注入本品后，有时会出现局部疼痛。

【相互作用】尚不明确。

【药动学】本品注入关节腔内 24 小时，即进入滑膜、软骨表面和相邻的部分肌肉组织及肌间空隙，且在滑液、半月板及软骨表面的浓度达到峰值。给药 72 小时，在关节腔内的残留量约为投药量的10%，此在血浆内的浓度达到峰值，并在肝、脾及肾中均有分布，在以上器官中的浓度可高于血药浓度的 2～6 倍。给药 9 日后，可发现极少量的代谢产物随尿液排出，绝大多数参加呼吸氧化产生二氧化碳而代谢。

【观察指标】

1. 观察患者是否出现疼痛，药液是否完全注入关节腔内。

2. 如有关节积液，可酌情穿刺排液后用药。

【用药宣教】

1. 给药后为避免疼痛，应局部保持静止。

2. 症状如未改善，应以 5 次为用药上限。

第十章　神经系统药物

第一节　麻醉药

一、全身麻醉药

恩氟烷

【类别】卤代烃类全身麻醉药。

【妊娠安全等级】B。

【作用机制】本品经过肺泡动脉进入血液，随着血液循环透过血脑屏障，最后到达脑部，进入中枢神经系统，能够阻断神经传递，引起麻醉作用。

【适应证】用于全身麻醉的诱导和维持。

【禁用与慎用】

1. 禁用于对氟烷类麻醉药高敏或在使用氟烷类麻醉药或化学结构类似的物质后产生不明原因发热者。

2. 癫痫患者和颅内压过高者亦应禁用。

3. 严重心脏疾病、肝病、肾病患者慎用。

4. 尚未明确本品是否可分泌到乳汁中，哺乳期妇女慎用。如确需使用，应暂停哺乳。

5. 因本品的最高容许浓度（MAC）随年龄增长而相应减小，老年人使用常规剂量容易导致低血压和心功能不全。

【给药途径和剂量】

1. 全身麻醉诱导：吸入浓度为2%～2.5%。5～14岁儿童，吸入浓度为2%。年龄较小或极其紧张者，本品的浓度可能需要增至3%～4%。

2. 全身麻醉维持：吸入浓度为1.5%～2%。

3. 与其他吸入或静脉麻醉药合用时，本品的吸入浓度应进行相应降低。

【不良反应】

1. 麻醉过深，尤其伴有过度通气时，可引起以肌张力过高为特点的强直性肌痉挛。

2. 进行诱导时，报道过有低血压和呼吸抑制的发生，在开始手术刺激后自行消失。

3. 偶见呃逆和呕吐的发生。极少病例出现一过性心律失常。

4. 有些患者在使用恩氟烷后偶见血糖轻度增高。

5. 有报道患者使用恩氟烷后白细胞计数增加，但尚未明确白细胞计数增加是与使用恩氟烷有关，还是与手术刺激有关。

【相互作用】

1. 可加强非去极化肌肉松弛药的作用，所以合用时肌肉松弛药的剂量应减小。

2. 在使用本品的同时，经皮下、表面浸润或注射肾上腺素可导致心律失常，所以这种情况下应尽量避免静脉使用肾上腺素。

3. 避免同时合用恩氟烷和三环类抗抑郁药，尤其是患者有惊厥史、需要过度通气或需要使用大剂量麻醉药时。

4. 匹莫齐特、丁苯那嗪与本品合用会使QT间期延长的作用相加，可出现QT间期延长或尖端扭转型室性心动过速，为禁忌。

【药动学】吸入本品后，80%以上以原形药形式随呼气排出；极少部分（2.5%～10%）在肝内转化为无机和有机氟化物随尿液排出。

【观察指标】

1. 肝功能、肾功能。

2. 恶性高热。

【用药宣教】

1. 接受本品吸入期间，密切监测呼吸、血压、血氧水平和其他生命体征。

2. 在本品的影响未完全消失前，避免驾驶车辆及操作危险性机器。

地氟烷

【类别】卤代烃类全身麻醉药。

【妊娠安全等级】B。

【作用机制】本品为挥发性卤代烃类麻醉药，经过肺泡动脉进入血液，随着血液循环透过血脑屏障，最后到达脑部，进入中枢神经系统，能够阻断神经传递，引起麻醉作用。

【适应证】本品适用于成年人，用于住院或门诊手术时麻醉诱导和维持；对于婴儿和儿童，只可用于麻醉维持，不可用于麻醉诱导。

【禁用与慎用】

1. 可能产生恶性高热者禁用。

2. 因本品在妊娠或分娩时的安全性尚未确定，故孕妇慎用。

3. 对于婴儿或儿童，本品不宜通过面罩进行全身诱导麻醉，因为中重度不良反应发生率较高。

4. 对卤代烃类麻醉药敏感者慎用。

5. 已知或疑有脑脊液压力增加者，本品的浓度应<0.8MAC，并密切注意维持脑脊液压力。

【给药途径和剂量】本品必须通过一个专用的雾化吸入器使用，必须由接受过全身麻醉管理培训的人员使用。进行全身麻醉时必须视患者反应给药。对于麻醉前曾用某些阿片类镇痛药的成年人，本品开始浓度为3%。每增加2～3次呼吸，本品浓度增加0.5%～1.0%。麻醉末期本品浓度为4%～11%，可与氧化亚氮合用或不合用，产生2～4分钟麻醉作用。

【不良反应】

1. 本品用于麻醉诱导时可引起咳嗽、痰多、呼吸困难、喉痉挛；用于麻醉维持时可引起头痛、心动过缓或心动过速、高血压、心律失常、恶心、呕吐、流涎、窒息、呼吸困难、咳嗽、喉痉挛和结膜炎，多数为轻度或一过性。

2. 用于麻醉维持时，浓度加大可使血压下降。

【相互作用】苯并二氮杂草和阿片类镇痛药可减少本品的MAC。

【药动学】本品较氟烷和异氟烷吸入迅速，排出也快，体内的生物转化极少。

【观察指标】用药期间应监测是否出现恶性高热、高碳酸血症、肌强直、心动过速、心律失常、发绀、高血压、低血压。

【用药宣教】同“恩氟烷”。

七氟烷

【类别】卤代烃类全身麻醉药。

【作用机制】本品为挥发性卤代烃类麻醉药，经过肺泡动脉进入血液，随着血液循环透过血脑屏障，最后到达脑部，进入中枢神经系统，能够阻断神经传递，引起麻醉作用。

【适应证】用于成年人和儿科患者的院内手术及门诊手术的全身麻醉诱导和维持。

【禁用与慎用】

1. 以前使用卤代烃类麻醉药后发生不明原因的黄疸或发热的患者禁用。

2. 对本品的成分有过敏史的患者禁用。

3. 下列患者慎用：肝胆疾病患者（可能会使肝胆疾病加重）、肾功能不全患者（可能会使肾功能恶化）、高龄患者、有癫痫病史（可能会出现惊厥）者、心脏病和心电图异常的患者[曾有心搏骤停、房室传导阻滞、心动过缓、室性期前收缩、室性心动过速（包括尖端扭转型心动过速）和心室颤动的患者]。

【给药途径和剂量】本品通常诱导浓度为0.5%～5.0%。维持通常并用氧气或氧气与氧化亚氮混合物，根据患者的情况，采用最小的有效浓度维持麻醉状态，通常浓度为4.0%以下。

【不良反应】

1. 主要不良反应为血压下降、心律失常、血压升高、恶心、呕吐。

2. 严重不良反应恶性高热：出现原因不明的心动过速、心律不齐、血压变化、体温急剧上升、肌强直、血液暗红色（发绀）、过度呼吸、出汗、酸中毒、高钾血症、肌红蛋白尿（红葡萄酒色尿）等的危重恶性高热。在使用本品时，如果发现了恶性高热并伴随以上症状，必须立即停止给药，并采取适当措施，如静脉注射丹曲林钠，全身降温，进行纯氧过度换气，纠正酸碱平衡紊乱等。本症还可能继发肾衰竭，必须维持尿量。

3. 少见横纹肌溶解、休克、类过敏症状、惊厥和不随意运动、肝功能不全和黄疸、心律失常。

【相互作用】

1. 本品可增加非去极化肌肉松弛药的肌肉松弛作用，合用时，需适当调整此类药物的剂量。

2. CYP2E1诱导剂（异烟肼、乙醇）会增加本品的代谢，但巴比妥类不会增加其代谢。

【药动学】本品血浆消除半衰期呈三相，分别为2.7分钟、9.04分钟、30.7分钟。本品主要经呼气排泄，停吸后1小时约40%以原形药形式随呼气排出。一部分在体内被代谢为无机氟，随尿液排出，其代谢率为2.89%。

【观察指标】

1. 恶性高热的症状、痉挛。

2. 肝功能、肾功能。

【用药宣教】同“恩氟烷”。

二、阿片类麻醉药

瑞芬太尼

【类别】阿片类麻醉药。

【妊娠安全等级】C。

【作用机制】本品为μ阿片受体激动剂，在人体内1分钟左右迅速达到血-脑平衡，在组织和血液中被迅速水解，故起效快，维持时间短，与其他芬太尼类似物明显不同。瑞芬太尼的镇痛作用及其不良反应呈剂量依赖性，与催眠药、吸入性麻醉药和苯二氮䓬类药物合用有协同作用。

【适应证】用于全身麻醉诱导和全身麻醉中维持镇痛。

【禁用与慎用】

1. 本品处方中含有甘氨酸，因而不能于硬膜外和鞘内给药。

2. 已知对本品中各种组分或其他芬太尼类药物过敏的患者禁用。

3. 重症肌无力及易致呼吸抑制患者禁用。

4. 支气管哮喘患者禁用。

5. 心律失常、肝功能不全、肾功能不全、慢性阻塞性肺疾病、呼吸储备力降低及脑外伤昏迷、颅内压增高、脑肿瘤等易陷入呼吸抑制的患者慎用。

【给药途径和剂量】本品只能用于静脉给药，特别适用于静脉持续滴注给药。本品连续输注给药时必须采用定量输注装置，可能情况下，应采用专用静脉输液通路。

1. *麻醉诱导*　本品应与催眠药（如丙泊酚、硫喷妥钠、咪达唑仑、氧化亚氮、七氟烷或氟烷）一并给药用于麻醉诱导。成年人按每千克体重 0.5～1μg 持续静脉滴注。也可在静脉滴注前给予每千克体重 0.5～1μg 的初始剂量静脉推注，静脉推注时间应大于 60 秒。

2. *气管插管患者的麻醉维持*　在气管插管后，应根据其他麻醉用药，维持剂量为 0.25～4μg/（kg • min）指示减少本品输注速率。由于本品起效快，作用时间短，麻醉中的给药速率可以每 2～5 分钟增加 25%～100%或减小 25%～50%，以获得满意的μ阿片受体的药理反应。患者反映麻醉过浅时，每隔 2～5 分钟给予 0.5～1μg/kg 剂量静脉推注，以加深麻醉深度。

本品给药前须用以下注射液之一溶解并定量稀释成 25μg/ml、50μg/ml 或 250μg/ml 浓度的溶液：灭菌注射用水；5%葡萄糖注射液；0.9%氯化钠注射液；5%葡萄糖氯化钠注射液；0.45%氯化钠注射液。

【配伍禁忌】禁与血清、血浆等血制品经同一路径给药。

【不良反应】本品具有μ阿片受体类药物的典型不良反应，典型的不良反应有恶心、呕吐、呼吸抑制、心动过缓、低血压和肌肉强直。

【相互作用】

1. 本品与其他麻醉药有协同作用，硫喷妥钠、异氟烷、丙泊酚及咪达唑仑与本品同时应用时，剂量减至 75%。

2. 中枢神经系统抑制剂与本品也有协同作用，合用时应慎重，并酌情减量；如果同时给药时不减少剂量，在患者身上，与这些药物有关的不良反应发生率会增加。

【药动学】静脉给药后快速起效，1 分钟可达有效浓度，作用持续时间仅为 5～10 分钟。药物浓度衰减符合三室模型，其分布半衰期（$t_{1/2\alpha}$）为 1 分钟；消除半衰期（$t_{1/2\beta}$）为 6 分钟；终末半衰期（$t_{1/2\gamma}$）为 10～20 分钟；有效的生物学半衰期为 3～10 分钟，与给药剂量和持续给药时间无关。血浆蛋白结合率约为 70%，主要与α_1-酸性糖蛋白结合。稳态分布容积约为 350ml/kg，清除率约为 40ml/（min • kg）。本品主要通过血浆和组织中非特异性酯酶水解代谢，约 95%代谢后随尿液排泄。本品长时间输注给药或反复注射用药的代谢速度无变化，体内无蓄积。

【观察指标】静脉注射时需观察患者是否有肌肉强直、呼吸抑制等。

【用药宣教】

1. 接受本品注射期间，密切监测呼吸、血压、血氧水平和其他生命体征。

2. 接受本品注射后，至少 24 小时内请不要饮酒。

3. 在本品的影响未完全消失前，避免驾驶车辆及操作危险性机器。

舒芬太尼

【类别】阿片类麻醉药。

【妊娠安全等级】C。

【作用机制】本品为强效的阿片类镇痛药，同时也是一种特异性μ阿片受体激动剂，对μ受体的亲和力比芬太尼（fentanyl）强 7～10 倍。

【适应证】用于气管内插管使用人工呼吸的全身麻醉，作为复合麻醉的镇痛用药及作为全身麻醉大手术的麻醉诱导和维持用药。

【禁用与慎用】

1. 对本品或其他阿片类药物过敏者禁用。

2. 分娩期间，或实施剖宫产手术期间，新生儿剪断脐带之前，禁止静脉内使用本品，因为本品可以引起新生儿呼吸抑制。

3. 本品禁用于新生儿、妊娠期和哺乳期的妇女。如果哺乳期妇女必须使用，则应在停药后 24

小时才能再次哺乳。

4. 禁与单胺氧化酶抑制剂同时使用。在使用本品前 14 日内用过单胺氧化酶抑制剂者，禁用本品。

5. 急性卟啉病患者禁用。

6. 因用其他药物而存在呼吸抑制者、患有呼吸抑制疾病者禁用。

7. 低血容量、低血压患者禁用。

8. 重症肌无力患者禁用。

【给药途径和剂量】

1. *麻醉辅助镇痛*　麻醉时间长约 2 小时者，1～2μg/kg。麻醉时间长 2～8 小时者，2～8μg/kg。

2. *麻醉诱导或麻醉维持*　10～30μg/kg，分次给予。初次剂量 2～5μg/kg 通常可引起意识丧失。

【配伍禁忌】与苯巴比妥、苯妥英钠、地西泮、肝素、劳拉西泮、硫喷妥钠、尿激酶、帕瑞昔布、碳酸氢钠有配伍禁忌。

【不良反应】

1. 可产生呼吸抑制，有时出现呼吸暂停，可持续 30～60 秒。

2. 发热已见于文献报道。长时间使用后可见尿液变色。

3. 扩张外周血管，使血压下降。

4. 过敏样反应已有报道。

5. 本品可引起注射部位疼痛和静脉炎。

6. 恢复期患者可能出现恶心、呕吐和头痛。

7. 麻醉诱导时患者可能出现轻度兴奋状态。可能引起迟发性精神错乱。

8. 儿童使用本品时，由于延长镇静，可发生严重反应甚至死亡。

【相互作用】

1. 同时使用巴比妥类制剂、阿片类制剂、镇静剂、神经安定类制剂、酒精及其他麻醉药或其他对中枢神经系统有抑制作用的药物，可能导致本品对呼吸和中枢神经系统抑制作用增强。

2. 同时给予高剂量的本品和高浓度的氧化亚氮时可导致血压降低、心率减慢及心排血量减少。

3. 一般建议麻醉或外科手术前 2 周不应该使用单胺氧化酶抑制剂。

4. 本品主要由 CYP3A4 代谢。临床上尚未观察到两者有相互作用，但实验资料却提示 CYP3A4 抑制剂如红霉素、酮康唑、伊曲康唑会抑制舒芬太尼的代谢，从而延长呼吸抑制作用。如果必须与上述药物同时应用，应该对患者进行特殊监测，并且应减少本品的应用剂量。

【药动学】本品注射后起效快，但持效时间短。能从脑等组织迅速再分布于脂肪组织，终末消除半衰期约为 2.5 小时。血浆蛋白结合率为 92.5%。其主要在肝内和小肠内代谢。用量的 80%于 24 小时内排出体外。

【观察指标】静脉注射时需观察患者是否有肌肉强直、呼吸抑制等。

【用药宣教】同“瑞芬太尼”。

三、其他全身麻醉药

丙泊酚

【类别】其他全身麻醉药。

【妊娠安全等级】B。

【作用机制】用于麻醉或镇静诱导和维持的镇静催眠药。

【适应证】本品是一种短效静脉用全身麻醉药，可用于：

1. 成年人和 3 岁以上儿童的全身麻醉诱导和维持。

2. 成年人外科手术及诊断时的清醒镇静。

3. 16 岁以上重症监护患者辅助通气治疗时的镇静。

【禁用与慎用】

1. 已知对丙泊酚、大豆、花生或本品任何一种赋形剂过敏者禁用。

2. 禁用于 16 岁以下重症监护儿童的镇静。

3. 孕妇及产科患者禁用（流产者除外）。

4. 不用于 3 岁以下小儿的全身麻醉。

5. 心、肺、肾或肝损害患者，低血容量或极度衰弱患者，应慎用。

【给药途径和剂量】本品可以不经稀释进行连续静脉滴注。维持麻醉时，不应采用重复推注的方式。

1. 全身麻醉诱导时，成年人使用 2.0～2.5mg/kg，每 10 秒静脉注射本品 40mg，直至意识消失；年老、体弱、美国麻醉医师协会（ASA）体力状态分级Ⅲ或Ⅳ级患者，每 10 秒静脉注射 20mg。年老、体弱者仅用 1.0～1.5mg/kg。当采用静脉滴注进行麻醉维持时，其输注速度为每小时 6～12mg/kg，年老、体弱者减半。

2. >3 岁儿童可于 20～30 秒静脉注射 2.5～3.5mg/kg 体重本品作为麻醉诱导，必要时调整剂量；采用麻醉维持时每小时可给予 9～15mg/kg。

3. 在诊断和手术中用作镇静，开始可输注 6～

9mg/（kg·h），共用 3～5 分钟；也可缓慢静脉注射（1～5 分钟注完）0.5～1.0mg/kg。镇静维持可输注 1.5～4.5mg/（kg·h），高危患者应减少用量 20%。

4. 接受机械通气的成年人使用本品镇静时，每小时可给予 0.3～4.0mg/kg。如镇静的持续时间超过 3 日，应监测血药浓度，儿童不宜将本品用于镇静。

【配伍禁忌】与下列药物有配伍禁忌：阿米卡星、两性霉素 B、阿曲库铵、灯盏细辛、氯化钙、环丙沙星、地西泮、地高辛、多柔比星、庆大霉素、甲氨蝶呤、甲泼尼龙、甲氧氯普胺、米诺环素、米托蒽醌、奈替米星、苯妥英钠、妥布霉素、维拉帕米。

【不良反应】

1. 中枢神经系统　头痛、头晕、抽搐、震颤、抽搐、阵挛/肌阵挛运动。

2. 特殊感觉　眼压降低。

3. 心血管系统　低血压、心室停搏（罕见）。

4. 消化系统　呕吐、腹部痉挛。

5. 呼吸系统　咳嗽、呃逆、呼吸暂停。

6. 其他　注射部位疼痛。

【相互作用】

1. 本品可与其他药物联合应用完成麻醉（术前用药、吸入麻醉药、镇痛药、肌肉松弛药或局部麻醉药）。本品与这些药物联用有发生重度相互作用的报道。部分作用于中枢神经系统的药物可能具有循环和呼吸抑制作用，与本品合用时这种效应可能会增强。

2. 据报道本品与苯二氮䓬类药物、副交感神经阻滞剂或吸入麻醉药联用时，可延长麻醉时间并降低呼吸频率。

3. 应用阿片类药物作为术前用药后，可能增强并延长本品的镇静效果，因此呼吸暂停的发生率可能更高，持续时间可能更长。

4. 需要特别强调的是，丙泊酚与术前用药、吸入麻醉药或镇痛药合用时能加深麻醉并增加心血管方面的不良反应；与中枢神经系统抑制剂，如乙醇、全身麻醉药、麻醉性镇痛药等合用时，可加深镇静作用；与肠外使用的中枢抑制剂合用时，可能发生严重的呼吸及心血管抑制。

5. 应用芬太尼后，丙泊酚的血药浓度可短暂性升高，呼吸暂停的发生率可能会增加。

6. 本品与琥珀胆碱或新斯的明合用后，可能出现心动过缓或心搏骤停。

7. 已有报道接受环孢素治疗的患者使用脂肪乳剂（如本品）后发生脑白质病。

【药动学】静脉注射本品后 2 分钟，即可达血药浓度峰值并分布全身，10 分钟后血药浓度迅速下降。本品 $t_{1/2\alpha}$为 1.8～8.3 分钟，主要在肝内与葡萄糖醛酸结合而被代谢，$t_{1/2\beta}$为 30～60 分钟，代谢物随尿液排出。分布容积为 2.83L/kg，血浆蛋白结合率为 98%。本品可透过胎盘屏障，进入胎儿体内。

【观察指标】

1. 监测血流动力学状态并评估剂量相关性低血压。

2. 丙泊酚全身麻醉后出现强直阵挛发作，应采取预防措施。

3. 警惕药物引起的兴奋（如抽搐、震颤、阵挛）并采取适当的安全措施。

【用药宣教】

1. 已使用本品的患者应观察一段时间，在一定时间内不能驾驶车辆、操作机器，不能在有潜在危险的环境下工作，不能在无人陪伴的情况下独自回家或饮用酒精类饮品。

2. 哺乳期妇女应在使用本品后 24 小时内停止哺乳。

环泊酚

【类别】全身麻醉药。

【作用机制】本品通过配体门控的 $GABA_A$ 受体对神经递质 GABA 的抑制功能进行正向调控而产生麻醉作用。

【适应证】本品适用于全身麻醉诱导和维持、消化道内镜检查中的镇静。

【禁用与慎用】

1. 已知对本品中任何成分过敏者禁用。

2. 对大豆过敏者禁用。

3. 本品尚未开展孕妇用药的研究，仅在对母体及胎儿的潜在获益大于风险时才可以考虑使用本品。

4. 尚不清楚本品是否经人乳汁排泄，对新生儿的安全性尚不明确。鉴于许多药物都经乳汁排泄，建议哺乳期妇女在使用本品期间暂停哺乳。

5. 晚期心力衰竭或其他重度心肌病患者不应使用本品，除非极度谨慎并密切监测。

6. 长期酗酒及吸毒人群慎用。

【给药途径和剂量】应根据患者个体特征、手术要求及合并用药等情况，实行个体化给药。本品注射液，首次负荷剂量不超过 0.4mg/kg，给药时间 30 秒。建议缓慢静脉给药，同时观察患者的反应，直至临床体征表明诱导成功。如首次给药诱导未成功，可以进行追加，推荐每次追加剂量不超过0.2mg/kg，给药时间10秒，追加间隔约1分钟。通常追加次数不超过2次即可实现麻醉诱导。

【配伍禁忌】尚不明确。

【不良反应】

1. 心血管系统　低血压、心动过缓、心电图QT间期延长、血压升高、室性期外收缩。

2. 全身性疾病及给药部位　注射部位疼痛、寒战。

3. 呼吸系统　缺氧。

4. 消化系统　呕吐。

5. 皮肤及皮下组织类　荨麻疹。

6. 生殖系统　阴茎异常勃起。

7. 神经系统　头晕、肌阵挛。

8. 各类损伤、中毒及手术并发症　麻醉药气道并发症。

9. 内分泌系统　血糖升高

【相互作用】尚不明确。

【药动学】本品在血液中主要分布于胞外组分（血液/血浆比值，在0.5～0.6），并且在80～1200ng/ml浓度时与人血浆蛋白高度结合（结合率约95%）。本品在0.4～0.9mg/kg剂量下，分布容积为（3.94～8.14）$\times 10^3$ml/kg。在中国健康志愿者中，单次经1分钟静脉注射0.4～0.9mg/kg，半衰期为2～5小时，清除率为21.54～23.44ml/（min·kg）。本品的血药浓度呈三相消除，对应半衰期分别为2.0分钟、34.9分钟和6.2小时。UGT（Ⅱ相）和CYP2B6（Ⅰ相）为环泊酚主要代谢酶。本品主要的代谢途径为氧化、葡萄糖醛酸结合和硫酸结合。单次静脉给予0.4mg/kg体重的^{14}C标记的本品，10天内总放射性回收率约为87.24%，本品主要经肾脏排泄（84.59%），较少随粪便排泄（2.65%）。尿液中主要代谢产物为环泊酚-葡萄糖醛酸结合物，次要代谢产物为环泊酚单氧化葡萄糖醛酸结合物。

【观察指标】

1. 给药过程中，应始终监测循环和呼吸功能，气道辅助措施、人工通气及其他复苏装置也需要随时可及。

2. 在给予本品前，应先对重要器官功能不全和血容量不足进行纠正。

【用药宣传】

1. 癫痫患者使用本品可能增加惊厥的风险。

2. 在离院之前需要保证充足的观察时间，以确认患者已经由镇静/麻醉状态中完全恢复，建议离开时有人陪伴。

3. 使用本品可能导致头晕，并可能引起反应能力下降。驾驶或操作机械能力可能有一定影响。

氯胺酮

【类别】其他全身麻醉药。

【妊娠安全等级】B。

【作用机制】本品主要是选择性抑制丘脑的内侧核，阻滞脊髓至网状结构的上行传导，兴奋边缘系统，并对中枢神经和脊髓中的阿片受体有亲和力。产生麻醉作用，主要是抑制兴奋性神经递质（乙酰胆碱、L-谷氨酸）及*N*-甲基-D-天冬酸受体的结果；镇痛作用主要由于阻滞脊髓至网状结构对痛觉传入的信号及与阿片受体的结合，而对脊髓丘脑传导无影响，故对内脏疼痛改善有限。

【适应证】本品适用于各种表浅、短小手术麻醉及不合作小儿的诊断性检查麻醉和全身复合麻醉。

【超说明书用药】癫痫、呃逆、阿片戒断综合征、支气管哮喘、抑郁。

【禁用与慎用】

1. 顽固、难治性高血压及严重的心血管疾病患者禁用。

2. 甲状腺功能亢进症患者禁用。

3. 颅内压增高、脑出血、青光眼患者不宜单独使用。

4. 失代偿的休克患者或心功能不全患者慎用，因本品可引起血压剧降甚至心搏骤停。

【给药途径和剂量】

1. 全身麻醉诱导　成年人按体重静脉注射1～2mg/kg，维持可采用连续静脉滴注，每分钟不超过1～2mg，即按体重10～30μg/kg，加用苯二氮䓬类药，可减少其用量。

2. 镇痛　成年人先按体重静脉注射0.2～0.75mg/kg，2～3分钟注完，而后连续静脉滴注5～20μg/（kg·min）。

3. 基础麻醉　临床个体间差异大，小儿肌内注射4～5mg/kg，必要时追加1/2～1/3的量。

【配伍禁忌】与培氟沙星、多沙普仑、肝素、尼可刹米、异烟肼等有配伍禁忌。

【不良反应】

1. 麻醉恢复期可出现幻觉、躁动不安、噩梦及谵语等，青壮年多见且严重。

2. 术中常有泪液、唾液分泌增多，血压、颅内压及眼内压升高。不能自控的肌肉收缩偶见。

3. 偶有呼吸抑制或暂停、喉痉挛及气管痉挛，多半是在用量较大、分泌物增多时发生。

【相互作用】

1. 氯胺酮与苯二氮䓬类及阿片类药物并用时，可延长作用时间并减少不良反应发生，剂量应酌情减少。

2. 与氟烷等含卤素的全身麻醉药同用时，本品的作用延长，苏醒迟延。

3. 与降压药或中枢神经抑制剂合用时，尤其是本品用量偏大，静脉注射过快时，可出现血压剧降和（或）呼吸抑制。

4. 服用甲状腺素的患者使用本品有可能出现血压过高和心动过速。

【药动学】本品进入血液循环后大部分进入脑组织，然后再分布于全身组织中，肝、肺和脂肪内的药物浓度也高。本品分布相半衰期（$t_{1/2\alpha}$）为2～11分钟，消除相半衰期（$t_{1/2\beta}$）为2～3小时。本品主要在肝内进行生物转化，生成去甲氯胺酮，再逐步代谢成无活性的化合物经肾排出，仅2.5%以原形形式随尿液排出。

【观察指标】麻醉后可出现睁眼凝视、眼球震颤、肢体肌力增强、木僵状态、眼泪及唾液分泌增多。

【用药宣教】完全清醒后心理恢复正常需一定时间，24小时内不得驾车和进行精密性工作。

艾司氯胺酮

【类别】手术辅助用药。

【适应证】

1. 与镇静麻醉药（如丙泊酚）联合诱导和实施全身麻醉。

2. 用于治疗难治性抑郁、严重抑郁。

【作用机制】本品具有较强镇痛作用，同时也是一种分离麻醉药。镇痛作用在亚麻醉剂量即已出现，且比麻醉时间更长。

【禁用与慎用】

1. 对本品活性成分或所有辅料过敏的患者禁用。

2. 有血压或颅内压升高严重风险的患者禁用。

3. 控制不佳的或未经治疗的高血压患者（动脉高血压，静息收缩压/舒张压超过180/100mmHg）禁用。

4. 先兆子痫和子痫患者禁用。

5. 未经治疗或者治疗不充分的甲状腺功能亢进患者禁用。

6. 禁用于子宫肌肉尚未松弛的子宫撕裂（子宫破裂）、脐带脱垂。

7. 禁止作为唯一的麻醉药用于有明显缺血性心脏疾病的患者。

8. 在过去6个月内发生不稳定型心绞痛或心肌梗死的患者慎用。

9. 既往病史中已知有严重心绞痛发作的患者慎用。

10. 颅内压升高和中枢神经系统损伤或疾病的患者慎用。

11. 有或曾经有过严重的精神障碍的患者慎用。

12. 在眼内压较高（青光眼）和穿透性眼外伤时，以及进行眼部检查或眼部手术时，眼内压不能升高的患者慎用。

13. 上呼吸道区域手术时慎用。

14. 短期或长期受酒精影响的患者，在酒精中毒时谨慎使用本品。

15. 本品可透过胎盘屏障，如果在分娩过程中使用本品，可能会引起新生儿的呼吸抑制。孕妇只有在本品的益处大于对胎儿伤害的风险时才可使用。

16. 哺乳期妇女应权衡本品对其的重要性，选择停药或停止哺乳。

17. 儿童用药的安全性和有效性尚未建立。

【给药途径和剂量】

1. *全身麻醉*　用于麻醉诱导期的给药剂量为0.5mg/kg，静脉注射,麻醉维持以0.5mg/（kg·h）的剂量连续输注，对于多发伤和体能状态较差的患者需要降低剂量。本品注射液稀释或未稀释均可用于静脉滴注。本品可用0.9%氯化钠注射液和5%的葡萄糖注射液稀释。

2. *治疗难治性抑郁症*　与其他口服药合用，本品经鼻吸入，首次56mg，第1～4周，每周2次，每次56mg或84mg，第5～8周，每周1次，每次56mg或84mg，从第9周开始，每周1或2次，每次56或84mg。

3. *治疗严重抑郁的自杀想法和行为*　与其他口服药合用，本品经鼻吸入，第1～4周，每周2次，每次84mg，根据耐受性可降至每次56mg，每周2次。治疗4周后应进行效果评价，判断是否需要本品继续治疗。

【配伍禁忌】尚不明确。

【不良反应】

1. 常见不良反应包括多梦、噩梦、头晕、坐立不安、视物模糊、血压升高、暂时性心动过速、肺循环血管阻力增加和黏液分泌增加、氧耗增加、喉痉挛、暂时性呼吸抑制、恶心、呕吐，唾液分泌增加、反射亢进。

2. 少见不良反应包括超敏反应、幻觉、烦躁不安、焦虑和定向力障碍、强直阵挛性收缩、类似痉挛（肌张力增加）、眼球震颤、复视、眼内压升高、心律失常、低血压、肝功能检查异常、药物性肝损伤、麻疹样红斑和皮疹、注射部位的疼痛和红疹。

3. 经鼻吸入可见咽喉刺激感、口咽疼痛、镇静、人格分裂。

【相互作用】

1. 与黄嘌呤衍生物（如氨茶碱或茶碱）合用可能降低惊厥阈值，应避免合用。

2. 本品不应与麦角新碱合用。

3. 甲状腺激素、直接或间接作用的拟交感神经药和血管升压素与本品合用可能导致血压升高（高血压）和心率加速（心动过速）。

4. 与催眠药、苯二氮䓬类药物或神经阻滞剂合用时可以减少不良反应，但可以延长本品的作用时间。

5. 本品可增强卤代烃类麻醉药（如氟烷、异氟烷、地氟烷、七氟烷）的麻醉作用，所以可能需要降低卤代烃类麻醉药的剂量。

6. 同时使用本品和氟烷时可能导致肾上腺素致心律失常的风险增加。

7. 本品或许可延长非去极化（如泮库溴铵）或去极化（如琥珀胆碱）肌肉松弛药的作用。

8. CYP3A4 抑制剂可升高本品的血药浓度，合用可能需要降低本品的剂量；CYP3A4 诱导剂可降低本品的血药浓度，合用可能需要增加本品的剂量。

【药动学】经鼻吸入后，20～40 分钟血药浓度达峰值，绝对生物利用度为 48%，静脉注射后本品的分布容积为 709L，蛋白结合率为 43%～45%。本品主要经 CYP2B6 和 CYP3A4 代谢为去甲氯胺酮，少部分经 CYP2C9 和 CYP2C19 代谢。本品主要以代谢产物形式随尿液排泄（＞78%），很少部分（＜2%）随粪便排泄。

【观察指标】

1. 作为麻醉用药，在门诊手术使用时必须确保对患者进行适当的连续监测，直至其离开。

2. 静脉使用时对于高血压或者心脏代偿患者，在手术过程中需要对心功能进行连续监测。

3. 喷鼻给药前、给药期间应监测血压。

【用药宣教】

1. 本品作为麻醉药使用时，应先禁食 4～6 小时。

2. 门诊麻醉后患者应在他人陪伴下回家，并在接下来的 24 小时内不应饮酒。

3. 其他鼻喷剂如皮质激素类、减充血剂，应在给予本品前至少 1 小时使用。

丙泊酚中/长链脂肪乳

【类别】肌肉松弛药。

【作用机制】同“丙泊酚”。

【适应证】全身麻醉诱导和维持；重症监护患者辅助通气治疗时的镇静。

【禁用与慎用】

1. 对丙泊酚或其赋形剂过敏者禁用。

2. 对大豆或花生过敏者禁用。

3. 16 岁以下儿童的镇静禁用。

4. 衰弱及老年患者，心、肺、肾或肝受损患者，有低血容量或癫痫病史的患者，应小心给药，并且给药速度应减慢。

5. 本品在进行麻醉诱导时，为减轻注射位点的疼痛，可在应用本品前注射利多卡因。有遗传性急性卟啉病的患者禁止使用利多卡因溶液稀释。

【给药途径和剂量】

1. 成年人　本品应采用滴定法实施麻醉诱导（每 10 秒 20～40mg），直到临床体征显示麻醉作用已经产生。大多数小于 55 岁的成年人诱导剂量按体重计为 1.5～2.5mg/kg。超过 55 岁的成年人及 ASA 体力状态分级Ⅲ～Ⅳ级患者，特别是心功能不全的患者，需要量也明显减少，总剂量最低可到 1mg/kg。给药速度应更加缓慢（每 10 秒约 20mg）。麻醉维持可通过连续静脉滴注或重复单次注射本品来维持麻醉深度。连续静脉滴注时，给药剂量和速度必须个体化，常规剂量按体重计每小时 4～12mg/kg，在应激小的手术过程中，如微创手术，可将维持剂量减至按体重计每小时 4mg/kg。对于老年人、一般状态不稳定或低血容量及 ASA 体力状态分级Ⅲ～Ⅳ级患者，建议根据患者病情的严重程度及麻醉技术的不同，可以更进一步减少用量，重复单次静脉注射给药时，建议单次剂量为 25～50mg。快速单次静脉注射给药（单次或重复）不能用于老年人，因为这可能导致心肺功能抑制。

2. 儿童　1 个月以上儿童的麻醉、年龄不足 1

个月的儿童全身麻醉时，不推荐使用本品。本品应采用缓慢滴定法实施麻醉诱导，直到临床体征显示麻醉作用已经产生，应按年龄和（或）体重调整剂量。8 岁以上的儿童麻醉诱导时，通常剂量按体重计约为 2.5mg/kg。8 岁以下者需要量可以更大，初始剂量按体重计为 3mg/kg，必要时，按体重每次以 1mg/kg 的剂量逐次追加。对于高危（ASA 体力状态分级Ⅲ～Ⅳ级）年幼患者，建议应用更低的剂量。儿童全身麻醉诱导时不推荐使用靶控输注（TCI）系统注射丙泊酚。麻醉维持可通过连续静脉滴注，建议用按体重计每小时 9～15mg/kg 的给药剂量维持麻醉。年龄不足 3 岁的儿童，与年龄较大的儿童相比，在推荐剂量范围内所需药量可能更高，儿童重复注射丙泊酚进行麻醉维持尚无资料支持。剂量的多少应根据个体情况进行调整，特别应注意完全镇痛的需要。麻醉的最长持续时间一般不应超过 60 分钟，除非特殊情况的患者，可延长使用时间，如严禁使用吸入性麻醉药的恶性高热患者。

3. *重症监护*　重症监护患者的镇静，推荐用连续输液的方式给药。根据镇静深度的需要调整剂量，连续静脉滴注，以按体重计每小时 0.3～4.0mg/kg 的剂量给药，给药速度不能超过按体重计每小时 4.0mg/kg。16 岁以下重症监护的患者禁止使用丙泊酚作为镇静用药。对于重症监护患者的镇静不建议使用 TCI 系统。诊断和手术过程中成年患者的镇静对于诊断和手术过程中的镇静，应该针对镇静的临床体征进行滴定。镇静开始时，在 1～5 分钟一般以按体重计 0.5～1.0mg/kg 的剂量给药。在镇静的维持阶段，调节剂量至需要的镇静深度，一般为按体重计每小时 1.5～4.5mg/kg。如果需要快速强化镇静，可以附加单次静脉注射给药 10～20mg。55 岁以上的患者和 ASA 体力状态分级Ⅲ～Ⅳ级患者，可能需要较低剂量的本品，以及较慢的给药速率。

本品可以不经稀释直接静脉滴注，也可在玻璃输液瓶中用 5%葡萄糖注射液或 0.9%氯化钠注射液稀释后滴注。

【配伍禁忌】本品不得与其他溶液一同输入或注射。

【不良反应】常见的丙泊酚不良反应有低血压和呼吸抑制。这些不良反应与丙泊酚的给药剂量有关，但也与麻醉前用药的种类和其他合并用药有关。

【相互作用】【药动学】【观察指标】【用药宣教】同“丙泊酚”。

羟丁酸钠

【类别】其他全身麻醉药。

【作用机制】本品主要是由兴奋 GABA 受体所致。一般剂量作用于大脑皮质，大剂量也影响脑干及中脑，产生催眠作用，但不抑制网状激活系统，易出现肌肉抽搐、不随意运动及锥体外系症状。本品能使咽喉反射迟钝、抑制、下颌松弛，表面麻醉后能施行气管内插管。

【适应证】本品常与全身麻醉药或麻醉辅助药合用，用于复合全身麻醉的诱导和维持。

【禁用与慎用】

1. 低钾血症、重度高血压、心动过缓、子痫、碱血症、房室传导阻滞、癫痫、慢性酒精中毒、琥珀酸半醛脱氢酶缺陷病患者禁用。

2. 传导阻滞及心率低于 50 次/分的患者慎用。

3. 尚未明确本品是否可分泌到乳汁中，哺乳期妇女慎用。如确需使用，应暂停哺乳。

【给药途径和剂量】缓慢静脉注射，成年人，60～80mg/kg。全身麻醉如转浅，可追加半量。总量应<8.0g。肝功能不全患者剂量减半。儿童按 80～100mg/kg 给药。

【配伍禁忌】与阿洛西林、阿莫西林、美洛西林、小诺霉素有配伍禁忌。

【不良反应】

1. 麻醉诱导与苏醒过程中可引起锥体外系症状。

2. 用药后呼吸道分泌物增加。

3. 本品能抑制呼吸，出现呼吸频率减慢。

【相互作用】

1. 与阿托品并用可减少本品对副交感神经兴奋作用，防止心率减慢发生。

2. 与肌肉松弛药并用时，可增强肌肉松弛作用。

3. 与巴比妥类及安定类药物并用时可减少锥体外系症状。

【药动学】本品组织分布很广，通过血脑屏障需要一定时间，且脑组织中浓度仅及血浆浓度的 50%，静脉注射后 10～15 分钟才显效，因而起效慢。此后，血浆浓度逐渐升高达峰值，45 分钟中枢性作用才最明显，静脉注射后 30 分钟一般在血浆中即可测到代谢物，60 分钟后血浆浓度开始下降，作用时间约 2 小时。80%～90%在体内分解代谢，进行氨基转换，参与三羧酸循环，最后氧化成水和二氧化碳，后者随呼气排出体外。10%～20%在 4～6 小时随尿液排出。

【观察指标】在术中应监测心电图，如有U波出现，应及时处理。

【用药宣教】

1. 锥体外系反应常可自行消失，必要时可给予硫喷妥钠缓解。术前使用巴比妥类可起到预防锥体外系反应的作用。

2. 术前使用阿托品可预防呼吸道分泌物增多。

氧化亚氮

【类别】其他全身麻醉药。

【作用机制】本品为吸入麻醉药，麻醉作用较弱，对呼吸系统及机体各重要器官均无明显刺激性，且具有较强的镇痛效果。吸入30%～50%氧化亚氮有镇痛作用，80%以上才有麻醉作用。用药后大脑皮质很快被抑制，镇痛明显。

【适应证】本品必须与其他药物如硫喷妥钠、麻醉性镇痛药、肌肉松弛药及其他强效吸入麻醉药复合使用，可以进行各类大小手术。由于对循环功能影响小，本品可用于严重休克或危重患者，也可用于分娩镇痛。

【禁用与慎用】

1. 肠梗阻、空气栓塞、气胸等患者禁用。

2. 原发或继发性宫缩无力、产程延长及仰卧位出现低血压综合征的产妇，禁用本品镇痛。

3. 尚未明确本品是否可分泌到乳汁中，哺乳期妇女慎用。如确需使用，应暂停哺乳。

【给药途径和剂量】吸入，用量视手术需要和患者情况而定。

【不良反应】

1. 吸入浓度过高，可带来缺氧的危险。

2. 吸入超过12小时可产生骨髓抑制，导致巨幼细胞贫血。吸入3～4日可致白细胞减少，而多形核白细胞和血小板减少则最先出现。

3. 本品吸入后可弥散进入含有气体的腔，使腔内压力升高，容积增大。

4. 麻醉后，有较高的恶心、呕吐发生率。

5. 本品有可能导致周围神经病。

6. 本品有兴奋交感神经的作用。

【相互作用】

1. 异氟烷与70%氧化亚氮合用，MAC可降至0.5。

2. 芬太尼与本品合用时，可诱发心率减慢、心肌收缩减弱、心排血量减少，左心室功能欠佳者尤其明显。

3. 与丁酰苯类药、中枢神经抑制剂合用时，应减少本品麻醉剂量。

【药动学】本品极易被摄取进入血液，几乎不在体内分解，绝大部分以原形药形式迅速经肺呼出，少量经皮肤排出。

【观察指标】监测血氧饱和度。

【用药宣教】

1. 吸入本品麻醉后可出现较高的恶心、呕吐。

2. 本品可能导致周围神经病。

3. 长期吸入会导致成瘾性和依赖性，对身体造成危害。

依托咪酯

【类别】其他全身麻醉药。

【妊娠安全等级】C。

【作用机制】本品为非巴比妥类静脉短效催眠药；无镇痛作用。本品静脉注射后作用迅速而短暂，入睡快，苏醒快，对中枢神经有较强的抑制作用。随剂量增加，作用持续时间可相应延长。

【适应证】适用于全身麻醉诱导，也可用于短时手术麻醉。

【禁用与慎用】

1. 对本品过敏者禁用。

2. 重症糖尿病、高钾血症患者禁用。

3. 癫痫患者及肝肾功能严重不全患者禁用。

4. 免疫抑制、脓毒血症者及进行器官移植的患者禁用或慎用。

【给药途径和剂量】本品仅供静脉注射，剂量必须个体化。用于静脉全身麻醉诱导，成年人按体重计静脉注射0.3mg/kg（范围0.2～0.6mg/kg），于30～60秒注完。合用琥珀酰胆碱或非去极化肌肉松弛药，便于气管内插管。术前给予镇静药，或在全身麻醉诱导1～2分钟注射芬太尼0.1mg，应酌减本品用量。10岁以上儿童用量可参照成年人。

【配伍禁忌】本品的脂肪乳剂不能与其他注射液混合使用，也不能和其他注射液经同一管路同时给药。

【不良反应】可有恶心、呕吐及注药后不自主的肌肉活动，有时会出现咳嗽、呃逆和寒战。

【相互作用】

1. 依托咪酯抑制肾上腺皮质合成11β-羟化酶，大剂量抑制β-碳链酶。单剂量使用依托咪酯可使肾上腺皮质对刺激的反应减慢4～6小时。

2. 精神抑制剂阿片类药物、镇静药及酒精可增加依托咪酯的催眠效果。

3. 与任何降压药合用，如与中枢性降压药可乐定、甲基多巴、萝芙木碱、利血平等，利尿性降压药，钙通道阻滞剂等合用均可导致血压剧降，应避免伍用。

4. 当与芬太尼伍用时，患者可出现不自主的肌肉强直或阵挛，地西泮可减少其发生。

【药动学】给成年人静脉注射本品 0.3mg/kg 后 10 小时，测定其血药浓度。进入全身麻醉时，为≥0.23μg/ml；并迅速分布到全身（分布符合三室开放型）。静脉注射后 1 分钟内即可使脑组织内浓度达 1.5μg/g±0.35μg/g，高于血药浓度。2 分钟出现于肺、肾、肌肉、心和脾等，7～28 分钟到达脂肪、睾丸和胃肠。生物半衰期为 75 分钟，分布半衰期为 2.81 分钟+1.64 分钟，消除半衰期为 3.88 小时±1.11 小时。本品主要在肝内降解。最初 30 分钟降解最快，其后较慢。注射后第 1 日，从尿中排泄量占给药量的 75%。代谢的主要产物为依托咪酯的水解物 R-（+）-1-（1-苯乙基）-1H-咪唑-5-羧酸，约占尿排泄物的 80%。

【观察指标】监测呼吸及血压。

【用药宣教】本品可引起恶心、呕吐。

四、局部麻醉药

丁卡因

【类别】局部麻醉药。

【妊娠安全等级】C。

【作用机制】本品为局部麻醉药，主要通过抑制钠离子内流而阻断神经传导。其机制如下：作用于钠通道的特异性受体，阻断钠离子内流，防止激活神经轴突的动作电位，从而避免痛觉感受器向中枢神经系统发送信号。

【适应证】

1. 注射剂用于硬膜外阻滞、蛛网膜下腔阻滞、神经传导阻滞、黏膜表面麻醉。

2. 口服溶液剂、胶浆剂用于本品为腔道表面润滑麻醉药，用于尿道、食管、阴道、肛门、直肠等插管镜检或手术时的局部润滑麻醉。

【禁用与慎用】

1. 对本品过敏者禁用；严重过敏体质者禁用。

2. 心肾功能不全、重症肌无力等患者禁用。

3. 禁用于局部浸润麻醉、静脉注射和静脉滴注。

4. 对普鲁卡因或具有对氨基苯甲酸结构的药物过敏者慎用。

5. 皮肤或黏膜表面损伤、感染严重的部位需慎用。

【给药途径和剂量】

1. *硬膜外阻滞*　常用浓度为 0.15%～0.3%，与盐酸利多卡因合用，最高浓度为 0.3%，一次常用量为 40～50mg，极量为 80mg。

2. *蛛网膜下腔阻滞*　常用其混合液（1%盐酸丁卡因 1ml 与 10%葡萄糖注射液 1ml、3%盐酸麻黄碱 1ml 混合使用），一次常用量为 10mg，15mg 为限量，20mg 为极量。

3. *神经传导阻滞*　常用浓度为 0.1%～0.2%，一次常用量为 40～50mg，极量为 100mg。

4. *黏膜表面麻醉*　常用浓度为 1%，眼科用 1%等渗溶液，耳鼻喉科用 1%～2%溶液，一次限量为 40mg。

对于小儿、年老体弱、营养不良、饥饿状态易出现毒性反应者，应减量。肝功能不全、血浆胆碱酯酶活动减弱时应减量。妊娠期大量孕激素分泌，增加对局部麻醉药的敏感性，因此孕妇使用局部麻醉药进行硬膜外阻滞时用量需减少。

【配伍禁忌】与氨茶碱、肌苷、利福霉素钠、青霉素、乳酸钠、碳酸氢钠、异烟肼有配伍禁忌。

【不良反应】

1. 毒性反应：过量中毒症状表现为头晕、目眩，继之寒战、震颤、恐慌，最后可致惊厥和昏迷，并出现呼吸衰竭和血压下降，需及时抢救。

2. 超敏反应：对于过敏患者，可引起猝死，即使表面麻醉时也需注意。

3. 可产生皮疹或荨麻疹，颜面、口和（或）舌咽区水肿等。

4. 大剂量可致心脏传导系统和中枢神经系统出现抑制。

【相互作用】

1. 本品水溶液为酸性，不得与碱性药液合用；如合用某些酸性药液，由于 pH 不同，也可影响本品的解离值，以致局部麻醉减效或起效时间迟延。

2. 不宜同时服用磺胺类药物。

3. 与其他局部麻醉药合用时，本品应减量。

4. 本品可与肾上腺素合用，一般浓度为 1∶200 000，即 20ml 药液中加 0.1%肾上腺素 0.1ml。其也可使血管收缩、血流量减少、药液吸收减慢、作用持续时间延长等。但这种合用不适用于心脏病、高血压、甲状腺功能亢进症、周围血管病等患者。

5. 注射部位不能遇碘，以防引起本品沉淀。

【药动学】本品进入血液后，大部分和血浆蛋白结合，蓄积于组织中，骨骼肌内蓄积量最大，当血浆内的浓度下降时其又释放出来。本品大部分由血浆胆碱酯酶水解转化，经肝代谢为对氨基苯甲酸与二甲氨基乙醇，然后再降解或结合随尿液排出。

【观察指标】

1. 用于神经传导阻滞、硬膜外阻滞及蛛网膜下腔阻滞时，由于使用不当致死已屡见；为了防止中毒、死亡，在用药期间即使表面黏膜麻醉也应监测：①呼吸系统与循环系统的功能状态，包括心血管情况。②中枢神经活动，兴奋或抑制。③胎儿心率。同时对呼吸和循环等方面的意外，应做到有预见、觉察及时，防治和抢救得法，没有时间上延误。

2. 椎管内麻醉时尤其须调节阻滞平面，随时观察血压和脉搏的变化。

3. 当患者感觉到软硬的腭部及扁桃体柱的肌肉在刺激下收缩时，咽部的麻醉恢复就完成了。在这些正常的咽部反应出现之前（通常在麻醉给药后1 小时左右），不要进食或饮水。第一次少量液体（水）应在护理人员的监督下给予。

4. 高血药浓度丁卡因可导致涉及中枢神经系统和心血管系统的不良全身效应：抽搐、呼吸骤停、心律失常、心搏骤停。

【用药宣教】

1. 眼科用药不要超过规定时间。长期使用于眼表面可能会引起角膜上皮腐蚀和角膜表面愈合迟缓。

2. 麻醉可消除眼部感染和损伤的天然屏障。在麻醉效果消失之前（眨眼反射恢复证明），不要在滴注药物后揉眼。

3. 在使用溶液或软膏前后洗手或消毒。

氯普鲁卡因

【类别】局部麻醉药。

【妊娠安全等级】C。

【作用机制】本品属酯类局部麻醉药，依靠浓度梯度以弥散方式穿透神经细胞膜，在细胞膜内侧阻断钠离子通道，增加了神经电兴奋的阈值，使动作电位降低、不应期延长，减慢了神经冲动的传递，从而阻滞神经冲动的产生与传导。

【适应证】本品用于局部浸润麻醉、周围神经阻滞麻醉、骶管和硬膜外麻醉，严格禁用于蛛网膜下腔阻滞。

【禁用与慎用】

1. 对对氨基苯甲酸酯类药物过敏的患者禁用。

2. 低血压或心脏传导阻滞的患者慎用。

3. 神经性疾病、脊柱畸形、败血症、重度高血压等患者，采用腰骶硬膜外麻醉时，需要非常谨慎。

4. 由于本品是被肝脏产生的存在于血浆中的胆碱酯酶所水解，因此给肝病患者应用时要谨慎。

【给药途径和剂量】

注射液

（1）一般每次 1～3mg/kg，极量每次 200mg 或单次最大剂量 150mg，必要时，每 2 小时加用 50mg。

（2）硬膜外阻滞：①颈、上胸部可使用 0.25%溶液；②上下腹部、肛门、会阴和下肢等处手术使用 0.5%～0.75%溶液。

（3）浸润麻醉：可用 0.1%溶液，一次用量 150～175mg，加或不加肾上腺素。

（4）神经干阻滞：可用 0.5%～0.75%溶液，加或不加肾上腺素。

（5）蛛网膜下腔阻滞：可用 0.5%～0.75%溶液，剂量按需而定。

（6）球后神经阻滞：使用单剂量 5～30mg（2～4ml）。

【配伍禁忌】氯普鲁卡因与碱金属氢氧化物及其碳酸盐（肥皂、碘、碘化物、银盐）有配伍禁忌。在使用氯普鲁卡因之前，避免使用这些药物进行皮肤或黏膜消毒。

【不良反应】

1. 全身性　打喷嚏、类过敏反应。

2. 心血管系统　心肌抑制、低血压、心律失常、心动过缓、心搏骤停。

3. 消化系统　恶心、呕吐。

4. 中枢神经系统　焦虑、紧张、震颤、镇静、口周感觉异常、抽搐伴困倦、呼吸停止。

5. 皮肤　迟发型皮肤损害、荨麻疹。

6. 特殊感觉　视物模糊或复视、耳鸣。

7. 其他　采用骶管或硬膜外麻醉，尿潴留、大便或尿失禁、产程减慢和产钳分娩发生率增加、头痛、背痛、水肿、哮喘状态。

【相互作用】

1. 本品的代谢产物（对氨基苯甲酸）可抑制磺胺类药物的作用，故应避免与磺胺类药物同时应用。

2. 本品禁与苛性碱及其碳酸盐、肥皂、银盐、碘和碘化物合用。

3. 一般应避免与单胺氧化酶抑制剂、三环类抗抑郁药或吩噻嗪类药物同时使用，如必须同时使用，则需要密切观察患者。

【药动学】本品半衰期为 1.5～5.5 小时，新生儿为 8 小时。胎儿药物浓度为母体的 1/4。本品还可弥散进入脑脊液中。稳态分布容积为 73L/kg±26L/kg。约 95%与蛋白结合，经肝代谢，5%～6%以原形药形式随尿液排出。

【观察指标】每种局部麻醉药注射后，要仔细持续监视心血管系统和生命体征及患者的意识状态。

【用药宣教】

1. 出现尿潴留或大小便失禁报告医师。
2. 哺乳期妇女使用时应暂停哺乳。

布比卡因

【类别】局部麻醉药。

【妊娠安全等级】C。

【作用机制】本品为酰胺类局部麻醉药。局部麻醉药通过增加神经电刺激的阈值、减慢神经刺激的传播和减少动作电位的升高率阻滞神经刺激的产生和传导。

【适应证】用于局部浸润麻醉、周围神经阻滞和椎管内阻滞。

【超说明书用药】突发性耳聋。

【禁用与慎用】本品过敏者禁用；12 岁以下小儿慎用。

【给药途径和剂量】

1. 臂丛神经阻滞　0.25%溶液，20～30ml，或 0.375%，20ml（50～75mg）。
2. 骶管阻滞　0.25%，15～30ml（37.5～75.0mg）；或 0.5%，15～20ml（75～100mg）。
3. 硬膜外间隙阻滞　0.25%～0.375%可以镇痛，0.5%可用于一般的腹部手术等。局部浸润，总用量一般以 175～200mg（0.25%，70～80ml）为限，24 小时内分次给药，每日极量 400mg。
4. 交感神经节阻滞　总用量 50～125mg（0.25%，20～50ml）。
5. 蛛网膜下腔阻滞　常用量 5～15mg，并加 10%葡萄糖注射液后形成高密度液或用脑脊液稀释成近似等密度液。

【配伍禁忌】与碱性药物配伍会产生沉淀失去作用。

【不良反应】

1. 少数患者可出现头痛、恶心、呕吐、尿潴留及心率减慢等。如果出现严重不良反应，可静脉注射麻黄碱或阿托品。
2. 过量或误入血管可产生严重的毒性反应，一旦发生心肌毒性，则几乎无复苏希望。

【相互作用】

1. 与中枢神经系统抑制剂合用增加中枢神经系统抑制作用。
2. 使用异丙肾上腺素、麦角新碱时，如果布比卡因与肾上腺素一起使用，则存在持续性高血压和脑血管意外的风险。
3. 如果布比卡因与肾上腺素一起使用，再合用单胺氧化酶抑制剂、三环类抗抑郁药、吩噻嗪类药物会导致严重或长期的低血压或高血压。

【药动学】一般在给药 5～10 分钟作用开始，15～20 分钟达高峰，维持 3～6 小时或更长时间。本品血浆蛋白结合率约为 95%。大部分经肝代谢后经肾排泄，仅约 5%以原形药形式随尿液排出。

【观察指标】

1. 毒性监测：中枢神经系统刺激（异常焦虑、兴奋、烦躁）通常首先出现，其次是中枢神经系统抑制（嗜睡、意识不清、呼吸停止）。然而，由于刺激通常是短暂的或不存在的，嗜睡可能是一些患者（尤其是儿童和老年人）的第一个症状。
2. 在分娩过程中应持续监测血压和胎心率，因为局部麻醉可能引起母体低血压。
3. 连续监测患者的心脏和呼吸状况。

【用药宣教】脊髓麻醉后，下肢感觉可能在 2.5～3.5 小时不会恢复。

复方阿替卡因

【类别】局部麻醉药。

【作用机制】本品属酰胺类局部注射麻醉药，可以阻断沿注射部位神经纤维的神经传导，起局部麻醉作用。在阿替卡因溶液中添加 1/100 000 肾上腺素的作用在于收缩局部血管，延缓麻醉药进入全身循环，维持局部组织浓度，同时亦可获得出血极少的手术野。局部麻醉作用在给药后 2～3 分钟出现，可持续约 60 分钟。牙髓麻醉时，可延长 2～3 倍时间。

【适应证】口腔用局部麻醉药，特别适用于涉及切骨术及黏膜切开的外科手术过程。

【禁用与慎用】

1. 4 岁以下儿童、对局部麻醉药或本品中其他成分过敏者、严重房室传导障碍而无起搏器的患者、经治疗没有得到控制的癫痫患者、卟啉病患者禁用。

2. 高血压或糖尿病患者慎用。

【给药途径和剂量】

1. 剂量

（1）成年人，必须根据手术需要注射适当的剂量。对于一般性手术，通常给药剂量为1/2～1支或遵医嘱。盐酸阿替卡因最大用量不得超过7mg/kg。

（2）4岁以上儿童，必须根据儿童的年龄、体重、手术类型使用不同的剂量。盐酸阿替卡因最大用量不超过5mg/kg。盐酸阿替卡因的儿童平均使用剂量以千克计可计算如下：儿童的体重(kg)×1.33。老年人：使用成年人剂量的一半。

2. 给药方法　局部浸润或神经阻滞及口腔内黏膜下注射给药。注射前请抽回血以检查是否误入血管，尤其行神经阻滞时。注射速度不得超过1ml/min。

【配伍禁忌】尚不明确。

【不良反应】

1. 中枢神经系统　神经质、激动不安、打哈欠、震颤、忧虑、眼球震颤、多语症、头痛、恶心、耳鸣。如出现以上症状，应要求患者过度呼吸，严密监视以防中枢神经抑制造成病情恶化伴发癫痫。

2. 呼吸系统　呼吸急促，然后呼吸过缓，可能导致呼吸暂停。

3. 心血管系统　心动过速、心动过缓、心血管抑制伴随动脉低血压，可能导致虚脱、心律失常（室性期前收缩、心室颤动）、传导阻滞（房室传导阻滞），以上心脏表现可能导致心脏停搏。

【相互作用】

1. 本品含有肾上腺素，与西布曲明合用可能出现阵发性高血压伴心律失常（抑制肾上腺素或去甲肾上腺素进入交感神经纤维），不建议合用。

2. 由于本品含有肾上腺素，慎与以下药物合用：挥发性卤代烃类麻醉药，丙米嗪类抗抑郁药，5-羟色胺-去甲肾上腺素能抗抑郁药（西酞普兰及文法拉辛），非选择性单胺氧化酶抑制剂（异丙烟肼），非选择性或A型选择性单胺氧化酶抑制剂（前者如苯乙肼，后者如吗氯贝胺、托洛沙酮等），胍乙啶。

【药动学】本品颊黏膜注射30分钟后，血药浓度达到峰值，消除半衰期约为110分钟；主要由肝代谢，5%～10%的药物以原形形式随尿液排出。

【观察指标】

1. 接受抗凝药治疗者须严密监视（监测国际标准化比值）。

2. 与一些药物（见药物相互作用）合用时，需严密监测患者的临床症状及生化指标。

【用药宣教】

1. 本品活性成分可引起兴奋剂检查尿检结果出现阳性。

2. 麻醉咬合危险，患者在感觉恢复前不要咀嚼口香糖或食物。

罗哌卡因

【类别】局部麻醉药。

【妊娠安全等级】B。

【作用机制】本品通过阻断钠离子流入神经纤维细胞膜内对沿神经纤维的冲动传导产生可逆性阻滞。局部麻醉药也可能对脑细胞和心肌细胞等易兴奋的细胞膜产生类似作用，如果过量的药物快速进入体循环，中枢神经系统和心血管系统将出现中毒症状和体征。本品有麻醉和镇痛双重效应，大剂量可产生外科麻醉，小剂量时则产生感觉阻滞（镇痛），仅伴有局限的非进行性运动阻滞。

【适应证】

1. 外科手术麻醉　硬膜外麻醉（包括剖宫产术）、蛛网膜下腔麻醉、区域阻滞。

2. 急性疼痛控制　持续硬膜外输注或间歇性单次用药，如术后或阴道分娩镇痛、区域阻滞。

【禁用与慎用】

1. 对本品或本品中任何成分或对同类药品过敏者禁用。

2. 对于有二度或三度房室传导阻滞的患者，应用要谨慎。

3. 由于本品在肝脏代谢，所以严重肝病患者应慎用。

【给药途径和剂量】用量以盐酸盐计（甲磺酸盐11.92mg相当于盐酸盐10mg）。本品使用的浓度为0.2%～1.0%，根据注射部位和所采用的手术而定。老年人、儿童、急性病或体弱患者应减量。在开始使用本品进行硬膜外麻醉之前，应先使用含有肾上腺素的利多卡因作为试验剂量，以防止药物进入血管内。

1. 手术麻醉

（1）腰椎硬膜外给药的用量为75～150mg（0.5%溶液15～30ml），或112.5～187.5mg（0.75%溶液15～25ml），或150～200mg（1.0%溶液15～20ml）；用于剖宫产的剂量为100～150mg（0.5%溶液20～30ml），或112.5～150mg（0.75%溶液15～20ml）。

（2）胸椎硬膜外给药用于术后缓解疼痛的剂量为25～75mg（0.5%溶液 5～15ml），或 37.5～112.5mg（0.75%溶液 5～15ml）；实际所用的剂量根据注射的水平而定。

（3）周围神经给药用于臂丛神经的剂量为175～250mg（0.5%溶液 35～50ml）。

（4）用于浸润麻醉和区域阻滞的剂量可达到200mg（0.5%溶液 40ml），或 225mg（0.75%溶液30ml）。

2. 处理急性疼痛，可使用 0.2%溶液；用于浸润可使用 0.5%溶液。

（1）腰丛硬膜外阻滞的剂量：开始推注 20～40mg（0.2%溶液 10～20ml），间隔 30 分钟后，再给予 20～30mg（0.2%溶液 10～15ml）。另一供临床选用的方法虽然可以每小时给予 12～20mg（0.2%溶液 6～10ml）作为持续硬膜外输注，但用于分娩镇痛时，剂量则可达到 28mg（0.2%溶液14ml）。

（2）胸丛硬膜外阻滞可每小时给予 8～16mg（0.2%溶液 4～8ml）持续硬膜外输注。

（3）浸润麻醉可用 2～200mg（0.2%溶液 1～100ml）或 5～200mg（0.5%溶液 1～40ml）。

【配伍禁忌】罗哌卡因在碱性环境中会导致沉淀。

【不良反应】

1. 全身性　疼痛、发热、术后并发症。
2. 中枢神经系统　感觉异常、头痛、头晕、焦虑。
3. 心血管系统　低血压，心动过缓，高血压，心动过速，胸痛，胎儿心动过缓。
4. 消化系统　恶心。
5. 皮肤　瘙痒。
6. 泌尿生殖系统　尿潴留、少尿。
7. 血液系统　贫血。

【相互作用】因为毒性作用是可以累加的，接受其他局部麻醉药或与酰胺类局部麻醉药结构相关的药物治疗的患者如同时使用本品，应谨慎。

【药动学】本品主要在肝内通过 CYP1A 介导的芳烃羟化作用进行代谢。代谢物随尿液排出，出现在尿液中的原形药仅占 1%。有些代谢物也具有活性，但较原形药低。本品的蛋白结合率约为 94%。半衰期为 1.8 小时，透过胎盘。

【观察指标】

1. 在整个治疗期间，请仔细监测心血管和呼吸状况。评估低血压和心动过缓。
2. 监测中枢神经系统刺激或中枢神经系统抑制的症状。

【用药宣教】

1. 出现躁动、焦虑、耳鸣、视物模糊、震颤等报告医师。
2. 哺乳期妇女使用时应暂停哺乳。

左布比卡因

【类别】局部麻醉药。

【妊娠安全等级】B。

【作用机制】本品通过增加神经电刺激的阈值、减慢神经刺激的传播和减少动作电位的升高率而阻滞神经刺激的产生和传导。

【适应证】适用于外科和产科局部或区域麻醉，控制术后疼痛。

【禁用与慎用】同“布比卡因”。

【给药途径和剂量】本品剂量与用法见表 10-1。

表 10-1　左布比卡因的剂量与用法

	浓度（%）	剂量（ml）	剂量（mg）	运动神经阻滞
外科麻醉				
硬膜外				
外科手术	0.5～0.75	10～20	50～150	中度至完全
剖宫产	0.5	20～30	100～150	中度至完全
周围神经	0.25～0.5	30（0.4ml/kg）	75～150（1～2mg/kg）	中度至完全
眼科	0.75	5～15	37.5～112.5	中度至完全
局部浸润	0.25	60	150	未使用
疼痛控制				
分娩镇痛（硬膜外麻醉）	0.25	10～20	25～50	轻至中度
术后疼痛（硬膜外输注）	0.125～0.25	4～10ml/h	5～25mg/h	轻至中度

手术期间硬膜外麻醉的剂量可增至 375mg。最高日剂量：术中阻滞和术后控制疼痛为 695mg；术后硬膜外输注为 570mg；臂丛阻滞的单次注射为300mg。

【配伍禁忌】与利多卡因有配伍禁忌。

【不良反应】可见低血压、恶心、术后疼痛、发热、呕吐、贫血、瘙痒、头痛、便秘、眩晕、胎儿窘迫等，偶见哮喘、水肿、少动症、不随意肌收缩、痉挛、震颤、晕厥、期前收缩、心房颤动、心搏骤停、肠梗阻、胆红素升高、意识模糊、窒息、支气管痉挛、呼吸困难、肺水肿、呼吸功能不全、多汗、皮肤变色等。

【相互作用】CYP1A2 酶诱导剂和抑制剂都会影响本品的代谢。

【药动学】硬膜外给予本品后 30 分钟可达血药峰值。在肝内经 CYP3A4、CYP1A2 广泛代谢。代谢物主要随尿液排出，余随粪便排出。经静脉滴注后的清除率为每小时 39L。消除半衰期约为 3.3 小时，终末半衰期约为 1.3 小时。

【观察指标】

1. 监测并立即报告：低血压，心动过缓，心脏传导阻滞（无意中通过血管内注射观察到）。

2. 连续监测心血管状况，呼吸功能，意识水平和感觉/运动功能。

3. 观察患者步态，因为头晕是常见的不良反应。

【用药宣教】出现震颤、头晕、麻木和口唇发麻等报告医师。

五、其他局部麻醉药

达克罗宁

【类别】局部麻醉药。

【妊娠安全等级】C。

【作用机制】对黏膜有表面麻醉作用，具有穿透性强和作用持久的特点。

【适应证】用于上消化道内镜检查时的喉头麻醉和润滑，同时去除腔道内泡沫，使视野清晰。

【禁用与慎用】

1. 对本品过敏者禁用。

2. 孕妇应慎用。

3. 急性病患者及消化道黏膜严重损伤患者应酌情减少剂量。

【给药途径和剂量】用时振摇，于胃镜检查前将本品 8～10ml 含于咽喉部，片刻后慢慢吞下，10～15 分钟后可行胃镜检查。

【配伍禁忌】勿与碘造影剂合用，因为碘沉淀物干扰视野。

【不良反应】偶见轻度头痛、焦虑、冷感、热感、麻木等不良反应。

【相互作用】尚不明确。

【药动学】一般 2～10 分钟起效，可维持 2～4 小时。

【观察指标】

1. 服药后 60 分钟内（直至呕吐反射消失），不要给患者口服任何东西。口服时，药物可能会干扰吞咽的第二阶段。

2. 通过应用棉签轻轻触摸软腭（同时用降压器压住舌头）测试呕吐反射。如果患者没有呕吐或吞咽，请不要进食。吸出分泌物以防止误吸。

【用药宣教】

1. 呕吐反射恢复时，应先喝一口清水。

2. 哺乳期妇女使用时应暂停哺乳。

辣椒碱

【类别】局部麻醉药。

【妊娠安全等级】B。

【作用机制】主要是通过影响神经肽 P 物质的释放、合成和储藏而起镇痛和止痒作用。

【适应证】短期缓解由风湿引起的肌肉和关节的轻度疼痛，以及背部疼痛和扭伤、拉伤引起的疼痛。

【超说明书用药】银屑病、顽固性瘙痒。

【禁用与慎用】

1. 对本品及其成分过敏者禁用。

2. 孕妇及哺乳期妇女不推荐使用本品。

【给药途径和剂量】成年人及 2 岁以上儿童外用，均匀涂抹于疼痛部位，每次 1～2 个黄豆粒大小的用量；每日 3～4 次，2 岁以下儿童使用须遵医嘱。

【不良反应】偶在用药部位产生烧灼感和刺痛感，但随着时间延长和反复用药，疼痛会减轻或消失。

【相互作用】与 ACEI 合用可能会增加咳嗽的发生率。

【药动学】患者在使用本品 60 分钟后出现短暂的、低水平（＜5ng/ml）的全身暴露。检测到的本品血药浓度最高为 4.6ng/ml。

【观察指标】

1. 监测是否有明显的镇痛效果。

2. 监测并报告皮肤破裂的迹象，因为这些迹象通常表明需要停药。

【用药宣教】

1. 本品仅用于完整皮肤，不可用于皮肤损伤部位。使用本品后用肥皂将手洗净，勿与眼及黏膜接触。

2. 使用本品 1 周局部疼痛未缓解，应就医。

第二节　镇痛药

一、阿片类镇痛药

吗啡

【类别】阿片类镇痛药。

【妊娠安全等级】C。

【作用机制】本品为纯粹的阿片受体激动剂，有强大的镇痛作用，同时也有明显的镇静作用，并有镇咳作用（因其可致成瘾而不用于临床）。本品对呼吸中枢有抑制作用，使其对二氧化碳张力的反应性降低，过量可致呼吸衰竭而死亡。本品兴奋平滑肌，增加肠道平滑肌张力而引起便秘，并使胆道、输尿管、支气管平滑肌张力增加。本品可使外周血管扩张，尚有缩瞳、镇吐等作用（因其可致成瘾而不用于临床）。

【适应证】本品为强效镇痛药，适用于其他镇痛药无效的急性锐痛，如严重创伤、战伤、烧伤、晚期癌症等引起的疼痛。心肌梗死而血压尚正常者，应用本品可使患者镇静，并减轻心脏负担。应用于心源性哮喘可使肺水肿症状暂时有所缓解。麻醉和手术前给药可保持患者宁静进入嗜睡。因本品对平滑肌的兴奋作用较强，故不能单独用于内脏绞痛（如胆绞痛等），而应与阿托品等有效的解痉药合用。

【超说明书用药】用于治疗顽固性腹泻，每次口服 30mg。

【禁用与慎用】

1. 婴幼儿慎用，未成熟新生儿禁用。

2. 本品能对抗缩宫素对子宫的兴奋作用而延长产程，故禁用于临盆产妇。

3. 呼吸抑制已显示发绀、颅内压增高和颅脑损伤、支气管哮喘、肺源性心脏病代偿失调、甲状腺功能减退、皮质功能不全、前列腺增生、排尿困难及严重肝功能不全、休克尚未纠正前、炎性肠梗阻等患者禁用。

【给药途径和剂量】

1. 注射剂

（1）皮下注射：成年人常用量，每次 5～15mg，每日 15～40mg；极量，每次 20mg，每日 60mg。

（2）静脉注射：成年人镇痛时常用量 5～10mg；用于静脉全身麻醉按体重不得超过 1mg/kg，不够时可加用作用时效短的本类镇痛药，以免苏醒迟延，术后发生血压下降和长时间呼吸抑制。

（3）手术后镇痛，注入硬膜外间隙，成年人自腰脊部位注入，每次极限 5mg，胸脊部位应减为 2～3mg，按一定的间隔可重复给药多次。注入蛛网膜下腔，每次 0.1～0.3mg。原则上不再重复给药。

（4）对于重度癌痛患者，首次剂量范围较大，每日 3～6 次，以预防癌痛发生及充分缓解癌痛。

2. 控释片、缓释片　必须整片吞服，不可掰开或嚼碎。成年人每隔 12 小时按时服用 1 次，应根据疼痛的严重程度、年龄及服用镇痛药史决定用药剂量，个体间可存在较大差异。最初应用本品者，宜从每 12 小时服用 10mg 或 20mg 开始，根据镇痛效果调整剂量，以及随时增加剂量，达到缓解疼痛的目的。

3. 片剂　口服，每次 5～15mg。每日 15～60mg。极量每次 30mg，每日 100mg。对于重度癌痛患者，应按时口服，个体化给药，逐渐增量，以充分缓解癌痛。首次剂量范围可较大，每日 3～6 次，临睡前一次剂量可加倍。

【配伍禁忌】与阿奇霉素、阿替普酶、阿昔洛韦、氨茶碱、氨碘肽、氨溴索、胺碘酮、奥芬溴铵、巴比妥钠、苯巴比妥、苯妥英钠、碘[^{123}I]化钠、碘[^{131}I]美妥昔单抗、碘[^{131}I]肿瘤细胞核人鼠嵌合单克隆抗体、碘解磷定、呋喃妥因、氟氯西林、氟尿嘧啶、氟哌啶醇、复方电解质、肝素、含碘造影剂、磺胺甲噁唑、磺胺嘧啶、磺胺嘧啶钠、磺溴酞钠、甲氧西林、两性霉素 B 胆固醇脂质体复合物、邻碘[^{131}I]马尿酸钠、硫喷妥钠、硫酸镁、罗库溴铵、氯丙嗪、氯化钙溴化钠、天冬氨酸钾镁、米诺环素、钠钾镁钙葡萄糖、尿激酶、帕瑞昔布、哌库溴铵、哌替啶、普罗碘铵、氢氯噻嗪、乳酸钠、山梨醇铁、司可巴比妥、四环素、碳酸氢钠、酮咯酸氨丁三醇、头孢吡肟、维库溴铵、戊巴比妥、新生霉素、溴化钙、溴己新、溴米那、普鲁卡因、亚甲蓝、异丙嗪、异戊巴比妥、右旋糖酐铁、蔗糖铁有配伍禁忌。

【不良反应】

1. 连用 3～5 日即产生耐药性，1 周以上可成瘾，需慎用。但对于晚期中重度癌痛患者，如果治疗适当，少见依赖及成瘾现象。

2. 常见恶心、呕吐、呼吸抑制、嗜睡、眩晕、便秘、排尿困难、胆绞痛等。偶见瘙痒、荨麻疹、皮肤水肿等过敏反应。

3. 本品急性中毒的主要症状为昏迷，呼吸深度抑制，瞳孔极度缩小、两侧对称，或呈针尖样大，血压下降，发绀，尿少，体温下降，皮肤湿冷，肌无力，由于严重缺氧而出现休克、循环衰竭、瞳孔散大、死亡。

【相互作用】

1. 与吩噻嗪类、镇静催眠药、单胺氧化酶抑制剂、三环类抗抑郁药、抗组胺药等合用，可加剧及延长本品的抑制作用。

2. 本品可增强香豆素类药物的抗凝血作用。

3. 与西咪替丁合用，可能引起呼吸暂停、精神错乱、肌肉抽搐等。

【药动学】皮下和肌内注射吸收迅速，皮下注射30分钟后即可吸收60%，吸收后迅速分布至肺、肝、脾、肾等各组织器官。成年人中仅有少量吗啡透过血脑屏障，但已能产生高效的镇痛作用。本品可通过胎盘到达胎儿体内。消除半衰期为1.7～3小时，蛋白结合率为26%～36%。一次给药镇痛作用维持4～6小时。本品主要在肝脏代谢，60%～70%在肝内与葡萄糖醛酸结合，10%脱甲基为去可待因，20%为游离型。主要经肾脏排出，少量经胆汁和乳汁排出。

【观察指标】

1. 用药前，应获取患者的基线呼吸频率、深度。呼吸频率为12次/分或以下及瞳孔缩小是中毒的迹象，如出现，应停药并向医师报告。

2. 密切观察患者以确保疼痛缓解，记录疼痛减轻和镇痛持续时间。

3. 当脉率或呼吸频率升高、躁动不安、食欲缺乏或面部表情过高（可能需要镇痛）时要保持警惕。

4. 对疼痛和需要药物治疗而引起的躁动不安与缺氧相关的躁动不安及吗啡诱导的中枢神经系统刺激引起的躁动不安进行区分（这种矛盾在女性和成年患者中尤为常见）。

5. 监测呼吸抑制，特别是硬膜外或鞘内给药后24小时。

【用药宣教】

1. 使用本品时，避免饮酒和服用其他中枢神经系统抑制剂。

2. 由于本品可能会导致嗜睡、头晕或视物模糊，谨慎操作或驾驶汽车。

3. 哺乳期妇女使用时应暂停哺乳。

4. 鼓励患者定期改变姿势、深呼吸和咳嗽（除非禁忌）。麻醉性镇痛药还可以抑制咳嗽和叹气反射，因此可能引起肺不张，尤其是术后患者。

5. 监视液体出入量比例和模式。报告少尿或尿潴留。本品可能会使膀胱刺激的感觉变迟钝，鼓励患者至少每4小时排尿1次。

氨酚待因Ⅰ（Ⅱ）

【类别】阿片类镇痛药。

【妊娠安全等级】C。

【作用机制】本品为对乙酰氨基酚与可待因的复方制剂。

【适应证】本品为中等强度镇痛药，适用于各种手术后疼痛、骨折、中度癌症疼痛、骨关节疼痛、牙痛、头痛、神经痛、全身痛、软组织损伤及痛经等。

【禁用与慎用】

1. 对本品过敏者、呼吸抑制及有呼吸道梗阻性疾病尤其是哮喘发作的患者应禁用。

2. 多痰患者禁用，以防因抑制咳嗽反射，大量痰液阻塞呼吸道，继发感染而加重病情。

3. 18岁以下青少年儿童禁用。

【给药途径和剂量】

1. 氨酚待因（Ⅰ）　每片含对乙酰氨基酚500mg，磷酸可待因8.4mg。口服，成年人，每次1～2片，每日3次；中度癌症疼痛每次2片，每日3次。

2. 氨酚待因（Ⅱ）　每片含对乙酰氨基酚300mg，含磷酸可待因15mg。成年人，每次1片，每日3次；中度癌症疼痛必要时可由医师决定适当增加。7～12岁儿童按体重相应减量，连续使用一般不超过5日。

【不良反应】

1. 服用常用剂量时，偶有头晕、出汗、恶心、嗜睡等不良反应，停药后可自行消失。

2. 本品引起依赖性的倾向较其他阿片类药为弱，但反复给药可产生耐受性，久用有成瘾性。

3. 呼吸抑制。

【相互作用】

1. 本品与抗胆碱药合用时，可加重便秘或尿潴留的症状。

2. 与美沙酮或其他吗啡类药、肌肉松弛药合用时，可加重呼吸抑制作用。

【药动学】同“对乙酰氨基酚”“可待因”。

【观察指标】

1. 长期大量使用本品，特别是肝功能异常者，定期监测肝功能和血常规。

2. 用药期间密切监测血压。

【用药宣教】

1. 不可与其他非甾体抗炎药同时使用。

2. 长期使用可导致依赖。

3. 哺乳期妇女使用时应暂停哺乳。

氨酚双氢可待因

【类别】阿片类镇痛药。

【妊娠安全等级】C。

【作用机制】本品为对乙酰氨基酚和双氢可待因的复方制剂。

【适应证】本品可广泛用于各种疼痛，包括创伤性疼痛，外科手术后疼痛及计划生育手术疼痛，中度癌痛，肌肉疼痛如腰痛、背痛，头痛，牙痛，痛经，神经痛，以及劳损、扭伤、鼻窦炎等引起的持续性疼痛；还可用于各种剧烈咳嗽，尤其是非炎性干咳及感冒引起的头痛、发热和咳嗽症状。

【禁用与慎用】

1. 对本品过敏者、有颅脑损伤者、分娩期妇女禁用，有呼吸抑制及有呼吸道梗阻性疾病尤其是哮喘发作的患者禁用。

2. 有明显的肝肾功能不全的患者慎用；甲状腺功能减退的患者慎用。

【给药途径和剂量】本品为复方制剂，其组分为 500mg 对乙酰氨基酚和 10mg 酒石酸双氢可待因。成年人及 12 岁以上儿童，口服每 4～6 小时 1～2 片，每次不得超过 2 片，每日最大剂量为 8 片。

【不良反应】少数患者会出现恶心、头痛、眩晕及头晕症状，也可能出现皮疹、瘙痒、便秘。其他同“对乙酰氨基酚”“双氢可待因”。

【相互作用】【药动学】同“对乙酰氨基酚”及“双氢可待因”。

【用药宣教】

1. 不可与其他含有对乙酰氨基酚的药物同用。与其他非甾体抗炎药合用，需咨询药师或医师。

2. 本品长期使用可有依赖性。

3. 用药期间避免饮酒。

可待因

【类别】阿片类镇痛药。

【妊娠安全等级】C。

【作用机制】本品与中枢神经系统内的阿片受体结合，阻断上行疼痛传递途径，缓解疼痛，并能直接作用于延髓发挥镇咳作用。

【适应证】本品用于中度以上的疼痛及剧烈、阵发性、痉挛性干咳。

【超说明书用药】本品可用于顽固性呃逆。

【禁用与慎用】

1. 对本品过敏者禁用。

2. 慎用：①支气管哮喘；②急腹症，在诊断未明确时，可能因疼痛缓解而掩盖疾病本质造成误诊；③胆结石，本品可引起胆管痉挛；④原因不明的腹泻，本品可使肠道蠕动减弱，减轻腹泻症状而误诊；⑤颅脑外伤或颅内病变，本品可引起瞳孔变小，模糊临床体征；⑥前列腺增生，本品易引起尿潴留而加重病情；⑦重复给药可产生耐药性，久用有成瘾性。

3. 本品可自乳汁排出，哺乳期妇女慎用。

4. 本品可透过胎盘，使胎儿成瘾，引起新生儿戒断症状如过度啼哭、打喷嚏、打哈欠、腹泻、呕吐等。分娩期应用本品可引起新生儿呼吸抑制，孕妇慎用。

5. 新生儿、婴儿慎用。

【给药途径和剂量】

1. 成年人常用量，皮下注射，每次 15～30mg，每日 30～90mg。

2. 口服，每次 15～30mg，每日 30～90mg；极量：口服每次 100mg，每日 250mg。

【配伍禁忌】与肝素、异烟肼、苯巴比妥、异戊巴比妥、苯妥英钠、氟哌啶醇、尼可刹米、氨茶碱、肝素、尿激酶有配伍禁忌。

【不良反应】

1. 常见的不良反应有心理变态或幻想，呼吸微弱、缓慢或不规则，心率或快或慢、异常。

2. 少见的不良反应：①惊厥、耳鸣、震颤或不能自控的肌肉收缩等；②荨麻疹、瘙痒、皮疹或面部肿胀等过敏反应；③精神抑郁和肌肉强直等。

3. 长期应用可引起依赖性。常用量引起依赖性的倾向较其他阿片类药为弱。典型的症状为鸡皮疙瘩、食欲缺乏、腹泻、牙痛、恶心呕吐、流涕、寒战、打喷嚏、打哈欠、睡眠障碍、胃痉挛、多汗、衰弱无力、心率增速、情绪激动或原因不明的发热。

【相互作用】

1. 与抗胆碱药合用，可加重便秘或尿潴留。

2. 与美沙酮或其他吗啡类中枢抑制剂、肌肉松弛药合用，可加重呼吸抑制作用。

3. 与甲喹酮合用，可增强本品的作用。

4. 可增强解热镇痛药的镇痛作用。

5. 与巴比妥类合用，可加重中枢抑制作用。

6. 与西咪替丁合用，可诱发精神错乱、定向力障碍及呼吸急促。

【药动学】肌内注射和皮下注射镇痛起效时间为 10～30 分钟，镇痛最大作用时间肌内注射为 30～60 分钟。本品易于透过血脑屏障，又能透过胎盘。

血浆蛋白结合率一般在25%左右。半衰期为2.5～4小时。其主要在肝脏与葡萄糖醛酸结合，约15%经脱甲基形成吗啡，作用持续时间，镇痛为4小时，止咳为4～6小时；经肾排泄，主要为葡萄糖醛酸结合物。

【观察指标】

1. 记录疼痛减轻和镇痛持续时间。

2. 评估作为止咳药的有效性。咳嗽的治疗方法是在不消除咳嗽反射的情况下降低咳嗽的频率和强度，需要去除支气管分泌物。

3. 尽管可待因比吗啡具有较少的滥用风险，但依赖性是主要的不良影响。

4. 监测恶心症状，这是常见的不良反应。出现恶心并伴有呕吐时，可能需要改用另一种镇痛药。

【用药宣教】

1. 用药不当可导致依赖性。

2. 哺乳期妇女使用时应暂停哺乳。

洛芬待因

【类别】阿片类镇痛药。

【妊娠安全等级】C。

【作用机制】本品为布洛芬与磷酸可待因组成的复方制剂。

【适应证】主要用于多种原因引起的中等程度疼痛的镇痛，如癌症疼痛、手术后疼痛、关节痛、神经痛、肌肉痛、偏头痛、头痛、痛经、牙痛等。

【禁用与慎用】

1. 已知对本品过敏者禁用。

2. 服用阿司匹林或其他非甾体抗炎药后诱发哮喘、荨麻疹或过敏反应的患者禁用。

3. 禁用于冠状动脉搭桥术（CABG）围术期疼痛的治疗。

4. 有应用非甾体抗炎药后发生胃肠道出血或穿孔病史的患者禁用。

5. 有活动性消化性溃疡/出血，或者既往曾复发溃疡/出血的患者禁用。

6. 重度心力衰竭、支气管哮喘患者禁用。

7. 孕妇及12岁以下儿童禁用。

【给药途径和剂量】口服，整片吞服，成年人每12小时1次，每次2～4片。

【不良反应】可有胃肠道不适，偶有头晕、恶心、呕吐、便秘、皮肤瘙痒和皮疹。磷酸可待因：偶见幻想；呼吸微弱；心率异常等。

【相互作用】

1. 与肝素、双香豆素等抗凝药及血小板聚集抑制剂同用时有增加出血的危险。

2. 与呋塞米同用时，后者的排钠和降压作用减弱。

3. 与维拉帕米、硝苯地平同用时，本品的血药浓度增高。

4. 本品可增高地高辛的血药浓度，同用时需注意调整地高辛的剂量。

5. 本品可增强降糖药（包括口服降糖药）的作用。

6. 本品与降压药同用时可影响后者的降压效果。

7. 丙磺舒可降低本品的排泄，增加血药浓度，从而增加毒性，故同用时宜减少本品剂量。

8. 本品可降低甲氨蝶呤的排泄，增高其血药浓度，甚至可达中毒水平，故本品不应与中或大剂量甲氨蝶呤同用。

【药动学】与布洛芬、磷酸可待因合用后，本品在体内的药动学的各种参数仍同单独服药相似，无相互间的作用。

【观察指标】用药期间密切监测血压。

【用药宣教】

1. 本品不宜与其他非甾体抗炎药同时使用。

2. 本品使用不当可能导致依赖性。

3. 用药期间避免饮酒。

4. 哺乳期妇女使用时应暂停哺乳。

纳美芬

【类别】阿片类镇痛药。

【妊娠安全等级】B。

【作用机制】本品为阿片受体拮抗剂，是纳曲酮的6-亚甲基类似物，可抑制或逆转阿片类药物的呼吸抑制、镇静和低血压作用。药效学研究显示，在完全逆转剂量下纳美芬的作用持续时间长于纳洛酮。

【适应证】用于完全或部分逆转阿片类药物的作用，包括由天然的或合成的阿片类药物引起的呼吸抑制。

【超说明书用药】用于戒酒、治疗慢性瘙痒。

【禁用与慎用】禁用于对本品过敏者。

【给药途径和剂量】

1. *治疗手术后的中枢抑制*　开始静脉注射100μg/ml的本品0.25μg/kg体重，2～5分钟后再给予0.25μg/kg体重，直至逆转达到满意的程度。累积剂量在1μg以上并不会产生更好的效用。患者如处于可能增加心血管疾病的情况下，应使用

50μg/ml 的本品 0.1μg/kg。

2. 治疗已知或疑有阿片类超量者　开始给予 0.5mg（以体重 70kg 为准），如必要，可在 2～5 分钟以后再给予 1mg。如总用量达到 1.5mg 仍未见效果，再增加用量也不会产生更好的效果。如怀疑患者是成瘾者，建议开始的剂量为 0.1mg，如 2 分钟内未出现戒断综合征的症状，才能使用常用量。

【配伍禁忌】与肝素、帕瑞昔布有配伍禁忌。

【不良反应】可见恶心、呕吐、心动过速、高血压、发热和头晕。

【相互作用】

1. 使用苯二氮䓬类、吸入性麻醉药、肌肉松弛药和肌肉松弛拮抗剂后使用纳美芬会引起感觉缺失。

2. 氟马西尼与本品合用可能引起癫痫。

【药动学】本品口服可被吸收，但由于有明显的首过效应，其生物利用度很低。其主要在肝内代谢成失活的葡萄糖醛酸化合物，并随尿液排出。有一部分经胆道排出，并进行肠肝循环。其消除半衰期约为 10 小时。

【观察指标】

1. 仔细监测阿片类药物的逆转情况。

2. 如果逆转后反复出现呼吸抑制，请再次调整剂量以避免过度逆转。

3. 密切监视心血管状况，评估血压和心率的变化。

【用药宣教】哺乳期妇女使用时应暂停哺乳。

羟考酮

【类别】阿片类镇痛药。

【妊娠安全等级】B（长期使用或使用大剂量时为 D）。

【作用机制】本品作用类似于吗啡。其与中枢神经系统各个部位的受体结合，可改变患者对疼痛的感知和对疼痛的情绪反应。

【适应证】用于缓解中度至重度癌症疼痛。

【禁用与慎用】

1. 已知对羟考酮过敏者禁用，缺氧性呼吸抑制、颅脑损伤、麻痹性肠梗阻、急腹症、胃排空延迟、慢性阻塞性呼吸道疾病、肺源性心脏病、慢性支气管哮喘、高碳酸血症、中重度肝功能不全、重度肾功能不全（肌酐清除率＜10ml/min）、慢性便秘患者禁用，同时服用单胺氧化酶抑制剂，停用单胺氧化酶抑制剂＜2 周者禁用。孕妇或哺乳期妇女禁用。手术前或手术后 24 小时内不宜使用。

2. 在以下情况下服用本品使潜在风险增加，须慎用：急性酒精中毒；肾上腺皮质功能不全；惊厥性疾病；中枢神经系统抑制或昏迷；震颤性谵妄；虚弱；伴随呼吸抑制的脊柱后侧凸；黏液性水肿或甲状腺功能减退；前列腺增生或尿道狭窄；严重肝功能、肺功能或肾功能损伤；中毒性精神病。

3. 急性胰腺炎患者应该慎用。

4. 不推荐用于 18 岁以下的患者。

【给药途径和剂量】

1. 口服

（1）普通片：开始时可以每 4～6 个小时服用 5～15mg。

（2）缓释片、控释片：必须整片吞服，不得掰开、咀嚼或研磨。每 12 小时服用 1 次，用药剂量取决于患者的疼痛严重程度和既往镇痛药用药史。首次服用阿片类药物或用弱阿片类药物不能控制其疼痛的中重度疼痛的患者，初始用药剂量一般为 5mg，每 12 小时服用 1 次。

2. 注射

（1）静脉注射：将药液以 0.9%氯化钠注射液、5%葡萄糖注射液或注射用水稀释至 1mg/ml。在 1～2 分钟缓慢推注给药 1～10mg。给药频率不应短于每 4 小时 1 次。

（2）静脉滴注：将药液以 0.9%氯化钠注射液、5%葡萄糖注射液或注射用水稀释至 1mg/ml，推荐起始给药剂量为每小时 2mg。

（3）静脉（患者自控镇痛泵）：将药液以 0.9%氯化钠注射液、5%葡萄糖注射液或注射用水稀释至 1mg/ml。每次给药量为 0.03mg/kg，给药间隔不应短于 5 分钟。

（4）皮下注射：使用浓度为 10mg/ml 的溶液，推荐起始剂量为 5mg，如有必要，每 4 小时重复给药 1 次。

（5）皮下输注：如有必要，以 0.9%氯化钠注射液、5%葡萄糖注射液或注射用水稀释。对未使用过阿片类药物的患者推荐的起始给药剂量为每日 7.5mg。根据症状缓解情况逐渐滴定。

【配伍禁忌】与肝素有配伍禁忌。

【不良反应】

1. 中枢神经系统　欣快、烦躁不安、头晕、镇静。

2. 消化系统　厌食、恶心、呕吐、便秘、黄疸。

3. 呼吸系统　呼吸急促、呼吸抑制。

4. 皮肤　瘙痒、皮疹。

5. 心血管　心动过缓。

6. 整体　异常出血或瘀青。

7. 泌尿生殖系统　排尿困难、尿潴留。

【相互作用】 酒精及其他中枢神经抑制剂可增强本品的中枢神经系统抑制作用。

【药动学】 本品易从胃肠道吸收，起效时间为10～15分钟。血药浓度达峰时间为30～60分钟，作用持续时间为4～5小时，可通过胎盘，分泌到母乳中。本品在肝脏中代谢，主要随尿液排出。

【观察指标】

1. 密切监测患者的反应，尤其是对缓释剂的反应。

2. 在治疗的前几日，如果恶心持续，请咨询医师。注意：门诊患者的头晕、镇静或晕厥比非门诊患者更明显，如果患者躺下，可能会得到缓解。

3. 评估患者对羟考酮制剂的持续需求。反复使用可能会导致精神和身体上的依赖和耐受。药物滥用的可能性很高。

4. 高剂量患者应定期检查肝功能和血液学状况。

【用药宣教】

1. 长期使用本品可导致依赖性。

2. 孕妇禁用，哺乳期妇女使用时应暂停哺乳。

3. 用药期间不应驾车和操作机器。

4. 在进行任何外科手术之前，应通知外科医师或牙科医师您正在服用羟考酮制剂。

双氢可待因

【类别】 阿片类镇痛药。

【妊娠安全等级】 C。

【作用机制】 本品为阿片受体的弱激动剂，在结构上类似于可待因与吗啡，较可待因有更强的镇痛作用，约为可待因的2倍，不易成瘾，其镇痛作用主要是由于口服后有10%的双氢可待因转换为双氢吗啡。双氢可待因可以直接作用于咳嗽中枢，起镇咳作用。

【适应证】 本品可广泛用于各种疼痛，如创伤性疼痛，外科手术后疼痛及计划生育手术疼痛，中度癌痛，肌肉疼痛如腰痛、背痛，头痛，牙痛，痛经，神经痛，以及劳损、扭伤、鼻窦炎等引起的持续性疼痛；还可用于各种剧烈咳嗽，尤其是非炎性干咳及感冒引起的头痛、发热和咳嗽症状。

【禁用与慎用】

1. 对本品过敏者、有颅脑损伤者、分娩期妇女禁用，有呼吸抑制及有呼吸道梗阻性疾病尤其是哮喘发作的患者禁用。

2. 有明显的肝肾功能不全的患者慎用。

3. 甲状腺功能减退的患者慎用。

4. 12岁以下儿童不宜服用该药。

【给药途径和剂量】 口服，成年人及12岁以上儿童，每次30mg，每日2～3次。

【不良反应】 少数患者会出现恶心、头痛、眩晕及头晕症状。也可能出现皮疹、瘙痒、便秘。

【相互作用】

1. 与CYP3A4抑制剂，如大环内酯类抗生素（如依托红霉素）、唑类抗真菌药（如酮康唑）、蛋白酶抑制剂（如利托那韦）合用或停用CYP3A4诱导剂如利福平、卡马西平和苯妥英钠可能导致本品的血药浓度升高，可能会增加或延长不良反应，并可能导致致命的呼吸抑制。

2. 与CYP2D6抑制剂（如胺碘酮、奎尼丁）合用可能导致本品的血药浓度升高。

【药动学】 口服后胃肠吸收良好，0.5～1小时达血药浓度高峰，经肝脏代谢，血浆半衰期为3～4小时。本品主要通过CYP3A4和CYP2D6代谢。本品主要通过CYP2D6代谢成其活性代谢产物二氢吗啡。

【观察指标】

1. 本品突然停药可产生戒断症状，故停药时应逐渐减少用量，并观察患者症状。

2. 用药期间如出现气短、呼吸缓慢等异常现象，应停药。

【用药宣教】

1. 请在餐后30分钟后服药。

2. 控释片完整吞服。

3. 长期用药可能产生戒断症状（如打喷嚏、流泪、多汗、瞳孔散大等），如需要停药，请在医师指导下进行。

4. 用药期间避免饮酒。

氢吗啡酮

【类别】 阿片类镇痛药。

【妊娠安全等级】 B（长期或高剂量使用时为D）。

【作用机制】 本品为阿片受体完全激动剂，对μ阿片受体具有相对选择性，高剂量时可与其他阿片受体结合。

【适应证】 伴有急性心力衰竭和肺水肿的呼吸困难患者的中度至重度疼痛缓解；术前用药；产科镇痛，麻醉支持和焦虑减轻。

【禁用与慎用】

1. 对本品或焦亚硫酸盐过敏者禁用。

2. 意识受损或昏迷的患者禁用。

3. 麻痹性肠梗阻患者、存在其他胃肠道梗阻或狭窄的患者禁用。

4. 对阿片类药物不耐受者禁用。

5. 严重呼吸抑制患者禁用。

6. 急性或严重的支气管痉挛无监护设备或无复苏设备时禁用。

7. 老年或衰弱的患者，存在肾、肺或肝功能不全的患者，黏液性水肿或者甲状腺功能减退的患者，肾上腺皮质功能减退（如阿狄森病）的患者，中枢神经系统抑制或昏迷患者，中毒性精神病患者，前列腺增生或尿道狭窄患者，急性酒精中毒患者，震颤性谵妄患者，伴有呼吸抑制的脊柱后侧凸患者应慎用。

【给药途径和剂量】

1. *皮下或静脉注射*　每次1～2mg，如需要，可每2～3小时给药1次。

2. *静脉注射*　起始剂量为0.2～1mg，每2～3小时给药1次。老年患者及体弱者应从0.2mg开始。

3. *口服液及片剂*　起始剂量为2～4mg，每4小时服药1次，老年患者应从低剂量开始。

4. *缓释片*　应每24小时服用1次，每日在相同时间服用，整片吞服，不可压碎和咀嚼服用。从其他药物转为本品缓释片治疗者，应以下等效剂量计算：氢吗啡酮，1；可待因，0.06；氢可酮，0.4；美沙酮，0.6；吗啡，0.2；羟考酮，0.4；羟吗啡酮，0.6的50%开始，根据患者反应调整剂量。

【配伍禁忌】与丙氯拉嗪、肝素、硫喷妥钠、米诺环素、四环素、碳酸氢钠存在配伍禁忌。

【不良反应】呼吸抑制、对颅内压继发性的作用（颅内压升高）、低血压、胆道口括约肌痉挛、成瘾性和依赖性、胸闷、头晕、镇静、恶心、呕吐、出汗、潮红、烦躁不安、兴奋、口干、瘙痒等。

【相互作用】

1. 与其他中枢神经系统抑制剂如乙醇、镇静催眠药、抗焦虑镇痛药合用，可增强这些药物的作用，并已有致死的报道。

2. 与抗胆碱药合用有增加尿潴留和严重便秘的风险，可导致麻痹性肠梗阻。

3. 与单胺氧化酶抑制剂（MAOI）合用，可增加本品的作用，停用前者14日后才可开始本品的治疗。

4. 纳洛酮可对抗本品的呼吸抑制作用。

【药动学】本品在治疗浓度时，与血浆蛋白的结合率为8%～19%。静脉注射后，平均稳态分布容积为302.9L。本品在肝脏通过葡萄糖醛酸化反应广泛代谢，95%以上代谢为氢吗啡酮-3-葡萄糖苷酸，少量代谢为6-羟基还原代谢物。仅少量以原形随尿液排泄，大部分以氢吗啡酮-3-葡萄糖苷酸形式排泄，另有少量以6-羟基还原代谢物形式排泄。全身清除率约为1.96L/min。静脉给药的终末半衰期约为2.3小时。

【观察指标】

1. 监测呼吸频率。如果呼吸频率低于12次/分，则应停药并通知医师。

2. 注意患者步态，并告知患者可能出现头晕眼花的情况。成年人和虚弱的患者最容易受中枢神经系统抑制剂的影响。

3. 评估患者对麻醉性镇痛药的持续需求。长时间使用会导致依赖性。

【用药宣教】

1. 用药期间不得驾驶或操作危险机械。

2. 对本品躯体依赖的患者停药前应逐渐减少剂量，不得突然停药，否则可出现戒断综合征。

3. 走路时要小心，因为头晕可能会造成伤害。

4. 用药期间不要饮酒。

5. 哺乳期妇女使用时应暂停哺乳。

哌替啶

【类别】阿片类镇痛药。

【作用机制】本品通过激动中枢神经系统的阿片μ及κ受体而产生镇痛、镇静作用，效力为吗啡的1/10～1/8，但维持时间较短。

【适应证】

1. 用于缓解多种剧痛，如创伤性疼痛、手术后疼痛、内脏绞痛（与阿托品联用）、分娩疼痛。

2. 用于心源性哮喘，有利于肺水肿的消除。

3. 作为麻醉前用药，或局部麻醉、静吸复合麻醉的辅助用药。

4. 与氯丙嗪、异丙嗪联用进行人工冬眠。

【禁用与慎用】

1. 禁用于室上性心动过速患者、颅脑损伤患者、颅内占位性病变患者、慢性阻塞性肺疾病（COPD）患者、支气管哮喘患者、严重肺功能不全患者。

2. 慎用于肝功能不全患者、甲状腺功能不全患者、婴幼儿、老年人。

【给药途径和剂量】

1. 成年人一般口服50～100mg，每日3次，必要时每4小时可用到100mg。极量每次200mg，每日600mg。儿童一般口服1～1.5mg/kg，1岁以下婴幼儿不宜使用。

2. 皮下或肌内注射，成年人每次25～100mg，极量每次150mg，每日600mg。必要时3～4小时可重复给药。

3. 也可缓慢静脉注射，25～50mg，4小时后可重复。

4. 手术后镇痛，必要时，每2～3小时皮下或肌内注射1次。

5. 产科镇痛，当规则的宫缩出现时，尽快皮下或肌内注射50～100mg，如有必要，1～3小时后可重复给药，24小时最大剂量为400mg。

6. 手术前用药：可于术前1小时皮下或肌内注射25～100mg，儿童用量为0.5～2mg/kg。

7. 作为氧化亚氮-氧麻醉的辅助用药，本品可缓慢静脉注射10～25mg。

【配伍禁忌】与氨茶碱、氨碘肽、胺碘酮、巴比妥钠、苯巴比妥、苯妥英钠、别嘌醇、碘[^{123}I]化钠、碘[^{131}I]美妥昔单抗、碘[^{131}I]肿瘤细胞核人鼠嵌合单克隆抗体、碘解磷定、多柔比星脂质体、呋塞米、氟氯西林、肝素、含碘造影剂、含舒巴坦的注射剂、磺胺甲噁唑、磺胺嘧啶、磺胺嘧啶钠、甲氧西林、两性霉素B胆固醇脂质体复合物、邻碘[^{131}I]马尿酸钠、硫喷妥钠、吗啡、吗啡阿托品、美洛西林、米诺环素、尿激酶、普罗碘铵、舒巴坦、司可巴比妥、四环素、碳酸氢钠、酮咯酸氨丁三醇、头孢吡肟、头孢哌酮、戊巴比妥、亚胺培南西司他丁、伊达比星、异戊巴比妥有配伍禁忌。

【不良反应】

1 心血管系统　心动过速、直立性低血压；静脉注射后可出现外周血管扩张、血压下降，尤其是与吩噻嗪类药（如氯丙嗪）及中枢抑制剂合用时。

2. 神经系统　眩晕。

3. 消化系统　口干、恶心、呕吐。

4. 皮肤　多汗。

5. 其他　耐受性、成瘾性。

【相互作用】

1. 患者正在服用其他麻醉性镇痛药、镇静药、苯二氮䓬类药、乙醇、单胺氧化酶抑制剂及三环类抗抑郁药等，若同时使用哌替啶就可产生严重的反应（如呼吸抑制、低血压、深度镇静和昏迷）。正在使用单胺氧化酶抑制剂的患者禁用本品，停用单胺氧化酶抑制剂14日后才可使用本品，且应先试用小剂量（1/4常用量）。

2. 能与阿托品及其他抗胆碱药产生协同作用，使两者作用均增强。

3. 与降压药合用，可致血压过度下降，出现重度眩晕与晕厥。

4. 尼可刹米可拮抗本品的镇痛作用。

【药动学】本品肌内注射后10分钟即出现镇痛作用，可持续2～4小时。1～2小时达血药峰浓度，可出现两个峰值。蛋白结合率为40%～60%。本品主要在肝脏代谢成哌替啶酸、去甲哌替啶和去甲哌替啶酸水解物，去甲哌替啶有中枢兴奋作用。代谢产物与葡萄糖醛酸形成结合物或以游离形式经肾脏排出。尿液酸度大时，随尿液排出的原形药和去甲基衍生物明显增加。半衰期为3～4小时，肝功能不全时增至7小时以上。

【观察指标】

1. 监测血压。

2. 用于分娩镇痛时，须监护新生儿的呼吸。

【用药宣教】

1. 未明原因的疼痛，不可使用此药。

2. 本品可导致成瘾性。

芬太尼

【类别】阿片类镇痛药。

【妊娠安全等级】C。

【作用机制】本品是一种阿片受体激动剂，主要作用于μ受体，该受体结合位点分布于人脑、脊髓和其他组织。

【适应证】

1. 用于镇痛，辅助全身麻醉。

2. 用于麻醉诱导和维持。

3. 与抗精神病药如氟哌利多合用，可诱导安定镇痛状态，此时，患者对周围淡漠无反应，并能与外科医师合作。

4. 在对重症监护病房中的患者进行机械通气时，本品可用作呼吸抑制剂。

【禁用与慎用】

1. 禁用于支气管哮喘、慢性阻塞性肺疾病、重症肌无力及有呼吸抑制的患者。

2. 脑部肿瘤或颅脑损伤引起昏迷的患者禁用。

3. 2岁以下小儿禁用。

4. 心律失常者慎用。

5. 本品可通过乳汁分泌，哺乳期妇女使用时应暂停哺乳。

【给药途径和剂量】

1. 麻醉前给药　于手术前 30～60 分钟肌内注射 0.05～0.1mg。

2. 麻醉辅助或麻醉诱导　成年人首次静脉注射 0.05～0.1mg。每隔 2～3 分钟重复给药 1 次，直到效果满意。危重患者和老年人用量应减至 0.025～0.05mg。麻醉辅助维持量 0.025～0.05mg，静脉注射或肌内注射。2～12 岁按体重给予 0.002～0.003mg/kg。

3. 静脉复合麻醉　首次剂量可达 0.2～0.3mg，总剂量可达 0.5～2mg。

4. 各种剧痛　一般肌内注射每次 0.1mg。

5. 难治性慢性疼痛

（1）透皮贴剂：每小时可用 0.025～0.1mg。

（2）口腔黏膜贴片：起始剂量为 0.2mg，贴于口腔内侧黏膜 15 分钟，可吸吮，但不可咀嚼贴片，根据疼痛发作情况增加剂量。

（3）舌下喷剂：起始剂量为 0.1mg，喷于舌下，根据疼痛发作情况增加剂量。

（4）口腔贴膜：起始剂量为 0.2mg，贴于口腔内侧黏膜，按压 5 秒，5 分钟后可饮水，但不可咀嚼或吞咽贴膜，贴膜在 15～30 分钟溶解，在此期间不可用手指、舌头移动贴膜或进食。根据疼痛发作情况增加剂量。

（5）舌下含片：舌下含服，直至片剂完全溶解，此前不能饮水与进食。

【配伍禁忌】与阿奇霉素、氟尿嘧啶、肝素、硫喷妥钠、尿激酶、戊巴比妥有配伍禁忌。

【不良反应】最常见的不良反应（≥5%）包括恶心、呕吐、嗜睡、头晕、失眠、便秘、多汗、疲乏、寒冷感和厌食。在慢性癌症疼痛或非癌症疼痛患者中进行的临床试验报道的其他常见不良反应（≥5%）包括头痛和腹泻。

【相互作用】

1. 单胺氧化酶抑制剂能增强本品的作用，可引起严重低血压、呼吸停止、休克等，两者不可合用，用过单胺氧化酶抑制剂的患者，停药不足 2 周者不得使用本品。

2. 本品与中枢抑制剂，如巴比妥类、吩噻嗪类、三环类抗抑郁药、抗焦虑药、麻醉药等合用均可加强本品的作用，联合使用时应适当调整剂量。

【药动学】本品比吗啡更具有脂溶性，静脉注射 0.1mg 后几乎立即起效，但最大的镇痛作用和呼吸抑制几分钟不可能出现。平均持效时间为 30～60 分钟，术前未给药者，镇痛作用仅能持续 10～20 分钟，如加量 0.05mg，则可使疼痛减轻延长 4～6 分钟。本品可自胃肠道吸收；在肝内通过脱烷基和羟基化进行代谢，原形药和代谢物主要随尿液排出。血浆蛋白结合率为 80%～85%，半衰期约为 4 小时。其短效作用可能是由于药物的再分布，而非代谢和排泄所致。

【观察指标】

1. 监测生命体征并观察患者骨骼肌和胸肌（呼吸抑制）僵硬和虚弱的体征。

2. 术后请注意呼吸抑制和四肢、外眼和颈部各组骨骼肌的运动。

【用药宣教】本品可能会影响从事如驾驶汽车或操纵机器等具有潜在性危险工作所需的脑力和（或）体力。

布托啡诺

【类别】阿片类镇痛药。

【妊娠安全等级】C。

【作用机制】本品作用与喷他佐辛相似。其镇痛效力为吗啡的 3.5～7 倍，可缓解中度、重度疼痛。对平滑肌的兴奋作用弱。

【适应证】用于治疗各种癌性疼痛、手术后疼痛。

【禁用与慎用】

1. 对本品过敏者、对那可丁依赖的患者（因本品具有阿片拮抗性）、18 岁以下儿童禁用。

2. 中枢神经系统（CNS）疾病或呼吸功能缺陷患者（本品可致呼吸抑制）、急性心肌梗死、心室功能障碍、冠状动脉供血不足患者慎用。

【给药途径和剂量】

1. 肌内注射　推荐剂量为每次 2mg，必要时每 3～4 小时重复 1 次。保持横卧位，以防出现困倦或头晕。单次给药 4mg 或 4mg 以上的临床数据尚不充分。肾功能不全者的初始剂量减半；应根据患者的反应确定重复给药的间隔时间，间隔时间通常不少于 6 小时。

2. 静脉注射　推荐剂量为每次 1mg，必要时每 3～4 小时重复 1 次。根据疼痛的程度，有效剂量范围为每次 0.5～2mg，每 3～4 小时重复 1 次。

【配伍禁忌】与肝素钠、肝素钙、帕瑞昔布有配伍禁忌。

【不良反应】

1. 心血管系统　血管舒张、心悸、低血压、晕厥。

2. 呼吸系统　支气管炎、咳嗽、呼吸困难、鼻出血、鼻充血、鼻刺激、咽炎、鼻炎、鼻窦炎、鼻窦出血、上呼吸道感染。上市后还有呼吸暂停的报道。

3. 泌尿生殖系统　排尿障碍。

4. 神经系统　意识模糊、嗜睡、眩晕、头晕、头痛、失眠、感觉异常、震颤。上市后还有惊厥的报道。

5. 精神　神经质、焦虑、欣快感、漂浮感、幻觉、敌意、异常梦境、激动。上市后还有妄想的报道。

6. 消化系统　恶心、呕吐、厌食、口干、味觉异常、便秘、胃痛。

7. 皮肤　多汗、皮肤湿冷、瘙痒、皮疹、荨麻疹。

8. 眼　视物模糊。

9. 耳　耳痛、耳鸣。

10. 其他　无力、热感、药物戒断症状。上市后还有药物依赖、药物过度反应（言语困难、强制性行为）的报道。

【相互作用】

1. 与中枢神经系统抑制剂（如巴比妥类药、苯二氮䓬类药、抗组胺药）合用可增强中枢神经系统抑制作用。合用时本品的用量应为最低有效量。

2. 使用舒马普坦鼻喷剂后立即使用本品鼻喷剂，本品的镇痛效果减弱，且两者均可引起暂时性血压升高。两者应间隔30分钟以上使用。

3. 与影响肝脏代谢的药物（如西咪替丁、红霉素、茶碱）合用是否影响本品的效应尚不明确。合用时可能需减少本品的初始剂量，并延长给药间隔时间。

4. 与乙醇合用可增强中枢神经系统抑制作用，用药期间禁止饮酒。

【药动学】起效时间：肌内注射为10～30分钟；静脉注射为1分钟。血药浓度峰值：肌内注射为0.5～1小时；静脉注射为4～5分钟。持续时间：肌内注射为3～4小时；　静脉注射为2～4小时。分布：透过胎盘；分布到母乳中。代谢：在肝脏中以非活性代谢产物代谢。消除：主要随尿液中排出。半衰期：3～4小时。

【观察指标】

1. 监测呼吸抑制。如果呼吸频率＜12次/分，勿使用。

2. 监测生命体征。

3. 如果在分娩时使用，观察新生儿是否有呼吸抑制的迹象。

4. 对于阿片依赖性患者，观察是否出现急性戒断症状。

【用药宣教】

1. 可躺卧以减轻本品引起的恶心。

2. 由于可能产生累加作用，勿在未咨询医师的情况下与该药物一起服用酒精或其他中枢神经系统抑制剂。

3. 勿驾驶或从事其他潜在的危险活动。

4. 哺乳期妇女使用时应暂停哺乳。

5. 突然停药可能会引起呕吐、食欲缺乏、躁动不安、腹部绞痛、血压和体温升高、瞳孔散大、晕厥。戒断症状在停药后48小时达到高峰。

纳布啡

【类别】阿片类镇痛药。

【妊娠安全等级】C。

【作用机制】本品为具有激动剂和弱拮抗剂特性的合成麻醉镇痛药。镇痛效果比喷他佐辛高约3～4倍，约等于等剂量吗啡产生的效果。以重量计，其会产生与吗啡相同的呼吸抑制作用；但是，与吗啡相反，＞30mg的剂量不会产生进一步的呼吸抑制。拮抗力约为纳洛酮的1/4，比喷他佐辛高约10倍。

【适应证】用作复合麻醉时诱导麻醉的辅助用药。

【禁用与慎用】对本品过敏者禁用；哺乳期妇女慎用。

【给药途径和剂量】静脉滴注，剂量为0.2mg/kg，滴注时间为10～15分钟。对长期使用阿片类药物的患者，使用本品期间可出现戒断症状。先前使用吗啡、哌替啶、可待因或其他活性持续时间相似的阿片类镇痛药的患者，开始可给予本品1/4的剂量，并观察戒断症状，若未出现严重的戒断症状，可适时逐渐增加剂量直至获得满意的镇痛效果。

【配伍禁忌】与肝素类药物有配伍禁忌。

【不良反应】

1. 心血管系统　高血压、低血压、心动过缓、心动过速。

2. 呼吸系统　呼吸抑制、呼吸困难、哮喘。

3. 泌尿生殖系统　尿急。

4. 免疫系统　过敏反应（包括休克、呼吸抑制、呼吸暂停、心动过缓、心搏骤停、低血压、喉头水肿、喘鸣、支气管痉挛、哮喘、水肿、皮疹、瘙痒、恶心、呕吐、多汗、乏力、寒战）。

5. 神经系统　镇静、眩晕、头痛、晕厥、麻木、麻刺感。

6. 精神　神经质、抑郁、坐立不安、烦躁尖叫、欣快、敌意、多梦、精神错乱、幻觉、焦虑、悲观、心理反应（如非真实感、人格解体、妄想）。

7. 消化系统　恶心、呕吐、口干、胃肠绞痛、消化不良、口苦。

8. 皮肤　多汗、瘙痒、干燥、荨麻疹、面部潮红。

9. 眼　视物模糊。

10. 其他　吐字不清。滥用可导致心理或躯体依赖、耐受。

【相互作用】

1. 与其他中枢神经系统抑制剂[如麻醉性镇痛药、全身麻醉药、镇静催眠药（如苯二氮䓬类药）]合用可产生协同效应。合用时应减少两者或其中一种药物的剂量。

2. 与乙醇合用可产生协同效应。

【药动学】静脉给予本品后 2～3 分钟起效。作用可维持 3～6 小时。血浆半衰期为 5 小时。

【观察指标】

1. 给药前评估呼吸频率，如果呼吸频率低于 12 次/分，则停药。

2. 注意对亚硫酸盐敏感的人群的过敏反应。

3. 如果在分娩和分娩期间使用药物，请注意新生儿的呼吸抑制。

【用药宣教】

1. 勿驾驶或从事潜在的危险活动。

2. 用药期间避免饮酒。

3. 哺乳期妇女使用时应暂停哺乳。

4. 突然停药可能导致类似于麻醉性戒断的症状，如恶心、呕吐、腹部绞痛、流泪、鼻充血、竖毛、发热、烦躁不安、焦虑。

氨酚曲马多

【类别】阿片类镇痛药。

【作用机制】曲马多为中枢性镇痛药，至少有两种作用机制。其一为与μ阿片受体结合，其二为较弱地抑制去甲肾上腺素和 5-羟色胺的再摄取。对乙酰氨基酚为非甾体解热镇痛药。两种成分联用具有协同效应。

【适应证】用于中至重度急性疼痛的短期（5 日内）治疗。

【禁用与慎用】

1. 禁用　对曲马多、对乙酰氨基酚或阿片类物质过敏者；酒精、催眠药、麻醉药、中枢镇痛药、阿片类药或抗精神病药急性中毒的患者（本品可加重中枢神经系统、呼吸系统抑制）；肝功能不全患者、阿片依赖患者、正在使用含曲马多或对乙酰氨基酚的其他药物的患者。

2. 慎用　肾功能不全患者；有呼吸抑制风险的患者；颅内压升高或脑部创伤患者、CYP2D6 酶超速代谢患者、具有低钠血症风险因素[如老年人和（或）合用其他可能引起低钠血症的药物]的患者、癫痫患者、有癫痫病史或有癫痫发作风险（如脑部创伤、代谢异常、酒精或药物戒断、中枢神经系统感染）的患者。

【给药途径和剂量】口服给药：每次 1～2 片（粒），每 4～6 小时 1 次，最大日剂量为 6 片（粒）。6 岁以上儿童用法用量同成年人。16 岁以下儿童不宜使用。肌酐清除率＜30ml/min 的患者，应延长给药间隔，且 12 小时的用量不得超过 2 片（粒）。

【不良反应】

1. 心血管系统　高血压、高血压加重、低血压、心律失常、心悸、心动过速。

2. 呼吸系统　呼吸困难。

3. 肌肉骨骼系统　强直、张力增加、不随意肌收缩。

4. 泌尿生殖系统　蛋白尿、排尿异常、少尿、尿潴留、阳痿。

5. 神经系统　头晕、嗜睡、头痛、震颤、意识模糊、失眠、共济失调、惊厥、偏头痛、偏头痛加重、感觉异常、木僵、眩晕、晕厥、失忆症。

6. 精神　焦虑、欣快、紧张不安、人格解体、抑郁、情绪不稳、幻觉、噩梦、思维异常。

7. 消化系统　恶心、口干、呕吐、腹痛、便秘、腹泻、消化不良、胃肠胀气、厌食、舌水肿、吞咽困难、黑粪、肝功能异常。

8. 血液系统　贫血。

9. 皮肤　瘙痒、皮疹、多汗。

10. 眼　视觉异常。

11. 耳　耳鸣。

12. 其他　乏力、疲劳、潮热、体重下降、胸痛、寒战、戒断综合征、药物滥用。

【相互作用】【药动学】同“曲马多”“对乙

酰氨基酚”。

【观察指标】

1. 定期检查肝功能。

2. 观察是否有戒断症状，逐渐减量可减轻戒断症状。

【用药宣教】

1. 本品可能影响驾驶或操作机器等具有潜在危险的工作。

2. 长期服用有成瘾风险。

布桂嗪

【类别】阿片类镇痛药。

【作用机制】本品为速效镇痛药，镇痛作用为吗啡的1/3，但比解热镇痛药强，为氨基比林的4～20倍。

【适应证】用于偏头痛、神经（尤其是三叉神经）痛、牙痛、炎性疼痛、痛经、关节痛、外伤性疼痛、手术后疼痛及癌性疼痛（属第二阶梯镇痛药）等。

【禁用与慎用】孕妇及哺乳期妇女慎用。

【给药途径和剂量】皮下或肌内注射，成年人每次50～100mg，每日1～2次。疼痛剧烈时用量可酌增。对于慢性中重度癌痛患者，剂量可逐渐增加。首次及总量可以不受常规剂量的限制。

【配伍禁忌】不可与肝素类药物配伍。

【不良反应】眩晕、困倦、全身发麻、恶心、黄视，可致耐受、成瘾。

【相互作用】尚不明确。

【药动学】本品口服后，易由胃肠道吸收，口服后10～30分钟或皮下注射10分钟起效，镇痛效果维持3～6小时。皮下注射20分钟后，血药浓度达峰值。本品主要以代谢物形式随尿液排出和经胆汁随粪便排出。

【观察指标】用药后少数患者出现恶心、眩晕、嗜睡等症状，停药后自行减退。

【用药宣教】连续使用本品可致耐受和成瘾。

丁丙诺啡

【类别】阿片类镇痛药。

【妊娠安全等级】C。

【作用机制】本品激动剂活性约为吗啡的30倍，拮抗剂的活性等于或高达纳洛酮的3倍。

【适应证】

1. 透皮贴剂　用于非阿片类镇痛药不能控制的慢性疼痛。

2. 舌下片剂　适用于各种阿片类依赖的脱毒治疗。

3. 注射液　本品为强效镇痛药，用于各类手术后疼痛、癌症疼痛、烧伤后疼痛、脉管炎引起的肢痛及心绞痛和其他内脏痛。

【超说明书用药】注射给药可逆转芬太尼诱导的麻醉。舌下片剂可用于缓解可卡因戒断。

【禁用与慎用】

1. 禁用于已知对活性成分丁丙诺啡或任何其他辅料过敏的患者。

2. 禁用于阿片类药物依赖的患者和麻醉药的替代治疗。

3. 禁用于呼吸中枢和功能严重受损或可能出现这种情况的患者。

4. 禁用于正在使用单胺氧化酶抑制剂或在前2周内使用过单胺氧化酶抑制剂的患者。

5. 禁用于肌无力的患者。

6. 禁用于震颤性谵妄的患者。

7. 禁用于急性酒精中毒、精神错乱患者。

8. 禁用于麻痹性肠梗阻患者，其他胃肠道梗阻患者应避免使用本品。

9. 老年人、恶病质和体弱患者、慢性肺病患者、惊厥或癫痫患者、严重肝损伤患者、意识受损或昏迷患者应避免使用本品。

10. 6岁以下儿童、孕妇、哺乳期妇女及轻微疼痛或疼痛原因不明者不宜使用。

【给药途径和剂量】

1. 透皮贴剂　初始剂量应为最低的丁丙诺啡透皮贴剂剂量（5μg/h）。应考虑患者先前阿片类药物的用药史，以及患者当前的一般情况和疾病情况调整剂量。在开始使用本品透皮贴剂治疗和剂量调整期间，患者应使用通常推荐剂量的短效补充镇痛药，直到达到本品透皮贴剂的镇痛效果。增加剂量时，可更换为尺寸较大的贴剂，或者在不同的部位联合使用另一贴剂以达到理想的剂量。建议无论何种剂量的本品透皮贴剂，每次最多同时使用两贴。在随后的3～4周不要在相同的部位使用新的贴剂。本品透皮贴剂每贴使用7日。

2. 舌下片剂　舌下含化5～8分钟，不得咀嚼或吞服，含化期间不要吞咽。依照患者使用阿片类药物的种类不同，可在末次使用后12～24小时开始使用本品，如患者出现早期或轻微戒断症状时开始给药更佳，用药最初的1～3日，剂量应尽量充分。根据依赖性程度轻重，首次给药剂量为1～6mg。

3. 注射液　肌内注射或缓慢静脉注射，每次

0.15～0.3mg，可每隔 6～8 小时或按需注射，疗效不佳时可适当增加用量。

【配伍禁忌】与肝素、尿激酶、帕瑞昔布有配伍禁忌。

【不良反应】

1. 常见不良反应为头晕、头痛、恶心、呕吐、嗜睡、便秘等。

2. 罕见直立性低血压、晕厥、呼吸抑制。

【相互作用】

1. 与单胺氧化酶抑制剂有协同作用，酒精或中枢神经抑制剂会增强本品的呼吸抑制作用。

2. 饮酒、抗精神病药物、镇静药、催眠药可增强本品嗜睡的不良反应。

【药动学】含服后可被广泛吸收。肌内注射和静脉注射起效时间为 10～30 分钟。给予透皮贴剂后 6～10 小时达血药峰值。本品在肝脏中被 CYP3A4 广泛代谢为活性代谢物去甲丁丙诺啡。7 日之内随粪便排泄 70%，随尿液排泄 30%。肌内注射和静脉注射的半衰期为 2.2 小时。

【观察指标】

1. 在治疗期间监测呼吸状态。本品呼吸抑制约等于 10mg 吗啡产生的呼吸抑制，但起效较慢，如果发生，持续时间更长。

2. 监测肝功能、肾功能、碱性磷酸酶和 PSA。

3. 观察患者步态状况；服用该药的患者中 66% 出现嗜睡现象。

【用药宣教】

1. 勿驾驶或从事其他潜在的危险活动。

2. 勿使用酒精或其他抑制中枢神经系统的药物。

曲马多

【类别】阿片类镇痛药。

【妊娠安全等级】C。

【作用机制】本品为阿片类中枢性镇痛药，为非选择性的μ、δ和 κ 阿片受体完全激动药，与μ受体的亲和力最高，还可抑制神经元对去甲肾上腺素的再摄取并促进 5-羟色胺释放。本品有镇咳作用，强度为可待因的 50%。

【适应证】本品用于中至重度疼痛，如癌症疼痛、骨折疼痛、术后疼痛、牙痛、神经痛、心脏病突发性疼痛、关节痛、分娩痛。

【禁用与慎用】

1. 对本品过敏者，酒精、镇静药、镇痛药或其他精神药物急性中毒的患者，未能充分控制的癫痫患者禁用。

2. 对阿片类药物过敏者，对阿片类药物依赖者，肝肾功能不全者，心脏病患者，头部损伤、颅内压升高患者，休克、不明原因的神志模糊者，呼吸中枢或呼吸功能异常者慎用。

【给药途径和剂量】

1. 口服给药

（1）常释剂型：每次 50～100mg；如镇痛效果不佳，可于 30～60 分钟后再使用 50mg。日剂量通常不超过 400mg，但治疗癌性疼痛和重度术后疼痛时可使用更高的日剂量。

（2）缓释制剂：通常初始剂量为每次 100mg，每日 2 次（早晚各 1 次）；如镇痛效果不佳，可增至每次 150～200mg，每日 2 次。日剂量通常不超过 400mg，但治疗癌性疼痛和重度术后疼痛时可使用更高的日剂量。

2. 肌内注射、皮下注射、静脉注射　每次 50～100mg。日剂量通常不超过 400mg，但治疗癌性疼痛和重度术后疼痛时可使用更高的日剂量。

3. 静脉注射或滴注　每次 100mg，缓慢注射或以 5%～10%葡萄糖注射液稀释后滴注。

4. 直肠给药　栓剂，每次 50～100mg；必要时 4～6 小时后可重复使用。日剂量通常不超过 400mg，但治疗癌性疼痛和重度术后疼痛时可使用更高的日剂量。

【配伍禁忌】除葡萄糖、氯化钠、果糖外，不建议与其他药物配伍。

【不良反应】

1. 中枢神经系统　嗜睡、头晕、眩晕、疲劳、头痛、嗜睡、躁动不安、欣快感、精神错乱、焦虑、协调障碍、睡眠障碍、癫痫发作。

2. 心血管系统　心律失常、血管舒张。

3. 消化系统　恶心、便秘、呕吐、口腔干燥、消化不良、腹泻、腹痛、厌食、胃肠胀气。

4. 其他　出汗、过敏反应、戒断综合征（焦虑、出汗、恶心、震颤、腹泻、立毛、惊恐发作、感觉异常、幻觉）、皮疹、视觉障碍、尿潴留、更年期症状。

【相互作用】

1. 卡马西平可显著降低曲马多血药浓度水平（可能需要 2 倍于通常剂量）。

2. 曲马多可能增加单胺氧化酶抑制剂的不良反应。

3. 三环类抗抑郁药、选择性 5-羟色胺再摄取抑制剂（SSRI）、单胺氧化酶抑制剂可能会增加曲马多引发癫痫发作的风险。

4. 与其他中枢神经系统抑制剂合用时，可能会增加中枢神经系统的不良反应。

【药动学】口服后从胃肠道迅速吸收，75%达到全身循环。30～60分钟起效，血药浓度达峰时间为2小时，持续时间3～7小时。蛋白结合率约为20%，可越过血脑屏障，穿过胎盘，0.1%随母乳排泄。本品通过CYP酶在肝脏中广泛代谢。本品主要随尿液排泄。半衰期为6～7小时。

【观察指标】

1. 评估缓解疼痛的程度，并根据需要应用必要剂量，但不得超过建议的每日总剂量。

2. 监测生命体征并评估直立性低血压或中枢神经系统抑制体征。

3. 评估肠和膀胱功能；报告尿频或尿潴留。

4. 对于有癫痫病史或同时使用降低癫痫发作阈值药物的患者，应采取癫痫预防措施。

5. 观察患者步行情况，并采取适当的安全预防措施。

【用药宣教】

1. 用药期间避免驾驶车辆或操作机械。

2. 长期用药后，不要擅自停药。

3. 哺乳期妇女应用时应暂停哺乳。

二、其他解热镇痛药

复方阿司匹林

（小儿复方阿司匹林）

【类别】其他解热镇痛药。

【作用机制】阿司匹林和非那西丁均具有解热镇痛作用，均可抑制下丘脑前列腺素的合成和释放，恢复体温调节中枢感受神经元的正常反应性而起解热镇痛作用。阿司匹林还可通过抑制外周前列腺素等合成起镇痛、抗炎和抗风湿作用，并有抑制血小板聚集的作用。咖啡因为中枢神经兴奋药，可兴奋大脑皮质，提高对外界的感应性，并可收缩脑血管，增强阿司匹林、非那西丁缓解头痛的效果。

【适应证】用于头痛、关节痛、神经痛、牙痛、痛经等疼痛及发热、风湿热、活动性关节炎。

【禁用与慎用】

1. 对本品成分过敏者禁用。

2. 使用阿司匹林或其他非甾体抗炎药后诱发哮喘、荨麻疹或过敏反应的患者禁用。

3. 有使用非甾体抗炎药后发生胃肠道出血或穿孔病史者禁用。

4. 活动性消化性溃疡、曾复发溃疡或出血的患者禁用。

5. 重度心力衰竭患者禁用。

6. 血友病、活动性消化性溃疡或其他原因所致的消化道出血患者禁用。

7. 3个月以下婴儿禁用。

8. 过敏性疾病（如哮喘）患者慎用。

9. 葡萄糖-6-磷酸脱氢酶缺乏症患者慎用。

10. 痛风患者慎用。

11. 心、肝、肾功能不全者慎用。

12. 血小板减少或其他有出血倾向者慎用。

13. 有胃肠道疾病（溃疡性大肠炎、克罗恩病）史者慎用。

14. 高血压患者慎用。

15. 有高血压或心力衰竭（如体液潴留、水肿）史者慎用。

16. 6岁以下儿童、老年人慎用。

【给药途径和剂量】本品应餐后服用。

1. 片剂（阿司匹林0.22g、非那西丁0.15g、咖啡因35mg），成年人每次1～2片，每日3次。

2. 散剂（乙酰水杨酸0.2268g，非那西丁0.162g，咖啡因0.035g），成年人每次1包，每日3次；6～12岁儿童，每次0.5包，每日1.5包。饭后用温开水吞服。

【不良反应】

1. *泌尿生殖系统*　非那西丁可引起肾乳头坏死、间质性肾炎、急性肾衰竭，甚至诱发肾盂癌和膀胱癌。

2. *肝脏*　非那西丁可引起肝损害。

3. *血液系统*　非那西丁易使血红蛋白形成高铁血红蛋白，使血液的携氧能力下降，引起发绀；还可引起溶血、溶血性贫血。

4. *眼*　非那西丁对视网膜有一定毒性。

5. *其他*　同“阿司匹林”“咖啡因”。

【相互作用】【药动学】同“阿司匹林”“咖啡因”。

【观察指标】

1. 长期大量应用时，应定期检查血象、肝功能及血清水杨酸含量。

2. 监测胃肠道出血征兆。

3. 本品可能诱发或加重高血压，建议监测血压。

【用药宣教】

1. 不可与其他非甾体抗炎药同时使用。

2. 孕妇、哺乳期妇女不宜使用本品。

赖氨匹林

【类别】其他解热镇痛药。

【作用机制】本品为阿司匹林和赖氨酸的复合物，可抑制环氧合酶，减少前列腺素合成，具有解热、镇痛、抗炎作用。

【适应证】

1. 用于缓解轻至中度疼痛、发热。

2. 用于缓解类风湿关节炎、骨关节炎等的症状。

3. 用于抑制血小板聚集，降低动脉粥样硬化患者心肌梗死、短暂性脑缺血或脑卒中的发生率。

【禁用与慎用】

1. 对本品过敏者禁用。

2. 使用阿司匹林或其他非甾体抗炎药后诱发哮喘、荨麻疹或过敏反应的患者禁用。

3. 冠状动脉搭桥术（CABG）围术期疼痛患者禁用。

4. 有使用非甾体抗炎药后出现胃肠道出血或穿孔史者禁用。

5. 活动性消化性溃疡和（或）出血患者、有溃疡和（或）出血复发史者禁用。

6. 血友病或血小板减少患者禁用。

7. 重度心力衰竭患者禁用。

8. 3 个月以下婴儿、孕妇禁用。

9. 痛风患者、肝肾功能不全者、心功能不全者、鼻出血患者、月经过多者、有溶血性贫血史者、高血压患者、有高血压和（或）心力衰竭（如体液潴留和水肿）病史者、葡萄糖-6-磷酸脱氢酶缺乏症患者、16 岁以下儿童慎用。

【给药途径和剂量】

1. 口服给药　①用于解热镇痛，每次 0.45g，每日 2～3 次；②用于抗风湿，每次 0.9～1.8g，每日 4 次。

2. 肌内注射或静脉注射　用于不适用于口服给药的发热、中度疼痛，每次 0.9～1.8g，每日 2 次。以 4ml 注射用水或 0.9%氯化钠注射液溶解后注射。

【配伍禁忌】与奥美拉唑、巴曲酶、替加氟、异丙嗪有配伍禁忌。

【不良反应】

1. 用药后可出现黄疸，表现为眼及皮肤明显黄染，提示肝功能受损。

2. 可出现恶心、呕吐、食欲缺乏、便秘、头痛、嗜睡及过敏反应。

3. 可引起注射部位皮肤发红、肿胀或疼痛。快速给药可使呼吸加深、面色潮红、心跳加快、低血压伴眩晕。

4. 过量时可有视物模糊、复视、嗜睡和（或）无力。

5. 可出现血嗜酸性粒细胞、碱性磷酸酶、氨基转移酶及胆红素增高。

【相互作用】同“阿司匹林”。

【药动学】本品口服吸收迅速完全。吸收后分布于各组织，也可渗入关节腔、脑脊液。大部分药物在胃肠道、肝脏及血液内极快水解为水杨酸盐，随后在肝脏代谢，代谢物及少部分游离水杨酸经肾脏排泄。静脉注射本品后，起效快，血药浓度高，约为口服给药的 1.8 倍，并立即代谢为水杨酸，其浓度迅速上升。肌内注射本品后，有效血药浓度可维持 36～120 分钟。

【观察指标】

1. 长期大量用药时建议定期监测血细胞比容、肝功能、粪便隐血及血清水杨酸含量。

2. 开始用药和用药期间还需密切监测血压。

【用药宣教】

1. 孕妇禁用。

2. 用药期间，不要同时服用其他含有解热镇痛成分的药物，如复方感冒药（泰诺、白加黑等）。

去痛片（索米痛）

【类别】其他解热镇痛药。

【作用机制】本品为复方解热镇痛药。氨基比林和非那西丁可抑制下丘脑前列腺素的合成和释放，恢复体温调节中枢感受神经元的正常反应性而起退热作用；同时还通过抑制前列腺素等合成而起镇痛作用。氨基比林亦可抑制局部炎症组织中前列腺素的合成和释放，稳定溶酶体酶，影响吞噬细胞的吞噬作用而起抗炎作用。咖啡因为中枢神经系统兴奋药，可兴奋大脑皮质，提高对外界的感应性，并可收缩脑血管，增强氨基比林和非那西丁缓解头痛的作用。苯巴比妥具有镇静、催眠、抗惊厥作用，可增强氨基比林和非那西丁的镇痛作用，并预防发热所致的惊厥。

【适应证】用于发热、轻至中度疼痛。

【禁用与慎用】

1. 对氨基比林、非那西丁、咖啡因或苯巴比妥类药过敏者禁用。

2. 使用阿司匹林或其他非甾体抗炎药后诱发哮喘、荨麻疹或过敏反应的患者禁用。

3. 有使用非甾体抗炎药后发生胃肠道出血或

穿孔史者禁用。

4. 活动性消化性溃疡或出血、曾复发溃疡或出血的患者禁用。

5. 重度心力衰竭患者禁用。

6. 有胃肠道疾病（溃疡性大肠炎、克罗恩病）史者、高血压或有高血压史者、有心力衰竭（如体液潴留、水肿）史者、老年人慎用。

【给药途径和剂量】口服给药，每次1～2片，每日1～3次。

【不良反应】

1. *泌尿生殖系统*　氨基比林可引起龟头糜烂。长期使用非那西丁可引起肾乳头坏死、间质性肾炎、急性肾衰竭，甚至可能诱发肾盂癌和膀胱癌。

2. *消化系统*　氨基比林可引起呕吐、口腔炎。非那西丁可引起肝功能损害。

3. *血液*　氨基比林可引起中性粒细胞缺乏、再生障碍性贫血。非那西丁易使血红蛋白形成高铁血红蛋白，使血液携氧能力下降，导致发绀，还可引起溶血。

4. *皮肤*　氨基比林可引起皮疹、多汗、渗出性红斑、剥脱性皮炎。

5. *眼*　非那西丁对视网膜有一定毒性。

6. *其他*　氨基比林可引起发热。长期使用非那西丁可引起药物依赖性。其余同“咖啡因”“苯巴比妥”。

【相互作用】

1. 与噻嗪类或袢利尿药合用可能影响本品的疗效。

2. 避免与其他非甾体抗炎药[包括选择性环氧合酶-2（COX-2）抑制剂]合用。

【药动学】同“氨基比林”“非那西丁”“咖啡因”“苯巴比妥”。

【观察指标】

1. 用药超过1周应定期监测血常规。

2. 开始使用本品和用药期间应密切监测血压。

【用药宣教】

1. 不要与食物同时服用。

2. 本品对外伤引起的剧痛和内脏器官的绞痛无效。

3. 用药期间避免驾驶或操作机械。

安乃近

滴鼻剂、口服常释剂型

【类别】其他解热镇痛药

【作用机制】本品为氨基比林和亚硫酸钠相结合的化合物，解热、镇痛作用较氨基比林快而强，主要选择性作用于体温调节中枢，抑制下丘脑前列腺素合成。

【适应证】

1. 用于急性高热时的解热。

2. 用于急性疼痛的短期治疗，如头痛、偏头痛、肌肉痛、关节痛、痛经。

【禁用与慎用】对本品过敏者、18岁以下儿童、妊娠晚期妇女禁用；老年人、哺乳期妇女慎用。

【给药途径和剂量】口服：成年人0.5g，每日3次。

【不良反应】

1. *皮肤*　本品引起皮疹报道较多，如红斑疹、斑丘疹、荨麻疹、渗出性红斑、多形性红斑、水疱疹、剥脱性皮炎、皮肤溃疡坏死、急性泛发型发疹性脓疱疹、男性生殖器皮疹和瘙痒等，有重症多形性红斑、大疱性表皮松解性药疹、中毒性表皮坏死松解症的报道。

2. *消化系统*　本品可引起恶心、呕吐、胃部不适、胃痛、胃部烧灼感、胃肠胀气、腹部不适、腹痛、胃肠道出血、消化性溃疡出血等，有出血性坏死性肠炎的报道。

3. *全身性*　本品可引起眼睑、眶周、口唇、面部、生殖器等部位水肿，还可引起胸闷、憋气、呼吸困难、心悸、哮喘发作、急性喉水肿、血压下降，严重者出现过敏性休克甚至死亡。

4. *血液系统*　本品可引起白细胞减少、粒细胞减少、血小板减少、粒细胞缺乏症、再生障碍性贫血、急性溶血性贫血、自身免疫性溶血性贫血、血小板减少性紫癜、鼻出血、过敏性紫癜等，有引起暴发性紫癜并导致死亡的报道。

5. *泌尿系统*　本品可引起血尿、肾功能异常，有急性肾衰竭的报道。

6. *其他*　可出现头晕、头痛、局部麻木等神经系统症状，有肝细胞损害、肝酶升高的报道，退热时可出现大汗和虚脱。

【相互作用】本品不应与其他非甾体抗炎药同时使用。

【药动学】口服吸收完全，于2小时内达血药浓度峰值。

【观察指标】

1. 用药期间，定期检查血常规，尤其需关注粒细胞水平。

2. 监测是否发生虚脱症状。

【用药宣教】18 岁以下儿童、妊娠晚期妇女不得使用本品。

米格来宁

【类别】其他解热镇痛药。

【妊娠安全等级】C。

【作用机制】本品每片含安替比林 270mg、咖啡因 27mg。咖啡因可作用于大脑皮质的高位中枢，促使精神兴奋。

【适应证】用于偏头痛，也可用于其他头痛、神经痛、风湿痛、坐骨神经痛及发热引起的头晕目眩等。

【禁用与慎用】

1. 对本品过敏者，服用阿司匹林或其他非甾体抗炎药后诱发哮喘、荨麻疹或过敏反应的患者，有使用非甾体抗炎药后发生胃肠道出血或穿孔病史的患者，有活动性消化道溃疡/出血或者既往曾复发溃疡/出血的患者，重度心力衰竭患者禁用。

2. 禁用于冠状动脉搭桥术（CABG）围术期疼痛的治疗。

3. 有高血压和（或）心力衰竭（如体液潴留和水肿）病史的患者慎用。

【给药途径和剂量】口服给药：每次 1 片，必要时可服用 2 片（不得超过 2 片），根据需要每日 1～3 次。

【不良反应】可能引起皮疹、发绀、虚脱、粒细胞减少。

【相互作用】【药动学】同“安替比林”“咖啡因”。

【观察指标】

1. 儿童需监测是否有脱水症状。

2. 高血压患者需监测血压。

【用药宣教】

1. 本品可能诱发或加重高血压症状，用药期间建议密切监测血压。

2. 如出现严重胃肠道反应（如出血、溃疡、穿孔、呕血、黑粪等）应及时就医。

对乙酰氨基酚

【类别】其他解热镇痛药。

【作用机制】本品为乙酰苯胺类解热镇痛药，通过抑制环氧合酶，选择性抑制下丘脑体温调节中枢前列腺素的合成，导致外周血管扩张、出汗而起到解热作用；通过抑制前列腺素等合成和释放，提高痛阈而起到镇痛作用，属外周镇痛药，仅对轻、中度疼痛有效。本品无明显抗炎作用。

【适应证】

1. 用于普通感冒或流行性感冒引起的发热。

2. 用于缓解轻至中度疼痛，如头痛、关节痛、偏头痛、牙痛、肌肉痛、神经痛、痛经、癌性疼痛、手术后疼痛。

【禁用与慎用】

1. 对本品过敏者，严重肝功能不全、严重活动性肝病患者，严重肾功能不全者，使用阿司匹林或其他非甾体抗炎药后诱发哮喘、荨麻疹或过敏反应的患者，有使用非甾体抗炎药后发生胃肠道出血或穿孔史者，活动性消化性溃疡或出血或有复发溃疡或出血史者，重度心力衰竭患者禁用。3 岁以下儿童禁用本品小儿灌肠液。

2. 轻至中度肝功能不全、慢性或代偿性活动性肝病患者，慢性酒精中毒患者，慢性营养不良（较低的肝脏谷胱甘肽储备）患者，轻至中度肾功能不全者，葡萄糖-6-磷酸脱氢酶（G6PD）缺乏症患者（可能导致溶血性贫血），脱水患者，血容量不足患者，有溃疡性大肠炎、克罗恩病病史者，高血压或有高血压病史者，有心力衰竭（如体液潴留、水肿）史者，厌食、食欲亢进或恶病质患者，老年人、孕妇、哺乳期妇女，慎用。

【给药途径和剂量】

1. 成年人　口服 0.25～0.5g，每日 3～4 次。

2. 儿童

（1）口服剂量见表 10-2。

表 10-2　儿童根据年龄、体重的推荐剂量表

体重		年龄	单次剂量（mg）	日剂量（mg）
磅	kg			
6～11	2.0～5.4	0～3 个月	40	200
12～17	5.5～7.9	4～11 个月	80	400
18～23	8.0～10.9	12～23 个月	120	600
24～35	11.0～15.9	2～3 岁	160	800
36～47	16.0～21.9	4～5 岁	240	1200
48～59	22.0 ～26.9	6～8 岁	320	1600
60～71	27.0～31.9	9～10 岁	400	2000
72～95	32.0～43.9	11 岁	480	2400

12 岁以上儿童，10～15mg/kg，每 4～6 小时给药 1 次。

（2）直肠给药：①栓剂，塞入肛门内。1～6

岁儿童，0.125g 规格每次 0.125g，0.15g 规格每次 0.15g；6 岁以上儿童，0.3g 规格每次 0.3g。若持续发热或疼痛，可间隔 4～6 小时重复给药 1 次，24 小时内不超过 4 次。②灌肠液，肛门注入，每次 5mg/kg，每日 2～3 次。

【不良反应】

1. 心血管系统　高血压、低血压。

2. 代谢/内分泌系统　低钾血症、低镁血症、低磷血症。

3. 呼吸系统　支气管痉挛、呼吸音异常、呼吸困难、肺不张、胸腔积液、肺水肿、喘鸣、哮鸣音。

4. 肌肉骨骼系统　肌肉痉挛、张口困难。

5. 泌尿生殖系统　少尿。长期大量使用本品可导致肾功能异常。

6. 免疫系统　上市后有过敏反应（包括面部肿胀、口肿胀、喉肿胀、呼吸窘迫、荨麻疹、皮疹、瘙痒、过敏性休克）的报道。

7. 神经系统　头痛、失眠。

8. 精神　焦虑、激越状态。

9. 消化系统　口腔溃疡、恶心、呕吐、便秘、腹泻、腹痛、胃肠道出血。长期大量使用本品可导致肝功能异常。

10. 血液系统　白细胞减少、粒细胞减少、血小板减少、原因不明的青肿或出血、贫血、低白蛋白血症。上市后还有中性粒细胞减少、国际标准化比值（INR）降低、INR 升高的报道。

11. 皮肤　剥脱性皮炎、中毒性表皮坏死松解症（TEN）、史-约综合征（SJS）、急性泛发性发疹性脓疱病（AGEP）、皮疹、瘙痒、荨麻疹、血管神经性水肿、脱皮、多汗、皮肤苍白。上市后还有红斑的报道。

12. 其他　发热、疲乏、外周水肿。

【相互作用】

1. 与 CYP2E1 诱导剂合用可能增加本品的肝毒性。

2. 与阿司匹林或其他非甾体抗炎药长期大剂量合用可显著增加肾毒性（包括肾乳头坏死、肾癌及膀胱癌）的发生风险。

3. 与齐多夫定合用，因两药可相互抑制与葡萄糖醛酸结合而降低清除率，增加毒性。

4. 部分接受稳定剂量华法林治疗的患者，长期按每日 4g 服用本品，可致 INR 升高。尚无短期使用本品与口服抗凝药相互作用的研究。应适当增加对 INR 的监测频率。

5. 与氯霉素合用可增加氯霉素的毒性。

【药动学】本品口服后吸收迅速而完全。口服后 0.5～2 小时达血药峰浓度，在体内均匀分布，血浆蛋白结合率为 25%～50%。本品 90%～95%在肝脏代谢，主要代谢产物为葡萄糖醛酸及硫酸结合物。主要以葡萄糖醛酸结合物的形式经肾脏排泄，24 小时内约 3%的药物以原形随尿液排出。本品普通口服制剂的血浆半衰期为 1～3 小时。本品缓释制剂可维持药效 8 小时，半衰期通常约为 6 小时。

【观察指标】

1. 监测血压。

2. 长期使用需定期检查肝功能、血常规。

【用药宣教】

1. 用药期间饮酒可损伤肝脏，避免饮酒或饮用含有酒精的饮料。

2. 对乙酰氨基酚只能缓解症状。用于解热，连续使用不要超过 3 日；用于镇痛，连续使用不要超过 5 日。

3. 用药期间请不要同时服用其他含对乙酰氨基酚或解热镇痛成分的药物。

氨酚羟考酮

【类别】其他解热镇痛药。

【作用机制】本品为阿片类镇痛药盐酸羟考酮与对乙酰氨基酚的复方制剂。

【适应证】用于多种原因引起的中至重度急性、慢性疼痛。

【禁用与慎用】同“羟考酮”“对乙酰氨基酚”。

【给药途径和剂量】口服给药：每次 1 片，每 6 小时 1 次。可根据疼痛程度及给药后反应调整剂量。重度疼痛或对阿片类镇痛药产生耐受性的患者可超过推荐剂量使用。

【不良反应】

1. 心血管系统　循环衰竭、低血压（包括直立性低血压）、高血压、心动过速、心动过缓、心悸、心律失常。

2. 代谢/内分泌系统　高钾血症、低血糖、高血糖、酸中毒、碱中毒。大剂量使用可能导致低血糖性昏迷。

3. 呼吸系统　呼吸抑制、呼吸暂停、支气管痉挛、呼吸困难、呼吸过度、肺水肿、呼吸急促、换气不足、喉头水肿。

4. 肌肉骨骼系统　肌肉痛、横纹肌溶解症。

5. 泌尿生殖系统　间质性肾炎、肾乳头坏死、蛋白尿、肾功能不全或肾衰竭、尿潴留。大剂量使用可能导致肾小管坏死。

6. *免疫系统*　过敏性反应（如皮疹、皮肤红斑、血管神经性水肿、哮喘、荨麻疹）、类过敏性反应。

7. *神经系统*　头晕、眩晕、嗜睡、头痛、麻木、震颤、感觉异常、感觉减退、癫痫发作、脑水肿、神志混乱、失眠、意识不清。

8. *精神*　精神亢奋、烦躁不安、焦虑、精神损伤、兴奋、紧张、幻觉、抑郁、自杀倾向。

9. *消化系统*　肝酶一过性升高、胆红素升高、肝炎、肝衰竭、黄疸、肝功能紊乱，大剂量使用可能导致肝坏死；恶心、呕吐、便秘、消化不良、味觉失调、腹痛、腹胀、腹泻、口干、胃肠胀气、胃肠道功能紊乱、胰腺炎、肠梗阻。

10. *血液系统*　血小板减少、中性粒细胞减少、各类血细胞减少、溶血性贫血、粒细胞缺乏（可能与对乙酰氨基酚有关）。

11. *皮肤*　瘙痒、多汗、面部潮红。

12. *眼*　瞳孔缩小、视觉障碍、红眼。

13. *耳*　听力减退、耳鸣。

14. *其他*　不适、乏力、疲劳、胸痛、发热、体温过低、休克、脱水、药物依赖性、药物滥用。

【相互作用】【药动学】同“羟考酮”“对乙酰氨基酚”。

【观察指标】

1. 用药期间需定期监测血压。

2. 长期用药，需监测肝功能。

3. 长期用药，需监测成瘾状况，避免突然停药导致戒断反应。

【用药宣教】

1. 用药期间避免饮酒或饮用含有酒精的饮料，避免驾驶车辆或操作机械。

2. 孕妇及计划妊娠者不建议使用本品。

3. 哺乳期如需使用本品，建议暂停哺乳。

复方对乙酰氨基酚

【类别】其他解热镇痛药。

【作用机制】本品中的对乙酰氨基酚和异丙安替比林可抑制前列腺素的合成，具有解热镇痛作用；咖啡因为中枢兴奋药，可增强前两者的解热镇痛作用。

【适应证】用于普通感冒或流行性感冒引起的发热，也用于缓解轻至中度疼痛，如头痛、关节痛、偏头痛、牙痛、肌肉痛、神经痛、痛经。

【禁用与慎用】

1. 对本品过敏者及严重肝肾功能不全者和有溶血性贫血史者禁用。

2. 肝肾功能不全者慎用。

【给药途径和剂量】

1. 成年人　口服，每次1～2片，每日3次。

2. 儿童　6岁以上儿童，每次0.5～1片，每日3次。

【不良反应】过敏反应（包括厌食、恶心、呕吐、皮疹）、白细胞缺少、高铁血红蛋白血症、血小板减少。

【相互作用】

1. 使用巴比妥类药（如苯巴比妥）、解痉药（如颠茄）的患者长期使用本品可导致肝损害。

2. 与氯霉素合用可增强氯霉素的毒性。

【药动学】本品主要通过胃肠道迅速吸收。对乙酰氨基酚的达峰时间为30～120分钟，主要在肝脏代谢为葡萄糖醛酸和硫酸盐化合物，经肾脏排泄，半衰期为3～4小时。异丙安替比林的达峰时间为15～30分钟，主要在肝脏代谢，经肾脏排泄，半衰期为1～3小时。

【观察指标】长期用药需监测肝功能。

【用药宣教】

1. 用药期间不得饮酒或饮用含有酒精的饮料。

2. 不可同时使用其他含有解热镇痛药的药物（如某些复方感冒药）。

罗通定

口服常释剂型、注射剂

【类别】其他解热镇痛药。

【作用机制】本品为非成瘾性镇痛药，具有镇痛、镇静、催眠及安定作用。其镇痛作用弱于哌替啶，强于一般解热镇痛药。本品在治疗剂量下无呼吸抑制作用，亦不引起胃肠道平滑肌痉挛。本品对慢性持续性疼痛及内脏钝痛效果较好，对急性锐痛（如手术后疼痛、创伤性疼痛）、晚期癌症疼痛效果较差。本品在产生镇痛作用的同时，可引起镇静及催眠。其作用机制尚待阐明，可能与抑制脑干网状结构上行激活系统、阻滞脑内多巴胺受体功能有关。

【适应证】

1. 用于消化系统疾病引起的内脏痛（如胃溃疡及十二指肠溃疡引起的疼痛）、一般性头痛、痛经、分娩后宫缩痛。

2. 用于紧张性疼痛或疼痛所致的失眠。

【禁用与慎用】

1. 对本品过敏者、锥体外系疾病（如震颤、多动、肌张力不全）患者、孕妇禁用。

2. 肝病患者、儿童、老年人慎用。

【给药途径和剂量】

1. 口服给药　每次 30～120mg，每日 3 次，连用不超过 5 日。

2. 肌内注射　每次 60～90mg。

【配伍禁忌】与青霉素有配伍禁忌。

【不良反应】

1. 心血管系统　心悸。

2. 呼吸系统　呼吸困难。

3. 神经系统　眩晕、头晕、头痛。剂量过大可致嗜睡、锥体外系症状。

4. 消化系统　恶心、呕吐、口干。

5. 其他　皮疹、乏力、胸闷。

【相互作用】与其他中枢神经系统抑制剂（如镇静催眠药）合用可引起嗜睡、呼吸抑制。

【药动学】本品在体内以脂肪组织中分布最多，肺、肝、肾次之。因本品具有脂溶性，服药后在内脏的含量将逐渐下降，而脂肪中含量将逐渐增加。动物实验表明，本品极易通过血脑屏障而进入脑组织，数分钟内即出现较高浓度，但 30 分钟后降低，2 小时后低于血液中含量。本品主要经肾脏排泄。

【观察指标】监测是否有呼吸抑制。

【用药宣教】

1. 服药后 10 分钟可出现镇痛作用，作用持续 2～5 小时。

2. 使用药物期间，避免驾驶车辆或操作机械。

普瑞巴林

【类别】其他解热镇痛药。

【妊娠安全等级】C。

【作用机制】本品对中枢神经系统中的α_2-δ位点（电压门控钙通道的一个辅助性亚基）具有高度亲和力。本品的作用机制尚不明确，但结构相关化合物（如加巴喷丁）用于转基因小鼠的研究结果提示，动物模型中的镇痛及抗惊厥作用可能与本品和α_2-δ亚基的结合相关。体外研究显示，本品可能通过调节钙通道功能而减少某些神经递质的钙依赖性释放。

【适应证】

1. 用于治疗带状疱疹后遗神经痛。

2. 用于治疗纤维肌痛。

3. 用于部分性癫痫发作的辅助治疗。

【超说明书用药】糖尿病周围神经病变——神经病理性疼痛。

【禁用与慎用】

1. 对本品过敏者禁用。

2. 充血性心力衰竭（美国 NYHA 心功能分级为Ⅲ级或Ⅳ级）患者、有血管神经性水肿病史者慎用。

【给药途径和剂量】

1. 带状疱疹后遗神经痛　口服给药推荐剂量为每次 75mg 或 150mg，每日 2 次；或每次 50mg 或 100mg，每日 3 次。可在 1 周内根据疗效和耐受性增至每次 150mg，每日 2 次。若使用本品每日 300mg，2～4 周后疼痛未充分缓解，如可耐受，可增至每次 300mg，每日 2 次；或每次 200mg，每日 3 次。

2. 纤维肌痛　口服给药推荐剂量为每日 300～450mg。起始剂量为每次 75mg，每日 2 次，可在 1 周内根据疗效和耐受性增至每次 150mg，每日 2 次。若使用本品每日 300mg 后疼痛未充分缓解，可增至每次 225mg，每日 2 次。

3. 部分性癫痫发作　口服给药，每日 150～600mg，分 2～3 次给药。推荐起始剂量为每日 150mg，根据应答和耐受性可增至每日 600mg。

4. 肾功能不全时剂量　常规推荐剂量仅用于肌酐清除率（Ccr）≥60ml/min 者。肾功能不全者调整剂量参见表 10-3。

表 10-3　肾功能不全时剂量调整表

Ccr（ml/min）	每日总剂量（mg/d）				给药频率
≥60	150	300	450	600	分 2～3 次给药
30～60	75	150	225	300	分 2～3 次给药
15～30	25～50	75	100～150	150	分 1～2 次给药
＜15	25	25～50	50～75	75	每日 1 次

5. 透析时剂量　血液透析者应根据肾功能调整本品的日剂量。此外，每进行 4 小时的血液透析治疗，应立即补充给予一次本品。血液透析者调整剂量参见表 10-4。

表 10-4　血液透析后补充剂量表

原给药方案	补充剂量
每次 25mg，每日 1 次	25mg 或 50mg
每次 25～50mg，每日 1 次	50mg 或 75mg
每次 50～75mg，每日 1 次	75mg 或 100mg
每次 75mg，每日 1 次	100mg 或 150mg

【不良反应】

1. 全身性　流感综合征、疼痛。

2. 中枢神经系统　步态异常、健忘、共济失调、意识错乱、头晕、欣快、头痛、不协调、肌阵挛、神经质、嗜睡、语言障碍、思维异常、震颤、抽搐、眩晕。

3. 心血管系统　胸痛。

4. 消化系统　便秘、口干、胃肠胀气、食欲增加、呕吐。

5. 泌尿系统　尿失禁。

6. 代谢/营养　水肿、面部水肿、低血糖、周围性水肿、体重增加。

7. 肌肉骨骼系统　背部疼痛、肌无力。

8. 呼吸系统　支气管炎、呼吸困难。

9. 特殊感觉　视力异常、视物模糊、复视。

【相互作用】

1. 与其他可引起血管神经性水肿的药物（如血管紧张素转化酶抑制剂）合用可增加发生血管神经性水肿的风险。

2. 与噻唑烷二酮类降糖药合用可引起体重增加和（或）体液潴留，可能引起或加重心力衰竭。

3. 与中枢神经系统抑制剂合用，有引起呼吸衰竭和昏迷的报道。

4. 与羟考酮、劳拉西泮合用对认知和总运动功能的影响有叠加作用，但对呼吸不存在具有临床意义的影响，且未见药动学相互作用。

【药动学】本品口服生物利用度为 90%，血药浓度达峰时间为 1.5 小时，主要随尿液排泄，半衰期为 6 小时。

【观察指标】

1. 监测体重、外周水肿和心力衰竭的症状，尤其是同时给予噻唑烷二酮（如罗格列酮）治疗时。

2. 定期检查血小板计数；如果怀疑有横纹肌溶解症，则检测肌酸磷酸激酶。

3. 监测糖尿病患者的血糖。

4. 尤其在同时使用其他中枢神经系统药物时，应观察患者下肢情况。

【用药宣教】

1. 孕妇最好不要使用本品。哺乳期妇女如果用药，需停止哺乳。

2. 不要擅自停药，使用至少 1 周的时间逐渐减量停药。

3. 用药期间避免饮酒或饮用含有酒精的饮料。

4. 向医师报告以下任何情况：视力变化（即视物模糊）；头晕不协调；无法解释的肌肉疼痛，无力或压痛；体重增加和四肢肿胀。

三、抗偏头痛药

利扎曲普坦

【类别】抗偏头痛药。

【妊娠安全等级】C。

【作用机制】本品对 5-HT_{1B}和 5-HT_{1D}受体具高度亲和力，推测其治疗偏头痛的作用机制为对颅内血管和三叉神经系统神经末梢的 5-HT_{1B}/$_{1D}$受体激动作用。

【适应证】用于有或无先兆的偏头痛发作的急性治疗。

【禁用与慎用】

1. 对本品过敏者、冠心病患者、心绞痛（潜在的血管痉挛）患者、具有心绞痛危险因素（如高血压、高胆固醇血症、肥胖、糖尿病、吸烟）者、基底性或偏瘫性偏头痛患者禁用。

2. 肾或肝功能不全患者、哺乳期妇女、高血压患者、哮喘患者慎用。

【给药途径和剂量】口服 5～10mg，必要时可在 2 小时内重复给药 1 次（最大剂量为 30mg/24h）；联用普萘洛尔时本品剂量为 5mg（最大剂量为 15mg/24h）。

【不良反应】

1. 全身性　乏力、疲劳、疼痛、压力感、感觉异常、咽喉压力、冷/热感。

2. 中枢神经系统　嗜睡、头晕、头痛、感觉减退、精神敏锐度下降、欣快感、震颤。

3. 心血管系统　冠状动脉血管痉挛、短暂性心肌缺血、心肌梗死、室性心动过速、心室颤动、胸痛。

4. 消化系统　口干、恶心、呕吐、腹泻。

5. 呼吸　呼吸困难。

6. 皮肤　潮红。

7. 内分泌　潮热。

【相互作用】

1. 普萘洛尔可使本品的血药浓度升高 70%。合用时本品的单次最大剂量为 5mg。但与纳多洛尔、美托洛尔合用无药动学相互作用。

2. 与麦角类药或含麦角胺的药物（如双氢麦角胺、美西麦角）、其他 5-HT_1 受体激动药合用可加剧血管痉挛反应。使用本品后 24 小时内禁止使用以上药物。

3. 与 SSRI、SNRI 合用可引起 5-HT 综合征。

4. 与单胺氧化酶 A（MAO-A）抑制剂、非选择性 MAO 抑制剂合用可使本品及其代谢产物的曲线下面积（AUC）增加。正使用或 2 周内使用过 MAO 抑制剂的患者禁用本品。

【药动学】口服剂量的 45%达到全身循环。口服药物 1～1.5 小时血药浓度达峰；口服崩解片 1.6～2.5 小时血药浓度达峰，本品通过单胺氧化酶 A 的氧化脱氨作用代谢。本品主要随尿液排泄（82%），半衰期为 2～3 小时。

【观察指标】初次服用时有冠心病风险的患者（如绝经后妇女，40 岁以上的男性，具有已知冠心病危险因素者）或冠状动脉血管痉挛的患者应仔细监测心血管状况。

【用药宣教】

1. 如果服药后症状复发，可再次用药，但两次用药需间隔至少 2 小时。24 小时内服药总量不要超过 30mg。

2. 口腔崩解片在舌上溶解，不需要液体送服。

3. 如出现心绞痛症状[如剧烈和（或）持续的疼痛或胸部或咽喉发紧]、超敏反应（如喘息、面部肿胀、皮疹或荨麻疹）、腹痛立即就医。

舒马普坦

【类别】抗偏头痛药。

【妊娠安全等级】C。

【作用机制】本品为选择性 5-羟色胺 1D 受体激动药，作用于人基底动脉和脑脊硬膜血管系统，引起血管收缩，该作用可能与其偏头痛缓解作用有关。

【适应证】用于有或无先兆偏头痛的急性发作。

【禁用与慎用】

1. 对本品过敏者禁用。

2. 缺血性心脏病（如心绞痛、心肌梗死、静息性心肌缺血）、缺血性脑血管病（如脑卒中、一过性脑缺血）、缺血性周围血管病（如肠道缺血性疾病）患者或有上述疾病史者及症状明显的心血管疾病患者禁用。

3. 严重肝功能不全者禁用。

4. 未经控制的高血压患者禁用。

5. 肝肾功能不全者慎用。

6. 有癫痫病史者、脑组织损害患者、已控制的高血压患者慎用。

【给药途径和剂量】单次口服的推荐剂量为 50mg（最大推荐剂量为 100mg）。最大日剂量为 200mg。若首次服药后无效，不必再加服。若首次服药后有效，但症状仍持续发作者，可于 2 小时后再加服 1 次。若服药后症状消失，但之后又复发者，在前次给药 24 小时后才可再次用药。

【不良反应】

1. 心血管系统　急性心肌梗死、心律失常（如心动过速、心室颤动）、心搏骤停、血压升高（甚至出现高血压危象）、血管痉挛（包括冠状动脉痉挛）、伴腹痛和血便的外周血管缺血、心悸、心源性晕厥、血压下降。

2. 呼吸系统　鼻窦炎、过敏性鼻炎、上呼吸道感染、呼吸困难。

3. 肌肉骨骼系统　肌痛。

4. 免疫系统　过敏反应。

5. 神经系统　感觉异常、眩晕、偏头痛、头痛、头晕、嗜睡、麻木。

6. 消化系统　伴腹痛和血便的结肠缺血、恶心、呕吐、唾液分泌减少、腹泻、胃痛。

7. 其他　多汗、畏光、耳鸣、发热、发冷、疼痛、压迫感、胸痛、紧缩感、困重感、倦怠、疲劳、烧灼感。

【相互作用】

1. 与单胺氧化酶抑制剂合用可使本品的血药浓度达单独服用同等剂量时的 7 倍。不得与单胺氧化酶抑制剂合用。

2. 与麦角胺类药（如双氢麦角胺、双氢麦角新碱）、含麦角胺的药物合用可能加剧血管痉挛反应。24 小时内使用过麦角胺类药或含麦角胺的药物的患者禁用本品。

3. 与选择性 5-羟色胺再摄取抑制剂（如氟西汀、氟伏沙明、帕罗西汀、舍曲林）合用可能出现虚弱、反射亢进、共济失调。

【药动学】本品口服后吸收迅速，但不完全。因首过效应，绝对生物利用度约为 15%。血浆蛋白结合率为14%～21%，表观分布容积为2.4L/kg。口服 ^{14}C 标志物后测得，约60%以代谢物形式经肾排泄，40%随粪便排泄。本品主要以非活性的吲哚乙酸或其葡萄糖醛酸苷结合形式随尿排泄，原形药约占3%。偏头痛发作期半衰期为2.5小时，间歇期半衰期为2.0小时。

【观察指标】有冠心病风险因素（如高血压、糖尿病、高脂血症、高龄、肥胖、吸烟）的患者首次用药须进行监护，同时进行心电图监测及功能评价。

【用药宣教】用药后如果无效，不要加服药物。如果有效，但症状仍然持续存在，可在2小时后加服1次药物；如果服药后症状消失，但之后又复发，需在24小时后才能再次服药。

佐米曲普坦

【类别】选择性5-羟色胺（5-HT）受体激动剂类抗偏头痛药。

【妊娠安全等级】C。

【作用机制】选择性5-$HT_{1B/1D}$受体激动药，通过兴奋三叉神经系统的感觉神经和动静脉吻合支，引起颅内血管收缩，并抑制前列腺素神经肽释放舒血管肠肽（VIP）、P物质和降钙素基因相关肽（CGRP），从而治疗偏头痛。

【适应证】用于伴或不伴先兆症状的偏头痛的急性治疗。

【禁用与慎用】

1. 对本品或与本品结构类似的5-HT_1受体激动药过敏者禁用。

2. 偏瘫性、基底动脉性、眼肌麻痹性偏头痛患者（用药可增加脑卒中的发生风险）禁用。

3. 缺血性脑血管病[包括脑卒中、短暂性脑缺血发作（TIA）]患者或有该病史者禁用。

4. 严重或未控制的高血压患者禁用。

5. 心脏瓣膜疾病、心律失常患者禁用。

6. 潜在心血管疾病（如动脉粥样硬化、先天性心脏病）患者禁用。

7. 周围血管性疾病（如雷诺综合征）患者或有该病史者禁用。

8. 缺血性心脏病（如心绞痛、心肌梗死、无症状性心肌缺血、缺血性冠状动脉疾病）患者禁用。

9. 缺血性肠病患者禁用。

10. 冠状动脉痉挛患者（国外资料）禁用。

11. 预激综合征（WPW综合征）或其他与心脏旁路传导障碍相关的心律失常患者（国外资料）禁用。

12. 哺乳期妇女、40岁以上男性、65岁以上老年人、绝经后妇女、有其他心脏病危险因素（如糖尿病、肥胖、吸烟或冠心病遗传史）患者等慎用。

【给药途径和剂量】

1. 剂量

（1）偏头痛发作：成年人，口服推荐剂量为1.25mg或2.5mg，单次最大剂量为5mg。经鼻给药推荐剂量为2.5mg。如用药后2小时症状未缓解或暂时性改善后复发，可于上剂给药后至少2小时重复用药。24小时内总剂量不超过10mg。12岁及12岁以上儿童，用法用量同成年人。

（2）短期预防月经性偏头痛：成年人，口服每次2.5mg，每日2～3次。于月经来潮前2日开始用药，并持续用药至月经期第5日（共7日）。

2. 给药方法

（1）口服给药。

（2）经鼻给药：每次使用本品鼻喷雾剂时仅需向单侧鼻孔一次性喷入所需剂量。

【不良反应】

1. 心血管系统　冠状动脉血管痉挛、短暂性心肌缺血、心肌梗死、室性心动过速、心室颤动、胸痛胸闷、心悸。

2. 中枢神经系统　嗜睡、头晕、头痛、感觉迟钝等。

3. 消化系统　口干、恶心、呕吐。

4. 呼吸系统　呼吸困难等。

5. 皮肤　泛红。

6. 其他　潮热、疼痛、寒战、发热、水肿（包括面部水肿、舌部水肿、喉部水肿）、体虚、乏力。咽喉部、颈部、四肢、胸部、下颌部可出现沉重感、紧缩感、压迫感。

【相互作用】

1. 与麦角胺类药、含麦角胺的制剂、5-$HT_{1B/1D}$受体激动药（如曲坦类药）合用可协同加重血管痉挛。

2. 与选择性5-HT再摄取抑制剂/去甲肾上腺素再摄取抑制剂合用，有发生危及生命的5-HT综合征的报道，禁用。

3. 与西咪替丁合用，增加佐米曲普坦及其代谢物的半衰期、曲线下面积。

【药动学】本品吸收迅速，达峰时间（T_{max}）为3小时，绝对生物利用度约为40%，血浆蛋白结合率约为25%，生物利用度为40%，主要经肝脏代谢为吲哚乙酸（血浆及尿液中的主要代谢物，无活性）、*N*-氧化物（无活性）及 *N*-去甲基代谢物（也为 5-HT_{1D}激动药，为原形药活性的 2～6 倍，约为原形药血药浓度的 50%），大于 60%的剂量主要以吲哚乙酸形式随尿液排泄，约 30%以原形药形式随粪便排泄。本品的肾清除率大于肾小球滤过率（提示存在肾小管的分泌），平均半衰期为 2.5～3 小时。

【观察指标】

1. 监测治疗效果：1～4 小时偏头痛缓解或减轻。

2. 有冠心病危险因素的或冠状动脉血管痉挛的患者第一次注射后，仔细监测心血管状态。

3. 长期使用后定期进行心血管评估和心电图监测。

4. 如果出现胸痛、恶心或胸闷加重或不能迅速缓解，应立即向医师报告。

【用药宣教】

1. 本品不能用于预防偏头痛，且只能用于已诊断明确的偏头痛，也不推荐用于偏瘫性、基底动脉性偏头痛。其他严重潜在神经系统疾病引起的头痛可能与偏头痛症状相似，需排除后再用药。偏头痛发作期间随时可以服药，尽早服用效果更好。

2. 服药期间停止哺乳。

3. 口服避孕药可能增加不良反应的发生，建议选择其他避孕方式。

第三节　抗癫痫药

苯巴比妥

【类别】巴比妥类抗癫痫药。

【妊娠安全等级】D。

【作用机制】本品为长效巴比妥类镇静催眠药、抗惊厥药。本品可使神经细胞的氯离子通道开放，细胞过极化，拟似γ-氨基丁酸的作用；可降低谷氨酸的兴奋作用，加强γ-氨基丁酸的抑制作用，抑制中枢神经系统单突触和多突触传递，抑制病灶的高频放电及其向周围扩散；可减少胃液分泌，降低胃张力；可通过诱导葡萄糖醛酸转移酶结合胆红素而降低胆红素浓度；可产生依赖性，包括心理依赖和生理依赖。

【适应证】用于治疗焦虑、失眠（用于睡眠时间短早醒者）、惊厥、癫痫（包括癫痫持续状态、癫痫大发作及局限性发作）、运动障碍、高胆红素血症及麻醉前给药。

【超说明书用药】口服用于新生儿黄疸。

【禁用与慎用】

1. 对本品过敏者、严重肝肾功能不全患者、肝硬化患者、严重肺部疾病患者、支气管哮喘患者、呼吸抑制患者、有血卟啉病史者、贫血患者、未控制的糖尿病患者禁用。

2. 轻微脑功能障碍患者、低血压患者、高血压患者、甲状腺功能减退患者、肾上腺功能减退患者、心功能损害者及轻至中度肝肾功能不全患者、老年人、孕妇、哺乳期妇女慎用。

【给药途径和剂量】

1. 镇静

（1）成年人，口服每次 15～30mg，每日 2～3 次。

（2）儿童，口服每次 2mg/kg 或 60mg/m^2 体表面积，每日 2～3 次，或肌内注射每次 2mg/kg。

2. 失眠

（1）成年人，口服每日 30～100mg，晚间一次服用，或肌内注射每次 50～100mg。

（2）儿童，肌内注射每次 3～5mg/kg 或 125mg/m^2 体表面积。

3. 惊厥、癫痫

（1）成年人，口服每日 90～180mg，晚间一次服用，或每次 30～60mg，每日 3 次。极量为每次 250mg，每日 500mg。肌内注射每次 100～200mg，每日 1～2 次。极量为每次 250mg，每日 500mg。皮下注射、静脉注射参见“肌内注射”。

（2）儿童，口服每次 3～5mg/kg 或肌内注射每次 3～5mg/kg 或 125mg/m^2 体表面积。

4. 麻醉前给药

（1）成年人，肌内注射，每次 100～200mg。

（2）儿童，肌内注射，每次 2mg/kg。

5. 高胆红素血症

（1）成年人，口服给药，每次 30～60mg，每日 3 次。

（2）儿童，口服给药，每次 5～8mg/kg，3～7 日见效。

6. 术后用药　成年人，肌内注射，每次 100～200mg。必要时重复，24 小时内总量可达 400mg。

【配伍禁忌】与氨苄西林氯唑西林、苯唑西林、丙氯拉嗪、丙嗪、磺苄西林、肼屈嗪、可待因、克林霉素、雷尼替丁、利多卡因、链霉素、两性霉素 B 胆固醇复合物、罗库溴铵、氯丙嗪、氯唑西林、麻黄碱、吗啡、美沙酮、萘夫西林、哌替啶、普鲁卡因、普鲁卡因肾上腺素、羟嗪、氢化可的松琥珀酸钠、氢吗啡酮、去甲肾上腺素、四环素、头孢呋辛、头孢噻吩、头孢他啶、头孢唑林、万古霉素、依达拉奉、依他佐辛、胰岛素、左啡诺有配伍禁忌。

【不良反应】

1. 代谢/内分泌系统　长期用药时可见叶酸缺乏、低钙血症。

2. 肌肉骨骼系统　关节疼痛、骨软化。

3. 神经系统　嗜睡、眩晕、头痛、认知或记忆缺损。

4. 精神　精神不振、情感变化。

5. 消化系统　黄疸、肝炎、肝功能紊乱。

6. 血液系统　巨幼细胞贫血。

7. 皮肤　皮疹、剥脱性皮炎、多形性红斑、史-约综合征、中毒性表皮坏死松解症。

8. 其他　乏力。

【相互作用】

1. 与全身麻醉药、中枢性抑制剂、单胺氧化酶抑制剂合用，可相互增强作用。

2. 与钙通道阻滞剂合用，可引起血压下降。

3. 与苯妥英钠、口服避孕药、雌激素、皮质激素、洋地黄类药（包括地高辛）、土霉素、三环类抗抑郁药、口服抗凝药、奎尼丁合用，可减弱以上药物的药效。

4. 与卡马西平、琥珀酰胺类药合用，可使以上药物的消除半衰期缩短，血药浓度降低。

5. 与吩噻嗪类药、四环类抗抑郁药合用，可降低抽搐阈值。

【药动学】吸收完全，但较缓慢，0.5～1 小时起效，2～18 小时达峰浓度。有效血药浓度为 10～40μg/ml。吸收后分布于体内各组织，血浆蛋白结合率约为 40%（20%～45%），表观分布容积为 0.5～0.9L/kg，脑组织内浓度最高，骨骼肌内药量最大，48%～65%在肝脏代谢，大部分与葡萄糖醛酸或硫酸盐结合，经肾脏排出，27%～50%以原形药形式经肾脏排出。成年人半衰期为 50～144 小时，小儿为 40～70 小时。

【观察指标】

1. 本品用于抗癫痫时，可能需 10～30 日才可达最大疗效。

2. 本品用于抗癫痫时，应尽可能定期监测血药浓度，以达最大疗效。

3. 儿童用药后可能出现反常的兴奋，老年人使用常规剂量的苯巴比妥也可能引起兴奋、神经错乱或抑郁等症状。这两类人群如需用药，请多加注意。

【用药宣教】

1. 长期用药可产生心理或生理药物依赖，停药时需逐渐减量，以免引起撤药症状。

2. 用药期间避免驾驶车辆、操作机械或高空作业。

3. 用于治疗失眠时，请在晚间服用。

4. 可能会降低口服避孕药的避孕效果。用药期间建议采取其他避孕措施，如使用安全套。

5. 用药期间饮酒可能会增强药物和酒精的作用。请避免饮酒或饮用含有酒精的饮料。

6. 用药后乳汁中含有苯巴比妥，可能引起乳儿中枢神经系统抑制。哺乳期妇女用药时，应暂停哺乳。

扑米酮

【类别】巴比妥类衍生物抗癫痫药。

【妊娠安全等级】D。

【作用机制】抗癫痫药。参见“苯巴比妥”。此外，本品还可抑制癫痫灶放电的传播。

【适应证】癫痫强直阵挛性发作、单纯部分性发作、复杂部分性发作的单药或联合治疗；特发性震颤及老年性震颤。

【禁用与慎用】

1. 严重肝肾功能不全者（可能引起本品在体内蓄积）禁用。

2. 肝肾功能不全者、卟啉病患者（可引起癫痫发作）、哮喘、肺气肿或其他可能加重呼吸困难或气道不畅等呼吸系统疾病患者、轻微脑功能障碍患者（可加重病情）慎用。

【给药途径和剂量】

1. 剂量

（1）成年人，口服初始剂量为每次 50mg，睡前服用；3 日后改为每次 50mg，每日 2 次；1 周后改为每次 50mg，每日 3 次；第 10 日开始每次 250mg，每日 3 次，总量不超过每日 1500mg。维持量为每次 250mg，每日 3 次。

（2）8 岁以下儿童，口服初始剂量为每次 50mg，睡前服用；3 日后改为每次 50mg，每日 2 次；1 周后改为每次 100mg，每日 2 次；10 日后根据情况可增至每次 125～250mg，每日 3 次；或每日 10～25mg/kg，分次服用。

（3）8 岁以上儿童，用法用量同成年人。

2. 给药方法　口服给药，空腹或餐后服用均可。治疗期间需按时服药，发现漏服时应尽快补服，距下次给药前 1 小时内发现漏服，则不必补服，勿一次服用双倍剂量。

【不良反应】

1. 中枢神经系统　共济失调、迟钝、手足不灵活或步态不稳、眩晕、嗜睡、头痛。

2. 精神　情感障碍、精神错乱、异常兴奋或不安（儿童及老年人）。

3. 消化系统　食欲缺乏、恶心、呕吐。

4. 血液系统　粒细胞减少、再生障碍性贫血、红细胞发育不良、巨幼细胞贫血。

5. 肌肉骨骼系统　关节挛缩。

6. 泌尿生殖系统　性功能减退。

7. 免疫系统　过敏反应（呼吸困难、眼睑肿胀、喘鸣、胸部紧迫感）。

8. 皮肤　脱发、斑丘疹或麻疹样皮疹、水肿、红斑狼疮样综合征。

9. 眼　视力改变、复视、眼球震颤。

【相互作用】

1. 与酒精合用，可增强本品对中枢神经活动或呼吸的抑制。

2. 与抗凝药、皮质激素、洋地黄、地高辛、盐酸多西环素、三环类抗抑郁药、维生素合用，可使以上药物的代谢加快而致疗效减弱。

3. 与避孕药合用可能导致避孕失败。

4. 与全身麻醉药、注射用硫酸镁、具有中枢神经抑制作用的药物合用，可增强本品对中枢神经活动或呼吸的抑制。

5. 与抗抑郁药合用增强本品的不良反应。

6. 与灰黄霉素合用减少本品的吸收。

【药动学】口服吸收较快，3～4 小时达峰浓度，血浆蛋白结合率约为 20%，在肝脏代谢为活性产物苯乙基二酰胺（半衰期为 24～48 小时）和苯巴比妥（成年人半衰期为 50～144 小时，儿童半衰期为 40～70 小时），20%～40%以扑米酮、30%以苯乙基二酰胺、25%以苯巴比妥的形式随尿液排泄，半衰期为 3～24 小时。

【观察指标】

1. 用药期间应注意检查全血细胞计数和血生化。

2. 定期监测本品及其代谢产物苯巴比妥的血药浓度。

3. 治疗反应可能在几周内不明显。

4. 观察叶酸缺乏症，如精神障碍、精神疾病、神经病变，如有需要，测定血清叶酸水平。

5. 治疗过程中母乳喂养的新生儿出现不寻常的嗜睡是停止母乳喂养的征兆。

【用药宣教】

1. 治疗开始时避免开车和进行其他有潜在危险的活动。

2. 避免饮酒或饮用含有酒精的饮料。

3. 停用本品时应逐渐减量，以防止癫痫重新发作。

4. 孕妇应在分娩前和分娩期间接受 1 个月的预防性维生素 K 治疗，以防止新生儿出血。

5. 用药后乳汁中含有扑米酮，可能导致乳儿中枢神经抑制或嗜睡。如果乳儿出现过度嗜睡，停止哺乳。

苯妥英钠

【类别】乙内酰脲类抗癫痫药。

【妊娠安全等级】D。

【作用机制】本品可缩短动作电位间期及有效不应期，可抑制钙离子内流，降低心肌自律性，抑制交感神经中枢，对心房、心室的异位节律点有抑制作用，提高心房颤动与心室颤动阈值，稳定细胞膜及抑制突触传递作用，从而具有抗神经痛及骨骼肌松弛作用，可抑制皮肤成纤维细胞合成或分泌胶原酶。

【适应证】

1. 治疗癫痫全面-强直阵挛性发作、复杂部分性发作（精神运动性发作、颞叶癫痫）、单纯部分性发作（局限性发作）、癫痫持续状态。

2. 治疗三叉神经痛、隐性营养不良型大疱性表皮松解症、发作性舞蹈样手足徐动症、发作性控制障碍（包括发怒、焦虑、失眠、兴奋过度等行为障碍）、肌强直症。

3. 治疗三环类抗抑郁药过量所致的心脏传导障碍、洋地黄中毒所致的室性及室上性心律失常。

【超说明书用药】治疗迟发性运动障碍和甲状腺功能亢进症。

【禁用与慎用】

1. 有乙内酰脲类药过敏史者、阿-斯综合征患者、二至三度房室传导阻滞、窦房结传导阻滞、窦性心动过缓患者禁用。

2. 贫血（增加发生严重感染的风险）患者、心血管疾病患者、糖尿病患者、肝肾功能不全者（改变本品的代谢和排泄）、甲状腺功能异常者、酗酒者、老年人慎用。

【给药途径和剂量】

1. 抗癫痫

（1）成年人，初始剂量为每次口服 100mg，每日2次，随后的1～3周增量至每日250～300mg，分3次服用。极量为每次300mg，每日500mg；发作频繁者，第1日给予12～15mg/kg，分2～3次服用，每6小时1次；第2日起，每次100mg（或1.5～2mg/kg），每日3次。

（2）儿童，初始剂量为每日5mg/kg体重，分2～3次服用。随后按需调整剂量，最大日剂量为250mg。维持剂量为每日4～8mg/kg（或250mg/m^{2}体表面积），分2～3次服用。

2. 抗心律失常

（1）成年人，每日口服100～300mg，单次服用或分2～3次服用，或第1日给予10～15mg/kg，第2～4日给予7.5～10mg/kg，维持剂量为每日2～6mg/kg。

（2）儿童，初始剂量为每日5mg/kg，分2～3次口服。随后按需调整剂量，最大日剂量为300mg。维持剂量为每日4～8mg/kg（或250mg/m^{2}体表面积），分2～3次服用。

3. 抑制胶原酶合成　成年人，初始剂量为每日口服2～3mg/kg，分2次服用，在2～3周增量至可耐受剂量，并使血药浓度至少为8μg/ml。通常日剂量为100～300mg。

【配伍禁忌】与肠外营养、阿洛西林、阿米卡星、阿莫西林、氨茶碱、丙泊酚、茶碱、地尔硫䓬、多巴酚丁胺、肝素、环丙沙星、肌苷、可待因、克林霉素、利多卡因、利奈唑胺、链霉素、两性霉素B胆固醇复合物、林可霉素、氯化钾、吗啡、吗啡阿托品、美洛西林、美沙酮、脑蛋白水解物、尼卡地平、哌替啶、葡萄糖、普鲁卡因、青霉素、氢吗啡、氢吗啡酮、去甲肾上腺素、去甲万古霉素、舒芬太尼、司可巴比妥、羧苄西林、头孢吡肟、头孢地嗪、头孢呋辛、头孢磺啶、头孢甲肟、头孢拉定、头孢硫脒、头孢美唑、头孢孟多酯钠、头孢米诺、头孢尼西、头孢哌酮、头孢哌酮舒巴坦、头孢匹胺、头孢匹林、头孢匹罗、头孢曲松、头孢曲松舒巴坦、头孢噻啶、头孢噻吩、头孢噻利、头孢噻肟、头孢噻肟舒巴坦、头孢他啶、头孢他啶他唑巴坦、头孢替安、头孢替唑、头孢西丁、头孢西酮、头孢乙腈、头孢唑林、头孢唑南、头孢唑肟、维生素B与维生素C复合物、维生素K_1、戊巴比妥、硝酸甘油、溴苄胺、依达拉奉、依那普利、左啡诺有配伍禁忌。

【不良反应】

1. 代谢/内分泌系统　血糖升高。

2. 肌肉骨骼系统　儿童长期使用本品可加速维生素D代谢，引起软骨病或骨质异常。

3. 免疫系统　过敏反应（如皮疹伴发热）、系统性红斑狼疮、霍奇金淋巴瘤。

4. 神经系统　眩晕、头痛、眼球震颤、共济失调、语言不清、意识模糊、头晕、失眠、颤搐、舞蹈症、肌张力不全、震颤（如扑翼样震颤）。

5. 精神　一过性神经质。

6. 消化系统　牙龈增生、恶心、呕吐、胃炎、致死性肝坏死、碱性磷酸酶升高、丙氨酸氨基转移酶升高。

7. 血液系统　粒细胞减少、血小板减少、再生障碍性贫血、巨幼细胞贫血。

8. 皮肤　严重皮肤反应（如剥脱性皮炎、多形糜烂性红斑）。

【相互作用】

1. 与氯霉素、异烟肼、保泰松、磺胺类药物合用，可能升高本品的血药浓度，增加本品的毒性。

2. 与皮质激素、洋地黄类药物（包括地高辛）、口服避孕药、环孢素、雌激素、左旋多巴、奎尼丁、土霉素、三环类抗抑郁药、卡马西平、糖皮质激素、尼索地平合用，增加此类药物的代谢，从而降低其有效性。

3. 与抗结核药合用可降低苯妥英钠的水平。

4. 与抗凝药开始合用时可增强抗凝作用，持续合用后可减弱抗凝作用。

5. 苯妥英钠会降低叶酸、钙和维生素D的吸收。

6. 本品可消耗体内叶酸，但与叶酸合用可降低本品的血药浓度，减弱本品的疗效。

【药动学】口服吸收较慢，口服后85%～90%经小肠吸收，口服生物利用度约为79%，达峰时间为4～12小时。蛋白结合率为88%～92%，主要在肝脏代谢，代谢物无药理活性，主要经肾脏排泄，尿液呈碱性时排泄较快。半衰期为7～42小时；长期用药者，半衰期可达15～95小时或更长。

【观察指标】

1. 至少7～10日达到稳定的治疗水平。

2. 用药期间应监测血常规、肝功能、血钙、脑电图、甲状腺功能和血药浓度。

3. 密切观察患者的不良反应。注意牙龈增生最常见于儿童和青少年。

4. 糖尿病患者监测血糖。

5. 定期检查血钙、血镁和叶酸水平。

【用药宣教】

1. 长期用药可能引起恶心、呕吐、胃炎，饭后30分钟服药可减轻以上症状。

2. 长期治疗时，患者可能会出现疲劳、皮肤干燥和声音低沉的症状。

3. 药物可能使尿液变成粉红色或红色到红褐色。

4. 本品用于治疗癫痫时，突然停药可能导致癫痫复发。应在医师指导下逐渐减量，千万不要擅自停药。

5. 长期饮酒或大量饮酒会影响本品的作用。用药期间避免饮酒或饮用含有酒精的饮料。

6. 用药期间避免驾驶车辆或操作机器。

7. 如出现麻疹样皮疹或黄疸，立即停止用药并就诊。

氯硝西泮

【类别】苯二氮䓬类抗癫痫药。

【妊娠安全等级】C。

【作用机制】本品作用于中枢神经系统的苯二氮䓬受体，加强中枢抑制性神经递质γ-氨基丁酸与受体结合，促进氯通道开放和细胞超极化，增强神经元所介导的突触抑制，使神经元的兴奋性降低。本品既抑制癫痫病灶的发作性放电，也抑制放电活动向周围组织扩散。

【适应证】本品可控制各型癫痫，尤其适用于失神发作、婴儿痉挛症、肌阵挛性发作、运动不能性发作及Lennox-Gastaut综合征。

【超说明书用药】用于迟发性运动障碍和惊恐障碍。

【禁用与慎用】

1. 有苯二氮䓬类药过敏史者、重度肝病患者、新生儿、孕妇、哺乳期妇女禁用。

2. 严重急性乙醇中毒、重症肌无力、急性闭角型青光眼、低蛋白血症、多动症、严重慢性阻塞性肺疾病患者及外科患者或长期卧床者、呼吸功能受损者、卟啉病患者、儿童、老年人慎用。

【给药途径和剂量】

1. 剂量

（1）成年人，口服起始剂量为每次0.5mg，每日3次，每3日增加0.5～1mg，直至发作被控制或出现不良反应；或静脉注射常用量为每次1～4mg，注射时间约为30秒。最大日剂量为20mg。

（2）儿童，口服，10岁以下或体重低于30kg的儿童，起始剂量为每日0.01～0.03mg/kg，分2～3次服用，每3日增加0.25～0.5mg，直至每日0.1～0.2mg/kg或出现不良反应；疗程不应超过3～6个月。

2. 给药途径

（1）口服给药：用量应个体化，最大日剂量为20mg，疗程不应超过3～6个月。

（2）静脉注射：如持续状态未能控制，每20分钟可重复给予原剂量1～2次。

【配伍禁忌】与培氟沙星、依达拉奉、氟马西尼有配伍禁忌。

【不良反应】

1. 呼吸系统　气管分泌物增多、咽痛、呼吸急促、胸闷、鼻漏、上呼吸道分泌物增多、上呼吸道感染、鼻窦炎、鼻炎、咳嗽、咽炎、呼吸困难、鼻出血、肺炎、胸膜炎。

2. 泌尿生殖系统　排尿困难、遗尿症、夜尿、尿潴留、尿频、尿道感染。

3. 中枢神经系统　行动不灵活、步态不稳、嗜睡、失声、舞蹈症样运动、昏迷、目光呆滞、头痛、轻偏瘫、张力减退、言语不清、震颤、眩晕、头晕、共济失调、协调异常、感觉异常、醉酒感、轻瘫、跌倒、头胀、声音嘶哑、多动症、感觉减退、颤搐、注意力缺乏、反应减弱、智力减退。

4. 精神　行为障碍、异常兴奋、易怒、神经过敏、易激惹、抑郁、遗忘、幻觉、癔症、性欲增强或减退、精神错乱、攻击行为、激越、敌意、焦虑、睡眠障碍、情绪不稳、人格解体、情感淡漠、异常饥饿、自杀意念。

5. 消化系统　厌食、舌苔增厚、便秘、腹泻、口干、大便失禁、恶心、牙龈疼痛、食欲增加或减退、腹痛、腹部不适、胃肠道炎症。

6. 血液系统　异常出血、贫血、白细胞减少、血小板减少、嗜酸性粒细胞增多。

7. 皮肤　皮疹、瘀斑、脱发、多毛症、蜂窝织炎、皮肤烧灼感、痤疮暴发、干皮病、接触性皮炎、面红、瘙痒、脓疱病。

8. 眼　视物模糊、眼球运动异常、复视、眼球震颤、眼刺激、视觉障碍、眼部颤搐、眼腺炎、视野缺损、眼干燥症。

【相互作用】

1. 与麻醉药、巴比妥类药、非巴比妥类催眠药、抗焦虑药、抗精神病药（包括吩噻嗪类、噻吨类、丁酰苯类）、单胺氧化酶抑制剂、三环类抗抑郁药、其他抗惊厥药合用可增强本品的中枢神经系统抑制作用。

2. 与西咪替丁、普萘洛尔、异烟肼合用可使本品清除减慢、血浆半衰期延长。

3. 与地高辛合用，可升高地高辛的血药浓度而致中毒。

4. 与扑米酮合用，可减慢扑米酮的代谢。

【药动学】口服吸收迅速而完全，1～2 小时达血药峰浓度，绝对生物利用度约为 90%，蛋白结合率约为 80%，表观分布容积为 1.5～4.4L/kg。脂溶性高，易通过血脑屏障。几乎全部在肝脏代谢，主要以代谢产物形式经肾排泄。半衰期为 26～49 小时。

【观察指标】

1. 评估患者的中枢神经系统抑制体征和成瘾史。长期使用可导致依赖、滥用或耐受，应定期评估是否需继续使用。

2. 住院患者，应建立安全措施以防跌倒。

3. 抗癫痫药（包括本品）可增加出现自杀想法或行为的风险，用药期间应监测患者是否出现抑郁或抑郁恶化、自杀想法或行为、情绪或行为异常改变。

4. 仔细监测正在使用本品的易成瘾患者（如吸毒者或酗酒者）是否出现躯体和心理依赖。

5. 长期用药时定期监测血常规、肝功能、肾功能。

【用药宣教】

1. 癫痫患者（尤其是长期、大剂量使用本品的患者）突然停药可引起癫痫持续状态，应逐渐减量。

2. 由于本品可抑制中枢神经系统，操作机械或驾驶时应谨慎，不宜饮酒或合用其他中枢神经系统抑制剂。

3. 用药后乳汁中含有氯硝西泮。由于乳儿代谢较慢，通过乳汁摄入药物后不易排出体外，可能引起乳儿嗜睡、吮乳困难、体重下降等情况。哺乳期妇女如果用药，停止哺乳。

卡马西平

【类别】氨基甲酰基衍生物类抗癫痫药。

【妊娠安全等级】D。

【作用机制】抗惊厥药和抗癫痫药。依赖性地阻滞多种可兴奋细胞膜的钠离子通道，可明显抑制异常高频放电的发生和扩散，同时抑制T型钙通道，增强中枢神经系统的去甲肾上腺素能神经的活性，促进 ADH 分泌或提高效应器对 ADH 的敏感性。

【适应证】

1. 用于癫痫单纯或复杂部分性发作、原发或继发性全面强直-阵挛发作、混合性发作。

2. 缓解三叉神经痛和舌咽神经痛，亦用于三叉神经痛缓解后的长期预防性用药；也可用于脊髓结核、多发性硬化、糖尿病性周围神经病、外伤及带状疱疹后神经痛。

3. 预防或治疗双相情感障碍，可单用或与锂及其他抗抑郁药联用。

4. 用于中枢性部分性尿崩症，可单用或与氯磺丙脲、氯贝丁酯等联用。

5. 用于精神分裂症性情感性疾病、顽固性精神分裂症及与边缘系统功能障碍有关的失控综合征。

6. 用于不宁腿综合征、偏侧面肌痉挛。

7. 用于酒精戒断综合征。

【超说明书用药】用于尿崩症、心律失常、迟发性运动障碍和偏头痛（200mg，每日 3 次，口服）的治疗。

【禁用与慎用】

1. 对本品或结构相关药物（如三环类抗抑郁药）过敏者、房室传导阻滞患者、血清铁严重异常患者、有骨髓抑制病史者、有肝性卟啉病（如急性间歇性卟啉病、变异性卟啉病、迟发性皮肤卟啉病）史者、有严重肝功能不全病史者禁用。

2. 酒精中毒者、冠心病或其他心脏损害（房室传导阻滞除外）患者、糖尿病患者、青光眼患者、使用其他药物有血液系统不良反应史者、肝脏疾病患者、抗利尿激素分泌异常或其他内分泌紊乱者、肾脏疾病或尿潴留患者、典型或非典型失神发作的混合性癫痫发作患者慎用。

【给药途径和剂量】

1. 癫痫　成年人，片剂起始剂量为每次 100～200mg，每日 1～2 次。以后可逐渐增量直至出现最佳疗效。胶囊起始剂量为每次 100mg，每日 2～3 次，第 2 日起每日增加 100mg，直至出现疗效。维持量为最低有效剂量，分次服用，最大日剂量为 1200mg。缓释胶囊起始剂量为每次 100～200mg，每日 1～2 次。以后可逐渐增量直至出现最佳疗效（通常为每次 400mg，每日 2～3 次）。部分患者日剂量可达 1600mg 或 2000mg。

12 个月以下婴儿，片剂或缓释胶囊每日 100～200mg；1～5 岁婴儿，每日 200～400mg。

6～10 岁儿童，片剂或缓释胶囊每日 400～600mg；11～15 岁儿童，每日 600～1000mg，分次服用。

或以下用法：

4 岁或 4 岁以下婴儿，片剂或缓释胶囊起始剂量为每日 20～60mg，以后隔日增量 20～60mg。

4 岁以上儿童，片剂或缓释胶囊起始剂量为每日 100mg，以后每周增量 100mg。

6 岁以下儿童，胶囊起始剂量为每日 5mg/kg 体重，每 5～7 日增加一次剂量，直至每日 10mg/kg 体重，必要时可增至每日 20mg/kg，维持量应调整至维持血药浓度 8～12μg/ml，常用量为 10～20mg/kg（250～300mg），日剂量不应超过 400mg。

6～12 岁儿童，胶囊第 1 日 100mg，分 2 次服用，隔周增量 100mg，直至出现疗效，维持量为最低有效剂量，常用量为每日 400～800mg，日剂量不应超过 1000mg，分 3～4 次服用。

2. 镇痛　成年人，口服起始剂量为每次 100mg，每日 2 次，第 2 日起隔日增加 100～200mg，直至疼痛缓解。维持剂量为每日 400～800mg，分次服用，最大日剂量为 1200mg。

3. 尿崩症　成年人，口服单用时每日 300～600mg，如与其他抗利尿药联用，每日 200～400mg，分 3 次服用。

4. 躁狂、精神病　成年人，起始剂量为每日 200～400mg，分 3～4 次服用，以后每周逐渐增量直至最大日剂量 1600mg。

儿童，起始剂量为每日 200～400mg，分 3～4 次服用，以后每周逐渐增量。

【配伍禁忌】与依达拉奉混合产生浑浊，禁止配伍。

【不良反应】

1. 心血管系统　晕厥、虚脱、冠状动脉疾病恶化、心律失常、血栓性静脉炎、血栓栓塞。

2. 代谢/内分泌系统　甲状腺功能减退、低钠血症[多数由抗利尿激素分泌失调综合征（SIADHS）引起]。

3. 肌肉骨骼系统　关节和肌肉疼痛。

4. 泌尿生殖系统　尿频、急性尿潴留、性功能障碍、勃起功能障碍、阳痿。

5. 免疫系统　红斑狼疮播散性恶化、迟发性多器官过敏反应、血管神经性水肿。

6. 神经系统　头痛、周围神经炎、神经阻滞剂恶性综合征、运动障碍、意识模糊、异常不自主运动、头晕、嗜睡、共济失调、语言障碍、感觉异常、思维异常、震颤、颤搐、眩晕。

7. 精神　伴激越的抑郁、言语过多、幻觉、攻击行为、易激惹、躁动。

8. 消化系统　恶心、呕吐、便秘、口干、胰腺炎、胃痛、腹痛、腹泻、厌食、肝酶升高。

9. 血液系统　再生障碍性贫血、粒细胞缺乏、贫血、全血细胞减少、骨髓抑制、血小板减少、白细胞减少、白细胞增多、嗜酸性粒细胞增多、急性间歇性卟啉病、变异性卟啉病、迟发性皮肤卟啉病。

10. 皮肤　瘙痒、皮疹、红斑疹、荨麻疹、光敏反应、皮肤色素沉着改变、剥脱性皮炎、多形性红斑、脱发、多汗。

11. 眼　复视、动眼障碍、眼球震颤、视物模糊。

12. 耳　耳鸣、听觉减退。

13. 其他　无力、水肿、疲乏、发热、寒战。

【相互作用】

1. 与其他惊厥药合用，代谢增加，血药浓度降低。

2. 维拉帕米、红霉素、酮康唑、萘法唑酮可升高本品的血药浓度。

3. 本品可降低口服抗凝药的作用。

4. 与激素类避孕药合用，增加其代谢，降低避孕药有效性。

【药动学】本品口服吸收缓慢，但吸收完全。普通片剂 12 小时内达血药峰浓度，血浆蛋白结合率为 70%～80%，主要通过肝脏 CYP3A4 和 CYP2C8 代谢，平均消除半衰期为 36 小时。

【观察指标】

1. 用药前筛查 HLA-A*3101、HLA-B*1502 等位基因。

2. 用药前监测全血细胞计数、血清铁。用药第 1 个月每周监测 1 次血液学，此后的 5 个月每月监测 1 次，以后每年监测 2～4 次。

3. 用药前、用药期间定期监测肝功能（尤其是有肝病史者和老年患者）。

4. 用药前、用药期间定期监测尿常规、血尿素氮。

5. 用药期间宜监测甲状腺功能。

6. 监测血药浓度。

7. 进行眼科检查（包括裂隙灯、检眼镜、眼压检查）。

8. 监测血脂。

9. 低钠性肾病患者或合用降低钠水平药物的

患者，用药前监测血清钠，用药期间每月监测 1 次。

10. 早期治疗中患者经常发生嗜睡、头晕、共济失调、胃不适等症状，如果这些症状在几日内没有消退，可能需要调整剂量。

【用药宣教】

1. 本品不是普通的镇痛药，不能用于治疗一般的疼痛，不要擅自用药。

2. 完整吞服缓释片和缓释胶囊，不要掰开、咀嚼或碾碎。

3. 治疗癫痫时，突然停药可能会导致癫痫发作。在医师指导下，在 6 个月内逐渐停药。千万不要擅自停药。

4. 用药期间请避免饮酒或饮用含酒精的饮料。

5. 用药后可能对阳光更加敏感。即使短暂暴露在阳光下，患者也可能出现皮疹、瘙痒、发红等症状甚至晒伤。

6. 哺乳期妇女使用时，应暂停哺乳。

奥卡西平

【类别】氨基甲酰基衍生物类抗癫痫药。

【妊娠安全等级】C。

【作用机制】本品在体内大部分被代谢为有活性的 10-羟基代谢产物，可阻断神经细胞电压依赖性通道，抑制反复放电，稳定过度兴奋的神经细胞膜，减少突触冲动的释放，阻止癫痫发作冲动的扩散。

【适应证】治疗原发性癫痫全面强直-阵挛发作和部分性发作，伴有或不伴有继发性全面性发作。

【超说明书用药】

1. 用于 2 岁以下的儿童部分性发作，伴有或不伴有继发性全面性发作的癫痫。

2. 用于治疗三叉神经痛。

【禁用与慎用】

1. 对本品过敏者、房室传导阻滞患者禁用。

2. 有心脏传导障碍（如房室传导阻滞、心律失常）病史者慎用。

【给药途径和剂量】

1. 癫痫

（1）成年人，起始剂量为每日 600mg（8～10mg/kg），分 2 次服用。随后可每隔 1 周增加日剂量，一次增量不超过 600mg。维持剂量为每日 600～2400mg，多数患者每日 900mg 即有效。若由其他抗癫痫药改用本品，在开始本品治疗后，应逐渐减少其他抗癫痫药的剂量。或辅助治疗，起始剂量为每日 600mg（8～10mg/kg 体重），分 2 次服用。随后可每隔 1 周增加日剂量，一次增量不超过 600mg。维持剂量为每日 600～2400mg。开始使用本品后，应减少其他抗癫痫药的剂量和（或）更缓慢地增加本品剂量，在其他抗癫痫药不减量时，多数患者不能耐受每日 2400mg 的剂量。

（2）2 岁以上儿童，单药或辅助治疗，起始剂量为每日 8～10mg/kg 体重，分 2 次服用。可根据临床需要每隔 1 周或 1 周以上增加日剂量，一次增量不超过 10mg/kg 体重，最大剂量为每日 60mg/kg 体重。

2. 三叉神经痛　口服每日 600～1800mg，每日 2～4 次。

【不良反应】

1. 心血管系统　房室传导阻滞、心律失常、高血压、低血压。

2. 内分泌系统　甲状腺功能减退、低钠血症、血尿酸升高、体重增加。

3. 呼吸系统　鼻炎、鼻出血、咳嗽、支气管炎、咽炎、肺炎。

4. 肌肉骨骼系统　肌无力、肌肉扭伤、背痛、肌肉不随意收缩。

5. 泌尿生殖系统　尿频、阴道炎。

6. 免疫系统　过敏反应、系统性红斑狼疮。

7. 神经系统　意识模糊、嗜睡、头晕、头痛、共济失调、震颤、眼球震颤。

8. 精神　激动、情绪不稳、抑郁、情感淡漠、易激惹、神经质、焦虑。

9. 消化系统　肝炎、肝酶升高、恶心、呕吐、腹泻、腹痛、便秘、胰腺炎、脂肪酶升高、淀粉酶升高、食欲下降、口干、口渴、牙痛、味觉异常、消化不良、厌食、胃炎、直肠出血。

10. 血液系统　白细胞减少、骨髓抑制、再生障碍性贫血、粒细胞缺乏、全血细胞减少、血小板减少、中性粒细胞减少。

11. 皮肤　皮疹、脱发、痤疮、荨麻疹、多汗。

12. 眼　复视、视物模糊、视觉障碍。

13. 耳　耳痛。

14. 其他　疲乏、虚弱、全身性水肿、下肢水肿、胸痛、感染、跌倒。

【相互作用】

1. 卡马西平、苯巴比妥、苯妥英钠、丙戊酸和钙通道阻滞剂可降低奥卡西平的水平，苯巴比妥和苯妥英钠的水平可能升高。

2. 本品可降低非洛地平和口服避孕药水平。

【药动学】口服胃肠道吸收完全，血药浓度达峰时间为 4.5 小时，广泛分布全身，蛋白结合率为约 40%，在肝脏代谢为有活性的 10-单羟基衍生物，随尿液排泄。清除半衰期约为 2 小时。

【观察指标】

1. 有肾脏疾病伴低钠血症患者、同时使用能降低血钠水平的药物（如利尿药）的患者在开始使用本品前及治疗开始约 2 周后应测定血清钠，治疗初始 3 个月应每月或根据临床需要测定。

2. 心功能不全、继发性心力衰竭患者使用本品时应定期监测体重，以确定是否有体液潴留。

3. 有风险血统的人群用药前应测定是否存在 *HLA-B*1502* 等位基因。

4. 定期监测甲状腺功能（尤其儿童）、全血细胞计数。

5. 奥卡西平为辅助治疗时，密切监测伴用抗癫痫药的血浆水平。

【用药宣教】

1. 本品口服混悬液中可能含有山梨醇。如对果糖不耐受，不要使用含山梨醇的制剂。

2. 突然停药可能诱发癫痫发作。需要停药时，医师会逐渐减少剂量，不要擅自停药。

3. 用药期间饮酒可增强镇静作用，避免饮酒或饮用含有酒精的饮料。

4. 用药后可能出现眩晕、嗜睡、视物模糊等症状，避免驾驶或操作机械。

5. 用药后乳汁中含有奥卡西平，哺乳期妇女如果用药，停止哺乳。

丙戊酸钠

【类别】脂肪酸衍生物类抗癫痫药。

【妊娠安全等级】D。

【作用机制】广谱抗癫痫药。本品可增加抑制性神经递质γ-氨基丁酸（GABA）的合成和减少其降解，从而升高 GABA 浓度，降低神经元的兴奋性而抑制发作；还可产生与苯妥英钠相似的抑制钠通道的作用。

【适应证】治疗癫痫。

【超说明书用药】治疗原发性三叉神经痛、偏头痛、呃逆、不宁腿综合征、小舞蹈病及预防偏头痛。

【禁用与慎用】

1. 对本品、双丙戊酸钠或丙戊酰胺过敏者，肝病或明显肝功能损害（包括急慢性肝炎、肝卟啉病）者，有严重肝炎（尤其药源性）史或家族史者，有药源性黄疸个人史或家族史者，尿素循环障碍疾病患者，*POLG* 突变所致线粒体疾病患者，疑有线粒体疾病的 2 岁以下儿童禁用。

2. 血液疾病患者、有肝病史者、肾功能不全者、器质性脑病患者、孕妇和哺乳期妇女慎用。

【给药途径和剂量】

1. 癫痫

（1）成年人

1）片剂、糖浆：起始剂量为每日 5～10mg/kg，1 周后递增，直至癫痫发作得以控制。常规剂量为每日 15mg/kg 或 600～1200mg，分 2～3 次服用。最大日剂量为 30mg/kg 或 1800～2400mg。日剂量超过 250mg 时应分次服用。

2）缓释片：起始剂量通常为每日 10～15mg/kg，分 2 次服用。随后调整剂量至最佳剂量，通常为 20～30mg/kg，如仍不能控制癫痫发作，可进一步增量，剂量超过 50mg/kg 时应对患者进行密切监测。

3）口服溶液：单药治疗起始剂量为每日 600mg，每 3 日增量 200mg，直至症状得以控制。常用剂量为每日 1000～2000mg（即 20～30mg/kg 体重），分 2 次服用，必要时可增量至每日 2500mg。

4）静脉给药：临时替代口服给药（如等待手术时），于口服给药后 4～6 小时开始静脉给药，平均剂量范围为每日 20～30mg/kg 体重，分 4 次静脉滴注（每次滴注时间约为 1 小时）或持续滴注 24 小时。需迅速达到有效血药浓度并维持时，以 15mg/kg 体重的剂量缓慢静脉注射，注射时间至少为 5 分钟；随后以 1mg/（kg·h）的速度静脉滴注，使血药浓度达 75mg/L，此后应根据临床情况调整滴注速度。

（2）儿童

1）片剂：用法用量同成年人或每日 20～30mg/kg，分 2～3 次服用；或每日 15mg/kg，根据需要每周增量 5～10mg/kg，直至取得有效应答或不能耐受。

2）缓释片：用法用量同成年人。

3）糖浆：用法用量同成年人，或每日 15mg/kg 体重，每周增量 5～10mg/kg 体重，直至取得有效应答或不能耐受。

4）口服溶液：单药治疗，体重＞20kg 者，起始剂量为每日 400mg，分 2 次服用；常规剂量为每日 20～30mg/kg，必要时可增量至每日 35mg/kg；体重＜20kg 者，常规剂量为每日 20mg/kg。

2. 预防偏头痛

（1）成年人，口服0.5～1.8g，每日1次。

（2）儿童，口服每日10mg/kg或每日500mg。

【配伍禁忌】 与氨溴索、咪达唑仑、依达拉奉有配伍禁忌。

【不良反应】

1. 消化系统　恶心、呕吐、牙龈异常（主要为牙龈增生）、口腔炎、腹泻、胰腺炎、消化不良、胃肠道痉挛、便秘、味觉异常、腹痛。肝功能异常。

2. 内分泌系统　体重增加、闭经、月经周期不规律。

3. 其他　局部组织坏死、致畸危险。

【相互作用】

1. 禁与甲氟喹合用。

2. 本品可升高拉莫三嗪血药浓度，不建议合用。

3. 慎与丙米嗪、卡马西平、碳青霉烯类、苯巴比妥、扑米酮、苯妥英钠、托吡酯合用。

4. 本品与水杨酸类药具有相同的代谢途径，不建议儿童同服水杨酸制剂。

5. 禁止与圣约翰草提取物合用。

【药动学】 口服后吸收迅速而完全，1～4小时达血药峰浓度，主要分布在细胞外液和肝、肾、肠和脑组织等，大部分在肝脏代谢，主要经肾脏排出，少量随粪便排出及随呼吸呼出。本品普通片剂的半衰期为7～10小时，口服溶液的半衰期为8～20小时，注射剂的半衰期为15～17小时。

【观察指标】

1.有使用抗癫痫药后出现自杀意图及行为的报道，故使用本品后应监测患者的自杀意图及行为的征兆，并考虑进行适当的治疗。

2. 用药前及用药期间应监测全血细胞计数、凝血参数；使用本品的患者术前及妊娠期亦应监测血细胞计数、凝血参数。还应监测母体在妊娠期使用本品的新生儿的血小板计数、凝血参数。

3. 用药前及用药期间应定期监测肝功能（尤其是用药的最初6个月）、肾功能。

4. 疑有尿素循环缺陷的患者，应于用药前进行代谢方面的检查。

【用药宣教】

1. 育龄期妇女用药期间应采取有效的避孕措施。

2. 本品可引起嗜睡，可能影响驾驶和操作机械。

3. 如果需要停止用药，请在医师指导下逐渐减量，以防止癫痫复发。千万不要擅自停药。

4. 有生育能力的妇女用药期间请采取避孕。如果用药期间妊娠，立即就诊。

5. 用药期间饮酒可增强镇静作用，避免饮酒或饮用含有酒精的饮料。

6. 本品可能抑制凝血功能，导致更容易出血或出血增加。用药期间请避免受伤。出现自发性淤伤或出血时检查血常规。

丙戊酸镁

【类别】 脂肪酸衍生物类抗癫痫药。

【妊娠安全等级】 D。

【作用机制】 抗癫痫作用可能与药物及其代谢物竞争性抑制γ-氨基丁酸转移酶，使γ-氨基丁酸的代谢减少、合成增加而提高其在全脑或脑神经末梢的含量有关。本品对多种不同因素引起的惊厥均有不同程度的对抗作用。

【适应证】 治疗多种类型的癫痫和双相情感障碍的躁狂发作。

【禁用与慎用】

1. 对丙戊酸类药物过敏者、白细胞减少者、严重肝脏疾病患者、卟啉病患者禁用。

2. 血液病患者、肝病或有肝病史者、肾功能不全者、器质性脑病患者、血小板减少者、6岁以下儿童、孕妇慎用。

【给药途径和剂量】

1. 成年人　口服普通片每次200mg，每日2～3次，逐渐增至每次300～400mg，每日2～3次。日剂量不超过1.6g。或缓释片每次250mg，每日2次，根据病情、血药浓度逐渐增量，日剂量不超过1.6g。

2. 6岁以上儿童　口服普通片每日20～30mg/kg，分3～4次服用。

【不良反应】

1. 心血管系统　血管炎。

2. 内分泌系统　体重增加。

3. 泌尿生殖系统　闭经、月经紊乱。

4. 免疫系统　免疫异常、过敏性皮疹。

5. 神经系统　嗜睡、木僵、一过性昏迷（脑病）、震颤、共济失调。

6. 精神　异常兴奋、烦躁不安。

7. 消化系统　肝功能异常、恶心、呕吐、腹泻、畏食、胃痛。

8. 血液系统　血小板减少、贫血、白细胞减少、全血细胞减少。

9. 皮肤　脱发、皮疹。

【相互作用】

1. 非尔氨酯、西咪替丁、红霉素可升高血清丙戊酸浓度。

2. 与全身麻醉药、中枢神经抑制剂、氟哌啶醇、洛沙平、马普替林、单胺氧化酶抑制剂、吩噻嗪类药、噻吨类药、三环类抗抑郁药合用可增加中枢抑制作用。

3. 与抗凝药（如华法林、肝素）、溶栓药合用，增加出血风险。

4. 本品减少拉莫三嗪代谢，合用时根据需要减少拉莫三嗪剂用量。

5. 与齐多夫定、苯巴比妥类药、扑米酮、乙琥胺合用，增加后者的血药浓度。

【药动学】口服吸收迅速而完全，1～2 小时达血药峰浓度，血浆蛋白结合率为 85%～95%，主要分布于细胞外液和肝、肾、肠、脑组织等。本品在肝内代谢，经肾脏排泄。半衰期为 9～18 小时。

【观察指标】

1. 用药前及用药期间定期检查肝功能。

2. 用药期间检查血常规。

3. 有条件时监测血药浓度。

4. 有使用本品出现胰腺炎的报道，因此当出现急性腹痛时，在手术前应检查血清淀粉酶。

【用药宣教】

1. 本品停药时应逐渐减量以防再次出现发作；本品取代其他抗惊厥药物时，应逐渐增加剂量，而被取代药应逐渐减少剂量。

2. 为减少胃肠道刺激，本品与食物同服。

3. 完整吞服缓释制剂，不要掰开、咀嚼、碾碎。

4. 用药期间饮酒可能增强镇静作用，避免饮酒或饮用含有酒精的饮料。

5. 用药后乳汁中含有少量丙戊酸镁，哺乳期妇女慎用。

加巴喷丁

【类别】抗癫痫药。

【妊娠安全等级】C。

【作用机制】人工合成氨基酸。本品经钠通道通过肠黏膜和血脑屏障，结合于谷氨酸占优势的大脑皮质、海马树状突及小脑，影响神经细胞膜的氨基酸转运而发挥抗癫痫作用。

【适应证】用于伴或不伴继发全身性发作的癫痫部分性发作的辅助治疗和治疗带状疱疹后遗神经痛。

【超说明书用药】用于预防偏头痛。

【禁用与慎用】

1. 对本品过敏者和急性胰腺炎患者禁用。

2. 癫痫持续状态、肾脏损害患者慎用。

3. 老年人、儿童的安全性和有效性尚不确定。

【给药途径和剂量】

1. 剂量

（1）癫痫部分性发作的辅助治疗

1）成年人，第 1 日每次 300mg，每日 1 次；第 2 日每次 300mg，每日 2 次；从第 3 日起，每次 300mg，每日 3 次。

2）12 岁以上儿童，用法用量同成年人。

3）3～12 岁儿童，初始剂量为每日 10～15mg/kg，分 3 次服用。

（2）带状疱疹后遗神经痛：成年人，第 1 日每次 300mg，每日 1 次；第 2 日每次 300mg，每日 2 次；第 3 日每次 300mg，每日 3 次。随后视疼痛缓解情况，可逐渐增量至每日 1800mg，分 3 次服用。

（3）预防偏头痛：成年人，第 1 次每晚 300mg 口服，以后每日增加 30mg，用量可以高达每日 1200mg，每日 3 次。

2. 给药途径　口服给药，可与或不与食物同服，应整粒吞服，片剂不应与本品其他制剂交换使用，相邻服药间隔时间不应超过 12 小时。

【不良反应】

1. 内分泌系统　体重增加、血糖升高、血糖降低。

2. 呼吸系统　鼻炎、咽炎、咳嗽、喉干、呼吸困难、支气管炎。

3. 肌肉骨骼系统　关节脱臼、肌痛、背痛、骨折。

4. 泌尿生殖系统　尿失禁、勃起功能减退、阳痿。

5. 免疫系统　过敏反应。

6. 神经系统　眩晕、嗜睡、失眠、头痛、共济失调、震颤、眼球震颤、感觉异常、思维异常、健忘、运动过度、头晕、步态异常、神经痛、构音障碍、惊厥。

7. 精神　紧张、抑郁、情绪不稳、攻击行为、敌意。

8. 消化系统　肝功能检查指标升高、恶心、呕吐、厌食、食欲增加、口干、消化不良、便秘、腹痛、出血性胰腺炎、牙齿异常、牙龈炎。

9. 血液系统　白细胞减少。

10. 皮肤　瘙痒症。

11. 眼　弱视、复视、结膜炎。

12. 其他　水肿、疲乏、衰弱、发热。

【相互作用】

1. 与吗啡合用时，应观察是否出现中枢神经系统（CNS）抑制体征（如嗜睡、镇静及呼吸抑制），且可能需进行剂量调整。

2. 与含氢氧化铝和氢氧化镁的抗酸药合用，可使本品生物利用度降低。

3. 与氢可酮合用，降低氢可酮的暴露量。

【药动学】口服吸收迅速，2～3 小时达血药峰浓度，血浆蛋白结合率小于 3%，本品广泛分布于全身，在胰腺、肾脏分布尤多，少量在体内代谢，主要以原形形式随尿液排出，消除半衰期（$t_{1/2}$）为 5～7 小时。

【观察指标】

1. 本品可增加自杀意念或行为的发生风险，用药期间应监测抑郁、自杀意念或行为、情绪或行为异常的发生或恶化。

2. 对于糖尿病患者，用药期间密切监测血糖。

【用药宣教】

1. 用药期间不应驾驶车辆或操作复杂机械。

2. 如减量、停药或使用其他药物替代本品治疗，本品应于至少 1 周内逐渐减量。

3. 用药后可能出现头晕、嗜睡等不良反应，第 1 日可在睡前服用药物。

4. 用药后乳汁中含有加巴喷丁，哺乳期妇女如果用药，请停止哺乳。

5. 用药期间饮酒可能加重嗜睡、头晕等不良反应，避免饮酒或饮用含有酒精的饮料。

拉莫三嗪

【类别】抗癫痫药。

【妊娠安全等级】C。

【作用机制】电压门控式钠离子通道阻滞药。本品通过减少钠离子内流增加神经元细胞膜的稳定性，抑制兴奋性氨基酸（如谷氨酸和天冬氨酸）的病理性释放。

【适应证】

1. ＞12 岁儿童及成年人癫痫简单或复杂部分性发作、原发性或继发性全面-强直阵挛性发作的单药治疗。

2. 2 岁及 2 岁以上儿童和成年人的癫痫简单或复杂部分性发作、原发性或继发性全面-强直阵挛性发作的辅助治疗。

3. 治疗合并有 Lennox-Gastaut 综合征的癫痫发作。

【超说明书用药】Ⅰ型双相情感障碍的维持治疗。

【禁用与慎用】

1. 对本品过敏者禁用。

2. 严重肝功能不全者、肾功能不全（包括肾衰竭）者、Brugada 综合征患者慎用。

【给药途径和剂量】

1. 常释剂型

（1）≥13 岁患者的剂量增加方案见表 10-5。

表 10-5　≥13 岁患者的剂量增加方案

	正在使用丙戊酸的患者	正在使用卡马西平、苯妥英钠、苯巴比妥、扑米酮及丙戊酸的患者	正在使用卡马西平、苯妥英钠、苯巴比妥、扑米酮，未使用丙戊酸的患者
第 1、2 周	25mg，隔日 1 次	25mg，1 次/日	50mg/d
第 3、4 周	25mg/d	50mg/d	100mg/d，分 2 次服
第 5 周起	每 1～2 周增加 25～50mg/d	每 2 周增加 50mg/d	每 1～2 周增 100mg/d
维持剂量	与丙戊酸合用，100～200mg/d；与丙戊酸及能诱导葡萄糖苷酸化的药物合用，100～400mg/d（分 1～2 次服用）	225～375mg/d（分 2 次服用）	300～500mg/d（分 2 次服用）

（2）用于 2～12 岁儿童的辅助治疗：开始口服 2mg/（kg·d），共 2 周，随后增至 5mg/（kg·d），共 2 周；维持剂量为 5～15mg/（kg·d），分 2 次服用。与丙戊酸钠合用时，开始 0.2mg/kg 体重，1 次/日，共 2 周，随后 0.5mg/kg 体重，1 次/日，共 2 周；此后用维持剂量，每日 1～5mg/kg 体重，分 1～2 次服用。

2. 缓释片

（1）≥13 岁患者的剂量增加方案见表 10-6。

表 10-6　本品缓释片≥13 岁患者的剂量增加方案

	正在使用丙戊酸的患者	正在使用卡马西平、苯妥英钠、苯巴比妥、扑米酮及丙戊酸的患者	正在使用卡马西平、苯妥英钠、苯巴比妥、扑米酮，未使用丙戊酸的患者
第 1、2 周	25mg，隔日服用	25mg，1 次/日	50mg，1 次/日
第 3、4 周	25mg，1 次/日	50mg，1 次/日	100mg，1 次/日
第 5 周	50mg，1 次/日	100mg，1 次/日	200mg，1 次/日
第 6 周	100mg，1 次/日	150mg，1 次/日	300mg，1 次/日
第 7 周	150mg，1 次/日	200mg，1 次/日	400mg，1 次/日
维持剂量（第 8 周开始）	200～250mg，1 次/日	300～400mg，1 次/日	400～600mg，1 次/日

（2）从多药治疗转向本品单药治疗：本品的推荐剂量为 250～300mg，1 次/日。按表 10-5，表 10-6 在剂量达到 500mg/d 后，每周降低有酶诱导作用的抗癫痫药的剂量 20%，在停用有酶诱导作用的抗癫痫药 2 周后，每周降低本品的剂量不超过 100mg/d，直至达到 250～300mg，1 次/日的维持剂量。

（3）与丙戊酸合用转为单用本品：按表 10-5，表 10-6 与丙戊酸合用达到 150mg/d 的剂量后，每周降低丙戊酸 500mg/d 直至其剂量降至 500mg/d，维持 1 周；然后增加本品剂量至 200mg/d，同时降低丙戊酸的剂量至 250mg/d，并维持 1 周，最后增加本品剂量至 250～300mg，同时停用丙戊酸钠。

（4）从常释剂型转为缓释片：初始剂量与常释剂型相同。

3. 轻度肝功能不全患者不必降低剂量，中度、重度肝功能不全患者的维持剂量应降低 50%，并根据临床反应调整。

【不良反应】

1. 中枢神经系统　头痛、头晕、嗜睡、共济失调。

2. 消化系统　恶心、呕吐、腹泻、消化不良、腹痛、便秘、厌食、口干等。

3. 皮肤　皮疹、皮肤瘙痒、接触性皮炎、皮肤干燥、多汗、面部水肿、光敏反应。

4. 眼　复视、视物模糊、弱视、眼调节障碍、眼干、眼痛、畏光、流泪、幻视。

【相互作用】

1. 与丙戊酸盐合用，可导致本品血药浓度升高。

2. 与酶诱导剂（如卡马西平、苯妥英钠、苯巴比妥、利福平）合用，本品的血药浓度降低。

【药动学】口服后吸收迅速而完全，约 2.5 小时达血药峰浓度，血浆蛋白结合率为 55%，主要在肝脏通过与葡萄糖醛酸结合而代谢，代谢产物随尿液排泄，约 2%随粪便排泄。半衰期为 24～35 小时。

【观察指标】

1. 本品治疗急性情绪发作的有效性尚不明确，不推荐用于双相情感障碍的急性躁狂或混合性发作。

2. 本品可增加发生自杀意念或行为的风险，用药期间应密切监测是否有抑郁、自杀意念或行为的出现或恶化，和（或）任何情绪或行为的异常变化。

3. 用药期间（尤其剂量调整期间）应监测抗癫痫药物的血药浓度。

4. 监测肝功能、肾功能。

【用药宣教】

1. 突然停药可致癫痫发作，本品应于至少 2 周逐渐减量至停药，每周减量约 50%（除非考虑安全性需要更快停药）。

2. 本品可导致头晕、复视，用药期间驾驶或操作机械应谨慎。

3. 与激素类避孕药合用可能相互影响药效。用药期间采取其他避孕措施，如使用安全套。

4. 哺乳期妇女如需用药，需谨慎。

托吡酯

【类别】抗癫痫药。

【妊娠安全等级】C。

【作用机制】氨基磺酸酯替代的单糖衍生物，其确切作用机制目前尚不清楚，可能包括多种机制，如阻断电压依赖性的钠通道、增加γ-氨基丁酸（GABA）对 GABA-A 受体的活性、拮抗谷氨酸盐 AMPA/kainate 受体及抑制碳酸酐酶等。

【适应证】

1. 初诊为癫痫的单药治疗或曾合并用药现转为单药治疗的癫痫。

2. 部分性癫痫发作的辅助治疗。

【超说明书用药】

1. 预防性治疗偏头痛。

2. 用于＞2 岁儿童癫痫的辅助治疗。

【禁用与慎用】

1. 对本品过敏者禁用。

2. 中重度肾功能、肝功能不全者慎用。

【给药途径和剂量】

1. 剂量

（1）成年人，单药治疗，起始剂量为每晚25mg，连用1周。随后每周或每2周将日剂量增加25～50mg，分2次服用。辅助治疗，起始剂量为每晚25～50mg，连用1周。随后每周或每2周将日剂量增加25～50mg，分2次服用。

（2）2～16岁儿童，单药治疗，起始剂量为每晚0.5～1mg/kg，连用1周。随后每周或每2周将日剂量增加0.5～1mg/kg，分2次服用。辅助治疗，起始剂量为每晚1～3mg/kg，连用1周。随后每周或每2周将日剂量增加1～3mg/kg，分2次服用。

（3）预防性治疗偏头痛：口服25～100mg/d。

2. 给药途径　口服给药，本品片剂不可碾碎后服用。

【不良反应】

1. 中枢神经系统　嗜睡、头晕、共济失调、精神运动减慢、意识混乱、记忆困难、注意力难以集中。

2. 精神　神经质、人格障碍、人格解体、兴奋、偏执、精神病、欣快、妄想、谵妄、梦境异常、抑郁、攻击、激动、愤怒、焦虑、情绪波动。

3. 眼　眼痛、近视、上睑下垂、眼干、畏光、斜视、虹膜炎、眼球震颤、复视、视物模糊、视觉障碍、视野缺损、眼干燥症。

4. 其他　肿瘤、胸痛、感染、疼痛、寒战、疲乏、乏力、发热、不适、四肢厥冷、体温过高、灼热感、体重减轻。

【相互作用】

1. 与酒精和其他中枢神经系统抑制剂合用增加中枢神经系统抑制作用。

2. 卡马西平、苯妥英钠、丙戊酸可降低本品的血药浓度。

3. 本品可降低口服避孕药的疗效。

【药动学】口服吸收迅速、完全，2～3小时后达血药峰浓度，蛋白结合率为13%～17%。本品主要经羟基化作用、水解作用和葡萄糖醛酸化作用进行代谢，代谢产物主要经肾脏排泄（至少为给药量的81%）。

【观察指标】

1. 本品用于偏头痛急性治疗的有效性尚不明确。

2. 本品可增加出现自杀想法或行为的风险，用药期间应监测患者是否出现抑郁或抑郁恶化、自杀想法或行为、情绪或行为异常改变。

3. 本品应逐渐停药，以降低癫痫发作的风险或发作频率。如因医学原因需要快速停药，建议给予适当的监测。

4. 建议使用本品者通过补充水分降低发生结石的风险。此外，本品与生酮饮食疗法合用可增加发生肾结石的风险，应避免合用。

5. 用药前及用药期间定期监测血清碳酸氢盐水平。

6. 监测血清肌酐。

7. 定期监测体重。

【用药宣教】

1. 由与其他抗癫痫药合用转为本品单药治疗时，应缓慢停用合用药（因安全性考虑需要快速停用除外），建议每2周减量约1/3。

2. 本品可引起嗜睡、头晕、视觉障碍和（或）视物模糊，用药期间（尤其是用药早期）驾驶车辆或操作机械时应谨慎。

3. 有生育能力的妇女用药期间应采取有效的避孕措施。

左乙拉西坦

【类别】抗癫痫药。

【妊娠安全等级】C。

【作用机制】吡咯烷酮衍生物。本品抗癫痫作用的确切机制尚不明确，可能选择性抑制癫痫样突发放电的超同步性和癫痫发作的传播。

【适应证】

1. 治疗癫痫部分性发作（伴或不伴继发性全面性发作）。

2. 癫痫全面-强直阵挛发作的辅助治疗。

【超说明书用药】用于4岁以下癫痫儿童辅助治疗。

【禁用与慎用】

1. 对本品或其他吡咯烷酮衍生物过敏者禁用。

2. 肾功能不全者、老年人、妊娠妇女、哺乳期妇女、有自杀倾向者慎用。

【给药途径和剂量】

1. 成年人　起始剂量为口服每次500mg，每日2次。

2. 儿童

（1）4～11岁儿童及12～17岁体重<50kg儿童，普通片剂起始剂量为每次10mg/kg，每日2次。

（2）12～17岁体重≥50kg儿童，同成年人普通片剂。

（3）1～6 个月（不包括 6 个月）婴幼儿：口服溶液起始剂量为每次 7mg/kg，每日 2 次。

（4）6 个月及 6 个月以上儿童，口服溶液同“普通片剂”。

【不良反应】

1. 中枢神经系统　困倦、嗜睡、头晕、头痛、惊厥、睡眠障碍、遗忘、共济失调、运动过度、震颤、平衡障碍、注意力障碍、记忆力损害、失眠、眩晕、感觉异常、昏睡、头部损伤、意识模糊、镇静、舞蹈手足徐动症、运动障碍、步态障碍。

2. 内分泌系统　体重增加、体重减轻、低钠血症。

3. 呼吸系统　呼吸衰竭、咽炎、鼻炎、咳嗽增加、鼻窦炎、鼻塞。

4. 精神　敌意、神经紧张、情绪不稳、激越、易激惹、精神运动反应增强、攻击性、抑郁、心境波动、神经质、人格障碍、思维异常、焦躁不安、易怒、焦虑、行为异常、躁动、情绪改变、惊恐发作、幻觉、精神异常、混乱状态、自杀、自杀企图、自杀意念。

5. 消化系统　食欲缺乏、腹痛、消化不良、恶心、呕吐、口腔溃疡、厌食。

6. 眼　复视、视物模糊、结膜炎。

7. 其他　乏力、疲乏、损伤、感染、流感、疼痛、跌倒。

【相互作用】

1. 与其他抗癫痫药（苯妥英钠、卡马西平、丙戊酸、苯巴比妥、拉莫三嗪、加巴喷丁、扑米酮）合用，不会影响两者的药动学。

2. 本品不会降低地高辛、口服避孕药（炔雌醇、左炔诺孕酮）、华法林的血药浓度。

【药动学】口服吸收迅速且完全，达峰时间约 1 小时，蛋白结合率约为 10%，极少经过肝脏代谢，主要经肾脏排泄，半衰期约为 7.1 小时。

【观察指标】

1. 使用本品有引起自杀想法和行为的风险，用药期间应密切监测患者是否出现抑郁或抑郁恶化、自杀想法或行为和（或）情绪或行为的异常改变。

2. 重度肝功能不全者用药前应监测肝功能以调整剂量；老年患者用药时监测肾功能可能有益。

3. 对出现明显无力、发热、反复感染或凝血功能障碍的患者，推荐监测全血细胞计数。

4. 1 个月至 4 岁（不包括 4 岁）儿童用药时应监测舒张压。

【用药宣教】

1. 应避免突然停用本品，以减少癫痫发作频率增加和癫痫持续状态的发生风险。

2. 本品初始阶段或增加剂量后，可引起嗜睡或其他中枢神经系统症状，不推荐用药期间驾驶车辆或操作机械。

3. 本品口服溶液中含有麦芽糖醇成分。如果儿童有遗传性果糖耐受异常，不要使用口服溶液。

4. 哺乳期妇女如果用药，需停止哺乳。

拉考沙胺

【类别】抗癫痫药。

【妊娠安全等级】C。

【作用机制】抗癫痫机制尚不明确。本品可选择性促进电压门控钠通道缓慢失活，有助于使过度兴奋的神经元细胞膜稳定并抑制重复性神经元放电。

【适应证】用于癫痫部分性发作的联合治疗。

【超说明书用药】

1. 癫痫部分性发作的单药治疗。

2. 用于难治性癫痫持续状态。

【禁用与慎用】

1. 对本品过敏者、二度或三度房室传导阻滞患者禁用。

2. 处于潜在药物性心律失常状态者、钠离子通道病（Brugada 综合征）患者、严重心脏疾病（如心肌梗死、心肌缺血、心力衰竭、结构性心脏病）患者、ESRD 患者（临床经验极少，且可能出现代谢产物蓄积）、老年人慎用。

【给药途径和剂量】

成年人，推荐初始剂量为口服每次 50mg，每日 2 次。6 岁及 16 岁以上儿童，同成年人。

【不良反应】

1. 心血管系统　心悸、P-R 间期延长、一度房室传导阻滞、房性心律失常。

2. 神经系统　头晕、失眠、头痛、嗜睡、共济失调、眩晕、步态异常、震颤、眼球震颤、平衡障碍、记忆障碍、酒醉感、感觉异常、认知障碍、感觉减退、构音困难、注意力不集中、小脑综合征、意识模糊、意识丧失、晕厥、惊厥。

3. 精神　易激惹、情绪改变、情感低落、抑郁、自杀意念、自杀行为。

4. 消化系统　恶心、呕吐、腹泻、便秘、消化不良、口干、口腔感觉减退。

5. 眼　复视、视物模糊。

6. 其他　虚弱、疲乏、发热。

【相互作用】

1. 与强效 P_{450} CYP2C9 抑制剂（如氟康唑）、强效 CYP3A4 抑制剂（如伊曲康唑、酮康唑、利托那韦、克拉霉素）合用，升高本品血药浓度。

2. 与影响心脏传导的药物（包括钠通道阻滞剂、β受体阻滞剂、钙通道阻滞剂、钾通道阻滞剂、可延长 P-R 间期的药物）合用，增加房室传导阻滞、心律失常的风险。

3. 与强效酶诱导剂（如利福平、圣约翰草）合用，减少本品的血药浓度。

【药动学】口服吸收迅速且完全，达峰时间（T_{max}）为 0.5～4 小时，血浆蛋白结合率小于 15%，体内经 CYP3A4、CYP2C9、CYP2C19 代谢为 *O*-去甲基代谢产物，95%的给药量以原形（约占40%）和代谢产物的形式随尿液排泄，半衰期约为13 小时。

【观察指标】

1. 对处于潜在药物性心律失常状态或合用可影响心脏传导药物的患者，推荐于用药前和获得稳态维持剂量后监测心电图。

2. 应监测是否出现自杀意念和自杀行为的迹象，并考虑给予适当治疗。

【用药宣教】

1. 突然撤药可致癫痫发作风险增加，逐渐减量至停药的时间至少为 1 周，如按 1 周减量 200mg 逐渐降低日剂量。

2. 本品可引起头晕、视物模糊，故不应驾驶车辆或操作危险机械。

3. 用药期间如果坐躺后迅速起身，可能出现头晕或晕倒，缓慢起身。

4. 哺乳期妇女如果用药，停止哺乳。

5. 16 岁以下儿童用药的安全性和有效性暂不清楚。

唑尼沙胺

【类别】抗癫痫药。

【妊娠安全等级】C。

【作用机制】带有磺胺基团的苯丙异噁唑衍生物类抗惊厥药。本品通过作用于电压敏感的钠通道、钙通道，抑制神经冲动的产生，降低癫痫放电的速度，还可调节γ-氨基丁酸介导的神经元抑制效应。

【适应证】成年人癫痫部分性发作的辅助治疗。

【超说明书用药】

1. 用于儿童部分性发作、单纯性部分性发作、复杂部分性发作、部分性发作继全面性发作。

2. 儿童全面性发作，包括强直-阵挛发作、强直发作、阵挛发作、肌阵挛发作、失张力发作、失神发作、不典型发作。

3. 双相情感障碍的治疗。

【禁用与慎用】

1. 对本品或磺胺类药物过敏者禁用。

2. 6 岁以下儿童、肝肾疾病患者、同时服用其他诱导或抑制 CYP3A4 药物患者、老年人慎用。

【给药途径和剂量】

成年人，初始剂量为口服每日 100mg，分 1～2 次服用。2 周后可增至每日 200mg，持续 2 周后可再增至每日 300mg 甚至 400mg。

【不良反应】

1. *心血管系统*　心悸、心动过速、血管功能不全、低血压、高血压、血栓性静脉炎、心动过缓、心房颤动、心力衰竭、肺栓塞、室性期前收缩。

2. *内分泌系统*　体重减轻或增加、脱水、低血糖、低钠血症。

3. *呼吸系统*　鼻炎、咽炎、咳嗽增加、呼吸困难、呼吸暂停、咯血、嗅觉倒错。

4. *肌肉骨骼系统*　颈强直、腿痛性痉挛、肌痛、肌无力、关节痛、关节炎、肌阵挛。

5. *泌尿生殖系统*　尿频、排尿困难、尿失禁、血尿、尿潴留、尿急、多尿、阳痿、肾结石。

6. *神经系统*　嗜睡、头晕、共济失调、头痛、感觉异常、言语异常、言语表达困难、晕厥、震颤、惊厥、步态异常、感觉过敏、协调异常。

7. *精神*　激越、易激惹、记忆力下降、注意力不集中、思维迟钝、意识模糊、抑郁、失眠、焦虑、神经质、欣快感。

8. *消化系统*　厌食、恶心、呕吐、腹痛、腹泻、消化不良、便秘、口干、味觉倒错、胃肠胀气、牙龈炎、牙龈增生、胃炎。

9. *皮肤*　皮疹、瘙痒、斑丘疹、痤疮、脱发、干皮病、多汗、湿疹、少汗（儿童）。

10. *眼*　眼球震颤、复视、弱视、结膜炎、视野缺损、青光眼、畏光、虹膜炎。

11. *其他*　疲乏、无力、胸痛、腰痛、不适、水肿（包括面部、外周）、高热（儿童）。

【相互作用】

1. 苯妥英钠、卡马西平、苯巴比妥、丙戊酸可降低唑尼沙胺的半衰期。

2. 与碳酸酐酶抑制剂（如托吡酯、乙酰唑胺、双氯非那胺）合用，可能增加代谢性酸中毒的严重程度和肾结石形成的风险。

【药动学】口服达峰时间为 2～6 小时，蛋白结合率约为 40%，广泛结合红细胞，在肝脏中经 CYP3A4 乙酰化，主要随尿液排出，半衰期为 63～105 小时。

【观察指标】

1. 用药前及用药期间定期监测血清碳酸氢盐。

2. 定期监测肾功能。

3. 监测体温，尤其是儿童或在温暖或炎热的天气。

4. 可增加出现自杀想法或行为的风险，用药期间应监测患者是否出现抑郁或抑郁恶化、自杀想法或行为、情绪或行为的异常改变。

5. 未经治疗的慢性代谢性酸中毒可能增加肾结石或肾钙沉着症的发生风险、导致骨软化（于儿科患者相当于佝偻病）和（或）骨质疏松症（增加骨折风险）、减慢儿科患者生长速度。

6. 如需合用本品和强效 CYP3A4 诱导剂（如利福平），应密切监测患者并可能需调整本品的剂量。

7. 本品与酒精或其他中枢神经系统抑制剂合用时应谨慎。

【用药宣教】

1. 癫痫患者突然停药可能导致癫痫发作频率增加或出现癫痫持续状态，故停药时应逐渐减量。

2. 因本品可抑制中枢神经系统，故接受本品治疗的患者在驾驶车辆、操作机器或执行危险任务时均需要谨慎。

3. 用药期间多喝水可能会降低结石形成的风险。如果出现背痛、腹痛或血尿等症状，及时就诊。

4. 用药期间饮酒可能增强嗜睡和头晕症状，避免饮酒或饮用含酒精的饮料。

5. 哺乳期妇女用药期间停止哺乳。

吡仑帕奈

【类别】抗癫痫药。

【适应证】用于≥4 岁部分发作性癫痫患者的治疗，无论患者是否伴有继发性全身发作。

【作用机制】本品为突触后神经细胞上 AMPA 型谷氨酸受体的非竞争性拮抗剂。谷氨酸是中枢神经系统的一种主要的兴奋性神经递质，与许多由神经元过度兴奋导致的神经障碍有关。本品精确的抗癫痫机制尚未被完全阐明。

【禁用与慎用】

1. 对本品有严重过敏史者及重度肾功能不全、终末期肾病或需要透析的患者不建议使用。

2. 对孕妇尚无足够良好对照的临床研究，只有潜在效益大于对胎儿的风险时才可使用。

3. 本品是否经人乳汁排泌尚不明确，哺乳期妇女应慎用。

【给药途径和剂量】

1. 尚未使用具有酶诱导作用的抗癫痫药的患者，给予的初始剂量为睡前 2mg，每日 1 次，然后以每日 2mg 的增幅增加剂量，每周增加剂量不能超过 4～8mg。老年患者在滴定剂量期增加剂量的频率不能超过每 2 周 1 次。推荐剂量为 8～12mg，每日 1 次。12mg 较 8mg 的剂量降低癫痫发作频率的作用更强，但不良反应亦见增加。总之，需要根据临床反应和耐受性进行剂量个体化调整。

2. 同时使用酶诱导剂（如苯妥英钠、卡马西平及奥氮平）的患者，初始剂量应为睡前 4mg，每日 1 次，并密切监测患者的反应。临床试验显示，抗癫痫药物对这类患者的有效作用会大幅降低，表现在 12mg 较 8mg 降低癫痫发作频率的作用更强。如给患者另外加入或撤出也具有酶诱导作用的抗癫痫药物，应密切监测患者的临床效应和耐受性，可能需要调整剂量。

【不良反应】

1. 常见不良反应有头晕、嗜睡、疲乏、激惹、跌倒、恶心、共济失调、平衡障碍、步态不稳、体重增加。

2. 少见不良反应有眩晕、复视、视物模糊、便秘、呕吐、上呼吸道感染、挫伤、头部损伤、四肢损伤、皮肤裂伤、低血钠、腰痛、肌痛、四肢痛、外周水肿、无力、共济失调、头痛、低血钠、感觉减退、感觉异常、攻击性、发怒、焦虑、精神错乱、欣快感、激惹、情绪改变、咳嗽及口咽痛。

【相互作用】

1. 本品可降低左炔诺孕酮 40%的暴露量，与口服或植入性含左炔诺孕酮的避孕药同时使用，可能使避孕药药效降低。建议另外选用其他非激素型避孕方式。

2. 与 CYP 酶诱导剂包括卡马西平、苯妥英钠或奥卡西平合用，本品的血药浓度会降低 50%～67%。合用时，应增加本品的起始剂量，在本品大剂量下（8～12mg）未见影响抗癫痫效果。

3. 本品与中枢神经抑制剂包括乙醇合用会增强中枢抑制作用。本品对复杂工作如驾驶等的影响与乙醇的损害作用有相加或相乘的作用，增加乙醇对患者机敏警觉的干扰并增加愤怒、意识错乱和抑郁的严重程度。与其他中枢抑制剂合用也有类似作用。

【药动学】本品口服吸收快速而完全，几乎没有首过效应。空腹服用后的 T_{max} 为 0.5～2.5 小时，食物不影响吸收程度，但可减慢吸收速度。每日 1 次服用，2～3 周可达稳态，单剂量给予 0.2～12mg 和多次给药 1～12mg 后，剂量与 AUC 呈线性关系。进食后服药可使 C_{max} 降低 28%～40%，T_{max} 延迟 2～3 小时。血药浓度在 20～2000ng/ml 时，其蛋白结合率为 95%～96%，主要与白蛋白及 α_1 酸糖蛋白结合，血液血浆之比为 0.55～0.59。本品主要通过氧化及葡萄糖酸化进行代谢，氧化代谢主要由 CYP3A4 和（或）CYP3A5 介导，其他 CYP 酶也可能很小程度地参与代谢。给予放射性标记的本品，从尿液中可回收 22%的放射性物质，粪便中占 48%。尿液和粪便中主要为氧化产物和共轭代谢产物的混合物。本品半衰期约为 105 小时，清除率约为 12ml/min。

【观察指标】监测患者自杀的意念和企图。

【用药宣教】

1. 如出现攻击性、敌意、易激惹、发怒及杀人意念和威胁症状，应减量，如症状严重或出现恶化，应立即停用。

2. 包括本品在内的抗癫痫药都会增加自杀的想法或行为发生风险。应监测使用抗癫痫药的患者是否出现抑郁或恶化、自杀的想法或行为和（或）任何反常的情绪或行为。

3. 本品可导致剂量相关性头晕、步态不稳或共济失调的发生。这些不良反应常发生于滴定剂量期，老年患者较年轻患者风险更高。

4. 本品可导致剂量依赖性嗜睡和疲乏，老年患者较年轻患者的发生率更高。

5. 用药期间不要从事需要精神警觉的危险活动，如驾驶机动车或操作危险性大的机器。

6. 用药后发生跌倒，出现包括头部损伤和骨折等的严重损伤，老年患者较年轻患者跌倒的可能性更大。

第四节　抗帕金森病药

一、抗胆碱能药

苯海索

【类别】抗胆碱能类抗帕金森病药。

【妊娠安全等级】C。

【作用机制】本品作用在于选择性阻断纹状体的胆碱能神经通路，而对外周作用较小，从而有利于恢复帕金森病患者脑内多巴胺和乙酰胆碱的平衡，改善患者的帕金森病症状。

【适应证】

1. 用于帕金森病、帕金森综合征。
2. 用于药物引起的锥体外系反应。

【超说明书用药】

1. 治疗儿童药物引起的锥体外系疾病。
2. 治疗儿童抽动障碍。

【禁用与慎用】

1. 青光眼、尿潴留、前列腺增生患者禁用。
2. 儿童、老年人、孕妇、哺乳期妇女慎用。

【给药途径和剂量】

1. 帕金森病、帕金森综合征　口服给药，第 1 日 1～2mg，以后每 3～5 日增加 2mg。

2. 药物引起的锥体外系反应

（1）成年人，口服给药，第 1 日 2～4mg，分 2～3 次服用，以后视患者的需要及耐受能力逐渐增加至每日 5～10mg。

（2）儿童，口服给药，每日 1～4mg，分 2～3 次服用。

【不良反应】

1. 心血管系统　心动过速。
2. 泌尿生殖系统　尿潴留。
3. 神经系统　长期用药可见嗜睡、记忆力下降。
4. 精神　长期用药可见抑郁、幻觉、意识混淆。
5. 消化系统　口干、恶心、呕吐、便秘。
6. 眼　视物模糊。

【相互作用】

1. 与乙醇或其他中枢神经系统抑制剂合用时，可使中枢抑制作用增强。

2. 与金刚烷胺、抗胆碱药、帕吉林、卡巴肼合用时，可加强抗胆碱作用，并可发生麻痹性肠梗阻。

3. 与单胺氧化酶抑制剂合用可导致高血压。

4. 与制酸药、吸附性止泻药合用，可减弱本品的效应。

5. 与氯丙嗪合用时，本品代谢加快。

6. 与强心苷类药物合用时，强心苷在胃肠道停留时间延长，易中毒。

【药动学】口服吸收迅速而完全，1 小时起效，作用持续 6～12 小时，能透过血脑屏障，56%的药物随尿液排出。

【观察指标】

1. 老年人长期使用容易诱发青光眼。

2. 患有动脉硬化的老年人用药还可能出现精神错乱、定向力障碍、焦虑、幻觉等症状。老年人如需用药，请多加注意。

3. 苯海索可能引起口干。嚼口香糖、食用无糖糖果、含冰块可缓解口干症状。

【用药宣教】

1. 突然停药可能会导致出现胆碱能危象（主要表现为呕吐、腹痛、腹泻、多汗、肌肉震颤、痉挛等）。停药时需要逐渐减量，千万不要擅自停药。

2. 哺乳期妇女不建议服用。

3. 用药后可能导致在运动时或在高温环境下不出汗，容易出现中暑。尽量避免在天气较热时外出或进行体力活动。

4. 用药期间饮酒可能增强中枢抑制作用。避免饮酒或饮用含酒精的饮料。

二、多巴胺能药

多巴丝肼

【类别】多巴胺及其衍生物类抗帕金森病药。

【作用机制】多巴胺为脑中的一种神经递质，左旋多巴为多巴胺前体，在脑外及大脑组织中发生快速脱羧反应生成多巴胺，使大部分左旋多巴不能到达基底节，而外周产生的多巴胺常引起不良反应。苄丝肼为外周脱羧酶抑制剂，不易进入中枢，仅抑制外周左旋多巴转化为多巴胺，因而使进入中枢的左旋多巴增多。

【适应证】治疗帕金森病及脑炎后、动脉硬化性或中毒性帕金森综合征。

【超说明书用药】

1. 用于不宁腿综合征的治疗。

2. 用于治疗年龄小于 18 岁的帕金森综合征（包括帕金森叠加综合征、继发性帕金森综合征、遗传性/家族性帕金森综合征）。

【禁用与慎用】

1. 对左旋多巴或苄丝肼过敏者、内分泌疾病失代偿期、肾功能不全（透析者除外）失代偿期、肝功能损害失代偿期、心脏疾病失代偿期、精神病、闭角型青光眼、25 岁以下（骨骼未发育完全）患者、孕妇或可能妊娠的妇女禁用。

2. 有冠状动脉疾病、心肌梗死、心律失常、心力衰竭病史者，胃、十二指肠溃疡患者，骨软化症患者慎用。

【给药途径和剂量】口服给药，初始推荐剂量为第 1 周每次 100mg（以左旋多巴计），每日 3 次。随后将每日剂量增加 100mg（以左旋多巴计），每周增加 1～2 次，直至达最适治疗量。维持剂量为平均每次 200mg（以左旋多巴计），每日 3 次。

【不良反应】

1. *心血管系统*　直立性低血压、心律失常。

2. *泌尿生殖系统*　血尿素氮升高、尿色改变（通常为淡红色，静置后颜色变深）。

3. *免疫系统*　瘙痒、皮疹等皮肤过敏反应。

4. *神经系统*　嗜睡、失眠、时间定向力障碍、冻结发作、剂末现象、“开关”现象、多巴胺失调综合征、异动症。

5. *精神*　抑郁、激动、焦虑、幻觉、妄想。

6. *消化系统*　一过性氨基转移酶升高、一过性碱性磷酸酶升高、γ-谷氨酰转肽酶升高；恶心、呕吐、厌食症、味觉丧失、味觉障碍、腹泻。

7. *血液系统*　溶血性贫血、一过性白细胞减少、血小板减少。

【相互作用】

1. 禁与单胺氧化酶抑制剂、麻黄碱、利血平及拟肾上腺素药合用。

2. 吩噻嗪类和丁酰苯类药物拮抗本品的作用，不宜合用。

3. 与维生素 B_6、氯丙嗪合用，降低本品疗效。

4. 抗抑郁药会增加本品的不良反应。

5. 与甲基多巴合用，影响左旋多巴的抗帕金森病作用，增加中枢神经系统毒性，并增加甲基多巴的降压作用。

【药动学】本品主要在近段小肠吸收，苄丝肼可促进左旋多巴吸收，左旋多巴血药浓度达峰时间约为 1 小时，左旋多巴不与血浆蛋白结合，大部分于肠道、肝和肾内在芳香 L-氨基酸脱羧酶的作用下脱羧转化为多巴胺，进一步代谢为二羟基苯乙酸（DOPAC）和高香草酸（HVA），然后再通过氧化作用形成 3-氧-甲基多巴，苄丝肼在小肠黏膜和肝内羟化形成三羟基苄基肼，即芳香 L-氨基酸脱羧酶的强抑制剂，左旋多巴清除半衰期为 1.5 小时（合用苄丝肼），苄丝肼几乎全部经代谢清除。

【观察指标】

1. 使用本品的患者在接受氟烷麻醉时，可导致血压波动和心律失常，故应在术前 12～48 小时停药，术后可将用量逐渐恢复至术前水平。

2. 本品需要使用一段时间后才能起效。

3. 不可骤然停用本品，骤然停药可能会导致危及生命的类神经阻滞剂恶性综合征反应（如高热、肌肉强直、可能的心理改变、血清肌酸激酶升高）。如这些症状与体征同时存在，应严密监护患者，并给予及时适当的对症治疗，包括评估后恢复使用本品。

4. 开角型青光眼患者应定期测量眼压。

5. 有冠状动脉疾病、心肌梗死、心律失常、心力衰竭病史者，用药期间应定期密切监测心功能。

6. 糖尿病患者应密切监测血糖，并根据血糖水平调整降糖药的剂量。

7. 治疗期间若同时使用降压药，应监测血压。

8. 长期用药应定期检查血常规和肝功能、肾功能。

【用药宣教】

1. 本品可能引起嗜睡或突然睡眠发作，驾驶车辆或操作机械时应谨慎。对曾出现过嗜睡或突然睡眠发作的患者，应避免驾驶车辆或操作机械，且应考虑减量或终止治疗。

2. 用药期间坐或躺后迅速起身，可能出现头晕或晕倒，坐躺后缓慢起身。

3. 停药需要逐渐减量，以避免突然停药引起危及生命的神经阻滞剂恶性综合征（如高热、肌肉僵硬）。不要擅自停药。

4. 哺乳期妇女如果用药，请停止哺乳。

左旋多巴

【类别】多巴胺及其衍生物类抗帕金森病药。

【妊娠安全等级】C。

【作用机制】多巴胺前体药物，本身并无药理活性，通过血脑屏障进入中枢，经多巴脱羧酶作用转化为多巴胺而发挥药理作用，从而改善帕金森病症状。

【适应证】

1. 用于帕金森病及帕金森综合征。

2. 用于儿童、青少年屈光不正性弱视、斜视性弱视。

【超说明书用药】用于生长激素激发试验。

【禁用与慎用】

1. 对本品过敏者、严重精神疾病患者、严重心律失常患者、心力衰竭患者、青光眼患者、消化性溃疡患者、有惊厥史者、孕妇、哺乳期妇女禁用。

2. 高血压患者、心律失常患者、糖尿病患者、支气管哮喘患者、肺气肿患者、肝肾功能不全者、尿潴留患者、儿童慎用。

【给药途径和剂量】

1. 剂量

（1）帕金森病、帕金森综合征：口服给药，起始剂量为每次 250mg，每日 2～4 次，餐后服用。

（2）弱视

1)5～6 岁儿童，口服给药，开始 3 日每次 50mg，每日 2 次，以后每次 125mg，每日 2 次。

2）7～12 岁儿童，开始 3 日每次 125mg，每日 2 次，以后每次 250mg，每日 2 次。通常用药 1～3 个月。

2. 给药途径　口服给药，本品用于治疗弱视时不宜长期（1 年以上）连续使用。

【不良反应】

1. 心血管系统　直立性低血压、高血压、心律失常、心悸。

2. 泌尿生殖系统　排尿困难。

3. 神经系统　头、面部、舌、上肢和身体上部异常不自主运动，震颤，强直或起步困难。

4. 精神　抑郁。

5. 消化系统　恶心、呕吐、胃痛。

6. 血液系统　溶血性贫血。

7. 眼　眼睑痉挛。

【相互作用】

1. 与甲基多巴合用，可增加本品的不良反应，尤其中枢神经系统毒性，并可使甲基多巴的降血压作用增强。

2. 与非选择性单胺氧化酶抑制剂（如苯乙肼、异卡波肼）合用，可致急性肾上腺危象。

3. 与罂粟碱、维生素 B_6 合用，可减弱本品的疗效。

4. 与乙酰螺旋霉素合用，可显著降低本品的血药浓度，减弱本品的疗效。

5. 与利血平合用，可抑制本品的作用。

6. 与抗精神病药合用有相互拮抗作用。

【药动学】口服经小肠吸收，1～2 小时达血药峰浓度，30%～50%进入体循环，广泛分布于体内各组织，经肾脏排泄，约 5%以原形排出体外，半衰期为 1～3 小时。

【观察指标】

1. 用药期间需检查血常规、肝肾功能及心电图。

2. 患有骨质疏松症的老年人用药后如果有效，建议缓慢恢复正常的活动，以降低骨折风险。

【用药宣教】

1. 用药后可能出现头晕、晕厥，尤其是坐躺后起身时，坐躺后缓慢起身。

2. 孕妇禁用。

3. 哺乳期妇女如果用药，需停止哺乳。

4. 开始用药时为避免引起胃肠道反应，可与食物同服；随后为达到更好药效，建议空腹用药。注意蛋白质可能会影响左旋多巴的药效，避免与高蛋白食物同服。

卡比多巴

【类别】多巴胺及其衍生物类抗帕金森病药。

【妊娠安全等级】C。

【作用机制】外周脱羧酶抑制剂，本品不易进入中枢，仅抑制外周左旋多巴转化为多巴胺，使进入中枢的左旋多巴增加。左旋多巴在脑内经多巴胺脱羧酶作用转化为多巴胺而发挥药理作用，从而改善震颤麻痹症状。

【适应证】与左旋多巴联合用于治疗帕金森病和帕金森综合征。

【禁用与慎用】

1. 严重精神病患者、严重心律失常患者、心力衰竭患者、青光眼患者、消化性溃疡患者、有惊厥史者、儿童、孕妇、哺乳期妇女禁用。

2. 高血压患者、心律失常患者、糖尿病患者、老年人慎用。

【给药途径和剂量】口服给药，每次 10mg，每日 3～4 次。每隔 1～2 日逐渐增加日剂量，每日最大剂量为 100mg。

【不良反应】

1. 心血管系统　直立性低血压、心搏不规则、心悸、高血压、心律失常、静脉炎、水肿、恶心、厌食、口干、磨牙、呕吐。

2. 泌尿生殖系统　排尿困难。

3. 精神　抑郁、精神障碍、焦虑、有自杀倾向的抑郁、谵妄、癫痫。

4. 消化系统　肝功能异常、尿素氮异常、恶心、呕吐。

5. 血液系统　贫血、血小板减少、粒细胞缺乏症。

6. 中枢神经系统　不自觉运动、共济失调、肌肉抽搐、手部震颤增多、麻木、头痛、头晕、欣快、疲劳、意识混乱、失眠、噩梦。

7. 皮肤　体味、皮疹、黑汗、脱发。

8. 眼　眼睑痉挛、瞳孔缩小、视物模糊、复视、眼病危象。

【相互作用】

1. 与单胺氧化酶抑制剂合用，可诱发高血压危象。

2. 与三环类抑郁药合用可致直立性低血压。

3. 与吩噻嗪类药物、氟哌啶醇合用可拮抗左旋多巴的作用。

4. 与抗胆碱药物合用，可增强左旋多巴的作用，可加重不自主运动。

5. 甲基多巴、胍乙啶增加本品降压和中枢神经系统作用。

6. 苯妥英钠、罂粟碱可能会干扰左旋多巴的作用。

【药动学】口服吸收 40%～70%，血浆蛋白结合率约为 36%，在肝内代谢，50%～60%以原形或代谢产物的形式随尿液排泄。

【观察指标】

1. 准确观察并及时报告不良反应和治疗效果。

2. 用药期间需检查血常规、肝功能、肾功能及心电图。

3. 密切监测所有患者的行为变化，密切观察抑郁症患者是否有自杀倾向。

4. 监测慢性广角型青光眼患者的眼压变化。

5. 仔细监测糖尿病患者的血糖。

6. 及时报告患者不自觉的异常活动，如面部鬼脸、夸张的咀嚼、舌头突出、头部摆动等。

7. 监测治疗效果，有些患者表现为运动迟缓，患者不能开始行走，经常跌倒，这些患者可能需要减少剂量。

【用药宣教】

1. 遵医嘱继续或停止药物治疗。

2. 患者长期用药期间，因可能会感到虚弱、头晕和晕厥，应慢慢地、分阶段地改变体位，特别是从平躺到直立。

3. 建议逐步恢复活动，可降低骨折风险，避免受伤。

4. 用药期间，避免开车或进行其他危险活动。

5. 服药期间，建议避免哺乳。

屈昔多巴

【类别】多巴胺及其衍生物类抗帕金森病药。

【作用机制】合成的氨基酸类似物。本品经多巴脱羧酶直接代谢为活性形式去甲肾上腺素，去甲肾上腺素通过诱导外周动静脉血管收缩而升高血压。

【适应证】

1. 改善由帕金森病引起的步态僵直和直立性头晕。

2. 改善由 Shy-Drager 综合征或家族性淀粉样多神经病变引起的直立性低血压、直立性头晕和晕厥。

3. 改善血液透析患者由直立性低血压引起的头晕和乏力。

【禁用与慎用】

1. 对本品过敏者、闭角型青光眼患者、血液透析伴严重外周血管损伤者、室性心动过速患者、孕妇或计划妊娠的妇女禁用。

2. 高血压患者、动脉硬化患者、甲状腺功能亢进患者、严重肝肾功能不全者、心脏病患者、严重肺部疾病患者、支气管哮喘或内分泌疾病患者、慢性开角型青光眼患者、重度糖尿病血液透析患者、老年人慎用。

【给药途径和剂量】

1. 改善由帕金森病引起的步态僵直和直立性头晕　口服给药，初始剂量为每次 100mg，每日 1 次。每隔 1 日增加剂量 100mg，标准维持剂量为每次 200mg，每日 3 次。

2. 改善由 Shy-Drager 综合征或家族性淀粉样多神经病变引起的直立性低血压、直立性头晕和晕厥　口服给药，初始剂量为每日 200～300mg，分 2～3 次口服。每隔数日或 1 周增加剂量 100mg，标准维持剂量为每次 100～200mg，每日 3 次。

3. 改善血液透析患者由直立性低血压引起的头晕和乏力　于血液透析前 30～60 分钟口服本品 200～400mg。

【不良反应】

1. 心血管系统　高血压或血压升高、心悸、心律失常、心绞痛、发绀、肢体发冷。

2. 肌肉骨骼系统　肌酸激酶升高、手痛、肩部僵硬。

3. 泌尿生殖系统　尿路感染、尿频、尿失禁、尿潴留。

4. 免疫系统　过敏反应、血管神经性水肿、支气管痉挛、荨麻疹、皮疹。

5. 神经系统　头痛、头重感、头晕、头轻感、嗜睡、失眠、帕金森病症状恶化、感觉异常、震颤、僵直、步态不稳、口吃恶化、神经阻滞剂恶性综合征、健忘、晕厥。

6. 精神　幻觉、错觉、精神错乱、夜游、神经过敏、不自主运动、焦虑、抑郁、精神症状恶化、噩梦、情绪不稳定。

7. 消化系统　AST 及 ALT 升高、碱性磷酸酶升高、乳酸脱氢酶升高；恶心、呕吐、厌食、胃痛、胃部不适、腹痛、消化不良、便秘、腹泻、流涎、腹胀感、口干。

8. 血液系统　白细胞减少、粒细胞缺乏、中性粒细胞减少、血小板减少。

9. 皮肤　多汗。

10. 眼　眼肿、畏光。

11. 其他　胸痛、胸部不适、胸部发紧、水肿、倦怠、潮热、虚弱、发热、跌倒。

【相互作用】

1. 与含卤素的吸入性麻醉药（如氟烷）合用，可能出现心动过速和心室颤动。

2. 与儿茶酚胺类药（如异丙肾上腺素）合用可能导致心律失常和心脏传导阻滞。

3. 与单胺氧化酶抑制剂、丙米嗪、阿米替林、垂体激素、缩宫素、麦角胺、抗组胺药（非尼那敏、曲吡那敏）、可卡因合用，可增强本品的作用，且可能出现血压不正常升高。

4. 本品可增加左旋多巴、金刚烷胺药物作用。

5. 与α受体阻滞剂（坦帕明、多沙唑嗪）、利血平、吩噻嗪类药、丁酰苯类药合用，可能减弱本品的作用，应谨慎。

【药动学】血浆中原形药物的达峰时间为 2 小时，本品在体内经多巴脱羧酶直接代谢为活性形式去甲肾上腺素后广泛分布于全身，原形药物可透过血脑屏障，24 小时原形药物和 3-甲氧基衍生物随尿液的排泄量分别为给药量的 15%和 6%，在体内消除迅速，给药后 12 小时几乎从血液中完全消失，半衰期约为 1.5 小时。

【观察指标】

1. 用药前和用药期间应监测仰卧位血压，增加剂量时应更频繁地监测。

2. 对闭角型青光眼者：屈昔多巴可使眼内压升高，监测眼内压。

3. 本品用于帕金森病时，患者的症状应达

hoehn-yahr Ⅲ级，且使用其他药物治疗效果不明显并出现步态僵直和直立性头晕时才可使用。

4. 本品用于血液透析患者时，血液透析后患者的直立收缩压至少降低 15mmHg 时才可使用。

5. 如帕金森病患者使用本品后无反应，应根据具体情况决定是否继续用药。如血液透析患者持续使用本品 1 个月仍无明显反应，应停药。

【用药宣教】

1. 本品可能引起过度压力反应，故应避免过量用药。

2. 在服药后至少 3 小时再睡觉，以降低睡觉期间发生高血压的风险。

3. 接受血液透析的患者请在透析前 0.5～1 小时服药。透析后不要加服药物。

4. 用药后乳汁中可能含有屈昔多巴，可能抑制乳儿生长，建议避免哺乳。

卡左双多巴（左旋多巴/卡比多巴）

【类别】多巴胺及其衍生物类抗帕金森病药。

【妊娠安全等级】C。

【作用机制】卡比多巴/左旋多巴复合物。左旋多巴在脑内通过脱羧形成多巴胺而缓解帕金森病的症状，卡比多巴不能通过血脑屏障，仅抑制外周左旋多巴的脱羧，从而使更多的左旋多巴进入脑内，故能减少左旋多巴的用量，减少胃肠道和心血管系统的不良反应，特别是与外周组织中多巴胺形成有关的不良反应。

【适应证】用于原发性帕金森病和脑炎后、症状性（一氧化碳或锰中毒）帕金森综合征。

【超说明书用药】

1. 用于帕金森综合征包括帕金森叠加综合征、继发性帕金森综合征、遗传性/家族性帕金森综合征的治疗。

2. 用于性功能障碍的治疗。

【禁用与慎用】

1. 对本品过敏者、闭角型青光眼患者、疑有皮肤损伤或有黑色素瘤病史的患者禁用。

2. 心律失常患者、近期有心肌梗死史者或其他严重心血管疾病者、肺部疾病患者、肝肾疾病患者、内分泌疾病患者、有消化性溃疡病史者、有惊厥史者、慢性开角型青光眼患者慎用。

【给药途径和剂量】

1. *剂量*　成年人应用剂量如下。①未用过左旋多巴的患者，推荐起始剂量为每次 1 片，每日 2～3 次；②正在使用传统左旋多巴/脱羧酶抑制剂复方制剂的患者，本品的剂量应调整至左旋多巴的日剂量比原剂量高 10%，在白天，两剂间的间隔时间应为 4～8 小时；③单用左旋多巴的患者在改用本品时，须至少停用左旋多巴 12 小时；④轻中度疾病患者的初始剂量为每次 1 片，每日 2～3 次。

2. *给药途径*　缓控释片可整片或半片吞服，不能咀嚼和碾碎服用。

【不良反应】

1. *心血管系统*　晕厥、心悸、体位效应、心律失常、高血压、低血压、心肌梗死。

2. *代谢/内分泌系统*　体重减轻或增加、血糖升高、尿酸异常、血钾降低、尿糖。

3. *呼吸系统*　呼吸困难、呼吸方式异常、声音嘶哑、上呼吸道感染、咽痛、咳嗽。

4. *肌肉骨骼系统*　肌张力障碍、肌肉痉挛、肌肉抽搐、背痛、肩痛、腿痛。

5. *泌尿生殖系统*　深色尿液、尿潴留、尿失禁、阴茎异常勃起、菌尿、尿频。

6. *免疫系统*　血管神经性水肿、风疹、瘙痒、大疱性病变、过敏性紫癜、荨麻疹。

7. *神经系统*　运动障碍、头晕、头痛、舞蹈病、梦异常、嗜睡、失眠。

8. *精神*　幻觉、精神错乱、抑郁、激动、焦虑。

9. *消化系统*　胆红素、乳酸脱氢酶、碱性磷酸酶、天冬氨酸氨基转移酶、丙氨酸氨基转移酶异常，口干、恶心、呕吐、厌食、便秘、腹泻、消化不良。

10. *血液系统*　白细胞减少或增多、溶血或非溶血性贫血、血小板减少、粒细胞缺乏。

11. *皮肤*　面部潮红、脱发、皮疹、深色汗、多汗。

12. *眼*　视物模糊、眼睑痉挛、复视、瞳孔放大、眼球转动危象。

13. *其他*　胸痛、水肿、虚弱、衰弱、疲劳、不适、热反射、刺激感、恶性黑色素瘤。

【相互作用】

1. 与降压药合用可致症状性直立性低血压。

2. 与硫酸亚铁、葡萄糖酸亚铁合用可降低本品生物利用度。

3. 禁止本品与非选择性单胺氧化酶抑制剂合用。

4. 其他：同“卡比多巴”“左旋多巴”。

【药动学】同“卡比多巴”“左旋多巴”。

【观察指标】

1. 长期治疗应定期检查造血系统、心血管系统情况及肝肾功能。

2. 帕金森病患者患黑色素瘤的风险高于未患黑色素瘤者，定期进行皮肤检查，以监测黑色素瘤。

3. 定期进行临床评估并按需调整本品的服药方案。调整剂量期间应对患者进行严密监护，尤其注意是否有恶心或异常的不自主运动，包括运动障碍、舞蹈病、肌张力失常出现或加重。

4. 类神经阻滞剂恶性综合征的散发病例与某些抗帕金森病药（如左旋多巴、卡比多巴/左旋多巴）的减量或停药有关。故突然减少或停用本品时应对患者进行严密监护，尤其是正使用抗精神病药的患者。

5. 用药期间密切观察服药患者是否出现情绪低落、抑郁、自杀想法。

【用药宣教】

1. 用药期间可能出现突然入睡，避免驾驶车辆或操作机械。如果嗜睡明显或在讨论、进餐等情况下应就诊。

2. 服药期间，如果坐或躺后迅速起身，可能出现头晕或晕倒，缓慢起身。

3. 突然停药时可能出现神经阻滞剂恶性综合征，如肌肉强直、体温升高、精神变化。在医师指导下逐渐停药，千万不要擅自停药。

4. 食物中的蛋白质可以影响药物的吸收，保持全天蛋白质摄入的均衡。

5. 多巴类药物容易发生氧化，变成炭黑色物质，长期服药，唾液、尿液或汗液可能会变成红色、棕色或黑色。

复方卡比多巴

【类别】多巴胺及其衍生物类抗帕金森病药。

【妊娠安全等级】C。

【作用机制】同“卡左双多巴（左旋多巴/卡比多巴）”。

【适应证】用于原发性帕金森病和脑炎后、症状性（一氧化碳或锰中毒）帕金森综合征。

【禁用与慎用】同“卡左双多巴（左旋多巴/卡比多巴）”。

【给药途径和剂量】成年人，口服给药。①未用过左旋多巴的患者，第 1 周每次 0.5 片，每日 3 次，以后根据病情，每 3～4 日将日剂量增加 0.5 片，直至达最佳疗效。最大日剂量为 8 片（每次 2 片，每日 4 次）。②已用过左旋多巴的患者在改用本品时，须至少停用左旋多巴 12 小时。本品的初始剂量（以左旋多巴计）应相当于单用剂量的 25%，最大日剂量为 8 片（每次 2 片，每日 4 次）。③维持量，每日 3～4 片，分 3～4 次服。

【不良反应】【相互作用】【药动学】【观察指标】【用药宣教】同“卡左双多巴（左旋多巴/卡比多巴）”。

金刚烷胺

【类别】金刚烷衍生物类抗帕金森病药。

【妊娠安全等级】C。

【作用机制】多巴胺受体激动剂。本品促进纹状体内多巴胺的合成及释放，减少神经细胞对多巴胺的再摄取，并有抗乙酰胆碱作用，从而改善帕金森病患者的症状；还可抗甲型流感病毒，抑制病毒复制。

【适应证】

1. 用于帕金森病、一氧化碳中毒所致的帕金森综合征、老年人合并脑动脉硬化所致的帕金森综合征及药物诱发的锥体外系反应。

2. 用于预防或治疗甲型流感病毒所致的呼吸道感染。

【超说明书用药】

1. 用于脑梗死所致的自发性意识低下。

2. 用于十二指肠球部溃疡。

【禁用与慎用】

1. 对本品过敏者、癫痫患者、麻疹流行期患者、1 岁以下儿童、哺乳期妇女禁用。

2. 反复发作的湿疹样皮疹患者、周围血管神经性水肿或直立性低血压患者、充血性心力衰竭患者、精神病或严重神经官能症患者、肾功能不全者、有癫痫史者、老年人、孕妇慎用。

【给药途径和剂量】

1. 帕金森病、帕金森综合征

（1）成年人，口服给药，每次 100mg，每日 1～2 次。每日最大量为 400mg。

（2）儿童，口服给药，每次 200mg，每日 1 次；或每次 100mg，每 12 小时 1 次。

2. 甲型流感病毒感染

（1）1～9 岁儿童，口服给药，每次 1.5～3mg/kg，每 8 小时 1 次；或每次 2.2～4.4mg/kg，每 12 小时 1 次。

（2）9～12 岁儿童，每次 100mg，每 12 小时 1 次。

（3）12 岁及 12 岁以上儿童，用量同成年人。

【不良反应】

1. 神经系统 睡眠障碍、噩梦、眩晕、失眠、共济失调、头痛、惊厥。

2. 精神 注意力不集中、易激动、神经质、抑郁、焦虑、幻觉、精神错乱。

3. 消化系统 恶心、呕吐、厌食、便秘、食欲缺乏、食欲消失、口鼻喉干。

4. 血液系统 白细胞减少、中性粒细胞减少。

5. 皮肤 紫红色网状斑点或网状青斑、皮疹。

6. 眼 视物模糊。

7. 其他 疲劳、无力、足部或下肢水肿、体重迅速增加。

【相互作用】

1. 与其他抗帕金森病药、抗胆碱药、抗组胺药、吩噻嗪类药、抗抑郁药、止泻药、阿片类药合用可能增加抗胆碱作用的不良反应。

2. 与利尿药（如氢氯噻嗪、氨苯蝶啶）合用可使本品的血药浓度升高。

3. 与中枢神经系统兴奋药合用可增强此类药物的中枢神经系统兴奋作用。

【药动学】口服吸收迅速而完全，2～4 小时后达血药峰浓度，血浆蛋白结合率为 67%。本品分布于唾液、鼻分泌液、泪液及肺组织中，可通过血脑屏障，在体内几乎不代谢，主要经肾脏排泄，90%以上以原形药形式随尿液排出，半衰期为 11～15 小时。

【观察指标】

1. 建立患者疾病的基线信息，用药期间评估疾病症状和药物引起的神经精神不良反应。

2. 用药期间，监护患者心理状态变化，包括神经紧张、注意力难以集中或失眠等变化。

3. 患者调整剂量后，需至少 3～4 日监测生命体征，同时监测尿量。

4. 定期监测 pH 和血清电解质。

【用药宣教】

1. 用药期间不宜驾驶车辆、操纵机械或高空作业。

2. 治疗帕金森病时不应骤然停药。

3. 长期用药可能抑制唾液分泌，患者易发生龋齿、牙周病、口腔念珠菌病等，注意牙周护理。

4. 为避免引起失眠，建议在下午 4：00 前服完一天的药量。下午 4：00 后不再服药。

5. 用药期间饮酒可能增加本品对神经系统的抑制作用。避免饮酒或饮用含酒精的饮料。

6. 用药期间如果坐或躺后迅速起身，可能出现头晕或晕倒，坐躺后缓慢起身。

阿扑吗啡

【类别】多巴胺激动剂类抗帕金森病药。

【妊娠安全等级】C。

【作用机制】吗啡衍生物。本品结构与多巴胺相似，能直接刺激延髓催吐化学感受区，反射性兴奋呕吐中枢，产生强烈的催吐作用。

【适应证】用于治疗勃起功能障碍。

【超说明书用药】作为其他抗帕金森病药的辅助药物，用于晚期帕金森病患者“关”现象的急性、间歇性治疗。

【禁用与慎用】

1. 对本品过敏者、同时使用 5-HT_3 拮抗剂类药物（如昂丹司琼、格拉司琼、多拉司琼等）者、肾衰竭患者、QT 间期延长者、抑郁症患者、有自杀倾向者、警觉性下降者、癫痫发作者、癫痫发作障碍者、无意识状态或昏迷者、孕妇或哺乳期妇女禁用。

2. 心脑血管、呼吸系统、肾脏或肝脏疾病患者及中枢神经系统抑制者、有慢性抑郁症病史者、有自杀意念者、低血压者、呕吐者、心动过缓者、低钾血症者、低镁血症者、老年人慎用。

【给药途径和剂量】皮下注射，于患者处于“关”状态时给药，初始试验剂量为 2mg，必要时可每隔几日增加 1mg，最高推荐剂量为 6mg。

【配伍禁忌】与托烷司琼、昂丹司琼、格拉司琼有配伍禁忌。

【不良反应】

1. 心血管系统 心绞痛、心肌梗死、心脏停搏、猝死、充血性心力衰竭、直立性低血压、血管舒张、心动过缓、QT 间期延长。

2. 代谢/内分泌系统 脱水。

3. 呼吸系统 呼吸困难、肺炎、呼吸短促、呼吸抑制。

4. 肌肉骨骼系统 关节痛、四肢疼痛、背痛、关节炎。

5. 泌尿生殖系统 尿路感染、异常勃起。

6. 神经系统 打哈欠、运动障碍、嗜睡、头晕、头痛、帕金森病恶化、易跌倒、晕厥。

7. 精神 焦虑、幻觉、意识模糊、失眠、抑郁、赌博冲动、性冲动、消费冲动。

8. 消化系统 恶心、呕吐、便秘、腹泻。

9. 血液系统 嗜酸性粒细胞增多。

10. 皮肤　四肢水肿或肿胀、注射部位反应（包括瘀斑、瘙痒、肉芽肿）、多汗、面部潮红。

11. 其他　疼痛、胸部压迫感、虚弱、疲乏。

【相互作用】

1. 与5-羟色胺3（$5-HT_3$）受体拮抗剂（如昂丹司琼、格拉司琼、多拉司琼、帕洛诺司琼、阿洛司琼）合用可引起严重低血压和意识不清。

2. 与氯喹、氟哌利多、氟卡尼、氟烷、局部麻醉药、大环内酯类、喹诺酮类、他克莫司、三环类抗抑郁药、胺碘酮、氯氮平、丙吡胺等合用可能加剧QTc延长。

3. 与其他中枢神经系统抑制剂合用可增加中枢神经系统的抑制，包括三环类抗抑郁药、抗焦虑药、镇静药、催眠药、全身麻醉药、米氮平、阿片激动剂、骨骼肌松弛药、曲马多等。

【药动学】皮下注射吸收好，本品约90%结合于血浆蛋白，在肝脏广泛代谢，主要与葡萄糖醛酸或硫酸结合，也可去甲基生成去甲阿扑吗啡，主要随尿液排泄，少量随粪便排泄，消除半衰期为40分钟。

【观察指标】

1. 定期进行皮肤检查。

2. 使用本品注射液前及给药后20分钟、40分钟和60分钟应监测立位和卧位血压及脉搏（如用药后60分钟存在显著低血压，60分钟后应继续监测）。

3. 定期做心电图，特别是心血管疾病患者。

4. 定期监测血清电解质水平。

5. 密切监测直立性低血压。

【用药宣教】

1. 服药期间应避免饮酒。

2. 出现心搏不规律或加快、剧烈跳动或心悸、头晕、晕厥、虚弱、疲倦、精神错乱、幻觉或抑郁等，及时告知医师。

3. 用药后，观察一段时间，不要从事有潜在危险的活动。

4. 哺乳期妇女使用时，应暂停哺乳。

吡贝地尔

【类别】多巴胺激动剂类抗帕金森病药。

【作用机制】多巴胺受体激动药。本品可刺激清醒和睡眠状态下多巴胺能型皮质电发生，可增加股动脉血流量。

【适应证】治疗帕金森病。

【超说明书用药】

1. 用于帕金森病单药治疗，口服每日150～250mg，分3～5次餐后服用。

2. 作为多巴胺治疗的补充，每日50～150mg。

【禁用与慎用】

1. 对本品过敏者、心血管性休克患者、急性心肌梗死患者禁用。

2. 精神病有其精神病样症状者、甲状腺疾病患者慎用。

【给药途径和剂量】

1. 剂量　成年人，单独使用本品时，每日150～250mg，分3～5次服用。与左旋多巴合用时，每日50～150mg。剂量应逐渐增加，每3日增加50mg。

2. 给药途径　缓释片应于进餐后整片吞服，不可嚼碎。

【不良反应】

1. 心血管系统　低血压、直立性低血压、血压不稳引起的晕厥或全身乏力。

2. 神经系统　头晕、意识混乱、嗜睡。

3. 精神　幻觉、激越、冲动控制障碍（包括病态赌博症、性欲亢进、性欲增加、强迫性消费、暴饮暴食）。

4. 消化系统　恶心、呕吐、胀气。

【相互作用】

1. 不宜与精神安定药（不包括氯氮平）等多巴胺受体拮抗剂合用。

2. 与金刚烷胺合用，可引起心动过速。

3. 与氯丙嗪合用，本品的疗效降低。

【药动学】口服后吸收迅速，1小时达血药峰浓度，主要代谢产物为单羟基衍生物及双羟基衍生物，68%以代谢物形式随尿液排出，25%随胆汁排出，血浆清除为双相，第一时相的半衰期为1.7小时，第二时相的半衰期为6.9小时，50mg缓释片的治疗周期可达24小时，服药后的第24小时约50%的药物随尿液排出，第48小时全部排出。

【观察指标】

1. 本品缓释片含胭脂红，可能引起过敏反应。

2. 定期监测患者是否出现冲动控制障碍。如出现，应考虑减量或逐渐停药。

【用药宣教】

1. 本品可引起嗜睡或猝眠发作。用药期间应谨慎驾驶或从事危险活动（如操作机器）；已出现嗜睡或猝眠发作的患者不得从事上述活动，并应考虑减量或停药。

2. 本品缓释片含蔗糖，果糖不耐受、葡萄糖或半乳糖吸收不良或蔗糖酶-异麦芽糖酶不足的患者不宜使用。

3. 用药期间饮酒可能会增强本品的镇静作用。避免饮酒或饮用含有酒精的饮料。

4. 哺乳期妇女使用时，应暂停哺乳。

罗匹尼罗

【类别】多巴胺激动剂类抗帕金森病药。

【妊娠安全等级】C。

【作用机制】非麦角碱类多巴胺 D_2 受体激动剂，本品具有直接激发纹状体多巴胺的作用，还可作用于下丘脑和垂体，抑制催乳素分泌。

【适应证】与左旋多巴联合用于治疗帕金森病。

【超说明书用药】用于治疗中至重度原发性不宁腿综合征（RLS）。

【禁用与慎用】

1. 对本品过敏者、孕妇禁用。

2. 严重心血管疾病、肝功能不全者慎用。

【给药途径和剂量】口服给药，缓释片初始剂量为每次 2mg，每日 1 次，连用 1 周；第 2 周将剂量增至每次 4mg，每日 1 次；如每日 4mg 不能有效控制或维持症状，可每隔 1 周或更长的时间将日剂量增加 2mg，直至日剂量达 8mg；如每日 8mg 仍不能有效控制或维持症状，可每隔 2 周或更长的时间将日剂量增加 2～4mg，直至最大日剂量 24mg。如与左旋多巴合用，左旋多巴应减量 20%。

【不良反应】

1. 心血管系统　高血压、低血压、直立性症状、晕厥、期前收缩、心房颤动、心悸、心动过速、外周局部缺血、心动过缓、心力衰竭、心绞痛。

2. 内分泌系统　体重减轻、高血糖、痛风、甲状腺功能减退、男子乳腺发育、甲状腺功能亢进、甲状腺肿、低血糖、体重增加。

3. 呼吸系统　支气管炎、呼吸困难、咽炎、鼻炎、鼻窦炎、鼻咽炎、咳嗽、鼻充血、上呼吸道感染、恶性喉部肿瘤、哮喘、鼻出血、喉炎、胸膜炎、肺水肿。

4. 肌肉骨骼系统　关节痛、肌肉痉挛、四肢疼痛、肌痛、背痛、关节炎新发或加重、肌腱炎、骨质疏松症、黏液囊炎、风湿性肌炎、肌无力、骨痛、斜颈、无意识的肌收缩。

5. 泌尿生殖系统　尿路感染、血尿、血尿素氮升高、膀胱癌、排尿困难、尿频、蛋白尿、夜尿症、多尿症、肾结石、肾盂肾炎、急性肾衰竭、性欲增加、性欲降低。

6. 神经系统　睡眠障碍、头晕、运动功能亢进、感觉异常、眩晕、遗忘、注意力不集中、意识模糊、打哈欠、震颤、运动障碍、帕金森病加重、张力障碍、神经痛、言语障碍（包括失语症）、共济失调、锥体外系症状、偏头痛、手足徐动症、昏迷、麻痹、惊厥、周围神经病变、癫痫大发作、神经衰弱症。

7. 精神　幻觉、焦虑、抑郁、神经质、梦境异常、兴奋、情感淡漠、人格解体、偏执狂反应、人格障碍、欣快、妄想、痴呆、错觉、情绪不稳定、躁狂、梦游症、攻击反应、自杀企图。

8. 消化系统　碱性磷酸酶升高、肝功能异常、胆红素血症、胆囊炎、乳酸脱氢酶升高、恶心、呕吐、消化不良、口干、腹痛、厌食、胃肠胀气、腹泻、流涎、腹水、结肠炎、吞咽困难、大便失禁、胃食管反流病、痔疮、牙痛、嗳气、胃炎、食管炎、呃逆、憩室炎、十二指肠溃疡、胃溃疡、十二指肠炎、胃肠出血、胰腺炎、口炎、舌肿大、呕血、涎腺导管阻塞、口渴、食管癌、直肠癌。

9. 血液系统　紫癜、血小板减少、血肿、维生素 B_{12} 缺乏、低色素性贫血、嗜酸性粒细胞增多、白细胞增多、白细胞减少、淋巴细胞增多、淋巴细胞减少。

10. 皮肤　面部潮红、多汗、皮疹、蜂窝织炎、瘙痒、皮炎。

11. 眼　视力异常、眼干燥症、结膜炎、青光眼、眼睑痉挛、畏光、盲点。

12. 其他　虚弱、疲乏、不适、病毒感染、外周水肿、疼痛、流行性感冒。

【相互作用】

1. CYP1A2 抑制剂（如环丙沙星）可能升高本品的血药峰浓度和曲线下面积。

2. 高剂量的雌激素可减少本品的清除量。

3. 多巴胺拮抗药[如神经阻滞剂（如吩噻嗪类药、丁酰苯类药、硫杂蒽类药）、甲氧氯普胺]合用可能减弱本品的疗效。

【药动学】本品缓释片口服剂量为 2～12mg 时，4 日内达稳态血药浓度，达峰时间中位数为 6～10 小时，血浆蛋白结合率为 40%，在体内分布广泛，主要经肝脏中 CYP1A2 代谢，不足 10%的药物以原形药形式随尿液排泄，消除半衰期约为 6 小时。

【观察指标】

1. 定期进行皮肤检查，以监测是否出现黑色素瘤。

2. 定期监测血压。

【用药宣教】

1. 固定在每日同一时间服用。如果出现胃部不适，可与食物同服。

2. 服药后可能引起嗜睡、困倦。用药期间避免驾驶、高空作业及操作机械。

3. 突然停药可能引起类似神经阻滞剂恶性综合征的症状（如高热、肌肉僵硬、意识改变等）。在医师指导下逐渐减量，千万不要擅自停药。

4. 用药期间如果坐躺后迅速起身，可能出现头晕或晕倒，缓慢起身。

5. 用药期间吸烟可能减弱药效，避免吸烟。

6. 哺乳期妇女使用时，应暂停哺乳。

普拉克索

【类别】多巴胺激动剂类抗帕金森病药。

【妊娠安全等级】C。

【作用机制】非麦角衍生物类的多巴胺受体 D_3 激动药。本品一般作为左旋多巴的辅助用药，用于控制晚期帕金森综合征患者的症状，亦可单独使用，治疗帕金森综合征的初始症状。

【适应证】

1. 单用或与左旋多巴联合用于治疗特发性帕金森病。

2. 用于治疗中至重度特发性不宁腿综合征。

【禁用与慎用】

1. 对本品过敏者、孕妇禁用。

2. 肾功能不全者慎用。

【给药途径和剂量】

1. *帕金森病*　口服普通片剂初始剂量为每日0.375mg，分3次服用，随后每5～7日将日剂量加倍，逐渐增量至每日1.5mg。维持剂量为每日0.375～4.5mg，分3次服用。缓释片日剂量应一次服用，其余同普通片剂用法与用量。

2. *中至重度特发性不宁腿综合征*　成年人，口服普通片剂每日0.125mg，睡前2～3小时一次服用。必要时可每4～7日将日剂量加倍，最大日剂量为0.75mg。

【不良反应】

1. *心血管系统*　直立性低血压。

2. *内分泌系统*　体重降低、体重增加。

3. *呼吸系统*　肺炎、呼吸困难、呃逆、鼻炎、鼻塞、咳嗽。

4. *肌肉骨骼系统*　横纹肌溶解、肌酸激酶升高、关节炎、滑囊炎、肢体疼痛、颤搐、肌阵挛、肌无力、肌痉挛、背痛。

5. *泌尿生殖系统*　性欲障碍、尿频、尿路感染、尿失禁、阳痿。

6. *免疫系统*　过敏反应。

7. *神经系统*　头晕、头痛、嗜睡、失眠、运动障碍、意识混乱、睡眠发作、健忘、晕厥、痉挛、思维异常、感觉减退、肌张力障碍、静坐不能、锥体外系反应、步态异常、张力亢进、定向力障碍、谵妄、平衡障碍、眩晕。

8. *精神*　幻觉、梦境异常、冲动控制障碍和强迫行为、不安、妄想、偏执、精神错乱、躁动、躁狂、精神病样行为、攻击行为、激越、抑郁。

9. *消化系统*　恶心、呕吐、便秘、食欲缺乏、吞咽困难、口干、腹泻、消化不良、上腹疼痛、腹部不适、食欲增加、流涎。

10. *皮肤*　瘙痒、皮疹。

11. *眼*　复视、视物模糊、视力下降、眼调节障碍。

12. *其他*　疲劳、外周水肿、全身性水肿、虚弱、不适、发热、胸痛、流感、意外伤害、跌倒。

【相互作用】

1. 与西咪替丁、金刚烷胺、美西律、齐多夫定、顺铂、奎宁、普鲁卡因合用可能降低本品的清除率。

2. 与镇静药合用可能产生叠加作用。

3. 与多巴胺拮抗药（如吩噻嗪类药、丁酰苯类药、噻吨类药）、甲氧氯普胺合用可能减弱本品的疗效。

【药动学】口服吸收迅速完全，达峰时间为1～3小时，血浆蛋白结合率小于20%，主要以原形经肾脏排泄，年轻人和老年人的消除半衰期为8～12小时。

【观察指标】

1. 用药3个月后应评估疗效，以确定是否需继续治疗。

2. 应定期进行皮肤检查，以确定是否发生黑色素瘤。

3. 应监测血压、心率，尤其是增量期间。

4. 应监测体重。

5. 建议用药期间定期进行眼科检查。

【用药宣教】

1. 本品可导致幻觉、嗜睡、睡眠发作，用药期间应避免驾驶车辆或操作机械。

2. 应尽可能避免突然停药或迅速减量，以降低高热或意识模糊的发生风险。

3. 治疗不宁腿综合征，建议在睡前2～3小时服药。

4. 用药期间，如果坐躺后迅速起身，可能出现头晕或晕倒，缓慢起身。

5. 哺乳期妇女使用时，应暂停哺乳。

司来吉兰

【类别】单胺氧化酶B抑制剂类抗帕金森病药。

【妊娠安全等级】C。

【作用机制】多巴胺受体激动药。选择性B型单胺氧化酶不可逆抑制剂，可阻断多巴胺的代谢，抑制多巴胺降解，也可抑制突触内多巴胺的再摄取而延长多巴胺的作用时间。与左旋多巴胺合用，可增强左旋多巴的作用，并可减轻左旋多巴引起的运动障碍。

【适应证】

1. 用于原发性帕金森病，可单用于治疗早期帕金森病，也可与左旋多巴或与左旋多巴及外周多巴脱羧酶抑制剂联用。

2. 与左旋多巴联用特别适用于治疗运动波动。

【禁用与慎用】

1. 对本品过敏者、严重精神病或严重痴呆患者、迟发性运动障碍患者、消化性溃疡或有该病史者、甲状腺功能亢进患者、肾上腺嗜铬细胞瘤患者、闭角型青光眼患者禁用。

2. 不稳定性高血压患者、心律失常或严重心绞痛患者、精神病患者、伴排尿困难的前列腺增生患者、重度肝肾功能不全者慎用。

【给药途径和剂量】口服给药，起始剂量为每日 5mg，早晨一次服用。以后可增至每日 10mg，早晨一次服用或于早晨、中午分 2 次服用。

【不良反应】

1. *心血管系统*　心动过缓、室上性心动过速、心律失常、直立性低血压。

2. *泌尿生殖系统*　排尿困难、尿潴留。

3. *神经系统*　意识模糊、冲动控制障碍和强迫运动、运动异常、头痛、眩晕、一过性睡眠障碍。

4. *精神*　幻觉、情绪改变、激越。

5. *消化系统*　肝酶升高、恶心、口干。

6. *皮肤*　皮肤反应。

【相互作用】

1. 与三环类抗抑郁药、选择性 5-羟色胺再摄取抑制剂（SSRI，如氟西汀、舍曲林、帕罗西汀）合用可引起高热、癫痫发作。

2. 与氟西汀、舍曲林、帕罗西汀合用可引起体温升高、出汗、震颤、癫痫发作、谵妄。

3. 与拟交感神经药物、胍乙啶和利血平合用可引起高血压危象。

4. 与中枢神经抑制剂（如阿片类镇痛药）合用，可能导致高血压危象和循环衰竭。

5. 与单胺氧化酶抑制剂合用可能导致中枢神经系统和心血管系统疾病。

6. 与左旋多巴合用可增强左旋多巴的作用，但亦可增强左旋多巴的不良反应。

【药动学】口服迅速吸收，0.5～2 小时达血药峰浓度，迅速分布于身体各部位，主要在肝代谢为 *N*-去甲司来吉兰、L-甲基苯丙胺、L-苯丙胺，经肾脏排泄，平均消除半衰期为 1.5～3.5 小时。

【观察指标】

1. 监测血压和脉搏变化。

2. 密切监测患者的行为变化，如幻觉、意识混乱、抑郁、妄想。

【用药宣教】

1. 本品可能引起头晕，用药期间应避免驾驶车辆或操作机械。

2. 与其他具有中枢神经作用的药物合用时需谨慎，用药期间应避免饮酒。

3. 在医师指导下逐渐减量，千万不要擅自停药或快速减量。

4. 用药期间缓慢起身。

雷沙吉兰

【类别】单胺氧化酶B抑制剂类抗帕金森病药。

【作用机制】选择性B型单胺氧化酶不可逆抑制剂。抑制B型单胺氧化酶活性，导致纹状体中多巴胺的细胞外水平增加。

【适应证】用于原发性帕金森病的单药治疗，以及伴有剂末现象患者的联合治疗（与左旋多巴联用）。

【禁用与慎用】

1. 对本品过敏者、重度肝功能不全者禁用。

2. 轻度肝功能不全者、孕妇、哺乳期妇女慎用。

【给药途径和剂量】口服给药，每次 1mg，每日 1 次。

【不良反应】

1. *心血管系统*　心绞痛、心肌梗死、高血压或高血压恶化。

2. *代谢/内分泌系统*　体重减轻。

3. *呼吸系统*　鼻炎、咳嗽、上呼吸道感染。

4. *肌肉骨骼系统*　关节痛、关节炎、颈痛、肌肉骨骼疼痛。

5. 泌尿生殖系统　尿急。

6. 免疫系统　过敏反应。

7. 神经系统　头痛、感觉异常、眩晕、脑血管意外。

8. 精神　幻觉、抑郁。

9. 消化系统　消化不良、胃肠炎、食欲缺乏、胃肠胀气。

10. 血液系统　白细胞减少。

11. 皮肤　瘀斑、皮肤癌、皮炎、疱疹。

12. 其他　跌倒、发热、不适、乏力。

【相互作用】

1. 与环丙沙星、其他 CYP1A2 抑制剂合用可使本品血药浓度升高 2 倍，从而增强不良反应。

2. 与哌替啶、曲马多、美沙酮、丙氧芬、单胺氧化酶抑制剂（MAOI，包括其他选择性 B 型单胺氧化酶抑制剂）合用可导致 5-羟色胺综合征，同时可增加其他非选择性 MAOI 引发高血压危象的风险。

3. 与右美沙芬合用可导致精神病或特异性行为发作。

4. 与拟交感神经药合用可导致严重高血压甚至高血压危象。

5. 与抗抑郁药，如 SSRI、SNRI、三环类抗抑郁药、四环类抗抑郁药、三唑吡啶类抗抑郁药合用可导致 5-羟色胺综合征。

6. 与恩他卡朋合用可使本品的口服清除率增加 28%。

【药动学】吸收迅速，约 0.5 小时达血药峰浓度，血浆蛋白结合率为 60%～70%，几乎全部经肝脏通过 CYP 介导生物转化，其中 CYP1A2 为主要代谢酶，62.6%的药物随尿液排泄，21.8%随粪便排泄，半衰期为 0.6～2 小时。

【观察指标】

1. 监测血压。

2. 进行皮肤检查，以监测是否出现黑色素瘤。

【用药宣教】

1. 用药期间避免驾驶车辆、高空作业及操作机械。

2. 用药期间缓慢起身。

3. 用药期间避免饮酒或饮用含有酒精的饮料和吸烟。

4. 与富含酪胺的物品（如干酪、酵母、熏肉或盐腌肉、香肠、泡菜、过熟的水果、啤酒、红白酒）同时摄入可引起高血压。用药期间及停药后至少 2 周内避免食用富含酪胺的食物。

5. 不得擅自停药。

恩他卡朋

【类别】其他抗帕金森病药。

【妊娠安全等级】C。

【作用机制】儿茶酚-*O*-甲基转移酶（COMT）抑制剂。本品主要抑制周围组织中的 COMT，与左旋多巴合用，可减少 3-*O*-甲基多巴的形成，增加左旋多巴的生物利用度和进入脑组织的药量。

【适应证】作为标准药物左旋多巴/苄丝肼或左旋多巴/卡比多巴的辅助用药，用于治疗以上药物不能控制的帕金森病及剂末现象（症状波动）。

【超说明书用药】用于帕金森综合征。

【禁用与慎用】

1. 对本品过敏者、有神经阻滞剂恶性综合征病史者、有非创伤性横纹肌溶解症病史者、嗜铬细胞肿瘤患者禁用。

2. 局部缺血性心脏病患者、肝功能不全者慎用。

【给药途径和剂量】与左旋多巴/卡比多巴或左旋多巴/苄丝肼合用，推荐剂量为每次 200mg，在每次服前者时服用，可与或不与食物同服。推荐最大剂量为每日 2g（即每次 200mg，每日 10 次）。

【不良反应】

1. 心血管系统　直立性低血压、局部缺血性心脏病、心肌梗死、晕厥。

2. 代谢/内分泌系统　体重下降。

3. 呼吸系统　呼吸困难。

4. 肌肉骨骼系统　肌张力障碍、腿部痉挛、横纹肌溶解、背痛。

5. 泌尿生殖系统　尿色异常。

6. 神经系统　失眠、意识模糊、运动障碍、运动功能亢进、头晕、眩晕、头痛、震颤、帕金森病症状加重、异动症、神经阻滞剂恶性综合征、运动功能减退、嗜睡。

7. 精神　幻觉、精神错乱、梦魇、激动、焦虑。

8. 消化系统　肝功能异常、胆汁淤积性肝炎、恶心、腹泻、腹痛、口干、便秘、呕吐、食欲缺乏、大肠炎、消化不良、胃肠胀气、胃炎、腹膜后纤维化、味觉改变。

9. 血液系统　血红蛋白减少、红细胞减少、血细胞比容降低、紫癜、血清铁水平异常。

10. 皮肤　多汗、红斑疹、斑丘疹、荨麻疹、皮肤变色、毛发或胡须变色、指甲变色。

11. 其他　无力、细菌性感染、疲劳、跌倒。

【相互作用】

1. 与多巴胺受体激动药（如溴隐亭）、司来吉兰、金刚烷胺合用可增加多巴胺能不良反应。

2. 与多巴酚丁胺、多巴胺、肾上腺素、异乙醚、异丙肾上腺素、甲基多巴、去甲肾上腺素合用可使心率加快，引起心律失常，血压过度变化。

3. 与铁剂可形成螯合物，服药间隔时间至少为2～3小时。

【药动学】口服给药后的生物利用度为35%，约1小时达血药峰浓度，分布于外周组织，分布容积为20L。本品与血浆蛋白广泛结合，主要通过非肾脏代谢途径清除，消除半衰期为30分钟。

【观察指标】

1. 停药后仔细监测是否出现高热、精神错乱或帕金森综合征。

2. 监测直立性低血压及运动障碍的恶化。

3. 长期治疗后监测血红蛋白和血清铁蛋白水平。

【用药宣教】

1. 治疗期间不能突然中断，应逐渐减少剂量。

2. 用药后可能会出现晕眩或头晕，从坐或躺的位置站起时要小心。避免驾驶车辆和操作机器。

3. 用药期间如果出现腹泻，多喝水以防脱水。

4. 尿液可能出现棕黄色变色，不用担心。

5. 哺乳期妇女使用时，应暂停哺乳。

恩他卡朋双多巴

【类别】其他抗帕金森病药。

【妊娠安全等级】C。

【作用机制】恩他卡朋是儿茶酚-*O*-甲基转移酶（COMT）抑制剂，可抑制COMT对左旋多巴的催化降解作用。左旋多巴为多巴胺前体，可穿过血脑屏障，认为其可在大脑中转化为多巴胺，缓解纹状体中的多巴胺耗竭。卡比多巴为一种芳香氨基酸脱羧酶抑制剂，可抑制外周组织中左旋多巴的脱羧降解反应。恩他卡朋与左旋多巴、卡比多巴联用，卡比多巴和恩他卡朋分别通过抑制芳香氨基酸脱羧酶和COMT活性，降低左旋多巴的降解，提高其血浆水平，进而增加脑组织中左旋多巴的量。

【适应证】用于治疗经左旋多巴/多巴脱羧酶（DDC）抑制剂未能控制的出现或伴有“剂末”运动功能波动的帕金森病。

【禁用与慎用】

1. 对本品任一成分过敏者、疑似及诊断不明的皮肤病灶或有黑色素瘤病史者、闭角型青光眼患者禁用。

2. 精神病或有精神病史者、严重肺部疾病患者、胆管阻塞患者、慢性开角型青光眼患者、支气管哮喘患者，残余性房性、结节性或室性心律异常的心肌梗死患者，严重心血管疾病、肾脏疾病、肝脏疾病、内分泌疾病患者，哺乳期妇女慎用。

【给药途径和剂量】口服给药，每次1片，每日1次，最大日剂量为8片。

【不良反应】

1. 心血管系统　缺血性心脏病、心律失常、直立性低血压、高血压。

2. 代谢/内分泌系统　体重减轻。

3. 呼吸系统　呼吸困难。

4. 肌肉骨骼系统　肌肉骨骼疼痛、结缔组织疼痛、横纹肌溶解、肌肉痉挛、关节痛。

5. 泌尿生殖系统　尿液变红棕色、尿路感染、尿潴留、血尿素氮异常。

6. 神经系统　异动症、意识错乱、失眠、帕金森病加重、震颤、开关现象、张力障碍、嗜睡、头晕、头痛、步态障碍、神经阻滞剂恶性综合征。

7. 精神　抑郁症、幻觉、梦境异常、焦虑症、精神病、激越、自杀行为。

8. 消化系统　胆汁淤积性肝炎、肝功能异常、恶心、腹泻、食欲缺乏、便秘、呕吐、消化不良、腹痛、腹部不适、口干、结肠炎、吞咽困难、胃肠道出血。

9. 血液系统　贫血、血小板减少。

10. 皮肤　皮疹、多汗、皮肤变色、指甲变色、毛发变色、汗液变色、荨麻疹。

11. 眼　视物模糊。

12. 其他　胸痛、外周水肿、跌倒、虚弱、疲乏、不适。其余同“恩他卡朋”“左旋多巴”“卡比多巴”。

【相互作用】【药动学】同“恩他卡朋”“左旋多巴”“卡比多巴”。

【观察指标】

1. 长期使用本品时，建议定期监测肝功能、造血功能、心血管功能、肾功能。

2. 慢性开角型青光眼患者应监测眼内压的变化。

3. 密切监测体重减轻的情况。

【用药宣教】

1. 避免驾驶车辆或操作机器。

2. 坐躺后缓慢起身。

3. 多喝水，保持摄入充分的水分。

4. 用药后唾液、尿液或汗液可能变色（如变为红色、褐色或黑色），属于正常。

5. 千万不要擅自停药。

第五节 精神安定药

一、抗精神病药

氯丙嗪

【类别】吩噻嗪类抗精神病药。

【妊娠安全等级】C。

【作用机制】吩噻嗪类抗精神病药。本品阻断中脑边缘系统及中脑皮质通路的多巴胺受体（DA_2），对多巴胺受体（DA_1）、5-羟色胺受体、M 型乙酰胆碱受体、α受体均有阻断作用，作用广泛。小剂量可抑制延髓催吐化学感受区的多巴胺受体，大剂量则直接抑制呕吐中枢，产生强大的镇吐作用。本品可抑制体温调节中枢，使体温降低，体温可随外环境变化而改变；可通过阻断外周α受体，使血管扩张，血压下降。

【适应证】

1. 用于精神分裂症、躁狂症或其他精神病性障碍。对兴奋躁动、幻觉妄想、思维障碍及行为紊乱等阳性症状有较好的疗效。

2. 用于多种原因所致的呕吐或顽固性呃逆。

【超说明书用药】用于腹泻、咯血、心力衰竭、哮喘、前列腺增生与尿潴留。

【禁用与慎用】

1. 对吩噻嗪类药过敏者、基底节病变患者、帕金森病或帕金森综合征患者、昏迷者、骨髓抑制者、青光眼患者禁用。

2. 癫痫患者、心血管疾病患者、儿童、老年人、孕妇慎用。

【给药途径和剂量】

1. 剂量

（1）精神分裂症、躁狂症或其他精神病性障碍：成年人，口服初始剂量为每次 25～50mg，每日 2～3 次。每 2～3 日将单次剂量增加 25～50mg，治疗剂量为每日 400～600mg。静脉滴注初始剂量为每次 25～50mg，每日 1 次，每 1～2 日增加 25～50mg，治疗剂量为每日 100～200mg。肌内注射每次 25～50mg，每日 2 次。

（2）止吐：口服给药每次 12.5～25mg，每日 2～3 次。

2. 给药途径

（1）肌内注射：本品注射液深部肌内注射。

（2）静脉滴注：稀释于 500ml 葡萄糖氯化钠注射液中缓慢静脉滴注。

（3）口服给药。

【配伍禁忌】与氨茶碱、两性霉素 B、氨苄西林、氯霉素、氢氯噻嗪、西咪替丁、苯海明、呋塞米、肝素、青霉素 G、戊巴比妥、苯巴比妥、硫喷妥钠、别嘌醇、氨磷汀、胆固醇复合物、氨曲南、头孢吡肟、依托泊苷、氟达拉滨、甲氨蝶呤、紫杉醇、哌拉西林他唑巴坦、瑞芬太尼存在配伍禁忌。

【不良反应】

1. 心血管系统　直立性低血压、心悸、心电图改变。

2. 内分泌系统　催乳素升高（溢乳、男子乳腺发育、月经失调、闭经）。

3. 免疫系统　过敏性皮疹。

4. 神经系统　嗜睡、癫痫、锥体外系反应（如震颤、僵直、流涎、运动迟缓、静坐不能、急性肌张力障碍）、恶性综合征。

5. 消化系统　中毒性肝损害、阻塞性黄疸。口干、上腹部不适、食欲缺乏。

6. 血液系统　骨髓抑制。

7. 皮肤　剥脱性皮炎。

8. 其他　乏力及注射局部红肿、疼痛、硬结。

【相互作用】

1. 与其他中枢神经系统抑制剂合用可增强对中枢神经系统的抑制作用。

2. 与三环类抗抑郁药、单胺氧化酶抑制剂合用可使两者的抗胆碱作用增强，不良反应加重。

3. 与阿托品类药合用可使不良反应增强。

4. 与降压药合用易致直立性低血压。

5. 与碳酸锂合用可使血锂浓度升高。

6. 与抗酸药、苯巴比妥合用可减弱本品的抗精神病作用。

7. 与舒托必利、舒必利合用可能引起室性心律失常，严重者可致尖端扭转型室性心律失常。

【药动学】口服吸收良好，1～3 小时达血药峰浓度，血浆蛋白结合率高于 90%，在肝脏代谢，主要以代谢物形式随尿液和粪便排泄，半衰期为 12～36 小时。

【观察指标】

1. 开始治疗前，监测患者的血压和脉搏。

2. 定期检查肝功能与白细胞计数、尿常规和血糖。

3. 既往有心血管疾病的患者监测心电图。

4. 重点观察患者中枢神经系统不良反应的表现。

5. 精神抑郁和肾功能不全的患者观察是否尿潴留，并监测血肌酐。

6. 糖尿病患者定期监测血糖水平。

7. 需要长期治疗的 50 岁以下患者，建议定期进行眼部检查和脑电图检查。

【用药宣教】

1. 遵医嘱服药，并随访评估药物疗效。

2. 不得擅自停药或调整服药方案。

3. 可能引起尿液变为粉红色或红褐色。

4. 在户外，需要穿上防护服和涂抹防晒霜。

5. 服药期间注意口腔护理。

6. 用药期间避免驾驶车辆、操作机器或高空作业。

7. 用药期间避免饮酒或饮用含有酒精的饮料。

复方盐酸氯丙嗪

【类别】吩噻嗪类抗精神病药。

【妊娠安全等级】C。

【作用机制】本品为异丙嗪和氯丙嗪复合物。

【适应证】

1. 用于精神病的兴奋激越状态。

2. 用于镇吐、低温麻醉。

3. 用于人工冬眠。

【禁用与慎用】

1. 对吩噻嗪类药过敏者及基底节病变、帕金森病、帕金森综合征、骨髓抑制、青光眼、昏迷患者禁用。

2. 严重呼吸系统疾病、严重心血管疾病、前列腺增生、肝肾功能不全、癫痫、肠梗阻患者及孕妇、哺乳期妇女慎用。

【给药途径和剂量】肌内注射，每次 2ml。

【配伍禁忌】【不良反应】【相互作用】【药动学】【观察指标】【用药宣教】同“氯丙嗪”“异丙嗪”。

奋乃静

【类别】吩噻嗪类抗精神病药。

【妊娠安全等级】C。

【作用机制】吩噻嗪类哌嗪衍生物。本品可阻断与情绪思维的中脑边缘系统及中脑皮质通路的多巴胺受体（DA_2），而镇静安定作用则与阻断网状结构上行激活系统的α受体有关。本品镇吐作用较强，镇静作用较弱。

【适应证】

1. 用于精神分裂症或其他精神病性障碍（器质性精神病、老年性精神障碍、儿童攻击性行为障碍），对幻觉、妄想、思维障碍、淡漠、木僵、焦虑、激动等症状疗效较好。

2. 用于多种原因所致的呕吐或顽固性呃逆。

【禁用与慎用】

1. 对吩噻嗪类药过敏者及基底节病变、骨髓抑制、青光眼、帕金森病或帕金森综合征、昏迷患者禁用。

2. 癫痫、心血管疾病患者及孕妇慎用。

【给药途径和剂量】

1. 剂量

（1）精神分裂症：成年人，口服从小剂量开始，每次 2～4mg，每日 2～3 次，随后每 1～2 日增加 6mg，逐渐增至常用量每日 20～60mg，维持剂量为每日 10～20mg，或 5～10mg，每 6 小时肌内注射。

（2）呕吐：成年人，口服，每次 2～4mg，每日 2～3 次，或每次 5mg，肌内注射。

2. 给药途径

（1）肌内注射：本品注射液深部肌内注射。

（2）口服给药：空腹或餐后服用均可。

【配伍禁忌】与咪达唑仑、戊巴比妥、哌嗪、头孢哌酮有配伍禁忌。

【不良反应】

1. 心血管系统　心动过速、心动过缓、直立性低血压。

2. 代谢/内分泌系统　催乳素升高（溢乳、男子乳腺发育、月经失调、闭经）。

3. 免疫系统　过敏性皮疹。

4. 神经系统　头晕、恶性综合征、震颤、僵直、流涎、运动迟缓、静坐不能、急性肌张力障碍、迟发性运动障碍。

5. 泌尿系统　尿潴留。

6. 消化系统　中毒性肝损害、肝功能异常、胆汁淤积性黄疸、口干、便秘、食欲增加、动力性肠梗阻。

7. 血液系统　粒细胞减少、血小板减少性紫癜、再生障碍性贫血。

8. 皮肤　多汗、光敏反应、瘙痒、红斑、荨麻疹、血管神经性水肿。

9. 眼　视物模糊、角膜和晶状体沉积。

10. 其他　乏力。

【相互作用】

1. 酒精和其他中枢神经系统抑制剂会增强本品的中枢神经系统抑制作用。

2. 抗酸药、止泻药可降低吩噻嗪类药物的吸收。

3. 与抗胆碱能药物合用增加抗胆碱能作用。

4. 与巴比妥酸盐、麻醉药合用会增加低血压和兴奋不良反应的发生。

【药动学】口服后分布至全身，具有高度的亲脂性与蛋白结合率，经胆汁排泄，部分在肠道中重吸收。半衰期为 9 小时。

【观察指标】

1. 定期监测血压，特别是治疗早期。

2. 仔细观察老年患者有无低血压和锥体外系反应。

3. 定期检查肝功能与白细胞计数及肾功能。

4. 在开始治疗前和治疗期间，建议进行心电图和眼科检查。

【用药宣教】

1. 用药后，改变体位的动作要慢，尤其是起立或躺下时。

2. 避免长时间暴露在阳光和日光灯下。

3. 严格遵医嘱服药，不得擅自更改治疗方案。

4. 长时间治疗后，逐渐减少药量。

5. 药物可能使尿液变红。

6. 服药期间，应暂停哺乳。

三氟拉嗪

【类别】吩噻嗪类抗精神病药。

【妊娠安全等级】C。

【作用机制】吩噻嗪类抗精神病药。本品通过阻断脑内多巴胺受体而产生抗精神病作用，通过抑制延髓催吐化学感受区的多巴胺受体及直接抑制呕吐中枢而产生强大的镇吐作用，镇静作用和抗胆碱作用较弱。

【适应证】用于精神分裂症，有振奋和激活作用，适用于紧张型木僵症状及单纯型与慢性精神分裂症的情感淡漠及行为退缩症状。

【禁用与慎用】

1. 对本品或其他吩噻嗪类药过敏者及基底节病变、帕金森病或帕金森综合征、骨髓抑制、青光眼、昏迷患者和 6 岁以下儿童禁用。

2. 心血管疾病（如心力衰竭、心肌梗死、传导异常）、脑器质性疾病、癫痫患者及孕妇慎用。

【给药途径和剂量】成年人，口服给药，从小剂量开始，每次 5mg，每日 2～3 次，每 3～4 日逐渐增至每次 5～10mg，每日 2～3 次。

【不良反应】

1. 心血管系统　直立性低血压、心悸、心电图改变。

2. 代谢/内分泌系统　男子乳腺发育、溢乳。

3. 泌尿生殖系统　排尿困难、尿潴留、月经失调、闭经。

4. 中枢神经系统　锥体外系反应（如静坐不能、急性肌张力障碍、类帕金森病）、失眠、嗜睡、眩晕、神经阻滞剂恶性综合征、癫痫、迟发性运动障碍。

5. 精神　躁动。

6. 消化系统　肝酶升高、阻塞性黄疸、口干、便秘。

7. 血液系统　白细胞减少、粒细胞缺乏。

8. 皮肤　过敏性皮疹、色素性视网膜病变、光敏、皮疹、出汗。

9. 眼　视物模糊。

10. 其他　乏力。

【相互作用】

1. 与中枢神经系统抑制剂合用可增强中枢抑制作用。

2. 与舒托必利合用可增加室性心律失常的发生风险，严重者可致尖端扭转型心律失常。

3. 与降压药合用易引起直立性低血压。

4. 与阿托品类药合用可使不良反应相加。

【药动学】口服吸收好，蛋白结合率高，在肝脏代谢，主要活性代谢产物为硫氧化物、*N*-去甲基和 7-羟基代谢物，半衰期约为 13 小时。

【观察指标】

1. 定期检查肝功能、白细胞计数。

2. 监测心率和血压。

3. 密切观察锥体外系反应，包括静坐不能、肌张力障碍等。

4. 定期检查是否有腹胀和腹痛。

【用药宣教】

1. 不得擅自调整治疗方案。

2. 治疗期间不得饮酒和服用其他镇静药。

3. 避免潜在的危险活动，如驾驶车辆或操作机器。

4. 避免直接晒太阳，必须晒太阳时，尽量用衣服覆盖皮肤表面或涂防晒霜。

5. 尿液可能是红褐色，属于正常。

6. 服药期间，应暂停哺乳。

氟奋乃静

【类别】吩噻嗪类抗精神病药。

【妊娠安全等级】C。

【作用机制】吩噻嗪类抗精神病药。本品通过阻断脑内的多巴胺 D_2 受体而发挥抗精神病作用，通过抑制网状结构上行激活系统而发挥镇静作用，止吐和降血压作用较弱。

【适应证】用于治疗精神分裂症，有振奋和激活作用，适用于缓解单纯型、紧张型及慢性精神分裂症的情感淡漠、行为退缩等症状。

【禁用与慎用】

1. 对本品或其他吩噻嗪类药物过敏者及基底节病变、帕金森病或帕金森综合征、骨髓抑制、青光眼、昏迷患者禁用，6 岁以下儿童禁用本品片剂，12 岁以下儿童禁用本品注射液。

2. 心血管疾病（如心力衰竭、心肌梗死、传导异常）、消化性溃疡、惊厥、癫痫患者及老年人、孕妇慎用。

【给药途径和剂量】

1. 剂量

（1）成年人，口服给药，每次 2mg，每日 2～3 次，逐渐增至每日 10～20mg。或肌内注射，每次 2～5mg，每日 1～2 次。

（2）6 岁以上儿童，酌情减量。

2. 给药途径

（1）肌内注射：本品注射液深部肌内注射。

（2）口服给药：空腹或餐后服用均可。

【配伍禁忌】尚不明确。

【不良反应】

1. 心血管系统　直立性低血压、心悸、心电图改变。

2. 代谢/内分泌系统　男子乳腺发育、溢乳。

3. 泌尿生殖系统　排尿困难、尿潴留、月经失调、闭经。

4. 神经系统　锥体外系反应（如静坐不能、急性肌张力障碍、类帕金森病）、失眠、嗜睡、眩晕、神经阻滞剂恶性综合征、癫痫、迟发性运动障碍。

5. 精神　躁动、精神抑郁、紧张。

6. 消化系统　中毒性肝损害、阻塞性黄疸、口干、便秘。

7. 血液系统　白细胞减少、骨髓抑制。

8. 皮肤　过敏性皮疹。

9. 眼　视物模糊。

10. 其他　乏力。

【相互作用】

1. 与舒托必利合用有发生室性心律失常的风险，严重者可致尖端扭转型心律失常。

2. 与中枢神经系统抑制剂合用可增强中枢抑制作用。

3. 与降压药合用易引起直立性低血压。

【药动学】口服后吸收好，本品亲脂性高与蛋白结合率高，蛋白结合率为 91%～99%，在肝脏代谢，活性代谢产物为亚砜基、*N*-羟基衍生物，半衰期为 13～24 小时。

【观察指标】

1. 密切观察患者精神和锥体外系反应。

2. 观察患者皮肤、瞳孔、呼吸，监测血压和体温变化。

3. 长期监测患者的肝肾功能和白细胞计数。

【用药宣教】

1. 避免危险活动。

2. 不得擅自调整给药方案。

3. 出现浅色大便、视力改变、咽喉疼痛、发热等，及时告知医师。

4. 建议多喝水，防止便秘和口干。

5. 避免暴露在阳光下。

6. 避免饮酒。

癸氟奋乃静

【类别】吩噻嗪类抗精神病药。

【适应证】用于急慢性精神分裂症。对单纯型和慢性精神分裂症的情感淡漠和行为退缩症状有振奋作用，亦用于拒绝服药者及需长期用药维持治疗的患者。

【超说明书用药】用于抗神经痛的辅助治疗。

【禁用与慎用】

1. 对吩噻嗪类药物过敏者及骨髓抑制、昏迷、基底节病变、帕金森病或帕金森综合征、青光眼患者和儿童、老年人禁用。

2. 心血管疾病（如心力衰竭、心肌梗死、传导异常）、癫痫、嗜铬细胞瘤、消化性溃疡、呼吸障碍患者及孕妇慎用。

【给药途径和剂量】

1. 剂量　成年人，肌内注射，每次 12.5～25mg，每 2～4 周 1 次。随后逐渐增量至每次 25～75mg，每 2～4 周 1 次。

2. 给药途径　肌内注射，本品注射液深部肌内注射。

【配伍禁忌】与阿托品注射液合用可使阿托品的不良反应加剧。

【不良反应】

1. 心血管系统　心动过速、高血压、低血压、QT 间期延长。

2. 内分泌系统　月经失调、溢乳。

3. 免疫系统　过敏性皮疹。

4. 神经系统　锥体外系反应（如静坐不能、急性肌张力障碍、类帕金森病）、镇静、嗜睡、头晕、头痛、抑郁、紧张症样状态、恶性综合征、迟发性运动障碍、癫痫大发作。

5. 消化系统　口干、恶心、胃痛、便秘。

6. 泌尿系统　尿潴留、多尿、抑制射精。

7. 血液系统　短暂性白细胞减少、粒细胞缺乏。

8. 皮肤　接触性皮炎。

9. 其他　乏力，注射局部红肿、疼痛、硬结。

【相互作用】

1. 与其他中枢神经系统抑制剂合用可增强对中枢神经系统的抑制作用。

2. 与阿托品类药物合用可使不良反应增强。

3. 与降压药合用易致直立性低血压。

【药动学】肌内注射吸收后，经酯解缓慢释放出氟奋乃静。肌内注射后 42～72 小时开始起效，48～96 小时作用最强，给药 1 次可维持 2～4 周，半衰期为 3～7 日。

【观察指标】

1. 观察精神和锥体外系反应。

2. 定期检查肝肾功能与白细胞计数。

3. 早期治疗时监测血压。

【用药宣教】同“氟奋乃静”。

哌泊噻嗪

【类别】吩噻嗪类抗精神病药。

【作用机制】吩噻嗪类长效抗精神病药。本品具有强效中枢活性，其生物活性衰减缓慢，具有长效抗精神病作用；能有效激发中枢多巴胺代谢，选择性增加 3，4-二羟苯乙酸硫酸酯的血浆水平。

【适应证】用于治疗慢性或急性非激越型精神分裂症，对具有妄想和幻觉症状的精神分裂症有较好疗效。

【禁用与慎用】

1. 有吩噻嗪类药物过敏史者及循环衰弱、意识障碍、严重抑郁、恶血质、肝病、肾功能不全、嗜铬细胞瘤、青光眼、严重心血管疾病、疑似有皮质下脑损伤的患者禁用。

2. 孕妇、哺乳期妇女慎用。

【给药途径和剂量】

1. 剂量　成年人，每次 25～50mg，随后应根据疗效和不良反应严重程度逐渐增至适当剂量，通常为每次 50～200mg，每 2～4 周 1 次。

2. 给药途径　肌内注射，本品注射液深部肌内注射，注射液遇冷时若有结晶析出，可置于 80℃以下的水中微温溶解，待药液澄明并降至室温后使用。

【配伍禁忌】与阿托品有配伍禁忌。

【不良反应】

1. 心血管系统　低血压。

2. 泌尿生殖系统　月经不调。

3. 神经系统　锥体外系反应（常表现为震颤、强直、静坐不能、动眼危象、反射亢进、流涎）、迟发性运动障碍、睡眠障碍。

4. 消化系统　口干、恶心、便秘、畏食。

5. 其他　乏力。

【药动学】肌内注射部位缓慢吸收，并逐渐释放出游离的哌泊噻嗪，从而发挥药效，作用持续时间长，2～3 日达血药峰浓度，半衰期为 14 日。

【观察指标】

1. 宜定期监测肝功能和血常规，注意血压和心电图变化。

2. 观察患者锥体外系反应。

【用药宣教】哺乳期妇女用药后，停止哺乳。

氟哌啶醇

【类别】丁酰苯类抗精神病药。

【妊娠安全等级】C。

【作用机制】丁酰苯类抗精神病药。其抗精神病作用与阻断脑内多巴胺受体，并促进脑内多巴胺转化有关。本品兼具较好的抗幻觉妄想及抗兴奋躁动作用，较强的止吐及阻断锥体外系多巴胺作用，但镇静、阻断α受体及胆碱受体作用较弱。

【适应证】

1. 用于治疗急慢性各型精神分裂症、躁狂症。

2. 用于治疗脑器质性及老年性精神障碍。

【超说明书用药】

1. 呃逆。

2. 自闭症。

3. 酒精依赖。

4. 舞蹈症。

【禁用与慎用】

1. 对本品过敏者及骨髓抑制、青光眼、重症肌无力、帕金森病、帕金森综合征、基底节病变、严重中枢神经系统（CNS）抑制、昏迷、路易体痴呆患者禁用。

2. 癫痫或有癫痫发作史、脑电图异常、毒性甲状腺肿、甲状腺功能亢进、肝功能不全、肾功能不全、尿潴留、肺功能不全、心脏疾病（尤其是心绞痛）、药物引起的急性中枢神经系统抑制、有 QT 间期延长因素者及儿童、老年人、孕妇慎用。

【给药途径和剂量】

1. 精神分裂症　成年人，10～30mg 加入 250～500ml 葡萄糖注射液内静脉滴注，或 5～10mg，每日 2～3 次，肌内注射。

2. 兴奋躁动、精神运动性兴奋　成年人，肌内注射，每次 5～10mg，每日 2～3 次，安静后改为口服给药。

【配伍禁忌】与阿米卡星、阿托品、阿昔洛韦、氨苄西林氯唑西林、氨茶碱、氨丁三醇、氨甲苯酸、氨曲南、苯巴比妥、苯海拉明、苯扎托品、苯唑西林、苄星青霉素、别嘌醇、长春新碱、地塞米松磷酸钠、地西泮、东莨菪碱、对氨基水杨酸、多巴胺、多巴酚丁胺、芬太尼、呋塞米、氟尿嘧啶、肝素、谷氨酸、红霉素、环丙沙星、磺胺嘧啶、肌苷、甲氨蝶呤、甲硝唑、卡络磺钠、卡那霉素、可待因、克林霉素、奎宁、锂盐、两性霉素 B、膦甲酸、硫喷妥钠、氯苯那敏、氯化钙、氯化钾、氯霉素、吗啡、美洛西林、莫拉司亭、哌拉西林、哌拉西林舒巴坦、哌拉西林他唑巴坦、泮库溴铵、羟嗪、青霉素、氢化可的松琥珀酸钠、庆大霉素、去甲万古霉素、三磷酸腺苷二钠、山莨菪碱、肾上腺素、舒他西林、司可巴比妥、丝裂霉素、四环素、碳酸氢钠、替卡西林、替卡西林钠克拉维酸钾、头孢吡肟、头孢呋辛、头孢拉定、头孢美唑、头孢哌酮、头孢曲松、头孢噻肟、头孢他啶、头孢西丁、头孢唑林、妥布霉素、万古霉素、新斯的明、溴苄铵、亚胺培南西司他丁、烟酸、氧氟沙星、依他尼酸、乙胺硫脲、异戊巴比妥、异烟肼、鱼精蛋白有配伍禁忌。

【不良反应】

1. 心血管系统　心动过速、低血压、间歇性三度心脏传导阻滞、高血压。

2. 代谢/内分泌系统　月经失调、溢乳、泌乳、男性乳房发育、阳痿、性欲增加、低钠血症、高血糖、低血糖。

3. 呼吸系统　喉痉挛、支气管痉挛、呼吸加深、支气管肺炎、呼吸抑制。

4. 泌尿系统　尿潴留。

5. 神经系统　神经阻滞剂恶性综合征、不可逆脑病综合征、运动功能亢进、震颤、肌张力亢进、肌张力障碍、运动徐缓、嗜睡、静坐不能、头晕、运动障碍、运动功能减退、眼球震颤、动眼神经危象、帕金森综合征、惊厥、头痛、角弓反张、意识模糊、失眠。

6. 精神　抑郁、镇静、躁动、烦躁。

7. 消化系统　口干、便秘、厌食、腹泻、唾液分泌过多、消化不良、胰腺炎、恶心、呕吐。

8. 血液系统　粒细胞缺乏、白细胞减少、中性粒细胞减少。

9. 皮肤　多汗、过敏性皮疹、脂溢性皮炎、痤疮样皮肤反应。

10. 眼　视物模糊。

11. 其他　乏力、注射部位反应（包括红肿、疼痛、硬结）、肝功能异常。

【相互作用】

1. 与中枢神经系统抑制剂（如麻醉药、阿片类药）合用可增强对中枢神经系统的抑制作用。

2. 与 CYP3A4 或 CYP2D6 底物或抑制剂（如伊曲康唑、萘法唑酮、丁螺环酮、文拉法辛、阿普唑仑、氟伏沙明、奎尼丁、氟西汀、舍曲林、氯丙嗪、异丙嗪、地昔帕明、丙米嗪）合用可使本品浓度轻至中度升高，亦可能使 CYP2D6 底物的血药浓度升高。

3. 本品与酮康唑（每日 400mg）及帕罗西汀（每日 20mg）合用可增强对 QT 间期的延长作用。

4. 与降压药合用可导致严重低血压。与肾上腺素合用可导致血压下降。

5. 与甲基多巴合用可导致意识障碍、思维迟缓、定向障碍。

6. 与抗胆碱能药如左旋多巴及其他多巴胺激动药合用，可能损害左旋多巴及其他多巴胺激动药的抗帕金森作用，还可能升高眼压。

7. 与 CYP 诱导剂（如利福平、卡马西平）长期（1～2 周）合用可导致本品血药浓度显著下降。

【药动学】注射给药血药浓度达峰时间为 10～20 分钟，血浆蛋白结合率约为 92%。本品经肝脏代谢，活性代谢物为还原型氟哌啶醇，约 15%的给药量随胆汁排泄，其余经肾脏排泄。

【观察指标】

1. 定期监测肝功能。

2. 有白细胞计数显著偏低史者或有药源性白细胞减少、中性粒细胞减少史者，开始用药的最初数月应频繁监测全血细胞计数。

3. 根据临床指征监测心电图，静脉注射给药时必须进行监测。

4. 根据临床指征每年监测 1 次电解质。

5. 用药前应监测空腹血糖或糖化血红蛋白（HbA1c），之后每年监测 1 次。

6. 进行眼科检查（年龄超过 40 岁者每年检查 1 次，较之年轻者每 2 年检查 1 次）。

7. 监测患者精神状态、帕金森病、迟发性运动障碍情况及行为变化。

【用药宣教】

1. 治疗期间避免饮酒。

2. 用药期间不宜驾驶车辆、操作机械或高空作业。

3. 注意口腔卫生，并多饮水。

4. 避免过度暴露在阳光下。

5. 用药期间不要哺乳。

氟哌利多

【类别】丁酰苯类抗精神病药。

【妊娠安全等级】C。

【作用机制】其与阻断脑内多巴胺受体，并可促进多巴胺转化有关。

【适应证】

1. 用于精神分裂症和躁狂症兴奋状态。

2. 与芬太尼联用，进行“神经安定镇痛术”，可使患者产生特殊麻醉状态。用于大面积烧伤换药、各种内镜检查。

【超说明书用药】用于癌症化疗的静脉止吐。

【禁用与慎用】

1. 禁用　对氟哌利多过敏者；确诊或疑诊的 QT 间期延长，包括伴有先天性长 QT 间期综合征的患者。

2. 慎用　肝功能不全、肾功能不全的患者。

【给药途径和剂量】

1. 剂量

（1）控制急性精神病的兴奋躁动：成年人，肌内注射，每日 5～10mg。

（2）神经安定镇痛术：成年人，静脉注射，5mg 本品加枸橼酸芬太尼 0.1mg，在 2～3 分钟缓慢注射。

（3）术前给药：成年人，术前 30～60 分钟静脉注射或肌内注射 2.5～10mg。

（4）全身麻醉的维持：成年人，静脉或肌内注射 0.22～0.275mg/kg 体重，维持剂量 1.25～2.5mg。

2. 给药途径

（1）肌内注射：本品注射液深部肌内注射。

（2）静脉注射：缓慢注射。

【配伍禁忌】与呋塞米、亚叶酸钙、肝素钠葡萄糖、亚叶酸钙氯化钠、肝素钠有配伍禁忌。

【不良反应】

1. 心血管系统　心动过速、低血压、心搏不规律。

2. 代谢/内分泌系统　催乳素升高（溢乳、男子乳腺发育、月经失调、闭经）。

3. 免疫系统　过敏性皮疹。

4. 中枢神经系统　锥体外系反应、扭转痉挛、吞咽困难、恶性综合征、嗜睡。

5. 精神　抑郁、烦躁、焦虑、幻觉。

6. 消化系统　口干、便秘。

7. 皮肤　多汗。

8. 眼　视物模糊。

9. 其他　乏力，注射局部红肿、疼痛、硬结。

【相互作用】

1. 与中枢神经系统抑制剂合用可使中枢抑制作用增强。

2. 与降压药合用易引起直立性低血压。

【药动学】大部分与血浆蛋白结合，主要在肝脏代谢，代谢物大部分随尿液排泄，少部分随粪便排泄，半衰期约为 2.2 小时。

【观察指标】

1. 定期检查血常规、肝功能。

2. 全程监测心电图。

3. 低血压和心动过速是常见的不良反应，用药过程中监测患者生命体征。

4. 仔细观察并及时向医师回报急性肌张力障碍的早期症状，如面部扭曲、烦躁不安等。

【用药宣教】在没有咨询医师的情况下，不要在用药期间哺乳。

齐拉西酮

【类别】吲哚衍生物类抗精神病药。

【妊娠安全等级】C。

【作用机制】非典型抗精神病药。其通过拮抗多巴胺 D_2 受体和 5-HT_2 受体而发挥抗精神分裂症作用。

【适应证】适用于控制精神分裂症患者的急性

激越症状。

【超说明书用药】

1. 用于双相障碍Ⅰ型躁狂或混合状态。

2. 与碳酸锂或丙戊酸钠合用作为双相障碍辅助用药。

【禁用与慎用】

1. 对本品过敏者、有QT间期延长病史者、近期出现急性心肌梗死者、非代偿性心力衰竭患者、有心律失常病史者禁用。

2. 严重肝功能损伤者、有脑卒中风险因素者、有心血管病史者、有脑血管病史或易出现低血压者、有癫痫病史或癫痫发作阈值降低（如阿尔茨海默病）的患者、有吸入性肺炎风险者、有睡眠呼吸暂停病史或睡眠呼吸暂停高风险的患者慎用。

【给药途径和剂量】

1. 剂量

（1）中重度精神分裂症：成年人，口服给药，初始剂量为每次20mg，每日2次。

（2）精神分裂症的急性激越症状：成年人，肌内注射，推荐剂量为每日10～20mg，最大日剂量为40mg。可每2小时给予10mg或每4小时给予20mg。

（3）Ⅰ型双相情感障碍的维持治疗：成年人，口服给药，剂量为每次40～80mg，每日2次。

（4）Ⅰ型双相情感障碍的急性躁狂发作或混合发作：成年人，口服给药，第1日，每次40mg，每日2次，餐时服用。第2日，每次60mg或80mg，每日2次。

2. 给药途径

（1）肌内注射：本品注射液深部肌内注射。

（2）口服给药：口服与肌内注射同时应用的安全性尚不明确，故不推荐口服与肌内注射联用。

【配伍禁忌】与多潘立酮和西沙必利有配伍禁忌。

【不良反应】

1. 心血管系统　心动过速、直立性低血压、QT间期延长、高血压。

2. 中枢神经系统　嗜睡、静坐不动、头晕、锥体外系反应、肌张力障碍、高张力、兴奋、震颤、运动障碍、感觉异常、意识模糊、眩晕、运动减退、运动亢进、步态异常、眼球危象、迟钝、共济失调、健忘症、齿轮僵硬、谵妄、肌张力减退、运动障碍、言语障碍、戒断综合征、口舌综合征、舞蹈手足抽搐症、复视、协调障碍、神经病。

3. 消化系统　恶心、便秘、消化不良、腹泻、口干、厌食、腹痛、呕吐。

4. 代谢　高血糖、糖尿病。

5. 呼吸系统　鼻炎、咳嗽加重、呼吸困难。

6. 皮肤　皮疹、真菌性皮炎、光敏性。

7. 特殊器官　视觉异常。

8. 其他　虚弱、肌痛、体重增加、流感样综合征、面部水肿、寒战、体温过低。

【相互作用】

1. CYP3A4抑制剂（如酮康唑）可增加本品的曲线下面积（AUC）和升高本品的血药峰浓度（C_{max}）。

2. 与可延长QT间期的药物（如多非利特、索他洛尔、奎尼丁、Ⅰa和Ⅲ类抗心律失常药、美索达嗪、硫利达嗪、氯丙嗪、氟哌利多、匹莫齐特、司帕沙星、加替沙星、莫西沙星、卤泛群、甲氟喹、喷他脒、三氧化二砷、左醋美沙朵、甲磺酸多拉司琼、普罗布考、他克莫司）合用可能导致尖端扭转型室性心动过速、猝死。

3. 与降压药合用可能增强降压药的疗效。

4. CYP 3A4诱导剂（如卡马西平、利福平、圣约翰草）可能降低本品的浓度。卡马西平还可剂量依赖性地减少本品的AUC。

【药动学】口服吸收良好，6～8小时达C_{max}，单次肌内注射后约1小时达C_{max}，血浆蛋白结合率大于99%，主要在肝脏充分代谢，不足1/3经CYP（主要为CYP3A4，CYP1A2的作用较弱）代谢，约2/3经醛氧化酶代谢，生成4种主要的循环代谢产物，即苯并异噻唑（BITP）亚砜、BITP-砜、齐拉西酮亚砜和*S*-甲基-二氢齐拉西酮，仅少量原形药随尿液（＜1%）和粪便（＜4%）排泄，口服给药的平均消除半衰期（$t_{1/2}$）约为7小时。

【观察指标】

1. 糖尿病患者或具有糖尿病风险因素的患者用药期间应监测血糖。

2. 有明显电解质紊乱风险的患者用药前应监测血清钾、血清镁。

3. 根据临床指征监测心电图。

4. 有白细胞减少史或有药源性白细胞减少、中性粒细胞减少史者，开始用药后的最初数月应频繁监测全血细胞计数。

5. 用药前、用药第3个月应监测血压，此后每年监测1次。

6. 用药期间每年监测1次或根据临床指征监测

肝功能。

7. 用药前、用药第3个月应监测血脂，若低密度脂蛋白数值正常，可每2～5年监测1次或根据临床指征更频繁地监测。

8. 监测体重和体温。

9. 进行眼科检查，年龄超过40岁者每年检查1次，较之年轻者每2年检查1次。

【用药宣教】

1. 本品可引起嗜睡，用药期间应谨慎驾驶车辆或操作机械。

2. 有生育能力的妇女使用本品时采取适当的避孕措施。

3. 用药后坐躺后缓慢起身。

4. 用药后避免饮酒。

氯普噻吨

【类别】噻吨衍生物类抗精神病药。

【作用机制】硫杂蒽类抗精神病药。本品通过阻断脑内多巴胺受体而改善精神障碍；也可抑制脑干网状结构上行激活系统，起镇静作用；还可抑制延髓的化学感受区起止吐作用；并具有抗抑郁及抗焦虑作用。

【适应证】用于急慢性精神分裂症，适用于伴有精神运动性激越、焦虑、抑郁症状的精神障碍。

【禁用与慎用】

1. 对本品过敏者、基底节病变者及昏迷、帕金森病或帕金森综合征、骨髓抑制、青光眼、尿潴留患者和6岁以下儿童禁用。

2. 心血管疾病（如心力衰竭、心肌梗死、传导异常）、癫痫患者及孕妇慎用。

【给药途径和剂量】

1. 剂量

（1）精神分裂症

1）成年人，口服给药，初始剂量为每次25～50mg，每日2～3次，随后逐渐增至每日400～600mg。维持剂量为每日100～200mg。

2）6岁以上儿童，初始剂量为每次25mg，每日3次，随后逐渐增至每日150～300mg。维持剂量为每日50～150mg。

（2）兴奋躁动、不合作者：成年人，90～150mg/d，分次肌内注射，好转改为口服。

2. 给药途径

（1）肌内注射：本品注射液深部肌内注射。

（2）口服给药。

【配伍禁忌】与培氟沙星有配伍禁忌。

【不良反应】

1. 代谢/内分泌系统　催乳素升高（溢乳、男子乳腺发育、月经失调、闭经）。

2. 免疫系统　过敏性皮疹。

3. 神经系统　抗胆碱能症状（如头晕、嗜睡、无力、直立性低血压、心悸、口干、便秘、视物模糊、排尿困难）、癫痫、恶性综合征。长期大量使用还可引起迟发性运动障碍。

4. 消化系统　肝功能损害。

5. 血液系统　粒细胞减少。

【相互作用】

1. 与抗胆碱药合用可使两者药效互为增强。

2. 与三环类抗抑郁药、单胺氧化酶抑制剂合用可使镇静和抗胆碱作用增强。

3. 与中枢神经系统抑制剂（如吸入全身麻醉药、巴比妥类等静脉全身麻醉药）合用能增强此类药物的药效。

4. 与肾上腺素合用可致血压下降。

5. 与抗酸药、泻药合用可减少本品的吸收。

6. 与抗惊厥药合用可使抗惊厥药作用减弱。

7. 与左旋多巴合用可抑制左旋多巴的抗震颤麻痹作用。

8. 本品可掩盖某些抗生素（如氨基糖苷类抗生素）的耳毒性。

【药动学】口服吸收迅速，1～3小时可达血药峰浓度，主要在肝内代谢，大部分经肾脏排泄，半衰期约为30小时。

【观察指标】

1. 定期检查肝功能和白细胞计数。

2. 观察中枢神经系统不良反应。

【用药宣教】

1. 用药期间不宜驾驶车辆、操作机械或高空作业。

2. 哺乳期妇女用药期间停止哺乳。

五氟利多

【类别】二苯丁基哌啶衍生物类抗精神病药。

【作用机制】长效口服抗精神病药。本品阻断脑内多巴胺受体和神经系统α受体，抗精神病作用强而持久，亦具有止吐作用及较弱的镇静作用。

【适应证】治疗各型精神分裂症，尤其适用于病情缓解者的维持治疗。

【禁用与慎用】

1. 对本品过敏者、帕金森病或帕金森综合征患者、基底节病变患者、骨髓抑制患者禁用。

2. 肝肾功能不全者、孕妇慎用。

【给药途径和剂量】

1. 成年人 口服给药，剂量为 20～120mg，每周 1 次。宜从一周 10～20mg 开始，逐渐增量，每 1～2 周增加 10～20mg。通常剂量为一周 30～60mg，待症状消失后继续巩固 3 个月，维持剂量为一周 10～20mg。

2. 儿童 应酌情减量。

【不良反应】

1. 心血管系统 心电图异常。

2. 代谢/内分泌系统 月经失调、溢乳。

3. 免疫系统 过敏性皮疹。

4. 神经系统 锥体外系反应（如静坐不能、急性肌张力障碍、类帕金森病）、嗜睡、恶性综合征。长期大量使用还可引发迟发性运动障碍。

5. 精神 抑郁反应、焦虑。

6. 消化系统 口干。

7. 血液系统 粒细胞减少。

8. 其他 乏力。

【相互作用】

1. 与中枢神经系统抑制剂合用可使中枢抑制作用增强。

2. 与降压药合用可增加发生直立性低血压的风险。

【药动学】口服吸收缓慢，24～27 小时达血药峰浓度，吸收后储存于脂肪组织，缓慢释放，并逐渐透入脑组织，大部分以原形形式随粪便排泄，小部分随尿液排泄。

【观察指标】

1. 定期检查肝功能与白细胞计数。

2. 监测心电图。

【用药宣教】

1. 用药期间不宜驾驶车辆、操作机械或高空作业。

2. 避免饮酒或饮用含有酒精的饮料。

3. 精神分裂症的疗程视病情而定，通常不少于 2 年。

4. 哺乳期妇女停止哺乳。

喹硫平

【类别】二苯并硫氮杂䓬类非典型抗精神病药。

【妊娠安全等级】C。

【作用机制】尚不明确。

【适应证】

1. 用于治疗精神分裂症。

2. 用于治疗双相障碍的躁狂发作。

3. 用于治疗双相障碍的抑郁发作。

【超说明书用药】

1. 用于抑郁症的治疗。

2. 与碳酸锂或丙戊酸钠合并使用，双相障碍维持期治疗辅助用药。

3. 双相障碍Ⅰ型躁狂相急性期（10～17 岁青少年）。

4. 精神分裂症（13～17 岁青少年）。

5. 重症抑郁辅助用药。

6. 双相障碍抑郁相急性期单一治疗。

【禁用与慎用】

1. 对本品过敏者禁用。

2. 肝功能不全者、心血管疾病患者、脑血管疾病或其他有低血压倾向患者、有癫痫发作史或癫痫发作阈值可能降低者、有吸入性肺炎发生风险者、有脑卒中风险因素者、有 QT 间期延长发生风险增加者、有睡眠呼吸暂停史或有睡眠呼吸暂停发生风险者、尿潴留患者、临床症状明显的前列腺增生患者、肠梗阻患者、眼内压升高者、闭角型青光眼或有上述病史者、帕金森病患者、有酗酒史或药物滥用史者、老年人慎用。

【给药途径和剂量】

1. 精神分裂症

（1）成年人，口服起始剂量为 25mg，可增加 25～50mg，第 2 日或第 3 日耐受 300～400mg/d，均为每日 2 次，可根据需要调整剂量为 25～50mg 每日 2 次，最大剂量 800mg/d。

（2）老年人：口服起始剂量为 25mg，每日 2 次，最大剂量 150～200mg/d。

2. 躁狂或痴呆 老年人：口服 25mg，每日 2 次。如有需要，每 2～7 日可增加至 25～50mg 每日 2 次，最大剂量为 200mg/d。

【不良反应】

1. 中枢神经系统 头晕、头痛、嗜睡、直立性低血压、心动过速、心悸。

2. 消化系统 口干、消化不良、便秘、厌食。

3. 代谢/内分泌系统 高血糖、糖尿病。

4. 呼吸系统 鼻炎、咽炎、咳嗽、呼吸困难。

5. 皮肤 皮疹、出汗。

6. 血液系统 白细胞减少症。

7. 其他 虚弱、发热、肌张力升高、发音障碍、流感综合征、体重增加、外周水肿。

【相互作用】

1. 巴比妥酸盐、卡马西平、苯妥英钠、利福平、硫代嘧啶可增加本品的清除率。

2. 本品可加重酒精对认知和运动的影响，增强降压药的作用，拮抗左旋多巴和多巴胺激动剂的作用。

3. 酮康唑、伊曲康唑、氟康唑、红霉素等均可降低本品的清除率。

4. 与圣约翰草合用可能引起头痛、头晕、出汗和躁动。

【药动学】从胃肠道吸收迅速完全，达峰时间为 1.5 小时，约 83%与蛋白质结合，在肝脏中经 CYP3A4 广泛代谢，73%随尿液排出，20%随粪便排出，半衰期为 6 小时。

【观察指标】

1. 定期监测体重，还应评估儿童患者的体重增量是否符合预期的正常生长。

2. 糖尿病患者应定期监测血糖控制是否恶化。伴糖尿病风险因素（如肥胖、有糖尿病家族史）者开始用药时及用药期间应定期监测空腹血糖。

3. 儿童和青少年开始用药时及用药期间应定期监测血压。

4. 白细胞计数偏低者或有药源性白细胞减少、中性粒细胞减少史者，开始用药的最初数月应频繁监测全血细胞计数。

5. 开始用药时或开始用药后不久，以及长期治疗期间每 6 个月对晶状体进行一次裂隙灯检查或其他适当的敏感度检查，以监测是否形成白内障。

6. 用药前及用药期间应定期监测促甲状腺素（TSH）和游离甲状腺素（T_4）。

7. 根据临床指征至少每年监测 1 次电解质和肝功能。

8. 用药前及开始用药后每 3 个月监测 1 次空腹血脂，若低密度脂蛋白水平正常，可每 2～5 年监测 1 次，或根据临床指征更为频繁地监测。

9. 定期监测心电图，特别是心血管疾病的患者。

【用药宣教】

1. 糖尿病患者仔细监测血糖水平。

2. 缓慢改变体位，以避免头晕、心悸和晕厥。

3. 避免饮酒和哺乳。

氯氮平

【类别】二氮䓬类抗精神病药。

【妊娠安全等级】B。

【作用机制】二苯氧氮杂䓬类抗精神病药。本品作用于中脑边缘系统的多巴胺受体，抑制多巴胺与 D_1 受体、D_2 受体结合，但对黑质纹状体的多巴胺受体影响较小，因此，抗精神病作用较强，而锥体外系反应少见。该药还可阻断 5-羟色胺、α-肾上腺素能、组胺 H_1 和胆碱能受体。

【适应证】用于治疗难治性精神分裂症。

【超说明书用药】

1. 分裂情感性障碍。

2. 严重强迫症。

3. 双相情感障碍。

4. 痴呆相关的行为障碍。

【禁用与慎用】

1. 对本品过敏者，严重心、肝、肾疾病患者，低血压、青光眼、骨髓增生障碍、未有效控制的癫痫、麻痹性肠梗阻、曾因使用本品导致粒细胞缺乏或严重粒细胞减少、严重中枢神经系统（CNS）抑制或处于昏迷状态的患者，孕妇禁用。

2. 有癫痫发作史或其他癫痫易感因素（如 CNS 疾病、使用其他可诱发癫痫的药物、酗酒）者，心血管疾病患者，有低血压倾向（如脱水、使用降压药）者，脑血管疾病或有脑血管不良反应风险因素者，肺部疾病患者，曾因使用其他药物导致粒细胞缺乏者，轻至中度心、肝、肾疾病患者，前列腺增生患者，接受全身麻醉的患者，有明显电解质紊乱（尤其是低钾血症）风险者慎用。

【给药途径和剂量】

1. *难治性精神分裂症*　成年人，口服给药，初始每次 12.5mg，每日 1～2 次。如耐受良好，可每日增量 25～50mg，直至第 2 周末达常用治疗剂量每日 200～400mg（分 3 次服用）。随后，可每周增量 1～2 次，每次最多增量 100mg。最大日剂量为 600mg。维持剂量为每日 100～200mg。

2. *单用或作为辅助药物用于难治性双相障碍急性躁狂发作或难治性双相障碍的维持治疗*　成年人，口服给药，初始每日 25mg，以 25mg 的幅度增量，日剂量为 100～300mg，最大日剂量为 550mg。

3. *帕金森病的精神病性症状*　成年人，口服给药，初始剂量为每日 6.25mg，分 1～2 次给药，每 3～7 日增量 6.25mg 或 12.5mg，最大日剂量为 50mg。

【不良反应】

1. *心血管系统*　直立性低血压、心动过速、心电图改变、心肌炎、心包炎、心包积液、心肌病、心力衰竭、心肌梗死、二尖瓣关闭不全。

2. *消化系统*　恶心、口干、便秘、唾液分泌过多。

3. 血液系统　粒细胞缺乏症。

4. 中枢神经系统　癫痫发作、短暂发热和镇静、神经阻滞剂恶性综合征、异常反应。

5. 代谢系统　高血糖、糖尿病。

6. 泌尿系统　尿潴留。

7. 其他　因严重的血液系统、心血管系统和呼吸系统不良反应而死亡率增加。

【相互作用】

1. 与酒精及其他中枢神经系统抑制剂合用增加中枢抑制作用。

2. 与抗胆碱能药物合用增强抗胆碱能作用。

3. 与降压药合用可能会加剧低血压。

【药动学】口服吸收迅速完全，平均达峰时间为2.5小时（1～6小时），分布至各组织，并可通过血脑屏障。血浆蛋白结合率约为97%，在肝脏代谢，其代谢物均无生物学活性，约50%的给药量随尿液排泄，30%随粪便排泄，消除半衰期（$t_{1/2}$）为8小时（4～12小时）。

【观察指标】

1. 用药前应监测白细胞计数（WBC）和中性粒细胞计数（ANC）。开始治疗后的6个月内每周监测1次，若监测结果均符合规定（WBC≥3.5×10^9/L，ANC≥2×10^9/L），在后续6个月的治疗中可每2周监测1次，若这6个月内监测结果仍符合规定，此后可每4周监测1次。若停止本品治疗（无论何种原因），应于停药后的至少4周内每周监测1次，直至WBC≥3.5×10^9/L、ANC≥2×10^9/L。

2. 用药前及用药期间定期监测血脂、电解质、心电图。

3. 用药前及用药3个月后检查血压，以后每年检查1次。

4. 用药前及用药的第4、8、12周监测体重、体重指数，随后每季度监测1次。如体重增加≥初始体重的5%，考虑更换其他抗精神病药。

5. 糖尿病患者应定期监测血糖，以防血糖进一步升高。有糖尿病易感因素（如肥胖、有糖尿病家族史）的患者，在用药前及用药期间应监测空腹血糖。使用非典型抗精神病药的患者，一旦出现烦渴、多尿、多食和虚弱，应监测空腹血糖。

6. 进行眼科检查（40岁以上者每年检查1次，较年轻者每2年检查1次）。

7. 如果停药，密切观察精神症状的复发情况。

【用药宣教】

1. 治疗期间不要从事任何危险活动。

2. 缓慢进行体位变化，避免直立性低血压。

3. 遵医嘱服药，不得擅自调整。

4. 避免饮酒和哺乳。

奥氮平

【类别】二氮䓬类抗精神病药。

【妊娠安全等级】C。

【作用机制】非典型性抗精神病药，能与5-$HT_{2A/2C}$、多巴胺、毒蕈碱M_1～M_5、组胺H_1和肾上腺α_1受体结合，并有拮抗作用。

【适应证】

1. 用于治疗精神分裂症。

2. 用于治疗中度、重度躁狂发作。

3. 用于预防双相障碍复发。

【超说明书用药】

1. 用于化疗相关性呕吐的治疗。

2. 用于13～17岁青少年精神分裂症。

3. 抑郁症。

4. 阿尔茨海默病。

【禁用与慎用】

1. 对本品过敏者、有闭角型青光眼风险的患者禁用。

2. 前列腺增生患者、麻痹性肠梗阻或相关病症患者、有麻痹性肠梗阻或相关病史者、丙氨酸氨基转移酶和（或）天冬氨酸氨基转移酶升高者、有肝功能损害症状或体征或局限性肝功能不全者、白细胞和（或）中性粒细胞减少者、有药物所致骨髓抑制或相关毒性作用病史者、放疗或化疗导致骨髓抑制的患者、嗜酸性粒细胞增多者、骨髓增生症患者、有惊厥发作史或有惊厥阈值降低风险因素的患者慎用。

【给药途径和剂量】

1. 精神分裂症　成年人，口服，推荐起始剂量为每次10mg，每日1次。

2. 中度、重度躁狂发作　成年人，口服，单药治疗时起始剂量为每次15mg，每日1次；联合治疗时则为每次10mg，每日1次。

3. 预防双相障碍复发　成年人，口服，起始剂量为每日10mg。

【不良反应】

1. 中枢神经系统　嗜睡、头晕、头痛、躁动、失眠、紧张、敌意、焦虑、人格障碍、静坐不能、震颤、失忆、欣快、口吃、锥体外系反应、迟发性运动障碍。

2. 心血管系统　直立性低血压、心动过速。

3. 消化系统　腹痛、便秘、口干、食欲增加、流涎增多、恶心、呕吐及肝功能指标升高。

4. 代谢　高血糖、糖尿病。

5. 泌尿生殖系统　经前综合征、血尿、尿失禁、子宫出血。

6. 呼吸系统　鼻炎、咳嗽、咽炎、呼吸困难。

7. 皮肤　皮疹。

8. 其他　体重增加、发热、背痛和胸痛、周围和下肢水肿、关节痛、抽搐。

【相互作用】

1. 可能增强降压药的降压作用。

2. 与其他中枢神经系统抑制剂、酒精合用能增强中枢抑制作用。

3. 与卡马西平、奥美拉唑、利福平合用可促进奥氮平的代谢和清除。

4. 氟伏沙明可抑制奥氮平的代谢和清除。

5. 与圣约翰草合用可能引起5-羟色胺综合征，如头痛、头晕、出汗、躁动。

【药动学】口服吸收良好，5～8 小时达 C_{max}，其血浆蛋白结合率约为 93%，不能透过血脑屏障，在肝脏主要通过与葡萄糖醛酸结合和氧化途径代谢，约 57%的药物随尿液排泄，主要为代谢产物，清除半衰期为 21～54 小时。

【观察指标】

1. 开始用药时及用药期间定期监测空腹血糖。

2. 开始用药时及用药期间定期监测血脂。

3. 用药期间定期监测体重。

4. 有白细胞计数偏低史或有药源性白细胞减少史者，开始用药的最初数月应频繁监测全血细胞计数（CBC）。

5. 用药前监测血压，开始用药后 3 个月再次监测，之后每年监测 1 次。

6. 每年及有临床指征时监测肝功能。

7.40 岁以上者每年进行眼科检查，较之年轻者每 2 年检查 1 次。

8. 监测癫痫发作，特别是老年人和认知障碍患者。

【用药宣教】

1. 不要开车或从事有潜在危险的活动。

2. 避免饮酒和哺乳。

舒必利

【类别】苯甲酰胺类抗精神病药。

【作用机制】苯甲酰胺类抗精神病药。本品可选择性阻断中脑边缘系统的多巴胺受体，对其他递质受体影响较小，抗胆碱作用较轻，无明显镇静和抗兴奋躁动作用。此外，本品还具有抗抑郁、强止吐和抑制胃液分泌作用。

【适应证】

1. 用于精神分裂症。对抑郁症状有一定疗效。

2. 用于止吐。

【禁用与慎用】

1. 对本品过敏者及高血压、严重心血管疾病、严重肝病、嗜铬细胞瘤、催乳素瘤患者禁用。

2. 基底节病变、帕金森综合征、癫痫、严重中枢神经抑制状态者，轻中度心血管疾病或疑似有此类疾病的患者，QT 间期延长、易发生 QT 间期延长（如明显心动过缓、低钾血症）、肾功能不全者，体力衰竭伴脱水、营养不良等症状的患者，有血栓栓塞性疾病发生风险（如不宜运动、长期卧床、肥胖、脱水）的患者，儿童、老年人慎用。

【给药途径和剂量】

1. 剂量

精神分裂症：成年人，口服初始剂量为每次 100mg，每日 2～3 次，逐渐增至每日 600～1200mg。维持剂量为每日 200～600mg，或每次 100mg 肌内注射，每日 2 次。或木僵、违拗患者，每次 100～200mg，每日 1 次，静脉滴注，可逐渐增至每日 300～600mg，每日剂量不超过 800mg。

2. 给药途径

（1）肌内注射：本品注射液深部肌内注射。

（2）静脉滴注：缓慢滴注，滴注时间不得少于 4 小时。

（3）口服给药。

【配伍禁忌】与阿托品有配伍禁忌。

【不良反应】

1. 心血管系统　QT 间期延长、室性心动过速、血栓栓塞、血压升高、血压降低、心动过速。

2. 代谢/内分泌系统　溢乳、男子乳腺发育、乳房肿胀、体重增加。

3. 呼吸系统　鼻塞。

4. 肌肉骨骼系统　肩部肌肉僵硬。

5. 泌尿生殖系统　急性肾功能不全、射精障碍、勃起功能障碍、排尿困难、性欲减退、尿频、月经异常。

6. 神经系统　神经阻滞剂恶性综合征、惊厥、锥体外系反应、运动障碍、睡眠障碍、困倦、头痛、头重、头晕、麻木、共济失调、健忘、发呆。

7. 精神　不安、焦躁、幻觉、兴奋、躁狂、多动、淡漠。

8. *消化系统*　天冬氨酸氨基转移酶升高、丙氨酸氨基转移酶升高、γ-谷氨酰转肽酶升高、碱性磷酸酶升高、黄疸、食欲缺乏、恶心、呕吐、口干、便秘、腹部不适、腹泻、胃灼热、腹痛、食欲过盛。

9. *血液系统*　粒细胞缺乏、白细胞减少。

10. *皮肤*　皮疹、瘙痒、多汗。

11. *眼*　视力障碍、眼沉重感、视觉闪烁。

12. *其他*　发热、胸闷、水肿、乏力、倦怠、腰痛、燥热及注射部位红肿、疼痛、硬结。

【相互作用】

1. 与中枢神经系统抑制剂（如巴比妥酸衍生物、麻醉药）合用对中枢神经抑制有协同作用。

2. 与引起QT间期延长的药物（如丙米嗪、匹莫齐特）合用可能出现QT间期延长、室性心律失常等严重不良反应。

3. 与苯甲酰胺类药（如甲氧氯普胺、硫必利）、吩噻嗪类药（如氯丙嗪）、苯丁酮类药（如氟哌啶醇）合用易发生内分泌功能紊乱及锥体外系反应。

4. 与洋地黄类药（如地高辛、洋地黄毒苷）合用可能掩盖洋地黄类药达饱和浓度时引起的恶心、呕吐及食欲缺乏症状。

【药动学】口服缓慢吸收，2小时后达血药浓度峰值，在体内迅速分布于组织中，不易穿过血脑屏障，40%与血浆蛋白结合，95%主要以原形药形式随尿液和粪便排泄，血浆半衰期为8～9小时。

【观察指标】

1. 定期监测患者的血压。

2. 定期监测白细胞水平、肝肾功能及心电图。

【用药宣教】

1. 在医师指导下逐渐减量，不要擅自停药。

2. 避免饮酒或饮用含有酒精的饮料。

3. 用药期间行动缓慢。

4. 用药后可能出现嗜睡、头晕等症状，避免驾驶车辆等危险行为。

氨磺必利

【类别】苯甲酰胺类抗精神病药。

【作用机制】苯甲酰胺的衍生物。本品可选择性地与边缘系统多巴胺 D_2、D_3 受体结合。小剂量有振奋、激活作用，用于精神分裂症阴性症状；大剂量有镇静作用，可用于精神分裂症急性期及控制其阳性症状。

【适应证】用于治疗精神分裂症。

【禁用与慎用】

1. 对本品过敏者及嗜铬细胞瘤、催乳素依赖性肿瘤、重度肾功能不全患者和15岁以下儿童、哺乳期妇女禁用。

2. 帕金森病患者、有脑卒中风险因素的患者、有血栓栓塞风险因素的患者、有癫痫病史者、有乳腺癌病史或家族史者、老年人慎用。

【给药途径和剂量】成年人，口服给药，推荐剂量为每日400～800mg，最大日剂量为1200mg。阴性症状占优势阶段的推荐剂量为每日50～300mg。

【不良反应】

1. *心血管系统*　低血压、心动过缓、QT间期延长、室性心律失常、心室颤动、心脏停搏、猝死、血压升高、静脉血栓栓塞、深静脉血栓。

2. *代谢/内分泌系统*　血催乳素水平升高、良性垂体肿瘤、高血糖症、高三酰甘油血症、高胆固醇血症、低钠血症、抗利尿激素不适当分泌综合征、体重增加。

3. *呼吸系统*　鼻充血、吸入性肺炎。

4. *肌肉骨骼系统*　骨质减少、骨质疏松症。

5. *泌尿生殖系统*　性高潮障碍、尿潴留。

6. *神经系统*　意识模糊、锥体外系反应、嗜睡、迟发性运动障碍、癫痫发作、神经阻滞剂恶性综合征。

7. *精神*　失眠、焦虑、激动。

8. *消化系统*　肝酶（主要为氨基转移酶）升高。便秘、恶心、呕吐、口干。

9. *血液系统*　白细胞减少、中性粒细胞减少、粒细胞缺乏。

10. *皮肤*　血管神经性水肿、荨麻疹。

11. *眼*　视物模糊。

【相互作用】

1. 与西酞普兰、艾司西酞普兰、多潘立酮、羟嗪、哌喹合用可增加室性心律失常的发生风险，尤其是尖端扭转型室性心动过速。

2. 与其他精神镇静类药（镇痛药、止咳药、催眠药、H_1 抗组胺镇静药、巴比妥类药、苯二氮䓬类药）、抗焦虑药、抗抑郁药（如阿米替林、多塞平、米安色林、米氮平、曲米帕明）、中枢降压药、巴氯芬、沙利度胺、羟丁酸钠合用可增强对中枢神经系统的抑制作用，降低警觉性。

3. 与多巴胺能激动药（如左旋多巴、金刚烷胺、吗啡、溴隐亭、卡麦角林、喹高利特、恩他卡朋、培高利特、吡贝地尔、普拉克索、罗匹尼罗）合用可使作用相互拮抗。

【药动学】第 1 个吸收峰为服药后 1 小时，第 2 个吸收峰为服药后 3～4 小时，血浆蛋白结合率为 16%，代谢较少，以原形随尿液排泄，消除半衰期约为 12 小时。

【观察指标】

1. 对于准备接受长期精神镇静药治疗的患者，心电图应作为早期评估的一部分。

2. 糖尿病或有糖尿病风险因素的患者用药期间应适当监测血糖。

3. 密切观察锥体外系反应。

【用药宣教】

1. 逐渐减量至停药，以避免出现停药症状。

2. 可引起嗜睡和视物模糊，从而影响驾驶和操作机械的能力。

3. 避免饮酒或饮用含有酒精的饮料。

硫必利

【类别】苯甲酰胺类抗精神病药。

【作用机制】本品对中脑边缘系统多巴胺能神经功能亢进有抑制作用，对纹状体多巴胺能神经运动障碍有拮抗作用，从而产生安定、镇静作用。

【适应证】

1. 用于舞蹈症、抽动秽语综合征。

2. 用于老年性精神病。

3. 用于慢性酒精中毒所致的精神障碍。

4. 用于头痛、痛性痉挛、神经肌肉痛。

【超说明书用药】

1. 用于迟发性运动障碍。

2. 治疗 7 岁以下精神运动不稳定或抽动秽语综合征。

【禁用与慎用】

1. 对本品过敏者及嗜铬细胞瘤、催乳素依赖性肿瘤（如垂体催乳素瘤）或乳腺肿瘤患者禁用。

2. 肝肾功能不全者、心血管疾病或有家族 QT 间期延长病史者、严重循环系统障碍者、脱水者、营养不良者、存在脑卒中风险的患者、孕妇慎用。

【给药途径和剂量】

1. 舞蹈症、抽动秽语综合征

（1）成年人，口服，初始剂量为每日 150～300mg，分 3 次服用，随后逐渐增至每日 300～600mg，维持剂量为每日 150～300mg。

（2）7～12 岁儿童，口服，平均每次 50mg，每日 1～2 次。

（3）7 岁以下儿童，口服，每日 150～500mg，分 2～3 次口服。

2. 老年性精神运动障碍、迟发性运动障碍　成年人，口服，初始剂量为每日 100～200mg，分次服用，随后逐渐增至每日 300～600mg。

3. 慢性酒精中毒所致的精神障碍

（1）成年人，口服每日 150mg，或静脉注射/静脉滴注，每次 100～200mg，每日 200～600mg。

（2）儿童，应减量。

4. 头痛、痛性痉挛、神经肌肉痛　成年人，口服初始剂量为每日 200～400mg，连服 3～8 日，维持剂量为每次 50mg，每日 3 次。

【不良反应】

1. 心血管系统　QT 间期延长、心律失常、心室颤动、心搏骤停、猝死。

2. 代谢/内分泌系统　血清催乳素升高。

3. 神经系统　旋转性眩晕或眩晕感、头痛、帕金森综合征及伴随症状、多动症、张力障碍、严重运动功能障碍、困倦、失眠、嗜睡、头晕。

4. 精神　沉静、不安、冷淡。

5. 消化系统　口干、便秘。

6. 其他　无力、疲乏、体重增加。

【相互作用】

1. 与可引起心动过缓的药物、可引起电解质失衡的药物、Ⅰa 类抗心律失常药、Ⅲ类抗心律失常药、抗抑郁药合用可能引起 QT 间期延长、尖端扭转型室性心动过速。

2. 与中枢神经系统抑制剂合用可增强中枢抑制作用。

3. 与降压药合用可能增强降压药的药效，增加发生直立性低血压的风险。

4. 与左旋多巴合用可发生拮抗。

【药动学】吸收迅速，达峰时间为 1 小时，血浆蛋白结合率较低，体内分布迅速，主要以原形随尿液排泄，血浆半衰期为 3～4 小时。

【观察指标】

1. 密切观察精神神经症状改善情况。

2. 对心动过缓（心率低于 55 次/分）、电解质失衡（尤其是低血钾）、先天性 QT 间期延长的患者进行危险因素监测。

【用药宣教】

1. 用药期间避免驾驶车辆或操作机械。

2. 避免饮酒或饮用含有酒精的饮料。

3. 哺乳期妇女慎用。

碳酸锂

【类别】抗精神病药。

【妊娠安全等级】D。

【作用机制】以锂离子形式发挥作用，抗躁狂发作机制为抑制神经末梢钙离子依赖性的去甲肾上腺素和多巴胺释放，促进神经细胞对突触间隙中去甲肾上腺素的再摄取，增加其转化和灭活，从而使去甲肾上腺素浓度降低，还可促进5-羟色胺合成和释放，有助于情绪稳定。

【适应证】

1. 用于治疗躁狂症，对躁狂和抑郁交替发作的双相障碍有极好的治疗和预防复发作用，对反复发作的抑郁症亦有预防发作作用。

2. 用于治疗分裂-情感性精神病。

【超说明书用药】

1. 用于甲状腺功能亢进症。

2. 用于腹泻。

3. 用于偏头痛。

4. 用于治疗粒细胞减少。

5. 用于急性或复发性抑郁、精神分裂症、冲动控制障碍、酒精依赖、抗肿瘤药物诱导的中性粒细胞减少症、再生障碍性贫血、抗利尿激素分泌失调综合征、周期性中性粒细胞减少症。

【禁用与慎用】

1. 肾功能不全者、严重心脏疾病患者、严重衰弱患者、脱水者、钠离子缺乏者、低钠饮食或服用利尿药者、12岁以下儿童、妊娠早期妇女禁用。

2. 脑器质性疾病、严重躯体疾病、低钠血症患者慎用。

【给药途径和剂量】

1. *成年人*　口服，按20～25mg/kg计算，治疗剂量为每日600～2000mg，分2～3次服用；维持剂量为每日500～1000mg。缓释片治疗剂量为每日900～1500mg，分1～2次服用；维持剂量为每日600～900mg。

2. *12岁以上儿童*　口服，从低剂量开始用药，根据血清锂浓度缓慢增量。

【不良反应】

1. *心血管系统*　心律失常、低血压、外周循环衰竭、伴严重心动过缓的窦房结功能障碍、Brugada综合征发作、心电图改变。

2. *代谢/内分泌系统*　口渴、尿糖、甲状腺功能减退（包括黏液性水肿）、碘-131摄取增加、甲状腺功能亢进、脱水、体重减少、短暂性高血糖、高钙血症、甲状旁腺功能亢进、体重增量过多、低血糖。

3. *肌肉骨骼系统*　肌无力、肌肉应激、踝关节或腕关节肿胀、关节肿胀和（或）疼痛、多关节疼痛。

4. *泌尿生殖系统*　多尿、稀释尿量大、肌酐清除率下降、蛋白尿、少尿、性功能障碍、阳痿、肾病综合征。

5. *神经系统*　手细震颤、嗜睡、缺乏协调、眩晕、共济失调、震颤、舞蹈手足徐动症、深部腱反射亢进、锥体外系反应、假性脑瘤、脑电图改变、昏睡、头痛、周围神经病。

6. *精神*　妄想。

7. *消化系统*　恶心、腹泻、呕吐、厌食、胃炎、唾液腺肿胀、腹痛、流涎过多、胃肠胀气、消化不良、口干、口腔金属味、味觉障碍、口腔咸味、唇肿胀、龋病、便秘。

8. *血液系统*　白细胞增多、血小板增多。

9. *皮肤*　头发干燥变薄、脱发、皮肤麻木、痤疮、慢性毛囊炎、皮肤干燥症、银屑病、银屑病恶化、伴或不伴皮疹的泛发性瘙痒、皮肤溃疡、血管神经性水肿、手指和足趾痛性变色、四肢寒冷、弥散性红斑瘙痒性斑丘疹。

10. *眼*　视物模糊、短暂性暗点、眼球突出。

11. *耳*　耳鸣。

12. *其他*　不适、疲乏、胸闷、发热。

【相互作用】

1. 与卡马西平、氟哌啶醇、吩噻嗪合用，增加神经毒性、锥体外系反应和迟发性运动障碍的风险。

2. 与利尿药、非甾体抗炎药、甲基多巴、丙磺胺、四环素类药物合用降低锂离子的肾脏清除率，增加药物毒性。

3. 与茶碱、尿素、碳酸氢钠、枸橼酸钠或枸橼酸钾合用增加锂的肾脏清除率，降低其药理作用。

【药动学】口服吸收快速而完全，0.5小时达血药峰浓度，不与血浆和组织蛋白结合，广泛分布于全身各组织，绝大部分经肾排出，80%可由肾小管重吸收，清除半衰期为12～24小时。

【观察指标】

1. 监测药物反应。

2. 定期监测血清锂浓度。急性治疗期每1～2周监测1次，维持治疗期每月监测1次。应于次日晨即末次用药后12小时取血。急性治疗期的血清锂浓度为0.6～1.2mmol/L，维持治疗期的血清锂浓度为0.4～0.8mmol/L，1.4mmol/L视为有效浓度的上限，超过此值易发生锂中毒。

3. 治疗前和治疗期间应监测肾功能。定期进行尿液分析和其他检验可能有助于评估肾小管功能（如禁水一段时间后的尿比重或渗透压、24 小时尿量）和肾小球功能（如血清肌酐、肌酐清除率、蛋白尿）。

4. 对甲状腺功能减退者，在本品稳定维持治疗期内谨慎监测甲状腺功能，以纠正变化的甲状腺参数和（或）调整本品的剂量。

5. 监测患者的锥体外系反应。

6. 患者每日需要称重，检查足踝、胫骨和手腕有无水肿。

【用药宣教】

1. 用药期间避免驾驶车辆或操作机械。

2. 咖啡因可能增加碳酸锂的排泄，降低药效。用药期间最好避免食用含有咖啡因的饮料或食物（如咖啡、可乐、巧克力）。

3. 哺乳期妇女如果用药，停止哺乳。

阿立哌唑

【类别】其他抗精神病药。

【妊娠安全等级】C。

【作用机制】新型非典型性抗精神病药。多巴胺 D_2 和 5-HT_{1A} 受体的部分激动剂，也是 5-HT_{2A} 受体拮抗剂。

【适应证】用于治疗精神分裂症。

【超说明书用药】

1. 每日口服 5～10mg，治疗 Meige 综合征。

2. 治疗 6～17 岁儿童孤独症相关的易激惹症状。

3. 与碳酸锂或丙戊酸钠合用作为成年人双相障碍Ⅰ型辅助用药。

4. 10～17 岁儿童双相障碍Ⅰ型狂躁或混合状态。

5. 6～18 岁儿童抽动秽语综合征。

6. 成年人重症抑郁辅助用药。

7. 3～17 岁青少年精神分裂症。

【禁用与慎用】

1. 对本品过敏者禁用。

2. 心血管疾病（有心肌梗死、缺血性心脏病、心力衰竭或传导异常病史）、脑血管疾病、易发生低血压（如脱水、低血容量、降压药治疗）患者（本品可导致直立性低血压）及有发生吸入性肺炎风险者、有癫痫病史或癫痫阈值较低（如阿尔茨海默病）者慎用。

【给药途径和剂量】

1. 剂量

（1）成年人，口服推荐起始剂量和治疗剂量为每次 10mg 或 15mg，每日 1 次。

（2）13～17 岁儿童，推荐目标剂量为每日 10mg。起始剂量为每次 2mg，每日 1 次，2 日后增至每日 5mg，再过 2 日后增至每日 10mg。此后，以 5mg 的幅度增加剂量，最大日剂量为 30mg。

2. 给药途径

（1）口服给药：药片用温水送服。

（2）口腔崩解片：请直接将药片放于口中，不需饮水，药片能自行溶解，然后随唾液吞咽。

【不良反应】

1. 中枢神经系统　焦虑、失眠、头晕、嗜睡、静坐不动、震颤、锥体外系反应、抑郁、紧张、唾液增多、敌意、自杀念头、狂躁反应、步态异常、意识混乱、齿轮样僵硬。

2. 心血管系统　高血压、心动过速、低血压、心动过缓。老年痴呆相关精神病患者的卒中风险增加。

3. 消化系统　恶心、呕吐、便秘、厌食。

4. 血液系统　瘀斑、贫血。

5. 代谢系统　体重增高、体重减轻、高血糖、糖尿病、肌酸激酶增加。

6. 肌肉骨骼　肌肉痉挛。

7. 呼吸系统　鼻炎、咳嗽。

8. 皮肤　皮疹。

9. 其他　头痛、体虚、发热、流感样症状、外周水肿、胸痛、颈痛、颈僵硬、视物模糊。

【相互作用】

1. 卡马西平会降低阿立哌唑水平。

2. 酮康唑、奎尼丁、氟西汀、帕罗西汀可能增加阿立哌唑水平。

3. 与降压药合用可能增强降压药的作用。

4. 圣约翰草可能会降低本品的水平。

【药动学】口服吸收良好，3～5 小时可达 C_{max}，可透过血脑屏障，在肝脏中通过 3 种生物转化途径代谢，即脱氢、羟基化、*N*-脱烷基，CYP3A4 和 CYP2D6 参与脱氢和羟基化，CYP3A4 参与 *N*-脱烷基，约 25%的给药量随尿液排泄，约 55%的给药量随粪便排泄，小于 1%的原形药物随尿液排泄，约 18%的给药量以原形随粪便排泄，消除半衰期约为 75 小时。

【观察指标】

1. 糖尿病患者开始使用非典型抗精神病药时，应定期监测血糖控制有无恶化；有糖尿病风险因素（如肥胖、糖尿病家族史）的患者开始使用非典型抗精神病药时和用药期间应定期监测空腹血糖。

2. 推荐监测体重，儿童用药时应监测体重增量，对体重增长不符合正常生长预期者应进行评估。

3. 有白细胞计数、中性粒细胞绝对计数严重偏低史者或有药源性白细胞减少、中性粒细胞减少史者，用药的最初数月应频繁监测全血细胞计数。

4. 用药前、用药第 3 个月应监测血压，此后每年监测 1 次。

5. 用药期间每年或根据临床指征监测电解质、肝功能。

6. 用药前、用药第 3 个月应监测血脂，若低密度脂蛋白数值正常，可每 2～5 年监测 1 次或根据临床指征更频繁地监测。

7. 进行眼科检查，年龄超过 40 岁者每年检查 1 次，较之年轻者每 2 年检查 1 次。

【用药宣教】

1. 用药期间避免驾驶车辆及操作机械。

2. 避免饮酒或饮用含有酒精的饮料。

3. 用药期间坐躺后缓慢起身。

4. 用药期间剧烈运动、过热或脱水状态时要多饮水以防脱水。

5. 哺乳期妇女如需用药，停止哺乳。

6. 请逐步减量停药。

利培酮

【类别】其他抗精神病药。

【妊娠安全等级】C。

【作用机制】非典型抗精神病药。本品对多巴胺 D_2 受体、5-羟色胺 2 受体、α_1-肾上腺素受体、α_2-肾上腺素受体和组胺 1 受体具高度亲和力。本品与传统的抗精神病药相比，较少引起锥体外系反应。

【适应证】

1. 用于治疗急慢性精神分裂症及其他多种精神病性状态的明显阳性症状和阴性症状，亦可减轻与精神分裂症相关的情感症状。

2. 用于治疗双相情感障碍的躁狂发作，可单用或与锂剂、丙戊酸盐联用。

3. 用于孤独症相关的易激惹。

4. 用于智力低下或精神发育迟滞及品行障碍相关的持续攻击或其他破坏性行为。

【超说明书用药】

1. 用于 13 岁及以上儿童精神分裂症。

2. 5 岁以上儿童孤独症相关的易激惹症状。

3. 10 岁以上儿童 I 型双相障碍。

4. 有痴呆相关精神症状患者的管理。

5. 智力障碍患者行为障碍的辅助治疗。

【禁用与慎用】

1. 对本品或帕利哌酮过敏者、患有痴呆相关精神病老年人及 QT 间期延长、雷诺综合征、脑肿瘤、严重中枢神经系统抑制、头部创伤、自杀意念、迟发性运动障碍患者和长期阳光（紫外线）照射者、孕妇、哺乳期妇女禁用。

2. 肾病、肝病、心血管疾病（有心肌梗死或心肌缺血史、心力衰竭、传导异常）、脑血管疾病、有低血压倾向（如脱水、低血容量）、有吸入性肺炎风险、有心律失常史、先天性长 QT 间期综合征、有癫痫发作或其他潜在降低癫痫发作阈值病史、帕金森病、伴有影响代谢或血流动力学应答的疾病或状况、暴露于极端温度的患者慎用。

【给药途径和剂量】

1. 剂量

（1）精神分裂症

1）成年人，口服每日 1～2 次。起始剂量为每日 1mg，约 1 周内逐渐将剂量增至每日 2～4mg，第 2 周内可逐渐增至每日 4～6mg。最适剂量为每日 2～6mg。日剂量一般不超过 10mg。或肌内注射，每次 25mg，每 2 周 1 次。

2）13～17 岁儿童，口服起始剂量为每次 0.5mg，每日早晨或晚上服用。

（2）双相情感障碍的躁狂发作

1）成年人，口服起始剂量为每次 1～2mg，每日 1 次。

2）10～17 岁儿童，口服起始剂量为每次 0.5mg，每日早晨或晚上服用。

（3）孤独症相关的易激惹

1）体重大于 15kg 且小于 20kg 的 5～17 岁儿童，口服起始剂量为每日 0.25mg，至少间隔 4 日后，可增至推荐剂量每日 0.5mg。

2）体重≥20kg 的 5～17 岁儿童，口服起始剂量为每日 0.5mg，至少间隔 4 日后，可增至推荐剂量每日 1mg。

（4）智力低下或精神发育迟滞及品行障碍相关的持续攻击或其他破坏性行为

1）体重小于 50kg，口服起始剂量为每日 0.25mg。

2）体重≥50kg 的 5～17 岁儿童，口服起始剂量为每日 0.5mg。

2. 给药途径

（1）肌内注射：注射用微球不得静脉给药。在三角肌或臀肌深部肌内注射，三角肌注射时选用 2.54cm 的针头在左右两臂交替注射，臀肌注射时选用 5.08cm 的针头在左右两臀交替注射；首次使用注射用微球时，应同时使用本品口服制剂或其他抗精神病药，并继续连用 3 周，以确保在注射剂到达主要释放阶段前维持充分的治疗浓度。若停用本品注射用微球后需再次使用，应补充给予本品口服制剂或其他抗精神病药；本品注射用微球复溶后不得储存，应尽快使用。本品注射液深部肌内注射。

（2）口服给药：本品可与或不与食物同服；口服液可直接用校准吸管给予，亦可与饮料（可乐或茶除外）混合后服用。

【配伍禁忌】禁止与其他药物混合。

【不良反应】

1. 中枢神经系统　镇静、嗜睡、头痛、短暂视物模糊、失眠、抑郁、激动、焦虑、做梦增多、头晕、紧张症、锥体外系反应（静坐不能、肌张力障碍、帕金森病）。

2. 心血管系统　QT 间期延长、心动过速。

3. 消化系统　口干、消化不良、恶心呕吐、腹泻、便秘、腹痛、肝功能指标升高。

4. 内分泌系统　泌乳。

5. 代谢　高血糖、糖尿病。

6. 呼吸系统　鼻炎、咳嗽、呼吸困难。

7. 皮肤　光敏感。

8. 泌尿生殖系统　尿潴留、月经过多、性欲减退、勃起功能障碍、性功能障碍。

9. 其他　直立性低血压、出汗、虚弱、疲劳。

【相互作用】

1. 本品可增强某些降压药的作用。

2. 本品可拮抗溴隐亭、卡麦角林、左旋多巴、培高立特、普拉克索、罗匹尼洛的抗帕金森作用。

3. 卡马西平可能会降低本品水平。

4. 氯氮平可能会增加本品水平。

【药动学】口服吸收良好，分布迅速，血浆蛋白结合率为 90%，在肝脏广泛代谢，主要代谢途径为经 CYP2D6 羟基化形成 9-羟基利培酮，次要代谢途径则为 *N*-脱烷基化，主要随尿液排泄，较少随粪便排泄，消除半衰期为 3 小时（原形药）和 24 小时（9-羟利培酮）。

肌内注射微球，有少量的初始释放（＜1%的给药量），经过 3 周的滞后时间后开始主要释放，持续至第 4～6 周，第 7 周释放减弱。

【观察指标】

1. 对糖尿病患者，应定期监测是否出现血糖控制恶化；对有糖尿病风险因素（如肥胖、有糖尿病家族史）的患者，开始应用本品治疗时应监测空腹血糖，并于治疗期间定期监测。任一患者治疗期间出现高血糖症状，应监测空腹血糖。

2. 推荐监测体重。应评估儿童患者的体重增量是否符合预期的正常生长。

3. 有白细胞计数严重偏低史者或有药源性白细胞减少、中性粒细胞减少史者，应于开始本品治疗后的前几个月频繁监测全血细胞计数。

4. 治疗前和开始本品治疗后 3 个月监测血压，之后每年监测 1 次。

5. 每年和有临床指征时监测肝功能、肾功能。

6. 治疗前和开始本品治疗后 3 个月监测空腹血脂，之后若低密度脂蛋白（LDL）水平正常，则每 2～5 年监测 1 次或根据临床指征更频繁地监测。

7. 进行眼科检查，40 岁以上者每年 1 次，较之年轻者每 2 年 1 次。

8. 定期监测血糖、血清电解质、肝功能和全血细胞计数。

【用药宣教】

1. 用药期间，不要从事危险活动。

2. 缓慢改变体位，防止直立性低血压。

3. 避免在阳光下直射，外出涂防晒霜和穿防护衣。

4. 哺乳期妇女使用时，应暂停哺乳。

帕利哌酮

【类别】苯异噁唑类抗精神病药。

【妊娠安全等级】C。

【作用机制】利培酮的主要活性代谢物，可拮抗中枢多巴胺 2 型受体（D_2）和 5-羟色胺 2 型（$5HT_{2A}$）受体和肾上腺素受体及组胺 H_1 受体的活性。

【适应证】用于治疗精神分裂症。

【超说明书用药】

1. 用于分裂情感性障碍，单药治疗或者作为情绪稳定及抗抑郁药的辅助用药。

2. 用于分裂情感性障碍。

3. 用于12～17岁青少年精神分裂症。

4. 用于双相情感障碍躁狂发作急性期的治疗。

【禁用与慎用】

1. 对本品或利培酮过敏者、有严重胃肠道梗阻或狭窄的患者、有QT间期延长病史者、有心律失常病史者禁用。

2. 心脑血管疾病、易发生低血压的情况、有癫痫病史、有发生吸入性肺炎风险、帕金森病或Lewy体痴呆患者及孕妇和哺乳期妇女、18岁以下患者慎用。

【给药途径和剂量】

1. 剂量

（1）成年人，口服起始剂量为每次6mg，每日1次，或肌内注射起始剂量为首日150mg，1周后再给予100mg。维持剂量为每月75mg。

（2）12～17岁儿童（体重≥29kg）：口服起始剂量为每次3mg，每日1次。

2. 给药途径

（1）肌内注射：应缓慢注入肌肉深部，应交替注射于两侧肌肉，注意不得注射入血管中。

（2）口服给药：缓释片应整片吞服，不应咀嚼、掰开或压碎。

【配伍禁忌】尚不明确。

【不良反应】

1. 心血管系统　低血压、高血压、QTc间期延长、直立性低血压、房室传导阻滞、束支传导阻滞、窦性心律失常、心动过速（呈剂量相关性）、心动过缓、传导障碍、心电图异常、心悸、面部潮红、缺血、直立性心动过速综合征。

2. 代谢/内分泌系统　高血糖、尿糖、高胰岛素血症、烦渴、溢乳、体重增加、体重减轻、血清催乳素升高、高催乳素血症。

3. 免疫系统　过敏反应。

4. 血液系统　血管神经性水肿、血小板减少性紫癜。

5. 其他　上腹痛、口干、舌肿、唾液分泌增多，罕见胃肠道阻塞。

【相互作用】

1. 与能够延长QT间期的药物合用可增加心律失常风险。

2. 与其他可引起直立性低血压的药物合用可能有累积效应。

3. 与其他作用于中枢神经系统的药物或酒精合用增强中枢抑制作用，需慎重。

4. 本品可能会拮抗左旋多巴和其他多巴胺受体激动药的作用。

【药动学】口服生物利用度约为28%，约24小时达 C_{max}，血浆蛋白结合率为74%，在肝脏经CYP2D和CYP3A4代谢，80%随尿液排泄，消除半衰期为23小时。

【观察指标】

1. 对于糖尿病患者，使用非典型抗精神病药时应定期监测是否出现血糖控制恶化；对有糖尿病风险因素（如肥胖、有糖尿病家族史）的患者，开始使用非典型抗精神病药时应监测空腹血糖，并于用药期间定期监测。任一患者用药期间若出现高血糖症状，应监测空腹血糖。

2. 监测空腹血催乳素水平。

3. 推荐监测体重。

4. 易出现低血压的患者应考虑监测直立性生命体征。有具有临床意义的白细胞计数偏低史或有药源性白细胞减少、中性粒细胞减少史者，应于开始使用本品后的数月频繁监测全血细胞计数。

5. 老年患者请谨慎选择剂量，必要时监测肾功能。

【用药宣教】

1. 用药期间避免饮酒或饮用含有酒精的饮料。

2. 天气炎热或活动时多饮水，避免过多晒太阳或处于高温环境中。

3. 用药期间避免高空作用、驾驶车辆或操作机器。

4. 坐躺后缓慢起身。

5. 用药后可能会在粪便中看到药片状物体，是缓释制剂的药片外壳和不能溶解的骨架。

布南色林

【类别】抗精神病药。

【适应证】用于治疗精神分裂症。

【作用机制】本品为多巴胺受体及5-羟色胺受体拮抗剂。

【禁用与慎用】

1. 处于昏迷的患者（本品可能导致昏迷恶化）禁用。

2. 对于本品的成分有既往过敏史的患者禁用。

3. 患有或可能患有心血管系统疾病或低血压的患者（本品可能会导致血压暂时降低）慎用。

4. 帕金森病患者（本品可能会导致锥体外系反应恶化）慎用。

5. 癫痫等惊厥性疾病患者或者有既往病史的患者（本品可能会导致惊厥阈值降低）慎用。

6. 有既往自杀未遂或者有自杀想法的患者（本品可能会导致症状恶化）慎用。

7. 肝脏疾病患者（本品可能会导致血药浓度升高）慎用。

8. 糖尿病患者或有既往病史的患者及有糖尿病家族史、高血糖、肥胖等糖尿病危险因素的患者（本品可能会导致血糖升高）慎用。

9. 伴有脱水、营养不良症状等身体衰弱的患者（本品容易导致神经阻滞剂恶性综合征）慎用。

10. 孕妇只有在益处大于对胎儿伤害的风险时才可使用。

11. 儿童用药的安全性及有效性尚未明确。

【给药途径和剂量】初始剂量为每次 4mg，每日 2 次，餐后口服。根据患者的年龄及症状，可适当增减剂量，维持剂量为每日 8～16mg，每日剂量不应超过 24mg。

【不良反应】

1. 常见不良反应有震颤、运动迟缓、唾液分泌过多、静坐不能、失眠、催乳素升高、运动障碍、嗜睡、焦虑、烦躁、易激惹等。

2. 少见不良反应有低血压、直立性低血压、高血压、心电图异常、心动过速、心动过缓、室性期前收缩、室上性期前收缩、心悸、肌张力障碍、视物模糊、呕吐、食欲增加、腹泻、腹痛、腹胀、唇炎、月经异常、溢乳、射精障碍、男子乳房女性化、勃起功能障碍、排尿困难、尿潴留、尿失禁、尿频、过度镇静、抑郁、幻听、幻视、幻想、睡眠障碍、行为异常、意识错乱、感觉异常、言语障碍、紧张、烦躁、多语、惊厥、多汗、发热、体重变化、咳嗽、胸痛、烦渴、吸入性肺炎。

3. 实验室检查少见氨基转移酶升高、γ-合氨酰转肽酶升高、乳酸脱氢酶升高、胆红素升高、碱性磷酸酶升高、白细胞增加、白细胞减少、血小板增加、血小板减少、中性粒细胞增加、淋巴细胞减少、血红蛋白降低、红细胞减少、三酰甘油升高、胆固醇升高、血胰岛素升高、血糖升高、血尿素氮升高、肌酸激酶升高、血钾升高、血钾降低、血钠降低、尿蛋白阳性、尿糖阳性、尿胆原增加。

【相互作用】

1. 本品可逆转肾上腺素的升压作用，导致血压急剧下降，禁止合用。

2. 强效 CYP3A4 抑制剂可显著升高本品的血药浓度，禁止合用；中效 CYP3A4 抑制剂可升高本品的血药浓度，合用时应降低本品的剂量。

3. 与中枢神经系统抑制剂合用可增强中枢神经系统抑制作用，合用时应两者降低剂量。

4. 与多巴胺激动剂如左旋多巴合用，可相互降低疗效。

5. 本品可增强降压药的作用。

6. CYP 诱导剂可降低本品血药浓度，使药效减弱。

【药动学】单次空腹口服 4mg、8mg、12mg 本品，T_{max} 约为 1.5 小时，半衰期分别为 10.7 小时、12 小时、16.2 小时。餐后给药时的最大峰浓度及 0～12 小时的给药浓度-时间曲线下面积（$AUC_{0\sim12}$）分别是空腹给药时的 2.68 倍及 2.69 倍。尽管餐后给药时的 T_{max} 及平均滞留时间与空腹给药相比有明显延长，但是消除速率常数未见差异。本品的蛋白结合率＞99.7%，主要经 CYP3A4 代谢，代谢产物随尿（59%）和粪便（30%）排泄。

【观察指标】

1. 监测神经阻滞剂恶性综合征的症状，包括高热、肌强直、精神状态改变、自主神经功能失调（不稳定的血压、心动过速、多汗和心律失常）。

2. 用药初期的几个月应经常监测全血细胞计数，如出现无其他原因所致的白细胞减少，应停药。

3. 监测血糖、血脂。

【用药宣教】

1. 本品可能导致嗜睡、注意力下降、精神不集中等，不要进行驾驶等伴有危险的机械操作。

2. 患者可能出现兴奋状态、夸大、敌意等精神分裂症阳性症状，治疗时应注意观察，如有恶化，应更换其他疗法。

3. 本品可导致血糖升高，在服用本品的过程中，应注意患者是否出现、烦渴、多尿、尿频等症状。特别是糖尿病、有既往病史或具有糖尿病危险因素的患者，应密切观察血糖的变化。

4. 哺乳期妇女使用时应暂停哺乳。

哌罗匹隆

【类别】其他抗精神病药。

【作用机制】非典型抗精神病药。本品通过影响多巴胺代谢途径，阻断多巴胺 D_2 受体、5-羟色胺 2（5-HT_2）受体，从而发挥作用。

【适应证】用于治疗精神分裂症。

【禁用与慎用】

1. 对本品有过敏史者、昏迷患者、受巴比妥酸衍生物等中枢神经系统抑制剂强烈影响的患者禁用。

2. 肝肾功能不全者，心血管疾病、低血压、帕金森病、痉挛性疾病（如癫痫）或有既往病史者，有糖尿病或既往史者，有糖尿病风险因素者，伴脱水、营养不良状态等身体瘦弱者，既往有自杀企图和自杀念头者，老年人慎用。

【给药途径和剂量】成年人，口服初始剂量为每次 4mg，每日 3 次，维持剂量为每日 12～48mg，分 3 次服用。

【不良反应】

1. 心血管系统　心动过速、胸闷、血压降低、心率加快、心动过缓、血压升高。

2. 代谢/内分泌系统　催乳素升高、抗利尿激素分泌失调综合征、血脂升高、体重增加、血糖升高、糖尿病、泌乳。

3. 呼吸系统　鼻塞、咳痰。

4. 肌肉骨骼系统　肌酸激酶升高、横纹肌溶解症。

5. 泌尿生殖系统　月经异常、射精障碍、排尿困难、尿频、蛋白尿、尿胆素原升高。

6. 免疫系统　过敏反应（皮疹、红斑）。

7. 神经系统　锥体外系反应、运动障碍、迟发性运动障碍、失眠、困倦、惊厥、头晕、嗜睡、癫痫、谵妄、眩晕、过度镇静、思维异常、头重、头痛、头部异常感、手麻。

8. 精神　激越、狂躁、焦躁不安、自杀企图、幻觉、妄想、躁狂、冲动行为、精神病症状加重、兴奋、易激惹、抑郁。

9. 消化系统　肝酶指标升高、便秘、食欲缺乏、恶心、呕吐、食欲亢进、腹部不适、腹泻、腹痛。

10. 血液系统　粒细胞缺乏、白细胞增加/减少、红细胞增加/减少、血红蛋白增加/减少。

11. 其他　无力、倦怠、发热。

【相互作用】

1. 禁与肾上腺素合用。

2. 慎与以下药物合用：中枢神经系统抑制剂（巴比妥酸衍生物）、多巴胺能药物（左旋多巴、溴隐亭）、降压药、H_2受体拮抗药（西咪替丁）、CYP3A4 酶选择性抑制剂（大环内酯类抗生素）、通过 CYP3A4 酶代谢的药物（西沙必利、三唑仑）、多潘立酮、甲氧氯普胺。

【药动学】0.5～4 小时达 C_{max}，呈双相消除，在给药后 6 小时前后的分布半衰期为 1～3 小时，之后消除半衰期为 5～8 小时，约 0.3%给药量直接随尿排泄。

【观察指标】

1. 用药前、用药期间和停药后应监测白细胞计数、中性粒细胞计数。

2. 用药可能引起异常兴奋、运动失调、紧张和冲动控制障碍等症状，需密切观察患者情况，如果症状恶化，请及时就诊。

【用药宣教】

1. 饭后服用本品。

2. 用药期间避免驾驶车辆或操作机器。

3. 本品具有止吐作用，可能掩盖中毒、肠梗阻等疾病引起的呕吐症状。

氘丁苯那嗪

【类别】本品为非典型抗精神病药。

【适应证】用于治疗亨廷顿病。

【作用机制】本品治疗舞蹈症的具体作用机制尚不明确，但其机制可能与可逆性耗竭神经末梢的单胺类神经递质（如多巴胺、5-羟色胺、去甲肾上腺素和组胺）有关。本品的活性代谢产物为双氢丁苯那嗪（HTBZ），是α-HTBZ 和β-HTBZ 的混合物，是可逆的囊泡单胺转运体（vesicular monoamine transporter）2（VMAT2）抑制剂，可减少单胺类神经递质摄取进入突触囊泡，从而耗竭单胺类神经递质的储存。

【禁用与慎用】

1. 动物实验证实，本品可致死胎，孕妇禁用。

2. 尚不清楚本品及其活性代谢产物是否可经乳汁分泌，哺乳期妇女使用时，应权衡利弊选择停药或停止哺乳。

3. 儿童使用本品的安全性和有效性尚未确立。

4. 临床试验中未纳入足够的老年人，老年人常存在肝功能、肾功能不全，使用时应减量。

5. 尚未在肝功能不全患者中进行研究，但丁苯那嗪及其活性代谢产物在肝功能不全的患者中的暴露量会明显升高，故本品禁用于肝功能不全的患者。

6. 使用本品者会出现自杀倾向，未能很好控制抑郁症的患者禁用。

【给药途径和剂量】

1. 推荐剂量为 6mg，每日 1 次，进餐时服用。如果疗效不佳，每周可增加日剂量 6mg，最大日剂量为 48mg，如果日剂量≥12mg，应分 2 次服用。

2. 与强效 CYP2D6 抑制剂（如奎尼丁、氟西汀、帕罗西汀、丁胺苯丙酮、）合用时，本品的日剂量不能超过 36mg。

3. CYP2D6 慢代谢者，本品的日剂量不能超过 36mg。

4. 如果停用本品不超过 1 周，可不调整剂量，继续此前的剂量，如果停药超过 1 周，应从低剂量开始重新向上滴定剂量。

【不良反应】

1. 严重不良反应包括抑郁、自杀行为、神经阻滞剂恶性综合征、静坐不能、激惹、躁动、帕金森病、镇静状态、困倦、QTc 间期延长、高催乳素血症、与含黑色素的组织结合。

2. 常见的不良反应包括困倦、腹泻、口干、疲乏、尿路感染、焦虑、便秘、易于发生挫伤、头晕。

【相互作用】

1. 强效 CYP2D6 抑制剂可升高本品活性代谢产物的暴露量 3 倍，合用时，应降低本品的剂量，本品的单次剂量不能超过 18mg，日剂量不能超过 36mg。

2. 利血平可不可逆地与 VMAT2 结合，其延续时间和效应持续时间可达几日，应等待舞蹈症再次出现时才能给予本品，以防过量和减少中枢系统 5-羟色胺、去甲肾上腺素耗竭的风险。停用利血平至少 20 日后，才能开始本品治疗。基于上述，本品与利血平应避免合用。

3. 本品禁与单胺氧化酶抑制剂合用，停用单胺氧化酶抑制剂之后至少 14 日后，才能开始本品治疗。

4. 多巴胺拮抗药、抗精神病药与本品合用会增加发生帕金森病、神经阻滞剂恶性综合征、静坐不能的风险。

5. 乙醇、其他镇静药可增强本品的镇静、致困倦作用。

6. 本品可轻度延长 QTc 间期，应避免与能延长 QT 间期的药物（如氯丙嗪、氟哌啶醇、硫利达嗪、齐拉西酮、莫西沙星、奎宁丁、普鲁卡因胺、胺碘酮、索他洛尔等）合用。

7. 本品禁止与丁苯那嗪合用。

【药动学】口服本品 25mg 后，基于广泛的首过效应，其血药浓度会低于定量检测限。本品在肝内被代谢为活性的氘代双氢代谢产物（HTBZ），α-HTBZ 和β-HTBZ。单次服用 6～24mg 和多次服用 7.5～22.5mg，每日 2 次，C_{max} 与剂量呈线性关系。本品的口服生物利用度约为 80%。活性代谢产物的 T_{max} 为 3～4 小时。进餐对活性代谢产物的 AUC 无影响，但可升高 C_{max} 50%。α-HTBZ 和β-HTBZ 的分布容积分别约为 500L 和 730L。静脉输注放射性标记的丁苯那嗪，使用 PET 扫描显示，本品及其代谢物α-HTBZ 迅速分布于脑组织中，其中与纹状体结合率较高，较少分布于皮质。体外研究表明，本品及其代谢产物α-HTBZ 和β-HTBZ 的血药浓度在 50～200ng/ml 时，本品血浆蛋白结合率为 82%～85%，α-HTBZ 为 60%～68%，β-HTBZ 为 59%～63%。本品在肝中被广泛代谢，主要经羧基还原酶形成α-HTBZ、β-HTBZ，后两者大部分经 CYP2D6，少部分经 CYP1A2 和 CYP3A4/5 进一步代谢。α-HTBZ+β-HTBZ 的终末半衰期为 9～10 小时，α-HTBZ 和β-HTBZ 的总体清除率分别为 47L/h 和 70L/h。75%～86%的给药剂量随尿液排出，8%～11%随粪便排泄。尿液中未检测出原形药物，检测出的α-HTBZ 或β-HTBZ 均低于给药剂量的 10%。

【观察指标】

1. 本品及其代谢产物可与含黑色素的组织结合，长期使用本品，可在含黑色素的组织蓄积。使用本品的患者应定期进行眼科检查。

2. 如果临床症状怀疑高催乳素血症，应进行适当的实验室检查。

3. 监测患者神经阻滞剂恶性综合征的症状和体征。

4. 本品可能引起氨基转移酶升高，治疗前应检查氨基转移酶和胆红素水平。如出现肝功能异常的症状，如不明原因的恶心、呕吐、腹痛、乏力、厌食、皮疹和嗜酸性粒细胞增多或黄疸和（或）尿液颜色加深，应检查肝功能。如确认存在严重肝功能损伤，应停药。

5. 本品可引起血压升高，治疗期间应监测血压。

6. 使用本品的患者应监测坐立不安及激惹是否发生，如出现静坐不能，应降低剂量，某些患者可能需要停药。

【用药宣教】

1. 本品可导致抑郁和自杀倾向，在出现忧愁、想哭、不想与外界交往，沉浸在自己的世界；睡觉时间比平时极大延长或缩短；觉得一切都无足轻重；有负罪感；感到绝望无助；比平时更加暴躁易怒，更具侵袭性；食欲比平时萎靡或亢进；难以集中注意力；一直感觉疲乏困倦；有自残或自杀的想法时，应及时告知医师。如果抑郁或自杀倾向无缓解，应考虑停药。

2. 本品可导致神经阻滞剂恶性综合征（表现为高热、肌肉僵直、精神改变），以及自主神经功能失调（脉搏或血压异常、心动过速、发汗及心脏节律失常）。

3. 用药期间不要驾驶车辆或操作危险机器。

4. 服用本品时不能同时饮酒或服用其他镇静药物，可加重镇静和催眠作用。

鲁拉西酮

【类别】非典型抗精神病药。

【适应证】用于精神分裂症和Ⅰ型双相情感障碍的抑郁发作。

【作用机制】本品治疗精神分裂症Ⅰ型和双相情感障碍抑郁发作的机制不明，可能是通过与中枢D_2受体和5-HT_2受体结合，产生拮抗作用而实现。

【禁用与慎用】

1. 对本品或其成分过敏者禁用。

2. 有癫痫发作史和癫痫发作阈值降低者（如早老性痴呆）应慎用。

3. 本品对认知和运动功能有潜在的损害，操作危险设备（如机动车）者应慎用。

4. 抗精神病药物与吸入性肺炎有关，有此类风险的患者尤其是进行性早老性痴呆患者应慎用。

5. 动物实验显示本品可经乳汁排泄，哺乳期妇女使用时应停止哺乳。

6. 18岁以下儿童用药的安全性及有效性尚未确定。

【给药途径和剂量】

1. 本品治疗精神分裂症的推荐起始剂量为40mg，每日1次，最大剂量为160mg/d，与食物（至少达到350cal）同服。

2. 治疗Ⅰ型双相情感障碍抑郁发作的推荐起始剂量为20mg，每日1次，最大剂量为120mg/d，与食物（至少达到350cal）同服。

3. 中度及重度肝肾功能不全患者的起始剂量为20mg，中度及重度肾功能不全和中度肝功能不全患者的每日最大剂量不超过80mg，重度肝功能不全患者每日最大剂量不超过40mg。

4. 与轻度CYP3A4抑制剂合用时，本品起始剂量为20mg，每日1次，最大剂量为80mg/d。

【不良反应】

1. 治疗精神分裂症时，≥5%的不良反应有嗜睡、静坐不能、锥体外系反应、失眠和恶心。≥2%的不良反应有呕吐、消化不良、唾液分泌过多、背痛、头晕、焦虑和坐立不安。其中静坐不能和锥体外系反应为剂量相关性。

2. 单一治疗双相情感障碍抑郁发作时，≥5%的不良反应有嗜睡、静坐不能、锥体外系反应、恶心、呕吐、腹泻、口干和焦虑。≥2%的不良反应有鼻咽炎、流感症状、尿路感染和背痛。

3. 与锂盐和丙戊酸合用治疗双相情感障碍抑郁发作时，≥5%的不良反应有恶心、嗜睡、静坐不能和锥体外系反应。≥2%的不良反应有呕吐、疲劳、鼻咽炎、体重增加、食欲增加和坐立不安。

4. ＞1%其他不良反应有心动过速、视物模糊、腹痛、食欲下降、皮疹、瘙痒和高血压。0.1%～1%的不良反应有贫血、一度房室传导阻滞、心绞痛、心动过缓、眩晕、胃炎、卒中综合征、构音困难、异常做梦、惊恐发作、睡眠障碍、排尿困难、闭经和痛经。

5. ＜0.1%的不良反应有猝死、横纹肌溶解、肾衰竭、乳房增大、溢乳、胸痛、勃起功能障碍和血管性神经水肿。

【相互作用】

1. 禁与强效CYP3A4抑制剂（如酮康唑、克拉霉素、利托那韦、伏立康唑和米贝拉地尔等）合用。与中度CYP3A4抑制剂（地尔硫䓬、阿扎那韦、红霉素、氟康唑和维拉帕米等）合用时，本品剂量应减半。

2. 禁与强效CYP3A4诱导剂（如利福平、阿伐麦布、贯叶连翘、苯妥英钠和卡马西平等）合用。

【药动学】口服给药后，经1～3小时可达血药峰值，9%～19%给药剂量被吸收，给予40mg后，表观分布容积平均为6173L，其蛋白结合率约为99%。进食后服用较空腹服用的C_{max}和AUC分别增加约2倍和1倍。本品主要通过CYP3A4代谢，主要生物转化途径为氧化*N*-脱烷基、降莰烷的羟化及*S*-氧化，本品在体内代谢成两种活性产物（ID-14283和ID-14326）及两种主要的非活性产物（ID-20219和ID-20220）。单剂量给予^{14}C标记的本品，尿中可回收9%的放射性物质，粪便中可回收80%的放射性本品。给予40mg本品后，平均的表观清除率为3902ml/min。

【观察指标】

1. 监测神经阻滞剂恶性综合征的症状，包括肌强直、精神状态改变、自主神经功能失调（不稳定的血压、心动过速、多汗和心律失常）。

2. 用药初期的几个月应经常监测全血细胞计数，如出现无其他原因所致的白细胞减少，则应停药。

3. 监测血糖、血脂。

【用药宣教】

1. 老年痴呆性精神病患者使用抗精神分裂药物，有增加死亡率的风险。

2. 本品不可用于痴呆性精神病患者。

3. 儿童和青少年服用抗抑郁药会增加产生自杀想法和行为的风险，24 岁以上无增加，65 岁以上则风险下降。

4. 所有患者开始服药时，均应严密监控，以防病情恶化或产生自杀的想法和行为。建议家人和护理人员应密切观察并及时告知医师。

5. 服用本品应避免饮酒。

二、抗焦虑药

阿普唑仑

【类别】苯二氮䓬衍生物类抗焦虑药。

【妊娠安全等级】D。

【作用机制】苯二氮䓬类镇静催眠药和抗焦虑药。本品作用于中枢神经系统的苯二氮䓬受体，加强中枢抑制性神经递质γ-氨基丁酸与受体的结合，促进氯通道开放，使细胞超极化，增强γ-氨基丁酸能神经元所介导的突触抑制，使神经元的兴奋性降低。

【适应证】

1. 用于焦虑、紧张、激动。

2. 可作为催眠或焦虑的辅助用药，也可作为抗惊恐药，并能缓解急性酒精戒断症状。

【禁用与慎用】

1. 对苯二氮䓬类药物过敏者、急性闭角型青光眼患者、肺疾病患者、单独用于原发性抑郁症或精神障碍时、孕妇、哺乳期妇女、18 岁以下的患者禁用。

2. 肝功能受损者、酗酒者、老年人和虚弱患者慎用。

【给药途径和剂量】

1. 抗焦虑　成年人，口服初始剂量为每次 0.4mg，每日 3 次。按需最大剂量为每日 4mg。

2. 镇静催眠　成年人，口服每次 0.4～0.8mg，睡前服。

3. 抗惊恐　成年人，口服每次 0.4mg，每日 3 次。按需最大剂量为每日 10mg。

【不良反应】

1. 心血管系统　心悸、低血压。

2. 泌尿生殖系统　尿潴留。

3. 神经系统　睡眠障碍（如嗜睡）、头晕、共济失调、震颤。

4. 精神　兴奋、多语、幻觉、精神不集中。

5. 消化系统　口干、便秘、腹泻、黄疸。

6. 血液系统　白细胞减少。

7. 皮肤　皮疹、光敏反应、多汗。

8. 眼　视物模糊。

9. 其他　乏力。

【相互作用】

1. 与酒精等中枢神经系统抑制剂、抗惊厥药、抗组胺药、巴比妥类药物、镇痛药、苯二氮䓬类药物、复合中枢神经系统抑制剂合用会增效。

2. 与西咪替丁、双硫仑、氟西汀、三环类抗抑郁药合用会增强本品作用。

3. 与口服避孕药合用可能会增加或减少本品的作用。

4. 贯叶连翘会降低本品的血液浓度。

【药动学】口服吸收迅速、完全，血药浓度达峰时间为 1～2 小时，血浆蛋白结合率约为 80%，在肝脏代谢，经肾脏排泄，半衰期通常为 12～15 小时。

【观察指标】

1. 监测嗜睡和镇静作用，特别是老年人或身体虚弱者。

2. 定期监测血常规、尿常规。

【用药宣教】

1. 驾驶员、高空作业者、危险作业者、精细工作作业者慎用本品。

2. 长期使用需停药时不宜骤停，应逐渐减量。

3. 避免饮酒和吸烟。

地西泮

【类别】苯二氮䓬衍生物类抗焦虑药。

【妊娠安全等级】D。

【作用机制】苯二氮䓬受体激动药。本品具有抗焦虑、镇静、肌肉松弛和遗忘作用，能与中枢神经系统内突触后γ-氨基丁酸神经元表面的立体特异性苯二氮䓬类受体结合，提高神经元细胞膜对氯离子的通透性，增强γ-氨基丁酸的抑制作用，导致细胞膜超极化，达到稳定细胞膜的作用。

【适应证】

1. 用于镇静催眠、抗焦虑、抗癫痫、抗惊厥。

2. 用于缓解炎症引起的反射性肌肉痉挛等。

3. 用于治疗惊恐症。

4. 用于治疗肌紧张性头痛。

5. 用于治疗家族性、老年性和特发性震颤。

6. 用于麻醉前给药。

【超说明书用药】

1. 用于引产。

2. 用于尿路结石。

3. 用于胎儿宫内窘迫。

4. 用于产后出血。

5. 用于胎盘滞留。

6. 用于人工流产综合征。

7. 用于眩晕症。

【禁用与慎用】

1. 对本品或其他苯二氮䓬类药物过敏者、新生儿、孕妇禁用。

2. 严重急性酒精中毒者、重症肌无力患者、急性或隐性闭角型青光眼患者、低蛋白血症患者、多动症患者、严重慢性阻塞性肺疾病患者、外科患者或长期卧床者、有药物滥用或成瘾史者、幼儿慎用。

【给药途径和剂量】

1. 抗焦虑

（1）口服：成年人 2.5～5mg，3 次/日，日最大剂量为 30mg。

（2）肌内注射或静脉注射：成年人剂量可达 10mg，需要时 4 小时后重复 1 次。

2. 催眠　成年人 5～10mg，睡前服。

3. 术前给药

（1）口服：成年人 5～20mg，6 个月以上儿童 2～10mg。

（2）静脉注射：成年人与儿童常用量为 100～200μg/kg 体重。

4. 抗惊厥

（1）灌肠：成年人 10～20mg，儿童 5～10mg，适用于发热或中毒引起的惊厥。

（2）静脉注射：成年人 10～20mg，2～4 分钟注入，需要时 30～60 分钟后重复 1 次。一旦症状被控制，再给予 3mg，24 小时缓慢静脉滴注，以防复发。儿童剂量范围 200～300μg/kg 体重，或按每岁 1mg 的剂量用药，静脉注射或肌内注射。

5. 肌痉挛

（1）口服：2～15mg/d，分次服，严重痉挛如大脑性麻痹，成年人可增至 60mg/d，儿童可增至 40mg/d。

（2）肌内注射或缓慢静脉注射：剂量为 10mg，需要时 4 小时后重复 1 次。大剂量用于破伤风，成年人与儿童 100～300μg/kg 体重，每隔 1～4 小时静脉注射 1 次。

6. 乙醇戒断综合征　口服 5～20mg，需要时 2～4 小时后重复 1 次；也可第 1 日给予 10mg，3～4 次/日，第 2 日给予 5mg，3～4 次/日。如症状严重或出现震颤性谵妄，可肌内注射或静脉注射 10～20mg。

7. 治疗癫痫　成年人一般口服 15～30mg/d，分 3 次服用。

8. 静脉注射治疗癫痫持续状态

（1）成年人，初次给予 10～20mg，以不超过 5mg/min 的速度缓慢静脉注射，必要时可在 30 分钟后重复，或 1 次静脉注射后再给予静脉滴注（加入 5%葡萄糖注射液中），以 24 小时不超过 100mg 为度。

（2）儿童

1）1 个月至 5 岁儿童每 2～5 分钟给予 0.2～0.5mg，最大剂量为 5mg。

2）>5 岁儿童每 2～5 分钟给予 1mg，最大剂量为 10mg，必要时，2～4 小时后重复。亦可使用直肠凝胶。

3）2～5 岁儿童，0.5mg/kg。

4）6～11 岁儿童，0.3mg/kg。

5）>12 岁儿童，0.2mg/kg。4～12 小时后可重复。

【配伍禁忌】与阿扎司琼、丙泊酚、博来霉素、多巴酚丁胺、多柔比星、多沙普仑、呋塞米、氟尿嘧啶、复合 B 族维生素、肝素、格隆溴铵、雷尼替丁、利奈唑胺、罗库溴铵、氯化钾、美罗培南、纳布啡、牛痘疫苗接种家兔炎症皮肤提取物、青霉素、曲马多、山莨菪碱、舒芬太尼、替罗非班、小诺米星、依达拉奉、右美托咪定有配伍禁忌。

【不良反应】

1. 中枢神经系统　嗜睡、疲劳、共济失调、神志不清、狂怒、头晕、眩晕、健忘症、头痛、口齿不清、震颤、脑电图改变、迟发性运动障碍。

2. 心血管系统　低血压、心动过速、水肿。

3. 眼　视物模糊、复视、眼球震颤。

4. 消化系统　口干、恶心、便秘、肝功能障碍。

5. 泌尿生殖系统　尿失禁、尿潴留、男性乳房发育、月经异常、排卵失败。

6. 呼吸系统　打嗝、咳嗽、喉痉挛。

7. 其他　咽喉痛和胸痛、注射部位疼痛、静脉血栓形成、静脉炎。

【相互作用】

1. 与酒精、中枢神经系统抑制剂、抗惊厥药合用可增强中枢抑制作用。

2. 西咪替丁增加本品的血药浓度，从而增加毒性。

3. 本品可能会降低左旋多巴的抗帕金森作用。

4. 本品可能会增加苯妥英钠水平。

【药动学】口服后吸收迅速而完全，0.5～2 小时达血药峰浓度；肌内注射后吸收慢而不规则，肌内注射后 20 分钟内起效，0.5～1.5 小时达血药峰浓度；静脉注射后 1～3 分钟起效，0.25 小时达血药峰浓度，血浆蛋白结合率高达 99%，易穿透血脑屏障，主要在肝脏代谢，经肾脏排泄，半衰期为 20～70 小时。

【观察指标】

1. 监测不良反应。

2. 达到最大效果可能需要 1～2 周，监测治疗效果。

3. 评估患者自杀、抑郁等风险。

4. 长期治疗期间，定期监测全血细胞计数和肝功能。

【用药宣教】

1. 用药期间禁止饮酒和吸烟。

2. 不要从事危险的活动，如驾驶等。

3. 不得擅自改变药物剂量或停药。

4. 哺乳期妇女使用时，应暂停哺乳。

劳拉西泮

【类别】苯二氮䓬衍生物类抗焦虑药。

【妊娠安全等级】D。

【作用机制】短效苯二氮䓬类药物。本品通过调节γ-氨基丁酸 A 受体，提高γ-氨基丁酸对神经元兴奋性的抑制作用，具有中枢镇静、抗惊厥和肌肉松弛作用，并有显著的催眠作用。

【适应证】

1. 用于治疗焦虑障碍或缓解焦虑症状。

2. 用于与抑郁症状相关的焦虑的短期治疗。

【超说明书用药】化疗引起的恶心呕吐。

【禁用与慎用】

1. 对本品或其他苯二氮䓬类药物过敏者、急性闭角型青光眼患者、严重呼吸困难者、重症肌无力患者、孕妇禁用。

2. 呼吸功能不全（如慢性阻塞性肺疾病、睡眠呼吸暂停综合征）者、严重肝功能不全者、肝性脑病患者、老年人慎用。

【给药途径和剂量】

1. 焦虑　口服初始剂量为每日 2～3mg，分 2～3 次服用。

2. 焦虑或暂时性情景压力引起的失眠　口服每日 2～4mg，睡前一次服用。

【不良反应】

1. 中枢神经系统　顺行性遗忘、嗜睡、镇静、头晕、虚弱、情绪不稳定、定向力障碍、抑郁、睡眠障碍、烦躁不安、意识混乱和幻觉。

2. 心血管系统　高血压或低血压。

3. 眼　视物模糊、复视。

4. 消化系统　恶心、呕吐、腹部不适、厌食。

【相互作用】

1. 与酒精、中枢神经系统抑制剂、抗惊厥药合用可增强中枢抑制作用。

2. 与西咪替丁合用增加劳拉西泮的血药浓度，增加毒性。

3. 本品可降低左旋多巴的抗帕金森作用。

4. 本品可能会增加苯妥英钠血药浓度。

5. 吸烟会降低本品镇静和抗焦虑的效果。

【药动学】口服吸收迅速，约 2 小时达血药峰浓度，血浆蛋白结合率约为 85%，经肝脏代谢转化为非活性的代谢产物，以无活性代谢产物随尿液（88%）和粪便（7%）排泄，消除半衰期为 10～20 小时。

【观察指标】

1. 本品连用 4 个月以上的有效性尚不明确。不推荐长期连续使用本品，应定期重新评估对患者个体的有效性。

2. 监督老年患者用药后至少行走 8 小时，防止跌倒和受伤。

3. 定期对长期治疗的患者进行全血细胞计数和肝功能检查。

4. 监护患者表现出抑郁、焦虑和自杀的可能性。

【用药宣教】

1. 用药期间不得驾驶车辆或操作机械。

2. 停药时应逐渐减量，避免突然停药。

3. 治疗期间不要饮用大量的咖啡，禁止吸烟和饮酒。

4. 用药期间注意避孕，哺乳期暂停哺乳。

奥沙西泮

【类别】苯二氮䓬衍生物类抗焦虑药。

【妊娠安全等级】D。

【作用机制】苯二氮䓬类镇静催眠药。本品作用于中枢神经系统的苯二氮䓬受体（BZR），加强中枢抑制性神经递质γ-氨基丁酸（GABA）与 GABA 受体的结合，增强 GABA 系统的活性，发挥抗焦虑、改善睡眠的作用。

【适应证】主要用于短期缓解焦虑、紧张、激动，也可用于催眠，焦虑伴抑郁的辅助治疗，并能缓解急性酒精戒断症状。

【禁用与慎用】

1. 孕妇、6 岁以下儿童禁用。

2. 严重的急性酒精中毒者（可加重中枢神经系统抑制）、重症肌无力患者、急性或隐性闭角型青光眼患者、低蛋白血症患者、多动症患者、严重慢性阻塞性肺疾病患者、外科或长期卧床患者、有药物滥用或成瘾史者慎用。

【给药途径和剂量】

1. 焦虑　口服每次 10～30mg，每日 3～4 次。

2. 急性酒精戒断　口服每次 15～30mg，每日 3～4 次。

【不良反应】

1. 中枢神经系统　嗜睡、头晕、精神错乱、眩晕、共济失调、头痛、晕厥、震颤、口齿不清、欣快、兴奋。

2. 消化系统　恶心、口干、黄疸。

3. 皮肤　皮疹、水肿。

4. 血液系统　白细胞减少症。

5. 泌尿生殖系统　性欲改变。

6. 其他　低血压、水肿。

【相互作用】参见“劳拉西泮”。

【药动学】口服吸收较慢，口服后 45～90 分钟起效，2～4 小时达血药峰浓度，血浆蛋白结合率为 86%～89%，经肾脏排泄，半衰期通常为 5～12 小时。

【观察指标】

1. 密切观察老年患者是否服药量过多，如出现精神运动功能减退等。

2. 定期监测白细胞计数和肝功能。

3. 长时间和过度使用患者应监测是否出现身体依赖。

【用药宣教】

1. 不要擅自改变剂量或诊疗计划。

2. 不要驾驶或从事其他有潜在危险的活动。

3. 用药期间不要饮酒、吸烟。

4. 哺乳期女性用药时应暂停哺乳。

羟嗪

【类别】二苯甲烷衍生物类抗焦虑药。

【妊娠安全等级】C。

【作用机制】哌嗪类化合物。本品可阻断胃肠道、血管和呼吸道效应器细胞组胺 H_1 受体，是一种镇静性抗组胺药，并具有抗毒蕈碱和显著的镇静作用。

【适应证】

1. 用于治疗神经症的焦虑、紧张、激动等症状。

2. 用于治疗躯体疾病的焦虑紧张症状。

3. 用于麻醉前后镇静。

4. 用于治疗瘙痒。

【禁用与慎用】

1. 对本品过敏者、白细胞减少者、癫痫患者、孕妇、哺乳期妇女禁用。

2. 肝肾肺功能不全、哮喘、慢性阻塞性肺疾病、闭角型青光眼、前列腺增生、尿路狭窄患者及 6 岁以下儿童、老年患者慎用。

【给药途径和剂量】

1. 焦虑　成年人，口服 25～100mg，每日 3～4 次。儿童，口服 50mg/d。

2. 瘙痒　成年人，口服 25mg，每日 3～4 次。6 岁以上儿童，50～100mg/d，分次服用。6 岁以下儿童，50mg/d，分次服用。老年人：口服 10mg，每日 3～4 次。

【不良反应】

1. 心血管系统　低血压、心悸。

2. 代谢/内分泌系统　高热。

3. 呼吸系统　呼吸困难、胸闷、喘息。

4. 神经系统　嗜睡、疼痛、眩晕、衰弱、不自觉运动、抑郁和易激惹。

5. 精神　癫痫、幻觉。

6. 消化系统　口干。

7. 皮肤　皮疹、荨麻疹、红斑、指状坏疽。

【相互作用】

1. 与酒精、中枢神经系统抑制剂合用增加中枢抑制作用。

2. 与三环类抗抑郁药和其他抗胆碱能药物合用具有抗胆碱能的附加作用。

3. 本品可能抑制肾上腺素的升压作用。

【药动学】口服吸收快，达峰时间 2 小时，肝内代谢为西替利嗪母体复合物，经肠肝循环后随粪便排出体外，消除半衰期成年人为 7～10 小时。

【观察指标】

1. 用药期间应定期监测肝功能与白细胞计数。

2. 用药期间应监测患者症状缓解情况、精神状态和血压。

【用药宣教】

1. 用药期间不宜驾驶车辆、操作机械或高空作业。

2. 用药期间勿饮酒。

3. 增加液体的摄入量，防止口干。

4. 避免刺激或磨损牙龈和其他口腔组织。

5. 哺乳期妇女使用时应暂停哺乳。

丁螺环酮

【类别】氮杂螺癸烷二酮衍生物类抗焦虑药。

【妊娠安全等级】B。

【作用机制】氮杂螺环癸二酮类化合物。本品与 5-HT_{1A} 及 5-HT_B 受体有高度亲和性，从而发挥抗焦虑作用，与多巴胺 D_2 受体有中度亲和性，与γ-氨基丁酸受体无亲和性。

【适应证】用于各种焦虑症。

【超说明书用药】尼古丁戒断剂。

【禁用与慎用】

1. 对本品过敏者、白细胞减少者、重症肌无力患者、青光眼患者、儿童、孕妇禁用。

2. 肝、肾、肺功能不全者慎用。

【给药途径和剂量】口服初始剂量为每次 5mg，每日 2～3 次。第 2 周可增加剂量至每次 10mg，每日 2～3 次。

【不良反应】

1. 中枢神经系统　麻木、感觉异常、震颤、头晕、头痛、神经紧张、嗜睡、做梦障碍、注意力下降、兴奋、情绪变化。

2. 心血管系统　心动过速、心悸。

3. 眼　视物模糊。

4. 消化系统　恶心、呕吐、口干、腹部不适、腹泻、便秘。

5. 泌尿生殖系统　尿频、尿不尽。

6. 肌肉骨骼系统　关节痛。

7. 呼吸系统　过度换气、呼吸短促。

8. 皮肤　皮疹、水肿、瘙痒、潮红、擦伤、脱发、皮肤干燥。

9. 其他　疲劳、虚弱。

【相互作用】

1. 与单胺氧化酶抑制剂、曲唑酮合用可引起高血压，也可能引起氨基转移酶升高。

2. 本品使血清氟哌啶醇水平升高。

【药动学】口服吸收迅速、完全，0.5～1 小时后血药浓度达峰值，血浆蛋白结合率为 95%，主要在肝脏代谢，代谢产物仍具有一定生物活性，约 60%经肾排泄，40%随粪便排泄，清除半衰期为 1～14 小时。

【观察指标】

1. 监测治疗效果。

2. 逐渐停用苯二氮䓬类药物或镇静催眠药，开始丁螺环酮治疗前，需要观察患者的反弹症状。

3. 与地高辛同时使用时，需要监测血压和脉搏。

4. 监测并报告面部或颈部肌肉的张力情况及运动不安和不自主的重复运动情况。

5. 观察足踝肿胀、尿量减少、排尿方式改变、黄疸、瘙痒、恶心或呕吐。

6. 用药期间应定期检查肝功能与白细胞计数。

【用药宣教】

1. 用药期间不要驾驶车辆或从事其他有潜在危险的活动。

2. 用药期间避免大量食用葡萄柚或葡萄柚汁或饮酒。

3. 哺乳期妇女使用时应暂停哺乳。

坦度螺酮

【类别】氮杂螺癸烷二酮衍生物类抗焦虑药。

【作用机制】抗焦虑药。本品可选择性作用于脑内 5-羟色胺 1A（5-HT_{1A}）受体。

【适应证】

1. 用于多种神经症所致的焦虑状态，如广泛性焦虑症。

2. 用于原发性高血压、消化性溃疡等疾病伴发的焦虑状态。

【禁用与慎用】

1. 对本品过敏者禁用。

2. 器质性脑功能障碍患者、中度或重度呼吸衰竭患者、心功能障碍者、肝肾功能不全者、老年人慎用。

【给药途径和剂量】口服每次 10mg，每日 3 次。

【不良反应】

1. 心血管系统　心悸、心动过速。

2. 泌尿生殖系统　血尿素氮升高。

3. 免疫系统　瘙痒、皮疹、荨麻疹。

4. 神经系统　嗜睡、步态蹒跚、眩晕、头痛、头重感、失眠、四肢麻木、震颤、类帕金森样症状、5-羟色胺综合征。

5. 精神　情绪不佳、噩梦、烦躁不安。

6. 消化系统　AST 升高、ALT 升高、碱性磷酸酶升高、γ-谷氨酰转肽酶升高、黄疸、恶心、呕吐、食欲缺乏、口渴、腹部不适、胃痛、胃胀、腹胀、便秘、腹泻。

7. 血液系统　嗜酸性粒细胞增多。

8. 皮肤　多汗。

9. 眼　视物模糊。

10. 其他　胸闷、倦怠感、乏力、恶寒、水肿、不适、虚弱感、寒战、潮热。

【相互作用】

1. 合用抑制 5-羟色胺再摄取的药物（氟伏沙明、帕罗西汀、米那普仑、曲唑酮）可增强 5-羟色胺的作用，出现 5-羟色胺综合征。

2. 合用钙通道阻滞剂（如尼卡地平、氨氯地平、硝苯地平）可能增强降压作用。

3. 合用丁酰苯类药（如氟哌啶醇、螺哌隆）可增强此类药物的药理作用，增强锥体外系反应。

【药动学】口服吸收迅速，0.8～1.4 小时达血药峰浓度，肝和肾中分布浓度较高，脑中亦有分布，代谢途径为丁烯链的开裂和降冰片烷环及嘧啶环的羟基化，70%随尿液排泄（几乎完全为代谢物），21%随粪便排泄（大部分为代谢物，仅 0.3%～0.5%为原形药物）。半衰期为 1.2～1.4 小时。

【观察指标】

1. 用药期间应定期检查肝功能。

2. 用于伴有严重焦虑症状的患者时，若难以产生疗效，应慎重观察症状。

【用药宣教】

1. 用药期间不得从事驾驶等危险性操作。

2. 长期服用后难以产生疗效时，及时就医。

三、催眠药和镇静药

司可巴比妥

【类别】巴比妥类镇静催眠药。

【妊娠安全等级】D。

【作用机制】短效巴比妥类催眠药。本品非选择性地抑制中枢神经系统，使之由兴奋转向抑制，出现镇静、催眠甚至深昏迷。高治疗量时，可达到麻醉效应，抑制中枢神经单突触和多突触传递，提高大脑皮质电刺激的阈值，起到抗惊厥作用。

【适应证】

1. 主要用于入睡困难的失眠。

2. 可用于破伤风等引起的惊厥。

3. 也可用于麻醉前给药。

【禁用与慎用】

1. 对本品过敏者、贫血者、未控制的糖尿病患者、严重肝功能不全者、严重肺功能不全者、有哮喘病史者、有卟啉病史者禁用。

2. 有药物滥用或依赖史者、心脏病患者、高血压或低血压患者、轻微脑功能障碍患者、多动症患者、糖尿病患者、甲状腺功能亢进或甲状腺功能减退者、肾上腺功能减退者、呼吸困难者、疼痛不能控制者、轻至中度肝功能不全者、肾功能不全者、抑郁症患者和有自杀倾向者、儿童、老年患者、孕妇、哺乳期妇女慎用。

【给药途径和剂量】

1. 镇静　成年人，口服 100～300mg/d，分 3 次服用。儿童，口服 4～6mg/（kg·d），分 3 次服用。

2. 术前镇静　成年人，术前 1～2 小时口服 100～300mg。儿童，术前 1～2 小时口服 50～100mg。

3. 催眠　睡前服 100～200mg。

【配伍禁忌】与头孢呋辛、头孢噻肟、头孢唑林、克林霉素、吗啡、哌替啶、苯妥英钠、氟哌啶醇、沙丁胺醇、氢化可的松、胰岛素、高血糖素有配伍禁忌。

【不良反应】

1. 中枢神经系统　老年患者容易出现困倦、嗜睡、宿醉和反常兴奋。

2. 呼吸系统　呼吸抑制、喉痉挛。

【相互作用】

1. 维洛沙秦可对抗本品的作用。

2. 合用中枢神经系统抑制剂、酒精、镇静药，可增强中枢抑制作用。

【药动学】口服吸收 90%，15 分钟起效，易透过血脑屏障，血浆蛋白结合率为 46%～70%，在肝内代谢，随尿液排出，消除半衰期为 30 小时。

【观察指标】

1. 用于抗惊厥时，应定期监测血药浓度，以达最大疗效。

2. 长期用药可引起药物依赖、成瘾和耐受，应评估患者的药物成瘾史。

3. 观察患者有无中枢神经系统抑制、反常思维和行为改变。

4. 长期用药应缓慢减量，逐渐停药。

5. 监测患者血压、心率及呼吸频率。

6. 长期用药可能导致患者叶酸和维生素 D 缺乏，在延长治疗期间，监测血清叶酸和维生素 D 水平。

【用药宣教】

1. 用药期间，不要驾驶或从事有潜在危险的活动。

2. 育龄期女性请做好避孕措施。

3. 长期治疗期间，出现发热等不适时，随时就诊。

4. 服用期间，禁止饮酒。

5. 哺乳期女性使用时应暂停哺乳。

异戊巴比妥

【类别】巴比妥类镇静催眠药。

【妊娠安全等级】D。

【作用机制】巴比妥类镇静催眠药、抗惊厥药。本品可使神经细胞的氯离子通道开放，细胞过极化，拟似γ-氨基丁酸的作用，抑制中枢神经系统单突触和多突触传递，抑制痫灶的高频放电及其向周围扩散。

【适应证】用于催眠、镇静、抗惊厥（小儿高热惊厥、破伤风惊厥、子痫、癫痫持续状态）及麻醉前给药。

【禁用与慎用】

1. 对本品过敏者、严重肺功能不全者、肝硬化患者、有卟啉病病史者、贫血患者、有哮喘史者、未控制的糖尿病患者禁用。

2. 轻微脑功能障碍、低血压或高血压、甲状腺功能低下、肾上腺功能减退者，心、肝、肾功能不全者，老年患者慎用。

【给药途径和剂量】

1. 催眠　成年人，肌内注射或静脉注射，每次100～200mg。儿童，肌内注射，每次 3～5mg/kg 体重或 125mg/m^2 体表面积。

2. 镇静　成年人，肌内注射或静脉注射，每次30～50mg，每日 2～3 次。儿童，肌内注射，每日6mg/kg 体重，分 4 次给予。

3. 抗惊厥　成年人，静脉注射 300～500mg。儿童，肌内注射，每次 3～5mg/kg 体重或 125mg/m^2 体表面积。

【配伍禁忌】与磷酸可待因、苯海拉明、苯妥英钠、氢化可的松、羟嗪、胰岛素、左啡诺、哌替啶、美沙酮、吗啡、去甲肾上腺素、地佐辛、普鲁卡因、链霉素、四环素、万古霉素、青霉素 G、吩噻嗪、西咪替丁、泮库溴铵存在配伍禁忌。

【配伍禁忌】与头孢呋辛、头孢噻肟、头孢唑林、克林霉素、吗啡、哌替啶、苯妥英钠、氟哌啶醇、沙丁胺醇、氢化可的松、胰岛素、高血糖素有配伍禁忌。

【不良反应】

1. 中枢神经系统　嗜睡、头晕、宿醉感、情绪不稳定、异常兴奋。

2. 血液系统　粒细胞缺乏症、血小板减少症。

3. 全身性　皮疹、血管神经性水肿。

4. 其他　注射部位疼痛、史-约综合征、低血压、呼吸抑制。

【相互作用】

1. 本品拮抗维洛沙秦的作用。

2. 与中枢神经系统抑制剂、酒精、镇静药等合用增强中枢抑制作用。

3. 与单胺氧化酶抑制剂合用导致中枢神经系统过度抑制。

4. 与甲氧氟乙烷合用，增加肾毒性风险。

【药动学】静脉给药，作用持续 6～8 小时，可穿透血脑屏障，乳汁中分泌，主要经肝脏代谢，40%～50%随尿液排出，消除半衰期约 20 小时。

【观察指标】

1. 观察给药前后静脉注射部位。

2. 静脉给药后数小时内监测生命体征，告诫患者在无人看守时，不要下床。

3. 监测老年人和儿童出现情绪不安、兴奋、困惑和抑郁等变化，及时调整剂量。

4. 用于抗癫痫时，应尽可能定期监测血药浓度，以达最大疗效。

【用药宣教】

1. 服药期间，禁止饮酒。

2. 服药后，出现疼痛后兴奋，及时告知医师。

3. 用药期间不要开车或从事其他危险工作。

4. 哺乳期妇女使用时，应暂停哺乳。

艾司唑仑

【类别】苯二氮䓬衍生物类镇静催眠药。

【妊娠安全等级】X。

【作用机制】苯二氮䓬类抗焦虑药。本品可作用于苯二氮䓬受体，增强中枢神经内γ-氨基丁酸（GABA）受体作用，影响边缘系统功能而抗焦虑；可明显缩短或取消非快动眼睡眠（NREM）第 4 期，阻滞对网状结构的激活，产生镇静催眠作用；能抑制中枢内癫痫病灶异常放电的扩散，但不能阻止其异常放电，起到抗惊厥作用；小剂量可抑制或减少网状结构对脊髓运动神经元的易化作用，较大剂量可促进脊髓中的突触前抑制，抑制多突触反射，起到骨骼肌松弛作用；治疗剂量可能干扰记忆通路的建立，一过性影响近事记忆遗忘作用。

【适应证】

1. 用于抗焦虑、失眠。

2. 用于紧张、恐惧及抗癫痫和抗惊厥。

【禁用与慎用】

1. 对本品过敏者、急性闭角型青光眼患者、原发性抑郁症或精神病患者、小于 18 岁儿童、昏迷患者、休克患者、急性酒精中毒患者、妊娠和哺乳期妇女禁用。

2. 肝肾损害、肾衰竭、器官性脑综合征、酒精中毒、苯二氮䓬依赖、有自杀意念、中枢神经系统抑制、癫痫发作障碍、癫痫持续状态、药物滥用、痴呆、躁狂、精神病、重症肌无力、帕金森病、睡眠呼吸暂停、开角型青光眼、胃肠道疾病患者及老年人、衰弱患者、肺部疾病患者慎用。

【给药途径和剂量】

1. 镇静　成年人，口服，每次 1～2mg，每日 3 次。

2. 催眠　成年人，口服，每次 1～2mg，睡前服。

3. 抗癫痫、抗惊厥　成年人，口服，每次 2～4mg，每日 3 次。

【不良反应】

1. 中枢神经系统　头痛、头晕、协调障碍、运动障碍、嗜睡、宿醉、乏力。

2. 心血管系统　心悸、心律失常、晕厥。

3. 血液系统　白细胞减少、粒细胞缺乏症。

4. 消化系统　便秘、口干、厌食、胀气、呕吐。

5. 肌肉骨骼系统　关节炎、肌痛、肌肉痉挛。

【相互作用】

1. 西咪替丁可降低艾司唑仑的代谢，增加其疗效。

2. 与酒精和其他中枢神经系统抑制剂合用可能增加嗜睡。

3. CYP3A4 抑制剂（酮康唑、伊曲康唑、萘法唑酮、地尔硫䓬、氯伏沙明、西咪替丁、异烟肼、红霉素）可增加艾司唑仑的浓度和毒性。

4. 卡马西平、苯妥英钠、利福平、巴比妥酸可降低艾司唑仑浓度。

【药动学】口服吸收迅速，3 小时达血药峰浓度，血浆蛋白结合率约为 93%，在肝脏代谢，经肾脏排泄，半衰期为 10～24 小时。

【观察指标】

1. 监测失眠改善情况。

2. 评估是否存在中枢神经系统抑制过度。

3. 评估用药安全性，尤其是对老年人或虚弱患者。

【用药宣教】

1. 避免与其他中枢抑制剂联用，禁止饮酒。

2. 用药期间不要开车或从事危险活动。

3. 哺乳期妇女使用时应暂停哺乳。

咪达唑仑

【类别】苯二氮䓬衍生物类镇静催眠药。

【妊娠安全等级】D。

【作用机制】短效苯二氮䓬类中枢神经系统抑制剂。抗焦虑作用可能是因为增加了抑制神经递质甘氨酸的水平，麻醉作用可能是因为本品阻断了苯二氮䓬受体和γ-氨基丁酸受体，导致细胞膜超极化和神经元抑制，进而干扰突触对γ-氨基丁酸的再摄取。

【适应证】

1. 用于睡眠障碍，尤其适用于入睡困难者。

2. 用于持续的急性惊厥发作。

3. 用于诊断、治疗、手术（如支气管镜检查、胃镜检查、膀胱镜检查、冠状动脉造影、心脏导管插入术、肿瘤手术、缝合撕裂伤，单用或与其他中枢神经系统抑制剂联用）前或操作过程中的镇静、抗焦虑、记忆缺失。

4. 用于其他麻醉药给药前的全身麻醉诱导，亦可作为氧化亚氮和氧的静脉补充（复合麻醉）。

5. 用于气管插管、机械通气或病危护理治疗中的镇静。

【禁用与慎用】

1. 对本品或其他苯二氮䓬类药物过敏者、精神分裂症患者、严重抑郁状态患者、重度肝功能不全者、严重呼吸功能不全者、睡眠呼吸暂停综合征患者、重症肌无力患者、急性闭角型青光眼患者及酒精、催眠药、精神抑制剂、抗抑郁药或锂制剂急性中毒的患者禁用。

2. 重度肾功能不全者、呼吸功能不全者、心血管功能不全者、非代偿性急性疾病（如严重电解质紊乱）患者、阻塞性肺疾病患者、肝功能不全者、体质虚弱者、老年人慎用。

【给药途径和剂量】

1. 镇静　成年人，静脉给予 1～1.5mg 后，肌内注射 0.07～0.08mg/kg，给药时间 30～60 分钟。必要时 2 分钟内可重复给药。插管患者，可静脉持续滴注 0.05～0.2mg/（kg·h）。儿童，肌内注射每次 0.08mg/kg。插管患者，持续输注 2μg/（kg·min），可每 30 分钟增加 1μg/（kg·min），直到诱导轻度睡眠。新生儿：静脉注射 0.5～1 μg/（kg·min）。

2. 静脉诱导全身麻醉　成年人，诱导剂量为 0.3～0.35mg/kg，给药 20～30 秒，并等待 2 分钟起效。前驱用药（尤其是麻醉性前驱用药）推荐剂量为 0.15～0.25mg/kg，给药 20～30 秒，并等待 2 分钟起效。儿童，静脉滴注初始剂量为 0.05mg/kg，每 2 分钟增加 1～3 个的剂量直至 0.15mg/kg。

3. 癫痫持续状态　>2 个月儿童，静脉滴注负荷剂量 0.15mg/kg，维持剂量 1μg/（kg • min）。<5 岁儿童，口服 0.5mg/kg。>5 岁儿童，口服 0.4～0.5mg/kg。

【配伍禁忌】与阿昔洛韦、氨茶碱、氨甲环酸、苯巴比妥钠、丙戊酸钠、地塞米松磷酸钠、夫西地酸、呋塞米、复方氨基酸、甘油磷酸钠、谷氨酸钠、果糖二磷酸钠、兰索拉唑、磷霉素钠、乳酸钠、碳酸氢钠、维四高丝有配伍禁忌。

【不良反应】

1. 中枢神经系统　逆行性遗忘、头痛、欣快、嗜睡、过度镇静、意识混乱。

2. 心血管系统　低血压。

3. 眼　视物模糊、复视、眼球震颤、针尖状瞳孔。

4. 消化系统　恶心、呕吐。

5. 呼吸系统　咳嗽、喉痉挛、呼吸暂停。

6. 皮肤　荨麻疹、肿胀、灼烧、疼痛、注射部位硬化、呼吸急促。

7. 其他　呃逆、发冷、虚弱。

【相互作用】

1. 与酒精、中枢神经系统抑制剂、抗惊厥药合用可增强中枢抑制作用。

2. 西咪替丁增加咪达唑仑的血药浓度，增加其毒性。

3. 合用左旋多巴，降低左旋多巴抗帕金森病作用。

4. 合用升高苯妥英钠血浆水平。

5. 吸烟会降低镇静和抗焦虑的效果。

【药动学】静脉注射 1～5 分钟起效，肌内注射 5～15 分钟起效，口服 20～30 分钟起效，20～60 分钟达血药峰浓度，可穿透血脑屏障和胎盘，在肝脏中代谢，随尿液排出，消除半衰期为 1～4 小时。

【观察指标】

1. 静脉注射过程中，检查注射部位是否有红肿、疼痛、肿胀和渗出迹象。

2. 监测低血压，尤其是当患者预先服用麻醉性镇痛药时。

3. 监测整个恢复期的生命体征。

【用药宣教】

1. 逐渐减量。

2. 肌内注射或静脉给药后至少 3 小时不能离开医院或诊室，之后应有人陪伴方可离开；至少 12 小时不能驾驶车辆或操作机械。

3. 本品片剂含无水乳糖，遗传性半乳糖不耐受、Lapp 乳糖酶缺乏或葡萄糖-半乳糖吸收不良者禁用。

4. 用药后会出现短暂失忆，为患者做好准备。

硝西泮

【类别】苯二氮䓬衍生物类镇静催眠药。

【作用机制】苯二氮䓬类抗焦虑药。本品可选择性作用于大脑边缘系统，与中枢苯二氮䓬受体结合，从而促进γ-氨基丁酸释放，促进突触传导功能，起安定、镇静、催眠作用。

【适应证】

1. 用于治疗失眠及抗惊厥。

2. 与抗癫痫药联合用于治疗癫痫。

【超说明书用药】

1. 用于迟发性运动障碍。

2. 用于惊恐障碍。

【禁用与慎用】

1. 对本品过敏者、重症肌无力患者、白细胞减少者禁用。

2. 肝肾功能不全者、儿童、老年人、孕妇、哺乳期妇女慎用。

【给药途径和剂量】

1. 失眠　口服，每次 5～10mg，睡前服。

2. 癫痫　口服，每次 5～10mg，每日 3 次。

【不良反应】常见嗜睡、头痛、眩晕、肝损害、恶心、便秘、骨髓抑制、皮疹、乏力。

【相互作用】

1. 与全身麻醉药、镇痛药、中枢性骨骼肌松弛药、单胺氧化酶抑制剂、三环类抗抑郁药、可乐定合用可相互增效。

2. 与酮康唑、伊曲康唑、西咪替丁合用可增加硝西泮的血药浓度。

3. 与降压药合用增强降压作用。

4. 合用减弱卡马西平、左旋多巴的疗效。

【药动学】口服吸收迅速，口服后 2 小时达血药峰浓度，生物利用度为 78%，血浆蛋白结合率为 85%，在肝脏代谢，主要以代谢产物形式随尿液排泄，20%随粪便排泄，消除半衰期为 8～36 小时。

【观察指标】应定期检查肝肾功能及白细胞计数。

【用药宣教】

1. 失眠症患者在睡前半小时口服。

2. 服药后应避免立即驾驶或操作机器、高空作业。

3. 用药期间避免饮酒或饮用含有酒精的饮料或咖啡。

瑞马唑仑

【类别】苯二氮䓬类。

【作用机制】本品为苯二氮䓬类化合物，作用于 $GABA_A$ 受体，动物实验显示其对小鼠可产生镇静作用。

【适应证】本品适用于常规胃镜检查的镇静。

【禁用与慎用】

1. 对苯二氮䓬类药物及本品任何成分过敏的患者、重症肌无力患者、精神分裂症患者、严重抑郁状态患者禁用。

2. 不建议妊娠期间使用本品。妊娠期间，本品仅在对母体及胎儿的潜在益处大于风险时才可以考虑使用。

3. 建议哺乳期妇女在使用本品期间暂停哺乳。

4. 18 岁以下及 60 岁以上患者慎用。

5. 肝功能、肾功能不全患者慎用。

6. 慎用于呼吸道管理困难（改良马氏分级为Ⅳ级）、循环呼吸功能受损、循环容量不足、严重肺功能损害、衰弱患者。

【给药途径和剂量】

1. 剂量　静脉推注，用于胃镜诊疗镇静时推荐负荷给药剂量为 5mg，负荷剂量给药 1 分钟；在负荷剂量给药结束后，每间隔 1 分钟，可以根据需要追加 2.5mg/次，每 15 分钟时间段内追加不推荐超过 5 次。

2. 给药方法　本品规格为 36mg/支（按游离碱计），使用时每支加入 36ml 的 0.9%氯化钠注射液，最终配制成浓度为 1mg/ml 的注射液 36ml，用注射器抽取所需剂量使用。

【配伍禁忌】

1. 依达拉奉右莰醇与甲苯磺酸瑞马唑仑混合产生浑浊，不宜在大输液中配伍。

2. 本品建议用 0.9%氯化钠注射液作为溶剂。

【不良反应】

1. 心血管系统　血压降低、心率减慢、心电图异常（包括心电图 T 波异常、心电图 QRS 波群异常、心电图 ST-T 段变化）、心率加快、窦性心动过缓、室性期前收缩、右束支传导阻滞、低血压、窦性心动过速、高血压、舒张期高血压、收缩期高血压、舒张期低血压、心动过缓、心动过速。

2. 代谢/内分泌系统　血尿酸升高、血糖升高、高尿酸血症、呼吸性酸中毒。

3. 呼吸系统　呼吸抑制、呼吸频率减慢、喉部疼痛、缺氧、呼吸频率加快、上呼吸道感染。

4. 泌尿生殖系统　尿白细胞阳性、尿酮体、尿血、血尿素升高、尿红细胞阳性、尿中尿胆原升高、血尿素降低、血肌酐升高、尿胆红素、尿蛋白。

5. 免疫系统　过敏反应。

6. 神经系统　头晕、步态障碍、眩晕、头痛、嗜睡、运动障碍、震颤。

7. 精神　激越。

8. 消化系统　呃逆、呕吐、恶心、总胆红素升高、结合胆红素升高、AST 升高、ALT 升高、总胆汁酸升高、非结合胆红素升高。

9. 血液系统　白细胞减少、血红蛋白降低、白细胞增多。

10. 皮肤　皮疹。

11. 其他　注射部位疼痛、乏力、麻醉药并发症、发热。

【相互作用】

1. 本品与中枢神经系统抑制剂（包括阿片类药、镇静药、麻醉药、催眠药）合用时具有协同作用，合用可能需酌情降低剂量。

2. 酒精可增强本品的中枢抑制作用。

【药动学】经静脉给予 0.01～0.45mg/kg 体重，本品的药动学呈线性，C_{max} 的平均值由 137.22ng/ml 增加至 5790.01ng/ml，AUC 的平均值由 7.7（h•ng）/ml 增加至 317.1（h•ng）/ml。血药浓度呈多指数快速下降，半衰期约为 1 小时。本品分布容积为 32.68～147.75L。蛋白结合率约为 87%，代谢物 HR7054 的蛋白结合率约为 90%。本品主要以代谢物形式经肾脏排泄，清除率为 52.77～82.42L/h。

【观察指标】

1. 本品用药过程中应监测患者的呼吸、循环情况和镇静程度。

2. 对于高血压或者心功能不全代偿期患者在手术过程中需要对心功能进行连续监测。

【用药宣教】

1. 在离院前应对患者监护足够时间，离开时应有人伴随。

2. 本品可能导致头晕、头痛，并可能因此引起反应能力下降。驾驶和使用机械需要特别谨慎，应至少24小时内不得驾驶车辆或操作机械。

3. 长期酗酒人群慎用本品。本品具有与咪达唑仑相似的滥用可能，临床使用中应警惕。

右佐匹克隆

【类别】苯二氮䓬类相关镇静催眠药。

【妊娠安全等级】C。

【作用机制】本品为佐匹克隆的右旋异构体，抑制性γ-氨基丁酸受体激动剂，与苯二氮䓬结合于相同的受体和部位，但作用区域不同。镇静、催眠作用更强和迅速。

【适应证】用于治疗失眠。

【禁用与慎用】

1. 对本品过敏者、失代偿性呼吸功能不全患者、重症肌无力患者、重症睡眠呼吸暂停综合征患者、18岁以下儿童、同时服用CYP3A4抑制剂的患者禁用。

2. 重度肝功能不全者、可能对代谢或血流动力学有影响的疾病患者、呼吸障碍性疾病患者、抑郁患者、年老或虚弱的患者慎用。

【给药途径和剂量】睡前口服2～3mg。

【不良反应】

1. 中枢神经系统　焦虑、意识模糊、抑郁、头晕、幻觉、头痛、易怒、性欲减退、神经紧张、嗜睡。

2. 心血管系统　心动过速、心包积液、左心室收缩功能障碍。

3. 消化系统　口干、消化不良、恶心、呕吐。

4. 生殖系统　痛经、男性乳房发育。

5. 呼吸系统　感染。

6. 皮肤　皮疹、瘙痒。

7. 其他　令人不快的味道。

【相互作用】

1. 与强效CYP3A4抑制剂（如酮康唑、伊曲康唑、克拉霉素、萘法唑酮、竹桃霉素、利托那韦、奈非那韦等）合用可升高本品的血药浓度，增加次晨宿醉现象的发生风险。

2. 合用其他中枢神经系统（CNS）抑制剂（如苯二氮䓬类药、阿片类药、三环类抗抑郁药）可能增强对中枢神经系统的抑制作用。

3. 与强效CYP3A4诱导剂（如利福平）合用可减少右佐匹克隆的血药浓度，降低疗效。

【药动学】口服吸收迅速，血浆蛋白结合率为52%～59%，经CYP3A4和CYP2E1同工酶广泛代谢为数种活性和无活性代谢产物，随尿液排出，消除半衰期约为6小时。

【观察指标】

1. 监测和报告患者的失眠和认知或行为变化。

2. 同时使用其他中枢神经系统抑制剂，监测中枢神经系统抑制的表现。

3. 如果患者服药后下床，请监督，以防跌倒。

【用药宣教】

1. 建议若能保证8小时睡眠时间，则可不需要服用本品。

2. 服药期间不要饮酒。

3. 不要与高脂食物一起或在高脂食物后立即服用。

4. 服药期间，不要开车或从事有潜在危险的活动。

5. 哺乳期妇女使用时应暂停哺乳。

6. 若有其他异常情况，如睡眠恶化、认知或行为改变等，及时就诊。

扎来普隆

【类别】苯二氮䓬类相关镇静催眠药。

【妊娠安全等级】C。

【作用机制】催眠药。本品可能通过作用于γ-氨基丁酸-苯二氮䓬（GABA-BZ）受体复合物而发挥作用，能缩短入眠时间，但未观察到有延长睡眠时间和减少觉醒次数的作用。

【适应证】用于入睡困难的失眠症的短期治疗，能缩短入睡时间。

【禁用与慎用】

1. 对本品过敏者禁用。

2. 同时使用其他中枢神经系统抑制剂（苯二氮䓬类、酒精）患者、有药物滥用史者、肝脏或肾脏损害者、肺部疾病患者慎用。

【给药途径和剂量】口服给药，每次5～10mg，睡前或入睡困难时服用1次。持续用药时间不超过7～10日。

【不良反应】

1. 全身性　虚弱、燥热、头痛、偏头痛、肌痛、背痛。

2. 中枢神经系统　健忘、头晕、感觉异常、嗜睡、震颤、眩晕、抑郁、肌张力升高、神经紧张、注意力难以集中。

3. 消化系统　腹痛、消化不良、恶心、便秘、口干。

4. 呼吸系统　支气管炎。

5. 皮肤　瘙痒、皮疹。

6. 泌尿生殖系统　痛经。

7. 眼　眼疼痛、听觉过敏、结膜炎。

【相互作用】

1. 与酒精、丙米嗪、硫代嘧啶合用可导致额外的中枢神经系统损害。

2. 利福平促进扎来普隆的代谢。

3. 西咪替丁可提高扎来普隆的血清水平。

【药动学】口服吸收迅速完全，15～20 分钟起效，60%与蛋白质结合，在肝脏中经 CYP3A4 广泛代谢，形成非活性代谢产物，70%随尿液排出，17%随粪便排出，消除半衰期约为 1 小时。

【观察指标】

1. 服药后监测患者的行为变化。

2. 呼吸功能不全者应监测呼吸频率。

3. 监测患者服药后的步行。

【用药宣教】

1. 服用后避免一切危险活动。

2. 不要与酒精或其他催眠药物同时服用。

3. 不要与高脂肪餐同时或先后服用。

4. 服药时间不要超过 2～3 周。

5. 停药后可能出现轻度或短暂反弹性失眠。

6. 服用本品时停止哺乳。

佐匹克隆

【类别】环吡咯酮类镇静催眠药。

【作用机制】环吡咯酮类速效催眠药。本品作用于苯二氮䓬受体，能延长睡眠时间，提高睡眠质量，减少夜间觉醒和早醒次数，次晨残余作用低。

【适应证】用于各种失眠症。

【禁用与慎用】

1. 对本品过敏者、失代偿性呼吸功能不全者、重症睡眠呼吸暂停综合征患者、重症肌无力患者禁用。

2. 孕妇慎用。

【给药途径和剂量】成年人，口服给药，每次 7.5mg，睡前服用。

【不良反应】

1. 肌肉骨骼系统　肌无力。

2. 神经系统　嗜睡、遗忘、醉态、头痛。

3. 精神　易激惹、精神错乱。

4. 消化系统　口苦、口干。

5. 其他　乏力。

【相互作用】

1. 与神经肌肉阻滞剂（筒箭毒碱、肌肉松弛药）、其他中枢神经系统抑制剂合用可使镇静作用增强。

2. 与苯二氮䓬类抗焦虑药和催眠药合用可增加出现戒断综合征的风险。

【药动学】口服后吸收迅速，1.5～2.0 小时血药浓度达峰值，血浆蛋白结合率为 45%，在体内广泛代谢，代谢物主要经肺排出（约占 50%），其余随尿液排出，消除半衰期约为 5 小时。

【观察指标】

1. 监测睡眠时间、睡眠质量、夜间觉醒和早醒的次数。

2. 定期监测患者精神变化。

【用药宣教】

1. 用药后不宜驾驶车辆或操作机械。

2. 连续用药时间不宜过长，突然停药可引起戒断综合征。

3. 用药期间严禁摄入酒精。

唑吡坦

【类别】环吡咯酮类镇静催眠药。

【妊娠安全等级】B。

【作用机制】咪唑并吡啶类催眠药。本品可选择性与苯二氮䓬Ⅰ型受体β_2和 ω_1 受体结合，调节氯离子通道，具有较强的镇静催眠作用。

【适应证】治疗严重睡眠障碍：偶发性失眠症、暂时性失眠症。

【禁用与慎用】

1. 对本品过敏者、睡眠呼吸暂停综合征患者、曾使用本品出现复杂睡眠行为的患者、严重呼吸功能不全者、肌无力者、急性或慢性重度肝功能不全者禁用。

2. 呼吸功能不全者、有酒精中毒或其他物质依赖病史者、抑郁症患者、18 岁以下儿童、老年人慎用。

【给药途径和剂量】成年人，每日口服 5～10mg，治疗 7～10 日。老年人：每日睡前口服 5mg，治疗 7～10 日。

【不良反应】

1. 中枢神经系统　因觉醒引起的头痛、困倦、嗜睡、疲劳、欣快感、抑郁、焦虑、易怒、头晕、复视、意识错乱。

2. 消化系统　消化不良、恶心、呕吐。

3. 其他　肌痛。

【相互作用】

1. 与中枢神经系统抑制剂、酒精、吩噻嗪类药物合用，增加中枢抑制作用。

2. 与 CYP3A4 抑制剂（酮康唑）合用可增加本品的暴露量，增强其药效。

3. 与 CYP3A4 诱导剂（如利福平、圣约翰草）合用可减少本品的暴露量，可能减弱其药效。

【药动学】口服吸收完全，7～27 分钟起效，生物利用度约为 70%，血浆蛋白结合率约为 92%，中枢神经系统中浓度最低，腺组织和脂肪中浓度最高，经肝脏代谢为无活性代谢产物，随尿液（约 60%）和粪便（约 40%）排泄，消除半衰期为 0.7～3.5 小时。

【观察指标】

1. 呼吸功能不全者应监测呼吸频率。

2. 监测患者的抑郁水平。

3. 密切监测老年患者或衰弱患者的认知或运动功能受损情况。

【用药宣教】

1. 服药期间，避免服用酒精或其他中枢神经系统抑制剂。

2. 不要开车或从事其他有潜在危险的活动。

3. 定期向医师报告视力的变化。

4. 哺乳期妇女使用时，应暂停哺乳。

右美托咪定

【类别】其他镇静催眠药。

【妊娠安全等级】C。

【作用机制】本品是具有相对选择性激动α_2受体作用的药物，具有镇静作用。

【适应证】

1. 用于行全身麻醉的手术患者气管插管和机械通气时的镇静。

2. 用于重症监护治疗期间开始插管和机械通气时的镇静。

【禁用与慎用】

1. 对本品过敏者、孕妇禁用。

2. 晚期心脏传导阻滞和（或）严重心室功能不全者、心律失常患者、肝肾功能不全患者、具有轻度麻醉症状者、哺乳期妇女、65 岁以上的老年患者慎用。

【给药途径和剂量】静脉注射 1μg/kg 体重，输注时间至少 10 分钟，继续输注 0.2～0.7μg/（kg·h），持续 24 小时。

【配伍禁忌】与地西泮、两性霉素 B、血浆有配伍禁忌。

【不良反应】

1. 心血管系统　低血压、心动过缓、心房颤动。

2. 消化系统　恶心、口渴。

3. 呼吸系统　缺氧、胸腔积液、肺水肿。

4. 血液系统　贫血、白细胞增多症。

5. 泌尿生殖系统　少尿。

6. 其他　疼痛、感染。

【相互作用】与麻醉药（七氟烷、异氟烷、丙泊酚）、其他镇静药、催眠药（咪达唑仑）、阿片类药（阿芬太尼）、巴比妥酸盐、阿片受体激动剂、抗焦虑药、三环类抗抑郁药、曲马多、吩噻嗪类、骨骼肌松弛药、阿扎他定、溴苯那敏、氯苯那敏、赛庚啶、茶苯海明、苯海拉明、多羟胺、羟嗪、异丙嗪等合用可能增强中枢抑制作用。

【药动学】静脉滴注本品，快速分布相的分布半衰期约为 6 分钟，经肝脏内 CYP2A6 广泛代谢，主要随尿液排出，消除半衰期约为 2 小时。

【观察指标】

1. 给予负荷剂量时，需要监测血压。

2. 持续监测心血管状态，如果出现低血压或心动过缓，需立即通知医师。

3. 监测患者的镇静程度、呼吸、血压、心率、疼痛反应。

4. 滴注期间和滴注后应监测患者体液水平（摄取量和排出量）。

【用药宣教】

1. 血容量过低、糖尿病或慢性高血压及老年患者中更易发生血压过低和（或）心动过缓。

2. 用药后可能发生一过性高血压，常不需要治疗。

水合氯醛

【类别】镇静催眠药。

【作用机制】本品为具有类似于巴比妥类的中枢神经系统抑制作用的镇静催眠药，其作用机制尚不完全清楚，目前认为其对中枢神经系统抑制作用主要来自其活性代谢产物三氯乙醇。

【适应证】

1. 儿童检查、操作前的镇静、催眠。

2. 监护条件下抗惊厥。

【禁用与慎用】

1. 对本品过敏者及重度肝肾功能不全者、心脏病患者、卟啉病患者、阻塞型睡眠呼吸暂停综合征患者禁用。

2. 胃炎和消化性溃疡患者、呼吸功能不全患者慎用。

3. 本品可经乳汁分泌，哺乳期妇女使用时应暂停哺乳。

【给药途径和剂量】

1. 用于催眠　成年人口服 0.5～1.5g，睡前服用；儿童口服 30～50mg/kg，睡前服，最大单次剂量 1g。

2. 用于镇静　成年人口服 250mg，每日 3 次；儿童每次 8mg/kg，每日 3 次。

3. 用于抗惊厥　成年人每次 1.5g，灌肠，必要时 6～8 小时重复使用；儿童每次 40mg/kg，灌肠，总量不超过 1g。

【不良反应】

1. 心血管系统　心动过缓。

2. 呼吸系统　呼吸暂停、呼吸抑制。

3. 免疫系统　过敏反应（皮疹、红斑、瘙痒）。

4. 神经系统　头痛、眩晕、头晕、共济失调、构音障碍。

5. 精神　兴奋、抑郁。

6. 消化系统　腹泻、食欲缺乏。

7. 血液系统　嗜酸性粒细胞计数增多、白细胞计数减少。

8. 其他　休克、药物依赖性、戒断症状（如痉挛发作、谵妄、震颤、心悸）。

【相互作用】

1. 与可延长 QT 间期的药物（如ⅠA 类及Ⅲ类抗心律失常药、三环类抗抑郁药、抗精神病药、氟喹诺酮类药）合用可增加发生心脏毒性（如 QT 间期延长、尖端扭转型室性心动过速、心脏停搏）的风险。本品禁与苄普地尔、西沙必利、硫利达嗪、美索达嗪、匹莫齐特、齐拉西酮、左醋美沙朵合用。不推荐本品与其他可延长 QT 间期的药物合用。

2. 与具有呼吸和中枢神经系统抑制作用的药物（如阿片类镇痛药、巴比妥类药、苯二氮䓬类药、具有中枢作用的肌肉松弛药）合用可增加发生呼吸抑制的风险。

3. 与丙泊酚合用对心肺的作用相加。合用时宜加强监测，并按需调整剂量。

4. 与磷酸卡波氯醛合用可能导致药物过量。本品与磷酸卡波氯醛均可在体内形成活性代谢物三氯乙醇，应避免合用。

5. 使用本品后静脉注射呋塞米，可导致多汗、潮热、血压升高。

6. 与抗凝药合用可减弱抗凝药的作用。合用时应定期测定凝血酶原时间，以确定抗凝药的用量。

【药动学】口服或直肠给药后迅速吸收，在红细胞、肝脏、肾脏及其他组织中迅速还原成活性代谢产物三氯乙醇，小部分氧化成无活性的三氯醋酸。三氯乙醇及其葡萄糖醛酸结合物和三氯乙酸随尿液和胆汁排出。本品半衰期极短（仅数分钟），其药理作用主要由三氯乙醇产生。三氯乙醇可进入脑脊液、乳汁中，并透过胎盘到达胎儿，其半衰期为 7～11 小时。

【观察指标】监测呼吸、脉搏、血压、经皮血氧饱和度和动脉血氧饱和度。

【用药宣教】

1. 长期使用本品时不可骤然停药，须逐步减量。

2. 本品可干扰尿儿茶酚胺荧光测定，测定前 48 小时内不得使用本品。

3. 本品可导致酚妥拉明试验出现假阳性，在试验前至少 24 小时（最好 48～72 小时）应停用本品。

4. 本品可导致用 Reddy、Jenkins 及 Thorn 法测定尿 17-羟皮质类固醇时的数据不可靠。

5. 本品可导致用班氏液测定尿葡萄糖时出现假阳性。

6. 避免驾驶车辆或操纵机械。

第六节　精神兴奋药

一、抗抑郁药

阿米替林

【类别】非选择性单胺氧化酶再摄取抑制剂类抗抑郁药。

【妊娠安全等级】C。

【作用机制】主要是阻断去甲肾上腺素和 5-HT 在神经末稍的再摄取，从而使突触间隙的递质浓度增高，促进突触传递功能而发挥抗抑郁作用。

【适应证】用于治疗抑郁症。

【超说明书用药】

1. 用于带状疱疹后遗神经痛。

2. 用于消化性溃疡。

3. 用于功能性消化不良。

4. 用于癌痛镇痛。

5. 预防性治疗偏头痛。

【禁用与慎用】

1. 心肌梗死后急性恢复期患者、有癫痫病史者、孕妇、<12 岁的儿童禁用。

2. 前列腺增生患者、有尿潴留或梗阻病史者、闭角型青光眼患者、糖尿病患者、甲状腺功能亢进患者、有心功能和肝肾功能不全的患者、有自杀倾向接受电击疗法的患者、开放性手术患者、精神分裂症患者、呼吸系统疾病患者、老年患者、青少年患者慎用。

【给药途径和剂量】

1. 成年人　口服，75～100mg/d，可逐渐增加到150～300mg。

2. 青少年　口服，25～50mg/d，分次服用，可逐渐增加到100mg。

3. 老年人　睡前口服，10～25mg，可逐渐增加到25～150mg/d。

【不良反应】

1. 中枢神经系统　嗜睡、镇静、头晕、紧张、不安、疲劳、头痛、失眠、运动异常、癫痫发作。

2. 心血管系统　直立性低血压、心动过速、心悸、心电图改变。

3. 眼　视物模糊、散瞳。

4. 消化系统　口干、食欲增加、喜甜食、便秘、体重增加、酸味或金属味、恶心、呕吐。

5. 泌尿生殖系统　尿潴留。

6. 其他　骨髓抑制。

【相互作用】

1. 与降压药合用可能降低降血压反应。

2. 合用中枢神经系统抑制剂、酒精、催眠药、巴比妥酸盐、镇静药会增加中枢抑制作用。

3. 与口服抗凝药合用，可增加低凝血酶原血症的发生。

4. 与左旋多巴、拟交感神经药物（如肾上腺素、去甲肾上腺素）合用，会引起伴有高血压和高热症状的交感神经亢进的情况。

5. 与单胺氧化酶抑制剂合用，可能出现严重反应、中毒性精神病和心血管不稳定。

6. 合用哌甲酯升高本品的血药浓度。

7. 合用甲状腺药物可增加心律失常的可能性。

8. 合用西咪替丁可升高本品的血药浓度。

【药动学】口服后经胃肠道迅速吸收，2～12小时达峰值，可穿过胎盘屏障，在肝脏中代谢为活性代谢物，主要随尿液排出，消除半衰期为10～50小时。

【观察指标】

1. 监测治疗效果。

2. 治疗期间，监测嗜睡和头晕，制订防止跌倒的措施，同时监测过量饮酒患者的服药剂量或自杀意念。

3. 定期监测白细胞、肝肾功能，定期行眼科检查。

4. 对已有心血管疾病的患者监测血压和脉搏。

5. 监测排便情况。

【用药宣教】

1. 药物会增加患者食欲或对甜食的渴望，需监控体重。

2. 多喝水和增加总液体摄入量可缓解口干。

3. 慢慢地、分阶段改变体位，防止头晕。

4. 服药期间，不要开车或从事有潜在危险的活动。

5. 用药后可能尿液会变成蓝绿色。

6. 哺乳期妇女使用时，应暂停哺乳。

丙米嗪

【类别】非选择性单胺氧化酶再摄取抑制剂类抗抑郁药。

【妊娠安全等级】C。

【作用机制】三环类抗抑郁药。本品通过阻断中枢神经系统对去甲肾上腺素、5-羟色胺的再摄取，升高突触间隙中这两种神经递质的浓度，从而发挥抗抑郁作用。

【适应证】

1. 用于多种抑郁症，适用于迟钝型抑郁，不宜用于激越型抑郁或焦虑型抑郁。

2. 用于小儿遗尿症。

【超说明书用药】

1. 酗酒、可卡因戒断症等与抑郁症诊断相似或重叠的综合征。

2. 有或无多动症的注意力缺陷障碍 6 岁以上儿童。

3. 合用安非他明或哌甲酯治疗嗜睡症。

4. 恐怖焦虑综合征，如恐慌障碍或社交恐惧症。

5. 强迫症。

6. 慢性疼痛。

【禁用与慎用】

1. 对本品或其他三环类抗抑郁药过敏者及严重心脏病、青光眼、排尿困难、支气管哮喘、癫痫、甲状腺功能亢进、谵妄、粒细胞减少、肝功能不全患者和 6 岁以下儿童、孕妇禁用。

2. 儿童、老年人及呼吸困难、心血管或肝脏或胃肠疾病、眼压增高、闭角型青光眼、精神分裂症、躁狂症或躁狂发作、有自杀倾向、癫痫发作、前列腺增生、尿潴留、酗酒、甲状腺功能亢进、电击疗法的患者慎用。

【给药途径和剂量】

1. *抑郁症*　成年人，口服 75～100mg/d，分 1 次或多次服用。儿童，口服 1.5mg/（kg·d），每 3～4 日可增加至 1mg/（kg·d）。

2. *遗尿症*　睡前 1 小时口服 25mg。＜12 岁患儿，可增加至每晚 50mg；＞12 岁患儿，可增加至每晚 75mg。

【不良反应】

1. *全身过敏反应*　皮疹、红斑、瘀点、荨麻疹、瘙痒、光敏、血管神经性水肿或全身性反应、药物热。

2. *中枢神经系统*　镇静、嗜睡、头晕、头痛、疲劳、四肢麻木、刺痛、不协调、共济失调、震颤、周围神经病变、锥体外系反应、癫痫阈值降低、脑电图模式改变、谵妄、注意力不集中、混乱、幻觉、焦虑、紧张、失眠、不安、激动、轻度躁狂、精神病恶化、体温过高。

3. *心血管系统*　直立性低血压、轻度窦性心动过速、心律失常、高血压或低血压、心悸、心肌梗死、心力衰竭、心脏传导阻滞、心电图改变、卒中、潮红、手足发绀。

4. *内分泌系统*　睾丸肿胀、男性乳房发育、溢乳和乳房增大、性欲增加或减退、射精和勃起功能障碍、性高潮延迟或缺乏、血糖升高或血糖水平降低。

5. *特殊感官*　鼻塞、耳鸣、视物模糊、调节障碍、轻微瞳孔放大、眼球震颤。

6. *消化道系统*　口干、便秘、胃灼热、食欲过盛、体重增加、恶心、呕吐、腹泻、胃排空时间减慢、胃肠胀气、腹部绞痛、食管反流、厌食、口炎、流涎增多、舌黑、异味、麻痹性肠梗阻。

7. *泌尿生殖系统*　尿潴留、排尿延迟、夜尿、尿频反常。

8. *血液系统*　骨髓抑制、粒细胞缺乏症、嗜酸性粒细胞、血小板减少。

9. *其他*　多汗、胆汁淤积性黄疸、沉淀性急性间歇性卟啉病、呼吸困难、冷热耐受性改变、脱发、抗利尿激素分泌不当综合征。

【相互作用】

1. 与单胺氧化酶抑制剂合用可诱发高热危象、心动过速或癫痫发作。

2. 与降压药合用增强直立性低血压。

3. 与中枢神经系统抑制剂、酒精合用增强中枢抑制作用。

4. 与去甲肾上腺素和其他类似交感神经的药物合用可能增加心脏毒性。

5. 与西咪替丁合用降低肝脏代谢，从而升高本品的血药浓度。

6. 与哌甲酯合用抑制本品的代谢，增加其毒性。

【药动学】口服后吸收良好，生物利用度为 29%～77%，蛋白结合率为 76%～95%，主要在肝脏代谢，活性代谢产物为去甲丙米嗪，经肾排泄，消除半衰期为 9～24 小时。

【观察指标】

1. 监测患者的疗效。

2. 用药期间应定期监测全血细胞计数、肝功能、肾功能、电解质水平。

3. 老年人、大剂量使用本品者、心血管疾病患者，用药前和增加剂量时应监测心电图。

4. 用药前和用药初期应监测血压、脉率。

5. 用药期间应监测血药浓度。

6. 在治疗的前 2 周，老年人可能会出现意识混乱、不安、睡眠障碍、健忘等，注意观察。

7. 在维持剂量稳定前，监测尿液和肠道排泄，以检测尿潴留、便秘或麻痹性肠梗阻。

8. 及时报告粒细胞缺乏症的早期症状。

9. 监测胆汁淤积性黄疸症状，如流感样症状、皮肤或巩膜黄染、尿色深、大便颜色浅、瘙痒。

10. 大量服药的患者需监测锥体外系反应，尤其是老年患者。

11. 监测糖尿病患者血糖控制情况。

12. 定期检查口腔黏膜，特别是义齿下的牙龈表面。

【用药宣教】

1. 慢慢地、分阶段改变体位。

2. 疗效降低时及时告知医师。

3. 服药期间，不要开车或从事其他有潜在危险的活动。

4. 避免暴露在强烈的阳光下，使用防晒系数至少在 12～15 的防晒霜。

氯米帕明

【类别】非选择性单胺氧化酶再摄取抑制剂类抗抑郁药。

【妊娠安全等级】C。

【作用机制】三环类抗抑郁药。本品通过抑制中枢神经系统去甲肾上腺素和5-羟色胺的再摄取而产生抗抑郁及抗焦虑作用，亦有镇静和抗胆碱能作用。

【适应证】

1. 用于治疗多种抑郁状态。

2. 用于治疗强迫症、恐怖症。

【超说明书用药】用于惊恐障碍、焦虑、社交恐怖症的治疗。

【禁用与慎用】

1. 对三环类药物过敏者、严重心脏病患者、新近发生心肌梗死的患者、癫痫患者、青光眼患者、尿潴留患者禁用。

2. 6岁以下儿童禁用本品片剂。

3. 12岁以下儿童禁用本品注射液。

4. 妊娠早期或晚期妇女禁用本品注射液。

5. 严重肝肾功能不全者、前列腺增生患者、心血管疾病患者、老年人、孕妇慎用。

【给药途径和剂量】

1. 剂量

（1）抑郁症：成年人，口服初始剂量为每次25mg，每日2～3次，1～2周缓慢增至治疗量每日150～250mg。最大剂量为每日300mg。静脉滴注每次25～50mg，每日1次，可缓慢增加至每日50～150mg，最大剂量为每日200mg。

（2）强迫症：成年人，口服给药同“抑郁症”剂量。

（3）恐怖症：成年人，口服给药每日75～150mg，分2～3次服用。

2. 给药途径

（1）口服给药：随餐服用以减少胃肠道不良反应。

（2）静脉滴注：本品注射液25～50mg溶于250～500ml葡萄糖氯化钠注射液中。

【配伍禁忌】与培氟沙星有配伍禁忌。

【不良反应】

1. 心血管系统　低血压、心动过速。

2. 消化系统　便秘、口干。

3. 内分泌系统　溢乳、高催乳素血症、闭经、体重增加。

4. 血液系统　白细胞减少、粒细胞减少、血小板减少、贫血。

5. 中枢神经系统　躁狂、震颤、头晕、高热、癫痫发作。

6. 泌尿生殖系统　射精延迟、性高潮障碍。

7. 全身性　出汗。

【相互作用】同“丙米嗪”。

【药动学】口服吸收迅速完全，生物利用度为30%～40%，蛋白结合率为96%～97%，可穿过血脑屏障和胎盘屏障，在肝脏代谢为活性产物去甲氯米帕明，50%～60%随尿液排泄，消除半衰期为20～30小时。

【观察指标】

1. 监测癫痫发作，特别是有酗酒、脑损伤等诱发因素的患者。

2. 定期进行白细胞计数、血小板计数、红细胞计数和血红蛋白检查，监测肝功能。

3. 监测和报告神经阻滞剂恶性综合征的体征。

4. 监测镇静和眩晕的情况。

5. 如出现发热和咽喉疼痛的症状，应及时通知医师。

【用药宣教】

1. 未经医师同意，不得擅自服用其他药物或停止治疗。

2. 男性患者可能会出现阳痿或射精失败。

3. 伴有发热的咽喉疼痛请立即报告。

4. 服药期间，步行时要小心。

5. 适量饮酒，可能会增加药物的不良反应。

6. 哺乳期妇女使用时应暂停哺乳。

马普替林

【类别】非选择性单胺氧化酶再摄取抑制剂类抗抑郁药。

【妊娠安全等级】B。

【作用机制】四环类抗抑郁药。本品选择性抑制外周和中枢神经去甲肾上腺素再摄取，突触间隙中去甲肾上腺素浓度升高，使突触前膜α_2受体下调，后膜α_1受体作用增强，产生抗抑郁作用，而对5-羟色胺再摄取无影响。

【适应证】用于治疗各型抑郁症，包括精神分裂症后抑郁。

【超说明书用药】

1. 暴食症。

2. 用于疼痛。

3. 用于恐慌发作。

【禁用与慎用】

1. 18岁以下患者、有癫痫病史者、孕妇、哺乳期患者禁用。

2. 有癫痫发作史者慎用。

3. 其他见“丙米嗪”。

【给药途径和剂量】

1. 轻度至中度抑郁症

（1）成年人，口服剂量从75mg/d开始，每2周逐渐增加至150mg/d，单次或分次服用。

（2）老年人：口服剂量为25mg/d开始，逐渐增加到50～75mg/d。

2. 严重抑郁症 成年人，起始剂量为100～150mg/d，如有需要，可单次或分次增加至300mg/d。

【不良反应】

1. 中枢神经系统 癫痫发作、精神病加重、幻觉、震颤、兴奋、神志不清、头晕、嗜睡。

2. 心血管系统 直立性低血压、高血压、心动过速。

3. 眼 调节障碍、视物模糊、瞳孔放大。

4. 消化系统 恶心、呕吐、上腹压迫、便秘、口干。

5. 泌尿生殖系统 尿潴留。

6. 皮肤 过敏反应（皮疹、荨麻疹、光敏）。

【相互作用】

1. 与中枢神经系统抑制剂、酒精、催眠药、巴比妥酸盐、镇静药合用，增强中枢抑制作用。

2. 合用降压药物，可能降低降压效果。

3. 合用增加口服抗凝药的作用。

4. 与左旋多巴、拟交感神经药物合用可能伴有交感神经活动亢进和高血压、高热。

5. 合用单胺氧化酶抑制剂或利奈唑胺有严重反应、中毒性精神病、心血管不稳定的可能性。

6. 合用哌甲酯可升高本品的血药浓度。

7. 合用甲状腺药物，可增加心律失常的可能性。

8. 合用西咪替丁，可升高本品的血药浓度。

【药动学】口服吸收缓慢，12小时达血药峰浓度，广泛分布于脑、肺、肝、肾脏，在肝脏内代谢，70%随尿液排出，30%随粪便排出，消除半衰期为51小时。

【观察指标】

1. 监测治疗效果，需要2～3周的时间才能达到完全的效果。

2. 评估镇静效果。

3. 监测肠道排便模式和进出量。

4. 预防癫痫发作。

5. 监测自杀的危险性。

【用药宣教】

1. 高剂量服用时，可能出现口腔炎和口干症状。

2. 对需要机警性和技巧的工作要谨慎。

3. 不得擅自更改治疗方案。

4. 服药期间和停药2周内，不得饮酒。

5. 哺乳期女性使用时应暂停哺乳。

帕罗西汀

【类别】选择性5-羟色胺（5-HT）再摄取抑制剂类抗抑郁药。

【妊娠安全等级】D。

【作用机制】本品为强效、高选择性的5-HT再摄取抑制剂，可升高突触间隙中5-HT的浓度，从而增强中枢神经系统5-HT的功能。

【适应证】

1. 用于治疗多种类型的抑郁症，包括伴有焦虑的抑郁症和反应性抑郁症。

2. 用于治疗强迫症。

3. 用于治疗伴或不伴广场恐怖症的惊恐障碍。

4. 用于治疗社交恐怖症/社交焦虑症。

【超说明书用药】

1. 用于治疗创伤后应激障碍。

2. 用于治疗更年期中至重度血管舒缩症。

3. 用于治疗广泛性焦虑障碍。

4. 用于治疗月经前焦虑障碍。

5. 口服20mg/d治疗慢性偏头痛。

6. 治疗糖尿病神经病变。

7. 用于肌阵挛。

8. 与锂盐合用治疗双相抑郁症。

9. 用于早泄。

10. 用于纤维肌痛。

【禁用与慎用】

1. 过敏症、使用单胺氨化酶抑制剂的妊娠患者、饮酒者、重度抑郁症的儿童禁用。

2. 躁狂、自杀意念史、神经性厌食症、电休克治疗、癫痫发作、肝肾衰竭、有代谢疾病史、容量减少患者、近期心肌梗死、不稳定心脏病、泌乳患者慎用。

【给药途径和剂量】

1. 抑郁症 成年人，口服剂量为每日20mg。2～3周后根据患者反应，部分患者需增加剂量，以日剂量10mg的幅度增加，剂量调整间隔时间至少为1周。最大日剂量为50mg。

2. 强迫症 成年人，口服初始剂量为每日20mg，以日剂量10mg的幅度增加，剂量调整间隔时间至少为1周。常用剂量为每日40mg，最大日剂量为60mg。

3. 惊恐障碍　成年人，口服初始剂量为每日 10mg，根据患者反应，以日剂量 10mg 的幅度增加，剂量调整间隔时间至少为 1 周。常用剂量为每日 40mg，最大日剂量为 50mg。

4. 社交恐怖症/社交焦虑症　成年人，口服剂量为每日 20mg。

【不良反应】

1. 心血管系统　直立性低血压。

2. 中枢神经系统　头痛、震颤、躁动或紧张、焦虑、感觉异常、头晕、失眠、镇静。

3. 消化系统　恶心、便秘、呕吐、厌食、腹泻、消化不良、胃肠胀气、食欲增加、口干、舌燥、肝酶升高。

4. 泌尿生殖系统　尿潴留、尿频。

5. 眼　视物模糊。

6. 皮肤　出汗、皮疹、瘙痒。

7. 代谢系统　老年人低钠血症。

【相互作用】

1. 与其他 5-羟色胺（5-HT）能药（如曲普坦类药、三环类抗抑郁药、芬太尼、锂、曲马多、色氨酸、丁螺环酮、圣约翰草）合用，有发生 5-HT 综合征的报道。

2. 与单胺氧化酶抑制剂合用可增加发生 5-HT 综合征的风险。

3. 与西咪替丁合用，可增加本品的稳态血药浓度。

4. 与其他与血浆蛋白高度结合的药物合用，可增加本品或其他与血浆蛋白高度结合的药物的游离浓度，从而引起不良反应。

5. 与可干扰凝血的药物（如非甾体抗炎药、华法林、阿司匹林）合用，可增加出血的风险。

6. 与硫利达嗪合用可增加硫利达嗪的血药浓度，可能引起与严重室性心律失常相关的 QT 间期延长。

7. 与利培酮合用可增加利培酮的血药浓度。

8. 与托莫西汀合用可增加托莫西汀的暴露量。

9. 与三环类抗抑郁药合用可增加三环类抗抑郁药的血药浓度。

10. 与华法林合用可增加出血风险。

11. 与茶碱合用可增加茶碱的血药浓度。

【药动学】99%从胃肠道吸收，5～8 小时达高峰，蛋白结合率为 95%，可分布至母乳中，在肝脏内广泛代谢，形成非活性代谢产物，约 65%随尿液排出，消除半衰期约为 24 小时。

【观察指标】

1. 监测抑郁的恶化或自杀意念的出现。

2. 监测可能出现的不良反应。

3. 监测老年人的体液和钠的平衡。

4. 监测显著的减肥效果。

5. 监测有躁狂病史患者的病情恢复情况。

6. 因为本品可能会对血流动力学状态产生不利影响，所以要仔细监测已有心血管疾病的患者。

【用药宣教】

1. 谨慎操作危险机械或设备。

2. 用药期间避免饮酒。

3. 对一些不良反应的适应可能在 4～6 周发生。

4. 情绪状态改善后不要停止药物治疗。

5. 哺乳期妇女使用时，应暂停哺乳。

艾司西酞普兰

【类别】选择性 5-羟色胺再摄取抑制剂类抗抑郁药。

【妊娠安全等级】C。

【作用机制】西酞普兰的左旋对映体。本品可选择性抑制中枢神经系统对 5-羟色胺的再摄取，其对 5-羟色胺再摄取的抑制作用是西酞普兰的 5～7 倍。

【适应证】

1. 用于治疗抑郁症。

2. 用于治疗广泛性焦虑障碍。

【超说明书用药】

1. 用于治疗伴或不伴广场恐怖症的惊恐障碍。

2. 用于强迫症。

【禁用与慎用】

1. 对本品过敏者、QT 间期延长者、先天性长 QT 间期综合征患者、孕妇和 18 岁以下的患者禁用。停止使用单胺氧化酶抑制剂药物后 14 日内也禁用本品。

2. 重度肝肾功能不全（肌酐清除率＜30ml/min）者、严重心动过缓者、近期出现急性心肌梗死或失代偿性心力衰竭者、有出血性疾病史者、有自杀意念者及躁狂、抑郁、低钠血症、乙醇中毒、电休克治疗、脱水、肝肾功能不全、同时使用利尿药、有癫痫病史或自杀倾向的患者和老年人慎用。

【给药途径和剂量】

1. 抑郁症　成年人，口服剂量为每次 10mg，每日 1 次。

2. 惊恐障碍　成年人，口服剂量为每次 5mg，每日 1 次，连用 1 周后增至每次 10mg，每日 1 次。

【不良反应】

1. 心血管系统　心动过速、心动过缓、直立性低血压。

2. 内分泌系统　体重增加、体重减轻、抗利尿激素分泌异常、低钠血症、溢乳。

3. 呼吸系统　鼻窦炎、打哈欠、鼻出血。

4. 肌肉骨骼系统　关节痛、肌痛、骨折。

5. 泌尿生殖系统　性欲减退、射精障碍、勃起功能障碍、月经过多、尿潴留。

6. 免疫系统　过敏反应。

7. 神经系统　失眠、嗜睡、头晕、感觉异常、震颤、睡眠障碍、晕厥。

8. 精神　焦虑、烦乱不安、梦境异常、磨牙、激越、幻想、躁狂、自杀意念、自杀行为。

9. 消化系统　肝炎、肝功能异常、恶心、食欲降低、食欲增加、腹泻、便秘、呕吐、口干、味觉障碍。

10. 血液系统　血小板减少。

11. 皮肤　多汗、荨麻疹、脱发、皮疹、瘙痒、淤血。

12. 眼　瞳孔放大、视觉障碍。

13. 耳　耳鸣。

14. 其他　疲劳、发热、水肿。

【相互作用】

1. 合用单胺氧化酶抑制剂可导致高血压危象、强直、肌阵挛、自主神经不稳定。

2. 与西咪替丁合用可能增加艾司西酞普兰血浆水平。

3. 与利奈唑胺合用可能导致 5-羟色胺综合征。

【药动学】胃肠道迅速吸收，3 小时达峰值，蛋白结合率为 80%，在肝脏中由 CYP3A4、CYP2C19 和 CYP2D6 代谢，20%随尿液排出，80%随胆汁排出，消除半衰期约为 25 小时。

【观察指标】

1. 监测治疗效果。

2. 密切观察是否有抑郁加重或出现自杀倾向。

3. 定期监测肝功能、全血细胞计数、血钠、血锂水平。

4. 定期监测心率和血压，并对已知或怀疑有心脏病的患者仔细监测心脏状态。

5. 密切监测老年患者的不良反应。

【用药宣教】

1. 用药期间，不要从事危险活动。

2. 用药期间避免饮酒。

3. 建议长期治疗的同时，定期进行眼科检查。

4. 哺乳期妇女使用时应暂停哺乳。

氟西汀

【类别】选择性 5-羟色胺再摄取抑制剂类抗抑郁药。

【妊娠安全等级】C。

【作用机制】本品能有效抑制神经元从突触间隙中摄取 5-羟色胺，增加间隙中可供利用的 5-羟色胺，从而改善情感状态，治疗抑郁性精神障碍。

【适应证】

1. 用于多种抑郁性精神障碍，包括轻型或重型抑郁症、双相情感障碍的抑郁相、心因性抑郁症及抑郁性神经症。

2. 用于强迫症。

3. 用于神经性贪食症，作为心理治疗的辅助用药，以减少贪食和导泻行为。

【超说明书用药】用于肥胖治疗。

【禁用与慎用】

1. 对本品过敏者禁用。

2. 肝功能不全者、先天性长 QT 间期综合征患者、有发生 QT 间期延长和室性心律失常风险（如有 QT 间期延长史、长 QT 间期综合征家族史、低钾血症、低镁血症、近期心肌梗死、失代偿性心力衰竭、缓慢性心律失常或其他严重心律失常）的患者、有癫痫发作史者慎用。

【给药途径和剂量】

1. 抑郁症　成年人，口服剂量为每日 20mg，维持治疗，每次 90mg，每周 1 次。

2. 强迫症　成年人，口服剂量为每日 20mg。如 2 周后无明显疗效，可逐渐增至最大剂量 60mg。

3. 神经性贪食症　成年人，口服剂量为每日 60mg。如 2 周后无明显疗效，可逐渐增至最大剂量 60mg。

【不良反应】

1. 心血管系统　血管舒张、心悸、QT 间期延长、心律失常、低血压。

2. 内分泌系统　体重减轻、低钠血症。

3. 呼吸系统　咽炎、鼻窦炎、打哈欠、鼻出血、喉头水肿。

4. 肌肉骨骼系统　肌张力过高、肌阵挛。

5. 泌尿生殖系统　排尿障碍、尿痛、尿频、性欲减退、阳痿、异常射精。

6. 神经系统　失眠、嗜睡、震颤、头痛、头晕、思维异常、运动过度、静坐不能。

7. 精神　焦虑、神经紧张、梦境异常、情绪不稳、激动、人格障碍、躁狂。

8. 消化系统　恶心、腹泻、食欲缺乏、口干、消化不良、便秘、胃肠胀气、呕吐、肝炎。

9. 血液系统　瘀斑、瘀点、紫癜。

10. 皮肤　多汗、皮疹、瘙痒、光敏反应、脱发、紫癜性皮疹。

11. 眼　视觉异常、瞳孔散大。

12. 其他　衰弱、流感综合征、发热、寒战、急腹综合征。

【相互作用】

1. 与 CYP2D6 抑制剂合用可升高本品的血药浓度。

2. 与5-羟色胺能药物（包括曲普坦类药、三环类抗抑郁药、芬太尼、曲马多、色氨酸、丁螺环酮、圣约翰草）合用可增加发生5-羟色胺综合征的风险。

3. 与抗凝药（如华法林）、非甾体抗炎药（如阿司匹林）合用可能增加发生出血的风险。

4. 与锂合用可使锂的血药浓度升高或降低、锂毒性和5-羟色胺效应增强。

5. 与 CYP2D6 底物，包括三环类抗抑郁药、抗精神病药（如吩噻嗪类药、氟哌啶醇、氯氮平、匹莫齐特）、抗心律失常药（如普罗帕酮、氟卡尼），合用可能升高 CYP2D6 底物的血药浓度。

6. 合用可能延长苯二氮䓬类药的半衰期。

7. 与苯妥英钠、卡马西平合用可升高以上药物的血药浓度。

8. 其他可导致 QT 间期延长的药物，包括部分抗精神病药（如齐拉西酮、伊潘立酮、氯丙嗪、氟哌利多）、部分抗生素（如红霉素、加替沙星、莫西沙星、司帕沙星）、Ⅰa 类抗心律失常药（如奎尼丁、普鲁卡因胺）、Ⅲ类抗心律失常药（如胺碘酮、索他洛尔）、喷他脒、左旋乙酰美沙酮、美沙酮、卤泛群、甲氟喹、多拉司琼、普罗布考、他克莫司，避免合用。

【药动学】胃肠道吸收 60%～80%，4～8 小时达峰，在体内广泛分布，包括中枢神经系统，在肝脏中代谢为活性代谢物无氟西汀，80%随尿液排泄，12%随粪便排泄，消除半衰期为 2～3 日。

【观察指标】

1. 用药期间应监测体重。

2. 有 QT 间期延长和室性心律失常风险因素的患者，用药期间应定期监测心电图。

3. 用药前应检查肝功能。

4. 糖尿病患者应监测血糖。

【用药宣教】

1. 育龄期女性用药期间避孕。

2. 不要开车或从事有潜在危险的活动。

3. 哺乳期妇女使用时应暂停哺乳。

氟伏沙明

【类别】选择性 5-羟色胺再摄取抑制剂类抗抑郁药。

【妊娠安全等级】C。

【作用机制】选择性 5-羟色胺再摄取抑制剂类抗抑郁药。本品可选择性作用于脑神经细胞的5-羟色胺再摄取，对非肾上腺素过程影响较小。

【适应证】

1. 用于治疗抑郁症及相关症状。

2. 用于治疗强迫症。

【超说明书用药】

1. 用于慢性紧张型头痛。

2. 用于恐慌症。

【禁用与慎用】

1. 对本品过敏者、＜8 岁患儿禁用。

2. 有出血疾病史或易患因素（如血小板减少、凝血障碍）者、有癫痫史者、有躁狂或轻躁狂史者、老年人、孕妇慎用。

【给药途径和剂量】

1. 抑郁症　成年人，口服给药，起始剂量为每日 50mg 或 100mg，晚间一次服用。

2. 预防抑郁症复发　成年人，口服给药，推荐剂量为每日 100mg。

3. 强迫症　成年人，口服给药，推荐起始剂量为每日 50mg，连用 3～4 日。

【不良反应】

1. 心血管系统　心率减慢、心悸、心动过速、直立性低血压。

2. 内分泌系统　体重增加或减少、低钠血症、溢乳。

3. 呼吸系统　上呼吸道感染、鼻窦炎。

4. 肌肉骨骼系统　肌阵挛、抽搐、腿痛性痉挛、关节痛、肌痛。

5. 泌尿生殖系统　尿频、尿潴留、异常射精。

6. 免疫系统　皮肤过敏反应。

7. 神经系统　眩晕、头痛、失眠、嗜睡、震颤、头晕、共济失调。

8. 精神　激越、焦虑、紧张、躁狂、精神错乱、幻觉、轻躁狂。

9. 消化系统　厌食、腹部不适、恶心、呕吐、腹痛、便秘、腹泻、口干、消化不良、肝功能异常。

10. 血液系统　出血性疾病（如瘀斑、紫癜）。

11. 皮肤　多汗、盗汗、光敏反应、荨麻疹。

12. 眼　弱视。

13. 其他　无力、寒战、口渴、虚弱、不适、疲乏、戒断症状。

【相互作用】

1. 氟伏沙明可提高阿米替林、氯丙米嗪和其他三环类抗抑郁药的血浆水平。

2. 可能拮抗阿替洛尔和其他受体阻滞剂的降压作用。

3. 可能增加卡马西平、美西汀的血浆水平和毒性。

4. 可能增加锂含量，导致神经毒性、5-羟色胺综合征、嗜睡和躁狂。

5. 本品延长应用华法林患者的凝血酶原时间。

6. 与 CYP1A2 抑制剂（硫代嘧啶、吡莫齐特、阿洛司琼、替扎尼定）合用会增加本品的血药浓度和毒性。

【药动学】口服吸收完全，3～8 小时达 C_{max}，血浆蛋白结合率为 80%，在肝脏代谢，通过脱甲基氧化作用形成至少 9 种代谢产物，经肾排泄，消除半衰期为 13～15 小时。

【观察指标】

1. 监测明显的恶心和呕吐。

2. 监测抑郁的恶化或自杀意念的出现。

3. 评估嗜睡和头晕常见的不良反应。

4. 在华法林治疗的同时仔细监测凝血酶原时间（PT）和国际标准化比值（INR）。

【用药宣教】

1. 用药期间，要谨慎进行危险活动。

2. 哺乳期妇女使用时应暂停哺乳。

舍曲林

【类别】选择性 5-羟色胺再摄取抑制剂类抗抑郁药。

【妊娠安全等级】C。

【作用机制】选择性 5-羟色胺再摄取抑制剂。本品可选择性抑制中枢神经系统对 5-羟色胺的再摄取，导致突触间隙 5-羟色胺浓度升高，突触后受体位点持续活化，改善抑郁症状。还能降低脑内 5-羟色胺转化率，增加 5-羟色胺的浓度。

【适应证】

1. 用于治疗抑郁症和预防抑郁症的复发。

2. 用于治疗强迫症（OCD）和预防 OCD 初始症状的复发。

【超说明书用药】

1. 用于创伤后应激障碍。

2. 每日 1 次，每次 50mg，用于治疗性功能障碍、早泄。

3. 用于创伤后应激障碍。

4. 用于强迫症。

5. 用于经前焦虑症。

6. 用于社交恐怖症。

7. 用于饮食失调。

【禁用与慎用】

1. 服用单胺氧化酶抑制剂或停用单胺氧化酶抑制剂 14 日内的患者、近期饮酒者、有自杀意念者、低钠血症患者、躁狂或轻躁狂患者、孕妇禁用。

2. 癫痫、有情感障碍、有自杀倾向、肝功能障碍、肾功能不全、神经性厌食症的患者及近期心肌梗死或有不稳定心脏病史者、脱水者、糖尿病患者、老年人、电休克疗法者慎用。

【给药途径和剂量】

1. 剂量

（1）抑郁、焦虑：成年人，口服从 50mg/d 开始，每几周逐渐增加。老年人：口服 25mg/d。

（2）经前焦虑障碍：成年人，口服从 50mg/d 开始。

（3）强迫症

1）成年人，口服开始剂量为 50mg/d。

2）儿童，口服 6～12mg/d。

2. 给药途径　口服给药，本品可与或不与食物同服。

【不良反应】

1. 心血管系统　心悸、心动过速、高血压、血管舒张。

2. 内分泌系统　体重降低、甲状腺功能减退、糖尿病、高胆固醇血症、低血糖、溢乳。

3. 呼吸系统　鼻出血、支气管痉挛、打哈欠。

4. 肌肉骨骼系统　关节痛、肌肉颤搐、肌肉痉挛、肌肉发紧。

5. 泌尿生殖系统　尿失禁、血尿、性欲降低、射精失败。

6. 免疫系统　过敏反应。

7. 神经系统　震颤、嗜睡、失眠、头晕、头痛、神经质、运动过度、步态异常、共济失调、昏迷、惊厥、觉醒度降低、感觉减退、昏睡、精神运动多动症、晕厥、意识模糊状态。

8. 精神　激越状态、攻击性、焦虑、易激惹、磨牙症、欣快感、幻觉。

9. 消化系统　恶心、腹泻、消化不良、食欲缺乏、便秘、口干、腹痛、呕吐、肝酶升高。

10. 血液系统　出血。

11. 皮肤　紫癜、多汗、脱发、冷汗、皮炎、瘙痒、红斑疹、滤泡疹、斑丘疹、荨麻疹。

12. 眼　视力障碍、视物模糊、瞳孔散大。

13. 耳　耳鸣。

14. 其他　疲劳、不适、发热、水肿。

【相互作用】

1. 与其他 5-羟色胺再摄取抑制剂合用出现严重问题，在开始使用舍曲林前 14 日停止使用单胺氧化酶抑制剂。

2. 本品可能增加地西泮、吡莫齐特、甲苯磺丁胺的血浆水平和毒性。

3. 与其他中枢神经系统药物合用要谨慎。

4. 合用增加双氢麦角胺毒性。

【药动学】从胃肠道缓慢吸收，蛋白结合率达 99%，在肝脏中代谢为非活性代谢物，40%～50%随尿液排出，40%～50%随粪便排出，消除半衰期为 24 小时。

【观察指标】

1. 在初始治疗期间密切监测是否有自杀风险。

2. 监测抑郁的恶化或自杀意念的出现。

3. 监测老年患者的体液和钠的不平衡。

4. 密切监测有癫痫病史的患者。

5. 监测同时接受华法林治疗的患者的 PT 和 INR。

【用药宣教】

1. 出现腹泻、恶心、消化不良、失眠、嗜睡、头晕等不良反应，及时告知医师。

2. 同时服用华法林时，应及时向医师报告出血迹象。

3. 哺乳期妇女使用时应暂停哺乳。

西酞普兰

【类别】选择性 5-羟色胺再摄取抑制剂类抗抑郁药。

【妊娠安全等级】C。

【作用机制】抗抑郁药。本品为外消旋体，其（*S*）-对映体通过抑制中枢神经系统神经元对 5-羟色胺的再摄取、增强中枢 5-羟色胺能神经的功能而产生抗抑郁作用。对去甲肾上腺素和多巴胺的再摄取影响较小，对 5-羟色胺 1A 受体、5-羟色胺 2A 受体、多巴胺 D_1 受体、多巴胺 D_2 受体、α_1 受体、α_2 受体、β受体、组胺 H_1 受体、γ-氨基丁酸（GABA）受体、M 受体、苯二氮䓬受体无亲和力，或仅具有较低亲和力。

【适应证】用于治疗抑郁症。

【超说明书用药】

1. 用于 12～17 岁青少年抑郁症。

2. 用于成年人焦虑症。

3. 用于成年人强迫症。

【禁用与慎用】

1. 对本品过敏者、QT 间期延长或先天性长 QT 间期综合征患者禁用。

2. 重度肾功能不全者（肌酐清除率＜30ml/min）、严重心动过缓患者、近期出现急性心肌梗死或失代偿性心力衰竭者、闭角型青光眼或有青光眼病史者、有出血性疾病史者慎用。

【给药途径和剂量】成年人，口服每次 20mg，每日 1 次。

【不良反应】

1. 心血管系统　心动过速、心动过缓、QT 间期延长、高血压、低血压、直立性低血压。

2. 内分泌系统　体重减轻、体重增加、低钠血症、低钾血症。

3. 呼吸系统　鼻炎、鼻窦炎、咳嗽、鼻出血。

4. 肌肉骨骼系统　肌痛、关节痛、骨折。

5. 泌尿生殖系统　排尿困难、尿潴留、阳痿、射精障碍、射精失败、痛经、月经过多。

6. 免疫系统　过敏反应。

7. 神经系统　意识模糊、记忆损害、睡眠障碍、震颤、头晕、头痛、感觉异常。

8. 精神　激动、紧张不安、性欲降低。

9. 消化系统　食欲缺乏、食欲增加、味觉障碍、口干、恶心、便秘、腹泻、呕吐、肝炎、肝功能异常。

10. 血液系统　血小板减少、出血。

11. 皮肤　多汗、瘙痒、皮疹、荨麻疹、脱发、紫癜、光敏感、血管神经性水肿。

12. 眼　眼调节异常、视觉异常、瞳孔散大。

13. 耳　耳鸣。

14. 其他　乏力、疲乏、发热、水肿、不适。

【相互作用】

1. 合用单胺氧化酶抑制剂可导致高血压危象、强直、肌阵挛、自主神经不稳定。

2. 西咪替丁可能会升高本品的血药浓度。

3. 与利奈唑胺合用可能导致5-羟色胺综合征。

【药动学】从胃肠道迅速吸收，约80%进入体循环，蛋白结合率达80%，可穿过胎盘和母乳，经肝脏CYO3A4和CYP2C9酶代谢，20%随尿液排出，80%随胆汁排出，消除半衰期约为35小时。

【观察指标】

1. 密切关注抑郁的恶化或自杀意念的出现。

2. 监测治疗效果。

3. 定期监测肝功能、全血细胞计数、血钠、血锂水平。

4. 定期监测心率和血压。

5. 密切监测老年患者的不良反应。

【用药宣教】

1. 服药期间不要从事危险活动。

2. 用药期间避免饮酒。

3. 长期治疗患者建议同时进行眼科检查。

4. 哺乳期妇女使用时应暂停哺乳。

米氮平

【类别】其他抗抑郁药。

【妊娠安全等级】C。

【作用机制】四环类抗抑郁药。本品可增强中枢去甲肾上腺素和5-羟色胺的活性，这可能与本品拮抗中枢突触前抑制性α_2肾上腺素自身受体和异身受体相关。

【适应证】用于治疗抑郁症。

【超说明书用药】用于功能性消化不良。

【禁用与慎用】

1. 对本品或米安色林过敏、对其他抗抑郁药过敏、急性心肌梗死、发热、感染、粒细胞缺乏症、中性粒细胞减少症、血液病、有自杀意念、黄疸、乙醇中毒、妊娠、哺乳期患者禁用。

2. 有心血管或胃肠道疾病史、前列腺增生、尿潴留、闭角型青光眼、眼压增高、肝或肾损害、肾衰竭、高胆固醇血症、高三酰甘油血症、血小板减少、心绞痛、心律失常、同时服用抗胆碱能药物、躁郁症、躁狂症、骨髓抑制、苯丙酮尿症、有心肌梗死史、脑血管疾病、癫痫障碍、癫痫发作、卒中、抑郁症、血容量减少、手术、肠梗阻、脱水、糖尿病、糖尿病酮症酸中毒患者及老年人慎用。

3. 对儿童的安全性和有效性尚未确定。

【给药途径和剂量】成年人，口服15mg，每晚1次，每1～2周可增加一次剂量，至最大剂量45mg/d。

【不良反应】

1. 全身症状　虚弱、流感综合征、背痛、全身及周围水肿、全身不适。

2. 中枢神经系统　嗜睡、头晕、梦异常、思维异常、震颤、精神错乱、抑郁、激动、眩晕、抽搐。

3. 心血管系统　高血压、血管舒张。

4. 消化系统　恶心、呕吐、腹痛、食欲增加、体重增加、口干、便秘、厌食、胆囊炎、口腔炎、结肠炎、肝功能检查异常。

5. 呼吸系统　呼吸困难、咳嗽、鼻窦炎。

6. 皮肤　瘙痒、皮疹。

7. 泌尿生殖系统　尿频。

【相互作用】

1. 与酒精或苯二氮䓬类药物合用引起认知和运动障碍。

2. 与单胺氧化酶抑制剂合用增加高血压危象的风险。

【药动学】胃肠道快速吸收，2小时达血药峰浓度，蛋白结合率为85%，主要经肝脏CYP2D6、CYP1A2、CYP3A代谢，75%随尿液排出，15%随粪便排出，消除半衰期为20～40小时。

【观察指标】

1. 评估药物效果。

2. 实验室检查：定期监测白细胞计数、血脂、丙氨酸氨基转移酶/天冬氨酸氨基转移酶。

3. 应监测患者是否出现抑郁恶化或自杀倾向。

4. 评估是否体重增加和过度嗜睡或头晕。

5. 监测有心脑血管病史患者的直立性低血压。

6. 定期监测心电图，特别是心血管疾病患者。

7. 仔细观察有眼压增高或尿潴留史者是否恶化或复发。

8. 监测有癫痫发作史者，以降低癫痫发作阈值。

【用药宣教】

1. 不要开车或从事有潜在危险的活动。

2. 服药时不要饮酒。

3. 立即向医师报告不明原因的发热或感染，特别是流感样症状。

4. 慢慢改变体位，尤其是从躺或坐到站。

5. 定期监测体重并报告显著的体重增加。

6. 哺乳期妇女使用时应暂停哺乳。

文拉法辛

【类别】其他抗抑郁药。

【妊娠安全等级】C。

【作用机制】本品及其活性代谢产物是强效5-羟色胺、去甲肾上腺素再摄取抑制剂，同时亦是弱效多巴胺抑制剂。

【适应证】

1. 用于治疗多种类型抑郁症（包括伴有焦虑的抑郁症）。

2. 用于治疗广泛性焦虑障碍。

3. 用于治疗社交焦虑障碍。

【超说明书用药】用于强迫症治疗。

【禁用与慎用】

1. 对本品或其他去甲肾上腺素再摄取抑制剂药物过敏者、新生儿禁用。

2. 肝肾功能不全、肾衰竭、神经性厌食症、有躁狂史、有自杀意念、眼压升高、急性闭角型青光眼、心脏疾病、近期心肌梗死、心力衰竭、高血压、甲状腺功能亢进、合用中枢神经系统药物、中枢神经系统抑制、有癫痫或癫痫病史、老年患者慎用。

3. 18岁以下儿童的安全性尚未确定。

【给药途径和剂量】

1. *抑郁症* 成年人，口服25～125mg。

2. *焦虑障碍* 口服缓释剂每日37.5mg，逐渐增加至75～225mg。

【不良反应】

1. *心血管系统* 血压升高和心率增快、心悸。

2. *中枢神经系统* 头晕、疲劳、头痛、焦虑、失眠、嗜睡。

3. *内分泌系统* 血清胆固醇轻微增加、体重减轻。

4. *消化系统* 恶心、呕吐、口干、便秘。

5. *泌尿生殖系统* 性功能障碍、勃起功能障碍、性高潮延迟、性冷淡、阳痿、射精异常。

6. *眼* 视物模糊。

7. *全身症状* 多汗、体虚。

【相互作用】

1. 与西咪替丁、单胺氧化酶抑制剂、氟哌啶醇合用可能会增加本品的血药浓度和毒性。本品不应与单胺氧化酶抑制剂联合使用或停止单胺氧化酶抑制剂后14日才开始使用，在停止本品后7日才开始使用单胺氧化酶抑制剂。

2. 合用曲唑酮可能导致5-羟色胺综合征。

【药动学】胃肠道吸收良好，1～2小时达血药峰浓度，蛋白质结合率约为30%，肝脏中主要代谢为活性代谢产物*O*-去甲基文拉法辛，约60%作为母体化合物和代谢物随尿液排出，消除半衰期为3～4小时。

【观察指标】

1. 评估药物效果。

2. 监测是否出现抑郁的恶化或自杀意念。

3. 定期测量心率和血压，监测心血管状态。

4. 实验室检验：定期监测血脂水平。

5. 监测神经系统状态，报告过度焦虑、紧张和失眠。

6. 定期监测体重并报告超重情况。

7. 评估安全性，因为眩晕和镇静是常见的。

【用药宣教】

1. 不要开车或从事有潜在危险的活动。

2. 用药期间避免饮酒。

3. 家属应注意患者抑郁的症状和行为的改变，如出现自杀行为，应停止用药。

4. 哺乳期妇女使用时应暂停哺乳。

阿戈美拉汀

【类别】其他抗抑郁药。

【作用机制】褪黑素受体激动药和5-羟色胺2C受体拮抗药。本品对睡眠具有正向时相调节作用，可诱导睡眠时相提前，降低体温，引发类褪黑素作用。

【适应证】用于治疗抑郁症。

【禁用与慎用】

1. 对本品过敏者、乙型肝炎或乙型肝炎病毒携带者、丙型肝炎或丙型肝炎病毒携带者、肝功能损害或氨基转移酶超过正常值上限者禁用。

2. 有双相情感障碍、躁狂或轻躁狂发作史者及中至重度肾功能不全者慎用。

【给药途径和剂量】成年人，推荐剂量口服每次25mg，每日1次，睡前服用。

【不良反应】

1. *肌肉骨骼系统* 背痛。

2. *神经系统* 意识错乱、头痛、偏头痛、头晕、嗜睡、失眠、感觉异常、不宁腿综合征。

3. *精神* 焦虑、激越、攻击行为、梦魇、梦境异常、躁狂或轻躁狂、幻觉、自杀意念或自杀行为。

4. *消化系统* 恶心、腹泻、便秘、腹痛、呕吐、丙氨酸氨基转移酶升高、天冬氨酸氨基转移酶升高、肝炎、γ-谷氨酰转肽酶升高、碱性磷酸酶升高、肝衰竭、黄疸。

5. *皮肤* 多汗、湿疹、瘙痒、荨麻疹、红斑疹、面部水肿、血管神经性水肿。

6. *眼* 视物模糊。

7. *耳* 耳鸣。

8. *其他* 疲劳、体重增加、体重减轻。

【相互作用】

1. 与口服避孕药合用可升高本品的生物利用度。

2. 与强效 CYP1A2 抑制剂（如氟伏沙明、环丙沙星）合用可明显抑制本品的代谢，使本品的暴露量增加 60 倍（12～412 倍）。

3. 与中效 CYP1A2 抑制剂（如普萘洛尔、依诺沙星、雌激素）合用可增加本品的暴露量。

4. 与利福平合用可降低本品的生物利用度。

【药动学】口服吸收迅速且良好，1～2 小时达血药峰浓度，血浆蛋白结合率为 95%，主要经肝脏 CYP1A2 迅速代谢，CYP2C9 和 CYP2C19 亦参与本品的代谢，代谢产物无活性，80%随尿液排泄，血浆消除半衰期为 1～2 小时。

【观察指标】

1. 用药前及用药期间定期监测肝功能[约 3 周、6 周（急性期治疗结束时）、12 周、24 周（维持治疗结束时）时监测，随后根据临床需要监测]。

2. 增加剂量时，应按照与起始治疗相同的频率再次监测肝功能。若血清氨基转移酶升高，应于 48 小时内复查。

【用药宣教】

1. 用药期间饮酒可能使症状恶化，避免饮酒或饮用含酒精的饮料。

2. 用药期间避免驾驶和操作机械。

3. 用药期间避免吸烟。

度洛西汀

【类别】其他抗抑郁药。

【妊娠安全等级】C。

【作用机制】度洛西汀作为选择性 5-羟色胺和去甲肾上腺素再摄取抑制剂，可增强中枢神经系统 5-羟色胺能和去甲肾上腺素能活性，双重抑制中枢神经系统前突触神经元对 5-羟色胺和去甲肾上腺素的摄取，从而增加血清中这两种物质的水平。

【适应证】

1. 用于治疗抑郁症。

2. 用于治疗广泛性焦虑障碍。

3. 用于治疗糖尿病周围神经病变。

【超说明书用药】用于治疗慢性疼痛综合征。

【禁用与慎用】

1. 使用单胺氧化酶抑制剂者、不受控制的闭角型青光眼患者、孕妇、哺乳期患者禁用。

2. 神经性厌食症、有躁狂史、有自杀意念史、心脏或肝脏疾病、肾功能不全或肾衰竭、高血压患者慎用。

3. 18 岁以下儿童的安全性和有效性尚未确定。

【给药途径和剂量】

1. *抑郁症* 成年人，口服 40～60mg/d，分 1～2 次服用。

2. *糖尿病神经病变或慢性疼痛* 成年人，口服 60mg/d，分 1～2 次服用。

本品肠溶胶囊和肠溶片应整粒或整片吞服，不应嚼碎、压碎或打开，以及将其洒在食物上或混在饮料中；本品可与或不与食物同服；若发生漏服，应尽快补服，若已接近下次给药时间，则不必补服，不应一次服用双倍剂量的本品。

【不良反应】

1. *全身症状* 疲劳、潮热。

2. *中枢神经系统* 头晕、嗜睡、震颤、失眠。

3. *消化系统* 恶心、口干、便秘、腹泻、呕吐。

4. *代谢系统* 体重减轻。

5. *皮肤* 出汗增加。

6. *眼* 视物模糊。

7. *泌尿生殖系统* 性欲减退、性高潮异常、勃起功能障碍、射精功能障碍、胆汁淤积性黄疸和肝炎。

【相互作用】

1. 与酒精合用可增加肝功能受损的风险。

2. 与单胺氧化酶抑制剂合用可导致高温、强直、精神状态改变、肌痉挛、自主神经不稳定。

3. 与西咪替丁、氟西汀、氟伏沙明、帕罗西汀、奎尼丁、喹诺酮类药物合用可增加度洛西汀的血药浓度和半衰期。

4. 合用可能增加三环类抗抑郁药硫代嘧啶的水平和毒性。

5. 与苯丙胺、右苯丙胺、丁螺环酮、可卡因、右芬氟拉明、芬氟拉明、锂、芬特明、西布曲明、萘法唑酮、5-羟色胺再摄取抑制剂、曲坦类药物、曲马多、曲唑酮、色氨酸合用可引起 5-羟色胺综合征。

【药动学】本品经肝脏 CYP2D6 和 CYP1A2 代谢，70%随尿液排出，20%随粪便排出，消除半衰期约为 12 小时。

【观察指标】

1. 评估药物效果。

2. 服用多种药物时，监测药物相互作用。

3. 实验室检查：用于不明原因的腹痛或肝大时进行肝功能检查。

4. 密切监测并报告自杀意念，特别是开始用药或剂量改变时。

5. 出现下列任何症状报告：焦虑、激动、惊恐发作、失眠、易怒、敌意、精神运动性躁动、轻度躁狂和躁狂。

6. 监测血压，特别是正在治疗高血压的患者。

【用药宣教】

1. 出现下列任何情况及时告知医师：自杀意念（特别是在治疗早期或改变剂量时）、心悸、焦虑、多动、激动、惊恐发作、失眠、易怒、敌意、不安。

2. 不要突然停止服药。

3. 服用本品时避免或尽量减少酒精摄入。

4. 不要自行使用药物治疗咳嗽、感冒或过敏。

5. 哺乳期妇女使用时应暂停哺乳。

吗氯贝胺

【类别】其他抗抑郁药。

【作用机制】抗抑郁药。本品能可逆性抑制单胺氧化酶 A，影响脑内单胺类神经递质传导系统，使多巴胺、去甲肾上腺素和 5-羟色胺代谢减少，升高细胞内上述神经递质的浓度，从而产生抗抑郁作用。

【适应证】用于抑郁症。

【禁用与慎用】

1. 对本品过敏者、意识障碍者、嗜铬细胞瘤患者、儿童禁用。

2. 肝功能不全者慎用。

【给药途径和剂量】成年人，口服剂量为每日 300～450mg，分 2～3 次餐后服。如有必要，可于第 2 周增加至最大剂量每日 600mg。

【不良反应】

1. 心血管系统　心悸。

2. 神经系统　睡眠障碍、头晕、头痛、震颤、可逆性意识模糊。

3. 消化系统　口干、恶心，无症状性氨基转移酶升高。

4. 皮肤　多汗。

【相互作用】合用西咪替丁可延缓本品的代谢。

【药动学】口服吸收迅速而完全，1～2 小时达血药峰浓度，血浆蛋白结合率为 50%，分布于全身，主要在肝脏代谢，经肾脏排出，消除半衰期为 1～3 小时。

【观察指标】

1. 评估病情改善情况，尤其是用药前几个月。

2. 定期监测高血压患者血压变化。

3. 如果正在使用哌替啶、曲马多或右美沙芬，不能服用吗氯贝胺。合用可出现严重不良反应。需停用吗氯贝胺至少 14 日后才能使用上述药物。

4. 用药后出现自杀想法或行为的风险可能升高，请定期复查。

【用药宣教】

1. 用药期间不宜从事危险性工作，如驾驶车辆、操作机械。

2. 本品禁止与 5-羟色胺再摄取抑制剂（包括三环类抗抑郁药）、哌替啶、可待因、右美沙芬、麻黄碱、伪麻黄碱、苯丙醇胺合用。停用 5-羟色胺再摄取抑制剂 2～4 周（4～5 个半衰期）后才可开始使用本品。

3. 用药期间忌食富含酪胺的食物，如奶酪、酵母提取物、大豆类发酵制品。

米安色林

【类别】其他抗抑郁药。

【作用机制】非三环类抗抑郁药。本品具有镇静和抗抑郁作用，可拮抗 5-羟色胺 2 受体和α_2受体，对去甲肾上腺素和 5-羟色胺的释放起负反馈调节作用，导致去甲肾上腺素释放增加。

【适应证】用于治疗抑郁症。

【禁用与慎用】

1. 躁狂症患者禁用。

2. QT 间期延长、明显的心动过缓、低钾血症、青光眼、排尿困难、高眼压、心脏病、肝肾功能不全患者及老年人慎用。

【给药途径和剂量】成年人，口服初始剂量为每日 30mg。有效剂量为每日 30～90mg，通常为每日 60mg。

【不良反应】

1. 心血管系统　QT 间期延长、室性心动过速、心室颤动、低血压。

2. 内分泌系统　男子乳腺发育。

3. 肌肉骨骼系统　关节痛。

4. 神经系统　痉挛、癫痫发作、嗜睡。

5. 精神　轻躁狂。

6. 消化系统　肝功能障碍、黄疸。

7. 血液系统　造血功能障碍、骨髓抑制。

8. 其他　水肿

【相互作用】

1. 与中枢神经系统抑制剂（如巴比妥酸衍生物）合用可能增强药物相互作用。

2. 与 CYP3A4 诱导剂（如卡马西平、苯妥英钠）合用可能降低本品的血药浓度，减弱其疗效。

【观察指标】

1. 抑郁症伴有自杀意念者，可能企图自杀，用药初期及改变给药剂量时，应密切观察患者状态和病情变化。

2. 突然减少剂量或停止给药可能引起震颤、焦躁、焦虑等戒断症状。停药时须谨慎，应逐渐减少剂量。

3. 若出现发热、咽痛、口角炎或其他感染症状，应监测血常规。

4. 用药初期可能出现嗜睡症状，通常适应一段时间就能恢复。若出现其他不适，请及时就诊。

【用药宣教】

1. 可将每日剂量在睡前一次性服用，有助于改善睡眠。

2. 用药期间勿饮酒或饮用含有酒精的饮料。

3. 避免驾驶车辆或操作机器。

米那普仑

【类别】其他抗抑郁药。

【妊娠安全等级】C。

【作用机制】特异性 5-羟色胺与去甲肾上腺素再摄取抑制剂。本品对大鼠脑内 5-羟色胺与去甲肾上腺素再摄取部位有亲和性，可抑制 5-羟色胺与去甲肾上腺素再摄取，增加脑内细胞外 5-羟色胺与去甲肾上腺素的浓度。

【适应证】用于治疗抑郁症。

【禁用与慎用】

1. 对本品过敏者、排尿困难者、哺乳期妇女禁用。

2. 心血管疾病患者、脑部器质性损害或协调失调症患者、有癫痫或病史者、青光眼或眼压增高者、有止血障碍史者、双相情感障碍患者、有自杀念头史及自杀企图史者、有躁狂史者、有排尿困难史者、中度肾功能不全者、重度肝功能不全者、老年患者慎用。

【给药途径和剂量】成年人，口服起始剂量为每日 50mg，以后逐渐增量至每日 100mg，每日 2～3 次。

【不良反应】

1. 心血管系统　心悸、高血压、低血压、直立性低血压、心动过速、心率增加。

2. 内分泌系统　抗利尿激素分泌失调综合征、低钠血症、体重降低、体重增加、高胆固醇血症。

3. 呼吸系统　上呼吸道感染、呼吸困难。

4. 肌肉骨骼系统　痉挛。

5. 泌尿生殖系统　尿等待、尿道疼痛、排尿减少、尿路感染、膀胱炎、排尿困难、尿潴留、睾丸疼痛、射精障碍、勃起功能障碍、性欲降低、前列腺炎、阴囊疼痛、睾丸肿胀。

6. 神经系统　眩晕、震颤、头痛、抽搐、恶性综合征、5-羟色胺综合征、头晕、偏头痛、感觉异常、感觉减退、紧张性头痛、嗜睡。

7. 精神　焦虑、烦躁不安、自杀倾向、谵妄、躁狂、激越、惊恐、失眠、易怒、敌意、攻击性、冲动、静坐不能、情绪低落、易激惹、紧张、抑郁。

8. 消化系统　肝功能异常、黄疸、恶心、呕吐、口干、便秘、腹痛、食欲缺乏、腹泻、消化不良、胃食管反流病、胃肠胀气、腹胀、味觉障碍。

9. 血液系统　白细胞减少。

10. 皮肤　多汗、瘀斑、皮下出血、黏膜出血、史-约综合征、荨麻疹、皮疹、斑丘疹、红斑、皮肤瘙痒、热潮红、面部潮红、盗汗。

11. 眼　瞳孔散大、视物模糊。

12. 其他　发热、胸痛、寒战、胸部不适、疲乏、外周水肿、挫伤、跌倒。

【相互作用】

1. 与巴比妥类药合用有相互增效的可能。

2. 与单胺氧化酶抑制剂合用可增加发生 5-羟色胺综合征的风险。

3. 与其他 5-羟色胺能药（如曲普坦类药、三环类抗抑郁药、芬太尼、锂、曲马多、色氨酸、丁螺环酮、圣约翰草）合用可增加发生 5-羟色胺综合征的风险。

4. 本品可减弱降压药的疗效。

【药动学】口服吸收良好，2～4 小时达血药峰浓度，血浆蛋白结合率为 13%，本品及其代谢物主要经肾脏排泄，消除半衰期为 6～8 小时。

【观察指标】

1. 治疗前及治疗期间应定期监测血压、心率。

2. 眼压升高或有青光眼病史者应监测眼内压。

3. 老年人治疗前应监测肾功能。

4. 本品可引起白细胞减少，应密切监测血常规。

【用药宣教】

1. 餐后30分钟左右服用。

2. 在医师指导下逐渐减少剂量，不要擅自停药。

3. 用药期间避免驾驶车辆或操作机器。

4. 避免饮酒或饮用含有酒精的饮料。

5. 用药期间避孕或禁止哺乳。

曲唑酮

【类别】其他抗抑郁药。

【妊娠安全等级】C。

【作用机制】三唑吡啶类衍生物。本品通过拮抗5-羟色胺受体并抑制5-羟色胺的再摄取产生抗抑郁作用，亦有镇静和轻微的肌肉松弛作用，但无抗惊厥活性。

【适应证】用于治疗抑郁症，对伴有或不伴有焦虑的患者均有效。

【超说明书用药】用于酒精依赖、焦虑神经症、药物诱发运动障碍、失眠的辅助治疗。

【禁用与慎用】

1. 心脏病初始恢复阶段、心室异位、应用电休克疗法的患者禁用。

2. 有自杀意念的患者、双相情感障碍者、老年人、心律失常或心脏疾病患者、肝脏疾病患者、肾脏功能不全患者、哺乳期患者慎用。

3. 孕妇或8岁以下儿童的安全性尚未确定。

【给药途径和剂量】

1. 成年人　口服150mg/d，分剂量服用，可每3～4日增加50mg/d（最大剂量400～600mg/d）。

2. 老年人　每日口服25～50mg，每3～7日增加至正常范围75～150mg/d。

3. 6~18岁儿童　口服1.5～2mg/（kg·d），分次服用，最大剂量6mg/（kg·d）。

【不良反应】

1. 中枢神经系统　嗜睡、头晕、疲劳、失眠、头痛、躁动、记忆和言语障碍、定向力障碍。

2. 心血管系统　低血压、高血压、晕厥、呼吸短促、胸痛、心动过速、心悸、心动过缓、期前收缩、室性心动过速。

3. 耳鼻喉及眼科　鼻窦充血、视物模糊、眼刺激、出汗或潮湿、耳鸣。

4. 消化系统　口干、厌食、便秘、腹痛、恶心、呕吐、吞咽困难、胃肠胀气、腹泻。

5. 泌尿生殖系统　血尿、尿频、尿流延迟、月经提前或无月经、男性勃起功能障碍、射精抑制。

6. 血液系统　贫血。

7. 肌肉骨骼肌系统　骨骼疼痛、肌肉抽搐。

8. 皮肤　皮疹、瘙痒、痤疮、光敏。

9. 其他　体重增加或减少。

【相互作用】

1. 与降压药合用可增强降压作用。

2. 与酒精和其他中枢神经系统抑制剂合用增加抑制作用。

3. 本品可能增加地高辛或苯妥英钠的水平。

4. 合用单胺氧化酶抑制剂可诱发高血压危象。

5. 与酮康唑、茚地那韦、利托那韦合用可能增加以上药物的水平和毒性。

【药动学】口服易被胃肠道吸收，1～2小时达血药峰浓度，可分布到母乳中，在肝脏内代谢，75%随尿液排出，25%随粪便排出，消除半衰期为5～9小时。

【观察指标】

1. 评估药物效果。

2. 如果患者既往有心脏疾病，在给药前监测脉搏频率和规律。

3. 观察患者的活动水平。如果存在增加失眠和焦躁不安的变化，及时告知医师。

4. 检查患者有无低血压症状。

5. 男性患者应报告阴茎不适当或长时间勃起，若发生，可能会停止用药。

6. 监测常见的不良反应。

【用药宣教】

1. 预期治疗反应在1周内开始，坚持服药。

2. 不得擅自改变服药剂量和次数。

3. 若出现嗜睡，可调整至睡前服用。

4. 限制或戒除酒精的使用。

5. 勿自行使用非处方药物治疗感冒、过敏或失眠。

6. 在择期手术前，应尽可能停用本品。

7. 哺乳期妇女使用时应暂停哺乳。

瑞波西汀

【类别】其他抗抑郁药。

【作用机制】选择性去甲肾上腺素再摄取抑制剂。本品通过选择性阻滞去甲肾上腺素的再摄取，提高中枢内去甲肾上腺素的活性，从而改善患者的情绪。

【适应证】用于治疗抑郁症。

【禁用与慎用】对本品过敏者、肝肾功能不全者、有惊厥史者、眼压升高（青光眼）者、前列腺增生引起排尿困难者、低血压患者、心脏病或近期发生心血管意外事件的患者、有躁狂发作史者、18岁以下儿童、孕妇、分娩期妇女、哺乳期妇女禁用。

【给药途径和剂量】成年人，口服初始剂量为每次4mg，每日2次，2～3周逐渐起效。

【不良反应】

1. *心血管系统*　心率加快、心悸、血管扩张、直立性低血压、血压升高、雷诺现象。

2. *内分泌系统*　低钠血症。

3. *泌尿生殖系统*　排尿困难、尿潴留、尿路感染、勃起功能障碍、射精痛、睾丸痛、射精延迟。

4. *神经系统*　入睡困难、头痛、眩晕、感觉异常。

5. *精神*　躁动、焦虑、易怒、攻击行为、幻觉。

6. *消化系统*　口干、便秘、厌食、食欲缺乏、恶心、呕吐。

7. *皮肤*　多汗、过敏性皮炎或皮疹。

8. *眼*　视物模糊。

9. *其他*　寒战、四肢发冷。

【相互作用】与CYP3A4抑制剂（如酮康唑、氟康唑）合用可升高本品的血药浓度。

【药动学】口服吸收迅速，2小时达血药峰浓度，血浆蛋白结合率约为97%，76%的药物随尿液排泄，消除半衰期约为13小时。

【观察指标】

1. 评估病情，服用本品后不会立即减轻症状，通常症状的改善会在服药后几周内出现。

2. 建议患者家属和看护者密切观察所有年龄患者进行抗抑郁药物治疗后的临床症状变化、自杀倾向、行为的异常变化，并与医师进行沟通。

【用药宣教】

1. 用药期间避免驾驶车辆或操作机器。

2. 坐躺后缓慢起身。

3. 停药可能出现戒断症状（如头痛、头晕、紧张和恶心），不要自行停药。

噻奈普汀

【类别】其他抗抑郁药。

【作用机制】抗抑郁药。本品可增强海马部位锥体细胞的自发性活动，并加速其功能受抑制后的恢复；可增加大脑皮质和海马部位神经元对5-羟色胺的再摄取。

【适应证】用于治疗典型性抑郁发作。

【禁用与慎用】

1. 对本品过敏者、15岁以下儿童禁用。

2. 15～18岁儿童慎用。

【给药途径和剂量】成年人，口服推荐剂量为每次12.5mg，每日3次，早餐、午餐、晚餐前服用。

【不良反应】

1. *心血管系统*　心动过速、期前收缩。

2. *内分泌系统*　低钠血症。

3. *呼吸系统*　呼吸不畅、喉部堵塞感。

4. *肌肉骨骼系统*　肌痛、腰痛。

5. *神经系统*　噩梦、意识错乱、失眠、嗜睡、眩晕、头痛、晕厥、震颤、锥体外系反应、运动障碍。

6. *精神*　幻觉、自杀意念、自杀行为。

7. *消化系统*　肝酶升高、肝炎、厌食、腹痛、口干、恶心、呕吐、便秘、胀气。

8. *皮肤*　颜面潮红、斑丘疹、红疹、瘙痒、荨麻疹、痤疮、大疱性皮炎。

9. *其他*　胸痛、虚弱。

【相互作用】与单胺氧化酶抑制剂合用时患者可能出现心血管病发作、阵发性高血压、高热、抽搐。

【药动学】胃肠道吸收迅速且完全，分布迅速，蛋白结合率约为94%，在肝脏经β-氧化和N-脱甲基过程被广泛代谢，主要经肾脏排泄，消除半衰期为2.5小时。

【观察指标】

1. 本品应在全身麻醉前24小时或48小时停药。急诊手术前可不停药，但需进行术前监测。

2. 可能用药几周后病情才有所改善，在病情明显缓解之前自杀的风险持续存在。需要定期监测患者的自杀风险。

【用药宣教】

1. 本品片剂含蔗糖，故果糖不耐受、葡萄糖和半乳糖吸收障碍综合征或蔗糖酶-异麦芽糖酶缺乏症患者禁用。

2. 若需停药，应于7～14日逐渐减少剂量，不得立即停药。

3. 本品不应与含酒精的饮料或药物合用。

4. 本品可导致警觉性降低、嗜睡，故驾驶车辆或操纵机械者应谨慎。

二、用于儿童注意力缺陷障碍伴多动症和促智的精神兴奋药

石杉碱甲

【类别】用于儿童注意缺陷障碍伴多动症和促智的精神兴奋药。

【妊娠安全等级】C。

【作用机制】胆碱酯酶抑制剂。本品对乙酰胆碱酯酶具有选择性抑制作用，具有促进记忆再现、增强记忆力及保持和加强肌肉收缩强度的作用。

【适应证】

1. 本品用于良性记忆力障碍，可提高患者指向记忆力、联想学习、图像回忆、无意义图形再认及人像回忆等能力。

2. 本品用于改善痴呆和脑器质性病变引起的记忆力障碍。

3. 本品用于治疗重症肌无力。

【禁用与慎用】对本品过敏者、癫痫患者、肾功能不全者、机械性肠梗阻患者、尿路梗阻患者、心绞痛患者、心动过缓患者、支气管哮喘患者禁用。

【给药途径和剂量】口服，每次 0.1～0.2mg，每日 2 次，疗程 1～2 个月。

【不良反应】

1. 神经系统　大剂量时可见头晕。

2. 消化系统　大剂量时可见恶心、呕吐、腹痛、胃肠道不适。

3. 皮肤　大剂量时可见多汗。

4. 眼　大剂量时可见视物模糊。

5. 其他　大剂量时可见乏力。

【药动学】口服吸收迅速，10～30 分钟可达高峰，在肝、肾内含量最高，易通过血脑屏障，脑内皮质、海马等区域含量较高，血浆蛋白结合率为 17%，随尿液排泄，24 小时内约排出给药量的 73%，仅 2.3%随粪便排出。

【用药宣教】请遵医嘱服用。

甲氯芬酯

【类别】用于儿童注意缺陷障碍伴多动症和促智的精神兴奋药。

【作用机制】本品能促进脑细胞的氧化还原代谢，增加对糖类的利用，对中枢抑制患者有兴奋作用。

【适应证】

1. 本品用于改善脑出血、脑部手术、脑外伤、脑动脉硬化等引起的意识障碍。

2. 本品用于老年性痴呆、慢性记忆力障碍、抑郁症、小儿智力发育迟缓及小儿遗尿症。

3. 本品用于外伤性昏迷、酒精中毒、新生儿缺氧症。

【禁用与慎用】

1. 对本品过敏者、精神过度兴奋者、锥体外系反应患者禁用。

2. 高血压患者慎用。

【给药途径和剂量】

1. 成年人　口服每次 0.1～0.2g，每日 3 次，至少服用 1 周。

2. 儿童　口服每次 0.1g，每日 3 次，至少服用 1 周。

【不良反应】倦怠、头痛、兴奋、失眠、胃部不适。

【观察指标】

1. 用药前请仔细与医师或药师进行沟通，将所患或者曾经患过的疾病及正在接受的治疗方案告知医师，包括正在使用的所有药品（西药、中药、保健品）。这样医师才能全面了解身体情况，给出最佳的治疗措施。

2. 观察患者可能出现的药物不良反应，如过敏的症状，皮疹、发痒、呼吸急促、咳嗽及面部、口唇、舌或咽喉肿胀等。

【用药宣教】

1. 片剂或胶囊时用适量清水送服，勿干吞、干咽。服药后 15 分钟内不要躺下，以免药物停留在食管，造成食管灼伤。

2. 定期检查药品的有效期（在药品包装盒上）。当发现药品已经过期或者出现变色、变形，或出现不正常的气味，立即丢弃。不要冲入水池或厕所，以免造成环境污染。

咖啡因

【类别】用于儿童注意缺陷障碍伴多动症和促智的精神兴奋药。

【妊娠安全等级】C。

【作用机制】本品结构上类似甲基黄嘌呤类药物茶碱和可可碱。主要作用被认为与抑制磷酸二酯酶有关，这导致高浓度的环腺苷酸。从肾上腺髓质释放肾上腺素和去甲肾上腺素，产生中枢神经系统刺激。小剂量通过刺激大脑皮质，提高精神和感官意识，减少困倦和疲劳。高剂量刺激脊髓、呼吸、血管舒缩和迷走神经中枢。本品通过直接作用于血管肌肉组织，使平滑肌松弛（特别是支气管）和冠状血管、肺血管和全身血管扩张。轻度利尿作用可能是由于肾血流量增加，肾小球滤过率增加，肾小管对钠和水的重吸收减少。本品直接刺激心肌，增加心脏的收缩力和心排血量。本品也能促进胃酸和消化酶分泌。

【适应证】

1. 本品用于治疗早产新生儿原发性呼吸暂停。

2. 本品作为麻醉性和非麻醉性镇痛的辅助用药。

3. 本品在急性循环衰竭中作为一种紧急兴奋药，作为一种利尿药使用，减轻腰椎穿刺引起的头痛。

【超说明书用药】

1. 特应性皮炎的局部治疗。

2. 新生儿呼吸暂停。

【禁用与慎用】

1. 急性心肌梗死、症状性心律失常、心悸、消化性溃疡、失眠、恐慌症患者禁用，哺乳期妇女、儿童安全性未证实。

2. 糖尿病、食管裂孔疝、高血压合并心脏病患者慎用。

【给药途径和剂量】

1. 剂量

（1）循环兴奋药：成年人，每分钟肌内注射200～500mg。

（2）腰椎穿刺引起的头痛：成年人，静脉注射500mg，超过1小时，可重复1次。

（3）新生儿呼吸暂停：新生儿，静脉注射负荷剂量20～30mg/kg体重，随后24小时后给予维持剂量5mg/kg体重，每日1次。

2. 给药途径

（1）肌内注射：注射液深部肌内注射。

（2）静脉滴注：注射液可不经稀释直接给药；或以5%葡萄糖注射液、0.9%氯化钠注射液或10%葡萄糖酸钙注射液稀释后给药。

【配伍禁忌】与泮库溴铵有配伍禁忌。

【不良反应】

1. 心血管系统　面部刺痛、潮红、心悸、心动过速或心动过缓、心室异位搏动。

2. 消化系统　恶心、呕吐、上腹部不适、胃刺激、腹泻、呕血、核黄疸（新生儿）。

3. 中枢神经系统　神经紧张、失眠、烦躁不安、抽搐、谵妄、震颤、阵挛性惊厥。

4. 呼吸系统　呼吸急促。

5. 泌尿生殖系统　排尿增多、利尿。

6. 其他　耳鸣。

【相互作用】

1. 合用增加西咪替丁的作用。

2. 合用β-肾上腺素能激动剂，可能增加心血管刺激作用。

3. 合用可能增加茶碱毒性。

【药动学】全身广泛分布，可穿过血脑屏障和胎盘，肝脏内代谢，随尿液排泄，在母乳中少量排出，成年人消除半衰期为3～5小时，新生儿为36～144小时。

【观察指标】

1. 密切监测生命体征，因为大剂量可能导致加重而不是逆转严重的药物引起的抑郁症。

2. 密切观察服药后的儿童，因为他们比成年人更容易受咖啡因的影响。

3. 实验室检测：监测糖尿病患者的血糖和糖化血红蛋白水平。

【用药宣教】 大量的咖啡因可能降低糖尿病患者的糖耐量。如过度使用或突然停用，患者可能会出现头痛、头晕、焦虑、易怒、紧张和肌肉紧张。脱瘾症状通常发生在最后一次喝咖啡后的12～18小时。

哌甲酯

【类别】用于儿童注意缺陷障碍伴多动症和促智的精神兴奋药。

【妊娠安全等级】C。

【作用机制】中枢神经系统兴奋药。其作用机制尚不明确，可通过阻断突触前神经元对去甲肾上腺素及多巴胺的再摄取，增加这些单胺类物质释放至外神经元间隙。

【适应证】

1. 本品用于治疗注意缺陷多动障碍（ADHD）、发作性睡病。

2. 本品用于中枢神经系统（CNS）抑制剂（如巴比妥类、水合氯醛）过量所致的昏迷。

3. 本品用于消除催眠药引起的嗜睡、倦怠及呼吸抑制。

【超说明书用药】

1. 缓释片用于治疗发作性睡病。

2. 用于呃逆。

【禁用与慎用】

1. 对本品过敏者，有明显的焦虑、躁动史者；运动痉挛或抽动-秽语综合征、药物滥用、严重焦虑、精神病、重度抑郁、有自杀意念者；青光眼患者、孕妇、哺乳期妇女、6岁以下儿童患者禁用。

2. 饮酒、情绪不稳定、近期心肌梗死、焦虑、心律失常、心脏病、吞咽困难、食管狭窄、胃肠道梗阻、心力衰竭、肝脏疾病、甲状腺功能亢进、有麻痹性肠梗阻病史、囊性纤维化、躁狂症、癫痫发作、高血压、有癫痫发作史患者及老年人慎用。

【给药途径和剂量】

1. 剂量

（1）ADHD

1）成年人，口服片剂，每次 10mg，每日 2～3 次，餐前 45 分钟服用。或缓释片推荐初始剂量为每次 18mg，每日 1 次。

2）6 岁及 6 岁以上儿童，片剂口服每次 5mg，每日 2 次，早餐及午餐前服用。或缓释片同成年人。

（2）发作性睡病、中枢神经系统抑制剂过量所致的昏迷

1）成年人，口服同“ADHD”。

2）6 岁及 6 岁以上儿童，口服同“ADHD”。

（3）消除催眠药引起的嗜睡、倦怠及呼吸抑制

1）成年人，静脉注射或肌内注射或皮下注射，每次 10～20mg。

2）6 岁及 6 岁以上儿童，同成年人。

2. 给药途径

（1）肌内注射：本品注射液深部肌内注射。

（2）静脉注射：缓慢注射。

（3）皮下注射：缓慢注射。

（4）口服给药：缓释片不得掰开服用。

【配伍禁忌】与头孢唑林、头孢噻吩、头孢唑林有配伍禁忌。

【不良反应】

1. 中枢神经系统　头晕、嗜睡、神经紧张、失眠。

2. 心血管系统　心悸、血压和脉搏变化、心绞痛、心律失常、心血管疾病加重。

3. 眼　适应困难、视物模糊。

4. 消化系统　咽干、厌食、恶心、腹痛、肝毒性。

5. 全身症状　超敏反应（皮疹、发热、关节痛、荨麻疹、剥脱性皮炎、多形性红斑）、长期抑制生长。

【相互作用】

1. 合用单胺氧化酶抑制剂可引起高血压危象。

2. 合用拮抗胍乙啶的降压作用。

3. 合用增强中枢神经兴奋药（如安非他明、咖啡因）的作用。

4. 合用苯妥英钠、苯巴比妥、普米酮、华法林、三环类抗抑郁药可能抑制这些药物的代谢，增加血清水平。

【药动学】口服容易被胃肠道吸收，1.9 小时达血药峰浓度，持续时间为 3～6 小时，缓释片 4～7 小时达峰，持续释放 8 小时。其主要随尿液排出。

【观察指标】

1. 评估药物效果，如是否有用药后注意缺陷多动障碍或发作性睡病症状加重情况。

2. 在适当的时间间隔监测血压和脉搏。

3. 实验室检查：在延长治疗期间定期进行全血细胞计数、血小板计数检查。

4. 长期滥用药物可导致耐受、精神依赖和精神病。

5. 延长治疗时间，评估患者的状况与未服药时的状况。

6. 长期使用后突然戒断可能导致严重的抑郁和精神病行为，仔细监督停药。

【用药宣教】

1. 每周至少检查 2～3 次体重，并报告体重减轻情况。检查儿童身高和体重，任何一项出现问题都应该报告给医师。

2. 不要在服用此药时哺乳。

3. 片剂在餐前 30～45 分钟服药。用药 2 次时，在早餐和午餐前服药。用药 3 次时，为避免引起失眠，在下午 6：00 前服用最后 1 剂药物。

4. 用药期间食用含有咖啡因的食物或饮料（包括咖啡、巧克力、茶、可乐）可能引起精神紧张、发抖和心跳加快等症状。

托莫西汀

【类别】用于儿童注意缺陷障碍伴多动症和促智的精神兴奋药。

【妊娠安全等级】C。

【作用机制】高选择性强效突触前去甲肾上腺素转运体抑制剂。其治疗 ADHD 的确切机制尚不明确，可能与其选择性抑制突触前膜去甲肾上腺素转运体相关。

【适应证】用于治疗部分注意缺陷障碍伴多动症。

【禁用与慎用】

1. 对托莫西汀或其任何成分过敏者、同时使用或在 2 周内使用单胺氧化酶抑制剂者、闭角型青光眼患者、孕妇禁用。

2. 严重肝功能不全、高血压、心动过速、心脑血管疾病患者，任何容易引起低血压的情况，尿潴留患者，同时使用 CYP2D6 抑制剂（如帕罗西汀、氟西汀、奎尼丁）、沙丁胺醇或其他β_2受体激动剂、血管升压药物者，6 岁以下儿童和老年人、哺乳期

患者慎用。

【给药途径和剂量】

1. 成年人　初始剂量每日 40mg，连用 3 日后开始增量，目标剂量约为每日 80mg。

2. ＜70kg 儿童/青少年　开始时 0.5mg/（kg·d）。3 日后可增加至 1.2 mg/（kg·d）的目标剂量。每日上午给药 1 次，或分剂量。最大剂量为 1.4mg/kg 体重或 100mg（以较少者为准）。

3. ＞70kg 儿童/青少年　每日最大总剂量为 100mg。

【不良反应】

1. 全身症状　流感样综合征、疲劳、发热、僵硬。

2. 中枢神经系统　头晕、头痛、嗜睡、哭闹、流泪、易怒、情绪波动、失眠、抑郁、震颤、清晨醒来、感觉异常、梦境异常、性欲减退、睡眠障碍、自杀意念。

3. 心血管系统　血压升高、窦性心动过速、心悸。

4. 消化系统　上腹部疼痛、便秘、消化不良、呕吐、厌食、口干、腹泻、胀气、严重肝损伤（罕见）、肝毒性。

5. 内分泌系统　潮热。

6. 代谢系统　体重减轻。

7. 肌肉骨骼系统　关节痛、肌痛。

8. 呼吸系统　咳嗽、鼻漏、鼻塞、鼻窦炎。

9. 皮肤　皮炎、瘙痒、出汗增多。

10. 眼　瞳孔放大。

11. 泌尿生殖系统　尿潴留、痛经、射精功能障碍、阳痿、月经延迟、月经不调、前列腺炎。

【相互作用】

1. 合用沙丁胺醇可能增强托莫西汀的心血管作用。

2. 与氟西汀、帕罗西汀、奎尼丁合用可能增加托莫西汀水平和毒性。

3. 合用单胺氧化酶抑制剂可能会引发高血压危象，可能减弱降压药的作用。

【药动学】口服胃肠道吸收良好，在肝脏中被 CYP2D6 代谢，主要随尿液排出，消除半衰期约为 5.2 小时。

【观察指标】

1. 评估药物效果。

2. 评估持续的治疗效果，特别是长期使用时。

3. 监测心血管状态，特别是有高血压病史的患者。

4. 在开始用药前，治疗剂量增加后，治疗期间定期监测心率和血压。

5. 定期监测肝功能实验室指标。

6. 监测增加的攻击性和激越性，这些可能表明需要停止使用该药。

【用药宣教】

1. 出现胸痛或心悸，尿潴留或排尿困难，食欲缺乏和体重减轻，或失眠向医师报告。

2. 躺着或坐着时感到头晕，慢慢改变体位。

3. 不要开车或从事有潜在危险的活动。

4. 哺乳期妇女使用时应暂停哺乳。

三、精神安定药和精神兴奋药的复方制剂

氟哌噻吨美利曲辛

【类别】精神安定药和精神兴奋药的复方制剂。

【作用机制】氟哌噻吨为噻吨类神经阻滞药，小剂量具有抗焦虑和抗抑郁作用。美利曲辛为三环类双相抗抑郁药，小剂量具有兴奋特性。

【适应证】本品用于轻、中度抑郁和焦虑，包括神经衰弱、心因性抑郁、抑郁性神经官能症、隐匿性抑郁、心身疾病伴焦虑和情感淡漠、更年期抑郁、嗜酒及药瘾者的焦躁不安及抑郁。

【超说明书用药】

1. 用于失眠的治疗。

2. 用于治疗偏头痛。

3. 用于治疗男性早泄。

【禁用与慎用】

1. 对氟哌噻吨、美利曲辛过敏者及循环衰竭患者、任何原因引起的中枢神经系统抑制（如急性酒精、巴比妥类药或阿片中毒）者、昏迷患者、肾上腺嗜铬细胞瘤患者、恶血质者、未经治疗的闭角型青光眼患者禁用。

2. 器质性脑损伤、帕金森综合征、惊厥、抽搐、甲状腺功能亢进症、重症肌无力、晚期肝病、心血管或其他循环系统疾病、尿潴留患者及孕妇慎用。

【给药途径和剂量】成年人，口服每日 2 片，早晨、中午各服 1 片。严重者每日 3 片，早晨 2 片，中午 1 片。维持剂量为每日 1 片，早晨服。每日最大剂量为 4 片。

【不良反应】

1. 心血管系统　心动过速、心律失常、静脉栓塞。

2. 肌肉骨骼系统　肌痛。

3. 神经系统　失眠、嗜睡、震颤、头晕、锥体外系反应、帕金森病、神经阻滞剂恶性综合征。

4. 精神　不安、躁动、噩梦、焦虑、精神错乱、自杀意念、自杀行为。

5. 消化系统　口干、便秘、恶心、消化不良、肝功能检查异常、胆汁淤积、黄疸、肝脏疾病。

6. 血液系统　血小板减少、白细胞减少、粒细胞缺乏。

7. 皮肤　皮疹、脱发。

8. 眼　调节紊乱。

9. 其他　疲劳、虚弱。

【相互作用】

1. 与抗胆碱药合用可增强抗胆碱药在眼、中枢神经系统、肠道、膀胱的作用，增加发生麻痹性肠梗阻、高热的风险。

2. 合用中枢神经系统抑制剂可增强此类药物对中枢神经的抑制作用。

3. 氟哌噻吨与锂合用可增加发生神经毒性的风险。

4. 与单胺氧化酶抑制剂合用可增加发生 5-羟色胺综合征的风险。

5. 美利曲辛合用拟交感神经药（如肾上腺素、麻黄碱、异丙肾上腺素、去甲肾上腺素、去氧肾上腺素、苯丙醇胺）可增强上述药物对心血管的影响。

6. 与可能导致QT间期延长的药物(如奎尼丁、胺碘酮、索他洛尔、多非利特）、部分抗精神病药（如氟哌啶醇、喹硫平）、部分大环内酯类药（如红霉素）、部分抗组胺药（如特非那定、阿司咪唑）、部分喹诺酮类抗菌药物（如加替沙星、莫西沙星）、西沙必利、锂合用可导致药物相关的 QT 间期延长恶化。

【药动学】氟哌噻吨呈线性动力学，4～5 小时达血药峰浓度，血浆蛋白结合率约为99%，在肝脏代谢后随粪便排泄，消除半衰期约为 35 小时。美利曲辛约 4 小时达血药峰浓度，消除半衰期约为 19 小时。

【观察指标】

1. 长期用药时应定期检查精神状态，监测血细胞计数和肝功能。

2. 不推荐处于激动状态及过度兴奋的患者使用本品。若患者已使用镇静药，应逐渐停用镇静药。

3. 外科手术前数日应停用本品，因为局部麻醉同时使用本品可增加发生心律失常、低血压的风险。

4. 本品使用前和使用中应注意发生静脉血栓栓塞的风险，并采取预防措施。

【用药宣教】

1. 抑郁症状通常晨重晚轻，每日给药 1 次时，建议在早上服药。每日给药 2 次时，在中午服用第 2 剂。

2. 突然停药可能出现不良反应，在医师指导下缓慢停药，千万不要擅自停药。

3. 避免饮酒或饮用含有酒精的饮料。

4. 用药期间避免驾驶车辆、操作机械或高空作业。

5. 用药期间如果坐或躺后缓慢起身。

四、抗痴呆药

多奈哌齐

【类别】抗痴呆药。

【妊娠安全等级】C。

【作用机制】本品为乙酰胆碱酯酶抑制剂，能可逆性地抑制乙酰胆碱酯酶对乙酰胆碱的水解，从而升高乙酰胆碱的浓度。

【适应证】用于治疗轻度、中度或重度阿尔茨海默病。

【超说明书用药】

1. 用于治疗混合性痴呆。

2. 用于治疗血管性痴呆。

3. 用于卒中后失语。

【禁用与慎用】

1. 对本品过敏者、胃肠道出血者、黄疸患者禁用。

2. 麻醉、病态窦性心律、房室传导阻滞、心动过缓、心律失常、心脏病、低血压、甲状腺功能亢进症、有溃疡史、肝功能异常、哮喘或阻塞性肺疾病、有癫痫发作史、尿路梗阻、肠梗阻、腹泻、呕吐、胃肠道疾病、肾衰竭、手术患者慎用。

【给药途径和剂量】睡前口服 5～10mg。

【不良反应】

1. 全身症状　头痛、疲劳。

2. 中枢神经系统　失眠、头晕、抑郁、震颤、烦躁、眩晕、共济失调。

3. 心血管系统　晕厥、高血压、心房颤动、潮热、低血压。

4. 消化系统　恶心、腹泻、呕吐、肌肉痉挛、厌食、胃肠道出血、腹胀、大便失禁、胃脘痛。

5. 呼吸系统　呼吸困难。

6. 皮肤　瘙痒、出汗、荨麻疹。

7. 其他　瘀斑、脱水、视物模糊、尿失禁、夜尿。

【相互作用】

1. 与酮康唑、奎尼丁合用可抑制多奈哌齐代谢。

2. 与卡马西平、地塞米松、苯巴比妥、苯妥英钠、利福平合用，可增加多奈哌齐的消除。

3. 多奈哌齐可能干扰抗胆碱能药物的作用。

【药动学】胃肠道迅速吸收，3～4 小时达血药峰浓度，蛋白结合率为 96%，在肝脏中经 CYP2D6 和 CYP3A4 代谢，主要随尿液排出，消除半衰期约为 70 小时。

【观察指标】

1. 监测治疗效果，如阿尔茨海默病评估量表所述的改善。

2. 密切监测消化性溃疡和出血的情况，特别是同时使用非甾体抗炎药时。

3. 仔细监测有哮喘或阻塞性肺疾病病史的患者。

4. 监测心血管状态；药物可能对心脏有迷走神经作用，引起心动过缓，特别是在传导异常的情况下。

【用药宣教】

1. 与心率减慢有关的晕厥可能会发生，运动要谨慎。

2. 如有胃溃疡或出血症状（如咖啡渣样呕吐物、柏油样大便、胃脘痛），立即向医师报告。

加兰他敏

【类别】抗痴呆药。

【妊娠安全等级】C。

【作用机制】本品为选择性、竞争性及可逆性的乙酰胆碱酯酶抑制剂，可增强体内乙酰胆碱对烟碱能受体的作用，从而增强阿尔茨海默病患者胆碱能系统的活性，改善患者的认知功能。

【适应证】

1. 用于治疗轻至中度阿尔茨海默病性痴呆。

2. 用于良性记忆障碍，提高患者指向记忆、联想学习、图像回忆、无意义图形再认识及人像回忆等能力。其对痴呆患者和脑器质性病变引起的记忆障碍也有改善作用。

3. 用于重症肌无力、脊髓灰质炎后遗症、神经系统疾病或外伤引起的感觉和运动障碍、多发性神经炎、脊神经炎。

4. 用于拮抗氯化筒箭毒碱及其类似药物的非去极化肌肉松弛作用。

【超说明书用药】用于血管性痴呆。

【禁用与慎用】

1. 对本品过敏者及心绞痛、心动过缓、严重哮喘或肺功能障碍、重度肝肾功能不全、机械性肠梗阻、尿路梗阻或膀胱术后恢复期、运动功能亢进、癫痫、麻醉患者禁用。

2. 有消化性溃疡病史者、中度肝肾功能不全者慎用。

【给药途径和剂量】

1. 轻至中度阿尔茨海默病性痴呆　口服起始剂量为每次 5mg，每日 2 次，连用 4 周。维持剂量为每次 10mg，每日 2 次，至少连用 4 周。最大维持剂量为每次 15mg，每日 2 次。

2. 记忆障碍　口服起始剂量为每次 5mg，每日 4 次；3 日后可改为每次 10mg，每日 4 次。

3. 重症肌无力、脊髓灰质炎后遗症、神经系统疾病或外伤引起的感觉及运动障碍、多发性神经炎、脊神经炎

（1）成年人，肌内或皮下注射，每次 2.5～10mg，每日 1 次，必要时可增至每日 2 次。

（2）儿童，肌内或皮下注射，每次 0.05～0.1mg/kg，每日 1 次，必要时可增至每日 2 次。

4. 拮抗氯化筒箭毒碱　肌内注射，起始剂量为 5～10mg，5～10 分钟后按需要可逐渐增至 10～20mg。

【配伍禁忌】尚不明确。

【不良反应】

1. 中枢神经系统　头晕、头痛、抑郁、失眠、嗜睡、震颤。

2. 心血管系统　心动过缓、胸痛。

3. 消化系统　恶心、呕吐、腹泻、厌食、腹痛、消化不良、胃肠胀气。

4. 血液系统　贫血。

5. 泌尿生殖系统　尿路感染、血尿、尿失禁。

6. 其他　体重减轻、疲劳、鼻炎、晕厥。

【相互作用】

1. 与其他胆碱酯酶抑制剂合用，出现叠加作用。

2. 与西咪替丁、红霉素、酮康唑、帕罗西汀合用可能增加药物水平和毒性。

【药动学】口服吸收迅速完全，其主要分布于红细胞中，在肝脏主要由 CYP2D6 和 CYP3A4 代谢，95%随尿液排出，消除半衰期为 7 小时。

【观察指标】

1. 监测心血管状态，包括基线和定期心电图和血压检查。

2. 监测呼吸状态，包括先前存在的哮喘或慢性阻塞性肺疾病恶化情况。

3. 监测尿失禁或尿潴留的输注率。

4. 监控食欲和食物摄入量。

5. 定期监测丙氨酸氨基转移酶、天冬氨酸氨基转移酶、尿素氮、肌酐、周期性血糖、碱性磷酸酶、尿检、大便隐血等。

【用药宣教】

1. 在餐后 1 小时服用。

2. 如果出现体重减轻、尿潴留、胸痛、心悸、呼吸困难、晕厥等不适，立即报告医师。

3. 用药期间（特别是在服药的第 1 周内）避免驾驶车辆或操作机器。

4. 用药期间多饮水，以保证足够的液体补充，防止肾功能损害。

美金刚

【类别】抗痴呆药。

【妊娠安全等级】B。

【作用机制】金刚烷胺 3，5 - 二甲基衍生物。本品通过释放多巴胺，直接或间接地兴奋多巴胺受体而发挥抗震颤麻痹作用。此外，本品是具有中度亲和力的 *N*-甲基-D-天冬氨酸（NMDA）受体拮抗剂，可阻断中枢神经系统内主要的兴奋性神经递质谷氨酸的作用。而谷氨酸通过过度兴奋多种谷氨酸受体，产生兴奋毒性并导致神经细胞死亡，推测可能与阿尔茨海默病的发病有关。

【适应证】用于治疗中重度至重度阿尔茨海默病性痴呆。

【超说明书用药】用于中重度血管性痴呆。

【禁用与慎用】

1. 对本品过敏者、严重肝功能不全者、意识障碍者、妊娠和哺乳期妇女禁用。

2. 癫痫患者、癫痫易感体质者、有惊厥病史者慎用。

【给药途径和剂量】口服，片剂第 1 周每次 5mg，每日 1 次；第 2 周每次 10mg，每日 1 次；第 3 周每次 15mg，每日 1 次；第 4 周开始服用维持剂量，每次 20mg，每日 1 次。或口服溶液第 1 周每次 5mg，每日 1 次，晨服；第 2 周每次 5mg，每日 2 次；第 3 周早上服 10mg，下午服 5mg；第 4 周开始服用维持剂量，每次 10mg，每日 2 次。

【不良反应】

1. 全身症状　疲劳、疼痛、流感样症状、外周水肿。

2. 中枢神经系统　头晕、头痛、精神错乱、嗜睡、幻觉、躁动、失眠、步态异常、抑郁、焦虑、晕厥、眩晕、共济失调、运动功能减退、攻击性反应。

3. 心血管系统　高血压、心力衰竭。

4. 消化系统　便秘、呕吐、腹泻、恶心、厌食。

5. 血液系统　贫血。

6. 代谢系统　体重减轻，碱性磷酸酶增加。

7. 肌肉骨骼肌系统　背痛、关节痛。

8. 呼吸系统　咳嗽、呼吸困难、支气管炎、上呼吸道感染、肺炎。

9. 皮肤　皮疹。

10. 眼　结膜炎。

11. 泌尿生殖系统　尿失禁、尿路感染、尿频。

【相互作用】

1. 与增加尿 pH 的药物（碳酸酐酶抑制剂、碳酸氢钠）合用可能增加美金刚血药浓度。

2. 合用可增强金刚烷胺、右美沙芬、氯胺酮、溴隐亭、培高利特、普克索和罗匹尼罗的作用。

3. 合用可能会增强含左旋多巴药物的不良反应。

【药动学】100%从胃肠道吸收，持续 4～6 小时，易穿透血脑屏障，几乎不代谢，主要随尿液排出，消除半衰期为 60～80 小时。

【观察指标】

1. 评估药物效果。

2. 监测呼吸系统和心血管状态，特别是有心脏病史者。

3. 评估并报告局灶性神经功能缺损（如 TIA、共济失调、眩晕）症状。

4. 定期监测实验室检查指标，包括血细胞比容、血红蛋白、碱性磷酸酶和血糖。

5. 监测糖尿病患者血糖控制的情况。

【用药宣教】

1. 出现视力问题、皮疹、气短、咽喉或舌肿胀、激动或不安、混乱、头晕或尿失禁及时向医师报告。

2. 不要开车或从事其他危险活动。

3. 哺乳期妇女使用时应暂停哺乳。

利斯的明

【类别】抗痴呆药。

【妊娠安全等级】B。

【作用机制】氨基甲酸类脑选择性乙酰和丁酰胆碱酯酶抑制剂。本品通过延缓乙酰胆碱的降解，促进胆碱能神经传导。

【适应证】用于治疗中度至重度阿尔茨海默病性痴呆。

【超说明书用药】用于中重度血管性痴呆。

【禁用与慎用】

1. 对利斯的明或氨基甲酸酯衍生物过敏者禁用。

2. 有胆碱酯酶抑制剂中毒史、糖尿病、心血管/肺疾病、消化道疾病（包括肠梗阻、消化性溃疡）、同时使用其他胆碱能药物或抗胆碱能药物、尿道梗阻、帕金森病、孕妇、肝肾功能不全、同时使用非甾体抗炎药患者慎用。

【给药途径和剂量】

1. *剂量*　成年人，起始剂量每次 4.6mg，每日 1 次。

2. *给药途径*　贴剂，应每日 1 次贴于上背、下臂或胸部的清洁、干燥、无毛、无破损的皮肤处，且确保不会被贴身衣服摩擦掉落。不推荐选择大腿或腹部应用透皮贴剂。

【不良反应】

1. *全身症状*　虚弱、多汗、晕厥、疲劳、不适、流感样综合征。

2. *心血管系统*　高血压。

3. *消化系统*　恶心、呕吐、厌食、消化不良、腹泻、腹痛、便秘、胀气、嗳气。

4. *代谢系统*　体重下降。

5. *中枢神经系统*　头晕、头痛、嗜睡、震颤、失眠、精神错乱、抑郁、焦虑、幻觉、攻击性反应。

6. *呼吸系统*　鼻炎。

【相互作用】合用可增强琥珀酰胆碱和其他神经肌肉阻滞剂的肌肉松弛作用，可减弱抗胆碱能药物的作用。

【药动学】口服吸收良好，可通过血脑屏障，1.4～2.6 小时达脑脊液峰浓度，蛋白结合率为 40%，在肝脏由胆碱酯酶介导水解代谢，随尿液排出，消除半衰期约为 1.5 小时。

【观察指标】

1. 评估药物治疗效果。

2. 监测认知功能和执行日常生活活动的能力。

3. 监测并报告肠胃不适的情况，包括厌食、体重减轻、恶心和呕吐。

4. 实验室检查：定期检查心电图、血清电解质、血红蛋白及血细胞比容、尿常规、血糖、糖化血红蛋白，特别是长期治疗者。

5. 监测行走时头晕。

6. 监测糖尿病患者血糖控制的情况。

【用药宣教】

1. 每周至少监测一次体重。

2. 出现食欲缺乏、体重减轻、严重的恶心和（或）呕吐报告医师。

3. 监督患者的活动，防止头晕。

4. 哺乳期妇女使用时应暂停哺乳。

甘露特钠

【类别】脑血管病用药及促智药。

【作用机制】本品对β淀粉样蛋白（Aβ）和 D-半乳糖致记忆障碍模型小鼠、东莨菪碱致记忆障碍模型大鼠的学习记忆有改善作用，用于阿尔茨海默病的作用机制尚不明确。

【适应证】用于轻至中度阿尔茨海默病，可改善患者认知功能。

【禁用与慎用】

1. 对本品过敏者禁用。

2. 孕妇禁用。

3. 哺乳期妇女慎用。

【给药途径和剂量】口服，每次 450mg，每日 2 次。本品可空腹服用或与食物同服。

【不良反应】

1. *心血管系统*　心律失常、心肌缺血、低血压、α-羟丁酸脱氢酶升高、一过性 QT 间期延长。

2. *代谢/内分泌系统*　低密度脂蛋白升高、胆固醇升高、三酰甘油升高、2 型糖尿病、体重下降、乳腺增生、血糖升高、尿酸升高。

3. *呼吸系统*　肺部感染、鼻塞、胸部不适、肺炎。

4. *肌肉骨骼系统*　肌无力。

5. *泌尿生殖系统*　血尿、尿路感染、蛋白尿、结晶尿、血清尿素氮升高。

6. *神经系统*　头晕、睡眠障碍、头痛、癫痫、震颤、头部不适、眩晕。

7. *精神*　烦躁、急躁。

8. *消化系统*　AST 升高、ALT 升高、γ-谷氨酰转肽酶升高、胆红素升高、碱性磷酸酶升高、乳酸脱氢酶升高、肝损害、肝区不适、口干、便秘、胃炎、胃食管反流、腹泻、食欲下降、反酸。

9. *血液系统*　血小板减少。

10. *皮肤*　瘙痒、皮疹。

11. 耳　听觉减退。

12. 其他　外周水肿。

【相互作用】

1. 与其他可改变肠道菌群的药物（如抗生素）合用，可能影响本品的疗效。

2. 与免疫抑制剂合用，可能影响免疫抑制剂的疗效。

【药动学】本品口服生物利用度低，健康受试者单次口服本品 450mg、600mg 和 750mg，达峰时间为 2.6～5.4 小时，血药峰浓度分别为(96.6±44.4) ng/ml、(122.7±72.3) ng/ml、(112.7±55.9) ng/ml，曲线下面积分别为(1992.1±2055.7)(ng·h)/ml、(1607.4±808.0)(ng·h)/ml、(2252.4±1712.4)(ng·h)/ml，表观分布容积为 6142.7～9608.7L。健康受试者单次口服本品 450～750mg，表观清除率为 405.7～482.3L/h，连续给药 5 日（每日 2 次），表观清除率为 117.4～158.0L/h，蓄积率为 2.1～2.6，半衰期为 11～22 小时。

【观察指标】

1. 建议使用本品时注意发生脑炎的相关风险。

2. 肾功能不全者用药期间需定期监测肾功能。

3. 肝功能不全者用药期间需定期监测肝功能。

【用药宣教】

1. 本品可导致头晕、嗜睡、肌无力。

2. 用药期间避免驾驶车辆或操作机械。

第七节　其他神经系统药物

一、拟副交感神经药

新斯的明

【类别】拟副交感神经药。

【妊娠安全等级】C。

【作用机制】本品通过抑制胆碱酯酶活性而发挥完全拟胆碱作用，可直接激动骨骼肌运动终板上烟碱样受体（N_2受体），促进胃收缩和增加胃酸分泌，并促进小肠、大肠尤其是结肠的蠕动，从而防止肠道弛缓，促进肠内容物向下推进。

【适应证】

1. 用于重症肌无力。

2. 用于手术后功能性肠胀气或尿潴留。

3. 用于手术结束时拮抗非去极化肌肉松弛药的残留肌肉松弛作用。

【禁用与慎用】

1. 对本品过敏者及癫痫、心绞痛、心律失常（如窦性心动过缓、室性心动过速）、机械性肠梗阻或尿路梗阻、哮喘、血压降低、迷走神经张力升高、腹膜炎患者禁用。

2. 甲状腺功能亢进症、帕金森病、冠状动脉疾病或近期急性冠脉综合征患者及老年人、哺乳期妇女慎用。

【给药途径和剂量】

1. 重症肌无力的诊断

（1）成年人，肌内注射每次 0.022mg/kg 体重，如果第 1 次试验不确定，可能增加到 0.031mg/kg。

（2）儿童，肌内注射每次 0.025～0.04mg。

2. 重症肌无力的治疗

（1）成年人，静脉或皮下或肌内注射每次 0.5～2.5mg，每 1～3 小时 1 次。

（2）儿童，静脉或皮下或肌内注射每次 0.01～0.04mg/kg，每 2～4 小时 1 次。

（3）新生儿：肌内注射 0.03mg/kg，每 2～4 小时 1 次。

3. 逆转非去极化神经肌肉阻滞

（1）成年人，缓慢静脉滴注 0.5～2.5mg。

（2）儿童，静脉滴注 0.025～0.08mg/kg。

（3）新生儿：静脉滴注 0.025～0.1mg/kg。

4. 术后腹胀和尿潴留　成年人，肌内或皮下注射 0.25mg，每 4～6 小时 1 次，持续 2～3 日。

【配伍禁忌】与普鲁卡因有配伍禁忌。

【不良反应】

1. 心血管系统　低血压、心动过缓、心动过速、心率增加。

2. 呼吸系统　咽喉疼痛、呼吸困难、血氧饱和度降低。

3. 肌肉骨骼系统　关节痛、肌痉挛、痉挛、无力。

4. 泌尿生殖系统　尿频。

5. 免疫系统　超敏反应。

6. 神经系统　头晕、头痛、失眠、神经肌肉阻滞时间延长。

7. 精神　焦虑不安、恐惧。

8. 消化系统　口干、恶心、呕吐。

9. 眼　流泪。

10. 皮肤　药疹、瘙痒。

11. 其他　切口并发症、手术并发症、手术疼痛、术后寒战。

【相互作用】

1. 丁二酰胆碱可延长 I 期阻滞或逆转 II 期阻滞。

2. 本品可拮抗筒箭毒碱的作用。

3. 与阿曲库铵、维库溴铵、泮库溴铵、普鲁卡因胺、奎尼丁、阿托品合用有拮抗作用。

【药动学】肌内注射后起效时间为 10～30 分钟，0.5 小时达峰，作用持续时间为 2～4 小时；静脉注射后起效时间为 4～8 分钟，达峰时间为 6 分钟，作用持续时间为 2～4 小时。血浆蛋白结合率为 15%～25%，可被血浆中胆碱酯酶水解，亦可在肝脏代谢，80%的给药量于 24 小时内随尿液排泄，消除半衰期 50～90 分钟。

【观察指标】

1. 心动过缓患者用药前检查脉搏。

2. 重症肌无力治疗剂量调整期间监测脉搏、呼吸和血压。

3. 及时报告肌无力症状和药物不良反应。

4. 注意监测胃肠道不良反应。

5. 注意肌无力患者出现肌无力的时间。

6. 记录药物效果和作用时间。

7. 监测呼吸，维持气道或辅助通气。

8. 如果患者在使用第 1 次剂量缓解尿潴留后 1 小时内没有排尿，应及时报告医师。

【用药宣教】

1. 记录药物反应。

2. 注意某些因素可能需要增加剂量或频次。

3. 哺乳期妇女使用时，应暂停哺乳。

溴吡斯的明

【类别】拟副交感神经药。

【妊娠安全等级】C。

【作用机制】本品为可逆性抗胆碱酯酶药。其能抑制胆碱酯酶的活性，使胆碱能神经末梢释放的乙酰胆碱破坏减少，突触间隙中乙酰胆碱积聚，出现毒蕈碱样（M）和烟碱样（N）胆碱受体兴奋作用。此外，其对运动终板上的 N_2 受体有直接兴奋作用，并能促进运动神经末梢释放乙酰胆碱，从而提高胃肠道、支气管平滑肌和全身骨骼肌的肌张力。

【适应证】用于重症肌无力、手术后功能性肠胀气及尿潴留等。

【禁用与慎用】

1. 心绞痛、支气管哮喘、机械性肠梗阻或尿路梗阻患者禁用。

2. 心律失常（尤其是房室传导阻滞）、术后肺不张或肺炎患者及孕妇慎用。

【给药途径和剂量】口服每次 60～120mg，每 3～4 小时 1 次。

【不良反应】

1. 泌尿生殖系统　尿频。

2. 精神　重症肌无力患者大量使用本品可见精神异常。

3. 消化系统　腹泻、恶心、呕吐、胃痉挛、唾液增多。

4. 皮肤　多汗。

5. 眼　缩瞳。

【药动学】口服吸收差，生物利用度为 11.5%～18.9%，1～5 小时达血药峰浓度，不易进入中枢神经系统，可被血浆胆碱酯酶水解，也在肝脏代谢，主要随尿液排泄，消除半衰期约为 3.3 小时。

【用药宣教】

1. 哺乳期妇女使用时应暂停哺乳。

2. 本品可促进腺体分泌，用药后唾液、眼泪增多停药后可恢复。

溴新斯的明

【类别】拟副交感神经药。

【妊娠安全等级】C。

【作用机制】本品有抗胆碱酯酶作用，能直接激动骨骼肌运动终板上的 N_2 胆碱受体，故对骨骼肌的作用较强，而对腺体、眼、心血管及支气管平滑肌的作用较弱。本品可促进胃肠道平滑肌收缩，增加胃酸分泌；对于食管明显弛缓和扩张的患者，本品可有效升高食管张力；还可促进小肠、大肠，尤其是结肠的蠕动，促进内容物向下推进。

【适应证】用于治疗重症肌无力、手术后功能性肠胀气及尿潴留。

【禁用与慎用】

1. 对本品过敏者及癫痫、心绞痛、室性心动过速、机械性肠梗阻、尿路梗阻、哮喘患者禁用。

2. 心律失常、心率减慢、血压下降、迷走神经张力升高、帕金森病患者慎用。

【给药途径和剂量】成年人，口服每次 15mg，每日 3 次。极量为每次 30mg，每日 100mg。

【不良反应】

1. 心血管系统　大剂量使用可见心脏停搏。

2. 神经系统　大剂量使用可见共济失调、惊厥、昏迷、语言不清。

3. 精神　大剂量使用可见焦虑不安、恐惧。

4. 消化系统　大剂量使用可见恶心、呕吐、腹痛、腹泻、流涎。

5. 皮肤　皮疹。

6. 眼　大剂量使用可见流泪。

【相互作用】

1. 不宜与可干扰肌肉传递的药物（如奎尼丁）合用。

2. 不宜与去极化型肌肉松弛药、β受体阻滞剂合用。

【药动学】口服吸收差而不规则，1～3 小时达血药峰浓度，蛋白结合率为 15%～25%，可在血浆中经胆碱酯酶水解，亦可在肝脏代谢，80%随尿液排泄，血浆半衰期为 0.87 小时。

【观察指标】注意监测血压。

【用药宣教】本品可促进腺体分泌，用药后唾液、眼泪增多属正常现象，不必担心，停药后可恢复。

二、用于成瘾疾病的药物

美沙酮

【类别】用于成瘾疾病的药物。

【妊娠安全等级】C。

【作用机制】本品为阿片受体激动药，能与中枢神经系统的阿片受体结合，降低对疼痛的知觉和敏感性，主要作为镇痛药使用，也可治疗阿片类药物成瘾。

【适应证】

1. 用于慢性疼痛，较少用于急性创伤痛。

2. 采用替代递减法，用于多种阿片类药物的戒毒治疗，尤其适用于海洛因依赖，亦用于吗啡、阿片、哌替啶、二氢埃托啡等的依赖。

【禁用与慎用】

1. 产科镇痛、妊娠期、哺乳期、18 岁以下患者麻醉成瘾治疗的患者禁用。

2. 肝肾或心功能不全患者慎用。

【给药途径和剂量】

1. 剂量

（1）慢性疼痛：成年人，口服每次 5～10mg，每日 10～15mg；极量为每次 10mg，每日 20mg。

（2）阿片类药物成瘾：成年人，口服初始剂量为 15～20mg。本品每 1mg 可替代吗啡 4mg、海洛因 2mg 或哌替啶 20mg。

2. 给药途径　口服给药，用最小的有效剂量给药以达到镇痛效果，以减少可能的耐受性。

【不良反应】常见嗜睡、头晕、幻觉、恶心、呕吐、口干、便秘、阳痿、呼吸抑制、血压短暂下降。

【相互作用】

1. 与酒精、中枢神经系统抑制剂、西咪替丁合用增加镇静和中枢神经系统抑制作用。

2. 与安非他明合用可能增加中枢神经系统刺激作用。

3. 与单胺氧化酶抑制剂（如司来吉兰）、呋喃唑酮合用，可能会导致呼吸系统、心脏及中枢神经系统出现严重反应。

【药动学】口服吸收迅速，给药后 30 分钟即可在血液中检测到，血浆蛋白结合率为 87%～90%，主要分布于肝、肺、肾和脾，在肝脏代谢，随尿液排泄，少量以原形药物随胆汁排泄，血浆半衰期约为 7.6 小时。

【观察指标】

1. 监测呼吸状态。

2. 注意美沙酮的累积效应。

【用药宣教】

1. 注意直立性低血压、出汗、便秘、嗜睡、胃肠道症状，大多数不良反应在几周后就会消失。

2. 服药期间，缓慢改变体位。

3. 不要开车或从事有潜在危险的活动。

4. 哺乳期妇女服药期间应暂停哺乳。

纳曲酮

【类别】用于成瘾疾病的药物。

【妊娠安全等级】C。

【作用机制】本品为阿片受体拮抗药，对μ、δ和κ三种阿片受体均有阻断作用，能明显减弱或完全阻断阿片受体，甚至逆转由静脉注射阿片类药物所产生的作用。其还可阻断大脑中与酒精依赖相关的神经递质的传导，从而逐渐消除患者对酒精的依赖性。

【适应证】作为阿片类药物依赖者脱毒后预防复吸的辅助药物。

【超说明书用药】用于肥胖症。

【禁用与慎用】

1. 对本品过敏者、突然停用阿片类药物的患者，急性肝炎、肝衰竭或肝功能不良者，阿片类药物依赖未经戒除者，尿检阿片类物质呈阳性者、纳洛酮激发失败的患者禁用。

2. 轻度肝功能不全者、孕妇、哺乳期妇女慎用。

【给药途径和剂量】

1. 停用阿片类药物的治疗　成年人，口服 25mg，如果停药无反应，1 小时内再加 25mg。最大剂量 800mg/d。

2. 酒精依赖的治疗 成年人，口服 50mg，每天 1 次。

【不良反应】

1. 消化系统 口干、厌食、恶心、呕吐、便秘、腹部疼痛、肝毒性。

2. 肌肉骨骼系统 肌肉和关节疼痛。

3. 中枢神经系统 睡眠困难、焦虑、头痛、神经紧张、精力减少或增加、易怒、头晕、抑郁。

4. 皮肤 皮疹。

5. 其他 发冷。

【相互作用】

1. 与吩噻嗪类药物合用，增加嗜睡的风险。

2. 本品可逆转阿片激动剂和拮抗剂的镇痛作用。

【药动学】胃肠道吸收迅速，1 小时达峰值，持续时间为 24～72 小时，在肝脏代谢为活性代谢物，随尿液排出，消除半衰期为 10～13 小时。

【观察指标】

1. 用药前应进行尿液吗啡检测和纳洛酮激发试验。

2. 用药前及用药期间定期监测肝功能，宜每月 1 次。

【用药宣教】

1. 出现肝毒性时，应停药。

2. 不要自行服用非处方药物治疗咳嗽、感冒、腹泻或镇痛。

3. 哺乳期妇女服药期间，应暂停哺乳。

三、抗眩晕药

倍他司汀

【类别】抗眩晕药。

【作用机制】本品为双胺氧化酶抑制剂，H_1 受体激动药，对脑血管、心血管，特别是椎基底动脉系统有较明显的扩张作用，能显著增加心、脑及周围循环血流量，改善血液循环，降低全身血压；能增加耳蜗和前庭血流量，从而消除内耳性眩晕、耳鸣和耳闭感；能增加毛细血管通透性，促进细胞外液的吸收，消除淋巴内水肿；能对抗儿茶酚胺的缩血管作用，降低动脉压，并有抑制血浆凝固及二磷酸腺苷（ADP）诱导的血小板凝集作用，能延长大白鼠体外血栓形成时间；亦有轻微的利尿作用。

【适应证】

1. 用于梅尼埃病（内耳眩晕症）、梅尼埃综合征。

2. 用于缺血性脑血管病（如脑血栓、脑栓塞、一过性脑供血不足）、脑动脉硬化、血管性头痛。

3. 用于高血压所致的直立性眩晕、耳鸣等。

【超说明书用药】用于糖尿病性神经病变。

【禁用与慎用】

1. 对本品过敏者、活动期胃溃疡患者、嗜铬细胞瘤患者、儿童禁用。

2. 消化性溃疡患者或有其病史者、支气管哮喘患者、孕妇、哺乳期妇女慎用。

【给药途径和剂量】口服，本品盐酸盐每次 4～8mg，每日 2～4 次，最大剂量为每日 48mg。本品甲磺酸盐 2～6mg，每日 3 次。

【不良反应】

1. 心血管系统 心悸。

2. 泌尿生殖系统 出血性膀胱炎。

3. 神经系统 头晕、头痛、头胀。

4. 消化系统 口干、食欲缺乏、胃部不适、消化性溃疡加重、恶心、呕吐。

5. 皮肤 皮疹、瘙痒、多汗。

6. 其他 发热。

【相互作用】不宜与抗组胺药合用。

【药动学】口服吸收迅速，分布于肝脏的药物浓度最高，其次为脂肪组织、脾、肾，在肝脏快速代谢为无活性的代谢产物，随尿液排出，消除半衰期为 3.4～5.6 小时。

【用药宣教】与食物同时服用，以避免胃部不适。在每日同一时间服用。

地芬尼多

【类别】抗眩晕药。

【作用机制】本品可改善椎基底动脉供血、调节前庭神经系统功能、抑制呕吐中枢，有抗眩晕、镇吐及抑制眼球震颤作用，特别是对内耳前庭引起的眩晕和呕吐疗效较好。此外，本品还具有较弱的外周抗 M 胆碱作用，但无明显镇静催眠作用。

【适应证】用于防治多种原因或疾病引起的眩晕、恶心、呕吐，如乘车、船、飞机时的晕动病。

【禁用与慎用】

1. 对本品过敏者、肾功能不全者、6 个月以下的婴儿禁用。

2. 青光眼、胃肠道或泌尿道梗阻性疾病、心动过速患者及孕妇慎用。

【给药途径和剂量】口服，每次 25～50mg，每日 3 次。

【不良反应】

1. 心血管系统　心悸、一过性低血压。

2. 神经系统　头晕、头痛、嗜睡、定向力障碍。

3. 精神　不安、幻听、幻视、精神错乱、抑郁。

4. 消化系统　口干、胃肠不适。

5. 皮肤　皮疹。

【药动学】肠道吸收较完全，生物利用度为 91%，1.5～3 小时达血药峰浓度，体内分布广泛，主要分布于心、肝、脾、肺、肾、脑，90%以上以原形药物经肾脏排出，消除半衰期为 4 小时。

【用药宣教】预防晕动病时应于出发前 30 分钟口服。

氟桂利嗪

【类别】抗眩晕药。

【作用机制】本品为钙通道阻滞剂，兼具 H_1 受体阻滞和钙通道阻滞作用，选择性作用于脑血管，改善脑血液供应。

【适应证】

1. 用于脑供血不足、椎动脉缺血、脑血栓形成后。

2. 用于耳鸣、头晕（包括眩晕）。

3. 用于预防偏头痛。

4. 用于癫痫的辅助治疗。

【超说明书用药】

1. 用于特发性耳鸣。

2. 用于高血压。

3. 用于治疗肠易激综合征。

4. 用于慢性肾衰竭。

5. 用于帕金森病。

6. 用于迟发性运动障碍。

7. 用于荨麻疹。

【禁用与慎用】

1. 对本品过敏者、有抑郁症史者、急性脑出血性疾病患者禁用。

2. 帕金森病或其他锥体外系疾病患者慎用。

【给药途径和剂量】

1. 脑动脉硬化、脑梗死恢复期　口服，每日 5～10mg。

2. 特发性耳鸣　口服，每次 10mg，每日 1 次，晚间服用。10 日为 1 个疗程。

3. 眩晕　口服，每日 10～20mg，2～8 周为 1 个疗程。

4. 预防偏头痛　口服，每次 5～10mg，每日 2 次。

5. 间歇性跛行　口服，每日 10～20mg。

【不良反应】

1. 内分泌系统　体重增加、溢乳。

2. 肌肉骨骼系统　肌肉酸痛。

3. 神经系统　嗜睡、锥体外系反应、失眠。

4. 精神　焦虑。

5. 消化系统　胃部烧灼感、胃纳亢进、进食量增加、口干、恶心、胃痛。

6. 皮肤　皮疹。

7. 其他　疲乏。

【相互作用】

1. 与催眠药、镇静药合用，可增强镇静作用。

2. 与抗癫痫药合用，可提高抗癫痫效果。

3. 与苯妥英钠、卡马西平合用，可降低本品的血药浓度。

【药动学】口服后 2～4 小时达血药峰浓度，血浆蛋白结合率为 90%，在体内主要分布于肝、肺、胰腺中，并在骨骼和脂肪中蓄积，可透过血脑屏障，亦可随乳汁排泄，大部分药物经肝脏代谢，随胆汁进入肠道，随粪便排出，消除半衰期为 2.4～5.5 小时。

【观察指标】

1. 监测药物疗效。

2. 监护患者的药物不良反应。

3. 若长期用药，评估锥体外系反应，如出现，应减量或停止本品治疗。

【用药宣教】

1. 用药期间驾驶车辆或操作机械应谨慎。

2. 用药期间禁止饮酒。

3. 治疗 2 个月或出现严重不适时，及时就诊。

四、其他神经系统药物

胞磷胆碱

【类别】神经系统药物。

【作用机制】本品为核苷衍生物，通过降低脑血管阻力，增加脑血流而促进脑物质代谢，改善脑循环。其亦可增强脑干网状结构上行激活系统的功能，增强锥体系统的功能，改善运动麻痹，故对促进大脑功能的恢复和促进苏醒有一定作用。

【适应证】用于急性颅脑外伤和脑部手术后引起的意识障碍的治疗。

【超说明书用药】用于肝性脑病、妊娠呕吐、新生儿缺氧缺血性脑病、流行性乙型脑炎的治疗。

【禁用与慎用】

1. 既往对本品过敏者禁用。

2. 脑出血急性期不宜大剂量应用。

【给药途径和剂量】

1. 剂量

（1）成年人，静脉滴注，0.25～0.5g/d；静脉注射，每次 0.1～0.2g；肌内注射，每日 0.1～0.3g，分 1～2 次注射；口服，每次 0.1～0.2g，每日 3 次，温开水送服。

（2）儿童，本品未进行该项试验且无可靠参考文献。

2. 给药途径

（1）静脉滴注：本品可用 5%葡萄糖注射液或 0.9%氯化钠注射液 250～500ml 稀释后缓缓滴注，每 5～10 日为 1 个疗程。

（2）口服：温开水送服。

【配伍禁忌】与甲氯芬酯有配伍禁忌。

【不良反应】

1. 心血管系统　低血压、心动过缓或心动过速。

2. 消化系统　恶心、呕吐、胃痛及腹泻。

3. 中枢神经系统　头晕、乏力、头痛及震颤。

【相互作用】

1. 震颤麻痹患者使用本品与左旋多巴合用可引起肌僵直恶化。

2. 本药口服时不可与含甲氯芬酯的药物合用。

【药动学】本品可迅速进入血流，并有部分通过血脑屏障进入脑组织。其中胆碱部分在体内成为良好的甲基化供体，可对多种化合物有转甲基化作用，约 1%的胆碱可随尿液排出。

【用药宣教】

1. 告知患者用药时用温开水送服。

2. 若采用肌内注射，应经常更换注射部位。

吡拉西坦

【类别】神经系统药物。

【作用机制】本品为脑代谢改善药，属于γ-氨基丁酸的环形衍生物。其有抗物理因素、化学因素所致的脑功能损伤的作用，能促进脑内 ATP 的生成，可促进乙酰胆碱合成并增强神经兴奋的传导，具有促进脑内代谢作用，可以对抗由物理因素、化学因素所致的脑功能损伤，对缺氧所致的逆行性健忘有改进作用，可以增强记忆力，提高学习能力。

【适应证】用于急慢性脑血管病、脑外伤、各种中毒性脑病等多种原因所致的记忆力减退及轻中度脑功能障碍；也可用于儿童智能发育迟缓。

【禁用与慎用】

1. 对本品过敏者禁用。

2. 锥体外系疾病、亨廷顿病患者禁用本品。

3. 孕妇、新生儿禁用。

4. 脑内出血或肾脏疾病末期患者禁用。

5. 肝肾功能不全者慎用。

【给药途径和剂量】

1. 剂量

（1）片剂：成年人，口服，每次 0.8～1.6g，每日 3 次，4～8 周为 1 个疗程。儿童，口服，每次 0.4～0.8g，每日 3 次。

（2）注射剂：成年人，静脉滴注，每次 4～8g，每日 1 次；静脉注射，每次 4～6g，每次 2 次；肌内注射，每次 1g，每日 2～3 次。

2. 给药途径

（1）口服。

（2）静脉滴注：用 20ml 注射用水或 0.9%氯化钠注射液溶解后，然后移加到 250ml 5%或 10%葡萄糖注射液或 0.9%氯化钠注射液后使用。

（3）静脉注射：用 20ml 注射用水或 0.9%氯化钠注射液溶解后使用。

【配伍禁忌】尚不明确。

【不良反应】

1. 中枢神经系统　头晕、头痛、兴奋、易激动和失眠等。

2. 消化系统　恶心、食欲缺乏、腹部不适、腹痛、腹胀。

3. 其他　轻度肝功能损害。

【相互作用】

1. 本品与抗凝药同时使用可能导致出血风险增加。

2. 本品与氟哌利多、富马酸喹硫平、聚苯乙烯磺酸钠、乙酰唑胺联用，可能潜在加重患者病情。

【药动学】口服本品后很快从消化道吸收，进入血液，并透过血脑屏障到达脑和脑脊液，大脑皮质和嗅球的浓度较脑干中的浓度更高。本品易通过胎盘屏障。口服后，30～45 分钟血药浓度达峰值，血浆蛋白结合率为 30%，半衰期为 5～6 小时。表观分布容积为 0.6L/kg。吡拉西坦口服后不能由肝脏分解，以原形形式随尿液和粪便排泄。肾脏清除速度为 86ml/min。粪便排出量为 1%～2%。

【观察指标】定期监测患者血小板凝集，尤其以有止血考量的患者更为注意。

【用药宣教】

1. 避免驾驶车辆、操作机器或其他有潜在危险的工作。

2. 有异常出血（如血/黑粪、鼻出血、牙龈出血等）或将进行手术，告知医师。

3. 规律服药，忘记服药应立即服用。若接近下次服药时间，则直接服用下次的剂量即可，切勿一次或短期内服用两次剂量。

4. 服药期间应避免哺乳。

丁苯酞

【类别】神经系统药物。

【作用机制】本品通过提高脑血管内皮一氧化氮和 PGI_2 的水平，降低细胞内钙离子浓度，抑制谷氨酸释放，减少花生四烯酸生成，清除氧自由基，提高抗氧化酶活性等，作用于脑缺血的多个病理环节。

【适应证】用于治疗轻中度急性缺血性脑卒中。

【超说明书用药】非痴呆型血管性认知障碍，每 200mg，每日 3 次，连续服用 24 周。

【禁用与慎用】

1. 对本品过敏者禁用。

2. 有严重出血倾向者慎用。

3. 肝肾功能不全者慎用。

4. 有精神症状者慎用。

5. 心动过缓、病态窦房结综合征患者慎用。

6. 羟丙基β环糊精通过肾小球滤过清除，故肌酐清除率＜30ml/min 的患者慎用。

【给药途径和剂量】

1. 剂量

（1）片剂：成年人，空腹口服。每次 2 粒（0.2g），每日 3 次，20 日为 1 个疗程，或遵医嘱。儿童，本品用于儿童的疗效、安全性尚未建立。

（2）注射剂：成年人，静脉滴注 25mg（100ml），每日 2 次。

2. 给药途径

（1）口服。

（2）静脉滴注：本品应在发病后 48 小时内开始给药。每次滴注时间不少于 50 分钟，两次用药时间间隔不少于 6 小时，疗程 14 日。

注意：PVC 输液器对丁苯酞有明显的吸附作用，故输注本品时仅允许使用 PE 或聚丙烯弹性体输液器。本品在发病 48 小时后开始给药的疗效、安全性尚无研究数据。

【配伍禁忌】与培氟沙星有配伍禁忌。

【不良反应】

1. 消化系统　腹泻。

2. 中枢神经系统　头晕、头痛、昏迷、脑疝。

3. 呼吸系统　呼吸困难、胸闷。

4. 皮肤　皮肤瘙痒、皮疹、过敏性皮炎、输液部位发红。

5. 其他　症状加重，氨基转移酶轻度升高（停药后可恢复）。

【相互作用】尚不明确。

【药动学】大鼠口服丁苯酞 240mg/kg，1 小时后，消化道内容物中本品含量为 25.44mg，约相当给药量的 42%，5 小时后消化道内容物中丁苯酞含量降至 4.88mg，约相当给药量的 8.1%，说明本品在胃肠道的吸收较完全。本品主要分布于胃、脂肪、肠、脑等组织中。

【观察指标】监测患者用药过程中氨基转移酶的变化。

【用药宣教】餐前服用，以防食物影响药物吸收。

谷维素

【类别】神经系统药物。

【作用机制】本品具有调节自主神经功能失调及内分泌平衡障碍的作用。

【适应证】用于神经官能症、经前期紧张综合征、更年期综合征的镇静催眠。

【禁用与慎用】

1. 对本品过敏者禁用。

2. 过敏体质者慎用。

3. 胃及十二指肠溃疡患者慎用。

【给药途径和剂量】

1. 口服　每次 10～30mg，每日 3 次。

2. 肌内注射　每次 40mg，每日 1 次。

【配伍禁忌】尚不明确。

【不良反应】

1. 特殊感觉　疲乏。

2. 消化系统　恶心、呕吐、胃部不适、口干。

3. 皮肤　皮疹。

4. 其他　乳房肿胀、油脂分泌过多、脱发、体重增加等。

【相互作用】尚不明确。

【药动学】尚不明确。

【用药宣教】不良反应停药后症状可消失。

环轮宁

【类别】其他神经系统药物。

【作用机制】本品为神经节阻滞药，通过阻断交感神经节、释放组胺和降低总外周阻力而产生降压作用。本品亦有非去极化型肌肉松弛作用，强度约为右旋筒箭毒碱的1/4，亦有利于降压。本品降压作用明显，降压效应的可控性和可逆性均较好，且对心功能、肾功能、肝功能均无明显影响。

【适应证】用于麻醉期间控制性降压的治疗。如动脉导管未闭结扎术、脑膜瘤切除术的控制性降压及小儿麻醉期间控制性降压等。

【禁用与慎用】

1. 对本品过敏者禁用。

2. 重症肌无力患者禁用。

【给药途径和剂量】

1. 成年人　静脉注射剂量为0.4～1.2mg/kg体重。静脉滴注，用0.9%氯化钠注射液或5%葡萄糖注射液稀释至0.05%～0.2%后连续滴注，开始时每分钟30滴，逐渐加快至每分钟100滴，最快可达每分钟150滴。

2. 儿童　静脉注射，在全身麻醉期间根据指征用药。剂量为0.8～1.2mg/kg体重，如注射后血压下降不理想或降压作用消失，则可重复注射，用量为开始剂量的1/2～2/3。

【配伍禁忌】与脑蛋白水解物有配伍禁忌。

【不良反应】心率稍快或稍慢、非去极化肌肉松弛、面部潮红。

【相互作用】新斯的明可加速本品呼吸抑制的恢复。

【药动学】尚无人体药动学资料。

【观察指标】监测患者血容量及血压情况。

【用药宣教】

1. 本品有轻微散瞳作用，在停药后4～6小时可恢复，一般不影响视力。

2. 有少数患者用药后，面部和静脉注射局部会呈现潮红现象。

3. 本品可能导致低血压，用药后在改变体位时应注意预防跌倒。

利鲁唑

【类别】神经系统药物。

【妊娠安全等级】C。

【作用机制】本品的作用机制尚不清楚。利鲁唑通过抑制脑内神经递质（谷氨酸及天冬氨酸）的释放，抑制兴奋性氨基酸的活性及稳定电压依赖性钠通道的失活状态来表现其神经保护作用，多种体外细胞模型均证明了利鲁唑可减少兴奋性递质的毒性作用，增加细胞的存活率。

【适应证】用于影响肌肉力量的神经系统疾病：肌萎缩侧束硬化症的治疗。

【禁用与慎用】

1. 对本品及其任何成分过敏者禁用。

2. 肝脏疾病或基线氨基转移酶高于正常上限3倍的患者禁用。

3. 孕妇禁用。

【给药途径和剂量】口服，每次50mg，每日2次。

【不良反应】

1. 中枢神经系统　头痛、头晕、嗜睡。

2. 消化系统　胃部不适、胃痛、呕吐。

3. 代谢　中性粒细胞减少症、氨基转移酶水平升高。

4. 心血管系统　心率增加。

5. 免疫系统　超敏反应。

6. 其他　疲劳、胰腺炎。

【相互作用】CYP1A2的抑制剂（咖啡因、双氯芬酸钠、地西泮、尼麦角林、氯米帕明、丙米嗪、氟伏沙明、非那西丁、茶碱、阿米替林及喹诺酮类）可潜在降低本品的清除率。而CYP1A2的诱导剂（利福平、奥美拉唑）可增加本品的清除率。

【药动学】本品口服后吸收迅速，并于60～90达血药峰值。约给药剂量的90%被吸收，绝对生物利用度为60%±18%。在高脂饮食的同时服用本品，其吸收率及吸收程度会下降（C_{max}降低44%，AUC降低17%）。重复给药时（50mg，2次/日，10日），本品在血浆中蓄积至单次给药的2倍，并于5日内达到稳态。本品在体内分布广泛，可通过血脑屏障。分布容积约为245L±69L，蛋白结合率约为97%，主要与白蛋白及脂蛋白结合。本品主要以原形存在于血浆中，并由CYP广泛代谢继而糖脂化。CYP1A2为本品的主要代谢酶。在尿中的主要代谢物为3种酚衍生物、1种脲基衍生物及原药。半衰期为9～15小时。本品主要从尿液中排出。尿中总排泄率为给药剂量的90%。葡萄糖醛酸衍生物占尿中代谢产物的85%以上。原形药仅占给药剂量的2%。在轻度慢性肝功能不全的患者中，AUC约升高1.7倍，在中度慢性肝功能不全的患者中，约升高3倍。

【观察指标】

1. 监测患者氨基转移酶水平。

2. 监测患者中性粒细胞水平。

【用药宣教】

1. 服用本品期间不要驾车或操作机器。

2. 按医嘱服药，勿擅自停药或更改剂量。

3. 保持每日于相同时间服药。忘记服药时，假如已接近下次服药的时间，只服用下次的药，不可一次服用两次的药量。

4. 空腹时服用，服药期间避免饮酒。

诺西那生钠

【类别】治疗脊髓性肌萎缩症（SMA）的药物。

【作用机制】本品是一种反义寡核苷酸，用于治疗因染色体 5q 基因突变导致 SMN 蛋白缺乏而引起脊髓性肌萎缩症（SMA），可提高 SMN_2 信使核糖核酸转录外显子 7 的纳入及 SMN 蛋白的产生。

【适应证】用于治疗脊髓性肌萎缩症（SMA）。

【禁用与慎用】对本品的活性物质或任何辅料过敏者禁用。

【给药途径和剂量】

1. 推荐剂量为每次 12mg，诊断后应尽早开始本品治疗，于第 0 天、第 14 天、第 28 天和第 63 天给予 4 次负荷剂量，此后每 4 个月给予一次维持剂量。如负荷剂量延迟或漏用，应尽快给予本品，两次给药间隔至少 14 日，并按规定的频率继续给药。如果维持剂量延迟或漏用，应尽快给予本品，并继续每 4 个月一次给药。

2. 给药方法：经腰椎穿刺鞘内给药，治疗应由具有腰椎穿刺经验的医疗专业人员进行。使用脊髓穿刺针，鞘内推注本品，持续 1～3 分钟，存在皮肤感染或炎症区域不能注射本品。

【配伍禁忌】本品注射液禁止与其他药物混合。

【不良反应】

1. 常见　呼吸道感染、便秘、凝血异常、血小板减少。

2. 严重不良反应　肺不张。

3. 其他　肾毒性、脑积水。

【相互作用】尚未开展药物相互作用研究。

【药动学】本品向脑脊液（CSF）中鞘内注射后，从 CSF 向中枢神经系统（CNS）组织中分布，血浆谷浓度远低于脑脊液谷浓度，血浆中平均 T_{max} 为 1.7～6.0 小时。血浆中平均 C_{max} 和 AUC 与剂量成正比。鞘内注射后，本品经 CNS 和外周组织分布，如骨骼肌、肝脏和肾脏。本品主要经核酸外切酶（3’ 和 5’ ）介导的水解作用代谢，本品不是 CYP 酶的代谢底物、抑制剂或诱导剂。本品平均终末半衰期，CSF 中为 135～177 日，血浆中为 63～87 日。本品及其短链代谢产物主要随尿液排出，24 日尿中回收仅占给药剂量的 0.5%。

【观察指标】

1. 本品给药后可观察到凝血异常和血小板减少，在每次给药之前需进行血小板计数和凝血试验检测。

2. 本品经肾脏排泄，每次给药之前进行尿蛋白定量测试，对于大于 0.2g/L 的尿蛋白浓度，考虑重复检测和进一步评估。

【用药宣教】

1. 在给药前引流与注射药物相同体积的 CSF。

2. 根据患者的临床状况，给予本品时可能需要镇静。可考虑使用超声（或其他成像技术）引导鞘内给药，特别是对于年龄较小的患者和脊柱侧弯患者。制备和给予本品时应采用无菌技术。

氨力农

【类别】钾通道阻滞剂。

【妊娠安全等级】C。

【作用机制】本品是一种钾通道阻滞剂，通过选择性减少髓鞘下离子电流外流，改善脱髓鞘轴突中动作电位的传导，提高患者的步行能力。

【适应证】用于改善多发性硬化（MS）患者步行功能障碍的药物。

【禁用与慎用】

1. 癫痫患者禁用。

2. 尚未明确本品是否经乳汁分泌，哺乳期妇女应权衡利弊，选择停药或停止哺乳。

3. 18 岁以下儿童用药的安全性及有效性尚未明确。

4. 中、重度肾功能不全者禁用。

【给药途径和剂量】口服，10mg，每日 2 次，应间隔 12 小时服用。缓释片剂应整片吞服，与或不与食物同服均可。

【不良反应】常见失眠、头痛、头晕、恶心、关节痛、腰痛、多发性硬化复发、平衡障碍、感觉障碍、鼻咽炎、便秘、消化不良、咽痛。

【相互作用】本品不应与其他形式的 4-氨基吡啶一起服用。

【药动学】本品从胃肠道吸收快速而完全，片剂与口服液比较，相对生物利用度为 96%。口服本品的缓释片 10mg 后，3～4 小时达 C_{max} 7.3～21.6ng/ml。暴露量与剂量成正比。本品的蛋白结合率为 97%～99%，分布容积为 2.6L/kg。体外研究显示，CYP2E1 是本品的主要代谢催化酶。代谢产物为3-羟基-4-氨基吡啶及其硫酸盐，无活性。缓释片的半衰期为5.2～6.5小时。给药24小时后，尿中回收95.9%的给药剂量，其中原药占90.3%，粪便中回收0.5%的给药剂量。

【观察指标】

1. 使用本品前需评估肾功能水平，用药期间加强肾功能监测。

2. 本品会增加尿路感染发生率，需加强监测。

【用药宣教】

1. 本品可引起癫痫发作，癫痫发作的风险随剂量的增加而增加。

2. 哺乳期妇女服用本品期间停止哺乳。

天麻素

【类别】镇静催眠药。

【作用机制】本品可恢复大脑皮质兴奋与抑制过程中的平衡失调，产生镇静、催眠和镇痛等中枢抑制作用。本品还可增加脑血流量及缓解脑血管痉挛作用。

【适应证】用于神经衰弱、神经衰弱综合征及血管神经性头痛等（如偏头痛、三叉神经痛、枕大神经痛等）的治疗，亦可用于脑外伤性综合征、眩晕症（梅尼埃病、药性眩晕、外伤性眩晕、突发性耳聋、前庭神经元炎、椎基底动脉供血不足）等的治疗。

【禁用与慎用】

1. 对本品中任何成分过敏者禁用。

2. 过敏体质者、儿童慎用。

【给药途径和剂量】

1. 剂量

（1）片剂：成年人，口服，每次50～100mg，每日3次。儿童，未进行儿童用药有效性和安全性研究，儿童慎用。

（2）注射剂：成年人，肌内注射，每次0.2g，每日1～2次；静脉滴注，每次0.6g，每日1次。儿童，未进行儿童用药有效性和安全性研究，儿童慎用。

2. 给药途径

（1）口服。

（2）静脉滴注：每次0.6g，用5%葡萄糖注射液或0.9%氯化钠注射液250～500ml稀释后使用。

（3）肌内注射：器质性疾病可适当增加剂量。

【配伍禁忌】与长春西汀有配伍禁忌。

【不良反应】

1. 精神障碍　失眠、烦躁、精神障碍、嗜睡、食欲缺乏。

2. 心血管系统　心悸、心动过速、高血压、低血压、心律失常、发绀。

3. 消化系统　恶心、呕吐、胃不适、口干、反酸、腹痛、腹胀、腹泻、胃肠功能紊乱、肝功能异常、肝酶升高、便秘。

4. 呼吸系统　呼吸困难、呼吸急促、咳嗽、鼻干、咽喉不适。

5. 皮肤　皮疹、瘙痒、荨麻疹、皮炎、斑丘疹、多汗。

6. 中枢神经系统　头痛、头晕、麻木、抽搐、四肢抖动、震颤。

7. 免疫系统　超敏反应、超敏样反应、过敏性休克、面部水肿、输液反应。

8. 视觉　眼不适、眼痛、眼异常、视力异常。

9. 血管和出凝血障碍　潮红、静脉炎、血小板减少、非特异性出血。

10. 全身性损害　寒战、畏寒、发热、乏力、水肿、苍白、胸闷。

11. 用药部位　注射部位反应、注射部位皮疹、注射部位瘙痒、注射部位疼痛、注射部位静脉炎。

12. 特殊感觉　耳鸣、肌痛、腰痛。

13. 代谢　白细胞减少。

14. 泌尿生殖系统　排尿困难。

【相互作用】尚不明确。

【药动学】注射给药后，血药浓度高低与镇静作用时间一致，消除半衰期为4.4小时。在体内分布以肾最高，其次为肝、肺、心、脾及脑。主要随尿液排出，随尿液、粪便及胆汁排出的总量为给药剂量的76.8%，其中97%随尿液排出，主要在前2小时，随胆汁和粪便排出很少。

【观察指标】监测患者是否有过敏现象，如出现过敏症状，立刻停药。

【用药宣教】严格按照说明书要求的用法用量给药。

依达拉奉

【类别】自由基清除剂。

【适应证】用于改善急性脑梗死所致的神经症状、日常生活活动能力和功能障碍。

【作用机制】本品通过清除病变部位氧自由基，抑制脂质过氧化，阻断脑细胞受损过程，尽可能减少受损脑细胞数量，以最大限度保留患者的正常功能，阻止病情进一步恶化。

【超说明书用药】用于治疗肌萎缩性侧束硬化

症（美国 FDA 批准适应证）。

【禁用与慎用】

1. 对本品过敏者、重度肾衰竭患者、孕妇、儿童禁用。

2. 轻中度肾功能不全的患者、肝功能不全患者、心血管疾病患者、老年患者慎用。

【给药途径和剂量】

1. 用于急性脑梗死　每次 30mg，临用前加入适量 0.9%氯化钠注射液稀释后静脉滴注，30 分钟内滴完。每日 2 次，14 日为 1 个疗程。尽可能在发病后 24 小时内开始给药。

2. 用于治疗肌萎缩性侧束硬化症　每次 60mg，经 60 分钟静脉滴注，每日 1 次，14 日为 1 个疗程，间隔 14 日开始第 2 个疗程，之后 2 个疗程中间间隔 10 日。

【配伍禁忌】与苯巴比妥、苯妥英钠、丙氨酰谷氨酰胺、丙戊酸钠、醋甘氨酸乙二胺、地西泮、复方氨基酸、谷氨酸钾、谷氨酸钠、谷氨酰胺、精氨酸、坎利酸钾、赖氨酸、劳拉西泮、磷苯妥英、氯硝西泮、泮托拉唑、细辛脑等有配伍禁忌。

【不良反应】本品耐受性良好，不良反应发生率较低。偶见较严重的不良反应为急性肾衰竭，伴 AST、ALT、ALP 和γ-GTP 等升高，以及黄疸、血小板减少、弥散性血管内凝血。

【相互作用】本品与头孢唑林钠、哌拉西林钠、头孢替安钠等合用时，可使肾衰竭加重。

【药动学】健康成年男性受试者和健康老年受试者使用本品，每次 0.5mg/kg，于 30 分钟内静脉输注，每日 2 次，连续给药 2 日后，药-时曲线呈二房室模型，最高血药浓度约为 1000ng/ml，血浆半衰期约为 2 小时。本品可透过血脑屏障，还具有良好的脂溶性，较易到达作用部位，脑脊液中的药物浓度为血药浓度的 60%。本品与人血清蛋白和人血白蛋白的结合率分别为 92%和 89%～91%。血浆中的代谢产物主要为硫酸结合物和少量的葡萄糖醛酸结合物，尿液中的代谢产物主要为葡萄糖醛酸结合物，几乎无原形药排出。健康成年男性受试者和健康老年受试者血浆中的药物浓度几乎同样消失。正常受试者、肝炎和肝硬化患者的清除率分别为 6.2ml/（kg · h）、3.0ml/（kg · h）和 1.1ml/（kg · h）。

【观察指标】监测超敏反应、肾功能。

【用药宣教】

1. 哺乳期妇女使用时应停止哺乳。

2. 一旦出现超敏反应，应立即停药并进行抢救。

第十一章　抗寄生虫药、杀虫药和驱虫药

第一节　抗原虫药

一、治疗阿米巴病和其他原虫病药

双碘喹啉

【类别】 治疗阿米巴病和其他原虫病药。

【作用机制】 本品具有广谱抗微生物作用，其疗效可能与抑制肠内共生性细菌的间接作用有关。因阿米巴的生长繁殖得益于与肠内细菌共生，而本品抑制了肠内共生细菌，从而使肠内阿米巴的生长繁殖出现障碍。本品只对阿米巴滋养体有作用，对包囊无杀灭作用。

【适应证】 用于阿米巴感染-肠道传染病的治疗；与依米丁、甲硝唑合用，治疗顽固性、急性阿米巴痢疾。

【禁用与慎用】

1. 对碘和β-羟基喹啉过敏患者禁用。
2. 严重肝、肾疾病患者禁用。
3. 慢性腹泻（尤其是儿童）患者禁用。
4. 肝、肾功能不全者慎用。
5. 孕妇、哺乳期妇女慎用。

【给药途径和剂量】

1. 成年人　口服。每次 630～650mg，每日 3 次，持续 20 日。
2. 儿童　40mg/kg，分 3 次等量用药，持续 20 日，最大单次剂量为 650mg，最大日剂量为 1.95g。

【不良反应】

1. 中枢神经系统　头痛、周围神经病变。
2. 内分泌系统　寒战。
3. 消化系统　恶心、呕吐、腹泻。
4. 骨骼肌系统　痉挛。
5. 皮肤　瘙痒、荨麻疹。
6. 其他　视神经萎缩、视神经炎、发热。

【相互作用】 尚不明确。

【药动学】 口服仅小部分药物经肠黏膜吸收，绝大部分直接随粪便排出，在肠腔内可达到较高浓度，而且对感染部位产生较强的抗阿米巴作用。但在组织器官中分布较少，进入血液中的药物大部分以原形随尿液排泄，小部分分解释放出碘。药物吸收的半衰期为 11～14 小时。

【观察指标】 定期观察患者视神经改变。

【用药宣教】 本品需饭后服用。

二、抗疟药

伯氨喹

【类别】 抗疟原虫药。

【作用机制】 本品可杀灭间日疟、三日疟、恶性疟和卵形疟组织期的虫株，尤以间日疟为著，也可杀灭各种疟原虫的配子体，对恶性疟的作用尤强，使之不能在蚊体内发育，以阻断传播。本品对红内期虫体的作用很弱。

【适应证】 用于根治间日疟和控制疟疾的传播。

【禁用与慎用】

1. 对本品过敏者禁用。
2. 系统性红斑狼疮、类风湿关节炎、重度葡萄糖-6-磷酸脱氢酶（G6PD）缺乏症患者禁用。
3. 孕妇禁用。
4. 肝肾功能不全、血液系统疾病、糖尿病及急性细菌或病毒感染患者慎用。
5. 哺乳期妇女慎用。

【给药途径和剂量】

1. 成年人　口服。①根治间日疟每日 39.6mg（按伯氨喹计），连服 8 日；②用于杀灭恶性疟配子体时，每日 26.4mg，连服 3 日。
2. 儿童　口服。①根治间日疟每日 0.39mg /kg（按伯氨喹计），连服 14 日；②用于杀灭恶性疟配子体时，用药剂量相同，连服 3 日。

【不良反应】

1. 中枢神经系统　疲倦、头晕。
2. 消化系统　恶心、呕吐、腹痛。
3. 心血管系统　心律失常、QT 间期延长、胸闷。
4. 其他　药物热、粒细胞缺乏、溶血性贫血、白细胞减少症、高铁血红蛋白症。

【相互作用】

1. 米帕林及氯胍与本品合用可明显升高本品

的血药浓度，延长作用维持时间，增加毒性。

2. 不宜与其他具有溶血作用和抑制骨髓造血功能的药物合用。

【药动学】本品口服吸收迅速而完全，生物利用度约为 96%。口服 45mg（以伯氨喹计），1 小时内达血药峰浓度，约为 250mg/L。主要分布于肝组织内，其次为肺、脑和心等组织。本品大部分在体内代谢，仅 1%随尿液排出，一般于 24 小时内排泄完全，半衰期为 5.8 小时（3.7～7.4 小时）。

【观察指标】

1. 有心脏病、QT 间期延长综合征、室性心律失常病史，未纠正的低钾血症或低镁血症、心动过缓患者等在使用本品时，应监测心电图情况。

2. 应定期监测用药患者红细胞计数及血红蛋白量。

3. 治疗前应进行 G6PD 测试。测定血细胞比容和血红蛋白，密切监测血液学情况（如于第 3 日和第 8 日监测）。

4. 治疗期间应定期监测血常规（包括 G6PD 正常的患者，尤其是红细胞计数和血红蛋白测定）、血糖、电解质、尿液颜色。

5. 如疑似出现溶血现象，应监测患者全血细胞计数、触珠蛋白、周围血涂片、尿隐血。

6. 长期用药，应定期进行眼科检查。

【用药宣教】

1. 服用本品前，询问患者最近是否使用奎纳克林。

2. 出现白细胞减少或溶血性贫血的症状应立即告知医师。

3. 饮食后服用本品，以减少胃部刺激。

蒿甲醚

【类别】抗疟原虫药。

【作用机制】本品为青蒿素的衍生物，对疟原虫红内期有强大且快速的杀灭作用，能迅速控制临床发作及症状。

【适应证】用于各种类型疟疾的治疗，主要用于抗氯喹虫株所致的恶性疟的治疗和凶险型恶性疟的急救。

【禁用与慎用】

1. 对本品过敏患者禁用。

2. 孕妇及严重呕吐者慎用。

【给药途径和剂量】口服，首日 3.2mg/kg。第 2～5 日，每次 1.6mg/kg，每日 1 次。

【不良反应】

1. 心血管系统　心律失常。

2. 其他　谷草转氨酶和谷丙转氨酶轻度升高，网织红细胞一过性减少。

【相互作用】尚不明确。

【药动学】本品口服易吸收，达峰时间为 30 分钟，肌内注射吸收迅速且完全，肌内注射 10mg/kg，达峰时间为 7 小时，血药峰浓度约为 0.8mg/L。本品在体内分布广，脑组织内最多，肝、肾次之。通过脱甲基，缓慢和不完全地代谢为双氢青蒿素。药物主要随粪便排泄，其次随尿液排泄。半衰期约为 13 小时。

【观察指标】定期监测患者肝功能。

【用药宣教】

1. 哺乳期妇女使用时，应暂停哺乳。

2. 本品兼有退热作用。

奎宁

【类别】抗疟原虫药。

【妊娠安全等级】D。

【作用机制】本品为喹啉类衍生物，能与疟原虫的 DNA 结合形成复合物，抑制 DNA 的复制和 RNA 的转录，从而抑制原虫的蛋白合成，作用较氯喹为弱。另外，本品能降低疟原虫氧耗量，抵制疟原虫内的磷酸化酶而干扰其糖代谢。本品也可引起疟色素聚集，很少形成大团块，并常伴随着细胞死亡。电子显微镜观察，可见原虫的核和外膜肿胀，并有小空泡，血细胞颗粒在小空泡内聚合。在血液中，一定浓度的奎宁可导致被寄生红细胞早熟破裂，从而阻止裂殖体成熟。本品对红外期无效，长疗程可根治恶性疟，对恶性疟的配子体亦无直接作用，故不能中断传播。

【适应证】用于治疗耐氯喹和耐多种药物虫株所致的恶性疟，也可用于治疗间日疟。

【禁用与慎用】

1. 对本品过敏者禁用。

2. 孕妇禁用。

3. 重症肌无力、视神经炎患者禁用。

4. 心房颤动或其他严重心脏疾病、哮喘、G6PD 缺乏患者慎用。

5. 月经期妇女慎用。

6. 哺乳期妇女慎用。

【给药途径和剂量】

1. 成年人　口服，每日 1.8g，分次服用，疗程为 14 日。

2. 儿童　口服。小于 1 岁儿童，每日 100～200mg；1～3 岁儿童，每日 200～300mg；4～6 岁儿童，每日 300～500mg；7～11 岁儿童，每日 500～1000mg；每日分 2～3 次服用。疗程为 10 日。

【不良反应】

1. 皮肤　皮疹、瘙痒、接触性皮炎、光敏性特应性皮炎、特发性血小板减少性紫癜。

2. 呼吸系统　哮喘。

3. 中枢神经系统　头痛。

4. 消化系统　恶心、呕吐。

5. 特殊感觉　耳鸣、暂时性耳聋、视力听力减退、复视、弱视。

6. 其他　金鸡纳反应、急性溶血（恶性疟患者）、血小板减少。

【相互作用】

1. 制酸药及含铝制剂能延缓或减少本品的吸收。

2. 抗凝药与奎宁联用，抗凝作用可增强。

3. 琥珀胆碱、筒箭毒碱等肌肉松弛药与本品合同时可能会引起呼吸抑制。

4. 奎尼丁与奎宁合用时，金鸡纳反应可增加。

5. 碳酸氢钠等尿液碱化剂可增加肾小管对本品的重吸收，导致血药浓度与毒性的增加。

6. 本品与维生素 K 合用可增加本品的吸收。

7. 本品与布可利嗪、赛克利嗪、美可洛嗪、吩噻嗪类、噻吨类、曲美苄胺、氨基糖苷类抗生素合用可导致耳鸣、眩晕。

8. 本品与硝苯地平合用，会导致游离的本品血药浓度增加。

【药动学】 本品片剂口服吸收迅速而完全，1～3 小时达血药峰浓度。蛋白结合率约为 70%。吸收后分布于全身组织，以肝脏浓度最高，肺、肾、脾次之，骨骼肌和神经组织中最少。在肝中被氧化分解。其代谢物及少量原形药（约 10%）经肾排泄，服药后 15 分钟即出现于尿中，24 小时后几乎全部排出。半衰期为 8.5 小时。无蓄积性。

【观察指标】定期监测患者血糖（尤其妊娠期妇女）。

【用药宣教】

1. 餐时服药，以减少药物对胃部的刺激。

2. 全程治疗，症状改善也应继续服用此药。

3. 错过服药时间，不要加倍用药。如错过超 4 小时，则跳过本次服药，保持规定的给药时间服用药物。

氯喹

【类别】抗疟原虫药。

【妊娠安全等级】C。

【作用机制】本品主要作用于红内期裂殖体，经 48～72 小时，血中裂殖体被杀灭。

【适应证】用于治疗对氯喹敏感的恶性疟、间日疟及三日疟。并可用于疟疾症状的抑制性预防。也可用于治疗肠外阿米巴病、结缔组织病、光敏感性疾病（如日晒红斑）等。

【禁用与慎用】

1. 对本品过敏患者禁用。

2. 孕妇禁用。

3. 哺乳期妇女禁用本品注射液。

4. 心脏病患者禁用本品注射液。

5. 肝肾功能不全者、心脏病患者慎用本品片剂。

6. 重型多形性红斑、血卟啉病、银屑病、精神病患者慎用。

7. 老年患者慎用本品注射液。

8. 哺乳期妇女慎用本品片剂。

【给药途径和剂量】

1. 剂量

（1）用于间日疟治疗：成年人，口服，首剂 1000mg/次，第 2、3 日每日 750mg。儿童，口服，以氯喹计：首剂 10mg/kg，最大剂量不超过 600mg，6 小时后按 5mg/kg 再服 1 次，第 2、3 日每日 5mg/kg。

（2）用于抑制性预防疟疾治疗：成年人，口服，每次 500mg，每周 1 次。

（3）用于脑型疟治疗：成年人，第 1 日 18～24mg/kg（超过 60kg 者按 60kg 计算），第 2 日 12mg/kg，第 3 日 10mg/kg。

（4）用于肠外阿米巴病治疗：成年人，口服，每日 1000mg，连用 2 日，以后每日 500mg，总疗程为 3 周。儿童，口服，以氯喹计：每日 10mg/kg，最大日剂量为 600mg，分 2～3 次服用，连用 2 周，休息 1 周后，可重复 1 个疗程。

（5）用于类风湿关节炎治疗：成年人，口服，每日 250～500mg，待症状控制后，改为每日 125mg，分 2～3 次服用。连用 6 周至 6 个月才可达最大疗效，可作为水杨酸制剂及递减肾上腺皮质激素时的辅助药物。

2. 给药途径

（1）口服。

（2）静脉滴注：每 500mg 磷酸氯喹加入 10% 葡萄糖注射液或 5%葡萄糖氯化钠注射液 500ml 中

稀释。滴速为每分钟 12～20 滴，每次滴注时间在 1 小时以上。

【配伍禁忌】尚不明确。

【不良反应】

1. 中枢神经系统　头晕、头痛。

2. 心血管系统　窦房结抑制、心律失常、休克，严重时可发生阿-斯综合征。

3. 消化系统　恶心、呕吐、腹痛、腹泻、食欲缺乏。

4. 骨骼肌肉系统　神经肌肉痛。

5. 皮肤　皮疹、瘙痒、皮炎、紫癜、银屑病、脱毛等。

6. 血液　白细胞减少、溶血、再生障碍性贫血、可逆性粒细胞缺乏、血小板减少。

7. 眼部　眼花、畏光、视觉损伤、视力下降、失明。

8. 其他　耳鸣、听力损害。

【相互作用】

1. 本品与保泰松同用，易引起过敏性皮炎。

2. 与氯丙嗪等合用，易加重肝脏负担。

3. 本品对神经肌肉接头有直接抑制作用，链霉素可加重此不良反应。

4. 洋地黄化后应用本品易引起心脏传导阻滞。

5. 本品与肝素或青霉胺合用，可增加出血机会。

6. 本品与伯氨喹合用可根治间日疟。

7. 与氯化铵合用，可加速排泄而降低血中浓度。

8. 与单胺氧化酶抑制剂合用可增加毒性。

9. 与曲安西龙（氟羟强的松龙）合用易致剥脱性红皮病。

10. 与氯喹同类物（阿莫地喹、羟基氯喹等）同用时，可使氯喹血中浓度提高。

【药动学】本品口服后经肠道吸收迅速而充分，1～2 小时达血药峰浓度，血药浓度维持较久。血浆蛋白结合率约为 55%。与组织蛋白结合度更高，在肝、脾、肾、肺中的浓度高于血药浓度达 200～700 倍，在脑组织及脊髓组织中的浓度为血药浓度的 10～30 倍。在红细胞中的浓度为血浆内浓度的 10～20 倍，而在疟原虫感染的红细胞内的浓度，比正常红细胞内浓度高约 25 倍。本品经肝脏代谢，主要代谢产物为去乙基氯喹（仍有抗疟作用）。10%～15%的药物以原形经肾排泄（其排泄速度可因尿液酸化而加快，因尿液碱化而降低），约 8% 随粪便排泄。半衰期为 2.5～10 日。

【观察指标】

1. 定期监测患者心肌病的发生，如疑似心肌病，立即停药。

2. 定期监测患者血常规，长期用药患者应观察血液系统疾病的发生。

3. 定期监测患者神经系统症状，主要是长期接受药物治疗的患者。

【用药宣教】

1. 本品可与牛奶或食物同服，以降低对胃部的刺激。

2. 出现头痛、眩晕、疲倦、牙龈肿大等不良反应症状持续且加重，应停止用药并告知医师。

双氢青蒿素

【类别】抗疟药。

【作用机制】本品为青蒿素衍生物，对疟原虫红内期有强大且快速的杀灭作用，能迅速控制临床发作及症状。

【适应证】用于各种类型疟疾的症状控制，尤以对抗氯喹恶性及凶险型疟疾具有较好疗效。

【禁用与慎用】

1. 对本品过敏者慎用。

2. 孕妇慎用。

【给药途径和剂量】成年人，口服，每次 60mg，每日 1 次，首次加倍，连用 5 日或 7 日。儿童用药随年龄递减，连用 5～7 日。

【不良反应】少数病例有轻度网织红细胞一过性减少。

【相互作用】尚不明确。

【药动学】口服吸收良好，起效迅速。口服双氢青蒿素 2mg/kg 后，1.33 小时血药浓度达峰值，最大血浓度为 0.71mg/L。血浆半衰期为 1.57 小时。本品体内分布广，排泄和代谢迅速。

【观察指标】监测网织红细胞计数。

【用药宣教】本品片剂应放于冰箱中冷藏储存。

乙胺嘧啶

【类别】抗疟药。

【妊娠安全等级】C。

【作用机制】本品对某些恶性疟及间日疟原虫的红外期有抑制作用，对红内期的抑制作用仅限于未成熟的裂殖体阶段，能抑制滋养体的分裂。疟原虫红内期不能利用环境中出现的叶酸，而必须自行合成。本品是二氢叶酸还原酶的抑制剂，使二氢叶酸不能还原为四氢叶酸，进而影响嘌呤及嘧啶核苷酸的生物合成，最后核酸合成减少，使细胞核的分裂和疟原虫的繁殖受到抑制。

【适应证】本品主要用于疟疾的预防，也可用于治疗弓形虫病。

【禁用与慎用】

1. 对本品过敏者禁用。

2. 孕妇及哺乳期妇女禁用。

3. 意识障碍及G6PD缺乏症患者慎用。

【给药途径和剂量】

1. 预防用药

（1）成年人，口服。进入疫区前1～2周开始服用本品，宜服至离开疫区后6～8周，每周服100mg。

（2）儿童，口服。每次按体重0.9mg/kg，每周服1次，最高剂量以成年人量为限。

2. 用于耐氯喹虫株所致的恶性疟治疗

（1）成年人，口服。每日50mg，分2次服，疗程3日。

（2）儿童，口服。每次按体重0.3mg/kg，每日3次，疗程3日。

3. 用于弓形虫病治疗

（1）成年人，口服。每日50～100mg顿服，共1～3日（视耐受力而定），然后每日服25mg，疗程4～6周。

（2）儿童，口服。每日按体重1mg/kg，分2次服，服用1～3日后改为每日0.5mg/kg，分2次服，疗程4～6周。

【不良反应】恶心、呕吐、腹泻、白细胞减少、中性粒细胞减少、巨细胞性贫血。

【相互作用】

1. 与其他抗叶酸的药物或可引起骨髓抑制的药物[包括磺胺类药、甲氧苄啶/磺胺甲噁唑、氯胍、齐多夫定、细胞生长抑制剂（如甲氨蝶呤）]合用可能增加骨髓抑制的风险。

2. 有部分患者合用本品和劳拉西泮导致轻度肝毒性的报道。

【药动学】本品口服后在肠道内吸收较慢但完全，6小时内血药浓度达高峰，其抗叶酸作用可持续48小时以上。主要分布于红细胞、白细胞及肺、肝、肾、脾等器官中。本品能通过胎盘，经肾脏缓慢排出。服药后5～7日有10%～20%的原形药物随尿液排出，可持续30日以上。本品也可由乳汁排出，从粪便中仅排出少量。半衰期为80～100小时。

【观察指标】全血细胞计数。

【用药宣教】

1. 出现皮疹、白细胞减少或贫血的症状时，应及时联系医师。

2. 随餐服药，以尽量减少呕吐或消化不良症状。

3. 如果错过治疗，则需告知医师，应尽量按固定时间表服药。

4. 哺乳期妇女使用时，应暂停哺乳。

咯萘啶

【类别】抗疟药。

【作用机制】本品为苯并萘啶的衍生物，对人间日疟原虫和恶性疟原虫的裂殖体均有杀灭作用。咯萘啶对伯氏疟原虫红内期超微结构的影响首先见于复合膜肿胀，呈多层螺纹膜变，食物泡融合、色素凝集，这些变化呈进行性加重；随后线粒体、内质网、核膜肿胀，核糖体致密，染色质聚集。药物作用后4小时，滋养体结构瓦解。裂殖体受影响稍迟，亦出现线粒体肿胀及色素凝集。

【适应证】本品用于治疗脑型、凶险型及耐氯喹虫株所致的恶性疟，也用于治疗间日疟。

【禁用与慎用】严重心、肝、肾脏疾病患者慎用。

【给药途径和剂量】

1. 口服剂型

（1）成年人，第1日服2次，每次0.3g，间隔4～6小时；第2、3日每日1次，每次0.3g。

（2）儿童，口服日总剂量按体重24mg/kg，分3次服用。

2. 注射剂　成年人，①肌内注射：每次2～3mg/kg，共给药2次，间隔4～6小时。②静脉滴注：每次3～6mg/kg，间隔6～8小时重复1次，12小时内总量为12mg/kg。加入5%葡萄糖注射液200～500ml中，于2～3小时滴完。本品严禁静脉注射。

【配伍禁忌】尚不明确。

【不良反应】

1. 中枢神经系统　头晕、头痛。

2. 消化系统　恶心、呕吐、胃部不适、稀便。

3. 心血管系统　窦性心动过缓、心律失常。

【相互作用】

1. 与邻二甲氧嘧啶、乙胺嘧啶等药物合用有增效作用，减少复燃及防止、延缓耐药性的产生。

2. 与伯氨喹合用，有较好的根治间日疟作用，根治率达98%。

【药动学】口服后1.4小时血药浓度达高峰。口服生物利用度约为40%，半衰期为2～3日，吸收后以肝内含量最高，随尿液排泄1%～2%。

【用药宣教】本品用药后尿液呈红色。

磺胺多辛乙胺嘧啶

【类别】抗疟药。

【妊娠安全等级】C。

【作用机制】本品是磺胺多辛与乙胺嘧啶的复方制剂。

【适应证】用于防治耐氯喹的恶性疟原虫所致的疟疾。

【禁用与慎用】

1. 对乙胺嘧啶或磺胺类药物过敏患者禁用。
2. 血恶病质患者禁用。
3. 2月龄以下的新生儿禁用。
4. 妊娠或哺乳期妇女禁用。
5. 严重的肝脏或肾脏疾病患者禁用。
6. 意识障碍、肝功能损害、肾功能不全、血卟啉病及G6PD缺乏患者慎用。

【给药途径和剂量】

1. 疟疾急性发作

（1）成年人，口服，每次2～3片。

（2）儿童，1～3岁，每次1/2片；4～8岁，每次1片；9～14岁，每次2片；14岁以上用成年人剂量。

（3）婴幼儿：1个月以上幼儿，每次1/2片。

2. 疟疾的预防

（1）成年人，口服，每7日1片或每14日2片，连续服药疗程不宜超过3个月。

（2）儿童，4～8岁，每7日服1/2片或每14日服1片；9～14岁，每7日服3/4片或每14日服3/2片；14岁以上用成年人剂量，连服疗程不宜超过3个月。

（3）婴幼儿：小儿1个月至4岁，每7日服1/4片或每14日服1/2片。

【不良反应】

1. 中枢神经系统　神经错乱、幻觉、欣快感、定向力障碍、头痛、乏力等。
2. 消化系统　恶心、呕吐、腹泻、胃纳减退。
3. 肝脏损害　黄疸、肝功能减退。
4. 肾脏　血尿、结晶尿、管型尿等。
5. 免疫系统　过敏反应。
6. 其他　高胆红素血症和新生儿核黄疸、甲状腺肿大、粒细胞减少或缺乏、血小板减少症及再生障碍性贫血等。

【相互作用】

1. 与尿碱化药合用可增加本品在碱性尿中的溶解度，使排泄增多。
2. 与口服降血糖药、甲氨蝶呤、硫喷妥钠、苯妥英钠及口服抗凝药合用时，上述药物需调整剂量，因本品可致上述药物作用时间延长或毒性发生。
3. 骨髓抑制剂与本品合用时可能增强此类药物对造血系统的不良反应。如有明确指征需两类药物合用时，应严密观察可能发生的毒性反应。
4. 本品与避孕药（雌激素类）长时间联用时，可导致避孕的可靠性降低，并增加经期外出血的风险。
5. 本品与溶栓药联用时，可能增大其潜在的毒性作用。
6. 本品与肝毒性药物联用时，可能引起肝毒性发生率的增高。
7. 本品与光敏性药物联用时，可能发生光敏感的相加作用。
8. 接受本品治疗的患者，需增加维生素K的用量。
9. 本品不宜与乌洛托品联用，因乌洛托品在酸性尿中可分解产生甲醛，甲醛可与本品形成不溶性沉淀，增加发生结晶尿的危险。
10. 本品可取代保泰松的血浆蛋白结合部位，两者合用时可增加保泰松的作用。
11. 本品与磺吡酮联用时，可能需要调整本品的剂量。

【药动学】口服本品1片后约4小时达血药峰浓度，分布容积分别为0.1L/kg和2.3L/kg。按每次1片、一周1次给药（推荐成年人预防剂量），磺胺多辛7周后可达稳态血药浓度，约为98mg/L；乙胺嘧啶4周后可达稳态血药浓度，约为0.15mg/L。磺胺多辛和乙胺嘧啶的血浆蛋白结合率均为90%，且均可透过胎盘屏障并进入乳汁。两者均主要经肾排泄，消除半衰期相对较长，磺胺多辛的消除半衰期约200小时，乙胺嘧啶的消除半衰期平均约100小时。肾衰竭可能延迟本品的排泄。

【观察指标】

1. 接受较长疗程的患者，需监测全血象情况。
2. 定期监测尿液，以发现患者长疗程或高剂量治疗时可能发生的结晶尿。
3. 定期监测肝、肾功能。

【用药宣教】

1. 哺乳期妇女服用本品时应暂停哺乳。
2. 服用期间应多饮水，保持高尿流量，以防结晶尿的发生。

哌喹

【类别】抗疟药。

【作用机制】本品可影响伯氏疟原虫红内期裂殖体的超微结构，其主要可使滋养体食物泡膜及线粒体肿胀，疟色素形态变异（多呈长梭形），食泡腔和线粒体内出现螺纹膜，且呈进行性加重。其作用方式可能是通过影响膜上有关酶系而使膜的功能改变。线粒体肿胀等可导致疟原虫生理功能的破坏。线粒体数量增多及其腔内出现较多层膜小体，可能是其结构遭到损伤后的一种代偿反应。

【适应证】用于疟疾的治疗，也可作为症状抑制性预防用药。主要用于耐氯喹虫株所致的恶性疟的预防与治疗，亦可用于矽肺治疗。

【禁用与慎用】

1. 对本品过敏患者禁用。
2. 严重急性肝、肾及心脏疾病患者禁用。
3. 肝功能不全患者慎用。
4. 孕妇慎用。

【给药途径和剂量】

1. *抑制性预防疟疾*　成年人，口服。每月服0.6g，每月1次，临睡前口服，可连服4～6个月，不宜超过6个月。

2. *治疗疟疾*　成年人，口服。首次0.6g，第2、3日分别服0.6g及0.3g，用药总量为1.2～2.5g。

3. *矽肺的防治*　成年人，口服。每次服0.5g，10～15日1次，1个月量1～1.5g；治疗量，每次0.3～0.75g，每周1次，1个月量2g，6个月为1个疗程。间歇1个月后，进行第二疗程，总疗程3～5年。

【不良反应】常见头晕，嗜睡，乏力，面部、唇周麻木，胃部不适。

【相互作用】尚不明确。

【药动学】口服经胃肠道吸收，24小时内的吸收率为80%～90%，吸收后分布于肝、肾、肺、脾等组织内，给药8小时内，肝内药量可达给药总量的1/4左右。本品在体内缓慢消失，半衰期为9.4日。药物经胆汁排出，并通过肠肝循环的代谢途径，可能是药物在体内积蓄时间较长的重要因素。

【观察指标】定期监测患者肝功能。

【用药宣教】按剂量服药，不得超量使用，超量使用可造成肝损害。

羟氯喹

【类别】其他免疫抑制剂。

【妊娠安全等级】C。

【作用机制】本品的作用机制尚不完全清楚，可能包括与巯基的相互作用、干扰酶的活性（包括磷酸酯酶、胆碱酯酶、NADH-细胞色素c还原酶、蛋白酶和水解酶）及与DNA结合、稳定溶酶体膜、抑制前列腺素的形成、抑制多形核细胞的趋化作用和吞噬细胞的作用、干扰单核细胞白介素-1的形成和抑制中性粒细胞超氧化物的释放。

【适应证】本品用于治疗类风湿关节炎、青少年慢性关节炎、盘状红斑狼疮和系统性红斑狼疮，以及由阳光引发或加剧的皮肤病变。

【超说明书用药】用于类风湿关节炎的治疗。

【禁用与慎用】

1. 对4-氨基喹啉类化合物过敏者禁用。
2. 对存在任何4-氨基喹啉成分导致的视网膜病变或视野改变患者禁用。
3. 儿童禁用。
4. 正在服用可能引起眼或皮肤不良反应的药物患者慎用。
5. 存在肝、肾疾病患者，或在正服用已知可影响肝、肾功能药物的患者及患有严重胃肠、神经和血液异常疾病患者慎用。
6. 对奎宁敏感及葡萄糖-6-磷酸脱氢酶缺乏症患者慎用。
7. 哺乳期妇女慎用。

【给药途径和剂量】口服。首剂量为每日0.4 g，分次服用。当疗效不再进一步改善时，可减至维持剂量0.2 g。若治疗反应有所减弱，剂量可增加至每日0.4g。最小有效维持剂量，不超过每日6.5mg/kg或0.4g/d，甚至更小用药剂量。

本品具有累积作用，需要几周才能发挥作用，轻微的不良反应可能发生相对较早。如风湿性疾病治疗6个月没有改善，则应终止治疗。治疗光敏感疾病时，应仅在最大程度暴露于日光下时给予。每次服药应同时进餐或饮用牛奶。

【不良反应】

1. *中枢神经系统*　头痛、头晕、易怒、眩晕、耳鸣、情绪改变、神经质、噩梦、精神病、眼球震颤、感音性耳聋、惊厥等。

2. *神经肌肉*　肌病或骨骼肌瘫痪或神经肌病导致进行性肌无力和近端肌群萎缩，并可合并轻度感觉异常、腱反射减弱和神经传导异常等。

3. *眼部*　睫状体调节障碍、一过性角膜改变、视野缺损、视网膜黄斑等。

4. *皮肤*　瘙痒、皮肤黏膜色素变化、光过敏和皮损（急性泛发性发疹性脓疱病和剥脱性皮炎、荨麻疹、苔藓样变、斑丘疹、紫癜、多形性红斑、离心性环状红斑、史-约综合征）等。

5. 血液系统　再生障碍性贫血、粒细胞缺乏、白细胞减少、贫血、血小板减少。

6. 消化系统　恶心、呕吐、厌食、腹部痉挛、腹泻。

7. 免疫系统　血管神经性水肿和支气管痉挛。

8. 心血管系统　束支传导阻滞、房室传导阻滞、双侧心室肥大等。

9. 其他　倦怠、体重下降、卟啉病、非光敏感的银屑病病情恶化。

【相互作用】

1. 氨基糖苷类抗生素可增强本品直接阻滞神经肌肉接头的作用。

2. 西咪替丁抑制本品代谢，从而增加抗疟疾药物血药浓度。

3. 本品拮抗新斯的明和吡啶斯的明效应；减弱机体对皮内注射人二倍体细胞狂犬疫苗的初次免疫抗体反应。

4. 抗酸药可能减少本品的吸收。

5. 本品可能增强降血糖药物的作用。

【药动学】本品口服后吸收迅速而完全。给予健康志愿者单次口服 0.4g 后，其血药峰值在 53～208ng/ml，平均为 105ng/ml。平均达峰时间为 1.83 小时。原形药和代谢物广泛分布于机体。本品主要在肝脏去甲基化代谢。原形药和代谢产物主要随尿缓慢排泄，消除半衰期约为 32 日。

【观察指标】

1. 定期监测血细胞计数，如有异常停用本品。

2. 当决定长期使用本品时，应开始（基线）并定期（每 3 个月）进行眼部检查（包括视觉灵敏度、裂隙灯检查、检眼镜及视野检查）。

3. 所有长期使用本品的患者均应定期接受随访检查，包括膝反射和踝反射，以检查是否存在肌无力。如发生肌无力应停药。

【用药宣教】

1. 如出现视力调节受损症状，且症状不能自限，应减少剂量或停止用药。

2. 在治疗类风湿关节炎时，如在 6 个月内仍无客观的病情改善（如关节肿胀减轻、活动度增加），应停用本品。

青蒿素

【类别】抗疟药。

【作用机制】本品为青蒿素的衍生物，对疟原虫红内期有强大且快速的杀灭作用，能迅速控制临床发作及症状。青蒿素的作用机制尚不清楚，主要为干扰疟原虫的表膜-线粒体功能。通过影响疟原虫红内期的超微结构，使其膜系结构发生变化。作用于食物泡膜，阻断疟原虫的营养摄取，使疟原虫损失大量胞质和营养物质而又得不到补充，因而快速死亡。青蒿素通过其过氧化物（双氧）桥，经血红蛋白分解后产生的游离铁所介导，产生不稳定的有机自由基和（或）其他亲电子的中介物，随后与疟原虫的蛋白质形成共价化合物，导致其死亡。

【适应证】用于多种类型疟疾的症状控制，尤其是对抗氯喹虫株所致的恶性疟疾及凶险型疟疾有较好的疗效。

【禁用与慎用】孕妇慎用。

【给药途径和剂量】口服，每次 60mg，每日 1 次，首剂加倍。连用 5～7 日。

【不良反应】

1. 本品及其衍生物均易于耐受。仅有轻度的胃肠不适、恶心、呕吐、腹泻、头晕、耳鸣、中性粒细胞减少、血清氨基转移酶升高。

2. 包括 QT 间期延长在内的心电图异常。

3. 动物实验证实，大剂量会发生严重的神经性毒性。

【相互作用】与甲氧苄啶合用有增效作用，并可减少近期复燃。

【药动学】本品口服吸收良好，起效迅速。口服本品 2mg/kg，达峰时间为 1.33 小时，峰浓度为 0.71mg/L。本品在体内分布广，代谢、排泄迅速。血浆半衰期为 1.57 小时。

【观察指标】用药期间，应监测血常规、肝功能和心电图。

【用药宣教】

1. 哺乳期妇女使用时，应暂停哺乳。

2. 不能随意停药，应用满疗程。

三、抗利什曼病和锥虫病药物

葡萄糖酸锑钠

【类别】抗寄生虫药。

【妊娠安全等级】尚不明确。

【作用机制】本品为五价锑化合物。本品对组织中培养生长的前鞭毛体无作用，但对体内寄生的前鞭毛体有良效，提示五价锑必须还原成三价锑才能发挥作用。其作用机制为通过抑制虫体的磷酸果糖激酶干扰能量供应，使其失去吸附力，在肝内被白细胞、网状内皮细胞吞噬杀灭，此外还能抑制雌虫生殖系统，使其卵巢、黄体退变而停止产卵。药物通过选择性细胞内胞饮摄入，进入巨噬细胞的吞噬体，其中存在的利什曼原虫即被消灭。

【适应证】用于治疗黑热病。

【禁用与慎用】

1. 对本品过敏患者禁用。
2. 严重心、肝、肾疾病患者禁用。
3. 肺炎、肺结核患者禁用。
4. 肝功能不全患者慎用。

【给药途径和剂量】

1. 成年人　肌内注射：剂量以五价锑计，每次600mg，每日1次，连用6～10日；或总量90～130mg/kg（以6500mg为限），等分6～10次，每日1次。敏感性较差的虫株感染，可重复1～2个疗程，间隔10～14日。全身情况较差的患者，可每周注射2次，疗程3周或更长。新近曾接受锑剂治疗的患者，可减少用量。

2. 儿童　肌内注射：剂量以五价锑计，总量为150～200mg/kg，等分6次，每日1次。

【配伍禁忌】尚不明确。

【不良反应】

1. 消化系统　恶心、呕吐、腹痛、腹泻。
2. 呼吸系统　咳嗽。
3. 肌肉骨骼系统　肌痛、关节僵直。
4. 心血管系统　可逆性心电图改变（如T波低平或倒置、QT间期延长），可能为严重心律失常的前奏。
5. 血液系统　白细胞减少。
6. 其他　肌内注射局部疼痛、休克。

【相互作用】尚不明确。

【药动学】本品口服吸收差。肌内注射吸收良好。不与红细胞结合，血药浓度远较三价锑化合物高，但维持时间较短。少量在肝内还原成三价锑。约12%蓄积于血管外腔隙，在该处给药5日后即呈饱和状态，此后缓慢释放。肌内注射后80%的药物于6小时内随尿排泄，而静脉注射相同量药物则有95%以上随尿液排泄，表明本品在体内无明显代谢、蓄积现象。如肾功能不全，则可妨碍锑的排泄，导致中毒。

【观察指标】监测心电图。

【用药宣教】

1. 如有贫血或其他并发症，应先治并发症，给予支持疗法，待全身情况好转后再用本品。
2. 疗程中如出现发热、粒细胞减少、出血较重，应停药。

喷他脒

【类别】抗寄生虫药。

【作用机制】本品作用机制尚不够清楚，可能干扰核苷酸生物合成和DNA的复制，也可干扰叶酸的转换。

【适应证】用于黑热病、早期非洲锥虫病及阿米巴脑膜脑炎的治疗。亦可用于预防和治疗卡氏肺孢子虫病的治疗。

【禁用与慎用】

1. 对本品过敏患者禁用。
2. 血液病、心脏病、糖尿病、肺结核及肝肾功能不全患者禁用。
3. 孕妇禁用。
4. 哮喘患者慎用本品吸入剂。
5. 低钙血症，有胰腺炎、淀粉酶或脂肪酶水平升高患者慎用。

【给药途径和剂量】

1. 剂量

（1）黑热病：成年人，肌内注射，每次4mg/kg，每日1次，连用14日，必要时间隔1～2周后复治；静脉注射，每次4mg/kg，每日1次，15～20次为1个疗程，必要时间隔1～2周后复治。

（2）早期非洲锥虫病：成年人，静脉滴注，同"黑热病"用法用量；肌内注射，每次4mg/kg，每日1次，连用10日。

（3）预防卡氏肺孢子虫病：儿童，肌内注射，4个月及以上儿童同成年人用量。

2. 给药途径

（1）肌内注射：临用时现配10%溶液，做深部注射。

（2）静脉滴注：与5%葡萄糖注射液混合后滴注。

【配伍禁忌】与青霉素、利奈唑胺有配伍禁忌。

【不良反应】

1. 中枢神经系统　头痛、头晕、嗜睡、晕厥、焦虑、神经质。
2. 特殊感觉　疲乏、烦渴、饥饿感。
3. 心血管系统　心律不齐或心动过速、出血倾向。
4. 代谢　低血糖或高血糖。
5. 皮肤　皮疹、皮肤发红、坏死或脱皮。

6. 其他　发热及脾大、组织溃疡等。

【相互作用】

1. 本品与膦甲酸合用可致低钙血症。

2. 本品与西多福韦合用可增加肾毒性。

3. 本品与司帕沙星合用可延长QT间期和引起尖端扭转型室性心动过速。

4. 本品与格帕沙星合用可增加心脏毒性。

5. 本品与扎西他滨合用可使发生胰腺炎的危险性增加。

【药动学】尚不明确。

【观察指标】

1. 定期监测患者血压。

2. 定期监测患者肝肾功能、血常规、心电图、血糖水平。

【用药宣教】本品水溶液不稳定，应临用前配制，并注意避光。

第二节　抗蠕虫药

一、抗吸虫药

吡喹酮

【类别】抗吸虫药。

【妊娠安全等级】B。

【作用机制】本品可使虫体肌肉发生强直性收缩而产生痉挛性麻痹。对虫体皮层有迅速而明显的损伤作用，引起合胞体外皮肿胀，出现空泡，形成大疱，突出体表，最终表皮糜烂溃破，分泌体几乎全部消失，环肌与纵肌亦先后迅速溶解。本品还能引起继发性变化，使虫体表膜去极化，皮层碱性磷酸酶活性明显降低，致使葡萄糖的摄取受抑制，内源性糖原耗竭。此外，本品还可抑制虫体核酸与蛋白质的合成。

【适应证】本品为广谱抗吸虫和绦虫药物。适用于各种华支睾吸虫病、姜片虫病、血吸虫病、肺吸虫病、绦虫病和囊虫病。

【禁用与慎用】

1. 对本品过敏者禁用。

2. 眼囊虫病患者禁用。

3. 严重心、肝、肾疾病及有精神病史患者慎用。

【给药途径和剂量】

1. 慢性血吸虫病　1～2 日疗法，总量为60mg/kg，一日量分 2～3 次，餐间服用。

2. 急性血吸虫病　总量为 120mg/kg，每日分 2～3 次服用，连用 4 日。

注意：体重＞60kg 者按 60kg 计算。

3. 华支睾吸虫病　总量为 210mg/kg，每日 3 次，连用 3 日。

4. 肺吸虫病　25mg/kg，每日 3 次，连用 3 日。

5. 姜片虫病　15mg/kg，顿服。

6. 牛肉和猪肉绦虫病　10mg/kg，清晨顿服，1 小时后服用硫酸镁。

7. 短小膜壳绦虫和阔节裂头绦虫病　25mg/ kg，顿服。

8. 囊虫病　总量为 120～180mg/kg，分 3～5 日给药，每日分 2～3 次服。

【不良反应】

1. 中枢神经系统　头痛、头晕。

2. 消化系统　恶心、腹痛、腹泻、消化道出血。

3. 心血管系统　心悸、胸闷、室上性心动过速、心房颤动。

4. 其他　乏力、四肢酸痛、精神失常。

【相互作用】尚不明确。

【药动学】口服后吸收迅速，80%以上的药物可经肠道吸收，1 小时左右达到血药峰值，药物进入肝脏后很快代谢，主要形成羟基代谢物，仅极少量未代谢的原形药进入体循环。门静脉血中药物浓度可较周围静脉血药浓度高 10 倍以上。脑脊液中的药物浓度为血药浓度的 15%～20%。哺乳期患者服药后，其乳汁中药物浓度相当于血清中的 25%。药物主要分布于肝脏，其次为肾脏、肺、胰腺、肾上腺、脑垂体、唾液腺等，很少通过胎盘，无器官特异性蓄积现象。半衰期为 0.8～1.5 小时。主要由肾脏以代谢物形式排出，72%于 24 小时内排出，80%于 4 日内排出。

【用药宣教】如出现明显头晕、嗜睡等反应，则治疗期间与停药后 24 小时内勿进行驾驶车辆、机械操作等工作。

二、抗线虫药

阿苯达唑

【类别】苯咪唑衍生物。

【妊娠安全等级】C。

【作用机制】本品可阻断虫体对多种营养和葡萄糖的摄入，导致虫体糖原耗竭，致使寄生虫无法生存和繁殖。

【适应证】用于蛔虫病、蛲虫病的治疗。

【禁用与慎用】

1. 对本品过敏患者禁用。

2. 孕妇、备孕的妇女及 2 岁以下幼儿禁用。

3. 严重肝、肾、心功能不全及活动性溃疡病患者禁用。

4. 蛋白尿、化脓性或弥漫性皮炎、各种急性传染病及癫痫患者慎用。

5. 过敏体质者慎用。

【给药途径和剂量】

1. 成年人　口服，每次 0.4g。

2. 儿童　2 岁以上儿童，每次 0.4g。2 岁以上儿童单纯蛲虫、单纯轻度蛔虫感染每次 0.2g，仅服 1 次（1 次即为 1 个疗程）。

【不良反应】

1. 中枢神经系统　头晕或头痛。

2. 特殊感觉　口干、乏力、发热。

3. 消化系统　恶心、呕吐、腹泻、胃痛。

4. 代谢　氨基转移酶升高。

5. 皮肤　瘙痒、荨麻疹、严重皮疹（多形性红斑、史-约综合征）。

6. 泌尿生殖系统　少尿、尿频、血尿、肾小管坏死。

7. 其他　二重感染。

【相互作用】本品不宜与吡喹酮、西咪替丁、利托那韦、苯妥英钠、地塞米松、卡马西平、苯巴比妥类药物合用。

【药动学】尚不明确。

【用药宣教】

1. 小儿等特殊用药人群，可将药片压碎或咀嚼，并用少量水服用。

2. 治疗蛔虫病时，可见口吐蛔虫的现象。

3. 如服药过量或出现严重不良反应，应立即就医。

4. 儿童必须在成年人监护下使用。

5. 哺乳期妇女使用时应暂停哺乳。

甲苯咪唑

【类别】苯咪唑衍生物。

【妊娠安全等级】C。

【作用机制】本品能直接抑制肠道寄生虫对葡萄糖的摄入，导致虫体内糖原耗竭，使其无法生存而死亡。

【适应证】用于蛔虫病、蛲虫病的治疗。

【禁用与慎用】

1. 对本品过敏患者禁用。

2. 孕妇、2 岁以下幼儿禁用。

3. 肝、肾功能不全者慎用。

4. 过敏体质者慎用。

【给药途径和剂量】

1. 成年人　口服，每次服用 0.2g。

2. 儿童　口服，4 岁以上儿童用成年人量，2～4 岁儿童每次服用 0.1g。

【不良反应】

1. 中枢神经系统　惊厥、头晕。

2. 特殊感觉　乏力。

3. 消化系统　腹痛、恶心、呕吐。

4. 泌尿生殖系统　肾小球肾炎。

5. 皮肤　皮疹、剥脱性皮炎、全身脱毛症、血管神经性水肿、荨麻疹、脱发。

6. 免疫系统　超敏反应。

7. 其他　嗜酸性粒细胞增多、中性粒细胞减少症、肝功能检查异常。

【相互作用】

1. 本品与西咪替丁同用时，可使本品作用增强，不良反应增加。西咪替丁可能会抑制甲苯咪唑的肝脏代谢，引起血药浓度增加（尤其在疗程较长时）。

2. 本品不应与甲硝唑合用。

【药动学】本品口服后，由于不完全吸收和广泛的系统前代谢（首过效应），有＜10%的剂量进入循环系统。通常在用药后 2～4 小时，可达最大血浆药物浓度。与高脂肪餐同服，可使甲苯咪唑的生物利用度有所增加。本品的血浆蛋白结合率为 90%～95%，分布容积为 1～2L/kg。本品主要经肝脏代谢，甲苯咪唑、结合型甲苯咪唑及其代谢产物可能会经过一定程度的肠肝循环，然后被排泄至尿液和胆汁中。多数患者口服本品后的表观清除半衰期为 3～6 小时。长期给药（每日 40mg/kg，3～21 个月）过程中，甲苯咪唑及其主要代谢产物的稳态血药浓度比单剂量给药的血药浓度高约 3 倍。

【观察指标】定期监测患者氨基转移酶、血尿素氮等。

【用药宣教】

1. 告知腹泻患者应在腹泻停止后服药。

2. 哺乳期妇女使用时应暂停哺乳。

哌嗪

【类别】抗线虫药。

【作用机制】本品具有麻痹蛔虫肌肉的作用。其机制可能为本品在虫体神经肌肉接头处发挥抗胆碱作用，阻断乙酰胆碱对蛔虫肌肉的兴奋作用，或改变虫体肌肉细胞膜对离子的通透性，影响神经冲动的传递。也可抑制琥珀酸盐的产生，减少能量供应，阻断神经肌肉接头处，使冲动不能下达，从而使蛔虫从寄生的部位脱开，随肠蠕动而排出体外。

【适应证】用于肠蛔虫病的治疗及蛔虫所致的不全性肠梗阻和胆道蛔虫病绞痛的缓解期。亦可用于驱蛲虫的治疗。

【禁用与慎用】

1. 对本品过敏者禁用。
2. 肝、肾功能不全患者、神经系统疾患及有癫痫史者禁用。

【给药途径和剂量】

1. 抗蛔虫

（1）成年人，每次 3～3.5g，睡前顿服，连服 2 日。

（2）儿童，按体重每次 0.15g/kg，每日量不超过 3g，睡前顿服，连服 2 日。

2. 抗蛲虫

（1）成年人，每日 2～2.5g，2 次分服，连服 7～10 日。

（2）儿童，按体重每日 60mg/kg，2 次分服，每日量不超过 2g，连服 7～10 日。

【不良反应】恶心、呕吐、腹泻、头痛、嗜睡、眩晕、感觉异常、咳嗽、流涕、哮喘、荨麻疹、白内障形成、溶血性贫血。

【相互作用】

1. 本品与氯丙嗪合用可能引起抽搐。
2. 本品与噻嘧啶合用具有拮抗作用。

【药动学】口服本品后胃肠道吸收迅速，一部分在体内代谢，其余部分经肾脏排泄，24 小时后几乎完全排出，但个体排泄率差异较大。

【观察指标】

1. 定期监测患者血尿酸值，以防影响检测结果。
2. 本品对骨髓白细胞有分裂活性，需定期监测患者白细胞情况。

【用药宣教】

1. 本品对儿童具有潜在的神经肌肉毒性，避免长期或过量服用本品。
2. 贫血或营养不良患者应先予纠正，再开始服用本品。

双羟萘酸噻嘧啶

【类别】抗线虫药。

【作用机制】本品为去极化神经肌肉阻滞剂，具有明显烟碱样活性，导致虫体细胞产生去极化及收缩性麻痹作用，虫体停止活动而被排出体外。

【适应证】用于蛲虫病、钩虫病、蛔虫病、鞭虫病的治疗。

【禁用与慎用】

1. 对本品过敏者禁用。
2. 肝功能不全患者禁用。
3. 孕妇及 1 岁以下幼儿禁用。
4. 严重溃疡病、冠心病、肾脏疾病患者慎用。
5. 过敏体质者慎用。

【给药途径和剂量】

1. 蛔虫病

（1）成年人，口服。睡前一次顿服，每日 10mg/kg（一般为 500mg），连服 2 日。

（2）儿童，按每千克体重用药，剂量同上。

（3）婴幼儿：1 岁以下幼儿禁用。

2. 钩虫病

（1）成年人，口服。睡前一次顿服，每日 10mg/ kg（一般为 500mg），连服 3 日。

（2）儿童，按每千克体重用药，剂量同上。

（3）婴幼儿：1 岁以下幼儿禁用。

3. 蛲虫病

（1）成年人，口服。每日 5～10mg/kg，连服 3 日。

（2）儿童，按每千克体重用药，剂量同上。

（3）婴幼儿：1 岁以下幼儿禁用。

4. 鞭虫病

（1）成年人，口服。每次 6mg/kg，每日 2 次，连服 2 日。

（2）儿童，按每千克体重用药，剂量同上。

（3）婴幼儿：1 岁以下幼儿禁用。

5. 栓剂　儿童，每次 1 枚，每日 1 次，睡前给药，连用 3～5 日。

【不良反应】头痛、眩晕、嗜睡、恶心、呕吐、腹痛、食欲缺乏、腹泻、皮疹、氨基转移酶升高。

【相互作用】本品与哌嗪类药物相互拮抗，不可合用。

【药动学】口服后吸收极少，50%～75%以上的药物均以原形随粪便排出，约 7%以原形从胆管及尿液排出体外。

【用药宣教】

1. 过量服用后，数小时内催吐及洗胃。
2. 服药时不需空腹，也不需导泻。
3. 本品栓剂受热易变形，气温高时，使用前最好置于冷水或冰箱中冷却后再剪开并取用。

4. 营养不良及贫血患者应先予纠正，再开始使用本品。

第三节　包括杀疥螨药、杀虫剂及驱虫剂的杀体外寄生虫药

克罗米通

【类别】外用杀真菌药和抗寄生虫药。

【妊娠安全等级】C。

【作用机制】本品作用于疥虫神经系统，使疥虫麻痹而亡。亦有轻度局麻作用，可止痒。

【适应证】用于皮肤瘙痒、神经性皮炎、荨麻疹、湿疹及疥疮等皮肤非感染性疾病的治疗。

【禁用与慎用】

1. 对本品过敏者禁用。
2. 急性渗出性皮肤病禁用。
3. 孕妇及哺乳期妇女、婴幼儿慎用。
4. 过敏体质者慎用。

【给药途径和剂量】

1. 剂量

（1）疥疮：成年人，24 小时后涂第 2 次，隔 48 小时后再将药物洗去，配偶及家中患者应同时治疗，1 周后可再重复 1 次。儿童，15 岁以下儿童遵医嘱使用。婴幼儿禁用。

（2）止痒：成年人，局部涂于患处，每日 3 次。15 岁以下儿童遵医嘱使用。婴幼儿禁用。

2. 给药途径

外用：治疗前洗澡、擦干，将适量本品从颈部以下涂搽全身皮肤，特别是皱褶处、指（趾）间、手足、腋下及腹股沟等。

【不良反应】接触性皮炎、过敏反应。

【相互作用】尚不明确。

【药动学】尚不明确。

【用药宣教】

1. 本品只宜外用，避免与嘴唇、黏膜及眼睛等接触，且严禁口服。

2. 本品忌用于急性发炎、开放性伤口或急性渗出性皮肤病。

3. 如发现红肿、红斑及皮肤敏感，应立即停用，必要时需咨询医师。

4. 若本品不慎误入眼内，立即用大量洗眼液冲洗，并咨询医师。

5. 最后 1 次用药后，应清洗衣服和床单，在第 2 次用药后 48 小时应洗澡或淋浴。

林旦

【类别】外用杀真菌药和抗寄生虫药。

【妊娠安全等级】B。

【作用机制】本品与疥虫及虱体体表直接接触，可透过体壁进入体腔和血液，引起虫体神经系统麻痹致死。

【适应证】用于疥疮和阴虱病。

【禁用与慎用】

1. 对本品过敏及有癫痫病史者禁用。
2. 孕妇禁用。
3. 4 岁以下婴幼儿禁用。
4. 老年患者应慎用。

【给药途径和剂量】

1. 疥疮

（1）成年人，外用。取适量本品自颈部以下均匀涂抹全身，无皮疹处亦需擦到。一次不超过 30g。擦药 24 小时后洗澡，且同时更换衣被和床单。首次治疗 1 周后，若未痊愈，可进行第 2 次治疗。

（2）儿童，4 岁以上儿童减量使用。4 岁以下婴幼儿禁用。

2. 阴虱病

（1）成年人，外用。剃去阴毛后涂适量本品，每日 3～5 次。

（2）儿童，4 岁以上儿童减量使用。4 岁以下婴幼儿禁用。

【不良反应】头晕、癫痫发作、荨麻疹、局部刺激症状。

【相互作用】尚不明确。

【药动学】本品为外用制剂，只有少量经皮肤吸收。

【用药宣教】

1. 避免本品与眼及其他黏膜接触。

2. 出现中枢神经系统不良反应或过敏反应，应停止用药。

3. 用药前勿用热水及肥皂洗澡，以免增加药物吸收。

第十二章　呼吸系统

第一节　鼻部制剂

减轻充血药及其他鼻局部用药

羟甲唑啉

【类别】拟交感神经药。

【妊娠安全等级】C。

【作用机制】本品可直接激动血管α_1受体而引起血管收缩，减轻炎症所致的充血及水肿，从而改善鼻塞症状。

【适应证】用于鼻窦炎、急慢性鼻炎、过敏性鼻炎、肥厚性鼻炎等的治疗。

【禁用与慎用】

1. 对本品过敏者禁用。
2. 萎缩性鼻炎或鼻腔干燥患者禁用（鼻用制剂）。
3. 2岁以下儿童禁用（鼻用制剂）。
4. 孕妇禁用。
5. 正接受单胺氧化酶抑制剂治疗的患者禁用。
6. 高血压、甲状腺功能亢进、冠心病、糖尿病患者慎用。
7. 过敏体质者慎用。

【给药途径和剂量】

1. 成年人　滴鼻。每次一侧1～3滴，早晚各一次。
2. 儿童　滴鼻，6岁以上儿童，每次一侧1～3滴，早晚各一次；2～6岁儿童应在医师指导下使用。

【不良反应】

1. 中枢神经系统　头痛、头晕。
2. 心血管系统　心率加快。
3. 其他　反跳性鼻充血、药物性鼻炎、烧灼感、鼻黏膜干燥等。

【相互作用】

1. 与阿米庚酸、阿米替林、阿莫沙平、丙米嗪联用时，会明显增强羟甲唑啉的作用。
2. 本品与甲状腺素联用时，均会增强两者药物作用，应谨慎合用。
3. 避免与单胺氧化酶抑制剂同时应用。

【观察指标】

1. 监测患者血压情况，该药可能影响血压。
2. 定期监测闭角型青光眼患者的眼部疾病情况。

【用药宣教】

1. 严格按照推荐剂量使用，连续使用不得超过7日，若需继续使用本品，需咨询医师。
2. 使用本品后要仔细洗手。如用受污染的手指摩擦眼睛，会出现瞳孔大小不均、视物模糊等症状。

赛洛唑啉

【类别】拟交感神经药。

【妊娠安全等级】C。

【作用机制】本品为咪唑啉类衍生物，具有直接激动血管α_1受体而引起血管收缩的作用，可减轻炎症所致的充血和水肿，从而改善鼻塞症状。

【适应证】用于减轻儿童鼻窦炎及急慢性鼻炎等所致鼻塞症状。

【禁用与慎用】

1. 对本品过敏者禁用。
2. 3岁以下儿童禁用。
3. 萎缩性鼻炎、鼻腔干燥患者禁用。
4. 冠心病、甲状腺功能亢进、高血压、糖尿病、闭角型青光眼患者慎用。
5. 过敏体质者慎用。

【给药途径和剂量】滴鼻，6岁以上儿童每次2～3滴，每日2次。

【不良反应】

1. 中枢神经系统　头痛、头晕。
2. 心血管系统　心率加快。
3. 其他　反跳性鼻充血、药物性鼻炎、烧灼感、鼻黏膜干燥等。

【相互作用】

1. 本品不可与其他收缩血管类滴鼻剂同时使用。
2. 本品与托莫西汀或麦角新碱合用时，会导致毒性相加。
3. 与阿米替林、多塞平、氯米帕明、马普替林及丙米嗪联用时，会明显增强赛洛唑啉的作用。

【药动学】尚不明确。

【观察指标】定期监测患者心率（应用本品偶见心率加快症状）。

【用药宣教】

1. 如连续用药1周，需停药1～2日后再使用本品治疗。

2. 偶见有鼻腔一过性的轻微烧灼感及干燥感。

呋麻

【类别】拟交感神经药。

【妊娠安全等级】B。

【作用机制】本品中呋喃西林对革兰阳性、阴性菌均有抑制作用。盐酸麻黄碱为拟肾上腺素药，可直接激动血管平滑肌的α、β受体，使皮肤、黏膜及内脏血管收缩。

【适应证】用于缓解急、慢性鼻炎导致的鼻黏膜充血、水肿、鼻塞症状。

【禁用与慎用】

1. 对本品过敏者禁用。

2. 萎缩性鼻炎、鼻腔干燥患者禁用。

3. 孕妇、儿童慎用。

4. 高血压、糖尿病、冠心病、甲状腺功能亢进、闭角型青光眼患者慎用。

5. 过敏体质者慎用。

【给药途径和剂量】滴鼻，每次1～3滴，每日3～4次。

【不良反应】

1. 中枢神经系统　头痛、头晕、失眠、焦虑不安。

2. 心血管系统　心率加快、心悸。

3. 其他　轻微烧灼感、鼻黏膜干燥等。

【相互作用】与单胺氧化酶抑制剂、三环类抗抑郁剂不可联用。

【药动学】尚不明确。

【观察指标】定期监测心脏疾病患者心率。

【用药宣教】频繁使用本品会产生“反跳”现象，长期使用可能造成鼻黏膜损伤。

奥洛他定

【类别】抗过敏药。

【妊娠安全等级】C。

【作用机制】主要对组胺 H_1 受体具有选择性拮抗作用，并抑制化学递质的生成和游离，对神经递质速激肽的游离具有抑制作用。

【适应证】用于瘙痒性皮肤病（湿疹、痒疹、皮肤瘙痒症、皮炎、寻常性银屑病、渗出性多形性红斑）、过敏性鼻炎及荨麻疹等的治疗。

【禁用与慎用】

1. 对本品及其中成分有过敏史的患者禁用。

2. 肝、肾功能不全及老年患者慎用。

【给药途径和剂量】

1. 过敏性结膜炎滴眼，每次1～2滴，每日2次（应间隔6～8小时）滴患眼，6周为1个疗程。

2. 过敏性鼻炎、皮肤过敏症，每次口服5mg，每日1次。

3. 防止哮喘，每次10～20mg，每日1次。

【不良反应】

1. 中枢神经系统　困倦、步态不稳、无力、动作笨拙、感觉异常、震颤、抽搐、周围神经炎。

2. 特殊感觉　高频听力丧失、彻底丧失听力、耳鸣、耳中嗡嗡或铃声、头晕、共济失调。

3. 消化系统　恶心、呕吐、肝毒性。

4. 代谢　低血钾、低血镁。

5. 皮肤　皮疹、瘙痒、荨麻疹。

6. 泌尿生殖系统　少尿、尿频、血尿、肾小管坏死。

7. 其他　二重感染。

【相互作用】尚不明确。

【药动学】在人类局部滴眼后，只有极少量奥洛他定进入全身循环。双眼滴用0.15%的奥洛他定滴眼液，每12小时1次，共用2周，血浆浓度普遍低于可检测值（0.5ng/ml）。仅在用药后2小时内有些血浆样本中可检测到奥洛他定，浓度为0.5～1.3ng/ml。血浆半衰期约为3小时，主要由肾脏排出60%～70%的原形药。

【观察指标】定期监测肝功能损伤患者的肝功能变化。

【用药宣教】

1. 用药后避免从事驾驶机动车等机械操作。

2. 滴眼液开封后只能保存4周，超过4周请勿再次使用。

氮䓬司汀

【类别】抗过敏药。

【妊娠安全等级】C。

【作用机制】本品及其主要代谢产物是组胺 H_1 受体拮抗剂，具有抗组胺及抗过敏作用。

【适应证】用于过敏性季节性鼻炎和过敏性常年性鼻炎的治疗，如多鼻液、打喷嚏及鼻痒等症状。

【禁用与慎用】对本品过敏者禁用。

【给药途径和剂量】

1. 剂量

（1）成年人，喷鼻，每次每鼻孔喷 2 喷，每日 2 次，或遵医嘱。

（2）儿童，喷鼻，6 岁及 6 岁以上儿童，每次每鼻孔喷 2 喷，每日 2 次，或遵医嘱。6 岁以下儿童尚无使用本品的安全性和有效性数据。

2. 给药途径　喷鼻。第一次使用前，对空喷压药剂数次，直到有药剂喷出。如与下次用药时间间隔超过 24 小时，使用前只需对空喷压一次即可。

【不良反应】嗜睡、头晕、多梦、恶心、呕吐、口干、腹痛、鼻干、脸红、咳嗽。

【相互作用】

1. 饮酒或中枢神经系统抑制剂禁止与本品合用，否则会加重中枢神经系统抑制。

2. 本品不宜与西咪替丁合用。合用时可使本品的生物利用度提高。

3. 红霉素、酮康唑与本品合用时，对盐酸氮卓斯汀的血药浓度测定有干扰。

【药动学】有文献报道 0.56mg 鼻腔给药后平均稳态血药浓度正常人为 0.26μg/L，鼻炎患者为 0.65μg/L。可能是鼻炎患者的鼻黏膜通透性增加的结果。鼻腔给药约 10 分钟起效，药效可持续 10～12 小时，2～3 小时后到达血药浓度，生物利用度可达到 40%。体外试验表明本品和去甲基氮卓斯汀的蛋白结合率分别为 88%和 97%。鼻腔用药后，本品的消除仍然是通过粪便和尿液排出。

【用药宣教】可能会引起嗜睡，勿驾驶或操作危险性机器。

色甘酸钠

【类别】抗过敏药。

【妊娠安全等级】B。

【作用机制】稳定肥大细胞的细胞膜，阻止肥大细胞脱颗粒，从而抑制 5-羟色胺、组胺及慢反应物质等过敏反应介质的释放，进而阻抑过敏反应介质对组织的不良作用。其抑制过敏反应介质释放作用，可能是通过抑制细胞内环磷腺苷磷酸二酯酶，使细胞内环磷腺苷的浓度增加，阻止钙离子转运入肥大细胞内，稳定肥大细胞膜，从而阻止过敏反应介质的释放。

【适应证】本品适用于预防支气管哮喘及过敏性鼻炎的防治。

【禁用与慎用】

1. 对本品及赋形剂过敏者禁用。

2. 妊娠 3 个月以内的妇女禁用。

3. 肝、肾功能不全患者慎用。

4. 孕妇及哺乳期妇女慎用。

5. 过敏体质者慎用。

【给药途径和剂量】

1. 滴鼻剂

（1）成年人，每次 5～6 滴，每日 5～6 次。对于儿童季节性过敏患者，在易发季节应提前 2～3 周使用。

（2）儿童，每次 2～3 滴，每日 3～4 次。在易发季节应提前 2～3 周使用。

2. 吸入剂　成年人，气雾吸入，每次 3.5～7mg，每日 3～4 次。喷吸前先摇匀液体。

【不良反应】刺激性咳嗽、排尿困难。

【相互作用】尚不明确。

【药动学】吸入后有 8%～10%进入肺内，经支气管和肺泡吸收。半衰期为 80 分钟。本品以原形排出，50%通过肾脏排泄，50%通过胆汁排泄，体内无蓄积。

【用药宣教】用药前清洁鼻腔。

左卡巴斯汀

【类别】抗过敏药。

【妊娠安全等级】C。

【作用机制】本品是一种强效、长效，具有高度选择性的组胺 H_1 受体拮抗剂。局部应用于鼻部，几乎立刻起效，消除过敏性鼻炎的典型症状，作用可维持数小时。

【适应证】用于过敏性鼻炎的症状治疗。

【禁用与慎用】

1. 对本品及其中成分过敏者禁用。

2. 使用软性隐形眼镜者禁用。

3. 过敏体质者慎用。

4. 感染性结膜炎患者禁用本药滴眼液。

5. 哺乳期妇女慎用本药鼻喷雾剂。

【给药途径和剂量】

1. 剂量

（1）成年人，每次每鼻孔喷 2 揿，每日 2 次。必要时可增加至每次每鼻孔喷 2 揿，每日 3～4 次，连续用药直至症状消除。

（2）儿童，每次每鼻孔喷 2 揿，每日 2 次。必要时可增加至每次每鼻孔喷 2 揿，每日 3～4 次，连续用药直至症状消除。

2. 给药途径　喷鼻。

【不良反应】

1. 中枢神经系统　头痛、头晕、嗜睡。

2. 特殊感觉　疲乏、疼痛。

3. 消化系统　恶心。

4. 其他　鼻出血、咽喉疼痛、鼻窦炎、咳嗽、鼻腔不适、鼻塞等。

【相互作用】与阿米替林、多塞平、丙米嗪、马普替林及唑吡坦类药物合用会导致毒性相加，应监测患者临床情况。

【药动学】尚不明确。

【观察指标】定期监测患者肾功能。

【用药宣教】告知患者本品可能引起嗜睡，应停止驾驶、车、船，从事高空作业、机械作业及操作精密仪器等。

倍氯米松福莫特罗

【类别】皮质激素类。

【妊娠安全等级】C。

【作用机制】本品为丙酸倍氯米松和福莫特罗组成的复方制剂。

【适应证】本品用于哮喘的规律治疗，其主要适用于使用吸入性糖皮质激素和"按需"使用短效β_2受体激动剂未获良好控制的患者及使用吸入性糖皮质激素和长效β_2受体激动剂已获得控制的患者的治疗。

【禁用与慎用】

1. 对丙酸倍氯米松、富马酸福莫特罗二水合物或任何辅助材料过敏者禁用。

2. 孕妇及哺乳期妇女禁用。

3. 心律失常、特发性主动脉瓣下狭窄、肥厚型阻塞性心肌病、重度心脏疾病、闭塞性血管疾病和动脉瘤患者慎用。

4. 已知或可疑QTc间期延长（QTc＞0.44秒）的患者及运动员慎用。

5. 糖尿病、甲状腺功能亢进、嗜铬细胞瘤和未经治疗的低钾血症患者慎用。

6. 活动期或静止期肺结核、气道真菌和病毒感染患者慎用。

【给药途径和剂量】

1. 剂量

（1）成年人，每次1揿或2揿，每日2次。每日最大剂量为4揿。

（2）儿童，不推荐在儿童和18岁以下青少年中使用。

2. 给药途径　吸入。

【不良反应】

1. 中枢神经系统　头痛、震颤、眩晕。

2. 呼吸系统　发声困难、鼻炎、咳嗽、咳痰、咽喉刺激、哮喘危象、矛盾性支气管痉挛、呼吸困难、哮喘加重。

3. 消化系统　腹泻、口干、消化不良、吞咽困难、口唇灼烧感、恶心、味觉障碍。

4. 心血管系统　心悸、心绞痛、室性期外收缩、心电图改变、心电图QTc间期延长、心动过速、快速性心律失常、心房颤动。

5. 感染　咽炎、流感、口腔真菌感染、阴道念珠菌病、咽和食管念珠菌病、胃肠炎、鼻窦炎。

6. 血液系统　粒细胞减少、血小板减少。

7. 免疫系统　过敏性皮炎，口唇、面部、眼与咽部红斑和水肿。

8. 皮肤　瘙痒、皮疹、多汗、荨麻疹、血管神经性水肿。

9. 骨骼肌系统　肌肉痉挛、肌痛、儿童和青少年生长迟缓。

10. 其他　血压升高、血压降低、C反应蛋白增加、血小板计数增加、游离脂肪酸增加、血胰岛素增加、血酮体增加、骨密度降低。

【相互作用】

1. 本品与β受体阻滞剂联用，福莫特罗的效应可能被减弱或抵消。

2. 本品与其他β肾上腺素能药物联用，能产生潜在的叠加作用。

3. 本品与奎尼丁、普鲁卡因胺、抗组胺药、丙吡胺、吩噻嗪类、单胺氧化酶抑制剂、三环类抗抑郁药联用，可能导致QTc间期延长和增加室性心律失常的风险。

4. 本品与左甲状腺素、左旋多巴、缩宫素及乙醇等联用，可能削弱心脏对β_2拟交感神经药物的耐受性。

5. 本品与单胺氧化酶抑制剂及有类似特性的药物联用，可能促发高血压反应。

6. 本品与卤代类麻醉药联用，有增加心律失常的风险。

7. 本品与黄嘌呤衍生物、类固醇或利尿药联用，可能增加β_2受体激动剂潜在的低血钾效应。

【药动学】分别参见倍氯美松和福莫特罗。

【观察指标】

1. 定期监测糖尿病患者用药时的血糖情况，因为吸入福莫特罗可能引起血糖升高。

2. 定期监测患者的血钾水平，因为使用β_2受体激动剂治疗时可能引起潜在的严重的低血钾。尤其应重点关注重度哮喘者，因为缺氧可加强低血钾效应。

【用药宣教】

1. 不可无故中断本品的治疗。

2. 应及时洗脸、漱口。

布地奈德

【类别】皮质激素类。

【妊娠安全等级】B。

【作用机制】具有糖皮质激素的抗炎作用，可能在哮喘治疗中起重要作用。

【适应证】适用于需使用糖皮质激素维持治疗以控制基础炎症的支气管哮喘患者。

【禁用与慎用】

1. 对本品及其中任一成分过敏者禁用。

2. 肺结核患者慎用。

3. 运动员慎用。

【给药途径和剂量】

1. 支气管哮喘

（1）成年人，每日 100～1600μg，分 1～2 次吸入。维持剂量为每日 100～400μg 者，可考虑每日给药 1 次。

（2）儿童，每日 100～800μg，分 1～2 次吸入。轻至中度哮喘的儿童（6 岁起），维持剂量为每日 100～400μg 者，可考虑每日给药 1 次。

本品的剂量应个体化。在重度哮喘和哮喘加重期时，每日剂量分 3～4 次给予可能对某些患者有益。当哮喘控制后，所有患者都能减量至最低有效维持剂量。对未使用糖皮质激素治疗和使用吸入糖皮质激素能很好地控制住哮喘的患者，起始用药可每日 1 次。用药时间为早晨或夜间。若哮喘症状恶化，应增加给药次数和每日剂量。

2. 慢性阻塞性肺疾病（COPD） 成年人，推荐剂量为 400μg，每日 2 次。

【不良反应】

1. 精神症状　不安、紧张、抑郁和行为障碍等。

2. 呼吸系统　咳嗽、声嘶、轻度喉部刺激。

3. 皮肤　皮疹、接触性皮炎、荨麻疹。

4. 免疫系统　过敏反应（血管神经性水肿和支气管痉挛）。

5. 感染　口咽部念珠菌感染。

【相互作用】酮康唑可增加口服布地奈德的血浓度。

【药动学】经吸入给药后，吸入单剂布地奈德 800μg 后，30 分钟内达最大血药浓度约 4nmol/L。经吸入布地奈德的全身生物利用度约为 38%，其中 1/6 左右来自经口吞咽的部分。本品的分布容积约为 3L/kg，平均血浆蛋白结合率为 85%～90%。经肝脏首过代谢的程度很高（>90%），代谢物的活性较低，主要通过 CYP3A4 代谢。本品代谢物原形经肾排泄。尿中检测不到原形布地奈德。本品的全身清除率高，静脉注射给药的血浆半衰期平均为 2～3 小时。

【观察指标】定期监测患者血压情况（本品可致患者血压升高）。

【用药宣教】

1. 吸入时应用力深度吸气。

2. 每次吸药后用水漱口，降低真菌性口炎的发生率。

3. 严禁对着装置吸嘴呼气。

4. 由于药粉剂量很小，每次吸入时可能感觉不到药物，勿重复用药。

5. 定期（每周）用干纸巾擦拭吸嘴的外部，严禁用水擦洗吸嘴外部。

氟替卡松

【类别】皮质激素类。

【妊娠安全等级】C。

【作用机制】本品为有抗炎活性的合成三氟化糖皮质激素。

【适应证】用于预防性治疗哮喘。

【禁用与慎用】

1. 对本品中任何成分有过敏反应的患者禁用。

2. 哺乳期妇女慎用。

【给药途径和剂量】

1. 剂量

（1）成年人，每次 100～1000μg，每日 2 次。通常为每次 2 揿，每日 2 次。

（2）儿童，16 岁以上儿童，每次 100～1000μg，每日 2 次。通常为每次 2 揿，每日 2 次。4 岁以上儿童，每次 50～100μg，每日 2 次。起始剂量应根据病情的严重程度而定。

依病情的严重程度给予患者合适的初始剂量。通常初始剂量如下。

轻度哮喘：每次 100～250μg，每日 2 次。

中度哮喘：每次 250～500μg，每日 2 次。

重度哮喘：每次 500～1000μg，每日 2 次。

2. 给药途径　吸入用。吸入气雾剂只能经口腔吸入。对吸气和吸药同步进行有困难的患者可以借助储雾罐。用于预防性治疗，即使无症状也应定期使用。用药后4～7日显效。给药剂量超过1000μg（每次500μg，每日2次）时，应借助储雾罐以减少对口腔和咽喉的不良反应。

【不良反应】

1. 呼吸系统　声嘶、异常支气管痉挛。

2. 感染　口腔及咽喉的念珠菌病、食管念珠菌病。

3. 消化系统　消化不良。

4. 免疫系统　皮肤过敏反应、血管（神经）性水肿、呼吸综合征。

5. 皮肤　挫伤。

6. 内分泌系统　库欣综合征、库欣样特征、儿童和青少年的生长发育迟缓。

7. 代谢　高血糖症。

8. 精神失调　焦虑、睡眠紊乱、行为改变。

【相互作用】利托那韦可使本品血药浓度大幅度增加，导致血清皮质醇浓度明显降低。

【药动学】吸入剂量为每日2000μg（每次1000μg，每日2次），给药30～60分钟后，药物血药浓度约为0.3ng/ml。在健康成年人受试者中，评价了不同吸入装置的丙酸氟替卡松的绝对生物利用度，分别为：丙酸氟替卡松准纳器为7.8%，丙酸氟替卡松碟式吸入器为9.0%，丙酸氟替卡松吸入器为10.9%。本品在身体内广泛分布。稳态分布体积接近300L，其清除率高达1.1L/min，提示广泛的肝清除。

在动物实验和人类试验中，抛射剂HFA134a经呼吸迅速清除，未见在人体中有明显的代谢或蓄积。因达峰时间（T_{max}）和平均残留时间均极短暂，所以HFA134a在血浆中停留时间短而没有蓄积。

【观察指标】定期监测长期接受吸入型糖皮质激素治疗的儿童的身高。

【用药宣教】不可突然中断本品的治疗。

苯环喹溴铵

【类别】其他抗变态反应药。

【作用机制】本品为选择性M胆碱受体拮抗药，对M_3和M_1受体的选择性较强，对M_2受体的选择性较弱。本品可竞争性抑制乙酰胆碱与呼吸道平滑肌上M胆碱受体结合而扩张支气管，其半衰期接近异丙托溴铵。本品可能通过抑制胆碱神经介导的腺体分泌和炎症反应，缓解变应性鼻炎的症状。

【适应证】用于改善变应性鼻炎引起的流涕、鼻塞、鼻痒及喷嚏症状。

【禁用与慎用】

1. 对本品中任何成分过敏者禁用。

2. 慎用于闭角型青光眼患者及前列腺增生或膀胱颈梗阻患者。

3. 慎用于有鼻腔出血现象的患者。

4. 慎用于有严重心血管系统疾病的患者。

5. 孕妇、哺乳期患者慎用。

【给药途径和剂量】经鼻给药，每次2喷（每侧各1喷），每日4次，疗程为28日。

【不良反应】

1. 呼吸系统　鼻痛、鼻出血、鼻干、鼻部不适、咯血、咽部充血、咽干。

2. 神经系统　头晕、嗜睡。

3. 消化系统　味觉障碍、口干、唇部干燥。

4. 眼　高眼压。

【相互作用】尚不明确。

【药动学】鼻腔给予本品后，（15.8±7.0）分钟达到C_{max}。以720μg/d的剂量连续鼻腔给予本品5日可达稳态，平均稳态血药浓度为（94.5±33.7）pg/ml。本品通过CYP酶氧化代谢。单次使用本品180μg后清除半衰期、表观分布容积和血浆清除率分别为（9.59±12.41）小时、（4232±5291）L和（369±229）L/h，72小时尿累积排泄率为（3.60±1.62）%。体外研究表明本品的血浆蛋白结合率约为71.4%。

【观察指标】青光眼患者应监测眼压，心血管疾病患者应监测心率和血压。

【用药宣教】

1. 本品可能导致头晕、嗜睡、高眼压，驾驶或操纵机械时应注意。

2. 避免药物接触到眼部，以免引发或加重闭角型青光眼、眼痛或眼部不适、暂时性视物模糊、角膜水肿等。

第二节　用于阻塞性气道疾病的药物

一、吸入型肾上腺素能类药

沙丁胺醇

【类别】选择性β_2受体激动剂。

【妊娠安全等级】C。

【作用机制】本品为选择性β_2受体激动剂，能选择性激动支气管平滑肌的β_2受体，有较强的支气管扩张作用。气雾吸入时对心脏的兴奋作用比异丙肾上腺素小。

【适应证】主要用于缓解哮喘或慢性阻塞性肺疾病（可逆性气道阻塞性疾病）患者的支气管痉挛及急性预防运动诱发的哮喘，或其他过敏原诱发的支气管痉挛。

【超说明书用药】用于抑制宫缩，治疗早产，口服，每次2.4～4.8mg，每日4次，如每分钟心率≥140次应停药。

【禁用与慎用】

1. 对沙丁胺醇或其任何组分过敏者（包括牛奶蛋白或左旋沙丁胺醇）禁用。

2. 对其他β_2受体激动剂、酒精和氟利昂过敏者禁用。

3. 高血压、冠心病、糖尿病、甲状腺功能亢进等疾病患者应慎用。

【给药途径和剂量】

1. 剂量

（1）吸入剂：成年人，缓解哮喘急性发作，包括支气管痉挛，以1撳100μg作为最小起始剂量，如有必要可增至2撳。

用于预防过敏原或运动引发的症状：运动前或接触过敏原前10～15分钟给药。对于长期治疗，最大剂量为每日给药4次，每次2撳。

儿童，用于缓解哮喘急性发作，包括支气管痉挛或在接触过敏原前及运动前给药的推荐剂量为1撳，如有必要可增至2撳。长期治疗，最大剂量为每日4次，每次2撳。

（2）片剂：成年人，口服，每次2.4～4.8mg，每日3次。

（3）缓控释制剂：成年人，口服，每次8mg，每日2次，早晚服用。

（4）注射剂：成年人，静脉注射，每次0.4mg；静脉滴注，每次0.4mg；肌内注射，每次0.4mg；必要时4小时后可重复注射。

2. 给药途径

（1）吸入。

（2）口服。

（3）静脉注射：用5%葡萄糖注射液20ml或氯化钠注射液20ml稀释后缓慢注射。

（4）静脉滴注：用5%葡萄糖注射液100ml稀释后滴注。

（5）肌内注射。

注意事项：缓控释制剂服用时不能咀嚼，应用水整片吞服。

【配伍禁忌】与茶苯海明、泮托拉唑、氨苄西林等有配伍禁忌。

【不良反应】

1. 中枢神经系统　头痛、震颤。

2. 特殊感觉　不安。

3. 心血管系统　代偿性心率加速。

4. 免疫系统　过敏反应（低血压、血管神经性水肿、荨麻疹等）。

5. 代谢　低钾血症（罕见）。

6. 消化系统　口咽部刺激。

【相互作用】

1. 同时应用其他肾上腺素受体激动剂，其作用可增加，不良反应也可能加重。

2. 与茶碱类药并用时，可增加松弛支气管平滑肌的作用，也可能增加不良反应。

3. 不能与非选择性β受体阻滞剂合用。

【药动学】静脉注射沙丁胺醇的半衰期为4～6小时，部分通过肾脏清除，部分代谢为非活性的4′-*O*-磺酸盐（酚磺酸盐），也主要从尿中排泄。代谢产物小部分从粪便中排除。

吸入沙丁胺醇后，10%～20%的药物到达气道下部，其余部分残留于给药系统或沉积在咽喉部，由此吞咽。沉积在气道部分的药物被肺组织吸收进入肺循环，但并不在肺部代谢。抵达系统循环时，可通过肝脏代谢，以原形或以酚磺酸盐形式主要在尿中排泄。部分药物吞咽后经肠道吸收，通过肝脏首过效应代谢成酚磺酸盐，原形药物及结合物主要从尿中排除。无论是静脉给药，还是口服或吸入给药，给药量的绝大部分都在72小时内排泄。沙丁胺醇与血浆蛋白结合率约为10%。

【观察指标】监测患者最大呼气流速。患者症状较重时，需每天多次吸入本品。

【用药宣教】

1. 如恶心、呕吐、腹泻等症状持续加重，应及时就医。

2. 如计划妊娠、哺乳，或有糖尿病、高血压、心脏病及甲状腺功能亢进等，应告知医师。

3. 服用此药时，应询问患者是否在服用感冒药、气喘用药等其他药物。

布地奈德福莫特罗

【类别】糖皮质激素类。

【妊娠安全等级】B。

【作用机制】本品含有福莫特罗和布地奈德两种成分，通过不同的作用模式在减轻哮喘的加重方面有协同作用。

【适应证】

1. 哮喘 本品适用于需要联合应用吸入皮质激素和长效β_2受体激动剂的哮喘患者的常规治疗，包括吸入皮质激素和“按需”使用短效β_2受体激动剂不能很好地控制症状的患者；或应用吸入皮质激素和长效β_2受体激动剂，症状已得到良好控制的患者。

2. 慢性阻塞性肺疾病（慢阻肺，COPD） 本品适用于使用支气管扩张剂后第 1 秒用力呼气容积（FEV_1）＜70%预计正常值的慢阻肺患者（包括慢性支气管炎及肺气肿）和尽管规范使用支气管扩张剂治疗仍有急性加重史的患者的对症治疗。

【禁用与慎用】对布地奈德、福莫特罗或吸入乳糖有过敏反应的患者禁用。

【给药途径和剂量】

1. 用于哮喘治疗 本品不用于哮喘的初始治疗。本品应个体化用药，并根据病情的严重程度调节剂量。剂量应逐渐减到能有效控制患者哮喘症状的最小剂量。患者应由医师定期复查评价以确保其使用最佳的剂量。有两种使用方法：

（1）维持治疗：本品作为常规维持治疗，另配快速起效的支气管扩张剂作为缓解药。建议患者任何时候均随身携带另配的快速支气管扩张剂。

1）成年人，每次 1～2 吸，每吸 80μg/4.5μg～160μg/4.5μg，每日 1～2 次。有些患者可能需要使用量达到 4 吸/次，每日 2 次。

2）儿童，12～17 岁，每次 1～2 吸，每吸 80μg/4.5μg～160μg/4.5μg，每日 2 次；6～11 岁，每次 2 吸，每吸 80μg/4.5μg，每日 2 次。因现有数据有限，不建议 6 岁以下儿童使用。

（2）维持、缓解治疗

1）成年人，推荐的维持剂量为每日 2 吸，每吸 80μg/4.5μg～160μg/4.5μg，早晚各吸入 1 吸（也可以在早上或晚上一次吸入 2 吸）。

2）儿童，12 岁及 12 岁以上，推荐的维持剂量为每日 2 吸，每吸 80μg/4.5μg，早晚各吸入 1 吸（也可以在早上或晚上一次吸入 2 吸）。

12 岁以下儿童，不建议使用布地奈德福莫特罗维持、缓解疗法。

2. 用于慢阻肺治疗 成年人，推荐剂量每次 2 吸，每吸 80μg/4.5μg～160μg/4.5μg，每日 2 次。

对于某些患者，维持剂量可为每日 2 次，每次 2 吸。在有症状出现的情况下，额外吸入 1 吸。如果在使用几分钟后，症状仍然没有得到缓解，需再另加 1 吸。单次使用不得超过 6 吸，每日总剂量通常不需要超过 8 吸，但可暂时使用到 12 吸。强烈建议每日使用需要超过 8 吸的患者前去就诊，应再次评估患者病情并重新考虑调整维持用药。

【不良反应】

1. 感染与侵染 口咽部念珠菌感染。

2. 中枢神经系统 头痛、震颤。

3. 心血管系统 心悸、心动过速、心律失常。

4. 消化系统 恶心。

5. 代谢 低血钾、高血糖症。

6. 皮肤 瘀斑。

7. 泌尿生殖系统 少尿、尿频、血尿、肾小管坏死。

8. 其他 速发和迟发型过敏反应、肌肉痉挛、轻度喉部刺激等。

【相互作用】

1. 与酮康唑、伊曲康唑、伏立康唑、泊沙康唑、克拉霉素、泰利霉素、萘法唑酮和 HIV 蛋白酶抑制剂等药物合用时，会显著增加布地奈德的血药浓度，应避免合并使用。

2. 本品不宜与β受体阻滞剂合用，β受体阻滞剂能减弱或抑制福莫特罗的作用。

3. 本品与奎尼丁、丙吡胺、普鲁卡因胺、吩噻嗪、抗组胺药（特非那定）和三环类抗抑郁药同时使用时，可延长 QTc 间期，并可增加室性心律不齐的危险。

4. 与单胺氧化酶抑制剂同时合用，可能会突然引起高血压反应。

5. 患者同时接受卤代烃麻醉时，发生心律不齐的危险性增高。

6. 与其他β肾上腺素药物或抗胆碱能药物同时使用，有潜在的扩支气管协同作用。

7. 对于正在使用洋地黄强心苷类的患者，低钾血症可使其发生心律失常的可能性增加。

【药动学】吸入布地奈德很快被吸收并在 30 分钟内血药浓度达峰值。研究显示，布地奈德通过都保吸入后在肺内的沉积均值为输出剂量的 32%～44%。全身生物利用度约为输出剂量的 49%。吸入福莫特罗很快被吸收并在 10 分钟内血药浓度达峰值。研究显示，福莫特罗通过都保吸入后在肺内的沉积均值为输出剂量的28%～49%。全身生物利用度约为输出剂量的61%。福莫特罗和布地奈德的血浆蛋白结合率大约分别为50%和90%，分布容积分别为4L/kg和3L/kg。福莫特罗通过结合反应失活（可形成活性氧位去甲基和去甲酰代谢产物，但它们主要见于无活性的结合物）。布地奈德在通过肝脏的首过代谢中约90%生物转化为低活性代谢物。福莫特罗的大部分剂量通过肝代谢转化并通过肾脏消除。吸入福莫特罗后，8%～13%的药物以原形形式随尿液排出。福莫特罗的全身清除率高（约为1.4L/min），其终末消除半衰期平均为17小时。布地奈德主要通过CYP3A4酶催化代谢后消除。布地奈德的代谢产物以游离或结合的形式经尿排出。布地奈德的全身清除率高（约为1.2L/min），静脉给药后的血浆消除半衰期约为4小时。

【用药宣教】

1. 每次用药后，用清水漱口，以降低出现真菌性口咽炎的可能性。

2. 吸入器建议每周清洁一次，并用干的面纸或布清理干净，吸入器不能用水清洗或放于水中。

3. 按医嘱，不可随意停药。

4. 严禁对着吸嘴呼气，每次用完后应盖好盖子，勿拆装都保装置的任何部分。

福莫特罗

【类别】其他影响激素调节药。

【妊娠安全等级】C。

【作用机制】福莫特罗是选择性β_2受体激动剂，松弛支气管平滑肌，故对患有气道可逆性阻塞的患者和因直接或间接刺激而造成呼吸道痉挛的患者有支气管扩张作用。此支气管扩张作用起效迅速，用药后1～3分钟起效，单剂量吸入后药效平均持续12小时。

大鼠和犬的毒理学研究结果表明，与其他β_2受体激动剂一样，高剂量的福莫特罗主要产生心脏充血、心律失常和心肌损伤等血管毒性作用。在离体和在体实验中未发现本品有基因毒性。

【适应证】用于预防和治疗可逆性气道阻塞。在维持治疗中，本品也适用于作为抗炎治疗时的附加药物。

【超说明书用药】用于慢性阻塞性肺疾病。每次1～2吸，每日2次。

【禁用与慎用】

1. 对福莫特罗或本品中任何成分过敏者禁用。

2. 需采取强化治疗的哮喘持续状态或其他急性哮喘或作为COPD发作的一线治疗者禁用。

3. 运动员慎用。

4. 孕妇慎用。

【给药途径和剂量】

1. 剂量

（1）成年人，常规剂量为每次4.5～9μg，每日1次或2次，早晨和（或）晚间给药。有些患者须提高剂量，每日1～2次，每次9～18μg，每日最多可吸36μg。

（2）儿童，目前尚未有儿童使用本品的经验。

2. 给药途径　吸入用。注意事项：哮喘夜间发作，可于晚间给药1次。

【不良反应】

1. 中枢神经系统　头痛。

2. 心血管系统　心悸。

3. 骨骼系统　震颤。

【相互作用】

1. 与其他拟交感神经药物合用会加重本品的不良反应。

2. 避免与β肾上腺素受体阻滞药合用（包括滴眼药），此类药物可减弱或抑制福莫特罗的作用。

3. 与黄嘌呤衍生物、类固醇药物和利尿药合用可能加强低血钾作用。

4. 与奎尼丁、双异丙吡胺、普鲁卡因酰胺、吩噻嗪、抗组胺药（特非那定）、单胺氧化酶抑制剂和三环类抗抑郁药合用会延长QT间期，并增加发生室性心律失常的危险。

5. 与单胺氧化酶抑制剂包括有相似特性的药物如呋喃唑酮和甲基苯肼合用会加重高血压反应。

【药动学】本品用药后吸收迅速，15分钟后即可达血药峰浓度。在肺沉积试验中福莫特罗经都保吸入后，沉积率可达设定剂量的21%～37%。在较高的肺沉积情况下，总的全身利用率可达46%。本品与血浆蛋白结合率约为50%。通过直接葡萄醛酸化和氧位去甲基代谢。本品大部分剂量经代谢后排出体外。吸入后，6%～10%以原形经尿液排泄。

【观察指标】对于存在骨质疏松危险因素的患者，长期高剂量使用本品时，应考虑对骨密度的潜在影响。

【用药宣教】

1. 停用本品时需逐渐减量，不能突然停止。

2. 如发现治疗无效，或所需剂量超出本品的最高推荐剂量，应向医师寻求帮助。

3. 患者应随身携带缓解吸入药品或其他快速

起效的支气管扩张剂。

4. 即使无症状时，也应按处方要求吸入维持剂量的本品。

5. 给药后可能发生矛盾性支气管痉挛现象，出现这种情况时，应停止使用本品。

6. 每次维持治疗用药后用水漱口，以减少口咽部念珠菌感染的风险。

7. 避免同时使用伊曲康唑或利托那韦或其他CYP3A4强抑制剂药物。

8. 经吸嘴吸药时一定要用有力且深长地吸气。

沙美特罗

【类别】选择性β_2受体激动剂。

【妊娠安全等级】C。

【作用机制】本品可抑制肺部肥大细胞炎性介质的释放，可持久扩张支气管。沙美特罗还具有非支气管扩张剂的药理活性，单剂吸入后能长效抑制人体吸入过敏原后的速发及迟发型超敏反应，降低气道高反应性。

【适应证】本品治疗夜间哮喘患者具有极好的作用。为平喘、抗炎的首选药物。

【禁用与慎用】

1. 对本品过敏患禁用。

2. 冠心病、高血压、惊厥及对所有拟交感神经药物高度敏感的哮喘患者慎用。

3. 运动员慎用。

【给药途径和剂量】

1. 剂量　成年人，每次1吸，每日2次。

2. 给药方法　吸入给药。除去罩帽，将瓶倒置，把罩壳衔入口中，对准咽喉并在用力吸气的同时立即揿压喷雾头，药液即成雾状喷出，然后再屏气片刻，以便药液雾粒吸入附着在支气管和肺部，发挥作用。

【不良反应】

1. 中枢神经系统　头痛。

2. 鼻部　鼻、喉部干燥、刺激，鼻出血，鼻中隔穿孔。

3. 免疫系统　过敏反应（皮疹、面部水肿）。

4. 其他　全身性反应。

【相互作用】尚不明确。

【药动学】沙美特罗在肺局部起作用，血药浓度极低。

【观察指标】急性哮喘发作时，定期监测患者血钾情况。

【用药宣教】如出现支气管痉挛，立即停药并改用其他方法治疗。

沙美特罗替卡松

【类别】选择性β_2受体激动剂。

【妊娠安全等级】C。

【作用机制】本品为昔萘酸沙美特罗与丙酸氟替卡松组成的复方制剂。沙美特罗是选择性长效β_2肾上腺素受体激动剂，可抑制肺部肥大细胞炎性介质的释放，持久扩张支气管。沙美特罗还具有非支气管扩张剂的药理活性，单剂吸入后能长效抑制人体吸入过敏原后的速发及迟发型超敏反应，降低气道高反应性。丙酸氟替卡松是合成的甾体类皮质激素，吸入给药后可作用于多种炎性细胞和炎性介质，具有肺部抗炎作用，改善哮喘症状并控制症状恶化。

【适应证】用于可逆性气道阻塞性疾病的规律治疗，包括成年人和儿童哮喘。

1. 接受有效维持剂量的长效β受体激动剂和吸入型皮质激素治疗的患者。

2. 接受支气管扩张剂规律治疗但仍然需要吸入型皮质激素的患者。

3. 目前使用吸入型皮质激素治疗但仍有症状的患者。

【禁用与慎用】

1. 对本品及其中任何活性成分或赋形剂有过敏史患者禁用。

2. 对本品中所含乳糖及牛奶过敏患者禁用。

3. 活动性或非活动性肺结核，呼吸道真菌、病毒及其他因素感染患者慎用。

4. 未经治疗的全身性细菌、真菌、病毒或寄生虫感染及眼部单纯疱疹患者慎用。

5. 对拟交感胺类有异常反应的患者慎用。

6. 患有心血管疾病、低血钾倾向、有糖尿病史患者慎用。

【给药途径和剂量】

1. 剂量

（1）成年人，每次1吸，每日2次。

（2）儿童，12岁及12岁以上青少年，每次1吸，每日2次。4岁及4岁以上儿童，每次1吸，每日2次。4岁以下儿童，尚无使用本品的资料。

2. 给药途径　吸入用。

【不良反应】

1. 中枢神经系统　头痛、震颤。

2. 心血管系统　心悸、心动过速、心房颤动、心律失常。

3. 免疫系统　过敏反应（皮肤过敏反应）。

4. 代谢疾病　高血糖。

5. 感染和侵袭　口咽部念珠菌病、肺炎、食管念珠菌感染。

6. 呼吸系统　声音嘶哑、发音困难、咽喉刺激。

7. 骨骼肌系统　肌肉痉挛、关节痛。

8. 其他　焦虑、睡眠障碍、白内障、青光眼等。

【相互作用】

1. 本品与其他含β肾上腺素药物合用时，会产生潜在的累积作用。

2. 酮康唑会导致血浆中沙美特罗的暴露量明显增加，可能引起心电图 QTc 间期延长。

【药动学】沙美特罗在肺局部起作用，血药浓度极低。在健康成年人受试者中，评价了不同吸入装置的丙酸氟替卡松的绝对生物利用度，分别为：丙酸氟替卡松准纳器（Accuhaler/Diskus）为 7.8%，丙酸氟替卡松碟式吸入器（Diskhaler）为 9.0%，丙酸氟替卡松 Evohaler 吸入器为 10.9%；沙美特罗丙酸氟替卡松 Evohaler 吸入器为 5.3%，沙美特罗丙酸氟替卡松准纳器（Accuhaler/Diskus）为 5.5%。系统吸收主要通过肺部，起始时迅速，而后缓慢。丙酸氟替卡松从体循环中被迅速消除，主要被 CYP3A4 代谢为一种无活性的羧酸代谢物。丙酸氟替卡松的肾消除可忽略不计（＜0.2%），并且其代谢物的肾消除量＜5%。

【观察指标】

1. 使用前及使用后定期检测骨密度。

2. 定期检测身高，长期接受吸入性糖皮质激素治疗的儿童患者尤其注意。

3. 定期进行眼科检查。

4. 定期监测肾上腺皮质功能。在应激状态和择期手术期间，需考虑添加系统性糖皮质激素治疗。

【用药宣教】

1. 本品不适用于缓解哮喘急性发作，建议患者随时携带能够快速缓解哮喘急性发作的药物。

2. 为避免哮喘急性发作的风险，不可突然中断本品的治疗，应在医师监测下进行减量治疗。

特布他林

【类别】肾上腺素能类。

【妊娠安全等级】B。

【作用机制】本品可选择性兴奋β_2肾上腺素能受体，具有舒张支气管平滑肌的作用。亦可抑制内源性致痉挛物质的释放及其引起的水肿，提高支气管黏膜纤毛上皮细胞廓清能力，也可松弛子宫平滑肌。

【适应证】用于慢性喘息性支气管炎、支气管哮喘、阻塞性肺气肿及其他伴有支气管痉挛的肺部疾病的治疗。

【禁用与慎用】

1. 对本品及其他肾上腺素受体激动剂过敏者禁用。

2. 糖尿病、未经控制的甲状腺功能亢进患者慎用。

3. 妊娠及哺乳期妇女应慎用。

4. 老年患者慎用。

5. 运动员慎用。

【给药途径和剂量】

1. 剂量

（1）喷雾剂：成年人，每次 0.25～0.5mg（1～2 喷），每日 3～4 次。严重患者每次可增至 1.5mg（6 喷），每日总量不超过 6mg（24 喷）。12 岁以下儿童及小儿用量尚未建立。

（2）片剂：成年人，开始 1～2 周，每次 1.25mg，每日 2～3 次。以后可加至每次 2.5mg，每日 3 次。儿童，按体重每次 0.065mg/kg（但 1 次总量不应超过 1.25mg），每日 3 次。12 岁以下儿童及小儿用量尚未建立。

（3）注射液：成年人，0.5～0.75mg，分 2～3 次给药。或遵医嘱。

（4）口服液：成年人，每次 5～10ml，每日 3 次。 儿童，每次每千克体重 0.065mg（0.20ml），每日 3 次。

2. 给药途径

（1）喷雾吸入。

（2）口服：本品口服液口服后半小时内禁食、水等。

（3）静脉滴注：0.25mg 加入 0.9%氯化钠注射液 100ml 中，以 0.0025mg/min 的速度缓慢静脉滴注。

【配伍禁忌】本品与博来霉素有配伍禁忌。

【不良反应】

1. 中枢神经系统　嗜睡、手抖。

2. 心血管系统　心悸、轻度胸闷。

3. 其他　口干、鼻塞。

【相互作用】

1. 本品与其他肾上腺素受体激动剂同时应用作用增加，但不良反应也增加。

2. 本品与茶碱合用时，可增加舒张支气管平滑肌作用，但不良反应也增加。

3. 本品避免与单胺氧化酶抑制剂、抗抑郁药合用。

【药动学】喷入口内，约 10%从气道吸收，90%咽下经肠壁和肝脏代谢。本品代谢物及原形药均经尿液排泄。口服生物利用度为 15%±6%，约 30 分钟后出现平喘作用。有效血药浓度为 3μg/ml，血浆蛋白结合率约为 25%，2～4 小时作用达高峰，作用可持续 4～7 小时。表观分布容积为(1.4±0.4)L/kg。

【观察指标】监测血清钾的浓度。β_2 受体激动剂可能会引起低钾血症，与类固醇、黄嘌呤衍生物、利尿药合用及缺氧情况下均可能增加低钾血症的发生率。

【用药宣教】如忘记服药应尽快服用，如已接近下次服药时间，只要服用下次用药量即可，不可一次服两次药量。

左沙丁胺醇

【类别】用于阻塞性气道疾病的药物。

【妊娠安全等级】C。

【适应证】用于治疗和预防成年人、青少年、6 岁以上儿童及老年人的可逆性气道阻塞病。

【作用机制】本品激活呼吸道平滑肌上β_2 受体，可使腺苷酸环化酶活化和细胞内环磷腺苷的浓度升高，继而使蛋白激酶 A 活化，从而抑制肌球蛋白磷酸化和降低钙离子浓度，使平滑肌舒张。

【禁用与慎用】

1. 对本品、消旋沙丁胺醇及其他β受体激动剂过敏者和哺乳期妇女、6 岁以下儿童、严重高血压者、冠状动脉供血不足或冠心病患者禁用。

2. 一般高血压患者、青光眼患者、糖尿病患者、嗜铬细胞瘤患者、有动脉瘤病史者、心律失常者、惊厥性疾病患者和特发性主动脉瓣狭窄患者慎用。

【给药途径和剂量】

1. 6～11 岁儿童　给予喷雾吸入每次 0.31mg，每日 3 次，一般常规剂量不超过每次 0.63mg。

2. 成年人和 11 岁以上儿童　起始剂量每次 0.63mg，每日 3 次，间隔 6～8 小时，喷雾吸入。如哮喘严重或 0.63mg 效果不佳，可将剂量调整到每次 1.25mg。使用最高剂量药物时应严密监测不良反应并权衡利弊。如能控制支气管痉挛复发，则可继续使用本品，此时常规用药可使大部分患者获得最佳的治疗效果。如果治疗达不到预期效果应立即咨询医师，因为这通常是哮喘恶化的征兆，需要对治疗进行再评价。

【不良反应】

1. 成年人和 12 岁以上青少年的不良反应包括超敏反应、流感样综合征、意外损伤、疼痛、腰痛、心动过速、偏头痛、消化不良、腿痛性痉挛、头晕、张力过强、神经质、震颤、焦虑、咳嗽加重、病毒感染、鼻炎、鼻窦炎和鼻甲水肿，还可能发生寒战、胸痛、ECG 异常、高血压、低血压、晕厥、腹泻、口咽干燥、消化不良、胃肠炎、恶心、淋巴结病、肌痛、焦虑、手感迟钝、失眠、感觉异常、震颤和眼痒，也可见到哮喘恶化、喘鸣、出汗和呕吐。

2. 6～11 岁儿童发生的不良反应包括腹痛、意外损伤、无力、发热、头痛、疼痛、病毒感染、腹泻、淋巴结病、肌痛、哮喘、咽炎、鼻炎、湿疹、皮疹、荨麻疹和中耳炎。

3. 还可能发生过敏反应（包括超敏反应）、血管神经性水肿、心律失常（包括心房纤维颤动、心动过速、室上性心动过速和期外收缩）、哮喘、胸痛、咳嗽加重、呼吸困难、皮疹、荨麻疹和震颤。

【相互作用】

1. β受体阻滞剂不仅阻断β受体激动剂（如本品）的肺部作用，而且可使哮喘患者产生严重的支气管痉挛。因此，在一般情况下哮喘患者不能使用β受体阻滞剂。但在某些情况下，如心肌梗死后有必要使用β受体阻滞剂，应考虑谨慎使用具有心脏选择性的β受体阻滞剂。

2. 使用非保钾利尿药（如袢利尿药或噻嗪类利尿药）可使 ECG 改变和（或）发生低钾血症，此时如使用β受体激动剂，尤其是过量使用，可使情况急剧恶化。尽管其临床意义尚不得而知，但β受体激动剂与非保钾利尿药合用时应特别小心。

3. 已经使用地高辛 10 日，如单次静脉注射或口服消旋沙丁胺醇后，血清中地高辛的浓度分别平均下降 16%和 22%。患有呼吸道阻塞性疾病的患者长期使用本品和地高辛，发生改变的程度和临床意义尚不清楚，因此，对于接受这两种药物的患者应仔细进行血清地高辛浓度评估。

4. 由于本品的心血管作用，不可合用 MAOI 或三环类抗抑郁药，如必须使用本品，应停用这两类药物 2 周后才可使用。

5. 合用甲基多巴可能发生急性低血压反应。

6. 本品与磺胺类药物合用，可能使后者的血药浓度降低。

【药动学】

1. 在给予本品单剂量 1.25mg 和累积剂量 5mg，

以及消旋硫酸沙丁胺醇单剂量 2.5mg 和累积剂量 10mg 后，所研究的 4 种剂量的 *R*-沙丁胺醇药动学参数如下：

（1）C_{max} 分别为（11.0±0.45）、（0.8±0.41）、（4.5±2.20）和（4.2±1.51）ng/ml。

（2）T_{max} 分别为 0.2（0.17±0.37）、0.2（0.17±1.50）、0.2（0.18±1.25）和 0.2（0.28±1.00）小时。

（3）AUC 分别为（3.3±1.58）、（1.7±0.99）、（17.4±8.56）和（16.0±7.12）（ng·h）/ml。

（4）$T_{1/2}$ 分别为（3.3±2.48）、（1.5±0.61）、（4.0±0.15）和（4.1±0.97）小时。

2. 6～11 岁儿童在吸入本品 0.63mg 后，*R*-沙丁胺醇的 AUC 和 C_{max} 与吸入消旋硫酸沙丁胺醇 1.25mg 后的 AUC 和 C_{max} 相当。给儿童与成年人吸入相同的剂量（0.63mg），儿童体内 *R*-沙丁胺醇的 C_{max} 与成年人接近（0.52ng/ml *vs* 0.56ng/ml），但 AUC 是成年人的 1.5 倍[2.55（ng·h）/ml *vs* 1.65（ng·h）/ml]，这说明 6～11 岁儿童使用较低的药量时，其效果与成年人相似。

【观察指标】监测心率和血压。

【用药宣教】本品的作用可持续 8 小时，使用频率不应大于推荐的次数，在没有征得医师同意时，不能增加使用剂量和次数。如果发现使用本品的治疗效果降低、症状加重和（或）需要更频繁地使用时，应立即寻求其他药物治疗。

乌美溴铵维兰特罗

【类别】支气管扩张剂。

【作用机制】本品为乌美溴铵与维兰特罗组成的复方制剂。乌美溴铵是长效毒蕈碱受体拮抗剂，主要通过竞争性抑制乙酰胆碱与呼吸道平滑肌上 M_3 型毒蕈碱受体的结合而发挥支气管扩张作用。维兰特罗是选择性长效β_2肾上腺素受体激动剂，对细胞内腺苷酸环化酶有活化作用，该酶可催化 ATP 转化为环状-3′, 5′-磷酸腺苷（cAMP）从而升高 cAMP 水平，松弛支气管平滑肌并抑制细胞（尤其是肥大细胞）释放速发型超敏反应介质。

【适应证】本品具有长效支气管扩张作用，适用于慢性阻塞性肺疾病（COPD）的长期维持治疗，每日 1 次用于缓解 COPD 患者的症状。

【禁用与慎用】

1. 对本品中活性成分或任一辅料过敏的患者禁用。

2. 儿童禁用。

3. 严重乳蛋白过敏患者禁用。

4. 哮喘患者禁用。

5. 对拟交感胺类药反应敏感者慎用。

6. 重度肝功能不全者慎用。

7. 心血管疾病（尤其是冠状动脉功能不全、心律失常、高血压）患者慎用。

8. 惊厥性疾病患者慎用。

9. 甲状腺功能亢进患者慎用。

10. 闭角型青光眼患者慎用。

11. 尿潴留患者慎用。

【给药途径和剂量】经口吸入，推荐剂量为每次 62.5μg/25μg（乌美铵/维兰特罗），每日 1 次。最大日剂量为 62.5μg/25μg（乌美铵/维兰特罗）。

【不良反应】

1. *心血管系统*　室上性心动过速、心室自主节律、心动过速、心悸、心房颤动、室性期外收缩、室上性期外收缩、心肌梗死。

2. *代谢/内分泌系统*　糖尿病。

3. *呼吸系统*　鼻咽炎、上呼吸道感染、口咽疼痛、支气管痉挛（包括矛盾性支气管痉挛）、咽炎、鼻窦炎、下呼吸道感染、咳嗽（包括排痰性咳嗽）、病毒性呼吸道感染。

4. *肌肉骨骼系统*　四肢疼痛、肌肉痉挛、颈痛、背痛、关节痛。

5. *泌尿生殖系统*　排尿困难、膀胱出口梗阻、尿潴留、尿路感染。

6. *免疫系统*　过敏反应（速发型过敏反应、血管神经性水肿、荨麻疹）。

7. *神经系统*　震颤、头痛、眩晕，上市后还有发音障碍的报道。

8. *消化系统*　味觉障碍、便秘、腹泻、口干、消化不良、腹痛、胃食管反流病、呕吐、恶心、牙痛。

9. *皮肤*　皮疹、瘙痒。

10. *眼*　视物模糊、青光眼、眼压升高、结膜炎。

11. *其他*　胸痛（包括胸膜痛、肌肉骨骼性胸痛），胸部不适、虚弱，上市后有焦虑的报道。

【相互作用】

1. 与其他含有长效β受体激动剂药物（如沙美特罗、福莫特罗、阿福特罗、茚达特罗）合用，可能导致用药过量。

2. 与其他抗胆碱能药合用，可增加抗胆碱能反应。

3. 与强效 CYP3A4 抑制药（如酮康唑、利托那韦、克拉霉素、考尼伐坦、茚地那韦、伊曲康唑、洛匹那韦、萘法唑酮、奈非那韦、沙奎那韦、泰利霉素、醋竹桃霉素、伏立康唑）合用，可增加维兰特罗的全身暴露量，可能增加心血管不良反应。

4. 与单胺氧化酶抑制药、三环类抗抑郁药及其他可延长 QT 间期的药物合用，可增强肾上腺素激动药对心血管系统的作用，延长 QT 间期的药物可增加发生室性心律失常的风险。

5. 与非保钾利尿药（如髓袢利尿药、噻嗪类利尿药）合用，可能导致心电图改变和（或）低钾血症。

6. 与β肾上腺素受体阻断药合用，可抑制维兰特罗对肺部的作用，且可能导致 COPD 患者出现严重支气管痉挛。

【药动学】吸入途径联合使用乌美溴铵和维兰特罗时，各组分的药动学与各活性物质单独给药时观察到的药动学相似。

【观察指标】监测肺功能[包括第 1 秒用力呼气容积（FEV_1）、呼吸峰流速]、血压、心率。

【用药宣教】

1. 本品不应用于缓解急性症状（如支气管痉挛的急性发作），出现急性症状时应给予吸入型短效β_2肾上腺素受体激动药治疗。

2. COPD 迅速恶化或出现可危及生命时不应使用本品。

3. 定期（如每日 4 次）使用口服或吸入型短效β_2肾上腺素受体激动药的患者，如开始使用本品，应停用之前使用的药物（仅在需要缓解急性呼吸系统症状时方可使用）。

4. 停用本品后可能导致病情恶化，不可擅自停药。

茚达特罗格隆溴铵

【类别】支气管扩张剂。

【作用机制】茚达特罗为长效β受体激动剂，经吸入给药作为支气管扩张剂主要作用于肺部。其药理作用包括激活细胞内腺苷环化酶，该酶可催化三磷酸腺苷（ATP）转化为环-3′, 5′-一磷酸腺苷（环磷酸腺苷），环磷酸腺苷（cAMP）水平升高引起支气管平滑肌松弛。格隆溴铵为长效乙酰胆碱受体拮抗药（LAMA），对人体乙酰胆碱能 M_3 受体的选择性高于 M_2 受体 4 倍，可特异性结合并抑制支气管平滑肌分布的 M_3 型乙酰胆碱受体，从而扩张气道。

【适应证】用于慢性阻塞性肺疾病（COPD）（包括慢性支气管炎、肺气肿）患者的维持性支气管扩张治疗，以缓解症状。

【禁用与慎用】

1. 对本品及本品中任一成分过敏者禁用。

2. 遗传性半乳糖不耐受症、Lapp 乳糖酶缺乏症或葡萄糖-半乳糖吸收障碍患者禁用。

3. 重度肝功能损害、闭角型青光眼、尿潴留、惊厥性疾病、甲状腺功能亢进患者慎用。

4. 心血管疾病（冠心病、急性心肌梗死、心律失常、高血压、不稳定性缺血性心脏病、左心室衰竭、有心肌梗死史）患者慎用。

5. 对β_2肾上腺素受体激动药异常敏感的患者慎用。

6. 有长 QT 间期综合征史、已知或疑似 QT 间期延长或正使用可影响 QT 间期药物的患者慎用。

7. 儿童慎用。

【给药途径和剂量】口腔吸入，推荐剂量为每次 110μg/50μg（茚达特罗/格隆溴铵），每日 1 次。不推荐增加本品剂量或给药频率。

【不良反应】

1. 心血管系统　高血压、心房颤动、心悸、心动过速、缺血性心脏病。

2. 代谢/内分泌系统　高血糖症。

3. 呼吸系统　鼻咽炎、呼吸道感染、肺炎、鼻炎、支气管痉挛、咳嗽。上市后还有发音障碍的报道。

4. 肌肉骨骼系统　背痛。

5. 泌尿生殖系统　膀胱梗阻、尿潴留。

6. 免疫系统　超敏反应。上市后还有血管神经性水肿的报道。

7. 神经系统　失眠、头晕、头痛。

8. 消化系统　口咽痛、消化不良、胃肠炎、腹泻、胃食管反流病。

9. 皮肤　皮疹、皮肤瘙痒。

10. 眼　青光眼。

11. 其他　胸痛、疲乏、外周水肿、发热。

【相互作用】

1. β受体阻滞剂：对β_2肾上腺素能激动剂具有减弱或拮抗作用，因此，本品不应与β肾上腺素能阻滞剂（包括滴眼液）合用，除非有必须应用的理由。如果需要，可首选心血管选择性β肾上腺素能阻滞剂，但应慎用。

2. 不推荐本品与其他含抗胆碱能药物合并

应用。

3. 与其他拟交感神经药物（单独应用或作为复方制剂的一部分）合用，可能具有增加茚达特罗的不良事件的潜在风险。

4. 与甲基化黄嘌呤衍生物、甾体类或非保钾利尿剂合用，可能增加β_2受体激动剂的潜在低血钾作用。

5. 与单胺氧化酶抑制剂、三环抗抑郁药物或已知可延长 QT 间期药物合用，可能增强对 QT 间期的效应，已知延长 QT 间期的药物可能增加室性心律失常的风险。

【药动学】口腔吸入本品后，茚达特罗和格隆溴铵迅速达血药峰浓度，达峰时间中值分别约为 15 分钟和 5 分钟。口腔吸入本品后，茚达特罗的稳态全身暴露量与茚达特罗单一制剂吸入给药后的全身暴露量相似或略低；格隆溴铵的稳态全身暴露量与格隆溴铵单一制剂吸入给药后的全身暴露量相似。口腔吸入本品后，估计茚达特罗的平均绝对生物利用度为 47%～66%，格隆溴铵的绝对生物利用度为 40%。

【观察指标】

1. 定期进行肺功能检查[包括第 1 秒用力呼气容积（FEV_1）、用力肺活量（FVC）]。

2. 定期监测血钾、血压、心率。

3. 开始本品治疗后，应密切监测糖尿病患者的血糖。

【用药宣教】

1. 推荐于每日相同时间吸入本品，若漏用 1 剂，应尽快于当日补吸。不得在一天内药超过 1 次剂量。

2. 本品不得用于治疗哮喘，亦不适用于治疗支气管痉挛急性发作。

3. 本品不得用于 COPD 急性恶化或潜在危及生命的 COPD 发作。

4. 正定期使用短效β_2受体激动药的患者，开始使用本品时，除需缓解急性呼吸系统症状外，应停止使用短效β_2肾上腺素受体激动药。

二、治疗阻塞性气道疾病的其他吸入药物

异丙托溴铵

【类别】抗胆碱药。

【妊娠安全等级】B。

【作用机制】本品是一种具有抗胆碱能特性的季铵化合物，通过拮抗迷走神经释放的递质乙酰胆碱而抑制迷走神经的反射。抗胆碱能药物可阻止乙酰胆碱和支气管平滑肌上的毒蕈碱受体相互作用引起的细胞内Ca^{2+}浓度增高。吸入异丙托溴铵的支气管扩张作用主要是肺局部作用而非全身性作用。

【适应证】用于肺气肿、慢性支气管炎、哮喘等慢性阻塞性肺疾病引起的支气管痉挛的维持治疗。

【禁用与慎用】

1. 对阿托品或其衍生物或对本品中其他任何成分过敏者禁用。

2. 尿道阻塞患者慎用。

3. 哺乳期妇女慎用。

4. 有闭角型青光眼倾向的患者慎用。

【给药途径和剂量】

1. 剂量

（1）维持治疗：成年人，雾化吸入。每次 2ml，每日 3～4 次。儿童，12 岁以上青少年：雾化吸入，每次 2ml，每日 3～4 次。

（2）急性发作治疗：成年人，每次 2ml，患者病情稳定前可重复给药。儿童，12 岁以上青少年：每次 2ml，患者病情稳定前可重复给药。

2. 给药途径　雾化吸入。

注意事项：成年人及 12 岁以上儿童日剂量超过 2mg 无水异丙托溴铵时，应在医疗监护下给药。

【不良反应】

1. 中枢神经系统　头痛、头晕。

2. 心血管系统　心悸、室上性心动过速、心房颤动、心率加快。

3. 消化系统　恶心、呕吐、口干、胃肠动力障碍、便秘、腹泻、口腔炎、口腔水肿。

4. 呼吸系统　咽喉刺激、咳嗽、咽水肿、喉痉挛、矛盾性支气管痉挛、咽喉干渴。

5. 皮肤　皮疹、瘙痒、荨麻疹、血管神经性水肿。

6. 泌尿系统　尿潴留。

7. 眼　眼痛、视物模糊、青光眼、眼内压升高、瞳孔散大、结膜充血、视觉晕轮、角膜水肿。

8. 免疫系统　超敏反应、过敏反应。

【相互作用】

1. 本品不宜与其他抗胆碱能药物长期合并用药。

2. 本品与β受体激动剂、黄嘌呤类合用时，可增强支气管扩张作用。

【药动学】本品的治疗作用是通过局部作用产

生的。故支气管扩张的时间曲线与全身药动学并不完全一致。吸入药物后吸入剂量的 10%～30%通常沉积在肺内，沉积在肺内的部分可迅速进入循环系统。剂量的大部分被吞咽并经胃肠道排泄。

【用药宣教】

1. 避免药液或气雾进入眼睛。

2. 有青光眼倾向的患者注意保护眼睛。

复方异丙托溴铵

【类别】抗胆碱药。

【妊娠安全等级】B。

【作用机制】本品是异丙托溴铵和硫酸沙丁胺醇组成的复方制剂。异丙托溴铵是一种具有抗胆碱能特性的季铵化合物。非临床研究表明，其可通过拮抗迷走神经释放递质乙酰胆碱而抑制迷走神经反射。抗胆碱能药物可阻止乙酰胆碱和支气管平滑肌上的毒蕈碱性受体相互作用引起的细胞内 Ca^{2+} 浓度增高。吸入异丙托溴铵有肺局部支气管扩张作用而非全身性作用。硫酸沙丁胺醇是选择性β_2肾上腺素受体激动剂，作用为舒张主气管至终末细支气管呼吸道平滑肌，并拮抗支气管收缩。异丙托溴铵和硫酸沙丁胺醇联合作用于肺部的毒蕈碱和β_2肾上腺素受体，产生支气管扩张作用，疗效优于单药。

【适应证】用于需要多种支气管扩张剂联合应用的患者，亦可用于治疗气道阻塞性疾病有关的可逆性支气管痉挛。

【禁用与慎用】

1. 对本品或对本品任何其他成分过敏者禁用。

2. 梗阻性肥厚型心肌病、快速性心律失常患者禁用。

3. 对阿托品或其衍生物过敏患者禁用。

4. 肝、肾功能不全患者慎用。

5. 酮症酸中毒、先前存在惊厥性疾病的患者慎用。

【给药途径和剂量】

1. 急性发作期　成年人，雾化吸入，每次 2.5ml，对于严重病例 2.5ml 治疗剂量不能缓解症状时，可使用 5ml 药物进行治疗。

2. 维持治疗期　成年人，每次 2.5ml，每日 3～4 次。

3. 由于缺少儿童用药资料，故本品不适用于小儿患者。

【配伍禁忌】尚不明确。

【不良反应】

1. 中枢神经系统　头痛、头晕、震颤。

2. 心血管系统　心悸、心动过速、心律失常、心房颤动、心肌缺血。

3. 呼吸系统　咳嗽、发声困难、支气管痉挛、矛盾性支气管痉挛、喉痉挛、咽干、咽部水肿。

4. 免疫系统　速发型过敏反应、超敏反应。

5. 消化系统　恶心、呕吐、口干、咽喉刺激、胃肠动力障碍、腹泻、便秘、口腔水肿、口腔炎。

6. 皮肤　皮肤反应、瘙痒、荨麻疹、皮疹、血管神经性水肿、多汗。

7. 代谢　低血钾。

8. 骨骼肌系统　肌肉痉挛、肌肉无力、肌痛。

9. 泌尿系统　尿潴留。

10. 其他　眼痛、青光眼、结膜充血、瞳孔散大、眼内压升高、调节障碍、角膜水肿、视物模糊、视觉晕轮。

【相互作用】

1. 本品与其他抗胆碱能药物不宜长期合并使用。

2. 本品与黄嘌呤衍生物、抗胆碱能类及其他β肾上腺素能类合用可增加本品的不良反应。

3. 本品与地高辛联用时需谨慎。

4. 吸入卤代烃类麻醉剂（三氯乙烯、卤烷、安氟醚）可增加β受体激动剂对心血管作用的易感性。

【药动学】异丙托溴铵和硫酸沙丁胺醇的联合治疗作用是通过气道的局部作用产生的。吸入后，通常吸入剂量的 10%～39%沉积在肺内，而其余的递送剂量残留于喷嘴、口腔和上呼吸道。沉积在肺内的部分迅速进入循环系统。残留在口咽部的有效成分逐渐被吞咽并经胃肠道排泄。

【观察指标】定期监测患者血钾情况。

【用药宣教】同“异丙托溴铵”。

噻托溴铵

【类别】抗胆碱药。

【妊娠安全等级】B。

【作用机制】本品对 5 种胆碱受体（M_1～M_5）具有相似的亲和性。通过与平滑肌上 M_3 受体结合，产生对支气管平滑肌的扩张作用。这种作用具有竞争性和可逆性。

【适应证】用于慢性阻塞性肺疾病（COPD）的维持治疗，包括慢性支气管炎和肺气肿，伴随性呼吸困难的维持治疗及急性发作的预防。

【禁用与慎用】

1. 对噻托溴铵及阿托品或其衍生物过敏患者禁用。

2. 对甘氨酸乳糖过敏者禁用本药粉雾剂。

3. 闭角型青光眼、尿潴留患者慎用。

【给药途径和剂量】

1. 成年人　吸入用，每次1粒，每日1次，胶囊不得吞服。

2. 儿童　小于18岁的患者不推荐使用本品。

【不良反应】

1. 中枢神经系统　困倦、步态不稳、无力、动作笨拙、感觉异常、震颤、抽搐、周围神经炎。

2. 特殊感觉　高频听力丧失、彻底丧失听力、耳鸣、耳中嗡嗡或铃声、头晕、共济失调。

3. 消化系统　恶心、呕吐、肝毒性。

4. 代谢　低血钾、低血镁。

5. 皮肤　皮疹、瘙痒、荨麻疹。

6. 泌尿生殖系统　少尿、尿频、血尿、肾小管坏死。

7. 其他　二重感染。

【相互作用】本品与其他抗胆碱能药物合并使用可能产生叠加效应。

【药动学】噻托溴铵为非手性四价胺化合物，少量溶于水，一般以干粉吸入给药。采用吸入途径给药时大部分药物沉积在胃肠道，只有少量药物到达靶器官肺。本品与血浆蛋白结合率达72%，分布容积为32L/kg。肺的局部浓度未知，但给药方式提示肺部实际药物浓度较高。噻托溴铵的生物转化程度非常低。在COPD患者中，有效半衰期为27～45小时。静脉注射后主要以原形药的形式经尿液排泄（74%），吸入干粉后有7%（1.3μg）的原形药物超过24小时经尿排出。其余药物主要分布在肠道内未被吸收，经粪便排出。

【用药宣教】避免药物粉末进入眼内，可能引发或加重闭角型青光眼。

格隆溴铵福莫特罗

【类别】用于阻塞性气道疾病的药物。

【妊娠安全等级】C。

【适应证】用于慢性阻塞性肺疾病（COPD）患者的维持治疗，包括慢性支气管炎和（或）肺气肿。

【作用机制】本品为季铵类抗胆碱能药物格隆溴铵与β_2受体激动剂福莫特罗的复方制剂。

【禁用与慎用】

1. 对本品成分过敏者禁用。

2. 哮喘患者禁用。

3. 肝功能不全者、严重肾功能不全者慎用。

4. 动物实验显示本品活性成分可经乳汁分泌，尚未明确本品是否可经人乳汁分泌，哺乳期妇女使用时应权衡利弊。

5. 儿童用药的安全性及有效性尚未明确。

【给药途径和剂量】经口吸入给药，每次2吸，每日2次。

【不良反应】

1. 严重不良反应包括矛盾性支气管痉挛、过敏反应、青光眼恶化、尿潴留恶化。

2. 常见咳嗽、尿路感染，少见关节痛、胸痛、牙脓肿、肌肉痉挛、头痛、口咽痛、呕吐、四肢疼痛、头晕、焦虑、口干、跌倒、流感、疲劳、急性鼻窦炎和挫伤。

【相互作用】

1. 谨慎与其他抗胆碱药物合用，合用会导致抗胆碱作用增强。

2. 与黄嘌呤衍生物、皮质激素或非保钾利尿药合用可能会导致低血钾风险增加。

3. 采用单胺氧化酶抑制剂或三环类抗抑郁药或其他已知可延长QTc间期的药物治疗的患者使用本品应极其谨慎，因为这些药物可能会增强肾上腺素能激动剂对心血管系统的作用。与延长QTc间期的药物合用可能增加室性心律失常的风险。

4. β受体阻滞剂不仅会阻断β_2受体激动剂的治疗效果，而且可能在COPD患者中产生严重的支气管痉挛。因此，COPD患者通常不应使用β受体阻滞剂治疗。然而，在某些情况下，如作为心肌梗死后的预防措施，COPD患者除了使用β受体阻滞剂外，可能没有可接受的替代方案。在这种情况下，可以考虑使用心脏选择性β受体阻滞剂，但应谨慎使用。

【药动学】COPD患者吸入本品后，格隆溴铵5分钟达血药浓度峰值，福莫特罗20～60分钟达血药浓度峰值。重复给药2～3日，两药达到稳态，格隆溴铵和福莫特罗暴露量分别约为第一次给药后的2.3倍和1.5倍。格隆溴铵中央室和周边室分布容积分别为951L和2019L，福莫特罗中央室和周边室分布容积分别为948L和434L。福莫特罗的血浆蛋白结合率为46%～58%。格隆溴铵很少在体内代谢，福莫特罗主要通过直接葡萄糖醛酸化和*O*-去甲基化，与非活性代谢产物结合代谢。其他代谢途径包括去甲酰化和与硫酸盐结合。CYP2D6和CYP2C主要负责*O*-去甲基化。静脉注射0.2mg放射性标记的格隆溴铵后，85%的剂量在给药48小时后随尿液排泄。福莫特罗的终末消除半衰期为11.8小时。口服和静脉途径同时给药放射性标记的福莫特罗后，62%的给药剂量随尿排出，24%随粪便排出，终末消除半衰期为11.8小时。

【观察指标】 定期检查血钾，如出现低血钾，应适当补钾。

【用药宣教】

1. 本品不适用于哮喘急性发作的治疗。

2. COPD可在数小时内急性恶化，也可能经数天缓慢恶化，如果本品不能控制症状,吸入短效β_2受体激动剂的效果越来越差，患者吸入的需求量增大，这可能就是疾病恶化的征象，须立即重新评价COPD的治疗方案，切不可增大本品剂量。

氟替美维

【类别】 用于阻塞性气道疾病的药物。

【适应证】 用于慢性阻塞性肺疾病（COPD）患者的维持治疗。

【作用机制】 本品为糖皮质激素糠酸氟替卡松、长效抗胆碱能药物乌美溴铵和长效β_2受体激动剂三苯乙酸维兰特罗的复方制剂。

【禁用与慎用】

1. 对本品中活性成分或任一辅料过敏的患者禁用。

2. 对乳蛋白重度过敏的患者禁用。

3. 本品含有乳糖。存在半乳糖不耐受、拉普乳糖酶缺乏或葡萄糖-半乳糖吸收不良等罕见遗传性疾病的患者不应使用本品。

4. 闭角型青光眼或尿潴留的患者慎用。

5. 慎用于有惊厥性疾病或甲状腺功能亢进的患者，以及对长效β_2受体激动剂发生异常反应的患者。

6. 对肺结核患者或存在慢性或未控制感染的患者谨慎使用本品。

7. 只有当对母亲的预期获益超过对胎儿的潜在危险时，才能考虑对孕妇使用本品。

8. 儿童用药的安全性及有效性尚未明确。

【给药途径和剂量】 经口吸入给药，每次1吸，每日1次。

【不良反应】

1. 严重不良反应包括矛盾性支气管痉挛、过敏反应、青光眼恶化、尿潴留恶化。

2. 常见咳嗽、尿路感染，少见关节痛、胸痛、牙脓肿、肌肉痉挛、头痛、口咽痛、呕吐、四肢疼痛、头晕、焦虑、口干、跌倒、流感、疲劳、急性鼻窦炎和挫伤。

【相互作用】

1. 谨慎与其他抗胆碱药物合用，合用会导致抗胆碱作用增强。

2. 与黄嘌呤衍生物、皮质激素或非保钾利尿药合用可能会导致低血钾风险增加。

3. 采用单胺氧化酶抑制剂或三环类抗抑郁药或其他已知可延长QTc间期的药物治疗的患者使用本品应极其谨慎，因为这些药物可能会增强肾上腺素能激动剂对心血管系统的作用。与延长QTc间期的药物合用可能增加室性心律失常的风险。

4. β受体阻滞剂不仅阻断β_2受体激动剂的治疗效果，而且可能在COPD患者中导致严重的支气管痉挛。因此，COPD患者通常不应使用β受体阻滞剂治疗。然而，在某些情况下，如作为心肌梗死后的预防措施，COPD患者除了使用β受体阻滞剂外，可能没有可接受的替代方案。在这种情况下，可以考虑使用心脏选择性β受体阻滞剂，但应谨慎使用。

【药动学】 在健康受试者吸入本品后，氟替卡松达到C_{max}的时间为15分钟，乌美溴铵为5分钟，维兰特罗为7分钟。氟替卡松的绝对生物利用度为15.2%，乌美溴铵为13%，维兰特罗为27%，主要由吸入肺部的部分被吸收所致，而经口吞咽的部分可忽略不计。在重复吸入本品后，氟替卡松在6日内达到稳态，蓄积率高达1.6倍。乌美溴铵在7～10日达到稳态，蓄积率为1.5～2倍。维兰特罗在6日天内达到稳态，蓄积率为1.5倍。氟替卡松分布容积为661L，乌美溴铵分布容积为86L，维兰特罗分布容积为165L。三药的血浆蛋白结合率分别为>99.6%、89%和94%。氟替卡松、维兰特罗主要由CYP3A4代谢，乌美溴铵主要由CYP2D6代谢，三者均为P-gp的底物。吸入给药后氟替卡松表观血浆消除半衰期平均为24小时。静脉给药后，平均消除半衰期为15.1小时。静脉给药后的血浆清除率为65.4L/h。经尿排泄量约占静脉给药剂量的2%。口服给药后，糠酸氟替卡松在人体中主要经由代谢消除，代谢物几乎全部在粪便中被排出，<1%的剂量随尿排除。吸入给药10日后，乌美溴铵血浆消除半衰期平均为19小时，3%～4%的给药剂量以原药随尿液排泄。静脉给药后乌美溴铵的血浆清除率为151L/h。约58%的给药剂量随粪便排泄，约22%随尿液排泄。吸入给药10日后，维兰特罗血浆消除半衰期平均为11小时。静脉给药后维兰特罗的血浆清除率为108L/h，70%的给药剂量随尿排泄，30%

随粪便排泄。

【观察指标】

1. 定期检查血钾，如出现低血钾，应适当补钾。

2. 在开始使用本品前对骨密度进行评价，随后定期评价。如果已经发生骨密度显著下降，而患者仍需本品治疗，则应强烈考虑使用治疗或预防骨质疏松的药物。

【用药宣教】

1. 本品不用于哮喘急性发作的治疗。

2. COPD 可在数小时内急性恶化，也可能经数天缓慢恶化。如果本品不能控制症状，吸入短效β_2受体激动剂的效果越来越差，患者吸入的需求量增大，这可能就是疾病恶化的征象，须立即重新评价 COPD 的治疗方案，切不可增大本品剂量。

3. 建议患者在吸入本品后用清水漱口，但不要将水咽下，以便减少发生口咽部念珠菌病的风险。

布地格福

【类别】用于阻塞性气道疾病的药物。

【适应证】用于慢性阻塞性肺疾病（COPD）患者的维持治疗。

【作用机制】本品为糖皮质激素布地奈德、长效抗胆碱能药物乌美溴铵和长效β_2受体激动剂三苯乙酸维兰特罗的复方制剂。

【禁用与慎用】

1. 对本品中活性成分或任一辅料过敏的患者禁用。

2. 严重肝肾功能不全者慎用。

3. 闭角型青光眼或尿潴留的患者应慎用。

4. 慎用于有惊厥性疾病或甲状腺功能亢进的患者，以及对长效β_2受体激动剂发生异常反应的患者。

5. 对肺结核患者或存在慢性或未控制感染的患者谨慎使用本品。

6. 只有当对母亲的预期获益超过对胎儿的潜在危险时，才能考虑对孕妇使用本品。

7. 儿童用药的安全性及有效性尚未明确。

【给药途径和剂量】经口吸入给药，每次 2 吸，每日 2 次。

【不良反应】

1. 常见口腔念珠菌病、心悸、发音困难、咳嗽、恶心、肌痉挛。

2. 少见过敏反应、血糖升高、焦虑、失眠、抑郁、激越、躁动、紧张、头痛、震颤、头晕、心绞痛、心律失常、咽喉刺激感、支气管痉挛、口干、胸痛、尿潴留。

【相互作用】

1. 谨慎与其他抗胆碱药物合用，合用会导致抗胆碱作用增强。

2. 与黄嘌呤衍生物、皮质激素或非保钾利尿药合用可能会导致低血钾风险增加。

3. 采用单胺氧化酶抑制剂或三环类抗抑郁药或其他已知可延长 QTc 间期的药物治疗的患者使用本品应极其谨慎，因为这些药物可能会增强肾上腺素能激动剂对心血管系统的作用。与延长 QTc 间期的药物合用可能增加室性心律失常的风险。

4. β受体阻滞剂不仅阻断β_2受体激动剂的治疗效果，而且可能在 COPD 患者中导致严重的支气管痉挛。因此，COPD 患者通常不应使用β受体阻滞剂治疗。然而，在某些情况下，如作为心肌梗死后的预防措施，COPD 患者除了使用β受体阻滞剂外，可能没有可接受的替代方案。在这种情况下，可以考虑使用心脏选择性β受体阻滞剂，但应谨慎使用。

5. 布地奈德主要通过 CYP3A4 代谢，与 CYP3A 抑制剂（如伊曲康唑、酮康唑、HIV 蛋白酶抑制剂和含可比司他制剂）合用有可能会增加全身性不良反应的风险。

【药动学】COPD 受试者吸入本品后，布地奈德在 20～40 分钟达血药峰值。在重复给予本品后约 1 日内达到稳态，暴露量约是首剂量给药后的 1.3 倍。布地奈德表观分布容积为 1200L，血浆蛋白结合率约为 90%。布地奈德在肝脏首过代谢，主要代谢产物 6β-羟基布地奈德和 16α-羟基泼尼松龙的糖皮质激素活性不足布地奈德的 1%。其余两药的药动学参见格隆溴铵和福莫特罗。

【观察指标】

1.定期检查血钾，如出现低血钾，应适当补钾。

2.在开始使用本品前对骨密度进行评价，随后定期评价。如果已经发生骨密度显著下降，而患者仍需本品治疗，则应强烈考虑使用治疗或预防骨质疏松的药物。

【用药宣教】同“氟替美维”。

三、全身用肾上腺素类药

班布特罗

【类别】平喘药。

【妊娠安全等级】B。

【作用机制】本品在体内可转化为特布他林。特布他林是一种肾上腺素能受体激动剂，选择性激动β_2受体，可舒张支气管平滑肌，改善通气功能，对运动诱发的哮喘和过敏性哮喘均有良好的预防和抑制发作的作用。同时，特布他林能抑制内源性致痉物质的释放及内源性介质引起的支气管黏膜水肿，降低血清总 IgE，抑制变态反应。此外，特布他林可提高支气管黏膜纤毛廓清力，也可舒张子宫平滑肌。

【适应证】用于支气管哮喘、阻塞性肺气肿、慢性喘息性支气管炎及其他伴有支气管痉挛的肺部疾病的治疗。

【禁用与慎用】

1. 对本品过敏者禁用。
2. 对特布他林、拟交感胺类药物过敏者禁用。
3. 心血管疾病、高血压、糖尿病、遗传性假性胆碱酯酶异常、肝功能损害、甲状腺功能亢进及有癫痫史患者慎用。

【给药途径和剂量】口服，每晚睡前口服 1 次，剂量应个体化。

1. 成年人　初始剂量为 10mg，根据临床效果用药，1～2 周后可增加到 20mg。对口服β_2受体激动剂耐受性良好的患者，推荐起始剂量为 20mg。肾功能不全（GFR≤50ml/min）的患者，推荐初始剂量为 5mg。根据临床效果，在用药 1～2 周后可增加到 10mg。
2. 儿童　2 岁以下儿童的剂量尚未确定。2～5 岁亚洲儿童，推荐初始剂量为每次 5mg，每日 1 次。6～12 岁亚洲儿童，每次 10mg，每日 1 次，且不建议亚洲儿童使用剂量超过每次 10mg。

【不良反应】

1. 中枢神经系统　头痛、震颤、睡眠障碍、行为障碍等。
2. 心血管系统　心悸、心律失常等。
3. 胃肠道　恶心。
4. 皮肤　皮疹、荨麻疹。
5. 其他　持续肌肉痉挛。

【相互作用】

1. 本品与其他拟交感胺类药合用时，作用加强，毒性增加。
2. 本品不宜与肾上腺素能受体阻滞剂合用。
3. 本品可部分抑制血浆胆碱酯酶，从而延长氯琥珀胆碱（琥珀胆碱）的肌松作用。这种抑制作用是剂量依赖的，停用班布特罗后能完全翻转该作用。与其他由胆碱酯酶代谢的肌松药合用时也会有这种相互作用。
4. β_2受体激动剂治疗可能会引起低钾血症，与黄嘌呤衍生物、类固醇和利尿药同时使用时会加重这种作用。

【药动学】口服后，约口服剂量的 20%被吸收，同时摄入食物不影响其吸收。本品吸收后被缓慢代谢成有活性的特布他林。口服本品后，约 7 小时可以达到活性代谢物特布他林的最大血药浓度，半衰期约为 17 小时。在成年人，吸收量的 10%转变成特布他林。儿童特布他林的清除率低于成年人，但同时班布特罗转化成特布他林的量也较低。班布特罗及其代谢产物，主要由肾脏排出。

【观察指标】

1. 同时患有糖尿病的患者，用药时定期监测血糖。
2. 定期监测患者血钾情况，尤以急性严重哮喘发作的患者需特别注意。

【用药宣教】规律服药，如忘记服药，应立即服药。但若已接近下次服药时间，则直接服用下次剂量即可，切勿一次或短期间服用两次剂量。

丙卡特罗

【类别】选择性β_2受体激动剂。

【作用机制】本品为β_2受体激动剂，对支气管平滑肌的β_2肾上腺素受体有较高的选择性，从而起到舒张支气管平滑肌的作用，还具有一定的抗过敏作用及促进呼吸道纤毛运动的作用。

【适应证】用于喘息性支气管炎、支气管哮喘、伴有支气管反应性增高的急性支气管炎、慢性阻塞性肺疾病的治疗。

【禁用与慎用】

1. 对本品及肾上腺素受体激动剂过敏患者禁用。
2. 甲状腺功能亢进、高血压、心脏病、糖尿病患者慎用。
3. 早产儿、新生儿、乳儿及幼儿服用本品的安全性尚未确立，须慎用。

【给药途径和剂量】

1. 片剂

（1）成年人，每次 50μg，每日 1 次，睡前服用或每次 25μg，每日 2 次，清晨及睡前服用。

（2）儿童，6 岁以上儿童，每次 25μg，每日 1 次，睡前服用。儿童可依据年龄、症状和体温适当增减。

2. 口服液

（1）成年人，每次 10ml，每日 1 次，睡前口服或每日 2 次，早晨及睡前口服。

（2）儿童，6 岁以上儿童，每次 5ml，每日 1 次，睡前口服或每日 2 次，早、晚（睡前）口服。

不满 6 岁的乳幼儿：每次 0.25ml/kg，每日 2 次，早晨及睡前口服或每日 3 次，早、中、晚（睡前）口服。另外，可根据年龄、症状适当增减。

3. 颗粒剂

（1）成年人，每次 2 袋，每日 2 次，或睡前口服一次，每次 2 袋。

（2）儿童，每次口服 1 袋，每日 2 次，或睡前口服一次 1 袋。儿童可依据年龄和症状适当增减。

4. 粉雾剂

（1）成年人，口腔吸入，每日 2 次,每次 20μg（1～2 喷），可根据年龄和病状适当增减剂量，每日用药不得超过 4 次。

（2）儿童，口腔吸入，每日 1 次，每次 10μg（1 喷或遵医嘱），可根据年龄和症状适当增减剂量，每日用药不得超过 4 次。

【不良反应】

1. 中枢神经系统　头晕。

2. 特殊感觉　倦怠、眩晕或耳鸣。

3. 消化系统　恶心、胃部不适。

4. 心血管系统　心律失常、心悸。

5. 皮肤　皮疹。

6. 呼吸系统　口干、鼻塞。

7. 骨骼肌系统　肌颤。

8. 免疫系统　过敏样症状、休克。

9. 其他　面部潮红，AST、ALT、LDH 上升等肝功能障碍。

【相互作用】

1. 本品与肾上腺素、异丙肾上腺素等儿茶酚胺类联用时，可引起心律失常、心率增加，避免联用。

2. 本品与茶碱类药合用时，可增强舒张支气管平滑肌作用，但不良反应也增加。

3. 避免本品与单胺氧化酶抑制、三环类抗抑郁药合用。

【药动学】口服 5 分钟内开始起效，1.5 小时左右作用最强，可持续 6～8 小时，消除半衰期为 8.4 小时，总尿中排泄量为 10.3%±2.4%。

【观察指标】定期监测患者心率，本品可能引起患者心律失常。

【用药宣教】本品有抑制过敏引起皮肤反应的作用，进行皮肤试验时，应提前 12 小时中止给药。

复方甲氧那明

【类别】非选择性β受体激动剂。

【妊娠安全等级】C。

【作用机制】本品中含盐酸甲氧那明，可抑制支气管痉挛，缓解哮喘发作时的咳嗽。氨茶碱亦可抑制支气管痉挛、支气管黏膜肿胀，缓解哮喘发作时的咳嗽，使痰易咳出。那可丁为外周性止咳药，可抑制咳嗽症状。马来酸氯苯那敏具抗组胺作用。本品配伍不仅可减轻咽喉及支气管炎症等引起的咳嗽，亦可缓解哮喘发作时的咳嗽，有利于痰液排出。

【适应证】用于支气管哮喘和喘息性支气管炎，以及其他呼吸系统疾病引起的咳嗽、咳痰、喘息等症状的治疗。

【禁用与慎用】

1. 对本品及其中任何成分过敏患者禁用。

2. 哺乳期妇女禁用。

3. 哮喘危象、严重心血管疾病患者禁用。

4. 未满 8 岁的婴幼儿童禁用。

5. 孕妇慎用。

【给药途径和剂量】

1. 成年人　每次 2 粒，每日 3 次，饭后口服。

2. 儿童

（1）15 岁以上，每次 2 粒，每日 3 次，饭后口服。

（2）8 岁以上 15 岁未满，每次 1 粒，每日 3 次，饭后口服。可根据年龄与病情适当增减。

【不良反应】

1. 中枢神经系统　头晕、嗜睡、乏力、眩晕。

2. 消化系统　恶心、呕吐、食欲缺乏。

3. 心血管系统　心悸。

4. 皮肤　皮肤发红、皮疹、瘙痒。

5. 泌尿生殖系统　排尿困难。

【相互作用】本品不宜与其他抗感冒药、抗组胺药、镇咳祛痰药、镇静药等联用。

【药动学】尚不明确。

【用药宣教】服用本品后可能引起困倦，不要驾驶车辆或操作机械。

克仑特罗

【类别】选择性β_2受体激动剂。

【作用机制】本品为选择性β_2受体激动剂，其松弛支气管平滑肌作用强而持久。克仑特罗有增强纤毛运动，溶解黏液的作用。但对心血管系统影响较小。

【适应证】用于防治支气管哮喘及喘息型慢性支气管炎、肺气肿等呼吸系统疾病所致的支气管痉挛。

【禁用与慎用】

1. 对本品过敏者禁用。

2. 心律失常、高血压、甲状腺功能亢进症患者慎用。

【给药途径和剂量】

1. 口服或舌下含服　每次20～40μg，每日3次。

2. 气雾吸入　每次10～20μg，每日3～4次。

3. 直肠给药　每次60μg，每日1～2次。

4. 膜剂　每次1片（速效膜及长效膜各1格），每日1～2次。待数分钟哮喘缓解后用温开水吞服或舌下含服。

【不良反应】常见心悸、手指震颤、头晕。

【相互作用】同“沙丁胺醇”。

【药动学】直肠给药后10～30分钟起效，作用持续8～24小时。

【观察指标】定期监测患者心率（少数患者可见轻度心悸）。

【用药宣教】本品不可超剂量使用，药物滥用可引起心搏骤停，甚至死亡。

茚达特罗

【类别】选择性β_2肾上腺素能受体激动剂。

【作用机制】本品为长效的β_2肾上腺素受体激动剂。

【适应证】用于成年人慢性阻塞性肺疾病（COPD）患者的维持治疗。

【禁用与慎用】

1. 未使用长期哮喘控制药物的哮喘患者禁用。

2. 对茚达特罗或其他辅料有过敏史的患者禁用。

3. 患有惊厥疾病、甲状腺毒症及对拟交感神经胺类过敏患者慎用。

【给药途径和剂量】吸入一粒150μg胶囊剂的内容物，1次/日。应该在每日相同时间使用本品。

【不良反应】常见鼻咽炎、上呼吸道感染、咳嗽、头痛及肌肉痉挛。

【相互作用】

1. 本品与其他拟交感神经药物（单剂或复方制剂的成分）合用时，可能会使本品的不良反应增加。

2. 本品不宜与其他长效β_2肾上腺素受体激动剂或含有长效β_2肾上腺素受体激动剂的药品合用。

3. 与甲基黄嘌呤衍生物、皮质激素或非保钾利尿药合用可能会增强潜在的低血钾效应。

4. 本品与正在服用单胺氧化酶抑制剂、三环类抗抑郁药或其他已知能够延长QTc间期的药物合用时，可能增强肾上腺素受体激动剂对心血管系统的效应。

【药动学】单剂或多剂吸入给药后，本品达血药峰值的中位时间约为15分钟。全身暴露量随剂量（150～600μg）成比例增加。吸入一剂后，绝对生物利用度平均为43%～45%。全身暴露量来自肺和肠道的吸收；约75%的全身暴露量来自肺吸收，而其余25%来自肠道吸收。本品血药浓度随重复给药而增加。在第12～14日达到稳态。1次/日吸入给药150～600μg，本品的平均蓄积率在2.9～3.5的范围内。本品的分布容积为2361～2557L，显示药物分布广泛。在体外与人血清和血浆蛋白的结合率分别为94.1%～95.3%和95.1%～96.2%。随尿液排泄的原形药通常低于给药剂量的2%。本品的平均肾清除率为0.46～1.20L/h。本品主要以原形药的形式（占给药剂量的54%）随粪便排泄，其次是羟基代谢产物（占给药剂量的23%）。给药剂量的90%或更多可从排泄物中回收。本品的血药浓度呈现多相下降，平均终末半衰期范围为45.5～126小时。根据重复剂量给药后本品的蓄积率计算得到的有效半衰期范围为40～52小时。

【观察指标】糖尿病患者应检测血糖和酮体。

【用药宣教】

1. 不能用于支气管痉挛急性发作的急救治疗。

2. 如有过敏反应的表现（特别是呼吸或吞咽困难，舌、唇和颜面肿胀，荨麻疹，皮疹），应立即停用本品，并选择替代治疗。

3. 哺乳期妇女使用时，应暂停哺乳。

四、治疗阻塞性气道疾病的其他全身用药物

氨茶碱

【类别】黄嘌呤类。

【妊娠安全等级】C。

【作用机制】本品为茶碱与乙二胺的复盐，其药理作用主要来自茶碱，乙二胺使其水溶性增强。本品对呼吸道平滑肌有直接松弛作用。其作用机制比较复杂，过去认为是通过抑制磷酸二酯酶，使细胞内cAMP含量提高所致。近来实验认为茶碱的支气管扩张作用部分是内源性肾上腺素与去甲肾上腺素释放的结果。此外，茶碱是嘌呤受体阻滞剂，能对抗腺嘌呤等对呼吸道的收缩作用。茶碱能增强

膈肌收缩力，尤其在膈肌收缩无力时作用更显著，因此有益于改善呼吸功能。本品尚有微弱的舒张冠状动脉、外周血管和胆管平滑肌作用，有轻微增加心肌收缩力和轻微利尿作用。

【适应证】用于慢性喘息性支气管炎、支气管哮喘、慢性阻塞性肺疾病等缓解喘息症状的治疗；也可用于心功能不全和心源性哮喘的治疗。

【超说明书用药】用于银屑病、心律失常及前列腺增生、尿潴留的治疗。

【禁用与慎用】

1. 对本品过敏的患者禁用。

2. 活动性消化性溃疡和未经控制的惊厥性疾病患者禁用。

3. 高血压或非活动性消化性溃疡病史患者慎用。

4. 孕妇、产妇、新生儿、哺乳期妇女及 55 岁以上老年患者慎用。

【给药途径和剂量】

1. 注射剂

（1）成年人，静脉注射，每次 0.125～0.25g，每日 0.5～1g；静脉滴注，每次 0.25～0.5g，每日 0.5～1g；注射给药，极量一次 0.5g，每日 1g。

（2）儿童，静脉注射，每次按体重 2～4mg/kg，以 5%～25%葡萄糖注射液稀释后缓慢注射。

2. 片剂

（1）成年人，口服，每次 0.1～0.2g，每日 0.3～0.6g。极量：每次 0.5g，每日 1g。

（2）儿童，口服，每次按体重 3～5mg/kg，每日 3 次。

3. 缓释片剂　成年人，整片吞服，每次 0.1～0.3g，每日 2 次。或遵医嘱。

【配伍禁忌】与阿米卡星、阿柔比星、氨苄西林、氨溴索、胺碘酮、奥沙利铂、表柔比星、丙嗪、博来霉素、布比卡因、茶苯海明、长春瑞滨、穿琥宁、促皮质素、丹参多酚酸盐、灯盏花素、碘解磷定、丁卡因、东莨菪碱、多巴胺、多巴酚丁胺、多沙普仑、酚妥拉明、呋喃硫胺、复方三维 B(Ⅱ)、骨肽、红花黄色素、环丙沙星、环磷腺苷葡胺、甲砜霉素、甲泼尼龙、甲硫氨酸维 B1、间羟胺、肼屈嗪、可待因、克林霉素、罗哌卡因、洛美沙星、氯化琥珀胆碱、氯解磷定、吗啡、吗啡阿托品、美洛西林舒巴坦、美沙酮、美他多辛、咪达唑仑、纳洛酮、萘夫西林、尼卡地平、帕珠沙星、哌替啶、喷他佐辛、普鲁卡因、七叶皂苷、羟嗪、青霉素、清开灵注射液、去甲肾上腺素、柔红霉素、参附注射液、肾上腺素、四环素、他克莫司、替加环素、头孢吡肟、头孢呋辛、头孢米诺、头孢哌酮、头孢哌酮舒巴坦、头孢哌酮他唑巴坦、头孢噻吩、头孢噻利、头孢他啶、头孢替唑、头孢唑林、土霉素、万古霉素、维拉帕米、维生素 B_1、腺苷蛋氨酸、杏芎氯化钠、炎琥宁、胰岛素、乙酰谷酰胺、异丙嗪、异丙肾上腺素、银杏叶提取物、罂粟碱、荧光素、鱼精蛋白、左啡诺有配伍禁忌。

【不良反应】

1. 中枢神经系统　失眠、惊厥。

2. 特殊感觉　易激动。

3. 消化系统　恶心、呕吐。

4. 心血管系统　心动过速、心律失常。

5. 其他　发热、失水、呼吸及心搏停止致死。

【相互作用】

1. 本品与地尔硫䓬、维拉帕米合用时，可增加本品血药浓度和毒性。

2. 西咪替丁可降低本品肝清除率，合用时可增加茶碱的血清浓度和毒性。

3. 本品与大环内酯类（红霉素、罗红霉素、克拉霉素）、氟喹诺酮类（依诺沙星、环丙沙星、氧氟沙星、左氧氟沙星）、克林霉素、林可霉素等合用时，可降低茶碱清除率，增高其血药浓度。其中，尤以红霉素、依诺沙星最为显著。

4. 本品与苯巴比妥、苯妥英钠、利福平等药物合用时，可加快茶碱的肝清除率，使茶碱血清浓度降低。

5. 本品与锂盐合用时，可使锂的肾排泄增加，影响锂盐的作用。

6. 本品与美西律合用时，可减低茶碱清除率，增加血浆中茶碱浓度，需调整用药剂量。

7. 本品与咖啡因或其他黄嘌呤类药合用时，可增加其作用和毒性。

【药动学】在体内氨茶碱释放出茶碱，后者的蛋白结合率为 60%。新生儿（6 个月内）$T_{1/2}$>24 小时，小儿（6 个月以上）$T_{1/2}$ 为（3.7±1.1）小时，成年人（不吸烟并无哮喘者）$T_{1/2}$ 为（8.7±2.2）小时，吸烟者（每日吸 1～2 包）$T_{1/2}$ 为 4～5 小时。本品的大部分以代谢产物形式通过肾排出，10%以原形排出。

【观察指标】

1. 定期监测血清茶碱浓度，以保证最大的疗效而不发生血药浓度过高的危险。

2. 茶碱制剂可致心律失常和（或）使原有的心律失常恶化，应定期监测患者心率和（或）节律的任何改变。

【用药宣教】

1. 空腹时与一杯水一起服用。

2. 茶、咖啡、可乐、巧克力或吸烟均影响茶碱的作用，如有这些习惯需告知医师，调整用药剂量。

茶碱

【类别】黄嘌呤类。

【妊娠安全等级】C。

【作用机制】本品对呼吸道平滑肌有直接松弛作用。其作用机制比较复杂，过去认为是通过抑制磷酸二酯酶，使细胞内 cAMP 含量提高所致。近来实验认为茶碱的支气管扩张作用部分是内源性肾上腺素与去甲肾上腺素释放的结果。此外，茶碱是嘌呤受体阻滞剂，能对抗腺嘌呤等对呼吸道的收缩作用。茶碱能增强膈肌收缩力，尤其在膈肌收缩无力时作用更显著，因此有益于改善呼吸功能。

【适应证】用于喘息型支气管炎、支气管哮喘、阻塞性肺气肿等缓解喘息症状的治疗；也可用于心力衰竭时喘息的治疗。

【超说明书用药】用于银屑病、心律失常及前列腺增生、尿潴留的治疗。

【禁用与慎用】

1. 对茶碱或其任何成分过敏者禁用。

2. 已知对玉米或玉米制品有过敏反应的患者禁用。

3. 活动性消化性溃疡和未经控制的惊厥性疾病患者禁用。

4. 55 岁以上患者慎用。

5. 低氧血症、高血压或者有消化道溃疡病史的患者慎用。

6. 孕妇、产妇及哺乳期妇女慎用。

【给药途径和剂量】

1. 剂量

（1）缓释片：成年人，起始剂量为 0.1～0.2g，每日 2 次，早、晚用 100ml 温开水送服。剂量视病情和疗效调整，但日剂量不超过 0.9g，分 2 次服用。儿童，12 岁以上儿童用量同成年人。

（2）片剂：成年人，起始剂量为 0.1～0.2g，每日 2 次，早、晚用 100ml 温开水送服。剂量视病情和疗效调整，但日剂量不超过 0.9g，分 2 次服用。儿童，12 岁以上儿童用量同成年人。

2. 给药途径　口服，缓释制剂不可压碎或咀嚼后服用。

【不良反应】

1. 中枢神经系统　失眠、头痛、震颤、癫痫发作。

2. 精神　刺激性、不安定。

3. 消化系统　恶心、呕吐。

4. 心血管系统　心房颤动、快速性心律失常。

【相互作用】

1. 本品与地尔硫䓬、维拉帕米合用时，可增加本品血药浓度和毒性。

2. 西咪替丁可降低本品肝清除率，合用时可增加茶碱的血清浓度和毒性。

3. 本品与大环内酯类（红霉素、罗红霉素、克拉霉素）、氟喹诺酮类（依诺沙星、环丙沙星、氧氟沙星、左氧氟沙星）、克林霉素、林可霉素等合用时，可降低茶碱清除率，增高其血药浓度。其中，尤以红霉素、依诺沙星最为显著。

4. 本品与苯巴比妥、苯妥英钠、利福平等药物合用时，可加快茶碱的肝清除率，使茶碱血清浓度降低。

5. 本品与锂盐合用时，可使锂的肾排泄增加，影响锂盐的作用。

6. 本品与美西律合用时，可减低茶碱清除率，增加血浆中茶碱浓度，需调整用药剂量。

7. 本品与咖啡因或其他黄嘌呤类药合用时，可增加其作用和毒性。

【药动学】本品口服易被吸收，血药浓度达峰时间为 4～7 小时，每日口服 1 次，体内茶碱血药浓度可维持在治疗范围内（5～20μg/ml）达 12 小时，血药浓度相对较平稳。蛋白结合率约 60%。新生儿（6 个月内）$T_{1/2}$＞24 小时，小儿（6 个月以上）$T_{1/2}$为（3.7±1.1）小时，成年人（不吸烟并无哮喘者）$T_{1/2}$为（8.7±2.2）小时，吸烟者（每日吸 1～2 包）$T_{1/2}$为 4～5 小时。本品主要在肝脏代谢，由尿液排出，其中约 10%为原形物。

【观察指标】

1. 定期监测血清茶碱浓度。

2. 茶碱制剂可致心律失常和（或）使原有的心律失常加重，应定期监测患者心率和（或）节律的任何改变。

【用药宣教】茶、咖啡、可乐、巧克力或吸烟均影响茶碱的作用，如有这些习惯需告知医师，调整用药剂量。

多索茶碱

【类别】黄嘌呤类。

【妊娠安全等级】C。

【作用机制】多索茶碱是甲基黄嘌呤的衍生物，属支气管扩张剂。可直接作用于支气管，通过抑制平滑肌细胞内的磷酸二酯酶，松弛支气管平滑肌，从而达到抑制哮喘的作用。

【适应证】用于支气管哮喘、喘息性慢性支气管炎及其他支气管痉挛引起的呼吸困难的治疗。

【禁用与慎用】

1. 对多索茶碱或黄嘌呤衍生物类药物过敏者禁用。

2. 急性心肌梗死患者及哺乳期妇女禁用。

3. 哺乳期妇女使用时应暂停哺乳。

4. 心脏病、心律失常、心脏供血不足、高血压患者、慢性肺心病，消化道溃疡、甲状腺功能亢进、老年人及严重血氧供应不足、肝病、肾功能不全或合并感染的患者慎用。

5. 孕妇、老年人慎用。

【给药途径和剂量】

1. 剂量

（1）注射剂：成年人，每次 200mg，每 12 小时 1 次，5～10 日为 1 个疗程或遵医嘱。也可将本品 300mg 加入 5%葡萄糖注射液或 0.9%氯化钠注射液 100ml 中，缓慢静脉滴注，每日 1 次。

（2）片剂：成年人，每次 200～400mg，每日 2 次，饭前或饭后 3 小时服用，重症哮喘患者应遵医嘱用药。

2. 给药途径

（1）口服。

（2）静脉注射：每次 200 mg，以 25%葡萄糖注射液稀释至 40 ml 缓慢静脉注射，时间应在 20 分钟以上。

【配伍禁忌】与比阿培南、美罗培南、氨溴索、泮托拉唑、多烯磷脂胆碱有配伍禁忌。

【不良反应】

1. 中枢神经系统　头痛、失眠、易怒。

2. 心血管系统　心动过速、期前收缩。

3. 消化系统　恶心、呕吐、上腹部疼痛。

4. 代谢　高血糖、蛋白尿。

【相互作用】

1. 本品不得与其他黄嘌呤类药物同时使用。

2. 本品与麻黄碱或其他肾上腺素类药物同用时须慎重。

【药动学】慢性支气管炎患者静脉注射本品 100mg（注射时间＞10 分钟），血浆药物达峰时间约为 0.10 小时，血药浓度峰值（C_{max}）约为 2.50μg/ml，消除半衰期约为 1.83 小时，能迅速分布到各种体液及脏器，总清除率为（683.6±197.8）ml/min。

【观察指标】茶碱类药物个体差异较大，需定期监测血药浓度。

【用药宣教】告知患者多索茶碱不得与其他黄嘌呤类药物同时使用，建议不要同时饮用含咖啡因的饮料及同食含咖啡因的食品。

二羟丙茶碱

【类别】黄嘌呤类。

【作用机制】本品作用与氨茶碱相同，具有扩张支气管、扩张冠状动脉及强心、利尿作用。其作用虽较弱，但在胃液中较稳定，对胃肠道刺激性较小，因而可服用较大剂量以达到较好的平喘效果。其毒性为氨茶碱的 1/5～1/4，对心脏的不良反应为后者的 1/20～1/10。本品为可溶性中性化合物，肌内注射时疼痛反应小。

【适应证】用于支气管哮喘、喘息性支气管炎、阻塞性肺气肿等以缓解喘息症状的治疗。也用于心源性肺水肿引起的哮喘的治疗。

【禁用与慎用】

1. 对本品过敏的患者禁用。

2. 活动性消化性溃疡和未经控制的惊厥性疾病患者禁用。

3. 高血压或者有消化性溃疡病史的患者慎用。

4. 孕妇、产妇及哺乳期妇女慎用。

5. 新生儿、55 岁以上患者慎用。

【给药途径和剂量】

1. 口服　成年人 0.1～0.2g，每日 3 次；极量每次 0.5g。

2. 肌内注射　每次 0.25～0.5g。

3. 静脉滴注　0.25～0.5g，以 5%或 10%葡萄糖注射液稀释。

4. 直肠给药　每次 0.25g，每日 2～3 次。

【配伍禁忌】与阿洛西林、阿莫西林、氨苄西林舒巴坦、美洛西林有配伍禁忌。

【不良反应】

1. 中枢神经系统　易激动、失眠。

2. 心血管系统　心动过速、心律失常。

3. 消化系统　恶心、呕吐。

4. 其他　发热、脱水、惊厥、呼吸、心搏骤停。

【相互作用】

1. 本品与锂盐合用，可使锂的肾排泄增加，影响锂盐的作用。

2. 本品与咖啡因或其他黄嘌呤类药并用，可增加其作用和毒性。

【药动学】本品能迅速被吸收，半衰期为 2～2.5 小时。本品主要以原形随尿液排出。

【用药宣教】如出现兴奋、失眠可适当服用催眠药。

奥马珠单抗

【类别】其他平喘药。

【作用机制】本品为重组 DNA 衍生的人源化 IgG1 κ 单克隆抗体。用于治疗哮喘时，本品选择性地与人类 IgE 结合，从而抑制 IgE 与肥大细胞和嗜碱性粒细胞表面的 IgE 受体（FcεRI）结合，限制了过敏反应介质的释放程度。

【适应证】用于经吸入型糖皮质激素和长效吸入型β_2肾上腺素受体激动剂治疗后，仍无法有效控制症状的中至重度持续性过敏性哮喘。

【超说明书用药】用于组胺 H_1 受体拮抗剂无法充分控制症状的慢性特发性荨麻疹（CIU）（FDA 批准适应证）。

【禁用与慎用】

1. 禁用于对本品过敏者。

2. 慎用于肝、肾功能不全者。

3. 慎用于蠕虫感染高风险患者。

4. 慎用于自身免疫性疾病、免疫复合物介导的疾病患者。

【给药途径和剂量】

1. *中至重度持续性过敏性哮喘*　皮下注射，仅适用于治疗确诊为免疫球蛋白 E（IgE）介导的哮喘。每次 75～600mg（根据需要分 1～4 次给予），每 2 周或 4 周 1 次。根据治疗前 IgE 水平和体重确定给药剂量和频率。6 岁及 6 岁以上儿童，用法与用量同成年人。

2. *组胺 H_1 受体拮抗剂无法充分控制症状的慢性特发性荨麻疹*　皮下注射，每次 150mg 或 300mg，每 4 周 1 次。12 岁及 12 岁以上儿童，用法与用量同成年人。

每 150mg 本品粉针剂用无菌注射用水 1.4ml 完全溶解。如 40 分钟后仍不能完全溶解，则不得使用。溶解后 2～8℃保存，则于 8 小时内使用；室温下保存，则于 4 小时内使用，药液应避光。

【配伍禁忌】除与灭菌注射用水外，本品不建议与其他药物混合。

【不良反应】

1. *心血管系统*　心肌梗死、肺高压、肺栓塞、静脉血栓形成、不稳定型心绞痛、直立性低血压、潮红。

2. *代谢/内分泌系统*　体重增加。

3. *呼吸系统*　哮喘、上呼吸道感染、鼻窦炎、咽炎、鼻咽炎、鼻出血、支气管炎、咳嗽。

4. *肌肉骨骼系统*　关节痛、骨折、腿部疼痛、手臂疼痛、肌痛、四肢疼痛、肌肉骨骼痛、手臂肿胀。上市后还有关节肿胀的报道。

5. *泌尿生殖系统*　尿路感染。

6. *免疫系统*　过敏反应[包括支气管痉挛、低血压、晕厥、血管神经性水肿（咽喉、舌或皮肤）、呼吸困难、胸部紧迫感]、抗奥马珠单抗抗体形成、系统性红斑狼疮。上市后还有变应性肉芽肿血管炎（Churg-Strauss 综合征）的报道。

7. *神经系统*　头痛（包括偏头痛、窦性头痛）、头晕、短暂性脑缺血发作、晕厥、感觉异常、嗜睡。

8. *精神*　焦虑。

9. *消化系统*　上腹痛、病毒性胃肠炎、恶心、牙痛、口咽疼痛、消化不良、腹泻。

10. *血液系统*　上市后有血小板减少、嗜酸性粒细胞增多的报道。

11. *皮肤*　荨麻疹、皮肤瘙痒、皮炎、脱发、光敏反应、皮疹。

12. *耳*　耳痛、中耳炎。

13. *其他*　寄生虫感染、流感样症状、注射部位反应（瘀斑、泛红、温热感、烧灼感、刺痛感、瘙痒、疼痛、硬化、肿块、炎症、肿胀、红斑、出血）、病毒感染、疲乏、恶性肿瘤、发热、真菌感染、外周水肿。上市后还有类似血清病（包括关节炎、关节痛、皮疹、发热、淋巴结病）的报道。

【药动学】本品皮下注射的平均绝对生物利用度为 62%。成年和青少年哮喘患者单次皮下注射本品后吸收缓慢，平均达峰时间为 7～8 日，CIU 患者单次皮下注射本品后的达峰时间与之相似。剂量大于 0.5mg/kg 时，本品药动学呈线性。CIU 患者单次皮下注射本品 75～600mg，本品药动学呈线性。哮喘患者多剂给予本品，稳态时 0～14 日的曲线下面积最高达首剂用药后曲线下面积的 6 倍。按一次 75～300mg、每 4 周 1 次重复给药，本品的血药谷浓度随剂量成正比增加。在本品的食蟹猴组织分布研究中，未见任何器官和组织特定摄取 ^{125}I 标记的本品。哮喘患者皮下注射本品，表观分布容积为（78±32）ml/kg，基于群体药动学研究，CIU 患者用药后的分布情况与之相似。本品的清除涉及 IgG 的清除过程，通过与其目标配体 IgE 特定地结合并与之形成复合物。肝脏对 IgG 的消除作用包括在肝内单核吞噬细胞系统（MPS）和内皮细胞的降解，完整的 IgG 随胆汁排泄。在本品的小鼠和猴的研究中，本品-IgE 复合物的消除是通过与 MPS 内的 Fcγ受体相互作用而实现的，通常快于 IgG 的消除率。哮喘患者用药的平均表观清除率为（2.4±1.1）ml/（kg·d），平均血清消除半衰期为 26 日。基于群体药动学研究，CIU 患者用药的平均表观清除率为 240ml/d[与 80kg 患者 3ml/（kg·d）的清除率一致]，平均血清消除半衰期为 24 日。

【观察指标】

1. 用药前监测血清总 IgE 水平。

2. 监测肺功能[包括第 1 秒用力呼气容积（FEV_1）、呼气峰流速]。

【用药宣教】

1. 本品不应用于缓解急性支气管痉挛或哮喘持续状态。

2. 本品不应用于治疗其他过敏性疾病和其他形式的荨麻疹。

3. 开始本品治疗哮喘后，不得突然停用全身性或吸入型糖皮质激素，应逐渐停用。

五、白三烯受体拮抗剂

孟鲁司特

【类别】白三烯受体拮抗剂。

【妊娠安全等级】B。

【作用机制】本品为选择性白三烯受体拮抗剂，与其他有药理学重要意义的呼吸道受体如类前列腺素、胆碱能和β肾上腺素能受体相比，本品对Ⅰ型半胱氨酰白三烯（$CysLT_1$）受体有高度亲和性和选择性，能有效地抑制 LTC_4、LTD_4 和 LTE_4 与 $CysLT_1$ 受体结合所产生的生理学效应而无任何受体激动活性。

【适应证】本品用于儿童哮喘的预防和长期治疗，包括预防白天和夜间的哮喘症状。亦可用于治疗对阿司匹林敏感的哮喘患者，以及预防运动诱发的支气管收缩症状，减轻过敏性鼻炎引起的症状。

【超说明书用药】用于儿童哮喘的预防和长期治疗，口服，6～12 岁，每次 5mg，每日 1 次；2～5 岁，每次 4mg，每日 1 次。

【禁用与慎用】

1. 对本品及其中任何成分过敏者禁用。

2. 哺乳期妇女慎用。

【给药途径和剂量】

1. 剂量

（1）咀嚼片：6～14 岁哮喘和（或）过敏性鼻炎儿童患者每次 5mg，每日 1 次。2～5 岁哮喘和（或）过敏性鼻炎儿童患者每次 4mg，每日 1 次。新生儿：6 个月以下儿童患者的安全性和有效性尚未研究。

（2）颗粒剂：2～5 岁哮喘、过敏性鼻炎儿童患者每次一袋，每日 1 次。1～2 岁儿童哮喘患者每次一袋，每日 1 次。

（3）片剂：成年人，患有哮喘、过敏性鼻炎患者每次 10mg，每日 1 次。儿童，15 岁及 15 岁以上患有哮喘、过敏性鼻炎患者每次 10mg，每日 1 次。

2. 给药途径　口服，哮喘患者应在睡前服用。过敏性鼻炎患者可根据自身的情况在需要时服药。同时有哮喘和过敏性鼻炎的患者应每晚用药 1 次。

【不良反应】

1. 中枢神经系统　嗜睡、眩晕、感觉异常。

2. 心血管系统　心悸。

3. 消化系统　恶心、呕吐、腹泻、消化不良。

4. 骨骼肌系统　关节痛。

5. 皮肤　瘙痒、皮疹、荨麻疹、多形性红斑、挫伤、血管神经性水肿、结节性红斑。

6. 泌尿生殖系统　儿童遗尿症。

7. 感染　上呼吸道感染。

8. 免疫系统　超敏反应。

9. 血液和淋巴系统　出血倾向增加。

10. 精神系统紊乱　注意力不集中、焦虑、抑郁、方向知觉丧失、攻击性行为、失眠、幻觉、记忆损伤、夜梦异常、精神运动过激。

11. 呼吸系统　鼻出血、肺嗜酸性粒细胞增多症。

12. 肝功能　ALT 和 AST 升高。

13. 其他　鼻炎、中耳炎、水肿、疲劳、发热。

【相互作用】

1. 本品与苯巴比妥合用，可使本品血药浓度-时间曲线下面积（AUC）减少约 40%。

2. 吉非贝齐可使本品全身暴露水平增加 4.4 倍。

【药动学】本品口服吸收迅速而完全，空腹服用 5mg 咀嚼片后于 2 小时达到 C_{max}，平均生物利用度为 73%。本品的蛋白结合率＞99%，稳态分布容积平均为 8～11L，在体内几乎被完全代谢。本品及其代谢物几乎全部经由胆汁排泄，平均血浆半衰期为2.7～5.5小时。

【用药宣教】

1. 本品颗粒剂不可溶于母乳、除婴儿配方奶粉外其他液体中服用。

2. 即使病情改善也勿擅自停药。

3. 本品每次1粒空腹服用（饭前1小时或饭后2小时），每日1～2次。

4. 如忘记服药应尽快服用；若已接近下次服药时间，只需服用下次用药剂量即可。

5. 老年患者服药期间若痰变稠或呈黄色，需尽快告知医师，以确定是否有感染。

第三节　咳嗽和感冒制剂

一、不含复方镇咳药的祛痰药

氨溴索

【类别】祛痰药。

【作用机制】本品可增加呼吸道黏膜浆液腺分泌，减少黏液腺分泌，从而降低痰液黏度；促进肺表面活性物质的分泌，增加支气管纤毛运动，使痰液易于咳出。

【适应证】用于痰液黏稠而不易咳出者的治疗。

【超说明书用药】用于外科手术前清洁呼吸道，推荐剂量为每日1g。

【禁用与慎用】

1. 对本品过敏者禁用。

2. 孕妇、哺乳期妇女慎用。

3. 过敏体质者慎用。

【给药途径和剂量】

1. 雾化吸入或口服常释剂型　每次15～30mg，每日3次。

2. 缓释片剂或胶囊剂　成年人，每次75mg，每日1次。

3. 静脉注射或静脉滴注　本品用前用5ml无菌注射用水溶解，缓慢静脉注射。亦可用适量无菌注射用水稀释后与葡萄糖注射液、果糖注射液、0.9%氯化钠注射液或林格液混合静脉滴注。

4. 婴儿呼吸窘迫综合征（IRDS）的治疗　每日用药总量以婴儿体重30mg/kg计算，分4次给药，应使用注射泵给药。静脉注射时间至少5分钟。

【配伍禁忌】本品与头孢类抗生素、中药注射剂等有配伍禁忌。

【不良反应】

1. 消化系统　恶心、食欲缺乏、胃部不适、腹痛、腹泻。

2. 皮肤　皮疹。

3. 免疫系统　荨麻疹、瘙痒、过敏性休克、血管神经性水肿。

4. 呼吸系统　口部和咽部感觉迟钝、口干、咽干。

5. 其他　味觉异常。

【相互作用】本品与阿莫西林、红霉素、头孢呋辛等抗生素合用时，可导致抗生素在肺组织中浓度升高。

【药动学】本品从血液至组织的分布快且显著，肺为主要靶器官。血浆半衰期为10小时，没有累积效应。本品主要在肝脏代谢，约90%由肾脏排出。

【用药宣教】避免与右美沙芬等中枢性镇咳药合用，以免稀化痰液，堵塞气道。

溴己新

【类别】黏液溶解剂。

【妊娠安全等级】A。

【作用机制】本品是从鸭嘴花碱中得到的半合成品，直接作用于支气管腺体，具有减少和断裂痰液中黏多糖纤维的作用，使痰液黏度降低，痰液变薄，易于咳出。亦能抑制黏液腺和杯状细胞中酸性糖蛋白的合成，使痰液中的唾液酸含量减少，痰液黏度下降，有利于痰咳出。

【适应证】本品主要用于慢性支气管炎及支气管扩张、哮喘、矽肺等呼吸道疾病有黏痰不易咳出患者的治疗。

【超说明书用药】用于水样液缺乏型干眼症的治疗。

【禁用与慎用】

1. 对本品过敏者禁用。

2. 胃溃疡患者慎用。

3. 孕妇及哺乳期妇女慎用。

【给药途径和剂量】

1. 剂量

（1）注射剂：成年人，肌内注射或静脉滴注，每次4mg，每日8～12mg。

（2）片剂：成年人，每次8～16mg，每日3次。

2. 给药途径

（1）肌内注射：加注射用水2ml溶解，溶解后注射。

（2）静脉滴注：用 0.9%氯化钠注射液或 5%葡萄糖注射液稀释后静脉滴注。

【配伍禁忌】与阿莫西林氟氯西林、阿莫西林克拉维酸钾、阿奇霉素、阿昔洛韦、氨苄西林、奥硝唑、地塞米松磷酸钠、呋塞米、葛根素、更昔洛韦、甲泼尼龙琥珀酸钠、兰索拉唑、磷霉素、磷酸肌酸钠、吗啡、吗啡阿托品、美罗培南、美洛西林舒巴坦、泮托拉唑、三磷酸胞苷二钠、碳酸氢钠、头孢拉定、头孢米诺、头孢哌酮舒巴坦、头孢替安、托拉塞米、注射用丹参有配伍禁忌。

【不良反应】

1. 中枢神经系统　头痛、头晕。

2. 消化系统　恶心、呕吐、胃部不适、腹痛、腹泻。

3. 皮肤　皮疹。

4. 泌尿生殖系统　遗尿。

5. 其他　血清氨基转移酶一过性升高。

【相互作用】本品与抗生素联用疗效更佳。

【药动学】据国外资料报道，本品口服后吸收迅速且完全，1 小时后血药浓度达峰值，并在肝脏中广泛代谢，代谢产物主要为溴环乙胺醇。消除半衰期为 6.5 小时。溴己新主要以代谢物形式经尿液排出，仅少量以原形排泄。口服溴己新后 24 小时和 5 日内，经尿液排出的药量分别约为口服量的 70%和 88%，另有少许经粪便排出。

【用药宣教】

1. 慢阻肺患者及咳嗽伴有浓痰的患者勿自行用药。

2. 出现过敏反应、红疹、瘙痒等症状，立刻就医。

桉柠蒎

【类别】祛痰药。

【作用机制】实验结果显示，本品可使小鼠气管段分泌量增加，改善气管黏膜纤毛运动，并促进呼吸道腺体的分泌作用，并使黏液移动速度增加，有助痰液排出。文献显示本品具有抗炎作用，能通过减轻支气管黏膜肿胀面起到舒张支气管作用。

【适应证】用于急慢性鼻窦炎、急慢性支气管炎、支气管扩张、肺脓肿、肺炎、慢性阻塞性肺疾病、肺部真菌感染、肺结核和矽肺等呼吸道疾病的治疗。亦可用于支气管造影术后，促进造影剂的排出。

【禁用与慎用】

1. 对本品过敏者禁用。

2. 孕妇及哺乳期妇女慎用。

【给药途径和剂量】

1. 成年人　急性患者每次 0.3g，每日 3～4 次。慢性患者每次 0.3g，每日 2 次。

2. 儿童　4～10 岁儿童，急性患者每次 0.12g（1 粒），每日 3～4 次；慢性患者每次 0.12g，每日 2 次。

【不良反应】

1. 消化系统　胃部不适。

2. 免疫系统　面部水肿、皮疹、呼吸困难及循环障碍等过敏反应。

【相互作用】尚不明确。

【药动学】口服给药后，桉柠蒎油中的单萜成分吸收迅速且完全，动物实验表明口服后 1～3 小时单萜成分达血药浓度峰值。柠檬烯在大鼠及其他动物和人类体内很快被代谢。口服给药后，柠檬烯主要经尿排泄，24 小时内约 60%经尿排泄，5%经粪便排泄，2%经呼出的 CO_2 排泄。

【用药宣教】宜于餐前 30 分钟凉开水送服，禁用热开水；不可打开或嚼破后服用。

福多司坦

【类别】黏液溶解剂。

【作用机制】本品对气管中分泌黏痰液的杯状细胞过度形成有抑制作用，对高黏度的岩藻黏蛋白产生有抑制作用，故使痰液的黏滞性降低，易于咳出。本品亦可增加浆液性气管分泌作用，对气管炎症有抑制作用。

【适应证】用于慢性喘息性支气管炎、支气管哮喘、支气管扩张、尘肺、肺结核、慢性阻塞性肺气肿、肺炎、非典型分枝杆菌病、弥漫性支气管炎等呼吸道疾病的祛痰治疗。

【禁用与慎用】

1. 对本品过敏者禁用。

2. 肝功能不全、心功能障碍患者慎用。

【给药途径和剂量】成年人，每次 0.4g，每日 3 次，餐后服用。剂量应根据患者的年龄和症状进行调整。

【不良反应】

1. 中枢神经系统　头痛、眩晕、麻木。

2. 肝功能　AST、ALT、ALP 升高。

3. 消化系统　恶心、呕吐、胃痛、胃部不适、胃部烧灼感、食欲缺乏、腹痛、腹泻、便秘、腹胀。

4. 皮肤　红斑、皮疹、瘙痒、荨麻疹。

5. 泌尿生殖系统　BUN 升高。

6. 特殊感觉 耳鸣、味觉异常。

7. 其他 发热、面色潮红、乏力、胸闷、尿频、惊悸、水肿。

【相互作用】尚不明确。

【药动学】健康成年男性空腹口服福多司坦 0.4g，T_{max} 为（0.42±0.13）h，C_{max} 为（10.19±3.34）μg/ml，半衰期为（2.6±0.6）h，24 小时的 AUC 为（23.41±6.03）（g•h）/ml，在体内主要通过肝脏、肾脏代谢，主要通过尿液排泄，36 小时随尿液排泄的原形药量<1%，主要代谢物为 *N*-乙酰基福多司坦。连续 6 日给药，0.4g/次，每日 3 次。进食后 T_{max} 延长，C_{max} 下降。本品与血浆蛋白几乎不结合。

【观察指标】

1. 定期监测患者肝功能，本品可能导致肝功能损害患者的肝功能进一步恶化。

2. 定期监测患者心功能，本品可对心功能不全患者产生不良影响。

【用药宣教】老年患者服用本品时应减量或遵医嘱服用。

羧甲司坦

【类别】止咳祛痰药。

【作用机制】本品主要作用于支气管腺体，使低黏度唾液黏蛋白分泌增加，高黏度岩藻黏蛋白产生减少，故痰液黏稠性降低而易于咳出。本品口服起效快，服用后 4 小时可见明显疗效。

【适应证】用于慢性支气管炎、支气管哮喘等疾病引起的痰液黏稠及咳痰困难患者的治疗。

【禁用与慎用】

1. 对本品过敏者禁用。
2. 消化性溃疡活动期间患者禁用。
3. 有消化性溃疡史者慎用。
4. 孕妇、哺乳期妇女慎用。
5. 过敏体质者慎用。

【给药途径和剂量】

1. 片剂

（1）成年人，口服，每次 2 片，每日 3 次。

（2）儿童，2～5 岁儿童，每次半片，每日 3 次；6～12 岁儿童，每次 1 片，每日 3 次；12 岁以上儿童，每次 2 片，每日 3 次。

2. 口服溶液 成年人，口服，每次 10ml，每日 3 次。

【不良反应】

1. 中枢神经系统 轻度头痛。

2. 皮肤 皮疹。

3. 消化系统 恶心、胃部不适、腹泻。

【相互作用】本品应避免与强镇咳药合用，以免痰液堵塞气道。

【药动学】本品口服后快速被吸收，血药浓度达峰时间为 1～1.7 小时，可分布于肺部与支气管。本品的代谢途径包括乙酰化、脱羧和硫氧化。本品的半衰期为 1.33 小时，30%～60%的给药剂量以原形随尿液排出。

【用药宣教】用药 7 日后症状如未缓解，应立即就医。

乙酰半胱氨酸

【类别】黏液溶解剂。

【妊娠安全等级】B。

【作用机制】乙酰半胱氨酸分子结构中巯基基团可使黏蛋白分子复合物间双硫键断裂，从而降低痰液黏度，使痰容易咳出。

【适应证】用于浓稠黏液分泌物过多的急性支气管炎、肺气肿、慢性支气管炎及其病情恶化者、黏稠物阻塞症及支气管扩张症等呼吸道疾病的治疗。

【超说明书用药】用于对乙酰氨基酚中毒、肺间质纤维化的治疗。成年人口服，每 4 小时 70mg/kg，首次剂量加倍，共给 17 次。注射液首次按体重 150mg/kg，加入 5%葡萄糖注射液 200ml 中缓慢静脉滴注（15 分钟以上）；然后按 50mg/kg，加入 5%葡萄糖注射液 500ml 中静脉滴注（输注 4 小时）；继之 16 小时按 100mg/kg，加入 5%葡萄糖注射液 1000ml 中静脉滴注。

【禁用与慎用】

1. 对乙酰半胱氨酸过敏者禁用。
2. 哮喘患者禁用。
3. 胃溃疡或有胃溃疡病史患者慎用。
4. 限钠饮食患者应慎用。
5. 过敏体质者慎用。
6. 老年伴有严重呼吸功能不全患者慎用。

【给药途径和剂量】

1. 吸入剂

（1）成年人，每次 3ml，每日 1～2 次。持续 5～10 日。

（2）儿童，每次 3ml，每日 1～2 次。持续 5～10 日。

2. 颗粒剂

（1）成年人，每次 2 包，每日 3 次。

（2）儿童，每次 1 包，每日 2～4 次。

3. 片剂

（1）成年人，每次 1 片，每日 1～2 次。

（2）儿童，本品仅用于成年人。

【不良反应】

1. 免疫系统 荨麻疹等过敏反应。

2. 消化系统 口腔炎、恶心、呕吐、胃炎。

3. 其他 流涕、咯血。

【相互作用】

1. 本品和某些抗生素有不相容现象，故应用本品时应与抗生素分开使用。

2. 本品与硝酸甘油合用时，会导致明显的低血压并增强颞动脉扩张。

3. 本品与镇咳药不可同时服用。

4. 本品可增加金制剂的排泄。

5. 本品与酸性药物合用时，可降低本品的作用。

【药动学】本品口服后迅速吸收，2～3 小时可达血浆峰浓度，并持续 24 小时。给药 5 小时后检测原形药物在肺组织中的浓度证明存在高浓度的乙酰半胱氨酸。

【用药宣教】

1. 小瓶中的药液由澄清变成淡紫色属正常情况，不会改变药物疗效。

2.口服本品处理对乙酰氨基酚过量时，如用药 1 小时内发生呕吐，建议患者向医师汇报，可能需再次用药。

二、不含复方祛痰药的镇咳药

喷托维林

【类别】止咳药。

【妊娠安全等级】C。

【作用机制】本品镇咳作用强度只有可待因作用强度的 1/3，具有中枢和外周性镇咳作用。除对延髓的呼吸中枢有直接抑制作用外，还有微弱的阿托品作用。吸收后可轻度抑制支气管内感受器，减弱咳嗽反射，并可使痉挛的支气管平滑肌松弛，减低气道阻力。

【适应证】用于各种原因引起的干咳的治疗。

【禁用与慎用】

1. 对本品过敏者禁用。

2. 青光眼和心功能不全者慎用。

【给药途径和剂量】

1. 成年人 口服，每次 25mg，每日 3～4 次。

2. 儿童 口服，5 岁以上 6.25～12.5mg，每日 2～3 次。

【不良反应】

1. 中枢神经系统 头痛、头晕。

2. 消化系统 恶心、口干、便秘、腹泻。

【相互作用】尚不明确。

【药动学】本品口服后 1.2 小时达血药峰值，半衰期约为 2.3 小时。

【用药宣教】

1. 服药期间不得驾驶机、车、船，从事高空作业、机械作业及操作精密仪器。

2. 服用本品 7 日症状无明显好转，立即就医。

二氧丙嗪

【类别】抗组胺药。

【妊娠安全等级】尚不明确。

【作用机制】本品具有较强的镇咳作用及解除平滑肌痉挛、抗炎、抗组胺、局部麻醉等作用。本品 10mg 的镇咳作用约与可待因 15mg 相当。服药 2～3 个疗程较 1 个疗程（10 日为 1 个疗程）好，病程越短者疗效越好。

【适应证】主要用于过敏性哮喘、咳嗽、皮肤瘙痒症及荨麻疹等的治疗。

【禁用与慎用】

1. 对本品过敏者禁用。

2. 高空作业及驾驶车辆、操纵机器者禁用。

3. 癫痫病、肝功能不全者慎用。

【给药途径和剂量】成年人，口服。常用量：每次 5mg，每日 10～15mg。极量：每次 10mg，每日极量 30mg。

【不良反应】困倦、乏力等。

【相互作用】尚不明确。

【药动学】大多服药 30～60 分钟后出现镇咳作用，持续 4～6 小时，最长达 7～8 小时。

【观察指标】定期监测患者肝功能。

【用药宣教】本品治疗量与中毒量接近，不得超过用药极量。

右美沙芬

【类别】阿片生物碱及其衍生物。

【妊娠安全等级】C。

【作用机制】本品可抑制延髓咳嗽中枢而产生镇咳作用。其镇咳作用与可待因相等或稍强。一般治疗剂量不抑制呼吸，长期服用无成瘾性和耐受性。

【适应证】用于干咳治疗，包括支气管炎及上呼吸道感染（感冒、咽炎）等引起的咳嗽。

【禁用与慎用】

1. 对本品过敏者禁用。

2. 妊娠3个月内妇女、有精神病史及哺乳期妇女禁用。

3. 服用单胺氧化酶抑制剂停药不满 2 周患者禁用。

4. 哮喘患者、肝肾功能不全患者慎用。

5. 孕妇、过敏体质者慎用。

6. 痰多患者慎用。

【给药途径和剂量】

1. 片剂　成年人，口服。每次 15～30mg，每日 3～4 次。

2. 缓释混悬剂

（1）成年人，每次 10ml，每日 2 次。

（2）儿童，12 周岁以上儿童，每次 10ml，每日 2 次。6～12 周岁儿童，每次 5ml，每日 2 次。2～6 周岁儿童，每次 2.5ml，每日 2 次。

3. 颗粒剂

（1）成年人，口服，每次 1～2 袋，每日 3 次。

（2）儿童，按每日每千克体重 1mg 氢溴酸右美沙芬计算，分 3～4 次服用。

4. 口服液体剂

（1）成年人，每次 10～20ml，每日 3 次，24 小时内不超过 4 次。

（2）儿童，12 岁以上儿童，每次 10～20ml，每日 3 次，24 小时内不超过 4 次。12 岁以下儿童：7～9 岁，体重 22～27kg，每次 10ml，每日 3 次，24 小时内不超过 4 次；10～12 岁，体重 28～32kg，每次 10ml。

【不良反应】

1. 中枢神经系统　头晕、头痛、嗜睡。

2. 消化系统　恶心、食欲缺乏、嗳气、便秘。

3. 皮肤　皮肤过敏。

4. 其他　易激动。

【相互作用】

1. 本品不得与单胺氧化酶抑制剂及抗抑郁药合用。

2. 本品不宜与乙醇及其他中枢神经系统抑制剂合用。

【药动学】本品口服后从胃肠道完全吸收，进入体循环前通过肠壁、门静脉及肝脏代谢（有首过效应）。血清中原形药物浓度很低。口服 60mg 后 2～3.5 小时，血清中原形药物浓度达峰值，C_{max} 为（25.3±14.9）ng/ml。文献报道本品代谢个体差异极大，有快代谢型和慢代谢型。代谢产物主要有 3-甲氧吗啡烷、3-羟-7-甲吗啡烷、3-羟吗啡烷。主要活性成分 3-甲氧吗啡烷在血中浓度最高，作用时间可超过 8 小时。口服后 24 小时内原形药物及代谢产物的尿排出率为 43%，0.1%经粪便排出。

【用药宣教】服药期间不得驾驶车、船、机，从事高空作业、机械作业及操作精密仪器。

三、镇咳药与祛痰药的复方制剂

复方甘草

【类别】镇咳药与祛痰药的复方。

【作用机制】甘草流浸膏为保护性镇咳祛痰剂；阿片粉有较强的镇咳作用；樟脑及八角茴香油能刺激支气管黏膜，反射性地增加腺体分泌，稀释痰液，使痰易于咳出；苯甲酸钠为防腐剂。上述成分组成复方制剂，有镇咳祛痰的协同作用。

【适应证】主要用于上呼吸道感染、支气管炎和感冒时所产生的咳嗽及咳痰不爽症状的治疗。

【禁用与慎用】

1. 对本品成分过敏者禁用。

2. 慢性阻塞性肺疾病合并呼吸功能不全患者慎用。

3. 胃炎及胃溃疡患者慎用。

4. 孕妇及哺乳期妇女慎用。

【给药途径和剂量】

1. 片剂　成年人，口服或含化。每次 3～4 片，每日 3 次。

2. 口服溶液剂　成年人，口服，每次 5～10ml，每日 3 次，服时振摇。

【不良反应】恶心、呕吐。

【相互作用】服用本品时注意避免与强力镇咳药合用。

【药动学】尚不明确。

【观察指标】高血压患者服用本品期间注意监测血压。

【用药宣教】

1. 服药期间不得操作机械及驾驶车辆。

2. 服用本品避免同时服用头孢类或易产生双硫仑反应的药物。

3. 服用本品 1 周，症状无缓解，及时咨询医师。

可愈

【类别】其他感冒制剂。

【作用机制】本品具有明显的祛痰镇咳作用。可待因为中枢镇咳药，长期或大剂量应用有一定成瘾性。愈创甘油醚为刺激性祛痰药，能使痰液稀释，易于咳出。

【适应证】用于支气管炎、气管炎、咽炎、喉炎及感冒、流行性感冒、肺炎、百日咳等疾病引起的咳嗽的治疗。

【禁用与慎用】

1. 对本品过敏者禁用。
2. 孕妇及哺乳期妇女禁用。
3. 老年患者慎用。
4. 小于 2 岁儿童慎用。

【给药途径和剂量】

1. 成年人　口服，每次 10ml，每日 3 次，24 小时不得超过 30ml。
2. 儿童　12 岁以上儿童，口服，每次 10ml，每日 3 次，24 小时不得超过 30ml。6～12 岁儿童，口服，每次 5ml，每日 3 次，24 小时不得超过 15ml。2～6 岁儿童，口服，每次 2.5ml，每日 3 次，24 小时不得超过 7.5ml，或遵医嘱。

【不良反应】困倦、恶心、胃肠不适，便秘。

【相互作用】本品与单胺氧化酶抑制剂合用时应减量。

【用药宣教】勿长期使用本品，可引起依赖性。

第四节　全身用抗组胺药

苯海拉明

【类别】抗组胺药。

【妊娠安全等级】B。

【作用机制】本品为乙醇胺的衍生物，可与组织中释放出来的组胺竞争效应细胞上的 H_1 受体，从而阻止过敏反应的发作，解除组胺的致痉和充血等作用。另外，本品也有较强的镇吐作用。

【适应证】用于皮肤黏膜的过敏，如荨麻疹、过敏性鼻炎、皮肤瘙痒症、药疹，对虫咬症和接触性皮炎也有效。亦可用于预防和治疗晕动症。

【超说明书用药】注射预防应用紫杉醇时发生严重的过敏反应，苯海拉明 50mg，在紫杉醇注射前 30～60 分钟静脉注射。

【禁用与慎用】

1. 对苯海拉明或其他相似的抗组胺药存在超敏反应的患者禁用。
2. 新生儿或早产儿禁用。
3. 哺乳期女性禁用。
4. 幽门十二指肠梗阻、消化性溃疡所致幽门狭窄、膀胱颈狭窄、甲状腺功能亢进、心血管病、高血压及下呼吸道感染（包括哮喘）者慎用。

【给药途径和剂量】

1. 剂量

（1）口服常释制剂：成年人，每次 25～50mg，每日 2～3 次。

（2）注射剂：成年人，肌内注射 20mg，每日 1～2 次。

2. 给药途径

（1）口服：饭后口服。

（2）肌内注射：深部肌内注射。

【配伍禁忌】与胆影葡胺、地塞米松磷酸钠、碘他拉葡胺、泛影葡胺、呋塞米、复方泛影葡胺、还原型谷胱甘肽、肌苷、硫喷妥钠、头孢呋辛、头孢哌酮、头孢噻吩、头孢他啶、头孢替唑、头孢唑林、香丹注射液有配伍禁忌。

【不良反应】

1. 中枢神经系统　头晕、运动障碍、镇静、嗜睡。
2. 呼吸系统　鼻黏膜干燥、咽喉发干、支气管浓痰。
3. 消化系统　口干。
4. 免疫系统　过敏反应。

【相互作用】本品不宜与单胺氧化酶抑制剂或中枢神经系统抑制剂联用。

【药动学】注射给药，吸收快而完全，血浆蛋白结合率为 98%，广泛分布于体内各组织，并可透过血脑屏障与胎盘。

【观察指标】

1. 给药前检测肾功能、前庭蜗神经功能（治疗期间定期检测，老年患者、有耳病的患者、肾功能不全患者、剂量大或疗程长时尤其注意）。
2. 定期监测血肌酐、尿素氮、尿常规。使用超过 10 日的患者，应检查肾功能、听力、前庭功能。
3. 监测本品的峰浓度和谷浓度，肌内注射后 1 小时采血样，静脉滴注结束后立即采血，测定峰浓度。谷浓度在给药前采血。谷浓度＞8μg/ml 或峰浓度＞30～35μg/ml 常导致毒性反应。
4. 监测患者肾功能，适当延长给药的间隔时间。

【用药宣教】

1. 服用本品期间不可饮酒。
2. 年幼的儿童患者可能会表现出异常的兴奋状态。
3. 避免进行需精神集中或协调性的活动（如驾

驶车辆、高空作业或操作机器）。

4. 用药期间避免使用其他含有本品及其他可引起困意的药品。

5. 用于防治晕动症时，宜在旅行前1～2小时，最少30分钟前服用。

氯苯那敏

【类别】抗组胺和抗过敏药物。

【妊娠安全等级】B。

【作用机制】对抗过敏反应所致的毛细血管扩张，降低毛细血管的通透性，缓解支气管平滑肌收缩所致的喘息。本品抗组胺的作用较持久，同时也具有明显的中枢抑制作用，能增强麻醉药、催眠药、局部麻醉药和镇痛药的作用，有抗M胆碱受体作用。

【适应证】适用于皮肤过敏症：荨麻疹、湿疹、皮炎、药疹、皮肤瘙痒症、神经性皮炎、日光性皮炎及虫咬症。也可用于血管舒缩性鼻炎、过敏性鼻炎及药物、食物的过敏。

【禁用与慎用】

1. 对本品过敏者禁用。

2. 甲状腺功能亢进、膀胱经梗阻、消化性溃疡、幽门十二指肠梗阻、青光眼、高血压和前列腺肥大者慎用。

3. 过敏体质者慎用。

【给药途径和剂量】成年人，口服每次4mg，每日2～3次；小儿0.35mg/（kg·d）。肌内注射：10mg，1次/日。2～5岁小儿可皮下注射，或稀释后缓慢静脉注射，剂量为每次10～20mg，24小时内不得超过40mg。

【配伍禁忌】与碘他拉葡胺、复方泛影葡胺、还原型谷胱甘肽、肌苷、头孢呋辛、头孢噻吩、头孢他啶、头孢替唑、头孢唑林有配伍禁忌。

【不良反应】

1. 中枢神经系统　困倦、嗜睡、虚弱感。

2. 心血管系统　心悸。

3. 皮肤　皮肤瘀斑。

4. 泌尿生殖系统　多尿。

5. 其他　咽喉痛、口渴、出血倾向。

【相互作用】

1. 本品不应与含抗胆碱药（如阿托品等）的药品同服。

2. 不应与含抗组胺药的复方抗感冒药同服。

3. 本品可增强抗抑郁药的作用，不宜同时服用。

4. 与中枢镇静药、催眠药、安定药或乙醇并用，可增加对中枢神经的抑制作用。

5. 与解热镇痛药物配伍，可增强其镇痛和缓解感冒症状的作用。

【药动学】肌内注射后5～10分钟起效。血浆蛋白结合率约为72%，半衰期为12～15小时，主要经肝代谢，中间代谢产物无药理活性。代谢产物和未代谢的药物主要经肾排出。

【用药宣教】

1. 服药期间不得驾驶车、船、机，从事高空作业、机械作业及操作精密仪器。

2. 如服用本品过量或出现严重不良反应，须立即就医。

氯雷他定

【类别】抗组胺药物。

【妊娠安全等级】B。

【作用机制】本品为高效、作用持久的三环类抗组胺药物，为选择性外周 H_1 受体拮抗剂。可缓解过敏反应引起的各种症状。

【适应证】适用于缓解过敏性鼻炎有关的症状，如打喷嚏、流涕、鼻痒、鼻塞，以及眼部痒及烧灼感。也适用于缓解慢性荨麻疹、瘙痒性皮肤病及其他过敏性皮肤病的症状及体征。

【禁用与慎用】

1. 对本品过敏或本品中其他成分过敏者禁用。

2. 过敏体质者慎用。

3. 妊娠期及哺乳期妇女慎用。

【给药途径和剂量】成年人及12岁以上儿童，口服，每次10mg，每日1次。2～12岁儿童，体重>30kg，每次10mg，每日1次；体重<30kg，每次5mg，每日1次。

【不良反应】

1. 中枢神经系统　乏力、头痛、嗜睡。

2. 消化系统　恶心、胃炎、口干。

3. 皮肤　皮疹。

4. 心血管系统　心动过速、心悸。

5. 免疫系统　过敏反应。

【相互作用】同时服用酮康唑、大环内酯类抗生素、西咪替丁、茶碱等药物，会提高氯雷他定在血浆中的浓度，应慎用。

【药动学】口服本品吸收迅速，1.5小时可达血药峰值，蛋白结合率约为98%。大部分在肝内通过CYP3A4、CYP2D6代谢，代谢产物脱羧乙氧基氯雷他定仍具有抗组胺活性。两者均可出现在乳汁中。50%的药物于 5 日后随尿液排出。本品不能透过血脑屏障。

【观察指标】定期监测肝功能不全患者的肝功能。

【用药宣教】

1. 皮试前 48 小时左右中止使用本品。

2. 儿童需在成年人监护下使用本品。

赛庚啶

【类别】抗组胺药物。

【妊娠安全等级】B。

【作用机制】本品可与组织中释放出来的组胺竞争效应细胞上的 H_1 受体，从而阻止过敏反应的发作，解除组胺的致痉和充血作用。

【适应证】用于过敏性疾病，如荨麻疹（丘疹性荨麻疹）、湿疹、皮肤瘙痒的治疗。

【超说明书用药】

1. 用于偏头痛、糖尿病、原发性醛固酮增多症、流行性出血热、眼睑痉挛、喘憋性肺炎、氯氮平所致流涎、小儿夜间咳嗽、流行性腮腺炎、失眠等的治疗。

2. 用于偏头痛治疗时，3～12 岁儿童，每次 2～8mg，成年人 8～12mg，口服，每日 2 次。

【禁用与慎用】

1. 对本品过敏者禁用。

2. 青光眼、尿潴留和幽门梗阻患者禁用。

3. 孕妇、哺乳期妇女禁用。

4. 过敏体质者慎用。

【给药途径和剂量】成年人，口服，每次 1～2 片，每日 2～3 次。

【不良反应】乏力、头晕、恶心、口干等。

【相互作用】

1. 与吩噻嗪类药物合用可增加室性心律失常的危险性，严重者可致尖端扭转型心律失常。

2. 不宜与中枢神经系统抑制剂合用。

3. 不宜与乙醇合用，因可增强其镇静作用。

【药动学】口服后 T_{max} 为 4 小时。在人类尿液中发现的主要代谢物为赛庚啶的季铵葡萄糖醛酸结合物，口服放射性标记的本品有 2%～20%随粪便排出，其中约 34%为原形药，至少 40%随尿液排泄。

【用药宣教】

1. 服药时避免饮用含酒精饮料。

2. 服药期间禁止驾驶机、车、船，从事高空作业、机械作业等工作。

异丙嗪

【类别】吩噻嗪类衍生物，属抗组胺药。

【妊娠安全等级】C。

【作用机制】

1. *抗组胺作用*　与组织释放的组胺竞争 H_1 受体，能拮抗组胺对胃肠道、气管、支气管或细支气管平滑肌的收缩或痉挛作用，能解除组胺对支气管平滑肌的致痉和充血作用。

2. *抗晕动作用*　通过中枢性抗胆碱性能，作用于前庭和呕吐中枢及中脑髓质感受器，主要是抑制了前庭核区胆碱能突触迷路冲动的兴奋。

3. *镇静催眠作用*　可能由于间接降低了脑干网状结构激活系统的应激性。

4. *止吐作用*　可能与抑制延髓的催吐化学感受区有关。

【适应证】

1. *恶心、呕吐*　适用于麻醉和手术后的恶心、呕吐，也用于防治放射病性或药源性恶心、呕吐。

2. *晕动病*　防治晕车、晕船等。

3. *镇静、催眠*　适用于术前、术后和产科。也可用于减轻成年人及儿童的恐惧感，使之呈浅睡眠状态。

4. *皮肤黏膜过敏*　用于长期的、季节性的过敏性鼻炎、血管舒缩性鼻炎，接触过敏原或食物而致的过敏性结膜炎，血管神经性水肿，对血液或血浆制品的过敏反应，皮肤划痕症等。必要时可与肾上腺素合用，作为本品的辅助剂。

5. *术后疼痛*　作为辅助用药，可与镇痛药合用。

【禁用与慎用】

1. 对本品或对吩噻嗪类高度过敏的患者禁用。

2. 早产儿、新生儿禁用。

3. 急性哮喘、肝功能不全、心血管病、昏迷、骨髓抑制、膀胱颈部梗阻、胃溃疡、前列腺肥大症状明显、闭角型青光眼、癫痫、黄疸、各种肝病及肾衰竭、瑞氏综合征等患者慎用。

【给药途径和剂量】

1. *剂量*

（1）抗过敏

1）成年人，口服，每次 12.5mg，每日 4 次，饭后及睡前服用，必要时睡前 25mg。

2）儿童，口服，每次按体重 0.125mg/kg 或按体表面积 3.75mg/m²；每隔 4～6 小时 1 次，或睡前按体重 0.25～0.5mg/kg 或按体表面积 7.5～15mg/m²；按年龄计算，每日量 1 岁内 5～10mg，1～

5 岁 5～15mg，6 岁以上 10～25mg，可一次或分两次给予。

（2）止吐

1）成年人，口服，开始时每次 25mg，必要时可每 4～6 小时服 12.5～25mg。

2）儿童，口服，按体重 0.25～0.5mg/kg 或按体表面积 7.5～15mg/m^2；必要时每隔 4～6 小时给药一次。

（3）抗眩晕症

1）成年人，口服，每次 25mg，必要时每日 2 次。

2）儿童，口服，每次按体重 0.25～0.5mg/kg 或按体表面积 7.5～15mg/m^2；必要时每隔 12 小时给药一次，或 12.5～25mg，每日 2 次。

（4）镇静催眠

1）成年人，口服，每次 25～50mg，必要时增倍。

2）儿童，口服，必要时按体重 0.5～1mg/kg 或按体表面积 15～30mg/m^2。

2. 给药途径

（1）口服：每次 12.5mg，每日 4 次，饭后及睡前服用，必要时睡前 25mg。

（2）肌内注射：每次 25mg，必要时 2 小时后重复；严重过敏时可肌内注射 25～50mg，最高量不得超过 100mg。

【配伍禁忌】与阿洛西林、阿莫西林、氨茶碱、苯巴比妥、胆影葡胺、地塞米松磷酸钠、碘他拉葡胺、泛影葡胺、肝素钠、谷胱甘肽、肌苷、克林霉素、赖氨匹林、吗啡、美洛西林、尿激酶、青霉素、羧苄西林、酮咯酸氨丁三醇、头孢呋辛、头孢哌酮舒巴坦、头孢匹胺、头孢曲松、头孢噻吩、头孢他啶、头孢替唑、头孢唑林、头孢唑肟、香丹注射剂有配伍禁忌。

【不良反应】

1. 中枢神经系统：嗜睡、头晕目眩、反应迟钝（儿童多见）、多噩梦、易兴奋、易激动、幻觉、中毒性谵妄。

2. 特殊感觉：晕倒感（低血压）、耳鸣、视物模糊或色盲。

3. 消化系统：恶心或呕吐。

4. 心血管系统：血压增高，偶见血压轻度降低。

5. 皮肤：增加皮肤对光的敏感性。

6. 其他：白细胞减少、粒细胞减少症及再生不良性贫血。

【相互作用】

1. 乙醇或其他中枢神经系统抑制剂，特别是麻醉药、巴比妥类、单胺氧化酶抑制剂或三环类抗抑郁药与本品同用时，可增强异丙嗪或这些药物的效应，用量要另行调整。

2. 铂、巴龙霉素及其他氨基糖苷类抗生素、水杨酸制剂和万古霉素等耳毒性药与异丙嗪同用时，其耳毒性症状可掩盖。

3. 胆碱类药物，尤其是阿托品类药和异丙嗪同用时后者的抗毒蕈碱样效应增强。

4. 苄胺、异喹胍或胍乙啶等降压药与异丙嗪同用时，前者的降压效应增强。

【药动学】口服或注射给药后吸收快而完全，蛋白结合率高。本品经口服或直肠给药后起效时间为 20 分钟，抗组胺作用一般持续时间为 6～12 小时，镇静作用可持续 2～8 小时。主要在肝内代谢，无活性的代谢物可经尿排出，经粪便排出量少。

【观察指标】应用本品时，应监测患者有无肠梗阻，或药物的逾量、中毒等问题。

【用药宣教】孕妇临产前 1～2 周应停用本品。

阿伐斯汀

【类别】全身用抗组胺药。

【作用机制】能与组胺竞争效应细胞上的组胺 H_1 受体，使组胺不能同 H_1 受体结合，从而抑制其引起过敏反应。没有明显的抗胆碱作用，对中枢神经系统的穿透能力低。因此，抗胆碱不良反应和对中枢神经系统的不良反应小。

【适应证】用于过敏性鼻炎、过敏性皮肤疾病、慢性自发性荨麻疹、特发性获得性寒冷性荨麻疹、胆碱性荨麻疹及皮肤划痕症的治疗。

【禁用与慎用】

1. 对阿伐斯汀或曲普利啶（吡咯吡胺）过敏者禁用。

2. 孕妇、哺乳期妇女、12 岁以下儿童慎用。

【给药途径和剂量】口服。成年人和 12 岁以上儿童每次 8mg，每日 2 次。

【不良反应】中枢神经系统：罕见嗜睡。

【相互作用】可与中枢神经抑制剂及酒精发生相互作用。

【药动学】本品从肠道吸收完全，口服后 0.5 小时起效，1.5 小时血药浓度达峰值。血清半衰期为 1.5 小时，有效的抗组胺作用可维持 8 小时，服药 12 小时后，80%以原形从尿液排泄，13%从粪便中排泄。

【用药宣教】服用本品时勿从事高警觉性工作。

贝他斯汀

【类别】全身用抗组胺药。

【妊娠安全等级】C。

【作用机制】对组胺 H_1 受体具有选择性的抑制作用，对 5-HT_2、α_1、α_2 受体无亲和性，能够抑制过敏性炎症时嗜酸性粒细胞向炎症部位的浸润，抑制活化嗜酸性粒细胞 IL-5 的生成。

【适应证】用于过敏性鼻炎、荨麻疹、皮肤病引起的瘙痒（湿疹、荨麻疹、皮肤瘙痒症和皮炎）的治疗。

【禁用与慎用】对本品的成分有过敏史的患者禁用。

【给药途径和剂量】成年人，口服，每次 10mg，每日 2 次。根据年龄适当增减剂量，或遵医嘱。

【不良反应】

1. 中枢神经系统　嗜睡。

2. 消化系统　恶心、胃痛、腹泻、胃部不适、呕吐。

3. 特殊感觉　困倦、疲倦。

4. 皮肤　荨麻疹。

5. 代谢　ALT 升高、AST 升高、嗜酸性粒细胞增多等。

【相互作用】未进行该项实验且无可靠参考文献。

【药动学】健康成年男子口服 20mg，每日 2 次，连用 7 日，未发现积蓄，用药第 2 天血药浓度达稳态。血浆及尿中几乎未发现代谢物，血浆蛋白结合率约为 55%，用药后 24 小时内，75%～90%以药物原形随尿液排泄。

【观察指标】定期监测患者肾功能。

【用药宣教】

1. 服用本品时避免进行汽车驾驶等操作。

2. 最好在发病季节到来前开始给药，持续到多发季节结束。

茶苯海明

【类别】全身用抗组胺药。

【妊娠安全等级】B。

【作用机制】本品为苯海拉明与氨茶碱的复合物，具有抗组胺作用，可抑制血管渗出，减轻或阻止水肿，并有镇静和镇吐作用。本品口服后在胃肠道吸收迅速而安全。

【适应证】用于晕动症的治疗（如晕车、晕船等所致的恶心、呕吐）。

【禁用与慎用】

1. 对本品及其他乙醇胺类药物过敏者禁用。

2. 孕妇、新生儿及早产儿禁用。

3. 老年人及过敏体质者慎用。

【给药途径和剂量】

1. 剂量

（1）成年人，口服，每次 1 片，每日用量不得超过 6 片。

（2）儿童，7～12 岁儿童，每次 0.5～1 片，每日不得超过 4 片。

2. 给药途径　口服，预防晕动症应在出发前 30 分钟服药，治疗晕动症时每 4 小时服药 1 次。

【不良反应】

1. 中枢神经系统　嗜睡、注意力不集中、疲乏。

2. 特殊感觉　迟钝、头晕、幻觉。

3. 消化系统　恶心、呕吐等胃肠不适。

4. 皮肤　皮疹等。

5. 泌尿生殖系统　排尿困难。

【相互作用】

1. 与对氨基水杨酸钠同用时，后者的血药浓度降低。

2. 能短暂地影响巴比妥类等药物的吸收。

3. 与乙醇或其他镇静催眠药并用有协同作用，应避免同时服用。

4. 如与其他药物同时使用可能会发生药物相互作用。

【药动学】尚不明确。

【用药宣教】

1. 可与食物、果汁等同服，以减少胃刺激。

2. 服药期间不得驾驶机、车、船，从事高空作业、机械作业及操作精密仪器。

3. 服用本品期间不得饮酒及含酒精的饮料。

地氯雷他定

【类别】全身用抗组胺药。

【妊娠安全等级】C。

【作用机制】本品是一种非镇静性的长效组胺拮抗剂，具有强效、选择性的拮抗外周 H_1 受体的作用。已证实地氯雷他定具有抗过敏、抗组胺及抗炎作用。

【适应证】用于缓解特发性荨麻疹及过敏性鼻炎的相关症状。

【禁用与慎用】

1. 对本品活性成分或辅料及氯雷他定过敏者

禁用。

2. 严重肾功能不全者慎用。

【给药途径和剂量】

1. 剂量

（1）口服常释剂型：成年人，每次 5mg，每日 1 次。儿童，12 岁以上儿童，每次 5mg，每日 1 次。

（2）口服液：儿童，＞12 岁，每次 5mg，每日 1 次；6～11 岁，每次 2.5mg，每日 1 次；12 个月至 5 岁，每次 1.25mg，每日 1 次；6～11 个月，每次 1mg，每日 1 次。

2. 给药途径　口服。

【不良反应】

1. 中枢神经系统　嗜睡、困倦、头痛。

2. 特殊感觉　头晕、乏力。

3. 消化系统　恶心、口干。

4. 其他　健忘、晨起面部、肢端水肿。

【相互作用】与红霉素、酮康唑、阿奇霉素、氟西汀和西咪替丁的多剂量药物相互作用试验中，血药浓度未出现有临床相关意义的改变。

【药动学】口服 30 分钟后在血中可测得本药，本品口服吸收较好，约 3 小时后达到血药峰浓度，消除半衰期约为 27 小时。地氯雷他定的生物利用度在 5～20mg 范围内与剂量成正比。

【用药宣教】服用本品期间避免开车及操作机器。

咪唑斯汀

【类别】抗组胺药。

【作用机制】本品具有独特的抗组胺和抗过敏反应炎症介质的双重作用。体内、外药理学试验均表明咪唑斯汀是一种强效的、高选择性的组胺 H_1 受体拮抗剂。在利用过敏反应动物模型进行的试验中，咪唑斯汀还可抑制活化的肥大细胞释放组胺，以及抑制嗜中性粒细胞等炎性细胞的趋化作用。同时，咪唑斯汀还可抑制变态反应时细胞间黏附性分子-1 的释放。

【适应证】本品适用于成年人或 12 岁以上的儿童所患的荨麻疹等皮肤过敏症状、季节性过敏性鼻炎及常年性过敏性鼻炎。

【禁用与慎用】

1 .对本品任何一种成分过敏者禁用。

2. 有严重心脏病或心律失常（心动过缓、心律不齐或心动过速）病史，严重的肝功能损害、晕厥病史的患者禁用。

3. 明显或可疑 QT 间期延长或电解质失衡，特别是低血钾患者禁用。

【给药途径和剂量】

1. 剂量

（1）成年人，口服，每次 10mg，每日 1 次。

（2）儿童，每次 10mg，每日 1 次。

2. 给药途径　口服，本品不可掰开服用。

【不良反应】

1. 中枢神经系统　迷走神经异常、头痛、头晕、困意和乏力（一过性）。

2. 特殊感觉　低血压、焦虑、抑郁、口干。

3. 消化系统　恶心、腹泻、腹痛。

4. 代谢　白细胞计数降低、肝酶升高。

5. 心血管系统　心动过速、心悸。

6. 免疫系统　速发型超敏反应、血管神经性水肿、全身性皮疹。

7. 皮肤　荨麻疹、瘙痒。

8. 其他 关节痛、肌痛、食欲增加并伴有体重增加。

【相互作用】

1. 与全身给药的咪唑类抗真菌类或大环内酯类抗生素同时使用时，咪唑斯汀的血药浓度会有一定程度的升高。因此本品不应与上述药物合用。

2. 与强效 CYP3A4 抑制剂或底物（西咪替丁、环孢素、硝苯地平等）合用，应谨慎。

【药动学】本品口服后吸收迅速，血药浓度达峰时间中值为 1.5 小时，生物利用度约为 65%，药动学呈线性，平均消除半衰期为 13 小时，血浆蛋白结合率为 98.4%。在肝功能损害患者体内本品的吸收减慢，分布相延长，药时曲线下面积增加 50%。

咪唑斯汀主要在肝脏通过葡萄糖醛酸化进行代谢，其他代谢途径之一是通过细胞色素 P450 酶形成羟基化代谢产物。本品的代谢产物均无药理活性。

【观察指标】定期观察患者心率。

【用药宣教】本品为缓释薄膜衣片，不可掰开服用。

曲普利啶

【类别】全身抗组胺药。

【妊娠安全等级】C。

【作用机制】本品可选择性地阻断组胺 H_1 受体，具有抗组胺、抗胆碱及中枢镇静作用。

【适应证】本品适用于治疗各种过敏性疾病，包括过敏性鼻炎、荨麻疹、过敏性结膜炎、皮肤瘙痒症等。

【禁用与慎用】

1. 对本品过敏者禁用。

2. 急性哮喘发作期内的患者、早产儿及新生儿、哺乳期妇女均禁用。

3. 眼内压增高、闭角型青光眼、甲状腺功能亢进、血管性疾病及高血压、支气管哮喘、前列腺增生、膀胱颈阻塞、消化性溃疡及 12 岁以下儿童，均需慎用。

【给药途径和剂量】

1. 成年人　口服，每次 2.5～5mg，每日 2 次。或遵医嘱。

2. 儿童　6 岁以上儿童每次 1.25 mg（1/2 片），每日 2 次。

【不良反应】轻度嗜睡、倦乏、口干、恶心。

【相互作用】服药期间不可同时服用单胺氧化酶（MAO）抑制剂、中枢性镇静或催眠药及含有酒精的饮品。

【药动学】本品口服后 15 分钟起效，作用持续 4～8 小时，经胃肠道吸收。本品体内分布广泛，可透过血脑屏障，半衰期为 3～5 小时或更长，肝代谢，约 50%剂量以羧酸盐衍生物形式经尿排泄。

【用药宣教】

1. 服药期间禁止饮酒。

2. 本品不宜 6 岁以下儿童服用。

去氯羟嗪

【类别】全身抗组胺药。

【作用机制】本品为第一代抗组胺药羟嗪的衍生物，有较强的 H_1 受体选择性阻断作用，作用时间长，可维持疗效 6～12 小时。本品对白三烯等过敏介质亦有一定的抑制作用。

【适应证】用于支气管哮喘和喘息性支气管炎的治疗。也用于其他过敏性疾病如血管神经性水肿、湿疹、荨麻疹等的治疗。

【禁用与慎用】

1. 对本品过敏者禁用。

2. 新生儿和早产儿禁用。

3. 老年人、孕妇及哺乳期妇女慎用。

4. 过敏体质者慎用。

【给药途径和剂量】口服，每次 25～50mg，每日 3 次。

【不良反应】嗜睡、口干。

【相互作用】

1. 与具有镇痛或镇静作用的中枢神经抑制剂合用，可相互增强中枢抑制作用。

2. 与肾上腺素β受体激动剂、麻黄碱或氨茶碱合用，可增强上述药物的平喘作用。

3. 与乙醇合用，可相互增强中枢抑制作用。

【药动学】本品经口服后由胃肠道黏膜吸收，进入血流，30～60 分钟起效，2 小时后可达血药峰值，可维持药效 6～12 小时，药物经肝脏首过代谢降解，随尿、粪便及汗液排出，用药时乳液及唾液中亦含有此药。

【用药宣教】服药期间不得驾驶机、车、船，从事高空作业、机械作业及操作精密仪器。

酮替芬

【类别】全身抗组胺药。

【妊娠安全等级】C。

【作用机制】本品有组胺 H_1 受体拮抗作用和抑制过敏反应介质释放作用，不仅抗过敏作用较强，且药效持续时间较长，故对预防各种支气管哮喘发作及外源性哮喘的疗效比对内源性哮喘更佳。

【适应证】用于过敏性鼻炎、过敏性支气管哮喘的治疗。滴眼剂用于治疗过敏性结膜炎。

【超说明书用药】用于荨麻疹的治疗，每次 1mg，每日 2 次。治疗硬皮病 3mg，2 次/日。

【禁用与慎用】

1. 对本品过敏的患者禁用。

2. 孕妇、过敏体质者慎用。

【给药途径和剂量】

1. 口服　成年人每次 1mg，每日 2 次。儿童 4～6 岁 0.8mg/d；6～9 岁 1mg/d；9～14 岁 1.2mg/d，2 次分服。

2. 滴眼　每次 1～2 滴，每日 4 次（早、中、晚及睡前），或遵医嘱。

【不良反应】

1. 中枢神经系统　嗜睡、头晕、头痛、倦怠。

2. 消化系统　口干、恶心。

3. 眼部　干眼、眼睛刺激、眼部疼痛。

4. 呼吸系统　咽炎、鼻炎。

5. 其他　滴眼时有时会出现结膜充血，有刺激感，或者有极少的角膜糜烂等现象，当出现上述症状时应终止用药。

【相互作用】

1. 与多种中枢神经抑制剂或酒精并用，可增强本品的镇静作用，应予避免。

2. 不得与口服降血糖药并用。

【药动学】口服给药吸收相对较快（T_{max} 约为

3 小时），由于肝脏的显著首过效应，口服生物利用度仅约为50%。血浆蛋白结合率约为75%。本品在体内被广泛代谢，主要以代谢产物形式随尿排出，半衰期约为22小时。

【用药宣教】

1. 服药期间不得驾驶机、车、船，从事高空作业、机械作业及操作精密仪器。

2. 用药期间避免饮用含酒精饮料。

依巴斯汀

【类别】全身抗组胺药。

【作用机制】本品具有迅速而长效的组胺抑制作用，并且具有对组胺 H_1 受体的超强亲和力。口服给药，依巴斯汀及其代谢产物均不能穿过血脑屏障。同时，在试验过程中发现依巴斯汀对中枢神经系统具有轻微的镇静作用。

【适应证】用于治疗伴有或不伴有过敏性结膜炎的过敏性鼻炎（季节性和常年性），以及慢性特发性荨麻疹的对症治疗。

【禁用与慎用】对本品或其中任何成分过敏患者禁用。

【给药途径和剂量】

1. 成年人　口服，每次10～20mg，每日1次。

2. 儿童　12岁以上，口服，每次10～20mg，每日1次。6～11岁，口服，每次5mg，每日1次。2～5岁，口服，常用量为每次2.5mg，每日1次。2岁以下儿童，本品的用药安全性有待进一步验证。

【不良反应】头痛、嗜睡、失眠、口干、恶心、腹泻、消化不良、皮疹、食欲增加、烦躁、情绪不稳、虚弱、口味改变、多动。

【相互作用】与QT间期延长或抑制CYP3A酶系的任何药物（如咪唑类抗真菌药及大环内酯类抗生素）合用，可使心律失常加重。

【药动学】口服给药后，本品被快速吸收，大部分在肝脏中初步代谢。本品每日给药一次，每次10mg，3～5日后达到其稳定血药浓度，峰浓度130～160ng/ml。本品及其代谢产物卡瑞斯汀均与蛋白高度结合。

【观察指标】对于长期接受皮质激素治疗的患者，欲通过本品给药而减少皮质激素给药量时，应在密切观察下逐渐替代。

【用药宣教】本品可引起倦睡等不良反应，服用本品后避免执行可能发生危险的工作，包括开车、操纵机器等。

依美斯汀

【类别】抗组胺药。

【妊娠安全等级】B。

【作用机制】本品为相对选择性的 H_1 受体拮抗剂。体外试验证明，依美斯汀对组胺 H_1 受体具有选择性。体内试验表明，本品对组胺引起的结膜血管通透性的改变呈剂量依赖性。依美斯汀对肾上腺素受体、多巴胺受体和5-羟色胺受体无作用。

【适应证】用于过敏性鼻炎和荨麻疹的治疗。

【禁用与慎用】

1. 对本品或其中任何成分过敏者禁用。

2. 肝功能异常患者慎用。

3. 孕妇及哺乳期妇女慎用。

【给药途径和剂量】

1. 成年人　每次1～2mg，每日2次，早饭后和睡前口服。

2. 儿童　对儿童的安全性尚未建立。

【不良反应】

1. 中枢神经系统　头痛、思睡、困乏。

2. 消化系统　口渴、恶心、呕吐、腹痛、上腹不适、腹泻、便秘。

3. 皮肤　瘙痒、皮疹、皮肤感觉异常。

4. 特殊感觉　头晕、头沉、耳鸣。

5. 其他　肝功能异常、血小板减少、尿检异常（尿蛋白、血尿、尿隐血）、血压升高。

【相互作用】

1. 与镇静剂、催眠剂、抗组胺剂合用，有相互增强作用的可能。

2. 与乙醇（如酒精）合用可增强中枢神经系统的不良反应（主要是思睡）。

【药动学】男性健康受试者单剂量口服本品2mg后，血药浓度达峰时间为（4.5±0.5）小时，半衰期为（8.27±2.04）小时；连续多日多剂量口服本品（早晚各1次，每次2mg），约6日达到稳态，且无明显蓄积。本品主要经肝脏代谢，可产生少量5′-氧化类似物及氧化氮。药物主要经肾脏排泄，可通过胎盘，并可进入动物的乳汁。

【观察指标】对于长期接受皮质激素治疗的患者，欲通过本品给药而减少皮质激素给药量时，应在密切观察下逐渐替代。

【用药宣教】

1. 避免执行可能发生危险的工作，包括开车、操纵机器等。

2. 本品为缓释制剂，勿嚼服而应直接用水送服。

左西替利嗪

【类别】抗组胺药。

【妊娠安全等级】B。

【作用机制】本品为抗组胺制剂，无明显抗胆碱和抗 5-羟色胺的作用，中枢抑制作用较小。

【适应证】用于治疗过敏性鼻炎（包括季节性持续性过敏性鼻炎和常年性持续性过敏性鼻炎）、湿疹、皮炎及慢性特发性荨麻疹引起的过敏性相关的症状。

【禁用与慎用】

1. 对本品任何成分过敏者或者对哌嗪类衍生物过敏者禁用。

2. 肌酐清除率＜10ml/min 的肾病晚期患者禁用。

3. 对于伴有特殊遗传性疾病（包括患有罕见的半乳糖不耐受症、原发性乳糖酶缺乏或葡萄糖-半乳糖吸收不良）的患者禁用。

4. 有肝功能障碍或肝功能障碍史者慎用。

5. 高空作业、驾驶或操纵机器期间慎用。

【给药途径和剂量】

1. 剂量

（1）口服常释剂型：成年人，每次 5mg，每日 1 次，空腹或餐中或餐后均可服用。儿童，6 岁及以上儿童每次 5mg，每日 1 次，空腹或餐中或餐后均可服用。

（2）口服液体剂：成年人，口服，每次 10ml（1 支），每日 1 次。于餐前半小时服用。儿童，6 岁及以上儿童，每次 10ml（1 支），每日 1 次。于餐前半小时服用。2～6 岁儿童，每日 1 次，每次 5ml（0.5 支）。于餐前半小时服用。

2. 给药途径　口服。

【不良反应】

1. 中枢神经系统　头痛、嗜睡。

2. 消化系统　口干、腹痛。

3. 皮肤　瘙痒、皮疹、荨麻疹。

4. 特殊感觉　疲倦、乏力。

5. 免疫系统　过敏反应。

6. 其他　呼吸困难、体重增加、血管神经性水肿。

【相互作用】参见西替利嗪。

【药动学】本品血药浓度水平和给药剂量呈线性关系，个体间差异极小。本品在人体内的吸收迅速且完全，进食可能导致左西替利嗪的吸收速度下降，但是总的吸收度不会降低，口服 5mg 片剂的相对生物利用度近 100%。成年人给药后约 0.9 小时血药浓度达到峰值；本品与血浆蛋白结合牢固，血浆蛋白结合率约为 90%，表观分布容积为 0.4L/kg；血浆消除半衰期为（7.9±1.9）小时，每日 1 次给药 5mg，连续 2 日后血药浓度达到稳态；单剂量给药 5mg 后血药浓度峰值为 270ng/ml。再次单剂量给药 5mg 后血药浓度稳态峰值为 308ng/ml。

本品的代谢没有首过效应，其在人体内的代谢率小于给药剂量的 14%。平均 85.4%以原形随尿液排出，12.9%随粪便排出。

【用药宣教】

1. 避免与镇静药同服。

2. 酒后避免使用本品。

3. 肾功能减损患者使用本品适当减量。

4. 可能导致困倦，可能会影响驾车安全。

第五节　其他呼吸系统药物

贝美格

【类别】呼吸兴奋剂。

【作用机制】本品能直接兴奋呼吸中枢及血管运动中枢，使呼吸增加，血压微升。

【适应证】用于巴比妥类及其他催眠药的中毒，也用于减少硫喷妥钠麻醉深度，以加快其苏醒。

【禁用与慎用】吗啡中毒及对本品过敏的患者禁用。

【给药途径和剂量】

1. 剂量

（1）静脉注射：每 3～5 分钟注射 50mg，至病情改善或出现中毒症状。

（2）静脉滴注：每次 50mg。

2. 给药途径

（1）静脉注射：本品注射液可供静脉注射。

（2）静脉滴注：50mg 本品可加入 5%葡萄糖注射液 250～500ml 中，现用现配。

注意：本品静脉注射或静脉滴注速度不宜过快，以免产生惊厥。

【配伍禁忌】本品与 12 种复合维生素、复方水溶性维生素、米卡芬净、维生素 C 有配伍禁忌。

【不良反应】可引起恶心、呕吐。

【相互作用】尚不明确。

【药动学】尚不明确。

【观察指标】定期监测患者中枢神经系统症状（静脉滴注速度过快，易引起惊厥）。

【用药宣教】出现肌腱反射亢进、肌肉抽动，甚至惊厥等症状立即就诊。

洛贝林

【类别】呼吸兴奋剂。

【妊娠安全等级】尚不明确。

【作用机制】文献报道，可刺激颈动脉体和主动脉体化学感受器（均为 N_1 受体），反射性地兴奋呼吸中枢而使呼吸加快，但对呼吸中枢并无直接兴奋作用。对迷走神经中枢和血管运动中枢也同时有反射性的兴奋作用；对自主神经节先兴奋而后阻断。

【适应证】本品主要用于各种原因引起的中枢性呼吸抑制。临床上常用于新生儿窒息，一氧化碳、阿片中毒等。

【禁用与慎用】对本品过敏患者禁用。

【给药途径和剂量】

1. 剂量

（1）成年人，静脉注射常用量为每次 3mg，极量每次 6mg，每日 20mg；皮下或肌内注射每次 10mg，极量每次 20mg，每日 50mg。

（2）儿童，静脉注射每次 0.3～3mg，必要时每隔 30 分钟可重复使用；皮下或肌内注射每次 1～3mg。

（3）新生儿：窒息时可注入脐 3mg。

2. 给药途径

（1）肌内注射：本品注射液深部肌内注射。

（2）静脉滴注：现用现配。本品以适量 0.9%氯化钠注射液或 5%葡萄糖注射液溶解后滴注。

【配伍禁忌】本品与丹参注射液、呋塞米、肌苷、清开灵注射液、三磷酸腺苷二钠、香丹注射液有配伍禁忌。

【不良反应】常见恶心、呕吐、头痛、心悸。

【相互作用】尚不明确。

【药动学】 静脉注射后，其作用持续时间短，一般为 20 分钟。

【观察指标】给药前检测心功能、中枢神经系统及呼吸功能（治疗期间定期检测，剂量大或疗程长时尤其注意）。

【用药宣教】本品为急救用药，使用时可能存在过量的情况，会出现心动过速、呼吸抑制和惊厥发作。

尼可刹米

【类别】呼吸兴奋剂。

【妊娠安全等级】尚不明确。

【作用机制】选择性兴奋延髓呼吸中枢，也可作用于颈动脉体和主动脉体化学感受器反射性地兴奋呼吸中枢，并提高呼吸中枢对二氧化碳的敏感性，使呼吸加深加快，对血管运动中枢有微弱兴奋作用。

【适应证】用于中枢性呼吸抑制及各种原因引起的呼吸抑制。

【超说明书用药】口服用于新生儿黄疸的治疗。

【禁用与慎用】抽搐及惊厥患者禁用。

【给药途径和剂量】

1. 剂量

（1）成年人，常用量 0.25～0.5g/次，必要时 1～2 小时重复用药，极量 1.25g/次。

（2）儿童，6 个月以下婴儿每次 75mg，1 岁儿童，每次 0.125g/次，4～7 岁儿童，每次 0.175g。

2. 给药途径

（1）肌内注射。

（2）静脉注射：本品以 0.9%氯化钠注射液或葡萄糖注射液稀释后注射。

（3）皮下注射。

【配伍禁忌】与阿糖胞苷、阿糖胞苷脂质体、奥曲肽、苄星青霉素、促皮质素、磺胺嘧啶、甲丙氨酯、可待因、硫喷妥钠、氯胺酮、吗啡、氢氯噻嗪、丝裂霉素、头孢呋辛、头孢呋辛酯、头孢哌酮、头孢他啶、新斯的明、溴苄胺、异丙嗪有配伍禁忌。

【不良反应】

1. 中枢神经系统　抽搐、烦躁不安、震颤。

2. 消化系统　恶心、呕吐。

3. 皮肤　面部刺激征、面部潮红。

4. 其他　血压升高、心律失常、惊厥，甚至昏迷。

【相互作用】与其他中枢系统兴奋药有协同作用，可引起惊厥。

【药动学】吸收好，起效快，作用时间短暂，一次静脉注射只能维持作用 5～10 分钟，进入体内后迅速分布至全身，体内代谢产物为烟酰胺，然后再被甲基化成为 *N*-甲基烟酰胺经尿排出。

【观察指标】定期监测患者中枢神经系统症状。

【用药宣教】本品作用时间短暂，应视病情间隔给药。

多沙普仑

【类别】呼吸兴奋剂。

【妊娠安全等级】B。

【作用机制】小量时通过颈动脉体化学感受器反射性兴奋呼吸中枢，大量时直接兴奋延髓呼吸中枢，使潮气量加大，呼吸频率增快有限。大剂量兴奋脊髓及脑干，但对大脑皮层似无影响，在阻塞性肺疾病患者发生急性通气不全时，应用本品后潮气量、血二氧化碳分压、氧饱和度均有改善。

【适应证】用于呼吸衰竭。

【禁用与慎用】

1. 惊厥、癫痫、重度高血压、嗜铬细胞瘤、甲状腺功能亢进、冠心病、颅内高压、严重肺部疾病患者禁用。

2. 孕妇及哺乳期妇女、12 岁以下儿童慎用。

【给药途径和剂量】

1. 剂量

（1）成年人，静脉注射，按体重每次 0.5～1.0mg/kg，不超过 15mg/kg，每小时用量不宜超过 300mg；静脉滴注，按体重每次 0.5～1.0mg/kg，总量不超过 3g/d。

（2）儿童，12 岁以下儿童慎用。

2. 给药途径

（1）静脉注射：如需要重复给药，至少间隔 5 分钟。

（2）静脉滴注：临用前加葡萄糖氯化钠注射液稀释后静脉滴注直至获得疗效。

【配伍禁忌】本品与 12 种复合维生素、氨茶碱、地高辛、地塞米松磷酸钠、地西泮、多巴酚丁胺、呋塞米、复方水溶性维生素、甲泼尼龙、克林霉素、硫喷妥钠、氯胺酮、米卡芬净、米诺环素、氢化可的松、羧苄西林、替卡西林、头孢菌素类、维生素 C、叶酸有配伍禁忌。

【不良反应】

1. 消化系统　腹泻、恶心、呕吐。

2. 中枢神经系统　头痛。

3. 其他　无力、出汗、感觉奇热及尿潴留。

【相互作用】

1. 本品促进儿茶酚胺的释放，在氟烷、异氟烷等全麻药停用 10～20 分钟后才可使用。

2. 与哌甲酯、匹莫林、咖啡因、肾上腺素受体激动剂等合用时，可能出现激动、紧张、失眠甚至心律失常或惊厥。

3. 与单胺氧化酶抑制剂丙卡巴肼及升压药合用时，可使血压明显升高。

【药动学】静脉注射起效只需 20～40 秒，1～2 分钟效应最明显，仅持续 5～12 分钟。静脉注射后迅速代谢，代谢产物经肾脏排泄。

【观察指标】监测患者血压和脉搏，以防止药物过量引起心血管不良反应。

【用药宣教】

1. 静脉滴注速度不宜太快，否则可引起溶血。

2. 突发性低血压、呼吸困难或心律失常症状立即报告。

二甲弗林

【类别】呼吸兴奋剂。

【妊娠安全等级】尚不明确。

【作用机制】对呼吸中枢有较强的兴奋作用，用药后肺换气量明显增加，二氧化碳分压下降。本品安全范围较窄，剂量掌握不当易引起惊厥或抽搐。

【适应证】常用于麻醉、催眠药物所引起的呼吸抑制及各种疾病引起的中枢性呼吸衰竭，以及手术、外伤等引起的虚脱和休克。

【禁用与慎用】

1. 有惊厥病史，肝、肾功能不全者禁用。

2. 孕妇及哺乳期妇女禁用。

3. 老年患者及儿童慎用。

【给药途径和剂量】

1. 剂量

（1）肌内注射：每次 8mg。

（2）静脉注射：每次 8～16mg，临用前加 5%葡萄糖注射液稀释后缓慢注射。

（3）静脉滴注：用于重症患者，每次 16～32mg。

2. 给药途径

（1）肌内注射：本品粉针剂临用前用注射用水 2ml 溶解。

（2）静脉注射：本品临用前用 5%葡萄糖注射液溶解稀释。

（3）静脉滴注：本品临用前用 0.9%氯化钠注射液或 5%葡萄糖注射液溶解稀释。

【配伍禁忌】尚不明确。

【不良反应】中枢神经系统：抽搐或惊厥（尤见于小儿）。

【相互作用】尚不明确。

【药动学】作用快，维持时间 2～3 小时。

【用药宣教】用药时观察是否有惊厥、抽搐现象。

牛肺表面活性剂

【类别】其他呼吸系统用药。

【妊娠安全等级】尚不明确。

【作用机制】降低肺泡气-液界面表面张力，保持肺泡稳定，防止肺不张。据文献报道，在伴有呼吸障碍的早产儿，肺表面活性物质有使肺泡扩张和稳定的作用，可改善肺的顺应性和气体交换。

【适应证】用于经临床和胸部放射线检查诊断明确的新生儿呼吸窘迫综合征的治疗。

【禁用与慎用】本品无特殊禁忌，有气胸患儿应先进行处理，然后再给药，以免影响呼吸机的作用。

【给药途径和剂量】

1. 给药时间　在出现呼吸窘迫综合征（RDS）早期征象后尽早给药（通常在患儿出生后 12 小时内，不宜超过 48 小时），给药越早效果越好。

2. 剂量　70mg/kg 出生体重，给药剂量应根据患儿具体情况，首次给药范围可在 40～100mg/kg 出生体重，多数病例如能早期及时用药，70mg/kg 即可取得良好效果；病情较重、胸部 X 线片病变明显、动脉血氧分压较低或有合并症的病例，偏大剂量可有更好效果。

3. 用法　总剂量分 4 次，按平卧、右侧卧、左侧卧、半卧位顺序注入。每次注入时间为 10～15 秒，注入速度不要太快，以免药液呛出或堵塞气道，每次给药间隔加压给氧（频率 40～60 次/分）1～2 分钟（注意勿气量过大以免发生气胸），注药全过程约 15 分钟。给药操作应由 2 名医务人员合作完成，注药过程中应密切监测患儿呼吸循环情况，肺部听诊可有一过性少量水泡音，不必做特殊处理。给药后 4 小时内尽可能不要吸痰。

4. 给药次数　多数通常只应用 1 次即可，如患儿呼吸情况无明显好转，需继续应用呼吸机，明确呼吸衰竭是由 RDS 引起，必要时在第一次用药后 12～24 小时（至少 6 小时）应用第 2 次，重复给药最多应用 3 次，剂量与首次给药相同。

5. 给药途径　本品仅能用于气管内给药。应用前检查药品外观有无变色，每支加 2ml 注射用水，将药品复温到室温（可在室温放置 20 分钟或用手复温），轻轻振荡，勿用力摇动，使成均匀的混悬液，若有少量泡沫属正常现象。按剂量抽吸于 5ml 注射器内，以细塑料导管经气管插管注入肺内，插入深度以刚到气管插管下口为宜。

【不良反应】

1. 心血管系统　心率波动。

2. 呼吸系统　呛咳、呼吸暂停。

3. 其他　血氧下降、血压波动、发绀。

【相互作用】早产儿母亲产前应用糖皮质激素，可促进肺结构和功能成熟，增加肺表面活性物质的分泌，提高本品的治疗效果。

【药动学】由于肺表面活性物质是动物体内固有的，是成分十分复杂的物质，且主要在肺泡表面起作用，因此难以在动物体内进行药动学研究。据文献资料，肺泡池表面活性物质清除途径有多种可能，其中相当部分为肺泡Ⅱ型细胞摄取，进入板层小体重新利用，其生物半衰期在不同情况下差异较大，肺泡池卵磷脂全部更新时间为 3～11 小时。本品滴入气管后，部分在肺泡内发挥作用，其他则进入肺组织进行再循环，再利用。其代谢主要在肺内，基本上不进入体内其他部分进行代谢。本品的肺内清除按一级动力学进行。

【用药宣教】

1. 用药前对患儿进行气管插管。

2. 加水后需振荡较长时间，使本品混合均匀，勿用强力。

猪肺磷脂

【类别】肺表面活性物质。

【作用机制】肺表面活性物质，以磷脂和特异性蛋白质为主要成分，分布于肺泡内表面，其主要功能是降低肺表面张力。

【适应证】治疗和预防由肺表面活性物质缺乏而引起的早产婴儿的呼吸窘迫综合征（RDS）。

【禁用与慎用】

1. 对猪肉及乳化剂过敏者禁用。

2. 破膜大于 3 周分娩的婴儿，以及院内感染、三级或四级脑室内出血者慎用。

【给药途径和剂量】

1. 剂量

（1）抢救治疗：推荐剂量为每次 100～200mg/kg（1.25～2.5ml/kg）。如果婴儿还需要辅助通气和补充氧气，则 100mg/kg，每 12 小时 1 次（最大总剂量：300～400mg/kg）。

（2）预防治疗：出生后（15 分钟内）尽早一次给药 100～200mg/kg，然后 100mg/kg，每 6～12 小时 1 次。如果发生 RDS 需要机械通气，则每 12 小时 1 次给药（最大总剂量：300～400mg/kg）。

2. 给药途径　用无菌针头和注射器吸取药液，

直接通过气管内插管将药液滴注到下部气管，或分成 2 份分别滴注到左右主支气管。

注意：为有利于均匀分布，手工通气约 1 分钟，氧气百分比和给药前相同。然后给婴儿重新连上呼吸机，根据临床反应和血气的变化适当调整呼吸机参数。

给予本品后不需要辅助通气的婴儿可以不上呼吸机。

【不良反应】

1. 心血管系统　心动过缓、低血压、低氧饱和度。

2. 呼吸系统　气道堵塞，肺出血。

3. 神经系统　暂时性脑电活动减弱。

【相互作用】暂不明确。

【药动学】本品气管内给药后，主要存留在肺内。给药 48 小时后，在血浆和肺以外的器官中仅存有微量的表面活性磷脂。

【观察指标】

1. 给药后可观察到动脉氧分压或氧饱和度立即升高，建议密切观察血气。

2. 建议连续监测经皮氧分压或氧饱和度，以避免高氧血症。

【用药宣教】本品只能在医院内，由医师使用。

第十三章　感觉器官药物

第一节　眼科用药

一、抗感染药

羟苄唑

【类别】眼用抗病毒药。

【作用机制】是苯并咪唑的羟苄衍生物，能选择性抑制被感染细胞内的微小 RNA 病毒聚合酶，使病毒 RNA 合成受阻，从而发挥抑制病毒的作用。

【抗菌谱】抑制人类肠道病毒、柯萨奇病毒、脊髓灰质炎病毒和“红眼病毒”。

【适应证】用于急性流行性出血性结膜炎的预防和治疗，也可用于其他病毒性结膜炎、角膜炎。

【超说明书用药】尚不明确。

【禁用与慎用】对本品过敏者禁用。

【给药途径和剂量】

1. 剂量　每次 1～2 滴，每小时 1～2 次，病情严重时每小时 3～4 次。

2. 给药途径　经眼给药。轻拉下眼睑，将药液滴入下眼睑，然后闭眼休息 1～2 分钟。

【不良反应】对眼有轻度刺激性。

【药动学】尚不明确。

【用药宣教】

1. 滴眼液开启后最多使用 4 周。

2. 请在阴凉处（不超过 20℃）密封保存，注意避免阳光直射。

磺胺醋酰钠

【类别】磺胺类抗生素。

【妊娠安全等级】C。

【作用机制】本品与细菌体内的对氨基苯甲酸（PABA）竞争，抑制二氢叶酸合成酶，从而抑制细菌的生长、繁殖。

【抗菌谱】本品为广谱抗菌药。

【适应证】用于结膜炎、角膜炎、睑缘炎，也可用于沙眼衣原体感染的辅助治疗及眼内手术的感染预防。

【超说明书用药】尚不明确。

【禁用与慎用】

1. 对本品或其他磺胺类药物过敏者禁用。

2. 妊娠期及哺乳期妇女慎用。

【给药途径和剂量】

1. 剂量　每次 1～2 滴，每日 3～5 次。

2. 给药途径　经眼给药。轻拉下眼睑，将药液滴入下眼睑，然后闭眼休息 1～2 分钟。滴药时请避免容器的开口处接触眼周皮肤。

【不良反应】

1. 对眼部有轻微刺激性。

2. 过敏反应：眼部烧灼感、瘙痒、红肿等。

【相互作用】

1. 青霉素类（氯唑西林、阿莫西林、青霉素 G、氨苄西林、美洛西林等）与磺胺类药物合用，会减少青霉素类在肾小管的排泄，使其半衰期延长，毒性可能增加。磺胺类药物属于抑菌药，也可干扰青霉素类的杀菌活性，使其杀菌活性降低，两药不宜合用。此外，磺胺药还能减少氯唑西林、苯唑西林在胃肠道的吸收，抑制氯唑西林、苯唑西林与血浆蛋白结合，使其血药浓度升高。

2. 丁卡因及其他类似局麻药可拮抗磺胺类药物的抗菌作用。

【药动学】尚不明确。

【观察指标】用药部位如有烧灼感、瘙痒、红肿等情况应立即停药，并将局部药物洗净。

【用药宣教】

1. 使用前后请清洗双手。

2. 滴眼时瓶口勿接触眼，使用后应将瓶盖拧紧，以免污染药品。

那他霉素

【类别】多烯类抗生素。

【妊娠安全等级】C。

【作用机制】本品是一种从 *Streptomyces natalensis* 链霉菌中提取的多烯类抗生素。通过与真菌细胞膜的固醇部分结合，形成多烯固醇复合物，从而改变细胞膜的渗透性，使真菌细胞衰竭。

【抗菌谱】在体外对多种酵母菌和丝状真菌（包括念珠菌、曲霉菌、头孢子菌、镰刀霉菌、青霉菌）有抗菌作用，对革兰阳性菌或革兰阴性菌无效。

【适应证】用于敏感微生物引起的睑炎、结膜炎和角膜炎（包括腐皮镰刀菌性角膜炎）。

【超说明书用药】

1. 治疗口腔、皮肤、阴道念珠菌。

2. 经鼻治疗肺曲霉病。

【禁用与慎用】

1. 对本品过敏者禁用。

2. 哺乳期妇女慎用。

【给药途径和剂量】

1. 剂量

（1）角膜炎：最佳起始剂量为一次 1 滴，每 1～2 小时 1 次，连用 3～4 日后改为一次 1 滴，每日 6～8 次。疗程通常为 14～21 日或持续至活动性角膜炎消退。通常每 4～7 日逐渐减少用量。

（2）睑炎、结膜炎：起始剂量为一次 1 滴，每日 4～6 滴。

2. 给药途径　本品仅限于眼部滴用，亦可涂于上皮溃疡处或滴于穹窿部。使用前请充分摇匀。

【不良反应】

1. 呼吸系统　呼吸困难。

2. 免疫系统　过敏反应。

3. 眼部　视力改变、角膜混浊、眼部不适、眼部水肿、眼充血、眼刺激、眼痛、异物感、感觉异常、流泪等。

4. 其他　胸痛。

【相互作用】本品不可与布拉氏酵母菌同时使用。布拉氏酵母菌为活真菌制剂，与某些抗真菌药物同时使用后可能会使药效降低。

【药动学】经眼给药的生物利用度为 2%。真菌性角膜炎患者用药后 48 小时起效，1～3 周达最大效应。局部给药可于角膜基质内达有效浓度，前房内注射（家兔）未见药物渗透进玻璃体。

【观察指标】如同其他类型的化脓性角膜炎一样，应根据临床诊断，涂片和角膜刮片培养等实验室检查，以及对药物的反应来确定真菌性角膜炎开始及持续治疗的时间。如有可能，应当在体外确定那他霉素抗有关真菌的活性。

【用药宣教】

1. 本品滴眼液可能含苯扎氯铵，可引起眼部刺激并使软性角膜接触镜脱色，用药时应避免佩戴软性角膜接触镜。

2. 本品可致暂时性视物模糊或其他视力障碍，可能影响驾驶或操作机械。

3. 由于使用本品的病例有限，可能会出现目前尚未观察到的不良反应。因此，建议使用本品的患者至少每周检查 2 次，如有可疑的药物毒性反应发生，应立即停止使用。

4. 严格按疗程用药，一般需持续使用 14～21 日，或直至症状消失，如果用药 7～10 日未见症状好转，及时复诊。

二、抗炎药

氟甲松龙

【类别】眼用激素类药。

【妊娠安全等级】C。

【作用机制】本品为类固醇，可抑制机械、化学或免疫性刺激因子所致的炎症。通常认为皮质激素通过诱导磷脂酶 A_2 的抑制蛋白而起作用，后者通过抑制炎症介质（如前列腺素和白三烯的共同前体花生四烯酸）的释放，从而控制其生物合成。

【适应证】用于外眼部的炎症性疾病，如眼睑炎、结膜炎、角膜炎、巩膜炎、巩膜外层炎。

【禁用与慎用】

1. 有本品过敏史者禁用。

2. 禁用于急性浅表性单纯疱疹角膜炎；眼组织的真菌感染；牛痘及水痘感染，以及大多数其他病毒性角膜和结膜感染；眼结核。

3. 婴幼儿用药的安全性尚不明确，2 岁以下婴幼儿应慎用本品。

4. 角膜上皮剥离或角膜溃疡、病毒性角结膜疾病、结核性眼疾病、真菌性眼疾病、化脓性眼疾病患者原则上不应使用本品，因可能致病情加重或角膜穿孔，但有特殊需要时，可慎用本品。

【给药途径和剂量】

1. 剂量　每次 1～2 滴，每日 2～4 次，治疗开始的 24～48 小时可酌情增加至每小时 2 滴。注意逐步减量停药。

2. 给药途径　经眼给药。轻拉下眼睑，将药品滴于眼睑，闭眼休息 1～2 分钟，闭眼的同时可用手压住眼内角。

【不良反应】本品可能引起眼内压升高，甚至青光眼，偶致视神经损害、后囊膜下白内障形成、继发性眼部病原体感染、眼球穿孔和伤口愈合延缓。

【相互作用】尚不明确。

【药动学】眼局部滴氚标记的本品，30 分钟后在房水中放射活性水平达峰值。在房水和角膜吸取物中发现高浓度快速产生的代谢物，表明氟米龙穿过角膜和房水，并在此进行代谢。

【观察指标】连续用药数周后可能出现眼压升高、青光眼，请定期监测眼压。

【用药宣教】

1. 长期使用可能导致角膜真菌感染，如果用药期间出现持续的角膜溃疡症状，如眼痛、异物感，应及时就诊。

2. 使用期间不要同时使用其他糖皮质激素类滴眼剂（如地塞米松滴眼液、氢化可的松滴眼液）。

3. 用药前充分摇匀成乳白色混悬液后使用。

普拉洛芬

【类别】眼科抗炎药。

【妊娠安全等级】尚不明确。

【作用机制】本品具有抑制前列腺素的生成和稳定溶酶体膜的作用。

【适应证】用于外眼及眼前节炎症的对症治疗，如眼睑炎、结膜炎、角膜炎、巩膜炎（包括浅层巩膜炎）、虹膜睫状体炎、术后炎症。

【禁用与慎用】

1. 对本品成分有过敏史的患者禁用。

2. 服用阿司匹林或其他非甾体抗炎药后诱发哮喘、荨麻疹或过敏反应的患者禁用。

【给药途径和剂量】

1. 剂量　每次1～2滴，每日4次。可根据症状适当增减次数。

2. 给药途径　经眼给药。轻拉下眼睑，将药品滴于眼睑，闭眼休息1～2分钟，闭眼的同时可用手压住眼内角。

【不良反应】眼刺激感、结膜充血、瘙痒感、眼睑发红或肿胀、眼睑炎、分泌物、流泪、弥漫性表层角膜炎、异物感、结膜水肿。

【相互作用】尚不明确。

【药动学】家兔两眼滴入本品滴眼液，30分钟后眼组织内药物浓度由高到低依次为：角膜、结膜、巩膜前部、眼外肌、房水、虹膜、睫状体、巩膜后部。药物在视网膜、脉络膜、晶状体、血液和肝脏中的分布较少，而在玻璃体中几乎无本品。

【用药宣教】本品只用于对症治疗。本品可掩盖眼部感染，因此对于感染引起的炎症慎重使用。

双氯芬酸钠

【类别】非甾体抗炎药。

【妊娠安全等级】B。

【作用机制】本品是一种衍生于苯乙酸类的非甾体抗炎药，其作用机制为抑制环氧合酶活性，从而阻断花生四烯酸向前列腺素的转化。同时也能促进花生四烯酸与三酰甘油结合，降低细胞内游离的花生四烯酸浓度，而间接抑制白三烯的合成。

【适应证】

1. 治疗葡萄膜炎、角膜炎、巩膜炎。

2. 抑制角膜新生血管的形成。

3. 治疗眼内手术后、激光滤帘成形术后或多种眼部损伤的炎症反应。

4. 抑制白内障手术中的缩瞳反应。

5. 准分子激光角膜切削术后镇痛及消炎。

6. 春季结膜炎、季节过敏性结膜炎等过敏性眼病。

7. 预防和治疗白内障及人工晶体术后炎症及囊样黄斑水肿（CME）。

8. 青光眼滤过术后促进滤过泡形成。

【禁用与慎用】

1. 对本品过敏者禁用。

2. 乙酰水杨酸类、苯乙酸类的衍生物及其他非甾体抗炎药有潜在的交叉过敏性，所以对此类药品有过敏史者在应用本品时应注意。非甾体抗炎药可以增加血流量，妨碍血小板凝聚，有增加眼组织术中或术后出血的倾向。

【给药途径和剂量】

1. 剂量

（1）葡萄膜炎、角膜炎、巩膜炎、春季结膜炎、季节过敏性结膜炎：每次1滴，每日4～6次。

（2）眼科手术前用药：每次1滴，术前3小时、2小时、1小时和0.5小时各1次。

（3）白内障术后用药：术后24小时开始用药，每次1滴，每日4次，持续使用14日。

（4）角膜屈光术后用药：术后15分钟开始用药，每次1滴，每日4次，持续使用3日。

2. 给药途径　经眼给药。轻拉下眼睑，将药品滴于眼睑，闭眼休息1～2分钟，闭眼的同时可用手压住眼内角。

【不良反应】主要为眼局部不良反应，极少数患者在应用双氯芬酸钠滴眼液时会出现恶心和呕吐。

【相互作用】尚不明确。

【药动学】0.1%双氯芬酸钠滴眼后，10分钟在房水中即可检测到药物，2.4小时达到高峰值，为82ng/ml；浓度保持在20ng/ml以上的持续时间超过4小时，而维持在3～16ng/ml水平可超过24小时；

房水平均药物滞留时间为 7.4 小时。如果一次滴眼多滴，房水药物水平将增加，达峰时间可提前至 1 小时左右。给人两眼同时滴 0.1%双氯芬酸钠各 2 滴后，4 小时内未检测到血浆内药物（最低检测限为 10ng/ml），表明药物滴眼后的全身吸收是非常有限的。

【观察指标】尚不明确。

【用药宣教】

1. 本品可妨碍血小板凝聚，有增加眼组织术中或术后出血的危险，建议以下人群在应用双氯芬酸钠滴眼液时应注意：一是有出血现象的外科手术患者，二是正在使用其他可能延长充血时间药物的患者。

2. 双氯芬酸钠禁用于戴接触镜及对本品过敏者，戴亲水软镜者会引起眼的发红及刺痛。

溴芬酸钠

【类别】非甾体抗炎药。

【妊娠安全等级】C。

【作用机制】本品为 NSAID，具有抗炎活性。其作用机制为通过抑制环氧合酶-1 和环氧合酶-2 而阻断前列腺素的合成。

【适应证】

1. 用于眼睑炎、结膜炎或巩膜炎（包括巩膜外层炎）的对症治疗。

2. 用于术后炎症。

【禁用与慎用】

1. 对本品有过敏史者禁用。

2. 对阿司匹林、苯乙酸衍生物及其他非甾体抗炎药（NSAID）过敏者慎用。

3. 有出血倾向者（本品可干扰血小板聚集）慎用。

4. 角膜上皮障碍患者慎用。

5. 角膜去神经化、角膜上皮缺损、眼表疾病（如干眼症）、眼部复杂手术或短期内重复眼手术患者慎用。

6. 糖尿病患者慎用。

7. 类风湿关节炎患者慎用。

【给药途径和剂量】

1. 剂量　患侧每次 1～2 滴，每日 2 次。

2. 给药途径　经眼给药。轻拉下眼睑，将药品滴于眼睑，闭眼休息 1～2 分钟，闭眼的同时可用手压住眼内角。

【不良反应】

1. 神经系统　头痛。

2. 眼　眼睑炎、结膜炎、结膜充血、点状表层角膜炎、角膜上皮脱落、角膜糜烂、角膜溃疡、角膜穿孔、一过性眼痛、刺激感、瘙痒感、眼睑灼热感、眼部感觉异常、眼痛、眼部发红、虹膜炎。上市后还有角膜变薄的报道。

3. 过敏反应　接触性皮炎。

【相互作用】合用局部用皮质激素可增加愈合问题的发生风险。

【药动学】尚不明确本品经眼给药后在人体内的血药浓度。基于 1 滴的给药剂量（0.045mg）和其他给药途径的药动学数据，预计达稳态时人体内的血药浓度低于 50ng/ml。

【观察指标】尚不明确。

【用药宣教】

1. 与其他眼用制剂（如α肾上腺素受体激动剂、β肾上腺素受体阻断药、碳酸酐酶抑制剂、睫状肌麻痹药、散瞳药）合用时应间隔至少 5 分钟。

2. 本品用于对症治疗，一般不能连续用药 4 周以上。

3. 白内障手术前用药超过 24 小时或术后用药超过 14 日，可增加角膜不良反应的发生风险和严重程度。

4. 本品与其他可延长出血时间的药物合用应谨慎。

5. 不推荐使用本品滴眼液时佩戴角膜接触镜。

三、抗炎药与抗感染药的复方

庆大霉素氟米龙

【类别】眼科抗炎药。

【妊娠安全等级】C。

【作用机制】庆大霉素属于氨基糖苷类抗生素，以 3 个紧密相关菌属的形式存在，即庆大霉素 C1、C2 和 C1a。其作用机制是特异性抑制细菌蛋白质的合成和破坏细胞膜。

氟米龙为一种合成的氟化皮质激素，具有抗炎作用，在淋巴组织中可抑制炎症反应，与其他类固醇相比，激素性免疫反应较轻。氟米龙可通过抑制充血、新生血管形成、肿胀、水肿、纤维蛋白渗出、毛细血管扩张、白细胞吸引、吞噬细胞活性、毛细血管增生、胶原蛋白沉积、瘢痕生成而减轻过敏反应。

联合使用上述两种成分，可同时治疗或预防细菌感染，且具有抗炎作用。此外，庆大霉素可防止因使用皮质激素而导致感染恶化的危险。

【抗菌谱】庆大霉素对革兰阴性菌和阳性菌均有效，包括铜绿假单胞菌、葡萄球菌、流感嗜血杆菌及结膜炎杆菌、克雷伯菌属、肠杆菌、变形杆菌、大肠埃希菌、志贺杆菌属、沙门菌属等菌种。绝大多数眼前段的细菌性感染（如葡萄球菌、铜绿假单胞菌及变形杆菌属感染），均能经由局部使用庆大霉素治疗。链球菌和厌氧菌对庆大霉素均有耐药性。

【适应证】

1. 用于对庆大霉素易感的细菌引起的眼前段细菌性感染（如细菌性结膜炎）。

2. 用于有发生细菌性感染危险的眼前段炎症（如眼科术后治疗）。

【禁用与慎用】

1. 对庆大霉素、氟米龙过敏者禁用。

2. 角膜损伤或溃疡者禁用。

3. 病毒感染（单纯性疱疹、牛痘）或真菌病患者禁用。

4. 眼结核患者禁用。

5. 青光眼患者禁用。

【给药途径和剂量】

1. 剂量

（1）眼前段细菌性感染（如细菌性结膜炎）：剂量依病情轻重加以调整，建议每次 1 滴，每日 5 次。严重者可在第 1～2 日，每小时点用 1 滴。

（2）眼科术后治疗：第 1 周，每次 1 滴，每日 4 次，之后酌减使用次数。

2. 给药途径　经眼给药。轻拉下眼睑，将药品滴于结膜囊内，闭眼休息 1～2 分钟。

【不良反应】

1. 眼

（1）长期使用类固醇治疗，可能会导致角膜和巩膜变薄、病理性眼内压升高，罕有角膜穿孔的报道；长期大量局部应用皮质激素治疗，可能导致后囊下白内障产生；长期使用类固醇或抗生素治疗，可能会增加继发性真菌或非易感细菌感染，持续角膜溃疡患者，应怀疑真菌感染。

（2）若眼内手术后立刻应用类固醇治疗，可能会延缓术后伤口的痊愈；少数患者使用本品后有短暂的灼热感。

2. 过敏反应　罕见过敏反应（如发痒、发红及敏感）。

【相互作用】尚不明确。

【药动学】根据用法用量使用庆大霉素，在结膜和角膜会达到杀菌浓度，在发炎眼的眼前房亦可达到治疗浓度。局部应用庆大霉素，并不会造成全身性吸收。

氟米龙与其他大多数类固醇相比，在角膜的渗透性更佳，在角膜上皮细胞移除后变化较小。滴用 0.1%混悬液 30 分钟后，角膜及眼前房分别测得氟米龙的最高浓度为 1.5～1.9μg/g 及 0.14μg/g。氟米龙通过角膜后快速代谢，在眼房水中的生物半衰期为 54 分钟。

【观察指标】

1. 长期使用类固醇治疗，可能会引起病理性眼内压升高，而氟米龙与其他类固醇相比，此现象的发生率小得多。须定期监测眼内压，特别是长期使用的患者。

2. 长期使用类固醇治疗，可能会导致角膜和巩膜变薄，罕有报道角膜穿孔的发生，因此建议定期进行角膜厚度检查。

【用药宣教】

1. 若加用其他眼药，两者滴用时间须间隔 5 分钟以上，以防本品的活性成分被洗掉。

2. 使用本品勿超过 2 周，若使用 7～8 日，病情未见改善，可考虑改用其他疗法。

3. 庆大霉素可延缓角膜上皮组织的愈合，但此现象只限于应用高浓度的庆大霉素。

4. 用药前应先取下角膜接触镜，用药后 5 分钟再戴上。若发生眼部感染，则应停戴角膜接触镜数日，以防感染蔓延。

妥布霉素地塞米松

【类别】眼科抗炎抗感染药。

【妊娠安全等级】D。

【作用机制】本品为妥布霉素和地塞米松组成的复方制剂。

（1）妥布霉素：为氨基糖苷类抗生素，作用机制是与细菌核糖体 30S 亚单位结合，抑制细菌蛋白质的合成。

（2）地塞米松：为肾上腺皮质激素类药，具有抗炎、抗过敏作用，能抑制结缔组织的增生，降低毛细血管壁和细胞膜的通透性，减少炎性渗出量，抑制组胺及其他毒性物质的形成和释放。

【抗菌谱】妥布霉素对大肠埃希菌、产气杆菌、克雷白菌、奇异变形杆菌、某些吲哚阳性变形杆菌、铜绿假单胞菌、某些奈瑟菌、某些无色素沙雷杆菌和志贺菌等革兰阴性菌有抗菌作用。

【适应证】

1. 用于眼睑、球结膜、角膜、眼球前段组织及感染性结膜炎等炎症性疾病。

2. 用于慢性前葡萄膜炎，化学性、放射性、灼伤性、异物穿透性角膜损伤。

3. 用于治疗、预防眼部细菌感染。

【禁用与慎用】

1. 对本品过敏者禁用。

2. 病毒性角膜炎患者禁用。

3. 病毒性结膜炎患者禁用。

4. 眼部分枝杆菌感染患者禁用。

5. 眼部真菌感染患者禁用。

6. 角膜异物未完全取出者禁用。

7. 哺乳期妇女慎用。

【给药途径和剂量】

1. 剂量

（1）滴眼液：每次 1～2 滴，每 4～6 小时 1 次，最初 1～2 日可增至每 2 小时 1 次。

（2）眼膏：每次取 1～1.5cm 长的药膏涂入结膜囊内，每日 3～4 次。

2. 给药途径　经眼给药。

（1）滴眼液：滴入结膜囊内。

（2）眼膏：每次取 1～1.5cm 长的药膏涂入结膜囊内。

建议在用药后轻闭眼睑和压住鼻泪管，以减少局部给药的全身吸收。

【不良反应】

1. 免疫系统　上市后有超敏反应的报道。

2. 神经系统　上市后有头晕、头痛的报道。

3. 消化系统　味觉障碍。上市后还有恶心、腹部不适的报道。

4. 皮肤　上市后有多形性红斑、皮疹、面部肿胀、瘙痒的报道。

5. 眼　眼内压升高、眼痛、眼部瘙痒、眼部不适、眼部刺激、角膜炎、眼部过敏、视物模糊、干眼、眼充血。上市后还有眼睑水肿、眼睑红斑、瞳孔散大、流泪增多的报道。

【相互作用】合并使用局部用类固醇和局部用 NSAID 可能增加角膜愈合延缓的风险。有单个成分的全身使用相互作用的报道。然而，眼用妥布霉素和地塞米松的全身吸收很少，发生相互作用的概率较小。接受利托那韦治疗的患者中，地塞米松的血药浓度可能升高。

【药动学】尚不明确。

【观察指标】首次或停药后重新使用本品前需进行裂隙灯检查。如有必要，还需进行荧光素角膜染色检查。

【用药宣教】

1. 眼部过量和（或）长期使用激素可增加眼部并发症的风险并引起系统性不良反应。如治疗一定时间后感染情况仍无改善，应采取其他治疗措施以降低上述风险。

2. 治疗眼部感染或炎症期间不建议佩戴角膜接触镜（软性或硬性）。使用本品后 15 分钟内勿佩戴角膜接触镜。

3. 如使用本品后出现视物模糊，需待视力恢复后方可驾驶或操作机器。

4. 本品与其他氨基糖苷类抗生素可能存在交叉过敏，对局部眼用妥布霉素过敏的患者还可能对其他局部和（或）全身性氨基糖苷类药过敏。

四、抗青光眼制剂和缩瞳剂

毛果芸香碱

【类别】降眼内压药。

【妊娠安全等级】C。

【作用机制】本品为拟胆碱药。口服后通过直接激动汗腺、唾液腺、泪腺、消化道及呼吸道腺体细胞 M 胆碱受体引起分泌增多，以汗腺、唾液腺最明显；可激动消化道平滑肌 M 胆碱受体而使胃肠蠕动和张力增加；可使输尿管、膀胱等平滑肌兴奋。眼局部使用后通过直接激动瞳孔括约肌、睫状体及分泌腺的 M 胆碱受体而起作用，可收缩瞳孔括约肌，使周边虹膜离开房角前壁，开放房角，增加房水排出；同时收缩睫状肌的纵行纤维，增加巩膜突的张力，使小梁网间隙开放，房水引流阻力减小，增加房水排出，降低眼压。

【适应证】

1. 口服制剂用于头颈部肿瘤患者放疗后引发的口干症、药源性口干症、涎腺疾患性口干症。

2. 注射液用于急性闭角型青光眼、慢性闭角型青光眼、继发性闭角型青光眼、开角型青光眼、白内障人工晶体植入手术中缩瞳和阿托品类药中毒对症治疗。

3. 眼用制剂用于：①急性闭角型青光眼、慢性闭角型青光眼、继发性青光眼、开角型青光眼等，可与其他缩瞳药、β受体阻滞剂、碳酸酐酶抑制剂、拟交感神经药或高渗脱水药联用。②检眼镜检查后缩瞳以抵消睫状肌麻痹药或扩瞳药的作用。

【禁用与慎用】

1. 禁用于任何不应缩瞳的眼病患者，如虹膜睫状体炎、瞳孔阻滞性青光眼等。

2. 禁用于对本品任何成分过敏者。

3. 哮喘、急性角膜炎慎用。

4. 尚不明确孕妇使用本品是否会对胎儿造成伤害或生殖能力是否会受到影响，故孕妇应慎用。

5. 本品是否会分泌到人乳中目前尚未知。因为许多药物都能分泌到人乳中，故哺乳期妇女应慎用。

6. 18岁以下人群用药的安全有效性尚未确立，故儿童应慎用。因患儿体重轻，易用药过量引起全身中毒。

【给药途径和剂量】

1. 剂量

（1）头颈部肿瘤患者放疗后引发的口干症、药源性口干症、涎腺疾患性口干症：口服给药，每次4mg，每日3次。

（2）慢性青光眼

1）眼部注射：每次2～10mg。

2）经眼给药：①滴眼液：每次1滴，每日1～4次。②眼用凝胶：每次1滴，每日1次，睡前给药。

（3）急性闭角型青光眼急性发作期

1）眼部注射：每次2～10mg。

2）经眼给药：①滴眼液，每次1滴，每5～10分钟1次，3～6次后每1～3小时1次，直至眼压下降（注意：对侧眼也应每6～8小时滴1次，以防对侧眼闭角型青光眼发作）。②本品4%眼用凝胶，每次1滴，每日1次，睡前给药。

（4）缩瞳

1）眼部注射：白内障人工晶体植入手术中缩瞳，每次2～10mg，稀释后注入前房。

2）经眼给药：①对抗散瞳作用时，用本品1%滴眼液滴眼（每次1滴）2～3次。②先天性青光眼房角切开或外路小梁切开术前用药时，用本品1%滴眼液滴眼1～2次。③虹膜切除术前用药时，用本品2%滴眼液滴眼，每次1滴。

2. 给药途径

（1）口服。

（2）滴眼液：滴入结膜囊内。

（3）眼用凝胶：涂入结膜囊内。

（4）皮下注射：稀释后注入前房。

【配伍禁忌】尚不明确。

【不良反应】

1. 呼吸系统　支气管痉挛。

2. 消化系统　胃肠道不适、腹痛、流涎。

3. 皮肤　多汗。

4. 眼　使用眼用制剂可见流泪、微细角膜颗粒、眼刺痛、眼烧灼感、结膜充血引起睫状体痉挛、浅表角膜炎、颞侧或眼周痛、近视；长期使用可见晶状体混浊；老年人、晶状体混浊者在照明不足的情况下可出现视力减退；还有使用缩瞳药后出现视网膜脱离的报道。

【相互作用】

1. 与β受体阻滞剂、碳酸酐酶抑制剂、α受体激动剂、β受体激动剂、高渗脱水药合用有协同作用。

2. 与其他拟胆碱药或抗胆碱酯酶药（如新斯的明）合用可增强本品作用。

3. 与拉坦前列素合用可减弱降眼压作用。

4. 局部抗胆碱药合用将干扰本品的降眼压作用；与全身抗胆碱药合用，因全身用药到达眼部的浓度较低，通常不影响本品的降眼压作用。

【药动学】本品口服后易吸收。眼局部使用后角膜透性良好。1%滴眼液滴眼后10～30分钟出现缩瞳作用，持续时间为4～8小时；降眼压作用达峰时间约为75分钟，维持降眼压作用时间为4～14小时（持续时间与药物浓度有关）。

【观察指标】定期检查眼压。如出现视力改变，需检查视力、视野、眼压描记及房角等。

【用药宣教】

1. 服用本品可引起视觉不适，降低夜间驾驶安全性。

2. 若患者在服用本品时出现连续出汗而又不能补充足量饮料的情况，则必须去医院检查治疗，以防虚脱。

3. 为避免吸收过多引起全身不良反应，滴眼后要用手指压迫泪囊部1～2分钟。

噻吗洛尔

【类别】降眼内压药。

【妊娠安全等级】C。

【作用机制】本品为一种非选择性β肾上腺素受体阻滞剂，无明显的内源性拟交感活性和局部麻醉作用，对心肌无直接抑制作用。本品对高眼压患者和正常人均有降低眼内压作用。其降低眼内压的确切机制尚不明确，眼压描记和房水荧光光度研究提示本品的降眼压作用与减少房水生成有关。

【适应证】用于降低原发性开角型青光眼的眼

内压。对部分继发性青光眼、高眼压症、部分原发性闭角型青光眼以及其他药物或手术无效的青光眼，加用本品可进一步增强降眼压效果。

【禁用与慎用】

1. 对本品过敏者禁用。
2. 支气管哮喘或有支气管哮喘史者禁用。
3. 严重慢性阻塞性肺疾病患者禁用。
4. 窦性心动过缓患者禁用。
5. Ⅱ～Ⅲ度房室传导阻滞患者禁用。
6. 明显的心力衰竭患者禁用。
7. 心源性休克患者禁用。
8. 自发性低血糖患者慎用。
9. 脑血管供血不足者慎用。

【给药途径和剂量】

1. 剂量　每次 1 滴，每日 1～2 次。如眼压已控制，可改为每日 1 次。
2. 给药途径　经眼给药。轻拉下眼睑，将药品滴于眼睑，闭眼休息 1～2 分钟，闭眼的同时可用手压住眼内角。

【不良反应】

1. 最常见的不良反应是眼烧灼感及刺痛。
2. 心血管系统：心动过缓、心律失常。
3. 神经系统：头晕、加重重症肌无力的症状、感觉异常、嗜睡、失眠、噩梦、抑郁、精神错乱、幻觉。
4. 呼吸系统：支气管痉挛、呼吸衰竭、呼吸困难、鼻腔充血、咳嗽、上呼吸道感染。
5. 内分泌系统：掩盖糖尿病患者应用胰岛素或降糖药后的低血糖症状。

【相互作用】

1. 与肾上腺素合用可引起瞳孔扩大。
2. 不主张两种局部β受体阻断剂同时应用。
3. 本品与钙通道拮抗剂合用应慎重，因可引起房室传导阻滞、左心室衰竭及低血压，对心功能受损的患者，应避免两种药合并使用。
4. 正在服用儿茶酚胺耗竭药（如利血平）者，使用本品时应严密观察，因可引起低血压和明显的心动过缓。
5. 本品与洋地黄类和钙通道拮抗剂合用可进一步延长房室传导时间。
6. 本品与奎宁丁合用能引起心率减慢等全身β受体阻断的不良反应。可能的原因是奎宁丁可抑制 P450 酶和 CYPZD6 对噻吗洛尔的代谢作用。

【药动学】经眼给予本品 0.5%滴眼液，每日 2 次，早晨和下午滴药后的平均血浆峰浓度分别为 0.46ng/ml 和 0.35ng/ml。全身吸收的药物在肝内代谢，70%的药物以原形随尿排泄。

【观察指标】

1. 用药期间定期复查眼压，根据眼压变化调整用药方案。
2. 监测血压。

【用药宣教】

1. 出现呼吸急促、脉搏明显减慢、过敏等症状时，立即停止使用本品。
2. 使用中若出现脑供血不足症状，应立即停药。
3. 对无心力衰竭史的患者，如出现心力衰竭症状应立即停药。
4. 正在服用儿茶酚胺耗竭药（如利血平）者，使用本品时应严密观察。
5. 与其他滴眼液联合使用时，间隔 10 分钟以上。

乙酰唑胺

【类别】抗青光眼药。

【妊娠安全等级】C。

【作用机制】本品为碳酸酐酶抑制剂，能抑制睫状体上皮碳酸酐酶的活性，从而减少房水生成（50%～60%），使眼压下降，但不改变房水流出易度。

【适应证】用于治疗多种类型的青光眼，包括开角型青光眼、闭角型青光眼急性期、继发性青光眼，也可用于青光眼术前及术后、某些内眼手术前降低眼压。

【禁用与慎用】

1. 肾上腺衰竭或肾上腺皮质功能减退者禁用。
2. 低钠血症患者禁用。
3. 低钾血症患者禁用。
4. 高氯性酸中毒患者禁用。
5. 肝性脑病患者禁用。
6. 糖尿病患者慎用。
7. 肝、肾功能不全者慎用。
8. 酸中毒患者（除高氯性酸中毒外）慎用。

【给药途径和剂量】

1. 剂量　①开角型青光眼，首剂量 250mg，每日 1～3 次，维持量应根据患者对药物的反应决定，尽量使用较小的剂量使眼压得到控制；一般每次 250mg，每日 2 次，就可使眼压控制在正常范围。②继发性青光眼和手术前降眼压，每次 250mg，每 4～8 小时 1 次，一般每日 2～3 次。③急性病例，首次药量加倍给予 500mg，以后用 250～500mg 维持量，每日 2～3 次。

2. 给药途径

（1）口服给药，与食物同服可减少胃肠道反应。

（2）静脉注射，本品可用 5%葡萄糖注射液或 0.9%氯化钠注射液等稀释。

【配伍禁忌】与米卡芬净有配伍禁忌。

【不良反应】

1. 代谢/内分泌系统　①血氨升高、血浆氯化物升高、血糖升高、尿糖升高、血钾降低、代谢性酸中毒、低钾血症。②长期使用可加重低钾血症、低钠血症、电解质紊乱、代谢性酸中毒。

2. 泌尿生殖系统　性欲下降、多尿、夜尿、肾及泌尿道结石、肾衰竭。

3. 神经系统　四肢麻木及刺痛感、困倦、嗜睡。

4. 精神　抑郁。

5. 消化系统　恶心、食欲缺乏、消化不良、金属样味觉、腹泻。血清胆红素升高、尿胆素原升高。

6. 血液系统　急性溶血性贫血、粒细胞减少、血小板减少、嗜酸性粒细胞增多、再生障碍性贫血。

7. 皮肤　磺胺样皮疹、剥脱性皮炎。

8. 眼　暂时性近视。

9. 耳　听力减退。

10. 其他　疲乏、体重减轻。

【相互作用】

1. 与促肾上腺皮质激素、糖皮质激素尤其与盐皮质激素联合使用，可以导致严重的低血钾，在联合用药时应注意监护血清钾的浓度及心脏功能。亦应估计到长期同时使用有增加低血钙的危险，可以造成骨质疏松，因为这些药物都能增加钙的排泄。

2. 与苯丙胺、抗 M 胆碱药，尤其是和阿托品、奎尼丁联合应用时，由于形成碱性尿，本品排泄减少，会使不良反应加重或延长。

3. 与抗糖尿病药（如胰岛素）联合应用时，可以减少低血糖反应，因为本品可以造成高血糖和尿糖，故应调整剂量。

4. 与苯巴比妥、卡马西平或苯妥英钠等联合应用，可引起骨软化发病率上升。

5. 洋地黄苷类与本品合用，可提高洋地黄的毒性，并可发生低钾血症。

6. 与甘露醇或尿素联合应用，在增强降低眼内压作用的同时，可增加尿量。

【药动学】本品口服易吸收，蛋白结合率高。口服本品 500mg 后，1～1.5 小时眼压开始降低，2～4 小时达血药峰浓度（12～27μg/ml），作用可维持 4～6 小时。给药量的 90%～100%在 24 小时内以原形经肾脏排泄，消除半衰期为 2.4～5.8 小时。

【观察指标】急性青光眼或青光眼急性发作时应每日监测眼压，慢性期应定期监测眼压、视力、视野。

【用药宣教】

1. 妊娠 3 个月以内的妇女不宜用药。

2. 哺乳期妇女停止哺乳。

3.用药会引起多尿，为避免影响睡眠，每日最后一次用药请在下午 6 时前进行。

4. 老年人用药比年轻人更容易出现代谢性酸中毒，还可能引起直立性低血压（表现为突然站立时头晕或晕厥），需多加注意。

贝美前列素

【类别】降眼内压药。

【妊娠安全等级】C。

【作用机制】本品为一种合成的前列酰胺，是具有降低眼压活性的前列腺素结构类似物。前列酰胺发现于眼内组织中，被认为是眼压调节的内源性因子。本品选择性地模拟天然存在的前列酰胺的作用，通过增加房水经小梁网及葡萄膜巩膜两条外流途径而降低眼内压。

本品用于促进睫毛生长的作用机制尚不明确，但本品可增加处于生长期的毛发的百分比和生长期的持续时间。

【适应证】

1. 用于降低开角型青光眼及高眼压症患者的眼压。

2. 用于睫毛稀少症。

【禁用与慎用】

1. 对本品过敏者禁用。

2. 活动性内眼炎症（如葡萄膜炎）患者慎用。

3. 无晶体、晶体后囊撕裂的人工晶体或有黄斑水肿风险者慎用。

4. 哺乳期妇女慎用。

5. 因长期使用本品可能导致色素沉着增加，不推荐 16 岁以下儿童以本品降低眼压。

【给药途径和剂量】

1. 剂量

（1）降低眼压：患侧每次 1 滴，每日 1 次，晚间给药。每日用药次数不得超过 1 次。

（2）睫毛稀少症：涂于上眼睑边缘睫毛的根部，一次 1 滴，每日 1 次，晚间给药，不得涂于下眼睑。

2. 给药途径　经眼给药，本品如与其他滴眼液同用，两者的给药时间至少应间隔 5 分钟。

【不良反应】

1. 神经系统　头痛。

2. 肝脏　肝功能异常。

3. 皮肤　多毛症。

4. 眼　结膜充血、睫毛增生、眼部瘙痒、眼部干涩、视物模糊、眼部烧灼感、异物感、眼痛、眼周皮肤色素沉着、睑缘炎、白内障、浅层点状角膜炎、眼睑红斑、眼部刺激、睫毛颜色变深、眼部分泌物、流泪、畏光、过敏性结膜炎、视疲劳、虹膜色素沉着增加、结膜水肿、虹膜炎、黄斑水肿、视觉障碍、结膜出血、视敏度下降、中央角膜厚度增加。有双侧上眼睑回缩的个案报道。

5. 其他　感染（主要为感冒和上呼吸道感染）、乏力。

【相互作用】尚不明确。

【药动学】首次使用本品约 4 小时后眼内压开始降低，8～12 小时达最大效应。健康受试者双眼给予本品每次 1 滴，每日 1 次，连续 2 周，给药后 10 分钟内达血药峰浓度，大多数受试者于给药后 1.5 小时内血药浓度降至检测限（0.025ng/ml）以下；给药第 7 日和第 14 日，C_{max} 和曲线下面积（$AUC_{0\sim24h}$）的平均值相似，分别约为 0.08ng/ml、0.09（ng·h）/ml，表明本品在给药后第 1 周即达稳态。药物吸收后以中等速度分布至体内各组织中，稳态分布容积为 0.67L/kg。蛋白结合率约为 88%，约 12%的药物游离存在于血浆中。经眼给药进入全身循环系统后，本品主要以原形进行循环，之后通过氧化、*N*-去乙基化和葡萄糖醛酸化生成不同的代谢物。药物无明显全身蓄积现象。消除半衰期为 45 分钟。近 67%的药物随尿液排出，25%的药物随粪便排出。

【观察指标】用药前后及用药时应当监测眼压。

【用药宣教】

1. 使用本品后可能出现虹膜（黑眼珠）、眼睑及睫毛颜色变深、睫毛生长。虹膜颜色变化可能是永久性的。

2. 本品滴眼液中含有的苯扎氯铵可被软性角膜接触镜吸收，故用药前应摘下角膜接触镜，并在用药 15 分钟后再佩戴。

倍他洛尔

【类别】降眼内压药。

【妊娠安全等级】C。

【作用机制】本品可使房水生成减少，故可降低高眼压症或青光眼患者的眼压。本品不具细胞膜稳定作用，故经眼给药不影响角膜的敏感性。

【适应证】用于治疗慢性开角型青光眼、高眼压症，可单用或与其他降眼压药联用。

【禁用与慎用】

1. 对本品任一成分过敏者禁用。

2. 反应性气道疾病，包括严重的支气管哮喘或有严重的支气管哮喘史，严重的慢性阻塞性肺疾病患者禁用。

3. 有窦性心动过缓、病态窦房结综合征、窦房阻滞、起搏器无法控制的Ⅱ度或Ⅲ度房室传导阻滞、已知心力衰竭、心源性休克患者禁用。

【给药途径和剂量】

1. 剂量　患眼每次 1 滴，每日 2 次。

2. 给药途径　经眼给药。轻拉下眼睑，将药品滴于眼睑，闭眼休息 1～2 分钟，闭眼的同时可用手压住眼内角。

【不良反应】

1. 眼　眼部不适，视物模糊、流泪增加、眼内异物感。

2. 神经系统　头痛、头晕。

3. 心脏　心动过缓、心动过速。

【相互作用】

1. 当眼用β受体阻滞剂与口服钙通道阻滞剂、β受体阻滞剂、儿茶酚胺耗竭药物（如利血平）、抗心律失常药物（包括胺碘酮）、洋地黄毒苷、肾上腺素能药物或胍乙啶联用时，有可能产生叠加效应，进而导致低血压和（或）明显的心动过缓。

2. 眼用β受体阻滞剂与洋地黄合用可能在延长房室传导时间上产生累加效应。由于可能产生累加效应和产生的低血压和（或）心动过缓，可导致眩晕、晕厥或直立性低血压。

3. 当与局部缩瞳药和（或）全身给药的碳酸酐酶抑制剂联合使用时，倍他洛尔滴眼剂的降眼压效果可以累加。在闭角型青光眼患者中，即刻治疗包括通过用缩瞳剂收缩瞳孔，重新开放眼角。倍他洛尔对瞳孔影响极小或没有影响。因此，倍他洛尔滴眼剂应当与缩瞳剂同时使用，以减少闭角型青光眼的眼内压升高。

4. 由于相互抑制代谢，眼用β受体阻滞剂和吩噻嗪类化合物可能有潜在的累加降血压效应。

5. β受体阻滞剂可能增强抗糖尿病药物的降血糖作用。β受体阻滞剂可能会掩盖低血糖的体征及症状。

6. 偶有报道联合局部眼用β受体阻滞剂和肾上腺素会导致瞳孔散大。

【药动学】本品脂溶性强，角膜通透性好，经眼给药后眼内浓度高。滴眼后 30 分钟内起效，2 小时达最大降眼压作用，每次给药后降眼压作用可持续 12 小时。

【观察指标】用药前后及用药时应监测眼内压。

【用药宣教】

1. 为了减少全身吸收，可在应用滴眼剂后，采取以下措施：保持眼睑闭合 2 分钟；用示指按住鼻泪管 2 分钟。

2. 使用时需要注意不要使眼睑周围区域或其他表面触碰到滴管尖端，以避免污染滴瓶口及混悬液。不使用时保持药瓶密闭。若还需使用其他局部眼用品，应至少间隔 5 分钟。眼膏应最后使用。

3. 本品滴眼液含苯扎氯铵，可被角膜接触镜吸收，故用药前应取出角膜接触镜，并在用药 15 分钟后重新佩戴。

4. 降眼压作用可能需要数周才能稳定，建议在用药第 1 个月内定期监测眼内压。

布林佐胺

【类别】降眼内压药。

【妊娠安全等级】C。

【作用机制】本品为一种碳酸酐酶抑制剂，通过抑制眼部睫状突的碳酸酐酶而减少房水的分泌，亦可能通过减少碳酸氢盐离子的生成从而减少钠和水的转运，最终降低眼内压。

【适应证】用于降低高眼压症和开角型青光眼患者升高的眼压。用作对β肾上腺素受体阻滞药无效或有使用禁忌的单药治疗，亦可用作β肾上腺素受体阻断药的辅助治疗。

【禁用与慎用】

1. 对本品过敏者禁用。
2. 对磺胺类药过敏者禁用。
3. 严重肾功能不全者禁用。
4. 高氯血症性酸中毒患者禁用。
5. 假性囊膜剥脱性和色素性青光眼患者慎用。
6. 角膜内皮细胞计数低的患者慎用。

【给药途径和剂量】

1. 剂量　患侧每次 1 滴，每日 2 次，滴于结膜囊内，某些患者每日 3 次效果更佳。

2. 给药途径　经眼给药。轻拉下眼睑，将药品滴于眼睑，闭眼休息 1～2 分钟，闭眼的同时可用手压住眼内角。

【不良反应】

1. 神经系统　味觉障碍、头痛。

2. 眼　视部模糊、眼部刺激、眼痛、眼充血、眼部不适，角膜糜烂、角膜炎、点状角膜炎、角膜病变。

3. 胃肠道　口干。

【相互作用】

1. 没有对布林佐胺与其他药物的相互作用进行专门研究。在临床研究中，布林佐胺与前列腺素类似物及噻吗洛尔滴眼液同时使用，没有发现不良相互作用。没有评测在青光眼的联合治疗中，布林佐胺与缩瞳剂、肾上腺素能激动剂的联合应用效果。

2. 布林佐胺是一种碳酸酐酶抑制剂，虽然是眼部滴用但仍然可以被全身吸收。有报道口服碳酸酐酶抑制剂可导致酸碱平衡紊乱，因此在接受布林佐胺治疗的患者中应该注意这种潜在的危险。

3. 与布林佐胺代谢相关的细胞色素 P450 同工酶包括 CYP3A4（主要的）、CYP2A6、CYP2C8 和 CYP2C9。CYP3A4 的抑制剂，如酮康唑、伊曲康唑、克霉唑、利托那韦和醋竹桃霉素，通过 CYP3A4 来抑制布林佐胺的代谢。因此如果同时使用了 CYP3A4 抑制剂应该小心。然而因为布林佐胺主要通过肾脏排出体外，因此不容易造成药物在体内的蓄积。布林佐胺本身不是细胞色素 P450 同工酶的抑制剂。

【药动学】本品局部滴眼后经吸收进入全身循环。因其与碳酸酐酶 2 型同工酶的高度亲和力，广泛分布于红细胞中，其代谢产物 *N*-脱乙基-布林佐胺与碳酸酐酶结合并聚集在红细胞中。在原形药物存在的情况下，其代谢产物主要与碳酸酐酶 1 型同工酶结合。原形药物及 *N*-脱乙基-布林佐胺在血浆中的浓度极低，通常低于可检测的浓度下限（＜7.5ng/ml）。本品与血浆蛋白结合率不高（约 60%），主要经肾脏排泄（约 60%）。约 20%的药物随尿液排泄，原形药物和 *N*-脱乙基-布林佐胺为尿液中的主要成分，同时还有微量的 *N*-脱甲氧乙基和 *O*-脱甲基代谢产物。本品在全血中具有较长的半衰期（约为 111 日）。

【观察指标】定期监测眼内压。

【用药宣教】

1. 本品滴眼液滴眼后应压迫鼻泪道或轻轻闭眼以减少全身吸收，从而减少全身不良反应。

2. 以本品替代另一种抗青光眼药物时，应停用该药物，并于第 2 日开始使用本品。本品亦可与其他局部眼科药物联用于降低眼内压。

3. 若同时使用不止一种局部眼科药物，每两种药物的使用时间间隔至少为 10 分钟。

4. 若漏用一次，应按原计划给予下剂药物。每日用药剂量不得超过一次 1 滴，每日 3 次。

5. 本品引起的暂时性视物模糊和其他视觉障碍可能会影响驾驶和操作机械的能力。

醋甲唑胺

【类别】抗青光眼药。

【妊娠安全等级】C。

【作用机制】本品为碳酸酐酶抑制剂。通过抑制睫状体中的碳酸酐酶，使房水形成减少，从而降低眼内压。

【适应证】用于慢性开角型青光眼、继发性青光眼、急性闭角型青光眼的术前治疗。

【禁用与慎用】

1. 低钠血症、低钾血症患者禁用。

2. 严重肾功能不全者禁用。

3. 严重肝功能不全者禁用。

4. 肾上腺衰竭患者禁用。

5. 高血氯性酸中毒患者禁用。

6. 肝硬化患者禁用。

7. 有代谢性酸中毒及低血钾风险的患者慎用。

【给药途径和剂量】口服，每次 25mg，每日 2 次。早、晚餐后服用。如用药后降眼压效果不理想，剂量可加大为每次 50mg，每日 2 次。

【不良反应】

1. *代谢/内分泌系统*　代谢性酸中毒、电解质紊乱。

2. *泌尿生殖系统*　多尿、血尿、糖尿、结晶尿、肾结石。

3. *神经系统*　间断性嗜睡、意识模糊、惊厥、感觉异常（尤其是四肢末端的麻木感）、软瘫。

4. *消化系统*　食欲减退、味觉失常、胃肠功能紊乱（如恶心、呕吐和腹泻）、黑粪症。肝功能不全。

5. *皮肤*　严重皮疹（包括史-约综合征和中毒性表皮坏死松解症）、荨麻疹、光敏感。

6. *眼*　短暂性近视（减少剂量或停止本品治疗后可恢复）。

7. *耳*　听力障碍、耳鸣。

8. *其他*　疲劳、不适。

【相互作用】

1. 碳酸酐酶抑制剂与高剂量阿司匹林合用可引起严重的代谢紊乱。因此，本品与水杨酸制剂合用要慎重。

2. 低剂量醋甲唑胺本身不引起低血钾，但碳酸酐酶抑制剂可增加其他药物的排钾作用。

3. 与促肾上腺皮质激素、糖皮质激素联合使用，可以导致严重的低血钾，在联合用药时应注意监护血清钾的浓度及心脏功能。亦应估计到长期同时使用有增加低血钙的危险，可以造成骨质疏松，因为这些药会增加钙的排泄。

【药动学】本品口服后吸收迅速，达峰时间为 1～2 小时。给药剂量与血药浓度线性相关。给药剂量为每次 25mg、50mg、100mg，每日 2 次时，血药峰浓度分别为 2.5μg/ml、5.1μg/ml、10.7μg/ml，AUC 分别为 1130（μg · min）/ml、2571（μg · min）/ml、5418（μg · min）/ml。本品可分布到全身各组织，包括血浆、脑脊液、房水、红细胞、胆汁、细胞外液。平均表观分布容积为 17～23L。血浆蛋白结合率约为 55%。本品达到稳态后，消除半衰期为 14 小时，约 25%在给药期间以原形随尿液排出。

【观察指标】

1. 醋甲唑胺可能影响血糖水平，糖尿病患者需要更密切地监测血糖值。

2. 用药对血液细胞和电解质有影响，最好定期监测全血细胞计数和血清电解质。

【用药宣教】

1. 本品为磺胺类药物，可能引起磺胺类药物的皮肤不良反应严重皮疹，需要住院治疗和中断治疗，严重时可危及生命。

2. 醋甲唑胺有致畸性。

3. 用药后可能引起频繁排尿，为避免影响睡眠，应在下午 6 时前服药。

4. 用药后可能更容易被晒伤，应采取防晒措施。

卡替洛尔

【类别】β受体阻滞剂/降眼内压药。

【妊娠安全等级】C。

【作用机制】本品为非选择性β受体阻滞剂，对β_1和β_2受体均有阻断作用。本品具有极小或不具有局部麻醉作用。

【适应证】用于青光眼、高眼压症。

【禁用与慎用】

1. 对本品过敏者禁用。

2. 窦性心动过缓、Ⅱ或Ⅲ度房室传导阻滞、明显心力衰竭、心源性休克患者禁用。

3. 支气管哮喘或有支气管哮喘病史、严重慢性阻塞性肺疾病患者禁用。

4. 对其他β受体阻滞剂过敏者慎用。

5. 肺功能低下者慎用。

6. 自发性低血糖患者以及接受降糖药治疗的患者（因β受体阻滞剂可掩盖低血糖症状）慎用。

7. 正在口服β受体阻滞剂的患者。

8. 已知是全身β受体阻滞剂禁忌证的患者，包括异常心动过缓者慎用。

【给药途径和剂量】

1. 剂量　用本品 1%滴眼液滴眼，每次 1 滴，每日 2 次。滴于结膜囊内，滴后用手指压迫内眦角泪囊部 3～5 分钟。效果不明显时，改用 2%滴眼液，每次 1 滴，每日 2 次。

2. 给药途径　经眼给药。与其他滴眼液联用时，应间隔 10 分钟以上。

【不良反应】

1. 心血管系统　心率减慢。

2. 呼吸系统　呼吸困难。

3. 神经系统　头痛、头晕。

4. 消化系统　恶心。

5. 眼　①视物模糊、畏光、角膜着色、暂时性眼烧灼、眼刺痛、流泪、结膜充血。②长期连续用于无晶体眼或有眼底病变者时，可见黄斑部水肿、混浊。

【相互作用】

1. 与肾上腺素合用可引起瞳孔扩大。

2. 正在服用儿茶酚胺耗竭药（如利血平）者使用本品时应严密观察，因可引起低血压和明显的心动过缓。

3. 不主张两种局部β受体阻滞剂同时应用，正在应用β受体阻滞剂口服治疗的患者应慎用本品。

4. 本品与钙通道拮抗剂合用应慎重，因可引起房室传导阻滞、左心室衰竭及低血压。对心功能受损的患者，应避免两种药合并使用。

5. 本品与洋地黄类和钙通道拮抗剂合用可进一步延长房室传导时间。

6. 吩噻嗪类药物可增加β受体阻滞剂的降血压作用，因可使相互的代谢途径受到抑制。

【药动学】健康人双眼各滴 2%本品滴眼液 1 滴，滴药后 24 小时，16%的滴入量随尿液排出，尿中排泄半衰期为 5 小时。滴眼后本品的血药浓度在定量限（5ng/ml）以下。

【观察指标】

1. 有明显心脏疾病的患者使用本品时应监测心率。

2. 定期复查眼压，根据眼压变化调整用药方案。

3. 无晶体眼或有眼底病变患者长期连续使用本品时，需定期测定视力，进行眼底检查。

【用药宣教】

1. 本品不宜单独用于治疗闭角型青光眼。

2. 本品滴眼液含苯扎氯铵，佩戴软性角膜接触镜者不宜使用。

3. 用前应摇匀，避免容器尖端接触眼部，防止滴眼液污染。

拉坦前列素

【类别】降眼内压药。

【妊娠安全等级】C。

【作用机制】本品为前列腺素 $F_{2\alpha}$的类似物，是一种选择性前列腺素 FP 受体激动剂。本品通过松弛睫状肌、增宽肌间隙、增加房水的葡萄膜巩膜通路外流而降低眼压，也有报道本品通过减少引流阻力轻微增加了房水流出的便利度。本品对房水的产生无明显影响，对血液-房水屏障亦无作用。临床治疗剂量的本品对心血管或呼吸系统无明显的药理作用。

【适应证】用于降低开角型青光眼和高眼压症患者升高的眼压。

【禁用与慎用】

1. 对本品过敏者禁用。

2. 慢性闭角型、植入人工晶体的开角型青光眼患者慎用。

3. 色素性、炎性、新生血管性青光眼患者慎用。

4. 白内障手术围手术期患者慎用。

5. 有疱疹性角膜炎病史者慎用。

6. 无晶体、人工晶体伴后房晶体囊袋撕裂或植入前房人工晶体或有囊样黄斑水肿风险因素的患者慎用。

7. 有虹膜炎或葡萄膜炎风险因素的患者慎用。

8. 哮喘患者慎用。

【给药途径和剂量】

1. 剂量　患侧每次 1 滴，每日 1 次，晚间使用效果最好。

2. 给药途径　经眼给药。滴眼后按压眼角处泪囊 1 分钟以减少全身性吸收（闭塞泪点）。若还需使用其他眼用药物，应间隔至少 5 分钟。

【不良反应】

1. 心血管系统　心脏病患者心绞痛加重、心悸。

2. 呼吸系统　哮喘、哮喘加重和呼吸困难、鼻咽炎。

3. 肌肉骨骼系统　肌痛、关节痛。

4. 神经系统　头痛、头晕。

5. 皮肤　皮疹、眼睑局部皮肤反应、眼睑皮肤变暗、中毒性表皮坏死松解症。

6. 眼　疱疹性角膜炎、虹膜色素沉着、轻至中度结膜充血、眼刺激（灼烧感、有砂砾感、瘙痒、刺痛和异物感）、睫毛和毳毛变化[变长、变粗、色素沉着、睫毛数量增加、倒睫毛（可引起眼刺激）、双排睫毛（睑板腺腺体开口处）]、虹膜囊肿。

【相互作用】尚不明确。

【药动学】本品为异丙酯化的前药，水解转化为拉坦前列素酸后具有生物活性。前药可通过角膜较好地吸收，进入房水的药物在透过角膜时已全部被水解。局部用药后约 2 小时房水中药物达到峰浓度。降眼压作用从给药后 3～4 小时开始，8～12 小时达最大作用，作用可维持至少 24 小时。本品主要分布于前房、结膜和眼睑，极少量到达眼后房。拉坦前列素酸主要在肝脏代谢，在眼内几乎无代谢。主要代谢产物 1,2-二去甲和 1,2,3,4-四去甲代谢物无或仅有微弱的生物活性。药物主要随尿液排泄，血浆消除半衰期为 17 分钟。

【观察指标】有虹膜色素沉着的患者应定期检查，如需要可停用本品治疗。

【用药宣教】

1. 本品可能引起一过性视物模糊，应在症状消失后再驾驶及操作机器。

2. 本品有导致虹膜颜色改变的可能性，单侧治疗可导致永久性的虹膜异色症。

3. 本品不可超过每天使用一次，因为用药次数增加会削弱降眼压效果。如果忘记用药，在下次用药时仍应按常规用药。

4. 不推荐联合使用两种或两种以上前列腺素、前列腺素类似物（包括拉坦前列素）。有报道显示，每天使用此类药物一次以上，可能会降低拉坦前列素的降眼压效果，引起反常的眼压升高。

5. 使用本品滴眼前应摘除角膜接触镜（隐形眼镜），并在使用 15 分钟后才可重新佩戴。

6. 本品对人类妊娠安全性的影响尚未建立，但它对妊娠过程、胎儿及新生儿可能存在潜在的药理学影响，所以孕妇不应使用本品。

7. 哺乳妇女不应使用本品，或者停止哺乳。

曲伏前列素

【类别】降眼内压药。

【妊娠安全等级】C。

【作用机制】本品为一种前列腺素 F_{2a} 类似物，在角膜内通过异丙酯水解过程形成活化的游离酸，此游离酸是一种高选择性和具有高亲和力的前列腺素 FP 受体完全激动剂，通过增加经由小梁网和葡萄膜巩膜通路的房水外流降低眼内压。

【适应证】用于降低对其他降眼压药不耐受或疗效不佳的开角型青光眼或高眼压症患者升高的眼压。

【禁用与慎用】

1. 对本品过敏者禁用。

2. 有眼部感染（如虹膜炎、葡萄膜炎）风险的患者慎用。

3. 无晶体、晶体后囊膜破裂的假晶体眼、前房型人工晶体眼或其他有黄斑水肿风险因素的患者慎用。

4. 18 岁以下儿童用药的安全性和有效性尚不明确。长期用药有增加发生色素沉着的风险，不推荐 16 岁以下儿童用药。

【给药途径和剂量】

1. 剂量　患侧每次 1 滴，每日 1 次，晚间给药。剂量不能超过每日 1 次，因频繁使用会降低本品降眼压效应。

2. 给药途径　经眼给药。本品可与其他眼局部降眼压药合用，但合用药物应至少间隔 5 分钟使用。

【不良反应】

1. 心血管系统　心绞痛、高血压、低血压。

2. 代谢/内分泌系统　高胆固醇血症。

3. 呼吸系统　支气管炎、鼻窦炎。

4. 肌肉骨骼系统　关节炎、背痛。

5. 泌尿生殖系统　前列腺疾病、尿失禁、尿路感染。上市后还有前列腺抗原升高的报道。

6. 免疫系统　变态反应。

7. 神经系统　头痛、眩晕。

8. 精神　焦虑、抑郁。

9. 消化系统　口干、消化不良、胃肠功能紊乱。

10. 皮肤　皮肤色素沉着过度、皮肤褪色、眶周和（或）眼睑皮肤变黑。

11. 眼　眼充血、眼痛、畏光、眼部不适、眼干、眼部瘙痒、视力下降、流泪增加、眼睑红斑、睑缘结痂、睫毛变化[变长、变密、数量和（或）色素沉着增加]、视力异常、视物模糊、异物感、白内障、眼睑炎、结膜炎、角膜炎（如点状角膜炎）、虹膜异色、角膜染色、结膜下出血、结膜撕裂。

12. 其他　感染、疼痛、胸痛、感冒或流感综合征。

【相互作用】尚不明确。

【药动学】经眼给药后约 2 小时眼内压降低，在 12 小时后达最大效应。单次用药可持续显著降低眼内压超过 24 小时。用药后 10～30 分钟，活性游离酸血药浓度峰值为 25pg/ml 或更低。用药后 1 小时内，血浆水平快速降低至定量限 10pg/ml 以下。曲伏前列素游离酸通过α-羧酸链的β氧化形成 1,2-二醇和 1,2,3,4-四醇的类似物，以及 15-羟基的氧化及 13,14-双键还原作用代谢为非活性代谢产物。曲伏前列素游离酸及其代谢产物主要经肾脏排泄。曲伏前列素游离酸的平均终末消除半衰期为 45 分钟（17～86 分钟）。

【观察指标】出现明显虹膜色素沉着增加的患者，应定期检查虹膜色素，方可继续用药。

【用药宣教】

1. 本品可能会通过增加虹膜黑色素细胞中的黑素体（色素颗粒）数量进而逐渐引起虹膜颜色永久性改变。单眼治疗可导致永久的异色症。虹膜颜色的改变发生缓慢，可能数月至数年都不易察觉。

2. 本品可经皮肤吸收，应避免皮肤接触。

3. 用药前应摘去角膜接触镜，用药 15 分钟后再佩戴。

4. 如果滴眼后发生视物模糊。

5. 如果遗漏一次剂量，应按计划继续给予下一次剂量。患眼每日剂量不应超过 1 滴。

6. 如果用本品替代另一种眼用抗青光眼药品，则必须先停用另一种药物，并在第 2 天开始使用本品。

7. 孕妇不应使用本品。

8. 不推荐哺乳期妇女使用本品。

溴莫尼定

【类别】降眼内压药。

【妊娠安全等级】B。

【作用机制】本品为α_2肾上腺素受体激动剂。动物及人类的荧光光度研究显示，本品具有减少房水产生和增加葡萄膜巩膜引流的双重作用，从而降低眼内压。

【适应证】用于降低开角型青光眼及高眼压症患者的眼内压。

【禁用与慎用】

1. 对本品过敏者禁用。

2. 严重心血管疾病患者慎用。

3. 脑血管或冠状动脉功能不全者慎用。

4. 血栓闭塞性脉管炎患者慎用。

5. 雷诺现象患者慎用。

6. 直立性低血压患者慎用。

7. 肝、肾功能不全者慎用。

8. 抑郁症患者慎用。

【给药途径和剂量】患侧每次 1 滴，每日 3 次，间隔约 8 小时。

【不良反应】

1. 心血管系统　高血压、低血压、心悸、心率改变。上市后还有心动过缓、心动过速的报道。

2. 代谢/内分泌系统　糖尿病、高胆固醇血症。

3. 呼吸系统　支气管炎、咳嗽、呼吸困难、咽炎、鼻炎、鼻窦感染、鼻窦炎、鼻干。

4. 肌肉骨骼系统　关节痛、关节炎、关节疾病、骨质疏松、肌痛。

5. 免疫系统　过敏反应、眼部过敏反应（包括过敏性结膜炎）。

6. 神经系统　头晕、头痛、失眠、嗜睡、晕厥。

7. 精神　抑郁、焦虑。

8. 消化系统　口干、消化不良、胃肠病、味觉倒错。

9. 皮肤　皮疹。有双侧眼周皮肤漂白伴周围充血的个案报道。

10. 眼　结膜充血、眼部瘙痒、眼部烧灼感、结膜滤泡症、视力障碍、睑缘炎、睑结膜炎、视物模糊、白内障、结膜水肿、结膜出血、结膜炎（包括滤泡性结膜炎）、溢泪、眼部分泌物、眼干、眼部刺激、眼痛、眼睑水肿、眼睑红斑、眼部异物感、角膜炎、眼睑疾病、畏光、浅层点状角膜病、流泪、视野缺损、玻璃体脱离、玻璃体疾病、玻璃体飞蚊症、视力恶化、角膜糜烂、眼睑痂、眼睑退缩。有肉芽肿性前葡萄膜炎的个案报道。上市后还有虹膜炎、瞳孔缩小、眼部皮肤反应（包括眼睑瘙痒、血管舒张）的报道。

11. 其他　无力、胸痛、疲乏、流感综合征、感染、刺痛感。

【相互作用】

1. 与中枢神经系统抑制剂（巴比妥类药、阿片类药、镇静药、麻醉药）合用可能产生叠加或增强的中枢神经系统抑制效应。

2. 禁止与单胺氧化酶抑制剂（MAOI）合用，因可能增加本品的全身性不良反应，如低血压。

3. 与可影响循环胺类代谢和摄取的三环类抗抑郁药合用时应谨慎。

【药动学】健康志愿者单次经眼给予本品滴眼液每侧 1 滴，血药峰浓度（C_{max}）和曲线下面积（AUC_{0-inf}）分别为（73±19）pg/ml 和（375±89）（pg·h）/ml，达峰时间（T_{max}）为（1.7±0.7）小时。本品主要经肝脏代谢。原形药物和代谢产物主要随尿液排泄，口服给药后 120 小时内约 87%的药物排出，其中 74%随尿液排出。系统半衰期约为 2.1 小时。

【观察指标】定期监测眼内压。

【用药宣教】

1. 2 岁以下儿童用药的安全性和有效性尚不明确，且有婴儿使用本品导致呼吸暂停、心动过缓、低血压、低体温、张力减退、嗜睡的报道。

2. 本品与酒精合用可能产生叠加或增强的中枢神经系统抑制效应。

3. 本品中使用的保存剂为苯扎氯铵，可能被软性接触镜吸收。在滴用本品后至少等待 15 分钟再佩戴。

左布诺洛尔

【类别】降眼内压药。

【妊娠安全等级】C。

【作用机制】本品为非选择性β肾上腺素受体阻滞药，对β_1及β_2受体具有相同的作用，可直接抑制心肌，并可降低血浆肾素活性。本品作用比普萘洛尔强 20～40 倍。本品无明显局麻作用（膜稳定）或内在拟交感活性。

【适应证】用于慢性开角型青光眼及高眼压症患者的眼内压控制。对手术后未完全控制的闭角型青光眼及其他药物或手术无效的青光眼，加用本品可进一步增强降眼压效果。

【禁用与慎用】

1. 对本品过敏者禁用。

2. 支气管哮喘或有支气管哮喘史者、严重慢性阻塞性肺疾病患者禁用。

3. Ⅱ～Ⅲ度房室传导阻滞者、严重心动过缓、心源性休克、明显心力衰竭者禁用。

4. 对其他β肾上腺素受体阻滞剂过敏者慎用。

5. 周围血管疾病患者慎用。

6. 肺功能减退者慎用。

7. 原发性低血糖患者慎用。

8. 麻醉或手术患者慎用。

9. 气道痉挛性疾病患者慎用。

10. 甲状腺功能亢进患者慎用。

11. 脑血管功能不足者慎用。

12. 重症肌无力患者慎用。

13. 有精神病史者慎用。

【给药途径和剂量】

1. *剂量*　0.5%滴眼液，患侧每次 1～2 滴，每日 1 次，最大剂量为每次 1 滴，每日 2 次；或 0.25%滴眼液，患侧每次 1～2 滴，每日 2 次。

2. *给药途径*　经眼给药。

【不良反应】

1. *心血管系统*　心率减慢。偶见血压降低。罕见心律变化、晕厥、心悸、传导阻滞、心绞痛、心力衰竭、心脏停搏、脑血管意外、脑缺血。

2. *代谢/内分泌系统*　掩盖糖尿病患者应用胰岛素或降糖药后的低血糖症状。

3. *呼吸系统*　鼻腔充血、支气管痉挛、呼吸困难、呼吸衰竭。有咳嗽、哮喘、鼻炎、鼻窦炎、咽炎的报道。

4. *肌肉骨骼系统*　重症肌无力加重。有肌痛、关节及背部疼痛的报道。

5. *泌尿生殖系统*　阳痿。有使用其他β肾上腺素受体阻滞剂出现排尿困难、夜尿、尿频的报道。

6. *神经系统*　嗜睡、头痛、头晕、感觉异常、一过性共济失调。

7. *精神*　抑郁、精神错乱。

8. *消化系统*　嗳气、恶心、腹泻。还可见消化不良。肝酶活性升高。

9. *皮肤*　瘙痒、荨麻疹。有接触性皮炎的报道。

10. *眼*　可见眼刺痛、眼刺激、睑结膜炎、一过性眼烧灼、视物模糊、泪液分泌减少、角膜知觉减退、浅层点状角膜病变。偶见视网膜脱离、黄斑出血。罕见虹膜睫状体炎。还可见眼睑炎、结膜红斑。

【相互作用】没有进行左布诺洛尔与特定药物相互作用的研究。使用β受体阻滞剂滴眼液同时口服钙通道阻滞剂、β受体阻滞剂、抗心律失常药（包括胺碘酮）、洋地黄苷、拟副交感神经药或胍乙啶，有可能产生叠加作用从而导致发生低血压和（或）显著的心动过缓。偶有报道合并使用眼用β受体阻滞剂和肾上腺素导致瞳孔放大现象。应观察正在接受全身性β受体阻滞剂和本品的患者潜在的β受体阻滞叠加作用，无论是全身性的作用还是对眼压的影响。β受体阻滞剂可能增加降糖药物的降血糖作用。β受体阻滞剂可能掩盖低血糖的症状和体征。β受体阻滞剂与麻醉药同时使用可减弱代偿性心动过速且增加发生低血压的危险，因此如果患者正在使用本品需告知麻醉师。

【药动学】本品口服吸收迅速且完全，达峰时间约为3小时。用于治疗青光眼时，达峰时间为30分钟，眼房水药物浓度峰值为3μg/ml，睫状体药物浓度峰值为10μg/g。滴眼2～6小时后达最大效应，作用可持续24小时。

【观察指标】

1. 使用本品滴眼液的患者应定期复查眼压，根据眼压变化调整用药方案。

2. 有明显心脏疾病患者应监测脉搏。

【用药宣教】

1. 长期用药者不可突然停药，应逐渐停用，以避免心绞痛反跳及发生严重心血管不良反应。

2. 使用本品若出现脑供血不足症状应立即停药。

3. 本品可能导致短暂的视物模糊、疲倦和（或）嗜睡感，可能会影响驾驶车辆或操作机器的能力。

布林佐胺噻吗洛尔

【类别】抗青光眼药。

【作用机制】本品为碳酸酐酶抑制布林佐胺与β受体阻滞剂马来酸噻吗洛尔的复方制剂。

【适应证】用于降低成年人开角型青光眼或高眼压症患者的眼内压。

【禁用与慎用】

1. 对其他β受体阻滞剂过敏、对磺胺类药物过敏、反应性气管疾病患者，包括支气管哮喘或有支气管哮喘史，或重度慢性阻塞性肺疾病、窦性心动过缓、Ⅱ度或Ⅲ度房室传导阻滞、明显心力衰竭或心源性休克、严重过敏性鼻炎、严重肾功能不全、高氯性酸中毒者禁用。

2. 孕妇慎用，哺乳期妇女使用时应暂停哺乳。

3. 儿童用药的安全性及有效性尚未明确。

【给药途径和剂量】每日2次，每次1滴，滴入患眼结膜囊内。

【不良反应】

1. *免疫系统*　超敏反应。

2. *精神障碍*　失眠、抑郁。

3. *神经系统*　味觉障碍、头晕、头痛。

4. *局部反应*　视物模糊、眼痛、眼刺激、角膜糜烂、点状角膜炎、眼前房闪辉、畏光、眼干、眼睛瘙痒、眼睛有异物感、流泪增加、眼睛有分泌物、眼充血、眼睑炎、过敏性结膜炎、角膜疾病、巩膜充血、结膜充血、眼睑缘结痂、视疲劳、眼部感觉异常、眼睑瘙痒、过敏性睑缘炎、眼睑红斑、眼睑水肿、视觉损害。

5. *心血管系统*　血压降低、血压升高。

6. *呼吸系统*　慢性阻塞性肺疾病、咽喉疼痛、鼻漏、咳嗽；未知：呼吸困难、鼻出血。

7. *消化系统*　上腹部疼痛、腹泻、口干、恶心。

8. *皮肤和皮下组织*　扁平苔藓、脱发、红斑、皮疹。

9. *肌肉骨骼和结缔组织*　肌痛。

10. *全身性疾病和给药部位反应*　胸痛、疲劳。

【相互作用】【药动学】同“布林佐胺”“噻吗洛尔”。

【观察指标】监测眼压、血压、血糖。

【用药宣教】

1. 本品滴眼液所含苯扎氯铵可导致眼部刺激，并使软性角膜接触镜褪色。在使用本品前应将角膜接触镜片摘除。在滴入本品15分钟后再重新佩戴镜片。

2. 本品导致的短暂的视物模糊或其他视觉异常会影响驾车或操作机器的能力。

布林佐胺溴莫尼定

【类别】抗青光眼药。

【作用机制】本品为碳酸酐酶抑制布林佐胺与α受体阻滞剂溴莫尼定的复方制剂。

【适应证】用于降低成年人开角型青光眼或高眼压症患者的眼内压。

【禁用与慎用】

1. 对磺胺类药物过敏使用单胺氧化酶（MAO）抑制剂治疗的患者、使用影响去甲肾上腺素能传输的抗抑郁药（如三环类抗抑郁药和米安色林）治疗的患者、严重肾功能不全、高氯性酸中毒者禁用。

2. 孕妇慎用，哺乳期妇女使用时应暂停哺乳。

3. 新生儿和年龄＜2岁的婴儿禁用。

【给药途径和剂量】每日2次，每次1滴，滴入患眼结膜囊内。

【不良反应】常见视物模糊、眼睛刺激感、味觉障碍、口干和眼睛过敏反应。

【相互作用】【药动学】同“布林佐胺”“溴莫尼定”。

【观察指标】监测眼压、血压。

【用药宣教】

1. 在使用前摇匀。

2. 滴眼后压迫鼻泪道或闭合眼睑2分钟，可使药物的全身吸收减少。这样可以减少全身不良反应，增强局部作用。

3. 为避免污染药瓶口和药液，使用时注意不要使瓶口接触眼睑、眼周或其他眼表区域。要求患者在不使用时盖紧药瓶。

4. 本品可与其他局部眼科用药合用，以降低眼内压。如果正在同时使用多种局部眼科用药，每种药品的给药时间应间隔至少5分钟。

5. 本品所含的苯扎氯铵可导致眼部刺激，并使软性角膜接触镜变色，在使用本品前应将角膜接触镜取出。在滴入本品 15 分钟后再重新佩戴角膜接触镜。

五、散瞳药及睫状肌麻痹药

托吡卡胺

【类别】散瞳药。

【妊娠安全等级】C。

【作用机制】本品为抗胆碱药，能阻滞乙酰胆碱引起的虹膜、括约肌及睫状肌兴奋作用。本品0.5%的溶液可引起瞳孔散大，1%的溶液可引起睫状肌麻痹及瞳孔散大。

【适应证】用于诊断或治疗为目的的散瞳和调节麻痹。

【禁用与慎用】

1. 闭角型青光眼患者禁用。

2. 有脑损伤、痉挛性麻痹或先天愚型综合征的婴幼儿禁用。

【给药途径和剂量】

1. 剂量　用于诊断或治疗为目的的散瞳时，1日滴眼1次，1次1～2滴。用于调节麻痹时，每隔3～5分钟滴眼1次，1次1滴，2～3次。

2. 给药途径　经眼给药。为避免药物经鼻黏膜吸收，滴眼后应压迫泪囊部2～3分钟。

【不良反应】视物不便、闭角型青光眼眼压急剧升高、激发未被诊断的闭角型青光眼。

【相互作用】尚不明确。

【药动学】本品为托品酸的合成衍生物，解离常数较低，眼内通透性良好，组织扩散力强，可能是其起效迅速、维持时间短的原因。本品0.5%、1%溶液滴眼后 20～30 分钟，散瞳及调节麻痹作用达高峰。随后作用逐渐降低，作用持续短暂（残余的调节麻痹作用为2～6小时，残余的散瞳作用约为7小时）。调节睫状肌麻痹的作用强度与剂量密切相关，本品0.25%、0.5%、0.75%和1%浓度均有调节麻痹作用。0.25%、1%溶液滴眼后，最大残余调节度数分别为3.17屈光度、1.30屈光度。残余调节度数能保持在2.0屈光度或以下者，0.75%和1%溶液可维持40分钟，0.5%溶液可维持约为15分钟。1%溶液滴眼后隔5～25分钟再滴第2次，能获得更满意的睫状肌麻痹作用（20～30分钟）。经2～6小时能恢复正常阅读，调节功能于6小时后恢复至滴药前水平。

【观察指标】如出现口干、颜面潮红等类阿托品样毒性反应，应立即停用，必要时给予拟胆碱药解救。

【用药宣教】

1. 可引起散瞳及调节麻痹，在作用消失之前不要从事开车等具有危险性的操作机械的工作。同时可采用佩戴太阳眼镜等方法以避免接触强光。

2. 用于预防和改善近视时，在临睡前使用。用药后5小时内视力受影响。

复方托吡卡胺

【类别】散瞳药。

【妊娠安全等级】C。

【作用机制】托吡卡胺为托品酸的合成衍生物，为M胆碱受体阻滞剂，作用类似阿托品。去氧肾上腺素为α肾上腺素受体激动剂，具有散瞳作用。

【适应证】用于诊断及治疗为目的的散瞳、调节麻痹。

【禁用与慎用】

1. 对本品成分有过敏史者禁用。

2. 青光眼或具有房角狭窄、前房较浅等眼压升高因素的患者禁用。

3. 高血压患者慎用。

4. 动脉硬化症患者慎用。

5. 冠心病或心力衰竭等心脏病患者慎用。

6. 糖尿病患者慎用。

7. 甲状腺功能亢进患者慎用。

8. 儿童及老年人慎用。

【给药途径和剂量】

1. 剂量

（1）散瞳：每次1～2滴；或每次1滴，共2次，2次给药时间间隔3～5分钟。可根据症状适当增减剂量。

（2）调节麻痹：每次1滴，每3～5分钟1次，共2～3次。可根据症状适当增减剂量。

2. 给药途径　经眼经药。滴眼时原则上患者应仰卧，滴入结膜囊内，闭眼并压迫泪囊部 1～5 分钟后睁眼。

【不良反应】

1. 心血管系统　心率增快、血压升高。

2. 免疫系统　过敏反应（如休克、眼睑炎、眼睑皮肤炎、瘙痒、皮疹、荨麻疹）。

3. 神经系统　头痛。

4. 消化系统　口渴、恶心、呕吐。

5. 皮肤　颜面潮红。

6. 眼　结膜炎、角膜上皮功能障碍、眼压升高。

7. 耳　有突发性耳聋的个案报道。

【相互作用】

1. 与单胺氧化酶抑制剂合用可引起急剧的血压升高。

2. 与三环类及四环类抗抑郁药（如马普替林、氯米帕明、阿莫沙平）合用可引起急剧的血压升高。

【观察指标】如出现口干、颜面潮红等类阿托品样毒性反应，应立即停用，必要时给予拟胆碱药解救。

【用药宣教】

1. 在散瞳及调节麻痹的作用消失之前不应驾驶车辆、操作机械。避免直接接触阳光等强光。

2. 瞳孔散大后 4～5 小时出现的视物模糊、刺眼感可自然恢复。眼底检查后，用 1%毛果芸香碱等滴眼液滴眼可较快恢复正常视力。

后马托品

【类别】散瞳药。

【妊娠安全等级】C。

【作用机制】本品为抗胆碱药，作用与阿托品相似，能解除眼调节肌痉挛，可麻痹调节肌而散大瞳孔。其特点是散瞳和麻痹睫状肌的时间较短（约为阿托品的 1/10），一般只需 0.5～1 日即可恢复，且无抑制房水分泌的不良反应。

【适应证】用于散瞳和葡萄膜炎的治疗。

【禁用与慎用】

1. 对本品过敏者禁用。

2. 未治疗的闭角型青光眼患者禁用。

3. 原发性青光眼或有青光眼倾向（如虹膜角膜角狭窄）的患者禁用。

4. 圆锥角膜患者慎用。

5. 婴幼儿、老年人、哺乳期妇女慎用。

【给药途径和剂量】

1. 剂量

（1）散瞳：涂于眼睑，如有必要，可于 5～10 分钟重复给药。

（2）葡萄膜炎：涂于眼睑，最多可每 3～4 小时 1 次。

2. 给药途径　经眼给药。

【不良反应】

1. 心血管系统　可见心跳加快或不规则。

2. 呼吸系统　可见呼吸困难、咽喉闭锁。

3. 神经系统　可见头痛、嗜睡、幻觉、行为反常（特别在儿童）。

4. 消化系统　可见口腔干燥，婴儿可见胃部扩张。

5. 皮肤　可见面部肿胀、脸红、皮疹和皮肤干燥。

6. 眼　可见畏光、调节能力下降、眼部灼烧感和刺痛感、视物模糊、眼睑肿胀。

【相互作用】

1. 与异烟肼合用，本品的抗胆碱作用增强。

2. 本品与盐酸哌替啶合用有协同解痉和镇痛作用。

3. 奎尼丁与本品的抗胆碱作用相加，故可增强本品对迷走神经的抑制作用。

4. 本品可增加地高辛的吸收。

5. 本品与维生素 B_2 合用，可使维生素 B_2 的吸收增加。

6. 抗组胺药可增强本品外周和中枢效应，也可加重口干或一过性声音嘶哑、尿潴留及眼压增高等不良反应。

7. 氯丙嗪可增强本品致口干、视物模糊、尿潴留及促发青光眼等不良反应。

8. 与碱化尿液的药物（包括含镁或钙的制酸药、碳酸酐酶抑制剂、碳酸氢钠、枸橼酸盐等）合用时，本品排泄延迟，作用时间和（或）毒性增加。

9. 与单胺氧化酶抑制剂（包括呋喃唑酮、丙卡巴肼等）合用时，可发生兴奋、震颤或心悸等不良反应。必须联用时本品应减量。

10. 本品可加重胺碘酮所致心动过缓。

11. 与左旋多巴合用，可使左旋多巴吸收量减少。

【药动学】滴眼后，扩瞳作用在 40～60 分钟时达到最大，1～3 日后作用消失。调节麻痹作用在 30～60 分钟时达到最大，维持 1～3 日。

【观察指标】观察扩瞳作用。

【用药宣教】本品某些制剂中可能含有苯扎氯铵，可被角膜接触镜吸收，在用药前应取出角膜接触镜，并在 15 分钟后才可再重新佩戴。

六、诊断用药

吲哚菁绿

【类别】诊断用药。

【妊娠安全等级】C。

【作用机制】本品为检查肝脏功能和肝有效血流量的染料药。静脉注入体内后迅速和蛋白质结合，色素不沉着于皮肤，亦不被其他组织吸收，其最大吸收峰由水溶液的780nm转变为805nm，故测定其血药浓度不受黄疸及溶血标本影响。

本品亦可作为眼科检查专用眼底造影剂。血液中本品的最大吸收波长及最大荧光波长均处于近红外区域，近红外区域的波长易透过视网膜色素上皮层达脉络膜（可于此处被激发产生荧光），故本品对网膜色素上皮和黄斑部含叶黄素的眼内组织，网膜下浆液、出血及渗出斑等均具良好的透过性。

【适应证】

1. 用于诊断多种肝脏疾病（如肝硬化、肝纤维化、韧性肝炎、职业和药物中毒性肝病），了解肝脏的损害程度及其储备功能。

2. 用于脉络膜血管造影，确定脉络膜疾患的位置。

3. 用于测定心排血量。

【禁用与慎用】

1. 有本品过敏史者禁用。

2. 老年人慎用。

【给药途径和剂量】

1. 剂量

（1）测定血中滞留率或血浆消失率：用灭菌注射用水将本品溶解稀释成5mg/ml的溶液，10秒钟内由肘静脉注入0.5mg/kg，同时观察患者反应。

（2）测定肝血流量：本品25mg用少量灭菌注射用水溶解，再用0.9%氯化钠注射液稀释至2.5～5.0mg/ml，静脉注入3mg，然后以0.27～0.49mg/min的速度静脉滴注约50分钟，直至采完血样为止。

（3）脉络膜血管造影：本品25mg用2ml灭菌注射用水溶解，迅速由肘静脉注入。

2. 给药途径　静脉注射。本品粉针剂须临用前用附带的灭菌注射用水完全溶解，不得使用其他溶液（如0.9%氯化钠注射液）溶解。

【配伍禁忌】与含氯化钠的注射液有配伍禁忌。

【不良反应】

1. 免疫系统　过敏反应（包括荨麻疹）。

2. 消化系统　恶心、呕吐、呃逆。

3. 其他　休克、发热。

【相互作用】与胆囊造影剂、利胆药、利福平、抗痛风药合用可造成本品试验误差。

【药动学】本品经静脉注射后，立即与血浆蛋白结合，最大吸收峰由水溶液的780nm转变成805nm，迅速分布于全身，选择性地被肝细胞摄取，以游离形式排泄到胆汁中，经胆道入肠腔，随粪便排出体外。本品排泄迅速，健康者静脉注射20分钟后约97%从血中排出，不被其他组织吸收，不参与体内化学反应，无肠肝循环（进入肠管的本品不再吸收入血），无淋巴逆流，不经肝外脏器排泄，色素亦不沉着于皮肤。静脉注射后2～3分钟达动态平衡，约20分钟血中药物在肝细胞内以一级速率代谢，即成指数函数下降。

【观察指标】本品可能引起休克、过敏样症状，所以从注射开始到检查结束的过程中要进行密切注视观察，并做好处置准备工作。

【用药宣教】

1. 在早晨空腹、仰卧位、安静状态下进行检查。脂血症、乳糜血对本试验有影响。水肿、消瘦、肥胖及失血过多的患者可产生测定值的误差。

2. 尚无孕妇用药经验，哺乳期妇女需要使用时应停止哺乳。

3. 本试验对甲状腺放射性碘摄取率检查有影响，应间隔1周以上再检查。

荧光素钠

【类别】诊断用药。

【妊娠安全等级】C。

【作用机制】本品为诊断用药，是一种染料，对正常角膜等上皮不能染色，但能将损伤的角膜上皮染成绿色，从而显示出角膜损伤、溃疡等病变。本品流经小血管时，能在紫外线或蓝色光激发下透过较薄的血管壁和黏膜呈现绿色荧光，从而显示小血管走行和形态等，据此可用于眼底血管造影和循环时间测定。本品几乎不能透过正常血-脑脊液屏障，但结核性脑膜炎时脑脊液内含量可升高，故肌内注射后测定脑脊液内本品含量有助于对结核性脑膜炎的诊断和鉴别诊断。

【适应证】

1. 用于诊断角膜损伤、溃疡、异物。

2. 用于眼底血管造影和循环时间测定。

3. 用于术中显示胆囊和胆管。

4. 用于结核性脑膜炎的辅助诊断。

【禁用与慎用】

1. 对本品过敏者禁用。

2. 有哮喘史或其他过敏性疾病者禁用。

3. 严重肝、肾功能不全者禁用。

4. 先天性心脏病、缺血性心脏病患者禁用本品做循环时间测定。

5. 孕妇禁用本品做循环时间测定。

【给药途径和剂量】

1. 剂量

（1）眼底血管造影

1）成年人，常用量为 5ml（10%）或 15～30mg/kg，全量在 4 秒左右推注完毕。注射后 8 秒开始在蓝色光波激发下用荧光眼底照相机连续摄影，开始 1 秒 1 张，连续 10 秒，以后在 30 分钟内适当间隔摄片。也可用检眼镜直接观察。

2）儿童，推荐用量为 7.7mg/kg（10%）。

（2）循环时间测定

1）成年人，前臂静脉注射，常用量为 5ml（10%）；全量在 1 秒钟内快速推入。

2）儿童，前臂静脉注射，常用量为 0.05ml/kg（10%）；全量在 1 秒钟快速推入。

（3）术中显示胆囊和胆管：手术前 4 小时静脉注射 5ml（10%）。

（4）脑脊液渗透率试验（诊断结核性脑膜炎）

1）成年人，肌内注射，推荐用量为 5～10ml（10%），注射后 2 小时腰椎穿刺抽取脑脊液，与浓度为 0.1mg/L、0.2mg/L、0.3mg/L、0.5mg/L、0.6mg/L、1mg/L、2mg/L 和 5mg/L 的标准系列比色管比色。

2）儿童，推荐用量为 0.3ml/kg（10%），用法同成年人。

2. 给药途径　静脉注射/肌内注射。本品禁止鞘内或动脉注射。

【配伍禁忌】尚不明确。

【不良反应】

1. 心血管系统　心肌梗死、心搏骤停、心动过缓、心动过速、心绞痛、血栓性静脉炎、低血压、高血压、血管痉挛、血管舒张。

2. 呼吸系统　呼吸骤停、肺水肿、哮喘、喉头水肿、呼吸困难、咳嗽、咽部紧缩感、咽部刺激、打喷嚏、支气管痉挛、鼻水肿。

3. 泌尿生殖系统　亮黄色尿液。

4. 免疫系统　超敏反应（包括过敏反应、过敏性休克）。

5. 神经系统　脑血管意外、晕厥、意识丧失、抽搐、感觉异常、感觉减退、头晕、头痛、语言障碍、脊椎基底动脉功能不全、基底动脉缺血、震颤、眩晕。

6. 消化系统　味觉障碍（如味觉改变）、呕吐、干呕、恶心、腹痛、腹部不适、胃肠道紊乱。

7. 皮肤　面色苍白、皮疹、冷汗、红斑、荨麻疹、瘙痒、多汗、皮肤变黄、湿疹。

8. 眼　静脉注射后视物有黄色或粉红色感觉。

9. 其他　休克、潮热、胸痛、水肿、疼痛、不适、乏力、热感、寒战。肌内注射后可见局部疼痛。

【相互作用】尚不明确。

【药动学】本品于肘前静脉给药后 7～14 秒，出现于眼中央动脉内。在组织间隙中分布良好（0.5L/kg）。成年人肌内注射 0.5～1g 后 2 小时，脑脊液内含量低于 0.2mg/L。静脉注射后约 60%与血浆白蛋白结合。经快速代谢为单葡萄糖醛酸化物。原形药及其代谢物主要经肾脏排出。给予 500mg 后 48～72 小时，全身清除基本完成。

【观察指标】眼底血管造影前宜先扩瞳，并做眼底检查，了解检查部位是否存在结构性病变。

【用药宣教】

1. 本品不可与亲水性角膜接触镜接触。

2. 对孕妇，特别是孕期头 3 个月的孕妇，应避免进行血管造影。

3. 荧光素钠全身给药后会经人体乳汁排泄 7 日，因此不能排除其对哺乳婴儿产生的风险。当完成荧光素血管造影后，应暂时停止哺乳至少 7 日，并将乳汁挤出后丢弃。

4. 造影后，应鼓励患者多饮水、多排尿，以促进药物排泄。尿液会带有黄色荧光，属正常现象。

七、其他眼科用药

普罗碘铵

【类别】眼科用药。

【作用机制】本品为有机碘化物，促进病理性混浊物吸收的辅助治疗药。本品注射后吸收缓慢，大部分存在于脂肪组织与神经组织中，在体内逐渐分解成为游离碘，分布于全身，能促进组织内炎症渗出物及其他病理沉着物的吸收和慢性炎症的消散。

【适应证】

1. 用于晚期肉芽肿或非肉芽肿性虹膜睫状体炎、视网膜脉络膜炎，眼底出血、玻璃体混浊、半陈旧性角膜白斑、斑翳。

2. 用于视神经炎的辅助治疗。

【禁用与慎用】

1. 对碘过敏者禁用。

2. 严重肝肾功能不全者、活动性肺结核、消化性溃疡隐性出血者禁用。

3. 甲状腺肿大及有甲状腺功能亢进家族史者慎用。

【给药途径和剂量】

1. 剂量

（1）结膜下注射：每次 0.1～0.2g，2～3 日 1 次，5～7 次为 1 个疗程。

（2）肌内注射：每次 0.4g，每日或隔日 1 次，10 次为 1 个疗程，每疗程间隔 7～14 日，一般用 2～3 个疗程。

2. 给药途径　结膜下注射、肌内注射。

【配伍禁忌】尚不明确。

【不良反应】久用可偶见轻度碘中毒症状，如恶心、发痒、皮肤红疹等。出现症状时可暂停使用或少用。

【相互作用】本品禁止与氯化亚汞制剂合并使用，以防生成碘化高汞毒性物。

【药动学】本品注射后吸收缓慢，大部分存在于脂肪组织与神经组织中，在体内逐渐分解成游离碘，并分布于全身。

【观察指标】如出现碘中毒症状，可减量或暂时停药。

【用药宣教】

1. 本品能刺激组织水肿，一般不用于病变早期。

2. 如出现碘中毒症状，可减量或暂时停药。

羟苯磺酸

【类别】眼科用药。

【作用机制】本品可通过调节微血管壁的生理功能，减少阻力，降低血浆黏稠度和血小板的高聚集性，从而防止血栓形成，亦可提高红细胞柔韧性，间接增加淋巴的引流而减轻水肿。另外，本品还可抑制血管活性物质（组胺、5-羟色胺、缓激肽、透明质酸酶、前列腺素）对微血管引起的高通透作用，改善基底膜胶原的生物合成。

【适应证】

1. 用于微血管病的治疗　①糖尿病性微血管病变（视网膜病及肾小球硬化症）。②非糖尿病性微血管病变（突发性或长期使用香豆素衍生物细胞抑制剂、口服避孕药或其他药物促发的微血管病变）。③慢性器质性疾病（如高血压、动脉硬化和肝硬化）相关的微循环障碍。④与微循环障碍伴发静脉功能不全相关的痔疮综合征。

2. 用于静脉曲张综合征的治疗　①原发性静脉曲张。②慢性静脉功能不全、静脉炎、表浅性血栓性静脉炎、血栓性综合征、静脉曲张性溃疡、妊娠静脉曲张。

3. 用于静脉剥离及静脉硬化法的辅助治疗　术后综合征、水肿和组织浸润的治疗。

【禁用与慎用】对本品过敏者禁用，严重肾功能不全需透析的患者应减量。

【给药途径和剂量】

1. 剂量

（1）糖尿病性视网膜病变：开始每次 0.5g，每日 3 次，见效后改为每日 1g 维持，疗程为 4～6 个月。

（2）其他微血管病：开始每次 0.5g，每日 3 次，见效后改为每日 1g 直至症状消失，疗程为 1～2 个月。

（3）静脉曲张综合征、静脉功能不全：开始每次 0.5g，每日 2 次，见效后（一般 5～6 日可见效）改为每日 0.5～1g 维持，疗程为 1～3 周。

2. 给药途径　口服给药。本品口服制剂应进餐时吞服，勿咀嚼。

【不良反应】

1. 免疫系统　变态反应。

2. 消化系统　胃部不适、恶心、胃灼热、食欲减退。

【相互作用】目前尚未发现有与其他药物相互作用。使用治疗剂量的羟苯磺酸钙可能会干扰肌酐（极低值时）的测定（PAP 法）。

【药动学】口服给予健康男性本品 500mg 后，约 4 小时达血药峰浓度，峰浓度约为 13μg/ml。在组织中分布广泛，血浆蛋白结合率为 20%～25%，但不能透过血-脑脊液屏障。主要以原形随尿液排泄，口服后 24 小时内约 50%的药物随尿液排泄，其中仅 10%为代谢产物。本品药动学特征符合二房室模型，β相消除半衰期为 4.1 小时。

【观察指标】如出现胃部不适、恶心、胃灼热、食欲缺乏，应酌情减量，必要时停药。

【用药宣教】

1. 妊娠前 3 个月不要使用。

2. 哺乳期妇女用药，请停止哺乳。

3. 用药期间如果出现发热、寒战或喉咙痛等感染症状，立即就诊。

维生素A棕榈酸酯

【类别】眼用维生素类药。

【作用机制】维生素A可促进生长，维持上皮组织（如皮肤、结膜、角膜）的正常功能；参与视紫红质的合成，增强视网膜感光力；参与体内许多氧化过程，尤其是不饱和脂肪酸的氧化。

【适应证】用于角膜保护的辅助治疗：各种原因引起的干眼症（如干燥综合征、神经麻痹性角膜炎、暴露性角膜炎）；泪膜保护缺乏造成的结膜和角膜刺激症状。

【禁用与慎用】

1. 对本品过敏者禁用。
2. 维生素A过多症患者禁用。
3. 慢性肾功能减不全慎用。
4. 婴幼儿慎用。

【给药途径和剂量】

1. 剂量　每次1滴，每日3次或每小时1次，可根据患者的病情调整剂量。

2. 给药途径　经眼给药。若需与其他眼用制剂合用，应在使用本品眼用制剂前至少5～10分钟使用其他眼用制剂。

【不良反应】滴用后偶有短暂轻微的烧灼感，眼睑粘着和（或）视物模糊，极少发生过敏反应。

【用药宣教】

1. 使用本品后出现暂时性视物模糊的患者，在视力恢复前避免驾驶车辆或操作机械。

2. 使用本品前应取下角膜接触镜，用药后30分钟方可佩戴。

3. 使用本品时，应评估是否同时通过其他来源摄入维生素A。

小牛血清去蛋白

【类别】眼科用药。

【作用机制】本品能促进眼部组织及细胞对葡萄糖和氧的摄取与利用，可促进细胞能量代谢，从而改善组织营养，刺激细胞再生和加速组织修复。

【适应证】用于各种起因的角膜溃疡，角膜损伤，由碱或酸引起的角膜灼伤，大泡性角膜病变，神经麻痹性角膜炎，角膜和结膜变性。

【超说明书用药】尚不明确。

【禁用与慎用】对本品所含成分或同类药品过敏者禁用。

【给药途径和剂量】

1. 剂量　将适量凝胶涂于眼部患处，每日3～4次。

2. 给药途径　经眼给药。

【不良反应】使用本品后，可能出现局部刺痛或灼热感。同其他眼用凝胶一样，本品使用后会出现短暂视物模糊。若出现皮肤过敏或认为与本品有关的其他不良反应，请及时就诊。

【相互作用】尚不明确。本品可能会减弱抗病毒药物（如阿昔洛韦、三氟胸苷等）的药效，如果需合并使用其他眼局部用药，请咨询医师。

【药动学】本品眼局部给药，可能会有少量药物进入血液循环，药物具体药代过程尚不明确。

【观察指标】若出现过敏反应，应立即停药，并给予抗过敏处理。

【用药宣教】

1. 为保证本品生物活性及治疗效果，应避免将本品置于高温环境。

2. 用药期间，请勿佩戴隐形眼镜。

小牛血去蛋白提取物

【类别】眼科用药。

【作用机制】本品能促进眼部组织及细胞对葡萄糖和氧的摄取与利用，可促进细胞能量代谢，从而改善组织营养，刺激细胞再生和加速组织修复，并能使过度增生的肉芽组织蜕变，胶原组织重组，减少或避免瘢痕形成。

【适应证】用于各种起因的角膜溃疡，角膜损伤，由碱或酸引起的角膜灼伤，大泡性角膜病变，神经麻痹性角膜炎，角膜和结膜变性。

【超说明书用药】尚不明确。

【禁用与慎用】

1. 对本品或同类药过敏者禁用。
2. 严重肾功能不全者禁用。
3. 孕妇、哺乳期妇女慎用。

【给药途径和剂量】

1. 剂量　将适量凝胶涂于眼部患处，每日3～4次。

2. 给药途径　经眼给药。

【不良反应】罕见过敏反应，个别患者用后偶有一过性眼刺激。

【相互作用】尚不明确。本品可能会减弱抗病毒药物（如阿昔洛韦、三氟胸苷等）的药效。如果需合并使用其他眼局部用药，请咨询医师。

【观察指标】若出现过敏反应，应立即停药，并给予抗过敏处理。

【用药宣教】为保证本品生物活性及治疗效果，应避免将本品置于高温环境。

吡嘧司特钾

【类别】其他眼科用药。

【妊娠安全等级】C。

【作用机制】本品能抑制细胞外 Ca^{2+}内流和细胞内 Ca^{2+}的释放，还可抑制磷酸二酯酶的活性，升高细胞内的 cAMP 水平，抑制花生四烯酸的释放和代谢。对抗原-抗体反应引起的组胺、白三烯、前列腺素的释放都有抑制作用。

【适应证】

1. 用于过敏性结膜炎，春季卡他性结膜炎。

2. 用于预防或减轻支气管哮喘的发作。也可用于治疗过敏性鼻炎。

【禁用与慎用】

1. 对本品过敏者禁用。

2. 早产儿、新生儿、婴儿用药的安全性和有效性尚未建立。

3. 动物实验中本品可分泌至乳汁，哺乳期妇女慎用口服制剂。

4. 有过敏病史者，肝、肾功能不全者慎用口服制剂。

5. 孕妇使用应权衡利弊。

【给药途径和剂量】

1. 成年人　饭后口服 5～10mg，每日 2 次，必要时睡前加服 1 次。滴眼液，每眼 1 滴，早晚各 1 次。

2. 儿童　口服。用于支气管哮喘：5～11 岁儿童，每次 5mg，每日 2 次；11 岁以上儿童，剂量同成年人。滴眼剂量同成年人。

【不良反应】

1. 偶见头痛、嗜睡、困倦、呕吐、胃痛、胃部不适、便秘、口干、口腔炎、胃炎、胃灼热、恶心或过敏症状如皮疹和瘙痒。

2. 可能发生血小板增多，血红蛋白减少，ALT、AST、γ-GGT 或 ALP 升高和蛋白尿，女性患者用后可见痛经。

3. 滴眼液使用后出现眼刺激感、结膜充血、眼睑瘙痒感、眼睑炎、眼部分泌物、结膜炎。10%～25%的过敏性结膜炎患者用药期间有鼻炎、流感样或感冒样症状，发生鼻窦炎、咳嗽、支气管炎、打喷嚏、鼻塞的情况较少。

【相互作用】尚不明确。

【药动学】本品半衰期为 4～5 小时，用于哮喘口服后 3～6 周起作用，1～1.7 小时可达血药浓度峰值，2.5～40mg 剂量范围内有较好吸收，可分布于肺组织。用于变应性结膜炎滴眼 1 周内起效，全身吸收显著。在肝脏内代谢为吡嘧司特葡萄糖苷酸，84%～90%以该代谢物形式经肾排泄。

【观察指标】长期用药须定期检查血常规、血生化及肝功能。

【用药宣教】

1. 本品不能迅速缓解急性哮喘发作。

2. 本品滴眼液不适用于结膜炎以外其他眼部不适或损伤。

3. 对季节性发作的患者，应在好发季节前开始服用本品，直至好发季节结束。

4. 对长期服用糖皮质激素的患者，使用本品后，应逐渐减少皮质激素的用量。已减量的患者，中止使用本品后，可能再次复发。

雷珠单抗

【类别】其他眼科用药。

【妊娠安全等级】C。

【作用机制】本品为一种抗人血管内皮生长因子 A（VEGF-A）的人源化重组单克隆抗体的 Fab 片段。VEGF-A 通过引起新生血管形成和渗漏，致新生血管性年龄相关性黄斑变性（AMD）、视网膜静脉阻塞（RVO）继发黄斑水肿、糖尿病性视网膜病变（DR）和糖尿病性黄斑水肿（DME）。本品通过与活性 VEGF-A 受体结合部位结合，从而阻止 VEGF-A 与内皮细胞的表面受体结合，减少内皮细胞增生、新生血管形成及血管渗漏。

【适应证】

1. 用于治疗新生血管性（湿性）年龄相关性黄斑变性。

2. 用于治疗糖尿病性黄斑水肿引起的视力损害。

3. 用于治疗继发于视网膜静脉阻塞[视网膜分支静脉阻塞（BRVO）或视网膜中央静脉阻塞（CRVO）]的黄斑水肿引起的视力损害。

4. 用于治疗脉络膜新生血管[CNV，继发于病理性近视（PM）或其他原因的 CNV]引起的视力损害。

【禁用与慎用】

1. 禁用于对本品过敏者。

2. 禁用于活动性或疑似眼部或眼周感染患者。

3. 禁用于活动性眼内炎症患者。

4. 有视网膜色素上皮撕裂风险因素[大面积和（或）高度隆起的视网膜色素上皮脱离]的患者。

【给药途径和剂量】

1. 本品应在有资质的医院，并由眼科医师使用。医院应具备该疾病诊断和治疗所需的相关仪器设备和条件，眼科医师应具备确诊湿性年龄相关性黄斑变性的能力和丰富的玻璃体内注射经验。

2. 本品经玻璃体内注射给药。推荐剂量为每次0.5mg（相当于0.05ml的注射量），每月1次。如果不能长期每月注射给药，也可在初始3个月连续每月注射1次给药之后，按每3个月注射给药1次。与持续每月注射相比，在初始3个月连续每月注射之后的9个月的治疗中，如果按每3个月给药1次，则视力改善将平均减少约5个字母（ETDRS视力或Snellen视力表1行）。

治疗期间应每月监测患者视力变化情况，如果出现显著的视力下降，需进一步接受本品注射治疗。两次注射之间的间隔时间不得少于1个月。

3. 给药途径

（1）在玻璃体内注射给药前，应对患者的既往病史进行全面的评估，以评估其发生超敏反应的可能性。

（2）本品必须在无菌条件下进行玻璃体内注射，其中包括采用外科手术的手部消毒、无菌口罩、无菌手套、无菌手术单和无菌开睑器（或类似器具）。注射前必须给予患者适当的麻醉药和眼局部用广谱抗生素。注射前消毒眼周皮肤、眼睑和眼球表面。应指导患者在每次注射前后3日自行滴注抗生素滴眼液，4次/日。

（3）采用无菌技术，通过与1ml无菌注射器相连的18G（5μm）滤过针头抽取本品瓶内的所有（0.2ml）内容物。滤过针头不得用于玻璃体内注射，抽取瓶内容物后必须丢弃。滤过针头必须替换为无菌30G针头，用于玻璃体内注射。必须排空注射器内空气，直至注射器内芯尖端对准注射器上0.05ml的刻度线。

（4）注射针头应于角巩膜缘后3.5～4.0mm处，对准眼球中心，向玻璃体内进针，避免水平进针。缓慢推送0.05ml注射液，应注意在之后的注射时改变巩膜注射部位。

（5）注射后必须监测患者的眼内压和眼内炎。监测应包括注射后立即检查视盘的血流灌注、30分钟内测眼内压及2～7日后进行检眼镜、裂隙灯和眼底检查。需指导患者立即向其医师报告任何出现的眼内炎的症状。

（6）每瓶注射液仅用于治疗一只眼的单次注射。如果对侧眼也需要治疗，必须使用新的一瓶注射液，并在向另一只眼注射本品前更换无菌区、注射器、手套、手术单、开睑器、滤过针头和注射针头。

【配伍禁忌】除与灭菌注射用水、0.9%氯化钠注射液、5%葡萄糖注射液混合外，不建议本品与其他药物混合。

【不良反应】

1. 心血管系统　血栓栓塞性疾病、心房颤动、血压升高。

2. 代谢/内分泌系统　高胆固醇血症。

3. 呼吸系统　鼻咽炎、咳嗽、上呼吸道感染、鼻窦炎、支气管炎、慢性阻塞性肺疾病。

4. 肌肉骨骼系统　关节痛。

5. 泌尿生殖系统　泌尿道感染（仅见于DME患者）、肾衰竭。

6. 免疫系统　过敏反应（皮疹、荨麻疹、瘙痒、红斑）、抗雷珠单抗抗体形成、季节性超敏反应。

7. 神经系统　头痛、卒中、周围神经疾病。

8. 精神　焦虑。

9. 消化系统　恶心、便秘、胃食管反流病、口腔金属味。

10. 血液　贫血。

11. 眼　眼内炎、孔源性视网膜脱离、视网膜撕裂、医源性外伤性白内障、玻璃体炎、玻璃体脱离、视网膜出血、视觉障碍、眼痛、玻璃体漂浮物、结膜出血、眼部刺激、眼异物感、流泪增加、睑缘炎、眼干、眼充血、眼瘙痒、视网膜变性、视网膜异常、视网膜脱离、视网膜色素上皮脱离、视网膜色素上皮撕裂、视力下降、玻璃体积血、玻璃体异常、眼葡萄膜炎、虹膜炎、虹膜睫状体炎、白内障、后囊下白内障、后囊膜混浊、点状角膜炎、角膜上皮擦伤、前房闪辉、视物模糊、眼部出血、结膜炎、过敏性结膜炎、眼分泌物、闪光幻觉、畏光、眼部不适、眼睑痛、眼睑水肿、结膜充血、前房积脓、前房积血、角膜病、虹膜粘连、角膜沉积物、角膜水肿、角膜皱褶、眼内感觉异常、失明、眼睑刺激、眩光感、视敏度下降、瞳孔散大、瞳孔疾病、传染性结膜炎、干燥性角结膜炎、角膜炎、角膜弓形类脂、角膜擦伤、角膜糜烂、巩膜浅层炎、虹膜萎缩、星形玻璃体退变、视网膜分层剥离、视网膜下纤维化、视网膜动脉血栓形成、视网膜中央静脉闭塞、青光眼、核性白内障、眼睑黄色瘤、结膜水肿。

12. 其他　流感、外周水肿、创伤愈合并发症、注射部位反应（疼痛、刺激、出血、红斑）。

【相互作用】本品不得与其他抗血管内皮生长

因子（VEGF）药物同时使用（全身或局部使用）。

【药动学】新生血管性 AMD 患者每月接受本品玻璃体内注射后，血药浓度通常较低，血药峰浓度一般低于可 50%抑制 VEGF 的浓度。在每眼 0.05～1.0mg 的剂量范围内，血药峰浓度与剂量成比例。在 DME 和 RVO 患者中，本品的血清浓度与新生血管性 AMD 患者中观察到的血清浓度相似。玻璃体内注射本品患侧每次 0.5mg、每月 1 次，给药后约 1 日达血药峰浓度，玻璃体中的药物浓度比血清药物浓度高 90 000 倍。本品在玻璃体内的平均消除半衰期约为 9 日。

【观察指标】注射本品后应立即检查有无眼内炎和视神经乳头的血流灌注情况，30 分钟内测眼内压，2～7 日后进行检眼镜、裂隙灯和眼底检查。

【用药宣教】

1. 本品可引起短暂视力障碍，出现此类症状的患者在症状未消退前不得驾驶或操作机械。

2. 有生育能力的妇女用药期间应采取有效的避孕措施。

第二节　耳科用药

氯霉素甘油

【类别】耳科用药。

【妊娠安全等级】C。

【作用机制】本品属抑菌剂。氯霉素为脂溶性，通过弥散进入细菌细胞内，并可逆性地结合在细菌核糖体的 50S 亚基上，使肽链增长受阻（可能由于抑制了转肽酶的作用），因此抑制肽链的形成，从而阻止蛋白质的合成。

【抗菌谱】本品为氯霉素类抗生素。在体外具广谱抗微生物作用，包括需氧革兰阴性菌及革兰阳性菌、厌氧菌、立克次体属、螺旋体和衣原体属。对下列细菌具有杀菌作用：流感嗜血杆菌、肺炎链球菌和脑膜炎奈瑟菌。对以下细菌仅具抑菌作用：金黄色葡萄球菌、化脓性链球菌、甲型溶血性链球菌、B 组链球菌、大肠埃希菌、肺炎克雷伯菌、奇异变形杆菌、伤寒及副伤寒沙门菌、志贺菌属、脆弱拟杆菌等厌氧菌。

【适应证】用于治疗敏感细菌感染引起的外耳炎、急慢性中耳炎。

【超说明书用药】尚不明确。

【禁用与慎用】

1. 对本品过敏者禁用。

2. 本品虽是局部用药，但因氯霉素具有严重的骨髓抑制作用，孕妇及哺乳期妇女使用后亦可引致新生儿和哺乳婴儿产生严重的不良反应，故孕妇及哺乳期妇女宜慎用。

【给药途径和剂量】

1. 剂量　每次 2～3 滴，每日 3 次。

2. 给药途径　滴于耳道内。

【不良反应】偶见过敏反应。

【相互作用】与林可霉素类或红霉素类等大环内酯类抗生素合用可发生拮抗作用，因此不宜联合应用。

【用药宣教】

1. 耳内分泌物多时，应先清除，再滴入本品。

2. 使用方法：侧躺于床上，将需要滴药的一边耳朵朝上。将药瓶放在手心捂热或放在热水杯旁边 10 分钟，以使药液温度接近体温，避免药液温度过低导致出现眩晕、恶心等症状。用手向后上方牵拉耳廓，如果是给小儿用药，请向后下方牵拉。将氯霉素滴入耳中，充满耳道，保持不动，侧躺 10 分钟。然后起身，让药液从耳中流出。

氯霉素氢化可的松

【类别】耳科用药。

【妊娠安全等级】C。

【作用机制】氯霉素为脂溶性，通过弥散进入细菌细胞内，并可逆性地结合在细菌核糖体的 50S 亚基上，使肽链增长受阻（可能由于抑制了转肽酶的作用），因此抑制肽链的形成，从而阻止蛋白质的合成。氢化可的松为糖皮质激素类药物，外用具有抗炎、抗过敏、止痒及减少渗出作用。

【抗菌谱】氯霉素在体外具广谱抗微生物作用，包括需氧革兰阴性菌及革兰阳性菌、厌氧菌、立克次体属、螺旋体和衣原体属。

【适应证】用于治疗敏感细菌感染引起的外耳炎、急慢性中耳炎。

【禁用与慎用】

1. 对本品过敏者禁用。

2. 新生儿和早产儿禁用。

3. 孕妇及哺乳期妇女宜慎用。

【给药途径和剂量】

1. 剂量　每次 2～3 滴，每日 3 次。

2. 给药途径　滴于耳道内。

【不良反应】长期使用可致皮肤萎缩、毛细血管扩张、色素沉着及继发感染。偶见过敏反应。

【相互作用】氯霉素与林可霉素或红霉素等大

环内酯类抗生素合用可发生拮抗作用，因此不宜联合应用。

【药动学】氢化可的松主要经肝脏代谢，转化为四氢可的松和四氢氢化可的松，大多数代谢产物结合成葡萄糖醛酸酯，极少量以原形经尿液排泄。

【用药宣教】同“氯霉素甘油”。

复方醋酸曲安奈德

【类别】耳科用药。

【妊娠安全等级】C。

【作用机制】醋酸曲安奈德为肾上腺皮质激素类药物，具有抗炎、抗过敏和免疫抑制等多种药理作用。抗炎作用：糖皮质激素可减轻和防止组织对炎症的反应，从而减轻炎症的表现。免疫抑制作用：防止或抑制细胞中介的免疫反应、延迟性的过敏反应，并减轻原发免疫反应的扩展。氯霉素为脂溶性，通过弥散进入细菌细胞内，并可逆性地结合在细菌核糖体的50S亚基上，使肽链增长受阻（可能由于抑制了转肽酶的作用），因此抑制肽链的形成，从而阻止蛋白质的合成。氢化可的松为糖皮质激素类药物，外用具有抗炎、抗过敏、止痒及减少渗出作用。

【抗菌谱】氯霉素在体外具广谱抗微生物作用，包括需氧革兰阴性菌及革兰阳性菌、厌氧菌、立克次体属、螺旋体和衣原体属。

【适应证】用于急慢性中耳炎、外耳道炎及耳部湿疹等。

【超说明书用药】尚不明确。

【禁用与慎用】皮肤感染或有渗出、糜烂和破损者禁用。

【给药途径和剂量】

1. 剂量　成年人每次2～3滴，小儿每次1滴，每天3次。

2. 给药途径　滴于耳道内。

【不良反应】可见轻度刺激，偶见过敏反应。

【相互作用】尚不明确。

【药动学】尚不明确。

【用药宣教】　使用时应将药液温度温热至与体温相近，滴入耳内，以免引起眩晕。

第十四章　杂　类

第一节　其他治疗药物

一、解毒药

碘解磷定

【类别】解毒药。

【作用机制】有机磷酸酯类杀虫剂进入机体后，与体内乙酰胆碱酯酶（AChE）结合，形成磷酰化酶而失去其水解乙酰胆碱的作用，导致体内乙酰胆碱（ACh）蓄积，从而出现一系列ACh中毒症状。本品为肟类化合物，能恢复被有机磷酸酯类抑制的AChE活性。进入体内后，本品吡啶环上带正电荷的季铵氮即与磷酰化AChE的阴离子部位以静电引力相结合，使肟基趋向磷酰化AChE的磷原子，进而与磷酰基形成共价键，生成磷酰化解磷定，同时使AChE游离出来，恢复其水解ACh的活性。本品还能与体内游离的有机磷酸酯类直接结合，生成无毒的磷酰化碘解磷定随尿液排出，从而阻止游离毒物继续抑制AChE活性，故本品可明显改善有机磷酸酯类所引起的烟碱样症状，但是对毒蕈碱样症状作用较弱，对中枢神经系统症状作用不明显。

【适应证】用于解救多种急性有机磷酸酯类杀虫剂中毒。但对马拉硫磷、敌百虫、敌敌畏、乐果、甲氟磷、丙胺氟磷和八甲磷等中毒效果较差；对氨基甲酸酯杀虫剂所抑制的胆碱酯酶无复活作用。

【超说明书用药】

1. 用于胆碱酯酶抑制剂过量引起的重症肌无力。

2. 用于辅助治疗神经毒气引起的中毒。

【禁用与慎用】

1. 对碘过敏者禁用。

2. 重症肌无力患者慎用。

3. 肾功能不全者慎用。

4. 哺乳期妇女慎用。

【给药途径和剂量】

1. 剂量

（1）成年人，每次 0.5～1g，视病情需要可重复注射。

（2）小儿，缓慢静脉注射或静脉滴注。轻度中毒：每次15mg/kg。中度中毒：每次15～30mg/kg。重度中毒：每次30mg/kg。

2. 给药途径　静脉注射或静脉滴注。本品静脉滴注速率不应超过0.2g/min。用5%葡萄糖注射液或0.9%氯化钠注射液20～40ml稀释后，于10～15分钟缓慢注射，本品粉针剂较难溶解，可加温（40～50℃）或振摇以促溶。

【配伍禁忌】与氨茶碱、谷氨酸钠、吗啡、吗啡阿托品、哌替啶、乳酸钠、碳酸氢钠、亚甲蓝、依沙吖啶有配伍禁忌。

【不良反应】

1. 心血管系统　可见心率加快、心电图出现暂时性ST段降低和QT间期延长。

2. 呼吸系统　咽痛。

3. 消化系统　可见恶心、呕吐。有报道本品偶可引起口苦、腮腺肿大，这可能与所含碘离子有关。

4. 其他　注射速度过快会引起眩晕、视物模糊、复视、动作不协调。局部刺激性较强，注射时漏至皮下可致剧痛、周围皮肤发麻。

【相互作用】

1. 与阿托品合用可增强阿托品的生物效应。合用时应减少阿托品剂量。

2. 与维生素B_1合用能延长本品半衰期。

【药动学】本品静脉注射后迅速吸收并分布全身，主要分布于肝、肾、脾和心，其次是肺、骨骼肌和血液中。尚不明确本品是否能透过血-脑脊液屏障，但中毒动物注射本品后，其脑组织和脑脊液中被抑制的胆碱酯酶活性有所恢复。本品不与血浆蛋白结合，在肝脏内迅速代谢。4小时内由肾脏排泄83%，24小时内完全经肾排出，血中半衰期为54分钟，药物在体内无蓄积作用。

【观察指标】

1. 用药过程中应随时监测血胆碱酯酶活性，要求血胆碱酯酶活性维持在50%～60%，甚至60%以上。

2. 用药期间应监测心率、呼吸频率、肌震颤、肌力、动脉血氧、血压，并进行心电监护。

【用药宣教】

1. 皮肤吸收引起中毒：应用本品的同时要脱去被污染的衣服，并用肥皂清洗头发和皮肤。

2. 眼部进入杀虫剂：用 2.5%碳酸氢钠溶液和 0.9%氯化钠注射液冲洗。

3. 口服中毒：用 2.5%碳酸氢钠溶液洗胃，由于有机磷杀虫剂可在下消化道吸收，故口服中毒者至少要维持治疗 48～72 小时，以防延迟吸收后中毒加重，甚至致死。

4. 昏迷：应保持呼吸道通畅，若出现呼吸抑制，应立即进行人工呼吸。

二巯丙醇

【类别】解毒药。

【妊娠安全等级】D。

【作用机制】本品分子中有 2 个活性巯基（—SH），可与重金属形成稳定的无毒的五元杂环螯合物，其中与 B 族金属包括砷、汞、金形成的络合物最稳定，而 A 族金属铅和锡可与氮、氧、硫、磷的螯合物形成稳定的复合物，因此，也能与本品和乙二胺四乙酸（EDTA）结合。一分子的本品可结合一个金属原子形成不溶性复合物，两分子则与一个金属原子结合形成较稳定的水溶性复合物，复合物在体内可重新离解为金属和本品，而本品被氧化后失去作用。本品的巯基与金属结合的能力比细胞酶的巯基强，能夺取已与组织中酶系统结合的金属，因此可预防金属与细胞酶的巯基结合或使已与金属络合的细胞酶复活而解毒。本品对其他金属的促排效果：排铅不及依地酸钙钠，排铜不及青霉胺，对锑和铋无效。

【适应证】用于治疗砷、汞和金中毒，与依地酸钙钠合用可用于治疗儿童急性铅脑病。

【超说明书用药】用于治疗铬性皮炎，作为青霉胺的附加物以增加威尔逊病中铜的排泄率，以及用于铬、铜、镍、钨、锌中毒。

【禁用与慎用】

1. 严重肝功能不全者（但砷中毒引起的黄疸除外）、铁、硒、镉中毒者、严重高血压患者、心力衰竭患者、肾衰竭患者、慢性甲基汞中毒和其他有机汞化合物中毒者（因汞可进入脑组织）禁用。

2. 心脏病患者、高血压患者、肾脏疾病患者、肝脏疾病患者、营养不良患者慎用。

【给药途径和剂量】

1. *剂量*　开始 2 日，每次 2～3mg/kg，每 4 小时 1 次。第 3 日每 6 小时 1 次，第 4 日后减少到每 12 小时 1 次。疗程一般为 10 日。

2. *给药途径*　肌内注射。

【配伍禁忌】与混合人胰岛素、精蛋白锌重组人胰岛素、门冬胰岛素、重组人胰岛素有配伍禁忌。

【不良反应】

1. *心血管系统*　剂量超过 5mg/kg 时可见心动过速、血压升高。持续应用可损伤毛细血管（引起血浆渗出，导致低蛋白血症、代谢性酸中毒、血浆乳酸增高）。

2. *呼吸系统*　常见唇和口腔灼热感、咽和胸部紧迫感、流涕。

3. *肌肉骨骼系统*　常见肌肉、关节酸痛。

4. *泌尿生殖系统*　持续应用可导致肾脏损害。还可见阴茎烧灼感。

5. *神经系统*　常见头痛、肢端麻木、异常感觉。剂量超过 5mg/kg 时可见抽搐和昏迷。还可见震颤。

6. *消化系统*　常见恶心、呕吐、腹痛、流涎。还可见腹部灼热。剂量超过 5mg/kg 时可见暂时性 ALT 和 AST 增高。

7. *血液系统*　儿童可见暂时性中性粒细胞减少。有溶血性贫血的个案报道。

8. *皮肤*　常见多汗。局部应用可引起速发短暂的红斑和水疱。

9. *眼*　常见流泪。可见视物模糊，还可见结膜炎、眼睑痉挛、眼烧灼感或麻刺感。

10. *其他*　儿童可见发热。严重患者可有虚弱和疲乏。本品注射剂为油剂，局部肌注可引起疼痛，甚至发生无菌性坏死，注射后还可见肢体疼痛、肌肉僵硬。

【相互作用】尚不明确。

【药动学】本品口服不吸收。肌内注射 30～60 分钟后达血药峰浓度，可维持 2 小时，吸收与解毒于 4 小时内完成。动物实验发现：肝脏和肾脏中药物浓度最高，注射剂量的 40%～60%在 6～24 小时内经肾脏排泄[尿液中可见本品活性代谢产物二巯丙醇氧化物（葡萄糖醛酸苷形式）]，约 50%经胆汁排泄。母体化合物消除半衰期较短（4 小时内完全排泄）。此外，本品可经腹膜透析清除。

【观察指标】

1. 应用本品前后应测量血压和心率。

2. 治疗过程中应检查尿常规和肾功能。

3. 大剂量长期应用时还应检查血浆蛋白。

4. 应严密观察患者的肾功能和尿液酸碱度。

5. 对于铅中毒的患者，还应观察患者的血铅含量（基础浓度和螯合治疗完成 7～21 日的浓度）、血红蛋白或血细胞比容、铁含量状态、红细胞游离原卟啉或锌原卟啉及神经发育变化。

【用药宣教】

1. 本品用于治疗慢性汞中毒效果较差。

2. 接受本品治疗的患者不能给予含铁制剂，在使用最后一剂后 24 小时或更长时间再恢复使用。

3. 本品与金属结合的复合物，在酸性条件下容易离解，应碱化尿液，保护肾脏。

二巯丙磺钠

【类别】解毒药。

【作用机制】本品结构中的两个巯基可与金属络合，形成不易离解的无毒性络合物随尿液排出。本品与金属的亲和力较大，并可夺取已经与酶结合的金属，从而恢复酶的活性。因本品与金属或毒素形成的络合物仍有一定程度的离解，如排泄慢，离解出来的药物可较快被氧化，则游离的金属或毒素仍可导致中毒，故应重复、足量给药。

【适应证】用于治疗汞中毒（对有机汞有一定疗效）、砷中毒，为首选解毒药物。对铬、铋、铅、铜、钋、锌、镉、钴、镍及锑化合物（包括酒石酸锑钾）等中毒均有疗效。

【禁用与慎用】

1. 对本品过敏者禁用。

2. 肝、肾功能不全患者慎用。

【给药途径和剂量】

1. 剂量

（1）急性中毒

1）静脉注射：每次 5mg/kg，第 1 日每 4～5 小时 1 次，第 2 日 2～3 次，以后每日 1～2 次，7 日为 1 个疗程。

2）肌内注射：每次 250mg，第 1 日 3～4 次，第 2 日 2～3 次，以后每日 1～2 次，连用 7 日。严重中毒者可酌情增加剂量。

（2）慢性中毒

1）静脉注射：每次 2.5～5mg/kg，每日 1 次，用药 3 日停 4 日为 1 个疗程，通常用药 3～4 个疗程。

2）肌内注射：每次 125～250mg，每日 1～2 次，用药 3 日停 4 日为 1 个疗程，通常用药 2～3 个疗程。

（3）毒鼠强中毒：肌内注射。首剂 125～250mg，必要时 0.5～1 小时后再追加 125～500mg，至基本控制抽搐。

2. 给药途径　肌内注射或静脉注射。静脉注射速度宜慢，应在 5 分钟以上注射完毕。

【配伍禁忌】与混合人胰岛素、精蛋白锌重组人胰岛素、门冬胰岛素、重组人胰岛素有配伍禁忌。

【不良反应】

1. 偶见过敏反应（如皮疹、寒战、发热、剥脱性皮炎、过敏性休克等）。

2. 静脉注射速度过快时可见呕吐、面色苍白、恶心、心动过速、头晕、口唇发麻等，一般 10～15 分钟即可消失。

【相互作用】尚不明确。

【药动学】本品进入体内后，30 分钟达血药峰浓度，并迅速分布于全身各器官和组织中，主要存在于血液和细胞外液。在体内主要代谢为四硫化合物，后者经肾排出，并可增强胆汁排泄功能，增加肾小球滤过率，从而更有利于毒物的排泄。给药 5～6 小时后血药浓度下降至微量，24 小时药物完全排出。

【观察指标】用药后观察有无过敏反应。

【用药宣教】高敏体质者或对巯基化合物有过敏史的患者，应慎用或禁用，必要时脱敏治疗后密切观察下小剂量使用。

二巯丁二钠

【类别】解毒药。

【作用机制】某些金属进入体内后能与细胞酶系统的巯基相结合，抑制酶的活性，从而对机体产生危害。本品与金属的亲和力较大。它不仅可与游离的金属络合，还能夺取已与机体组织蛋白质和酶的巯基结合的金属，形成不易解离的无毒性络合物随尿液排出，从而保护和恢复该酶的活性，达到治疗金属中毒的目的。由于二巯基类药物与金属形成的络合物仍有一定程度的解离，如排泄慢，解离出来的二巯基化合物可较快被氧化，则游离的金属仍能产生中毒现象，故本品在金属中毒时，需反复足量给予。本品解锑毒的作用较二巯丙醇强 10 倍，驱汞的效果不如二巯丙磺钠。

【适应证】用于治疗锑、汞、砷、铅、铜等金属中毒及肝豆状核变性。

【禁用与慎用】严重肝功能不全者禁用。

【给药途径和剂量】

1. 剂量

（1）急性金属中毒（如锑剂引起的心律失常）

1）成年人，首剂 2g，以后每次 1g，每小时 1 次，视病情用药 4～5 次。

2）儿童，首剂 30～40mg/kg，以注射用水配成

5%～10%的溶液，于15分钟内缓慢注射，以后一次20mg/kg，每小时1次，连用4～5次。

（2）亚急性金属中毒：每次1g，每日2～3次，共用3～5日。

（3）慢性金属中毒

1）成年人，每次1g，每日1次，共用5～7日，停药5～7日；或每日1g，连续3日，停药4日为1个疗程，按病情可用2～4个疗程。

2）儿童，每次20mg/kg，每周用3日停4日，可连用1个月，稀释方法同急性中毒。

（4）肝豆状核变性：每次1～2g，每日1次，5日为1个疗程，需间歇重复用药。

2. 给药途径　静脉注射。临用时用氯化钠注射液或5%葡萄糖注射液配制成10%溶液，缓慢注射（10～15分钟注射完毕）。

【配伍禁忌】与精蛋白锌重组人胰岛素、门冬胰岛素有配伍禁忌。

【不良反应】

1. 神经系统　常见轻度头晕、头痛。

2. 肝脏　少数患者可见短暂性血清丙氨酸氨基转移酶（ALT）和天冬氨酸氨基转移酶（AST）升高。

3. 消化系统　常见口臭、恶心、腹痛，可有咽喉干燥、食欲减退。

4. 皮肤　少数患者可见红色丘疹、瘙痒感，以面、颈、胸前处为多见。

5. 其他　常见四肢无力，可有胸闷。

【相互作用】尚不明确。

【药动学】本品经静脉给药血中半衰期仅4分钟，主要经肾排泄。给药后30分钟，尿中可排出40%的药物及金属络合物，4小时约排出80%。应用本品治疗的铅中毒患者最初8小时尿中含铅量占24小时尿铅总量的91.2%。本品重复注射无蓄积作用。

【观察指标】在应用本品前和用药过程中，应每1～2周检查肝功能。

【用药宣教】

1. 少数患者应用本品后有短暂的ALT和AST增高，有肝脏疾病者应慎用。

2. 应用本品治疗重金属中毒过程中，尿中锌和铜的排泄量稍有升高，但无临床意义，无须补充。

氟马西尼

【类别】解毒药。

【妊娠安全等级】C。

【作用机制】本品为苯二氮䓬类受体拮抗剂，通过竞争性抑制苯二氮䓬类药与其受体的反应，从而特异性阻断其中枢神经作用。

【适应证】用于逆转苯二氮䓬类药的中枢镇静作用：①终止苯二氮䓬类药诱导和维持的全身麻醉。②作为苯二氮䓬类药过量时中枢作用的特效逆转药。③鉴别诊断苯二氮䓬类药、其他药物或脑损伤所致不明原因的昏迷。

【超说明书用药】用于治疗癫痫发作、酒精中毒、肝性脑病。

【禁用与慎用】

1. 对本品过敏者禁用。

2. 使用苯二氮䓬类药以控制对生命构成威胁的情况（如用于控制严重头部损伤后的颅内压或癫痫）的患者禁用。

3. 严重抗抑郁药中毒者禁用。

4. 妊娠早期妇女禁用。

5. 哺乳期妇女慎用。

【给药途径和剂量】

1. 剂量

（1）终止苯二氮䓬类药诱导和维持的全身麻醉：推荐初始剂量为0.2mg，于15秒内注射完。如静脉注射后60秒内清醒程度未达要求，可再注射0.1mg，必要时每隔60秒重复注射1次，直至总剂量达1mg。通常用量为0.3～0.6mg。

（2）解救苯二氮䓬类药过量：初始剂量为0.3mg。如静脉注射后60秒内患者清醒程度未达要求，可重复注射本品，直至清醒或总剂量达2mg；如再次出现昏睡，可每小时静脉滴注0.1～0.4mg，滴注速率应根据病情调节，直至清醒程度达要求。

（3）鉴别诊断苯二氮䓬类药、其他药物或脑损伤所致不明原因的昏迷：如重复使用本品后，清醒程度及呼吸功能仍未显著改善，必须考虑苯二氮䓬类药以外的其他原因（如其他药物或脑损伤所致）。

2. 给药途径　本品注射液可用5%葡萄糖注射液、乳酸林格注射液或0.9%氯化钠注射液稀释后静脉注射。不可于神经肌肉阻断药的作用消失前注射本品。

【配伍禁忌】与地西泮、氟硝西泮、咪达唑仑、羟丁酸钠、氯氮䓬、氯硝西泮、劳拉西泮有配伍禁忌。

【不良反应】

1. 心血管系统　注射过快偶见心悸。

2. 神经系统　有癫痫病史或严重肝功能不全者（尤其是有苯二氮䓬类药长期用药史或有混合药物过量的患者）使用本品有出现癫痫发作的报道。

3. 精神　注射过快偶见焦虑、恐惧。

4. 消化系统　麻醉时用药少见恶心、呕吐。

5. 皮肤　麻醉时用药少见面部潮红。

【相互作用】本品可阻断经由苯二氮䓬类受体作用的非苯二氮䓬类药（如佐匹克隆、三唑并哒嗪）的作用。

【药动学】本品为亲脂性药，血浆蛋白结合率约为 50%（其中 2/3 为白蛋白）。广泛分布于血管外，平均稳态分布容积为 0.95L/kg。主要在肝脏代谢，血浆和尿中的主要代谢物为羧酸代谢物（无苯二氮䓬类受体激动或拮抗活性）。主要经非肾脏途径排泄（99%）。平均消除半衰期为 50～60 分钟。

【观察指标】使用本品时，应对再次镇静、呼吸抑制及其他苯二氮䓬类反应进行监控，监控时间根据苯二氮䓬类药的用量和作用时间确定。

【用药宣教】

1. 使用本品最初 24 小时内，应避免驾驶车辆或操作机械。

2. 1 周内大剂量使用过苯二氮䓬类药或长期使用苯二氮䓬类药者应避免快速注射本品，否则可引起戒断症状（如兴奋、焦虑、情绪不稳、轻微混乱和感觉失真）。

硫代硫酸钠

【类别】解毒药。

【妊娠安全等级】C。

【作用机制】本品属供硫剂，通过体内硫转移酶，将硫与体内游离的或已与高铁血红蛋白结合的氰离子结合，转变为毒性较小的硫氰酸盐，随尿液排出而解毒。

【适应证】主要用于氰化物中毒的解毒，亦可用于治疗砷、汞、铅、铋、碘等中毒。

【超说明书用药】尚不明确。

【禁用与慎用】对本品过敏者禁用。

【给药途径和剂量】

1. 剂量　每次 0.5～1g。

2. 给药途径　静脉注射，本品粉针剂临用前用灭菌注射用水溶解成 5%溶液。

【配伍禁忌】与葡萄糖酸钙、亚硝酸钠有配伍禁忌。

【不良反应】代谢/内分泌系统：静脉注射后可引起渗透压改变。

【相互作用】尚不明确。

【药动学】本品不易经消化道吸收，静脉注射后迅速分布至各组织的细胞外液，随后随尿液排出，半衰期为 15～20 分钟。

【观察指标】注意是否出现注射反应。

【用药宣教】本品与亚硝酸钠通过不同解毒机制治疗氰化物中毒，应先后做静脉注射，不能混合后同时静脉注射。本品继亚硝酸钠静脉注射后，立即由原针头注射本品，口服中毒者，须用 5%溶液洗胃，并保留适量于胃中。

氯解磷定

【类别】解毒药。

【作用机制】同碘解磷定，但作用更强。

【适应证】用于解救多种有机磷酸酯类杀虫剂的中毒。但对马拉硫磷、敌百虫、敌敌畏、乐果、甲氟磷、丙胺氟磷和八甲磷等中毒的解毒效果较差；对氨基甲酸酯杀虫剂所抑制的胆碱酯酶无复活作用。也可用于胆碱酯酶抑制剂过量。

【禁用与慎用】对本品过敏者禁用。

【给药途径和剂量】

1. 剂量　有机磷酸酯中毒：成年人，一般中毒每次 0.5～1g，严重中毒每次 1～1.5g。以后根据临床病情和血胆碱酯酶水平，每 1.5～2 小时可重复给药 1～3 次。老年人剂量：老年人的心、肾代偿功能减退，应适当减少剂量和减慢静脉注射速度。儿童，每次 20mg/kg。

2. 给药途径　静脉注射或肌内注射。一次用量药物用 5%或 10%葡萄糖注射液、0.9%氯化钠注射液 20～40ml 稀释后做静脉注射。

【配伍禁忌】与氨茶碱、氨苄西林舒巴坦、碘解磷定、培氟沙星、乳酸钠、碳酸氢钠有配伍禁忌。

【不良反应】

1. 心血管系统　心率加快、心电图 ST 段压低、QT 间期延长。

2. 神经系统　注射速度过快可引起眩晕、动作不协调。

3. 消化系统　恶心、呕吐。

4. 眼　注射速度过快可引起视物模糊、复视。

【相互作用】与阿托品合用时应减少阿托品的剂量。因本品可增强阿托品的生物效应。

【药动学】肌内注射或静脉注射本品，血药浓度较快升高，峰浓度维持 2～3 小时，以后逐渐下降。肌内注射 7.5mg/kg 或 10mg/kg，可达血浆有效治疗浓度 4μg/ml。本品主要以原形及其代谢产物随尿液排出，半衰期为 77 分钟。

【观察指标】用药期间应密切监测血胆碱酯酶活性，血胆碱酯酶活性应维持在 50%～60%或 60%以上。

【用药宣教】

1. 有机磷杀虫剂中毒患者应尽早使用本品。

2. 同“碘解磷定”。

纳洛酮

【类别】解毒药。

【妊娠安全等级】B。

【作用机制】本品为阿片受体拮抗药，本身几乎无药理活性，但能竞争性拮抗各类阿片受体，对μ受体具较强亲和力。

【适应证】

1. 用于阿片类药复合麻醉术后，拮抗该类药物所致的呼吸抑制，促使患者苏醒。

2. 用于阿片类药过量，完全或部分逆转阿片类药引起的呼吸抑制。

3. 用于解救急性乙醇中毒。

4. 用于急性阿片类药过量的诊断。

【禁用与慎用】

1. 对本品过敏者禁用。

2. 有心血管疾病史者慎用。

3. 肝病患者慎用。

4. 肾功能不全或肾衰竭患者慎用。

5. 已知或疑似阿片类药生理依赖者或母亲为阿片类药依赖者的新生儿（因完全或突然逆转阿片作用可能引起急性戒断综合征）慎用。

6. 哺乳期妇女慎用。

【给药途径和剂量】

1. 剂量

（1）术后阿片类药抑制效应

1）成年人，依患者反应确定剂量。首次纠正呼吸抑制时，每次 0.1～0.2mg，每 2～3 分钟 1 次，直至获得满意效果。

2）儿童，依患者反应确定剂量。首次纠正呼吸抑制时，每次 0.005～0.01mg（新生儿为每次 0.01mg/kg），每 2～3 分钟 1 次，直至获得满意效果。

（2）阿片类药过量

1）成年人，首次给药 0.4～2mg，若未理想改善呼吸功能，每 2～3 分钟后可重复给药。若给药 10mg 后仍未见改善，应考虑重新诊断。

2）儿童，小儿每次 0.01mg/kg。若无效，则改用 0.1mg/kg。

（3）急性乙醇中毒：重度乙醇中毒，每次 0.8～1.2mg，1 小时后重复给药 0.4～0.8mg。

（4）诊断阿片耐受或急性阿片过量（激发试验）：单次注射 0.2mg，观察 30 秒是否出现阿片戒断症状和体征。若未出现，则再注射 0.6mg，并观察 20 分钟。部分患者（尤其是阿片耐受者）注射 0.1mg 即可诊断。

2. 给药途径　本品注射剂可静脉滴注（根据患者反应控制滴速）、静脉注射、肌内注射或皮下注射给药。静脉注射起效最快，宜于急诊时使用。

【配伍禁忌】与氨茶碱、两性霉素 B 胆固醇脂质体复合物、乳酸钠、生脉注射液、碳酸氢钠有配伍禁忌。

【不良反应】

1. 心血管系统　低血压、高血压、室性心动过速、心室颤动、心脏停搏、心力衰竭、心悸、热潮红或发红。

2. 呼吸系统　呼吸困难、呼吸抑制、肺水肿、低氧血症。

3. 神经系统　惊厥、感觉异常、癫痫大发作、发抖、昏迷、脑病。

4. 精神　激动、幻觉、烦躁不安。

5. 消化系统　呕吐、恶心。

6. 皮肤　多汗。

7. 其他　非特异性注射点反应、新生儿戒断症状（包括惊厥、过度哭泣、反射性活动过多）、急性戒断综合征（包括躯体疼痛、发热、多汗、流鼻涕、打喷嚏、竖毛、打哈欠、无力、寒战、发抖、神经过敏、不安、易激惹、痢疾、恶心、呕吐、腹部痛性痉挛、血压升高、心悸）。

【相互作用】

1. 与美索比妥合用可阻断本品诱发阿片成瘾者出现的急性戒断症状。

2. 丁丙诺啡与阿片受体的结合率低、分离速度慢决定了其作用时间长，因此在拮抗丁丙诺啡的作用时应使用大剂量纳洛酮，对丁丙诺啡的拮抗作用需要逐渐增强逆转效果，缩短呼吸抑制时间。

3. 甲乙炔巴比妥可阻断本品诱发阿片成瘾者出现的急性戒断症状。

【药动学】本品含服后吸收较快，10 分钟即可起效；口服后吸收较差；静脉注射后，通常于 2 分钟内起效；肌内注射或皮下注射后起效稍慢。作用持续时间长短取决于给药剂量和途径，肌内注射作用时间长于静脉注射，易通过血-脑脊液屏障。经胃肠道外给药时，体内分布快速并迅速通过胎盘屏障。主要与血浆白蛋白结合，血浆蛋白结合率低。经肝脏代谢，主要与葡萄糖醛酸苷结合生成纳洛酮-3-葡萄糖醛酸化合物。口服或静脉注射后，25%～40%的药物以代谢物形式于 6 小时内随尿液排出，24 小时约排出 50%，72 小时排出 60%～70%。成年人血清半衰期为（64±12）分钟，新生儿血浆半衰期为（3.1±0.5）小时。

【观察指标】

1. 本品对儿童有逆转阿片类药作用，且阿片类中毒患儿对本品的反应较强，需对其密切监护至少 24 小时，直至本品完全代谢。

2. 部分阿片类物质作用持续时间可能超过本品，故应持续监护患者，必要时重复给予本品，且需注意维持药效。

【用药宣教】

1. 应用纳洛酮拮抗大剂量麻醉镇痛药后，由于痛觉恢复，可产生高度兴奋。表现为血压升高，心率增快，心律失常，甚至肺水肿和心室颤动。

2. 由于此药作用持续时间短，用药起作用后，一旦其作用消失，可使患者再度陷入昏睡和呼吸抑制。用药需注意维持药效。

喷替酸钙钠

【类别】解毒药。

【作用机制】本品为防治放射病药，可与金属离子形成稳定的螯合物，从而提高放射性污染物的清除率。当放射性污染物仍在血循环或组织间液中时，本品对其最有效，如放射性污染物已进入肝脏和骨骼，则其疗效降低。本品用于体内超铀离子（分子量大于铀，尤指钚、镅或锔）污染，对体内铀或镎污染无效。

【适应证】用于已知或疑似体内钚、镅或锔污染的放射性损伤。

【禁用与慎用】

1. 哮喘患者（雾化吸入给药时可导致哮喘加重）慎用。

2. 肾脏疾病或髓细胞生成功能降低的患者慎用。

3. 严重血色病患者慎用。

【给药途径和剂量】

1. 成年人　推荐首剂 1g，静脉给药 1 次，可缓慢推注 3～4 分钟，或以 5%葡萄糖注射液、乳酸林格注射液或 0.9%氯化钠注射液 100～250ml 稀释后滴注。维持给药宜改用喷替酸锌钠（Zn-DTPA），仅在无 Zn-DTPA 时，才静脉给予本品一次 1g，每日 1 次。维持给药（螯合治疗）的持续时间取决于体内污染程度及患者对治疗的反应。

2.儿童　①12 岁以下者：首剂 14mg/kg（总量不超过 1g），静脉给药 1 次，可缓慢推注 3～4 分钟，或以 5%葡萄糖注射液、乳酸林格注射液或 0.9%氯化钠注射液 100～250ml 稀释后滴注。维持给药宜改用喷替酸锌钠（Zn-DTPA），仅在无 Zn-DTPA 时，才静脉给予本品每次 14mg/kg（总量不超过 1g），每日 1 次。螯合治疗的持续时间取决于体内污染的程度及患者对治疗的反应。②12 岁及以上者：用法用量同成年人。

【配伍禁忌】尚不明确。

【不良反应】

1. 心血管系统　胸痛。

2. 代谢/内分泌系统　长期治疗，可有微量元素（如锌、镁、锰）缺乏和金属蛋白酶缺失。

3. 呼吸系统　咳嗽和（或）喘鸣。

4. 肌肉骨骼系统　痛性痉挛。

5. 泌尿生殖系统　大剂量可损害肾功能。

6. 神经系统　头晕。

7. 消化系统　可见恶心、呕吐、食欲缺乏、腹泻。大剂量可损害肝功能。

8. 血液系统　血色病。

9. 皮肤　斑丘疹。

10. 其他　过敏反应。

【相互作用】尚不明确。

【药动学】本品口服吸收差，吸入给药时约 20%经肺吸收。注射起效快。主要分布于细胞外液。药物代谢极微，给药后 24 小时，累积尿液排泄率为注射量的 99%以上。

【观察指标】

1. 用药前应进行以下实验室检查：全血细胞计数、血尿素氮、血清生化、电解质和微量金属元素、尿液分析、血和尿放射性测定。

2. 用药期间应监测血清锌和全血细胞计数。

【用药宣教】

1. 应在已知或疑似污染后尽快使用本品，在体内污染后的 24 小时内最有效。

2. 如怀疑体内污染为除钚、镅或锔以外的物质，或未知是何种放射性污染物时，可能还需其他治疗（如普鲁士蓝、碘化钾）。

3. 用药期间应大量饮水并经常排尿，以促进尿液中被螯合的放射性污染物的稀释，减少对膀胱的直接放射暴露量。

巯乙胺

【类别】解毒药。

【作用机制】有络合金属的作用，能解除金属对细胞中酶系统活动的抑制，故有对抗金属的中毒作用；有抗氧化作用，亦能与体内某些酶相互作用，因而使其对放射能稳定。

【适应证】用于预防和治疗放射病综合征（如全身无力、恶心、呕吐、嗅觉和味觉障碍等）及治疗金属中毒（对急性四乙基铅中毒效果较好）。

【禁用与慎用】严重肝肾功能不全者禁用。

【给药途径和剂量】

1. 剂量

（1）放射病：预防，首次照射前10～30分钟静脉注射0.1～0.2mg，必要时每隔5～7日重复一次，一疗程共注射4～7次；治疗，可按同剂量注射5～7次。

（2）金属中毒：静脉注射，每次0.2g，每日1～2次，根据病情逐渐减量；慢性中毒，肌内注射，每日1次，10～20日为1个疗程。

2. 给药途径　静脉注射或肌内注射。

【配伍禁忌】尚不明确。

【不良反应】尚不明确。

【相互作用】尚不明确。

【药动学】尚不明确。

【观察指标】监测血常规、肝功能。

【用药宣教】注射中可能出现呼吸抑制，注射速度宜缓慢，患者宜取卧位。注射溶液忌与金属接触，必须用玻璃注射器和不锈钢针头，以免引起变化。

双复磷

【类别】解毒药。

【作用机制】本品为由2分子解磷定复合而成的胆碱酯酶复活药。作用机制同碘解磷定，但起效迅速，作用持久，可通过血-脑脊液屏障，对胆碱酯酶的复活效果较解磷定强，但毒性亦较大。

【适应证】用于治疗有机磷中毒。

【禁用与慎用】尚不明确。

【给药途径和剂量】

1. 剂量

（1）轻度中毒：肌内注射。每次0.125～0.25g。

（2）中度中毒：肌内注射或静脉注射。每次0.5g，2～3小时后再注射0.25g，必要时可重复2～3次。

（3）重度中毒：静脉注射。每次0.5～0.75g，2小时后再注射0.5g，随后酌情使用。

2. 给药途径　肌内注射或静脉注射。本品注射时应缓慢。

【配伍禁忌】尚不明确。

【不良反应】

1. 心血管系统　常见心率加快。少数患者可见心律失常。

2. 神经系统　常见麻木（四肢或全身）。少数患者可见头胀。

3. 精神　少数患者可见癔症样发作。

4. 消化系统　常见恶心、呕吐。注射过快时可见口干。少数患者可见口舌发麻。

5. 皮肤　注射过快时可见颜面潮红。

6. 其他　常见灼热。注射过快时可见全身发热。

【相互作用】尚不明确。

【药动学】本品口服胃肠道吸收量少，故常用于肌内注射和静脉注射，严重中毒以静脉注射为佳。肌内注射本品2.5～10mg/kg，20分钟后达血药峰浓度10～40μg/ml，本品分布容积小，24小时内84%的原形药随尿液排泄，半衰期约为83分钟。

【观察指标】监测心率。

【用药宣教】

1. 本品不良反应一般无须特殊治疗，症状多于停药后数小时内自行消失。

2. 用药过量除可引起神经肌肉传导阻滞和抑制胆碱酯酶外，还可引起室性期前收缩、传导阻滞，甚至室颤，偶有中毒性黄疸。

烯丙吗啡

【类别】解毒药。

【作用机制】本品为阿片受体激动-拮抗药，其化学结构与吗啡相似。与阿片受体有较强亲和力，对σ受体有强烈的激动作用。对部分受体亦可产生拮抗作用（以拮抗μ受体为主），可迅速有效地对抗吗啡及其他镇痛药的作用，如镇痛、欣快感、中枢抑制、呼吸抑制、催吐、降温、抑尿、缩瞳及消化道平滑肌痉挛等。

【适应证】

1. 用于阿片受体激动剂急性中毒的解救，如吗啡、哌替啶等镇痛药的过量中毒。

2. 用于复合全麻结束时拮抗阿片受体激动剂的残余作用，以恢复自主呼吸。

3. 用于对吗啡类药成瘾的诊断，可激发戒断症状。

【禁用与慎用】孕妇禁用。

【给药途径和剂量】

1. 剂量

（1）一般用法：静脉注射、肌内注射或皮下注射。每次 5～10mg，一般用药后 3～4 分钟呼吸即可恢复正常，发绀消失，反射功能改善，意识恢复。如 10～15 分钟肺换气量仍未增加，可再注射 1 次，极量为 40mg。

（2）吗啡类药成瘾的诊断：静脉注射，每次 0.4mg。或皮下注射，每次 3mg。

2. 给药途径　静脉注射、肌内注射或皮下注射。

【配伍禁忌】与帕瑞昔布、肝素有配伍禁忌。

【不良反应】

1. 心血管　血压降低。

2. 呼吸系统　大剂量时可见呼吸抑制。

3. 神经系统　眩晕、嗜睡、感觉异常。大剂量时可见发音困难。

4. 精神　烦躁、焦虑、激动（轻微）。大剂量时可见幻视。

5. 消化系统　恶心、呕吐。

6. 皮肤　大剂量时可见多汗。

7. 眼　大剂量时可见缩瞳。

8. 其他　无力。大剂量时可见倦怠。

【相互作用】尚不明确。

【药动学】口服吸收较差，静脉、皮下或肌内注射时则吸收迅速，可通过血-脑脊液屏障和胎盘屏障。皮下注射后 90 分钟脑内浓度为相同剂量吗啡的 3～4 倍。一般 1～3 分钟起效，经肝脏代谢，肾排泄，给药量的 2%～6%以原形随尿排出。本品清除较吗啡迅速，半衰期为 2～3 小时，且随用量增加大而半衰期延长。

【观察指标】观察瞳孔变化、呼吸情况。

【用药宣教】吗啡成瘾的患者使用本品可出现戒断症状。

亚甲蓝

【类别】解毒药。

【妊娠安全等级】X。

【作用机制】本品为氧化还原剂，根据其在体内的不同浓度，对血红蛋白有两种不同的作用：①低浓度时，葡萄糖-6-磷酸脱氢过程中的氢离子经还原型三磷酸吡啶核苷传递给亚甲蓝，使其转变为还原型的白色亚甲蓝；白色亚甲蓝又将氢离子传递给带三价铁的高铁血红蛋白，使其还原为带二价铁的正常血红蛋白，同时，白色亚甲蓝又被氧化为亚甲蓝。此种还原-氧化过程可反复进行。②高浓度时，亚甲蓝不能被完全还原为白色亚甲蓝，因而发挥氧化作用，将正常血红蛋白氧化为高铁血红蛋白。所形成的高铁血红蛋白易与氰离子结合形成氰化高铁血红蛋白，但数分钟后两者又离解，故仅能暂时抑制氰离子对组织的毒性。

【适应证】

1. 用于治疗亚硝酸盐、硝酸盐、苯胺、硝基苯、三硝基甲苯、苯醌、苯肼及含有或产生芳香胺的药物（如乙酰苯胺、对乙酰氨基酚、非那西丁、苯佐卡因）引起的高铁血红蛋白血症。对先天性还原型二磷酸吡啶核苷高铁血红蛋白还原酶缺乏引起的高铁血红蛋白血症效果较差。对异常血红蛋白 M 伴高铁血红蛋白血症无效。

2. 用于急性氰化物中毒，可暂时延迟其毒性。

【禁用与慎用】肾功能不全者慎用。

【给药途径和剂量】

1. 剂量

（1）亚硝酸盐中毒

1）成年人，每次 1～2mg/kg，缓慢注射（10 分钟内注射完）。

2）儿童，每次 1～2mg/kg，缓慢注射 5～10 分钟或 10 分钟以上。

（2）先天性还原型二磷酸吡啶核苷高铁血红蛋白还原酶缺陷引起的高铁血红蛋白血症：口服给药。每日 0.3g，并联用大剂量维生素 C。

（3）氰化物中毒

1）成年人，每次 5～10mg/kg，最大剂量为 20mg/kg，缓慢注射（10 分钟内注射完）。

2）儿童，每次 10mg/kg，缓慢注射，至口周发绀消失，再给予硫代硫酸钠。

2. 给药途径　静脉注射或口服。本品不能皮下或肌内注射，以免引起组织坏死；亦不能鞘内注射，以免致瘫痪。

【配伍禁忌】与阿洛西林、氨苄西林舒巴坦、碘解磷定、含碘造影剂吗啡、葡萄糖酸钙有配伍禁忌。

【不良反应】

1. 本品静脉注射速度过快时，可引起头晕、恶心、呕吐、腹痛、胸闷；剂量过大时，除上述症状加剧外，还可出现头痛、血压下降、心率加快伴心律失常、大汗淋漓、意识障碍。

2. 用药后尿液呈蓝色，可发生尿道口刺痛。

【相互作用】与 5-羟色胺能药物合用可使脑内

积聚高水平的5-羟色胺，继而引发5-羟色胺综合征。

【药动学】本品口服后可经胃肠道吸收，静脉注射后作用迅速，在组织内迅速还原为白色亚甲蓝。6 日内 74%随尿液排出，其中 22%为原形，其余为白色亚甲蓝，且部分可能被甲基化。少量经胆汁随粪便排出。

【观察指标】用于化学物和药物引起的高铁血红蛋白血症时，若 30～60 分钟皮肤黏膜发绀不消退，可重复用药。

【用药宣教】本品不能皮下、肌内注射或鞘内注射，前者引起坏死，后者引起瘫痪。6-磷酸-葡萄糖脱氢酶缺乏患者和小儿应用本品剂量过大可引起溶血。

亚硝酸钠

【类别】解毒药。

【作用机制】本品为一种氧化剂，能使血红蛋白中的二价铁（Fe^{2+}）氧化成三价铁（Fe^{3+}），形成高铁血红蛋白。高铁血红蛋白中的 Fe^{2+}与氰化物（CN^-）的结合力较细胞色素氧化酶的 Fe^{3+}为强，即使已与细胞色素氧化酶结合的 CN^-也可使其重新释放，恢复酶的活力。但高铁血红蛋白与 CN^-结合后形成的氰化高铁血红蛋白在数分钟后又逐渐解离，释放出 CN^-，又重现 CN^-毒性。因此，本品对氰化物中毒仅起暂时性延迟其毒性的作用。此外，本品尚有扩张血管作用。

【适应证】用于氰化物中毒。

【禁用与慎用】尚不明确。

【给药途径和剂量】

1. 剂量

（1）氰化物中毒

1）成年人，每次 0.3～0.6g（10～20ml），每分钟注射 2～3ml；需要时在 1 小时后可重复半量或全量。

2）儿童，6～12mg/kg，用法同成年人。

（2）其他疾病：心血管和动脉硬化的患者用药时应适当减少剂量，减慢注射速度。

2. 给药途径　静脉注射。

【配伍禁忌】与硫代硫酸钠有配伍禁忌。

【不良反应】

1. 心血管系统　可见发绀、低血压。注射速度过快可致心动过速。

2. 呼吸系统　可见气急。

3. 神经系统　可见头晕、头痛、晕厥、抽搐。

4. 消化系统　可见恶心、呕吐。

5. 其他　可见出冷汗、休克。

【相互作用】尚不明确。

【药动学】本品静脉注射后立即起效，维持药效约 1 小时，60%在体内代谢，代谢产物部分为氨，大部分以原形由尿液排出。

【观察指标】治疗氰化物中毒时，本品与硫代硫酸钠均可引起血压下降，应密切监测血压。

【用药宣教】

1. 本品须在中毒早期使用，中毒时间稍长无解毒作用。

2. 本品较大剂量时能引起高铁血红蛋白症而导致发绀，可用亚甲蓝使高铁血红蛋白还原。

3. 本品对氰化物中毒仅起暂时性的延迟其毒性的作用。在使用本品后应立即通过静脉注射硫代硫酸钠，使其与 CN^-结合变成毒性较小的硫氰酸盐随尿液排出。

4. 对有儿童氰化物中毒不严重，却因本品剂量过大导致过多高铁血红蛋白致死的报道。

5. 本品可使血管扩张，导致低血压，影响心脏冠状动脉灌注和肾血流量，故老年人应慎用。

亚硝酸异戊酯

【类别】解毒药。

【作用机制】本品治疗氰化物中毒的机制与亚硝酸钠相同，但作用较弱，仅能使少量血红蛋白中的二价铁（Fe^{2+}）氧化成三价铁（Fe^{3+}）而成为高铁血红蛋白，后者与氰离子亲和力较强，且结合牢固，故能消除血液中游离的氰离子，并夺取已与氧化型细胞色素氧化酶中高铁离子结合的氰离子，恢复酶的活性，从而暂时延缓氰化物的毒性。本品的血管扩张作用与硝酸甘油类似，但作用更快。通过释放一氧化氮（NO，同内皮舒张因子）而激活鸟苷酸环化酶，使平滑肌和其他组织内的环鸟苷酸（cGMP）增多、血管扩张。周围静脉扩张后贮血，使左心室舒张末压和舒张期冠状动脉血流阻力降低；周围小动脉扩张，使周围血管阻力和血压下降，从而降低心肌耗氧量，缓解心绞痛。

【适应证】

1. 用于氰化物中毒。

2. 用于心绞痛急性发作。

3. 用于改变心脏杂音强度。

4. 做心电图检测时激发肥厚型心肌病（HCM）患者潜在左心室流出道（LVOT）压力阶差。

【禁用与慎用】

1. 对本品过敏者禁用。

2. 青光眼患者禁用。

3. 近期脑外伤或脑出血患者禁用。

4. 急性冠状动脉栓塞患者禁用。

5. 严重贫血患者禁用。

6. 孕妇禁用。

7. 心血管疾病患者慎用。

8. 严重主动脉瓣狭窄患者慎用。

9. 冠心病患者及低血压患者慎用。

10. 颅内压增高者慎用。

11. 老年人、哺乳期妇女慎用。

【给药途径和剂量】

1. 剂量

（1）氰化物中毒：吸入给药。每次 0.3～0.4ml，可每 2～3 分钟重复一次，总量不超过 1～1.2ml。

（2）心绞痛发作：吸入给药。每次 0.2ml。

2. 给药途径　吸入给药时用手帕或纱布包裹安瓿，折断，经鼻腔吸入本品，一次 15 秒。

【不良反应】

1. 心血管系统　常见低血压、心动过速。

2. 神经系统　常见头痛、头晕，偶见晕厥。还可出现颅内压升高。

3. 精神　常见不安。

4. 消化系统　常见恶心、呕吐。

5. 血液系统　大剂量用药可引起高铁血红蛋白血症。

6. 皮肤　常见面红，也可见颈或前胸部皮肤发红。

7. 眼　可见眼内压升高。

【相互作用】与 5 型磷酸二酯酶酶抑制剂（如西地那非）同时使用可能会导致严重且长期的低血压。

【药动学】本品挥发性较强，吸入给药后，经呼吸道黏膜和肺快速吸收进入血液循环，在体内迅速水解而失活。药物吸入后 30 秒起效，作用持续 3～5 分钟。

【观察指标】用药过程中及治疗后应监测血压和心率。

【用药宣教】

1. 使用时勿接触本品，以免导致接触性皮炎。

2. 在氰化物中毒时，由于本品作用迅速而短促，故仅供应急使用。

3. 本品有易燃性，不可靠近火源。

依地酸钙钠

【类别】解毒药。

【妊娠安全等级】C。

【作用机制】本品可与多种二价和三价重金属离子络合形成可溶性复合物，并由组织释放到细胞外液，经过肾小球滤过，随尿排出。本品与多种金属离子的络合能力不同，其中以铅为最有效，其他金属效果较差，而对汞和砷则无效，可能系汞和砷在体内与酶（—SH）牢固结合，或本品不易与组织内的金、汞和砷络合。

【适应证】

1. 用于治疗铅中毒，亦可治疗镉、锰、铬、镍、钴和铜中毒。

2. 作诊断用于铅移动试验。

【超说明书用药】去除钚、钇、铀的放射性和核裂变产物。

【禁用与慎用】

1. 少尿、无尿和肾功能不全者禁用。

2. 肝炎患者禁用。

3. 肾病患者慎用。

4. 老年人、哺乳期妇女慎用。

【给药途径和剂量】

1. 剂量

（1）铅、镉、锰、铬、镍、钴、铜中毒

1）成年人，静脉滴注：每日 1g，用 5%葡萄糖注射液 250～500ml 稀释后静脉滴注 4～8 小时，连用 3 日后再停药 4 日为 1 个疗程。

A. 肌内注射：每次 0.5g，用 1%盐酸普鲁卡因注射液 2ml 稀释后做深部肌内注射，每日 1 次。

B. 口服：每次 1.0g，每日 2～4 次。

2）儿童，静脉滴注：每日 25mg/kg，用 5%葡萄糖注射液 250～500ml 稀释后静脉滴注 4～8 小时，连用 3 日后再停药 4 日为 1 个疗程。

（2）铅移动试验。静脉滴注：每次 1g，用 5%葡萄糖注射液 500ml 稀释后静脉滴注 4 小时；自用药开始起保留 24 小时尿。24 小时尿铅排泄量超过 2.42μmol（0.5mg），即认为体内有过量铅负荷。

2. 给药途径　静脉滴注、肌内注射或口服。

【配伍禁忌】禁止与两性霉素 B、水杨酸、乳酸林格液配伍。

【不良反应】

1. 心血管系统　低血压、心电图 T 波倒置、心律不规则。

2. 代谢/内分泌系统　高钙血症、糖尿、锌缺乏。

3. 肌肉骨骼系统　肌痛、关节痛。

4. 泌尿生殖系统　尿频、尿急、蛋白尿、镜下血尿。大剂量可引起肾小管上皮细胞损害，导致急性肾衰竭。

5. 神经系统　头晕、前额痛、震颤、头痛、麻木、刺痛。

6. 消化系统　食欲缺乏、恶心、唇干裂、呕吐、厌食、烦渴。ALT 及 AST 升高。

7. 血液系统　骨髓抑制、贫血。

8. 皮肤　皮疹。

9. 其他　畏寒、发热、组胺样反应（鼻黏膜充血、打喷嚏、流涕、流泪）、注射部位疼痛、不适、疲乏。

【相互作用】与精蛋白锌胰岛素合用时，由于本品能络合锌，从而可干扰精蛋白锌胰岛素的作用时间。

【药动学】本品进入体内后存在于血浆中，主要存在于细胞外液，脑脊液中甚微，仅占血浆的 5%。本品在体内几乎不代谢，1 小时内随尿液排出 50%，24 小时内排出 95%。金属络合物在尿中排泄的高峰为用药后 24～48 小时。静脉注射本品 1g，24 小时可随尿液排出，血浆和肝、脾、肌肉等软组织中可络合铅的 14%，最多可排出铅 3～5mg。静脉注射本品后在血液循环迅速消失，半衰期为 20～60 分钟；肌内注射本品后半衰期为 90 分钟。

【观察指标】

1. 每 1 个疗程治疗前后应监测尿常规。

2. 多疗程治疗过程中应监测血尿素氮、肌酐、钙和磷。

【用药宣教】本品能排除体内的铅，但是患者避免应接触铅。

乙酰胺

【类别】解毒药。

【作用机制】本品为氟乙酰胺杀虫农药解毒药。其解毒机制可能为：由于其化学结构和氟乙酰胺相似，故能争夺某些酶（如酰胺酶）使不产生氟乙酸，从而消除氟乙酸对机体三羧循环的毒性作用。本品可延长中毒潜伏期、制止发病，还可减轻发病症状。

【适应证】用于氟乙酰胺、氟醋酸钠及甘氟中毒的解毒。

【禁用与慎用】尚不明确。

【给药途径和剂量】

1. 剂量　肌内注射，每次 2.5～5g，每日 2～4 次；或每日 0.1～0.3g/kg，分 2～4 次注射；危重患者可给予 5～10g。一般连用 5～7 日。

2. 给药途径　肌内注射。

【配伍禁忌】尚不明确。

【不良反应】大量用药可引起血尿，可有注射局部疼痛。

【相互作用】尚不明确。

【药动学】尚不明确。

【观察指标】尚不明确。

【用药宣教】氟乙酰胺中毒（或疑似中毒）者，应及时给予本品，早期应给予足量。

鱼精蛋白

【类别】解毒药。

【妊娠安全等级】C。

【作用机制】本品系从鱼类新鲜成熟精子中提取的一种碱性蛋白质的硫酸盐，为抗肝素药，具有强碱性基团，在体内可与强酸性的肝素结合，形成稳定的复合物，这种直接拮抗作用使肝素失去抗凝活性。本品还可分解肝素与抗凝血酶III的结合，从而消除其抗凝作用。此外，本品具有轻度抗凝血酶原激酶作用，但临床通常不用于对抗非肝素所致的抗凝作用。

【适应证】

1. 用于肝素注射过量所致的出血。

2. 用于儿童自发性出血。

【超说明书用药】用于体外循环中的肝素过量。

【禁用与慎用】

1. 对本品过敏者禁用。

2. 对鱼类过敏者慎用。

3. 孕妇和哺乳期妇女慎用。

【给药途径和剂量】

1. 剂量

（1）肝素注射过量所致的出血

1）成年人，静脉注射。用量根据最后一次的肝素用量计算（1mg 本品可中和 100U 肝素），单次用量不超过 50mg，缓慢静脉注射（通常以每分钟 0.5ml 的速度注射，10 分钟内用量不得超过 50mg，2 小时内用量不宜超过 100mg）。

2）儿童，静脉注射。用量根据最后一次的肝素用量计算（1mg 本品可中和 100U 肝素），一般用其 1%的注射液，单次用量不超过 25mg，缓慢注射。

（2）自发性出血：儿童，静脉滴注。每日 5～8mg/kg，分 2 次给药，间隔 6 小时。每次以灭菌 0.9%氯化钠注射液 300～500ml 稀释，3 日后剂量减半。单次用量不超过 25mg。

2. 给药途径　静脉注射或静脉滴注。

【配伍禁忌】与阿莫西林克拉维酸钾、氨茶碱、甲硝唑、人血白蛋白、乳酸钠、舒肝宁注射液、碳酸氢钠、替卡西林克拉维酸钾、头孢孟多有配伍禁忌。

【不良反应】

1. 心血管系统　血压降低、心动过缓、严重的不可逆循环衰竭伴心肌衰竭和心排血量减少、肺动脉高压、高血压。

2. 代谢/内分泌系统　有接受心脏手术并行心肺旁路术的患者出现与本品相关的高蛋白血症的报道。

3. 呼吸系统　呼吸困难、非心源性肺水肿。

4. 肌肉骨骼系统　有接受心脏插管等手术的清醒患者出现背痛的报道。

5. 免疫系统　过敏反应（可导致严重呼吸窘迫、循环衰竭、毛细血管渗漏等）、过敏性休克。

6. 消化系统　恶心、呕吐。

7. 皮肤　短暂的面部潮红伴温热感。滴注过快可见皮肤发红。

8. 其他　疲倦、胸闷。足量本品中和肝素后8～9小时（个别患者18小时）后，部分患者可出现肝素反跳和出血。

【相互作用】碱性药物可使本品失去活性，本品禁与碱性药物接触。

【药动学】本品易被破坏，口服无效。注射后0.5～1分钟即可发挥止血功能，作用持续约2小时。半衰期与用量有关，用量越大，半衰期越长。

【观察指标】

1. 凝血试验检查[包括活化凝血时间（ACT）、活化部分凝血活酶时间（APTT）]。

2. 用药期间根据需要监测心脏和血压。

【用药宣教】有鱼类过敏史的患者可能对鱼精蛋白发生超敏反应。使用含鱼精蛋白胰岛素或在肝素中和期间暴露于鱼精蛋白的患者容易发生不良反应。接受大剂量鱼精蛋白静脉注射后可能出现危及生命的反应。

复方氯解磷定

【类别】解毒药。

【作用机制】本品是将具有较强中枢作用和外周作用的抗胆碱药（硫酸阿托品与盐酸苯那辛）与起效快的胆碱酯酶重活化剂（氯解磷定）配伍而成。有机磷中毒时，胆碱酯酶失活，大量乙酰胆碱堆积。本品能竞争性地与M胆碱能受体结合，从而对抗乙酰胆碱的作用，对失活的胆碱酯酶亦有重新活化的作用。

【适应证】用于有机磷毒剂和有机磷农药中毒的解毒救治。

【禁用与慎用】对本品组分过敏者禁用。

【给药途径和剂量】

1. 剂量

轻度中毒：0.5～1支。

中度中毒：1～2支，同时用氯解磷定600mg。

重度中毒：2～3支，同时用氯解磷定600～1200mg。

必要时半小时后可酌情减量重复给药。

2. 给药途径　肌内注射。必要时静脉注射。

【配伍禁忌】尚不明确。

【不良反应】常伴有口干、面红、皮肤干燥和心率加快等反应。如用量过大，可出现烦躁不安、谵妄、体温升高、尿潴留和昏迷等症状。

【相互作用】尚不明确。

【药动学】尚不明确。

【观察指标】监测体温和心率。

【用药宣教】

1. 急性有机磷农药中毒患者应争取时间尽早给药。

2. 遇有呼吸困难、发绀或呼吸停止时，应立即给氧或实施人工呼吸。

戊乙奎醚

【类别】解毒药。

【作用机制】本品为新型选择性抗胆碱药，可与M、N胆碱受体结合，抑制节后胆碱能神经支配的平滑肌与腺体生理功能，对抗乙酰胆碱和其他拟胆碱药的毒蕈碱样及烟碱样作用，可通过血-脑脊液屏障，故同时具较强、较全面的中枢和外周抗胆碱作用。本品对M受体具明显选择性，即主要选择作用于M_1、M_3受体，而对M_2受体的作用较弱或不明显，不阻断突触前膜M_2受体调控神经末梢释放乙酰胆碱的功能，稳定心率。

【适应证】

1. 用于麻醉前给药以抑制唾液腺和气道腺体分泌。

2. 用于有机磷毒物中毒急救治疗和中毒后期或胆碱酯酶（ChE）老化后维持阿托品化。

【禁用与慎用】

1. 青光眼患者禁用。

2. 严重呼吸道感染伴痰少、黏稠者（因本品抑制呼吸道腺体分泌）慎用。

3. 高热患者慎用。

【给药途径和剂量】

1. 剂量

（1）麻醉前抑制唾液腺和气道腺体分泌：肌内注射。术前半小时给予0.5～1mg。

（2）有机磷毒物中毒：肌内注射。根据中毒程度选用首次用量。轻度中毒剂量为1～2mg，必要时联用氯解磷定500～750mg；中度中毒剂量为2～4mg，同时联用氯解磷定750～1500mg；重度中毒剂量为4～6mg，同时联用氯解磷定1500～2500mg。首次用药45分钟后，仅出现恶心、呕吐、多汗、流涎等毒蕈碱样症状时，使用本品1～2mg；仅出现肌颤、肌无力等烟碱样症状或全血ChE活力低于50%时，使用氯解磷定1000mg，无氯解磷定时可用解磷定代替。上述症状均出现时，重复使用本品和氯解磷定的首次半量1～2次。中毒后期或ChE老化后可用本品1～2mg维持阿托品化，每8～12小时1次。

2. 给药途径　肌内注射。本品消除半衰期较长，每2次用药间隔时间不宜过短，剂量不宜过大。

【配伍禁忌】尚不明确。

【不良反应】

1. 呼吸系统　咽干。

2. 泌尿生殖系统　排尿困难。

3. 神经系统　谵妄、语言障碍、头晕。

4. 精神　幻觉、兴奋。

5. 消化系统　口干。

6. 皮肤　皮肤干燥、面红、颜面红肿、瘙痒。

7. 眼　视物模糊。

8. 其他　发热。

【相互作用】与其他抗胆碱药（如阿托品、东莨菪碱、山莨菪碱）合用有协同作用。合用时应酌情减量。

【药动学】健康成年人肌内注射本品1mg，2分钟后可在血中检测出，约0.56小时达血药峰浓度（约为13.20μg/L）。本品可分布至全身各组织，以颌下腺、肺、脾、肠较多。主要随尿液和胆汁排泄，24小时总排泄量约为给药量的94.17%。消除半衰期约为10.35小时。

【观察指标】用药期间监测心率。

【用药宣教】本片常可导致口干，可以通过多饮水、含维生素C片缓解。

二、铁螯合剂

去铁胺

【类别】铁螯合剂。

【妊娠安全等级】C。

【作用机制】本品为一种螯合剂，主要与三价铁离子和铝离子形成螯合物，对二价离子（如铁、铜、锌、钙）的亲和力较弱。理论上每克本品可结合85mg三价铁离子或41mg三价铝离子。本品可与血浆中或细胞中的游离铁结合，形成铁胺螯合物；可从铁蛋白和血黄素中螯合铁离子，但临床剂量下该过程相对较慢；不能从转铁蛋白、血红蛋白或其他含血红素的物质中去除铁离子。尿中的铁胺螯合物主要反映血浆中铁离子转换状况，而粪便中主要反映肝内铁螯合状况。本品亦可动员组织结合铝并与之螯合，形成铝胺螯合物。因铁胺和铝胺螯合物可完全排出，故能减少铁或铝在器官内的病理性沉积。

【适应证】

1. 用于治疗慢性铁负荷过度。例如：①输血所致的含铁血黄素沉着病（如重症地中海贫血、铁粒幼细胞性贫血、自身免疫性溶血性贫血及其他慢性贫血）。②特发性血色病患者因伴发病（如严重贫血、心脏疾病、低蛋白血症）而不能进行静脉切开放血术。③迟发性皮肤型卟啉病引起的铁负荷过度，而不能进行静脉切开。

2. 用于治疗急性铁中毒。

3. 用于治疗晚期肾衰竭（维持透析）患者的慢性铝负荷过度，伴铝相关性骨病和（或）透析性脑病和（或）铝相关性贫血。

4. 用于诊断铁或铝负荷过度。

【禁用与慎用】对本品过敏者禁用。

【给药途径和剂量】

1. 剂量

成年人

（1）慢性铁负荷过度：皮下滴注、肌内注射或静脉滴注，平均日剂量为20～60mg/kg。血清铁蛋白＜2μg/ml时为25mg/kg，2～3μg/ml时为35mg/kg，血清铁蛋白水平较高时为每日55mg/kg。仅在利大于弊时方可使用较大剂量，不推荐平均日剂量超过50mg/kg。用输液泵缓慢输注8～12小时，也可24小时缓慢输注，一周用药5～7次。儿童，3岁以下儿童，用于治疗慢性铁负荷过度时，平均日剂量不得超过40mg/kg。

（2）急性铁中毒：静脉滴注，滴注速度不超过 15mg/（kg • h），用药 4～6 小时后可适当减慢滴速，24 小时总剂量不超过 80mg/kg。

（3）终末期肾衰竭伴铝负荷过度：腹膜注射、皮下滴注、肌内注射或静脉滴注，每次 5mg/kg，一周 1 次。如去铁胺试验后血清铝升至 0.3μg/ml，则应于透析的最后 60 分钟减缓滴注速度。如血清铝高于 0.3μg/ml，应于透析之前 5 小时慢速滴注。在进行为期 3 个月治疗和其后为期 4 周洗脱后，应做一次甲磺酸去铁胺滴注试验。如间隔 1 个月的两次滴注试验血清铝较用药前升高小于 0.05μg/ml，则不推荐使用本品。对于非卧床持续腹膜透析（CAPD）和持续性周期性腹膜透析（CCPD）患者，于最后一次更换透析液前给药，每次 5mg/kg，每周 1 次。

（4）诊断肾功能正常者铁负荷过度：肌内注射，注射 0.5g，随后保留 6 小时尿液以测试尿铁。如 6 小时尿铁量为 1～1.5mg（18～27μmol），表示存在铁负荷过度；超过 1.5mg（27μmol）时可为病理性。

（5）诊断晚期肾衰竭患者铝负荷过度：静脉滴注，建议对血清铝超过 0.06μg/ml 伴血清铁蛋白超过 0.1μg/ml 的患者进行试验。血液透析前测定血清铝水平，透析最后 60 分钟按 5mg/kg 缓慢静脉滴注。于下次血液透析开始时（滴注 44 小时后），第 2 次测定血清铝水平，如超过透析前水平 0.15μg/ml 以上，则认为试验结果阳性（阴性结果并不绝对排除铝负荷过度）。

2. 给药途径

（1）皮下滴注：皮下滴注时浓度不得超过 95mg/ml（因易引起局部反应）。注射时针头不得过于接近真皮层。不推荐采用皮下冲击式注射。

（2）肌内注射：因皮下滴注更有效，仅在不适合皮下滴注时方可进行肌内注射，必要时可用较高浓度肌内注射。

（3）静脉滴注：将本品 0.5g 加入灭菌注射用水 2ml 使之溶解，然后再稀释于 5%或 10%葡萄糖注射液、0.9%氯化钠或复方氯化钠注射液 250～500ml 中静脉滴注。①输血期间静脉滴注：本品溶液不得直接加入血袋，但可通过靠近注射部位的 Y 型连接器加入输血管。通常应用输液泵滴注本品，禁止快速滴注（可致循环衰竭）。②连续静脉滴注：避免快速滴注。不能进行连续皮下滴注或继发于铁负荷过度导致的心脏病变患者，建议进行连续静脉滴注。

【配伍禁忌】与氟罗沙星、乙酰半胱氨酸有配伍禁忌。

【不良反应】

1. 心血管系统　低血压、心动过速。

2. 代谢/内分泌系统　血钙降低、甲状旁腺功能亢进加重。

3. 呼吸系统　哮喘、急性呼吸窘迫综合征、肺浸润。

4. 肌肉骨骼系统　关节痛、肌痛、骨骼疾病（如干骺端发育不良）、肌肉痉挛。

5. 泌尿生殖系统　急性肾衰竭、肾小管疾病、血肌酐升高、尿液红褐色。

6. 免疫系统　过敏反应（包括过敏性休克）。

7. 神经系统　头痛、神经系统紊乱[包括头晕、脑病（铝相关透析性脑病加重）、周围神经病变、感觉异常]、抽搐。

8. 消化系统　耶尔森菌胃肠炎、恶心、呕吐、腹痛、腹泻。

9. 血液系统　血小板减少、白细胞减少。

10. 皮肤　血管神经性水肿、风疹、全身性皮疹。

11. 眼　视力下降或丧失、视野缺损、视网膜变性、视神经炎、白内障、视觉敏感度降低、视物模糊、夜盲症、色觉障碍、角膜浊斑、盲点。

12. 耳　感觉神经性耳聋症、耳鸣。

13. 其他　接合菌病、休克、生长迟缓、发热、注射部位反应（包括疼痛、肿胀、渗出、红斑、瘙痒、结痂、水疱、水肿、烧灼感）。

【相互作用】

1. 维生素 C 可促进铁螯合，可用于螯合辅助治疗；但较大剂量时不能增加铁螯合物的排出。本品与大剂量维生素 C（每日 500mg 以上）合用时，可致心功能损害，停用维生素 C 后可恢复。

2. 与吩噻嗪类衍生物（如丙氯拉嗪）合用可引起暂时性意识障碍、锥体功能障碍和昏迷。

【药动学】本品口服后吸收较少（口服 1g 后绝对生物利用率＜2%），皮下滴注或肌内注射后吸收迅速。健康志愿者肌内注射 10mg/kg，30 分钟达血药峰浓度 15.5μmol/L（8.7μg/ml）；注射后 1 小时，血浆铁胺浓度为 3.7μmol/L（2.3μg/ml）。按 29mg/kg 静脉给药，2 小时后可达平均稳态浓度 30.5μmol/L。血清蛋白结合率少于 10%。可生成 4 种代谢产物（转氨作用和氧化作用生成两种酸代谢产物、脱羧作用和 *N*-羟化作用生成中性代谢产物）。6 小时后，尿中排出注射量的 22%，铁胺占 1%。本品和铁胺均呈双相消除，表观分布半衰期分别为 1 小时和 2.4 小时，表观终末半衰期均为 6 小时。

【观察指标】

1. 为评价铁螯合治疗的反应，开始时每日监测24小时尿铁排出量，确定所增加的剂量。一旦确定合适剂量，以后可数周检测尿铁排出量一次。

2. 用药前及用药期间每3个月应做一次视力和听力检查，尤其是铁蛋白水平低者。

3. 使用本品的儿童应每3个月监测一次体重和身高。

4. 监测血清铁、总铁结合力、铁蛋白、全血细胞计数及分类计数、血清肌酐、肝功能、血清铝（每年一次；使用含铝药物的患者每3个月一次）。

【用药宣教】

1. 如出现视力和（或）听力障碍，应立即停药；再次使用时可减量，且密切监测视听功能。

2. 如出现发热伴急性肠炎或结肠炎、弥漫性腹痛、咽炎，应暂停用药，进行相关细菌学试验，并给予抗生素，待感染控制后再次使用本品。

3. 如出现接合菌病的任何可疑症状或体征，应停药，进行真菌学试验，并采取适当治疗。

三、栓塞药

鱼肝油酸钠

【类别】栓塞药。

【作用机制】本品为血管硬化剂，为鱼肝油的脂肪酸钠盐。局部注射具有较强的刺激作用，可导致血管内皮损伤、成纤维化增生，从而使血管闭塞。本品对凝血无直接作用，但与钙离子有亲和力，易形成钙皂，从而激活内源性凝血机制，加速血液的凝结。同时，还可导致静脉内膜的内皮细胞损伤及脱落，使静脉腔内形成混合血栓而有利于止血。此外，还能诱导血小板聚集，使受损的血管裂口封堵，促使血液流速变慢而淤滞。本品对黏膜创口及一般创口均有止血作用。

【适应证】

1. 用于血管瘤、静脉曲张、内痔、颞颌关节病（脱位或半脱位）。

2. 用于妇科、外科等创面渗血和出血。

【禁用与慎用】

1. 有深部静脉血栓形成者禁用。

2. 急性感染、慢性全身性疾病、心脏功能失调的患者禁用。

【给药途径和剂量】

1. 剂量

（1）静脉曲张：静脉注射，首次注射5%溶液（内含2%苯甲醇作为局部镇痛药）0.5～1ml于静脉曲张腔内。如无不良反应，24小时后可继续注射，每次0.5～2ml（一般1ml），每日不超过5ml，每隔3～5日在不同部位注射。

（2）内痔：局部注射，每次0.5～5ml，每周1次，以5%溶液注射于痔核上部。极量为5ml。

（3）妇科宫颈癌、宫颈息肉、黏膜下肌肉、阴道癌及宫颈活检等出血：局部注射，在出血病灶基底部位分点缓慢注入1～10ml，剂量由出血面积大小而定。

（4）耳鼻喉科鼻腔术及活检后出血：局部注射，每点0.5ml，在出血病灶基底部位注射，深度适中。

2. 给药途径　静脉注射或局部注射。

【配伍禁忌】尚不明确。

【不良反应】偶有引起皮疹等不良反应，也可引起注射区疼痛、肿胀不适。

【相互作用】尚不明确。

【药动学】尚不明确。

【用药宣教】注射部位会有疼痛和肿胀。

四、抗肿瘤治疗用解毒药

亚叶酸钙

【类别】抗肿瘤治疗用解毒药。

【妊娠安全等级】C。

【作用机制】本品为叶酸还原型的甲酰化衍生物，系叶酸在体内的活化形式。甲氨蝶呤（MTX）等叶酸拮抗药可与二氢叶酸还原酶结合而阻断叶酸向四氢叶酸盐转化。本品可直接提供叶酸活化形式，解救过量的叶酸拮抗物在体内的毒性反应，有利于胸腺嘧啶核苷酸、DNA、RNA及蛋白质合成。本品可限制MTX对正常细胞的损害程度，通过相互竞争作用，逆转MTX的骨髓和胃肠黏膜不良反应，但对已存在的MTX神经毒性无效。

【适应证】

1. 主要用于叶酸拮抗药[如MTX、乙胺嘧啶及甲氧苄啶]的解救，临床常用于预防大剂量MTX或用药过量所引起的严重毒性作用。

2. 与氟尿嘧啶（5-FU）联用于治疗结直肠癌与胃癌。

3. 用于孕妇、婴儿或口炎性腹泻、营养不良引起的巨幼细胞贫血。

【禁用与慎用】

1. 对本品有过敏史者禁用。

2. 恶性贫血患者（因神经系统症状将持续进

展）禁用。

3. 维生素 B_{12} 缺乏引起的巨幼细胞贫血患者（因神经系统症状将持续进展）禁用。

4. 老年人及哺乳期妇女慎用。

【给药途径和剂量】

1. 剂量

（1）MTX 的解救治疗

1）口服给药：用量根据 MTX 的血药浓度决定。通常于使用 MTX 24 小时后，给予本品一次 10mg/m^2，每 6 小时 1 次，共 10 次。

2）肌内注射：用量根据 MTX 的血药浓度决定。通常于使用 MTX 24 小时后，给予本品一次 9～15mg/m^2，每 6～8 小时 1 次，持续 2 日

3）静脉注射：参见“肌内注射”项。

（2）MTX 过量

肌内注射、静脉注射：应尽早使用本品。推荐剂量为每次 10mg/m^2，每 6 小时 1 次，直至 MTX 的血药浓度小于 0.01μmol/L。如给药后 24 小时 MTX 的血药浓度大于 5μmol/L，或 48 小时后大于 0.9μmol/L，或给药后 24 小时血肌酐较给药前升高大于 50%，本品用量应增至一次 100mg/m^2，每 3 小时 1 次，直至 MTX 的血药浓度小于 0.01μmol/L。

（3）乙胺嘧啶、甲氧苄啶等中毒

1）口服给药：每日 5～15mg，视中毒情况而定。

2）肌内注射：每次 9～15mg，视中毒情况而定。

（4）结直肠癌的辅助治疗

1）口服给药：与氟尿嘧啶联用。每次 20～30mg/m^2，于氟尿嘧啶用药前 30 分钟服用。

2）静脉注射：与氟尿嘧啶联用。先静脉注射（注射时间不少于 3 分钟）本品一次 200mg/m^2，再静脉注射氟尿嘧啶一次 300～400mg/m^2，每日 1 次。连用 5 日为 1 个疗程。根据毒性反应，每 4～5 周可重复 1 个疗程，以延长患者生存期。

3）静脉滴注：与氟尿嘧啶联用。每次 200～500mg/m^2，每日 1 次，连用 5 日。

（5）巨幼细胞贫血

1）口服给药：每日 15mg。

2）肌内注射：每日 1mg。尚不明确疗效是否随剂量增加而增强。

2. 给药途径　静脉注射、肌内注射或口服给药。本品禁止鞘内注射。本品含钙注射液静脉给药速度不得超过 160mg/min。

【配伍禁忌】禁止与氟哌利多、氟尿嘧啶配伍。

【不良反应】

1. 代谢/内分泌系统　与氟尿嘧啶联用可见高氨血症。

2. 呼吸系统　哮喘急性发作。

3. 免疫系统　胃肠外给药可见变应性致敏（包括过敏反应、发热、荨麻疹、休克）。

4. 神经系统　①痫性发作、晕厥。大剂量时可见失眠。②与氟尿嘧啶联用可见痫性发作、晕厥。

5. 精神　大剂量时可见烦躁、抑郁。

6. 消化系统　①大剂量时可见胃肠功能紊乱（包括恶心、呕吐）。②与氟尿嘧啶联用可见口腔炎、唇炎、腹泻、恶心、呕吐。

7. 血液系统　①白细胞减少、血小板减少。②与氟尿嘧啶联用可见骨髓抑制。

8. 皮肤　①皮疹、荨麻疹、史-约综合征、中毒性表皮坏死松解症。②与氟尿嘧啶联用可见黏膜炎、手足综合征。

9. 其他　发热。

【相互作用】

1. 本品可能增强氟尿嘧啶的毒性。合用时如出现毒性反应，须较单用时更大幅度减少氟尿嘧啶的剂量。如出现胃肠道毒性反应，症状完全消失前不得合用。

2. 与苯巴比妥、扑米酮、苯妥英钠、丁二酰亚胺类药合用时，本品可拮抗以上药物的抗癫痫作用，增加痫性发作的频率。

3. 与叶酸拮抗药（如 MTX、乙胺嘧啶、甲氧苄啶）合用可能减弱或中和叶酸拮抗药的疗效。

【药动学】本品口服后易吸收。血清还原叶酸的达峰时间为：口服后（1.72±0.8）小时、肌内注射后 52 分钟、静脉给药后 10 分钟。无论何种给药途径，药物作用的持续时间均为 3～6 小时。本品可分布于全身组织中，主要聚集于脑脊液和肝脏中。在肝脏和肠黏膜中代谢为 5-甲基四氢叶酸，且口服后代谢较肌内注射快而充分。本品 80%～90%随尿液排泄，5%～8%随粪便排泄。肌内注射或静脉注射时，血清还原叶酸的半衰期为 3.5～6.2 小时。

【观察指标】

1. 本品用于 MTX 的解救治疗时，应进行以下实验室监测：①用药前应做肌酐廓清试验。②每 12～24 小时测定血浆或血清 MTX 的浓度。如 MTX 浓度小于 0.05μmol/L，可停止实验室监测。③MTX 用药前及用药后，应每 24 小时测定血清肌酐，每 6

小时监测尿液酸碱度。

2. 密切监测血液学指标，如白细胞计数、血小板计数、血清电解质。

【用药宣教】

1. 对维生素 B_{12} 缺乏所致的贫血不宜单用本品。

2. 本品应避免光线直接照射及热接触。

美司钠

【类别】抗肿瘤治疗用解毒药。

【妊娠安全等级】B。

【作用机制】本品为一种无药理学和生理学活性、无毒性的硫醇化合物，与生理性半胱氨酸-胱氨酸类似，在体内迅速经酶的催化氧化作用形成主要代谢物美司钠二硫化物。本品也可与其他内源性的硫化物（如胱氨酸）反应形成混合的二硫化物。这些产生的二硫化物可使血浆中硫化物水平暂时降低。静脉给予本品后，仅少量药物以硫化物的形式存在于全身血液循环中。美司钠二硫化物分布在循环中，并迅速运送到肾脏消除，不进入组织。在肾小管上皮内，大量的美司钠二硫化物再降解为游离硫醇化合物，与尿液中环磷酰胺和异环磷酰胺的代谢产物（丙烯醛、4-羟基-异环磷酰胺）发生化学反应，形成无毒性的加成化合物，从而起解毒保护作用。解毒过程仅在肾脏和输尿管中进行。氧氮磷环类化疗药的全身不良反应和抗肿瘤效应不受影响。

【适应证】用于预防氧氮磷环类化疗药（如环磷酰胺、异环磷酰胺、曲磷胺）引起的泌尿道毒性，尤其是既往使用过异环磷酰胺、环磷酰胺或曲磷胺治疗导致膀胱炎，以及既往接受过小骨盆放疗或存在泌尿道疾病史的高危患者。

【禁用与慎用】

1. 对本品或其他巯醇化合物过敏者禁用。

2. 自身免疫性疾病患者慎用。

【给药途径和剂量】

1. *剂量*

预防氧氮磷环类化疗药引起的泌尿道毒性：静脉注射/静脉滴注，本品剂量为化疗药剂量的20%，于给予化疗药的0小时、4小时、8小时注射本品。使用异环磷酰胺做连续性静脉滴注时，在给药的0小时，注射本品剂量为异环磷酰胺剂量的20%后，再加用本品（最大剂量为异环磷酰胺剂量的100%）于异环磷酰胺输液中，且在异环磷酰胺滴注完后6～12小时继续使用本品（剂量为异环磷酰胺剂量的50%）。

2. *给药途径*　5%葡萄糖注射液稀释后静脉注射或静脉滴注。

【配伍禁忌】与卡铂、顺铂、异环磷酰胺、表柔比星、混合人胰岛素、昂丹司琼、苯丁酸氮芥、氮芥、精蛋白锌重组人胰岛素、门冬胰岛素、重组人胰岛素禁止配伍。

【不良反应】

1. *心血管系统*　血压降低、心动过速（脉搏>100次/分）、血压升高、ST段抬高、低血压。上市后还有高血压的报道。

2. *代谢/内分泌系统*　低钾血症、脱水。

3. *呼吸系统*　咳嗽、咽炎、呼吸急促、鼻充血、呼吸困难、肺炎。上市后还有咯血的报道。

4. *肌肉骨骼系统*　背痛、关节痛、肌痛、四肢疼痛。

5. *泌尿生殖系统*　排尿困难、血尿。

6. *免疫系统*　过敏反应、淋巴结肿大。

7. *神经系统*　头痛、头晕、嗜睡、感觉过敏、感觉异常、意识模糊、失眠。上市后还有惊厥的报道。

8. *精神*　焦虑。

9. *消化系统*　恶心、呕吐、胃肠胀气、腹泻、便秘、腹痛、厌食、口干、消化不良。上市后还有味觉障碍的报道。氨基转移酶一过性升高。上市后还有肝炎的报道。

10. *血液系统*　淋巴细胞减少、白细胞减少、血小板减少、贫血、粒细胞减少。

11. *皮肤*　荨麻疹、瘙痒、皮疹、水疱、黏膜疹、中毒性表皮坏死松解症（Lyell综合征）、史-约综合征、潮红、多汗、脱发、面色苍白。

12. *眼*　结膜炎、畏光。

13. *其他*　局部组织肿胀、发热、寒战、疲乏、流感样症状、局部水肿、注射部位静脉刺激、不适、胸痛（包括胸膜炎性疼痛）、虚弱、疼痛。

【相互作用】尚不明确。

【药动学】在血清中本品可迅速转换为代谢产物美司钠二硫化物，经肾小球滤过后，大部分美司钠二硫化物被还原为游离巯基化合物。给药后立即发生肾清除，约8小时后几乎完全经肾清除。单次给药后4小时内，主要以游离巯基化合物的形式排泄，随后几乎完全以二硫化物的形式排泄。半衰期约为1小时。

【观察指标】监测尿隐血、尿量及全血细胞计数。

【用药宣教】

1. 本品不用于降低其他病理因素（如血小板减

少）引起血尿的风险。

2. 本品可能影响驾驶车辆或操作机械。

3. 如出现过敏反应、皮肤黏膜反应，应停药，给予支持治疗。

右丙亚胺

【类别】抗肿瘤治疗用解毒药。

【妊娠安全等级】C。

【作用机制】本品与多柔比星联用可预防或减轻后者引起的心脏毒性，但其发挥心脏保护作用的机制尚不明确。本品为EDTA的环状衍生物，易穿透细胞膜。试验研究表明，本品在细胞内转变为开环螯合剂，干扰铁离子介导的自由基的形成，而后者为蒽环类抗生素产生心脏毒性的部分原因。

【适应证】

1. 用于接受多柔比星治疗累积量达300mg/ m^2，且继续使用对女性转移性乳腺癌有利的患者，以降低多柔比星引起心脏毒性的发生率和减轻严重程度。

2. 用于治疗蒽环类药静脉给药时的外渗。

3. 用于预防儿童急性淋巴细胞白血病接受多柔比星治疗引起的心肌病。

【超说明书用药】用于预防蒽环类药物的心脏毒性。

【禁用与慎用】对本品有过敏史者慎用。

【给药途径和剂量】

1. 剂量

（1）成年人

1）降低多柔比星引起心肌病的发生率和严重程度：静脉滴注，推荐剂量比为 10：1（如本品 500mg/ m^2：多柔比星 50mg/m^2），滴注时间为 15 分钟，滴完后 30 分钟内给予多柔比星。不得在本品使用前给予多柔比星。

2）蒽环类药静脉给药时的外渗：静脉滴注，于蒽环类药静脉外渗后 6 小时内尽快开始给予本品，每日 1 次，连用 3 日。第 1、2 日 1000mg/m^2，最大剂量 2000mg；第 3 日 500mg/m^2，最大剂量 1000mg。滴注时间为 1～2 小时。

3）肾功能不全时剂量：中至重度肾功能不全（肌酐清除率＜40ml/min）者，本品剂量应减半（本品与多柔比星比例降至 5：1）。

4）肝功能不全时剂量：肝功能不全者使用本品时应与多柔比星成正比减量（维持剂量比 10：1）。不推荐肝功能不全者使用本品。

（2）儿童：预防儿童急性淋巴细胞白血病接受多柔比星治疗引起的心肌病。静脉给药，推荐剂量比为 10：1（如本品 300mg/m^2：多柔比星 30mg/m^2），注射本品后立即给予多柔比星。

2. 给药途径　以浓度为 0.167mol/L 的乳酸钠注射液将本品配制成 10mg/ml 的溶液，然后用 0.9% 氯化钠注射液或 5%葡萄糖注射液将本品稀释成 1.3～5mg/ml 后静脉滴注。

【配伍禁忌】尚不明确。

【不良反应】

1. 心血管系统　静脉炎、心脏病变。

2. 代谢/内分泌系统　血清钠降低、血清钙升高、血清铁升高、血清锌降低、血清钙降低、高三酰甘油血症。

3. 呼吸系统　呼吸困难、肺炎、咳嗽。

4. 肌肉骨骼系统　肌肉骨骼组织病变。

5. 泌尿生殖系统　血尿素氮（BUN）异常、血肌酐升高。

6. 免疫系统　超敏反应（包括血管神经性水肿、皮肤反应、支气管痉挛、呼吸窘迫、低血压、意识丧失）。

7. 神经系统　神经毒性（包括头晕、头痛）。

8. 精神　抑郁、失眠。

9. 消化系统　恶心、呕吐、厌食、胃炎、腹泻、食管炎、吞咽困难、腹痛、便秘、口炎、血清淀粉酶升高。胆红素升高、天冬氨酸氨基转移酶（AST）升高、丙氨酸氨基转移酶（ALT）升高、碱性磷酸酶升高、乳酸脱氢酶（LDH）升高。

10. 血液系统　败血症、出血、白细胞减少、粒细胞减少、血小板减少、贫血、血红蛋白减少。

11. 皮肤　脱发、红斑、荨麻疹。

12. 其他　外周水肿、疲乏、发热、感染、注射部位疼痛。

【相互作用】本品可能加重化疗药引起的骨髓抑制。

【药动学】本品的药动学符合二室模型，呈一级动力学消除。给予多柔比星 50mg/m^2 前给予本品 500mg/m^2，平均稳态分布容积为 22.4L/m^2，平均血浆清除率为 7.88L/（h·m^2），平均肾清除率为 3.35L/（h·m^2），平均消除半衰期为 2.5 小时。经快速分布相（0.2～0.3 小时）后，本品于 2～4 小时达分布平衡。体外试验表明本品不与血浆蛋白结合。给予本品 500mg/m^2，42%随尿液排泄。尿液中存在原形药物、一种二元酸二酰胺裂解物及两种一元酸一酰胺环状产物。

【观察指标】

1. 每个疗程用药前和用药期间监测全血细胞计数。

2. 用药前和用药期间定期监测心功能（评估左室射血分数）。

3. 监测肝功能、血清肌酐。

4. 用药前应进行妊娠试验。

【用药宣教】

1. 有生育能力的妇女用药期间和用药结束后6个月内应采取有效的避孕措施。

2. 男性患者用药期间和用药结束后 3 个月内应采取有效的避孕措施。

3. 若本品接触到皮肤和黏膜，应立即用肥皂和水彻底清洗。

第二节　诊断用药

布氏菌素

【类别】诊断试剂。

【作用机制】本品注射液是布氏菌培养物经杀菌后的滤过液，作为抗原可用以诊断布氏菌病及检测布氏活菌苗免疫反应。

【适应证】用于诊断布氏菌病及检测机体免疫反应。

【禁用与慎用】

1. 既往有多种过敏史者禁用。

2. 支气管哮喘等疾病患者禁用。

【给药途径和剂量】

1. 剂量　每次皮内注射 0.1ml 本品。

2. 给药途径　皮内注射。注射时针口向上，平刺入皮肤，不应过深。注射后应在注射部有小白疱隆起，注射液不得从针口漏出。

【配伍禁忌】尚不明确。

【不良反应】

1. 少数患者划痕处可出现轻度浸润，一般不影响活动，个别患者体温稍有升高。

2. 罕见过敏反应。

【相互作用】尚不明确。

【药动学】尚不明确。

【观察指标】注射后 48 小时观察反应。强阳性反应为局部红肿范围在 4cm×6cm 以上；阳性反应局部红肿为 2cm×2cm 至 4cm×6cm。阴性反应为注射局部红肿在 2cm×2cm 以下或无反应。

【用药宣教】皮肤消毒不可用碘酒，以免出现假阳性反应。

结核菌素纯蛋白衍生物

【类别】诊断试剂。

【作用机制】本品为从结核杆菌培养物中提取的蛋白，经皮内试验后，对已感染结核菌或已接种卡介苗者可引起特异性局部皮肤变态反应，即迟发型超敏反应。

【适应证】用于结核病的临床诊断、卡介苗接种对象的选择及卡介苗接种后机体免疫反应的监测。

【禁用与慎用】

1. 急性传染病（如麻疹、百日咳、流行性感冒、肺炎）患者禁用。

2. 急性结膜炎患者禁用。

3. 急性中耳炎患者禁用。

4. 广泛性皮肤病患者禁用。

【给药途径和剂量】每次 0.1ml，采取孟都氏法皮内注射于前臂掌侧。

【配伍禁忌】尚不明确。

【不良反应】曾患结核病或过敏体质者可见发热，局部可见水疱、浸润、溃疡。

【相互作用】尚不明确。

【药动学】尚不明确。

【观察指标】接种后观察有无阳性反应。

【用药宣教】接种后不要揉搓接种部位，以免影响判断。

旧结核菌素

【类别】诊断试剂。

【作用机制】结核菌素为将结核菌的液体培养物杀菌去菌体后，加温浓缩而制成的含结核菌代谢产物的黏性溶液。机体被结核菌感染 4～8 周后可产生免疫力，同时发生Ⅳ型变态反应。当本品与机体内致敏淋巴细胞特异性结合时，致敏淋巴细胞可释放淋巴因子，24 小时后在注射部位引起变态反应性炎症，出现红晕，注射后 48～72 小时反应明显，血管充血扩张、细胞渗出浸润，形成一个边缘整齐的硬结。未被结核菌感染时则无此反应。故本品可用于测定机体感染结核菌后（或卡介苗接种后）产生的特异性过敏反应。

【适应证】用于诊断结核菌的感染。

【禁用与慎用】

1. 对本品过敏者禁用。

2. 发热患者禁用。

3. 急性传染病（如麻疹、百日咳、流行性感冒等）患者禁用。

4. 急性眼结合膜炎患者禁用。

5. 急性中耳炎患者禁用。

6. 广泛性皮肤病（包括湿疹）患者禁用。

7. 肺炎患者禁用。

8. 先前结核菌素纯蛋白衍生物测试出现变态反应或严重反应（如过敏性休克、水疱、溃疡、坏死）者禁用。

9. 广泛性烧伤患者禁用。

10. 活动期肺结核（TB）或有其治疗史者禁用。

11. 哺乳期妇女慎用。

【给药途径和剂量】

1. 剂量　①旧结核菌素原液：使用时以 0.9% 氯化钠注射液将本品稀释为 10U、100U、1000U 溶液，先注射 10U 溶液，如呈阴性，再注射 100U 溶液，如仍为阴性则再注射 1000U 溶液，仍为阴性时方可判为阴性。注射时于一侧前臂掌侧注射 0.1ml，注射后 48～72 小时检查反应以判断结果。②旧结核菌素稀释液：一次 0.1ml（5U），注射后 48～72 小时检查反应。为避免反应过强，可以 0.9%氯化钠注射液稀释 5 倍后（即每 1ml 含 10U）注射 0.1ml，如呈阴性，方可使用本品做试验。

2. 给药途径　皮内注射。

【配伍禁忌】尚不明确。

【不良反应】

1. 呼吸系统　喘鸣、呼吸困难。

2. 神经系统　晕厥（包括先兆晕厥，以及晕厥相关的强直-阵挛性运动、癫痫发作样活动、意识丧失）。

3. 眼　视神经炎。

4. 过敏反应　偶见过敏反应。严重反应者偶见水疱、溃疡、坏死。有荨麻疹、血管神经性水肿的报道。

5. 其他　注射部位可见轻微疼痛、瘙痒。有发热，注射部位皮疹、红斑、出血、血肿、瘢痕形成的报道。

【相互作用】

1. 与皮质激素（如倍他米松、可的松、地夫可特等）合用可降低结核菌素反应。合用应谨慎。

2. 与免疫抑制剂合用可降低或抑制结核菌素试验的反应。

3. 与病毒活疫苗（如麻疹病毒活疫苗、腮腺炎病毒活疫苗、轮状病毒活疫苗等）合用可抑制结核菌素试验的反应。

【药动学】尚不明确。

【观察指标】过敏反应的症状。

【用药宣教】

1. 注射本品后可出现晕厥，站立时应防止跌倒。

2. 本品可能导致过敏反应，须立即采取有效的急救措施。

第三节　一般营养品

肠内营养剂

【类别】营养药。

【作用机制】本品能补充人体日常生理功能所需的营养素。

【适应证】用于有胃肠道功能或部分胃肠道功能，需要进行肠内营养治疗的患者，包括：

1. 代谢性胃肠道功能障碍，如胰腺炎、肠道炎性疾病、肠瘘、短肠综合征、艾滋病病毒感染。

2. 危重疾病，如大面积烧伤、创伤、脓毒血症、大手术后的恢复期。

3. 营养不良者的术前喂养。

4. 术前或诊断前肠道准备。

5. 糖尿病。

【禁用与慎用】

1. 对本品任一成分过敏者禁用。

2. 对本品任一成分有先天性代谢障碍患者禁用。

3. 胃肠道功能衰竭患者禁用。

4. 完全性小肠梗阻患者禁用。

5. 严重腹腔内感染患者禁用。

6. 顽固性腹泻等需要进行肠道休息处理的患者禁用。

7. 严重糖代谢异常患者慎用。

8. 严重肝、肾功能不全者慎用。

【给药途径和剂量】

1. 剂量　①普通患者：每日 2000kcal。②高代谢患者（如烧伤、多发性创伤患者）：每日可用至 4000kcal。③初次胃肠道喂养的患者：初始剂量宜从每日 1000kcal 开始，于 2～3 日逐渐增至需要量。

2. 给药途径　口服给药或管饲给药。管饲给药开始时滴速宜缓慢，正常滴速为 100～125ml/h。本品严禁静脉给药，且不宜与其他药物混合使用。

【不良反应】可见腹泻、腹痛。

【相互作用】不应将其他药物与本品相混合使

用，以免本品因物理化学性质的改变而使稳定性发生变化。

【药动学】本品的体内吸收代谢过程类似正常食物。

【观察指标】患者是否有腹泻症状。

【用药宣教】不适用于1岁以内的婴儿。不适用于1～5岁儿童的单一营养来源。

多种微量元素（Ⅰ、Ⅱ）

【类别】营养药。

【作用机制】

1. 微量元素的重要生理功能包括参与酶的构成与激活、构成体内重要的载体及电子传递系统、参与激素及维生素的合成、调控自由基的水平。本品含多种人体必需微量元素，含量与患者正常饮食时的摄取量相当，用于维持正常生理功能、满足人体对微量元素的需要。

2. 锌参与多种酶的合成与激活，在核酸代谢和蛋白合成中有重要作用，也为生长、性成熟和功能、食欲和味觉以及创口愈合等所必需。锌对蛋白质合成、核酸合成、肠道蛋白的吸收和消化发挥重要的生理功能。锌可促进生长发育，通过对味蕾中味觉素的合成及防止颊黏膜上皮细胞角化不全，维持正常食欲及味觉，增强吞噬细胞吞噬能力、趋化活力及杀菌功能；并且通过超氧化物歧化酶保持吞噬细胞内自由基水平，自由基可破坏微生物的细胞膜，发挥杀菌作用，加速创伤、烧灼、溃疡的愈合。锌对维生素A的代谢及视觉起重要作用，促进及维持性功能、稳定细胞膜、改善组织能量代谢及组织呼吸。

【适应证】多种微量元素（Ⅰ）用于治疗或支持婴幼儿、小儿对微量元素的基本需要。多种微量元素（Ⅱ）用作肠外营养的添加剂。

【禁用与慎用】

1.急性或活动性消化性溃疡患者禁用。

2.胆汁分泌减少（尤其是胆汁淤积）患者慎用。

3.泌尿功能显著降低患者慎用。

【给药途径和剂量】

1. 剂量　推荐剂量为每日1ml/kg，最大日剂量为15ml。

2. 给药途径　静脉滴注。本品注射液不可直接静脉滴注，稀释后的混合液须缓慢滴注，滴注时间不得少于8小时。应在静脉滴注前1小时用复方氨基酸注射液或葡萄糖注射液稀释（经外周静脉滴注时，每500ml复方氨基酸注射液或葡萄糖注射液最多稀释本品10ml），且不能加入其他药物，以避免发生沉淀。

【配伍禁忌】不建议与其他药物混合。

【不良反应】按推荐剂量使用本品，未见不良反应。

【相互作用】与青霉胺合用可使青霉胺的作用减弱。

【药动学】尚不明确。

【观察指标】长期用药时，应注意监测各种微量元素缺乏或过量的有关症状，并做相应的剂量调整。

【用药宣教】

1. 本品慎用于胆汁分泌减少（尤其是胆汁淤积）患者和泌尿功能显著降低患者。这些患者使用本品时应密切监测其生化指标。

2. 对于肾功能或胆囊功能障碍的患者，会增加体内微量元素蓄积的危险。

3. 应按推荐剂量使用，不可过量使用。

辅酶A

【类别】营养药。

【作用机制】本品为体内乙酰反应的辅酶，参与体内乙酰化反应，对糖、蛋白质及脂肪的代谢起重要作用，如三羧酸循环、肝糖原积存、乙酰胆碱合成、降低胆固醇量、调节血脂含量及合成甾体物质，均与本品密切相关。

【适应证】用于白细胞减少、原发性血小板减少性紫癜、功能性低热的辅助治疗。

【禁用与慎用】

1. 对本品过敏者。

2. 急性心肌梗死患者。

【给药途径和剂量】

1. 剂量　每次50～200U，每日50～400U。

2. 给药途径　静脉滴注用5%葡萄糖稀释，肌内注射用0.9%氯化钠注射液稀释。

【配伍禁忌】与参附注射液有配伍禁忌。

【不良反应】偶见寒战、发热、呕吐、皮肤过敏（瘙痒）。

【相互作用】与三磷酸腺苷、细胞色素C合用可增强疗效。

【药动学】尚不明确。

【用药宣教】辅酶A的主要成分在食物中广泛存在，也能由肠道细菌合成。辅酶A在细胞中含量丰富，一般无须补充。

辅酶Q10

【类别】营养药。

【作用机制】本品为生物体内广泛存在的脂溶性醌类化合物，在人体呼吸链中的质子移位及电子传递中起重要作用，是细胞呼吸和细胞代谢的激活剂，也是重要的抗氧化剂和非特异性免疫增强剂，可促进氧化磷酸化反应，保护生物膜结构的完整。其主要药理作用为：①可减轻急性缺血时心肌收缩力的减弱和磷酸肌酸与三磷酸腺苷含量的减少，保持缺血心肌细胞线粒体的形态结构，对缺血心肌有一定保护作用。②增加心排血量，降低外周阻力，有利于治疗心力衰竭，可能抑制醛固酮的合成与分泌及阻断其对肾小管的效应。③在缺氧条件下灌注动物离体心室肌时，可使其动作电位持续时间缩短，产生室性心律失常阈值较对照组高。④具有抗多柔比星的心脏毒性作用及保肝作用。

【适应证】

1. 用于心血管疾病（如病毒性心肌炎、慢性心功能不全、充血性心力衰竭、冠心病、高血压、心律失常）的辅助治疗。

2. 用于肝炎（如病毒性肝炎、亚急性肝坏死、慢性活动性肝炎）的辅助治疗。

3. 用于癌症的综合治疗，可减轻放疗、化疗引起的部分不良反应。

4. 用于继发性醛固酮增多症、颈部外伤后遗症、脑血管障碍、失血性休克的辅助治疗。

【禁用与慎用】对本品过敏者禁用。

【给药途径和剂量】口服，每次 10mg，每日 3 次，餐后服用。

【不良反应】

1. 心血管系统　心悸。

2. 消化系统　胃部不适、食欲减退、恶心、腹泻。

3. 皮肤　皮疹、荨麻疹。

【相互作用】尚不明确。

【药动学】体内过程同内源性辅酶 Q10。

【观察指标】

1. 如患有充血性心力衰竭，需要定期监测超声心动图、心电图、胸部 X 线片。

2. 监测肝功能、血压、心率等。

【用药宣教】饭后 30 分钟服用。

复方α-酮酸

【类别】营养药。

【作用机制】本品可提供必需氨基酸，并尽量减少氨基氮的摄入。酮或羟氨基酸本身不含有氨基，其利用非必需氨基酸的氮转化为相应的必需氨基酸，因此可减少尿素合成，尿毒症毒性产物的蓄积亦减少。酮或羟氨基酸不引起残存肾单位的高滤过，并可改善肾性高磷血症和继发性甲状旁腺功能亢进，改善肾性骨营养不良。本品配合低蛋白饮食，可减少氮的摄入，同时可避免因蛋白摄入不足及营养不良引起的不良后果。

【适应证】配合低蛋白饮食，用于预防和治疗因慢性肾功能不全而造成蛋白质代谢失调引起的损害。

【禁用与慎用】

1. 对本品任一成分过敏者禁用。

2. 高钙血症患者禁用。

3. 氨基酸代谢紊乱者禁用。

4. 遗传性苯丙酮尿症患者（本品含有苯丙氨酸）慎用。

5. 孕妇慎用。

【给药途径和剂量】

1. 剂量　每次 2.52～5.04g，每日 3 次。配合低蛋白饮食，肾小球滤过率＜25ml/min 的患者可长期使用本品。

2. 给药途径　口服给药。本品片剂宜在进餐时整片吞服。

【不良反应】可见高钙血症。

【相互作用】

1. 与其他含钙的药物合用可导致或加重血钙水平升高。

2. 与强心苷类药合用可增加心律失常的发生风险。

3. 与可与钙结合形成难溶性复合物的药物（如四环素类药、环丙沙星、诺氟沙星、铁剂、氟化物、雌莫司汀）合用可影响本品的吸收。

【药动学】健康者口服本品，胃肠道吸收极快，10 分钟后酮或羟氨基酸的血药浓度可升至初始水平的 5 倍，20～60 分钟后达峰浓度，90 分钟后又降至正常水平。血浆中酮或羟氨基酸和相对应的氨基酸浓度同时升高，表明酮或羟氨基酸的转氨作用极快。在体内酮或羟氨基酸有其自身的分布途径，故外来的摄入能较快进入代谢循环，其分解代谢途径与氨基酸相同。

【观察指标】

1. 用药期间定期监测血钙水平。

2. 若合用氢氧化铝，应监测血磷水平。

【用药宣教】

1. 须保证患者摄入足够的热量，每日必须达到 146.44～167.36kJ/kg。

2. 低蛋白饮食要求成年人每日蛋白质摄入量为40g或40g以下。

3. 尿毒症患者服用本品时，若同时服用氢氧化铝，应减少氢氧化铝的剂量，并注意监测血磷水平。

环磷腺苷

【类别】营养药。

【作用机制】环磷腺苷为蛋白激酶致活剂，系核苷酸衍生物，是在人体内广泛存在的一种具有生理活性的重要物质，由三磷酸腺苷在腺苷环化酶催化下生成。作为激素的第二信使，在细胞内发挥激素调节生理功能和物质代谢作用，可改变细胞膜的功能，促使肌质网内的钙离子进入肌纤维，从而增强心肌收缩，并可促进呼吸链氧化酶的活性，改善心肌缺氧，缓解冠心病症状，改善心电图。此外，环磷腺苷对糖和脂肪代谢、核酸和蛋白质的合成调节等亦具有重要作用。

【适应证】

1. 用于心绞痛、心肌梗死、心肌炎及心源性休克。对改善风湿性心脏病的心悸、气急、胸闷等症状亦有一定作用。

2. 用于急性白血病的诱导缓解，结合化疗可增强疗效。

3. 用于老年慢性支气管炎、肝炎和银屑病。

【超说明书用药】尚不明确。

【禁用与慎用】对本品过敏者禁用。

【给药途径和剂量】

1. 剂量

肌内注射：每次20mg，每日2次。

静脉注射：每次20mg，每日2次。

静脉滴注：每次40mg，每日1次。

2. 给药途径　肌内注射、静脉注射用0.9%氯化钠注射液溶解。静脉滴注用5%葡萄糖注射液稀释。

【配伍禁忌】与脑蛋白水解物注射液有配伍禁忌。

【不良反应】

1. 皮肤　皮疹。

2. 其他　发热。大剂量静脉注射（每分钟达0.5mg/kg）可引起腹痛、头痛、肌痛、睾丸痛、背痛、四肢无力、恶心、手足麻木、高热等。

【相互作用】尚不明确。

【药动学】与内源性环磷腺苷的代谢和消除途径一致。

【用药宣教】静脉滴注过快会导致不良反应。

三磷酸腺苷

【类别】营养药。

【作用机制】三磷酸腺苷（ATP）为核苷酸衍生物，是一种辅酶，参与体内脂肪、蛋白质、糖、核酸及核苷酸的代谢。当体内吸收、分泌、肌肉收缩及进行生化合成反应等需要能量时，ATP即分解成二磷酸腺苷及磷酸基，同时释放能量。ATP可穿透血-脑脊液屏障，能提高神经细胞膜性结构的稳定性和重建能力，促进神经突起的再生长。

【适应证】用于进行性肌萎缩、脑出血后遗症、心功能不全、心肌疾患及肝炎等的辅助治疗。

【禁用与慎用】

1. 对本品过敏者禁用。

2. 脑出血初期患者禁用。

3. 病态窦房结综合征、窦房结功能不全者禁用。

4. 老年人禁用。

5. 心肌梗死发病期患者慎用。

【给药途径和剂量】

1. 剂量　每次10～20mg，每日10～40mg。

2. 给药途径　溶于0.9%氯化钠注射液中，肌内注射或静脉注射。本品静脉注射时应缓慢，以免引起头晕。

【配伍禁忌】与长春西汀、环丙沙星、亮菌甲素、脑蛋白水解物、溴己新有配伍禁忌。

【不良反应】静脉注射过快引起头晕、头胀、胸闷、低血压等。

【相互作用】尚不明确。

【药动学】本品与戊糖在体内酶的作用下合成核酸；与磷脂胆胺在转胞苷酸酶的作用下合成脑磷脂和单磷酸胞苷。主要在肝脏代谢，少量经肾脏排泄。

【用药宣教】可能引起头晕、头胀、胸闷及低血压等，起床、站立时应注意防止跌倒。

第四节　造影剂

一、碘化X线造影剂

胆影葡胺

【类别】碘化X线造影剂。

【作用机制】本品为有机碘化合物，通过静脉注射进入体内，在胆管和胆囊中的吸收量较周围软组织吸收多，形成密度对比，从而显影。

【适应证】用于静脉内胆管、胆囊造影，适用于以下情况：①对腹部急症进行鉴别诊断。②胆囊切除术后患者的胆管造影。③不能经口服给予造影剂或不能经胃肠道吸收造影剂的患者。

【禁用与慎用】

1. 对胆影酸盐过敏者禁用。
2. 严重肝、肾功能不全者禁用。
3. 对其他造影剂或碘有过敏史者慎用。
4. 症状显著的高血压患者慎用。
5. 已知或疑似嗜铬细胞瘤患者慎用。
6. 过度虚弱的患者慎用。
7. 轻至中度肝功能不全者慎用。

【给药途径和剂量】

1. 剂量

（1）成年人，常用剂量为一次 20ml，于给药后 2 小时进行胆囊检查。某些患者可能于给药后 24 小时方呈现清晰的显影。

（2）儿童，建议剂量为一次 0.3～0.6ml/kg，不应超过一次 20ml。于给药后 30 分钟至 4 小时进行胆囊检查。

2. 给药途径　静脉注射。24 小时内不宜重复使用本品。应缓慢静脉注射，注射时间为 10 分钟。如出现恶心，表明注射速度过快。

【配伍禁忌】尚不明确。

【不良反应】

1. 心血管系统　低血压、心脏不良反应。
2. 代谢/内分泌系统　有碘造影剂引起甲状腺功能减退、一过性甲状腺功能抑制的报道。
3. 呼吸系统　喉痉挛、呼吸困难。
4. 泌尿生殖系统　肾衰竭。
5. 免疫系统　过敏反应。
6. 肝脏　肝毒性。
7. 皮肤　发绀。
8. 眼　眼睑水肿。
9. 其他　①疟疾复发。②本品注射速度过快可引起轻度、一过性症状，如坐立不安、热感、打喷嚏、多汗、流涎、面部潮红、上腹部压迫感、头晕、恶心、呕吐、寒战、发热、头痛、苍白、震颤，停止注射后消失。

【相互作用】尚不明确。

【药动学】本品经静脉注射后，迅速广泛分布至各组织的细胞外液。10～15 分钟后胆管和胆总管可在 X 线片上显影，40～80 分钟胆汁内达峰浓度，胆汁内造影剂浓度可达血药浓度的 30～100 倍。胆囊约于给药后 1 小时开始显影，2 小时显影浓密，偶可在 24 小时延迟显影。本品与白蛋白结合率高，结合物大部分不能通过肾小球滤过。肝功能正常者于 3～4 日内随粪便排泄 52%～72%的本品，肝、肾功能均正常者 24 小时内经肾脏排泄 10%～15%的本品，肝功能不全者经肾排泄量增多。

【用药宣教】造影前日应食用少渣饮食，造影前日夜间可给予蓖麻油或于检查时给予新斯的明以排除胃肠道过多的气体。胆囊造影宜于早晨空腹时进行。

碘苯酯

【类别】碘化 X 线造影剂。

【作用机制】本品为 X 线诊断用阳性碘造影剂。注入体内后，本品可比周围软组织结构吸收更多的 X 线，从而在 X 线照射下形成密度对比，显出所在腔道的形态结构。

【适应证】用于椎管内蛛网膜下腔造影（脊髓造影）、脑室和脑池造影、瘘管造影、手术后 T 形管胆道造影及淋巴管造影。

【禁用与慎用】

1. 对本品或碘过敏者禁用。
2. 脑脊髓疾病患者禁用。
3. 禁做腰椎穿刺、2 周内做过腰椎穿刺、中枢神经系统炎症、蛛网膜下腔出血、已知或疑似的多发性硬化患者禁用本品进行蛛网膜下腔造影。
4. 孕妇禁用。
5. 有哮喘史或其他过敏性疾病史者慎用。

【给药途径和剂量】

1. 剂量

（1）椎管内蛛网膜下腔造影：经腰椎穿刺抽取脑脊液后缓慢注入本品，腰段一次 3～12ml，胸段一次 9～12ml，颈段一次 6ml。

（2）脑池造影：经腰椎穿刺抽取脑脊液后缓慢注入本品，一次 1～1.5ml，采用体位和姿势使药液上行进入颅内并充盈桥池侧突和内听道。

（3）脑室造影：脑室穿刺后经导管注入本品，一次 2～3ml，通过改变体位和头位，先使造影剂存于前角，再使之流至前角底，经室间孔进入第三脑室、中脑导水管和第四脑室。

（4）其他疾病：椎管阻塞者以本品进行椎管内蛛网膜下腔造影时，用量酌减。

2. 给药途径　椎管内注射。

【配伍禁忌】尚不明确。

【不良反应】

1. 代谢/内分泌系统　有甲状腺功能亢进的个

案报道。

2. 呼吸系统　椎管内蛛网膜下腔造影，可见肺梗死。

3. 泌尿生殖系统　椎管内蛛网膜下腔造影，可见尿潴留、性功能减退。

4. 神经系统　①椎管内蛛网膜下腔造影，可见头痛、坐骨神经痛、原有神经症状加剧（如瘫痪和腰臀部疼痛加重）。②脑室造影，可见头痛。进入颅内蛛网膜下腔可致脑神经刺激症状。有脑散在性坏死的个案报道。③本品长期潴留体内可致局限性癫痫。晚期反应可见蛛网膜炎、神经根炎、粘连和脑神经功能障碍。

5. 消化系统　椎管内蛛网膜下腔造影、脑室造影，可见呕吐。

6. 眼　有致盲（发生于脊髓造影后 35 日，并可沿视神经分布）的个案报道。

7. 过敏反应　①少数患者可见过敏反应，常表现为荨麻疹、血管神经性水肿等症状。②本品长期潴留体内可致慢性荨麻疹、反复发作的过敏反应。晚期反应可见肉芽肿。

8. 其他　①椎管内蛛网膜下腔造影，可见轻度发热。②脑室造影，可见轻至中度发热。③注入血管内可引起血管栓塞。

【相互作用】尚不明确。

【药动学】本品注入椎管内蛛网膜下腔后可渗入神经根管与蛛网膜下腔内狭小间隙，改变体位可影响分布；还可缓慢吸收入血，吸收入血的速度与蛛网膜下腔中本品的量相关，年平均吸收量为 1ml。试验结果表明，本品用量的 80%～100%可用吸引术自蛛网膜下腔清除。此外，本品注入腹腔内亦可被缓慢吸收。

【用药宣教】造影后应取头高足低位卧床 24 小时以上，并补充水分，可减轻术后头痛。

碘比醇

【类别】碘化 X 线造影剂。

【作用机制】本品为一种非离子型、低渗透压并溶于水的含碘造影剂，其分子具有稳定的亲水性。对血液系统、心血管系统、肺及支气管系统、泌尿系统、神经系统和流变学系统的总的耐受性检查表明，本品可与其他非离子型水溶性三价碘产品交替使用。

【适应证】用于（X 线）尿路静脉造影、动脉造影、头颅和全身计算机断层扫描（CT）、静脉血管数字减影。

【超说明书用药】尚不明确。

【禁用与慎用】

1. 对本品过敏者禁用。

2. 明显的甲状腺功能亢进患者禁用。

3. 对其他碘造影剂过敏者慎用。

4. 肾功能不全者慎用。

5. 心血管疾病（如失代偿性冠状动脉功能不全、严重心律失常、不稳定型心绞痛、有心肌梗死病史、肺高压）患者慎用。

6. 有癫痫发作史的患者慎用。

7. 进行性脑动脉硬化患者慎用。

8. 急性脑梗死患者慎用。

9. 急性颅内出血或血-脑脊液屏障可能损伤的患者慎用。

10. 支气管哮喘患者慎用。

11. 浆细胞瘤患者慎用。

12. 潜在甲状腺功能亢进和甲状腺功能正常的甲状腺瘤患者慎用。

13. 明显的糖尿病患者慎用。

【给药途径和剂量】

1. 剂量

（1）静脉尿路造影：①本品注射液 250mg（Ⅰ）/ml：一次 150～220ml，平均 2.6ml/kg。②本品注射液 300mg（Ⅰ）/ml：快速静脉注射，一次 50～100ml，平均 1.2ml/kg；或慢速静脉注射，一次 100ml，平均 1.6ml/kg。③本品注射液 350mg（Ⅰ）/ml：一次 50～100ml，平均 1ml/kg。

（2）头颅计算机断层扫描：①本品注射液 300mg（Ⅰ）/ml：一次 20～100ml，平均 1.4ml/kg。②本品注射液 350mg（Ⅰ）/ml：一次 40～100ml，平均 1.0ml/kg。

（3）胸部计算机断层扫描：本品注射液 250mg（Ⅰ）/ml：一次 95～170ml，平均 2.0ml/kg。

（4）全身计算机断层扫描：本品注射液 300mg（Ⅰ）/ml：一次 20～150ml，平均 1.9ml/kg；或本品注射液 350mg（Ⅰ）/ml，一次 90～180ml，平均 1.8ml/kg。

（5）静脉血管数字减影：①本品注射液 250mg（Ⅰ）/ml：一次 75～360ml，平均 3.1ml/kg。②本品注射液 300mg（Ⅰ）/ml：一次 40～270ml，平均 1.7ml/kg。③本品注射液 350mg（Ⅰ）/ml：一次 95～250ml，平均 2.1ml/kg。

（6）脑部动脉造影：本品注射液 300mg（Ⅰ）/ml：一次 42～210ml，平均 1.8ml/kg。

（7）外周动脉造影：本品注射液 350mg（Ⅰ）/ml：一次 105～205ml，平均 2.2ml/kg。

（8）下肢动脉造影：①本品注射液 300mg（Ⅰ）/ml：一次 85～300ml，平均 2.8ml/kg。②本品注射液 350mg（Ⅰ）/ml：一次 80～190ml，平均 1.8ml/kg。

（9）腹部动脉造影：本品注射液 350mg（Ⅰ）/ml：一次 155～300ml，平均 3.6ml/kg。

（10）心血管造影术：①本品注射液 300mg（Ⅰ）/ml：一次 70～125ml，平均 1.1ml/kg。②本品注射液 350mg（Ⅰ）/ml：一次 65～270ml，平均 1.9ml/kg。

2. 给药途径　静脉注射。

【配伍禁忌】尚不明确。

【不良反应】

1. 心血管系统　偶见心律失常。极少见休克、循环停止。罕见心力衰竭、心血管萎缩。还可见高血压、室性期外收缩、一过性缺血发作、缺血性心电图改变、心脏停搏、心动过速、低血压。

2. 呼吸系统　可见咳嗽、呼吸抑制。还可见鼻炎、喉痉挛。

3. 泌尿生殖系统　可能引起肾功能损害。罕见尿急。

4. 神经系统　可见头痛。偶见抽搐、昏迷。还可见震颤。

5. 精神　可见焦虑、激动。

6. 消化系统　可见恶心、呕吐。还可见腹痛、味觉障碍。

7. 皮肤　可见皮肤发红（如面色潮红）、皮肤瘙痒、局部或全身风疹、皮疹。偶见脸色苍白、发绀。还可见荨麻疹。

8. 眼　可见眼睑水肿。还可见流泪、视觉障碍。

9. 过敏反应　偶见呼吸困难。罕见过敏性休克、血管神经性水肿、支气管痉挛、喉头水肿、肺水肿。

10. 其他　可见发热。还可见腰痛、胸痛、注射部位疼痛、体温过低（大剂量）。药液意外渗出至血管外可引起局部疼痛、炎性反应。

【相互作用】

1. 与利尿药合用可增加发生急性肾衰竭的风险，尤其大剂量使用碘造影剂时。

2. 与二甲双胍合用可能出现功能性肾衰竭和乳酸性中毒。

【药动学】本品经血管注射后，可分布于血管内和间质中，分布容积为 0.2L/kg。本品经肾小球滤过，以原形迅速随尿液排出，8 小时可达 98%。肾衰竭患者经胆道途径排出。半衰期为 1.8 小时。

【观察指标】

1. 尿路造影或血管造影前须进行甲状腺放射性核素扫描或放射性碘检查，因碘可短暂滞留于甲状腺中。

2. 监测尿蛋白、肾功能、血清电解质、血清渗透压、血清蛋白、凝血功能、全血细胞计数。

【用药宣教】

1. 应在禁食的条件下以本品进行造影检查。

2. 检查前应避免脱水，尤其是婴儿。

3. 含碘造影剂可引起轻微的、严重或致命的不良反应，通常于给药初期发生，有时亦可于后期发生，且通常发生于有过敏史的患者，如风疹、哮喘、花粉热、湿疹、多种食物或药物过敏，或预先使用碘造影剂检查期间有特殊敏感史者。碘试验或同时进行的其他试验无法检测出这些不良反应。

碘番酸

【类别】碘化 X 线造影剂。

【作用机制】本品为有机碘化合物。本品进入胆囊后使胆囊较周围软组织结构吸收更多的 X 线，在 X 线照射下形成密度对比而显影。口服后主要经肝脏分泌，进入具有浓缩功能的胆囊，经浓缩后可在 X 线下显示胆囊形态和功能。

【适应证】用于胆囊及胆管造影。

【禁用与慎用】

1. 对碘过敏者禁用。

2. 严重肝病（如肝炎、肝硬化）患者禁用。

3. 严重肾病（如严重肾功能不全、急慢性肾炎、尿毒症）患者禁用。

4. 胃肠道病变（如急性胃肠炎、幽门梗阻、肠道吸收不良）患者（可影响造影剂吸收）禁用。

5. 胆囊炎急性发作患者禁用。

6. 胆囊胆道手术后患者禁用。

7. 严重甲状腺功能亢进者禁用。

8. 有过敏性疾病（如哮喘）史者、脱水患者（尤其老年人或肝、肾病患者）、肾功能不全者、冠心病患者、胆管炎患者、甲状腺功能亢进者、高尿酸血症患者、哺乳期妇女慎用。

【给药途径和剂量】

1. 剂量

（1）成年人

1）胆囊造影。①常规法胆囊造影：造影前日晚餐后开始服药，每 5 分钟 0.5g，共服 3g；服药后 14 小时开始摄片；如胆囊显影，16 小时后再摄片 1 次，以观察胆囊收缩状态，进行胆囊收缩功能检查；如胆囊显影不良，则延长观察时间，20 小时后仍不显影，即可停止检查。②双剂量法胆囊造影：口服本品 6g，以增强胆囊显影效果。检查方法同常规法。本法虽可提高胆囊显影效果，但肝、肾功能不全者应慎用。③胆囊收缩功能检查：常规胆囊造影后，服用高脂肪餐，并于餐后 1 小时及 2 小时摄片。胆囊功能正常者可缩小，还可能使胆囊管及胆总管显影。

2）胆管造影。服用本品 3g，按常规法进行胆囊造影。胆囊显影后，口服脂肪餐以使胆囊收缩。服脂肪餐后 20 分钟、30 分钟及 60 分钟摄片。

（2）儿童：体重＜13kg 者，口服 150mg/kg；体重为 13～23kg 者，口服 2g；体重≥23kg 者，口服 3g。

2. 给药途径　口服给药。

【不良反应】

1. 代谢/内分泌系统　可见甲状腺功能亢进、甲状腺危象。

2. 泌尿生殖系统　可见排尿灼痛、排尿困难。偶见急性肾衰竭（主要见于严重肝脏病变、胆管阻塞或脱水时）。还可见尿频、肾功能不全。尚有多发性骨髓瘤患者出现少尿的个案报道。

3. 神经系统　偶见头晕、头痛。

4. 消化系统　可见恶心、呕吐、胃部烧灼感、腹部绞痛、腹泻。可见血清胆红素升高。

5. 血液系统　可见延缓型血清病（罕见发热、皮疹、关节痛）。有血小板减少、紫癜的报道。

6. 过敏反应　少数患者可见瘙痒、皮疹、荨麻疹、皮肤水肿及其他碘过敏反应。有碘疹、红斑的个案报道。

【相互作用】

1. 与考来烯胺合用可阻碍本品从肠道吸收，导致胆囊显影淡，甚至不显影。

2. 与其他造影剂合用可发生急性肾衰竭。

【药动学】本品口服后在胃内不溶解，在小肠内溶于碱性肠液中，依靠被动弥散透过肠黏膜吸收。主要与血浆白蛋白结合，蛋白结合率高。经肝脏代谢，主要转化为不透 X 线的葡萄糖醛酸结合物（糖苷体），此类糖苷体随胆汁排入肠道后不再被吸收。口服本品后 4 小时可在胆囊内出现，14～19 小时胆囊显影最佳。肝外胆管可在服脂肪餐后 15～30 分钟胆囊收缩时显影。本品主要随尿液及粪便排泄，且取决于与血浆白蛋白的结合率和肝、肾功能状况。当蛋白结合率低或肝功能不全时，生成的糖苷体少，则主要经肾排泄，从而增加肾脏毒性。通常 24 小时内可排出 50%，全部排出需 5 日以上。

【观察指标】用药前、用药后应进行肾功能、全血细胞计数检查。

【用药宣教】在 X 线检查前 10～15 小时（一般为造影前日晚餐）进食低脂或无脂饮食后服用本品，其后禁食，但宜多饮水。摄 X 线片前宜清洁灌肠，排除肠道内存留的粪便和造影剂，但禁用泻药清洁肠道。

碘佛醇

【类别】碘化 X 线造影剂。

【妊娠安全等级】B。

【作用机制】碘佛醇通过放射线有效性的增加而增强扫描。密度增强的程度与注射剂量中的含碘量直接相关。

【适应证】

1. 碘佛醇 320　用于成年人心血管系统的血管造影（包括脑动脉、冠状动脉、外周动脉、内脏动脉、主动脉、静脉和左心室造影）、头部和体部 CT 增强扫描、排泄性尿路造影；儿童心血管造影、头部和体部 CT 增强扫描、排泄性尿路造影。

2. 碘佛醇 350　用于成年人冠状动脉、外周动脉、内脏动脉、静脉和心室造影，以及头部和体部 CT 增强扫描、排泄性尿路造影；儿童心血管造影。

【禁用与慎用】

1. 对本品有过敏史者禁用。

2. 明显的甲状腺疾病患者禁用。

3. 孕妇禁用。

4. 已知或疑似嗜铬细胞瘤患者慎用。

5. 严重动脉硬化、严重高血压、心力衰竭、老年人、近期发生过脑血栓或栓塞、偏头痛的患者脑动脉造影时应慎用。

6. 血栓闭塞性脉管炎、严重缺血性疾病伴向上蔓延性感染的患者外周血管造影时应慎用。

7. 疑似有血栓形成、静脉炎、严重缺血疾病、局部感染或静脉系统严重阻塞的患者静脉造影时应慎用。

8. 严重肾功能不全、合并肝肾疾病、重度甲状腺毒症、骨髓瘤、无尿患者慎用。

9. 哺乳期妇女慎用。

【给药途径和剂量】

1. 成年人

（1）脑动脉造影：动脉给药。碘佛醇 320：通常颈动脉或椎动脉剂量为 2～12ml；主动脉弓注射同时显影 4 根血管需 20～50ml。如必要，可重复注射。总剂量不应超过 200ml。

（2）冠状动脉造影、左心室造影：动脉给药。碘佛醇 320 或碘佛醇 350：左冠状动脉剂量为 8ml（2～10ml）；右冠状动脉剂量为 6ml（1～10ml）；左心室剂量为 40ml（30～50ml）。如必要，可重复注射。总剂量不应超过 250ml。

（3）外周动脉造影：动脉给药。碘佛醇 320 或碘佛醇 350：主动脉髂动脉及以下分支剂量为 60ml（20～90ml）；髂总动脉、股动脉剂量为 40ml（10～50ml）；锁骨下动脉、肱动脉剂量为 20ml（15～30ml）。如必要，可重复注射。总剂量不应超过 250ml。

（4）内脏动脉造影、主动脉造影：动脉给药。碘佛醇 320 或碘佛醇 350：主动脉剂量为 45ml（10～80ml）；腹动脉剂量为 45ml（12～60ml）；肠系膜上动脉剂量为 45ml（15～60ml）；肾动脉或肠系膜下动脉剂量为 9ml（6～15ml）。如必要，可重复注射。总剂量不应超过 250ml。

（5）静脉造影：静脉给药。碘佛醇 320 的剂量为 50～100ml；碘佛醇 350 的剂量为 20～100ml。最高剂量不应超过 250ml。操作后，静脉系统应给予氯化钠注射液或 5%葡萄糖注射液冲洗，并按摩和抬高下肢，以利于造影剂的清除。

（6）静脉数字减影血管造影：静脉给药。碘佛醇 320：通常剂量为 30～50ml。如必要，可重复注射。总剂量不应超过 250ml。可于中心静脉或外周静脉注射。中心静脉注射速率通常为 10～30ml/s，外周静脉注射速率通常为 12～20ml/s。操作后，静脉系统应给予氯化钠注射液或 5%葡萄糖注射液（20～25ml）冲洗，以利于造影剂的清除。

（7）静脉 CT 增强扫描：静脉给药。碘佛醇 320 或碘佛醇 350：①头部 CT 扫描：通常剂量为 50～150ml，不应超过 150ml，给药后应立即进行 CT 扫描。②体部 CT 扫描：弹丸式注射 25～75ml 或快速静脉滴注 50～150ml 或两者结合。通常不应超过 150ml，给药后应立即进行 CT 扫描。

（8）排泄性尿路造影：静脉给药。碘佛醇 320 或碘佛醇 350：常规剂量为 1.5～2.0ml/kg。如常规剂量无法得到预期结果（如老年患者或肾功能不全者），则可使用高剂量造影剂。给药时间通常为 1～3 分钟。碘佛醇 320 的最高剂量为 150ml，碘佛醇 350 的最高剂量为 140ml。

2. 儿童

（1）心血管造影：心室注射。碘佛醇 320 或碘佛醇 350：通常单次剂量为 1.25ml/kg（范围为 1～1.5ml/kg），多次给药的总剂量不超过 5ml/kg。总剂量不得超过 250ml。

（2）CT 静脉增强扫描：静脉给药。碘佛醇 320：①头部 CT 扫描：剂量为 1～3ml/kg。②体部 CT 扫描：剂量为 2ml/kg（范围为 1～3ml/kg）。

（3）排泄性尿路造影：静脉给药。碘佛醇 320：通常剂量为 1～1.5ml/kg（范围为 0.5～3ml/kg），可根据年龄和体重调整剂量。总剂量不应超过 3ml/kg。

【配伍禁忌】尚不明确。

【不良反应】

1. 心血管系统　心搏骤停、心肌梗死、心律失常、房室传导阻滞（包括完全性房室传导阻滞）、结性心律、心动过缓、心绞痛、心悸、心脏损伤、假性动脉瘤、ST 段压低、血压降低、高血压、低血压、血管痉挛（包括动脉痉挛）、血管舒张、血压波动、血管损伤。

2. 代谢/内分泌系统　酸中毒。

3. 呼吸系统　鼻炎、喉水肿、缺氧、肺水肿、呼吸困难、咳嗽、打喷嚏、鼻塞、过度通气。

4. 肌肉骨骼系统　肌无力、肌肉痉挛、背痛。

5. 泌尿生殖系统　肾绞痛、多尿、尿潴留。上市后还有急性肾损伤的报道。

6. 神经系统　眩晕、脑梗死、失语、震颤、头晕、晕厥、头痛、感觉异常、定向障碍、血管迷走神经反应、言语障碍。

7. 精神　幻觉、焦虑。

8. 消化系统　恶心、呕吐、腹痛、吞咽困难、口干、味觉障碍。

9. 皮肤　荨麻疹、皮疹、瘙痒、面部肿胀、多汗、红斑、面部潮红。上市后还有急性泛发性发疹性脓疱病（AGEP）的报道。

10. 眼　视物模糊、结膜炎、眶周水肿。上市后还有一过性皮质盲的报道。

11. 耳　耳鸣。

12. 过敏反应　过敏样休克（伴多器官衰竭和心搏呼吸骤停）、过敏性休克。

13. 其他　疼痛（包括胸痛）、注射部位疼痛和血肿、寒战、发热、肿胀、虚弱、不适、疲乏。

【相互作用】有肝功能异常者服用胆囊造影剂后血管内注射含碘造影剂引起肾毒性的报道。

【药动学】快速静脉注射本品后，血管内碘浓度立即达峰值，并于5～10分钟迅速下降，血管内的消除半衰期约为20分钟。健康受试者血管内给予本品后，药动学呈开放、二室模型，且符合一级消除（快速分布相和缓慢的消除相）。本品不与血浆或血清蛋白结合，不发生代谢。本品血管内给药后主要经肾脏排泄，给药后24小时内排泄量大于给药量的95%，给药后2小时尿液中药物浓度达峰值；随粪便的排泄量可忽略不计。健康受试者分别接受50ml和150ml的碘佛醇320，消除速率与剂量无关，生物半衰期均为1.5小时，平均尿排泄半衰期分别为118分钟（范围为105～156分钟）和105分钟（范围为74～141分钟）。肾功能不全者的消除半衰期延长。

【用药宣教】

1. 本品不得用于鞘内注射，有鞘内注射含碘造影剂引起严重不良反应（包括惊厥、脑出血、昏迷、瘫痪、蛛网膜炎、急性肾衰竭、心脏停搏、癫痫发作、横纹肌溶解、高热、脑水肿）的报道。

2. 血管注射时，建议含碘造影剂的温度应等于或接近体温。

碘海醇

【类别】碘化X线造影剂。

【妊娠安全等级】B。

【作用机制】本品为非离子型单体水溶性碘造影剂。其渗透压与血浆接近，黏度适中，易于注射。临床血管造影和尿路造影都证明其毒性比离子型造影剂小，并且能较完全地应用于脊髓造影，究其原因是非离子型造影剂对肥大细胞刺激性弱，组胺释放少，不易引起过敏反应。本品血管扩张作用弱，不易引起低血压，对血管内皮损伤小，不易形成血栓。对心、肾功能影响小。毒性低于甲泛葡胺。

【适应证】用于心血管造影、动脉造影、尿路造影、静脉造影、椎管（颈、胸和腰段）造影、经椎管蛛网膜下腔注射后CT脑池造影、关节造影、内镜逆行性胰胆管造影（ERCP）、疝或瘘管造影、子宫输卵管造影、涎腺造影、经皮经肝胆管造影（PTC）、窦道造影、胃肠道造影、T形管造影、CT增强检查、数字减影血管造影（DSA）。

【超说明书用药】尚不明确。

【禁用与慎用】

1. 对本品过敏者禁用。

2. 严重甲状腺毒症患者禁用。

3. 有癫痫病史者禁止在蛛网膜下腔使用本品。

4. 因严重局部感染或全身感染可能形成菌血症的患者禁止脊髓造影。

5. 临月经前或月经期间、生殖道及外生殖器感染者禁止子宫输卵管造影。

6. 有过敏史、哮喘病史或对碘造影剂有不良反应史者慎用。

7. 非淋巴细胞白血病患者慎用。

8. 甲状腺疾病患者慎用。

9. 严重肝、肾功能不全者慎用。

10. 严重心脏病、肺动脉高压患者慎用。

11. 急性脑病、脑瘤或有癫痫病史者慎用。

12. 异型球蛋白血症（包括多发性骨髓瘤、巨球蛋白血症）患者慎用。

13. 纯合子镰状细胞病患者慎用。

14. 慢性酒精中毒患者进行脊髓造影时应谨慎。

15. 多发性硬化患者进行脊髓造影时应谨慎。

16. 已知或疑似嗜铬细胞瘤患者慎用。

17. 心力衰竭患者慎用。

18. 晚期动脉硬化、严重动脉高压、近期脑栓塞或血栓形成、心脏失代偿、临床状态差的患者、老年人进行脑动脉造影时应谨慎。

19. 血栓闭塞性脉管炎或与严重局部缺血相关的上行性感染患者进行血管造影时应谨慎。

【给药途径和剂量】

1. 剂量

（1）成年人

1）心血管造影：动脉注射。①左心室和主动脉根造影：碘海醇350，剂量为一次30～60ml。②选择性冠状动脉造影：碘海醇350，剂量为一次4～8ml。

2）动脉造影：动脉注射。①主动脉与血管造影：碘海醇300，剂量为一次30～40ml。②选择性脑动脉造影：碘海醇300，剂量为一次5～10ml；碘海醇350，剂量为一次40～60ml。③下肢动脉造影：碘海醇300或碘海醇350，剂量为一次30～50ml。④其他动脉造影：碘海醇300，剂量取决于检查类型。

3）尿路造影：静脉注射。碘海醇300或碘海醇350，剂量为40～80ml，大剂量尿路造影时可大于 90ml。

4）下肢静脉造影：静脉注射。碘海醇 300，单腿剂量为 20～100ml。

5）椎管造影：注射给药。颈脊髓造影：①颈侧面穿刺：碘海醇 240，剂量为 6～10ml；碘海醇 300，剂量为 6～8ml。②腰椎穿刺：碘海醇 240，剂量为 10～12ml；碘海醇 300，剂量为 7～10ml。腰及胸脊髓造影：腰椎穿刺。碘海醇 180，剂量为 10～15ml；碘海醇 240，剂量为 8～12ml。CT 脑室造影：腰椎穿刺。碘海醇 180，剂量为 5～15ml；碘海醇 240，剂量为 4～12ml。总碘量不应超过 3g。

6）关节造影：注射给药。碘海醇 240，剂量为 5～20ml；碘海醇 300，剂量为 5～15ml；碘海醇 350，剂量为 5～10ml。

7）内镜逆行胰管、胆管或胰管联合造影：注射给药。碘海醇 240，剂量为 20～50ml。

8）疝囊造影：注射给药。碘海醇 240，剂量为 50ml。

9）子宫输卵管造影：注射给药。碘海醇 240，剂量为 15～50ml；碘海醇 300，剂量为 15～25ml。

10）涎腺造影：注射给药。碘海醇 240 或碘海醇 300，剂量为 0.5～2ml。

11）胃肠道造影：口服给药。碘海醇 180 或碘海醇 350，剂量为 10～200ml。

12）CT 增强检查

A. 口服给药。用水稀释至 6mg/ml（以碘计），剂量为一次 800～2000ml。

B. 静脉注射。碘海醇 140，剂量为 100～400ml；碘海醇 240，剂量为 100～250ml；碘海醇 300，剂量为 100～200ml；碘海醇 350，剂量为 100～150ml。总碘量通常为 30～80g。

13）DSA

A. 静脉注射。碘海醇 300 或碘海醇 350，剂量为一次 20～60ml。

B. 动脉注射。碘海醇 140、碘海醇 240 或碘海醇 300，剂量为一次 1～15ml。偶尔可增大剂量，最高剂量为 30ml。

（2）儿童

1）心血管造影：动脉注射。碘海醇 300 或碘海醇 350，剂量取决于年龄、体重和病情，最高剂量为 8ml/kg。

2）尿路造影：静脉注射。①体重＜7kg 的儿童，碘海醇 240，剂量为 3ml/kg；碘海醇 300，剂量为 2ml/kg。②体重＞7kg 的儿童，碘海醇 240，剂量为 4ml/kg；碘海醇 300，剂量为 3ml/kg。最高剂量为 40ml。

3）椎管造影：注射给药。①2 岁以下儿童，碘海醇 180，剂量为 2～6ml。②2～6 岁儿童，碘海醇 180，剂量为 4～8ml。③6 岁以上儿童，碘海醇 180，剂量为 6～12ml。④总碘量不应超过 3g。

4）直肠造影：口服给药。用水稀释至 6mg/ml（以碘计），剂量视具体情况而异。

5）CT 增强检查

A. 口服给药。用水稀释至 6mg/ml（以碘计），剂量为一次 15～20ml。

B. 静脉注射。碘海醇 300，剂量为 1.5～2ml/kg。总碘量通常为 30～80g。

2. 给药途径　注射给药或口服给药。

【配伍禁忌】尚不明确。

【不良反应】

1. 心血管系统　低血压、高血压、肺动脉楔压增加。动脉注射可引起心功能减退、心肌缺血。冠状动脉、脑动脉或肾动脉注射可引起动脉痉挛并导致局部出血。静脉造影可引起血栓性静脉炎、静脉内血栓形成。血管注射可引起心律失常（包括心动过缓、心动过速）、心绞痛、心力衰竭、心脏停搏、血管迷走反射、心脏传导阻滞。

2. 代谢/内分泌系统　甲状腺疾病患者可出现暂时性甲状腺功能亢进。血管注射可引起低血糖。有碘造影剂引起甲状腺功能减退或短暂性甲状腺抑制的报道。

3. 呼吸系统　血管注射可引起呼吸困难、鼻炎、咳嗽、喉炎、鼻塞、呼吸暂停。有肺水肿的个案报道。

4. 肌肉骨骼系统　关节痛、下肢疼痛、痛性痉挛、关节炎、肌无力。鞘内注射可引起背痛、颈痛、僵硬。血管注射可引起颈强直。关节造影可引起关节肿胀。

5. 泌尿生殖系统　肌酐升高、肾衰竭。鞘内注射可引起排尿困难。

6. 免疫系统　过敏样反应（如呼吸困难、皮疹、红斑、荨麻疹、瘙痒、血管神经性水肿、喉头水肿、支气管痉挛、肺水肿）。

7. 神经系统　晕厥、头痛、眩晕、嗜睡、感觉异常（如灼烧感、热感、暂时性金属味觉）、癫痫发作、短暂性运动障碍、短暂性感觉障碍、短暂性意识模糊、短暂性皮质盲、惊厥、昏迷。有蛛网膜下出血的个案报道。鞘内注射可引起头晕、假性脑膜炎、化学性脑膜炎、感染性脑膜炎、短暂性脑功能失调、脑电图改变、神经痛、张力亢进。血管注射可引起言语功能障碍、轻偏瘫、短暂性脑缺血发作、脑梗死、眼球震颤。体腔造影可引起震颤。脊髓造影可引起认知功能损害。有脑室注射引起脑病进展的个案报道。

8. 精神　血管注射可引起焦虑。

9. 消化系统　腹部不适、腹痛、恶心、呕吐、碘中毒性腮腺炎（表现为腮腺肿胀和触痛）、胃肠胀气、腹泻。ERCP 可引起淀粉酶升高，有坏死性胰腺炎的个案报道。鞘内注射可引起食欲减退。血管注射可引起味觉异常（包括味觉倒错）、消化不良、口干。体腔造影可引起腹压。

10. 血液系统　凝血障碍。血管注射可引起贫血。

11. 皮肤　多形性渗出性红斑、中毒性表皮坏死松解症、面红、瘙痒、风疹、荨麻疹。鞘内注射可引起多汗。血管注射可引起紫癜、脓肿、皮疹。体腔造影可引起皮肤肿胀。

12. 眼　鞘内注射可引起畏光、幻视。血管注射可引起视觉异常（包括视物模糊、闪光）。

13. 耳　鞘内注射可引起耳鸣。

14. 其他　发热、寒战、碘中毒、疼痛、注射部位反应（血肿、局部疼痛、外周感觉异常、根性疼痛）、胸痛、休克、不适。鞘内注射可引起沉重感。

【相互作用】

1. 与二甲双胍合用可导致糖尿病患者出现乳酸性酸中毒。

2. 2 周内使用白细胞介素-2 可使延迟反应（感冒样症状和皮肤反应）的发生风险增加。

【药动学】本品不被器官吸收，蛋白结合率小于 2%。静脉注射后 1 小时内尿液中药物浓度达峰值，且尿液中无代谢物，24 小时内几乎全部以原形随尿液排泄。

【观察指标】给予大剂量的碘海醇 350 期间，应持续监测生命体征。

【用药宣教】

1. 接受造影剂前后应确保患者有良好的水电解质平衡。

2. 接受造影剂前后患者体内应保证充足水分，尤其是多发性骨髓瘤、糖尿病、肾功能不全者及婴幼儿和老年人。

3. 造影前 2 小时应禁食。

4. 鞘内注射后 24 小时内不应驾驶车辆和操作机械。

碘化油

【类别】碘化 X 线造影剂。

【作用机制】本品注入机体后因其较周围软组织结构吸收更多的 X 线，从而在 X 线照射下形成密度对比，显示出所在腔道的形态结构。

碘为合成甲状腺激素的原料。治疗量和预防量碘剂可弥补食物中碘的不足，使甲状腺素的合成和分泌保持或逐渐恢复至正常水平，腺体随之缩小，从而治疗地方性甲状腺肿。

【适应证】

1. 用于支气管、子宫、输卵管、鼻窦、腮腺管及其他腔道和瘘管的造影。

2. 用于预防和治疗地方性甲状腺肿和地方性克汀病等碘缺乏病。

3. 用于治疗肝恶性肿瘤栓塞。

【禁用与慎用】

1. 对碘过敏者禁用。

2. 严重心、肝、肺病或急性支气管炎患者禁用。

3. 甲状腺功能亢进、甲状腺肿瘤或老年结节性甲状腺肿患者禁用。

4. 近期大咯血、急性呼吸道感染、肺炎、严重肺功能低下患者禁用本品做支气管造影。

5. 经期、其他子宫出血或孕妇（可致流产）禁用本品做子宫、输卵管造影。

6. 发热患者禁用。

7. 体质极度衰弱者禁用。

8. 有其他药物、食物过敏史或过敏性疾病者慎用。

9. 活动性肺结核患者慎用。

10. 子宫癌（可能导致扩散）、子宫结核（易引起本品反流入血管而导致肺动脉碘油栓塞）患者慎用本品做子宫、输卵管造影。

11. 口腔疾病患者慎用本品口服制剂（可致唾液腺肿胀，触痛，口腔、咽喉部烧灼感、金属味，牙和牙龈疼痛，唾液分泌增加）。

12. 严重胃肠道溃疡患者慎用。

13. 孕妇、哺乳期妇女慎用。

【给药途径和剂量】

1. 成年人

（1）造影

1）支气管造影：经气管导管直接注入气管或支气管腔内，单侧一次 15～20ml（40%），双侧共 30～40ml。注入宜缓慢，并采用适当体位使各叶支气管充盈。

2）子宫、输卵管造影：经宫颈管直接注入子宫腔内，一次5～20ml（40%）。

3）多种腔道、窦道、瘘管造影：依据病灶大小斟酌用量直接注入。

（2）地方性甲状腺肿：肌内注射。一次1g（以碘计）或3ml（30%）。注射1次可维持药效5年。

（3）肝恶性肿瘤栓塞：动脉插管给药。在肝肿瘤供血动脉做选择性插管，或肝总动脉插管，将与抗癌药混匀的本品5～10ml注入。

2. 儿童

（1）造影：支气管造影，小儿用量酌减，用法同成年人。

（2）地方性甲状腺肿：肌内注射。1岁以下儿童，一次0.125g（以碘计）；1～4岁儿童，一次0.25g；5～9岁儿童，一次0.75g；10岁以上儿童用量同成年人。注射1次可维持药效5年。

【配伍禁忌】尚不明确。

【不良反应】

1. *心血管系统*　罕见动脉周围炎。

2. *代谢/内分泌系统*　可见甲状腺功能亢进、高钙血症（表现为神志模糊、心律失常、手足麻木刺痛、下肢沉重无力）。

3. *呼吸系统*　碘剂可促使结核病灶恶化。子宫、输卵管造影可能引起本品进入血管，出现肺动脉栓塞。

4. *肌肉骨骼系统*　不常见关节疼痛。

5. *泌尿生殖系统*　子宫、输卵管造影可能引起本品进入血管，出现盆腔粘连、结核性盆腔脓肿恶化。

6. *免疫系统*　不常见淋巴结肿大。

7. *神经系统*　少见脊髓意外。有脑栓塞的个案报道。

8. *消化系统*　不常见腹泻、恶心、呕吐、胃痛等消化不良反应。

9. *血液系统*　不常见嗜酸性粒细胞增多（包括白血病样嗜酸性粒细胞增多）。

10. *过敏反应*　偶见碘过敏反应，在给药后即刻或数小时发生，主要表现为皮肤红斑、风团、血管神经性水肿，呼吸道黏膜刺激、肿胀和分泌物增多，发热，不适等症状。

11. *其他*　①本品进入肺泡、腹腔等组织内可引起异物反应，生成肉芽肿。②本品对组织刺激轻微，一般不引起局部症状，但进入支气管可刺激黏膜引起咳嗽，析出游离碘后刺激性增大，且易发生碘中毒。③长期服用可见口腔或咽喉部烧灼感、金属味、流涎、牙和牙龈疼痛、胃部不适、剧烈头痛等碘中毒症状。④造影中常见一过性碘油粟粒，尤其使用高剂量或剂量不当时。

【相互作用】

1. 与利尿药合用可增加发生急性肾衰竭的风险，尤其大剂量使用碘造影剂时。

2. 与二甲双胍合用可能出现功能性肾衰竭和乳酸性中毒。

3. 先前静脉给予白细胞介素-2的患者发生造影剂不良反应（如皮疹、低血压、少尿，甚至肾衰竭）的风险增加。

4. 与甲状腺药物、锂盐合用可致甲状腺功能低下、甲状腺肿大。

5. 与血管紧张素转换酶抑制剂、保钾利尿药合用可致高钾血症。

6. β肾上腺素受体阻滞剂可代偿性掩盖碘造影剂引起的心血管反应（如高血压、休克）。

7. 与^{131}I合用可减少甲状腺组织对^{131}I的摄取。

【药动学】口服后与植物油同样在肠道碱性消化液辅助下吸收入血液内，但部分药物可在肠道内脱碘，并呈无机碘状态吸收。亦可经皮肤进入体内，在血液中碘以无机碘离子形式存在，由肠道吸收的碘约30%被甲状腺摄取，其余主要经肾脏排出，少量随乳汁和粪便排出，极少量经皮肤与呼吸排出。肌内注射后较长期潴留在局部组织内，持续而均衡地释放碘进入血液，注射含碘30%的本品2ml可维持有效血药浓度（6～8μg/dl）达2年以上。

注入支气管和子宫、输卵管内几乎不被吸收，绝大部分直接由注入部位排出体外。少量药物残留在肺泡内可长达数月至数年之久，可引起组织异物反应，形成肉芽肿，部分由吞噬细胞吞噬，但相当缓慢。进入腹腔内的少量药物主要由吞噬细胞缓慢吞噬，一般需数月至数年。

口服本品后，碘主要潴留在甲状腺和脂肪组织内，随着脂肪分解过程缓慢释碘，其他脏器含量极少。肌内注射本品后主要潴留原处，缓慢释碘入血后主要分布于甲状腺和脂肪组织内，并在脂肪组织内形成“第二碘库”。吸收入血内的药物在脂解过程中释放出碘，血浆内每小时脱碘约12%。口服后最初数日随尿和粪便排泄较快，48小时内以无机碘形式从随尿排出约48%，1周后趋于稳定，半衰期约为1.6个月。肌内注射后排泄缓慢，最初3日仅排出所给剂量的（0.41±0.22）%，约 1 周达排泄高峰，随后迅速减慢，至 7～10 周趋于稳定，半衰期约为 5.7 个月。

注入支气管内的药物于 3～4 小时 60%～80% 从气管咳出，于 1～2 日内基本排完。

注入子宫输卵管内的药物大部分经阴道排出。小部分经输卵管进入腹腔缓慢吸收。

【用药宣教】支气管造影结束后利用体位引流并鼓励患者咳出造影剂，不得咽下。若有大量药物误入消化道，宜采用机械刺激催吐或洗胃吸出，以免碘中毒。

碘帕醇

【类别】碘化 X 线造影剂。

【作用机制】本品为非离子型造影剂，与其结合的碘能吸收 X 线，故 X 线显像时本品能使 X 线分布之处的身体组织显影，从而使身体内部结构更清晰可见。

【适应证】

1. 用于脊髓神经根造影、脑池和脑室造影。
2. 用于血管造影：脑动脉造影、冠状动脉造影、胸主动脉造影、腹主动脉造影、心血管造影、选择性内脏动脉造影、周围动脉造影、静脉造影、数字减影血管造影（脑动脉、周围动脉及腹部动脉）。
3. 用于静脉尿路造影。
4. 用于关节造影、瘘管造影。
5. 用于 CT 增强扫描。

【禁用与慎用】

1. 严重局部或全身感染，且可能伴菌血症的患者禁止脊髓造影。
2. 急性炎症患者及孕妇禁止生殖道放射学检查。
3. 有过敏史者慎用。
4. 有癫痫病史者慎用。
5. 严重肾功能不全者慎用。
6. 无尿患者慎用。
7. 已知或疑似嗜铬细胞瘤患者慎用。
8. 充血性心力衰竭患者慎用。
9. 疑似血栓形成、静脉炎、严重缺血性疾病、局部感染、静脉完全阻塞者行静脉造影时应谨慎。
10. 伴肺动脉高压、心功能不全的发绀新生儿慎行右心造影。
11. 哺乳期妇女慎用。

【给药途径和剂量】

1. *剂量*

（1）脊髓神经根造影、脑池和脑室造影：注射给药，碘帕醇 200～300，单次 5～15ml。

（2）脑血管造影：注射给药，碘帕醇 300，弹丸式注射，单次 5～10ml。

（3）冠状动脉造影：动脉给药，碘帕醇 370，弹丸式注射，单次 8～15ml。

（4）胸主动脉造影、腹主动脉造影、心血管造影：动脉给药，碘帕醇 370，单次 1～1.2ml/kg。

（5）选择性内脏动脉造影：动脉给药，碘帕醇 300～370，剂量取决于检查需要。

（6）周围动脉造影：动脉给药，碘帕醇 300～370，单次 40～50ml。

（7）静脉造影：静脉给药，碘帕醇 300，单次 30～50ml。

（8）数字减影血管造影：注射给药，碘帕醇 150～370，剂量取决于检查需要。

（9）静脉尿路造影：静脉给药，碘帕醇 300～370，单次 30～50ml。

（10）关节造影、瘘管造影：注射给药，碘帕醇 300，剂量取决于检查需要。

（11）CT 增强扫描：静脉给药，碘帕醇 300～370，单次 0.5～2ml/kg。可做静脉滴注或静脉弹丸式注射，亦可两者并用。

2. *给药途径*　注射给药。

【配伍禁忌】尚不明确。

【不良反应】

1. *心血管系统*　血管内给药可见血管扩张、低血压、心肌缺血、心肌梗死、心力衰竭、心绞痛、心搏骤停、呼吸骤停、高血压、循环衰竭、动脉痉挛、血栓栓塞、心室前负荷增加、心电图改变、血栓性静脉炎、潮红、心律失常、血栓形成（动脉或静脉）。

2. *代谢/内分泌系统*　血管内给药可见酸中毒、电解质紊乱。

3. *呼吸系统*　血管内给药可见呼吸窘迫（包括急性呼吸窘迫综合征）、哮喘、咽喉发紧、咳嗽、打喷嚏、鼻炎、喉水肿、呼吸困难、呼吸暂停、窒息、气哽、呼吸节律失常、肺水肿、呼吸衰竭、鼻塞、咳嗽增加、胸部发紧、鼻炎。

4. *肌肉骨骼系统*　血管内给药可见肌肉不自主收缩、背痛、肌痉挛、骨骼肌肉痛、肌肉痛性痉挛、肌无力。鞘内给药可见肢端疼痛。上市后还有阵发性痉挛的报道。

5. *泌尿生殖系统*　血管内给药可见一过性肾损伤、急性肾衰竭、无尿、少尿、血尿、尿潴留、尿失禁、尿道疼痛。

6. 免疫系统　过敏反应。

7. 神经系统　头痛、惊厥、意识丧失。血管内给药可见晕厥、一过性脑缺血发作、健忘、意识减弱、昏迷、感觉异常、头晕、麻痹、震颤、嗜睡、轻瘫、意识模糊、手臂麻刺、血管迷走神经反应。上市后还有定向力障碍、共济失调、张力过高、张力过低、言语障碍、脊髓炎、周围神经病（如运动感觉障碍、马尾综合征）、获得性脑积水、运动障碍、面神经痛、感觉过敏、坐骨神经痛、反射亢进、反射减退、发射消失、无菌性脑（脊）膜炎、假性脑（脊）膜炎、神经根炎、颈根痛、吉兰-巴雷综合征。有鞘内注射出现脑膜刺激征的个案报道。

8. 精神　血管内给药可见精神错乱。上市后还有幻觉、人格分裂、抑郁、坐立不安、模仿言语、忧伤、激动、一过性精神病、易怒的报道。

9. 消化系统　恶心、呕吐。血管内给药可见食欲减退、味觉改变、严重干呕、腹痛、唾液分泌增加、唾液分泌减少、唾液腺增大。体腔给药可见血淀粉酶升高、胰腺炎。上市后还有腹泻、胃灼热的报道。

10. 血液系统　血管内给药可见血小板减少。上市后还有电解质异常的报道。

11. 皮肤　血管内给药可见发绀、史-约综合征、中毒性表皮坏死松解症（Lyell 综合征）、多形性红斑、面部水肿、荨麻疹、皮肤瘙痒、多汗、皮疹。

12. 眼　一过性皮质盲。血管内给药可见视觉障碍、流泪增加、眼痒、结膜炎、畏光、一过性失明、眶周水肿。上市后还有眼外肌障碍的报道。

13. 耳　血管内给药可见听力损伤、一过性耳聋加重。上市后还有耳鸣的报道。

14. 其他　给药部位反应（如疼痛、红斑、肿胀、刺激、发炎、坏死）。血管内给药可见发热、寒战、不适、疼痛、胸痛、胸闷、冷感、苍白、潮热、衰弱。上市后还有烧灼感、四肢厥冷的报道。

【相互作用】

1. 与双胍类药合用可增加乳酸性酸中毒的发生风险。

2. 有肝功能不全者口服胆囊造影剂后经血管内给予造影剂引起肾毒性的报道。

【药动学】本品经鞘内注射后，达峰时间为 90～150 分钟。本品具有高度水溶性、低血浆蛋白结合的特点，几乎只分布于细胞外，没有或仅有少量分布于细胞内。易与脑脊液混合，但不与脑脊液蛋白结合。能快速、完全地经脑脊液吸收入血浆。无明显代谢。绝大部分以原形经肾脏排泄。用药后 24 小时脑脊液中未检出本品。90%的给药量于 24 小时内经肾脏排泄。半衰期为 90～120 分钟。

【观察指标】监测肾功能。

【用药宣教】

1. 接受造影剂前后患者体内应充分水化，但已有疾病可因体液潴留而恶化（如充血性心力衰竭）的患者应谨慎水化。用药前应纠正水和电解质紊乱。

2. 用药前可预防性给予抗组胺药或皮质激素，以避免或减少过敏反应的发生。

3. 造影后 30～60 分钟必须严密观察患者有无延迟不良反应，做好急救的准备。

碘普罗胺

【类别】碘化 X 线造影剂。

【作用机制】本品为一种三碘化非离子型水溶性 X 线造影剂，其中产生造影作用的是三碘间苯二酸的一种衍生物，与其牢固结合的碘可吸收 X 线，从而实现显影。

【适应证】

1. 用于 CT 增强扫描、动脉造影、静脉造影、动脉数字减影血管造影（IA-DSA）、静脉数字减影血管造影（IV-DSA）、静脉尿路造影、内镜逆行性胰胆管造影（ERCP）、关节腔造影及其他体腔检查。

2. 碘普罗胺 370 可用于心血管造影。

【超说明书用药】尚不明确。

【禁用与慎用】

1. 对含碘造影剂过敏者禁用。

2. 明显甲状腺功能亢进者禁用。

3. 急性胰腺炎患者禁止 ERCP。

4. 急性盆腔炎患者及孕妇禁止子宫输卵管造影。

5. 对碘过敏、有造影剂过敏史、有含碘造影剂过敏史者慎用。

6. 过敏性疾病（如花粉症、支气管哮喘）患者慎用。

7. 癫痫阈值降低者（如有癫痫史者）慎用。

8. 高胱氨酸尿症患者（本品有引起血栓形成或栓塞的风险）慎用。

9. 肾功能不全者慎用。

10. 已知或怀疑有嗜铬细胞瘤的患者慎用。

11. 疑似血栓形成、静脉炎、严重缺血性疾病、局部感染、静脉血栓形成、静脉系统完全性阻塞患者进行静脉造影时应谨慎。

【给药途径和剂量】

1. 成年人

（1）CT 增强扫描：静脉注射。①全身 CT 扫描：注射剂量及速度取决于检查部位、诊断目的、所用 CT 机型和重建影像的时间。②头颅 CT 扫描：单次 1～2ml/kg（碘普罗胺 300）或 1～1.5ml/kg（碘普罗胺 370）。

（2）动脉造影：动脉注射。①上肢动脉造影：单次 8～12ml（碘普罗胺 300）。②下肢动脉造影：单次 20～30ml（碘普罗胺 300）。

（3）静脉造影：静脉注射。①上肢静脉造影：单次 15～30ml（碘普罗胺 300）。②下肢静脉造影：单次 30～60ml（碘普罗胺 300）。

（4）常规血管造影：注射给药。①主动脉弓造影：单次 50～80ml（碘普罗胺 300）。②选择性血管造影：单次 6～15ml（碘普罗胺 300）。③胸主动脉造影：单次 50～80ml（碘普罗胺 300 或碘普罗胺 370）。④腹主动脉造影：单次 40～60ml（碘普罗胺 300）。

（5）IA-DSA：动脉注射。可减少常规血管造影的剂量和浓度。

（6）IV-DSA：静脉注射。单次 30～60ml（碘普罗胺 300 或碘普罗胺 370）。注射速度：肘静脉为每秒 8～12ml，腔静脉为每秒 10～20ml，仅推荐用于躯干大血管显影。随后立即注射等渗 0.9%氯化钠注射液，以减少静脉内的造影剂量并用于诊断。

（7）静脉尿路造影：静脉注射。单次 1ml/kg（碘普罗胺 300）或 0.8ml/kg（碘普罗胺 370）。如需要，可增加剂量。

（8）ERCP：注射给药。剂量通常依赖于临床情况及需显影结构的大小。

（9）关节腔造影：注射给药。单次 5～15ml（碘普罗胺 300 或碘普罗胺 370）。

（10）其他体腔检查：注射给药剂量通常依赖于临床情况及需显影结构的大小。

（11）心血管造影：注射给药。①心室造影：单次 40～60ml（碘普罗胺 370）。②冠状动脉造影：单次 5～8ml（碘普罗胺 370）。

2. 儿童　静脉尿路造影：静脉注射。

新生儿（<1 个月）：单次 4ml/kg（碘普罗胺 300）或 3.2ml/kg（碘普罗胺 370）。

婴幼儿（1 个月至 2 岁）：单次 3ml/kg（碘普罗胺 300）或 2.7ml/kg（碘普罗胺 370）。

儿童（2～11 岁）：单次 1.5ml/kg（碘普罗胺 300）或 1.4ml/kg（碘普罗胺 370）。

青少年（11 岁以上）：同成年人用法与用量。

【配伍禁忌】尚不明确。

【不良反应】

1. 心血管系统　血管扩张、胸痛、心律失常、心脏停搏、心肌缺血、心悸、高血压、低血压、心肌梗死、心力衰竭、休克、血栓栓塞、血管痉挛、完全性房室传导阻滞、冠状动脉血栓形成、潮红、外周血管病变、晕厥、血管异常。上市后还有心室颤动、心房颤动、心绞痛的报道。

2. 代谢/内分泌系统　甲状腺疾病、甲状腺危象、甲状腺功能亢进。上市后还有使用碘造影剂引起甲状腺功能减退、短暂性甲状腺抑制的报道。

3. 呼吸系统　呼吸困难、呼吸功能不全、误吸、呼吸暂停、咳嗽增加、肺动脉高压、缺氧、咽炎、胸腔积液、咽痛、鼻出血。上市后还有急性呼吸窘迫综合征、哮喘的报道。

4. 肌肉骨骼系统　背痛、关节痛、肌肉骨骼疼痛、肌无力、颈痛、肢体疼痛、肌痉挛。

5. 泌尿生殖系统　肾功能损害、急性肾衰竭、尿急、血尿素升高、排尿困难、肾痛、尿潴留、尿崩。上市后还有血尿的报道。

6. 免疫系统　过敏反应、过敏样反应（支气管痉挛、喉痉挛、咽痉挛、流泪、打喷嚏、咳嗽、鼻炎、声音嘶哑、咽喉刺激、血管神经性水肿）。

7. 神经系统　头痛、头晕、血管迷走反应、意识模糊、感觉异常、感觉减退、嗜睡、昏迷、脑梗死、脑缺血、脑卒中、惊厥、意识丧失、健忘、震颤、言语障碍、轻瘫、麻痹、休克、张力亢进、共济失调、神经病、偏头痛。上市后还有眩晕、失语、张力减退、重症肌无力恶化的报道。

8. 精神　焦虑、情绪激动、坐立不安、激越。

9. 消化系统　恶心、呕吐、腹痛、吞咽困难、唾液腺肿大、腹泻、胰酶升高、胰腺炎、味觉异常、腹部不适、便秘、口干、消化不良、胃肠失调、胃肠疼痛、流涎、里急后重。乳酸脱氢酶升高。

10. 血液系统　血红蛋白升高、白细胞增多。

11. 皮肤　大疱性疾病（如史-约综合征、Lyell 综合征）、皮疹、红斑、多汗、发绀、皮肤瘙痒、荨麻疹、固定性药疹。上市后还有皮肤色素减退的报道。

12. 眼　视物模糊、视觉障碍、短暂性皮质盲、结膜炎、视野缺损。上市后还有瞳孔散大的报道。

13. 耳　听觉异常。上市后还有耳鸣的报道。

14. 其他　疼痛、水肿（包括脑水肿、肺水肿、外周水肿）、给药部位反应（包括疼痛、温热感、水肿、出血、血肿、红斑、皮疹。药液外渗可引起炎症、组织损伤、骨筋膜室综合征）、不适、寒战、苍白、体温波动、虚弱、烦渴、发热、黏膜病变（黏膜肿胀）、胸部不适。

【相互作用】

1. 与双胍类药（二甲双胍）合用可致乳酸性酸中毒的发生风险增加（尤其是肾功能不全者）。

2. 与精神安定药、抗抑郁药合用可降低癫痫发作的阈值，进而可能增加与造影剂有关的反应的发生风险。

3. 与白细胞介素合用可增加本品迟发型过敏反应（如发热、寒战、恶心、呕吐、皮肤瘙痒、皮疹、腹泻、低血压、水肿、少尿）的发生率。

4. 本品有引起过敏反应的风险，与β肾上腺素受体阻滞剂合用可能导致患者对常规剂量的肾上腺素（用于治疗过敏反应）失去应答。

5. 有肝功能不全者于口服胆囊造影剂后经血管给予造影剂引起肾毒性的报道。

【药动学】ERCP 经胆管和（或）胰管给药后，达峰时间为 1～4 小时，给予平均剂量（约 7.3g 碘）后最大血清碘水平约为经静脉给药的 1/40。本品经静脉给药后，分布于细胞外间隙，稳态时总分布容积约为 16L，蛋白结合率约为 1%。平均清除率为（106±12）ml/min，与肾脏清除率（102±15）ml/min 相当，故本品几乎全部经肾脏排泄。给药后 3 日内仅约 2%的本品随粪便排泄。经静脉给药后 3 小时内约 60%的剂量随尿液排泄，12 小时内平均回收剂量≥93%，24 小时内基本完全排泄。ERCP 经胆管和（或）胰管给药后尿碘血清浓度于 7 日内恢复至给药前水平。本品的终末半衰期约为 2 小时。

【观察指标】

1. 明显肾功能不全者、心功能不全者、身体状况较差者用药后应监测肾功能至少 3 日。

2. 推荐曾经或正暴露于本品的新生儿（尤其是早产儿），监测甲状腺功能。

3. 血管造影期间应监测心电图。

【用药宣教】

1. 用药前后应保证患者体内水分充足，尤其是多发性骨髓瘤、糖尿病、多尿症、少尿症、高尿酸血症患者及新生儿、婴幼儿、老年患者。

2. 患者应于用药前 2 小时禁食。

泛影葡胺

【类别】碘化 X 线造影剂。

【作用机制】本品中的泛影酸盐可产生对比作用，与其牢固结合的碘可吸收 X 线，注入人体后，能通过血液循环而使循环系统或泌尿系统显影，静脉或肌内注射本品还有利尿作用。

【适应证】

1. 用于静脉和逆行性尿路造影，脑、胸、腹及四肢血管造影，静脉造影，关节腔造影，瘘管造影，子宫输卵管造影，ERCP，涎管造影及其他检查。

2. 用于 CT 增强扫描。

【超说明书用药】尚不明确。

【禁用与慎用】

1. 对泛影酸盐过敏者禁用。

2. 明显甲状腺功能亢进患者禁用。

3. 失代偿性心功能不全患者禁用。

4. 急性胰腺炎患者禁行 ERCP。

5. 急性盆腔炎症患者或孕妇禁行子宫输卵管造影。

6. 对其他造影剂或碘有过敏史者慎用。

7. 急性脑梗死、急性颅内出血、血-脑脊液屏障损害、脑水肿、急性神经脱髓鞘的患者慎用。

8. 高胱氨酸尿患者（有引发血栓形成和栓塞的风险）慎用。

9. 尿路感染活动期患者慎用。

【给药途径和剂量】

1. 成年人

（1）静脉尿路造影：静脉注射，一次 30ml，剂量增至 60ml 可显著增强诊断效果。如必要可进一步增加剂量。注射时间应超过 2～3 分钟，部分患者可耐受注射时间约 1 分钟。

（2）逆行性尿路造影：注射给药，可将本品注射液稀释至 30%的浓度进行检查。某些特殊检查亦可用未稀释的注射液。

（3）心血管造影：注射给药，剂量取决于被检查的血管部位。

（4）CT 增强扫描：静脉注射。①头颅 CT 扫描：检查时剂量为一次 1～2ml/kg（最多 2ml/kg），注射时间为 2～6 分钟。②腹部 CT 扫描：检查肝脏时剂量为一次 80～100ml，注射时间为 2～5 分钟。③全身 CT 扫描：剂量及给药速度取决于被检查的器官及诊断需要。

2. 儿童　静脉尿路造影：静脉注射。

1 岁以下患儿：一次 8～12ml。

1～2 岁患儿：一次 12～15ml。

2～6 岁患儿：一次 15～20ml。

6～10 岁患儿：一次 20～25ml。

10～15 岁患儿：一次 25～30ml。

【配伍禁忌】尚不明确。

【不良反应】

1. 心血管系统　经血管给药可见一过性心率改变、一过性血压改变、心律失常、心功能紊乱、心脏停搏、心肌梗死。

2. 代谢/内分泌系统　有碘造影剂引起甲状腺功能减退或短暂性甲状腺功能抑制的报道。

3. 呼吸系统　经血管给药可见短暂性呼吸速率改变、呼吸困难、呼吸窘迫、呼吸停止、咳嗽、肺水肿。

4. 泌尿生殖系统　经血管给药可见肾功能损害、急性肾衰竭。

5. 神经系统　经血管给药可见头痛、血管迷走神经反应、意识模糊、头晕、健忘、言语障碍、惊厥、震颤、轻瘫、瘫痪、昏迷、嗜睡、脑卒中。

6. 精神　躁动。

7. 消化系统　经血管给药可见恶心、呕吐、唾液腺肿大、腹痛。经体腔给药可见淀粉酶升高、坏死性胰腺炎。

8. 皮肤　经血管给药可见多汗、发绀、红斑、潮红、史-约综合征、中毒性表皮坏死松解症。

9. 眼　经血管给药可见视觉障碍、畏光、短暂性失明。

10. 耳　听觉障碍。

11. 过敏反应　休克、面部水肿、声门水肿。经血管给药可见轻度的血管神经性水肿、结膜炎、皮肤瘙痒、鼻炎、打喷嚏、荨麻疹、低血压、支气管痉挛、喉痉挛、喉水肿。

12. 其他　经血管给药可见疼痛、不适、体温改变、热感、寒战、注射部位反应（疼痛、水肿、炎症、坏死、血栓性静脉炎、静脉血栓）。

【相互作用】

1. 与双胍类药（二甲双胍）合用可致乳酸性酸中毒的发生风险增加（尤其是肾功能不全者）。

2. 与β肾上腺素受体阻滞剂合用可能加重过敏反应，尤其是支气管哮喘的患者。

3. 与白细胞介素合用可增加本品迟发型反应（如发热、皮疹、流感样症状、关节疼痛、皮肤瘙痒）的发生率。

【药动学】本品在胃肠道内不被吸收。注入膀胱后，仅极少量经膀胱吸收入血液。肌肉、关节及椎间盘内注射后很快被吸收。本品经快速血管内注射后即刻达血药峰浓度，5～10 分钟迅速下降，此后下降速度减慢。经血管注入后，约 5 分钟即可分布至全身各组织的细胞外液，其浓度与血浆内浓度接近，不渗入红细胞，且不能通过正常的血-脑脊液屏障，血浆蛋白结合率小于 10%。主要以原形经肾小球滤过清除。半衰期（$T_{1/2}$）为 30～60 分钟。

【观察指标】明显心血管、肾功能不全者及一般状况较差者，检查后应至少监测肾功能 3 日。

【用药宣教】

1. 检查前应纠正水电解质平衡紊乱。

2. 腹部血管造影及尿路造影前 2 日起，患者应禁食产气食品（如豌豆、黄豆、扁豆、沙拉、水果、黑面包、新鲜面包、未烹煮的蔬菜）；检查前每日，患者应食用少渣饮食，并于下午 6 时后禁食，当晚宜服轻泻剂。

3. 经血管给药时，患者应取仰卧位，给药后至少观察 30 分钟，以免出现严重不良反应。

碘克沙醇

【类别】碘化 X 线造影剂。

【妊娠安全等级】B。

【作用机制】注射后有机结合碘可在血管（或组织）中吸收射线。从邻近的管状细胞释放的酶（碱性磷酸酶和 *N*-乙酰-β-葡萄糖亚酰胺酶）较注射非离子型单体造影剂要少，与离子单体型造影剂比较亦有相同的趋势。本品有很好的肾脏耐受性，对患者肾功能仅产生轻微影响。对心血管参数（如左心室舒张末压、左心室收缩压、心率、QT 间期及股血管血流）影响较小。

【适应证】用于心血管造影、脑血管造影[常规与动脉数字减影血管造影（i.a.DSA）]、外周动脉造影（常规与 i.a.DSA）、腹部血管造影（常规与 i.a.DSA）、尿路造影、静脉造影、CT 增强扫描。

【禁用与慎用】

1. 对本品有严重不良反应史的患者禁用。

2. 未经控制的甲状腺功能亢进患者禁用。

3. 有过敏、哮喘史或对含碘制剂有不良反应史的患者慎用。

4. 严重心脏病、肺动脉高压患者（易出现血流动力学失调、心律失常）慎用。

5. 严重肝肾功能不全者（清除造影剂时间延长）慎用。

6. 肾功能不全和糖尿病患者（用药后出现急性肾衰竭的风险增加）慎用。

7. 急性脑病、脑瘤、有癫痫病史者（应预防癫痫发作）慎用。

8. 异形球蛋白血症（包括多发性骨髓瘤、Waldenstrom 巨球蛋白血症）（用药后出现急性肾衰竭的风险增加）慎用。

9. 无尿患者慎用。

10. 已知或疑似血-脑脊液屏障损伤者、血-脑脊液屏障正常合并相关肾功能不全者（含碘造影剂可能通过血-脑脊液屏障）慎用。

11. 疑似血栓形成、静脉炎、严重缺血性疾病、局部感染、静脉血栓形成、静脉系统完全阻塞者行静脉造影时应谨慎。

12. 已知或疑似嗜铬细胞瘤患者慎用。

【给药途径和剂量】

1. 剂量

（1）成年人

1）心血管造影：动脉注射。碘克沙醇 320：①左心室与主动脉根注射：一次 30～60ml。②选择性冠状动脉造影：一次 4～8ml。

2）动脉造影：动脉注射。①选择性脑动脉造影：碘克沙醇 270 或碘克沙醇 320，一次 5～10ml。②主动脉造影：碘克沙醇 270 或碘克沙醇 320，一次 40～60ml。③外周动脉造影：碘克沙醇 270 或碘克沙醇 320，一次 30～60ml。④选择性内脏血管 DSA：碘克沙醇 270，一次 10～40ml。

3）尿路造影：静脉给药。碘克沙醇 270 或碘克沙醇 320，一次 40～80ml。

4）静脉造影：静脉给药。碘克沙醇 270，单腿一次 50～150ml。

5）CT 增强扫描：静脉给药。碘克沙醇 270 或碘克沙醇 320：①头部 CT：一次 50～150ml。②肢体 CT：一次 75～150ml。

（2）儿童

1）心血管造影：动脉注射。碘克沙醇 270 或碘克沙醇 320，推荐最大剂量为 10ml/kg。

2）尿路造影：静脉给药。碘克沙醇 270 或碘克沙醇 320：①体重小于 7kg 者：一次 2～4ml/kg，最大剂量为 50ml。②体重大于 7kg 者：一次 2～3ml/kg，最大剂量为 50ml。

3）CT 增强扫描：静脉给药。碘克沙醇 270 或碘克沙醇 320，一次 2～3ml/kg，可用至 50ml，少数患者可至 150ml。

2. 给药途径　注射给药。

【配伍禁忌】尚不明确。

【不良反应】

1. 心血管系统　心律失常、心功能减退、心肌缺血、高血压、胸痛、心绞痛、心力衰竭、传导异常（包括房室传导阻滞、束支传导阻滞）、低血压、心肌梗死、面红、外周局部缺血、心脏停搏。冠状动脉、脑动脉或肾动脉注射可引起动脉痉挛并导致局部缺血。静脉造影可引起血栓性静脉炎、静脉内血栓形成。

2. 代谢/内分泌系统　低血糖。有碘造影剂引起甲状腺功能减退、短暂性甲状腺功能抑制的报道。

3. 呼吸系统　呼吸困难、支气管痉挛、喉痉挛、咳嗽、哮喘、支气管炎、肺水肿（包括非心源性肺水肿）、鼻炎、肺栓塞、呼吸抑制、呼吸暂停。

4. 肌肉骨骼系统　关节痛、背痛、风湿性多肌痛。

5. 泌尿生殖系统　短暂性血清肌酐升高、肾衰竭、肾功能异常、血尿。

6. 免疫系统　过敏反应（如血管神经性水肿、发热、毒性皮肤反应、喉头水肿、过敏样休克）。

7. 神经系统　感觉异常（如热感、冷感）、头痛、眩晕、癫痫发作、短暂性运动障碍、短暂性感觉障碍、短暂性意识模糊、感觉不适、失眠、头晕、偏头痛、晕厥、嗅觉异常、味觉倒错、脑血管病、惊厥、感觉减退、昏迷、记忆缺失。有造影剂脑病的个案报道。

8. 精神　激越、焦虑、神经质。

9. 消化系统　腹部不适、腹痛、恶心、呕吐、碘中毒性腮腺炎（表现为腮腺肿胀和触痛）、腹泻、消化不良。

10. 血液系统　血肿、出血、弥散性血管内凝血。

11. 皮肤　皮疹、红斑、瘙痒、荨麻疹、多汗。

12. 眼　短暂性皮质盲、暗点、视觉异常。

13. 耳　耳鸣。

14. 其他　碘中毒、疼痛、注射部位反应、水肿、疲乏、不适、发热。

【相互作用】

1. 与二甲双胍合用可引起乳酸性酸中毒。

2. 2 周内使用白细胞介素-2 可使延迟反应（感冒样症状和皮肤反应）的发生风险增加。

3. 有肝功能异常者口服胆囊造影剂后经血管

内给予造影剂引起肾毒性的报道。

【药动学】本品在体内快速分布，平均分布半衰期约为 21 分钟。表观分布容积与细胞外液量（0.26L/kg）相同，表明本品仅分布于细胞外液。蛋白结合率低于 2%。本品主要由肾小球滤过，经肾脏排泄，健康志愿者静脉注射后，约 80%的注射量在 4 小时内以原形随尿液排出，97%在 24 小时内排出，仅约 1.2%的注射量在 72 小时内随粪便排泄，最大尿药浓度在注射后约 1 小时内出现。平均排泄半衰期约为 2 小时。

【用药宣教】

1. 接受造影剂前后患者体内应保证充足水分，尤其是多发性骨髓瘤、糖尿病、肾功能不全者及婴幼儿和老年人。

2. 为预防用药后出现急性肾衰竭，可采取以下措施：①确保体内有充足的水分。如必要，可在检查前由静脉维持输液直至造影剂从肾脏清除。②在造影剂清除之前避免使用任何加重肾脏负担的肾毒性药物、口服胆囊造影剂，进行动脉钳闭术、肾动脉成形术或其他大型手术。③推迟再次造影检查直至肾功能恢复至检查前水平。

碘美普尔

【类别】碘化 X 线造影剂。

【作用机制】本品为一种三碘化非离子型水溶性 X 线造影剂，与其他非离子型造影剂相比具有极低的渗透压及黏滞度。

【适应证】用于静脉尿路造影（包括肾脏损害或糖尿病患者）、数字减影静脉造影、计算机断层扫描（CT）（脑和躯干）、海绵体造影、静脉和动脉数字减影血管造影（DSA）、内镜逆行性胰胆管造影（ERCP）、排泄性膀胱尿道照相术（MCU）、儿科 MCU、外周静脉造影、关节造影、子宫输卵管造影、胆管造影、逆行尿道造影、逆行肾盂输尿管造影、脊髓造影、常规血管造影、心血管造影、常规选择性冠状动脉造影、介入性冠状动脉造影、瘘管造影、椎间盘造影、乳管造影、泪囊造影、涎管造影。

【禁用与慎用】醇中毒、药瘾者、哮喘、心脑血管疾病、尿路疾病、肝胆疾病、嗜铬细胞瘤、婴儿或新生儿慎用。

【给药途径和剂量】

1. 成年人

（1）静脉尿路造影：本品注射液 250mg（Ⅰ）/ml、300mg（Ⅰ）/ml、350mg（Ⅰ）/ml、400mg（Ⅰ）/ml，一次 50～150ml。

（2）灌注性尿路造影：本品注射液 150mg（Ⅰ）/ml，一次 250ml。

（3）外周静脉造影：本品注射液 200mg（Ⅰ）/ml、250mg（Ⅰ）/ml、300mg（Ⅰ）/ml，一次 10～100ml，必要时重复，不得超过 250ml（上肢 10～50ml，下肢 50～100ml）。

（4）数字减影静脉造影：本品注射液 150mg（Ⅰ）/ml、200mg（Ⅰ）/ml，一次 10～100ml，必要时重复，不得超过 250ml（上肢 10～50ml，下肢 50～100ml）。

（5）脑 CT：本品注射液 150mg（Ⅰ）/ml、200mg（Ⅰ）/ml、250mg（Ⅰ）/ml、300mg（Ⅰ）/ml，一次 50～200ml。

（6）躯体 CT：本品注射液 150mg（Ⅰ）/ml、200mg（Ⅰ）/ml、250mg（Ⅰ）/ml、300mg（Ⅰ）/ml，一次 100～200ml。

（7）海绵体造影：本品注射液 150mg（Ⅰ）/ml、200mg（Ⅰ）/ml、300mg（Ⅰ）/ml，最高 100ml。

（8）静脉 DSA：本品注射液 250mg（Ⅰ）/ml、300mg（Ⅰ）/ml、350mg（Ⅰ）/ml、400mg（Ⅰ）/ml，一次 100～250ml。

（9）上肢动脉造影：本品注射液 300mg（Ⅰ）/ml、350mg（Ⅰ）/ml，不得超过 250ml。

（10）盆腔和下肢动脉造影：本品注射液 300mg（Ⅰ）/ml、350mg（Ⅰ）/ml、400mg（Ⅰ）/ml，不得超过 250ml。

（11）腹部动脉造影：本品注射液 300mg（Ⅰ）/ml、350mg（Ⅰ）/ml、400mg（Ⅰ）/ml，不得超过 250ml。

（12）降主动脉造影：本品注射液 300mg（Ⅰ）/ml、350mg（Ⅰ）/ml，不得超过 250ml。

（13）肺血管造影：本品注射液 300mg（Ⅰ）/ml、350mg（Ⅰ）/ml、400mg（Ⅰ）/ml，最高 170ml。

（14）常规脑血管造影：本品注射液 300mg（Ⅰ）/ml、350mg（Ⅰ）/ml，最高 100ml。

（15）介入性动脉造影：本品注射液 300mg（Ⅰ）/ml、350mg（Ⅰ）/ml、400mg（Ⅰ）/ml，不得超过 250ml。

（16）脑血管动脉 DSA：本品注射液 150mg（Ⅰ）/ml、200mg（Ⅰ）/ml、300mg（Ⅰ）/ml、350mg（Ⅰ）/ml，用于选择性造影时 5～10ml；用于全面观察时 30～60ml。

（17）胸部动脉 DSA：本品注射液 200mg

（Ⅰ）/ml、300mg（Ⅰ）/ml，用于主动脉时 20～25ml，必要时重复；用于支气管动脉时 20ml。

（18）主动脉弓 DSA：本品注射液 150mg（Ⅰ）/ml、200mg（Ⅰ）/ml、300mg（Ⅰ）/ml、350mg（Ⅰ）/ml，不得超过 350ml。

（19）腹部动脉 DSA：本品注射液 150mg（Ⅰ）/ml、200mg（Ⅰ）/ml、250mg（Ⅰ）/ml、300mg（Ⅰ）/ml，不得超过 350ml。

（20）主动脉造影：本品注射液 150mg（Ⅰ）/ml、200mg（Ⅰ）/ml、300mg（Ⅰ）/ml、350mg（Ⅰ）/ml，不得超过 350ml。

（21）经腰部主动脉造影：本品注射液 150mg（Ⅰ）/ml、200mg（Ⅰ）/ml、300mg（Ⅰ）/ml，不得超过 250ml。

（22）外周动脉造影：本品注射液 150mg（Ⅰ）/ml、200mg（Ⅰ）/ml、250mg（Ⅰ）/ml、300mg（Ⅰ）/ml，用于选择性注射时 5～10ml，最高 250ml。

（23）介入性动脉 DSA：本品注射液 150mg（Ⅰ）/ml、200mg（Ⅰ）/ml、300mg（Ⅰ）/ml，用于选择性注射时 10～30ml，最高 250ml。

（24）心血管造影：本品注射液 300mg（Ⅰ）/ml、350mg（Ⅰ）/ml、400mg（Ⅰ）/ml，不得超过 250ml。

（25）常规选择性冠状动脉造影：本品注射液 300mg（Ⅰ）/ml、350mg（Ⅰ）/ml、400mg（Ⅰ）/ml，每支动脉 4～10ml，必要时重复。

（26）ERCP：本品注射液 150mg（Ⅰ）/ml、200mg（Ⅰ）/ml、300mg（Ⅰ）/ml，最高 100ml。

（27）关节造影：本品注射液 200mg（Ⅰ）/ml、300mg（Ⅰ）/ml、350mg（Ⅰ）/ml，每次注射最高 10ml。

（28）子宫输卵管造影：本品注射液 200mg（Ⅰ）/ml、300mg（Ⅰ）/ml、350mg（Ⅰ）/ml，最高 35ml。

（29）瘘管造影：本品注射液 300mg（Ⅰ）/ml、350mg（Ⅰ）/ml、400mg（Ⅰ）/ml，最高 100ml。

（30）椎间盘造影：本品注射液 300mg（Ⅰ）/ml，最高 4ml。

（31）乳管造影：本品注射液 300mg（Ⅰ）/ml、350mg（Ⅰ）/ml、400mg（Ⅰ）/ml，用于注射时 0.15～1.2ml。

（32）泪囊造影：本品注射液 300mg（Ⅰ）/ml、350mg（Ⅰ）/ml、400mg（Ⅰ）/ml 注射液，用于注射时 2.5～8ml。

（33）涎管造影：本品注射液 300mg（Ⅰ）/ml、350mg（Ⅰ）/ml、400mg（Ⅰ）/ml，用于注射时 1～3ml。

（34）MCU：本品注射液 150mg（Ⅰ）/ml，一次 100～250ml。

（35）逆行胆管造影：本品注射液 200mg（Ⅰ）/ml、300mg（Ⅰ）/ml、350mg（Ⅰ）/ml，最高 60ml。

（36）逆行输尿管造影：本品注射液 200mg（Ⅰ）/ml、300mg（Ⅰ）/ml，一次 20～100ml。

（37）逆行肾盂输尿管造影：本品注射液 200mg（Ⅰ）/ml、300mg（Ⅰ）/ml，用于注射时 10～20ml。

（38）脊髓造影：本品注射液 200mg（Ⅰ）/ml，一次 13～22ml；本品注射液 250mg（Ⅰ）/ml，一次 10～18ml；本品注射液 300mg（Ⅰ）/ml，一次 8～15ml。用于鞘内注射时总量不得超过 4500mg（Ⅰ），浓度不得高于 300mg（Ⅰ）/ml。

2. 儿童

（1）静脉尿路造影：本品注射液 250mg（Ⅰ）/ml、300mg（Ⅰ）/ml、350mg（Ⅰ）/ml、400mg（Ⅰ）/ml，新生儿一次 3～4.8ml/kg，婴儿（≤1 岁）一次 2.5～4ml/kg，儿童（>1 岁）一次 1～2.5ml/kg。

（2）灌注性尿路造影：本品注射液 150mg（Ⅰ）/ml，剂量根据体重和年龄决定。

（3）脑 CT：本品注射液 150mg（Ⅰ）/ml、200mg（Ⅰ）/ml、250mg（Ⅰ）/ml、300mg（Ⅰ）/ml，剂量根据体重和年龄决定。

（4）躯体 CT：本品注射液 350mg（Ⅰ）/ml、400mg（Ⅰ）/ml，剂量根据体重和年龄决定。

（5）静脉 DSA：本品注射液 250mg（Ⅰ）/ml、300mg（Ⅰ）/ml、350mg（Ⅰ）/ml、400mg（Ⅰ）/ml，剂量根据体重和年龄决定。

（6）动脉造影：本品注射液 300mg（Ⅰ）/ml，最高 130ml。

（7）介入性动脉造影：本品注射液 300mg（Ⅰ）/ml、350mg（Ⅰ）/ml、400mg（Ⅰ）/ml，剂量根据体重和年龄决定。

（8）脑血管造影：本品注射液 150mg（Ⅰ）/ml、200mg（Ⅰ）/ml、300mg（Ⅰ）/ml、350mg（Ⅰ）/ml，剂量根据体重和年龄决定。

（9）外周动脉造影：本品注射液 150mg（Ⅰ）/ml、200mg（Ⅰ）/ml、250mg（Ⅰ）/ml、300mg（Ⅰ）/ml，剂量根据体重和年龄决定。

（10）介入性动脉 DSA：本品注射液 150mg（Ⅰ）/ml、200mg（Ⅰ）/ml、300mg（Ⅰ）/ml，剂量根据体重和年龄决定。

（11）心血管造影：本品注射液 300mg（Ⅰ）/ml、350mg（Ⅰ）/ml、400mg（Ⅰ）/ml，一次 3～5ml/kg。

（12）MCU：本品注射液 150mg（Ⅰ）/ml，一次 40～210ml，剂量根据体重和年龄决定。

3. 给药途径　注射给药。

【配伍禁忌】尚不明确。

【不良反应】

1. 心血管系统　不常见心动过缓、心动过速、高血压、低血压。极少见循环性虚脱。非常少见心脏停搏、心肌梗死、心绞痛、期外收缩、室（房）颤、心律不齐、心悸、房室阻滞、心力衰竭、心电图 ST 段升高、休克。还可见周围血管扩张。有心电图异常的个案报道。血管内应用造影剂可引起嗜铬细胞瘤患者发生严重的（罕有无法控制的）高血压危象。

2. 呼吸系统　不常见呼吸困难、鼻塞、喉头水肿。非常少见呼吸停止、急性呼吸窘迫综合征（ARDS）、支气管痉挛、哮喘、喉头水肿、喘鸣、鼻炎、咳嗽、过度换气、缺氧、咽部不适、喉头不适、肺水肿、发音困难。

3. 肌肉骨骼系统　不常见背痛。极少见肌肉痉挛。非常少见关节痛、肌肉僵硬。碘造影剂可加重重症肌无力的症状。

4. 泌尿生殖系统　不常见肾功能不全。极少见少尿、蛋白尿、血清肌酐水平增高。非常少见尿失禁。还可见渗透性利尿。有血尿增加的个案报道。在子宫输卵管造影中可能发生盆腔疼痛或不适。

5. 免疫系统　可见过敏反应[1～15 分钟（也可长达 2 小时）]，可出现感觉异样、焦虑、潮红、热感、出汗、眩晕、泪液增加、鼻炎、心悸、感觉倒错、瘙痒、头部跳痛、喉痛、嗓子紧、吞咽困难、咳嗽、打喷嚏、荨麻疹、红斑、轻度局部水肿或血管神经性水肿，并可因舌及咽喉部水肿而导致呼吸困难，或伴有气喘和支气管哮喘的喉头痉挛。较少患者出现恶心、呕吐、腹痛、腹泻。极少见过敏样反应。本品体腔注射后，系统性过敏反应极少见，通常较轻微且多为皮肤反应，但不排除发生严重过敏反应的可能性。

6. 神经系统　常见头痛。不常见眩晕、麻痹、意识丧失、晕厥。极少见震颤、昏迷。非常少见脑病、感觉异常、构音障碍、一过性缺血性休克、嗅觉倒错、记忆缺失、嗜睡、脑血管异常、运动功能亢进综合征。还可见癫痫发作。有惊厥、瘫痪、脑水肿的个案报道。

7. 精神　不常见焦虑。极少见意识模糊。非常少见紧张。

8. 消化系统　常见恶心。不常见呕吐。非常少见味觉异常、畏食、急性胰腺炎、腹泻、腹痛、唾液分泌过量、下咽困难。有口渴、吞咽不能、肠梗阻、大便失禁的个案报道。在 ERCP 后较常见部分淀粉酶类水平的增高，极少见胰腺炎。有肝功检查异常的个案报道。

9. 血液系统　非常少见血小板减少。造影剂可促使个别镰形细胞病纯合子患者细胞镰形化。

10. 皮肤　常见苍白。不常见红疹、红斑、风团、瘙痒、多汗。极少见发绀。非常少见潮热、潮红、湿疹、荨麻疹、风团、冷汗。还可见皮疹。

11. 眼　非常少见眼球运动神经麻痹、视物障碍、结膜炎、泪液增加、闪光幻觉、畏光。有视野缺损、一过性失明的个案报道。

12. 其他　常见热感。不常见胸痛、寒战、发热、注射部位出血或热痛。极少见虚弱。非常少见局部不适、冷感。还可见注射部位水肿。有疲劳的个案报道。

【相互作用】

1. 与苯二氮䓬类精神抑制剂或抗焦虑药合用可降低癫痫的发作阈值。

2. 与免疫调节药（如白细胞介素-2、干扰素）合用更易发生过敏样反应，且可能为迟发型。

3. 正接受口服双胍类降糖药治疗的肾功能损伤者使用本品可发生乳酸中毒。

【药动学】血管内注射本品的药动学可用二室模型描述，药物分布迅速，消除缓慢。在健康志愿者中，分布相和消除相的平均半衰期分别为（23±14）分钟和（109±20）分钟，50%在给药后的 2 小时内随尿液排出。

本品鞘内注射后 3～6 小时可完全进入脑脊液，消除半衰期为 8～11 小时，且与剂量无关。全部通过肾脏以原形排泄，主要发生在给药后的 24 小时内，较少部分发生在给药后 24～38 小时。

本品主要通过肾小球滤过从肾脏排泄。轻微肾功能不全者其平均消除半衰期为 3.67 小时，中度肾功能不全者为 6.9 小时，重度肾功能不全者为 15.1 小时。对轻度及中度肾功能不全者，注射药量的 50%在 4～8 小时经肾脏排出。对重度肾功能不全者，50%的注射药量经 16～84 小时排出体外。对肾脏损伤患者，药物还可随胆汁排出。注射本品后 120 小时内在粪便中发现的排泄药物，在肾功能正常者中占注射剂量的 1.6%，在严重肾功能不全者中最高达 7.2%。

本品不与血清、血浆蛋白结合，在单次透析后，透析液中约有 58%的药物。

【观察指标】监测血清肌酐、血清电解质。

【用药宣教】

1. 含碘化合物引起的不良反应一般为轻或中度且为一过性。含碘造影剂的不良反应更常见于有过敏史者（花粉症、风团和食物过敏）。血管注射造影剂后，多数不良反应在数分钟内即可出现，但也可呈迟发型（通常是皮肤过敏反应，出现在注射后 2～3 日）。鞘内注射造影剂的不良反应多出现在检查治疗程序完成后 3～6 小时，因造影剂需在脑脊液中分布后才可从注射部位循环至血管中。体腔注射后多数不良反应亦发生在数小时后，较少部分发生在给药后 24～38 小时（因注射部位吸收缓慢）。

2. 女性生殖器官在急性炎症期间不得进行放射学检查。

3. 检查当日可保持正常饮食，须保证摄入足够液体，但术前 2 小时应禁食。

碘曲仑

【类别】碘化 X 线造影剂。

【作用机制】本品是一种六碘化分子，化学结构式决定了其低渗透压的特点（含碘 240～300mg/ml 时渗透压为 310mOsm/L），约为其他低渗、单聚体非离子型的造影剂的 50%。但由于本品的分子结构较大，其黏度比其他的造影剂略高，高黏度可能会增强其毒性（如肾毒性）。

【适应证】

1. 用于脊神经根造影、腰段脊髓（包括脊髓圆锥）造影、胸段脊髓造影、颈段脊髓造影、全段脊髓造影、脑室造影。

2. 用于计算机断层扫描（CT）评价脑脊液循环（尤其在脑积水时），CT 脑池造影及其他体腔造影。

【禁用与慎用】

1. 明显的甲状腺功能亢进者禁用。

2. 急性胰腺炎时禁行 ERCP。

3. 孕妇及急性盆腔炎患者禁用本品做子宫输卵管造影。

4. 对碘造影剂过敏者慎用。

5. 酗酒者和药物成瘾者慎用。

6. 隐匿性甲状腺功能亢进者慎用。

7. 甲状腺结节患者慎用。

8. 糖尿病患者慎用。

9. 癫痫或癫痫发作阈值降低的患者慎用。

10. 有癫痫发作史者慎用。

11. 嗜铬细胞瘤患者慎用。

12. 充血性心力衰竭患者慎用。

13. 有血栓栓塞性疾病史者慎用。

14. 肾功能不全患者慎用。

【给药途径和剂量】

1. 脊神经根造影（不包括脊髓圆锥） 注射给药。240mg（Ⅰ）/ml 或 300mg（Ⅰ）/ml 注射液，单次 7～10ml。

2. 腰段脊髓造影　注射给药，240mg（Ⅰ）/ml 注射液，单次 10～15ml；300mg（Ⅰ）/ml 注射液，单次 7～10ml。

3. 胸腰段脊髓造影　注射给药，240mg（Ⅰ）/ml 或 300mg（Ⅰ）/ml 注射液，单次 7～12ml。

4. 胸段脊髓造影　注射给药，240mg（Ⅰ）/m 注射液，单次 10～15ml；300mg（Ⅰ）/ml 注射液，单次 8～12ml。

5. 全段脊髓造影　注射给药，经腰段注入 300mg（Ⅰ）/ml 注射液，单次 10～15ml。

6. 颈段脊髓造影　注射给药。①经颈椎 1～2 间侧方穿刺给药：240mg（Ⅰ）/ml 注射液，单次 8～12ml；300mg（Ⅰ）/ml 注射液，单次 7～10ml。②经腰段注入：240mg（Ⅰ）/ml 注射液，单次 15ml；300mg（Ⅰ）/ml 注射液，单次 8～15ml。

7. 脑室造影　注射给药，240mg（Ⅰ）/ml 或 300mg（Ⅰ）/ml 注射液，单次 3～5ml。

8. CT 脑池造影　注射给药，经腰段注入 240mg（Ⅰ）/ml 注射液，单次 4～12ml；300mg（Ⅰ）/ml 注射液，单次 4～10ml。

9. 间接淋巴管造影（如淋巴水肿） 注射给药，300mg（Ⅰ）/ml 注射液，单次 5～20ml，在数处皮内同时给药效果较佳。

10. 关节腔造影　注射给药，240mg（Ⅰ）/ml 或 300mg（Ⅰ）/ml 注射液，单次 2～15ml。

11. 子宫输卵管造影　注射给药，240mg（Ⅰ）/ml 或 300mg（Ⅰ）/ml 注射液，单次 10～25ml。

12. 乳腺导管造影　注射给药，240mg（Ⅰ）/ml 或 300mg（Ⅰ）/ml 注射液，单次 1～3ml。

13. ERCP 注射给药 240mg（Ⅰ）/ml 或 300mg（Ⅰ）/ml 注射液，单次 10～30ml。

【配伍禁忌】与碘普罗胺、吗啡、吗啡阿托品、哌替啶有配伍禁忌。

【不良反应】

1. 心血管系统 罕见（<0.1%）有临床意义的心律或心功能异常，以及一过性的心率和（或）血压异常。

2. 呼吸系统 罕见呼吸困难、呼吸窘迫和一过性呼吸速率异常。

3. 肌肉骨骼系统 极少见肌紧张。

4. 神经系统 常见（>1%）畏光、脑（脊）膜炎的脑（脊）膜刺激、头痛、恶心、颈强直和呕吐，可能会发生持续几日的重度头痛；罕见脑脊液（淋巴）细胞增多或症状明显的脑（脊）膜炎及无菌性或化学性脑（脊）膜炎。极少见短暂的非特异性脑电图改变。下列反应多为一过性（<0.1%）：激动、健忘、无力、皮质盲、耳聋、运动功能紊乱（如言语或运动）、肌肉紧张、眩晕、幻觉、轻瘫、麻痹、精神病行为、惊厥、晕厥、耳鸣和眼球震颤、震颤、视力障碍及具临床意义的心电图轻度改变。

5. 皮肤 罕见报道发生血管神经性水肿和荨麻疹。

6. 其他 ①常见轻度的局部疼痛、感觉异常和神经根痛。②可见背、颈和肢体疼痛或原有的疼痛加重。③罕见体温变化、寒战、出汗及不适。④罕见过敏反应如荨麻疹、皮肤血管神经性水肿及其他皮肤反应，表现为支气管痉挛的呼吸困难或呼吸窘迫、喉头水肿。⑤罕见伴循环障碍的过敏样反应，如重度血压下降导致意识丧失或心脏停搏及危及生命的休克，但曾有致死的病例报道。

【相互作用】

1. 使用二甲双胍治疗的患者同时注射本品等碘造影剂可导致乳酸性酸中毒和急性肾衰竭。

2. 与精神安定剂和抗抑郁药合用可增加与对比剂有关的反应的危险性。

3. 与β肾上腺素受体阻滞剂合用后患者（特别是支气管哮喘的患者）过敏反应可能加重。此外，使用β肾上腺素受体阻滞剂的患者可能对β肾上腺素受体兴奋药治疗过敏反应的标准治疗不敏感。

4. 与白细胞介素合用后造影剂迟发反应（如发热、皮疹、流感样症状、关节疼痛和瘙痒）的发生率较高。

5. 与放射性核素合用后甲状腺组织摄取诊断甲状腺疾病的放射性核素的能力降低可达 2 周，个别病例甚至更长，干扰诊断检查。

【药动学】本品静脉注射后基本上均匀分布于细胞外液，通过胎盘进入胚胎组织的比例达母体血药浓度的 20%，不通过血-脑脊液屏障；本品注入腰椎蛛网膜下腔，1 小时后血液中造影剂浓度达峰值，本品从蛛网膜下腔清除进入血液的半衰期为（5.7±6）小时；腰椎穿刺注入本品后，6 小时肾脏排出 32%，24 小时排出 80%，72 小时排出 90%。注射后 72 小时，患者粪便中仅见有 0.5%。

【观察指标】应监测肾功能、血清电解质，以及有无过敏的体征和症状。

【用药宣教】

1. 检查前 2 小时可维持正常饮食。检查前 2 小时以内，患者应禁食。鞘内给予造影剂前后必须给予充足的水分。尤其对于多发性骨髓瘤、糖尿病、多尿症、少尿症、高尿酸血症的患者，以及新生儿、婴幼儿和老年患者。对特殊病例，尤其是精神紧张者，可肌内注射 10mg 地西泮，控制后给予 0.2g 苯巴比妥钠以防复发。

2. 检查结束后，尤其是高段脊髓造影，应令患者坐起数分钟，使造影剂尽快流至腰、骶区，其后至少卧床 24 小时，前 6 小时保持水平位，并将床头抬高 15°。

3. 进行子宫输卵管造影前，必须排除妊娠的可能。

碘他拉葡甲胺

【类别】碘化 X 线造影剂。

【作用机制】本品为不透射线的造影剂，进入血管后使血管不透明，通过射线照相使体内结构可视化。

【适应证】用于下肢静脉造影、静脉滴注尿路造影、脑部 CT 增强扫描、动脉数字减影血管造影、损伤部位（如肝脏损伤、胰腺损伤、肾脏损伤、腹主动脉损伤、纵隔损伤、腹腔损伤、腹膜后间隙损伤）的 CT 增强扫描、逆行性膀胱造影、膀胱尿道造影、逆行性肾盂造影、排泄性尿路造影、脑血管造影、周围动脉造影、静脉造影、关节造影、直接胆管造影、内镜逆行性胰胆管造影（ERCP）、颅内血管 CT 扫描、静脉数字减影血管造影。

【禁用与慎用】

1. 对本品过敏者禁用。

2. 输尿管梗阻（无法进行内镜检查或导管插入）、上泌尿道急性感染患者禁止逆行性肾盂造影。

3. 关节或邻近处感染者禁止关节造影。

4. 凝血不良或凝血酶原时间延长者禁止经皮肝穿刺胆管造影。

5. 胰腺炎急性发作或严重胆管炎发作期间禁止 ERCP。

6. 有造影剂过敏史、家族过敏史、过敏性疾病（支气管哮喘、花粉症、食物过敏）史者、对碘敏感的患者慎用。

7. 已知或疑似嗜铬细胞瘤患者慎用。

8. 纯合子镰状细胞病患者慎用。

9. 内毒素血症和（或）体温升高者慎用。

10. 晚期肾病患者慎用。

11. 蛛网膜下腔出血患者经血管内给药时应谨慎。

12. 晚期动脉硬化、严重高血压、近期脑栓塞或血栓形成、心脏失代偿、偏头痛、高龄患者进行脑血管造影时应谨慎。

【给药途径和剂量】

1. 成年人

（1）下肢静脉造影：静脉注射。碘他拉葡胺 43：常用剂量为单腿一次 30～125ml。

（2）静脉滴注尿路造影：静脉给药。①碘他拉葡胺 30：剂量为一次 200～300ml。以体重计，剂量为一次 4ml/kg。最大剂量为一次 300ml。②碘他拉葡胺 43：常用剂量为一次 3ml/kg，总剂量不超过 200ml。

（3）动脉数字减影血管造影：动脉注射。

碘他拉葡胺 30：总剂量不应超过 250ml。具体剂量如下（如有必要可重复给药）：①颈动脉或椎动脉造影：一次 3～10ml。②主动脉弓造影：一次 15～30ml。③锁骨下动脉和肱动脉造影：一次 5～15ml。④主动脉主要分支造影：一次 5～30ml。⑤腹主动脉造影：一次 10～30ml。

碘他拉葡胺 43：总剂量不应超过 200ml。具体剂量同碘他拉葡胺 30。

碘他拉葡胺 60：①颈动脉或椎动脉造影：一次 3～8ml。②主动脉弓造影：一次 15～25ml。③锁骨下动脉和肱动脉造影：一次 5～15ml。④主动脉主要分支造影：一次 5～20ml。⑤腰椎主动脉（分支）：一次 10～25ml。

（4）静脉 CT 增强扫描：静脉注射。

碘他拉葡胺 30：脑部 CT 增强扫描：常用剂量为一次 200～300ml。体重小于 45.4kg 者剂量为 4ml/kg。

碘他拉葡胺 43：①脑部 CT 增强扫描：同“静脉滴注尿路造影”的用法用量。②肢体 CT 增强扫描：弹丸式注射或快速滴注剂量为一次 200～250ml。当弹丸式注射与快速滴注联合给药时，应先弹丸式注射 50～100ml，再快速滴注 100～150ml。

碘他拉葡胺 60：①脑部 CT 增强扫描：常用剂量为一次 2ml/kg，总剂量不超过 150ml。②肢体 CT 增强扫描：弹丸式注射剂量为一次 25～50ml，如必要可重复给药。如需延长扫描或扫描特殊部位，可快速滴注给药，剂量为一次 150ml。当弹丸式注射与快速滴注联合给药时，应先经快速滴注 100～150ml，随后弹丸式注射 20～50ml。

（5）膀胱及膀胱尿路造影：静脉给药。碘他拉葡胺 43：剂量范围为 200～400ml。

（6）逆行性肾盂造影：静脉给药。碘他拉葡胺 43：单侧肾盂造影一次 15ml，双侧肾盂造影一次 25ml，每给药 5～6ml 射线照相 1 次。

（7）排泄性尿路造影：静脉注射。碘他拉葡胺 60：常用剂量为一次 30～60ml。

（8）脑血管造影：动脉注射。碘他拉葡胺 60：①颈动脉及椎动脉造影：一次 6～10ml，如有必要可重复给药。②逆行性肱动脉脑血管造影：经右侧肱动脉快速注射，单剂 35～50ml。

（9）周围动脉造影：动脉注射。碘他拉葡胺 60：常用剂量为单剂 20～40ml。

（10）静脉造影：静脉注射。碘他拉葡胺 60：常用剂量为单剂 20～40ml。

（11）关节造影：腔内注射。碘他拉葡胺 60：①膝关节、髋关节造影：一次 5～15ml。②肩关节、踝关节造影：一次 5～10ml。③其他关节造影：一次 1～4ml。

（12）直接胆管造影：注射给药。碘他拉葡胺 60：①手术期间剂量为一次 10～25ml。如必要，可将本品以氯化钠注射液按 1∶1 的比例稀释后使用。手术结束关闭腹腔前可以同样剂量重复检查一次。②手术后剂量同手术期间。

（13）经皮肝穿刺胆管造影：注射给药。碘他拉葡胺 60：常用剂量为一次 20～40ml。如必要，可将本品以氯化钠注射液按 1∶1 的比例稀释后使用。

（14）ERCP：注射给药。碘他拉葡胺 60：①胆总管造影：剂量范围为 10～100ml。②胰管造影：剂量范围为 2～10ml。

（15）颅内血管 CT 扫描：静脉注射。碘他拉葡胺 60：①弹丸式注射：常用剂量为一次 0.5～

1.0ml/kg，给药速率为每秒 2ml。如必要可重复给药。总剂量不应超过 200ml。②弹丸式注射与快速滴注联合：应先弹丸式注射 50ml，再快速滴注 150ml；或先弹丸式注射 100ml，再快速滴注 100ml。

（16）静脉数字减影血管造影：静脉注射。碘他拉葡胺 60：常用剂量为一次 20～40ml，如必要可重复给药。

2. 儿童

（1）下肢静脉造影：静脉注射。碘他拉葡胺 43：剂量根据体重酌减。

（2）静脉滴注尿路造影：静脉给药。①碘他拉葡胺 30：12 岁及 12 岁以上患儿，同成年人用法用量。②碘他拉葡胺 43：同成年人用法用量。

（3）脑部 CT 增强扫描：静脉注射。①碘他拉葡胺 30：12 岁以下且体重小于 45.4kg 的患儿剂量为一次 4ml/kg；12 岁及 12 岁以上患儿同成年人用法用量。②碘他拉葡胺 43：同“静脉滴注尿路造影”的用法用量。③碘他拉葡胺 60：同成年人用法用量。

（4）膀胱及膀胱尿路造影：静脉给药。碘他拉葡胺 43：剂量范围为 30～300ml，给药剂量根据体型进行调整。

（5）逆行性肾盂造影：静脉给药。碘他拉葡胺 43：剂量根据体型酌减。

（6）排泄性尿路造影：静脉注射。碘他拉葡胺 60：6 个月以下患儿剂量为一次 5ml；6～12 个月患儿剂量为一次 8ml；1～2 岁患儿剂量为一次 10ml；2～5 岁患儿剂量为一次 12ml；5～8 岁患儿剂量为一次 15ml；8～12 岁患儿剂量为一次 18ml；12～14 岁患儿剂量为一次 20～30ml；≥14 岁且为标准体重患儿，同成年人用法用量。

（7）脑血管造影：动脉注射。碘他拉葡胺 60：剂量根据年龄和体重酌减。

（8）周围动脉造影：动脉注射。碘他拉葡胺 60：剂量根据体重酌减。

（9）静脉造影：静脉注射。碘他拉葡胺 60：剂量根据体重酌减。

（10）关节造影：注射给药。碘他拉葡胺 60：剂量根据体重酌减。

（11）颅内血管 CT 扫描：静脉注射。碘他拉葡胺 60：①弹丸式注射：常用剂量同成年人。总剂量根据年龄和体重酌减。②弹丸式注射与快速输注联合：剂量根据年龄和体重酌减。

【配伍禁忌】尚不明确。

【不良反应】

1. *心血管系统*　血管舒张、静脉痉挛、血栓形成、血栓性静脉炎、低血压性休克、冠状动脉功能不全、心律失常、心房颤动、心脏停搏。脑血管造影可见心动过缓、血压下降。直接胆管造影可见心动过速。

2. *代谢/内分泌系统*　有使用碘造影剂引起甲状腺功能减退或短暂性甲状腺抑制的报道。

3. *呼吸系统*　经皮肝穿刺胆管造影可见张力性气胸。

4. *肌肉骨骼系统*　关节造影可见关节疼痛或不适。

5. *泌尿生殖系统*　短暂性肾衰竭或其他肾病。逆行性尿路造影可见少尿、无尿。

6. *神经系统*　痉挛、惊厥、失语、晕厥、昏迷、瘫痪（包括轻瘫）、横贯性脊髓炎、头痛、颤抖、震颤。脑血管造影可见脑卒中、健忘。经腋动脉注射可见臂丛神经损伤。

7. *消化系统*　恶心、呕吐。直接胆管造影可见胰腺刺激。经皮肝穿刺胆管造影可见胆汁性腹膜炎。ERCP 可见严重腹痛、十二指肠壁内渗、胰腺炎。直接胆管造影可见肝脓肿（由胰胆管炎引起）。经皮肝穿刺胆管造影可见胆漏、胆囊穿孔。ERCP 可见胆总管穿孔。

8. *血液系统*　红细胞凝集、弥散性血管内凝血、败血症。经皮肝穿刺胆管造影可见内出血。

9. *皮肤*　面部发红。静脉造影可见坏疽。脑动脉造影可见烧灼感。

10. *眼*　视野缺失。

11. *过敏反应*　荨麻疹（伴或不伴瘙痒）、打喷嚏、多汗、支气管痉挛（伴或不伴水肿）、红斑、斑状丘疹、口干、结膜症状、外周水肿、面部水肿、血管神经性水肿、鼻塞、咳嗽、窒息、呼吸困难、胸闷、喘鸣、哮喘发作、喉痉挛、肺水肿、呼吸暂停、发绀。

12. *其他*　身体温热感、寒战（不伴发热和头晕）。经周围动脉造影或静脉造影可见注射部位出血、血栓形成。外渗可引起灼烧性疼痛、血肿、瘀斑、组织坏死、感觉异常、麻木。

【相互作用】尚不明确。

【药动学】本品注入血管后迅速分布。主要以原形随尿液排泄，少部分随粪便排泄。消除半衰期为 90 分钟。

【观察指标】

1. 周围动脉造影或静脉造影给药后应监测血

压约 10 分钟。

2. 直接胆管造影给药后监测是否有胆漏和出血至少 24 小时。

3. 监测肾功能。

【用药宣教】

1. 用药前应保证充足水分，尤其是婴儿、幼儿、老年人，肾功能不全、晚期血管疾病、糖尿病患者，以上患者脱水可能引起急性肾衰竭。

2. 本品用药前宜空腹。用于静脉尿路造影时，非禁忌情况下，造影前每日应食用少渣饮食，前日夜间可给予轻泻药。

泛影酸钠

【类别】碘化 X 线造影剂。

【作用机制】本品为离子型造影剂，在体内可比周围软组织结构吸收更多的 X 线，从而在 X 线照射下形成密度对比而显影。当其注入血管或其他腔道后可显示其管腔形态，随后经肾脏排泄可显示泌尿道形态。

【适应证】

1. 用于排泄性尿路造影及各种血管造影。

2. 用于术中胆道造影、关节腔造影、子宫输卵管造影及瘘管造影等。

【禁用与慎用】

1. 对碘过敏者禁用。

2. 严重肝、肾功能不全者禁用。

3. 活动性肺结核患者禁用。

4. 甲状腺功能亢进患者禁用。

【给药途径和剂量】

1. 剂量

（1）肾盂造影：①静脉肾盂造影：50%本品注射液，一次 20～30ml。②逆行性肾盂造影：50%本品注射液 20ml 加注射用水 30ml 稀释后使用，一次 6～7ml。

（2）心血管造影：50%本品注射液，一次 40ml。

（3）脑血管造影：45%本品注射液，一次 40ml。

2. 给药途径　注射给药。

【配伍禁忌】尚不明确。

【不良反应】

1. 心血管系统　可见暂时性低血压、损害血管壁通透性。

2. 神经系统　可见眩晕、损害血-脑脊液屏障、脑脊液减少。

3. 消化系统　可见恶心、呕吐、流涎。

4. 皮肤　可见荨麻疹。

5. 过敏反应　偶见过敏性休克。

6. 其他　可见损害细胞壁通透性。

【相互作用】尚不明确。

【药动学】本品血管内注射后，小部分可附于血浆蛋白及红细胞上，主要分布于各脏器，经肾排泄。

【用药宣教】

1. 出现恶心、呕吐、流涎、眩晕、荨麻疹等反应，症状轻时不必处理，中度反应时可给予抗过敏药治疗。

2. 出现过敏性休克、低血压时，可给予肾上腺素治疗。

复方泛影葡胺

【类别】碘化 X 线造影剂。

【作用机制】泛影酸钠和泛影葡胺为离子型单体碘造影剂，碘能吸收较多量的 X 线，注入体内后与周围组织在 X 线下形成密度对比而显影。用直接引入法造影时，直接注入血管或其他腔道后能显示其管腔形态。用生理吸收法造影时，注入血管的造影剂可通过受损的血管内皮或受损的血-脑脊液屏障进入病变组织而显示病灶。经肾脏排泄时可显示尿路形态。

【适应证】

1. 用于泌尿系统造影、冠状动脉造影、心血管造影、脑血管造影、其他脏器和周围血管造影。

2. 用于 CT 增强扫描。

3. 用于各种腔道、瘘管造影。

【禁用与慎用】

1. 对碘过敏者禁用。

2. 甲状腺功能亢进者禁用。

3. 肝、肾功能减退者禁用。

4. 活动性肺结核患者禁用。

5. 多发性脊髓瘤患者禁用。

6. 高胱氨酸尿症患者禁行血管内造影（本品可引起血栓形成或栓塞）禁用。

7. 有过敏史、家族过敏史、其他造影剂过敏史、支气管哮喘病史者慎用。

8. 蛛网膜下腔出血患者慎用。

9. 已知或疑似嗜铬细胞瘤患者慎用。

10. 内毒素血症患者慎用。

11. 体温升高者慎用。

【给药途径和剂量】

1. 成年人

（1）排泄性（静脉）尿路造影

1）静脉注射：常用剂量为一次 20～40ml（60%

或 76%）。

2）静脉滴注：常用剂量为一次 2.2ml/kg（60% 或 76%），加入等量 5%葡萄糖注射液，快速滴注。

（2）逆行肾盂输尿管造影：注射给药。经输尿管导管注入，常用剂量为单侧一次 10～15ml（30%），缓慢注射。

（3）冠状动脉造影：注射给药，经导管注入，常用剂量为一次 4～10ml（76%），可重复给药。

（4）心血管造影、主动脉造影：注射给药，经导管注入心腔，常用剂量为一次 40～60ml（76%）或 1ml/kg，给药时间为 2 秒。重复给药或与其他造影同时进行时，总剂量宜不超过 225ml。

（5）脑血管造影：动脉注射。①经导管颈总动脉给药：常用剂量为一次 10ml（60%），给药速率应不超过每秒 5ml。②经导管椎动脉给药：常用剂量为一次 6～10ml。

（6）肾动脉造影：动脉注射。经肾动脉导管注入，常用剂量为一次 5～10ml（60%）。

（7）四肢动脉造影：动脉注射。经导管或经皮穿刺锁骨下动脉或股动脉注入，常用剂量为一次 10～40ml（60%），给药时间为 2～3 秒。

（8）下肢静脉造影：静脉注射，经皮刺穿足背静脉或外侧浅静脉注入，常用剂量为一次 20～100ml（30%～50%）。

（9）上肢静脉造影：静脉注射，经皮穿刺前臂或手浅静脉注入，常用剂量为一次 20～50ml（30%～50%）。

（10）腹腔动脉造影：动脉注射，常用剂量为一次 30～50ml（76%），快速注射。

（11）CT 增强扫描：静脉注射，常用剂量为一次 50～150ml（60%或 76%）。

（12）子宫输卵管造影：注射给药，经宫颈口注入，常用剂量为一次 10ml（76%），缓慢注射。

（13）术中或术后 T 管胆管造影：注射给药，常用剂量为一次 10ml（60%）。

（14）胆管造影：注射给药，经皮肝穿刺注入，常用剂量为一次 20～40ml（60%）。

2. 儿童

（1）排泄性尿路造影：静脉注射。

1）根据体重给药：一次 0.5～1ml/kg（60%或 76%）。

2）根据年龄给药：6 个月以下儿童，一次 5ml（60%）或一次 4ml（76%）；6～12 个月儿童，一次 8ml（60%）或一次 6ml（76%）；1～2 岁儿童，一次 10ml（60%）或一次 8ml（76%）；2～5 岁儿童，一次 12ml（60%）或一次 10ml（76%）；5～7 岁儿童，一次 15ml（60%）或一次 12ml（76%）；7～10 岁儿童，一次 18ml（60%）或一次 14ml（76%）；10～15 岁儿童，一次 20ml（60%）或一次 16ml（76%）。

（2）心血管造影、主动脉造影：注射给药，常用剂量为一次 1～1.5ml/kg（76%），重复给药时总剂量宜不超过 4ml/kg。婴幼儿不超过 3ml/kg。

【配伍禁忌】尚不明确。

【不良反应】

1. *心血管系统*　高血压、低血压、反射性心动过速、心脏停搏、心室颤动、主动脉损伤、心电图改变、心律失常、心肌梗死、窦性停搏、心动过缓、异位搏动。

2. *代谢/内分泌系统*　血糖一过性升高。有碘造影剂引起甲状腺功能减退、一过性甲状腺功能抑制的报道。

3. *呼吸系统*　呼吸困难。

4. *肌肉骨骼系统*　肌酸激酶（CK）一过性升高。

5. *泌尿生殖系统*　血尿素氮（BUN）一过性升高、血清肌酐一过性升高、急性肾小管坏死、肾梗阻。

6. *免疫系统*　过敏性反应。

7. *神经系统*　眩晕、意识模糊、惊厥、脊髓损伤、横贯性脊髓炎。

8. *精神*　激越。

9. *消化系统*　恶心、呕吐、流涎、血清淀粉酶升高。丙氨酸氨基转移酶一过性升高、天冬氨酸氨基转移酶一过性升高。

10. *血液系统*　血细胞比容降低、红细胞收缩、弥散性血管内凝血、白细胞减少、红细胞减少、凝血酶原时间延长、凝血激酶时间延长。

11. *皮肤*　荨麻疹、面红、发绀。

12. *其他*　注射部位反应（烧灼感、刺痛感、麻木、静脉痉挛、静脉疼痛、出血、血栓形成、臂丛神经麻痹、假性动脉瘤、注射血管局部塌陷、组织坏死）、胸痛、热感。

【相互作用】

1. 服用胆囊造影剂后紧接血管内给予本品可增加肾毒性（尤其是肝功能不全者）。

2. 主动脉造影时，合用血管升压药可致截瘫。

【药动学】本品经肌内或脾门静脉注射后，很快可被吸收至全身血液循环，胃肠道几乎不吸收。

经静脉或动脉注射后可立刻使所注射的血管显影。静脉注射本品 5～15 分钟后可使泌尿系统显影，肾功能不全者可延长至 30 分钟甚至更长时间才可显影，严重肾功能不全者可不显影。药物注入血管后，很快分布至细胞外液，约有 5%与血浆蛋白相结合。经静脉注射后，肾功能良好者药物排泄可立即达高峰，5～10 分钟后迅速下降，半衰期为 30～60 分钟。肾功能不良者半衰期可延长至 20 小时以上。本品 24 小时内几乎全部随尿液排出体外。肾小球功能不良时可通过肾小管排出。有 1%～2%随粪便排出，还可能通过胆汁或小肠黏膜分泌至肠道。肾功能不良者经粪便排出较多。

【观察指标】

1. 监测血浆渗透压、肾功能（尤其是经血管给予大剂量造影剂的患者）、电解质水平。

2. 用于外周动脉造影时，给药后 10 分钟应密切监测血压。

3. 用于选择性冠状动脉造影时，应持续监测心电图。

【用药宣教】检查结束后，多饮水，多排尿，促进药物排泄。

铁羧葡胺

【类别】碘化 X 线造影剂。

【作用机制】本品为一种肝脏磁共振成像造影剂。氧化铁具有超顺磁性，可缩短 T_2 弛豫时间，并引起微观的顺磁性效应（局部磁场变化），此两种机制使氧化铁周围信号明显丢失，尤其是在 T_2 和 T_2^*加权像上。本品被单核吞噬细胞系统的细胞吞噬后，T_2^*效应在聚积期被突出。此外，其高 T_1 弛豫度可用于在血管时相进行动态成像，并通过磁共振血管成像（MRA）序列显示血管。

【适应证】用于肝脏病灶的检出（如数量、大小、肝段的分布和显著性）。

【超说明书用药】尚不明确。

【禁用与慎用】

1. 对本品过敏者禁用。

2. 心脏起搏器或铁磁性植入物携带者禁用。

【给药途径和剂量】

1. 剂量　体重为35～60kg的患者，一次0.9ml；体重为 60kg 或以上的患者，一次 1.4ml。

2. 给药途径　静脉注射。

【配伍禁忌】尚不明确。

【不良反应】

1. 心血管系统　可见血管扩张、高血压、静脉炎。

2. 呼吸系统　可见呼吸困难、咳嗽加重、鼻炎、嗅觉异常。

3. 神经系统　可见头痛、头晕、惊厥、感觉异常、感觉减退。

4. 精神　可见焦虑。

5. 消化系统　可见恶心、呕吐、味觉异常。

6. 血液系统　偶见部分凝血活酶时间（APTT）一过性和轻微延长，与第Ⅺ因子活性下降相关，对 Quick 试验无影响。

7. 皮肤　可见瘙痒、皮疹、湿疹、荨麻疹。

8. 过敏反应　少见类过敏反应或过敏反应（大多发生于给药后 1 小时内），包括皮肤、心血管、胃肠道、呼吸系统表现；罕见迟发型皮肤反应（数小时至数日内）、重度即刻反应（如类过敏性休克）。

9. 其他　可见疼痛、胸痛、虚弱、背部疼痛、注射部位反应。

【相互作用】尚不明确。

【药动学】本品单次静脉给药后在血管内分布，因肝脏和脾脏的单核吞噬细胞系统选择性摄取而迅速从血液/血浆中消失（双时相方式）。用药后血浆铁和铁蛋白的水平呈剂量依赖性升高，24 小时后达峰，但总铁结合力不受影响。铁羧葡胺的氧化铁核的生物降解发生在单核吞噬细胞系统的细胞内。约 20%的羧基右旋糖酐与铁羧葡胺的氧化铁核表现出相似的体内分布，表明此部分羧基右旋糖酐聚积在单核吞噬细胞系统的器官（尤其是肝脏和脾脏）内而未与本品中的铁核分离。生物转化最终在铁羧葡胺铁进入正常机体铁库时发生。故本品中铁的代谢与正常生物获得的铁代谢相似。当使用最大诊断剂量，即每位患者使用本品 1.4ml（以铁计为 39.2mg）时，患者体内的总铁量仅轻微增加（＜2%）。在临床试验中（Ⅰ期），本品所含的铁在血清中的初始相半衰期为（0.257±0.190）小时或更短；终末相半衰期为（4.36±0.75）小时或更短。初始相和终末相半衰期与给药剂量无明显相关性。动物研究表明本品中羧基右旋糖酐大部分（＞70%）经肾脏快速清除。因氧化铁核的存在，肝脏亦可持续清除羧基右旋糖酐。

【用药宣教】患者于检查前 2 小时须禁食，避免因恶心和呕吐导致误吸。

二、非碘化 X 线造影剂

硫酸钡Ⅰ型/硫酸钡Ⅱ型

【类别】非碘化 X 线造影剂。

【作用机制】本品口服或灌入胃肠道后不被吸收，以原形从粪便排出。进入支气管后大部分咳出，小量进入肺泡，沉积于肺泡壁，或被吞噬细胞吞噬运送到肺间质和淋巴系统，但速度十分缓慢，故不宜做支气管造影。钡盐能吸收较多量X线，进入体内胃肠道或呼吸道等腔道后与周围组织结构在X线图像上形成密度对比，从而显示出这些腔道的位置、轮廓、形态、表面结构和功能活动情况。细而均匀型钡剂多为合成钡，颗粒细而均匀，多为圆形，密度较轻，沉降慢且一致，适用于食管、胃、十二指肠、小肠、结肠的单、双对比造影检查。由于细而均匀型钡剂最佳显影浓度低，对胃小区等黏膜相微细结构的显示不如粗细不均型者好。

【适应证】适用于食管、胃、十二指肠、小肠、结肠的单、双对比造影检查，也可用于消化道双对比检查。

【禁用与慎用】

1. 急性胃肠穿孔禁用。
2. 食管气管瘘和疑先天性食管闭锁禁用。
3. 近期内食管静脉破裂大出血禁用。
4. 结肠梗阻禁用。
5. 咽麻痹禁用。

【给药途径和剂量】

1. 剂量

（1）食道检查：口服钡剂[浓度60%～250%（*W*/*V*）]15～60ml，可立即观察食管及其蠕动情况；在服钡剂前，先服产气药物，可做食管双对比检查。

（2）胃及十二指肠双对比检查：禁食6小时以上，口服产气药物，待胃内产生CO_2气体300～500ml后，可先口服钡[浓度200%～250%（*W*/*V*），黏度150～300毫帕秒]70～100ml，令患者翻转数圈，使钡剂均匀涂布于胃黏膜即可，如有必要可再加服150ml的钡剂；如在造影检查前20分钟，给患者使用低张药物（如注射山莨菪碱或口服阿托品等），并口服清胃酶清洗胃液，再行双对比检查，胃黏膜表面结构可更清晰显示。

（3）胃肠单对比随访检查：禁食6小时以上，口服浓度40%～120%（*W*/*V*）钡剂240～480ml后可立即观察胃与十二指肠的形态及蠕动情况；15～30分钟后可观察小肠的形态及蠕动情况；1.5小时后可观察到所有小肠的形态及蠕动情况；2～6小时后可观察回盲区和右半大肠。

（4）小肠灌肠检查：禁食8～12小时，将浓度30%～80%（*W*/*V*）的钡剂800～2400ml经特制导管直接导入十二指肠或近段空肠，行逐段小肠检查。如有必要可不进行单对比检查而直接行双对比检查。

（5）结肠灌肠检查：检查前1～3日进流汁或半流汁饮食，必要时用适量泻剂，并于检查前1～2小时清洁肠道。经肛门插管入结肠，注入造影剂充盈整个大肠进行造影。注入浓度20%～60%（*W*/*V*）钡剂后，进行透视和摄片，为单对比造影；然后排出大部分钡剂，再注入气体充盈大肠，为双对比造影。行直接大肠双对比造影时，先通过导管注入浓度60%～80%（*W*/*V*）钡剂150～300ml，转动体位并注入气体，使钡剂和气体充盈整个大肠，行双对比造影。为取得良好效果，往往在注入造影剂之前，肌内或静脉注射高血糖素（Glucagon）或山莨菪碱之类低张药。

2. 给药途径　口服、小肠灌肠和结肠灌肠等。

【不良反应】口服钡剂可引起恶心、便秘、腹泻等症状；使用不当也可发生肠穿孔，继而发生腹膜炎、粘连、肉芽肿，严重者也可致死。钡剂大量进入肺后，可造成机械刺激和炎症反应，早期引起异物巨细胞、上皮样细胞和单核细胞浸润，以后在沉积的钡炎周围发生纤维化，形成钡结节。

【相互作用】检查前3日禁用高原子量药如铋剂、钙剂；检查前1日禁用对胃肠道有影响药，如阿托品、抗酸药及泻药。

【药动学】本品口服或灌入胃肠道后不被吸收，以原形从粪便排出。进入支气管后大部分咳出，小量进入肺泡，沉积于肺泡壁，或被吞噬细胞吞噬运送到肺间质和淋巴系统，但速度十分缓慢，故不宜于做支气管造影。

【用药宣教】钡剂检查后大便颜色可以呈白色陶土色，建议注意适当多喝水，饮食清淡规律，适当食用膳食纤维丰富食物，避免辛辣刺激食物。

三、磁共振成像造影剂

钆双胺

【类别】磁共振成像造影剂。

【作用机制】本品的顺磁性可使MRI的对比增强，有利于全身不同部位（包括中枢神经系统）异常结构或病灶的显示。本品不能通过健全的血-脑脊液屏障，注射本品后，疾病所致血-脑脊液屏障失常区域可明显增强，从而使所提供的诊断信息优于未增强的MRI。此外，由于某些恶性分化程度较低或非活动性多发性硬化斑不能增强显示，故MRI不显示增强时并不表明无病变。

【适应证】用于颅脑、脊髓和全身磁共振成像（MRI）及对比增强造影。

【禁用与慎用】

1. 对本品过敏者禁用。
2. 曾接受或正接受肝移植的患者禁用。
3. 慢性重度肾功能不全[GFR＜30ml/（min·1.73m^2）]患者禁用。
4. 急性肾功能不全者禁用。
5. 中度肾功能不全[GFR＜60ml/（min·1.73m^2）]患者慎用。
6. 肝功能不全者慎用。
7. 哺乳期妇女使用时应暂停哺乳。

【给药途径和剂量】

1. 剂量

（1）中枢神经系统造影：静脉注射。

成年人：体重≤100kg者，推荐剂量为0.1mmol/kg（相当于0.2ml/kg）；体重＞100kg者，通常20ml可满足造影诊断所需剂量。

怀疑有脑转移性疾病的患者：体重≤100kg者，0.3mmol/kg（相当于0.6ml/kg）；体重＞100kg者，通常60ml可满足造影诊断所需剂量。注射剂量为0.3mmol/kg（相当于0.6ml/kg）可采用静脉弹丸式注射。注射0.1mmol/kg后进行双重扫描的患者在第1次注射后的20分钟内，进行剂量为0.2mmol/kg（相当于0.4ml/kg）的弹丸式注射具有加和的诊断效果。

儿童：体重≤100kg者，推荐剂量为0.1mmol/kg（相当于0.2ml/kg）；体重＞100kg者，通常20ml可满足造影诊断所需剂量。

（2）全身造影：静脉注射。

成年人：体重≤100kg者，推荐剂量为0.1mmol/kg（相当于0.2ml/kg）或0.3mmol/kg（相当于0.6ml/kg）；体重＞100kg者，通常20ml或60ml可满足造影诊断所需剂量。

儿童：6个月以上儿童，推荐剂量为0.1mmol/kg（相当于0.2ml/kg）。

2. 给药途径　静脉注射。本品注射液所需剂量必须一次静脉注射。

【配伍禁忌】尚不明确。

【不良反应】

1. 心血管系统　心动过速、血管扩张、心力衰竭、心律失常、心肌梗死、深部血栓性静脉炎。
2. 呼吸系统　呼吸困难、嗅觉减退、鼻炎。
3. 肌肉骨骼系统　关节痛、肌痛。
4. 泌尿生殖系统　有严重肾功能不全者使用本品出现急性肾功能损害、血肌酐升高的报道。
5. 神经系统　头晕、头痛、嗜睡、感觉异常、震颤、晕厥、惊厥（包括癫痫大发作）、共济失调、多发性硬化加重（感觉和运动障碍为特征）、偏头痛加重。
6. 精神　焦虑。
7. 消化系统　恶心、呕吐、腹泻、味觉减退、味觉丧失、味觉障碍、腹痛、嗳气、口干、黑粪。肝功能异常。
8. 皮肤　红斑、多汗。
9. 眼　视觉障碍。
10. 耳　耳鸣。
11. 过敏反应　过敏样反应（如荨麻疹、皮肤瘙痒或喉部刺激）。
12. 其他　①注射部位不适（伴热感或冷感、局部压力感、痛感）、胸痛、发热、面部潮红、寒战、疲乏、不适、疼痛。②有出现肾纤维化（主要表现为皮肤和内部器官中结缔组织增生，使皮肤变厚、粗糙和僵硬，也可导致残疾性挛缩，甚至死亡）的报道。

【相互作用】尚不明确。

【药动学】本品注射后可快速分布于细胞外液，其分布量与细胞外液中水量相等，分布半衰期为4分钟。未观察到本品与蛋白结合，也未测出其代谢产物。本品可通过肾小球滤过而经肾脏排泄。肾功能正常者静脉注射本品4小时后，约85%的注射剂量随尿液排出；静脉注射24小时后，95%～98%被排泄。本品的肾清除率和其总清除率几乎相同。消除半衰期约为70分钟。肾功能不全者（GFR＜30ml/min）消除半衰期的延长程度与GFR值成反比。

【观察指标】用药前应监测肾功能。

【用药宣教】

1. 本品不可鞘内注射，因可导致惊厥、昏迷、感觉和运动神经功能障碍。
2. 如出现过敏反应，应立即停药，并给予适当的治疗。
3. 接受血液透析的患者使用本品后立即进行透析可能有助于本品的体内清除。但尚无证据表明无须进行血液透析的患者接受血液透析可预防或治疗肾纤维化（NSF）。
4. 当平扫磁共振不能获得相应至关重要的诊断信息时，可使用含钆造影剂。为降低脑部钆沉积相关的潜在风险，推荐使用满足诊断的最低批准剂量。

钆贝葡胺

【类别】磁共振成像造影剂。

【作用机制】本品为一种钆螯合物，用于MRI的顺磁性对比剂，可缩短组织水质子的纵向弛豫时间（T_1）和横向弛豫时间（T_2），从而使信号强度增加，进而使特定组织的图像对比增强。

【适应证】

1. 用于颅脑、脊柱、全身[包括颈部、胸部（心脏、女性乳腺）、腹部（胰腺、肝脏、胃肠道）、腹膜后（肾脏、肾上腺）、盆部（前列腺、膀胱、子宫）和肌肉骨骼系统]MRI。

2. 用于磁共振血管成像（MRA）。

【禁用与慎用】

1. 对本品过敏者禁用。

2. 对其他钆螯合物有过敏史或不良反应史者禁用。

3. 心血管疾病患者慎用。

4. 老年人慎用。

【给药途径和剂量】

1. 剂量

（1）成年人

1）MRA和颅脑、脊柱、颈部、胸部（包括心脏、女性乳腺）、腹部（包括胰腺、肝脏、胃肠道）、盆部（包括前列腺、膀胱、子宫）、肌肉骨骼系统MRI：静脉注射。推荐剂量为0.1mmol/kg（相当于0.5mol/L的溶液0.2ml/kg）。

2）肾脏、尿道、肾上腺MRI：静脉注射。推荐剂量为0.05mmol/kg（相当于0.5mol/L的溶液0.1ml/kg）。

（2）儿童

1）MRA和颅脑、脊柱、颈部、胸部（包括心脏、女性乳腺）、腹部（包括胰腺、胃肠道）、盆部（前列腺、膀胱、子宫、尿道）、腹膜后（包括肾脏、肾上腺）、肌肉骨骼系统MRI：静脉注射。2岁以上儿童用法与用量同成年人。

2）肝脏MRI：静脉注射。2岁以上儿童推荐剂量为0.05mmol/kg（相当于0.5mol/L的溶液0.1ml/kg）。

2. 给药途径　静脉注射。

【配伍禁忌】尚不明确。

【不良反应】

1. 心血管系统　Ⅰ度房室传导阻滞、心房颤动、室性期外收缩、心律失常、心肌缺血、心动过速、心动过缓、心悸、心搏骤停、发绀、低血压、高血压、心电图异常（包括QT间期延长、QT间期缩短、T波倒置、PR间期延长、QRS波延长）、脉压降低。

2. 代谢/内分泌系统　低钙血症、高钾血症、高血糖、低血糖、高脂血症、血清铁升高、血白蛋白降低。

3. 呼吸系统　喉痉挛、肺水肿、呼吸困难、嗅觉异常、鼻充血、打喷嚏、喘鸣、咳嗽、鼻咽炎、鼻炎、呼吸衰竭、喉水肿、缺氧、支气管痉挛、呼吸频率加快。

4. 肌肉骨骼系统　肌痛、背痛、肌痉挛、肌炎。

5. 泌尿生殖系统　蛋白尿、糖尿、血尿、尿频、尿失禁、尿急、肌酐升高、睾丸异常。有出现NSF的个案报道。

6. 免疫系统　过敏性休克、过敏样反应、超敏反应。

7. 神经系统　头痛、惊厥、感觉异常、头晕、震颤、感觉减退、偏瘫、瘫痪、颅内压升高、抽搐、晕厥、意识丧失。

8. 精神　焦虑。

9. 消化系统　恶心、急性坏死性胰腺炎、味觉障碍、腹痛、腹部不适、腹泻、口干、唇部肿胀、口腔感觉异常、舌部水肿、呕吐、大便失禁、便秘、消化不良、唾液分泌过多、口腔感觉减退、口腔水肿、口渴。血胆红素升高、血清氨基转移酶升高、γ-谷氨酰转移酶升高、乳酸脱氢酶升高、碱性磷酸酶升高。

10. 血液系统　嗜碱性粒细胞增多、白细胞减少、白细胞增多、血红蛋白降低。

11. 皮肤　多汗、瘙痒、皮疹、荨麻疹、颜面潮红、血管神经性水肿。上市后还有皮肤斑块的报道。

12. 眼　眼部瘙痒、眼部肿胀、眼部充血、视力障碍、眼部发红、结膜炎、眼痛、眼睑水肿。

13. 耳　耳鸣、耳痛。

14. 其他　热感、胸痛、胸部不适、寒战、不适、面部肿胀、发热、注射部位反应（包括疼痛、炎症、烧灼感、发热、发冷、不适、红斑、感觉异常、瘙痒、外渗、肿胀、水疱）、疼痛、外周水肿、无力、颜面水肿。

【相互作用】本品可能延长顺铂、蒽环类药（如多柔比星、柔红霉素）、长春花生物碱（如长春新碱）、甲氨蝶呤、依托泊苷、他莫昔芬、紫杉醇等药物的系统暴露，尤其是对管状多特异性有机阴离子转运蛋白（MOAT）活性降低的患者（如杜宾-约翰逊综合征患者）。

【药动学】静脉注射本品后，分布半衰期为0.085～0.117 小时。总表观分布容积为 0.170～0.248L/kg，化合物分布于血浆及细胞外液。血-脑脊液屏障破坏或异常的血管分布可使钆贝酸离子穿越进入病变。钆贝酸离子可迅速从血浆中清除，且主要随尿液排泄，极少量随胆汁排泄。在 24 小时内，注射剂量 78%～94%的钆贝酸离子以原形随尿液排泄。总血浆清除率为 0.098～0.133L/（kg • h），肾脏清除率为 0.082～0.104L/（kg • h），主要经肾小球滤过排出。给药剂量的 2%～4%随粪便排泄。本品可经血液透析清除。消除半衰期为 1.17～1.68 小时。

【观察指标】用药前应监测肾功能。

【用药宣教】MRI 检查过程中的通用安全注意事项，特别需要排除铁磁性物体，如心脏起搏器或动脉瘤夹等，在莫迪司使用过程中同样适用。MR 检查（使用或不使用造影剂）应仅在植入金属物体已在既往 MR 成像检查中测试并证实安全的患者中进行。

钆喷酸葡胺

【类别】磁共振成像造影剂。

【作用机制】本品为一种用于 MRI 的顺磁性造影剂，进入体内后可缩短组织中质子的 T_1 及 T_2 弛豫时间，从而增强图像的清晰度和对比度。

【适应证】用于中枢神经（颅脑和脊髓）、腹部、胸部、盆腔、四肢等脏器和组织的 MRI。

【超说明书用药】尚不明确。

【禁用与慎用】

1. 对本品过敏者禁用。
2. 慢性严重肾病[GFR＜30ml/（min • 1.73m^2）]患者禁用。
3. 急性肾损害患者禁用。
4. 有过敏倾向者慎用。
5. 癫痫患者慎用。
6. 低血压患者慎用。
7. 哮喘或其他变态反应性呼吸道疾病患者慎用。

【给药途径和剂量】

1. 剂量

（1）颅脑和脊髓 MRI

1）成年人，静脉注射。一次 0.2ml/kg（或 0.1mmol/kg），最大剂量为一次 0.4ml/kg，尽可能使用最低剂量。如必要，30 分钟内可再次给药。

2）儿童，2 岁及 2 岁以上儿童，用法与用量同成年人。

（2）全身 MRI

1）成年人，静脉注射。一次 0.2ml/kg（或 0.1mmol/kg）。为获得充分的强化，可给予一次 0.4ml/kg，尽可能使用最低剂量。最佳强化时间通常在注射后 45 分钟之内。为排除病变或肿瘤复发，可增至一次 0.6ml/kg，以增加诊断的可信度。

2）儿童，静脉注射。2 岁及 2 岁以上儿童，一次 0.2ml/kg（或 0.1mmol/kg）。为获得充分的强化，可给予一次 0.4ml/kg，尽可能使用最低剂量。最佳强化时间通常在注射后 45 分钟之内。

2. 给药途径　静脉注射。

【配伍禁忌】尚不明确。

【不良反应】

1. 心血管系统　心悸、低血压、高血压、心动过速、血管舒张。上市后还心搏骤停、血栓性静脉炎（包括深静脉血栓性静脉炎）、心率减慢、心律失常。

2. 代谢/内分泌系统　血清铁升高。

3. 呼吸系统　支气管痉挛、喉头水肿、咽喉刺激、鼻炎、打喷嚏。

4. 肌肉骨骼系统　胸骨下疼痛、背痛。重症肌无力急剧恶化、关节痛。

5. 泌尿生殖系统　NSF、急性肾衰竭、肾功能恶化、尿失禁、尿急。

6. 免疫系统　过敏反应（如呼吸困难、支气管痉挛、咳嗽）。

7. 神经系统　头晕、头重、惊厥、头痛、偏头痛、晕厥、嗜睡、意识丧失、感觉异常。

8. 精神　激越、焦虑。

9. 消化系统　恶心、呕吐、味觉异常、腹部不适、牙痛、唾液增多、腹痛、腹泻、口渴、口干。胆红素升高。

10. 皮肤　面部潮红、荨麻疹、面色苍白、皮疹、多汗、瘙痒。

11. 眼　复视、结膜炎、泪液增多、眼部刺激、眼痛。

12. 耳　耳痛。

13. 其他　寒战、休克、注射部位反应（如发热、疼痛感、发冷、静脉炎、局部水肿、烧灼感、皮肤和软组织坏死）、发热、冷感、温热感、虚弱、疲乏、胸闷、面部水肿。

【相互作用】尚不明确。

【药动学】本品经静脉注射后迅速分布于细胞外液，约 1 分钟后血和组织中浓度达高峰，消除半衰期为 20～100 分钟，24 小时内约 90%的药物以原形随尿液排出。血液透析可将本品排出体外。

【观察指标】用药前应监测肾功能。

【用药宣教】

1. 如果发生超敏反应，必须立即停止注入造影剂，必要时进行针对性的静脉给药治疗。因此，建议选用软性留置插管静脉给予造影剂为宜。

2. 在给予本品前，应对所有患者进行肾功能筛查，需要获取患者病史和（或）进行实验室检查。

钆特酸葡胺

【类别】磁共振成像造影剂。

【作用机制】钆特酸为顺磁分子，在磁场中将形成磁矩。磁矩会提高附近水质子的弛豫速率，从而增加组织的信号强度（亮度）。在 MRI 中，正常和病理组织的可视化，部分取决于射频信号强度的变化，影响射频信号强度的因素包括质子的密度、自旋-晶格或纵向弛豫时间（T_1）、自旋-自旋或横向弛豫时间（T_2）。进入磁场后，钆特酸将缩短靶向组织的 T_1 和 T_2 弛豫时间。在建议的剂量下，T_1 加权序列上的敏感度最高。

钆特酸影响质子的弛豫时间，进而影响 MR 信号，对比度的特征取决于钆特酸分子的弛豫度。在临床 MRI 的磁场强度范围内（0.2～1.5T），钆特酸的弛豫值大致相同。钆特酸不通过完整的血-脑脊液屏障，故不会增强正常大脑或具有正常血-脑脊液屏障的病变，如囊肿、成熟的术后瘢痕，但受损的血-脑脊液屏障或异常血管状态可产生病变处的钆特酸分布，如肿瘤、脓肿和梗死。

【适应证】用于颅脑、脊髓、脊柱或其他全身性病变（包括血管）的 MRI。

【超说明书用药】尚不明确。

【禁用与慎用】

1. 对本品过敏者禁用。
2. 对钆螯合物过敏或有过敏史者禁用。
3. 内置心脏起搏器或内置血管夹的患者禁用。
4. 孕妇禁用。
5. 1 岁以内婴儿慎用。
6. 65 岁及 65 岁以上老年人慎用。

【给药途径和剂量】

1. 剂量

（1）成年人

1）MRI：静脉注射。推荐剂量为一次 0.1mmol/kg（0.2ml/kg）。用于脑膜瘤的鉴别或游离性转移的确认时，可按 0.2mmol/kg 进行第 2 次注射；用于血管造影时，根据检查结果的显示情况，必要时亦可进行二次给药。

2）肾功能不全：如严重肾功能不全[GFR＜30ml/（min·1.73m²）]者必须进行该诊断且不能通过非对比增强 MRI 或其他方法获得，仅在权衡利弊后方可使用本品，且剂量不应超过 0.1mmol/kg，一次扫描仅可注射一次。因缺乏重复给药的相关资料，两次给药的间隔时间应不少于 7 日。

3）肝功能不全：如肝移植手术围手术期患者必须进行该诊断且不能通过非对比增强 MRI 或其他方式获得，仅在权衡利弊后方可使用本品，且剂量不应超过 0.1mmol/kg，一次扫描仅可注射一次。因缺乏重复给药的相关资料，两次给药的间隔时间应不少于 7 日。

（2）儿童。除血管造影外的 MRI：静脉注射。儿童用法与用量同成年人。1 岁以内婴儿肾功能发育不全，剂量不应超过 0.1mmol/kg。一次扫描仅可注射一次。因缺乏重复给药的相关资料，两次给药的间隔时间应不少于 7 日。

2. *给药途径*　静脉注射。

【配伍禁忌】尚不明确。

【不良反应】

1. *心血管系统*　低血压、高血压、心悸、心搏停止、心动过缓、心动过速、心律失常、血管舒张。

2. *呼吸系统*　喉部不适、嗅觉异常、呼吸暂停、肺水肿、支气管痉挛、喉痉挛、咽部水肿、呼吸困难、鼻塞、打喷嚏、咳嗽；咽干、喘鸣、鼻炎、氧饱和度降低。

3. *肌肉骨骼系统*　四肢疼痛、肌肉痉挛、肌无力、背痛。

4. *泌尿生殖系统*　急性肾功能损害、血肌酐升高。

5. *免疫系统*　过敏反应。

6. *神经系统*　头痛、嗜睡、头晕、感觉异常、昏迷、癫痫、晕厥、意识模糊、震颤。上市后还有晕厥前兆的报道。

7. *精神*　焦虑、激动。

8. *消化系统*　恶心、味觉障碍、呕吐、腹泻、腹痛、唾液分泌过多。

9. *皮肤*　皮疹、瘙痒、面色苍白、红疹、荨麻疹、湿疹、血管神经性水肿。

10. 眼　结膜炎、眼部充血、视物模糊、泪液分泌增加、眼睑水肿。

11. 其他　冷感、热感、烧灼感、疼痛、虚弱、疲乏、注射部位反应（包括疼痛、发冷、炎症、外渗、瘙痒、肿胀、温热、过敏、水肿、发炎后渗漏、坏死后渗漏、浅静脉炎）、胸痛、胸部不适、发热、寒战、面部水肿、无力。上市后还有不适的报道。

【相互作用】尚不明确。

【药动学】静脉注射本品后，钆特酸主要分布于体内细胞外液，不与血清白蛋白结合或透过健康的血-脑脊液屏障。本品经肾小球滤过作用，以原形排出体外；肾功能不全者血浆清除率减慢。本品可被血液透析清除。肾功能正常时，血浆半衰期约为90分钟。

【观察指标】用药前应监测肾功能。对有肾功能不全史者，应考虑随访肾功能。

【用药宣教】

1. 以下情况应采取常规的预防措施：如筛除带有心脏起搏器、内置血管夹、输液泵、神经刺激器、电子耳蜗的患者，以及体内有可疑金属异物的患者，尤其是眼内。

2. 使用高剂量的本品后，必须通过适当的液体补充体液和电解质损失，且监测肾功能至少3日。

钆布醇

【类别】含钆造影剂。

【妊娠安全等级】C。

【适应证】

1. 用于颅脑和脊髓磁共振成像（MRI）的对比增强。

2. 用于对比增强磁共振血管造影（CE-MRA）。

【作用机制】钆（GD^{3+}）具有7个不成对电子，为顺磁性很强的金属离子，能显著缩短T_1、T_2的弛豫时间，尤以T_1更为明显。在浓度0～1mmol/L的范围内弛豫时间呈直线下降，从而影响MRI的信号强度。

【禁用与慎用】

1. 对本品的组成成分过敏者禁用。对其他钆螯合物有过敏反应或有可疑过敏反应史的患者也不应使用本品。

2. 无充分证据表明本品可通过孕妇胎盘屏障，但其他钆造影剂可通过胎盘影响胎儿，故孕妇只有对母体的效益大于对胎儿伤害的风险时才可使用。

3. 尚未明确本品是否通过哺乳期妇女的乳汁分泌，但多数药物分泌在乳汁中，慎用于哺乳期妇女，停止本品18小时后可恢复哺乳。

【给药途径和剂量】

1. 颅脑和脊髓MRI　成年人推荐给药剂量为0.1mmol/kg（相当于0.1ml/kg）的本品注射液。如果MRI增强扫描未见异常而临床仍高度怀疑有病灶存在，或更精确的信息会影响患者的治疗时，可在第一次给药后30分钟内再注射至多0.2mmol/kg的本品注射液来提高诊断的准确率。对于未接受过心电图检查的儿童，在给予本品之前必须排除先天性长QT间期综合征的可能。对于上述适应证，在2岁及以上的儿童和青少年中的推荐剂量为0.1mmol /kg（相当于0.1ml/kg）。对于儿童和青少年不应给予＞0.1ml/kg的剂量。

2. CE-MRA

（1）单个观察视野的成像：体重＜75kg者，使用7.5ml;体重≥75kg者，使用10ml（相当于0.1～0.15mmol/kg）。

（2）多于一个观察视野的成像：体重＜75kg者，使用15ml；体重≥75kg者，使用20ml （相当于0.2～0.3mmol/kg）。

【配伍禁忌】尚不明确。

【不良反应】

1. 常见不良反应为头痛、恶心、注射部位反应、味觉异常和热感。

2. 少见不良反应包括意识丧失、惊厥、嗅觉倒错、心动过速、心悸、口干、倦怠和感觉冷。

3. 严重不良反应有心脏停搏、呼吸停止和过敏性休克。

【相互作用】本品可能增加其他药物如西沙必利、红霉素、抗精神病药和三环类抗抑郁药的延长QT间期作用，谨慎合用。

【药动学】静脉注射后，本品快速分布至细胞外液。静脉注射本品0.1mmol/kg后2分钟血药浓度为0.59mmol/L，60分钟后为0.3mmol/L。本品不被代谢，主要以原药通过肾脏排泄。肾清除率为1.1～1.7ml/（min•kg），给药2小时内随尿液排出给药剂量的50%，12小时内排出93%。肾外排泄可忽略不计。本品不与血浆蛋白结合。本品不能通过未受损的血脑屏障。半衰期为1.66～2.91小时。

【观察指标】监测是否有过敏反应发生。

【用药宣教】

1. 在给予本品后罕见发生过敏反应，可累及心血管、呼吸及皮肤等系统，严重程度从轻度至重度，包括休克。大多数过敏反应发生于给药后30分钟，迟发型反应（数小时至数天）也可能发生。

2. 检查完成后鼓励患者多饮水，促进药物排泄。

四、超声造影剂

六氟化硫微泡

【类别】超声造影剂。

【作用机制】本品为一种惰性无毒气体，在水溶液中溶解度极低。其注射用微泡由本品气体和冻干辅料粉末组成，以注射用0.9%氯化钠注射液溶解冻干粉末，随即用力振摇，即可产生六氟化硫微泡。微泡平均直径约为2.5μm，90%的微泡直径＜6μm，99%的微泡直径＜11μm。六氟化硫微泡与溶液介质的接触界面为超声波的反射介质，可提高血液超声回波率，从而提高血液与周围组织之间的对比度。回波的信号强度取决于微泡的浓度和超声波的频率。使用临床推荐剂量，本品可显著增强B型超声心动图的信号强度（持续时间超过2分钟），同时亦可显著增强大血管和小血管的多普勒信号强度（持续时间为3～8分钟）。

【适应证】

1. 超声心动图：本品为一种可通过肺循环的超声心动图造影剂，用于已确诊或疑似为心血管疾病患者时可增强心脏腔室的浑浊度，从而清晰地描绘出左心室心内膜边缘线。

2. 大血管多普勒检查：本品可提高多普勒信噪比，从而提高发现及排除脑动脉、颅外颈动脉、外周动脉疾病的准确性。本品还可提高多普勒成像质量，用于门静脉评估时，可延长有临床意义的信号增强的时间。

3. 小血管多普勒检查：本品在多普勒检查时可增强肝脏和乳腺病变血管形成的显像效果，从而更准确地定性。

4. 用于肝脏超声诊断，以描绘肝脏局灶性病变。

5. 用于儿童尿路超声诊断，以评估疑似或已知的膀胱输尿管反流。

【超说明书用药】尚不明确。

【禁用与慎用】

1. 对本品有过敏史者禁用。

2. 近期急性冠脉综合征或临床不稳定性缺血性心脏病（包括正渐变为或进行性心肌梗死、过去7日内安静状态下出现典型性心绞痛、过去7日内心脏症状出现明显恶化、刚接受冠状动脉介入手术或存在其他提示临床不稳定的因素、急性心力衰竭、心功能衰竭Ⅲ级或Ⅳ级、严重心律失常）患者禁用。

3. 伴有右向左分流的心脏病患者禁用。

4. 重度肺动脉高压（肺动脉压＞90mmHg）患者禁用。

5. 未控制的系统性高血压患者禁用。

6. 成年人呼吸窘迫综合征患者禁用。

7. 缺血性心脏病、急性心内膜炎、接受瓣膜修复术的患者慎用。

8. 肺部疾病（包括重度慢性阻塞性肺疾病）患者慎用。

9. 急性全身感染、败血症患者慎用。

10. 高活性凝血状态、近期血栓栓塞患者慎用。

11. 晚期肝、肾疾病患者慎用。

【给药途径和剂量】

1. 剂量

（1）成年人

1）超声心动图（常规或负荷检查）：静脉注射，每次2ml。单次检查时，如需要可再次注射推荐剂量。

2）血管多普勒成像：静脉注射，每次2.4ml。单次检查时，如需要可再次注射推荐剂量。

（2）儿童

1）肝脏超声诊断：静脉注射，每次0.03ml/kg。单次检查时，如需要可再次注射推荐剂量。单次注射不可超过2.4ml。

2）尿路超声诊断：膀胱内给药，每次1ml。

2. 给药途径　静脉注射或膀胱内给药。

【配伍禁忌】尚不明确。

【不良反应】

1. 心血管系统　上市后有心律失常、高血压发作的报道。

2. 代谢/内分泌系统　血糖升高。

3. 呼吸系统　喉部刺激。

4. 肌肉骨骼系统　背痛。

5. 免疫系统　上市后有过敏反应（包括皮肤红斑、心动过缓、低血压、过敏性休克）的报道。

6. 神经系统　头痛、头晕、失眠、感觉异常。

7. 消化系统　恶心、腹痛、味觉障碍。

8. 皮肤　面红、瘙痒、皮疹。

9. 眼　有视物模糊的个案报道。

10. 其他　注射部位反应、热感、疼痛、疲乏、胸痛、胸部不适。

【相互作用】尚不明确。

【药动学】临床剂量中本品的含量极低（2ml 微泡中含本品 16μl），本品气体溶解于血液中，随后随呼吸呼出。单次静脉注射给予健康受试者本品微泡 0.03ml/kg 或 0.3ml/kg（分别相当于最大临床剂量的 1 倍和 10 倍）后，本品气体迅速被排出。注射后 2 分钟内，已有 80%的本品气体可从呼出的气体中检测到；注射 15 分钟后，几乎所有的本品气体可从呼出的气体中检测到。平均消除半衰期为 12 分钟（范围为 2～33 分钟）。对于弥漫性肺间质纤维症患者，几乎所有的本品气体随呼出的气体排出，其消除半衰期与健康志愿者相似。

【观察指标】

1. 正进行药理学负荷试验（如使用多巴酚丁胺）的患者使用本品进行增强超声心动图检查时，应监测心电图和血压。

2. 高危患者使用本品时，应监测心电图。

【用药宣教】

1. 本品仅用于必须使用造影剂增强方可得出结论的患者。

2. 本品不适用于使用呼吸机和伴有不稳定性神经疾病的患者。

3. 注射后至少 30 分钟内应密切观察。

全氟丙烷人血白蛋白微球

【类别】诊断用药。

【作用机制】本药微球注射液为含气微球制剂，可显著增强超声诊断仪监测的声反射信号。经外周静脉注射后可使左心超声显影增强，未见对血流动力学及心电图有不良影响。

【适应证】用于常规超声心动图显影不够清晰者，增强左室腔内膜边界的识别。

【禁用与慎用】

1. 对白蛋白和其他血制品过敏史者禁用。

2. 二尖瓣狭窄、先天性心脏病伴心内分流患者慎用。对于先天性心脏病患者，本品可不经肺的过滤直接进入动脉循环，应特别谨慎使用。

3. 心功能Ⅳ级、严重心律失常者禁用。

4. 重度肺动脉高压、肺气肿、肺部脉管炎、肺动脉栓塞、哮喘、成年人呼吸窘迫综合征及呼吸衰竭患者禁用。

5. 肝、肾功能慎用。

6. 精神病和癫痫病患者慎用。

7. 孕妇及哺乳期妇女慎用。

8. 尚无儿童用药的安全有效性资料，儿童用药应慎重。

【给药途径和剂量】

1. 剂量　外周静脉注射，推荐剂量为每次 0.01ml/kg。

2. 给药途径　经检查外观合格后，将药品混匀，不可用力振摇以免微球破裂及产生泡沫。为保持压力恒定以免微球破裂，在抽取药液时须在药瓶胶塞上另插入一个注射针头通大气以保持压力恒定，然后将混悬液吸入注射器。患者取左侧卧位（便于心脏超声检查），将带有三通的头皮针插入右上肢手背静脉或肘正中静脉。用 10ml 注射器抽取 0.9%氯化钠注射液 10ml 接三通的一端，用 1ml 或 2ml 注射器抽取混匀的本品注射液接三通的另一端，以约 1ml/s 的注射速度注射，随即用 0.9%氯化钠注射液 5～10ml 注射使管内的造影剂全部进入血液循环，在注射过程中完成超声检查。如效果不理想，可将注射剂量加大至 0.02ml/kg 予以注射，但注射次数总计不宜超过 2 次。

【配伍禁忌】不建议与其他药物混合。

【不良反应】

1. 发生率＞0.5%的不良反应包括头痛、恶心、呕吐、潮热感或面红及头晕。

2. 发生率小于 0.5% 的不良反应包括关节痛、背痛、身体或肌肉疼痛、硬化、风疹、口干、心悸、感觉异常、畏光、室性期前收缩、瘙痒、皮疹、易怒、过敏、耳鸣震颤、视物模糊、气喘、咳嗽、注射部分变色及眼部灼烧感。

【药动学】本药经静脉注射后，全氟丙烷迅速释放，随呼气排出体外。给药剂量分别为 0.02ml/kg、0.03ml/kg、0.04ml/kg 时，呼气中全氟丙烷的达峰时间分别为（0.42±0.14）分钟、（0.39±0.13）分钟、（0.44±0.17）分钟。在给药后 1 分钟时，三个剂量组呼气中全氟丙烷的呼出量（$AUC_{0\sim1min}$）平均占总呼出量（$AUC_{0\sim\infty}$）的（49±2）%，给药后 15 分钟的呼出量（$AUC_{0\text{-}15min}$）占总呼出量（$AUC_{0\sim\infty}$）的（96±2）%。三个剂量组中全氟丙烷的半衰期分别为（1.84±0.2）分钟、（1.95±0.73）分钟、（2.22±0.53）分钟。

【观察指标】任何时候含蛋白制品应用于人体时，都可能发生过敏反应，应备有肾上腺素，抗组胺药及糖皮质激素等药物以便出现过敏时予以紧急治疗。

【用药宣教】本品可能会导致过敏反应，需要紧急抢救。

全氟丁烷微球

【类别】超声造影剂。

【妊娠安全等级】C。

【作用机制】本品中的活性成分是PFB（全氟丁烷）微泡（MB），静脉注射后能够穿过肺毛细血管床流到左侧心腔，随后循环至全身。发射的超声波被MB表面有效地反向散射，因而增强管腔内血液和周围组织对比度。诊断肝脏病变时，给药后1分钟内可立即观察病变及其周围血管影像，进行鉴别诊断（定性诊断）。另外，本品中的部分MB在给药后5～10分钟被网状内皮系统摄取（对于肝脏来说是Kupffer细胞），因而增强了正常组织与没有网状内皮系统的恶性病变之间的对比。使得Kupffer相影像尤其有助于病变的定性诊断和探查。

【适应证】本品仅用于诊断使用；本品是一种超声造影剂，用于肝脏局灶性病变血管相和Kupffer相的超声成像。

【禁用和慎用】

1. 对本品中任何成分有过敏史的患者禁用。
2. 有蛋类或者蛋类制品过敏史的患者慎用。
3. 严重肺病患者慎用。
4. 仅当确定基于诊断的获益超过对胎儿风险时，孕妇或育龄妇女方可使用本品。
5. 本品不应用于哺乳期妇女。如果必须用药，则应中止哺乳。
6. 本品在儿童人群中的安全性未知。

【给药途径和剂量】

1. *剂量*　推荐剂量为0.12μl/kg，本品仅供静脉给药，应由医师或其他有资质的医护人员使用。

2. *给药途径*　1瓶（16μl）注射剂用附带的注射用水2ml溶解，制成0.015ml/kg的溶液供静脉注射。患者在开始注射本品前须进行超声成像，本品给药后即刻的血管相造影效果最佳。注射后须立刻用5～10ml 0.9%氯化钠注射液冲洗静脉给药管路，确保造影剂完全注射。一般情况下，成年人每天1次即可（无重复给药经验）。

【配伍禁忌】除所附的注射用水外，本品不得与其他药品混合.

【不良反应】

1. *血液及淋巴系统*　血小板计数降低、中性粒细胞减少。
2. *消化系统*　腹泻、呕吐、腹痛、恶心。
3. *全身性疾病及给药部位*　注射部位疼痛、口渴、发热感。
4. *免疫系统*　过敏反应、类过敏反应。
5. *代谢及营养类*　血乳酸脱氢酶升高、血糖升高、尿糖升高。
6. *神经系统*　头痛、味觉障碍、头晕。
7. *肾脏及泌尿系统*　蛋白尿、糖尿。
8. *皮肤及皮下组织*　皮疹、瘙痒、斑疹。
9. *血管系统*　血压升高、面部潮红、发红、四肢冰冷。

【相互作用】尚不明确。

【药动学】单次静脉内给予健康成年人0.12μl（推荐剂量）或0.60μl微球（MB）/kg剂量的本品后，血液中PFB的浓度迅速降低。在0.12μl（MB）/kg剂量组中，在注射药物后仅前10～15分钟时观察到PFB浓度高于定量限（LOQ）。在0.60μl（MB）/kg剂量组中，在静脉推注后60分钟，观察到高于定量限的PFB浓度，曲线形状显示为双相消除特征。0.60μl（MB）/kg剂量组的消除半衰期为（17.0±7.7）分钟。对于0.12和0.60μl（MB）/kg剂量组，血液中PFB的平均C_{max}值分别为（2.3±1.1）ng/g和（19.1±9.2）ng/g。PFB经呼出的气体排泄。在两个剂量组中，均在单次静脉给药后不久观察到呼出气体中PFB浓度达峰值。此后，浓度迅速且呈双相下降，与血液PFB水平的下降一致。对于0.12μl和0.60μl（MB）/kg剂量组，呼气中PFB的平均C_{max}值分别为（0.35±0.2）ng/ml和（2.4±0.7）ng/ml。对于两个剂量组，消除半衰期相似，消除半衰期分别为（21.4±8.0）分钟和（22.0±4.8）分钟。在0.12μl（MB）/kg剂量组和0.60μl（MB）/kg剂量组中，分别在给药16分钟后和给药61分钟后，PFB的平均浓度降至LOQ以下。

【观察指标】应始终考虑发生过敏反应的可能性，包括严重、危及生命的过敏反应性休克。应准备好抢救设备。

【用药宣教】

1. 使用本品进行超声检查当天，应避免进行消化系统检查（例如腹腔镜检查或使用发泡剂的钡剂试验）。
2. 静置后可能产生复溶药品的分层，应在给药前摇晃药瓶，以确保混悬液均匀后立即给药。
3. 本品给药后，通常应立即使用少量0.9%氯化钠注射液渗氯化钠溶液（ISCS）冲洗给药管路。

第五节　诊断用放射性药物

锝[^{99m}Tc]二巯丁二酸盐

【类别】诊断用放射性药物。

【作用机制】本品为肾实质显影剂，具有较高的蛋白结合力，其与血浆蛋白的络合物在肾小球缓慢滤过，与肾小管上皮细胞中的含硫蛋白配体置换而被长时间地保留在肾实质内，因此可使肾实质显像。药物的吸收与肾功能和血流量有关，肾实质内有占位性、破坏性或缺血性病变时，由于没有正常肾组织或血流明显减少而难以聚集本品，在肾影内显示放射性缺损或减低区。

【适应证】用于肾实质显像，观察肾脏灌注、形态、大小、位置及功能。

【禁用与慎用】

1. 对放射性药物敏感者禁用。
2. 孕妇、哺乳期妇女慎用。
3. 小儿慎用。

【给药途径和剂量】

1. 成年人　静脉注射。一次 74～185MBq（2～5mCi），2～3 小时后显像。

2. 儿童　静脉注射。一次 1.85MBq/kg（最小剂量为 22.2MBq）。

【配伍禁忌】尚不明确。

【不良反应】偶见轻微的晕厥、恶心、胃痛、皮肤发红、皮疹、发热等。

【相互作用】尚不明确。

【药动学】本品有两种组分：快成分（复合物Ⅰ），占 20%～30%；慢成分（复合物Ⅱ），占 70%～80%。静脉注射本品后大部分与血浆蛋白结合，其两种组分的血浆消除半衰期分别为 45 分钟及 56～62 分钟，血液中 4%～5%的本品连续通过肾脏清除，1 小时后约有 50%牢固地结合在肾皮质内，而且肾皮质内浓度在 1～5 小时保持一长段时间的平衡。只有少量快成分排到肾盂、肾盏，很快又随尿液排出，故肾盂、肾盏内无明显放射性（上尿路梗阻除外）。肾功能不全时，药物清除延缓，聚集速度减缓，常需几小时甚至 24 小时后肾才能清晰显示。当血尿素氮（BUN）＞50mg/dl 和血肌酐（SAr）＞5mg/dl 时，本品仍可显示残余的肾组织。

【用药宣教】为保证足够的尿量，患者在检查前后应适当饮水。为减少放射药物对膀胱的辐射，患者在检查后照常按时排尿。

锝[^{99m}Tc]聚合白蛋白

【类别】诊断用放射性药物。

【作用机制】本品经静脉注射后，可暂时被毛细血管捕获，得到肺部血流的影像。本品注射于足背静脉后，可沿血流至肺被肺毛细血管床捕获。周围血管疾病时，白蛋白颗粒可以浓聚在病变部位出现“热点”，并且在周围血管内显示出血流异常的部位，如血流延缓或侧支循环。本品腹腔内注射后，如有腹腔静脉分流，则药物分流进入体循环内，肺部很快即出现放射性浓聚。动脉内注射本品后直接到达肿瘤的动脉供应部位，与化疗药物注入的部位相似，即被毛细血管床捕获，可以观察到肿瘤的大小、形态及其灌注情况。

【适应证】

1. 用于肺灌注显像，以诊断和鉴别诊断肺梗死及肺疾病。
2. 用于腹腔静脉分流的诊断。
3. 用于静脉造影，以显示血管系统特定部位的血流情况，特别是定位诊断下肢深部静脉血栓。
4. 用于肿瘤动脉内灌注和栓塞治疗，可以估计血流量、导管的位置、肿瘤的灌注情况和化疗药物的分布区域。

【禁用与慎用】

1. 有明显过敏史者禁用。
2. 对血清白蛋白过敏者禁用。
3. 右向左分流的先天性心脏病患者禁用。
4. 严重肺动脉高压患者禁用。
5. 孕妇禁用。
6. 哺乳期妇女使用时应暂停哺乳。
7. 肺动脉高压患者、肺血管床严重受损者慎用。

【给药途径和剂量】

1. 剂量

（1）成年人

1）肺灌注显像：静脉注射。一次注射本品颗粒数应控制在 20 万～120 万，注入放射性强度为 37～111MBq（1～3mCi）。

2）腹腔静脉分流的诊断：腹腔内注射。注射本品 111MBq（3mCi），之后进行γ显像。

3）静脉造影：静脉注射。患者取仰卧位，自双下肢足背静脉注射氯化钠注射液。在双膝以下部位用压脉带加压，大于 8kPa（60mmHg）的压力，以阻断浅静脉的回流。γ照相机以每分钟 50cm 的速度自足背开始做全身扫描。同时从双下肢静脉滴注管内快速推入本品 370MBg（10mCi）/ml，注射后继续静脉注射氯化钠注射液。全身扫描后再进行肺部显像。

4）肿瘤动脉内灌注和栓塞治疗：动脉给药。注射本品 111MBq（3mCi），之后进行γ显像。

（2）儿童：肺灌注显像，静脉注射。儿童用药酌减，一次注射颗粒数不应超过 50 万，注射量根据体重比成年人注射量相应减少。

2. 给药途径　注射给药。注射时患者应采取仰卧位，注射速度应缓慢。

【配伍禁忌】尚不明确。

【不良反应】

1. 呼吸系统　可见肺部紧缩感、喘息或呼吸困难。

2. 消化系统　少见恶心。

3. 皮肤　可见皮肤发绀，少见出汗增多。

4. 过敏反应　可见过敏反应。

5. 其他　常见面部潮红。

【相互作用】尚不明确。

【药动学】本品静脉注射后 80%～90%（10～15μm 的颗粒）被肺部的小动脉和毛细血管捕获。阻留在肺中的颗粒，由于呼吸运动，颗粒降解，通过肺毛细血管，进入体循环，被单核吞噬细胞系统清除（1～10μm 的颗粒）。半衰期 3.9～5 小时，在 48 小时以内，50%～60%的放射性通过肾排泄，而有 1.5%～3%随人乳汁排泄。

【用药宣教】

1. 注射本品前 15 分钟，患者应休息、吸氧，以减少肺血管痉挛。

2. 静脉注射时不应抽回血以避免在注射器内形成血栓，在肺显像时将出现局部放射性浓聚区，从而影响肺显像结果。

锝[^{99m}Tc]喷替酸盐

【类别】诊断用放射性药物。

【作用机制】本品在肾实质聚集，由肾小球滤过，再经肾盏、肾盂和输尿管排入膀胱，该动态过程可用γ相机快速摄像，不仅能显示分侧肾实质影像，根据肾内放射性浓聚量和消散速度来估量肾功能，也可观察到上下尿路的形态和通畅情况，判断有无梗阻和尿逆流存在。正常人由于血-脑脊液屏障存在，静脉注射本品 15～20 分钟后，脑皮质不显影，只显示头皮静脉窦影；当脑部罹患疾病时，由于血-脑脊液屏障功能破坏或损伤，病变部位可出现放射性浓聚区（热区）。

【适应证】

1. 用于脑显像、肾动态显像、肾功能测定、肾小球滤过率测定及监测移植肾等。

2. 用于食管、胃通过功能测定及对胃-食管反流的测定。

【禁用与慎用】

1. 对本品过敏者、孕妇禁用。

2. 儿童慎用。

【给药途径和剂量】

1. 剂量

（1）脑显像：静脉注射。一次 555～740MBq，弹丸式注射。

（2）肾显像：静脉注射。一次 370～740MBq，快速注射。

（3）肾小球滤过率测定：静脉注射。肾动态显像前测得静脉注入显像剂的总计数，显像结束后再用计算机 ROI 技术测得双肾峰时计数，除以注入显像剂总计数得双肾摄取率。根据 Gates 公式计算得肾小球滤过率。

（4）食管通过功能测定：口服给药。口服 37MBq 本品溶液后连续摄取食管内放射性的动态影像，计算食管通过时间。

（5）胃通过功能测定：口服给药。口服 14.8～37.0MBq 本品溶液或吸有该溶液的面包，连续摄取胃部放射性动态影像，计算出胃排空时间。

（6）胃-食管反流测定：口服给药。口服本溶液 14.8～37.0MBq，待其完全进入胃内后在胃部逐渐加压，观察食管有无放射性出现以及与压力大小的关系。

2. 给药途径　静脉注射或口服给药。

【配伍禁忌】尚不明确。

【不良反应】尚不明确。

【相互作用】

1. 与肾上腺皮质激素（如糖皮质激素）合用可减少本品在脑肿瘤中的摄取量。

2. 乙酰唑胺可使交通性脑积水呈假阳性。

3. 利尿药、卡托普利可使肾动态显像失真。

【药动学】本品血浆蛋白结合率为 3.7%，呈高度水溶性，其从血浆中清除完全依靠快速弥散经肾小球随液尿排出体外，因此其血浆清除率等于肾小球滤过率。

本品口服后不被食管和胃黏膜吸收，完全随粪便排出，可用以测定食管通过时间、胃排空时间和胃食管反流。本品静脉注射后即快速弥散，经肾小球滤过至肾内，然后随尿经肾盏、肾盂、输尿管到膀胱。血浆清除率为 120ml/min，1 小时末血中浓度降至初始浓度的 2%，1 小时内经尿排出 50%左右。静脉注射后全身辐射吸收剂量为 0.002mGy/ MBq，临界器官膀胱壁为 0.030mGy/MBq（2 小时排尿）

和 0.073mGy/MBq（5 小时排尿）。

本品静脉注射后 1 小时，肾中滞留注射剂量的 7%，24 小时内 95%的注射剂量排入膀胱。既不被肾小管排泄，也不被肾小管重吸收，肝胆的排泄和清除可忽略，血浆半衰期为 25 分钟。

【用药宣教】

1. 脑脊池显像慎用本品。

2. 脱水可减少肾小球滤过率及尿流量，从而使肾显像不清晰。

3. 应用本品检查后 4～6 小时应多饮水和排尿，以减少对膀胱的辐射剂量。

4. 妇女应在月经来潮后 10 日内做此检查，以防早期妊娠的可能性。

锝[^{99m}Tc]双半胱氨酸

【类别】诊断用放射性药物。

【作用机制】本品系肾显影剂，生理学特性与邻碘[^{131}I]马尿酸类似。在肾实质聚集，大部分由肾小管近端上皮细胞吸收，随后分泌至管腔内，随尿流经肾盏、肾盂和输尿管排入膀胱的动态过程可快速摄像，不仅可显示分侧肾实质影像，还可根据肾内放射性浓聚量和消散速度以估量肾功能，尚可观察到上、下尿路的形态和通畅情况，判断有无梗阻和尿反流存在。

【适应证】

1. 用于诊断各种肾脏疾病引起的肾脏血液灌注、肾功能变化及了解尿路通畅性。

2. 用于测定肾有效血浆流量。

3. 用于肾移植的监护和评估。

【禁用与慎用】

1. 孕妇禁用，哺乳期妇女使用时应暂停哺乳。

2. 儿童慎用。

【给药途径和剂量】

1. 剂量　静脉注射。一次 148～370MBq，注射体积不得超过 6ml。肾功能动态检查时，宜采用弹丸注射，注射体积应小于 1ml。

2. 给药途径　静脉注射。

【配伍禁忌】尚不明确。

【不良反应】尚不明确。

【相互作用】尚不明确。

【药动学】本品静脉注射后，可在肾中迅速聚积，注射后约 15 秒腹主动脉显影，1 分钟后肾、肝、血的放射量（%I.D/organ）分别为（19.14±2.34）、（2.9±0.28）、（8.04±0.85），功能期 3～5 分钟双肾实质内放射性浓聚达峰值，随后集合系统显影，并可见放射性排入膀胱。血浆蛋白结合率为 31%±7%。本品排泄迅速，肾的首次通过清除率高，注药后 2 分钟血浆内仅存注入量的 30%左右，20 分钟双肾内放射性 70%排出，1 小时血药浓度仅存 3%。清除率为邻碘[^{131}I]马尿酸钠的 75%±5%。

【用药宣教】完成检查后，多饮水，促进药物排泄。

锝[^{99m}Tc]亚甲基二膦酸盐

【类别】诊断用放射性药物。

【作用机制】骨显像的原理：骨骼的无机成分中有一种六角形的羟基磷灰石结晶（hydroxypatitecrystal）。羟基磷灰石结晶的表面能对本品有更高的亲和力，病变局部由于这些成分的增多而呈现放射性浓聚区。影响骨骼浓聚这些放射性药物的主要因素是骨骼的供血状态和新骨的形成速率。故凡血流量或成骨活性有改变的病变部位，皆显示为放射性异常浓聚。

【适应证】主要用于全身或局部骨显像，诊断骨关节疾病、原发或转移性骨肿瘤病等。

【超说明书用药】尚不明确。

【禁用与慎用】

1. 对本品过敏者禁用。

2. 低钙血症患者或有潜在低钙血症的患者慎用。

3. 儿童慎用。

4. 孕妇、哺乳期妇女慎用。

【给药途径和剂量】

1. 剂量　静脉注射。静脉注射 370～740MBq（10～20mCi）本品后，2～3 小时进行显像，注射后患者多饮水以加速排除非骨组织的显像剂。取适合的体位检查，检查时应包括对称的健康侧，以便与患侧作比较。

2. 给药途径　静脉注射。

【配伍禁忌】尚不明确。

【不良反应】尚不明确。

【相互作用】

1. 含铝药物、氢氧化铝等可使该药骨摄取减少，肝、肾摄取增加。

2. 铁盐（如硫酸亚铁、葡萄糖铁）可使血池和肾脏放射性增高，放射性蓄积在肌内注射点，弥漫性肝摄取。

3. 维生素 D_3 可影响本品心脏、软组织的摄取。

4. 右旋糖酐铁、碘化抗菌剂可影响本品软组织的摄取。

5. 多柔比星可使心肌弥漫吸收，肾滞留增加。

6. 雌激素、口服避孕药、可的松、己烯雌酚、螺内酯、西咪替丁、分噻嗪类可使乳房放射性聚集。

7. 硝苯地平、双膦酸盐化合物（如唑来膦酸）可使骨摄取减少。

8. 两性霉素B、庆大霉素、长春新碱、环磷酰胺可使肾滞留增加。

【药动学】静脉注射本品后，3小时骨骼内的聚集量达峰值，为40%～50%，可持续2小时以上，在骨内的半衰期约24小时，软组织内的聚集量于30分钟达峰值，然后逐渐下降，最理想的显像时间为静脉注射后3小时左右。药物与血浆蛋白和红细胞结合少，加速了尿排泄与骨骼摄取，增加了骨骼/软组织的比值。本品自血中清除为三室模型，半衰期分别为（6.13±1.06）分钟、（46.8±9.2）分钟、（398±71）分钟。注射后3～6小时尿中排泄量为50%以上，几乎不经肠道排泄。

【用药宣教】

1. 应用本品检查前，患者应排尽尿液，以减小膀胱内放射性，而避免骨盆病变被掩盖。

2. 注射本品后，患者应多饮水，以加速未被骨骼吸附的放射性药物的清除，降低非骨组织本底。

锝[^{99m}Tc]依替菲宁

【类别】诊断用放射性药物。

【作用机制】本品由肝细胞自血液中迅速摄取并分泌入胆汁，经胆道系统进入肠道而排出体外。动态γ照相可显示肝实质影像和胆汁流经胆道系统进入肠道的速度，还可显示左右胆管、肝管、胆囊和胆总管的形态、功能及有无梗阻、有无胆汁反流入胃。分化较好的肝癌细胞具有少量摄取本品的功能，但缺乏正常的胆管系统将药物排出，故当静脉注射本品后2～5小时，正常肝内放射性已基本经胆道排出，仅肝癌组织内存留放射性仍可显像。

【适应证】作为肝胆显像剂，用于肝脏清除功能、胆道通畅的判断及肝性、胆性黄疸的鉴别，包括肝外胆管阻塞、胆囊炎、胆管炎、胆管闭锁、胆管囊肿及胆系手术后的观察。

【超说明书用药】尚不明确。

【禁用与慎用】

1. 孕妇禁用，哺乳期妇女使用时应暂停哺乳。

2. 儿童慎用。

【给药途径和剂量】

1. 剂量　静脉注射。如胆红素正常，一次1.11MBq（0.03mCi）/kg；如胆红素不正常，可增至7.4MBq（0.2mCi）/kg。注射后1分钟、5分钟、10分钟、15分钟、20分钟、30分钟、40分钟、50分钟及60分钟，用γ照相机进行连续动态显像。正常人注射60分钟内，胆囊及肠道可显像；如60分钟后胆囊及肠道仍无放射性，2～18小时后需进行延迟显像。

2. 给药途径　静脉注射。

【配伍禁忌】尚不明确。

【不良反应】尚不明确。

【相互作用】尚不明确。

【药动学】本品静脉注射后迅速被肝细胞摄取，3～5分钟肝脏清晰显影，左、右肝管于5～10分钟可显影，15～30分钟胆囊、胆总管及十二指肠开始出现放射性，正常人肝脏摄取达峰时间为（12.43±5.90）分钟，黄疸患者为（16.00±10.02）分钟，肝摄取量为注射剂量的60%～70%，充盈的胆囊于脂餐后迅速收缩，肝影于10～20分钟逐渐明显消退，在正常情况下，胆囊及肠道显影均不迟于60分钟。本品随胆汁排出率约为每小时70%，3小时随尿排出约6%。血清胆红素增高时，排出半数药物的时间将延长，肝峰时后延，随胆汁排出率减少，随尿排出增高。当胆红素高于12mg/dl时，本品肝和胆汁内浓度明显减少，胆道系统显影不良。药物血浆半衰期α相和β相分别为0.93分钟和57.47分钟，黄疸患者α相和β相分别为1.53分钟和86.2分钟。

【用药宣教】

1. 肝癌诊断时需延迟2～5小时显像。

2. 黄疸鉴别诊断可能需延迟显像，甚至长达24小时以上，同时可酌情增加用药剂量。

碘[^{125}I]密封籽源

【类别】诊断用放射性药物。

【作用机制】本品表观活度为0.28～1.00mCi，主要发射27.4keV和31.4keV的X射线和35.5keV的γ射线。植入组织后，可长期、间歇地作用于不可切除、未浸润、生长速度慢而对低至中度放射线敏感的肿瘤，通过射线杀伤植入周围的肿瘤细胞。钛合金包装配合银条具有良好的组织兼容性，自身吸收可达35%。

【适应证】

1. 用于治疗不可切除、未浸润、生长速度慢、对放射治疗低至中度敏感的浅表或胸腹腔肿瘤，如早期前列腺肿瘤、头颈部肿瘤、肺癌、胰腺癌。

2. 用于放射线外照射治疗后残存的肿瘤及复

发肿瘤。

【禁用与慎用】

1. 儿童、孕妇禁用。

2. 哺乳期妇女使用时应暂停哺乳。

【给药途径和剂量】

1. 剂量　植入给药。本品系长期植入，根据肿瘤大小、位置、类型和放射治疗史确定其剂量。实际操作时其植入量应建立在植入的总活度计算、组织内植入的确切部位和放射剂量的分布评价的基础上。每个籽源的剂量分配不同，此差别应在计算用量时加以考虑，同时应按碘[^{125}I]的半衰期（约59.6日）进行调整。植入时可通过18号或更大规格注射针的籽源植入器经皮植入或手术中放置于肿瘤内。

2. 给药途径　植入给药。

【配伍禁忌】尚不明确。

【不良反应】

1. 约1%的患者因本品植入时伤及肿瘤组织的静脉，籽源随静脉回流进入体循环，形成肺栓子。

2. 用于前列腺癌时，偶见尿频、尿急和尿路不畅，并发症包括膀胱炎、尿道炎、血尿、尿失禁和阳痿。

3. 植入部位可见短时烧灼感。

【相互作用】尚不明确。

【药动学】本品不参与机体内的吸收、分布、代谢和排泄过程。

【用药宣教】

1. 本品不适用于局部情况不佳（如有溃疡形成）时的治疗。

2. 在治疗过程中，由于肿瘤萎缩变小，1粒或数粒籽源可能脱离，若发现，必须用工具捡起，严禁用手直接获取，并将其放置于密封容器中。

碘[^{131}I]化钠

【类别】诊断用放射性药物。

【作用机制】碘为甲状腺合成甲状腺素的主要原料，因而本品可被甲状腺滤泡上皮摄取和浓聚，摄取量及合成甲状腺素的速度与甲状腺功能有关，用甲状腺功能仪体外测量口服本品2小时、4小时、24小时甲状腺摄碘[^{131}I]率，可判断甲状腺功能。口服本品24小时后，大部分碘[^{131}I]已随尿排出体外，存留体内部分几乎全部浓集在有功能的甲状腺组织中，故本品为具有较高特异性的有功能甲状腺组织的显像剂。较大剂量的碘[^{131}I]可破坏甲状腺组织，减少甲状腺素的形成，达到治疗甲状腺功能亢进的目的。更大剂量的碘[^{131}I]用于甲状腺癌切除后，特别是乳头状癌转移病灶的治疗。

【适应证】用于诊断和治疗甲状腺疾病及制备碘[^{131}I]标记化合物。

【禁用与慎用】

1. 急性心肌梗死、急性肝炎、呕吐、腹泻者禁用。

2. 儿童、孕妇禁用。

3. 哺乳期妇女使用时应暂停哺乳。

4. 20岁以下患者慎用。

【给药途径和剂量】

1. 剂量

（1）甲状腺吸碘[^{131}I]试验：口服给药。空腹口服碘[^{131}I]0.074～0.37MBq（0.002～0.01mCi），服药后2小时方可进食，以免因进食而影响碘[^{131}I]的吸收。服后3小时（或2、4、6小时）及24小时用闪烁探头远距离（15～20cm）测量甲状腺部位的计数率，然后取与服量相等的碘[^{131}I]标准源进行比较。

（2）甲状腺显像：口服给药。空腹口服1.85～3.7MBq（0.05～0.1mCi）。

（3）治疗甲状腺功能亢进：口服给药。用药剂量一般按1g甲状腺组织实际摄取2.59～3.7MBq（0.07～0.1mCi）计算。有效剂量为40～50Gy（4000～5000rad）。用于结节性甲状腺肿时，剂量应增加，为90～110Gy（9000～11 000rad）。口服前至少空腹3小时，一次口服，服药后至少1小时后方可进食。

（4）治疗功能性甲状腺癌转移灶：口服给药。甲状腺手术后尚有残余正常甲状腺组织，可使用碘[^{131}I]治疗，剂量为每疗程2775～7400MBq（75～200mCi），每3～6个月为1个疗程。多数患者总剂量约为14 800MBq（400mCi），转移病灶可消失，个别患者总剂量达74 000MBq（2Ci）。治疗后如仍有功能性转移病灶存在，则可进行再次碘[^{131}I]治疗；如无吸碘[^{131}I]功能或出现明显黏液性水肿，则不必再使用碘[^{131}I]。

2. 给药途径　口服给药。

【配伍禁忌】尚不明确。

【不良反应】

1. 心血管系统　治疗甲状腺功能亢进可出现心动过速。

2. 代谢/内分泌系统　①治疗甲状腺功能亢进可出现永久性甲状腺功能低下、甲状腺功能减退、甲状腺功能亢进、甲状腺危象、甲状旁腺功能减退、放射性甲状腺炎。②治疗甲状腺癌可出现急性甲状腺危象、后代先天性甲状腺功能减退。

3. 呼吸系统　治疗甲状腺癌可出现放射性肺炎、肺纤维化。

4. 泌尿生殖系统　男性暂时性睾丸功能损伤、女性暂时性卵巢衰竭。

5. 免疫系统　过敏反应。

6. 神经系统　治疗甲状腺癌可出现脑水肿。

7. 消化系统　①治疗甲状腺功能亢进可出现食欲减退、恶心、唾液腺炎。②治疗甲状腺癌可出现放射性唾液腺炎、唾液腺功能障碍、恶心、呕吐。

8. 血液系统　治疗甲状腺癌可出现白血病、骨髓抑制、贫血、白细胞减少、血小板减少、恶血质。

9. 皮肤　①治疗甲状腺功能亢进可出现碘疹、皮肤瘙痒、皮疹、荨麻疹。②治疗甲状腺癌后2～3个月可出现暂时性脱发。

10. 眼　治疗甲状腺癌可出现泪腺功能障碍。

11. 其他　①治疗甲状腺功能亢进可出现乏力、胸痛、局部肿胀。②治疗甲状腺癌可出现染色体异常、实体瘤。治疗后约3日可出现颈部疼痛和肿胀、吞咽疼痛、喉部疼痛、咳嗽。

【相互作用】

1. 含碘中草药、化学药可抑制甲状腺对碘[^{131}I]的摄取。

2. 硫氰酸盐、过氯酸盐、硝酸盐小剂量服用后数小时可增加甲状腺对碘[^{131}I]的摄取功能，大剂量服用后可抑制甲状腺的摄取功能。

3. 甲状腺粉、含甲状腺素的药物（如碘塞罗宁）可抑制甲状腺对碘[^{131}I]的摄取。

4. 抗甲状腺药物（如甲硫氧嘧啶、丙硫氧嘧啶、甲巯咪唑和卡比马唑）、肾上腺皮质激素、溴剂、含钴的补血药、抗结核药物、乙酰唑胺可影响甲状腺对碘[^{131}I]的摄取。

【药动学】在正常情况下，本品口服后3～6分钟，即开始被胃肠道吸收，1小时后可吸收90%，3小时以后则几乎全部被吸收。碘[^{131}I]被吸收后进入血液内，正常人10%～25%的剂量可被甲状腺摄取，甲状腺内碘量约占全身总碘量的1/5（约8mg）。甲状腺内碘化物与血液内碘化物可自由交换，甲状腺内的浓度可达血药浓度的25～500倍。37%～75%的给药量随尿液排泄，约10%随粪便排泄。口服本品24小时后，碘[^{131}I]在甲状腺内的有效半衰期为7.6日。

【观察指标】有生育能力的妇女用药前应进行妊娠试验，以排除妊娠。

【用药宣教】使用本品治疗甲状腺功能亢进的条件如下：①年龄宜为25岁以上；②有心脏、肝脏等合并症；③不愿手术或有手术禁忌证或术后复发；④合并有其他内分泌疾病（如糖尿病）。

胶体磷[^{32}P]酸铬

【类别】诊断用放射性药物。

【作用机制】本品是一种不溶性的放射性胶体溶液，胶体颗粒大小与临床疗效有关（故规定20～50nm胶体颗粒应占60%以上），注入体腔后即附着于体腔内皮层表面或停留在肿瘤转移灶近旁。磷[^{32}P]只发射β射线，β射线不仅对体腔内游离的癌细胞有直接致死作用，而且能直接破坏浆膜表面粟粒样转移灶使其趋向纤维化。此外，该射线还可促使内皮下层纤维化，局部血管和淋巴管闭塞，浆膜脏层和壁层黏合而使渗液减少，但对邻近器官无明显影响。胶体本身则为巨吞噬细胞和单核巨噬细胞所吞噬。

【适应证】用于控制癌性胸腔积液、腹水和某些恶性肿瘤的辅助治疗。

【禁用与慎用】

1. 肿瘤晚期极度恶病质者禁用。

2. 胸腹腔术后已有一定时间，形成局限性粘连或包裹性积液者禁用。

3. 伤口渗液或因引流无法暂时关闭体腔者禁用。

4. 明显贫血、白细胞＜3.0×10^9/L、血小板＜80×10^9/L的患者禁用。

5. 肝、肾功能重度不良者禁用。

6. 溃疡性癌症患者禁用。

7. 儿童、孕妇禁用。

8. 哺乳期妇女使用时应暂停哺乳。

【给药途径和剂量】

1. 剂量

（1）腹腔内给药：一次注射本品296～444MBq（8～12mCi），注射后24小时内必须经常变动体位，使放射性胶体在体腔内分布均匀。

（2）胸腔内给药：一次注射本品148～222MBq（4～6mCi），一般4～6周后可重复注射。

2. 给药途径　注射给药，用0.9%氯化钠注射液稀释后注入。

【配伍禁忌】尚不明确。

【不良反应】腔内放射性胶体治疗较少出现全

身反应，并发症有白细胞减少，偶有食欲缺乏、乏力、头晕、恶心及腹痛等胃肠道反应，误入肠道和粘连包裹腔时可引起放射性肠炎或局限性放射性炎症。

【相互作用】 尚不明确。

【药动学】 本品静脉注入后，即迅速地被吞噬细胞所吞噬，主要聚集在肝脏，小部分聚集在脾脏、淋巴结及骨髓内。注射于肿瘤组织内，大部分停留在注射部位，小部分被吞噬细胞吞噬，沿淋巴管进入血流内。注入体腔（如胸腔、腹腔、膀胱或心包腔等），则大部分较均匀地分布在相应的腔道内，小部分流入淋巴管及血液内。本品注入胸（腹）腔后最初 1 小时内基本存留在体腔内，此后迅速下降，到 24 小时，停留在胸（腹）腔内者仅 10%左右，大多数经血管和淋巴系聚集在肝脾内，1%在血液中出现，尿中排出量为 5%左右。

【观察指标】 治疗前应检查血常规、血小板、肝肾功能，并用 ^{99m}Tc 或 ^{113m}In 胶体显像，以确定有无腹腔内粘连。

【用药宣教】

1. 尽量减少腔内积液，以免使注入的放射性胶体被稀释。此外，治疗后短期内不可抽液。

2. 本品如误注入血管内，可使肝、脾及骨髓受到有害的照射。

3. 使用本品治疗时，疗效出现缓慢。预防性治疗时，早期卵巢癌的五年生存率较高，粟粒样转移灶可全部消失，对晚期患者，存活率亦明显提高。但对癌性胸腔积液、腹水仅作为姑息治疗。

4. 胸、腹腔暴露或形成小腔患者在未确定小腔大小前禁用本品。

氯化锶[^{89}Sr]

【类别】 诊断用放射性药物。

【作用机制】 本品为一种纯β放射剂，最大β射线能量为 1.46MeV，在组织中的β射线最大穿透能力为 8mm。本品亦为一种亲骨剂，化学性质与钙相似，静脉给药后定位于骨的无机物基质。本品经骨吸收后优先到达活性骨生成部位（原发性骨肿瘤和转移灶），并保留较长时间。本品用于缓解骨骼转移患者疼痛的机制尚不明确，该疼痛可能是由破骨细胞增殖及骨重塑引起。

【适应证】 用于转移癌性骨痛的姑息治疗，主要用于前列腺癌、乳腺癌等晚期恶性肿瘤继发骨转移所致骨痛的缓解。

【禁用与慎用】

1. 对本品或其他锶化合物过敏者禁用。

2. 肾功能不全者禁用。

3. 重症、晚期肿瘤，预计存活期小于 3 个月的患者禁用。

4. 无痛性骨转移或非骨转移所致局部疼痛患者禁用。

5. 儿童、孕妇禁用。

6. 哺乳期妇女使用时应暂停哺乳。

7. 严重肝功能不全者慎用。

【给药途径和剂量】

1. *剂量*　静脉注射。每次 100～150MBq（4.0mCi），对于体重较重或较轻的患者可按 1.52.0MBq （40～55μCi）/kg。

2. *给药途径*　无须稀释，缓慢静脉注射。重复注射必须间隔 3 个月以上。

【配伍禁忌】 尚不明确。

【不良反应】

1. *泌尿生殖系统*　可见多尿。还可见范科尼综合征。

2. *消化系统*　可见恶心、便秘。

3. *血液系统*　可见轻度骨髓抑制，表现为血红蛋白、血小板、白细胞、红细胞等减少，可逐渐恢复。部分患者可出现严重的血小板减少。还可见急性单核细胞性白血病。

4. *其他*　部分患者可能出现短期疼痛加剧，一般持续时间短于 1 周。少数患者用药 12 小时后可见发冷和发热。在快速注射时（少于 30 秒）可出现皮肤发红。上市后有热潮红的报道。

【相互作用】 与钙制剂合用会减少本品的吸收。

【药动学】 本品静脉注射后的起效时间为 7～21 日，血药浓度达峰时间为 6 周，药效持续时间为 3～15 个月（平均 6 个月）。其在体内的分布与钙相似，并与体内钙离子存在相互竞争作用。给药后浓集于骨损伤部位，存留时间比 ^{89}Sr 半衰期长，骨损伤部位接受的辐射剂量约为正常骨的 10 倍，骨髓剂量约为 2cGy/MBq，而骨损伤部位的剂量为 6～61cGy/MBq。给药 3 个月后全身残留量为 10%～88%，约 90%经肾排泄，其余少量随粪便排出，在骨转移部位的消除半衰期为 50.5 日，在正常骨的消除半衰期为 14 日。

【观察指标】

1. 用药前应做血液学检查，患者的白细胞计数＞3.5×10^9/L、血小板计数＞8×10^{10}/L 时方可用药。

若达不到上述指标，可用药调理，直至达到上述指标并稳定0.5～1个月后再使用本品。

2. 用药期间应每隔0.5～1个月做血液学复查。

【用药宣教】

1. 本品为骨转移癌性骨痛的姑息治疗剂，对转移癌本身无明确的治疗作用。

2. 未证明骨转移灶确实存在的患者、接受过细胞毒素治疗的患者不推荐使用本品。

3. 在4周内接受过放疗或化疗的患者慎用本品。

4. 对于明显大小便失禁的患者，在注射本品后应采取特殊的预防措施，如插导尿管，以尽量减少放射性物质污染衣物、床单及环境等风险。尤其是在注射本品后48～72小时，更应注意防护。